CB004754

Feigenbaum
Ecocardiografia

Sétima Edição

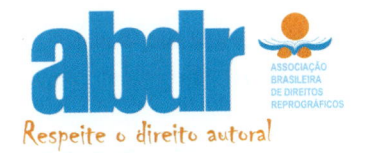

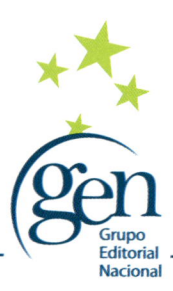

O GEN | Grupo Editorial Nacional reúne as editoras Guanabara Koogan, Santos, Roca, AC Farmacêutica, Forense, Método, LTC, E.P.U. e Forense Universitária, que publicam nas áreas científica, técnica e profissional.

Essas empresas, respeitadas no mercado editorial, construíram catálogos inigualáveis, com obras que têm sido decisivas na formação acadêmica e no aperfeiçoamento de várias gerações de profissionais e de estudantes de Administração, Direito, Enfermagem, Engenharia, Fisioterapia, Medicina, Odontologia, Educação Física e muitas outras ciências, tendo se tornado sinônimo de seriedade e respeito.

Nossa missão é prover o melhor conteúdo científico e distribuí-lo de maneira flexível e conveniente, a preços justos, gerando benefícios e servindo a autores, docentes, livreiros, funcionários, colaboradores e acionistas.

Nosso comportamento ético incondicional e nossa responsabilidade social e ambiental são reforçados pela natureza educacional de nossa atividade, sem comprometer o crescimento contínuo e a rentabilidade do grupo.

Feigenbaum
Ecocardiografia

Sétima Edição

William F. Armstrong, MD

Professor of Medicine
Director, Echocardiography Laboratory
University of Michigan Health System
Ann Arbor, Michigan

Thomas Ryan, MD

John G. & Jeanne Bonnet McCoy Chair in
 Cardiovascular Medicine
Professor of Internal Medicine
Division of Cardiovascular Medicine
The Ohio State University Medical Center
Director, The Ohio State University Heart Center
Columbus, Ohio

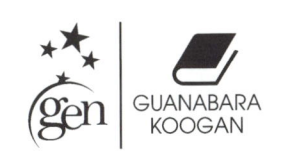

Foram tomados os devidos cuidados para confirmar a exatidão das informações aqui apresentadas e para descrever as condutas geralmente aceitas. Contudo, os autores e a editora não podem ser responsabilizados pelos erros ou omissões nem por quaisquer eventuais consequências da aplicação da informação contida neste livro, e não dão nenhuma garantia, expressa ou implícita, em relação ao uso, à totalidade e à exatidão dos conteúdos da publicação. A aplicação desta informação em uma situação particular permanece de responsabilidade profissional do médico.

Os autores e a editora envidaram todos os esforços no sentido de se certificarem de que a escolha e a posologia dos medicamentos apresentados neste compêndio estivessem em conformidade com as recomendações atuais e com a prática em vigor na época da publicação. Entretanto, em vista da pesquisa constante, das modificações nas normas governamentais e do fluxo contínuo de informações em relação à terapia e às reações medicamentosas, o leitor é aconselhado a checar a bula de cada fármaco para qualquer alteração nas indicações e posologias, assim como para maiores cuidados e precauções. Isso é particularmente importante quando o agente recomendado é novo ou utilizado com pouca frequência.

Alguns medicamentos e dispositivos médicos apresentados nesta publicação foram aprovados pela Food and Drug Administration (FDA) para uso limitado em circunstâncias restritas de pesquisa. É da responsabilidade dos provedores de assistência de saúde averiguar a postura da FDA em relação a cada medicamento ou dispositivo planejado para ser usado em sua atividade clínica.

O material apresentado neste livro, preparado por funcionários do governo norte-americano como parte de seus deveres oficiais, não é coberto pelo direito de copyright aqui mencionado.

Traduzido de:
FEIGENBAUM'S ECHOCARDIOGRAPHY, SEVENTH EDITION
Copyright © 2010 by LIPPINCOTT WILLIAMS AND WILKINS, a WOLTERS KLUWER business
All rights reserved.
530 Walnut Street
Philadelphia, PA 19106 USA
LWW.com
Published by arrangement with Lippincott Williams & Wilkins, Inc., USA.
Lippincott Williams & Wilkins/Wolters Kluwer Health did not participate in the translation of this title.

Direitos exclusivos para a língua portuguesa
Copyright © 2012 by
EDITORA GUANABARA KOOGAN LTDA.
Uma editora integrante do GEN | Grupo Editorial Nacional

Reservados todos os direitos. É proibida a duplicação ou reprodução deste volume, no todo ou em parte, sob quaisquer formas ou por quaisquer meios (eletrônico, mecânico, gravação, fotocópia, distribuição na internet ou outros), sem permissão expressa da Editora.

Travessa do Ouvidor, 11
Rio de Janeiro, RJ — CEP 20040-040
Tels.: 21–3543-0770 / 11–5080-0770
Fax: 21–3543-0896
gbk@grupogen.com.br
www.editoraguanabara.com.br

Editoração Eletrônica: Edel

CIP-BRASIL. CATALOGAÇÃO NA FONTE
SINDICATO NACIONAL DOS EDITORES DE LIVROS, RJ

A765f
7.ed.

Armstrong, William F.
Feigenbaum, ecocardiografia / William F. Armstrong, Thomas Ryan ; tradução Lélis Borges do Couto. – 7.ed. – Rio de Janeiro : Guanabara Koogan, 2012.
21 × 28 cm

Tradução de: Feigenbaum's echocardiography
Inclui bibliografia
Índice
ISBN 978-85-277-1842-4

1. Ecocardiografia. 2. Ecocardiografia – Métodos. 3. Coração – Doenças – Diagnóstico. I. Ryan, Thomas. II. Feigenbaum, Harvey. III. Título.

11-1689.

CDD: 616.1207543
CDU: 616.12-07

Traduzido por

Lélis Borges do Couto
Mestre em Cardiologia – UERJ.
Proficiência na Língua Inglesa – Michigan University

Material Suplementar

Este livro conta com o seguinte material suplementar:

- Vídeos da maior parte das figuras identificados, nas legendas, pelo ícone ●.

O acesso ao material suplementar é gratuito, bastando que o leitor se cadastre em: http://gen-io.grupogen.com.br.

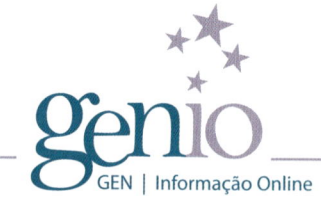

GEN-IO (GEN | Informação Online) é o repositório de material suplementar e de serviços relacionados com livros publicados pelo GEN | Grupo Editorial Nacional, o maior conglomerado brasileiro de editoras do ramo científico-técnico-profissional, composto por Guanabara Koogan, Santos, Roca, AC Farmacêutica, Forense, Método, LTC, E.P.U. e Forense Universitária.

Para Harvey Feigenbaum, nosso amigo, colega,
e mentor, sem o qual nada disto teria sido possível.

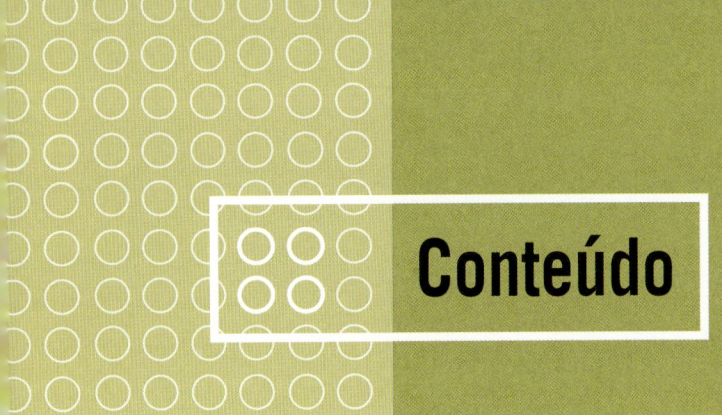

Conteúdo

Capítulo 7   **Avaliação da Função Diastólica Ventricular Esquerda, 157**

Capítulo 8   **Átrios Esquerdo e Direito e Ventrículo Direito, 182**

Prefácio

A Ecocardiografia evolui para uma tecnologia madura que se tornou um componente essencial e amplamente integrado à prática da cardiologia. É essencial ao manejo de praticamente todas as formas de cardiopatia. As plataformas modernas de ultrassom e os métodos novos de aquisição de imagens, como ecocardiografia tridimensional em tempo real, aquisição de imagens tissulares pelo Doppler e rastreamento de pontos, aumentaram a acurácia e expandiram as aplicações.

Como nas edições anteriores, a sétima edição de *Feigenbaum/ Ecocardiografia* focaliza sobretudo os usos comprovados da ecocardiografia e é direcionada primariamente àqueles engajados na prática da ecocardiografia clínica. Quando apropriado, incluímos uma discussão de técnicas e aplicações mais recentes, mas somente depois de ter sido comprovada a promessa de utilidade clínica. Tentamos enfatizar como esses novos métodos suplementam e melhoram as abordagens tradicionais e como eles se comparam com modalidades competitivas. Entretanto, evitamos, o máximo possível, referências específicas de plataformas, mas focalizamos a aplicação genérica e clinicamente relevante da tecnologia.

Tentamos abordar as muitas questões do diagnóstico ecocardiográfico da perspectiva do médico assistente, e não de quem obtém as imagens. Acreditamos que é de grande valia cobrir o que é novo no campo da Ecocardiografia apresentando as informações num contexto clínico. Isto se deve ao fato de que nós, como ecocardiografistas, também somos médicos assistentes e consultores. Não só fornecemos um laudo, como também, frequentemente, o suplementamos com aconselhamento clínico, visando colocar os achados em contexto.

Além disso, devido à intensa pressão sobre o ritmo de utilização da aquisição de imagens, tentamos oferecer diretrizes baseadas em evidências sobre o uso, incluindo quando e com que frequência um ecocardiograma deve ser realizado. Em particular, incluímos, sempre que possível, os Critérios de Conveniência recentemente desenvolvidos para a utilização da ecocardiografia. Essas diretrizes rigorosamente desenvolvidas fornecem recomendações sobre quando é ou não conveniente pedir um ecocardiograma.

A sétima edição inclui novos capítulos consagrados à função diastólica, miocardiopatia hipertrófica e restritiva. Também há um capítulo revisado sobre o uso da ecocardiografia para a solução de problemas clínicos. As ilustrações e os exemplos foram extensamente atualizados.

Finalmente, a sétima edição apresenta uma diferença importante das seis anteriores. É a primeira na qual o Dr. Feigenbaum não esteve primariamente envolvido como autor ou coautor. Harvey publicou a primeira edição em 1972. Continha 239 páginas e focalizava exclusivamente a técnica em modo M. Essa e as edições subsequentes educaram uma geração de médicos e sonografistas. Harvey decidiu aposentar-se da escrita de livros para dedicar-se a suas outras paixões, muitas das quais envolvem a ecocardiografia. Apesar disso, é notório para o leitor que a sua presença permanece intensa e que sua influência se reflete em todo o texto.

William F. Armstrong
Thomas Ryan

Agradecimentos

Este nosso projeto nunca teria sido possível sem a assistência e o apoio de várias pessoas. Em particular, Jamie Tracy, Michele Hill, Meredith Cole e Stephanie Boeckmann ajudaram no preparo do manuscrito e criação das figuras. Maria Choi, Min Pu, Mani Vannan, Stephen Cook e Stephen Sawada forneceram várias e formidáveis ilustrações e casos. Também queremos agradecer aos nossos colegas, os eletrocardiografistas, sonografistas e residentes, tanto da Ohio State University como da University of Michigan, pelo inestimável apoio, sugestões e contribuições.

Somos gratos aos nossos editores na Lippincott Williams & Wilkins, pela experiência, orientação e paciência. Também queremos reconhecer a tolerância e apoio de nossas esposas, Cindy e Dea, sem as quais este livro nunca poderia ter sido completado.

Feigenbaum
Ecocardiografia

Sétima Edição

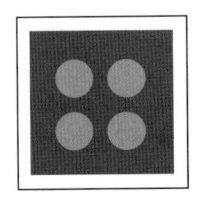

Capítulo 1
História da Ecocardiografia

Harvey Feigenbaum, M.D.

Muitas histórias foram escritas acerca do ultrassom diagnóstico, e do ultrassom cardíaco em particular.[1-6] Todas parecem tratar desse campo a partir de uma perspectiva diferente. Pode-se começar a história nos tempos romanos, no século 20, ou em qualquer um dos séculos neste intervalo. Diz-se que um arquiteto romano, Vitruvius, inventou a palavra eco.[7] Um frade franciscano, Marin Mersenne (1588-1648), frequentemente é chamado o "pai da acústica" porque ele mediu pela primeira vez a velocidade do som.[7] Um outro físico antigo, Robert Boyle (1627-1691), reconheceu que um meio era necessário para a propagação do som.[7] O abade Lazzaro Spallanzani (1727-1799) frequentemente é referido como o "pai do ultrassom".[8] Ele demonstrou que os morcegos eram cegos e de fato navegavam por meio da reflexão do eco do som usando inaudível. Em 1842, Christian Johann Doppler (1803-1853) observou que o timbre de um som variava se a fonte desse som estivesse se movimentando.[9] Ele desenvolveu a relação matemática entre o timbre e a movimentação relativa da fonte e o observador. A capacidade de criar ondas de ultrassom veio em 1880 com a descoberta da piezoeletricidade por Curie e Curie.[10,11] Eles observaram que, se certos materiais cristalinos são comprimidos, é produzida uma carga elétrica entre as superfícies opostas. Eles então observaram que o inverso também era verdade. Se um potencial elétrico for aplicado a um cristal, ele é comprimido e descomprimido dependendo da polaridade da carga elétrica, e, dessa forma, som com frequência muito alta pode ser produzido. Em 1912, um engenheiro britânico, L. F. Richardson, sugeriu que uma técnica de eco poderia ser usada para detectar objetos submersos. Mais tarde, durante a Primeira Guerra Mundial, Paul Langevin recebeu a incumbência de detectar submarinos inimigos por meio do ultrassom, o que culminou com o desenvolvimento do sonar.[3] Sokolov[12] descreveu um método de se usar o som refletido para detectar imperfeições metálicas, em 1929. Em 1942, Floyd Firestone,[13] um engenheiro americano, começou a aplicar essa técnica e recebeu uma patente. É essa técnica de detecção de imperfeição que em última análise foi usada em medicina.

Um austríaco, Karl Dussik,[14] foi provavelmente o primeiro a aplicar o ultrassom no diagnóstico médico, em 1941. Ele inicialmente tentou delinear os ventrículos do cérebro. A sua abordagem usava a transmissão do ultrassom em vez do ultrassom refletido. Depois da Segunda Guerra Mundial, muitas das tecnologias desenvolvidas durante ela, inclusive o sonar, foram aplicadas para usos pacíficos e médicos. Em 1950, W. D. Keidel,[15] um pesquisador alemão, usou o ultrassom para examinar o coração. A sua técnica era transmitir ondas de ultrassom através do coração e registrar o seu efeito no outro lado do tórax. O objetivo de seu trabalho era tentar determinar os volumes cardíacos. O primeiro esforço de se usar o ultrassom refletido em pulsos, conforme descrito por Firestone, para examinar o coração, foi iniciado pelo Dr. Helmut Hertz, da Suécia. Ele estava familiarizado com as observações de Firestone e em 1953 obteve um ultrassonoscópio comercial, que estava sendo usado para testagem não destrutiva. Ele então colaborou com o Dr. Inge Edler, que era um cardiologista praticante em Lund, Suécia. Os dois começaram a usar esse ultrassonoscópio comercial para examinar o coração. Essa colaboração é comumente aceita como o início da ecocardiografia clínica como a conhecemos hoje em dia.[16]

O instrumento original (Figura 1.1) era bastante insensível. As únicas estruturas cardíacas que eles podiam registrar inicial-

mente eram da parede posterior do coração. Em retrospecto, esses ecos provavelmente tinham origem na parede posterior ventricular esquerda. Com certa modificação de seu instrumento, eles conseguiram registrar um eco do folheto anterior da valva mitral. Entretanto, eles não reconheceram a fonte desse eco por vários anos e originalmente atribuíam o sinal à parede anterior atrial esquerda. Somente depois de certas pesquisas de necropsia é que eles reconheceram a verdadeira origem do eco. Edler[17] prosseguiu realizando vários estudos de ultrassom do coração. Muitos dos ecos cardíacos atualmente usados foram descritos pela primeira vez por ele. Entretanto, a aplicação clínica principal da ecocardiografia desenvolvida por Edler[18] foi a detecção de estenose mitral. Ele observou que havia uma diferença entre o padrão de movimentação do folheto anterior mitral em pacientes que tinham ou não estenose mitral. Assim, os estudos iniciais publicados nos meados da década de 1950 e início da de 1960 primariamente tratavam da detecção desse distúrbio.

O trabalho que estava sendo feito na Suécia foi duplicado por um grupo na Alemanha capitaneado pelo Dr. Sven Effert.[19,20] As suas publicações começaram a surgir no final da década de 1950 e eram primariamente duplicações do trabalho de Edler descrevendo a estenose mitral. Uma observação notável feita por Effert e seu grupo[20] foi a detecção de massas atriais esquerdas. Schmitt e Braun[21] na Alemanha também começaram a trabalhar com a cardiografia ultrassônica e publicaram o seu trabalho em 1958, novamente repetindo o que Edler e Effert estavam fazendo. Edler e seus colaboradores[22] desenvolveram um filme científico que foi mostrado durante o Terceiro Congresso Europeu de Cardiologia em Roma, em 1960. Edler et al.[23] também escreveram uma extensa revisão do ultrassom cardíaco em um suplemento da *Acta Medica Scandinavica*, publicado em 1961, e que permaneceu a revisão mais abrangente desse campo por mais de 10 anos. No filme e na revisão, Edler e seus copesquisadores descreveram as técnicas ultrassônicas para detecção de estenose mitral, tumores atriais esquerdos, estenose aórtica e derrame pericárdico anterior.

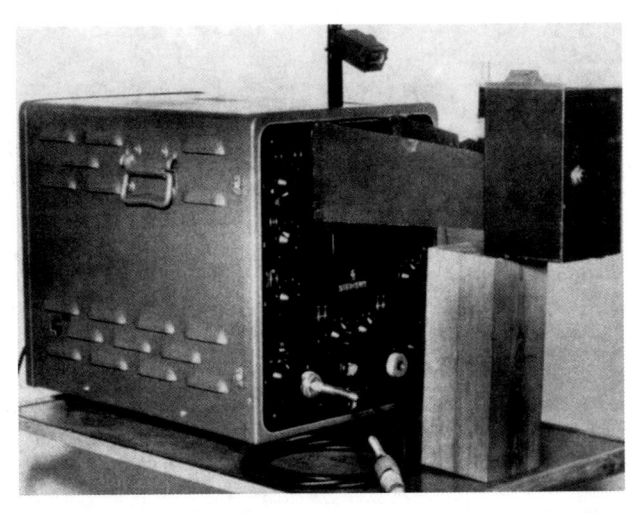

FIGURA 1.1 Ultrassonoscópio inicialmente usado por Edler e Hertz para o registro de seus ecocardiogramas iniciais. (De Edler I. Ultrasound cardiography. Acta Med Scand Suppl 370 1961; 170:39.)

1

Apesar de seus esforços iniciais no uso do ultrassom para examinar o coração, nem Edler nem Hertz realmente anteciparam que essa técnica iria florescer. Helmut Hertz estava principalmente interessado em registrar os sinais ultrassônicos. Nesse processo, ele desenvolveu a tecnologia de jato de tinta e passou somente alguns anos no campo do ultrassom cardíaco. Ele devotou a maior parte do resto de sua carreira à tecnologia do jato de tinta, para a qual ele tinha muitas importantes patentes. Ele também foi conselheiro da Siemens Corporation, que desenvolveu o seu primeiro instrumento ultrassônico, que não entraria no campo do ultrassom cardíaco porque ele pessoalmente não achava que havia um grande futuro nessa área (Effert, comunicação pessoal, 1996). Edler também não desenvolveu quaisquer outras técnicas em ultrassonografia cardíaca. Ele se aposentou em 1976 e até então estava principalmente preocupado com a aplicação da ecocardiografia na estenose mitral e, em menor grau, na regurgitação mitral. Ele nunca se envolveu em qualquer uma das técnicas modernas para derrame pericárdico ou função ventricular.

A China foi um outro país onde o ultrassom cardíaco foi usado em anos passados. No início da década de 1960, os pesquisadores tanto em Shangai como em Wuhan usavam dispositivos de ultrassom para examinar o coração. Eles inicialmente começaram com o dispositivo de ultrassom em modo A e mais tarde desenvolveram o aparelho para modo M.[24,25] Os pesquisadores duplicaram os achados de Edler e Effert com respeito à estenose mitral.[26] Contribuições singulares dos pesquisadores chineses incluíram a ecocardiografia fetal[27] e ecocardiografia com contraste usando peróxido de hidrogênio e depois dióxido de carbono.[28]

Nos EUA, a ecocardiografia foi introduzida por John J. Wild, H. D. Crawford e John Reid,[29] que examinaram o coração durante exercício. Eles conseguiram identificar um infarto do miocárdio e publicaram os seus achados em 1957 no *American Heart Journal*. Nem Wild nem Reid eram médicos. Reid era um engenheiro que subsequentemente foi para a Universidade da Pennsylvania para seu doutorado. Enquanto lá, ele queria continuar o seu interesse em examinar o coração por meio do ultrassom. Ele juntou forças com Claude Joyner, que era um cardiologista praticante na Philadelphia. Reid prosseguiu a construir um ultrassonoscópio, e Joyner e ele começaram a duplicar o trabalho sobre estenose mitral que fora descrito por Edler e Effert. Esse trabalho foi publicado na *Circulation* em 1963 e representa o primeiro esforço clínico americano usando ultrassom refletido por pulsos para examinar o coração.[30]

Eu me interessei pela ecocardiografia no final de 1963. Enquanto abria um laboratório de hemodinâmica e ficando frustrado com as limitações do cateterismo e da angiografia cardíacos, vi o anúncio de uma empresa, ora desaparecida, que sustentava ter um instrumento que podia medir os volumes cardíacos por meio do ultrassom. Essa pretensão em última análise se comprovou não ter base alguma. Entretanto, quando eu vi, pela primeira vez, o instrumento de ultrassom em exibição no encontro da *American Heart Association* em Los Angeles, em 1963, coloquei o transdutor sobre o meu peito e vi um eco em movimentação que tinha de estar vindo da parede posterior de meu coração. Este sinal indubitavelmente foi o mesmo eco que Hertz e Edler tinham observado aproximadamente 10 anos antes. Pedi às pessoas da empresa que me explicassem os princípios por meio dos quais tal sinal poderia ter sido gerado. Perguntei a eles se fluido atrás do coração daria um tipo diferente de sinal e eles disseram que fluido não produzia eco. Quando retornei para Indiana, descobri que neurologistas tinham um ultrassonoscópio que usavam na detecção da linha média do cérebro. Felizmente para mim, o instrumento estava sendo usado raramente e consegui tomar um emprestado. Prossegui examinando muitos indivíduos, e novamente consegui registrar um eco proveniente da parede posterior do ventrículo esquerdo. Procurei por um paciente com derrame pericárdico. Como previsto, havia agora dois ecos separados por um espaço livre de eco. O eco mais posterior não mais se movia, ao passo que o eco mais anterior se movia com a movimentação cardíaca. Fomos para o laboratório animal para confirmar esses achados e assim comecei minha carreira pessoal no ultrassom cardíaco. Este trabalho inicial sobre derrame pericárdico foi publicado na *JAMA*, em 1965.[31]

Embora essa fase da história da ecocardiografia seja considerada comumente as origens da sua prática inicial, deve ser mencionado que pesquisadores japoneses estavam simultaneamente trabalhando com o ultrassom para examinar o coração. Nos meados de 1950, vários pesquisadores japoneses, como Satomura, Yoshida e Nimura na Universidade de Osaka, estavam usando a tecnologia Doppler para examinar o coração. Eles começaram a publicar o seu trabalho nos meados de 1950.[32,33] Esses esforços constituíram a base de muita coisa que fazemos hoje em dia com o ultrassom com Doppler.

O campo do ultrassom cardíaco se desenvolveu por meio de esforços de numerosos indivíduos durante os últimos 50 anos. Esse desenvolvimento é um exemplo formidável de colaboração entre físicos, engenheiros e médicos. Cada uma das técnicas ultrassônicas cardíacas tem a sua própria história individual. Até mesmo o nome ecocardiografia tem a sua própria história. Edler e Hertz chamaram essa técnica, pela primeira vez, de cardiografia ultrassônica com a abreviação UCG. A cardiografia ultrassônica era um nome um tanto incômodo. O uso mais comum do ultrassom diagnóstico médico no final da década de 1950 e início da de 1960 era uma técnica em modo A para detectar a linha média do cérebro. Esse eco da linha média se deslocava se houvesse uma massa intracraniana. A técnica era conhecida como ecoencefalografia e o instrumento era um ecoencefálografo. Foi tal instrumento que tomei emprestado dos neurologistas. Se o exame ultrassônico do cérebro é ecoencefalografia, então um exame do coração deveria ser ecocardiografia. Infelizmente, a abreviação de ecocardiograma deveria ser ECG, que já estava sendo usada pela eletrocardiografia. Não podíamos usar a abreviação "eco" porque ela não fazia a distinção de um ecoencefalograma. A razão pela qual o termo ecocardiografia finalmente pegou foi porque a ecoencefalografia desapareceu. Nenhuma outra técnica ultrassônica diagnóstica usava o termo eco exceto para o exame do coração. Assim, a abreviação "eco" hoje em dia significa somente ecocardiografia e não deve ser confundida com qualquer outro exame ultrassônico.

●● Desenvolvimento de Várias Tecnologias ●● Ecocardiográficas

A história da ecocardiografia envolve a evolução e o desenvolvimento de suas muitas modalidades como aplicações em modo A, modo M, com contraste, bidimensional, Doppler, transesofágica e intravascular. A história do Doppler é verdadeiramente longa e internacional. Os japoneses começaram a trabalhar com o ultrassom com Doppler nos meados de 1950.[32,33] Os pesquisadores americanos, como Robert Rushmer em Seattle, foram os primeiros pesquisadores que usaram técnicas com Doppler.[34] O Dr. Rushmer era um perito reconhecido em fisiologia cardíaca. John Reid mais tarde se mudou para Seattle e se juntou a Rushmer e seu grupo no desenvolvimento da tecnologia Doppler. Um dos engenheiros, Donald Baker, pertencia àquele grupo e desenvolveu um dos primeiros instrumentos com Doppler pulsado.[35] Eugene Strandness era um cirurgião vascular em Seattle que usava o Doppler na doença arterial periférica.[36] Pesquisadores europeus também estavam muito ativos no uso da tecnologia Doppler. Vários pesquisadores franceses iniciais, como Peronneau[37] e mais tarde Kalmanson,[38] escreveram extensamente sobre o uso do ultrassom com Doppler para examinar o sistema cardiovascular. Um importante desenvolvimento no ultrassom com Doppler veio quando Holen[39] e depois Hatle[40] demonstraram que informações hemodinâmicas poderiam ser derivadas do ultrassom com Doppler. Eles observaram que poder-se-ia usar uma versão modificada da equação de Bernoulli para se detectar gradientes através de valvas estenóticas. O relato de que o gradiente de pressão da estenose aórtica poderia ser determinado pelo ultrassom com Doppler foi provavelmente o desenvolvimento que estabeleceu a ecodopplercardiografia como uma técnica clinicamente importante.

O campo da ecocardiografia com contraste teve início com uma inesperada observação por Gramiak et al.[41] na Universidade de Rochester. Eles aparentemente estavam fazendo um exame com ultrassom em um paciente submetido a um teste de diluição de indicador usando corante de verde indocianina. Para grande surpresa deles, eles observaram uma nuvem de ecos introduzida dentro do sistema cardiovascular com a injeção do corante. Aparentemente, Joyner tinha feito uma observação semelhante com a injeção de soro fisiológico, mas não relatou o achado. Eu presenciei Gramiak apresentar o trabalho de seu grupo em um encontro e imediatamente usei aquela técnica para ajudar a estabelecer a identidade ecocardiográfica da cavidade ventricular esquerda.[42] Pesquisadores na Mayo Clinic, chefiados por Jamil Tajik e Jim Seward, prosseguiram com o uso dessa técnica com contraste em uma maneira bastante eloquente para identificar derivações da direita para a esquerda.[43] Os agentes de contraste se desenvolveram até os produtos comerciais atuais fabricados. As pequenas bolhas produtoras de eco são pequenas o suficiente para passarem através dos capilares, de modo que uma injeção periférica pode ser vista no lado esquerdo do coração.[44]

A ecocardiografia bidimensional tem uma longa e fascinante história. Tal como qualquer aspecto da ultrassonografia cardíaca, há um componente internacional nessa história. A varredura bidimensional com ultrassom vai até os pesquisadores iniciais como Douglas Howry quando ele começou a usar varreduras com compostos para várias partes do corpo. Um de seus scanners iniciais de compostos usava um transdutor montado sobre um anel de uma metralhadora giratória de um B29.[45] Os japoneses introduziram uma variedade de dispositivos ultrassônicos para criar registros bidimensionais do coração.[46] Eles usavam vasos com água elaborados e técnicas de varredura (Figura 1.2). Gramiak e colaboradores[47] na Universidade de Rochester usaram técnicas bidimensionais em modo M reconstruídas para criar "cinematografia" ultrassônica (Figura 1.3). Donald King[48] na Universidade de Nova York desenvolveu um tipo pare-ação de técnica para a criação de imagem bidimensional reconstruída do coração (Figura 1.4).

Um importante avanço ocorreu quando um engenheiro, Nicholas Bom, em Rotterdam, desenvolveu um scanner linear (Figura 1.5).[49] Usando múltiplos cristais, ele conseguiu criar uma imagem retangular do coração em tempo real. Embora essa técnica em última análise nunca tenha se comprovado útil no exame

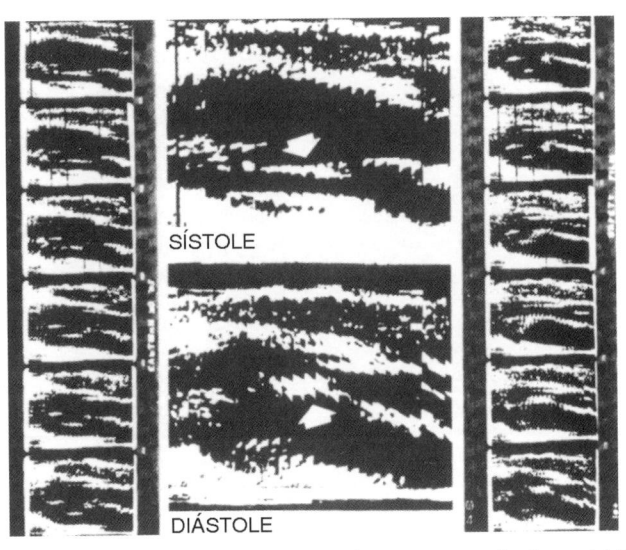

FIGURA 1.3 Fotogramas de um filme cinematográfico com uma reconstrução espacial do ecograma em modo M para produzir um pseudoexame transversal em tempo real da movimentação da valva mitral. Os dois fotogramas ampliados mostram a posição da valva mitral (*seta*) na sístole e na diástole. (De Gramiak R, Waag R, Simon W. Cine ultrasound cardiography. Radiology 1973;107:175, com permissão.)

do coração, em parte por causa das sombras das costelas, ela mostrou realmente a virtude da aquisição de imagens em tempo real. Ela, por último, provou ser uma forma importante de aquisição de imagens bidimensionais de outras partes do corpo, mas não do coração. A ecocardiografia bidimensional em tempo real se tornou prática por meio do uso de uma varredura por setor em vez de uma varredura linear. Inicialmente, os dispositivos de varredura eram mecânicos. Griffith e Henry[50] no National Institutes of Health desenvolveram um dispositivo mecânico que deslocava o transdutor para frente e para trás. O dispositivo era seguro pe-

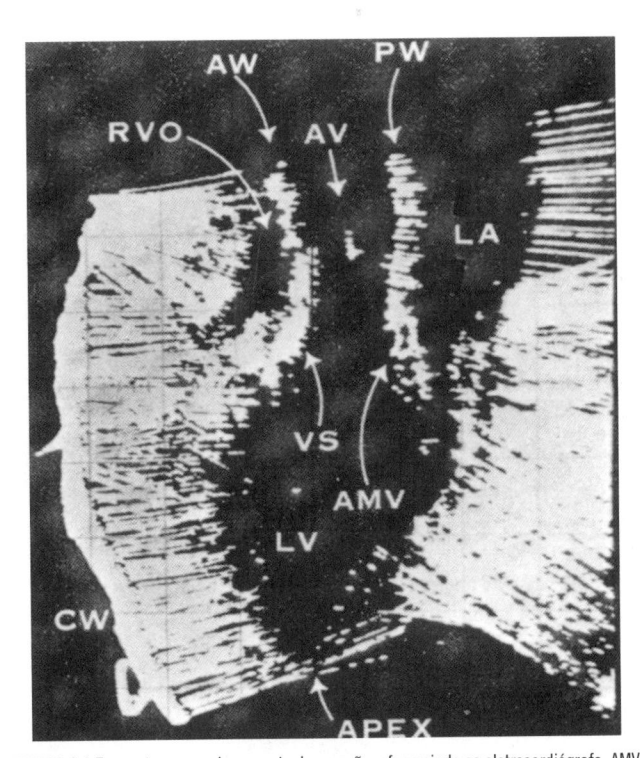

FIGURA 1.4 Exame transversal composto do coração referenciado ao eletrocardiógrafo. AMV, folheto anterior da valva mitral; APEX, ápice; AV, valva aórtica; AW, parede anterior da aorta; CW, parede torácica; LA, átrio esquerdo; LV, ventrículo esquerdo; PW, parede posterior da aorta; RVO, trato de saída do ventrículo direito; VS, septo interventricular. (De King DL, Steeg CN, Ellis K. Visualization of ventricular septal defect by cardiac ultrasonography. Circulation 1973;48:1215, com permissão.)

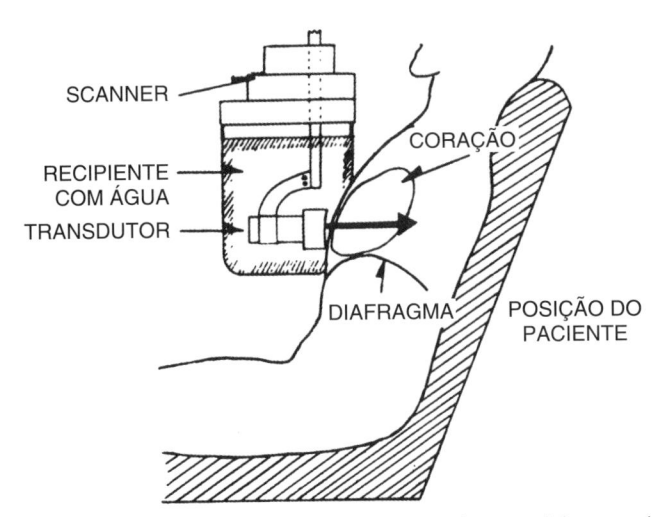

FIGURA 1.2 Sistema relativamente antigo usando um scanner de setor mecânico e um recipiente com água para a obtenção de ecogramas transversais do coração. (De Ebina T, Oka S, Tanaka N et al. The ultrasono-tomography of the heart and the great vessels in living human subjects by means of the ultrasonic reflection technique. Jpn Heart J 1967;8:331, com permissão.)

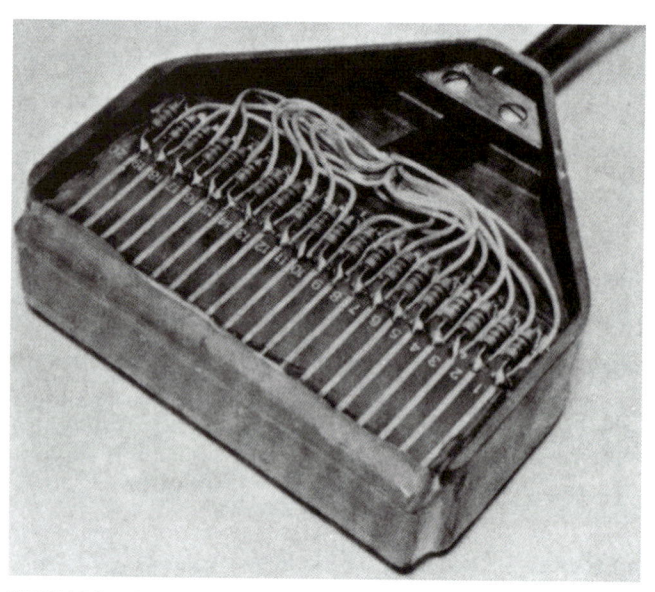

FIGURA 1.5 Transdutor multielemento que fornece uma varredura linear eletrônica do coração. Esta sonda consiste em 20 elementos piezelétricos individuais. (De Bom N, Lancee CT, Van Zwienten G et al. Ultrascan echocardiography. I. Technical description. Circulation 1973;48:1066, com permissão.)

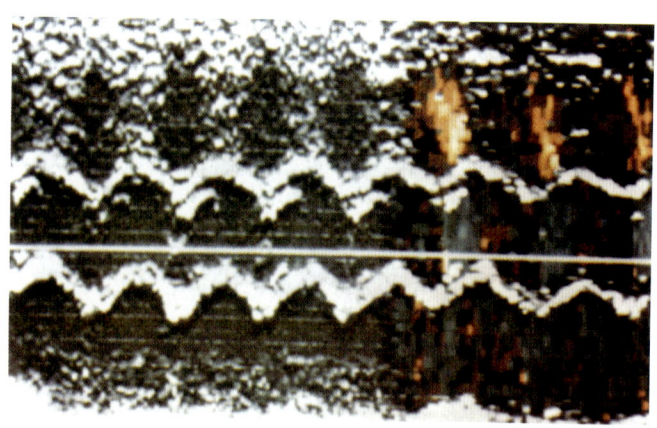

FIGURA 1.7 Registro combinado de registro Doppler e em modo M através do qual o sinal de Doppler é superposto ao traçado em modo M. A direção e a velocidade do sinal de Doppler estão exibidas em várias cores. Este registro em particular mostra a via de saída ventricular direita e aorta. (De Brandestini MA, Eyer MK, Stevenson JG. M/Q: M/Q-mode echocardiography. The synthesis of conventional echo with digital multigate Doppler. Em Lancee CT, ed. Echocardiography. The Hague, Netherlands: Martinus Nijhoff, 1979, com permissão.)

las mãos; entretanto, a capacidade de manipular o transdutor era bastante limitada. Reggie Eggleton, que originalmente trabalhou na Universidade de Illinois com Robert, Frank e Elizabeth Frye, se mudou para Indiana e desenvolveu um scanner bidimensional mecânico (Figura 1.6). O que é muito interessante é que o seu primeiro protótipo era na verdade uma escova de dente elétrica Sunbeam modificada. Este scanner mecânico inicial foi o primeiro dispositivo bidimensional em tempo real que teve sucesso comercialmente.[51] Eventualmente, os scanners de setor mecânicos foram substituídos pela tecnologia de disposição em fases que foi inicialmente desenvolvida por Fritz Thurstone e Olaf vonRamm[52] na Universidade Duke.

O Doppler com fluxo colorido ou ultrassom bidimensional com Doppler data do final da década de 1970. Um grupo liderado por Brandestini trabalhando na Universidade de Washington, em Seattle, demonstrou como se poderia usar um registro em modo

M de sinal Doppler multirreferenciado (Figura 1.7).[53] Eles codificaram o sinal Doppler com cores que indicam a direção do fluxo. Este princípio foi mais tarde mais amplamente desenvolvido por pesquisadores japoneses incluindo Kasai et al.[54] A chave para o desenvolvimento da representação bidimensional colorida foi a detecção da autocorrelação das velocidades Doppler. Eles conseguiram oferecer uma representação bidimensional em tempo real excelente do fluxo colorido. Omoto, um cirurgião cardiovascular japonês, e colaboradores[55] ajudaram a popularizar o valor clínico da aquisição de imagens bidimensionais com Doppler colorido.

A origem da ecocardiografia transesofágica também data da década de 1970. Lee Frazin, um cardiologista de Chicago, colocou um transdutor em modo M na ponta de uma sonda transesofágica e demonstrou que se poderia obter um registro em modo M do coração através do esôfago.[56] Essa técnica nunca se tornou popular clinicamente. Entretanto, pesquisadores europeus e japoneses começaram a trabalhar com essa tecnologia.[57,58] Todos eles tentaram obter imagens bidimensionais com uma sonda transesofágica. Inicialmente, os dispositivos eram mecânicos e mais tarde se tornaram eletrônicos. Hisanaga e colaboradores[57] estavam entre os engenheiros japoneses, e Jacques Souquet foi um engenheiro europeu que fez uma importante contribuição às sondas eletrônicas transesofágicas em 1982.[59] Grande parte dos clínicos que inicialmente demonstraram a utilidade da ecocardiografia transesofágica era europeia.

A versatilidade do ultrassom é exemplificada pelo fato de que podem ser desenvolvidas técnicas de aquisição de imagens por meio de transdutores muito pequenos ou grandes. Um dispositivo ultrassônico *sui generis* de aquisição de imagens usado para examinar todo o corpo foi desenvolvido por um engenheiro australiano, George Kossoff. Ele desenvolveu um instrumento chamado Octoson. Ele consistia em oito transdutores bastante grandes que rodavam ao redor do corpo. O instrumento produzia imagens de resolução e clareza excelentes. O outro extremo é a capacidade de colocar um pequenino transdutor na ponta de um cateter que pode ser introduzido no sistema cardiovascular. Reggie Eggleton desenvolveu um sistema de aquisição de imagens baseado em cateter na década de 1960 tal como Ciezynski na Europa e Omoto no Japão. No início da década de 1970, Nicholas Bom e colaboradores[60] descreveram um scanner intravascular de tempo real usando uma disposição circular de 32 elementos na ponta de um cateter. Essa tecnologia foi aprimorada e transdutores na ponta de cateteres puderam ser colocados em um dispositivo intracoronário. Tais instrumentos têm sido usados clinicamente e para finalidades de pesquisa já há vários anos. Possivelmente, o médico que mais explorou os usos do ultrassom intracoronário foi Steven Nissen que atualmente está na Cleveland Clinic. Ele usa

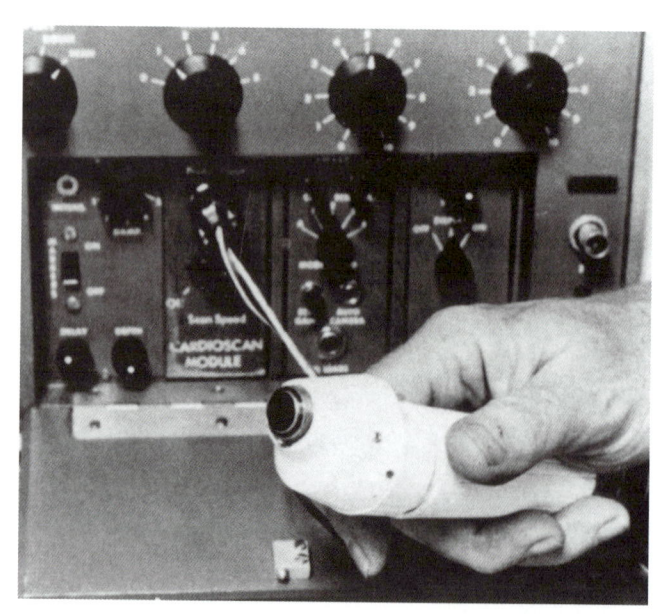

FIGURA 1.6 Scanner mecânico portátil. (De Eggleton RC, Feigenbaum H, Johnston KW et al. Visualization of cardiac dynamics with real-time B-mode ultrasonic scanner. Em: White D, ed. Ultrasound in Medicine. New York: Plenum Publishing, 1975;1385, com permissão.)

essa técnica para revolucionar o nosso entendimento acerca da aterosclerose coronária.[61]

Durante muitos anos tem havido grande interesse na ecocardiografia tridimensional. Vários esforços foram feitos na utilização de varreduras bidimensionais compostas para se produzir imagens tridimensionais.[62,63] Alguns desses dispositivos tridimensionais compostos têm sido usados clinicamente. Um dos primeiros líderes na ecocardiografia tridimensional foi Olaf von Ramm junto com o seu grupo.[64]

Ecocardiógrafos portáteis datam de 1978.[65] Este dispositivo inicial não tinha qualidade de imagem suficiente para ser útil. Entretanto, há hoje em dia vários instrumentos disponíveis e sua popularidade é crescente.

Registro de Ecocardiogramas

Juntamente com o desenvolvimento de instrumentos para criar imagens e obter informações fisiológicas do coração, há uma história simultânea de técnicas em desenvolvimento para o registro dessas informações. Desde o começo, Helmut Hertz estava principalmente interessado no registro em vez de na criação de imagens ultrassônicas. Em assim fazendo, ele desenvolveu a tecnologia do jato de tinta, que se comprovou extremamente importante. Quando comecei a usar pela primeira vez o ultrassom no início da década de 1960, uma câmara Polaroid era a técnica principal de registro de ecocardiogramas em modo A e em modo M (Figuras 1.8 e 1.9). Essa abordagem era extremamente limitada e tinha muitos problemas. Alguns pesquisadores, como Gramiak, usavam filme de 35 mm para registrar ecocardiogramas em modo M. Muitos de meus esforços iniciais eram fazer com que empresas comerciais fornecessem equipamentos de registro em gráfico contínuo para os nossos ecocardiogramas em modo M. Cada um dos vários equipamentos de gráfico contínuo disponíveis tinha a sua própria história. Com o advento da ecocardiografia bidimensional, tínhamos de desenvolver um esquema para registrar essas imagens bidimensionais em tempo real. Na nossa própria instituição, nós inicialmente usávamos filme super 8 como nosso meio de registro. Primeiramente, dirigíamos uma câmara de filmagem em direção ao osciloscópio e gerávamos filmes. O uso de filme teve vida curta e logo fomos para o videoteipe. Inicialmente, usávamos gravadores de vídeo de rolo a rolo. Depois surgiram os vários gravadores com cassetes. Um gravador popular nos primeiros anos era produzido pela Sanyo. Infelizmente, era muito cansativa a análise de fotograma a fotograma. Tinha de se girar um controle semelhante a um botão

e não se podia ver imagens de trás para frente. Finalmente, a Panasonic desenvolveu um gravador que permitia a visão fácil para frente e para trás, bem como uma análise de fotograma a fotograma.

Por causa do domínio da ecocardiografia bidimensional na clínica ecocardiográfica, o videoteipe se tornou o meio padrão de registro de ecocardiograma por décadas. Infelizmente, o videoteipe também tinha as suas limitações. É problemático ver estudos seriados com o videoteipe. A acessibilidade do videoteipe é inconveniente. Não se pode fazer medidas a partir de imagens gravadas em videoteipe. Cópias de imagens gravadas em videoteipe são sempre degradadas. O registro digital de ecocardiogramas começou no início da década de 1980. O interesse no uso de técnicas digitais tem acelerado desde então. Há várias vantagens no uso de registro digital. As comparações lado a lado são facilitadas. Facilmente se pode obter medidas e as imagens são mais acessíveis. Inicialmente, as imagens digitais eram geradas obtendo-se um sinal de vídeo seja do instrumento seja pela digitalização do videoteipe. Nos últimos anos, a produção direta digital por instrumentos ultrassônicos tornou-se disponível. Padrões de registro digital usando DICOM (Digital Imaging and Communication in Medicine) facilitaram o uso da aquisição de imagens digitais e tornaram-se fatores importantes na utilidade geral dessa abordagem.

Sonografistas Cardíacos

No início de minha experiência com o ultrassom cardíaco, era evidente que a técnica tornar-se-ia bastante popular. A realização de ecocardiogramas por mim mesmo era uma atividade que consumia muito tempo. Sendo um cardiologista clínico com responsabilidades para com o cuidado de pacientes, inclusive cateterismo cardíaco, eu claramente percebi que não poderia continuar sendo o principal realizador de ecocardiogramas. Nós também não tínhamos médicos suficientes interessados na técnica e que pudessem constituir um grupo complementar a fazer ecocardiogramas durante o dia todo. Em decorrência disso, achei que seria possível treinar um não médico para fazer um ecocardiograma. Havia um considerável ceticismo entre alguns poucos médicos ativos no campo do ultrassom naquela época quanto a exequibilidade dessa abordagem. O primeiro não médico contratado para fazer os ecocardiogramas foi Charles Haine.

Nossa segunda sonografista cardíaca foi Sonia Chang. As suas habilidades na obtenção de ecocardiograma em modo M eram tão excepcionais que, com o meu incentivo, ela finalmente publicou um livro sobre ecocardiografia em modo M. Foi uma publicação marcante por meio da qual muitos dos usuários iniciais da ecocardiografia em modo M aprenderam as suas habilidades técnicas. A maioria dos visitantes que vieram para Indiana nos primeiros dias aprendeu com Sonia a realizar ecocardiogramas. Sonia deixou Indiana logo depois da introdução da ecocardiografia bidimensional. Ela foi para a Emory University, em Atlanta, para trabalhar com o Dr. Willis Hurst, que era o chefe da cardiologia naquela época.

Praticamente, todo laboratório ecocardiográfico nos EUA tem um sonografista com excelência na habilidade de obtenção de um ecocardiograma. Os sonografistas cardíacos têm sido um fator importante para tornar a ecocardiografia um exame custo-eficaz. Usar um não médico para criar ecocardiogramas não é um conceito mundial. Na maioria dos países, os ecocardiogramas são ainda feitos por médicos. Uma exceção é a Inglaterra, onde há uma situação um tanto diferente. Seus sonografistas cardíacos são provavelmente indivíduos mais altamente treinados do que nossos sonografistas. Eles estão mais próximos de ser um assistente do médico e têm uma educação formal mais extensa em fisiologia e anatomia cardíacas. Eles também realizam interpretações com um grau maior de frequência do que os sonografistas nos EUA.

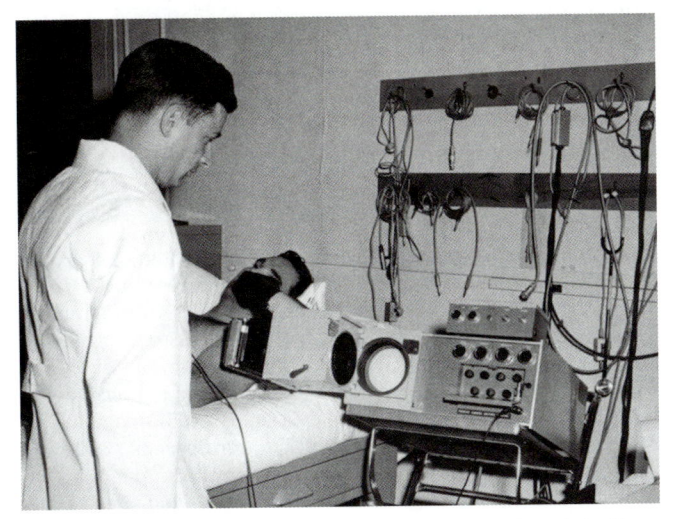

FIGURA 1.8 Ecocardiógrafo de modo M antigo sendo usado com uma câmara Polaroid para registrar um ecocardiograma.

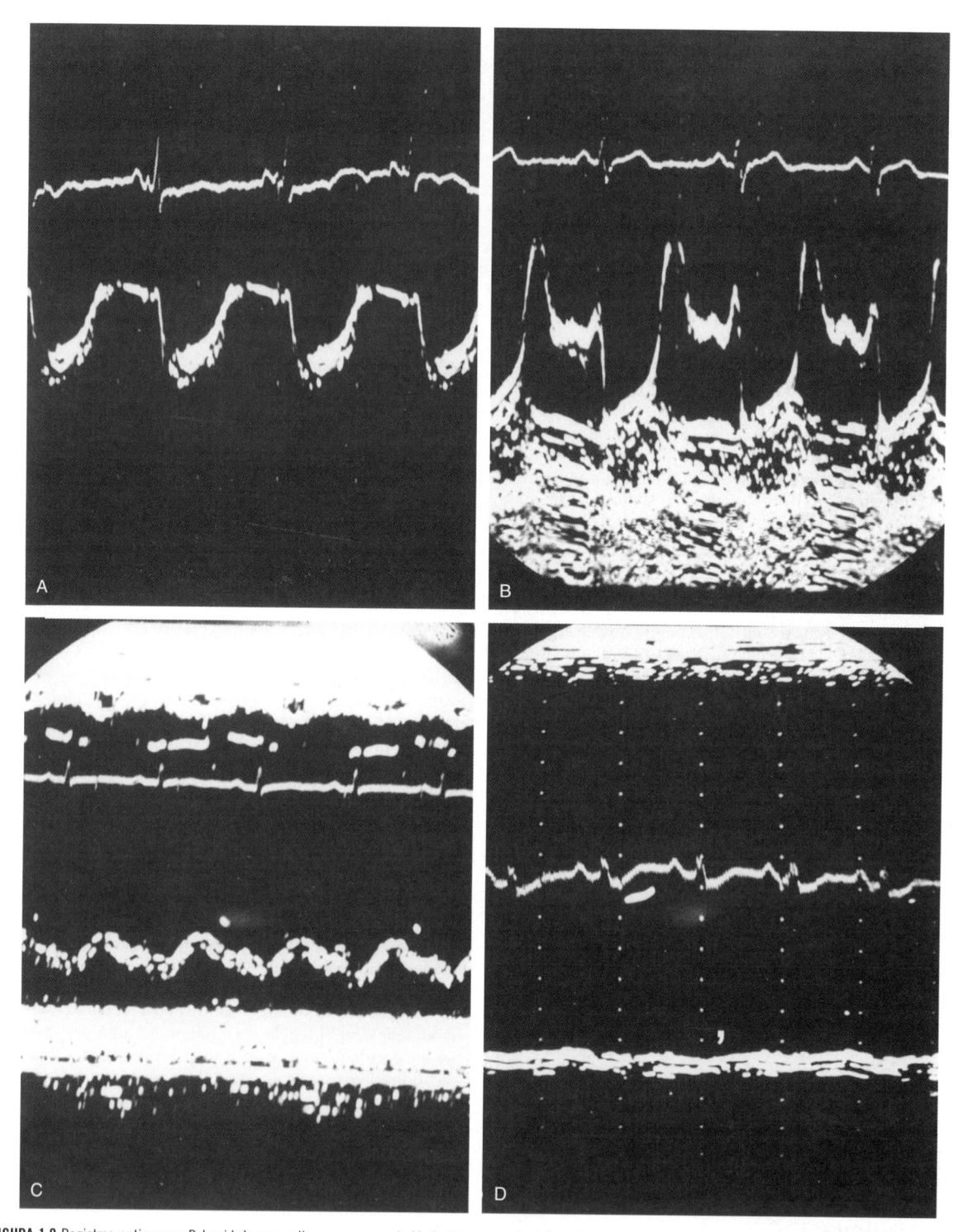

FIGURA 1.9 Registros antigos em Polaroid de ecocardiograma em modo M. **A:** Estenose mitral; **B:** valva mitral normal; **C:** derrame pericárdico, **D:** ventrículo esquerdo dilatado sem movimentação.

Treinamento Ecocardiográfico e Organizações

O primeiro encontro dedicado unicamente ao ultrassom cardíaco foi em Indianápolis, em janeiro de 1968 (Figura 1.10). Entre os professores estavam os Drs. Edler, Joyner, Reid e Strandness (Figura 1.11). Aproximadamente 50 pessoas frequentaram aquele curso, um dos quais era Raymond Gramiak. Naquele encontro, Dr. Edler mostrou um filme que ele havia feito para o Congresso Europeu de Cardiologia em 1960, em Roma. Um outro membro do corpo docente era Richard Popp, que era um *fellow* em car-

diologia na Indiana naquela época. Bernard Ostrum, que era um radiologista no Albert Einstein Medical Center, apresentou dados sobre aortas abdominais. Chuck Haine fez parte do programa e demonstrou algumas de nossas técnicas de ultrassom na Indiana.

A American Society of Echocardiography também foi criada em Indianápolis em 1975. A decisão de se criar a sociedade foi tomada em um encontro de pós-graduados em Indianápolis. O *Journal of the American Society of Echocardiography* começou em 1988 e o primeiro encontro científico anual da American Society of Echocardiography ocorreu em Washington, DC, em 1990. Existem hoje em dia, mundialmente, várias organizações, publicações e encontros de ecocardiografia.

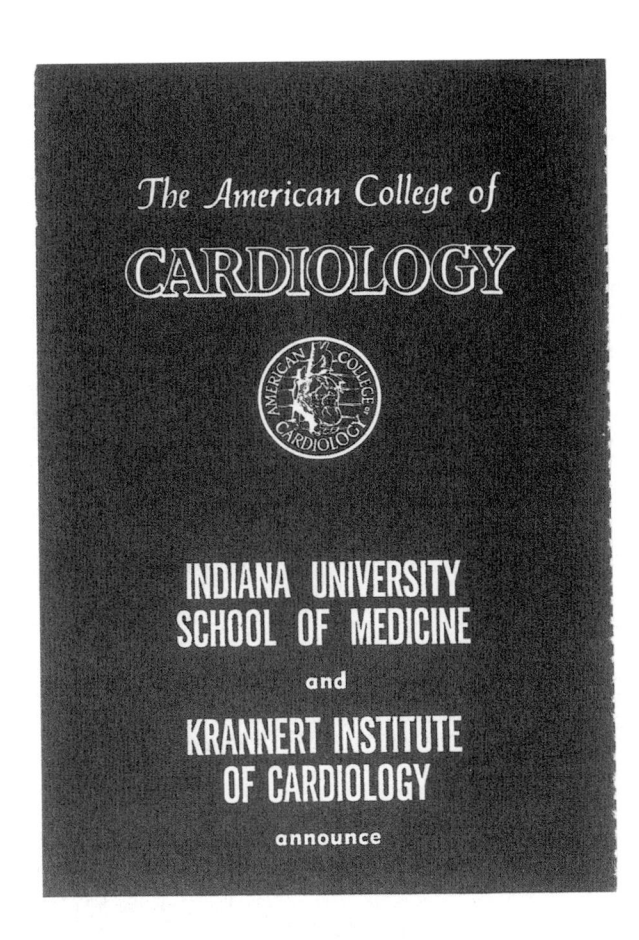

FIGURA 1.10 Programa do primeiro curso devotado ao ultrassom diagnóstico e doença cardiovascular realizado em Indianápolis, em janeiro de 1968.

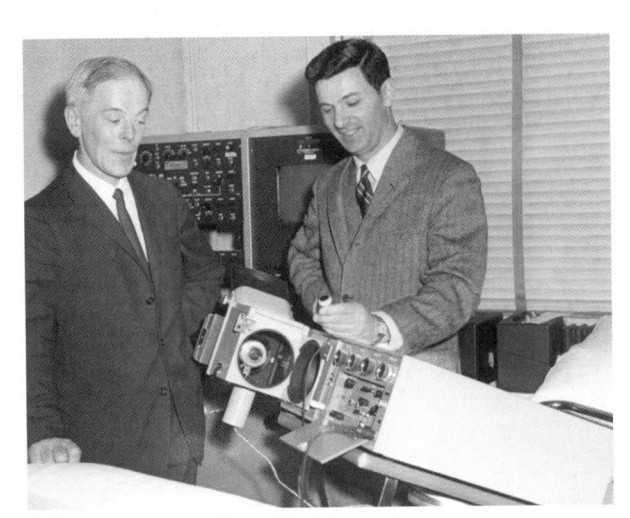

A ecocardiografia percorreu um longo caminho desde seus primórdios nos meados da década de 1950. Embora existam em desenvolvimento muitas tecnologias novas e altamente sofisticadas de aquisição de imagens, há boas razões para se acreditar que a utilidade clínica e a popularidade da ecocardiografia continuarão a crescer. Essa ferramenta diagnóstica é incrivelmente versátil. Ela ainda é bastante custo-eficaz em comparação com tecnologias competitivas e há muitas novas possibilidades no que concerne a como esse exame pode ser melhorado e oferecer mais e melhores informações. Assim, o futuro da ecocardiografia deve ser tão produtivo e excitante como tem sido nas últimas cinco décadas.

Referências

1. Feigenbaum H. Echocardiography. 1st Ed. Philadelphia: Lea & Febiger, 1972.
2. Holmes JH. Diagnostic ultrasound during the early years of A.I.U.M. J Clin Ultrasound 1980;8:299–308.
3. Wild PW. Early history of echocardiography. J Cardiovasc Ultrasonogr 1996;5:2.
4. Goldberg P, Kimmelman BA. Medical Diagnostic Ultrasound: A Retrospective on its 40th Anniversary. Rochester, NY: Eastman Kodak Co., 1988.
5. Feigenbaum H. Evolution of echocardiography. Circulation 1996;93:1321.
6. Roelandt JRTC. Seeing the invisible: a short history of cardiac ultrasound. Eur J Echocardiogr 2000;1:8–11.

FIGURA 1.11 Drs. Edler e Feigenbaum demonstrando um ecocardiógrafo em modo M no encontro de ultrassom cardíaco em Indianápolis, em 1968.

7. Miller DC. Anecdotal History of the Science of Sound. New York: Macmillan, 1935.

8. Talbott JH. A Biographical History of Medicine. New York: Grune & Stratton, 1935: 290.

9. Feldman A, Ford P. Scientists and Inventors. New York: Facts on File, 1979.

10. Curie P, Curie J. Developpement, par pression de l'electricite polaire dans les cristaux hemiedres a faces inclines. Comptes Rendus 1880;91:291–295.

11. Curie P, Curie J. Lois du degagement de l'electricite par pression, dans la tourma-line. Comptes Rendus 1881;92:186.

12. Sokolov SY. Means for indicating flaws in materials. U.S. Patent 2. 1937;164:1125.

13. Firestone FA. Flaw detecting device and measuring instrument. U.S. Patent 1. 1942;280:226.

14. Dussik KT. Uber die Moglichkeit Hochfrequente Mechanische schwingungen als Diagnostisches Hilfsmittel zu Verwerten. Z Neurol 1941;174:153.

15. Keidel WD. Uber eine Methode zur Registrierung der Volumanderungen des Herzens am Menschen. Z Kreislaufforsch 1950;39:257.

16. Edler I, Hertz CH. Use of ultrasonic reflectoscope for the continuous recording of movements of heart walls. Kungl Fysiogr Sallsk Lung Forth 1954;24:40.

17. Edler I. The diagnostic use of ultrasound in heart disease. Acta Med Scand Suppl 1955;308:32.

18. Edler I. Ultrasound cardiogram in mitral valve disease. Acta Chir Scand 1956; 111:230.

19. Effert S, Erkens H, Grosse-Brockoff H. The ultrasound echo method in cardiological diagnosis. Ger Med Mon 1957;2:325.

20. Effert S, Domanig E. The diagnosis of intra-atrial tumor and thrombi by the ultra-sonic echo method. Ger Med Mon 1959;4:1.

21. Schmidt W, Braun H. Ultrasonic cardiograph in mitral defect and in non-pathological heart. Z Kreislaufforsch 1958;47:291.

22. Edler I, Gustafson A, Karlefors T, et al. The movements of aortic and mitral valves recorded with ultrasonic echo techniques (motion picture). Presented at the III European Congress of Cardiology, Rome, Italy, 1960.

23. Edler I, Gustafson A, Karlefors T, et al. Ultrasound cardiography. Acta Med Scand Suppl 370 1961;170:5–123.

24. Hsu CC. Ultrasonic diagnostics. Shang Sci Tech Press 1961: 167.

25. Hsu CC. Preliminary studies on ultrasonics in cardiological diagnosis. I. Experimen-tal observations on cardiac echo valves. II. The use of A-scope ultrasound apparatus in the diagnosis of heart disease. Acta Acad Med Prim Shanghai 1964;2:251.

26. Gao Y, Wang XF, Gao RY, et al. The characteristics of normal echocardiography and its changes in patients with mitral stenosis (in Chinese). Chin J Int Med 1965;13:710.

27. Wang XF, Xiso JP, et al. Fetal echocardiography—method for pregnancy diagnosis. Chin J Obstet Gynecol 1964;10:267–269.

28. Wang XF, et al. Contrast echocardiography with hydrogen peroxide. I. Experimental study. Chin Med J 1979;92:595.

29. Wild JJ, Crawford HD, Reid JM. Visualization of the excised human heart by means of reflected ultrasound or echography. Am Heart J 1957;54:903.

30. Joyner CR Jr, Reid JM, Bond JP. Reflected ultrasound in the assessment of mitral valve disease. Circulation 1963;27:503–511.

31. Feigenbaum H, Waldhausen JA, Hyde LP. Ultrasound diagnosis of pericardial effu-sion. JAMA 1965;191:711–714.

32. Satomura S, Matsubara, Yoshioka M. A new method of mechanical vibration and its applications. Mem Inst Sci Ind Re 1955;13:125.

33. Yoshida T, Mori M, Nimura Y, et al. Study of examining the heart with ultrasonics, IV: clinical applications. Jpn Circ J 1956;20:228.

34. Rushmer RF, Baker DW, Stegall HF. Transcutaneous Doppler flow detection as a nondestructive technique. J Appl Physiol 1966;21:554–566.

35. Baker DW, Rubenstein SA, Lorch GS. Pulsed Doppler echocardiography: principles and applications. Am J Med 1977;63:69–80.

36. Strandness DE, Schultz RD, Summner DS, et al. Ultrasonic flow detection: a useful technique in the evaluation of peripheral vascular disease. Am J Surg 1967;113:311–320.

37. Peronneau EPA, Deloche A, Bui-Meng-Hung, et al. Debitmetre ultrasonore: devel-oppements et applications experimentale. Eur Surg Res 1969;1:147.

38. Kalmanson D, Veyrat C, Derai C, et al. Non-invasive technique for diagnosing atrial septal defect and assessing shunt volume using directional Doppler ultrasound: correlations with phasic flow velocity patterns of the shunt. Br Heart J 1972;34:981–991.

39. Holen J, Simonsen S. Determination of pressure gradient in mitral stenosis with Doppler echocardiography. Br Heart J 1979;41:529–535.

40. Hatle L, Angelsen B, Tromsdal A. Noninvasive assessment of aortic stenosis by Doppler ultrasound. Br Heart J 1979;43:284–292.

41. Gramiak R, Shah PM, Kramer DH. Ultrasound cardiography: contrast studies in anatomy and function. Radiology 1969;92:939–938.

42. Feigenbaum H, Stone JM, Lee DA, et al. Identification of ultrasound echoes from the left ventricle using intracardiac injections of indocyanine green. Circulation 1979;41:615–621.

43. Seward JB, Tajik AJ, Spangler JG, et al. Echocardiographic contrast studies: initial experience. Mayo Clin Proc 1975;50:163–192.

44. Feinstein SB, Cheirif J, Ten Cate FJ, et al. Safety and efficacy of new transpulmonary ultrasound contrast agent: initial multicenter clinical results. J Am Coll Cardiol 1990;16:316–324.

45. Howry DH, Holmes JH, Cushman RR, et al. Ultrasonic visualization of living organs and tissues, with observations on some disease processes. Geriatrics 1955;10:123.

46. Ebina T, Oka S, Tanaka M, et al. The ultrasono-tomography of the heart and great vessels in living human subjects by means of the ultrasonic reflection technique. Jpn Heart J 1967;8:331–353.

47. Gramiak R, Waag R, Simon W. Cine ultrasound cardiography. Radiology 1973;107: 175–180.

48. King DL. Cardiac ultrasonography. Radiology 1972;103:837.B

49. Bom N, Lancee CT, Honkoop J, et al. Ultrasonic viewer for cross-sectional analyses of moving cardiac structures. Biomed Eng 1971;6:500.

50. Griffith JM, Henry WL. A sector scanner for real-time two-dimensional echocardio-graphy. Circulation 1974;49:1147–1152.

51. Eggleton RC, Feigenbaum H, Johnston KW, et al. Visualization of cardiac dynamics with real-time B-mode ultrasonic scanner. In: White D, ed. Ultrasound in Medicine. New York: Plenum Publishing, 1975.

52. Thurstone FL, vonRamm OT. A new ultrasound imaging technique employing two dimensional electronic beam steering. In: Green PS, ed. Acoustical Holography. New York: Plenum Publishing, 1974:149–159.

53. Brandestini MA, Eyer MK, Stevenson JG. M/Q-mode echocardiography: the synthe-sis of conventional echo with digital multigate Doppler. In: Lancee CT, ed. Echocar-diography. The Hague, Netherlands: Martinus Nijhoff, 1979.

54. Kasai C, Namekawa K, Koyano A, et al. Real-time two-dimensional blood flow imag-ing using an autocorrelation technique. IEEE Trans Sonics Ultrason 1985;32:460–463.

55. Omoto R, Yokote Y, Takamoto S, et al. The development of real-time two-dimensional Doppler echocardiography and its clinical significance in acquired valvular regurgitation. Jpn Heart J 1984;25:325–340.

56. Frazin L, Talano JV, Stephanides L, et al. Esophageal echocardiography. Circulation 1976;54:102–108.

57. Hisanaga K, Hisanaga A, Nagata K, et al. Transesophageal cross-sectional echocar-diography. Am Heart J 1980;100:605–609.

58. Schluter M, Henrath P. Transesophageal echocardiography: potential advantages and initial clinical results. Pract Cardiol 1983;9:149.

59. Souquet J, Hanrath P, Zitelli L, et al. Transesophageal phased array for imaging the heart. IEEE Trans Biomed Eng 1982;29:707.

60. Bom N, Lancee CT, Egmond van FC. An ultrasonic intracardiac scanner. Ultrasonics 1972;10:72–76.

61. Nissen SE, Gurley JC, Grines CL, et al. Intravascular ultrasound assessment of lu-men size and wall morphology in normal subjects and patients with coronary artery disease. Circulation 1991;84:1087.

62. Wollschlager H. Transesophageal echo computer tomography: a new method for dynamic three-dimensional imaging of the heart. In: Computers in Cardiology 1989. IEEE Computer Society, 1990: 39.

63. Roelandt J, ten Cate FJ, Bruining N, et al. Transesophageal rotoplane echo-CT. A novel approach to dynamic three-dimensional echocardiography. Thoraxcentre J 1993;6:4–8.

64. vonRamm OT, Smith SW, Pavy HG Jr. High-speed ultrasound volumetric imaging system. Part II. Parallel processing and image display. IEEE Trans Ultrason Ferro-electr Freq Control 1991;38:109–115.

65. Roelandt J, Wladiniroff JW, Baars AM. Ultrasonic real-time imaging with a hand-held scanner. Ultrasound Med Biol 1978;4:93.

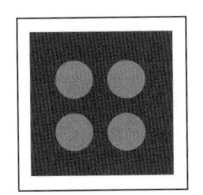

Capítulo 2
Física e Instrumentação

O som é uma vibração mecânica transmitida através de um meio elástico. Quando ele se propaga através do ar com uma frequência apropriada, o som pode produzir a sensação de audição. O *ultrassom* inclui aquela porção do espectro sonoro com frequência acima de 20.000 ciclos por segundo (20 KHz), consideravelmente acima da faixa audível da audição humana. O uso do ultrassom para estudar a função do coração e dos grandes vasos define o campo da ecocardiografia. A produção do ultrassom para fins diagnósticos envolve princípios físicos complexos e instrumentação sofisticada. À medida que evolui a tecnologia, uma compreensão detalhada desses princípios exige uma base sólida de física e engenharia. Felizmente, o uso da ecocardiografia para fins de diagnóstico não requer domínio profundo da física nem da instrumentação envolvidas na criação da imagem ultrassônica. Entretanto, é necessário um entendimento básico acerca desses fatos para se tirar ampla vantagem da técnica e apreciar as forças e as limitações da tecnologia.

A finalidade deste livro é principalmente a de constituir um guia clínico para o amplo campo da ecocardiografia e para ser usado por médicos, estudantes e sonografistas preocupados mais com a aplicação prática da tecnologia do que com a física básica. Por essa razão, uma descrição extensa da física e da engenharia do ultrassom está além do escopo deste livro. Em vez disso, este capítulo focaliza aqueles aspectos da física e da instrumentação que são relevantes ao entendimento do ultrassom e sua aplicação prática no cuidado de pacientes. Além disso, muitos dos progressos técnicos mais recentes na instrumentação do ultrassom são apresentados brevemente, principalmente para oferecer ao leitor a percepção da natureza mutável e sempre aprimorável da ecocardiografia.

:: | Princípios Físicos

O ultrassom (ao contrário do som com frequência mais baixa, ou seja, audível) tem várias características que contribuem para a sua utilidade diagnóstica. Primeira, ele pode ser direcionado como um feixe e focalizado. Segunda, à medida que o som atravessa um meio, ele obedece às leis de reflexão e refração. Finalmente, alvos de tamanho relativamente pequeno refletem o ultrassom e podem, portanto, ser detectados e caracterizados. Uma importante desvantagem do ultrassom é que ele é mal transmitido através de meio gasoso e ocorre atenuação rapidamente, especialmente a frequências mais altas. À medida que uma onda de ultrassom se propaga através de um meio, as partículas do meio vibram em paralelo à linha de propagação, produzindo *ondas longitudinais.* Assim, uma onda sonora se caracteriza por áreas de partículas mais densamente condensadas no meio (uma área de compressão) alternando com regiões de partículas menos densamente condensadas (uma área de rarefação). As intensidades de reflexão, refração e atenuação dependem das propriedades acústicas dos vários meios através dos quais um feixe de ultrassom passa. Tecidos compostos de material sólido que fazem interface com gás (como o pulmão) irão refletir grande parte da energia ultrassônica, resultando em má penetração. Meios muito densos também refletem uma porcentagem alta de energia de ultrassom. Tecidos moles e sangue permitem que uma quantidade relativamente maior de energia ultrassônica se propague, desse modo aumentando a penetração e melhorando a utilidade diagnóstica. O osso também reflete grande parte da energia ultrassônica, não porque ele é denso, mas porque ele contém muitas interfaces.

A onda de ultrassom é muitas vezes graficamente representada como uma onda sinusoidal na qual os picos e vales representam as áreas de compressão e rarefação, respectivamente (Figura 2.1). Pequenas alterações na pressão ocorrem no meio correspondendo a essas áreas, resultando em pequeninas oscilações das partículas, embora não ocorra movimentação real das partículas. A representação do ultrassom na forma de uma onda sinusoidal tem algumas limitações mas permite a demonstração de vários princípios fundamentais. A soma de uma compressão e de uma rarefação representa *um ciclo,* e a distância entre dois pontos similares ao longo da onda corresponde ao *comprimento da onda* (ver Quadro 2.1 quanto a definições de termos usados comumente). Na faixa do ultrassom diagnóstico, o comprimento de onda varia de aproximadamente 0,15 a 1,5 mm no tecido mole. A *frequência* do som é o número de comprimentos de onda por unidade de tempo. Assim, o comprimento de onda e a frequência são inversamente relacionados e o seu produto representa a velocidade da onda sonora:

$$v = f \times \lambda \qquad \text{[Eq. 2.1]}$$

onde v é a velocidade, f é a frequência (em ciclos por segundo ou hertz) e λ é o comprimento de onda. A velocidade através de um determinado meio depende da densidade e propriedades elásticas ou rigidez desse meio. A velocidade tem uma relação direta com a rigidez e indireta com a densidade. O ultrassom se desloca mais rapidamente através de um meio rígido, como o osso. A velocidade também varia com a temperatura, mas como a temperatura corporal é mantida em uma faixa relativamente estreita, isto tem pouco significado na aquisição de imagens médicas. O Quadro 2.2 mostra uma comparação de valores médios de velocidade em vários tipos de tecido. No tecido mole, a velocidade do som é bastante constante, de aproximadamente 1.540 m/s (ou 1,54 m/ms, ou 1,54 mm/μs). Assim, para se achar o comprimento de uma onda de um transdutor de 3,0 MHz a solução seria dada por

$$v = f \times \lambda \qquad \text{[Eq. 2.1]}$$
$$\lambda = v \div f$$
$$\lambda = 1.540 \text{ m/s} \div 3.000.000 \text{ ciclos/s}$$

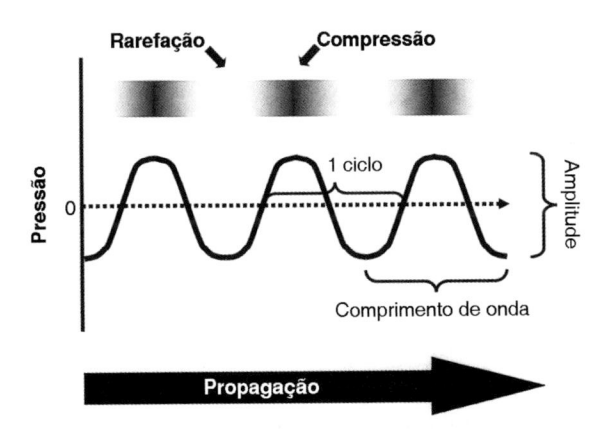

FIGURA 2.1 Este esquema ilustra como o som pode ser mostrado como uma onda sinusoidal cujos picos e vales correspondem a áreas de compressão e rarefação, respectivamente. À medida que a energia sonora se propaga através do tecido, a onda tem um comprimento de onda fixo que é determinado pela frequência e amplitude que são medidas das alterações na magnitude da pressão. Ver texto para detalhes.

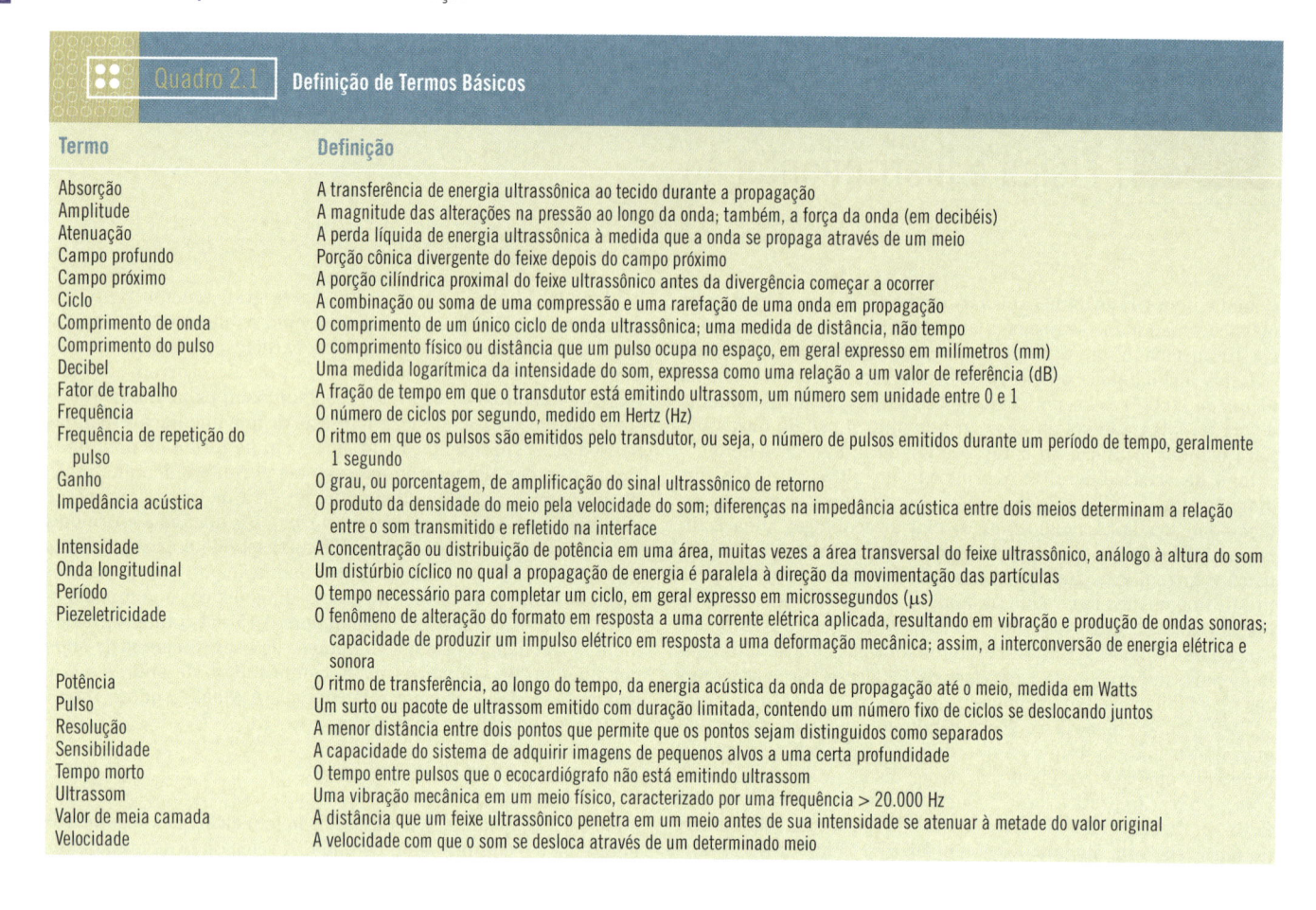

Quadro 2.1 Definição de Termos Básicos

Termo	Definição
Absorção	A transferência de energia ultrassônica ao tecido durante a propagação
Amplitude	A magnitude das alterações na pressão ao longo da onda; também, a força da onda (em decibéis)
Atenuação	A perda líquida de energia ultrassônica à medida que a onda se propaga através de um meio
Campo profundo	Porção cônica divergente do feixe depois do campo próximo
Campo próximo	A porção cilíndrica proximal do feixe ultrassônico antes da divergência começar a ocorrer
Ciclo	A combinação ou soma de uma compressão e uma rarefação de uma onda em propagação
Comprimento de onda	O comprimento de um único ciclo de onda ultrassônica; uma medida de distância, não tempo
Comprimento do pulso	O comprimento físico ou distância que um pulso ocupa no espaço, em geral expresso em milímetros (mm)
Decibel	Uma medida logarítmica da intensidade do som, expressa como uma relação a um valor de referência (dB)
Fator de trabalho	A fração de tempo em que o transdutor está emitindo ultrassom, um número sem unidade entre 0 e 1
Frequência	O número de ciclos por segundo, medido em Hertz (Hz)
Frequência de repetição do pulso	O ritmo em que os pulsos são emitidos pelo transdutor, ou seja, o número de pulsos emitidos durante um período de tempo, geralmente 1 segundo
Ganho	O grau, ou porcentagem, de amplificação do sinal ultrassônico de retorno
Impedância acústica	O produto da densidade do meio pela velocidade do som; diferenças na impedância acústica entre dois meios determinam a relação entre o som transmitido e refletido na interface
Intensidade	A concentração ou distribuição de potência em uma área, muitas vezes a área transversal do feixe ultrassônico, análogo à altura do som
Onda longitudinal	Um distúrbio cíclico no qual a propagação de energia é paralela à direção da movimentação das partículas
Período	O tempo necessário para completar um ciclo, em geral expresso em microssegundos (μs)
Piezeletricidade	O fenômeno de alteração do formato em resposta a uma corrente elétrica aplicada, resultando em vibração e produção de ondas sonoras; capacidade de produzir um impulso elétrico em resposta a uma deformação mecânica; assim, a interconversão de energia elétrica e sonora
Potência	O ritmo de transferência, ao longo do tempo, da energia acústica da onda de propagação até o meio, medida em Watts
Pulso	Um surto ou pacote de ultrassom emitido com duração limitada, contendo um número fixo de ciclos se deslocando juntos
Resolução	A menor distância entre dois pontos que permite que os pontos sejam distinguidos como separados
Sensibilidade	A capacidade do sistema de adquirir imagens de pequenos alvos a uma certa profundidade
Tempo morto	O tempo entre pulsos que o ecocardiógrafo não está emitindo ultrassom
Ultrassom	Uma vibração mecânica em um meio físico, caracterizado por uma frequência > 20.000 Hz
Valor de meia camada	A distância que um feixe ultrassônico penetra em um meio antes de sua intensidade se atenuar à metade do valor original
Velocidade	A velocidade com que o som se desloca através de um determinado meio

Uma versão mais simples dessa equação é dada por λ (em milímetros) = 1,54/f onde f é a frequência do transdutor (em megahertz). Isto converte 1.540 m/s em 1,54 mm/μs, expressa a frequência em megahertz e proporciona comprimento de onda em milímetros. Assim,

$$\lambda = v \div f$$
$$\lambda = 1,54 \div 3,0 \cong 0,51 \text{ mm}$$

Por exemplo, se uma onda de ultrassom encontrar uma área de maior elasticidade ou rigidez, a velocidade irá aumentar. Como a frequência não se altera, o comprimento de onda também irá aumentar. Conforme se discute mais adiante, o comprimento de onda é uma determinante da resolução: quanto mais curto o comprimento de onda, menor o alvo capaz de refletir a onda de ultrassom e assim maior a resolução.

Uma outra propriedade fundamental do som é a *amplitude*, que é uma medida da potência da onda sonora (Figura 2.1). Ela é definida como a diferença entre a pressão máxima dentro do meio e o valor médio, representada pela altura da onda sinusoidal acima e abaixo da linha de base. A amplitude é medida em *decibéis*, uma unidade logarítmica que relaciona a pressão acústica com algum valor de referência. A vantagem principal de se usar a escala logarítmica para representar a amplitude é que uma faixa ampla de valores pode ser acomodada e sinais fracos podem ser exibidos junto a sinais muito mais fortes. O seu uso prático está em que um aumento de 6 dB é igual a dobrar a amplitude do sinal, e de 60 dB representa uma alteração de 1.000 vezes na amplitude ou altura. Um parâmetro intimamente relacionado com a amplitude é a *potência*, que é definida como sendo o ritmo de transferência de energia para o meio, e é medida em watts. Para finalidades clínicas, a potência em geral é representada sobre uma dada área (muitas vezes área do feixe) e referida como *intensidade* (watts por centímetro quadrado ou W/cm²). Ela é análoga à altura. A intensidade diminui rapidamente com a distância da propagação e tem implicações importantes nos efeitos biológicos do ultrassom, os quais são discutidos mais tarde.

Interação Entre Ultrassom e Tecido

Estas características básicas do ultrassom têm implicações práticas na interação entre o ultrassom e o tecido. Por exemplo, quanto mais alta a frequência da onda de ultrassom (e mais curto o comprimento de onda), menores as estruturas que podem ser resolvidas acuradamente. Como a identificação precisa de estruturas pequenas é um objetivo da aquisição de imagens, o uso de frequências altas pareceria desejável. Contudo, o ultrassom de frequência mais alta tem menos penetração em comparação ao ultrassom de frequência menor. A perda do ultrassom à medida que ele se propaga através de um meio é chamada de *atenuação*. Esta é uma medida do ritmo em que a intensidade do feixe de ultrassom diminui à proporção que ele penetra no tecido. A atenuação tem três componentes: absorção, dispersão e reflexão. A atenuação sempre aumenta com a profundidade e também é

Quadro 2.2 Velocidade do Som no Ar e em Vários Tipos de Tecidos

Meio	Velocidade (m/s)
Ar	330
Gordura	1.450
Água	1.480
Tecido mole	1.540
Rim	1.560
Sangue	1.570
Músculo	1.580
Osso	4.080

Quadro 2.3	Distâncias de Meia Potência Representativas Relevantes à Ecocardiografia	
Material	**Distância de Meia Potência (cm)**	
Água	380	Menos atenuação
Sangue	15	
Tecido mole (exceto músculo)	1-5	
Músculo	0,6-1	
Osso	0,2-0,7	
Ar	0,08	
Pulmão	0,05	Mais atenuação

afetada pela frequência do feixe transmitido e pelo tipo de tecido através do qual o ultrassom passa. Quanto maior a frequência, mais rapidamente ele irá sofrer atenuação. A atenuação pode ser expressa como a "camada de meio-valor" ou "distância de meia-potência" que é uma medida da distância que o ultrassom percorre antes de sua amplitude ser atenuada à metade de seu valor original. As distâncias de meia-potência representativas estão listadas no Quadro 2.3. Uma boa regra prática é que a atenuação do ultrassom no tecido é entre 0,5 e 1,0 dB/cm/MHz. Esta aproximação descreve a perda esperada de energia (em decibéis) que ocorreria ao longo de uma distância de ida e volta que um feixe percorreria após ser emitido por determinado transdutor. Por exemplo, se um transdutor de 3 MHz for usado para a aquisição de imagens a uma profundidade de 12 cm (24 cm de ida e volta) o sinal de retorno poderia ser atenuado em até 72 dB (ou quase 4.000 vezes). Como é esperado, a atenuação é maior em tecido mole em comparação com o sangue e ainda maior no músculo, pulmão e osso.

A velocidade e direção do feixe de ultrassom à medida que ele passa através de um meio são uma função da impedância acústica desse meio. A impedância acústica (Z, medida em rayls) é simplesmente o produto da velocidade (em metros por segundo) pela densidade física (em quilogramas por metro cúbico). Em uma estrutura homogênea, a densidade e a rigidez do meio determinam primariamente o comportamento de um feixe de ultrassom transmitido. Em tal estrutura, o som se deslocaria em uma linha reta a uma velocidade constante, dependendo da densidade e rigidez. Variações na impedância criam uma desigualdade acústica entre

as regiões. Quanto maior a desigualdade acústica, mais energia é refletida em vez de ser transmitida. No corpo, os tecidos através dos quais o feixe de ultrassom se desloca têm impedâncias acústicas diferentes. Quando o feixe atravessa o limite entre dois tecidos, uma porção de energia é refletida, uma porção sofre refração e uma porção continua em uma linha relativamente reta (Figura 2.2A).

Essas interações entre o feixe de ultrassom e as interfaces acústicas formam a base da aquisição de imagens pelo ultrassom. Os fenômenos de *reflexão* e *refração* obedecem às leis da óptica e dependem do ângulo de incidência entre o feixe transmitido e a interface acústica, bem como da *desigualdade acústica*, isto é, a magnitude da diferença na impedância acústica. Pequenas diferenças na velocidade também determinam refração. Essas propriedades explicam a importância de se usar um gel de propriedades acústicas durante a aquisição de imagens torácicas. Sem o gel, a interface ar-tecido da superfície da pele faz com que mais de 99% da energia ultrassônica seja refletida neste nível. Isso se dá principalmente devido à impedância acústica do ar ser muito baixa. O uso do gel entre o transdutor e a superfície da pele aumenta em muito o porcentual de energia que é transmitida para dentro e para fora do corpo, desse modo permitindo a aquisição de imagens.

À medida que o feixe de ultrassom é transmitido através do tecido, ele encontra uma variedade complexa de interfaces e alvos grandes e pequenos, cada um dos quais afetando a transmissão da energia do ultrassom. Essas interações podem ser categorizadas grosso modo como *ecos especulares* e *ecos dispersados* (Figura 2.2B). Ecos especulares são produzidos por refletores que são grandes em relação ao comprimento de onda do ultrassom, como a superfície endocárdica do ventrículo esquerdo. Tais alvos refletem uma proporção relativamente maior da energia do ultrassom e de um modo que depende do ângulo. A orientação espacial e o formato do refletor determinam os ângulos dos ecos especulares. Exemplos de refletores especulares incluem as superfícies endocárdica e epicárdica, valvas e pericárdio.

Os alvos que são pequenos em relação ao comprimento de onda do ultrassom transmitido produzem dispersão, e tais objetos algumas vezes são chamados de *dispersores de Rayleigh*. Os ecos resultantes sofrem difração ou são dobrados e dispersos em todas as direções. Como a porcentagem de energia que retorna para o transdutor a partir dos ecos dispersos é consideravelmente menor do que a resultante das interações especulares, a ampli-

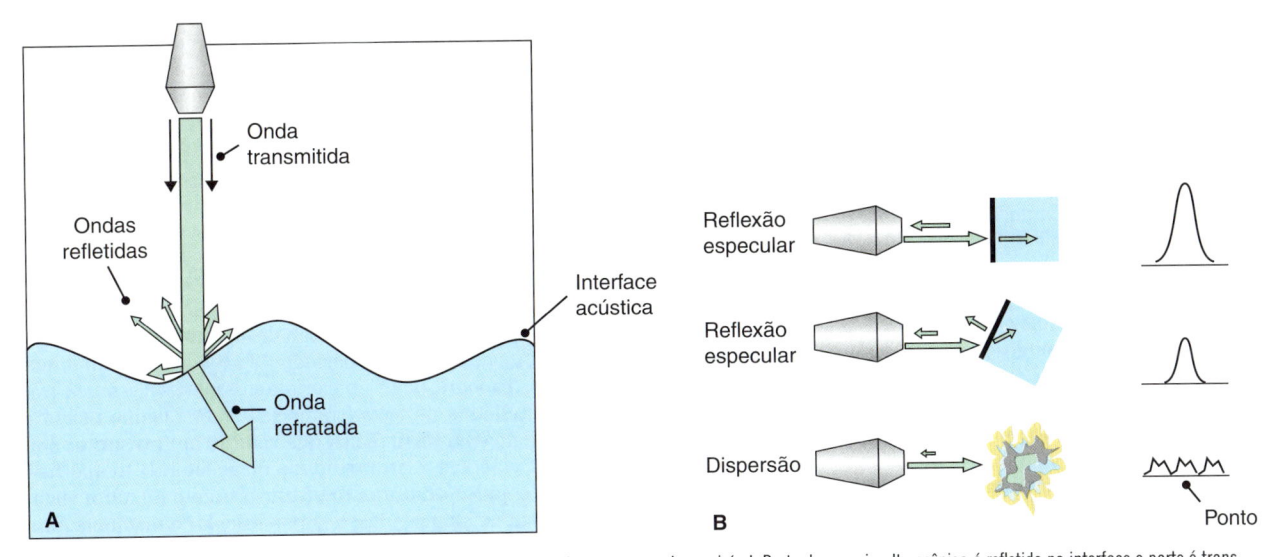

FIGURA 2.2 A: Uma onda transmitida interage com uma interface acústica em um modo previsível. Parte da energia ultrassônica é refletida na interface e parte é transmitida através da interface. A parte transmitida da energia sofre refração, ou se dobra, dependendo do ângulo de incidência e diferenças na impedância entre os tecidos. **B:** A interação entre uma onda ultrassônica e o seu alvo depende de vários fatores. Uma reflexão especular ocorre quando o ultrassom encontra um alvo que é grande em relação ao comprimento de onda transmitida. A quantidade de energia ultrassônica que é refletida até o transdutor por um alvo especular depende do ângulo e impedância do tecido. Alvos que são pequenos em relação ao comprimento de onda transmitida produzem uma dispersão da energia ultrassônica, resultando em uma pequena parte da energia sendo retornada ao transdutor. Este tipo de interação resulta em "pontos" que produzem a textura nos tecidos.

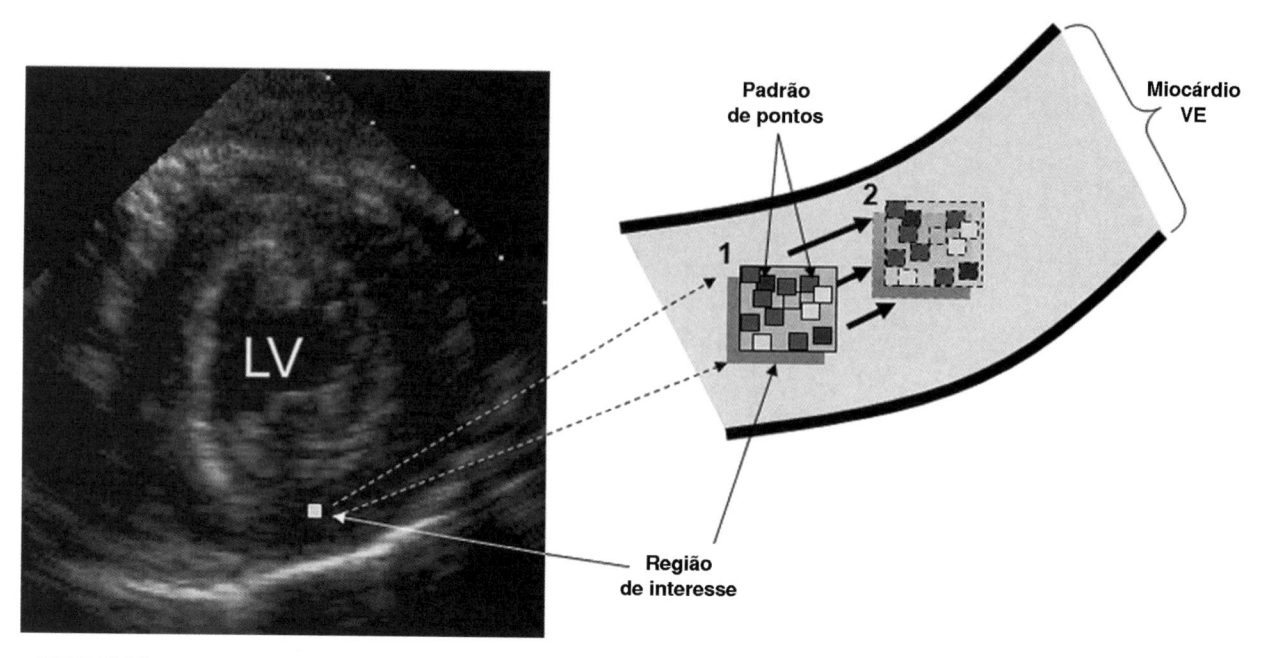

FIGURA 2.3 Este esquema mostra como o rastreamento de pontos é realizado. Neste exemplo simplificado, uma única região de interesse na parede posterior ventricular esquerda (VE) é rastreada com base na sua singular assinatura de pontos. No desenho, uma região pequena na porção média do miocárdio se move no tempo do ponto 1 para o ponto 2. LV, ventrículo esquerdo.

tude dos sinais produzidos por ecos dispersos é muito baixa (Figura 2.2B). Apesar desse fato, a dispersão tem significado clínico importante (tanto para a aquisição de imagens na ecocardiografia quanto na ecodopplercardiografia). Os ecos dispersos contribuem para a visibilização das superfícies que estão paralelas ao feixe ultrassônico e também proporcionam substrato para a visibilização da textura das imagens em escala de cinza. O termo *speckle* ou ponto é usado para descrever as interações tecido-ultrassom resultantes de um grande número de pequenos refletores dentro de uma célula de resolução. Sem a capacidade de registrar ecos dispersos, a parede ventricular esquerda, por exemplo, teria a aparência de duas estruturas lineares brilhantes, as superfícies endocárdica e epicárdica, sem nada entre elas.

Como a distribuição dos pontos em uma pequena região de interesse é aleatória mas bastante constante, se tais regiões pudessem ser identificadas, elas poderiam ser rastreadas ao longo do tempo e espaço. Explorando esse fenômeno, uma região do miocárdio pode ser acompanhada durante todo o ciclo cardíaco, uma técnica chamada *rastreamento dos pontos*. Este método, por exemplo, permite a detecção e a quantificação da movimentação rotacional (ou torção) do miocárdio ventricular esquerdo (Figura 2.3). E, como esta não é uma técnica Doppler, não depende de ângulo.

A partir da discussão anterior, fica evidente que a interação entre o feixe de ultrassom e um refletor depende do tamanho relativo dos alvos e do comprimento de onda do feixe. Se um objeto sólido é submerso em água, por exemplo, a reflexão do ultrassom depende do tamanho do objeto com respeito ao comprimento de onda do ultrassom transmitido. Especificamente, a espessura ou perfil do objeto em relação com o feixe de ultrassom tem obrigatoriamente de ser pelo menos um quarto do comprimento de onda do ultrassom. Assim, à medida que diminui o tamanho do alvo, o comprimento de onda do ultrassom tem obrigatoriamente de diminuir proporcionalmente para produzir uma reflexão e permitir que o objeto seja captado. Isto explica por que ultrassom de frequência mais alta permite a visibilização de objetos menores. Na prática clínica, a ecocardiografia tipicamente emprega ultrassom com uma faixa de 2.000.000 a 8.000.000 de ciclos por segundo (2 a 8 MHz). A uma frequência de 2 MHz, é geralmente possível registrar ecos distintos de interfaces separadas em aproximadamente 1 mm. Entretanto, como o ultrassom de alta

frequência é refletido por muitas interfaces pequenas no tecido, resultando em dispersão, grande parte da energia ultrassônica é atenuada e menos energia permanece disponível para penetrar mais profundamente no corpo. Assim, a penetração é reduzida à medida que a frequência aumenta. De modo semelhante, à medida que o meio se torna menos homogêneo, os graus de reflexão e refração aumentam, acarretando menor penetração da energia ultrassônica.

O Transdutor

O uso do transdutor para a aquisição de imagens se tornou prático com o desenvolvimento dos transdutores piezelétricos. Os princípios da piezeletricidade estão ilustrados na Figura 2.4. As substâncias ou cristais piezelétricos rapidamente mudam de formato ou vibram quando é aplicada uma corrente elétrica alternada. É a rápida expansão e contração alternantes do material do cristal que produz as ondas sonoras. Igualmente importante é o fato de que um cristal piezelétrico irá produzir um impulso elétrico quando deformado pela energia sonora refletida. Tais cristais piezelétricos formam o componente crítico dos transdutores de ultrassom. Embora exista uma variedade de materiais piezelétricos, a maioria dos transdutores comerciais emprega cerâmica, como material ferroelétrico, titanato de bário e titanato zirconato de chumbo. A criação de um pulso de ultrassom portanto requer que uma corrente elétrica alternante seja aplicada a um elemento piezelétrico. Isto resulta na emissão de energia sonora a partir do transdutor, seguida por um período de silêncio durante o qual o transdutor "procura ouvir" parte da energia ultrassônica transmitida ser refletida de volta (conhecido como "tempo morto"). A quantidade de energia acústica que retorna ao transdutor é uma medida da potência e profundidade do refletor. O tempo necessário para o pulso de ultrassom fazer o trajeto de ida e volta do transdutor até o alvo e voltar permite calcular a distância entre o transdutor e o refletor.

Um transdutor ultrassônico consiste em muitos elementos piezelétricos pequenos dispostos cuidadosamente e interconectados eletronicamente. A frequência do transdutor é determinada pela espessura desses elementos. Cada elemento é acoplado a eletrodos, os quais transmitem a corrente até os cristais e depois

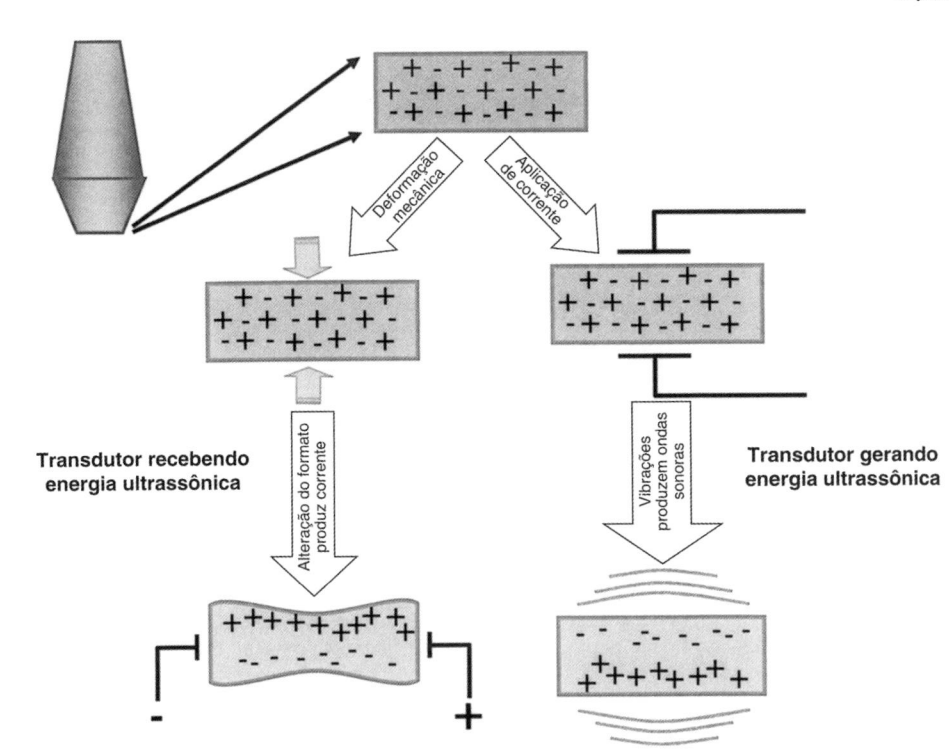

Transdutor recebendo energia ultrassônica

Transdutor gerando energia ultrassônica

FIGURA 2.4 Os princípios da piezeletricidade. Um cristal piezelétrico vibra quando é aplicada uma corrente elétrica, resultando na geração e transmissão de energia ultrassônica. Por outro lado, quando energia refletida atinge um cristal piezelétrico, este altera de forma em resposta a essa interação e produz um impulso elétrico. Ver texto para maiores detalhes.

registram a voltagem gerada pelos sinais de retorno. Um componente importante do desenho do transdutor é o material de amortecimento (ou de suporte) que abrevia a resposta de sonorização do material piezelétrico após o breve pulso de excitação. Uma resposta excessiva de sonorização (ou "*ringdown*") alonga o pulso ultrassônico e diminui a faixa de resolução. Assim, o material de amortecimento tanto encurta o *ringdown* como proporciona absorção de energia acústica transmitida lateralmente e para trás. Na superfície do transdutor, são aplicadas camadas de compatibilização para oferecerem compatibilidade de impedância acústica entre os elementos piezelétricos e o corpo. Isto aumenta a eficiência da energia transmitida ao minimizar a reflexão da onda ultrassônica à medida que ela sai da superfície do transdutor.

O desenho do transdutor é criticamente importante para criação ideal de imagens. Um aspecto importante do ultrassom é a capacidade de dirigir ou focalizar o feixe à medida que ele deixa o transdutor. Isto resulta em um feixe paralelo e de forma cilíndrica. Eventualmente, no entanto, o feixe diverge e assume a forma de um cone (Figura 2.5). A porção proximal ou cilíndrica do feixe é chamada de *campo próximo* ou zona de Fresnel. Quando ele começa a divergir, ele é chamado de *campo profundo* ou zona de Fraunhofer. Por várias razões, a aquisição de imagens é ideal

dentro do campo próximo. Assim, um importante objetivo da ecocardiografia é maximizar o comprimento do campo próximo.

O comprimento do campo próximo (*l*) é descrito pela fórmula:

$$l = r^2/\lambda \qquad \text{[Eq. 2.2]}$$

onde *r* é o raio do transdutor e λ é o comprimento de onda do ultrassom emitido. Diminuir o comprimento de onda (aumento da frequência) ou aumentar o tamanho do transdutor irá alongar o campo próximo. Esses relacionamentos estão ilustrados na Figura 2.6. Pela fórmula acima, pode-se concluir que a aquisição de imagens ideal por meio do ultrassom deveria sempre empregar um transdutor de diâmetro grande e alta frequência para maximizar o comprimento do campo próximo. Vários fatores impedem essa abordagem de ser prática. Primeiro, o tamanho do

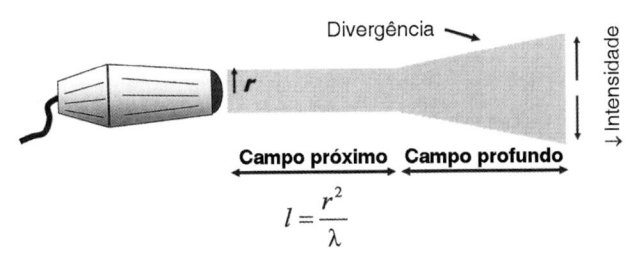

FIGURA 2.5 Quando o ultrassom é emitido por um transdutor, o formato do feixe se comporta de uma maneira previsível. Se a face do transdutor for redonda, o feixe transmitido permanecerá cilíndrico por uma distância, definida como campo próximo. Depois de uma certa distância de propagação, o feixe começa a divergir e assume a forma de um cone. Esta região do feixe é chamada de campo profundo. Nesta parte do feixe, ocorre uma diminuição na intensidade. O comprimento do campo próximo é determinado pelo raio da face do transdutor e comprimento de onda ou frequência da energia transmitida. Ver texto para detalhes.

Divergência

r

↓ Intensidade

Campo próximo **Campo profundo**

$$l = \frac{r^2}{\lambda}$$

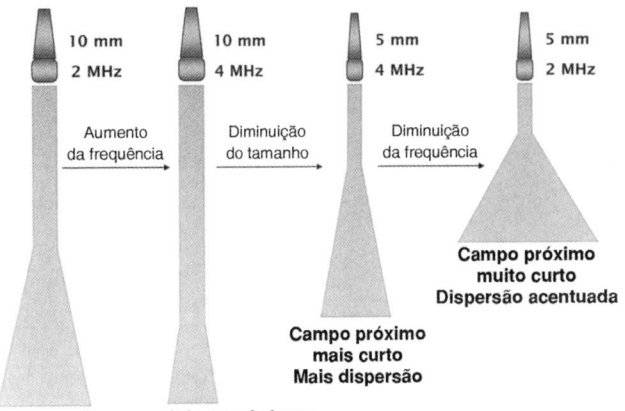

10 mm 2 MHz

10 mm 4 MHz

5 mm 4 MHz

5 mm 2 MHz

Aumento da frequência

Diminuição do tamanho

Diminuição da frequência

Campo próximo muito curto Dispersão acentuada

Campo próximo mais curto Mais dispersão

Campo próximo mais longo Menos dispersão

FIGURA 2.6 O comprimento do campo próximo depende da frequência e tamanho do transdutor, conforme ilustram esses quatro exemplos. À esquerda, um transdutor com diâmetro de 10 mm emite ultrassom de 2,0 MHz. Isto determina tanto o comprimento do campo próximo quanto o ritmo de divergência no campo profundo. Se um transdutor do mesmo tamanho emitir energia de 4 MHz, o comprimento do campo próximo aumenta e o ritmo de dispersão é menor. Um transdutor com metade desse tamanho (5 mm) transmitindo a 4,0 MHz terá um campo próximo mais curto. Finalmente, um transdutor de 5 mm que transmite a 2 MHz terá o campo próximo mais curto e o maior ritmo de dispersão no campo profundo.

Campo próximo   **Campo profundo**

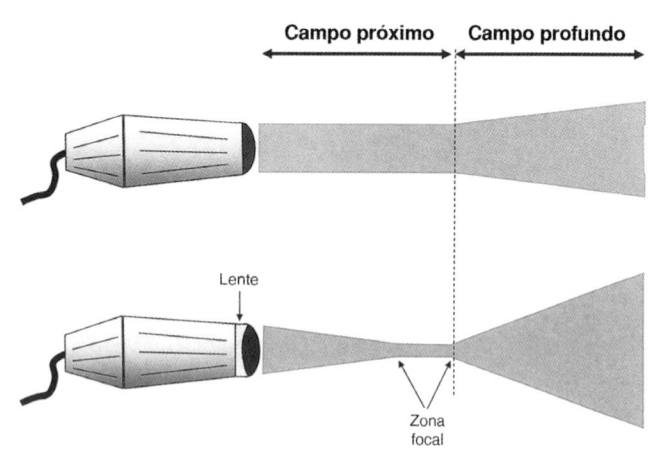

FIGURA 2.7 O feixe de ultrassom emitido por um transdutor pode ser não focalizado (**em cima**) ou pode ser focalizado por meio de uma lente acústica (**embaixo**). A focalização resulta em um feixe mais estreito, mas não altera o comprimento do campo próximo. Um efeito indesejável da focalização é que o ritmo de dispersão no campo profundo é maior.

transdutor é predominantemente limitado pelo tamanho dos espaços intercostais. Um transdutor muito grande não seria capaz de captar imagens entre as costelas. Segundo, embora frequência mais alta prolongue na verdade o campo próximo, ela também acarreta maior atenuação e menor penetração da energia ultrassônica, desse modo limitando a sua utilidade. Essas compensações obrigatoriamente têm de ser levadas em consideração para maximizar o desempenho da aquisição de imagens. Mesmo quando o comprimento do campo próximo é maximizado, grande parte dos alvos ainda estará no campo profundo. Para melhorar a aquisição de imagens nessa área, o ritmo de divergência do feixe tem de ser minimizado. Para diminuir a quantidade de divergência no campo profundo, um transdutor de grande diâmetro e alta frequência é o ideal. Conforme discutido anteriormente, a focalização do feixe transmitido tende a melhorar a aquisição de imagens no campo próximo, mas irá aumentar o ritmo ou ângulo de divergência no campo profundo (Figura 2.7). A focalização é obtida por meio do uso de uma lente acústica colocada na superfície do transdutor ou construindo-se o cristal piezelétrico com um formato côncavo. Assim, a frequência, tamanho e focalização do transdutor interagem todos afetando a qualidade da imagem nos campos próximo e profundo. Existem compensações que devem ser levadas em conta para se criar imagens ótimas.

A Figura 2.8 é um exemplo dos efeitos da variação das frequências do transdutor sobre a qualidade e aspecto da imagem. À esquerda, uma incidência de eixo curto é registrada com um transdutor de 3,0 MHz. À direita, uma imagem similar é captada com uma sonda de 5,0 MHz. Observe como a frequência mais alta resulta em resolução e detalhes melhores, especialmente dentro do miocárdio.

▪▪ | Manipulação do Feixe de Ultrassom

Na maioria das aplicações clínicas, o feixe de ultrassom é focalizado e dirigido eletronicamente. Embora a manipulação do feixe possa ser feita mecanicamente, com os equipamentos modernos, ela é feita sempre por meio de transdutores com elementos dispostos em fase, o que consiste em uma série de pequenos elementos piezelétricos interconectados eletronicamente (Figura 2.9). Em tais transdutores, a frente de onda do feixe consiste na soma de pequenas ondas individuais produzidas por cada elemento. Com a manipulação do momento da excitação dos elementos individualmente, tanto a focalização quanto a dirigibilidade são possíveis. Se todos os elementos forem excitados simultaneamente, cada um irá produzir uma pequena onda circular que se combina com as outras gerando uma frente de onda longitudinal paralela à face do transdutor e que se propaga em direção perpendicular à mesma face. Por meio do ajuste do momento da excitação, conforme mostra a Figura 2.10A, o feixe pode ser dirigido. Maiores ajustes desse momento permitem que o feixe seja dirigido através de um arco de setor, resultando em uma

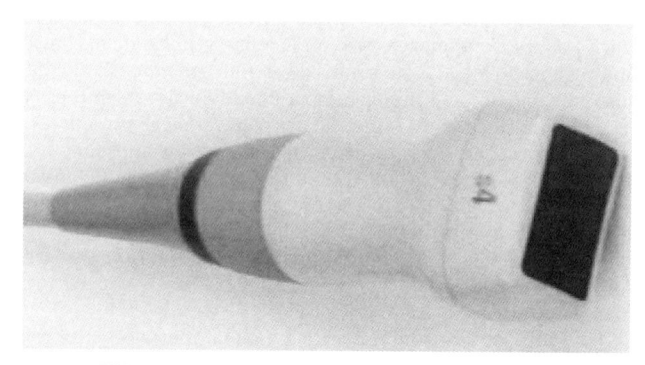

FIGURA 2.9 Um transdutor de ultrassom com disposição em fase.

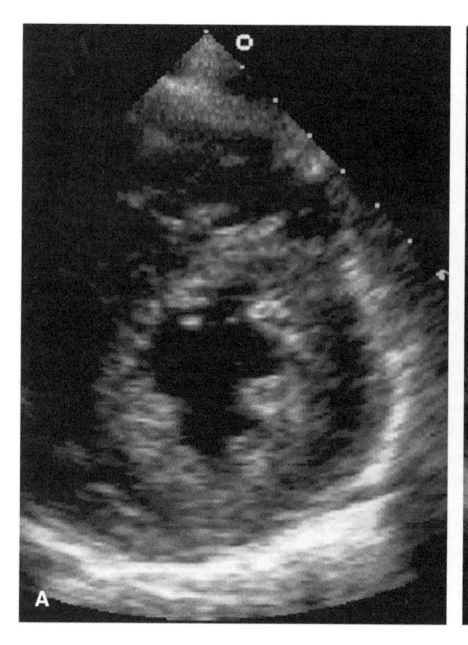

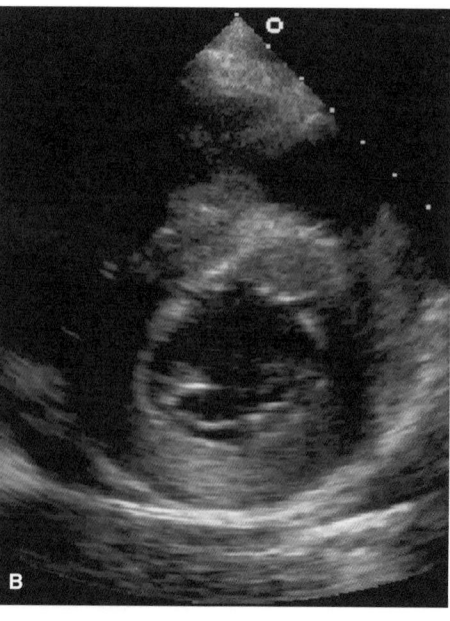

FIGURA 2.8 Efeitos de diferentes frequências de transdutor sobre a qualidade e aspecto da imagem. **A:** Um transdutor de 3,0 MHz é usado para registrar uma incidência de eixo curto. **B:** A mesma imagem é registrada com um transdutor de 5,0 MHz.

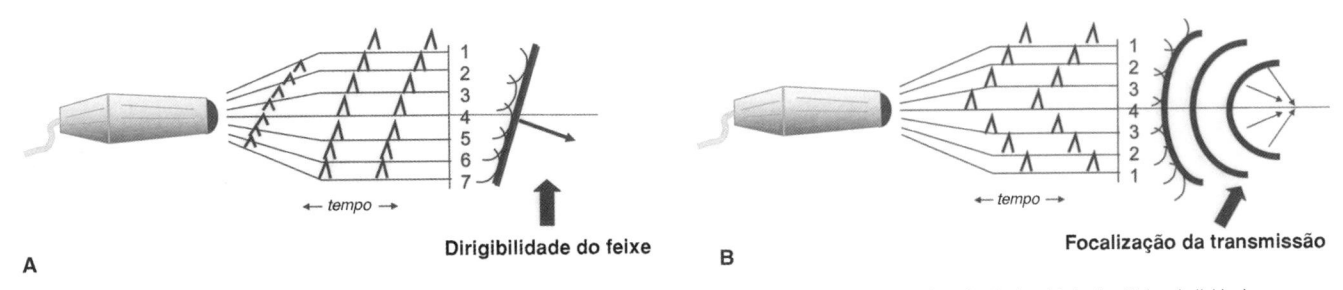

FIGURA 2.10 A: A tecnologia com disposição em fase permite dirigir o feixe de ultrassom. Por meio do ajuste do momento da excitação de cristais piezelétricos individuais, a frente de onda da energia do ultrassom pode ser dirigida, conforme mostrado. A possibilidade de se poder dirigir o feixe é um aspecto fundamental de como são criadas as imagens bidimensionais. **B:** Por meio do ajuste do momento da excitação de cristais individuais em um transdutor com disposição em fase, o feixe pode ser focalizado. Neste exemplo, os elementos mais externos são disparados primeiro, seguidos sequencialmente pelos elementos mais centrais. Como a velocidade do som é fixa, essa manipulação do momento da excitação resulta em uma frente de onda curva e focalizada. Isto é chamado focalização da transmissão.

imagem bidimensional. Por meio de uma abordagem similar, é também possível a focalização eletrônica da transmissão (Figura 2.10B). Por exemplo, ao excitar os elementos externos primeiro e depois progressivamente ativar os elementos mais centrais, as pequenas ondas individuais formam uma frente de onda curva que permite a focalização a uma distância em particular dentro do campo próximo. Isto pode ser fixo ou ajustável e o processo é chamado de *focalização dinâmica da transmissão*.

Deve-se reconhecer que o feixe de ultrassom é uma estrutura tridimensional que, no caso de um transdutor com elementos dispostos em série, é grosseiramente retangular ao corte transversal (Figura 2.11). As dimensões do feixe são descritas como axial (ao longo do eixo da propagação da onda) e lateral (paralelamente à face do transdutor, algumas vezes chamada de azimute). A dimensão lateral é dividida ainda em componentes vertical e horizontal. A focalização acústica através de uma lente irá alterar o formato nas dimensões vertical e horizontal por igual. A focalização eletrônica estreita o feixe em uma dessas duas dimensões, resultando em uma fatia "mais fina" do setor. Os transdutores que empregam tecnologia com elementos em série anular têm a capacidade de focalizar em ambas as dimensões, resultando em um feixe de perfil compacto e de alta intensidade.

Um outro tipo de transdutor usa uma *disposição linear* de elementos. Tais transdutores têm uma face retangular com cristais alinhados paralelamente entre si ao longo do comprimento da face do transdutor. Ao contrário dos transdutores com elementos

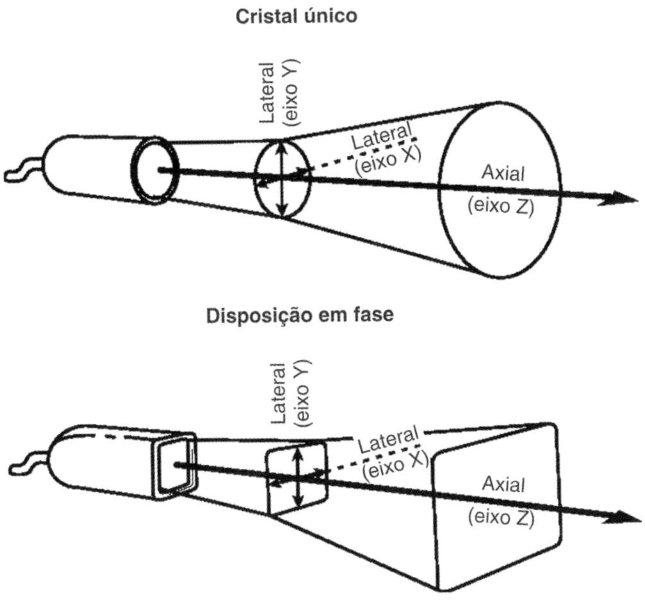

dispostos em série, os elementos são excitados simultaneamente, de modo que linhas individuais de varredura são dirigidas perpendicularmente à face e permanecem paralelas entre si. Isto resulta em um feixe em formato retangular não focalizado. A tecnologia com disposição linear é muitas vezes usada para aplicações abdominal, vascular ou obstétrica. Por outro lado, a face de um transdutor linear pode ser curva para se criar uma varredura de um setor. Este desenho inovador está hoje em dia sendo usado em alguns dispositivos de ultrassom portáteis.

Para se realizar a ecocardiografia tridimensional em tempo real, é necessário um desenho de transdutor mais complexo. Este requer a disposição dos elementos piezelétricos em uma matriz bidimensional. Cada elemento representa uma linha de varredura que é usada para se construir o conjunto de dados tridimensionais. Por exemplo, se a matriz consiste em elementos 64 × 64, 4.096 linhas de varredura podem ser geradas. Por meio de uma cuidadosa manipulação do momento da excitação, um volume piramidal (em vez de uma fatia tomográfica) de dados ultrassônicos pode ser coletado. Pela interrogação do formato volumétrico várias vezes (> 20) por segundo, é possível a aquisição de imagens em tempo real em três dimensões (Figura 2.12). Isto é discutido com maiores detalhes no Capítulo 3.

A focalização tem o efeito de concentrar a energia acústica em uma área menor, resultando em maior intensidade no ponto do foco. A intensidade também varia através das dimensões laterais do feixe, sendo maior no centro e diminuindo em direção às bordas. Quando se faz um diagrama do formato do feixe ultrassônico, por convenção se desenha a borda do feixe no nível médio da curva do feixe. Um exemplo de uma curva de feixe transaxial é ilustrado na Figura 2.13. Este diagrama ilustra a relação importante entre a intensidade e a largura do feixe. Na sua intensidade máxima, o feixe pode ter uma largura de até mesmo de 1 mm. Contudo, na sua intensidade mais fraca, a largura do feixe pode ser de até mesmo 12 mm. Para fins de comparação, é costume se medir a largura do feixe na metade de sua amplitude ou intensidade. No exemplo mostrado, a largura do feixe seria relatada como sendo de 6,2 mm. Finalmente, deve ser lembrado que o ajuste do ganho irá afetar esses valores em uma forma previsível. Com ajustes altos de ganho, a porção mais fraca do feixe ultrassônico é registrada e a largura do feixe é maior. Por outro lado, com ajustes baixos de ganho, a largura do feixe seria mais estreita.

Como fica aparente da discussão acima, a focalização do feixe ultrassônico geralmente é desejável. Aumentando-se a intensidade do feixe dentro do campo próximo, a potência dos sinais de retorno é melhorada. Um efeito indesejável da focalização é o seu efeito sobre a divergência do feixe no campo profundo. Como a focalização resulta em um feixe com um raio menor, o ângulo de divergência no campo profundo é aumentado. Entretanto, como a divergência do feixe começa em uma pequena área transversal de um feixe focalizado, o efeito líquido é variável. O resultado desses relacionamentos é uma relação de compensação entre resolução no ponto do foco e a profundidade do campo. A divergência também contribui para a formação de importantes artefatos na aquisição de imagens como os lobos laterais (discutidos mais tarde).

Cristal único

Disposição em fase

FIGURA 2.11 O feixe de ultrassom pode ser representado como uma estrutura tridimensional. Um transdutor com cristal único (**em cima**) emite um feixe com forma cilíndrica. Se a face do transdutor tiver formato retangular (**embaixo**), o feixe também terá um formato retangular. Os vários eixos do feixe estão rotulados nos dois desenhos.

A

B

C

D

E

F

FIGURA 2.12 A relação entre a aquisição de imagens bidimensionais e tridimensionais. No painel A, os elementos piezelétricos estão dispostos linearmente, permitindo que o feixe de ultrassom faça uma varredura através de um arco de setor e registre uma imagem tomográfica bidimensional do ventrículo esquerdo (painéis B e C). Com escaneamento volumétrico (painel D), os cristais piezelétricos estão dispostos em uma matriz retangular, em vez de linearmente. O feixe de ultrassom cobre uma região em forma de pirâmide que contém a maioria ou todas as estruturas cardíacas (painel E). Removendo-se uma porção da pirâmide, estruturas internas, como a valva mitral, podem ser visibilizadas em tempo real (painel F).

Resolução

A resolução é a capacidade de se fazer a distinção entre dois objetos próximos. Como a ecocardiografia depende de sua capacidade de adquirir imagens de estruturas pequenas e fornecer informações anatômicas detalhadas, a resolução é uma das va-

riáveis mais importantes. Além disso, como a ecocardiografia é uma técnica de aquisição de imagens dinâmicas, a resolução tem pelo menos dois componentes: espacial e temporal. A resolução espacial é definida como a menor distância que dois objetos têm de estar separados para o sistema fazer distinção entre eles. Ela também tem dois componentes: *resolução axial* que se refere à capacidade de fazer a diferenciação entre duas estruturas dispostas ao longo do eixo do feixe de ultrassom (ou seja, uma atrás da outra), e *resolução lateral* que se refere à capacidade de fazer a distinção entre dois refletores que estão lado a lado em relação ao feixe (Figura 2.14).

As principais determinantes da resolução axial são a frequência da onda transmitida e, mais importante, seu efeito sobre o comprimento do pulso. Frequência mais alta guarda relação com comprimento de onda mais curto, e o tamanho da onda em relação com o tamanho do objeto determina a resolução. Além da frequência, o comprimento ou duração do pulso também afeta a resolução axial. Quanto mais curta a série de ciclos, maior a probabilidade de que dois alvos muito próximos entre si possam ser resolvidos. Como transdutor de frequência mais alta e/ou de largura ampla de banda fornece um pulso mais curto, ele também está associado a resolução mais alta.

A resolução lateral varia durante todo o campo da aquisição de imagens e é afetada por vários fatores; a largura ou espessura do feixe de interrogação, em uma determinada profundidade, é a determinante mais importante. Idealmente, o feixe ultrassônico deve ser bastante estreito para proporcionar uma "fatia" fina do coração. Lembre que o feixe tem largura limitada, mesmo no campo próximo, e tende a divergir à medida que ele se propaga. A importância da largura do feixe deriva do fato de que o

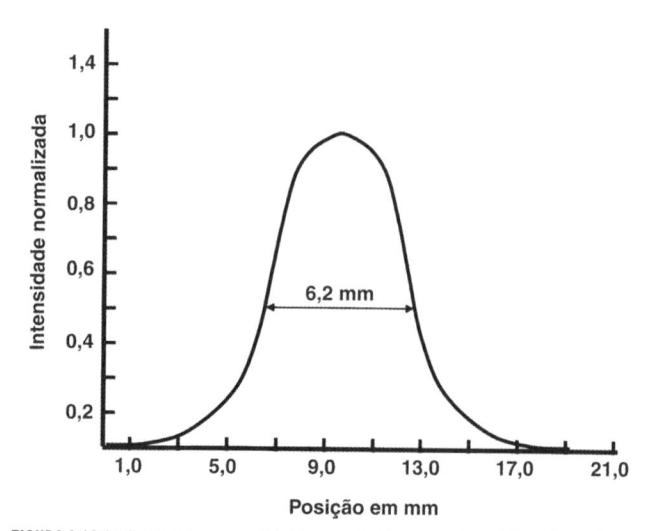

FIGURA 2.13 Gráfico do feixe transaxial. A largura do feixe ou resolução lateral é uma função da intensidade do feixe ultrassônico. A largura do feixe é comumente medida no nível da intensidade média, e, neste caso, a largura do feixe seria relatada como tendo 6,2 mm.

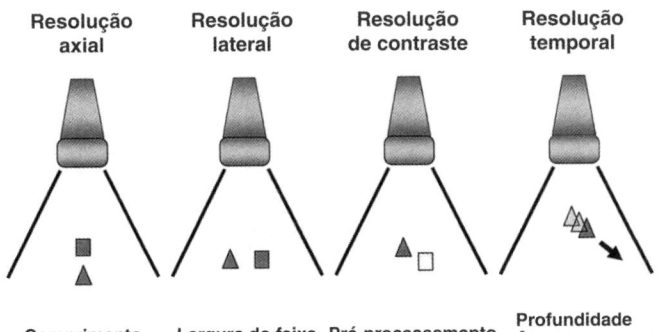

**Resolução
axial** **Resolução
lateral** **Resolução
de contraste** **Resolução
temporal**

Determinantes primários	Comprimento do pulso Frequência	Largura do feixe Profundidade Ganho	Pré-processamento Pós-processamento Tamanho	Profundidade Ângulo de varredura Densidade de linhas FRP

FIGURA 2.14 Os tipos diferentes de resolução. Ver texto para detalhes. FRP, frequência de repetição do pulso.

sistema irá mostrar todos os alvos no trajeto do feixe ao longo de uma linha única representada pelo eixo central do feixe. Em outras palavras, o ecocardiógrafo mostra as estruturas em uma imagem como se o feixe fosse infinitamente estreito. Assim, a resolução lateral diminui à medida que a largura (e a profundidade) do feixe aumenta. A distribuição da intensidade através do perfil do feixe também irá afetar a resolução lateral. Conforme ilustra a Figura 2.15, tanto refletores fracos e fortes podem ser resolvidos dentro da porção central do feixe, onde a intensidade é a mais alta. Na borda do feixe, no entanto, somente refletores relativamente fortes podem produzir um sinal. Ademais, o tamanho e a posição verdadeiros de tais objetos podem ser distorcidos pela largura do feixe, resultando em artefatos significativos na largura do feixe. Isso é ilustrado na Figura 2.15. Essa observação também explica a importância do ganho geral do sistema e seu efeito sobre a resolução lateral. O ganho é a amplitude, ou grau de amplificação, do sinal recebido. Quando o ganho é baixo, ecos mais fracos oriundos da borda do feixe podem não ser captados e o feixe parecer relativamente estreito. Se o ganho do sistema estiver aumentado, alvos mais fracos e mais periféricos são captados e a largura do feixe parece maior. Assim, para intensificar a resolução lateral, uma quantidade mínima de ganho do sistema deve ser empregada. A Figura 2.16 ilustra como modificações no ajuste do ganho podem alterar drasticamente a resolução lateral e as informações anatômicas.

Um terceiro componente da resolução é chamado de *resolução de contraste*. A resolução de contraste se refere à capacidade de distinguir e exibir diferentes tonalidades de cinza dentro da imagem. Isto é importante tanto para a identificação acurada de bordas quanto para a capacidade de exibir a textura ou detalhe dentro dos tecidos. Para converter as informações de radiofrequência (RF) de retorno em uma imagem com tonalidades de cinza, são realizados pré e pós-processamento dos dados. Esses passos na formação da imagem se baseiam profundamente na resolução de contraste. De um ponto de vista prático, a resolução de contraste é necessária para fazer a diferenciação entre sinais tissulares e ruídos de fundo. A resolução de contraste também depende do tamanho do alvo. Um grau maior de contraste é necessário para detectar estruturas pequenas em comparação com alvos maiores.

A *resolução temporal*, ou ritmo de fotogramas, se refere à capacidade do sistema de rastrear acuradamente alvos em movimento ao longo do tempo. Ela depende da quantidade de tempo necessário para completar uma varredura, que por sua vez está relacionada com a velocidade do ultrassom e profundidade da imagem bem como com o número de linhas de informações na imagem. Geralmente, quanto maior o número de fotogramas por unidade de tempo, mais suave e mais esteticamente agradável será a imagem em tempo real. Fatores que reduzem o ritmo de fotogramas, como o aumento da profundidade do campo, diminuem a resolução temporal. Isto é particularmente importante para estruturas com velocidades relativamente altas, como as valvas. A resolução temporal é a razão principal para a ecocardiografia em modo M ainda ser uma ferramenta clinicamente útil. Com ritmos de amostragem de 1.000 a 2.000 imagens por segundo, a resolução temporal dessa modalidade é muito maior do que a da aquisição de imagens bidimensionais.

Criação de Imagem

O instrumento usado para a criação da imagem ultrassônica é chamado de *ecocardiógrafo*. Ele contém a eletrônica e circuitos necessários para transmitir, receber, amplificar, filtrar, processar e exibir as informações ultrassônicas. Os componentes essenciais do sistema estão ilustrados na Figura 2.17. Como primeiro passo, a energia de retorno é convertida de ondas sonoras em sinais de voltagem. Estes são sinais de amplitude muito baixa e de alta frequência que têm de ser amplificados e, como eles chegam discretamente fora de fase, devem ser realinhados no tempo. Nos instrumentos modernos, esse realinhamento é realizado por meio de um formador de feixe digital que permite a somação adequada e disposição em fase de todos os canais. Como os sinais ainda têm uma frequência muito alta nesse ponto, as linhas de varredura são chamadas de dados de RF. A complexidade das informações nesse estágio se deve em parte a uma ampla faixa de amplitudes e à inclusão de ruído de fundo. A compressão e filtragem logarítmicas são realizadas para tornar os dados de RF mais passíveis de processamento.

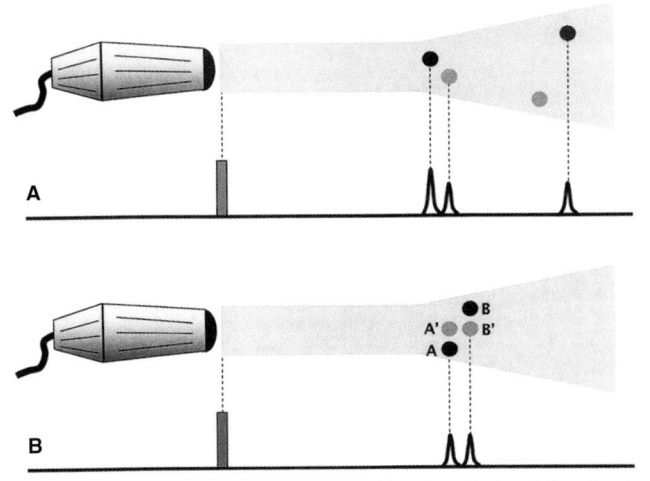

FIGURA 2.15 A inter-relação entre a intensidade do feixe e impedância acústica. O centro do feixe tem maior intensidade em comparação com as bordas. **A:** Para que um eco seja produzido, e com qual amplitude é registrado, depende da relação entre intensidade e impedância acústica. Objetos com impedância maior (*pontos pretos*) produzem ecos mais fortes e podem, portanto, ser detectados mesmo nas bordas do feixe. Alvos que produzem ecos mais fracos (*pontos cinza*) produzem ecos somente quando eles estão localizados no centro do feixe. **B:** O efeito da largura do feixe sobre a localização do alvo é mostrado. Objetos A e B estão quase lado a lado, com B discretamente mais longe do transdutor. Devido à largura do feixe, ambos objetos são registrados simultaneamente. Os ecos resultantes sugerem que os dois objetos estão diretamente um atrás do outro (A' e B') em vez de lado a lado.

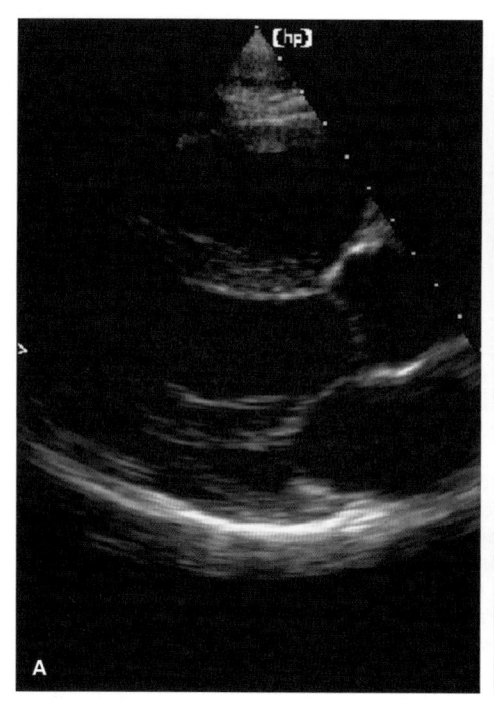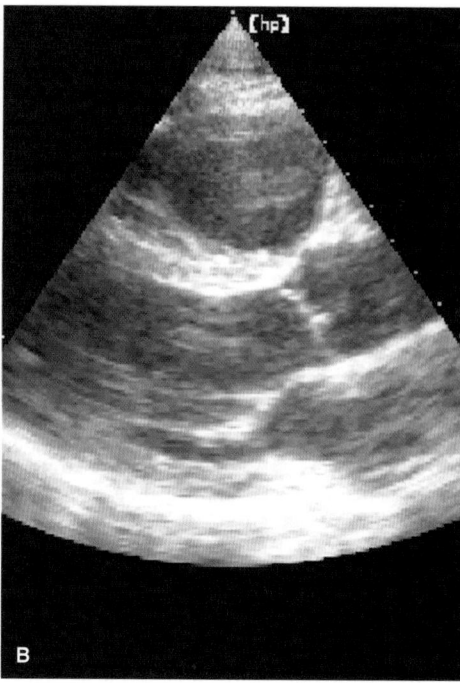

FIGURA 2.16 Imagens paraesternais de eixo longo mostram o efeito do ganho sobre o aspecto da imagem ecocardiográfica. **A:** Ganho é ajustado adequadamente para permitir o registro de todas as informações relevantes. **B:** Ganho em demasia é usado, distorcendo a imagem, reduzindo a resolução e aumentando o ruído.

Os dados polares da linha de varredura nesse ponto consistem em ondas sinusoidais e cada alvo ultrassônico é representado como um grupo dessas espículas de alta frequência. Cada grupo de dados de RF de alta frequência é consolidado em um único envelope por meio de um processo de ajuste de curvas chamado detecção de envelope. O sinal resultante é então chamado de *sinal de vídeo polar*. Este é algumas vezes chamado de R-teta, indicando que cada ponto em um mapa polar pode ser definido pela sua distância (R) e ângulo (teta) com relação a um ponto de referência. O próximo passo muito importante envolve a conversão da varredura digital e se refere à complexa tarefa de converter dados de vídeo polares em um formato cartesiano ou retangular. A imagem formada nesse estágio pode ser armazenada no formato digital ou convertida em dados analógicos para armazenamento e exibição em videoteipe.

A Figura 2.18 mostra essas formas diferentes de adquirir dados de imagens à medida que a energia é recebida e processada pelo ecocardiógrafo. A energia criada pela excitação dos elementos piezelétricos é um sinal de RF (Figura 2.18A). Conforme discutido na seção anterior, para o sinal estar em uma forma que possa ser exibido visualmente, ele tem de ser convertido em um sinal de vídeo. Isto é feito pelo delineamento (detecção do envelope) da borda mais externa da porção superior, ou deflexão positiva, do sinal de RF (Figura 2.18B). A diferenciação do sinal de vídeo efetivamente acentua a borda mais externa do eco (Figura 2.18C), proporcionando um sinal mais brilhante e melhorando a capacidade de diferenciar alvos intimamente próximos entre si. Isto é algumas vezes chamado de aquisição de imagens em modo A, para amplitude. Finalmente, a modulação de intensidade converte a altura ou amplitude do sinal em um nível correspondente de brilho para exibição em vídeo (Figura 2.18D). Este é muitas vezes chamado de aquisição de imagens em modo B, para brilho e forma a base para exibição de imagens tanto em modo M quanto bidimensionais. O modo como esses formatos de sinal são empregados para criar a exibição de imagens é comentado com maiores detalhes em outra seção.

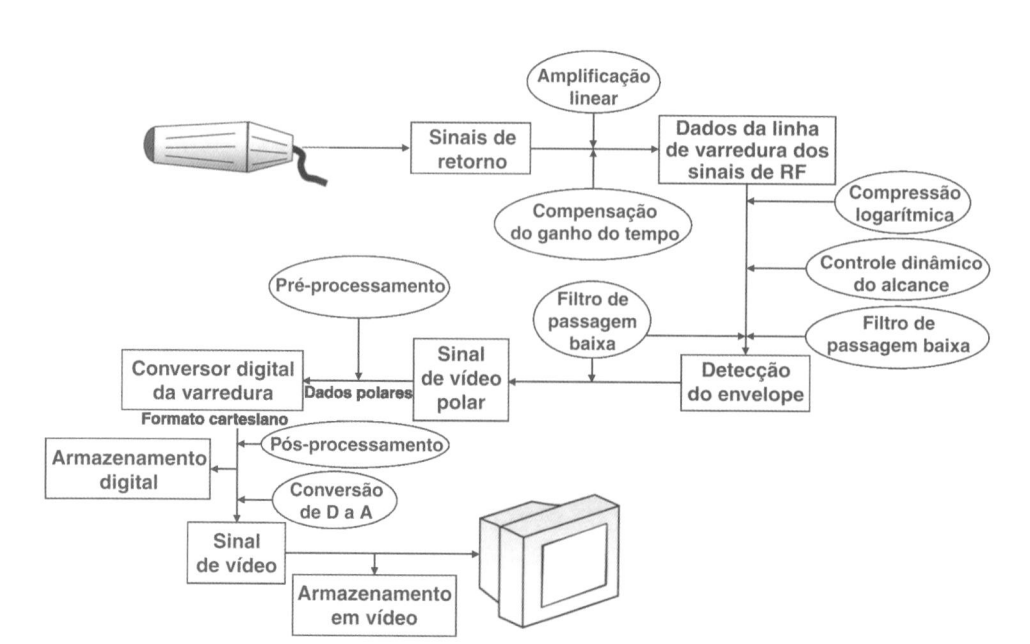

FIGURA 2.17 Os componentes de um ecocardiógrafo. Os vários passos necessários para criar uma imagem, começando no transdutor e continuando até a exibição, estão incluídos. Ver texto para detalhes. RF, radiofrequência.

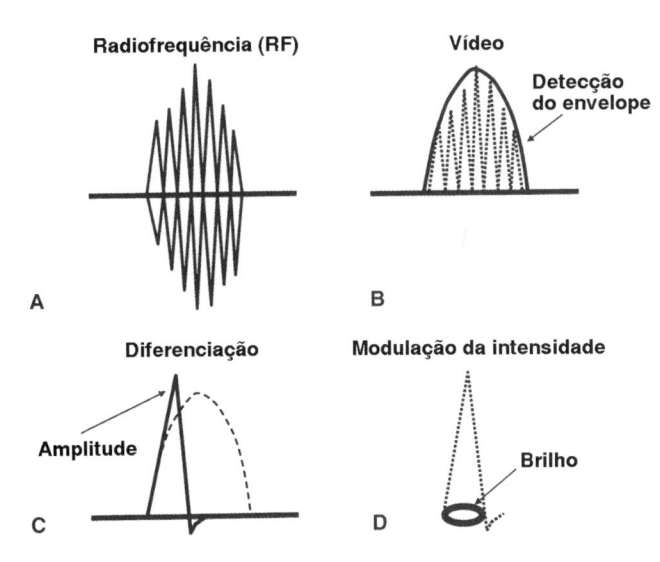

Radiofrequência (RF)

Vídeo

Detecção do envelope

A

B

Diferenciação

Modulação da intensidade

Amplitude

Brilho

C

D

FIGURA 2.18 Alguns dos passos-chave na criação da imagem. Ver texto para detalhes.

Transmissão da Energia Ultrassônica

Para a maior parte das aplicações clínicas, o ultrassom é emitido pelo transdutor como um pulso breve de energia. Um aspecto fundamental de controle é o débito de potência que é simplesmente a quantidade de energia de ultrassom em cada pulso emitido. Para qualquer refletor dado, quanto maior o débito de potência, maior a amplitude do sinal de retorno. O pulso, que é uma coleção de ciclos se deslocando em conjunto, é emitido a intervalos fixos (Figura 2.19). O tempo entre a emissão dos pulsos é chamado de *tempo morto* e é em grande parte uma função da profundidade. Durante o tempo morto, o transdutor está "ouvindo" os sinais de retorno. A duração do pulso ultrassônico algumas vezes é chamada de *comprimento do pulso*, e o *período de repetição do pulso* representa o total de uma duração de pulso mais um tempo morto. Para a aquisição de imagens a uma profundidade maior, o tempo morto é prolongado, permitindo que o sistema de ultrassom ouça reflexões provenientes de profundidades maiores antes de retornar ao transdutor. O *fator de trabalho*, ou a porcentagem de tempo que o transdutor está pulsando, é simplesmente a duração do pulso dividida pelo período de repetição do pulso. Este é um número muito pequeno, na faixa de 0,1%, indicando que o sistema está "ligado" durante um breve período de tempo e "desligado", ou ouvindo, na maior parte do tempo. Cada pulso de energia ultrassônica resulta na recepção de uma única linha de dados ultrassônicos.

A emissão de pulsos de ultrassom é necessária para se obter resolução de alcance, ou seja, localizar refletores acuradamente

ao longo do eixo do feixe. Teoricamente, um pulso emitido tem de se deslocar até o alvo e ser refletido de volta até o transdutor antes que um segundo pulso possa ser emitido para evitar interferência e ambiguidade de alcance. Os pulsos tipicamente são bastante curtos, em geral menos de 5 microssegundos. Ao contrário do ultrassom de onda contínua, o ultrassom pulsado resulta em um espectro relativamente amplo de frequência. Quanto mais curta a duração do pulso, mais amplo é o espectro de frequência (Figura 2.20). Isto significa que a distribuição das frequências ocorre em um alcance previsível que está centrado ao redor de uma frequência central. A isso se dá o nome de *largura de banda*, e diz-se que tal transdutor oferece uma *banda de frequências*. A largura da banda tem efeitos importantes sobre a textura e resolução da imagem. Os transdutores que oferecem uma largura maior de banda proporcionam uma resolução axial maior, principalmente porque o comprimento do pulso é mais curto.

Para se obter uma imagem, o ultrassom tem de ser transmitido, refletido e recebido. Uma breve corrente de eletricidade excita intermitentemente os elementos piezelétricos. Isso resulta em um pulso ou surto de ultrassom que se desloca para o interior do corpo enquanto o transdutor espera pelo sinal de retorno. Os ecocardiógrafos comerciais têm ritmos de repetição de pulso entre 200 e 5.000 por segundo. Para a realização de um exame em modo M, são usados ritmos de repetição de pulso entre 1.000 e 2.000 por segundo. Para a aquisição de imagens bidimensionais ritmos de repetição de pulso de 3.000 a 5.000 por segundo são necessários para se criar uma varredura de um setor de 90º. Isto não quer dizer, contudo, que a resolução temporal é maior na aquisição de imagens bidimensionais. De fato, ocorre o contrário. Embora o ritmo de repetição de pulso seja menor para o modo M, como todos os pulsos são devotados a uma única linha de rastreamento, a resolução temporal na verdade é muito maior no modo M em comparação com a ecocardiografia bidimensional. Os ecocardiógrafos diagnósticos são receptores extremamente sensíveis e conseguem detectar um sinal muito atenuado, o que é necessário porque menos de 1% da energia de ultrassom emitida é tipicamente refletida de volta ao transdutor.

A Figura 2.21 mostra como se pode usar o ultrassom para se obter uma imagem de um objeto. Nesta ilustração, um transdutor colocado no lado de um frasco com água envia pulsos curtos de ultrassom. Esses pulsos se deslocam através da água homogênea e são refletidos na interface entre a água e a parede oposta do frasco (parte A). O pulso retoma seu trajeto original e atinge o transdutor, o qual, funcionando como um receptor, converte a vibração mecânica do impacto em um sinal elétrico que é exibido no osciloscópio do ecocardiógrafo. Como a velocidade da onda sonora que se desloca através da água é conhecida, o tempo que o eco leva para deixar o transdutor e retornar para excitar o cris-

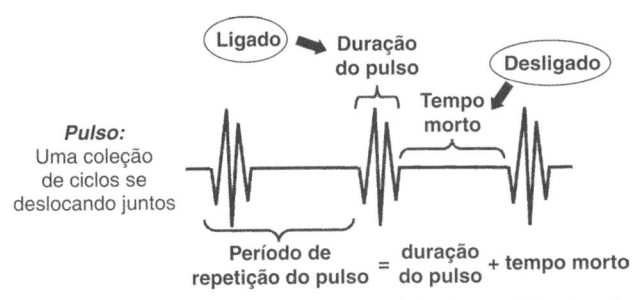

FIGURA 2.19 Energia ultrassônica em geral é emitida pelo transdutor em uma série de pulsos, cada um representando uma coleção de ciclos. Cada pulso tem uma duração e é separado do próximo pulso por um tempo morto. O diagrama não é desenhado em escala. Na realidade, o tempo morto é muito maior do que a duração do pulso. Ver texto para detalhes.

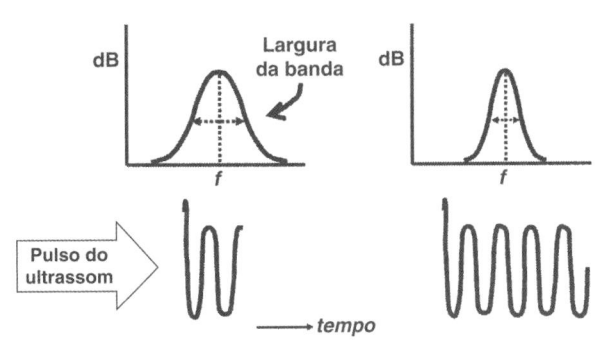

FIGURA 2.20 A relação entre a duração, ou comprimento, do pulso e a largura da banda. Com o aumento do comprimento do pulso, a largura da banda se torna mais estreita, destarte reduzindo a resolução. Portanto, para melhorar a resolução, um comprimento curto de pulso deve ser empregado.

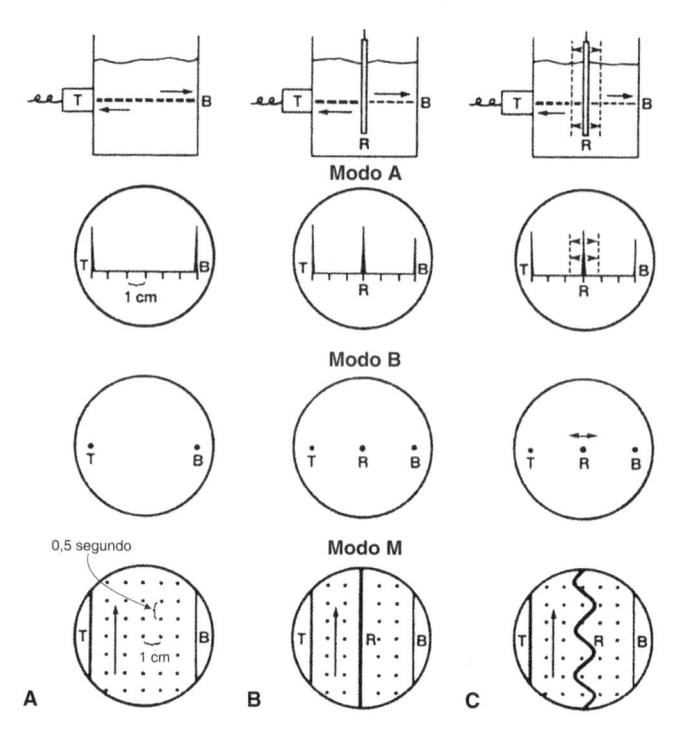

FIGURA 2.21 A-C: Princípios básicos do ultrassom pulsado. Ver texto para detalhes. T, transdutores; B, frasco; R, vareta. (De Feigenbaum H, Zaky A. Use of diagnostic ultrasound in clinical cardiology. J Indiana State Med Assoc 1966;59:140, com permissão.)

tal, algumas vezes chamado de *tempo de voo*, pode ser medido e usado para se calcular a distância entre o transdutor e a parede oposta do frasco. Embora o ecocardiógrafo na verdade esteja medindo uma variável "tempo", o valor pode ser automaticamente convertido em "distância". As várias opções para mostrar essas informações, incluindo os modos A, B e M, estão ilustradas na Figura 2.21.

Se um objeto, como uma vareta, for colocado no centro do frasco, o mesmo feixe de ultrassom iria agora atingir a vareta, que está mais próxima do transdutor, do que o lado oposto do frasco (Figura 2.21B). Neste caso, parte da energia acústica é refletida de volta pela vareta, enquanto uma porção do feixe continua até a parede oposta do frasco antes de retornar ao transdutor. Ambos os ecos que retornam seriam mostrados no osciloscópio, indicando a posição dos dois alvos em relação com o transdutor. Finalmente, se a vareta for movida lentamente dentro do frasco em uma direção paralela ao feixe de som, a distância entre ela e o transdutor se altera constantemente (Figura 2.21C). Cada pulso da energia do ultrassom irá atingir a vareta em uma posição diferente em relação ao transdutor, e a sua movimentação pode ser mostrada em um gráfico *versus* tempo. Como a movimentação é visibilizada depende em parte do ritmo de repetição do pulso de ultrassom, também conhecido como ritmo de amostragem ou frequência de repetição do pulso (FRP) do ecocardiógrafo. Quanto maior o ritmo de repetição, mais precisamente a movimentação da vareta será rastreada. Algumas das implicações importantes da FRP são discutidas em maiores detalhes na próxima seção.

Opções de Exibição

Na seção anterior, foi discutido o conceito de processamento de sinal da energia de ultrassom de retorno. A energia de RF bruta é sequencialmente convertida em várias formas, incluindo um sinal de amplitude e forma de brilho (Figura 2.18). Voltando à Figura 2.21, se a movimentação da vareta fosse visibilizada no osciloscópio, ela seria vista como um sinal brilhante se deslocando de um lado para o outro no osciloscópio. Essa movimentação poderia ser registrada filmando-se a imagem osciloscópica. A

movimentação também poderia ser mostrada usando-se a técnica de modulação da intensidade. Esta técnica converte a amplitude de um eco (exibida como uma espícula) em intensidade (exibida como um ponto brilhante). No modo amplitude (também conhecido como modo A), a altura da espícula corresponde à amplitude do eco de retorno. No modo brilho (também conhecido como modo B), a intensidade do sinal corresponde ao brilho do ponto.

Como o coração é um objeto móvel, pode-se registrar essa movimentação introduzindo-se tempo como uma segunda dimensão. Por exemplo, se o traçado é feito de baixo para cima, conforme é mostrado na Figura 2.21 (painéis inferiores), uma linha ondulada é inscrita demonstrando a movimentação da vareta. Esta é a maneira pela qual o registro em modo M é criado. Neste caso, M significa movimentação e permite que uma única dimensão da anatomia seja colocada em um gráfico *versus* tempo. A intensidade de qualquer eco nesse modo de exibição é representada pela densidade ou espessura da linha, conforme mostrado na figura. Por definição, a apresentação em modo M mostra a anatomia ao longo de uma única dimensão correspondente ao feixe de ultrassom criando o que é chamado incidência "em furador de gelo" do coração. A relação entre esses formatos de exibição, conforme se relacionam com a aquisição de imagens cardíacas, é ilustrada na Figura 2.22.

A Figura 2.23 mostra como o sistema ecocardiográfico pode registrar um traçado em modo M do coração. Por exemplo, o feixe é dirigido em direção ao ventrículo esquerdo. O feixe ultrassônico também intersecta uma pequena porção da cavidade ventricular direita. Na ilustração, o registro em modo M foi criado usando-se um gravador com inscrição gráfica contínua. O feixe primeiramente passa através das estruturas da parede do tórax, que são estáveis e imóveis. Elas aparecem como uma série de linhas retas. Os ecos refletidos pela parede anterior ventricular direita são mal visibilizados e registrados como uma banda nebulosa de reflexões que são mais espessas durante a sístole e mais delgadas na diástole. O espaço relativamente livre de ecos entre a parede ventricular direita e o lado direito do septo interventricular é uma porção da cavidade ventricular direita. A banda de ecos correndo através da porção média do traçado representa o septo interventricular (lados direito e esquerdo). Observe que o lado esquerdo do septo interventricular se move para baixo na sístole e para cima na diástole. Em seguida, observam-se os ecos se originando na parede posterior ventricular esquerda com o eco endocárdico tendo maior amplitude durante a sístole do que o eco epicárdico. O espaço menos ecogênico entre os refletores endocárdico e epicárdico é o miocárdio. O espaço livre de ecos entre o septo e a parede posterior ventricular esquerda é a cavidade do ventrículo esquerdo. Dentro deste espaço, intermitentemente são registrados os ecos do aparelho valvar mitral.

Antigamente, a varredura em modo M formava a espinha dorsal da ecocardiografia clínica. Posicionando o transdutor sobre diferentes "janelas" acústicas na parede torácica, imagens unidimensionais das estruturas cardíacas podiam ser registradas e

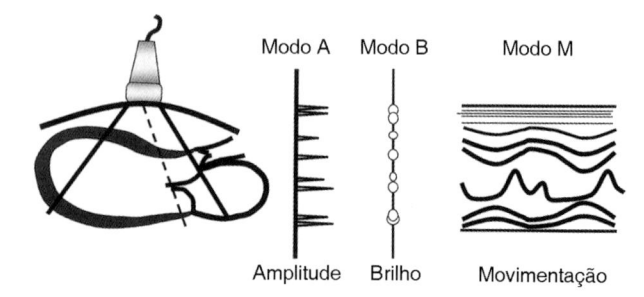

FIGURA 2.22 A ecocardiografia proporciona várias opções de exibição. Esquerda: Um transdutor é apoiado na parede torácica e um feixe de ultrassom é dirigido através do coração ao nível da valva mitral. As informações ultrassônicas de retorno podem ser exibidas em um modo amplitude (modo A) no qual a amplitude das espículas corresponde à potência do sinal de retorno. A amplitude pode ser convertida em brilho (modo B) no qual a potência dos ecos em várias profundidades é mostrada com relação ao brilho. A movimentação pode ser introduzida plotando-se exibição B *versus* tempo. Esta é a base da ecocardiografia em modo M.

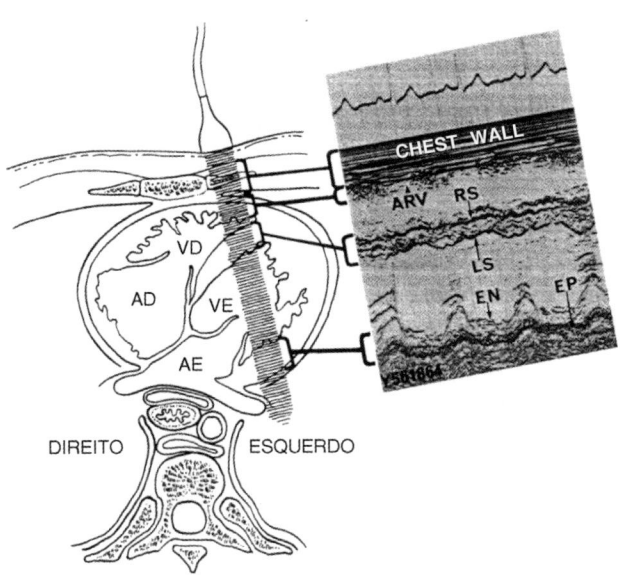

FIGURA 2.23 Ecocardiografia em modo M muitas vezes é descrita como uma visão "em furador de gelo" do coração. O diagrama mostra a relação do transdutor com as estruturas da parede torácica e coração. O ecocardiograma em modo M correspondente oferece informações anatômicas relativas ao longo de uma única linha de informação. AD, átrio direito; AE, átrio esquerdo; ARV, parede ventricular direita anterior; EN, endocárdio ventricular esquerdo posterior; EP, epicárdio ventricular esquerdo posterior; LS, septo esquerdo; RS, septo direito; VD, ventrículo direito; VE, ventrículo esquerdo. CHEST WALL, parede torácica.

inferências acerca das estruturas, dimensões e função podiam ser feitas. Por outro lado, a exibição em modo B, quando mantida estacionária para representar um formato unidimensional, oferecia pouco quanto a informações diagnósticas úteis. Contudo, logo foi reconhecido que a varredura em modo B através de um arco

de setor podia oferecer uma imagem transversal que mostrava estrutura e função em tempo real. Esta técnica foi chamada originalmente de *ecocardiografia transversal* e hoje em dia é amplamente conhecida como *ecocardiografia bidimensional*.

A Figura 2.24 compara a aquisição de imagens em modo M com a varredura de setor bidimensional e uma varredura volumétrica tridimensional. O objeto que está sendo registrado é uma esfera que se desloca como um pêndulo dentro de um frasco contendo fluido. Usando a técnica em modo M, o osciloscópio mostra uma série de linhas onduladas que primariamente mostram as bordas iniciais e finais da esfera à medida que ela se move dentro do frasco em relação ao transdutor (Figura 2.24A). Como o feixe unidimensional na verdade tem uma largura ou espessura finita, ecos múltiplos secundários, menos intensos, são também registrados. Assim, a imagem em modo M proporciona uma avaliação das dimensões do objeto e sua movimentação em relação ao feixe de ultrassom. Não é fornecida informação alguma sobre a movimentação na direção ortogonal e não existe um registro completo do formato do objeto.

Se o mesmo registro for feito, usando-se aquisição de imagens bidimensionais, mais informações estruturais são fornecidas (Figura 2.24B). Ainda, contudo, o conhecimento completo do objeto é impossível porque somente duas de suas três dimensões espaciais estão incluídas. Ademais, a aquisição de imagens bidimensionais proporciona um entendimento mais preciso do padrão verdadeiro de movimentação em comparação com o registro em modo M. No exemplo, o traçado simplista em modo M sugere que o objeto está se movendo para frente e para trás, ao passo que o registro bidimensional confirma que o objeto está se movendo em um arco. A movimentação fora do plano de varredura ainda não é registrada, mesmo com a aquisição de imagens bidimensionais. Um pressuposto-chave na discussão é se o ritmo de varredura através do arco de setor (FRP do sistema) é suficientemente alto em relação à movimentação do objeto para registrá-la acuradamente.

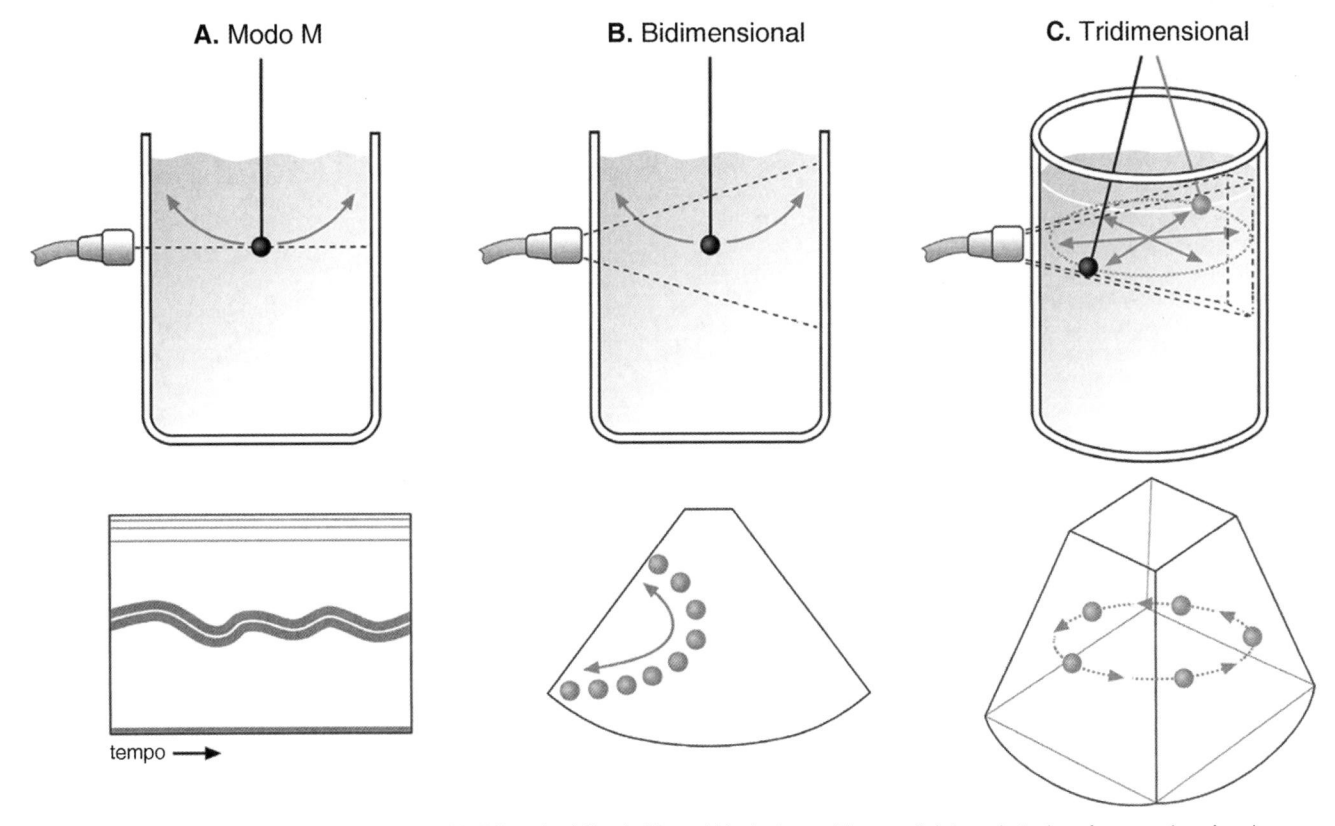

A. Modo M

B. Bidimensional

C. Tridimensional

tempo ⟶

FIGURA 2.24 Relação entre ecocardiografia em modo M e bidimensional. No painel A, um objeto circular mantido por um fio balança dentro de um frasco com água. A movimentação da bola é registrada pela ecocardiografia em modo M, conforme mostrado embaixo. A movimentação somente em uma única dimensão, em relação ao transdutor, é registrada. Em B, a mesma movimentação é visibilizada usando-se aquisição de imagens bidimensionais. Neste caso, a movimentação em duas dimensões é registrada conforme mostrada no painel inferior. Em C, se a bola se movimentar pelas três dimensões, a aquisição de imagens volumétrica (tridimensional) seria necessária para rastrear sua movimentação completamente.

O próximo passo em complexidade é a aquisição de imagens tridimensionais em tempo real. Fazendo-se a varredura em três dimensões, em vez de em duas, é registrada uma imagem em forma de pirâmide (Figura 2.24C). O desafio é adquirir todo o conjunto de dados rápido o suficiente para permitir registro acurado da movimentação cardíaca. No exemplo simples mostrado (Figura 2.24C), o objeto que está sendo registrado está claramente demonstrado como sendo uma esfera, em vez de um círculo. Se houve movimentação para cima ou para baixo do plano de aquisição de imagens bidimensionais, este também seria registrado com a aquisição de imagens tridimensionais.

Usando-se uma série de elementos bidimensionais sofisticada e aplicando-se técnicas de processamento paralelo em computador, atualmente são possíveis ritmos de aquisição de mais de 20 volumes/s. Isto é suficientemente robusto para permitir que a movimentação cardíaca seja registrada e exibida. Com o uso dessa abordagem, é feita uma análise mais completa tanto do formato quanto da movimentação. Esta tecnologia é discutida em detalhe no Capítulo 3.

Compensações na Criação de Imagens

A aquisição de imagens em tempo real de um objeto em movimento, como o coração, cria uma série de desafios. Não só cada "foto" tem de ser tirada rapidamente o suficiente para evitar borramento e distorção, mas cada foto sucessiva tem de ser capturada a um ritmo suficiente para registrar as nuances e sutileza da movimentação suave e acuradamente. Então, cada foto individual pode ser montada na forma de filme cinematográfico que é a essência da aquisição de imagens em tempo real. Como o ultrassom se desloca a uma velocidade fixa e relativamente baixa através do tecido, o ritmo final em que as informações das imagens podem ser adquiridas e montadas é limitado. Assim, compensações e limitações existentes têm de ser reconhecidas.

As variáveis a serem consideradas incluem a profundidade desejada do exame, a densidade da linha, FRP, ângulo de varredura, e o ritmo dos fotogramas. A construção de uma imagem complexa em tempo real começa com a emissão de um pulso de ultrassom que penetra no corpo e retorna informações de várias profundidades. Como a velocidade do som no corpo é essencialmente fixa, o tempo necessário para enviar e receber informações é uma função da profundidade da incidência. Novamente, o ritmo em que os pulsos individuais são transmitidos é conhecido como FRP. Cada pulso permite o registro de uma única linha de dados ultrassônicos. Para se ir de uma única linha de dados ultrassônicos para uma imagem bidimensional, o feixe tem de varrer um ângulo que tipicamente varia de 30° a 90°. Quanto maior o ângulo, mais linhas são necessárias para preencher o setor com dados. Como a densidade da linha é um determinante importante da qualidade da imagem, é desejável adquirir o máximo de linhas ultrassônicas possíveis. O termo *densidade das linhas* se refere ao número de linhas por grau de varredura. Uma densidade de linhas de aproximadamente duas linhas por grau é necessária para se construir uma imagem de alta qualidade.

Um outro fator importante na qualidade da imagem é o ritmo de fotogramas. Dependendo da velocidade da movimentação da estrutura de interesse, será necessário um ritmo maior ou menor para se construir um "filme" da movimentação do alvo acurado e esteticamente agradável. Por exemplo, a valva aórtica pode se mover da posição fechada a aberta em menos de 40 milissegundos. Em um ritmo de aquisição de imagens de 30 fotogramas por segundo, é provável que a valva apareça fechada em um fotograma e aberta no próximo, sem o aspecto de movimentação, porque as posições intermediárias não foram capturadas. Se se desejar registrar a valva aórtica em uma posição intermediária, um ritmo muito rápido de fotogramas tem de ser empregado. Contudo, para aumentar o ritmo de fotogramas, algumas compensações devem ser aceitas. Especificamente, o aumento do ritmo de foto-

gramas geralmente resulta em uma diminuição da densidade das linhas e degradação da qualidade da imagem.

Deve ser reconhecido que os instrumentos modernos de ecocardiografia usam conversores de varredura e formas de manipulação digital para converter a imagem para uma forma esteticamente agradável. Linhas individuais de rastreamento são portanto eliminadas de modo que o aspecto das linhas individuais se irradiando como raios a partir do ápice da varredura não mais esteja presente. Em vez disso, as imagens são exibidas em uma tela de televisão usando o conceito de *campos* e *fotogramas*. Um campo é o total de dados ultrassônicos registrados durante uma varredura completa do feixe. Um fotograma é a soma total de todos os dados de imagem registrados e geralmente implica que as novas informações são superpostas a dados previamente registrados. Na tecnologia da televisão, dois campos são interligados (para melhorar a densidade das linhas) para produzir um fotograma. Por meio dessa abordagem, o ritmo de fotogramas seria a metade do ritmo da varredura correspondente.

Processamento dos Sinais

Quando o transdutor está agindo como um receptor, os elementos piezelétricos convertem a energia ultrassônica de retorno em um impulso elétrico na forma de dados de RF. Conforme discutido anteriormente, os dados de RF são processados e convertidos em um sinal de vídeo no qual a potência do sinal corresponde ao brilho. Por causa da atenuação, os sinais que estão retornando de refletores mais distantes (ou seja, estruturas a maior profundidade) serão os ecos mais fracos ou menos brilhantes. Ampliando-se seletivamente os ecos provenientes de maiores profundidades, usando um método conhecido como compensação do ganho do tempo, são criadas imagens de brilho uniforme. Este processo permite que os sinais de retorno provenientes de diferentes profundidades sejam seletivamente suprimidos ou amplificados a fim de proporcionar potência de sinal relativamente uniforme (Figura 2.25). Certo controle da compensação da profundidade é provido em praticamente todos os instrumentos ecocardiográficos disponíveis comercialmente. Embora este seja um dos aspectos mais úteis e importantes de controle de imagens, ele também é uma fonte de distorção e mal uso. Se se lembrar que a finalidade desse dispositivo é compensar a perda de energia ultrassônica (ou seja, atenuação) à medida que o feixe se propaga através do corpo, então se entenderia melhor como os controles devem ser usados. A finalidade principal é intensificar os ecos distantes e suprimir os ecos próximos, sem criar distorção ou artefato.

Um estágio recente e muito importante na criação de imagens envolve o uso da escala de cinza para exibir dados anatômicos. O desafio aqui resulta da distorção entre a faixa ampla de potência de sinal dos ecos de retorno e as limitações do olho humano de perceber as diferenças na escala de cinza. A faixa de voltagens geradas durante a aquisição de dados se estende por várias unidades log, ao passo que o olho humano é capaz de distinguir somente aproximadamente 30 tonalidades de cinza. O instrumento de ultrassom, usando uma operação chamada pré-processamento, tem de reduzir a faixa dos sinais de voltagem para um número mais manuseável. A *faixa dinâmica* é a extensão de sinais ultrassônicos úteis que pode ser processada (Figura 2.26). Ela é expressa em decibéis e é definida como sendo a relação entre os sinais mais fortes e os mais fracos medidos no ponto de entrada na tela. Na extremidade de valores baixos, existem ruído e ecos fracos indesejáveis que podem ser eliminados usando-se um controle de rejeição. Na extremidade de valores altos, ocorre a saturação de sinais e esses ecos também são suprimidos. Entre as duas, é desejável preservar a mais ampla faixa dinâmica possível para assegurar que todos os sinais de retorno clinicamente importantes sejam incluídos na imagem. Por exemplo, ecos dispersos são por definição muito mais fracos do que ecos especulares, mesmo assim ambos são importantes na construção da imagem. Um mecanismo para acomodar ambos é necessário, e isto é al-

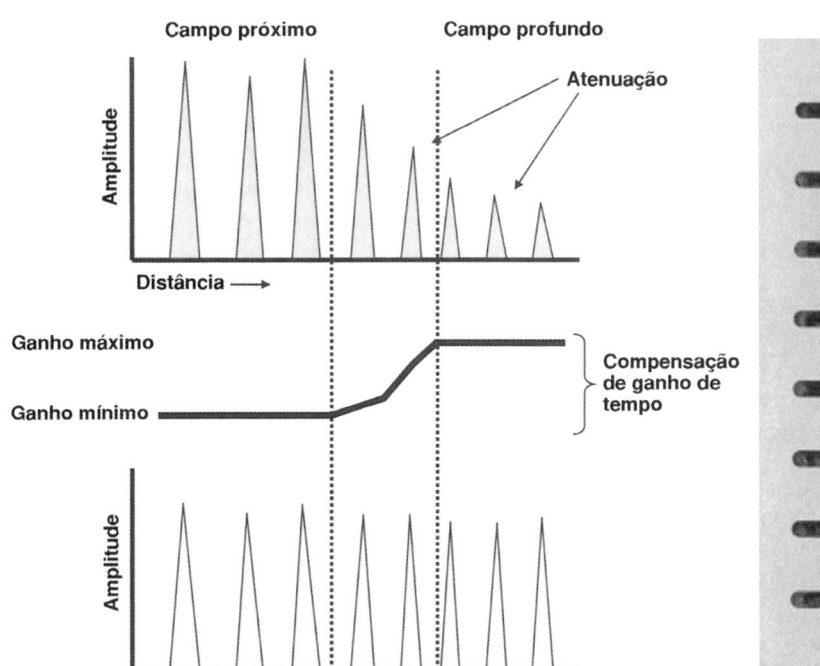

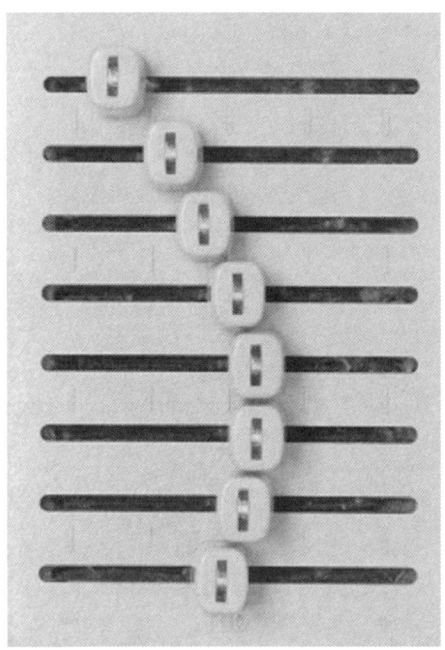

FIGURA 2.25 A amplitude dos sinais de retorno é plotada *versus* distância, ou profundidade, desde o transdutor. A compensação do ganho do tempo pode ser usada para intensificar a amplitude dos sinais mais fracos que estão retornando dos alvos em maior profundidade e permite a alvos similares em diferentes profundidades serem exibidos acuradamente. À direita, são mostrados os controles de compensação de ganho do tempo de um ecocardiógrafo.

cançado por meio do uso de uma faixa dinâmica adequada. Por meio da técnica de compressão não linear, uma faixa dinâmica ampla pode ser manuseada para processamento pelo conversor da varredura.

O segundo desafio é como converter a faixa ampla de sinais de entrada em uma faixa manuseável de escalas de cinza. Com a exceção da aquisição de imagens com fluxo colorido, a ecocardiografia é essencialmente um meio preto e branco. Uma imagem é construída de pixels muito pequenos aos quais é destinada uma tonalidade de cinza que varia de branco absoluto a preto absoluto. Isto é feito por meio de uma abordagem digital na qual a faixa de brilho é dividida em 128 ou 256 níveis de cinza (Figura 2.27). O processo de remapeamento dos dados digitais de saída do conversor da varredura em uma escala de tonalidades de cinza na tela do monitor é chamado de *pós-processamento*. Esse passo permite a manipulação dos dados da imagem para intensificar a qualidade visual da exibição.

⠿ | Imagem das Harmônicas Tissulares

No trajeto da propagação da onda ultrassônica, a frequência do sinal transmitida, ou fundamental, pode ser alterada em decorrência de interações não lineares com o tecido. O efeito líquido de tais interações é a geração de frequências não presentes no sinal original. Essas novas frequências são múltiplos inteiros da frequência original e são chamadas de *harmônicas*. O sinal de retorno contém as frequências fundamental e as harmônicas. Por meio da supressão ou eliminação do componente fundamental,

uma imagem é criada primariamente por energia harmônica. Ao contrário da técnica com harmônicas que é tão importante para a ecocardiografia com contraste, na qual a interação da energia ultrassônica e microbolhas produz vibrações que ocorrem a frequências (harmônicas) múltiplas, as harmônicas tissulares são geradas durante a propagação pela conversão gradual da energia da frequência transmitida para uma de suas múltiplas. O desenvolvimento de harmônicas tissulares pode ser comparado a uma onda no oceano que muda de forma e velocidade à medida que ela se aproxima da praia. De modo semelhante, a potência da frequência harmônica na verdade aumenta à medida que a onda penetra no corpo. Isto é profundamente diferente do destino da onda com frequência fundamental que atenua constantemente durante a propagação (Figura 2.28A). Esta diferença quanto ao comportamento tem implicações importantes e práticas na aquisição de imagens. Próximo da parede torácica, onde são gerados muitos dos artefatos de imagem, há muito pouco sinal harmônico. Por essa razão, a aquisição de imagens que explora a frequência harmônica evita muitos dos artefatos do campo próximo que afetam a aquisição de imagens fundamentais. Em profundidades de 4 a 8 cm, a potência relativa do sinal harmônico está próxima de seu máximo, ao passo que a frequência fundamental diminuiu consideravelmente. Assim, o sinal harmônico é mais forte a distâncias que são mais relevantes para a aquisição transtorácica de imagens.

Um segundo aspecto na aquisição de imagens tissulares por meio de harmônicas, novamente decorrente de interações não lineares, se baseia no fato de que sinais fundamentais fortes produzem harmônicas intensas e sinais fundamentais fracos produzem quase nenhuma energia harmônica. Este fenômeno reduz ainda mais a geração de artefato durante a aquisição harmônica de imagens porque a maior parte desses artefatos resulta de sinais fundamentais fracos. Produzindo imagens a partir de reflexões de frequências harmônicas, os sinais fracos que causam muitos artefatos são suprimidos desproporcionalmente. O resultado líquido é que a aquisição harmônica reduz o ruído no campo próximo e muitas outras fontes de artefatos na aquisição de imagens que dificultam a aquisição de imagens com frequência fundamental. A relação sinal/ruído é melhorada e a qualidade da imagem intensificada, especialmente em pacientes com imagens

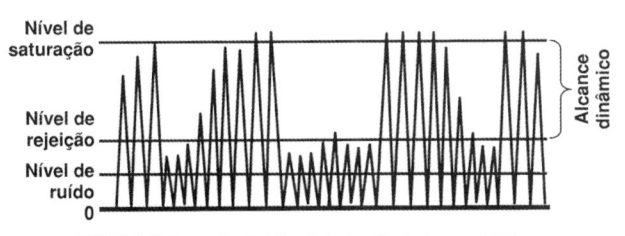

FIGURA 2.26 O conceito de faixa dinâmica. Ver texto para detalhes.

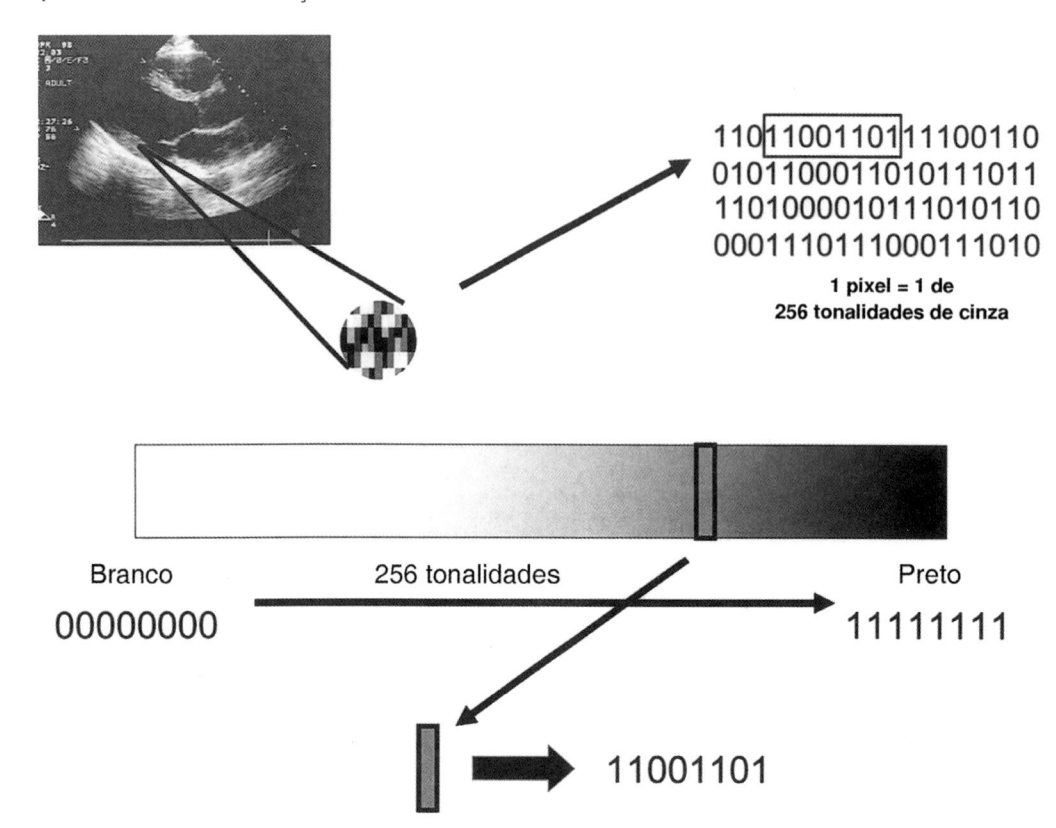

**1 pixel = 1 de
256 tonalidades de cinza**

FIGURA 2.27 Escala de cinza é um conceito-chave na criação de uma imagem bidimensional. A escala de cinza se refere ao número de tonalidades que pode possivelmente ser mostrado entre os dois extremos de branco e preto. No exemplo, são mostradas 256 tonalidades. A cada pixel é atribuída uma dessas tonalidades. Em um sistema digital no qual os dados da aquisição de imagens são armazenados em um código binário, são necessários oito bits para codificar uma das 256 tonalidades de cinza.

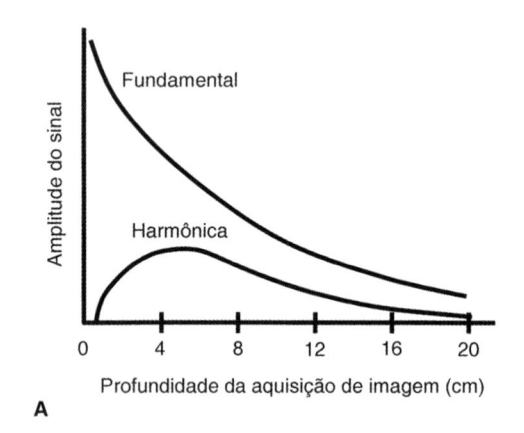

A

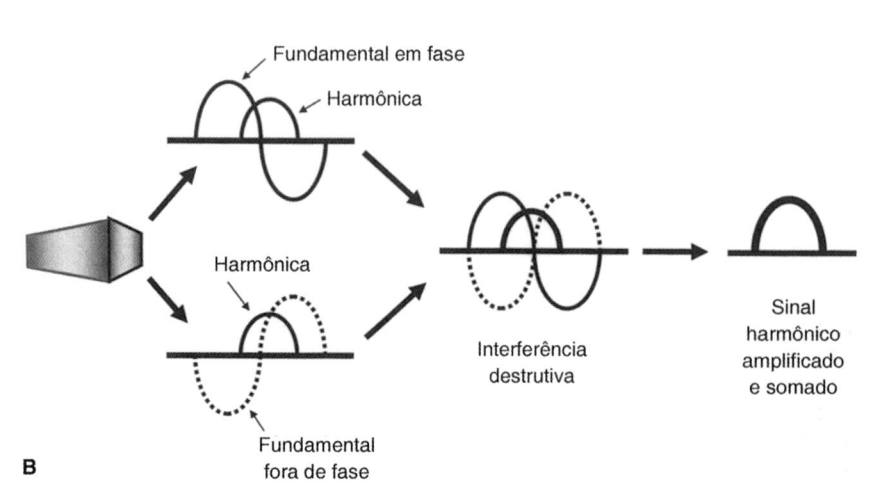

B

FIGURA 2.28 A: Ao contrário das frequências fundamentais, as frequências harmônicas aumentam de intensidade à medida que a onda penetra no corpo. Na parede torácica, onde são gerados muitos artefatos, há muito pouco sinal harmônico. A profundidades úteis (4 a 8 cm) de aquisição de imagens, a força relativa do sinal harmônico está no seu máximo. Ver texto para detalhes. **B:** O conceito de tecnologia de inversão do pulso. Ver texto para detalhes.

ruins adquiridas com frequência fundamental. Um achado consistente na maior parte dos estudos tem sido a melhor definição da borda endocárdica. Entretanto, um efeito colateral importante da aquisição de imagens tissulares com harmônicas é que ecos especulares fortes, como aqueles tendo origem nas valvas, aparecem "mais espessos" do que apareceriam na aquisição de imagens com frequência fundamental. Isto ocorre em particular no campo profundo e pode acarretar interpretações falso-positivas. Para evitar tais armadilhas, mas tirar vantagem dos benefícios da aquisição de imagens pelas harmônicas, a maioria dos estudos clínicos deve incluir imagens adquiridas com frequências fundamentais e harmônicas no curso do exame.

Uma aplicação importante das imagens harmônicas envolve a *tecnologia de inversão de pulso*. Ao contrário da aquisição de imagens tissulares harmônicas, na qual o sinal fundamental é filtrado, a aquisição de imagens com inversão de pulso assume uma abordagem diferente para eliminar a frequência fundamental. No modo de inversão de pulso, o transdutor emite sequencialmente dois pulsos de amplitude similar mas com fase invertida (Figura 2.28B). Quando retrodispersados de um refletor linear como o tecido, e depois somados, esses pulsos cancelam uns aos outros, resultando em uma eliminação quase completa do sinal de frequência fundamental, chamada *interferência destrutiva*. A energia harmônica restante pode então ser seletivamente amplificada, produzindo um espectro de frequência harmônica relativamente puro. O resultado é uma imagem com muitas das vantagens potenciais previamente atribuídas à aquisição harmônica de imagens tissulares. Ainda está para ser determinado quanto de benefício adicional pode oferecer a tecnologia de inversão de pulso.

Artefatos

A complexidade da criação de imagens por meio de tecnologia mecânica ou de transdutor com elementos em fase é evidente. Portanto, não deve causar surpresa que uma variedade de artefatos pode ocorrer e ter um impacto significativo na qualidade da imagem e potencial diagnóstico. Um dos mais importantes desses artefatos envolve a geração de lobos laterais. Lobos laterais ocorrem porque nem toda a energia produzida pelo transdutor permanece dentro de um único feixe central. Em vez disso, parte da energia irá se concentrar ao lado do feixe central e se propagar radialmente, um fenômeno conhecido como efeito de borda. Um

lobo lateral pode se formar onde a distância de propagação das ondas geradas de lados opostos de um cristal difere exatamente em um comprimento de onda. Os lobos laterais são artefatos tridimensionais, e sua intensidade diminui com ângulos crescentes. O artefato criado pelos lobos laterais ocorre porque todos os sinais de retorno são interpretados como se tivessem tido origem no feixe principal. Daí, um eco de baixa intensidade oriundo de um alvo posicionado lateralmente (mas registrado via o lobo lateral fora do eixo) será exibido como se estivesse localizado ao longo do eixo central do feixe principal. Deve ser enfatizado que os lobos laterais são consideravelmente mais fracos do que o eixo principal, de modo que os ecos de retorno produzidos pelos lobos laterais são também mais fracos. As reflexões dos lobos laterais em geral se tornam evidentes quando não conflitam com ecos reais. Um pré-requisito para um artefato de lobo lateral dominante é que a fonte do artefato tem obrigatoriamente de ser um alvo refletor bastante forte. O sulco atrioventricular e o esqueleto fibroso do coração são exemplos de boas fontes de ecos de lobos laterais (Figura 2.29). Quando fortes, esses artefatos de ecos podem acarretar problemas significativos na interpretação. Graus menores de artefatos de lobos laterais meramente aumentam o nível geral de ruído do sistema.

Uma segunda fonte importante de artefatos na ecocardiografia são as reverberações. Para se entender como elas ocorrem, vale a pena voltar para o exemplo de um transdutor mantido de encontro a um frasco contendo água (Figura 2.21). Neste caso, o refletor mais forte de feixe é a parede oposta do frasco. À medida que o ultrassom refletido retorna ao transdutor, é possível que uma parte do sinal de retorno sofra uma segunda reflexão na interface da parede próxima do frasco. Esta parte de energia acústica novamente reflete de volta para a parede posterior e finalmente volta para o transdutor. Com cada fase, o sinal se torna mais fraco, mas ainda estará dentro da faixa de detecção pelo transdutor. A maioria dos sinais identifica corretamente a parede posterior do frasco como o refletor primário. Esta parte do sinal que faz ida e volta duas vezes até a parede posterior do frasco também registra um sinal. Neste caso, o pulso precisou de duas vezes mais tempo que o pulso original para ser detectado e portanto coloca incorretamente o alvo duas vezes mais distante do transdutor. Esse eco secundário representa uma reverberação e ocorre por causa da reflexão secundária na parede próxima do frasco ou na superfície do transdutor. Na situação clínica, tais artefatos não só resultam em reflexão do feixe no transdutor como também podem ter origem em outras estruturas fortemente pro-

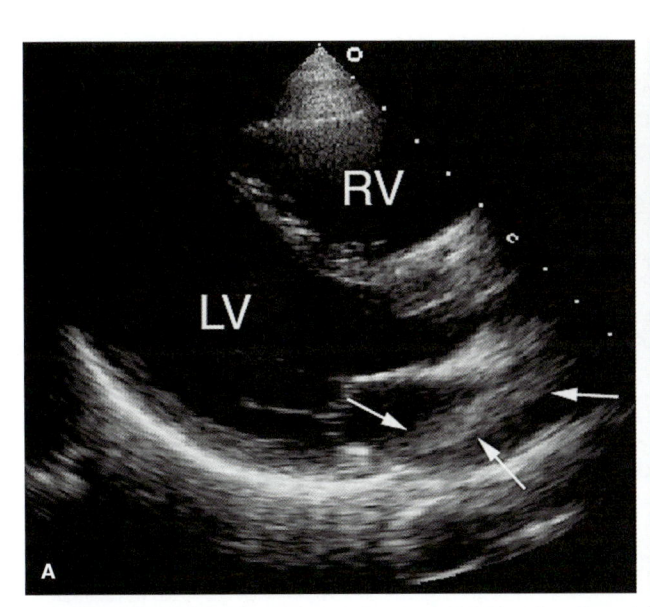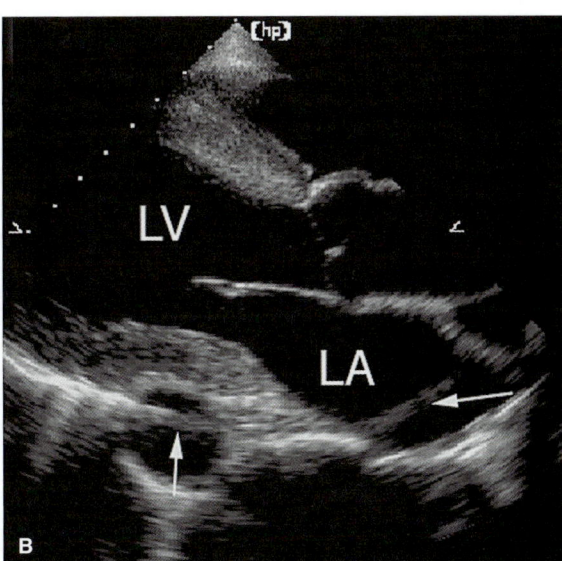

FIGURA 2.29 Dois exemplos de lobos laterais. **A:** Ecos fortes produzidos pela porção posterior do anel mitral e sulco atrioventricular produzem um artefato de lobo lateral que se parece com uma massa dentro do átrio esquerdo. **B:** Ecos brilhantes dentro do pericárdio produzem um artefato linear que parece estar dentro da aorta descendente e átrio esquerdo (setas). LA, átrio esquerdo; LV, ventrículo esquerdo; RV, ventrículo direito.

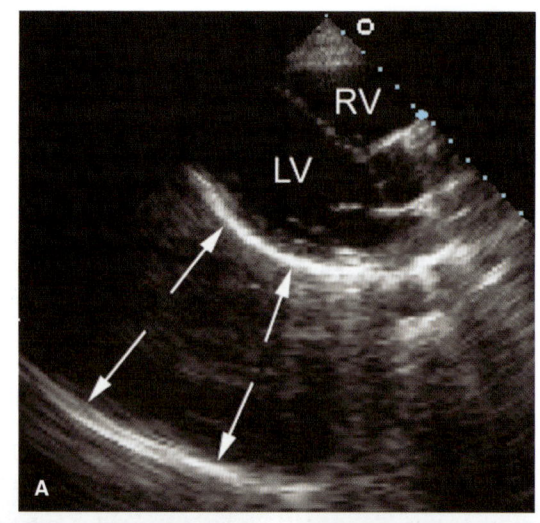

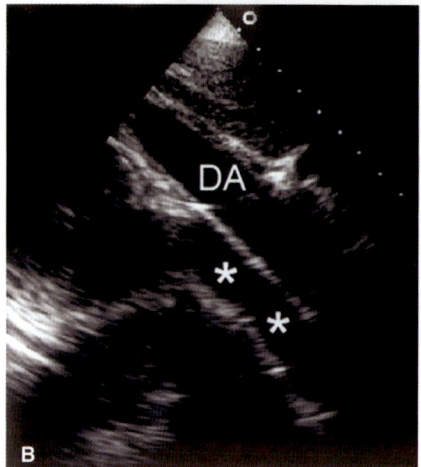

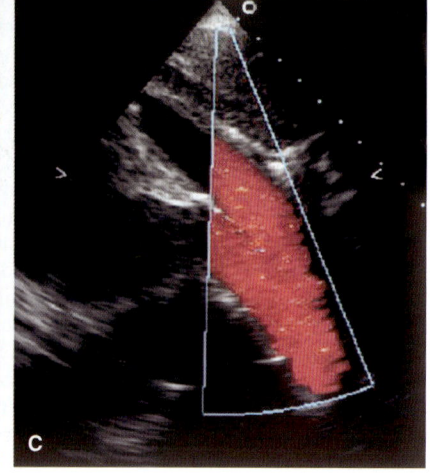

FIGURA 2.30 Artefatos de reverberação são mostrados. **A:** A fonte do artefato é o pericárdio posterior, o qual é um refletor bastante forte. Isso cria a ilusão de uma segunda estrutura atrás do coração. Neste caso, a segunda linha de ecos (*setas distantes*) está duas vezes mais distante do transdutor em comparação com os ecos pericárdicos reais. **B:** Uma segunda luz aparece logo distalmente à aorta descendente (DA) nesta incidência subcostal. A ilusão de um segundo vaso estava aparente com a imagem bidimensional (*, **B**) e imagem com Doppler colorido (**C**). LV, ventrículo esquerdo; RV, ventrículo direito.

dutivas de eco no coração ou tórax (Figura 2.30). Tipicamente, um artefato de reverberação que tem origem em um refletor fixo não irá se movimentar com a movimentação do coração. Ele aparece como um ou mais alvos ecogênicos diretamente atrás do refletor, muitas vezes a distâncias que representam múltiplos da distância verdadeira. Por outro lado, um alvo móvel pode produzir uma reverberação que tem duas vezes a amplitude de movimentação da estrutura original. Em alguns casos, a fonte das reverberações não é aparente. Elas criam dificuldades e frequentemente causam má interpretação de imagens.

Um outro artefato potencial é o sombreamento. O seu aparecimento, de certa forma, é oposto ao que ocorre na reverberação. Ou seja, em vez de uma série de ecos atrás da fonte de artefato, o sombreamento resulta na ausência de ecos diretamente atrás do alvo (Figura 2.31). O sombreamento ocorre quando se tenta visibilizar estruturas além de uma região de atenuação incomumente alta, como um refletor forte. Como somente uma pequena parte do feixe de ultrassom pode se propagar além de tal refletor, uma sombra acústica é criada da qual não existem reflexões. Talvez o exemplo mais relevante de sombreamento ocorra no quadro de próteses valvares. Tais dispositivos mecânicos criam fortes refletores atrás dos quais a aquisição de imagens é bastante limitada. Estruturas nativas que se tornam intensamente calcificadas são outras fontes de sombreamento. Neste caso, a presença de sombreamento pode ser útil para identificar a existência de fortes refletores, como o cálcio. O sangue contendo contraste também produz sombreamento, o que limita significativamente a sua utilidade.

Uma outra fonte de artefato são os *ecos espúrios do campo próximo*. Este problema, também chamado artefato *ringdown*, tem origem nas oscilações de alta amplitude dos elementos pie-

zelétricos. Este fenômeno somente envolve o campo próximo e foi em grande parte reduzido nos sistemas modernos. O artefato cria dificuldades ao se tentar identificar estruturas que estão particularmente próximas ao transdutor, como a parede livre do ventrículo direito ou ápice ventricular esquerdo. Este artefato está ilustrado na Figura 2.32.

Ecodopplercardiografia

A aquisição de imagens com Doppler é uma parte integrante e indispensável do exame ecocardiográfico. É essencial um conhecimento acerca dos princípios básicos da aquisição de imagens com Doppler para se entender plenamente o valor e limitações dessas técnicas. Embora a aquisição de imagens com Doppler possa ser considerada como sendo complementar à aquisição de imagens bidimensionais, os princípios e instrumentos para essa técnica são substancialmente diferentes. Usada principalmente para o estudo do fluxo de sangue, a aquisição de imagens com Doppler se preocupa com a direção, a velocidade e, depois, com o padrão de fluxo sanguíneo através do coração e grandes vasos. As diferenças entre o modo B ou aquisição de imagens pela ecocardiografia e aquisição de imagens com Doppler são fundamentais (Quadro 2.4). Os alvos principais do exame ecocardiográfico anatômico são o miocárdio e as valvas do coração. Na aquisição de imagens com Doppler, o alvo principal são as hemácias. Enquanto a ecocardiografia oferece informações sobre a estrutura, as imagens com Doppler oferecem informações sobre a função. Assim, a ecocardiografia pode ser considerada como uma técnica de aquisição de imagens que focaliza a anatomia, ao passo que a aquisição de imagens com Doppler focaliza a fisiologia e a

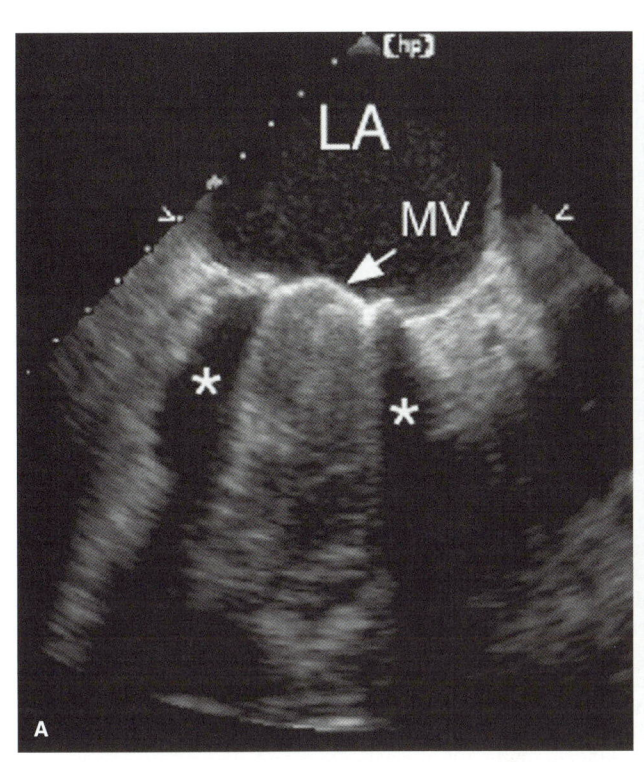

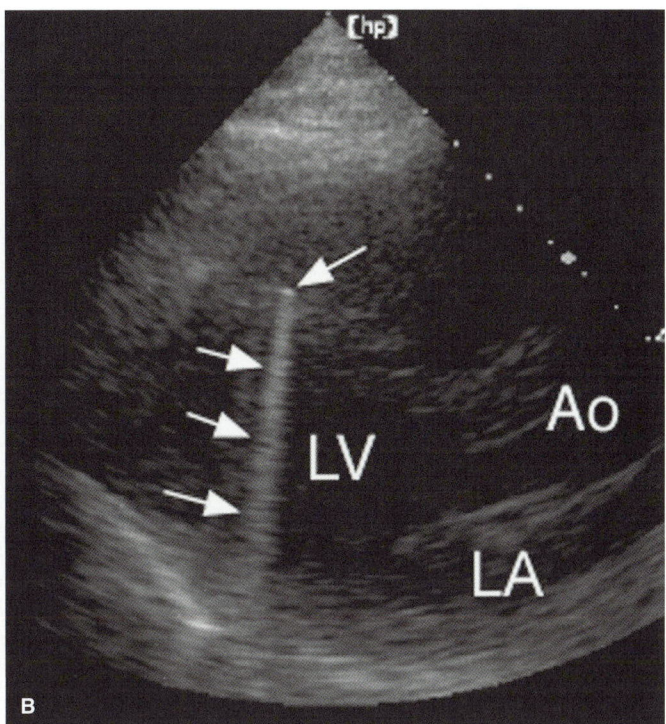

FIGURA 2.31 Conceito de sombreamento é demonstrado e comparado com reverberações. **A:** Uma prótese mitral de St. Jude (MV) está presente. O espaço livre de ecos além do anel de sutura (*) representa sombreamento atrás do anel de sutura que é um forte refletor de ecos. A cascata de ecos diretamente além da prótese valvar em si e que se estende até o interior do ventrículo esquerdo representa reverberações. **B:** Um chumbinho dentro do coração (*seta*) cria uma série de reverberações no interior do ventrículo esquerdo. Ao, aorta; LA, átrio esquerdo; LV, ventrículo esquerdo; MV, valva mitral.

hemodinâmica. Finalmente, enquanto a ecocardiografia funciona de modo ideal quando o feixe e o alvo estão em ângulos retos, as equações de Doppler se baseiam em um alinhamento mais paralelo entre o feixe e o fluxo sanguíneo. Assim, a ecocardiografia e a ecodopplercardiografia proporcionam dados diagnósticos que são em grande parte complementares.

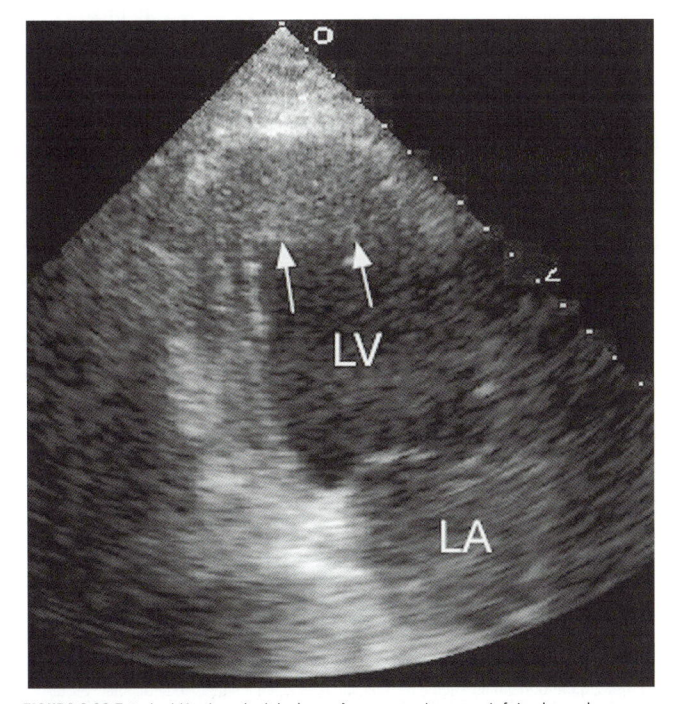

FIGURA 2.32 Esta incidência apical de duas câmaras mostra um artefato chamado ecos espúrios no campo próximo (*setas*). Este é o resultado de oscilações de alta amplitude emitidas pelo transdutor e é uma fonte comum de má interpretação. LA, átrio esquerdo; LV, ventrículo esquerdo.

Princípios do Ultrassom com Doppler

O princípio de Doppler se baseia nos trabalhos do físico austríaco Christian Doppler, primeiramente publicados em 1842. Ele estudou o fenômeno de que o timbre aparente do som era afetado pela movimentação seja em direção seja para longe do ouvinte. Se a fonte de som estivesse estacionária, então o timbre ou frequência daquele som seria constante. Se, entretanto, a fonte do som se movesse em direção ao ouvinte, a frequência aumentava e o timbre parecia aumentar. Por outro lado, se a fonte sonora estivesse se movendo para longe do ouvinte, a frequência do som diminuía em relação ao ouvinte e o timbre parecia ser mais baixo.

A aplicação desse fenômeno na medida do fluxo sanguíneo é ilustrada na Figura 2.33. Nesse exemplo, o ultrassom é emitido por um transdutor e refletido por um objeto em movimentação, como uma hemácia. Se esse alvo estiver estacionário, a frequência e o comprimento de onda do ultrassom emitido e refletido são idênticos. Se o alvo estiver se movendo em direção ao transdutor, a frequência refletida é "desviada" para cima proporcionalmente à velocidade do alvo em relação ao transdutor. Por outro lado, a movimentação do alvo para longe do transdutor faz com que o ultrassom refletido tenha uma frequência menor do que a do ultrassom emitido, ou um desvio para baixo da frequência. O

Quadro 2.4	Uma Comparação entre a Ecocardiografia Bidimensional e Doppler	
	Ecocardiografia Bidimensional	**Doppler**
Alvo do ultrassom	Tecido	Sangue
Objetivo do diagnóstico	Anatomia	Fisiologia
Tipo de informações	Estrutural	Funcional
Alinhamento ideal entre feixe e alvo	Perpendicular	Paralelo
Frequência do transdutor preferida	Alta	Baixa

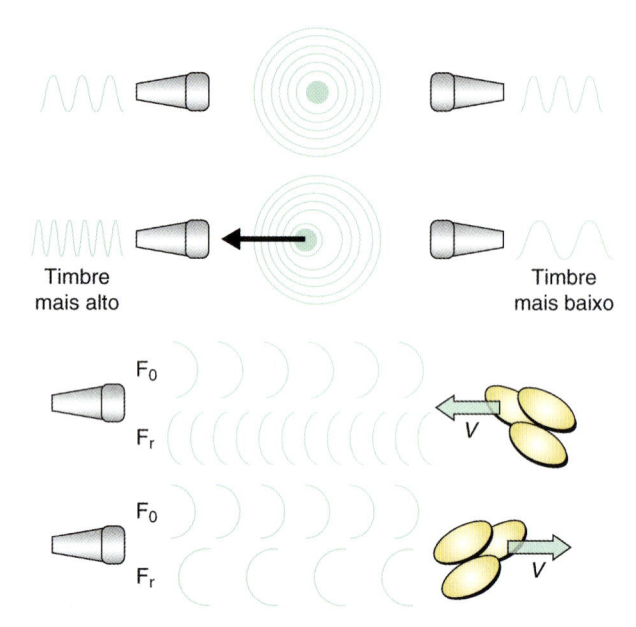

FIGURA 2.33 Os princípios básicos do fenômeno Doppler são ilustrados. (**Em cima**): Fonte estacionária de som produz um certo timbre ou frequência. Se o som estiver se movendo em direção ao gravador, o timbre parece aumentado e se o som estiver se movendo para longe de um gravador, o timbre parece diminuído. (**Embaixo**): Este mesmo conceito é aplicado ao fluxo sanguíneo. Se as hemácias estiverem se movendo em direção ao transdutor a uma certa velocidade (v), a frequência refletida (F_r) será mais alta do que a frequência emitida (F_0). Se as hemácias estiverem se movendo para longe do transdutor, ocorrerá o oposto.

aumento ou diminuição na frequência decorrente da movimentação relativa entre o transdutor e o alvo é chamado de *desvio Doppler*.

Além da observação qualitativa do desvio da frequência, Christian Doppler também descreveu a relação matemática entre a magnitude do desvio da frequência e a velocidade do alvo em relação à fonte. Conforme se pode ver na Figura 2.34, o desvio Doppler (Δf) depende da frequência transmitida do ultrassom, velocidade do som, ângulo de interceptação entre o feixe de interrogação e o fluxo e, finalmente, da velocidade do alvo.

$$\Delta f = \frac{2 f_0 v}{c} \times \cos \theta \qquad \text{[Eq. 2.3]}$$

Com base na Eq. 2.3, pode-se ver que o desvio Doppler real é bem pequeno. Por exemplo, usando um transdutor de 3 MHz para amostragem do sangue fluindo em direção ao transdutor a 1,0 m/s, a frequência recebida é aumentada em só até 4 KHz, de 3,0 MHz para 3,004 MHz. Fica também aparente a partir da equação que o desvio Doppler depende não somente da velocidade do sangue como também do ângulo de incidência, θ.

$$\Delta f \, \alpha \, v \times \cos \theta \qquad \text{[Eq. 2.4]}$$

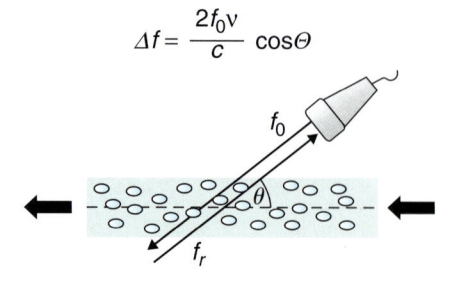

$$\Delta f = \frac{2 f_0 v}{c} \cos \Theta$$

FIGURA 2.34 Cálculo do desvio Doppler requer conhecimento da frequência emitida (f_0), frequência refletida (f_r), o ângulo de incidência (θ) e a velocidade do som. Ver texto para detalhes.

Assim, a velocidade do fluxo sanguíneo (a variável desconhecida) é diretamente proporcional ao desvio Doppler (que é medido pelo instrumento) corrigido para o ângulo θ. Essa correção no ângulo na verdade depende do cosseno de θ, que tem um efeito previsível e criticamente importante sobre o cálculo da velocidade. Como o cosseno de 0° = 1, essa correção (ou seja, multiplicando por 1) não tem efeito líquido algum sobre o cálculo do desvio Doppler. Assim, a velocidade do fluxo sanguíneo derivada é a velocidade verdadeira. À medida que ângulo entre o feixe e a direção do fluxo sanguíneo aumenta de 0° até 90°, o cosseno de θ diminui de 1 até 0. A relação entre θ e o cosseno de θ é mostrada na Figura 2.35A. Para qualquer ângulo diferente de 0, a multiplicação pelo cosseno de θ resulta em uma diminuição na velocidade calculada. Consequentemente, o mau alinhamento do feixe de interrogação irá acarretar subestimativa, mas nunca superestimativa da velocidade verdadeira. Para fins práticos, isto se torna significativo somente acima de aproximadamente 20°. Conforme se pode depreender do gráfico, se θ for igual a 10°, o cosseno de θ é igual a aproximadamente 0,98 e o grau de subestimativa é trivial. À medida que θ aumenta em direção a 30°, o cosseno de θ se torna 0,83 e a velocidade verdadeira é subestimada em 17%. À medida que o ângulo aumenta, a taxa de subestimativa aumenta rapidamente. O efeito do ângulo θ sobre a acurácia do cálculo do gradiente Doppler é ilustrado na Figura 2.35B. Por exemplo, se um jato com uma velocidade máxima de 5 m/s estiver adequadamente alinhado, um gradiente de pressão acurado de 100 mmHg será medido. Se o mesmo jato for registrado com um ângulo de incidência (θ) de 30°, o gradiente calculado será de aproximadamente 75 mmHg, uma significativa subestimativa.

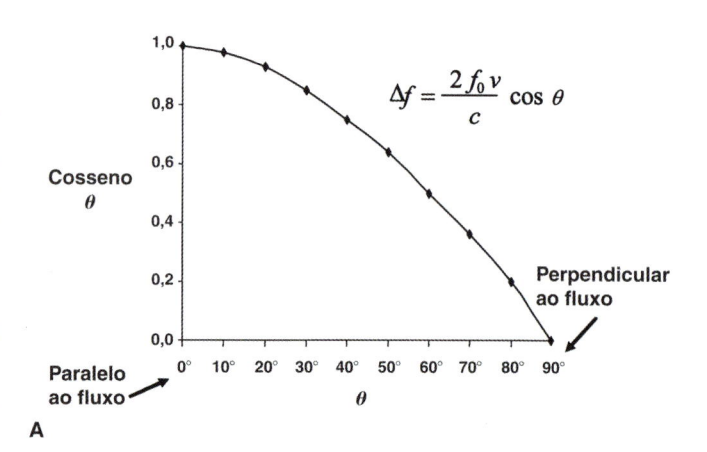

A

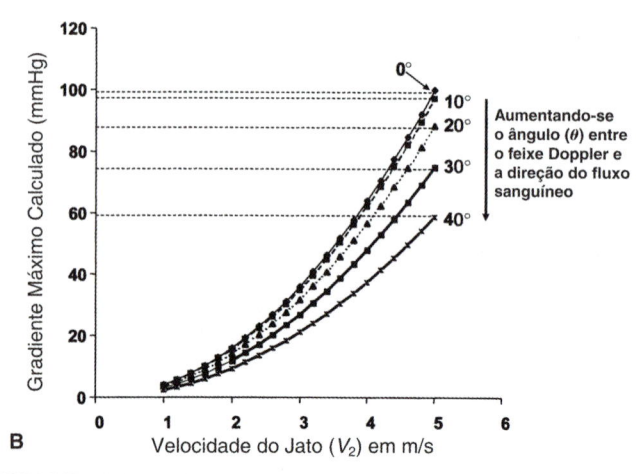

B

FIGURA 2.35 A: O efeito do ângulo de interceptação sobre a equação de Doppler. Ver texto para detalhes. **B:** O ângulo de interceptação tem um efeito importante sobre a acurácia da medida da velocidade. Este efeito é ampliado com velocidade maior e se torna cada vez mais importante à medida que o ângulo de interceptação aumenta de 0-40°, conforme mostram as diferentes curvas. Ver texto para detalhes.

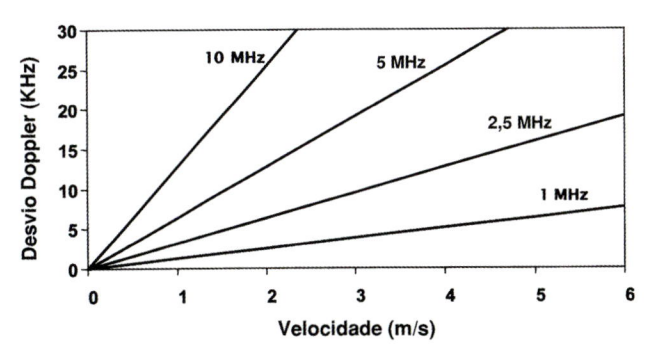

FIGURA 2.36 Relação entre o desvio Doppler e a velocidade do fluxo sanguíneo para quatro diferentes transdutores. O gráfico mostra que transdutores de frequência mais baixa são capazes de resolver fluxo de maior velocidade. Ver texto para detalhes.

Um outro componente importante da equação de Doppler é a frequência do transdutor, que é um determinante importante da velocidade máxima do fluxo sanguíneo que pode ser resolvida. A relação entre o desvio Doppler e a velocidade do fluxo sanguíneo em quatro diferentes frequências transmitidas é ilustrada na Figura 2.36. Uma velocidade alta de fluxo como 5 m/s é mais prontamente registrada usando-se uma frequência do transdutor baixa como 1 MHz, em comparação à frequência alta do transdutor, como 5 a 10 MHz por causa do desvio Doppler correspondente. Neste caso, a aquisição de imagens com Doppler é o oposto à aquisição de imagens com ecocardiografia. Na ecocardiografia, uma frequência de transdutor mais alta é desejável porque está associada a uma resolução mais alta. Na aquisição de imagens com Doppler, uma frequência mais baixa é vantajosa porque permite que altas velocidades de fluxo possam ser registradas.

A principal função do instrumento Doppler é medir o desvio Doppler, e a partir dessa medida, a velocidade pode ser calculada. O desvio Doppler é definido como sendo a diferença de frequência entre o sinal transmitido e o recebido ou retrodispersado. Na aquisição de imagens cardíacas, os valores são geralmente na faixa de 5 a 20 kHz, bem dentro da faixa audível do ouvido humano. O processo de determinar o desvio Doppler é complexo e é chamado de *análise espectral*. Esta envolve uma comparação das formas de onda reais das frequências transmitida e recebida usando um método chamado de análise de transformada de Fourier. O resultado líquido dessa análise é uma exibição espectral de toda a faixa de velocidades.

Formatos Doppler

Para aplicações cardiovasculares, há cinco tipos clinicamente relevantes de técnicas de Doppler: Doppler de onda contínua, Doppler de onda pulsada, imagem do fluxo colorido, Doppler tissular e varredura duplex. O Doppler de onda pulsada transmite e recebe energia de um modo semelhante àquele da aquisição de imagens anatômicas (bidimensional e tridimensional). Surtos curtos e intermitentes de ultrassom são transmitidos para o interior do corpo. Embora alvos em múltiplos pontos ao longo do feixe possam refletir o ultrassom transmitido, o instrumento com Doppler pulsado somente "ouve" durante um intervalo de tempo fixo e muito curto depois da transmissão do pulso (Figura 2.37). Isto permite que os sinais de retorno de uma distância específica do transdutor sejam seletivamente recebidos e analisados, um processo chamado *resolução de alcance*. Ao cronometrar o intervalo entre a transmissão e a recepção, diferentes alcances ou profundidades podem ser avaliados. Isto cria efetivamente um volume-amostra em um ponto específico ao longo do feixe transmitido que pode ser posicionado no campo de visão para permitir coleta de informações acerca da velocidade do fluxo sanguíneo. Por meio da superposição de imagens bidimensionais para fins de localização, a aquisição de imagens com Doppler pulsado interroga a distribuição de fluxo sanguíneo em uma região relativamente limitada.

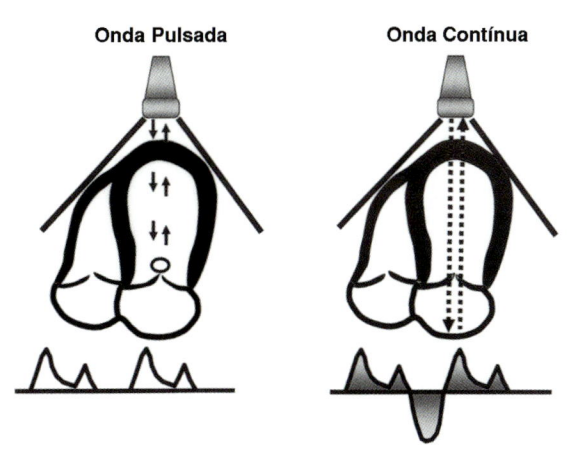

FIGURA 2.37 As diferenças entre aquisição de imagens com Doppler pulsado e com onda contínua. Ver texto para detalhes.

Uma importante limitação da aquisição de imagens com Doppler pulsado é a velocidade máxima que pode ser resolvida acuradamente. Isso ocorre por causa do fenômeno chamado de *ambiguidade*. O número de pulsos transmitidos por um transdutor Doppler a cada segundo é chamado de FRP. O ritmo de amostragem é um determinante importante de quão acuradamente o sistema resolve as informações sobre a frequência. Para representar acuradamente uma dada frequência, ela deve ser amostrada pelo menos duas vezes, ou seja

$$\text{FRP} = 2 \times f_{\text{DOP}} \qquad \text{[Eq. 2.5]}$$

Esta fórmula estabelece o limite (limite de Nyquist) abaixo do qual o ritmo de amostragem é insuficiente para caracterizar a frequência Doppler. Este conceito-chave é demonstrado na Figura 2.38. Na Figura 2.38A, uma onda sinusoidal de comprimento de onda fixa é rastreada a três ritmos diferentes de amostragem. No painel, o ritmo de amostragem é suficientemente alto em relação com o comprimento de onda (17 vezes em quatro comprimentos de onda ou 4,25 por ciclo) que a frequência pode ser razoavelmente estimada. Isto é indicado por quão bem a linha tracejada (ritmo de amostragem) rastreia a linha sólida (a onda de ultrassom). No painel do meio, um ritmo mais lento de amostragem (11 vezes a cada quatro comprimentos de onda) resulta em um rastreamento menos preciso da frequência verdadeira. No painel inferior, por amostrar somente 7 vezes a cada quatro ciclos, é impossível caracterizar acuradamente a frequência da onda. A relevância desse fenômeno para a aquisição de imagens com Doppler com onda pulsada é mostrada na Figura 2.38B. Em cada painel, um ritmo constante de amostragem, ou FRP (11 vezes ao longo do tempo, *t*, indicado pelas *setas verticais*), é mantido. Isto resulta em um limite de Nyquist de 5,5. No painel, esse ritmo de amostragem é adequado para caracterizar a onda de frequência relativamente baixa (uma frequência de três ciclos por tempo *t*). À medida que a frequência aumenta, o ritmo de amostragem eventualmente se torna muito baixo para seguir a frequência. Por exemplo, no painel do meio, a frequência aumentou para cinco ciclos por tempo *t*. Esta frequência ainda está abaixo do limite de Nyquist, de modo que não ocorre ambiguidade e a verdadeira frequência é acuradamente resolvida. No painel inferior, a frequência de oito ciclos por tempo, *t*, o limite de Nyquist de 5,5 agora foi ultrapassado e ocorre ambiguidade. Praticamente falando, a ambiguidade é a incapacidade do sistema de Doppler com onda pulsada detectar os desvios Doppler de frequência mais alta. O limite superior de frequência que pode ser detectado por um determinado sistema pulsado é o limite de Nyquist, o qual é definido como metade da FRP.

A Figura 2.39 mostra um volume-amostra ao nível da valva mitral em um paciente com regurgitação mitral. Fluxo de alta velocidade ocorre na sístole e é dirigido para longe do transdutor.

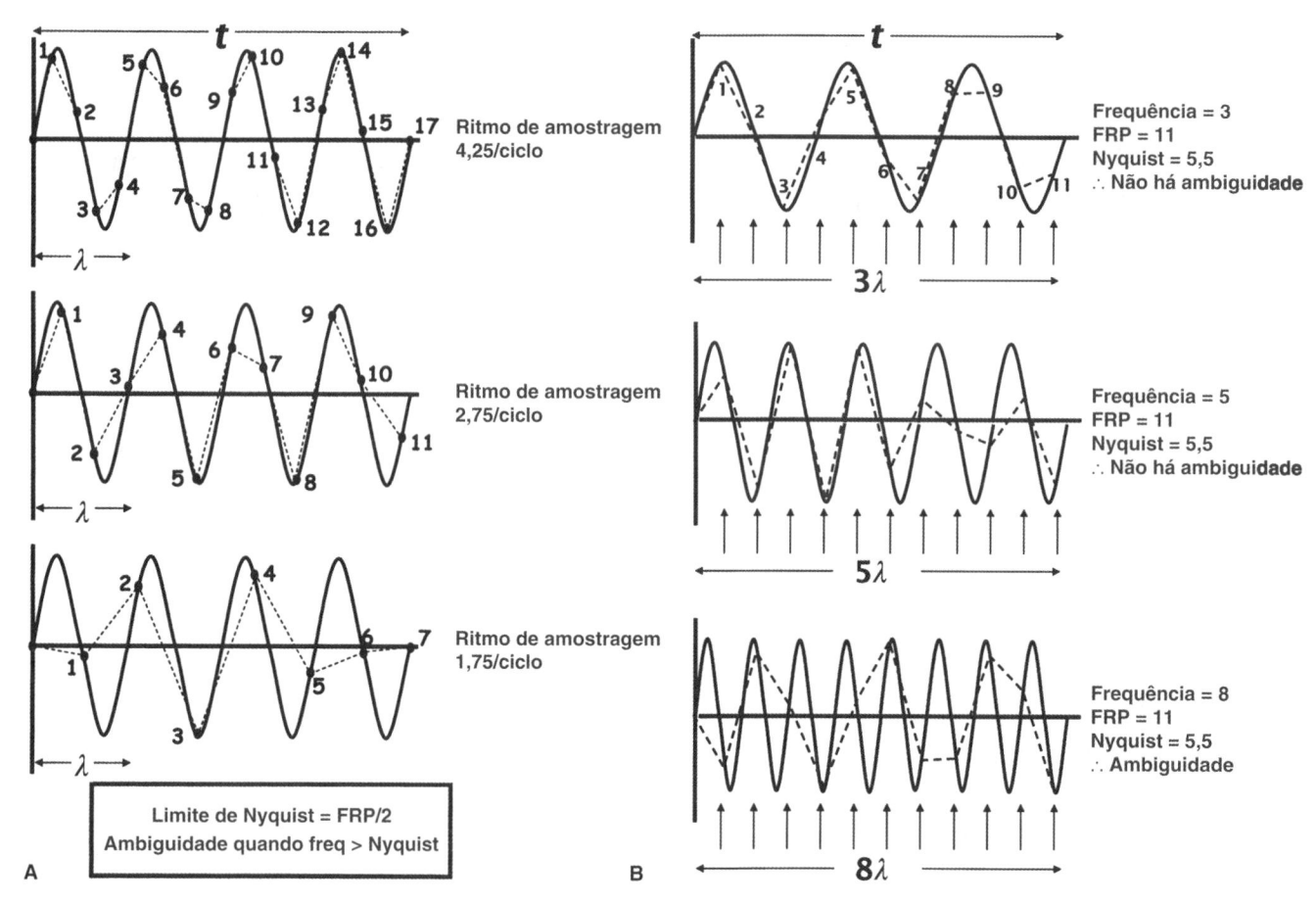

FIGURA 2.38 A, B: O conceito de ambiguidade é mostrado graficamente neste esquema. Ver texto para detalhes. FRP, frequência de repetição de pulso.

Como essa velocidade excede o limite de Nyquist, o sinal de Doppler fica ambíguo e parece girar ao redor da linha de base. A ambiguidade cria confusão quanto a direção do fluxo e impede uma medida acurada da velocidade máxima. A Figura 2.40 ilustra a relação entre a profundidade do volume-amostra, ou alcance, e a velocidade máxima que pode ser resolvida. Observe que a relação novamente depende da frequência do transdutor. À medida que aumenta a profundidade, a velocidade máxima que pode ser detectada acuradamente diminui. Contudo, para qualquer profundidade dada, um transdutor de frequência mais baixa permite que velocidades maiores possam ser resolvidas em comparação com um transdutor de frequência mais alta.

A aquisição de imagens com Doppler com onda contínua difere fundamentalmente do Doppler pulsado e da ecocardiografia anatômica. Em vez de enviar pulsos intermitentes de informações, a aquisição de imagens com Doppler com onda contínua transmite e recebe simultaneamente os sinais de ultrassom continuamente. Isso pode ser realizado em uma dentre duas maneiras. Um tipo de transdutor emprega dois elementos distintos: um para transmitir e outro para receber (Figura 2.41). De outro modo, com tecnologia de disposição em fase, um cristal dentro da disposição é dedicado a transmitir enquanto outro está simultaneamente recebendo. Como o sinal transmitido não é pulsado, a resolução do alcance é impossível e os sinais refletidos ao longo de todo o feixe de ultrassom são amostrados simultaneamente. Assim, é impossível saber onde ao longo do feixe de amostragem tem origem qualquer sinal de velocidade registrado. Por meio de uma variedade de técnicas de amplificação e processamento, no entanto, tanto a direção quanto o espectro de velocidade do fluxo sanguíneo podem ser registrados. Uma importante vantagem da aquisição de imagens com Doppler com onda contínua é que a ambiguidade não ocorre e velocidades muito altas podem ser resolvidas acuradamente. A combinação de aquisição de imagens

com Doppler pulsado e contínuo forma uma ferramenta poderosa para aplicações clínicas.

A aquisição de imagens com Doppler com FRP alta é uma técnica que combina aspectos de ambas aquisições de imagens com Doppler, com onda pulsada e contínua. Por meio da aquisição de imagens com Doppler com onda pulsada, a velocidade em um único volume-amostra é determinada pela recepção de sinais somente no ponto no tempo que corresponde àquela profundidade. Entretanto, a janela receptora também irá captar os sinais de retorno emitidos pelo pulso de ultrassom prévio, mas duas vezes aquela profundidade. Por meio dessa abordagem, informações acerca da velocidade a partir do volume-amostra principal bem como múltiplos inteiros daquela profundidade podem ser analisados durante um único evento de escuta. Se o volume-amostra for colocado na metade da profundidade real de interesse, as informações acerca da velocidade de ambos os lados podem ser registradas durante dois pulsos consecutivos. Como o uso de profundidade menor de volume-amostra está associado a uma FRP mais alta, as velocidades maiores também podem ser analisadas sem ambiguidade. Embora seja inerente certo grau de ambiguidade de alcance, esta tem efeitos clínicos limitados. Posicionando-se múltiplas janelas de amostragem ao longo do feixe, um aumento significativo na FRP é obtido, permitindo que velocidades relativamente altas possam ser resolvidas com uma perda modesta de resolução de alcance.

Como a aquisição de imagens com Doppler proporciona informações acerca da direção e velocidade do fluxo, é útil exibir essas informações em gráfico plotando-se velocidade instantânea do fluxo *versus* tempo. Por convenção, a velocidade é exibida no eixo vertical com o fluxo em direção ao transdutor acima da linha de base e o fluxo para longe do transdutor abaixo da linha de base (Figura 2.42). Na ilustração, o fluxo aórtico acelera em direção ao transdutor na sístole, com muito pouco fluxo ocorrendo

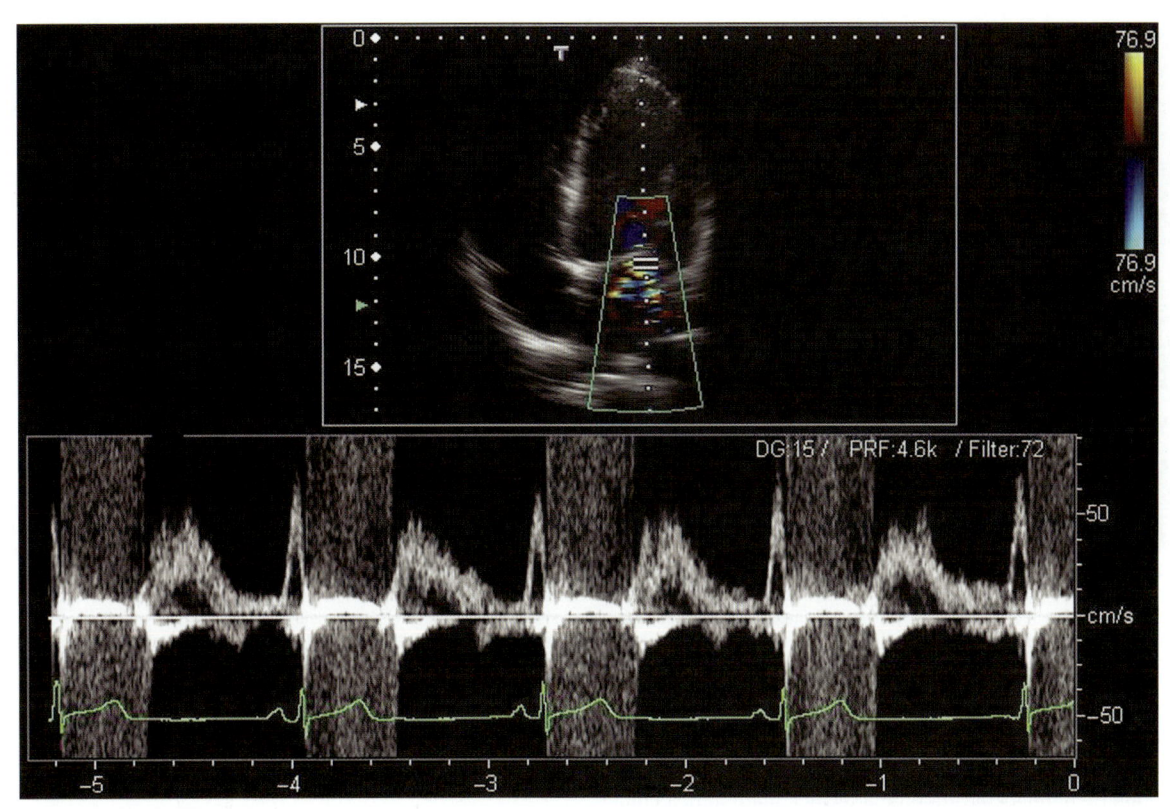

FIGURA 2.39 Exemplo de ambiguidade. Por meio da aquisição de imagens com Doppler de onda pulsada, o volume-amostra é colocado no átrio esquerdo, logo depois da valva mitral. Na sístole, a regurgitação mitral produz um jato de alta velocidade que não pode ser resolvido pela técnica com Doppler com onda pulsada. A ambiguidade do jato é o resultado.

durante a diástole. Um envelope relativamente fino de sinal Doppler indica que o fluxo é essencialmente *laminar*. Em condições fisiológicas, a maior parte dos exemplos de fluxo sanguíneo no sistema cardiovascular é laminar, querendo dizer que as hemácias individualmente estão se deslocando aproximadamente com a mesma velocidade e na mesma direção paralela às paredes da cavidade ou vaso. Obviamente que ocorre certo grau de variação nas velocidades. Por exemplo, a velocidade tende a ser maior no

centro do vaso e menor próximo da parede, conforme previsto pelos princípios hidráulicos básicos (Figura 2.43). Conforme mostrado no esquema, um perfil plano e laminar é característico de vasos grandes retos. O fluxo tende a se tornar mais parabólico (ou seja, menos plano) à medida que diminui o tamanho do vaso. O fluxo através de um vaso curvo se caracteriza por velocidades mais altas ao longo da parede externa e velocidades menores mais próximo do lado interno. O fluxo através de uma bifurcação produz correntes em turbilhão ao longo do lado mais interno dos ramos, mas fluxo relativamente laminar ao longo das paredes externas. O fluxo através de um vaso em forma de U, como no arco aórtico, é complexo, dependendo do perfil do fluxo entrando no arco, ângulo de curvatura e forças centrífugas que agem sobre o sangue. Mesmo dentro do próprio coração, o fluxo permanece em grande parte laminar e ocorre em uma faixa relativamente estreita de velocidades. Em situações patológicas, como em anormalidades valvares ou defeitos congênitos, o fluxo tende a se tornar turbulento, muitas vezes com velocidade anormalmente alta.

$$V_m = \frac{c^2}{8 F_0 R}$$

$F_0 = 1$ MHz

2 MHz

5 MHz

Velocidade máxima, V_m (m/s)

Alcance, R (cm)

FIGURA 2.40 A relação entre o alcance, ou profundidade, e a velocidade máxima que podem ser resolvidos, por meio de transdutores de diferentes frequências. A relação é dada por equação. Em ambos os casos, à medida que a profundidade aumenta, a velocidade máxima que pode ser registrada diminui. Contudo, para qualquer profundidade dada, o transdutor de frequência mais baixa é capaz de resolver velocidades maiores em comparação a transdutores de frequências mais altas: c, velocidade do ultrassom; f_0, frequência do transdutor; R, alcance; V_m velocidade máxima. (De Hatle L, Angelsen B. Doppler Ultrasound in Cardiology: Physical Principles and Clinical Applications. 2nd Ed. Philadelphia: Lea & Febiger, 1985, com permissão.)

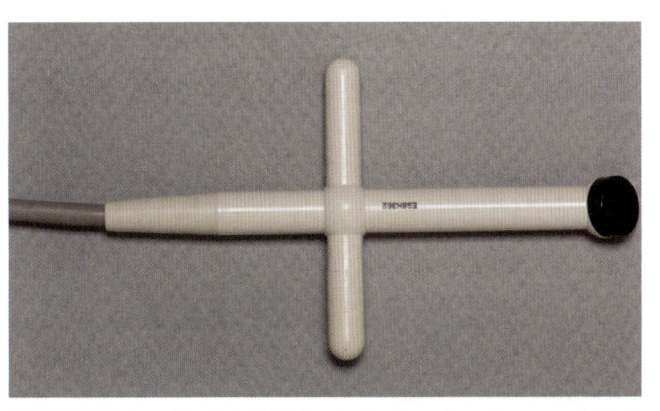

FIGURA 2.41 Um transdutor de Pedoff, de Doppler de onda contínua, não para aquisição de imagens. O transdutor contém dois elementos: um para transmitir e outro para receber.

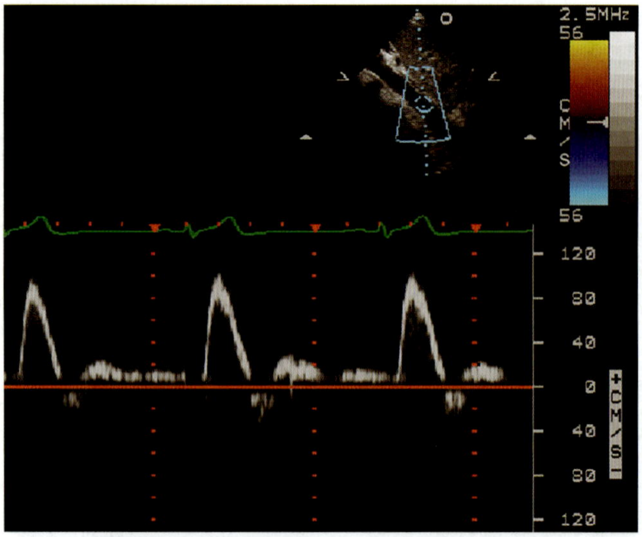

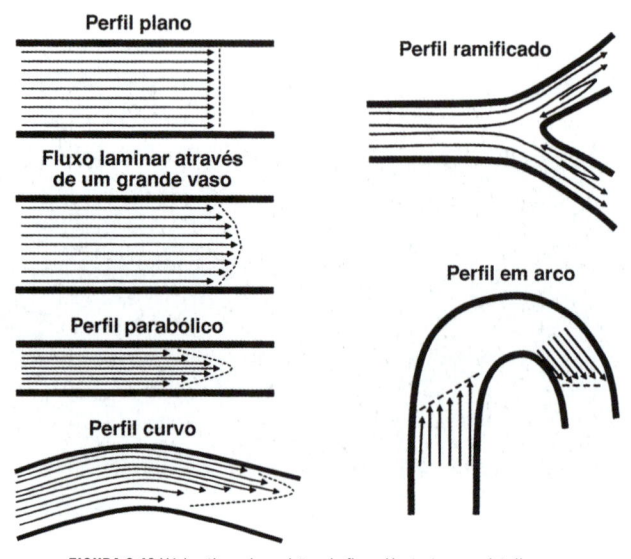

FIGURA 2.42 Fluxo laminar pulsátil na aorta abdominal registrado com aquisição de imagens com Doppler de onda pulsada. O sinal mostra um envelope estreito durante a sístole. A velocidade máxima do fluxo é de aproximadamente 100 cm/s. Entretanto, observe que o feixe de ultrassom não está paralelo à direção do fluxo.

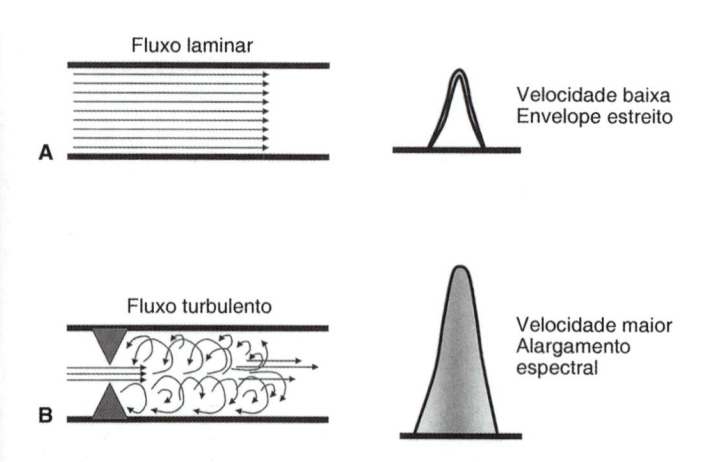

FIGURA 2.44 A: Um perfil de fluxo laminar ocorre quando a maioria das hemácias está se deslocando aproximadamente na mesma direção e aproximadamente com a mesma velocidade. Em um sistema pulsátil, isso resulta em um sinal Doppler que tem um envelope estreito, conforme mostrado à direita. Isto seria típico de fluxo sistólico através da valva aórtica. **B:** As alterações vistas no quadro de fluxo turbulento como poderiam ocorrer na estenose aórtica. Neste caso, o fluxo se acelera através de um orifício estreito e é perturbado distalmente ao local da obstrução. Isto tem dois efeitos primários sobre o sinal Doppler: a velocidade aumenta (à medida que o fluxo acelera) e ocorre alargamento espectral.

A instrumentação com Doppler depende da capacidade de registrar e exibir a faixa de velocidades e direções dentro de uma região de interesse. Ao digitalizar uma foto das informações do desvio Doppler e depois aplicando uma técnica matemática complexa chamada de transformada de Fourier rápida, o espectro da velocidade instantânea do fluxo pode ser exibido. A cada instante, a faixa de velocidades determina a largura do sinal Doppler, e a distribuição de frequência de cada velocidade individualmente é representada por uma escala de cinza. No sistema cardiovascular, a maior parte do fluxo é pulsátil. O fluxo puramente laminar tem um envelope estreito de velocidades, indicando que a maior parte das células sanguíneas se desloca em uma faixa estreita de velocidade. Com aumento da turbulência, tanto a direção quanto a faixa de velocidades aumentam, e isso acarreta um alargamento do padrão espectral conforme mostra a Figura 2.44. Assim, um envelope espectral estreito indica a presença de fluxo laminar, ao passo que um alargamento espectral é compatível com turbulência. Deve ser ressaltado que essa distinção somente é possível com Doppler pulsado. Como a imagem com Doppler com onda contínua coleta amostras de múltiplos locais ao longo do feixe, quase nunca ocorre um envelope espectral estreito.

Aquisição de Imagens com Fluxo Colorido

A aquisição de imagens com fluxo colorido é uma forma de aquisição de imagens com Doppler com onda pulsada que usa múltiplos volumes-amostra ao longo de múltiplas linhas de rastreamento para registrar o desvio Doppler, com base nos princípios descritos anteriormente para a aquisição de imagens com onda pulsada e FRP alta. Ao se sobrepor essas informações sobre um molde bidimensional ou em modo M, a imagem com fluxo colorido é criada. A construção da imagem com fluxo colorido é complexa. Cada pixel representa uma região de interesse na qual as características do fluxo têm de ser medidas. Em vez de analisar todo o espectro de velocidade em uma dessas regiões pequenas (que iria demandar vários segundos para cada imagem se fosse realizada uma única transformada de Fourier), algumas compensações são necessárias e somente frequências médias e dispersões de frequências (variância) são calculadas.

Como primeiro passo, para cada pixel, a potência do eco de retorno é determinada. Se estiver acima de um limiar predeterminado, é codificado com uma tonalidade de cinza e exibido como um ponto ecocardiográfico bidimensional. Se estiver abaixo do limiar, ele é analisado como informações Doppler. Por meio de amostragens repetidas, é determinado com maior acurácia um valor médio para a velocidade média e variância. A velocidade, direção e variância do fluxo são então integrados e exibidos com uma cor (Figura 2.45). Ao realizar com extrema rapidez tais operações durante toda a faixa de sobreposição do Doppler, é criado um padrão colorido que proporciona informações acerca das características do fluxo. Usando-se um limiar de rejeição de cores, somente fluxo acima de um determinado nível de velocidade é exibido em cores. Isto limita o potencial de "sobrecarga de informações" e permite ao observador integrar as informações Doppler e da imagem em tonalidade de cinza em uma maneira significativa. Um algoritmo de cores pode ser construído para exibir esses dados multiparamétricos. Por exemplo, a direção do fluxo pode ser exibida em vermelho (aproximando) e azul (distanciando). O brilho dessas cores primárias codifica a magnitude da velocidade média. Variância alta, ou turbulência, é codificada em verde que, quando misturada ao vermelho ou azul, resulta em amarelo ou azul esverdeado, respectivamente, muitas vezes com aspecto em mosaico. As informações obtidas com Doppler colorido são mais comumente exibidas em conjunto com imagens bidimensionais em tonalidades de cinza e em tempo real. Elas também podem ser exibidas volumetricamente, em três dimensões, e isto está sendo feito com crescente frequência. Ritmos de

FIGURA 2.43 Vários tipos de padrões de fluxo. Ver texto para detalhes.

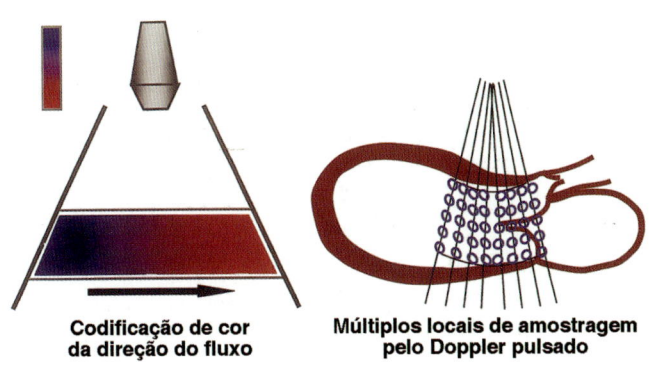

Codificação de cor da direção do fluxo **Múltiplos locais de amostragem pelo Doppler pulsado**

FIGURA 2.45 Os princípios básicos da aquisição de imagens com fluxo colorido. Ver texto para detalhes.

fotogramas para cores tridimensionais permanecem aquém do ideal e o formato para exibir tais informações é desafiador. Essas limitações devem melhorar com as atualizações em evolução na tecnologia dos computadores. A capacidade de visibilizar jatos regurgitantes em três dimensões tem vantagens em potencial. Assim, as aplicações tridimensionais coloridas irão continuar a se expandir durante os próximos anos.

Limitações Técnicas da Aquisição de Imagens com Doppler Colorido

Por "visibilizar" a velocidade do fluxo em formato bidimensional, a aquisição de imagens com Doppler colorido vem sendo usada extensamente para avaliar padrões anormais de fluxo, como regurgitação valvar. Embora isso seja feito de rotina, as limitações dessa técnica são consideráveis. Conforme descrito previamente, a instrumentação necessária para a construção de um mapa de fluxo colorido é complexa e envolve várias compensações e manipulações. Como nenhum fabricante aborda o problema exatamente da mesma maneira, um dos problemas fundamentais da aquisição de imagens com Doppler colorido é a dificuldade de se comparar imagens de diferentes sistemas de ultrassom.

É tentador se equacionar a aquisição de imagens com Doppler colorido com a angiografia e pressupor que os jatos coloridos são visibilização direta do fluxo regurgitante. Embora a aquisição de imagens com Doppler colorido constitua uma técnica muito sensível para a detecção de regurgitação, a relação entre o tamanho do jato e a gravidade da regurgitação é complexa. Primeiro, lembre que os jatos são entidades tridimensionais que nunca podem ser completamente capturados em um formato bidimensional. A determinante primária do tamanho do jato é o seu momentum, que depende tanto do ritmo de fluxo quanto da sua velocidade. Assim, fatores que afetam a velocidade, incluindo pressão arterial, também irão afetar o tamanho do jato. Se a aquisição de imagens com Doppler colorido for feita quando a pressão arterial está alta ou muito baixa, essas informações clínicas devem ser anotadas e levadas em consideração quando o estudo é interpretado. Uma restrição cavitária é um outro fator que determina o tamanho do jato. Isso ocorre particularmente em jatos excêntricos que ficam agarrados ao longo de uma parede, fazendo com que eles tenham uma aparência menor do que na realidade têm. Por motivos similares, o tamanho da cavidade também pode influenciar a área aparente de um jato de fluxo colorido.

Entre os determinantes mais importantes do tamanho do jato estão os ajustes do equipamento. Ao ajustar a escala de cores, a FRP é alterada, e o tamanho do jato pode se alterar drasticamente. Se diminuir a escala (ou o limite de Nyquist), o sangue com menor velocidade na periferia do jato se torna codificado e exibido, fazendo com que o jato pareça maior. Em geral, a escala de cores deve ser ajustada o mais alto possível para uma dada profundidade. Aumentando-se o filtro de parede ter-se-á o efeito oposto; isto irá reduzir o tamanho do jato por excluir velocidades na periferia. O ganho e a potência do equipamento também irão alterar o tamanho do jato. O aumento desses ajustes irá aumentar a área do jato. Para otimizar os ajustes, o ganho de cor deve ser aumentado até que os pixels coloridos apareçam nos tecidos, depois o ganho deve ser reduzido levemente. Finalmente, a frequência do transdutor tem um efeito complexo sobre a área do jato colorido. O tamanho do jato tenderá a aumentar com frequência de transdutor mais alta por causa da relação entre velocidade e desvio Doppler. Por outro lado, a atenuação mais alta com frequência mais alta fará com que os jatos pareçam menores. Obviamente, os ajustes do equipamento podem afetar profundamente a utilidade clínica da aquisição de imagens com fluxo colorido. É recomendado que a maioria dos ajustes relacionados com a aquisição de imagens coloridas deva ser otimizada quando a máquina é instalada pela primeira vez e depois deixar inalterados, até onde possível, para otimizar a consistência.

As diferenças entre aquisição de imagens com Doppler colorido e angiografia são dignas de nota. Se for injetado contraste no ventrículo esquerdo de um paciente com regurgitação mitral, qualquer contraste que apareça no átrio esquerdo tem de vir através da valva mitral na forma de uma regurgitação. A quantidade de contraste visibilizado no átrio, embora impossível de ser quantificado, tem correlação com o volume de fluxo regurgitante. Entretanto, a aquisição de imagens com Doppler registra velocidade em vez de fluxo. Assim, o jato colorido que é visto no átrio esquerdo inclui não somente as hemácias que regurgitam através da valva mitral como também sangue que já estava no átrio e essencialmente está sendo deslocado pelo jato que está entrando. Isto é chamado de "efeito de bola de bilhar" e é ilustrado na Figura 2.46. No diagrama superior, o sangue no ventrículo esquerdo é mostrado por triângulos e o sangue no átrio esquerdo por círculos. No painel inferior, parte do sangue ventricular esquerdo entrou no átrio esquerdo através de uma valva mitral incompetente (triângulos preenchidos). Este sangue desloca o sangue atrial esquerdo, transferindo parte de sua energia e forçando o sangue atrial esquerdo a acelerar para longe do orifício regurgitante (círculos preenchidos). Se a velocidade desse sangue atrial esquerdo for suficientemente alta, ela será detectada pelo Doppler colorido, tal como o sangue que é acelerado através do orifício regurgitante

Ventrículo esquerdo **Átrio esquerdo**

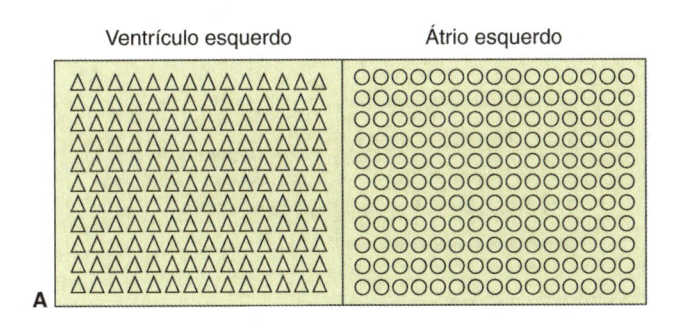

A

Valva mitral

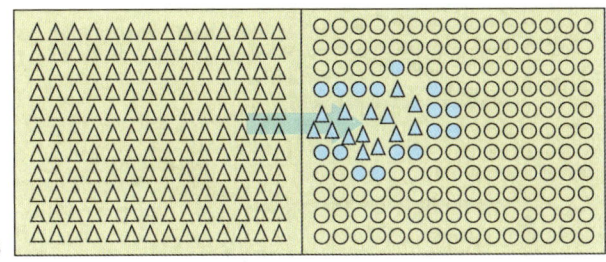

B

FIGURA 2.46 A: Este é um esquema de regurgitação mitral, com os triângulos representando o sangue dentro do ventrículo esquerdo, e os círculos indicando o sangue no átrio esquerdo. B: A regurgitação mitral é mostrada por alguns dos triângulos se movendo através do orifício para o interior do átrio esquerdo. O efeito dessas células sobre o sangue atrial esquerdo (*círculos*) é mostrado. Por causa do aumento da velocidade, alguns triângulos e alguns círculos são codificados e exibidos pelo sinal Doppler colorido (*triângulos e círculos preenchidos*). Ver texto para detalhes.

é do mesmo modo detectado. Assim, a aquisição de imagens com Doppler colorido registra velocidade, não fluxo. Ela não consegue distinguir se o sangue atrial esquerdo em movimentação teve origem no ventrículo (triângulos preenchidos) ou no átrio (círculos preenchidos), simplesmente que tem velocidade suficiente para ser detectado. Ao contrário da angiografia, o jato Doppler consiste em sangue atrial e ventricular, ambos se deslocando mais rapidamente do que uma velocidade predeterminada.

A diferença importante entre velocidade e fluxo é ilustrada mais na Figura 2.47. Esse esquema mostra ainda uma outra limitação do uso da aquisição de imagens com Doppler colorido para quantificação de fluxo regurgitante. A área do orifício regurgitante (AOR) talvez seja a medida mais fundamental da gravidade da regurgitação. Neste exemplo, são mostrados três tamanhos diferentes de AOR, juntamente com suas respectivas áreas de jato. À medida que aumenta a AOR, aumenta o ritmo de fluxo e mais sangue entra na cavidade e é detectado pelo método Doppler (painel do meio). Entretanto, como a velocidade tem relação inversa com a área do orifício, à medida que a AOR aumenta, a velocidade do jato regurgitante pode diminuir (se o gradiente de pressão for menor). Como a aquisição de imagens com Doppler registra velocidade, esse fluxo maior (mas com menos velocidade) pode ser registrado como um jato colorido menor (painel inferior).

Apesar dessas limitações, a aquisição de imagens com fluxo colorido pode oferecer uma abordagem semiquantitativa à gravidade da regurgitação. Quando vista em tempo real, com ajustes adequados do instrumento, a área do jato e o volume regurgitante podem ser relacionados. Entretanto, a análise dessas imagens pode ser confusa. A aquisição de imagens com Doppler colorido apresenta ambiguidade a uma velocidade baixa, assim os jatos mudam de cor frequentemente, em parte por causa das mudanças na velocidade e em parte por causa das alterações na localização em relação ao transdutor (Figura 2.45). Por causa do baixo ritmo de fotogramas da aquisição de imagens com Doppler colorido, estruturas que se movem rapidamente, como as valvas, podem produzir artefatos de cor. Devido ao grande número de operações que devem ser rapidamente realizadas para a construção de cada imagem, qualquer um dos fotogramas pode conter artefatos ou fantasmas. Por essa razão, técnicas de pausa de fotograma para se medir dimensões de jato devem ser usadas com muito cuidado. A visibilização em tempo real tende a filtrar e excluir grande

parte de artefatos não significativos observados na análise com a pausa de fotogramas. Com a integração das informações durante muitos ciclos cardíacos, ficam disponíveis dados diagnósticos úteis. Por outro lado, um único fotograma colorido pode nunca oferecer uma completa descrição das verdadeiras dimensões do jato e muitas vezes acarreta a medida de artefatos ou ruído em vez de verdadeiras informações sobre o fluxo.

Artefatos do Doppler

Tal como na aquisição de imagens bidimensionais, a criação de imagens com Doppler envolve a produção de uma variedade de possíveis artefatos. Vários deles estão diretamente relacionados com o princípio Doppler. Por exemplo, a ambiguidade ocorre quando técnicas com Doppler com onda pulsada são aplicadas a velocidades de fluxo que excedem ao limite de Nyquist. Este tópico já foi discutido detalhadamente. Um artefato comumente encontrado é o chamado *aquisição de imagens em espelho* ou *interferência cruzada*. Como o nome sugere, este é o aparecimento de uma imagem espectral simétrica no lado oposto da linha de base do sinal verdadeiro. Tais imagens em espelho em geral são menos intensas, mas similares ao sinal real quanto à maior parte de outros aspectos (Figura 2.48). Estes artefatos podem ser reduzidos diminuindo-se o débito de potência e otimizando-se o alinhamento do feixe Doppler com a direção do fluxo.

Artefatos da largura do feixe são comuns em todas as formas de aquisição de imagens ultrassônicas. Na aquisição de imagens com Doppler pulsado, obrigatoriamente deve-se ter em mente que o(s) volume(s)-amostra tem(êm) dimensões finitas que tendem a aumentar com a profundidade. Um volume-amostra colocado no campo profundo é suficientemente grande para abranger mais de um jato de fluxo. Por exemplo, as vias de entrada e saída do ventrículo esquerdo muitas vezes podem ser registradas simultaneamente pela incidência apical de quatro câmaras. Isto se dá porque o volume-amostra naquela profundidade é suficientemente largo para registrar ambos os tipos de fluxo. Isto algumas vezes é desejável, permitindo comparar a cronometria e a velocidade de diferentes padrões de fluxo (Figura 2.49). Entretanto, o artefato da largura do feixe muitas vezes tem efeitos menos desejáveis. Por exemplo, um grande volume-amostra pode impedir que se consiga distinguir estenose aórtica de regurgitação mitral.

A aquisição de imagens com Doppler colorido pode ser afetada por vários tipos de artefatos. Pode ocorrer sombreamento, mascarando informações sobre o fluxo colorido atrás de fortes refletores. A formação de fantasmas é um fenômeno no qual faixas coloridas rápidas estão presentes sobre grandes regiões da imagem. Os fantasmas em geral têm uma cor sólida (vermelho ou azul) e se mesclam na área de tecido da imagem (Figura 2.50). Eles são produzidos pela movimentação de refletores fortes como próteses valvares. Eles tendem a ser bastante transitórios e não correspondem aos sinais de fluxo esperados. A formação de fantasmas é mais problemática quando imagens com fluxo colorido são congeladas para análise ou planimetria de um jato.

Finalmente, deve ser lembrado que a aquisição de imagens com Doppler colorido depende muito do ganho. Ganho em demasia pode criar uma distribuição em mosaico dos sinais de cor através da imagem. Muito pouco ganho elimina todos os sinais Doppler exceto os mais fortes e pode acarretar uma significativa subestimativa da área do jato. Com experiência, o operador aprende a ajustar o ganho no sentido de eliminar ruído de fundo, sem a exagerada supressão de informações reais acerca do fluxo.

Aquisição de Imagens com Doppler Tissular

Uma outra aplicação do princípio de Doppler é aquisição de imagens com Doppler tissular. Por meio do ajuste do ganho e rejeição, a técnica de Doppler pode ser usada para registrar a movimentação do miocárdio em vez de o sangue dentro dele. Para aplicar a aquisição de imagens com Doppler aos tecidos, duas diferenças

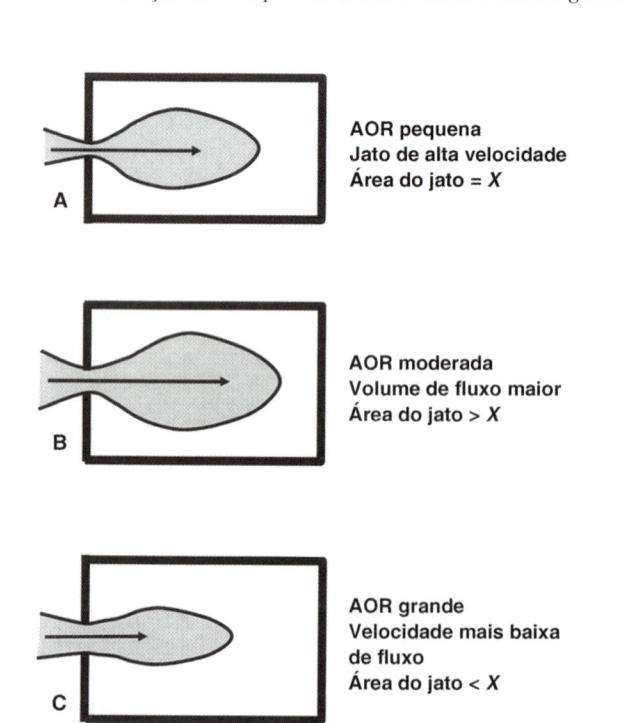

AOR pequena
Jato de alta velocidade
Área do jato = X

AOR moderada
Volume de fluxo maior
Área do jato > X

AOR grande
Velocidade mais baixa de fluxo
Área do jato < X

FIGURA 2.47 Relação entre fluxo turbulento através de um orifício regurgitante e o sinal Doppler colorido. Ver texto para detalhes. AOR, área de orifício regurgitante.

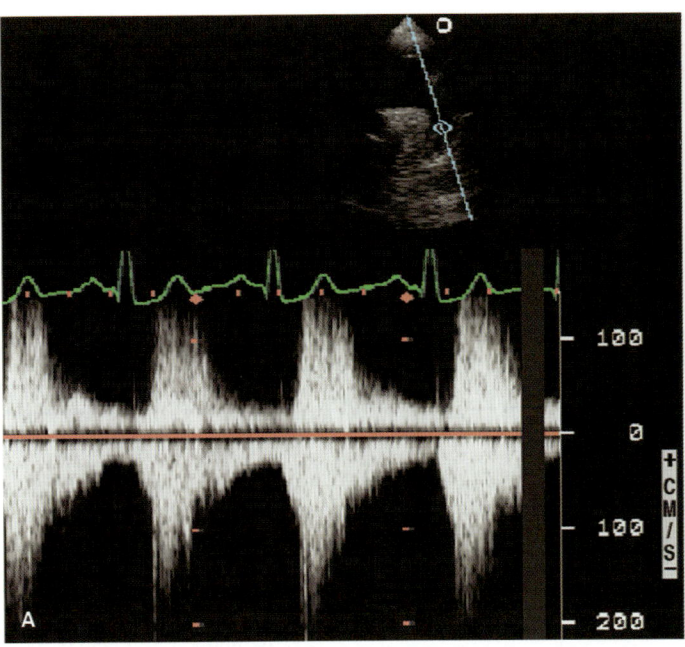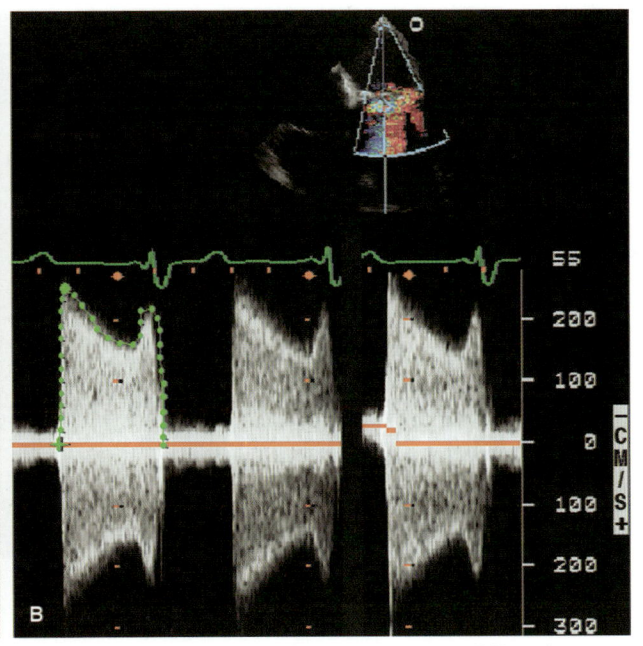

FIGURA 2.48 Dois exemplos de artefato de imagem em espelho. **A:** Fluxo na aorta descendente parece ocorrer tanto acima quanto abaixo da linha de base. **B:** Uma valva mitral suína estenótica registrada por Doppler de onda pulsada. A intensidade do sinal resulta no clássico artefato de imagem em espelho.

importantes obrigatoriamente têm de ser reconhecidas. Primeira, como a velocidade do tecido é muito menor que a do fluxo sanguíneo, o ecocardiógrafo tem de ser ajustado para registrar uma faixa mais baixa de velocidades. Segunda, como o tecido é um refletor muito mais forte do sinal Doppler do que o sangue, são necessários ajustes adicionais para evitar supersaturação. Quando esses fatores são levados em consideração, é possível uma abordagem semiquantitativa para a análise da velocidade do miocárdio. Um exemplo de aquisição de imagens com Doppler tissular é oferecido na Figura 2.51. Observe como este fotograma obtido no início da sístole mostra a direção e velocidade relativa de diferentes segmentos miocárdicos. Uma óbvia limitação é que o ângulo incidente entre o feixe e a direção da movimentação do alvo varia de região a região. Isto limita a capacidade da técnica de proporcionar informações absolutas acerca da velocidade, embora a direção e alterações relativas na velocidade tissular possam ser exibidas.

Uma vez determinada a velocidade do tecido, vários parâmetros derivados podem ser exibidos, incluindo deslocamento, tensão, e ritmo de tensão. Tensão é uma medida da deformação que ocorre quando uma força é aplicada ao tecido. O ritmo de tensão é simplesmente a sua derivada temporal. Medindo-se a velocidade instantânea em dois pontos próximos no miocárdio e sabendo-se a distância inicial entre esses dois pontos, tanto a tensão quanto o ritmo de tensão podem ser determinados (Figura 2.52). A técnica de aquisição de imagens com Doppler tissular vem sendo usada com sucesso para derivar informações acerca da velocidade necessária para o cálculo da tensão. Comparando-se a velocidade em dois pontos muito próximos, tem-se a vantagem potencial de evitar os efeitos complicadores da movimentação translacional. Entretanto, como se trata de uma técnica Doppler, a dependência do ângulo permanece uma questão. As aplicações potenciais da aquisição de imagens da tensão e ritmo de tensão são discutidas mais detalhadamente nos Capítulos 3 e 6.

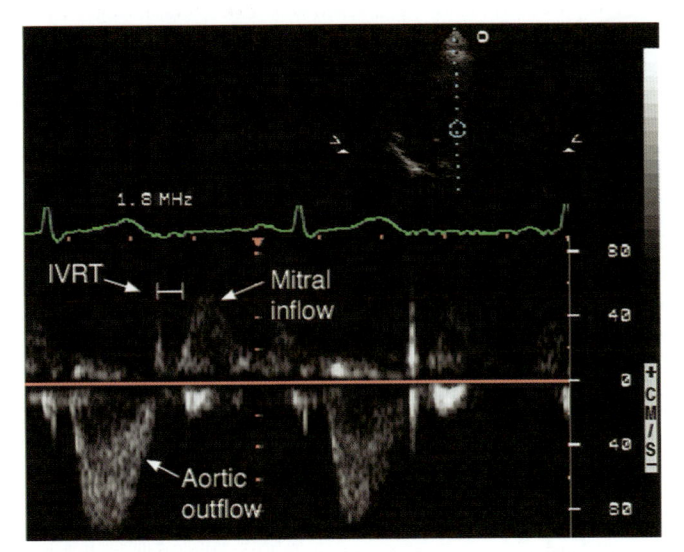

FIGURA 2.49 Artefatos de largura do feixe na aquisição de imagens de Doppler podem ser úteis clinicamente. Neste caso, a espessura do feixe Doppler permite o registro simultâneo tanto da via de saída aórtica quanto da via de entrada mitral. Isso permite que o tempo de relaxamento isovolumétrico possa ser determinado. Aortic outflow, fluxo de saída aórtico; IVRT, tempo de relaxamento isovolumétrico; Mitral inflow, fluxo de entrada mitral.

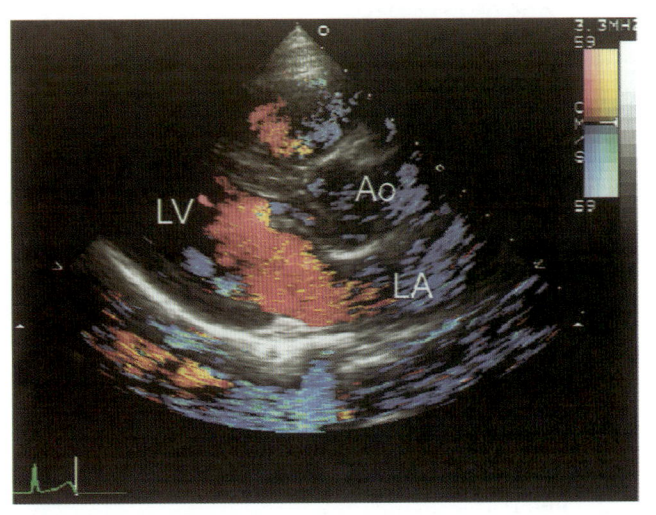

FIGURA 2.50 O efeito de formação de fantasmas ocorre quando há breves superposições de cor em regiões de tecido, conforme mostra esta ilustração. Ver texto para detalhes. Ao, aorta; LA, átrio esquerdo; LV, ventrículo esquerdo.

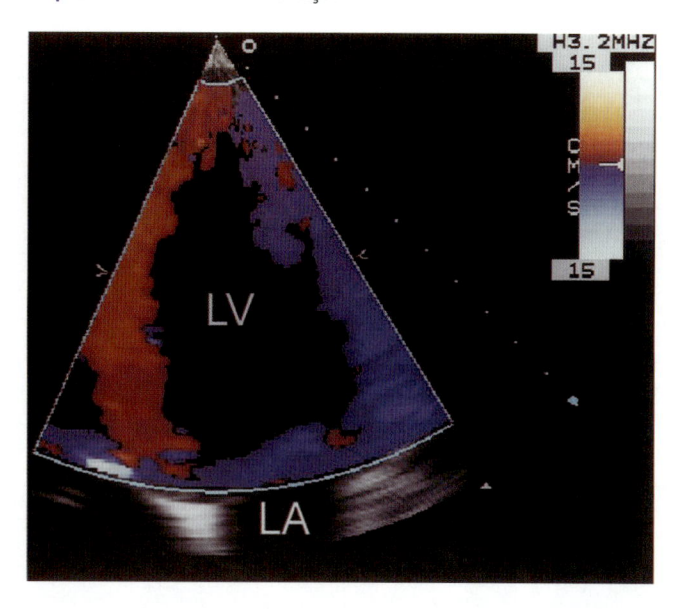

FIGURA 2.51 Um exemplo de imagem com Doppler tissular. Ver texto para detalhes. LA, átrio esquerdo; LV, ventrículo esquerdo.

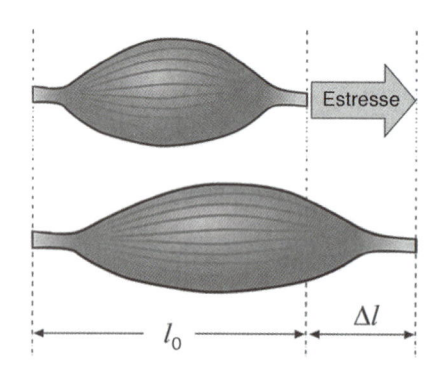

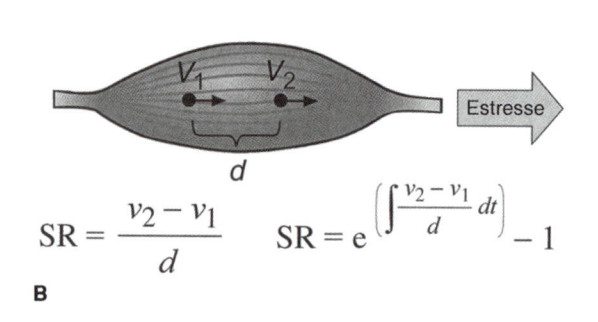

$$SR = \frac{v_2 - v_1}{d} \qquad SR = e^{\left(\int \frac{v_2 - v_1}{d} dt \right)} - 1$$

B

$$S(\varepsilon) = \frac{\Delta l}{l_0} \qquad SR = \frac{dS}{dt} = \frac{\Delta l/l_0}{\Delta t}$$

A

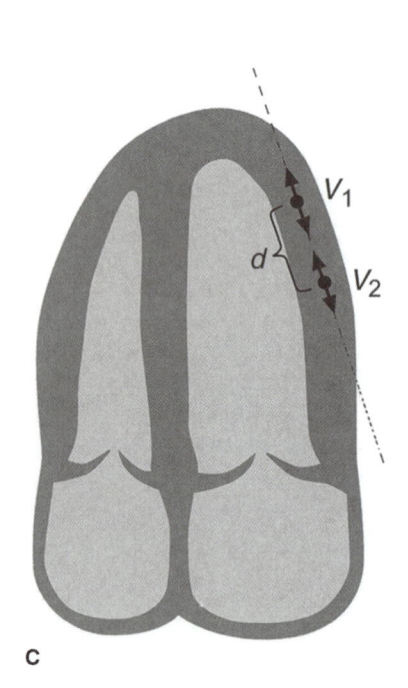

C

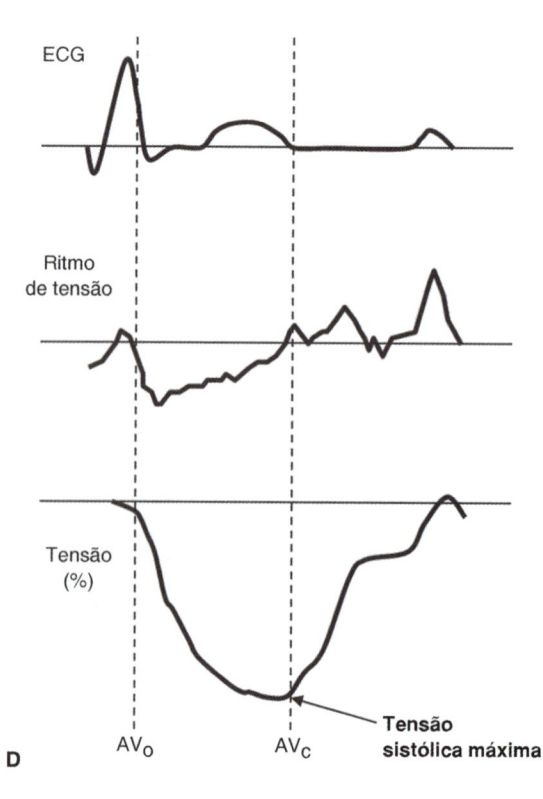

D

FIGURA 2.52 Dados de tensão (S ou ε) e ritmo de tensão (SR) podem ser extraídos pelo Doppler tissular. No painel A, a tensão é mensurada aplicando-se um estresse ao tecido e medindo-se a deformação no comprimento (l) resultante. O ritmo de tensão é então calculado, como a alteração na tensão com o tempo. No painel B, estas mesmas informações são derivadas usando-se a técnica Doppler, na qual a velocidade (v), em vez do comprimento, é medida. Neste caso, diferenças na velocidade (em vez de uma alteração no comprimento) de duas regiões proximamente localizadas permitem mensuração direta do ritmo de tensão a partir do qual a tensão é derivada. O painel C ilustra como esse conceito é aplicado à aquisição de imagens bidimensionais. O painel D ilustra como a tensão e o ritmo de tensão são derivados usando-se interrogação pelo Doppler tissular da parede lateral ventricular esquerda. Av_c, fechamento da valva aórtica; Av_o, abertura da valva aórtica; ECG, eletrocardiograma; v, velocidade.

Efeitos Biológicos do Ultrassom

Parte do sucesso e popularidade da ecocardiografia pode ser atribuída à segurança e ausência de risco oferecidas pelo ultrassom. Além de ser totalmente não invasivo, os efeitos biológicos do ultrassom, conforme usado nas situações clínicas de rotina, proporcionam riscos mínimos ao paciente. O exame ultrassônico de muitas partes do corpo, incluindo tecidos potencialmente sensíveis como feto em desenvolvimento e olho, vem sendo realizado em milhões de pacientes sem documentação de um único evento adverso grave. Mesmo assim, tem-se de considerar a questão de segurança quando uma fonte externa de energia é transmitida ao corpo. Aplicações e instrumentos mais recentes podem acarretar níveis mais altos de energia, de modo que deve também ser examinado possível impacto de tais abordagens.

Os efeitos biológicos do ultrassom dependem da energia total aplicada a uma determinada região. Assim, tanto a intensidade do feixe ultrassônico quanto a duração da exposição são fatores importantes. A energia acústica é medida em joules, que é definido como sendo a quantidade de calor gerado pela transmissão de ultrassom. Lembre que a potência é a quantidade de energia acústica por unidade de tempo e intensidade é a potência acústica por unidade de área. Por exemplo, o nível de potência é 1 W se 1 J de energia é produzido em 1 segundo. Um miliwatt é 0,001 W. Os efeitos biológicos do ultrassom geralmente são discutidos em termos de potência, e as unidades de potência estão na faixa de miliwatt. A intensidade em geral é expressa em watts por metro quadrado (W/m^2) ou em miliwatts por centímetro quadrado (mW/cm^2). A medida efetiva da intensidade é complexa em sistemas biológicos e tipicamente é relatada como intensidade máxima espacial (ME), intensidade média espacial (MeE) ou intensidade em um determinado ponto. Conforme discutido anteriormente, a intensidade varia espacialmente através do feixe ultrassônico. Assim, a intensidade MeE é igual à potência total emitida pelo transdutor dividida pela área transversal do feixe ultrassônico. Se a potência for de 2,0 mW e a área do feixe for 1,0 cm^2, então a intensidade MeE seria 2,0 mW/cm^2. A intensidade espacial máxima em geral ocorrerá no centro do feixe onde a potência está mais concentrada.

A medida da intensidade do feixe em um sistema com modo pulsado é mais complicada. Quando o ultrassom é transmitido em pulsos, a intensidade irá variar tanto espacial quanto temporalmente, dependendo da sequência de pulsação. Este último fator depende tanto da duração quanto do período de repetição do pulso. Para se calcular a energia oriunda de um feixe ultrassônico pulsado, é necessário conhecer o fator de trabalho, que é uma medida da fração de tempo durante o qual o transdutor emite ultrassom (ou seja, está "ligado"). Se a duração for de 1,5 microssegundo e o ritmo de repetição do pulso for 1.000/s, então a repetição do pulso seria de 1.000 microssegundos ou 1 milissegundo. Neste caso, o fator de trabalho seria 1,5 dividido por 1.000 ou 0,0015. Isto significa que o transdutor está transmitindo somente 0,15% do tempo. A potência média de um ecocardiógrafo pulsado seria a potência máxima multiplicada pelo fator de trabalho. Se a potência máxima fosse 10 W e o fator de trabalho fosse 0,0015, então a potência média seria 0,015 W ou 15 mW.

Ao se discutir a intensidade em sistemas de modo pulsado, uma medida comum é a intensidade promediada espacial e temporalmente, a qual é obtida medindo-se a potência do transdutor ao longo do período de repetição do pulso e, depois, dividindo-a pela área da superfície do transdutor. Essa medida, frequentemente revelada pelos fabricantes, é a mais baixa das várias intensidades medidas com um sistema pulsado. A intensidade máxima temporal, promediada espacialmente, é uma medida da potência média dividida pela área da superfície do transdutor que ocorre quando o transdutor está emitindo. A intensidade ME em geral é duas a três vezes maior do que a intensidade MeE. Obviamente, a medida mais alta da intensidade seria a intensidade de ME, intensidade máxima temporal, que usa intensidade máxima que ocorre quando o transdutor está "ligado". Instrumentos ultrassônicos comerciais operando em modo pulsado para a

aquisição de imagens bidimensionais têm intensidades ME, com tempos promediados variando de 0,001 a mais de 200 mW/cm^2. Entretanto, a aquisição de imagens com Doppler pulsado pode ter uma média temporoespacial máxima de até 1.900 mW/cm^2, consideravelmente mais alta do que o nível de 100 mW/cm^2 que tem sido o mais estudado e nunca demonstrado produzir um efeito biológico.

Os efeitos biológicos da energia ultrassônica estão relacionados primariamente com a produção de calor (um objetivo da terapia com ultrassom). Com o ultrassom pulsado, é extremamente improvável que o fator de trabalho seja suficientemente alto para induzir calor significativo dentro do corpo. O calor é gerado sempre que a energia ultrassônica é absorvida, e a quantidade de calor produzida depende da intensidade do ultrassom, tempo de exposição e características específicas da absorção do tecido. Também deve ser observado que o fluxo sanguíneo e especificamente a perfusão têm um efeito de isolamento na geração de calor e fisicamente permitem que o calor seja carregado para fora do ponto de transferência de energia.

Os períodos relativamente curtos dos pulsos, juntamente com o fato de que o transdutor está se movendo constantemente de modo a nenhuma área ser focada isoladamente durante um período de tempo, contribuem para a baixa probabilidade de ofertar calor significativo ao tecido. Entretanto, na ecocardiografia transesofágica nem sempre é o caso. Por exemplo, durante a aquisição de imagens intraoperatórias, a sonda pode permanecer quase estacionária durante períodos longos de tempo. O calor gerado pelo transdutor em si tem de ser também levado em conta. Embora não haja relatos acerca de lesão significativa decorrente de ecocardiografia transesofágica intraoperatória mesmo prolongada, recomenda-se atenção para essas questões. Tempo limitado para a aquisição de imagens, reposicionamento ocasional da sonda e monitoramento constante da temperatura da sonda ajudarão a assegurar um registro impecável de segurança.

Um outro efeito físico do ultrassom é a cavitação. Este termo se refere à formação de bolhas de gás produzidas quando o ultrassom penetra no tecido. É muito difícil medir ou até mesmo detectar o fenômeno de cavitação *in vivo*. Por causa da viscosidade relativamente alta do sangue e tecidos moles, cavitação significativa é improvável. Um aspecto importante da cavitação se refere ao seu efeito durante a injeção ou infusão de microbolhas de contraste. Hoje está bem estabelecido que a energia ultrassônica faz com que essas bolhas ressonem, resultando em alterações cíclicas no diâmetro e estabilidade das bolhas.

Várias outras forças físicas podem ser produzidas pela energia ultrassônica. Estas incluem oscilatórias, de cisalhamento, radioativas, pressóricas e de microcorrentes. Cada um desses efeitos pode ser demonstrado *in vitro*, porém não há evidências de que qualquer um desses fenômenos tenha efeito biológico significativo em pacientes. Apesar de estudos consideráveis, não foi demonstrado praticamente nenhum efeito biológico clinicamente importante atribuível ao ultrassom a níveis diagnósticos de potência. Contudo, alguns relatos sugerem que algumas alterações poderiam ocorrer em nível cromossômico que seriam relevantes ao feto em desenvolvimento. Essas observações causaram considerável preocupação no campo da ecocardiografia fetal. Entretanto, evidências avassaladoras apoiam a segurança relativa do ultrassom mesmo nessa área criticamente sensível.

As pesquisas irão continuar nesta área importante. Todas as evidências atualmente sugerem que o ultrassom diagnóstico, particularmente o usado na ecocardiografia, é uma ferramenta extremamente segura sem efeitos adversos demonstrados, mesmo com o uso da tecnologia mais moderna e instrumentos mais poderosos. Embora isso seja reconfortante e justificavelmente inspire confiança continuada na aquisição de imagens por ultrassom, o desejo de mais e melhores informações diagnósticas nunca deve ocorrer a expensas da segurança do paciente. Portanto, sempre deve ser uma consideração manter o tempo de varredura ao mínimo, especialmente na realização de aquisição de imagens com Doppler. É possível que a reavaliação contínua da segurança da ecocardiografia irá se manter pelo futuro previsível.

Leituras Sugeridas

Conceitos Gerais

Asberg A. Ultrasonic cinematography of the living heart. Ultrasonics 1967;5:113–117.

Burns PN. The physical principles of Doppler and spectral analysis. J Clin Ultrasound 1987;15:567–590.

Burns PN, Wilson SR, Simpson DH. Pulse inversion imaging of liver blood flow: improved method for characterizing focal masses with microbubble contrast. Invest Radiol 2000;35:58–71.

Edler I. Diagnostic use of ultrasound in heart disease. Acta Med Scand 1955;308–332.

Edvardsen T, Gerber BL, Garot J, et al. Quantitative assessment of intrinsic regional myocardial deformation by Doppler strain rate echocardiography in humans: validation against three-dimensional tagged magnetic resonance imaging. Circulation 2002;106:50–56.

Feigenbaum H, Zaky A. Use of diagnostic ultrasound in clinical cardiology. J Indiana State Med Assoc 1966;59:140.

Fry WJ. Mechanism of acoustic absorption in tissue. J Acoust Soc Am 1952;24:412.

Goldman DE, Jueter TF. Tabular data of the velocity and absorption of high-frequency sound in mammalian tissues. J Acoust Soc Am 1956;28:35.

Gramiak R, Waag RC, Simon W. Cine ultrasound cardiography. Radiology 1973;107:175–180.

Greenberg NL, Firstenberg MS, Castro PL, et al. Doppler-derived myocardial systolic strain rate is a strong index of left ventricular contractility. Circulation 2002;105:99–105.

Hertz CH. Ultrasonic engineering in heart diagnosis. Am J Cardiol 1967;19:6–17.

Reid J. A review of some basic limitations in ultrasonic diagnosis. In: Grossman CC, Holmes JH, Joyner C, et al., eds. Diagnostic Ultrasound. Proceedings of the First International Conference, University of Pittsburgh, 1966. New York: Plenum Publishing, 1965.

Roelandt J, van Dorp WG, Bom N, et al. Resolution problems in echocardiology: a source of interpretation errors. Am J Cardiol 1976;37:256–262.

Wells PNT. Physics. In: Leech G, Sutton G, eds. An Introduction to Echocardiography. London: MediCine Ltd., 1978.

Wild JJ, Reid JM. Application of echoranging techniques to the determination of structure of biological tissues. Science 1952;115:226.

Princípios do Doppler

Aggarwal KK, Moos S, Philpot EF, et al. Color velocity determination using pixel color intensity in Doppler color flow mapping. Echocardiography 1989;6:473–483.

Baker DW, Rubenstein SA, Lorch GS. Pulsed Doppler echocardiography: principles and applications. Am J Med 1977;63:69–80.

Bom K, de Boo J, Rijsterborgh H. On the aliasing problem in pulsed Doppler cardiac studies. J Clin Ultrasound 1984;12:559–567.

Hatle L, Angelson B. Doppler Ultrasound in Cardiology: Physical Principles and Clinical Applications. 2nd Ed. Philadelphia: Lea & Febiger, 1985.

Huntsman LL, Gams E, Johnson CC, et al. Transcutaneous determination of aortic blood-flow velocities in man. Am Heart J 1975;89:605–612.

Light LH. Transcutaneous observation of blood velocity in the ascending aorta in man. Biol Cardiol 1969;26:214–221.

Miyatake K, Okamoto M, Kinoshita N, et al. Clinical applications of a new type of real-time two-dimensional Doppler flow imaging system. Am J Cardiol 1984;54:857–868.

Omoto R. Color Atlas of Real-Time Two-Dimensional Doppler Echocardiography. Tokyo: Shindan-To-Chiryo, 1984.

Rushmer RF, Baker DW, Stegall HF. Transcutaneous Doppler flow detection as a non-destructive technique. J Appl Physiol 1966;21:554–566.

Waggoner AD, Bierig SM. Tissue Doppler imaging: a useful echocardiographic method for the cardiac sonographer to assess systolic and diastolic ventricular function. J Am Soc Echocardiogr 2001;14:1143–1152.

Imagens Harmônicas

Averkiou MA, Hamilton MF. Measurements of harmonic generation in a focused finite-amplitude sound beam. J Acoust Soc Am 1995;98:3439–3442.

Becher H, Tiemann K. Improved endocardium imaging using modified transthoracic echocardiography with the second harmonic frequency (tissue harmonic imaging). Herz 1998;23:467–473.

Burns PN. Harmonic imaging with ultrasound contrast agents. Clin Radiol 1996;51(Suppl 1):50–55.

Kornbluth M, Liang DH, Paloma A, et al. Native tissue harmonic imaging improves endocardial border definition and visualization of cardiac structures. J Am Soc Echocardiogr 1998;11:693–701.

Miller DL. Ultrasonic detection of resonant cavitation bubbles in a flow tube by their second-harmonic emissions. Ultrasonics 1981;19:217–224.

Spencer KT, Bednarz J, Mor-Avi V, et al. The role of echocardiographic harmonic imaging and contrast enhancement for improvement of endocardial border delineation. J Am Soc Echocardiogr 2000;13:131–138.

Spencer KT, Bednarz J, Rafter PG, et al. Use of harmonic imaging without echocardiographic contrast to improve two-dimensional image quality. Am J Cardiol 1998;82:794–799.

Vancon AC, Fox ER, Chow CM, et al. Pulse inversion harmonic imaging improves endocardial border visualization in two-dimensional images: comparison with harmonic imaging. J Am Soc Echocardiogr 2002;15:302–308.

Instrumentação

Bom N, Lancee CT, van Zwieten G, et al. Multiscan echocardiography. I. Technical description. Circulation 1973;48:1066–1074.

Griffith JM, Henry WL. A sector scanner for real time two-dimensional echocardiography. Circulation 1974;49:1147–1152.

Griffith JM, Henry WL. An ultrasound system for combined cardiac imaging and Doppler blood flow measurement. Circulation 1978;57:925–930.

King DL. Cardiac ultrasonography. Cross-sectional ultrasonic imaging of the heart. Circulation 1973;47:843–847.

Kisslo JA, vonRamm OT, Thurstone FL. Cardiac imaging using a phased array ultrasound system. II. Clinical technique and application. Circulation 1976;53:262–267.

Kisslo JA, vonRamm OT, Thurstone FL. Dynamic cardiac imaging using a focused, phased-array ultrasound system. Am J Med 1977;63:61–68.

Mason WP. Piezoelectric Crystals and Their Application to Ultrasonics. New York: Van Nostrand, 1950.

Melton HE Jr, Thurstone FL. Annular array design and logarithmic processing for ultrasonic imaging. Ultrasound Med Biol 1978;4:1–12.

Morgan CL, Trought WS, Clark WM, et al. Principles and applications of a dynamically focused phased array real time ultrasound system. J Clin Ultrasound 1978;6:385–391.

Pye SD, Wild SR, McDicken WN. Adaptive time gain compensation for ultrasonic imaging. Ultrasound Med Biol 1992;18:205–212.

Vogel J, Bom N, Ridder J, et al. Transducer design considerations in dynamic focusing. Ultrasound Med Biol 1979;5:187–193.

vonRamm OT, Thurstone FL. Cardiac imaging using a phased array ultrasound system. I. System design. Circulation 1976;53:258–262.

Segurança e Efeitos Biológicos

Baker ML, Dalrymple GV. Biological effects of diagnostic ultrasound: a review. Radiology 1978;126:479–483.

Barnett SB, Kossoff G. Temporal peak intensity as a critical parameter in ultrasound dosimetry. J Ultrasound Med 1984;3:385–389.

Carstensen EL, Duck FA, Meltzer RS, et al. Bioeffects in echocardiography. Echocardiography 1992;9:605–623.

Goss SA, Frizzell LA, Dunn F. Ultrasonic absorption and attenuation in mammalian tissues. Ultrasound Med Biol 1979;5:181–186.

Macintosh IJ, Davey DA. Relationship between intensity of ultrasound and induction of chromosome aberrations. Br J Radiol 1972;45:320–327.

Murai N, Hoshi K, Nakamura T. Effects of diagnostic ultrasound irradiated during fetal stage on development of orienting behavior and reflex ontogeny in rats. Tohoku J Exp Med 1975;116:17–24.

Skorton DJ, Collins SM, Greenleaf JF, et al. Ultrasound bioeffects and regulatory issues: an introduction for the echocardiographer. J Am Soc Echocardiogr 1988;1:240–251.

Stewart HD, Stewart HF, Moore RM Jr, et al. Compilation of reported biological effects data and ultrasound exposure levels. J Clin Ultrasound 1985;13:167–186.

Veluchamy V. Medical ultrasound and its biological effects. J Clin Eng 1978;3:162–166.

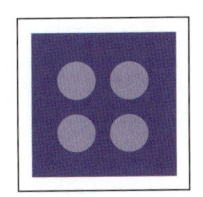

Capítulo 3
Métodos e Técnicas Ecocardiográficos Especializados

Os princípios básicos da interação do ultrassom com o tecido e o sangue e os mecanismos básicos por meio dos quais uma imagem é criada são discutidos no Capítulo 2. A ecocardiografia consiste em vários "domínios" ou metodologias de aquisição de imagens. Os domínios comumente usados na aquisição clínica de imagens são listados no Quadro 3.1. Cada uma dessas metodologias ultrassônicas tem forças e fraquezas específicas, bem como há questões clínicas específicas nas quais uma técnica pode ter um papel singular ou predominante. Cada modalidade de aquisição de imagens usa o mesmo princípio básico de reflexão do som na faixa de frequência ultrassônica para registrar dados, transmitir informações acerca da presença e localização de uma fronteira refletiva ou direção e velocidade de um alvo em movimento como hemácias ou tecido.

Dispositivos e Métodos de Aquisição de Imagens

Ecocardiografia em Modo M

A imagem mais antiga por ultrassom foi obtida por um único feixe de interrogação de um transdutor dedicado. Basicamente, a energia ultrassônica é enviada do transdutor na forma de um pacote de ultrassom que é então refletido de volta ao transdutor. A transmissão do ultrassom desde o transdutor não é contínua, mas interrompida e o tempo em que não há transmissão é usado para receber o sinal. Quando usado desse modo e dirigido ao tórax, o ultrassom, ao longo de uma linha única de interrogação, é refletido pelas estruturas cardíacas e registrado como uma série de interfaces refletoras. Se o local e a potência dessas interfaces forem então dispostos em um gráfico em relação ao tempo, tipicamente por meio do registro do sinal contínuo de retorno em um aparelho de registro contínuo ou tela de monitor, então é registrado um ecocardiograma em modo M (Figura 3.1). O termo modo M se refere à "movimentação" derivada do componente tempo. Algumas referências mais antigas chamam essa metodologia como modo tempo-movimento (modo T-M). Como a ecocardiografia em modo M mapeia somente ao longo de uma única linha, ela não oferece um método abrangente de varredura anatômica. Uma outra limitação é que a orientação verdadeira do feixe em relação à anatomia cardíaca exata muitas vezes não é conhecida se for usado um transdutor único. As vantagens da interrogação em modo M incluem alta resolução temporal (1.000 a 3.000 Hz comparada a 20 a 120 Hz da ecocardiografia bidimensional). Além disso, a resolução espacial ao longo de uma única linha de interrogação é mais alta do que a da ecocardiografia bidimensional. Isso tinha relevância clínica quando se usavam dispositivos de ultrassom bidimensional antigos. Os dispositivos atuais, com aquisição harmônica de imagens ou transdutores de alta frequência, oferecem resolução espacial clinicamente equivalente àquela oferecida pela ecocardiografia em modo M. Entretanto, eles não oferecem a resolução temporal da ecocardiografia em modo M que serve bem para identificar movimentação breve, rápida ou oscilatória fina, como a observada no *flutter* diastólico da valva mitral em pacientes com insuficiência aórtica, entalhe sistólico da valva aórtica na obstrução dinâmica da via de saída e anormalidades sutis da movimentação parietal, conforme se pode observar nos distúrbios de condução.

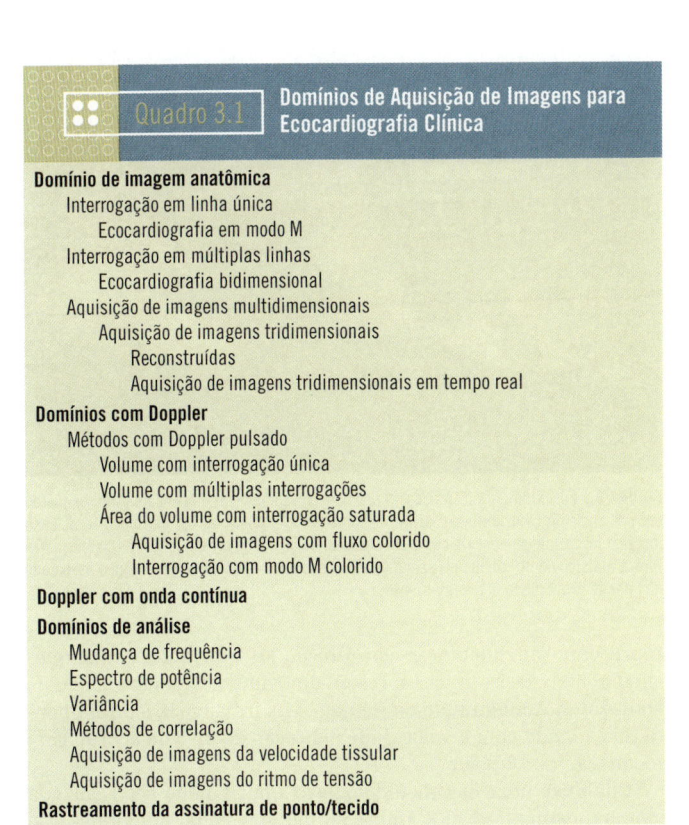

Quadro 3.1 — Domínios de Aquisição de Imagens para Ecocardiografia Clínica

Domínio de imagem anatômica
Interrogação em linha única
    Ecocardiografia em modo M
Interrogação em múltiplas linhas
    Ecocardiografia bidimensional
Aquisição de imagens multidimensionais
    Aquisição de imagens tridimensionais
        Reconstruídas
    Aquisição de imagens tridimensionais em tempo real

Domínios com Doppler
Métodos com Doppler pulsado
    Volume com interrogação única
    Volume com múltiplas interrogações
    Área do volume com interrogação saturada
        Aquisição de imagens com fluxo colorido
        Interrogação com modo M colorido

Doppler com onda contínua

Domínios de análise
Mudança de frequência
Espectro de potência
Variância
Métodos de correlação
Aquisição de imagens da velocidade tissular
Aquisição de imagens do ritmo de tensão
Rastreamento da assinatura de ponto/tecido

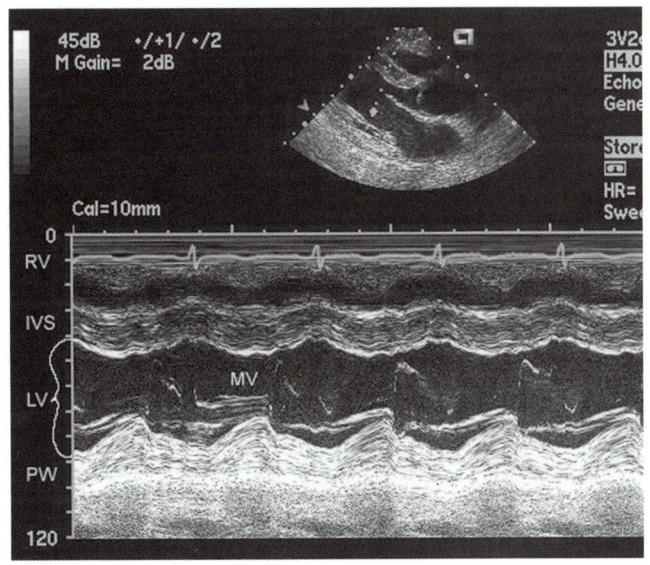

FIGURA 3.1 Ecocardiograma em modo M registrado através do ventrículo esquerdo no nível das pontas da valva mitral. IVS, septo interventricular; LV, ventrículo esquerdo; MV, valva mitral; PW, parede posterior; RV, ventrículo direito.

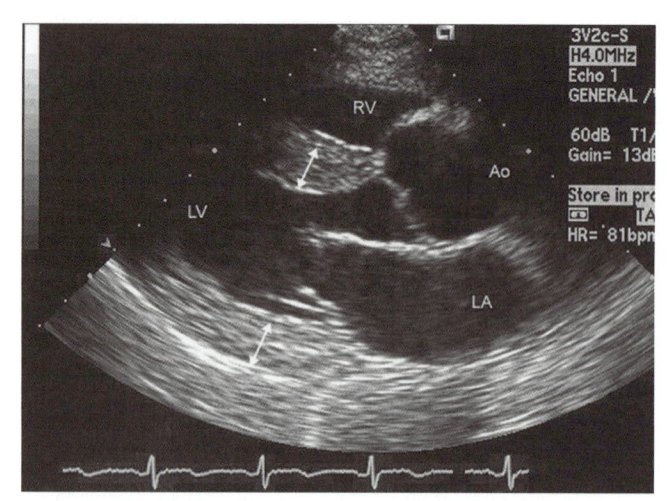

FIGURA 3.2 Ecocardiograma bidimensional transtorácico registrado em uma incidência paraesternal de eixo longo mostrando ventrículo direito, ventrículo esquerdo, átrio esquerdo e aorta proximal, bem como espessuras septal e da parede posterior (*setas com pontas duplas*). Ao, aorta; LA, átrio esquerdo; LV, ventrículo esquerdo; RV, ventrículo direito.

Ecocardiografia Bidimensional

A ecocardiografia bidimensional oferece uma visão expandida da anatomia cardíaca ao criar imagens não ao longo de uma única linha de interrogação, mas ao longo de uma série de linhas tipicamente varrendo um arco de 90º (Figura 3.2). Qualquer um dos domínios adicionais de aquisição de imagens, como modo M e Doppler, pode ser realizado simultaneamente e superposto à imagem bidimensional ou simultaneamente exibidos.

Varredura em Modo B Colorido

Para a aquisição de imagens bidimensionais de rotina (modo B), a imagem tipicamente é mostrada em uma escala de cinza. Embora as máquinas de primeira geração fossem limitadas a 16 tonalidades de cinza e as mais modernas a 64 tonalidades, os instrumentos atuais oferecem 256 tonalidades. Esse grau de variação nas tonalidades de cinza excede a capacidade do olho de discernir as diferenças. Um modo alternativo de exibição é converter as tonalidades na escala de cinza em uma faixa de cor ou tonalidades de uma cor (modo B colorido) (Figuras 3.3 e 3.4). Os estudos sugerem que esta constitui uma maneira de intensificar a detecção de tecidos moles de densidade sutil. Este formato de exibição tem tido grande aceitação na exibição de sinais espectrais de Doppler e de imagens ecocardiográficas tridimensionais, onde a tonalidade pode ser usada para apontar profundidade.

Interrogação com Doppler

Enquanto a aquisição de imagens estruturais bidimensionais se baseia na análise do tempo de trânsito e intensidade de um sinal de ultrassom de retorno para identificar uma estrutura anatômica, a interrogação com Doppler se baseia na análise de uma alteração na frequência do ultrassom transmitido. Inicialmente, ele era mostrado na forma de uma mudança real da frequência. A magnitude da mudança de frequência está na faixa de quilohertz. Essa mudança de frequência pode ser convertida na velocidade do alvo interrogado pela equação de Doppler. Praticamente todos os instrumentos modernos oferecem essa computação on line, e são as velocidades reais que são mostradas em vez das mudanças na frequência. Doppler é usado em múltiplos formatos.

O primeiro formato Doppler clinicamente usado foi uma exibição espectral das mudanças de frequência de retorno, a qual é transformada em velocidade em todos os instrumentos clínicos modernos. Esta é tipicamente exibida fazendo referência a uma *linha zero de cruzamento*. Qualquer sinal acima dessa linha

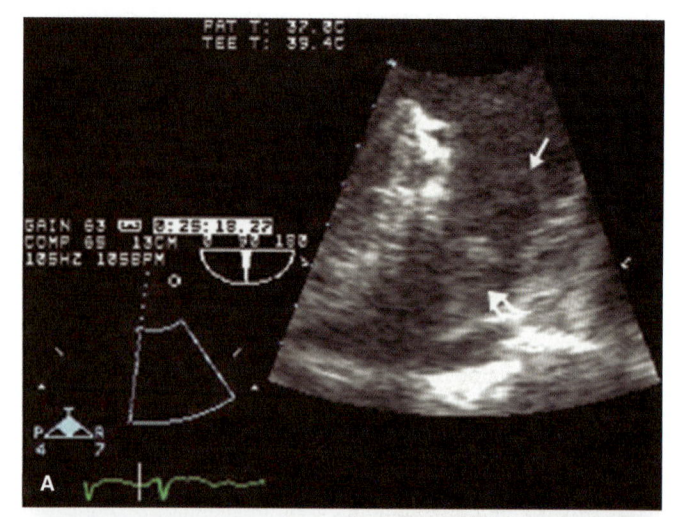

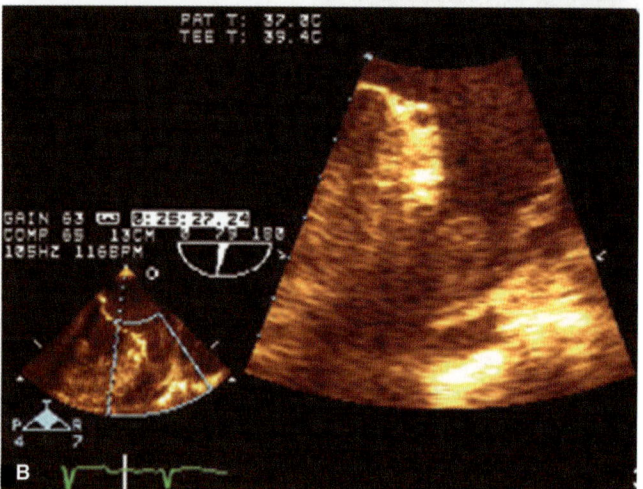

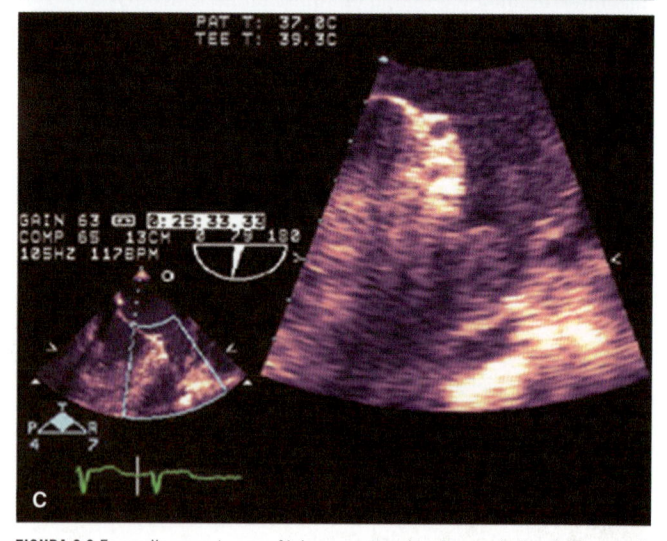

FIGURA 3.3 Ecocardiograma transesofágico concentrando sobre o apêndice atrial esquerdo em um paciente com fibrilação atrial, demonstrando o efeito da cor em modo B. **A:** Essa imagem foi obtida com escala cinza de rotina. **B, C:** Foi usada cor em modo B. Observe a natureza mais óbvia do trombo no apêndice atrial esquerdo e contraste espontâneo associado nas imagens em modo B coloridas.

representa movimentação em direção ao transdutor e qualquer sinal abaixo dessa linha representa movimentação para longe do transdutor. A magnitude da mudança na frequência é diretamente relacionada com a velocidade e direção do alvo de acordo com a equação de Doppler.

Qualquer uma das metodologias Doppler pode ser realizada simultaneamente com a aquisição bidimensional anatômica das

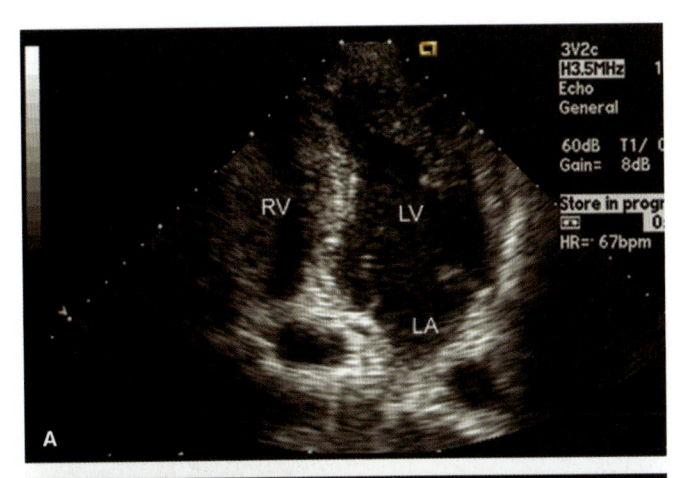

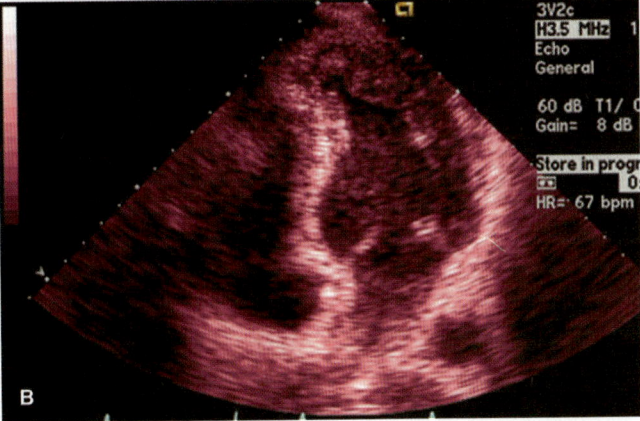

FIGURA 3.4 Incidência apical de quatro câmaras obtida em um paciente com variante apical da miocardiopatia hipertrófica na escala cinza de rotina (**A**) e com modo B colorido (**B**). Observe a natureza mais óbvia da hipertrofia apical na imagem em modo B colorida. LA, átrio esquerdo; LV, ventrículo esquerdo; RV, ventrículo direito.

imagens ao compartilhar recursos de computação do instrumento de ultrassom. O Doppler espectral pode então ser exibido simultaneamente com a imagem bidimensional. Os instrumentos mais antigos não eram providos de poder de computação para realizar ambas análises simultaneamente, e muitas vezes a aquisição de imagens anatômicas era suspensa durante a interrogação com Doppler. Os instrumentos modernos compensam essa desvantagem e podem exibir simultaneamente imagens bidimensionais e Doppler em tempo real (Figura 3.5).

Dois métodos diferentes são usados para a aquisição de imagens espectrais com Doppler: onda contínua ou pulsada (Figura 3.6). Como o nome implica, na aquisição de imagens com Doppler com onda contínua há transmissão e recepção contínuas do sinal de Doppler. Como há transmissão e recepção contínuas, a capacidade de determinar o tempo de trânsito é perdida e somente a mudança na frequência do sinal de retorno é calculada. Isso resulta em um fenômeno chamado de ambiguidade de alcance, no qual a velocidade precisa da movimentação pode ser calculada, mas não a localização exata onde essa velocidade ocorreu.

Por outro lado, a aquisição de imagens com Doppler com onda pulsada determina a velocidade da movimentação por meio de pacotes individuais de ultrassom enviados a um ritmo predefinido: frequência de repetição do pulso. As medidas dos tempos de transmissão e recepção são empregadas de modo que o local de origem da mudança na frequência pode ser calculado a partir do tempo de trânsito. Isso permite que o volume-amostra seja dirigido ao longo de seus eixos longitudinal e lateral. Como a amostragem não é contínua, há limitações quanto à velocidade máxima que pode ser determinada, a qual está relacionada com a frequência de repetição do pulso. A velocidade máxima que se pode obter é conhecida como limite de Nyquist. Por meio da aquisição de imagens com Doppler com onda pulsada, pode-se obter um registro da velocidade em qualquer ponto específico na anatomia cardíaca, mas a velocidade máxima que pode ser exibida será restringida pelo limite de Nyquist que define a faixa de velocidade total que pode ser medida, ou seja, a soma da velocidade em ambas as direções.

Uma variação na aquisição de imagens com Doppler com onda pulsada é a aquisição multirreferenciada de imagens com Doppler na qual múltiplos pontos (tipicamente dois a cinco) de interrogação com Doppler são simultaneamente abertos (Figura 3.7). A interrogação de múltiplos pontos aumenta efetivamente a frequência de repetição de pulso e desse modo o limite de Nyquist. Ela preserva grande parte da capacidade de localizar o ponto de velocidade máxima e permite um registro de velocidades que se aproxima daquele observado com a aquisição de imagens com Doppler com onda contínua. Os instrumentos mais antigos não permitiam a aquisição simultânea de imagens com Doppler com onda contínua e imagens bidimensionais e não permitiam dirigir um eixo de interrogação de onda contínua. O Doppler multirreferenciado foi desenvolvido inicialmente como uma solução para essa limitação. Todos os equipamentos da atual geração permitem dirigibilidade na aquisição de imagens com Doppler com onda contínua e daí a utilidade clínica e a necessidade de múltiplos pontos de referência diminuíram substancialmente.

Como na aquisição de imagens bidimensionais, a exibição espectral com Doppler, que tipicamente tem uma imagem em uma

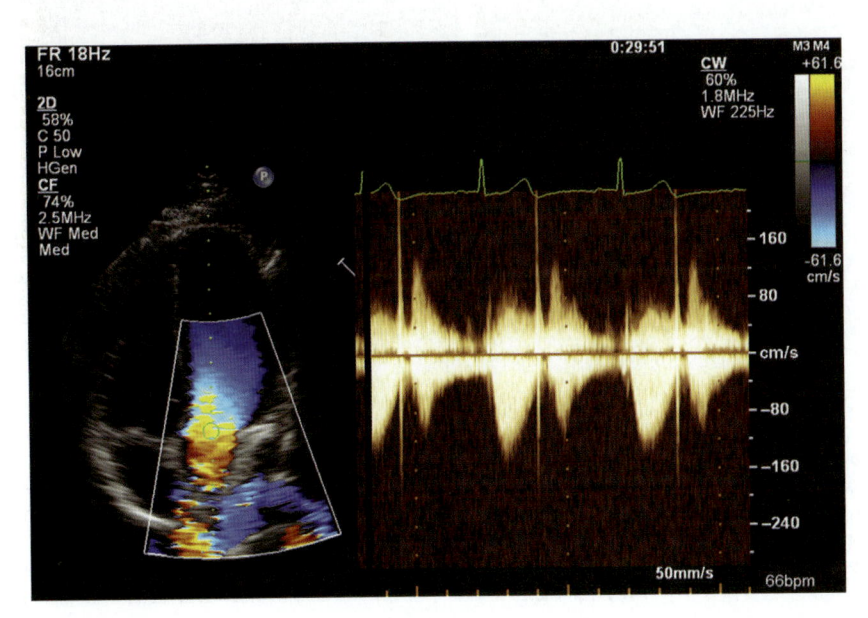

FIGURA 3.5 Doppler com onda contínua da valva aórtica registrado de uma incidência apical com Doppler colorido simultâneo.

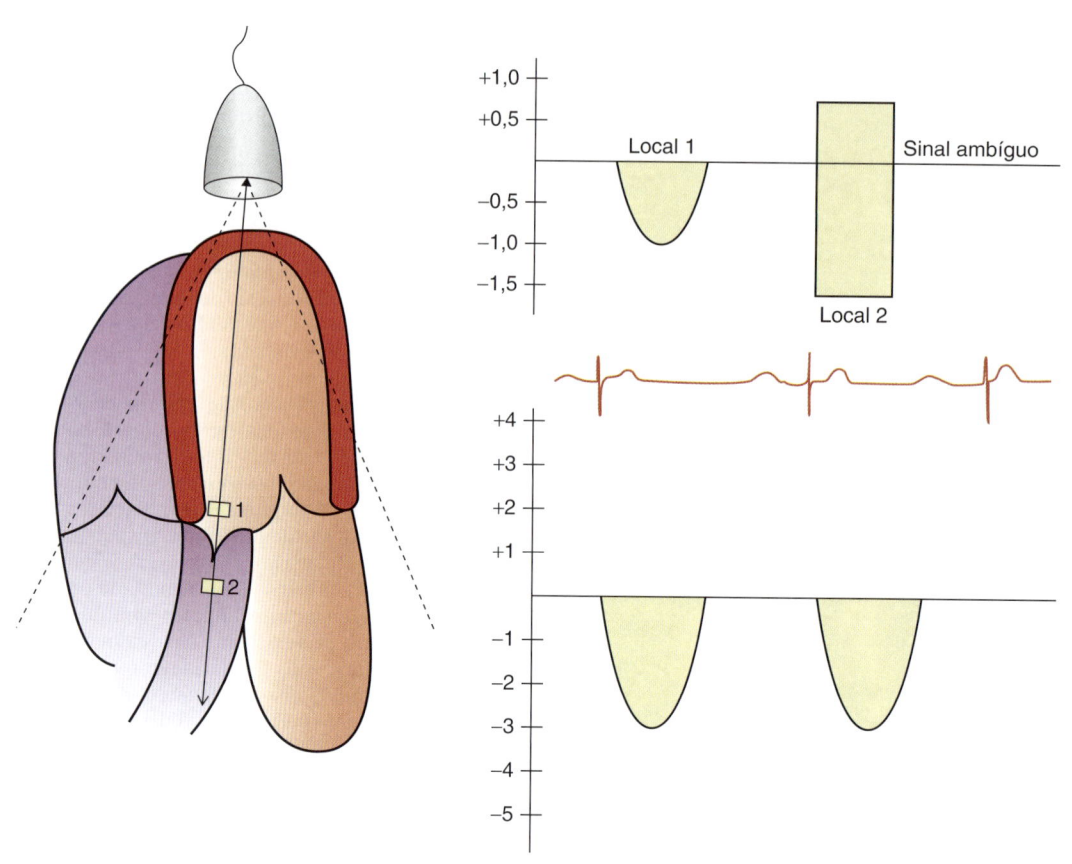

FIGURA 3.6 Representação esquemática da onda pulsada (**em cima, à direita**) e onda contínua (**embaixo, à direita**) mostrando a imagem de um caso hipotético de estenose aórtica leve. Com a imagem com Doppler de onda pulsada, é possível registrar um sinal espectral de um local preciso ao longo da linha de interrogação. Se registrado no local 1 na via de saída do ventrículo esquerdo onde as velocidades são baixas, a velocidade máxima de aproximadamente 1,0 m/s é claramente demonstrada. Se o volume-amostra for deslocado para o local 2, a jusante da valva aórtica estenótica, o limite de Nyquist é excedido e resulta em um sinal ambíguo, do qual não é possível determinar a velocidade máxima verdadeira. Com imagem com Doppler com onda contínua (**embaixo, à direita**), a velocidade máxima verdadeira ao longo da linha de interrogação pode ser determinada, mas o local preciso da obstrução não é conhecido a partir do registro espectral.

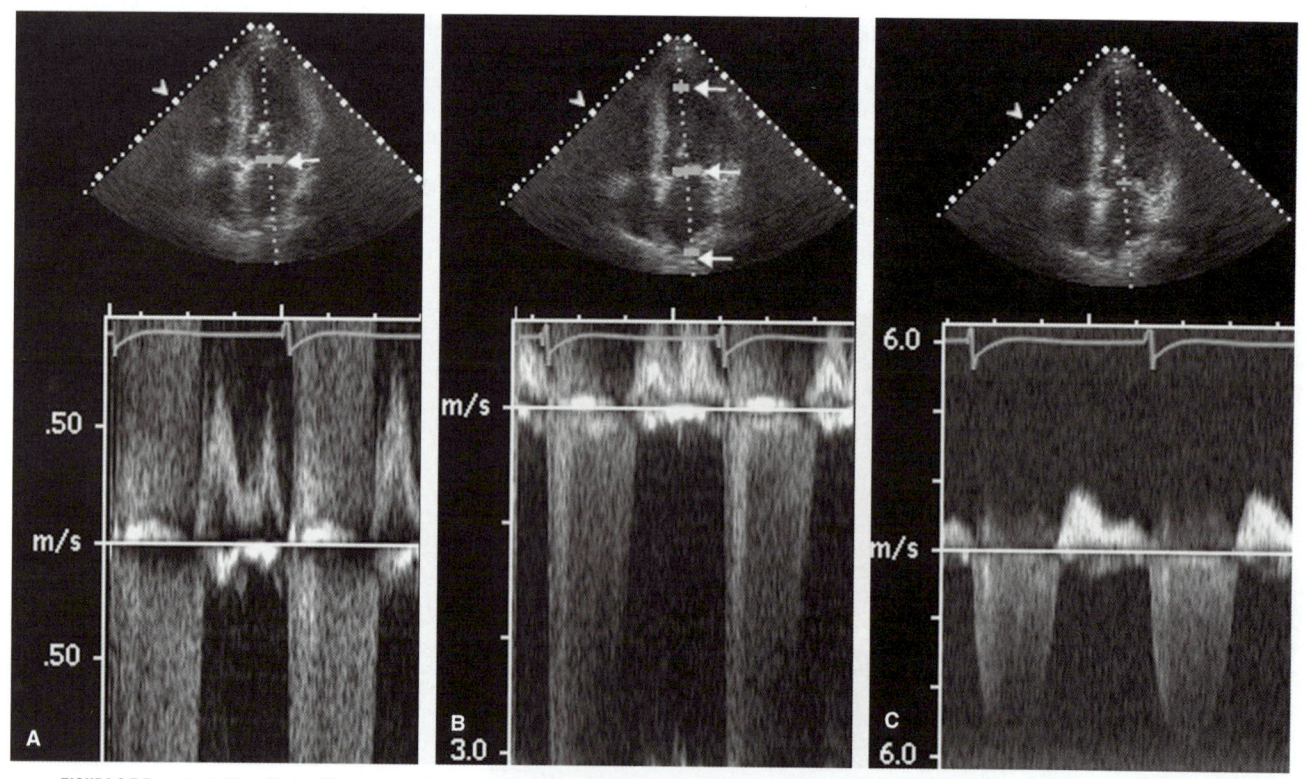

FIGURA 3.7 Exemplo de três métodos diferentes com Doppler obtido no mesmo paciente com regurgitação mitral. **A:** Imagem-padrão com Doppler com onda pulsada foi usada com um único local de amostragem (*seta*). Observe que o limite de Nyquist foi excedido em aproximadamente 1 m/s em ambas direções de modo que ocorre ambiguidade. **B:** Três locais simultâneos amostrados e que efetivamente aumentam o limite de Nyquist de modo que uma velocidade máxima de 4 m/s pôde ser registrada. **C:** Esta imagem foi obtida usando-se Doppler com onda contínua na qual a velocidade máxima verdadeira da regurgitação mitral pode ser facilmente determinada.

escala de cinza, pode ser em várias tonalidades de cor (Figura 3.8). Esse tipo de processamento pode tornar sinais espectrais tênues mais facilmente discerníveis.

Aquisição de Imagens com Doppler com Fluxo Colorido

A aquisição de imagens com fluxo colorido ou aquisição de imagens com Doppler colorido é uma variação da aquisição de imagens com Doppler pulsado e compartilha todas as suas limitações. O resultado dessa técnica é oferecer uma imagem colorizada representando a velocidade e a direção do fluxo sanguíneo em uma região de interesse, superposta a uma imagem bidimensional em tempo real. A técnica vem mostrando enorme utilidade clínica na avaliação de lesões valvares regurgitantes e detecção de derivações intracardíacas. Deve ser lembrado que se trata de uma técnica com Doppler pulsado e que tem todas as limitações da aquisição de imagens com Doppler pulsado, inclusive velocidades máximas relativamente limitadas devido a um limite de Nyquist baixo. Por causa do grande número de referências do Doppler pulsado disponíveis simultaneamente, a aquisição de imagens com Doppler colorido tem um ritmo de fotogramas mais baixo do que na aquisição de imagens estruturais bidimensionais (em geral, 15 a 30 Hz com uma região de interesse tipicamente usada para regurgitação mitral).

A aquisição de imagens do fluxo colorido é feita por meio da avaliação simultânea de múltiplas regiões de interrogação com Doppler dentro de uma área de interesse (Figura 3.9). Nos instrumentos modernos, o número de regiões interrogadas pode variar até várias centenas, dependendo do tamanho da área de interrogação. Em cada um desses locais, é feita e analisada uma interrogação com Doppler pulsado. Em vez de exibir cada um desses locais de interrogação pulsada como uma exibição espectral (que obviamente é impossível quando são interrogadas várias centenas de locais simultaneamente), a mudança de frequência em cada local é transformada em uma cor e depois o pixel do local de interrogação é codificado com aquela cor. Os mapas tradicionais de fluxo colorido codificam velocidades negativas (ou seja, indicando o fluxo para longe do transdutor) em várias tonalidades de azul e o fluxo em direção ao transdutor em várias tonalidades de vermelho. A intensidade ou tonalidade da cor individualmente tem correlação direta com a magnitude do desvio Doppler, indicando a velocidade. Devido a um limite de Nyquist relativamente baixo (tipicamente < 1,0 m/s), mesmo velocidades

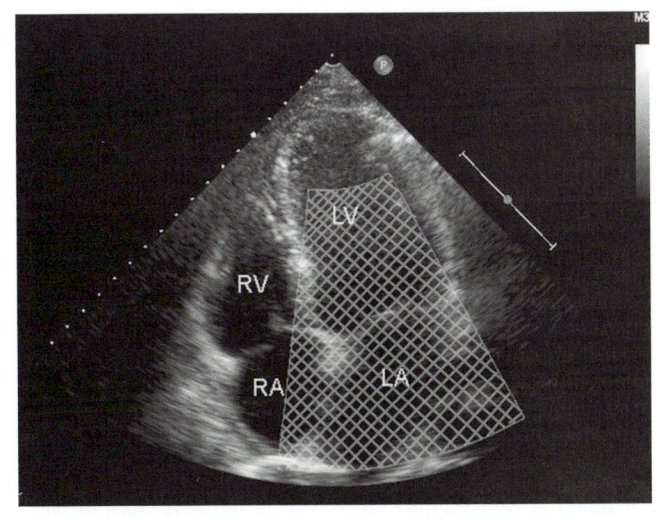

FIGURA 3.9 Incidência apical de quatro câmaras esquematizando a metodologia para a aquisição de imagens Doppler do fluxo colorido. Superposta a uma incidência tradicional de quatro câmaras está uma região de interesse com Doppler colorido esquematizado dentro da qual estão diagramadas múltiplas sub-regiões isoladas de interesse. Para o Doppler com fluxo colorido, cada uma dessas sub-regiões de interesse será interrogada quanto a desvios Doppler, os quais então são codificados em cores a ritmos de fotogramas dependentes do tamanho da região de interesse. LA, átrio esquerdo; LV, ventrículo esquerdo; RA, átrio direito; RV, ventrículo direito.

normais fisiológicas de fluxo frequentemente excedem o limite de Nyquist e ocorre ambiguidade na qual o fluxo pode ser codificado com a sua cor oposta. O método original de determinar a cor e tonalidade foi usar uma tabela de referência. Como o poder de computação necessário para calcular tonalidades específicas de cor é substancial, a solução que demanda menor necessidade de computação é usar uma tabela de referência na qual velocidades antecipadas são comparadas com as velocidades de retorno e depois casadas com uma cor predeterminada. Nos casos em que há um nível limiar de variância da tabela de referência por causa de velocidades mistas, a cor é dada como uma leitura da variância, tipicamente codificada em laranja ou amarelo. A detecção de variância substancial ou variação na velocidade e direção é uma manifestação de fluxo turbulento, implicando uma alta velocidade. Essas cores são então superpostas à imagem bidimensional e proporcionam uma avaliação simultânea da função ventricular e fluxo sanguíneo dentro da área de interesse (Figura 3.10). Existem vários mapas de fluxo colorido que correspondem a diferentes domínios de Doppler, como velocidade, potência e energia.

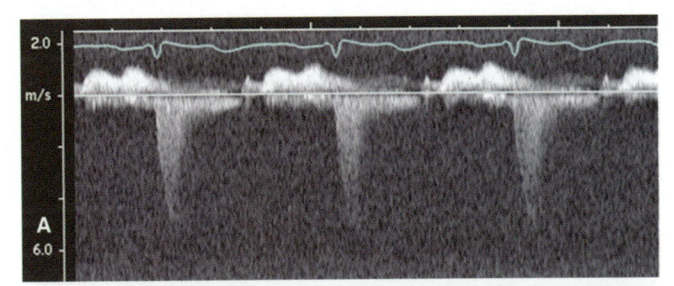

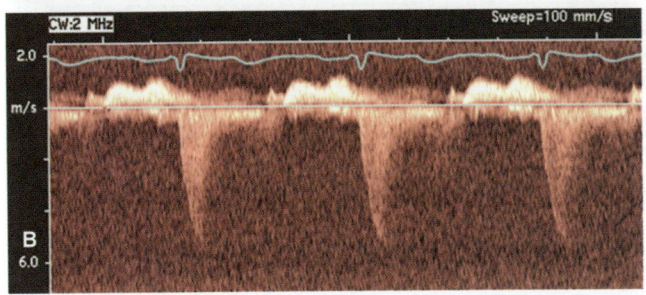

FIGURA 3.8 Aplicação do modo B colorido à imagem Doppler espectral. **A:** Um sinal tênue espectral de Doppler da regurgitação mitral foi registrado na escala de cinza. **B:** O mesmo sinal (com os mesmos ajustes de ganho) mostrado no modo B colorido. Observe a capacidade melhor de identificação do envelope espectral Doppler total na imagem colorizada.

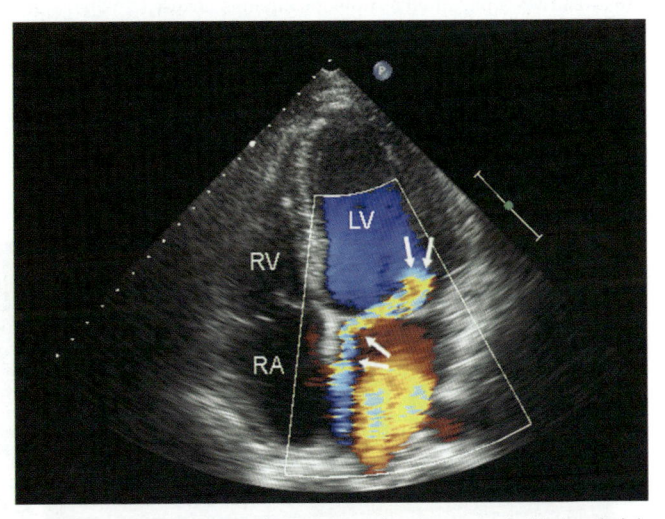

FIGURA 3.10 Imagem Doppler do fluxo colorido registrada em uma incidência apical de quatro câmaras em um paciente com valva mitral frouxa e regurgitação mitral excêntrica. Observe o padrão em mosaico da regurgitação mitral turbulenta (*setas*) e a codificação com cores mais homogênea representativa de fluxo sanguíneo lento no ventrículo esquerdo e no átrio esquerdo. LV, ventrículo esquerdo; RA, átrio esquerdo; RV, ventrículo direito.

Aquisição de Imagens em Modo M com Doppler Colorido

A aquisição de imagens em modo M com Doppler colorido é uma técnica por meio da qual a interrogação com Doppler pulsado é feita ao longo de uma única linha de interrogação, análoga à ecocardiografia em modo M. Diferentemente da ecocardiografia em modo M, na qual a localização e a intensidade de um sinal espectral refletido são gravadas, a mudança na velocidade Doppler é gravada e depois subsequentemente codificada em cores e superposta à imagem tradicional em modo M (Figura 3.11). Isso oferece dados com alta resolução temporal quanto a cronometria e direção dos eventos de fluxo. Como se trata de uma técnica com Doppler pulsado, a resolução da velocidade é limitada tal como o é na aquisição de imagens de rotina com Doppler colorido; contudo, a interrogação em uma única linha oferece um alto nível de resolução temporal e espacial ao longo da linha de medição. A Figura 3.11A é um exemplo da aquisição de imagens em modo M com Doppler colorido feita desde o ápice do ventrículo esquerdo. Desta posição de aquisição de imagens, podem ser avaliadas as características do fluxo de entrada mitral. A alta resolução temporal dessa técnica vem sendo usada para ajudar na determinação da velocidade de propagação do fluxo de entrada ventricular esquerdo (V_p), um marcador da função diastólica do ventrículo esquerdo. Uma outra instância clínica na qual a aquisição de imagens em modo M com Doppler colorido tem um papel é na determinação da largura de um jato de insuficiência aórtica (Figura 3.11B) e duração da regurgitação mitral.

●● | Aquisição de Imagens Tissulares ●● | com Doppler

A aquisição de imagens com Doppler de rotina tipicamente visa as hemácias e, portanto, as características do receptor, incluindo filtros de frequências que determinam as velocidades a serem medidas, são ajustadas no sentido de maximizar as mudanças antecipadas, decorrentes do deslocamento do sangue, e excluir as mudanças de velocidade que seriam observadas com estruturas de movimentação mais lenta. Ao se usar o Doppler convencional, como as hemácias são refletores relativamente fracos e o tecido é um refletor razoavelmente intenso, os filtros são também ajustados de modo a excluir objetos altamente refletores e maximizar objetos menos refletores (Figura 3.12). A aquisição de imagens tissulares com Doppler usa os mesmos princípios; entretanto, o alvo é o tecido em vez de as hemácias. Para essa finalidade, filtros são ajustados a parâmetros opostos àqueles necessários para detectar acuradamente a movimentação das hemácias. Como o tecido tem uma capacidade refletora maior e movimentação menor, os filtros do ecocardiógrafo são ajustados de modo a excluir altas velocidades e refletores de baixa intensidade. Com essa técnica, o miocárdio ou o esqueleto fibroso do coração podem constituir um alvo e as reflexões mais fracas oriundas de hemácias com velocidades mais altas podem ser relativamente excluídas.

Uma das aplicações iniciais dessa técnica foi usar a metodologia de exibição de imagens do fluxo colorido e saturar uma área de interesse com o efeito Doppler. O sinal do Doppler colorido do tecido em movimento era então superposto na imagem bidimensional com escala de cinza. Um exemplo desse uso é visto na Figura 3.13. Usando a codificação tradicional azul-vermelho para a direção da movimentação, isso resulta em codificação desigual de cores mesmo quando as paredes estão se movimentando com velocidades semelhantes. O septo ventricular com movimentação normal será codificado em azul (movimentação para longe do transdutor) e a movimentação anterior normal da parede posterior será codificada em vermelho. Isso resulta em codificação de cores opostas das paredes opostas, com cada uma tendo movimentação direcional normal. O esquema de codificação com cores pode ser alterado para ser unidirecional, registrando somente a velocidade, a despeito da direção, com a mesma cor. Isso tem a desvantagem de codificar uma parede discinética com a mesma cor de uma parede com contração normal. Essa técnica tem um potencial muito grande no sentido de que ela poderia permitir a superposição de informações sobre velocidade e direção de movimentação sobre uma imagem anatômica. Ela é limitada quanto a sua aplicabilidade por causa das frequências relativamente baixas de fotogramas e incapacidade de amplamente saturar o sinal. Outras limitações incluem potencial ambiguidade do sinal da cor com movimentação de maior velocidade e registro limitado de informações sobre a velocidade a um ângulo de incidência (θ) acima de 30°. As relações entre sinal e ruído são tipicamente relativamente baixas e, em imagens de má qualidade, pode haver uma sangria substancial do sinal da cor do tecido para o sangue.

Uma variação da aquisição de imagens tissulares com Doppler é adquirir imagens codificadas em cores da movimentação tissular ao longo da linha de interrogação em modo M. Isso representa uma combinação da ecocardiografia em modo M, imagens com Doppler colorido e imagens tissulares quantitativas com Doppler. Um exemplo dessa técnica é mostrado pela Figura 3.14. A aquisição de imagens tissulares com Doppler colorido em modo M é uma técnica com alta resolução temporal e espacial para investigar a mecânica miocárdica, e as informações assim adquiridas podem secundariamente ser empregadas para determinar gradientes de velocidade entre pontos adjacentes ou mais recentemente na aquisição de imagens do ritmo de tensão.

As tentativas iniciais de codificação em cores e aquisição de imagens tissulares com Doppler usavam mudanças de velocidade de Doppler padrão. O sinal de Doppler no domínio da potência ou energia também pode ser codificado. O domínio da potência se refere ao registro da intensidade ou amplitude dos desvios Doppler refletidos em vez de somente sua velocidade (Figura 3.15). Teoricamente, este formato pode ter um benefício por causa de sua relação maior entre sinal e ruído e tem sido usado na ecocardiografia de contraste.

A saturação completa da imagem com sinal colorido tem tido pouca aceitação clínica por causa das limitações do ritmo de fotogramas e saturação com uma relação adequada entre sinal e ruído. Deve ser reconhecido que a fonte original do sinal são, na

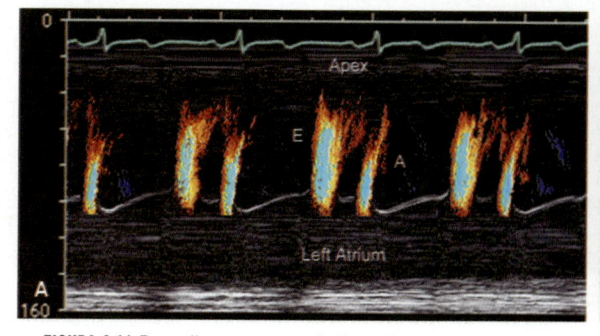
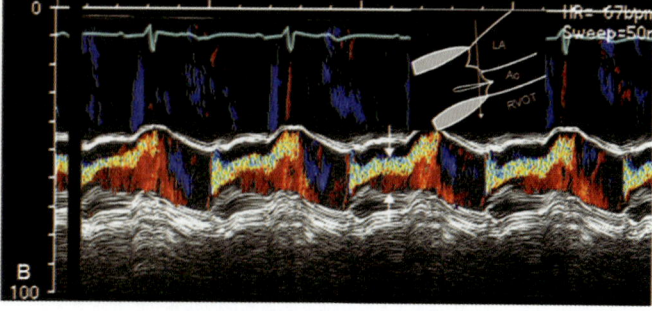

FIGURA 3.11 Ecocardiogramas em modo M com Doppler colorido registrados a partir do ápice ventricular esquerdo demonstram fluxo de entrada mitral normal (**A**) e insuficiência aórtica de um ecocardiograma transesofágico (**B**). A orientação da imagem é a notada no esquema inserido. Apex, ápice; Left Atrium, átrio esquerdo; RVOT, via de saída do ventrículo direito.

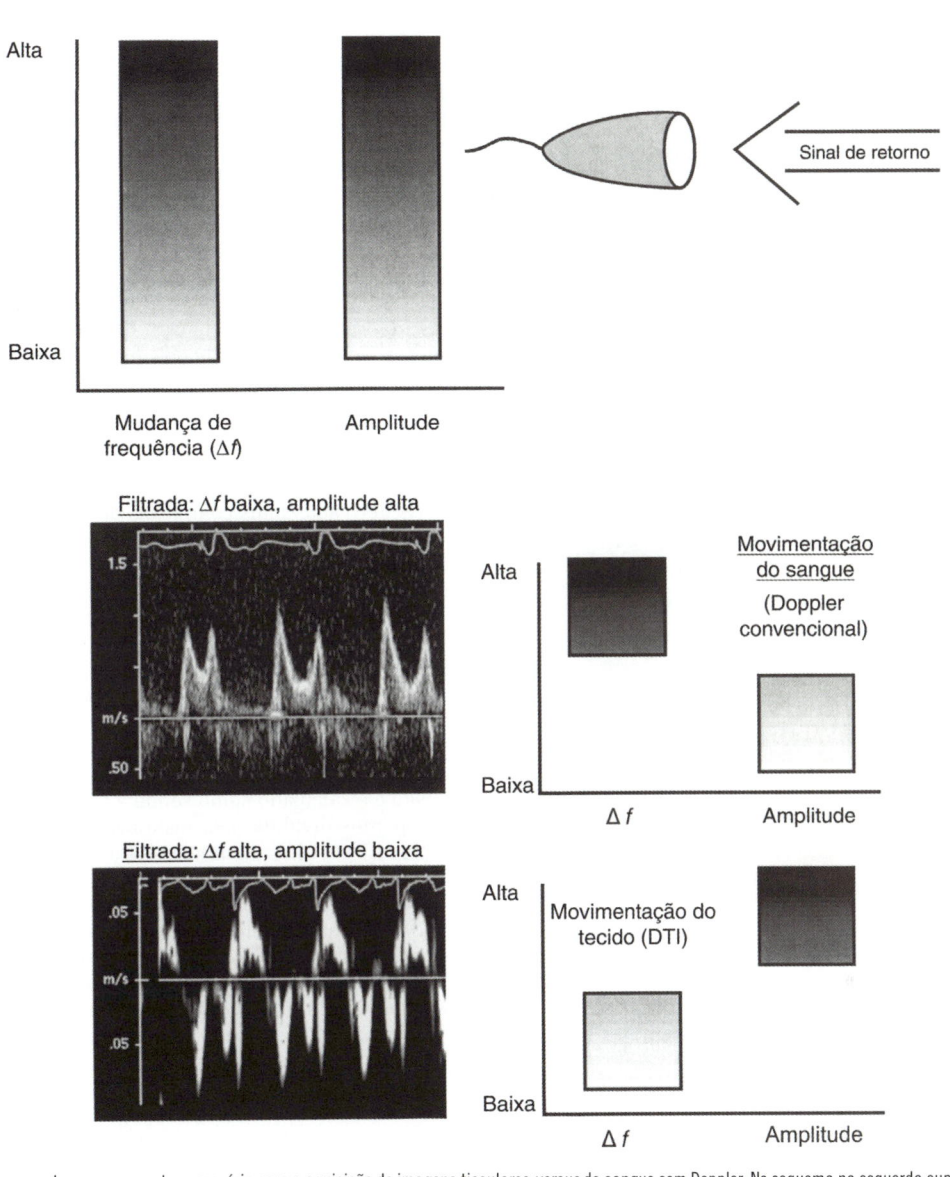

FIGURA 3.12 Diagrama do processamento necessário para a aquisição de imagens tissulares *versus* do sangue com Doppler. No esquema na esquerda superior observe que o sinal de retorno contém ampla faixa de mudanças de frequência com mudanças de baixa frequência relacionadas com alvos de movimentação lenta e mudanças de alta frequência com alvos com movimentação mais rápida. Há também ampla faixa na amplitude do sinal com alvos de baixa amplitude sendo representados pelas hemácias e alvos de alta amplitude pelo tecido. Para aquisição-padrão de imagens da movimentação do sangue, mudanças baixas e alvos de alta amplitude são excluídos por filtros, e uma exibição espectral representando a movimentação do sangue é apresentada. A filtração oposta das mudanças com baixa amplitude e alta frequência resulta no registro seletivo da movimentação do tecido. DTI, Aquisição de imagem tissular com Doppler.

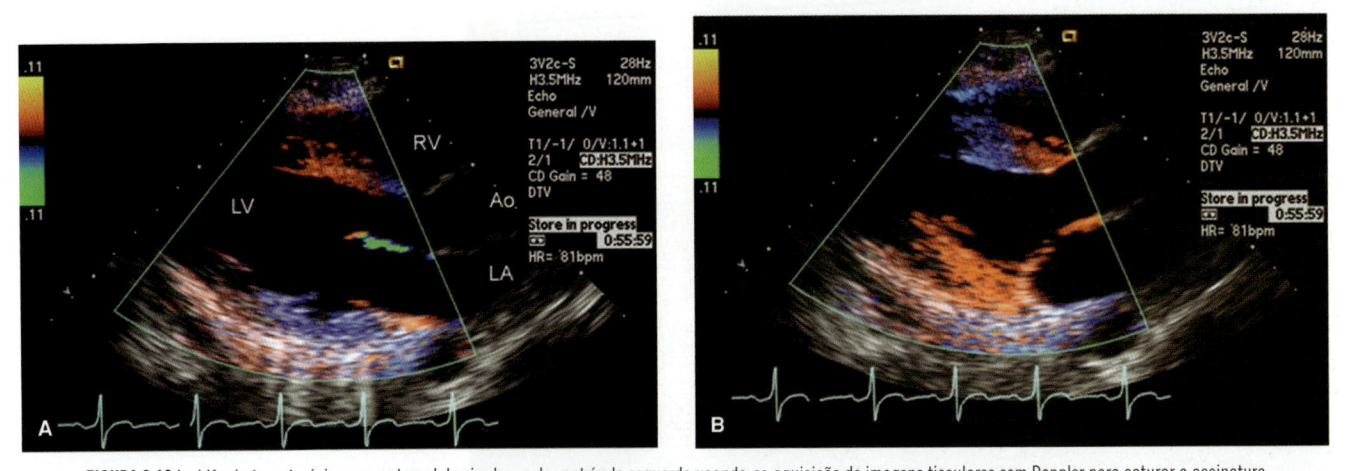

FIGURA 3.13 Incidência transtorácica paraesternal de eixo longo do ventrículo esquerdo usando-se aquisição de imagens tissulares com Doppler para saturar a assinatura miocárdica. **A:** Registrada na diástole; **B:** registrada na telessístole. Observe que à medida que o septo se move posteriormente, ele é codificado em azul, e à medida que a parede posterior se move anteriormente na sístole, ela é codificada em vermelho. Ao, aorta; LA, átrio esquerdo; LV, ventrículo esquerdo; RV, ventrículo direito.

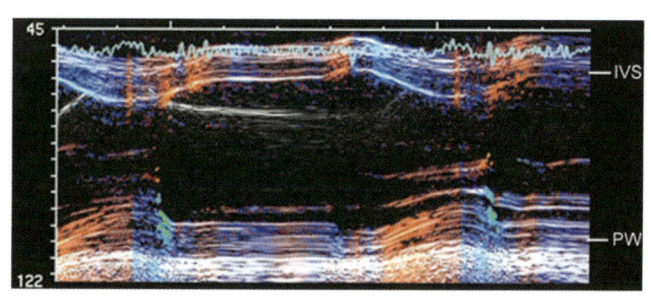

FIGURA 3.14 Imagem tissular em modo M com Doppler colorido obtida de uma posição paraesternal do transdutor. Na sístole, o septo se move posteriormente e é colorido de azul, e a parede posterior com movimentação anterior normal é colorida de vermelho. Observe a excelente resolução temporal dessa técnica.

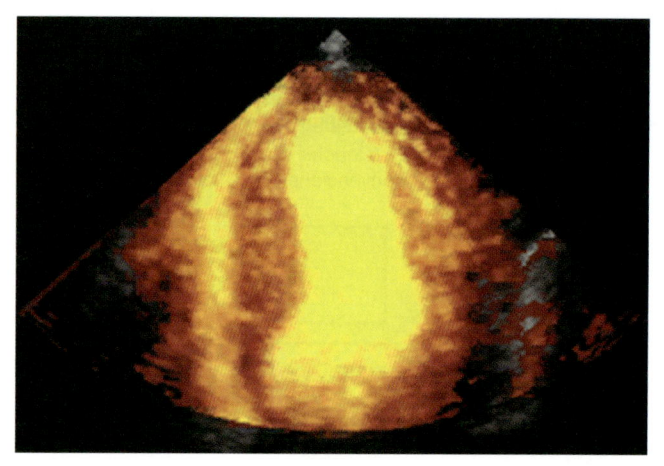

FIGURA 3.15 Imagem com Doppler ampliada obtida no momento da ecocardiografia com contraste usando-se agente baseado em perfluorocarbono. Observe a excelente relação entre sinal e ruído e a acentuada discriminação entre o sangue e a parede com esse método de aquisição de imagens.

verdade, informações de Doppler pulsado, adquiridas de uma área ampla de interesse e visando movimentação tissular. Um maior grau de aceitação tem sido visto na exibição do sinal espectral de velocidade e extraindo-se informações quantitativas de áreas localizadas usando essa técnica. Analogamente ao uso de um volume-amostra na aquisição de imagens do fluxo sanguíneo, um volume-amostra pode ser colocado sobre o miocárdio

ou anel mitral ou tricúspide e a direção e a velocidade do miocárdio naquele ponto no espaço serem determinadas acuradamente (Figura 3.16). Tal como em todas as aplicações do Doppler, a determinação da velocidade tissular depende do ângulo de interrogação.

A Figura 3.17 delineia a "evolução" dos dados, os quais podem ser derivados das velocidades tissulares Doppler. Como a aquisição de imagens com Doppler inerentemente detecta movimentação e calcula velocidade, é a velocidade que constitui o parâmetro fundamental disponível. O deslocamento – ou distância percorrida pelo tecido – pode ser determinado como sendo o produto da velocidade pelo tempo. O cálculo mais simples que pode ser derivado da análise de dois pontos é a diferença absoluta nas velocidades. Isso tem tido aplicabilidade clínica na determinação do gradiente entre as velocidades endocárdica e epicárdica que pode ser um indicador mais sensível de isquemia miocárdica do que a diminuição absoluta da velocidade através de toda a parede miocárdica (Figura 3.18).

As derivadas mais complexas dessas medidas incluem a tensão e o ritmo de tensão, ambos oferecendo uma avaliação mais direta da contratilidade intrínseca do miocárdio do que a fração de ejeção ou análise padrão da movimentação parietal. Como o ritmo de tensão é a primeira derivada da movimentação (ou seja, alteração na velocidade), ela é mais diretamente derivada da imagem tissular com Doppler, que inerentemente é um cálculo de velocidade. Conforme mostra a Figura 3.17, a tensão é definida como sendo a alteração da distância entre dois pontos dividida pelo comprimento inicial (L_0). Matematicamente, é um número sem unidade. O ritmo de tensão é a primeira derivada da tensão e é calculado como sendo a alteração na velocidade entre dois pontos dividida pela distância (L) entre esses dois pontos. Matematicamente, as unidades do ritmo de tensão são 1/s (ou s^{-1}). Tensão e ritmo de tensão são discutidos com mais detalhes no Capítulo 6, no que se refere à avaliação da função sistólica.

Depois de serem adquiridos os dados de velocidade com Doppler tissular (ou rastreamento de pontos tissulares, a ser discutido mais adiante), as características da movimentação miocárdica em um ou mais pontos ou regiões podem ser extraídas e exibidas. Tipicamente, em uma incidência apical de quatro câmaras, duas ou mais regiões de interesse igualmente espaçadas serão definidas na parede septal e lateral das quais podem ser mostrados velocidade, deslocamento, tensão ou ritmo de tensão em um formato gráfico. As Figuras 3.19 e 3.20 mostram deslocamento regional em indivíduos normais. Observe a gradação espacial tanto da velocidade quanto do deslocamento com valores mais altos em direção à base e valores mais baixos em direção ao ápice. Nestes exemplos, os dados foram extraí-

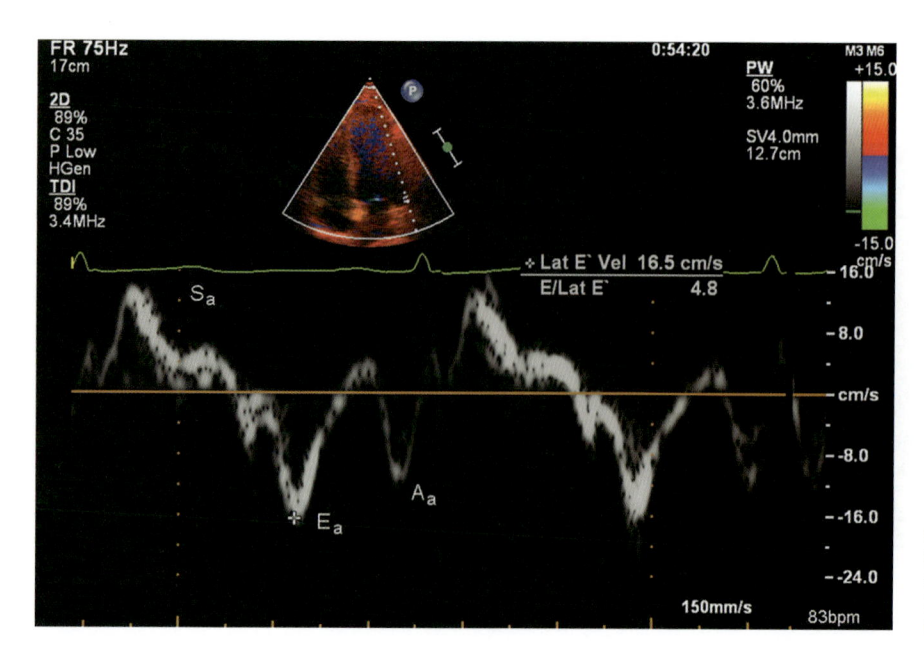

FIGURA 3.16 Imagem tissular com Doppler usando-se uma exibição espectral e uma única área de interesse dirigida ao anel valvar mitral lateral. A movimentação sistólica do anel (S_a) e a movimentação anular diastólica (E_a e A_a) são conforme notado. Neste exemplo, E_a é calculada em 16,5 cm/s.

Parâmetros Derivados da Aquisição de Imagens Tissulares com Doppler

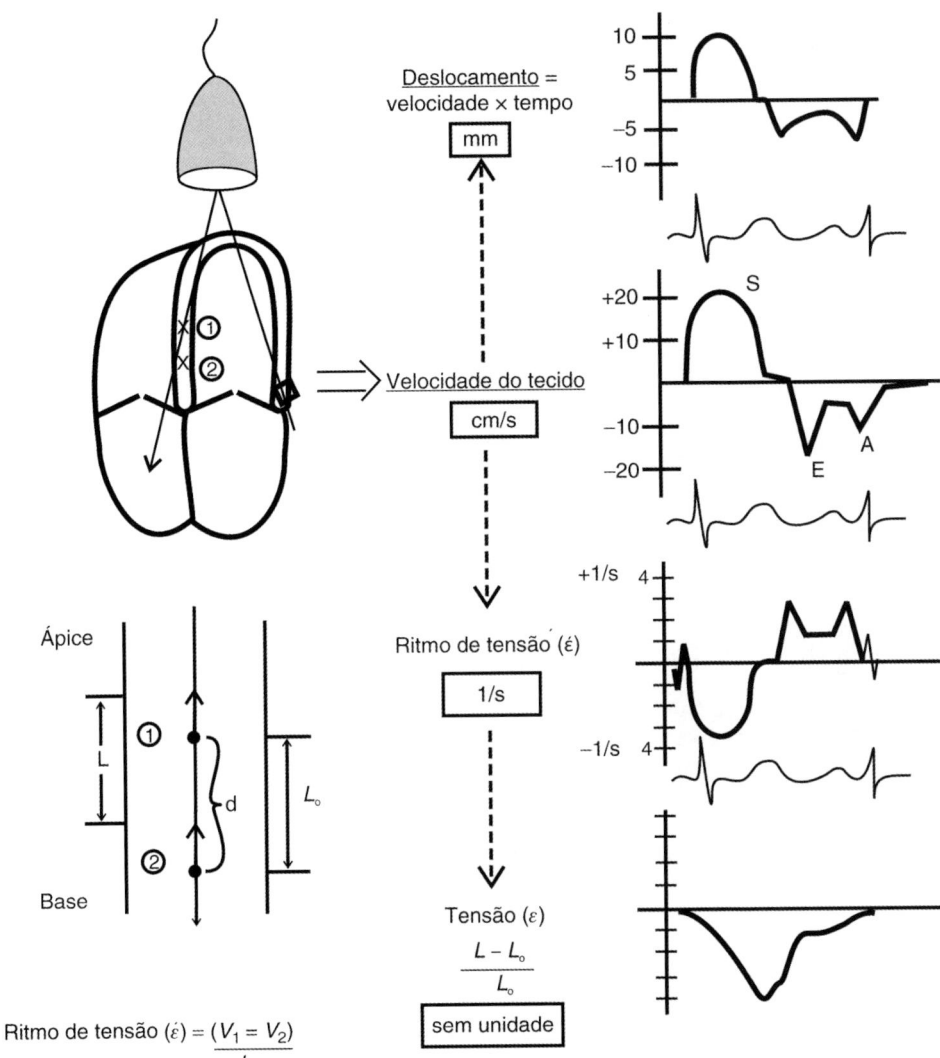

FIGURA 3.17 Esquema da metodologia para obtenção de imagem tissular com Doppler (ITD) do anel mitral ou de dois pontos adjacentes para cálculo da tensão miocárdica ou ritmo de tensão. Cada um dos parâmetros derivados também é mostrado esquematicamente à direita. Ver texto para detalhes.

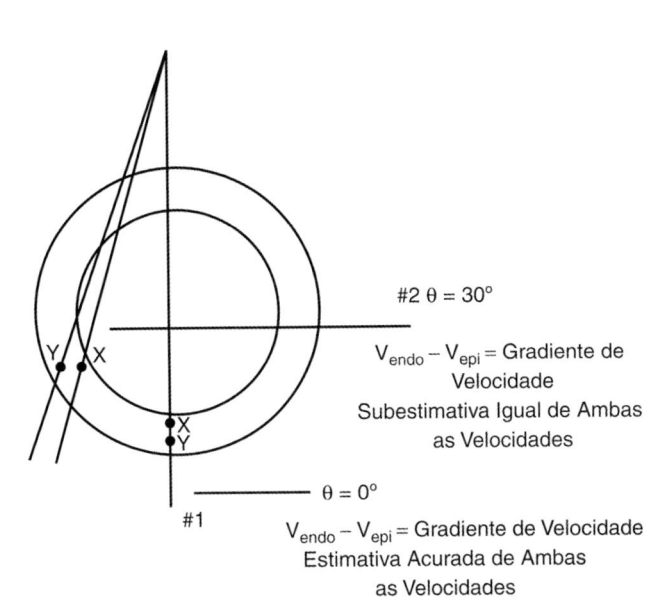

FIGURA 3.18 Esquema demonstrando o mecanismo da determinação de um gradiente endocárdico-epicárdico. Para a linha de interrogação com um ângulo de incidência (θ) de 0°, não seria necessária correção alguma para a determinação acurada da velocidade. Para o exemplo com um ângulo de incidência de 30°, seria de se antecipar a subestimativa sistemática da velocidade. Entretanto, como ambos os pontos X e Y, representando as regiões endocárdica e epicárdica de interesse, são interrogados com o mesmo ângulo de incidência, o cálculo do gradiente de velocidade, como uma medida relativa, não é afetado.

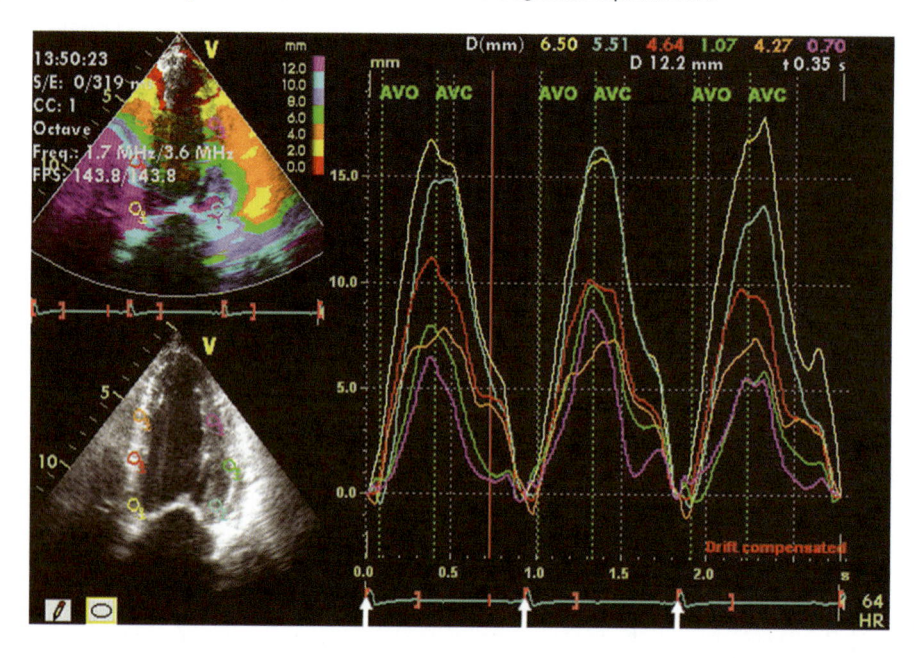

FIGURA 3.19 Deslocamento tissular derivado do Doppler de seis regiões de interesse, três no septo e três na parede lateral a partir de uma incidência apical de quatro câmaras. À esquerda, as regiões de interesse são mostradas como pequenos círculos superpostos às incidências de quatro câmaras. Cada região de interesse separada é codificada em cores para exibição do deslocamento. A cronometragem dos eventos cardíacos está baseada na abertura da valva aórtica (AVO) e fechamento da valva aórtica (AVC). Observe a heterogeneidade espacial do deslocamento quando comparada com os segmentos apical, médio e basal.

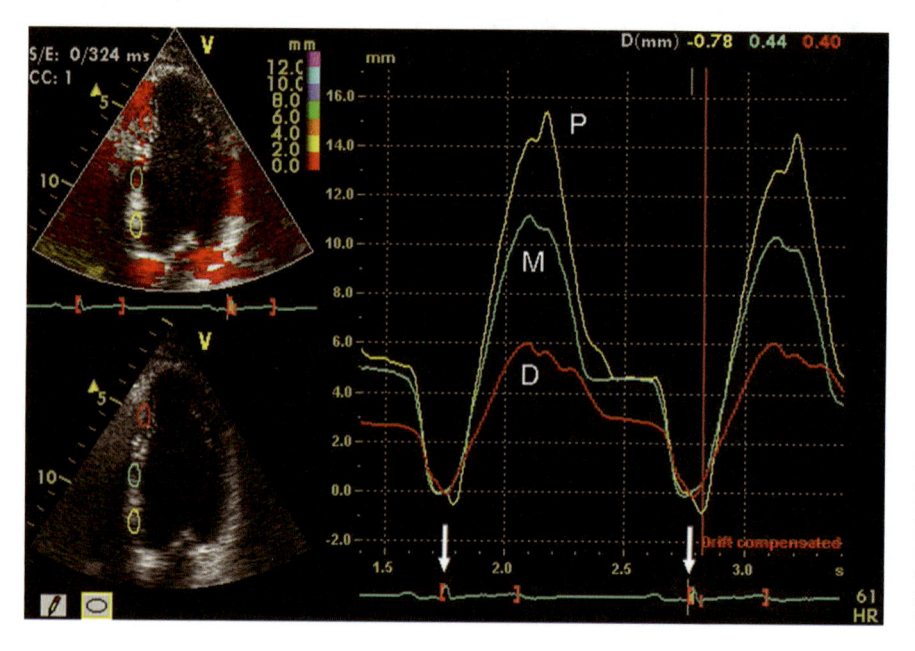

FIGURA 3.20 Incidência apical de quatro câmaras registrada de três regiões de interesse no septo ventricular a uma velocidade mais alta de varredura. Novamente, observe o deslocamento maior no segmento proximal (P) em comparação aos médio e distal (M, D). Observe a cronometragem relativamente uniforme do deslocamento máximo entre esses três segmentos implicando pouco no que se refere à dissincronia longitudinal.

dos da metodologia do Doppler tissular. As Figuras 3.21 e 3.22 são exemplos de aquisição de imagens da tensão em múltiplos locais. Observe a tensão negativa presente em cada um dos segmentos interrogados.

A Figura 3.23 foi registrada em um indivíduo com infarto da parede lateral do miocárdio usando-se aquisição de imagens pelo Doppler da tensão com base no tecido. Observe o padrão de tensão negativa normal no septo apical e a tensão sistólica anormal na parede lateral e septo proximal.

O registro de dados acurados de tensão e ritmo de tensão reprodutíveis demanda uma meticulosa atenção à técnica e colocação das várias regiões de interesse. Até mesmo erros menores na colocação de uma região de interesse pode acarretar uma introdução de erro substancial (Figuras 3.24 e 3.25). A aquisição de imagens do ritmo de tensão muitas vezes resulta em um sinal com maior ruído com múltiplas deflexões sistólicas e diastólicas positivas e negativas e aconselha-se cuidado ao se tentar identificar os pontos de inflexão "máxima". Para todas essas técnicas, incluindo a velocidade, deslocamento, tensão e ritmo de tensão, a cronometragem com a abertura e fechamento da valva aórtica é um método mais apropriado para resolução temporal acura-

da das curvas do que é se confiar no eletrocardiograma (Figura 3.19). Cada um desses parâmetros pode ser determinado seja em um ponto isolado ou em múltiplos pontos em uma região e depois promediados. Um formato de exibição final é o "modo M curvado". Neste formato de exibição, múltiplas regiões de interesse são usadas para investigar movimentação miocárdica. A Figura 3.26 foi adquirida pelo Doppler tissular e mostra curvas de deslocamento em seis regiões separadas, novamente revelando a heterogeneidade espacial do deslocamento. Ademais, um mapa do tempo no eixo × *versus* localização no eixo *y* pode ser criado com cada cor e claridade do ponto individual com respeito ao deslocamento.

Fazendo a média da tensão de regiões de interesse, o ruído extrínseco dentro das medidas e do sistema pode ser mitigado. Um outro passo neste estudo é analisar a tensão global em uma incidência apical ou em uma incidência única. A tensão global representa a tensão média de pontos múltiplos através de todo o parâmetro da incidência estudada e oferece uma avaliação global da função ventricular. Em estudos clínicos, ela tem sido correlacionada com a fração de ejeção.

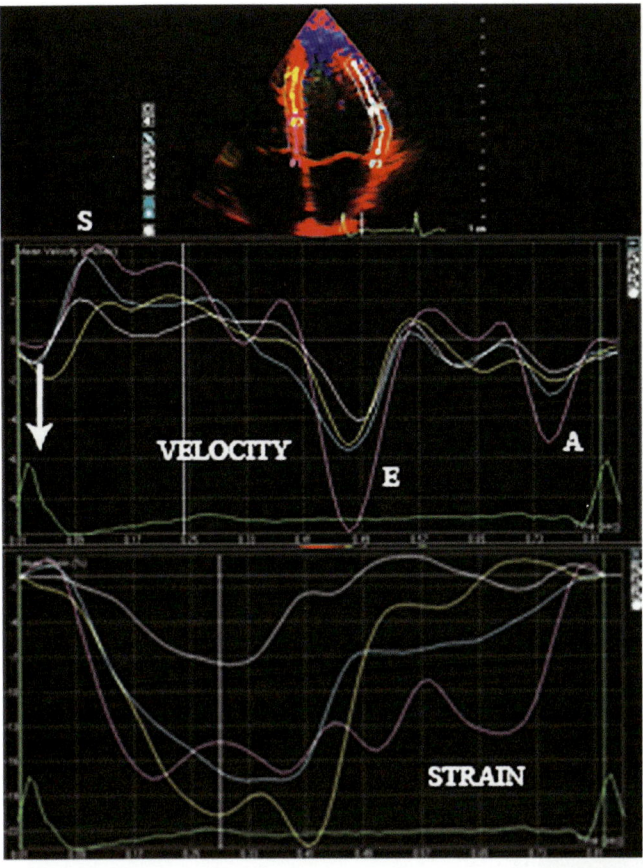

FIGURA 3.21 Registros de velocidade e ritmo de tensão baseados no Doppler em uma incidência apical de quatro câmaras em um indivíduo normal. Para este exemplo, foram calculadas a velocidade e a tensão médias ao longo do comprimento de um segmento em vez de em uma região isolada de interesse, conforme apresentado nas figuras anteriores. Strain, tensão; velocity, velocidade.

⣿ | Rastreamento de Pontos

Uma abordagem mais recentemente desenvolvida para se extrair a velocidade da movimentação miocárdica tem sido o rastreamento da assinatura tissular ou de pontos. A imagem miocárdica é composta por uma série de alvos ultrassônicos cujas características são singulares ou quase singulares para cada região específica de interrogação. O padrão do ponto, que depende da intensidade e tamanho de cada alvo refletivo minúsculo, pode ser considerado uma impressão digital acústica para aquela região (Figura 3.27). Algoritmos foram desenvolvidos para identificar a assinatura ultrassônica específica do ponto e depois rastrear uma região miocárdica de interesse no tempo, da qual podem ser calculadas direção e velocidade do segmento miocárdico. Quando duas regiões do miocárdio são comparadas simultaneamente, então a tensão e ritmo de tensão podem ser calculados em uma maneira similar àquela para a determinação tissular pelo Doppler de velocidades e movimentação. Como o rastreamento de pontos não se baseia no Doppler, ele não depende do ângulo de incidência. Obviamente, com a contração e deformação do miocárdio, a assinatura tissular ultrassônica em certa região pode ser corrompida. A maioria dos fabricantes proporciona uma verificação computacional interna da integridade dos dados e rejeita aqueles que não se conformam a rastreamento uniforme de uma dada região. O nível em que os dados são rejeitados e o grau em que a integridade dos dados é exibida ao ultrassonografista variam entre os fabricantes. O rastreamento de pontos pode ser usado para rastrear o miocárdio dentro de todo o campo ultrassônico de visão e a velocidade e direção da movimentação da parede podem ser rastreadas simultaneamente em múltiplos pontos. A Figura 3.28 é um exemplo de uma exibição vetorial de movimentação derivada de um sistema de rastreamento de pontos híbrido no qual a direção do vetor é concordante com a direção da movimentação miocárdica e o comprimento do vetor é diretamente proporcional à velocidade naquele ponto. Como o rastreamento de pontos independe de ângulo, a velocidade da parede pode ser rastreada acuradamente ao redor de todo perímetro do ventrículo esquerdo simultaneamente a partir de uma única posição do transdutor.

O rastreamento de pontos pode ser usado para derivar os parâmetros mais avançados de tensão e ritmo de tensão bem como a velocidade. A Figura 3.29 mostra extração de velocidade e tensão longitudinal segmentar média de sete segmentos em uma incidência apical de quatro câmaras. Na Figura 3.30, a tensão global (18,5%) foi calculada em uma incidência apical de quatro câmaras. A Figura 3.31 mostra a determinação da tensão sistólica regional a partir de três incidências apicais diferentes, todas extraídas de um conjunto de dados tridimensionais.

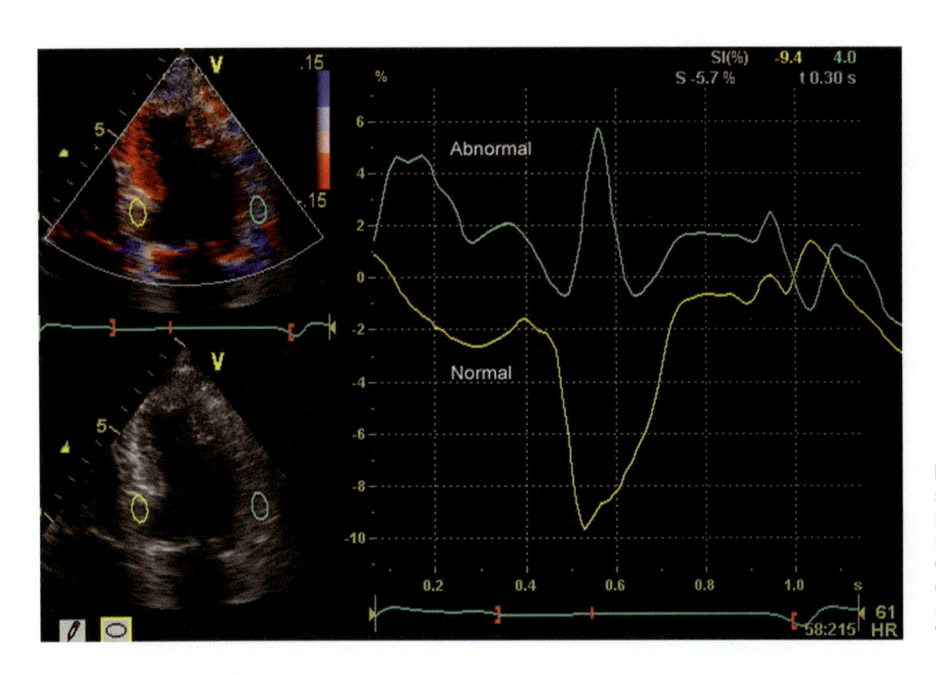

FIGURA 3.22 Imagem da tensão miocárdica obtida em um segmento normal e anormal do ventrículo esquerdo em uma incidência apical de quatro câmaras. As duas regiões de interesse são marcadas por ovais superpostas ao miocárdio. No segmento normal (septo), observe a tensão negativa durante a sístole, e no segmento anormal (parede lateral proximal), a expansão sistólica inicial é marcada por uma forma positiva de onda. Abnormal, anormal.

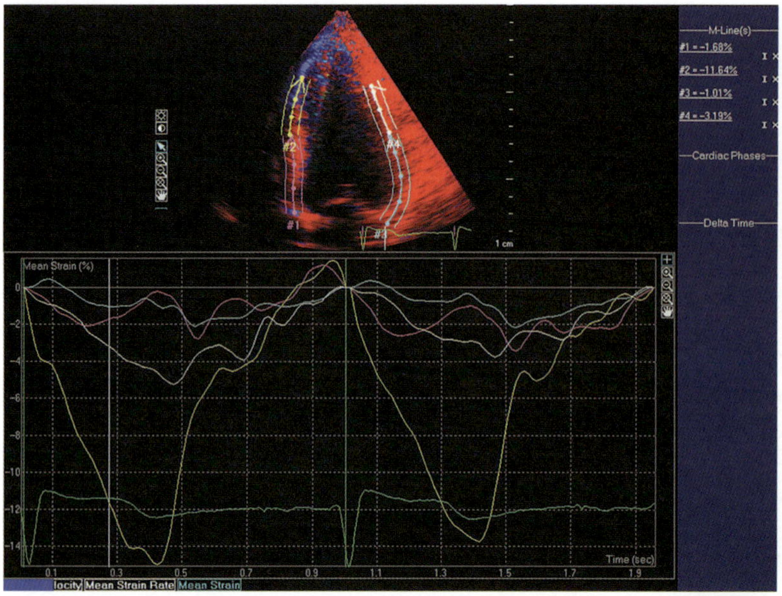

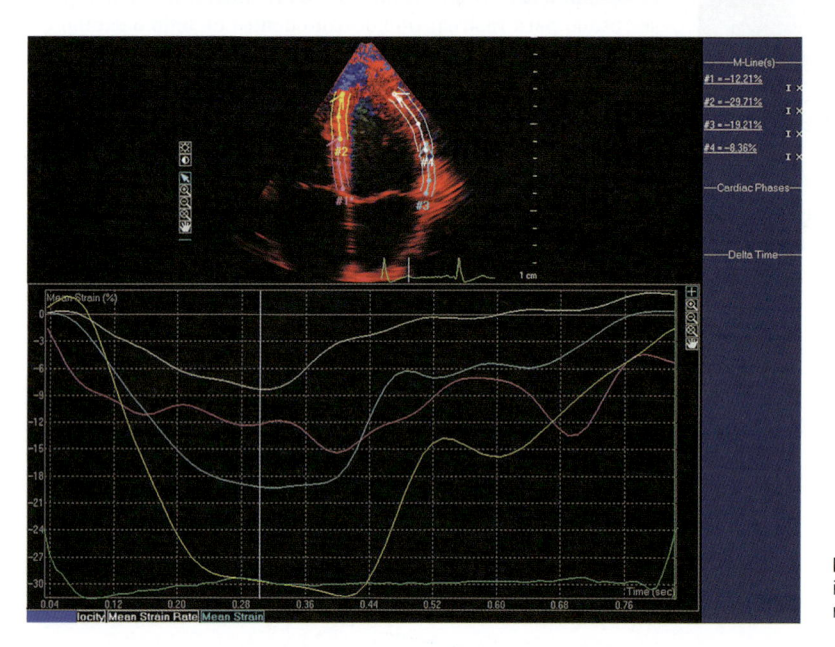

FIGURA 3.23 Aquisição de imagem da tensão registrada em um paciente com infarto da parede lateral. A tensão média em quatro segmentos, dois na parede lateral e dois no septo, é registrada. Somente o segmento 2, representando o septo distal, em amarelo, tem um padrão normal de tensão. Observe a tensão patologicamente reduzida no septo proximal e em ambos os segmentos da parede lateral.

FIGURA 3.24 Incidência apical de quatro câmaras registrada em um indivíduo normal, sem doença, mostrando a tensão normal em quatro regiões de interesse.

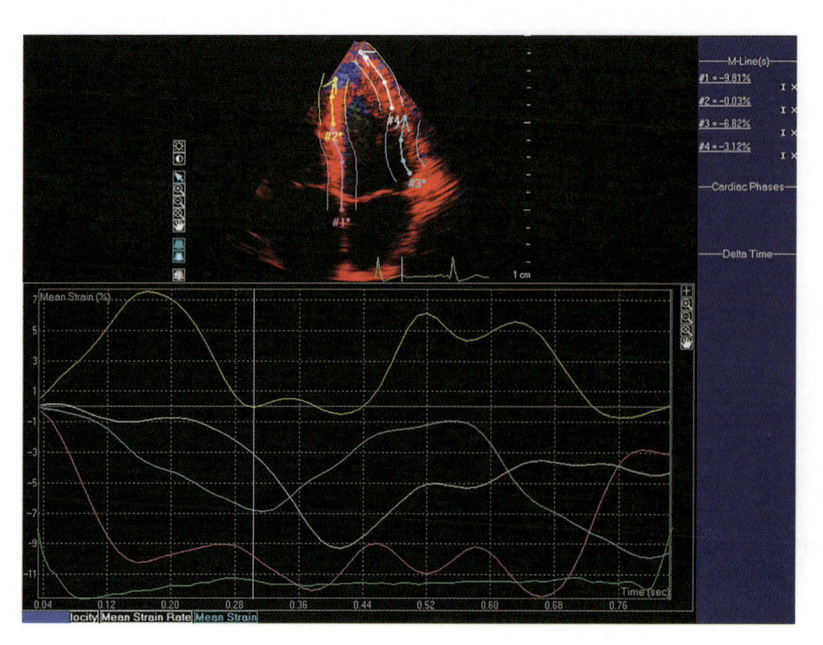

FIGURA 3.25 Mapa da tensão registrado no mesmo paciente normal descrito na Figura 3.24. Neste exemplo, as regiões de interesse foram propositadamente alteradas no sentido de envolver várias porções do endocárdio de cada lado do septo ou cavidade ventricular. Observe que a intensidade de deslocamento das regiões de interesse é menor, tipicamente de somente 2 a 3 mm, mas resultou em uma acentuada distorção da imagem da tensão, o que poderia potencialmente mimetizar um padrão anormal de tensão.

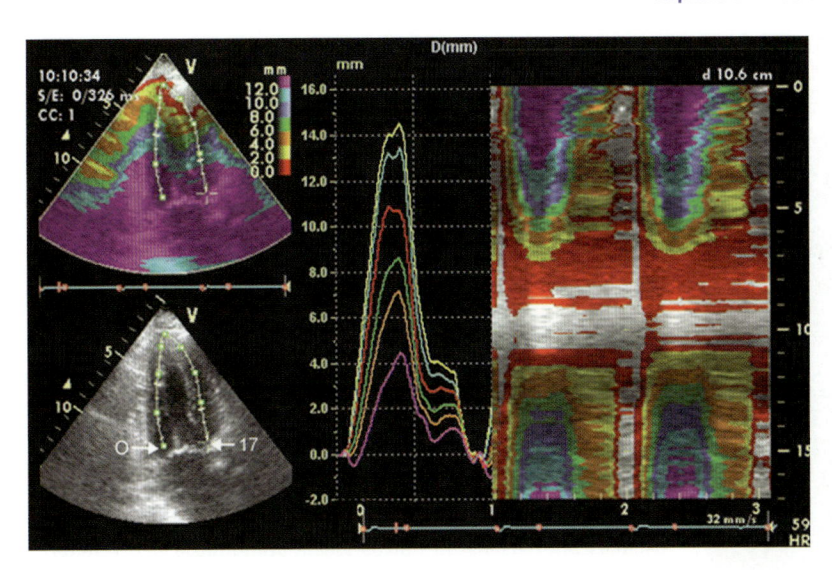

FIGURA 3.26 Demonstração do deslocamento registrado de imagem tissular com Doppler em um indivíduo normal. **À esquerda:** Observe a linha curva através do miocárdio ventricular, que é usada para criar o sinal curvo em modo M na extrema direita. Regiões isoladas de interesse também podem ser plotadas individualmente ao longo do tempo conforme mostrado pelas linhas individuais de deslocamento (**no meio**). **À direita:** A representação curva em modo M do deslocamento do miocárdio é mostrada. Observe no ecocardiograma bidimensional à esquerda, o local da região de interesse que se estende desde a parede inferior basal (ponto 0) até a base anterior (ponto 17) com o ápice localizado aproximadamente no ponto 9. Dois ciclos cardíacos consecutivos são representados, e a cor em qualquer ponto denota o grau de deslocamento a partir da telediástole (definida pelo QRS) *versus* sua localização ao longo da região de interesse no miocárdio ventricular.

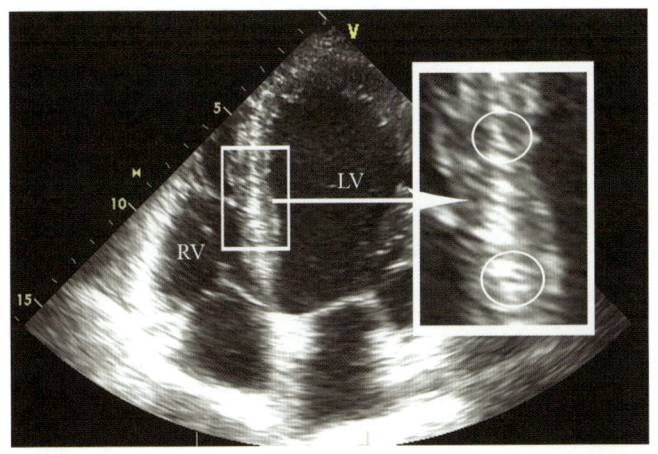

FIGURA 3.27 Ilustração dos princípios básicos do rastreamento de pontos. Uma incidência apical de quatro câmaras é apresentada da qual uma seção do septo ventricular foi expandida (*área limitada*). Na área expandida, duas regiões circulares de interesse são identificadas. Observe a assinatura acústica claramente diferente nessas regiões. Esta ilustração é uma simplificação do fenômeno de pontos e, na realidade, são utilizadas regiões de interesse substancialmente menores com variação mais sutil na assinatura tissular com base em características mais fundamentais de aquisição de imagens. LV, ventrículo esquerdo; RV, ventrículo direito.

Caracterização Tissular

A caracterização tissular se refere a uma análise detalhada da transmissão do ultrassom e propriedades refletivas do tecido investigado. Ela vem sendo empregada para fins de pesquisa desde o início da década de 1980, inicialmente usando-se unidades de ultrassom de feixe único dedicadas e sinal de radiofrequência. Vários parâmetros inclusive "retrodispersão" com a intensidade refletida do sinal miocárdico e variação cíclica da retrodispersão com o ciclo cardíaco foram demonstrados como sendo confiáveis e marcadores precoces de disfunção contráctil. No miocárdio não isquêmico normalmente contráctil, há uma variação física distinta na quantidade de energia ultrassônica de retrodispersão que é amortecida ou perdida na presença de isquemia ou infarto. A avaliação de retrodispersão integrada anteriormente necessitava de instrumentação de investigação dedicada capaz de extrair o sinal de radiofrequência para análise. Várias plataformas modernas têm a capacidade de rastrear a intensidade miocárdica no tempo e proporcionar informações similares. Enquanto válida como um marcador de isquemia miocárdica, esta técnica tem tido pouca ou nenhuma aceitação na prática clínica.

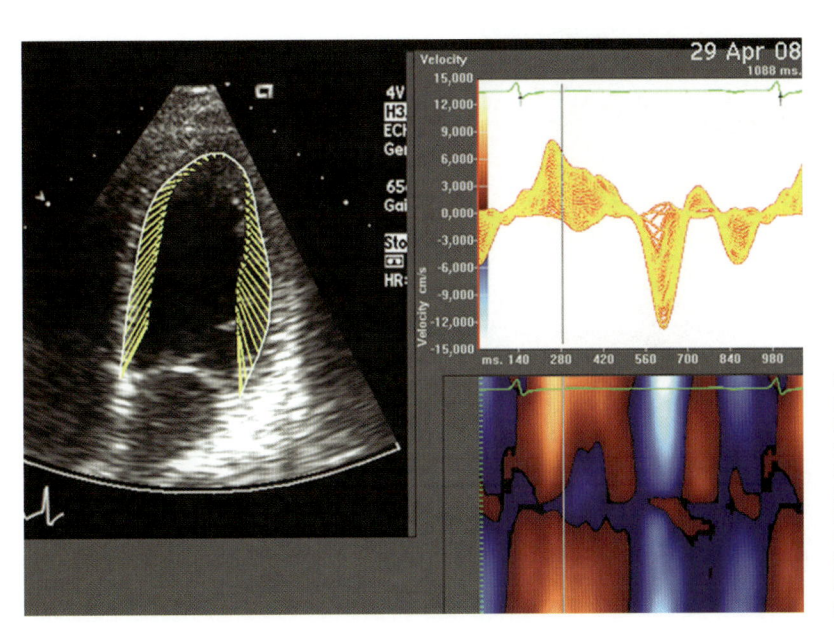

FIGURA 3.28 "Rastreamento de pontos" registrado em um indivíduo com movimentação parietal normal em uma incidência apical de quatro câmaras. A imagem à esquerda é uma "imagem de velocidade vetorial" na qual múltiplas regiões de interesse pequenas ao redor do perímetro do contorno ventricular foram rastreadas. O comprimento da *seta* representa a magnitude da movimentação em cada região de interesse bem como sua direção. Observe a magnitude maior de movimentação no segmento basal em comparação ao apical. Os gráficos à direita mostram cada linha individual relacionada com o tempo registrada ou como linhas individuais de tempo e velocidade ou como modo M "curvo" no qual a velocidade e direção estão codificadas em cores.

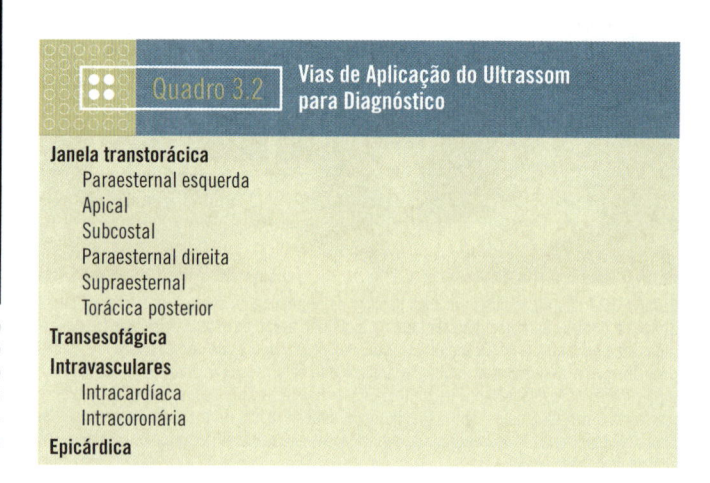

FIGURA 3.29 Incidência apical de quatro câmaras registrada com algoritmo de rastreamento de pontos em um indivíduo normal. Para este formato, o rastreamento de pontos foi usado para determinar a velocidade média e a tensão longitudinal em sete segmentos através do miocárdio ventricular esquerdo em uma incidência apical de quatro câmaras. Os segmentos estão rotulados e codificados em cores. Observe a gradação do ápice para a base e a velocidade média do miocárdio no gráfico superior e também a heterogeneidade longitudinal da tensão longitudinal no gráfico inferior.

Aquisição de Informações do Ultrassom Cardíaco

A aquisição de imagens cardíacas reais pelo ultrassom envolve o uso de um transdutor para liberar e subsequentemente receber a energia ultrassônica a partir de estruturas cardíacas. Desde o seu início, foram desenvolvidos diferentes modos de aquisição de informação e estratégias de liberação, recepção e análise das informações refletidas. Eles estão arrolados no Quadro 3.2 e são discutidos no Capítulo 5, sobre o exame normal.

Ecocardiografia Transtorácica

A maior parte dos exames ecocardiográficos é realizada pela via transtorácica, para a qual é colocado um transdutor sobre a superfície do tórax e o feixe de ultrassom é dirigido através dos espaços intercostais ou outros locais anatômicos não refletores para oferecer e receber o ultrassom. O transdutor típico de imagens bidimensionais tem "pegadas" que variam de 5 × 10 mm a 15 × 20 mm (Figura 3.32). Transdutores de alta frequência desenvolvidos para exames pediátricos podem ter uma pegada menor. O transdutor transtorácico padrão é o esteio do exame e nos aparelhos modernos oferece todas as modalidades discutidas anteriormente.

Quadro 3.2   Vias de Aplicação do Ultrassom para Diagnóstico

Janela transtorácica
    Paraesternal esquerda
    Apical
    Subcostal
    Paraesternal direita
    Supraesternal
    Torácica posterior
Transesofágica
Intravasculares
    Intracardíaca
    Intracoronária
Epicárdica

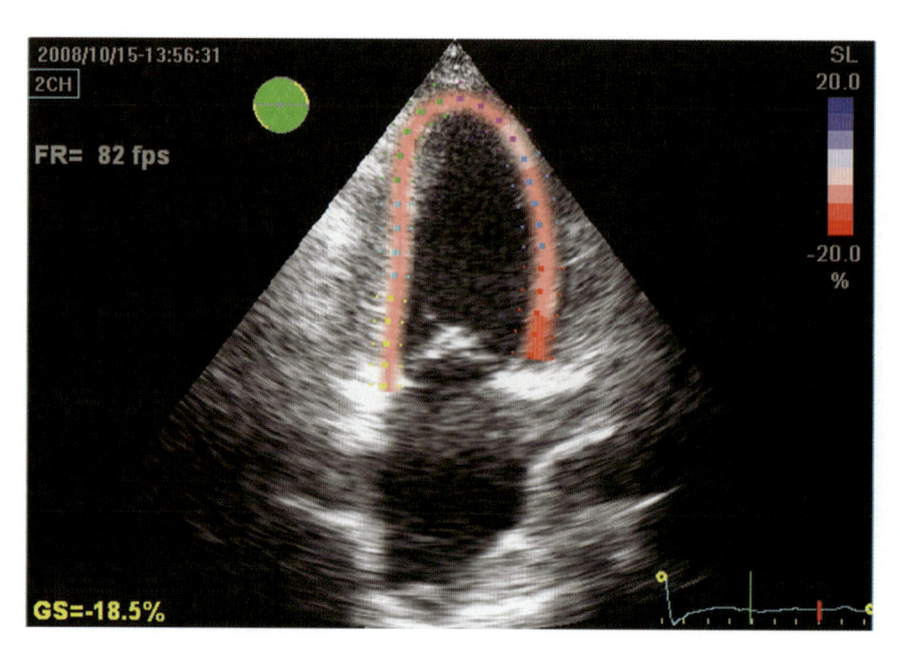

FIGURA 3.30 Exemplo de tensão global determinada pelo rastreamento de pontos de todo o perímetro do miocárdio ventricular esquerdo. Neste caso, a tensão foi calculada em múltiplos pontos e promediada para toda a parede ventricular esquerda nesta incidência com uma tensão global (GS) de 18,5%.

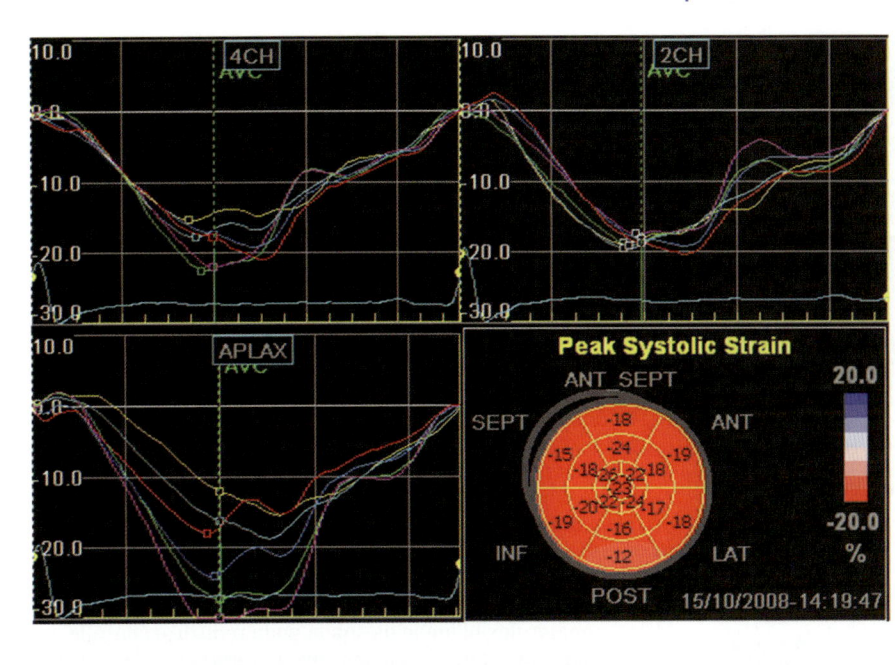

FIGURA 3.31 Tensão sistólica regional extraída de um conjunto de dados tridimensionais. A partir de um único conjunto de dados tridimensionais, foram calculadas e mostradas em gráficos separados as tensões regionais nas incidências apical de quatro câmaras, duas câmaras e eixo longo. Peak Systolic Strain, tensão sistólica de pico.

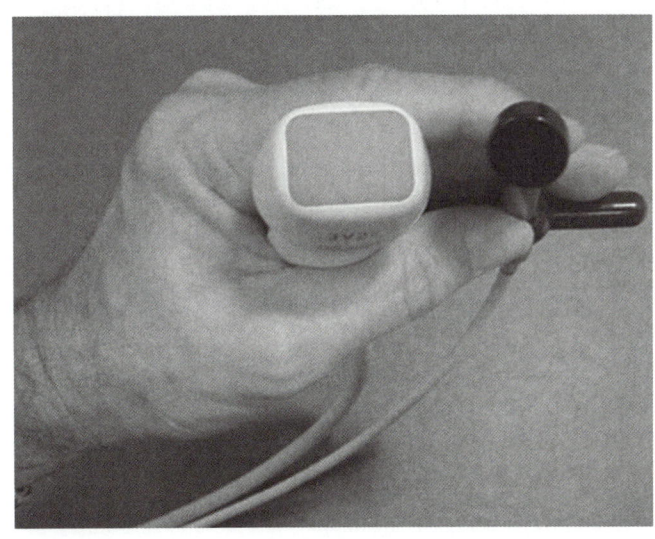

FIGURA 3.32 Uma sonda de ecocardiografia bidimensional transtorácica padrão de adulto (à esquerda) capaz de aquisição de imagens bidimensionais, imagens espectrais e do fluxo com Doppler colorido e todas as outras modalidades discutidas neste livro e a sonda Pedoff padronizada autônoma desenhada exclusivamente para aquisição de imagens com Doppler com onda contínua. Observe a pegada circular menor da sonda dedicada a onda contínua que permite que ela seja colocada em espaços intercostais estreitos ou outras áreas anatômicas como fúrcula supraesternal, as quais não são facilmente abordadas com a sonda maior de função plena.

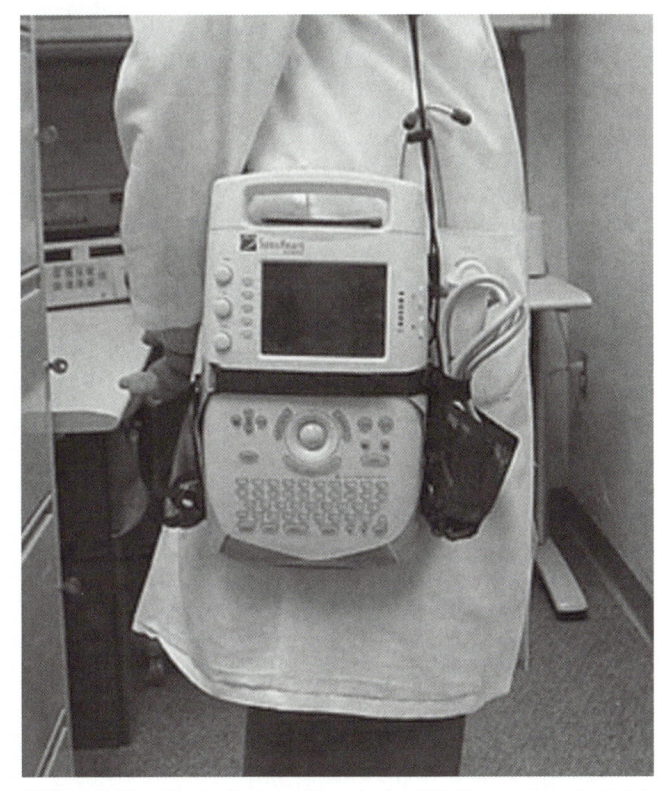

FIGURA 3.33 Dispositivo de ultrassom bidimensional portátil. Observe o tamanho total do dispositivo e sua fácil portabilidade.

Ultrassom Manual

Desde a década de 1970 têm sido enviados esforços no sentido do desenvolvimento de unidades de ultrassom ultraportáteis e clinicamente úteis. Mais recentemente, vários fabricantes têm produzido e comercializado unidades pequenas de ultrassom, de baixo peso (< 5 kg), alimentadas por bateria (Figura 3.33). Esses instrumentos oferecem aquisição de imagens bidimensionais com grande angulação e muitas vezes Doppler espectral, ecocardiografia em modo M e imagens com Doppler colorido. A robustez da aquisição de imagens com Doppler colorido ficou atrás de outras modalidades na maioria das unidades compactas. Na sua configuração básica, elas não oferecem ou oferecem capacidade limitada de armazenamento de imagens. As imagens bidimensionais fornecidas por essas unidades (Figura 3.34) não são equivalentes àquelas obtidas por plataformas convencionais, mas, em vários ensaios clínicos, foi demonstrado que têm qualidade diagnóstica na maioria dos casos. Esses instrumentos têm um papel na varredura rápida, ensino à beira de leito e avaliação dirigida de derrame pericárdico e função ventricular esquerda global, mas geralmente deixam de oferecer um exame acurado e abrangente comparável àquele obtido pelas plataformas convencionais. Mais recentemente, plataformas ultrassônicas baseadas em laptops foram introduzidas e que se aproximam da qualidade da imagem e funcionalidade plena de plataformas convencionais padrão.

Transdutores Dedicados para Interrogação em Linha Única

Os ecocardiogramas antigos eram registrados usando-se transdutores de feixe único, originalmente destinados a ultrassom

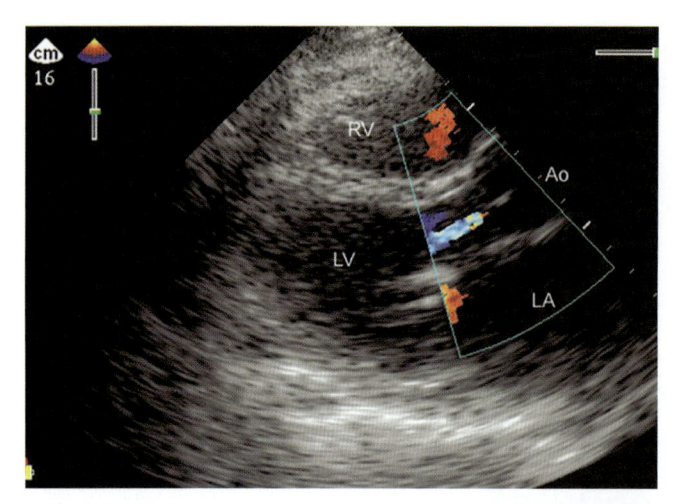

FIGURA 3.34 Ecocardiograma bidimensional com Doppler colorido obtido de um paciente com insuficiência aórtica leve usando instrumento portátil. Ao, aorta; LA, átrio esquerdo; LV, ventrículo esquerdo; RV, ventrículo direito.

transcraniano. Esses transdutores consistem em um único cristal que propaga energia perpendicularmente à face do transdutor. Tecnologicamente, eles são os transdutores mais simples e oferecem as taxas mais altas de transmissão e recepção e daí a mais alta resolução temporal. A ecocardiografia em modo M dedicada, conforme realizada nos seus primeiros dias do ultrassom cardíaco clínico, era feita usando-se esse tipo de transdutor. Na prática contemporânea, é incomum se usar um transdutor dedicado ao registro em modo M porque o modo M extraído do transdutor bidimensional tem tipicamente qualidade equivalente e permite a localização precisa do feixe de interrogação. Transdutores dedicados com interrogação em linha única são mais frequentemente utilizados na prática clínica para a interrogação com Doppler com onda contínua. Eles têm a vantagem de oferecer uma pegada muito pequena (tipicamente < 8 mm de diâmetro), que pode ser colocada facilmente entre os espaços intercostais ou na fúrcula supraesternal (Figura 3.32). O fato de esses transdutores serem dedicados, ou seja, todos os recursos computacionais do instrumento são dedicados a oferecer uma exibição espectral, pode prover uma maior fidelidade de registro de desvios Doppler do que os transdutores que usam tecnologia compartilhada, na qual a finalidade principal do transdutor é obter imagens e só secundariamente a aquisição com Doppler. Há poucas situações clínicas nas quais uma maior fidelidade do transdutor isolado compensa sua perda de pontos anatômicos de referência; contudo, sua pegada notavelmente pequena pode permitir a aquisição de sinais Doppler a partir de um ângulo de interrogação não disponível para a grande pegada de um transdutor bidimensional padrão.

Ecocardiografia Transesofágica

As técnicas para a ecocardiografia transesofágica envolvem a incorporação de um transdutor de ultrassom na ponta de uma sonda semelhante a um gastroscópio. As sondas ecocardiográficas transesofágicas iniciais eram na verdade gastroscópios modificados. As sondas transesofágicas atuais foram fabricadas especificamente para fins de ecocardiografia. O método por meio do qual o ultrassom se propaga a partir do transdutor e os sinais de retorno são processados é semelhante àquele para a ecocardiografia transtorácica. A face do transdutor obviamente é menor do que a sonda transtorácica, e desse modo há menos canais disponíveis para a transmissão. Houve quatro gerações de sondas ecocardiográficas transesofágicas. A primeira constituía-se em um único transdutor dedicado em modo M, que teve uso curto no início da década de 1970. As primeiras sondas transesofágicas funcionais eram dispositivos de plano único que tipicamente usavam a metodologia de disposição em fases, embora vários dis-

positivos iniciais tenham usado um scanner mecânico rotatório. Essas sondas monoplanas foram rapidamente substituídas por dispositivos biplanos que tinham dois cristais de ultrassom em fase, perpendiculares, com dois planos de aquisição de imagens. As sondas de última geração são todas multiplanas (Figura 3.35). Esses dispositivos usam uma série de cristais de ultrassom em uma configuração em quadrado ou círculo e tecnologia de disposição em fase para manobrar o plano de exame ultrassônico ao longo de um arco de 180º. Isso efetivamente oferece uma imagem "panorâmica" de 360º do coração. Todas as modalidades, inclusive modo M, espectral, imagens do fluxo com Doppler colorido e modo M colorido, tipicamente podem ser obtidas usando-se uma sonda transesofágica multiplana moderna. A aquisição de imagens tissulares com Doppler e aquisição de imagens com segunda harmônica também são oferecidas por alguns dos instrumentos de geração mais recente. As sondas transesofágicas operam com frequências múltiplas, tipicamente 3,5 a 7 MHz. Em vista da janela de exame não obstruída e frequências intrinsecamente altas, o benefício potencial da aquisição de imagens harmônicas tissulares é provavelmente menor que o da aquisição de imagens transtorácicas. Sondas transesofágicas pediátricas têm diâmetros menores (5 a 7 mm) e oferecem frequência mais alta (5 a 10 MHz). A maior flexibilidade da sonda pode reduzir o controle sobre os planos de aquisição de imagens. Por essas razões elas não são tipicamente usadas em pacientes adultos. No que se refere à ecocardiografia transtorácica, o ecocardiograma transesofágico oferece uma família de incidências relacionadas da anatomia cardíaca (ver Capítulo 5).

Há vantagens e desvantagens nítidas, além de riscos associados à ecocardiografia transesofágica. As suas vantagens são visibilização desimpedida, pelo ultrassom, de praticamente todas as áreas do coração, permitindo um diagnóstico altamente acurado da maior parte dos problemas cardíacos. A combinação de visibilização desimpedida e varredura com alta resolução a torna uma técnica ideal para a identificação de fino detalhe anatômico como as cordoalhas tendíneas e pequenas massas como papilomas valvares, detecção de vegetações em pacientes com suspeita de endocardite, detecção de trombo no apêndice atrial esquerdo e avaliação de porções torácicas da aorta. Há várias situações clínicas nas quais a ecocardiografia transesofágica tem um papel singular e claramente um papel adicional em comparação com a ecocardiografia transtorácica (Quadro 3.3).

Há vários riscos e desvantagens nítidos associados à ecocardiografia transesofágica, incluindo o fato de que se trata de um

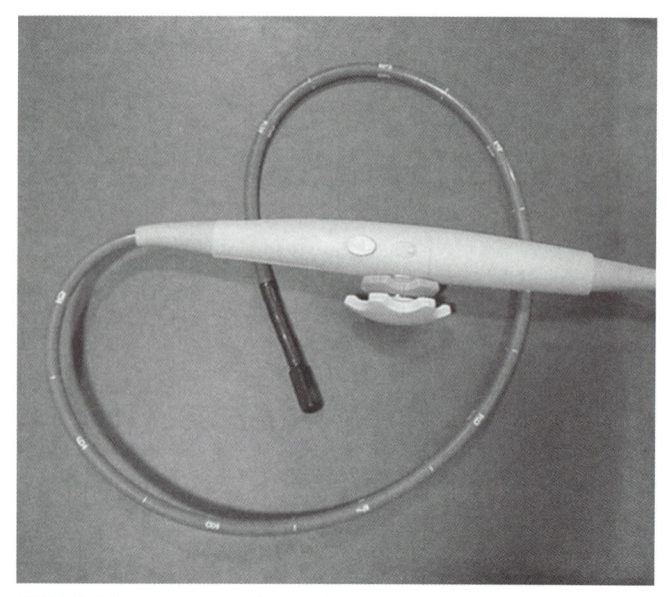

FIGURA 3.35 Uma sonda transesofágica multiplanar padrão disponível comercialmente. Os botões no cabo permitem a flexão lateral em ambas as direções e anteflexão e retroflexão da sonda. O botão no cabo controla a rotação do plano de imagem de 0-180º.

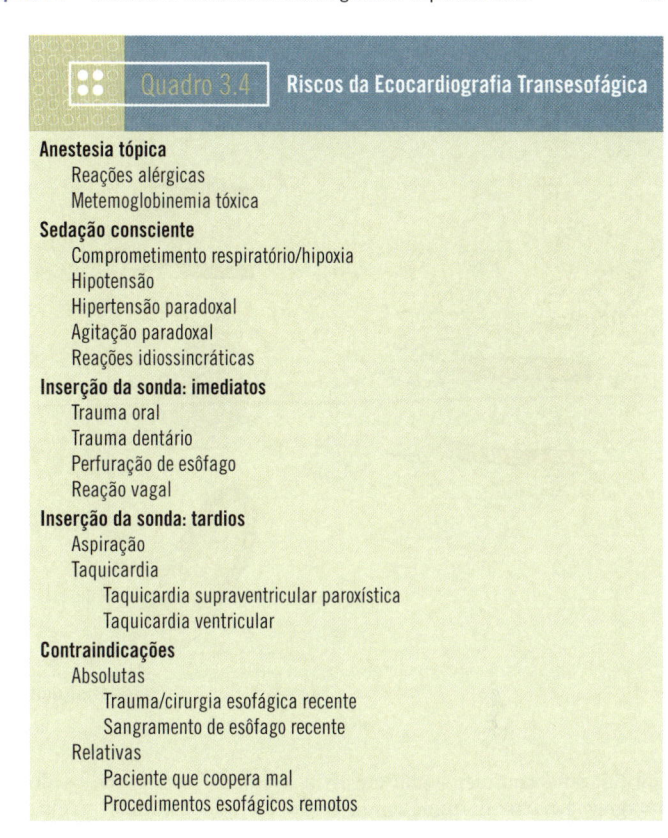

Quadro 3.3 — Dados Obtidos a Partir da Ecocardiografia Transesofágica

Trombos/massas atriais
Coágulo em apêndice atrial esquerdo
Contraste espontâneo no apêndice atrial esquerdo
Coágulo no corpo do átrio esquerdo
Trombo em átrio direito
Trombo/massa em cabo de marca-passo ou em cateter de demora

Valva mitral
Mecanismo preciso de regurgitação mitral
Muito adequada para valvotomia na estenose mitral grave
Definir jatos excêntricos
Função de prótese valvar
Regurgitação paravalvular

Aorta
Detecção/caracterização de dissecção
Detecção de ateroma

Traumatismo/transecção de aorta

Câmaras
Melhor definição das características de forame oval permeável

Monitoramento online
Função/dimensões do ventrículo esquerdo durante cirurgia
Monitoramento de procedimentos intervencionistas
Septostomia atrial
Valvotomia com balão
Intervenções em veia pulmonar/átrio esquerdo
Substituição percutânea de valva aórtica

Endocardite
Detecção de abscesso aórtico
Identificação de vegetações menores
Detecção de perfuração valvar
Detecção de endocardite em próteses valvares

Quadro 3.4 — Riscos da Ecocardiografia Transesofágica

Anestesia tópica
Reações alérgicas
Metemoglobinemia tóxica

Sedação consciente
Comprometimento respiratório/hipoxia
Hipotensão
Hipertensão paradoxal
Agitação paradoxal
Reações idiossincráticas

Inserção da sonda: imediatos
Trauma oral
Trauma dentário
Perfuração de esôfago
Reação vagal

Inserção da sonda: tardios
Aspiração
Taquicardia
Taquicardia supraventricular paroxística
Taquicardia ventricular

Contraindicações
Absolutas
Trauma/cirurgia esofágica recente
Sangramento de esôfago recente
Relativas
Paciente que coopera mal
Procedimentos esofágicos remotos

procedimento invasivo. Em geral, ela acarreta todos os elementos de risco e desconforto associados a qualquer procedimento endoscópico superior. Os riscos potenciais da ecocardiografia transesofágica são descritos no Quadro 3.4. Há várias contraindicações absolutas e relativas à realização do exame, que também estão listadas. A ecocardiografia transesofágica é feita após a obtenção do consentimento informado. O operador deve assegurar que não existe contraindicação alguma ao procedimento e deve sempre questionar especificamente o paciente quanto à patologia esofágica prévia, disfagia, ou dificuldades de deglutição. Se o paciente tiver uma história sugestiva dessas condições, muitas vezes é aconselhável que o paciente seja avaliado e liberado por um gastroenterologista antes de se prosseguir.

Na maior parte dos casos, a ecocardiografia transesofágica é realizada sob anestesia oral tópica e faríngea com agentes como benzocaína e lidocaína viscosa e sedação consciente intravenosa, tipicamente com um ansiolítico de curta duração e um agente narcótico. Em raros casos, a anestesia geral é necessária em pacientes que não cooperam, como crianças com cardiopatias congênitas ou pacientes com transtornos cognitivos.

A ecocardiografia transesofágica deve ser realizada somente por indivíduos com treinamento específico na técnica e experiência suficiente para serem capazes de reconhecer independentemente e diagnosticar anormalidades esperadas. A American Society of Echocardiography, a American Heart Association e o American College of Cardiology trataram da questão de treinamento adequado para a realização da ecocardiografia transesofágica. Ao contrário da ecocardiografia transtorácica, na qual o exame aquém do ideal ou incompleto pode ser facilmente repetido por um segundo observador mais experiente, a ecocardiografia transesofágica deve ser considerada como um procedimento único durante o qual todas as informações clínicas devem ser obtidas e não haverá uma "segunda chance".

Ecocardiografia Tridimensional

A ecocardiografia tridimensional é uma técnica em evolução hoje em dia. O objetivo eventual é uma exibição tridimensional em tempo real da anatomia cardíaca incorporando todas as modalidades mencionadas anteriormente, inclusive aquisição de imagens do fluxo com Doppler, ecocardiografia em modo M e aquisição de imagens tissulares com Doppler. Várias abordagens têm sido usadas na aquisição e exibição de informações tridimensionais. Os problemas básicos com ecocardiografia tridimensional podem ser divididos naqueles de aquisição do conjunto de dados tridimensionais e os de exibição subsequente das imagens tridimensionais. Uma limitação é que as informações adquiridas ou reconstruídas em um conjunto de dados tridimensionais têm de ser subsequentemente exibidas como uma imagem bidimensional.

Há múltiplas abordagens para a aquisição de um conjunto de dados tridimensionais. As abordagens iniciais (não mais usadas) envolviam a aquisição de imagens bidimensionais múltiplas, de orientação tradicional, a partir de um transdutor ajustado com um dispositivo para determinar sua precisa orientação no espaço (Figura 3.36). Tanto braços mecânicos como dispositivos com detector de fagulhas com um transmissor na base do transdutor e sensores colocados em três pontos ao redor do paciente eram utilizados naquelas antigas tentativas. As imagens eram então reconstruídas em um volume tridimensional grosseiro do qual fotogramas das bordas dos ventrículos direito e esquerdo podiam ser criados para determinação de volumes. Esses estudos iniciais demonstraram uma superioridade da análise volumétrica tridimensional em comparação com o volume bidimensional, especialmente para formas complexas como ventrículos esquerdo ou direito anormais. Esses estudos iniciais também foram instrumentais na definição de anatomia curvilínea complexa do anel valvar mitral. A aquisição de conjuntos de dados tridimensionais por meio dessa técnica era trabalhosa e a reconstrução demandava grandes recursos computacionais.

Subsequentemente, a ecocardiografia tridimensional evoluiu capitalizando os aspectos rotacionais de sondas ecocardiográficas transesofágicas multiplanares. Este método para a eco-

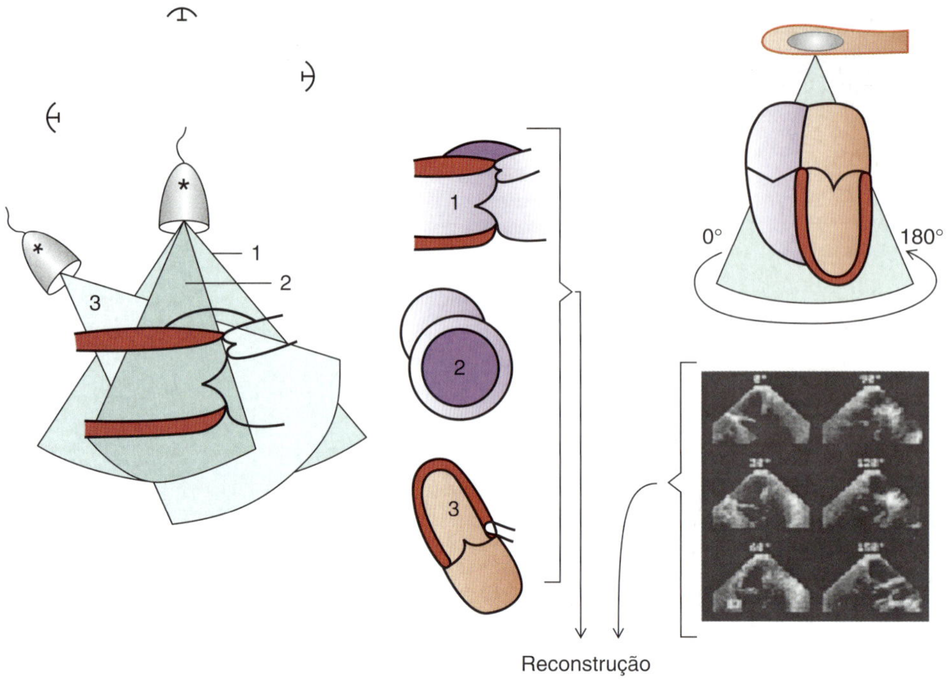

Reconstrução

FIGURA 3.36 Demonstração esquemática de dois métodos antigos para aquisição de ecocardiogramas bidimensionais para reconstrução subsequente em um conjunto de dados tridimensionais. **À esquerda:** Aquisição de imagem transtorácica com o transdutor montado com um detector de fagulhas e circundado por três sensores ou controlado por um braço de posicionamento. Neste esquema, três planos separados de imagens foram coletados, referenciados ao QRS, e subsequentemente fundidos em um conjunto de dados tridimensionais. **À direita:** A metodologia envolvida na reconstrução tridimensional a partir da abordagem ecocardiográfica transesofágica usando-se uma imagem rotacional multiplanar. A imagem bidimensional é rodada cada 3-5°, e uma série de imagens é então coletada. Seis imagens representativas são demonstradas. Essas imagens são depois fundidas em um conjunto de dados tridimensionais para reconstrução subsequente. A tecnologia representada aqui foi em grande parte substituída por sondas matriciais tridimensionais que proporcionam aquisição de imagens tridimensionais em tempo real (Figuras 3.37 a 3.41).

cardiografia tridimensional envolvia a aquisição automática de imagem a partir de uma sonda ecocardiográfica transesofágica em incrementos rotacionais de 5° a 10°, cronometrados ao ciclo cardíaco e ocasionalmente à respiração, de onde um conjunto de dados volumétricos tridimensionais podiam ser adquiridos (Figura 3.36). A aquisição de um único conjunto de dados exigia 30 a 60 segundos de aquisição de imagens.

A aquisição de imagens tridimensionais de geração atual envolve uma nova geração de sondas matrizes (Figura 3.37), que consistem em 2.000 a 3.000 elementos de captação de imagens em uma disposição retangular. Teoricamente, isto permite a coleta de um amplo conjunto de dados piramidais. De um ponto de vista prático, relacionado com a necessidade de retardo na capacidade de transmissão e recepção dos elementos do transdutor, essas sondas não operam em uma maneira plena piramidal, mas tipicamente operam um terço a um quinto de sua plena capacidade, proporcionando um plano de imagem de aproximadamente 20° de elevação (Figura 3.38). Para a aquisição de um volume total, quatro ou mais volumes subpiramidais separados serão adquiridos, acionados pelo eletrocardiograma e fundidos ou "costurados"

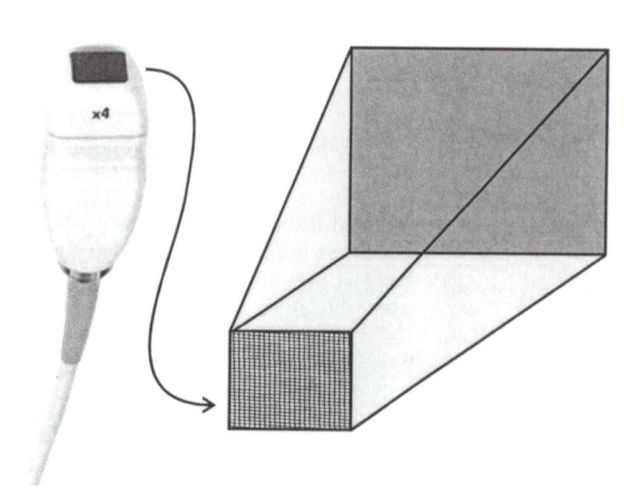

FIGURA 3.37 Uma sonda volumétrica tridimensional. Observe a pegada relativamente quadrada da sonda em comparação com uma sonda bidimensional padronizada. A face da sonda consiste em uma matriz quase retangular de cristais que resulta em um perfil piramidal de varredura, conforme mostrado no esquema à direita.

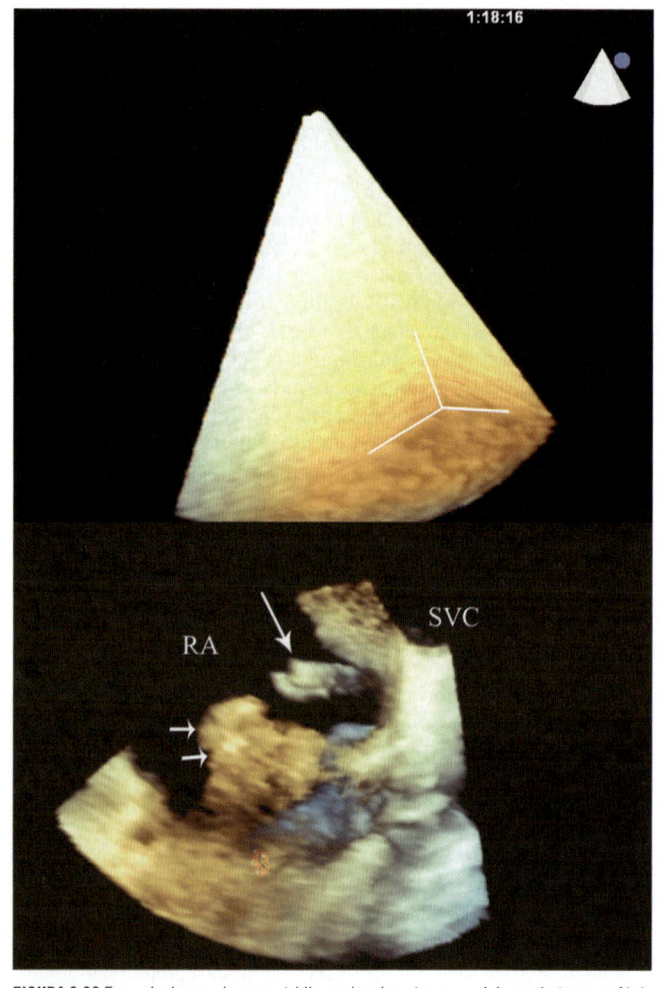

FIGURA 3.38 Exemplo de uma imagem tridimensional em tempo real de sonda transesofágica. A porção superior mostra o perfil real do feixe e o painel inferior é uma imagem registrada neste modo. A imagem clínica é a do átrio direito do qual um cateter de diálise (*seta*) pode ser visto se projetando da veia cava superior. Há um trombo laminar ligado à parede atrial direita (*setas pequenas*). RA, átrio direito; SVC, veia cava superior.

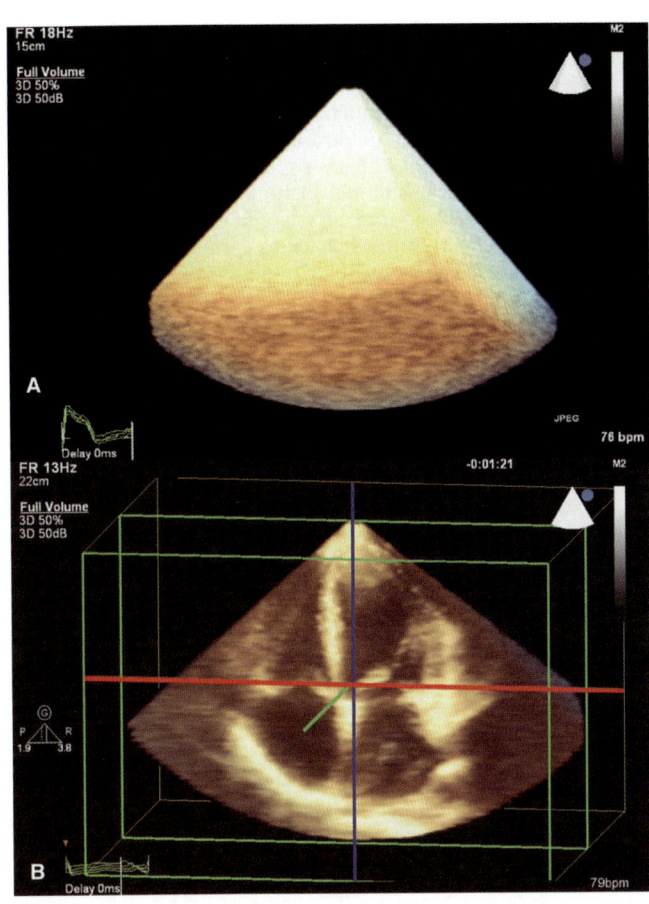

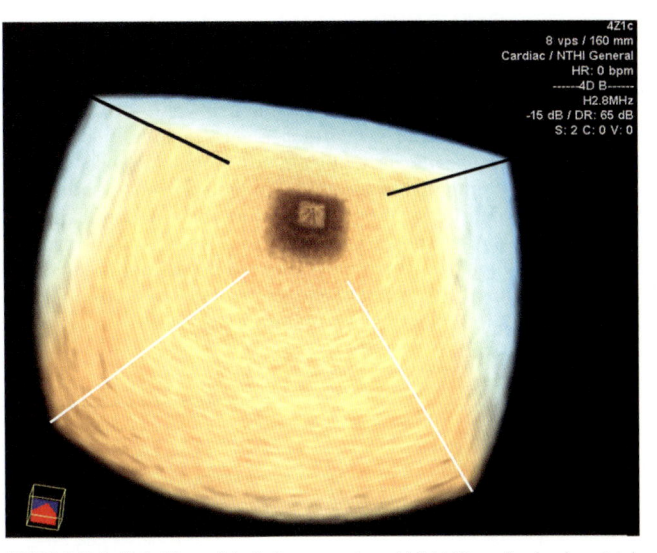

FIGURA 3.40 Perfil do feixe registrado de uma sonda matricial tridimensional, volume total, em tempo real. Em comparação com o volume total na Figura 3.39, o perfil do feixe ilustrado aqui representa um único fotograma, que pode ser adquirido em tempo real, em vez de um volume total a partir de quatro fotogramas individuais costurados, o que não constitui uma imagem em tempo real verdadeira.

FIGURA 3.39 Representação de um conjunto de dados de volume total. **A:** Conjunto de dados de volume total "costurado" a partir de quatro subvolumes. Cada subvolume tinha um perfil de feixe equivalente àquele na Figura 3.38. **B:** Imagem foi registrada a partir da incidência apical de quatro câmaras, usando-se esta metodologia, e foi cortada precisamente na metade do conjunto de dados de volume total, expondo uma incidência de quatro câmaras do coração. Observe, no ECG na parte inferior esquerda, os quatro eletrocardiogramas superpostos registrados nas quatro alças separadas de volume.

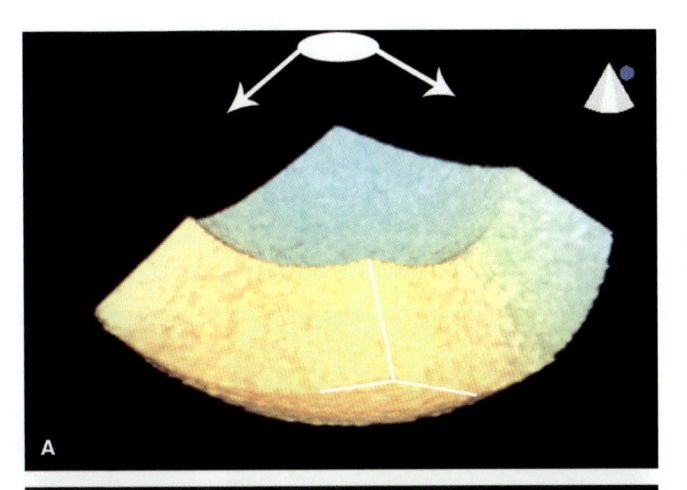

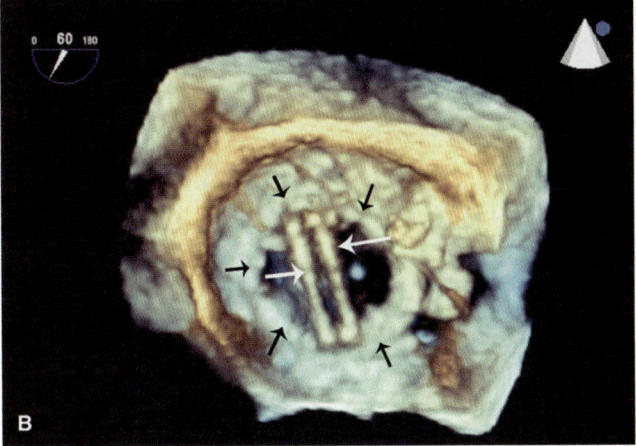

FIGURA 3.41 Perfil do feixe piramidal de subvolume em tempo real. **A:** Com esta metodologia, a aquisição de imagens em tempo real está disponível sobre o volume subpiramidal tridimensional demonstrado. **B:** É uma imagem real registrada em um paciente com uma prótese mitral de dois folhetos a partir de uma perspectiva dentro do átrio esquerdo. Esta imagem foi registrada por meio da rotação do plano de varredura em tempo real de uma orientação da imagem mais horizontal para uma mais vertical. Observe o anel de sutura da valva mitral (*setas pretas*) e os dois discos da prótese de dois folhetos (*setas brancas*).

para formarem um volume total (Figura 3.39). A aquisição dessa maneira e livre de artefatos requer um ritmo cardíaco estável regular sem ectopia, e é influenciada negativamente pela fibrilação atrial ou batimentos prematuros. A posição estável do transdutor também é essencial. Vários fabricantes hoje em dia fornecem plataformas de ultrassom que proporcionam essa capacidade por uma abordagem transtorácica ou transesofágica. O objetivo derradeiro seria a aquisição de volume total sem fundir os subvolumes e isso foi levado em conta pelo menos por um fabricante (Figura 3.40). As limitações na captação de dados de volume total têm sido ritmos relativamente lentos de fotogramas, especialmente com aquisição de imagens com Doppler colorido, bem como a dificuldade tecnológica de incorporar outras modalidades, como ecocardiografia tissular com Doppler e em modo M etc. Como a aquisição do volume total representa uma fundição de quatro subvolumes separados, cada um capturado durante ciclo cardíaco diferente, ela não proporciona aquisição de imagens em tempo real, como está disponível quando volumes menores são capturados.

Uma abordagem adicional à aquisição de imagens tridimensionais tem sido a aquisição de dados de subvolume tridimensional em tempo real. Esta técnica se baseia na criação de uma imagem em tempo real ao longo de toda a elevação, mas ao longo de uma profundidade limitada de aquisição de imagens com uma sonda em série matriz. Isto pode ser feito por abordagem transtorácica ou transesofágica e proporciona uma imagem tridimensional em tempo real cobrindo aproximadamente uma elevação de 80º em uma profundidade relativamente estreita de penetração e tem se mostrado tremendamente promissora para a avaliação da anatomia valvar mitral (Figura 3.41). A aquisição de imagens tridimensionais em tempo real proporciona uma exibição online imediata da anatomia tridimensional e requer pouco processamento adicional.

Um conjunto de dados tridimensionais do volume total resulta em um volume de dados ecocardiográficos, incluindo estruturas cardíacas e extracardíacas, e tipicamente, antes do processamento, se parece a uma massa piramidal indistinguível de assinatura ultrassônica. O processamento de conjuntos de dados tridimensionais pode ser feito de várias maneiras (Figura 3.42). O processo de extração de imagens tomográficas tornadas bidimensionais ou tridimensionais individualmente é chamado de "cropping" ou poda e pode ser realizado on ou offline. A extração de um detalhe

anatômico acurado de um conjunto de volume tridimensional requer treinamento especializado, experiência e extrema habilidade. Uma das abordagens é automaticamente fatiar o conjunto de dados do volume tridimensional, como se "quebrando um geodo" para expor o seu interior (Figura 3.42). Sistemas de análise on e offline permitem a movimentação do plano de corte em três dimensões ou com o uso de um plano infinitamente variável de cortes para alinhamento mais preciso de estruturas anatômicas (Figuras 3.39 e 3.43). Muitos sistemas fornecem vários algoritmos automatizados de extração de múltiplos planos predefinidos de eixo longo e curto (Figura 3.44) ou de planos no eixo curto igualmente espaçados (Figura 3.45). Esses planos de corte infi-

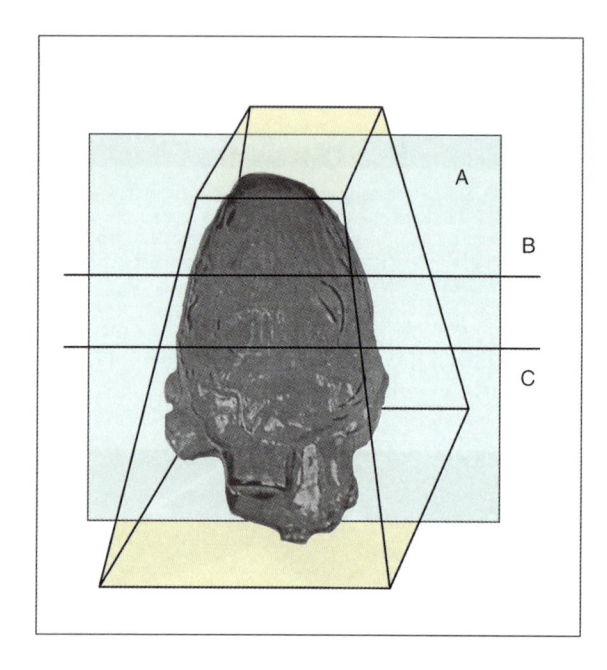

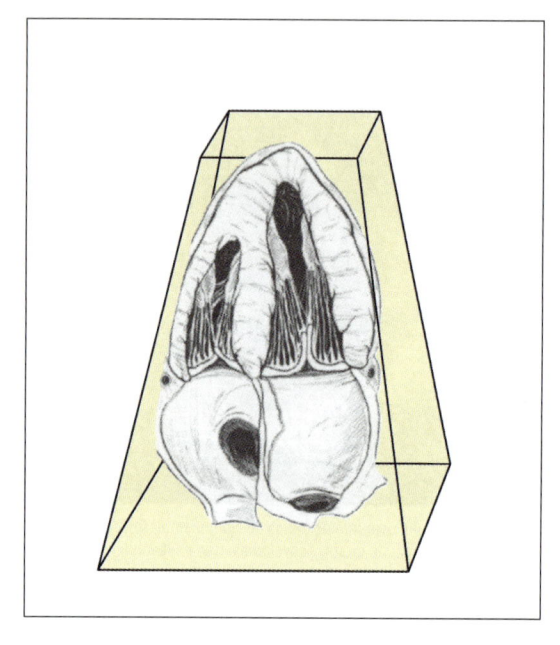

Volume total não processado

Conjunto de dados de volume total "podado"

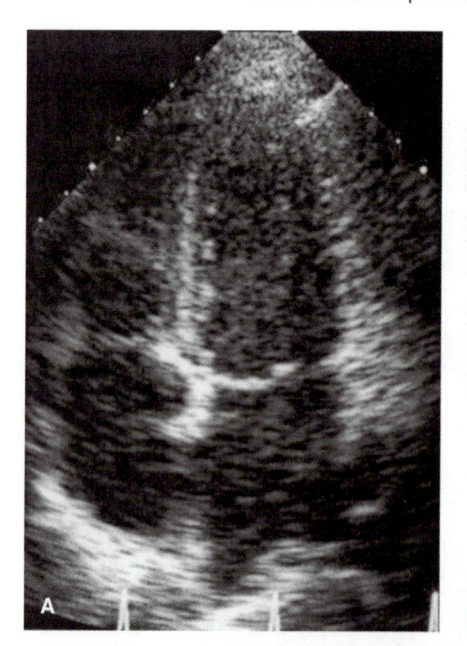
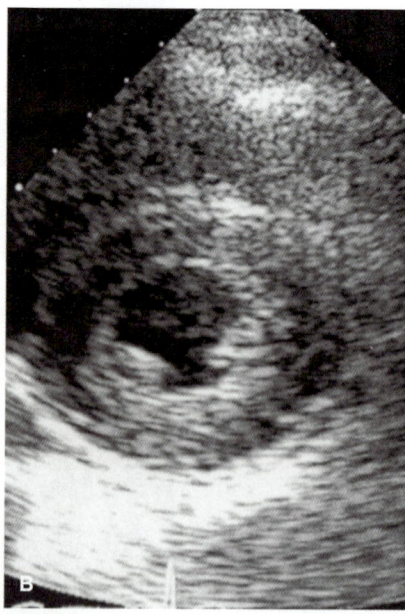
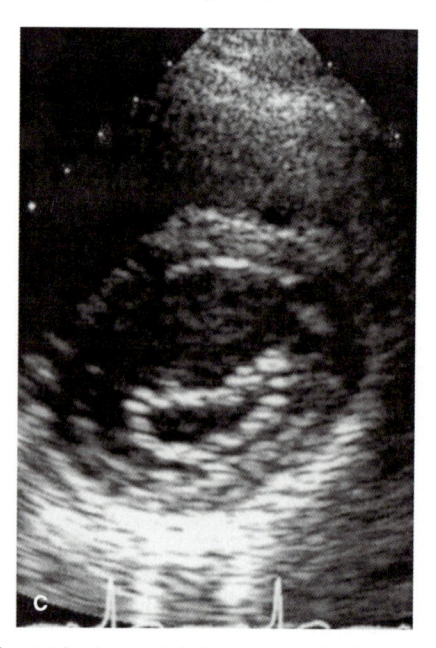

FIGURA 3.42 Esquema demonstrando vários métodos para o processamento de conjunto de dados tridimensionais de volume total em tempo real. **A:** Esquema representando o volume total em uma varredura piramidal que contém todas as quatro câmaras cardíacas. Observe, como na parte superior da Figura 3.39, que as estruturas cardíacas distintas não são visibilizadas. **B:** Um conjunto de dados de volume total "podado", no qual o conjunto de dados do volume total foi "fatiado" através de seu ponto médio. Isso efetivamente expõe o meio do conjunto de dados tridimensionais no plano podado. Neste exemplo, isso resulta em uma imagem tridimensional de uma incidência apical de quatro câmaras. **C:** Três imagens representam imagens bidimensionais extraídas do conjunto de dados do volume total. Cada um foi criado pela extração de um plano isolado de imagem ao longo do eixo longo (A) ou do eixo curto (B e C) do conjunto de dados tridimensionais. Na realidade, um número infinito de planos de aquisição de imagens poderia ser selecionado a partir do conjunto de dados tridimensionais, resultando na criação de qualquer um dos planos tradicionais ou não tradicionais de aquisição de imagens bidimensionais.

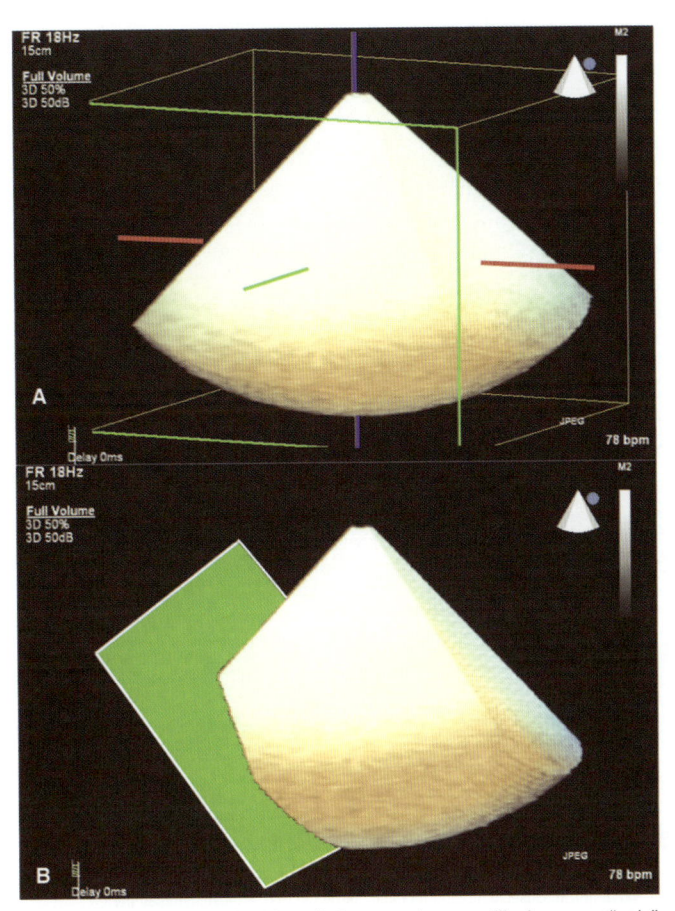

FIGURA 3.43 Representação de vários métodos que podem ser utilizados para a "poda" de um conjunto de dados tridimensionais. **A:** Os planos X, Y, Z tradicionais de corte estão esquematizados. Cada plano é selecionável pelo usuário e pode ser ajustado precisamente ao longo de seu plano. **B:** Um plano de corte à mão livre é esquematizado. Este plano é controlável por uma *track ball* e um conjunto de dados tridimensionais pode ser abordado a partir de uma infinidade normal de ângulos para a criação de ângulos de corte não disponíveis pelos planos de corte X, Y, Z.

nitamente variáveis permitem a aquisição precisa de imagens de estruturas cardíacas e se mostraram valiosos para a quantificação do orifício mitral estenótico. Plataformas modernas também podem adquirir Doppler colorido em três dimensões e exibi-lo em um formato similar (Figuras 3.46 e 3.47). Ademais, o conjunto de dados tridimensionais pode ser combinado a algoritmos automatizados ou semiautomatizados de detecção de borda para a identificação da borda endocárdica e cálculo de volumes ventriculares precisos (Figura 3.48). Muitos estudos demonstraram que volumes extraídos tridimensionalmente são superiores a volumes bidimensionais, quando comparados a um padrão como imagem cardíaca por ressonância magnética (Figura 3.49). Algumas plataformas tridimensionais de pleno uso permitem a aquisição e extração de dados altamente detalhados, como tensão de deslocamento ou ritmo de tensão a partir do conjunto de dados (Figura 3.31).

Uma limitação frequentemente citada da ecocardiografia tridimensional é que ela simplesmente proporciona uma série de planos de imagens bidimensionais que poderiam teoricamente ser obtidas por um exame bidimensional abrangente. Na verdade, a ecocardiografia tridimensional tem a vantagem de assegurar alinhamento preciso de um plano de interrogação bidimensional em orientações atípicas. Ela também proporciona uma orientação espacial mais completa. Isto pode ser bastante útil para a localização de defeitos septais ventriculares, avaliação de tamanho de defeito septal atrial e definição da borda septal atrial, o que tem implicações no fechamento percutâneo. Isto é feito por meio da criação de planos de imagens que não são factíveis por meio de um único plano bidimensional como a incidência *en face* do septo atrial para a visibilização da fossa oval ou de um defeito septal atrial. Uma importante vantagem está na avaliação de anormalidades congênitas complexas. A ecocardiografia tridimensional também se mostrou superior na avaliação de mecanismos de regurgitação mitral e na identificação precisa de folhetos frouxos. Uma outra área na qual a ecocardiografia tridimensional reconstruída tem se mostrado promissora está na avaliação de próteses valvares quanto à regurgitação paravalvular. É frequentemente difícil identificar com precisão a localização e determinar o tamanho de um vazamento paravalvular, mesmo com a

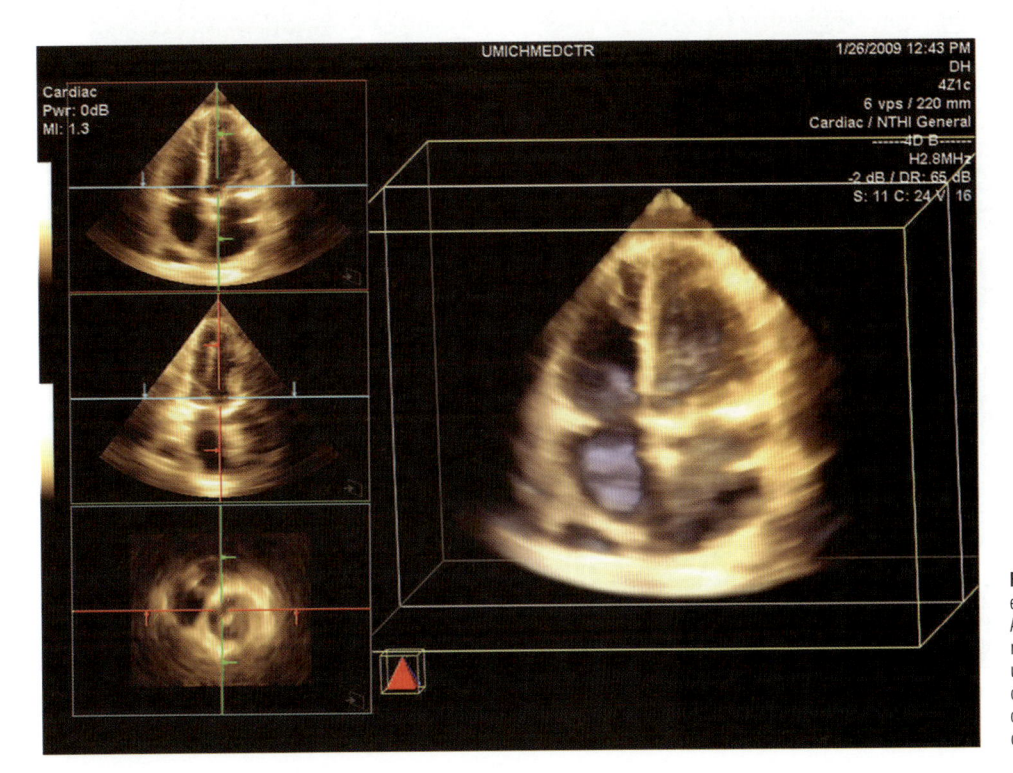

FIGURA 3.44 Imagem tridimensional registrada em tempo real com um scanner de volume total. A imagem à direita foi cortada ao longo da linha média da pirâmide. Três imagens representando uma incidência apical de quatro câmaras, incidência apical de eixo longo e incidência de eixo curto foram extraídas automaticamente e exibidas à esquerda.

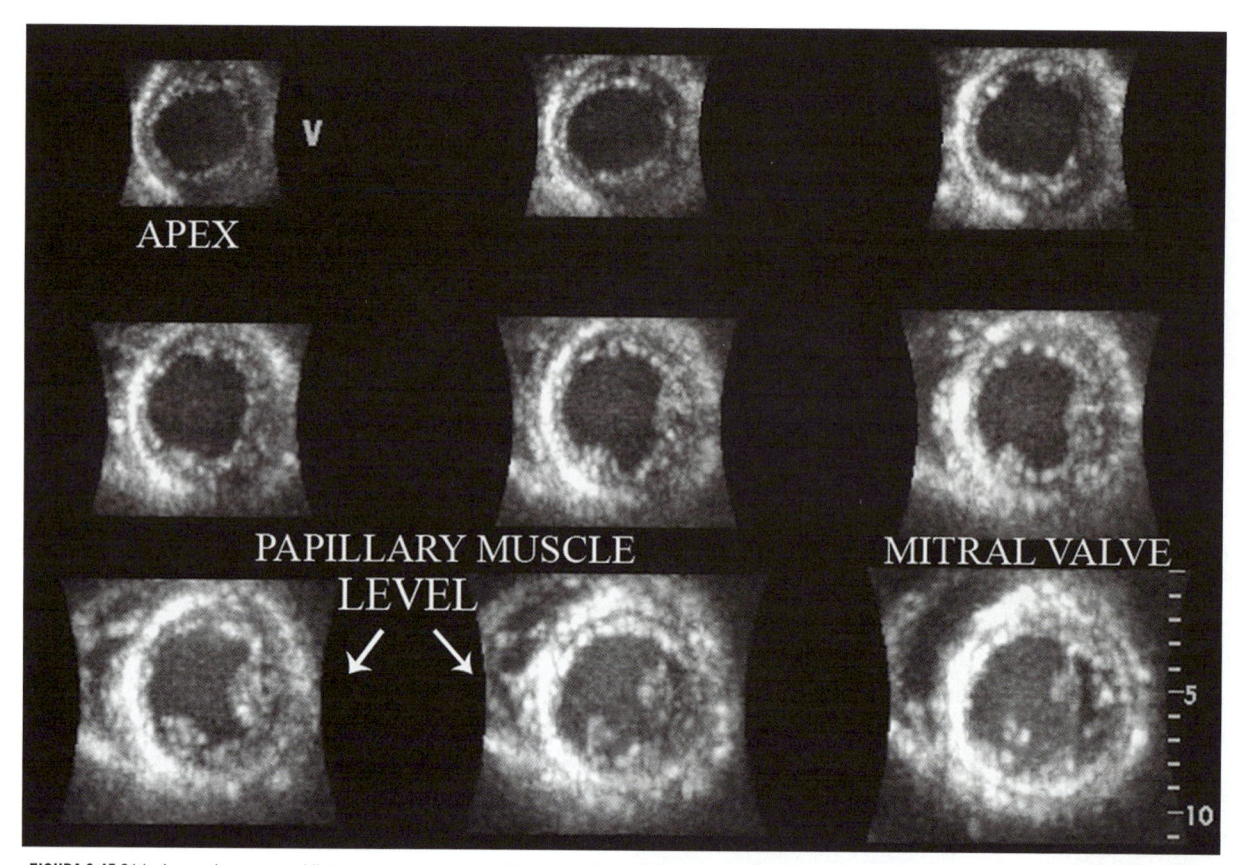

FIGURA 3.45 Série de nove imagens equidistantes em eixo curto extraídas automaticamente de um conjunto de dados tridimensionais. Da esquerda para a direita e de cima para baixo são registradas no ápice através do músculo papilar e, finalmente, o nível da valva mitral. Observe que, na imagem em tempo real, a movimentação parietal pode ser analisada acuradamente em tempo real em cada um desses planos de imagem. Apex, ápice; mitral valve, valva mitral; papillary muscle level, nível do músculo papilar. ⬭

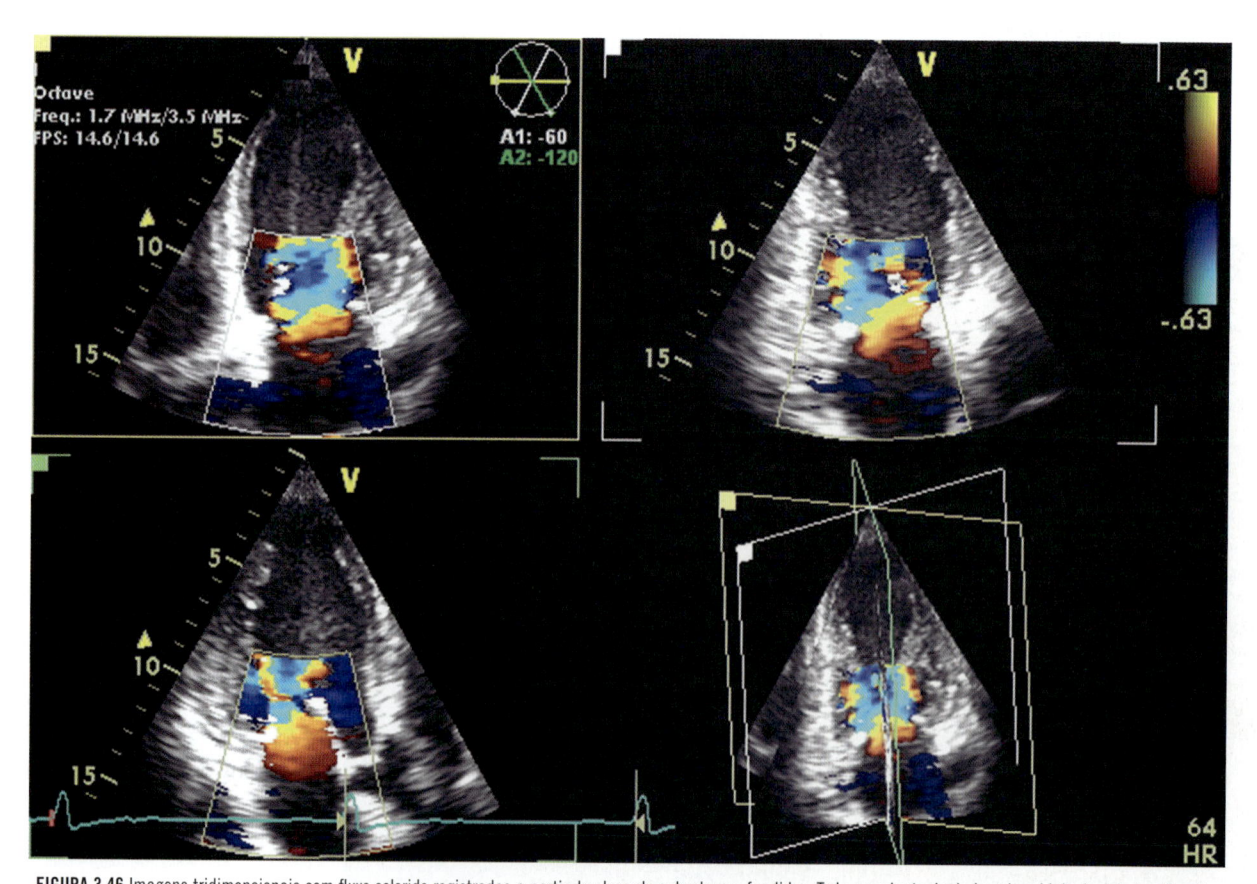

FIGURA 3.46 Imagens tridimensionais com fluxo colorido registradas a partir de alças de subvolumes fundidos. Todo o conjunto de dados piramidais, incluindo o Doppler colorido, foi aberto ao longo de três planos proporcionando incidências apicais de quatro e duas câmaras e incidências apicais de eixo longo proporcionando movimentação parietal em tempo real e imagem Doppler do fluxo colorido. ⬭

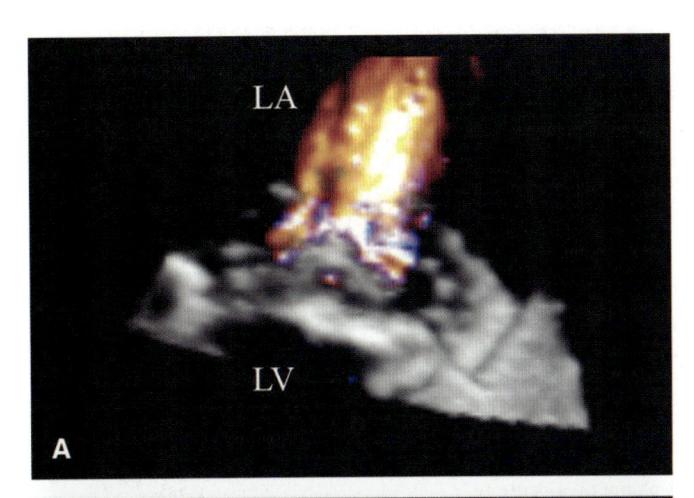

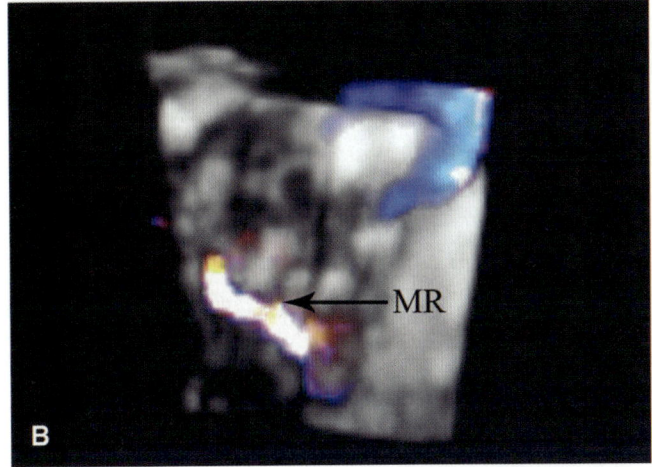

FIGURA 3.47 A, B: Imagem ecocardiográfica transesofágica tridimensional em tempo real de regurgitação mitral. **B:** A imagem pode ser rodada e cortada para proporcionar uma imagem em eixo curto do real orifício regurgitante. LA, átrio esquerdo; LV, ventrículo esquerdo; MR, regurgitação mitral.

ecocardiografia transesofágica. A reconstrução tridimensional da face do anel frequentemente proporciona uma visibilização excelente de toda a circunferência do anel e a localização de múltiplos vazamentos paravalvulares. Finalmente, a acurácia quantitativa para determinação de volume de câmara é maior na ecocardiografia tridimensional do que na bidimensional (Figura 3.49). Esta vantagem é mais óbvia quando se lida com câmaras de formato irregular como o ventrículo direito ou ventrículos esquerdos anormais. Isto é discutido com maior detalhe no Capítulo 6 acerca da avaliação do tamanho e função do ventrículo esquerdo.

Formatos adicionais de aquisição de imagens foram propostos para a ecocardiografia tridimensional incluindo exibições holográficas tridimensionais em tempo real do conjunto de dados tridimensionais. A factibilidade dessa abordagem foi demonstrada; contudo, a disponibilidade clínica do equipamento para produzir essas imagens é limitada. Uma abordagem final tem sido a de criar modelos tridimensionais físicos a partir do conjunto de dados ultrassônicos. Esta abordagem se baseia na tecnologia usada na fabricação de plástico e pode proporcionar um modelo sólido ou oco de um conjunto de dados tridimensionais a partir de imagens cardíacas.

Aquisição de Imagens Epicárdicas

A fidelidade do registro de imagens é maior quando a quantidade de tecido interveniente é mínima. Por essa razão, a aplicação da sonda de ultrassom diretamente sobre o coração oferece uma visão de alta resolução e não obstrutiva das estruturas cardíacas. Como o campo muito próximo da maioria dos transdutores de ultrassom é sujeito à distorção, sondas têm sido projetadas especificamente para aplicação epicárdica. Como essas sondas são colocadas diretamente sobre o coração batendo ou sobre a vasculatura, elas têm de ser esterilizadas ou mais comumente colocadas em uma bainha isolante estéril antes do uso. Além disso, como não há tecido interveniente, as características de focalização da sonda procuram maximizar a qualidade do campo próximo. A aquisição de imagens por essas sondas oferece imagens de alta resolução e alta fidelidade acentuadas das estruturas cardíacas. Elas são raramente usadas por causa da limitada aplicabilidade

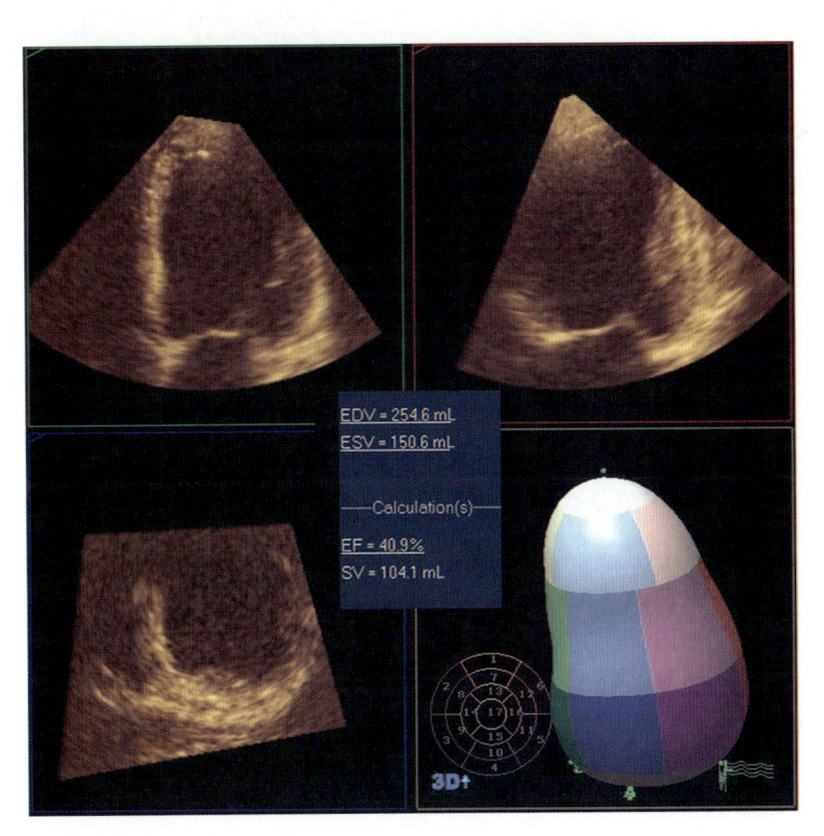

FIGURA 3.48 Ecocardiograma tridimensional de um ventrículo esquerdo de um paciente com discreta disfunção sistólica ventricular esquerda. As imagens foram adquiridas de volumes costurados a partir de uma janela transtorácica apical, e incidências apicais de quatro e de duas câmaras e de eixo curto são demonstradas como volume semiautomaticamente extraído do ventrículo, do qual tanto a fração de ejeção global (40,9%) como o desempenho do subvolume podem ser extraídos. EDV, volume telediastólico; EF, fração de ejeção; ESV, volume telessistólico; SV, volume sistólico.

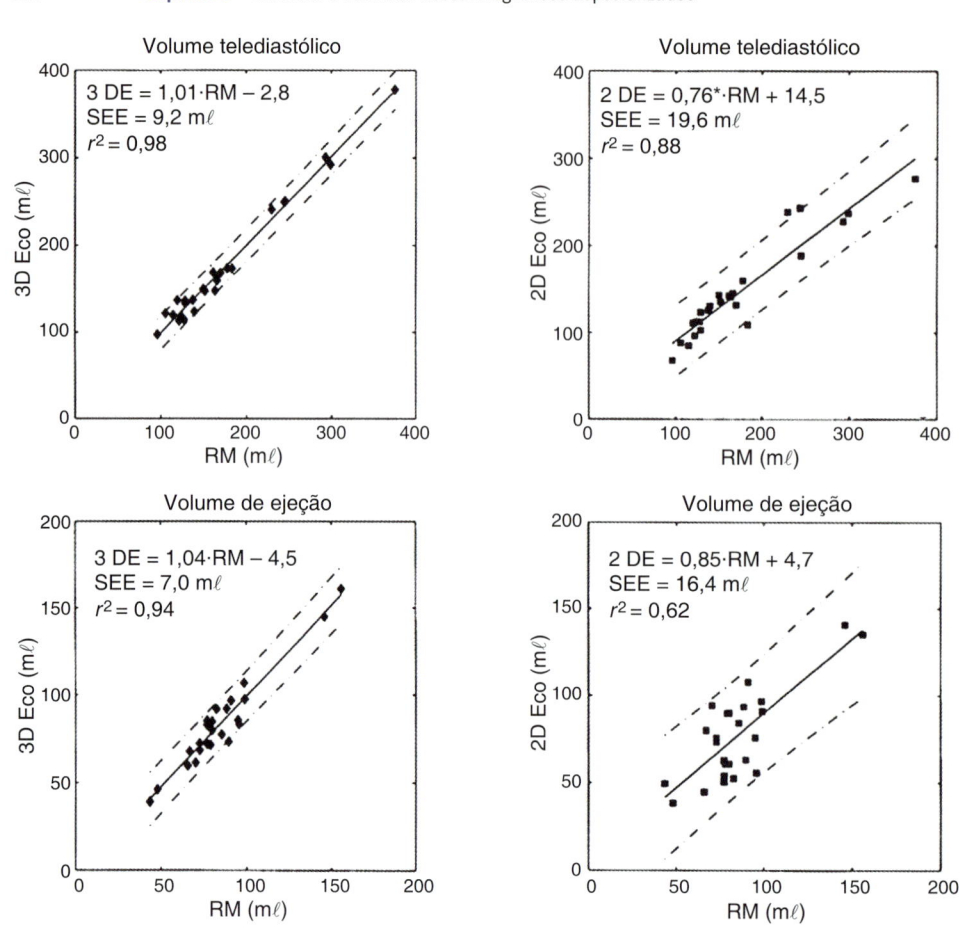

FIGURA 3.49 Demonstração gráfica da relação entre volume telediastólico e o volume sistólico conforme determinada pela ecocardiografia bi (2 DE) ou tridimensional (3 DE) e ressonância magnética (RM) cardíaca. Tanto para o volume telediastólico quanto para o volume sistólico, a correlação com a RM padronizada é substancialmente maior com a ecocardiografia tridimensional do que com a RM. SEE, estimativas de erro padrão. (De Hibberd MG, Chuang ML, Beaudin RA et al. Accuracy of three-dimensional echocardiography with unrestricted selection of imaging planes for measurement of left ventricular volume and ejection fraction. Am Heart J 2000;140:469-475.)

dessa técnica e pelo fato de que a maioria das informações pode ser obtida pelo ultrassom transtorácico ou intravascular. Antes do uso disseminado da ecocardiografia transesofágica intraoperatória, a aquisição direta de imagens epicárdicas era usada para a avaliação de ateromas ao longo do percurso da aorta ascendente e do arco aórtico por ocasião de cirurgia cardiovascular, em um esforço de se identificar o local mais apropriado para inserção de uma cânula ou enxerto venoso. Embora pudesse ser usada como um substituto da ecocardiografia transesofágica intraoperatória, a complexidade da aquisição de imagens epicárdicas, combinada com o adicional risco potencial de contaminação do campo cirúrgico estéril, fez com que fosse abandonada em favor da aquisição de imagens transesofágicas.

Ecocardiografia Intracardíaca

Transdutores baseados em cateter para ecocardiografia intracardíaca (*versus* intracoronária) foram desenvolvidos (Figura 3.50). Essa tecnologia envolve um transdutor monoplano e de alta frequência (tipicamente 10 MHz) na extremidade de um cateter intravascular manobrável, tipicamente de tamanho French 9 a 13. O cateter pode ser manobrado em ambas as direções lateralmente e pode ser retrofletido e antefletido. Existe um transdutor de ultrassom monoplano de 64 elementos montado na extremidade que oferece imagens bidimensionais de alta resolução, bem como imagens do fluxo colorido e imagens espectrais com Doppler.

Essa técnica é aplicável somente no laboratório de cateterismo cardíaco e exige acesso intravascular de grande calibre. Até o presente momento, ela tem sido usada predominantemente no circuito venoso e oferece imagens de acentuadamente alta resolução do átrio direito incluindo a área da fossa oval. A profundidade da penetração é tal que pode mostrar o átrio esquerdo e a

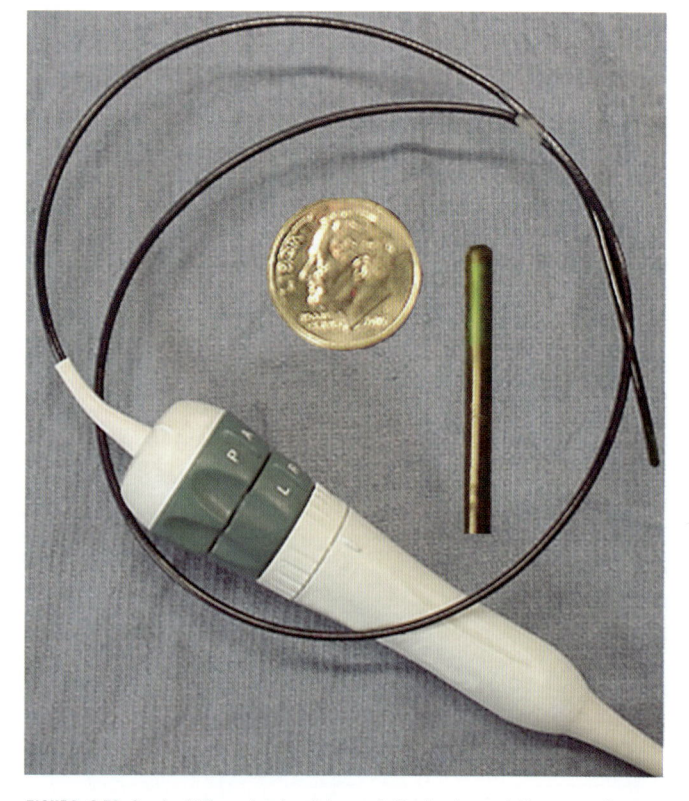

FIGURA 3.50 Sonda bidimensional uniplanar dedicada desenvolvida para ultrassom intracardíaco. Os dois anéis azuis no cabo branco permitem a flexão de aproximadamente 60° em dois planos diferentes. A imagem do meio é uma visão ampliada da ponta do cateter. A sonda tem tamanho aproximado de French 10.

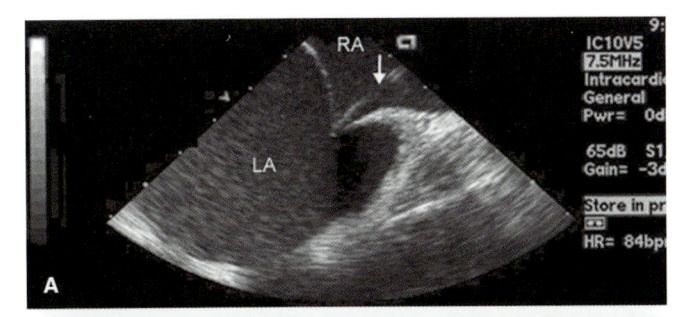

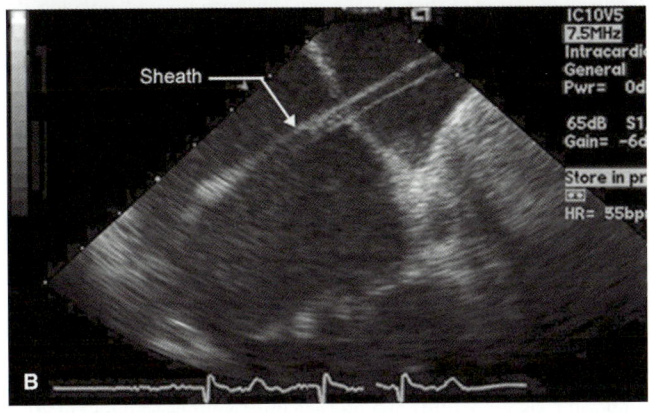

FIGURA 3.51 Imagens bidimensionais intracardíacas registradas no momento da punção septal atrial para a realização de um procedimento eletrofisiológico. **A:** A agulha transeptal (*seta*) quando ela perfura o septo atrial perto do forame oval. Observe que, quando da punção, ela está fazendo uma protrusão no tecido septal atrial. **B:** Registrada após passagem de uma bainha do átrio direito para o átrio esquerdo para a passagem subsequente de cateteres eletrofisiológicos. LA, átrio esquerdo; RA, átrio direito; Sheath, bainha. ●

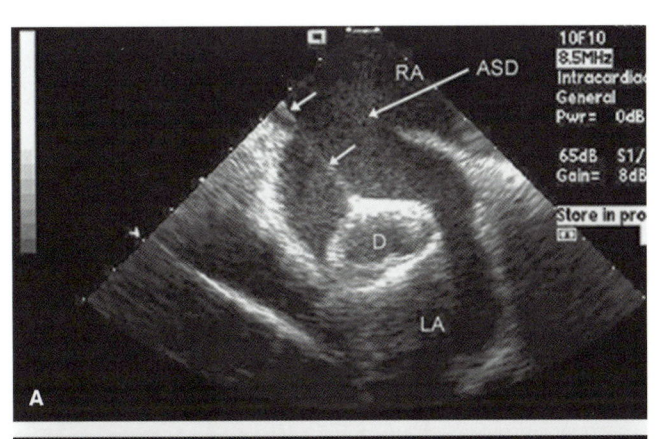

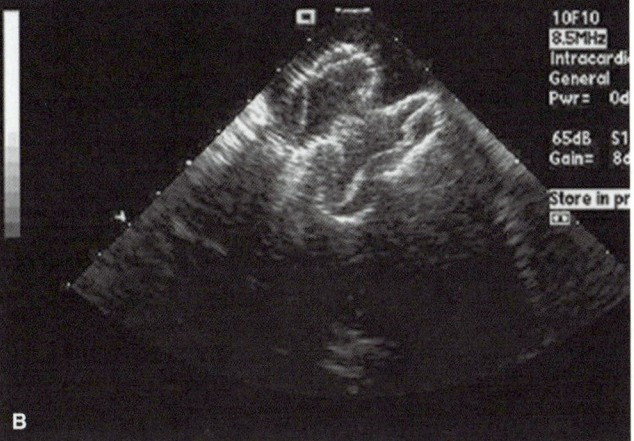

FIGURA 3.52 A, B: Ultrassom intracardíaco obtido do átrio direito em um paciente submetido a fechamento percutâneo de defeito no septo atrial (dispositivo de Amplatzer). Observe a capacidade de visibilizar claramente o percurso do dispositivo de fechamento através do defeito. **B:** Obtido depois da instalação da parte atrial esquerda do dispositivo de oclusão. ASD, defeito do septo interatrial; LA, átrio esquerdo; RA, átrio direito.

base do coração, bem como oferecer informações sobre a função ventricular esquerda. Essa técnica tem sido mais usada na monitoração de procedimentos intervencionistas complexos como o fechamento percutâneo de defeito no septo atrial, septostomia atrial e isolamento da veia pulmonar para tratamento da fibrilação atrial. As Figuras 3.51 e 3.52 foram feitas usando-se uma sonda de ultrassom intracardíaca disponível comercialmente.

Ultrassom Intravascular

O ultrassom intracoronário foi desenvolvido antes das sondas intracardíacas descritas anteriormente. Tipicamente, elas são transdutores de ultrassom ultraminiaturizados montados em cateteres intracoronários modificados. Foram desenvolvidos dispositivos rotacionais mecânicos e com disposição em fases. Esses dispositivos funcionam a frequências de 10 a 30 MHz e oferecem aquisição circunferencial de imagens de 360º. Por causa das altas frequências, a profundidade de penetração é relativamente baixa e o campo de profundidade é limitado a geralmente menos de 1 cm. A maioria dos dispositivos oferece somente aquisição de imagens anatômicas e não fornece informações Doppler. O ultrassom intracoronário é por definição realizado no laboratório de cateterismo cardíaco e na maioria dos casos é feito por um cardiologista invasivo em vez de por um ecocardiografista dedicado. A técnica oferece imagens de alta resolução das artérias coronárias proximais e pode identificar calcificação e caracterizar com mais detalhe a placa (Figura 3.53). A técnica permitiu a determinação de métodos ideais de instalação de *stent* intracoronário. Ela é usada na maioria das vezes para definir a verdadeira gravidade anatômica de lesões coronárias "intermediárias" observadas na angiografia ou para avaliação mais precisa da anatomia da parede arterial coronária. Existem fios separados para análise do fluxo com Doppler que oferecem informações Doppler intracoronárias. Os dados fornecidos pelos fios intracoronários para análise do fluxo com Doppler podem ser usados para avaliar a integridade da resposta hiperêmica ao determinar as ca-

racterísticas do fluxo em condições basais e após vasodilatação. Constitui um outro método para definir o significado fisiológico de uma estenose coronária.

O Laboratório de Eco Digital

Os exames cardíacos com ultrassom geram uma grande quantidade de informações que consistem em imagens em movimento de várias tonalidades de cinza, imagens em cores e imagens estáticas. Tem havido uma rápida evolução na maneira pela qual essas imagens são adquiridas, armazenadas e analisadas. Nos primórdios da ecocardiografia, somente traçados em modo M estavam disponíveis, e estes eram tipicamente registrados por um gravador e armazenados em papel sensível à luz. Com o advento da ecocardiografia bidimensional, surgiu a necessidade de se armazenarem imagens de vídeo em movimento. Durante aproximadamente duas décadas, essas imagens foram armazenadas, usando-se a tecnologia de vídeo padrão, e revisadas a partir de uma fita de vídeo. Embora isso ofereça um registro "evidente" e uma revisão de todas as informações disponíveis, trata-se de um método ineficiente para estudos de revisão, resulta na necessidade de armazenamento substancial e espaço de arquivo e tem a desvantagem da degradação das informações de vídeo com o passar do tempo. No início da década de 1980, tornaram-se disponíveis dispositivos de digitalização de alta velocidade que permitiam que os dados analógicos fossem transformados no formato digital e armazenados como tal. As limitações dessas primeiras tentativas foram a velocidade relativamente lenta dos processadores de computador e as limitações tanto da velocidade quanto do custo de memórias de computador. Com o passar do

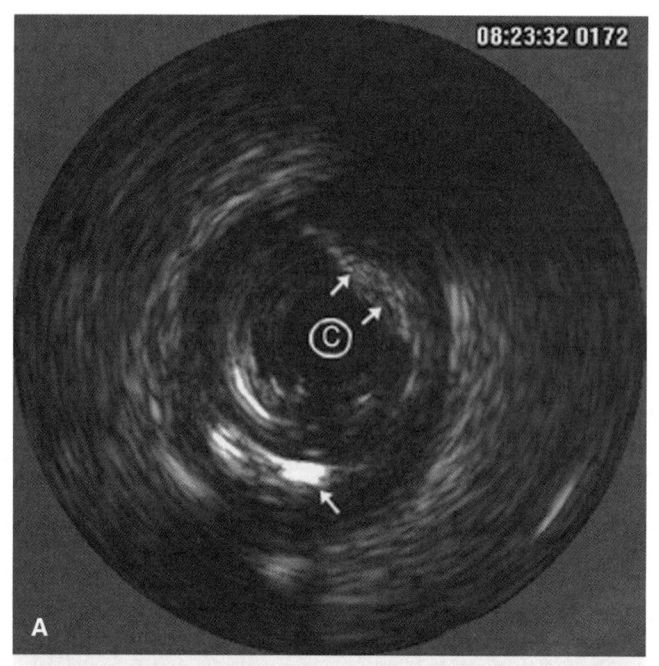

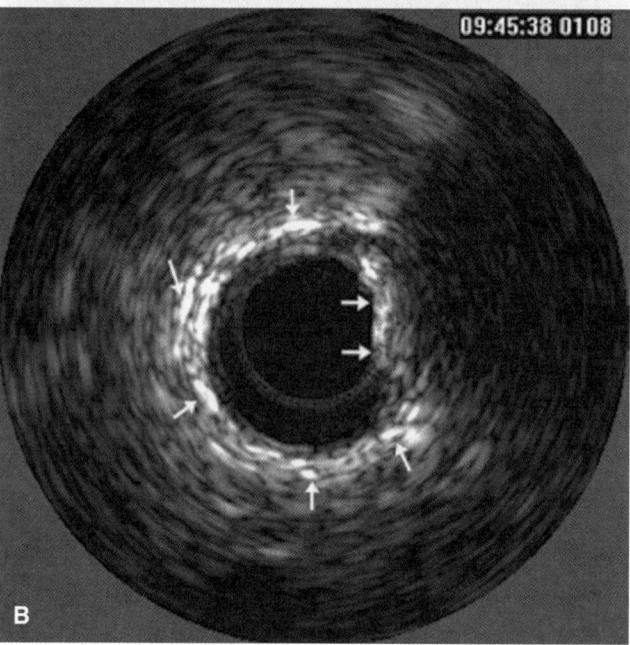

FIGURA 3.53 Ultrassom intracoronário registrado em dois pacientes. O cateter (C) é o círculo preto no centro da imagem. **A:** Obtido de um paciente com ateroma intraluminal moderado (*setas*) e também ateroma calcificado criando um eco brilhante e sombra (*seta inferior*). **B:** Obtido de um paciente que havia sido submetido à colocação de *stent* coronariano. A malha metálica do *stent* é claramente vista como uma sequência de ecos brilhantes na periferia da artéria. De aproximadamente 1 h até 5 h, há um ateroma recorrente/hiperplasia da íntima não obstrutivos no interior da luz da artéria.

tempo, houve uma redução dramática no custo e na melhora da velocidade e da confiabilidade, de modo que o armazenamento de grandes quantidades de informações digitais está hoje ao alcance de praticamente todos os laboratórios de ecocardiografia. Finalmente, todos os instrumentos modernos de ecocardiografia são intrinsecamente plataformas "digitais". As informações são coletadas pela face do transdutor no formato digital, processadas como informações digitais e exibidas por um processador de computador como informações digitais. Elas são convertidas para o formato analógico somente para fins de gravação em fita de vídeo. Como tal, as imagens originais não degradadas ficam disponíveis para revisão e armazenamento se existirem sistemas offline apropriados.

Há hoje em dia sistemas digitais de armazenamento fornecidos por várias empresas e terceiros, todos capazes de oferecer transferência de plataformas de ultrassom atuais para um servidor de arquivo (e subsequentemente para dispositivos de armazenamento de grande porte) e recuperáveis para estações de trabalho padrão de computador. Um grande avanço na aquisição digital de imagens médicas veio com o advento do padrão DICOM (Digital Imaging and Communication in Medicine). O padrão DICOM foi negociado entre os principais fabricantes de equipamentos médicos, instituições reguladoras e organizações profissionais em um esforço de assegurar que as informações da aquisição de imagens médicas estivessem disponíveis em um formato padronizado de uso livre de modo que pudessem ser facilmente transferidas de instituição a instituição e de plataforma a plataforma para armazenamento e análise. Praticamente todas as plataformas atuais de ultrassom oferecem imagens ecocardiográficas em um formato compatível com o padrão DICOM que podem ser arquivadas e recuperadas de sistemas offline de análise. O comitê do DICOM também padronizou formatos de imagem e recomendou diretrizes para compressão de imagens. Como um exame de ultrassom completo pode incluir 30 a 100 clipes de imagem e imagens estáticas, ele representa um tamanho substancial de arquivo. Em um esforço de reduzir o tamanho do arquivo, os clipes de imagem são tipicamente comprimidos. A compressão pode ser sem perda (nenhuma informação é perdida) ou com perda, com a possibilidade de degradação da imagem. A comissão do DICOM recomendou o sistema JPEG que oferece uma compressão de até 20:1 como método aceito de compressão de imagens de vídeo.

O laboratório de ecocardiografia digital moderno tem vários componentes como mostra a Figura 3.54. Em uma instalação típica, as plataformas de ultrassom são conectadas a um servidor de arquivo por rede na área local ou conexão via Internet. Dependendo do tamanho do laboratório, o "servidor de arquivo" pode ser um computador de mesa mais sofisticado ou um servidor de arquivo padrão com um disco rígido de alta velocidade e capacidade de vários terabytes. Em qualquer um dos casos, a plataforma de ultrassom pode ser configurada para transmitir automaticamente, ou sob comando, as imagens de ultrassom no formato DICOM para um servidor de arquivo para armazenamento. As estações de leitura tipicamente são computadores de mesa pessoais que podem recuperar as imagens para análise e geração de laudo. Como todas as informações estão no formato digital e são transferidas através de uma rede de computadores, os ecocardiogramas realizados em áreas remotas podem ser transmitidos quase que instantaneamente para o servidor de arquivos para revisão no laboratório de interpretação. Além disso, os médicos podem recuperar as imagens em qualquer computador devidamente equipado, inclusive consultórios médicos, estações de enfermarias hospitalares e laboratórios de cateterismo.

O método de armazenamento a longo prazo das informações digitais está atualmente em evolução e pode resultar em gastos substancialmente maiores do que o desembolso inicial de um laboratório de ecocardiografia digital básico. A maioria dos hospitais e cláusulas da agência reguladora exigem que as informações médicas sejam armazenadas em várias camadas de redundância, e, como tal, um laboratório "puramente digital" tem de estar preparado para oferecer armazenamento em pelo menos dois locais separados com cópia em fita de vídeo para assegurar acesso às informações médicas, mesmo no caso de uma falha catastrófica em um local. Em vista disso, muitos laboratórios que dependem pesadamente da aquisição digital de imagens ainda gravam em fita de vídeo padronizada como um meio de arquivamento a longo prazo para seguir as cláusulas da agência reguladora.

Ao migrar para um laboratório digital de eco, é importante que se reconheça que, mesmo com velocidade maior e disponibilidade de memória em grande escala, ainda não é factível registrar 20 a 40 min de informações contínuas de vídeo no formato digital para laboratórios de altos volumes. Em vista disso, o laboratório digital tem de desenvolver um protocolo de aquisição de imagens selecionadas que podem ser específicas para a apresen-

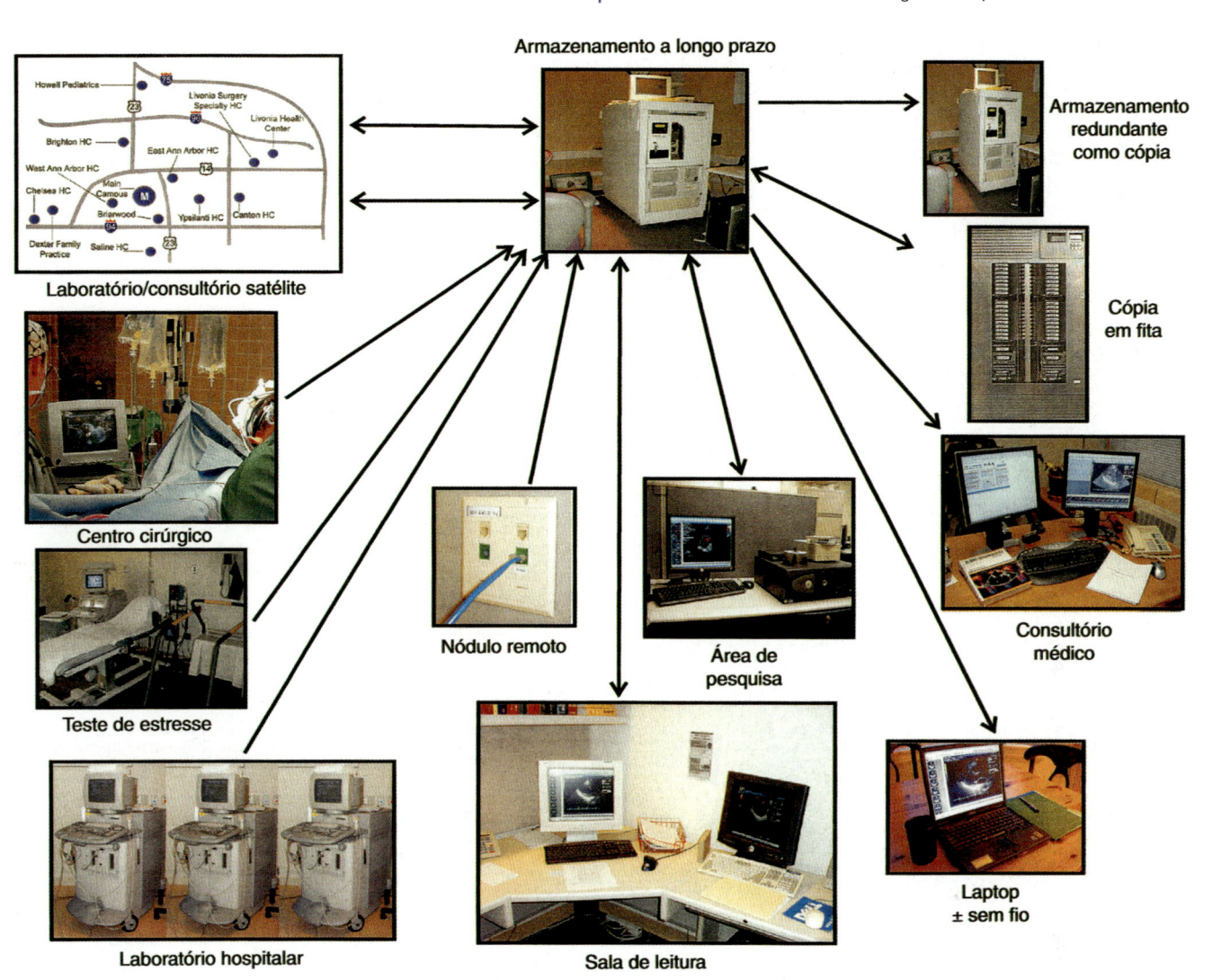

FIGURA 3.54 Diagrama de um laboratório ecocardiográfico digital moderno mostrando os múltiplos componentes para análise e armazenamento das imagens, bem como a diversidade de locais dos quais as imagens podem ser transferidas ou vistas.

tação clínica ou doença que está sendo investigada. Tipicamente, um exame ecocardiográfico digital irá ocupar 30 a 100 clipes consistindo em imagens bidimensionais em tempo real, imagens do fluxo com Doppler colorido e imagens estáticas da ecocardiografia em modo M, Doppler espectral, e assim por diante. As exatas imagens a serem adquiridas são uma questão de preferência do laboratório individualmente e de sua política, mas, como regra geral, deve ser possível adquirir clipes representativos de cada uma das incidências padrão tipicamente necessárias durante a gravação em fita de vídeo de um ecocardiograma dentro do volume estipulado de 30 a 100 imagens.

Uma vez adquiridas e arquivadas digitalmente, as imagens podem ser recuperadas de qualquer computador devidamente equipado, inclusive computadores padrão de escritório, laptops e estações de trabalho hospitalares. Uma estação de trabalho típica de função total tem a capacidade de recuperar e rever estudos, fazer múltiplas medidas e gerar laudos. Além disso, um meio hospitalar plenamente digital deve prever que todas as outras imagens médicas, inclusive dados de cateterismo, resultados de exames de medicina nuclear e eletrocardiogramas, também estejam em um formato DICOM. A maior parte dos comerciantes de estações digitais de armazenamento e revisão oferece acesso a imagens não ecocardiográficas. As estações de revisão podem ser configuradas em sistemas de revisão somente, ou para plena análise e geração de laudos. Tipicamente, quem investiu pesadamente no seu laboratório digital de ecocardiografia pode ter várias estações de observação somente para uso dos médicos que

pediram os exames, médicos do pronto-socorro, sala de cirurgia, entre outros, com um número mais limitado de estações de trabalho mais sofisticadas para medidas e geração de laudos.

Uma grande vantagem do meio digital é a capacidade de buscar e comparar lado a lado vários exames. Isso permite uma exibição lado a lado de imagens registradas em dois pontos diferentes no tempo para avaliação de alterações seriadas e tem particular relevância com respeito à avaliação de anormalidades da movimentação parietal após infarto agudo do miocárdio, alterações seriadas na insuficiência valvar ou alterações seriadas na função ventricular esquerda. Essa capacidade de avaliar rapidamente ecocardiogramas realizados em pontos diferentes no tempo e lado a lado tem sido uma grande vantagem do laboratório digital de ecocardiografia. Finalmente, a imagem digital é observada na forma de uma alça contínua em qualquer ponto, desde 1 a 10 ciclos cardíacos. Como esta é uma alça digital controlável, o revisor tem a capacidade de avaliar a movimentação parietal, função valvar e outros parâmetros, fotograma a fotograma, e fornecer uma resolução temporal altamente detalhada dos eventos cardíacos, que tipicamente não é possível ao se reverem imagens em vídeo.

Embora o custo de instalação de um sistema digital de armazenamento e revisão possa ser significativo, a maioria dos laboratórios que migrou da fita de vídeo para meio digital viu que a melhor eficiência das análises e a diminuição de custos alcançada pelo não arquivamento de fitas de vídeo abrandam substancialmente o maior custo de um laboratório digital.

As técnicas e os métodos da ecocardiografia não devem ser vistos isoladamente. Todas as técnicas são inter-relacionadas e, teoricamente, todas as diferentes modalidades de aquisição de imagens como bidimensional, modo M, do fluxo colorido e Doppler espectral estão disponíveis a partir de qualquer transdutor. As limitações do computador e do formato do transdutor podem restringir as informações do exame dadas por qualquer instrumento.

Leituras Sugeridas

Geral

Quinones MA, Douglas PS, Foster E, et al. ACC/AHA clinical competence statement on echocardiography: a report of the American College of Cardiology/American Heart Association/American College of Physicians—American Society of Internal Medicine Task Force on Clinical Competence. J Am Coll Cardiol 2003;41:687–708.

Ecocardiografia Tridimensional

Abdel-Massih T, Dulac Y, Taktak A, et al. Assessment of atrial septal defect size with 3D-transesophageal echocardiography: comparison with balloon method. Echocardiography 2005;22:121–127.

Balestrini L, Fleishman C, Lanzoni L, et al. Real-time 3-dimensional echocardiography evaluation of congenital heart disease. J Am Soc Echocardiogr 2000;13:171–176.

Corsi C, Lang RM, Veronesi F, et al. Volumetric quantification of global and regional left ventricular function from real-time, three-dimensional echocardiographic images. Circulation 2005;112:1161–1170.

Hung J, Lang R, Flachskampf F, et al. 3D echocardiography: a review of the current status and future directions. J Am Soc Echocardiogr 2007;20:213–233.

Mor-Avi J, Jenkins C, Kuhl HP, et al. Real-time 3-dimensional echocardiographic quantification of left ventricular volumes. J Am Coll Cardiol 2008;4:413–423.

Soliman OII, Kirschbaum SW, van Dalen BM, et al. Accuracy and reproducibility of quantitation of left ventricular function by real-time three-dimensional echocardiography versus cardiac magnetic resonance. Am J Cardiol 2008;102:778–783.

Sugeng L, Shernan SK, Salgo IS, et al. Live 3-dimensional transesophageal echocardiography. J Am Coll Cardiol 2008;52:447–449.

Sugeng L, Weinert L, Lammertin G, et al. Accuracy of mitral valve area measurements using transthoracic rapid freehand 3-dimensional scanning: comparison with noninvasive and invasive methods. J Am Soc Echocardiogr 2003;16:1292–1300.

Tensão/Ritmo de Tensão

Abraham TP, Dimaano VL, Liang HY. Role of tissue Doppler and strain echocardiography in current clinical practice. Circulation 2007;116:2597–2609.

Becker M, Lenzen A, Ocklenburg C, et al. Myocardial deformation imaging based on ultrasonic pixel tracking to identify reversible myocardial dysfunction. J Am Coll Cardiol 2008;51:1473–1481.

Edvardsen T, Gerber BL, Garot J, et al. Quantitative assessment of intrinsic regional myocardial deformation by Doppler strain rate echocardiography in humans: validation against three-dimensional tagged magnetic resonance imaging. Circulation 2002;106:50–56.

Outros

Bruce CJ, O'Leary P, Hagler DJ, et al. Miniaturized transesophageal echocardiography in newborn infants. J Am Soc Echocardiogr 2002;15:791–797.

Bruce CJ, Packer DL, Seward JB. Transvascular imaging: feasibility study using a vector phased array ultrasound catheter. Echocardiography 1999;16:425–430.

Iwakura K, Ito H, Kawano S, et al. Detection of TIMI-3 flow before mechanical reperfusion with ultrasonic tissue characterization in patients with anterior wall acute myocardial infarction. Circulation 2003;107:3159–3164.

Lin LC, Kao HL, Wu CC, et al. Alterations of myocardial ultrasonic tissue characterization by coronary angioplasty in patients with chronic stable coronary artery disease. Ultrasound Med Biol 2001;27:1191–1198.

Manasia AR, Nagaraj HM, Kodali RB, et al. Feasibility and potential clinical utility of goal-directed transthoracic echocardiography performed by noncardiologist intensivists using a small hand-carried device (SonoHeart) in critically ill patients. J Cardiothorac Vasc Anesth 2005;19:155–159.

Spencer KT, Anderson AS, Bhargava A, et al. Physician-performed point-of-care echocardiography using a laptop platform compared with physical examination in the cardiovascular patient. J Am Coll Cardiol 2001;37:2013–2018.

Spurney CF, Sable CA, Berger JT, et al. Use of a hand-carried ultrasound device by critical care physicians for the diagnosis of pericardial effusions, decreased cardiac function, and left ventricular enlargement in pediatric patients. J Am Soc Echocardiogr 2005;18:313–319.

Thomas JD, Adams DB, DeVries S, et al. Guidelines and recommendations for digital echocardiography. A report from the digital echocardiography committee of the American Society of Echocardiography. Am Soc Echocardiogr 2005;18:287–297.

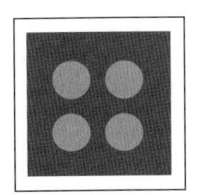

Capítulo 4
Ecocardiografia com Contraste

Nos anos 1970 os agentes de contraste foram usados pela primeira vez em conjunto com a ecocardiografia clínica. Os primeiros agentes eram soro fisiológico agitado, isoladamente, ou estabilizado com corante verde indocianina. As injeções eram dadas IV ou mais centralmente quando da realização de um cateterismo cardíaco. A nuvem de microbolhas criada era usada para definir as bordas cardíacas e detectar derivações intracardíacas. Os estudos iniciais de ecocardiografia com contraste eram essenciais para determinação de identificação da borda endocárdica e de outras estruturas (Figura 4.1). Após injeção intravenosa, esses agentes de contraste ficavam isolados no lado direito do coração e não atravessavam o circuito pulmonar. Assim, o seu aparecimento no lado esquerdo era evidência de uma comunicação da direita para a esquerda.

Origem do Contraste Ultrassônico

As teorias iniciais de que as microbolhas eram criadas por cavitação quando da injeção foram abandonadas. Embora seja possível criar microbolhas por efeito de cavitação, a pressão com que o fluido tem de ser injetado para criar esse efeito é bem maior que a encontrada na prática clínica de rotina. O contraste que ocorre espontaneamente quando de uma injeção intravenosa é provavelmente mais devido à contaminação com ar no aparelho da injeção do que à criação pelo próprio processo da injeção.

As microbolhas contendo gás são fortes refletores de ultrassom e o refletem a um nível bem maior do que estruturas que não contêm gás. Os agentes de contraste ultrassônicos atuais contêm

uma variedade de gases incluindo ar ou, mais recentemente, perfluorocarbonos. Deve ser ressaltado que a maior reflexibilidade de uma microbolha se deve à reflexão diferencial do gás que ela contém em relação ao sangue e tecido ao redor.

Agentes de Contraste

O agente de contraste ultrassônico mais simples consiste em microbolhas de soro fisiológico. Um contraste efetivo do coração direito pode ser obtido pela agitação forçada de solução de soro fisiológico entre duas seringas de 10 mℓ, cada uma contendo 5 mℓ de soro e 0,1 a 0,5 mℓ de ar (Figura 4.2). A agitação forçada através de uma válvula tridirecional cria microbolhas com tamanho altamente variável e com a tendência de rapidamente coalescerem. Depois da geração por agitação, elas devem ser injetadas imediatamente para limitar o tempo disponível delas coalescerem. Essas microbolhas, no entanto, são intensos refletores de eco e podem ser detectadas no átrio e ventrículo direitos (Figura 4.3). O seu tamanho as impede de passar através do leito capilar pulmonar e o seu aparecimento no coração esquerdo significa a existência de uma derivação da direita para a esquerda. Ao se analisar quando e onde aparecem, a natureza dessa comunicação muitas vezes pode ser determinada como sendo um forame oval pérvio, defeito no septo atrial ou malformação arteriovenosa (MAV) pulmonar. A criação de contraste ultrassônico por meio dessa técnica é amplamente usada na prática clínica e tem tido um perfil excelente de segurança.

As primeiras tentativas de se criar uma população mais estável de microbolhas envolviam a redução da tensão superficial. A tensão superficial aumenta a pressão para dentro de uma bolha e é responsável pela tendência de uma microbolha colabar sobre si mesma. Essa tendência de espontaneamente diminuir, decorrente da tensão superficial, resulta em um aumento progressivo da pressão no interior da microbolha que, por sua vez, aumenta

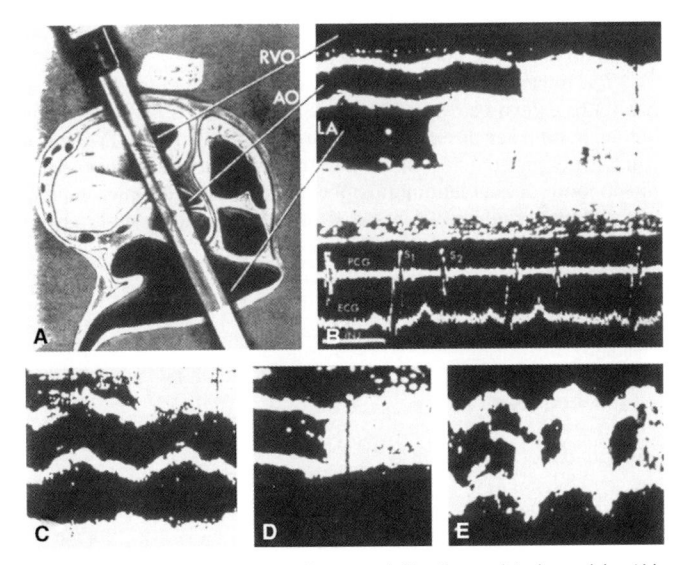

FIGURA 4.1 Ecocardiogramas contrastados em modo M antigos registrados em laboratório de cateterismo cardíaco. A: Orientação do feixe de ultrassom em modo M. B: Imagem foi registrada após a injeção de contraste dentro do átrio esquerdo e mostra aparecimento subsequente de contraste na aorta. C: Contraste injetado na via de saída do ventrículo direito. D: O contraste aparece na aorta após a injeção no ventrículo esquerdo; E: A imagem foi obtida após injeção na região supravalvar na aorta. O contraste é visto somente na diástole com uma área isenta de contraste devido ao fluxo competitivo durante a abertura da valva aórtica. (De Gramiak R, Shah PM, Kramer DH. Ultrasound cardiography: contrast studies in anatomy and function. Radiology 1969;92:939-948, com permissão.) AO, aorta; LA, átrio esquerdo; RVO, via de saída do ventrículo direito.

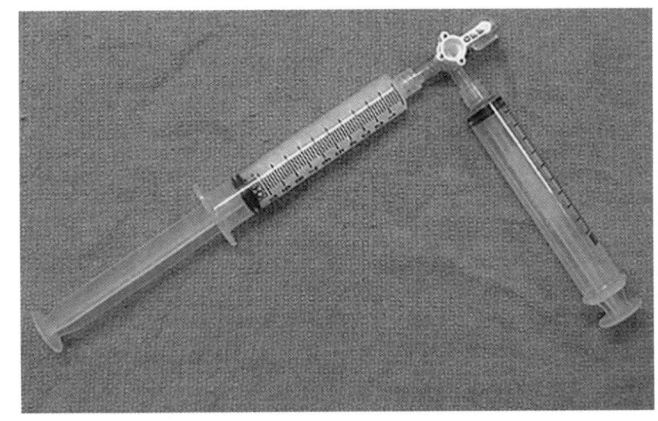

FIGURA 4.2 Sistema de duas seringas e válvula de três direções para preparo de contraste de soro fisiológico agitado para a injeção intravenosa. O volume total na seringa à esquerda é de aproximadamente 10 mℓ, que inicialmente consistia em 9,5 mℓ de soro e 0,5 mℓ de ar. O contraste foi preparado pela injeção forçada de solução de uma seringa para a outra através da válvula de três direções. A turbulência no interior da válvula cria um grande número de microbolhas possíveis de serem injetadas intravenosamente. Para opacificação de estruturas do coração direito, uma "dose" típica intravenosa de contraste preparada nessa maneira varia de 1,0 a 5,0 mℓ.

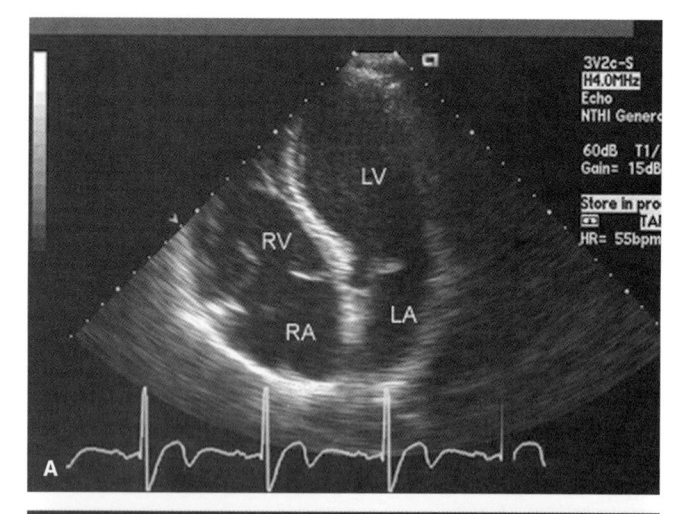

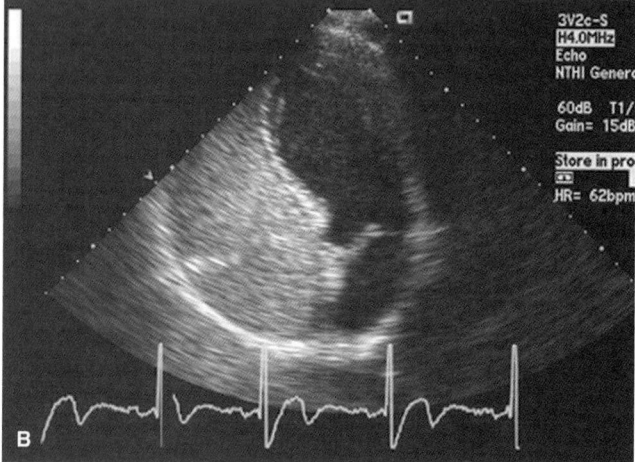

FIGURA 4.3 A: Incidência apical de quatro câmaras obtida em um paciente após injeção de soro em uma veia da extremidade superior esquerda. **B:** Após a injeção de contraste intravenoso, há uma opacificação uniforme do átrio direito e do ventrículo direito sem aparecimento de contraste no coração esquerdo, implicando a ausência de uma comunicação intracardíaca direita-esquerda. LA, átrio esquerdo; LV, ventrículo esquerdo; RA, átrio direito; RV, ventrículo direito.

a força de acionamento que faz com que o gás contido se difunda para o exterior. Esses fatores acarretam uma aceleração do ritmo de encolhimento da microbolha e eventualmente ela desaparece. Ao reduzir e estabilizar a tensão superficial, as bolhas sofrem um colapso menos espontâneo e uma população de microbolhas estabilizadas e de vida mais longa pode ser criada. Vários agentes,

inclusive o corante verde indocianina e surfactantes, são usados para reduzir a tensão superficial e criar uma população de microbolhas menores e mais estáveis. Muitas observações fundamentais iniciais na ecocardiografia com contraste foram feitas com o uso de microbolhas estabilizadas com o corante verde indocianina (Figura 4.1). Para finalidades práticas, há pouca necessidade de se estabilizar microbolhas de soro fisiológico. Como o seu tamanho é relativamente grande, elas não conseguem passar pelo leito capilar pulmonar e a história da segurança desse agente facilmente preparado é marcante.

No início da década de 1980, várias tentativas foram feitas para desenvolver e fabricar microbolhas que tivessem um tamanho uniforme, fossem estáveis com relação a coalescência e tamanho, e oferecessem um grau de contraste homogêneo e reproduzível. O reconhecimento de que a sonificação de alta intensidade causava populações de microbolhas foi um grande avanço na ecocardiografia com contraste. A estabilidade do agente de contraste resultante dependia da solução sonificada e do gás no seu interior. Por meio de ensaio e erro, viu-se que a sonificação de albumina humana a 5% causava populações de microbolhas relativamente homogêneas consistindo de um invólucro de albumina desnaturada contendo ar. Essas microbolhas eram suficientemente pequenas para passagem transpulmonar, produziam um intenso efeito de contraste e podiam ser preparadas comercialmente na forma de uma solução estéril que oferecia efeito de contraste reproduzível. As principais limitações desses agentes de contraste iniciais contendo ar foram o seu tamanho relativamente grande e a incapacidade de passar através do leito capilar pulmonar de todos os pacientes. O refinamento do processo de sonificação incluía a substituição do gás contido por perfluorocarbono de alta densidade no lugar do ar e substituição do invólucro de albumina por uma membrana lipídica. Várias outras abordagens à fabricação de microbolhas foram realizadas incluindo partículas de sacarídio que formam microbolhas gasosas na sua superfície e invólucros de microbolhas de vários tamanhos e composição. Em geral, as microbolhas disponíveis comercialmente têm tamanho inicial de 1,1 a 8,0 µm e são preparadas em uma concentração de 5×10^8 a $1,2 \times 10^{10}$ microbolhas/mℓ. Como tal, o número de microbolhas injetadas por "dose" é substancialmente maior do que a observada com soro fisiológico agitado. Por causa de sua estabilidade (em um campo de baixa intensidade de ultrassom), elas têm notável persistência, e uma única injeção irá fornecer um efeito usável de contraste de 3 a 10 min.

Uma microbolha fabricada tem dois componentes básicos, o invólucro externo e o gás contido (Figura 4.4). Os invólucros das bolhas podem ser desenvolvidos para serem rígidos ou flexíveis e com várias resistências para colabarem sob alta pressão. O reconhecimento desses fenômenos permite a criação de microbolhas que podem ser altamente resistentes à destruição pelo ultrassom

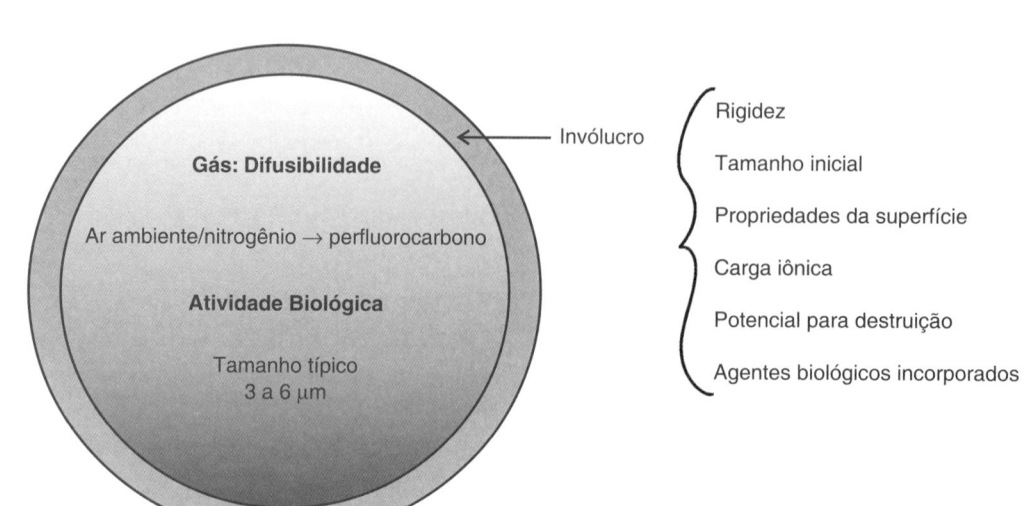

FIGURA 4.4 Representação esquemática de uma microbolha mostrando seu conteúdo e várias características do invólucro. Ver texto para detalhes.

	Quadro 4.1	Estudos de Segurança dos Agentes de Contraste				
Autor	**Tipo de Estudo**	**ESC (*n*)**	**Eventos (%)**	**Contraste (*n*)**	**Eventos**	**Eventos (%)**
Wei, 2008	ETT, EE			78.383	EA	0,01
Shaikh, 2008	EE	2.155	0,0	2.914	EA	0,06
Main, 2008	ETT	4.242.712	1,08	58.254	MTC	1,06
Dolan, 2009	ECM, ETT, EE	15.989	0,8	42.408	IM, óbito	0,3

EA (evento adverso), arritmia significativa, síndrome coronária aguda, parada cardíaca, resposta anafilática; ECM, ecocardiografia contrastada miocárdica; EE, eco de estresse; ESC, ecocardiograma sem contraste; ETT, ecocardiografia transtorácica; IM, infarto do miocárdio; MTC, mortalidade por todas as causas.

e, portanto, oferecem efeito de contraste persistente ou podem ser facilmente destruídas pelo ultrassom, resultando em emissão acústica simulada e melhor possibilidade de detecção por meio desse mecanismo. O invólucro pode ser feito de tal modo a permitir variados graus de permeabilidade e difusão do gás de contraste. Finalmente, a composição do invólucro pode ser alterada para incluir compostos terapêuticos não refletores. Algumas microbolhas foram desenvolvidas com invólucros que podem ter incorporados locais de combinação antigênica específica que permitem que elas sejam direcionadas a tecidos específicos. A aplicação dessa última tecnologia pode permitir a oferta de agentes quimioterápicos ou biologicamente ativos, inclusive vetores de transfecção de genes a um tecido-alvo.

O gás no interior do invólucro também influencia a intensidade e a duração do efeito. Como a interface gás-sangue é um poderoso refletor, a intensidade do efeito contraste é substancialmente maior para qualquer geração atual de agentes disponíveis comercialmente do que a observada com soro fisiológico agitado, em grande parte por causa da maior concentração de microbolhas. Conforme discutido subsequentemente, muitas técnicas ultrassônicas destroem propositadamente ou incidentalmente a microbolha, permitindo que o gás escape para a corrente sanguínea. Gases como oxigênio, nitrogênio e ar ambiente se difundem rapidamente a jusante de um gradiente de concentração resultando em uma perda rápida do efeito de contraste. Os perfluorocarbonos inertes de alta densidade se difundem mais lentamente e, portanto, oferecem um efeito de contraste de maior duração, mesmo depois do invólucro da bolha ter sido destruído.

Segurança

Em geral, os agentes de contraste com base em perfluorocarbonos desenvolvidos comercialmente têm uma história marcante de segurança. Até 2007, houve pouca ou nenhuma preocupação no que se refere a sua segurança em uma ampla faixa de situações clínicas. Em outubro de 2007, o U.S. Food and Drug Administration (FDA) emitiu um aviso de "caixa preta" aparentemente intencionado como um alerta de efeito de classe para os agentes de contraste preparados comercialmente, estipulando que eles são contraindicados em situações cardiovasculares instáveis de hipertensão pulmonar, incluindo arritmia, síndrome coronária aguda e insuficiência cardíaca congestiva, e que 30 min de monitoramento eletrocardiográfico e hemodinâmico eram necessários após a sua administração. Esses alertas estavam baseados em quatro mortes relatadas em pacientes com doença cardiovascular básica significativa e condições básicas instáveis. Esses quatro óbitos estão entre aproximadamente 2 milhões de exposições. Depois de uma revisão adicional, o FDA reviu o seu alerta acerca dos agentes de contraste e limitou as contraindicações a pacientes com comunicações intracardíacas da direita para a esquerda conhecidas, hipersensibilidade conhecida aos agentes componentes, incluindo produtos do sangue ou albumina (agente-específico), bem como uma não aprovação continuada para injeção intra-arterial. Uma decisão importante foi que a exigência de 30 min de monitoramento hemodinâmico foi suspensa na vasta maioria dos pacientes e hoje em dia se aplica somente aos pacientes com hemodinâmica instável ou arritmias que provavelmente serão estudados de qualquer maneira em um ambiente monitorado. Há quatro estudos de vigilância recentes de grande escala que confirmaram o perfil de segurança desses agentes (Quadro 4.1).

Vários estudos em animais foram realizados para avaliar a "resposta à dose" da concentração do contraste e o modo de oferta por meio do ultrassom quanto aos efeitos adversos. Esses estudos demonstraram o potencial de criação de arritmias ventriculares isoladas, bem como evidência de lesão celular relacionada com a ecocardiografia com contraste quando realizada em doses do agente de contraste acima das clinicamente relevantes e apresentam algoritmos para oferta de ultrassom que exceda aquela tipicamente usada na prática clínica. Esses estudos sugerem uma margem substancial de segurança para os agentes quando usados como recomendados de acordo com diretrizes clínicas e também sugerem parâmetros de acordo com os quais tanto o agente quanto a instrumentação ultrassônica podem ser usados para respostas potencialmente terapêuticas.

Uso Clínico

A ecocardiografia com contraste pode ser dividida em cinco amplas categorias. (1) A detecção de derivações intracardíacas, (2) opacificação ventricular esquerda para delineamento da câmara, (3) definição refinada de anormalidades estruturas ventriculares esquerdas, (4) perfusão miocárdica e (5) intensificação dos sinais de Doppler. Comunicações da direita para a esquerda detectadas por contraste com solução salina nas câmaras esquerdas do coração ainda constituem a indicação primária da ecocardiografia. Comunicações da esquerda para a direita também podem ser detectadas se um efeito de contraste negativo for observado no coração direito. Conforme mencionado alhures neste livro, a ecocardiografia contrastada permanece o padrão para diagnóstico de forame oval pérvio. Esse diagnóstico é estabelecido com soro fisiológico agitado que não passa através do leito capilar pulmonar, pois é eliminado pelos capilares pulmonares. Como esses agentes mais modernos cruzam o leito capilar pulmonar, o seu aparecimento no coração esquerdo não é indicativo de uma comunicação patológica.

Devido a seu tamanho pequeno e estabilidade, os agentes de contraste de perfluorocarbono disponíveis comercialmente passam através do leito capilar pulmonar com relativa facilidade e subsequentemente opacificam a cavidade ventricular esquerda. Isso resulta em melhor visibilização da borda do ventrículo esquerdo e oferece melhor acurácia para detecção da borda, determinação do volume cavitário, avaliação da movimentação regional parietal e avaliação de patologia apical. Mesmo com transdutores de comprimento focal curto, de alta frequência, modernos, patologia apical específica pode ocasionalmente ser difícil de definir amplamente. A opacificação da cavidade ventricular esquerda pode permitir um melhor refinamento no diagnóstico de patologia apical, como um trombo mural, miocardiopatia hipertrófica apical, não compactação ventricular e tumores miocárdicos raros.

Os agentes de contraste recentes também são capazes de opacificar o miocárdio ventricular esquerdo. O aparecimento de contraste no miocárdio ventricular faz paralelo com a distribuição da perfusão miocárdica e experimentalmente tem sido usado como um marcador de alta resolução e não destrutivo para avaliação de infarto do miocárdio. Deve ser enfatizado que, enquanto foi demonstrado que a ecocardiografia contrastada da perfusão miocárdica é factível e acurada para a identificação de estenose coronária em estudos animais e em humanos, ela não é atualmente aprovada para esse propósito.

Finalmente, os agentes de contraste podem ser usados para intensificar os sinais Doppler. Isso tem utilidade clínica na intensificação do sinal de regurgitação tricúspide para avaliação da hemodinâmica do coração direito (contraste de soro fisiológico) e, menos frequentemente, para intensificar sinais de jato fraco de estenose aórtica ou fluxo nas veias pulmonares. O uso de agentes de contraste durante interrogação com Doppler colorido resulta na deterioração significativa do sinal e é contraprodutivo.

⠿ Interação do Ultrassom com Agentes de Contraste

As microbolhas interagem com o feixe de ultrassom de várias maneiras, incluindo reflexão direta na frequência fundamental transmitida e ressonância com a criação de frequências harmônicas refletidas. A frequência na qual a microbolha tem a refletância máxima tem relação com o seu diâmetro. Para qualquer frequência de ultrassom, a amplitude de reflexão a partir de uma microbolha diminui à medida que a bolha diminui de diâmetro. Todas as bolhas têm um diâmetro no qual a refletância é máxima

(diâmetro ressonante). Abaixo do diâmetro ressonante da bolha, a amplitude da reflexão diminui novamente com o cubo do diâmetro. Trata-se de um acontecimento fortuito as bolhas com diâmetro refletância ao interagirem com frequências de transmissão clinicamente relevantes.

A interação das microbolhas com o feixe de ultrassom tem três fases (Figura 4.5). Na forma mais simples, o ultrassom interage com uma microbolha por simples reflexão do feixe de ultrassom na sua frequência fundamental (ou seja, transmitida). A reflexão máxima desde uma microbolha depende da relação entre a frequência e o diâmetro, conforme mencionado anteriormente.

Com intensidades maiores de aquisição de imagens ultrassônicas (tipicamente $\geq 0,3$ IM), as microbolhas não são puros refletores, mas começam a ressonar. Uma bolha ressonante irá refletir o ultrassom não só na frequência insonante fundamental (f_t) como também na harmônica daquela frequência. Nesse caso, uma microbolha insonada com feixe de interrogação de 2 MHz irá refletir de volta a frequência fundamental de 2 MHz como também a ressonância, criando frequências refletidas em 4, 8 e 16 MHz. Cada uma dessas frequências harmônicas subsequentes dobra de frequência e diminui de amplitude. Na prática clínica de rotina, somente a primeira harmônica (ou seja, duas vezes a frequência fundamental) é tipicamente usada para aquisição de imagens anatômicas. Muitas vezes a aquisição de imagens específicas com contraste se baseia em frequências de harmônicas múltiplas ou sub-harmônicas da primeira harmônica (ou seja, quatro e oito vezes a frequência fundamental). Isso possibilita um sinal mais específico de contraste.

Com níveis crescentes de energia, as bolhas são fisicamente destruídas pelo feixe de ultrassom insonante. O processo de destruição cria bolhas de vários diâmetros. As subpopulações com

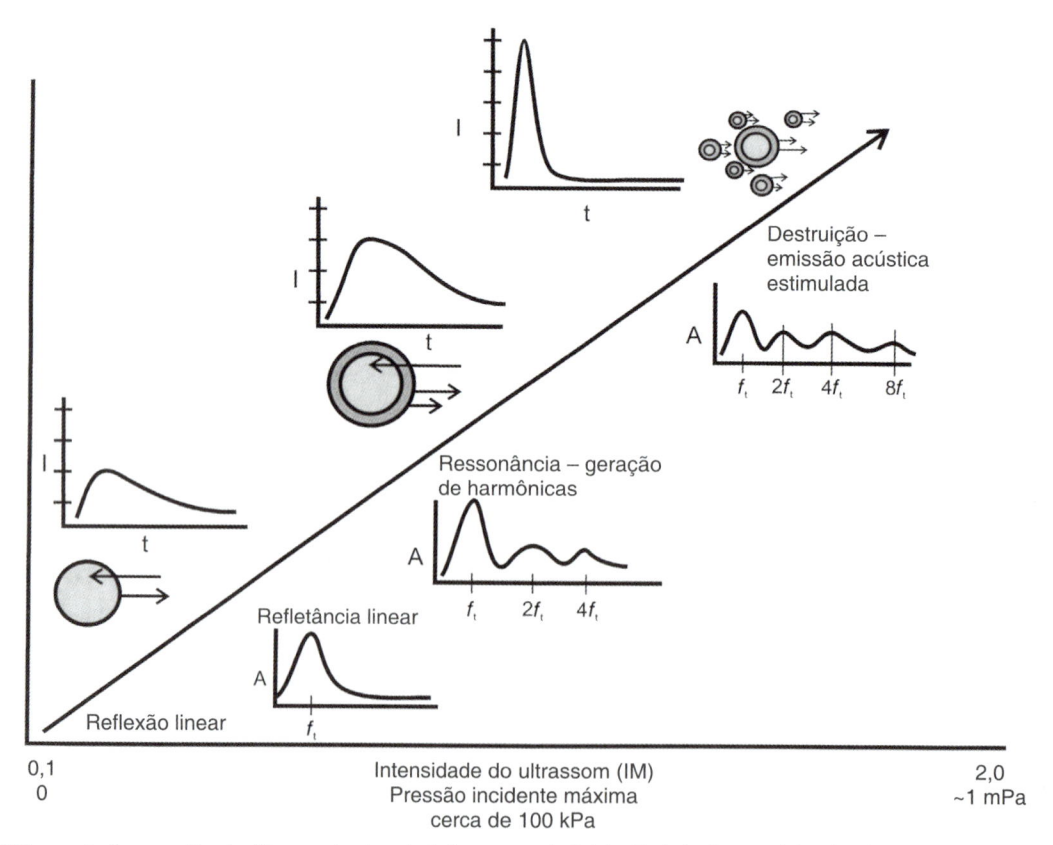

FIGURA 4.5 Representação esquemática de várias respostas das microbolhas ao aumento da intensidade do ultrassom. Acima da linha diagonal, mostrando aumento na intensidade, há uma representação gráfica da intensidade da imagem refletida em cada nível de intensidade do ultrassom e, abaixo da linha, uma descrição estilizada da resposta da frequência observada com cada técnica. Com baixa intensidade, pode ser obtida uma resposta linear que resulta na detecção de frequência de retorno idêntica à de transmissão (f_t). Com pressões incidentes mais altas, ocorre a ressonância da bolha que resulta na geração de uma resposta não linear ou harmônica, de modo que o sinal retorna na frequência transmitida fundamental mais uma série de suas harmônicas (ou seja, f_t). Com intensidades mais altas de ultrassom, há ruptura da bolha resultando na produção de uma subpopulação de bolhas menores com uma ampla faixa de frequências ressonantes. Como a destruição das bolhas ocorre com pressão insonante mais alta, a duração do efeito de contraste é substancialmente menor.

diâmetro altamente variável resultam em uma faixa ampla de reflexão de frequências refletidas. Por meio dessa técnica destrutiva de bolhas, é gerada uma grande quantidade de energia acústica tanto como ultrassom refletido como múltiplos desvios Doppler detectáveis. Esse fenômeno final no qual as microbolhas são destruídas, desse modo criando alvos detectáveis ao ultrassom, é conhecido como emissão acústica estimulada. Esse fenômeno pode ser maximizado pelo uso de uma microbolha com um invólucro frágil e contendo nitrogênio, ou outro gás que se difunde rapidamente, provocando uma perda rápida do efeito de contraste depois da ruptura do invólucro.

Métodos de Detecção

Conforme mencionado acima, a interação das microbolhas com o ultrassom é complexa e pode ser dividida em três tipos: reflexão fundamental, criação e detecção de harmônicas e emissão acústica estimulada. As características de recepção do instrumento de ultrassom podem ser alteradas para fazer uso de qualquer um desses três fenômenos. O Quadro 4.2 mostra os diferentes domínios de ultrassom (p. ex., modo B *vs.* Doppler etc.) e várias modalidades de aquisição de imagens usadas comumente. Praticamente qualquer um dos diferentes domínios do ultrassom pode ser ligado a qualquer um dos métodos de aquisição para registrar a imagem intensificada pelo contraste. A combinação exata do domínio do ultrassom e protocolo de aquisição irá depender da natureza do exame (p. ex., borda ventricular esquerda *vs.* perfusão miocárdica), bem como das características do agente de contraste disponível e da plataforma de aquisição de imagens.

Ajustes do Equipamento

Todos os fabricantes atuais fornecem pré-ajustes contraste-específicos dedicados para compensar a sensibilidade dos agentes de contraste ultrassônicos em um campo de alta intensidade. Muitos deles têm, como opção adicional, modalidades contraste-específicas equipadas para a detecção de contraste de baixa intensidade no miocárdio. Os usuários devem manter em mente a natureza específica dos pré-ajustes para contraste, que são propriedade privada e variam de fabricante a fabricante e de plataforma a plataforma. O índice mecânico (IM) é uma medida da potência de um feixe de ultrassom e é definido como a pressão acústica negativa máxima/f_t onde f_t é a frequência transmitida. A varredura em modo B para anatomia e função tipicamente é realizada com um índice mecânico de 0,9 a 1,4, que resulta em uma assinatura tissular ideal, mas substancial destruição do contraste. Tipicamente, com um índice mecânico de 1,3 e acima, todos os agentes de contraste ultrassônicos com base nos perfluorocarbonos são rapidamente destruídos no feixe ultrassônico. Embora isso resulte em um surto de sinal instantâneo devido a emissão estimu-

lada, a destruição continuada do agente resulta na incapacidade de detectar qualquer efeito de contraste. A um índice mecânico menor (< 0,3), a aquisição de imagens contínuas do contraste no sangue pode ser realizada com destruição substancialmente menor das bolhas. Isto permite a detecção homogênea de mais efeito de contraste na corrente sanguínea e um grau menor no miocárdio ventricular. A experiência geral é que para o uso de contraste para opacificação ventricular esquerda, a aquisição de imagens contínuas com baixo índice mecânico, muitas vezes com algoritmos de análise de fase, irá proporcionar opacificação ideal da câmara. Deve-se mencionar que esses protocolos contraste-específicos inerentes em plataformas modernas não são necessários ao se usar soro fisiológico agitado para detecção de comunicações intracardíacas.

O método mais simples de detecção de contraste é o ultrassom em modo B de rotina. Conforme mencionado anteriormente, as microbolhas são refletores intensos do ultrassom e a quantidade de energia refletida é substancialmente maior do que a do tecido e do sangue vizinhos. Por causa disso, a varredura de rotina em modo B é altamente sensível para detecção de microbolhas-alvo isoladas. Essa técnica rotineira de aquisição de imagens é suficiente para detectar comunicações intracardíacas, como defeito no septo atrial, usando-se soro fisiológico agitado. Quando usada com agentes mais modernos à base de perfluorocarbonos, a detecção é acentuadamente facilitada pelo uso da aquisição de imagens com harmônicas e outros algoritmos avançados de aquisição de imagens (Figura 4.6).

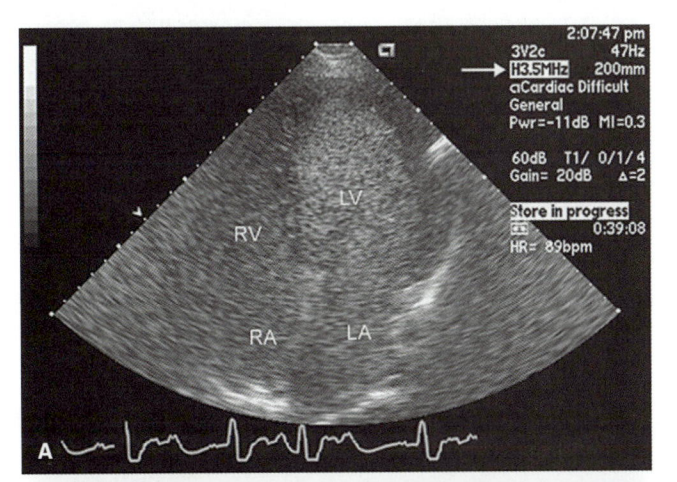

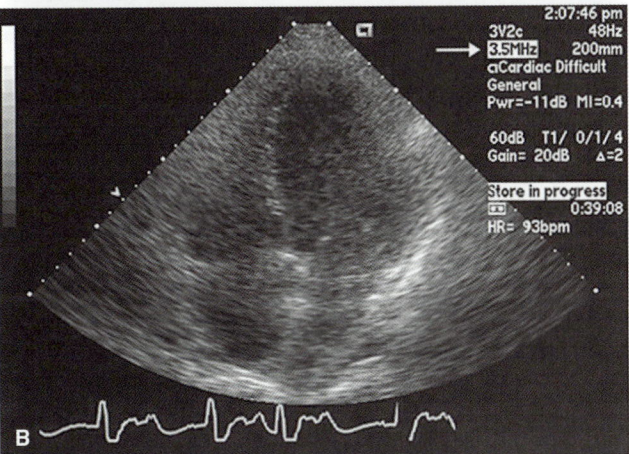

FIGURA 4.6 Incidência de quatro câmaras registrada em um paciente durante aquisição de imagens harmônica **(A)** e fundamental **(B)**. Observe que com a aquisição de imagem harmônica, há uma opacificação suave da cavidade e detecção de contraste em todas as quatro cavidades. **Embaixo:** Registrada no mesmo paciente usando-se aquisição de imagem fundamental em vez de harmônica (*setas* indicam modo de aquisição de imagens). Observe a não detecção de contraste com a aquisição de imagem fundamental. LA, átrio esquerdo; LV, ventrículo esquerdo; RA, átrio direito; RV, ventrículo direito.

Quadro 4.2	Modalidades de Aquisição de Imagens para Detecção com Contraste
Domínio do Ultrassom	**Modo de Aquisição**
Modo B	Contínuo
Fundamental	
Harmônica	Deflagrado
Índice mecânico alto	Intervalo fixo
Índice mecânico baixo	Variável, intervalo crescente
	Sequencial deflagrado
Doppler	Sequência das imagens de destruição/detecção
Harmônica *vs.* fundamental	
Mudança de frequência	
Espectro de potência	
Técnicas de correlação	

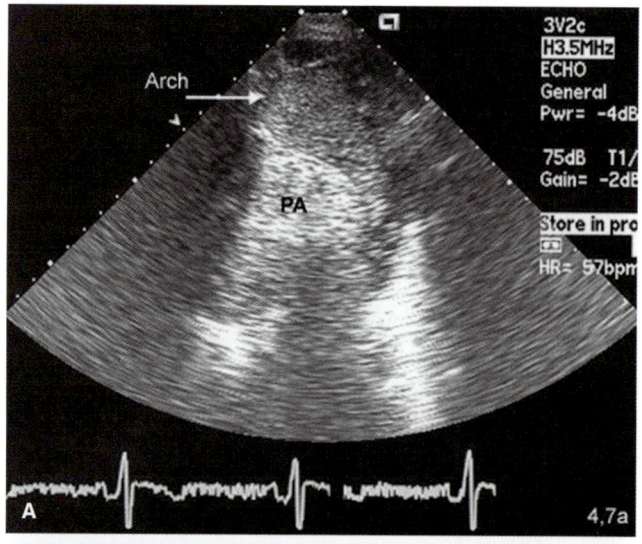

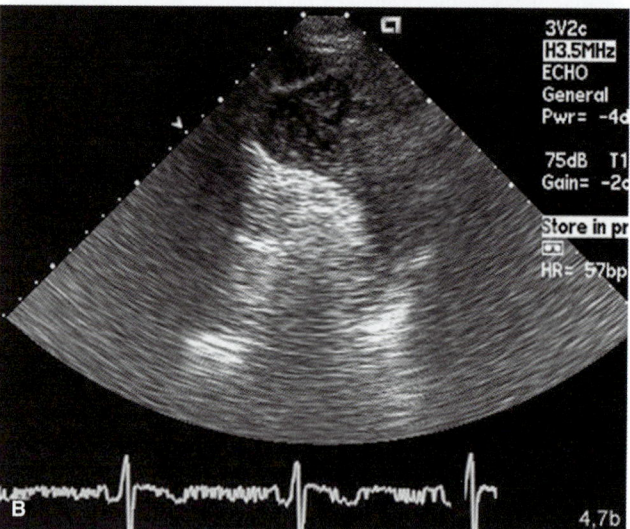

FIGURA 4.7 Incidência supraesternal de uma aorta normal após a injeção intravenosa de contraste ultrassônico. O eletrocardiograma é fornecido para estabelecimento do tempo. **A:** Um fotograma sistólico no qual o contraste é claramente identificado no arco da aorta. **B:** A porção diastólica do mesmo ciclo cardíaco no qual muito menos contraste é detectado. Na imagem em tempo real, observe o aparecimento e desaparecimento fásicos do contraste na aorta. Observe que, durante a sístole, um "novo bolo" de contraste é ejetado no interior do arco oriundo de uma área fora do plano de imagem. Durante a diástole, quando existe menos fluxo na aorta, há mais tempo para a interação do ultrassom com o agente de contraste e ele é progressivamente destruído. Arch, arco; PA, artéria pulmonar.

Aquisição Intermitente de Imagens

Nos meados da década de 1990 se reconheceu que a rotineira interrogação com feixe de ultrassom destruía os alvos do ultrassom (Figuras 4.7 a 4.8). Esta foi uma observação fortuita feita quando os pesquisadores reconheceram a ausência de efeito de contraste na cavidade ou miocárdio ventricular esquerdo durante a aquisição contínua de imagens. Após uma breve interrupção da varredura, o contraste era novamente detectável sem a reinjeção do agente. Isso levou à técnica de aquisição intermitente de imagens na qual a interrogação com ultrassom é deflagrada pelo eletrocardiograma. Entre a aquisição de imagens deflagradas não é dada nenhuma energia de ultrassom, permitindo um tempo para a restituição do efeito de contraste e sua detecção subsequente quando a aquisição de imagens é restabelecida. Obviamente que, com a aquisição intermitente de imagens, a capacidade de se analisar a movimentação parietal é perdida, e essa técnica de aquisição de imagens é tipicamente usada para a avaliação da perfusão miocárdica. Estudos similares também demonstraram uma relação direta entre a destruição das microbolhas, medida

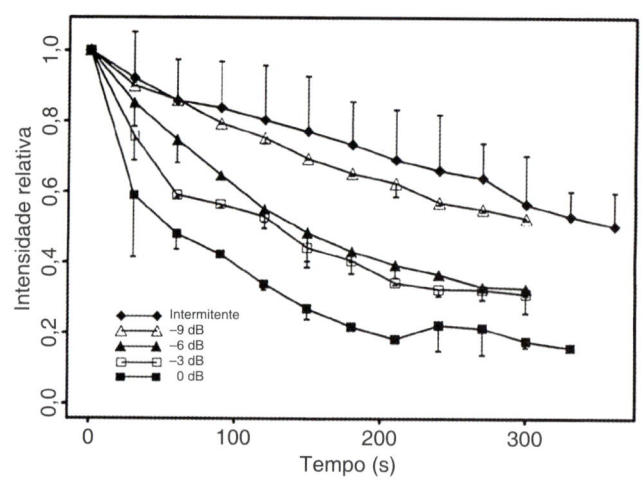

FIGURA 4.8 Impacto das aquisições intermitente e contínua de imagens com quatro intensidades de ultrassom diferentes em um modelo *in vitro*. Observe o declínio progressivo da intensidade do contraste ultrassônico com o aumento da potência do ultrassom de –9 dB até 0 dB. (De Villarraga HR, Foley DA, Aeschbacher BC et al. Destruction of contrast microbubbles during ultrasound imaging at conventional power output. J Am Soc Echocardiogr 1997;10:783-791, com permissão.)

como uma perda do efeito de contraste, e a intensidade de ultrassom aplicado (Figura 4.8).

Aquisição de Imagens com Índice Mecânico Baixo

Tendo sido reconhecido que o feixe de ultrassom é responsável pela destruição acelerada das microbolhas e que a aquisição contínua de imagens resulta em perda do efeito de contraste, foram desenvolvidos algoritmos para aquisição contínua de imagens com um índice mecânico baixo. Talvez o parâmetro isolado mais importante da máquina a considerar quando se usa a geração moderna de agentes de contraste ultrassônicos seja o índice mecânico. O índice mecânico é um número sem unidade diretamente proporcional à potência do feixe de ultrassom que está sendo aplicado. Tipicamente, a aquisição de imagens estruturais sem intensificação por contraste será realizada com um índice mecânico de 0,9 a 1,5. Este grau de aplicação de ultrassom destrói as microbolhas e reduz a capacidade de usá-las clinicamente. Assim, um índice mecânico ≤ 0,3 é tipicamente empregado para a detecção ideal de ultrassom dentro da cavidade ou do miocárdio ventricular esquerdo. Ao se captar imagens com um índice mecânico baixo, o contraste dentro da cavidade ventricular esquerda não é destruído, e, como a captação de imagens é contínua em vez de intermitente, a análise da movimentação parietal pode ser feita em tempo real com as bordas intensificadas pelo sangue opacificado no ventrículo esquerdo (Figura 4.9). A aquisição de imagens com índice mecânico baixo também é necessária quando se detecta concentrações muito baixas de contraste ultrassônico como para a perfusão miocárdica. Para a aquisição de imagens da perfusão miocárdica, muitas vezes é usado índice mecânico alto intermitente para propositalmente destruir o contraste no sangue e criar um efeito de injeções repetidas de modo a elaborar curvas de aparecimento/tempo.

Outros Fatores Mecânicos que Afetam a Detecção do Contraste

Além do índice mecânico, há outros ajustes na máquina que influenciam a detecção do contraste ultrassônico. Em geral, qualquer coisa que aumente a oferta de energia ultrassônica ao agente de contraste resulta em um maior grau de destruição e consequentemente em uma diminuição do grau de efeito de con-

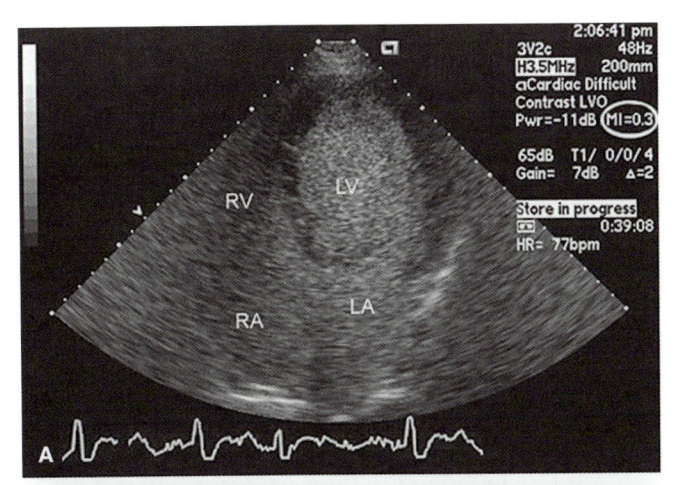

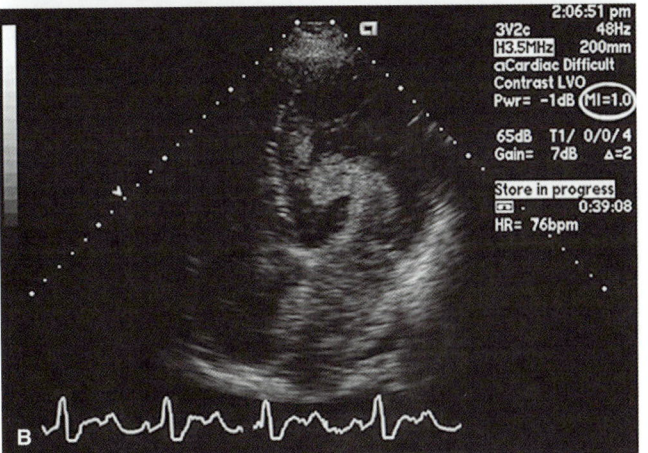

FIGURA 4.9 Incidência apical de quatro câmaras registrada em um paciente demonstrando o impacto do índice mecânico sobre o aparecimento do contraste. **A:** A imagem foi obtida com um índice mecânico de 0,3 e revela opacificação suave de todas as quatro câmaras. **B:** Imagem obtida 10 segundos mais tarde com um índice mecânico de 1,0. Observe a completa ausência de contraste no campo próximo e a natureza turbilhonar do enchimento parcial no campo profundo. (LA, átrio esquerdo; LV, ventrículo esquerdo; RA, átrio direito; RV, ventrículo direito.)

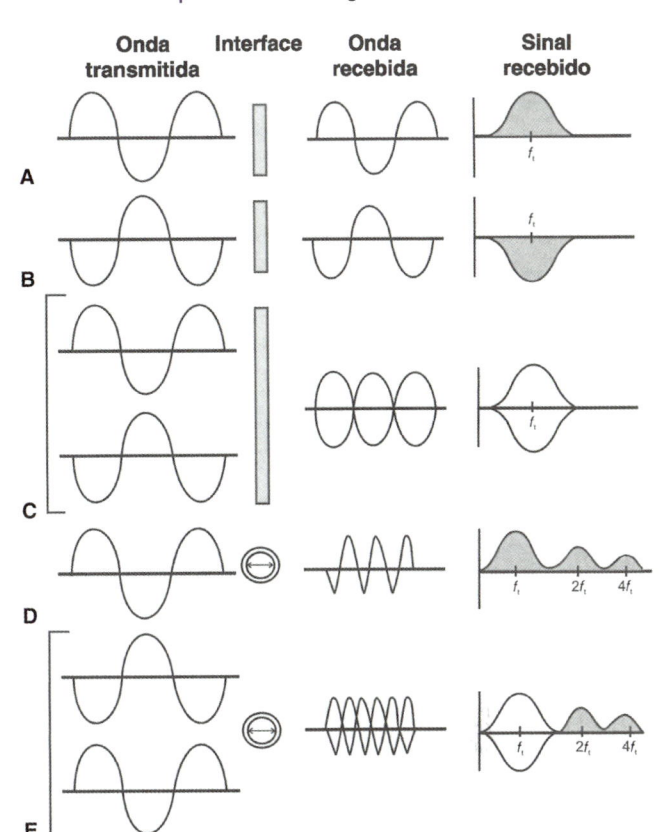

FIGURA 4.10 Uma versão simplificada de uma análise de fase é apresentada na qual somente pulsos sequenciais de 180° fora de fase são mostrados. Na realidade, tanto a fase quanto a amplitude podem ser alteradas nos pulsos sequenciais. **A:** Uma onda transmitida interage com um refletor linear (barra sólida). A onda recebida tem configuração idêntica à da onda transmitida, mas terá amplitude menor por causa da atenuação. O sinal recebido é centralizado na frequência de transmissão (f_t). **B:** A frequência idêntica transmitida 180° fora de fase com aquela em **A**. **C:** A interação dos dois pulsos sequenciais, cada um 180° fora de fase entre si (A + B transmitidas quase simultaneamente), é mostrada. Quando recebida e somada, a onda é como demonstrada e o sinal recebido consiste em amplitudes positiva e negativa idênticas que resultam em sinal zero, conforme mostra a ausência de sombreamento. **D:** A interação de uma onda transmitida com uma microbolha é mostrada. Como as microbolhas se contraem e se expandem a ritmos diferentes, elas alteram o contorno da onda transmitida. A onda recebida tem componentes da frequência fundamental e frequências harmônicas duas a quatro vezes a frequência transmitida. Seu contorno também é alterado como é mostrado. **E:** Representação da interação de dois pulsos intimamente espaçados, 180° fora de fase (idênticos aos pulsos transmitidos em **C**) que então interagem com uma microbolha. Como os dois pulsos interagem de maneiras opostas com a microbolha, eles resultam em uma onda recebida mais complexa. As frequências fundamentais são retornadas 180° fora de fase e os sinais harmônicos são preservados. Relativamente isso resulta em um sinal específico ao contraste.

traste. Assim, ritmos altos de fotogramas irão resultar em maior destruição do contraste ultrassônico do que ritmos mais lentos. Pode ocorrer destruição seletiva do contraste no ponto no qual uma zona focal de transmissão foi estabelecida. Por causa da maior energia de ultrassom em profundidades rasas de aquisição de imagens, o campo próximo é mais suscetível à destruição do agente de contraste do que o campo profundo.

Aquisição de Imagens com Doppler

Como as bolhas interagem com o feixe de ultrassom, elas causam uma faixa de mudanças na frequência no feixe refletido que podem ser detectadas como desvio Doppler. Esses desvios Doppler dependem não só da movimentação das bolhas como também de sua ressonância em um campo estacionário. No domínio do Doppler, vários parâmetros podem ser usados para se detectar e quantificar o efeito de contraste. Tanto o próprio desvio Doppler quanto a potência do espectro Doppler, que estão diretamente relacionados com o número de alvos que estão sendo interrogados, podem ser registrados e quantificados. Um dos métodos mais promissores para detecção dos efeitos de contraste é o uso de técnicas de correlação de fase, nas quais é realizada uma correlação automática das frequências insonantes e refletidas. Como as microbolhas são refletores não lineares e resultam em desvios Doppler variáveis, as características do ultrassom refletido a partir de dois pulsos sequenciais irão conter diferentes espectros de frequência refletida. Essa resposta não linear não é observada

depois da interação com tecido onde as características de dois pulsos sequenciais ultrassônicos serão idênticas. Essa metodologia pode ser chamada análise da imagem de fase. Para a análise da imagem de fase, dois sinais de ultrassom são enviados com íntima proximidade temporal (Figura 4.10). O segundo pulso está 180° fora de fase com o primeiro e pode ter uma amplitude diferente. Quando os dois sinais refletidos são recebidos, eles são somados, e o sinal de ultrassom somado é então exibido. Se cada um desses sinais é refletido a partir de um refletor não linear não harmônico, como um tecido ou sangue, eles então são recebidos de volta ao transdutor precisamente 180° fora de fase (exatamente como transmitidos) e, quando somados, eles se cancelam um ao outro resultando em um sinal zero. Por outro lado, se os sinais interagirem com microbolhas, cada sinal tem sua fase desviada. Além disso, como as microbolhas se comprimem e se expandem em ritmos diferentes no campo do ultrassom, o contorno do sinal refletido é alterado em comparação ao sinal transmitido. Quando somados, não mais ocorre cancelamento, e um sinal é preservado. Teoricamente, isso oferece uma metodologia altamente específica para detecção do contraste ultrassônico. Esse tipo de análise tipicamente é realizado usando-se frequências harmônicas e oferece um sinal altamente específico ao contraste.

Artefatos de Contraste

O uso apropriado bem-sucedido dos agentes de contraste exige atenção cuidadosa aos detalhes técnicos e algoritmos da máquina e da aquisição de imagens que muitas vezes são diferentes dos usados na varredura clínica de rotina. Mesmo com uma atenção meticulosa aos detalhes, existem várias armadilhas e artefatos que podem diminuir o valor clínico da ecocardiografia com contraste. Os artefatos de contraste podem ser divididos em duas amplas categorias: os decorrentes do agente e sua interação com o feixe ultrassônico e artefatos fisiológicos, ambos podendo interferir na interpretação (Quadro 4.3).

Como os agentes de contraste são refletores muito poderosos de ultrassom, eles provocam quase que completa atenuação da penetração do ultrassom se presentes em alta concentração. Esse fenômeno é particularmente importante quando se usam agentes mais recentes e altamente refletores que têm os perfluorocarbonos como base. A atenuação ocorre quando há uma concentração anormalmente alta de alvos ultrassônicos no campo próximo, além do qual o feixe de ultrassom não consegue penetrar (Figuras 4.11 e 4.12). Isso resulta na detecção somente da camada inicial do sangue contrastado, com todas as áreas do coração além desse ponto sendo sombreadas. A atenuação é comum durante as injeções em bolo de agentes que têm os perfluorocarbonos como base. Isso pode ser evitado retardando-se a varredura até mais tarde no protocolo de infusão, depois de ter diminuído o efeito máximo do contraste ou, preferivelmente, pelo uso de um volume

Quadro 4.3   Artefatos de Contraste

Relacionados com o agente/ultrassom
    Atenuação
    Sombreamento
    Destruição apical
Fisiológicos
    Fluxo competitivo
        VCS–VCI
    Fluxo marginado
    Mistura incompleta no sangue
Valva de Eustáquio

VCI, veia cava inferior; VCS, veia cava superior.

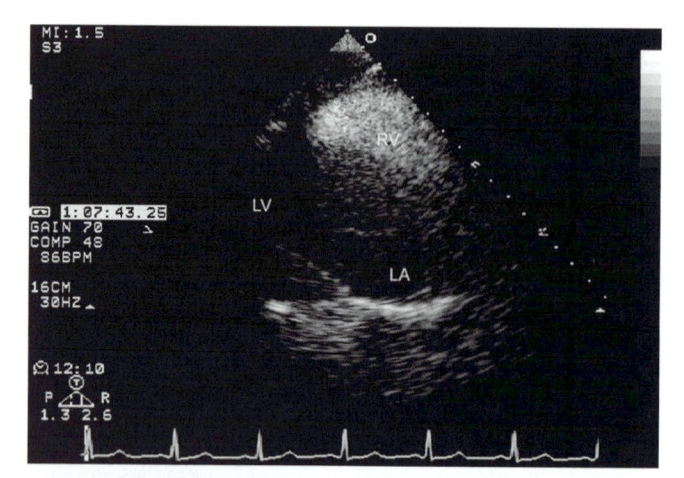

FIGURA 4.11 Incidência paraesternal de eixo longo obtida imediatamente após a injeção de contraste ultrassônico. Observe a atenuação significativa do sinal ultrassônico atrás do bolo denso de contraste na via de saída do ventrículo direito que impede a visibilização de quaisquer estruturas posteriores. LA, átrio esquerdo; LV, ventrículo esquerdo.

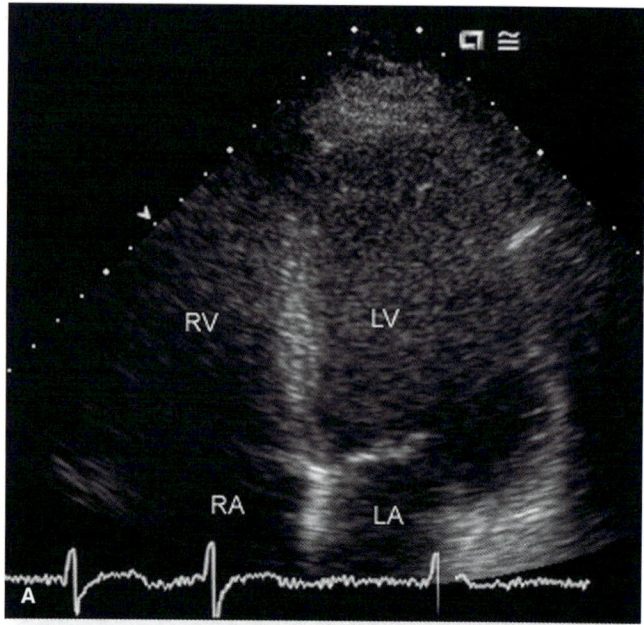

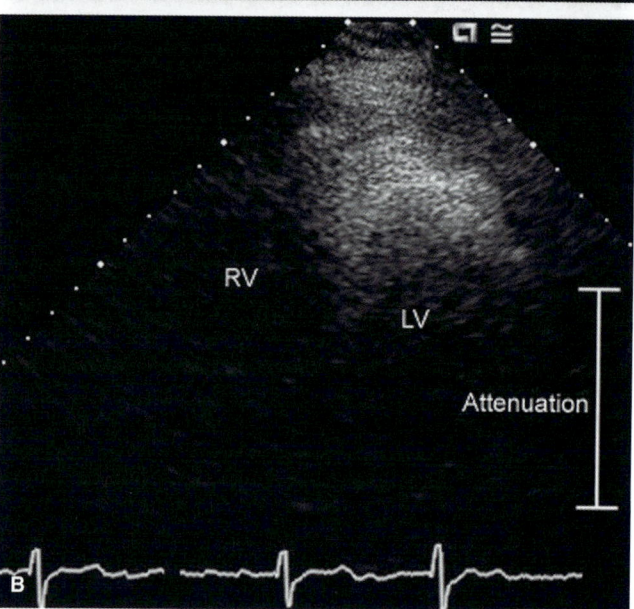

FIGURA 4.12 Incidência apical de quatro câmaras obtida antes **(A)** e depois **(B)** da injeção intravenosa de um agente de contraste à base de perfluorocarbono demonstrando excessivo efeito de bolo no ápice do ventrículo esquerdo e resultando em atenuação e sombreamento atrás do terço apical do ventrículo esquerdo. Attenuation, atenuação; LA, átrio esquerdo; LV, ventrículo esquerdo; RA, átrio direito; RV, ventrículo direito.

menor de injeção ou concentração menor do agente ultrassônico. Clinicamente, o fenômeno de atenuação é mais problemático na captação de imagens da parede lateral basal em uma incidência apical de quatro câmaras. Esta região é muitas vezes uma área de queda de contraste que não deve ser confundida com borda ventricular, seja para análise de movimentação parietal seja para determinação volumétrica. De modo similar, esta área de maior atenuação pode ser acentuadamente problemática para avaliação da perfusão miocárdica.

Conforme mencionado anteriormente, a quantidade de microbolhas destruídas está diretamente relacionada com a intensidade do feixe ultrassônico insonante. Embora as microbolhas geradas pelo soro fisiológico agitado sejam relativamente resistentes à destruição pelo feixe de ultrassom, os agentes modernos são singularmente sensíveis à destruição pelo ultrassom. Em um índice mecânico usado para a aquisição típica de imagens anatômicas (0,9 a 1,4), as microbolhas rapidamente serão destruídas no sangue, resultando em uma dramática redução do contraste

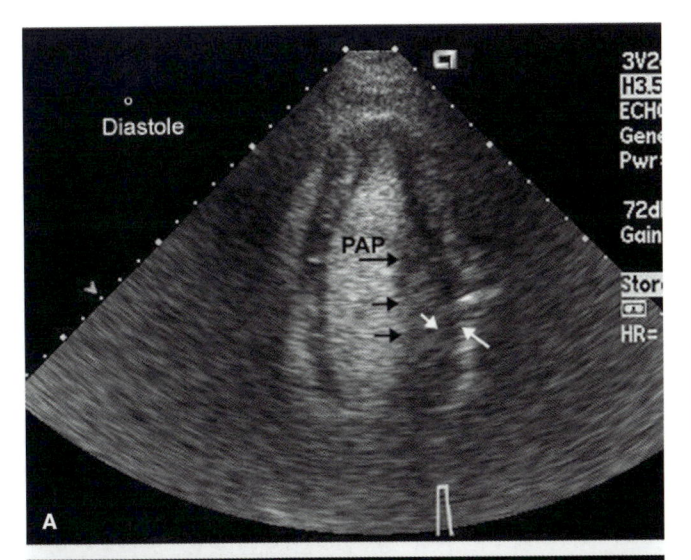

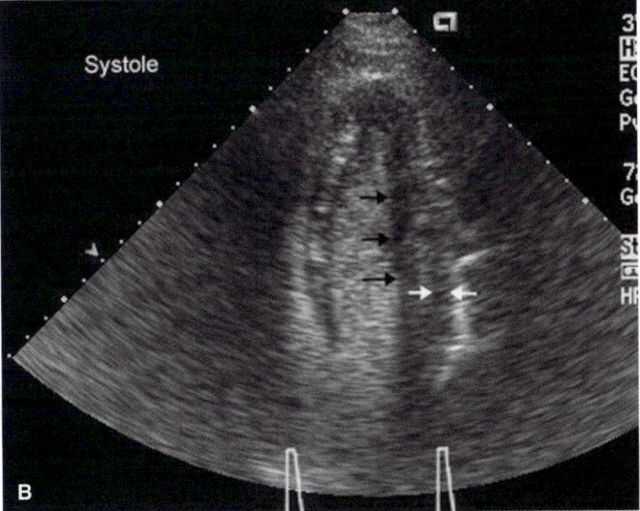

FIGURA 4.13 Incidência apical de quatro câmaras demonstra uma sombra do músculo papilar. **A:** Imagem obtida na diástole. Observe a localização do músculo papilar (*setas pretas*) e a discreta sombra por detrás. Observe também a localização verdadeira e a espessura da parede lateral (*setas brancas*). **B:** Imagem obtida na sístole demonstrando uma sombra mais exagerada do músculo papilar. A presunção da sombra do músculo papilar pela parede lateral irá resultar em uma dramática subestimativa do tamanho do ventrículo esquerdo. Diastole, diástole; PAP, músculo papilar; Systole, sístole.

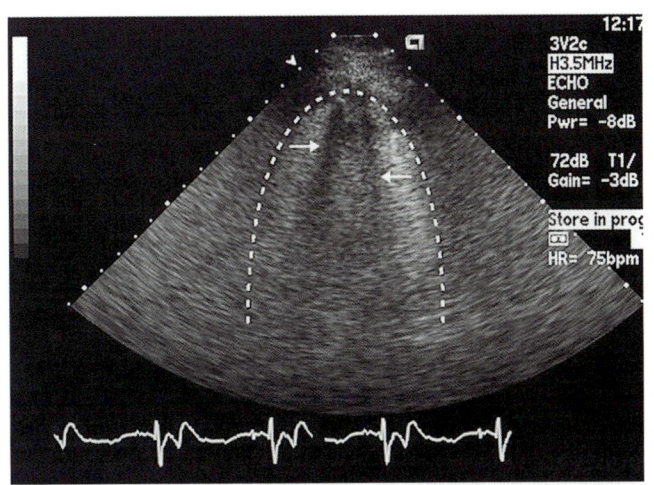

FIGURA 4.14 Incidência apical de quatro câmaras registrada após a injeção intravenosa de um agente de contraste com base no perfluorocarbono em um paciente com aneurisma apical e calcificação local no ápice. Observe as duas sombras distintas no ápice em um enchimento de outro modo suave da cavidade ventricular esquerda. As linhas tracejadas representam o limite verdadeiro da cavidade.

Como o agente de contraste interage com o ultrassom, a despeito do modo de análise, ele tem um profundo impacto no aspecto e na validade dos sinais Doppler (Figuras 4.15 e 4.16). Por essa razão, se se antecipar o uso de um contraste, o operador deve coletar todas as imagens Doppler coloridas antes de usar o contraste intravenoso. A aquisição de imagens mesmo com quantidades limitadas de agente de contraste acentua a distorção do sinal Doppler colorido e resulta em registro errôneo dos dados.

Os artefatos hemodinâmicos incluem fluxo competitivo e fluxo marginal. Como o agente de contraste é contido na corrente sanguínea, o seu aspecto irá fazer paralelo com o do fluxo sanguíneo. Se houver um fluxo competidor oriundo de outro vaso não contrastado, haverá um efeito de contraste negativo. Isso é comumente observado após a injeção intravenosa de contraste de soro fisiológico para a avaliação de defeito no septo atrial (Figura 4.17). Nesse caso, o fluxo na *veia cava* superior (pressupondo uma injeção no braço) entra no átrio direito como um bolo que se mistura com o fluxo não contrastado oriundo da *veia cava* inferior. Isso cria um turbilhonamento de contraste e sangue não contrastado que é muitas vezes máximo ao longo do septo interatrial. Esse efeito pode ser acentuado na presença de alto fluxo onde há fluxo maior que o usual na *veia cava* inferior como na

ultrassônico. Ao se reduzir a energia de transmissão para um índice mecânico (< 0,3), esse fenômeno é reduzido e o efeito de contraste ultrassônico é preservado (Figura 4.9). O uso inadvertido com um índice mecânico indevidamente alto resulta na destruição do contraste, predominantemente no campo próximo, e o surgimento de um aspecto de defeito de contraste nessa região.

Um outro artefato bem reconhecido é aquele criado pelo sombreamento decorrente de um músculo papilar ao se adquirir uma imagem na incidência de quatro câmaras. A sombra criada no limite proximal do contraste com o músculo papilar se estende em direção ao átrio esquerdo em linha reta. Essa sombra pode ser confundida com a borda endocárdica lateral (Figura 4.13).

O sombreamento decorrente de um músculo papilar não constitui a única fonte do artefato de uma região livre de contraste dentro da cavidade ventricular esquerda. Se o paciente tiver áreas densas de fibrose ou calcificação entre o transdutor e o sangue, irá ocorrer uma sombra atrás da área focal ecorrefletora mimetizando uma área livre de contraste. A Figura 4.14 foi obtida em um paciente com aneurisma crônico apical com áreas de calcificação intramural. Observe as duas áreas separadas de ausência aparente do efeito de contraste que se irradia desde o ápice até o sangue dentro da cavidade. Essas áreas decorrem do sombreamento de depósitos de cálcio em um aneurisma apical.

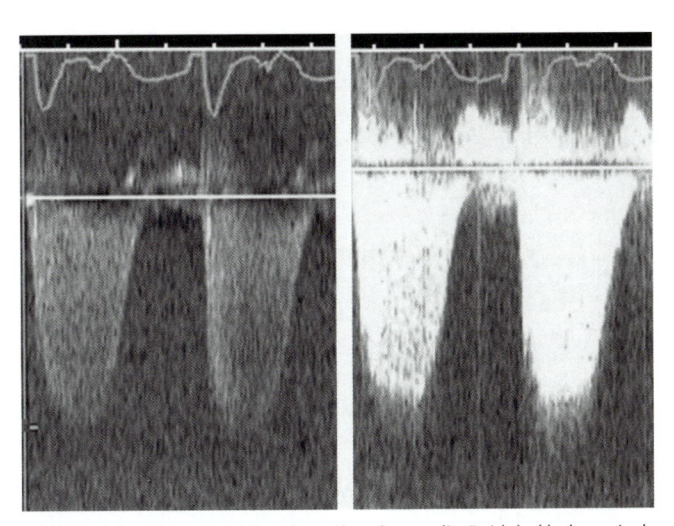

FIGURA 4.15 Registro espectral de onda contínua de regurgitação tricúspide demonstrando o efeito de contraste sobre a intensidade do sinal. Observe o dramático aumento da força espectral nos sinais no lado direito registrados após a injeção intravenosa de um contraste com base em perfluorocarbono comparado com o sinal basal à esquerda.

Capítulo 4 Ecocardiografia com Contraste

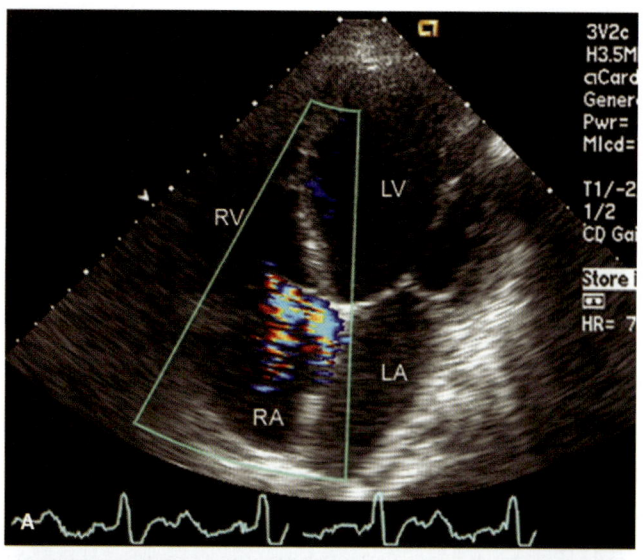

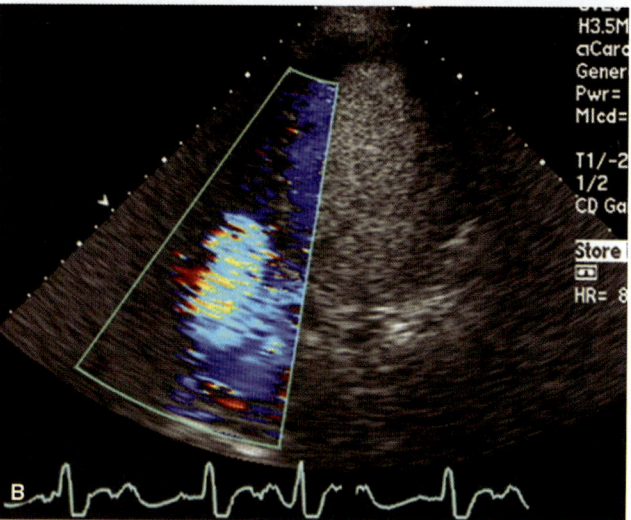

FIGURA 4.16 Incidência apical de quatro câmaras obtida em um paciente com regurgitação tricúspide leve antes **(A)** e depois **(B)** da injeção de um contraste à base de perfluorocarbono. **A:** Observe o jato relativamente desorganizado da regurgitação tricúspide compatível com regurgitação leve. **B:** Observe o aumento dramático do tamanho e da intensidade do sinal do jato de fluxo colorido quando presente contraste intracavitário. LA, átrio esquerdo; LV, ventrículo esquerdo; RA, átrio direito; RV, ventrículo direito.

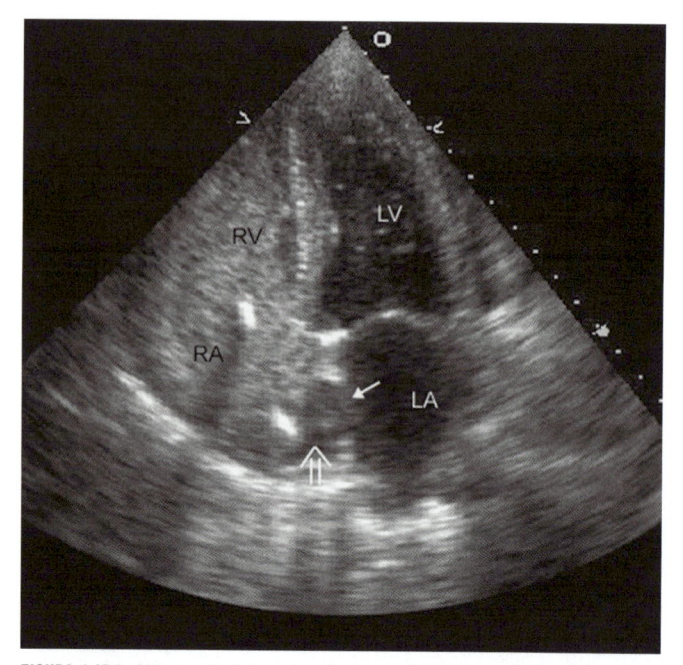

FIGURA 4.17 Incidência apical de quatro câmaras registrada em paciente após a injeção de soro fisiológico agitado em uma veia da extremidade superior. Observe a área de efeito de contraste ausente (*seta grande*) ao longo da porção mais superior do septo atrial que se deve ao fluxo competitivo do fluxo sanguíneo não contrastado proveniente da *veia cava* inferior. Tal área de ausência de contraste poderia ser confundida com um verdadeiro efeito de contraste negativo decorrente de um defeito no septo atrial. Essa posição do septo atrial é observada pela *seta menor*. LA, átrio esquerdo; LV, ventrículo esquerdo; RA, átrio direito; RV, ventrículo direito.

hepatopatia crônica ou gravidez. Às vezes, esse efeito pode ser confundido com uma comunicação patológica a nível atrial. Um fenômeno similar ocorre quando uma valva de Eustáquio proeminente margeia o fluxo na *veia cava* superior no átrio podendo mimetizar ou mascarar a presença de uma comunicação atrial (Figuras 4.18 e 4.19).

•• Detecção e Utilização de Contraste Intracavitário

A detecção do contraste nas câmaras cardíacas constitui o primeiro uso clínico do contraste ultrassônico (Figura 4.1). Ele permanece como um complemento valioso ao exame clínico para detecção de comunicações e, mais recentemente, para visibilização melhor da movimentação parietal ventricular esquerda. As microbolhas de perfluorocarbono de nova geração passam facilmente através da circulação pulmonar em quantidades suficientes para opacificar amplamente a cavidade ventricular esquerda. Conforme mencionado anteriormente, é necessária uma atenção detalhada para com os ajustes da máquina e da técnica para oti-

mizar a visibilização do contraste na opacificação do ventrículo esquerdo. Vários estudos têm demonstrado a melhor visibilização da borda endocárdica ventricular esquerda após injeção intravenosa de contraste e a capacidade de "salvar" ecocardiogramas que de outro modo foram aquém do ideal para finalidades diagnósticas. Quando comparado a um padrão como a aquisição de imagens por ressonância magnética, foi demonstrado que o contraste ventricular esquerdo melhora a acurácia e a reprodutibilidade na determinação de volumes ventriculares esquerdos, fração de ejeção e análise da movimentação parietal regional.

As Figuras 4.20 a 4.22 representam exemplos de ecocardiogramas contrastados nos quais microbolhas à base de perfluorocarbono foram usadas para intensificar a definição endocárdica. A opacificação da cavidade ventricular esquerda com os agentes de última geração não só melhora a definição da borda endocárdica como também melhora a reprodutibilidade tanto da análise da movimentação parietal quanto das medidas volumétricas (Figura 4.23).

Há várias limitações a essa abordagem quanto à definição de bordas, incluindo atenuação, sombreamento e destruição apical, que foram observadas e ilustradas em figuras anteriores. A seleção de pacientes para opacificação ventricular esquerda deve ter como base a necessidade de mais informações. Quando toda a extensão da borda endocárdica é completamente visibilizada, há pouco valor adicional de se usar agentes de contraste ventriculares esquerdos. Do mesmo modo, se o ecocardiograma é tecnicamente limitado a ponto de não visibilização de quaisquer estruturas cardíacas, é improvável que um agente de contraste intravenoso irá fornecer uma imagem totalmente diagnóstica. A máxima utilidade da opacificação ventricular esquerda com contraste parece ser em indivíduos nos quais 20% a 60% da borda endocárdica é visibilizada aquém do ideal basalmente.

Além de identificar a borda da cavidade ventricular esquerda para avaliação do tamanho da cavidade e sua função, o contraste ventricular esquerdo pode ser usado para várias outras finalidades menos comuns, inclusive detecção ou exclusão de trombo intracavitário, identificação de entidades não comuns como não

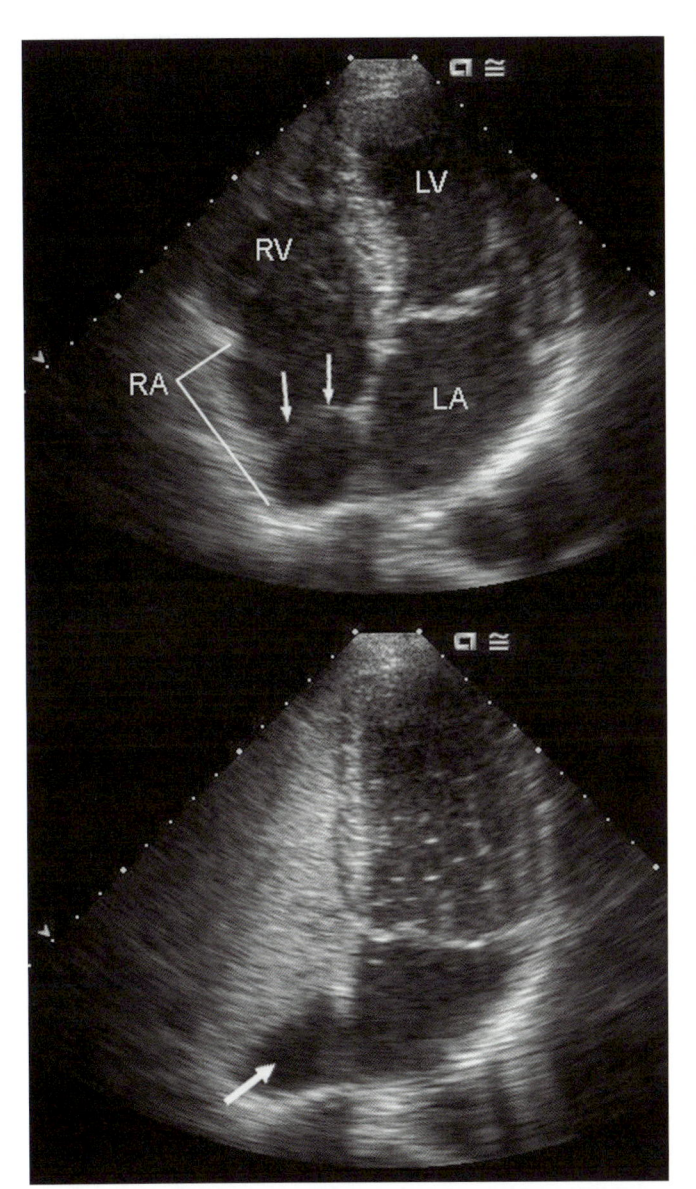

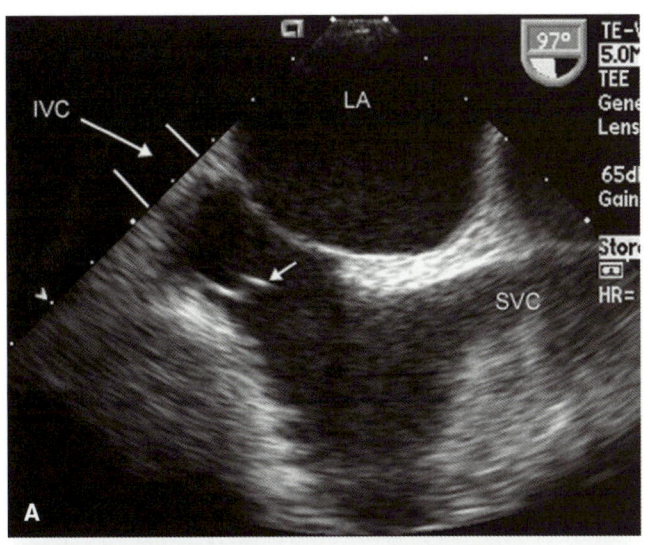

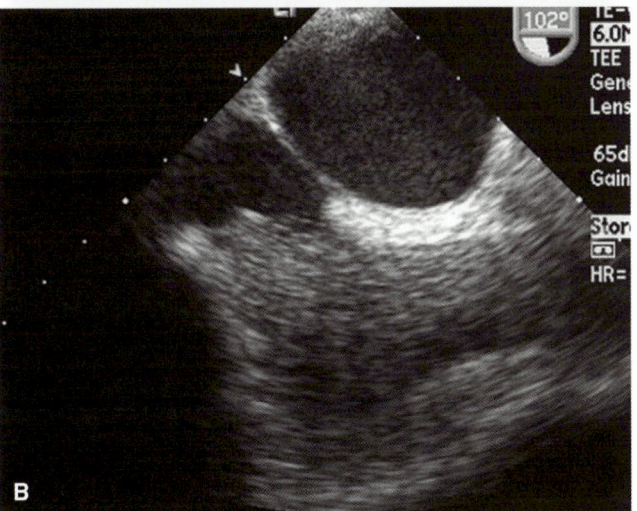

FIGURA 4.18 Incidência apical de quatro câmaras em um paciente com eco linear vago atravessando o átrio direito (*setas*). Isto representa uma valva de Eustáquio completa que efetivamente subdivide o átrio direito em dois segmentos. Após a injeção de contraste de soro, observe que a grande massa de contraste fica confinada à porção pouco superior do átrio direito com uma área livre de eco na área adjacente à *veia cava* inferior (*seta*). Neste exemplo, observe o número pequeno de alvos de contraste no ventrículo esquerdo consistente com uma comunicação da direita para a esquerda, cuja magnitude não pode ser determinada acuradamente por este estudo por causa da marginação do sangue contrastado longe do septo atrial. LA, átrio esquerdo; LV, ventrículo esquerdo; RA, átrio direito; RV, ventrículo direito. ⬭

FIGURA 4.19 Ecocardiograma transesofágico demonstrando uma valva de Eustáquio proeminente e marginação de fluxo sanguíneo contrastado. **A:** Imagem obtida antes da injeção de contraste em uma veia da extremidade superior. Observe a valva de Eustáquio proeminente adjacente à *veia cava* inferior (*seta*). **B:** Imagem obtida após a injeção de agente de contraste em uma veia da extremidade superior. Observe o aparecimento do contraste na *veia cava* superior e porção principal do átrio direito, mas ausência de contraste na área delineada pela valva de Eustáquio. Essa ausência de contraste poderia ser confundida com um efeito de contraste negativo decorrente de um defeito no septo atrial. IVC, veia cava inferior; LA, átrio esquerdo; SVC, veia cava superior. ⬭

compactação ventricular, diagnóstico de formas atípicas de miocardiopatia hipertrófica e detecção de comunicação anormal na câmara ventricular.

Em estudos de qualidade marginal, ocasionalmente se pode encontrar um ápice aparentemente hipocinético ou acinético com vagos ecos não definidos que podem sugerir a presença de um trombo apical. A aplicação de transdutores de alta frequência, foco curto ou imagens em modo B colorido pode ocasionalmente resolver a questão. Um mecanismo adicional de se confirmar a presença ou ausência de trombo ventricular esquerdo é usar contraste para opacificação do ventrículo esquerdo. Uma vez opacificado completa e homogeneamente, a verdadeira borda ventricular esquerda poderá ser identificada e um trombo, se presente, irá aparecer como um defeito de enchimento (Figura 4.24). De modo similar, se houver preenchimento completo do ápice ventricular esquerdo, a origem da vaga ecodensidade provavelmente será um artefato (Figura 4.25).

Fluxo Cavitário Intramural, Trabeculação, Preenchimento Incompleto

Há várias fontes de efeitos de contraste negativo reais ou que constituem artefatos. Questões relacionadas com a técnica como destruição do contraste no campo próximo já foram discutidas. Ocasionalmente, um paciente pode ter uma grande artéria intramural se esvaziando diretamente na cavidade ventricular esquerda e criando um efeito de contraste adicional limitado. Com o maior uso de scanners de alta resolução e contraste ventricular esquerdo, ficou aparente que o ventrículo esquerdo pode, como uma variante normal, ter várias trabeculações apicais as quais podem ser confundidas com trombo ventricular ou outra massa. É imperativo que se coloque o efeito de contraste negativo no contexto. Por exemplo, trombos apicais são muito improváveis na ausência de uma anormalidade na movimentação parietal apical. Também não é incomum haver enchimento incompleto ou não homogêneo do ápice ventricular esquerdo relacionado com o turbilhonamento do sangue, especialmente na presença de uma anormalidade na movimentação parietal apical, destruição de

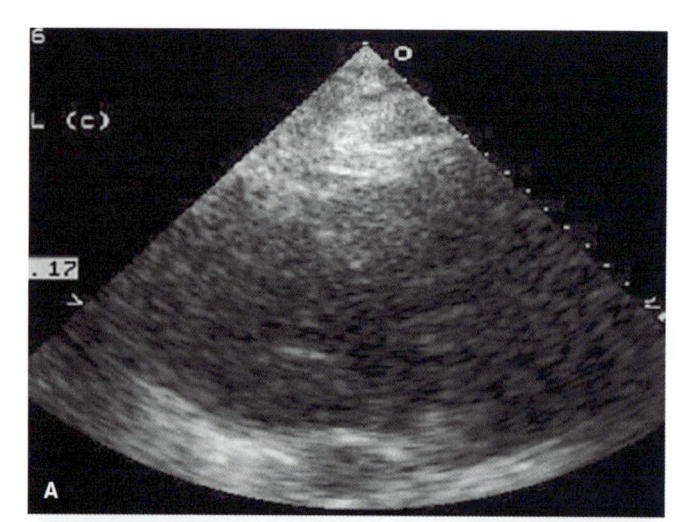

FIGURA 4.20 Exemplo de opacificação do ventrículo esquerdo após injeção intravenosa de agente de contraste com base em perfluorocarbono. **Em cima, à esquerda:** Incidência apical de quatro câmaras como linha de base. Observe a má visibilização do ápice e parede lateral. Os outros três painéis foram registrados após a injeção intravenosa de um agente de contraste com base em perfluorocarbono. Observe o delineamento excelente da cavidade ventricular esquerda e a capacidade de identificar amplamente o ápice e a parede lateral. LA, átrio esquerdo; LV, ventrículo esquerdo; Precontrast, antes do contraste; RA, átrio direito; RV, ventrículo direito.

quase enchimento ou outras questões. Essas anomalias podem reduzir a especificidade de um efeito de contraste negativo no ápice para detecção de uma massa verdadeira.

Uma outra entidade que resulta em ecos vagos e confusos no ventrículo esquerdo é a não compactação ventricular. Esta é uma forma de miocardiopatia congênita na qual o miocárdio embrionário, que naturalmente é preenchido por espaços sinusoidais, não "se compacta" em miocárdio normalmente estruturado. Isso resulta em uma rede de sinusoides no interior do miocárdio ventricular que está associada a miocardiopatia dilatada. Com a ecocardiografia bidimensional de rotina, vai se encontrar espessamento vago e irregular das paredes lateral e apical, embora a distribuição da não compactação possa ser altamente variável. O diagnóstico diferencial do aspecto ecocardiográfico é entre o de trombos complexos e o de não compactação ventricular. A injeção de contraste intravenoso e opacificação da cavidade ventricular esquerda irão permitir a identificação de múltiplas cavidades sinusoidais dentro de um miocárdio aparentemente "esponjoso", confirmando o diagnóstico de não compactação miocárdica (Figura 4.26).

A variante apical da miocardiopatia hipertrófica ocasionalmente não é percebida na ecocardiografia bidimensional de rotina. Como o músculo hipertrofiado tem densidade relativamente baixa e por definição, no campo próximo, quando o coração é examinado a partir de uma posição apical do transdutor, a verdadeira espessura do miocárdio pode não ser apreciada. O feixe de ultrassom, especialmente com um transdutor de baixa frequência, pode "queimar" o miocárdio apical acarretando a impressão de que a borda epicárdica é a borda endocárdica. No que se refere à suspeita de um trombo, o uso de transdutores de alta frequência e foco curto ou ecocardiografia em modo B colorido pode resolver essa questão, bem como a atenção detalhada aos detalhes técnicos. A opacificação ventricular esquerda com contraste é um mecanismo bastante efetivo para identificação dos limites endocárdicos verdadeiros nessa situação e pode permitir o estabelecimento com confiança desse diagnóstico em ocasiões de outro modo confusas (Figura 4.27).

Uma outra utilidade da opacificação ventricular esquerda é a determinação da natureza de uma comunicação anormal na cavidade ventricular esquerda. Pseudoaneurismas ventriculares ocasionalmente podem ser difíceis de visibilizar com respeito à orientação da comunicação na cavidade ventricular esquerda e ocasionalmente se pode identificar um espaço intracardíaco para o qual não está claro se há comunicação entre o espaço e a cavi-

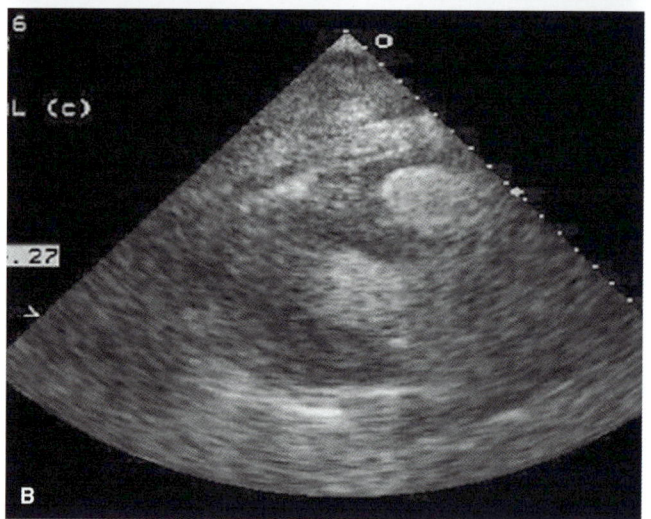

FIGURA 4.21 Ecocardiograma paraesternal de eixo longo registrado em um paciente com obesidade mórbida em uma unidade de tratamento intensivo e submetido a ventilação mecânica. **A:** Imagem obtida antes da injeção de um agente de contraste com base em perfluorocarbono. Mesmo na imagem em tempo real é difícil identificar quaisquer estruturas cardíacas. **B:** Imagem obtida após a injeção de um agente de contraste com base em perfluorocarbono, também na incidência paraesternal de eixo longo. Observe a opacificação excelente da via de saída do ventrículo direito e a cavidade ventricular esquerda. Na imagem em tempo real, observe o tamanho e função sistólica normais do ventrículo esquerdo.

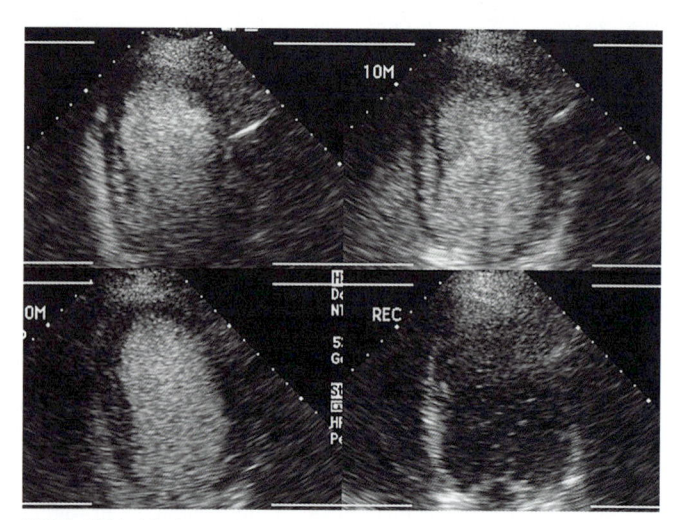

FIGURA 4.22 Incidência apical de duas câmaras registrada em um paciente submetido a ecocardiografia de estresse com dobutamina. A imagem inferior direita foi registrada na fase de recuperação e representa a qualidade basal da imagem. Observe na imagem basal (superior esquerda), com dose baixa (superior direita) e máxima (inferior esquerda) o excelente delineamento da borda.

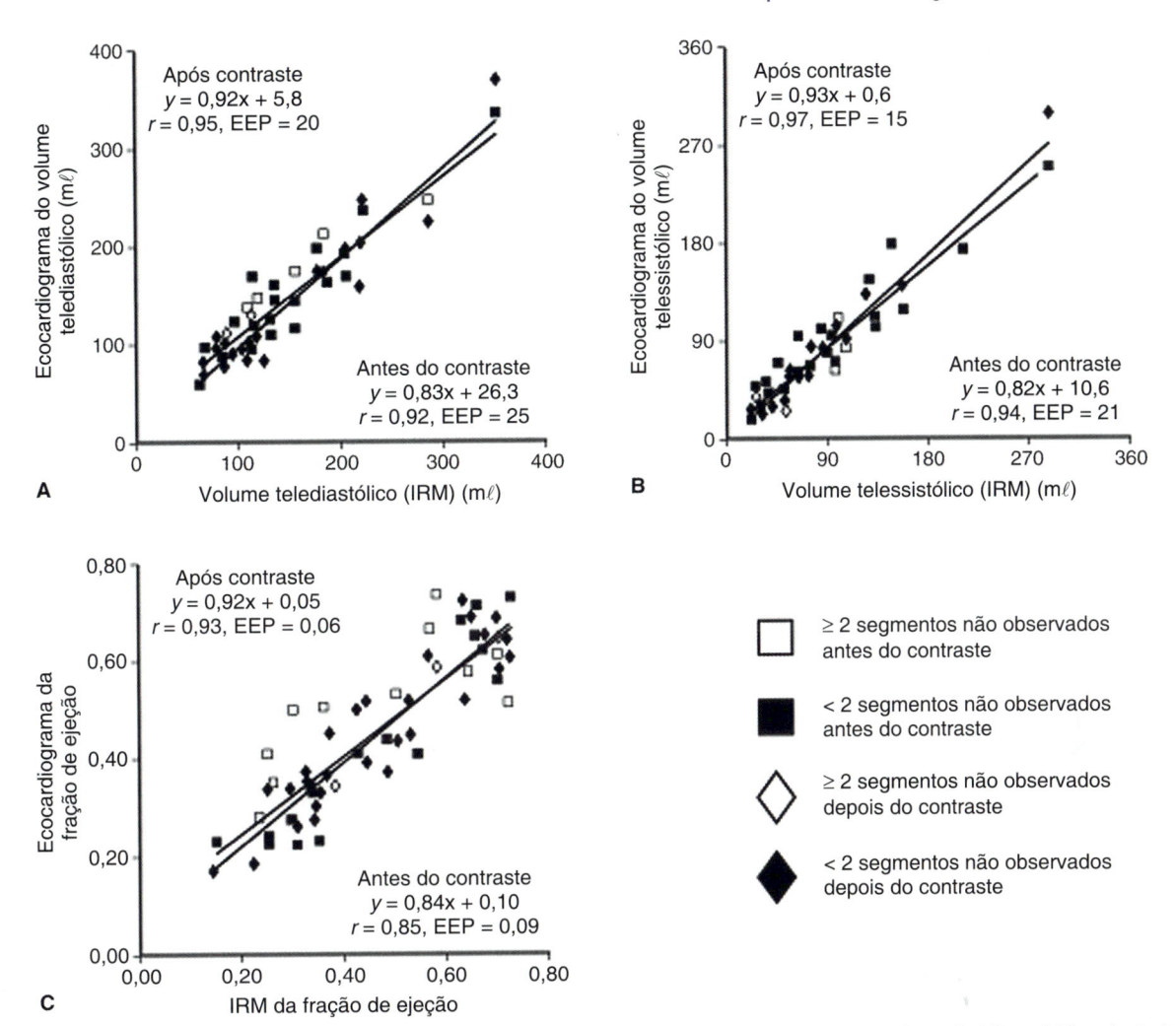

FIGURA 4.23 Demonstração gráfica do impacto da opacificação ventricular esquerda na ecocardiografia contrastada sobre os volumes diastólico e sistólico e fração de ejeção ventricular esquerda em comparação a imagem por ressonância magnética (IRM). Conforme se vê na figura direita inferior, os pacientes individualmente são diferenciados entre si com base no número de segmentos não claramente identificados seja antes seja após o contraste. Observe que, para cada parâmetro medido, há um aumento na correlação com a IRM após opacificação do ventrículo esquerdo pelo contraste. EEP, estimativa do erro padrão. (De Hundley WG, Kizilbash AM, Afridi I et al. Administration of an intravenous perfluorocarbon contrast agent improves echocardiographic determination of left ventricular volumes and ejection fraction: comparison with cine magnetic resonance imaging. J Am Coll Cardiol 1998;32:1426-1432, com permissão.)

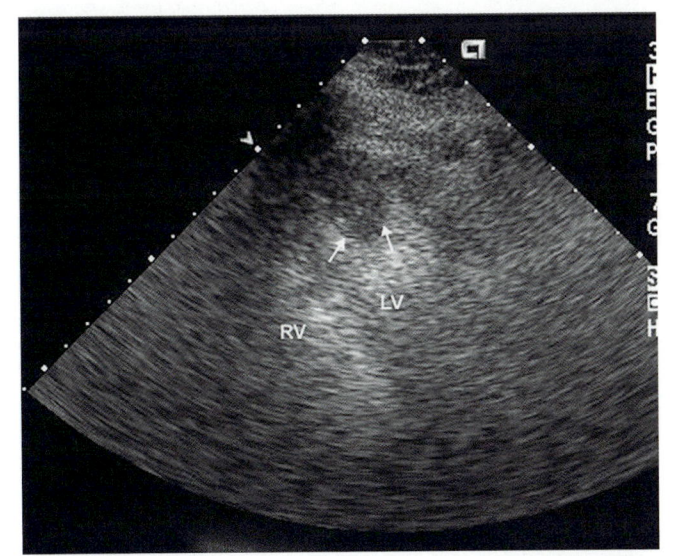

FIGURA 4.24 Incidência apical registrada em um paciente com uma vaga densidade ecográfica na imagem sem contraste. Após a injeção intravenosa de um agente de contraste com base em perfluorocarbono, é observado um claro defeito de enchimento esférico no ápice, compatível com um trombo apical pedunculado (*setas*). LV, ventrículo esquerdo; RV, ventrículo direito.

dade ventricular esquerda. Ocasionalmente, a questão pode ser resolvida com imagens Doppler do fluxo colorido. O uso de contraste para detecção endocárdica ventricular esquerda também pode ajudar nessa situação (Figura 4.28).

Intensificação dos Sinais de Doppler

A interação entre o ultrassom e agentes de contraste resulta na magnitude substancialmente maior dos sinais Doppler do que interação com hemácias e estruturas tissulares. Presume-se que a mudança de frequência em si mesma permaneça estável à medida que uma microbolha é insonada e que é somente a intensidade (potência ou energia) do sinal refletido que está aumentada. Portanto, a mudança de frequência e velocidades calculadas irão refletir acuradamente a situação fisiológica; entretanto, a intensidade do sinal irá aumentar dramaticamente. Concentrações baixas de agentes de contraste podem ser usadas para intensificar a força do sinal Doppler nos casos nos quais há um sinal espectral aquém do ideal. O efeito de contraste excessivo irá resultar em substancial ruído no sinal e pode ser contraproducente. O primeiro uso disso foi no lado direito do coração para intensificar o jato da regurgitação tricúspide (Figura 4.29). Os novos agentes transpulmonares podem oferecer um grau similar de intensificação para fluxo venoso pulmonar (Figura 4.30) ou para aumentar

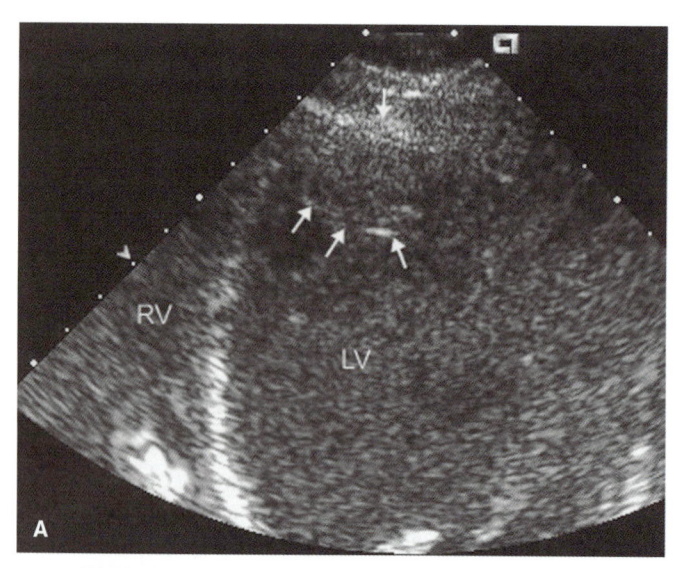
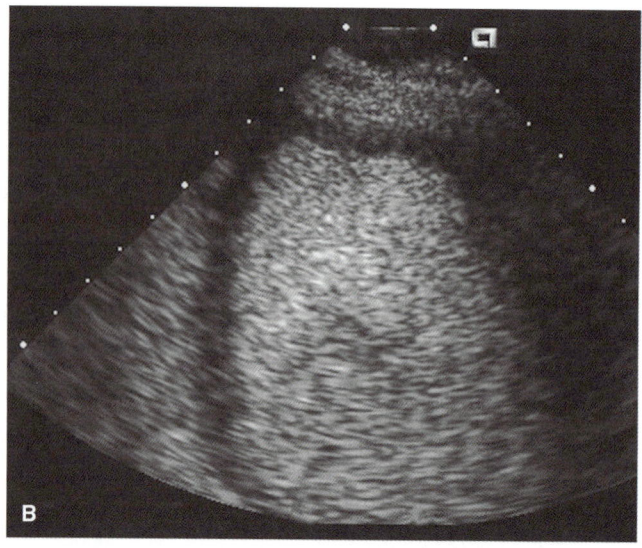

FIGURA 4.25 A: Incidência apical de quatro câmaras registrada em um paciente com miocardiopatia dilatada e uma vaga densidade ecográfica no ápice ventricular esquerdo (*setas*) observadas em uma imagem não contrastada. Note a posição do ápice anatômico (*seta apontando para baixo*). **B:** Imagem obtida após a injeção de um agente de contraste com base em perfluorocarbono e demonstrando opacificação completa da cavidade ventricular esquerda. Observe que, com o contraste, toda a cavidade ventricular esquerda é preenchida, confirmando que a vaga densidade ecográfica no ápice não era um verdadeiro trombo mural. LV, ventrículo esquerdo; RV, ventrículo direito.

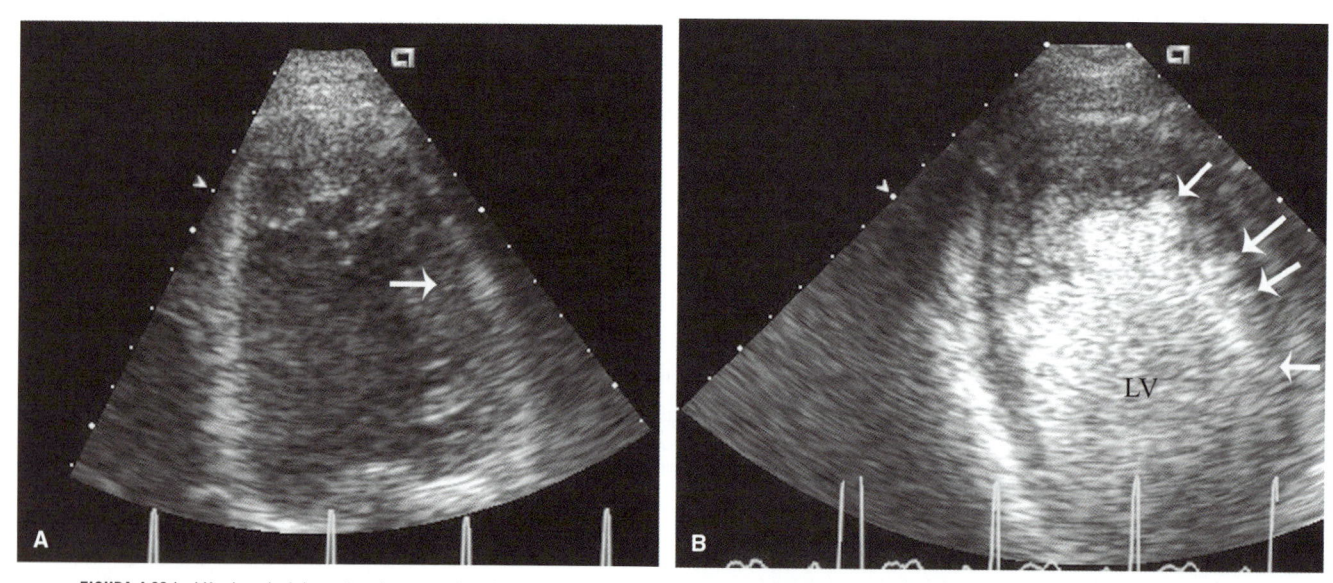

FIGURA 4.26 Incidência apical de quatro câmaras registrada em um paciente com não compactação ventricular. **A:** Sem contraste, observe o espessamento irregular no ápice e na parede lateral. Após a injeção de um agente de contraste para opacificação ventricular esquerda **(B)**, observe o contraste nos múltiplos sinusoides no ápice e na parede na lateral (*setas*). LV, ventrículo esquerdo.

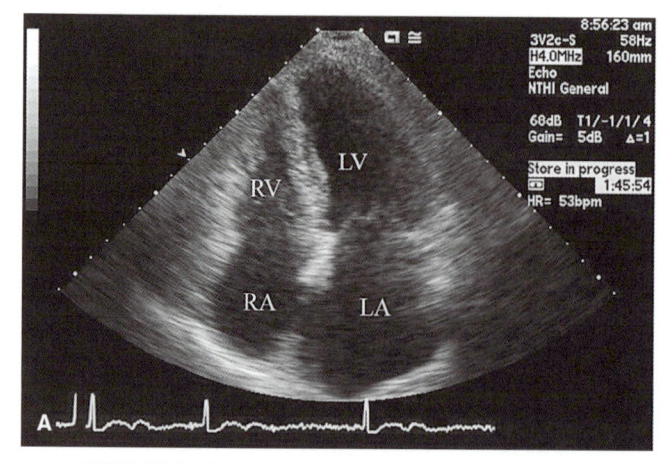
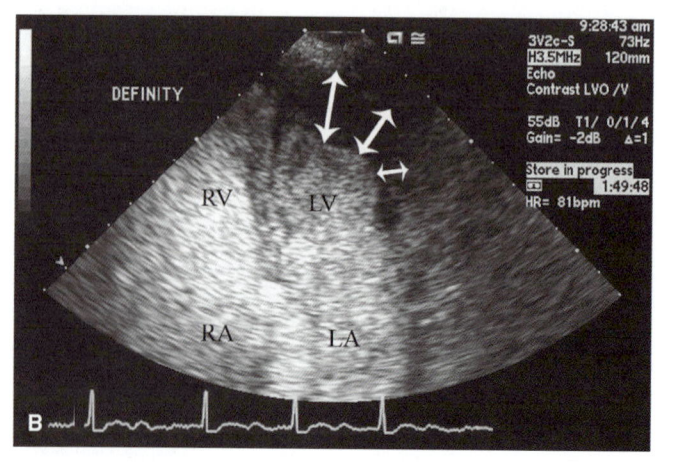

FIGURA 4.27 Incidência apical de quatro câmaras registrada em um paciente com uma variante apical de miocardiopatia hipertrófica. **A:** Registrada com imagem-padrão em modo B na qual não se pode ver espessamento patológico do ápice. Após a injeção de contraste para opacificação do ventrículo esquerdo **(B)**, a espessura patológica das paredes apicais ventriculares esquerdas (*setas*) pode ser vista. LA, átrio esquerdo; LV, ventrículo esquerdo; RA, átrio direito; RV, ventrículo direito.

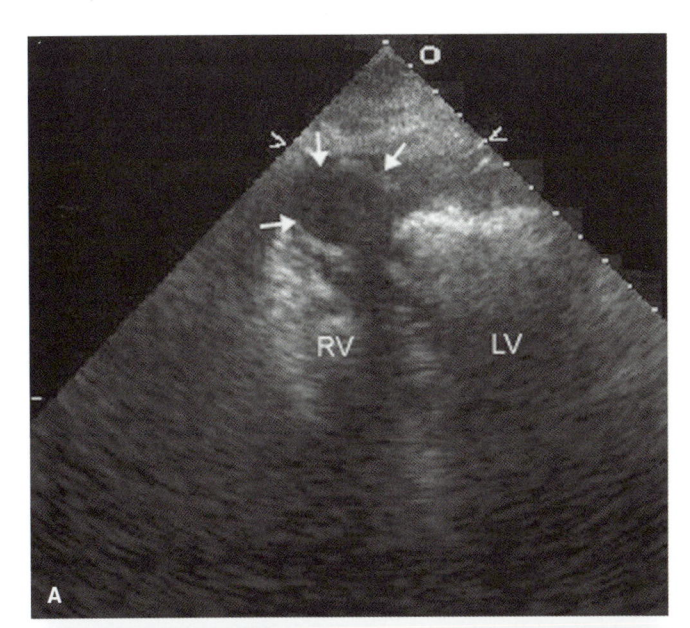

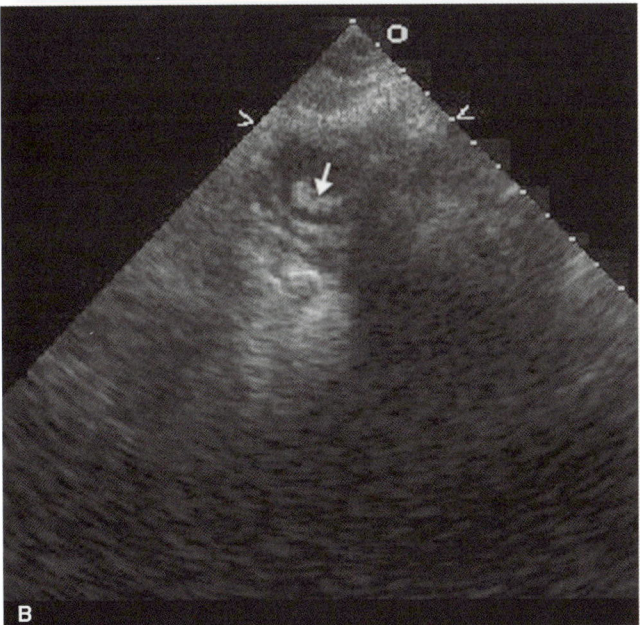

FIGURA 4.28 Incidência apical fora de eixo registrada em um paciente com pseudoaneurisma apical pequeno. **A:** Observe o espaço quase esférico livre de ecos no ápice ventricular esquerdo. O contraste já opacificou o corpo dos ventrículos direito e esquerdo. **B:** Fotograma registrou um ciclo cardíaco mais tarde. Observe o aparecimento de uma pequena quantidade de contraste (*seta*) dentro da cavidade, confirmando sua comunicação com a cavidade ventricular esquerda. LV, ventrículo esquerdo; RV, ventrículo direito.

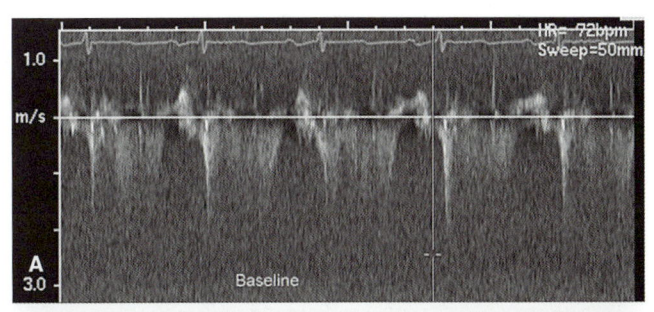

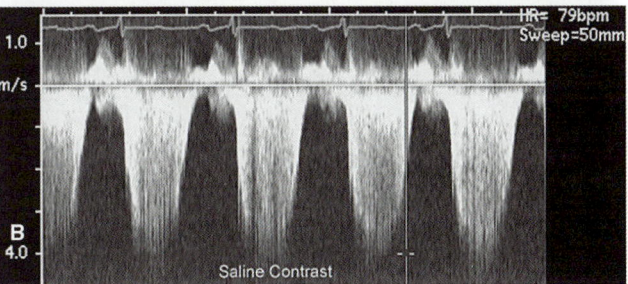

FIGURA 4.29 Intensificação por contraste de soro fisiológico injetado em uma veia da extremidade superior de um jato de regurgitação tricúspide mal definido. **A:** Nas imagens espectrais, observe o sinal suave de regurgitação tricúspide do qual não é possível se assegurar o perfil espectral completo ou a velocidade máxima. **B:** Os perfis espectrais foram registrados após intensificação do jato com soro agitado. Observe o sinal substancialmente mais robusto e a capacidade de se identificar confiavelmente a velocidade máxima. Baseline, linha de base; Saline Contrast, contraste de soro fisiológico.

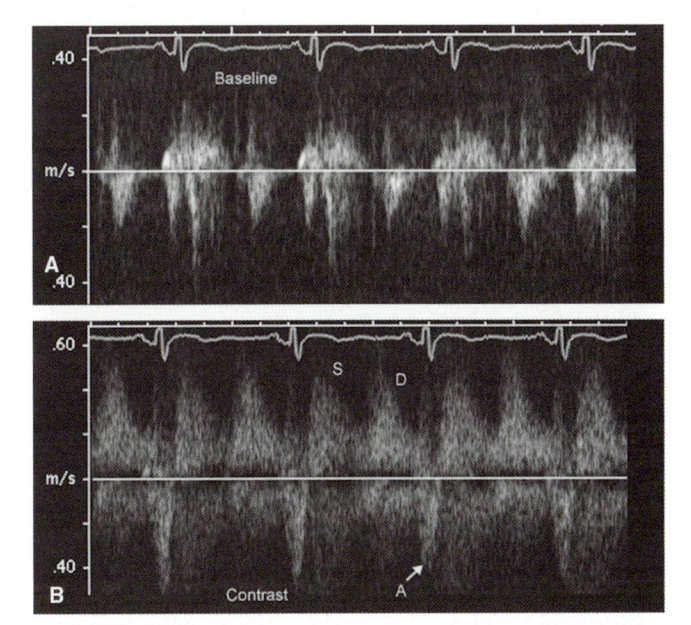

FIGURA 4.30 Exemplo de intensificação de imagem espectral com Doppler da veia pulmonar com contraste intravenoso. Os sinais espectrais **(A)** foram registrados de uma incidência apical. Observe o sinal muito mal definido do fluxo de entrada da veia pulmonar. **B:** Imagem obtida no mesmo paciente após a injeção de agente de contraste com base em perfluorocarbono demonstra acentuada intensificação do sinal espectral do fluxo venoso pulmonar. Observe que tanto os fluxos anterógrados sistólico (S) e diastólico (D) como a onda A do fluxo retrógrado (A) são claramente vistos após a intensificação por contraste. Baseline, linha de base; Contrast, contraste.

a intensidade da imagem espectral de um jato relativamente fraco de estenose aórtica. O operador deve ter a cautela de que o excesso ou até mesmo ajustes incomuns de ganho irão resultar em sinais errôneos de velocidade excessivamente alta de regurgitação e maior ruído em geral.

Como o agente de contraste ultrassônico interage com todas as formas de aquisição de imagens com Doppler, deve-se ter cuidado ao se empregar a aquisição de imagens com fluxo colorido. Até mesmo concentrações muito baixas de contraste ultrassônico no sangue resultam em área de fluxo colorido substancialmente maior do que seria obtida sem o contraste (Figura 4.16). Como a área do jato de fluxo colorido é comumente usada para se estimar a gravidade da regurgitação, o aumento da área do jato causado pela interação com o contraste irá resultar em superestimativa sistemática da gravidade da regurgitação. Assim, os agentes de contraste não devem ser usados juntamente com Doppler colorido na prática clínica.

Detecção de Comunicações

A detecção de comunicações da direita para a esquerda foi um dos usos iniciais da ecocardiografia com contraste e um uso para o qual o soro fisiológico agitado permanece o agente de escolha por causa de seu baixo custo, história longa de segurança e desnecessidade de opacificação com contraste das estruturas ventriculares esquerdas. Ao se avaliar um paciente quanto à presença de uma comunicação da direita para a esquerda, um agen-

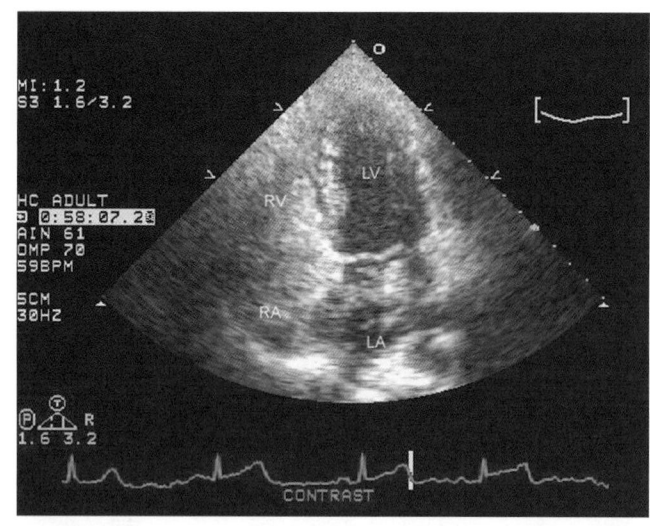

FIGURA 4.31 Incidência apical de quatro câmaras registrada em um paciente com um defeito no septo atrial após a injeção intravenosa de agente de contraste. Observe a opacificação do átrio direito e ventrículo direito e quantidade significativa de contraste aparecendo no átrio esquerdo, compatível com comunicação da direita para esquerda em nível atrial, subsequentemente confirmada como sendo defeito no septo atrial do tipo *secundum*. LA, átrio esquerdo; LV, ventrículo esquerdo; RA, átrio direito; RV, ventrículo direito. 🔊

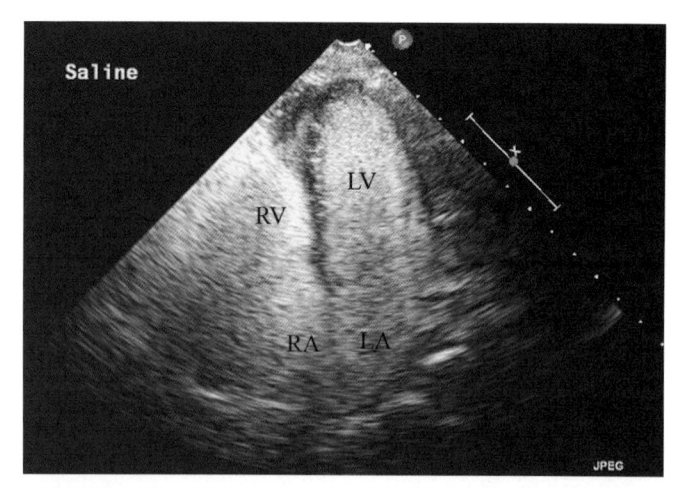

FIGURA 4.32 Incidência apical de quatro câmaras após a injeção de soro fisiológico agitado em um paciente com defeito no septo atrial tipo seio venoso. Observe a total opacificação do coração esquerdo compatível com uma acentuada comunicação da direita para a esquerda. LA, átrio esquerdo; LV, ventrículo esquerdo; RA, átrio direito; RV, ventrículo direito; Saline, soro fisiológico. 🔊

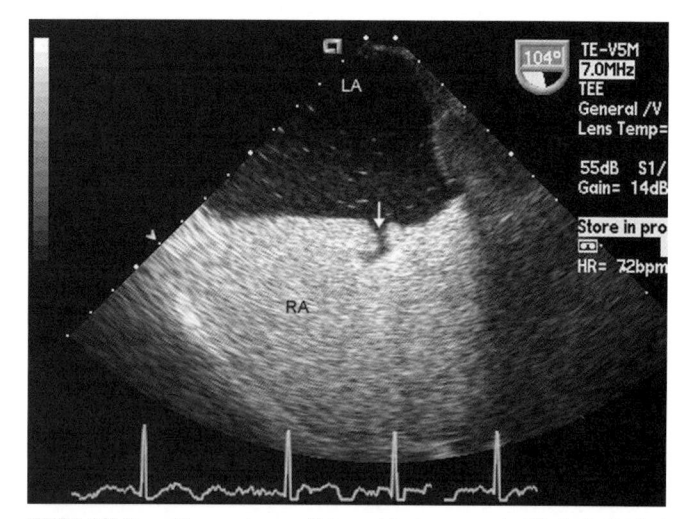

FIGURA 4.33 Ecocardiograma transesofágico registrado em uma incidência longitudinal concentrando no septo atrial. Soro agitado foi injetado em uma veia da extremidade superior e que preencheu por completo o átrio direito. Observe a pequena quantidade de alvos individuais de contraste no átrio esquerdo compatível com uma comunicação pequena da direita para esquerda. Observe também o efeito de contraste negativo pequeno (*seta*) surgindo do septo atrial e se projetando para o interior do átrio direito contrastado. Esse efeito ocorre em decorrência do fluxo de sangue não contrastado do átrio esquerdo, através de um pequeno defeito no septo atrial do tipo *secundum* (4 mm), para o interior do átrio direito preenchido por contraste. LA, átrio esquerdo; RA, átrio direito. 🔊

te que aparece no ventrículo esquerdo por causa da passagem transpulmonar normal não é apropriado. Causas de comunicações direita-esquerda que podem ser documentadas por injeção intravenosa de soro fisiológico agitado incluem defeitos no septo atrial de todos os tipos, forame oval pérvio e malformações arteriovenosas pulmonares. Defeitos maiores no septo ventricular podem permitir uma certa comunicação da direita para a esquerda durante a diástole quando a pressão nos dois ventrículos é relativamente igual.

A injeção intravenosa de contraste de soro fisiológico permanece como umas ferramentas diagnósticas mais importantes para detecção de defeito no septo atrial e, em defeitos menores, pode oferecer informações cruciais como a presença de uma possível comunicação que não é diretamente visibilizada ou não resultou em sobrecarga de volume sobre o ventrículo direito (Figura 4.31). A detecção de uma comunicação direita-esquerda na ecocardiografia com contraste é evidência indireta de um defeito no septo atrial ou de um forame oval pérvio. Quando clinicamente indicados, estudos adicionais como ecocardiografia transesofágica podem ser apropriados. A comunicação da direita para a esquerda de um grande defeito no septo atrial pode ser quase contínua (Figura 4.32), ao passo que, em defeitos septais menores, o aparecimento do contraste no átrio esquerdo pode ser fásico, coordenado com o ciclo respiratório. Durante a inspiração, há um aumento da pressão e enchimento do coração direito. Isto aumenta a tendência de derivação de sangue transitória da direita para a esquerda. Se a pressão atrial esquerda estiver consistentemente mais alta do que a pressão atrial direita, um pequeno defeito no septo atrial estará associado quase que exclusivamente com uma derivação de sangue da esquerda para a direita. Nesses casos, a avaliação do aparecimento de contraste no átrio direito ao longo do septo pode permitir a detecção de um efeito de contraste negativo (Figura 4.33). O efeito de contraste negativo ocorre quando o sangue não contrastado vindo do átrio esquerdo flui através do defeito no septo atrial para o interior do átrio direito, deslocando o sangue contrastado. Ao se fazer essa análise, deve-se ter cuidado, pois que naturalmente haverá fluxo de sangue não contrastado proveniente da *veia cava* inferior que poderia ser confundido com um jato negativo surgindo no átrio esquerdo (Figura 4.17). Como o fluxo oriundo da *veia cava* inferior flui mais em direção ao septo atrial do que o fluxo proveniente da *veia cava* superior, a injeção de contraste em uma veia da extremidade inferior pode aumentar a possibilidade de se detectar uma comunicação direita-esquerda.

Um forame oval pérvio pode ser detectado com confiança pela ecocardiografia contrastada novamente usando-se soro fisiológico agitado (Figuras 4.34 e 4.35). O forame oval pérvio representa uma sobreposição não vedada da valva do tecido foraminal com a porção mais basal do septo esquerdo. Variações do forame oval pérvio incluem pequenas fenestrações, que podem ser múltiplas. Os aneurismas septais atriais muitas vezes estão associados a uma ou mais pequenas perfurações (Figura 4.36). Como a pressão atrial esquerda tipicamente excede a atrial direita, somente uma pequena derivação de sangue hemodinamicamente sem consequências encontra-se tipicamente presente em pacientes com forame oval pérvio. A magnitude dessa derivação está abaixo daquela que pode ser documentada pelas técnicas de oximetria ou de diluição de corante. Além disso, a comunicação é muitas vezes fásica com o ciclo respiratório. Manobras como a de Valsalva ou tosse, que aumentam transitoriamente a pressão no lado direito do coração, podem permitir que o componente oculto da derivação da direita para a esquerda do forame oval se manifeste na ecocardiografia contrastada. Os pacientes são mais

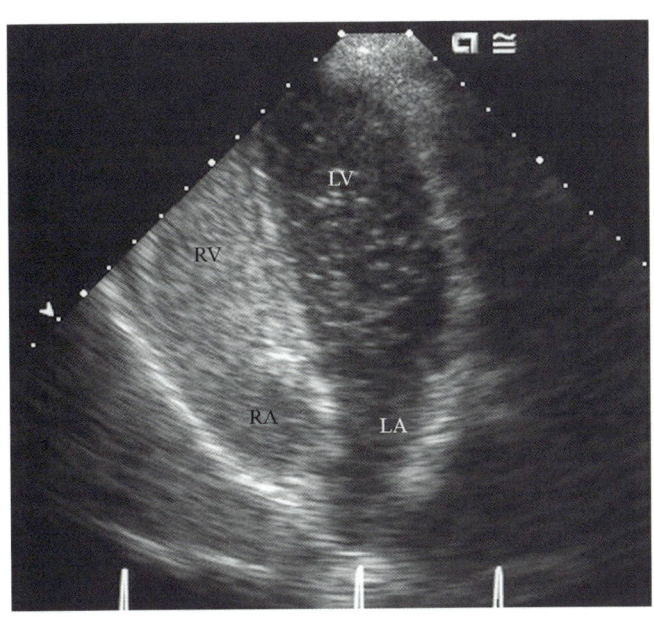

FIGURA 4.34 Incidência apical de quatro câmaras registrada em um paciente com 26 anos de idade com evento neurológico recente. Soro agitado foi injetado em uma veia da extremidade superior e opacificou o átrio direito e o ventrículo direito. Uma pequena quantidade de contraste é vista no átrio esquerdo e ventrículo esquerdo compatível com um forame oval pérvio com comunicação da direita para a esquerda. LA, átrio esquerdo; LV, ventrículo esquerdo; RA, átrio direito; RV, ventrículo direito.

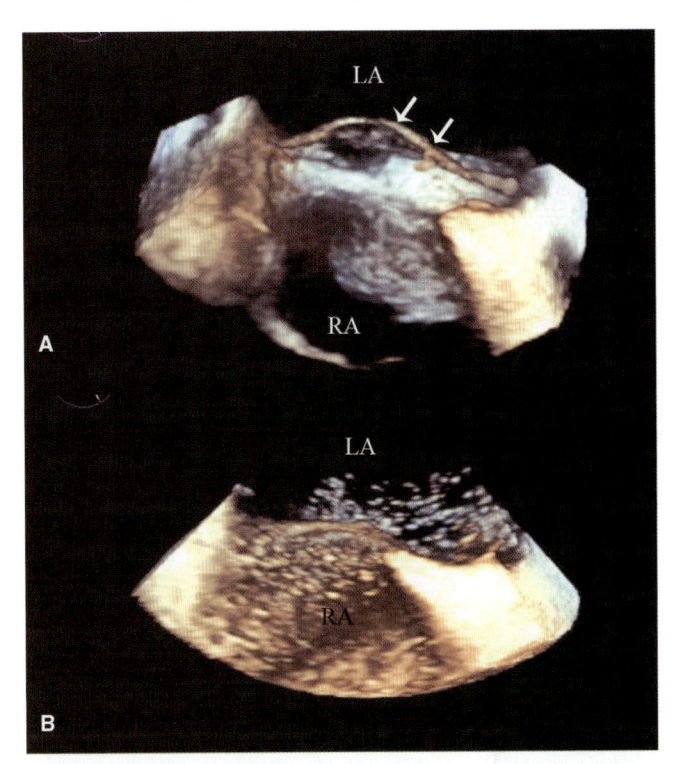

FIGURA 4.35 Ecocardiograma transesofágico tridimensional em tempo real do septo atrial em um paciente com forame oval pérvio e uma comunicação da direita para a esquerda vista na injeção de contraste salino (**B**). **A:** Observe a mobilidade do tecido foraminal na imagem em tempo real. LA, átrio esquerdo; RA, átrio direito.

bem avaliados quanto à presença de um forame oval pérvio nas incidências apical de quatro câmaras ou subcostal com uma ou mais injeções de contraste durante respiração suave, tosse ou Valsalva. Com essa abordagem bastante vigorosa, aproximadamente 25% dos indivíduos com coração estruturalmente normal poderão ser demonstrados como sendo portadores de graus triviais de derivação da direita para esquerda através de um forame oval pérvio. Estudos clínicos sugerem que são apenas aqueles pacientes com grande forame oval pérvio, ou seja, com graus mais importantes de derivação de sangue da direita para esquerda, que correm risco de doença cardiovascular.

Deve ser enfatizado que a detecção de uma comunicação da direita para a esquerda implica elevação transitória ou persistente da pressão atrial direita frente à atrial esquerda. Ocasionalmente, se pode encontrar um paciente no qual a derivação de sangue é transitória e relacionada com as condições de volume ou posição do corpo. A Figura 4.37 foi registrada em um paciente com definitiva comunicação direita-esquerda em condições basais, mas uma derivação exclusiva da esquerda para a direita

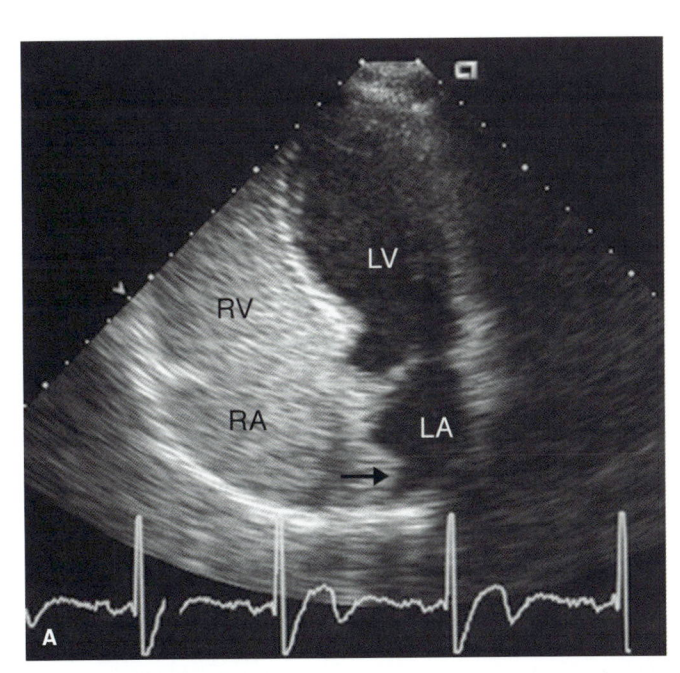

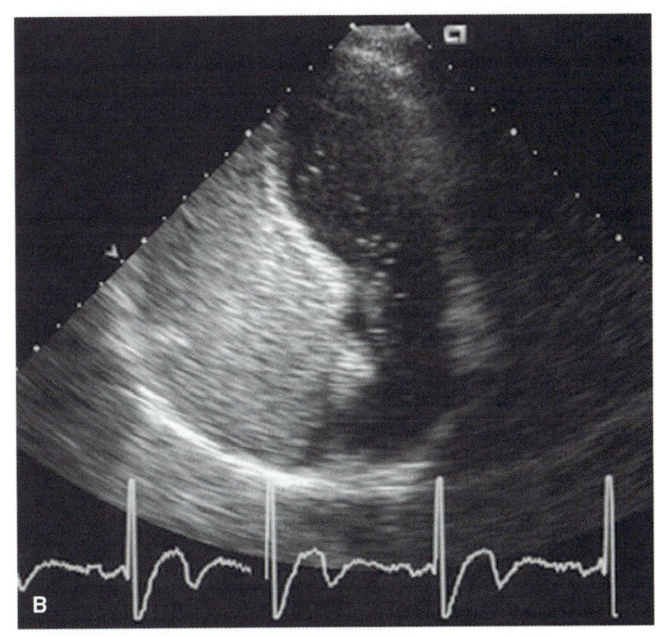

FIGURA 4.36 Incidência apical de quatro câmaras registrada em um paciente com um aneurisma septal atrial, após injeção de soro agitado. **A:** Observe a opacificação completa do átrio direito e ventrículo direito e o abaulamento do aneurisma septal atrial (*seta*) para o interior do átrio esquerdo. **B:** Imagem obtida mais tarde no mesmo ciclo cardíaco e demonstrando uma pequena quantidade de contraste no átrio esquerdo compatível com forame oval pérvio associado. LA, átrio esquerdo; LV, ventrículo esquerdo; RA, átrio direito; RV, ventrículo direito.

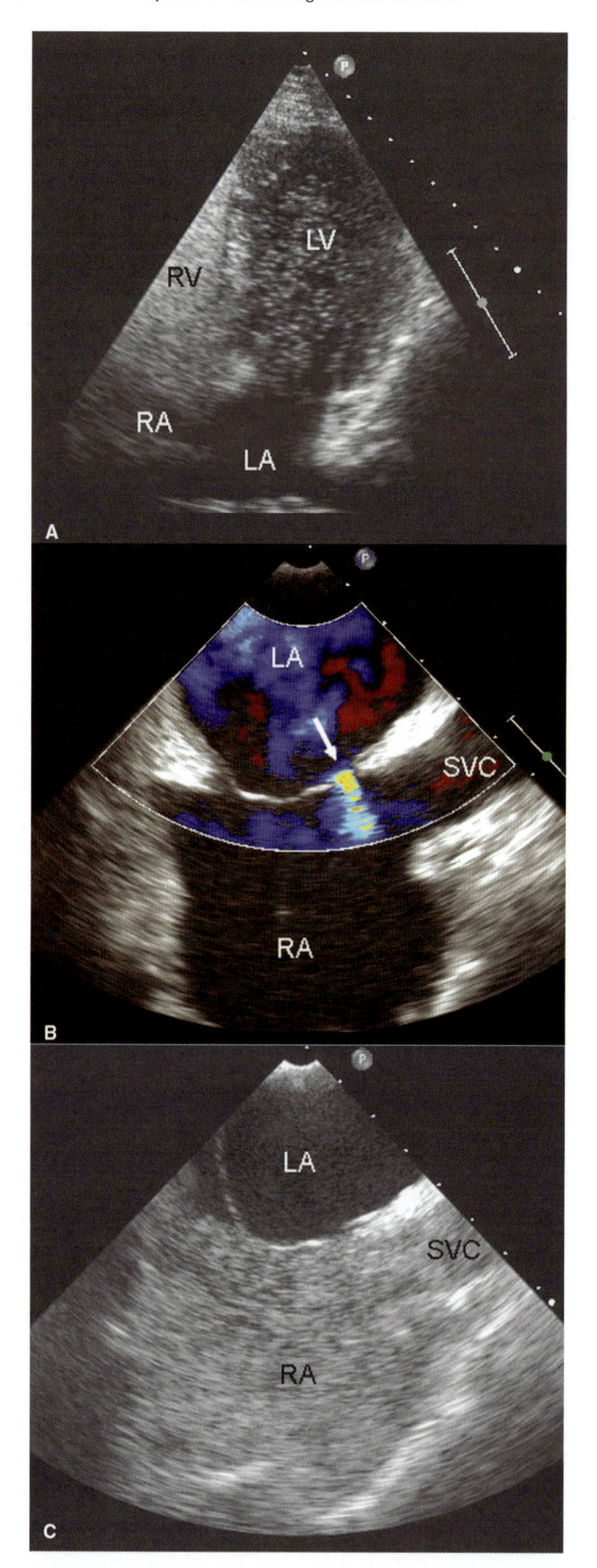

FIGURA 4.37 Ecocardiograma transtorácico e transesofágico registrado em uma mulher de 38 anos em 2 dias diferentes. **A:** O painel superior foi registrado em condições basais sem jejum e revela uma definida comunicação da direita para a esquerda. **B, C:** Os painéis inferiores (estudo transesofágico) foram registrados após jejum de 16 h. Observe a comunicação persistente da esquerda para a direita no Doppler com fluxo colorido e ausência de qualquer comunicação da direita para a esquerda com a injeção de contraste salino. LA, átrio esquerdo; LV, ventrículo esquerdo; RA, átrio direito; RV, ventrículo direito; SVC, veia cava superior.

quando da ecocardiografia transesofágica, presumivelmente decorrente de uma leve depleção de volume.

Uma valva de Eustáquio proeminente poderá acarretar um efeito de contraste negativo dentro do átrio direito levando à falsa impressão de que existe um defeito com uma comunicação da direita para a esquerda (Figura 4.18). Como a valva de Eustáquio margeia fluxo no átrio direito, ela poderá somente resultar em fluxo proveniente da veia cava inferior (ou seja, não contrastado se a injeção tiver sido feita em uma extremidade superior) que entra em contato com o septo atrial na área de um defeito septal atrial ou forame oval pérvio. Isso pode acarretar em uma avaliação falso-negativa de derivação da direita para a esquerda. Quando essencial, a injeção de um agente de contraste em uma veia na extremidade inferior irá contornar esse problema.

Um tipo final de comunicação da direita para a esquerda que pode ser detectada pela ecocardiografia contrastada é a malformação arteriovenosa (MAV) pulmonar. Ela pode ser encontrada na presença de hepatopatia em estágio final, mas também pode ocorrer como parte de várias síndromes clínicas. O aspecto ecocardiográfico clássico de MAV é o de uma comunicação da direita para esquerda retardada na qual o contraste surge no átrio esquerdo depois de um intervalo de 5 a 15 ciclos cardíacos (Figura 4.38). Isso tipicamente representa o tempo necessário para o trânsito do agente de contraste pelo leito arterial pulmonar e MAV até as veias pulmonares. Como a magnitude exata do atraso está relacionada com o fluxo transpulmonar, pacientes com débito cardíaco alto, como tipicamente o de um paciente com hepatopatia em estágio final, podem ter o aparecimento mais rápido do contraste no coração esquerdo, superficialmente mimetizando uma comunicação a nível atrial. Outras características da MAV pulmonar incluem a tendência de o contraste aumentar persistente e lentamente com o passar do tempo no coração esquerdo e ausência de aparecimento fásico no átrio esquerdo, o que é mais característico de uma comunicação a nível atrial. Este aparecimento gradual não fásico é um marcador mais específico de malformação arteriovenosa pulmonar do que qualquer atraso predefinido de tempo. Na presença de MAV maiores ou múltiplas, a magnitude da comunicação da direita para a esquerda pode ser substancial e pode vir associada a hipoxia. Nessas grandes derivações de sangue, é comum se ver a intensidade do contraste continuar a aumentar no átrio e ventrículo esquerdos enquanto diminui no coração direito. Esse tipo de aparecimento de contraste é praticamente patognomônico de uma MAV. Finalmente, a inspeção direta das veias pulmonares muitas vezes pode identificar contraste nas veias pulmonares e desse modo estabelecer o diagnóstico (Figuras 4.38 e 4.39).

██ | Detecção de Outros Distúrbios

Ocasionalmente a ecocardiografia contrastada, tipicamente com o uso de soro fisiológico agitado endovenoso, é útil no delineamento de comunicações extracardíacas anormais. A injeção de soro fisiológico agitado em uma veia da extremidade inferior em um indivíduo com continuação ázigo da *veia cava* inferior permite a detecção de contraste na porção mais superior do átrio direito, confirmando a presença dessa anomalia congênita. Um cenário mais comum é identificar um paciente com seio coronário dilatado, tipicamente melhor visibilizado em uma incidência paraesternal de eixo longo. O diagnóstico diferencial de um seio coronário dilatado inclui elevação crônica da pressão no coração direito decorrente de sobrecarga crônica de volume ou de pressão e persistência de uma *veia cava* superior esquerda com drenagem diretamente no seio coronário. Esta última anomalia pode ser documentada pela injeção de soro agitado em uma veia da extremidade superior esquerda que irá ocasionar opacificação do seio coronário dilatado antes de drenar para o átrio direito (Figura 4.40).

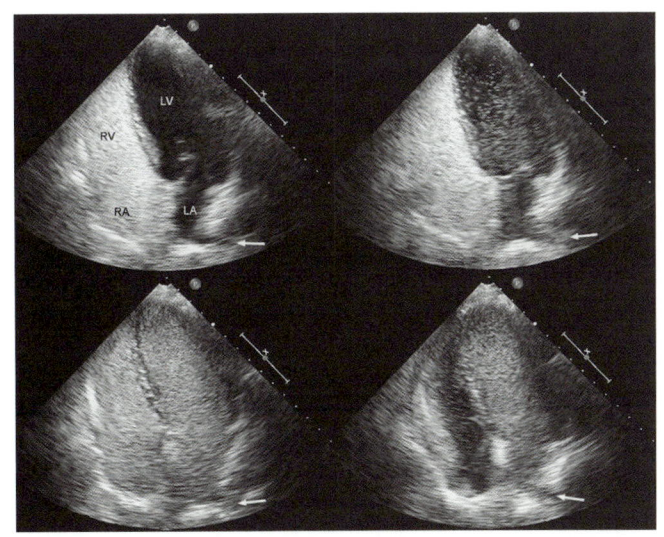

FIGURA 4.38 Incidência apical de quatro câmaras registrada durante um longo período de aquisição de imagens em um paciente com malformação venosa pulmonar após a injeção de contaste salino em uma veia da extremidade superior. O painel superior esquerdo foi registrado imediatamente após o preenchimento do átrio direito e ventrículo direito. Observe a ausência de qualquer contraste nas câmaras esquerdas. O painel superior direito foi registrado aproximadamente 5 segundos mais tarde e mostra enchimento discreto mas bastante homogêneo e não fásico do ventrículo esquerdo. O painel inferior esquerdo foi registrado aproximadamente 20 segundos após a injeção e revela enchimento equivalente de ambos os ventrículos direito e esquerdo com contraste salino. Observe também o contraste nas veias pulmonares. O painel inferior direito foi registrado 40 segundos após a injeção quando o contraste já saiu do coração direito, mas permanece no coração esquerdo decorrente do fluxo proveniente do leito vascular pulmonar. Também, novamente, observe o efeito de contraste na veia pulmonar (*setas*). LA, átrio esquerdo; LV, ventrículo esquerdo; RA, átrio direito; RV, ventrículo direito.

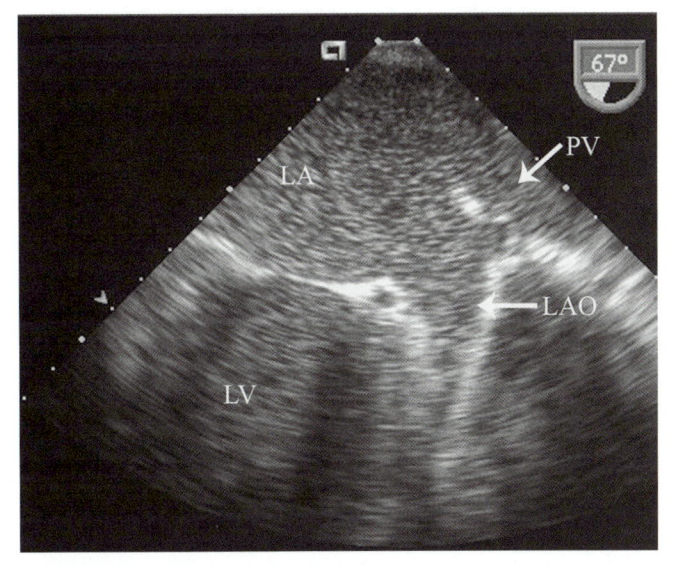

FIGURA 4.39 Ecocardiograma transesofágico registrado por detrás do átrio esquerdo em um paciente com uma grande malformação arteriovenosa pulmonar. Esta imagem foi registrada aproximadamente 10 segundos após a injeção de soro agitado em uma veia da extremidade superior. Observe o enchimento homogêneo do átrio esquerdo e significativo efeito de contraste na veia pulmonar (PV). LA, átrio esquerdo; LAO, OAE; LV, ventrículo esquerdo.

Ecocardiografia Contrastada da Perfusão Miocárdica

A detecção e a quantificação da perfusão miocárdica têm sido objetivos da ecocardiografia desde que sua capacidade de opacificar o miocárdio foi reconhecida pela primeira vez nos anos 1980. As pesquisas iniciais em animais de laboratório confirmaram que a distribuição de contraste faz paralelo com o fluxo sanguíneo

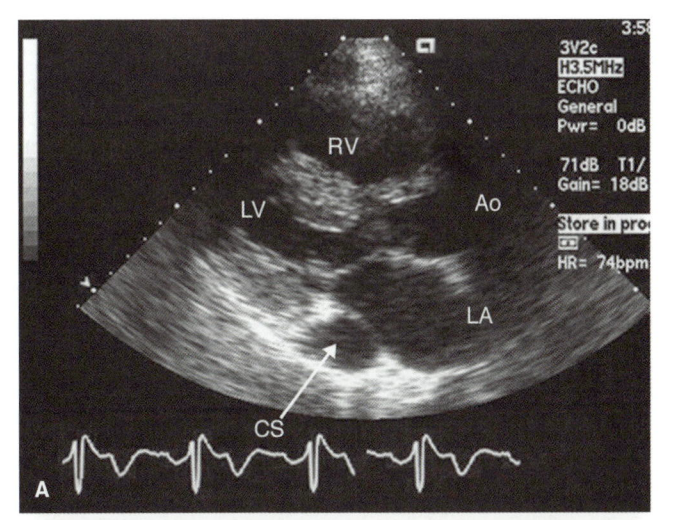

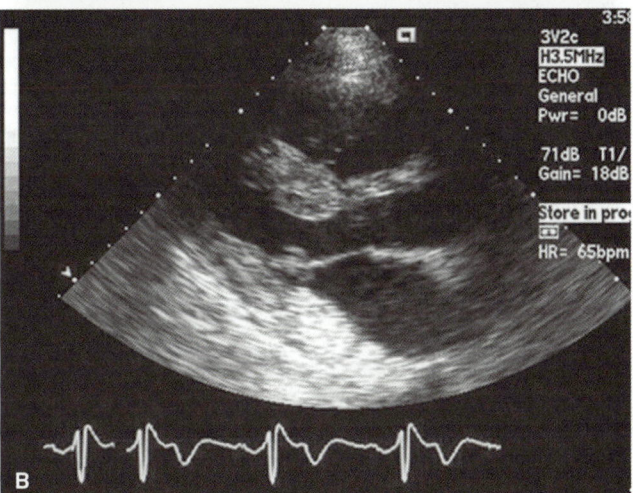

FIGURA 4.40 A: Incidência paraesternal de eixo longo registrada em um paciente jovem saudável. Na incidência paraesternal de eixo longo, observe a estrutura circular dilatada marginada pelo anel mitral e átrio esquerdo. Essa estrutura tem uma parede relativamente fina e representa seio coronário dilatado. **B:** Imagem obtida após a injeção de soro agitado em uma veia da extremidade superior esquerda e revelando uma imediata opacificação dessa estrutura antes do aparecimento no ventrículo direito, confirmando que ela representa uma veia cava superior esquerda persistente conectando diretamente com o seio coronário. Na imagem em tempo real, observe o aparecimento precoce do contraste no ventrículo direito também. Ao, aorta; CS, seio coronário; LA, átrio esquerdo; LV, ventrículo esquerdo; RV, ventrículo direito.

miocárdico e também que a ausência de contraste acuradamente refletia o tamanho final de um infarto do miocárdio em modelos animais e em pacientes (Figuras 4.41 e 4.42). Trabalhos subsequentes demonstraram que os agentes de contraste mais modernos podiam ser usados para identificar circulação colateral coronária e que um efeito preservado de contraste no miocárdio constituía evidência de integridade microvascular e fluxo sanguíneo na área. Foi demonstrado que a presença de fluxo sanguíneo microvascular tinha correlação com a recuperação da função após infarto do miocárdio e é uma maneira acurada de miocárdio hibernante no quadro crônico.

O efeito de contraste pode ser visto na cavidade e como um efeito mais suave, no interior do miocárdio. Ele também pode ser diretamente visibilizado nas artérias coronárias epicárdicas ou transmurais (Figura 4.43). Quando há evidência de contraste perfundindo as artérias coronárias intramurais, isso constitui excelente comprovação de sua permeabilidade. Esse achado foi correlacionado com a presença de uma artéria epicárdica pérvia após intervenção coronária. O contraste no interior dessas artérias transmurais também pode usado para intensificar sinais de fluxo com Doppler.

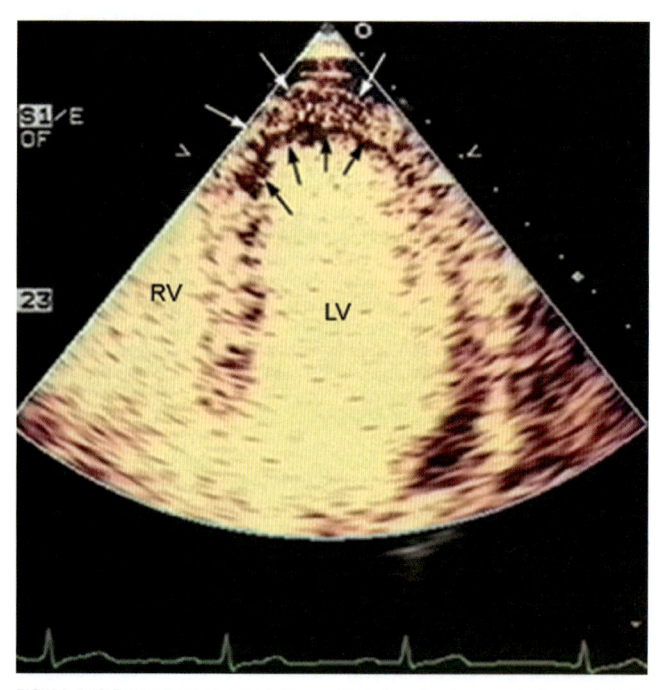

FIGURA 4.41 Ecocardiograma contrastado demonstra efeito de contraste miocárdico em um modelo animal de infarto agudo do miocárdio. **A:** Uma imagem em eixo curto imediatamente após a oclusão de uma artéria coronária. Observe a opacificação da maior parte do miocárdio e ausência de efeito de contraste na parede posterior (*pontas de seta*). **B:** Imagem obtida imediatamente após a liberação da oclusão coronária (breve oclusão) e demonstrando fluxo hiperêmico na zona previamente ocluída. Observe o dramático aumento na intensidade de contraste na zona previamente ocluída em comparação com a intensidade de contraste no miocárdio restante. **C:** Imagem obtida na fase crônica da oclusão coronária e novamente demonstrando uma zona distinta livre de contraste na parede posterior. **D:** O espécime anatômico correspondente mostra excelente correlação entre a localização anatômica e extensão do infarto do miocárdio e aquela prevista pela ausência de fluxo na ecocardiografia contrastada. Coronary Artery Occlusion, oclusão de artéria coronária; Reperfusion, reperfusão; Risk Area, área de risco.

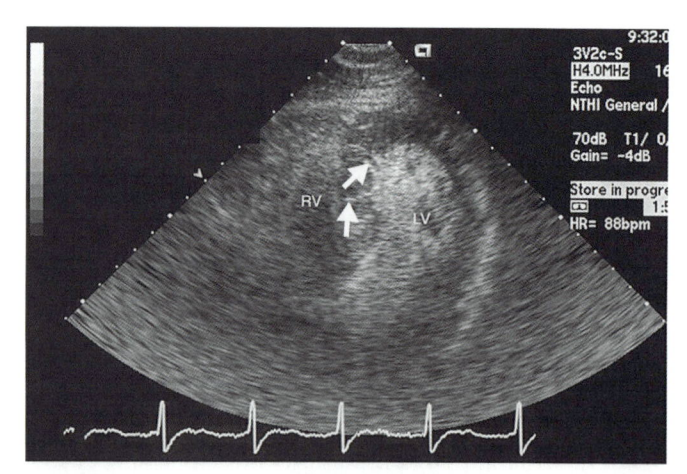

FIGURA 4.43 Ecocardiograma bidimensional apical registrado após a injeção de um agente de contraste com base em perfluorocarbono. Observe a opacificação de vasos intramurais no septo ventricular (*setas*). LV, ventrículo esquerdo; RV, ventrículo direito.

FIGURA 4.42 Ecocardiograma miocárdico contrastado realizado por meio de uma infusão contínua na aquisição de imagens contínuas com índice mecânico baixo. Este fotograma foi captado aproximadamente 20 ciclos cardíacos após uma fase de surto e revela a ausência de efeito de contraste no miocárdio apical e um robusto efeito de contraste miocárdico nas outras paredes. Subsequentemente foi demonstrado que este paciente tinha oclusão total da artéria coronária descendente anterior esquerda distal. LV, ventrículo esquerdo; RV, ventrículo direito.

A análise detalhada das características de fluxo miocárdico requer diferente metodologia de aquisição de imagens que uma simples detecção de contraste no miocárdio. Para se criar uma curva de tempo de aparecimento é necessário um efeito de bolo na circulação coronária, o que pode ser obtido de várias ma-

neiras. Após a injeção intravenosa de um agente de contraste, as microbolhas irão aparecer primeiramente no lado direito do coração, depois no coração esquerdo e finalmente na aorta, artérias coronárias e capilares miocárdicos. Assim, uma única injeção endovenosa é capaz de registrar uma única curva de tempo de aparecimento no miocárdio. Para uma avaliação detalhada são necessárias várias análises da curva de aparecimento, muitas vezes visando regiões diferentes de interesse ou feitas em condições basais e após estresse com vasodilatador. Obviamente, em vista da persistência de agentes de contraste mais modernos, ter-se-ia de aguardar 10 min ou mais antes de repetir uma injeção endovenosa para se obter um segundo bolo. Uma estratégia alternativa para se obter múltiplos efeitos de bolo é se basear na destruição proposital do agente de contraste. Isso pode ser feito dando um surto de ultrassom de alta intensidade (alto índice mecânico) ao campo de imagem. Isso tem o efeito de destruir o contraste presente em concentração relativamente baixa no miocárdio e de reduzir a intensidade do contraste no miocárdio a próximo de zero. A obtenção da imagem é então feita de modo contínuo ou intermitente enquanto ocorre o preenchimento miocárdico, quando então pode ser gerada uma curva de tempo intensidade. Se o contraste ultrassônico estiver presente na corrente sanguínea em concentração estável, essa técnica permite a criação de múltiplos "pseudobolos" para a avaliação de regiões diferentes de interesse a partir de múltiplas incidências e com análise repetida em condições basais e sob estresse.

A análise da perfusão miocárdica com contraste ultrassônico exige algoritmos específicos de aquisição de imagens. Conforme mencionado anteriormente, a interação do ultrassom de alta intensidade com agentes de contraste resulta na destruição das bolhas e ausência do efeito de contraste; portanto, se se deseja detectar contraste no miocárdio, os algoritmos padrão de aquisição de imagens não são ideais. Os dois métodos comumente usados para a detecção de contraste sem resultar em destruição indevida são aquisição contínua de imagens com índice mecânico baixo e aquisição intermitente de imagens deflagradas. Qualquer um desses métodos pode ser usado em qualquer dos domínios do ultrassom, inclusive ecocardiografia em modo B, ecocardiografia harmônica ou ultra-harmônica, ecocardiografia com potência Doppler e com correlação de fase. A aquisição de imagens com índice mecânico baixo é mais fácil de se entender, pois que oferece imagens contínuas de todas as estruturas cardíacas alvo com visibilização em tempo real da movimentação parietal, função ventricular e espessamento miocárdico e capacidade simultânea de se observar o fluxo do contraste para o interior do miocárdio. Observe nas imagens em tempo real nas Figuras 4.44 e 4.45 o surto instantâneo que representa a destruição proposital do contraste ultrassônico, seguido pelo reaparecimento progres-

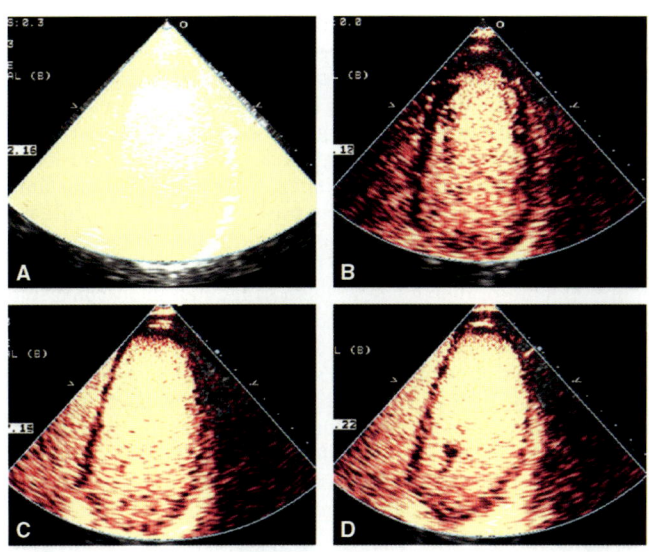

FIGURA 4.44 Incidência apical de quatro câmaras registrada após a injeção intravenosa de um agente de contraste com base em perfluorocarbono com a finalidade de realizar uma ecocardiografia da perfusão miocárdica. **A:** Imagem obtida quando de um "surto" com índice mecânico alto. **B:** Imagem obtida imediatamente após o surto demonstra o efeito de contraste diminuído tanto na cavidade quanto especialmente no miocárdio ventricular. **C:** Fotograma registrando quatro ciclos cardíacos mais tarde e demonstrando restituição do efeito de contraste na cavidade ventricular esquerda e um suave efeito de contraste se desenvolvendo no miocárdio ventricular. **D:** Fotograma registrando 10 ciclos cardíacos depois do surto e demonstrando mais opacificação do miocárdio ventricular esquerdo. 〇

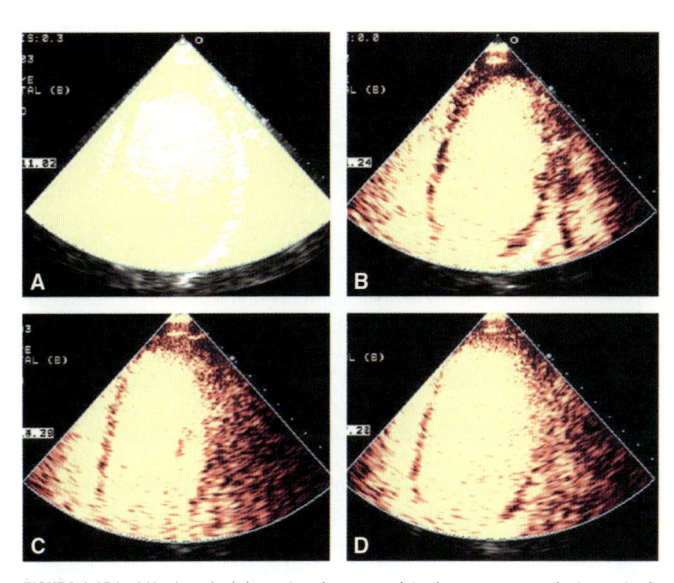

FIGURA 4.45 Incidência apical de quatro câmaras registrada no mesmo paciente mostrado na Figura 4.44 no momento da hiperemia devida à infusão de dipiridamol. O formato e a cronologia são idênticos àqueles da Figura 4.44. Na presença de um estado hiperêmico, observe o aumento do efeito de contraste no miocárdio ventricular e o desenvolvimento mais rápido de efeito de contraste significativo no miocárdio ventricular. 〇

de imagens deflagradas. Conforme mencionado anteriormente, a aquisição contínua de imagens com índice mecânico alto resulta em destruição contínua das microbolhas. Ao se adquirir imagens somente de modo intermitente, é dado um tempo para ocorrer preenchimento do miocárdio com agente de contraste ultrassônico e, daí, ele pode ser detectado com cada pulso de ultrassom subsequente. A aquisição intermitente de imagens faz uso desse fenômeno ao adquirir imagens, deflagradas pelo QRS, a intervalos progressivamente mais longos. Ao se adquirir a imagem em cada ciclo cardíaco, há uma destruição bastante por igual do ultrassom no miocárdio e pouco tempo para contrastar o miocárdio. Se o tempo de aquisição de imagens for duplicado, haverá duas vezes mais tempo para contrastar e, daí, cada pulso subsequente detecta duas vezes mais o efeito contraste. De modo similar, se o intervalo deflagrado for aumentado mais ainda para 1:4, 1:8, 1:16 etc., haverá então tempos cada vez mais longos para contrastar. Com intervalos cada vez mais longos de deflagração, maior será a intensidade de contraste miocárdico observada (Figura 4.46). Embora não permitindo uma avaliação simultânea da função e fluxo, a aquisição de imagens deflagradas pode oferecer um efeito de contraste mais obviamente visível. Com qualquer uma das duas técnicas, uma ou mais regiões de interesse podem ser observadas no miocárdio e a intensidade do contraste acompanhada continuamente ou em cada nível de imagens sequencias. Qualquer um desses métodos acarreta em uma curva de aparecimento demonstrando nível baixo basal de efeito de contraste miocárdico, uma alça ascendente de aparecimento e uma fase de platô da qual vários parâmetros podem ser extraídos que diretamente se relacionam com o volume e o fluxo miocárdicos (Figura 4.47).

A intensidade do contraste no miocárdio tem relação direta com o volume sanguíneo miocárdico e só indireta com o fluxo sanguíneo coronário. O ritmo de fluxo está relacionado com a alça ascendente da curva. Tal como em qualquer técnica de indicador, uma curva de tempo de aparecimento do contraste pode ser gerada e múltiplos parâmetros de tal curva podem ser correlacionados com a perfusão miocárdica. Uma vez geradas as curvas, seja por aquisição contínua de imagens com índice mecânico baixo ou

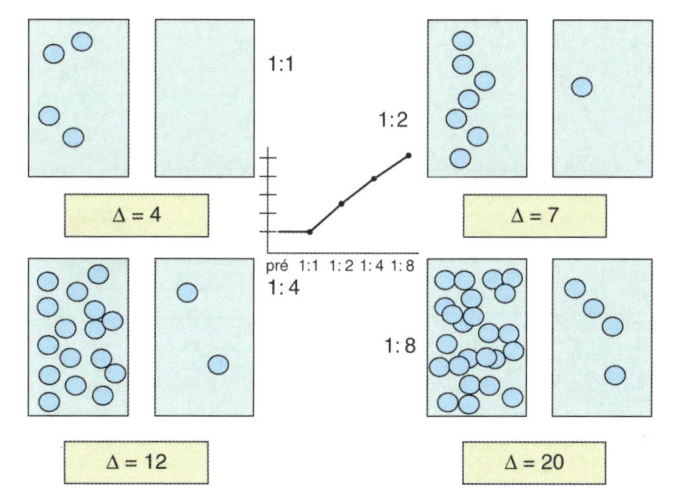

FIGURA 4.46 Demonstração gráfica da técnica de aquisição intermitente de imagens para criação da curva de tempo-intensidade. Quatro pares de imagens são apresentados. Para cada um, o esquema à esquerda representa a quantidade de contraste antes da aquisição de imagens e à direita a quantidade de contraste após a aquisição de imagens. Para cada caso, existe uma diminuição da quantidade de contraste decorrente da interação com o feixe de ultrassom. **Em cima, à esquerda:** Aquisição de imagens ocorrendo com cada ciclo cardíaco, o que permite pouco tempo para o preenchimento de contraste dentro da zona visada. Assim, uma quantidade relativamente pequena de contraste é detectada com cada pulso de aquisição de imagens, e todo o contraste é destruído pelo pulso subsequente de aquisição de imagens. **Em cima, à direita:** Esse exemplo (relação 1:2) mostra o efeito da aquisição de imagens em ciclos cardíacos alternados. Isso permite um maior grau de enchimento com contraste da zona visada, nem toda destruída pelo feixe de ultrassom. **Em cima:** Aquisição de imagens com relações de 1:4 e 1:8, o que permite quantidades progressivamente maiores de preenchimento com contraste e daí maior intensidade de imagem de contraste. Esses resultados estão apresentados graficamente no centro.

sivo de contraste dentro do miocárdio. Esse formato de aquisição de imagens permite a avaliação simultânea da função sistólica ventricular esquerda e da movimentação parietal regional. Se for usado esse método de análise de contraste miocárdico, pode-se obter uma curva seja por meio de análise fotograma a fotograma contínua das regiões de interesse seja pela análise de um ponto fixo no tempo com referência ao eletrocardiograma em imagens sequenciais após o surto. A vantagem de se analisar a intensidade somente em um ponto no tempo em cada ciclo cardíaco é que isso resulta tipicamente em menos artefatos na movimentação e daí uma curva de aspecto mais suave.

Um segundo método para se detectar contraste no miocárdio sem a destruição do contraste é o uso de aquisição intermitente

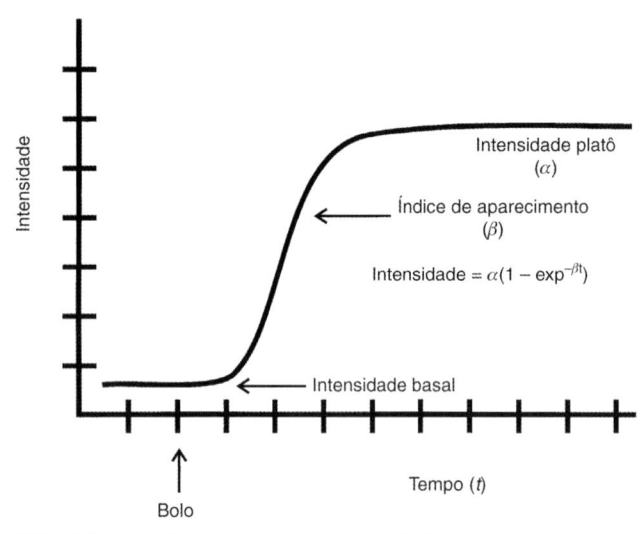

FIGURA 4.47 Curva estilizada de tempo de aparecimento de contraste no miocárdio ventricular mostrando os diferentes parâmetros de uma curva de aparecimento do contraste. (Ver texto para detalhes.)

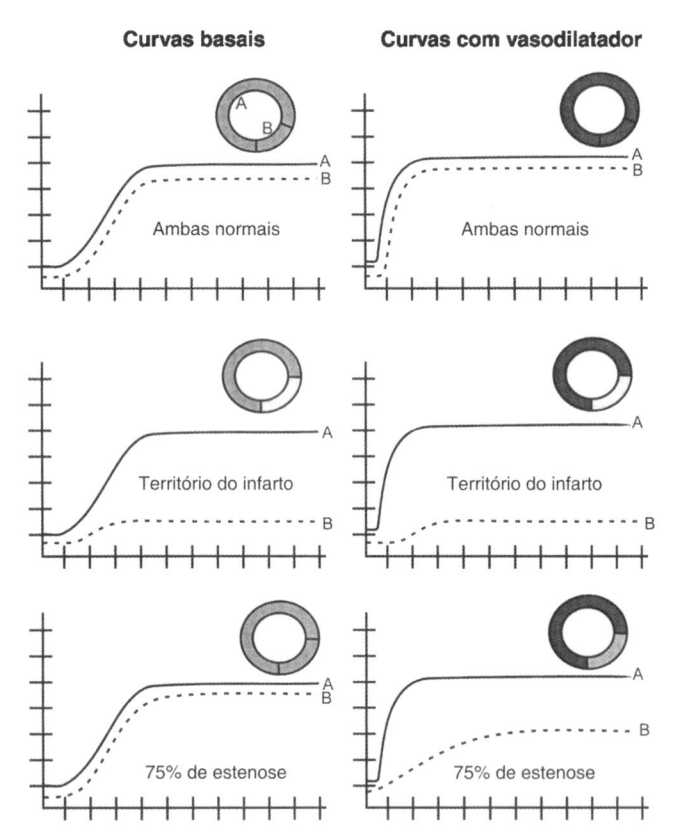

FIGURA 4.48 Curvas estilizadas de tempo de aparecimento mostram fluxo coronário normal em diferentes estados mórbidos. As curvas à esquerda são todas curvas de aparecimento basais e aquelas à direita são curvas de aparecimento esperadas quando de estresse com vasodilatador. Dois territórios coronários diferentes representando uma área normal de referência (A) e uma área de obstrução coronária (B) são mostrados como linhas sólidas e linhas pontilhadas, respectivamente. **Em cima:** Nos dois gráficos, ambos os territórios A e B estão normais e têm praticamente curvas de aparecimento de contraste idênticas. Observe que durante a vasodilatação ambas as curvas apresentam um platô (α) equivalente àquele observado na linha de base, mas o ritmo de aumento do efeito de contraste (β) é substancialmente mais inclinado. **Meio:** Curvas de aparecimento na presença de oclusão arterial coronária total e infarto do miocárdio na área B. Observe que a curva A é idêntica àquela na linha basal, mas que a curva B tem um efeito de contraste substancialmente amortecido. Após a vasodilatação, não há alteração na curva B e a curva A se comporta como um território de fluxo normal. **Embaixo:** O impacto de uma estenose significativa coronária na área B. Após a vasodilatação, o território A tem um maior ritmo de aparecimento, ao passo que o ritmo de aparecimento e a intensidade do contraste em platô para a área B estão significativamente diminuídos em comparação com a linha basal.

por imagens intermitentes, a análise pode ser feita para determinação do volume e do fluxo sanguíneos miocárdicos. As Figuras 4.47 e 4.48 esquematizam curvas estilizadas de aparecimento de ecos de contraste e as diferentes características da curva que podem estar relacionadas com o fluxo sanguíneo coronário. Os dois aspectos mais importantes da curva são α, que é a intensidade em que o efeito de contraste faz um platô, e β, que é a constante de tempo de aparecimento do contraste. α está diretamente relacionada com o volume de sangue miocárdico, ao passo que β está relacionado com o ritmo de fluxo. O produto de α e β ($\alpha \times \beta$) é diretamente proporcional ao fluxo sanguíneo miocárdico. Em condições basais, todas as áreas do miocárdio ventricular têm intensidade de contraste grosseiramente equivalente. Por causa da atenuação do campo profundo e sombreamento, o aparente efeito de contraste pode ser menor nas porções mais basais do coração, dependendo do plano de aquisição de imagens. As técnicas de subtração podem auxiliar a demonstrar o efeito de contraste nessas áreas. Na ausência de estenose coronária significativa, a infusão de um vasodilatador aumenta o ritmo de fluxo (β) ao passo que o volume absoluto de sangue miocárdico, simbolizado por α, não se altera significativamente. Na presença de uma oclusão coronária total, haverá um efeito de contraste diminuído ou ausente. Geralmente, uma estenose coronária de menos de 90% não restringe o fluxo em repouso e resulta em cinética de aparecimento normal do contraste em condições basais. A adição de um vasodilatador como dipiridamol ou adenosina resulta em um aumento da velocidade do fluxo somente naquelas áreas não perfundidas pela artéria estenosada, e o aspecto das curvas de contraste irão, portanto, ser diferentes nos leitos normal e doente. Fazendo-se uma comparação entre as características da curva de fluxo inclusive α, β e seu produto, pode-se calcular uma relação hiperêmica relacionando-se às injeções de contraste basal e com vasodilatador. A Figura 4.48 delineia curvas estilizadas de aparecimento de contraste em artérias normais e com vários graus de obstrução coronária.

Vários estudos clínicos demonstraram a factibilidade técnica de se usar a ecocardiografia contrastada da perfusão miocárdica para identificar áreas de miocárdio não perfundido em comparação a cintigrafia com tálio ou anatomia arterial coronária conhecida para oferecer dados concernentes ao fluxo relativo em territórios coronários. Vários estudos clínicos demonstraram que a perfusão preservada na ecocardiografia contrastada constitui um marcador acurado de miocárdio viável (ou seja, hibernante). Deve ser ressaltado que, embora a ecocardiografia com contraste da perfusão miocárdica seja extremamente promissora e tenha demonstrado acurácia em pesquisas com animais rigorosamente controladas e em algumas séries clínicas, sua capacidade de detectar estenoses coronárias em uma ampla faixa de pacientes ainda está passando por validação.

A ecocardiografia contrastada da perfusão miocárdica também permanece intensamente específica quanto a equipamento e protocolo com respeito aos resultados. Finalmente, deve ser ressaltado que, embora tecnicamente factível e oferecendo um alto grau de acurácia para a análise de alta resolução da perfusão miocárdica, as técnicas e agentes para o seu uso específico permanecem não aprovadas pela FDA para essas indicações atualmente.

Um uso final da ecocardiografia contrastada miocárdica está no monitoramento da ablação septal transcateter com álcool realizada no tratamento de miocardiopatia hipertrófica obstrutiva. Esta é uma técnica intervencionista recentemente desenvolvida na qual um cateter é colocado tipicamente na primeira perfurante septal da artéria coronária descendente anterior esquerda. O álcool é então injetado para criar um infarto controlado do miocárdio para redução da massa septal proximal. Isso tem o efeito de reduzir a magnitude da obstrução dinâmica da via de saída do ventrículo esquerdo e é bastante promissora no tratamento não cirúrgico de pacientes com miocardiopatia hipertrófica obstrutiva. O objetivo dessa terapia é a redução controlada da massa septal. A ecocardiografia com contraste, com o agente injetado

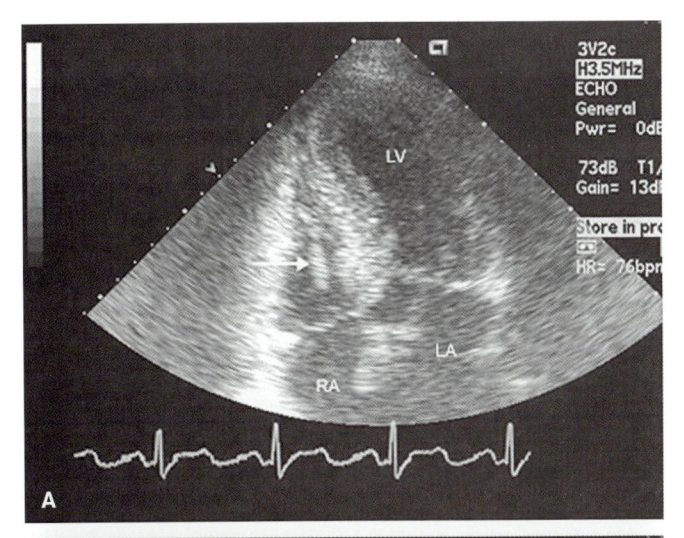

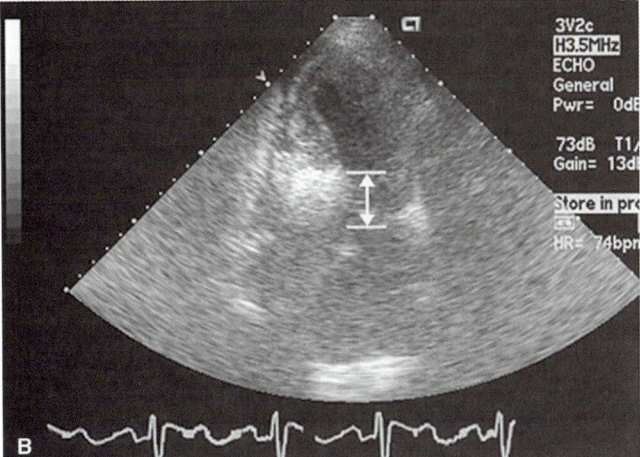

FIGURA 4.49 Incidência apical de quatro câmaras registrada em um paciente com miocardiopatia hipertrófica submetido a terapia de redução apical com álcool. **A:** Imagem obtida em condições basais. Há um cateter de marca-passo no ventrículo direito (*seta*) e movimentação anterior sistólica da valva mitral. Observe a acentuada hipertrofia do septo ventricular. **B:** Imagem obtida após a injeção de um agente de contraste com base em perfluorocarbono diluído em uma artéria perfurante septal no laboratório de cateterismo cardíaco. Observe o contraste visível no septo ventricular proximal, máximo na área de contato com a valva mitral com o septo na sístole. Esse paciente subsequentemente foi submetido à terapia de redução com sucesso para tratamento da miocardiopatia hipertrófica. LA, átrio esquerdo; LV, ventrículo esquerdo; RA, átrio direito.

diretamente na artéria perfurante septal, tem um papel importante na determinação da exequibilidade do procedimento e no acompanhamento de sua evolução (Figuras 4.49 e 4.50). Antes da injeção de etanol, o agente de contraste ultrassônico diluído é injetado na artéria selecionada. Isto tem duas finalidades. A primeira é assegurar que não há refluxo nenhum significativo do contraste para o interior da artéria coronária descendente anterior esquerda ou para a corrente sanguínea. Além disso, em alguns indivíduos, pode haver uma quantidade significativa de contraste que aparece na cavidade ventricular direita. Em qualquer um desses casos, se deve antecipar que a injeção de etanol na artéria selecionada resultaria no etanol sendo dado não na área localizada do miocárdio, mas mais difusamente no miocárdio e no ventrículo direito. Nesses casos, o procedimento pode não ser realizável. O segundo papel que o contraste exerce é confirmar a presença e o tamanho do leito perfundido. O objetivo desse procedimento é que a porção proximal do septo ou idealmente a área que acarreta obstrução dinâmica é seletivamente "reduzida". Como o contraste serve como um marcador da via eventual da injeção destrutiva de etanol, a ecocardiografia com contraste miocárdico serve como um excelente guia para o monitoramento desse procedimento.

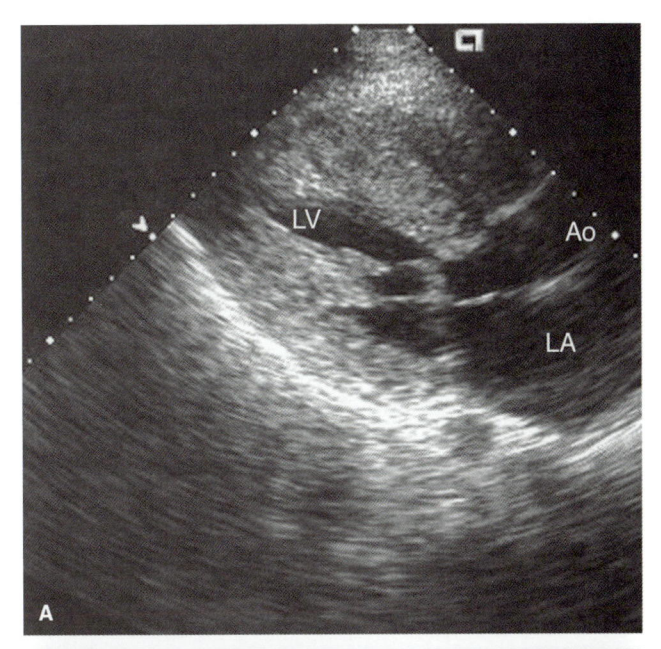

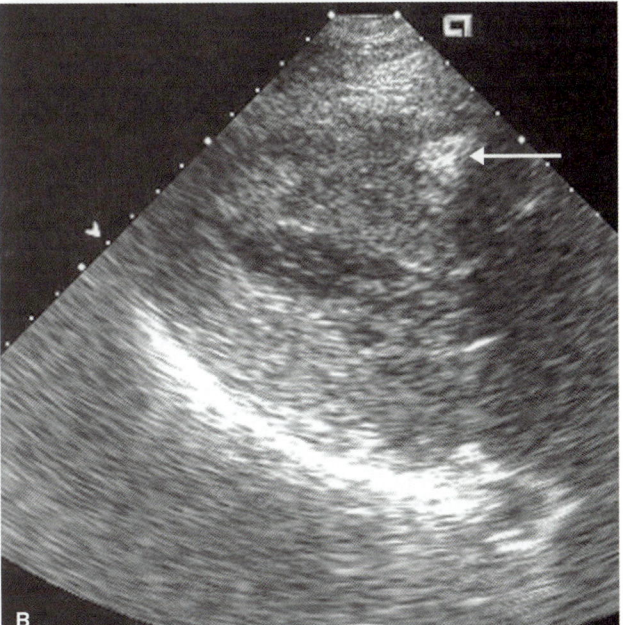

FIGURA 4.50 Incidência paraesternal de eixo longo registrada em um paciente com miocardiopatia hipertrófica sendo considerado para tratamento de redução septal com álcool. **A:** Imagem obtida basalmente. Observe a hipertrofia do septo ventricular e a movimentação anterior sistólica da valva mitral. **B:** Imagem obtida após a injeção de um agente de contraste com base em perfluorocarbono diluído em uma artéria perfurante septal. Observe a ausência de efeito de contraste no septo ventricular, mas o aparecimento de contraste nas cavidades ventriculares direita e esquerda e o acentuado efeito de contraste nas trabéculas musculares ventriculares direitas (*seta*). Este paciente não foi considerado um candidato para a terapia de redução septal com álcool e o procedimento não foi realizado. Ao, aorta; LA, átrio esquerdo; LV, ventrículo esquerdo.

Leituras Sugeridas

Princípios Gerais

Bhatia VK, Senior R. Contrast echocardiography: evidence for clinical use. Am Soc Echocardiogr 2008;21:409–416.

Castello R, Bella JN, Rovner A, et al. Efficacy and time-efficiency of a "sonographer-driven" contrast echocardiography protocol in a high-volume echocardiography laboratory. Am Heart J 2003;145:535–541.

Gramiak R, Shah PM, Kramer DH. Ultrasound cardiography: contrast studies in anatomy and function. Radiology 1969;92:939–948.

Mulvagh SL, Rakowski H, Vannan MA, et al. American society of echocardiography consensus statement on the clinical applications of ultrasonic contrast agents in echocardiography. J Am Soc Echocardiogr 2008;21:1193–1201.

Porter TR, Xie F, Li S, et al. Increased ultrasound contrast and decreased microbubble destruction rates with triggered ultrasound imaging. J Am Soc Echocardiogr 1996;9:599–605.

Opacificação Ventricular Esquerda

Cohen JL, Cheirif J, Segar DS, et al. Improved left ventricular endocardial border delineation and opacification with OPTISON (FS069), a new echocardiographic contrast agent. Results of a phase III multicenter trial. J Am Coll Cardiol 1998;32:746–752.

Hundley WG, Kizilbash AM, Afridi I, et al. Administration of an intravenous perfluorocarbon contrast agent improves echocardiographic determination of left ventricular volumes and ejection fraction: comparison with cine magnetic resonance imaging. J Am Coll Cardiol 1998;32:1426–1432.

Kurt M, Shaikh KA, Peterson L, et al. Impact of contrast echocardiography on evaluation of ventricular function and clinical management in a large prospective cohort. J Am Coll Cardiol 2009;53(9):802–810.

Plana JC, Mikati IA, Dokainish H, et al. A randomized cross-over study for evaluation of the effect of image optimization with contrast on the diagnostic accuracy of dobutamine echocardiography in coronary artery disease. J Am Coll Cardiol 2008;1:145–152.

Reilly JP, Tunick PA, Timmermans RJ, et al. Contrast echocardiography clarifies uninterpretable wall motion in intensive care unit patients. J Am Coll Cardiol 2000;35:485–490.

Spencer KT, Bednarz J, Mor-Avi V, et al. The role of echocardiographic harmonic imaging and contrast enhancement for improvement of endocardial border delineation. J Am Soc Echocardiogr 2000;13:131–138.

Thanigaraj S, Schechtman KB, Perez JE. Improved echocardiographic delineation of left ventricular thrombus with the use of intravenous second-generation contrast image enhancement. J Am Soc Echocardiogr 1999;12:1022–1026.

Thomson HL, Basmadjian AJ, Rainbird AJ, et al. Contrast echocardiography improves the accuracy and reproducibility of left ventricular remodeling measurements: a prospective, randomly assigned, blinded study. J Am Coll Cardiol 2001;38:867–875.

Yu EH, Skyba DM, Sloggett CE, et al. Determination of left ventricular ejection fraction using intravenous contrast and a semiautomated border detection algorithm. J Am Soc Echocardiogr 2003;16:22–28.

Segurança da Ecocardiografia Contrastada

Bommer WJ, Shah PM, Allen H, et al. The safety of contrast echocardiography: report of the Committee on Contrast Echocardiography for the American Society of Echocardiography. J Am Coll Cardiol 1984;3:6–13.

Dolan MS, Gala SS, Dodla S, et al. Safety and efficacy of commercially available ultrasound contrast agents for rest and stress echocardiography. A multicenter experience. J Am Coll Cardiol 2009;53:32–38.

Main ML, Ryan AC, Davis TE, et al. Acute mortality in hospitalized patients undergoing echocardiography with and without ultrasound contrast agent (multicenter registry results in 4,300,966 consecutive patients). Am J Cardiol 2008;102:1742–1746.

Miller DL, Driscoll EM, Dou C, et al. Microvascular permeabilization and cardiomyocyte injury provoked by myocardial contrast echocardiography in a canine model. J Am Coll Cardiol 2006;47:1464–1468.

Shaikh K, Chang S, Peterson L, et al. Safety of contrast administration for endocardial enhancement during stress echocardiography compared with noncontrast stress. Am J Cardiol 2008;102:1444–1450.

Vancraeynest D, Kefer J, Hanet C, et al. Release of cardiac bio-markers during high mechanical index contrast-enhanced echocardiography in humans. Eur Heart J 2007;28:1236–1241.

Wei K, Mulvagh SL, Carson L, et al. The safety of deFinity and Optison for ultrasound image enhancement: a retrospective analysis of 78,383 administered contrast doses. J Am Soc Echocardiogr 2008;21:1202–1206.

Wei K, Skyba DM, Firschke C, et al. Interactions between microbubbles and ultrasound: in vitro and in vivo observations. J Am Coll Cardiol 1997;29:1081–1088.

Ecocardiografia Contrastada da Perfusão Miocárdica

Aggeli C, Giannopoulos G, Rousssakis G, et al. Safety of myocardial flash-contrast echocardiography in combination with dobutamine stress testing for detection of ischemia in 5250 studies. Heart 2008;94:1571–1577.

Dwivedi G, Janardhanan R, Hayat SA, et al. Prognostic value of myocardial viability detected by myocardial contrast echocardiography early after acute myocardial infarction. J Am Coll Cardiol 2007;50:327–334.

Main ML, Magalski A, Morris BA, et al. Combined assessment of microvascular integrity and contractile reserve improves differentiation of stunning and necrosis after acute anterior wall myocardial infarction. J Am Coll Cardiol 2002;40:1079–1084.

Sabia PJ, Powers ER, Ragosta M, et al. An association between collateral blood flow and myocardial viability in patients with recent myocardial infarction. N Engl J Med 1992;327:1825–1831.

Shimoni S, Frangogiannis NG, Aggeli CJ, et al. Identification of hibernating myocardium with quantitative intravenous myocardial contrast echocardiography: comparison with dobutamine echocardiography and thallium-201 scintigraphy. Circulation 2003;107:538–544.

Wei K, Ragosta M, Thorpe J, et al. Noninvasive quantification of coronary blood flow reserve in humans using myocardial contrast echocardiography. Circulation 2001;103:2560–2565.

Outros

Bekeredjian R, Grayburn PA, Shohet RV. Use of ultrasound contrast agents for gene or drug delivery in cardiovascular medicine. J Am Coll Cardiol 2005;45:329–335.

Christiansen JP, Leong-Poi H, Klibanov AL, et al. Noninvasive imaging of myocardial reperfusion injury using leukocyte-targeted contrast echocardiography. Circulation 2002;105:1764–1767.

Lindner JR, Song J, Xu F, et al. Noninvasive ultrasound imaging of inflammation using microbubbles targeted to activated leukocytes. Circulation 2000;102:2745–2750.

Weller GER, Lu E, Csikari MM, et al. Ultrasound imaging of acute cardiac transplant rejection with microbubbles targeted to intercellular adhesion molecule-1. Circulation 2003;108:218–224.

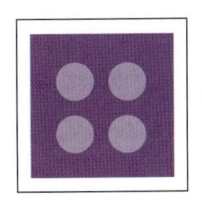

Capítulo 5
O Exame Ecocardiográfico

O que essencialmente determina o valor geral do exame ecocardiográfico é a sua capacidade de registrar imagens ecocardiográficas e obter traçados Doppler de fluxo acurados e de alta qualidade. Como tal, a ecocardiografia depende muito do operador. É difícil ressaltar suficientemente o papel crítico da pessoa que realiza a aquisição de imagens. A ecocardiografia também pode ser considerada como uma associação entre o indivíduo que obtém os dados e o que interpreta o estudo. Para se obter um ecocardiograma abrangente e acurado, o operador tem de compreender a anatomia e fisiologia do sistema cardiovascular, ter um conhecimento profundo do equipamento de ultrassom para otimizar a qualidade dos registros, conhecer os questionamentos diagnósticos específicos que estão sendo feitos e ser capaz de aplicar a tecnologia ao paciente individualmente de modo a se ter uma aquisição ótima de imagens.

A ecocardiografia é uma técnica altamente versátil que pode ser aplicada a vários quadros clínicos. Em geral, os pacientes são encaminhados para um ecocardiograma para investigação de sintomas ou anormalidades encontrados no exame físico, avaliação de uma condição clínica conhecida ou suspeita, ou rastreamento quanto a possibilidade de uma doença. O valor das informações diagnósticas depende da qualidade do estudo e da possibilidade de que os resultados irão oferecer novas informações que terão impacto no tratamento ou bem-estar do paciente. Diretrizes foram publicadas, em conjunto, pela American Heart Association, American College of Cardiology e American Society of Echocardiography que avaliam criticamente a força das evidências para o uso da ecocardiografia em várias situações clínicas. Neste livro, as recomendações feitas por essas diretrizes são ressaltadas. Essas diretrizes têm como base o peso das evidências que apoiam a utilidade do teste e o consenso de um painel de especialistas. As recomendações concernentes ao uso da ecocardiografia se baseiam no seguinte sistema de classificação:

Classe I: Condições para as quais há evidência e/ou acordo geral de que um determinado procedimento é útil e efetivo.
Classe II: Condições para as quais há evidência conflitante e/ou divergência de opinião acerca da utilidade/eficácia de um procedimento.
Classe IIa: Peso da evidência/opinião é a favor da utilidade/eficácia.
Classe IIb: Utilidade/eficácia é menos estabelecida pela evidência/opinião.
Classe III: Condições para as quais há evidência e/ou acordo geral de que o procedimento não é útil/efetivo e em alguns casos pode ser prejudicial.

Um exemplo desse sistema de classificação oferece um guia para o uso geral da ecocardiografia na avaliação de pacientes com um sopro cardíaco (Quadro 5.1).

Mais recentemente, foram publicados critérios de conveniência tanto para ecocardiografia quanto para a ecocardiografia com estresse. Esses documentos são diretrizes baseadas em evidências que examinam, em situações clínicas específicas, se um teste é apropriado com base em um conjunto rigoroso de critérios. Por meio dessa abordagem, um estudo apropriado é aquele no qual informações adicionais esperadas, em combinação com o julgamento clínico, excedem as consequências negativas por uma margem suficientemente ampla para uma indicação específica de que o procedimento é geralmente aceito como cuidado aceitável e uma abordagem razoável para a indicação. De acordo com essa definição de "apropriado", foi feita uma avaliação de ecocardiogramas em 59 cenários clínicos representativos. Para cada caso, a aplicação da ecocardiografia foi considerada apropriada, não apropriada ou incerta.

O objetivo desses critérios de conveniência é o de proporcionar apoio para o uso da ecocardiografia em situações em que se espera que o resultado do teste melhore o tratamento do paciente. Por outro lado, os critérios também definem as situações clínicas nas quais os resultados ecocardiográficos podem não alterar o tratamento do paciente, melhorar o desfecho ou oferecer informações diagnósticas adicionais importantes. Um exemplo desses critérios é fornecido no Quadro 5.2. Revisões e atualizações do conjunto atual dos critérios de conveniência podem ser esperadas no futuro. Além disso, é provável que os critérios de conveniência sejam desenvolvidos comparando-se o valor relativo das diferentes modalidades de aquisição de imagens em vários quadros clínicos.

A maior parte dos exames ecocardiográficos é abrangente. Ou seja, uma abordagem meticulosa e bastante padronizada é feita com o objetivo de se registrar um conjunto completo de imagens e dados Doppler que tratam do amplo espectro de diagnósticos possíveis (Quadro 5.3). Ocasionalmente, é feito um exame mais direcionado ou focalizado somente em uma questão diagnóstica específica, muitas vezes comparando a situação atual com um exame recente. Em outras situações, é necessária uma abordagem totalmente diferente como ao se avaliar um recém-nascido com suspeita de cardiopatia congênita complexa. Claramente, a ecocardiografia exige uma abordagem individualizada e cada paciente representa um conjunto singular de problemas e desafios. Os detalhes técnicos envolvidos na obtenção de um ecocardiograma de alta qualidade são singulares e o exame tem de ser moldado a cada paciente. Não é factível simplesmente colocar o transdutor em locais rotineiros sobre o tórax e esperar por imagens padronizadas e de alta qualidade disponíveis em cada paciente. O examinador tem de se basear na experiência, persistência e criatividade para registrar dados os mais abrangentes e da melhor qualidade. Fatores adicionais, inclusive a seleção do transdutor, ajustes do instrumento, conforto e posição do paciente e até mesmo o padrão de respiração do paciente irão afetar também a qualidade do registro.

Quadro 5.1	Indicações de Ecocardiografia na Avaliação de Sopros Cardíacos	
		Classe
1.	Um sopro em um paciente com sintomas cardiorrespiratórios	I
2.	Um sopro em um paciente assintomático se as manifestações clínicas indicarem pelo menos uma probabilidade moderada de que o sopro reflete uma cardiopatia estrutural	I
3.	Um sopro em um paciente assintomático no qual existe uma baixa probabilidade de cardiopatia, mas no qual o diagnóstico de cardiopatia não pode ser excluído razoavelmente pela avaliação clínica cardiovascular padronizada	IIa
4.	Em um adulto, um sopro cardíaco assintomático que foi identificado por um observador experiente como funcional ou inocente	III

Adaptado de Cheitlin MD, Alpert JS, Armstrong WF et al. ACC/AHA Guidelines for the Clinical Application of Echocardiography: a report of the American College of Cardiology/American Heart Association Task Force on Practice Guidelines (Committee on Clinical Application of Echocardiography) developed in collaboration with the American Society of Echocardiography. Circulation 1997;95:1686-1744, com permissão.)

Quadro 5.2	**Exemplo de Critérios de Conveniência para Avaliação Geral de Estrutura e Função**

Indicação	**Escore de Conveniência (1 a 9)**
Critérios	
Etiologia Cardíaca Suspeita – Geral	
1. Sintomas potencialmente decorrentes de etiologia cardíaca suspeitada, incluindo mas não limitado a dispneia, falta de ar, zonzeira, síncope, AIT, eventos vasculares cerebrais	A (9)
2. Teste anterior que preocupa quanto a cardiopatia (p. ex., raios X de tórax, imagens basais de ecocardiograma de estresse, ECG, elevação do BNP sérico)	A (8)
Cardiopatia Congênita no Adulto	
3. Avaliação de cardiopatia congênita no adulto conhecida ou suspeitada incluindo anomalias dos grandes vasos e câmaras cardíacas e valvas ou suspeita de comunicação intracardíaca (DSA, DSV ou CAP) em pacientes não operados ou após correção/cirurgia	A (9)
4. Avaliação de rotina (anual) de pacientes assintomáticos com DSA, DSV, ou CAP mais de 1 ano após correção com sucesso	I (3)
Arritmias	
6. Pacientes com TSV ou TV sustentada ou não sustentada	A (8)
5. Pacientes com CPA ou CPV sem outra evidência de cardiopatia	I (2)
Avaliação da Função do VE	
8. Avaliação inicial da função do VE após IM agudo	A (9)
9. Reavaliação da função do VE após IM durante fase de recuperação quando os resultados irão orientar a terapia	A (8)
7. Avaliação da função do VE com avaliação prévia da função ventricular no último ano com função normal (como antes do ecocardiograma, ventriculograma, SPECT, IRM cardíaca) em pacientes nos quais não houve alteração nas condições clínicas	I (2)
Hipertensão Pulmonar	
10. Avaliação de hipertensão pulmonar conhecida ou suspeita incluindo avaliação da função ventricular direita e pressão arterial pulmonar estimada	A (8)

AIT, ataque isquêmico transitório; BNP, peptídio natriurético tipo B; CAP, canal arterial pérvio; CPA, contração atrial prematura; CPV, contração ventricular prematura; DSA, defeito septal atrial; DSV, defeito septal ventricular; ECG, eletrocardiograma; TSV, taquicardia supraventricular; TV, taquicardia ventricular.

Reimpresso com permissão da ACCF de Douglas PS, Khandheria B, Stainback RF et al. ACCF/ASE/ACEP/ASNC/SCAI/SCCT/SCMR 2007 appropriateness criteria for transthoracic and transesophageal echocardiography. J Am Coll Cardiol 2007;50(2):187-204.

A aquisição de imagens tridimensionais está sendo incorporada ao exame ecocardiográfico (tanto transtorácico como transesofágico) com frequência crescente. Atualmente, a aquisição de imagens tridimensionais é mais bem considerada como um complemento do exame bidimensional, tal como a aquisição de imagens com Doppler. Ou seja, ela não substitui a ecocardiografia bidimensional, mas a complementa. Um estudo ecocardiográfico tridimensional pode ser dirigido ou abrangente. Um estudo dirigido irá focalizar um local ou questão específica, como a valva mitral ou septo atrial. Imagens tridimensionais selecionadas podem ser adicionadas a um ecocardiograma bidimensional transtorácico completo para quantificar o volume e a fração de ejeção do ventrículo esquerdo. Por outro lado, um exame tridimensional abrangente será realizado para oferecer imagens volumétricas de todo o coração e grandes vasos. A partir da abordagem transtorácica, isto iria consistir em aquisições a partir de várias posições do transdutor (ver Quadro 5.3).

Quadro 5.3	**Incidências Ecocardiográficas Transtorácicas**

Bidimensionais	**Tridimensionais**	**Doppler**
Paraesternais		
Eixo longo	Volume total do eixo longo	IFC da RM, RA, DSV
Eixo longo medialmente angulado	Volume total do eixo curto	Fluxo de entrada do VD, RT
Eixo curto (múltiplos níveis)	Ângulo estreito da VA e VM	
Basal	3D colorido das valvas, septos	IFC da RA, RT, EP, RP, DSV
Nível VM	*Zoom* em qualquer região de interesse	IFC da RM
Nível do músculo papilar		
Apical		
Apical		
Quatro câmaras	Volume total das 4 câmaras	Fluxo de entrada mitral, tricúspide; RM, RT
Duas câmaras	Ângulo estreito das valvas, septos	RM, RA
Eixo longo	3D colorido das valvas, septos	RM, RA
"Cinco" câmaras	*Zoom* em qualquer região de interesse	Fluxo de saída do VE, RA
Subcostal		
Quatro câmaras	Volume total das 4 câmaras	Fluxo de entrada VD, RT, DSA
Eixo curto	3D colorido dos septos	RT, fluxo pulmonar, RP
Basal		VCI, veias hepáticas
Mesoventricular		
Supraesternal		
Arco em eixo longo	Volume total do arco aórtico	Fluxo aórtico ascendente/descendente
Arco em eixo curto	3D colorido da aorta	

CAP, canal arterial pérvio; DSA, defeito do septo atrial; DSV, defeito do septo ventricular; EA, estenose aórtica; EP, estenose pulmonar; IFC, imagem do fluxo colorido; RA, regurgitação aórtica; RM, regurgitação mitral; RP, regurgitação pulmonar; RT, regurgitação tricúspide; TRIV, tempo de relaxamento isovolumétrico; VCI, veia cava inferior; VCS, veia cava superior; VD, ventrículo direito; VE, ventrículo esquerdo; VM, valva mitral.

Seleção dos Transdutores

A maior parte dos sistemas de ultrassom é equipada com uma seleção de transdutores com uma faixa de capacidades e limitações. Com a exceção dos transdutores dedicados de onda contínua Doppler (chamados de não aquisição de imagens ou de Pedoff), a maior parte das sondas é capaz de realizar aquisição de imagens em modo M, bidimensionais e com Doppler (Figura 5.1). É raro um transdutor ser ideal para todo aspecto de um determinado exame. Por exemplo, um transdutor de alta frequência pode proporcionar uma resolução ideal para a aquisição de imagens no campo próximo (como a parede livre do ventrículo direito ou ápice cardíaco), mas irá oferecer uma má penetração para permitir a aquisição de imagens no campo profundo. Em um paciente de grande porte, a janela apical pode colocar o átrio esquerdo até 20 cm do transdutor. Para a visibilização adequada, um transdutor de frequência relativamente baixa será necessário. Os melhores estudos com Doppler geralmente são feitos com transdutores de frequência mais baixa. Poderá ser necessário mudar um transdutor para outro para se tirar vantagem das capacidades de cada um. Alguns transdutores modernos proporcionam uma faixa de frequências ou permitem a seleção de diferentes frequências como uma conveniência adicional. A frequência do transdutor usado na aquisição de imagens cardíacas muitas vezes depende do porte do paciente. Para pacientes de grande porte ou com tórax espesso, pode ser necessário um transdutor de 2,0 ou 2,5 MHz para oferecer penetração adequada. Imagens adequadas em crianças e adultos menores podem geralmente ser obtidas com transdutor de 3,5 ou até mesmo 5,0 MHz. Para recém-nascidos e crianças, um transdutor de 7,0 ou 7,5 MHz é muitas vezes o ideal. Transdutores especializados matriz em fase são usados para a aquisição de imagens tridimensionais em tempo real. Contendo mais de 2.000 elementos, esses transdutores funcionam a frequências entre 1,0 e 3,6 MHz.

Além da frequência do transdutor, o seu tamanho ou "pegada" também é uma consideração. A pegada se refere às dimensões da área de superfície que entra em contato com a pele do paciente. Por causa dos espaços relativamente estreitos entre as costelas, a pegada pode ser um fator limitador na escolha do transdutor (Figura 5.2). Nesta ilustração, as porções distais do septo e a parede posterior ventricular esquerda são ocultas pela sombra da costela ao longo do lado esquerdo da imagem. Se a superfície do transdutor for muito grande para se ajustar entre as costelas ou manter contato contínuo com a pele, imagens não ideais serão adquiridas. Em todos os casos, a área da pegada dos transdutores tridimensionais da atual geração é 30% a 50% maior em comparação aos transdutores bidimensionais padrão.

Posição do Paciente

O exame transtorácico pode ser realizado com o ecocardiografista (ou sonografista) sentado no lado esquerdo ou direito do paciente. Isso em grande parte depende da preferência pessoal, conforto e costume. Quando sentado ao lado direito do paciente, a varredura é feita com a mão direita. Se for usado o lado esquerdo, em geral o operador usa sua mão esquerda e manipula os ajustes da máquina com a mão direita. Recomenda-se desenvolver habilidades de varredura com ambas as mãos. Isso não só minimiza o risco de lesão pelo uso repetitivo, como também prepara o sonografista para situações ambientais onde somente um lado do leito pode estar disponível para aproximação ao paciente.

Um dos objetivos do exame ecocardiográfico é obter imagens da mais alta qualidade sem criar desconforto desnecessário ou ansiedade no paciente. Como a ecocardiografia transtorácica pode levar até uma hora, o conforto e bem-estar tanto do examinador quanto do paciente são importantes. O exame com ecocardiografia transtorácica em geral demanda mais de uma posição do paciente. Para a maioria dos pacientes adultos, a aquisição de imagens é feita com o paciente em decúbito dorsal e/ou em decúbito lateral esquerdo (Figura 5.3). Na posição lateral esquerda, o coração é posicionado mais para frente em direção à parede torácica e mais para a esquerda do esterno, desse modo melhorando as janelas de ultrassom. O grau em que o paciente deve ser rodado para a esquerda tem de ser individualizado, e ocasionalmente imagens excelentes podem ser obtidas com o paciente em decúbito dorsal.

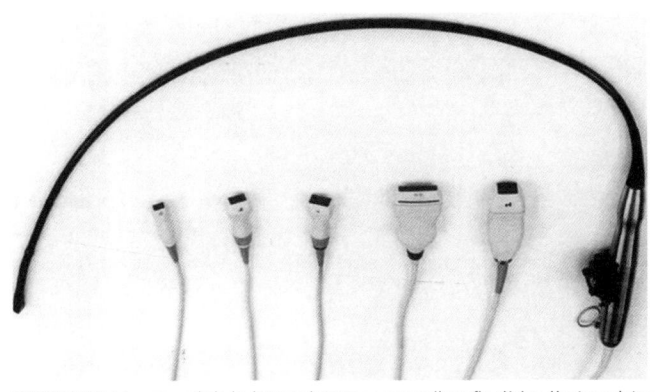

FIGURA 5.1 Existe uma variedade de transdutores na ecocardiografia clínica. Um transdutor transesofágico e cinco sondas transtorácicas são ilustrados.

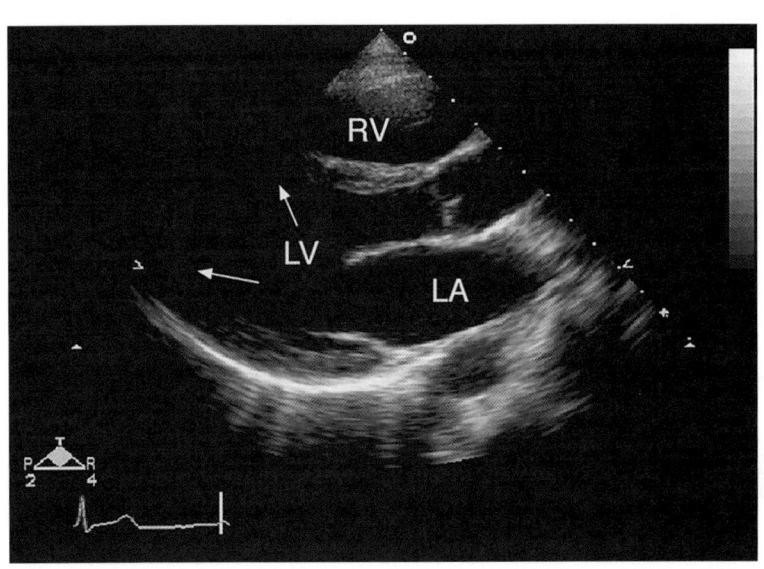

FIGURA 5.2 Um exemplo de sombra pela costela (*setas*). A presença da costela em relação com a pegada do transdutor obscurece o septo distal e a parede posterior do ventrículo esquerdo. LA, átrio esquerdo; LV, ventrículo esquerdo; RV, ventrículo direito.

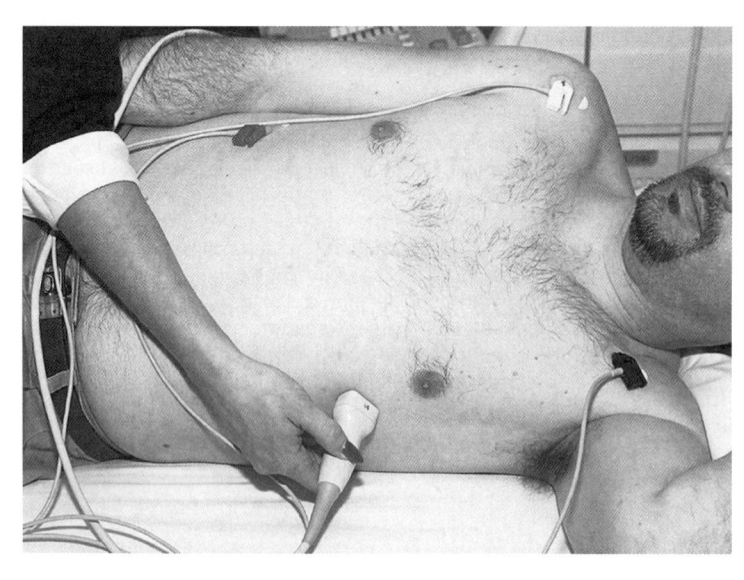

FIGURA 5.3 A posição adequada para o exame ecocardiográfico. O transdutor está colocado sobre a janela apical e o paciente na posição de decúbito lateral esquerdo.

Posições adicionais do paciente muitas vezes são necessárias. Em algumas formas de cardiopatias congênitas ou para registro do fluxo valvar aórtico pode ser necessária a posição em decúbito lateral direito (Figura 5.4). Para facilitar a aquisição de imagens na incidência costal, uma posição de decúbito com as pernas flexionadas nos joelhos geralmente oferece o melhor relaxamento dos músculos abdominais de modo que o transdutor pode ser posicionado adequadamente (Figura 5.5). A fúrcula esternal, como janela para o ultrassom, muitas vezes é abordada com uma almofada colocada atrás dos ombros do paciente de modo que o pescoço possa ser hiperestendido confortavelmente, desse modo criando uma abertura para a colocação do transdutor (Figura 5.6). Finalmente, algumas vezes pode ser necessária até mesmo a posição sentada, especialmente para algumas formas de cardiopatia congênita.

A cooperação por parte do paciente é uma consideração importante no exame ecocardiográfico. A explicação do objetivo do exame, assegurar o conforto do paciente e assegurar a segurança e aspectos não invasivos do ultrassom irão aliviar a ansiedade e melhorar a cooperação. Em crianças e recém-nascidos nos quais a ansiedade e falta de cooperação podem ser previstas, são necessárias abordagens especiais. Frequentemente a assistência por parte de um dos pais é adequada, embora ocasionalmente se torne necessária uma sedação para completar o exame.

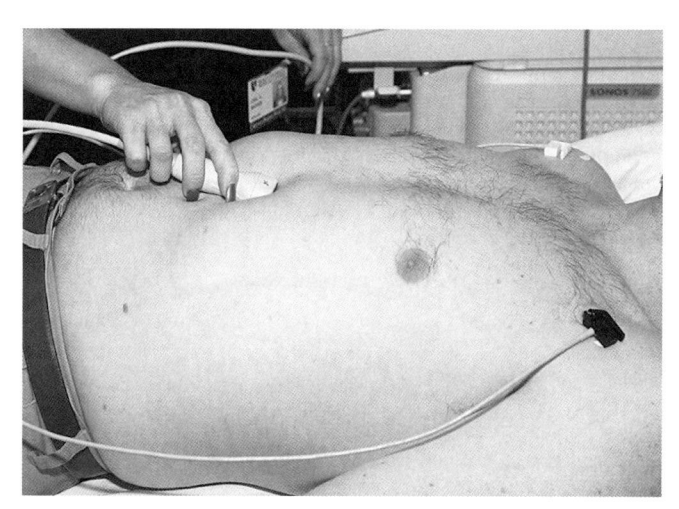

FIGURA 5.5 O transdutor está aplicado sobre a janela subcostal com o paciente em decúbito dorsal.

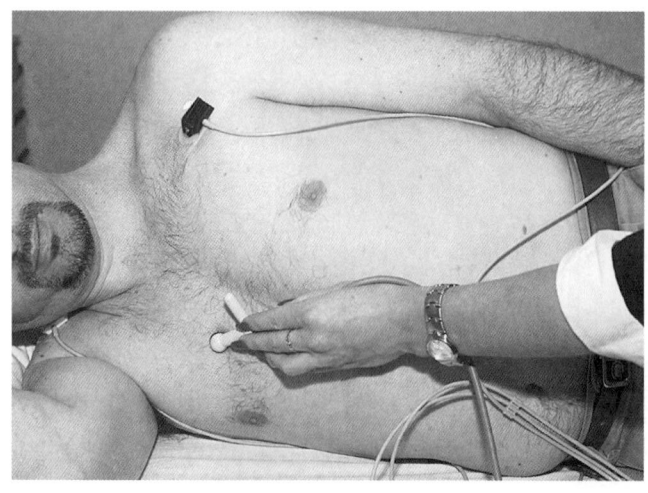

FIGURA 5.4 Posição de decúbito lateral direito e um transdutor de Pedoff é aplicado para registrar o fluxo na aorta ascendente.

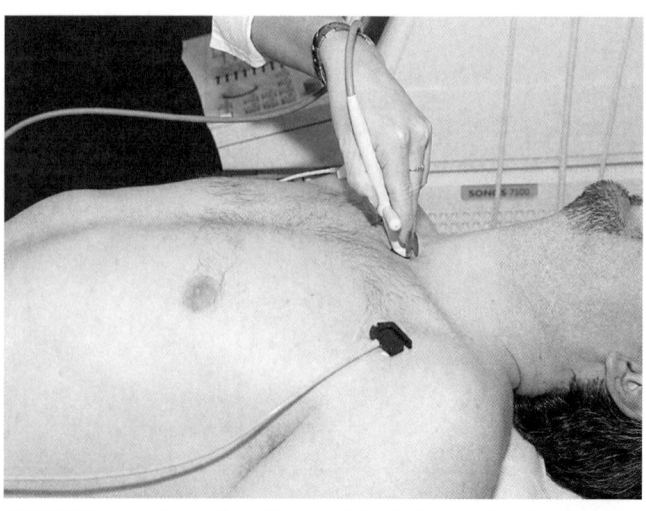

FIGURA 5.6 Para se registrar o fluxo aórtico a partir da fúrcula supraesternal, muitas vezes é necessário elevar os ombros usando uma almofada para flexionar a cabeça para trás.

Posicionamento do Transdutor

O objetivo do exame ecocardiográfico transtorácico é realizar uma interrogação ultrassônica completa a partir de todas as janelas acústicas disponíveis. Ao se fazer isso, o coração pode ser visibilizado em múltiplos planos ortogonais permitindo a integração de dados tomográficos e volumétricos de uma maneira coerente. Os locais do transdutor endossados pela American Society of Echocardiography para a aquisição de imagens transtorácicas no adulto incluem o paraesternal esquerdo e direito, ápice cardíaco, janela subcostal e a fúrcula supraesternal. Frequentemente o exame é iniciado com o paciente em decúbito dorsal, rodado para a posição de decúbito lateral esquerdo, com o transdutor colocado na posição paraesternal esquerda. Dependendo do porte físico do paciente, da presença ou ausência de pneumopatia e da posição do coração dentro do tórax, o espaço intercostal ideal para registro de "incidências paraesternais" irá variar. A aquisição de imagens do ápice cardíaco frequentemente exige rodar o paciente para uma posição de decúbito lateral esquerdo extremo. Por meio da palpação, localiza-se o ponto de impulso máximo e ele é usado como ponto de partida para a aquisição de imagens apicais. A abordagem subcostal é particularmente importante em pacientes com pneumopatia avançada ou paredes torácicas espessas e proporciona a oportunidade única de visibilizar a veia cava inferior, veias hepáticas e muitas anomalias congênitas importantes. A fúrcula supraesternal é muito útil para visibilizar os grandes vasos e o átrio esquerdo (Figura 5.7).

Janelas menos usadas incluem a paraesternal direita. Essa posição é útil no exame da aorta e do septo interatrial e em pacientes com má posição congênita do coração, como a dextrocardia. Ela tem um papel importante na avaliação da estenose aórtica. Essa abordagem em geral demanda o posicionamento do paciente na posição de decúbito lateral direito. Janelas acústicas em potencial incluem a apical direita, fossa supraclavicular direita e até mesmo o dorso, que têm de ocasionalmente ser usadas. Por exemplo, o exame supraclavicular direito muitas vezes proporciona a melhor oportunidade de se visibilizar a veia cava superior.

Deve ser ressaltado que as posições-padrão do paciente e o local do transdutor servem somente como um guia geral, aplicável na maior parte dos pacientes. Naqueles com deformidades torácicas, como pectus excavatum, ou naqueles com doença pulmonar obstrutiva crônica, essas abordagens padrão podem ser inadequadas. De modo semelhante, algumas anomalias dentro do tórax, incluindo dextrocardia, derrame pleural e pneumotórax, também podem tornar não efetivas as abordagens padrão. Em tais casos, é a experiência e a criatividade do examinador que muitas vezes irão determinar o valor das informações obtidas do estudo transtorácico. Usar o transdutor como uma câmera de exploração ocasionalmente irá revelar janelas acústicas inesperadas que irão oferecer importantes informações diagnósticas.

Uma Abordagem ao Exame Transtorácico

Um exame ecocardiográfico transtorácico abrangente inclui aquisição de imagens bidimensionais, com Doppler e em modo M. Com frequência crescente, a aquisição de imagens tridimensionais é considerada um componente de um exame abrangente, complementando o estudo bidimensional de maneira semelhante à do Doppler. É costume se começar com o exame bidimensional, que oferece orientação e um quadro de referência para os outros componentes (Quadro 5.7). Na maioria dos laboratórios, a janela paraesternal serve como ponto de partida do estudo. Começando

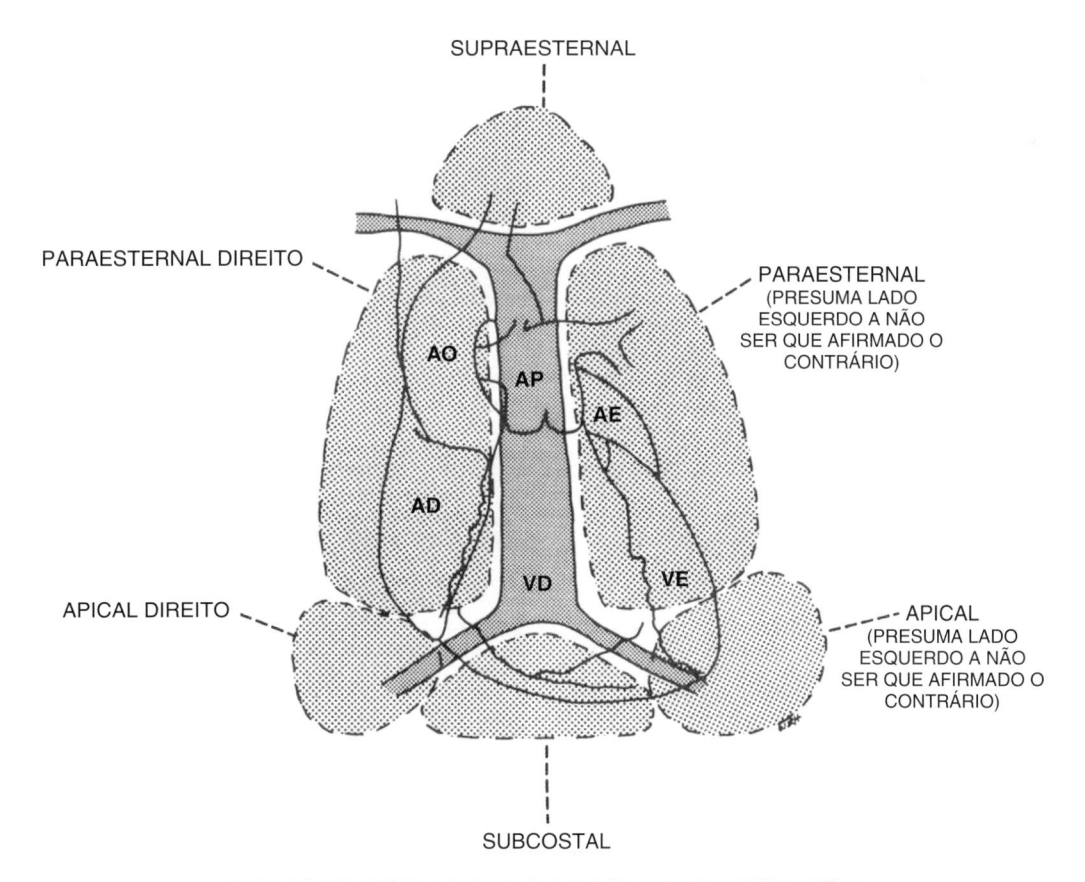

NOMENCLATURA PARA O LOCAL DO TRANSDUTOR

FIGURA 5.7 Este diagrama ilustra os vários locais do transdutor usados na ecocardiografia. AD, átrio direito; AE, átrio esquerdo; AO, aorta; AP, artéria pulmonar; VD, ventrículo direito; VE, ventrículo esquerdo. (De Henry WL, DeMaria A, Gramiak R et al. Report of the American Society of Echocardiography Committee on Nomenclature and Standards in Two-Dimensional Echocardiography. Circulation 1980;62:212-217, com permissão.)

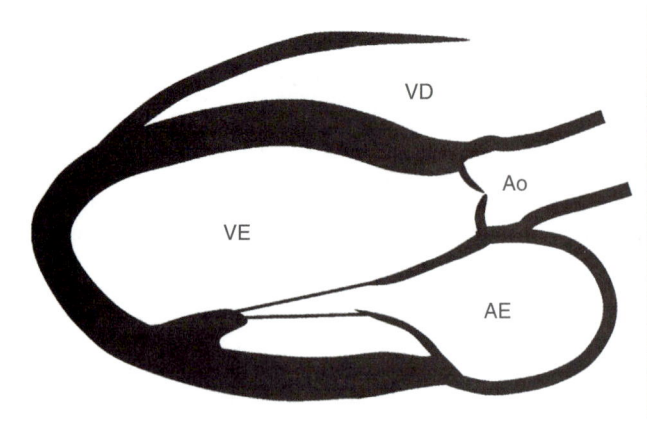 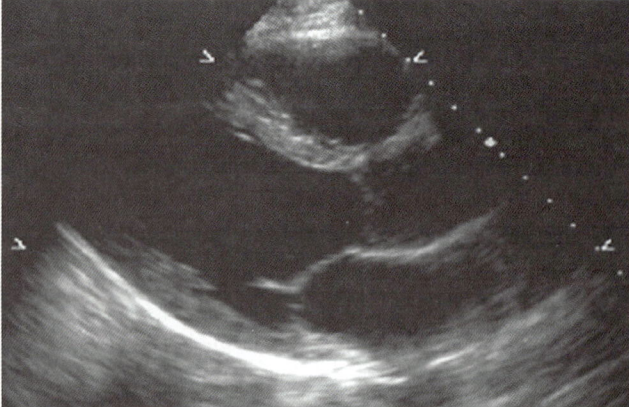

FIGURA 5.8 Incidência paraesternal de eixo longo. Ao, aorta; AE, átrio esquerdo; VD, ventrículo direito; VE, ventrículo esquerdo.

no terceiro espaço intercostal esquerdo, o transdutor é aplicado e rodado para registrar a incidência paraesternal de eixo longo. Para otimizar a imagem, poderá ser necessário mover para cima ou para baixo um ou dois espaços intercostais e rodar o paciente para a posição de decúbito lateral esquerdo. Quando adequadamente feita, essa incidência mostra a porção média e a base do ventrículo esquerdo, ambos os folhetos da valva mitral, valva aórtica e raiz aórtica, átrio esquerdo e ventrículo direito (Figura 5.8). O ápice ventricular esquerdo raramente é visibilizado por essa janela. A posição do transdutor deve ser ajustada de modo a tornar o plano de varredura paralelo ao eixo principal do ventrículo esquerdo e passar através do centro da câmara ventricular esquerda. Este é o ponto onde o diâmetro do eixo curto é máximo e a excursão dos folhetos da valva mitral é maior. Isso é mais bem feito pela angulação gradual medial para lateral até que o tamanho do ventrículo esquerdo esteja no seu máximo. A partir dessa incidência, o cursor de modo M pode ser colocado para registrar as dimensões em eixo curto (Figura 5.9). Esta orientação irá registrar a ampla excursão da valva mitral, abertura e fechamento da valva aórtica, movimentação da parede livre do ventrículo direito e movimentação septal e da parede posterior do ventrículo esquerdo. O seio coronário será visibilizado no sulco atrioventricular posterior, logo abaixo da base do folheto posterior mitral. Um exemplo disso está na Figura 5.10 que mostra a relação normal entre o seio coronário, o sulco atrioventricular e a aorta descendente. Atrás do átrio esquerdo, uma porção da aorta descendente muitas vezes poderá ser registrada. Essa incidência também é ideal para confirmar a presença ou ausência de derrame pericárdico. Um espaço estreito, livre de ecos, atrás da parede posterior ventricular esquerda, mas anterior à aorta descendente, é fortemente sugestivo de fluido pericárdico.

●● Incidências Paraesternais de ●● Eixo Longo

Um plano de imagem alinhado paralelamente ao eixo longo do ventrículo esquerdo, na maior parte dos casos, não estará exatamente paralelo à via de saída do ventrículo esquerdo e raiz aórtica. A Figura 5.11 ilustra isso demonstrando que uma rotação leve do transdutor no sentido anti-horário é necessária para se seguir o eixo longo do ventrículo esquerdo até o eixo longo da aorta. Nessa ilustração, as verdadeiras dimensões da aorta proximal são subestimadas no painel esquerdo que mostra uma incidência paraesternal de eixo longo adequadamente alinhada. A rotação discreta do transdutor (painel direito) "abre" a raiz da aorta e o verdadeiro eixo longo da aorta é demonstrado. Na maioria dos pacientes, é necessária certa angulação do plano de varredura de medial para lateral para se obter interrogação completa da valva aórtica, incluindo folhetos, anel e seios.

Uma vantagem importante da incidência paraesternal de eixo longo é que ela orienta muitas das estruturas de interesse perpendicularmente ao feixe de ultrassom melhorando a definição ao aumentar a resolução. Movendo-se o transdutor para um espaço intercostal mais inferior, o ápice ventricular esquerdo poderá ser incluído no campo de visão e um plano apical de eixo longo poderá ser obtido. A vantagem dessa incidência é obviamente

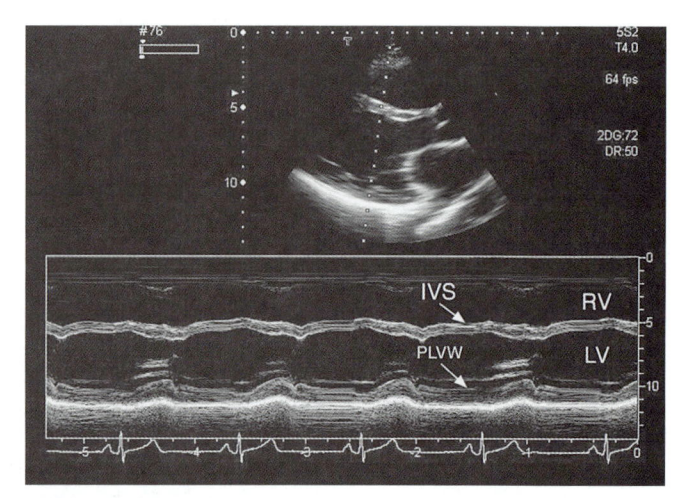

FIGURA 5.9 Exibição em modo M derivada de uma imagem bidimensional no nível médio do ventrículo. IVS, septo interventricular; LV, ventrículo esquerdo; PLVW, parede posterior ventricular esquerda; RV, ventrículo direito.

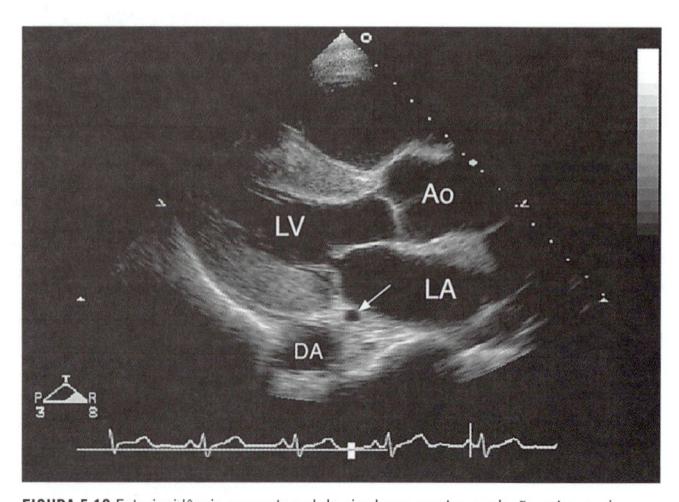

FIGURA 5.10 Esta incidência paraesternal de eixo longo mostra a relação entre o seio coronário (*seta*) e a aorta descendente. Ao, aorta; DA, aorta descendente; LA, átrio esquerdo; LV, ventrículo esquerdo.

a capacidade de incluir o ápice. A principal desvantagem é que estruturas importantes, particularmente as paredes do ventrículo esquerdo, agora estarão mais paralelas ao feixe do transdutor, desse modo reduzindo a definição endocárdica e tornando mais difícil a análise da movimentação parietal. Essa questão é tratada em detalhe mais adiante neste capítulo.

Começando pela incidência paraesternal de eixo longo, a angulação medial do plano de varredura oferece uma oportunidade

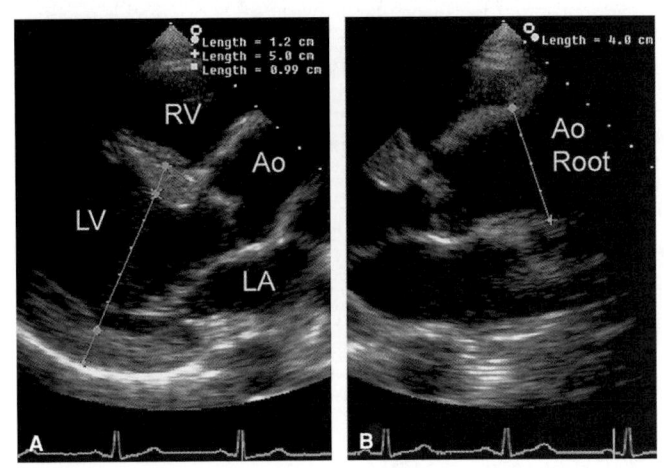

FIGURA 5.11 A: Incidência paraesternal de eixo longo ajustada de modo que o plano de varredura esteja paralelo ao eixo longo do ventrículo esquerdo. Neste plano, a aorta proximal está normal. **B:** O plano é rodado discretamente no sentido anti-horário para alinhar melhor com o eixo longo da aorta ascendente. Ao fazer isso, a verdadeira dimensão da raiz aórtica fica aparente. Ao, aorta; Ao Root, raiz da aorta; LA, átrio esquerdo; LV, ventrículo esquerdo; RV, ventrículo direito.

de se examinarem o átrio direito e o ventrículo direito (Figura 5.12). À medida que se varre esse plano debaixo do esterno, o segmento posterior do septo interventricular é registrado, bem como o músculo papilar posteromedial e eventualmente a via de saída do ventrículo direito. Como a via de saída do ventrículo direito não se encontra paralela ao seu componente ventricular esquerdo, uma rotação discreta horária do transdutor geralmente é necessária. Nesse plano, o marco importante é a valva tricúspide e o plano é considerado ideal quando toda a excursão dos folhetos anterior e posterior tricúspides for registrada e a dimensão ventricular direita for a maior. Esse registro permite a visibilização da porção inferior do átrio direito, incluindo a valva de Eustáquio e ocasionalmente a veia cava inferior. Rodando-se ainda mais o transdutor, é obtido um plano que registra a via de saída do ventrículo direito, valva pulmonar e tronco da artéria pulmonar (Figura 5.13A). Neste exemplo, toda a extensão do tronco da artéria pulmonar é vista e uma regurgitação pulmonar trivial é demonstrada. Para se registrar a bifurcação do tronco da artéria pulmonar, essa incidência ou a incidência basal de eixo curto é ideal (Figura 5.13B).

A avaliação com Doppler da incidência paraesternal de eixo longo é útil para se registrar o fluxo sanguíneo através das valvas mitral e aórtica (Figura 5.14). Como o fluxo sanguíneo não é paralelo ao feixe de ultrassom, a quantificação das velocidades de fluxo geralmente não é possível. Entretanto, o Doppler com fluxo colorido nessa incidência é usado de rotina para detectar regurgitação aórtica ou mitral. Neste exemplo, um fotograma sistólico mostra aceleração do sangue na via de saída do ventrículo esquerdo, em direção à valva aórtica. Não se registra evidência de regurgitação mitral alguma. A angulação discreta medial proporciona uma excelente oportunidade de se detectar fluxo através de um defeito no septo ventricular. Uma maior angulação medial

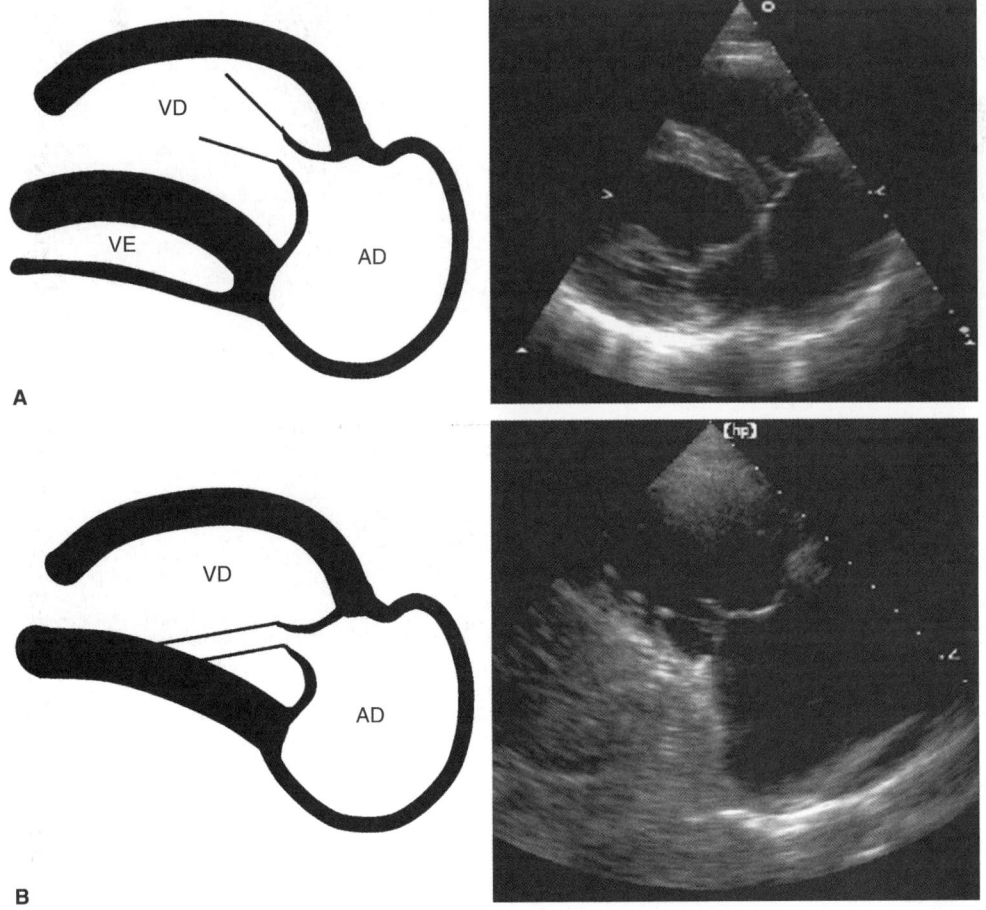

FIGURA 5.12 Dois exemplos de incidência da via de saída do ventrículo direito (VD). **A:** Uma porção do ventrículo esquerdo (VE) é preservada dentro do plano de varredura. **B:** Maior angulação exclui o ventrículo esquerdo e somente o átrio direito (AD) e o ventrículo direito permanecem.

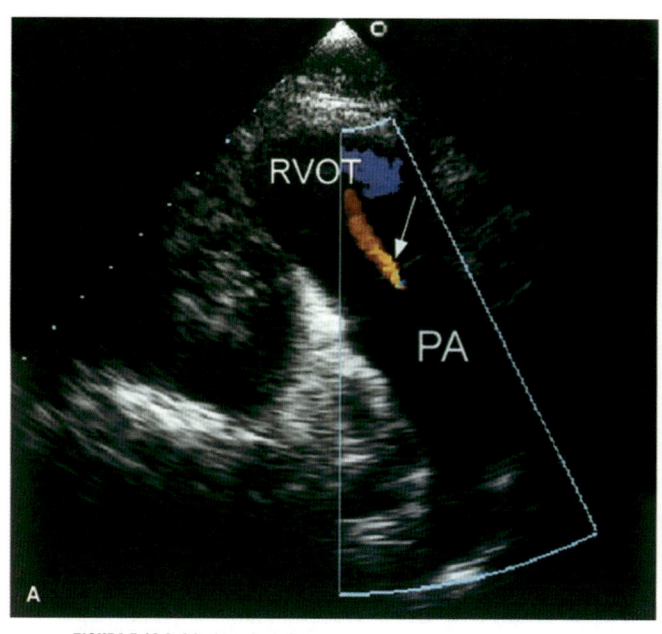

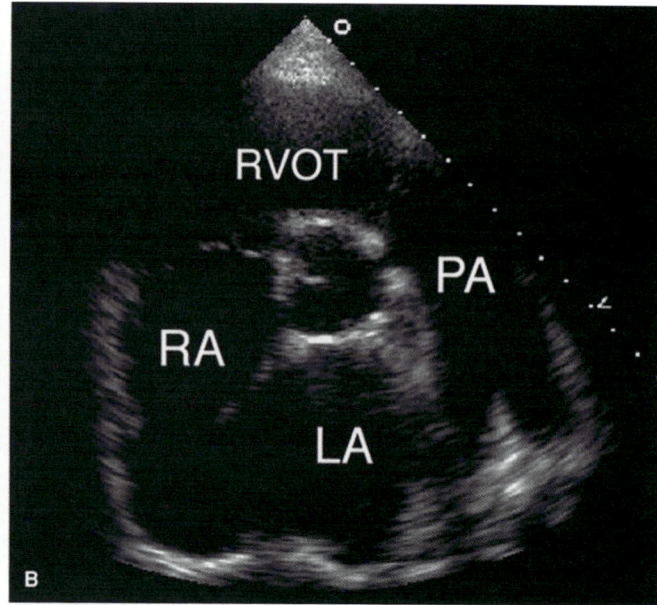

FIGURA 5.13 A: A incidência do fluxo de saída do ventrículo direito registra a via de saída do ventrículo direito e o tronco da artéria pulmonar. A regurgitação valvar pulmonar trivial (*seta*) é ilustrada. **B:** Incidência basal de eixo curto mostrando a bifurcação do tronco arterial pulmonar. LA, átrio esquerdo; PA, artéria pulmonar; RA, átrio direito; RVOT, via de saída do ventrículo direito.

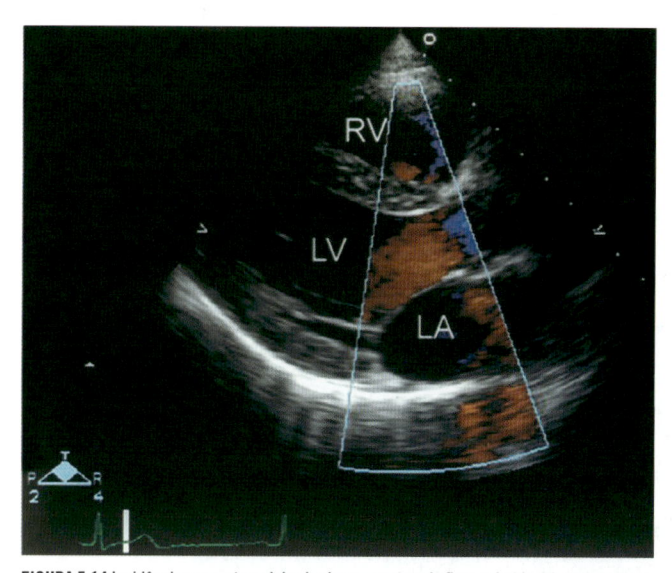

FIGURA 5.14 Incidência paraesternal de eixo longo mostrando fluxo colorido. LA, átrio esquerdo; LV, ventrículo esquerdo; RV, ventrículo direito.

permite o registro Doppler do fluxo de entrada valvar tricúspide e avaliação qualitativa e quantitativa de regurgitação tricúspide.

Um registro tridimensional volumétrico a partir das janelas paraesternais tem muitas das mesmas vantagens e limitações que a incidência bidimensional (Figura 5.15). Ou seja, as porções média e basal do ventrículo esquerdo e valvas mitral e aórtica são bem visibilizadas, mas o ápice muitas vezes é excluído. A estrutura valvar, movimentação parietal e tamanhos das câmaras podem ser avaliados com a ecocardiografia tridimensional por meio dessa janela acústica.

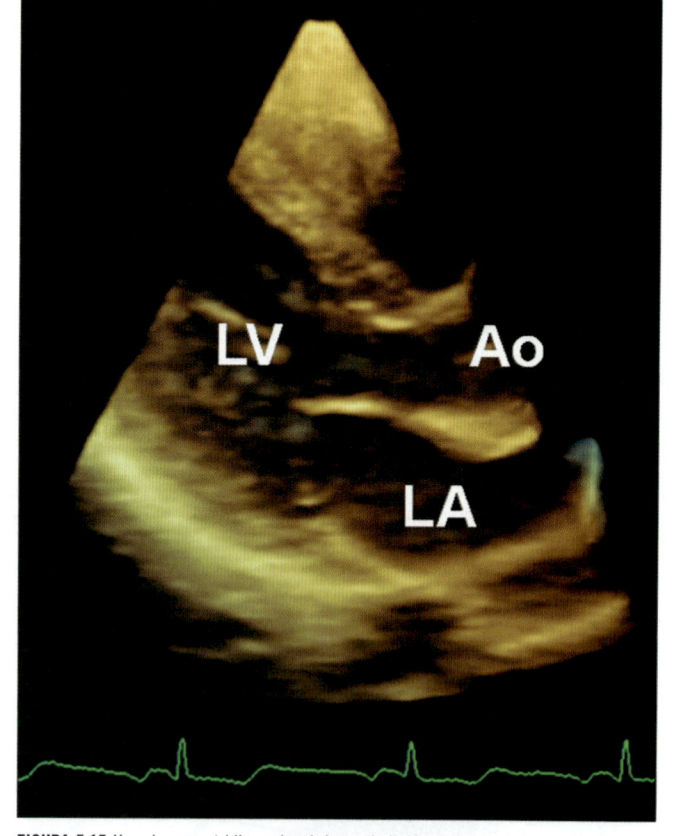

FIGURA 5.15 Uma imagem tridimensional de um indivíduo normal, registrada a partir da janela paraesternal. A imagem está orientada no plano do eixo longo e ilustra como a espessura da fatia pode ser usada para registrar a profundidade tridimensional. Ao, aorta; LA, átrio esquerdo; LV, ventrículo esquerdo.

Incidências Paraesternais de Eixo Curto

Na posição paraesternal de eixo longo, a rotação horária do transdutor aproximadamente 90° desloca o plano de imagem para a incidência de eixo curto. Ao rodar o transdutor no sentido

horário, a parede lateral do paciente é colocada à direita do observador e a parede medial à sua esquerda. Embora teoricamente existam numerosos planos de eixo curto entre a base e o ápice cardíaco, na prática, três ou quatro incidências representativas são registradas a partir dessa posição geral do transdutor. Como esses planos diferentes cobrem vários centímetros, é necessário

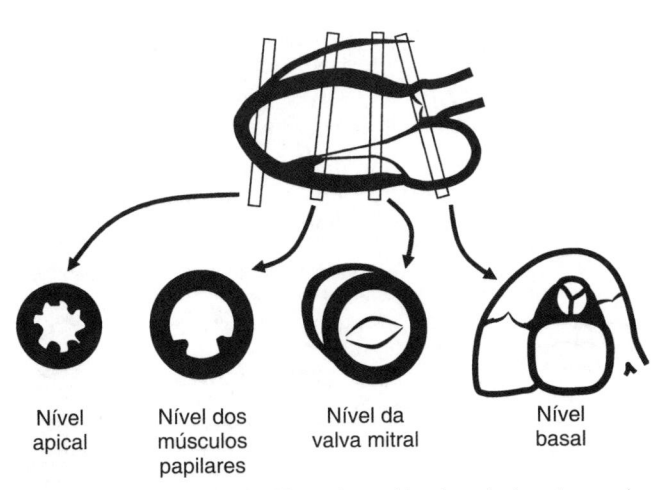

Nível apical | Nível dos músculos papilares | Nível da valva mitral | Nível basal

FIGURA 5.16 Esta ilustração esquemática mostra os vários planos de eixo curto que podem ser derivados da incidência paraesternal de eixo longo. Observe que os planos não estão exatamente paralelos, mas proporcionam incidências da anatomia do ápice até a base.

reposicionar o transdutor, desde o segundo até o quarto espaços intercostais e incliná-lo em vários ângulos. A relação entre os vários planos de eixo curto e a incidência de eixo longo é demonstrada na Figura 5.16.

Um ponto de referência útil por onde iniciar o exame de eixo curto é a ponta do folheto anterior da valva mitral. Ao rodar o transdutor discretamente e ajustar a inclinação do plano, pode-se ver o ventrículo esquerdo circular e ambos os folhetos da valva mitral terão excursão máxima (Figura 5.17A). Como em todas as incidências de eixo curto, o ventrículo esquerdo é registrado como se fosse visibilizado a partir do ápice da câmara. Quando devidamente registrado, a incidência de eixo curto nesse plano corresponde grosseiramente ao nível médio ventricular esquerdo e permite o registro ideal da excursão dos folhetos valvares mi-

trais, movimentação parietal ventricular esquerda e visibilização de uma porção do ventrículo direito. A curvatura normal do septo interventricular pode ser observada e quaisquer anormalidades da posição, forma ou movimentação septais podem ser avaliadas. Uma pequena angulação da base para o ápice é útil para se registrar o orifício da valva mitral, coaptação dos folhetos e cordoalhas mitrais e sua inserção nos músculos papilares anterolateral e posteromedial. Por meio da ecocardiografia tridimensional em tempo real, um registro volumétrico a partir da janela paraesternal permite a derivação de uma série de planos do eixo curto. A partir dessa família de planos, imagens bidimensionais e tridimensionais de eixo curto selecionadas podem ser exibidas e analisadas. Uma aplicação prática dessa abordagem é o registro preciso do orifício da valva mitral em pacientes com estenose mitral (Figura 5.18).

Movendo-se para um plano mais basal, a incidência de eixo curto se aproxima do nível do anel aórtico permitindo a visibilização simultânea de várias estruturas importantes (Figura 5.17B). Além do anel, a valva aórtica, óstios coronários, átrio esquerdo, septo interatrial, átrio direito, valva tricúspide, via de saída do ventrículo direito, valva pulmonar e artéria pulmonar proximal também podem ser registrados. Ocasionalmente, o apêndice atrial esquerdo também pode ser visibilizado neste plano. Quando devidamente alinhadas, as três cúspides da valva aórtica podem ser vistas se abrindo e fechando na sístole e diástole, respectivamente. Imediatamente superior ao anel, os óstios das artérias coronárias direita e esquerda podem ser vistos. Se o anel for considerado como um mostrador de relógio, a artéria coronária esquerda tem origem em aproximadamente 4 h e a artéria coronária direita em 11 h (Figura 5.19). A relação quase ortogonal entre a aorta e a artéria pulmonar e as posições relativas das valvas aórtica e pulmonar podem ser apreciadas. Com uma discreta angulação superior, a artéria pulmonar pode ser seguida até a sua bifurcação e ambos os ramos direito e esquerdo podem ser identificados (Figura 5.13B).

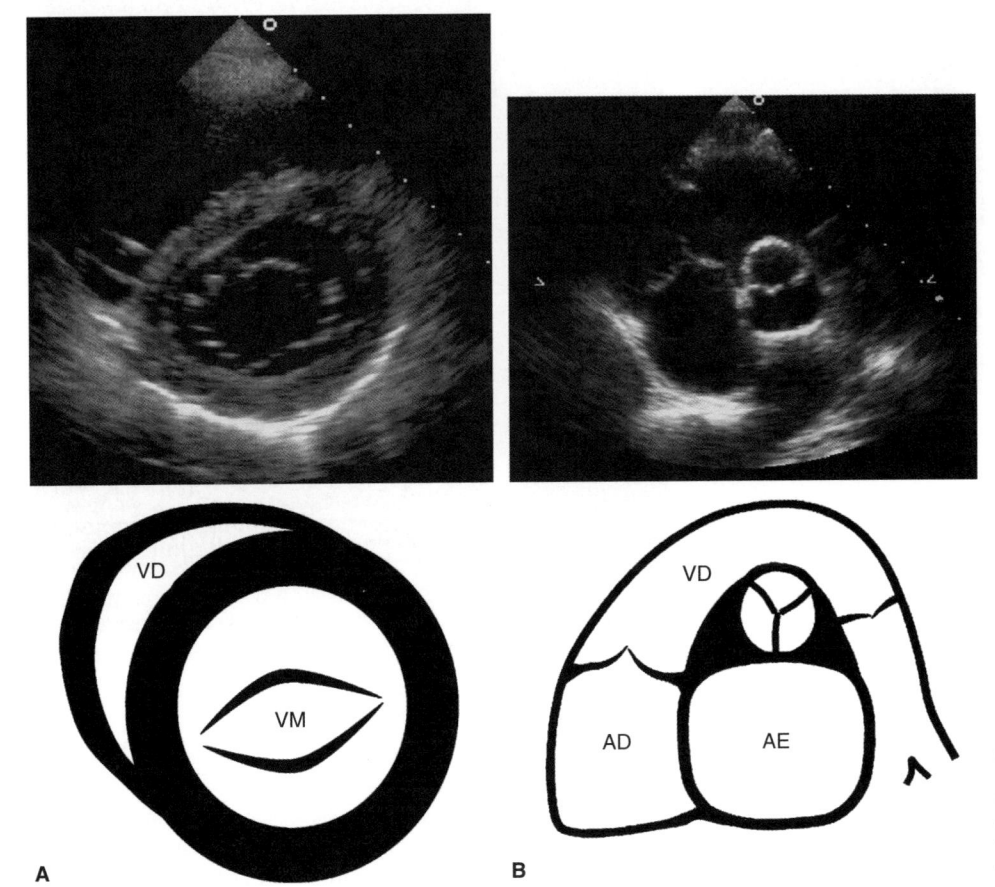

A

B

FIGURA 5.17 Duas incidências de eixo curto. **A:** A incidência em eixo curto ao nível da valva mitral. **B:** Uma projeção basal do eixo curto no nível da valva aórtica. AD, átrio direito; AE, átrio esquerdo; VD, ventrículo direito; VE, ventrículo esquerdo; VM, valva mitral.

Capítulo 5 O Exame Ecocardiográfico

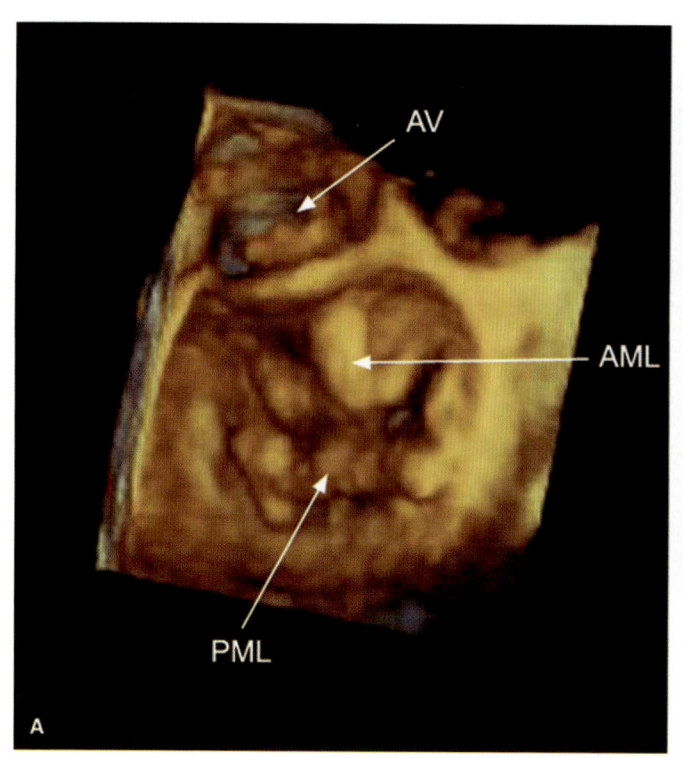

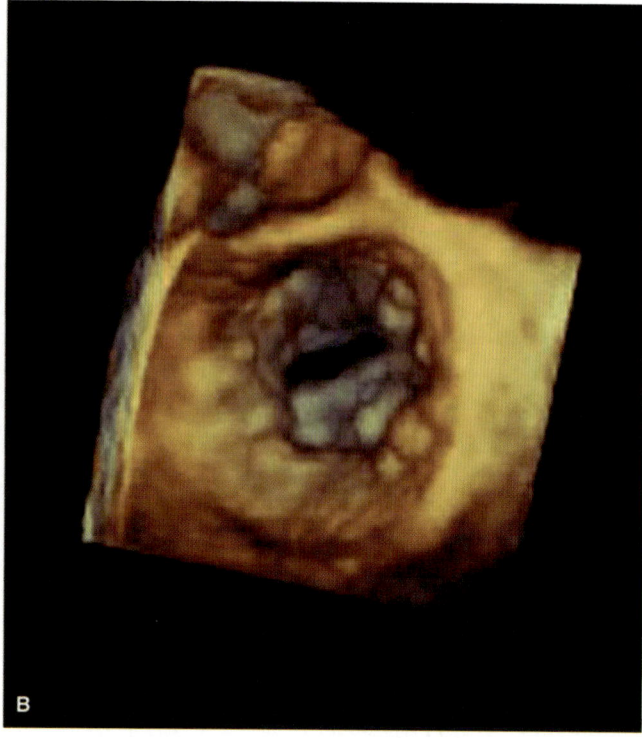

FIGURA 5.18 Um ecocardiograma tridimensional de uma valva mitral estenótica. **A:** Na sístole, os folhetos fechados estão espessados e fibróticos. **B:** Na diástole, o orifício mitral é claramente visibilizado. AML, folheto anterior da mitral; AV, valva aórtica; PML, folheto posterior da mitral.

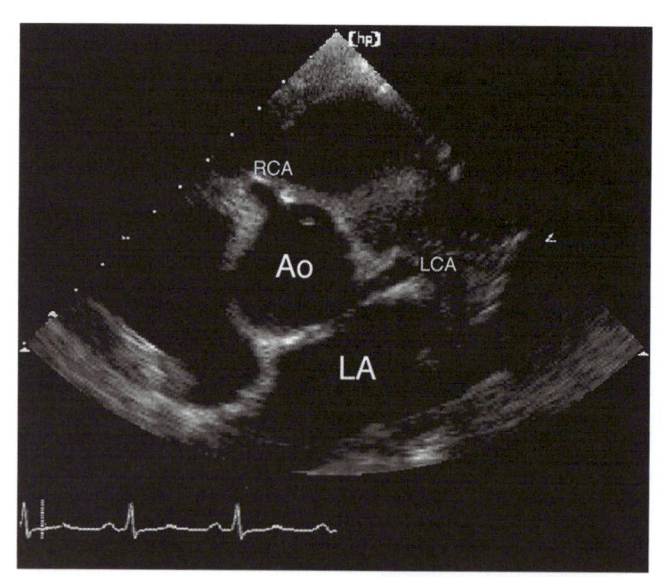

FIGURA 5.19 As origens das artérias coronárias esquerda e direita podem ser registradas na incidência basal de eixo curto, logo acima da valva aórtica. Ao, aorta; LA, átrio esquerdo; LCA, artéria coronária esquerda; RCA, artéria coronária direita.

Deslocando o transdutor para um espaço intercostal mais inferior e angulando o plano de varredura mais em direção ao ápice, a imagem irá varrer o nível do músculo papilar e depois o ápice ventricular esquerdo (Figura 5.20). Essa série de incidências é ideal para se avaliar o padrão contrátil do ventrículo esquerdo nos níveis mesoventricular e apical. Ao se registrarem essas incidências, os ajustes são destinados a manter o aspecto quase circular da cavidade ventricular esquerda à medida que a cavidade diminui em direção ao ápice.

A avaliação com Doppler das várias incidências paraesternais de eixo curto serve a várias finalidades. Na base do coração, o plano de varredura pode ser ajustado de modo a que o fluxo sanguíneo esteja orientado quase paralelamente ao feixe

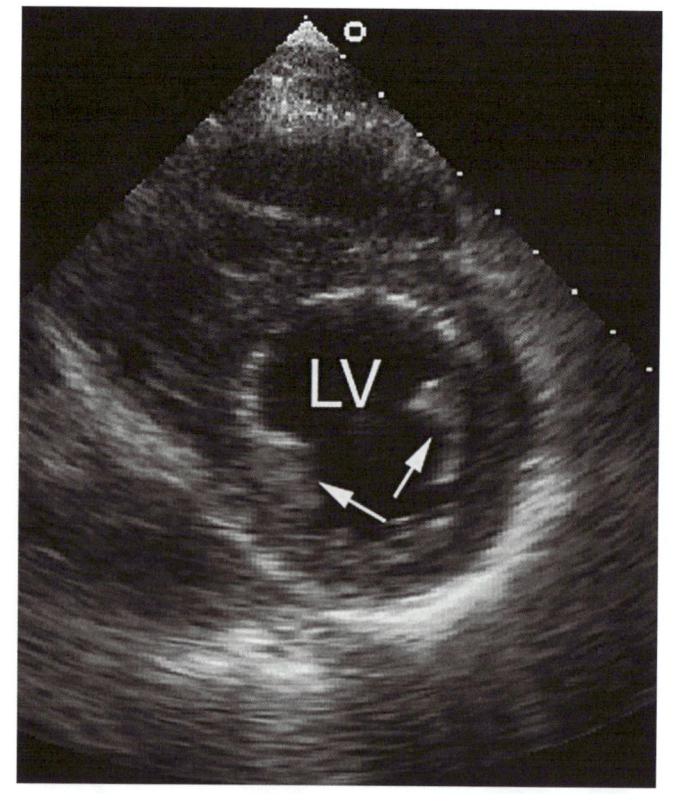

FIGURA 5.20 Plano de eixo curto no nível dos músculos papilares (*setas*). LV, ventrículo esquerdo.

de ultrassom através de ambas as valvas tricúspide e pulmonar. Tanto o fluxo de entrada como a regurgitação tricúspides podem ser apreciadas a partir dessa posição. Uma discreta angulação permite uma avaliação semelhante da valva pulmonar a partir da mesma incidência basal (Figura 5.21). Por outro lado, o fluxo

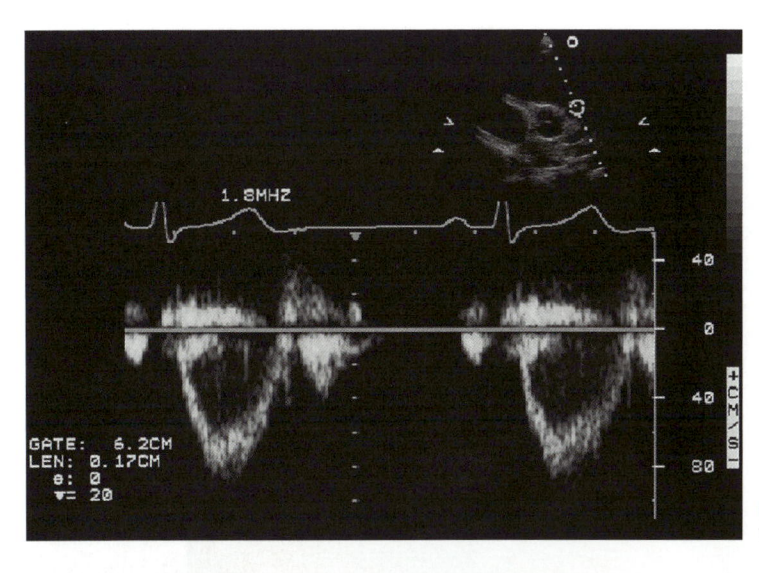

FIGURA 5.21 A incidência basal de eixo curto é ideal para registro do fluxo através da valva pulmonar usando-se aquisição de imagens com Doppler pulsado.

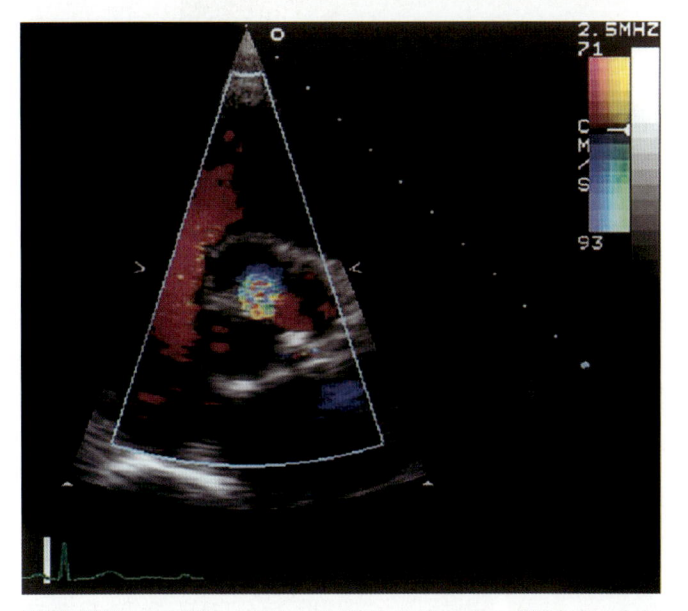

FIGURA 5.22 Imagem do fluxo colorido na incidência de eixo curto na diástole, logo abaixo da valva aórtica, mostra um jato de regurgitação aórtica em corte transversal à medida que ele emerge da valva.

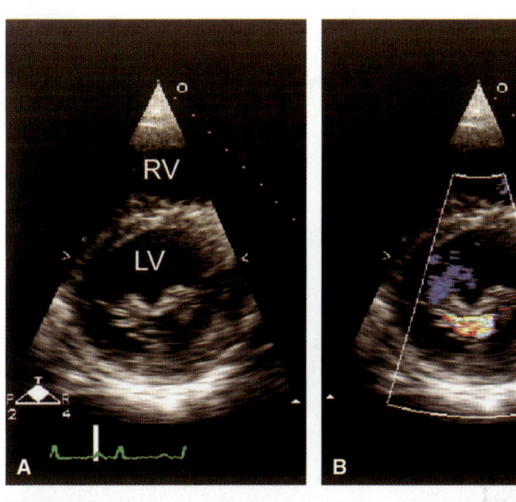

FIGURA 5.23 A incidência de eixo curto no nível das pontas dos folhetos mitrais permite a visibilização do jato da regurgitação mitral. **A:** Imagem bidimensional mostra folhetos valvares espessados. **B:** Imagem do fluxo colorido mostra a extensão do jato regurgitante no mesmo nível. LV, ventrículo esquerdo; RV, ventrículo direito.

aórtico encontra-se quase que perpendicular ao plano de varredura, desse modo não sendo possível uma sua avaliação quantitativa com Doppler. Entretanto, a aquisição de imagens do fluxo colorido logo abaixo da valva aórtica (ao nível da via de saída do ventrículo esquerdo) pode permitir a visibilização do jato regurgitante aórtico à medida que ele emerge do orifício regurgitante (Figura 5.22). Uma avaliação da área do jato regurgitante nesse nível é útil. Movendo-se para o nível da valva mitral, também é possível uma abordagem similar com aquisição de imagens do fluxo colorido para avaliar o jato de regurgitação mitral (Figura 5.23). Isso pode ter especial valor para se localizar a origem de jatos de regurgitação valvar mitral. Ao se varrer cuidadosamente através do plano dos folhetos mitrais, muitas vezes podem ser identificadas a localização e a extensão do orifício regurgitante.

Incidências Apicais

Com o paciente rodado para a esquerda e o transdutor colocado sobre o ápice cardíaco, podem ser obtidas várias imagens de eixo longo. Um ponto de partida útil para essa parte do exame é a incidência apical de quatro câmaras, ilustrada na Figura 5.24.

Uma vez localizada a posição apical, o transdutor deve ser apontado na direção geral da escápula direita e depois rodado até serem bem visibilizadas todas as quatro câmaras do coração. Isso ocorre quando é registrada a excursão plena de ambas as valvas mitral e tricúspide e o ápice "verdadeiro" do ventrículo esquerdo encontra-se no campo próximo. O ápice verdadeiro normal pode ser identificado pelas suas paredes relativamente finas e imóveis. A posição incorreta do transdutor levará ao encurtamento fictício do ventrículo esquerdo e impossibilidade de se observar o ápice verdadeiro. Uma variante comum observada em corações normais é o falso tendão no ápice do ventrículo esquerdo (Figura 5.25). Tais estruturas são anomalias benignas e têm de ser diferenciadas de achados patológicos, inclusive trombo ou tumor. Quando adequadamente ajustada, essa imagem inclui as quatro câmaras, ambas as valvas atrioventriculares e os septos interventricular e interatrial. Ao se examinar a crux do coração, deve ser notado que a inserção do folheto septal da valva tricúspide encontra-se vários milímetros mais apical do que a inserção do folheto mitral. Em uma incidência de quatro câmaras adequadamente orientada, o folheto anterior valvar mitral é registrado medialmente e o folheto posterior menor é visto no ponto de onde se origina da margem lateral do anel atrioventricular. No lado direito, o folheto septal da valva tricúspide se insere medialmente e o folheto anterior menor se origina lateralmente. É útil a confirmação dessa relação para orientação da imagem e é crítica no

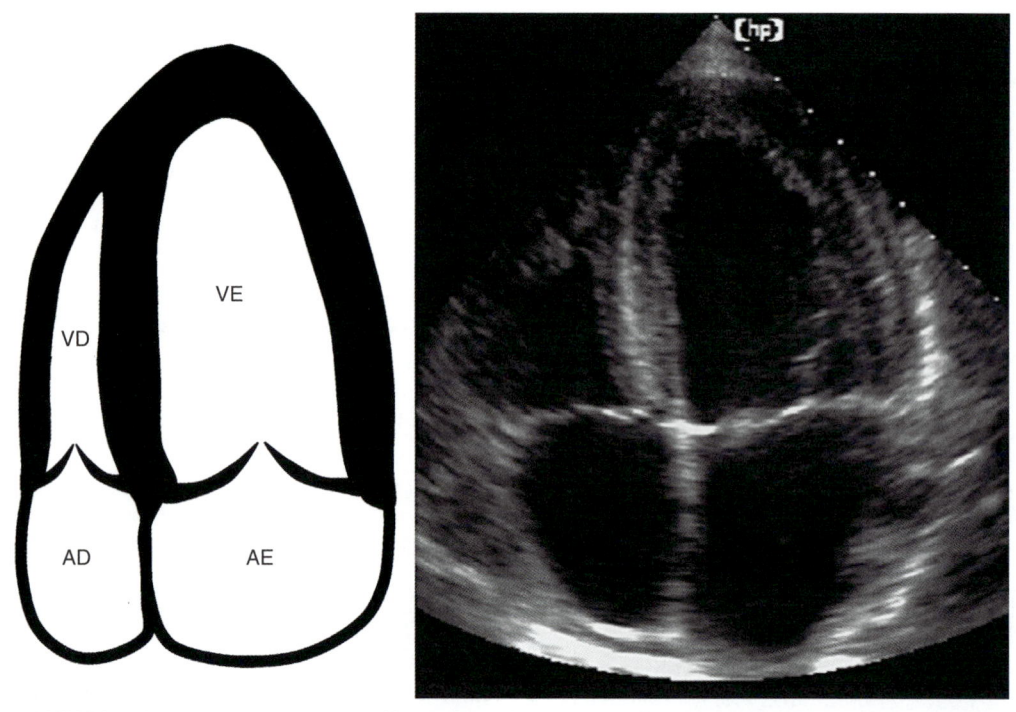

FIGURA 5.24 Incidência apical de quatro câmaras. AD, átrio direito; AE, átrio esquerdo; VD, ventrículo direito; VE, ventrículo esquerdo.

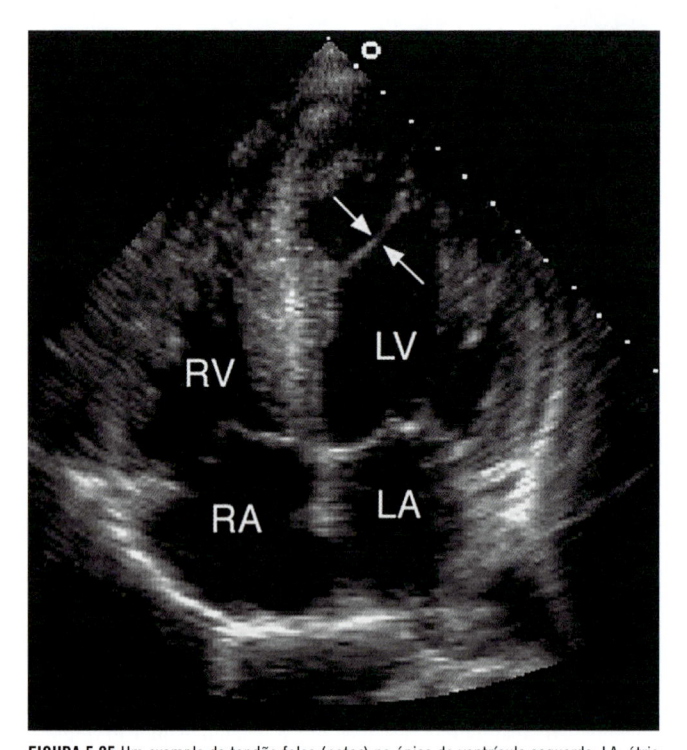

FIGURA 5.25 Um exemplo de tendão falso (*setas*) no ápice do ventrículo esquerdo. LA, átrio esquerdo; LV, ventrículo esquerdo; RA, átrio direito; RV, ventrículo direito.

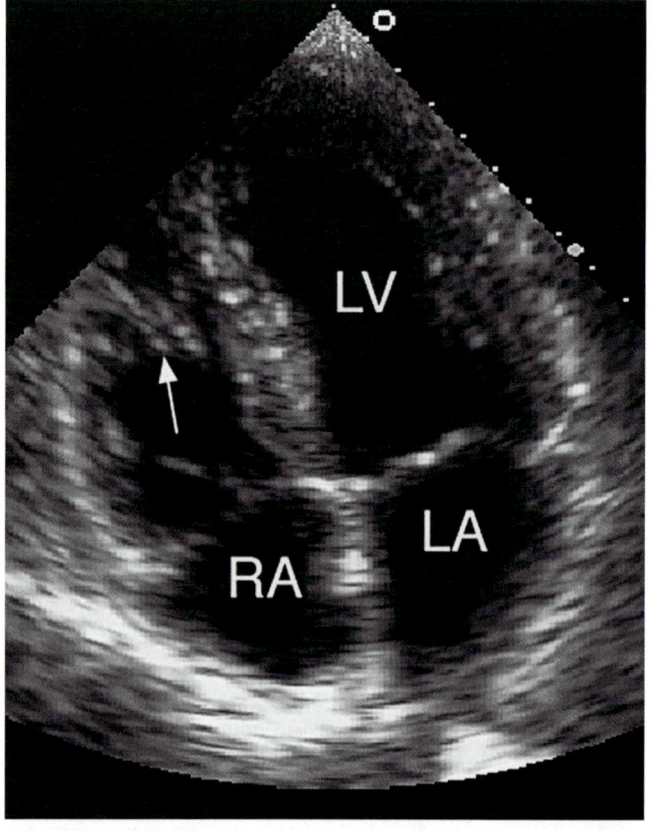

FIGURA 5.26 Incidência apical de quatro câmaras mostrando uma banda moderadora (*seta*) no ápice ventricular direito. LA, átrio esquerdo; LV, ventrículo esquerdo; RA, átrio direito.

diagnóstico de vários distúrbios congênitos, como a anomalia de Ebstein e defeitos do coxim endocárdico. A banda moderadora muitas vezes é observada no ápice do ventrículo direito (Figura 5.26) e a aorta descendente muitas vezes é visibilizada atrás do átrio esquerdo. Embora o átrio esquerdo se encontre no campo profundo, a junção das veias pulmonares na parede posterior da câmara muitas vezes pode ser vista.

Com a inclinação do transdutor para um ângulo mais raso em relação à parede torácica, resultando em um plano de varredura mais anterior, a via de saída do ventrículo esquerdo, valva aór-

tica e raiz aórtica podem ser vistos (Figura 5.27). Esta posição frequentemente é chamada de "incidência de cinco câmaras", reconhecendo obviamente a inexatidão do termo. Apesar da terminologia infeliz, a incidência tem vários usos práticos. Ela coloca tanto a via de saída do ventrículo esquerdo quanto a via de entrada grosseiramente em paralelo ao feixe de ultrassom, per-

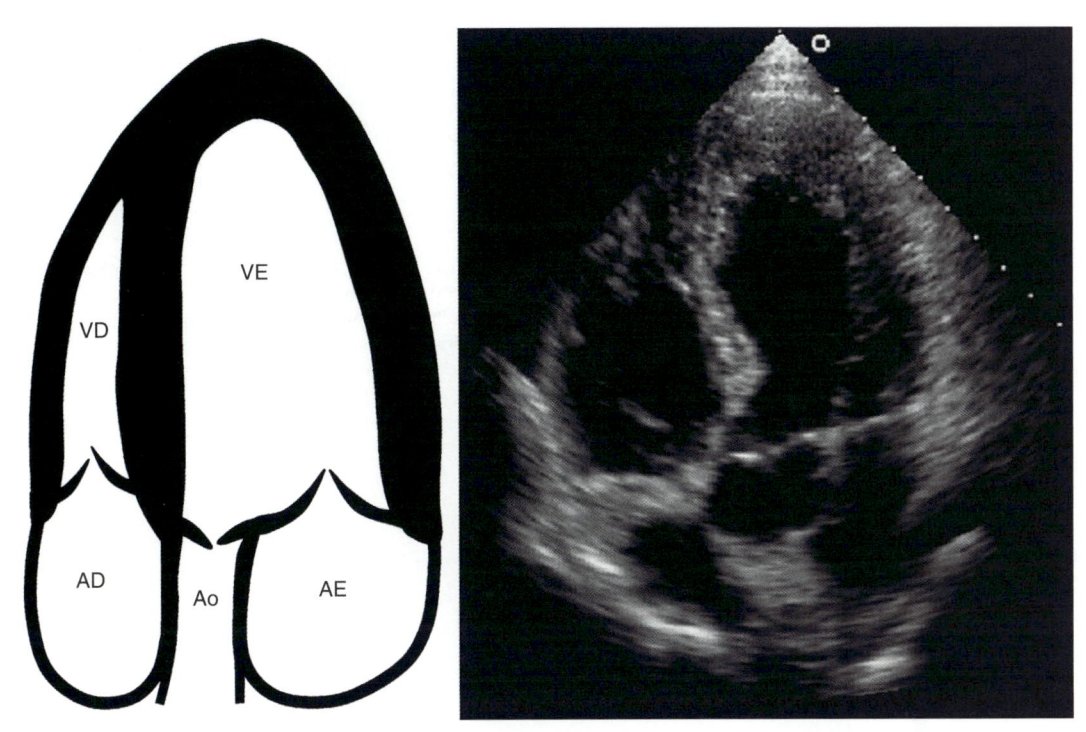

FIGURA 5.27 Iniciando a partir da incidência de quatro câmaras, o transdutor pode ser inclinado para um ângulo mais raso para produzir um plano que inclui a via de saída ventricular esquerda e aorta proximal. AD, átrio direito; AE, átrio esquerdo; Ao, aorta; VD, ventrículo direito; VE, ventrículo esquerdo.

mitindo avaliação quantitativa com Doppler de ambos os padrões simultaneamente (Figura 5.28). Além disso, tanto regurgitação aórtica quanto mitral pode ser detectada a partir dessa incidência, e muitas vezes é a melhor perspectiva para se fazer distinção entre estenose aórtica subvalvar e valvar.

Tendo a incidência apical de quatro câmaras como referência, as outras incidências apicais são prontamente derivadas. Rodando-se o transdutor no sentido anti-horário aproximadamente 60°, é registrada uma incidência apical de duas câmaras (Figura 5.29). A intenção aqui é excluir completamente o átrio e o ventrículo direitos da visão de modo que somente o ventrículo esquerdo, átrio esquerdo e valva mitral sejam visibilizados. A incidência de duas câmaras também é semelhante à orientação da incidência angiográfica oblíqua anterior direita. Por essa razão, ela algumas vezes é chamada de equivalente à oblíqua anterior direita. Embora não verdadeiramente ortogonal à incidência de quatro câmaras, a imagem apical de duas câmaras registra pa-

redes diferentes do ventrículo esquerdo e a combinação dessas duas incidências muitas vezes oferece uma representação acurada do tamanho, formato e função do ventrículo esquerdo. As duas incidências muitas vezes são usadas em combinação para abordagens quantitativas biplanas da função ventricular esquerda. Essa incidência também permite, em alguns pacientes, o registro também do apêndice atrial esquerdo (Figura 5.30). Embora a ecocardiografia transesofágica sempre seja superior para essa análise, esta é uma das poucas oportunidades na aquisição de imagens transtorácicas de se visibilizar essa estrutura.

Se se retornar a posição do transdutor para a orientação de quatro câmaras e depois ele for rodado no sentido horário aproximadamente 60°, é registrada uma incidência apical de eixo longo caracterizada pela presença de ambas as valvas mitral e aórtica no mesmo plano (Figura 5.31). Este é um plano semelhante ao paraesternal de eixo longo exceto que registrado a partir do ápice. Uma diferença importante entre essas duas incidências de

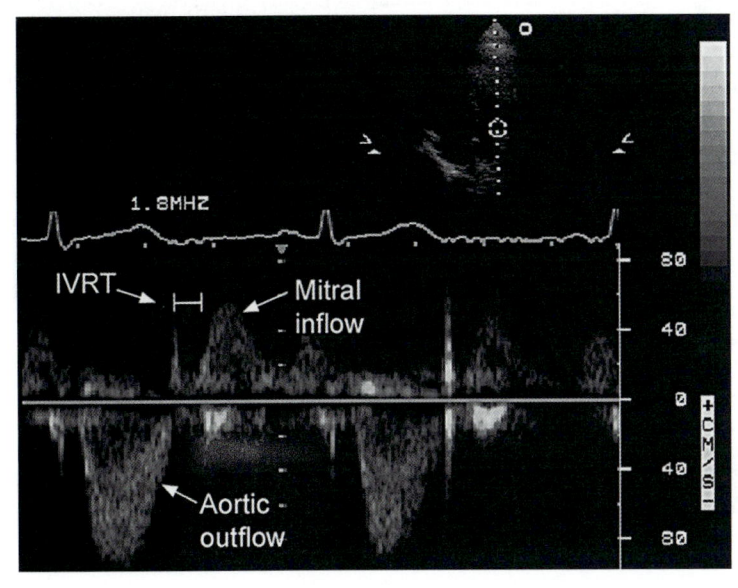

FIGURA 5.28 Registro simultâneo do fluxo de saída aórtico e fluxo de entrada mitral podem ser visualizados na incidência apical de cinco câmaras. Isso permite que o tempo de relaxamento isovolumétrico possa ser medido. Aortic outflow, fluxo de saída aórtico; IVRT, tempo de relaxamento isovolumétrico; Mitral inflow, fluxo de entrada mitral.

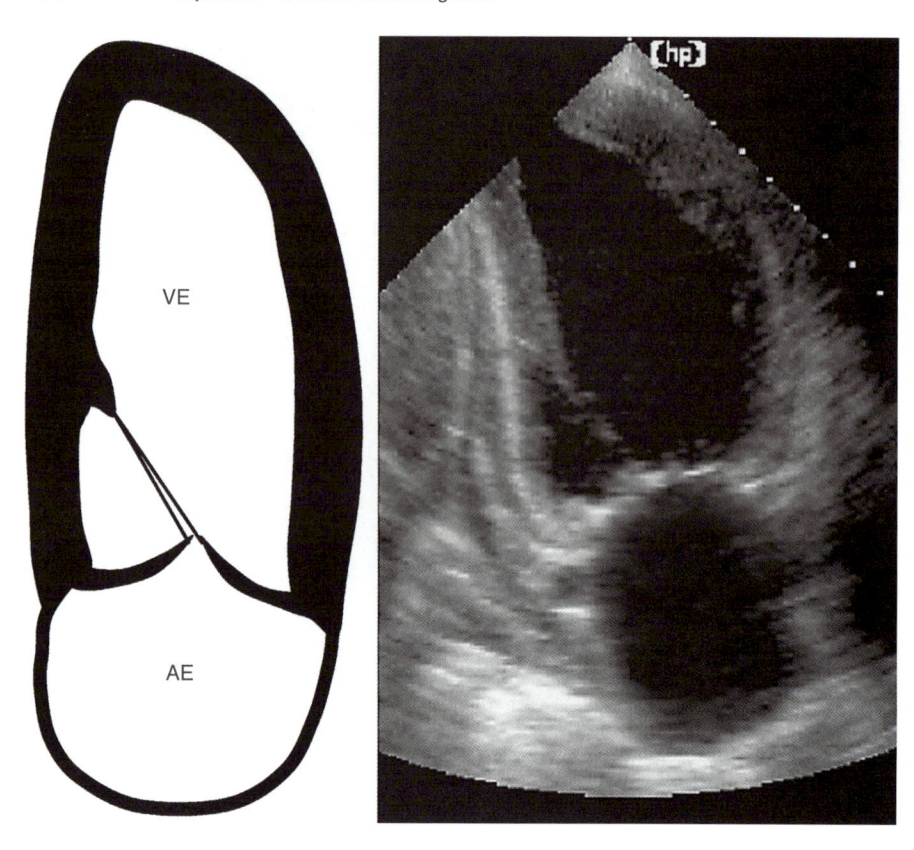

FIGURA 5.29 Incidência apical de duas câmaras. AE, átrio esquerdo; VE, ventrículo esquerdo.

eixo longo é a relação entre a superfície endocárdica e o feixe de ultrassom. A partir da incidência paraesternal, o endocárdio fica grosseiramente perpendicular ao feixe desse modo facilitando a definição do endocárdio. Na janela apical, as paredes ventricu-

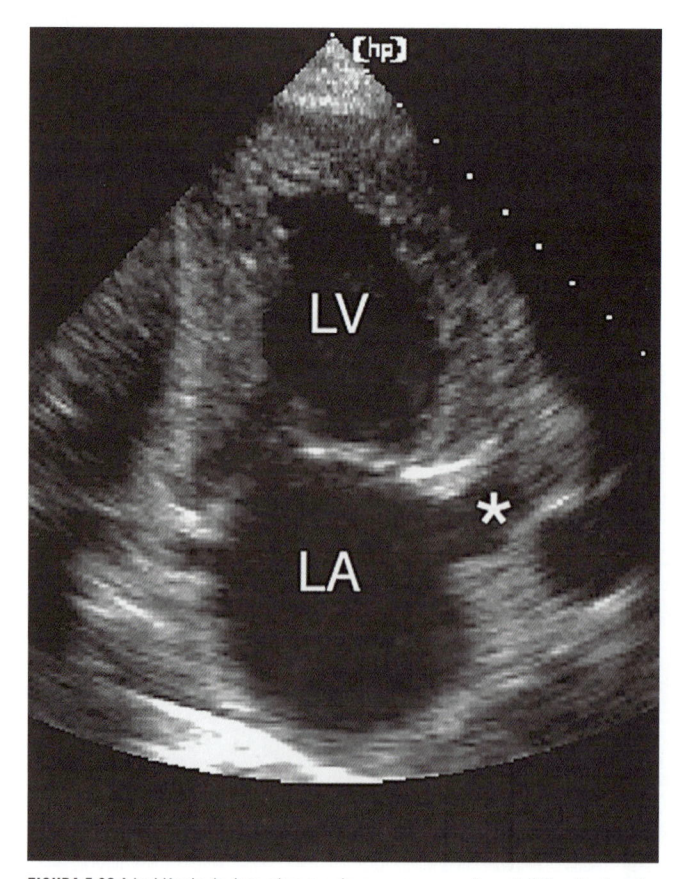

FIGURA 5.30 A incidência de duas câmaras algumas vezes permite a visibilização do apêndice atrial esquerdo (*). LA, átrio esquerdo; LV, ventrículo esquerdo.

lares esquerdas e o feixe de ultrassom estão mais em paralelo, o que em alguns casos resulta no desaparecimento do endocárdio e visibilização pior da movimentação parietal. Uma vantagem proporcionada por essa incidência é sua utilidade na detecção e quantificação de obstrução aórtica valvar e subvalvar e miocardiopatia hipertrófica.

Algumas vezes é útil relacionar essas três incidências apicais como posições relativas em um mostrador de relógio (Figura 5.32). Começando com a incidência de quatro câmaras, as paredes ventriculares esquerdas são vistas nas posições de 10 h e 4 h. A incidência de duas câmaras registra as paredes do ventrículo esquerdo nas posições de 2 h e 8 h, ao passo que o eixo apical de eixo longo corta o ventrículo esquerdo em aproximadamente 12 h e 6 h. Estas são somente diretrizes aproximadas, mas servem de orientação para as três incidências e ressaltam o fato de que cada uma registra segmentos diferentes do ventrículo esquerdo.

Uma outra abordagem à aquisição de imagens apicais emprega a ecocardiografia tridimensional em tempo real para capturar um conjunto de dados volumétricos. Como esse registro inclui todo o ventrículo esquerdo (e potencialmente o direito), muitas vezes é usado para o cálculo do volume, massa e fração de ejeção do ventrículo esquerdo (Figura 5.33). Essa aplicação específica da ecocardiografia tridimensional tem se comprovado ser uma de suas qualidades e é discutida mais detalhadamente no Capítulo 6.

A avaliação com Doppler a partir das incidências apicais tem várias aplicações importantes. A orientação do fluxo sanguíneo em relação ao plano de varredura permite o registro dos perfis de fluxo aórtico, mitral e venoso pulmonar a partir do ápice. A partir da incidência de quatro câmaras, o volume-amostra Doppler é primeiramente colocado nas pontas dos folhetos mitrais para registro do fluxo de entrada mitral (Figura 5.34). Uma abordagem semelhante pode ser usada para amostrar o fluxo de entrada tricúspide. O fluxo de saída aórtico pode em seguida ser registrado a partir da incidência de cinco câmaras, com o volume-amostra posicionado ao nível do anel aórtico (Figura 5.35). A interrogação com Doppler pulsado do fluxo venoso pulmonar em geral é feita a partir da incidência apical de quatro câmaras, apesar da distância considerável entre o transdutor e o alvo (Figura 5.36). Com

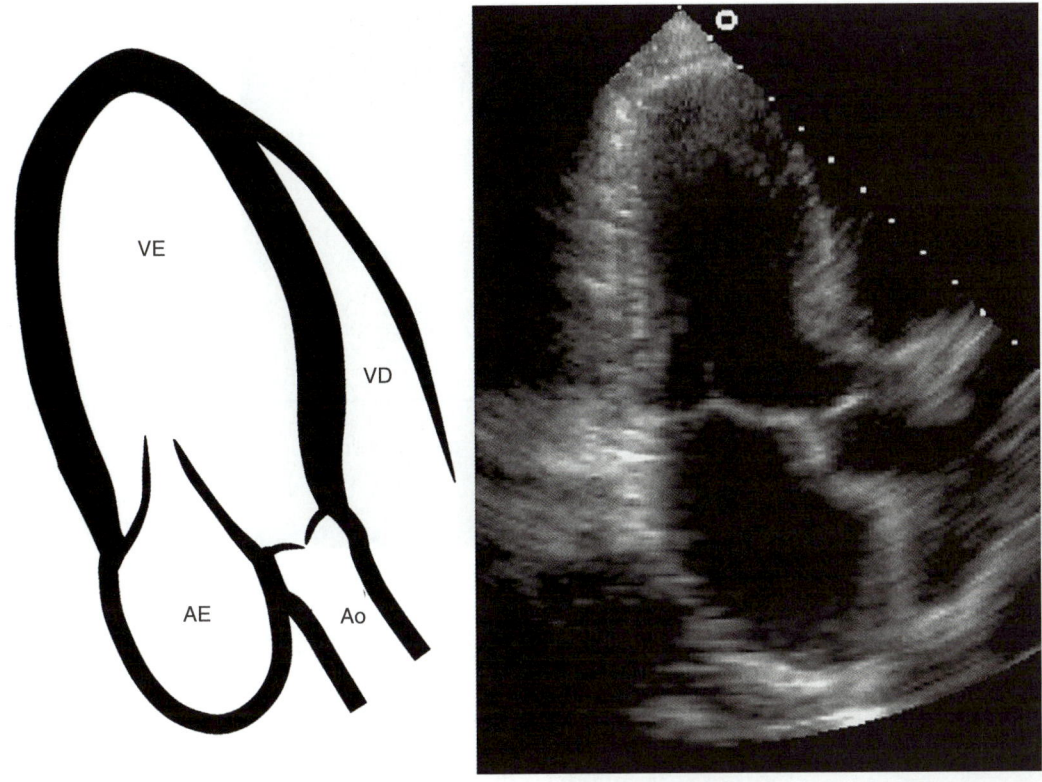

FIGURA 5.31 A incidência apical de eixo longo é similar à incidência paraesternal de eixo longo mas é registrada a partir de um espaço intercostal mais baixo. AE, átrio esquerdo; Ao, aorta; VD, ventrículo direito; VE, ventrículo esquerdo.

uma escala de baixa velocidade e mantendo os filtros de parede em nível baixo, o volume-amostra é colocado na desembocadura da veia pulmonar. No exemplo mostrado, as ondas sistólica e diastólica de enchimento e o discreto fluxo retrógrado durante a sístole atrial são claramente visibilizados. Finalmente, a partir das incidências apicais, deve ser feita a aquisição de rotina de imagens com Doppler colorido para avaliação de regurgitação nas valvas aórtica, mitral ou tricúspide.

A aquisição de imagens com Doppler tissular do anel mitral deve ser feita como rotina para auxiliar na avaliação da função diastólica e pressões de enchimento. Para registrar as velocidades anulares, use um volume-amostra pequeno e ajuste o ganho e o filtro para um nível baixo. A partir da incidência de quatro câmaras, posicione o volume-amostra sobre o anel mitral medialmente à área do septo (Figura 5.37). As velocidades anulares na região da parede lateral também devem ser registradas. A escala de velocidade deve ser ajustada para o seu nível mais baixo. A movimentação do anel durante o ciclo cardíaco pode ser registrada na maioria dos pacientes. Finalmente, o registro em modo M colorido da via de entrada mitral e enchimento ventricular esquerdo é uma outra abordagem para avaliação da função diastólica (Figura 5.38). Por meio da aquisição rotineira de imagens do fluxo colorido como orientação, o cursor do modo M é colocado no centro do jato de entrada. A imagem do modo M revela a aceleração do sangue no início da diástole através da valva mitral em direção ao ápice. A inclinação da interface vermelho-azul representa a velocidade de propagação do fluxo de entrada ventricular esquerdo e se correlaciona com o ritmo de relaxamento da câmara.

O Exame Subcostal

Na maioria dos pacientes, a colocação do transdutor na região subcostal oferece uma oportunidade de se registrar planos em quatro câmaras e uma série de outros de eixo curto. A incidência subcostal de quatro câmaras é semelhante à correspondente apical com duas exceções. Primeira, o feixe do ultrassom é orientado perpendicularmente ao eixo longo do ventrículo esquerdo e assim oferece uma melhor definição do endocárdio das paredes ventriculares. Segunda, por causa da posição do transdutor em relação ao ápice cardíaco, a incidência subcostal tem mais chance de encurtar ficticiamente ou tornar invisível o ápice ventricular esquerdo (Figura 5.39). Por causa da orientação dos septos interventricular e interatrial em relação ao plano de varredura, essa incidência é particularmente útil para examinar essas estruturas e procurar defeitos septais. Em pacientes adultos, esta é frequentemente a única incidência ecocardiográfica que visibiliza a porção superior do septo atrial, permitindo a detecção de defei-

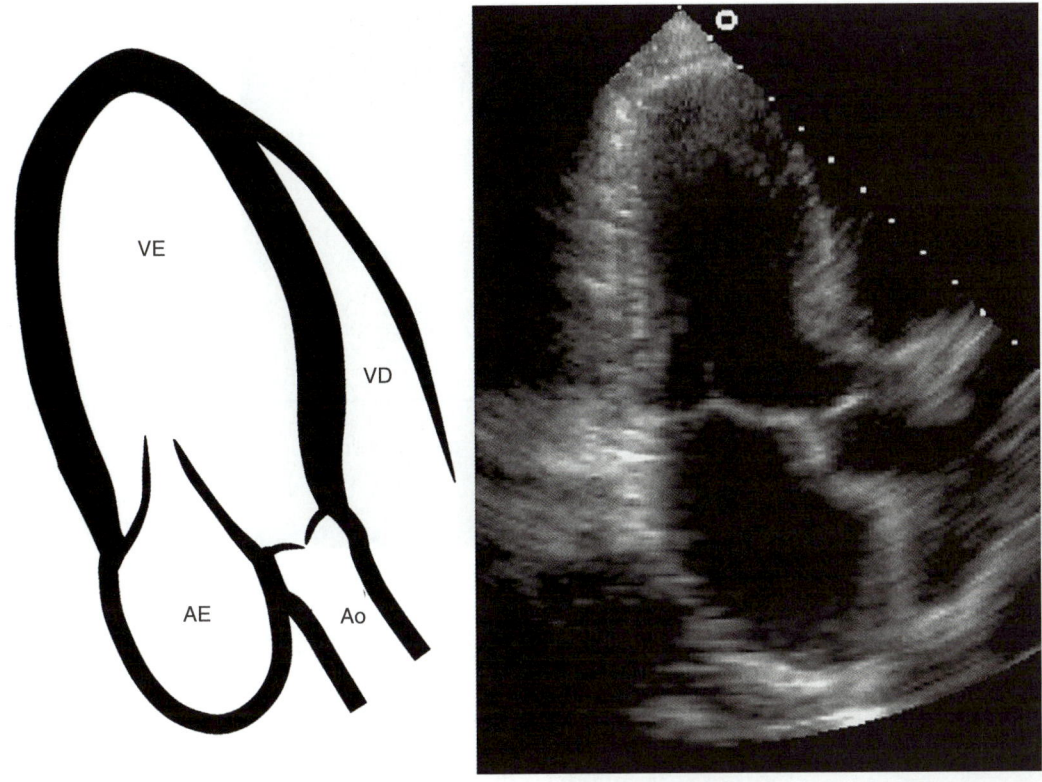

2 câmaras Eixo longo 4 câmaras

FIGURA 5.32 A relação entre as várias incidências apicais de eixo longo e paraesternais de eixo curto. Ver texto para detalhes.

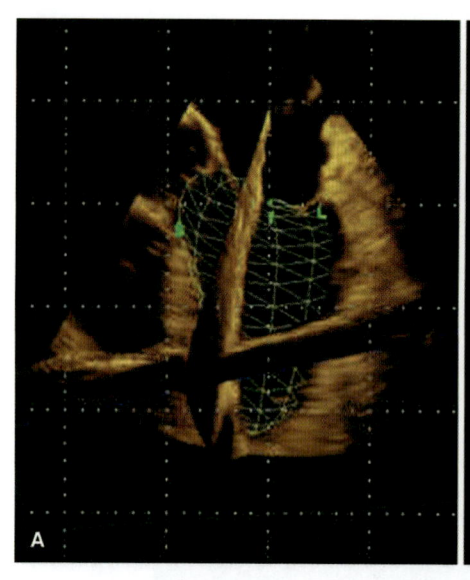
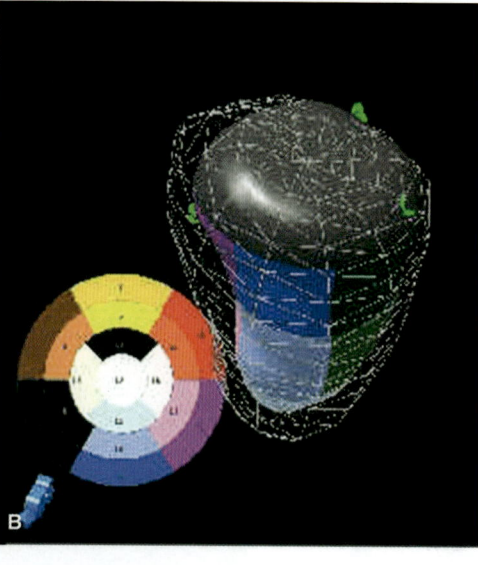

FIGURA 5.33 Esta imagem composta ilustra como o volume e a fração de ejeção são derivados a partir de uma imagem tridimensional. Rastreando a borda endocárdica durante o curso do ciclo cardíaco, é realizado o cálculo do volume instantâneo do ventrículo esquerdo. Isto representa uma abordagem semiautomática para a quantificação do volume a partir do qual é derivada a fração de ejeção.

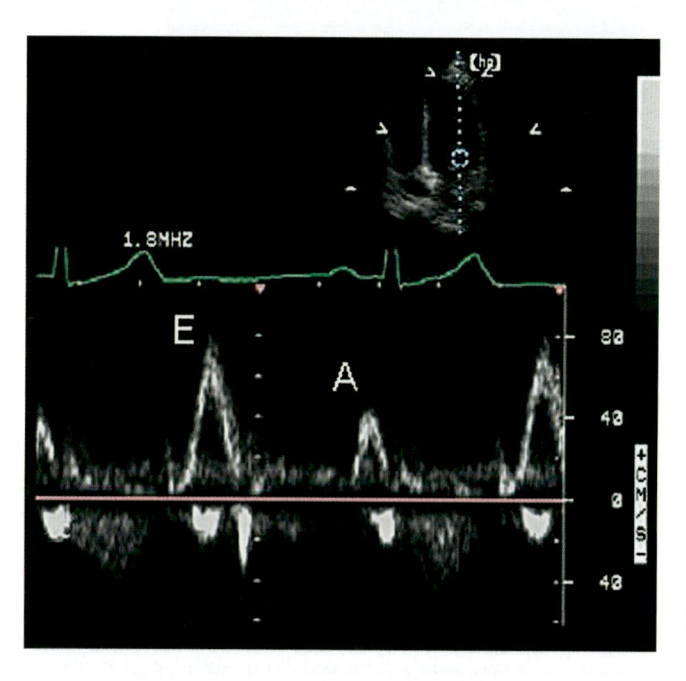

FIGURA 5.34 A incidência apical de quatro câmaras é ideal para registrar o fluxo de entrada mitral com Doppler pulsado. Neste exemplo normal, são vistas as ondas E e A.

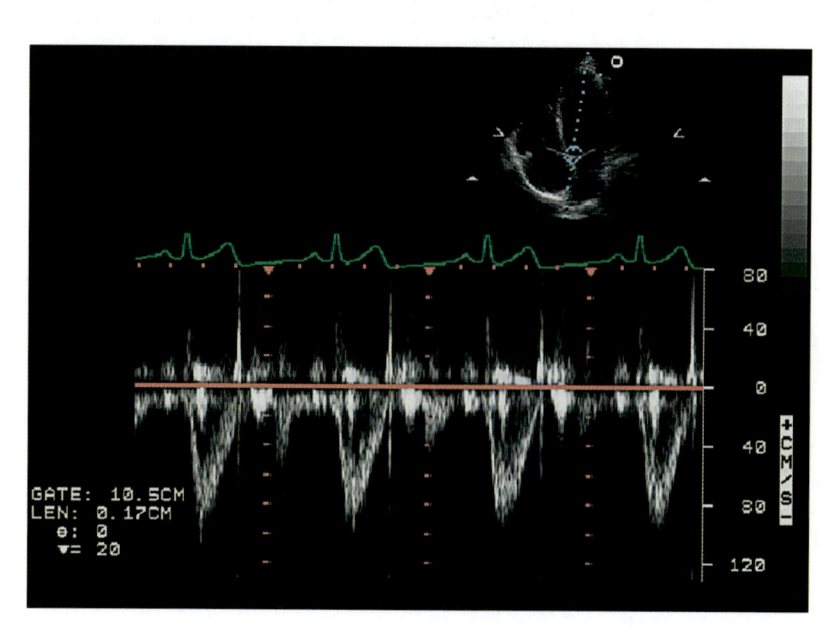

FIGURA 5.35 Incidência apical de cinco câmaras permite o registro do fluxo de saída aórtico com técnica de Doppler pulsado.

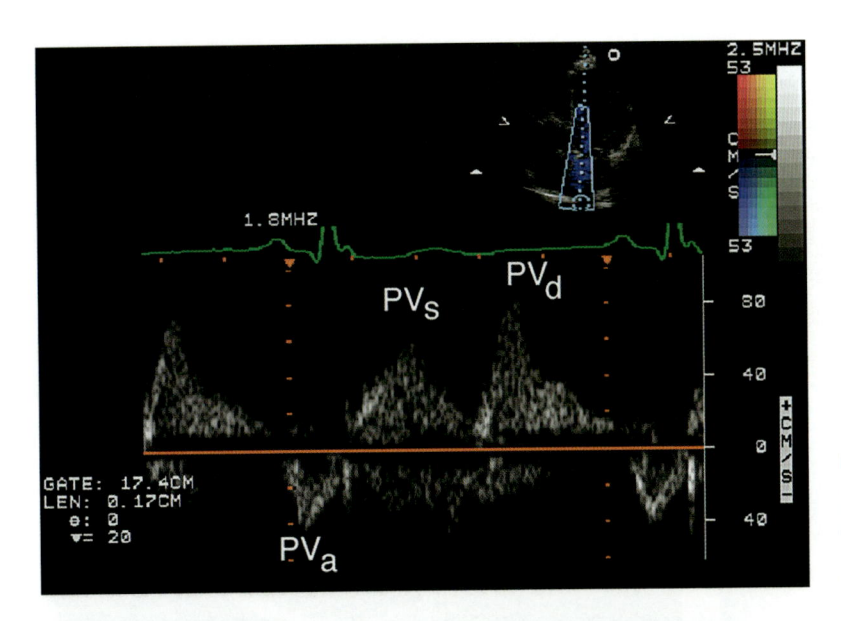

FIGURA 5.36 A partir da incidência apical de quatro câmaras, o Doppler pulsado muitas vezes pode ser usado para se registrar o fluxo venoso pulmonar posicionando o volume-amostra na junção da veia pulmonar com o átrio esquerdo. Neste exemplo, o fluxo venoso pulmonar tem três fases: uma fase sistólica (PV_s), uma fase diastólica (PV_d) e uma onda pequena de reversão de fluxo durante a sístole atrial (PV_a).

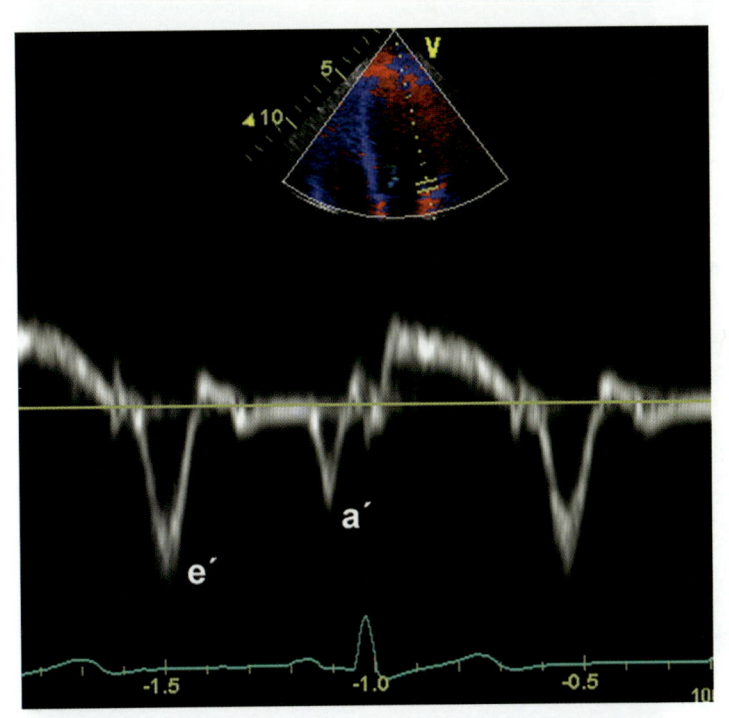

FIGURA 5.37 Imagem lateral com Doppler tissular do anel mitral lateral mostrando velocidade para longe do transdutor na sístole e duas ondas em direção ao transdutor (e' e a') na diástole.

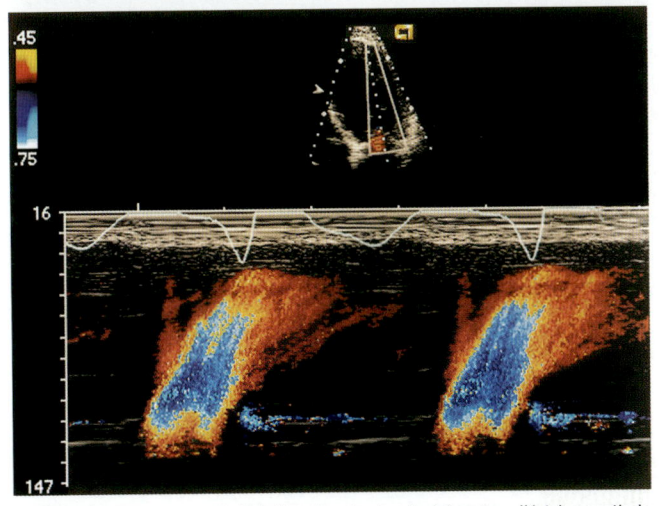

FIGURA 5.38 Registro em modo M do fluxo de entrada mitral durante a diástole a partir da janela apical.

tos tipo seio venoso. A proximidade da parede livre do ventrículo direito com o transdutor faz essa incidência ideal para avaliação da espessura da parede livre do ventrículo direito, bem como sua movimentação, e pode ajudar na avaliação de movimentação parietal anormal em pacientes com suspeita de tamponamento pericárdico (Figura 5.40).

A partir da incidência de quatro câmaras, o transdutor pode ser rodado 90° aproximadamente no sentido anti-horário para o registro de uma série de imagens de eixo curto. A Figura 5.41A mostra um plano de eixo curto ao nível do músculo papilar. Em geral, o plano pode ser ajustado para proporcionar uma visão excelente da via de saída do ventrículo direito, valva pulmonar e porção proximal da artéria pulmonar (Figura 5.41B). Esta é uma alternativa útil à incidência paraesternal de eixo curto para avaliação dessas estruturas. A orientação do fluxo sanguíneo paralelo ao feixe de ultrassom facilita a análise quantitativa com Doppler. A partir dessa incidência, a angulação inferior do transdutor pode proporcionar várias incidências de eixo curto dos ventrículos esquerdo e direito indo da base até o ápice. A incidência subcostal também é útil para o registro direto da veia cava

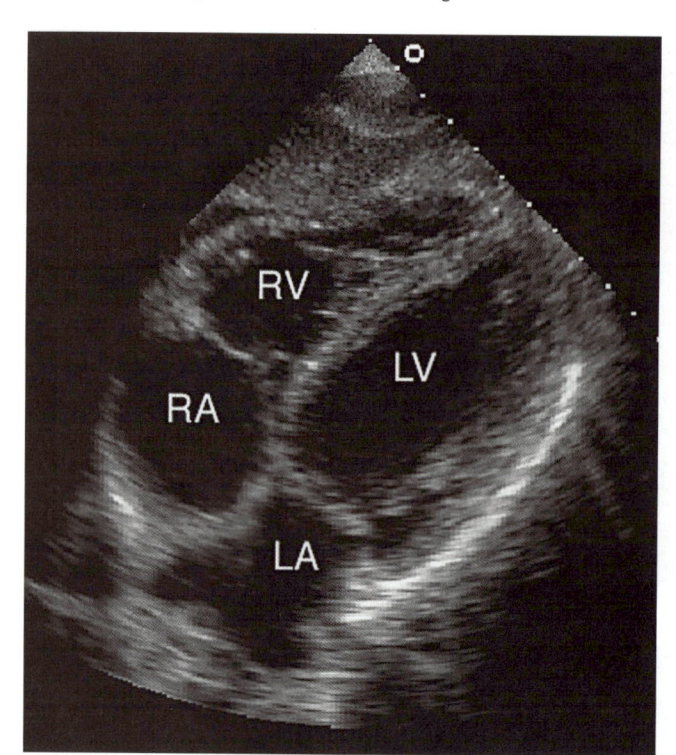

FIGURA 5.39 Incidência subcostal de quatro câmaras. LA, átrio esquerdo; LV, ventrículo esquerdo; RA, átrio direito; RV, ventrículo direito.

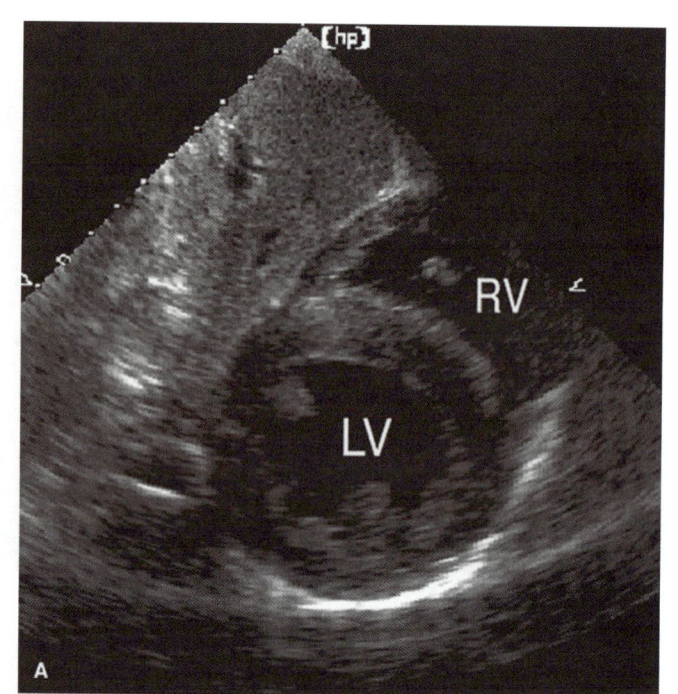

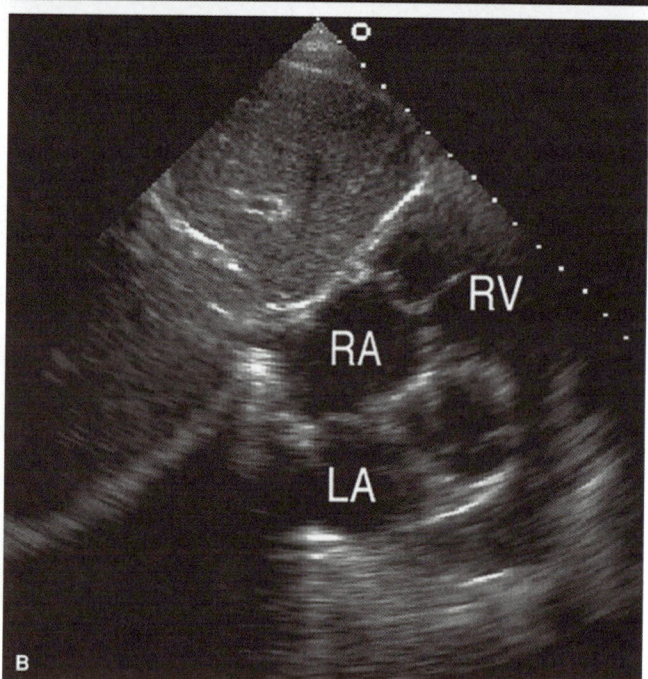

FIGURA 5.41 A: Incidência subcostal de eixo curto no nível dos músculos papilares. **B:** Incidência de eixo curto na base. Essa incidência oferece visibilização clara do septo interatrial e da via de saída do ventrículo direito, valva pulmonar e tronco da artéria pulmonar. LA, átrio esquerdo; LV, ventrículo esquerdo; RA, átrio direito; RV, ventrículo direito.

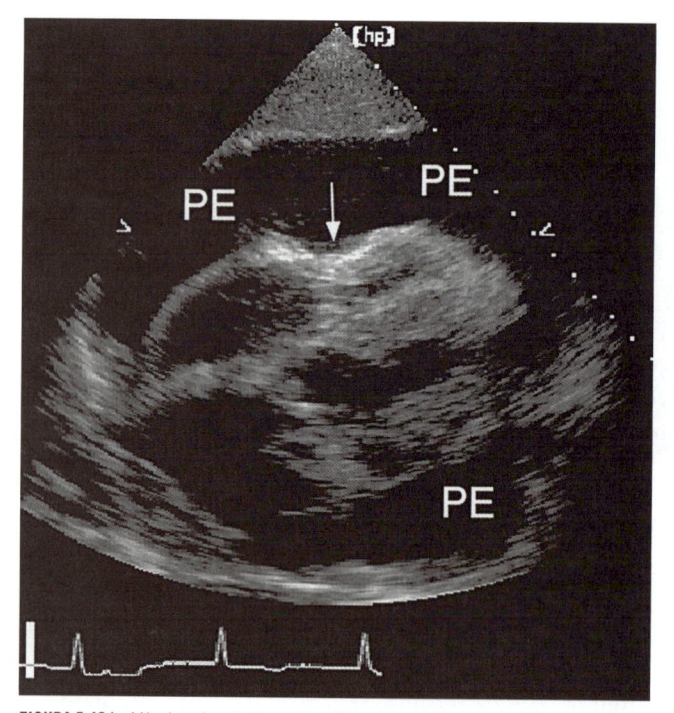

FIGURA 5.40 Incidência subcostal de quatro câmaras de um paciente com um grande derrame pericárdico (PE). A partir desta janela pode ser demonstrado o colapso diastólico (*seta*) da parede livre ventricular direita.

inferior e das veias hepáticas pela modificação do plano de eixo curto (Figura 5.42). As dimensões da veia cava inferior e sua resposta à respiração deve ser analisada. O fluxo venoso hepático é registrado usando-se a aquisição de imagens com Doppler pulsado. Para se registrar o fluxo nas veias hepáticas, é primeiramente necessário visibilizar a veia cava inferior, a alguns centímetros abaixo do diafragma. Em seguida, com a aquisição de imagens com Doppler colorido, o fígado pode ser interrogado até que se identifique uma veia orientada paralelamente ao feixe de ultrassom. As imagens com Doppler pulsado podem ser usadas então para se registrar as velocidades nas veias hepáticas. Para valor máximo, o fluxo venoso hepático deve ser avaliado em conjunto com o ciclo respiratório.

Incidências Supraesternais

O uso principal das incidências supraesternais é examinar os grandes vasos. A extensão e a rotação da cabeça do paciente podem colocar o transdutor de tal modo a registrar prontamente o

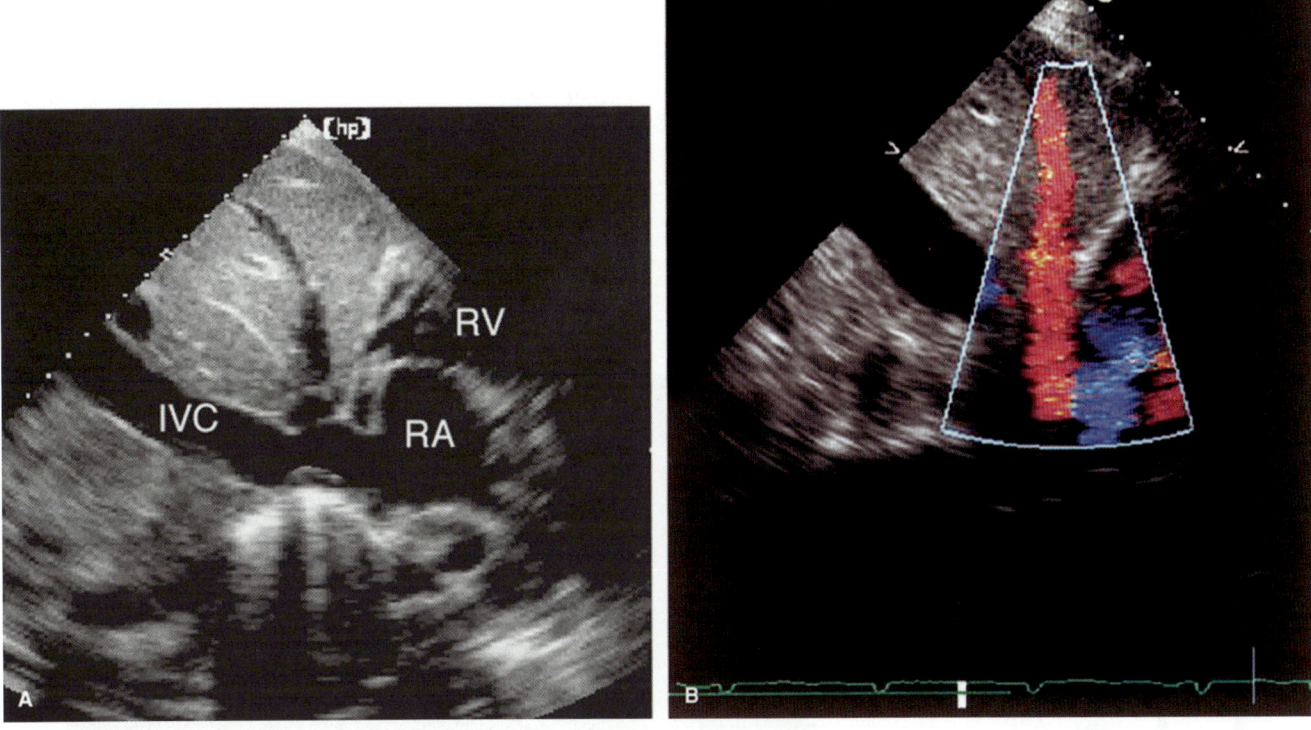

FIGURA 5.42 A: Incidência subcostal ajustada de modo a mostrar o eixo longo da veia cava inferior se conectando ao átrio direito. **B:** Imagem com fluxo colorido do fluxo da veia hepática. IVC, veia cava inferior; RA, átrio direito; RV, ventrículo direito.

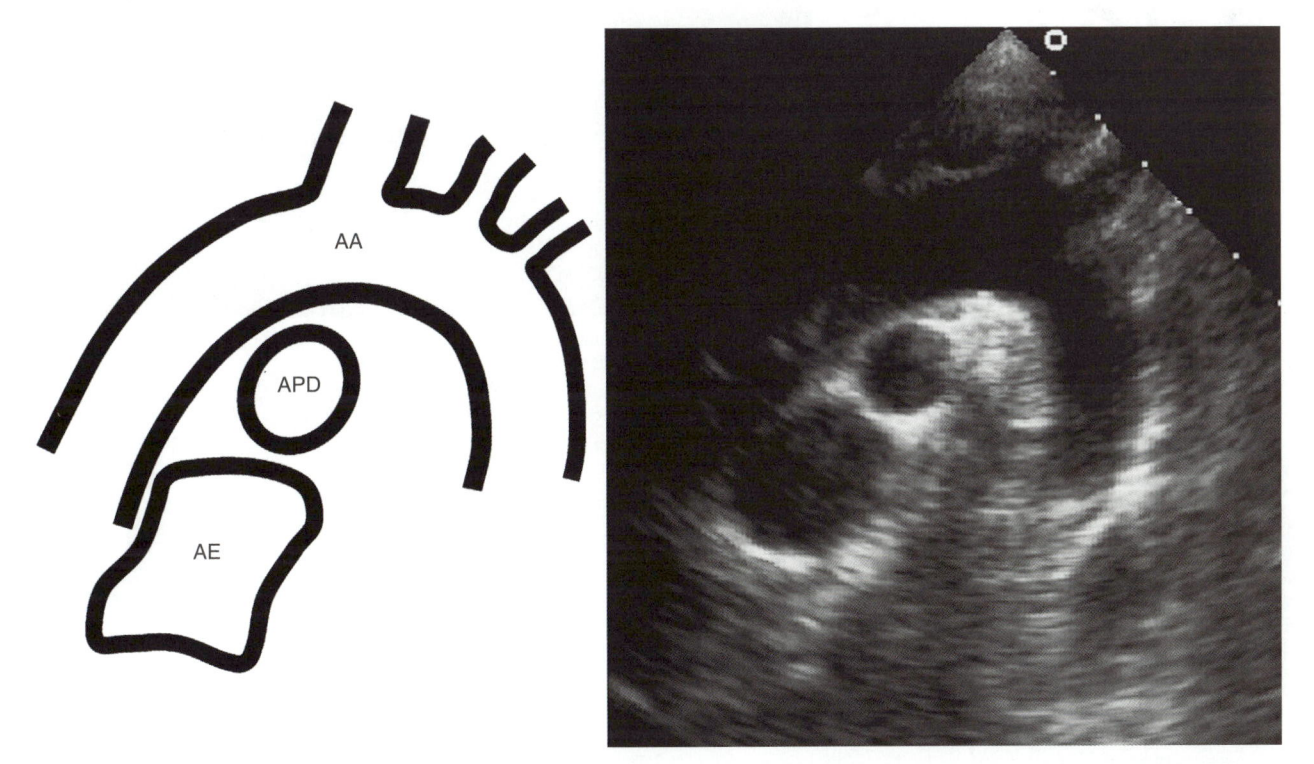

FIGURA 5.43 A partir da fúrcula supraesternal o plano de imagem é alinhado paralelamente ao arco aórtico (AA). A relação entre o arco, artéria pulmonar direita (APD) e átrio esquerdo (AE) é mostrada.

arco aórtico. Isto pode ser desconfortável ao paciente e deve-se tomar o cuidado de minimizar a pressão sobre a sua garganta. A orientação do plano de varredura se baseia na posição do arco em relação ao feixe de ultrassom. Embora uma variedade de termos tenha sido usada para definir as várias posições do transdutor, a descrição do plano como paralelo ou perpendicular ao arco é mais intuitivo.

Quando o plano está orientado paralelamente ao arco aórtico, muitas vezes é possível se visibilizar os segmentos ascendente e descendente da aorta, bem como a origem das artérias inominada, carótida comum esquerda, subclávia esquerda e pulmonar direita (Figura 5.43). Por causa da proximidade do arco aórtico com o transdutor, um setor de 90° pode não ser amplo o suficiente para registrar simultaneamente ambos os segmentos ascendente e descendente da aorta. É necessária uma angulação do transdutor para uma visibilização completa em tais pacientes. A partir dessa posição, o transdutor pode ser rodado 90° para proporcionar o plano perpendicular que mostra o arco na orientação do eixo curto. A partir dessa incidência, a artéria pulmonar direita e o átrio esquerdo podem ser em geral visibilizados. Ajustando-se o plano de varredura para a esquerda e levemente para frente, a veia cava superior também pode ser visibilizada. A Figura 5.44 ilustra a incidência supraesternal de eixo curto, demonstrando o arco aórtico em corte transversal, e, abaixo dele, a artéria pulmonar direita e o átrio esquerdo podem ser vistos.

De acordo com as seções anteriores deve estar claro que várias incidências ecocardiográficas podem e devem ser usadas de rotina. Por meio das técnicas digitais, é comum exibir várias incidências em uma única tela com quatro quadrantes. Embora qualquer incidência possa ser incluída nos quatro quadrantes, tem sido contumaz exibir as incidências paraesternais de eixos longo e curto e apical de quatro e duas câmaras (Figura 5.45). Esse formato oferece várias vantagens, inclusive o de oferecer uma visão ampla das paredes ventriculares esquerdas. Isso é particularmente útil na análise da movimentação parietal e na ecocardiografia de estresse. Esses tópicos serão discutidos adiante em capítulos subsequentes.

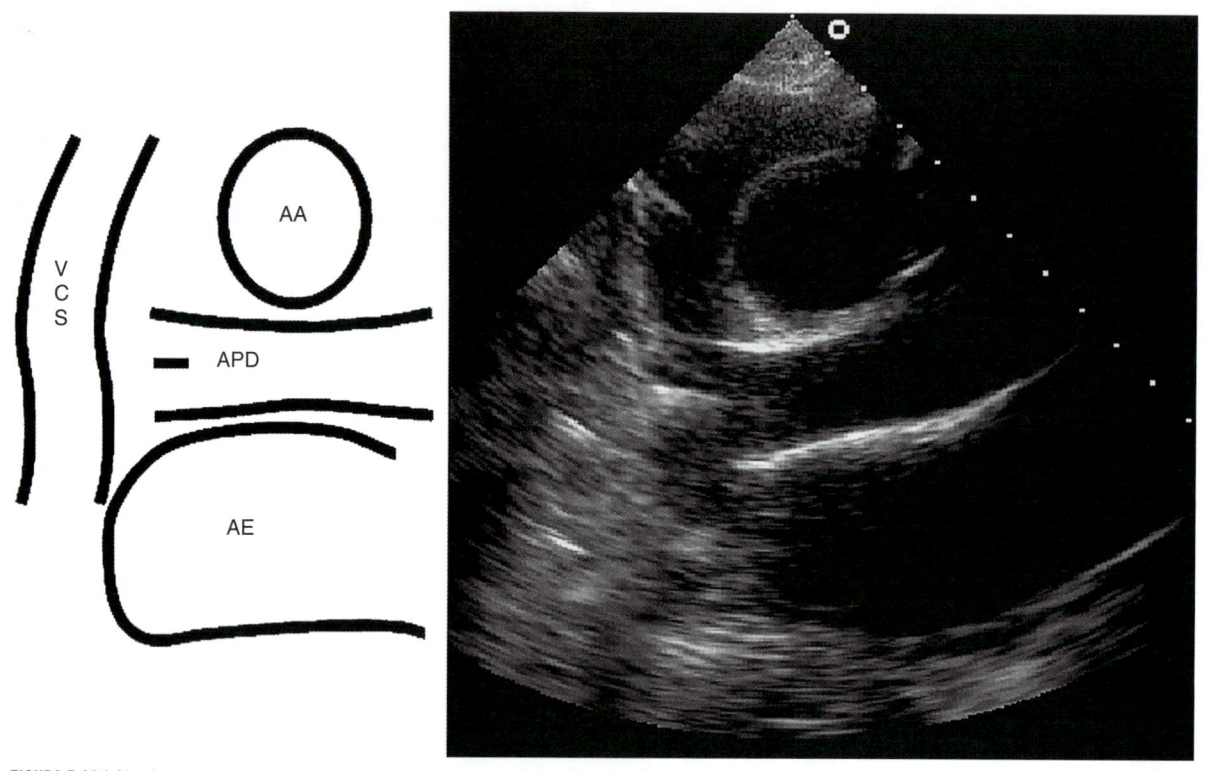

FIGURA 5.44 A fúrcula supraesternal também permite o registro do arco aórtico (AA) no corte transversal. Este plano permite a visibilização da veia cava superior (VCS) e mostra a artéria pulmonar direita (APD) com percurso abaixo do arco e acima do átrio esquerdo (AE).

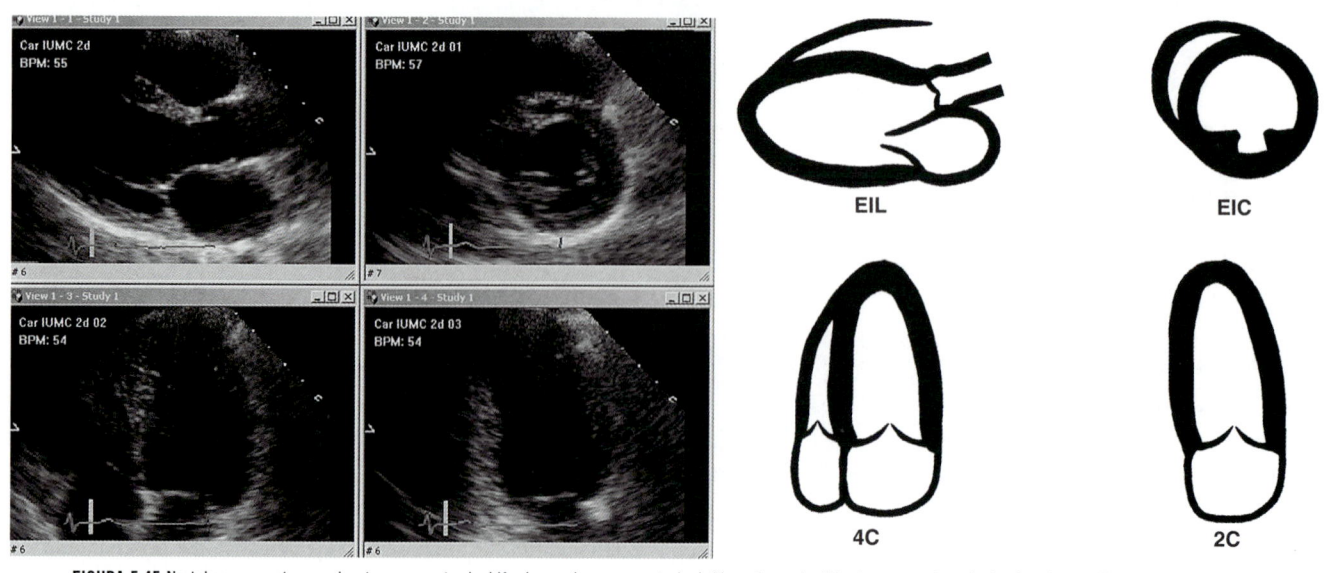

FIGURA 5.45 Na tela com quatro quadrantes, as quatro incidências mais comumente incluídas são as incidências paraesternais de eixos longo (EIL) e curto (EIC) e as apicais de quatro (4C) e duas câmaras (2C).

Orientação das Imagens Bidimensionais

A orientação da imagem ecocardiográfica foi discutida pela American Society of Echocardiography. Na incidência paraesternal de eixo longo, por exemplo, a aorta está posicionada no lado direito do setor de varredura. Na incidência do eixo curto, o ventrículo direito está colocado no lado esquerdo, como se o observador estivesse vendo o coração pelo ápice. A partir do ápice, a incidência de quatro câmaras muitas vezes é mostrada com o coração direito à esquerda da tela e coração direito à direita. Em alguns laboratórios, isso ocorre ao inverso, conforme ilustra a Figura 5.46. Não há vantagens ou desvantagens em particular com uma ou outra abordagem, portanto a prioridade deve ser a padronização e a consistência entre os diferentes laboratórios. Uma outra variação é inverter as imagens apicais de modo que os átrios são mostrados na parte de cima da tela e o ápice ventricular embaixo. Isso pode ser considerado como mais anatomicamente "correto" e é preferido pela maioria dos ecocardiografistas pediátricos. Em decorrência disso, várias das ilustrações no capítulo sobre cardiopatias congênitas (Capítulo 20) seguem essa convenção.

Para justificar as várias possibilidades com respeito a orientação, a American Society of Echocardiography recomendou uma abordagem padronizada para a aquisição de imagens ecocardiográficas bidimensionais. A Sociedade ainda sugere que todos os transdutores para aquisição de imagens bidimensionais tenham uma marca que claramente indique a borda do plano ultrassônico, ou seja, a direção na qual o feixe de ultrassom é varrido. É convenção que a marca esteja localizada no transdutor para indicar aquela borda da imagem que irá aparecer no lado direito da tela (Figura 5.47). Por exemplo, na incidência paraesternal de eixo longo, a marca deve estar orientada na direção da aorta e a aorta deve aparecer à direita do observador na tela. Ademais, deve ser recomendado que a marca deve apontar na direção da cabeça do paciente ou seu lado esquerdo. O efeito dessa convenção é posicionar a incidência paraesternal de eixo longo de modo que a aorta esteja à direita, a incidência de eixo curto de modo que o ventrículo direito esteja à esquerda e a incidência apical de quatro câmaras de modo que o coração esquerdo esteja à direita. Finalmente, a incidência subcostal de quatro câmaras mostra os dois ventrículos à direita da tela. Essas convenções são seguidas em todo este livro.

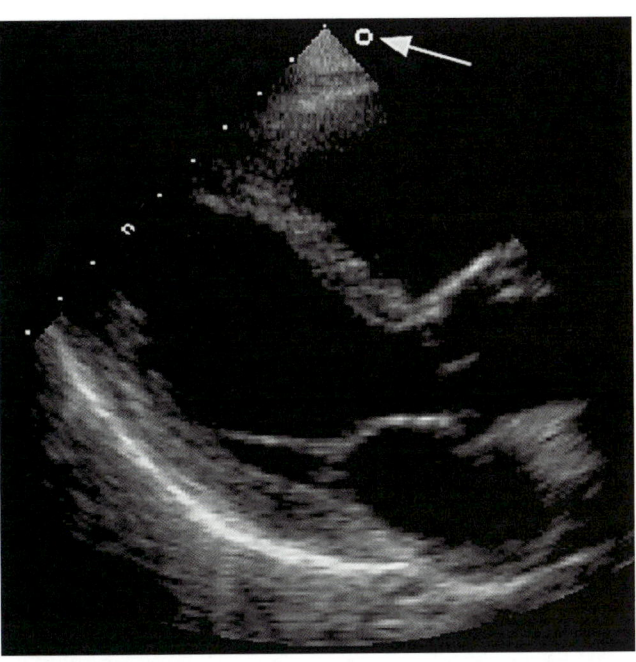

FIGURA 5.47 Para orientação da posição do transdutor, a maioria dos fabricantes de instrumentos de ultrassom coloca uma marca ao longo de um lado do transdutor. É convencional que a marca esteja localizada no transdutor indicando a borda da imagem que irá aparecer no lado direito da tela (*seta*).

Medidas Ecocardiográficas

A ecocardiografia bidimensional se presta à quantificação, e medidas rotineiras devem fazer parte da maioria dos exames ecocardiográficos mais abrangentes. O Quadro 5.4 mostra uma lista de medidas padrão disponíveis na ecocardiografia transtorácica. A quantificação da ecocardiografia tridimensional também é realizada em muitas situações clínicas, sendo a mais comum a que envolve a determinação dos volumes e fração de ejeção ventriculares esquerdos. Com maior experiência e melhoras continuadas na tecnologia, aplicações quantitativas adicionais da ecocardiografia tridimensional provavelmente surgirão.

Recentemente, a American Society of Echocardiography fez recomendações acerca das medidas e itens descritivos que cons-

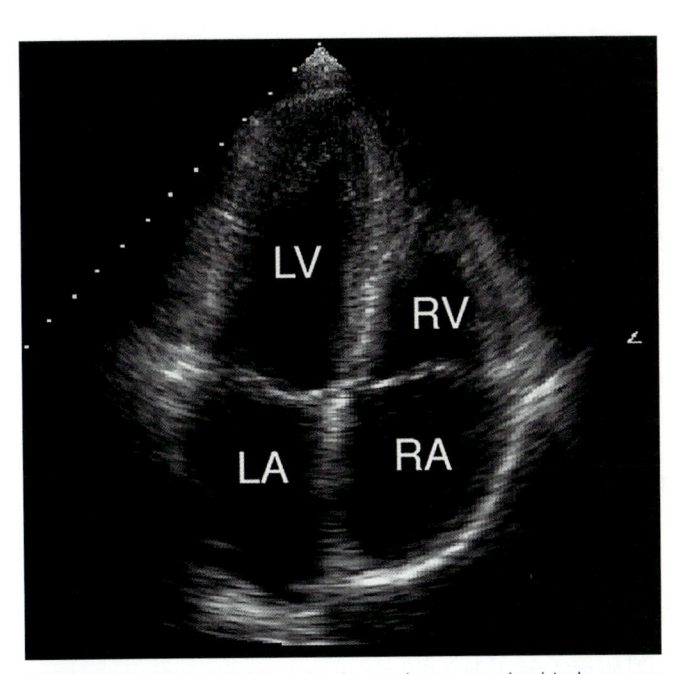

FIGURA 5.46 A incidência apical de quatro câmaras algumas vezes é registrada com essa orientação que coloca o coração direito no lado direito da tela. LA, átrio esquerdo; LV, ventrículo esquerdo; RA, átrio direito; RV, ventrículo direito.

Quadro 5.4	**Medidas Ecocardiográficas Bidimensionais**
Medidas Diretas	**Dados Derivados**
Medidas lineares	
dVE (dimensão do eixo menor na telediástole)	
VEs (dimensão do eixo menor na telessístole)	Encurtamento fracional (%)
Dimensão atrial esquerda (na telessístole)	
SIVh (espessura da parede do septo interventricular na telediástole)	
PPh (espessura da parede posterior VE na telediástole)	Massa VE
VSVEd (dimensão da via de saída ventricular esquerda, sístole)	Volume de ejeção, área valvar aórtica
Medidas de área	
ECd (área VE em eixo curto na telediástole)	Alteração da área fracional (%)
ECs (área do VE em eixo curto na telessístole)	
Área atrial esquerda (na telessístole)	Volume atrial esquerdo
VVEd (volume ventricular esquerdo, incidência apical, telediástole)	
VVEs (volume ventricular esquerdo, incidência apical, telessístole)	Fração de ejeção VE (%)
VMa (área da valva mitral, protodiástole)	Gravidade da estenose mitral

VE, ventrículo esquerdo.

tituem um laudo padrão de um ecocardiograma transtorácico de um adulto (Gardin et al., 2002). Esse documento oferece uma lista abrangente de vários aspectos que de rotina devem ser analisados. O objetivo de tal lista é incentivar a padronização dos laudos ecocardiográficos e assegurar que os exames sejam completos e abrangentes. As diretrizes para a realização e interpretação de tais medidas são oferecidas nos capítulos correspondentes à câmara ou valva que está sendo analisada.

Segmentos da Parede Ventricular Esquerda

Embora o ventrículo esquerdo possa ser dividido em vários segmentos, a American Society of Echocardiography adotou um conjunto de padrões e terminologia recomendados. O esquema inicia dividindo o ventrículo esquerdo em terços ao longo do eixo principal da base até o ápice (Figura 5.48). O terço mais basal do ventrículo esquerdo se estende desde o sulco atrioventricular até a ponta dos músculos papilares. O terço médio é identificado como aquela porção do ventrículo esquerdo que contém os músculos papilares e o terço apical começa na base do músculo papilar e vai até o ápice. A Sociedade também identifica a via de saída do ventrículo esquerdo como aquela área que se estende desde a borda livre do folheto anterior mitral até o anel da valva aórtica.

O próximo passo é dividir cada região em segmentos ao redor da circunferência do eixo menor. Os terços basal e médio são comumente divididos em seis segmentos cada, e a região apical é dividida em quatro segmentos, conforma ilustra a Figura 5.49. O resultado é a criação de 16 segmentos que compõem o ventrículo esquerdo. A base racional desta abordagem teve a intenção de reconciliar os planos de eixo curto em cada nível com as três incidências longitudinais correspondentes: as incidências paraesternal de eixo longo, apical de quatro câmaras, e apical de duas câmaras. Ademais, a segmentação teve a intenção de reconhecer a importância da anatomia arterial coronária para análise da movimentação parietal. Conforme discutido no Capítulo 16, esse esquema proporcionou uma correlação lógica e racional entre a distribuição coronária e a segmentação ventricular esquerda.

Conforme mostra a Figura 5.49, uma vantagem prática dessa abordagem é que cada segmento pode ser visibilizado tanto na incidência de eixo longo quanto na de eixo curto correspondente. Os três planos de eixo curto (um correspondendo a cada um dos terços do ventrículo esquerdo) e três incidências longitudinais, um total de seis segmentos basais, seis mediais e quatro apicais são registrados. Assim, o total de segmentos e seus relacionamentos são preservados quer se avalie os segmentos ventricu-

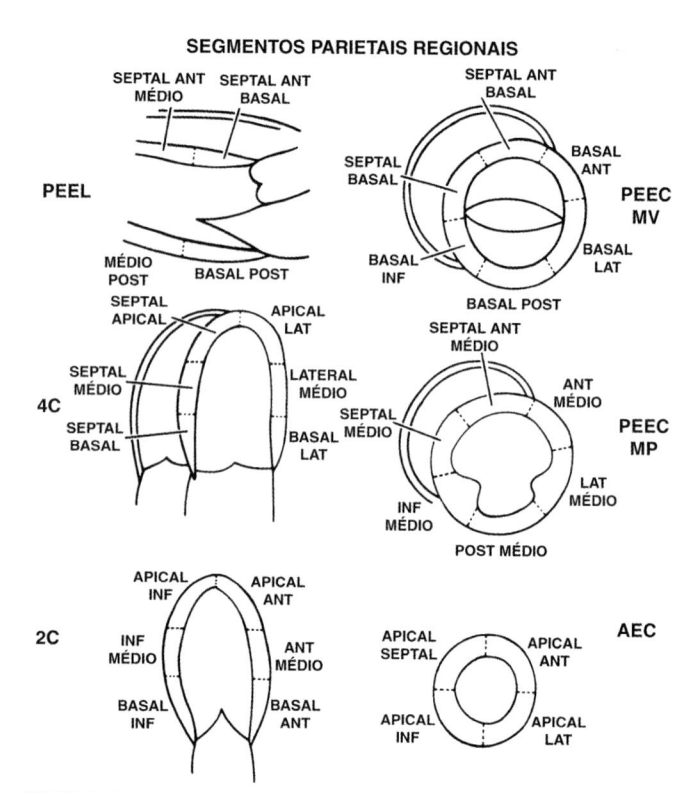

SEGMENTOS PARIETAIS REGIONAIS

FIGURA 5.49 Modelo de 16 segmentos do ventrículo esquerdo. Ver texto quanto a detalhes. 2C, apical de duas câmaras; 4C, apical de 4 câmaras; AEC, incidência apical de eixo curto; PEEC MP, paraesternal de eixo curto no nível do músculo papilar; PEEC MV, paraesternal de eixo curto no nível da valva mitral; PEEL, paraesternal de eixo longo.

lares esquerdos a partir de uma série de três planos de eixo curto ou três incidências longitudinais. Isso ocorre porque a incidência paraesternal de eixo longo não visibiliza o ápice desse modo, sendo responsável pelo fato de haver somente quatro segmentos na incidência apical de eixo curto. Mesmo assim, o ápice é relativamente super-representado nesse esquema. Isso é comumente referido como modelo de 16 segmentos e se tornou a abordagem padrão para avaliação da função e análise da movimentação parietal regional do ventrículo esquerdo.

Mais recentemente, em uma tentativa de padronizar a terminologia entre as várias modalidades de aquisição de imagens e melhorar a consistência com respeito a segmentação ventricular, uma força-tarefa representando várias organizações recomendou um modelo de 17 segmentos do ventrículo esquerdo. Esse documento (Cerqueira et al., 2002) trata da nomenclatura e segmentação em um esforço de reconciliar as diferenças entre a ecocardiografia, cintigrafia e as modalidades cardíacas mais recentes como tomografia computadorizada, ressonância magnética e tomografia por emissão de pósitrons. A principal recomendação nesse documento foi identificar o ápice como um segmento separado (17º) (Figura 5.50). O impacto desse documento sobre a prática geral da ecocardiografia permanece ainda para ser determinado.

Exame em Modo M

Com o desenvolvimento da ecocardiografia bidimensional e com Doppler, o exame em modo M foi relegado a um papel de apoio. Embora raramente ou nunca realizado como um estudo por si mesmo, as informações ancilares proporcionadas pela ecocardiografia em modo M ainda têm papel em muitas situações clínicas. Para se obter uma imagem em modo M, uma única linha de varredura da imagem bidimensional é escolhida e exibida. A distância, ou profundidade, é exibida ao longo do eixo vertical e o tempo ao longo do eixo horizontal. Uma das forças da ecocardiografia em modo M é a resolução temporal bastante alta que ele propor-

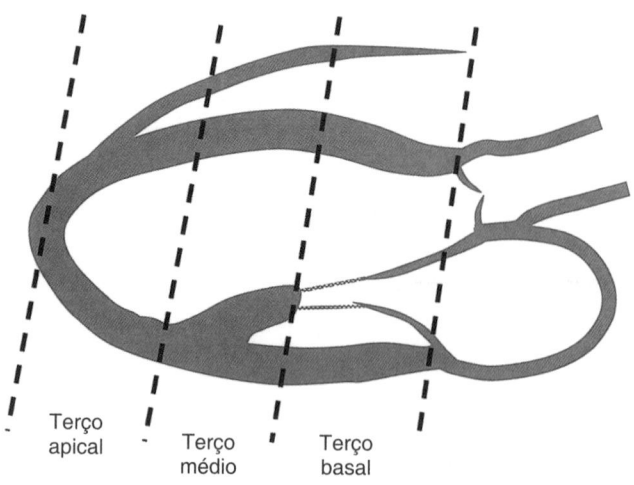

FIGURA 5.48 Para se definirem os segmentos ventriculares esquerdos, é primeiramente necessário dividir o ventrículo esquerdo em terços apical, médio e basal, conforme mostra o diagrama.

Terço apical   Terço médio   Terço basal

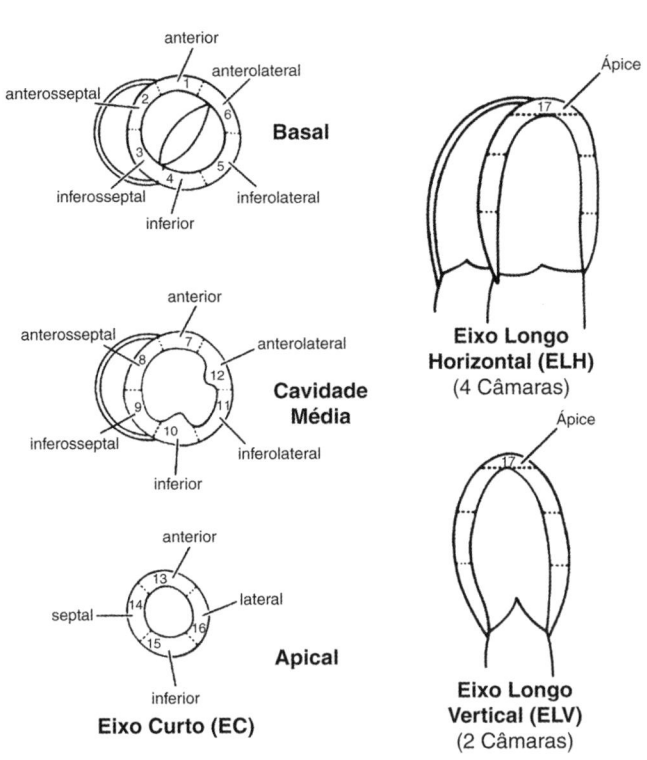

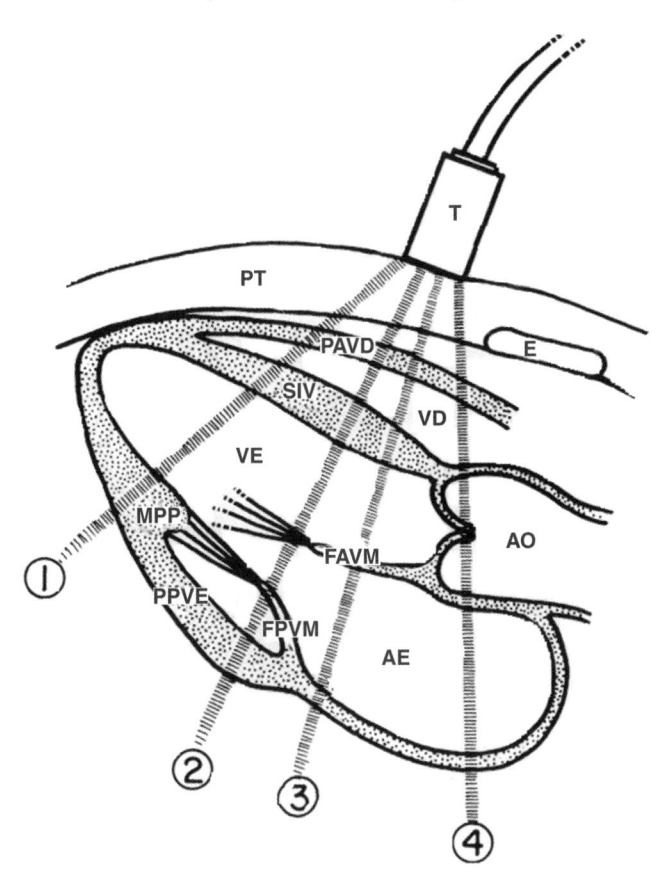

FIGURA 5.50 Uma abordagem alternativa para segmentação do ventrículo esquerdo sugere a identificação do ápice como um segmento separado (17º). Ver texto para detalhes. (De Cerqueira MD, Weissman NJ, Dilsizian V. et al. Standardized myocardial segmentation and nomenclature for tomographic imaging of the heart: a statement for healthcare professionals from the Cardiac Imaging Committee of the Council on Clinical Cardiology of the American Heart Association. Circulation 2002;105:539-542, com permissão.)

FIGURA 5.51 Com o transdutor (T) colocado sobre a parede torácica (PT) na janela paraesternal, várias incidências em modo M podem ser registradas. Ver texto quanto a detalhes. AE, átrio esquerdo; AO, aorta; E, esterno; FAVM, folheto anterior da valva mitral; FPVM, folheto posterior da valva mitral; MPP, músculo papilar posterior; PAVD, parede anterior ventricular direita; PPVE, parede posterior ventricular esquerda; SIV, septo interventricular; VD, ventrículo direito; VE, ventrículo esquerdo. (De Feigenbaum H. Clinical aplications of echocardiography. Prog Cardiovasc Dis 1972; 14:531-558, com permissão.)

ciona. Isso produz um ritmo de amostragem muito rápido e possibilita o registro de movimentação sutil e/ou de alta frequência.

A Figura 5.51 mostra quatro posições em modo M que podem ser obtidas a partir de uma janela paraesternal. Em cada caso, o ultrassom primeiramente penetra na parede torácica, depois na cavidade ventricular direita e finalmente nas estruturas do coração esquerdo. Dependendo do nível selecionado, diferentes estruturas do coração são registradas, desde o ápice até a base na figura. Por causa do alto ritmo de amostragem, imagens de algumas estruturas de movimentação rápida podem ser obtidas de maneira ideal por meio dessa técnica. Por exemplo, anormalidades da movimentação do septo interventricular, como as devidas a um bloqueio de ramo esquerdo, sobrecarga de volume sobre o ventrículo direito ou outras anormalidades no padrão de enchimento do ventrículo direito podem ser prontamente demonstradas. Anormalidades sutis da movimentação valvar mitral somente podem ser demonstradas pela técnica com modo M. Estas incluem vibrações finas associadas à regurgitação aórtica e a saliência B causada pela pressão diastólica ventricular esquerda elevada. A Figura 5.52 mostra uma saliência B de um paciente com miocardiopatia dilatada. A sutileza e a duração breve da saliência B tornam impossível apreciar com imagens bidimensionais. Anormalidades da movimentação da parede posterior e/ou do septo interventricular, como ocorreria em pacientes com pericardite constritiva, também podem ser detectadas.

É claro que a ecocardiografia em modo M tem um papel limitado na ecocardiografia abrangente de hoje em dia. Entretanto, várias situações clínicas específicas são avaliadas de modo ideal por meio dessa modalidade. Por exemplo, o colapso diastólico precoce da parede livre ventricular direita que ocorre em pacientes com tamponamento é mais bem registrado por meio da incidência em modo M que simultaneamente mostra a movimentação da parede posterior do ventrículo direito e a movimentação de uma das valvas cardíacas. A inclusão da movimentação valvar na varredura permite a precisa cronologia e identificação

da protodiástole. Se a movimentação parietal ventricular direita colapsa durante esse momento, foi demonstrada a evidência de derrame hemodinamicamente significativo.

Uma outra importante aplicação da ecocardiografia em modo M envolve o estudo da miocardiopatia hipertrófica. Várias das

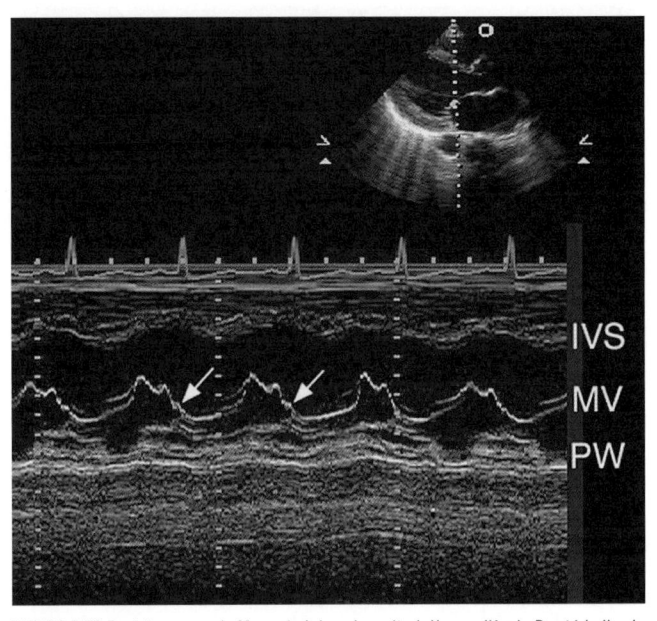

FIGURA 5.52 Registro em modo M no nível da valva mitral. Uma saliência B está indicada pelas *setas*. MV, valva mitral; PW, parede posterior. IVS, septo interventricular.

anormalidades sutis hemodinâmicas dessa condição, como fechamento mesossistólico parcial da valva aórtica decorrente da obstrução subvalvar e movimentação sistólica anterior da valva mitral, são demonstradas melhor pela ecocardiografia em modo M. O fechamento mesossistólico parcial da valva aórtica pode ser a melhor maneira de se diferenciar estenose aórtica subvalvar de valvar (Figura 5.53). O modo M também proporciona informações singulares acerca da valva pulmonar. Um exemplo de ecocardiograma em modo M da valva pulmonar é mostrado na Figura 5.54. As letras pequenas indicam as várias movimentações de um folheto pulmonar normal. Por exemplo, a movimentação para baixo rotulada "a" corresponde à contração atrial e corresponde à onda A do fluxo de entrada com Doppler da valva mitral. Um dos sinais ecocardiográficos mais precoces associados à estenose de valva pulmonar era uma onda A exagerada. Um outro achado, entalhe mesossistólico da ecocardiografia da valva pulmonar é indicativo de hipertensão pulmonar. Isso era um achado valioso antes da disponibilidade das imagens com Doppler e muitas vezes era a única indicação de pressão arterial pulmonar elevada.

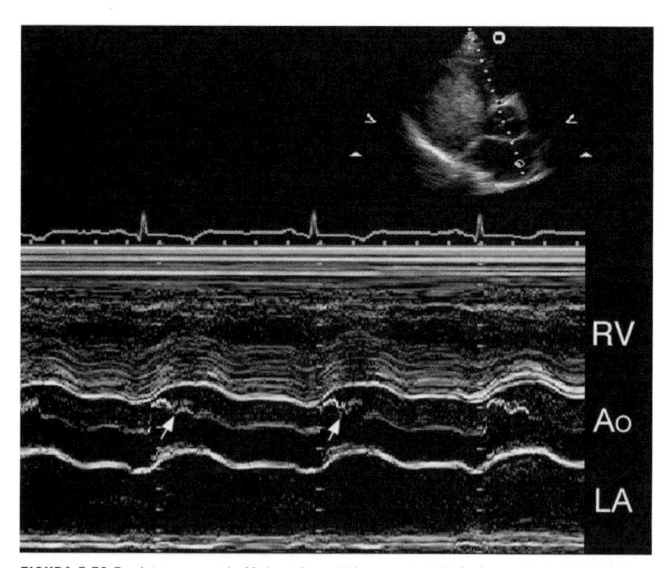

FIGURA 5.53 Registro em modo M da valva aórtica mostrando fechamento parcial discreto sistólico da valva decorrente de obstrução subaórtica. Ao, aorta; LA, átrio esquerdo; RV, ventrículo direito.

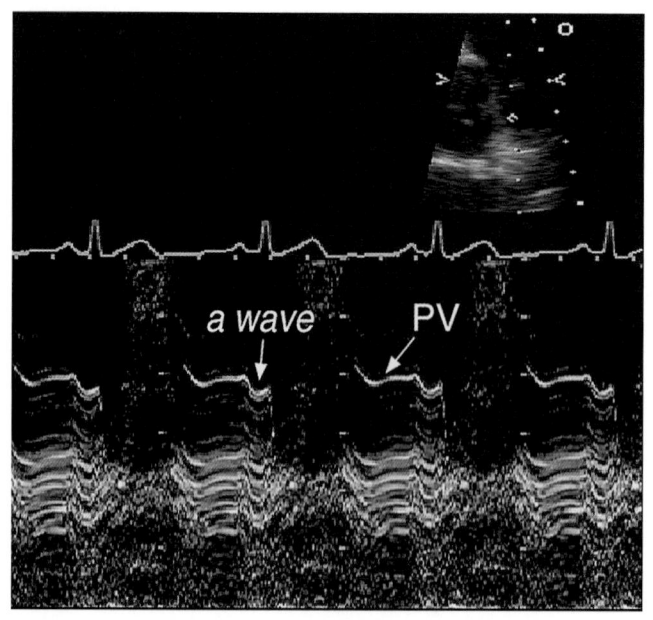

FIGURA 5.54 Registro em modo M da movimentação da valva pulmonar (PV). A onda A, correspondendo à sístole atrial direita, conforme indicado. (a wave, onda a.)

Mais recentemente, as informações quantitativas acuradas proporcionadas pela abordagem com Doppler relegaram essa aplicação do modo M para interesse histórico somente.

Embora menos importante hoje em dia do que no passado, uma das vantagens mais iniciais da ecocardiografia em modo M era o seu uso na quantificação e função das câmaras. Muito disso foi suplantado pela ecocardiografia bidimensional que oferece melhor orientação espacial para o alinhamento correto das medidas. Em alguns laboratórios, as medidas em modo M ainda são tomadas, particularmente para medir a dimensão das câmaras, espessura da parede ventricular esquerda e encurtamento fracional ventricular. Várias outras aplicações específicas da ecocardiografia em modo M continuam a ter um papel na prática da ecocardiografia. Elas são discutidas nos respectivos capítulos que tratam das doenças valvares e cardiopatias congênitas.

⚏ | Ecocardiografia Transesofágica

Embora a ecocardiografia transesofágica tenha se tornado uma parte integrante da ecocardiografia, frequentemente ela é feita como um exame separado. Desde quando se tornou popular no final da década de 1980, a ecocardiografia transesofágica mudou a abordagem diagnóstica a várias doenças cardiovasculares. Ela complementa a ecocardiografia transtorácica em algumas situações (como na avaliação de endocardite infecciosa) e claramente suplantou a abordagem transtorácica em outras (como na detecção de trombos atriais esquerdos). Hoje em dia, aproximadamente 5% a 10% de todos os estudos ecocardiográficos são transesofágicos.

O sucesso clínico da ecocardiografia transesofágica é resultado de vários fatores. Primeiro, a íntima proximidade do esôfago com a parede posterior do coração torna essa abordagem ideal para o exame de várias estruturas importantes. A proximidade e a ausência de tecidos intervenientes, como osso ou pulmão, permitem o uso de transdutores de alta frequência e asseguram imagens de alta qualidade na maioria dos pacientes. Segundo, a capacidade de posicionar o transdutor no esôfago ou estômago por longos períodos proporciona a oportunidade de monitorar o coração, como durante uma cirurgia cardíaca. Terceiro, embora mais invasiva do que outras formas de ecocardiografia, a técnica se comprovou extremamente segura e bem tolerada de modo a poder ser realizada em pacientes criticamente doentes e bebês bem pequenos.

A ecocardiografia transesofágica se comprovou ser um procedimento seguro e geralmente bem tolerado. Devido à natureza invasiva do procedimento e incidências incomuns que potencialmente podem ser registradas, é necessário um treinamento especial do operador bem como da enfermagem. A ecocardiografia transesofágica é essencialmente uma forma de endoscopia superior. As complicações são raras, mas incluem aspiração, arritmia, perfuração do esôfago, espasmo de laringe e hematêmese. As complicações também podem advir dos efeitos dos medicamentos que são administrados como parte do exame, como hipotensão, hipertensão ou hipoxia (ver mais adiante). A morte pode ocorrer, mas é muito rara.

O preparo do paciente é crítico para um procedimento bem-sucedido. Uma lista de contraindicações à ecocardiografia transesofágica é dada no Quadro 5.5. Primeiro, o paciente deve ser informado detalhadamente acerca das indicações e procedimento. Uma autorização deve ser obtida. O paciente deve estar em jejum pelo menos há 4 e 6 h antes de ser submetido à ecocardiografia transesofágica. Qualquer história de disfagia ou outras formas de anormalidades esofágicas devem ser procuradas. Todos os pacientes devem ter acesso venoso e devem estar disponíveis oxigênio suplementar e material para aspiração. Antes da intubação, é recomendado o uso de um anestésico tópico na faringe posterior. A lidocaína ou a cetacaína tipicamente é usada para essa finalidade. Embora seguro e bem tolerado, raros casos de metemoglobinemia foram relatados e deve ser levada em consideração sempre que uma dessaturação de oxigênio complique

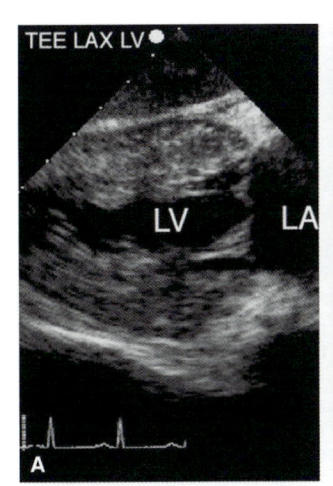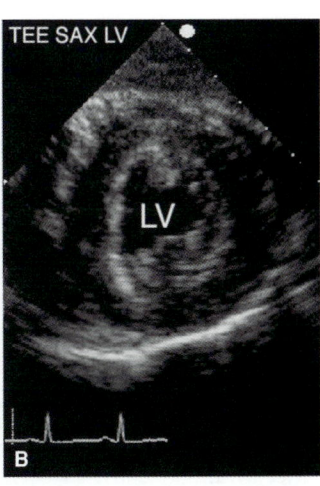

FIGURA 5.56 Ecocardiograma transesofágico biplano. **A:** Incidência de eixo longo do ventrículo esquerdo com o transdutor localizado no estômago do paciente. **B:** A incidência ortogonal mostra um plano de eixo curto. LA, átrio esquerdo; LAX, eixo longo; LV, ventrículo esquerdo; SAX, eixo curto; TEE, ecocardiografia transesofágica.

o procedimento. O tratamento dessa condição é administração intravenosa de azul de metileno, em geral dado a uma dose de 1 mg/kg em uma solução a 1% durante 5 min. Vários agentes intravenosos são também usados frequentemente para sedação leve, para prevenção da dor e como ansiolítico. A combinação de midazolam e fentanila é popular em muitos laboratórios. A bacteriemia induzida pela endoscopia superior durante a ecocardiografia transesofágica é muito rara. Embora tais decisões devam ser feitas sempre em base individual, o uso de rotina de profilaxia antibiótica geralmente foi abandonado.

Para a realização do procedimento, o paciente deve ser colocado em decúbito lateral esquerdo (Figura 5.55). A cabeceira da cama deve ser elevada aproximadamente 30º para melhorar o conforto e ajudar a evitar aspiração. Se o paciente tiver dentaduras, elas devem ser removidas e, na maioria dos pacientes, um mordedor deve ser colocado entre os dentes para evitar dano à sonda. Depois da sonda tiver sido lubrificada com geleia cirúrgica, ela é introduzida na orofaringe e gradualmente avançada enquanto o paciente é incentivado a "engolir" para facilitar a intubação. Uma vez passada a sonda no esôfago, um exame completo em geral pode ser feito em 10 a 30 min. Durante esse tempo, a prática padrão considera o monitoramento pela enfermagem. Atenção especial deve ser dada à pressão arterial, frequência e ritmo cardíacos do paciente, além da saturação de oxigênio. A sucção da orofaringe muitas vezes é necessária e medicamentos intravenosos adicionais podem ser necessários para manter o nível adequado de sedação consciente e conforto.

Os transdutores ecocardiográficos transesofágicos antigos eram capazes de adquirir imagens a partir de somente um plano tomográfico na orientação transversa e eram chamados de dispositivos monoplanos. Os instrumentos de segunda geração tinham capacidade biplana e conseguiam registrar imagens nas orientações horizontal e longitudinal (Figura 5.56). Com o uso desses transdutores, as várias incidências transesofágicas eram obtidas pela

movimentação do transdutor a vários níveis do esôfago e estômago e pela flexão da ponta do transdutor por controles manuais no instrumento. A maioria dos transdutores ecocardiográficos transesofágicos de geração mais recente tem a capacidade multiplana. A imagem é rodada, eletrônica ou mecanicamente, ao redor de um arco de cerca de 180º para oferecer um número infinito de planos possíveis de imagens. Esse desenvolvimento não só aumentou o número de planos que podem ser registrados como também reduziu a necessidade de flexão extrema da ponta do transdutor para registrar todas as informações necessárias. Mais recentemente, sondas transesofágicas capazes de aquisição de imagens tridimensionais em tempo real foram desenvolvidas. Essa tecnologia combina a qualidade de imagem da abordagem transesofágica com as vantagens espaciais da aquisição de imagens tridimensionais.

Incidências Ecocardiográficas Transesofágicas

A ecocardiografia transesofágica não se presta à padronização de incidências tão prontamente como a ecocardiografia transtorácica. Como em qualquer técnica, é essencial um entendimento claro das potenciais armadilhas e variantes normais. Como o exame é orientado para responder a uma questão específica ou fazer um diagnóstico em particular, deve-se ter o cuidado de realizar uma avaliação meticulosa e evitar deixar de perceber achados ancilares importantes. Devido ao teste ter um objetivo, juntamente com restrições impostas pelo esôfago e sua relação com o coração, há limitações na nossa capacidade de definir e descrever incidências padrão usando essa modalidade. Apesar dessas limitações, certo grau de padronização é tanto apropriado quanto benéfico para assegurar um exame completo e abrangente. Isso é alcançado avançando-se a sonda até o nível da porção superior do átrio esquerdo e depois registrando uma série de incidências transversais e longitudinais a níveis suficientes para proporcionar uma avaliação abrangente de todo o coração.

Um ponto de partida útil é a incidência de quatro câmaras que é registrada com o transdutor posicionado imediatamente superior e posterior ao átrio esquerdo e flexionado de modo a proporcionar um plano de eixo longo através de todas as quatro câmaras (Figura 5.57). Por causa do relacionamento entre o coração e o esôfago, um plano de eixo longo verdadeiro muitas vezes é difícil de se obter. Entretanto, com a posição apropriada do transdutor, uma imagem que se aproxima da incidência apical de quatro câmaras (registrada de cabeça para baixo) em geral pode ser obtida (Figura 5.58). Essa perspectiva proporciona informa-

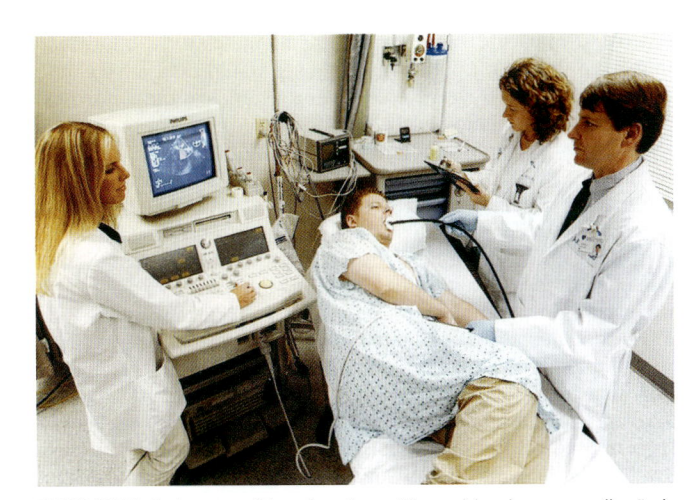

FIGURA 5.55 Paciente, sonografista, enfermeira e médico posicionados para a realização de uma ecocardiografia transesofágica. Ver texto para detalhes.

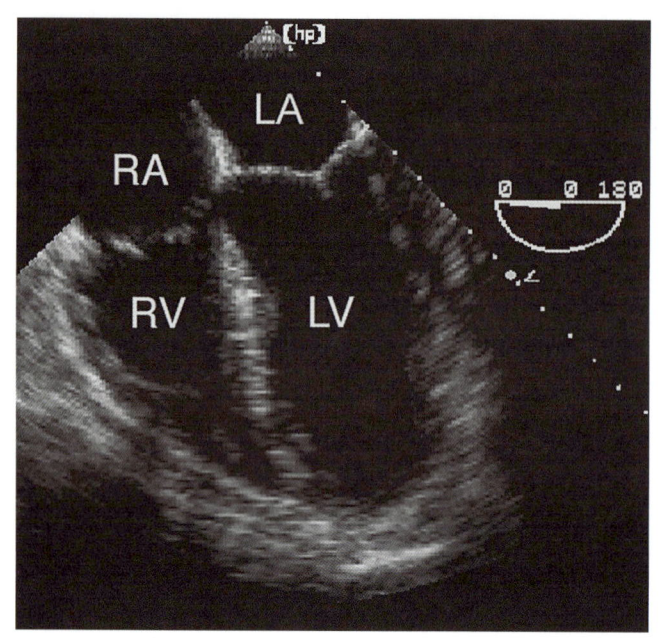

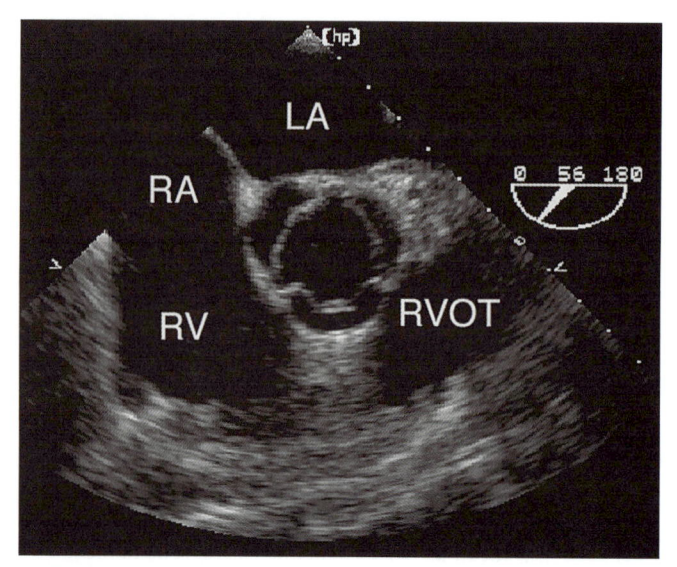

FIGURA 5.59 No esôfago a sonda pode ser flexionada para proporcionar uma incidência basal de eixo curto. LA, átrio esquerdo; RA, átrio direito; RV, ventrículo direito; RVOT, via de saída do ventrículo direito.

FIGURA 5.57 Incidência de quatro câmaras com o transdutor posicionado no esôfago. LA, átrio esquerdo; LV, ventrículo esquerdo; RA, átrio direito; RV, ventrículo direito.

ções semelhantes às correspondentes à incidência transtorácica, vista na direção oposta. Por causa das diferentes perspectivas das duas modalidades, é importante mencionar que cada uma tem vantagens e limitações. Por exemplo, a incidência transtorácica de quatro câmaras coloca o ápice ventricular esquerdo no campo próximo e é ideal para detecção de trombos apicais. Por outro lado, a incidência transesofágica de quatro câmaras coloca o átrio esquerdo no campo próximo e é ideal para a avaliação de patologia atrial esquerda e valvar mitral.

Ao se anteflexionar a ponta da sonda, a orientação de eixo longo pode ser gradualmente convertida em uma incidência mais de eixo curto para avaliação da via de saída do ventrículo esquerdo e valva aórtica (Figura 5.59). Essa incidência é similar a uma

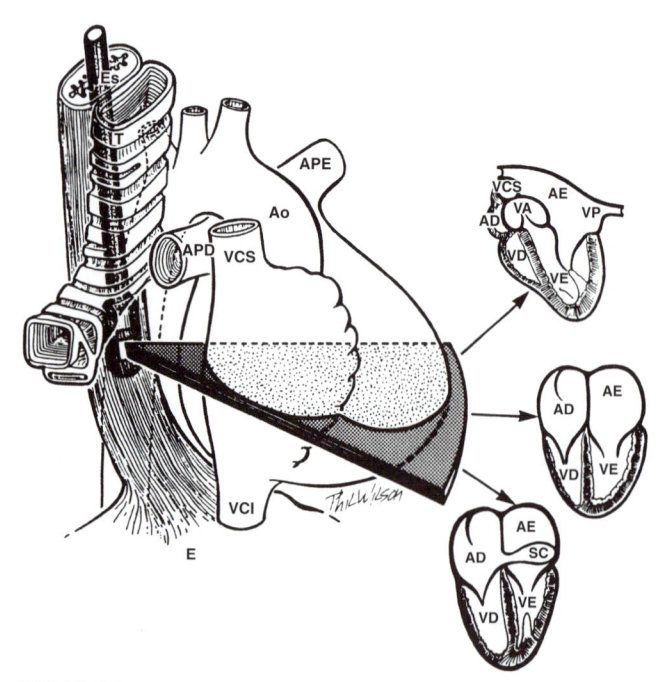

FIGURA 5.58 Três das incidências ecocardiográficas que podem ser obtidas com a sonda horizontal na porção média do esôfago. Ao, aorta; AD, átrio direito; AE, átrio esquerdo; APD, artéria pulmonar direita; APE, artéria pulmonar esquerda; E, estômago; Es, esôfago; SC, seio coronário; T, transdutor; VA, valva aórtica; VCI, veia cava inferior; VCS, veia cava superior; VD, ventrículo direito; VE, ventrículo esquerdo; VP, veia pulmonar.

incidência paraesternal basal de eixo curto obtida da parede torácica. Fazendo-se uma suave flexão e relaxando a sonda, a raiz aórtica, valva aórtica e a via de saída ventricular esquerda podem ser amplamente avaliadas (Figura 5.60). Fazendo-se uma rotação do ângulo de varredura de 0° (transversal) até aproximadamente 90°, pode ser obtida uma incidência de duas câmaras (Figura 5.61). Com um maior ângulo de rotação, até aproximadamente 135°, ter-se-á uma incidência aproximada do ventrículo esquerdo no eixo longo (Figura 5.62). Esse plano encontra-se quase alinhado ao eixo longo do coração e proporciona uma avaliação excelente da valva aórtica e raiz aórtica. A rotação da sonda no sentido horário irá fazer uma varredura do plano de imagem em direção ao coração direito, eventualmente registrando uma incidência com ambas as cavas na qual o átrio direito, apêndice atrial direito e veias cava inferior e superior são visibilizados (Figura 5.63). Essa incidência também proporciona uma avaliação ampla do septo atrial e é especialmente valiosa para interrogar a porção superior do septo atrial na procura de defeitos septais atriais tipo seio venoso.

O apêndice atrial esquerdo, um alvo frequente da ecocardiografia transesofágica, pode ser visibilizado em várias das incidências acima descritas. A incidência basal de eixo curto a aproximadamente 45° muitas vezes é ideal para essa finalidade. Um plano mais vertical (aproximadamente 90°-120°) com rotação para a esquerda da sonda também irá registrar o apêndice (Figura 5.64). Ao se retirar suavemente a sonda e ajustar para um plano mais horizontal (aproximadamente 0°), a bifurcação do tronco da artéria pulmonar pode ser visibilizada adjacente à aorta ascendente (Figura 5.65). A aorta torácica, uma outra estrutura singularmente passível de inspeção pela ecocardiografia transesofágica, situa-se em íntima proximidade com o esôfago e no lado oposto ao coração (Figura 5.66). Com o ângulo ajustado em 0°, o transdutor em si é rodado 180° para avaliar a aorta no eixo curto. Começando-se distalmente, a retirada gradual do transdutor irá seguir a aorta descendente retrogradamente para cima em direção ao arco (Figura 5.67). Muitas vezes é necessário um certo grau de rotação para manter a visibilização, mas todo o percurso do vaso geralmente pode ser registrado. Em qualquer ponto, o ajuste do ângulo para um plano vertical irá proporcionar uma incidência correspondente à longitudinal. Ao nível do arco aórtico, a origem dos vasos ramificantes pode ser registrada (Figura 5.68). Em seguida, por meio da rotação do transdutor e gradualmente avançando a sonda mais para dentro do esôfago, uma porção da aorta ascendente pode ser registrada. Por causa da interposição da traqueia, certa porção da aorta ascendente

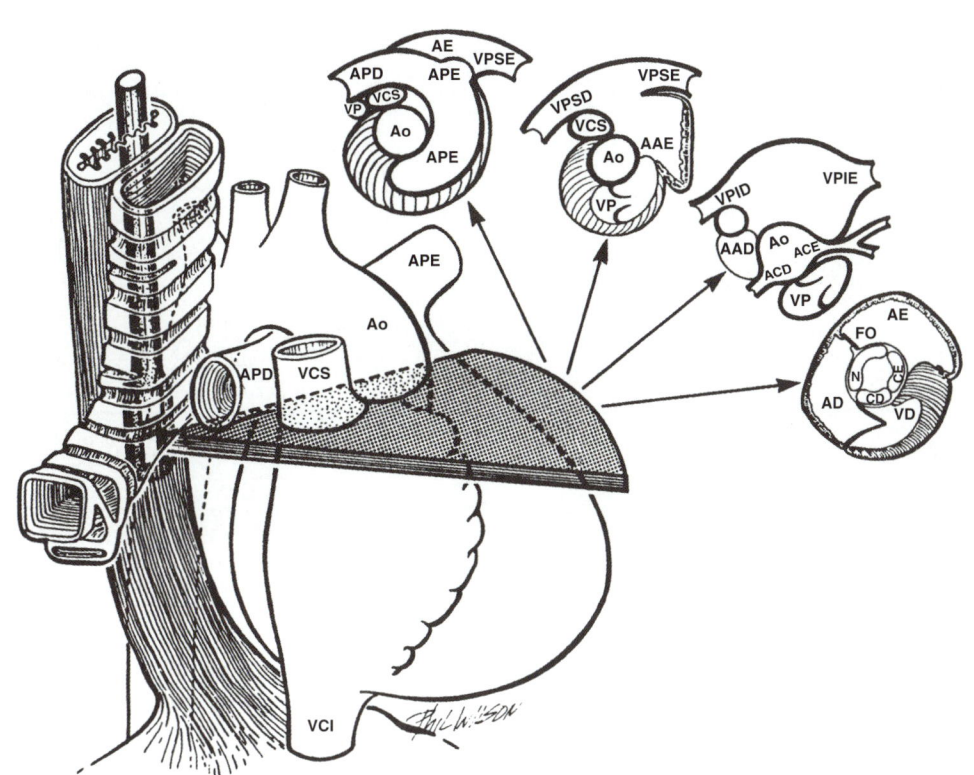

FIGURA 5.60 Quatro das incidências de eixo curto que podem ser obtidas com a sonda horizontal na porção superior do esôfago. AAD, apêndice atrial direito; AAE, apêndice atrial esquerdo; ACD, artéria coronária direita; ACE, artéria coronária esquerda; CD, cúspide coronária direita; CE, cúspide coronária esquerda; E, estômago; FO, forame oval; N, cúspide não coronária; VP, valva pulmonar; VPID, veia pulmonar inferior direita; VPIE, veia pulmonar inferior esquerda; VPSD, veia pulmonar superior direita; VPSE, veia pulmonar superior esquerda.

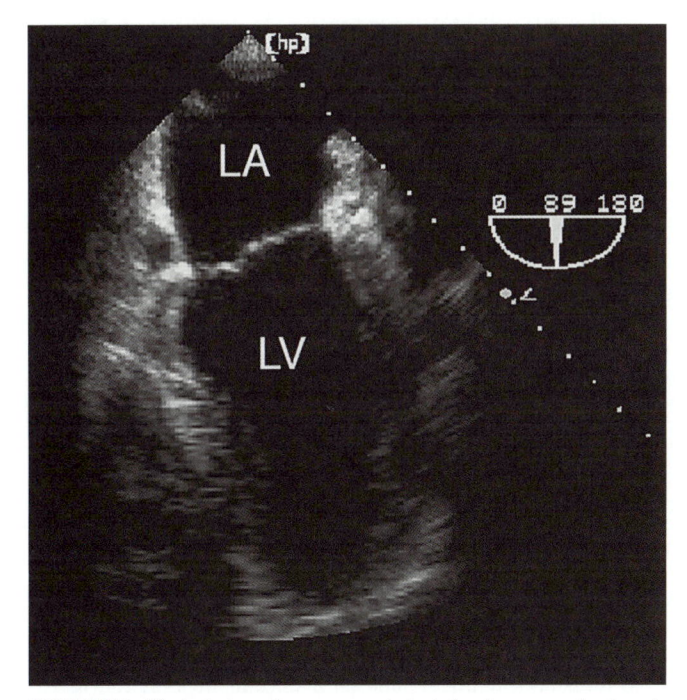

FIGURA 5.61 Incidência de duas câmaras com o ajuste do ângulo para aproximadamente 90º. LA, átrio esquerdo; LV, ventrículo esquerdo.

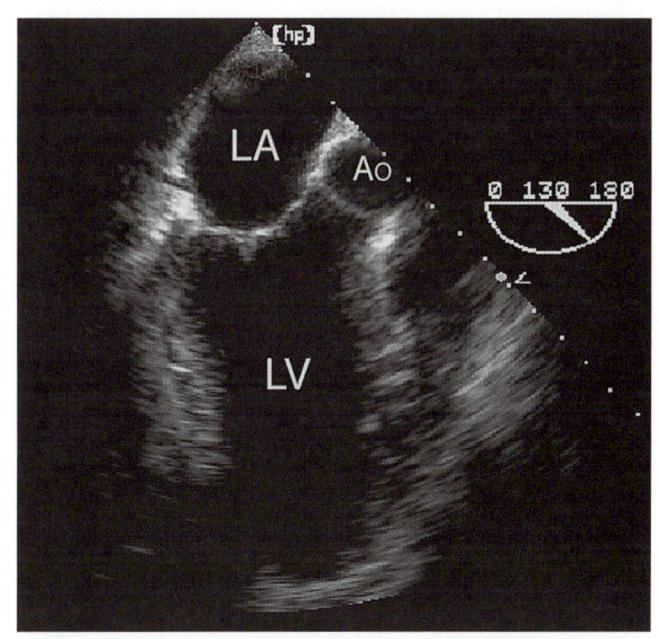

FIGURA 5.62 A via de saída ventricular esquerda, valva aórtica e aorta proximal podem ser incluídas no plano pelo aumento do ângulo para aproximadamente 130º, dando uma incidência de eixo longo. Ao, aorta; LA, átrio esquerdo; LV, ventrículo esquerdo.

não será vista na maioria dos pacientes. Essas séries de incidências proporcionam uma excelente oportunidade de se detectarem aneurisma, dissecção e aterosclerose aórticas.

A junção das quatro veias pulmonares e a parede posterior do átrio esquerdo muitas vezes podem ser visibilizadas pela ecocardiografia transesofágica. Para registrar as veias pulmonares esquerdas, o ângulo do transdutor deve ser ajustado para aproximadamente 100º e rodado para um plano em direção à esquerda (rotação anti-horária da sonda). A aquisição de imagens do fluxo a cores pode ser usada para ajudar na localização da desembo-

cadura das veias. As duas veias esquerdas desembocam no átrio esquerdo em íntima proximidade uma da outra, e a veia pulmonar superior esquerda muitas vezes é registrada adjacente ao apêndice atrial esquerdo (Figura 5.69). Para se registrar as veias pulmonares direitas, o transdutor deve ser ajustado a 50º a 60º e a sonda rodada até a extrema direita do paciente. Novamente, as duas veias parecem ter origem juntas, algumas vezes como uma bifurcação. A Figura 5.70 é um exemplo de ecocardiografia tridimensional transesofágica da valva mitral e ventrículo esquerdo de um paciente com miocardiopatia.

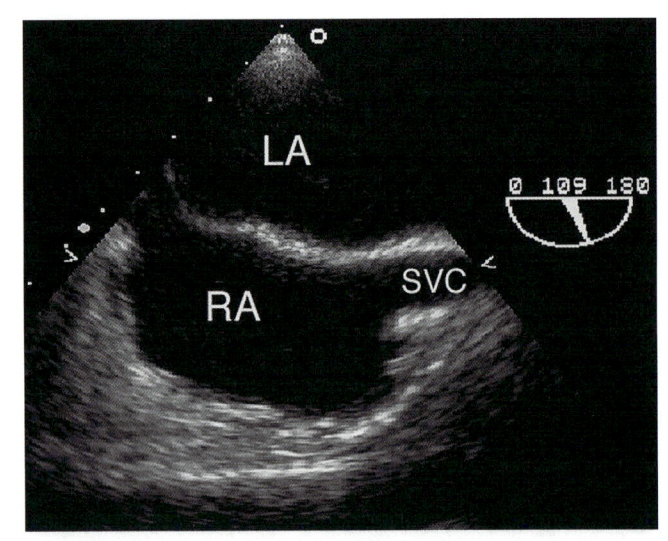

FIGURA 5.63 Com a sonda relativamente alta dentro do esôfago, um plano vertical permite a visibilização de ambos os átrios e septo interatrial. Este plano é chamado de incidência de ambas as cavas e também registra a entrada da veia cava superior no átrio direito. LA, átrio esquerdo; RA, átrio direito; SVC, veia cava superior.

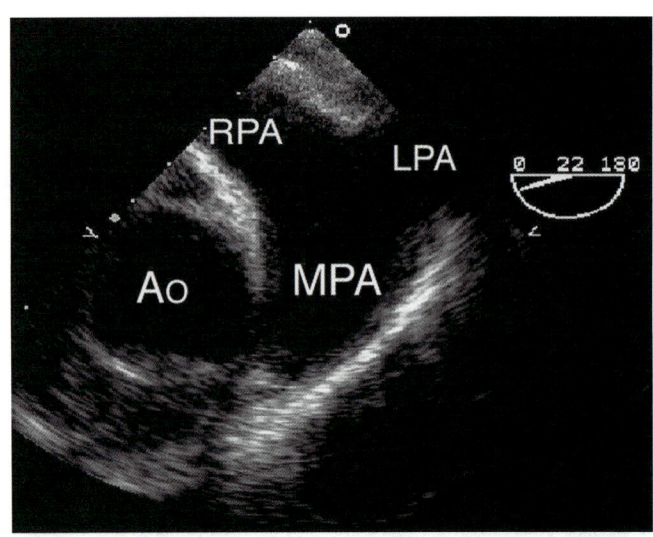

FIGURA 5.65 A partir de uma posição alta no esôfago, o plano horizontal irá permitir o registro da relação entre o tronco da artéria pulmonar (MPA) e a aorta (Ao). Esta incidência também permite a identificação da bifurcação do MPA nas artérias pulmonares direita (RPA) e esquerda (LPA). A aorta ascendente é mostrada em corte transversal.

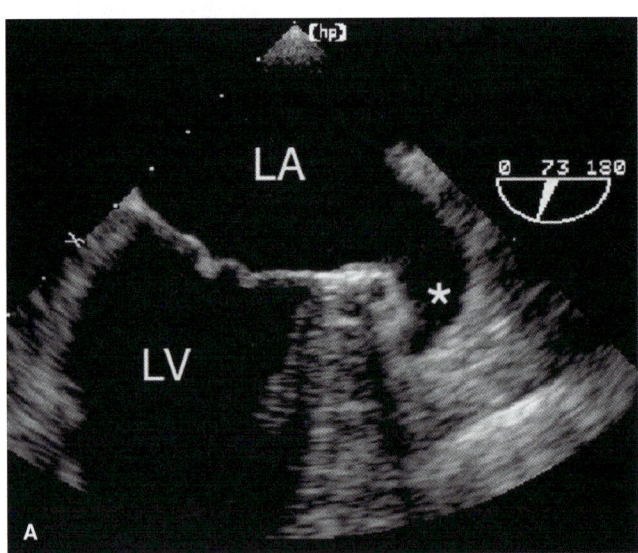

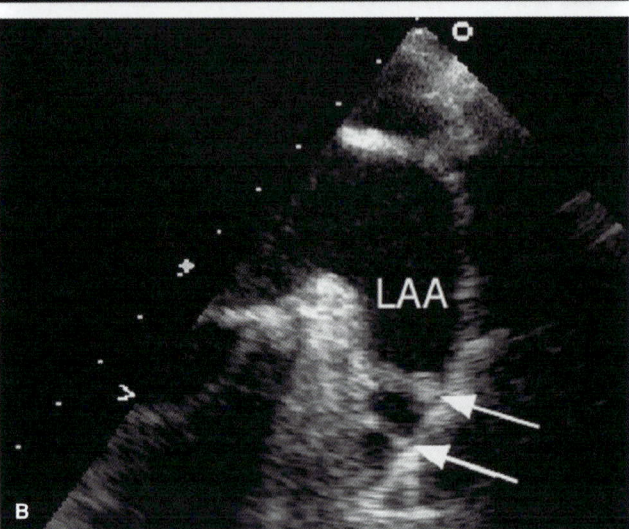

FIGURA 5.64 A: Um plano vertical a partir da porção média do esôfago mostra o apêndice atrial esquerdo (LAA,*). **B:** Músculos pectíneos (*setas*) dentro do LAA. Estes podem ser confundidos com trombos. LA, átrio esquerdo; LV, ventrículo esquerdo.

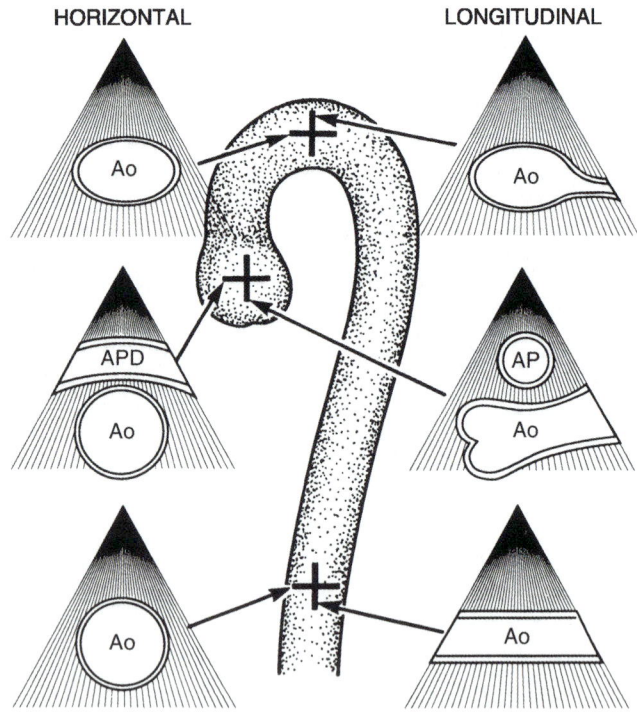

FIGURA 5.66 Várias incidências horizontais e longitudinais da aorta que podem ser obtidas na ecocardiografia transesofágica. Ao, aorta; AP, artéria pulmonar; APD, artéria pulmonar direita.

O transdutor também pode ser avançado até o interior do estômago do paciente para proporcionar uma família de incidências a partir dessa singular perspectiva. Começando-se a partir do plano transversal (0°), a anteflexão extrema e a retirada gradual da sonda irão fazer com que o transdutor entre em contacto com a porção superior do estômago, com o feixe de ultrassom dirigido para cima em direção ao coração. Uma série de incidências de eixo curto dos ventrículos pode então ser registrada pela anteflexão e retroflexão sequenciais para se visibilizarem os vários níveis de planos no eixo curto (Figura 5.71). Muitas vezes, é necessário um certo ajuste do ângulo para otimizar a incidência verdadeira de eixo curto. Em seguida, aumentando-se o ângulo para um plano mais vertical, é registrada uma incidência de eixo longo, muitas vezes proporcionando excelente visibilização da via de saída do ventrículo esquerdo e valva aórtica.

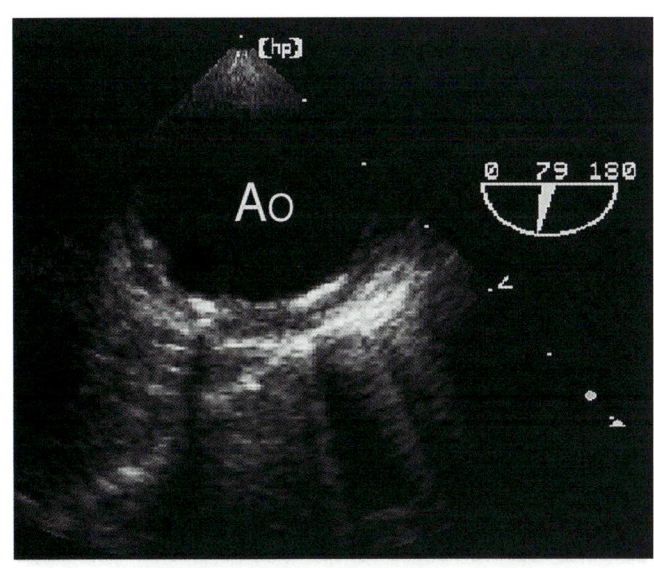

FIGURA 5.67 Incidência transversal da aorta descendente.

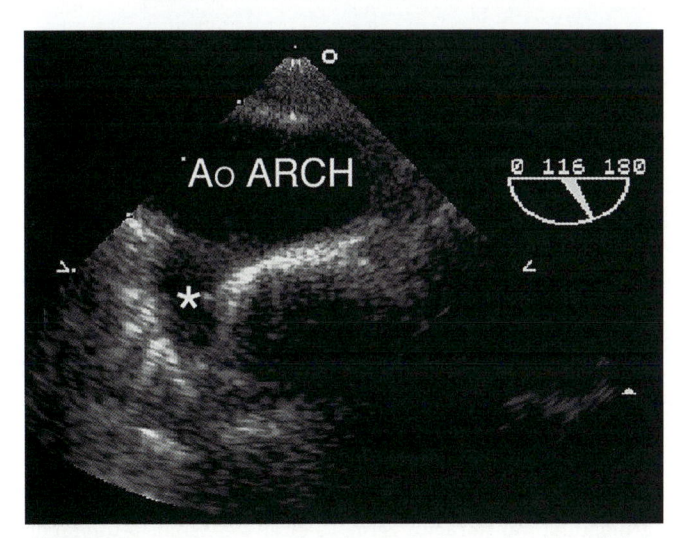

FIGURA 5.68 Porção distal do arco aórtico muitas vezes pode ser registrada a partir de um plano vertical. Neste exemplo, a origem da artéria subclávia esquerda pode ser vista (*). Ao ARCH, arco aórtico.

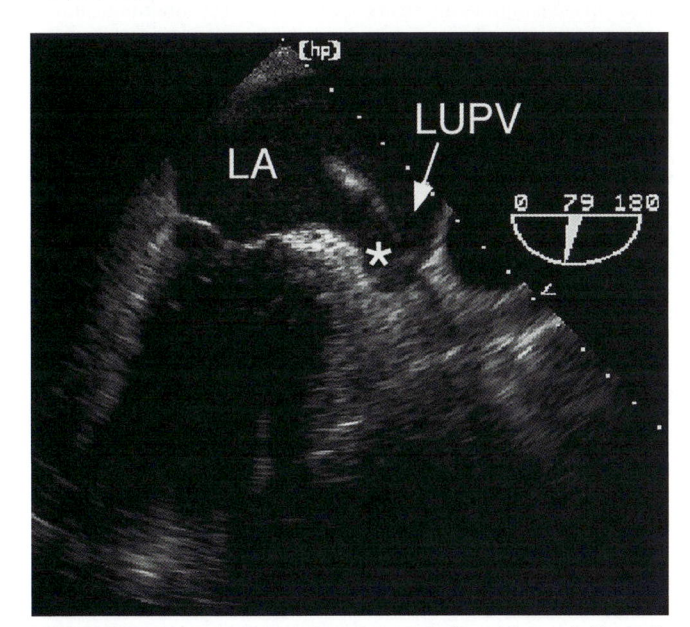

FIGURA 5.69 Esta incidência mostra a relação entre o apêndice atrial esquerdo (*) e a veia pulmonar superior esquerda (LUPV) a partir da incidência de duas câmaras. LA, átrio esquerdo.

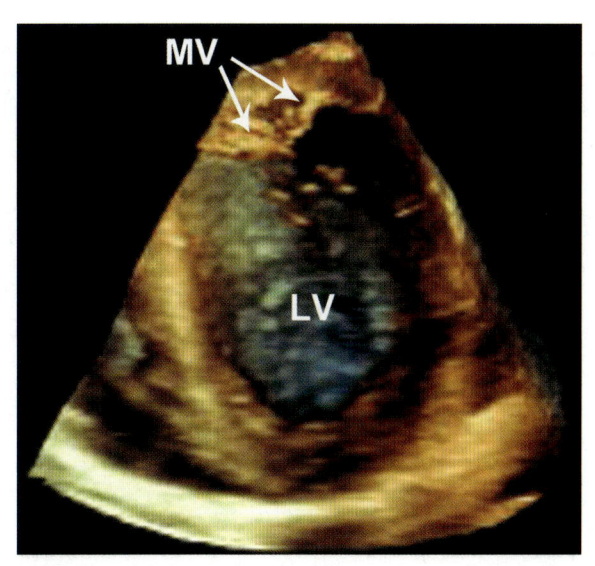

FIGURA 5.70 Um exemplo de ecocardiograma tridimensional transesofágico. A valva mitral (MV) e o ventrículo esquerdo (LV) são mostrados. Uma porção da parede ventricular esquerda é removida para mostrar a cavidade da câmara.

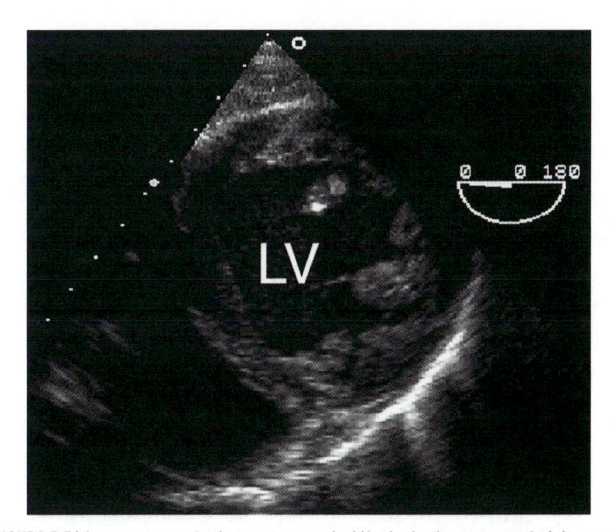

FIGURA 5.71 Imagem transgástrica mostra uma incidência de eixo curto ao nível da porção média do ventrículo esquerdo.

Ecocardiografia como Teste de Triagem

A disponibilidade, utilidade e natureza não invasiva da ecocardiografia promoveram a sua popularidade como um teste diagnóstico. Neste capítulo, é descrita uma abordagem ao exame ecocardiográfico que oferece informações acuradas e potencialmente importantes em uma variedade de situações clínicas. Quando corretamente usada, a utilidade diagnóstica e prognóstica da ecocardiografia é insuperável. Entretanto, tal como em qualquer procedimento existe o potencial de utilização excessiva, e a decisão de se realizar um ecocardiograma tem de ser sempre balanceado frente ao valor esperado dos resultados. Estes devem ser julgados em termos de impacto antecipado dos dados diagnósticos, a possibilidade de os resultados alterarem a conduta, ou o valor prognóstico dos resultados para apoiar ou persuadir o paciente em uma certa situação. Assim, quanto mais específica e mais direcionada for a pergunta feita, mais provavelmente o teste irá fornecer informações novas úteis. Se aplicado muito à larga, a capacidade diagnóstica do teste será ofuscada pelo custo e potencial de informações enganadoras.

Quando usada como um instrumento de triagem, os benefícios da ecocardiografia dependem da situação específica, algu-

			Quadro 5.6	Indicações de Ecocardiografia na Triagem de Presença de Doença Cardiovascular	

	Classe
1. Pacientes com história familiar de doença cardiovascular geneticamente transmitida	I
2. Doadores em potencial de transplante cardíaco	I
3. Pacientes com aspectos fenotípicos da síndrome de Marfan ou doenças relacionadas do tecido conjuntivo	I
4. Estudos basais e de reavaliação de pacientes submetidos a quimioterapia com agentes cardiotóxicos	I
5. Parentes de primeiro grau de pacientes com miocardiopatia dilatada inexplicada nos quais não foi identificada etiologia alguma	I
6. Pacientes com doença sistêmica que pode afetar o coração	IIb
7. População geral	III
8. Atletas competitivos sem evidências clínicas de cardiopatia	III
9. Ecocardiograma de rotina para triagem para participação em esportes competitivos em pacientes com história cardiovascular, eletrocardiograma e exame físico normais	III

Adaptado de Cheitlin MD, Alpert JS, Armstrong WF et al. ACC/AHA Guidelines for the Clinical Application of Echocardiography: a report of the American College of Cardiology/American Heart Association Task Force on Practice Guidelines (Committee on Clinical Application of Echocardiography) developed in collaboration with the American Society of Echocardiography. Circulation 1997;95:1686-1744, com permissão.)

			Quadro 5.7	Resumo das Exigências de Treinamento em Ecocardiografia

Nível	Duração do Treinamento (meses)	Duração Cumulativa de Treinamento (meses)	Núm. Mínimo Total de Exames de ETT Realizados	Núm. Mínimo Total de Exames de ETT Interpretados	ETE e Procedimentos Especiais
1	3	3	75	150	Sim[a]
2	3	6	150	300	Sim[b]
3	6	12	300	750	Sim

Adaptado de Beller GA, Bonow RO, Fuster V et al. ACCF 2008 Recommendations for Training in Adult Cardiovascular Medicine Core Cardiology Training (COCATS 3). (Revision of the 2002 COCATS training statement). J Am Coll Cardiol 2008;51:333-414, com permissão.
[a]Exposição inicial à ecocardiografia transesofágica e outros procedimentos especiais.
[b]Término do nível 2 e treinamento especial adicional necessários para atingir plena competência na ecocardiografia transesofágica e procedimentos especiais.
ETE, ecocardiografia transesofágica; ETT, ecocardiografia transtorácica.

mas das quais são listadas no Quadro 5.6. Deve ficar claro, a partir da discussão acima, que a ecocardiografia não é um teste apropriado para rastrear a população em geral quanto a cardiopatias. Embora possam ser encontrados alguns resultados positivos importantes, a baixa produtividade e o potencial de achados falso-positivos falam contra essa abordagem. Contudo, em outras situações o rastreamento por meio da ecocardiografia é claramente justificado com base nas evidências clínicas. Como sempre é o caso, a decisão específica de se realizar o teste tem como base vários fatores. Primeiro, o médico que pede o exame tem de entender o valor esperado dos resultados e ser capaz de aplicar as novas informações ao paciente. O paciente tem de ser informado, tanto da utilidade esperada dos resultados do teste quanto do potencial de resultados inexatos ou incompletos. Finalmente, o estudo tem de ser realizado e interpretado por profissionais peritos sabedores do quadro que está sendo investigado.

:: | Treinamento em Ecocardiografia

À medida que o campo da ecocardiografia tem continuado a crescer, tem ficado aparente a necessidade de diretrizes para o treinamento e proficiência. Vários documentos têm tentado tratar dessas questões. Recentemente, uma revisão das recomendações sobre treinamento em medicina cardiovascular (Core Cardiology Training ou COCATS 3) foi publicada (Beller et al., 2008). O documento trata do treinamento de residentes bem como do treinamento suplementar de médicos na prática. Ele define três níveis de peritagem com base na duração, volume e amplitude da

experiência (Quadro 5.7). Além das recomendações para a ecocardiografia transtorácica geral, as diretrizes também tratam de procedimentos especiais como a ecocardiografia transesofágica, contrastada, com estresse, intraoperatória e intravascular. Uma força-tarefa conjunta de várias organizações recentemente emitiu diretrizes atualizadas para a competência clínica na ecocardiografia (Quinones et al., 2003). Esse documento abrangente focaliza as exigências quanto ao treinamento de várias modalidades e técnicas ecocardiográficas. Ele inclui recomendações referentes aos padrões de competência em várias modalidades emergentes, como ultrassom portátil e intracardíaco.

Leituras Sugeridas

Conceitos Gerais

Feigenbaum H, Waldhausen JA, Hyde LP. Ultrasound diagnosis of pericardial effusion. JAMA 1965;191:711–714.
Feigenbaum H, Zaky A, Waldhausen JA. Use of ultrasound in the diagnosis of pericardial effusion. Ann Intern Med 1966;65:443–452.

Aplicações

Cheitlin MD, Alpert JS, Armstrong WF, et al. ACC/AHA Guidelines for the Clinical Application of Echocardiography: a report of the American College of Cardiology/American Heart Association Task Force on Practice Guidelines (Committee on Clinical Application of Echocardiography) developed in collaboration with the American Society of Echocardiography. Circulation 1997;95:1686–1744.
Douglas PS, Khandheria B, Stainback RF, Weissman NJ. ACCF/ASE/ACEP/ASNC/SCAI/SCCT/SCMR 2007 appropriateness criteria for transthoracic and transesophageal echocardiography. J Am Coll Cardiol 2007;50:187–207.
Feigenbaum H. Clinical applications of echocardiography. Prog Cardiovasc Dis 1972;14:531–558.
Hung J, Lang R, Flachskampf F, et al. 3D Echocardiography: a review of the current status and future directions. J Am Soc Echocardiogr 2007;20:213–233.

Nagueh SF, Middleton KJ, Kopelen HA, et al. Doppler tissue imaging: a noninvasive technique for evaluation of left ventricular relaxation and estimation of filling pressures. J Am Coll Cardiol 1997;30:1527–1533.

Perry GJ, Helmcke F, Nanda NC, et al. Evaluation of aortic insufficiency by Doppler color flow mapping. J Am Coll Cardiol 1987;9:952–959.

Popp RL, Fowles R, Coltart DJ, et al. Cardiac anatomy viewed systematically with two dimensional echocardiography. Chest 1979;75:579–585.

Settle HP, Adolph RJ, Fowler NO, et al. Echocardiographic study of cardiac tamponade. Circulation 1977;56:951–959.

Tajik AJ, Seward JB, Hagler DJ, et al. Two-dimensional real-time ultrasonic imaging of the heart and great vessels. Technique, image orientation, structure identification, and validation. Mayo Clin Proc 1978;53:271–303.

Thomas JD, Garcia MJ, Greenberg NL. Application of color Doppler M-mode echocardiography in the assessment of ventricular diastolic function: potential for quantitative analysis. Heart Vessels Suppl 1997;12:135–137.

Weyman AE. Pulmonary valve echo motion in clinical practice. Am J Med 1977;62:843–855.

Yang HS, Bansal RC, Mookadam F, Khanderia BK, Tajik AJ, Chandrasekaran K. Practical guide for three-dimensional transthoracic echocardiography using a fully sampled matrix array transducer. J Am Soc Echocardiogr 2008;21:979–989.

Relatos

Cerqueira MD, Weissman NJ, Dilsizian V, et al. Standardized myocardial segmentation and nomenclature for tomographic imaging of the heart: a statement for healthcare professionals from the Cardiac Imaging Committee of the Council on Clinical Cardiology of the American Heart Association. Circulation 2002;105:539–542.

Gardin JM, Adams DB, Douglas PS, et al. Recommendations for a standardized report for adult transthoracic echocardiography: a report from the American Society of Echocardiography's Nomenclature and Standards Committee and Task Force for a Standardized Echocardiography Report. J Am Soc Echocardiogr 2002;15:275–290.

Henry WL, DeMaria A, Gramiak R, et al. Report of the American Society of Echocardiography Committee on Nomenclature and Standards in Two-Dimensional Echocardiography. Circulation 1908;62:212–217.

Sahn DJ, DeMaria A. , Kisslo J, et al. Recommendations regarding quantitation in M-mode echocardiography: results of a survey of echocardiographic measurements. Circulation 1978;58:1072–1083.

Schiller NB, Shah PM, Crawford M, et al. Recommendations for quantitation of the left ventricle by two-dimensional echocardiography. American Society of Echocardiography Committee on Standards, Subcommittee on Quantitation of Two-Dimensional Echocardiograms. J Am Soc Echocardiogr 1989;2:358–367.

Ecocardiografia Transesofágica

Chan KL, Cohen GI, Sochowski RA, et al. Complications of transesophageal echocardiography in ambulatory adult patients: analysis of 1500 consecutive examinations. J Am Soc Echocardiogr 1991;4:577–582.

Daniel WG, Erbel R, Kasper W, et al. Safety of transesophageal echocardiography. A multicenter survey of 10,419 examinations. Circulation 1991;83:817–821.

Djoa KK, Lancee CT, De Jong N, et al. Transesophageal transducer technology: an overview. Am J Card Imaging 1995;9:79–86.

Nanda NC, Pinheiro L, Sanyal RS, et al. Transesophageal biplane echocardiographic imaging: technique, planes, and clinical usefulness. Echocardiography 1990;7:771–788.

Pollick C, Taylor D. Assessment of left atrial appendage function by transesophageal echocardiography. Implications for the development of thrombus. Circulation 1991;84:223–231.

Richardson SG, Pandian NG. Echo-anatomic correlations and image display approaches in transesophageal echocardiography. Echocardiography 1991;8:671–674.

Schiller NB, Maurer G, Ritter SB, et al. Transesophageal echocardiography. J Am Soc Echocardiogr 1989;2:354–357.

Schneider AT, Hsu TL, Schwartz SL, et al. Single, biplane, multiplane, and three-dimensional transesophageal echocardiography. Echocardiographic-anatomic correlations. Cardiol Clin 1993;11:361–387.

Seward JB, Khandheria BK, Oh JK, et al. Transesophageal echocardiography: technique, anatomic correlations, implementation, and clinical applications. Mayo Clin Proc 1988;63:649–680.

Stoddard MF, Liddell NE, Longaker RA, et al. Transesophageal echocardiography: normal variants and mimickers. Am Heart J 1992;124:1587–1598.

Treinamento

Beller GA, Bonow RO, Fuster V, et al. ACCF 2008 Recommendations for Training in Adult Cardiovascular Medicine Core Cardiology Training (COCATS 3). (Revision of the 2002 COCATS Training Statement). J Am Coll Cardiol 2008;51:333–414.

DeMaria AN, Crawford MH, Feigenbaum H, et al. 17th Bethesda conference: adult cardiology training. Task Force IV: training in echocardiography. J Am Coll Cardiol 1986;7:1207–1208.

Pearlman AS, Gardin JM, Martin RP, et al. Guidelines for physician training in transesophageal echocardiography: recommendations of the American Society of Echocardiography Committee for Physician Training in Echocardiography. J Am Soc Echocardiogr 1992;5:187–194.

Quinones MA, Douglas PS, Foster E, et al. ACC/AHA clinical competence statement on echocardiography: a report of the ACC/AHA/ACP-ASIM Task Force on Clinical Competence. J Am Coll Cardiol 2003;41:687–708.

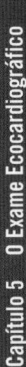

Capítulo 5   O Exame Ecocardiográfico

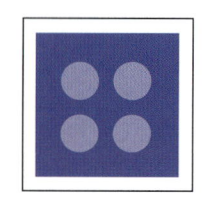

Capítulo 6
Avaliação da Função Sistólica do Ventrículo Esquerdo

Princípios Gerais

Praticamente todas as formas de cardiopatias adquiridas podem estar associadas a anormalidades da função sistólica em algum ponto na sua história natural. Uma avaliação da função sistólica ventricular esquerda deve fazer parte de praticamente todos os exames ecocardiográficos. A avaliação da função sistólica proporciona informações prognósticas valiosas, tem um papel crucial na seleção da terapia médica e é instrumental na determinação do momento ideal para cirurgia de cardiopatia valvar. Em pacientes com disfunção sistólica ou em pacientes com hipertensão, insuficiência cardíaca congestiva ou miocardiopatia, uma avaliação da função diastólica deve ser realizada também. A avaliação da função diastólica é discutida detalhadamente no Capítulo 7.

Tentativas iniciais de se avaliar a função sistólica ventricular esquerda incluía somente medidas lineares, com a dimensão interna do ventrículo esquerdo na diástole e sístole, das quais parâmetros como encurtamento fracional e velocidade do encurtamento circunferencial podiam ser derivados. Com o advento da ecocardiografia bidimensional, cálculos de áreas e volumes substituíram as medidas lineares na avaliação da função ventricular esquerda. A ecodopplercardiografia oferece informações sobre o fluxo sistólico que podem estar relacionadas com a função ventricular. A metodologia recentemente desenvolvida de Doppler tissular e técnicas de rastreamento de pontos permitem uma análise mais detalhada do desempenho miocárdico.

Medidas Lineares

As primeiras tentativas para se quantificar a função ventricular esquerda envolviam medidas lineares da dimensão em eixo curto a partir de um ecocardiograma em modo M dedicado. As medidas lineares têm a desvantagem de determinar a função ventricular somente ao longo de uma única linha de interrogação. Na presença de geometria e função simétrica ventriculares normais, as medidas lineares fornecem uma avaliação adequada da função ventricular. Contudo, elas são limitadas na cardiopatia adquirida na qual há, muitas vezes, uma variação regional substancial na função. As medidas em modo M também são sujeitas a erro com respeito à determinação das verdadeiras dimensões de eixo curto. A aquisição de imagens bidimensionais permite a correção de interrogação fora de eixo e também a determinação da heterogeneidade espacial da função. Por essa razão, as medidas derivadas da ecocardiografia bidimensional sejam lineares, de área ou volume em grande parte suplantaram as medidas em modo M na avaliação da função ventricular. Embora a resolução temporal de um feixe dedicado em modo M seja superior àquela da ecocardiografia bidimensional, a capacidade de se visibilizar todo o ventrículo esquerdo, e assegurar uma dimensão verdadeira em eixo curto, diminui essa vantagem potencial para a maioria das finalidades.

O ponto preciso em que as medidas lineares são feitas tem variado ao longo do tempo à medida que a resolução do instrumental ultrassônico tem melhorado. O equipamento inicial de ultrassom tinha um registro da escala de cinza relativamente pobre. Assim, o limite exato entre o sangue e o tecido muitas vezes era difícil de determinar. A primeira abordagem às medidas lineares envolvia uma técnica de "borda limitante a borda limitante". Por meio dessa técnica, a espessura septal era definida como borda limitante do septo no seu lado ventricular direito até a borda limitante dos ecos endocárdicos brilhantes no lado ventricular esquerdo. Dependendo da escala de cinza, intensidade da imagem e resolução, a borda limitante em si poderia ser de até 1 ou 2 mm de espessura. Os aperfeiçoamentos no processamento das imagens permitiram níveis mais altos de registro da escala de cinza com uma visibilização substancialmente refinada do limite real entre tecido e sangue. É hoje em dia uma prática comum se medir as dimensões das câmaras, conforme definido pela interface real tecido-sangue, em vez da distância entre os ecos das bordas limitantes. O Quadro 6.1 mostra muitas das medidas lineares que podem ser feitas na avaliação da função ventricular esquerda. O local para se fazer essas medidas é esquematizado na Figura 6.1 e demonstrado mais detalhadamente na Figura 6.2.

As medidas lineares do ventrículo esquerdo têm várias limitações na determinação do desempenho ventricular. Uma das mais óbvias é que em muitas formas de cardiopatia adquirida, especialmente doença arterial coronária, há uma variação regional na forma e função ventriculares. Por definição, uma medida linear fornece informações sobre dimensão e contratilidade ao longo de uma linha única. Isso pode subestimar a gravidade da disfunção se somente uma região normal for interrogada, ou superestimar a anormalidade se o feixe em modo M transitar exclusivamente através da uma região com movimentação parietal anormal. Uma segunda limitação da avaliação do ventrículo esquerdo em modo M é que muitas vezes ela não reflete a verdadeira dimensão no eixo curto. Esse fenômeno é ilustrado na Figura 6.2 e é bastante comum em pacientes idosos nos quais há uma angulação do septo ventricular. Nesse caso, um feixe em modo M atravessa o

Parâmetro	Fórmula	Abreviação	Unidades
Dimensão interna do VE na diástole		$DIVE_d$	mm (ou cm)
Dimensão interna do VE na sístole		$DIVE_s$	mm (ou cm)
Encurtamento fracional	$(DIVE_d - DIVE_s)/DIVE_d$	EF	% ou 0,XX
Estresse parietal meridional na sístole	PR/h	σ_m	mmHg ou dina-cm^2
Volume do VE ao cubo na diástole	$(DIVE_d)^3$		cm^3 ou mℓ
VE ao cubo + volume miocárdico	$(SIV + DIVE_d + PP)^3$		cm^3 ou mℓ
Velocidade do encurtamento circunferencial	$(DIVE_d - DIVE_s)/(DIVE_d \times TE)$	VCf	Circunferência/s

Quadro 6.1 — Medidas Lineares do Tamanho e Função do Ventrículo Esquerdo

h, espessura parietal; PP, da parede posterior; PR, pressão × raio; TE, tempo de ejeção; VE, ventrículo esquerdo.

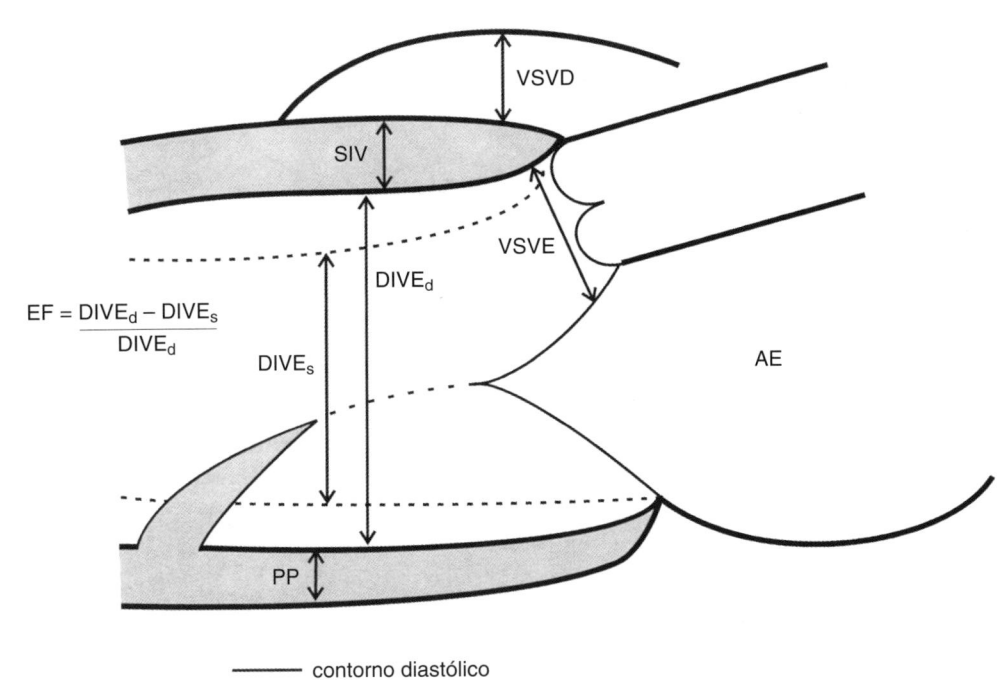

Capítulo 6 Avaliação da Função Sistólica do Ventrículo Esquerdo

$$EF = \frac{DIVE_d - DIVE_s}{DIVE_d}$$

——— contorno diastólico

- - - - contorno sistólico

FIGURA 6.1 Representação esquemática de uma incidência paraesternal de eixo longo do ventrículo esquerdo mostrando medidas lineares. Por convenção, as medidas lineares do ventrículo esquerdo são feitas no nível das cordoalhas mitrais. O encurtamento fracional pode ser calculado conforme mostrado a partir da dimensão interna linear do ventrículo esquerdo na diástole e sístole. Ao medir a espessura septal ventricular, aconselha-se cautela para evitar medir a porção mais proximal do septo que frequentemente é uma área de hipertrofia isolada e angulação e não representa verdadeiramente a espessura parietal ventricular. AE, átrio esquerdo; EF, encurtamento fracional; $DIVE_d$, diâmetro interno do ventrículo esquerdo na diástole; $DIVE_s$, diâmetro interno do ventrículo esquerdo na sístole; PP, parede posterior; SIV, septo interventricular; VSVD, via de saída do ventrículo direito; VSVE, via de saída do ventrículo esquerdo.

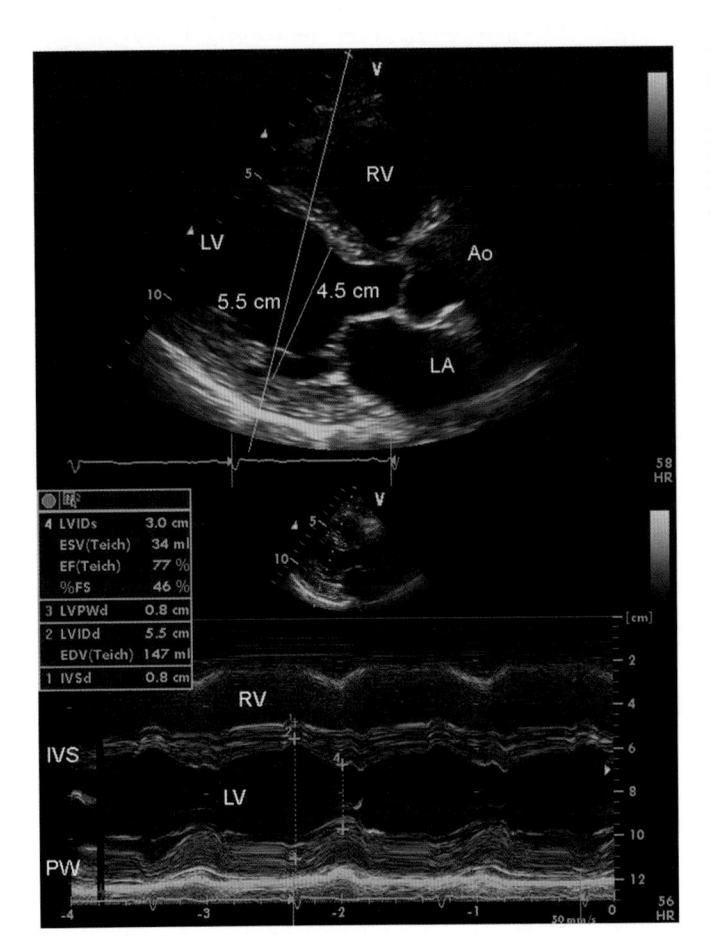

FIGURA 6.2 Ecocardiograma paraesternal de eixo longo e ecocardiograma em modo M derivado bidimensionalmente em um paciente com função ventricular normal. No ecocardiograma em modo M, observe a dimensão interna do ventrículo esquerdo de 5,5 cm e os valores derivados. No ecocardiograma bidimensional, a linha branca mais longa representa o feixe de interrogação do modo M. Observe que ela atravessa o ventrículo esquerdo tangencialmente e resulta em uma dimensão interna de 5,5 cm. A linha amarela é a verdadeira dimensão em eixo curto do ventrículo esquerdo que é substancialmente menor, sendo 4,5 cm. Ao, aorta; IVS, septo interventricular; LA, átrio esquerdo; LV, ventrículo esquerdo; PW, parede posterior; RV, ventrículo direito.

ventrículo tangencialmente e superestima a verdadeira dimensão interna. Como um cursor do modo M guiado bidimensionalmente ainda tem de aderir à direção do feixe a partir do transdutor, muitas vezes não é possível alinhar o feixe verdadeiramente perpendicular ao eixo longo do ventrículo de modo que ele reflita a verdadeira dimensão de eixo curto. As novas gerações de plataformas podem permitir a derivação de um feixe em "modo M anatômico" a partir de um conjunto de dados bidimensionais e desse modo remover essa limitação. Isto pode dar uma discreta vantagem para a cronometragem dos eventos, mas conferir nenhuma vantagem real frente às medidas bidimensionais diretas quanto às dimensões de câmara. Quando as dimensões em modo M são comparadas às feitas bidimensionalmente com eixo curto, a dimensão em modo M tipicamente superestima o verdadeiro eixo menor do ventrículo esquerdo em 6 a 12 mm. Esta discrepância sistemática se torna maior com a idade e a consequente angulação do coração. Para um certo paciente, pode-se geralmente presumir que o grau de interrogação fora do eixo irá permanecer estável com o passar do tempo e essa superestimativa permanecerá constante. Assim, na ausência de novas anormalidades regionais, as diferenças nas medidas seriadas retêm sua validade clínica, embora a dimensão real possa estar incorreta.

Há vários parâmetros adicionais do desempenho ventricular que podem ser derivados das medidas em modo M. Estes incluem ritmos de espessamento sistólico da parede posterior e cálculo da velocidade do encurtamento circunferencial. Para este último cálculo, o eixo menor é pressuposto representar um círculo de diâmetro conhecido a partir do qual a circunferência pode ser calculada e o ritmo de alteração da circunferência determinado. Essa medida, tipicamente padronizada por meio da normalização com a frequência cardíaca, raramente é usada na prática contemporânea.

Uma outra medida em modo M que foi empregada no passado é a *descida da base*. Durante a contração ventricular, a base (anel) do coração se move em direção ao ápice. Na presença de disfunção ventricular esquerda global, a magnitude dessa movimentação é diretamente proporcional à função sistólica. A interrogação em modo M é feita a partir da porção lateral do anel mitral, e a excursão anular em direção ao transdutor é então determinada (Figura 6.3). Existe uma correlação relativamente linear entre a magnitude de excursão sistólica anular e a função sistólica global.

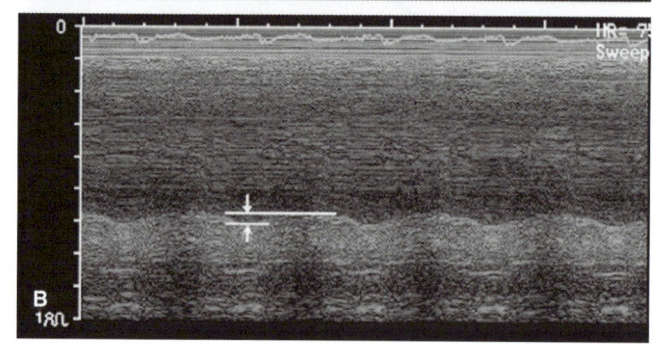

FIGURA 6.3 Incidência apical registrada em dois pacientes e mostrando a medida da descida da base com ecocardiografia em modo M. A interrogação em modo M foi dirigida a partir do ápice do coração através do anel lateral. **A:** Observe a movimentação anular de aproximadamente 1,6 cm em direção ao ápice na sístole. **B:** Registro de um paciente com grave disfunção sistólica revela movimentação anular substancialmente diminuída na sístole de < 1,0 cm. Anulus, anel; LV, ventrículo esquerdo.

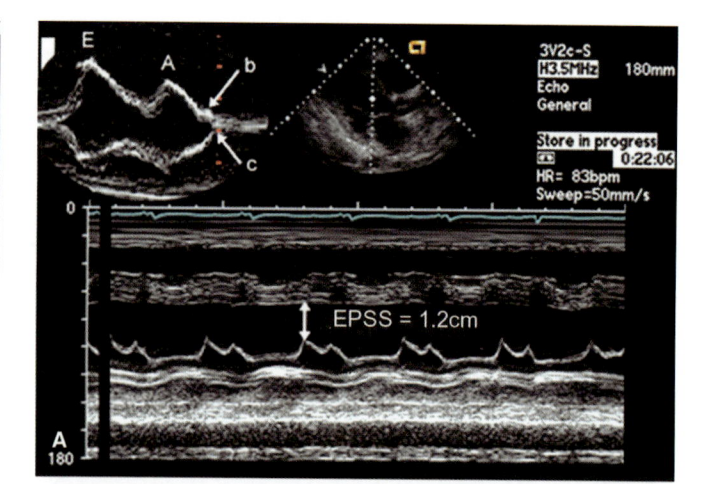

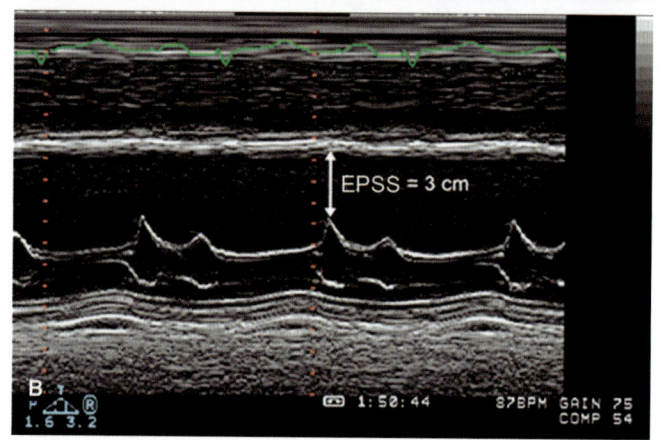

FIGURA 6.4 Ecocardiogramas em modo M registrados em dois pacientes com disfunção sistólica significativa. **A:** Uma separação septal do ponto E (EPSS) de 1,2 cm (normal, < 6 mm). **B:** Registro de um paciente com disfunção sistólica ventricular esquerda mais significativa na qual EPSS é de 3,0 cm. Observe também o fechamento interrompido da valva mitral com uma saliência B (**em cima**), indicando um aumento na pressão diastólica final ventricular esquerda.

Essa técnica raramente é usada hoje em dia, tendo dado lugar a medidas diretas do volume e fração de ejeção ventriculares. É de se notar que este é o mesmo princípio usado na aquisição de imagens tissulares do anel com Doppler para determinação da excursão sistólica como um marcador da função ventricular.

Marcadores Indiretos em Modo M da Função Ventricular Esquerda

Vários sinais indiretos da disfunção sistólica ventricular esquerda podem ser notados na ecocardiografia em modo M. Estes incluem uma maior separação entre o ponto E e o septo, e fechamento gradual da valva aórtica durante a sístole. A magnitude da abertura da valva mitral, conforme refletida pela altura da onda E, se correlaciona com o fluxo transmitral e, na ausência de regurgitação mitral significativa, com o volume sistólico ventricular esquerdo. A dimensão interna do ventrículo esquerdo se correlaciona com o volume diastólico. Como tal, a relação entre a excursão mitral e o tamanho do ventrículo esquerdo reflete a fração de ejeção. Normalmente, o ponto E valvar mitral (abertura máxima inicial) está dentro de 6 mm do lado esquerdo do septo ventricular. Na presença de uma fração de ejeção diminuída, essa distância aumenta (Figura 6.4).

A inspeção do padrão de abertura da valva aórtica também pode proporcionar evidência indireta da função sistólica do ventrículo esquerdo. Se o volume sistólico anterógrado ventricular esquerdo estiver diminuído, pode haver uma redução gradual do fluxo anterógrado no final da sístole, o que resulta no fechamento gradual da valva aórtica no final de sístole. Isso acarreta um aspecto arredondado do fechamento da valva aórtica no final da

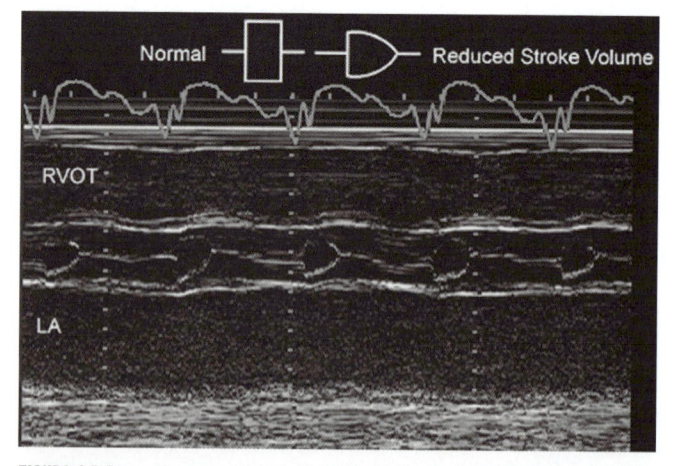

FIGURA 6.5 Ecocardiograma em modo M registrado através da valva aórtica em um paciente com função cardíaca reduzida e volume de ejeção anterógrado diminuído. Observe o fechamento arredondado da valva aórtica, indicando diminuição do fluxo anterógrado no final da sístole. Padrões normais e anormais de abertura da valva aórtica são mostrados na figura esquemática superposta. LA, átrio esquerdo; Normal, normal; Reduced Stroke Volume, volume de ejeção reduzido; RVOT, via de saída do ventrículo direito.

sístole (Figura 6.5). Muitas dessas observações e cálculos foram em grande parte suplantados pelas medidas diretas do tamanho e desempenho ventriculares proporcionadas pelas plataformas de ultrassom modernas.

Quadro 6.2	Medidas Baseadas em Área/Volume para Tamanho e Função Ventriculares[a]		
Parâmetro	**Abreviações**	**Fórmula**	**Unidades**
Área diastólica no eixo curto (ponto médio do VE)	AEC_d		cm^2
Área sistólica no eixo curto (ponto médio do VE)	AEC_s		cm^2
Alteração da área fracional	AAF	$(AEC_d - AEC_s)/AEC_d$	% ou 0,XX
Área do VE em quatro câmaras na diástole	AVE_{4c-d}		cm^2
Área do VE em quatro câmaras na sístole	AVE_{4c-s}		cm^2
Volume do VE na diástole[a]	VVE_d		$m\ell$
Volume do VE na sístole[a]	VVE_s		$m\ell$
Volume de ejeção	VE	$VVE_d = VVE_s$	$m\ell$
Fração de ejeção	FE	VE/VVE_d	% ou 0,XX

[a]Determinada pela regra de Simpson, método de área-comprimento etc.

Medidas Bidimensionais

A ecocardiografia bidimensional proporciona resolução espacial inerentemente superior para a determinação do tamanho e função do ventrículo esquerdo. O seu papel na obtenção de medidas lineares já foi discutido. Várias incidências ecocardiográficas bidimensionais vêm sendo usadas para oferecer informações sobre a função sistólica do ventrículo esquerdo, algumas das quais se baseiam exclusivamente nas medidas de área e outras que se baseiam em cálculos de volume ventricular. O Quadro 6.2 mostra as medidas bidimensionais mais comumente usadas e seus cálculos derivados. O Quadro 6.3 mostra as faixas normais de medidas comumente obtidas recomendadas pela American Society of Echocardiography.

Uma das medidas bidimensionais mais simples da função ventricular esquerda é a determinação de uma alteração fracional da área a partir da incidência de eixo curto ao nível médio ventricular. Esta é calculada comparando-se a área diastólica com a área sistólica. A alteração de área então representa a diferença entre esses dois valores divididos pelo volume diastólico analogamente ao cálculo do encurtamento fracional. Para um ventrículo com contração simétrica, a alteração fracional da área reflete a função ventricular global. Sua limitação óbvia é que ela avalia a função ventricular somente no nível que está sendo interrogado. Se houver uma disfunção regional, que não está no plano que está sendo interrogado, pode ocorrer uma estimativa errônea da função ventricular global. Essa mesma incidência pode ser usada para determinar a espessura parietal média para o cálculo da massa ventricular esquerda.

Mais comumente, as imagens apicais são usadas para se determinar os volumes ventriculares na diástole e na sístole, das quais o volume sistólico e a fração de ejeção são calculados. Há várias pressuposições geométricas e fórmulas que foram usadas no passado para cálculo do volume ventricular. A vantagem das técnicas de pressuposição geométrica, como área-comprimento ou fórmula da elipse truncada, foi que elas demandavam somente uma visibilização limitada para cálculo do volume ventricular. Essas fórmulas só funcionam em um ventrículo com contração simétrica e foram ultrapassadas pelo cálculo mais direto dos volumes ventriculares. Um método simplificado para o cálculo da fração de ejeção envolve a determinação da dimensão do eixo menor na diástole e sístole na base, porção média e distal do ventrículo esquerdo. Esses valores são combinados com uma avaliação qualitativa da função apical (–5% a +15%) para derivar a fração de ejeção. Essa metodologia tem se correlacionado bem com métodos padrão de determinação da fração de ejeção.

O advento de scanners digitais bidimensionais de 90º de alta resolução bem como a capacidade computacional para muitos dados quantitativos incorporada nas plataformas modernas e sistemas de análise *off-line* em grande parte tornaram obsoletos esses métodos iniciais de determinação de volume. Atualmente, o método mais comum para determinação de volumes ventriculares é a regra de Simpson ou a "regra dos discos". Essa técnica requer o registro de uma incidência apical, de quatro e/ou duas câmaras, na qual a borda endocárdica é delineada na telediástole e telessístole. O ventrículo é dividido matematicamente ao longo de seu eixo longo em uma série de discos de altura igual. O volume de cada disco individualmente é calculado como o pro-

Quadro 6.3	Limites de Referência e Valores de Partição do Tamanho Ventricular Esquerdo[a]							
	Mulheres				**Homens**			
	Faixa de Referência	Discretamente Anormal	Moderadamente Anormal	Gravemente Anormal	Faixa de Referência	Discretamente Anormal	Moderadamente Anormal	Gravemente Anormal
Dimensão VE								
Diâmetro diastólico VE	3,9 a 5,3	5,4 a 5,7	5,8 a 6,1	≥6,2	4,2 a 5,9	6,0 a 6,3	6,0 a 6,8	≥6,9
Diâmetro diastólico VE/ASC, cm/m²	2,4 a 3,2	3,3 a 3,4	3,5 a 3,7	≥3,8	2,2 a 3,1	3,2 a 3,4	3,5 a 3,6	≥3,7
Diâmetro diastólico VE/altura, cm/m	2,5 a 3,2	3,3 a 3,4	3,5 a 3,6	≥3,7	2,4 a 3,3	3,4 a 3,5	3,6 a 3,7	≥3,8
Volume VE								
Volume diastólico VE, mℓ	56 a 104	105 a 117	118 a 130	≥131	67 a 155	156 a 178	179 a 201	≥201
Volume diastólico VE/ASC, mℓ/m²	***35 a 75***	***76 a 86***	***87 a 96***	***≥97***	***35 a 75***	***76 a 86***	***87 a 96***	***≥97***
Volume sistólico VE, mℓ	19 a 49	50 a 59	60 a 69	≥70	22 a 58	59 a 70	71 a 82	≥83
Volume sistólico VE/ASC, mℓ/m²	***12 a 30***	***31 a 36***	***37 a 42***	***≥43***	***12 a 30***	***31 a 36***	***37 a 42***	***≥43***

[a]Valores em itálico e negrito; recomendados e mais bem validados.

ASC, área da superfície corporal.

Reproduzido, com autorização, da American Society of Echocardiography de Recommendations for Chamber Quantification: a report from the ASE Guidelines and Standards Committee and the Chamber Quantification Writing Group, developed in conjunction with the European Association of Echocardiography, a branch of the European Society of Cardiology. JASE 2005;18:1440-1463.

duto da altura e área do disco onde a altura é presumida como sendo o comprimento total do eixo longo do ventrículo esquerdo ÷ número de segmentos ou discos. A área da superfície de cada disco é determinada a partir do diâmetro do ventrículo naquele ponto (área = πr^2). O volume ventricular é calculado como sendo a soma do volume dos discos. Essa metodologia é ilustrada na Figura 6.6.

Se um ventrículo estiver se contraindo simetricamente, a incidência de quatro ou duas câmaras irá refletir o verdadeiro volume ventricular. Para a determinação acurada do volume, o transdutor tem de estar sobre o ápice verdadeiro e o feixe de ultrassom tem de passar através do centro do ventrículo esquerdo. Essas condições não são frequentemente preenchidas resultando em subestimativa dos volumes ventriculares verdadeiros. Há várias pistas que auxiliam determinar se o transdutor está sobre o ápice verdadeiro. Normalmente, o ápice verdadeiro é a área mais delgada do ventrículo esquerdo. Se o ápice visibilizado tiver a mesma ou maior espessura que as paredes vizinhas e com movimentação apreciável durante a sístole, é provável que seja um corte tangencial através do ventrículo esquerdo em vez de uma incidência verdadeira sobre o eixo. Além disso, uma incidência apical corretamente registrada é definida como sendo aquela com maior dimensão no eixo longo (ápice até a base). Em qualquer incidência, o encurtamento fictício do ápice ventricular irá resultar em uma subestimativa do volume ventricular. Na prática clínica, a incidência apical de duas câmaras muitas vezes é tomada tangencialmente e o volume derivado dessa incidên-

cia pode subestimar o volume ventricular esquerdo verdadeiro. Por causa da movimentação translacional cardíaca, a aquisição tangencial de imagens (ou seja, não através da linha média do ventrículo) é mais comum na sístole. Isto resulta em uma cavidade ventricular esquerda sistólica falsamente pequena e pode resultar em uma superestimativa da fração de ejeção. É comum se encontrar graus pequenos de aquisição de imagens fora de eixo na incidência apical na qual o miocárdio localizado tangencialmente parece preencher o ápice por causa da largura do feixe na aquisição de imagens. A avaliação da localização do miocárdio apical verdadeiro em tempo real, antes de traçar os limites, e propositalmente colocar o limite dentro dos ecos tangenciais vagos podem reduzir a magnitude desse problema. Para determinação do volume ventricular esquerdo, a borda endocárdica é traçada com os músculos papilares e trabéculas excluídos da cavidade (Figura 6.7). A subestimativa amplamente relatada do volume ventricular esquerdo pela ecocardiografia, em comparação com um padrão como imagem do coração por ressonância magnética, é, em parte, devida à falha, ou dificuldade, em excluir as trabéculas do traçado da cavidade. Se houver assimetria da geometria ventricular ou uma anormalidade na movimentação sistólica parietal, uma incidência em único plano reduzirá a

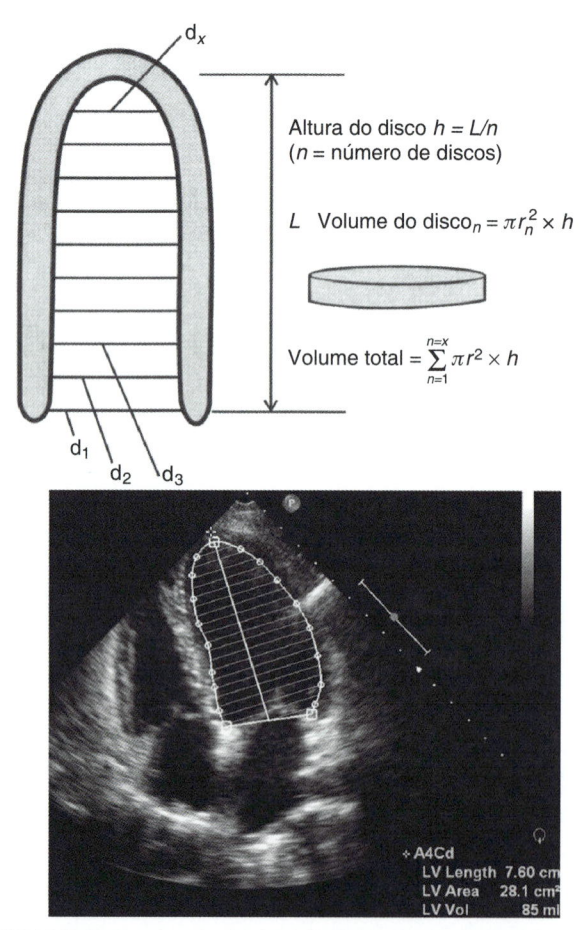

d_x

Altura do disco $h = L/n$
(n = número de discos)

L Volume do disco$_n = \pi r_n^2 \times h$

Volume total $= \sum_{n=1}^{n=x} \pi r^2 \times h$

d_1 d_2 d_3

÷A4Cd
LV Length   7.60 cm
LV Area   28.1 cm²
LV Vol   85 ml

FIGURA 6.6 Ilustração esquemática da regra de Simpson ou regra dos discos para calcular o volume ventricular esquerdo. No painel superior, um volume ventricular esquerdo esquematizado foi subdividido em 10 seções, cada uma das quais presumida como representando um disco de diâmetro igual nas suas margens superior e inferior. O volume de cada disco é calculado como área × altura onde altura é definida como o comprimento ventricular esquerdo do ápice até a base ÷ pelo número de discos. O volume total do ventrículo é calculado como a soma do volume de cada disco. O painel inferior é uma incidência apical de 4 câmaras registrada em um indivíduo normal no qual este algoritmo foi usado para calcular o volume ventricular esquerdo.

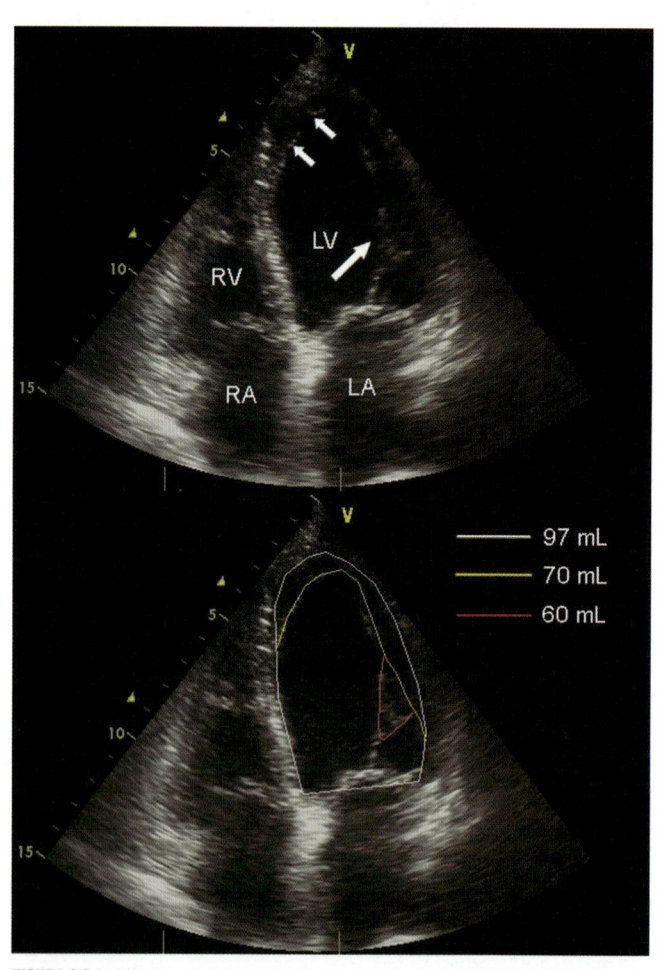

97 mL
70 mL
60 mL

FIGURA 6.7 Incidência apical de quatro câmaras registrada em um paciente com tamanho e função ventriculares normais. O painel superior é a incidência apical de quatro câmaras da qual o volume pode ser calculado. Observe os ecos vagos na parede septal apical e lateral apical devidos a uma combinação de imagem da largura do feixe e trabéculas (*setas*) bem como músculo papilar fazendo protrusão no interior da cavidade ventricular esquerda (*seta*). O painel inferior delineia três contornos separados que puderam ser desenhados a partir desta incidência. A linha branca representa a verdadeira borda endocárdica interna do ventrículo esquerdo, excluindo a trabeculação, imagem da largura do feixe e músculo papilar da cavidade, e resulta em um volume de cavidade ventricular esquerda de 97 mℓ. A linha amarela exclui a ponta do músculo papilar, mas inclui as trabeculações apicais e ecos relacionados com o feixe tangencial e resulta em um volume ventricular esquerdo de 70 mℓ. A linha vermelha exclui mais a ponta do músculo papilar do volume ventricular esquerdo e resultaria em um volume ventricular esquerdo de 60 mℓ. RA, átrio direito. 🖝

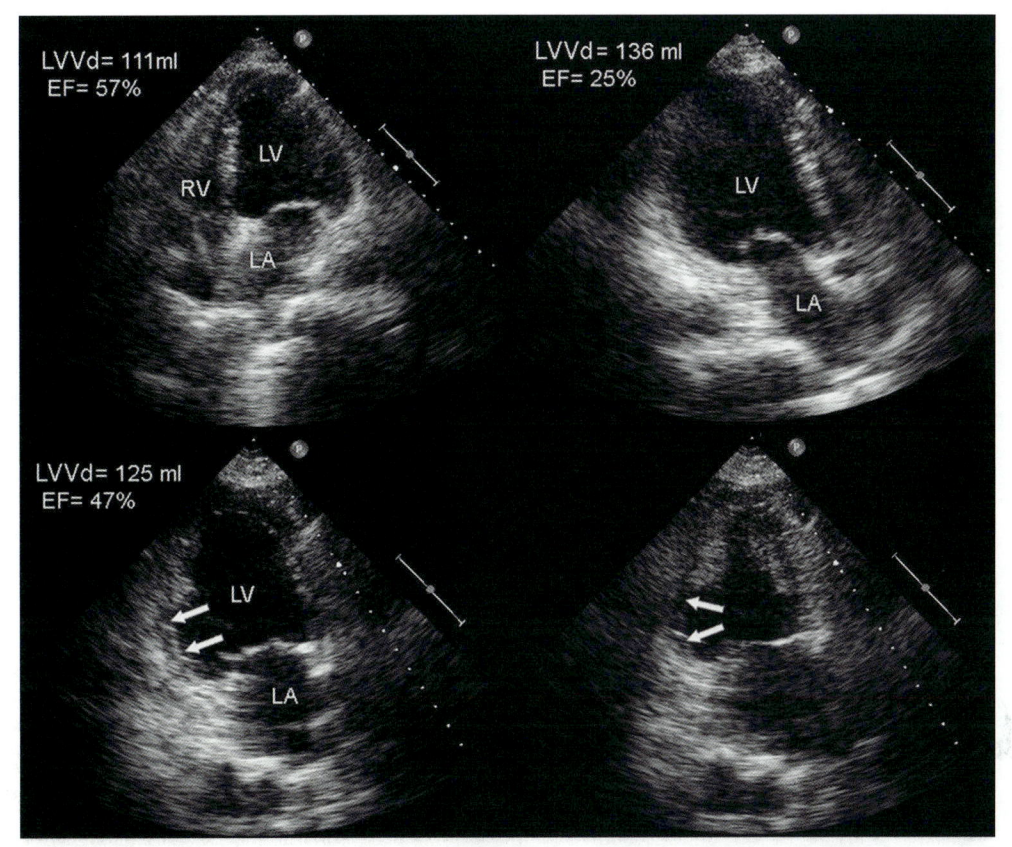

FIGURA 6.8 Incidências apicais registradas em um paciente com infarto do miocárdio inferoposterior extenso e aneurisma basilar inferior (*setas*). A incidência apical de quatro câmaras e a incidência apical de eixo longo são apresentadas nos painéis superiores. Os painéis inferiores são a incidência apical de duas câmaras na diástole à esquerda e sístole à direita. O volume telediastólico e a fração de ejeção para cada incidência são conforme anotados. Observe que, se somente a incidência de quatro câmaras for usada para análise, há uma substancial superestimativa da fração de ejeção, pois que a anormalidade da movimentação parietal regional é vista somente nas incidências de duas câmaras e apical de eixo longo. EF, fração de ejeção; LA, átrio esquerdo; LV, ventrículo esquerdo; LVVd, volume ventricular esquerdo na diástole; RV, ventrículo direito.

acurácia por motivos já previamente mencionadas. Neste caso, a realização de uma média dos volumes a partir de múltiplas incidências ou uso da ecocardiografia tridimensional irá aumentar a acurácia (Figura 6.8).

Uma vez determinados os volumes diastólico e sistólico, o volume de ejeção pode ser calculado como sendo a diferença entre esses dois volumes. O débito cardíaco anterógrado é igual ao produto da frequência cardíaca pelo volume de ejeção, presumindo a ausência de insuficiência mitral ou aórtica. Como a diferença entre o volume diastólico e sistólico ventricular esquerdo representa o volume total bombeado pelo coração, ele representa a soma do volume de ejeção anterógrado mais o volume da regurgitação mitral e aórtica, se presente. A fração de ejeção pode ser calculada a partir desses volumes como: volume de ejeção ÷ volume telediastólico.

Existem instrumentos disponíveis comercialmente que automaticamente identificam e rastreiam a borda endocárdica do ventrículo esquerdo. As bordas automaticamente rastreadas são então sujeitas a cálculo de volume usando a metodologia descrita acima, desse modo proporcionando o volume ventricular instantaneamente. O volume de ejeção e a fração de ejeção podem ser calculados a partir dos volumes máximo e mínimo. Ao mesmo tempo em que há detecção "automática" da interface tecido-sangue, uma manipulação manual substancial do contorno é comumente necessária para assegurar um limite cavitário ventricular esquerdo acurado, pois que algoritmos de detecção de borda muitas vezes incluem trabeculação na base de um músculo papilar na cavidade (Figura 6.9). Isso é particularmente verdade em estudos aquém do ideal.

O contraste intravenoso para opacificação ventricular esquerda também é uma técnica valiosa para intensificar a definição da borda endocárdica. Foi recomendado que se dois ou mais segmentos ventriculares são mal visibilizados, o contraste intravenoso para opacificação do ventrículo esquerdo irá melhorar tanto a avaliação da movimentação parietal regional quanto a reprodutibilidade da determinação do volume. O contraste intravenoso pode ser empregado na aquisição de imagens bidimensionais ou tridimensionais e, conforme discutido no Capítulo 4, requer atenção ao detalhe com respeito ao índice mecânico e outros fatores técnicos da aquisição de imagens.

Avaliação da Função Ventricular Esquerda pela Ecocardiografia Tridimensional

Conforme discutido no Capítulo 3 sobre técnicas e métodos especializados, um conjunto de dados ecocardiográficos tridimensionais pode ser adquirido por meio de vários métodos dos quais as bordas ventriculares esquerdas podem ser extraídas. Essa capacidade de gerar um volume tridimensional, independente do plano da aquisição de imagens, proporciona informações mais acuradas acerca do volume ventricular esquerdo quando comparada com um padrão como ressonância magnética cardíaca. A vantagem dos cálculos volumétricos tridimensionais parece ser maior em ventrículos de formato irregular que não se adaptam a um formato geométrico previsível. Uma limitação que existia na ecocardiografia tridimensional era o tempo necessário para reconstruir a câmara ventricular e calcular o volume. Conjuntos de dados tridimensionais se fundiram com uma variedade de algoritmos de detecção de bordas permitindo a extração semiautomática de um volume tridimensional após a identificação pelo usuário de um número limitado de pontos. Este progresso reduziu dramaticamente o tempo necessário para a derivação de volumes tridimensionais acurados (Figuras 6.10 e 6.11). Tal

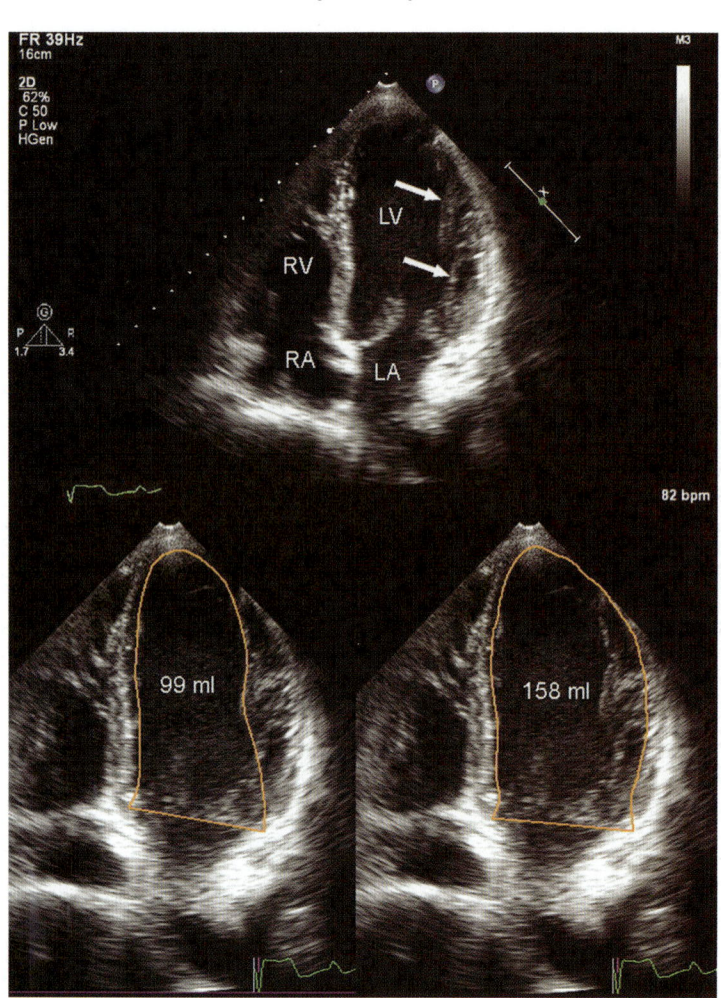

FIGURA 6.9 Incidência apical de quatro câmaras registrada em um paciente jovem com função ventricular normal e trabéculas bastante proeminentes ao longo da parede ventricular lateral. O painel superior é uma incidência apical de quatro câmaras na qual o músculo papilar e as trabéculas podem ser vistos na parede lateral (*setas*). O painel inferior é a borda endocárdica inicial, inalterada, determinada automaticamente de uma plataforma disponível comercialmente. Observe que o algoritmo para identificar a borda endocárdica incluiu os músculos papilares e as trabéculas dentro da cavidade ventricular, o que resulta em um volume ventricular esquerdo calculado de 99 mℓ. O painel inferior direito foi registrado após o ajuste manual da borda previamente determinada automaticamente. Somente a borda lateral necessitou de ajuste. Após o ajuste, observe que o volume ventricular esquerdo calculado é 158 mℓ. LA, átrio esquerdo; LV, ventrículo esquerdo; RA, átrio direito; RV, ventrículo direito.

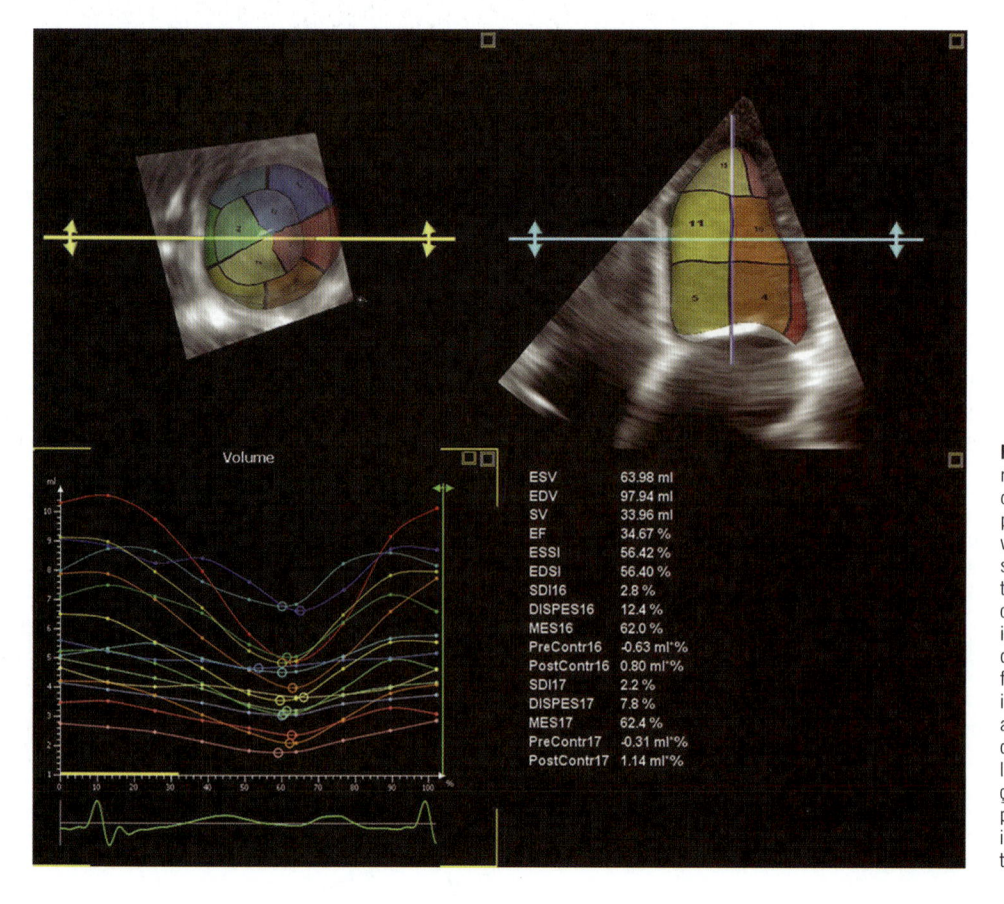

FIGURA 6.10 Ecocardiograma tridimensional reconstruído de um scanner volumétrico tridimensional em tempo real registrado em um paciente com miocardiopatia dilatada e função ventricular esquerda reduzida. Os dois painéis superiores mostram as incidências apica de quatro câmaras e de eixo curto extraídas do mesmo conjunto de dados tridimensionais bem como o invólucro tridimensional correspondente subdividido em 17 segmentos. O quadro direito inferior fornece medidas extraídas automaticamente incluindo o cálculo de uma fração de ejeção de aproximadamente 35%. Parâmetros da dispersão da contratilidade baseados na análise do subvolume, como seriam relevantes para a determinação de dissincronia, também são apresentados. O painel inferior esquerdo é um gráfico da alteração instantânea de volume em cada um dos segmentos predefinidos.

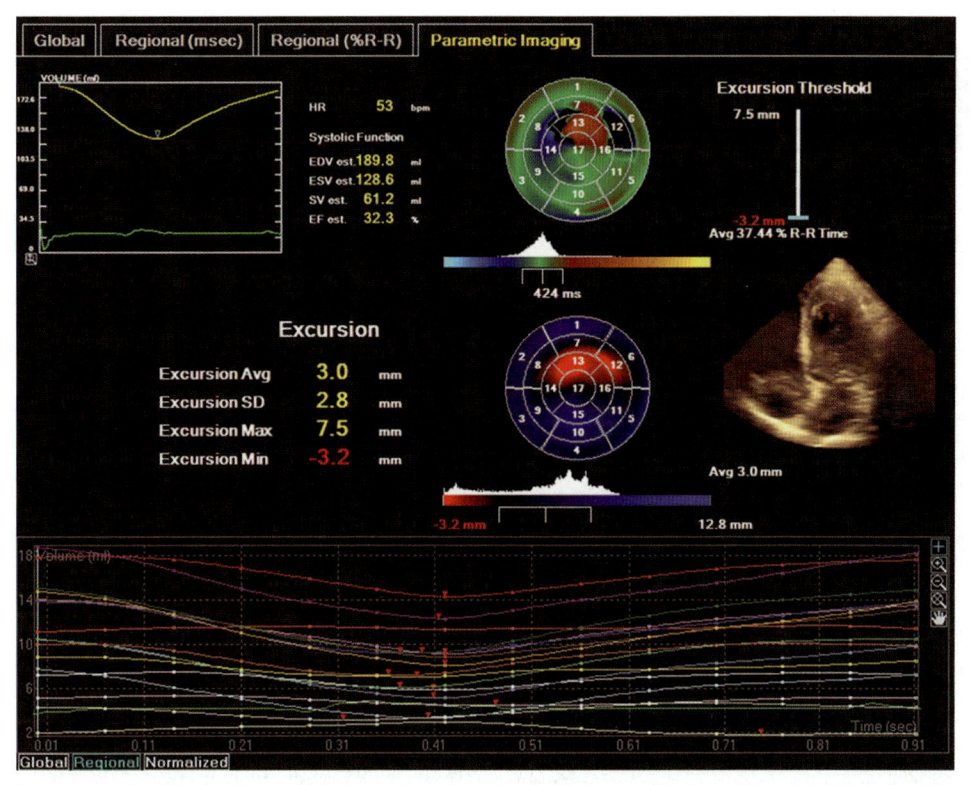

FIGURA 6.11 Esta ilustração mostra múltiplos parâmetros da função ventricular esquerda que podem ser extraídos de um único volume tridimensional (inserção pequena). O gráfico inferior é uma curva de volume individual para 17 subvolumes em um paciente com miocardiopatia dilatada e uma fração de ejeção de aproximadamente 32%. Deste volume, os volumes telediastólico e telessistólico (EDV, ESV) bem como o volume de ejeção (SV) são todos calculados. Além disso, mapas polares são derivados da excursão endocárdica em cada um dos 17 segmentos e expressos como uma média, desvio-padrão, excursão máxima e mínima. Os tempos de excursão máxima também são mostrados como um histograma. Vários parâmetros estão disponíveis para a determinação da função ventricular esquerda regional e global, bem como para cronometrar a contração que pode ter relevância na tomada de decisão referente à terapia de ressincronização, e todos eles são extraídos de um volume único tridimensional. Avg, média; Excursion, excursão; Excursion Threshold, limiar de excursão; Parametric imaging, aquisição de imagens paramétricas; Systolic function, função sistólica; Time, tempo.

como com algoritmos automatizados de determinação de volume ventricular esquerdo a partir da ecocardiografia bidimensional, é comumente necessário ajuste manual da borda ventricular automaticamente definida. Uma vez gerado, o volume tridimensional pode ser ainda mais subdividido em um modelo de 16 ou 17 segmentos como é feito na ecocardiografia bidimensional. Uma variedade de medidas sofisticadas da função ventricular global e regional pode ser extraída do mesmo volume tridimensional (Figura 6.11). Os dados que podem ser extraídos são específicos de cada plataforma mas incluem alteração do volume regional em 16 ou 17 segmentos, bem como parâmetros de alteração de volume ao longo do tempo que têm se mostrado promissores na avaliação de dissincronia mecânica. Vários estudos têm demons-

trado a superioridade da ecocardiografia tridimensional frente à ecocardiografia bidimensional na determinação de volumes ventriculares esquerdos quando comparada com um padrão como ressonância magnética cardíaca (Quadro 6.4). Enquanto a acurácia e a reprodutibilidade inter e intraobservador de volumes ventriculares esquerdos derivados de conjuntos de dados tridimensionais excedem a da ecocardiografia bidimensional, a magnitude de melhora na acurácia nem sempre está em um nível que provavelmente resulte em uma alteração na tomada de decisão clínica. A maioria dos estudos tem sugerido que volumes ventriculares esquerdos determinados pela ecocardiografia tridimensional em tempo real subestimam tanto o volume telediastólico quanto o telessistólico. Como na aquisição de imagens bidimensionais, isto

Quadro 6.4 Acurácia da Ecocardiografia Tridimensional para Determinação do Volume Ventricular Esquerdo[a]

| Autor (Ano) | n | Correlação | | | Diferenças Médias | | | Variabilidade Interobservador | |
		VTD (mℓ)	VTS (mℓ)	FE (%)	VTD (mℓ)	VTS (mℓ)	FE (%)	VTD	VTS
Kuhl (2004)	24	0,98	0,99	0,98	−13,6 ± 18,9	−12,8 ± 20,5	0,9 ± 4,4	0,9 ± 6,9 mℓ	0,7 ± 9,6 mℓ
Jenkins et al. (2004)	50				−4,0 ± 29	−3,0 ± 18		−3 ± 10 mℓ	−2 ± 6 mℓ
Sugeng et al. (2006)	31	0,94	0,93	0,93	−5,0	−6,0		11%	14%
Mor-Avi et al. (2008)	92	0,91	0,93	0,81	−67 + 47	−41 + 46	−3%	8%	5%
	A	0,93	0,92		−37 ± 27	−18 ± 30			
	D	0,89	0,90		89 ± 33	−63 ± 39			
Soliman et al. (2008)	24	0,98	0,98	0,97	−7,1	−4,2	0,2%	5%	6%

[a]Perfil dos resultados de cinco estudos comparando a acurácia da ecocardiografia tridimensional em tempo real para determinação do volume ventricular esquerdo com imagem por ressonância magnética. A detecção semiautomática de borda foi usada para a determinação de volume tridimensional. As diferenças médias foram calculadas com base na análise de Bland-Altman. Para o estudo de Mor-Avil, os dados são apresentados para todos os 92 pacientes e para os laboratórios mais e menos experientes (A e D), separadamente. Observe a diferença quase de três vezes na variabilidade ao se comparar laboratórios experientes e não experientes.

FE, fração de ejeção; VTD, volume telediastólico; VTS, volume telessistólico.

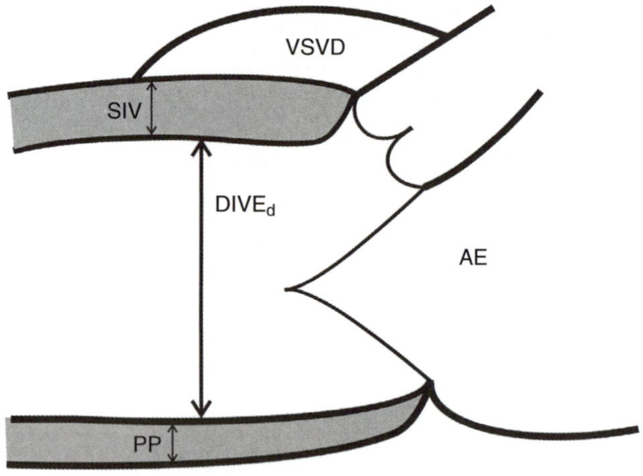

$$\text{Volume do VE} = (\text{SIV} + \text{DIVE}_d + \text{PP})^3$$

$$\text{Volume de sangue} = (\text{DIVE}_d)^3$$

$$\text{Volume miocárdico} = \text{Volume de VE} - \text{volume de sangue}$$
$$= (\text{SIV} + \text{DIVE}_d + \text{PP})^3 - \text{DIVE}_d^3$$

$$\text{Massa do VE} = \text{volume miocárdico} \times 1,05 \text{ g/cm}^3$$

Regressão de Devereaux:
$$\text{Massa do VE} = 1,04 \, [(\text{SIV} + \text{PP} + (\text{DIVE}_d)^3 - \text{DIVE}_d^3] - 13,6 \text{ g}$$

FIGURA 6.12 Representação esquemática da fórmula elevada ao cubo para determinação da massa ventricular esquerda. Todas as medidas podem ser feitas a partir do ecocardiograma bidimensional ou em modo M do eixo menor do ventrículo esquerdo. A fórmula para o cálculo da massa ventricular esquerda é conforme mostrada. Com base na comparação com espécimes anatômicos, várias equações de regressão foram desenvolvidas e são variações da fórmula básica elevada ao cubo. AE, átrio esquerdo; DIVE_d, diâmetro interno do ventrículo esquerdo na diástole; PP, parede posterior; SIV, septo interventricular; VSVD, via de saída do ventrículo direito.

aparentemente se deve à inclusão de trabéculas ventriculares esquerdas e músculos papilares dentro da cavidade e é um problema mais proeminente com operadores menos experientes.

Determinação da Massa Ventricular Esquerda

A ecocardiografia foi uma das primeiras modalidades de aquisição de imagens usadas clinicamente para determinação da massa ventricular esquerda. Ela recebeu aceitação ampla em estudos epidemiológicos de hipertensão na qual a presença de hipertrofia está associada a desfechos piores e sua regressão é o objetivo da terapia. A massa ventricular esquerda pode ser determinada por meio de vários algoritmos ecocardiográficos.

A metodologia mais antiga para determinação da massa ventricular esquerda se baseava na medida em modo M da espessura septal e da parede posterior e dimensão interna do ventrículo esquerdo. Os cálculos em modo M presumem uma geometria ventricular predeterminada, e sua acurácia diminuirá nos casos em que o formato ventricular esquerdo for anormal. Um dos métodos de se determinar a massa ventricular esquerda é a assim chamada fórmula dos cubos (Teichholz) que presume que o ventrículo esquerdo é uma esfera. O diâmetro dessa esfera é a dimensão interna do ventrículo esquerdo e a espessura da parede da esfera é aquela do miocárdio ventricular. A fórmula calcula as dimensões externas da esfera e depois a dimensão interna, a diferença sendo presumida como sendo o volume miocárdico ventricular esquerdo. A fórmula em cubos é expressa como massa ventricular esquerda = (septo interventricular + dimensão interna ventricular esquerda + parede posterior)^3 – dimensão interna ventricular esquerda^3 (Figuras 6.12 e 6.13). Isto então dá o volume da esfera estilizada do miocárdio, que, quando multiplicado pela gravidade específica do músculo (1,05 g/cm^3), fornece uma estimativa da massa ventricular esquerda. Vários pesquisadores subsequentemente modificaram essa abordagem usando análise de regressão. Essa abordagem de volume ao cubo tem a limitação óbvia de determinar o tamanho do ventrículo e espessura parietal somente ao longo de uma única linha. Como é comum para a dimensão em modo M exceder à dimensão verdadeira no eixo curto, a massa calculada será superficialmente alta (Figura 6.13). Embora as equações de regressão permitam o cálculo de massa que se correlaciona com espécimes de necropsia, podem ocorrer erros substanciais na determinação da massa real. A metodologia dos cubos tem sido amplamente usada, especialmente em avaliações seriadas, porque para determinado paciente seria de esperar que a magnitude e a direção do erro permaneçam constantes.

Uma determinação mais acurada da massa ventricular esquerda pode ser obtida com a ecocardiografia bidimensional. Na ecocardiografia bidimensional, tipicamente ainda são empregados pressupostos geométricos do formato ventricular, mas o pressuposto é que o ventrículo tem a forma de bala de revólver em vez da de uma esfera. Além disso, a espessura parietal ventricular esquerda média é determinada em vez da espessura parietal em somente um ponto do septo e parede posterior. A espessura parietal média pode ser calculada pela determinação das áreas epicárdicas e endocárdicas do eixo curto do ventrículo esquerdo ao nível médio cavitário. A diferença entre essas duas áreas então representa a área miocárdica. A área ventricular esquerda então pode ser calculada seja por um método de área-comprimento ou presumindo-se uma geometria de elipse truncada. A Figura

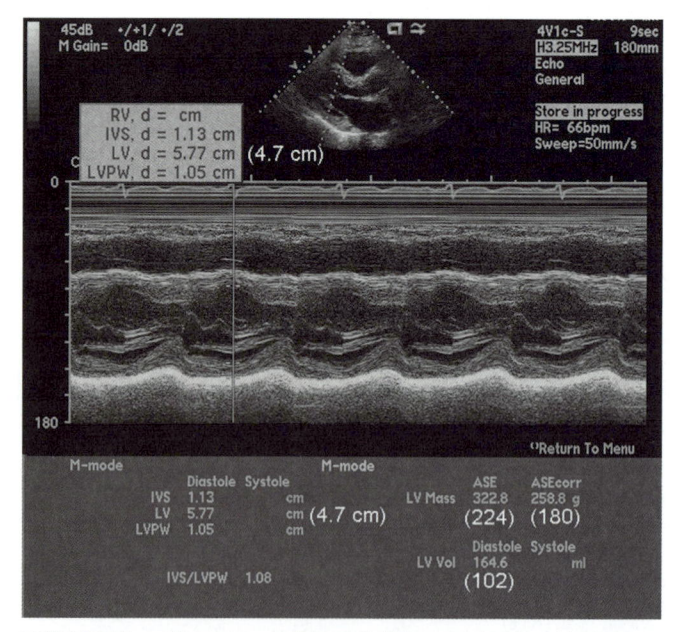

FIGURA 6.13 Ecocardiograma em modo M guiado bidimensionalmente registrado em um paciente com hipertensão discreta. Observe na inserção pequena o feixe de interrogação em modo M tangencial que é um resultado da orientação do feixe e discreta angulação do coração. O modo M é mostrado e dele é medida a dimensão interna ventricular esquerda de 5,77 cm. A verdadeira dimensão do ventrículo esquerdo pelo eixo curto é de 4,7 cm. O painel inferior representa o laudo do modo M calculado a partir dos valores medidos. Os números em parênteses são os valores correspondentes de uma verdadeira dimensão em eixo curto (4,7 cm) usada em vez dos 5,77 cm de fora do eixo. Observe a superestimativa substancial da massa ventricular esquerda usando a medida em modo M dedicada *versus* a verdadeira dimensão em eixo curto do ecocardiograma bidimensional.

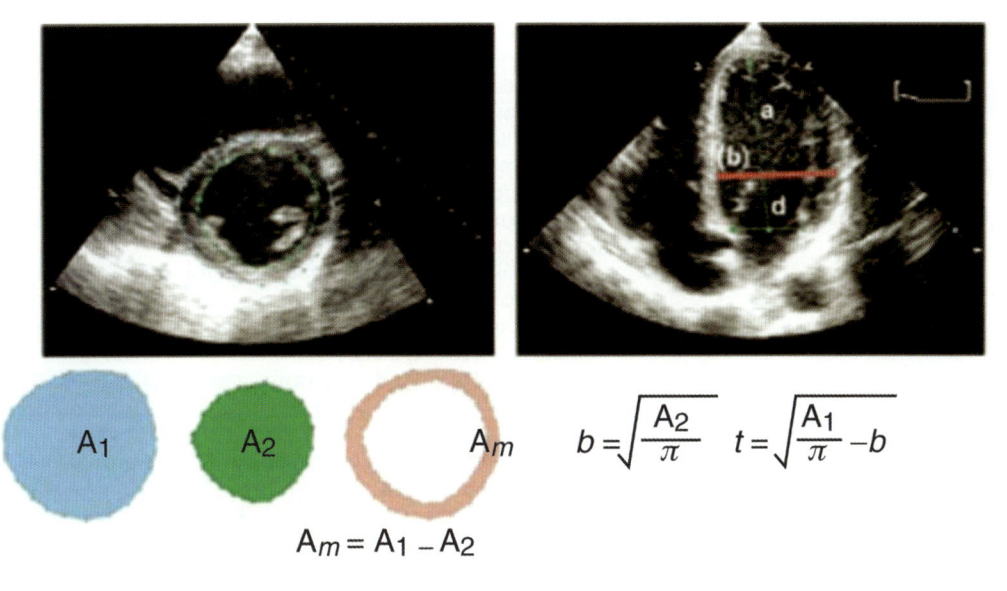

$$A_m = A_1 - A_2$$

$$b = \sqrt{\frac{A_2}{\pi}} \qquad t = \sqrt{\frac{A_1}{\pi}} - b$$

Massa VE (AL) $= 1,05 \left\{ \left[{}^5/_6 A_1 (a + d + t) \right] - \left[{}^5/_6 A_2 (a + d) \right] \right\}$

Massa VE (TE) $= 1,05 \times \left\{ (b + t)^2 \left[{}^2/_3 (a + 1) + d - \dfrac{d^3}{3(a + t)^2} \right] - b^2 \left[{}^2/_3 a + d - \dfrac{d^3}{3a^2} \right] \right\}$

FIGURA 6.14 Demonstração da metodologia para determinação da massa ventricular esquerda pela ecocardiografia bidimensional. A espessura parietal média é calculada tracejando os limites epicárdico e endocárdico (A_1, A_2) e massa média (A_m) calculada como a diferença entre os dois. A massa ventricular esquerda pode então ser calculada usando uma fórmula de comprimento de área (AL) ou uma elipse truncada (TE). (Reproduzido, com autorização, da American Society of Echocardiography de Recommendations for Chamber Quantification: a report from the ASE Guidelines and Standards Committee and the Chamber Quantification Writing Group, developed in conjunction with the European Association of Echocardiography, a branch of the European Society of Cardiology. JASE 2005;18:1440-1463.)

6.14 mostra essa abordagem e fornece as fórmulas usadas para o cálculo da massa ventricular esquerda com essa técnica. Mais recentemente, a ecocardiografia tridimensional tem sido usada para extrair as bordas epicárdica e endocárdica a partir de planos ortogonais múltiplos, a partir dos quais a massa ventricular esquerda pode ser determinada de maneira similar. Estudos limitados têm sugerido uma correlação excelente da massa tridimensional com imagens anatômicas e de ressonância magnética como padrões.

Hipertrofia Fisiológica *versus* Patológica

A hipertrofia ventricular esquerda pode ser caracterizada como concêntrica, excêntrica ou fisiológica (Figura 6.15). Deve ser ressaltado que o cálculo da massa ventricular esquerda é uma determinação da massa do músculo ventricular esquerdo e pode não se relacionar ao aumento geral cardíaco. Aumentos da massa ventricular esquerda podem ocorrer com o crescimento da câmara e espessura parietal relativamente normal (hipertrofia excêntrica), como se pode verificar em lesões valvares regurgitantes ou secundariamente a um aumento predominante da espessura da parede com tamanho normal da câmara, como é o caso da sobrecarga de pressão da hipertensão sistêmica. Ao se avaliar pacientes com hipertrofia ventricular esquerda, é importante se caracterizar a hipertrofia como sendo decorrente de crescimento de câmara ou de espessura parietal aumentada. Um índice adicional de hipertrofia é a espessura parietal relativa definida como (espessura parietal posterior + espessura septal interventricular)/(dimensão interna ventricular esquerda). A espessura parietal relativa $\geq 0,42$ vem sendo usada como um limiar de hipertrofia ventricular esquerda patológica.

Uma outra forma de hipertrofia é a hipertrofia fisiológica observada em atletas altamente treinados. Em geral, trata-se de uma adaptação fisiológica na qual há um aumento discreto tanto da espessura parietal quanto da dimensão cavitária. Espessura parietal de mais de 13 mm é incomum na hipertrofia fisiológica. Como a hipertrofia é uma adaptação fisiológica ao treinamento

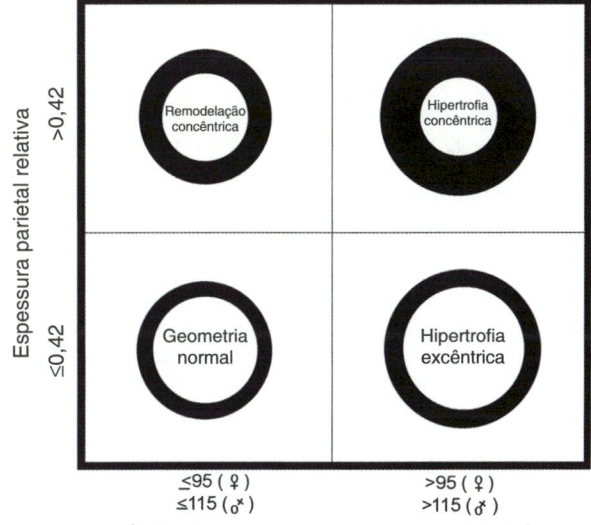

FIGURA 6.15 Demonstração gráfica da geometria normal, remodelação concêntrica, hipertrofia concêntrica e hipertrofia excêntrica. Limiares recomendados pela American Society of Echocardiography para definir hipertrofia são conforme descritos.

físico, o estresse parietal tende a ser normal. A hipertrofia fisiológica observada em atletas regride relativamente rápido depois da cessação do treinamento vigoroso e, como tal, pode ser diferenciada da hipertrofia patológica observada na miocardiopatia hipertrófica.

Função Ventricular Esquerda Regional

A forma mais comum de cardiopatia adquirida encontrada em adultos é a doença arterial coronária juntamente com suas se-

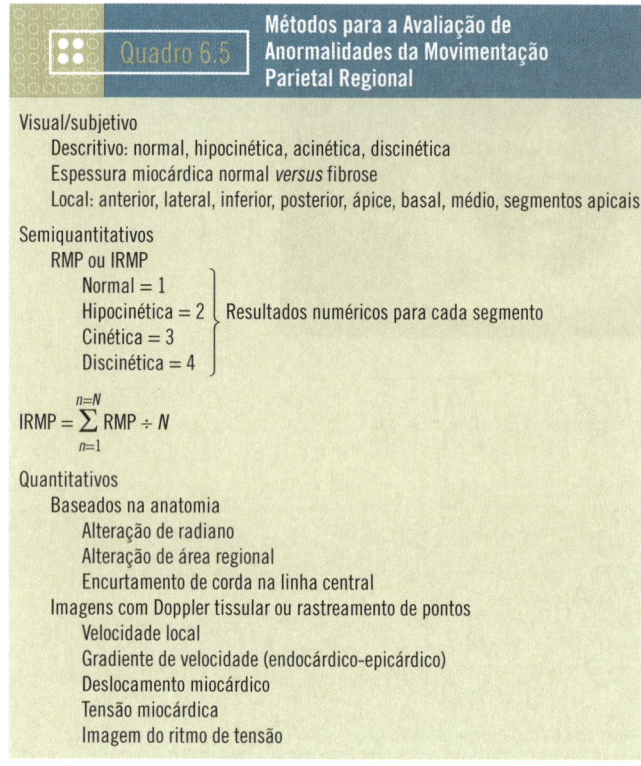

Quadro 6.5 Métodos para a Avaliação de Anormalidades da Movimentação Parietal Regional

Visual/subjetivo
Descritivo: normal, hipocinética, acinética, discinética
Espessura miocárdica normal *versus* fibrose
Local: anterior, lateral, inferior, posterior, ápice, basal, médio, segmentos apicais

Semiquantitativos
RMP ou IRMP
Normal = 1
Hipocinética = 2 } Resultados numéricos para cada segmento
Cinética = 3
Discinética = 4

$$IRMP = \sum_{n=1}^{n=N} RMP \div N$$

Quantitativos
Baseados na anatomia
Alteração de radiano
Alteração de área regional
Encurtamento de corda na linha central
Imagens com Doppler tissular ou rastreamento de pontos
Velocidade local
Gradiente de velocidade (endocárdico-epicárdico)
Deslocamento miocárdico
Tensão miocárdica
Imagem do ritmo de tensão

IRMP, índice numérico da movimentação parietal; RMP, resultado numérico da movimentação parietal.

quelas de isquemia miocárdica, infarto e remodelação crônica. A doença arterial coronária tipicamente resulta em anormalidades regionais em vez de globais que requerem uma abordagem diferente de análise daquela usada para avaliação da função global (Quadro 6.5).

A contração ventricular normal envolve vários eventos simultâneos. As fibras miocárdicas estão orientadas em uma maneira espiral ao redor do ventrículo esquerdo. A contração consiste em espessamento miocárdio e excursão endocárdica em direção ao centro do ventrículo. Simultaneamente a essa movimentação em direção do centro e encurtamento da cavidade, há uma movimentação de torção do ventrículo esquerdo. Visto pelo ápice, há inicialmente uma discreta rotação horária de todo o coração após o que a base do ventrículo esquerdo continua a rodar de maneira horária e o ápice roda de modo anti-horário. Essa movimentação sistólica de torção do ventrículo esquerdo é um componente intrínseco da contratilidade e eficiência miocárdicas. Na diástole, a movimentação de torção do coração é revertida e a distorção inicial é em grande parte responsável pela sucção protodiastólica. Por meio da ecocardiografia em modo M ou bidimensional ou tridimensional padrão, somente o espessamento miocárdico e movimentação endocárdica em direção ao centro do ventrículo são apreciados. Anormalidades do espessamento e movimentação endocárdica constituem indicadores confiáveis de isquemia miocárdica ou infarto em sua detecção permanece o cerne do diagnóstico de síndromes isquêmicas pela ecocardiografia clínica. Há uma heterogeneidade regional e temporal dessa movimentação, com as paredes inferoposterior proximal e lateral se contraindo discretamente mais tarde do que o septo e as paredes laterais. Há também uma heterogeneidade normal do grau de excursão endocárdica e espessamento miocárdico, com alterações absolutas e porcentuais maiores da diástole para a sístole na base quando comparadas ao septo.

A movimentação parietal regional anormal mais comumente decorre de doença arterial coronária que interrompe a perfusão em territórios bem definidos e daí resultando em movimentação anormal desses segmentos. Existe uma gradação na anormalidade da movimentação parietal que consiste progressivamente em hipocinesia, acinesia e, subsequentemente, discinesia, na qual a parede se movimenta para longe do centro do ventrículo. Como o espessamento parietal e a movimentação endocárdica são intrinsecamente unidos, praticamente todas as anormalidades parietais da movimentação regional estão inicialmente associadas a anormalidades do espessamento, bem como da movimentação endocárdica.

As anormalidades da movimentação parietal regional devem ser descritas de uma maneira padronizada. A Figura 6.16 esquematiza o modelo de 17 segmentos para descrição da movimentação parietal regional atualmente recomendado pela American Society of Echocardiography. Esquemas no passado usavam um modelo de 16 segmentos que inclui uma porção do ápice verdadeiro em cada um dos quatro segmentos distais. Uma desvantagem do modelo de 16 segmentos é que, se uma anormalidade estiver isolada ao ápice, ela é representada em cada um dos quatro segmentos separados resultando em uma contribuição desproporcional para a contagem numérica da movimentação parietal, especialmente se a anormalidade estiver limitada ao ápice "verdadeiro". O 17º segmento representa o ápice verdadeiro. A adição do 17º segmento permite comparações mais precisas com outras modalidades de aquisição de imagens como ressonância magnética cardíaca, tomografia computadorizada e técnicas de perfusão radionuclídicas. Dependendo do tamanho de uma anormalidade na movimentação parietal apical, ela pode intensificar a acurácia do resultado numérico da movimentação parietal, se a anormalidade estiver confinada ao ápice verdadeiro, ou resultar em uma superestimativa se acometer porções dos quatro segmentos distais. Quando porções dos segmentos distais estão envolvidas, a elas também será atribuído um resultado numérico de movimentação parietal anormal, o que novamente pode acarretar peso desproporcional de uma anormalidade da movimentação parietal apical.

O local de uma anormalidade da movimentação parietal é um elemento de previsão do local da lesão coronária "culpada" na isquemia miocárdica ou infarto. A Figura 16.6 mostra a relação entre os 16 segmentos predefinidos do ventrículo esquerdo com a distribuição tradicional das artérias coronárias descendente anterior esquerda, circunflexa e direita. Deve-se ressaltar que pode haver uma substancial sobreposição nas distribuições mais distais dessas artérias, bem como na circulação posterior em geral. Após cirurgia de revascularização coronária, o local de anormalidades na movimentação parietal pode ser atípico, dependendo do local do miocárdio perfundido pelas artérias nativas residuais e pelos enxertos.

Na prática clínica, o tipo mais comum de análise da movimentação parietal é a descrição segmento a segmento da movimentação parietal como sendo normal, hipocinético, acinético ou discinético. Uma classe numérica (1, 2, 3, 4) é então atribuída a cada segmento, e um índice numérico é calculado somando-se os resultados e dividindo-se pelo número de segmentos visibilizados. As técnicas para cálculo do resultado numérico da movimentação parietal são discutidas no Capítulo 16, que trata da doença coronária.

Técnicas Quantitativas

Existem várias técnicas quantitativas para se analisar a função regional e global do ventrículo esquerdo que foram usadas para finalidades de pesquisa, mas raramente são usadas na prática clínica de rotina. Estas incluem medida de radianos ou o encolhimento de área no eixo curto do ventrículo esquerdo. Isto é realizado descrevendo-se uma série de radianos a partir do centro da massa do ventrículo. O número de radianos pode variar de 8 a 100, com cada um definido como o comprimento desde o centro da massa até a borda endocárdica na diástole e subsequentemente na sístole. A movimentação ventricular normal é representada por uma redução do comprimento de cada um dos radianos construídos desde a diástole até a sístole (Figura 6.17). Na presença de uma anormalidade na movimentação parietal

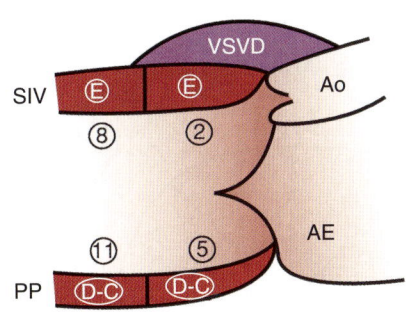

Paraesternal de eixo longo

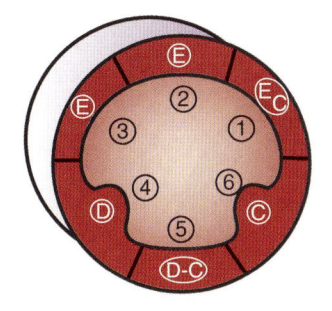

Paraesternal de eixo curto

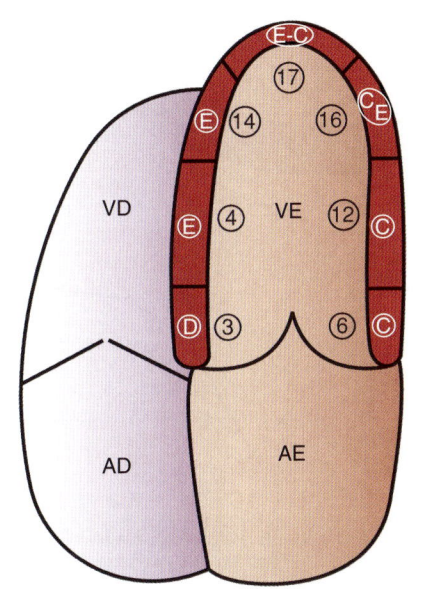

Incidência apical de quatro câmaras

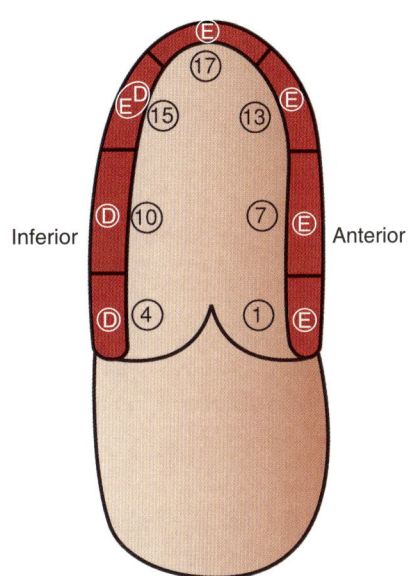

Incidência apical de duas câmaras

E = Artéria coronária descendente anterior esquerda
D = Artéria coronária direita
C = Artéria coronária circunflexa

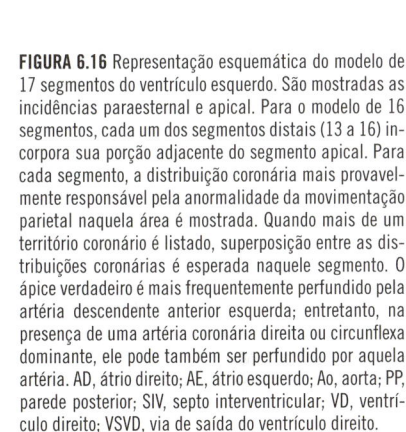

FIGURA 6.16 Representação esquemática do modelo de 17 segmentos do ventrículo esquerdo. São mostradas as incidências paraesternal e apical. Para o modelo de 16 segmentos, cada um dos segmentos distais (13 a 16) incorpora sua porção adjacente do segmento apical. Para cada segmento, a distribuição coronária mais provavelmente responsável pela anormalidade da movimentação parietal naquela área é mostrada. Quando mais de um território coronário é listado, superposição entre as distribuições coronárias é esperada naquele segmento. O ápice verdadeiro é mais frequentemente perfundido pela artéria descendente anterior esquerda; entretanto, na presença de uma artéria coronária direita ou circunflexa dominante, ele pode também ser perfundido por aquela artéria. AD, átrio direito; AE, átrio esquerdo; Ao, aorta; PP, parede posterior; SIV, septo interventricular; VD, ventrículo direito; VSVD, via de saída do ventrículo direito.

regional, os radianos no segmento parietal envolvido alongarão em vez de encurtarem (Figura 6.18). Por causa da rotação do coração na sístole, pode não haver uma correspondência exata de cada posição do radiano na diástole e sístole, mas em vez disso o comprimento sistólico de um radiano pode ser comparado com o comprimento diastólico de outro. Uma outra dificuldade está na translação cardíaca. Como há movimentação do centro do coração da diástole até a sístole, isso acarreta movimentação e deslocamento do contorno sistólico em comparação com o local do contorno diastólico. Isso tem o efeito de, artificialmente, encurtar os radianos localizados na direção da movimentação translacional e alongar os radianos na direção oposta, se o centro diastólico da massa for usado como referência (Figuras 6.19 e 6.20). Isso pode ser corrigido pelo realinhamento do centro da massa do contorno antes de se comparar os radianos. Ao lidar com um ventrículo normal de contração simétrica, isso irá corrigir os erros atribuíveis à translação cardíaca. Entretanto, se houver uma anormalidade na movimentação parietal, o centro da massa na diástole e sístole não será equivalente com respeito à distância a partir das paredes normais ou anormais. Se então se fizer a correção usando-se um centro de massa diferente, haverá uma subestimativa previsível da extensão da anormalidade da movimentação parietal (Figura 6.21).

Além de se medir o comprimento do radiano na diástole e sístole, a área de cada um dos segmentos descritos pelos pares de radianos adjacentes pode também ser quantificada e comparada na diástole e sístole. Em geral, esse esquema resulta em infor-

mações praticamente idênticas àquelas obtidas do encurtamento dos radianos e apresenta problemas similares com respeito à translação e movimentação radial. Embora valiosos para avaliação investigativa quantitativa detalhada, nem o método de radianos nem o de encurtamento da área tiveram aceitação ampla na prática clínica de rotina. Entretanto, fatores complicadores de rotação, translação e descrição de um ponto de referência para a movimentação parietal regional permanecem relevantes quando se avalia a função regional por meio de métodos mais modernos, se a movimentação for determinada em relação ao transdutor.

Os métodos de rastreamento de pontos podem reduzir o impacto de muitas dessas questões, pois que regiões miocárdicas de interesse bem definidas são rastreadas no espaço, em vez de se fazer uma pressuposição de posição estável do coração. De modo semelhante, as imagens da tensão, que comparam a localização de dois pontos miocárdicos um em relação ao outro, em vez de a uma posição fixa do transdutor, são menos afetadas pela movimentação cardíaca.

Uma técnica quantitativa antiga adicional que pode ser usada é o encurtamento de cordas na linha de centro. Nessa técnica, tanto a borda epicárdica quanto a endocárdica do ventrículo são delineadas na diástole e sístole em uma incidência de eixo curto ou apical. O ponto médio entre o epicárdio e o endocárdio é então gerado, depois do que uma série de cordas (tipicamente 100) é desenhada perpendicularmente à linha do centro. Cada corda representa o comprimento desde o epicárdio até o endocárdio (ou seja, a espessura da parede). Essa medida é feita na diástole e sís-

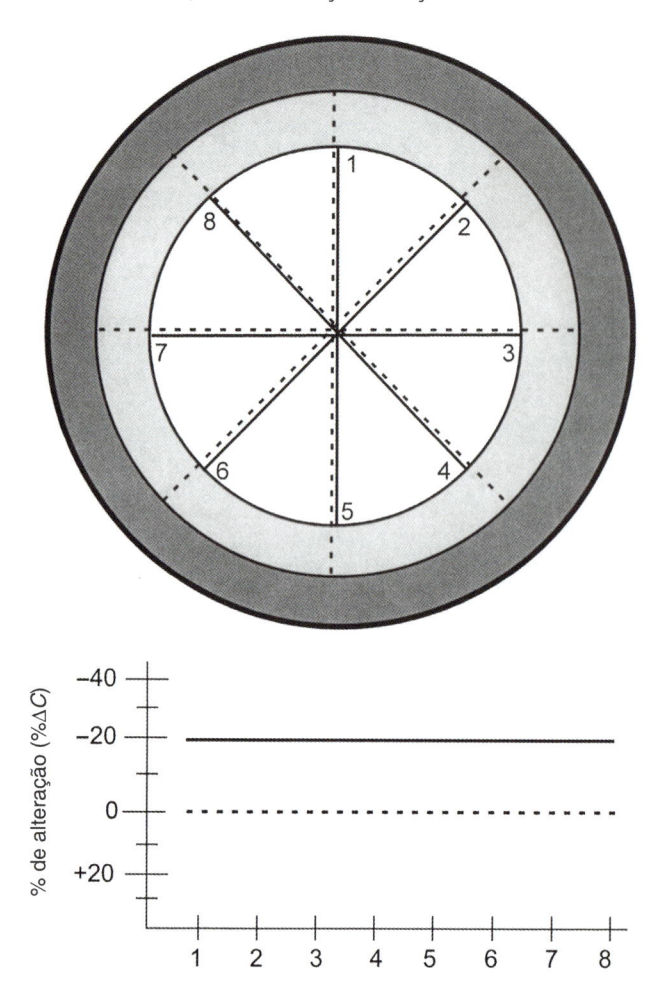

FIGURA 6.17 Diagrama esquemático de movimentação parietal endocárdica normal sem movimentação de translação. **Em cima:** O *círculo escuro externo* representa a espessura diastólica do ventrículo esquerdo e o *círculo sombreado mais claro*, a extensão da contração sistólica. Foram desenhados oito radianos a partir do centro da massa para os limites diastólico (*linha pontilhada*) e sistólico (*linha sólida*). **Embaixo:** O percentual de alteração no comprimento da diástole para a sístole é esquematizado. A *linha pontilhada* representa alteração zero no comprimento e a *linha sólida* representa o percentual real de alteração no comprimento de um ventrículo com contração normal, a qual neste exemplo é uma redução de 20% no comprimento. Este diagrama é subsequentemente repetido para demonstrar anormalidades na movimentação parietal e algoritmos para correção da movimentação de translação. Em cada figura similar subsequente, o *anel externo mais escuro* representa o contorno diastólico normal e a *linha sólida* representa o contorno endocárdico sistólico.

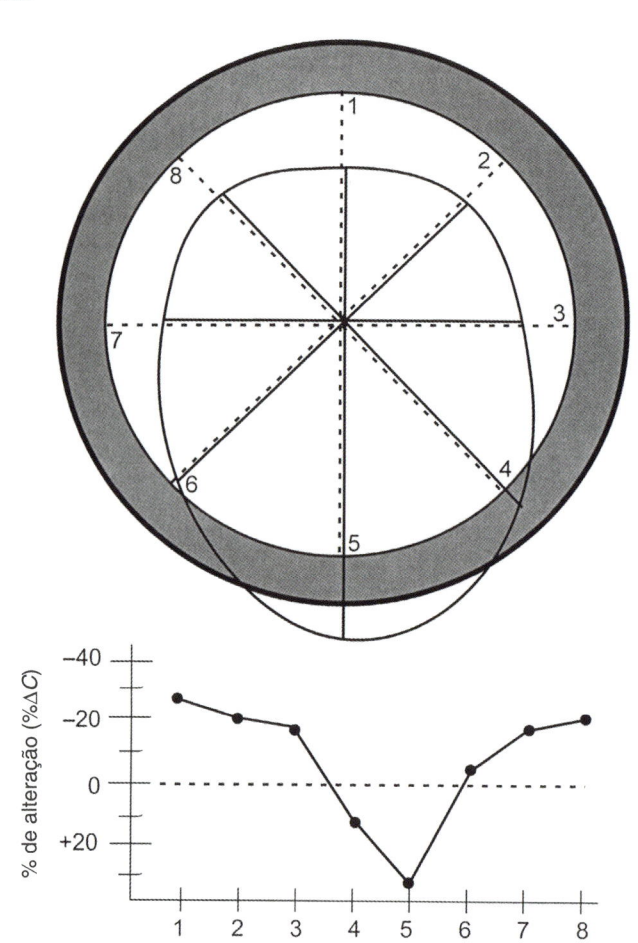

FIGURA 6.18 Demonstração esquemática de discinesia posterior sem movimentação de translação ou rotação usando-se o centro da massa diastólico tanto na sístole quanto na diástole. **Em cima:** O *anel externo escuro* representa o contorno do ventrículo na diástole e o *círculo interno*, o contorno endocárdico na sístole. Observe a área máxima de discinesia no segmento cinco com menos discinesia no segmento quatro e acinesia no segmento seis. **Embaixo:** A alteração no comprimento do radiano da diástole para a sístole é apresentada no gráfico. Observe a hipercinesia aparente dos segmentos não envolvidos com aumento do encurtamento dos radianos em comparação com a contração normal na Figura 6.19.

tole e o comprimento de cada uma das 100 cordas é então comparado. Essa metodologia é raramente usada na prática clínica, mas fornece informações similares para a análise da tensão radial.

Um complicador em qualquer uma das análises quantitativas da movimentação parietal regional na doença isquêmica é o fenômeno do retesamento. Este pode ocorrer horizontal ou verticalmente e acontecer porque a movimentação de um segmento com função intrinsecamente normal pode ser alterada pela sua proximidade a um segmento anormal que "retesa" o segmento normal adjacente e reduz sua função aparente (Figura 6.22). Anormalidades da movimentação parietal regional e o impacto da doença arterial coronária são discutidos em maiores detalhes nos Capítulos 16 e 17.

Anormalidades Não Isquêmicas na Movimentação Parietal

Muitas variações nas anormalidades na movimentação parietal comumente encontradas merecem comentários (Quadro 6.6). A tardoquinese se refere a uma contração atrasada de um segmento do ventrículo esquerdo, que tipicamente ocorre nos últimos 50

a 100 ms da sístole mecânica. A tardoquinese é mais frequentemente observada nas paredes inferior proximal e posterior. Ela deve ser distinguida da contração pós-sistólica que pode ser vista em um segmento isquêmico e pode ser detectada mais confiavelmente nas imagens de tensão. A tardoquinese isolada raramente é uma manifestação de isquemia miocárdica e é mais frequentemente vista em frequências cardíacas altas na fase de estresse de um ecocardiograma. Uma outra movimentação parietal segmentar que potencialmente pode gerar confusão é o relaxamento precoce no qual um segmento relaxa ou se move para fora antes do restante da câmara. Este achado geralmente é considerado uma variante normal. Ele pode ser observado muitas vezes no ecocardiograma de estresse com frequências cardíacas altas em indivíduos com tolerância física preservada. Os mesmos métodos de análise usados para tardoquinese podem ajudar a identificar esse padrão de movimentação parietal (Figura 6.23).

O bloqueio de ramo esquerdo altera a sequência da ativação elétrica e daí a sequência de contração do ventrículo esquerdo. A condução pelo feixe esquerdo precede a pelo feixe direito em 10 a 20 ms e daí a ativação inicial do coração se dar na porção média proximal do septo no lado do ventrículo esquerdo. Em geral, depois dessa ativação inicial, há uma progressão relativamente suave da ativação da contração. Na presença de um bloqueio completo de ramo esquerdo, a sequência de ativação septal inicial é invertida e o lado direito do septo ventricular é inicialmente ativado. Isso causa ativação septal direita antes da ativação do corpo do ventrículo esquerdo resultando em movimentação ini-

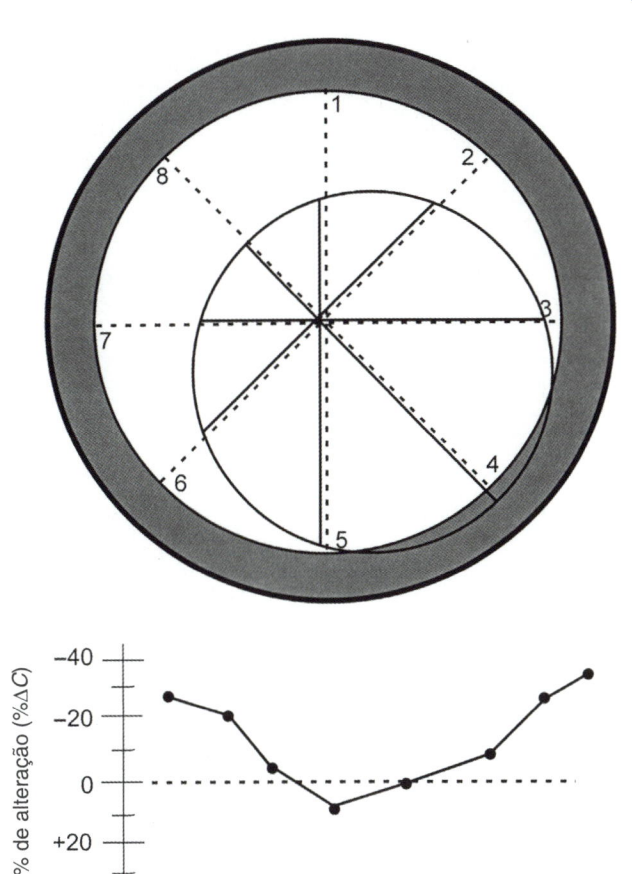

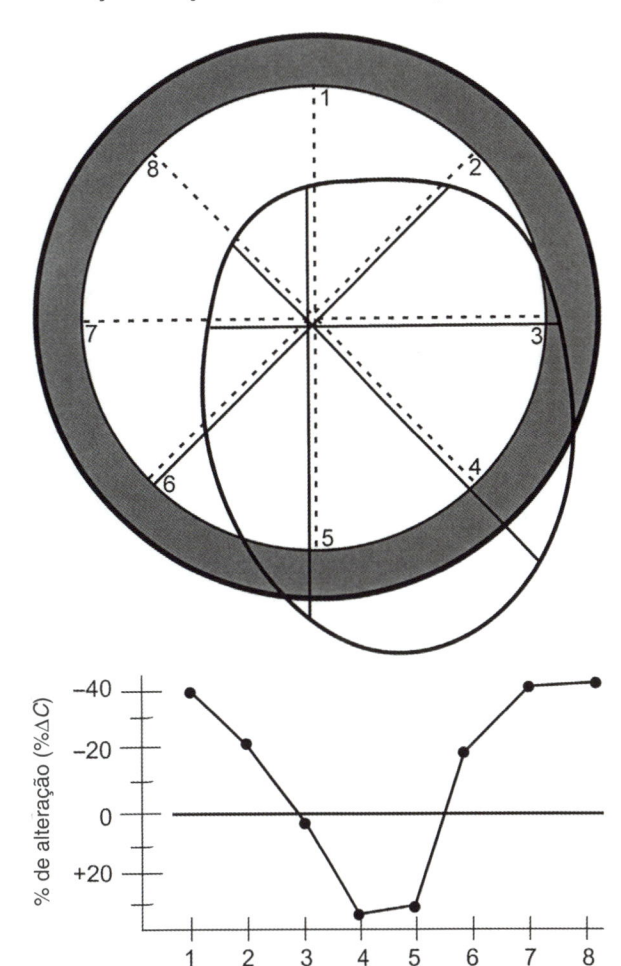

FIGURA 6.19 Efeito da movimentação translacional em um coração com contração normal, usando-se o centro diastólico da massa para determinação do comprimento tanto diastólico quanto sistólico dos radianos. Observe no esquema que houve movimentação lateral e posterior do centro do ventrículo esquerdo na sístole. Houve contração simétrica normal de todos os oito radianos; entretanto, por causa da movimentação translacional, o comprimento aparente dos radianos sistólicos 6, 7, 8 e 9 está encurtado ao passo que o comprimento aparente do centro diastólico da massa dos radianos 3, 4 e 5 está alongado por artefato. Se os comprimentos dos radianos são comparados usando-se o centro diastólico da massa para ambas as comparações, haverá discinesia por artefato, com máximo no radiano 4, conforme mostra o gráfico inferior. Ajustar e superpor (Figura 6.19) o centro da massa ou usar centros separados de massa irá negar esse problema em um ventrículo de contração normal.

FIGURA 6.20 Representação esquemática de translação posterolateral na presença de uma anormalidade na movimentação posterolateral. No esquema, o centro diastólico da massa foi usado para comparar o comprimento dos radianos tanto no contorno sistólico quanto diastólico. Observe, em comparação com a Figura 6.18, a qual representa o mesmo grau de discinesia posterior, que usando-se o centro diastólico da massa para ambos os contornos, na presença de movimentação translacional, há uma superestimativa da extensão e gravidade da movimentação parietal.

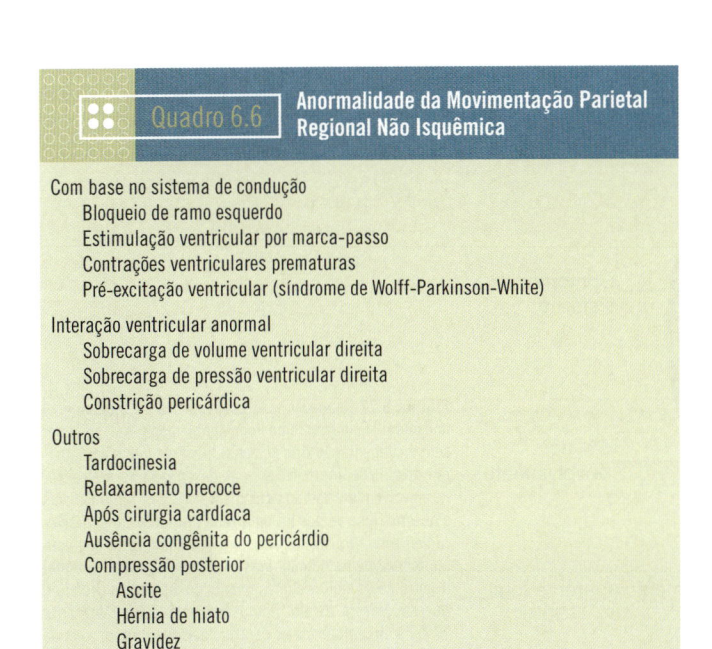

Quadro 6.6 — Anormalidade da Movimentação Parietal Regional Não Isquêmica

Com base no sistema de condução
  Bloqueio de ramo esquerdo
  Estimulação ventricular por marca-passo
  Contrações ventriculares prematuras
  Pré-excitação ventricular (síndrome de Wolff-Parkinson-White)

Interação ventricular anormal
  Sobrecarga de volume ventricular direita
  Sobrecarga de pressão ventricular direita
  Constrição pericárdica

Outros
  Tardocinesia
  Relaxamento precoce
  Após cirurgia cardíaca
  Ausência congênita do pericárdio
  Compressão posterior
    Ascite
    Hérnia de hiato
    Gravidez

cial do septo ventricular da direita para a esquerda (anterior para posterior).

A anormalidade na movimentação parietal associada ao bloqueio de ramo esquerdo é mais facilmente apreciada pela ecocardiografia em modo M (Figura 6.24). Ela consiste em movimentação inicial para baixo do septo ventricular seguida pela movimentação anterior e paradoxal do septo e depois espessamento subsequente do septo ventricular e movimentação posterior em direção ao centro do coração. A magnitude dessa movimentação anormal pode ser sutil e é muitas vezes somente notada na inspeção detalhada de uma varredura em modo M do septo ventricular. Na ecocardiografia bidimensional ela pode ser observada como um "rebote" no septo (Figura 6.25). Em outros casos, haverá uma movimentação "paradoxal" dramática do septo ventricular. Essa faixa de anormalidade na ativação se deve a uma variação no grau em que o bloqueio de ramo esquerdo atrasou a ativação, presença ou ausência de doença mais distal no sistema de His-Purkinje e impacto de doença concomitante que pode mascarar ou exagerar o padrão de bloqueio de ramo. Uma outra característica do bloqueio de ramo esquerdo é que a magnitude da anormalidade muitas vezes é aumentada durante estresse farmacológico com dobutamina. Sua intensificação é menos observada durante o estresse fisiológico com exercício. Em um subconjunto de pacientes, o dissincronismo mecânico resulta na deterioração da função ventricular e surge uma síndrome miocardiopática. Isto pode ser revertido com estimulação biventricular (ver Capítulo 18).

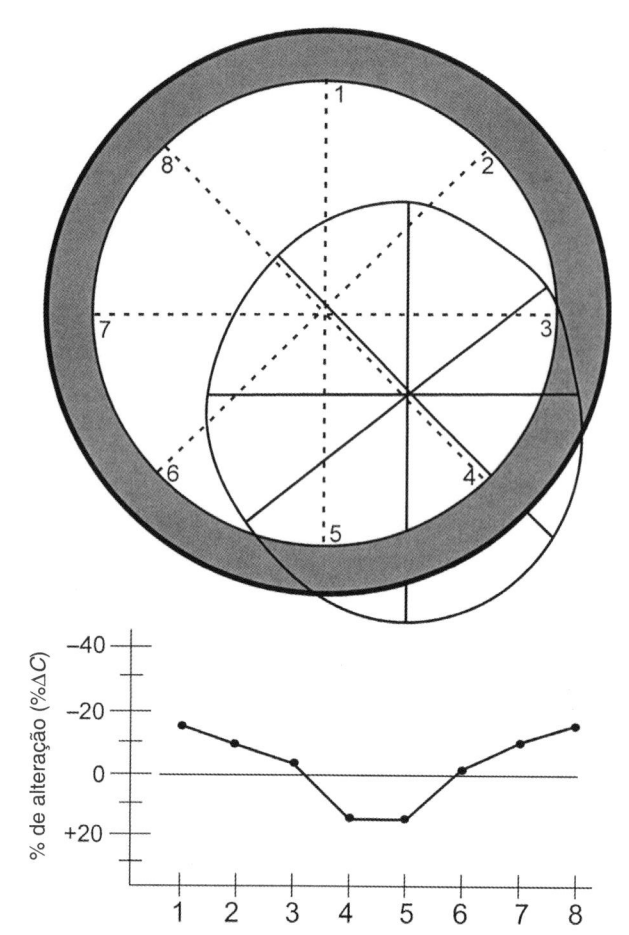

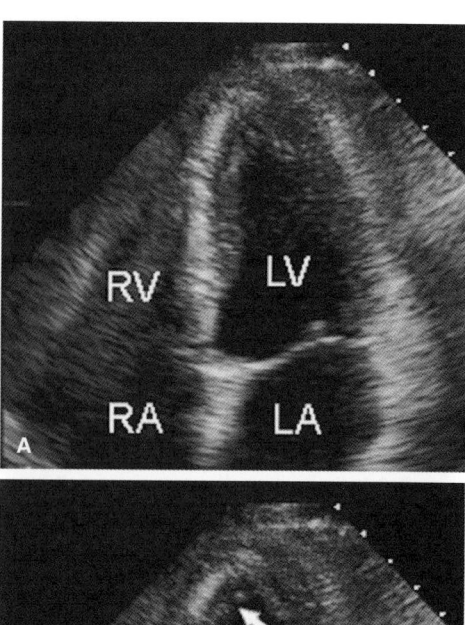

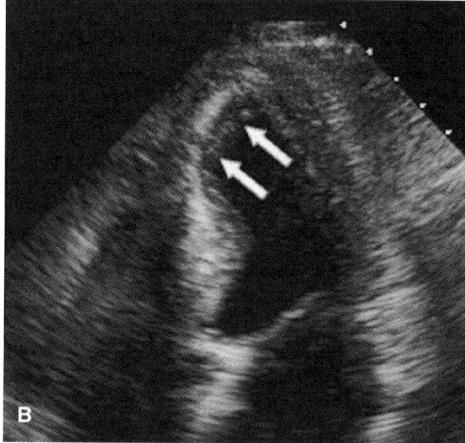

FIGURA 6.21 Representação esquemática de discinesia posterior com translação postero-lateral, usando-se centros de massa diastólico e sistólico separados para determinação do comprimento dos radianos. Observe que, como há uma discinesia posterior, o centro sistólico da massa se move na direção da parede discinética, resultando em uma aparente redução do grau de acinesia quando então são comparados os comprimentos sistólico e diastólico dos radianos. Isso acarreta uma subestimativa por artefato da gravidade da anormalidade da movimentação parietal e uma subestimativa simultânea da função nas zonas não envolvidas.

FIGURA 6.23 Incidência apical de quatro câmaras registrada em um indivíduo jovem e saudável imediatamente após exercício demonstrando relaxamento precoce do septo apical. O painel superior foi registrado na telessístole e mostra movimentação hiperdinâmica normal de todos os segmentos visibilizados. O painel inferior foi registrado 50 ms mais tarde e revela uma movimentação abrupta do septo apical para fora (*setas*) compatível com relaxamento inicial. Observe que a valva mitral permanece fechada. No fotograma subsequente, as paredes restantes relaxam normalmente também. LA, átrio esquerdo; LV, ventrículo esquerdo; RA, átrio direito; RV, ventrículo direito. ⬤

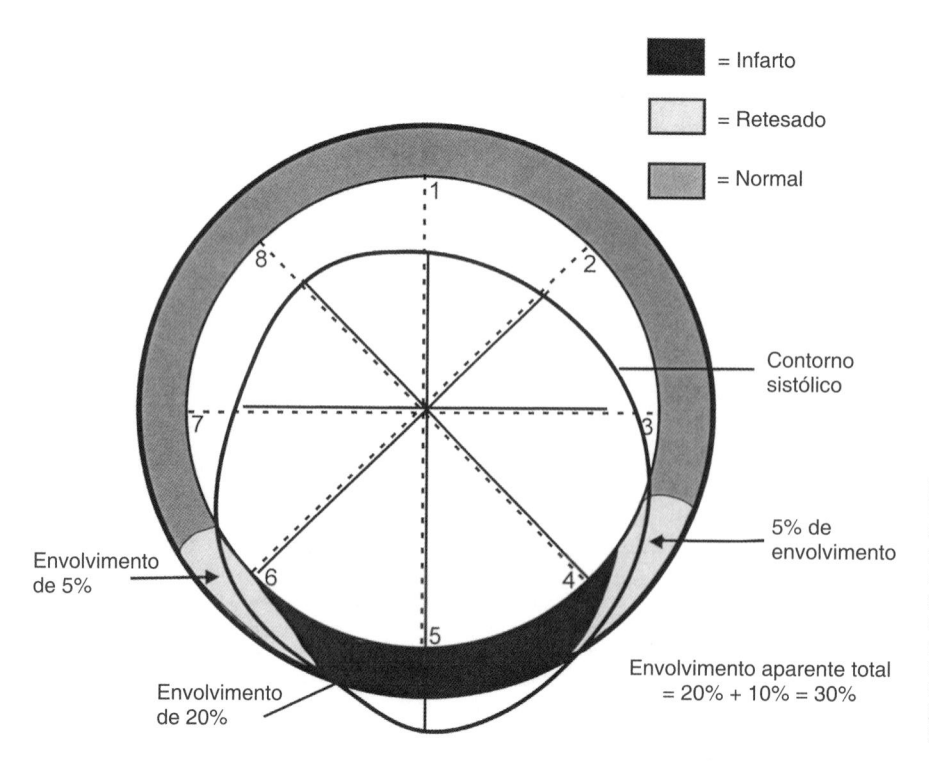

= Infarto

= Retesado

= Normal

Contorno sistólico

5% de envolvimento

Envolvimento de 5%

Envolvimento de 20%

Envolvimento aparente total = 20% + 10% = 30%

FIGURA 6.22 Representação esquemática de retesamento horizontal. Este diagrama representa discinesia posterior sem movimentação translacional. Observe que a verdadeira extensão do infarto é conforme desenhada na *área escura*, envolvendo o radiano cinco e partes dos radianos seis e quatro. Observe que há uma zona limitante (*área discretamente sombreada*) adjacente à área de infarto que está anatomicamente normal, mas tem movimentação anormal decorrente do efeito de retesamento da discinesia posterior. No esquema, o defeito anatômico verdadeiro representa 20% da circunferência do ventrículo esquerdo com zona de borda retesada dando uma extensão aparente de 30%.

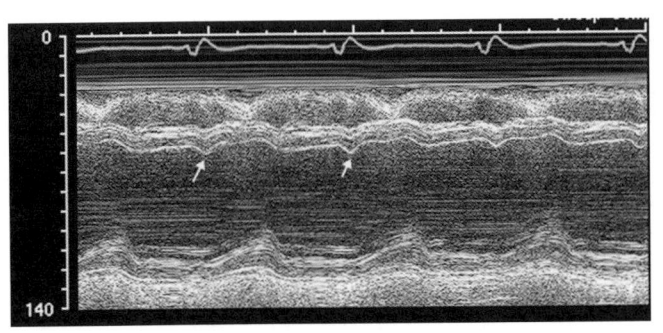

FIGURA 6.24 Ecocardiograma em modo M registrado em um paciente com bloqueio do ramo esquerdo mostra uma movimentação sistólica precoce do septo ventricular para baixo (*setas*).

Um cenário comum é o de haver um bloqueio de ramo esquerdo em um paciente no qual a doença arterial coronária é uma consideração diagnóstica. A separação da anormalidade da movimentação parietal decorrente do bloqueio de ramo esquerdo dos efeitos da doença coronária envolvendo a artéria coronária descendente anterior esquerda muitas vezes pode ser problemática, especialmente para o ecocardiografista menos experiente. O Quadro 6.7 delineia vários aspectos que podem ajudar a separar o bloqueio de ramo esquerdo e outras anormalidades não isquêmicas da uma anormalidade isquêmica da movimentação parietal. Deve ser ressaltado que nenhum desses aspectos é absoluto, e mesmo ecocardiografistas experientes podem ter dificuldade em separar uma anormalidade de movimentação devida a bloqueio de ramo esquerdo de uma anormalidade isquêmica da movimentação parietal. Também deve ser reconhecido que o bloqueio de ramo esquerdo pode coexistir com isquemia em repouso, infarto do miocárdio ou isquemia induzível durante estresse cardiovascular. Talvez a observação mais valiosa ao se tentar separar o bloqueio de ramo esquerdo da isquemia é o espessamento miocárdico. No bloqueio de ramo esquerdo, o espessamento miocárdico está tipicamente preservado, como também a contração ventricular inicial. Por meio da ecocardiografia em modo M ou confinando a análise da movimentação parietal à primeira metade ou terço da sístole, poder-se-á muitas vezes apreciar que o espessamento sistólico está preservado. Outras pistas valiosas incluem o fato de que isquemia envolvendo a artéria coronária descendente anterior esquerda proximal, que seria necessária para provocar uma anormalidade proximal no septo, em geral irá resultar também em anormalidades nas porções mais distais. Na maior parte dos casos, o bloqueio de ramo esquerdo não resulta em anormalidades no ápice ou parede anterior distal. Isso pode ser uma pista valiosa quanto à etiologia da anormalidade da movimentação parietal. O bloqueio de ramo direito não altera a sequência inicial da ativação do ventrículo esquerdo e, portanto, a não ser que associado a doença intrínseca do coração direito, não estará associado a anormalidades apreciáveis da movimentação parietal.

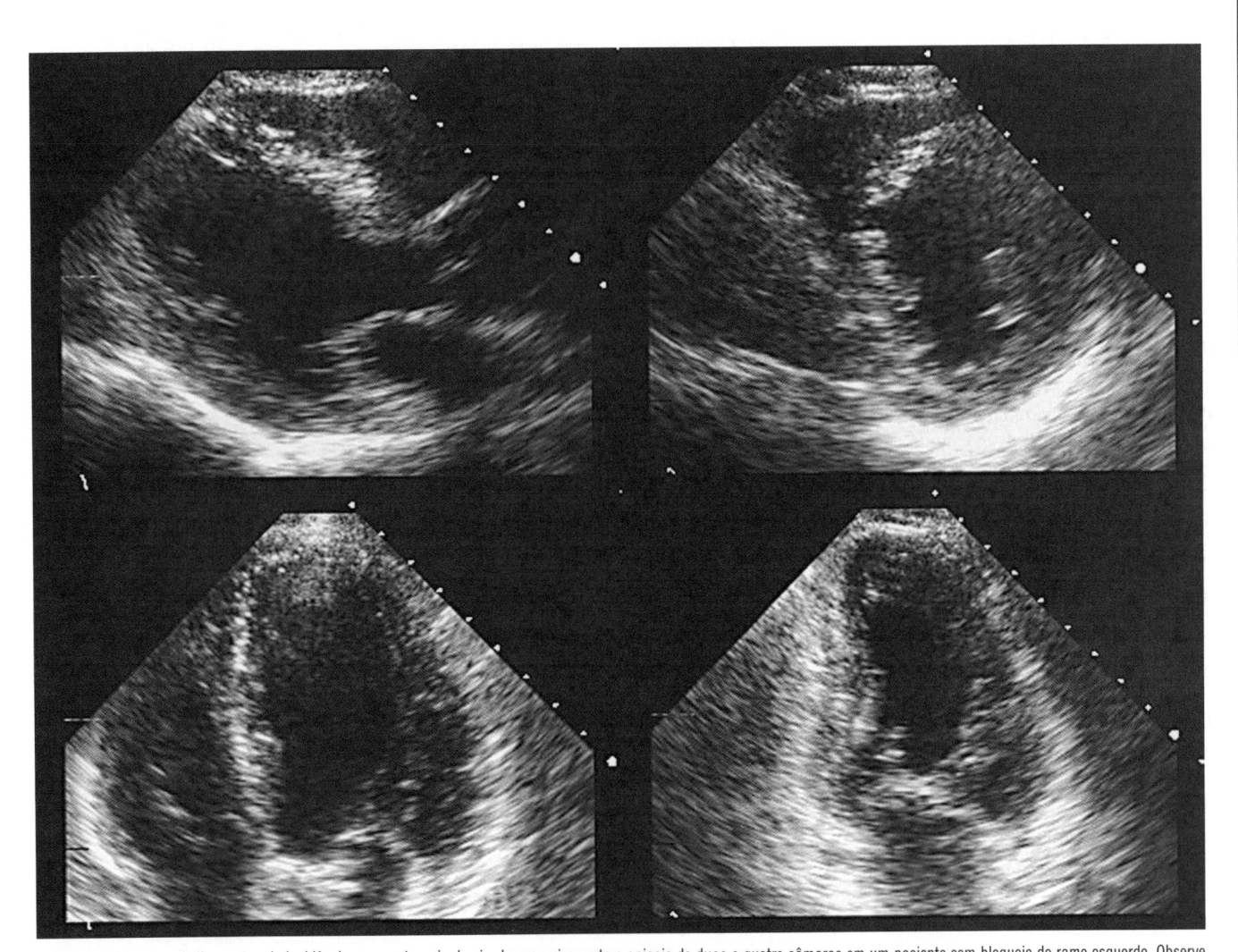

FIGURA 6.25 Quatro painéis mostrando incidências paraesternais de eixo longo e eixo curto e apicais de duas e quatro câmaras em um paciente com bloqueio de ramo esquerdo. Observe na imagem em tempo real o rebote septal que é visto mais proeminentemente nas incidências paraesternais. Ele também é observável na incidência apical de quatro câmaras. Observe a contração normal na incidência apical de duas câmaras. 🖱

Quadro 6.7	Anormalidades Isquêmicas *versus* Não Isquêmicas da Movimentação Parietal			
Anormalidade	**Local**	**Início**	**Duração**	**Espessamento**
Bloqueio de ramo esquerdo	Septo anterior	Protossístole	Multifásica	Amortecido
Ritmo estimulado por marca-passo	Septo distal	Protossístole	Multifásica	Amortecido
Movimentação pós-operatória	Todo o coração	Protossístole	Todo ciclo	Preservado
Pré-excitação ventricular (WPW)	Variável	Pré-sistólico	Muito breve (< 50 ms)	Preservado
Constrição	Septo/parede posterior	Diástole	Últimos ¾	Preservado
Isquemia/infarto	Distal > proximal	Protossístole	Toda sístole	Ausente

Contrações Ventriculares Prematuras

Uma contração ventricular prematura (CVP) resultará em anormalidade da movimentação parietal segmentar no batimento em que o ventrículo esquerdo é ativado pela CVP. O exemplo mais extremo de uma CVP é a que tem origem na parede lateral tão remota quanto possível cronológica e anatomicamente da contração normal. Neste caso, haverá um espessamento miocárdico imediato e contração da parede lateral, ocasionalmente acarretando discinesia do septo relaxado, seguido por contração assincrônica do ventrículo esquerdo. A ecocardiografia bidimensional de alta resolução temporal pode ser usada para identificar o local de ativação mecânica mais precoce. Na prática, um ecocardiografista experiente raramente será confundido pelas anormalidades da movimentação da parede oriundas de CVPs. A leitura cuidadosa do eletrocardiograma obviamente é informativa, e a natureza da anormalidade na movimentação parietal é frequentemente incompatível com a distribuição conhecida da doença arterial coronária ou quaisquer outras formas de cardiopatia comumente encontradas. A apreciação dos efeitos secundários da CVP é importante. Depois de uma CVP, sobrevém uma "pausa compensatória" e a contração ventricular esquerda subsequente é normalmente hiperdinâmica (Figura 6.26). É importante observar esse fenômeno de modo a então não comparar batimentos durante o ritmo sinusal normal e presumir que o ventrículo está hipocinético. Ocasionalmente, um ecocardiograma é obtido em um paciente com bigeminismo ou trigeminismo persistente. Isso pode acarretar confusão porque cada CVP será acompanhada por movimentação parietal anormal e frequentemente hipocinesia das outras paredes, relacionadas com baixo enchimento durante a diástole precedente encurtada. A movimentação parietal do batimento, depois da pausa compensatória, será então hiperdinâmica. O terceiro batimento, representando contração normal, proporciona a única avaliação da contratilidade ventricular normal verdadeira. Essa questão pode ser especialmente problemática ao se examinar um único ciclo cardíaco, onde a relação da função sistólica com o ritmo pode não ser óbvia.

Ritmos Estimulados

A maioria dos ritmos ventriculares de marca-passo tem origem em cabos endocárdicos localizados no ápice do ventrículo direito. Isso resulta em um padrão de bloqueio de ramo esquerdo no eletrocardiograma e em anormalidade da movimentação parietal similar àquela vista no próprio bloqueio de ramo esquerdo. Muitas das mesmas regras concernentes à preservação do espessamento e movimentação endocárdica telessistólica discutidas anteriormente se aplicam à avaliação da movimentação parietal na presença de ritmo estimulado. Como a maioria dos cabos de marca-passo endocárdicos é colocada apicalmente, o local de anormalidade máxima previamente mencionada está longe de ajudar. Ocasionalmente, um cabo ventricular de marca-passo pode estar nas porções mais inferiores do septo distal e resultar em anormalidade na movimentação parietal inferior distal (Figura 6.27). A separação dessa anormalidade do movimento parietal daquela decorrente de isquemia verdadeira pode ocasionalmente ser problemática.

Tornou-se terapia padrão usar estimulação biventricular para ressincronização mecânica em pacientes com doença básica do sistema de condução (tipicamente bloqueio de ramo esquerdo) e disfunção sistólica. A ressincronização, por estimulação biventricular simultânea, resulta em uma mecânica mais eficiente da ejeção e melhora do desempenho cardiovascular. O aparecimento de anormalidades da movimentação parietal nesses pacientes será bastante variável e dependente da condição básica e contribuições relativas dos dois locais de estimulação. Aconselha-se cautela ao se tentar diagnosticar uma anormalidade isquêmica da movimentação parietal nessa situação.

Pré-excitação Ventricular

A pré-excitação ventricular tipificada pela síndrome de Wolff-Parkinson-White, pode resultar em anormalidades da movimentação parietal segmentar que são mais sutis que as observadas no bloqueio de ramo esquerdo ou estimulação por marca-passo. As anormalidades observadas na pré-excitação muitas vezes são

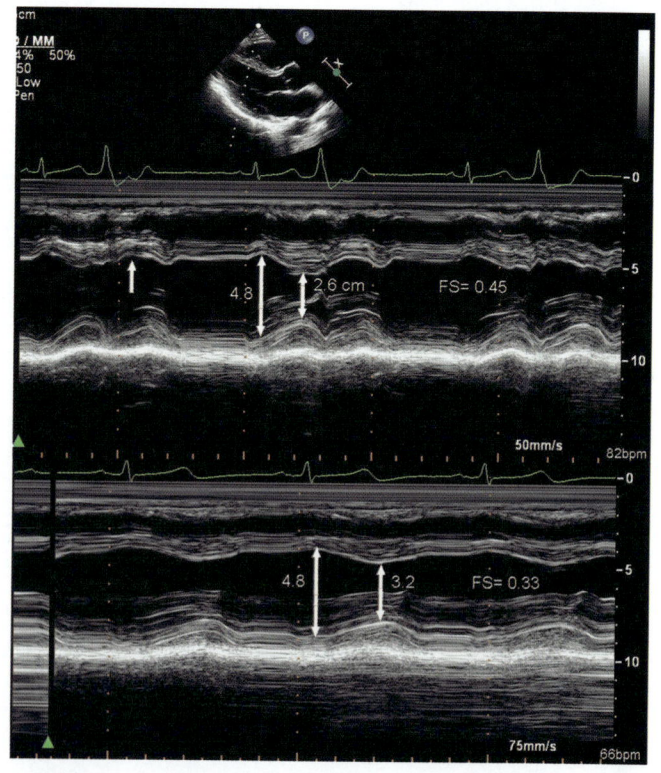

FIGURA 6.26 Ecocardiograma em modo M de paciente com bigeminismo ventricular. O painel superior foi registrado durante o bigeminismo e revela um padrão anormal de contração do septo ventricular (*seta*) coincidente com a CVP. A dimensão interna na diástole e na sístole para o batimento pós-CVP é observada e um encurtamento fracional (FS) de 0,45 é calculado. O painel inferior foi registrado no mesmo paciente durante um período livre de arritmia. Observe o padrão normal contrátil do septo e parede posterior e o encurtamento fracional constante de 0,33. O encurtamento fracional aumentado no batimento pós-CVP está relacionado com a movimentação hipercinética depois de uma pausa pós-CVP.

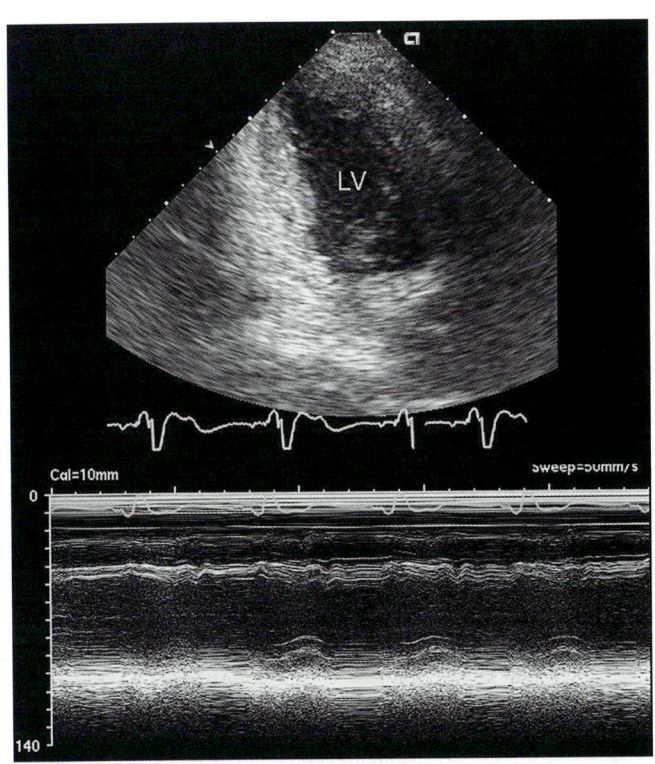

FIGURA 6.27 Incidência apical de duas câmaras registrada em um paciente com marca-passo transvenoso ventricular direito. No ecocardiograma em modo M, observe o padrão atípico da movimentação septal compatível com o bloqueio de ramo. Na incidência apical de duas câmaras, observe a acentuada anormalidade de movimentação da parede inferoapical neste paciente, sabidamente livre de doença arterial coronária, relacionada com a estimulação pelo marca-passo na face inferoapical do ventrículo direito. LV, ventrículo esquerdo. ⬭

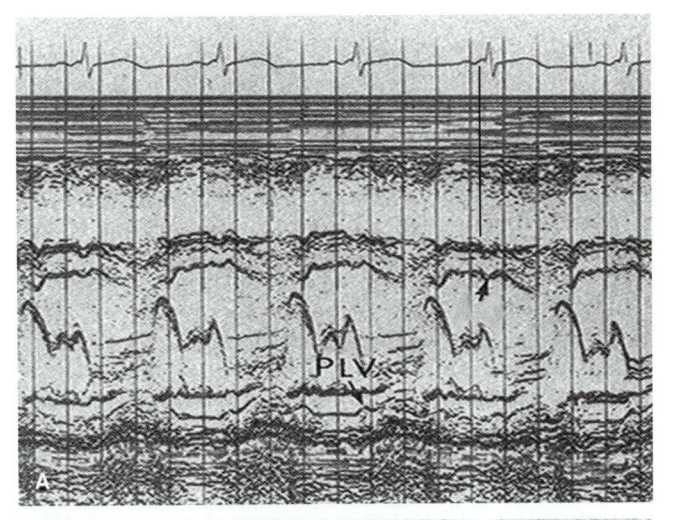

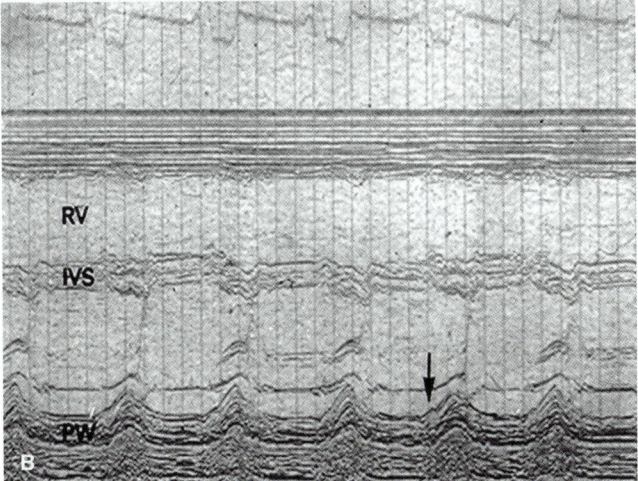

FIGURA 6.28 Ecocardiograma em modo M registrado em dois pacientes com pré-excitação ventricular decorrente da síndrome de Wolff-Parkinson-White. **A:** Um paciente com via acessória septal. Observe a movimentação precoce sistólica do septo ventricular para baixo (*seta*) pouco antes da alça ascendente do QRS. **B:** Observe a movimentação anterior muito discreta da parede posterior registrada em um paciente com uma via acessória posterolateral devida à síndrome de Wolff-Parkinson-White. IVS, septo interventricular; PLV, ventrículo esquerdo posterior; PW, parede posterior; RV, ventrículo direito.

em locais atípicos e não compatíveis com a localização prevista decorrente de doença arterial coronária. As anormalidades associadas à pré-excitação ventricular são muito localizadas e de magnitude e duração muito pequenas. Elas muitas vezes somente são vistas pela ecocardiografia em modo M que tem a capacidade de detectar graus relativamente pequenos de movimentação que ocorrem durante somente um período de 10 ou 20 ms (Figura 6.28). Deve ser ressaltado que a contração normal muitas vezes se dá depois do término de todo QRS. Na maioria dos pacientes com pré-excitação, a ativação através do sistema de condução precede em um modo ordenado e logo toma conta da onda do miocárdio pré-excitado. A pré-excitação do miocárdio ventricular direito raramente é detectada pela ecocardiografia e são mais frequentemente as vias acessórias septais e posterolaterais que estão associadas a anormalidades visíveis da movimentação parietal.

Movimentação Cardíaca Pós-operatória

Depois de qualquer forma de cirurgia cardíaca na qual o pericárdio é aberto, sobrevém uma anormalidade característica na movimentação cardíaca. Isso inicialmente foi apreciado somente como uma movimentação septal anormal na ecocardiografia em modo M. Em vez de ser uma anormalidade septal isolada, esta anormalidade de movimentação na verdade é um fenômeno global que envolve movimentação anterior exagerada de todo o coração dentro do tórax. As descrições iniciais dessa anormalidade foram em pacientes que tinham sido submetidos à cirurgia de substituição valvar. Logo ficou aparente que a cirurgia de enxerto arterial coronário também acarretava movimentação septal anormal. A ecocardiografia seriada durante cada fase sequencial da cirurgia cardíaca demonstrou que a anormalidade se torna aparente em qualquer procedimento no qual o pericárdio é aberto e pode regredir em 3 a 5 anos.

A movimentação anormal pós-operatória na ecocardiografia em modo M foi observada como movimentação paradoxal franca de septo ventricular com espessamento miocárdico preservado, mas sem a deflexão inicial para baixo vista com o bloqueio de ramo esquerdo. Na ecocardiografia bidimensional, é facilmente observado que o centro do ventrículo esquerdo se move anteriormente durante a contração em um grau exagerado. Isto tem o efeito de exagerar a aparente movimentação das paredes anteroposterior e posterolateral e de reduzir a movimentação aparente do septo anterior. A Figura 6.29 foi registrada em um paciente com "movimentação septal paradoxal" após cirurgia cardíaca. Observe que o espessamento do septo está preservado e que a movimentação cardíaca geral no tórax é anormal.

Uma das observações iniciais era que a ausência da "movimentação septal paradoxal" após cirurgia de substituição valvar podia ser um indicador de disfunção da prótese. Houve vários exemplos de casos nos quais a movimentação paradoxal do septo deixou de ocorrer na presença de disfunção de prótese valvar, presumivelmente em decorrência de sobrecarga de volume concomitante que suavizava o desenvolvimento de movimentação anormal. Claro que está fora de moda fazer essas observações.

A avaliação de uma movimentação parietal anormal pós-operatória, por um bloqueio de ramo esquerdo ou por ritmo estimulado por marca-passo, muitas vezes é complicada pela coe-

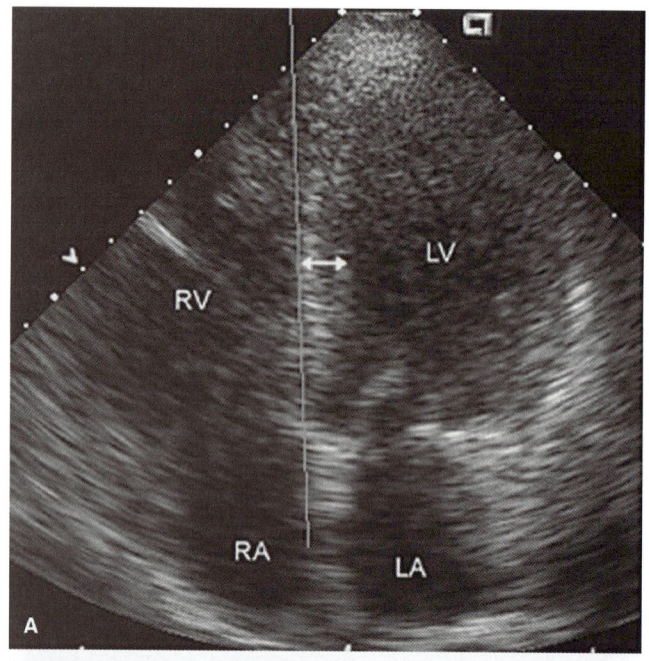

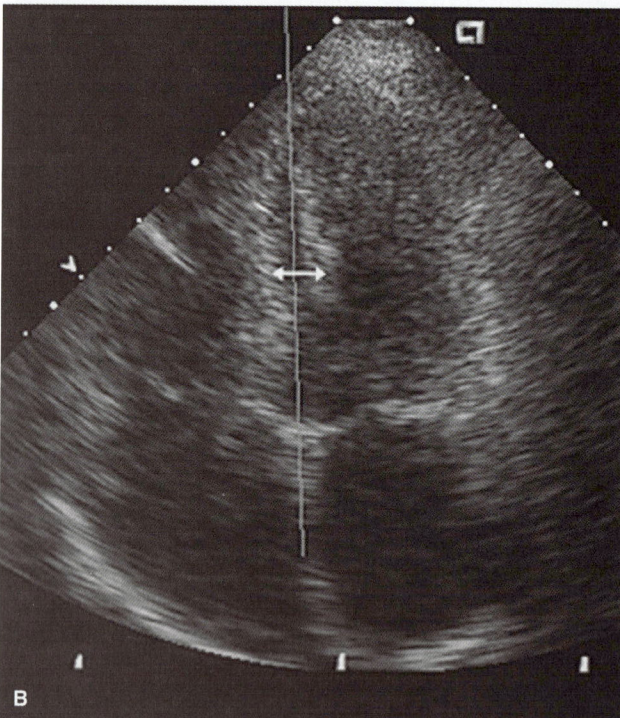

FIGURA 6.29 Incidência apical de quatro câmaras registrada em um paciente após cirurgia cardíaca demonstra movimentação pós-operatória de todo o coração. **A:** Imagem obtida na telediástole. A *linha vertical* marca a posição do lado direito do septo ventricular. **B:** Imagem obtida na telessístole. Observe que, comparada com a primeira linha vertical de referência, houve uma movimentação geral anterior (para a esquerda) do coração. Observe a espessura do septo ventricular (*seta com ponta dupla*). LA, átrio esquerdo; LV, ventrículo esquerdo; RA, átrio direito; RV, ventrículo direito.

presença ou ausência de espessamento sistólico parietal. Como muitas dessas anormalidades não isquêmicas estão confinadas às metades inicial ou final da sístole, a avaliação de um ecocardiograma bidimensional digitalizado somente durante a primeira metade da sístole pode permitir ao ecocardiografista identificar espessamento preservado e movimentação endocárdica normal. Também é importante se ter uma compreensão firme da fisiopatologia antecipada da doença arterial coronária basal. Muitas das anormalidades discutidas acima decorrem de uma distribuição "anatomicamente incorreta" das anormalidades da movimentação parietal, e um clínico ecocardiografista hábil deve estar na posição de reconhecer que uma anormalidade na movimentação parietal decorre de um processo não isquêmico baseado na sua localização, momento de ocorrência e outras características. Também deve ser reconhecido que, após cirurgia coronária bemsucedida, a distribuição das anormalidades da movimentação parietal regional também pode ser atípica.

Compressão Posterior

As anormalidades não isquêmicas também incluem aquelas que ocorrem quando há uma compressão extracardíaca do ventrículo esquerdo. Isto pode ser observado quando uma estrutura como uma aorta torácica aneurismática ou hérnia de hiato comprime o coração ou quando há uma compressão por um processo subdiafragmático incluindo ascite, massas abdominais e gravidez. Nesses casos, a parede inferior é comprimida superiormente resultando uma distorção em formato de D da geometria ventricular esquerda quando vista em uma incidência de eixo curto. A distorção é mais proeminente durante a diástole. Com a sístole mecânica e contração miocárdica, o ventrículo esquerdo assume geometria circular normal e a parede previamente distorcida parece se mover paradoxalmente. A Figura 6.30 ilustra esse fenômeno em uma paciente no terceiro trimestre de uma gravidez intrauterina normal. A atenção cuidadosa à patologia básica coexistente, que provavelmente acarreta esse fenômeno, e ao espessamento miocárdico, permite a identificação acurada desse artefato de anormalidade na movimentação parietal. Este fenômeno é bastante

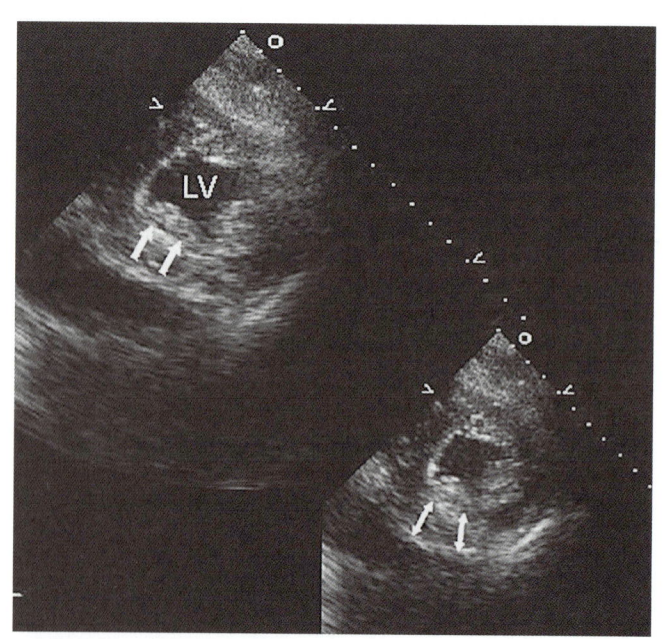

FIGURA 6.30 Incidência paraesternal de eixo curto registrada em uma mulher saudável no terceiro trimestre de gravidez. O útero aumentado comprimiu o diafragma superiormente acarretando compressão da parede posterior do ventrículo esquerdo. A imagem à esquerda foi registrada na telediástole. Observe o achatamento da parede posterior (*setas*) resultando em uma cavidade ventricular esquerda em "formato de D" no eixo curto. O painel inferior direito foi registrado no início da sístole. Observe o espessamento apropriado da parede posterior (*setas com pontas duplas*) e recuperação da geometria circular normal. LV, ventrículo esquerdo.

xistência de qualquer uma dessas três entidades mais isquemia ou infarto do miocárdio concomitantes. As combinações dessas anormalidades não isquêmicas da movimentação parietal, cada uma das quais podendo resultar em anormalidade da movimentação parietal, obviamente tornam problemática a interpretação. Até mesmo observadores experientes podem ter dificuldades em detectar uma anormalidade na movimentação parietal primariamente isquêmica quando duas ou mais dessas outras situações estão presentes. A melhor maneira de separar anormalidades isquêmicas de não isquêmicas é confiar pesadamente na

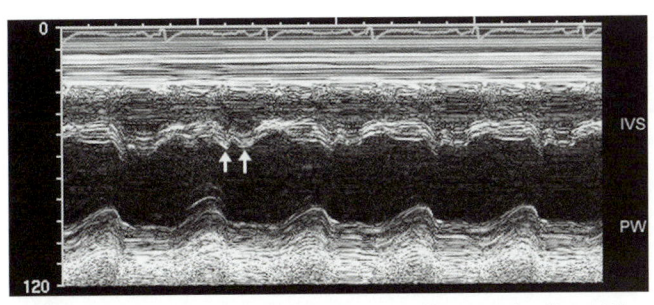

FIGURA 6.31 Ecocardiograma em modo M obtido em um paciente com pericardite constritiva. Observe a movimentação relativamente plana do endocárdio da parede posterior e a movimentação diastólica multifásica anormal do septo ventricular em relação com um aumento da interdependência ventricular. IVS, septo interventricular; PW, parede posterior.

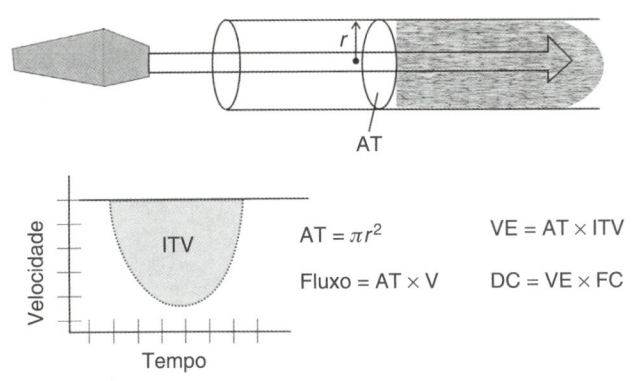

FIGURA 6.32 Representação esquemática do método para determinar o fluxo volumétrico. Este método é aplicável em qualquer fluxo laminar para o qual a área transversal (AT) da câmara de fluxo pode ser determinada. O produto entre a área transversal e a integral tempo-velocidade (ITV) é o volume de ejeção (VE). O débito cardíaco (DC) pode ser calculado como sendo o produto entre o volume de ejeção e a frequência cardíaca (FC). V, velocidade. Ver texto para detalhes.

similar à movimentação septal "paradoxal" observada em uma sobrecarga de volume sobre o ventrículo direito na qual há uma deformidade diastólica do ventrículo esquerdo com recuperação da geometria circular normal no início da sístole.

Constrição Pericárdica

A constrição pericárdica provoca muitas anormalidades na movimentação parietal. As razões básicas para as anormalidades são enchimento diferencial e contração dos ventrículos direito e esquerdo exagerados. Isto altera a sequência e a magnitude da posição e movimentação septais. Superposta à anormalidade de batimento a batimento da movimentação septal, pode haver uma variação respiratória exagerada na posição septal relacionada com maior interdependência ventricular. As descrições iniciais da movimentação parietal anormal na pericardite constritiva tinham como base a ecocardiografia em modo M, e uma ou duas anormalidades na movimentação parietal posterior e septal foram descritas como "típicas" (Figura 6.31). Rapidamente ficou aparente que havia um grande número de anormalidades na movimentação septal, todas elas resultando em deflexão precoce para baixo seguida por vários graus de movimentação septal "paradoxal". Muitos dos padrões de movimentação septal observados na pericardite constritiva mimetizam a sobrecarga ventricular direita de volume ou de pressão, pré-excitação septal, bloqueio de ramo esquerdo e, menos comumente para o observador experiente, isquemia miocárdica. Este tópico é discutido em detalhes no Capítulo 10 sobre Doenças Pericárdicas.

●● Avaliação da Função Ventricular
●● Esquerda Global pelo Doppler

Os médicos vêm usando os perfis de Doppler espectral para avaliar a função ventricular esquerda global desde os anos 70. Um dos métodos conceitual e clinicamente mais antigos, mais simples e ainda um dos mais úteis clinicamente para acompanhar a função ventricular esquerda com o Doppler é a avaliação da integral tempo-velocidade (ITV) da via de saída ventricular esquerda ou aorta ascendente. Basicamente, o princípio é que se a área transversal do fluxo é conhecida, então o produto entre essa área e a velocidade média do fluxo é igual ao fluxo volumétrico. Tipicamente, a área avaliada para determinação do fluxo sistólico, e consequentemente o desempenho ventricular esquerdo global, é a da via de saída do ventrículo esquerdo, com interrogação Doppler desde o ápice do coração, ou, ocasionalmente, aorta ascendente usando-se uma abordagem paraesternal direita (Figuras 6.32 e 6.33). Através de uma ou outra abordagem (e na ausência de insuficiência aórtica), o volume de ejeção calculado deve refletir acuradamente o volume real de fluxo para o batimento analisado. Este volume de ejeção anterógrado pode então ser multiplicado pela frequência cardíaca para se obter o débito cardíaco.

Há várias fontes potenciais de erro com esse método. Primeira, a metodologia presume um perfil plano de velocidade através da área transversal da via de saída ou aorta. Na realidade, o perfil de fluxo é parabólico, e assim a velocidade média calculada por essa técnica pode não representar a verdadeira velocidade transversal. Na prática clínica, isso tende a ter um efeito relativamente inconsequente. A mais importante fonte de erro está na determinação da área transversal da câmara de saída. Isto em geral é feito pela obtenção do diâmetro e depois aplicando a fórmula:

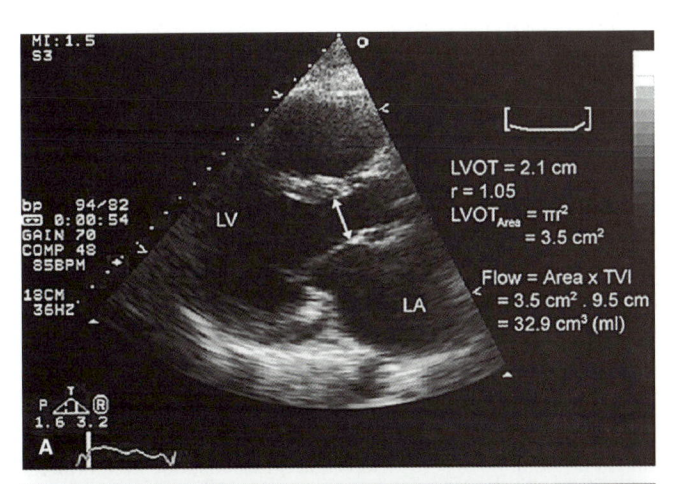

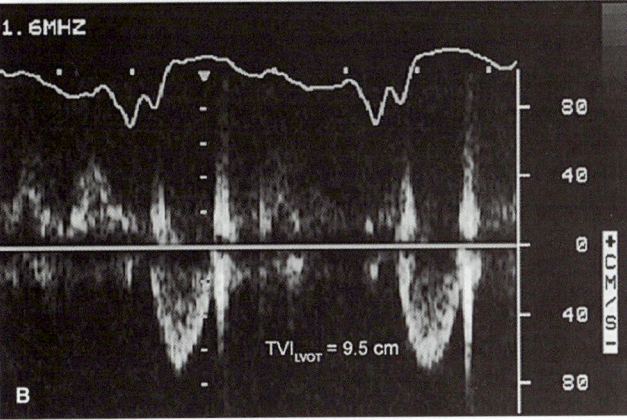

FIGURA 6.33 Exemplo da determinação do volume sistólico da via de saída do ventrículo esquerdo usando os métodos mostrados na Figura 6.36. **A:** Incidência paraesternal de eixo longo da qual a via de saída ventricular esquerda pode ser medida. **B:** Integral tempo-velocidade registrada na via de saída ventricular esquerda a partir do transdutor na posição apical. Neste paciente com miocardiopatia dilatada, o volume sistólico anterógrado está reduzido (32,9 mℓ). LA, átrio esquerdo; LV, ventrículo esquerdo; TVI$_{LVOT}$ = integral tempo-velocidade na via de saída do ventrículo esquerdo.

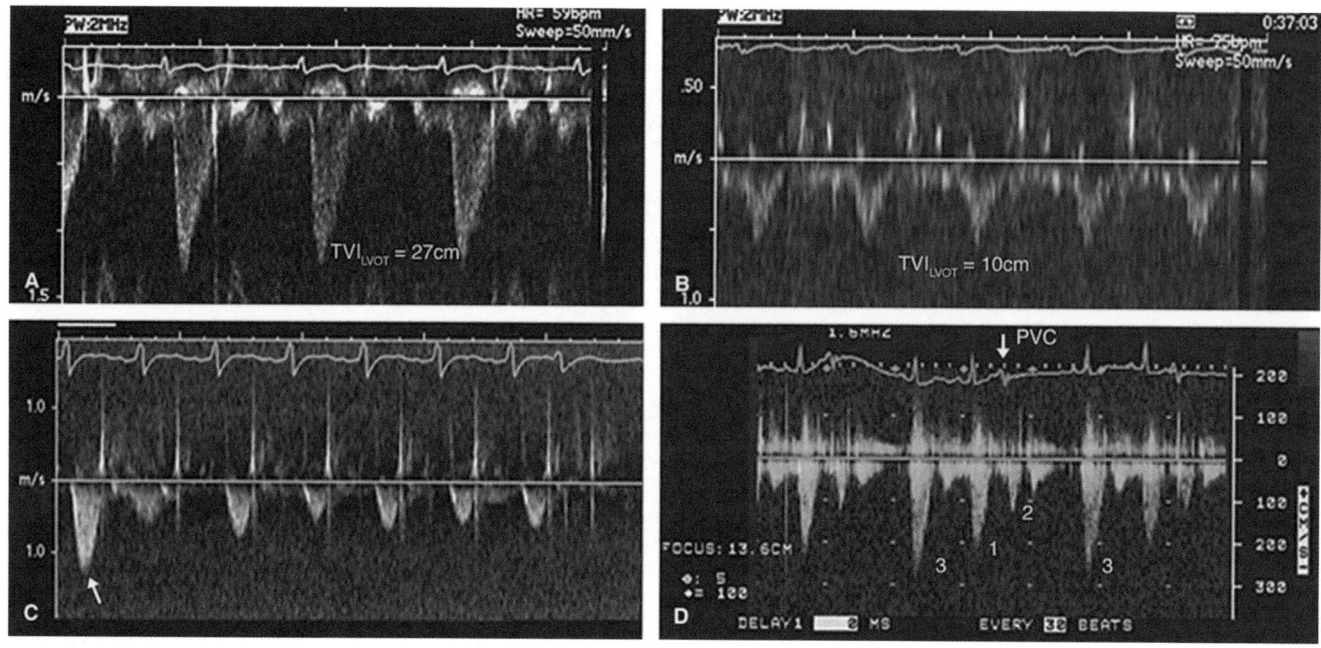

FIGURA 6.34 Integral tempo-velocidade (TVI) na via de saída do ventrículo esquerdo registrada em quatro diferentes pacientes. **A:** Observe a TVI de 27 cm registrada em um paciente com função cardíaca normal e uma TVI diminuída de 10 cm em um paciente com miocardiopatia e volume sistólico reduzido **(B)**. **C:** A variação na TVI observada no paciente com disfunção sistólica ventricular esquerda grave. O primeiro batimento à esquerda é um batimento pós-contração ventricular prematura (PVC) mostrando intensificação. Observe as TVIs alternantes após esse batimento, o que é um corolário do *pulso alternante*. **D:** Registrado em um paciente com estenose aórtica valvar discreta. Observe a velocidade máxima e a TVI aumentadas após a pausa compensatória depois de uma PVC (complexo 3). Observe também a redução acentuada tanto da velocidade quanto da TVI no batimento CVP. Neste caso, somente a TVI e a velocidade máxima associadas ao batimento número um representam o verdadeiro gradiente. TVI_{LVOT}, integral de tempo-velocidade da via de saída do ventrículo esquerdo.

área = πr^2. Esta presume uma geometria circular da câmara de saída, quando na realidade muitas vezes ela é elíptica. Várias tentativas vêm sendo feitas para se aplicar uma fórmula para o formato elíptico ou medir diretamente a área, cada uma resultando em somente mínimas melhoras na acurácia e, raramente, aceitação clínica ampla. Como a fórmula para a área transversal envolve o quadrado do raio, qualquer erro na mensuração da via de saída ventricular esquerda pode criar um erro substancial no cálculo do fluxo. Um erro de 2 mm na medida de uma via de saída de 2 cm de diâmetro irá resultar em um erro de aproximadamente 20% no cálculo do volume de fluxo.

Embora a medida da área real da via de saída possa ser sujeita a um erro significativo, não há estados mórbidos comumente encontrados nos quais se espera que a área da via de saída mude durante um período curto de tempo. Com isso em mente, a área da via de saída pode ser considerada uma constante no tempo na maioria dos pacientes. Neste caso, a ITV é a única variável que se altera com o tempo, e portanto o cálculo desse valor somente pode ser usado para acompanhar alterações seriadas no fluxo anterógrado. A Figura 6.34 foi obtida de pacientes com várias doenças e mostra uma faixa de valores da ITV que podem ser encontrados. Observe nas partes C e D que a variação na ITV se deve a distúrbios de ritmo.

Teoricamente, esses mesmos princípios podem ser aplicados às dimensões de qualquer uma das quatro valvas cardíacas ou vias de saída ou de entrada. A via de saída ventricular direita, logo abaixo da valva pulmonar, fornece informações análogas às da via de saída ventricular esquerda. A comparação do produto ITV-área da via de saída nesses dois locais tem sido usada com sucesso na cardiopatia congênita para se comparar os volumes de ejeção ventricular direito e esquerdo e daí determinar relações de derivações em pacientes com comunicações intracardíacas. Teoricamente, cálculos semelhantes podem ser realizados usando-se o anel da valva mitral ou uma área média da valva mitral. Na prática, a determinação da área transversal do anel ou do orifício da valva mitral é mais problemática do que a determinação da área da via de saída. A determinação da área verdadeira de uma estrutura não planar, como o anel mitral ou o orifício mitral normal,

nenhum dos quais obedece a um formato geométrico padrão e muda de formato e tamanho ao longo do ciclo cardíaco, introduz erro substancial nesses cálculos. Uma exceção a isso seria pacientes com estenose mitral nos quais a área estenótica pode ser visibilizada diretamente e planimetrada e o perfil da velocidade de fluxo pode ser calculado. Por essa razão, eles não são comumente usados na prática clínica. Somente com escrupulosa atenção a detalhe em pacientes selecionados pode o fluxo de entrada ventricular esquerdo ser usado para determinar o volume de ejeção ventricular esquerdo. Em circunstâncias rigorosamente controladas, essa medida tem boa correlação com medidas padrão de fluxo. Como o anel tricúspide e a valva tricúspide assumem um formato ainda mais irregular e imprevisível, tem-se pouco sucesso em se usar essa valva para cálculo do volume de ejeção.

Cálculo do índice de desempenho miocárdico (IDM)

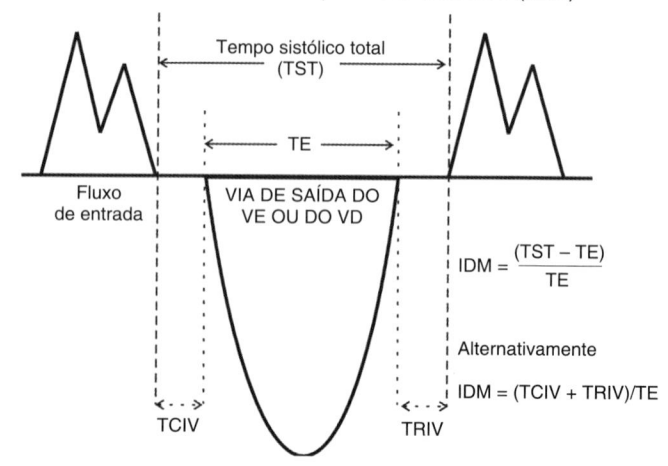

FIGURA 6.35 Esquema delineando o cálculo do índice de desempenho miocárdico (IDM). O índice de desempenho miocárdico é a relação entre soma dos tempos de contração isovolumétrica e relaxamento (TCIV, TRIV) e a fração de ejeção (TE). Ele pode ser calculado subtraindo TE do tempo sistólico total (TST) conforme observado nas duas fórmulas alternativas. IDM normal é ≤ 0,40.

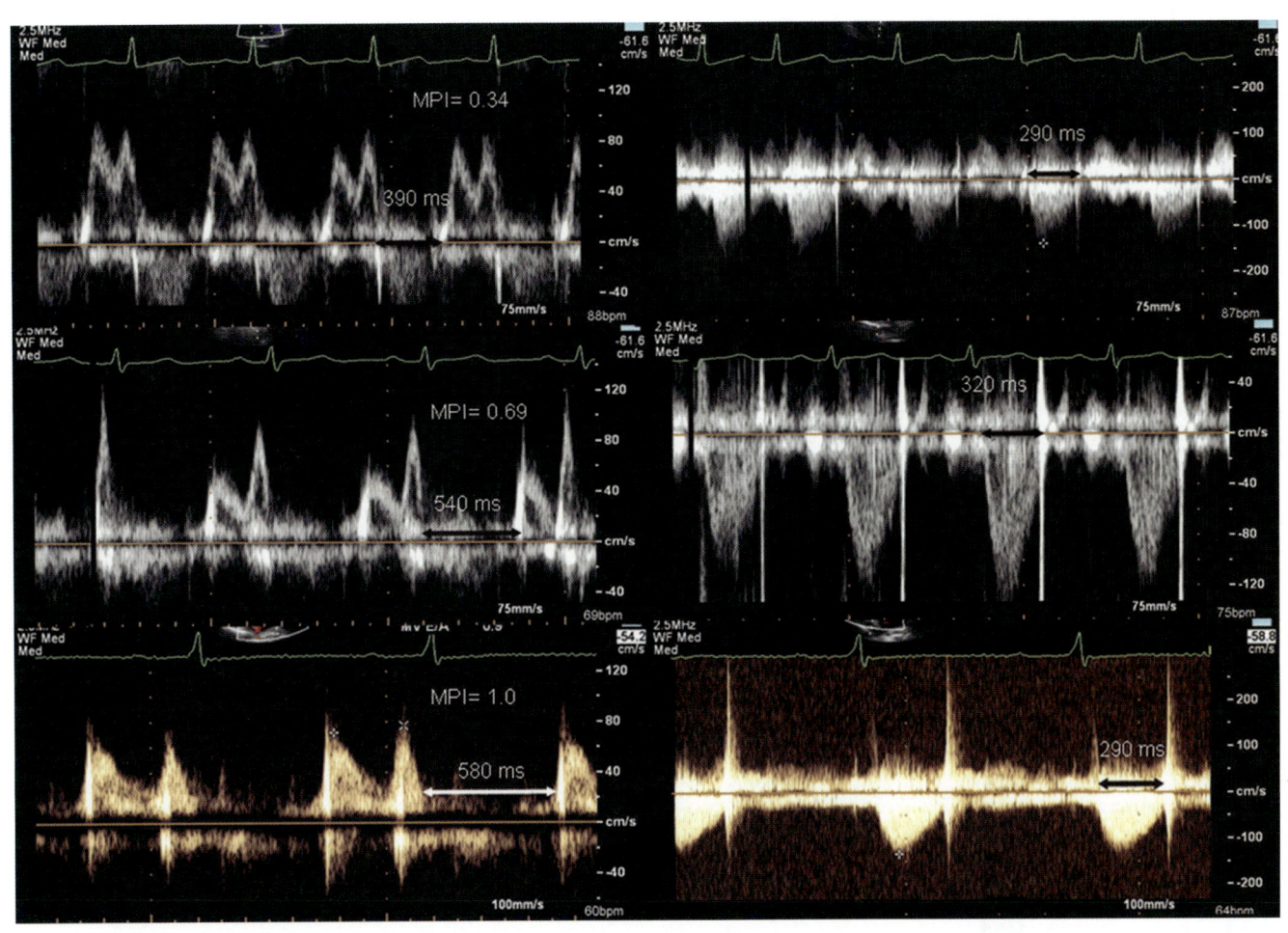

FIGURA 6.36 Ilustração composta do índice de desempenho miocárdico (IDM) em três pacientes diferentes. Em cada paciente, são dadas as velocidades do fluxo de entrada mitral e do fluxo de saída ventricular esquerdo de onde são calculados os tempos desde o fechamento mitral até a sua abertura e tempo de ejeção. O painel superior foi registrado em um indivíduo normal com leve doença cardiovascular hipertensiva e uma fração de ejeção de 63% e que tem um IDM de 0,34. Os painéis do meio foram registrados em um paciente com miocardiopatia dilatada discreta, fração de ejeção de 30% e uma disfunção diastólica mais grave. Observe o IDM de 0,69. Os painéis inferiores foram registrados em um paciente com uma miocardiopatia dilatada grave, enchimento mitral pseudonormal relacionado com disfunção diastólica Grau 2 e fração de ejeção de 22%. Observe o IDM de 1,0. MPI, IDM.

Índice do Desempenho Miocárdico

Um índice da função ventricular rapidamente determinado foi derivado por meio da comparação do tempo sistólico total desde o fechamento da valva mitral até a sua abertura com o tempo sistólico envolvido no fluxo real aórtico (tempo de ejeção). As Figuras 6.35 e 6.36 ilustram o cálculo desse índice. O tempo sistólico total é definido como tempo de contração isovolumétrica (TCIV) ± tempo de ejeção + tempo de relaxamento isovolumétrico (TRIV). O índice de desempenho miocárdico (IDM) essencialmente divide os tempos isovolumétricos totais (TCIV + TRIV) pela fração de ejeção. Este índice, referido como IDM ou índice Tei, combina os aspectos da função tanto sistólica como diastólica e foi comprovado ter uma relação com o desfecho em doenças isquêmicas e não isquêmicas. O IDM normal é menor que 0,40 com valores progressivamente crescentes implicando função ventricular progressivamente pior.

Outras Técnicas para Determinação da Função Sistólica Ventricular Esquerda

A maior parte dos parâmetros da função ventricular usados clinicamente, incluindo volume de ejeção e fração de ejeção, depende da pós-carga, ou seja, eles dependem da pressão desenvolvida e impedância contra a qual o ventrículo esquerdo tem de contrair. Vários métodos têm sido propostos para a correção da pós-carga ou criação de índices do desempenho ventricular esquerdo in-dependentes da pós-carga incluindo cálculo do estresse parietal ventricular e criação de alças de pressão volume.

Esses cálculos têm sido usados como uma medida da contratilidade miocárdica na investigação de miocardiopatia e cardiopatia valvar. Por levar em consideração a espessura parietal e geração de pressão, o estresse parietal é mais independente da pós-carga do que parâmetros como encurtamento fracional ou fração de ejeção. O estresse ventricular esquerdo pode ser calculado globalmente ou regionalmente. Há três cálculos diferentes de estresse: radial, circunferencial e meridional, todos mutuamente ortogonais. Na sua forma mais simples, o estresse meridional é definido pela fórmula: estresse = (pressão × raio) ÷ h (onde h = espessura da parede) (Figura 6.37). Essa fórmula presume geometria esférica, o que obviamente não é o caso do ventrículo esquerdo. Como tal, e fazendo uma correlação com outras medidas do estresse ventricular esquerdo, ela pode não representar verdadeiramente o valor real. O estresse regional pode ser calculado ao longo de qualquer um dos segmentos ventriculares usando uma equação similar na qual o raio é independentemente determinado para aquele segmento em vez de para a cavidade ventricular esquerda como um todo. Por causa da interação ventrículo esquerdo-ventrículo direito e alterações no raio de curvatura do ventrículo, o estresse regional varia desde o ápice até a base e ao redor da circunferência do ventrículo esquerdo. O cálculo do estresse, seja regional ou global, tem pouca utilidade ou aceitação na prática clínica rotineira. O cálculo do estresse indexado ao volume ventricular tem sido usado como um índice do desempenho ventricular na cardiopatia valvar e miocardiopatia.

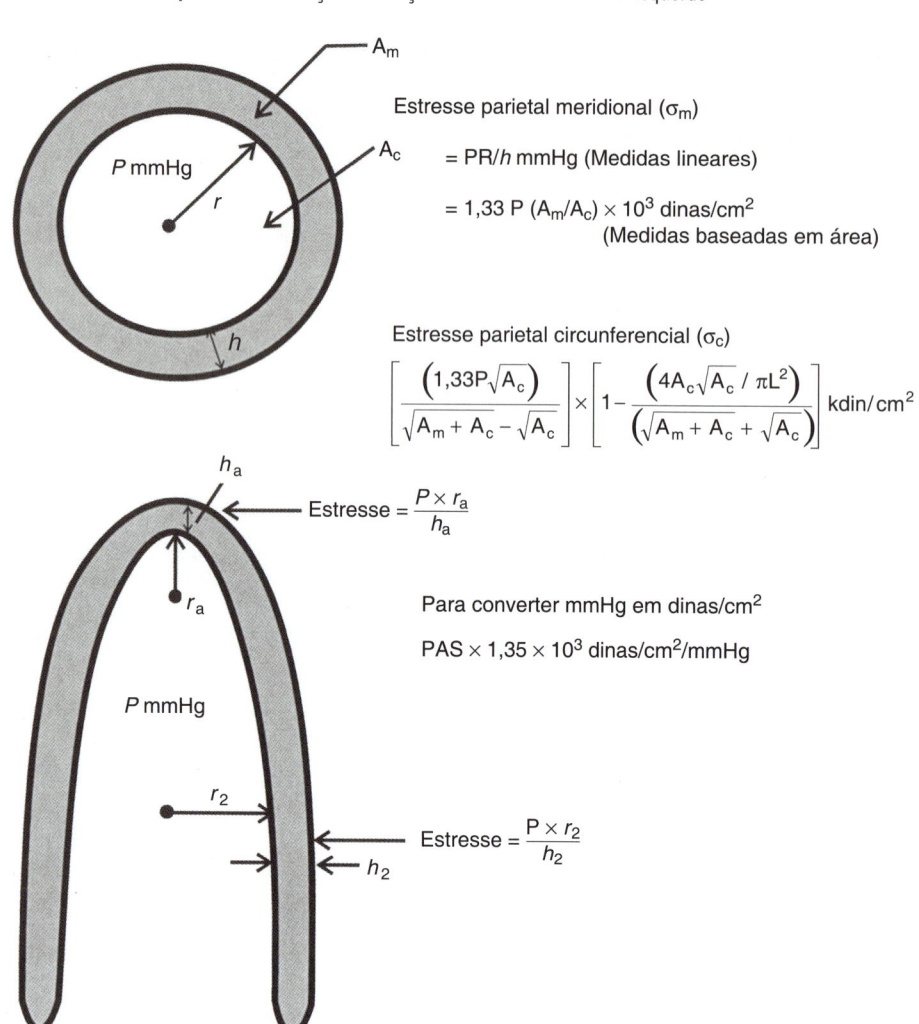

Estresse parietal meridional (σ_m)

$= PR/h$ mmHg (Medidas lineares)

$= 1{,}33\,P\,(A_m/A_c) \times 10^3$ dinas/cm^2
(Medidas baseadas em área)

Estresse parietal circunferencial (σ_c)

$$\left[\frac{\left(1{,}33P\sqrt{A_c}\right)}{\sqrt{A_m + A_c} - \sqrt{A_c}}\right] \times \left[1 - \frac{\left(4A_c\sqrt{A_c}\,/\,\pi L^2\right)}{\left(\sqrt{A_m + A_c} + \sqrt{A_c}\right)}\right] \text{kdin/cm}^2$$

$$\text{Estresse} = \frac{P \times r_a}{h_a}$$

Para converter mmHg em dinas/cm^2

PAS $\times 1{,}35 \times 10^3$ dinas/cm^2/mmHg

$$\text{Estresse} = \frac{P \times r_2}{h_2}$$

FIGURA 6.37 Representação esquemática dos métodos simplificados para a determinação do estresse parietal ventricular esquerdo. O estresse parietal pode ser definido como radial, circunferencial ou meridional, e todos são mutuamente ortogonais. O estresse parietal meridional é o mais simples de ser calculado. A tensão parietal circunferencial incorpora o comprimento do ventrículo esquerdo, sendo mais bem calculado pela ecocardiografia bidimensional. **Embaixo:** A relação da localização do estresse regional com respeito à variação da espessura parietal (*h*) e do raio local da curvatura da parede (*r*) é mostrada.

Nesse caso, trata-se um aprimoramento adicional da determinação da reserva ventricular esquerda e compensação ventricular em estados de sobrecarga de pressão ou de volume. Uma outra avaliação altamente detalhada da contratilidade ventricular esquerda envolve a criação de uma alça de pressão-volume, que proporciona informações independentes da carga referentes à contratilidade ventricular. Isto pode ser feito pela exportação de dados de volume instantâneo de bordas automaticamente determinadas e combinando os dados de volume contínuo com registros de pressão determinados simultaneamente.

Determinação da *dP/dt* Ventricular Esquerda

Um outro parâmetro da função global do ventrículo esquerdo é o cálculo da *dP/dt* que há muito tem sido um cálculo padrão feito por meio de um cateter micrométrico de alta fidelidade no laboratório de cateterismo. A *dP/dt* representa o ritmo de aumento na pressão dentro do ventrículo esquerdo. Se confinada à fase inicial da sístole, durante a contração isovolumétrica, ela é uma medida da contratilidade ventricular relativamente independente da carga.

Por meio de imagens espectrais de um jato de regurgitação mitral, podem ser derivadas informações similares referentes ao ritmo de desenvolvimento de pressão dentro do ventrículo esquerdo. Se essa medida for feita na fase inicial da sístole, enquanto a pressão ventricular esquerda crescente é menor que a pressão aórtica, ela é relativamente independente da carga. O método por meio do qual isso é feito é registrar o perfil espectral da regurgitação mitral em uma velocidade rápida de varredura (tipicamente 100 mm/s), conforme mostram as Figuras 6.38 e

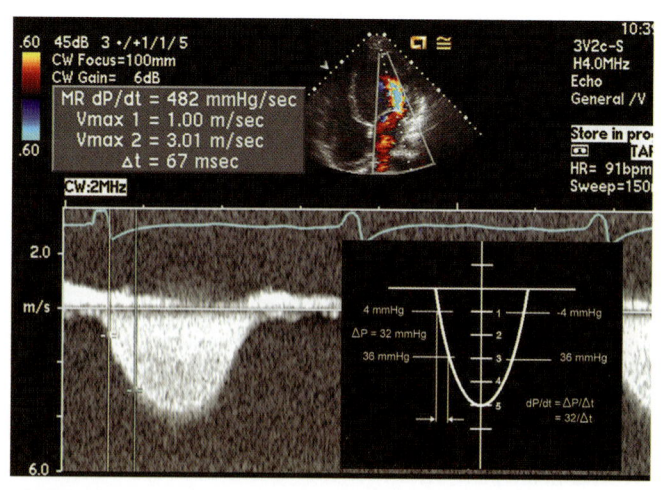

FIGURA 6.38 Representação esquemática e exemplo para se calcular a *dP/dt* ventricular esquerda a partir do sinal espectral com Doppler de onda contínua na regurgitação mitral. **Esquerda:** Uma imagem com Doppler espectral com onda contínua registrada em um paciente com grave disfunção sistólica ventricular esquerda na qual a medida *on-line* da *dP/dt* é observada como sendo 482 mmHg/s. **Direita:** Metodologia para essa determinação, que inclui registro de imagem da regurgitação mitral com Doppler de onda contínua a uma velocidade rápida de varredura (150 mm/s neste exemplo) e pontos de definição para os quais a velocidade da regurgitação mitral alcançou 1 e 3 m/s. Isto representa um aumento de pressão de 32 mmHg/s no ventrículo esquerdo para um átrio esquerdo de baixa complacência, constituindo uma medida da contratilidade relativamente independente da carga. O tempo entre os dois pontos exigido para atingir 1 e 3 m/s (Δt) é então dividido pela diferença de pressão (32 mmHg) para cálculo da *dP/dt*.

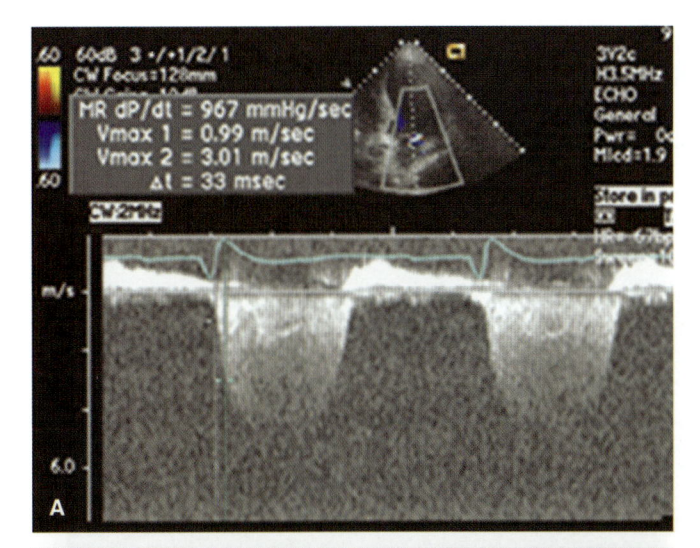

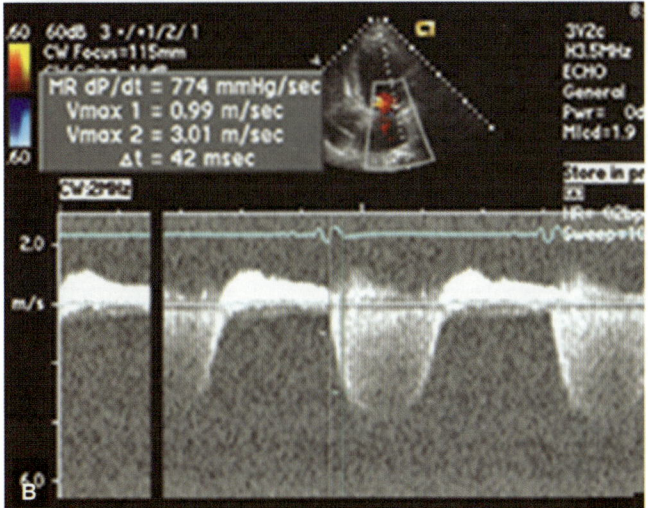

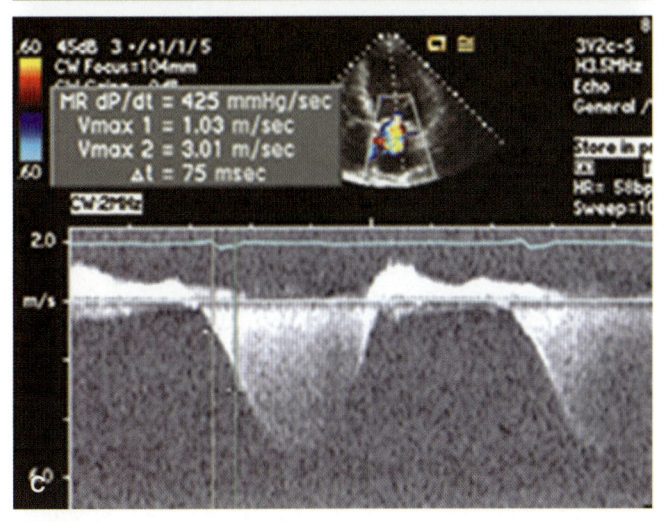

FIGURA 6.39 *dP/dt* ventricular esquerda derivada de imagem com Doppler de onda contínua em três pacientes com vários graus de disfunção sistólica ventricular esquerda. **A:** Obtida de um paciente com disfunção sistólica relativamente discreta e uma *dP/dt* de 967 mmHg/s. **B, C:** Obtida de um paciente com grave disfunção sistólica e uma *dP/dt* de 425 mmHg/s.

6.39. O exame do início da curva de velocidade pode então ser usado para derivar as medidas de pressão instantânea. Para determinar a *dP/dt*, calcula-se a diferença no tempo em milissegundos desde o ponto no qual a velocidade é 1 m/s e em 3 m/s. O tempo entre esses dois pontos representa o tempo para ocorrer uma alteração pressórica de 32 mmHg na cavidade ventricular esquerda. A *dP/dt* é então calculada como: *dP/dt* = 32 mmHg ÷

tempo (ms). A determinação da *dP/dt* por meio desse método tem sido validada por medidas hemodinâmicas invasivas. Além de determinar esse parâmetro nas fases iniciais da sístole, a *dP/dt* negativa frente à alteração na pressão análoga (36 a 40 mmHg) na diástole também pode ser calculada e oferece informações sobre a função diastólica. Uma *dP/dt* positiva reduzida ou negativa acarreta significativas implicações prognósticas. Há outros elementos que contribuem para a *dP/dt* ventricular esquerda, além da contratilidade miocárdica intrínseca. Na presença de acentuado dissincronismo mecânico (como tipicamente no bloqueio de ramo esquerdo), a *dP/dt* pode estar reduzida, não devido à contratilidade miocárdica intrinsecamente diminuída, mas como consequência de dissincronismo contrátil e ineficiência global da bomba.

Métodos Avançados e Mais Recentes para Avaliação da Função Ventricular Esquerda

A disponibilidade disseminada de aquisição de imagens tissulares com Doppler e rastreamento de pontos ofereceram uma janela nova e mais sofisticada sobre a mecânica ventricular esquerda. Os princípios básicos dessas técnicas são discutidos no Capítulo 3. A aquisição de imagens tissulares com Doppler tem como base o ajuste dos ganhos e filtros do Doppler para registrar seletivamente velocidades de dentro do próprio miocárdio em vez de no sangue. O rastreamento de pontos se baseia na identificação de assinaturas singulares de ultrassom miocárdico que podem então ser rastreadas. Com uma ou outra técnica, regiões de interesse únicas ou múltiplas podem ser rastreadas simultaneamente. Essas metodologias também podem ser aplicadas a conjuntos de dados da ecocardiografia tridimensional, e parâmetros globais de desempenho ventricular subsequentemente podem ser extraídos. Por causa dos direitos autorais de algoritmos por meio dos quais a mecânica miocárdica é extraída, valores absolutos podem variar entre as plataformas de aquisição de imagens. Também há uma variação espacial desses parâmetros no ventrículo esquerdo normal, dependendo da parede que está sendo analisada. Para a aquisição de imagens tissulares com Doppler, a informação primária extraída é a velocidade tissular, da qual podem ser calculados a distância ou deslocamento, bem como tensão e ritmo de tensão. Para o rastreamento de pontos, a informação primária extraída é a movimentação tissular, da qual é subsequentemente calculada a velocidade. Com uma ou outra técnica, a avaliação da distância entre dois pontos permite que se calcule a tensão miocárdica e o ritmo de tensão. Esta análise pode ser expandida para incluir todo o perímetro do ventrículo esquerdo nas incidências apical ou de eixo curto.

Uma das utilizações mais iniciais da aquisição de imagens tissulares com Doppler foi usar a técnica para colorir extensas regiões de interesse do miocárdio, abarcando todo o ventrículo esquerdo em uma incidência paraesternal de eixo longo, eixo curto ou apical de quatro câmaras. Como se trata de uma técnica baseada no Doppler, ela permanece dependente do ângulo, mas tem uma alta resolução temporal. O conceito inicial foi que a codificação com cores da direção e velocidade da movimentação oferece mais informações valiosas quanto à análise da movimentação parietal. Ficou logo aparente que a relação entre sinal e ruído dessa técnica, bem como os ritmos de fotogramas, não eram ideais para utilização como um método em si mesmo para análise da movimentação parietal. A técnica rapidamente migrou para a extração de dados quantitativos para análise da movimentação parietal em vez de uma avaliação global. Quando a aquisição de imagens coloridas com Doppler é usada para saturar todo um perímetro ventricular, pode-se apreciar a alteração física na cor coincidente com a contração miocárdica. Em uma incidência paraesternal de eixo longo, como o septo anterior e as paredes posteriores estão se movendo juntos, eles são codificados em cores opostas para movimentação normal (Figura 6.40). Uma linha em modo M também pode ser dirigida através do ventrículo e uma movimentação tissular em modo M com Doppler colorido

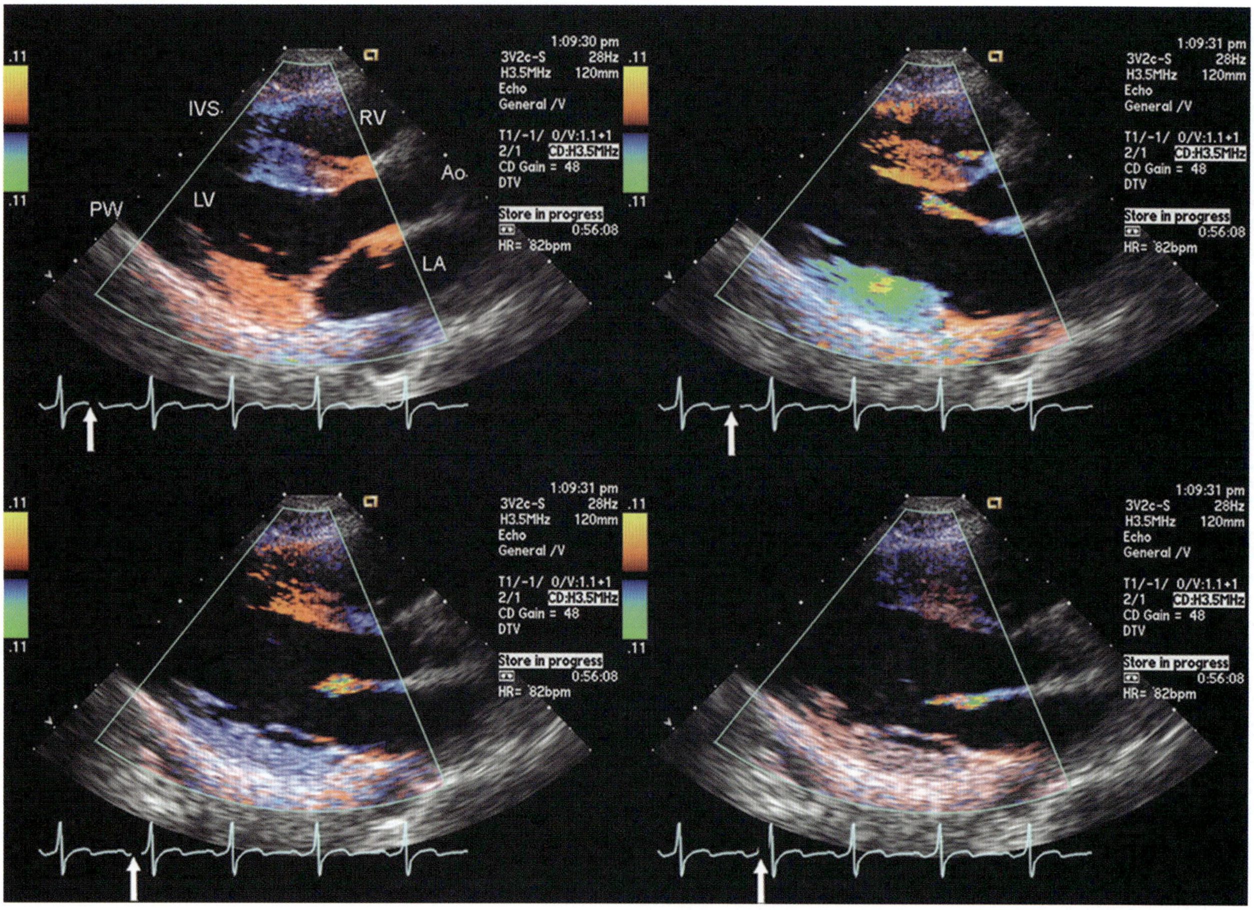

FIGURA 6.40 Ecocardiograma paraesternal de eixo longo registrado com imagem tissular com Doppler colorido saturando o miocárdio. **Painel A** foi registrado no final da sístole mecânica e mostra coloração vermelha na parede anterior movendo-se para a posterior e coloração azul do septo anterior indicando movimentação posterior apropriada. **Painel B** foi registrado na protodiástole imediatamente após a abertura da valva mitral. Observe a cor vermelha do septo anterior à medida que ele se expande anteriormente e o verde brilhante da coloração da parede posterior à medida que ela se move energicamente na direção oposta. **Painel C** é uma imagem captada imediatamente após o início da sístole atrial demonstrando mais movimentação ativa apropriada anteriormente do septo ventricular e movimentação posterior da parede posterior codificadas em vermelho e azul, respectivamente. Observe a *seta* no eletrocardiograma fornecido para cronometrar cada ciclo com precisão. **Painel D** foi registrado na telediástole quando há mínima movimentação, conforme é manifesta pelos sinais mais tênues de coloração. Ao, aorta; IVS, septo interventricular; LA, átrio esquerdo; LV, ventrículo esquerdo; PW, parede posterior.

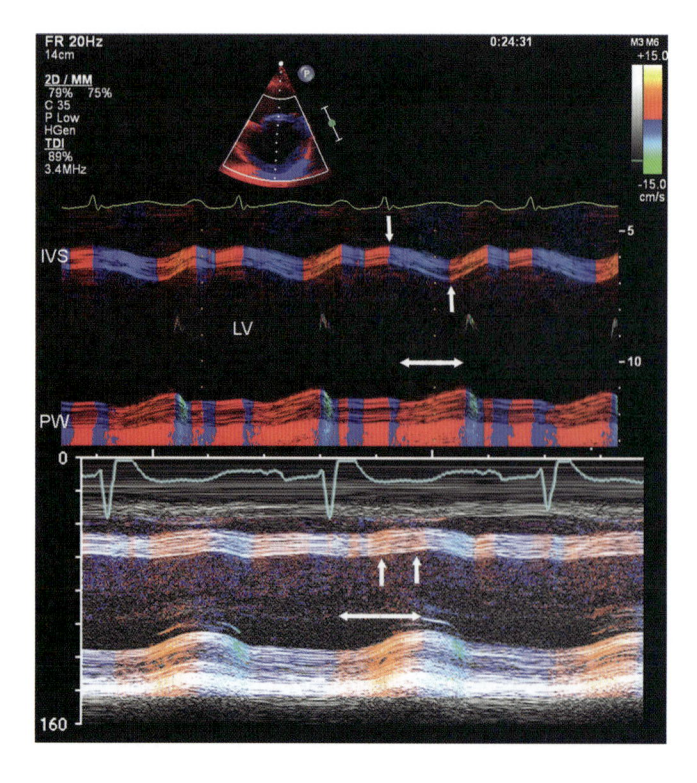

FIGURA 6.41 Ecocardiogramas tissulares coloridos com Doppler em modo M registrados em um paciente normal no painel superior e em um paciente com discinesia anterosseptal no painel inferior. Observe, no painel superior, a coloração azul abrupta cronometrada ao QRS (*seta apontando para baixo*) do septo ventricular à medida que ele se move posteriormente seguido por uma alteração abrupta para a cor vermelha representando movimentação anterior na telessístole (*seta apontando para cima*). Observe na parede posterior a cor vermelha representando movimentação anterior da parede posterior com movimentação normal (*seta com duas pontas*). O painel inferior foi registrado em um paciente com infarto anterosseptal e discinesia septal. Observe o aspecto similar da coloração da parede posterior com vermelho normal colorindo na sístole (*setas com duas pontas*), mas a codificação vermelha similar para o septo ventricular representando discinesia. IVS, septo interventricular; LV, ventrículo esquerdo; PW, parede posterior.

ser adquirida (Figura 6.41). Foi demonstrada alguma utilidade dessa técnica na descrição da cronometragem de anormalidades na movimentação parietal. Na presença de bloqueio do ramo esquerdo, a alternância clara na coloração azul-vermelha do septo é observada em pacientes com movimentação septal multifásica relacionada com distúrbios de condução. Além disso, um volume-amostra pode ser colocado dentro do anel mitral ou miocárdio e informações quantitativas podem ser extraídas referentes à velocidade tissular (Figura 6.42). Dados da velocidade anular têm um papel importante na avaliação da função diastólica, conforme discutido no Capítulo 7. A velocidade anular sistólica é um marcador de função ventricular esquerda global em um ventrículo que se contrai uniformemente.

Aquisição de Imagens da Tensão e Ritmo de Tensão

A maioria das técnicas de análise discutidas até aqui analisa a movimentação parietal ventricular esquerda tendo como ponto de referência o transdutor. Como tal, a rotação, movimentação translacional e retesamento confundem a análise. Os métodos mais recentes de imagens tissulares com Doppler e rastreamento de pontos para o cálculo de tensão ou o ritmo de tensão permitem a avaliação da região miocárdica com referência a um segmento miocárdico adjacente em vez de a uma posição fixa do transdutor, e teoricamente fornecem dados mais acurados referentes ao formato ventricular durante o ciclo cardíaco. A análise da mecânica ou formato ventricular durante o ciclo cardíaco é chamada de análise da deformação. A deformação pode ser caracterizada pela tensão miocárdica, ritmo de tensão, ou torção, cada um dos quais definindo um parâmetro diferente de mudança de formato com a contração.

Esses parâmetros de função são derivados da análise da movimentação ou velocidade em duas ou mais regiões miocárdicas das quais a tensão, ou outros parâmetros avançados, pode ser calculada. A tensão pode ser calculada em qualquer um dos três planos ortogonais, representando a contração longitudinal, circunferencial ou radial (Figura 6.43). A tensão é definida como a alteração normalizada do comprimento entre dois pontos (Figuras 6.44 e 6.45). Tensão negativa implica encurtamento de um segmento e tensão positiva em alongamento. Assim, a contração normal é definida por tensão negativa sistólica longitudinal seguida por tensão diastólica bifásica relacionada com enchimento diastólico inicial e final, respectivamente. A tensão radial normal, refletindo o espessamento parietal é positiva na sístole.

Ritmo de tensão representa a alteração de velocidade entre dois pontos adjacentes. A tensão e o ritmo de tensão podem ser calculados por meio das imagens tissulares com Doppler ou técnicas de rastreamento de pontos e exibidos em múltiplos formatos (Figuras 6.46 a 6.53). Deve ser ressaltado que para a aquisição de imagens tissulares com Doppler os dados iniciais brutos representam velocidade miocárdica em um ponto no espaço dentro do feixe de interrogação. Para se calcular a distância, essa velocidade é integrada ao tempo. Se dois pontos isolados em uma região de interesse são comparados quanto à alteração de velocidade durante o ciclo cardíaco, o ritmo de tensão é o parâmetro primário obtido. Tensão, ou alteração na distância entre dois pontos, é, portanto, a variável derivada. A relação entre tensão e ritmo de tensão e velocidades tissulares iniciais do Doppler é esquematizada na Figura 6.45. Por outro lado, com o rastreamento de pontos, é a real localização de um segmento isolado do miocárdio (em vez da velocidade de uma área de interesse localizada em um ponto fixo no espaço) que é calculada. Assim, o cálculo primário é de deslocamento tissular, e se dois pontos forem simultaneamente comparados quanto a sua localização, o parâmetro primário derivado é tensão em vez de ritmo de tensão. Com o rastreamento de pontos, o ritmo de tensão pode ser derivado a partir dos dados originais calculando a mudança na localização ao longo do tempo (velocidade) para dois pontos adjacentes. Com qualquer uma das técnicas, as regiões de interesse podem variar de 5 a 6 mm a 2 a 3 cm de comprimento. Os algoritmos para o cálculo da tensão mé-

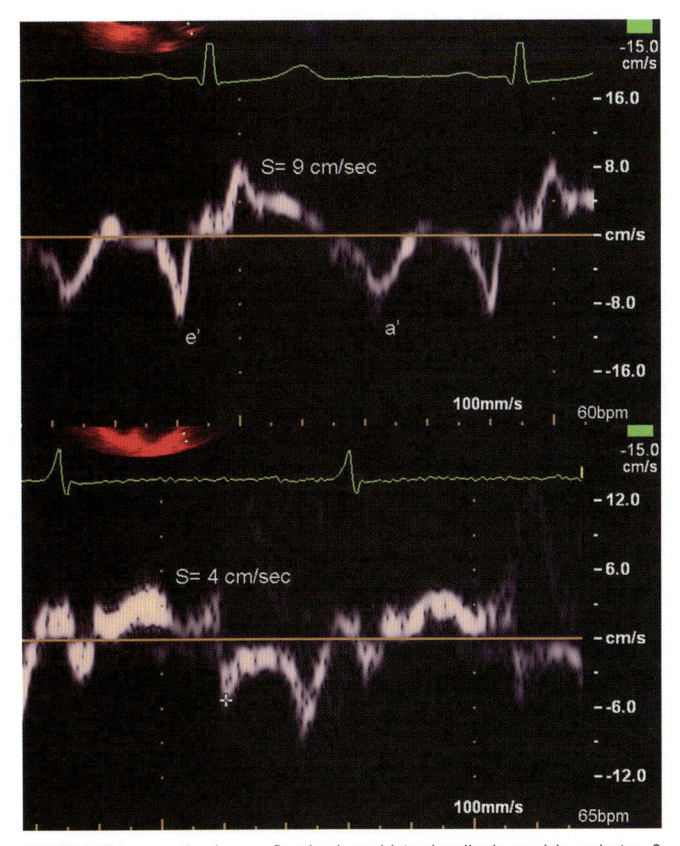

FIGURA 6.42 Imagem tissular com Doppler do anel lateral realizada em dois pacientes. O painel superior foi registrado em um paciente com função sistólica normal e fração de ejeção de 60%. Observe a onda S de 9 cm/s. Também mostradas estão as velocidades diastólicas e′ e a′. O painel inferior foi registrado em um paciente com miocardiopatia dilatada e fração de ejeção de 27%. Observe a velocidade sistólica anular de 4 cm/s compatível com função global reduzida.

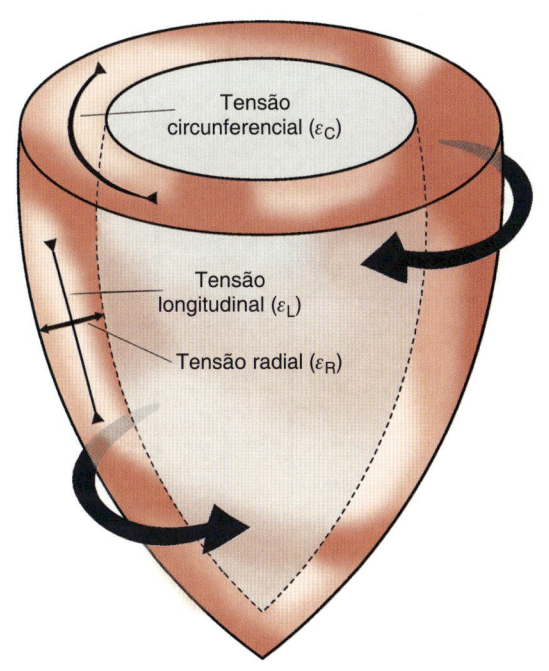

FIGURA 6.43 Demonstração esquemática de três cálculos de tensão ortogonalmente dirigidos. A tensão longitudinal (ε_L) é definida ao longo do eixo longo do ventrículo esquerdo. A tensão radial (ε_R) é ortogonal à tensão longitudinal e orientada perpendicularmente à borda endocárdica. A tensão circunferencial (ε_C), calculada no eixo curto do ventrículo, é paralela ao raio do ventrículo. As *setas* curvas mostradas fora do esquema significam torsão normal basal horária e apical anti-horária do ventrículo esquerdo.

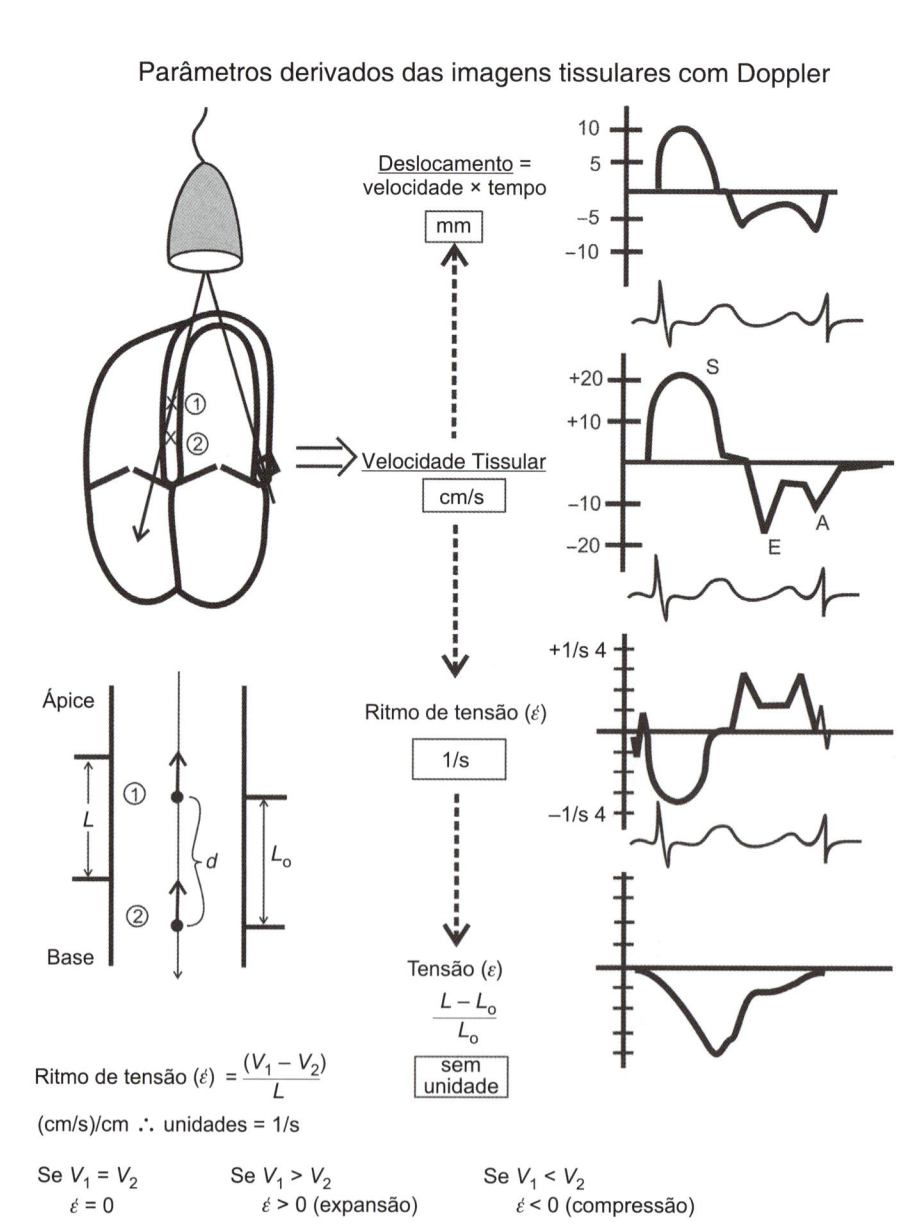

FIGURA 6.44 Demonstração da tensão em um segmento miocárdico esquematizado. Tanto a tensão longitudinal (ε_L) quanto a tensão radial (ε_R) são calculadas. Presumindo um comprimento basal de 2 cm com contração, o segmento miocárdico diminui de comprimento para 1,6 cm, resultando em uma tensão longitudinal de −20%. Se a mesma fibra se alongar (conforme se vê à esquerda) para 2,2 cm, a tensão longitudinal é calculada como sendo +10%. A tensão radial é calculada perpendicularmente ao eixo longo e, neste caso, a espessura do segmento miocárdico de 1 a 1,4 cm resulta em uma tensão radial de +40%. Observe que com contração normal há um encurtamento no comprimento e aumento na largura do segmento miocárdico, e, assim, a tensão longitudinal normal é negativa e a tensão radial normal é positiva.

FIGURA 6.45 Representação esquemática da metodologia para se obter imagem com Doppler tissular do anel mitral ou de dois pontos adjacentes para cálculo da tensão miocárdica e ritmo de tensão. Os parâmetros derivados do deslocamento e ritmo de tensão também estão graficamente mostrados. (Ver texto para detalhes.)

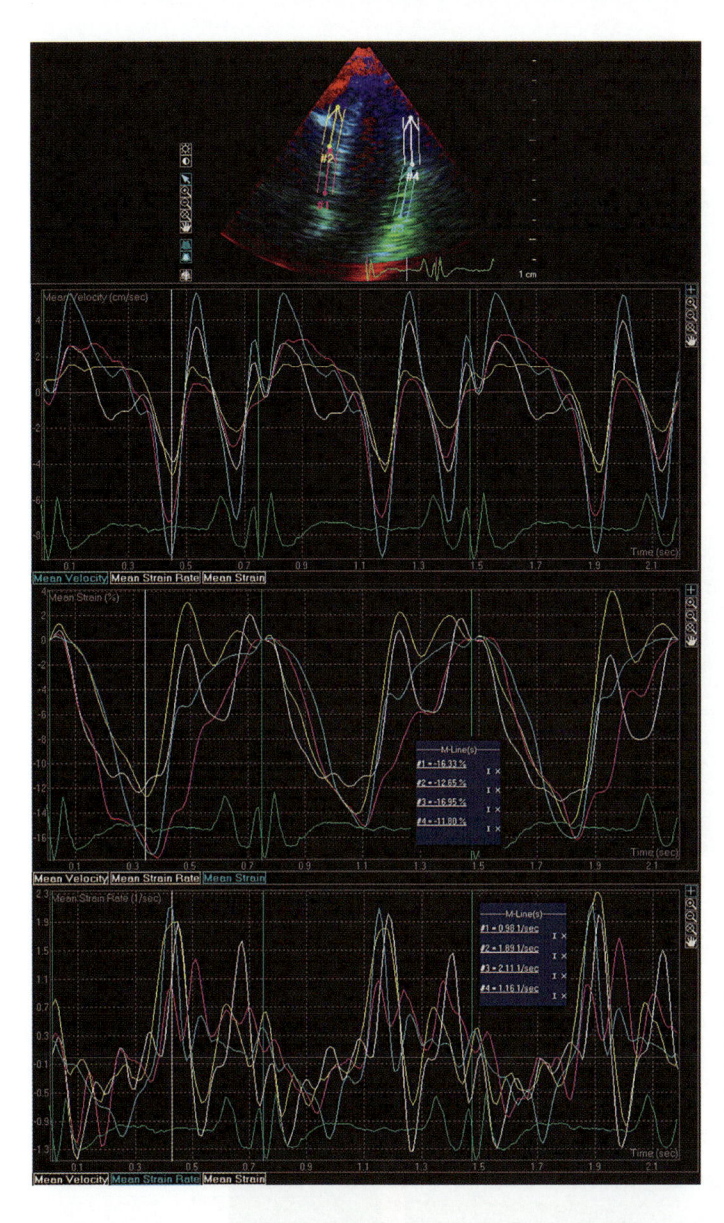

FIGURA 6.46 Esta incidência apical de quatro câmaras foi registrada com imagem tissular com Doppler para determinação da velocidade tissular (gráficos superiores), tensão média (gráfico do meio) e ritmo de tensão médio (gráficos inferiores) nos quatro segmentos observados na imagem bidimensional. Neste indivíduo normal, observe a variação da velocidade máxima do ápice para a base com a maior velocidade na parede lateral basal e velocidades mais baixas nos segmentos apicais. O gráfico do meio, derivado da mesma imagem, mostra a tensão média nos quatro segmentos que varia de –11,8% a –16,95%. O gráfico de baixo representa o ritmo de tensão calculado da mesma imagem. Observe os múltiplos picos sistólicos e diastólicos, tornando problemática a cronometragem dos eventos.

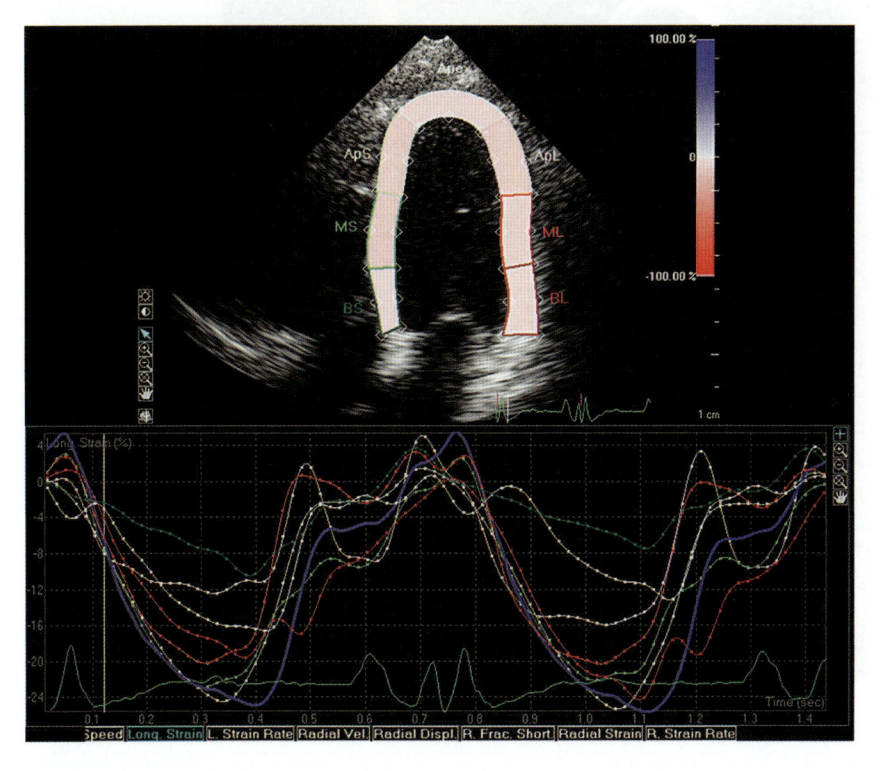

FIGURA 6.47 Incidência apical de quatro câmaras com rastreamento de pontos empregado para cálculo da tensão longitudinal em sete segmentos em uma incidência apical de quatro câmaras. Neste indivíduo normal, observe a cronometragem relativamente homogênea da tensão máxima que, por todo o perímetro do ventrículo, varia de aproximadamente –9% a –24%. Observe a tensão atrasada e reduzida no segmento septal basal (linha verde mais escura) que é um artefato do rastreamento neste local.

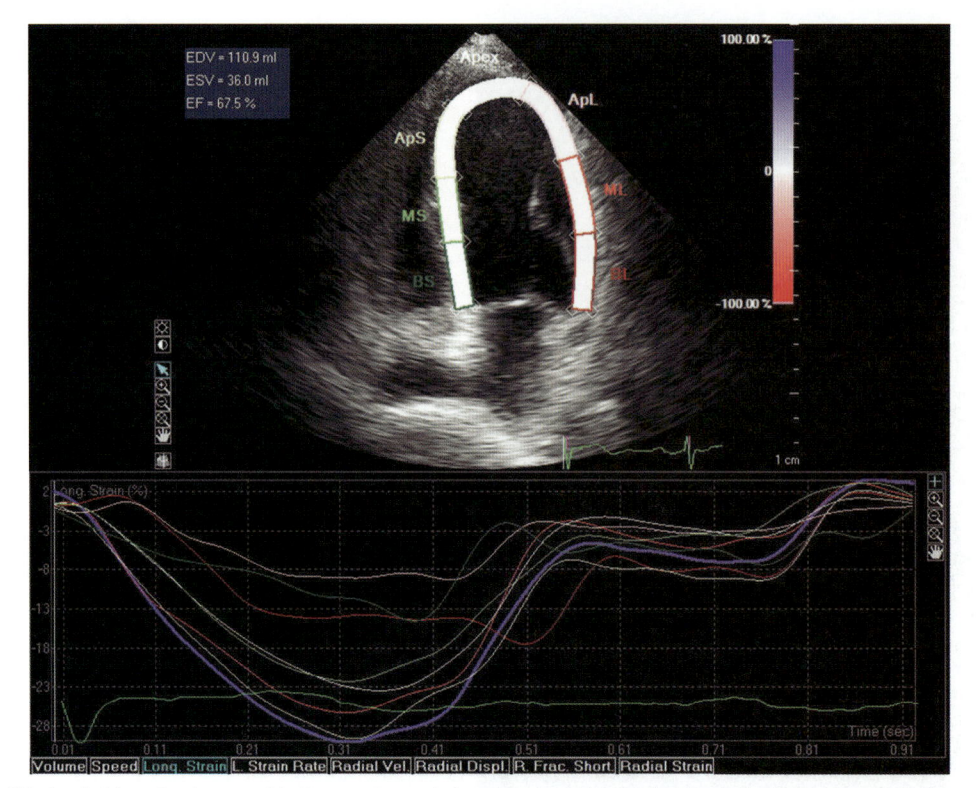

FIGURA 6.48 Incidência apical de quatro câmaras registrada com rastreamento de pontos para a determinação da tensão longitudinal em um indivíduo normal com fração de ejeção de 67,5%. Como no exemplo anterior, observe a heterogeneidade dos valores da tensão que variam de −9% a −30%. Observe a tensão um tanto reduzida em ambos os segmentos basais que provavelmente se deve à dificuldade de rastreamento neste local, bem como tensão reduzida em um segmento apical lateral que não corresponde a qualquer anormalidade aparente na movimentação parietal neste indivíduo e do mesmo modo está provavelmente relacionada com rastreamento tissular não ideal.

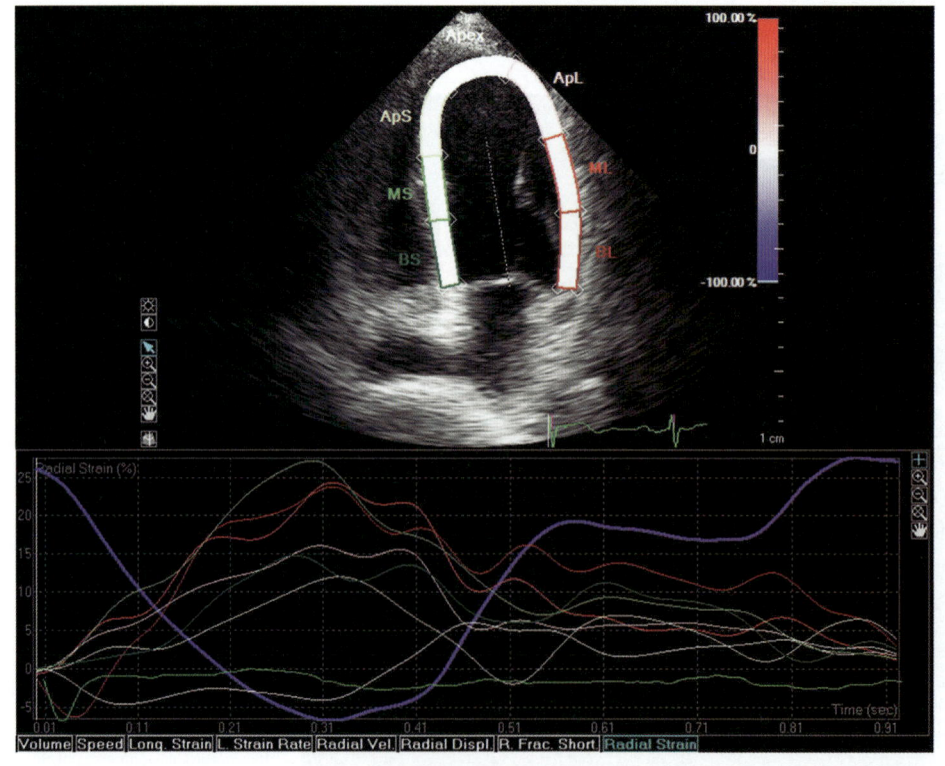

FIGURA 6.49 Curvas de tensão radial extraídas da imagem apresentada na Figura 6.48. Observe que a tensão radial normal é positiva. Também observe que a tensão diminuída por artefato no segmento apical (linha branca) provavelmente está relacionada com rastreamento errôneo no ápice (Apex) mais fino.

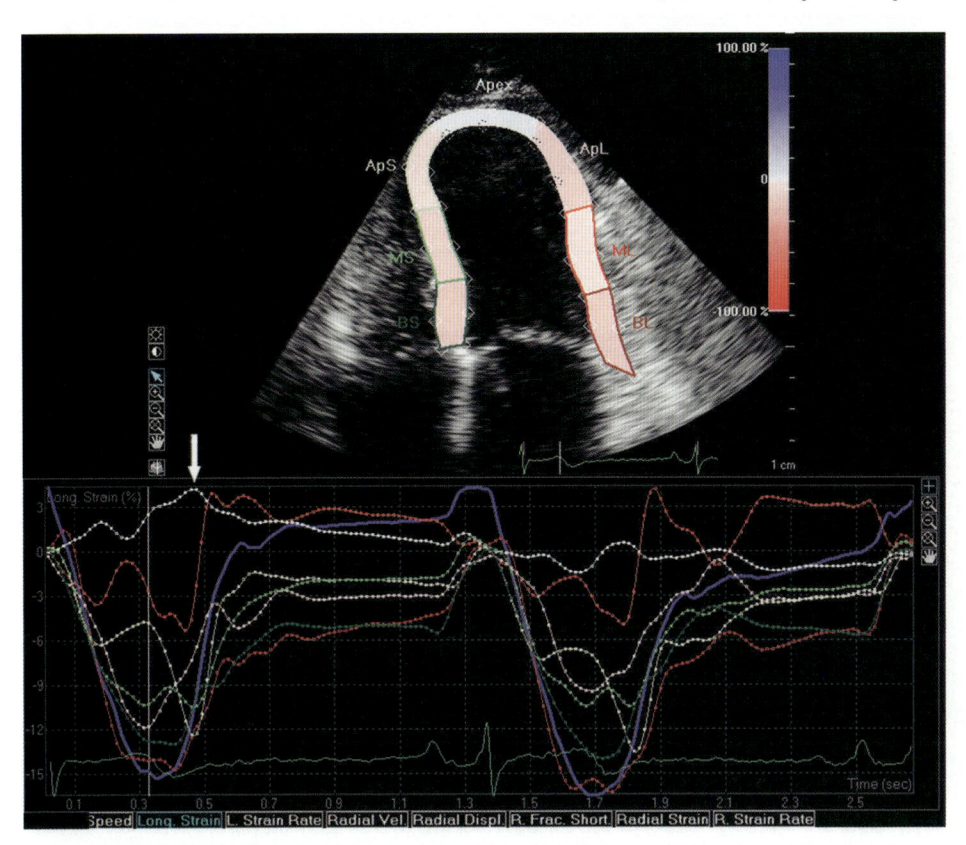

FIGURA 6.50 Incidência apical de quatro câmaras registrada em um modo de rastreamento de pontos para cálculo da tensão longitudinal em sete segmentos ventriculares. Este paciente tinha evidência de infarto do miocárdio apical prévio. Observe o arredondamento do ápice (Apex) e o valor positivo da tensão no segmento apical (*seta*) representativo de discinesia apical.

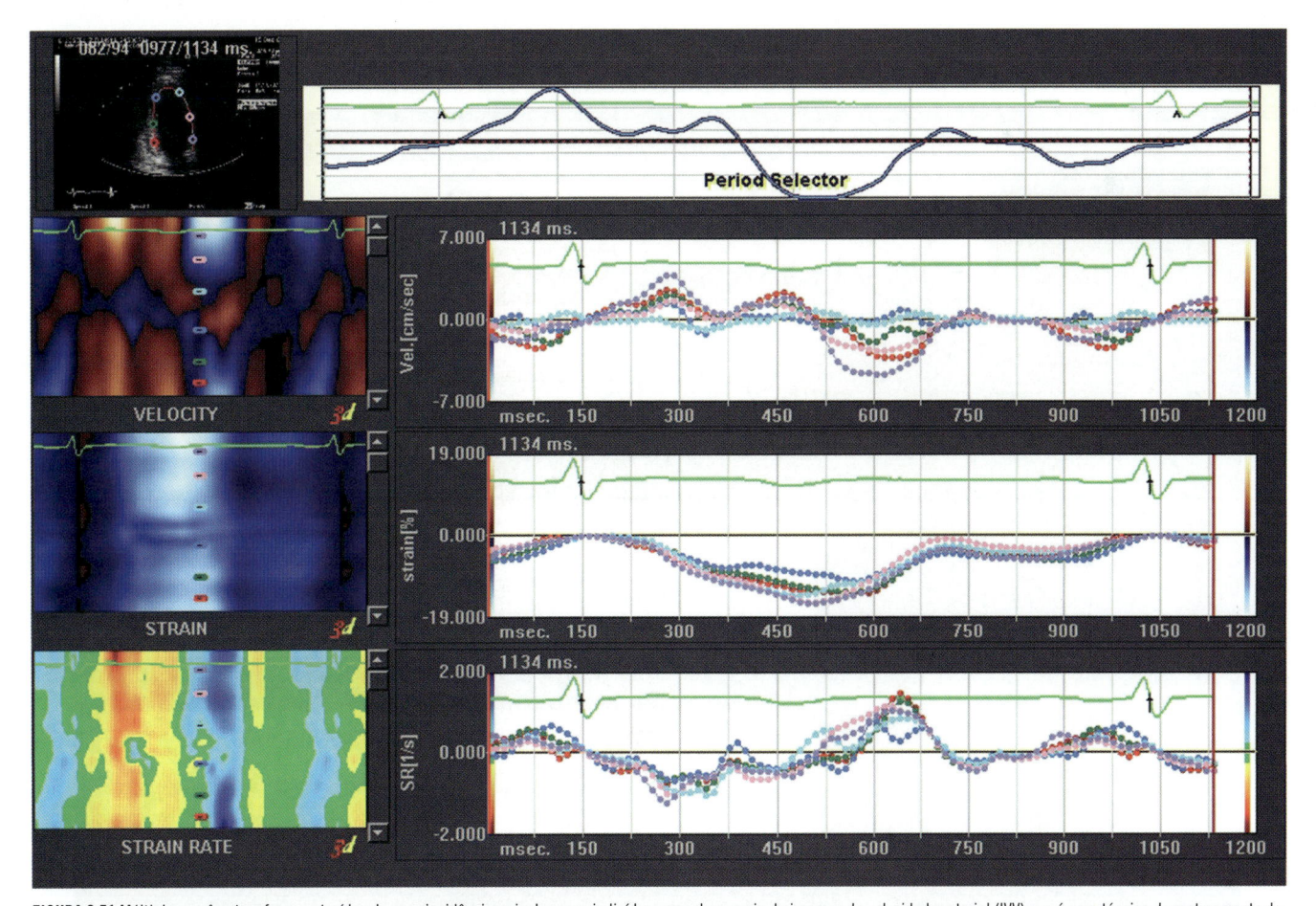

FIGURA 6.51 Múltiplos parâmetros foram extraídos de uma incidência apical em um indivíduo normal por meio de imagem da velocidade vetorial (IVV) que é uma técnica de rastreamento de pontos híbrida que pode ser usada para cálculo da velocidade miocárdica, tensão e ritmo de tensão. No gráfico superior, observe a variação na velocidade baseada na região de interesse. No gráfico do meio, observe a natureza homogênea do padrão normal de tensão, bem como a imagem do ritmo de tensão no gráfico no painel inferior. Nos modos M curvados, observe a transição suave da velocidade, tensão e ritmo de tensão ao longo do tempo em todas as regiões de interesse.

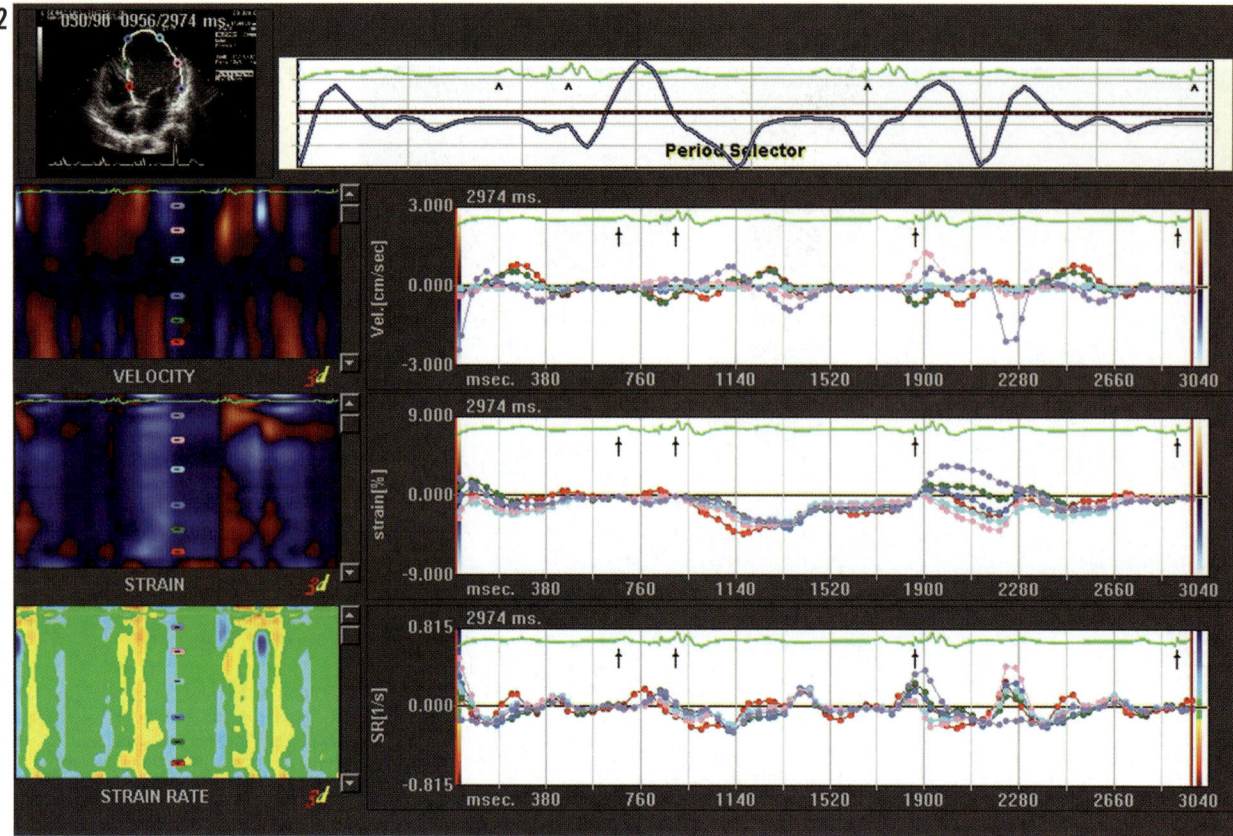

FIGURA 6.52 Esta série de imagens foi registrada por meio da mesma tecnologia e mesmo formato de imagem como na Figura 6.51 em um paciente com miocardiopatia dilatada não isquêmica. Observe as velocidades tissulares homogeneamente reduzidas, valores de tensão (média aproximadamente –5,0%) e de ritmo de tensão para todos os segmentos. Nos modos M curvados, observe novamente a transição suave da velocidade, tensão e ritmo de tensão ao longo do tempo em todos os segmentos, mas valores mais baixos para todos os parâmetros.

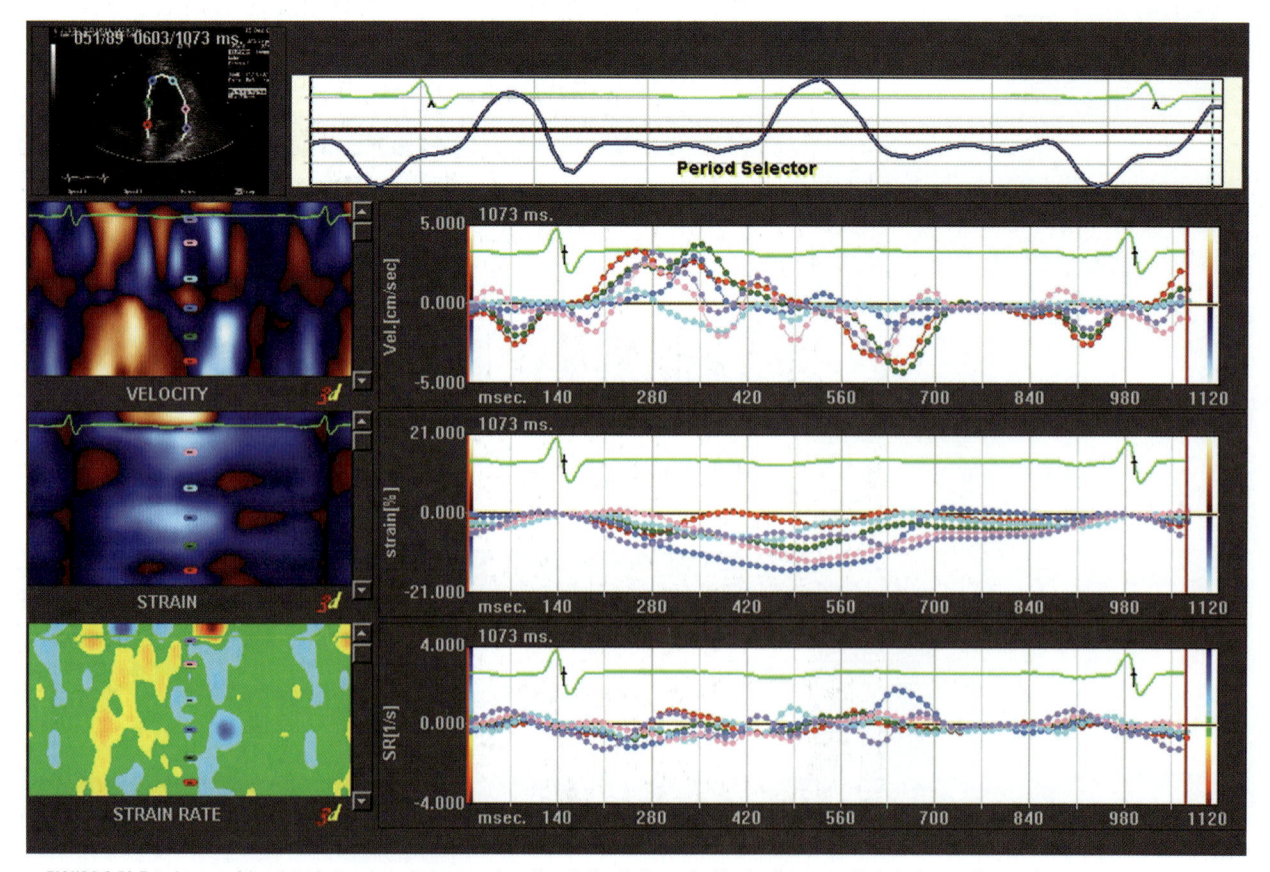

FIGURA 6.53 Esta imagem foi registrada em um paciente com miocardiopatia isquêmica e significativa heterogeneidade de função. Ela é registrada por meio da mesma tecnologia mostrada no mesmo formato de imagem das Figuras 6.51 e 6.52. Observe a magnitude e a cronometragem altamente variáveis da velocidade, tensão e ritmo de tensão e o aspecto "fraturado" dos gráficos em modo M curvado da tensão e ritmo de tensão *versus* as transições suaves nos dois exemplos anteriores.

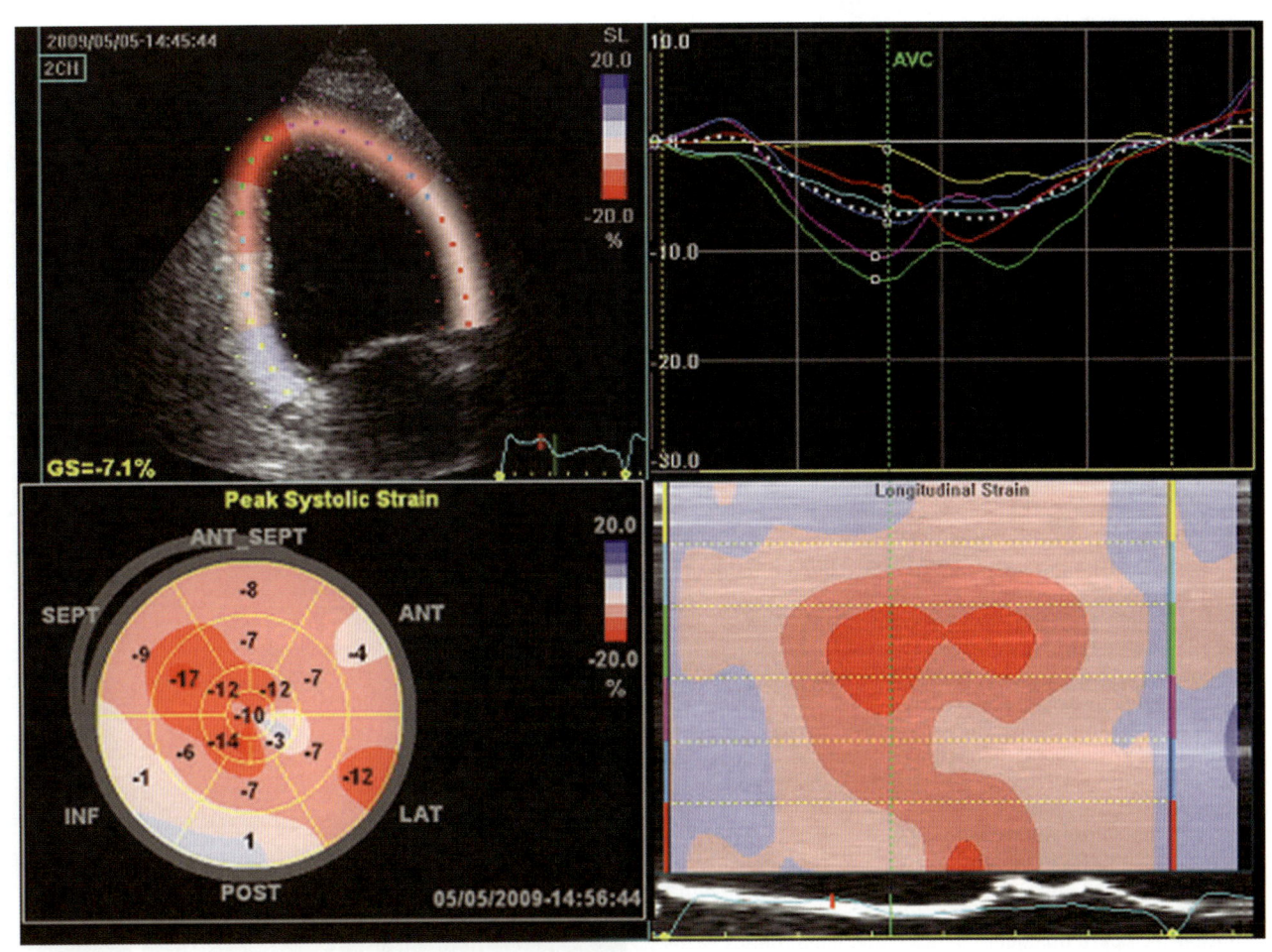

FIGURA 6.54 Tensão ventricular esquerda derivada de um conjunto de dados tridimensionais. Por meio deste algoritmo, incidências apicais de quatro e duas câmaras e apical de eixo longo são automaticamente extraídas do mesmo conjunto de dados tridimensionais. Nesta ilustração composta, somente a incidência apical de duas câmaras é demonstrada na esquerda superior. A representação gráfica da tensão em cada um dos seis segmentos é observada na direita superior. A esquerda embaixo apresenta uma plotagem em olho de boi da tensão sistólica máxima nos 17 segmentos analisados, todos do mesmo batimento. A direita inferior apresenta um modo M curvado da tensão longitudinal com tempo no eixo de *x* e localização ao redor do ventrículo no eixo de *y*. Observe o padrão relativamente suave e homogêneo do padrão de tensão com tensão reduzida no segmento basal e atraso do início da tensão máxima no segmento anterior basal. Peak Systolic Strain, tensão máxima sistólica.

dia e ritmo de tensão ao longo dessas distâncias são dependentes de equipamento, e valores absolutos provavelmente não devem ser comparados em qualquer paciente examinado em diferentes plataformas ou por métodos diferentes. Plataformas modernas também podem adquirir um conjunto de dados tridimensionais de volume total pela aquisição de múltiplos subvolumes ou, mais recentemente, com escaneamento volumétrico total a partir do qual o deslocamento, tensão e ritmo de tensão podem ser calculados em múltiplos segmentos. Tipicamente, esses parâmetros são calculados por meio de um modelo de 17 segmentos recomendado pela American Society of Echocardiography (Figura 6.54).

Deve ser ressaltado que a tensão não é uniforme entre todos os segmentos miocárdicos. As velocidades e o deslocamento miocárdicos têm uma gradação de magnitude desde a base até o ápice, com parâmetros basais sendo mais altos do que os valores apicais. Por outro lado, a tensão longitudinal, definida como movimentação paralela ao eixo longo, tem menos variabilidade ápice-base, mas varia substancialmente ao redor da circunferência do ventrículo esquerdo, com tensão maior nas paredes anterior e lateral em comparação com as inferior e septal. A tensão longitudinal normal é em média –20% e é aproximadamente metade da tensão radial normal. Enquanto a ressonância magnética cardíaca e outras técnicas têm sugerido tensão relativamente uniforme da base até o ápice, as técnicas ultrassônicas frequentemente têm demonstrado variação base-ápice na tensão em normais que tem variado em magnitude com base na plataforma de ultrassom e técnica usadas (Doppler tissular *vs.* rastreamento de pontos). Esta falta de uniformidade provavelmente se relaciona com uma

combinação de fatores, incluindo dependência do ângulo com o Doppler tissular, comprimento do segmento analisado e incorporação de tecido anular ou pericárdico na região de interesse. Se as imagens tissulares com Doppler forem usadas para o cálculo da velocidade miocárdica, a determinação da velocidade dependerá do ângulo e essa dependência se torna mais pronunciada nos segmentos apicais onde o feixe de ultrassom interroga uma curva na parede. No ápice verdadeiro, o feixe intercepta o miocárdio em 90° e a tensão longitudinal diminui agudamente se avaliada por técnicas de Doppler tissular. Embora permanecendo dependente da pré-carga, a aquisição de imagens da tensão e do ritmo de tensão são indicadores mais sensíveis e mais precoces de função miocárdica anormal do que a avaliação somente do espessamento parietal. Isto foi demonstrado experimentalmente, bem como durante isquemia miocárdica espontânea ou induzida.

Uma limitação significativa da análise da tensão ou ritmo de tensão é a heterogeneidade dos valores normais no miocárdio, bem como a variabilidade de paciente a paciente, resultando em uma ampla faixa de valores normais. Ademais, a reprodutibilidade dessas medidas ao longo do tempo não foi confirmada em grandes populações de pacientes. De modo similar, a variabilidade intra e interobservador pode ser aquém do ideal. Assim, desvios sutis do "normal" devem obrigatoriamente ser interpretados dentro do contexto clínico e alterações seriadas em um determinado paciente podem ter maior valor diagnóstico. Este é o princípio por detrás do uso de ritmo de tensão e aquisição de imagens da tensão na ecocardiografia com estresse. Conforme observado acima, a tensão pode ser calculada em regiões de interesse altamente variáveis incluindo uma análise da tensão em todo perímetro do ventrículo. Isto resulta em um cálculo de tensão ventricular global que se correlaciona com a fração de ejeção.

As técnicas altamente quantitativas e detalhadas da tensão e análise do ritmo de tensão claramente detectam anormalidades na contração ou deformação miocárdica que não estão aparentes pela análise visual ou características da movimentação parietal. Elas permanecem limitadas pelos fatores técnicos e biológicos discutidos anteriormente, mas têm se mostrado promissoras como marcadores de doença pré-clínica em várias condições (Quadro 6.8). Enquanto a tensão ou o ritmo de tensão reduzidos podem ser observados em muitas doenças, precocemente na sua evolução, e antes das anormalidades serem detectadas de outra maneira, uma redução da tensão ou do ritmo de tensão permanece inespecífico para qualquer doença dada, e em muitos casos o diagnóstico diferencial inclui duas ou mais entidades com apresentações precoces similares.

Torção Ventricular

Conforme discutido anteriormente, a contração normal é um processo complexo que envolve a contração de fibras miocárdicas localizadas circunferencialmente. No início da sístole, o ventrículo esquerdo roda na direção horária (visto pelo ápice). Subsequentemente, a base do coração continua com a rotação horária e o ápice desenvolve rotação anti-horária. Isto resulta na movimentação de "torção" do ventrículo na sístole. O grau de torção do coração varia com a idade e está alterado em várias doenças. A perda dessa movimentação normal de torção pode ser um marcador precoce de miocardiopatia pré-clínica. Enquanto o reconhecimento dessa movimentação de torção do coração permite um reconhecimento mais detalhado da mecânica miocárdica tanto na diástole quanto na sístole, a aplicação clínica desse fenômeno ainda não foi determinada. A movimentação de torção do coração pode ser analisada pelas imagens de Doppler tissular ou rastreamento de pontos e tem da mesma forma sido confirmada com ressonância magnética marcada. A Figura 6.55 foi obtida em um paciente com contratilidade ventricular esquerda normal usando-se um sistema híbrido de rastreamento de pontos no qual a rotação horária na base do coração e a rotação anti-horária no ápice são demonstradas claramente. Esse fenômeno também pode ser demonstrado por técnicas de Doppler tissular por meio das quais a cronometragem diferencial até a velocidade máxima das regiões subepicárdica e subendocárdica pode ser exibida além da direção da movimentação nas paredes opostas da qual a torção pode do mesmo modo ser deduzida. A rotação do coração é descrita em graus e quando observada conforme mencionado acima, o miocárdio normal tem uma rotação positiva na base e uma rotação negativa no ápice. A diferença entre as duas representa a rotação total que, quando dividida pela distância entre

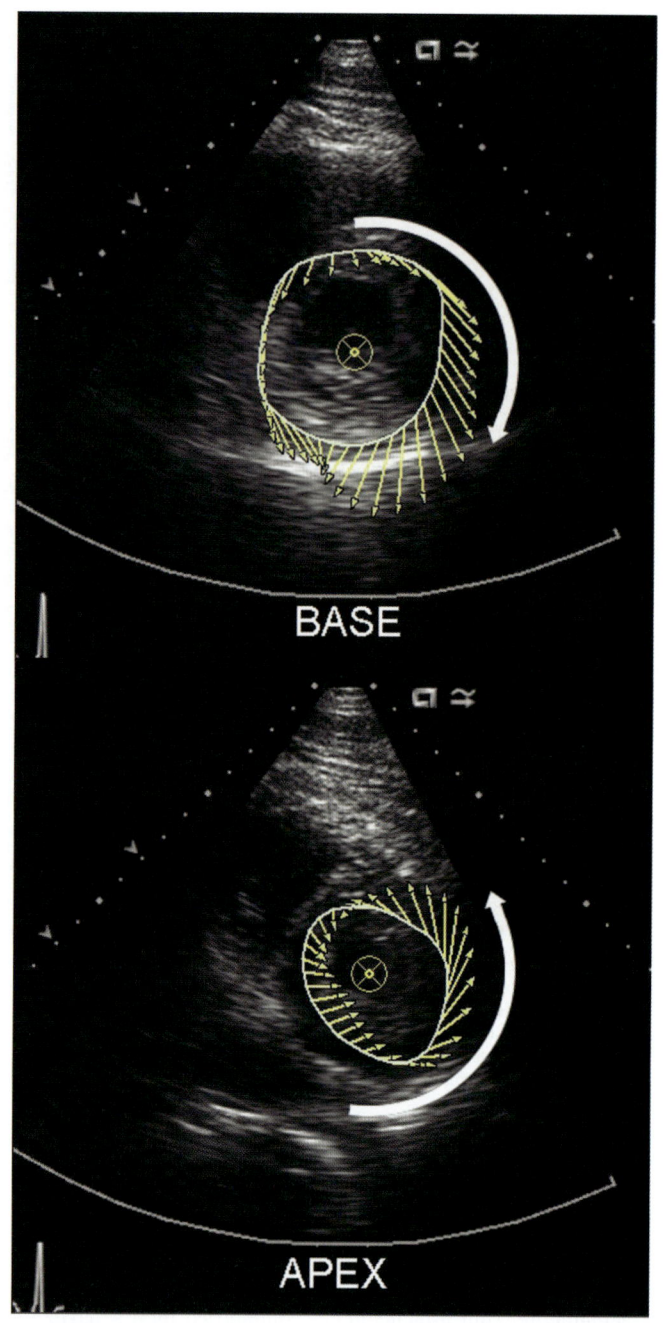

FIGURA 6.55 Incidência paraesternal de eixo curto registrada na base e a nível apical em um paciente com função ventricular normal. Foi usado um algoritmo modificado de rastreamento de pontos para rastrear alvos endocárdicos, que é mostrado como um mapa de velocidade vetorial no qual o comprimento de uma *seta* representa a magnitude da movimentação. O vetor também demonstra a direção da movimentação. Observe, neste exemplo normal, a orientação horária dos vetores de velocidade na base do coração e a direção anti-horária dos vetores de velocidade no ápice, compatível com a movimentação normal "em torção" do ventrículo esquerdo. APEX, ápice; BASE, base.

dois segmentos analisados, resulta no cálculo de torção definida como o giro em graus dividido pela distância (Figura 6.56).

Conclusão

Progresso substancial tem sido feito na avaliação da função ventricular esquerda tanto regional quanto global. Novas técnicas baseadas no Doppler tissular e no rastreamento de pontos estão proporcionando uma valiosa janela para a mecânica miocárdica detalhada. Deve ser ressaltado que, enquanto muitas dessas técnicas proporcionam uma avaliação de alta resolução da função

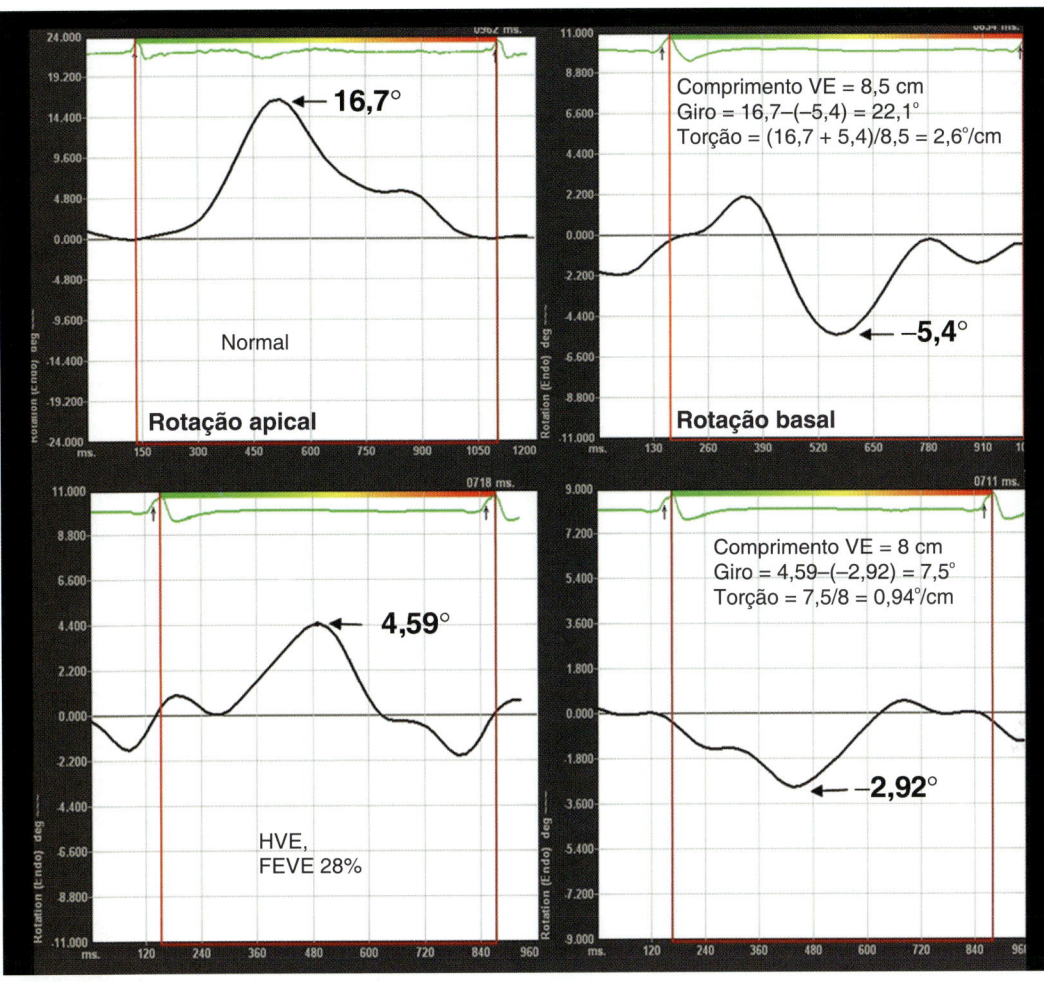

FIGURA 6.56 Demonstração gráfica da rotação angular extraída de um paciente normal nos painéis superiores e de um paciente com hipertrofia ventricular esquerda (HVE) e fração de ejeção ventricular esquerda (FEVE) reduzida nos painéis inferiores. Os painéis à esquerda são registrados no ápice e os painéis à direita, na base do ventrículo esquerdo. No paciente normal, observe a rotação positiva de 16,7° no ápice e rotação de −5,4° na base resultando em um giro total de 22,1° e torção 2,6°/cm em comparação com valores reduzidos no paciente com função ventricular esquerda reduzida.

ventricular esquerda, muitas não são exigidas para tomada de decisão clínica e, atualmente, a maior parte das decisões clínicas deve ser tomada com base em uma avaliação acurada da função global e uma avaliação detalhada da função regional em pacientes com cardiopatia isquêmica.

Leituras Sugeridas

Geral

Buckberg G, Hoffman JIE, Mahajan A, et al. Cardiac mechanics revisited. The relationship of cardiac architecture to ventricular function. Circulation 2008;118:2571–2587.

Lang RM, Bierig M, Devereux RB, et al. Recommendations for chamber quantification: a report from the American Society of Echocardiography's guidelines and standards committee and the chamber quantification writing group, developed in conjunction with the European Association of Echocardiography, a branch of the European Society of Cardiology. J Am Soc Echocardiogr 2005;18:1440–1463.

Picard MH, Popp RL, Weyman AE. Assessment of left ventricular function by echocardiography: a technique in evolution. J Am Soc Echocardiogr 2008;21:14–20.

Quantificação Básica

Borlaug BA, Melenovsky V, Redfield MM, et al. Impact of arterial load and loading sequence on left ventricular tissue velocities in humans. J Am Coll Cardiol 2007;50:1570–1577.

Cannesson M, Tanabe M, Suffoletto MS, et al. A novel two-dimensional echocardiographic image analysis system using artificial intelligence-learned pattern recognition for rapid automated ejection fraction. J Am Coll Cardiol 2007;49:217–226.

Garcia MJ, Rodriguez L, Ares M, et al. Myocardial wall velocity assessment by pulsed Doppler tissue imaging: characteristic findings in normal subjects. Am Heart J 1996;132:648–656.

Gillam LD, Hogan RD, Foale RA, et al. A comparison of quantitative echocardiographic methods for delineating infarct-induced abnormal wall motion. Circulation 1984;70:113–122.

Hammond IW, Devereux RB, Alderman MH, et al. Relation of blood pressure and body build to left ventricular mass in normotensive and hypertensive employed adults. J Am Coll Cardiol 1988;12:996–1004.

Hashimoto I, Li X, Hejmadi Bhat A, et al. Myocardial strain rate is a superior method for evaluation of left ventricular subendocardial function compared with tissue Doppler imaging. J Am Coll Cardiol 2003;42:1574–1583.

Ilercil A, O'Grady MJ, Roman MJ, et al. Reference values for echocardiographic measurements in urban and rural populations of differing ethnicity: the Strong Heart Study. J Am Soc Echocardiogr 2001;14:601–611.

Tei C, Ling LH, Hodge DO, et al. New index of combined systolic and diastolic myocardial performance: a simple and reproducible measure of cardiac function—a study in normals and dilated cardiomyopathy. J Cardiol 1995;2(6):357–366.

Ecocardiografia Tridimensional

Chan J, Jenkins C, Khafagi F, et al. What is the optimal clinical technique for measurement of left ventricular volume after myocardial infarction? A comparative study of 3-dimensional echocardiography, single photon emission computed tomography, and cardiac magnetic resonance imaging. J Am Soc Echocardiogr 2006;19:192–201.

Hung J, Lang R, Flachskampf F, et al. 3D echocardiography: a review of the current status and future directions. J Am Soc Echocardiogr 2007;20:213–233.

Jenkins C, Bricknell K, Hanekom L, et al. Reproducibility and accuracy of echocardiographic measurements of left ventricular parameters using real-time three-dimensional echocardiography. J Am Coll Cardiol 2004;44:878–886.

Kuhl HP, Schreckenberg M, Rulands D, et al. High-resolution transthoracic real-time three-dimensional echocardiography. Quantitation of cardiac volumes and function using semi-automatic border detection and comparison with cardiac magnetic resonance imaging. J Am Coll Cardiol 2004;43:2083–2090.

Mor-Avi V, Jenkins C, Kuhl HP, et al. Real-time three-dimensional echocardiographic quantification of left ventricular volumes. J Am Coll Cardiol 2008;1:413–423.

Mor-Avi V, Sugeng L, Weinert L, et al. Fast measurement of left ventricular mass with real-time three-dimensional echocardiography: comparison with magnetic resonance imaging. Circulation 2004;110:1814–1818.

Soliman OII, Kirschbaum SW, van Dalen BM, et al. Accuracy and reproducibility of quantitation of left ventricular function by real-time three-dimensional echocardiography versus cardiac magnetic resonance. Am J Cardiol 2008;102:778–783.

Sugeng L, Mor-Avi V, Weinert L, et al. Quantitative assessment of left ventricular size and function. Side-by-side comparison of real-time three-dimensional echocardiography and computed tomography with magnetic resonance reference. Circulation 2006;114:654–661.

Imagens da Tensão e Ritmo de Tensão

Edvardsen T, Berber BL, Garot J, et al. Quantitative assessment of intrinsic regional myocardial deformation by Doppler strain rate echocardiography in humans: validation against three-dimensional tagged magnetic resonance imaging. Circulation 2002;106:50–56.

Kukulski T, Jamal F, D'Hooge J, et al. Acute changes in systolic and diastolic events during clinical coronary angioplasty: a comparison of regional velocity, strain rate, and strain measurement. J Am Soc Echocardiogr 2002;15:1–12.

Kukulski T, Jamal F, Herbots L, et al. Identification of acutely ischemic myocardium using ultrasonic strain measurements. A clinical study in patients undergoing coronary angioplasty. J Am Coll Cardiol 2003;41:810–819.

Marwick TA. Measurement of strain and strain rate by echocardiography. Ready for prime time? J Am Coll Cardiol 2006;47:1313–1327.

Moore CC, Lugo-Olivieri CH, McVeigh ER, et al. Three-dimensional systolic strain patterns in the normal human left ventricle: characterization with tagged MR imaging. Radiology 2000;214:453–466.

Stoylen A, Heimdal A, Bjørnstad K, et al. Strain rate imaging by ultrasonography in the diagnosis of coronary artery disease. J Am Soc Echocardiogr 2000;13:1053–1064.

Yip G, Abraham T, Belohlavek M, et al. Clinical applications of strain rate imaging. J Am Soc Echocardiogr 2003;16:1334–1342.

Outros

Gorcsan J III, Romand JA, Mandarino WA, et al. Assessment of left ventricular performance by on-line pressure-area relations using echocardiographic automated border detection. J Am Coll Cardiol 1994;23:242–252.

Notomi Y, Srinath G, Shiota T, et al. Maturational and adaptive modulation of left ventricular torsional biomechanics. Doppler tissue imaging observation from infancy to adulthood. Circulation 2006;113:2534–2541.

Takeuchi M, Nakai H, Kokumai M, et al. Age-related changes in left ventricular twist assessed by two-dimensional speckle-tracking imaging. J Am Soc Echocardiogr 2006;19:1077–1084.

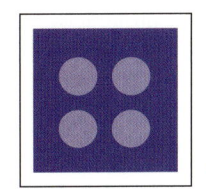

Capítulo 7
Avaliação da Função Diastólica Ventricular Esquerda

A disfunção diastólica está bem estabelecida como causa de insuficiência cardíaca esquerda e como um poderoso elemento de previsão de eventos cardiovasculares. A disfunção diastólica está presente em mais de 25% dos adultos com mais de 40 anos de idade e é a causa primária de aproximadamente 50% dos casos de insuficiência cardíaca. A possibilidade de se usar técnicas com Doppler como um meio para estudar a função diastólica tem sido reconhecida por mais de 25 anos e tem contribuído significativamente para o nosso conhecimento deste distúrbio. Entre os pacientes com sintomas, Doppler, combinado com ecocardiografia bidimensional, é o melhor método de se assegurar a presença ou não de disfunção diastólica e se é uma causa provável dos sintomas. Ele proporciona uma abordagem abrangente e não invasiva para avaliação da disfunção diastólica e estimar sua gravidade e consequências hemodinâmicas. Assim, uma avaliação da função diastólica deve fazer parte de todo exame ecocardiográfico abrangente no adulto.

Função Diastólica Normal

A sístole e a diástole estão ligadas intrinsecamente à medida que o ventrículo esquerdo serve alternativamente de bomba e reservatório. Por esta razão, não é apropriado pensar na sístole e na diástole como separadas e independentes. A Figura 7.1 ilustra algumas das diferenças entre as insuficiências cardíacas sistólica e diastólica usando-se alças de pressão-volume. Embora a disfunção sistólica ou diastólica isolada possa ocorrer, na maioria dos pacientes elementos de ambas contribuem para as condições clínicas gerais e complexo sintomático. Além disso, as causas principais de disfunção diastólica são as mesmas condições que resultam em disfunção sistólica. Hipertensão, doença coronária e cardiopatia valvar são causas comuns de ambas as condições. Em um paciente individualmente com uma ou mais dessas doenças, anormalidades detectáveis tanto na sístole como na diástole frequentemente coexistem, embora as manifestações de uma ou de outra possam predominar.

Também é importante reconhecer na função diastólica a contribuição dos fatores a montante e a jusante, com relação ao ventrículo esquerdo. A montante, a função atrial esquerda tem um efeito importante no enchimento ventricular esquerdo. Como o átrio esquerdo age como condutor e como uma bomba, a sua capacidade de transferir sangue ao ventrículo essencialmente define o enchimento ventricular esquerdo. Isto explica por que o volume atrial esquerdo está hoje em dia estabelecido como um indicador útil da presença, cronicidade e gravidade da disfunção diastólica ventricular esquerda. A jusante, a elastância arterial efetiva está relacionada tanto com a função sistólica como com a diastólica do ventrículo esquerdo. Embora a pós-carga esteja mais diretamente relacionada com a função sistólica, deve ser reconhecido que a elevação crônica da pressão arterial irá também afetar o relaxamento ventricular esquerdo e a complacência da câmara.

A diástole ventricular esquerda começa quando a valva aórtica se fecha e inclui o relaxamento isovolumétrico, enchimento ventricular inicial rápido, diástase e contração atrial esquerda (ver Figura 7.2). A fase inicial, antes da abertura da valva mitral, envolve o relaxamento rápido e dependente de energia do miocárdio ventricular esquerdo até seu comprimento não estressado

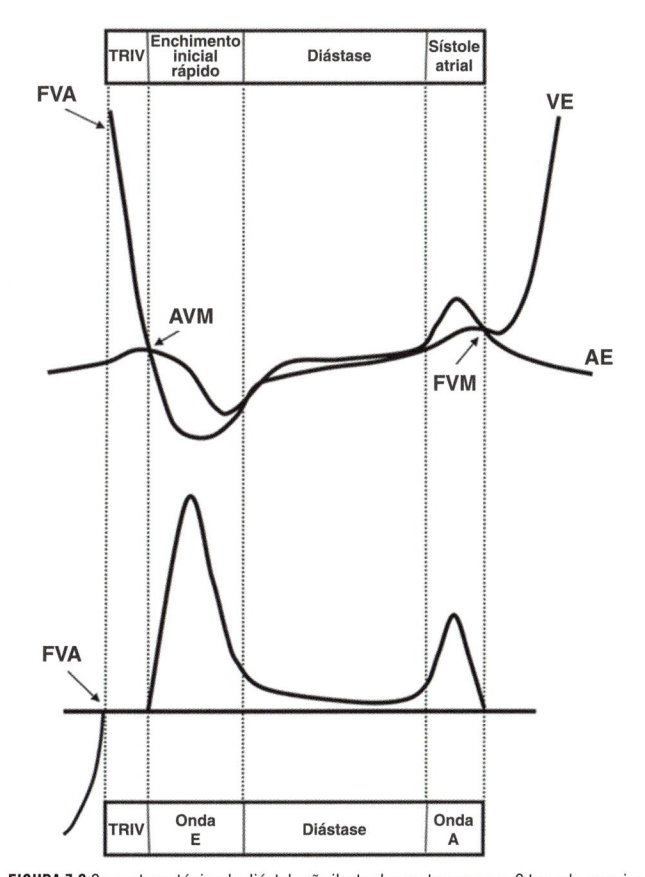

FIGURA 7.2 Os quatro estágios da diástole são ilustrados neste esquema. O traçado superior ilustra as curvas de pressão ventricular esquerda e atrial esquerda, ao passo que o traçado inferior demonstra o padrão de enchimento transmitral associado, registrado com Doppler. O relaxamento isovolumétrico começa com o fechamento da valva aórtica (FVA) e termina com a abertura da valva mitral (AVM), em cujo ponto começa o enchimento ventricular esquerdo. Isto é resultado de um gradiente de pressão entre o átrio esquerdo e o ventrículo esquerdo e coincide com a onda E mitral. Um período de diástase, durante a mesodiástole, é caracterizado por relativamente pouco enchimento adicional. Na telediástole, a sístole atrial uma vez mais cria um gradiente de pressão transmitral e resulta na onda A do Doppler, terminando com o fechamento da valva mitral (FVM). TRIV, tempo de relaxamento isovolumétrico.

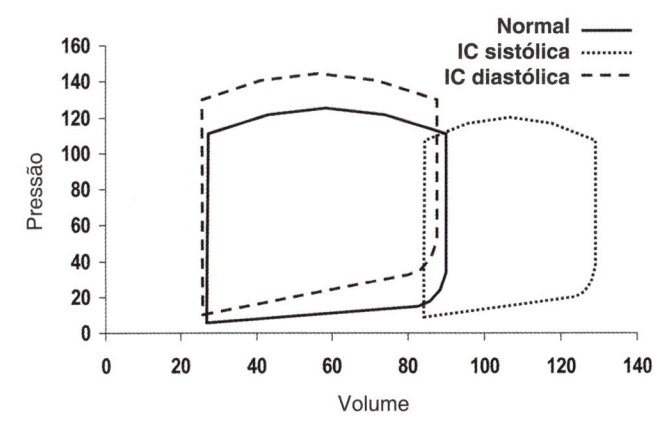

FIGURA 7.1 Enchimento diastólico e ejeção sistólica podem ser demonstrados por meio de alças de pressão-volume. Traçando-se uma alça anti-horária, todo o ciclo cardíaco mostrando a atuação recíproca entre a pressão e o volume é ilustrado. Neste exemplo, são contrastadas as alterações que ocorrem com a insuficiência cardíaca (IC) sistólica *versus* diastólica.

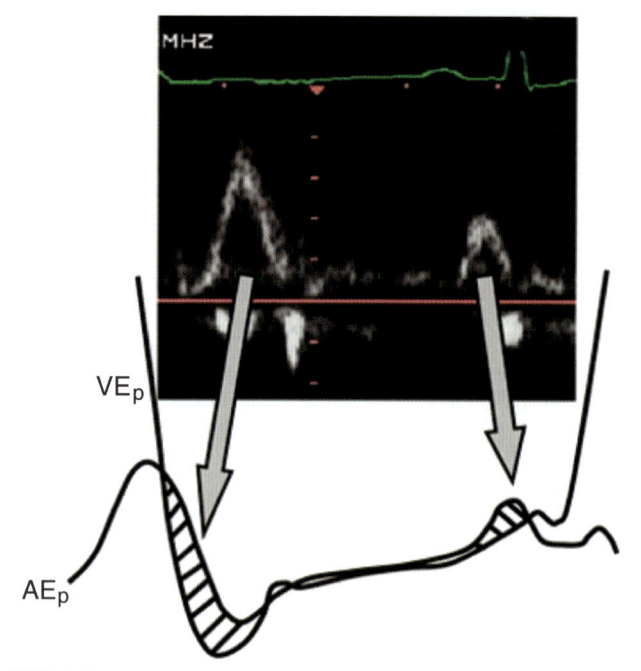

FIGURA 7.3 O gradiente de pressão instantâneo através da valva mitral, entre o átrio esquerdo e o ventrículo esquerdo, cria fluxo que pode ser registrado por meio de técnica com Doppler. No início da diástole, a queda rápida na pressão ventricular esquerda (VE$_p$) produz a onda E, ao passo que, no final da diástole, a contração atrial esquerda produz a onda A. AE$_p$, pressão atrial esquerda.

em repouso. Este processo está associado a um súbito declínio da pressão ventricular esquerda. Uma vez tendo caído a pressão ventricular a um nível abaixo da pressão atrial esquerda (que está aumentando), a valva mitral se abre. O intervalo entre o fechamento da valva aórtica e abertura mitral é chamado de relaxamento isovolumétrico. O próximo passo envolve o enchimento do ventrículo esquerdo o mais rapidamente possível sem resultar em um aumento significativo da pressão. Depois que a valva mitral se abre, a pressão ventricular continua a cair, criando um gradiente de pressão entre o átrio esquerdo e o ventrículo esquerdo, e o sangue é literalmente sugado através da valva mitral (Figura 7.3). À medida que o ventrículo esquerdo começa a encher, a pressão dentro da câmara sobe e diminui o ritmo do fluxo de entrada. O enchimento continuado na mesodiástole ocorre somente se a complacência ventricular esquerda for suficientemente baixa, ou se a pressão atrial esquerda for suficientemente alta para permitir o fluxo anterógrado do sangue. A fase final do enchimento ventricular esquerdo resulta da contração atrial e termina com o fechamento da valva mitral. Se a pressão diastólica subir muito rapidamente, o enchimento ventricular esquerdo ficará reduzido e será prematuramente terminado. Se for necessário um aumento compensatório da pressão atrial esquerda para manter o enchimento ventricular esquerdo, a pressão venosa pulmonar aumentará como decorrência, acarretando sintomas.

Conceitualmente, vale a pena considerar o enchimento diastólico como um processo de transporte do sangue através da valva mitral a partir de um reservatório (o átrio esquerdo) para outro (o ventrículo esquerdo). Este processo depende da criação e manutenção de um gradiente de pressão entre as duas câmaras, cuja magnitude determina o ritmo de fluxo. O sangue pode ser sugado através da valva mitral, pela diminuição rápida da pressão ventricular esquerda para um nível abaixo do da pressão atrial esquerda (sucção), ou empurrado através da valva mitral pela elevação da pressão atrial para um nível acima do da ventricular esquerda. Ambos ocorrem no coração normal. No início da diástole, o fluxo é iniciado pelo relaxamento rápido do ventrículo esquerdo que acarreta uma sucção do sangue do átrio esquerdo, através da valva mitral. No final da diástole, o fluxo anterógrado continuado é obtido por um mecanismo de propulsão, resultado da contração atrial. O conceito de sucção *versus* propulsão através

da valva mitral é fundamental para entender alguns dos princípios fisiopatológicos da função diastólica, que são discutidos abaixo.

Estágios da Disfunção Diastólica

A disfunção diastólica pode ser considerada um *continuum* de uma doença que evolui de estágios discretos a avançados, eventualmente tornando-se grave e irreversível. Esses estágios, juntamente com as alterações fisiopatológicas que caracterizam cada um, estão resumidos no Quadro 7.1. Embora tal "história natural" ajude o nosso entendimento da fisiopatologia, trata-se de uma generalização. Nem todos os pacientes evoluem linearmente ao longo de um trajeto, e reversão do caminho é possível. Por exemplo, a redução da pré-carga ou tratamento da hipertensão pode melhorar a função diastólica, deslocando o paciente de um estágio mais avançado para outro menos avançado. Ademais, alterações na função sistólica também afetarão a diástole. Conceitualmente, é útil definir vários estágios da função diastólica anormal. Embora eles sejam descritos adiante como distintos e separados, na realidade eles representam um *continuum*. Em um paciente individualmente, portanto, algumas vezes é difícil definir com precisão quando ele transita de um estágio para o próximo.

Função Diastólica Normal

A função diastólica se altera com a idade, de modo que critérios de Doppler usados para definir função normal e anormal obrigatoriamente têm de atender a esse fato. Contudo, a despeito da idade, a função diastólica normal pode ser caracterizada como enchimento completo e eficiente do ventrículo esquerdo com pressões fisiológicas. Isto implica que uma pressão atrial esquerda anormalmente alta não é necessária e que o ventrículo esquerdo pode encher completamente sem um aumento anormal associado da pressão durante o enchimento. Após o relaxamento

Quadro 7.1		Estágios da Disfunção Diastólica
Grau	**Estágio**	**Fisiopatologia Dominante**
1	Relaxamento comprometido	Relaxamento ativo diastólico inicial do VE retardado Pressão AE normal Gradiente de pressão de abertura AE-VE baixo Força de sucção do VE reduzida
2	Pseudonormalização	Relaxamento ativo diastólico inicial do VE retardado Pressão AE discretamente elevada Gradiente de pressão de abertura AE-VE baixo Força de sucção do VE reduzida
3	Enchimento restritivo (reversível)	Câmara VE não complacente (rigidez aumentada) Forças de sucção VE diminuídas Gradiente de pressão de abertura AE-VE alto Pressão AE elevada (fluxo de entrada "empurrando" o sangue) Contratilidade AE em falência Responde positivamente à redução da pré-carga
4	Enchimento restritivo (irreversível)	Câmara VE não complacente (rigidez aumentada) Forças de sucção VE diminuídas Gradiente de pressão de abertura AE-VE alto Pressão AE elevada (fluxo de entrada "empurrando" o sangue) Contratilidade AE em falência Nenhuma melhora com redução da pré-carga

AE, átrio esquerdo; VE, ventrículo esquerdo.

isovolumétrico, a valva mitral se abre e ocorre a maior parte do enchimento no primeiro terço da diástole, resultado do recolhimento elástico e relaxamento ativo da câmara. Esta fase é chamada de onda E (Figura 7.4A). Este enchimento inicial rápido está associado a uma movimentação súbita similar do anel mitral à medida que a câmara se expande para acomodar o fluxo de entrada de sangue. Este processo pode ser registrado e quantificado pelo Doppler tissular como *e'* (Figura 7.4B). Pouco enchimento ocorre na mesodiástole, a diástase, cuja duração depende da frequência cardíaca; ou seja, ela se abrevia ou desaparece com o aumento da frequência cardíaca. Esta é seguida pela sístole atrial (a onda A) que contribui com uma quantidade relativamente pequena de enchimento adicional. Assim, a velocidade máxima e a área da onda A debaixo da curva (intervalo tempo-velocidade) são menores do que a da onda E. À medida que o sangue entra no ventrículo através da valva mitral, ele se propaga rapidamente em direção ao ápice, um parâmetro que é avaliado pelo modo M com Doppler colorido, e chamado de velocidade de propagação ou V_p. Coincidindo com o enchimento ventricular esquerdo, o enchimento atrial esquerdo começa através das veias pulmonares.

O fluxo venoso pulmonar normal consiste em um componente sistólico e diastólico seguido por uma reversão breve de fluxo durante a sístole atrial (Figura 7.5). Finalmente, a função diastólica normal está associada a um volume atrial esquerdo normal.

Distúrbio do Relaxamento, Grau I

Para a maioria dos pacientes com disfunção diastólica, a anormalidade inicial ou mais precoce é chamada de *distúrbio do relaxamento*. Este decorre de uma perda do recolhimento elástico do ventrículo esquerdo logo no início da diástole acarretando uma redução da força por meio da qual o sangue é sugado através da valva mitral. Hemodinamicamente, isto leva a um atraso ou prolongamento da curva de pressão ventricular esquerda durante o relaxamento isovolumétrico. Por sua vez, este prolongamento causa um atraso na abertura da valva mitral e um atraso no tempo de relaxamento isovolumétrico (TRIV). Com a diminuição da sucção durante a protodiástole, o gradiente de pressão do átrio esquerdo para o ventrículo esquerdo (AE-VE) no momento da abertura da valva mitral também diminui (Figura 7.6). O ritmo

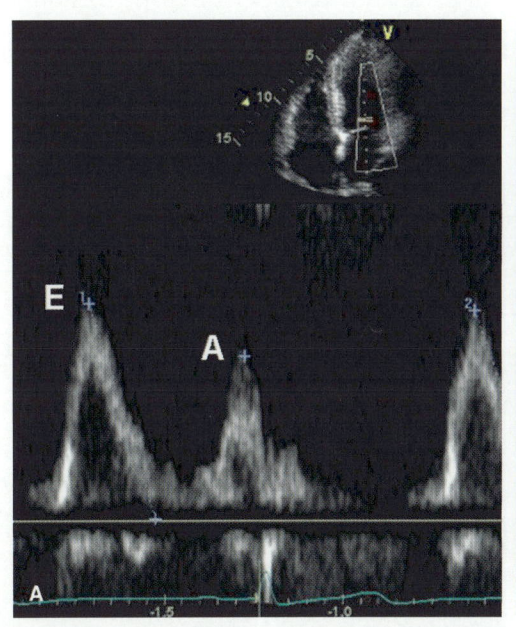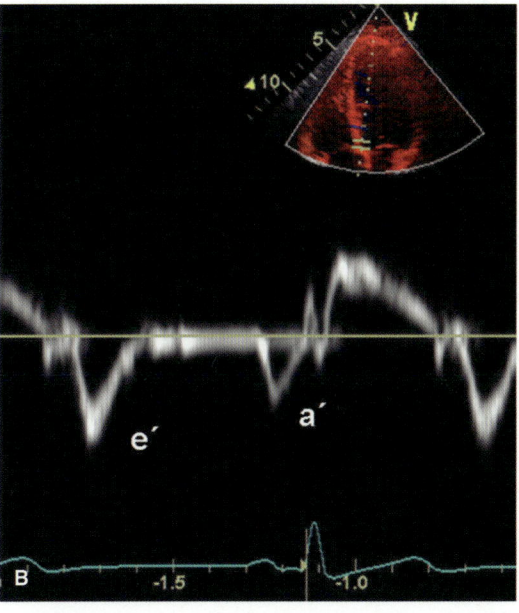

FIGURA 7.4 A: Um padrão normal de velocidade de fluxo de entrada mitral mostrando a velocidade da onda E maior que a velocidade da onda A. **B:** O correspondente registro com Doppler tissular da velocidade anular mitral mostra a velocidade *e'* maior que a velocidade *a'*.

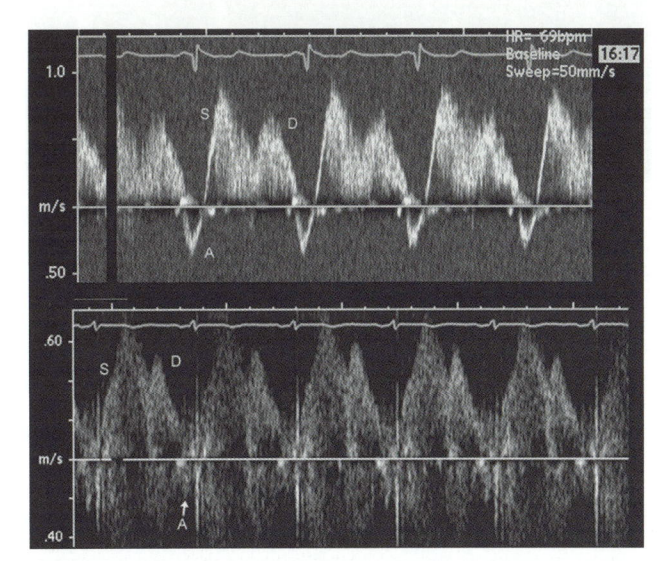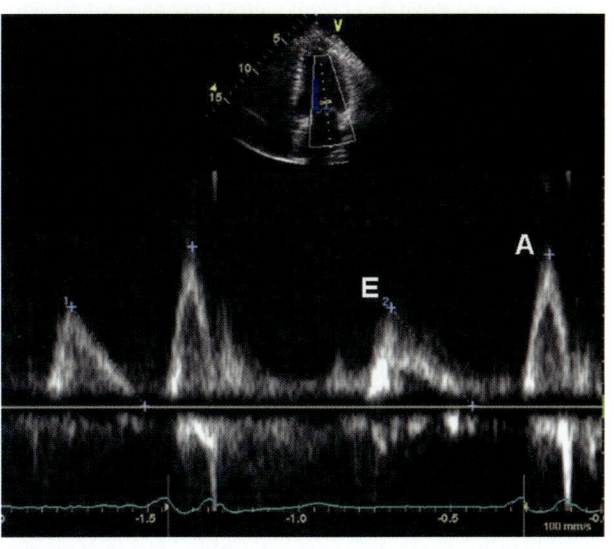

FIGURA 7.5 Dois exemplos de fluxo venoso pulmonar registrado pelo Doppler pulsado. Nestes exemplos, o fluxo venoso pulmonar normal consiste em uma onda sistólica (S), uma onda diastólica (D) e uma onda retrógrada coincidente com a sístole atrial (A).

FIGURA 7.6 Padrão de fluxo de entrada mitral característico de relaxamento comprometido. A onda E está reduzida, seguida por uma fase prolongada de desaceleração e uma onda A proeminente. Ver texto para detalhes.

de desaceleração do fluxo de entrada mitral diminui (ou seja, o tempo de desaceleração é prolongado, a não ser que a rigidez ventricular esquerda se encontre significativamente aumentada) e o aclive do perfil de propagação do fluxo protodiastólico também é reduzido. O fluxo anterógrado através da valva mitral continua através da mesodiástole. Por outro lado, a velocidade do fluxo mitral durante a sístole atrial aumenta. Isto ocorre por meio de uma combinação de pré-carga atrial aumentada e contração atrial mais vigorosa, um mecanismo compensatório. O equivalente auscultatório disso é o galope de B4. Neste estágio inicial, o fluxo venoso pulmonar e a relação E/e' em geral estão normais, compatível com pressões de enchimento normais em repouso.

Pseudonormalização, Grau II

Com o avançar da deterioração da função diastólica, uma diminuição da complacência da câmara (maior rigidez) vem se somar ao continuado atraso no relaxamento. O fluxo transmural é cada vez mais dependente da manutenção de uma pressão atrial esquerda elevada em vez de relaxamento ativo (ou seja, empurrando em vez de puxando o sangue para dentro do ventrículo esquerdo). Isto acarreta um aumento da pressão atrial média que tem dois efeitos subsequentes. Primeiro, ele contribui para um encurtamento do TRIV. As razões para isto estão ilustradas graficamente na Figura 7.7. Segundo, ao contrário do distúrbio do relaxamento, a velocidade da entrada de fluxo inicial mitral é restaurada de volta para a faixa normal. Este aumento se dá porque a pressão atrial esquerda elevada resulta em um maior gradiente de pressão AE-VE no momento da abertura da valva mitral. Na maioria dos pacientes, a contratilidade atrial esquerda é mantida. Em decorrência desses fatores, o padrão de fluxo de entrada mitral parece similar ao estado normal (Figura 7.8). Assim, esta fase também é conhecida como *pseudonormalização*. O fluxo venoso pulmonar em geral mostra predominância diastólica. Uma onda sistólica muito pequena (menos de 50% da onda diastólica) sugere pressões elevadas. O conceito importante aqui é que a velocidade do fluxo de entrada mitral se parece com o estado normal devido aos efeitos combinados de pressão de enchimento elevada e relaxamento alterado.

Enchimento Restritivo (Reversível), Grau III

Com maior deterioração da função diastólica, a complacência da câmara ventricular esquerda se torna cada vez mais anormal. Para manter o fluxo anterógrado, a pressão de enchimento atrial esquerda obrigatoriamente tem de continuar a aumentar. Isto resulta em mais encurtamento do TRIV e um aumento acentuado da velocidade do fluxo de entrada mitral diastólico inicial (Figura 7.9). Embora a velocidade do fluxo de entrada mitral inicial seja muito alta, o ritmo de desaceleração do fluxo é acentuado,

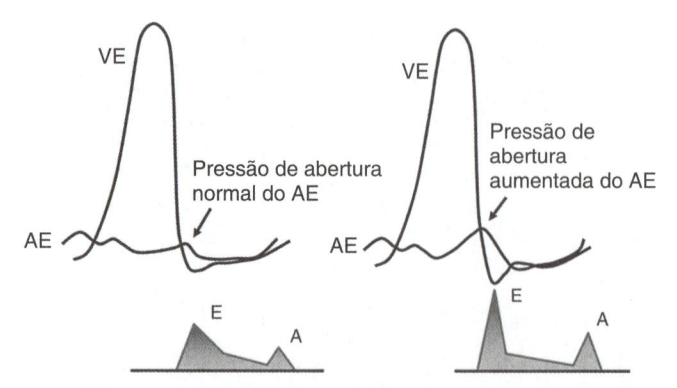

FIGURA 7.7 Efeito de um aumento na pressão atrial esquerda média na velocidade do fluxo de entrada Doppler. À esquerda, no quadro de pressão atrial esquerda normal, um padrão típico de velocidade de fluxo de entrada mitral. À direita, quando a pressão atrial esquerda está elevada, o tempo de relaxamento isovolumétrico (TRIV) está reduzido e um gradiente de pressão atrial esquerdo-ventricular esquerdo aumentado resulta em uma onda E mais alta. Ver texto para detalhes.

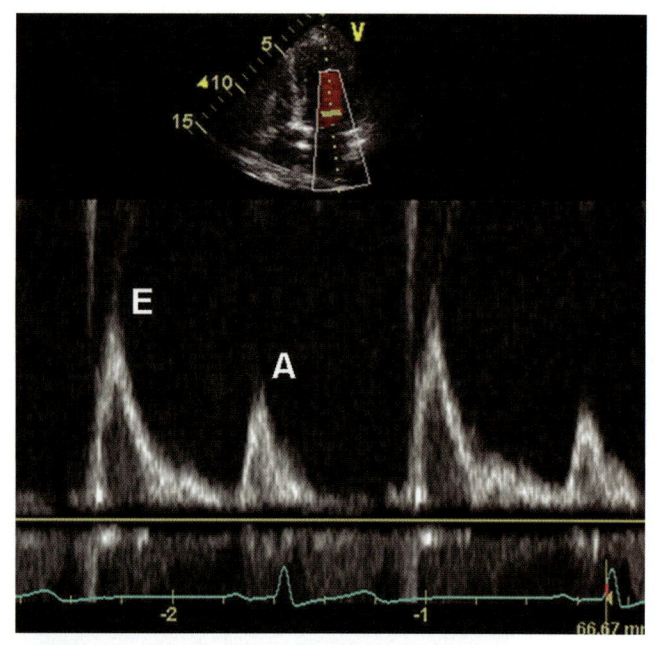

FIGURA 7.8 Um padrão de velocidade do fluxo de entrada mitral pseudonormal. Como o nome sugere, sem informações adicionais, este padrão parece normal.

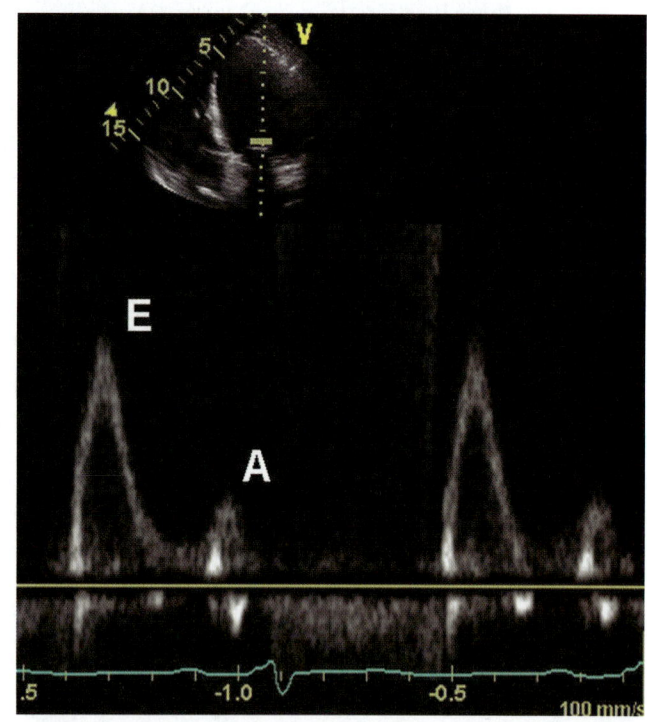

FIGURA 7.9 Um padrão de velocidade do fluxo de entrada mitral no quadro de uma fisiologia restritiva. Isto se caracteriza por uma velocidade da onda E aumentada devido ao alto gradiente de pressão atrial esquerdo-ventricular esquerdo, um tempo de desaceleração curto e uma velocidade da onda A baixa. Ver texto para detalhes.

resultado de uma câmara ventricular esquerda não complacente que acarreta um equilíbrio rápido do gradiente de pressão AE-VE precocemente na diástole. Este equilíbrio na pressão evita a continuação de fluxo durante a mesodiástole. A velocidade de enchimento durante a contração atrial também é reduzida por meio de uma combinação de pressão ventricular esquerda elevada e contratilidade atrial esquerda que está falhando. O fluxo venoso pulmonar durante a sístole se torna muito reduzido em relação ao fluxo diastólico e em geral há uma proeminente reversão no fluxo durante a sístole atrial. A duração da onda A (Ar) do fluxo venoso pulmonar retrógrado tipicamente é maior do que a dura-

Quadro 7.2	**Modalidades de Ecodopplercardiografia para Avaliação da Função Diastólica**	

Parâmetro	Modalidade	Significado
TRIV	Doppler pulsado	Informação sobre pressão AE, ritmo de relaxamento ativo inicial do VE
Fluxo de entrada mitral:	Doppler pulsado	
Relação E/A		Reflete gradiente AE-VE na proto e telediástole; ajuda a definir estágios
Tempo de desaceleração		Informação sobre complacência da câmara VE
Resposta à Valsalva		Ajuda a diferenciar estágios normais de pseudonormais
Duração da onda A		Combinada com onda PVa, reflete pressão de enchimento VE
Velocidade de propagação do fluxo	Modo M colorido	Reflete recolhimento elástico, ritmo de relaxamento protodiastólico do VE; pode ser usada para estimar a pressão capilar pulmonar
Velocidade anular:	Doppler tissular	
Relação E/e′		Prevê pressão de enchimento VE; distingue MCR de pericardite constritiva
Fluxo venoso pulmonar:	Doppler pulsado	
Relação S/D		Alterações se correlacionam com estágios da disfunção diastólica
A − Ar		Diferença na duração das duas ondas reflete pressão de enchimento VE
Volume AE	Eco bidimensional	Informação sobre a presença e cronicidade de disfunção diastólica; valor prognóstico

AE, átrio esquerdo; MCR, miocardiopatia restritiva; PVa, onda A venosa pulmonar; relação S/D, relação entre sistólica e diastólica; TRIV, tempo de relaxamento isovolumétrico; VE, ventrículo esquerdo.

ção da onda A mitral (Ar – A > 30 ms), indicando altas pressões de enchimento. Esta fase da disfunção diastólica é chamada de *enchimento restritivo* ou *fisiologia restritiva*. Em alguns pacientes, este estágio pode ser reversível. Ou seja, com diurese (ou outras formas de redução da pré-carga), o padrão de enchimento restritivo pode se reverter para um dos estágios mais iniciais da disfunção diastólica, em geral se assemelhando à pseudonormalização. Isto ocorre por causa de uma intervenção que diminua a pressão atrial esquerda e reduza o gradiente de pressão AE-VE.

Enchimento Restritivo (Irreversível), Grau IV

Nos estados mais avançados do estágio de enchimento restritivo, o padrão pode se tornar irreversível. Em tais casos, a manipulação da pré-carga não mais acarreta uma melhora no padrão de enchimento ou das condições clínicas. Este estágio de fisiologia restritiva irreversível muitas vezes está associado a uma acentuada intolerância à manipulação de volume. Esses pacientes muitas vezes sobrevivem dentro de uma faixa muito estreita de tolerância a volume. Em tais pacientes, a manutenção de um equilíbrio precário entre sobrecarga de volume e hipoperfusão pode ser difícil.

Parâmetros Ecodopplercardiográficos da Função Diastólica

Os estágios progressivos da disfunção diastólica podem ser caracterizados por meio de vários parâmetros Doppler, os quais estão resumidos no Quadro 7.2. Observe que cada parâmetro reflete um componente específico da função diastólica, mas que nenhum marcador por si mesmo captura todas as informações necessárias para caracterizar um paciente individualmente.

Tempo de Relaxamento Isovolumétrico

A medida do TRIV proporciona uma visão do ritmo de relaxamento ventricular esquerdo diastólico inicial. Quando o relaxamento está prolongado, a abertura da valva mitral é atrasada e o TRIV, aumentado. Por outro lado, quando a pressão atrial esquerda está elevada, a abertura da valva mitral ocorrerá mais cedo e o TRIV ficará mais curto. Estes conceitos estão ilustrados na Figura 7.10. O tempo de relaxamento isovolumétrico não mede diretamente o ritmo de relaxamento, mas, em vez disso, a duração do relaxamento antes da abertura da valva mitral. Ele é

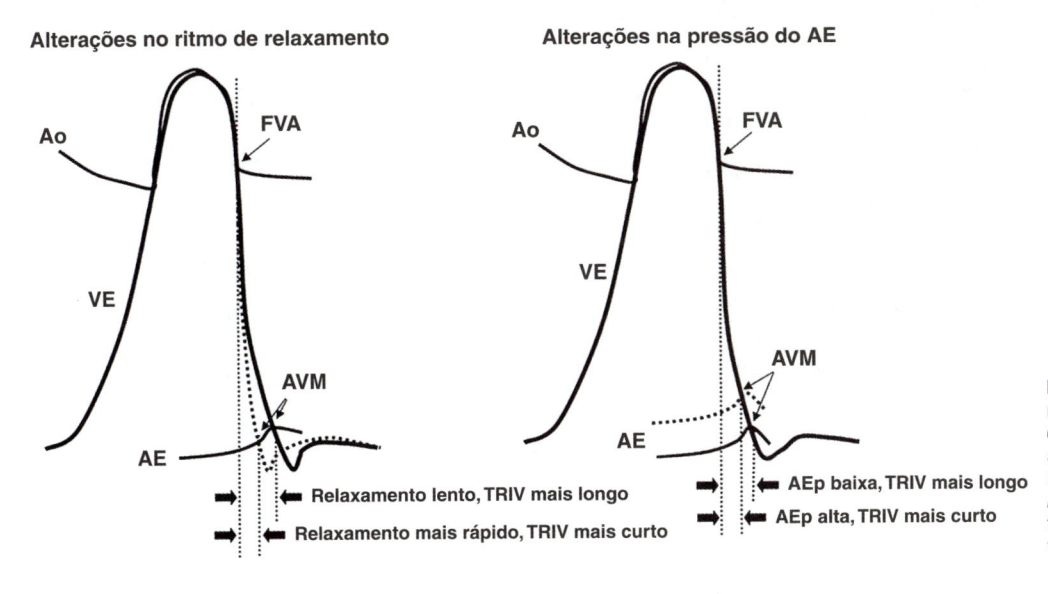

Alterações no ritmo de relaxamento

Alterações na pressão do AE

Ao · FVA · VE · AVM · AE

← Relaxamento lento, TRIV mais longo
← Relaxamento mais rápido, TRIV mais curto

Ao · FVA · VE · AVM · AE

← AEp baixa, TRIV mais longo
← AEp alta, TRIV mais curto

FIGURA 7.10 Este esquema mostra como o ritmo de relaxamento ventricular esquerdo e alterações na pressão atrial esquerda afetam o tempo de relaxamento isovolumétrico (TRIV). Ver texto para detalhes. AEp, pressão atrial esquerda; AVM, abertura da valva mitral; FVA, fechamento da valva aórtica.

derivado por meio do Doppler pulsado em uma incidência apical de quatro câmaras modificada. O objetivo é ajustar a imagem para permitir visibilização simultânea do fluxo de entrada e de saída ventricular esquerdo. Uma vez obtida esta incidência, o volume-amostra Doppler é colocado no meio do caminho entre as áreas de fluxo de entrada e de saída de modo que os fluxos mitral e aórtico são capturados simultaneamente (Figura 7.11). O tamanho do volume-amostra pode ser ajustado para permitir registro ótimo e geralmente um volume-amostra relativamente grande é o melhor. O tempo de relaxamento isovolumétrico é obtido mais facilmente por meio da mensuração do tempo desde o meio do clique de fechamento aórtico até o início da onda E do fluxo mitral. O ganho e os filtros de parede devem ser ajustados para permitir uma definição precisa do fechamento aórtico e abertura mitral. Geralmente, uma velocidade rápida de varredura é usada e as medidas são tomadas ao final da expiração. Pelo menos três medidas do TRIV devem ser obtidas e promediadas.

O tempo de relaxamento isovolumétrico é um indicador do ritmo de relaxamento miocárdico. Uma grande limitação é o fato de que múltiplos fatores influenciam a duração do TRIV. Por exemplo, o relaxamento comprometido prolonga o TRIV enquanto aumentos na pressão atrial esquerda encurtam o TRIV. Ademais, o TRIV aumenta com a idade e é sensível a alterações tanto da frequência cardíaca quanto da função sistólica. Todos esses fatores contribuem para um TRIV não específico que nunca deve ser usado isoladamente como um elemento de previsão de disfunção diastólica.

Fluxo de Entrada Mitral

Um registro acurado da velocidade do fluxo de entrada mitral é o parâmetro isolado mais importante para a avaliação da função diastólica. Os registros Doppler do fluxo de entrada mitral para avaliação da função diastólica se baseiam na premissa de que a curva de velocidade durante o ciclo cardíaco reflete o gradiente de pressão instantâneo entre o átrio esquerdo e o ventrículo esquerdo (ver Figuras 7.2 e 7.3). Quanto maior a diferença na pressão, maior a velocidade naquele ponto no tempo. Se não existir gradiente algum, então o fluxo irá cessar. Assim, o fluxo de entra-

- Apical 4C
- Doppler OP ou OC
- VA = 3 a 4 mm
- Alinhamento entre Va e Vm
- Velocidade de varredura 100
- Normal 70 a 90 ms

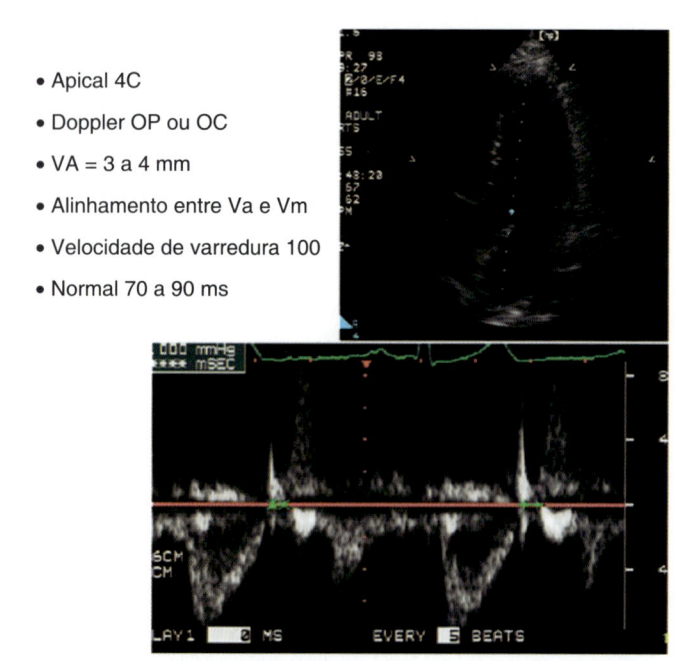

FIGURA 7.11 Método usado para registrar o tempo de relaxamento isovolumétrico (TRIV). Por meio de uma incidência apical de quatro câmaras modificada, o volume-amostra (VA) é colocado entre as regiões de fluxo de entrada e de saída de modo que os fluxos mitral e aórtico são registrados simultaneamente. Com uma velocidade de rastreamento rápida, o intervalo entre o fechamento da valva aórtica (Va) e a abertura da valva mitral (Vm) pode ser determinado. Ver texto para detalhes.

da mitral fornece uma visão singular do enchimento ventricular esquerdo durante todo o período da diástole.

O fluxo de entrada mitral é registrado a partir da incidência apical de quatro câmaras. Uma vez alinhada adequadamente a incidência, o volume-amostra é posicionado nas pontas dos folhetos mitrais. O tamanho do volume-amostra deve ser pequeno, cerca de 2 mm. Deve-se ter o cuidado de evitar colocar o volume-amostra muito próximo ao anel mitral pois que isso acarretará velocidades mais baixas e uma relação E/A não acurada. Com a movimentação do volume-amostra para cima e para baixo em relação às pontas mitrais, a velocidade máxima verdadeira na proto e telediástole pode ser registrada confiavelmente (Figura 7.12). Além disso, o Doppler de onda contínua também pode ser realizado para se confirmar que as velocidades máximas são de fato registradas. Para assegurar que um envelope limpo é registrado e para facilitar a cronometragem acurada no início e no fim do fluxo de entrada mitral, devem ser feitos ajustes no ganho espectral e filtro de parede. O registro Doppler deve ser feito a uma velocidade de varredura tanto lenta quanto rápida. A velocidade lenta é útil na avaliação da variação respiratória, ao passo que a velocidade rápida é usada para se obter as medidas. Essas

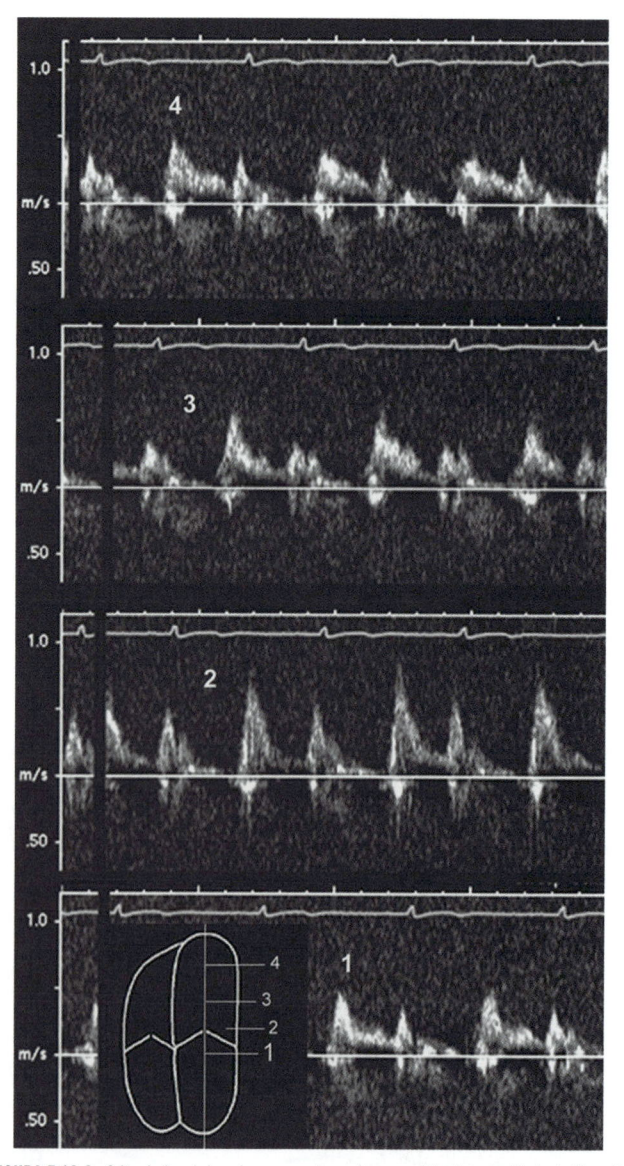

FIGURA 7.12 O efeito do local do volume-amostra sobre o padrão de velocidade do fluxo de entrada mitral. O esquema à esquerda embaixo mostra quatro locais de volume-amostra. Cada local resulta em um padrão diferente de fluxo de entrada mitral. O local apropriado, usado para registrar a velocidade máxima no início e final da diástole, em geral requer a colocação do volume-amostra nas pontas dos folhetos mitrais.

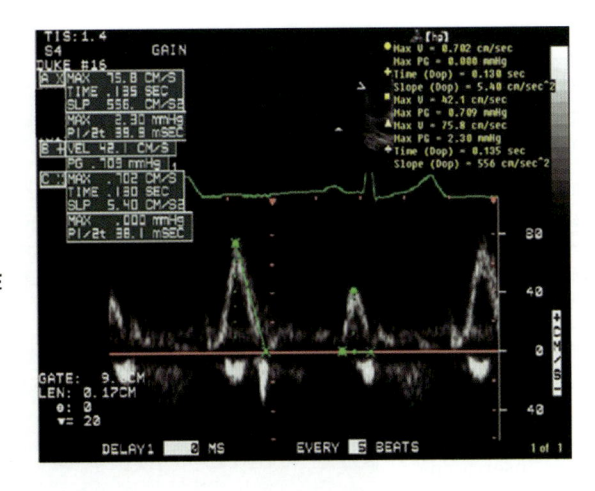

Velocidade da onda E

Velocidade da onda A

Relação E/A

Tempo de desac. da onda E

Duração da onda A

FIGURA 7.13 Uma vez obtido um registro ótimo da velocidade do fluxo de entrada mitral, várias medidas podem ser feitas. Elas estão ilustradas na figura. Ver texto para detalhes.

medidas devem ser registradas ao final da expiração e múltiplos batimentos devem ser promediados.

Uma vez otimizado o registro com Doppler, várias medidas devem ser obtidas. As medidas primárias incluem a velocidade de enchimento inicial máxima (onda E), velocidade de enchimento máximo durante a sístole atrial (onda A), a relação E/A e o tempo de desaceleração da velocidade de enchimento inicial (Figura 7.13). O tempo de desaceleração é definido como sendo o intervalo de tempo desde a velocidade do fluxo de entrada máxima inicial (a onda E) até a cessação da fase de enchimento inicial rápido (Figura 7.14). Ele é inversamente proporcional à rigidez da câmara e é obtido traçando-se a curva de desaceleração desde a velocidade máxima da onda E até a linha de base que representa o tempo para equalização de pressão entre as duas câmaras (quando termina o fluxo de entrada e a velocidade é zero). Em muitos pacientes, a alça de desaceleração da onda E não atinge a linha zero. Nestes casos, a linha deve ser extrapolada até a linha de base para se definir o tempo de desaceleração (Figura 7.15). Fatores que afetam o padrão de fluxo de entrada mitral incluem taquicardia sinusal e bloqueio atrioventricular (AV) do primeiro grau, que tendem a fundir as ondas E e A, fibrilação atrial, que elimina a onda A, e valvopatia mitral, que altera independentemente o padrão de velocidade.

Velocidade de Propagação (V_p) do Fluxo pelo Modo M Colorido

Quando a valva mitral se abre, o fluxo acelera a partir do orifício valvar em direção ao ápice do ventrículo esquerdo. A velocidade de propagação (V_p) durante a diástole pode ser medida pelo modo M com Doppler colorido. Embora possa ser obtida uma variedade de parâmetros, por convenção, a inclinação do contorno valva até ápice diastólico inicial é usada mais frequentemente. Pela incidência de quatro câmaras, o cursor do modo M é colocado no centro da coluna do fluxo de entrada mitral, o mais paralelo possível com a direção do fluxo (Figura 7.16). Temporalmente, isto é feito na protodiástole, coincidentemente com a onda E. Deslocando a linha de base da cor para um limite de Nyquist baixo, é obtida uma borda de ambiguidade (azul a vermelho, representando a primeira velocidade de ambiguidade) próxima ao centro da coluna. Embora esta borda não seja verdadeiramente linear, uma tangente é desenhada desde a valva mitral até um ponto 4 cm distal, representando a velocidade de propagação do fluxo diastólico inicial.

A inclinação desta linha corresponde ao gradiente de velocidade da base do ventrículo esquerdo até o ápice. Um determinante primário é o ritmo de relaxamento miocárdico ou recolhimento elástico da câmara na protodiástole. Assim, o relaxamento comprometido torna mais lenta a propagação do sangue e desse modo reduz a inclinação da linha. Contudo, vários outros fatores afetam essa simples medida. Estes incluem geometria ventricular, volume da câmara, dissincronia regional, função sistólica e complexidade dos padrões de vórtex do fluxo uma vez tenha o sangue entrado na câmara. É recomendado que a velocidade de propagação nunca seja usada isoladamente e seja somente estimada no quadro de um ventrículo esquerdo dilatado com função sistólica reduzida.

Velocidade Anular Mitral pelo Doppler Tissular

A velocidade do anel mitral pode ser registrada durante todo o ciclo cardíaco por meio do método do Doppler tissular (Figura

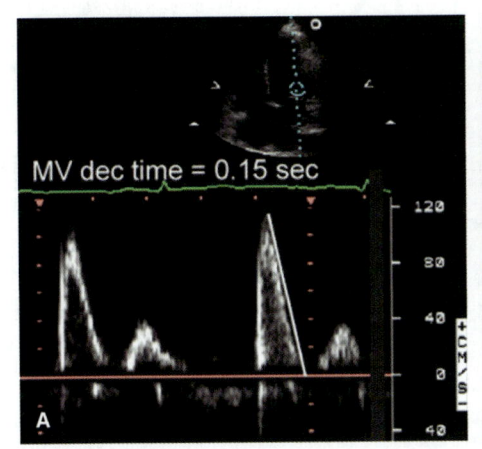

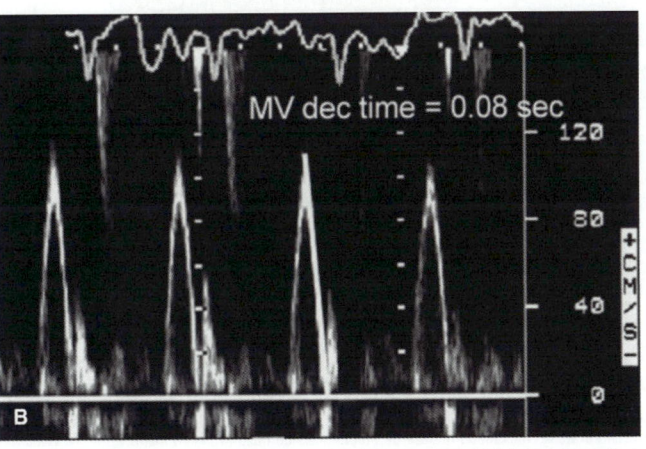

FIGURA 7.14 Tempo de desaceleração da onda E mitral é definido como o intervalo de tempo desde a velocidade máxima do fluxo de entrada inicial até a cessação da fase inicial de enchimento rápido, ou onda E. **A:** Um tempo de desaceleração de 0,15 s (ou 150 ms) é registrado. **B:** Um tempo de desaceleração muito mais curto de 0,08 s é mostrado. (MV dec time, tempo de desaceleração da valva mitral).

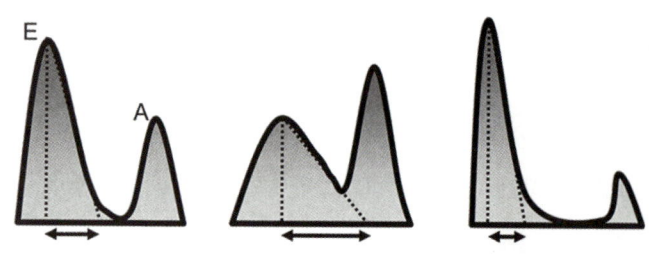

FIGURA 7.15 O esquema demonstra três tipos de curvas de velocidade do fluxo de entrada mitral e mostra como o tempo de desaceleração deve ser determinado em cada caso. Observe no painel do meio que a curva de velocidade não atinge a linha de base e a linha de desaceleração tem de ser extrapolada para se determinar o tempo de desaceleração.

7.17). A partir da incidência de quatro câmaras, o volume-amostra é posicionado sobre o anel, próximo do local de inserção da valva mitral. Ambos os locais septal (medial) e lateral devem ser registrados. Por causa da amplitude alta do sinal, o ganho espectral deve ser diminuído para se assegurar um traçado nítido reproduzível. Por causa da velocidade baixa, a escala de velocidade também deve ser ajustada para maximizar o tamanho da curva, desse modo permitindo a determinação acurada da velocidade durante todo o ciclo cardíaco. A velocidade de varredura deve ser alta, entre 50 e 100 cm/s. Deve ser obtida a medida em três ou mais ciclos ao final da expiração. Por meio dessa abordagem, registros acurados e reproduzíveis são possíveis na maioria dos pacientes.

Embora possam ser feitas várias medidas de velocidade, a mais útil é a velocidade máxima do anel na protodiástole. A ela foram dados vários nomes, mas a recomendação atual é e'. A velocidade e' depende primariamente do relaxamento ventricular

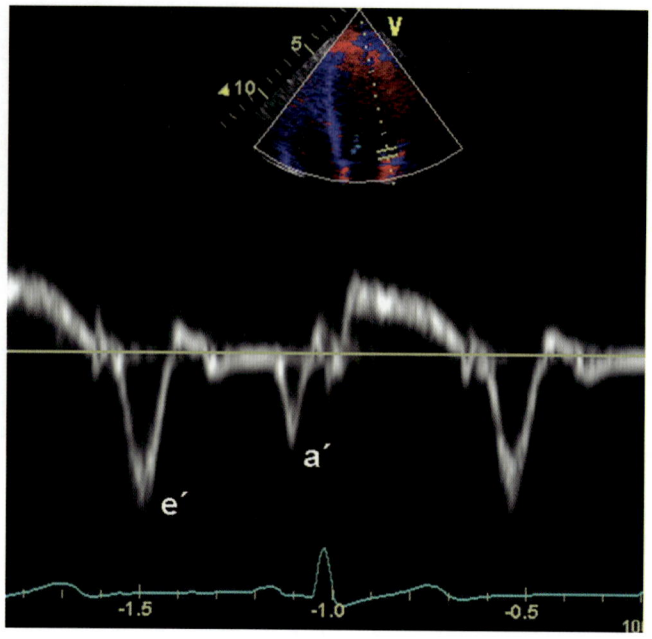

FIGURA 7.17 Registro de Doppler tissular da velocidade anular mitral lateral de um indivíduo normal. As velocidades diastólicas inicial (e') e final (a') estão rotuladas.

esquerdo. Quando a função diastólica é anormal, a e' é relativamente independente da pré-carga. Contudo, quando a função diastólica é normal, a e' aumenta com pressão de enchimento maior. Por esta razão, o uso da e' tem limitações em indivíduos normais. Entretanto, em pacientes com disfunção diastólica, a e' pode ser usada para diminuir o efeito do relaxamento ventricular esquerdo sobre a velocidade da onda E. A importância prática dessa observação será discutida subsequentemente.

Na prática, e' muitas vezes não é relatada isoladamente. Em vez disso, em geral, ela é combinada com a velocidade da onda E na relação familiar E/e' (Figura 7.18). Uma medida da e' deve ser feita em ambos os locais septal e lateral. Na maioria dos pacientes, a e' lateral será mais alta do que o valor septal. Assim, E/e' será mais baixa se a posição lateral for usada para e' e mais alta se o valor septal for usado (Figura 7.19). O debate continua se a e' deve ser relatada. A faixa das relações E/e' normais e anormais publicada na literatura inicialmente foi gerada por meio do valor

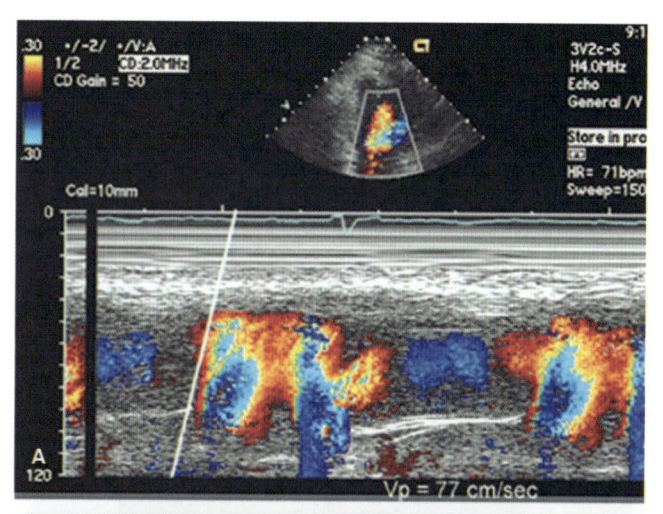

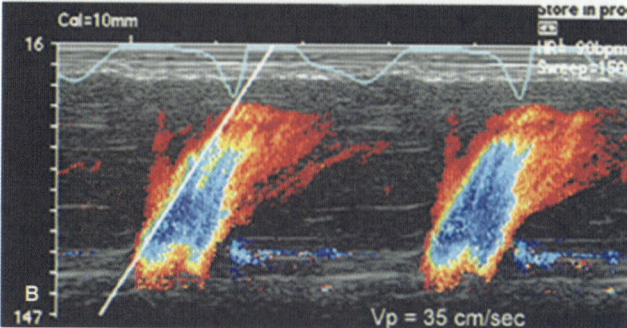

FIGURA 7.16 Uma imagem em modo M com Doppler colorido registrada pela incidência apical de quatro câmaras. **A:** Velocidade normal de propagação do fluxo (V_p = 77 cm/s) é demonstrada conforme evidenciado pela inclinação aguda do contorno valva até ápice na protodiástole. **B:** A inclinação reduzida e a velocidade menor (V_p = 35 cm/s) são compatíveis com a complacência diminuída da câmara.

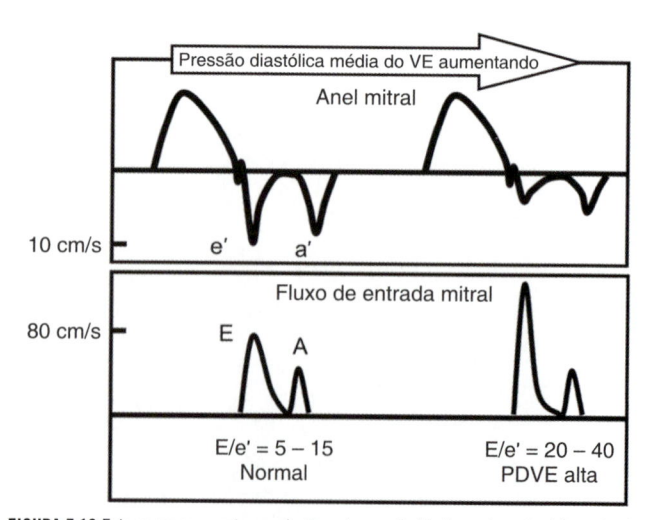

FIGURA 7.18 Este esquema mostra a relação entre a velocidade anular mitral (**em cima**) e a velocidade do fluxo de entrada mitral (**embaixo**). À medida que aumenta a pressão de enchimento, a velocidade e' anular diminui enquanto a velocidade E do fluxo de entrada mitral aumenta, conforme mostra o painel à direita. Isto resulta em um aumento da relação E/e'. PDVE = pressão diastólica ventricular esquerda.

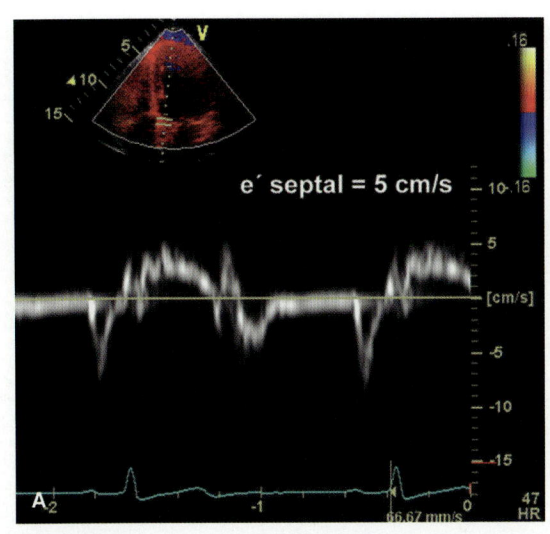 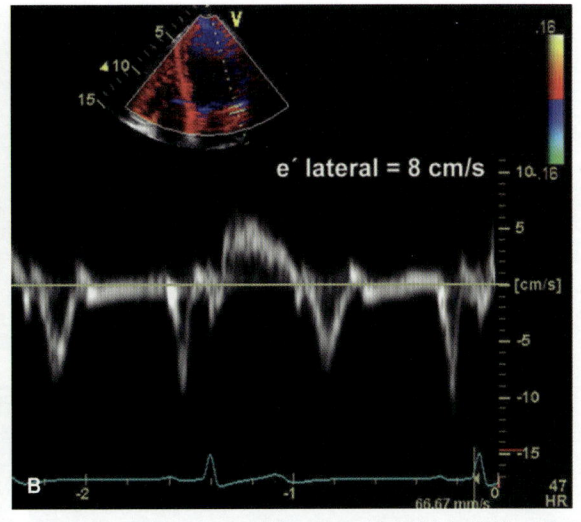

FIGURA 7.19 A velocidade *e'* será diferente quando registrada em local septal ou lateral. No painel A, a velocidade *e'* septal é menor que a lateral (painel B). Uma velocidade lateral mais alta é típica.

septal. Entretanto, foi demonstrado subsequentemente que a *e'* lateral pode ter uma melhor correlação com as pressões de enchimento no quadro de uma fração de ejeção normal. Ademais, uma anormalidade na movimentação parietal regional tenderá a afetar a velocidade anular adjacente. Por essas razões, é recomendado que a *e'* e a E/*e'* sejam relatadas como uma média dos valores septal e lateral.

O principal uso da relação E/*e'* está na previsão da pressão de enchimento no quadro de função diastólica anormal (Figuras 7.20 a 7.22). Há uma quantidade considerável de dados que validam essa abordagem para estimativa da pressão capilar pulmonar (Figura 7.23). Uma limitação dessa abordagem é que as duas medidas, E e *e'*, são obtidas de ciclos cardíacos diferentes e em momentos diferentes. Para minimizar a variabilidade, o registro das velocidades do fluxo de entrada e do anel mitrais deve ser feito em íntima proximidade temporal. Existem limitações adicionais. Idade, pré-carga e função sistólica podem afetar esses parâmetros. A relação pode não ser um elemento de previsão em indivíduos normais, presumivelmente por causa da sensibilidade de *e'* à pré-carga no coração normal. Finalmente, próteses mitrais, anéis das próteses e calcificação significativa anular podem causar problemas técnicos quanto à medida de *e'*.

Padrões de Fluxo Venoso Pulmonar

A velocidade do fluxo venoso pulmonar pode ser registrada na junção entre as veias e o átrio esquerdo e dar uma visão dos fatores que afetam o enchimento atrial esquerdo. Para se obter o fluxo venoso pulmonar, deve ser usada a incidência apical de quatro câmaras. Certa angulação superior da incidência muitas vezes é necessária e o Doppler colorido é útil para se identificar a entrada das veias pulmonares na câmara. Depois, o volume-amostra de Doppler pulsado deve ser posicionado dentro da veia aproximadamente 5 mm da sua junção com o átrio (Figura 7.24). Para se otimizar o registro, os ajustes do filtro de parede devem ser diminuídos e uma velocidade de varredura rápida deve ser empregada. As medidas devem ser obtidas durante três ciclos cardíacos no final da expiração. De todos os parâmetros Doppler descritos acima, este é o mais difícil de ser obtido, mas ainda é factível na maioria dos pacientes.

O fluxo venoso pulmonar consiste em três componentes principais: uma onda sistólica anterógrada (que muitas vezes tem dois picos, S1 e S2), uma onda diastólica (D) e uma onda retrógrada (Ar) correspondente à sístole atrial (Figura 7.25). Tanto a integral tempo-velocidade quanto a velocidade máxima de cada

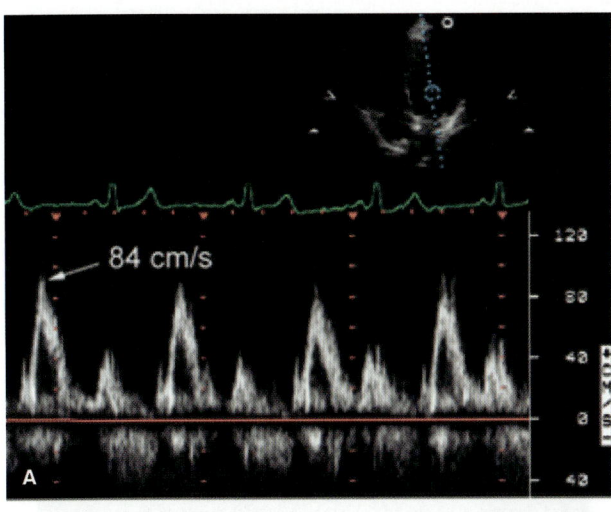 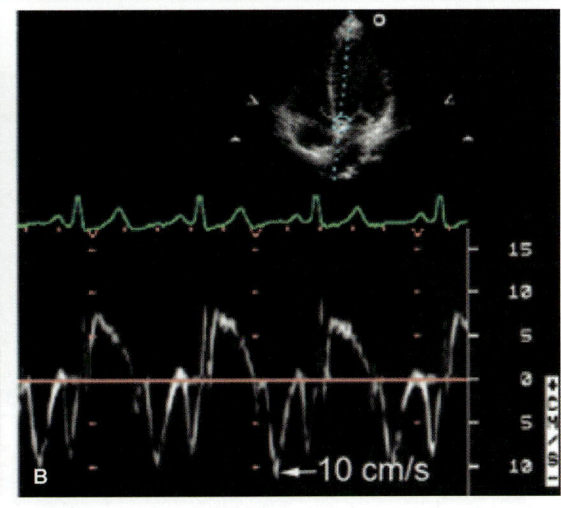

$$E/e' = 84/10 = 8,4$$

FIGURA 7.20 Um exemplo da derivação de relação E/*e'* de um paciente com pressão de enchimento normal. **A:** Fluxo de entrada mitral. **B:** Imagem com Doppler tissular do anel mitral. A relação calculada é 8,4.

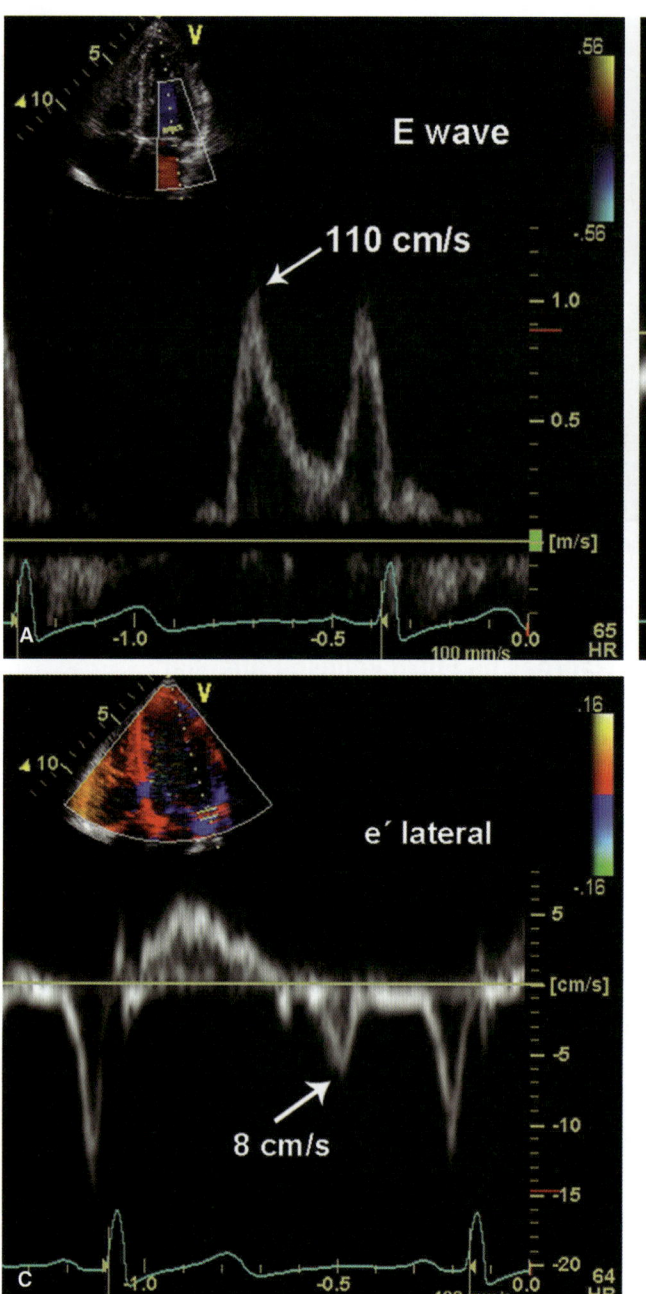

FIGURA 7.21 Este exemplo obtido de um paciente com pressão de enchimento ventricular esquerdo elevada mostra uma relação E/e' anormalmente alta de aproximadamente 18. Observe que uma relação E/e' diferente é obtida dependendo de qual valor de e' foi usado, septal (painel B) ou lateral (painel C). E wave, onda E.

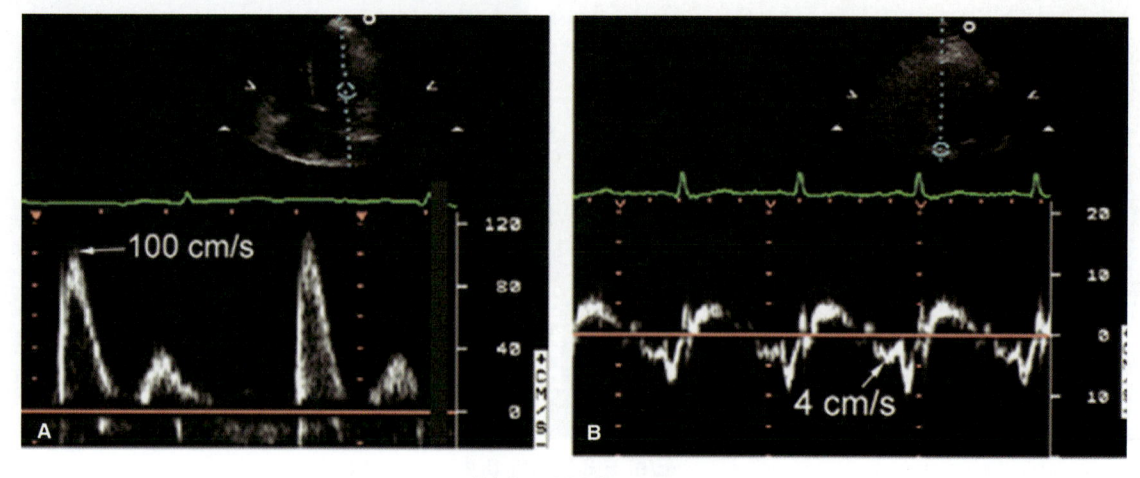

$$E/e' = 100/4 = 25$$

FIGURA 7.22 De um paciente com miocardiopatia restritiva, a relação E/e' de 25 é compatível com pressão de enchimento ventricular esquerdo elevada.

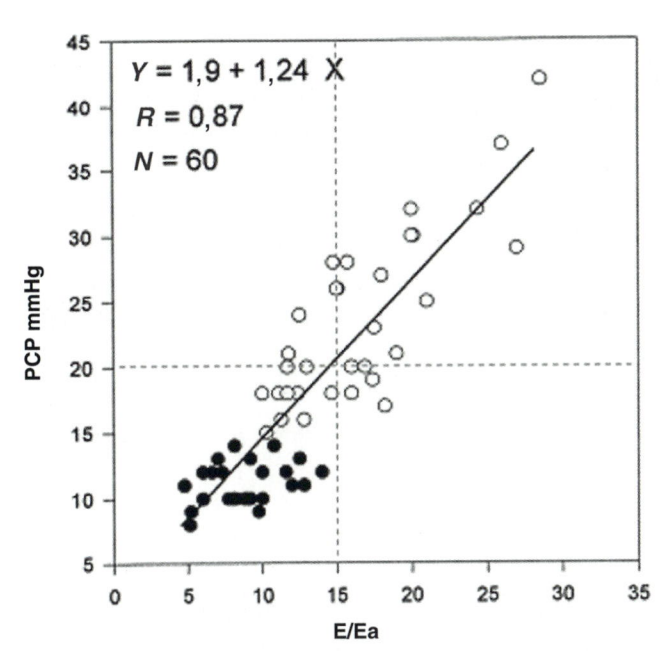

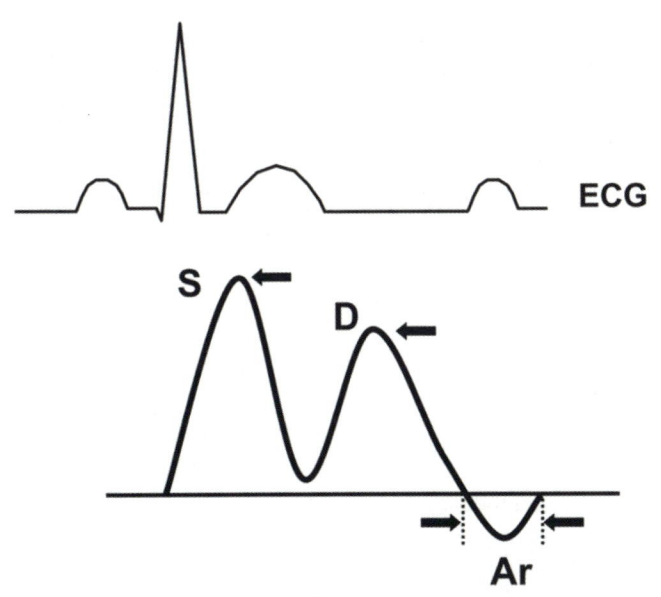

FIGURA 7.23 Relação entre E/*e'* (também chamada relação E/Ea) e a pressão capilar pulmonar (PCP). Os círculos sólidos representam pacientes com relaxamento comprometido e os círculos abertos incluem pacientes com um padrão pseudonormal. (De Nagueh SF, Middleton KJ, Kopelen HA et al. Doppler tissue imaging: a noninvasive technique for evaluation of left ventricular relaxation and estimation of filling pressures. J Am Coll Cardiol 1997;30:1527-1533, com permissão.)

FIGURA 7.25 Este esquema mostra a relação entre os três componentes do fluxo venoso pulmonar, registrados por meio do Doppler pulsado e o eletrocardiograma (ECG). O desenho mostra como a duração do fluxo retrógrado durante a sístole atrial (Ar) é medido. Ver texto para detalhes.

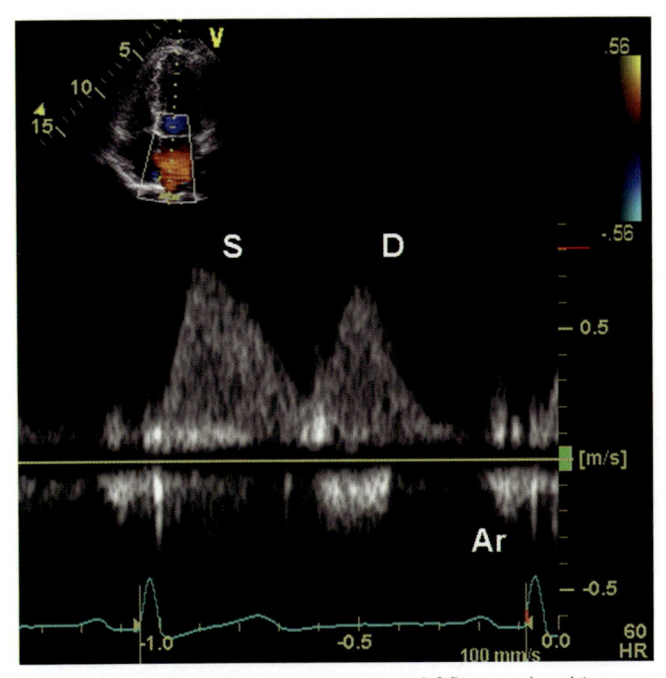

FIGURA 7.24 Um exemplo de fluxo venoso pulmonar normal. O fluxo normal consiste em uma onda sistólica (S), uma onda diastólica (D) e uma pequena onda de reversão de fluxo (Ar) que ocorre durante a sístole atrial.

componente podem ser medidas. Além disso, a duração e velocidade máxima da onda atrial retrógrada podem ser quantificadas. A fração sistólica é definida como a relação entre as integrais tempo-velocidade sistólica e diastólica (ou seja, a relação entre as áreas debaixo das curvas de velocidade). O valor relatado mais comumente é a relação entre as velocidades anterógradas máximas na sístole e na diástole, a relação S/D. Se duas velocidades sistólicas separadas (S1 e S2) estiverem presentes, como na presença de bradicardia e bloqueio do primeiro grau, é recomendado que o segundo valor (S2) seja usado. O padrão de fluxo venoso

pulmonar é afetado por vários fatores. Indivíduos jovens normais têm uma onda diastólica predominante. Com o aumento da idade, a relação S/D aumenta (Figuras 7.26 e 7.27). À medida que a complacência atrial esquerda diminui e a pressão aumenta, a relação S/D diminui e a fração sistólica em geral é menos que 40%.

A duração da onda atrial retrógrada, Ar, também aumenta com o aumento da pressão de enchimento. Ademais, foi demonstrado que diferenças na duração de Ar e da onda mitral A (Ar – A) se correlacionam com a pressão telediastólica ventricular esquerda (Figura 7.28). À medida que a pressão atrial esquerda aumenta, a duração de Ar alonga e aumenta a diferença Ar – A. Embora seja tecnicamente desafiador medir, a diferença Ar – A pode ser o indicador mais precoce e mais sensível de pressão atrial esquerda elevada. Um valor > 30 ms indica pressão ventricular esquerda telediastólica elevada e estará presente antes da pressão atrial esquerda média se tornar anormal. Isto pode ser útil em pacientes com relaxamento anormal para separar aqueles com pressões de enchimento normais dos com elevadas.

Há limitações significativas quanto ao uso de rotina dos padrões venosos pulmonares nos estudos hemodinâmicos. Além dos desafios técnicos para a obtenção dos registros, a idade, frequência cardíaca, intervalo PR, regurgitação mitral e função sistólica também influenciam o fluxo venoso pulmonar. Foi demonstrado que esses parâmetros têm uma acurácia limitada no quadro de função sistólica normal. Por todas essas razões, esses parâmetros foram subjugados a um papel menor na avaliação prática da função diastólica.

Volume Atrial Esquerdo

Embora não seja um parâmetro hemodinâmico, a determinação do volume atrial esquerdo constitui uma parte essencial da avaliação da função diastólica. Um aumento no tamanho atrial esquerdo é a expressão morfológica de disfunção diastólica crônica. Embora admitidamente inespecífico, ele reflete a duração e a gravidade da doença. O volume da câmara deve ser obtido pela abordagem biplana nas incidências apicais de quatro e duas câmaras. A área atrial esquerda deve ser medida na telessístole, logo antes da abertura da valva mitral, quando o volume é o maior.

Foram relatadas duas abordagens para o cálculo do volume (Figura 7.29). O método de área-comprimento exige planimetria da câmara e mensuração da distância desde o plano anular até a borda superior da câmara. O comprimento e a área são obtidos

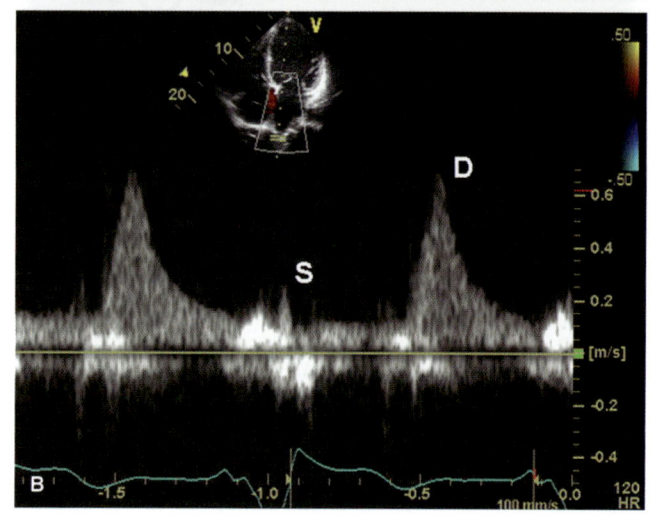

FIGURA 7.26 Padrões de fluxo venoso pulmonar anormais. **A:** Predominância diastólica (D > S). **B:** A onda sistólica está ausente e o fluxo anterógrado ocorre exclusivamente durante a diástole.

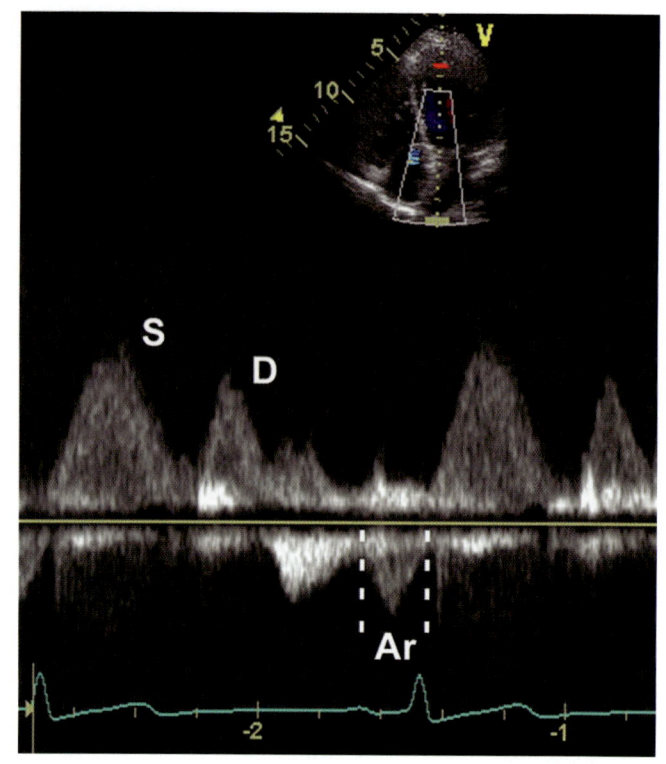

FIGURA 7.27 A ilustração mostra como as ondas S e D são registradas bem como a duração da onda retrógrada durante a sístole atrial (Ar). Ver texto para detalhes.

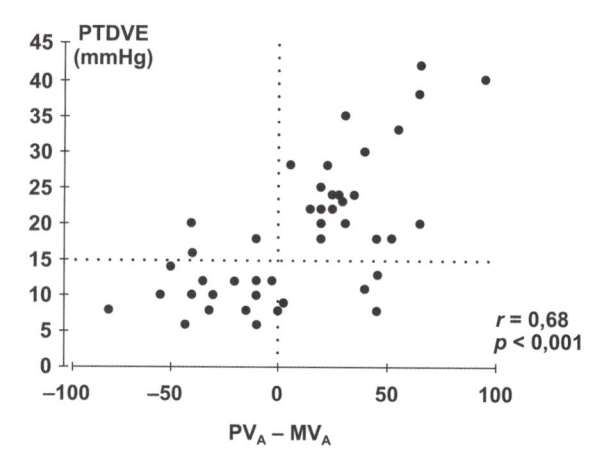

FIGURA 7.28 Relação entre a pressão telediastólica ventricular esquerda (PTDVE) e a diferença na duração da onda A mitral *versus* onda A venosa pulmonar (PV$_A$ – MV$_A$). Em pacientes com PTDVE normal, a duração do fluxo anterógrado durante a sístole atrial é maior do que a do fluxo retrógrado, conforme indicado pelos valores negativos. À medida que a PTDVE aumenta, a relação se inverte, dando uma diferença positiva. Isto sugere que, com pressões de enchimento crescentes, a duração do fluxo retrógrado excede a do fluxo anterógrado durante a sístole atrial. Ver texto para detalhes. (De Rossvoll O, Hatle LK. Pulmonary venous flow velocities recorded by transthoracic Doppler ultrasound: relation to left ventricular diastolic pressures. J. Am Coll Cardiol 1993;21:1687-1696, com permissão.)

em ambas as incidências ortogonais e depois combinados para derivar o volume. A segunda abordagem usa o método de Simpson para determinação do volume e requer somente planimetria da câmara nas duas incidências (ou seja, dimensões lineares não são envolvidas). Os planos ecocardiográficos devem ser ajustados para assegurar que a área máxima do átrio esquerdo é capturada. Ao realizar a planimetria, deve-se ter o cuidado de excluir as veias pulmonares. Também, por convenção, o anel mitral é usado como a borda inferior ao se traçar a área atrial esquerda (Figura 7.30). Por causa da relação entre o tamanho atrial e o tamanho corporal, é recomendado que o volume seja corrigido pela área da superfície corporal, e relatado em mℓ/m^2.

A superioridade do volume sobre dimensões simples lineares para avaliação do tamanho atrial esquerdo está hoje bem estabelecida. Com atenção cuidadosa à técnica, a determinação acurada do volume é factível na maioria dos pacientes. Contudo, existem limitações de se derivar o volume de imagens tomográficas. Por esta razão, a aquisição de imagens tridimensionais provavelmente terá um papel adicional para essa finalidade no futuro.

O volume atrial esquerdo tem valor diagnóstico e prognóstico na avaliação da função diastólica. Entretanto, o aumento atrial esquerdo também pode resultar de outros fatores, desse modo reduzindo sua especificidade. Em particular, a valvopatia mitral muitas vezes irá acarretar dilatação atrial. Esta possibilidade deve ser considerada sempre que o volume atrial esquerdo estiver aumentado no quadro de marcadores Doppler de função diastólica normais.

A Manobra de Valsalva

A manipulação da pré-carga é uma parte integral de um exame da função diastólica abrangente e ela é muitas vezes realizada pela manobra de Valsalva. Esta é feita pela expiração forçada de encontro ao nariz e boca fechados. Durante a fase de tensão, a pré-carga ventricular esquerda é reduzida. A aplicação mais importante e prática dessa manobra está na avaliação conjunta da velocidade do fluxo de entrada mitral. Por exemplo, no quadro de um padrão de fluxo de entrada mitral de aparência normal, a redução da pré-carga pode desmascarar um estado pseudonormal (Figura 7.31). Em indivíduos normais, a manobra de Valsalva

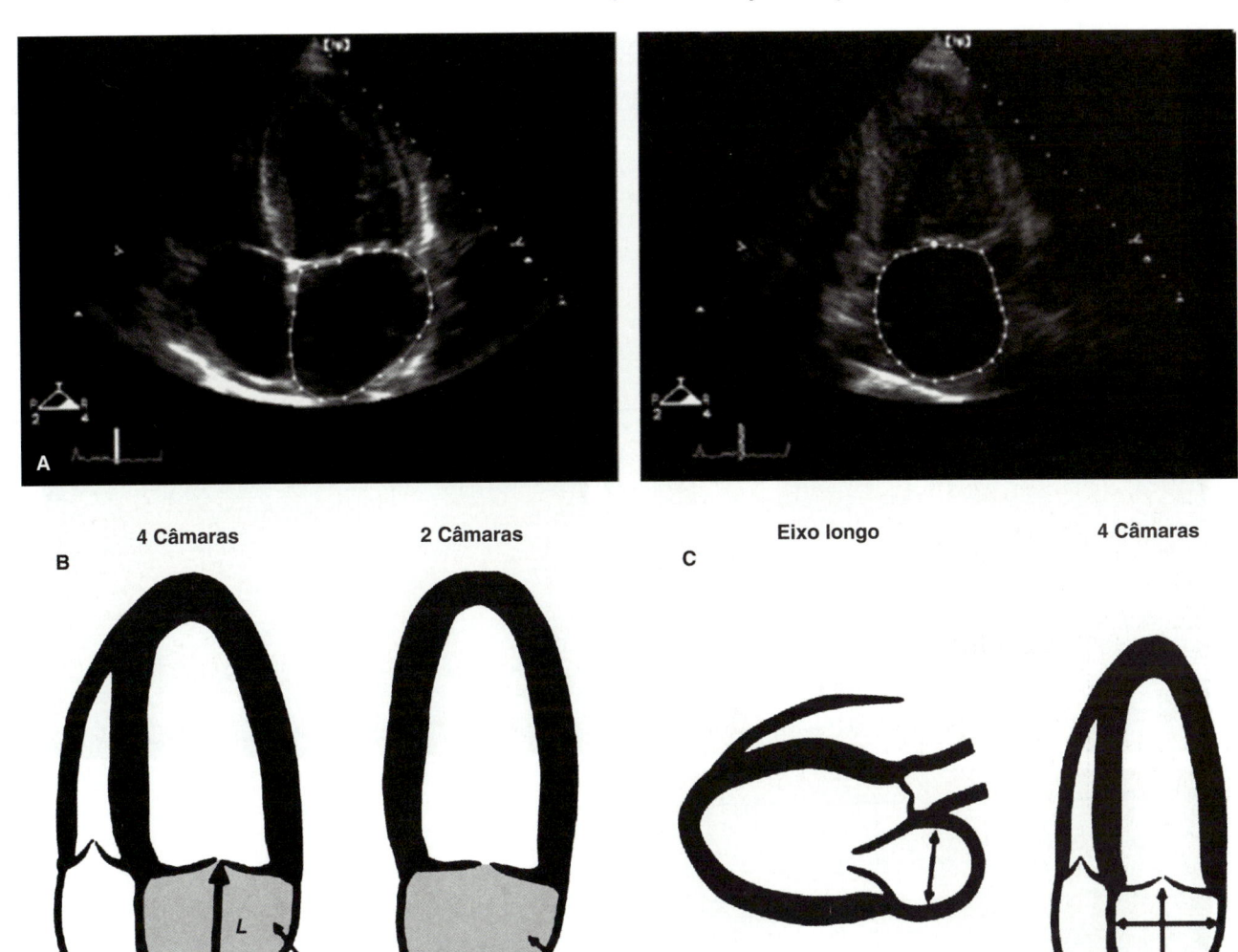

Volume AE = (0,85 × A_1 × A_2) ÷ L

Volume AE = (D_1 × D_2 × D_3) × 0,523

FIGURA 7.29 Fórmulas usadas para o cálculo do volume atrial esquerdo. **A:** A área atrial mitral é determinada por planimetria a partir das incidências apicais de quatro (esquerda) e duas câmaras (direita). **B:** A determinação do volume atrial esquerdo por meio do método de área-comprimento. O cálculo envolve medidas de duas áreas (A_1 e A_2) e uma dimensão linear (L). No painel C, é mostrada uma fórmula alternativa usando-se três diâmetros ortogonais (D_1, D_2 e D_3) do átrio esquerdo.

acarreta uma redução geral na velocidade, afetando as ondas E e A em um grau semelhante. Assim, a relação E/A não se altera. No estágio pseudonormal de disfunção diastólica, a manobra de Valsalva irá alterar o padrão para um semelhante ao de distúrbio no relaxamento. Isto se dá porque a pseudonormalização causa um aumento moderado na pressão de enchimento superposto ao relaxamento atrasado. Ao diminuir a pré-carga, o padrão de relaxamento atrasado é desmascarado. Assim, durante a fase de tensão da manobra de Valsalva, uma diminuição da relação E/A de > 50% é um indicador útil de pressão de enchimento elevada. Contudo, no quadro de pressão de enchimento elevada irreversivelmente (padrão de enchimento restritivo), esta diminuição na E/A pode não ocorrer.

Outros Marcadores da Disfunção Diastólica

A tensão e o ritmo de tensão podem ser medidos por meio dos métodos Doppler e rastreamento de pontos. Embora a tensão possa ser registrada durante a diástole e possa oferecer informações singulares sobre a função diastólica, o seu valor para essa finalidade ainda não foi estabelecido. Como a tensão *regional* (e o ritmo de tensão) são tipicamente avaliados, pode ser possível usar essa abordagem para se avaliar a função diastólica local-

mente. Isto pode ter relevância no quadro de isquemia aguda, dissincronia ou avaliação de viabilidade. Atualmente, no entanto, não há evidências que apoiem o uso rotineiro dessa técnica para avaliação da função diastólica.

O giro e antigiro (ou torção) foram reconhecidos como fatores importantes na função ventricular. Este tipo de movimentação ocorre por causa da presença de fibras subepicárdicas com orientação oblíqua e contribui de modo importante para a eficiência da contratilidade e relaxamento. O rastreamento de pontos hoje em dia constitui um método não invasivo singular para avaliação deste componente da mecânica miocárdica (Figura 7.32). O antigiro diastólico é resultado do recolhimento elástico à medida que forças procuram restaurar o formato ventricular ao estado não estressado de repouso. Tanto o ritmo quanto a extensão do antigiro podem ser quantificados. Este aspecto da função diastólica pode ser um fator importante na geração inicial da sucção diastólica. As evidências hoje em dia sugerem que anormalidades no relaxamento alteram o antigiro diastólico. Embora a experiência com essa técnica seja limitada, parece provável que esta abordagem constituirá uma parte cada vez mais importante da avaliação da função diastólica no futuro. A técnica de avaliação da torção é coberta com mais detalhe no Capítulo 6.

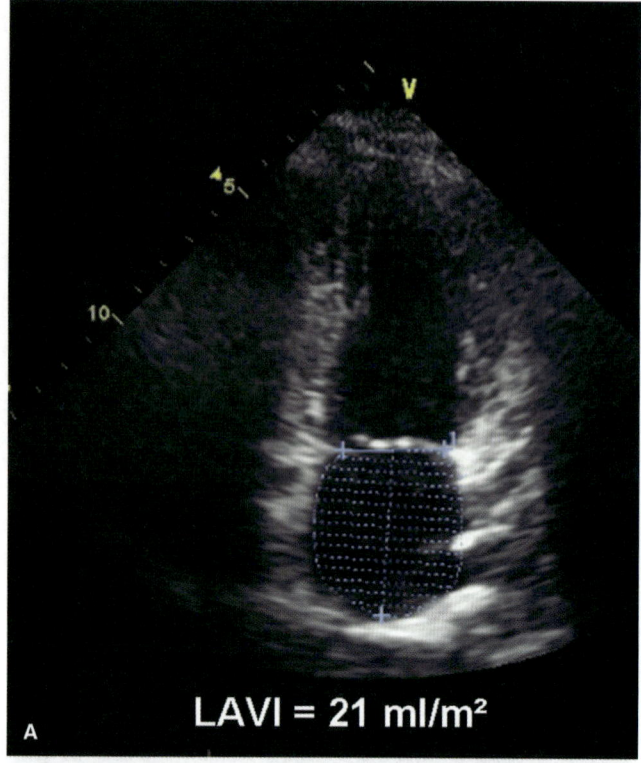

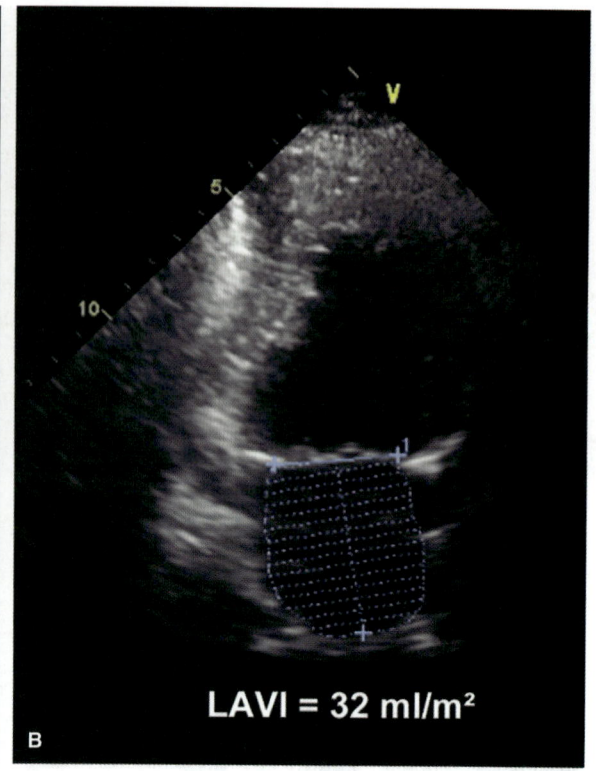

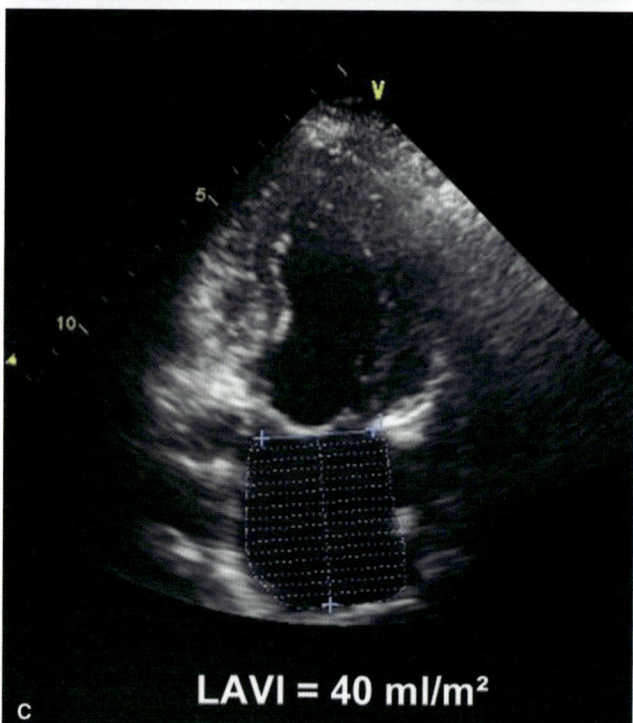

FIGURA 7.30 Exemplos de cálculos de volume atrial esquerdo. Em cada caso, foi usada planimetria da área atrial esquerda a partir de uma incidência de duas câmaras. O volume da câmara é corrigido para a área da superfície corporal dando o índice de volume atrial esquerdo (IVAE). Uma faixa de medidas de volume é mostrada nos três exemplos fornecidos. LAVI, índice de volume atrial esquerdo.

Uma Abordagem Abrangente à Disfunção Diastólica

A avaliação da função diastólica é uma ciência complexa e inexata na qual fatores múltiplos obrigatoriamente têm de ser estimados e integrados às informações clínicas. Para cada parâmetro, existe uma faixa de valores que definem o normal e cada um dos estágios da disfunção. Isto se deve ao fato de que fatores múltiplos, além da função diastólica, afetam cada marcador. Em todos os casos, existe um certo grau de superposição. Isto significa que nenhum parâmetro isolado pode ser usado. Em vez disso, vários marcadores obrigatoriamente têm de ser avaliados, incluindo o cenário clínico. Um exemplo disso é o achado de uma relação E/A alta. Isto pode indicar enchimento restritivo e pressão atrial esquerda elevada, mas pode também ser observado em um jovem atleta saudável. A distinção entre os dois casos pode e deve ser feita com base nos dados clínicos.

Assim, o diagnóstico de disfunção diastólica ajuda mais quando visto a partir do contexto clínico e no quadro de um substrato anatômico plausível. Durante mais de 25 anos vários parâmetros Doppler foram propostos para avaliação da função diastólica. Cada um tem a sua força e limitações. Em alguns casos, o grande número de medidas potenciais tem criado confusão e até frustra-

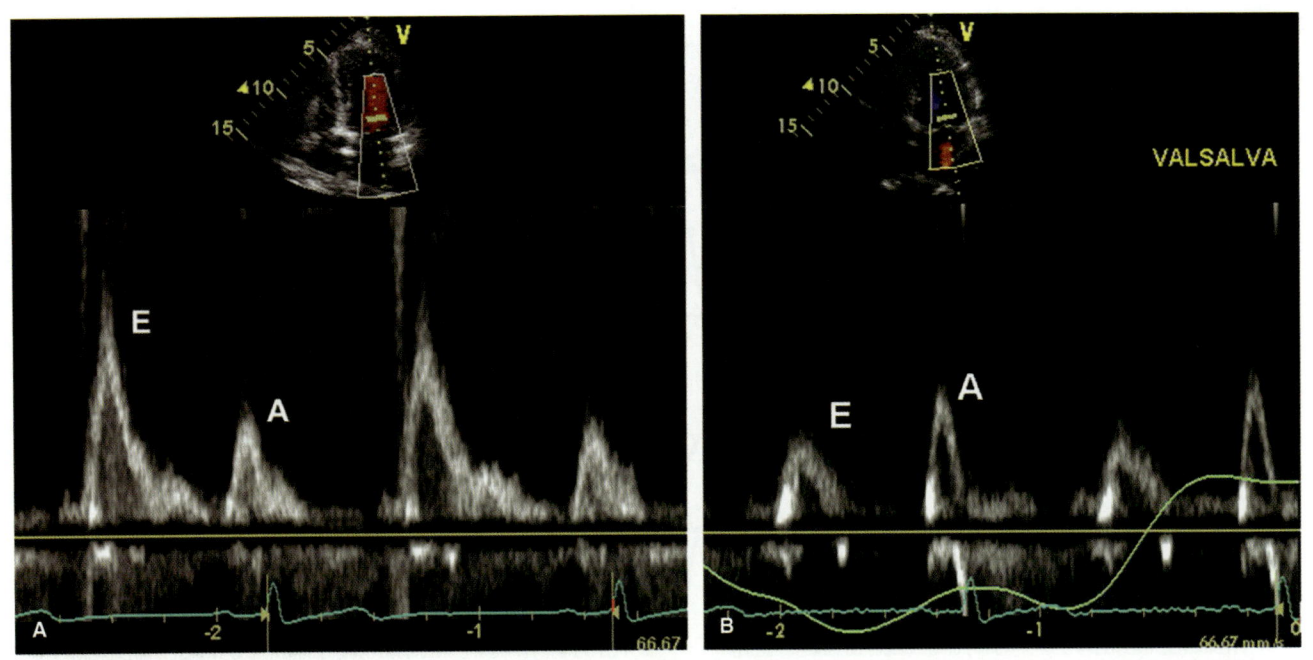

FIGURA 7.31 Redução da pré-carga pela manobra de Valsalva pode ser usada para desmascarar o estado de pseudonormalização. **A:** À esquerda, um padrão de velocidade do fluxo de entrada mitral normal. **B:** À direita, depois da manobra de Valsalva, a relação E/A diminui significativamente, demonstrando relaxamento comprometido. Isto é compatível com o estágio de pseudonormalização da disfunção diastólica.

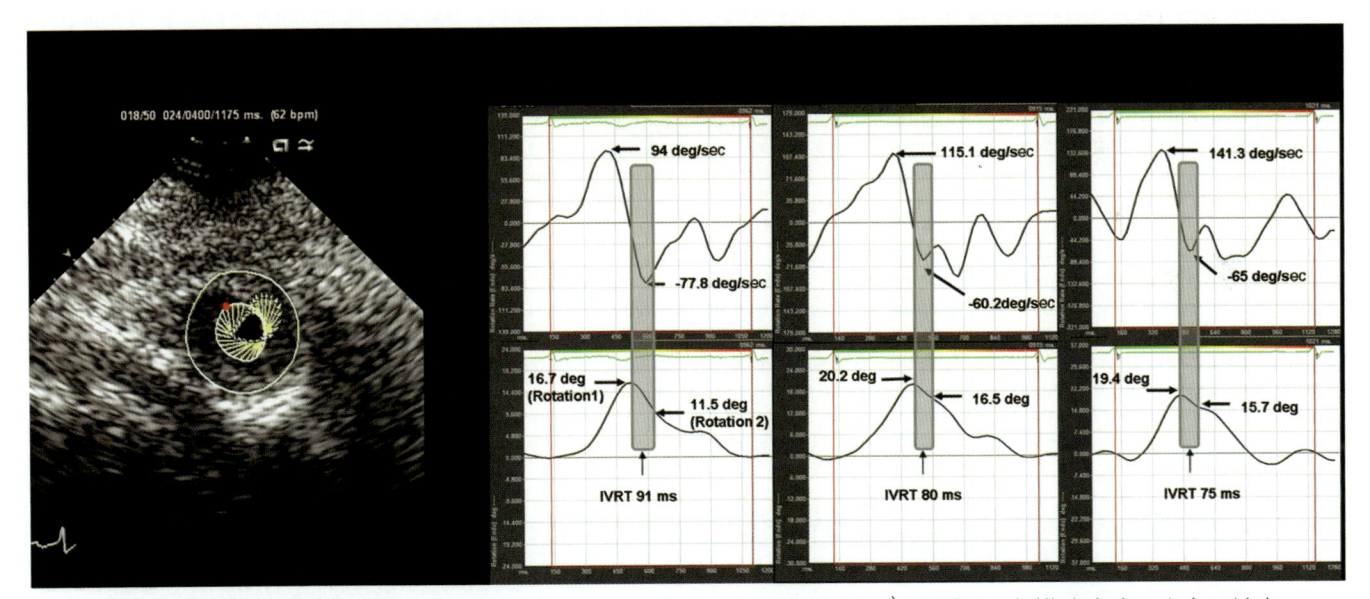

FIGURA 7.32 Rastreamento de pontos oferece uma nova abordagem para a avaliação da disfunção diastólica. À esquerda, uma incidência de eixo curto do ventrículo esquerdo é registrada por meio da técnica de rastreamento de pontos, demonstrando rotação apical anti-horária normal. As *setas* representam vetores da movimentação endocárdica durante o ciclo cardíaco. A velocidade de rotação pode ser quantificada durante todo o ciclo cardíaco. À direita, três exemplos são demonstrados, de um voluntário normal, de um padrão pseudonormal e de um enchimento restritivo. Os painéis superiores representam velocidade de rotação (em graus/s) enquanto os painéis inferiores ilustram a rotação apical em graus. IVRT, tempo de relaxamento isovolumétrico; Rotation, rotação.

ção entre os usuários. Um dos problemas é a falta de um padrão ouro e o desafio de validar cada marcador não invasivo individual contra uma referência apropriada. Em um estudo (Kasner et al., 2007), um grupo de pacientes com insuficiência cardíaca e fração de ejeção normal e um grupo de pacientes-controle foram estudados por meio de técnicas invasivas sofisticadas, inclusive registros de alça de pressão-volume e derivação de Tau (τ, a constante de tempo do relaxamento), para se definir a presença e gravidade de disfunção diastólica. Em seguida esses achados foram comparados com parâmetros de Doppler e Doppler tissular. A maioria dos marcadores de Doppler, inclusive a relação E/A, TRIV e o tempo de desaceleração, se correlacionaram modestamente com as várias medidas invasivas. O parâmetro que se correlacionou

melhor foi E/e' (usando-se o anel lateral). Usando-se um ponto de corte de 8, a E/e' (lateral) teve uma especificidade de 92% e uma sensibilidade de 83% para detecção de disfunção diastólica. Este estudo confirma a complexidade da função diastólica e nos lembra que nenhum parâmetro isolado, seja invasivo seja com Doppler, pode por completo caracterizar a disfunção diastólica. Em vez disso, uma abordagem abrangente e sistemática é recomendada para tratar profundamente desse importante problema clínico.

Ao se aplicarem essas técnicas na arena clínica, vários fatores devem ser levados em consideração. Anormalidades no relaxamento e/ou pressão de enchimento podem ocorrer com função sistólica normal ou anormal. Tais anormalidades podem ou não

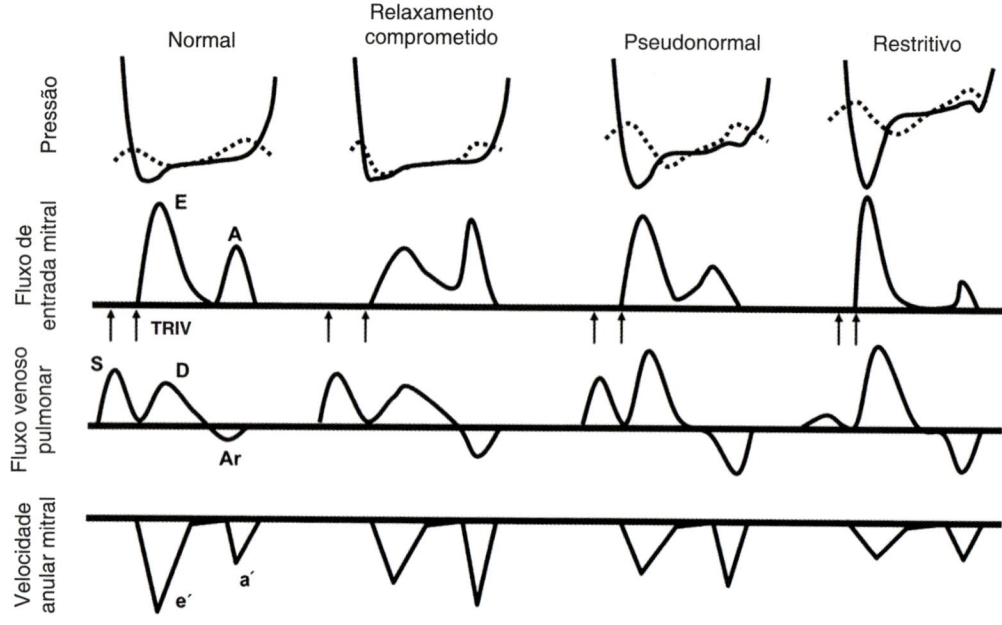

FIGURA 7.33 O esquema mostra padrões de velocidade do fluxo de entrada mitral típica, fluxo venoso pulmonar e velocidade anular mitral no quadro de função diastólica normal, relaxamento comprometido, enchimento pseudonormal e fisiologia restritiva. Ver texto para detalhes.

produzir sintomas. Se o fizerem ou não depende em parte da magnitude da elevação da pressão atrial esquerda e se a função diastólica piora significativamente durante o exercício. Na história natural da disfunção diastólica, pacientes podem inicialmente ser sintomáticos somente durante exercício. Nestes estágios iniciais, a pressão telediastólica pode ser a anormalidade predominante. Isto pode resultar de alguma combinação de hipertrofia ventricular esquerda, pós-carga aumentada, ejeção prolongada ou anormalidades no formato ventricular.

Por meio de técnicas descritas na seção anterior, uma abordagem abrangente à função diastólica é possível (Figura 7.33). Por meio da aplicação sistemática desses princípios, os estágios de gravidade da disfunção diastólica podem ser determinados (ver Quadro 7.3). O primeiro passo envolve a análise do padrão do fluxo de entrada mitral. Conforme discutido anteriormente, a forma mais precoce de disfunção diastólica em geral é o relaxamento comprometido, resultado de atraso na diminuição da pressão após fechamento da valva aórtica que está associado a uma reversão da relação E/A (em geral < 1) e um tempo de desaceleração prolongado (> 240 ms). Este padrão é altamente específico para o distúrbio no relaxamento. Na maioria dos casos, as pressões de enchimento ainda estão normais neste estágio, embora deva ser observado que esse padrão de fluxo de entrada mitral não impede a possibilidade de um aumento modesto na pré-carga. O relaxamento comprometido em geral está acompanhado de um TRIV prolongado, embora os múltiplos fatores que afetam o TRIV limitem a especificidade desse achado. Neste estágio, a E/e' em geral é normal (indicando pressão de enchimento normal) e o volume atrial esquerdo está discretamente aumentado. Um exemplo de relaxamento comprometido é apresentado na Figura 7.34. Este caso envolvia um homem de 65 anos de idade com hipertensão não tratada e dispneia de esforço. A função sistólica ventricular esquerda estava discretamente reduzida e o átrio esquerdo estava moderadamente dilatado (índice de volume de AE = 35 mℓ/m²). O caso ilustra a reversão da E/e' e prolongamento do TRIV, típicos de distúrbio no relaxamento.

Quadro 7.3 — Estágios que Definem a Disfunção Diastólica: Valores Normais e Anormais em Adultos

Parâmetro	Unidades	Normal	Estágio I Relaxamento Comprometido	Estágio II Pseudonormal	Estágio III Enchimento Restritivo (Reversível)	Estágio IV Enchimento Restritivo (Irreversível)
TRIV	ms	70 a 90	>90	60 a 90	<70	<70
Relação E/A	Sem unidade	0,9 a 1,5	<0,9	0,9 a 1,5	>1,8	>2,0
Δ com Valsalva	%	Ambos E & A diminuem, relação inalterada	Ambos E & A diminuem, relação inalterada	E diminui, A aumenta, relação se inverte	Relação diminui, ainda > 1	Sem resposta
Tempo de desaceleração	ms	140 a 240	>240	140 a 200	<140	<130
e' (septo)	cm/s	>10	<10	<8	<5	<5
e' (lateral)	cm/s	>12	<10	<8	<8	<8
Relação E/e' (septo)	cm/s	5 a 10				
Relação E/e' (promediada)	cm/s		<8	9 a 12	>15	>15
Fluxo venoso pulmonar						
Relação S/D	Sem unidade	S ≥ D	S > D	S ≤ D	S << D	S << D
Ar – A	ms	<0	Varia	>30	>30	>30
Velocidade de propagação	cm/s	>50	<50	<50	<50	<50
Índice de volume AE	mℓ/m²	16 a 28	>28	>28	>35	>35

Ar – A, diferença na duração das duas ondas; relação S/D, relação entre sistólica e diastólica; TRIV, tempo de relaxamento isovolumétrico.

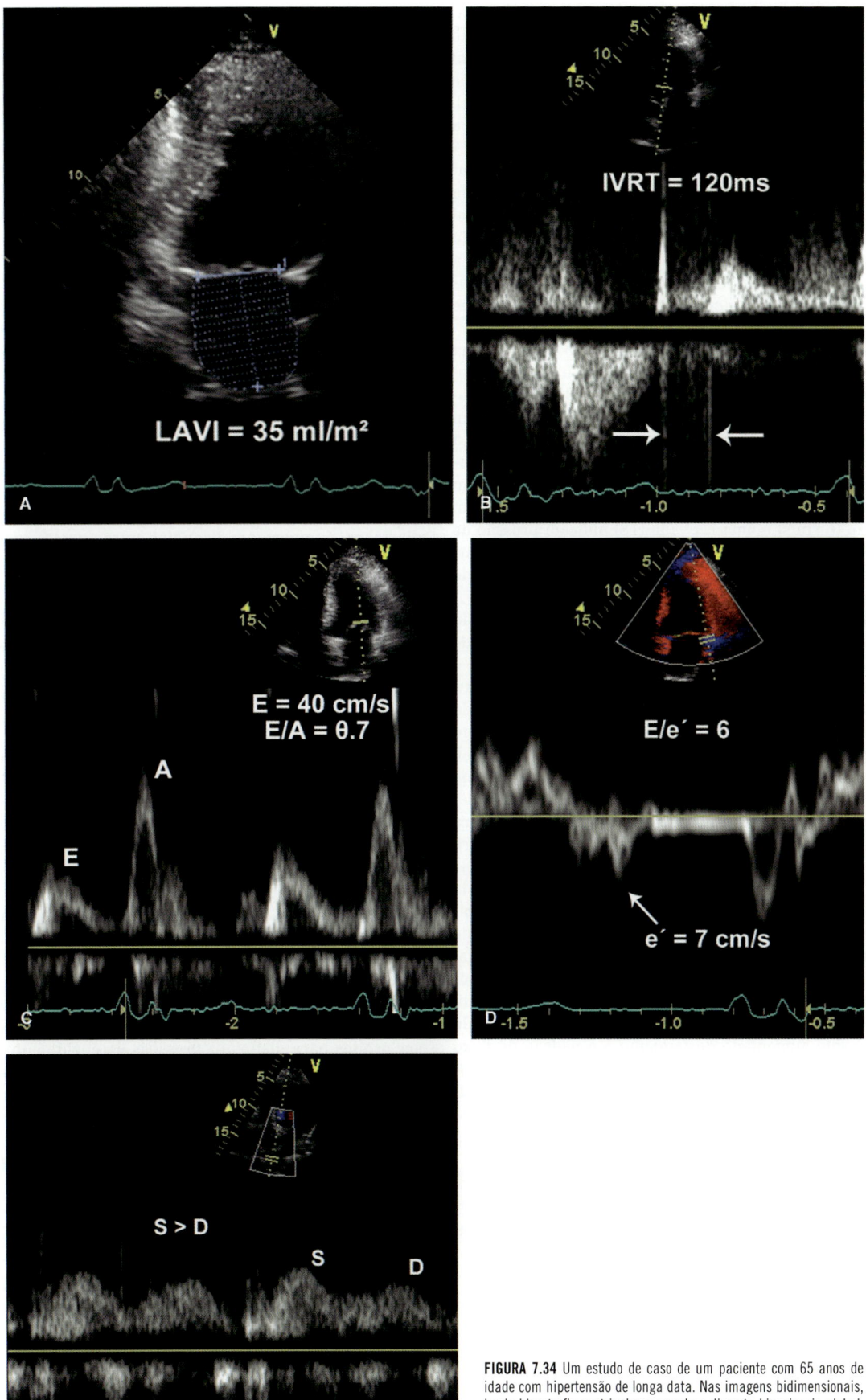

FIGURA 7.34 Um estudo de caso de um paciente com 65 anos de idade com hipertensão de longa data. Nas imagens bidimensionais, havia hipertrofia ventricular esquerda e discreta hipocinesia global. O índice de volume atrial esquerdo estava moderadamente aumentado e os achados com Doppler são compatíveis com relaxamento comprometido. Ver texto para detalhes. IVRT, tempo de relaxamento isovolumétrico; LAVI, índice de volume atrial esquerdo.

Com a progressão da doença, a pressão de enchimento aumenta, acarretando uma fase pseudonormal. Aqui, a relação A/E e o tempo de desaceleração estão dentro da faixa normal (daí o nome). O Quadro 7.4 arrola alguns dos marcadores que podem ser usados para diferenciar o normal do pseudonormal. Entre os mais úteis, a manobra de Valsalva pode desmascarar a anormalidade básica no relaxamento. Uma diminuição na E/A > 50% durante a fase de tensão é indicativa de pressão de enchimento aumentada e serve para distinguir a função normal da pseudonormal. Neste estágio, o TRIV pode estar na faixa normal por causa dos efeitos combinados e compensatórios da pressão atrial esquerda aumentada e relaxamento atrasado. Ademais, a E/e' estará aumentada pela mesma razão. Na maioria dos pacientes neste estágio de disfunção diastólica crônica, o volume atrial esquerdo estará significativamente aumentado. Pistas adicionais quanto ao estado de pseudonormalização incluem uma inclinação reduzida da velocidade de propagação e relação venosa pulmonar sistólica/diastólica < 1. A Figura 7.35 é um exemplo de disfunção diastólica pseudonormal em um paciente com doença renal em estágio final e grave hipertensão. Embora a relação E/A esteja normal na linha de base, o relaxamento comprometido é desmascarado com a manobra de Valsalva. Além disso, o átrio esquerdo está significativamente aumentado. Um e' septal baixo (6 cm/s) e uma E/e' alta (18) indicam pressão de enchimento elevada. Isto é ainda mais sugerido pela onda A (Ar) venosa pulmonar prolongada com relação à onda A do fluxo de entrada mitral.

Com o desenvolvimento do enchimento restritivo, a relação E/A aumenta (em geral > 2, uma indicação de um gradiente de pressão AE-VE alto no momento da abertura da valva mitral) e o tempo de desaceleração se torna muito curto (< 160 ms, devido a um ventrículo esquerdo não complacente). Isto resulta da perda do recolhimento elástico e do apoio excessivo no empurrão em vez de na sucção do sangue para dentro do ventrículo esquerdo. O átrio esquerdo invariavelmente encontra-se aumentado e uma relação E/e' maior que 15 confirma a pressão de enchimento elevada. Se este estágio de disfunção for reversível, com a manobra de Valsalva ocorrerá uma diminuição da relação E/A. Uma outra pista para este estágio é uma onda sistólica venosa pulmonar ausente, ou seja, uma onda diastólica predominante. À medida que esta fase de enchimento restritivo evolui para a irreversibilidade, a relação E/A se torna fixa e não responde à manobra de Valsalva (bem como a outras estratégias de redução da pré-carga, inclusive diuréticos). Um exemplo de fisiologia restritiva é apresentado na Figura 7.36. Essas imagens são de um paciente com miocardiopatia isquêmica e edema pulmonar. O átrio esquerdo está intensamente aumentado de tamanho e o padrão de fluxo de entrada mitral é compatível com enchimento restritivo. A ausência de resposta do padrão mitral à manobra de Valsalva indica enchimento restritivo irreversível. A relação E/A de 22 indica

pressão de enchimento alta. O padrão de fluxo de entrada venoso pulmonar também está acentuadamente anormal.

Uma abordagem prática ao paciente individualmente é mostrada na Figura 7.37. Ela começa com uma avaliação do volume atrial esquerdo e velocidade anular mitral, e'. Por meio desses dois parâmetros, a maioria dos pacientes pode ser categorizada como tendo função diastólica normal ou anormal. Ocasionalmente, um indivíduo mostrará velocidade anular normal ou alta na presença de um átrio esquerdo aumentado. Esta combinação sugere um coração de atleta ou pericardite constritiva. A diferenciação entre esses grupos pode ser feita facilmente com base na clínica ou por meio de índices Doppler adicionais. Quando as velocidades anulares são baixas e o átrio esquerdo está aumentado, a relação E/A, tempo de desaceleração, relação E/e' e a manobra de Valsalva (ver a figura) são usados para categorizar os pacientes como tendo relaxamento comprometido (grau I), pseudonormal (grau II) ou enchimento restritivo (grau III).

Estimativa das Pressões de Enchimento Ventricular Esquerdo

Na avaliação de pacientes quanto a anormalidades da função diastólica, é importante distinguir entre aqueles com função sistólica normal e anormal, em geral definida como uma fração de ejeção ventricular esquerda acima ou abaixo de 50%, respectivamente. Isto tem como base o pressuposto de que, entre pacientes com função sistólica anormal, a função diastólica é invariavelmente anormal e que a questão clínica é se a pressão de enchimento está ou não elevada (e se estiver, a que grau). A abordagem a este grupo de pacientes com disfunção sistólica é delineada na Figura 7.38. Simplesmente por meio do padrão de fluxo de entrada mitral (velocidade da onda E, relação E/A e tempo de desaceleração) a maioria dos pacientes com fração de ejeção reduzida pode ser categorizada como tendo pressão de enchimento normal ou elevada. Em pacientes com valores intermediários, a relação E/e' é mais valiosa para prever a pressão de enchimento. A resposta do padrão E/A à manobra de Valsalva também é instrutiva. Parâmetros adicionais que podem ser úteis incluem a relação pulmonar S/D e a diferença Ar – A.

Nos pacientes com fração de ejeção normal, a estimativa das pressões de enchimento começa com a relação E/e' (Figura 7.39). Se for abaixo de ou igual a 8, a pressão atrial esquerda é normal. Se acima ou igual a 15, a pressão de enchimento está elevada. Entre esses valores, o volume atrial esquerdo, Ar – A e a resposta da relação E/A à manobra de Valsalva podem ser usados para distinguir pressões de enchimento normais de anormais. Uma outra pista é a presença ou ausência de hipertensão pulmonar.

Teste com Estresse para Avaliação da Função Diastólica

O teste diastólico com estresse tem várias aplicações e é útil em pacientes que relatam dispneia de esforço no quadro de função pulmonar normal. Ele também é útil na avaliação das pressões de enchimento em pacientes com disfunção diastólica conhecida sem ou com sintomas leves. Muitas vezes os pacientes nos estágios inicias de disfunção diastólica têm somente sintomas ou limitações ao esforço físico. Em todas essas situações, a avaliação não invasiva da função diastólica pode ser útil. Entre os vários parâmetros que podem ser avaliados durante o exercício, a relação E/e' é a mais prática. Em indivíduos normais, durante o exercício, tanto E quanto e' aumentam e a relação E/e' permanece inalterada ou diminui discretamente. Em pacientes com relaxamento comprometido, a velocidade E mitral aumenta du-

	Distinção entre Normal e Pseudonormal por Meio de Marcadores do Ecodoppler	
Parâmetro	**Normal**	**Pseudonormal**
Relação E/A	0,9 a 1,5	0,9 a 1,5
Δ com Valsalva	Ambas diminuem	E diminui mais do que A
	Nenhuma alteração na relação	A relação diminui (<1)
e' (cm/s)	>10	<8
E/e' (septo)	<10	>15
Índice de volume AE (mℓ/m²)	<28	>28
S/D venosa pulmonar	S ≥ D[a]	S ≤ D

[a]S pode ser menor que D em pessoas jovens saudáveis.
S/D, sístole/diástole.

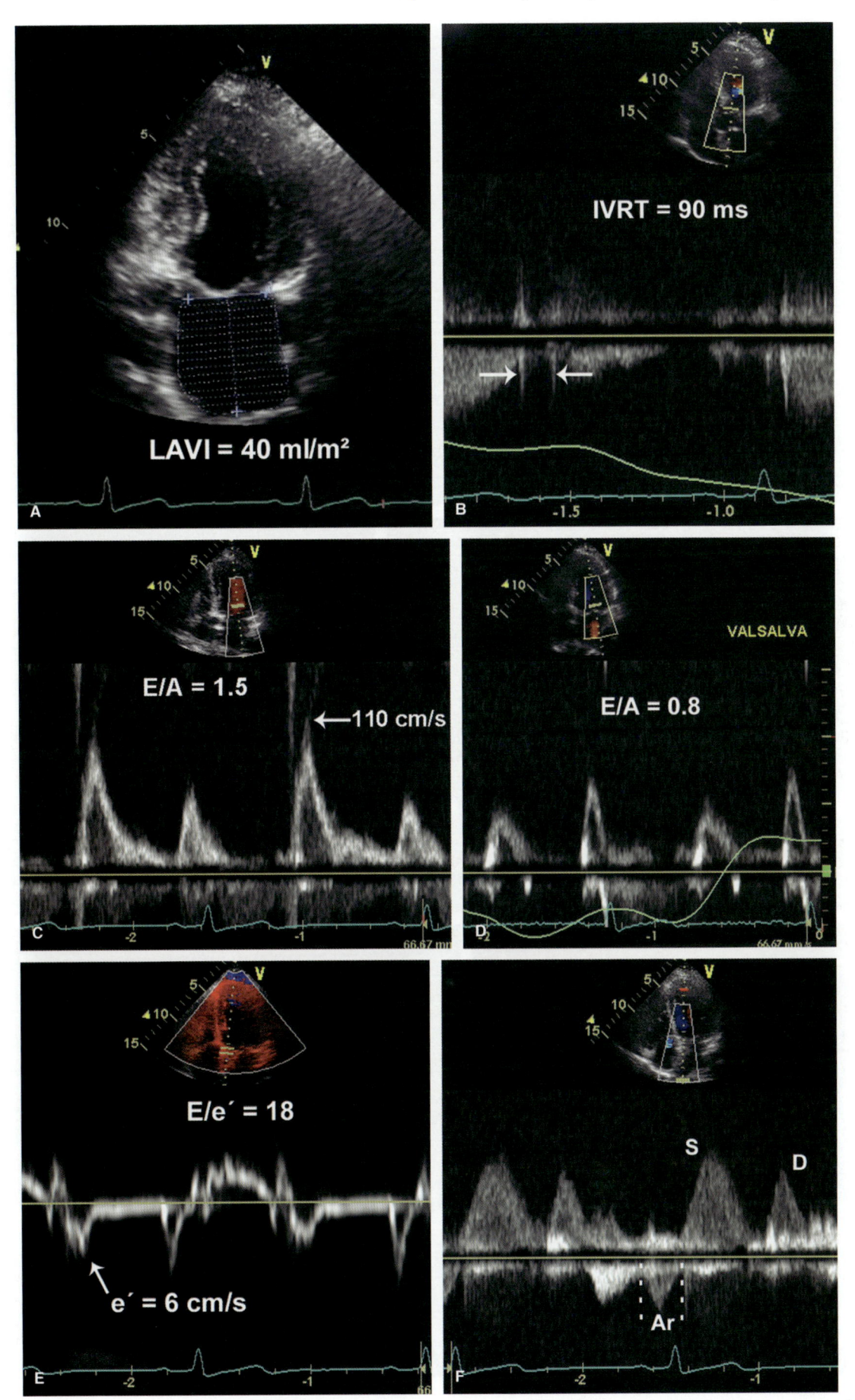

FIGURA 7.35 Um estudo de caso de um paciente com disfunção diastólica pseudonormal. O paciente tinha doença renal em estágio final e hipertensão grave. O átrio esquerdo está acentuadamente dilatado e os índices Doppler são compatíveis com o estágio pseudonormal da disfunção diastólica. Ver texto para detalhes. IVRT, tempo de relaxamento isovolumétrico; LAVI, índice de volume atrial esquerdo.

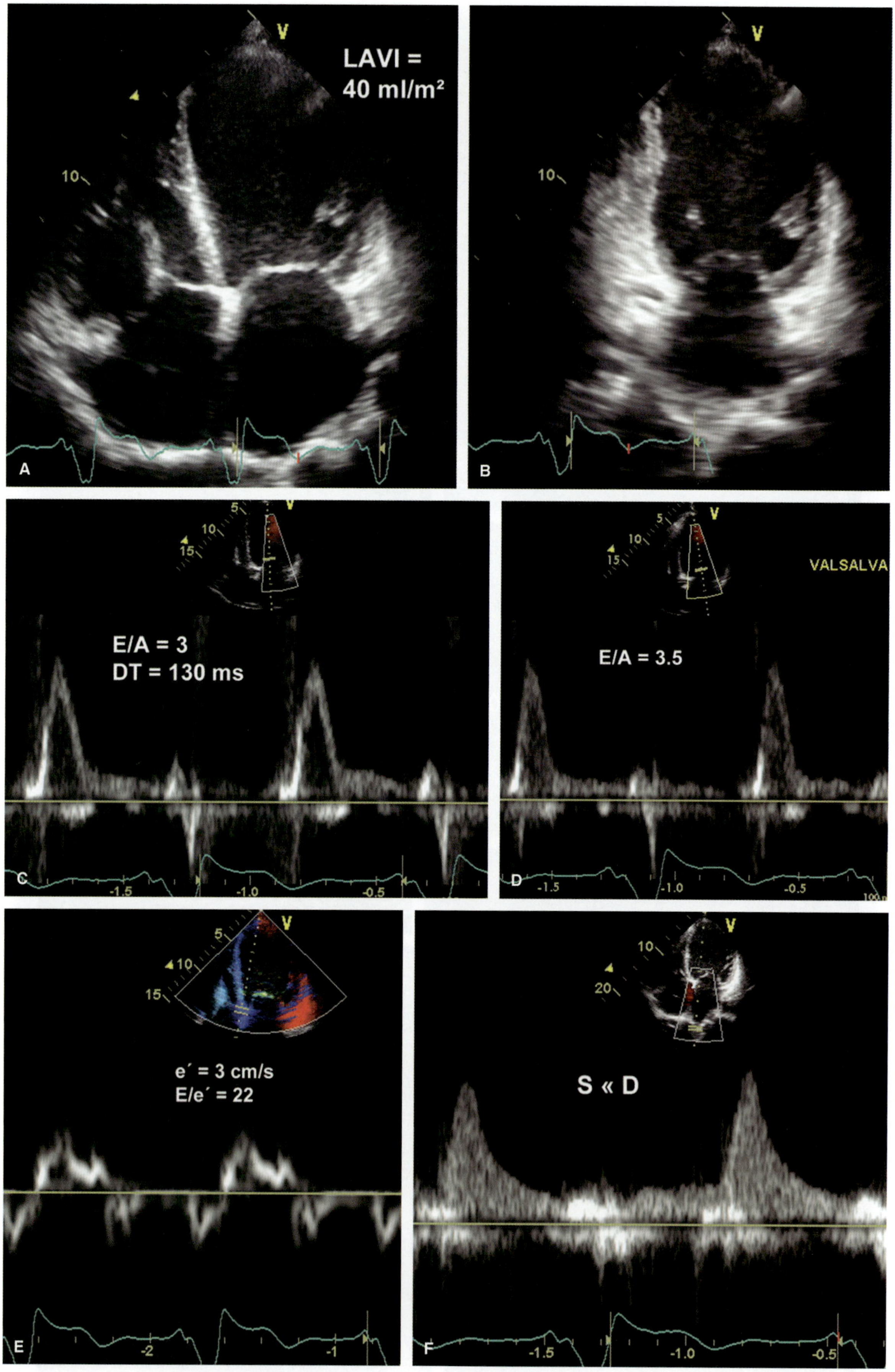

FIGURA 7.36 Estas imagens foram registradas em um paciente com miocardiopatia isquêmica, disfunção sistólica moderada e átrio esquerdo significativamente aumentado. Os índices Doppler são notáveis pela fisiologia restritiva que não responde à redução da pré-carga. Estes achados sugerem pressão de enchimento ventricular esquerdo elevada e um estágio irreversível de enchimento restritivo. Ver texto para detalhes. DT, tempo de desaceleração; LAVI, índice de volume atrial esquerdo.

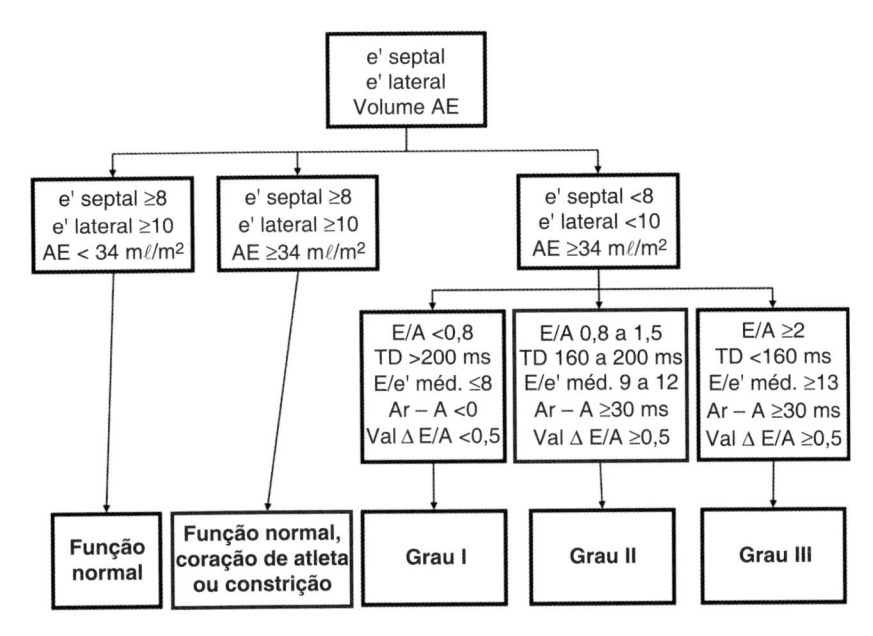

FIGURA 7.37 Um algoritmo para a gradação da disfunção diastólica. Ver texto para detalhes. (Adaptado e modificado de Nagueh SF, Appleton CP, Gillebert TC et al. Recommendations for the evaluation of left ventricular diastolic function by echocardiography. J Am Soc Echocardiogr 2009;22:107-133, com permissão.)

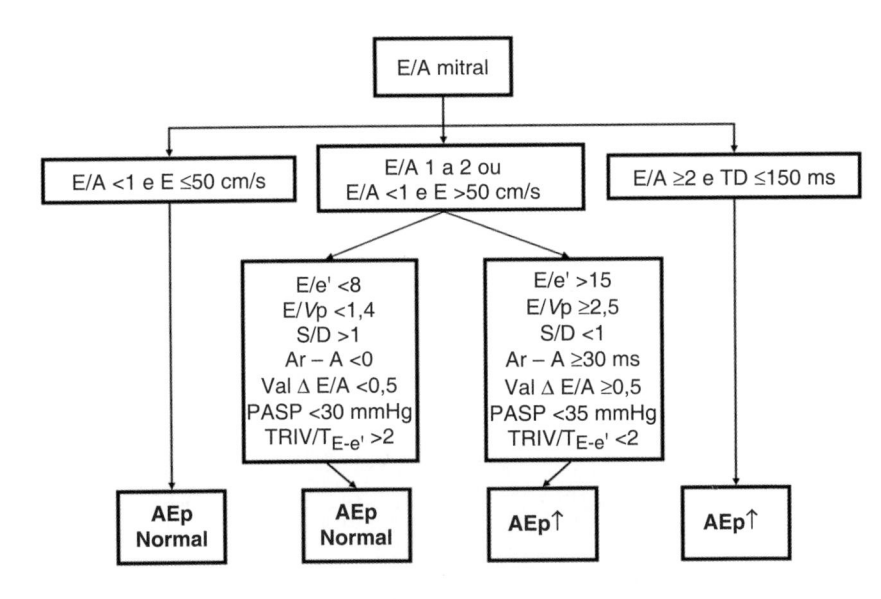

FIGURA 7.38 Um algoritmo diagnóstico para estimar a pressão de enchimento ventricular esquerdo em pacientes com função sistólica diminuída. Ver texto para detalhes. (Adaptado e modificado de Nagueh SF, Appleton CP, Gillebert TC et al. Recommendations for the evaluation of left ventricular diastolic function by echocardiography. J Am Soc Echocardiogr 2009;22:107-133, com permissão.)

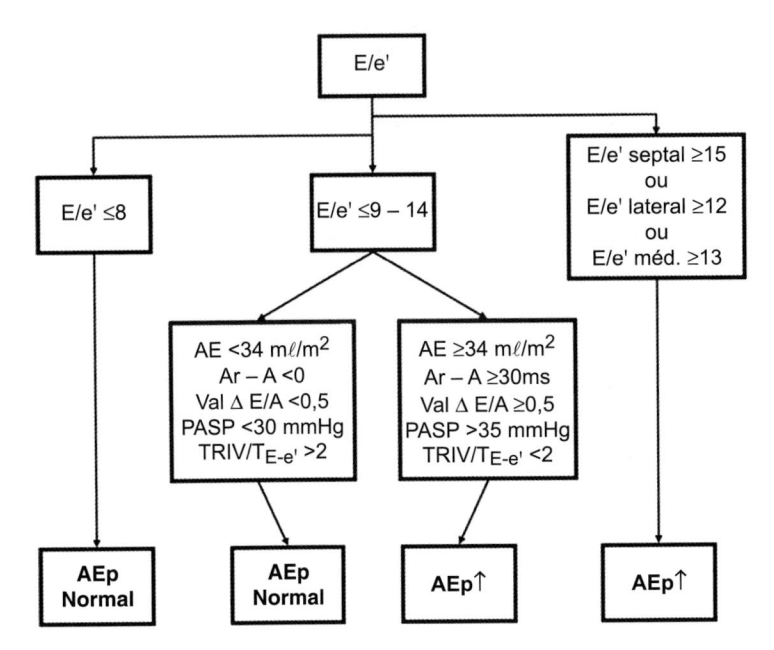

FIGURA 7.39 Algoritmo diagnóstico para estimar pressão de enchimento ventricular esquerdo em pacientes com função sistólica normal. Ver texto para detalhes. TRIV, tempo de relaxamento isovolumétrico; AEp, pressão atrial esquerda; PASP, pressão arterial sistólica pulmonar. (Adaptado e modificado de Nagueh SF, Appleton CP, Gillebert TC et al. Recommendations for the evaluation of left ventricular diastolic function by echocardiography. J Am Soc Echocardiogr 2009;22:107-133, com permissão.)

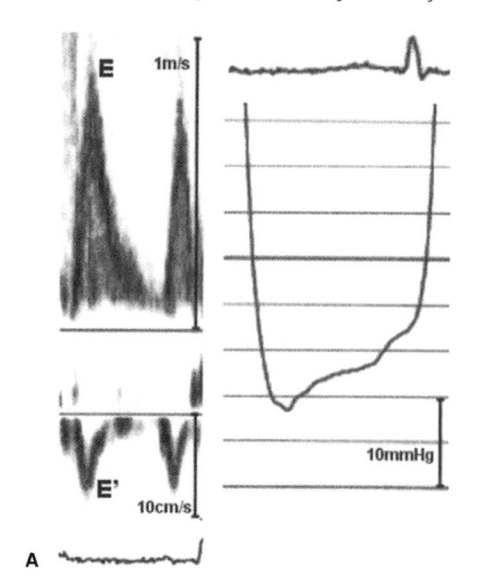

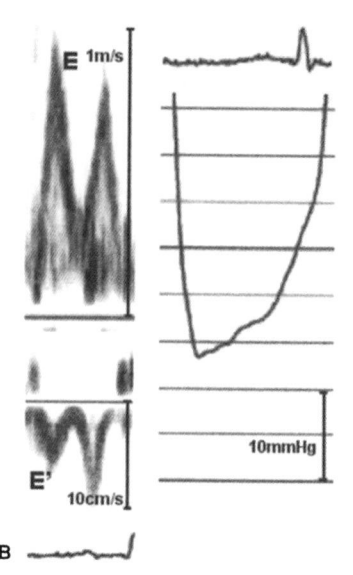

FIGURA 7.40 Parâmetros diastólicos também podem ser avaliados durante a ecocardiografia com estresse. Neste estudo, as alterações na relação E/E' durante o exercício foram correlacionadas com a pressão diastólica ventricular esquerda. Neste exemplo, um aumento na relação E/E' estava associado a um aumento na pressão diastólica durante exercício. **A:** À esquerda, em repouso, a relação E/E' é 12 e a pressão diastólica média ventricular esquerda é 13,2 mmHg; **B:** Com exercício, a pressão diastólica média subiu para 18 mmHg e a relação E/E' aumentou para 17. (Burgess MI, Jenkins C, Sharman JE, Marwick TH. Diastolic stress echocardiography: hemodynamic validation and clinical significance of estimation of ventricular filling pressure with exercise. J Am Coll Cardiol 2006;47:1897-1900, com permissão.)

rante o exercício, enquanto *e'* aumenta minimamente, se o fizer. Assim, a relação aumentará significativamente, um indicador de uma elevação da pressão atrial esquerda. Como as alterações na velocidade E mitral em geral persistem por vários minutos após o término do exercício, elas podem ser detectadas pós-exercício, mesmo depois da avaliação da movimentação parietal ter sido completada. Um atraso breve no registro do fluxo de entrada mitral também evita o problema de ondas E e A fundidas que ocorre com frequências cardíacas elevadas. Assim, a combinação da avaliação da função diastólica com ecocardiografia com estresse físico de rotina é factível e pode ter um valor especial nesses pacientes com dispneia de esforço. A Figura 7.40 ilustra a relação entre E/*e'* e a pressão diastólica ventricular esquerda durante estresse. Em repouso, a pressão diastólica encontra-se dentro da faixa normal e a relação E/*e'* é 12. Após o exercício, um aumento anormal na pressão diastólica está associado a uma E/*e'* de 17. Assim, as alterações induzidas pelo exercício nos parâmetros diastólicos Doppler, como E/*e'*, podem ser úteis na avaliação de pacientes com sintomas ao esforço e podem explicar a reduzida capacidade física em pacientes com hemodinâmica normal em repouso.

Finalmente, sempre que o teste com estresse é feito para fins de avaliação de dispneia, também é prudente registrar a velocidade de regurgitação tricúspide, antes e depois do exercício. Como os parâmetros diastólicos, a determinação das pressões pulmonares durante estresse no grupo de pacientes pode ser bastante útil para responder à perguntas clínicas. Se a pressão sistólica pulmonar ou a pressão de enchimento ventricular esquerdo aumentar significativamente durante o exercício, a etiologia dos sintomas do paciente em geral está estabelecida.

●● Diagnóstico Diferencial da Insuficiência ●● Cardíaca com Fração de Ejeção Normal

A disfunção diastólica é uma importante causa de insuficiência cardíaca com fração de ejeção normal. Entre os pacientes com sintomas de insuficiência cardíaca, a demonstração de disfunção diastólica muitas vezes é citada como evidência de uma relação de causa e efeito. Contudo, várias outras condições também podem acarretar sintomas de fadiga e dispneia de esforço e obrigatoriamente, portanto, devem ser consideradas no diagnóstico diferencial. A doença pericárdica, particularmente a pericardite constritiva, deve ser considerada quando a insuficiência cardíaca e a função sistólica normal coexistirem. É apropriado considerar a constrição como tendo um elemento de disfunção dias-

tólica, pois que as pressões de enchimento estão elevadas e a velocidade do fluxo de entrada mitral em geral demonstra um padrão de enchimento restritivo. Contudo, a distinção é importante porque o tratamento é totalmente diferente. Achados que sugerem pericardite constritiva incluem velocidade *e'* normal ou alta, o que é bastante incomum em outras causas de enchimento restritivo, e fluxo na veia hepática anormal, que geralmente mostra reversão acentuada de fluxo dependente da respiração (ver Figura 7.41). Isto não é visto na maior parte das causas de disfunção diastólica. O Quadro 7.5 mostra vários aspectos que podem ser usados para diferenciar miocardiopatia restritiva de pericardite constritiva.

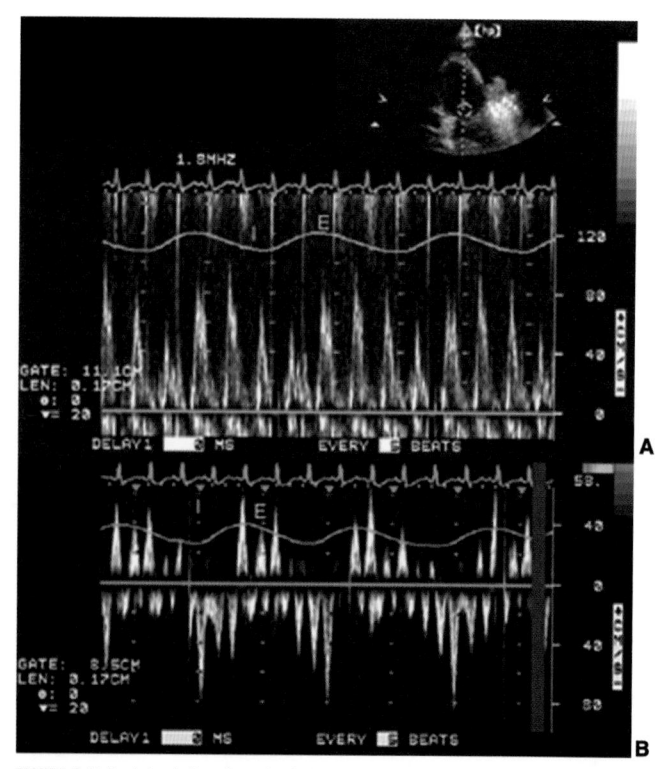

FIGURA 7.41 Registro de Doppler pulsado do fluxo de entrada mitral e fluxo venoso hepático feito em um paciente com pericardite constritiva. **A:** Observe a acentuada variação respiratória na velocidade da onda E mitral. **B:** Isto está associado à exagerada reversão expiratória (E) inicial do fluxo venoso hepático.

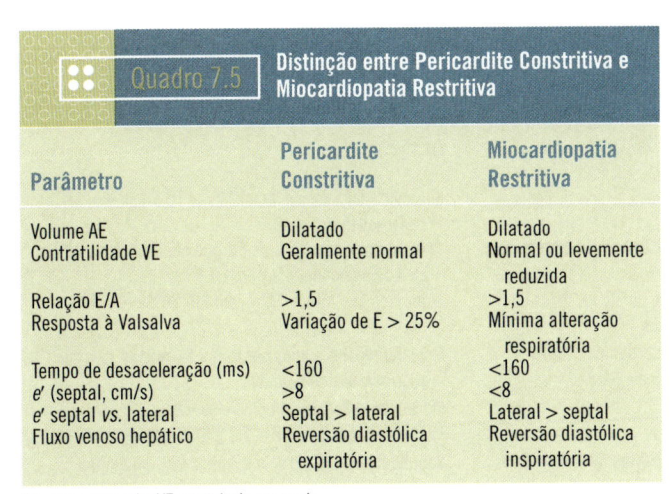

Quadro 7.5 Distinção entre Pericardite Constritiva e Miocardiopatia Restritiva

Parâmetro	Pericardite Constritiva	Miocardiopatia Restritiva
Volume AE	Dilatado	Dilatado
Contratilidade VE	Geralmente normal	Normal ou levemente reduzida
Relação E/A	>1,5	>1,5
Resposta à Valsalva	Variação de E > 25%	Mínima alteração respiratória
Tempo de desaceleração (ms)	<160	<160
e' (septal, cm/s)	>8	<8
e' septal *vs.* lateral	Septal > lateral	Lateral > septal
Fluxo venoso hepático	Reversão diastólica expiratória	Reversão diastólica inspiratória

AE, átrio esquerdo; VE, ventrículo esquerdo.

Entre os pacientes com função sistólica normal e sintomas de insuficiência cardíaca, várias outras condições devem ser consideradas. Na maioria dos casos, estas são doenças nas quais a disfunção diastólica é a causa primária – ou um importante colaborador – para os sintomas. Contudo, elas são importantes porque o tratamento específico, algumas vezes curativo, encontra-se disponível. Elas incluem valvopatia mitral (tanto estenose quanto regurgitação), miocardiopatia restritiva, anemia, miocardiopatia hipertrófica e isquemia transitória.

Avaliação da Disfunção Diastólica em Grupos de Pacientes Específicos

Taquicardia Sinusal

A maioria dos parâmetros Doppler não se comporta bem no quadro de taquicardia sinusal, especialmente em pacientes com função sistólica normal. Por exemplo, a fusão das ondas E e A do padrão de fluxo de entrada mitral torna difícil medir a relação E/A e o tempo de desaceleração. Ademais, a fusão das ondas E e A tenderá a aumentar a velocidade da onda A e reduzir a relação E/A. O parâmetro mais útil na taquicardia sinusal é E/e' que retém sua capacidade de prever as pressões de enchimento em frequências cardíacas mais elevadas. Isto é verdade esteja ou não a fração de ejeção reduzida.

Fibrilação Atrial

A fibrilação atrial cria dois problemas distintos, ausência da onda A mitral e variabilidade batimento a batimento. Em pacientes com fibrilação atrial e disfunção sistólica, o tempo de desaceleração se correlaciona modestamente com as pressões de enchimento. Um tempo de desaceleração < 150 ms antevê não somente pressão de enchimento elevada como também mau prognóstico. Ademais, a relação E/e' retém o seu valor em pacientes com fibrilação atrial. Uma relação > 11 corresponde a uma pressão telediastólica ventricular esquerda ≥ 15 mmHg. Para assegurar acurácia, vários batimentos têm de ser medidos por causa da variabilidade da frequência cardíaca.

Valvopatia Mitral

A maior parte dos pacientes com estenose mitral tem pressão diastólica ventricular esquerda normal ou baixa e pressão atrial esquerda elevada. O padrão de fluxo de entrada mitral reflete a valvopatia tornando os marcadores Doppler usuais de valor limitado na avaliação da função diastólica. Contudo, a pressão atrial esquerda muitas vezes é uma importante questão clínica. Nesses pacientes, o encurtamento do TRIV e a velocidade da onda E mitral aumentada correspondem a uma pressão atrial esquerda inicial elevada. Foi relatado que um parâmetro mais complexo, TRIV/(T_E – $T_{e'}$), tem uma correlação razoável com a pressão atrial média. Esta é a relação entre TRIV e diferença no tempo entre a velocidade E máxima mitral e o e' anular. Uma relação menor que 2 sugere pressão atrial esquerda elevada (ver Figs. 7.38 e 7.39). Em pacientes com estenose mitral, a E/e' não tem sido útil para prever a pressão atrial esquerda.

A regurgitação mitral em geral está associada a complacência aumentada do átrio e ventrículo esquerdos. Quando grave, está associada a velocidade da onda E alta, refletindo o alto gradiente de pressão AE-VE na protodiástole e o fluxo diastólico anterógrado aumentado. A onda sistólica venosa pulmonar muitas vezes está amortecida. Nestes pacientes, a E/e' pode ser útil para prever as pressões de enchimento, mas somente na presença de uma fração de ejeção deprimida. Como na estenose mitral, a relação TRIV/(T_E – $T_{e'}$) se correlaciona razoavelmente bem com a pressão capilar pulmonar.

Miocardiopatia Hipertrófica

Nem a relação E/A nem o tempo de desaceleração mitral ajudam na miocardiopatia hipertrófica. De modo semelhante, E/e' parece mostrar maior variabilidade (e menor previsibilidade) nesta população. Dos parâmetros que foram estudados, a diferença de tempo entre a duração da onda A mitral e a duração da onda A venosa pulmonar (Ar – A) pode ter melhor correlação com a pressão de enchimento. Outros parâmetros que podem se provar de algum valor incluem pressão arterial pulmonar e volume atrial esquerdo. Claramente, isto representa uma área desafiadora para a previsão não invasiva da função diastólica e pressões de enchimento.

Prognóstico de Pacientes com Disfunção Diastólica

Vários dos parâmetros Doppler descritos acima também proporcionam informações prognósticas. A maioria desses estudos focaliza pacientes com disfunção sistólica (ou seja, fração de ejeção reduzida) ou infarto agudo do miocárdio. Eles estão resumidos no Quadro 7.6. Por exemplo, em pacientes com infarto agudo do miocárdio, um tempo de desaceleração mitral < 140 ms prevê um mau prognóstico a curto e médio prazos. O valor prognóstico desse achado parece ser incremental, ou em alguns casos até mais poderoso do que o grau de disfunção sistólica. A relação E/e' tem sido estudada em várias condições e parece fornecer dados prognósticos similares. Por meio do padrão do fluxo de entrada mitral para prever o desfecho, vários estudos mostram que um padrão de enchimento restritivo traduz um mau prognóstico em pacientes com insuficiência cardíaca. Na maior parte dos estudos, a irreversibilidade do padrão acarreta um prognóstico muito pior do que se ele fosse reversível.

Mais recentemente, o volume atrial esquerdo também foi examinado quanto ao seu valor prognóstico. Como outros parâmetros da função diastólica, o volume atrial esquerdo aumentado está associado a maior risco. Ainda não foi estabelecido se ele proporciona informações prognósticas adicionais, ou seja, superiores a outros marcadores. Finalmente, embora preliminar, o antigiro anormal, ou torção, derivado da técnica de rastreamento de pontos pode se provar útil na previsão de risco.

| Quadro 7.6 | **Significado Prognóstico de Parâmetros de Ecodoppler na Disfunção Diastólica** |

Estudo	Parâmetro	População	Valor de Corte	Desfecho
Giannuzzi et al., 1996	TD	508 ptes., FE baixa	125 ms	Sobrevida livre de eventos 77% se TD >125 ms, 18% se TD <125 ms
Pozzoli et al., 1997	Padrão de fluxo de entrada mitral	173 ptes., ICC, FE baixa	Resposta a Δ de sobrecarga	Taxa de eventos 51% com ER que não responde, 19% ER que responde, 6% sem ER
Hansen et al., 2001	Padrão de fluxo de entrada mitral	311 ptes., MC	Padrão de ER *vs.* todos os outros	Sobrevida em 2 anos 52% com ER, 80% sem ER
Bella et al., 2002	E/A	3.008 índios americanos	Anormal definido como <0,6 ou >1,5	Mortalidade em 3 anos por todas as causas 12% se anormal, 6% se normal
Hillis et al., 2004	E/e′	250 ptes. IM agudo	15	Mortalidade 26% >15 e 5,6% se <15
Wang et al., 2005	e′	182 ptes., FE <50%	3 cm/s	Morte cardíaca 32% se e′ <3 cm/s, 12% se e′ >3 cm/s
Dini et al., 2000	TD e Ar − A	145 ptes., MC	TD <130 ms, Ar − A >30 ms	Sobrevida em 2 anos sem eventos 86% se ambas normais, 23% se ambas anormais
Okura et al., 2006	E/e′	230 ptes., FA não valvar	15	Mortalidade 17% se E/e′ >15, 4% se E/e′ <15
Bruch et al., 2007	E/e′	370 ptes., MC e RM	13,5	Sobrevida livre de eventos 31% se E/e′ >13,5, 64% se <13,5
Takemoto et al., 2005	Índice de volume atrial	1.375 ptes. idosos, FE normal	<28, 28 a 37, >37 mℓ/m^2	Mortalidade e risco de IC diretamente relacionados com volume AE

Modificado de Nagueh SF, Appleton CP, Gillebert TC et al. Recommendations for the evaluation of left ventricular diastolic function by echocardiography. J Am Soc Echocardiogr 2009;22:107-133, com permissão.

AE, átrio esquerdo; ER, padrão de enchimento restritivo; FA, fibrilação atrial; FE, fração de ejeção; IC, insuficiência cardíaca; ICC, insuficiência cardíaca congestiva; IM, infarto do miocárdio; MC, miocardiopatia; RM, regurgitação mitral; TD, tempo de desaceleração.

Leituras Sugeridas

Conceitos Gerais

Bruch C, Klem I, Breithardt G, et al. Diagnostic usefulness and prognostic implications of the mitral E/E′ ratio in patients with heart failure and severe secondary mitral regurgitation. Am J Cardiol 2007;100:860–865.

Lester SL, Tajik AJ, Nishimura RA, et al. Unlocking the mysteries of diastolic function: deciphering the Rosetta Stone 10 years later. J Am Coll Cardiol 2008;51:679–689.

Maurer MS, Spevack D, Burkhoff D, Kronzon I. Diastolic dysfunction: can it be diagnosed by Doppler echocardiography? J Am Coll Cardiol 2004;44:1543–1549.

Melenovsky V, Borlaug BA, Rosen B, et al. Cardiovascular features of heart failure with preserved ejection fraction versus nonfailing hypertensive left ventricular hypertrophy in the urban Baltimore community: the role of atrial remodeling/dysfunction. J Am Coll Cardiol 2007;49:198–207.

Nagueh SF, Appleton CP, Gillebert TC, et al. Recommendations for the evaluation of left ventricular diastolic function by echocardiography. J Am Soc Echocardiogr 2008;22:107–133.

Takemoto Y, Branes ME, Seward JB, et al. Usefulness of left atrial volume in predicting first congestive heart failure in patients ≥ 65 years of age with well-preserved left ventricular systolic function. Am J Cardiol 2005;96:832–836.

Zile MR, Baicu CF, Gaasch WH. Diastolic heart failure: abnormalities in active relaxation and passive stiffness of the left ventricle. N Engl J Med 2004;350:1953–1959.

Hemodinâmica

Diwan A, McCulloch M, Lawrie GM, et al. Doppler estimation of left ventricular filling pressures in patients with mitral valve disease. Circulation 2005;111:3281–3289.

Ha JW, Ommen SR, Tajik AJ, et al. Differentiation of constrictive pericarditis from restrictive cardiomyopathy using mitral annular velocity by tissue Doppler echocardiography. Am J Cardiol 2004;94:316–319.

Hillis GS, Moller JE, Pellikka PA, et al. Noninvasive estimation of left ventricular filling pressure by E/E′ is a powerful predictor of survival after acute myocardial infarction. J Am Coll Cardiol 2004;43:360–367.

Hurrell D, Nishimura RA, Ilstrup DM, Appleton CP. Utility of preload alteration in assessment of left ventricular filling pressure by Doppler echocardiography: a simultaneous catheterization and Doppler echocardiographic study. J Am Coll Cardiol 1997;30:459–467.

Kasner M, Westermann D, Steendijk P, et al. Utility of Doppler echocardiography and tissue Doppler imaging in the estimation of diastolic function in heart failure with normal ejection fraction: a comparative Doppler-conductance catheterization study. Circulation 2007;11:637–647.

Kuecherer HF, Muhiudeen IA, Kusumoto FM, et al. Estimation of mean left atrial pressure from transesophageal pulsed Doppler echocardiography of pulmonary venous flow. Circulation 1990;82:1127–1139.

Lam CS, Roger VL, Rodeheffer RJ, et al. Cardiac structure and ventricular-vascular function in persons with heart failure and preserved ejection fraction from Olmstead County, Minnesota. Circulation 2007;115:1982–1990.

Meta-analysis research group in Echocardiography (MeRGE) AMI Collaborators. Independent prognostic importance of a restrictive left ventricular filling pattern after myocardial infarction: an individual patient meta-analysis: Meta-Analysis Research Group in Echocardiography acute myocardial infarction. Circulation 2008;117:2570–2572.

Nagueh SF, Lakkis NM, Middleton KJ, et al. Doppler estimation of left ventricular filling pressures in patients with hypertrophic cardiomyopathy. Circulation 1999;99:254–261.

Nagueh SF, Sun H, Kopelen HA, et al. Hemodynamic determinants of mitral annulus diastolic velocities by tissue Doppler. J Am Coll Cardiol 2001;37:278–285.

Nishimura RA, Appleton CP, Redfield MM, et al. Noninvasive Doppler echocardiographic evaluation of left ventricular filling pressures in patients with cardiomyopathies: a simultaneous Doppler echocardiographic and cardiac catheterization study. J Am Coll Cardiol 1996;28:1226–1233.

Nishimura RA, Schwartz RS, Tajik AJ, Holmes DR Jr. Noninvasive measurement of rate of left ventricular relaxation by Doppler echocardiography: validation with simultaneous cardiac catheterization. Circulation 1993;88:146–155.

Ommen SR, Nishimura RA, Appleton CP, et al. Clinical utility of Doppler echocardiography and tissue Doppler imaging in the estimation of left ventricular filling pressures: a comparative simultaneous Doppler-catheterization study. Circulation 2000;102:1788–1794.

Pinamonti B, Di Lenarda A, Sinagra G, Camerini F. Restrictive left ventricular filling pattern in dilated cardiomyopathy assessed by Doppler echocardiography: clinical, echocardiographic and hemodynamic correlations and prognostic implications. Heart Muscle Disease Study Group. J Am Coll Cardiol 1993;22:808–815.

Pozzoli M, Traversi E, Cioffi G, et al. Loading manipulations improve the prognostic value of Doppler evaluation of mitral flow in patients with chronic heart failure. Circulation 1997;95:1222–1230.

Prognóstico

Bella JN, Palmieri V, Roman MJ, et al. Mitral ratio of peak early to late diastolic filling velocity as a predictor of mortality in middle-aged and elderly adults: the Strong Heart Study. Circulation 2002;105:1928–1933.

Dini F, Michelassi C, Micheli G, et al. Prognostic value of pulmonary venous flow Doppler signal in left ventricular dysfunction: contribution of the difference in duration of pulmonary venous and mitral flow at atrial contraction. J Am Coll Cardiol 2000;36:1295–1302.

Dokainish H, Zoghbi WA, Lakkis NM, et al. Incremental predictive power of B-type natriuretic peptide and tissue Doppler echocardiography in the prognosis of patients with congestive heart failure. J Am Coll Cardiol 2005;45:1223–1226.

Giannuzzi P, Temporelli PL, Bosmini E, et al. Independent and incremental prognostic value of Doppler-derived mitral deceleration time of early filling in both symptomatic and asymptomatic patients with left ventricular dysfunction. J Am Coll Cardiol 1996;28:383–390.

Hansen A, Haass M, Zugck C, et al. Prognostic value of Doppler echocardiographic mitral inflow patterns: implications for risk stratification in patients with congestive heart failure. J Am Coll Cardiol 2001;37:1049–1055.

Mller JE, Pellikka PA, Hillis GS, Oh JK. Prognostic importance of diastolic function and filling pressure in patients with acute myocardial infarction. Circulation 2006;114:438–444.

Okura H, Takada Y, Kubo T, et al. Tissue Doppler-derived index of left ventricular filling pressure, E/E′, predicts survival of patients with non-valvular atrial fibrillation. Heart 2006;92:1248–1252.

Pinamonti B, Zecchin M, Di Lenarda A, et al. Persistence of restrictive left ventricular filling pattern in dilated cardiomyopathy: an ominous prognostic sign. J Am Coll Cardiol 1997;29:604–612.

Wang M, Yip G, Yu CM, et al. Independent and incremental prognostic value of early mitral annulus velocity in patients with impaired left ventricular systolic function. J Am Coll Cardiol 2005;45:272–277.

Teste com Estresse

Burgess MI, Jenkins C, Sharman JE, Marwick TH. Diastolic stress echocardiography: hemodynamic validation and clinical significance of estimation of ventricular filling pressure with exercise. J Am Coll Cardiol 2006;41:1891–1900.

Ha JW, Oh JK, Pelikka PA, et al. Diastolic stress echocardiography: a novel noninvasive diagnostic test for diastolic dysfunction using supine bicycle exercise Doppler echocardiography. J Am Soc Echocardiogr 2005;18:63–68.

Técnicas e Metodologia

Appleton CP, Hatle LK, Popp RL. Relation to transmitral flow velocity patterns to left ventricular diastolic function: new insights from a combined hemodynamic and Doppler echocardiographic study. J Am Coll Cardiol 1988;12:426–440.

Appleton CP, Jensen JL, Hatle LK, Oh JK. Doppler evaluation of left and right ventricular diastolic function: a technical guide for obtaining optimal flow velocity recordings. J Am Soc Echocardiogr 1997;10:271–291.

Helle-Valle T, Crosby J, Edvardsen T, et al. New noninvasive method for assessment of left ventricular rotation: speckle tracking echocardiography. Circulation 2005;112:3149–3156.

Mullens W, Borowski A, Curtin R, et al. Tissue Doppler imaging in the estimation of intracardiac filling pressure in decompensated patients with advance systolic heart failure. Circulation 2009;119:62–70.

Nagueh SF, Middleton KJ, Kopelen HA, et al. Doppler tissue imaging: a non-invasive technique for evaluation of left ventricular relaxation and estimation of filling pressures. J Am Coll Cardiol 1997;30:1527–1533.

Notomi Y, Martin-Miklovic MG, Oryszak SJ, et al. Enhanced ventricular untwisting during exercise: a mechanistic manifestation of elastic recoil described by Doppler tissue imaging. Circulation 2006;113:2524–2533.

Park SJ, Miyazaki C, Bruce CJ, et al. Left ventricular torsion by two-dimensional speckle tracking echocardiography in patients with diastolic dysfunction and normal ejection fraction. J Am Soc Echocardiogr 2008;21:1129–1137.

Rossvoll O, Hatle LK. Pulmonary venous flow velocities recorded by transthoracic Doppler ultrasound: relation to left ventricular diastolic pressures. J Am Coll Cardiol 1993;21:1687–1696.

Tsang TS, Barnes ME, Gersh BJ, et al. Left Atrial volume as a morphophysiologic expression of left ventricular diastolic dysfunction and relation to cardiovascular risk burden. Am J Cardiol 2002;90:1284–1289.

Wang J, Khoury DS, Yue Y, et al. Left ventricular untwisting rate by speckle tracking echocardiography. Circulation 2007;116:2580–2586.

Yotti R, Bermejo J, Antoranz JC, et al. A noninvasive method for assessing impaired diastolic suction in patients with dilated cardiomyopathy. Circulation 2005;112:2921–2929.

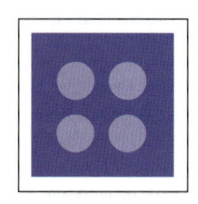

Capítulo 8
Átrios Esquerdo e Direito e Ventrículo Direito

Átrio Esquerdo

Nos primórdios da ecocardiografia, o átrio esquerdo foi uma das primeiras estruturas cardíacas identificadas, registradas e analisadas. Uma câmara de formato relativamente oval, de paredes musculares finas, o átrio esquerdo é facilmente visibilizado posteriormente à raiz da aorta e superiormente ao ventrículo esquerdo. Com o advento da ecocardiografia bidimensional e Doppler, o formato, tamanho e função da câmara podem ser avaliados. Mais recentemente, a ecocardiografia tridimensional e a transesofágica tornaram possível a capacidade de se interrogar minuciosamente o átrio esquerdo, inclusive seu apêndice, e hoje em dia é rotina a realização de uma avaliação meticulosa de sua estrutura e função.

Dimensões e Volumes Atriais Esquerdos

O átrio esquerdo serve de reservatório para o sangue que drena das veias pulmonares durante a sístole ventricular e de condutor desse sangue durante o início da diástole. No final da diástole, o átrio esquerdo se torna uma bomba muscular completando o processo de enchimento ventricular esquerdo antes da contração ventricular e fechamento da valva mitral. Assim, alterações nas dimensões e volumes atriais esquerdos espelham esse processo contínuo de enchimento e esvaziamento e têm sido tópicos de estudos intensos por técnicas ecocardiográficas.

O átrio esquerdo pode ser visibilizado por meio de várias incidências ecocardiográficas, inclusive paraesternal de eixo longo e eixo curto e apical de quatro ou duas câmaras (Figura 8.1). As dimensões principais e secundárias, área e volumes podem ser avaliados a partir de cada uma dessas perspectivas. Como nenhuma incidência tomográfica isolada traduz informações completas acerca da estrutura tridimensional, é recomendado que seja usada uma combinação de dois ou mais planos de imagem para essas finalidades.

Em cada plano, podem ser medidas uma ou mais dimensões lineares e deduzida a área do átrio esquerdo. Historicamente, o tamanho do átrio esquerdo era determinado pela ecocardiografia em modo M a partir da janela paraesternal (Figura 8.2). Uma dimensão linear próxima ao plano anteroposterior era medida na telessístole, logo antes da abertura da valva mitral (quando o volume atrial esquerdo é máximo). Para padronizar essa abordagem, o plano deve passar pela valva aórtica. Na maioria dos casos isso dá uma reflexão reproduzível e acurada do tamanho do átrio esquerdo. Como a posição do átrio esquerdo em relação ao plano

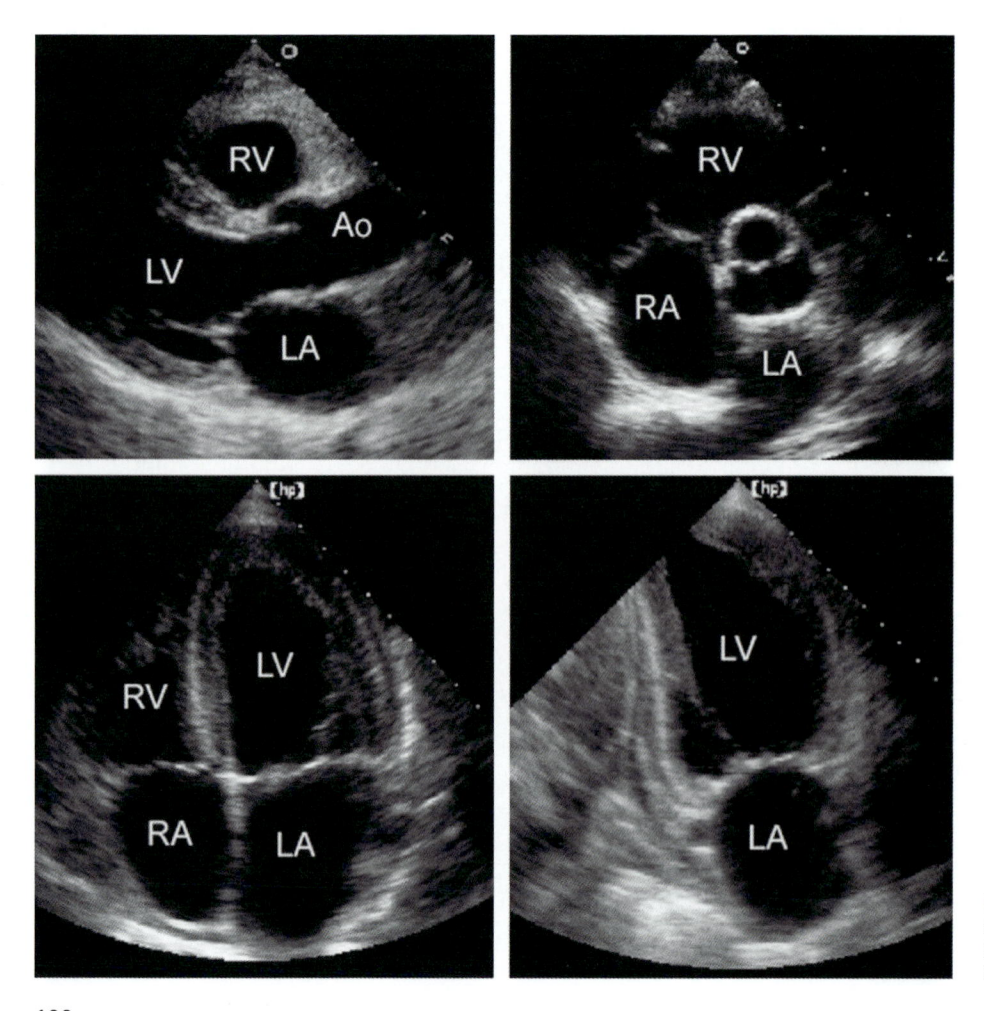

FIGURA 8.1 O átrio esquerdo pode ser visibilizado a partir de várias incidências ecocardiográficas. Ao, aorta; LA, átrio esquerdo; LV, ventrículo esquerdo; RA, átrio direito; RV, ventrículo direito.

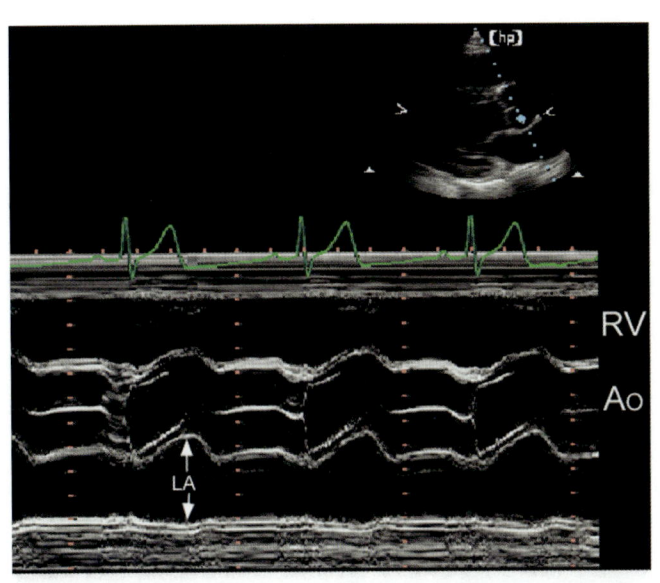

FIGURA 8.2 Um ecocardiograma em modo M através da base do coração oferece uma abordagem à medida do tamanho do átrio esquerdo. Por convenção, a medida é feita na telessístole, quando o volume atrial esquerdo é maior. Ao, aorta; LA, átrio esquerdo; RV, ventrículo direito.

de varredura não podia ser determinada pela ecocardiografia em modo M, o pressuposto de que essa dimensão correspondia a uma medida anteroposterior verdadeira representava uma significativa limitação. Por exemplo, se o registro fosse feito a partir de um espaço intercostal mais baixo, uma dimensão oblíqua era obtida, e o tamanho do átrio esquerdo era superestimado. Esse problema pode ser evitado com o uso da ecocardiografia bidimensional assegurando que o plano de medida está adequadamente orientado em relação à câmara. Um exemplo dessas duas abordagens às medidas do átrio esquerdo é dado na Figura 8.3. Na Figura 8.3A, a dimensão X (7,0 cm) está corretamente alinhada com relação à câmara atrial esquerda. Se a dimensão ao longo de uma linha de rastreamento tivesse sido usada, como ocorreria com a ecocardiografia em modo M, a dimensão Y (7,8 cm) seria obtida. A Figura 8.3B é um outro exemplo de alinhamento adequado em um paciente com átrio esquerdo dilatado.

Um outro desafio na medida do tamanho do átrio esquerdo envolve a definição precisa da parede posterior atrial esquerda. Em muitos pacientes, muitas vezes se obtêm ecos amorfos, nebulosos, revestindo a parede posterior. Estes podem ser decorren-

tes de sangue estagnado e algumas vezes podem ser eliminados alterando-se o ganho ou ajustando-se o ângulo do transdutor. Lobos laterais de um anel calcificado ou sulco atrioventricular altamente refletor também podem dificultar a localização da parede posterior do átrio esquerdo.

Embora exista claramente uma relação entre essa medição e o volume atrial esquerdo, nenhuma dimensão isoladamente consegue proporcionar informações completas acerca do verdadeiro tamanho do átrio esquerdo. Por exemplo, embora o átrio esquerdo em geral se dilate como uma esfera, pode ocorrer aumento assimétrico. A dilatação da aorta ascendente pode distorcer a dimensão anteroposterior, ao passo que a dilatação da aorta descendente pode pressionar o átrio esquerdo posteriormente (Figura 8.4). Ademais, outras massas mediastínicas podem alterar o formato e a geometria atriais esquerdas. A Figura 8.5 constitui um exemplo da compressão atrial esquerda decorrente de um linfoma mediastínico. O átrio esquerdo fica completamente distorcido. O tamanho do átrio esquerdo não pode ser avaliado e a função da câmara é obviamente comprometida. Assim, uma avaliação acurada do tamanho do átrio esquerdo requer visibilização da câmara a partir de múltiplas incidências e reconhecimento das limitações de se confiar em uma única incidência.

Apesar dessas potenciais fontes de erro, as dimensões lineares do átrio esquerdo se correlacionam razoavelmente bem com o volume derivado da angiografia ou imagens de ressonância magnética (IRM). Se desejada, uma medida mais direta do volume atrial esquerdo pode ser obtida. Isto é tipicamente feito na telessístole, logo antes da abertura da valva mitral. Uma abordagem comum envolve a técnica de área-comprimento a partir das incidências apical de quatro e duas câmaras. Por meio dessa abordagem, a área do átrio esquerdo é medida por planimetria em ambas as incidências (Figura 8.6A). Em seguida, uma dimensão linear, ou comprimento, é medida desde o centro do anel mitral até a borda superior da câmara (e pressuposta como sendo a mesma em ambas as incidências). O volume atrial esquerdo pode então ser calculado.

$$\text{Volume atrial esquerdo} = (0,85 \times A_1 \times A_2) \div L \qquad \text{[Eq. 8.1]}$$

onde A_1 é a área em um plano e A_2 é a área no plano ortogonal, e L é a dimensão linear (Figura 8.6B). Foram propostas várias outras fórmulas e a maioria obtém resultados similares. Uma outra abordagem prática pressupõe que o átrio esquerdo pode ser aproximado a uma elipse prolata (Figura 8.6C). A fórmula para essa estrutura é:

$$\text{Volume atrial esquerdo} = (D_1 \times D_2 \times D_3) \times 0,523 \qquad \text{[Eq. 8.2]}$$

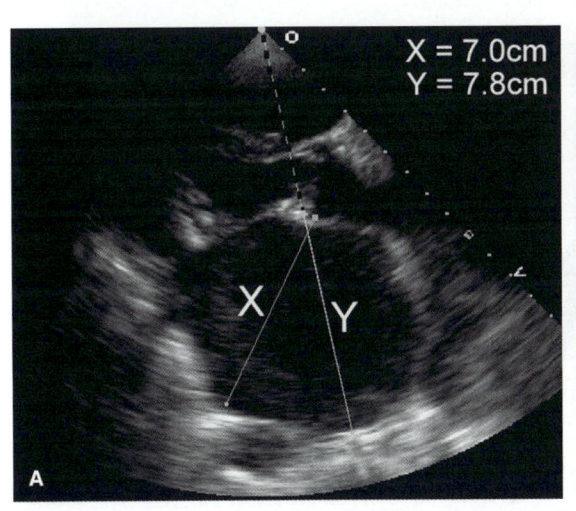
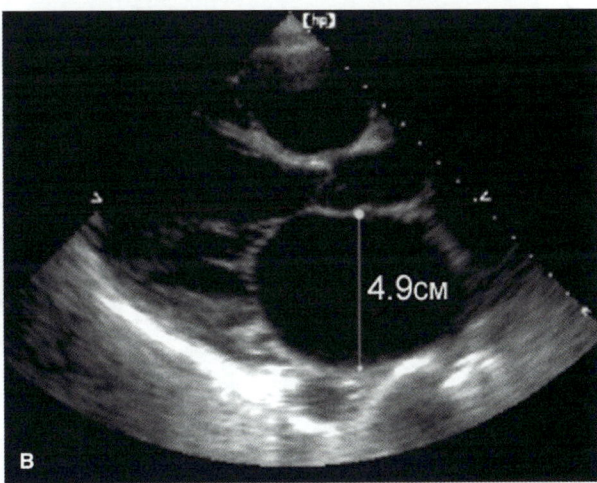

FIGURA 8.3 Uma limitação da ecocardiografia em modo M é a falta de orientação espacial. Isto pode acarretar uma medida não acurada da dimensão verdadeira do átrio esquerdo. **A:** Medida *Y* (7,8 cm) representa uma medida que teria sido registrada usando-se a abordagem em modo M. A verdadeira dimensão do átrio esquerdo é mais bem aproximada pela medida *X* (7,0 cm). A ecocardiografia bidimensional proporciona orientação espacial e evita o problema de medidas oblíquas. **B:** Orientação correta da medida de um eixo menor atrial esquerdo.

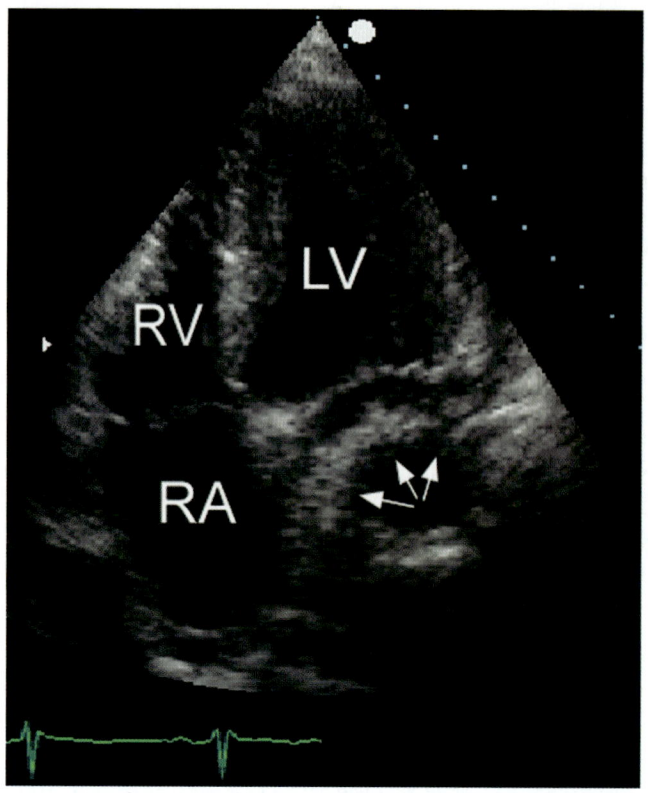

FIGURA 8.4 Incidência apical de quatro câmaras de um paciente com aneurisma aórtico torácico. A aorta descendente (*setas*) distorce o formato do átrio esquerdo e cria o aspecto de uma massa dentro da câmara. LV, ventrículo esquerdo; RA, átrio direito; RV, ventrículo direito.

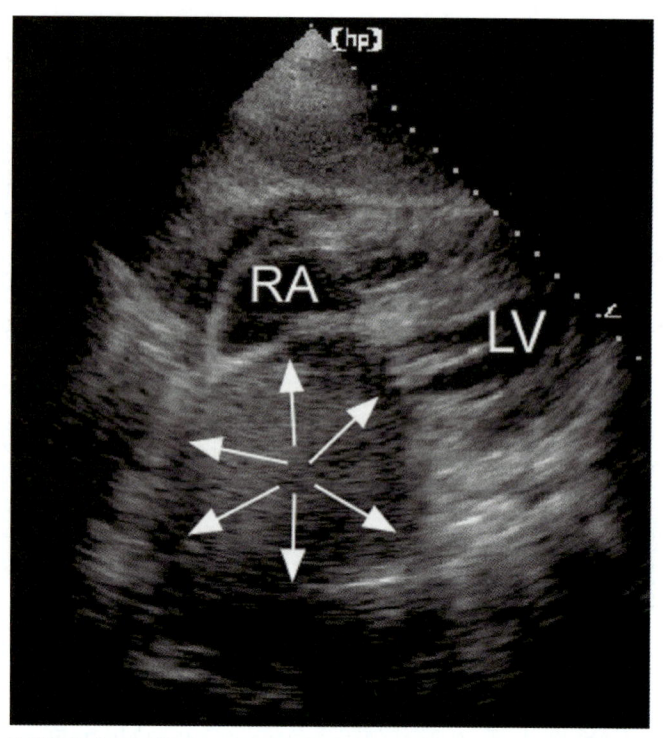

FIGURA 8.5 Uma incidência subcostal de quatro câmaras de um paciente com um linfoma mediastínico. A compressão externa do átrio esquerdo pelo tumor cria o aspecto de uma massa (*setas*). LV, ventrículo esquerdo; RA, átrio direito.

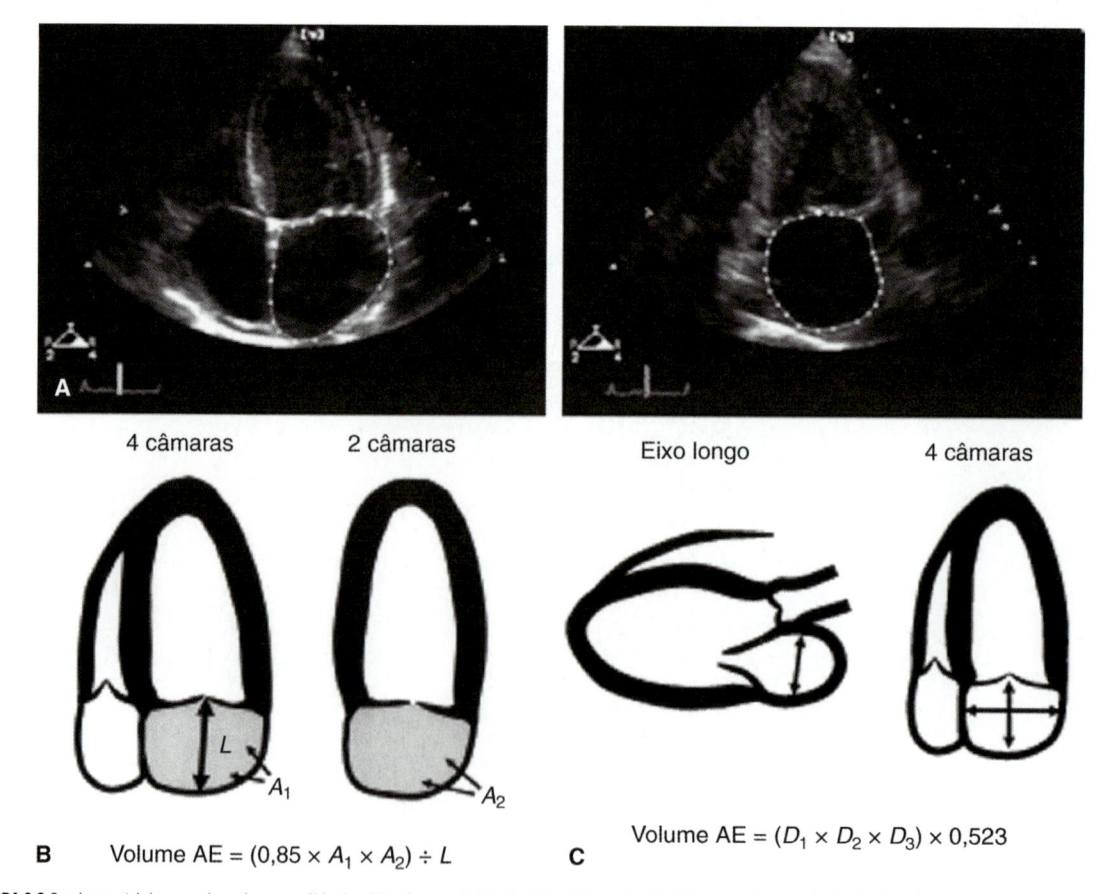

B Volume AE = $(0,85 \times A_1 \times A_2) \div L$

C Volume AE = $(D_1 \times D_2 \times D_3) \times 0,523$

FIGURA 8.6 O volume atrial esquerdo pode ser medido de várias formas. **A:** Planimetria do tamanho do átrio esquerdo a partir das incidências de quatro câmaras (*esquerda*) e duas câmaras (*direita*). O volume pode ser determinado por meio da técnica de área-comprimento (**B**) ou método da elipse prolata (**C**). Ver texto para detalhes.

Os três diâmetros incluem o diâmetro anteroposterior a partir da incidência paraesternal de eixo longo e dois diâmetros ortogonais na incidência de quatro câmaras. A ecocardiografia tridimensional vem sendo utilizada com frequência crescente para essa finalidade e provavelmente tornar-se-á a técnica de escolha no futuro próximo. Estudos recentes usando esses métodos confirmam o poderoso poder prognóstico do volume atrial esquerdo em várias situações.

Outras medidas indiretas do tamanho do átrio esquerdo também estão disponíveis. Por exemplo, a relação entre o diâmetro da raiz aórtica e a dimensão do átrio esquerdo no eixo curto proporciona uma estimativa qualitativa que muitas vezes é usada na prática. Em indivíduos normais, a relação entre duas dimensões é de aproximadamente 1:1. Uma alteração significativa nessa relação é um indicador visual útil de um tamanho atrial esquerdo anormal. De modo semelhante, o arqueamento do septo atrial para dentro da cavidade atrial direita indica dilatação atrial esquerda e/ou pressão atrial esquerda elevada (Figura 8.7). Isso é mais facilmente apreciado pela incidência apical de quatro câmaras. Finalmente, dilatação isolada do apêndice atrial esquerdo já foi relatada. Embora a ecocardiografia transesofágica seja mais útil na detecção de aneurismas no apêndice atrial esquerdo, essa anormalidade também pode ser vista por meio de uma abordagem transtorácica.

Em suma, alguma medida do tamanho do átrio esquerdo deve fazer parte da maioria dos exames ecocardiográficos. As medidas lineares proporcionam dados limitados e potencialmente enganadores acerca do tamanho da câmara, mas são fáceis de realizar e têm tradicionalmente sido relatadas nos estudos clínicos. Se o átrio esquerdo normalmente esférico estiver distorcido, por exemplo, as dimensões lineares podem não retratar acuradamente o tamanho da câmara. Em decorrência disso, a medida e o relato do volume atrial esquerdo são hoje em dia considerados uma abordagem mais acurada e clinicamente relevante. Embora isso seja atualmente feito pela ecocardiografia bidimensional, é bem provável que a ecocardiografia tridimensional em última análise se prove superior para essa finalidade.

Função Atrial Esquerda

Embora não informada de rotina, a função atrial esquerda tem relevância em vários estados mórbidos e pode ser avaliada por meio de imagens bidimensionais e com técnicas com Doppler. A contração do átrio esquerdo, representada pela onda P no eletrocardiograma, ocorre no final da diástole e corresponde à fase final do enchimento ventricular esquerdo antes do fechamento da valva mitral. Isso é registrado por meio do Doppler como onda A do fluxo mitral. Tanto a velocidade da onda A quanto a integral tempo-velocidade da onda A se correlacionam com o grau de contratilidade. A perda da contratilidade coordenada atrial esquerda, como ocorre na fibrilação atrial, é acompanhada de ausência da onda A mitral e algumas vezes presença de pequenas ondas f. Assim, a onda A do Doppler e a onda P do eletrocardiograma de superfície representam, respectivamente, as manifestações mecânica e elétrica da sístole atrial. Na maioria dos casos, a presença ou a ausência delas se correlacionam; ambas estão presentes no ritmo sinusal e ambas estão ausentes na fibrilação atrial. A Figura 8.8 inclui três exemplos de fluxo mitral em pa-

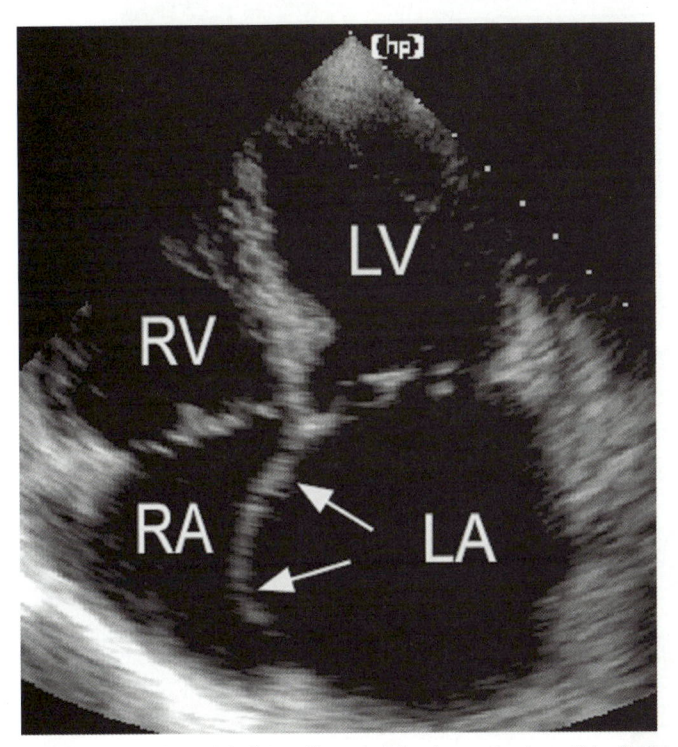

FIGURA 8.7 O septo interatrial reflete a diferença relativa de pressão entre os átrios. Neste exemplo, o septo arqueia para dentro da cavidade atrial direita indicando pressão atrial esquerda. LA, átrio esquerdo; LV, ventrículo esquerdo; RA, átrio direito; RV, ventrículo direito.

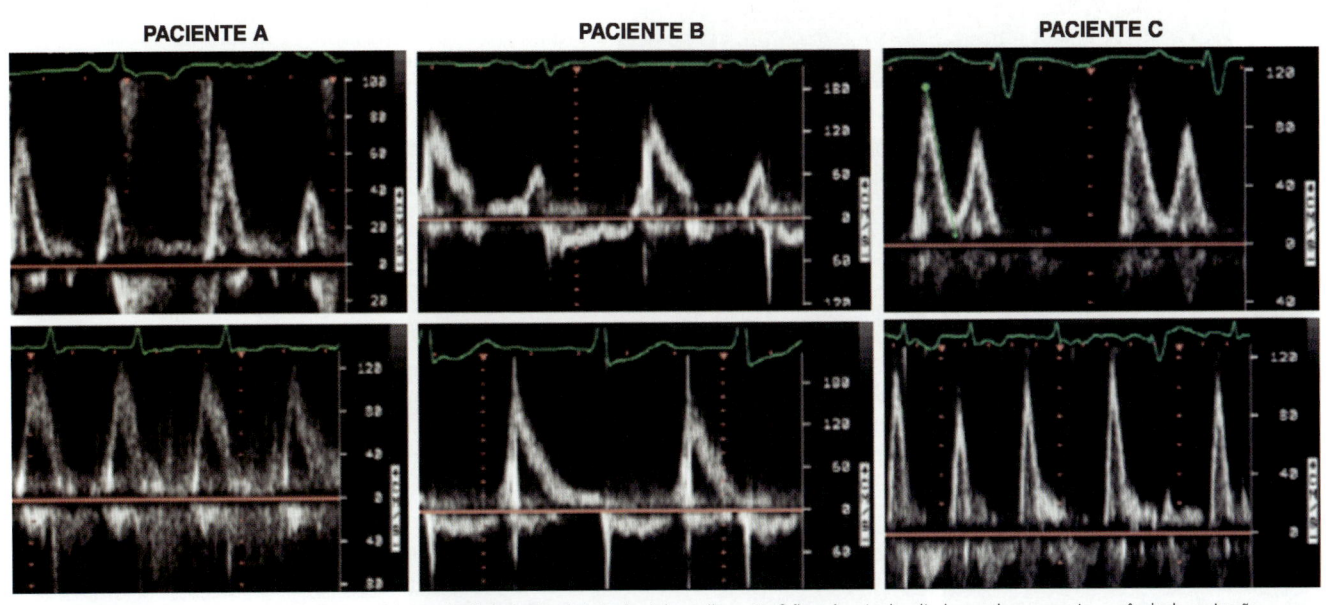

FIGURA 8.8 Três pacientes com fibrilação atrial antes (**embaixo**) e depois (**em cima**) de cardioversão. O fluxo de entrada mitral em cada caso mostra ausência da contração atrial (onda A) enquanto em fibrilação atrial, mas um grau variável de recuperação da função atrial após o restabelecimento do ritmo sinusal.

cientes com fibrilação atrial antes (embaixo) e depois (em cima) de cardioversão. Observe as ondas A proeminentes no paciente C uma vez restaurado o ritmo sinusal. Contudo esta correlação nem sempre está presente. Por exemplo, imediatamente após a cardioversão, a atividade elétrica pode retornar, produzindo ondas P no eletrocardiograma, antes da recuperação da função mecânica coordenada. Isso resulta em ondas A no Doppler diminutas ou ausentes, conforme ilustra o paciente B.

Na ecocardiografia transesofágica, a função do apêndice atrial esquerdo também pode ser avaliada. Por meio de imagens com Doppler pulsado, com o volume-amostra colocado na desembocadura do apêndice, a velocidade máxima durante a contração atrial pode ser medida (Figura 8.9). Essa velocidade corresponde à força da contração ou ao esvaziamento do apêndice atrial. Em indivíduos normais, a velocidade de esvaziamento do apêndice atrial esquerdo é maior que 50 cm/s. Velocidades significativamente menores ocorrem em pacientes com fibrilação atrial, e esse achado está associado a uma predisposição ao desenvolvimento de trombo atrial esquerdo e risco de tromboembolia (Figura 8.10).

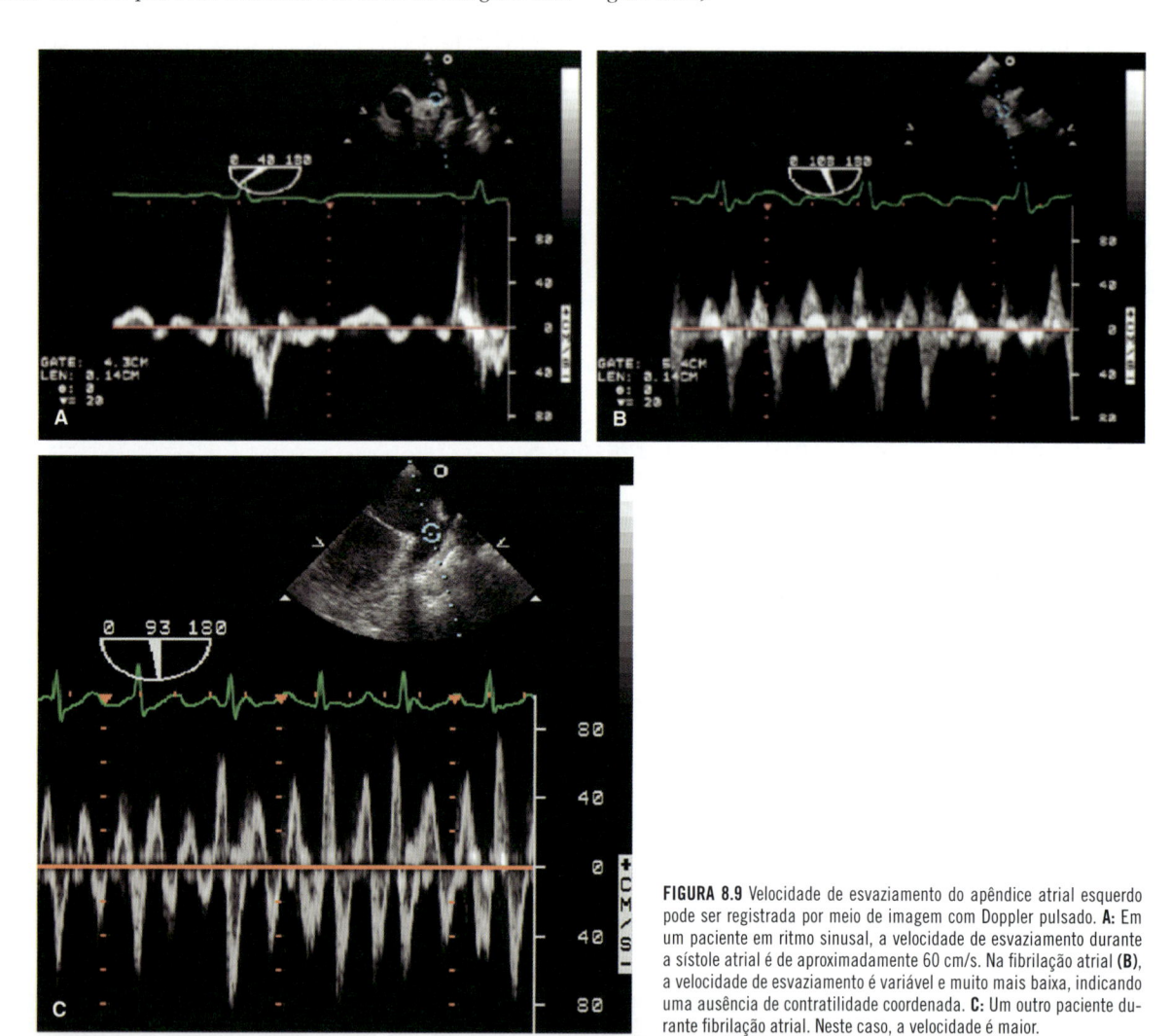

FIGURA 8.9 Velocidade de esvaziamento do apêndice atrial esquerdo pode ser registrada por meio de imagem com Doppler pulsado. **A:** Em um paciente em ritmo sinusal, a velocidade de esvaziamento durante a sístole atrial é de aproximadamente 60 cm/s. Na fibrilação atrial (**B**), a velocidade de esvaziamento é variável e muito mais baixa, indicando uma ausência de contratilidade coordenada. **C:** Um outro paciente durante fibrilação atrial. Neste caso, a velocidade é maior.

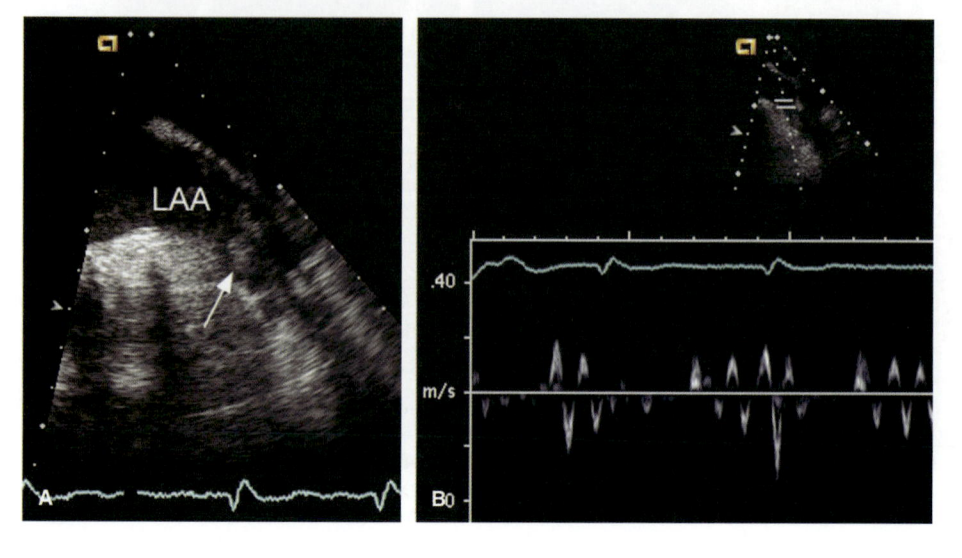

FIGURA 8.10 A: Um trombo dentro do apêndice atrial esquerdo. **B:** O registro Doppler pulsado correspondente mostra uma velocidade de esvaziamento do apêndice atrial esquerdo baixa. LAA, apêndice atrial esquerdo.

▪▪ | **Septo Atrial**

Anormalidades do septo atrial são relativamente comuns e em geral de origem congênita. Estas incluem um forame oval permeável (FOP), defeito do septo atrial (discutido no Capítulo 20) e aneurismas do septo atrial. O FOP é muito comum e ocorre em 25% a 30% de todos os adultos. Ao contrário do defeito septal atrial, o FOP representa uma falha na fusão dos septos *primum* e *secundum*, permitindo fluxo intermitente de sangue bidirecionalmente entre os átrios. Assim, o septo parece estruturalmente intacto, mas a derivação de sangue pode ser demonstrada por imagens contrastadas ou com fluxo colorido. Ocasionalmente, pode-se visualizar intermitentemente um hiato tuniliforme entre as duas porções do septo porque o gradiente de pressão transatrial se altera com a respiração. O FOP está frequentemente associado à mobilidade exagerada do septo atrial e, na forma extrema, com aneurisma septal atrial. Embora um FOP possa ser observado por meios de imagens transtorácicas (Figura 8.11), a ecocardiografia transesofágica é mais sensível e proporciona uma avaliação mais completa. Para se caracterizar confiavelmente o FOP, o septo tem de primeiro ser examinado meticulosamente para a exclusão de um defeito septal atrial. Depois devem ser usados ecocardiografia contrastada, Doppler colorido ou ambas as técnicas. Evidência de derivação da direita para a esquerda depende do ciclo respiratório e, portanto, é intermitente. Com a presença de contraste no átrio direito, a derivação de sangue deve ocorrer durante três ou quatro ciclos cardíacos. O aparecimento de contraste no átrio esquerdo depois de quatro batimentos é compatível com derivação transpulmonar em geral decorrente de uma malformação arteriovenosa. A Figura 8.12 constitui um exemplo de FOP com derivação direita-esquerda demonstrada por imagens tridimensionais. Na Figura 8.13, uma derivação maior se torna aparente após a injeção venosa de contraste. Embora a exata quantificação da derivação não seja possível, a ecocardiografia contrastada pode oferecer uma estimativa grosseira da magnitude, com base no número de bolhas que aparecem no átrio esquerdo dentro de três ou quatro batimentos de aparecimento. A Figura 8.14 mostra um FOP com mobilidade septal exagerada e um túnel claramente definido através do qual a derivação é facilmente demonstrada.

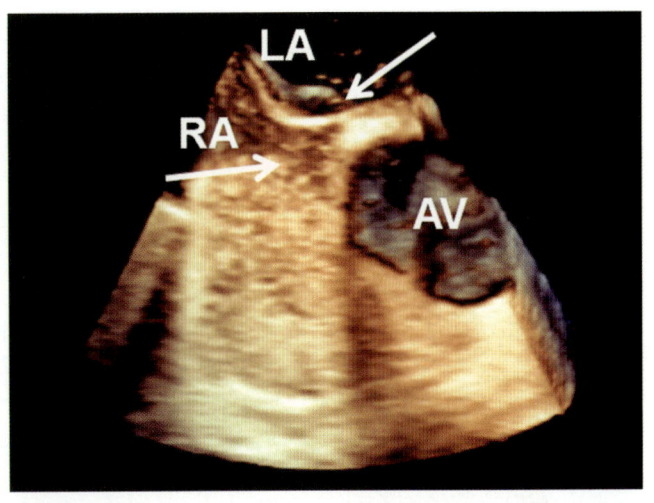

FIGURA 8.12 Um ecocardiograma tridimensional transesofágico contrastado do septo interatrial mostra um pequeno forame oval permeável (*seta*). AV, valva aórtica; LA, átrio esquerdo; RA, átrio direito. ⬭

Informações adicionais sobre o uso de técnicas contrastadas na avaliação de derivações podem ser encontradas no Capítulo 4.

Um aneurisma de septo atrial é uma redundância da porção média do septo decorrente de mobilidade excessiva e abaulamento de tecido nessa região (Figura 8.15). Como é normal certa movimentação do septo atrial, uma definição padronizada de aneurisma de septo atrial requer máximo desvio de tecido aneurismático de pelo menos 10 mm do plano do septo. A movimentação do aneurisma traduz o gradiente relativo de pressão entre os átrios esquerdo e direito e assim o abaulamento em geral ocorrerá em ambas as direções durante o curso do ciclo cardíaco (Figura 8.16). No exemplo, tecido redundante na área da fossa oval faz um abaulamento da esquerda para a direita, refletindo as alterações na pressão relativa entre os dois átrios. A Figura 8.17 é um exemplo similar, mas ela também mostra um leve grau de derivação através do FOP com imagens com Doppler colorido. Na Figura 8.18 é apresentado um exemplo extremo de aneurisma de septo atrial. O tecido aneurismático redundante quase que se projeta através da valva tricúspide durante a diástole.

Um aneurisma no septo atrial pode ser identificado pela ecocardiografia transtorácica a partir de uma incidência paraesternal basal de eixo curto ou apical de quatro câmaras. Entretanto, esses aneurismas são mais facilmente visibilizados pela ecocardiografia transesofágica na incidência de quatro câmaras. A excursão total do tecido aneurismático pode ser avaliada e a presença ou ausência de uma derivação associada pode ser detectada por imagens com fluxo colorido ou, mais acuradamente, usando técnicas com contraste (Figura 8.19). Trombos podem se formar nas bolsas criadas pelo septo no lado direito ou no lado esquerdo e estão relacionados com eventos tromboembólicos. Os aneurismas de septo atrial estão associados a FOP ou defeito do septo atrial em até 75% dos casos. A combinação de um aneurisma de septo atrial e um FOP recentemente foi associada a um risco substancial de tromboembolia. Quando detectado um aneurisma de septo atrial, muitas vezes é apropriada a realização de um exame com injeção de contraste salino venoso para procurar um FOP associado, pois que a sua presença pode alterar a conduta.

A condição patológica mais importante que afeta o apêndice atrial esquerdo é o desenvolvimento de um trombo. Esta é uma complicação comum da estenose mitral ou fibrilação atrial e associada a maior risco de eventos embólicos sistêmicos, especialmente acidentes vasculares cerebrais. A detecção de trombos no apêndice atrial esquerdo é, portanto, de importância crítica e constitui uma das razões mais comuns de se pedir um ecocardiograma. A ecocardiografia transtorácica não é ideal para essa finalidade e raramente deve ser confiada para detecção ou exclusão de um trombo no átrio esquerdo. A ecocardiografia transeso-

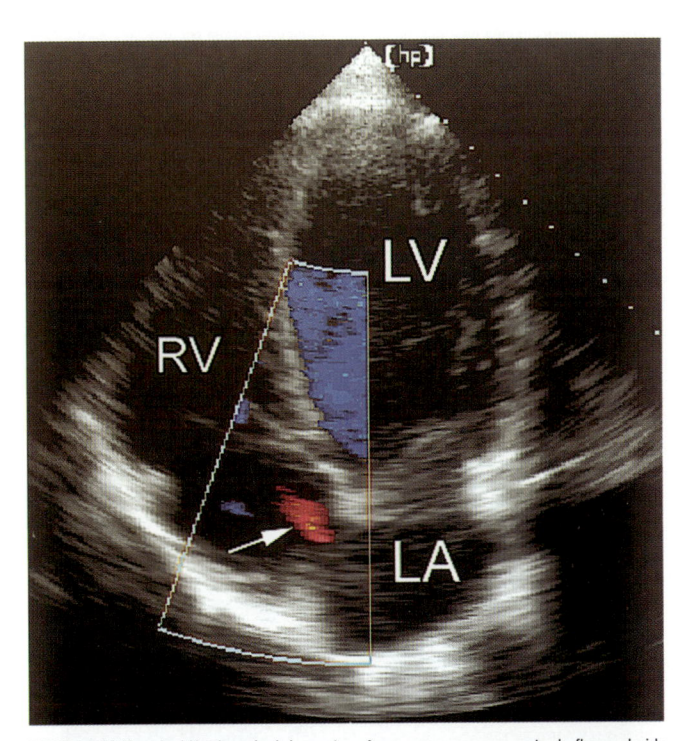

FIGURA 8.11 Uma incidência apical de quatro câmaras com mapeamento do fluxo colorido revela um pequeno forame oval permeável (*seta*). Neste exemplo, é mostrada a derivação da esquerda para a direita. ⬭

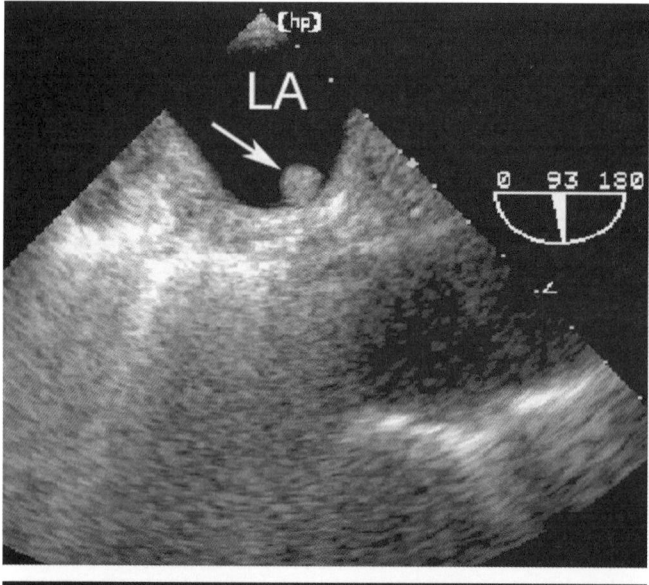

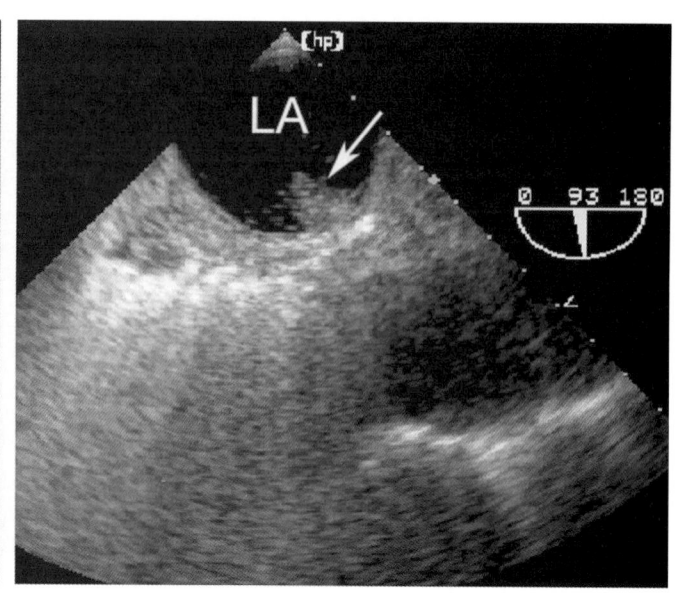

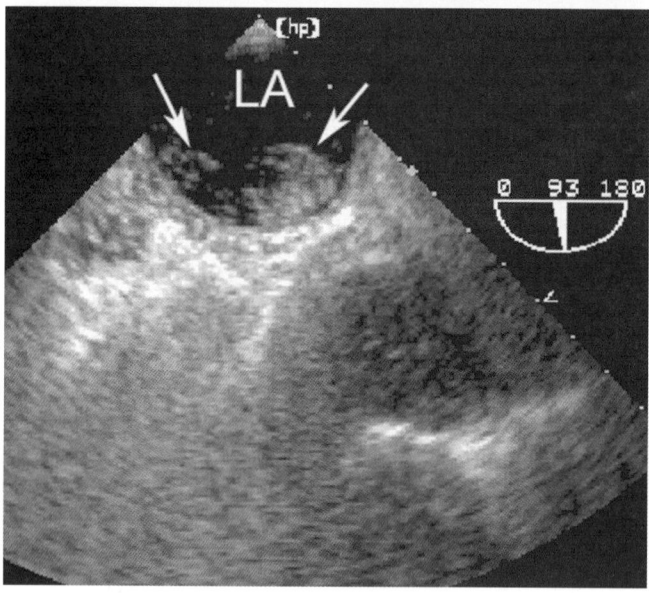

FIGURA 8.13 Um exemplo de um forame oval permeável demonstrado durante a ecocardiografia transesofágica pela injeção de soro fisiológico agitado em uma veia periférica. O contraste está presente no átrio direito. Há derivação intermitente através do forame oval permeável da direita para a esquerda. LA, átrio esquerdo. ⬭

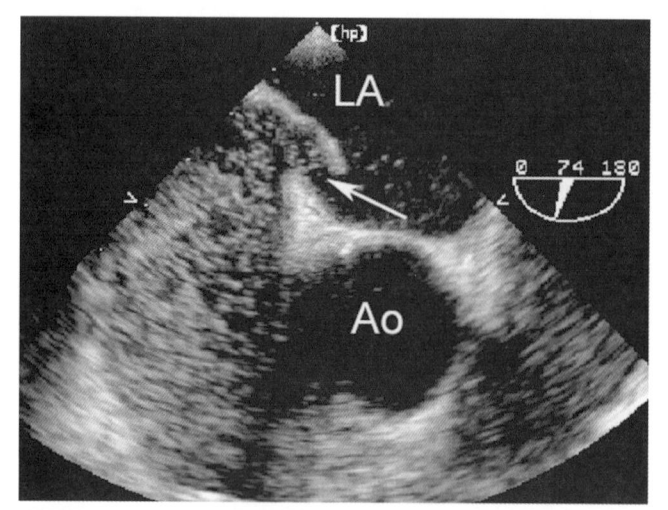

FIGURA 8.14 A injeção de contraste revela um forame oval permeável na ecocardiografia transesofágica. Neste caso, a maior mobilidade do septo atrial está presente. O hiato tuniliforme no septo atrial é evidente (*seta*), e as bolhas podem ser vistas atravessando o forame oval permeável da direita para a esquerda. Ao, aorta; LA, átrio esquerdo. ⬭

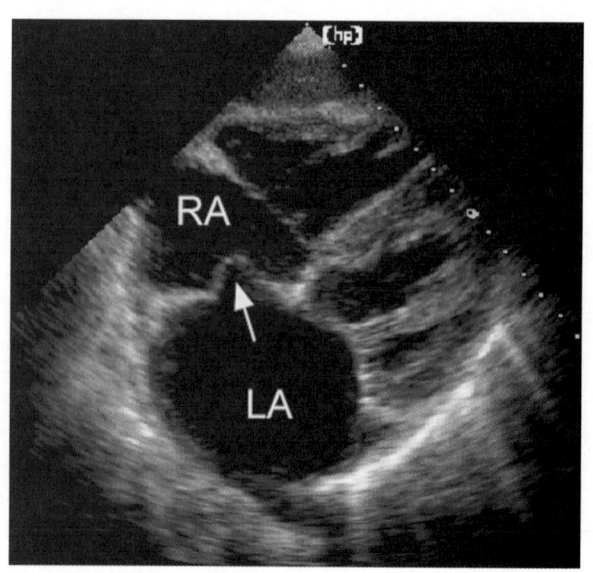

FIGURA 8.15 Uma incidência subcostal de quatro câmaras mostra um aneurisma de septo atrial (*seta*) arqueando em direção do átrio direito (RA). LA, átrio esquerdo. ⬭

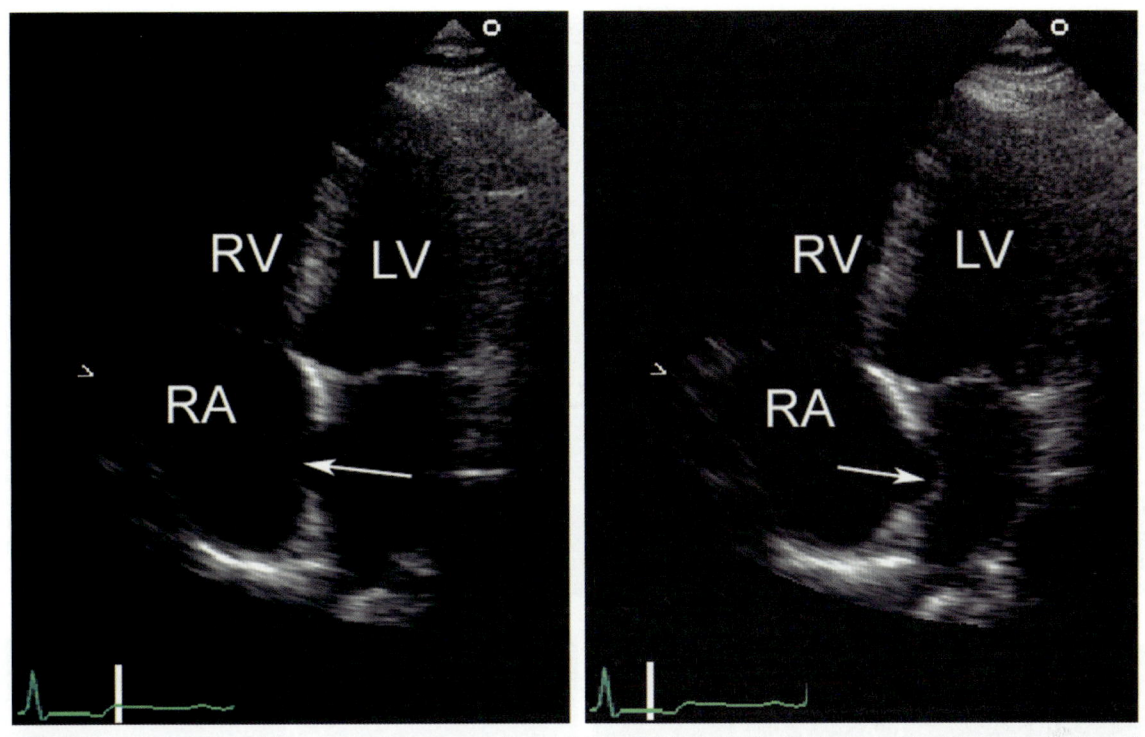

FIGURA 8.16 Um aneurisma septal atrial intermitentemente se arqueando para o interior do átrio direito (RA) e átrio esquerdo. LV, ventrículo esquerdo; RV, ventrículo direito.

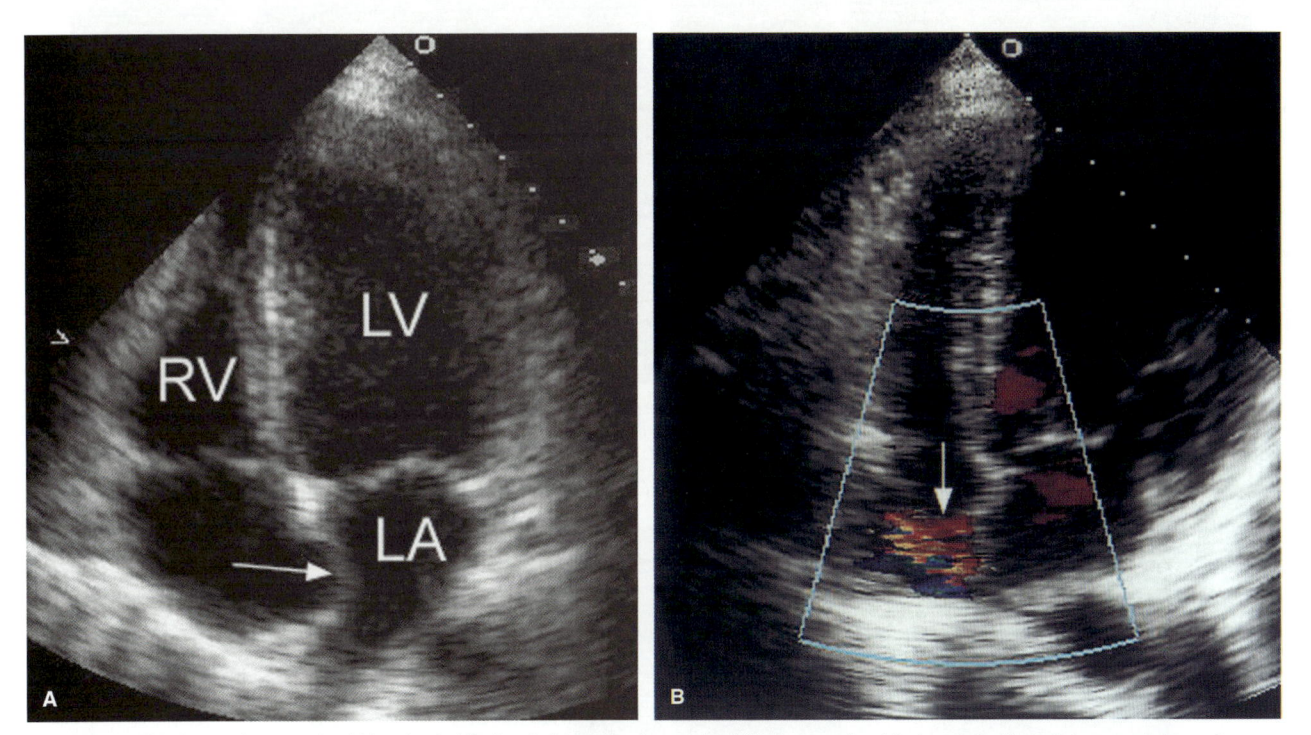

FIGURA 8.17 A: Um aneurisma septal atrial (*seta*) na incidência apical de quatro câmaras. A mobilidade da porção média do septo é evidente. **B:** Imagem colorida confirma um grau de derivação da esquerda para a direita através de um forame oval permeável. LA, átrio esquerdo; LV, ventrículo esquerdo; RV, ventrículo direito.

fágica, no entanto, é uma técnica muito acurada para interrogar o átrio esquerdo na procura de trombos. A partir de vários planos, o apêndice pode ser visibilizado com facilidade. Ele está situado logo abaixo da veia pulmonar superior esquerda e é separado da veia por uma crista de tecido. Esta crista algumas vezes é bastante proeminente e pode ser confundida com massas anormais ou trombos (Figura 8.20). O Doppler colorido muitas vezes ajuda na distinção entre o apêndice e a veia pulmonar (Figura 8.21). Para se excluir confiavelmente a presença de um trombo, uma

inspeção minuciosa do apêndice é necessária. Como o apêndice é multilobado na maioria dos pacientes, múltiplas incidências são necessárias para uma avaliação completa. Ele também contém pequenos músculos pectinados ao longo de sua superfície que têm de ser diferenciados de trombos. Este tópico é coberto com mais detalhes no Capítulo 23.

Uma anormalidade do septo atrial adquirida é a hipertrofia lipomatosa que envolve a infiltração gordurosa das porções inferior e superior do septo, tipicamente poupando a fossa oval. Tal

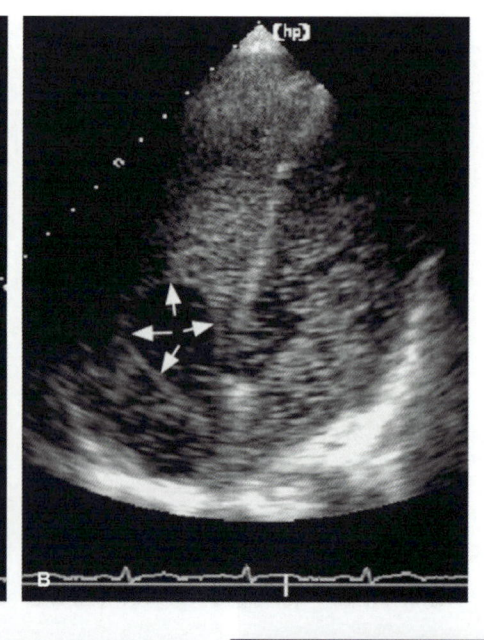

FIGURA 8.18 A: Uma incidência apical de quatro câmaras mostra uma forma extrema de um aneurisma septal atrial com aspecto de "biruta" do tecido aneurismático para o interior do átrio direito e parcialmente através da valva tricúspide (*setas*). **B:** Depois da injeção do agente de contraste, a biruta é delineada pelo contraste que flui ao seu redor do átrio direito para o ventrículo direito. Ademais, a presença de um forame oval permeável permite que certa quantidade de contraste cruze para o interior do coração esquerdo. 🔎

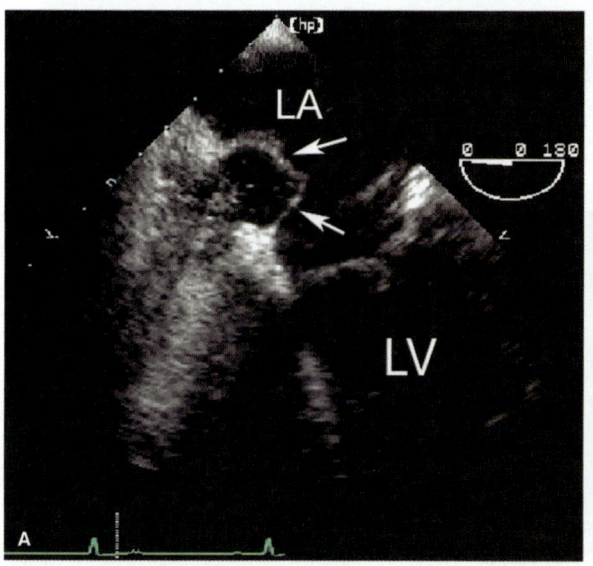 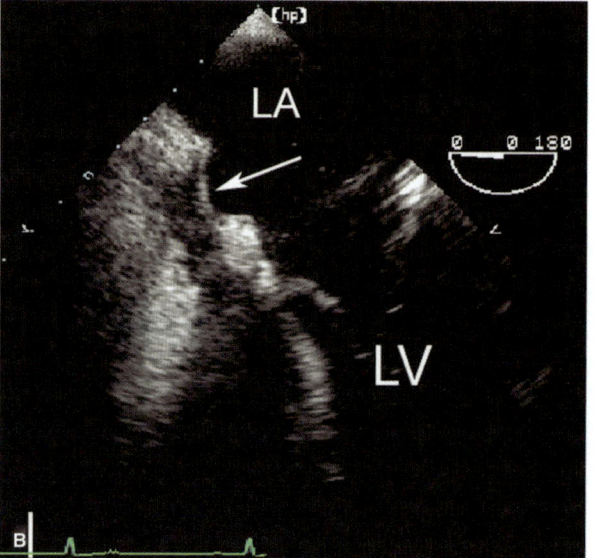

FIGURA 8.19 Um exemplo de aneurisma septal atrial por meio da ecocardiografia transesofágica. **A:** O tecido aneurismático redundante faz abaulamento para dentro do átrio esquerdo (*setas*). **B:** A *seta* indica movimentação do tecido de volta para o átrio direito. Essas imagens foram obtidas durante injeção de agente de contraste que preencheu o átrio direito. Algumas bolhas podem ser vistas dentro do átrio esquerdo. Isto é resultado de derivação através de um forame oval permeável. LA, átrio esquerdo; LV, ventrículo esquerdo. 🔎

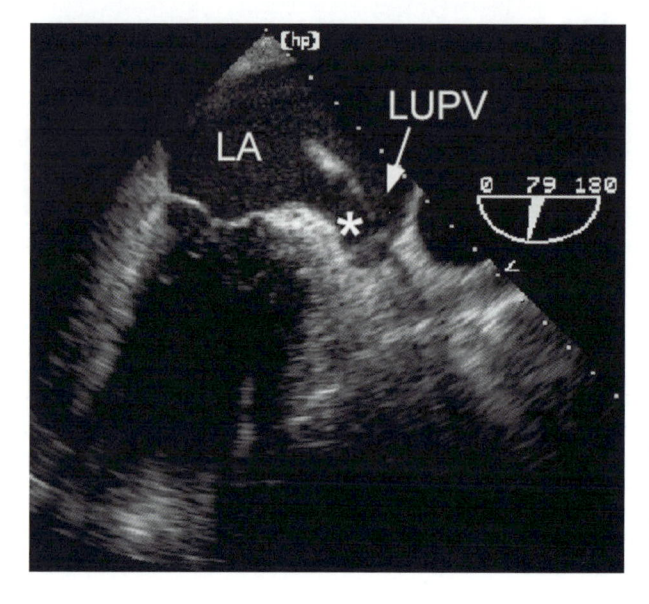

FIGURA 8.20 Uma incidência transesofágica de duas câmaras mostra a relação entre o apêndice atrial esquerdo (*) e a veia pulmonar esquerda superior (LUPV). A crista de tecido que separa os dois algumas vezes é tomada como sendo uma massa ou um trombo. LA, átrio esquerdo. 🔎

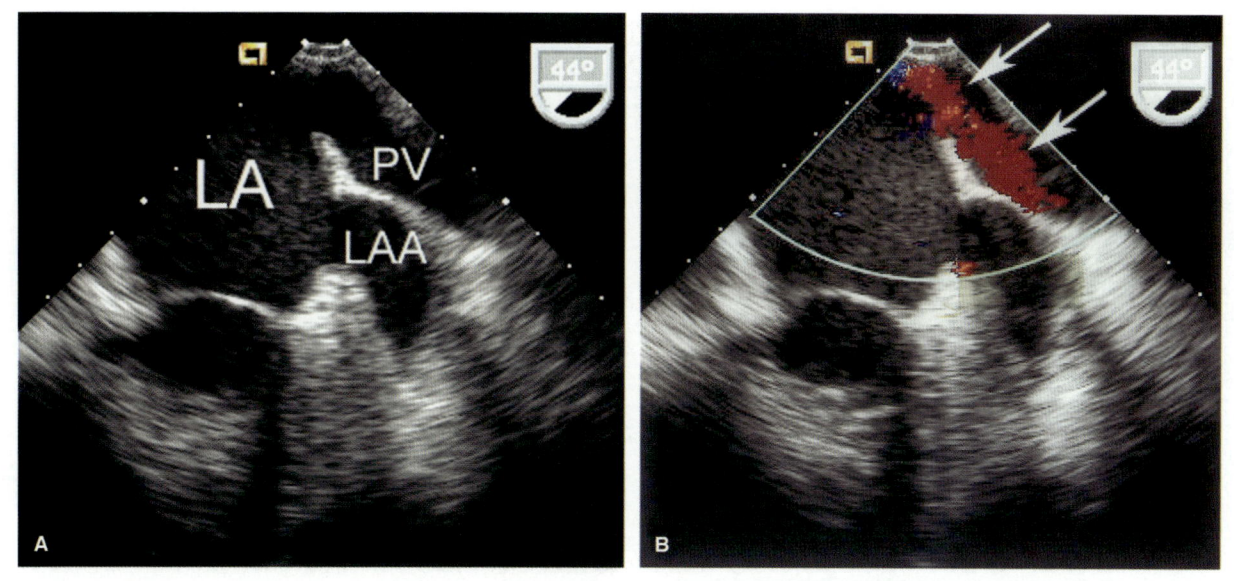

FIGURA 8.21 Relação entre o apêndice atrial esquerdo (LAA) e veia pulmonar esquerda superior (PV) é claramente mostrada pela ecocardiografia transesofágica **(A)**. A distinção entre as duas estruturas pode muitas vezes ser feita por imagem com Doppler com fluxo colorido para documentar o fluxo dentro da veia (*setas*) **(B)**. LA, átrio esquerdo.

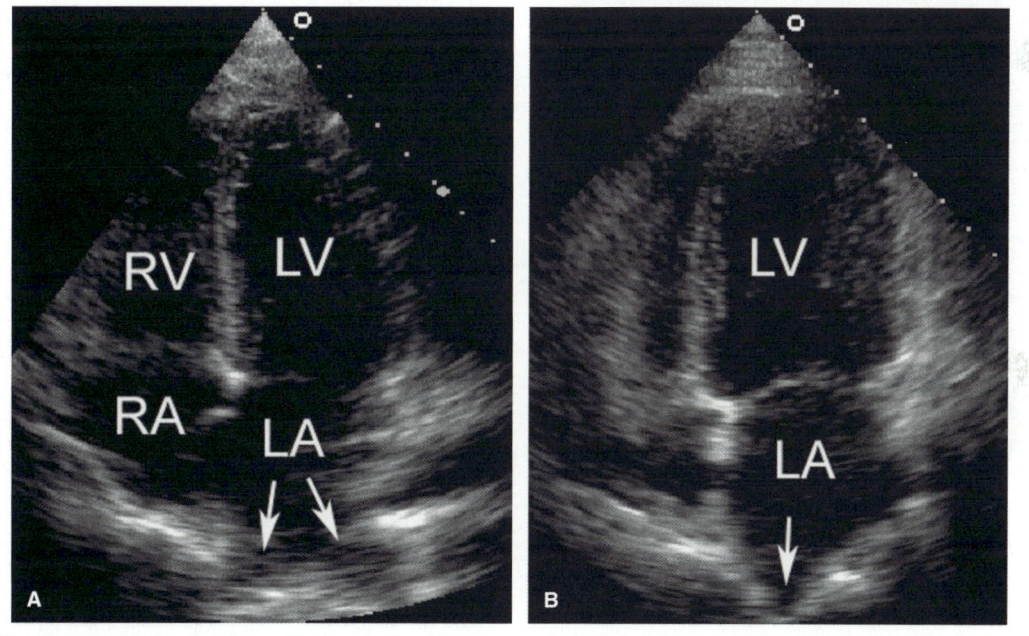

FIGURA 8.22 Incidências apicais de quatro câmaras **(A)** e duas câmaras **(B)** mostram entrada das veias pulmonares (*setas*) na porção superior do átrio esquerdo. LA, átrio esquerdo; LV, ventrículo esquerdo; RA, átrio direito; RV, ventrículo direito.

distribuição cria um "formato de haltere" que, quando presente, permite se fazer com confiança o diagnóstico de hipertrofia lipomatosa. Menos comumente, ocorre infiltração septal difusa por tecido gorduroso. Nestes casos, a condição pode ser confundida com malignidade ou trombo, e uma imagem com ressonância magnética pode ajudar a fazer a distinção entre tecido gorduroso e tumor e/ou trombo.

Veias Pulmonares

Na maioria dos indivíduos normais, quatro veias pulmonares distintas drenam sangue dos pulmões para o átrio esquerdo. Estas quatro veias entram no átrio esquerdo relativamente próximas entre si e ao longo da porção superior da parede posterior. As veias oriundas do pulmão esquerdo entram lateralmente, ao passo que as do direito entram mais medialmente. Muitas vezes é possível visibilizar a entrada de uma ou duas veias pulmonares no átrio esquerdo pela ecocardiografia transtorácica na incidência de quatro câmaras. Um exemplo disso é dado pela Figura 8.22. A partir dessa incidência é possível uma imagem do fluxo de entrada venoso pulmonar. Imagens com fluxo colorido são melhores para identificar primeiro uma ou mais veias e, depois, com o posicionamento do volume-amostra com Doppler pulsado na desembocadura da veia no átrio esquerdo. Por meio dessa abordagem, os padrões do fluxo venoso pulmonar podem ser registrados como de rotina, e vários exemplos são fornecidos na Figura 8.23. Uma incidência singular para registrar as veias pulmonares é a "incidência caranguejo", que é registrada a partir da fúrcula supraesternal com certa angulação posterior. Diretamente abaixo da artéria pulmonar direita, a parede posterior do átrio esquerdo é visibilizada e as veias pulmonares ocasionalmente podem ser registradas.

A entrada das veias pulmonares no átrio esquerdo é registrada mais completamente pela ecocardiografia transesofágica. Na

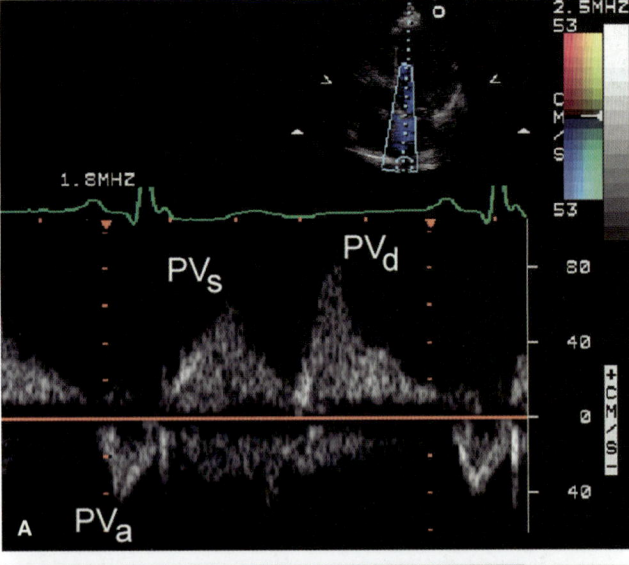

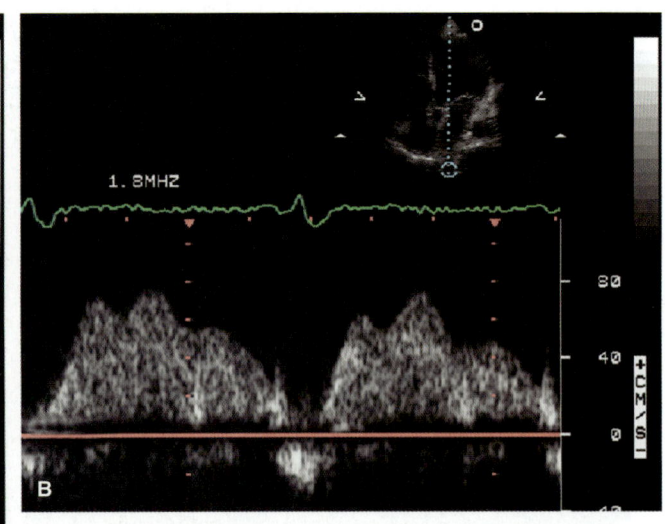

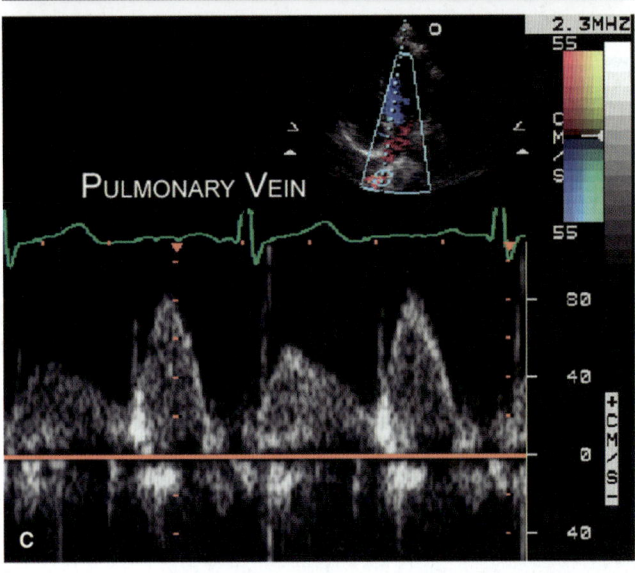

FIGURA 8.23 Fluxo de entrada venoso pulmonar pode ser registrado por imagem transtorácica. **A:** Três ondas distintas são demonstradas: uma onda anterógrada durante a sístole (PV$_s$) e diástole (PV$_d$) e uma onda retrógrada coincidente com sístole atrial (PV$_a$). **B:** Dois componentes distintos da velocidade durante a sístole estão presentes. **C:** Um aumento relativo na proporção de fluxo durante a diástole é mostrado. (PULMONARY VEIN, veia pulmonar.)

maioria dos pacientes, todas as quatro veias podem ser visibilizadas. Para registrar as veias pulmonares esquerdas, é usado um plano vertical de imagem com o transdutor rodado para a extrema esquerda do paciente (Figura 8.24). O apêndice atrial pode ser útil como ponto de referência para se identificar a veia superior esquerda. Então, gradualmente avançando a sonda, a veia inferior é vista. Para registrar as veias direitas, ajuste o plano de imagem para 45º a 60º e rode o eixo da sonda no sentido horário, em direção ao lado direito do paciente. As veias direitas em geral são vistas juntas, formando um V à medida que desembocam no átrio esquerdo (Figura 8.25). O fluxo venoso pulmonar normal tem três fases: o fluxo anterógrado que ocorre na sístole e início da diástole e certo fluxo retrógrado que ocorre depois da contração atrial no final da diástole (Figura 8.26A). A relação entre a velocidade máxima de fluxo na sístole e diástole e a duração da onda A venosa pulmonar retrógrada são parâmetros úteis da avaliação da disfunção diastólica. Esse tópico é discutido no Capítulo 7. Ademais, pode ser observado um fluxo retrógrado para o interior das veias pulmonares no final da sístole em pacientes com regurgitação mitral grave. Vários estados patológicos também estão associados a fluxo venoso pulmonar anormal, incluindo estenose mitral, pericardite constritiva e miocardiopatia restritiva. A Figura 8.26B é um exemplo de fluxo venoso pulmonar anormal em um paciente com miocardiopatia isquêmica e pressão de enchimento elevada. Observe que o fluxo de entrada é quase que exclusivamente durante a diástole, indicando pressão de enchimento ventricular alta e fisiologia restritiva. A estenose das veias pulmonares pode ser congênita ou adquirida. Um exemplo de estenose pulmonar decorrente de um procedimento de ablação de fibrilação atrial é mostrado na Figura 8.27. Neste exemplo, o Doppler colorido mostra fluxo aumentado e turbulento e a estenose é confirmada pelo traçado de Doppler espectral. A Figura 8.28 mostra velocidade elevada do fluxo venoso pulmonar em um paciente com derivação da esquerda para a direita através de um defeito no septo atrial. Finalmente, a ecocardiografia transesofágica é bastante útil para demonstrar conexões anômalas venosas pulmonares, isoladamente ou em associação com defeitos septais atriais. Isso é discutido em detalhe no Capítulo 20.

Átrio Direito

O átrio direito é uma estrutura ovoide de paredes finas que recebe sangue das veias cavas inferior e superior e seio coronário. Ele pode ser visibilizado por meio de várias incidências e contém várias estruturas anatômicas diferentes. O tamanho e a função do átrio direito não foram bem estudados, como nas outras câmaras, embora a dilatação do átrio direito frequentemente acompanhe condições de sobrecarga de pressão e volume sobre o ventrículo direito, bem como insuficiência ventricular direita.

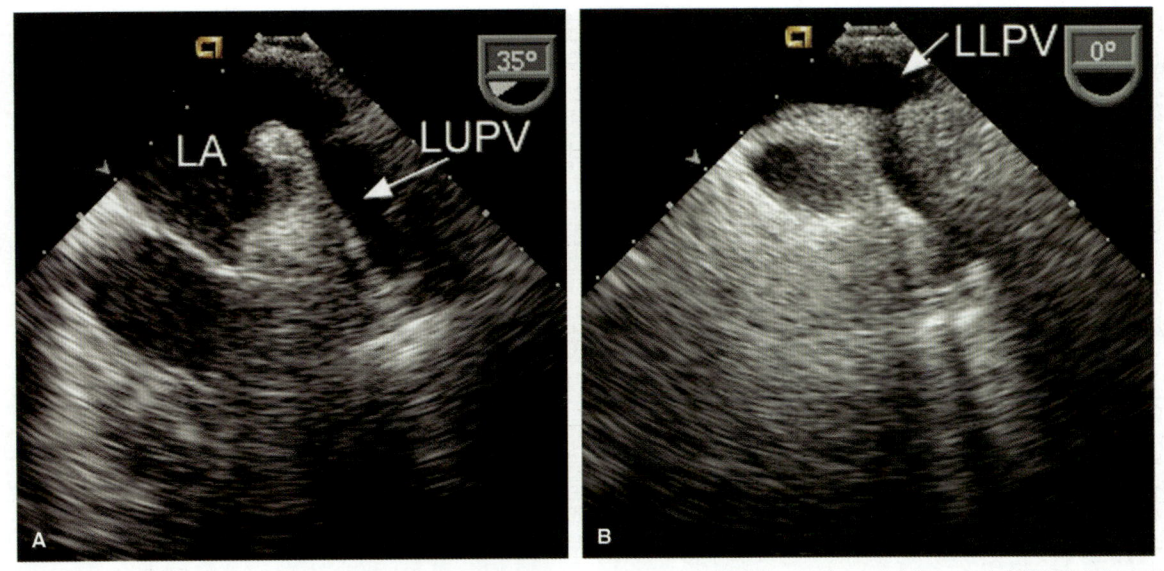

FIGURA 8.24 Ecocardiograma transesofágico mostra a entrada da veia pulmonar superior esquerda (LUPV) (**A**) e veia pulmonar inferior esquerda (LLPV) (**B**) dentro do átrio esquerdo (LA).

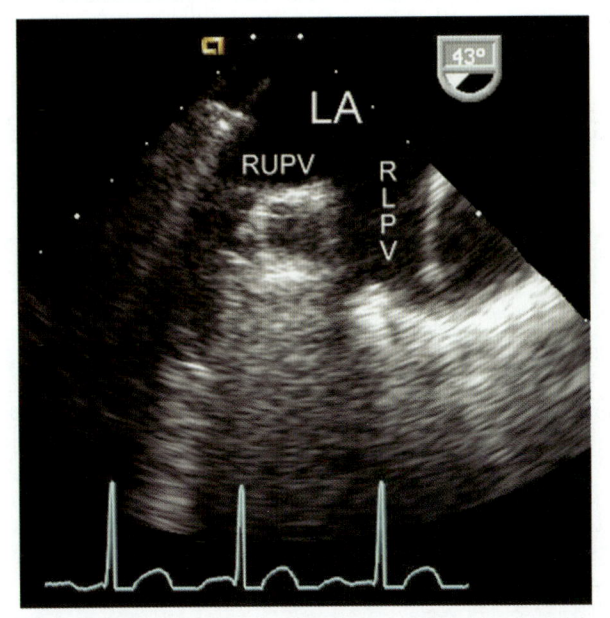

FIGURA 8.25 Um ecocardiograma transesofágico mostra as entradas das veias pulmonares inferior direita (RLPV) e superior direita (RUPV) dentro do átrio esquerdo (LA).

A medida do átrio direito em geral é feita a partir da incidência apical de quatro câmaras ou subcostal. As dimensões lineares podem ser determinadas, e a faixa normal de tamanho do átrio direito foi descrita. A planimetria da área atrial direita também pode ser feita para se avaliar mais diretamente o volume da câmara. Esse método é similar ao descrito anteriormente para o átrio esquerdo e é ilustrado na Figura 8.29. Clinicamente, como rotina, é feita uma comparação visual entre os tamanhos do átrio direito e átrio esquerdo na incidência apical de quatro câmaras. Um átrio direito que parece maior do que o átrio esquerdo é evidência qualitativa de crescimento da câmara. Embora poucas informações sobre o volume atrial direito tenham sido publicadas, a ecocardiografia tridimensional recentemente vem sendo usada para essa finalidade. Como no átrio esquerdo, o átrio direito corre risco de compressão por estruturas extracardíacas no fígado ou no mediastino. Pode ser difícil a diferenciação entre compressão extracardíaca de uma massa intracardíaca. A Figura 8.30 é um exemplo de compressão do átrio direito por uma massa hepática. Observe como a massa causa distorção das estruturas cardíacas direitas e arqueamento do septo atrial para a esquerda. Quando observada em tempo real, a massa estava imóvel e independente da movimentação cardíaca. Por outro lado, a Figura 8.31 mostra um cisto no interior do átrio direito. Neste caso, a localização da massa dentro do átrio fica aparente. A sua movimentação estava

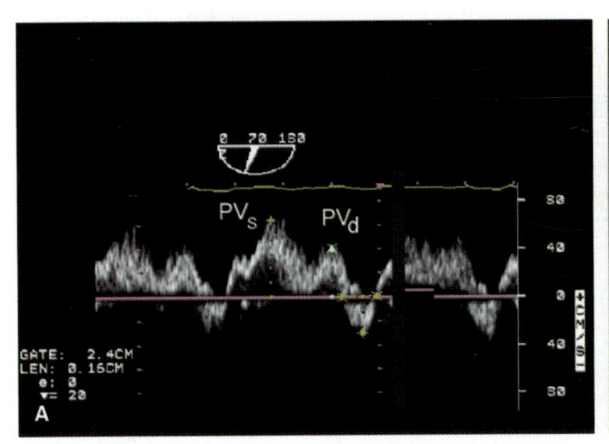
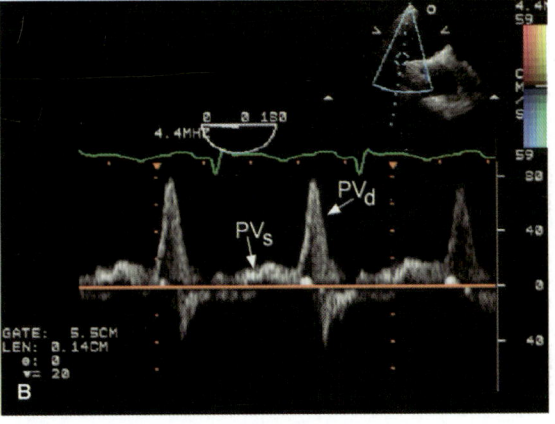

FIGURA 8.26 Fluxo venoso pulmonar registrado pela ecocardiografia transesofágica. **A:** Fluxo venoso pulmonar normal. **B:** Fluxo sistólico anterógrado (PV_s) é amortecido e fluxo diastólico (PV_d) está aumentado em um paciente com pressão atrial esquerda elevada decorrente de insuficiência cardíaca esquerda.

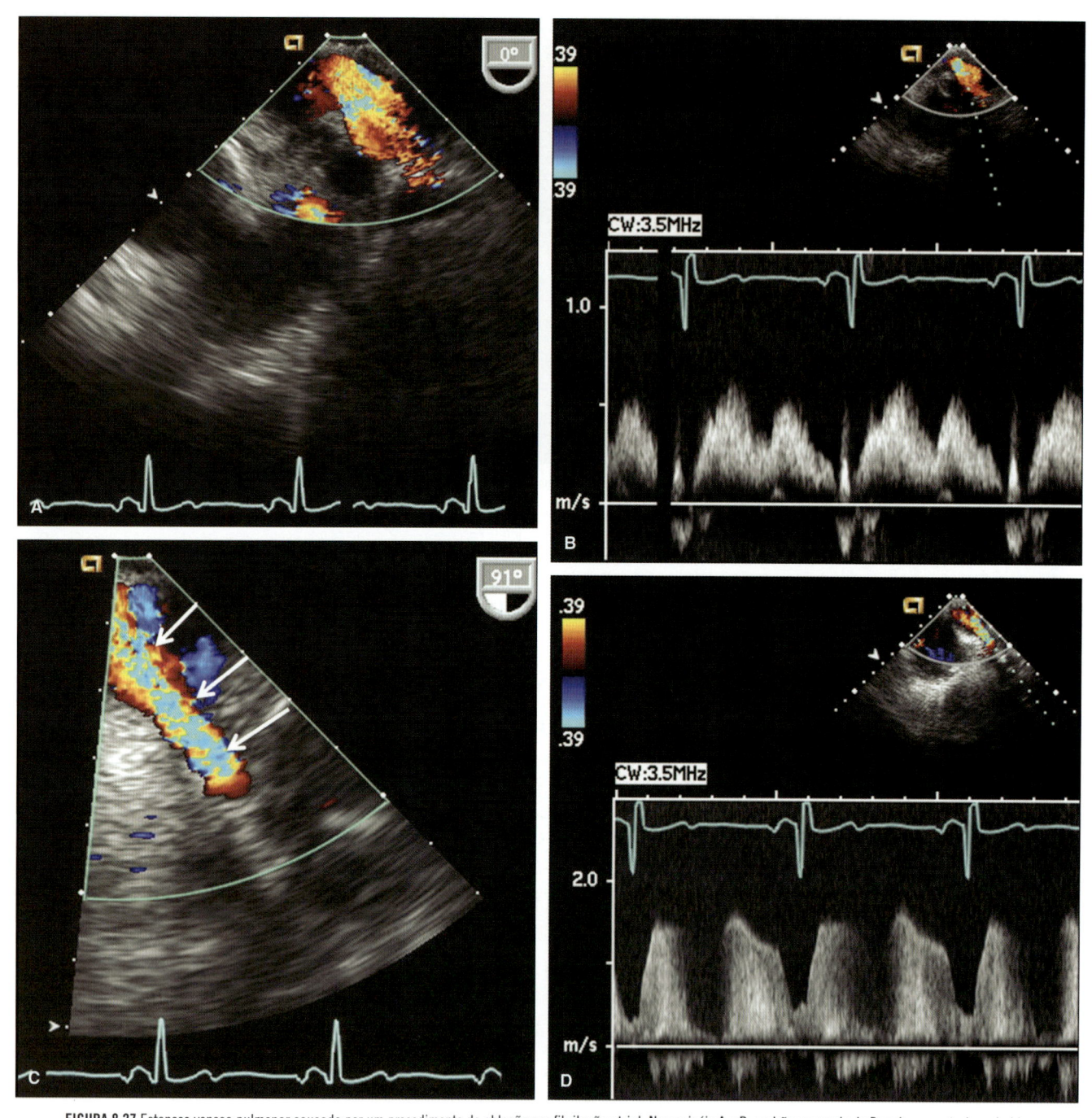

FIGURA 8.27 Estenose venosa pulmonar causada por um procedimento de ablação por fibrilação atrial. Nos painéis A e B, padrões normais de Doppler espectral e colorido de uma veia pulmonar não acometida. No painel C, do mesmo paciente, Doppler colorido através da veia acometida mostra fluxo turbulento aumentado (*setas*). A presença de estenose é confirmada pelo Doppler espectral (painel D), que mostra velocidade anterógrada aumentada durante a sístole e a diástole.

ligada à movimentação do sulco atrioventricular ao qual estava aderida. A Figura 8.32 é um exemplo de mixoma atrial direito. Embora menos comum do que os mixomas atriais esquerdos, o aspecto e as características são similares. Na ilustração, a ligação do tumor com o septo interatrial é evidente. A Figura 8.33 mostra um grande linfoma de células B, ocupando a maior parte do átrio direito e se estendendo para o interior do átrio esquerdo.

O átrio direito é o local de várias variantes anatômicas que ocasionalmente são erroneamente consideradas como estruturas patológicas. Estas incluem a valva de Eustáquio e a rede de Chiari. A valva de Eustáquio é um resquício da valva embrionária responsável pelo direcionamento do sangue proveniente da cava inferior, através do septo atrial, para o átrio esquerdo. Conhecida como valva sinusal direita ou valva da veia cava inferior, essa estrutura normalmente regride durante o desenvolvimento em-

brionário. A não regressão normal resulta em várias anomalias que vão desde uma valva de Eustáquio proeminente (mas fisiologicamente insignificante) até septação parcial ou total do átrio direito, uma condição não adequadamente conhecida como *cor triatriatum dexter*. A valva de Eustáquio é uma estrutura rígida e protuberante que se origina ao longo da margem posterior da veia cava inferior e vai até a fossa oval. Ela é mais facilmente visibilizada a partir de uma incidência paraesternal de eixo longo medialmente angulada na junção da veia cava inferior e átrio direito (Figura 8.34). A valva de Eustáquio varia consideravelmente quanto ao tamanho, desde inconspícua até bastante proeminente. Embora em geral imóvel, ela ocasionalmente pode apresentar movimentação independente dentro do átrio direito podendo ser confundida com tumores, vegetações ou trombos (Figura 8.35). Quando grande, a valva de Eustáquio pode des-

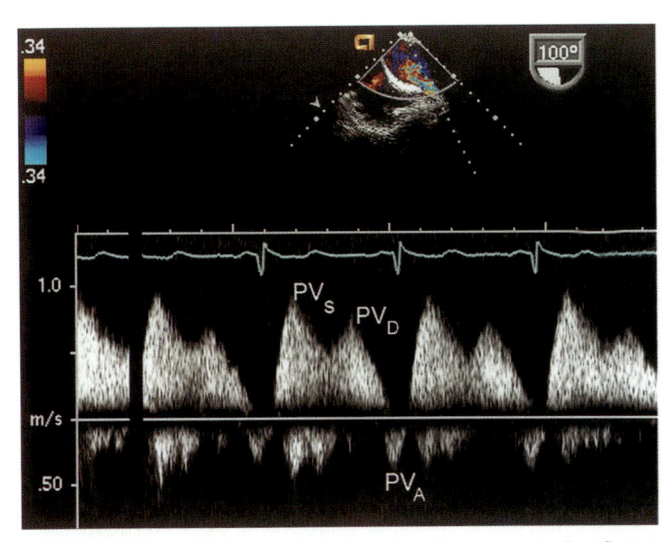

FIGURA 8.28 Fluxo na veia pulmonar superior esquerda registrado por ecocardiografia transesofágica. Neste exemplo, a velocidade de fluxo moderadamente elevada é resultado de um estado hiperdinâmico.

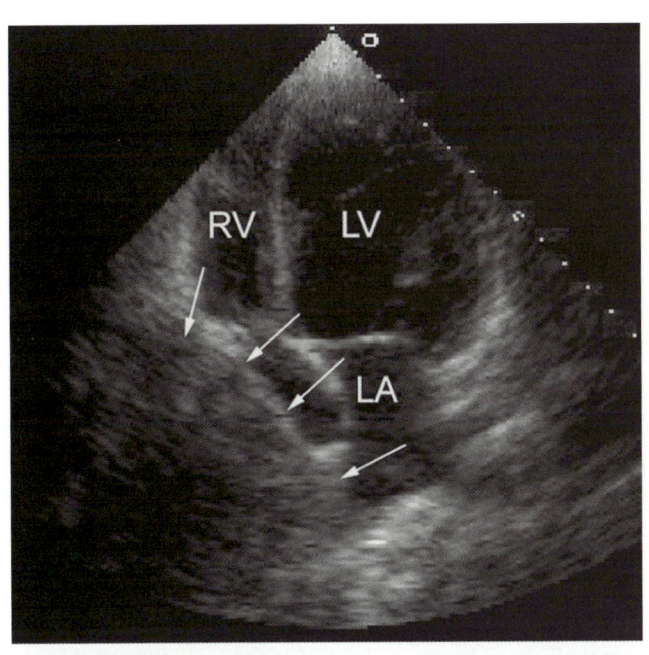

FIGURA 8.30 Compressão do átrio direito por um hepatoma (*setas*) cria a impressão de uma massa atrial direita. LA, átrio esquerdo; LV, ventrículo esquerdo; RV, ventrículo direito.

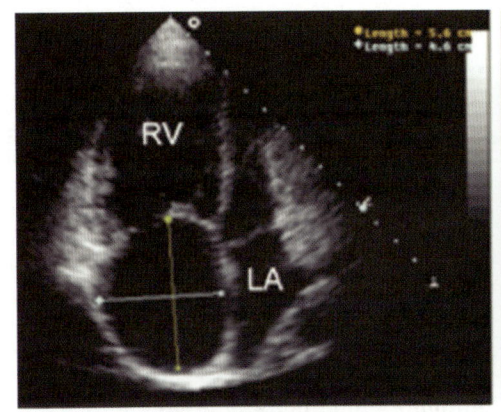

Dimensões lineares

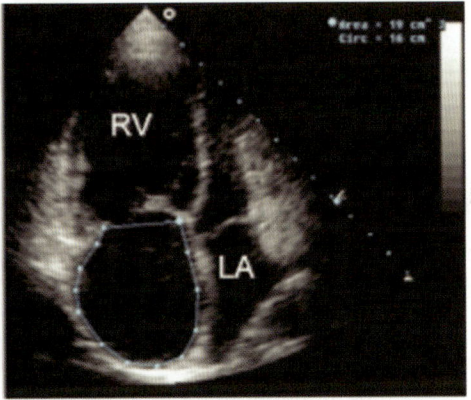

Planimetria

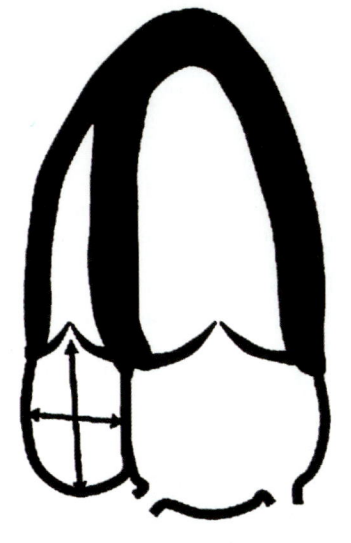

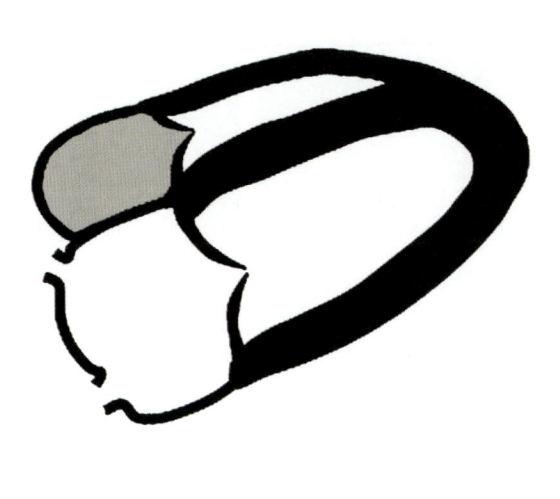

FIGURA 8.29 Tamanho atrial direito pode ser avaliado por dimensões lineares (esquerda) ou planimetria (direita) do átrio direito. LA, átrio esquerdo; RV, ventrículo direito.

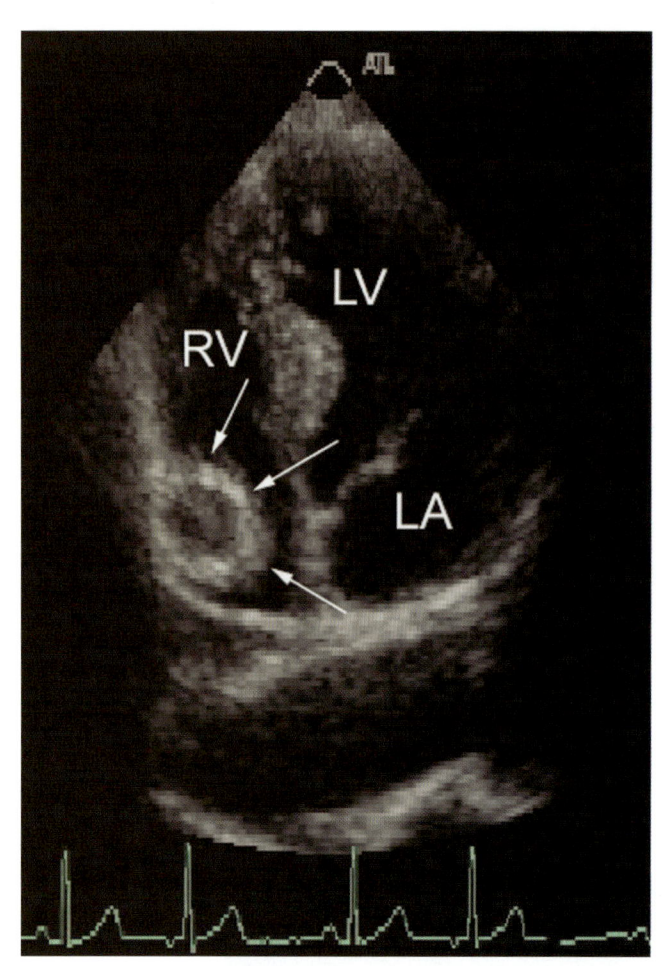

FIGURA 8.31 Um cisto aderido à parede lateral do átrio direito (*setas*). LA, átrio esquerdo; LV, ventrículo esquerdo; RV, ventrículo direito.

viar o fluxo sanguíneo no interior do átrio direito. Um exemplo de quase septação completa do átrio direito por uma valva de Eustáquio bastante proeminente é mostrado na Figura 8.36. Durante a injeção de contraste, isso pode resultar em um sinal falso-negativo e falso-positivo de defeito septal atrial. Por exemplo, o efeito de turbilhonamento pode resultar no aspecto de sangue não contrastado na área do septo sugerindo incorretamente uma derivação esquerda-direita.

A rede de Chiari é uma estrutura membranosa de aspecto delicado, que se origina próximo ao orifício da veia cava inferior e serve como valva do seio coronário. Ela é intensamente móvel e em geral fenestrada e seu local de ligação varia no interior da câmara (Figura 8.37). Embora algumas vezes confundida com a valva de Eustáquio, a rede de Chiari é mais delicada e mais móvel. Como a valva de Eustáquio, ela tem pouco significado clínico, mas pode ser confundida com estruturas patológicas, como vegetações ou trombos.

Trombos Atriais Direitos

Os trombos podem ocorrer no corpo do átrio direito ou no interior do apêndice atrial, em geral como uma consequência de fibrilação atrial. O apêndice atrial direito é difícil de visibilizar em imagens transtorácicas, mas pode ser registrado pela ecocardiografia transesofágica (Figura 8.38). Como o apêndice atrial direito é mais trabeculado do que seu correspondente no lado esquerdo, pode ser desafiador distinguir músculos de trombos. Em pacientes com fibrilação atrial estudados antes de cardioversão eletiva, uma avaliação do apêndice atrial direito para excluir trombos deve ser realizada de rotina. Na maioria dos casos, entretanto, quando há o desenvolvimento de um trombo no átrio direito, ele ocorre no corpo principal da câmara como consequência de fluxo lento, arritmia atrial ou presença de corpos estranhos (como cateteres ou cabos de marca-passo). Os trombos no átrio direito são relativamente comuns (Figura 8.39). Os tromboêmbolos que têm origem em veias das extremidades inferior ou pélvicas podem ocasionalmente ser vistos no interior do átrio direito como um êmbolo pulmonar em trânsito. Tais massas em geral têm aspecto multilobado e são livremente móveis. Muitas vezes eles têm o formato de um verme, uma reflexão das veias das extremidades inferiores nas quais eles são formados. Esses trombos também podem ser observados dentro da veia cava inferior, algumas vezes se estendendo até o interior do átrio direito (Figura 8.40). Um trombo que se formou nas extremidades inferiores e foi registrado durante trânsito através do coração direito é mostrado na Figura 8.41. Neste exemplo, o trombo é visto cavalgando a valva tricúspide. A distinção entre um trombo e um tumor, especialmente carcinoma de célula renal, pode ser difícil. Ambos podem se estender desde a veia cava inferior até o interior do átrio direito e ter um aspecto lobulado móvel. Outras técnicas de aquisição de imagens, como tomografia computadorizada abdominal, podem ser necessárias para diferenciar essas entidades.

Os trombos aderidos a cateteres de demora podem ser visibilizados por meio da ecocardiografia transtorácica, mas são muito mais prontamente detectados por técnicas transesofágicas. A ca-

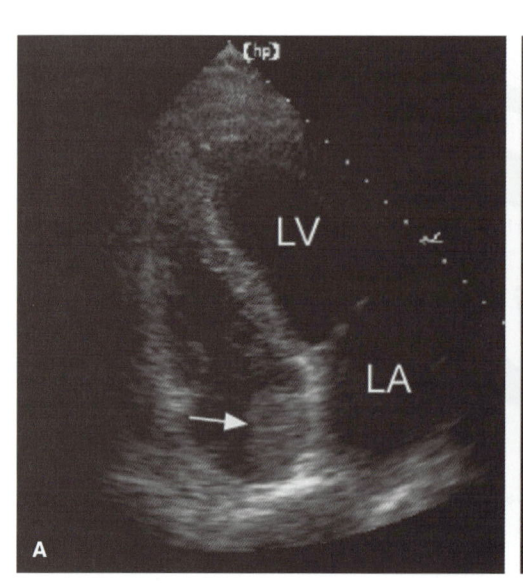

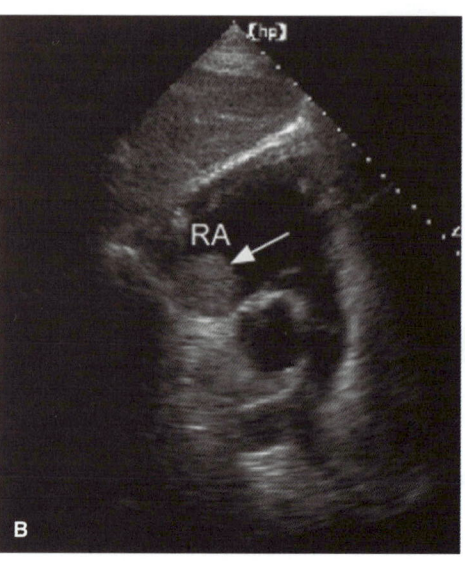

FIGURA 8.32 Um mixoma atrial direito. **A:** O tumor (*seta*) é visto aderido ao septo atrial na incidência de quatro câmaras. **B:** Incidência subcostal de eixo curto mostra novamente o tumor aderido ao septo interatrial. LA, átrio esquerdo; LV, ventrículo esquerdo; RA, átrio direito.

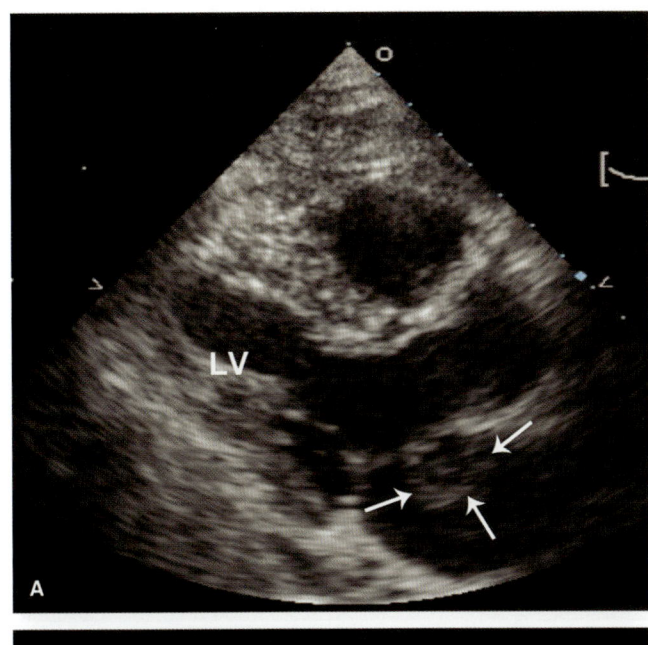

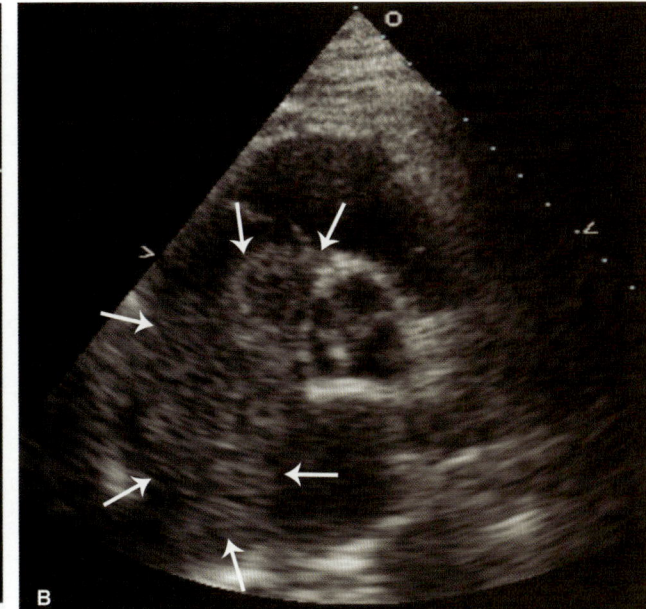

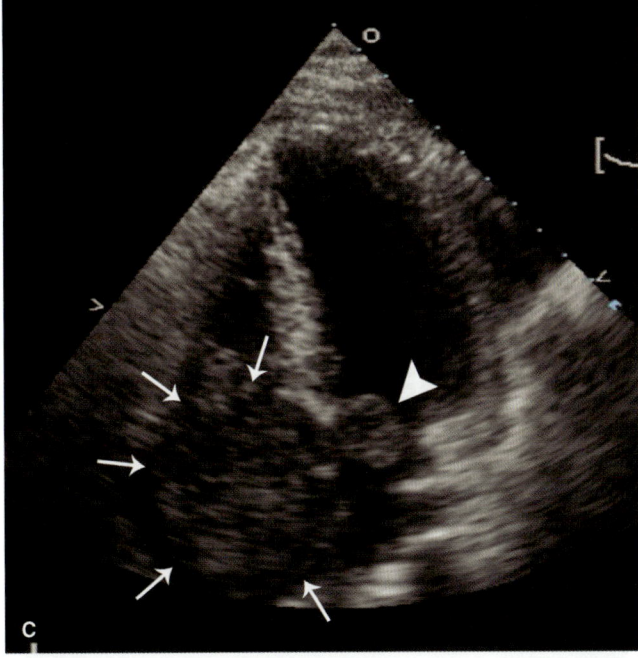

FIGURA 8.33 Uma grande massa (*setas*) preenche o átrio direito. **A:** Pela incidência paraesternal de eixo longo, a massa é vista dentro do átrio esquerdo. **B:** No eixo curto, a extensão do tumor pode ser vista preenchendo o átrio direito e invadindo a valva tricúspide. **C:** Pela incidência de quatro câmaras, a massa é vista se estendendo através do septo atrial para o interior do átrio esquerdo (*ponta de seta branca*). Foi comprovada como sendo linfoma de células B. LV, ventrículo esquerdo.

pacidade de interrogar todo o átrio direito bem como uma porção da veia cava superior é essencial para se detectar tais trombos. Diferenciação entre trombo e vegetação é particularmente difícil e pode ser impossível com base na ecocardiografia somente.

Fluxo Sanguíneo Atrial Direito

O sangue entra no átrio direito via veia cava inferior, veia cava superior e seio coronário. A localização e a orientação da veia cava inferior facilitam sua visibilização a partir das incidências subcostais (Figura 8.42). Um vaso de grande complacência, a veia cava inferior muda de forma e dimensões com mudanças da pressão venosa central e ciclo respiratório. O tamanho e a variação respiratória da veia cava inferior são usados para avaliar a pressão atrial direita. A dilatação da veia cava inferior sugere aumento da pressão venosa central e pode acompanhar estados de sobrecarga de volume. O diâmetro da veia cava inferior normalmente diminui mais de 50% durante a inspiração. Um diâmetro de veia cava inferior que pouco diminui ou não diminui durante a inspiração sugere pressão atrial direita aumentada. As imagens com Doppler pulsado e Doppler colorido podem ser usadas para registrar o fluxo no interior da veia cava inferior. O fluxo venoso na cava é ocasionalmente visibilizado por meio do Doppler colorido como um efeito de turbilhonamento do vaso até a porção inferior do átrio direito e se estendendo ao longo do septo. Um exemplo é mostrado na Figura 8.43. A partir da incidência para fluxo de entrada ventricular direito (Figura 8.43B), o fluxo é visto emergindo da veia cava inferior, passando ao redor da valva de Eustáquio e percorrendo até o interior do átrio direito. Ocasionalmente tal padrão pode ser confundido com fluxo através de um defeito septal atrial.

A avaliação do enchimento atrial direito com Doppler tem relevância em várias situações clínicas. A partir da localização subcostal do transdutor, o alinhamento do feixe Doppler com o fluxo venoso na cava inferior é difícil e é costume substituir este pelo fluxo na veia hepática para essa finalidade. Como o fluxo venoso hepático e o fluxo venoso na cava inferior são similares e como é geralmente mais fácil alinhar o sinal de Doppler com uma veia

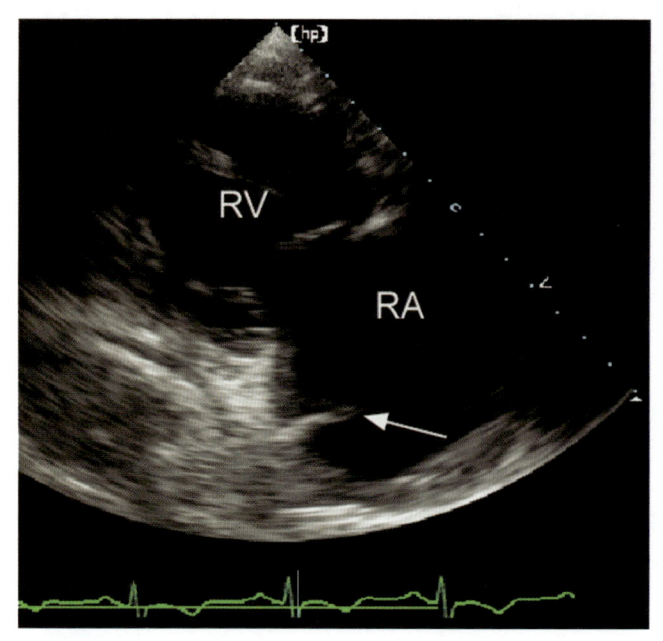

FIGURA 8.34 Incidência paraesternal medialmente angulada mostra a via de entrada ventricular direita. Na porção inferior do átrio direito uma valva de Eustáquio na entrada da veia cava inferior (*seta*). RA, átrio direito; RV, ventrículo direito.

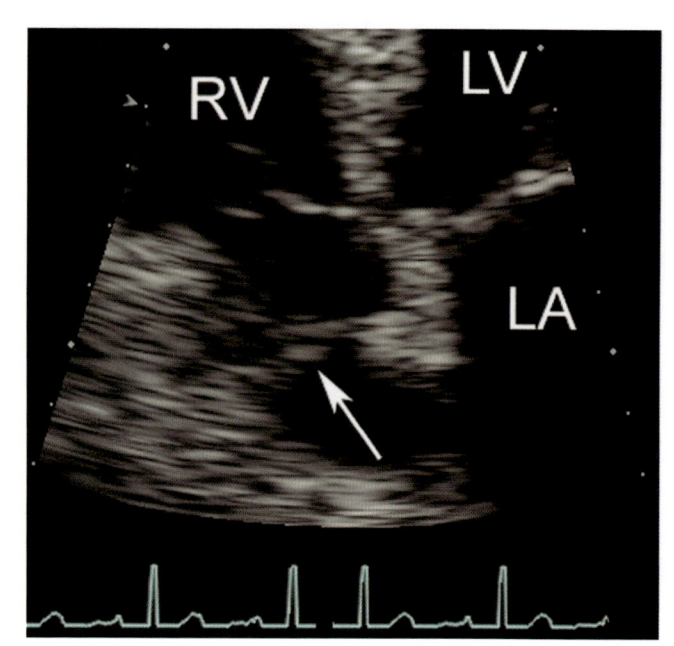

FIGURA 8.36 Uma forma extrema de valva de Eustáquio é mostrada nesta incidência de quatro câmaras. A crista proeminente de tecido (*seta*) resulta em quase completa septação do átrio direito. LA, átrio esquerdo; LV, ventrículo esquerdo; RV, ventrículo direito.

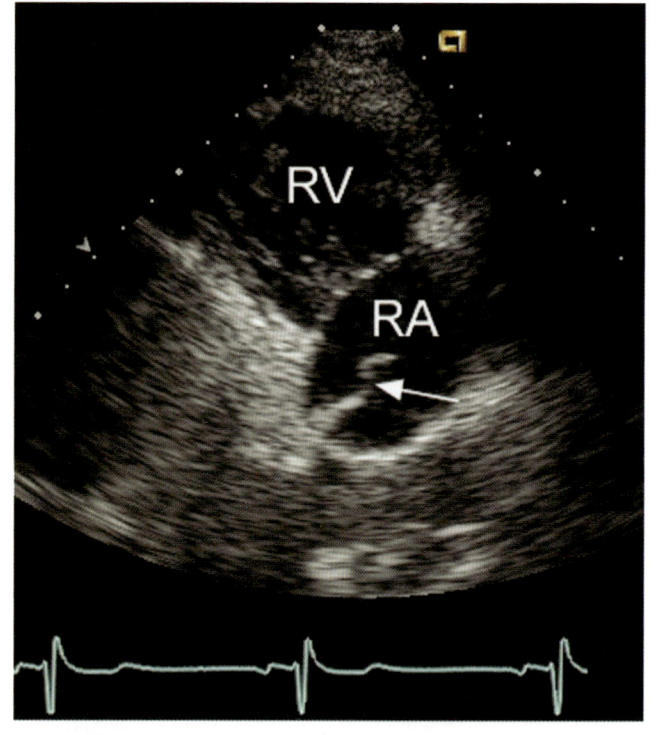

FIGURA 8.35 Uma valva de Eustáquio proeminente (*seta*). RA, átrio direito; RV, ventrículo direito. ⬤

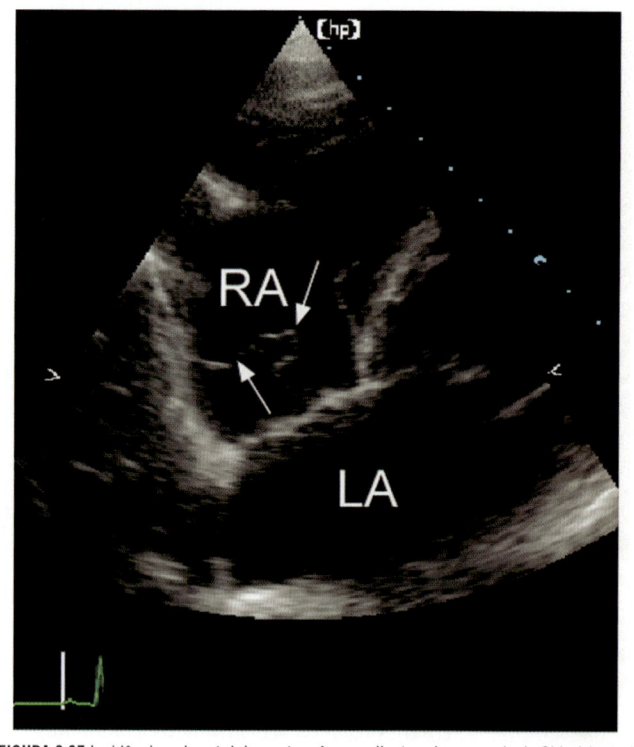

FIGURA 8.37 Incidência subcostal de quatro câmaras ilustrando uma rede de Chiari (*setas*) dentro do átrio direito. Em tempo real, a rede de Chiari é uma estrutura altamente móvel. LA, átrio esquerdo; RA, átrio direito. ⬤

hepática, isto constitui uma utilidade e facilidade. Um exemplo de fluxo venoso hepático normal é mostrado na Figura 8.44. O fluxo anterógrado (em direção ao átrio direito) tem dois componentes principais; uma grande onda sistólica e uma onda diastólica um pouco menor. Entre esses dois padrões de fluxo anterógrado, na telessístole, um pequeno fluxo retrógrado pode ser registrado. De modo semelhante, durante a sístole atrial, também ocorre um pouco de fluxo retrógrado. O fluxo venoso hepático depende do ciclo respiratório com aumento da velocidade do fluxo durante a inspiração e diminuição da velocidade do fluxo (e maior grau de fluxo retrógrado) durante a expiração.

Vários estados mórbidos resultam em anormalidades características do fluxo venoso hepático (Figura 8.45). Como substituto do fluxo venoso na cava inferior, qualquer condição que afete a pressão ou enchimento atrial direito irá alterar a velocidade do fluxo venoso hepático. Por exemplo, a pressão atrial direita aumentada pode estar associada a uma diminuição da fração de enchimento sistólico do fluxo venoso hepático. Assim, à medida que a pressão atrial direita aumenta, diminui o fluxo venoso hepático sistólico anterógrado. Em pacientes com regurgitação tricúspide grave, a reversão do fluxo durante a sístole ventricular é característica. Conforme o jato da regurgitação tricúspide é transmitido

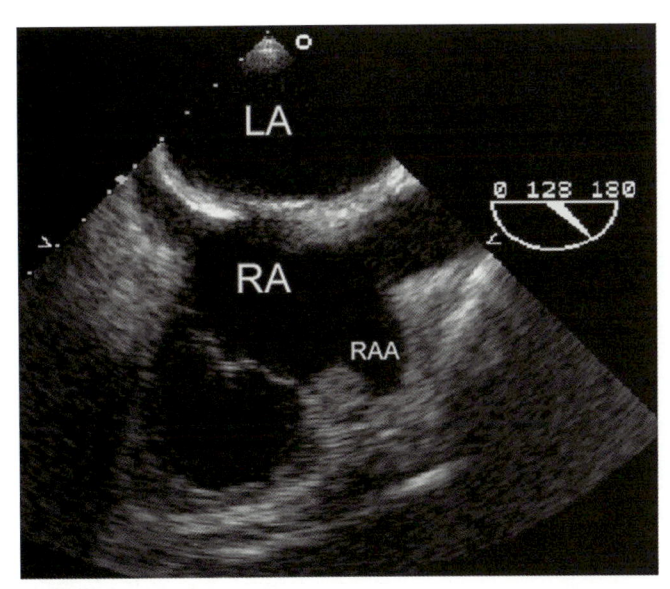

FIGURA 8.38 Incidência ecocardiográfica transesofágica de ambas as cavas pode ser usada para registrar o apêndice atrial direito (RAA). De um plano vertical, a sonda tem de ser rodada para a direita para visibilizar essa estrutura. LA, átrio esquerdo; RA, átrio direito.

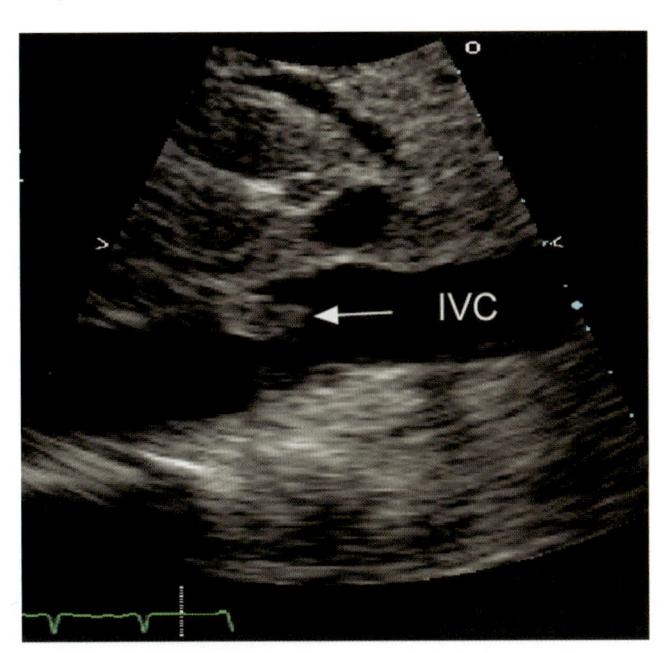

FIGURA 8.40 Uma imagem subcostal longitudinal da veia cava inferior mostra uma massa móvel (*seta*) compatível com um trombo. IVC, veia cava inferior. 🔊

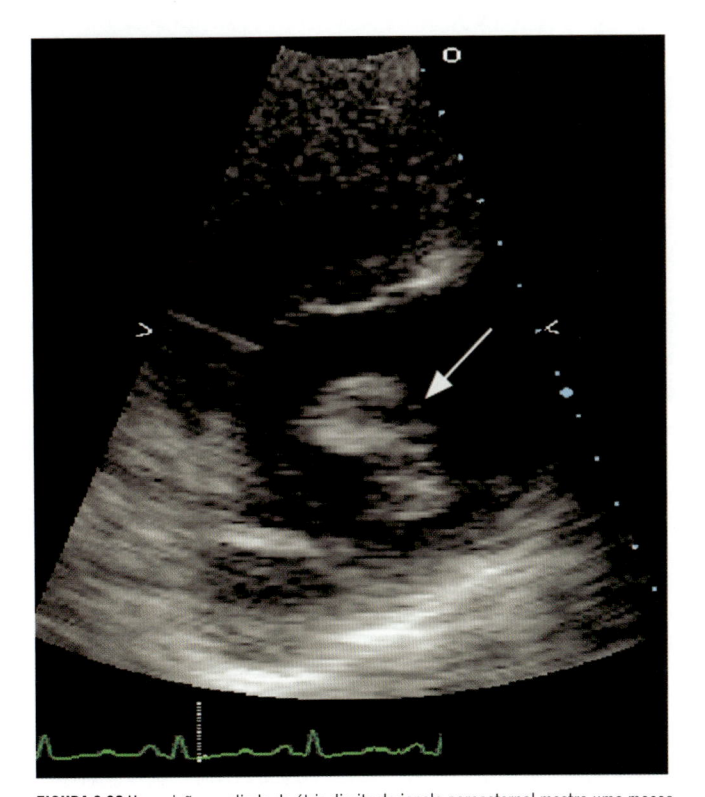

FIGURA 8.39 Uma visão ampliada do átrio direito da janela paraesternal mostra uma massa móvel (*seta*) compatível com um trombo. 🔊

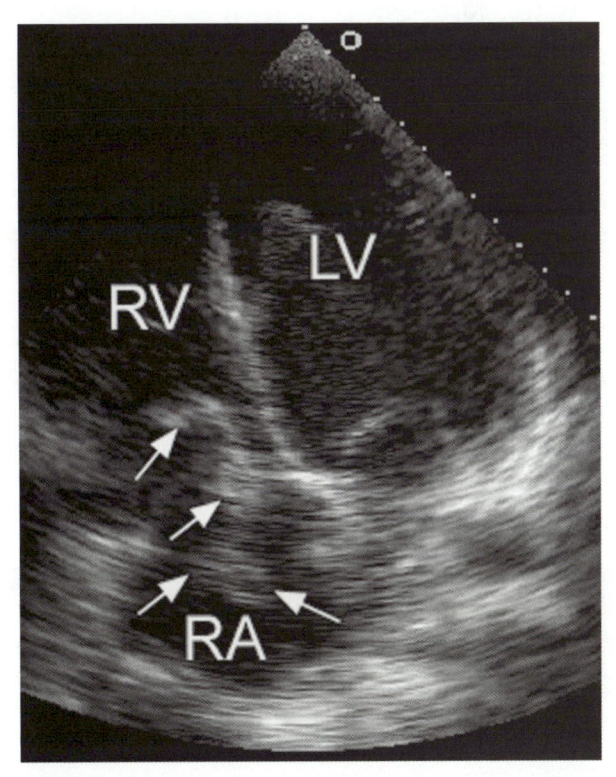

FIGURA 8.41 Um trombo multilobado (*setas*) registrado cavalgando a valva tricúspide de uma incidência de quatro câmaras. O trombo podia ser rastreado até a entrada da veia cava inferior. LV, ventrículo esquerdo; RA, átrio direito; RV, ventrículo direito.

retrogradamente para o interior do átrio direito, o fluxo sistólico anterógrado normal é substituído por uma proeminente onda retrógrada. No quadro de fibrilação atrial, o fluxo retrógrado durante a sístole atrial e a velocidade do fluxo sistólico anterógrado diminuem. Por outro lado, a hipertensão pulmonar tipicamente resulta em reversão proeminente do fluxo durante a sístole atrial. A análise do enchimento atrial direito tem um papel importante na avaliação de pacientes com fisiologia restritiva e pericardite constritiva. Esses tópicos são discutidos nos Capítulos 10 e 19.

A veia cava superior pode ser visibilizada a partir da fúrcula supraesternal como uma estrutura vertical logo à direita do arco aórtico (Figura 8.46), mas é mais prontamente avaliada por meio da ecocardiografia transesofágica. As incidências de eixo longo e eixo curto do vaso são possíveis (Figura 8.47). A oclusão ou compressão externa da veia cava superior constitui um problema clínico comum que pode ser avaliado pela ecocardiografia. O diagnóstico muitas vezes pode ser feito por meio da aquisição de imagens transtorácicas combinada com imagens com Doppler de

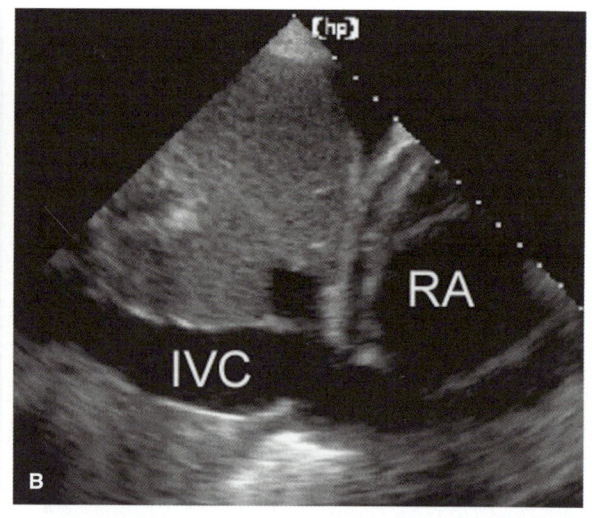

FIGURA 8.42 Pela janela subcostal, a veia cava inferior pode ser registrada à medida que ela passa através do diafragma e entra no átrio direito. **A:** Veias hepáticas podem ser vistas entrando na veia cava inferior (*seta*). **B:** A veia cava inferior está dilatada e não colaba com a inspiração. IVC, veia cava inferior; RA, átrio direito. ●━

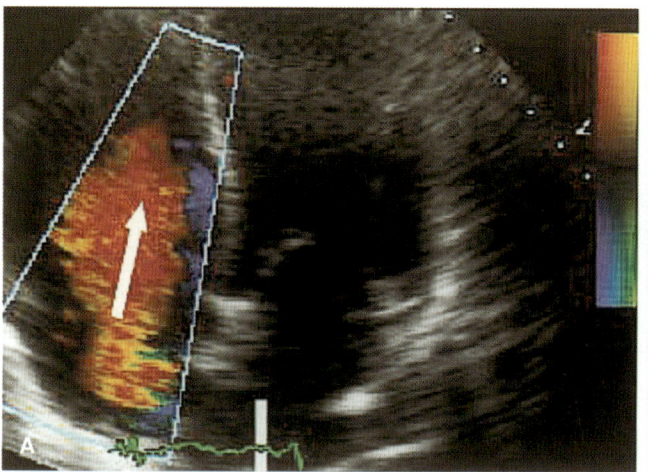
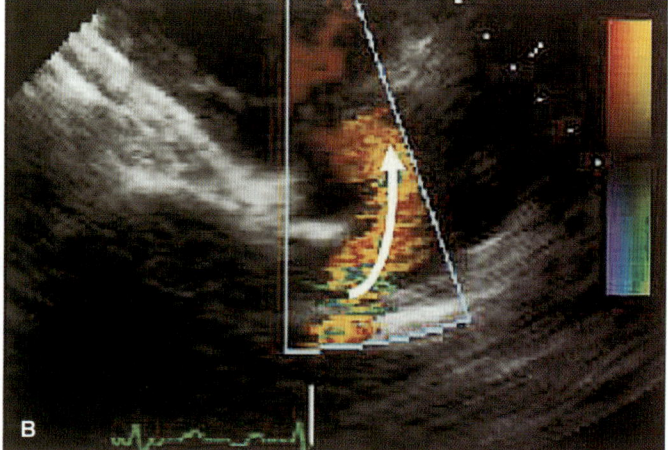

FIGURA 8.43 Fluxo venoso da cava inferior algumas vezes pode ser registrado com fluxo colorido como um efeito de turbilhonamento dentro do átrio direito. O efeito de turbilhonamento muitas vezes pode ser confundido com importante patologia como defeito septal atrial. Isso é demonstrado a partir de uma incidência de quatro câmaras **(A)** e incidência para fluxo de entrada ventricular **(B)**. ●━

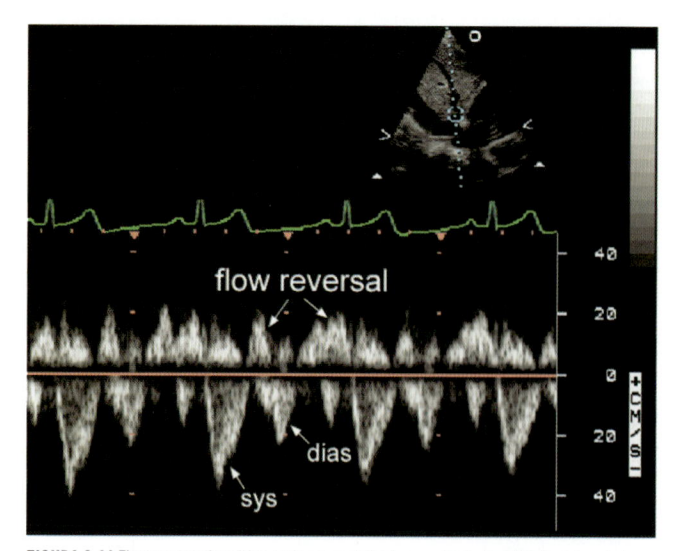

FIGURA 8.44 Fluxo venoso hepático pode ser registrado a partir da incidência subcostal com imagem com Doppler pulsado. Ver texto para detalhes. dias, diástole; flow reversal, reversão do fluxo; sys, sístole.

fluxo colorido. Como o processo patológico básico pode acarretar uma anatomia distorcida, um diagnóstico preciso pode ser difícil por meio da abordagem transtorácica, e a ecocardiografia transesofágica muitas vezes se torna necessária.

Ventrículo Direito

A avaliação ecocardiográfica do ventrículo direito é dificultada pelo aspecto incomum de seu formato em crescente, superfície endocárdica irregular e complexo mecanismo de contração. Esses fatores, somados à sua localização, quase diretamente atrás do esterno, combinam-se para criar problemas imensos para o ecocardiografista. Um aspecto anatômico confiável do ventrículo direito é a banda moderadora no interior do seu ápice (Figura 8.48). Esta estrutura ajuda a identificar o ventrículo direito morfológico e é mais bem observada a partir da incidência apical de quatro câmaras. O ventrículo direito normal desafia pressupostos simplificados no que se refere ao seu formato. Ao longo do eixo menor, o ventrículo direito tem um formato característico de crescente. Ao longo do eixo maior ortogonal, entretanto, o formato é mais complexo e variável. Por essa razão, nenhuma figu-

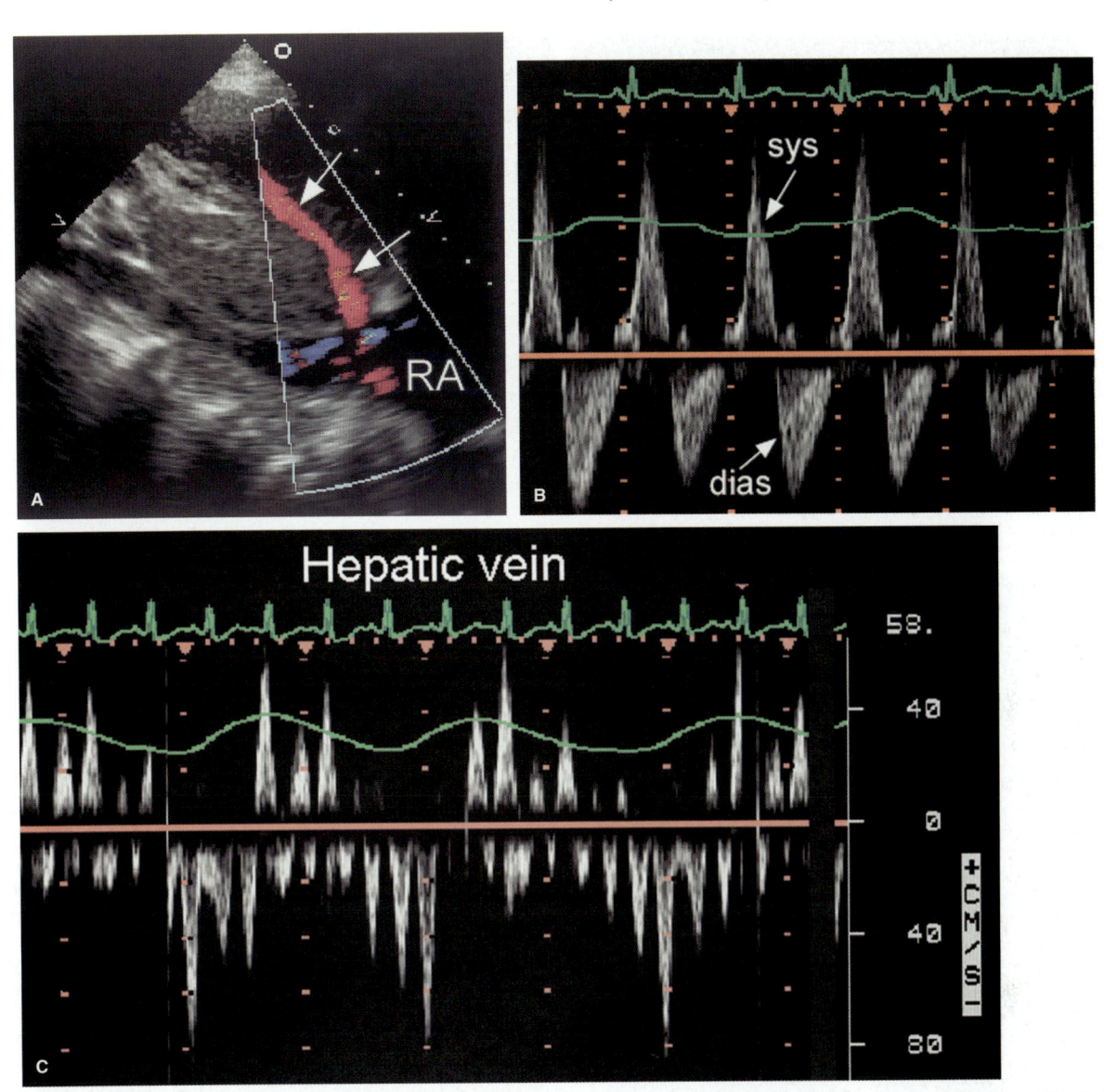

FIGURA 8.45 Exemplos de imagens com Doppler do fluxo venoso hepático. **A:** Imagem do fluxo colorido do fluxo venoso hepático (*setas*). **B:** Onda retrógrada sistólica (sys) proeminente é compatível com regurgitação tricúspide significativa. **C:** Padrões variáveis de fluxo e significativa variação respiratória são registrados em um paciente com fibrilação atrial. dias, diástole; Hepatic vein, veia hepática; RA, átrio direito.

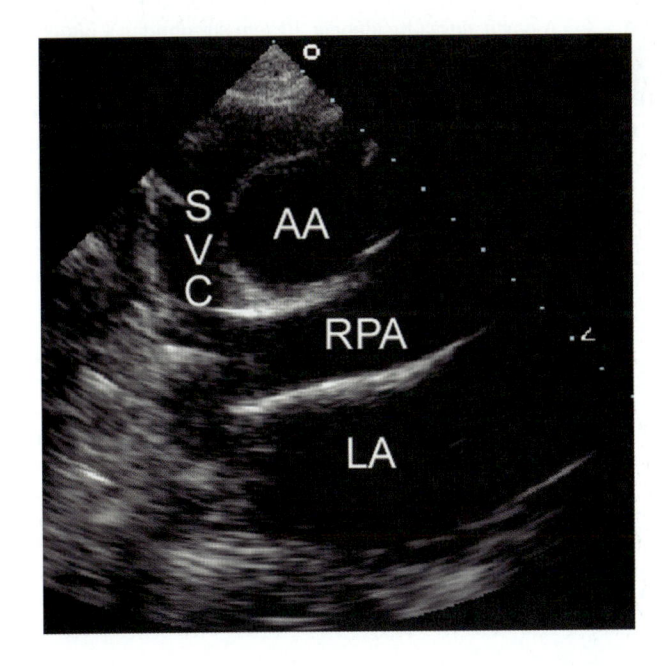

FIGURA 8.46 A veia cava superior pode ser visibilizada a partir da fúrcula supraesternal como uma estrutura vertical logo à direita do arco aórtico (AA). LA, átrio esquerdo; RPA, artéria pulmonar direita; SVC, veia cava superior.

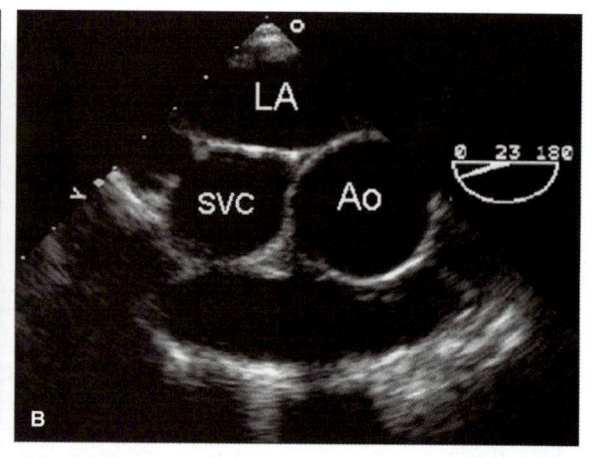

FIGURA 8.47 A veia cava superior é mais bem registrada pela ecocardiografia transesofágica. **A:** Incidência de ambas as cavas mostra as veias cavas superior e inferior. **B:** Um plano transversal na base do coração mostra a relação entre a aorta e a veia cava superior. Posteriormente à veia cava superior está a porção superior do átrio esquerdo. Ao, aorta; IVC, veia cava inferior; LA, átrio esquerdo; SVC, veia cava superior.

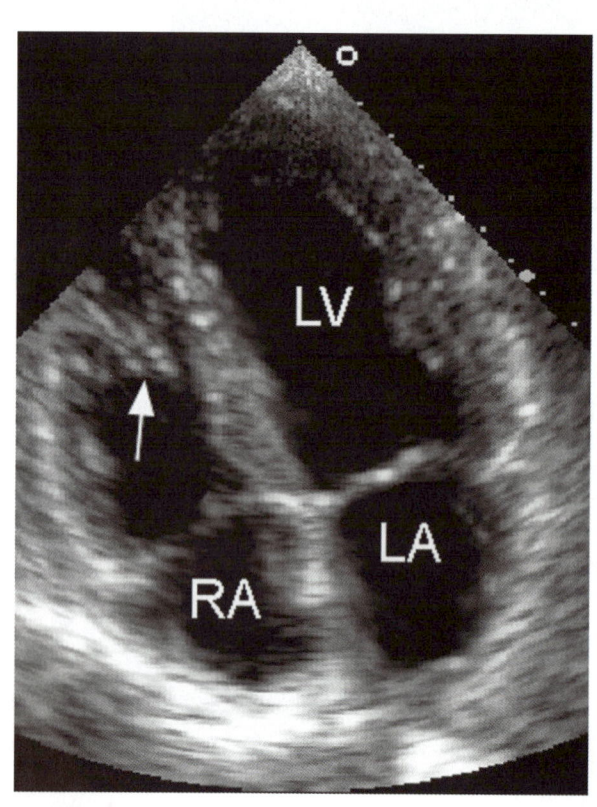

FIGURA 8.48 Incidência apical de quatro câmaras mostra uma banda moderadora (*seta*) dentro do ápice do ventrículo direito. LA, átrio esquerdo; LV, ventrículo esquerdo; RA, átrio direito.

Dimensões e Volumes Ventriculares Direitos

Uma avaliação qualitativa do ventrículo direito faz parte rotineira da ecocardiografia. Na incidência apical de quatro câmaras, por exemplo, uma comparação visual da área ventricular esquerda e direita permite uma estimativa grosseira do volume ventricular direito. Normalmente, o tamanho ventricular direito é aproximadamente dois terços o do ventrículo esquerdo. Esta estimativa tem como base uma comparação entre os tamanhos relativos dos dois ventrículos a partir de várias incidências. Abordagens mais quantitativas, por meio da ecocardiografia bidimensional, também estão disponíveis. Entretanto, ao contrário do ventrículo esquerdo, cujo formato se presta a pressupostos geométricos simples, o formato complexo do ventrículo direito complica muito a quantificação de volume. Isso é particularmente verdadeiro no ventrículo direito de formato normal. É fortuito que em pacientes com crescimento ventricular direito o formato da câmara se torna mais elipsoide, facilitando dessa forma a aplicação dessas abordagens quantitativas. As Figuras 8.49 e 8.50 mostram duas abordagens para a medida das dimensões do ventrículo direito. A partir da incidência apical de quatro câmaras, por meio de um cuidadoso alinhamento do plano de imagem, um eixo longo do ventrículo direito é registrado na telediástole. Deve-se ter o cuidado de evitar o encurtamento fictício e a imagem deve ser rodada para registrar o tamanho máximo do ventrículo direito. A partir dessa incidência, devem ser obtidas a dimensão em eixo longo e as dimensões em eixo curto na base e ao nível médio da câmara (Figura 8.49). Alternativamente, a área da câmara pode ser medida por planimetria (Figura 8.50). Valores normais e anormais para tamanho do ventrículo direito são mostrados no Quadro 8.1. A Figura 8.51 foi obtida em um paciente com êmbolos pulmonares recorrentes. Observe as dimensões aumentadas do ventrículo direito, tanto na incidência paraesternal quanto na apical de quatro câmaras. A câmara estava aumentada e gravemente hipocinética. A imagem com Doppler mostrou evidência de grave hipertensão pulmonar.

Para se medir o volume ventricular direito, são necessários pressupostos simplificadores acerca de seu formato. Tanto a abordagem pela área-comprimento quanto pela regra de Simpson podem ser usadas. Por exemplo, o método de área-comprimento emprega somente duas medidas: uma estimativa da área em eixo curto (a partir de uma incidência mesoventricular de eixo curto) e uma medida linear do comprimento (a partir de uma incidência apical de quatro câmaras). Um problema óbvio com todos esses métodos é a falta de um padrão ouro para comparação. Por meio da angiografia ou técnicas radionuclídicas, a correlação entre volumes ecocardiográficos e o padrão tem sido variável. Mais recentemente, técnicas da ecocardiografia tridimensional

ra geométrica simples tridimensional representa acuradamente essa câmara. Algumas simplificações que vêm sendo usadas incluem um paralelepípedo (ou paralelogramo tridimensional), um prisma e uma pirâmide com uma base triangular.

A contração do ventrículo direito também é complexa. O padrão tem sido comparado ao da ação de um fole, no qual o encurtamento do eixo menor é combinado com encurtamento significativo do eixo maior no sentido de puxar a valva tricúspide em direção ao ápice. A baixa resistência do circuito vascular pulmonar permite que o ventrículo direito ejete um grande volume de sangue ao mesmo tempo em que realiza um grau mínimo de encurtamento miocárdico. Movimentos relativamente pequenos das paredes, portanto, produzem grandes volumes de ejeção, semelhante a um fole.

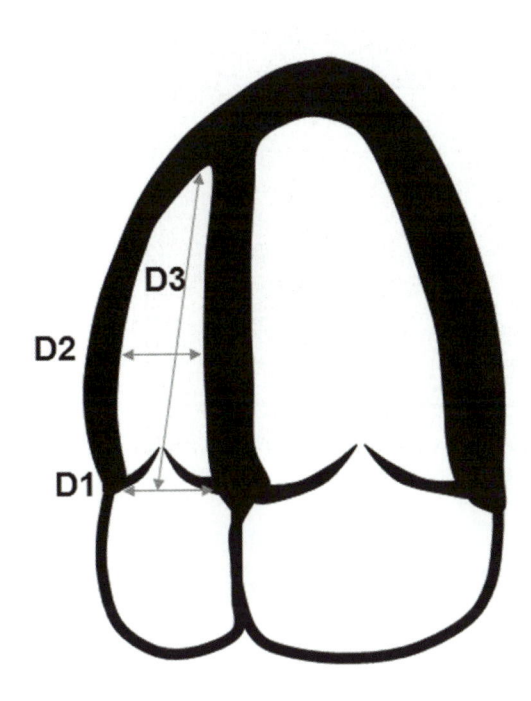 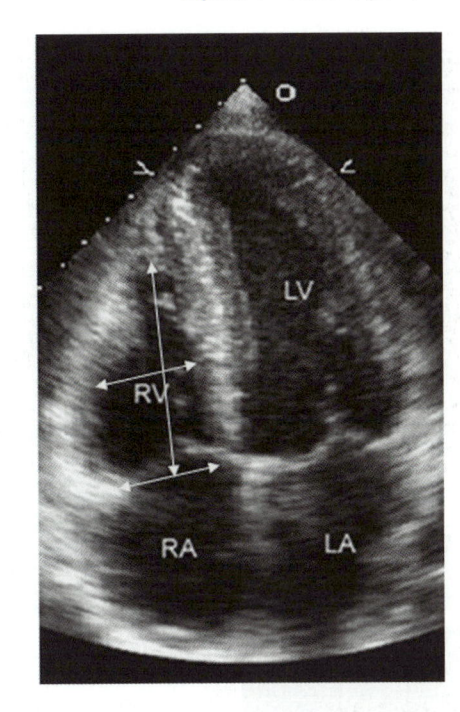

FIGURA 8.49 O tamanho do ventrículo direito pode ser quantificado medindo-se o comprimento da câmara (D_3) e os eixos menores no nível do anel tricúspide (D_1) e o nível médio ventricular (D_2).

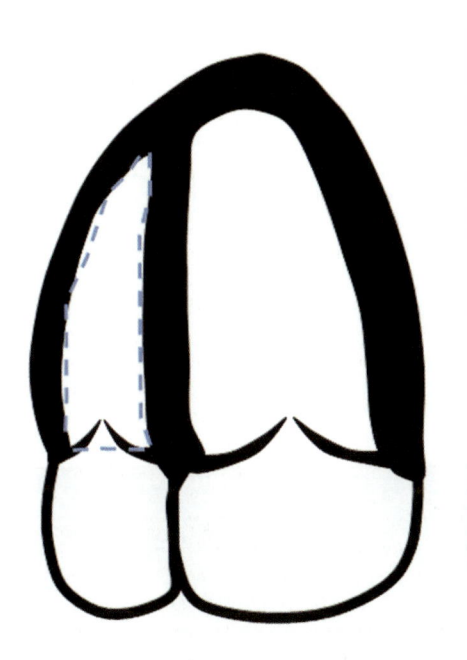 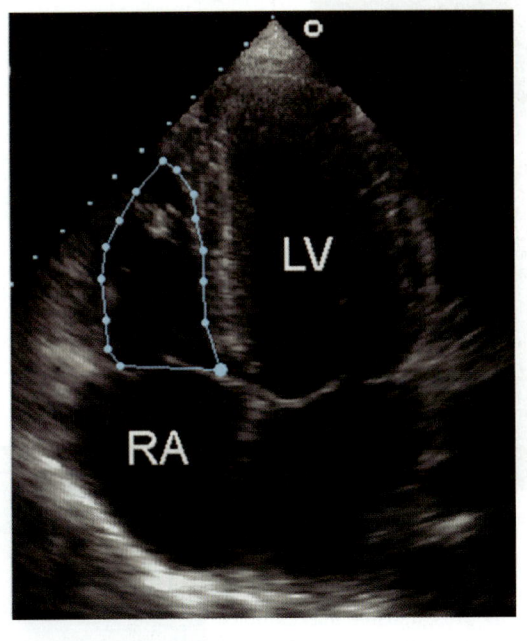

FIGURA 8.50 Uma outra abordagem para medir o tamanho do ventrículo direito a partir da incidência de quatro câmaras envolve planimetria da câmara. Isto pode ser feito na telediástole (conforme mostrado) e na telessístole.

		Quadro 8.1	**Dimensões e Áreas Ventriculares Direitas Normais**		

		Grau de Dilatação		
	Faixa Normal	**Leve**	**Moderada**	**Grave**
Dimensão Basal VD (cm)	2,0 a 2,8	2,9 a 3,3	3,4 a 3,8	$\geq$ 3,9
Dimensão porção média VD (cm)	2,7 a 3,3	3,4 a 3,7	3,8 a 4,1	$\geq$ 4,2
Comprimento VD (cm)	7,1 a 7,9	8,0 a 8,5	8,6 a 9,1	$\geq$ 9,2
Área telediastólica VD (cm^2)	11 a 28	29 a 32	33 a 37	$\geq$ 38
Área telessistólica VD (cm^2)	7,5 a 16	17 a 19	20 a 22	$\geq$ 23
Alteração na área fracional (%)	32 a 60	25 a 31	18 a 24	$\leq$ 17

Modificado de Lang RM, Bierig M, Devereux R et al. Recommendations for chamber quantification. J Am Soc Echocardiog 2005;18:1440-1463.
Dimensões VD, ventriculares direitas, lineares estão na telediástole.

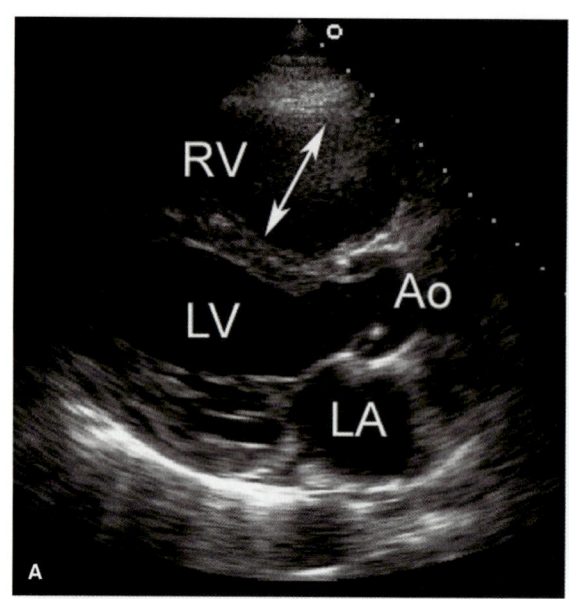

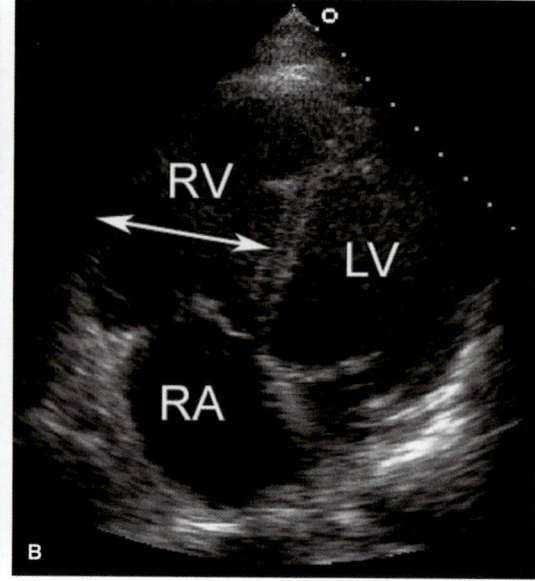

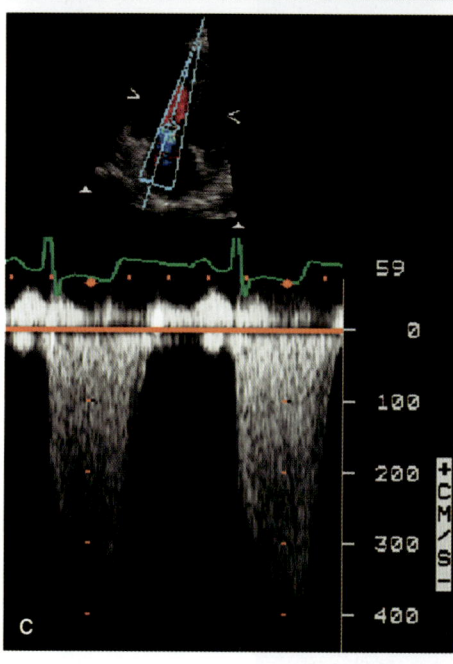

FIGURA 8.51 Neste paciente, êmbolos pulmonares recorrentes resultaram em aumento do ventrículo direito e hipertensão pulmonar. O aumento do tamanho do ventrículo direito é aparente na incidência paraesternal de eixo longo (**A**) e quatro câmaras (**B**). **C:** Imagem com Doppler da velocidade da regurgitação tricúspide confirma a hipertensão pulmonar significativa. Ao, aorta; LA, átrio esquerdo; LV, ventrículo esquerdo; RA, átrio direito.

têm sido aplicadas a esse problema. Uma grande vantagem da ecocardiografia tridimensional é que os pressupostos acerca do formato não são mais necessários e uma imagem ecocardiográfica da cavidade ventricular direita pode ser registrada e analisada (Figura 8.52). Estudos recentes confirmaram a superioridade dessa abordagem tanto para o volume quanto para a função do ventrículo direito. A Figura 8.53 foi tirada de um estudo clínico (Niemann et al., 2007) de pacientes com ventrículos direitos normais e anormais e que foram estudados pela ecocardiografia tridimensional em tempo real e IRM. É evidente a íntima correlação entre as duas técnicas para medida do volume ventricular direito, volume de ejeção (sistólico) e fração de ejeção.

Uma abordagem mais moderna para avaliação da função sistólica ventricular direita envolve a avaliação quantitativa da movimentação do anel valvar tricúspide durante a sístole. Isso pode ser registrado usando-se a incidência apical de quatro câmaras com técnicas de imagem em modo M ou com Doppler tissular (Figura 8.54). A movimentação anular tricúspide durante a sístole é normalmente entre 1,5 e 2,0 cm. Foi relatada diminuição da excursão em várias condições que acometem o coração direito e com mau prognóstico. Por meio do Doppler tissular, a veloci-

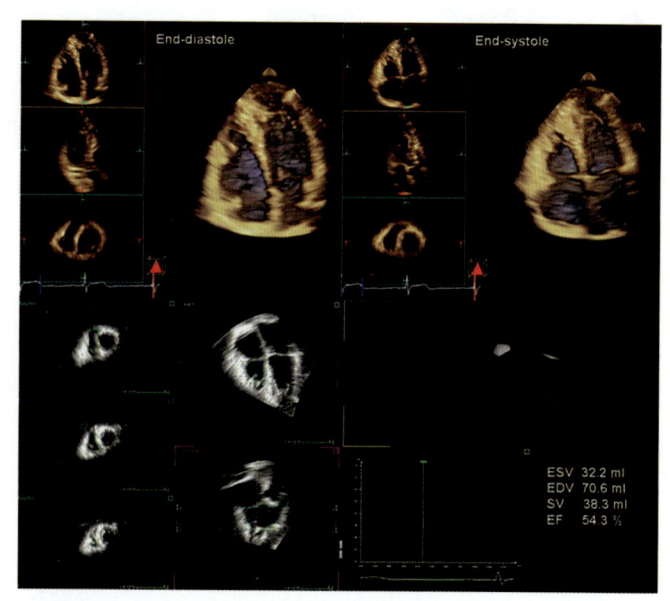

FIGURA 8.52 Ecocardiografia tridimensional serve bem para avaliação do volume e função do ventrículo direito. Por meio de planos múltiplos, é feita a planimetria da área ventricular direita na telediástole (esquerda) e telessístole (direita). Dessas áreas, é possível uma avaliação mais acurada do volume da câmara, volume sistólico e fração de ejeção. EDV, volume telediastólico; EF, fração de ejeção; ESV, volume telessistólico; SV, volume sistólico.

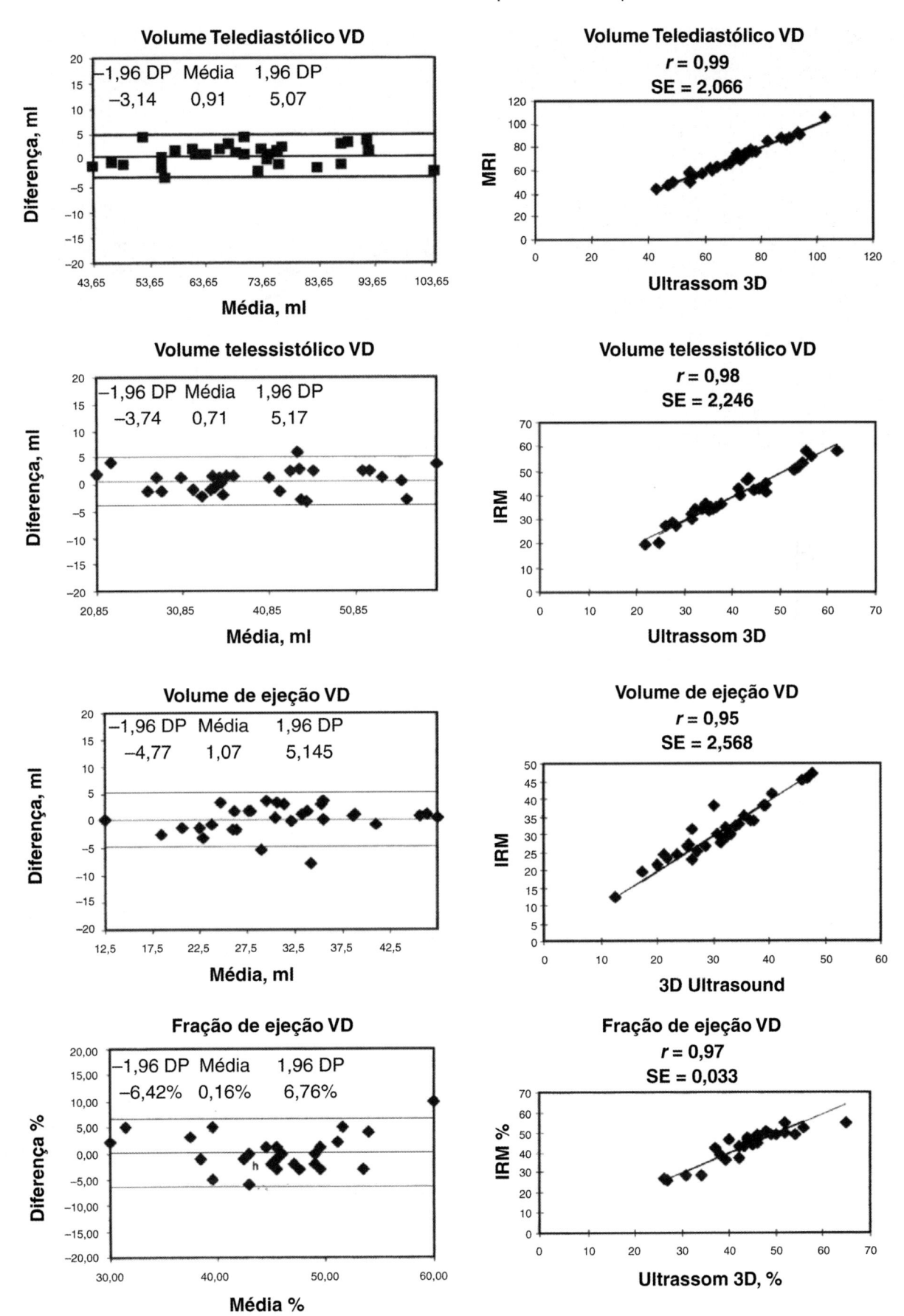

FIGURA 8.53 Ecocardiografia tridimensional em tempo real se compara favoravelmente com imagens de ressonância magnética 3-Tesla para determinação do volume ventricular direito, volume sistólico e fração de ejeção. Em uma série de crianças e adultos com anatomia e função ventriculares direitas normais e anormais, a ecocardiografia tridimensional correlacionou bem com o padrão de IRM. Plotagens de Bland-Altman são mostradas à esquerda e relações de regressão à direita. (De Niemann PS, Pinho L, Balbach T et al. Anatomically oriented right ventricular volume measurements with dynamic three-dimensional echocardiography validated by 3-Tesla magnetic resonance imaging. J Am Coll Cardiol 2007;50:1668-1676, com permissão.)

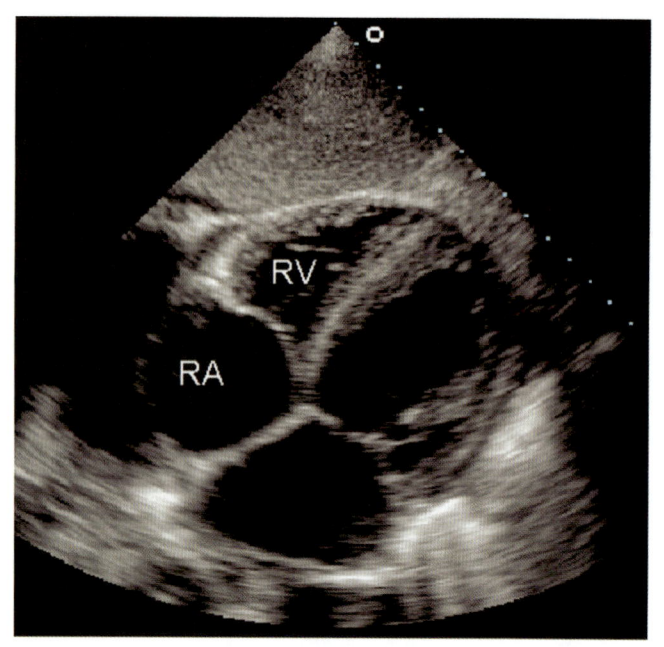

FIGURA 8.54 Imagem com Doppler tissular pode ser usada para medir velocidades anulares tricúspides. A movimentação durante a diástole consiste em um componente precoce (E') e tardio (A'). Ver texto para detalhes. Sys, sístole.

FIGURA 8.55 Incidência subcostal de quatro câmaras é útil para avaliar a função ventricular direita global. Neste exemplo, a grave disfunção ventricular direita foi decorrente de um êmbolo pulmonar agudo. RA, átrio direito; RV, ventrículo direito.

dade do anel pode ser quantificada. Isto é feito pela incidência de quatro câmaras usando-se o anel lateral para colocação do volume-amostra. A velocidade sistólica máxima é um substituto da função sistólica ventricular direita global e foi demonstrada como sendo afetada por várias condições. Por exemplo, esse valor é menor em pacientes com infarto do miocárdio de parede inferior, especialmente se houver evidências de envolvimento do ventrículo direito. Uma boa correlação entre a velocidade anular e a fração de ejeção radionuclídica também foi relatada. Uma velocidade máxima menor que 9 a 10 cm/s é indicativa de disfunção ventricular direita. São necessárias mais pesquisas nessa área, mas a técnica é promissora como uma abordagem simples e reproduzível para avaliação da função ventricular direita.

Uma avaliação subjetiva da contratilidade ventricular direita pode ser feita a partir de várias incidências. A movimentação parietal anormal ventricular direita ocorre em vários estados mórbidos, inclusive infarto do miocárdio de parede inferior, hipertensão pulmonar e displasia ventricular direita arritmogênica (DVDA). A Figura 8.55 é um exemplo de disfunção ventricular direita global decorrente de embolia pulmonar aguda. Por outro lado, a Figura 8.56 mostra acinesia regional da parede livre ventricular direita decorrente de infarto como uma complicação de infarto do miocárdio inferior agudo. Tal como no ventrículo esquerdo, a movimentação parietal regional pode ser graduada quanto à extensão e gravidade da disfunção. Tanto a parede livre quanto o septo interventricular devem ser avaliados quanto ao espessamento e excursão miocárdica. Uma avaliação qualitativa da função sistólica ventricular direita global pode ser feita por meio de uma estimativa da movimentação regional da parede ventricular direita. Uma abordagem mais quantitativa envolve a determinação do volume ventricular direito na telediástole e telessístole. A partir dessas duas medidas, a fração de ejeção pode ser derivada.

Sobrecarga Ventricular Direita

Foram descritos achados ecocardiográficos característicos de sobrecarga tanto de volume quanto de pressão ventricular direita. A sobrecarga de pressão no ventrículo direito resulta em hipertrofia da parede livre e do septo interventricular. Isto muitas vezes está associado a um aumento nas trabeculações das paredes do ventrículo direito. Por causar hipertrofia septal fora de proporção com a hipertrofia da parede livre posterior do ventrículo esquer-

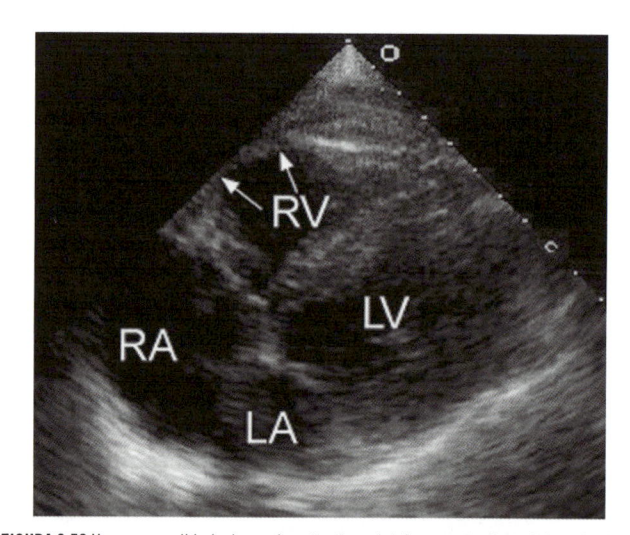

FIGURA 8.56 Uma anormalidade da movimentação parietal segmentar (*setas*) é resultado de um infarto do ventrículo direito, complicando um infarto agudo do miocárdio de parede inferior. LA, átrio esquerdo; LV, ventrículo esquerdo; RA, átrio direito; RV, ventrículo direito.

do, essa combinação de achados pode ser erroneamente interpretada como evidência de hipertrofia septal assimétrica, sugerindo miocardiopatia hipertrófica. Como o ventrículo direito é trabeculado, a medida da espessura da sua parede livre pode ser difícil. A incidência paraesternal de eixo longo medialmente angulada normalmente é usada para essa finalidade (Figura 8.57). Ela coloca o ventrículo direito no campo próximo com as superfícies endocárdica e epicárdica quase perpendicularmente ao feixe de ultrassom. Na Figura 8.58, a espessura aumentada da parede livre do ventrículo direito é aparente a partir de uma incidência subcostal de quatro câmaras. Em adultos, a espessura normal da parede livre do ventrículo direito é relatada como sendo de 3,4 ± 0,8 mm. Existe uma grosseira correlação entre o grau de hipertrofia ventricular direita e a gravidade da hipertensão pulmonar, embora essa relação tenha óbvias limitações (Figura 8.59).

A sobrecarga de pressão no ventrículo direito também resulta em distorção do formato e movimentação do septo interventricular. O "achatamento" do septo interventricular decorre de

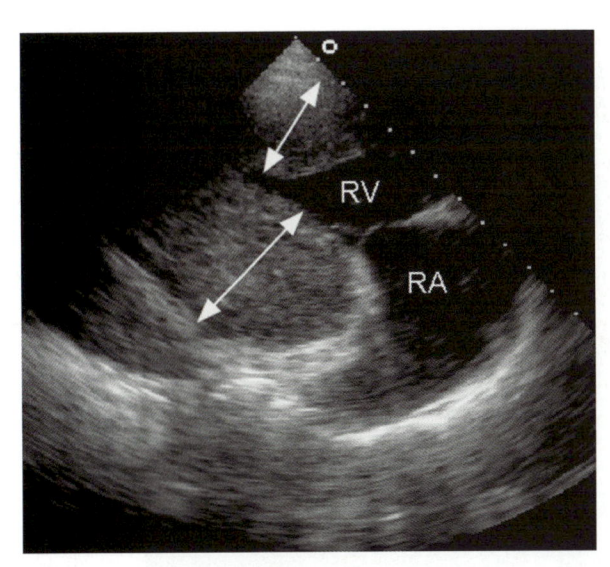

FIGURA 8.57 Incidência do influxo ventricular direito paraesternal mostra grave hipertrofia ventricular direita (*setas*). RA, átrio direito; RV, ventrículo direito.

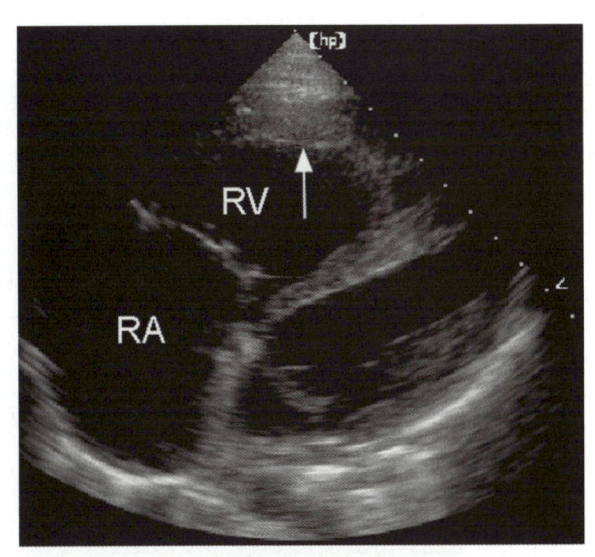

FIGURA 8.58 Incidência subcostal de quatro câmaras mostra hipertrofia da parede livre do ventrículo direito (*seta*) em um paciente com hipertensão pulmonar. Ambas as câmaras direitas estão dilatadas. RA, átrio direito; RV, ventrículo direito.

um gradiente anormal de pressão entre os ventrículos direito e esquerdo (Figura 8.60). No coração normal, o formato redondo do ventrículo esquerdo é mantido durante todo o ciclo cardíaco, um reflexo da pressão mais alta dentro da cavidade ventricular esquerda (e gradiente de pressão transeptal instantâneo). Quando a pressão ventricular direita está aumentada, essa curvatura normal do septo é alterada e o septo parece achatado e deslocado em direção ao ventrículo esquerdo. Quanto maior o aumento na pressão sistólica ventricular direita (PSVD), maior o deslocamento da posição do septo em direção à cavidade ventricular esquerda. Um aspecto característico da sobrecarga de pressão no ventrículo direito é a persistência dessa distorção septal durante o ciclo cardíaco, ou seja, tanto na sístole quanto na diástole. Como é discutido adiante, isso faz contraste com a sobrecarga de volume no ventrículo direito que acarreta um achatamento do septo predominantemente durante a diástole.

As imagens com Doppler são bastante úteis na avaliação da sobrecarga de pressão sobre o ventrículo direito. Tanto o fluxo valvar pulmonar quanto a velocidade da regurgitação tricúspide devem ser avaliados (Figura 8.61). Em indivíduos normais, o fluxo pulmonar tem um contorno simétrico com a velocidade máxima ocorrendo na mesossístole. À medida que aumenta a pressão pulmonar, a velocidade máxima ocorre mais cedo na sístole e um entalhe sistólico tardio está muitas vezes presente (Figura 8.61C). O tempo de aceleração (tempo desde o início até o pico de velocidade do fluxo) pode ser medido e oferece uma grosseira estimativa do grau de aumento na pressão arterial pulmonar. Quanto mais curto o tempo de aceleração, maior a pressão arterial pulmonar.

Uma medida mais direta da pressão ventricular direita é possível ao se quantificar a velocidade do jato de regurgitação tricúspide. Por meio da equação de Bernoulli para se medir o gradiente

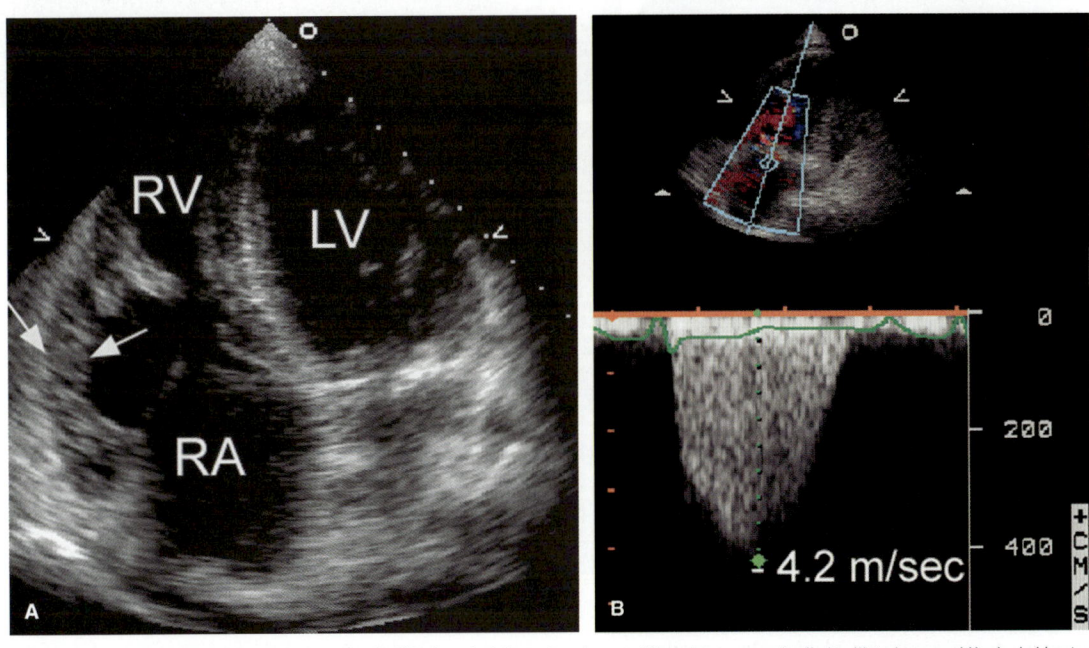

FIGURA 8.59 De um paciente com hipertensão pulmonar, a incidência apical de quatro câmaras **(A)** mostra um coração direito dilatado com evidência de hipertrofia ventricular direita (*setas*). Por meio da velocidade de regurgitação tricúspide **(B)** a pressão sistólica ventricular direita pode ser estimada como sendo 85 mmHg. LV, ventrículo esquerdo; RA, átrio direito; RV, ventrículo direito.

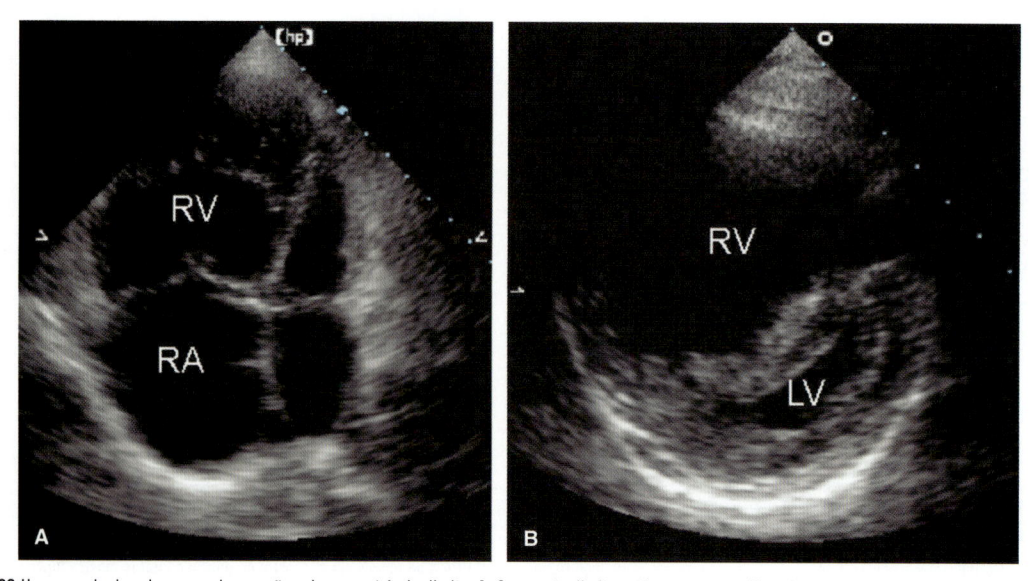

FIGURA 8.60 Um exemplo de sobrecarga de pressão sobre o ventrículo direito. **A:** O coração direito está gravemente dilatado e existe uma hipocontratilidade ventricular direita global. **B:** A incidência de eixo curto mostra acentuado achatamento do septo que foi mantido tanto na sístole quanto na diástole. Ver texto para detalhes. LV, ventrículo esquerdo; RA, átrio direito; RV, ventrículo direito.

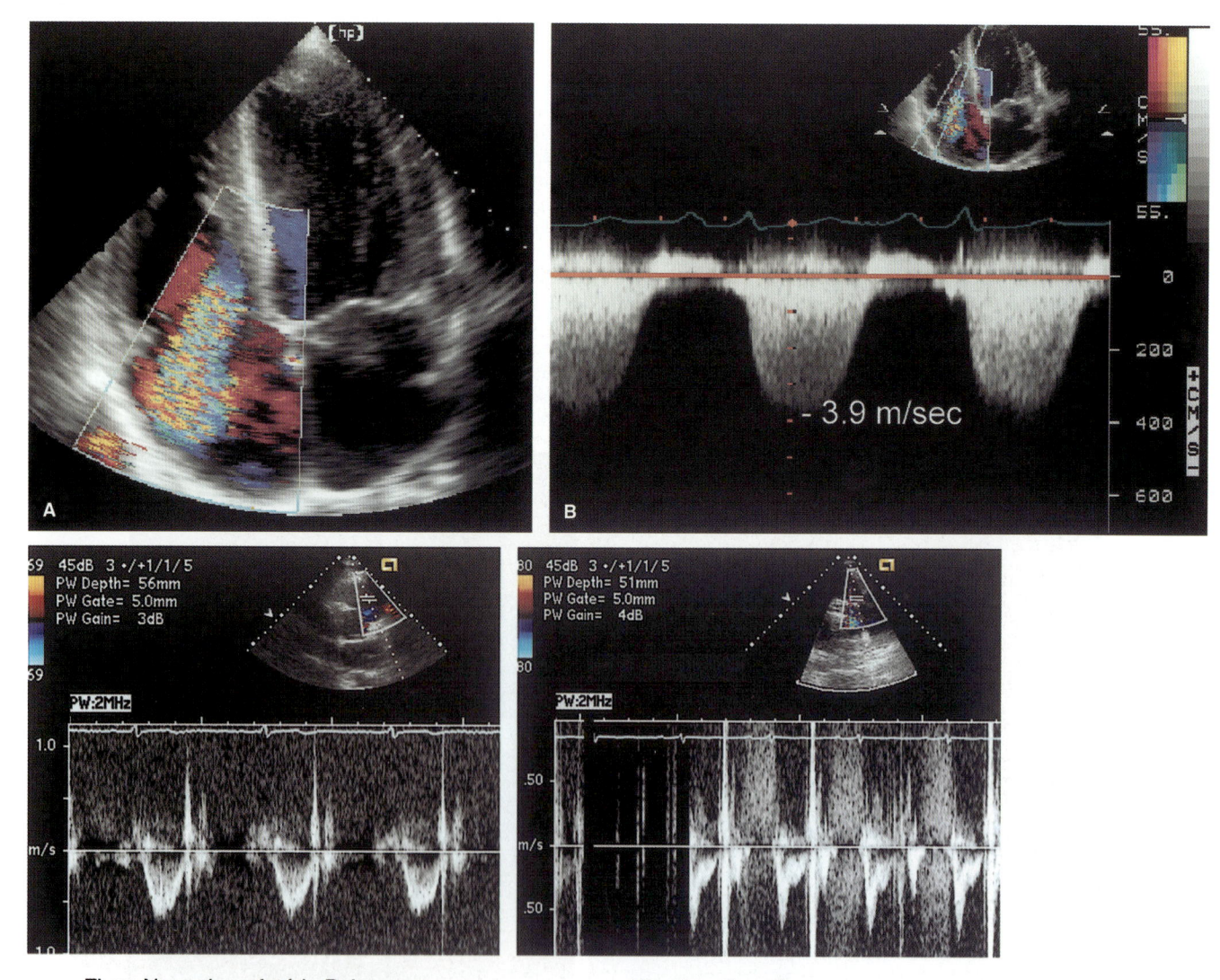

Fluxo Normal em Artéria Pulmonar   Hipertensão pulmonar

FIGURA 8.61 A: Grave regurgitação tricúspide mostrada pela imagem com fluxo colorido. **B:** Imagem com Doppler de onda contínua mostra um gradiente de pressão de aproximadamente 60 mmHg compatível com pressão sistólica ventricular direita de 70 a 75 mmHg. **C:** Um exemplo de fluxo pulmonar na presença de pressão arterial pulmonar normal (*esquerda*) e elevada (*direita*). Observe o tempo de aceleração encurtado e o entalhe tardio sistólico no paciente com hipertensão pulmonar.

sistólico entre o ventrículo direito e o átrio direito, a PSVD pode ser determinada a partir da seguinte equação:

$$PSVD = 4 \ (RT_{velocidade})^2 = P_{AD} \qquad [Eq. \ 8.3]$$

onde $RT_{velocidade}$ é a velocidade máxima do jato de regurgitação tricúspide (em metros por segundo) e P_{AD} é uma estimativa da pressão atrial direita (diretrizes para avaliação da pressão atrial direita são dadas no Capítulo 13). Como a PSVD e a pressão arterial sistólica pulmonar são similares (na ausência de estenose pulmonar), essa abordagem proporciona um meio simples e acurado de quantificar a presença e a gravidade da hipertensão pulmonar.

A pressão arterial diastólica pulmonar pode ser estimada por meio de uma abordagem similar aplicada ao fluxo da regurgitação pulmonar. Neste caso, a velocidade de fluxo do jato de regurgitação no final da diástole é usada na equação de Bernoulli para quantificar o gradiente arterial pulmonar-ventricular direito. Nos indivíduos normais, a pressão arterial diastólica pulmonar excede a pressão diastólica ventricular direita em somente alguns poucos milímetros de mercúrio, de modo que é baixa a velocidade do jato regurgitante. Com hipertensão pulmonar, a pressão arterial diastólica pulmonar aumenta desproporcionalmente, criando um gradiente maior de pressão e daí uma velocidade regurgitante telediastólica aumentada. Assim, em pacientes com hipertensão pulmonar significativa, a velocidade regurgitante pulmonar na telediástole é muitas vezes maior que 2 m/s. Esses conceitos são ilustrados na Figura 8.62. Nesse paciente com grave hipertensão

pulmonar, o ventrículo direito está dilatado e hipocinético, com achatamento septal evidente na incidência de eixo curto. A imagem com Doppler mostra aumento da velocidade da regurgitação tricúspide (PSVD = 105 mmHg). A velocidade de regurgitação tricúspide elevada (> 2 m/s) é compatível com aumento da pressão arterial diastólica pulmonar.

A sobrecarga de volume ventricular direita tipicamente produz dilatação do ventrículo direito. Em indivíduos normais, examinados a partir da incidência apical de quatro câmaras, a área diastólica ventricular direita é aproximadamente dois terços da do ventrículo esquerdo. Um critério subjetivo de dilatação ventricular direita é uma área diastólica ventricular direita que parece igual ou maior que a do ventrículo esquerdo (Figura 8.63). A sobrecarga de volume sobre o ventrículo direito também afeta a movimentação septal. Durante a diástole, o aumento do volume ventricular direito desloca o septo interventricular em direção à cavidade do ventrículo esquerdo, resultando em achatamento do septo (Figura 8.64). O formato normal em crescente do ventrículo direito é substituído por um aspecto mais esférico. Tais anormalidades podem ser vistas por meio de técnicas de imagens em modo M e bidimensionais. Ao contrário da sobrecarga de pressão sobre o ventrículo direito, a sobrecarga de volume sobre o ventrículo direito resulta em deslocamento septal somente durante a diástole. Durante a sístole, como o gradiente transeptal normal de pressão é mantido, o formato e a posição normais do septo são também mantidos. Assim, o grau de achatamento septal durante a sístole e a diástole pode ser útil para distinguir sobrecarga de volume de sobrecarga de pressão. Pacientes com sobrecarga de

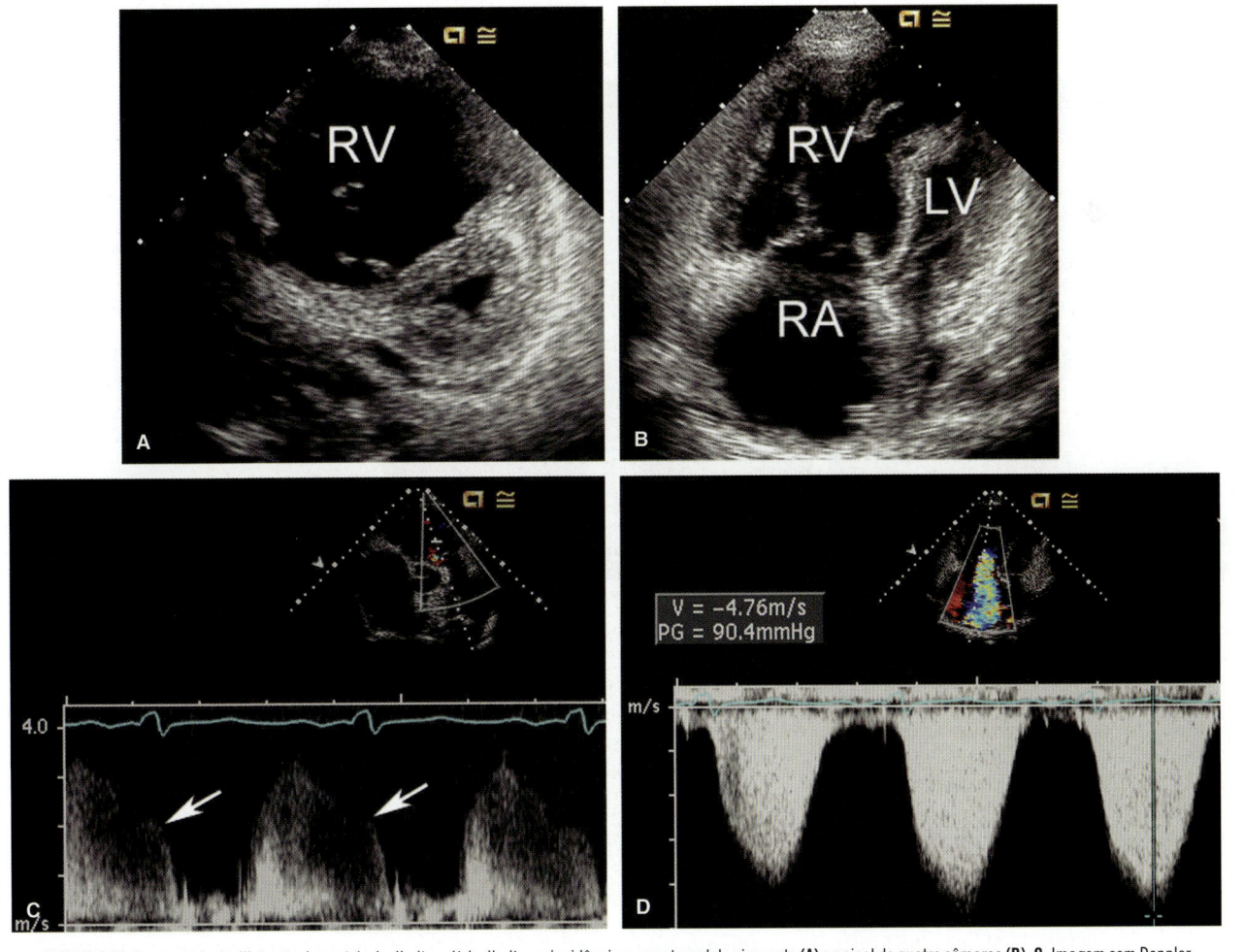

FIGURA 8.62 Um exemplo de dilatação do ventrículo direito e átrio direito na incidência paraesternal de eixo curto **(A)** e apical de quatro câmaras **(B)**. **C:** Imagem com Doppler pulsado mostra regurgitação pulmonar na via de saída ventricular direita. A velocidade telediastólica está elevada (*setas*). **D:** Regurgitação tricúspide com alta velocidade e pressão sistólica ventricular direita estimada como sendo 105 mmHg, pressupondo uma pressão atrial direita de 15 mmHg. Ver texto para detalhes. LV, ventrículo esquerdo; RA, átrio direito; RV, ventrículo direito.

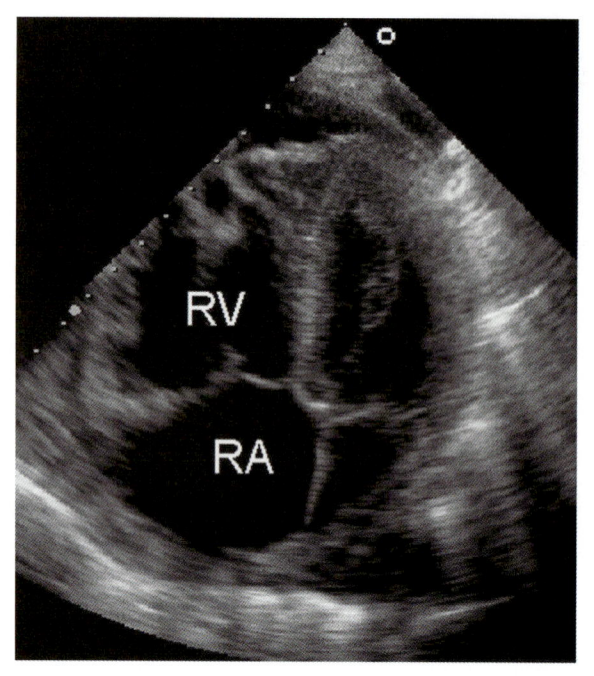

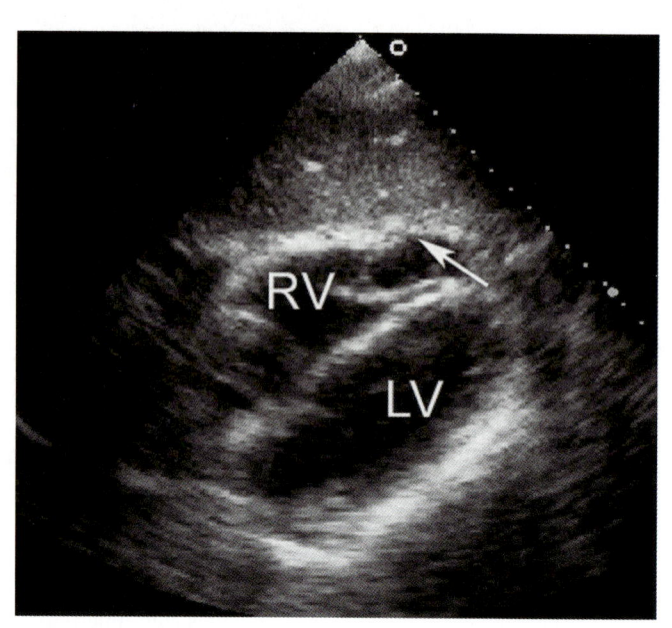

FIGURA 8.63 Grave aumento ventricular direito nesta incidência de quatro câmaras. Observe os tamanhos do ventrículo e do átrio direitos com relação aos seus correspondentes esquerdos. Em ambos os casos, o septo está desviado para a esquerda. Ademais, a parede livre ventricular direita está espessada e altamente trabeculada. LV, ventrículo esquerdo; RA, átrio direito; RV, ventrículo direito. ●━

FIGURA 8.65 Displasia ventricular direita arritmogênica (DVDA) resultando em dilatação aneurismática da parede livre do ventrículo direito perto do ápice (*seta*), incidência subcostal, quatro câmaras. (Cortesia de D. Yoerger, M.D., Massachusetts General Hospital, Boston.) ●━

Diástole   Sístole

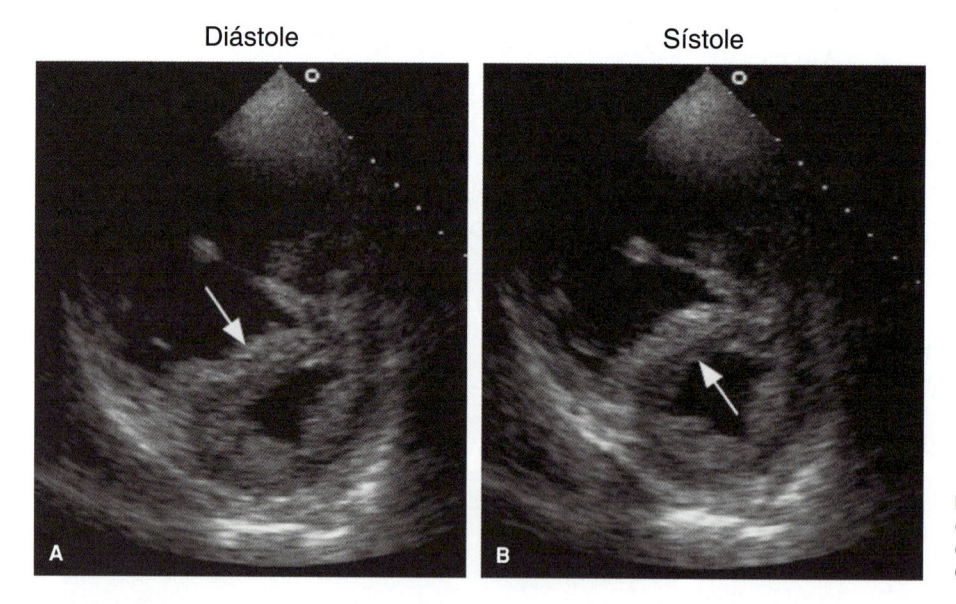

FIGURA 8.64 Sobrecarga de volume sobre o ventrículo direito resulta em achatamento do septo durante a diástole (*seta*) **(A)** com restauração da curvatura normal do septo durante a sístole (*seta*) **(B)**.

volume pura sobre o ventrículo direito têm achatamento confinado à diástole. Aqueles com sobrecarga de pressão mantêm o achatamento através de todo o ciclo cardíaco. Um grau de achatamento septal também grosseiramente tem correlação com a gravidade da hipertensão pulmonar.

Displasia Ventricular Direita

A displasia ventricular direita arritmogênica (DVDA) é uma condição rara, mas importante, na qual o miocárdio normal da parede livre do ventrículo direito é substituído por tecido adiposo e/ou contendo colágeno. A DVDA tem uma ampla faixa de manifestações clínicas, mas as arritmias ventriculares malignas e morte súbita podem ocorrer. A ecocardiografia tem sido usada exten-

samente para o diagnóstico dessa anormalidade. O aumento do ventrículo direito, anormalidades focais da movimentação parietal ventricular direita e aneurismas localizados da parede livre têm sido relatados. Ademais, o miocárdio ventricular direito acometido pode ter um aspecto ecogênico característico, refletindo a presença de gordura e/ou tecido cicatricial dentro da parede livre. A Figura 8.65 é um exemplo de um aneurisma inferoapical em um paciente com DVDA. Observe também o brilho relativo da parede livre do ventrículo direito, possivelmente indicando tecido gorduroso dentro do miocárdio. Embora a ecogenicidade anormal da parede livre possa ser registrada por técnicas ecocardiográficas, a sensibilidade desse achado é baixa. Em decorrência disso, a IRM em grande parte substituiu a ecocardiografia para fins de caracterizar o tecido anormal dentro da parede livre ventricular direita.

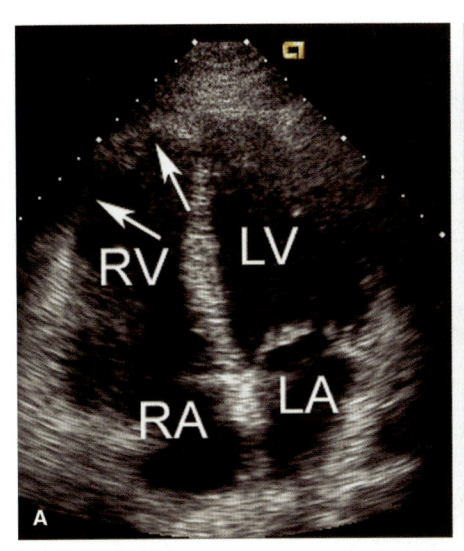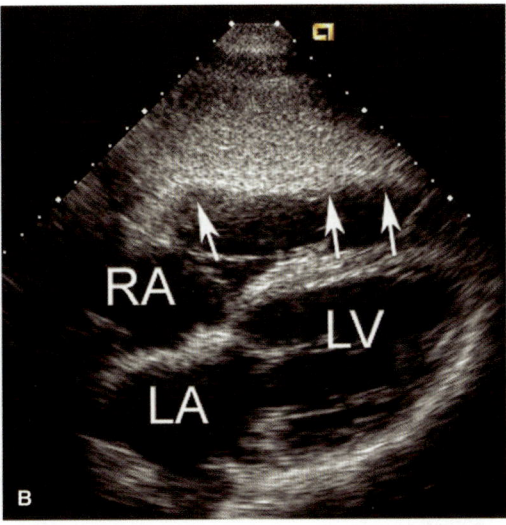

FIGURA 8.66 Envolvimento extenso ventricular direito em um paciente com displasia ventricular direita arritmogênica. **A:** Incidência apical de quatro câmaras mostra dilatação do ventrículo direito e hipocinesia da parede livre ventricular direita (*setas*). **B:** Incidência subcostal revela disfunção segmentar ventricular direita e dilatação aneurismática próxima ao ápice (*setas*). LA, átrio esquerdo; LV, ventrículo esquerdo; RA, átrio direito; RV, ventrículo direito.

A doença inclui um espectro de anormalidades, desde alterações bastante sutis até envolvimento extenso e óbvio de grande parte do ventrículo direito (Figura 8.66). A anomalia de Uhl, também chamada de ventrículo direito em pergaminho, pode ser uma manifestação extrema e generalizada da DVDA. Este último padrão, entretanto, é não específico porque dilatação do ventrículo direito pode ocorrer por muitas razões. Assim, a sensibilidade e a especificidade da ecocardiografia em estabelecer o diagnóstico dependem da extensão da anormalidade e fenótipo específico.

Leituras Sugeridas

Conceitos Gerais

Appleton CP, Jensen JL, Hatle LK, et al. Doppler evaluation of left and right ventricular diastolic function: a technical guide for obtaining optimal flow velocity recordings. J Am Soc Echocardiogr 1997;10:271–292.

DePace NL, Soulen RL, Kotler MN, et al. Two dimensional echocardiographic detection of intraatrial masses. Am J Cardiol 1981;48:954–960.

Fukuda S, Saracino G, Matsumura Y, et al. Three-dimensional geometry of tricuspid annulus in healthy subjects and in patients with functional tricuspid regurgitation: a real-time, 3-dimensional echocardiographic study. Circulation 2006;114:1492–1498.

Lang R, Bierig M, Devereux R, et al. Recommendations for chamber quantification: a report from the American Society of Echocardiography's Guidelines and Standards Committee and the Chamber Quantification Writing Group, developed in conjunction with the European Association of Echocardiography. J Am Soc Echocardiogr 2005;18:1440–1463.

Septo Atrial e Fonte de Êmbolos

Corboy JR. Patent foramen ovale, atrial septal aneurysm, and recurrent stroke. N Engl J Med 2002;346:1331–1332.

Keller AM, Gopal AS, King DL. Left and right atrial volume by freehand three-dimensional echocardiography: in vivo validation using magnetic resonance imaging. Eur J Echocardiogr 2000;1:55–65.

Manning WJ, Silverman DI, Katz SE, et al. Atrial ejection force: a noninvasive assessment of atrial systolic function. J Am Coll Cardiol 1993;22:221–225.

Mas JL, Arquizan C, Lamy C, et al. Recurrent cerebrovascular events associated with patent foramen ovale, atrial septal aneurysm, or both. N Engl J Med 2001;345:1740–1746.

Mugge A, Daniel WG, Angermann C, et al. Atrial septal aneurysm in adult patients. A multicenter study using transthoracic and transesophageal echocardiography. Circulation 1995;91:2785–2792.

Pearson AC, Labovitz AJ, Tatineni S, et al. Superiority of transesophageal echocardiography in detecting cardiac source of embolism in patients with cerebral ischemia of uncertain etiology. J Am Coll Cardiol 1991;17:66–72.

Pearson AC, Nagelhout D, Castello R, et al. Atrial septal aneurysm and stroke: a transesophageal echocardiographic study. J Am Coll Cardiol 1991;18:1223–1229.

Schneider B, Hanrath P, Vogel P, et al. Improved morphologic characterization of atrial septal aneurysm by transesophageal echocardiography: relation to cerebrovascular events. J Am Coll Cardiol 1990;16:1000–1009.

Stoddard MF, Dawkins PR, Prince CR, et al. Left atrial appendage thrombus is not uncommon in patients with acute atrial fibrillation and a recent embolic event: a transesophageal echocardiographic study. J Am Coll Cardiol 1995;25:452–459.

Verhorst PM, Kamp O, Visser CA, et al. Left atrial appendage flow velocity assessment using transesophageal echocardiography in nonrheumatic atrial fibrillation and systemic embolism. Am J Cardiol 1993;71:192–196.

Werner JA, Cheitlin MD, Gross BW, et al. Echocardiographic appearance of the Chiari network: differentiation from right-heart pathology. Circulation 1981;63:1104–1109.

Hemodinâmica

Kircher BJ, Himelman RB, Schiller NB. Noninvasive estimation of right atrial pressure from the inspiratory collapse of the inferior vena cava. Am J Cardiol 1990;66:493–496.

Nagueh SF, Kopelen HA, Zoghbi WA. Relation of mean right atrial pressure to echocardiographic and Doppler parameters of right atrial and right ventricular function. Circulation 1996;93:1160–1169.

Nishimura RA, Abel MD, Hatle LK, et al. Relation of pulmonary vein to mitral flow velocities by transesophageal Doppler echocardiography. Effect of different loading conditions. Circulation 1990;81:1488–1497.

Oh JK, Appleton CP, Hatle LK, et al. The noninvasive assessment of left ventricular diastolic function with two-dimensional and Doppler echocardiography. J Am Soc Echocardiogr 1997;10:246–270.

Oh JK, Hatle LK, Seward JB, et al. Diagnostic role of Doppler echocardiography in constrictive pericarditis. J Am Coll Cardiol 1994;23:154–162.

Reynolds T, Appleton CP. Doppler flow velocity patterns of the superior vena cava, inferior vena cava, hepatic vein, coronary sinus, and atrial septal defect: a guide for the echocardiographer. J Am Soc Echocardiogr 1991;4:503–512.

Rossvoll O, Hatle LK. Pulmonary venous flow velocities recorded by transthoracic Doppler ultrasound: relation to left ventricular diastolic pressures. J Am Coll Cardiol 1993;21:1687–1696.

Ryan T, Petrovic O, Dillon JC, et al. An echocardiographic index for separation of right ventricular volume and pressure overload. J Am Coll Cardiol 1985;5:918–927.

Sakai K, Nakamura K, Satomi G, et al. Hepatic vein blood flow pattern measured by Doppler echocardiography as an evaluation of tricuspid valve insufficiency. J Cardiogr 1983;13:33–43.

O Ventrículo Direito

Bommer W, Weinert L, Neumann A, et al. Determination of right atrial and right ventricular size by two-dimensional echocardiography. Circulation 1979;60:91–100.

Cohen GI, Klein AL, Chan KL, et al. Transesophageal echocardiographic diagnosis of right-sided cardiac masses in patients with central lines. Am J Cardiol 1992;70:925–929.

De Castro S, Cavarretta E, Milan A, et al. Usefulness of tricuspid annular velocity in identifying global RV dysfunction in patients with primary pulmonary hypertension: a comparison with 3D echo-derived right ventricular ejection fraction. Echocardiography 2008;25:289–293.

Fujimoto S, Mizuno R, Nakagawa Y, et al. Estimation of the right ventricular volume and ejection fraction by transthoracic three-dimensional echocardiography. A validation study using magnetic resonance imaging. Int J Card Imaging 1998;14:385–390.

Grison A, Maschietto N, Reffo E, et al. Three-dimensional echocardiographic evaluation of right ventricular volume and function in pediatric patients: validation of the technique. J Am Soc Echocardiogr 2007;20:921–929.

Jiang L, Siu SC, Handschumacher MD, et al. Three-dimensional echocardiography. In vivo validation for right ventricular volume and function. Circulation 1994;89:2342–2350.

Kullo IJ, Edwards WD, Seward JB. Right ventricular dysplasia: the Mayo Clinic experience. Mayo Clin Proc 1995;70:541–548.

Levine RA, Gibson TC, Aretz T, et al. Echocardiographic measurement of right ventricular volume. Circulation 1984;69:497–505.

Niemann P, Pinho L, Balbach T, et al. Anatomically oriented right ventricular volume measurements with dynamic three-dimensional echocardiography validated by 3-Tesla magnetic resonance imaging. J Am Coll Cardiol 2007;50:1668–1676.

Panidis IP, Ren JF, Kotler MN, et al. Two-dimensional echocardiographic estimation of right ventricular ejection fraction in patients with coronary artery disease. J Am Coll Cardiol 1983;2:911–918.

Papavassiliou DP, Parks WJ, Hopkins KL, et al. Three-dimensional echocardiographic measurement of right ventricular volume in children with congenital heart disease validated by magnetic resonance imaging. J Am Soc Echocardiogr 1998;11:770–777.

Shiota T, Jones M, Chikada M, et al. Real-time three-dimensional echocardiography for determining right ventricular stroke volume in an animal model of chronic right ventricular volume overload. Circulation 1998;97:1897–1900.

Tomita M, Masuda H, Sumi T, et al. Estimation of right ventricular volume by modified echocardiographic subtraction method. Am Heart J 1992;123:1011–1022.

Ueti OM, Camargo EE, Ueti Ade A., et al. Assessment of right ventricular function with Doppler echocardiographic indices derived from tricuspid annular motion: comparison with radionuclide angiography. Heart 2002;88:244–248.

Watanabe T, Katsume H, Matsukubo H, et al. Estimation of right ventricular volume with two dimensional echocardiography. Am J Cardiol 1982;49:1946–1953.

O Átrio Direito

Douglas PS. The left atrium: a biomarker of chronic diastolic dysfunction and cardiovascular disease risk. J Am Coll Cardiol 2003;42:1206–1207.

Gehl LG, Mintz GS, Kotler MN, et al. Left atrial volume overload in mitral regurgitation: a two dimensional echocardiographic study. Am J Cardiol 1982;49:33–38.

Loperfido F, Pennestri F, Digaetano A, et al. Assessment of left atrial dimensions by cross sectional echocardiography in patients with mitral valve disease. Br Heart J 1983;50:570–578.

Maddukuri PV, Vieira ML, DeCastro S, et al. What is the best approach for the assessment of left atrial size? Comparison of various unidimensional and two-dimensional parameters with three-dimensional echocardiographically determined left atrial volume. J Am Soc Echocardiogr 2006;19:1026–1032.

Osranek M, Fatema K, Qaddoura F, et al. Left atrial volume predicts the risk of atrial fibrillation after cardiac surgery: a prospective study. J Am Coll Cardiol 2006;48:779–786.

Sug IW, Song JM, Lee EY, et al. Left atrial volume measured by real-time 3-dimensional echocardiography predicts clinical outcomes in patients with severe left ventricular dysfunction and in sinus rhythm. J Am Soc Echocardiogr 2008;21:439–445.

Tsang TS, Barnes ME, Bailey KR, et al. Left atrial volume: important risk marker of incident atrial fibrillation in 1655 older men and women. Mayo Clin Proc 2001;76:467–475.

Desde os seus primórdios, um dos objetivos principais da ecocardiografia tem sido o de oferecer informações hemodinâmicas. Inicialmente isso era feito por meio de imagens em modo M e mais tarde bidimensionais que permitiam medir as dimensões que podiam ser traduzidas em dados volumétricos. O desenvolvimento da ecodopplercardiografia oferece hoje em dia uma técnica mais direta e quantitativa por meio da qual se pode derivar informações hemodinâmicas. Atualmente, aquisição de imagens com Doppler, combinada a imagens bidimensionais, constitui o método preferido para avaliação não invasiva hemodinâmica e, em muitas situações, ela suplantou o cateterismo cardíaco para essa finalidade. A acurácia da técnica com Doppler para medida da velocidade do sangue tem sido validada de várias maneiras. Através de sua capacidade de quantificar o fluxo sanguíneo, medir gradientes de pressão e estimar pressões intracardíacas, a utilidade dos dados hemodinâmicos derivados do Doppler hoje está bem estabelecida.

Ecocardiografia Bidimensional e em Modo M

Desde os primeiros dias do uso do ultrassom, os pesquisadores têm tentado extrair dados hemodinâmicos de ecocardiogramas. Tais abordagens eram indiretas e qualitativas, geralmente se baseando no fato de que alterações fisiológicas no fluxo sanguíneo teriam efeitos previsíveis na movimentação das paredes e valvas do coração. Uma das primeiras aplicações surgiu do reconhecimento de que as sobrecargas de pressão e volume ventriculares direitas causavam alterações previsíveis na movimentação do septo interventricular. Infelizmente, poucas informações quantitativas podiam ser derivadas dessa observação. Assim, a disponibilidade das técnicas com Doppler tornou possível uma medida direta mais quantitativa da pressão ventricular direita, suplantando desse modo as abordagens mais indiretas. Uma observação mais relevante envolveu o fechamento precoce da valva mitral que ocorre em pacientes com regurgitação aórtica aguda grave (Figura 9.1). Nesta, a alta resolução temporal da técnica em modo M oferecia uma abordagem singular para a cronologia dos eventos valvares. O fechamento prematuro da valva mitral indicava pressão diastólica ventricular esquerda rapidamente em elevação e se tornou um marcador hemodinamicamente confiável, mesmo que indireto, da regurgitação aórtica, antes da disponibilidade de técnicas não invasivas mais diretas.

Um exemplo similar é a saliência B do fechamento mitral. Ela se constitui numa movimentação particular da valva mitral que ocorre no final da diástole à medida que a valva passivamente se fecha com o aumento da pressão ventricular esquerda (Figura 9.2). O ritmo normal do fechamento da valva mitral depois da sístole atrial é suave e de curta duração. Em pacientes com pressão diastólica ventricular esquerda elevada, o aumento da pressão atrial esquerda associado resulta em um padrão anormal de fechamento da valva mitral. O início do fechamento da valva mitral é prematuro e interrompido porque a onda A ocorre mais cedo do que o usual e resulta em um entalhe entre o ponto A e o ponto C. O prolongamento da fase de fechamento da valva mitral é conhecido como saliência B que está associada a aumento das pressões telediastólica ventricular esquerda e atrial esquerda

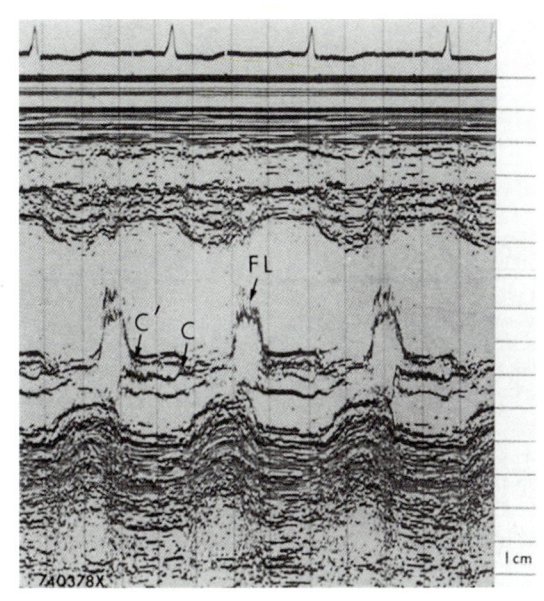

FIGURA 9.1 Um ecocardiograma em modo M da valva mitral de um paciente com regurgitação aórtica aguda. Observe o fechamento parcial (C′) na mesodiástole, significativamente mais cedo do que o normal. A valva não se reabre com a sístole atrial e depois fecha por completo com o início da sístole ventricular (C). Vibrações finas (FL) da valva mitral se devem ao jato regurgitante aórtico.

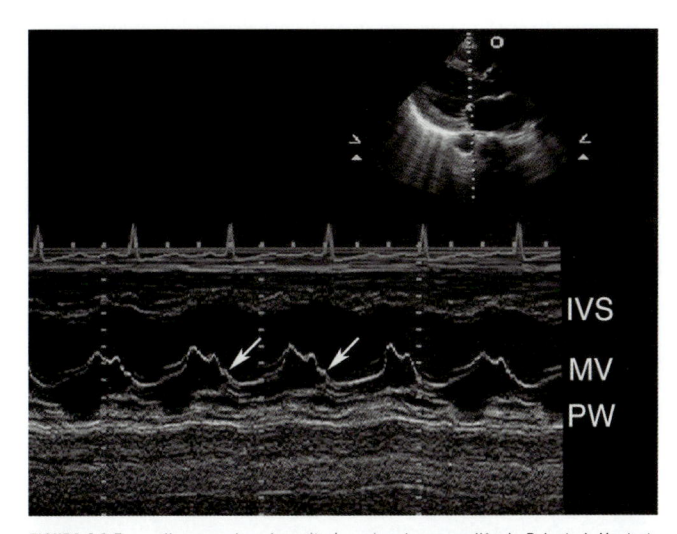

FIGURA 9.2 Ecocardiograma da valva mitral mostrando uma saliência B (*setas*). Ver texto para detalhes. IVS, septo interventricular; MV, valva mitral; PW, parede posterior do ventrículo esquerdo.

(Figura 9.3). Esforços para quantificar a pressão diastólica ventricular esquerda usando esse achado têm sido infrutíferos. Embora a sensibilidade do achado seja alvo de debate, a presença de uma saliência B está consistentemente associada a uma pressão diastólica ventricular esquerda, no momento da contração atrial, de pelo menos 20 mmHg. A aplicação das técnicas com Doppler ao estudo da pressão atrial esquerda eventualmente obscureceu a importância desse achado.

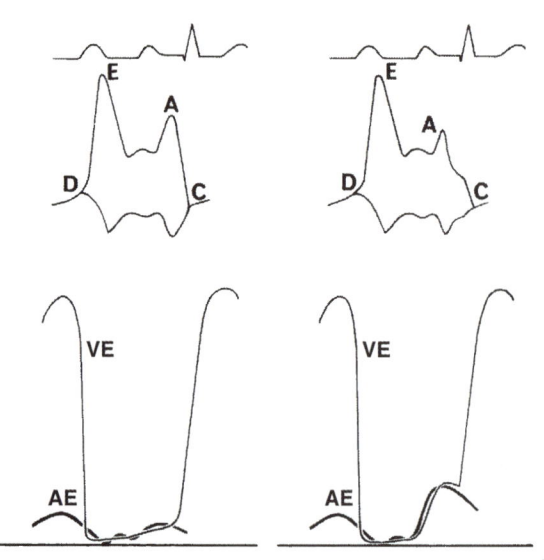

FIGURA 9.3 Um esquema mostrando como o ecocardiograma da valva mitral reflete as alterações na pressão diastólica ventricular esquerda. O relacionamento normal entre a movimentação dos folhetos mitrais e alterações da pressão intracardíaca é mostrado à esquerda. A gênese da saliência B reflete pressão diastólica atrial esquerda elevada. Ver texto para detalhes. AE, átrio esquerdo; VE, ventrículo esquerdo.

Outros sinais ecocardiográficos em modo M de hemodinâmica alterada também resistiram ao teste do tempo. A movimentação anterior sistólica da valva mitral é um achado importante em pacientes com miocardiopatia hipertrófica e pode indicar obstrução dinâmica da via de saída. Isso é demonstrado por técnicas da ecocardiografia em modo M ou bidimensionais. Nestes pacientes, o fechamento parcial da valva aórtica durante a mesossístole e telessístole, como mostra a ecocardiografia em modo M, é um indicador confiável de significativa obstrução da via de saída. Entretanto, novamente, a quantificação do gradiente não é possível. Um dos indicadores ecocardiográficos mais úteis do significado hemodinâmico é o colapso protodiastólico da parede livre do ventrículo direito que ocorre quando a pressão intrapericárdica aumenta no quadro clínico de tamponamento (Figura 9.4). Isto é discutido detalhadamente no Capítulo 10.

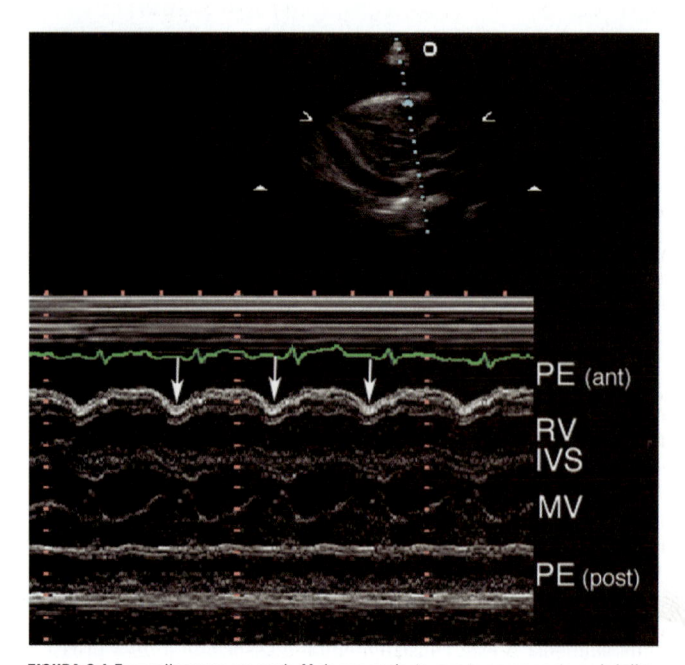

FIGURA 9.4 Ecocardiograma em modo M de um paciente com tamponamento pericárdico. As *setas* indicam colapso precoce diastólico da parede livre do ventrículo direito. O espaço não ecogênico acima da parede livre ventricular direita representa o fluido pericárdico, que também pode ser visto posteriormente ao ventrículo esquerdo. IVS, septo interventricular; MV, valva mitral; PE, derrame pericárdico; RV, ventrículo direito.

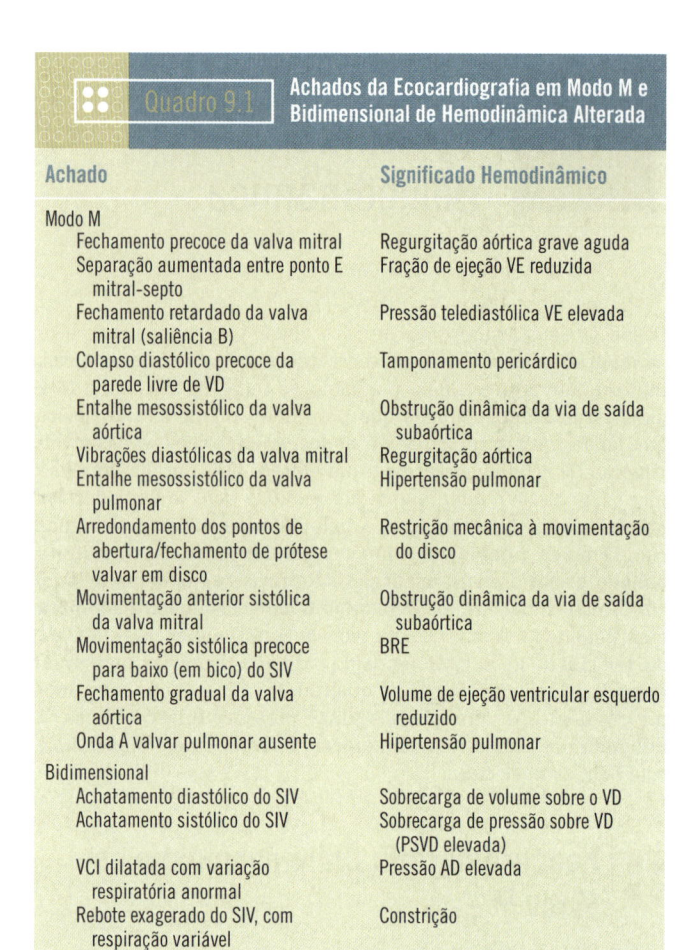

Achado	Significado Hemodinâmico
Modo M	
Fechamento precoce da valva mitral	Regurgitação aórtica grave aguda
Separação aumentada entre ponto E mitral-septo	Fração de ejeção VE reduzida
Fechamento retardado da valva mitral (saliência B)	Pressão telediastólica VE elevada
Colapso diastólico precoce da parede livre de VD	Tamponamento pericárdico
Entalhe mesossistólico da valva aórtica	Obstrução dinâmica da via de saída subaórtica
Vibrações diastólicas da valva mitral	Regurgitação aórtica
Entalhe mesossistólico da valva pulmonar	Hipertensão pulmonar
Arredondamento dos pontos de abertura/fechamento de prótese valvar em disco	Restrição mecânica à movimentação do disco
Movimentação anterior sistólica da valva mitral	Obstrução dinâmica da via de saída subaórtica
Movimentação sistólica precoce para baixo (em bico) do SIV	BRE
Fechamento gradual da valva aórtica	Volume de ejeção ventricular esquerdo reduzido
Onda A valvar pulmonar ausente	Hipertensão pulmonar
Bidimensional	
Achatamento diastólico do SIV	Sobrecarga de volume sobre o VD
Achatamento sistólico do SIV	Sobrecarga de pressão sobre VD (PSVD elevada)
VCI dilatada com variação respiratória anormal	Pressão AD elevada
Rebote exagerado do SIV, com respiração variável	Constrição

Quadro 9.1 Achados da Ecocardiografia em Modo M e Bidimensional de Hemodinâmica Alterada

AD, atrial direita; BRE, bloqueio de ramo esquerdo; PSVD, pressão sistólica ventricular direita; SIV, septo interventricular; VCI, veia cava inferior; VD, ventrículo direito; VE, ventrículo esquerdo.

Uma lista parcial de dados ecocardiográficos em modo M e bidimensionais indicando hemodinâmica anormal é dada no Quadro 9.1. Embora a maioria destes dados tenha sido substituída por medidas mais quantitativas e diretas pelas técnicas com Doppler, eles continuam a oferecer evidências confirmatórias úteis em pacientes selecionados.

Quantificação do Fluxo Sanguíneo

A ecodopplercardiografia consegue medir o fluxo de sangue por ser capaz de medir a sua velocidade. Sabemos que o ritmo de fluxo através de um orifício é igual ao produto da velocidade do fluxo pela área transversal. Como a área transversal pode ser medida nas imagens em modo M ou bidimensionais e a velocidade do fluxo pode ser determinada diretamente pelas imagens com Doppler, a técnica oferece uma medida não invasiva do fluxo. Se o fluxo fosse constante (ou seja, tivesse uma velocidade fixa), seria uma simples questão de determinar a velocidade em qualquer ponto e resolver a equação. Entretanto, no sistema cardiovascular, o fluxo é pulsátil e as velocidades individuais durante a fase de ejeção têm de ser amostradas e depois integradas para se medir o volume do fluxo. A soma dessas velocidades é chamada de integral tempo-velocidade (ITV) e é igual à área envolvida pelo perfil de velocidade Doppler durante um período de ejeção. O conceito essencial é ilustrado na Figura 9.5. Integrar a área sob a curva de velocidade é simplesmente medir as velocidades em cada ponto no tempo e somar todas essas velocidades. Deve ser observado que, quando a velocidade é integrada ao longo do tempo, as unidades que resultam dessa operação são uma medida de distância (em centímetros), daí o termo distância da ejeção, que é a distância linear que o sangue percorre durante um perío-

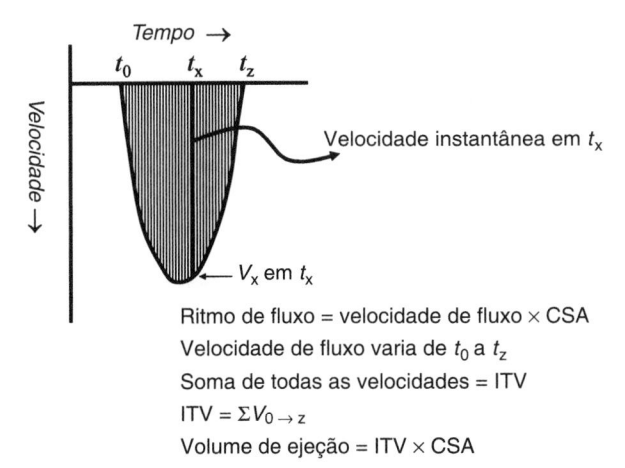

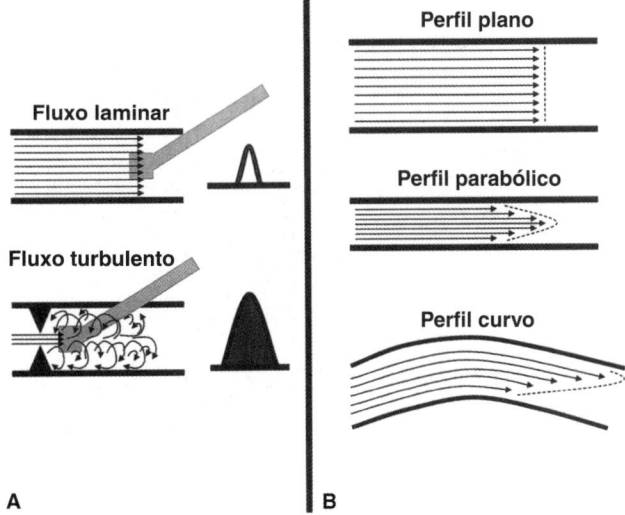

FIGURA 9.5 Esquema demonstrando o conceito de quantificação de fluxo usando a técnica Doppler. O Doppler registra a velocidade instantânea durante todo o ciclo cardíaco. A área sob a curva de velocidade Doppler representa a integral tempo-velocidade (ITV). Esta é a soma de todas as velocidades instantâneas individuais durante todo o período de ejeção. Ver texto para detalhes. CSA, área transversal.

FIGURA 9.7 A: As diferenças entre fluxo laminar e turbulento são demonstradas usando-se Doppler pulsado. O fluxo laminar está associado a uma menor velocidade e a um envelope de fluxo mais fino. **B:** Vários perfis de fluxo. Ver texto para detalhes.

do de fluxo. Quando a ITV e a área transversal correspondente (em centímetros quadrados) são medidas no mesmo ponto, como através de uma das quatro valvas cardíacas, o seu produto é igual ao volume de ejeção (em centímetros cúbicos ou mililitros) que é o volume de sangue ejetado pelo coração em cada contração (presumindo a inexistência de qualquer regurgitação ou derivação cardíaca).

Esses princípios estão ilustrados na Figura 9.6, que mostra como esses conceitos podem ser aplicados ao fluxo aórtico para se medir o volume de ejeção. Lembre-se, da equação de Doppler, da importância do ângulo θ, ou seja, o eixo entre o feixe de ultrassom e a direção do fluxo sanguíneo. Como a função cosseno varia entre 0 e 1 e aparece no numerador da equação de Doppler, erros em θ terão um efeito previsível nas velocidades medidas. Por exemplo, se θ estiver entre 0 e 20°, o cosseno de θ irá variar entre 1,0 e 0,92, acarretando uma discreta subestimativa da velocidade verdadeira. À medida que θ aumenta para mais de 20°, o cosseno diminui rapidamente e o grau de subestimativa da velocidade aumenta rapidamente. Daí, o alinhamento do ultrassom o mais próximo possível da direção do fluxo é crucial para se medir velocidades verdadeiras. Igualmente importante, o desalinhamento entre o feixe de ultrassom e o fluxo pode somente resultar em subestimativa da velocidade, nunca superestimativa.

Um outro fator que irá afetar a acurácia da equação de Doppler é o padrão do fluxo sanguíneo onde a velocidade está sendo medida. O fluxo normal no coração e grandes vasos é laminar, ou seja, o fluxo se desloca com aproximadamente a mesma velocidade e na mesma direção geral. Se um volume-amostra for colocado sobre tal padrão de fluxo, o Doppler irá registrar um sinal limpo e de velocidade uniforme. O fluxo se torna cada vez mais perturbado ou turbulento (ou seja, menos laminar) à medida que a velocidade aumenta ou a área transversal se altera (Figura 9.7A). A viscosidade também afeta o perfil do fluxo. Na borda da corrente de fluxo, próximo da parede do vaso, o fluxo tende a ser mais lento e mais turbulento. As velocidades mais altas e o fluxo mais laminar ocorrem geralmente no centro da corrente de fluxo. Essa distribuição espacial das velocidades através do fluxo tridimensional é chamada de perfil da velocidade do fluxo. Em um vaso reto e grande, com fluxo laminar, ele tende a ser plano (Figura 9.7B), ao passo que em vasos menores e curvos o perfil tende a ter um formato parabólico. A velocidade será mais alta no centro e mais baixa nas margens. O padrão do fluxo através de vasos curvos, como o arco aórtico, é mais complexo. Aqui, a distribuição das velocidades depende do tamanho do vaso, do perfil do fluxo que entra na curva e a presença e local de vasos ramificantes. Se o volume-amostra for colocado em tal padrão de fluxo, a velocidade registrada irá variar, dependendo do local exato.

Felizmente, o fluxo que passa através de uma valva cardíaca normal ou pela porção proximal dos grandes vasos tende a ser laminar com um perfil plano e, portanto, é passível de análise quantitativa. Como é mais fácil determinar a velocidade média de fluxo com um perfil de fluxo plano do que parabólico, não é de causar surpresa que esforços para se medir o fluxo sanguíneo tentem usar grandes orifícios e fluxos que estão próximos da origem dos vasos. Observe também que o fluxo fisiológico de sangue nunca é perfeitamente uniforme. Em qualquer ponto no tempo, ocorre uma distribuição de velocidades, resultando em um alargamento do sinal de Doppler. Quanto maior for a faixa de velocidades em qualquer ponto no tempo, mais amplo será o sinal de Doppler. A linha mais escura através do centro da distribuição representa a frequência modal, ou seja, a velocidade em que o maior número de hemácias está se deslocando (Figura 9.8). Teoricamente, esta é a velocidade que se deveria estar usando para determinação da ITV. Entretanto, na prática, é comum rastrear a margem mais externa da porção mais densa do envelope, e estudos indicam que ambas as técnicas oferecem uma medida razoavelmente acurada do fluxo sanguíneo. Ciclos múltiplos (geralmente de três a cinco) devem ser rastreados e promediados para minimizar o erro. Em pacientes com fibrilação atrial, entre 5 e 10 batimentos devem ser analisados.

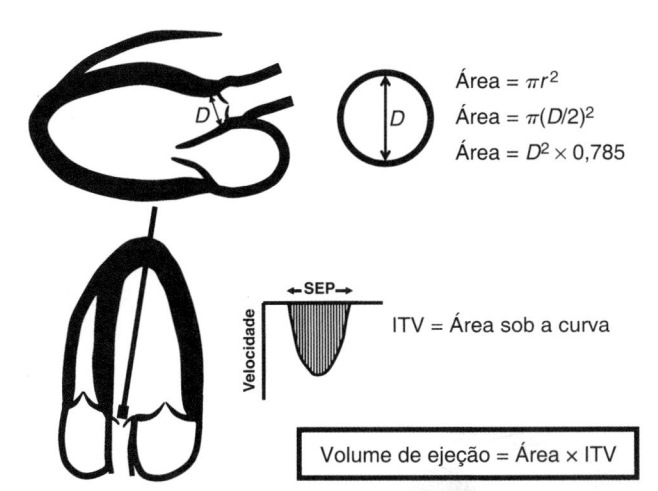

FIGURA 9.6 Método para quantificar o volume sistólico é demonstrado no esquema. Duas medidas são necessárias: área e integral tempo-velocidade. Ver texto para detalhes. *D*, diâmetro; SEP, período de ejeção sistólica.

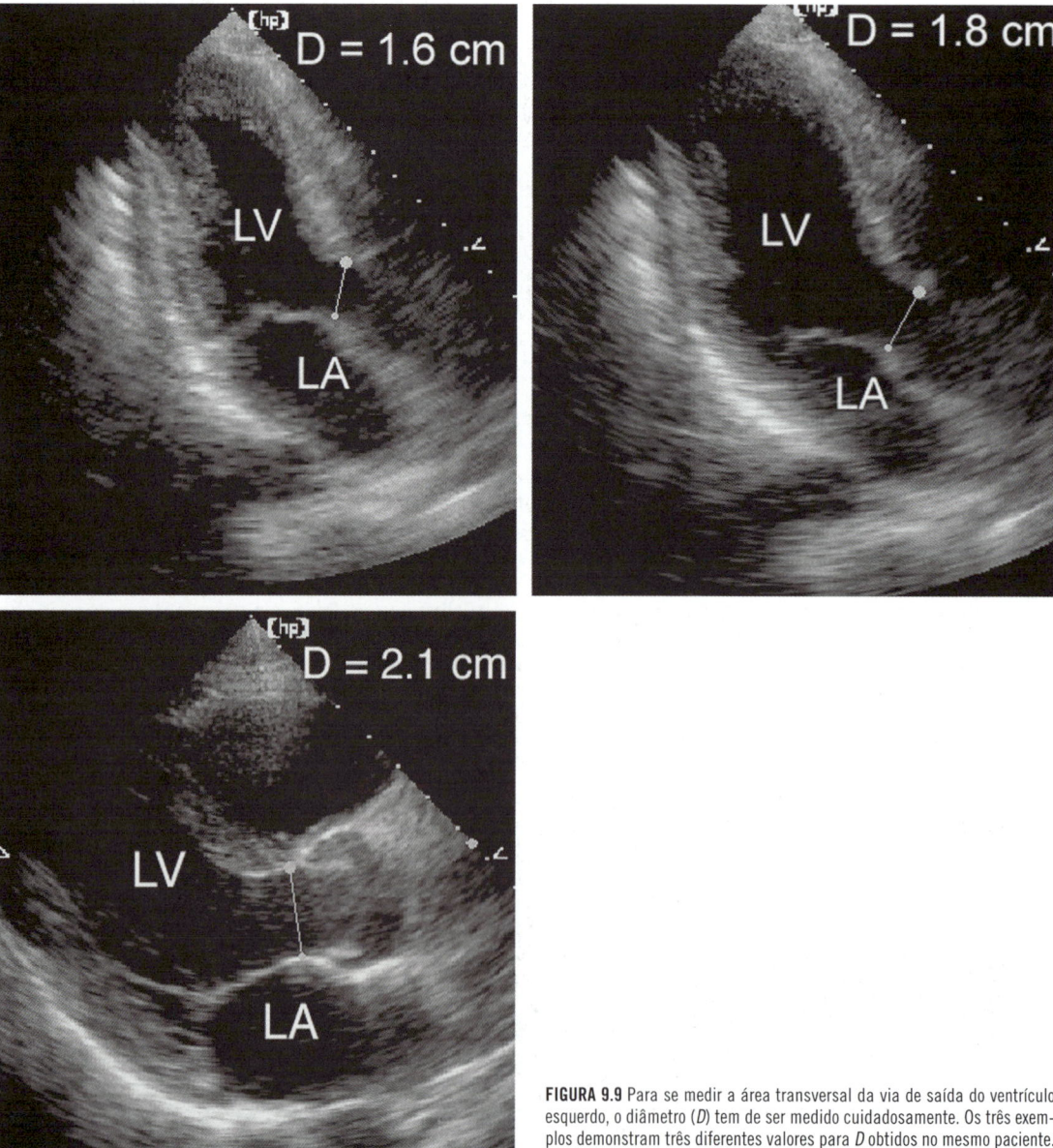

FIGURA 9.8 Um exemplo de fluxo laminar através da valva aórtica registrado em uma incidência apical com imagem com Doppler pulsado. A espícula da velocidade máxima na telessístole indica fechamento da valva aórtica.

Uma possível fonte de erro importante na medida do fluxo sanguíneo é a determinação da área transversal. É essencial lembrar que a área transversal tem de ser medida no mesmo tempo no espaço onde o sinal de Doppler é amostrado. Por exemplo, se o fluxo sanguíneo for medido através da valva aórtica, tanto o sinal de Doppler quanto a área transversal têm de ser medidos no mesmo nível. Se o volume-amostra de Doppler for colocado no nível do anel aórtico, então a área transversal do anel aórtico tem de ser determinada. A área transversal pode ser medida na sístole por imagens em modo M ou bidimensionais. Na Figura 9.9, três medidas discretamente diferentes do diâmetro da via de saída são obtidas. Na maioria dos casos, a dimensão maior deve ser usada, pois que ela mais possivelmente deve corresponder ao verdadeiro diâmetro. Uma outra abordagem a esse problema seria medir diretamente a área transversal por planimetria de uma imagem do orifício em eixo curto. Entretanto, na prática, é comum se determinar o diâmetro do orifício, presumir um formato circular e calcular a área usando a fórmula:

$$A = \pi r^2 \qquad \text{[Eq. 9.1]}$$

FIGURA 9.9 Para se medir a área transversal da via de saída do ventrículo esquerdo, o diâmetro (*D*) tem de ser medido cuidadosamente. Os três exemplos demonstram três diferentes valores para *D* obtidos no mesmo paciente. Na maioria dos casos, a dimensão correta é a maior, indicando o verdadeiro diâmetro. LA, átrio esquerdo; LV, ventrículo esquerdo.

Como $r = 1/2D$, e D é o que na verdade é medido, ela pode ser simplificada e expressa como

$$A = 0,785 \times D^2 \qquad \text{[Eq. 9.2]}$$

Assim, a equação de Doppler para o volume de ejeção se torna

$$\text{Volume de ejeção} = 0,785 \times D^2 \times \text{ITV} \qquad \text{[Eq. 9.3]}$$

Considerando essa equação, é óbvio que qualquer erro na medida do diâmetro do orifício é "elevado ao quadrado" e assim contribui muito para erros na determinação final. Por essa razão, deve-se ter o especial cuidado quanto à certeza de que a medida acurada do orifício está sendo feita. Múltiplas medidas devem ser realizadas. Geralmente, a maior dimensão é usada porque ela mais provavelmente representa o verdadeiro diâmetro e as medidas menores representam cortes tangenciais através do fluxo de saída circular. A importância de se medir acuradamente o diâmetro da via de saída é ilustrada no seguinte exemplo. Presuma que o diâmetro "verdadeiro" é 2,0 cm e a ITV é 20 cm. Isto resultaria em um volume de ejeção de 63 mℓ. A subestimativa do diâmetro em somente 10% teria o seguinte efeito no cálculo do volume de ejeção:

$$\text{Volume de ejeção} = 0,785 \times (1,8\ \text{cm})^2 \times 20 = 51\ \text{mℓ}$$

Assim, uma subestimativa de 2 mm (10%) no diâmetro levaria a uma subestimativa de 19% (51 mℓ em vez de 63 mℓ) de volume de ejeção.

Apesar desses erros em potencial, vários pesquisadores demonstraram a acurácia dessa abordagem para se medir o fluxo sanguíneo em uma variedade de situações clínicas. Quando usada com cuidado, essa técnica não invasiva comprovou ser uma maneira acurada e reprodutível de se quantificar o fluxo sanguíneo dentro do sistema cardiovascular. Um exemplo de cálculo do volume de ejeção pelo cálculo do fluxo aórtico é dado na Figura 9.10.

Aplicação Clínica da Medida do Fluxo Sanguíneo

A abordagem Doppler para a medida do fluxo sanguíneo é uma fórmula geral que pode ser aplicada em qualquer lugar por onde o sangue passa através de um orifício de dimensões fixas e mensuráveis. Assim, é possível se medir o fluxo sanguíneo através de todas as quatro valvas e nos grandes vasos. Para se fazer isso,

há a necessidade de que a amostragem com Doppler pulsado da velocidade de fluxo seja feita em um local onde a área transversal também possa ser medida. A Figura 9.11 ilustra como o volume de ejeção pode ser medido através de cada uma das quatro valvas. Na ausência de regurgitação valvar ou derivação intracardíaca, o fluxo através de todas as quatro valvas deve ser o mesmo. O diagrama mostra como a área transversal e a ITV variam inversamente para as diferentes valvas, mas o produto (área transversal × ITV) é igual em cada local. É claro que cada local apresenta o seu conjunto singular de desafios e, em qualquer paciente, a medida pode ser ou não exequível. A acurácia e a reprodutibilidade irão melhorar com a prática. Assim, pode-se esperar que a realização do cálculo do fluxo como rotina pode aumentar a confiança nos resultados quando surgirem as questões clínicas.

Embora o fluxo possa teoricamente ser medido em qualquer ponto, na prática, é costume medir o fluxo sanguíneo através da valva aórtica. O registro Doppler é feito pela incidência apical de cinco câmaras ou apical de eixo longo e o volume-amostra posicionado ao nível do anel aórtico, aproximadamente 3 a 5 mm proximal à valva (Figura 9.10). Neste local, é usual se registrar o "clique" de fechamento da valva aórtica no final da sístole. Se estiver presente um clique de abertura no registro Doppler, o volume-amostra deve ser obtido discretamente mais para dentro

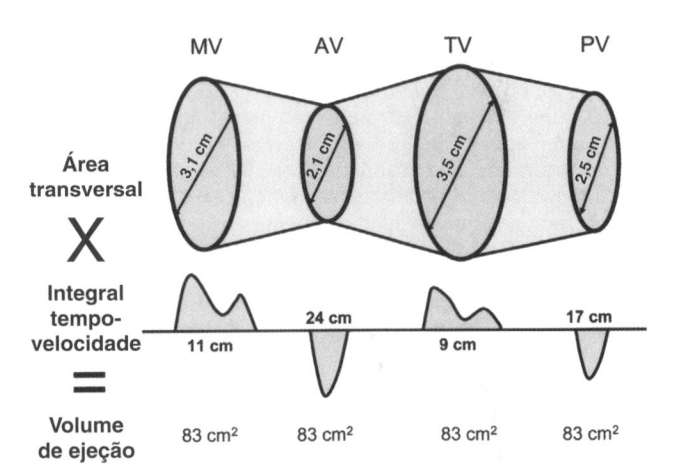

FIGURA 9.11 Este esquema mostra o princípio da conservação da massa. Na presença de regurgitação valvar ou derivações intracardíacas, o volume de ejeção através de cada uma das quatro valvas deve ser igual. Ver texto para detalhes. AV, valva aórtica; MV, valva mitral; PV, valva pulmonar; TV, valva tricúspide.

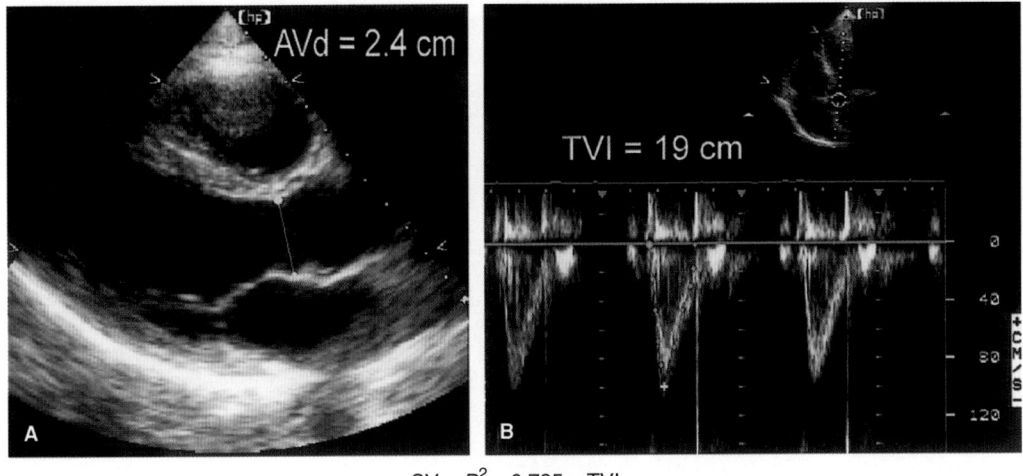

$$\text{SV} = D^2 \times 0,785 \times \text{TVI}$$
$$\text{SV} = 2,4^2 \times 0,785 \times 19$$
$$= 86\ \text{cc}$$

FIGURA 9.10 Um exemplo de cálculo do volume de ejeção. A: A área transversal da via de saída (AVd) é medida. B: A integral tempo-velocidade (TVI) do fluxo aórtico é determinada por planimetria. O cálculo do volume de ejeção (SV) é mostrado.

do fluxo de saída. A área transversal é medida na incidência paraesternal de eixo longo com determinação do diâmetro no anel aórtico na sístole, presumindo-se um formato circular. Como o tamanho anular não se altera muito durante o ciclo cardíaco, o momento exato da medida do diâmetro não é crítico. Por outro lado, o anel pode ser observado a partir da incidência de eixo curto e a área medida diretamente por planimetria. Isto é teoricamente mais preciso, mas certamente mais difícil.

O fluxo valvar pulmonar pode ser registrado por uma abordagem semelhante. O volume-amostra é posicionado ao nível da valva pulmonar, em geral pela incidência basal de eixo curto. De outro modo, especialmente em crianças, a incidência subcostal de eixo curto pode ser usada. A área transversal é medida como o diâmetro da via de saída ao nível do anel. Uma medida acurada desse diâmetro muitas vezes é difícil em adultos por causa dos desafios para se visibilizar a borda lateral da via de saída do ventrículo direito. Ela comumente é feita em crianças, contudo, para quantificar o volume de ejeção ventricular direito. Este então pode ser comparado com o volume de ejeção do lado esquerdo do coração para se avaliar derivações intracardíacas e regurgitação valvar. Esta aplicação é discutida mais adiante nesta seção.

A quantificação do volume sistólico através da valva mitral cria desafios adicionais. A velocidade do fluxo mitral é facilmente registrada a partir das incidências apicais e consiste em duas fases: uma onda (E) inicial diastólica e uma segunda onda associada à sístole atrial (A). Vários estudos demonstram que velocidade mitral Doppler pode ser usada para se quantificar o volume de ejeção desde que a área transversal do orifício valvar mitral possa ser determinada. Isso pode ser feito pela incidência de eixo curto para planimetrar sua área transversal. Em seguida, um registro ecocardiográfico em modo M ou bidimensional da valva mitral é usado para se determinar o diâmetro do orifício mitral durante toda a diástole. Então o diâmetro mitral médio pode ser calculado e aplicado à equação de Doppler. Uma abordagem simplificada e mais prática usa o diâmetro do anel mitral, conforme medido a partir das incidências apicais, como um substituto da área transversal (Figura 9.12). A medida deve ser feita a partir da incidência de quatro câmaras no início da diástole. Depois, presumindo-se um formato circular, a área é estimada pela Equação 9.1 que é $A = \pi r^2$. De outra maneira, um segundo diâmetro pode ser medido a partir da incidência apical de duas câmaras e um valor médio para a área transversal pode ser obtido. A velocidade do fluxo de entrada mitral é então registrada no nível do anel e a

ITV é determinada por planimetria (Figura 9.13). A acurácia da quantificação do volume de ejeção mitral é discutível. O registro de um perfil limpo da velocidade no nível do anel (em comparação com as pontas dos folhetos mitrais) pode ser desafiador. Também é mais difícil medir acuradamente a área transversal no anel mitral em comparação com o anel aórtico. Por todas essas razões, a quantificação do fluxo sanguíneo através das valvas mitral e tricúspide é mais trabalhosa em comparação com as valvas pulmonar e aórtica e é feita raramente na prática clínica.

Esta técnica para determinação do fluxo volumétrico tem várias aplicações práticas. As medidas não invasivas do volume de ejeção têm valor óbvio, ambas como um número absoluto e uma alteração relativa. O volume de ejeção é uma medida fundamental do desempenho global sistólico ventricular esquerdo e pode ser prontamente convertida em débito cardíaco pela multiplicação pela frequência cardíaca. Em pacientes criticamente enfermos, as alterações relativas no volume de ejeção podem indicar melhora ou deterioração ou podem refletir uma resposta a uma intervenção. Neste caso, trata-se de uma alteração relativa que importa. Se se presume a área transversal como sendo constante, as alterações na ITV irão refletir alterações no volume de ejeção. Isto tem a vantagem de evitar os erros potenciais que podem ser introduzidos ao se medir a área transversal. Seguindo-se as alterações na ITV, alterações relativamente sutis no desempenho cardíaco podem ser rastreadas.

Em pacientes com regurgitação valvar, as diferenças no volume de ejeção através das diferentes valvas proporcionam uma avaliação quantitativa da gravidade. Isto está ilustrado esquematicamente na Figura 9.14. Na ausência de regurgitação, o volume de ejeção através de todas as quatro valvas deve ser igual. Na presença de regurgitação aórtica, por exemplo, a diferença entre o fluxo aórtico e o fluxo mitral representa o volume regurgitante aórtico, conforme mostra a fórmula seguinte:

$$\text{Volume regurgitante} = \text{Fluxo sistólico aórtico} - \text{fluxo diastólico mitral} \qquad \text{[Eq. 9.4]}$$

A fração regurgitante na regurgitação aórtica também pode ser calculada como

$$\frac{\text{Fração}}{\text{regurgitante (\%)}} = \frac{\text{Volume regurgitante}}{\text{Volume do fluxo de saída aórtico}} \times 100\% \qquad \text{[Eq. 9.5]}$$

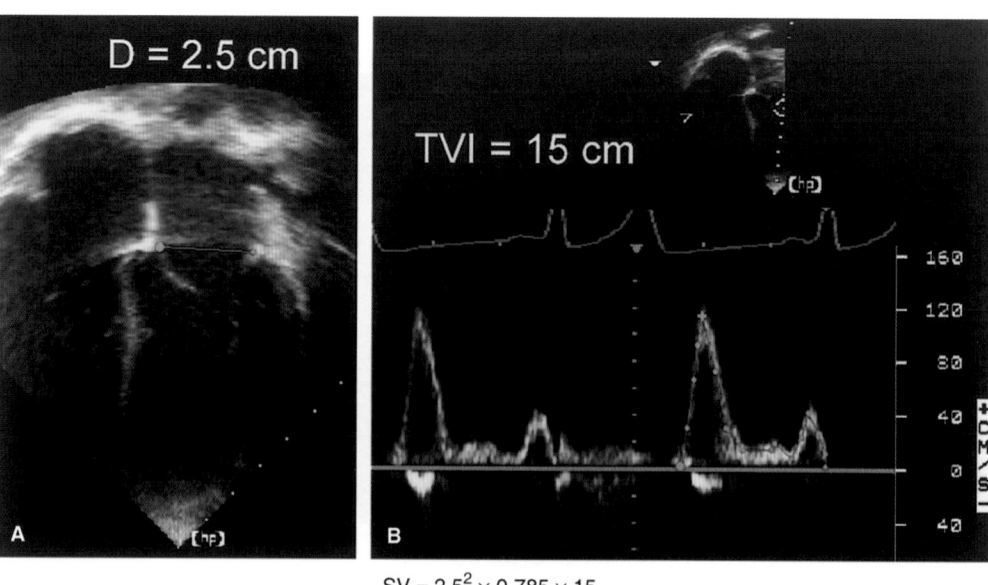

$$SV = 2{,}5^2 \times 0{,}785 \times 15$$
$$= 74 \text{ cc}$$

FIGURA 9.12 Um exemplo de cálculo do volume de ejeção (SV) através da valva mitral. **A:** A área transversal do anel mitral é determinada. **B:** A velocidade do fluxo naquele nível é medida usando-se imagem com Doppler pulsado. Ver texto para detalhes.

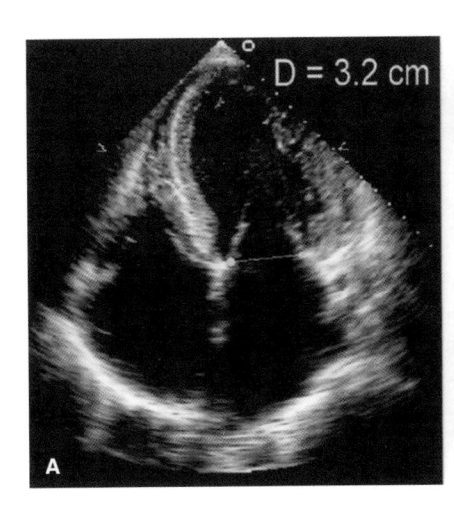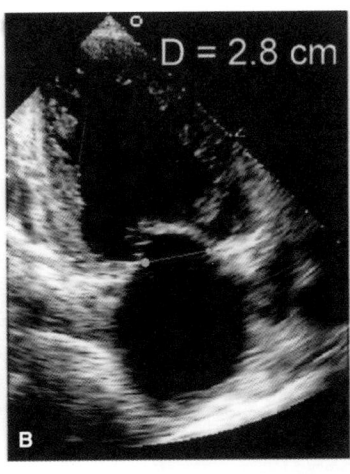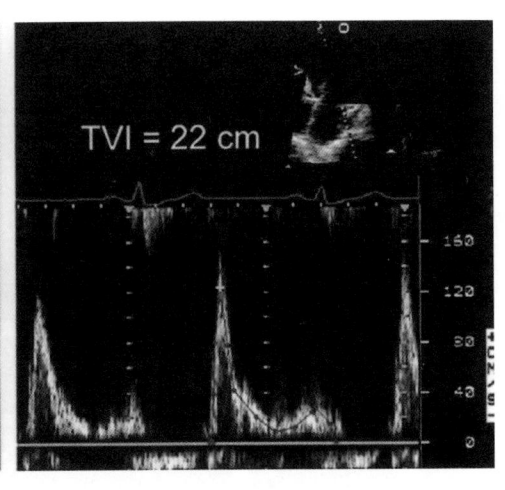

$$SV = (\pi \times r_1 \times r_2) \times 22$$
$$= 152 \ cc$$

FIGURA 9.13 Uma abordagem alternativa para a quantificação do fluxo através da valva mitral presume um formato elíptico do anel valvar. O diâmetro é medido a partir da incidência de quatro câmaras **(A)** e duas câmaras **(B)**. O registro Doppler do fluxo de entrada mitral é mostrado à direita. A equação para a área da elipse é $A = \pi \times r_1 \times r_2$. O volume de ejeção (SV) é calculado conforme mostrado. TVI, integral tempo-velocidade.

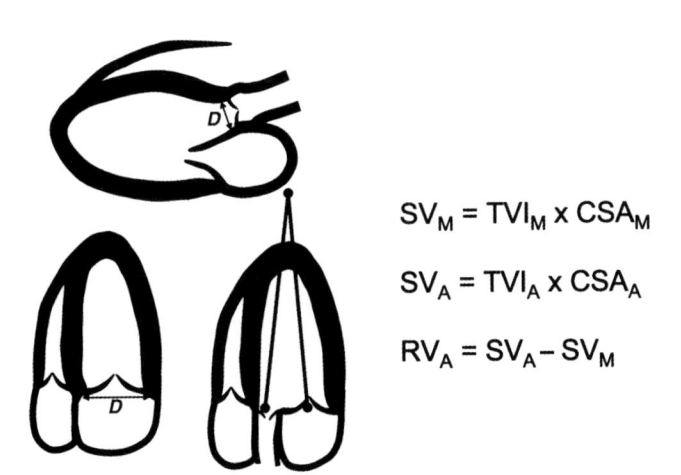

$$SV_M = TVI_M \times CSA_M$$

$$SV_A = TVI_A \times CSA_A$$

$$RV_A = SV_A - SV_M$$

FIGURA 9.14 Diferenças no volume de ejeção (SV) através das valvas mitral e aórtica podem refletir regurgitação em um desses locais. Neste esquema de um paciente com regurgitação aórtica, o volume regurgitante (RV_A) é simplesmente a diferença entre o volume aórtico de ejeção e o volume mitral de ejeção. D, diâmetro; TVI, integral tempo-velocidade. Ver texto para detalhes.

Este tipo de cálculo pode ser realizado para qualquer valva cardíaca (Figura 9.15). Ele presume que a valva usada como padrão para o fluxo não é regurgitante e que um grau semelhante de acurácia pode ser obtido em cada local. Ademais, o cálculo é complicado pela presença de estenose valvar.

Uma aplicação final desse princípio é a quantificação das derivações intracardíacas. A determinação da relação entre o fluxo pulmonar e sistêmico, ou Q_p:Q_s, é a principal maneira de quantificar o tamanho da derivação (Figura 9.16). Na maioria dos casos, a relação de derivação é determinada pelo cálculo do volume de ejeção pulmonar e comparando-o com o volume de ejeção aórtico. A diferença é igual ao volume líquido de derivação na ausência de estenose ou regurgitação. Esta abordagem tem sido usada na ecocardiografia pediátrica com sucesso e tem sido validada frente a padrões invasivos.

Em resumo, o cálculo do fluxo volumétrico é possível e tem sido validado em várias situações clínicas. As fórmulas são baseadas em princípios fisiológicos sólidos e, em circunstâncias ideais, proporcionam um meio preciso de se quantificar o fluxo. Erros de medida podem causar erros significativos que podem ou não estar aparentes no momento dos cálculos. Como consequência, um erro pequeno e algumas vezes não reconhecido na mensuração pode acarretar um erro inaceitável no resultado final. Por exemplo, se os volumes de ejeção mitral e aórtico forem derivados para cálculo de volume regurgitante e se cada cálculo primário estiver errado em 10%, a seguinte situação é possível. Presuma que o volume de ejeção aórtico correto é 90 mℓ e o volume de ejeção mitral é 60 mℓ, dando um volume regurgitante de 30 mℓ, e a fração regurgitante de 33%. Se o volume de ejeção aórtico estiver mais alto em 10% (99 mℓ) e o volume de ejeção mitral estiver mais baixo no mesmo grau (54 mℓ), o volume regurgitante derivado é agora 45 mℓ e a fração regurgitante é 45%, uma diferença significativa. Para minimizar a probabilidade de erros, é essencial fazer tais cálculos de rotina em vez de em raras ocasiões. Esteja preparado para os potenciais erros e saiba quando a qualidade das imagens impede medidas confiáveis.

░░ | Medida dos Gradientes de Pressão

Uma das aplicações mais importantes do método com Doppler é medir gradientes transvalvares de pressão. Essa abordagem se baseia na lei de conservação de energia de Newton que afirma que a quantidade total de energia dentro de um sistema fechado tem de se manter constante. Assim, conforme aplicada às medidas do fluxo sanguíneo, a velocidade do fluxo através de uma valva tem de aumentar à medida que a área da valva diminui. Quando o sangue é forçado através de uma valva estenótica, sua energia cinética (que é proporcional ao quadrado da velocidade) aumenta, ao passo que sua energia potencial tem de diminuir proporcionalmente. Em um sistema pulsátil, alguma energia pode ser perdida em decorrência da inércia à medida que o sangue acelera e desacelera. Ademais, uma pequena quantidade de energia pode ser perdida na forma de calor em decorrência da fricção viscosa. Essas relações foram descritas matematicamente por Bernoulli e expressas como:

$$\Delta P = 1/2\rho \, (v_2{}^2 - v_1{}^2) + \rho \int (dv/dt) \times ds + R(\mu) \qquad \text{[Eq. 9.6]}$$

onde ΔP é a diferença de pressão através da estenose, v_1 e v_2 são as velocidades proximal e distal à estenose, respectivamente, ρ é a densidade da massa de sangue, R é a resistência da viscosidade e μ é a viscosidade (Figura 9.17). Essencialmente, o primeiro termo da equação corresponde à energia cinética que resulta da aceleração através da estenose. O segundo termo descreve a perda de energia à medida que o sangue acelera e depois desacelera. O termo final representa as perdas devidas à fricção viscosa, uma

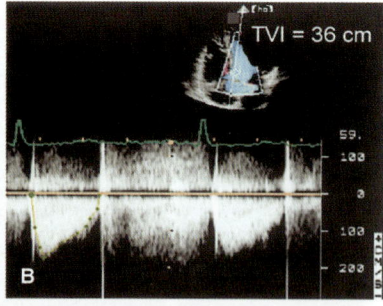

Fluxo aórtico:
$CSA_{AV} = 3,1\ cm^2$
$TVI_{AV} = 36\ cm$
$SV_{AV} = 112\ cc$

Fluxo mitral:
$CSA_{MV} = 5,3\ cm^2$
$TVI_{MV} = 13\ cm$
$SV_{MV} = 69\ cc$

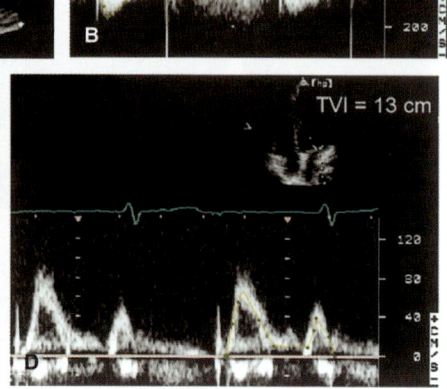

Volume regurgitante:
$112 - 69 = 43\ cc$

Fração regurgitante:
$43/112 = 38\%$

FIGURA 9.15 Um exemplo de como o volume regurgitante (RV) e a fração regurgitante (RF) podem ser medidos. **A, B:** Volume de ejeção (SV) através da valva aórtica (AV). **C, D:** Quantificação do volume de ejeção através da valva mitral. Os cálculos usados para determinar RV e RF são dados à direita. CSA, área transversal; TVI, integral tempo-velocidade.

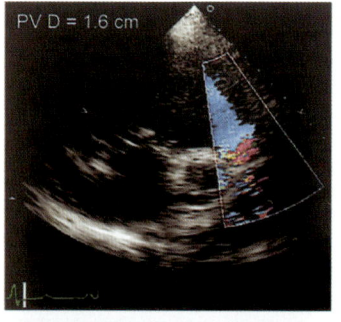
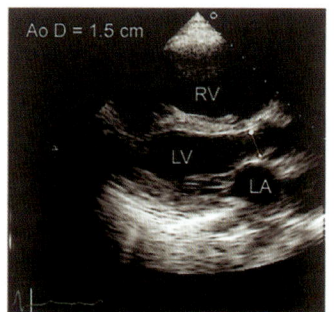
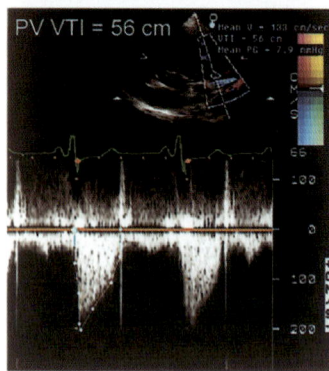
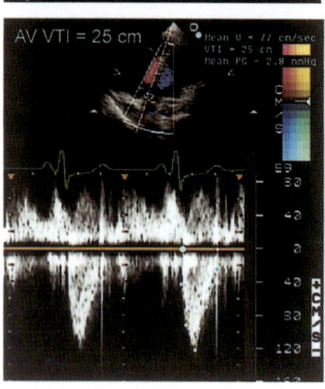

$$Q_p\ SV = D^2 \times 0,785 \times TVI$$
$$= 1,6^2 \times 0,785 \times 56$$
$$= 113\ cc$$

$$Q_s\ SV = D^2 \times 0,785 \times TVI$$
$$= 1,5^2 \times 0,785 \times 25$$
$$= 44\ cc$$

$$Q_p{:}Q_s = 113/44 = 2,5$$

FIGURA 9.16 Na presença de derivação intracardíaca, $Q_p{:}Q_s$ fornece um meio para se quantificar a magnitude da derivação. Neste exemplo de um paciente com um grande defeito septal atrial do tipo *secundum*, o volume de ejeção (SV) através das valvas pulmonar (**esquerda**) e aórtica (**direita**) é medido e a $Q_p{:}Q_s$ é determinada. TVI, integral tempo-velocidade.

função da viscosidade e velocidade do sangue. Felizmente, os últimos dois termos são desprezíveis (na maior parte das condições fisiológicas) e a equação de Bernoulli pode ser simplificada como

$$\Delta P = 4\ (v_2^2 - v_1^2) \qquad [\text{Eq. 9.7}]$$

Como ambos os termos da velocidade são elevados ao quadrado, se v_2 for significativamente maior que v_1, v_1 pode ser eliminado na equação simplificada final que relaciona a diminuição da pressão através de uma estenose isolada com a velocidade máxima distal à valva:

$$\Delta P = 4v^2 \qquad [\text{Eq. 9.8}]$$

onde v é a velocidade máxima do jato estenótico.

A equação de Bernoulli simplificada tem sido validada em várias situações clínicas e se correlaciona bem com medidas diretas invasivas de diminuição de pressão. A técnica tem sua maior aplicação na medida da gravidade de estenose valvar, um tópico que também será discutido em vários outros capítulos. Essa mesma abordagem também pode ser usada para se estimar as pressões intracardíacas em pacientes com regurgitação valvar ou derivações intracardíacas, como defeitos no septo ventricular. Em

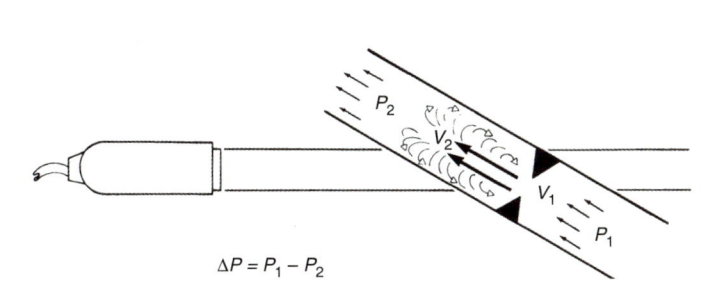
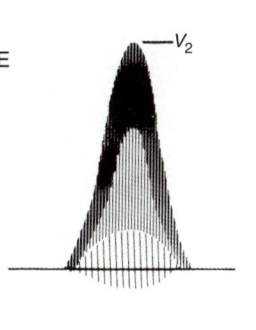

ECODOPPLERCARDIOGRAMA

QUEDA DA PRESSÃO OU MEDIDA DO GRADIENTE

$$\Delta P = P_1 - P_2$$

EQUAÇÃO DE BERNOULLI

$$P \quad P_1 - P_2 = \underbrace{\frac{1}{2} \rho (V_2^2 - V_1^2)}_{\substack{\text{ACELERAÇÃO} \\ \text{CONVECTIVA}}} + \underbrace{\rho_1 \int^2 \frac{\overrightarrow{DV}}{DT} DS}_{\substack{\text{ACELERAÇÃO} \\ \text{DO FLUXO}}} + \underbrace{R(\overrightarrow{V})}_{\substack{\text{FRICÇÃO} \\ \text{VISCOSA}}}$$

$$P_1 - P_2 = \frac{1}{2} \rho (V_2^2 - V_1^2)$$

$$V_1 \text{ MUITO} < V_2 \therefore \text{IGNORAR } V_1$$

$$\rho = \text{DENSIDADE DA MASSA DO SANGUE} = 1{,}06 \cdot 10^3 \text{ KG/M}^3$$

$$\therefore \Delta P = 4 V_2^2$$

FIGURA 9.17 Os princípios que baseiam a equação de Bernoulli modificada. A equação completa de Bernoulli é dada. ΔP, diferença na pressão através da obstrução; P_1, pressão proximal a uma obstrução; P_2, pressão distal a uma obstrução; V_1, velocidade proximal a uma obstrução; V_2, velocidade distal a uma obstrução.

essência, onde quer que a velocidade possa ser medida através de uma estenose isolada, a equação de Bernoulli permite que seja determinado o gradiente de pressão entre duas câmaras.

A acurácia da equação de Bernoulli para prever gradientes de pressão através de valvas estenóticas está bem estabelecida. Ao se usar a técnica clinicamente, várias fontes potenciais de erros devem ser consideradas e, sempre que possível, evitadas. Como ficará claro, a maioria dos erros é de natureza técnica e decorre de subestimativa do verdadeiro gradiente de pressão. O exemplo mais comum ocorre quando o feixe de ultrassom não pode ser adequadamente alinhado com relação à direção do fluxo sanguíneo. Conforme foi discutido, quando o ângulo de incidência aumenta além de 20º, é introduzido um erro significativo na equação de Doppler que resulta em subestimativa da verdadeira velocidade. Para evitar esse problema, a imagem com Doppler colorido pode ser usada para visibilizar o fluxo sanguíneo, desse modo facilitando o alinhamento adequado. O uso de janelas acústicas múltiplas é uma outra maneira de se assegurar que a incidência que proporciona o melhor alinhamento é registrada. Dois exemplos disso são mostrados nas Figuras 9.18 e 9.19. Na Figura 9.18, três valores diferentes para a velocidade de regurgitação tricúspide resultam em três diferentes estimativas da pressão sistólica ventricular direita. O valor correto é o mais alto, neste caso registrado a partir da incidência apical de quatro câmaras que proporciona o melhor alinhamento com o fluxo sanguíneo. Na Figura 9.19, dois exemplos de estenose aórtica são mostrados. Em ambos os casos, a gravidade da estenose aórtica é subestimada a partir da janela apical, mas acuradamente avaliada a partir da janela paraesternal direita. Melhor alinhamento entre o feixe e o jato estenótico é a explicação para a diferença.

A qualidade da imagem também tem um papel na acurácia da determinação do gradiente. A relação entre sinal e ruído irá influenciar se todo o envelope Doppler for registrado para análise. Se estiver "faltando" uma parte do envelope por causa de um sinal incompleto, a velocidade máxima não será captada e ocorrerá subestimativa. Na Figura 9.19, observe como o envelope do jato é incompleto em alguns batimentos. O não registro de todo o envelope Doppler invariavelmente acarretará subestimativa da velocidade. O ajuste adequado do ganho, alinhamento ideal do feixe e uma procura cuidadosa e meticulosa da melhor imagem são necessários para a medida acurada de gradientes de pressão. A aplicação de agentes de contraste ecocardiográficos para melhorar o sinal do jato é uma outra maneira prática de se evitar a subestimativa. Entretanto, quando o contraste é usado, algum ruído é inevitavelmente introduzido no sinal. Podem ser necessários alguns ajustes na regulação de rejeição e somente a parte mais densa do contorno Doppler deve ser rastreada. Um exemplo do uso de contraste para melhorar o sinal de Doppler é dado pela Figura 9.20. Deve ser enfatizado que a velocidade máxima deve ser sempre procurada e usada para se calcular o gradiente.

Na maioria dos casos, gradientes de pressão derivados do Doppler são comparados com dados do cateterismo cardíaco. Quando ocorrem discrepâncias, uma explicação plausível muitas vezes fica aparente. Por exemplo, é importante lembrar que o Doppler mede o gradiente instantâneo máximo, ao passo que os dados de cateterismo são normalmente relatados como pico a pico, que em geral é menor. A diferença entre esses dois valores é ilustrada na Figura 9.21. Uma outra fonte potencial de discrepância está na natureza não simultânea dos estudos. Os gradientes valvares são dinâmicos e podem variar consideravelmente em decorrência de alterações nas condições de volume, frequência cardíaca, pressão sanguínea e contratilidade. Se os dados de Doppler e os do cateterismo não forem registrados ao mesmo tempo, diferenças podem ser esperadas.

A equação simplificada de Bernoulli ignora a velocidade proximal do fluxo (v_1) e estima o gradiente com base na velocidade, ou jato, distal (v_2). Esta é uma simplificação aceitável se v_2 for significativamente maior que v_1. Entretanto, nos casos em que a velocidade proximal do jato (v_1) é relativamente alta, essa simplificação pode não ser apropriada. Por exemplo, se o fluxo anterógrado for alto e/ou se o gradiente for baixo, a diferença entre v_1 e v_2 poderá ser relativamente pequena e uma versão mais apropriada da equação de Bernoulli seria

$$\Delta P = 4 \, (v_2^2 - v_1^2) \qquad \text{[Eq. 9.7]}$$

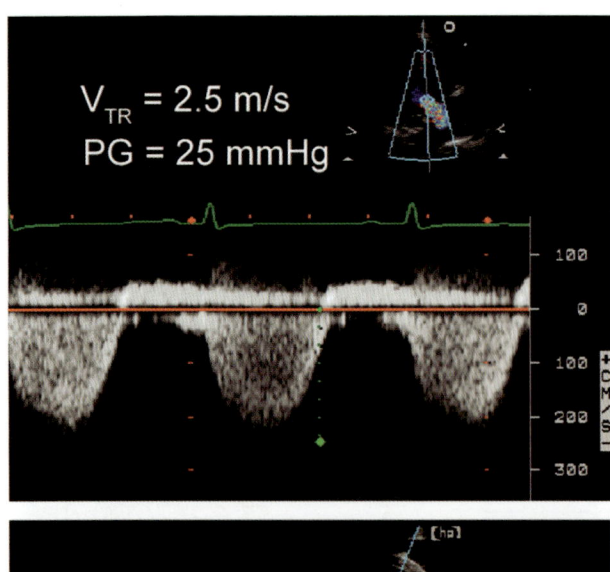

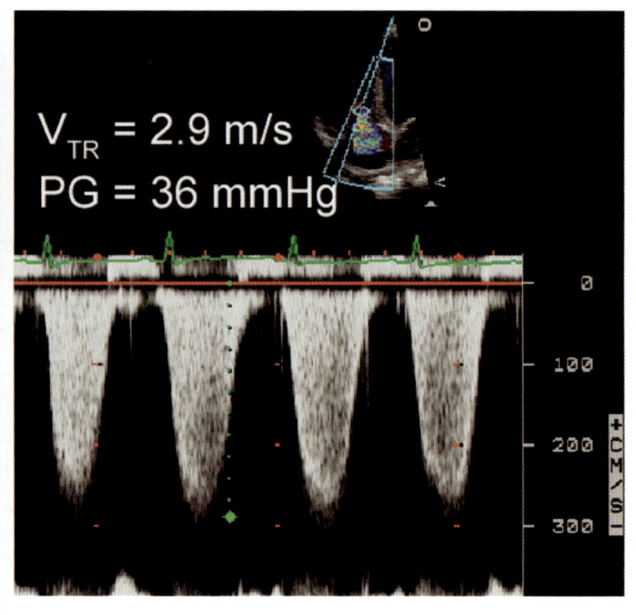

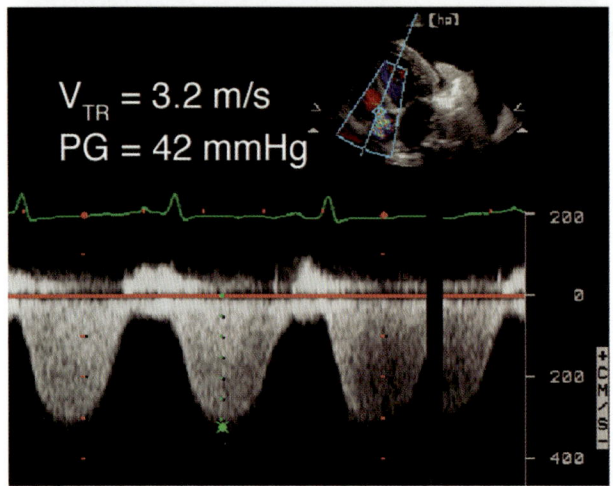

FIGURA 9.18 Esses três registros de regurgitação tricúspide (TR) são obtidos no mesmo paciente. Os diferentes painéis ilustram como os vários valores de velocidade (V_{TR}) dão estimativas significativamente diferentes do gradiente de pressão (PG) e daí pressão sistólica ventricular direita. O valor correto em geral é a velocidade com valor mais alto, neste caso registrada de uma incidência apical de quatro câmaras modificada. V_{TR}, velocidade máxima do jato de regurgitação tricúspide.

Paciente A

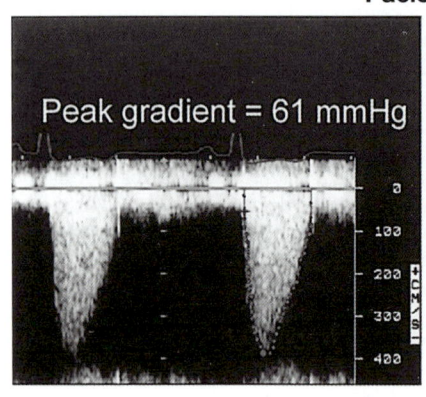

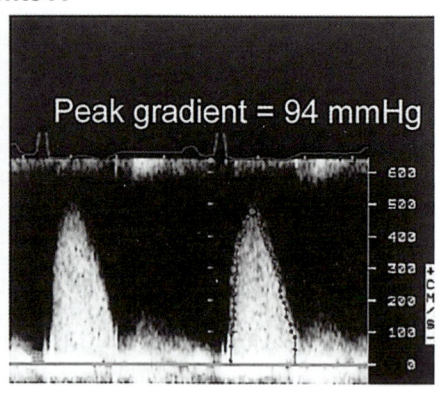

Paciente B

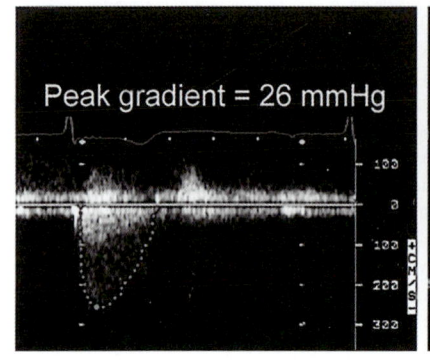

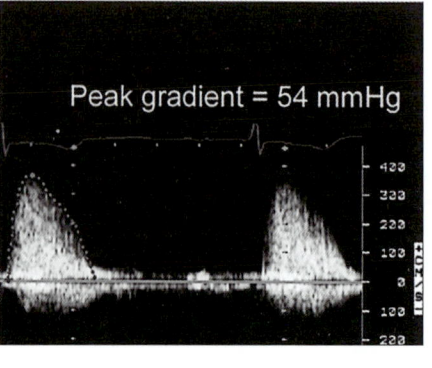

FIGURA 9.19 Dois pacientes com estenose aórtica. Em ambos os casos, valores diferentes para a velocidade do jato da estenose aórtica são obtidos, dando medidas diferentes para o gradiente máximo. No paciente A, a incidência apical subestima a velocidade verdadeira, a qual é de modo ideal registrada a partir da incidência paraesternal direita. No paciente B, a janela apical novamente subestima a velocidade verdadeira. Neste caso, o gradiente máximo foi mais bem registrado a partir da fúrcula supraesternal. Peak gradient, gradiente máximo.

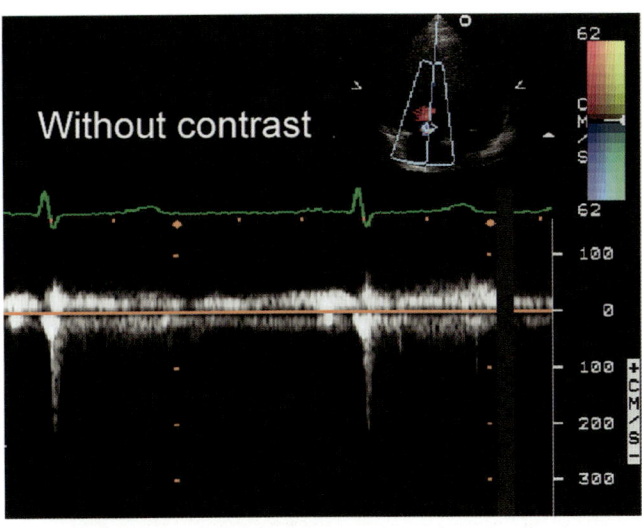 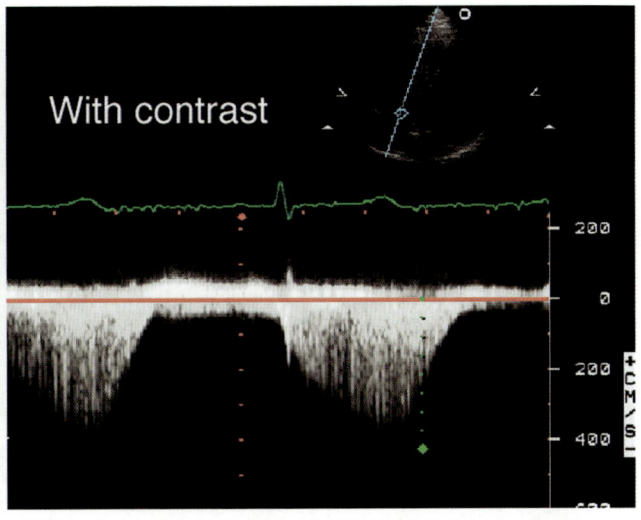

FIGURA 9.20 A administração de contraste pode ser usada para intensificar o sinal de Doppler e melhorar a determinação da velocidade verdadeira. À esquerda, a regurgitação tricúspide é registrada de modo incompleto em um estudo básico. Depois da injeção de soro fisiológico agitado através de uma veia periférica, o sinal da regurgitação tricúspide é intensificado e a velocidade máxima mais acuradamente determinada. With contrast, com contraste; Without contrast, sem contraste.

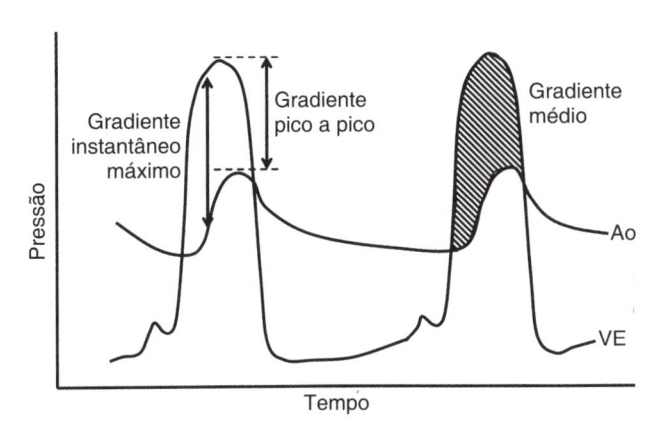

FIGURA 9.21 Este esquema mostra a relação entre a pressão aórtica e a ventricular esquerda no quadro de estenose aórtica. As diferenças entre os gradientes instantâneo máximo, pico a pico e médio são mostradas. Ao, aorta.

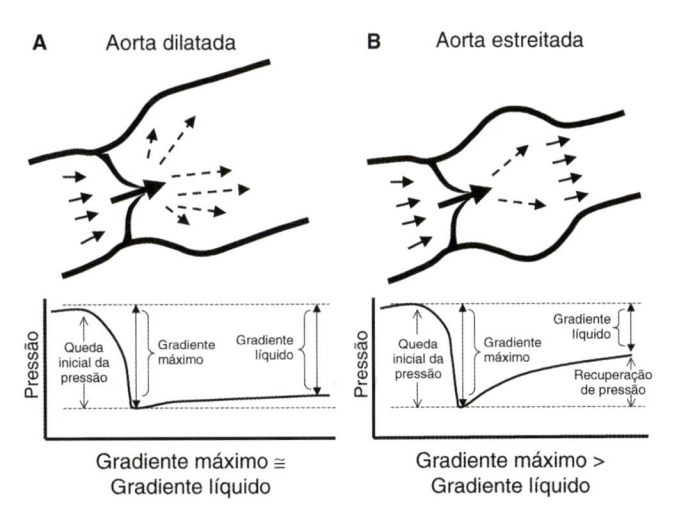

FIGURA 9.22 Conceito de recuperação da pressão é ilustrado neste esquema. Painel **A:** Quando a aorta está dilatada, a recuperação de pressão é improvável. Na ausência de recuperação de pressão, o gradiente máximo registrado na *vena contracta* não é significativamente maior do que um gradiente (líquido) registrado mais a jusante da valva. Em tais casos, os gradientes com Doppler e os derivados por cateter são similares. Painel **B:** Neste caso, a amostragem a jusante dará um gradiente menor em comparação àquele obtido na *vena contracta*. Em tais casos, o gradiente Doppler será significativamente maior do que o gradiente derivado por cateter. Ver texto para detalhes.

Uma fonte possível de erro em algumas situações clínicas envolve o conceito de recuperação da pressão. Quando o sangue acelera através de uma valva estenótica, a energia potencial é convertida em energia cinética e está associada a um aumento da velocidade e uma diminuição da pressão. Tanto a diferença de pressão quanto a velocidade são maiores logo distalmente ao orifício na vena contracta. Este é o valor registrado pelo Doppler e representa o gradiente máximo através da estenose. À medida que o sangue sai do orifício, o jato se expande e desacelera. Parte da energia cinética é convertida de volta em energia potencial, resultando em uma elevação da pressão a jusante do orifício. Este aumento da pressão é chamado de "recuperação da pressão" (Figura 9.22). Se um cateter de medição fosse colocado suficientemente distante a jusante da ocorrência de recuperação significativa de pressão, ele iria medir um gradiente menor em comparação com o Doppler, que mede o gradiente máximo na vena contracta. Em tais casos, as imagens com Doppler irão superestimar o gradiente derivado do cateterismo, resultando em uma discrepância. Embora nenhum represente um erro real de medida, o gradiente máximo medido na vena contracta é o valor mais fisiologicamente relevante.

Na maioria dos casos, a recuperação de pressão é desprezível e os gradientes determinados pelos vários métodos produzem resultados similares. Em anos recentes, a recuperação de pressão tem sido reconhecida como um fenômeno importante e uma explicação potencial dos resultados discrepantes. O grau de recuperação de pressão é primariamente determinado pela anatomia e gravidade da estenose e pode ser quantificado. De um ponto de vista prático, um dos principais fatores que contribuem para esse fenômeno é o diâmetro da aorta ascendente. Quanto menor a aorta, maior a probabilidade de recuperação de pressão. Se o diâmetro da aorta ascendente for menor que 30 mm, pode-se antecipar uma diferença significativa entre os gradientes Doppler e de cateterismo. Isto pode ter especial relevância na estenose aórtica congênita. Entretanto, como a maioria dos adultos com estenose aórtica tem um diâmetro aórtico acima de 30 mm, a magnitude da recuperação de pressão é pequena nesses pacientes. A recuperação de pressão também foi demonstrada em algumas próteses valvares e também pode ocorrer em estenoses afuniladas, como na estenose aórtica supravalvar e coarctação.

É visível que a subestimativa do verdadeiro gradiente pela técnica com Doppler é mais comum do que a superestimativa. Uma situação na qual a superestimativa pode ocorrer é no quadro de estenose aórtica e regurgitação mitral combinadas. Por causa da proximidade dos dois jatos, bem como da cronologia e aparecimento similares, um feixe de Doppler mal colocado pode

Capítulo 9 Hemodinâmica

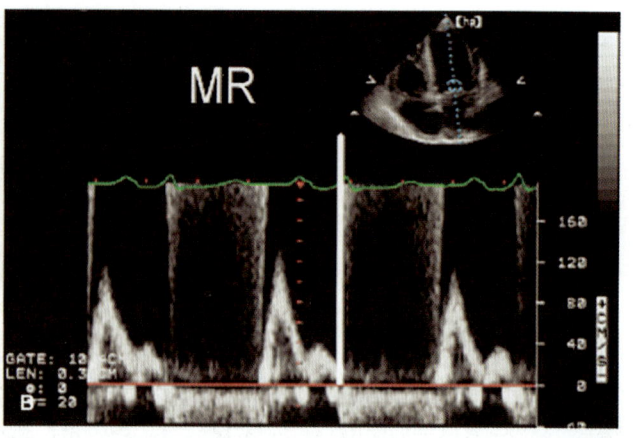

FIGURA 9.23 Esta ilustração mostra como os jatos sistólicos de alta velocidade da estenose aórtica (**A**) e regurgitação mitral (**B**) podem ser diferenciados. A regurgitação mitral começa mais cedo durante a contração isovolumétrica e persiste até mais tarde em comparação com o jato da estenose aórtica. Ver texto para detalhes. AS, estenose aórtica; MR, regurgitação mitral.

inadvertidamente registrar regurgitação mitral em vez de estenose aórtica. Como a velocidade da regurgitação mitral é invariavelmente alta, isso pode acarretar uma superestimativa (Figura 9.23). Para evitar esse problema, a imagem com fluxo colorido pode ser usada para assegurar orientação espacial. Movendo-se gradualmente o feixe de Doppler de frente para trás a partir do átrio esquerdo para a valva aórtica, ambos os jatos podem ser sequencialmente registrados. Isso aumenta a confiança do intérprete em distinguir um do outro. Ademais, as informações sobre a velocidade têm de "fazer sentido". Quando dados automáticos são incompatíveis com os dados com Doppler, deve ser procurada uma explicação. Por exemplo, a regurgitação mitral tem invariavelmente velocidade alta, muitas vezes 5 a 6 m/s. O jato da estenose aórtica é invariavelmente menor que isso, dependendo, é claro, da gravidade. Se, por todos os outros critérios, a estenose aórtica parecer discreta ou moderada, mas a velocidade Doppler for 6 m/s, tem de se considerar a possibilidade de que o jato represente regurgitação mitral. Isso também ajuda a lembrar que o jato da regurgitação mitral terá maior duração do que o período de ejeção sistólica. Na Figura 9.23, observe a relação entre o início do fluxo e o complexo QRS; a regurgitação mitral começa muito mais cedo do que o fluxo de saída aórtico. O início da regurgitação mitral ocorre no momento do fechamento da valva mitral, ao passo que o jato da estenose aórtica não começa até depois da contração isovolumétrica. Examinando com cuidado esses intervalos de tempo dentro dos sinais de Doppler, os dois jatos podem muitas vezes ser diferenciados um do outro.

:: | Aplicações da Equação de Bernoulli

Uma lista de aplicações clínicas da equação de Bernoulli é fornecida no Quadro 9.2. O uso mais comum da equação de Bernoulli é quantificar a gravidade de estenose valvar. Um exemplo dessa aplicação é mostrado na Figura 9.24. Pela planimetria do envelope do jato estenótico, os gradientes máximo e médio podem ser obtidos. Para se determinar o gradiente médio, os gradientes instantâneos são medidos em múltiplos pontos através do fluxo e sua soma é dividida pela duração do fluxo. O formato ou contorno do sinal Doppler também contém informações relevantes. Dois exemplos de gradiente na via de saída ventricular esquerda com pico tardio são mostrados na Figura 9.25. Esse padrão é típico de obstrução dinâmica, como a que ocorre na miocardiopatia hipertrófica. Por outro lado, a estenose valvar se caracteriza por aceleração rápida do fluxo sanguíneo no início da sístole com velocidade máxima mais precoce.

A aplicação da equação de Bernoulli na estenose mitral tem sido extensamente estudada. Embora o gradiente máximo valvar mitral, que ocorre precocemente na diástole, possa ser prontamente determinado, isso tem menor importância do que o gradiente médio. Ao se traçar o envelope do jato da estenose mitral, o gradiente diastólico médio através da valva mitral é obtido (Figura 9.26). Nesses exemplos, observe como a presença de uma onda A no paciente com ritmo sinusal afeta o gradiente médio. Se as velo-

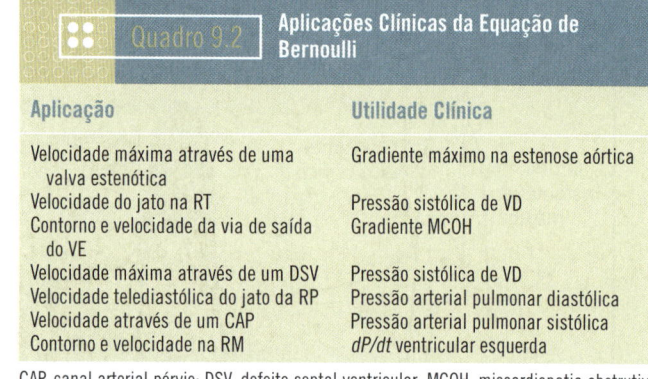

:: Quadro 9.2	**Aplicações Clínicas da Equação de Bernoulli**
Aplicação	**Utilidade Clínica**
Velocidade máxima através de uma valva estenótica	Gradiente máximo na estenose aórtica
Velocidade do jato na RT	Pressão sistólica de VD
Contorno e velocidade da via de saída do VE	Gradiente MCOH
Velocidade máxima através de um DSV	Pressão sistólica de VD
Velocidade telediastólica do jato da RP	Pressão arterial pulmonar diastólica
Velocidade através de um CAP	Pressão arterial pulmonar sistólica
Contorno e velocidade na RM	dP/dt ventricular esquerda

CAP, canal arterial pérvio; DSV, defeito septal ventricular; MCOH, miocardiopatia obstrutiva hipertrófica; RM, regurgitação mitral; RP, regurgitação pulmonar; RT, regurgitação tricúspide; VD, ventrículo direito; VE, ventrículo esquerdo.

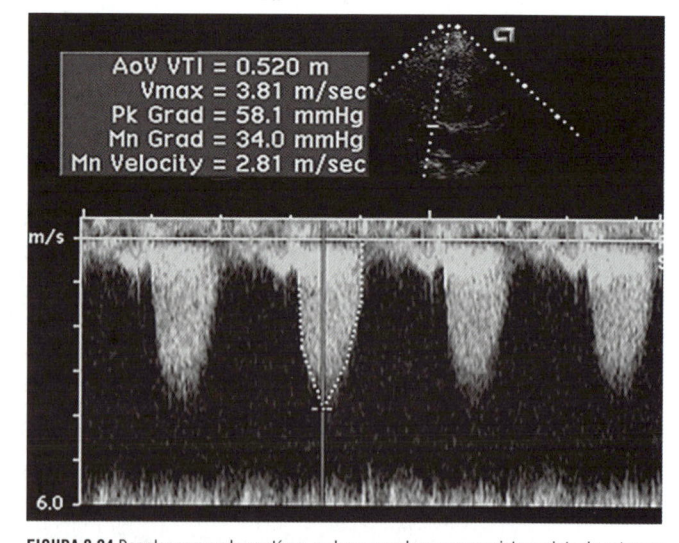

FIGURA 9.24 Doppler com onda contínua pode ser usado para se registrar o jato da estenose aórtica. Ao se medir a velocidade máxima do jato, o gradiente máximo de pressão pode ser estimado usando-se a equação de Bernoulli. Neste exemplo, a velocidade máxima ($V_{máx.}$) é 3,8 m/s e os gradientes máximo e médio são 58 e 34 mmHg, respectivamente.

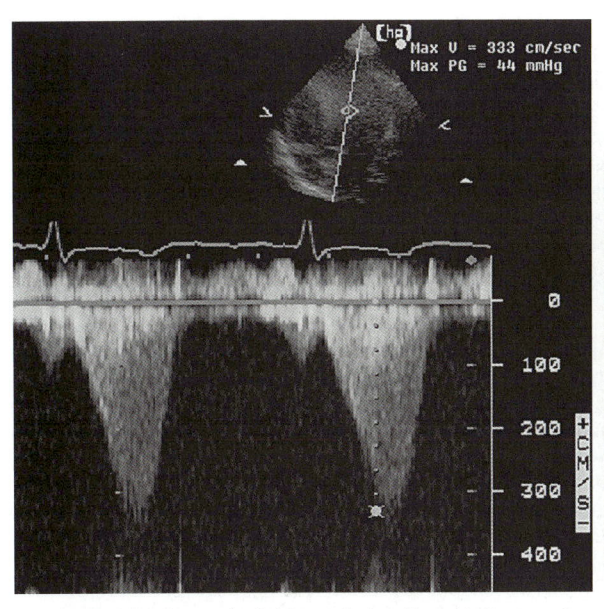

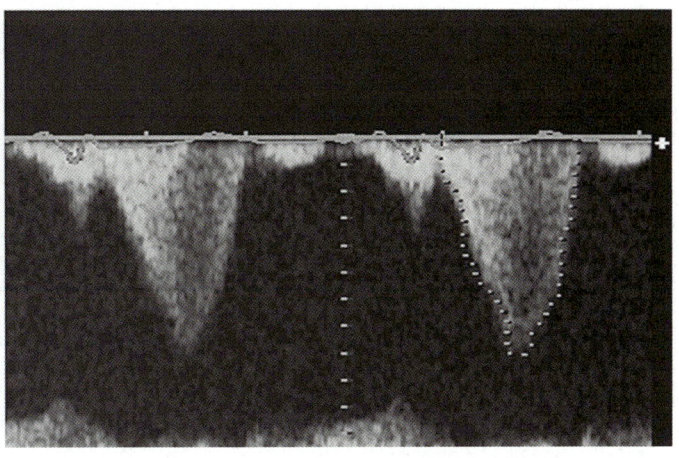

FIGURA 9.25 Dois exemplos de jatos na via de saída ventricular esquerda com picos tardios. Esses registros foram feitos em pacientes com miocardiopatia hipertrófica obstrutiva.

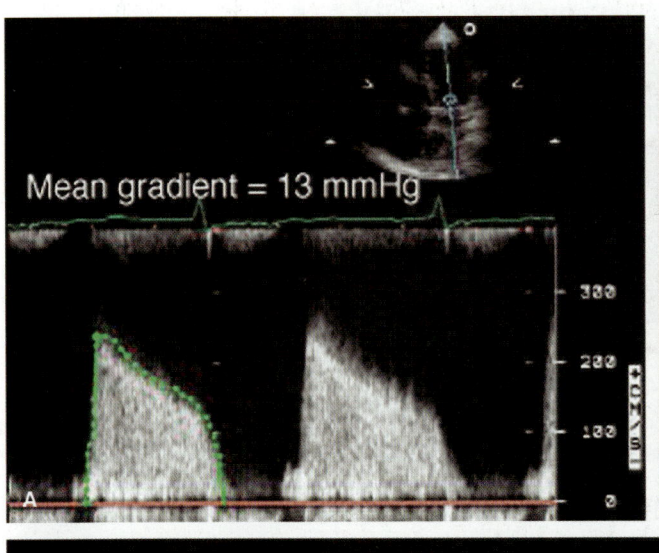

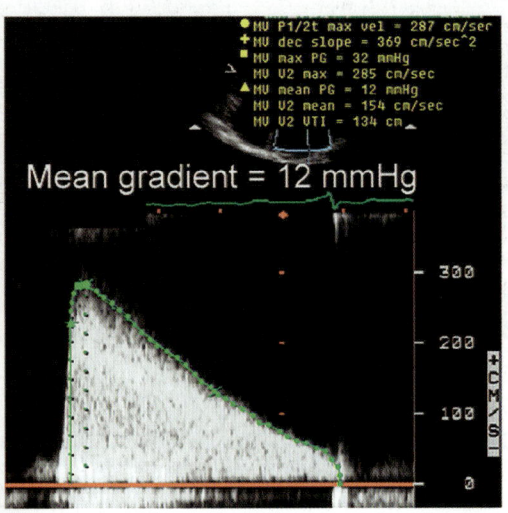

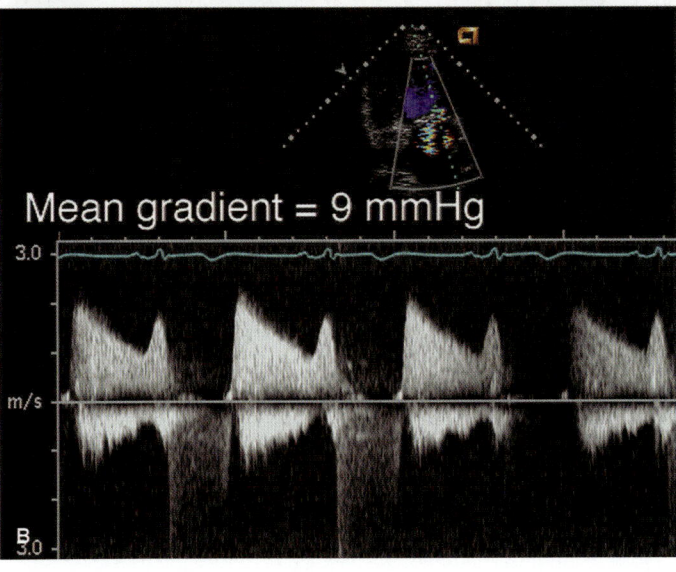

FIGURA 9.26 Três exemplos de estenose mitral. **A:** Imagens de pacientes em fibrilação atrial; um sistema de computador *on-line* é usado para planimetrar o jato mitral, deste modo fornecendo uma medida do gradiente médio (Mean gradient) de pressão. **B:** A mesma técnica é usada em um paciente em ritmo sinusal.

cidades do jato forem relativamente lentas, a equação de Bernoulli simplificada tenderá a superestimar o gradiente verdadeiro porque a diferença entre v_2 e v_1 não é grande. Nessas circunstâncias, o uso da equação de Bernoulli modificada seria mais apropriado.

$$\Delta P = 4 \, (v_2^2 - v_1^2) \qquad \text{[Eq. 9.7]}$$

Essa equação é trabalhosa quando o gradiente médio (em vez do máximo) está sendo medido.

Como a equação de Bernoulli oferece informações sobre o gradiente instantâneo de pressão, ela tem várias outras aplicações. A aceleração do sangue através de um defeito septal ventricular na sístole é uma reflexão da diferença instantânea de pressão entre os dois ventrículos (Figura 9.27). Ao se alinhar o feixe Doppler paralelamente com o jato do defeito septal ventricular, a velocidade máxima da derivação pode ser determinada e usada para calcular a diferença máxima de pressão através do septo ventricular. Se a pressão sistólica ventricular esquerda (VE_{PS}) for conhecida, a pressão sistólica ventricular direita (VD_{PS}) pode ser estimada como sendo a diferença entre a pressão ventricular esquerda e o gradiente máximo através do defeito (GP_{jato}):

$$VE_{PS} - GP_{jato} = VD_{PS} \approx AP_{PS} \qquad \text{[Eq. 9.9]}$$

Na ausência de estenose aórtica, a pressão sistólica medida no manguito de pressão é um substituto aceitável da pressão ven-

tricular esquerda, fornecendo, deste modo, um meio não invasivo de estimar a pressão sistólica ventricular direita e pressão sistólica arterial pulmonar (AP_{PS}).

A pressão sistólica ventricular direita também pode ser determinada pela medida da velocidade do jato da regurgitação tricúspide. Neste caso, o jato da regurgitação tricúspide é uma reflexão da diferença da pressão máxima entre o ventrículo direito e átrio direito na sístole. Se esse gradiente puder ser medido pela equação de Bernoulli, a pressão sistólica ventricular direita pode ser estimada, desde que seja conhecida a pressão sistólica atrial direita. Grande parte dos pacientes com pressão elevada no coração direito terá certo grau de regurgitação tricúspide e a obtenção de uma medida acurada da velocidade do jato da regurgitação tricúspide é possível a partir de múltiplas incidências. Em alguns casos, contraste ventricular direito, usando-se soro fisiológico agitado, é necessário para se delinear com clareza o envelope do jato. O gradiente de pressão entre ventrículo direito e átrio direito pode ser difícil de ser estimado no quadro de grave regurgitação tricúspide quando há um grande jato regurgitante de fluxo colorido. Nesse caso, a velocidade máxima pode não traduzir o verdadeiro gradiente de pressão.

Essa abordagem para determinação da pressão ventricular direita é mostrada na Figura 9.28. Para completar a equação, a pressão atrial direita pode ser estimada com base na pressão venosa jugular ou arbitrariamente atribuída com um valor, como 10

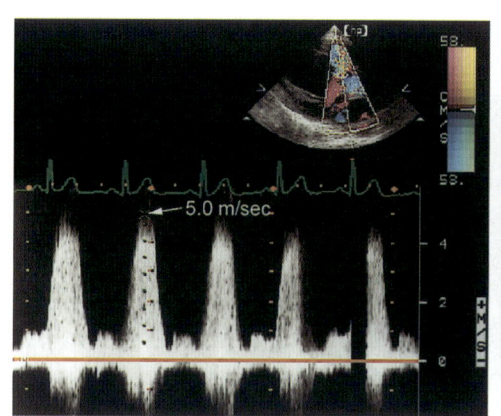

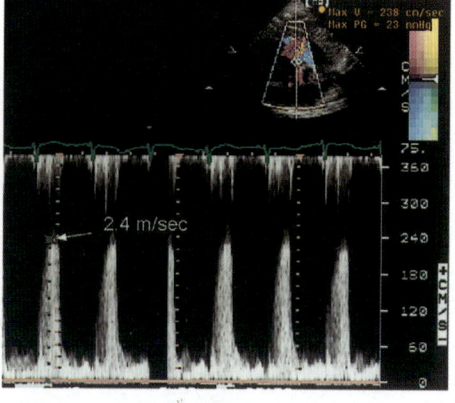

PG = 4*v*² = 4(5)²
PG = 100 mm Hg
If BP is 130 mm Hg,
A RVSP = 130 − 100 = 30 mm Hg

PG = 4*v*² = 4(2.4)²
PG = 23 mm Hg
If BP is 130 mm Hg,
RVSP = 130 − 23 = 107 mm Hg   **B**

FIGURA 9.27 Dois exemplos de defeito septal ventricular. Imagens com Doppler de onda contínua são usadas para se registrar a velocidade máxima através dos defeitos. Usando-se a equação de Bernoulli, os gradientes de pressão (PG) entre ventrículo esquerdo e ventrículo direito podem ser calculados. Se a pressão arterial (BP) for conhecida, uma estimativa da pressão sistólica ventricular direita (RVSP) pode ser derivada conforme mostrado. **A:** Um jato de 5,0 m/s de um defeito septal ventricular prevê uma RVSP de 30 mmHg. **B:** Uma velocidade do jato do defeito septal ventricular bem mais baixa (2,4 m/s) é compatível com hipertensão pulmonar significativa.

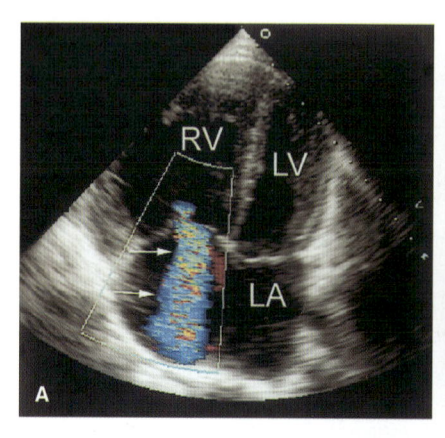

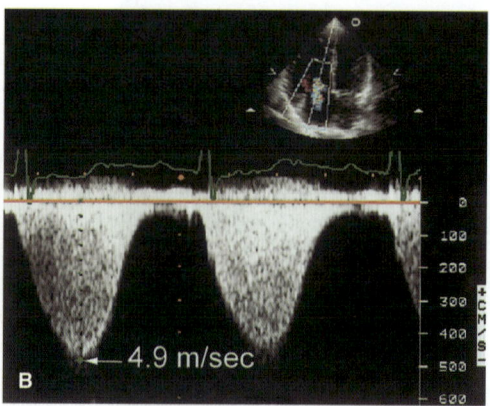

RVSP = (4 × 4,9²) + 10
= 96 + 10
= 106 mmHg

FIGURA 9.28 A equação de Bernoulli é usada para estimar a pressão sistólica ventricular direita. **A:** Um jato significativo de regurgitação tricúspide (TR) é demonstrado pelo Doppler colorido (*seta*). **B:** A imagem com Doppler de onda contínua mostra uma velocidade do jato da TR de 4,9 m/s. Os cálculos usados para estimar a pressão sistólica ventricular direita (RVSP) são mostrados. LA, átrio esquerdo; LV, ventrículo esquerdo; RV, ventrículo direito.

ou 15 mmHg. Entretanto, em pacientes com pressão normal ou discretamente elevada no coração direito, uma razoável estimativa da pressão atrial direita é de aproximadamente 5 mmHg. Uma maneira útil de estimar a pressão atrial direita se baseia na visibilização da veia cava inferior. Ao observar o grau de dilatação e variabilidade no calibre da veia cava inferior, a pressão atrial direita pode ser estimada com razoável acurácia. Se o vaso estiver normal quanto a tamanho e colaba em resposta a uma inspiração forçada, a pressão atrial direita está em menos de 10 mmHg. A pressão atrial direita discretamente elevada (10 a 15 mmHg) está associada à veia cava inferior normal ou discretamente dilatada que não se altera na inspiração. Uma veia cava inferior dilatada (> 2,5 cm), sem resposta à inspiração, sugere pressão atrial direita acima de 15 mmHg.

No quadro de regurgitação pulmonar, pode-se medir a velocidade do jato regurgitante pulmonar telediastólico. Essa medida oferece o gradiente de pressão entre a artéria pulmonar e o ventrículo direito no final da diástole (Figura 9.29). A combinação desse gradiente de pressão com a pressão diastólica ventricular direita ou pressão atrial direita oferece uma medida da pressão arterial pulmonar diastólica. Especificamente, somando-se o gradiente de pressão telediastólico (da velocidade da regurgitação pulmonar) com a pressão atrial direita, a pressão arterial pulmonar diastólica pode ser estimada. Por exemplo, se a velocidade da regurgitação pulmonar telediastólica for 2,0 m/s, isso corresponde a um gradiente de 16 mmHg e sugere que a pressão arterial pulmonar diastólica é de aproximadamente 16 mmHg acima da pressão média atrial direita (ou pressão diastólica ventricular direita).

Uma estimativa da resistência vascular pulmonar pode ser obtida dividindo-se a velocidade máxima da regurgitação tricúspide (VRT) (em metros por segundo) pela ITV da via de saída do ventrículo direito (em centímetros). A razão desse método se baseia no reconhecimento de que a resistência vascular pulmonar tem relação direta com a alteração na pressão e relação indireta com o fluxo pulmonar (Abbas et al., 2003). A equação de regressão que concorda melhor com a resistência vascular pulmonar determinada de modo invasivo era

$$RVP = \frac{VRT}{ITV_{VSVD}} \times 10 + 0,16 \qquad [Eq.\ 9.10]$$

Essa abordagem pode ser útil na diferenciação entre pressão arterial pulmonar alta decorrente de aumento do fluxo pulmonar e hipertensão pulmonar decorrente de resistência vascular pulmonar aumentada (Figura 9.30). Por exemplo, se a pressão arterial pulmonar estiver alta, mas VRT/ITV_{VSVD} estiver abaixo de 0,2, isso com maior probabilidade indica resistência vascular pulmonar baixa, com pressão elevada secundária a fluxo aumentado. No exemplo, a pressão arterial pulmonar sistólica estimada a partir do jato da regurgitação tricúspide seria 70 mmHg. Essa pressão elevada mais o fluxo valvar pulmonar baixo, indicada pela ITV_{VS}, é compatível com resistência vascular pulmonar aumentada. Por outro lado, a Figura 9.31 mostra uma pressão ventricular direita alta, mas em associação com um fluxo muito mais alto, conforme indica a ITV_{VS}. Neste caso, apesar da alta

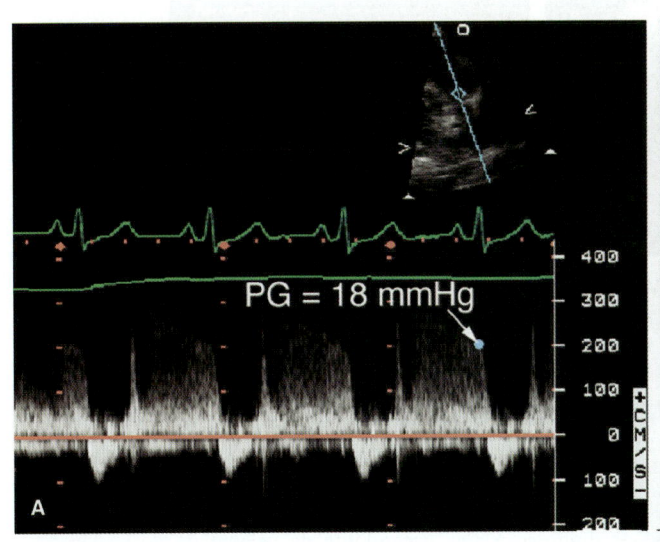

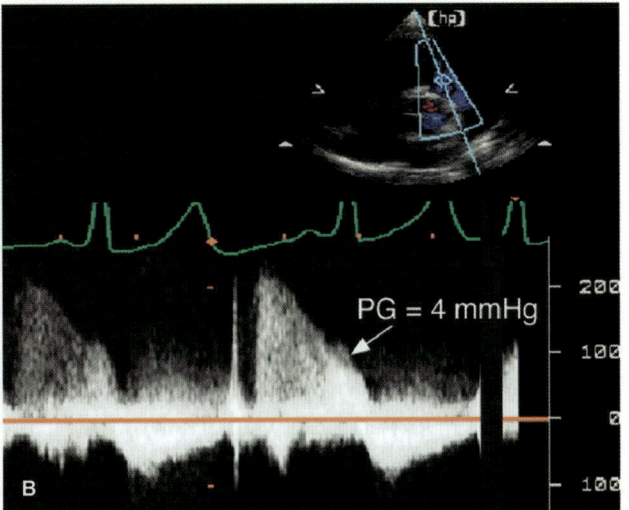

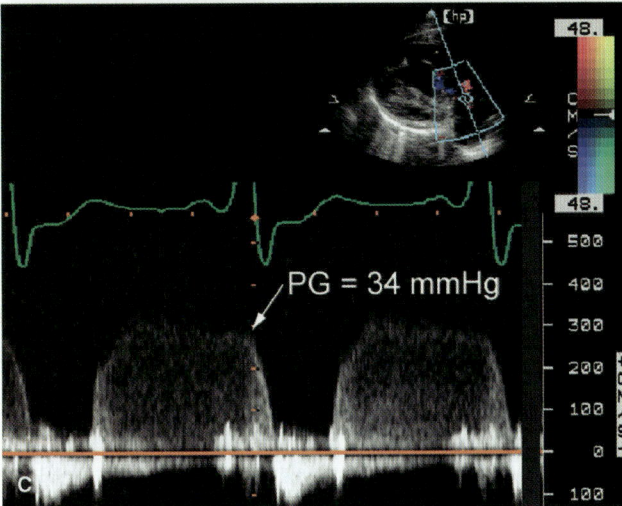

FIGURA 9.29 Três exemplos de registro Doppler de regurgitação pulmonar. Ao se medir a velocidade do jato na telediástole, o gradiente de pressão entre a artéria pulmonar e o ventrículo direito na telediástole pode ser determinado. Nesses três exemplos, o gradiente telediastólico varia de 4 a 34 mmHg. PG, gradiente de pressão.

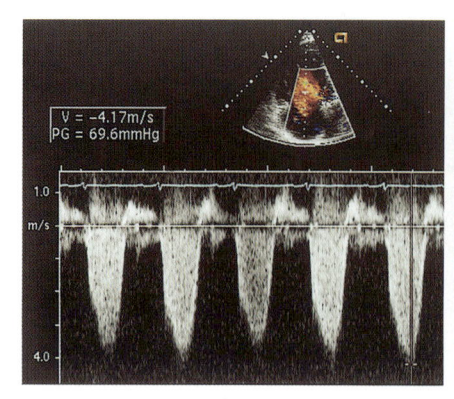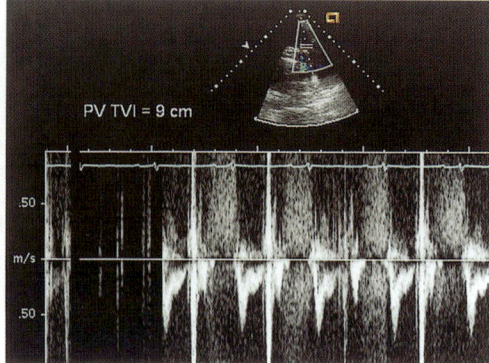

$$PVR = TRV/TVI_{OT} \times 10 + 0{,}16$$
$$= (4{,}17/9) \times 10 + 0{,}16$$
$$= 0{,}46 \times 10 + 0{,}16$$
$$= 4{,}8 \text{ Unidades Wood}$$

FIGURA 9.30 A resistência vascular pulmonar (PVR) pode ser estimada medindo-se a velocidade máxima do jato de regurgitação tricúspide (TRV) e a integral tempo-velocidade (TVI) da via de saída (OT) do ventrículo direito. Ver texto para detalhes.

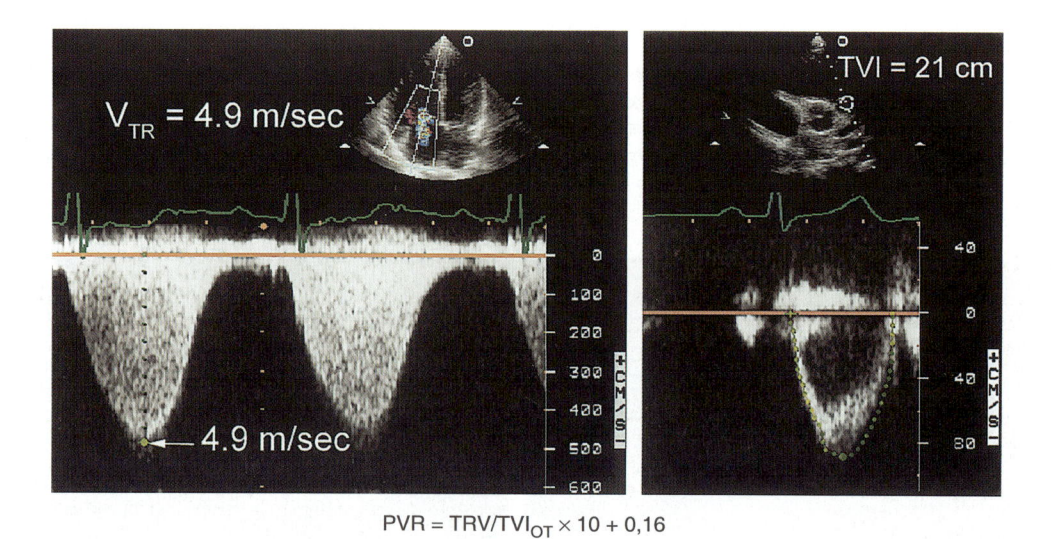

$$PVR = TRV/TVI_{OT} \times 10 + 0{,}16$$
$$= (4{,}9/21) \times 10 + 0{,}16$$
$$= 0{,}23 \times 10 + 0{,}16$$
$$= 2{,}4 \text{ Unidades Wood}$$

FIGURA 9.31 Um exemplo da determinação da resistência vascular pulmonar (PVR). Ver o texto quanto a maiores detalhes. TRV, velocidade do jato de regurgitação tricúspide; TVI, integral tempo-velocidade.

pressão arterial pulmonar, a resistência vascular pulmonar é significativamente mais baixa.

A equação de Bernoulli também pode ser usada no lado esquerdo do coração para estimar a pressão telediastólica ventricular esquerda em pacientes com regurgitação aórtica. Medindo-se a velocidade telediastólica do jato da regurgitação aórtica, a pressão telediastólica ventricular esquerda pode ser determinada subtraindo-se o gradiente da pressão diastólica aórtica (Figura 9.32). O problema com esse cálculo é que a pressão telediastólica aórtica é difícil de ser estimada de modo não invasivo. Não é geralmente aceitável substituir a pressão arterial diastólica (derivada de uma medida com manguito de pressão) por esse valor. Também, como a pressão telediastólica ventricular esquerda varia ao longo de uma faixa relativamente estreita, pequenos erros no cálculo podem levar a importantes erros clínicos na estimativa final.

Uma aplicação final da equação de Bernoulli envolve o uso da regurgitação mitral para se estimar o ritmo do aumento da pressão ventricular esquerda durante a protossístole, também conhecida como *dP/dt*. Como há pouca alteração na pressão atrial esquerda durante o período de contração isovolumétrica,

a velocidade do jato inicial da regurgitação mitral reflete a *dP/dt*. Medindo-se a alça ascendente da velocidade de aceleração da regurgitação mitral, a *dP/dt* pode ser determinada. Isso é feito medindo-se o intervalo de tempo entre 1 m/s e 3 m/s no jato de regurgitação mitral, conforme mostra a Figura 9.33. De acordo com a equação de Bernoulli, o intervalo corresponde a um aumento na diferença de pressão de 4 a 36 mmHg, uma alteração líquida de 32 mmHg. Assim, a *dP/dt* é calculada como 32 divididos pelo intervalo de tempo, expresso em mmHg/s. Vários estudos têm demonstrado uma boa correlação entre essa abordagem com Doppler e valores baseados em cateter para a *dP/dt*. Alguns exemplos para se calcular a *dP/dt* são fornecidos na Figura 9.34.

Determinação do Meio-tempo de Pressão

O meio-tempo de pressão foi desenvolvido originalmente e usado no laboratório de cateterismo cardíaco para avaliação de pacientes com estenose mitral. Plotando-se simultaneamente as curvas

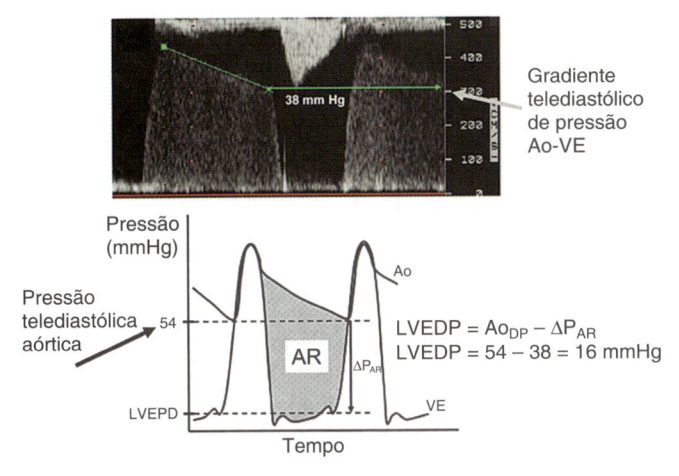

Gradiente telediastólico de pressão Ao-VE

38 mm Hg

Pressão (mmHg)

Ao

Pressão telediastólica aórtica

54

AR

ΔP_{AR}

$LVEDP = Ao_{DP} - \Delta P_{AR}$
$LVEDP = 54 - 38 = 16$ mmHg

LVEPD

VE

Tempo

FIGURA 9.32 A equação de Bernoulli pode ser usada para se estimar a pressão telediastólica ventricular esquerda (LVEDP) conforme mostra este esquema. Ao se medir a velocidade do jato de regurgitação aórtica (AR) na telediástole, pode-se estimar o gradiente de pressão aorta-ventrículo esquerdo (Ao-VE). Subtraindo-se esse valor da pressão diastólica aórtica, a LVEDP é determinada. Ver texto para detalhes.

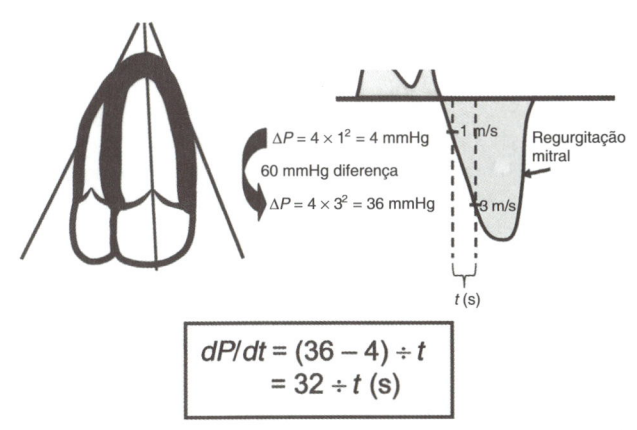

$\Delta P = 4 \times 1^2 = 4$ mmHg

60 mmHg diferença

$\Delta P = 4 \times 3^2 = 36$ mmHg

1 m/s

Regurgitação mitral

3 m/s

t (s)

$$dP/dt = (36 - 4) \div t$$
$$= 32 \div t \text{ (s)}$$

FIGURA 9.33 De um registro Doppler de onda contínua do jato da regurgitação mitral, a *dP/dt* pode ser calculada. Ver texto para detalhes.

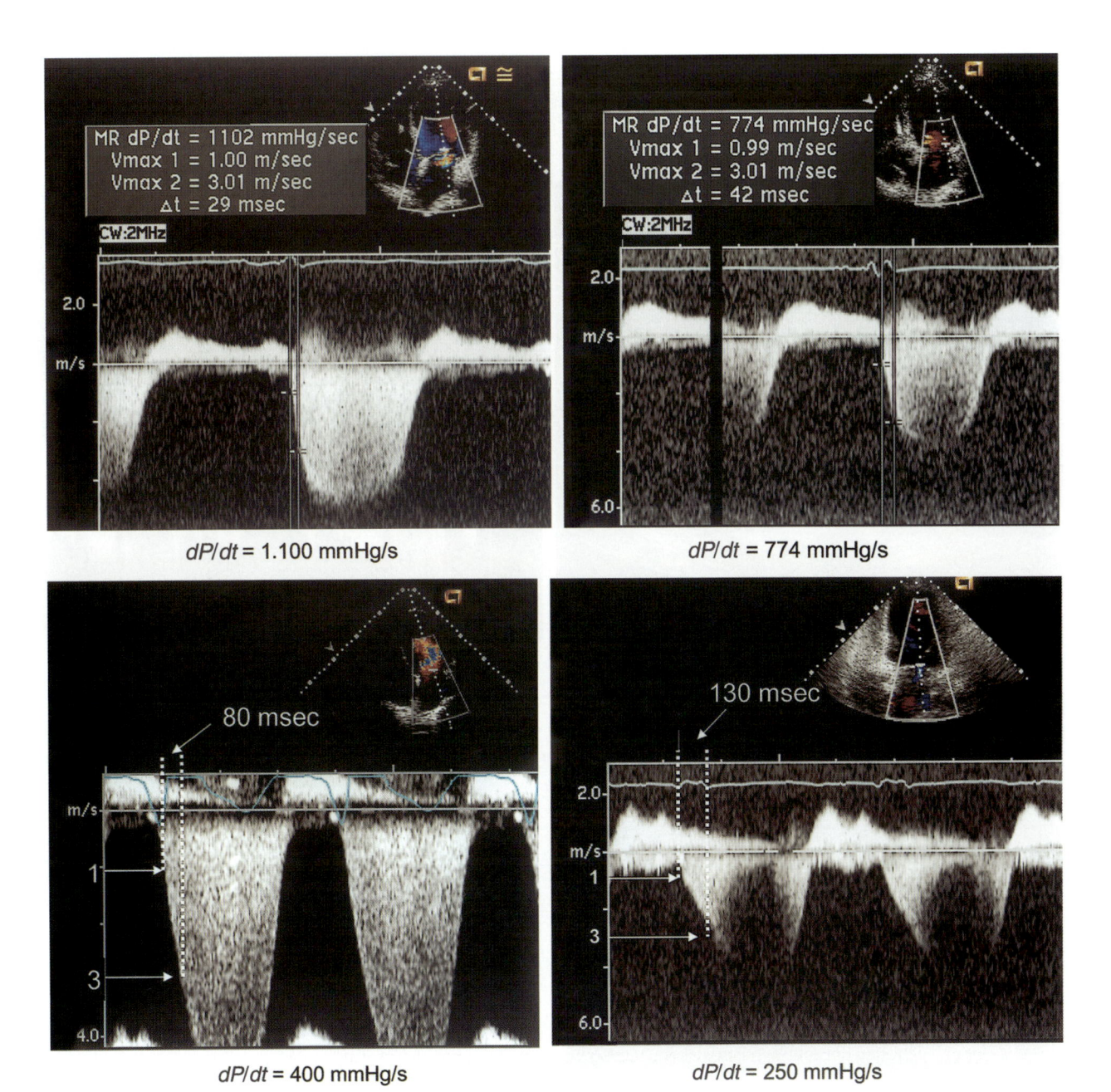

dP/dt = 1.100 mmHg/s

dP/dt = 774 mmHg/s

dP/dt = 400 mmHg/s

dP/dt = 250 mmHg/s

FIGURA 9.34 Quatro exemplos de se medir a *dP/dt* a partir do contorno Doppler do jato da regurgitação mitral. Ver texto para detalhes.

de pressão atrial esquerda e ventricular esquerda, o contorno do gradiente de pressão diastólica através da valva mitral poderia ser avaliado. O meio-tempo de pressão é o tempo necessário para que o gradiente máximo de pressão caia pela metade (Figura 9.35). Assim, se o gradiente máximo de pressão for 14 mmHg, então o meio-tempo de pressão é o tempo necessário para o gradiente instantâneo cair de 14 para 7 mmHg. Com aquisição de imagens com Doppler, nós na verdade medimos a velocidade em vez da pressão. Por causa da relação quadrática entre os dois parâmetros, o meio-tempo de pressão com Doppler é o tempo necessário para que a velocidade máxima caia para um valor igual à velocidade máxima dividida por $\sqrt{2}$. Como $\sqrt{2}$ é igual a aproximadamente 1,4, o meio-tempo de pressão se torna o tempo necessário para que a velocidade inicial diminua até um valor de velocidade máxima dividida por 1,4, grosseiramente o mesmo que velocidade máxima multiplicada por 0,7. Assim, a aritmética envolvida na derivação do meio-tempo de pressão a partir de dados de velocidade é resumida como segue:

$P1/2t$ = tempo para $P_{máx.}$ diminuir pela ½, ou
$P1/2t$ = tempo para $V_{máx.}$ diminuir em $\sqrt{2}$, ou
$P1/2t$ = tempo quando $V = V_{máx.} \times 0,7$ [Eq. 9.11]

No quadro de estenose mitral, o meio-tempo de pressão é uma medida útil de gravidade (Figura 9.36). À medida que a estenose se

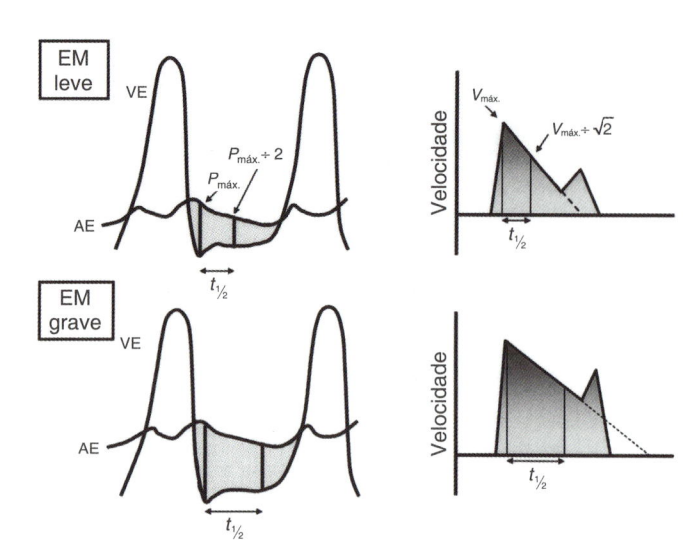

FIGURA 9.35 A determinação do meio-tempo de pressão do jato de estenose mitral. **Em cima:** Traçados de pressão e correspondente registro Doppler de um paciente com estenose mitral (EM) leve. **Embaixo:** Estenose mais grave. Ver texto para detalhes. $P_{máx.}$, gradiente máximo de pressão; $t_{1/2}$, meio-tempo de pressão; $V_{máx.}$, velocidade máxima.

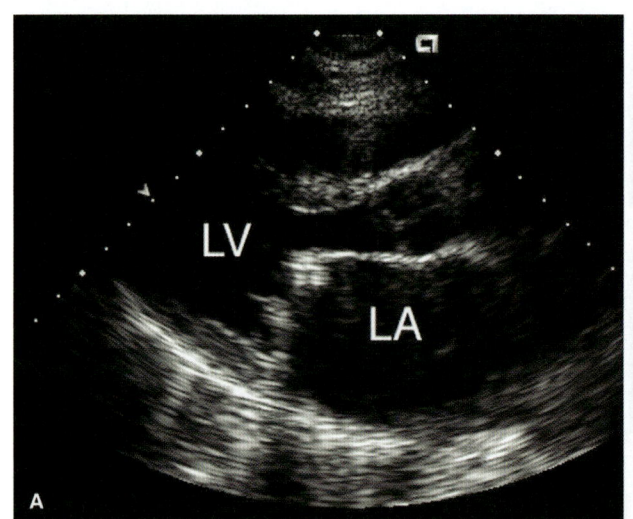

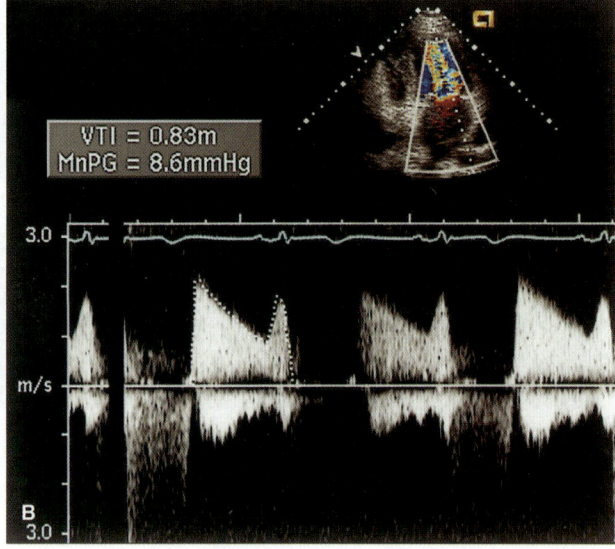

Gradiente médio = 9 mmHg

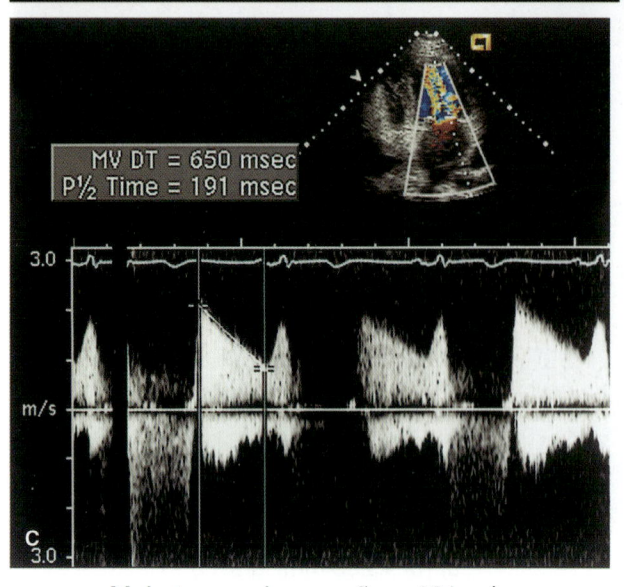

Meio-tempo de pressão = 191 m/s

FIGURA 9.36 De um paciente com estenose mitral reumática, o Doppler é usado para se calcular o gradiente médio (MnPG) e o meio-tempo de pressão (P1/2 time) do fluxo valvar mitral. **A:** Pela incidência paraesternal de eixo longo, a valva mitral encontra-se espessada e faz uma cúpula na diástole. O átrio esquerdo está dilatado. Pelo traçado Doppler da incidência apical de quatro câmaras, o gradiente médio pode ser determinado por planimetria do traçado da via de entrada diastólica **(B)** e o meio-tempo de pressão pode ser derivado da inclinação da curva de desaceleração **(C)**. Ver texto para detalhes. LA, átrio esquerdo; LV, ventrículo esquerdo.

agrava, aumenta o meio-tempo de pressão, ou seja, uma diminuição da velocidade durante a diástole ocorre mais lentamente. Foi demonstrado empiricamente que a área da valva mitral é aproximadamente igual a 220 divididos pelo meio-tempo de pressão. A vantagem do meio-tempo de pressão é que ele depende menos da frequência cardíaca e fluxo do que outras medidas de gravidade, como o gradiente. Assim, é especialmente útil em pacientes com fibrilação atrial, nos quais variações do intervalo R-R alteram o gradiente diastólico mais do que o meio-tempo de pressão.

Há várias limitações na abordagem do meio-tempo de pressão na estenose mitral. Por exemplo, condições que alteram a complacência diastólica do átrio esquerdo ou ventricular esquerdo (como hipertrofia ventricular esquerda) irão também afetar a velocidade de fluxo e, daí, o meio-tempo de pressão. A regurgitação aórtica faz com que a pressão ventricular esquerda aumente mais rapidamente na diástole do que de outra maneira ocorreria. Isso pode acarretar encurtamento do meio-tempo de pressão e uma subestimativa da gravidade da estenose mitral. De maior relevância clínica, as alterações temporais na complacência atrial e ventricular que acompanham a valvoplastia mitral com balão criam um estado instável durante o qual o meio-tempo de pressão pode ser impreciso. Este é um problema temporário, com duração entre 48 e 72 h após o procedimento. Depois disso, a complacência se estabiliza e o método de meio-tempo pode ser usado para avaliar o sucesso do procedimento.

A fórmula do meio-tempo de pressão também tem sido aplicada a jatos de regurgitação aórtica. Neste caso, o ritmo de diminuição da velocidade do jato durante a diástole é uma reflexão do ritmo de aumento da pressão diastólica ventricular esquerda e o ritmo de diminuição da pressão diastólica aórtica. Quanto mais rapidamente as curvas da pressão ventricular esquerda e pressão aórtica se aproximarem uma da outra durante a diástole, mais íngreme a ascensão do perfil de fluxo da regurgitação aórtica e mais curto o meio-tempo de pressão (Figura 9.37). À medida que

agrava a regurgitação aórtica, a pressão ventricular esquerda aumenta mais rapidamente, a pressão aórtica diminui mais rapidamente e o meio-tempo de pressão se encurta.

Embora haja uma relação direta entre a gravidade da regurgitação aórtica e o meio-tempo de pressão, tem de ser enfatizado que vários fatores podem também afetar esse valor. Por exemplo, no quadro de regurgitação aórtica aguda, a pressão ventricular esquerda aumenta rapidamente durante a diástole à medida que o sangue penetra no ventrículo de tamanho normal tanto pela raiz aórtica como pela valva mitral. Esse aumento rápido na pressão ventricular esquerda tenderá a encurtar o meio-tempo de pressão. Por outro lado, na presença de regurgitação aórtica de longa data, na qual o ventrículo esquerdo está acentuadamente dilatado e complacente, uma significativa intensidade de regurgitação aórtica pode ocorrer com uma curva de pressão diastólica ventricular esquerda relativamente plana e um meio-tempo de pressão longo. Essas diferenças estão ilustradas na Figura 9.37. Assim, o meio-tempo de pressão é afetado tanto pela gravidade quando pela agudeza, e a diferenciação desses fatores em um paciente individualmente pode ser difícil.

A Equação da Continuidade

A equação da continuidade se baseia na segunda lei de termodinâmica de Newton que envolve a conservação da massa. Conforme aplicado na aquisição de imagens com Doppler, esse princípio afirma que o ritmo de fluxo volumétrico através do sistema cardiovascular é constante, supondo que o sangue é incompressível e o condutor inelástico. Posto de modo diferente, o ritmo de fluxo (ou volume de sangue que passa através de qualquer ponto ao longo do tempo) é o mesmo em todos os pontos ao longo do circuito. Como o ritmo de fluxo é o produto da ITV pela área transversal, essa relação pode ser usada para resolver a área transversal do seguinte modo:

$$\text{Fluxo proximal} = \text{fluxo distal}$$
$$A_1 \times \text{ITV}_1 = A_2 \times \text{ITV}_2$$
$$A_2 = A_1 \times \frac{\text{ITV}_1}{\text{ITV}_2} \qquad [\text{Eq. 9.12}]$$

Ao se obter ITV em dois pontos e medir a área transversal em um ponto, a outra área transversal pode ser determinada por meio dessa equação (Figura 9.38). Por exemplo, para se calcular a área transversal de uma valva aórtica estenótica, as três medidas seguintes devem ser feitas: (1) ITV da via de saída do ventrículo esquerdo, usando o registro Doppler pulsado na porção logo proximal à valva aórtica; (2) ITV através da valva, usando imagem com Doppler de onda contínua e (3) área transversal da via de saída, no mesmo ponto onde o fluxo foi medido.

As vantagens da equação de continuidade são que ela não é afetada por regurgitação valvar e oferece avaliação quantitativa da gravidade mesmo na presença de disfunção ventricular esquerda (quando o gradiente isoladamente pode levar a subestimar a gravidade). A Figura 9.39 é um esquema que demonstra a dependência crítica da equação de Bernoulli do volume de ejeção. As duas curvas mostram a relação entre a velocidade do jato e a área da valva aórtica em diferentes níveis de função ventricular esquerda, indicada pelos diferentes ritmos de fluxo (os valores de ITV_{VS}). Começando pelo ponto A, com um gradiente máximo de 32 mmHg e uma área valvar de 1,3 cm², um agravamento da estenose (no mesmo ritmo de fluxo) corresponde a um deslocamento para o ponto B, cujo gradiente é de 74 mmHg e uma área valvar de 0,8 cm². Esta seria a evolução típica da estenose com função ventricular preservada. Por outro lado, uma diminuição no ritmo de fluxo ou volume de ejeção, sem uma alteração na área valvar, implicaria um deslocamento para uma curva mais alta. Nessa curva, se a área valvar ainda for 1,3 cm², o gradiente correspondente diminuiria para 15 mmHg (ponto C). Neste novo volume de ejeção, uma progressão da estenose aórtica para uma

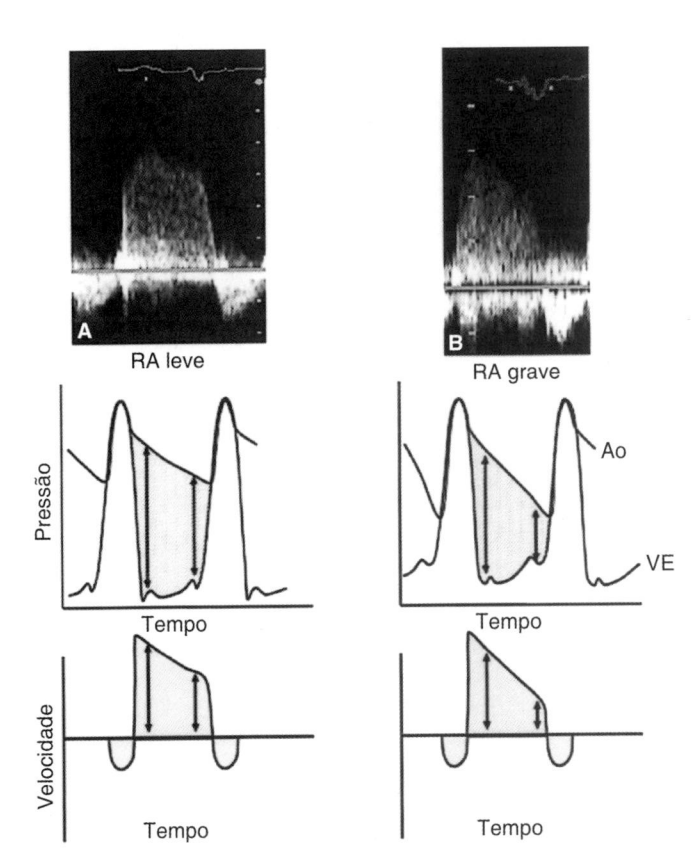

FIGURA 9.37 O contorno do jato da regurgitação aórtica (RA) reflete a diferença da pressão instantânea entre a aorta e o ventrículo esquerdo durante a diástole. **A:** RA leve. A relação entre os traçados de pressão e o contorno Doppler são demonstrados. **B:** RA mais grave resulta em uma inclinação maior do jato de RA. Ver texto para detalhes.

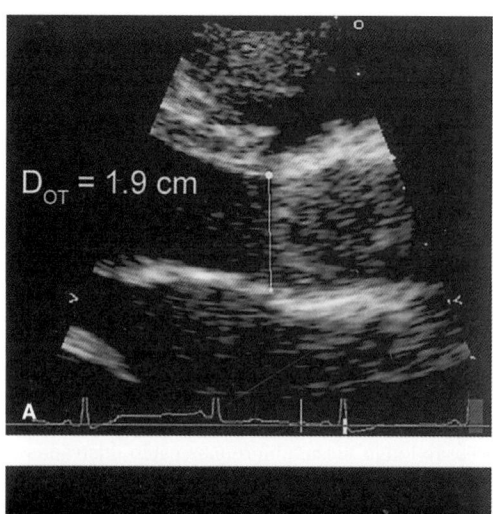

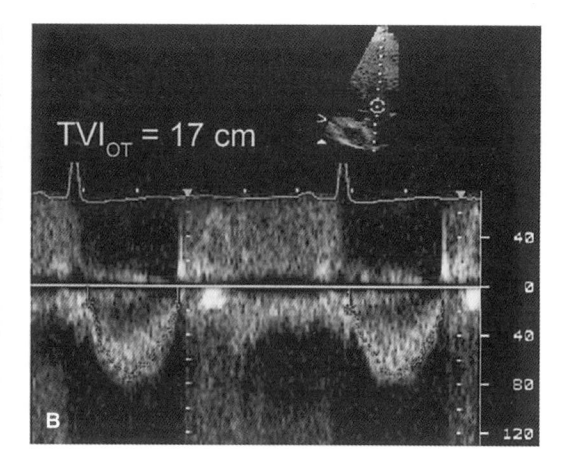

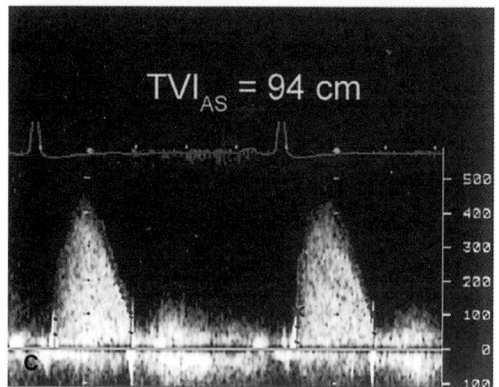

$$AVA = A_{OT} \times \frac{TVI_{OT}}{TVI_{AS}}$$

$$AVA = 2,83 \times \frac{17}{94}$$

$$AVA = 0,51 \text{ cm}^2$$

FIGURA 9.38 Cálculo da área valvar aórtica (AVA) se baseia na equação de continuidade. As três medidas necessárias para esse cálculo são mostradas na ilustração. **A:** Área transversal da via de saída (A_{OT}) é derivada medindo-se o diâmetro (D_{OT}). **B:** A integral tempo-velocidade da via de saída (TVI_{OT}) é medida pelo Doppler pulsado. **C:** A TVI_{AS} é medida com Doppler de onda contínua. Os cálculos são conforme demonstrados.

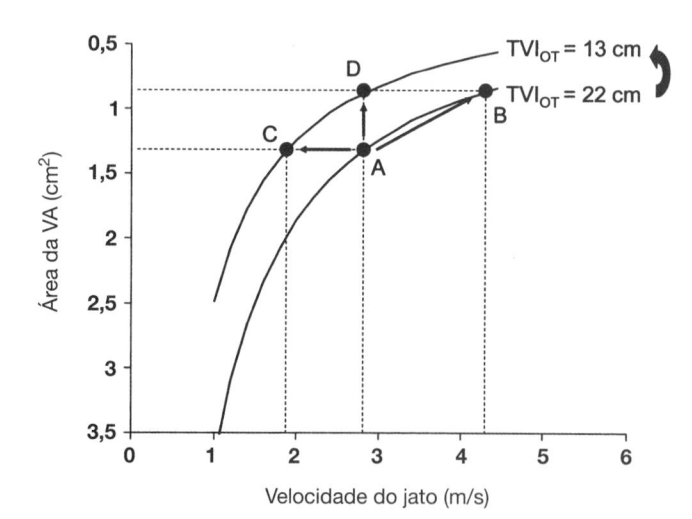

FIGURA 9.39 A relação entre a velocidade do jato da estenose aórtica, área valvar e volume de ejeção. Ver texto para detalhes. VA, valva aórtica; TVI_{OT}, integral tempo-velocidade da via de saída do ventrículo esquerdo.

nova área valvar de 0,8 cm² retornaria o gradiente para o valor original de 32 mmHg (ponto D). Fica aparente que o mesmo gradiente pode significar áreas valvares totalmente diferentes, dependendo do ritmo de fluxo através da valva. Obviamente, no quadro de alterações nos ritmos de fluxo, o gradiente somente não consegue proporcionar uma informação diagnóstica acerca da gravidade da estenose. É nestas situações que a equação de continuidade pode ajudar.

A equação de continuidade pode ser aplicada em qualquer uma das quatro valvas do coração, embora na maioria dos casos a valva aórtica seja analisada. No quadro de disfunção ventricular esquerda, ela pode ser usada tanto basalmente quanto durante estresse com dobutamina para distinguir entre estenose valvar grave e estenose menos grave no quadro de ritmos de fluxo lentos. A aplicação clínica da equação de continuidade no que se refere à valva aórtica é discutida no Capítulo 11.

Área da Superfície de Isovelocidade Proximal

Uma nova aplicação do princípio da continuidade envolve o método da área da superfície de isovelocidade proximal. À medida que o sangue converge para um orifício, a imagem do fluxo com Doppler revela camadas ou hemisférios concêntricos que representam superfícies de isovelocidade (Figura 9.40). À medida que o sangue acelera em direção ao orifício, ocorre ambiguidade de velocidade e ocorre uma interface distinta vermelho-azul no limite entre as camadas. Nesta interface, a velocidade é equivalente ao limite de Nyquist, que pode ser lido da tabela de cor de velocidade. Ajustando-se o limite de Nyquist, o tamanho da camada pode ser maximizado para permitir que a área da sua superfície possa ser medida de acordo com a fórmula:

$$\text{Área da superfície} = 2\pi r^2 \qquad \text{[Eq. 9.13]}$$

Pela equação da continuidade, sabemos que o ritmo de fluxo é mantido constante à medida que o sangue converge em direção ao orifício. Assim, o ritmo de fluxo através de qualquer camada será igual ao ritmo de fluxo através do orifício. O ritmo de fluxo através de qualquer camada hemisférica é o produto da área do hemisfério pela velocidade do fluxo (ou seja, ambiguidade da velocidade). Assim, a seguinte equação pode ser derivada:

$$\text{Ritmo de fluxo} = 6,28 \times r^2 \times \text{ambiguidade de velocidade} \qquad \text{[Eq. 9.14]}$$

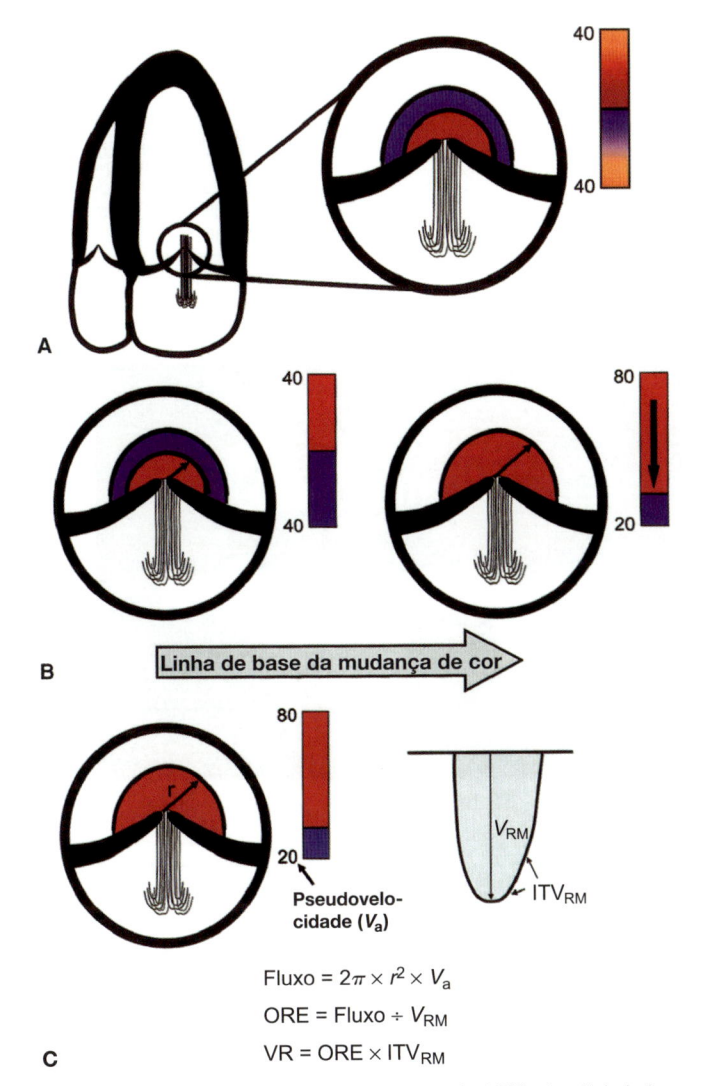

Linha de base da mudança de cor

Pseudovelocidade (V_a)

$$\text{Fluxo} = 2\pi \times r^2 \times V_a$$
$$\text{ORE} = \text{Fluxo} \div V_{RM}$$
$$\text{VR} = \text{ORE} \times \text{ITV}_{RM}$$

FIGURA 9.40 Determinação da gravidade da regurgitação mitral (RM) pelo método da área da superfície de isovelocidade proximal. **A:** O esquema mostra como o fluxo regurgitante converge e acelera em uma série de camadas com isovelocidade, indicado pelos padrões vermelho e azul. **B:** O raio da camada é medido, depois da linha de base ter sido deslocada para maximizar seu tamanho. Deste, a área da superfície da camada é determinada. **C:** Usando-se a equação de continuidade, o cálculo necessário para medir o fluxo, a área do orifício regurgitante efetivo (ORE) e volume regurgitante (VR) é demonstrado. Ver texto para detalhes. *r*, raio; ITV, integral tempo-velocidade; V_a, pseudovelocidade; V_{RM}, velocidade máxima do jato da RM.

De modo semelhante, o ritmo de fluxo através de um orifício regurgitante é dado pela equação:

$$\text{Ritmo de fluxo} = \text{ORE} \times \text{Velocidade}_{jato} \qquad \text{[Eq. 9.15]}$$

Podemos então calcular o orifício regurgitante efetivo (ORE) de acordo com a fórmula:

$$\text{ORE} = \frac{\text{Ritmo de fluxo}}{\text{Velocidade}_{jato}} \qquad \text{[Eq. 9.16]}$$

O volume regurgitante (VR, em mililitros) então se torna

$$\text{VR} = \text{ORE} \times \text{ITV}_{RM} \qquad \text{[Eq. 9.17]}$$

Assim,

$$\text{VR} = \frac{2\pi r^2 \times \text{Vel. de ambiguidade}}{\text{Vel}_{RM} \times \text{ITV}_{RM}} \qquad \text{[Eq. 9.18]}$$

Isto é ilustrado nas Figuras 9.41 e 9.42.

Embora atraente conceitualmente, o uso clínico de rotina da área da superfície de isovelocidade proximal tem suas limitações. Pressupostos acerca do formato hemisférico das camadas de isovelocidade podem ser supersimplificados. A ecocardiografia tridimensional recentemente demonstrou que alguns hemisférios de isovelocidade podem de fato ser não hemisféricos. Embora a área de uma camada não circular possa ainda ser calculada, isto adiciona uma complexidade adicional às equações e introduz uma outra fonte potencial de erro. Um outro pressuposto é que as camadas estão convergindo em direção ao orifício que se situa em uma superfície plana. No caso do fluxo regurgitante mitral, isto claramente não é o caso e alguma correção muitas vezes é necessária. Ademais, os cálculos são trabalhosos e o potencial de erro de medida tem sempre de ser levado em consideração. Isto é particularmente verdade no que se refere ao raio das camadas de isovelocidade, onde a identificação precisa do centro do orifício regurgitante pode ser especialmente desafiador. Por todas essas razões, a área da superfície de isovelocidade proximal ainda não se tornou uma medida rotineira. A sua aplicação na quantificação da regurgitação mitral é discutida em detalhes no Capítulo 11.

Índice de Desempenho Miocárdico

O índice de desempenho miocárdico (IDM), algumas vezes referido como "índice de Tei", foi desenvolvido nos meados da década de 1990 como uma expressão do desempenho ventricular global (Tei et al., 1995). Trata-se de um índice simples que inclui parâmetros tanto sistólicos quanto diastólicos e pode ser aplicado ao ventrículo esquerdo ou ao ventrículo direito. O IDM incorpora três intervalos de tempo básicos que são prontamente derivados de registros Doppler: tempo de ejeção (TE), tempo de contração isovolumétrica (TCIV) e tempo de relaxamento isovolumétrico (TRIV). A partir desses valores, o seguinte cálculo pode ser feito (Figura 9.43):

$$\text{IDM} = \frac{\text{TCIV} + \text{TRIV}}{\text{TE}} \qquad \text{[Eq. 9.19]}$$

A disfunção sistólica está associada a um prolongamento do TCIV e um encurtamento do TE. A disfunção diastólica muitas vezes acarreta alongamento do TRIV. Assim, tanto a disfunção sistólica quanto a diastólica irão resultar em um aumento do IDM (Figura 9.44). A faixa normal relatada do IDM é 0,39 ± 0,05. Valores acima de 0,50 são considerados anormais. Não é de causar surpresa que essa medida tem sido comprovada como sendo uma maneira poderosa de estratificar o risco de pacientes em várias

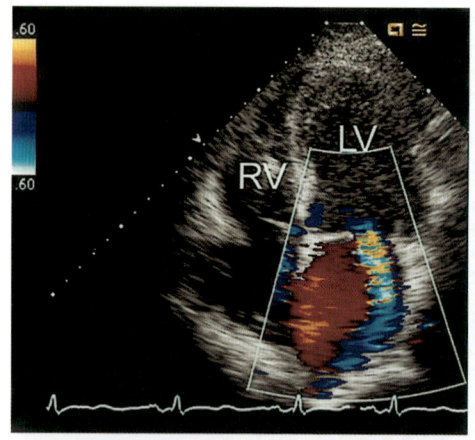
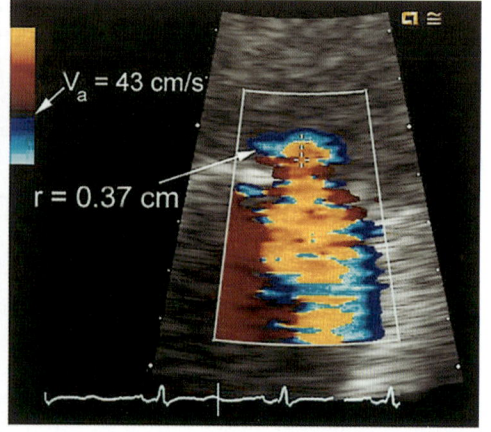
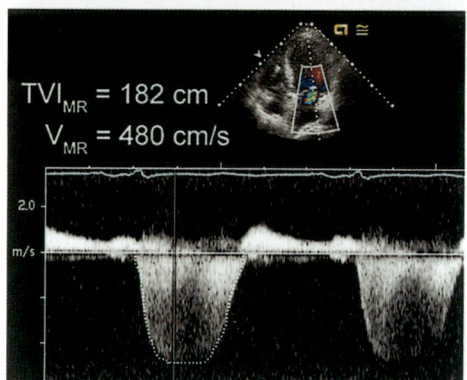

Ritmo de fluxo = $6,28 \times r^2 \times V_a$

Ritmo de fluxo = $6,28 \times 0,37^2 \times 43$

Ritmo de fluxo = 37 cc/s

ORE = ritmo de fluxo/V_{MR}

ORE = 37/480

ORE = 0,08 cm^2

VD = ORE $\times$ TVI$_{MR}$

VD = 0,08 $\times$ 182

VD = 15 cc

FIGURA 9.41 Um exemplo de como é determinada a gravidade da regurgitação mitral usando-se o método de área da superfície de isovelocidade proximal. Os cálculos são descritos conforme o texto. ORE, orifício regurgitante efetivo; TVI, integral tempo-velocidade.

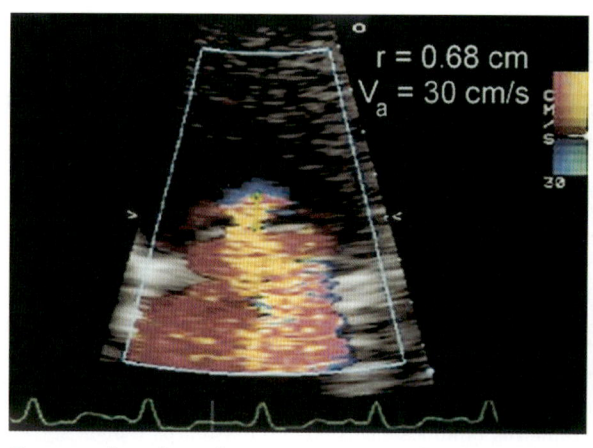
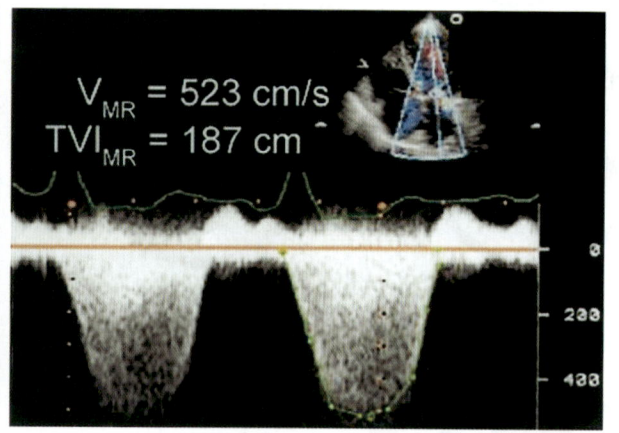

Para medir o ritmo de fluxo regurgitante:

Ritmo de fluxo = $6,28 \times r^2 \times V_a$

Ritmo de fluxo = $6,28 \times 0,68^2 \times 30$

Ritmo de fluxo = 87 cc

Para medir a área do orifício regurgitante efetivo:

ORE = ritmo de fluxo/V_{MR}

ORE = 87/523

ORE = 0,17 cm^2

Para medir o volume regurgitante:

VD = ORE $\times$ TVI$_{MR}$

VD = 0,17 $\times$ 187

VD = 31 cc

FIGURA 9.42 Um outro exemplo de como é determinada a gravidade da regurgitação mitral usando-se o método de área da superfície de isovelocidade proximal. Ver texto para detalhes.

situações clínicas. O IDM também pode ser usado para avaliar a função ventricular direita. Para o coração direito, o IDM normal é $0,28 \pm 0,04$. Um IDM ventricular direito aumentado é um marcador sensível e específico de hipertensão pulmonar. Assim, o IDM pode ter valor em pacientes nos quais a regurgitação tricúspide não está presente ou não pode ser quantificada para avaliação de hipertensão pulmonar. O IDM também parece oferecer informações prognósticas. Entretanto, mais estudos são necessários para determinar seu lugar entre as outras variáveis Doppler de prognóstico.

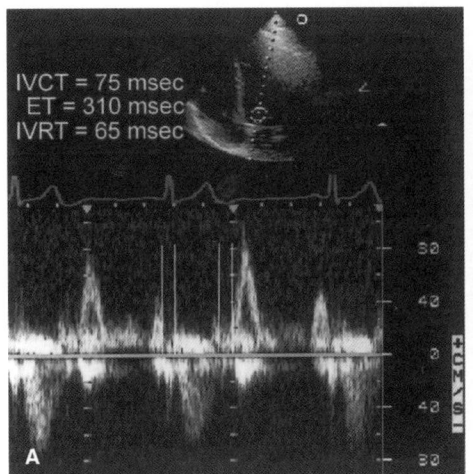

$$MPI = (IVCT + IVRT) \div ET$$

FIGURA 9.43 Este esquema mostra como é derivado o índice de desempenho miocárdico (MPI). Ver texto para detalhes. ET, tempo de ejeção; IVCT, tempo de contração isovolumétrica; IVRT, tempo de relaxamento isovolumétrico.

$$MPI = (IVCT + IVRT) \div ET$$
$$MPI = (75 + 65) \div 310$$
$$MPI = 140 \div 310$$
$$MPI = 0,46$$

$$MPI = (IVCT + IVRT) \div ET$$
$$MPI = (130 + 100) \div 180$$
$$MPI = 230 \div 180$$
$$MPI = 1,30$$

FIGURA 9.44 A: O índice de desempenho miocárdico (MPI) é calculado em um indivíduo com funções sistólica e diastólica normais, resultando em um valor de 0,46. **B:** Obtido de um paciente com miocardite viral aguda, um MPI anormal é calculado em 1,30. ET, tempo de ejeção; IVCT, tempo de contração isovolumétrica; IVRT, tempo de relaxamento isovolumétrico.

Leituras Sugeridas

Conceitos Gerais

Maeder MT, Kaye DM. Heart failure with normal left ventricular ejection fraction. J Am Coll Cardiol 2009;53:905–918.

Quinones MA, Otto CM, Stoddard M, et al. Recommendations for quantification of Doppler echocardiography: a report from the Doppler Quantification Task Force of the Nomenclature and Standards Committee of the American Society of Echocardiography. J Am Soc Echocardiogr 2002;15:167–184.

Thomas JD, Weyman AE. Fluid dynamics model of mitral valve flow: description with in vitro validation. J Am Coll Cardiol 1989;13:221–233.

Yoganathan AP, Cape EG, Sung HW, et al. Review of hydrodynamic principles for the cardiologist: applications to the study of blood flow and jets by imaging techniques. J Am Coll Cardiol 1988;12:1344–1353.

Gradientes e Estenose

Baumgartner H, Hung J, Bermejo J, et al. Echocardiographic assessment of valve stenosis: EAE/ASE recommendations for clinical practice. J Am Soc Echocardiogr 2009;22:1–23.

Baumgartner H, Khan S, DeRobertis M, et al. Discrepancies between Doppler and catheter gradients in aortic prosthetic valves *in vitro*. A manifestation of localized gradients and pressure recovery. Circulation 1990;82:1467–1475.

Baumgartner H, Stefenelli T, Niederberger J, et al. Overestimation of catheter gradients by Doppler ultrasound in patients with aortic stenosis: a predictable manifestation of pressure recovery. J Am Coll Cardiol 1999;33:1655–1661.

Callahan MJ, Tajik AJ, Su-Fan Q, et al. Validation of instantaneous pressure gradients measured by continuous-wave Doppler in experimentally induced aortic stenosis. Am J Cardiol 1985;56:989–993.

Currie PJ, Hagler DJ, Seward JB, et al. Instantaneous pressure gradient: a simultaneous Doppler and dual catheter correlative study. J Am Coll Cardiol 1986;7:800–806.

Hatle L, Angelsen B, Tromsdal A. Noninvasive assessment of atrioventricular pressure half-time by Doppler ultrasound. Circulation 1979;60:1096–1104.

Hatle L, Brubakk A, Tromsdal A, et al. Noninvasive assessment of pressure drop in mitral stenosis by Doppler ultrasound. Br Heart J 1978;40:131–140.

Oh JK, Taliercio CP, Holmes DR Jr, et al. Prediction of the severity of aortic stenosis by Doppler aortic valve area determination: prospective Doppler-catheterization correlation in 100 patients. J Am Coll Cardiol 1988;11:1227–1234.

Richards KL, Cannon SR, Miller JF, et al. Calculation of aortic valve area by Doppler echocardiography: a direct application of the continuity equation. Circulation 1986;73:964–969.

Rifkin RD, Harper K, Tighe D. Comparison of proximal isovelocity surface area method with pressure half-time and planimetry in evaluation of mitral stenosis. J Am Coll Cardiol 1995;26:458–465.

Stamm RB, Martin RP. Quantification of pressure gradients across stenotic valves by Doppler ultrasound. J Am Coll Cardiol 1983;2:707–718.

Thomas JD, Wilkins GT, Choong CY, et al. Inaccuracy of mitral pressure half-time immediately after percutaneous mitral valvotomy. Dependence on transmitral gradient and left atrial and ventricular compliance. Circulation 1988;78:980–993.

Fluxo Quantitativo

Dubin J, Wallerson DC, Cody RJ, et al. Comparative accuracy of Doppler echocardiographic methods for clinical stroke volume determination. Am Heart J 1990;120:116–123.

Goldberg SJ, Sahn DJ, Allen HD, et al. Evaluation of pulmonary and systemic blood flow by 2-dimensional Doppler echocardiography using fast Fourier transform spectral analysis. Am J Cardiol 1982;50:1394–1400.

Meijboom EJ, Rijsterborgh H, Bot H, et al. Limits of reproducibility of blood flow measurements by Doppler echocardiography. Am J Cardiol 1987;59:133–137.

Miller WE, Richards KL, Crawford MH. Accuracy of mitral Doppler echocardiographic cardiac output determinations in adults. Am Heart J 1990;119:905–910.

Moulinier L, Venet T, Schiller NB, et al. Measurement of aortic blood flow by Doppler echocardiography: day to day variability in normal subjects and applicability in clinical research. J Am Coll Cardiol 1991;17:1326–1333.

Sanders SP, Yeager S, Williams RG. Measurement of systemic and pulmonary blood flow and QP/QS ratio using Doppler and two-dimensional echocardiography. Am J Cardiol 1983;51:952–956.

Valdes-Cruz LM, Horowitz S, Mesel E, et al. A pulsed Doppler echocardiographic method for calculating pulmonary and systemic blood flow in atrial level shunts: validation studies in animals and initial human experience. Circulation 1984;69:80–86.

Recuperação de Pressão

Levine RA, Jimoh A, Cape EG, et al. Pressure recovery distal to a stenosis: potential cause of gradient "overestimation" by Doppler echocardiography. J Am Coll Cardiol 1989;13:706–715.

Niederberger J, Schima H, Maurer G, et al. Importance of pressure recovery for the assessment of aortic stenosis by Doppler ultrasound. Role of aortic size, aortic valve area, and direction of the stenotic jet *in vitro*. Circulation 1996;94:1934–1940.

Regurgitação

Chen C, Koschyk D, Brockhoff C, et al. Noninvasive estimation of regurgitant flow rate and volume in patients with mitral regurgitation by Doppler color mapping of accelerating flow field. J Am Coll Cardiol 1993;21:374–383.

Enriquez-Sarano M, Miller FA Jr, Hayes SN, et al. Effective mitral regurgitant orifice area: clinical use and pitfalls of the proximal isovelocity surface area method. J Am Coll Cardiol 1995;25:703–709.

Enriquez-Sarano M, Seward JB, Bailey KR, et al. Effective regurgitant orifice area: a noninvasive Doppler development of an old hemodynamic concept. J Am Coll Cardiol 1994;23:443–451.

Enriquez-Sarano M, Sinak LJ, Tajik AJ, et al. Changes in effective regurgitant orifice throughout systole in patients with mitral valve prolapse. A clinical study using the proximal isovelocity surface area method. Circulation 1995;92:2951–2958.

Flachskampf FA, Weyman AE, Gillam L, et al. Aortic regurgitation shortens Doppler pressure half-time, *in vitro* simulation and theoretic analysis. J Am Coll Cardiol 1990;16:396–404.

Otsuji Y, Toda H, Ishigami T, et al. Mitral regurgitation during B bump of the mitral valve studied by Doppler echocardiography. Am J Cardiol 1991;67:778–780.

Samstad SO, Hegrenaes L, Skjaerpe T, et al. Half time of the diastolic aortoventricular pressure difference by continuous wave Doppler ultrasound: a measure of the severity of aortic regurgitation? Br Heart J 1989;61:336–343.

Utsunomiya T, Doshi R, Patel D, et al. Calculation of volume flow rate by the proximal isovelocity surface area method: simplified approach using color Doppler zero baseline shift. J Am Coll Cardiol 1993;22:277–282.

Coração Direito

Abbas AE, Fortuin FD, Schiller NB, et al. A simple method for noninvasive estimation of pulmonary vascular resistance. J Am Coll Cardiol 2003;41:1021–1027.

Lee RT, Lord CP, Plappert T, et al. Prospective Doppler echocardiographic evaluation of pulmonary artery diastolic pressure in the medical intensive care unit. Am J Cardiol 1989;64:1366–1370.

Ryan T, Petrovic O, Dillon JC, et al. An echocardiographic index for separation of right ventricular volume and pressure overload. J Am Coll Cardiol 1985;5:918–927.

Silbert DR, Brunson SC, Schiff R, et al. Determination of right ventricular pressure in the presence of a ventricular septal defect using continuous wave Doppler ultrasound. J Am Coll Cardiol 1986;8:379–384.

Verdejo HE, Castro PF, Concepcíon R, et al. Comparison of a radiofrequency-based wireless pressure sensor to swan-ganz catheter and echocardiography for ambulatory assessment of pulmonary artery pressure in heart failure. J Am Coll Cardiol 2007;50:2375–2382.

Yock PG, Popp RL. Noninvasive estimation of right ventricular systolic pressure by Doppler ultrasound in patients with tricuspid regurgitation. Circulation 1984;70:657–662.

Outros

Bargiggia GS, Bertucci C, Recusani F, et al. A new method for estimating left ventricular dP/dt by continuous wave Doppler-echocardiography. Validation studies at cardiac catheterization. Circulation 1989;80:1287–1292.

Bordacher P, Lafitte S, Reuter S, et al. Echocardiographic parameters of ventricular dyssynchrony validation in patients with heart failure using sequential biventricular pacing. J Am Coll Cardiol 2004;44:2157–2165.

Tei C, Ling LH, Hodge DO, et al. New index of combined systolic and diastolic myocardial performance: a simple and reproducible measure of cardiac function—a study in normal and dilated cardiomyopathy. J Cardiol 1995;26:357–366.

Waggoner AD, Faddis MN, Gleva MJ, et al. Improvements in left ventricular diastolic function after cardiac resynchronization therapy are coupled to response in systolic performance. J Am Coll Cardiol 2005;46:2244–2249.

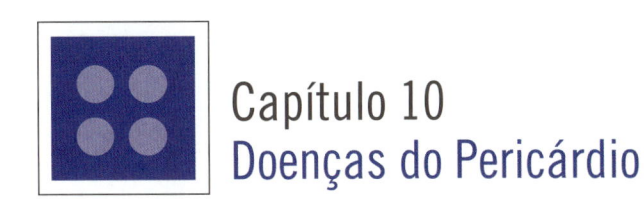

Capítulo 10
Doenças do Pericárdio

Perspectiva Clínica

Anatomicamente, o pericárdio consiste em duas camadas. O pericárdio visceral é contíguo ao epicárdio, e o pericárdio parietal é o saco fibroso mais espesso que circunda o coração. Embora muitas vezes seja o pericárdio parietal que tipicamente é referido como sendo o pericárdio, deve ser ressaltado que grande parte dos estados mórbidos envolve simultaneamente ambos os pericárdios parietal e visceral. Normalmente, há 5 a 10 mℓ de fluido normal lubrificante no interior do espaço pericárdico. O pericárdio envolve todas as quatro câmaras do coração e se estende 1 a 2 cm para cima ao longo dos grandes vasos. O pericárdio de modo semelhante circunda as veias pulmonares. O pericárdio ao se projetar ao redor dos grandes vasos limita o tamanho do espaço pericárdico nessas junções. O grau em que o pericárdio se estende ao longo das estruturas vasculares varia de paciente a paciente.

O pericárdio restringe as quatro câmaras cardíacas dentro de um volume e espaço relativamente confinados dentro do tórax. Por causa da constrição pericárdica, o volume total das quatro câmaras cardíacas é limitado, e a alteração no volume de uma câmara tem de necessariamente ser refletida em uma alteração na direção oposta no volume de outra. Essa ligação entre os volumes intracardíacos é a fisiopatologia por detrás do desenvolvimento de pulso paradoxal e outros achados observados no tamponamento cardíaco e constrição pericárdica.

A doença pericárdica pode se apresentar de diferentes formas clínicas, e para todas a ecocardiografia pode exercer um papel significativo. Os derrames pericárdicos podem se acumular em qualquer processo infeccioso ou inflamatório envolvendo o pericárdio. Grande parte dos processos infecciosos e inflamatórios envolve ambas as camadas do pericárdio. O Quadro 10.1 delineia as doenças que podem acometer o pericárdio. A pericardite aguda de qualquer etiologia pode resultar em acúmulo de quantidades variáveis de fluido. Nas fases bem iniciais, a inflamação pode estar presente na ausência de qualquer acúmulo significativo de fluido pericárdico. É importante fazer uma avaliação da função ventricular esquerda em pacientes que se apresentam com suspeita de pericardite aguda para excluir um componente de miocardite.

Como o espaço pericárdico é de tamanho limitado, o acúmulo de quantidade significativa de fluido pericárdico reduz o volume total que as quatro câmaras cardíacas conseguem conter e pode resultar em deterioração hemodinâmica relacionada com enchimento não efetivo dos ventrículos. Deve ser reconhecido que o comprometimento hemodinâmico está relacionado com a pressão intrapericárdica elevada que, por sua vez, está relacionada com o volume de fluido pericárdico e complacência ou distensibilidade do pericárdio. Como tal, um grande derrame de evolução lenta pode provocar menos comprometimento do que um menor, mas de desenvolvimento mais rápido. Processos inflamatórios do pericárdio tipicamente resultam em dor e acúmulo de fluido e, quando crônicos, podem acarretar aderências fibrosas e enrijecimento do pericárdio. O espessamento do pericárdio eventualmente pode levar à constrição pericárdica. Outros tipos de patologia pericárdica, como cistos pericárdicos e ausência congênita do pericárdio, muitas vezes são observados como achados incidentais em indivíduos assintomáticos ou podem estar associados a sintomatologia atípica e altamente variável.

Avaliação Ecocardiográfica do Pericárdio

A detecção da doença pericárdica foi uma das primeiras utilizações da ecocardiografia. Esta permanece um esteio no diagnóstico de praticamente todas as formas de doença pericárdica e tem um papel apropriado e valioso na conduta frente a pacientes com doença pericárdica conhecida ou suspeitada (Quadro 10.2).

Anatomicamente, o pericárdio pode ser avaliado pela ecocardiografia em modo M, bidimensional e tridimensional, bem como por ultrassom intracardíaco. Normalmente, pode haver uma quantidade muito pequena de fluido no espaço pericárdico que tipicamente se acumula nas áreas inferiores. Isto é muitas vezes visto na forma de um espaço muito pequeno e não ecogênico no sulco atrioventricular posterior. Este espaço pode aumentar de tamanho durante a sístole (Figura 10.1). Na ausência de um der-

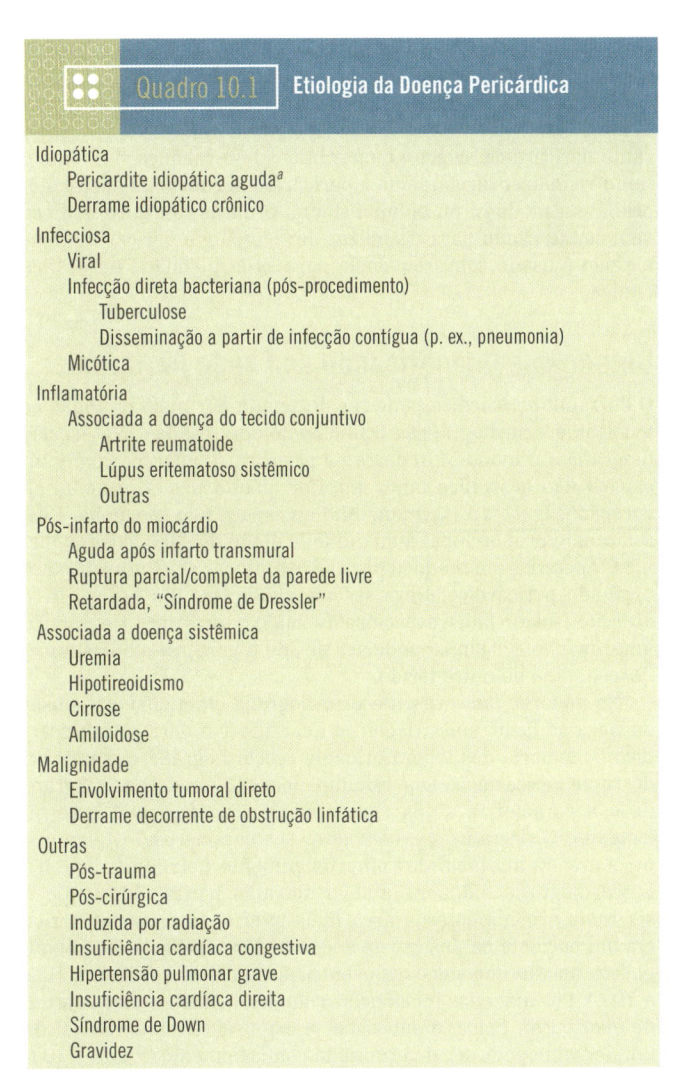

Quadro 10.1 — Etiologia da Doença Pericárdica

Idiopática
- Pericardite idiopática aguda[a]
- Derrame idiopático crônico

Infecciosa
- Viral
- Infecção direta bacteriana (pós-procedimento)
  - Tuberculose
  - Disseminação a partir de infecção contígua (p. ex., pneumonia)
- Micótica

Inflamatória
- Associada a doença do tecido conjuntivo
  - Artrite reumatoide
  - Lúpus eritematoso sistêmico
  - Outras

Pós-infarto do miocárdio
- Aguda após infarto transmural
- Ruptura parcial/completa da parede livre
- Retardada, "Síndrome de Dressler"

Associada a doença sistêmica
- Uremia
- Hipotireoidismo
- Cirrose
- Amiloidose

Malignidade
- Envolvimento tumoral direto
- Derrame decorrente de obstrução linfática

Outras
- Pós-trauma
- Pós-cirúrgica
- Induzida por radiação
- Insuficiência cardíaca congestiva
- Hipertensão pulmonar grave
- Insuficiência cardíaca direita
- Síndrome de Down
- Gravidez

[a]Muitos casos de pericardite "idiopática" são provavelmente virais ou pós-virais quanto à origem.

	Critérios de Conveniência para o Uso da Ecocardiografia na Doença Pericárdica Conhecida ou Suspeitada	
Quadro 10.2		
Indicação	Conveniência	Valor Numérico
1.	Sintomas potencialmente devidos a etiologia cardíaca suspeita, incluindo, mas não se limitando a eles, dispneia, falta de ar, zonzeira, síncope, AIT, eventos vasculares cerebrais	A (9)
11.	Avaliação de hipotensão ou instabilidade hemodinâmica de etiologia cardíaca incerta ou suspeitada	A (9)
13.	Avaliação de complicação suspeitada de isquemia/infarto do miocárdio, inclusive, mas não limitado a RM aguda, hipoxemia, raios X de tórax anormal, DSV, ruptura de parede livre/tamponamento, choque, envolvimento ventricular direito, insuficiência cardíaca ou trombo	A (9)
36.	Avaliação de condições pericárdicas, incluindo, mas não se limitando a eles, massa pericárdica, derrame, pericardite constritiva, condições de derrame-constrição, após cirurgia cardíaca, ou suspeita de tamponamento pericárdico	A (9)
41.	Avaliação inicial de insuficiência cardíaca conhecida ou suspeitada (sistólica ou diastólica)	A (9)
49.	Avaliação de miocardiopatia restritiva, infiltrativa ou genética	A (9)

AIT, ataque isquêmico transitório; DSV, defeito septal ventricular; RM, regurgitação mitral. Reimpresso com permissão da ACCF from Douglas PS, Khandheria B, Stainback RF et al. ACCF/ASE/ACEP/ASNC/SCAI/SCCT/SCMR 2007 appropriateness criteria for transthoracic and transesophageal echocardiography. J Am Coll Cardiol 2007;50(2):187-204.

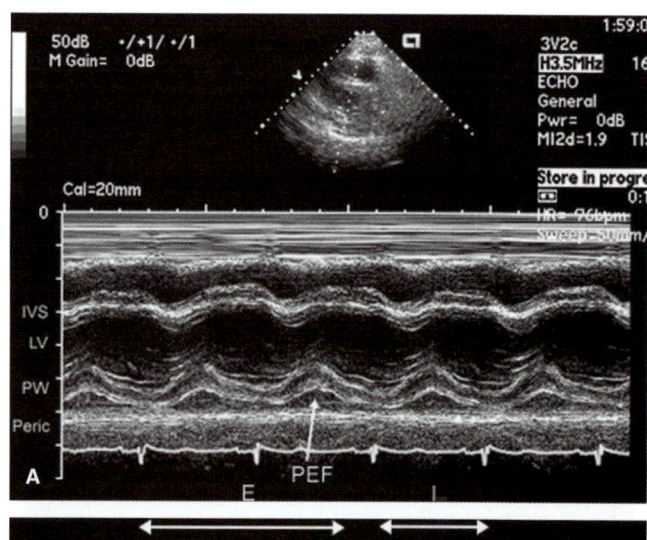

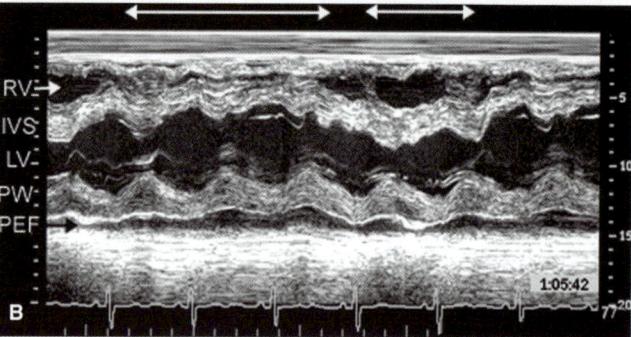

FIGURA 10.1 Ecocardiogramas em modo M obtidos de pacientes com derrames pericárdicos. **A:** Observe o espaço não ecogênico (*seta*) imediatamente atrás da parede posterior (PW) do ventrículo esquerdo (LV) compatível com um derrame pericárdico (PEF) pequeno. Observe também que o espaço é maior na sístole do que na diástole. **B:** O paciente tem um derrame pericárdico maior com a variação da respiração no tamanho do ventrículo direito (RV) e posição do septo. IVS, septo interventricular; Peric, pericárdio.

rame pericárdico, espessamento intenso ou calcificação, é incomum visibilizar diretamente o pericárdio por meio da ecocardiografia em modo M ou bidimensional. O ultrassom intracardíaco vem sendo usado para visibilizar diretamente o pericárdio, mas ele não é usado com frequência para essa finalidade na prática clínica.

Detecção e Quantificação do Fluido Pericárdico

O derrame pericárdico pode ser detectado por meio de todas as técnicas ecocardiográficas tradicionalmente usadas. Na ecocardiografia em modo M, o derrame pericárdico aparece como um espaço não ecogênico tanto anterior quanto posteriormente ao coração (Figura 10.1). O tamanho do espaço não ecogênico é diretamente proporcional à quantidade de fluido. Não existem técnicas acuradas em modo M para se quantificar o volume absoluto de fluido pericárdico. Deve ser ressaltado que um espaço livre anterior isolado não é específico de fluido pericárdico. Um espaço anterior não ecogênico pode ser devido a gordura mediastínica, fibrose, timo ou outro tecido.

Na maioria das vezes, a ecocardiografia bidimensional é usada para se fazer uma triagem e quantificar o derrame pericárdico. A maioria dos laboratórios de ecocardiografia quantifica o derrame pericárdico como mínimo, pequeno, moderado ou grande e o caracteriza ainda como sendo circunferencial livre ou loculado. O derrame também deve ser caracterizado quanto a presença ou ausência de comprometimento hemodinâmico. Na ecocardiografia bidimensional, o derrame pericárdico tende a ser mais proeminente na área mais inferior (ou seja, posterior em um paciente na posição de decúbito dorsal) e frequentemente parece máximo no sulco atrioventricular posterior (Figuras 10.2 a 10.6). Por meio das incidências comuns, inclusive paraesternal de eixo curto, apical e subcostal, a extensão circunferencial de um derrame pode ser determinada confiavelmente (Figuras 10.6 a 10.10). As Figuras 10.3 até 10.9 foram obtidas de pacientes com quantidades diferentes de derrame pericárdico. Observe que

na Figura 10.7 a extensão circunferencial do derrame é confirmada na incidência de eixo curto. Este derrame não é contido por um componente inflamatório e o coração se movimenta livremente dentro do espaço pericárdico amortecido pelo grande derrame pericárdico. Esta localização variável de batimento a batimento é a etiologia da alternância elétrica observada no eletrocardiograma.

Os derrames podem ser localizados ou loculados em vez de circunferenciais. Isto não é inusitado depois de cirurgia cardíaca ou traumatismo cardíaco no qual um componente inflamatório do derrame pericárdico pode resultar em distribuição não igual de fluido no espaço pericárdico. A Figura 10.11 foi obtida em um indivíduo com um derrame pericárdico localizado mais lateralmente, cuja máxima extensão está na área da parede lateral.

O pericárdio se reflete ao redor das veias pulmonares e limita o tamanho de um derrame pericárdico atrás do átrio esquerdo. Diretrizes antigas preconizavam que a coleção de fluido atrás do átrio esquerdo mais provavelmente era pleural do que pericárdica. Há várias exceções a essa regra e os derrames pericárdicos maiores muitas vezes se coletam atrás do átrio esquerdo também (Figuras 10.5 e 10.9). Ademais, o fluido pericárdico pode se acumular no seio oblíquo que constitui um espaço potencial limitado pelo átrio esquerdo e grandes vasos (Figura 10.12). Neste caso, o fluido pericárdico pode circundar o apêndice atrial esquerdo e a aorta, átrio esquerdo e artéria pulmonar e ocasionalmente pode ser confundido com cavidade de abscesso.

Vários esquemas vêm sendo usados para a quantificação do volume de fluido pericárdico, nenhum dos quais com aceitação clínica universal. Tipicamente, um derrame pericárdico mínimo representa a quantidade normal de fluido pericárdico em um estado hígido (Figura 10.2). Ele é visibilizado como um espaço pequeno não ecogênico no sulco atrioventricular posterior que

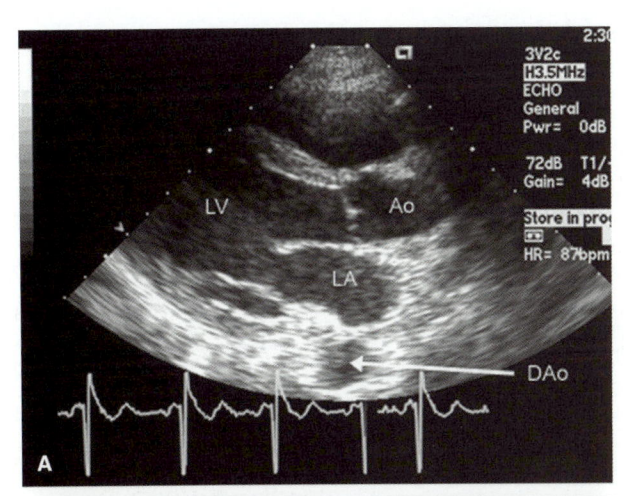

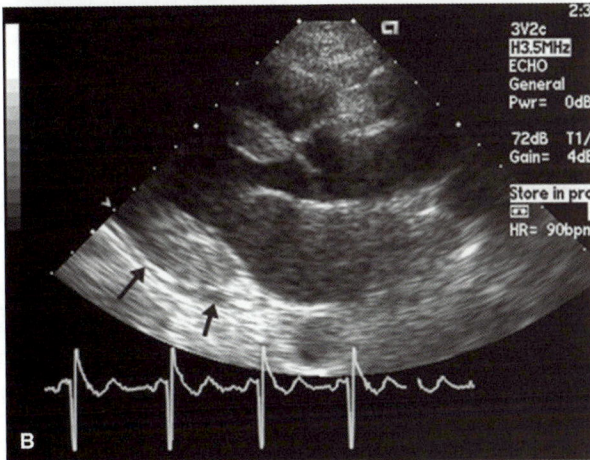

FIGURA 10.2 Ecocardiograma paraesternal de eixo longo obtido em um paciente com derrame pericárdico mínimo. Essa quantidade de fluido pericárdico representa o normal observado em indivíduos não doentes. **A:** Obtido na telediástole. **B:** Obtido na telessístole. Observe que na telediástole não há separação entre o epicárdio e o pericárdio. Na telessístole, o epicárdio é levantado do pericárdio deixando um derrame pericárdico muito pequeno, máximo no sulco interventricular posterior (*setas*). Ao, aorta; DAo, aorta descendente; LA, átrio esquerdo; LV, ventrículo esquerdo.

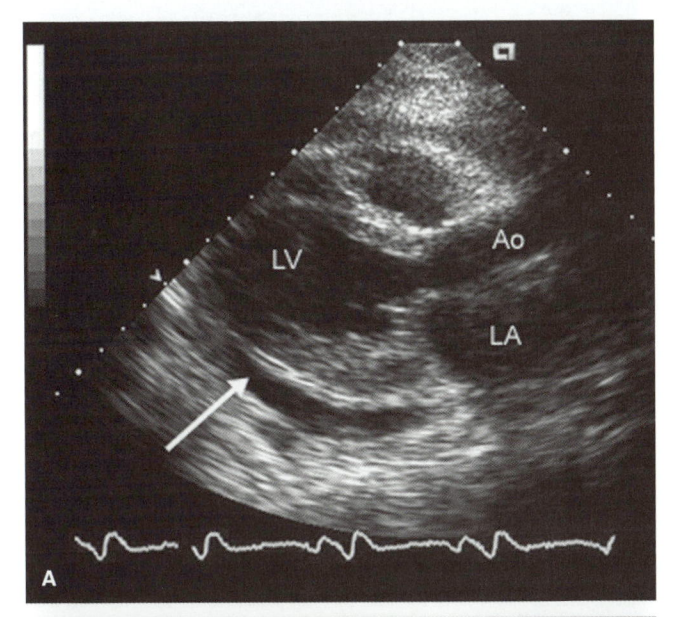

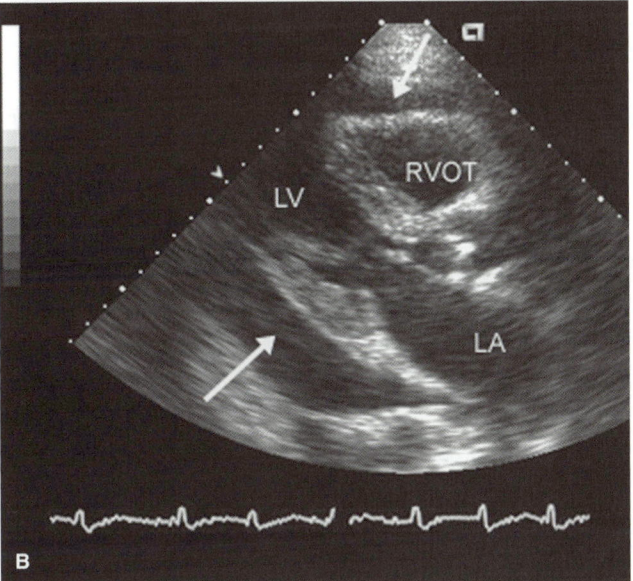

FIGURA 10.4 Ecocardiograma paraesternal de eixo longo obtido de pacientes com derrame pericárdico **(A)** pequeno e **(B)** moderado a grande. **A:** Há um espaço de aproximadamente 1 cm entre o epicárdio e o pericárdio (*seta*) compatível com um derrame pericárdico pequeno. **B:** Um derrame pericárdico maior presente tanto anterior quanto posteriormente (*setas*). Ao, aorta; LA, átrio esquerdo; LV, ventrículo esquerdo; RVOT, via de saída do ventrículo direito.

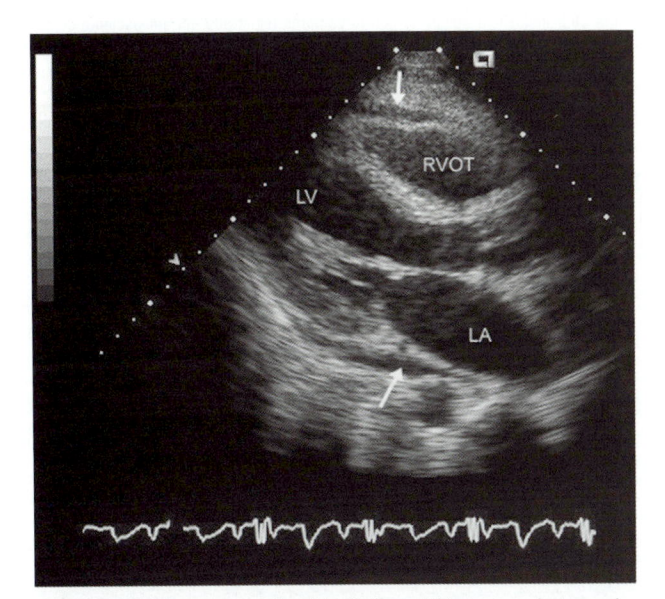

FIGURA 10.3 Ecocardiograma paraesternal de eixo longo obtido de um paciente com derrame pericárdico pequeno. Observe o espaço não ecogênico, máximo no sulco interventricular posterior (*seta*) e um espaço menor não ecogênico anterior (*seta apontando para baixo*). Na imagem em tempo real, este derrame pericárdico pode ser visto presente tanto na diástole como na sístole. LA, átrio esquerdo; LV, ventrículo esquerdo; RVOT, via de saída do ventrículo direito.

pode ser visível somente na sístole quando o coração é deslocado para longe do pericárdio. Um derrame pequeno é definido como aquele que contém até 1 cm de espaço posterior não ecogênico, com ou sem acúmulo de fluido em outro local. Derrames menores tendem a se acumular na parte inferior do espaço pericárdico e, como tal, a sua posição exata pode variar com a posição do paciente. Derrames moderados já foram descritos com 1 a 2 cm de espaço não ecogênico e derrames grandes com mais de 2 cm de separação máxima. Deve ser ressaltado que essas definições podem variar de laboratório a laboratório. Nos derrames grandes, o coração pode balançar dentro do espaço pericárdico (Figuras 10.7 e 10.10).

A ecocardiografia tridimensional pode oferecer uma perspectiva singular acerca do tamanho e distribuição de fluido pericárdico, mas não foi demonstrado que tenha um valor clínico adicional (Figura 10.13). A ecocardiografia tridimensional oferece potencialmente uma técnica acurada para determinação do volume e distribuição do fluido pericárdico, mas é limitada quanto a sua disponibilidade. Por meio dessa técnica, o volume tridimen-

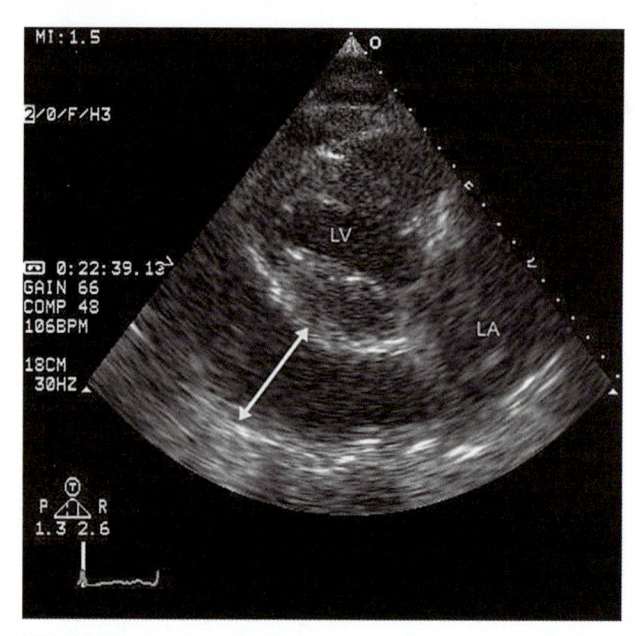

FIGURA 10.5 Ecocardiograma paraesternal de eixo longo de um paciente com derrame pericárdico grande medindo 4 cm na sua maior dimensão posteriormente (*seta*). Na imagem em tempo real, há evidência de um coração balançando dentro de um grande derrame pericárdico. LA, átrio esquerdo; LV, ventrículo esquerdo.

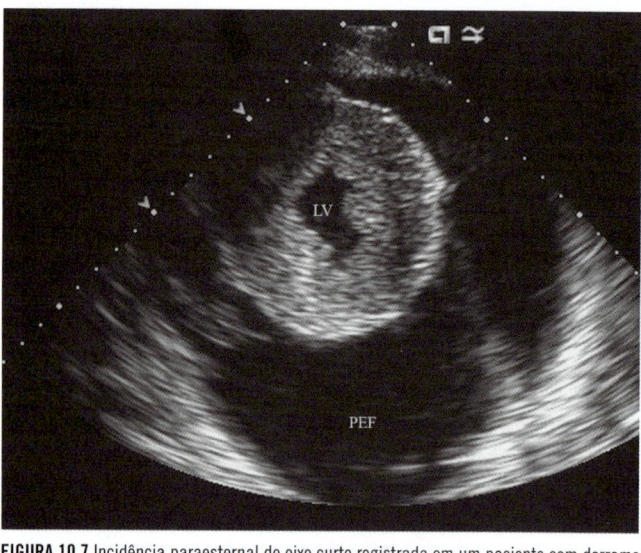

FIGURA 10.7 Incidência paraesternal de eixo curto registrada em um paciente com derrame pericárdico grande (2.500 mℓ drenados na pericardiocentese). Observe a movimentação livre do coração dentro do espaço pericárdico. Observe também a hipertrofia ventricular esquerda acentuada secundária à cardiopatia hipertensiva. PEF, derrame pericárdico.

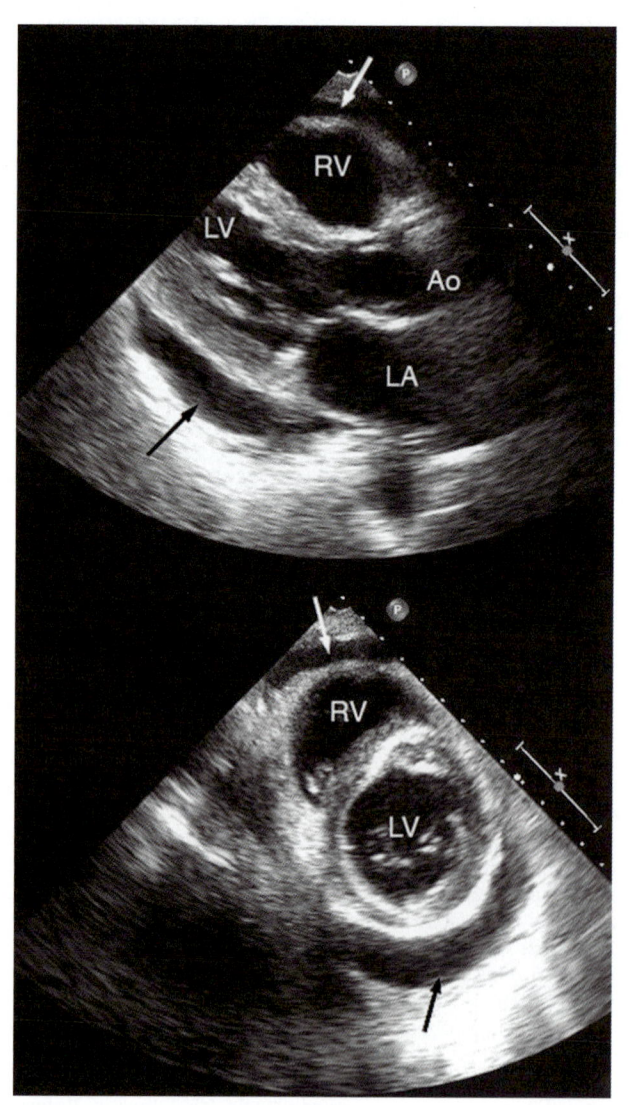

FIGURA 10.6 Ecocardiograma paraesternal de eixo longo e eixo curto do coração de um paciente com um derrame pericárdico circunferencial de pequeno a moderado (*setas*). Observe o derrame posterior ao ventrículo esquerdo e anterior ao ventrículo direito e uma mobilidade do coração dentro do espaço pericárdico na imagem em tempo real.

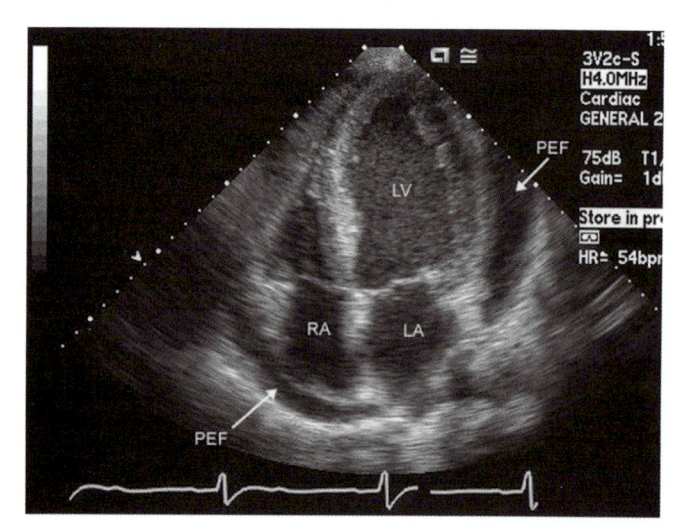

FIGURA 10.8 Incidência apical de quatro câmaras registrada em um paciente com derrame pericárdico moderado e predominantemente lateral (PEF) (*seta*). Observe também uma coleção menor de fluido atrás do átrio direito (RA). LA, átrio esquerdo; LV, ventrículo esquerdo.

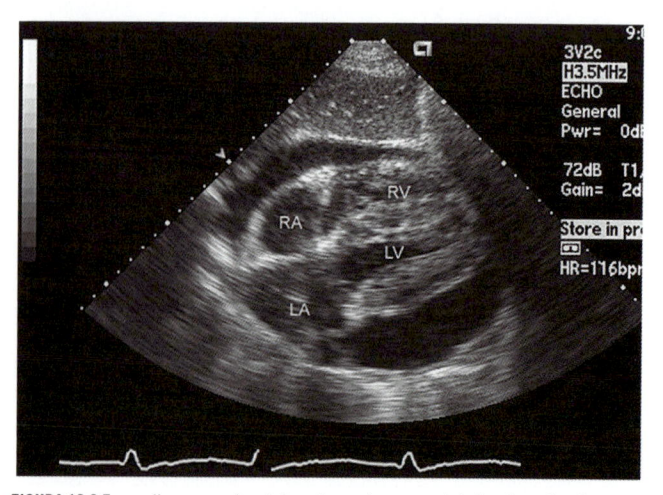

FIGURA 10.9 Ecocardiograma subcostal revela um derrame pericárdico de moderado a grande. Observe o derrame circundando todo o coração com sua maior dimensão lateral à parede livre do ventrículo esquerdo. O fluido é claramente visto circundando o átrio direito (RA) e entre o pericárdio e o ventrículo direito (RV). LA, átrio esquerdo; LV, ventrículo esquerdo.

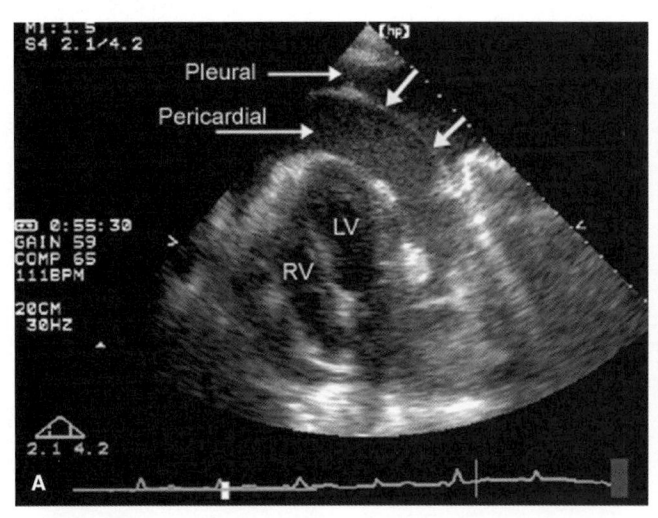
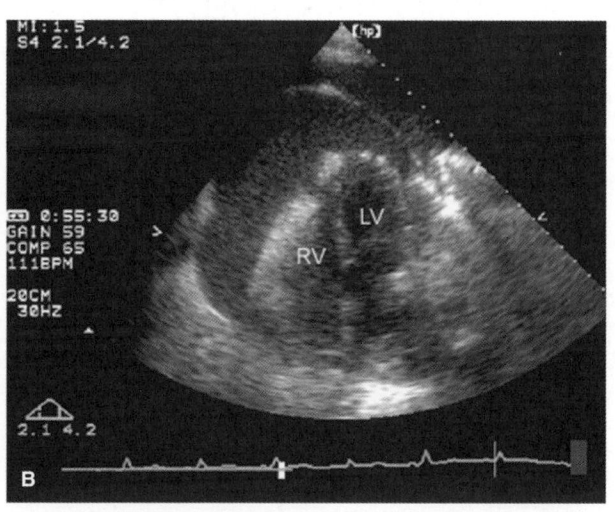

FIGURA 10.10 Incidência apical de quatro câmaras registrada em um paciente com um grande derrame pericárdico e um coração balançando. Também está presente um derrame pleural, que permite a visibilização direta da espessura pericárdica (*setas*) **(A)**. **A, B:** Registrada em diferentes ciclos cardíacos. Observe a acentuada alteração na posição do coração dentro do espaço pericárdico que pode ser visto como um coração balançando na imagem em tempo real. Essa posição variável dentro do tórax é a causa da alternância elétrica observada na eletrocardiografia. LV, ventrículo esquerdo; RV, ventrículo direito.

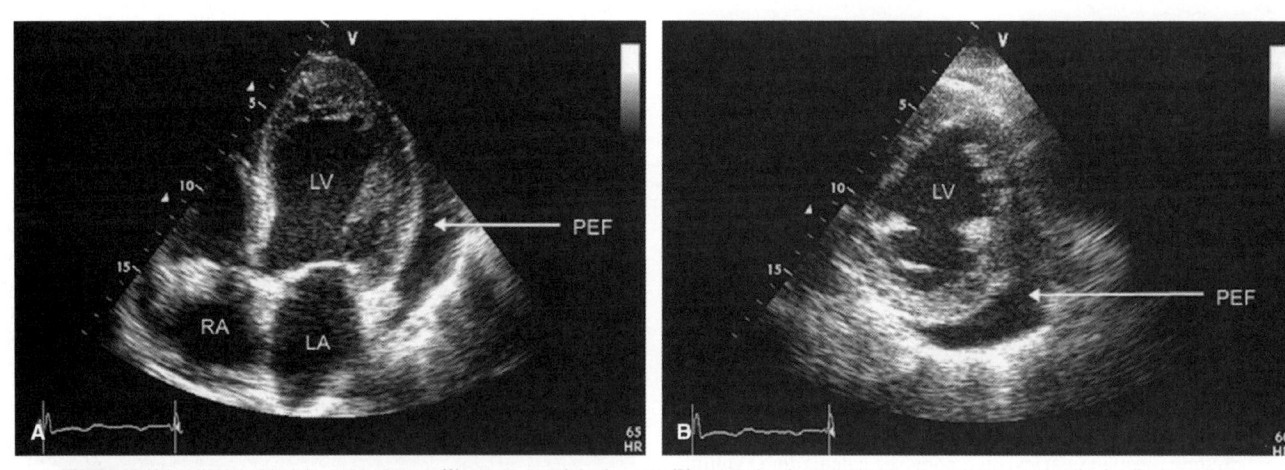

FIGURA 10.11 Incidências apical de quatro câmaras **(A)** e paraesternal de eixo curto **(B)** registradas de um paciente com um derrame pericárdico localizado, pequeno, predominantemente lateral (PEF). Este ecocardiograma foi obtido aproximadamente 2 semanas após cirurgia de coração aberto. LA, átrio esquerdo; LV, ventrículo esquerdo; RA, átrio direito.

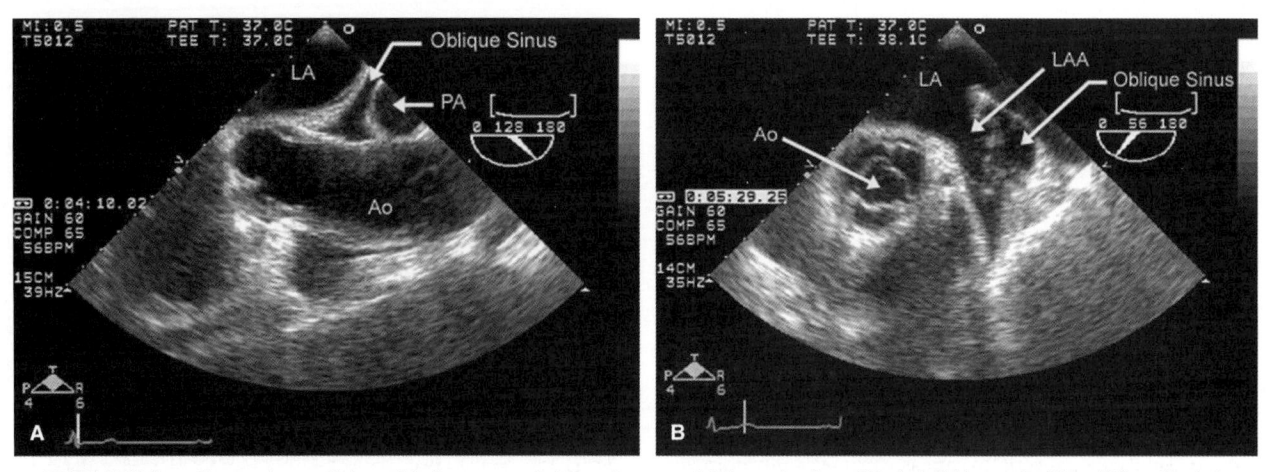

FIGURA 10.12 Ecocardiograma transesofágico registrado em um paciente com derrame pericárdico moderado e evidência de fluido no seio oblíquo (Oblique Sinus). **A:** Observe o espaço não ecogênico limitado pelo átrio esquerdo (LA), aorta (Ao) e artéria pulmonar (PA). Isso representa fluido acumulando na reflexão pericárdica ao redor dos grandes vasos. **B:** Há um acúmulo semelhante de fluido no espaço pericárdico circundando o apêndice atrial esquerdo (LAA). Na imagem em tempo real **(B)** observe a movimentação excessiva da parede do apêndice atrial esquerdo dentro do fluido pericárdico no seio oblíquo. Às vezes, a parede do apêndice atrial esquerdo assume um aspecto de massa podendo ser confundida com uma massa patológica.

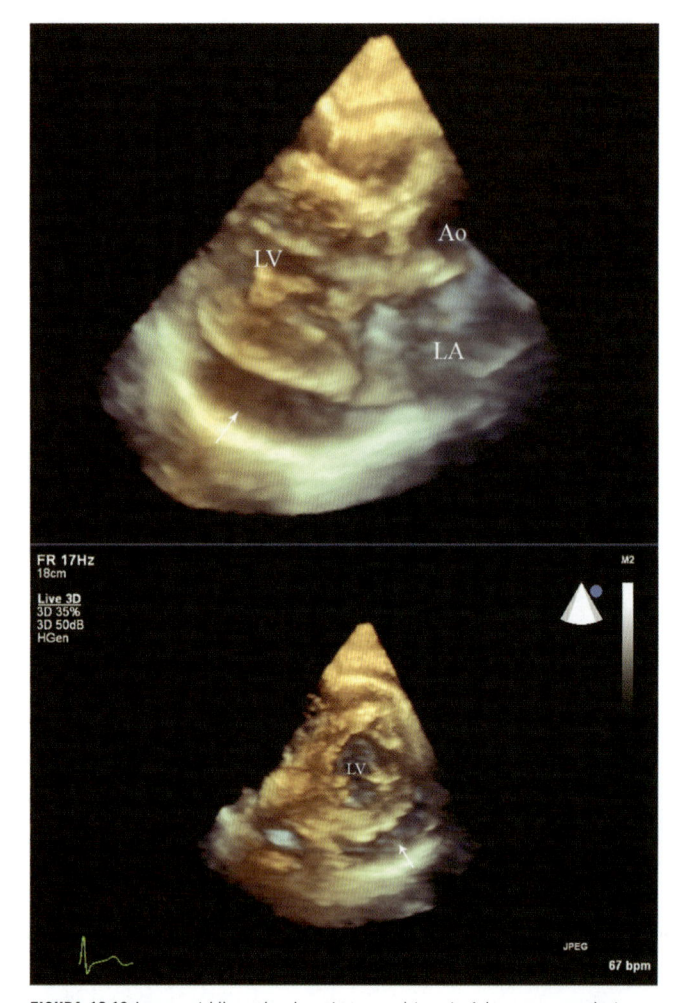

FIGURA 10.13 Imagem tridimensional em tempo real transtorácica em um paciente com derrame pericárdico moderado nas incidências paraesternais de eixos longo e curto. Observe o derrame circunferencial circundando os ventrículos esquerdo e direito (*setas*) e a excelente visibilização da extensão do fluido livre circundando o coração.

sional de todo o espaço pericárdico pode ser calculado. O volume total geral de todo o coração (todas as quatro câmaras) é então da mesma maneira calculado e o volume de fluido pericárdico é calculado como sendo a diferença entre esses dois volumes. A ecocardiografia tridimensional pode ser limitada para essa finalidade por causa do campo de visão limitado, que pode impedir o registro de um conjunto de dados tridimensionais de tamanho significativo para abarcar todo o volume pericárdico nos derrames maiores. Embora seja provavelmente acurada para determinação de volume de fluido pericárdico, essa técnica tem tido pouca aceitação clínica por causa da disponibilidade limitada da varredura tridimensional e ausência de necessidade clínica de determinar o volume pericárdico exato em oposição ao seu efeito hemodinâmico.

Visibilização Direta do Pericárdio

Nos indivíduos saudáveis, o pericárdio raramente é visibilizado por meio de quaisquer modalidades ecocardiográficas tradicionais. O ultrassom intravascular e o intracardíaco podem visibilizar a real espessura do pericárdio, mas são técnicas obviamente invasivas. Na ausência de um derrame pleural, que cria uma camada de fluido de cada lado do pericárdio, a porção externa do pericárdio parietal está em contato com as estruturas intratorácicas normais e, portanto, sua espessura e característica não podem ser separadas dos tecidos vizinhos. Na presença de derrames pleural e pericárdico, a espessura do pericárdio naquela área pode ser verificada pela abordagem transtorácica (Figuras 10.10

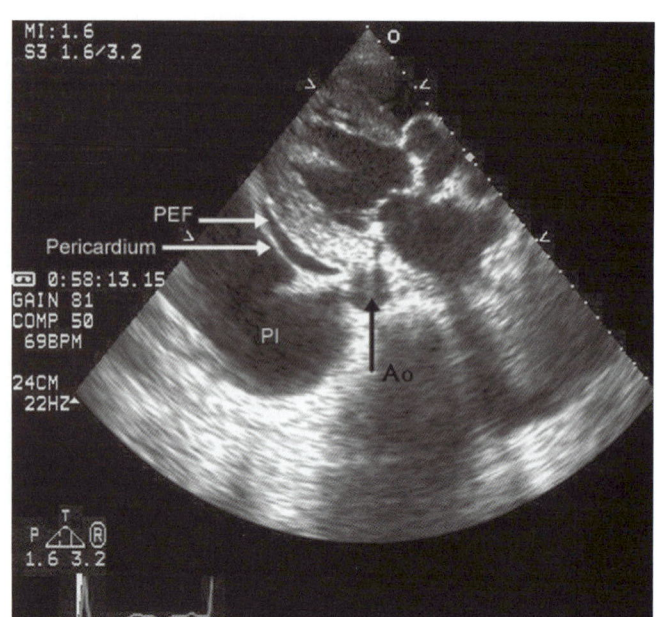

FIGURA 10.14 Ecocardiograma paraesternal de eixo longo registrado em um paciente com derrame pericárdico (PEF) pequeno e um derrame pleural (PI) maior. A presença simultânea de fluido pleural e pericárdico permite a identificação do real eco pericárdico. Neste caso, a espessura pericárdica pode ser vista como tendo aproximadamente 2 mm. Observe a posição dos dois acúmulos de fluido em relação à aorta torácica descendente (*seta preta*). Pericardium, pericárdio.

e 10.14). Nos casos de fibrose acentuada e calcificação, pode ser possível se inferir espessamento pericárdico substancial, mas a medida real da espessura pericárdica permanecerá problemática. Na presença de pericardite calcária, pode haver um sombreamento acentuado posterior ao pericárdio (Figura 10.15). Deve ser enfatizado que o pericárdio normal é uma estrutura altamente refletora e que um eco pericárdico brilhante isoladamente não deve ser usado para se estabelecer o diagnóstico de pericardite constritiva ou de um pericárdio espessado.

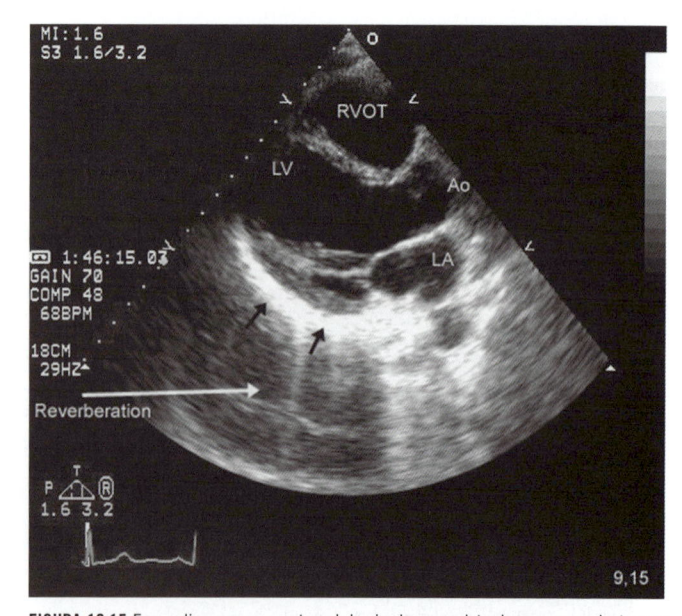

FIGURA 10.15 Ecocardiograma paraesternal de eixo longo registrado em um paciente com pericárdio posterior parcialmente calcificado (*setas*). O pericárdio posterior tem uma ecointensidade patológica e parece espessado, embora por causa da reverberação a real espessura não possa ser determinada confiavelmente. O pericárdio acentuadamente ecogênico resultou no artefato de reverberação, criando uma imagem dupla da cavidade ventricular esquerda atrás do espaço pericárdico, mais bem apreciado na imagem em tempo real. Ao, aorta; LA, átrio esquerdo; LV, ventrículo esquerdo; RVOT, via de saída do ventrículo direito; Reverberation, reverberação.

Além disso, na presença de acúmulo de fluido, massas e aderências, que ocorrem no pericárdio visceral ou na face interna do pericárdio parietal, podem ser identificadas pela ecocardiografia bidimensional. A detecção de aderências implica etiologia inflamatória ou possivelmente hemorrágica ou etiologia maligna do derrame pericárdico (Figuras 10.16 e 10.17). Muitas vezes, isso se pode observar na pericardite urêmica ou infecciosa decorrente de organismos bacterianos ou micóticos. Massas no interior do pericárdio podem ser resultado de doença metastática (Figura 10.18), mas frequentemente estão também em derrames pericárdicos decorrentes de um processo inflamatório também (Figura 10.19).

Uma avaliação indireta da anatomia pericárdica pode ser feita por meio da ecocardiografia em modo M. Tipicamente, o coração se descola do pericárdio parietal na sístole. O aumento do amortecimento do feixe do modo M até um ponto no qual o miocárdio não mais é visibilizado, o ecocardiograma em modo M irá visibilizar somente os ecos pericárdicos relativamente mais densos. A persistência de um sinal pericárdico brilhante com amortecimento progressivo tem sido um dos sinais de constrição pericárdica em modo M (Figura 10.20). A tomografia computadorizada e as imagens por ressonância magnética também podem ter um papel valioso na doença pericárdica. Elas conseguem detectar fluido pericárdico e, dependendo da densidade do fluido, sugerir uma etiologia hemorrágica. A sua vantagem principal sobre a ecocardiografia é a visibilização direta da espessura pericárdica (Figura 10.21).

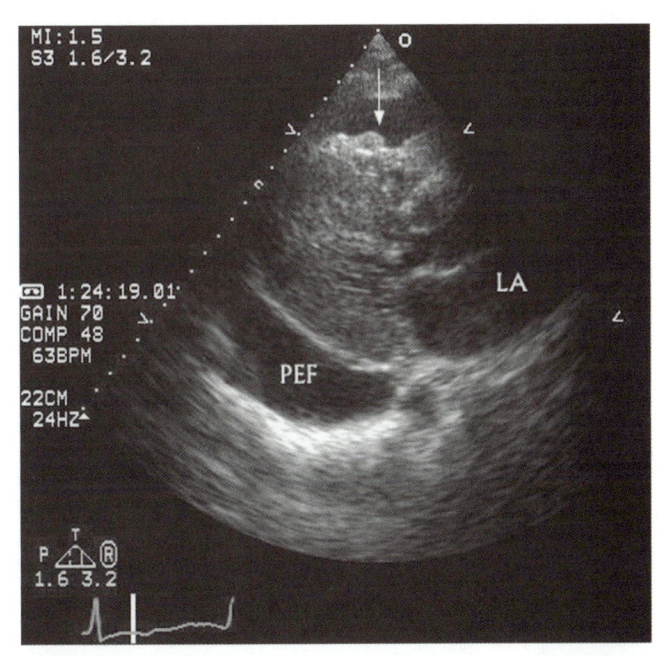

FIGURA 10.16 Incidência paraesternal de eixo curto em um paciente com derrame pericárdico moderado relacionado com pericardite urêmica. Observe as múltiplas faixas fibrosas (*seta*) no espaço pericárdico, muitas das quais parecem fazer uma ponte entre os pericárdios parietal e visceral. LV, ventrículo esquerdo; PEF, derrame pericárdico.

FIGURA 10.18 Ecocardiograma paraesternal de eixo longo registrado em um paciente com um grande derrame pericárdico (PEF) maligno. Observe as densidades nodulares se sobrepondo à face visceral do pericárdio anteriormente (*seta*). Note que densidades similares podem ser vistas em processos não malignos também. LA, átrio esquerdo.

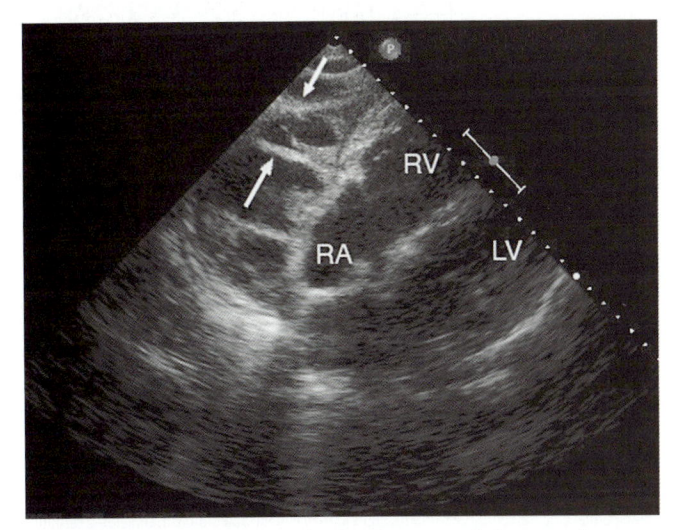

FIGURA 10.17 Ecocardiograma subcostal registrado em um paciente com um derrame pericárdico moderado a grande loculado predominantemente localizado sobre o átrio direito e ventrículo direito e relacionado com cirurgia cardíaca prévia. Como na Figura 10.16, observe as faixas inflamatórias fazendo pontes entre os pericárdios visceral e parietal e o aparecimento de coleções múltiplas de fluido loculado. LV, ventrículo esquerdo; RA, átrio direito; RV, ventrículo direito.

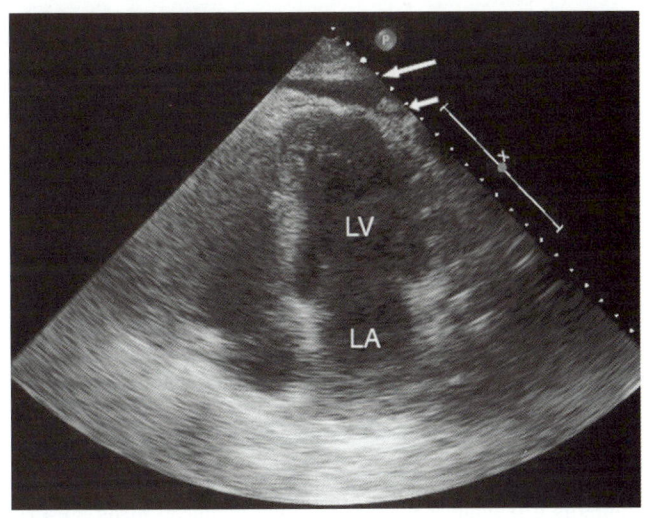

FIGURA 10.19 Incidência apical de quatro câmaras de um paciente com um derrame pericárdico inflamatório relacionado com doença do tecido conjuntivo. Observe o fluido livre no espaço pericárdico se sobrepondo à parede apical e lateral do ventrículo esquerdo (*seta maior*) e a densidade nodular aderente ao pericárdio visceral (*seta menor*) que, neste caso, não estava associado a malignidade.

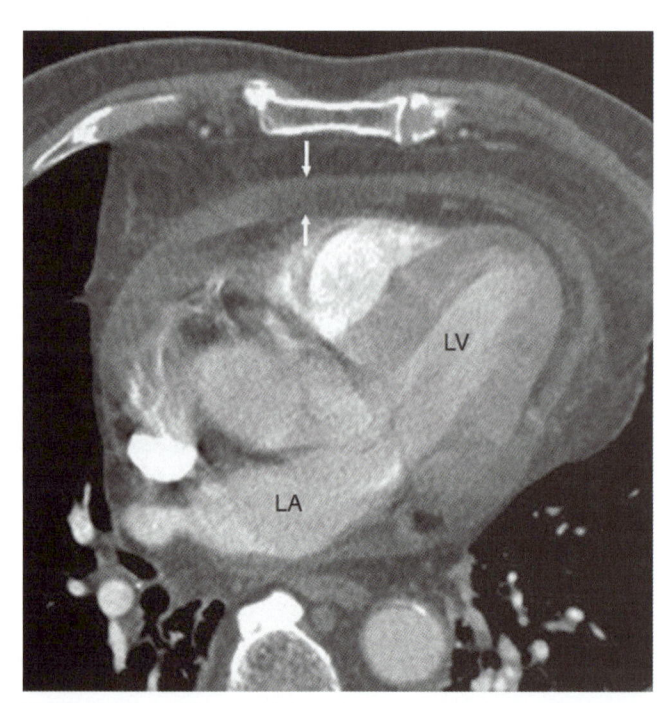

FIGURA 10.20 Ecocardiograma em modo M registrado em um paciente com pericardite constritiva e ecos de pericárdio posterior espessado. À direita desse fotograma, na área marcada pelo *colchete preto* o amortecimento foi aumentado para suprimir os ecos miocárdicos mais tênues. Observe que o eco brilhante pericárdico não foi suprimido. Observe também a movimentação plana da parede posterior depois da movimentação posterior rápida inicial (*seta*) do endocárdio. IVS, septo interventricular; LV, ventrículo esquerdo; pericardium, pericárdio; PW, parede posterior; RV, ventrículo direito.

FIGURA 10.21 Tomografia computadorizada do coração de um paciente com um derrame pericárdico pequeno e pericárdio espessado. Observe a espessura do pericárdio (*setas brancas*), máxima sobre o ventrículo direito e menos extensa sobre o ventrículo esquerdo, ápice e parede lateral.

Diferenciação entre Derrames Pleural e Pericárdico

Um derrame pleural esquerdo resultará em um espaço não ecogênico posterior ao coração em um paciente em decúbito dorsal ou lateral esquerdo (Figuras 10.10 e 10.14). O derrame pleural ocasionalmente pode ser confundido com fluido pericárdico. Há várias pistas ecocardiográficas que ajudam a distinguir fluido pericárdico de pleural. Conforme mencionado anteriormente, as reflexões do pericárdio circundam até certo ponto as veias pulmonares e tendem a limitar o espaço potencial atrás do átrio esquerdo. Por causa disso, o fluido que aparece exclusivamente atrás do átrio esquerdo mais provavelmente representa derrame pleural e não pericárdico. Um dos aspectos mais confiáveis para se fazer a distinção entre derrame pericárdico e pleural é a localização do espaço cheio de fluido em relação à aorta torácica

descendente (Figura 10.14). A reflexão pericárdica encontra-se tipicamente anteriormente à aorta descendente, e portanto o fluido que aparece posteriormente à aorta descendente torácica é mais provavelmente pleural, ao passo que o fluido que aparece anteriormente à aorta tem maior probabilidade de ser pericárdico. Essas observações se aplicam na distinção entre fluido pleural e pericárdico nas incidências paraesternais. Na incidência apical de quatro câmaras, a separação de um derrame pericárdico lateral localizado de um derrame pleural muitas vezes pode ser problemática. Quando tanto fluido pericárdico quanto pleural estão presentes, pode-se identificar frequentemente o pericárdio parietal, o qual serve como um excelente marco anatômico para se definir a extensão de cada um dos acúmulos de fluido (Figura 10.10).

Tamponamento Cardíaco

O acúmulo de quantidades crescentes de fluido pericárdico resulta em alterações hemodinâmicas previsíveis. A pressão intrapericárdica normal varia entre –5 e +5 cm de água e varia com a respiração. Por causa do antes mencionado efeito de constrição exercido pelo pericárdio sobre o volume combinado das quatro câmaras cardíacas, a variação respiratória na pressão intrapericárdica resulta em variação ligada ao enchimento dos ventrículos direito e esquerdo. Na inspiração, as pressões intratorácica e intrapericárdica diminuem. O resultado disso é o aumento do fluxo para o interior do coração direito e a redução do fluxo oriundo das veias pulmonares. Isto acarreta um aumento do enchimento e volume de ejeção do ventrículo direito. Como o espaço intrapericárdico total é limitado, isto também acarreta uma diminuição compensatória no volume de ejeção ventricular esquerdo durante o início da inspiração. Na expiração, a pressão intratorácica e a pressão intrapericárdica aumentam, acarretando uma diminuição discreta no enchimento diastólico ventricular direito e um aumento subsequente no enchimento ventricular esquerdo. Essa

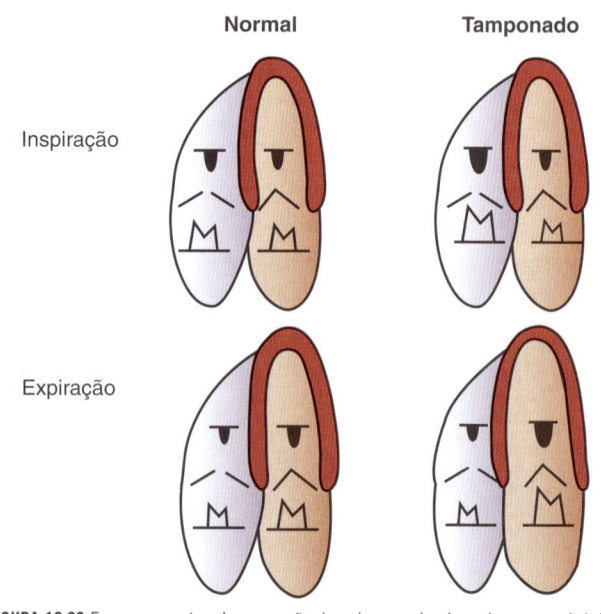

FIGURA 10.22 Esquema mostrando a geração do pulso paradoxal em derrame pericárdico hemodinamicamente significativo. As fisiologias normal e de tamponamento são mostradas tanto na inspiração quanto na expiração. Na situação normal, o tamanho relativo e a geometria dos ventrículos direito e esquerdo estão preservados na inspiração e expiração, e há pouca variação nos fluxos de entrada e de saída de ambos os ventrículos, conforme mostra o esquema no interior das cavidades. A interação ventricular exagerada em um derrame pericárdico hemodinamicamente significativo é mostrada à direita. Observe o tamanho ventricular direito relativamente maior durante a inspiração com os fluxos de entrada e de saída aumentados e a diminuição concomitante no tamanho do ventrículo esquerdo, perfil da velocidade do fluxo na via de saída e fluxo de entrada mitral. Durante a expiração (direita embaixo), o enchimento ventricular esquerdo está novamente aumentado, como também o está o fluxo de saída ventricular esquerdo à custa do volume ventricular direito reduzido e velocidades do fluxo com Doppler ventriculares direitas diminuídas.

variação cíclica do enchimento ventricular esquerdo e direito com o ciclo respiratório é suficiente para criar alterações discretas no volume de ejeção e pressão arterial com o ciclo respiratório (Figura 10.22). Tipicamente, a variação respiratória normal no volume de ejeção resulta em não mais que 10 mmHg de diminuição na pressão arterial sistólica sistêmica com a inspiração. Qualquer processo que provoque uma maior variação da pressão com o ciclo respiratório, como doença pulmonar obstrutiva, ou outros estados que aumentam o trabalho da respiração, irá provocar um aumento comensurável nas variações da pressão intratorácica e subsequentemente maior variação recíproca no enchimento, volume de ejeção e pressão de pulso arterial.

Com o crescente acúmulo de fluido pericárdico, a pressão intrapericárdica aumenta e começa a afetar ainda mais o enchimento do coração direito. O efeito geral de um volume crescente de fluido pericárdico é limitar o volume total de sangue que é permitido dentro das quatro câmaras cardíacas e portanto exagerar a interação de volume ventricular dependente da respiração. Quando a pressão intrapericárdica se aproxima das pressões de enchimento normais do coração, ela se torna o fator determinante das pressões intracardíacas passivas. As pressões intracardíacas passivamente determinadas incluem as pressões atriais esquerda e direita, pressão diastólica ventricular direita, pressão diastólica arterial pulmonar, pressão diastólica ventricular esquerda e pressão capilar pulmonar. Com a elevação da pressão intrapericárdica acima da pressão normal de enchimento, a pressão diastólica em todas as quatro câmaras cardíacas se torna equalizada e é determinada pela pressão intrapericárdica. Esta é a base fisiológica do tamponamento cardíaco. Como o ventrículo esquerdo tem uma parede mais rígida e suas pressões diastólicas são determinadas por uma variedade de fatores inclusive relaxamento ativo, o enchimento ventricular esquerdo é menos afetado do que o enchimento do ventrículo direito.

Em decorrência da pressão intrapericárdica aumentada e limitação do volume cardíaco geral, a interação entre os ventrículos direito e esquerdo se torna exagerada. A Figura 10.22 esquematiza a interação entre os ventrículos direito e esquerdo em um grande derrame pericárdico hemodinamicamente significativo e delineia o mecanismo do pulso paradoxal. Em um grande derrame pericárdico com elevação patológica da pressão intrapericárdica, a inspiração resulta em um enchimento desproporcionalmente maior do ventrículo direito do que em um estado normal e subsequentemente em um comprometimento desproporcionalmente maior do enchimento do ventrículo esquerdo. Durante a expiração, o processo se inverte e o enchimento ventricular direito é obstaculizado a um grau substancialmente maior. Isso resulta em um exagero acentuado nas alterações fásicas dependentes da respiração no volume de ejeção ventricular direito e esquerdo e subsequentemente em uma diminuição substancialmente maior na pressão arterial sistólica na inspiração. Este é o mecanismo do pulso paradoxal patológico conforme visto no tamponamento cardíaco.

Achados Ecocardiográficos no Tamponamento Cardíaco

Foram descritos vários aspectos ecocardiográficos em pacientes com comprometimento hemodinâmico e franco tamponamento cardíaco (Quadro 10.3). Deve ser ressaltado que o tamponamento cardíaco é um diagnóstico clínico. Os achados ecocardiográficos podem sugerir uma anormalidade hemodinâmica que pode ser o substrato do tamponamento, mas as anormalidades ecocardiográficas em si não estabelecem o diagnóstico de tamponamento cardíaco. Um dos sinais mais precoces do tamponamento cardíaco é a evidência de um coração balançando, detectado pela ecocardiografia em modo M ou bidimensional (Figura 10.10). A detecção de um coração balançando é simplesmente um marcador de um grande derrame pericárdico no qual as quatro câmaras cardíacas estão livres para flutuarem dentro do espaço pericárdico de uma maneira fásica. Um grande derrame pericárdico, mais

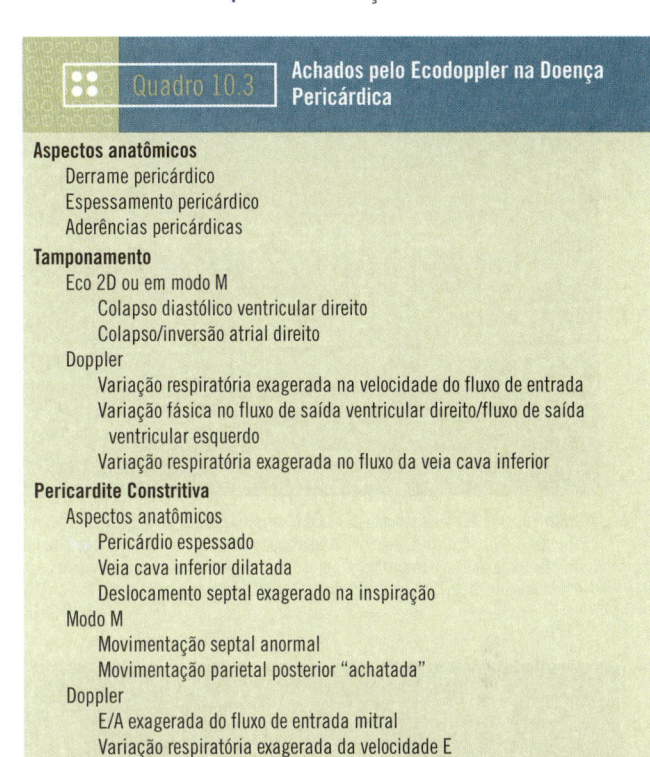

Quadro 10.3   Achados pelo Ecodoppler na Doença Pericárdica

Aspectos anatômicos
Derrame pericárdico
Espessamento pericárdico
Aderências pericárdicas

Tamponamento
Eco 2D ou em modo M
   Colapso diastólico ventricular direito
   Colapso/inversão atrial direito
Doppler
   Variação respiratória exagerada na velocidade do fluxo de entrada
   Variação fásica no fluxo de saída ventricular direito/fluxo de saída ventricular esquerdo
   Variação respiratória exagerada no fluxo da veia cava inferior

Pericardite Constritiva
Aspectos anatômicos
   Pericárdio espessado
   Veia cava inferior dilatada
   Deslocamento septal exagerado na inspiração
Modo M
   Movimentação septal anormal
   Movimentação parietal posterior "achatada"
Doppler
   E/A exagerada do fluxo de entrada mitral
   Variação respiratória exagerada da velocidade E
   Imagem com Doppler tissular de velocidades anulares
   Fluxo diastólico amortecido na veia cava inferior na expiração

que um derrame pequeno, mais provavelmente estará associado à elevação da pressão intrapericárdica, e daí a relação entre o coração balançando e comprometimento hemodinâmico ser uma evidência indireta em vez de direta de pressão elevada. Como a posição cardíaca varia dentro do pericárdio batimento a batimento, a sua posição em relação à derivação eletrocardiográfica também varia. Este é o mecanismo da alternância elétrica observada em grandes derrames pericárdicos.

Os sinais mais específicos do comprometimento hemodinâmico incluem evidência direta de elevação real das pressões intrapericárdicas. O colapso diastólico da via de saída ventricular direita e colapso atrial direito exagerado durante a sístole atrial (diástole ventricular) estão bem validados como sinais de pressão intrapericárdica elevada. A descrição mais antiga do colapso diastólico ventricular direito foi feita pela ecocardiografia em modo M na qual uma movimentação posterior característica da parede anterior ventricular direita foi observada na diástole (Figura 10.23). Essa observação foi subsequentemente confirmada pela ecocardiografia bidimensional. Em pacientes com pressão intrapericárdica elevada, a pressão intracavitária cardíaca pode transitoriamente cair abaixo da pressão intrapericárdica no início da diástole, e será observada uma compressão hidrodinâmica dessas estruturas mais distensíveis. Anatômica e experimentalmente, a via de saída do ventrículo direito é a área mais compressível do ventrículo direito e com pressão intrapericárdica significativamente elevada tende a colabar. No início da diástole, imediatamente após o fechamento da valva pulmonar, no momento da abertura da valva tricúspide, a via de saída do ventrículo direito irá paradoxalmente colabar para dentro (Figuras 10.23 a 10.25). Esta é uma evidência indireta de que a pressão intrapericárdica ultrapassou a pressão diastólica ventricular direita neste momento no ciclo cardíaco, e daí o substrato básico para tamponamento provavelmente estará presente. O colapso do ventrículo direito é frequentemente mais bem visto nas incidências paraesternais de eixo longo e eixo curto, mas ocasionalmente pode ser visto a partir da incidência apical de quatro câmaras. Quando o colapso se estende desde a via de saída mais compressível até o corpo do ventrículo direito isto é evidência de pressão intrapericárdica substancialmente mais elevada.

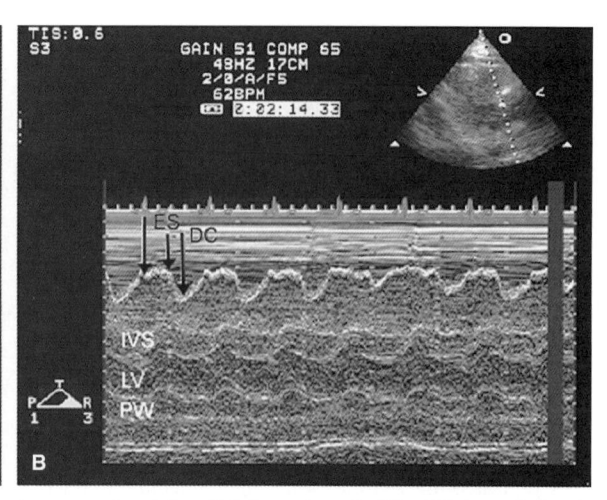

FIGURA 10.23 Ecocardiogramas em modo M registrados em pacientes com evidências de comprometimento hemodinâmico e colapso diastólico (DC) da parede livre do ventrículo direito. Em cada exemplo, a *seta não rotulada* significa começo da sístole. A posição da parede livre do ventrículo direito na telessístole também é anotada. Imediatamente após a telessístole, a parede livre do ventrículo direito se move posteriormente indicando colapso diastólico. DC, colapso diastólico; ES, final da sístole; IVS, septo interventricular; LV, ventrículo esquerdo; PEF; derrame pericárdico; PW, parede posterior; RV, ventrículo direito.

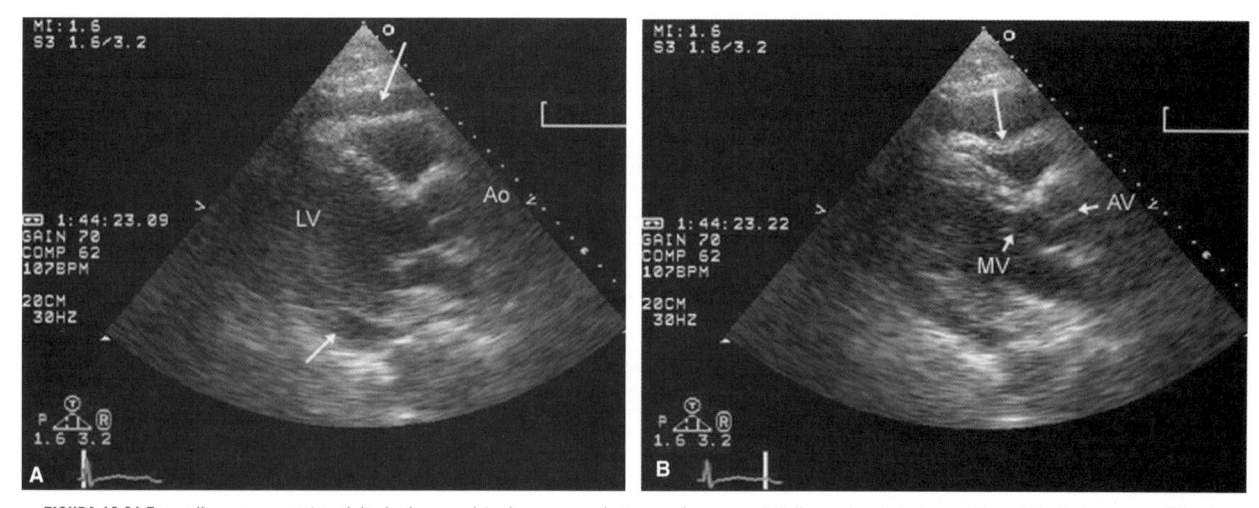

FIGURA 10.24 Ecocardiograma paraesternal de eixo longo registrado em um paciente com derrame pericárdico moderado (*setas em* **A**) e evidência de comprometimento hemodinâmico, conforme manifestado pelo colapso diastólico da parede livre do ventrículo direito. **A:** Registrado na telediástole. Observe o formato normal da via de saída ventricular direita. **B:** Registrado na protodiástole. Observe que a valva aórtica (AV) está fechada e que a valva mitral (MV) está aberta. A via de saída ventricular direita colapsou para dentro (*seta*), indicando pressão intrapericárdica elevada, excedendo a pressão diastólica ventricular direita neste ponto no ciclo cardíaco. Na imagem em tempo real, a natureza dinâmica desse colapso pode ser observada. Ao, aorta; LV, ventrículo esquerdo.

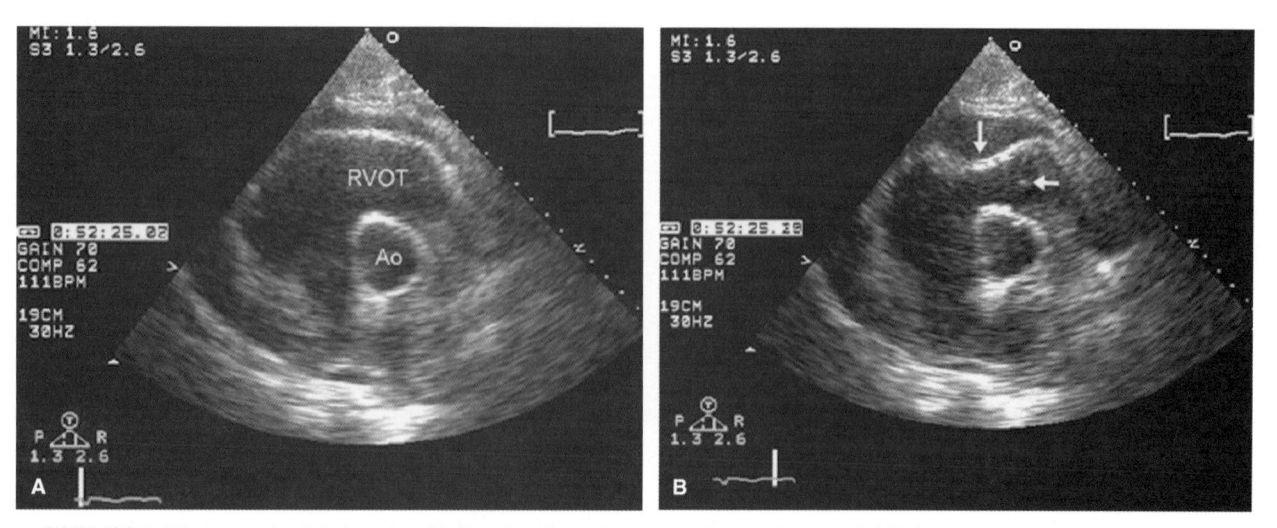

FIGURA 10.25 Incidência paraesternal de eixo curto registrada na base do coração em um paciente com derrame pericárdico hemodinamicamente significativo e colapso da via de saída do ventrículo direito. **A:** Registrada na telessístole, revelando geometria normal da via de saída ventricular direita. **B:** Registrada na prodiástole. Observe a valva pulmonar fechada (*seta horizontal*). Há colapso definitivo para dentro na parede livre (*seta vertical*) da via de saída ventricular direita (RVOT) sugerindo que a pressão pericárdica excede a pressão diastólica ventricular direita naquele ponto no ciclo cardíaco. Ao, aorta.

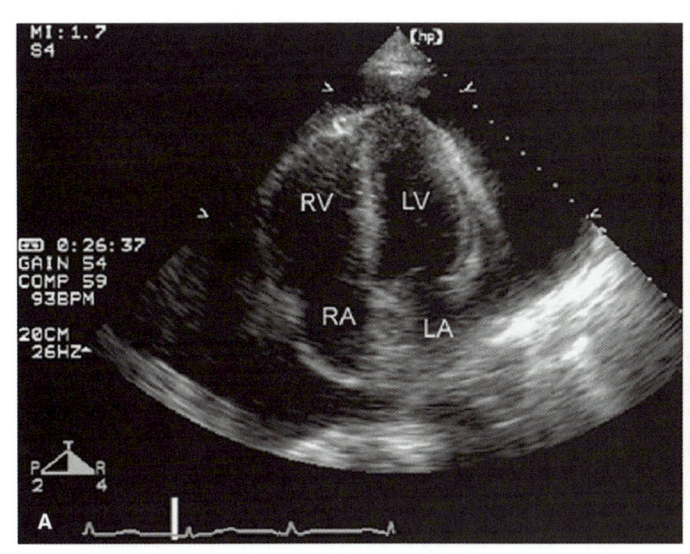

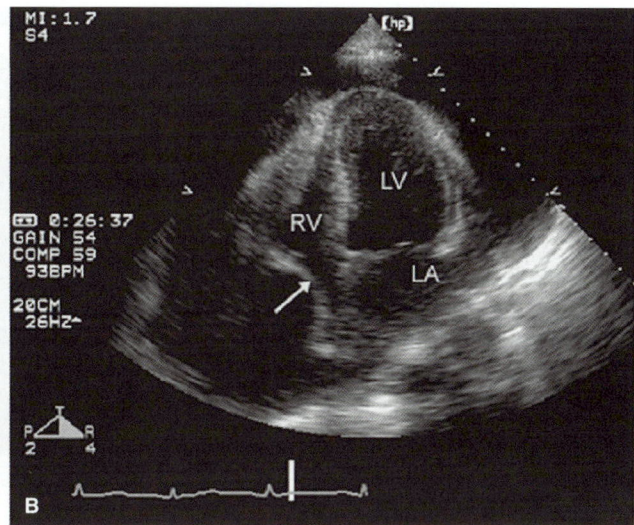

FIGURA 10.26 Incidência apical de quatro câmaras registrada em um paciente com um derrame pericárdico grande e evidência de colapso atrial direito. **A:** Registrado na diástole. Observe o contorno normal da parede atrial direita. **B:** Registrado no início da sístole ventricular, depois da contração atrial. Observe que, neste ponto no ciclo cardíaco, a parede atrial direita colabou para dentro (*seta*) indicando pressão pericárdica elevada excedente à pressão atrial direita. A natureza dinâmica do colapso da parede livre do átrio direito pode ser apreciada na imagem em tempo real. LA, átrio esquerdo; LV, ventrículo esquerdo; RA, átrio direito; RV, ventrículo direito.

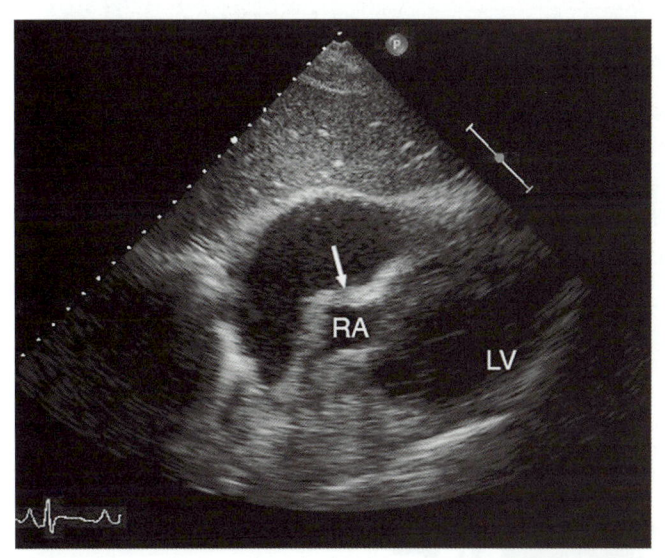

FIGURA 10.27 Ecocardiograma subcostal registrado em um paciente com um grande derrame pericárdico e comprometimento hemodinâmico. Neste fotograma, obtido no final da sístole atrial, observe o colapso persistente para dentro da parede livre do átrio direito, cuja duração e magnitude são mais bem apreciadas na imagem em tempo real.

Como corolário disso, um colapso atrial direito exagerado é observado, o qual constitui uma indicação de impedimento do enchimento atrial direito (Figuras 10.26 e 10.27). Isto ocorre com cronologia oposta à do colapso ventricular direito. Na ecocardiografia bidimensional tipicamente isso é identificável pela incidência subcostal ou apical de quatro câmaras. Como o átrio direito normalmente se contrai em volume durante a sístole atrial, o grau de colapso atrial direito tem de ser quantificado em relação à magnitude do colapso ou à duração em que permanece colapsado. O colapso atrial direito ocorre imediatamente após a contração sistólica atrial normal. Na presença de acentuada elevação da pressão intrapericárdica, a parede atrial direita permanecerá colapsada durante toda a sístole atrial e curvada para dentro, revertendo a curvatura normal da parede. Em situações nas quais um derrame localizado está provocando comprometimento hemodinâmico, pode-se ocasionalmente encontrar compressão isolada (em geral diastólica) do átrio esquerdo ou ventrículo esquerdo.

Doppler no Tamponamento

A interrogação com Doppler pode ser usada para avaliação dos fluxos de entrada mitral e tricúspide e fluxos de saída aórtico e pulmonar e documentar a variação fásica exagerada nos fluxos. Com a respiração, há uma variação fásica na pressão intratorácica que aumenta o fluxo tricúspide na inspiração e o diminui na expiração. Alterações recíprocas são observadas no fluxo de entrada mitral. Em circunstâncias normais, a velocidade máxima do fluxo de entrada mitral varia em 15% ou menos com a respiração e o fluxo de entrada tricúspide em 25% ou menos. A variação na velocidade máxima e a integral tempo-velocidade dos perfis de fluxo aórtico e pulmonar tipicamente são menos de 10%. Na presença de derrame pericárdico hemodinamicamente significativo, surge a interdependência ventricular exagerada, a variação respiratória no enchimento é exagerada acima desses limiares e, como consequência, a variação respiratória nas velocidades do fluxo de saída e integral tempo-velocidade é do mesmo modo exagerada (Figuras 10.28 e 10.29). Esses achados com o Doppler são os corolários de um pulso paradoxal.

Imagens com Doppler pulsado dos fluxos nas veias cava superior e hepática também podem refletir a pressão intrapericárdica elevada e padrões alterados de enchimento. Normalmente, o fluxo na veia cava ocorre tanto na sístole quanto na diástole e é quase contínuo. Na presença de pressão intrapericárdica elevada, o fluxo durante a diástole é truncado e a maior parte do fluxo para o coração ocorre durante a sístole ventricular. O padrão do fluxo venoso hepático também pode refletir a dependência fásica respiratória exagerada do enchimento ventricular direito (Figura 10.30). Como uma regra geral, os perfis de fluxo com Doppler do fluxo na veia cava confirmam a anormalidade hemodinâmica, mas raramente são necessários como um achado diagnóstico por si mesmos.

Existe uma hierarquia bem definida e previsível com a qual esses achados ocorrem em derrames pericárdicos hemodinamicamente significativos. Estes foram bem definidos experimentalmente e se amoldam à bem conhecida fisiologia desses estados mórbidos. Tipicamente o aspecto mais precoce a ser notado é uma variação respiratória exagerada do fluxo de entrada tricúspide. Subsequente a isso, um exagero do fluxo de entrada mitral pode ser notado. O colapso atrial direito anormal tipicamente ocorre a níveis mais baixos de elevação da pressão intrapericárdica do que o colapso da via de saída do ventrículo direito. O colapso da parede livre do ventrículo direito é observado somente mais tarde no desenvolvimento de pressões intrapericárdicas elevadas. Deve ser observado que, com elevações mais discretas na

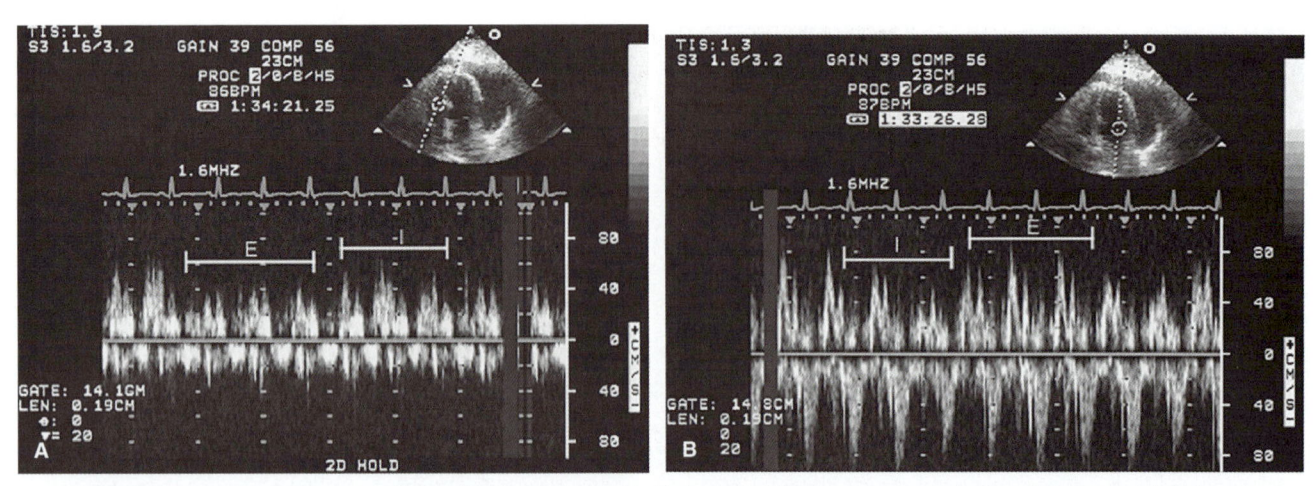

FIGURA 10.28 Registros com Doppler das velocidades do fluxo de entrada tricúspide **(A)** e transmitral **(B)** registrados em um paciente com um derrame pericárdico hemodinamicamente significativo e evidências clínicas de tamponamento cardíaco. As fases inspiratória (I) e expiratória (E) são mostradas em colchetes. Para a valva tricúspide, observe o fluxo de entrada aumentado durante a inspiração com diminuição do fluxo de entrada na expiração. Observe o efeito oposto na velocidade do fluxo de entrada transmitral.

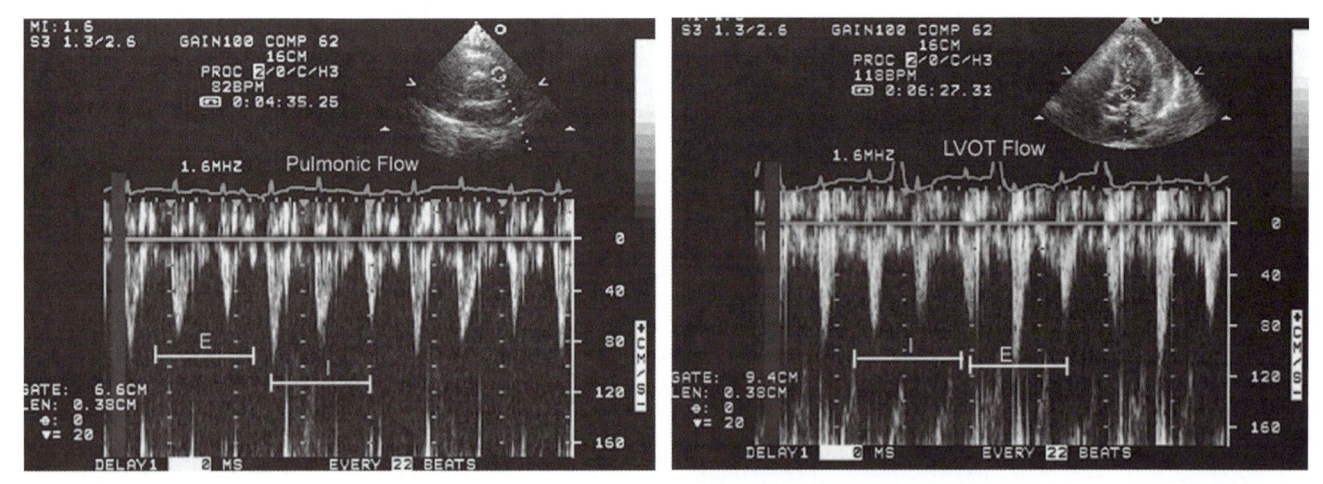

FIGURA 10.29 Perfil do fluxo com Doppler do fluxo na via de saída pulmonar (Pulmonic Flow) e via de saída ventricular esquerda (LVOT Flow) registrado no mesmo paciente descrito na Figura 10.28. Novamente, as fases do ciclo respiratório são conforme anotadas em colchetes. Há fluxo pulmonar aumentado na inspiração e diminuição recíproca no fluxo de saída ventricular esquerdo no mesmo ponto no ciclo respiratório. Essa variação recíproca e fásica com a respiração constitui evidência fisiológica da interdependência exagerada intraventricular e fenômeno básico acarretando pulso paradoxal. E, expiração; I, inspiração.

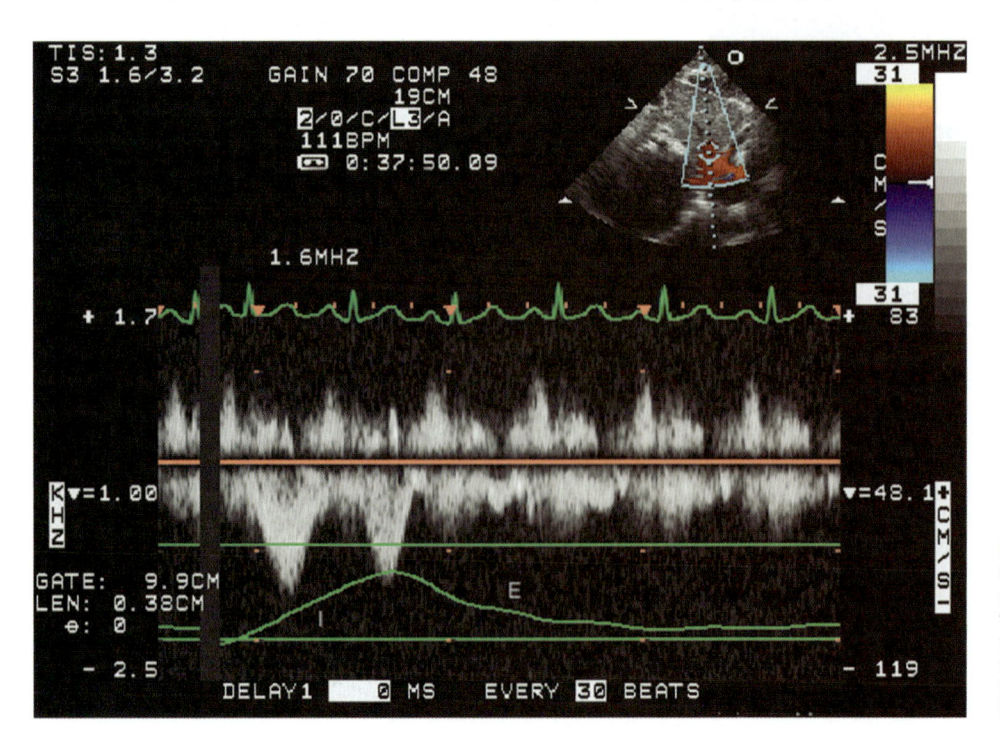

FIGURA 10.30 Imagem com Doppler pulsado da veia hepática obtida em um paciente com derrame pericárdico hemodinamicamente significativo. Observe a perda do fluxo anterógrado nas veias hepáticas durante a fase expiratória (E) do ciclo respiratório. O fluxo de saída das veias hepáticas está confinado exclusivamente à fase inspiratória (I) inicial.

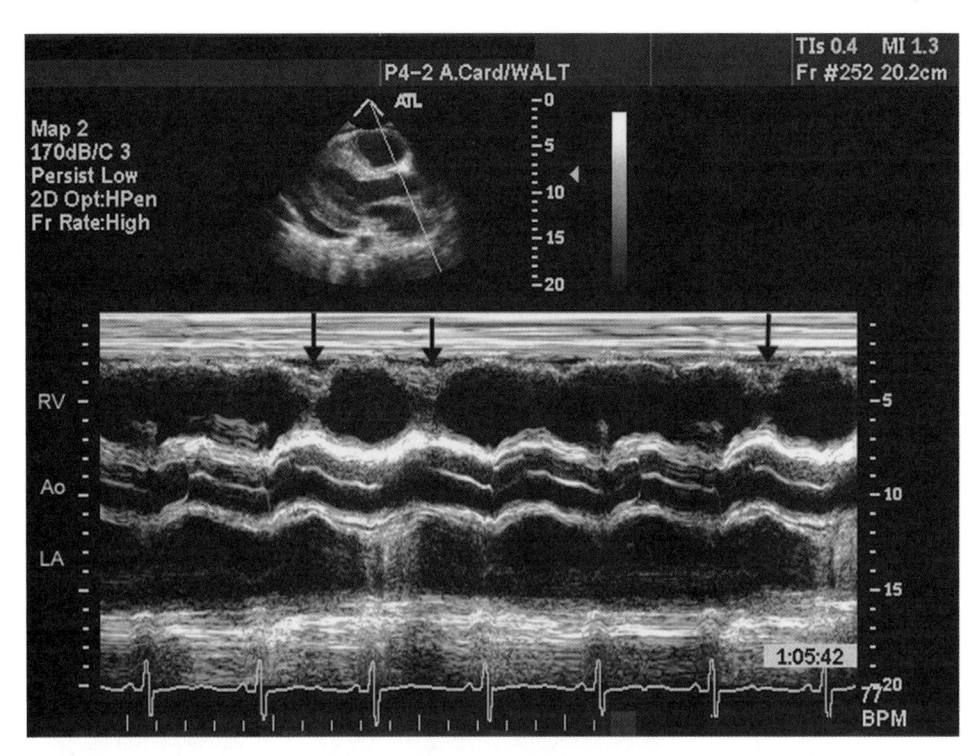

FIGURA 10.31 Ecocardiograma em modo M registrado através da via de saída ventricular direita em um paciente com derrame pericárdico e evidência de distúrbio hemodinâmico inicial. Neste caso, o colapso da via de saída do ventrículo direito é visto só intermitentemente (*setas*) e ocorre durante a expiração, ao passo que o enchimento ventricular direito é menos impedido durante a inspiração. Ao, aorta; LA, átrio esquerdo; RV, ventrículo direito.

pressão intrapericárdica, o colapso diastólico ventricular direito pode ser observado na expiração, mas não na inspiração quando o enchimento do ventrículo direito é aumentado. O colapso intermitente é mais bem documentado pela ecocardiografia em modo M (Figura 10.31). Quando a pressão intrapericárdica está elevada e consistentemente excede as pressões intravasculares, todos esses achados estarão presentes simultaneamente.

Há vários casos nos quais essas alterações podem não ser vistas. Em geral, qualquer doença básica que interfira na interdependência ventricular fásica normal pode reduzir a magnitude tanto dos achados clínicos como das anormalidades ecocardiográficas no tamponamento cardíaco. A hipertrofia ventricular esquerda significativa, provocando taxas relativamente fixas de enchimento ventricular esquerdo, pode reduzir o grau de interdependência ventricular com a respiração. A variação respiratória da via de saída e o volume de ejeção ventriculares, e consequentemente pulso paradoxal, podem estar reduzidos. Em tais casos, não é incomum se visibilizar vários graus de pouco enchimento cardíaco global com câmaras ventriculares e atriais relativamente pequenas, mas sem uma variação respiratória dramática no enchimento (Figura 10.32). O mais comum é provavelmente o paciente com hipertrofia ventricular direita acentuada, em geral devida à hipertensão pulmonar. Neste caso, a parede ventricular direita espessada e não complacente não é comprimida pela elevação relativamente modesta na pressão pericárdica observada no início da diástole com o relaxamento ativo ventricular esquerdo, e os sinais tanto clínicos quanto ecocardiográficos de comprometimento podem ser mínimos ou estar mascarados (Figura 10.33). Muitas vezes, está presente uma hipotensão relativa, mas sem o pulso

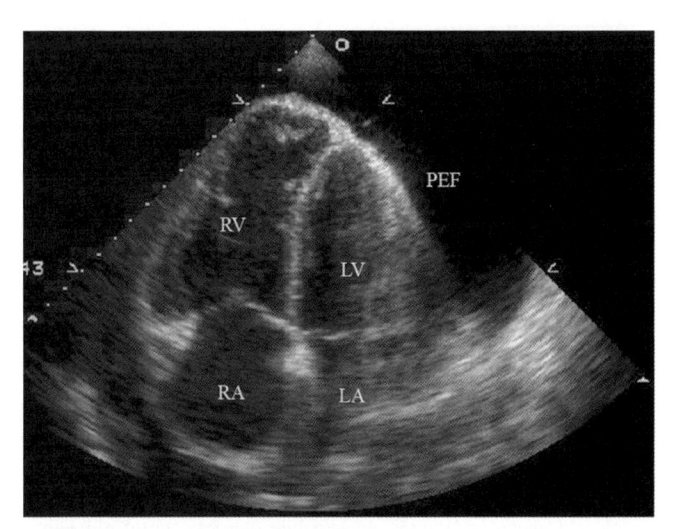

FIGURA 10.32 Ecocardiograma transtorácico registrado em um paciente com acentuada hipertrofia ventricular esquerda e grande derrame pericárdico. Há um persistente pouco enchimento do ventrículo direito, que se encontra comprimido durante todo o ciclo respiratório. Quando deste ecocardiograma, o paciente estava normotenso (130/80 mmHg) e se tornou plenamente hipertenso após a pericardiocentese terapêutica. Observe a ausência da variação respiratória no padrão do fluxo de entrada mitral, o que se correlacionava com a ausência do pulso paradoxal. ☞

FIGURA 10.33 Ecocardiograma transtorácico de um paciente com grande derrame pericárdico e hipotensão complicando hipertensão pulmonar grave e hipertrofia ventricular direita que diminui a tendência de colapso ventricular direito e interdependência ventricular. Observe a ausência de qualquer comprometimento do lado direito. ☞

paradoxal. O espessamento da parede ventricular decorrente de malignidade, uma resposta inflamatória superposta, ou um trombo superposto na pericardite hemorrágica podem ter o mesmo efeito. De modo semelhante, como a magnitude da interação ventricular é diretamente relacionada com o volume ventricular, esses sinais podem estar ausentes no tamponamento com pressão baixa, como pode ser visto em pacientes hipovolêmicos.

Constrição Pericárdica

A constrição pericárdica é uma entidade relativamente incomum na prática contemporânea. Os sinais e sintomas clínicos da constrição pericárdica são muitas vezes vagos e podem ter estado presentes por vários anos ou décadas antes do diagnóstico ser finalmente feito. A forma clássica de constrição pericárdica é a calcificação calcária secundária a pericardite tuberculosa, uma entidade que obviamente se tornou menos frequente. Muitos dos achados clássicos e observações sobre a pericardite constritiva vieram de pacientes com esse tipo clássico de constrição calcária. Deve ser ressaltado que outras formas de constrição podem não compartilhar de todos os achados clássicos hemodinâmicos, físicos e ecocardiográficos ou apresentações clínicas. Mais comumente na prática atual, a pericardite constritiva é resultado de processos infecciosos ou inflamatórios como doença do tecido conjuntivo ou radioterapia ou surge vários anos após cirurgia cardíaca. A fisiopatologia constritiva transitória pode sobrevir a praticamente qualquer forma de inflamação pericárdica, e a fisiologia constritiva transitória pode ocasionalmente ocorrer no curso de pericardite, doença do tecido conjuntivo ou outros processos inflamatórios de outro modo autolimitados, ou após cirurgia cardíaca.

Anatomicamente, a constrição ocorre quando há enrijecimento do pericárdio. Tipicamente é o pericárdio parietal que se torna a força constritora, embora variados graus de envolvimento do pericárdio visceral também ocorram. Isto é muitas vezes visto em associação com espessamento pericárdico demonstrável, novamente envolvendo predominantemente o pericárdio parietal como também com inflamação e enrijecimento do pericárdio visceral. Na pericardite calcária clássica, o pericárdio forma uma carapaça rígida na qual as câmaras cardíacas ficam envolvidas e, portanto, não afetadas pelas alterações na pressão intratorácica. Mais comumente, uma constrição elástica ocorre na qual há uma transmissão variável das pressões intratorácicas às câmaras intracardíacas, e os achados físicos e fisiopatologia semelhantes àqueles vistos no tamponamento podem ser observados.

Diagnóstico Ecocardiográfico

O diagnóstico de pericardite constritiva requer uma combinação de achados clínicos e ecocardiográficos. Não existem indicadores ecocardiográficos ou com Doppler absolutamente sensíveis e específicos de constrição; em vez disso, múltiplas observações clínicas, anatômicas e fisiológicas têm de ser combinadas para o estabelecimento do diagnóstico. Embora a constrição pericárdica frequentemente esteja associada ao espessamento do pericárdio, a detecção real de pericárdio espessado é muitas vezes difícil com a ecocardiografia transtorácica. Se ocorrer também um derrame, e especialmente se o fluido pericárdico e o fluido pleural estiverem ambos presentes, a espessura do pericárdio pode ser diretamente detectada pela ecocardiografia transtorácica ou transesofágica (Figura 10.14). Quando diretamente visibilizado, o pericárdio normal não tem mais que 1 a 2 mm de espessura. Indicadores adicionais de pericárdio espessado incluem sua persistência durante amortecimento gradual do feixe em modo M através da parede ventricular esquerda posterior (Figura 10.20). Se estiver presente doença pericárdica calcária, sombreamento ultrassônico pode ocorrer e dar pistas quanto à patologia básica (Figuras 10.15 e 10.34). Em muitos casos, o espaço pericárdico entre o pericárdio visceral e o parietal pode aparecer preenchido

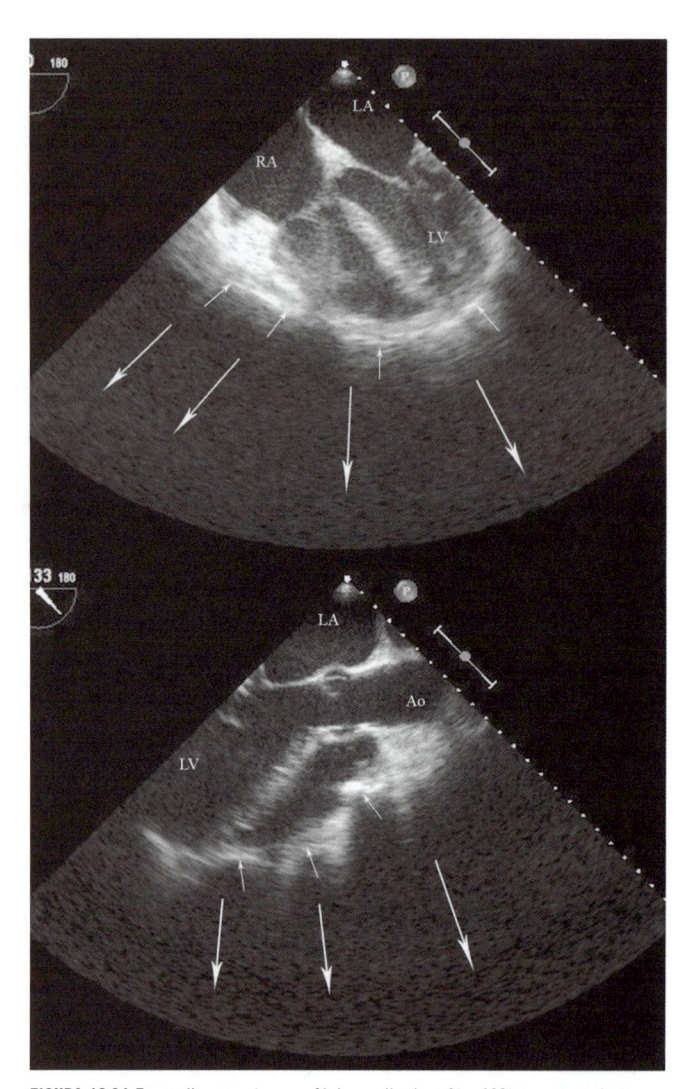

FIGURA 10.34 Ecocardiograma transesofágico realizado a 0° e 133° em um paciente com pericardite constritiva. Em ambas as imagens, os ganhos do campo profundo foram aumentados ao máximo, mas, apesar disso, não se vê nenhum alvo ecorrefletor. Observe o anel brilhante refletor ao redor do pericárdio (*setas pequenas*) e, na incidência de 133°, as áreas ecodensas na via de saída do ventrículo direito (*seta*) resultando em sombreamento ainda mais acentuado. As imagens deste paciente também aparecem nas Figuras 10.38, 10.40 e 10.45. Ao, aorta; LA, átrio esquerdo; LV, ventrículo esquerdo; RA, átrio direito.

com uma substância inexpressiva ecodensa representando uma combinação de espessamento pericárdico real e fluido pericárdico inflamatório organizado (Figuras 10.35 e 10.36).

Embora muitas vezes seja difícil visibilizar diretamente o espessamento pericárdico por meio de técnicas ecocardiográficas, tanto a tomografia computadorizada cardíaca quanto imagens de ressonância cardíaca podem fornecer uma avaliação acurada e de alta resolução da anatomia direta pericárdica, inclusive quantificação da real espessura pericárdica (Figura 10.21). A tomografia computadorizada e a radiografia de tórax padrão podem ser usadas para confirmar a presença de calcificação no pericárdio. Deve ser ressaltado que nem todos os casos de constrição pericárdica estarão associados a um espessamento patológico do pericárdio visivelmente aparente e que, ocasionalmente, um pericárdio altamente complacente pode proporcionar achados de pericardite constritiva sem evidência de espessamento pericárdico real.

Ocasionalmente se pode encontrar um paciente com sinais e sintomas de constrição pericárdica no qual não existe evidência direta de espessamento pericárdico pelas técnicas de imagens ecocardiográficas ou outras como a tomografia computadorizada e a ressonância magnética. Em tais casos, se a avaliação com Doppler for compatível com fisiologia constritiva, a confirmação da hemodinâmica pelo cateterismo muitas vezes é indicada. Tais

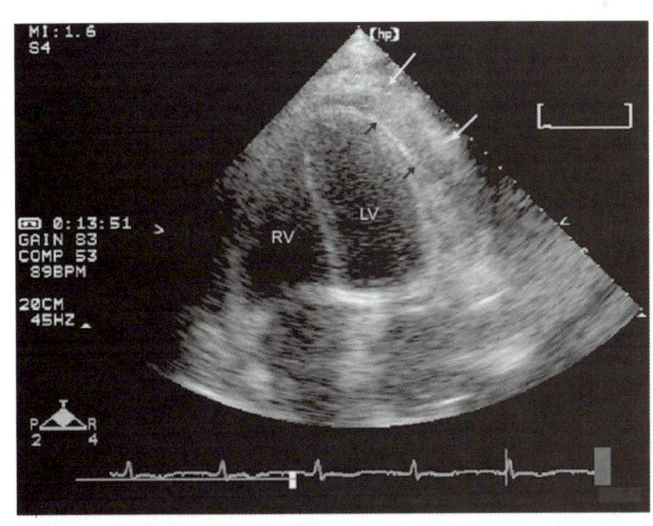

FIGURA 10.35 Incidência apical de quatro câmaras registrada em um paciente com um derrame pericárdico inflamatório e um derrame pericárdico organizado. As *setas pretas* representam a margem do pericárdio visceral e as *setas brancas* o pericárdio parietal. Observe que o espaço pericárdico está cheio de uma substância ecodensa representando o derrame pericárdico estruturado. Neste quadro, um componente de fisiologia constritivo muitas vezes é encontrado. Na imagem em tempo real, observe que as estruturas cardíacas parecem estar fixas dentro do espaço pericárdico em vez de se movendo livremente no interior do mediastino. LV, ventrículo esquerdo; RV, ventrículo direito.

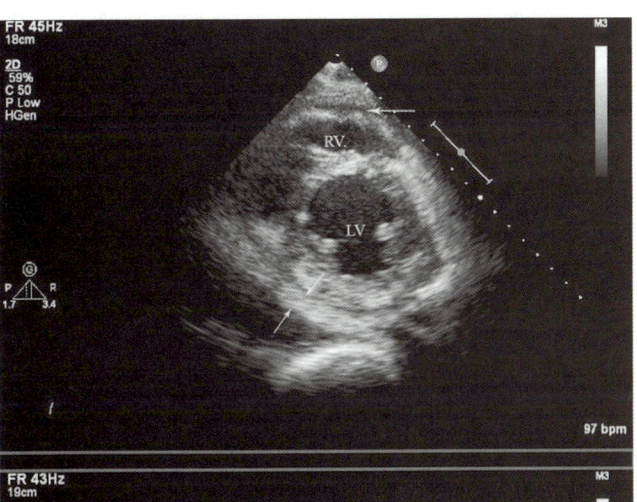

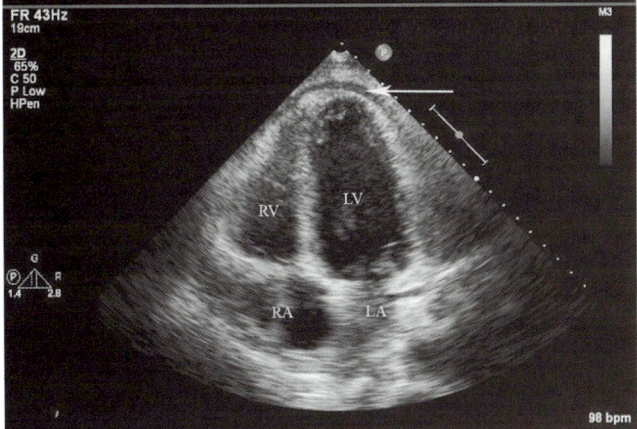

FIGURA 10.36 Incidência apical de quatro câmaras registrada com pouca profundidade de aquisição de imagem. A *seta preta* indica o limite externo do ápice ventricular esquerdo. A *seta branca* denota a posição do pericárdio parietal. Dentro do espaço pericárdico, há uma combinação de fluxo livre e material inflamatório estruturado em um paciente com constrição transitória relacionada com pericardite purulenta. Em ambas as imagens, observe a sugestão de espessamento pericárdico (*setas mais longa*) e o material vago de densidade de tecido mole dentro do espaço pericárdico (*seta mais longa*). Na imagem em tempo real, também se pode ver movimentação septal atípica compatível com fisiologia restritiva. LA, átrio esquerdo; LV, ventrículo esquerdo; RA, átrio direito; RV, ventrículo direito.

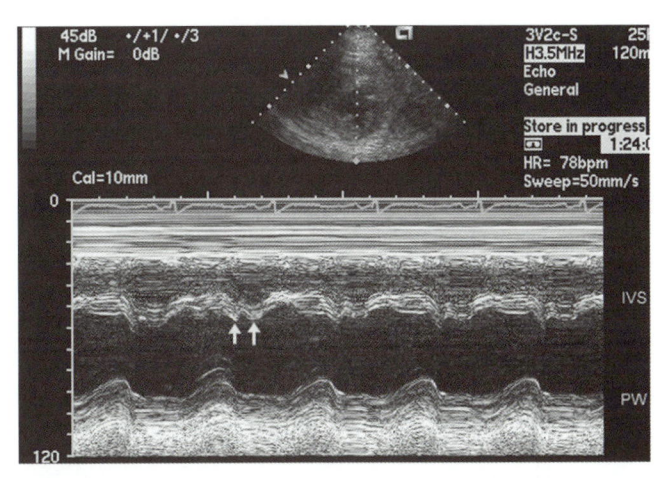

FIGURA 10.37 Ecocardiograma em modo M registrado em um paciente com pericardite constritiva. Observe a posição plana da parede posterior durante a diástole depois do enchimento rápido inicial. Observe também a movimentação anormal do septo ventricular (*setas duplas*). IVS, septo interventricular; PW, parede posterior.

pacientes representam um subconjunto bem definido de pericardite constritiva na qual um pericárdio de espessura normal se tornou patologicamente enrijecido e não complacente acarretando fisiologia constritiva.

Há várias outras anormalidades em modo M que foram observadas em pacientes com pericardite constritiva. Estas incluem relaxamento relativamente abrupto da parede posterior com subsequente achatamento da movimentação endocárdica durante o restante da diástole (Figura 10.20) e movimentação septal anormal (Figuras 10.37 e 10.40). Várias anormalidades diferentes da movimentação septal foram notadas, muitas das quais mimetizam distúrbios de condução e discretos padrões de sobrecarga de volume ou pressão sobre o ventrículo direito. Tipicamente, pode ser visto um entalhe no início da diástole, seguido por movimentação paradoxal e depois normal do septo ventricular. A movimentação septal reflete o enchimento competitivo dos dois ventrículos. Com a constrição, os ventrículos podem se encher alternativamente e assim produzir um padrão "ondulado" de movimentação septal diastólica. Na sístole atrial, pode ocorrer uma movimentação exagerada do septo ventricular também.

Na constrição elástica (em oposição à clássica constrição pericárdica calcária), há uma interação dependente da respiração do enchimento dos ventrículos direito e esquerdo que se manifesta como deslocamentos de posição septal exagerada com a respiração. Isso pode ser notado pela ecocardiografia em modo M e bidimensional e se assemelha ao tipo de anormalidade da movimentação septal observada no tamponamento cardíaco. Essas anormalidades na movimentação septal interventricular são um reflexo das pequenas variações no volume ventricular direito e esquerdo durante os ciclos cardíaco e respiratório. Portanto, podem ser observadas em qualquer caso no qual existe uma relação

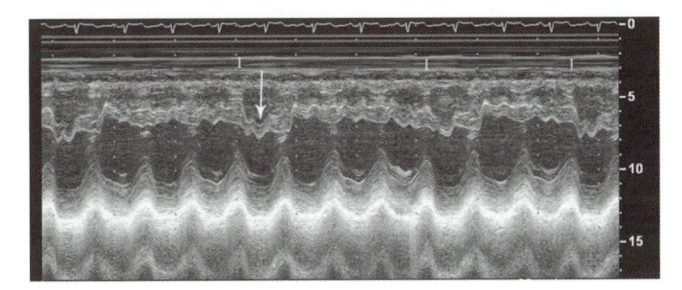

FIGURA 10.38 Ecocardiograma em modo M através da parede livre ventricular direita, septo ventricular e parede posterior mostrando acentuada movimentação do septo ventricular para baixo, fásica e dependente da respiração (*seta*). Observe que com a inspiração (I), há uma expansão da cavidade ventricular direita com movimentação posterior abrupta de septo ventricular compatível com interdependência exagerada.

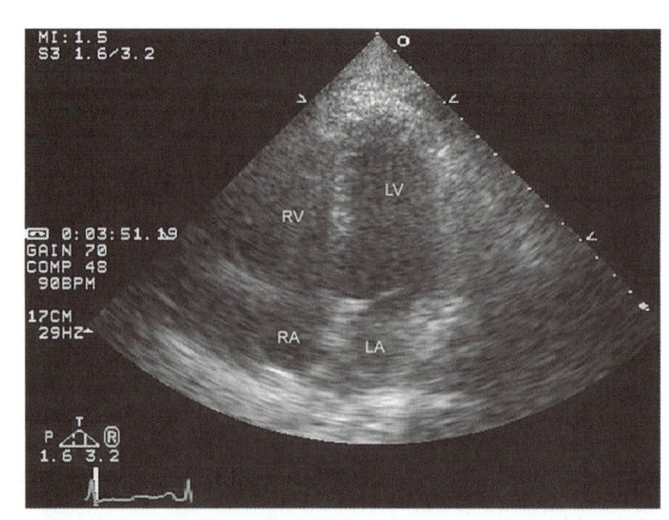

FIGURA 10.39 Ecocardiograma paraesternal de eixo longo de um paciente com pericardite constritiva e movimentação anormal do septo ventricular. Nesta imagem estática, observe o tamanho normal das câmaras e a configuração do ventrículo esquerdo. Na imagem em tempo real, observe a sutil movimentação anormal do septo ventricular tanto na diástole como na sístole. Esta é uma anormalidade septal não específica, mas não é clássica para bloqueio de ramo esquerdo ou sobrecarga de volume ou de pressão ventricular direita. Ao, aorta; LA, átrio esquerdo; LV, ventrículo esquerdo. 🔘

FIGURA 10.41 Incidência apical de quatro câmaras registrada em um paciente com pericardite constritiva e posição septal exagerada com o ciclo respiratório. Nesta imagem estática, observe a geometria normal de todas as quatro câmaras. Na imagem em tempo real, observe o deslocamento exagerado na posição do septo ventricular com o ciclo respiratório. Durante a inspiração, há uma movimentação do septo ventricular acentuadamente para a esquerda decorrente da inter-relação exagerada entre os enchimentos do ventrículo direito e do ventrículo esquerdo durante o ciclo respiratório. LA, átrio esquerdo; LV, ventrículo esquerdo; RA, átrio direito; RV, ventrículo direito.

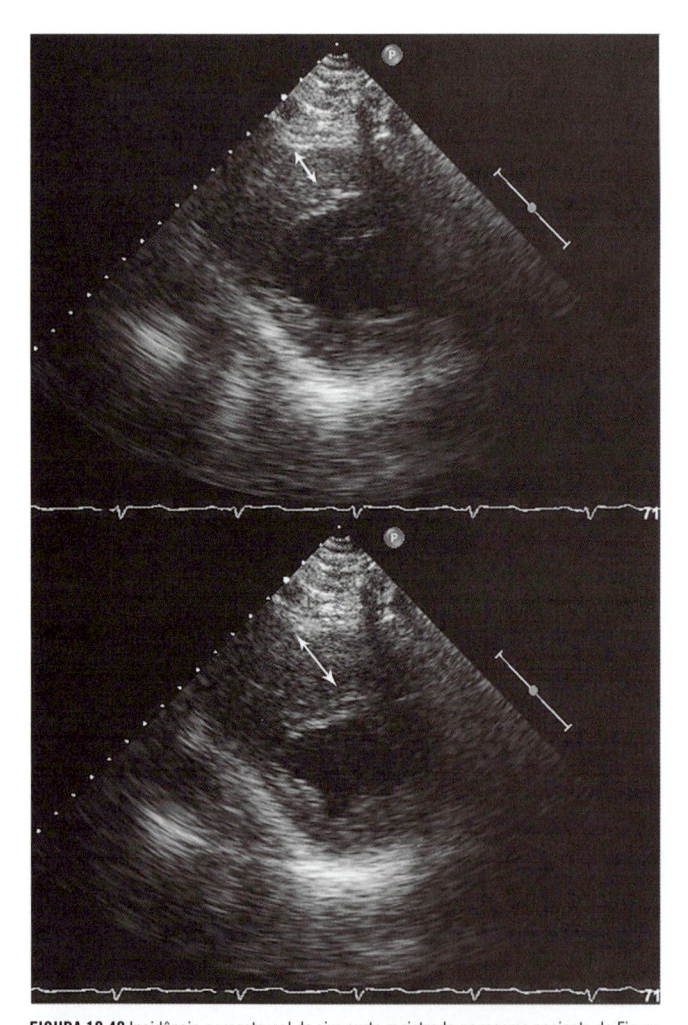

FIGURA 10.40 Incidência paraesternal de eixo curto registrada no mesmo paciente da Figura 10.38 mostrando variação fásica acentuada e dependente da respiração no tamanho ventricular direito e posição septal. O painel superior foi registrado durante a expiração e revela uma cavidade ventricular direita pequena (*seta de pontas duplas*) que dramaticamente aumenta de tamanho, compatível com colocação posterior abrupta do septo ventricular no início da inspiração (painel inferior). Esta variação respiratória fásica é mais bem apreciada na imagem em tempo real. 🔘

de enchimento anormal entre os dois ventrículos. Como o volume intracardíaco total é limitado pelo pericárdio constritivo, qualquer aumento inspiratório no enchimento direito tem de ser acompanhado por uma diminuição recíproca no enchimento esquerdo. Isso resulta em uma variação respiratória exagerada da movimentação septal conforme se pode ver nas Figuras 10.38 a 10.41. Um sinal indireto final de constrição é dilatação e ausência de variação respiratória do diâmetro da veia cava inferior (Figura 10.42).

Achados Ecodopplercardiográficos na Constrição

A ecodopplercardiografia oferece informações substanciais para o diagnóstico e uma janela para a fisiopatologia do fluxo sanguíneo intracardíaco na constrição pericárdica. Os achados clássicos com Doppler da constrição pericárdica são uma exagerada relação E/A do fluxo de entrada mitral com um tempo curto de desaceleração e exagerada variação respiratória na velocidade da onda E (Figuras 10.43 a 10.47). Embora a relação E/A elevada

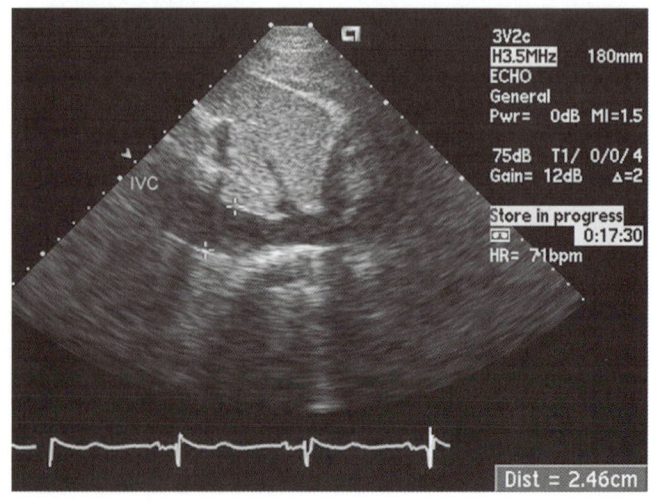

FIGURA 10.42 Ecocardiograma subcostal registrado em um paciente com pericardite constritiva revelando uma veia cava inferior (IVC) dilatada.

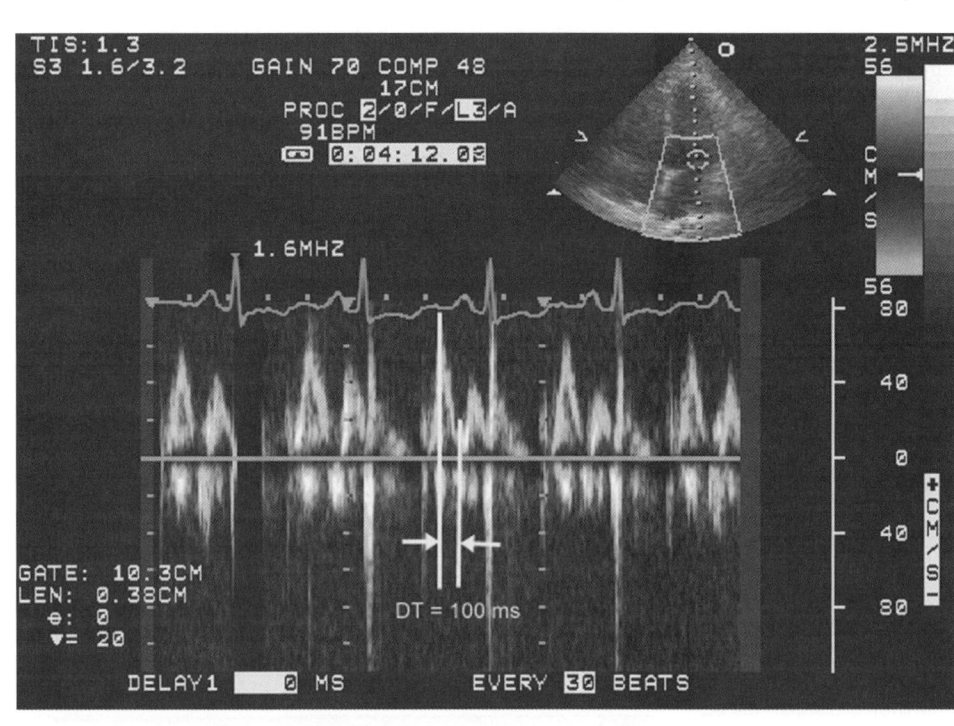

FIGURA 10.43 Registro com Doppler pulsado do fluxo de entrada mitral em um paciente de 65 anos de idade com pericardite constritiva. Observe a relação E/A indevidamente elevada e o tempo curto de desaceleração (DT), que era na média 100 milissegundos neste exemplo.

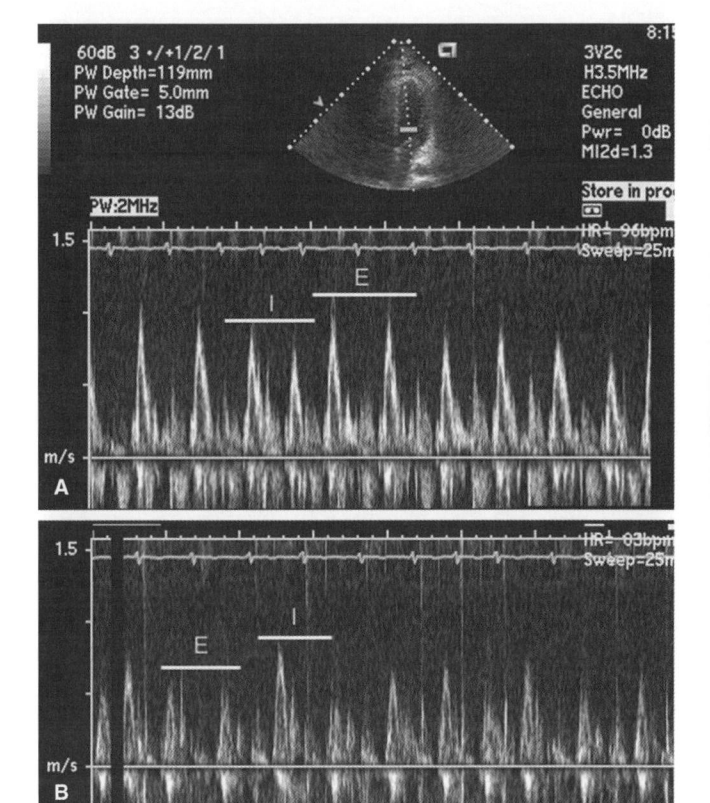

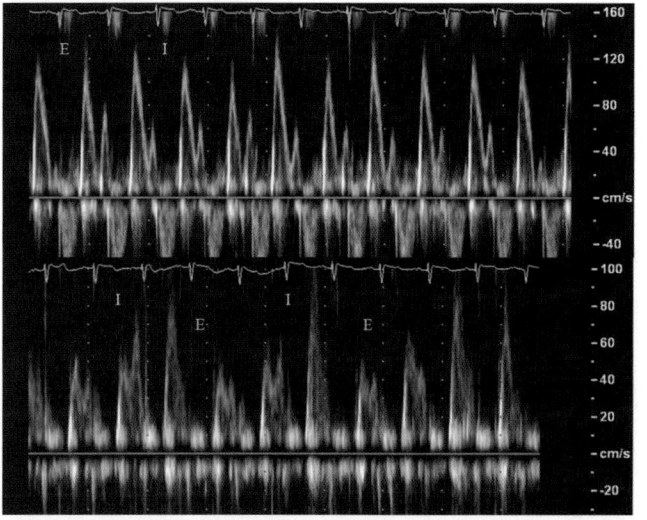

FIGURA 10.45 Registro de Doppler pulsado dos fluxos de entrada mitral (painel superior) e tricúspide (painel inferior) em um paciente com constrição calcária documentada. Observe o grau relativamente suave da variação do fluxo de entrada mitral da expiração (E) para a inspiração (I), mas a dramática variação respiratória no fluxo de entrada tricúspide neste paciente.

FIGURA 10.44 Registro com Doppler pulsado dos fluxos de entrada mitral (A) e tricúspide (B) em um paciente com pericardite constritiva. Observe a variação respiratória exagerada da velocidade da onda E e a relação recíproca entre a velocidade da onda E dos fluxos de entrada mitral e tricúspide, dependente da fase do ciclo respiratório. Note a velocidade aumentada durante a inspiração (I) e velocidade reduzida durante a expiração (E) para a valva tricúspide (B) em comparação com o padrão inverso do fluxo de entrada mitral (A).

com tempo curto de desaceleração possa ser vista em qualquer estado mórbido com fisiologia restritiva ou constritiva, a variação respiratória exagerada é um sinal relativamente confiável de constrição pericárdica. Na prática moderna, não é incomum observar padrões menos típicos nos quais há uma relação E/A normal ou invertida com a variação respiratória exagerada ou na qual somente o fluxo de entrada tricúspide revela alterações clássicas. Entretanto, deve ser enfatizado que a variação respiratória exagerada na constrição será vista durante a respiração normal, quieta, não trabalhosa, ao passo que uma variação respiratória exagerada na velocidade da onda E poderia ser vista também em casos de angústia respiratória primária. Tipicamente, variação de 25% ou mais na velocidade da onda E mitral entre a inspiração e expiração tem sido considerada anormal. As alterações notadas no fluxo de entrada valvar atrioventricular são máximas com os primeiros batimentos iniciais depois da inspiração e ocorrem reciprocamente quando os fluxos mitral e tricúspide são comparados. A avaliação dos padrões do fluxo de entrada mitral também pode revelar variação respiratória exagerada no tempo de relaxamento isovolumétrico do ventrículo esquerdo.

Esses achados clássicos de constrição em geral são mais proeminentes quando o paciente está euvolêmico. Se ausentes em um paciente no qual se suspeita de uma constrição, a repetição da avaliação com Doppler depois de reposição hídrica (se depletado de volume) ou com inclinação com a cabeça para cima (se houver sobrecarga de volume) pode revelar os achados clássicos.

A interrogação com Doppler das veias hepáticas muitas vezes revela um aumento expiratório da reversão de fluxo diastólico (Figuras 10.46 e 10.47). Para as formas mais clássicas de constrição, o fluxo anterógrado sistólico é aumentado na inspiração. Deve ser ressaltado que muitos desses achados clássicos podem não estar presentes em pacientes com constrição pericárdica não calcária, em pacientes com formas localizadas de constrição e em pacientes com valvopatia ou miocardiopatia significativa concorrente.

Pericardite Constritiva com Derrame

A pericardite constritiva com derrame representa uma combinação de fisiologia constritiva com tamponamento. As causas mais comuns de pericardite constritiva com derrame são malignidade e radioterapia. Pacientes com pericardite constritiva com derrame se apresentam com derrame pericárdico, muitas vezes com evidência de acentuada inflamação. Embora o comprometimento hemodinâmico e tamponamento possam estar presentes, o espessamento do pericárdio visceral pode evitar o colapso da parede livre ventricular direita ou atrial direita. Isso acarreta uma menor acurácia dos padrões individuais ecocardiográficos e de Doppler para o diagnóstico de comprometimento hemodinâmico. De um ponto de vista clínico, o diagnóstico muitas vezes é estabelecido em um paciente com comprometimento hemodinâmico e derrame pericárdico moderado no qual a distensão venosa jugular e a hemodinâmica persistem após pericardiocentese. Após pericardiocentese, o componente do derrame se resolve e a hemodinâmica se parece mais semelhante à da constrição.

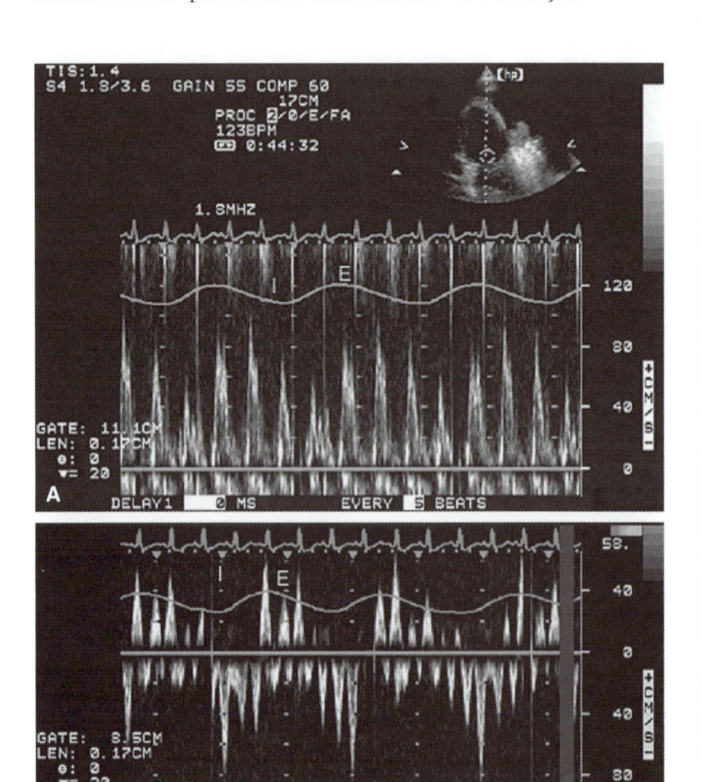

FIGURA 10.46 Registro com Doppler pulsado do fluxo de entrada mitral e fluxo da veia hepática em um paciente com pericardite constritiva. **A:** Observe a variação respiratória acentuada da velocidade da onda E mitral, similar àquela mostrada na Figura 10.45. **B:** Note a reversão acentuada do fluxo expiratório inicial (E) na veia hepática. Isso resulta em acentuada variação respiratória no fluxo anterógrado na veia hepática. I, inspiração; E, expiração.

Pericardite Constritiva *versus* Miocardiopatia Restritiva

Tanto a pericardite constritiva quanto a miocardiopatia restritiva se apresentam como uma doença indolente crônica com evidências de sobrecarga de volume. Se notadas anormalidades clássicas como amiloide ou outra miocardiopatia infiltrativa, a diferenciação não é difícil. Mais comumente, o diagnóstico diferencial é entre miocardiopatia restritiva idiopática e pericardite constritiva oculta. Nesses casos, é importante se basear em múltiplos parâmetros de um exame ecodopplercardiográfico abrangente para se estabelecer o diagnóstico. Os aspectos marcantes incluem aumento biatrial acentuado em uma miocardiopatia restritiva, mas tamanhos relativamente normais de câmaras na constrição. Em ambos os casos, a relação E/A aumentada pode ser notada com um tempo de desaceleração encurtado. A variação respiratória na velocidade da onda E apresenta-se aumentada na constrição, ao passo que é normal na miocardiopatia restritiva. O tempo de relaxamento isovolumétrico ventricular esquerdo também mostra maior variação respiratória na constrição quando comparada com a miocardiopatia restritiva. Os padrões dos fluxos nas veias hepática e cava superior também são aspectos marcantes, mas provavelmente são menos confiáveis e são substancialmente

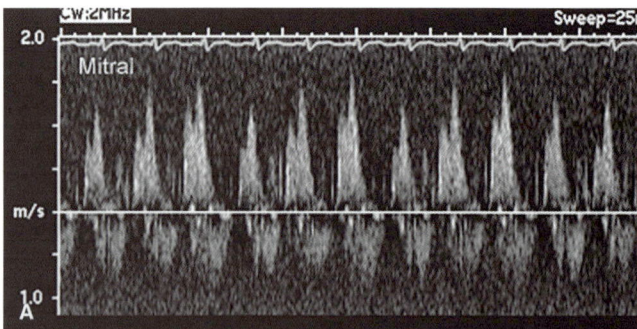

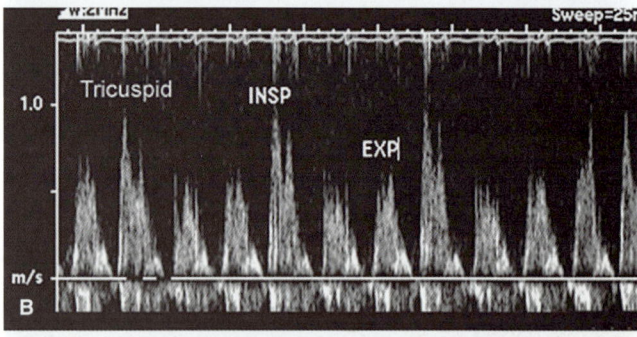

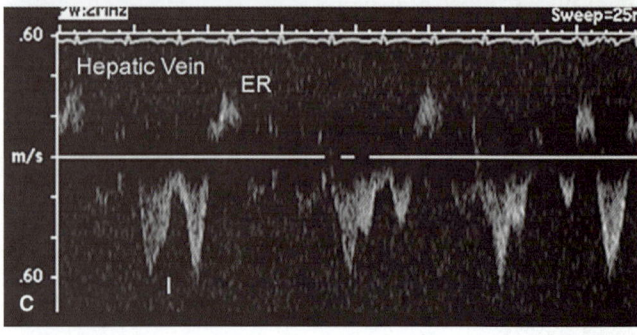

FIGURA 10.47 Registro com Doppler pulsado do fluxo de entrada mitral (**A**), fluxo de entrada tricúspide (**B**) e fluxo na veia hepática (**C**) de um paciente com pericardite constritiva. Neste exemplo de um paciente com disfunção diastólica concomitante, observe a relação E/A reduzida do fluxo de entrada mitral com pouca variação respiratória. **Meio:** Há uma clara variação exagerada do fluxo tricúspide. **Embaixo:** Observe a dependência respiratória do fluxo anterógrado na veia hepática, com o fluxo confinado à inspiração (INSP) e a reversão expiratória (ER) do fluxo. EXP, expiração; Hepatic Vein, veia hepática; Mitral, mitral; Tricuspid, tricúspide.

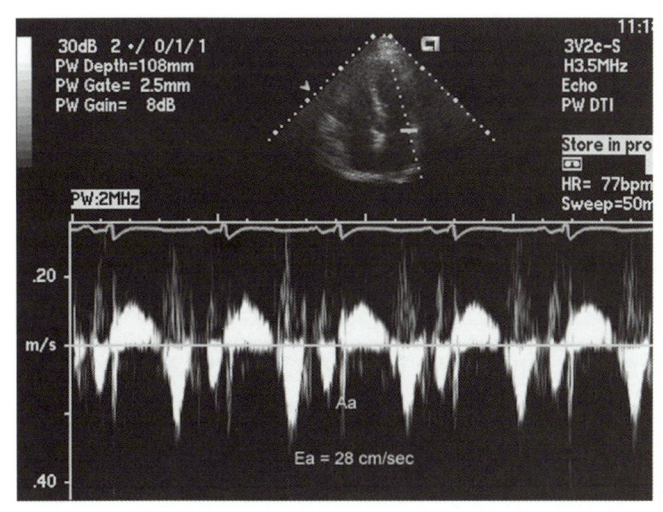

FIGURA 10.48 Imagem com Doppler tissular do anel mitral obtida em um paciente com pericardite constritiva. Observe a velocidade Ea (e') de 28 cm/s, que pode constituir um fator de diferenciação ao se tentar distinguir fisiologia constritiva da restritiva.

Quadro 10.4	Distinção entre Pericardite Constritiva e Miocardiopatia Restritiva[a]	
	Constrição	**Restrição**
Tamanho atrial	Normal	Dilatado
Aspecto pericárdico	Espesso/brilhante	Normal
Movimentação septal	Anormal	Normal
Posição septal	Varia com a respiração	Normal
E/A mitral	Aumentada ($\geq 2,0$)	Aumentada ($\geq 2,0$)
Tempo de desaceleração	Curto (≤ 160 ms)	Curto (≤ 160 ms)
E' anular	Normal	Reduzido (≤ 10 cm/s)
Hipertensão pulmonar	Rara	Frequente
Tamanho/função do ventrículo esquerdo	Normal	Normal
Regurgitação mitral/ tricúspide	Não frequente	Frequente (RT > RM)
Tempo de relaxamento isovolumétrico	Varia com a respiração	Estável com a respiração
Variação respiratória da velocidade E mitral	Exagerada ($\geq 25\%$)	Normal
V_p da valva mitral com modo M colorido	Aumentada > 55 cm/s	Reduzida

[a] Os dados acima representam generalidades de vários parâmetros que podem ajudar a distinguir pericardite constritiva da miocardiopatia restritiva. Deve ser ressaltado que na maioria dos casos pode haver dados discordantes e que a distinção deve ser baseada no aspecto geral e não em um único fator. Nos casos complexos, como constrição combinada com restrição após irradiação ou qualquer uma dessas entidades combinada com cardiopatia valvar primária, muitas exceções são antecipadas nessas diretrizes.

mais difíceis de se analisar acuradamente do que os padrões dos fluxos de entrada valvar. Tipicamente, em pacientes com pericardite constritiva, o fluxo anterógrado sistólico é intensificado na inspiração, ao passo que na restrição, há menos variação respiratória e o fluxo diastólico tipicamente excede o fluxo sistólico.

Mais recentemente, imagens com Doppler tissular do anel mitral vêm sendo usadas para diferenciar pericardite constritiva de miocardiopatia restritiva. Na constrição, há um relaxamento inicial mais rápido (Ea) em comparação com a restrição quando as velocidades diastólicas estão diminuídas para níveis abaixo do normal (Figura 10.48). Essa pode ser uma técnica muito mais valiosa e acurada para separar fisiologia constritiva da restritiva do que a análise do fluxo nas veias hepática ou pulmonar.

Um método final para distinguir processos constritivos de restritivos é a velocidade de propagação (V_p) do fluxo de entrada mitral a partir de imagens em modo M com Doppler colorido (Figura 10.49). Por meio dessa técnica, a velocidade com a qual o fluxo mitral se move em direção ao ápice é normal (> 55 cm/s) ou frequentemente exagerada na constrição, ao passo que é patologicamente reduzida na restrição.

O Quadro 10.4 resume os achados ecocardiográficos e com Doppler esperados na constrição e restrição. Deve-se ressaltar

que nenhum achado será 100% exato e que um diagnóstico clínico de qualquer uma das duas entidades deve se basear em uma combinação de dados clínicos e ecocardiográficos combinados com outros métodos (p. ex., tomografia computadorizada, ressonância magnética) para definir a anatomia pericárdica.

Outros Distúrbios Pericárdicos e Observações

Derrames Pós-operatórios

O derrame pericárdico não é incomum depois de cirurgia cardíaca e pode variar desde derrames pequenos, autolimitados e clinicamente não importantes a grandes derrames que causam vários

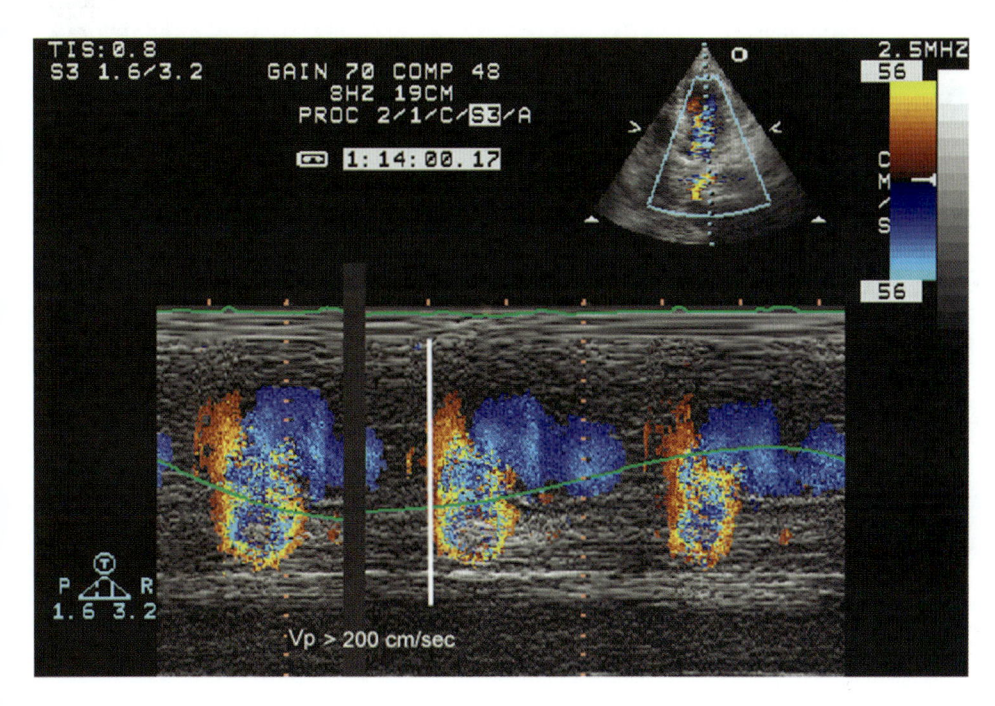

FIGURA 10.49 Registro em modo M com Doppler colorido em um paciente com pericardite constritiva. Observe a velocidade de propagação (V_p) bastante íngreme, com uma média de mais de 200 cm/s neste exemplo. A V_p do fluxo de entrada mitral com essa técnica pode ajudar a fazer a distinção entre fisiologia constritiva e restritiva.

graus de comprometimento hemodinâmico. Os derrames pós-operatórios se localizam com maior frequência nas faces posterior e lateral do coração e podem ser loculados (Figuras 10.50 a 10.52). Neste local, eles causam compressão diferencial isolada de uma ou mais câmaras, ao contrário de um derrame pericárdico nativo que causa compressão hemodinâmica de todas as câmaras cardíacas por igual. Complicando a sua avaliação estão as condições pós-operatórias do paciente, que muitas vezes interferem nas imagens transtorácicas e para as quais a ecocardiografia transesofágica pode ser necessária. Também deve ser enfatizado que um derrame pericárdico pós-operatório é por definição hemorrágico e que haverá componentes de hematoma intrapericárdico também (Figura 10.52). O hematoma intrapericárdico tem uma densidade semelhante à do miocárdio e outras estruturas do mediastino, e uma grande vigilância da presença possível de hematoma no interior do pericárdio é necessária. Ao se avaliar um paciente criticamente enfermo com suspeita de derrame pe-

ricárdico pós-operatório ou hematoma, é importante fazer uma avaliação do tamanho e geometria de todas as câmaras cardíacas e tentar identificar o fluxo de entrada das veias pulmonares e veias cavas superior e inferior. Os derrames loculados e hematomas após cirurgia cardíaca podem resultar em compressão isolada de uma ou mais veias pulmonares ou do fluxo de entrada da veia cava, tanto um como o outro podendo comprometer o débito cardíaco geral. A identificação de câmaras pequenas e não totalmente preenchidas que parecem comprimidas pode ser uma evidência indireta de um hematoma pericárdico compressivo (Figura 10.52).

Pericardiocentese Guiada pela Ecocardiografia

A ecocardiografia exerce importantes papéis com respeito à pericardiocentese terapêutica. Obviamente, o primeiro papel está na determinação da presença e distribuição de derrame pericárdi-

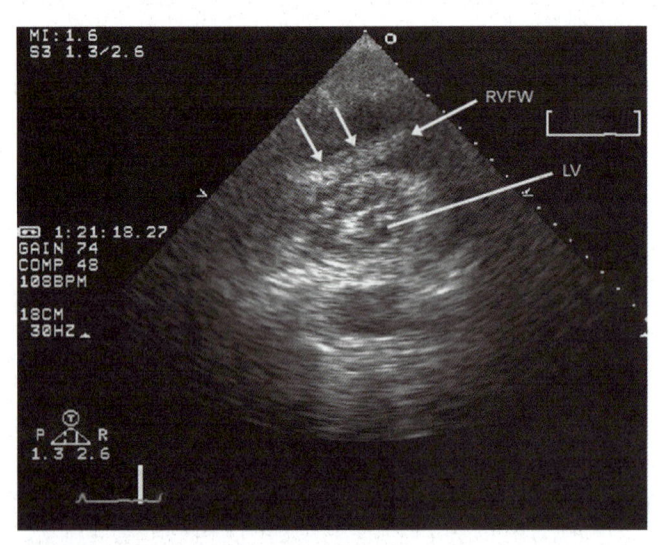

FIGURA 10.50 Ecocardiograma transtorácico paraesternal registrado em um paciente com hematoma pericárdico compressivo após cirurgia de revascularização. Observe a pequena cavidade ventricular esquerda (LV) e o contorno anormal da parede livre do ventrículo direito (RVFW). Neste fotograma na mesodiástole, a parede livre do ventrículo direito está comprimida em direção ao septo ventricular (*setas*) comprometendo o enchimento do ventrículo direito. 🔹

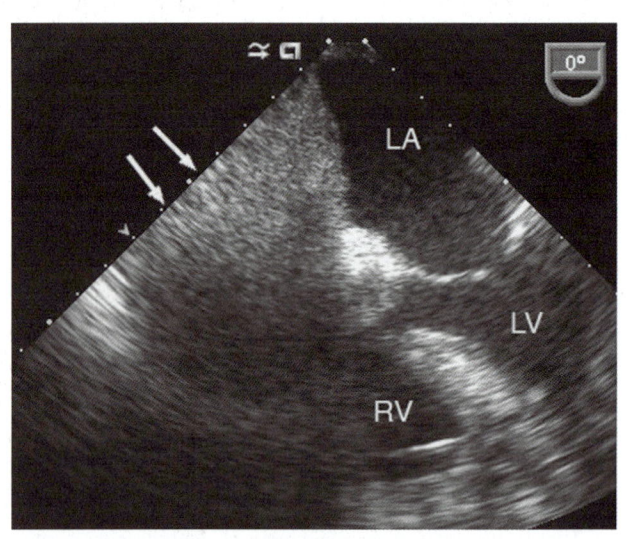

FIGURA 10.52 Ecocardiograma transesofágico registrado de detrás do átrio esquerdo em um paciente 3 dias após revascularização coronária com hipotensão progressiva. Observe a massa ecodensa não bem reconhecível e homogênea adjacente ao átrio esquerdo (*setas*) que comprimiu e essencialmente obliterou a cavidade atrial direita. Esta densidade de eco representava um hematoma pericárdico compressivo. 🔹

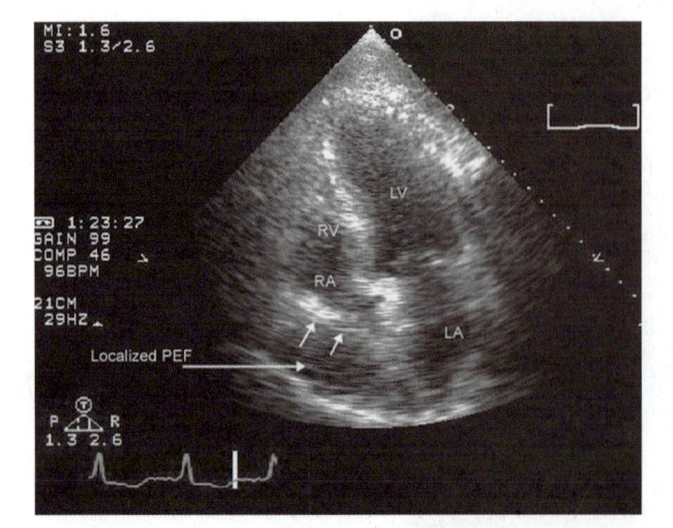

FIGURA 10.51 Incidência apical de quatro câmaras registrada em um paciente após cirurgia cardíaca que tinha evidência clínica de comprometimento hemodinâmico. Observe o tamanho e o formato normais do ventrículo direito (RV), ventrículo esquerdo (LV) e átrio esquerdo (LA), mas a acentuada compressão do átrio direito (RA) por um derrame pericárdico localizado (Localized PEF) (*setas*).

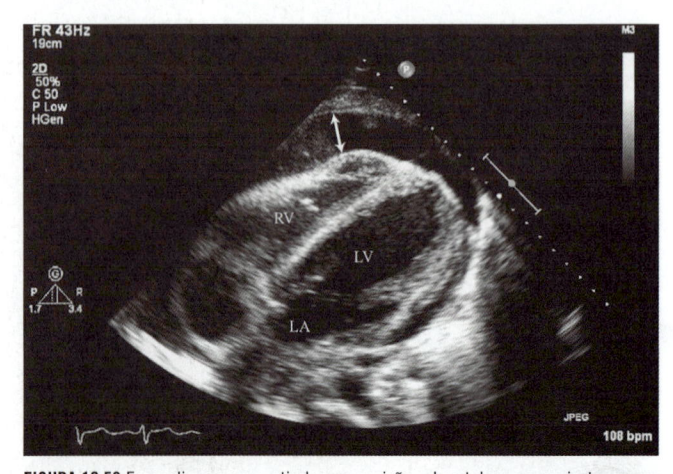

FIGURA 10.53 Ecocardiograma a partir de uma posição subcostal em um paciente com um derrame pericárdico moderado. Observe a distância de aproximadamente 1,5 cm entre o pericárdio e a parede livre do ventrículo direito (*setas*), significando uma distância significativa entre o pericárdio e o coração, o que pode conferir um risco menor de pericardiocentese se abordada pela posição subcostal. 🔹

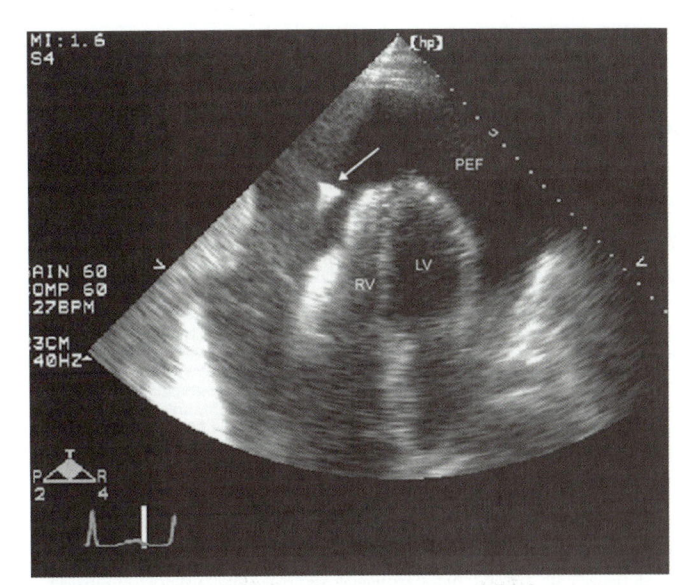

FIGURA 10.54 Incidência apical de quatro câmaras registrada em um paciente com um grande derrame pericárdico (PEF) e tamponamento cardíaco. A orientação pelo ultrassom está sendo usada à medida que a agulha é colocada no espaço pericárdico. A agulha é vista como um eco brilhante (*seta*) lateral à parede livre do ventrículo direito. LV, ventrículo esquerdo; RV, ventrículo direito.

co e a presença de comprometimento hemodinâmico. Se a pericardiocentese estiver contemplada, devem ser usadas múltiplas janelas de imagens ecocardiográficas para se determinar a distribuição do fluido. Especificamente, a distribuição e a profundidade a partir da superfície do tórax em que se antecipa o contato com o fluido pela agulha da pericardiocentese devem ser determinadas (Figura 10.53). Alguns laboratórios realizam orientação ecocardiográfica contínua da pericardiocentese e tentam visibilizar a agulha da pericardiocentese à medida que ela penetra na cavidade pericárdica (Figura 10.54). Embora isso possa ajudar a evitar lesão cardíaca, em um derrame relativamente pequeno, há pouco valor nos derrames pericárdicos maiores, que em geral são alvo de uma pericardiocentese terapêutica. Se houver dúvida quanto à posição da agulha da pericardiocentese, soro fisiológico agitado pode ser injetado para definir ainda mais o local da ponta da agulha (Figura 10.45). Um indicador bastante confiável de que a agulha da pericardiocentese se encontra realmente no fluido pericárdico e que o procedimento pode ser continuado com segurança é quando bolhas de contraste características são vistas no espaço pericárdico (Figura 10.55).

Depois da pericardiocentese, a ecocardiografia bidimensional pode ser usada para se determinar se foi feita a remoção completa do fluido. Em pacientes com derrames pericárdicos grandes de longa data, ocasionalmente se pode ver uma síndrome de dilatação aguda do coração direito após a pericardiocentese de um grande volume. Isso provavelmente ocorre quando um grande volume intravascular sequestrado fora das câmaras cardíacas rapidamente é permitido entrar sem limites para o interior do coração direito. Isso pode acarretar dilatação cardíaca direita aguda com evidências clínicas de discreta insuficiência cardíaca direita. Essa síndrome é tipicamente autolimitada.

Ausência Congênita do Pericárdio

A ausência congênita do pericárdio pode ocorrer na forma parcial ou, menos comumente, na forma total. Muitas vezes é assintomática; entretanto, na forma parcial, o apêndice atrial esquerdo ou, menos comumente, o apêndice atrial direito pode herniar através do defeito pericárdico e ser estrangulado, resultando em sintomas. Por causa de ausência da limitação pericárdica sobre o tamanho das câmaras cardíacas, pode haver uma posição anormal da silhueta cardíaca na radiografia de tórax e graus discre-

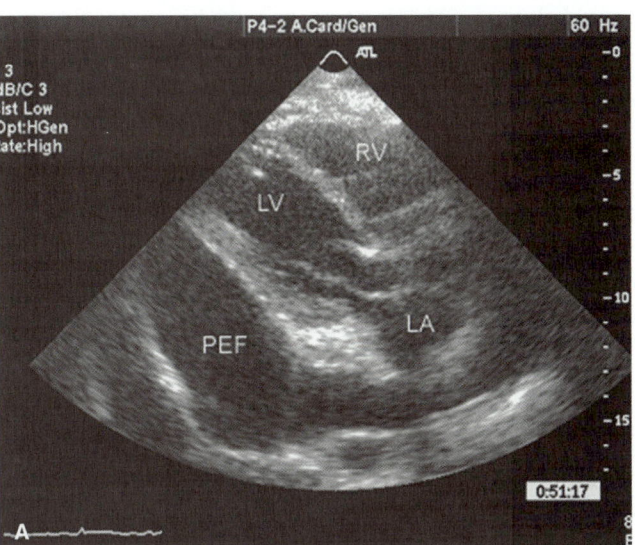

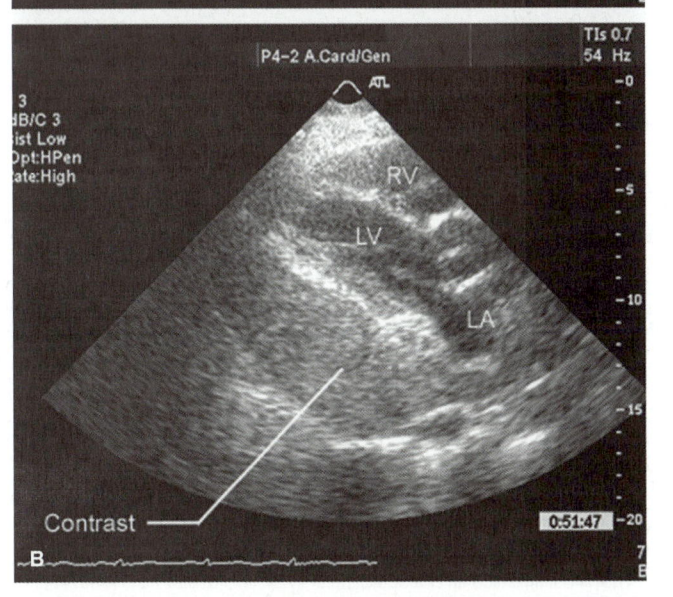

FIGURA 10.55 Ecocardiograma paraesternal de eixo longo registrado em um paciente com um grande derrame pericárdico posterior (PEF). A pericardiocentese está sendo realizada com orientação ecocardiográfica. **A:** Observe a coleção grande posterior de fluido claro pericárdico. **B:** Soro fisiológico agitado foi injetado via agulha da pericardiocentese. Observe a nuvem de contraste ecogênico no espaço pericárdico anteriormente claro confirmando que a agulha da pericardiocentese está na verdade no pericárdio. Contrast, contraste; LA, átrio esquerdo; LV, ventrículo esquerdo; RV, ventrículo direito.

tos de dilatação atrial direita e ventricular direita. Também já foi relatada movimentação anormal e frequentemente paradoxal do septo ventricular.

Cistos Pericárdicos

Os cistos pericárdicos são anomalias benignas do desenvolvimento que, na maioria das vezes, ocorrem próximo ao ângulo costofrênico. Eles aparecem como um espaço loculado não ecogênico adjacente à borda cardíaca, mais comumente próximo ao átrio direito (Figura 10.56). Eles frequentemente podem distorcer o formato normal do átrio. O diagnóstico é mais bem confirmado pela tomografia computadorizada ou ressonância magnética. A avaliação ecocardiográfica adicional deve incluir ecocardiografia contrastada para excluir uma veia sistêmica anômala que também pode estar presente como uma estrutura não ecogênica em local não usual. A interrogação com Doppler pulsado e com fluxo colorido com ajustes com baixa velocidade pode ser usada para assegurar que não há fluxo fásico dentro da estrutura.

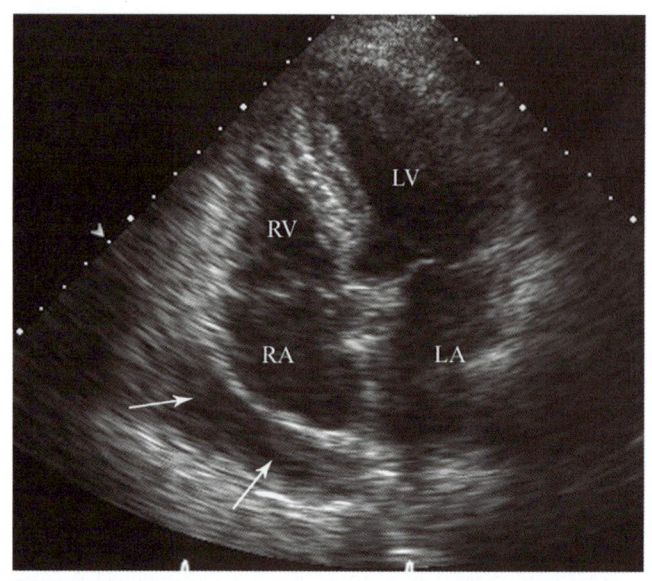

FIGURA 10.56 Incidência apical de quatro câmaras registrada em um paciente com um espaço curvilíneo livre de ecos vizinho ao átrio direito e ventrículo direito subsequentemente mostrado como representando um cisto pericárdico benigno. ⬭

Leituras Sugeridas

Princípios Gerais

Byrd BF III, Linden RW. Superior vena cava Doppler flow velocity patterns in pericardial disease. Am J Cardiol 1990;65:1464–1470.

Feigenbaum H, Waldhausen JA, Hyde LP. Ultrasound diagnosis of pericardial effusion. JAMA 1965;191:711–714.

Gatzoulis MA, Munk MD, Merchant N, et al. Isolated congenital absence of the pericardium: clinical presentation, diagnosis, and management. Ann Thorac Surg 2000;69:1209–1215.

Prakash AM, Sun Y, Chiaramida SA, et al. Quantitative assessment of pericardial effusion volume by two-dimensional echocardiography. J Am Soc Echocardiogr 2003;16:147–153.

Derrame e Tamponamento

Applefeld MM, Slawson RG, Hall-Craigs M, et al. Delayed pericardial disease after radiotherapy. Am J Cardiol 1981;47:210–213.

Armstrong WF, Schilt BF, Helper DJ, et al. Diastolic collapse of the right ventricle with cardiac tamponade: an echocardiographic study. Circulation 1982;65:1491–1496.

Chandraratna PA. Echocardiography and Doppler ultrasound in the evaluation of pericardial disease. Circulation 1991;84:I303–I310.

Chuttani K, Pandian NG, Mohanty PK, et al. Left ventricular diastolic collapse. An echocardiographic sign of regional cardiac tamponade. Circulation 1991;83:1999–2006.

D'Cruz IA, Cohen HC, Prabhu R, et al. Diagnosis of cardiac tamponade by echocardiography: changes in mitral valve motion and ventricular dimensions, with special reference to paradoxical pulse. Circulation 1975;52:460–465.

Gillam LD, Guyer DE, Gibson TC, et al. Hydrodynamic compression of the right atrium: a new echocardiographic sign of cardiac tamponade. Circulation 1983;68:294–301.

Kronzon I, Cohen ML, Winer HE. Diastolic atrial compression: a sensitive echocardiographic sign of cardiac tamponade. J Am Coll Cardiol 1983;2:770–775.

Mazzoni V, Taiti A, Bartoletti A, et al. The spectrum of pericardial effusion in acute myocardial infarction: an echocardiographic study. Ital Heart J 2000;1:45–49.

Merce J, Sagrista-Sauleda J, Permanyer-Miralda G, et al. Correlation between clinical and Doppler echocardiographic findings in patients with moderate and large pericardial effusion: implications for the diagnosis of cardiac tamponade. Am Heart J 1999;138:759–764.

Miller SW, Feldman L, Palacios I, et al. Compression of the superior vena cava and right atrium in cardiac tamponade. Am J Cardiol 1982;50:1287–1292.

Picard MH, Sanfilippo AJ, Newell JB, et al. Quantitative relation between increased intrapericardial pressure and Doppler flow velocities during experimental cardiac tamponade. J Am Coll Cardiol 1991;18:234–242.

Prakash AM, Sun Y, Chiaramida SA, et al. Quantitative assessment of pericardial effusion volume by two-dimensional echocardiography. J Am Soc Echocardiogr 2003;16:147–153.

Tsang TS, Barnes ME, Hayes SN, et al. Clinical and echocardiographic characteristics of significant pericardial effusions following cardiothoracic surgery and outcomes of echo-guided pericardiocentesis for management: Mayo Clinic experience, 1979–1998. Chest 1999;116:322–331.

Pericardite Constritiva

Garcia MJ, Rodriguez L, Ares M, et al. Differentiation of constrictive pericarditis from restrictive cardiomyopathy: assessment of left ventricular diastolic velocities in longitudinal axis by Doppler tissue imaging. J Am Coll Cardiol 1996;27:108–114.

Ha J, Ommen SR, Tajik AJ. Differentiation of constrictive pericarditis from restrictive cardiomyopathy using mitral annular velocity by tissue Doppler echocardiography. Am J Cardiol 2004;94:316–319.

Hurrell DG, Nishimura RA, Higano ST, et al. Value of dynamic respiratory changes in left and right ventricular pressures for the diagnosis of constrictive pericarditis. Circulation 1996;93:2007–2013.

Ling LH, Oh JK, Schaff HV, et al. Constrictive pericarditis in the modern era: evolving clinical spectrum and impact on outcome after pericardiectomy. Circulation 1999;100:1380–1386.

Myers RB, Spodick DH. Constrictive pericarditis: clinical and pathophysiologic characteristics. Am Heart J 1999;138:219–232.

Oh JK, Hatle LK, Mulvagh SL, et al. Transient constrictive pericarditis: diagnosis by two-dimensional Doppler echocardiography. Mayo Clin Proc 1993;68:1158–1164.

Oh JK, Hatle LK, Seward JB, et al. Diagnostic role of Doppler echocardiography in constrictive pericarditis. J Am Coll Cardiol 1994;23:154–162.

Oh JK, Tajik AJ, Appleton CP, et al. Preload reduction to unmask the characteristic Doppler features of constrictive pericarditis. A new observation. Circulation 1997;95:796–799.

Palka P, Lange A, Donnelly J, et al. Differentiation between restrictive cardiomyopathy and constrictive pericarditis by early diastolic Doppler myocardial velocity gradient at the posterior wall. Circulation 2000;102:655–662.

Sagrista-Sauleda J, Permanyer-Miralda G, Candell-Riera J, et al. Transient cardiac constriction: an unrecognized pattern of evolution in effusive acute idiopathic pericarditis. Am J Cardiol 1987;59:961–966.

Sengupta PP, Mohan JC, Mehta V, et al. Accuracy and pitfalls of early diastolic motion of the mitral annulus for diagnosing constrictive pericarditis by tissue Doppler imaging. Am J Cardiol 2004;93:886–890.

Sengupta PP, Mohan JC, Mehta V, et al. Doppler tissue imaging improves assessment of abnormal interventricular septal and posterior wall motion in constrictive pericarditis. J Am Soc Echocardiogr 2005;18:226–230.

Senni M, Redfield MM, Ling LH, et al. Left ventricular systolic and diastolic function after pericardiectomy in patients with constrictive pericarditis: Doppler echocardiographic findings and correlation with clinical status. J Am Coll Cardiol 1999;33:1182–1188.

Tabata T, Kabbani SS, Murray RD, et al. Difference in the respiratory variation between pulmonary venous and mitral inflow Doppler velocities in patients with constrictive pericarditis with and without atrial fibrillation. J Am Coll Cardiol 2001;37:1936–1942.

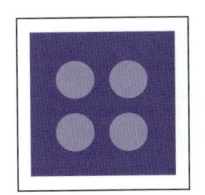

Capítulo 11
Valvopatia Aórtica

A valva aórtica é uma estrutura complexa e intricada com notável durabilidade. Ela é composta por três cúspides de tamanhos iguais e cada uma é circundada por um seio. As cúspides são separadas por três comissuras e apoiadas por um anel fibroso. Cada cúspide tem a forma de crescente e é capaz de se abrir amplamente permitindo a passagem desimpedida do fluxo anterógrado e depois se fechar para impedir a regurgitação. A borda livre de cada cúspide se curva para cima a partir da comissura e forma um discreto espessamento na extremidade ou ponto médio, chamado nódulo de Arantius. Quando a valva se fecha, os três nódulos se encontram no centro, permitindo a coaptação ao longo das três linhas que se irradiam a partir desse ponto central. A sobreposição do tecido valvar ao longo das linhas de fechamento produz uma vedação segura e impede o refluxo de sangue durante a diástole. Quando vistas a partir de uma incidência ecocardiográfica convencional de eixo curto, essas três linhas de fechamento são registradas em formato de um Y.

Por detrás de cada cúspide está o seio de Valsalva correspondente. Os seios representam evaginações na raiz aórtica diretamente atrás de cada cúspide. Sua função é dar apoio à cúspide durante a sístole e proporcionar um reservatório de sangue para incrementar o fluxo arterial coronário durante a diástole. O seio e sua cúspide correspondente compartilham o mesmo nome. As artérias coronárias direita e esquerda têm origem nos seios direito e esquerdo, respectivamente, e estão associadas às cúspides aórticas direita e esquerda. O terceiro seio, ou não coronário, encontra-se posteriormente e à direita, logo acima da base do septo interatrial, e está associado à cúspide aórtica não coronária. Na margem superior dos seios, a raiz aórtica se estreita na junção sinotubular.

Doenças da valva aórtica podem ser congênitas ou adquiridas e podem produzir estenose ou regurgitação ou uma combinação das duas. As causas mais comuns de valvopatia aórtica adquirida em adultos são degenerativas, reumáticas e infecciosas. As doenças da aorta também podem afetar a função da valva aórtica. A obstrução subaórtica também pode ocorrer. Esta se deve a miocardiopatia hipertrófica (Ver Capítulo 19) ou estenose subaórtica membranosa e fibromuscular (ver Capítulo 20).

⣿ Estenose Aórtica

Embora a obstrução da via de saída ventricular esquerda possa ocorrer em vários níveis, a estenose aórtica valvar é mais comum. Valvas congenitamente anormais podem ser estenóticas no nascimento ou podem desenvolver tanto estenose quanto regurgitação com o passar do tempo. Tipicamente, tais valvas são bicúspides, e geralmente resultam da fusão das cúspides coronárias direita e esquerda. Elas mostram uma cúpula sistólica e tendem a se tornar funcionalmente anormais durante a adolescência ou início da idade adulta (Figuras 11.1 e 11.2). Essa forma de valvopatia aórtica é discutida com maior detalhe no Capítulo 20. A maioria dos casos de estenose aórtica é adquirida, ou seja, as valvas são normais no nascimento, mas se tornam gradativamente disfuncionais com o passar do tempo. Os objetivos da avaliação ecocardiográfica dessa condição incluem o estabelecimento de um diagnóstico, quantificação da gravidade e avaliação da função ventricular esquerda. Um resumo das indicações de ecocardiografia no quadro de estenose valvar é dado no Quadro 11.1.

Critérios de conveniência foram publicados para fornecer orientação quanto a adequada aplicação da ecocardiografia em pacientes com estenose aórtica conhecida ou suspeitada (Quadro 11.2). A ecocardiografia é considerada "conveniente" quando usada na avaliação inicial de estenose aórtica conhecida ou sus-

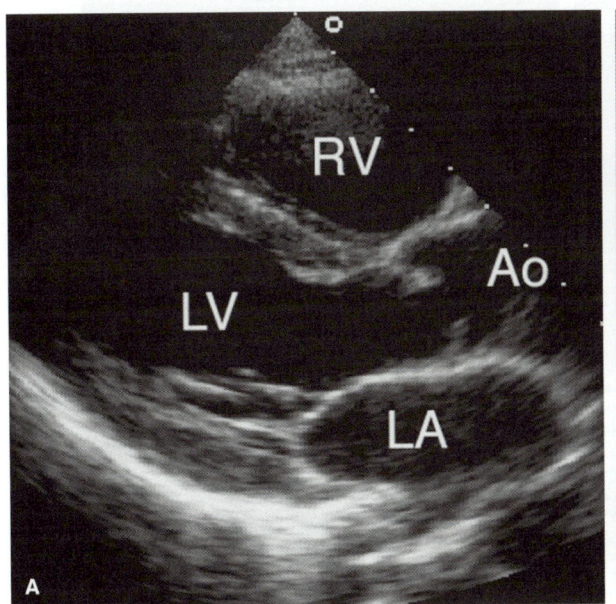
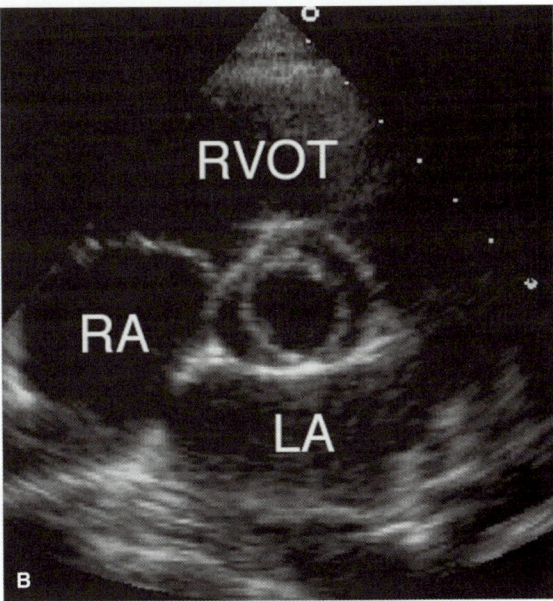

FIGURA 11.1 Valva aórtica bicúspide funcionalmente normal de um paciente jovem. **A:** Incidência de eixo longo mostra a cúpula da valva na sístole. **B:** A incidência basal de eixo curto confirma que a valva é bicúspide, mas sem evidência de estenose. Ao, aorta; LA, átrio esquerdo; LV, ventrículo esquerdo; RA, átrio direito; RV, ventrículo direito; RVOT, via de saída do ventrículo direito.

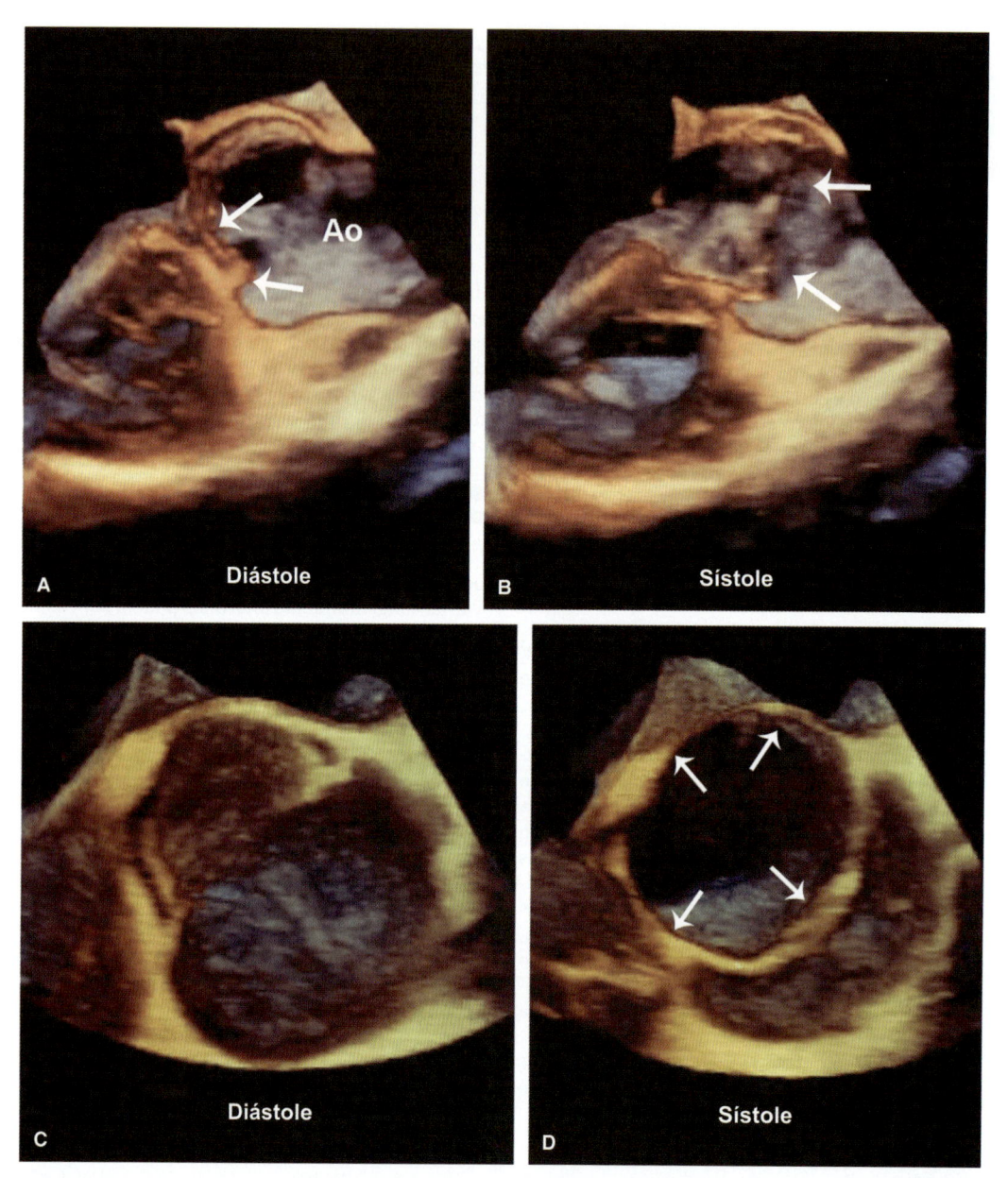

FIGURA 11.2 Ecocardiograma transesofágico tridimensional de uma valva aórtica bicúspide registrada na sístole **(painéis B e D)** e na diástole **(painéis A e C)**. A imagem tridimensional proporciona uma perspectiva singular mostrando o formato de cúpula da valva no eixo longo **(painel B**, *setas*) e fusão das cúspides no eixo curto **(painel C)**.

Quadro 11.1   Indicações de Ecocardiografia na Estenose Valvar

Indicação	Classe
1. Diagnóstico: avaliação da gravidade hemodinâmica	I
2. Avaliação do tamanho, função e/ou hemodinâmica dos ventrículos direito e esquerdo	I
3. Reavaliação de pacientes com estenose valvar conhecida com alterações nos sintomas ou sinais	I
4. Avaliação de alterações na gravidade hemodinâmica e compensação ventricular em pacientes com estenose valvar conhecida durante gravidez	I
5. Reavaliação de pacientes assintomáticos com grave estenose	I
6. Avaliação do significado hemodinâmico de estenose valvar leve a moderada com ecocardiografia de estresse com dobutamina	IIa
7. Reavaliação de pacientes com estenose aórtica leve a moderada com disfunção ventricular esquerda e hipertrofia mesmo sem sintomas clínicos	IIa
8. Reavaliação de pacientes com estenose aórtica leve a moderada com sinais e sintomas estáveis	IIb
9. Ecocardiografia com dobutamina para avaliação de pacientes com estenose aórtica com gradiente baixo e disfunção ventricular	IIb
10. Reavaliação de rotina de pacientes adultos assintomáticos com estenose aórtica leve e sinais físicos estáveis e ventrículo esquerdo de tamanho e função normais	III

Adaptado de Cheitlin MD, Alpert JS, Armstrong WF et al. ACC/AHA Guidelines for the Clinical Application of Echocardiography: A report of the American College of Cardiology/American Heart Association Task Force on Practice Guidelines (Committee on Clinical Application of Echocardiography). Developed in collaboration with the American Society of Echocardiography. Circulation 1997;95:1686-1744, com permissão, e Bonow RO, Carabello BA, Chatterjee K et al. 2008 focused update incorporated into the ACC/AHA 2006 guidelines for the management of patients with valvular heart disease: a report of the American College of Cardiology/American Heart Association Task Force on management of patients with valvular heart disease. J Am Coll Cardiol 2008;52:e1-e142.

Quadro 11.2   Critérios de Conveniência para Doença Valvar Aórtica

Indicação	Escore de Conveniência (1{9)
Critérios	
Sopro	
17. Avaliação inicial de sopro em pacientes para os quais existe uma suspeita razoável de cardiopatia valvar ou estrutural	A (9)
Estenose Valvar Nativa	
20. Avaliação inicial de estenose valvar conhecida ou suspeitada	A (9)
22. Avaliação de rotina (anualmente) de um paciente assintomático com estenose valvar nativa grave	A (7)
23. Reavaliação de um paciente com estenose valvar nativa com alterações nas suas condições clínicas	A (9)
21. Reavaliação de rotina (anualmente) de um paciente assintomático com estenose aórtica leve e sem alterações nas condições clínicas	I (2)
Regurgitação Valvar Nativa	
24. Avaliação inicial de uma regurgitação valvar nativa conhecida ou suspeitada	A (9)
26. Reavaliação de rotina (anualmente) de um paciente assintomático com regurgitação valvar nativa grave sem alterações nas condições clínicas	A (8)
27. Reavaliação de regurgitação valvar nativa em pacientes com uma alteração nas condições clínicas	A (9)
25. Reavaliação de rotina (anualmente) de regurgitação valvar nativa em um paciente assintomático com regurgitação leve, sem alterações nas condições clínicas e tamanho normal de VE	I (2)

VE, ventrículo esquerdo.
Reimpresso com permissão da ACCF from Douglas PS, Khandheria B, Stainback RF et al. ACCF/ASE/ACEP/ASNC/SCAI/SCCT/SCMR 2007 appropriateness criteria for transthoracic and transesophageal echocardiography. J Am Coll Cardiol 2007;50(2):187-204.

peitada, para avaliação anual de rotina de estenose aórtica grave assintomática e para reavaliação quando houver uma mudança nas condições clínicas. É considerada não conveniente na reavaliação anual de rotina de estenose aórtica assintomática a não ser que haja uma alteração nas condições clínicas.

Há recomendações razoáveis baseadas em evidências disponíveis, em dados conhecidos da história natural e na opinião consensual de um painel de peritos. Elas enfatizam vários fatores importantes incluindo (1) o momento certo da reavaliação, (2) o ritmo esperado de progressão da doença e (3) a importância dos sintomas na conduta frente ao paciente. Critérios de conveniência não podem oferecer orientação para todos os cenários clínicos possíveis e o julgamento pessoal tem de ser usado para a conduta frente aos pacientes. Os critérios atuais, por exemplo, não levam em conta efeitos complicadores da disfunção ventricular esquerda ou doença arterial coronária coexistente.

A avaliação simultânea da função ventricular esquerda é importante por causa das suas implicações prognósticas e na conduta. Além disso, a função ventricular esquerda reduzida altera a relação entre o gradiente de pressão transvalvar e a área valvar aórtica, desse modo complicando a determinação quantitativa da gravidade. Outros fatores relacionados que têm de ser avaliados incluem a presença e extensão de dilatação proximal da aorta, valvopatia mitral coexistente, uma medida da pressão arterial pulmonar e doença arterial coronária coexistente.

O diagnóstico *qualitativo* da estenose aórtica se baseia muito na ecocardiografia bidimensional. Ao se observar a abertura e o fechamento da valva na sístole e diástole, respectivamente, a presença ou a ausência de estenose valvar pode ser determinada com confiança. Nos indivíduos normais, as cúspides valvares aórticas parecem finas e delicadas e podem ser difíceis de serem visibilizadas (Figura 11.3). Na incidência de eixo longo, as cúspides se abrem rapidamente na sístole e parecem linhas paralelas próximas nas paredes da aorta (Figura 11.4). Com o início da diástole, elas se aproximam e são registradas como uma discreta densidade linear dentro do plano do anel aórtico. Como a velocidade da movimentação valvar durante a abertura e o fechamento é alta em relação ao ritmo de fotogramas da maior parte dos sis-

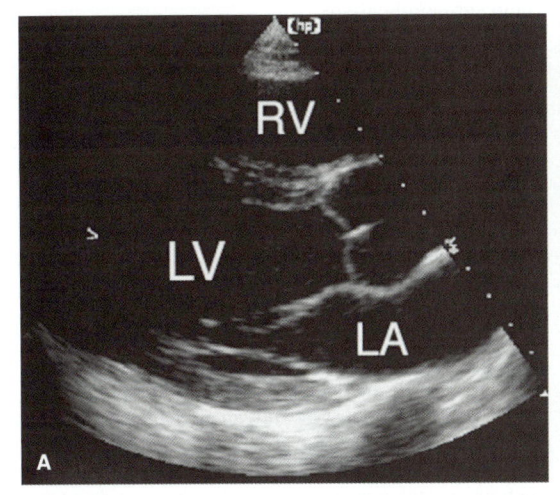
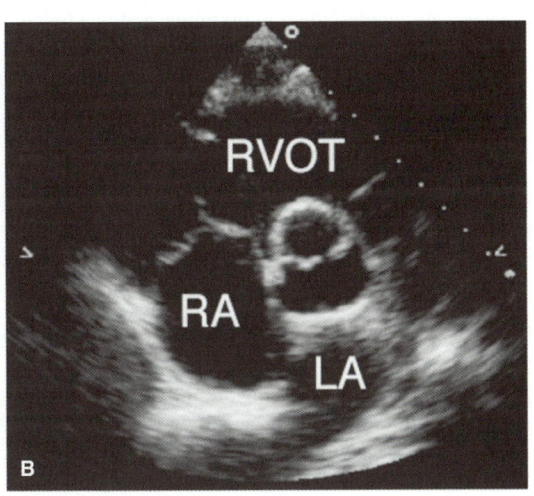

FIGURA 11.3 Valva aórtica normal. Ambas as imagens são registradas durante a diástole. **A:** Incidência de eixo longo mostra o aspecto de uma valva aórtica normal típica na posição fechada. **B:** A mesma valva mostrada pela incidência de eixo curto. Observe que, por causa do sombreamento e resolução lateral, a linha de coaptação entre as cúspides coronária esquerda e não coronária não é visibilizada. LA, átrio esquerdo; LV, ventrículo esquerdo; RA, átrio direito; RV, ventrículo direito; RVOT, via de saída do ventrículo direito.

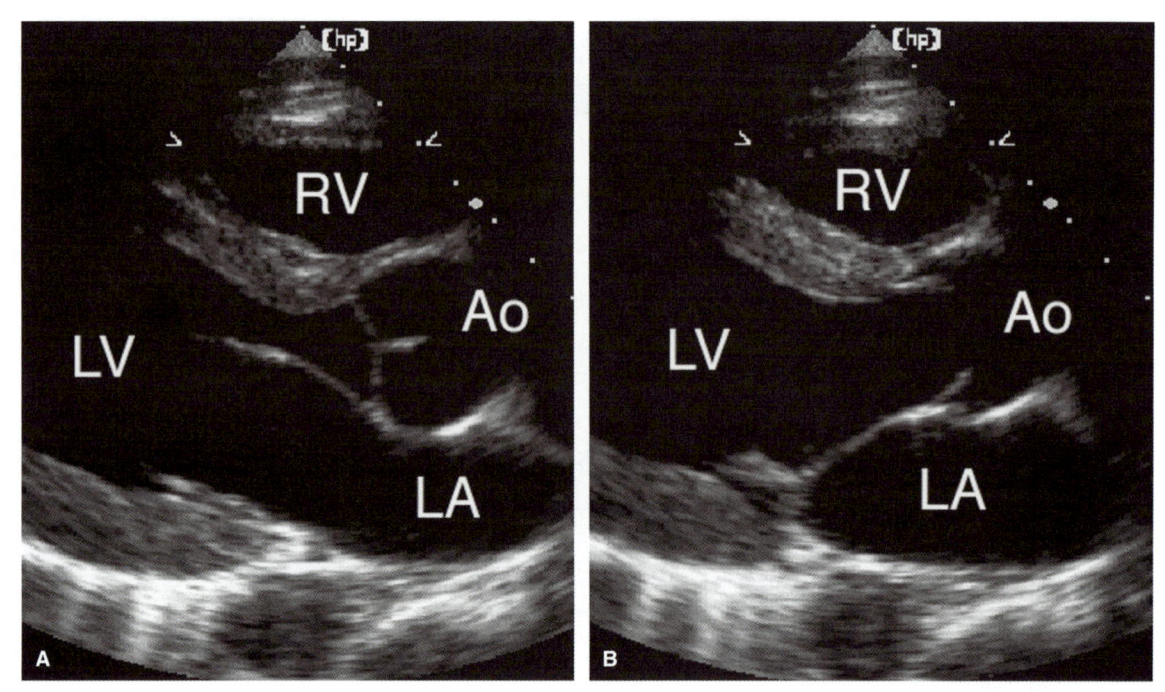

FIGURA 11.4 Valva aórtica normal durante a diástole na posição fechada **(A)** e durante a sístole na posição aberta **(B)**. Ao, aorta; LA, átrio esquerdo; LV, ventrículo esquerdo; RV, ventrículo direito.

temas de ecocardiografia, a valva aórtica normal em geral é visibilizada ou amplamente aberta ou fechada e raramente em qualquer posição intermediária. Na incidência basal de eixo curto, as três cúspides aórticas podem ser visibilizadas dentro do anel durante a diástole (Figura 11.5). As três linhas de coaptação podem ser registradas, normalmente formando um Y (algumas vezes chamado de um sinal Mercedes-Benz invertido). Com o início da sístole, as cúspides se abrem para fora do plano de imagem, proporcionando uma visão do anel aórtico. A perspectiva em eixo curto é bastante útil para se determinar o número de cúspides e se há fusão de uma ou mais comissuras ou não. Em pacientes nos quais é difícil a aquisição de imagens, os folhetos normais são tão delicados a ponto de ser difícil visibilizá-los, geralmente uma indicação de que eles são morfologicamente normais.

Na estenose aórtica valvar adquirida, as cúspides se tornam espessadas e com restrição de movimentação (Figura 11.6). A sua posição durante a sístole não mais é paralela às paredes aórticas, e as bordas muitas vezes são vistas apontando em direção ao centro da aorta. Nos casos graves, pode estar presente uma quase total ausência de mobilidade e a anatomia pode se tornar tão distorcida a ponto de ser impossível a identificação individual das cúspides. Infelizmente, tentativas para se quantificar o grau de estenose com base em achados ecocardiográficos bidimensionais têm sido infrutíferas. Entretanto, informações qualitativas úteis estão quase sempre presentes. Por exemplo, cúspides espessadas e calcificadas que mostram ter uma mobilidade preservada definem a *esclerose aórtica* (tipicamente com uma velocidade máxima Doppler ≤ 2,5 cm/s). Por outro lado, cúspides altamente calcificadas com pouca ou nenhuma mobilidade sugerem estenose grave. Se uma cúspide se mover normalmente, está excluída a estenose aórtica crítica. A Figura 11.7 é um exemplo de estenose aórtica leve. Embora o diagnóstico de estenose aórtica esteja aparente pela imagem bidimensional, o grau de gravidade somente pode ser estimado. No exemplo, as cúspides estão espessadas e têm uma mobilidade restringida. Entretanto, o exame com Doppler revelou somente uma leve estenose com um gradiente máximo de pressão de aproximadamente 28 mmHg. Neste exemplo, com base unicamente no aspecto bidimensional, a superestimativa da gravidade seria provável. A Figura 11.8 é de um paciente com insuficiência cardíaca e disfunção ventricular esquerda moderada. Observe também que a valva aórtica encon-

tra-se significativamente calcificada e com restrição acentuada de sua mobilidade sistólica.

Uma abordagem para a quantificação se baseia na ecocardiografia transesofágica. Essa técnica é excelente para determinar a morfologia de valvas aórticas anormais. A partir da incidência de eixo curto no nível do orifício valvar, a planimetria direta da área valvar é possível em mais de 90% dos pacientes (Figura 11.9). As limitações dessa abordagem incluem a natureza tridimensional irregular do orifício e o efeito de sombreamento de uma valva e raiz calcificadas. Em decorrência disso, os desafios técnicos dessa abordagem são consideráveis e ela não é realizada como rotina.

A ecocardiografia tridimensional pode proporcionar algumas vantagens a esse respeito, especificamente por oferecer visibilização mais acurada do orifício estenótico (Figura 11.10). Vários estudos já confirmaram a exequibilidade dessa abordagem. Entretanto, o efeito de sombreamento das cúspides calcificadas permanece uma limitação. Ademais, devem ser levados em consideração os desafios de uma planimetria rigorosa de uma área muito pequena, onde até mesmo erros absolutos pequenos podem ser significativos.

Avaliação da Estenose Aórtica pelo Doppler

A avaliação da estenose aórtica pelo Doppler começa com a determinação da velocidade máxima do jato através da valva estenótica. A partir desse valor, a equação de Bernoulli simplificada é usada para estimar o gradiente máximo instantâneo. Essa abordagem foi validada em situações *in vitro* e clínicas. Ela se comprovou ser um método não invasivo de se determinar o gradiente de pressão através da valva aórtica, correlacionando-se bem com as medidas simultâneas obtidas por meios invasivos.

Uma avaliação acurada da estenose aórtica pelo Doppler depende da capacidade de se registrar a velocidade máxima do jato através do orifício estenótico (Figura 11.11). À medida que o sangue acelera através da valva, a velocidade máxima coincide temporalmente com o gradiente máximo de pressão. A velocidade máxima geralmente ocorre na mesossístole. À medida que a estenose aórtica se agrava, a velocidade tende a ter o seu máximo mais tarde na sístole, e o formato se torna mais arredondado e menos apiculado. Jatos com picos tardios também são característicos de estenose subaórtica dinâmica, como a que ocorre

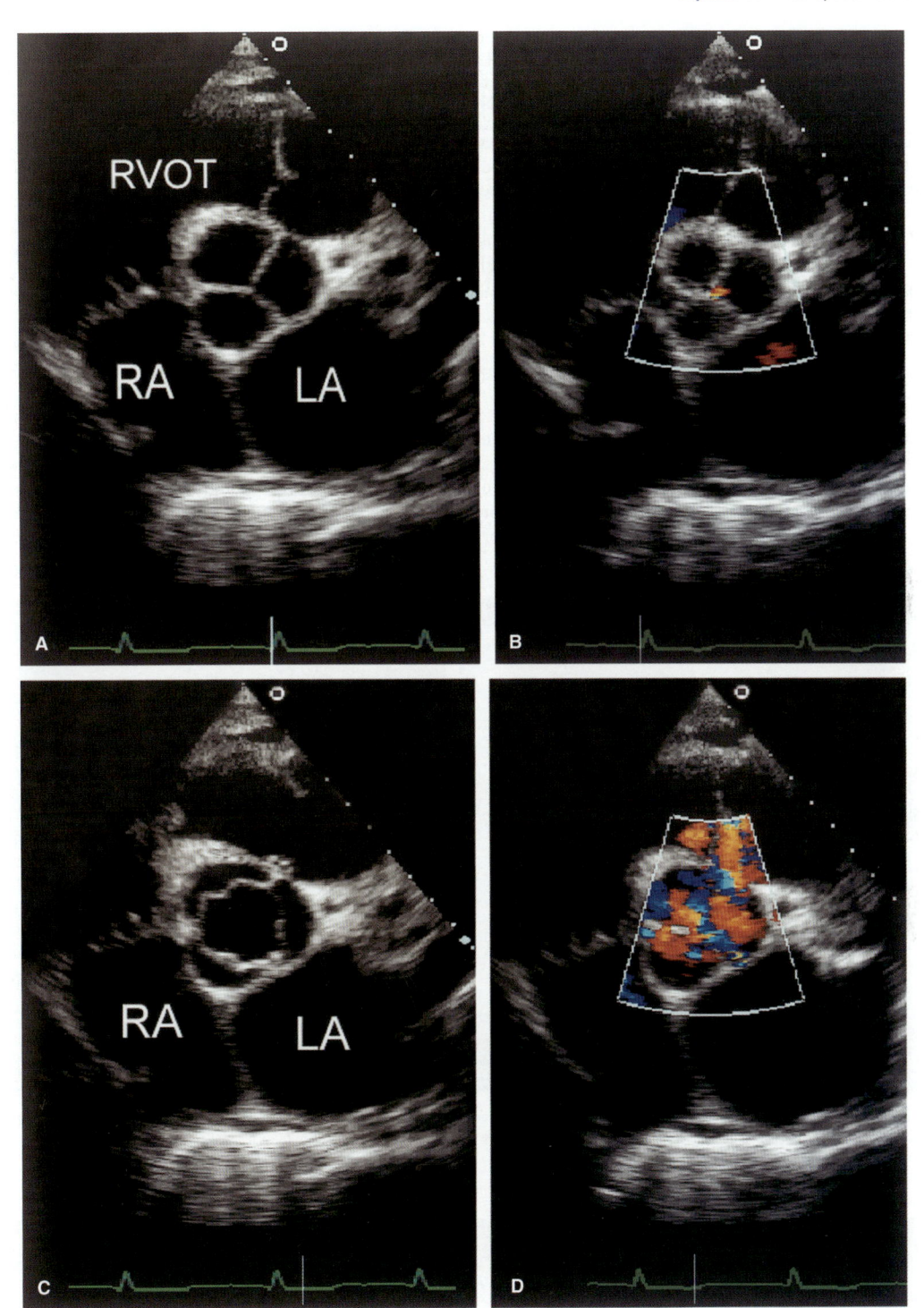

FIGURA 11.5 Uma valva aórtica tricúspide normal com e sem Doppler colorido. **A:** incidência em eixo curto mostra as três cúspides durante a diástole. **B:** Um fotograma diastólico com imagem com fluxo colorido mostra regurgitação aórtica trivial. **C:** A valva durante a sístole mostrando o orifício na posição aberta. **D:** Imagem com fluxo colorido durante a sístole mostra o fluxo através da valva. LA, átrio esquerdo; RA, átrio direito; RVOT, via de saída do ventrículo direito.

na miocardiopatia hipertrófica (Figura 11.12). Janelas múltiplas, incluindo a apical de cinco câmaras, supraesternal e paraesternal direita, devem ser usadas em uma tentativa de se alinhar o feixe Doppler com a direção do fluxo do jato aórtico. O não alinhamento paralelo irá resultar em uma subestimativa da verdadeira velocidade (Figura 11.13). Transdutores de onda contínua com e sem aquisição de imagens devem ser usados. Como é difícil prever, por meio da imagem bidimensional, a direção do fluxo do jato, imagens com Doppler colorido podem ser usadas para melhorar o alinhamento. É recomendada a cuidadosa manipulação da posição do transdutor para se obter alinhamento ideal. Na prática, é feita uma interrogação completa e paciente usando-se todas as janelas ecocardiográficas disponíveis para se registrar a maior velocidade de jato possível. A maior velocidade de jato obtida, a despeito da localização, deve então ser usada para cálculo do gradiente. Com o ajuste cuidadoso da posição do paciente e ganho do instrumento, pode-se obter o envelope total e a velocidade máxima do jato estenótico. Na Figura 11.13, o gradiente máximo teria sido subestimado se o ecocardiografista tivesse concluído o exame com as incidências apicais em vez de mover para a janela paraesternal direita onde foi registrada uma velocidade maior.

Os gradientes médio e instantâneo máximo de pressão podem ser determinados pelo Doppler por meio da equação de Bernoulli simplificada (Figura 11.14). O gradiente máximo é derivado da equação:

$$\Delta P \text{ (em mmHg)} = 4v^2 \qquad \text{[Eq. 11.1]}$$

onde v é igual à velocidade máxima do jato expressa em metros por segundo. Ela representa uma simplificação significativa da equação de Bernoulli completa. Por exemplo, ela presume que a velocidade distal é suficientemente mais alta do que a proximal e esta pode ser ignorada. Entretanto, em casos nos quais a velocidade proximal é maior que 1,5 m/s e a velocidade distal encontra-se somente modestamente elevada (abaixo de 3,5 m/s), a velocidade proximal não pode ser ignorada e uma forma mais complexa da equação deve ser usada:

$$\Delta P = 4 \, (v_{máx.}{}^2 - v_{proximal}{}^2) \qquad \text{[Eq. 11.2]}$$

Situações nas quais isto é relevante incluem regurgitação aórtica grave (devido ao elevado volume de ejeção anterógrado) e quando estenoses se apresentam em série.

O gradiente médio de pressão é na maioria das vezes obtido por planimetria do envelope Doppler, que permite ao computador integrar os dados da velocidade instantânea e fornecer um valor médio. Deve ser ressaltado que o gradiente médio não pode ser obtido elevando-se a velocidade ao quadrado. Por causa da relação quase linear entre o gradiente médio e o gradiente máximo, o gradiente médio de pressão também pode ser estimado a partir da fórmula:

$$\Delta P_{médio} = \frac{\Delta P_{máx.}}{1,45} + 2 \text{ mmHg} \qquad \text{[Eq. 11.3]}$$

Posta de modo diferente, a Equação 11.2 sugere que o gradiente médio é aproximadamente dois terços do gradiente instantâneo máximo. Ambos os gradientes médio e máximo devem ser informados.

A precisão da equação de Bernoulli para quantificar gradientes de pressão da estenose aórtica está bem estabelecida (Figura 11.15). Estudos seletivos que validaram a equação de Bernoulli modificada frente a medidas hemodinâmicas invasivas são mostrados no Quadro 11.3. Como mostra a Figura 11.15, os gradientes Doppler tendem a ser discretamente mais altos do que os valores correspondentes obtidos no laboratório de cateterismo. Tais diferenças não se devem à falta de acurácia de uma ou outra técnica, mas mais provavelmente à *recuperação de pressão*, que é

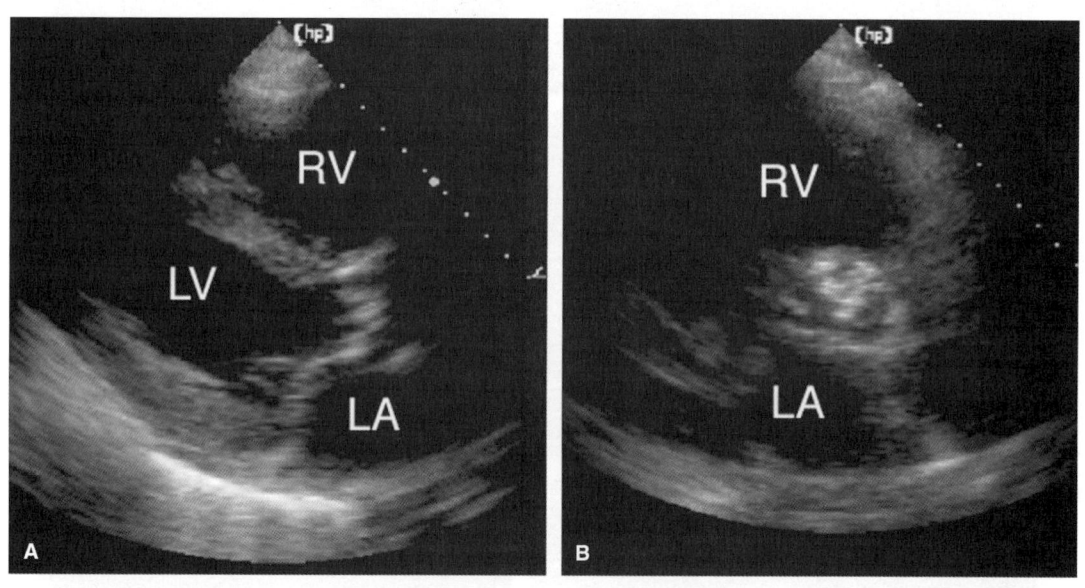

FIGURA 11.6 Ecocardiograma bidimensional de um paciente com estenose aórtica grave. **A:** A incidência de eixo longo revela uma valva aórtica ecogênica e bastante imóvel. **B:** A incidência em eixo curto correspondente sugere um alto grau de calcificação da valva e mínima mobilidade durante a sístole. LA, átrio esquerdo; LV, ventrículo esquerdo; RV, ventrículo direito.

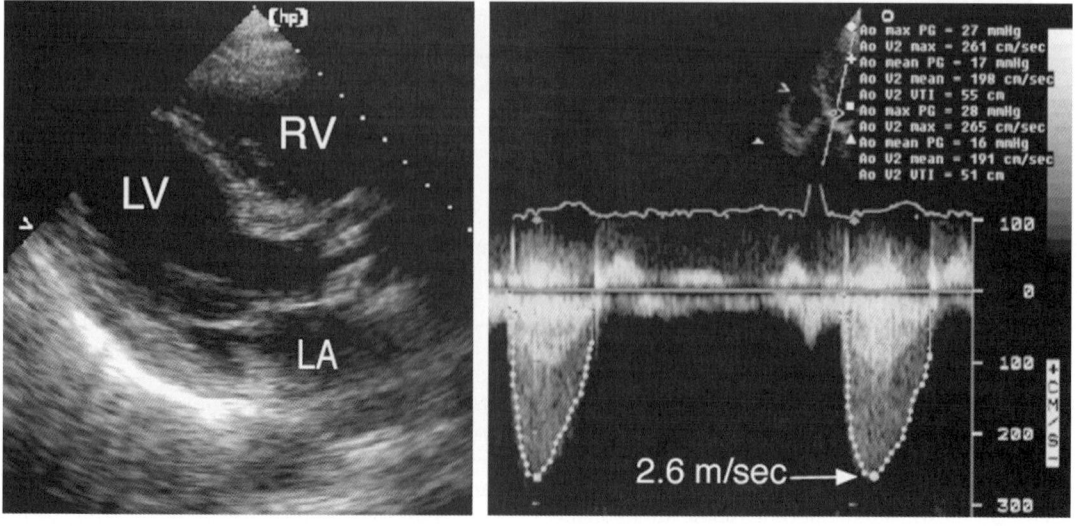

FIGURA 11.7 Um paciente com estenose aórtica discreta. Ver texto para detalhes. LA, átrio esquerdo; LV, ventrículo esquerdo; RV, ventrículo direito.

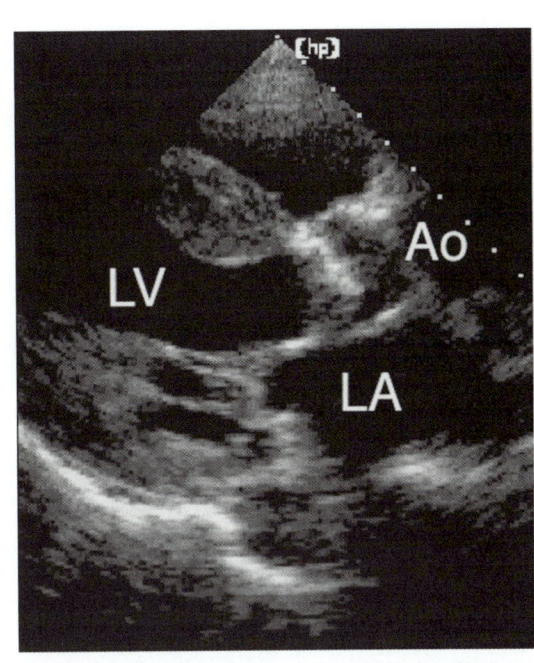
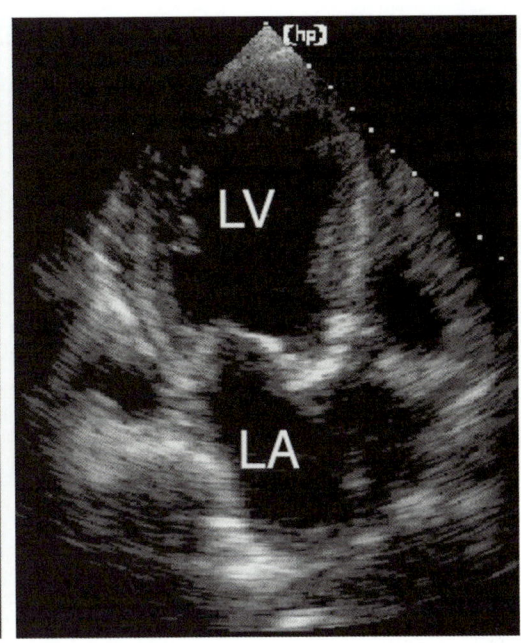

FIGURA 11.8 Um exemplo de estenose aórtica grave no quadro de disfunção ventricular esquerda. A valva está calcificada e imóvel. Um diagnóstico qualitativo de estenose aórtica é possível, mas não existem informações quantitativas. Ao, aorta; LA, átrio esquerdo; LV, ventrículo esquerdo.

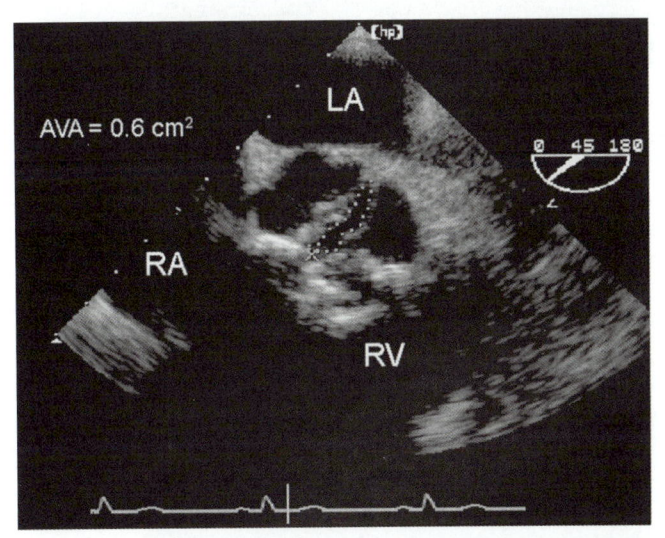

FIGURA 11.9 Ecocardiograma transesofágico mostra o método de planimetria direta do orifício da valva aórtica. Pelo ajuste cuidadoso do nível do plano de eixo curto, o orifício pode ser visibilizado na maioria dos pacientes. Neste exemplo, a grave estenose aórtica foi confirmada. AVA, área da valva aórtica; LA, átrio esquerdo; RA, átrio direito; RV, ventrículo direito.

discutida em detalhe no Capítulo 9. No quadro de estenose valvar aórtica nativa, pode ser esperada certa recuperação de pressão a jusante da *vena contracta*. Isto ocorre à medida que o jato expande e desacelera a jusante da *vena contracta* acarretando um gradiente de pressão *líquido* menor em comparação ao gradiente de pressão *máximo*. O gradiente líquido é medido no laboratório de cateterismo, tipicamente como a diferença entre as pressões no ventrículo esquerdo e na aorta. O gradiente de pressão máximo é derivado do Doppler de onda contínua medindo a maior velocidade dentro da *vena contracta* ao nível do orifício. Na maioria dos casos, a recuperação de pressão tem efeito desprezível sobre a acurácia do cálculo do gradiente. Situações nas quais a recuperação de pressão pode ser mais significativa incluem raiz aórtica pequena (ou seja, menos que 3,0 cm de diâmetro), estenose aórtica congênita em forma de cúpula e certos tipos de próteses valvares. Em tais casos, o Doppler irá registrar um gradiente de pressão maior dentro da *vena contracta*, enquanto a pressão derivada com cateter provavelmente será obtida mais a jusante

e irá registrar um gradiente de pressão menor. Essas diferenças metodológicas proporcionam uma explicação plausível para os gradientes discretamente maiores derivados pelo Doppler em comparação com as técnicas de laboratório.

Apesar da concordância geralmente excelente entre os métodos Doppler e invasivo, erros podem ocorrer. Quando ocorrem discrepâncias entre as medidas, várias possibilidades devem ser levadas em consideração. A qualidade técnica dos dados proporcionados pelo Doppler deve ser primeiro levada em conta. Um registro de má qualidade técnica pode não exibir os sinais da maior velocidade, resultando em subestimativa do verdadeiro gradiente. Uma incapacidade de alinhar o ângulo de interrogação paralelo ao fluxo também resulta em subestimativa. Essa relação é demonstrada na Figura 11.16. As várias curvas mostram a relação entre a velocidade do jato e o gradiente máximo calculado (usando-se a equação de Bernoulli) pressupondo valores diferentes para o ângulo θ. Observe que, para jatos com velocidade baixa (< 3 m/s), a magnitude do erro introduzido pelo mau alinhamento do ângulo é relativamente modesta. Para pacientes com estenose aórtica grave, erros no alinhamento causam significativa subestimativa do gradiente verdadeiro. Observe também que erros de menos de 20° resultam em um grau relativamente insignificante de subestimativa. Entretanto, à medida que o ângulo de interseção aumenta além de 20°, aumenta rapidamente a magnitude do erro.

Como a técnica com Doppler mede a velocidade em relação ao tempo, os dados derivados do Doppler sempre representam gradientes *instantâneos*. É costume no laboratório de cateterismo cardíaco informar um gradiente pico a pico, que muitas vezes é menor do que o gradiente instantâneo máximo. Isso é ilustrado na Figura 11.14. É bastante conhecido que gradientes pico a pico são deduzidos e nunca existem no tempo. O não reconhecimento das diferenças nos dados relatados muitas vezes acarreta má comunicação das informações clínicas. Isso praticamente pode ser evitado por meio do uso de gradientes médios, os quais se correlacionam melhor com os dados do cateterismo e ecocardiográficos. Finalmente, manter em mente que gradientes valvares são medidas dinâmicas que variam com a frequência cardíaca, condições de carga, pressão arterial e condições do inotropismo. A Figura 11.17 é um exemplo de velocidades variáveis do jato em um paciente com uma arritmia. Observe como cada batimento registrado proporciona gradiente instantâneo máximo diferente e variando de aproximadamente 35 a mais de 100 mmHg. Se

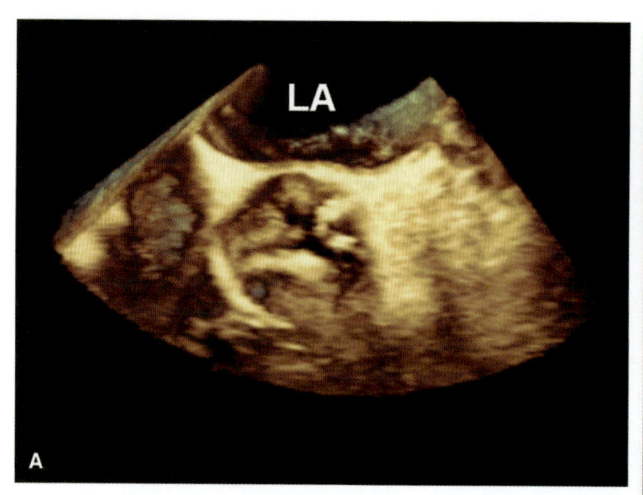

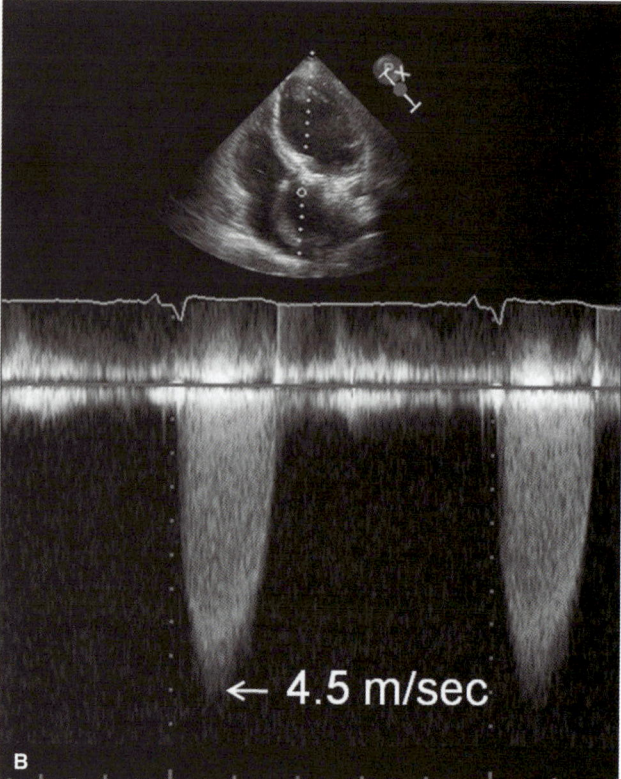

FIGURA 11.10 Ecocardiograma transesofágico tridimensional apresentando volume em um paciente com estenose aórtica degenerativa. No painel A, a valva é vista por cima com a aorta ascendente cortada. As três cúspides com mobilidade acentuadamente restrita são mostradas. Este é um exemplo de estenose aórtica grave com um gradiente máximo de 80 mmHg (painel B).

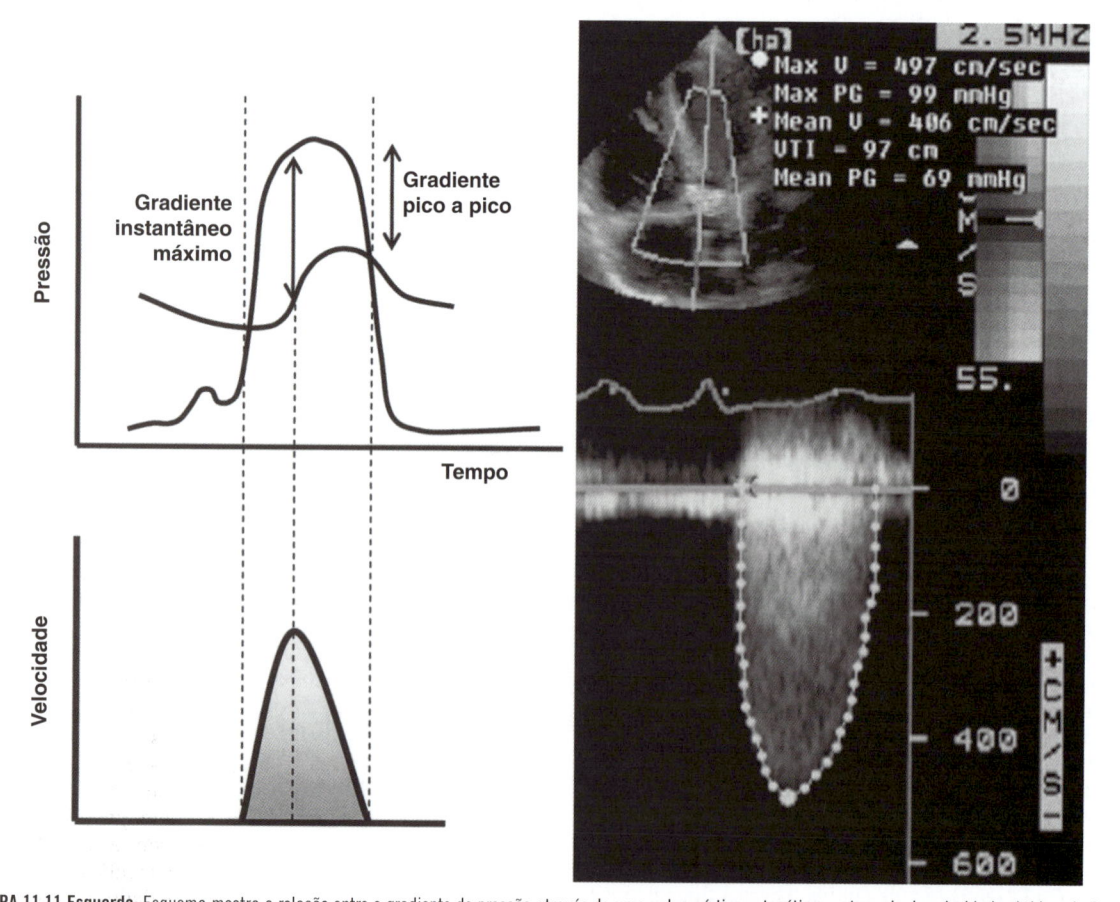

FIGURA 11.11 Esquerda: Esquema mostra a relação entre o gradiente de pressão através de uma valva aórtica estenótica e o traçado de velocidade obtido pelo Doppler. As diferenças entre os gradientes pico a pico e máximo são ilustradas. A velocidade máxima de fluxo obtida com imagem com Doppler corresponde temporalmente com o gradiente máximo instantâneo. **Direita:** Registro Doppler de um paciente com grave estenose aórtica mostra um gradiente máximo instantâneo de aproximadamente 100 mmHg.

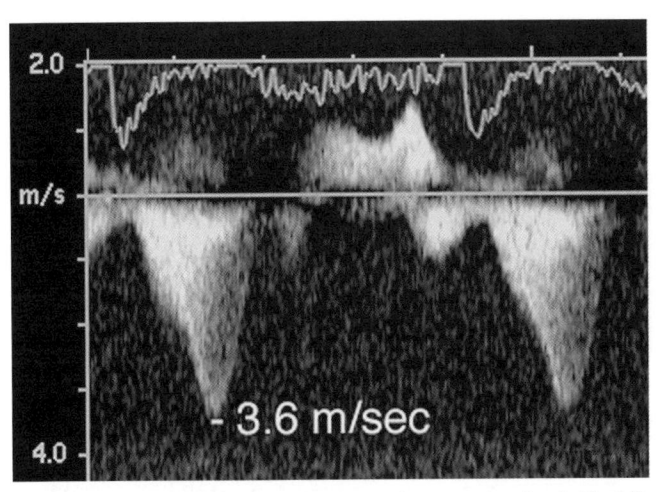

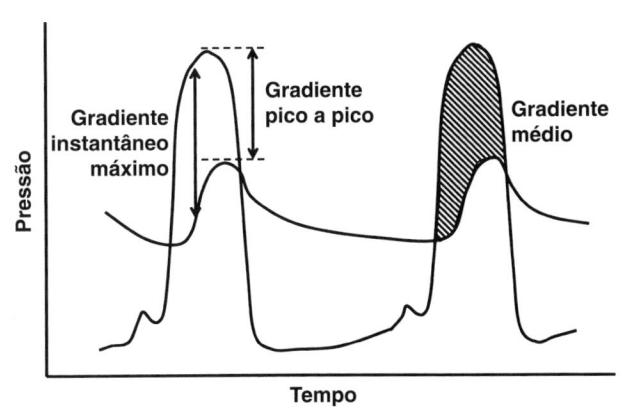

FIGURA 11.14 Este esquema mostra as diferenças entre os gradientes pico a pico, instantâneo máximo e médio. Ver texto para detalhes.

FIGURA 11.12 Um gradiente com pico tardio de um paciente com miocardiopatia hipertrófica. Essa obstrução ocorre no nível da via de saída do ventrículo esquerdo e resulta em um gradiente de aproximadamente 50 mmHg. Observe o contorno do jato com a aceleração do fluxo na meso e telessístole.

dois testes forem realizados em dias diferentes, pode-se esperar uma variação nos dados. É, portanto, não surpreendente que a melhor correlação entre a hemodinâmica invasiva e o Doppler é alcançada em estudos realizados simultaneamente. Quando os dados do cateterismo e do Doppler diferem, ambos os testes podem estar corretos, mas podem traduzir variações no gradiente ao longo do tempo.

A superestimativa do verdadeiro gradiente de pressão é menos comum, mas pode ocorrer. Em geral isso decorre de erro na identidade do sinal registrado. Por exemplo, o jato de regurgitação mitral tem um contorno similar ao do jato da estenose aórtica grave. Por causa das similitudes em local e direção dos dois jatos, pode ocorrer um erro de identificação. Para se evitar isso, os dois jatos devem ser registrados fazendo-se uma varredura com o transdutor para frente e para trás para poder com clareza indicar ao intérprete a qual valva corresponde o jato. Uma outra pista útil envolve a cronologia dos dois jatos (Figura 11.18). A regurgitação mitral dura mais tempo, começa durante a contração isovolumétrica e se mantém até o relaxamento isovolumétrico.

Na maioria dos casos, uma avaliação ecocardiográfica completa da estenose aórtica inclui a determinação da área da valva aórtica por meio da equação de continuidade. Com base no prin-

cípio da conservação da massa, a equação de continuidade afirma que o volume de ejeção proximal à valva aórtica (dentro da via de saída do ventrículo esquerdo) tem de ser igual ao volume de ejeção *através* do orifício estenótico. Como o volume de ejeção é o produto entre a área transversal (AT) e a integral tempo-velocidade (ITV), a equação de continuidade pode ser arrumada para proporcionar:

$$\text{Área da VA} = \text{AT}_{VS} \times \frac{\text{ITV}_{VS}}{\text{ITV}_{EA}} \qquad \text{[Eq. 11.4]}$$

Isto é ilustrado na Figura 11.19. Para se calcular a área da valva aórtica, as três medidas seguintes têm de ser tomadas: (1) a AT da via de saída do ventrículo esquerdo (VS), (2) ITV da via de saída e (3) ITV do jato da estenose aórtica (EA).

Para se medir a AT da via de saída, o diâmetro da via de saída é geralmente medido a partir de uma incidência paraesternal de eixo longo e o formato é presumido como sendo circular. A equação usada é simplesmente

$$\text{Área} = \pi r^2 \qquad \text{[Eq. 11.5]}$$

onde *r* é a metade do diâmetro medido (em centímetros). Desnecessário ressaltar a importância de se tomar essa medida acuradamente. Como o raio é elevado ao quadrado para se determinar a área, pequenos erros na mensuração dessa dimensão linear terá grande influência no resultado final da fórmula. Quanto menor o anel, maior é o porcentual de erro introduzido por qualquer

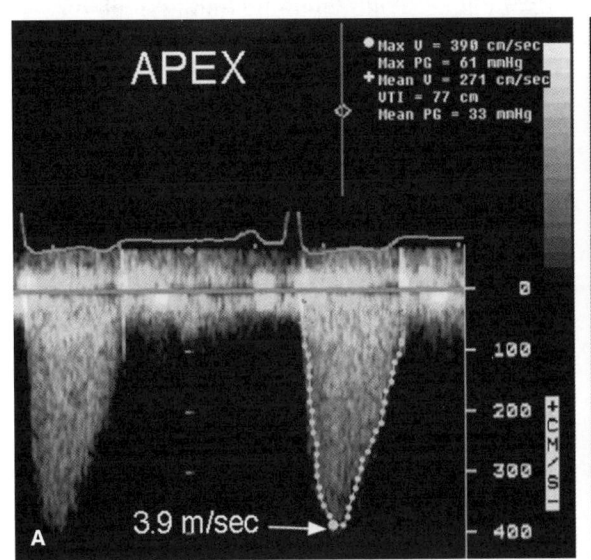

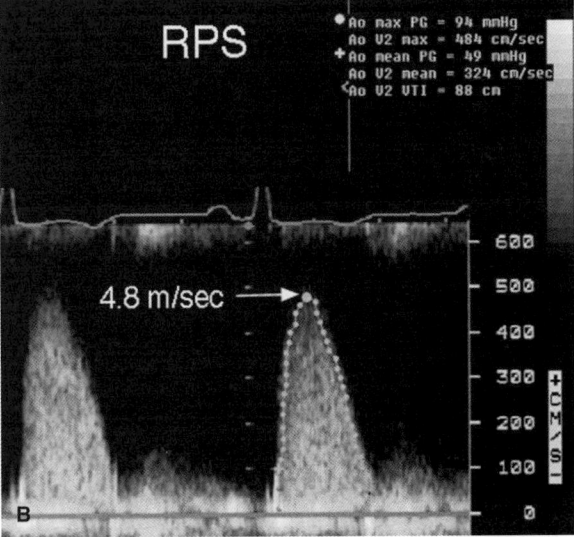

FIGURA 11.13 Estenose aórtica deve ser quantificada pelo Doppler usando-se múltiplas janelas. **A:** Um registro pela incidência apical (APEX). **B:** Um gradiente maior é obtido da janela paraesternal direita (RPS). Ver texto para detalhes.

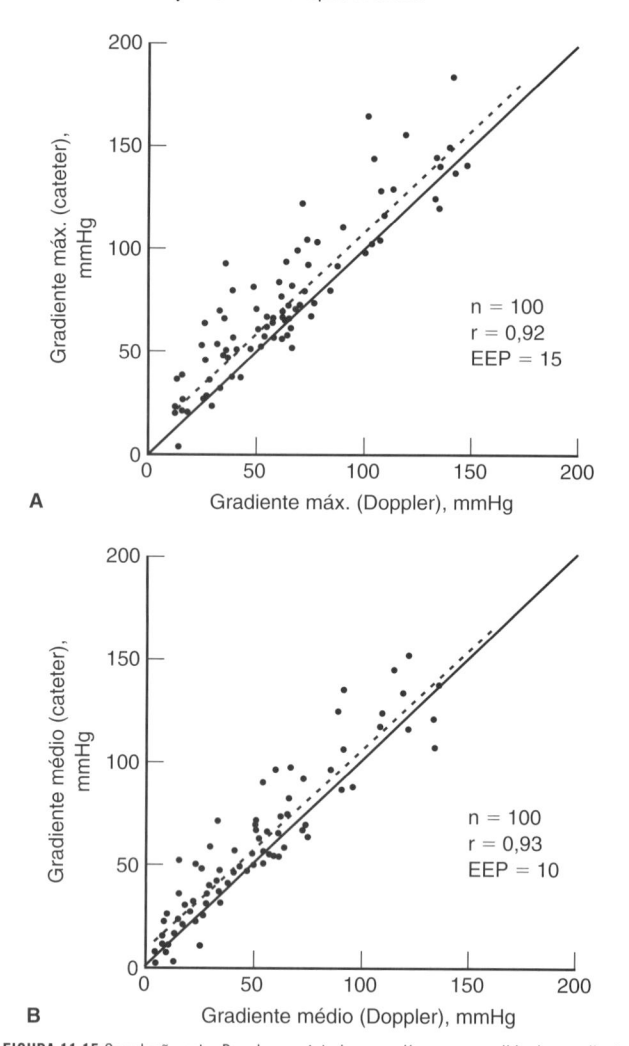

A

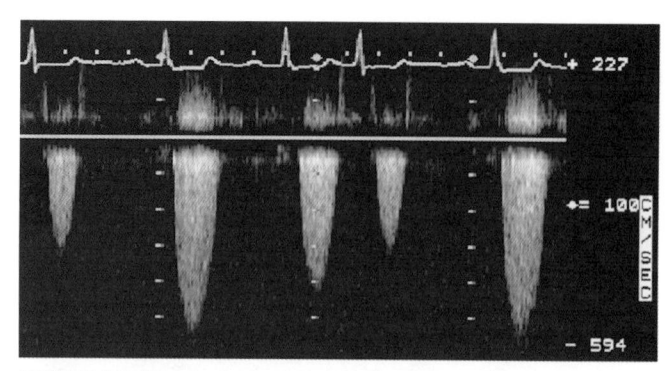

FIGURA 11.17 Registro Doppler de estenose aórtica de um paciente com arritmia. Observe a variabilidade na velocidade, dependendo do volume de ejeção e intervalo R-R precedente. Ver texto para detalhes.

B

FIGURA 11.15 Correlação entre Doppler e cateterismo cardíaco para medida dos gradientes máximo **(A)** e médio **(B)**. A relação é linear e um grau similar de correlação é mostrado para os gradientes médio e máximo. EEP, estimativa do erro padrão. (De Currie PJ, Seward JB, Reeder GS et al. Continuous-wave Doppler echocardiographic assessment of severity of calcific aortic stenosis: a simultaneous Doppler-catheter correlative study in 100 adult patients. Circulation 1985;71:1162-1169, com permissão.)

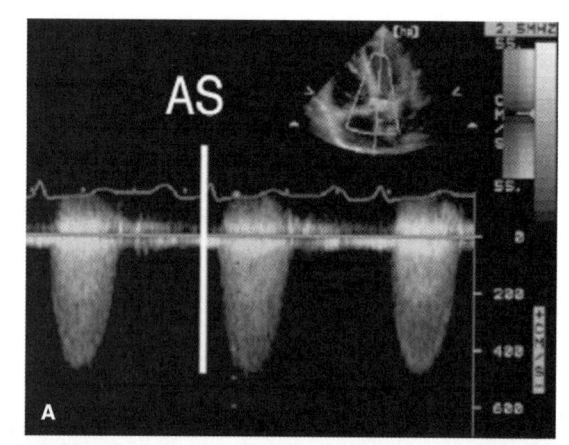

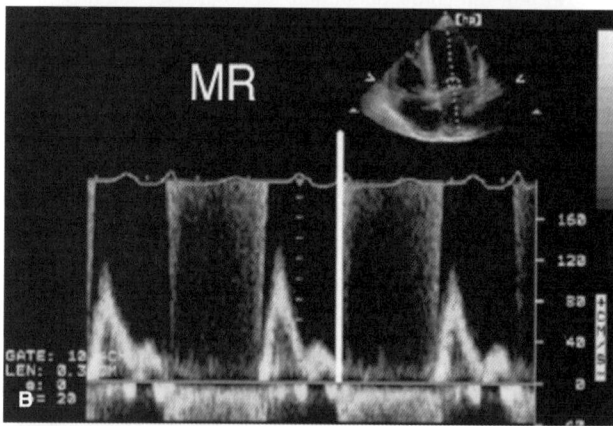

FIGURA 11.18 Os jatos da estenose aórtica (AS) e regurgitação mitral (MR) algumas vezes podem ser confundidos. Uma pista útil para se fazer a distinção entre as duas envolve a cronologia do fluxo. **A:** Fluxo aórtico começa depois do período de contração isovolumétrica. A linha vertical oferece uma marca de referência relativa ao QRS do eletrocardiograma. Observe o hiato entre a linha e o início do fluxo. **B:** A mesma linha coincide com o início da regurgitação mitral. Isso é porque a regurgitação mitral ocorre durante a contração isovolumétrica. Além disso, o fluxo de regurgitação mitral se estende até mais tarde na sístole em comparação com a estenose aórtica (durante relaxamento isovolumétrico).

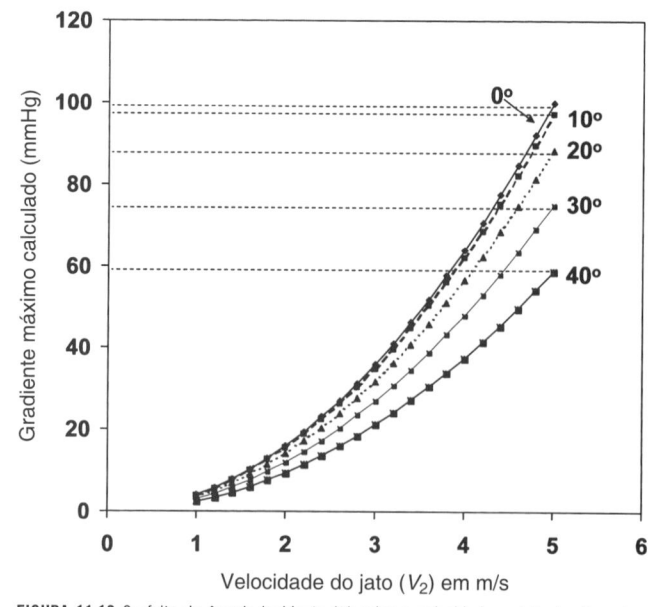

FIGURA 11.16 O efeito do ângulo incidente (θ) sobre a velocidade registrada. Quando o ângulo é 0° (*curva mais superior*), a equação de Bernoulli proporciona uma medida acurada do gradiente. À medida que θ aumenta, um grau crescente de subestimativa ocorre. Ver texto para detalhes.

medida feita. Fatores potenciais que podem contribuir para erros incluem qualidade da imagem, calcificação do anel (que esconde a verdadeira dimensão), um anel não circular (que invalida a fórmula) e insucesso na medida do verdadeiro diâmetro. Na maioria dos casos, a subestimativa do verdadeiro diâmetro é muito mais provável do que a superestimativa. Assim, a medida do diâmetro da via de saída representa uma fonte importante de erro e tem de ser realizada com muito cuidado.

A ITV da via de saída é medida a partir da janela apical usando-se Doppler pulsado e posicionando-se o volume-amostra logo proximal à valva estenótica. Nesta posição, o fluxo ainda é

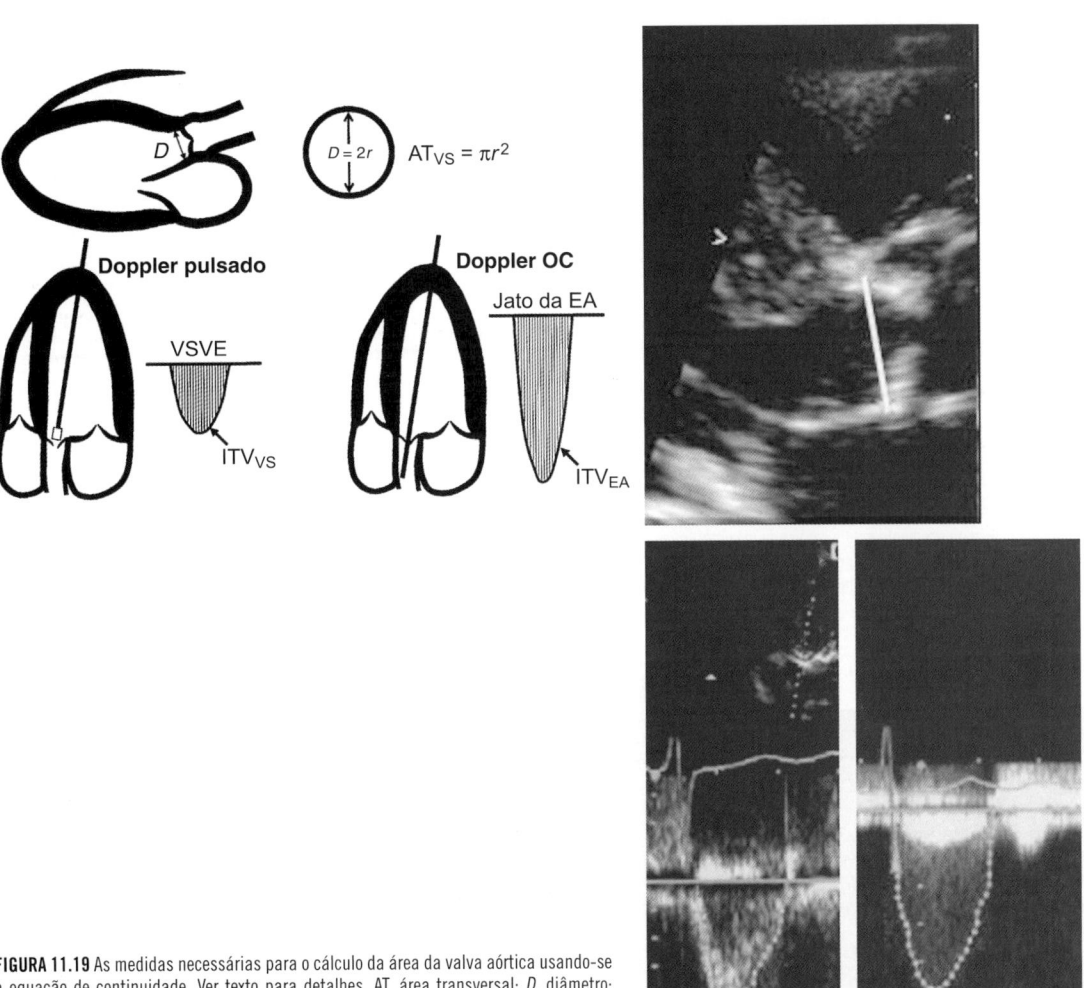

FIGURA 11.19 As medidas necessárias para o cálculo da área da valva aórtica usando-se a equação de continuidade. Ver texto para detalhes. AT, área transversal; *D*, diâmetro; EA, estenose aórtica; ITV, integral tempo-velocidade; VSVE, via de saída do ventrículo esquerdo.

laminar e ainda não começou a acelerar através da valva. Então, com a mesma posição do transdutor, uma imagem com Doppler de onda contínua pode ser usada para se registrar o envelope da velocidade do jato. Por meio da planimetria, ambos os envelopes podem ser traçados de modo que a ITV de cada um possa ser determinada. Se as unidades usadas para a mensuração do diâmetro da via de saída forem centímetros, o valor da área da valva aórtica será em centímetros ao quadrado. Uma forma simplificada da equação de continuidade, na qual a velocidade máxima na via de saída e o jato valvar são usados no lugar das respectivas ITV, é possível porque a duração do fluxo através dos dois locais é a mesma. Assim, a equação de continuidade simplificada é

$$\text{Área VA} = \text{AT}_{VS} \times \frac{V_{VS}}{V_{EA}} \qquad \text{[Eq. 11.6]}$$

Um pouco mais fácil de se resolver, essa equação proporciona áreas valvares que são tão precisas quanto aquelas obtidas pela equação plena (Equação 11.4).

Como na equação de Bernoulli, essa abordagem também foi validada em várias situações clínicas e em ambientes *in vitro*. Alguns dos estudos que validam o uso da equação de continuidade para a medida da área da valva aórtica estão apresentados no Quadro 11.3. Assim, a equação de continuidade proporciona uma avaliação acurada e reproduzível da gravidade da estenose aórtica. Ela se correlaciona bem com dados invasivos que usam a fórmula de Gorlin. Entretanto, com ritmos muito lentos de fluxo, a correlação não é tão boa, com uma constante superestimativa da gravidade da estenose pela equação de Gorlin. Além do desa-

fio de se medir corretamente a área da via de saída, outras fontes potenciais de erro também devem ser consideradas. É essencial que a área e a avaliação do fluxo na via de saída sejam medidas no mesmo nível. Como em geral a área da via de saída é medida na incidência paraesternal de eixo longo, algumas convenções são necessárias para assegurar que este é o caso. Na prática, o volume-amostra é posicionado na via de saída pela janela apical e depois gradativamente avançado em direção à valva aórtica até o fluxo começar a acelerar. Neste ponto, a velocidade máxima aumenta e surge a turbulência. Em seguida o volume-amostra é gradativamente retirado em direção ao ápice até que o sinal se torne laminar e sem evidência de aceleração. Este é o ponto em que o envelope Doppler deve ser medido.

A equação de continuidade tem duas vantagens importantes em comparação com a equação de Bernoulli para avaliação da estenose aórtica. Primeira, uma regurgitação aórtica concomitante pode aumentar o gradiente de pressão transvalvar medido por causa do aumento do volume de ejeção através da valva durante a sístole. A equação de continuidade, por outro lado, não é afetada pela presença de regurgitação aórtica. Mais importante, a disfunção ventricular esquerda pode acarretar volume de ejeção reduzido e gradiente medido baixo, mesmo na presença de grave estenose valvar. Novamente, a equação de continuidade não é relativamente afetada e permite uma determinação precisa da área valvar quer o volume de ejeção esteja normal ou reduzido. Esse conceito é demonstrado pela Figura 11.20, a qual é registrada em um paciente com estenose aórtica e disfunção ventricular esquerda. A velocidade do jato aórtico é de somente 2,9 m/s que, pela equação de Bernoulli, proporciona um gradiente máximo de pressão de aproximadamente 33 mmHg. Entretanto, como o

		Gradiente Máximo de Pressão			Área Valvar Aórtica	
Referências	**N**	**r**	**EEP (mmHg)**	**r**	**EEP (cm²)**	
Stamm e Martin, 1983	35	0,94	12			
Simpson et al., 1985	33	0,92				
Currie et al., 1985	100	0,92	15			
Yeager et al., 1986[a]	52	0,87	11			
Currie et al., 1986	62	0,95	11			
Teirstein et al., 1986[a]	31	0,92	8	0,88	0,17	
Zoghbi et al., 1986	39			0,95	0,15	
Harrison et al., 1988	58	0,89		0,81	0,16	
Oh et al., 1988[a]	100	0,86	10	0,83	0,19	
Grayburn et al., 1988[b]	25			0,92	0,26	
Tribouilloy et al., 1994[c]	25			0,90	0,12	
Cormier et al., 1996	41			0,78		
Kim et al., 1997[c]	81			0,89	0,04	

Quadro 11.3 Correlação entre Técnicas Ecodopplercardiográficas e Cateterismo Cardíaco na Avaliação da Gravidade da Estenose Aórtica

[a]Dados são para gradiente médio em vez de máximo.
[b]Todos os pacientes com regurgitação aórtica grave.
[c]Área valvar pelo eco por planimetria usando ecocardiografia transesofágica.
EEP, estimativa do erro padrão.

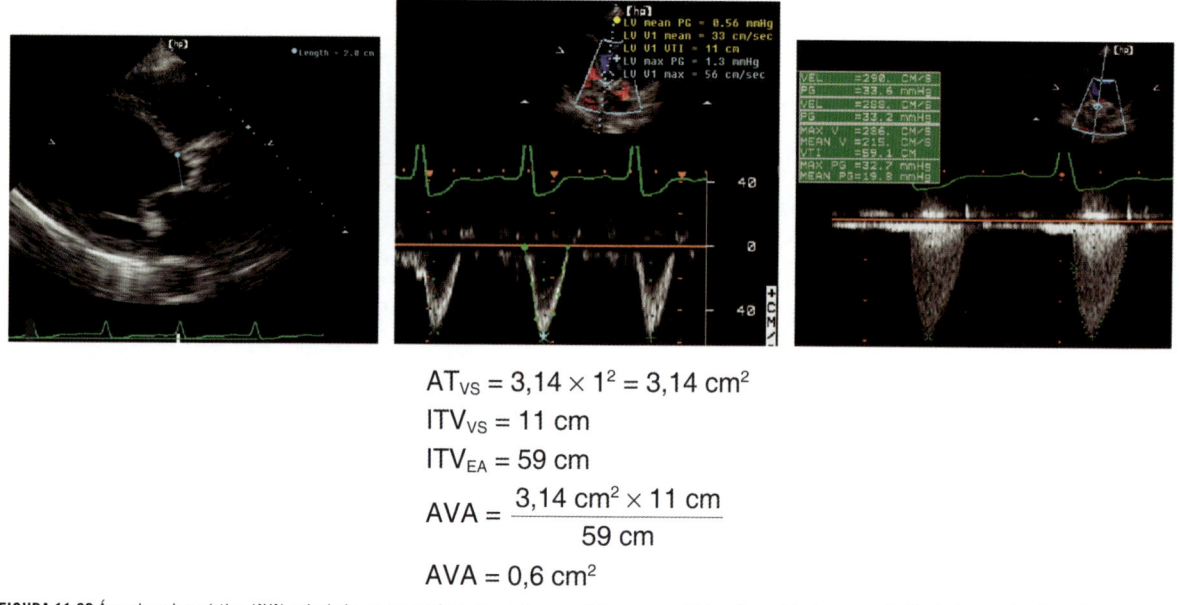

$$\text{AT}_{VS} = 3,14 \times 1^2 = 3,14 \text{ cm}^2$$

$$\text{ITV}_{VS} = 11 \text{ cm}$$

$$\text{ITV}_{EA} = 59 \text{ cm}$$

$$\text{AVA} = \frac{3,14 \text{ cm}^2 \times 11 \text{ cm}}{59 \text{ cm}}$$

$$\text{AVA} = 0,6 \text{ cm}^2$$

FIGURA 11.20 Área da valva aórtica (AVA) calculada em um paciente com estenose aórtica e grave disfunção ventricular esquerda. Ver texto para detalhes. AT, área transversal; ITV, integral tempo-velocidade.

fluxo está reduzido (conforme mostra a ITV de 11 cm na via de saída do ventrículo esquerdo), a área valvar aórtica calculada é de 0,6 cm². Neste exemplo, a gravidade da estenose aórtica teria sido significativamente subestimada se o gradiente máximo de pressão tivesse sido informado isoladamente em vez da área da valva aórtica. Embora uma medida precisa do gradiente de pressão seja suficiente para se tomar decisões clínicas em muitos casos, uma determinação da área da valva aórtica é especialmente importante em pacientes com regurgitação aórtica significativa e/ou função ventricular reduzida.

A relação entre velocidade, volume de ejeção e área da valva aórtica é ilustrada graficamente na Figura 11.21. As duas curvas comparam a relação entre a velocidade do jato e a área da valva aórtica em diferentes ritmos de fluxo, indicados pelas velocidades diferentes na via de saída (1,2 e 0,8 m/s). Cada curva mostra a correlação entre gradiente e área valvar para cada nível de fluxo (ou volume de ejeção). No ponto A, um paciente tem estenose aórtica moderada, com um gradiente máximo de 56 mmHg e uma área valvar correspondente de 1,0 cm². Isto ocorre no quadro de

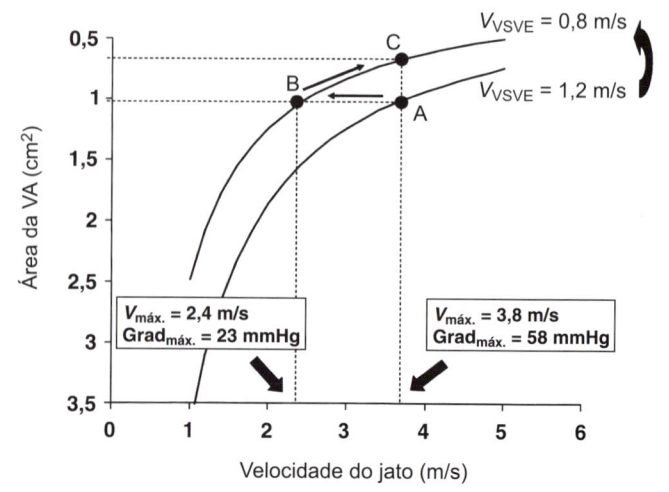

FIGURA 11.21 Relação entre gradiente de pressão, área da valva aórtica (VA), e volume de ejeção mostrada graficamente. Ver texto para detalhes.

função ventricular esquerda normal, com uma velocidade máxima na via de saída do ventrículo esquerdo de 1,2 m/s. Ao se deslocar do ponto A para o ponto B observa-se uma diminuição repentina do volume de ejeção (p. ex., após infarto do miocárdio). O declínio associado do volume de ejeção é evidente pela alteração na velocidade na via de saída do ventrículo esquerdo para 0,8 m/s. Como a gravidade da estenose aórtica não é afetada, o gradiente máximo diminui para 23 mmHg e a área valvar aórtica permanece em 1,0 cm². Neste nível de disfunção ventricular esquerda, a progressão da estenose aórtica até a faixa muito grave (ponto C, uma nova área valvar de 0,7 cm²) seria necessária para restaurar o gradiente máximo de volta ao seu valor original de 56 mmHg.

Outras Abordagens para a Quantificação da Estenose

As abordagens quantitativas descritas anteriormente, as equações de Bernoulli e de continuidade, proporcionam informações suficientes na maioria dos casos. Assim, outros parâmetros, embora disponíveis, são usados sem muita frequência. A resistência da valva aórtica é uma medida relativa da gravidade de estenose aórtica independente do fluxo e dependente da relação entre o gradiente médio de pressão e o ritmo médio de fluxo. Ela é calculada assim

$$\text{Resistência} = (\Delta P_{\text{médio}}/Q_{\text{médio}}) \times 1.333 \qquad [\text{Eq. 11.7}]$$

A relação entre a resistência média e a área valvar é dada pela fórmula:

$$\text{Resistência} = \frac{28\sqrt{\text{Gradiente}_{\text{médio}}}}{\text{Área da VA}} \qquad [\text{Eq. 11.8}]$$

Vários investigadores demonstraram uma relação íntima entre a resistência e a área da valva aórtica. As vantagens desse método sobre a equação de continuidade, no entanto, não foram estabelecidas.

Uma nova abordagem à gravidade da estenose aórtica envolve o cálculo da perda do trabalho de ejeção ventricular esquerda (SWL). A perda do trabalho de ejeção é calculada assim:

$$\text{SWL}(\%) = \frac{100 \times \Delta P_{\text{médio}}}{\Delta P_{\text{médio}} + \text{PA}} \qquad [\text{Eq. 11.9}]$$

onde PA é a pressão arterial sistólica, $\Delta P_{\text{médio}}$ é o gradiente médio na valva aórtica e a perda de trabalho de ejeção é expressa como uma porcentagem. Esta se baseia no conceito de que o ventrículo esquerdo gasta trabalho durante a sístole para manter a valva aórtica aberta e para ejetar sangue para o interior da aorta. Assim, ela é responsável pela rigidez dos folhetos valvares aórticos e é menos dependente do fluxo em comparação com outros parâmetros. A Figura 11.22 é um exemplo de uma valva aórtica que se abre minimamente, não por causa de estenose aórtica, mas por causa do baixo volume de ejeção. A ilustração enfatiza a relação entre fluxo e movimentação valvar.

Um cálculo relativamente simples, a perda do trabalho de ejeção somente demanda determinação, pelo Doppler, do gradiente médio valvar aórtico e da medida da pressão arterial sistólica. Com uma valva aórtica normal, relativamente pouco trabalho é necessário para se manter os folhetos valvares abertos durante a sístole, e a quantidade de trabalho realizado calculado a partir das pressões ventriculares esquerdas comparado com as pressões aórticas é muito semelhante. No quadro de estenose aórtica, parte do trabalho total realizado tem de ser gasto com a abertura de folhetos valvares rígidos, resultando em uma perda ou desperdício de certa quantidade do trabalho total. A perda do trabalho de ejeção ventricular esquerda é então calculada como a diferença entre o trabalho ventricular esquerdo e o trabalho efetivo. Um estudo fez uma comparação entre as várias medidas hemodinâmicas da gravidade da estenose aórtica quanto a sua capacidade de prever sintomas e desfecho e concluiu que a perda de trabalho sistólico de ejeção estava entre os melhores elementos de previsão de sintomas e pontos terminais clínicos. Um valor de corte maior que 25% efetivamente discriminava pacientes com desfecho bom ou ruim. Novamente, embora conceitualmente atraente, o cálculo da perda do trabalho sistólico tem aplicação clínica limitada.

Definição da Gravidade da Estenose Aórtica

De acordo com a seção anterior, fica evidente que existem muitos parâmetros que podem ser usados para se medir a gravidade da estenose aórtica. Mesmo assim, a definição de gravidade em um paciente individualmente tem de levar em consideração vários fatores complicadores. Em adultos normais, a área valvar aórtica tem geralmente 3,0 a 4,0 cm² (ver Quadro 11.4). A estenose aórtica clinicamente significativa geralmente requer que a área valvar esteja reduzida a menos de um quarto do normal ou entre 0,75 e 1,0 cm². À medida que a doença evolui e a área valvar diminui para a faixa de grave, pequenas alterações na área podem estar associadas a alterações significativas na hemodinâmica. Assim, à medida que a gravidade aumenta, os desafios para

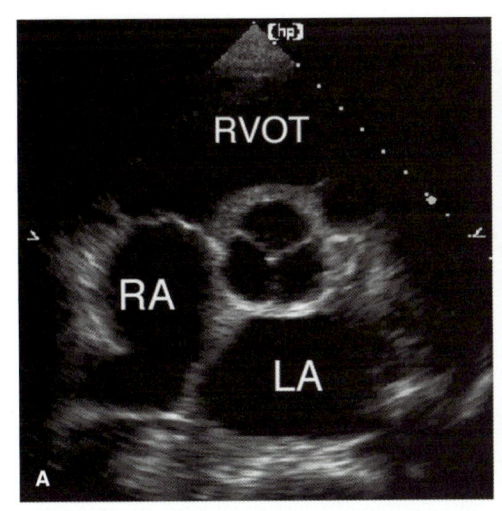
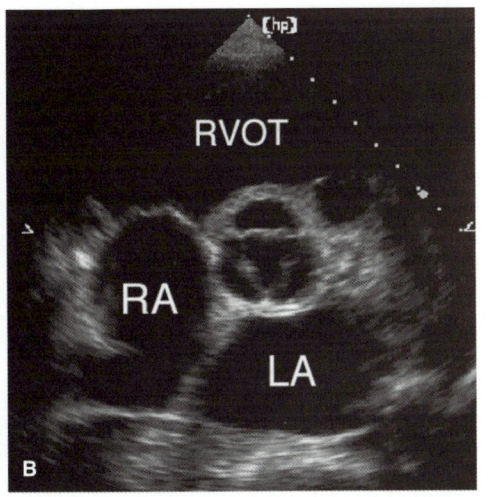

FIGURA 11.22 Incidências de eixo curto no nível da valva aórtica ilustram o efeito do fluxo sobre a movimentação valvar. Estas imagens são de um paciente com grave disfunção ventricular esquerda e volume de ejeção diminuído. **A:** A valva aórtica durante a diástole na posição fechada. **B:** Registrada durante a mesossístole, um mínimo grau de abertura da cúspide é decorrente de diminuição do fluxo através da valva. A valva não está estenótica, mas a relativa imobilidade é decorrente de volume de ejeção diminuído. LA, átrio esquerdo; RA, átrio direito; RVOT, via de saída do ventrículo direito.

	Quadro 11.4	Definição de Gravidade da Estenose Aórtica		

		Estenose		
	Normal	Leve	Moderada	Grave
Gradiente médio (mmHg)	0	< 25	25 a 40	> 40
Gradiente máximo (mmHg)	0	< 35	35 a 60	> 60
Área valvar (cm²)	3,0 a 4,0	1,6 a 3,0	1,0 a 1,5	< 1,0

se medir acuradamente aumentam e erros mínimos de medida se tornam crescentemente importantes clinicamente. A relação entre a área valvar e a gravidade é ainda influenciada pelo porte físico do paciente – por exemplo, uma área valvar de 0,9 cm² pode ser "grave" em um paciente de grande porte mas somente "moderada" em uma pessoa menor. Existe também uma relação inconsistente entre a área valvar e os sintomas, um outro fator muito importante na tomada de decisão clínica.

Com esse cenário em mente, a definição de gravidade obviamente tem limitações. A força-tarefa do American College of Cardiology/American Heart Association sobre cardiopatia valvar recomendou que a estenose aórtica leve seja definida por uma área valvar > 1,5 cm², moderada como tendo uma área de 1,0 a 1,5 cm² e grave < 1,0 cm². Esses graus grosso modo correspondem a gradientes médios < 25 mmHg, 25 a 40 mmHg e > 40 mmHg, respectivamente.

Ecocardiografia com Dobutamina na Avaliação de Estenose Aórtica

A relação entre a área valvar e o ritmo de fluxo volumétrico foi bem estudada. Essas investigações sugerem que aumentos no ritmo de fluxo estão associados a aumentos na área valvar na maioria dos pacientes com estenose aórtica. Por outro lado, com um ritmo de fluxo muito baixo, a abertura da valva pode ser inibida, talvez acarretando uma subestimativa da área valvar aórtica. Em termos práticos, esses fenômenos criam desafios na avaliação quantitativa da estenose aórtica na presença de disfunção ventricular esquerda significativa.

Em tais pacientes, poderá ser difícil distinguir estenose valvar verdadeiramente grave (com gradiente baixo de pressão decorrente de baixo volume de ejeção) da estenose leve a moderada (com menor abertura da valva aórtica devido a baixo fluxo; por exemplo, um paciente com miocardiopatia). A ecocardiografia com dobutamina pode ser útil para se fazer essa distinção (Figura 11.23). A infusão gradual de dobutamina de 5 a 20 μg/kg/min (na tentativa de se aumentar o volume sistólico através da valva estenótica) pode permitir a diferenciação entre essas duas possibilidades. O teste supõe que, se os folhetos estiverem relativamente flexíveis (estenose leve a moderada), a área valvar irá aumentar em resposta a um aumento do volume de ejeção. Assim, um aumento da área valvar até 1,0 cm² durante a infusão é compatível com estenose leve a moderada. Por outro lado, a estenose aórtica verdadeiramente grave está associada a uma área valvar fixa que não irá se alterar com a infusão de dobutamina. Em tais pacientes, a infusão de dobutamina irá aumentar a velocidade máxima tanto do fluxo de saída quanto do jato, proporcionalmente. Assim, a relação entre a velocidade máxima na via de saída e a do jato irá permanecer a mesma. Nas formas mais discretas de estenose, o aumento da velocidade na via de saída será muito maior do que a do jato (devido ao aumento funcional da área valvar). Neste caso, a relação entre a velocidade na via de saída e a do jato irá aumentar em relação à linha basal. A estenose aórtica verdadeiramente grave é sugerida por uma medida crítica da área valvar aórtica (< 0,6 cm²) e uma relação entre velocidade na via de saída e do jato que não se altera durante a infusão de dobutamina

(Quadro 11.5). Uma outra resposta possível à dobutamina é o ventrículo esquerdo deixar de responder, em cujo caso nem o gradiente nem a área valvar se alteram significativamente. Esta resposta está associada a um prognóstico geral ruim e levanta a possibilidade de doença arterial coronária concomitante.

Na Figura 11.23, o gradiente valvar aórtico inicial é de somente 30 mmHg e a baixa velocidade na via de saída (0,6 m/s) é compatível com um volume de ejeção reduzido. Com infusão de dobutamina, as velocidades na via de saída e do jato aumentam gradativamente. Embora o volume de ejeção aumente, a relação entre a velocidade na via de saída e do jato não se altera de modo apreciável e o gradiente médio sobe até aproximadamente 60 mmHg. Esses achados apoiam o diagnóstico de estenose aórtica grave. A Figura 11.24 é um exemplo de um aumento significativo do gradiente valvar que ocorre durante a infusão de dobutamina em um paciente com disfunção ventricular esquerda e estenose aórtica grave. Neste caso, os gradientes médio e máximo em repouso foram 31 e 50 mmHg, respectivamente. Com a infusão de dobutamina, os valores correspondentes aumentaram para 50 e 90 mmHg, confirmando a gravidade da estenose.

História Natural da Estenose Aórtica

Além de seu papel central no diagnóstico, a ecocardiografia tem contribuído de modo significativo para uma compreensão da história natural da estenose aórtica valvar e seu ritmo de progressão. Por causa do período assintomático relativamente longo, o ritmo de progressão para estenose aórtica grave ajuda no estabelecimento da cronologia de avaliação de acompanhamento e planejamento de intervenção cirúrgica. A definição de estenose aórtica grave varia, mas critérios ecocardiográficos foram estabelecidos. Quando a velocidade valvar aórtica máxima excede a 4,5 m/s, indicando um gradiente máximo de pressão acima de 64 mmHg, a estenose é considerada grave. Alguns pesquisadores têm argumentado que o gradiente médio de pressão é um elemento melhor de previsão de gravidade, muitas vezes usando-se um ponto de corte de 40 mmHg como um critério para gravidade.

Como se pode ver na Figura 11.25, não existe uma correlação precisa entre a velocidade máxima ou gradiente médio e a área valvar aórtica, havendo uma considerável sobreposição. Usando-se uma área valvar menor que 1,0 cm² como definição de estenose grave, pacientes com gradientes médios no Doppler entre 10 e 110 mmHg seriam incluídos (Figura 11.25B). Grande parte dessa faixa de variação seria justificada com base na disfunção ventricular esquerda. Ademais, existe uma sobreposição significativa na velocidade medida entre indivíduos sintomáticos e assintomáticos.

Estudos recentes têm esclarecido nossa compreensão acerca do ritmo de progressão da doença em pacientes adultos com estenose aórtica. Apesar da variabilidade individual, a maioria dos pacientes demonstra um aumento médio do gradiente médio de pressão de 0 a 10 mmHg por ano (média, 7 mmHg) com uma diminuição correspondente na área valvar aórtica de 0,12 ± 0,19 cm² por ano. A Figura 11.26 ilustra a progressão da estenose aórtica ao longo de um período de 2 anos. Neste exemplo, o gradiente aórtico máximo aumenta de 49 para 69 mmHg. Até

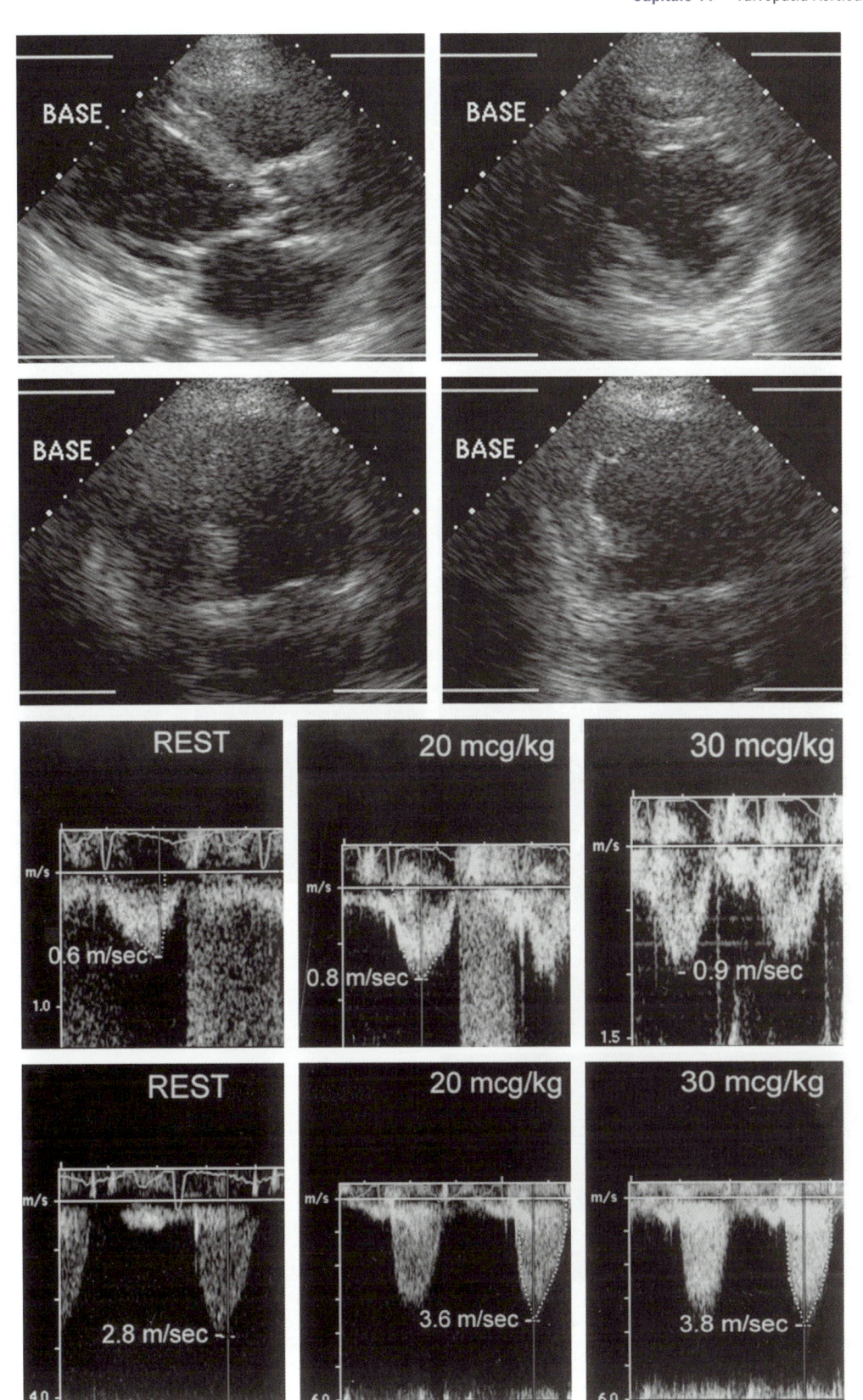

FIGURA 11.23 Ecocardiografia com estresse com dobutamina pode ser usada para avaliar a gravidade da estenose aórtica em pacientes com disfunção ventricular esquerda. **Em cima:** Ecocardiografia bidimensional basal mostrando disfunção ventricular esquerda significativa. **Embaixo:** Registros Doppler da velocidade na via de saída do ventrículo esquerdo (acima) e velocidade do jato aórtico (embaixo) em repouso, 20 e 30 μg/kg/min. Ver texto para detalhes. REST, repouso.

Quadro 11.5	Respostas Ecocardiográficas à Dobutamina em Pacientes com Estenose Aórtica e Disfunção Ventricular Esquerda[a]

Basal			Dose Baixa			Dose Média			
Velocidade na VSVE	Velocidade do Jato	Gradiente Máximo	Velocidade na VSVE	Velocidade do Jato	Gradiente Máximo	Velocidade na VSVE	Velocidade do Jato	Gradiente Máximo	Interpretação
0,6	3,0	36	0,8	4,0	64	1,0	5,0	100	EA grave com disfunção VE
0,6	3,0	36	0,8	3,2	41	1,0	3,4	46	EA moderada com disfunção VE
0,6	3,0	36	0,6	3,0	36	0,6	3,0	36	EA com disfunção VE e sem evidência de viabilidade miocárdica

[a]Valores para velocidade são em metros por segundo; para o gradiente, milímetros de mercúrio.
EA, estenose aórtica; VE, ventricular esquerda; VSVE, via de saída do ventrículo esquerdo.

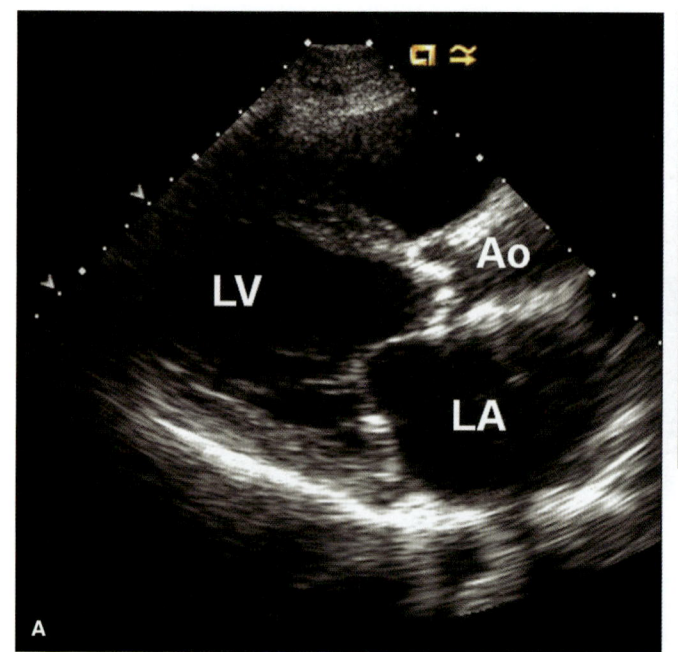

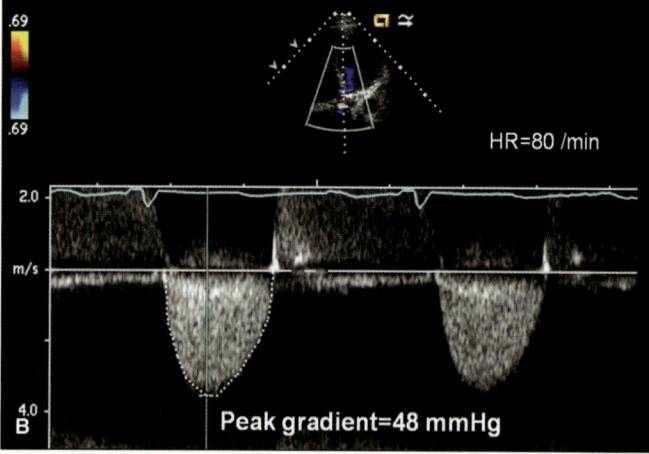

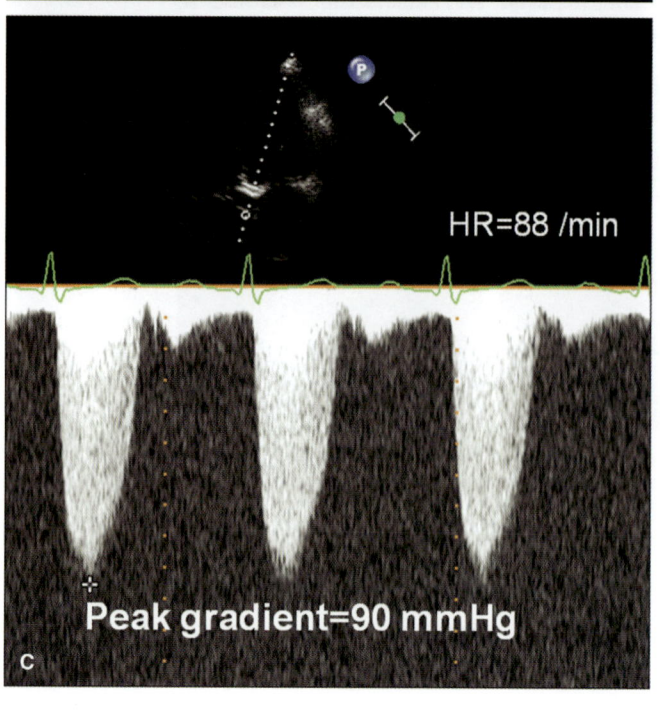

FIGURA 11.24 Paciente idoso com miocardiopatia isquêmica e estenose aórtica. Basalmente, a função sistólica ventricular esquerda está reduzida (painel A) e a interrogação com Doppler sugere estenose moderada (painel B, gradientes médio e máximo 30 e 48 mmHg, respectivamente). No Painel C, durante a infusão de dobutamina, ocorre aumento da contratilidade com somente um aumento modesto da frequência cardíaca. Entretanto, os gradientes médio e máximo aumentam para 48 e 90 mmHg, respectivamente. Isto indica estenose grave. HR, frequência cardíaca; Peak gradient, gradiente máximo.

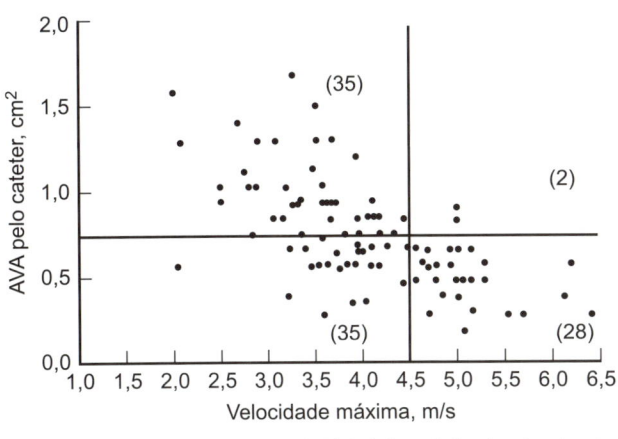
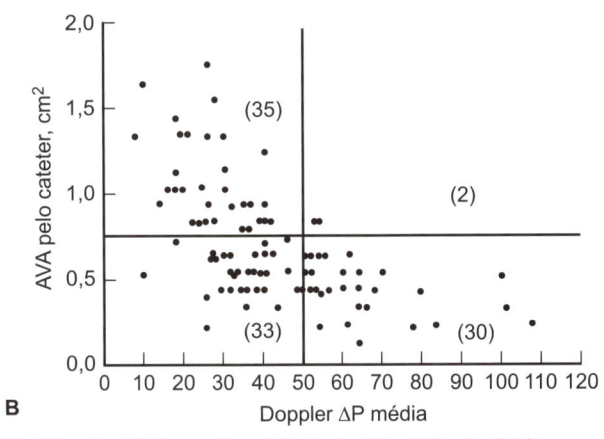

FIGURA 11.25 A: Correlação entre a velocidade do jato pelo Doppler e área da valva aórtica (AVA) obtida pelo cateterismo cardíaco. **B:** Gradiente médio pelo Doppler plotado contra a área da valva aórtica obtida pelo cateterismo cardíaco. Observe o grau de dispersão dos dados. Ver texto para detalhes. (De Oh JK, Taliercio CP, Holmes DR Jr et al. Prediction of the severity of aortic stenosis by Doppler aortic valve area determination: prospective Doppler-catheterization correlation in 100 patients. J Am Coll Cardiol 1988;11:1227-1234, com permissão.)

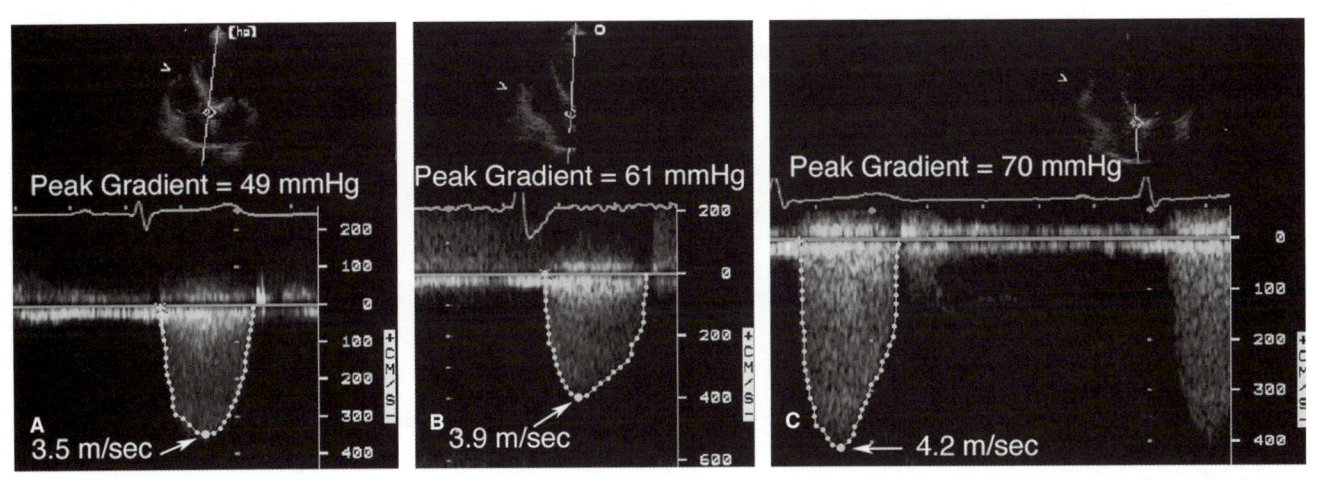

FIGURA 11.26 Imagens com Doppler são úteis para se documentar o ritmo de progressão da estenose aórtica. **A:** Um estudo basal. **B, C:** Registrados a intervalos de 1 e 2 anos, respectivamente. A série mostra um aumento gradual do gradiente máximo através da valva.

o momento, tentativas de se prever determinantes de progressão mais rápida não tiveram em grande parte sucesso. A progressão pode ocorrer na ausência de um aumento na velocidade do jato se a função ventricular esquerda diminuir (Figura 11.21).

Tomada de Decisão Clínica

A conduta frente a pacientes com estenose aórtica obrigatoriamente tem de levar em consideração a presença ou ausência de sintomas, gravidade da estenose, condições do ventrículo esquerdo e existência de quaisquer comorbidades. Grande parte dos adultos assintomáticos portadores de estenose aórtica significativa é tratada clinicamente e assim o papel da ecocardiografia neste grupo deve focalizar a medida da gravidade, ritmo de progressão e avaliação da função ventricular esquerda. As indicações de ecocardiografia em pacientes considerados para substituição da valva aórtica estão listadas no Quadro 11.6. Com base nessas recomendações, fica claro que a ecocardiografia tem um papel antes, durante e depois de tais intervenções. Entre os pacientes sintomáticos, Otto e colaboradores desenvolveram um algoritmo que incorpora uma medida da velocidade do jato, área valvar e gravidade da regurgitação aórtica (Figura 11.27). O esquema relaciona hierarquia dos dados da ecodopplercardiografia com o desfecho clínico. Nos extremos, a velocidade máxima ($V_{máx.}$) isoladamente é suficiente. Para pacientes com $V_{máx.}$ entre 3,0 e 4,0 m/s, o cálculo da área valvar aórtica proporciona uma maior discriminação. Assim, para aqueles pacientes com áreas valvares

limítrofes, a presença e a gravidade da insuficiência aórtica (IA) foram úteis na discriminação entre pacientes que poderiam ser tratados clinicamente e aqueles para os quais a substituição da valva aórtica foi recomendada. Embora o fator complicador de disfunção grave ventricular esquerda não seja diretamente levado em conta, essa abordagem diagnóstica é uma linha geral de orientação para a maioria dos clínicos e ressalta a importância da ecocardiografia no diagnóstico e acompanhamento. Esses mesmos pesquisadores também demonstraram o poder e a simplicidade de se usar a velocidade máxima do jato para se prever sobrevida sem eventos, conforme mostra a Figura 11.28. Embora atraente na sua simplicidade, deve ser ressaltado que a progressão pode ocorrer na ausência de uma alteração na velocidade devido a uma redução do ritmo de fluxo. Assim, a avaliação da função ventricular esquerda é sempre um componente-chave na avaliação de pacientes com estenose aórtica.

Regurgitação Aórtica

A regurgitação aórtica pode ser congênita ou adquirida e pode ser causada por anormalidades na raiz aórtica ou na própria valva. Algumas das causas mais comuns de regurgitação aórtica estão listadas no Quadro 11.7. A hipertensão de longa data pode provocar dilatação da raiz e anel aórticos, acarretando regurgitação valvar. Outras doenças da raiz aórtica muitas vezes associadas a regurgitação aórtica incluem a síndrome de Marfan, aortite sifilí-

Quadro 11.6 — Indicações de Ecocardiografia em Intervenções em Cardiopatia Valvar e Próteses Valvares

	Classe
1. Avaliação do momento ideal para intervenção valvar com base na compensação, função do ventrículo esquerdo e/ou gravidade de lesões primárias e secundárias	I
2. Uso da ecocardiografia (especialmente a transesofágica) na realização de técnicas intervencionistas (p. ex., valvotomia por balão) na valvopatia	I
3. Estudos basais pós-intervenção da função valvar (precoce) e remodelação ventricular (tardia)	I
4. Reavaliação de pacientes com substituição valvar com sinais e sintomas alterados; suspeita de disfunção da prótese valvar (estenose, regurgitação) ou trombose[a]	I
5. Reavaliação de rotina após estudos basais de pacientes com substituição de valva com disfunção ventricular esquerda leve a moderada sem alteração nos sinais e sintomas	IIa
6. Reavaliação de rotina quando de aumento do ritmo de insuficiência de uma bioprótese sem evidência clínica de disfunção da prótese	IIb
7. Reavaliação de rotina de pacientes com substituições valvares sem suspeita de disfunção valvar e sinais e sintomas inalterados	III
8. Pacientes cujas condições clínicas impedem intervenções terapêuticas	III

[a]A ecocardiografia transesofágica pode acrescentar dados às informações obtidas pela ecocardiografia transtorácica.
De Cheitlin MD, Alpert JS, Armstrong WF et al. ACC/AHA Guidelines for the Clinical Application of Echocardiography: A report of the American College of Cardiology/American Heart Association Task Force on Practice Guidelines (Committee on Clinical Application of Echocardiography). Developed in collaboration with the American Society of Echocardiography. Circulation 1997;95:1686-1744, com permissão.

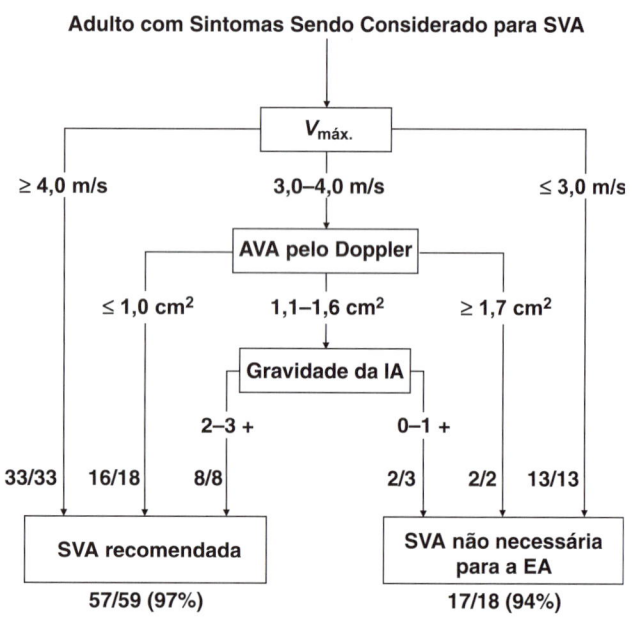

FIGURA 11.27 A combinação da ecocardiografia bidimensional e ecodopplercardiografia é útil para a tomada de decisão em pacientes com estenose aórtica (EA) sintomáticos e sendo considerados para substituição valvar aórtica. Ver texto para detalhes. AVA, área da valva aórtica; IA, insuficiência aórtica; SVA, substituição da valva aórtica. (De Otto CM, Pearlman AS. Doppler echocardiography in adults with symptomatic aortic stenosis. Diagnostic utility and cost-effectiveness. Arch Intern Med 1988;148:2553-2560, com permissão.)

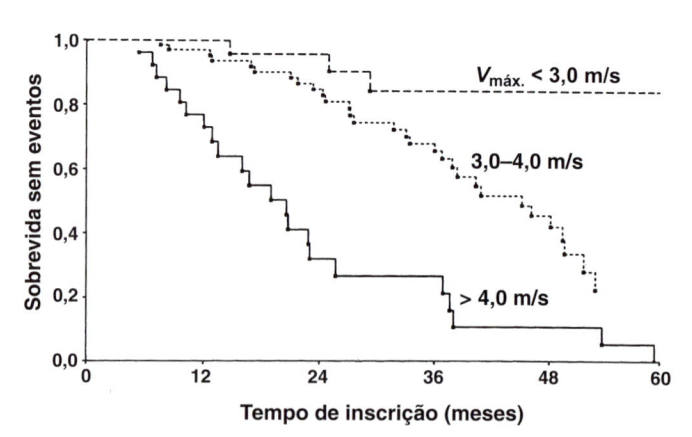

FIGURA 11.28 O parâmetro simples de velocidade máxima do jato ($V_{máx.}$) é um poderoso determinante do desfecho em pacientes com estenose aórtica. São mostradas as curvas de sobrevida sem eventos para os três grupos de pacientes definidas com base na $V_{máx.}$. É demonstrada uma diferença altamente significativa na sobrevida. (De Otto CM, Burwash IG, Legget ME et al. Prospective study of asymptomatic valvular aortic stenosis. Clinical, echocardiographic, and exercise predictors of outcome. Circulation 1997;95:2262-2270, com permissão.)

Quadro 11.7 — Causas de Regurgitação Aórtica

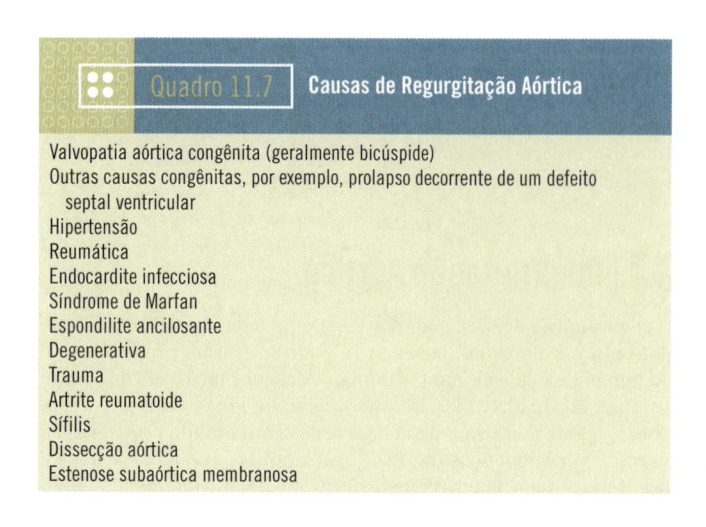

Valvopatia aórtica congênita (geralmente bicúspide)
Outras causas congênitas, por exemplo, prolapso decorrente de um defeito septal ventricular
Hipertensão
Reumática
Endocardite infecciosa
Síndrome de Marfan
Espondilite ancilosante
Degenerativa
Trauma
Artrite reumatoide
Sífilis
Dissecção aórtica
Estenose subaórtica membranosa

tica, necrose cística da média e dissecção aórtica. Muitas vezes, a dilatação da junção sinotubular é o mecanismo básico para essas causas de regurgitação aórtica. Mais comumente, a regurgitação aórtica se deve a defeitos nos folhetos valvares, incluindo valva aórtica bicúspide, cardiopatia reumática, endocardite e doença valvar aórtica calcária degenerativa. Uma causa menos comum de regurgitação aórtica é a estenose subaórtica membranosa. Nesses pacientes, o impacto do jato através da membrana estenótica lesa a valva, acarretando regurgitação (Figura 11.29). Além disso, os anorexígenos fenfluramina e dexfenfluramina foram implicados como causas de regurgitação aórtica. A despeito da etiologia, a regurgitação aórtica impõe uma sobrecarga de volume sobre o ventrículo esquerdo e, eventualmente, um volume de ejeção anterógrado reduzido. Assim, a avaliação ecocardiográfica dessa condição inclui o estabelecimento do diagnóstico, determinação de uma etiologia, avaliação dos efeitos da sobrecarga de volume sobre o ventrículo esquerdo e uma avaliação cuidadosa da raiz aórtica. As indicações de ecocardiografia em pacientes com regurgitação valvar estão resumidas no Quadro 11.8.

Critérios de Conveniência

As recomendações para o uso adequado da ecocardiografia na regurgitação aórtica incluem as seguintes diretrizes (ver Qua-

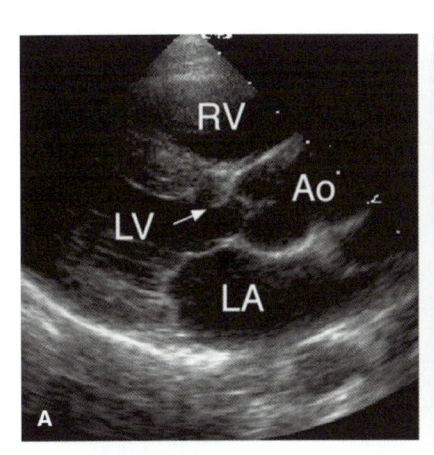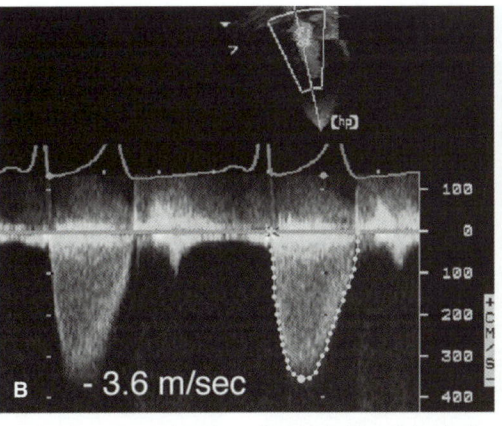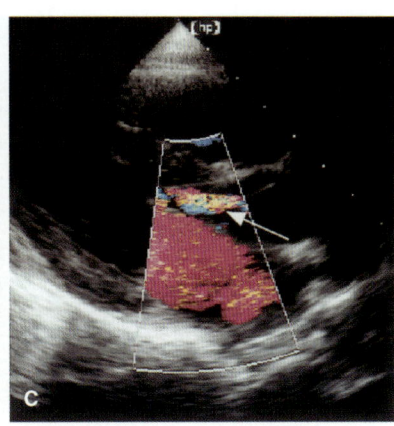

FIGURA 11.29 Um caso inusitado de regurgitação aórtica é a presença de uma membrana subaórtica. **A:** Incidência paraesternal de eixo longo mostra estreitamento logo abaixo da valva aórtica (*seta*) devido à membrana. **B:** Imagem com Doppler mostra um gradiente máximo de aproximadamente 50 mmHg, ao nível da membrana subaórtica. **C:** Um grau discreto de regurgitação aórtica (*seta*) registrado usando imagem com fluxo colorido. Ao, aorta; LA, átrio esquerdo; LV, ventrículo esquerdo; RV, ventrículo direito.

Quadro 11.8   Indicações de Ecocardiografia na Regurgitação Valvar Nativa

	Classe
1. Diagnóstico; avaliação da gravidade hemodinâmica	I
2. Avaliação inicial e reavaliação (quando indicada) do tamanho, função dos ventrículos direito e esquerdo e/ou hemodinâmica	I
3. Reavaliação de pacientes com regurgitação valvar leve a moderada com alterações nos sintomas	I
4. Reavaliação de pacientes assintomáticos com regurgitação grave	I
5. Avaliação de alterações na gravidade hemodinâmica e compensação ventricular em pacientes com regurgitação valvar reconhecida durante a gravidez	I
6. Reavaliação de pacientes com regurgitação leve a moderada com dilatação ventricular sem sintomas clínicos	I
7. Avaliação dos efeitos da terapia clínica sobre a gravidade da regurgitação e sobre a compensação e função ventriculares quando poderiam alterar a conduta clínica	I
8. Avaliação da morfologia e regurgitação valvares em pacientes com história de uso de agentes anorexígenos ou uso de qualquer agente que sabidamente está associado a valvopatia cardíaca, que estão sintomáticos, têm sopros cardíacos ou têm exame auscultatório tecnicamente inadequado	I
9. Reavaliação de pacientes com regurgitação aórtica moderada sem dilatação de câmara e sem sintomas clínicos	IIb
10. Reavaliação de rotina em pacientes assintomáticos com regurgitação valvar leve com sinais físicos estáveis e tamanho e função ventriculares esquerdos normais	III
11. Repetição rotineira da ecocardiografia em usuários de agentes anorexígenos com estudos prévios normais ou regurgitação valvar trivial conhecida	III

Adaptado de Cheitlin MD, Alpert JS, Armstrong WF et al. ACC/AHA Guidelines for the Clinical Application of Echocardiography: A report of the American College of Cardiology/American Heart Association Task Force on Practice Guidelines (Committee on Clinical Application of Echocardiography). Developed in collaboration with the American Society of Echocardiography. Circulation 1997;95:1686-1744, com permissão, e Bonow RO, Carabello BA, Chatterjee K et al. 2008 focused update incorporated into the ACC/AHA 2006 guidelines for the management of patients with valvular heart disease: a report of the American College of Cardiology/American Heart Association Task Force on management of patients with valvular heart disease. J Am Coll Cardiol 2008;52:e1-e142.

---

dro 11.2). Um ecocardiograma é considerado adequado para a avaliação inicial de regurgitação aórtica conhecida ou suspeitada, para a reavaliação anual de um paciente assintomático com grave regurgitação aórtica e para reavaliação de qualquer paciente com uma alteração nas condições clínicas. É considerado não conveniente realizar ecocardiografia na reavaliação rotineira de um paciente com regurgitação aórtica leve, sem alterações nas condições clínicas e tamanho ventricular esquerdo normal.

Imagens em Modo M e Bidimensionais

À medida que o jato aórtico passa pelo folheto mitral anterior, ele cria vibrações de alta frequência que exigem o ritmo rápido de amostragem da ecocardiografia em modo M para detecção. Este foi um dos exemplos mais iniciais do uso da técnica em modo M para se avaliar indiretamente a doença valvar (Figura 11.30). Na regurgitação aórtica aguda, o fechamento prematuro da valva mitral (devido à pressão diastólica ventricular esquerda estar aumentando rapidamente) também era inicialmente detectado com essa técnica (Figura 11.31). Como em outras formas de valvopatia, no entanto, o desenvolvimento da ecocardiografia bidimen-

sional e técnicas com Doppler suplantaram em grande parte a técnica em modo M nessa situação.

As imagens ecocardiográficas bidimensionais focalizam uma avaliação detalhada da valva e raiz aórticas e uma avaliação do tamanho e função do ventrículo esquerdo. Muitas das causas de regurgitação aórtica, inclusive reumática, degenerativa e congênita, são estabelecidas com base nos achados da ecocardiografia bidimensional. É muito importante manter em mente que manifestações de endocardite são acuradamente avaliadas com uma combinação de ecocardiografia transtorácica e transesofágica. A Figura 11.32 é um exemplo da movimentação anormal da valva mitral devido ao impacto sobre o folheto anterior exercido por um jato de regurgitação aórtica direcionado posteriormente. Observe como a porção média do folheto é deformada durante a diástole.

Doenças que afetam a raiz aórtica podem causar regurgitação ao alterarem a geometria da coaptação dos folhetos aórticos, principalmente através da dilatação ao nível da junção sinotubular. Condições como hipertensão, síndrome de Marfan e necrose cística média tipicamente resultam na combinação de raiz aórtica dilatada e certo grau de regurgitação aórtica (Figura 11.33). Em tais condições, o jato de regurgitação aórtica surge centralmen-

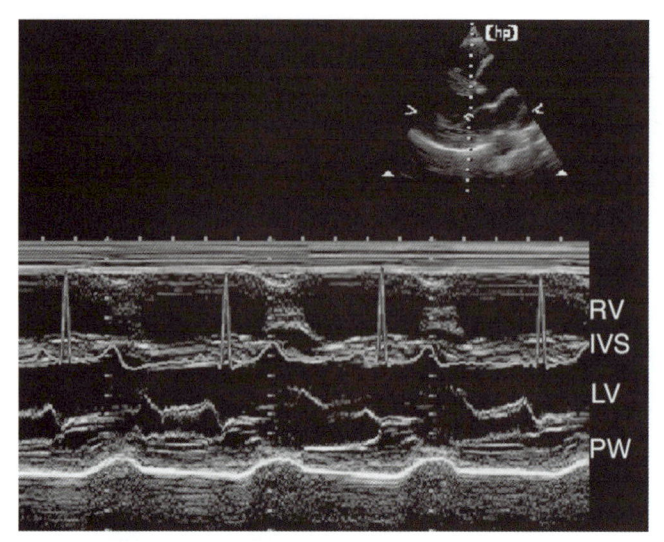

FIGURA 11.30 Ecocardiograma em modo M de um paciente com regurgitação aórtica mostra as finas vibrações do folheto anterior da valva mitral em decorrência do jato. IVS, septo interventricular; LV, ventrículo esquerdo; PW, parede posterior; RV, ventrículo direito.

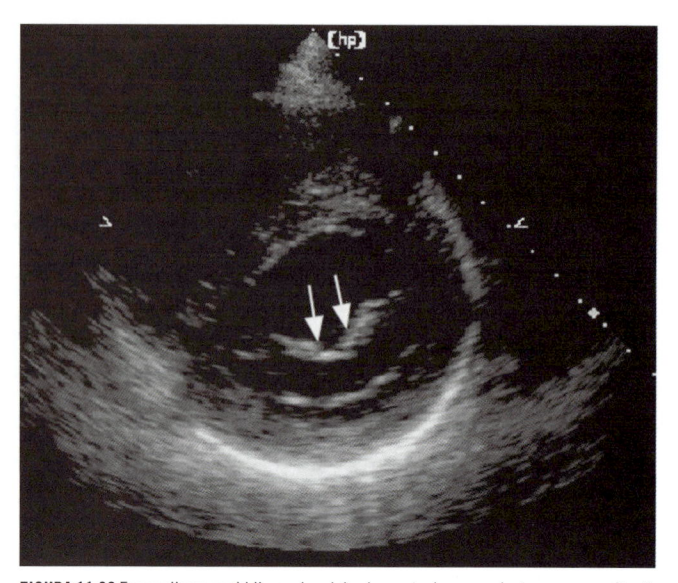

FIGURA 11.32 Ecocardiograma bidimensional de eixo curto de um paciente com regurgitação aórtica significativa e um jato dirigido posteriormente. As *setas* indicam o efeito do jato sobre o folheto anterior mitral. A porção média do folheto é deformada durante a diástole em decorrência disso.

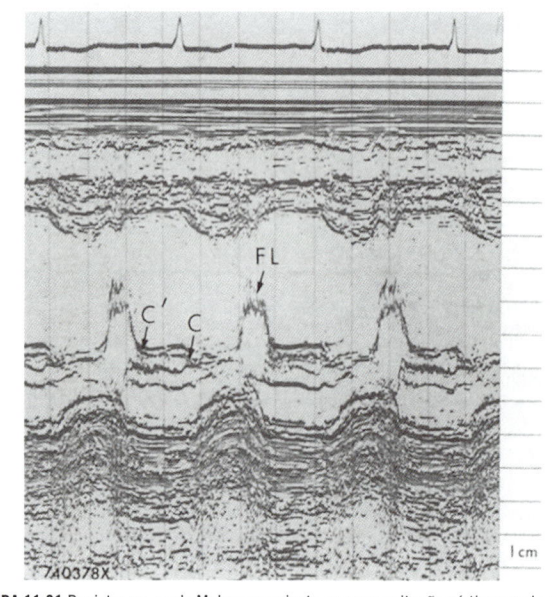

FIGURA 11.31 Registro em modo M de um paciente com regurgitação aórtica aguda e grave mostra vibrações (FL) do folheto anterior mitral e fechamento prematuro (C') da valva mitral, resultado da pressão diastólica ventricular esquerda em rápida ascensão.

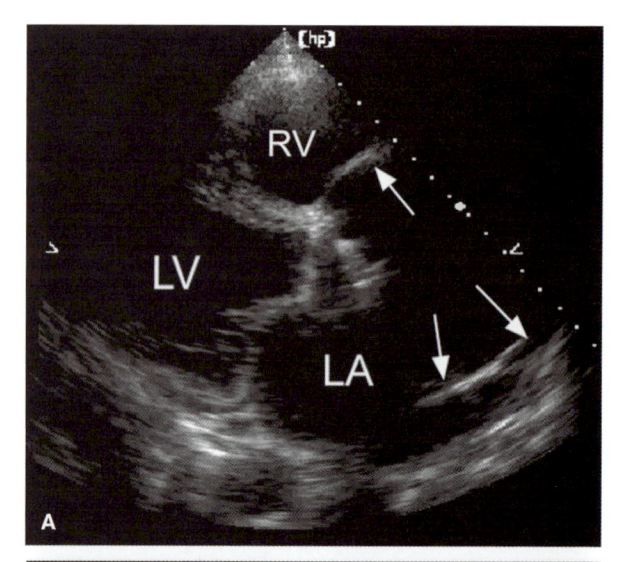

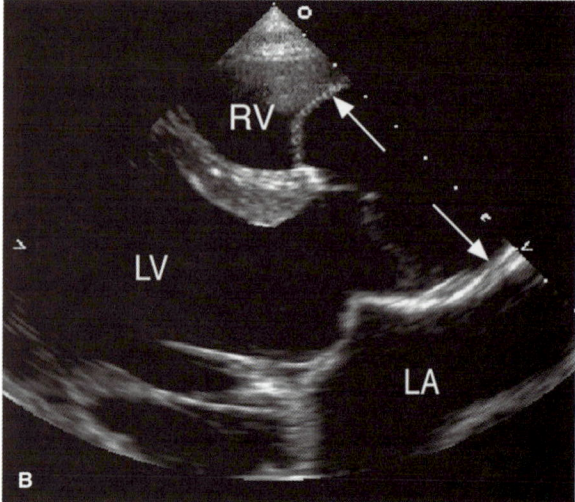

FIGURA 11.33 Regurgitação aórtica pode resultar de dilatação da raiz aórtica. **A:** A raiz aórtica intensamente dilatada em um paciente com prótese valvar aórtica. **B:** Um grau similar de dilatação em um paciente com síndrome de Marfan. Em ambos os casos, uma importante regurgitação aórtica estava presente. LA, átrio esquerdo; LV, ventrículo esquerdo; RV, ventrículo direito.

te e pode variar ao longo da ampla faixa de gravidade. Causas de regurgitação aórtica *aguda* que podem ser identificadas pela ecocardiografia bidimensional incluem endocardite e dissecção aórtica (Figuras 11.34 e 11.35). A Figura 11.36 é um exemplo de regurgitação perivalvar ocorrendo em decorrência de formação de abscesso em um paciente com prótese aórtica sem pinos de sustentação (*stentless*).

A ecocardiografia bidimensional é criticamente importante em pacientes com regurgitação aórtica para se avaliar a resposta do ventrículo esquerdo à sobrecarga de volume. Durante um período longo, a regurgitação aórtica crônica acarreta dilatação do ventrículo esquerdo e uma alteração característica para um formato mais esférico. A função sistólica ventricular esquerda está tipicamente preservada e a massa ventricular esquerda aumenta, embora o aumento na espessura parietal muitas vezes seja bastante modesto. Há uma movimentação hiperdinâmica do septo interventricular em decorrência da sobrecarga de volume sobre o ventrículo esquerdo devida a enchimento e volume de ejeção desiguais dos ventrículos. Essa movimentação septal anormal é mais bem observada nas imagens em modo M que frequen-

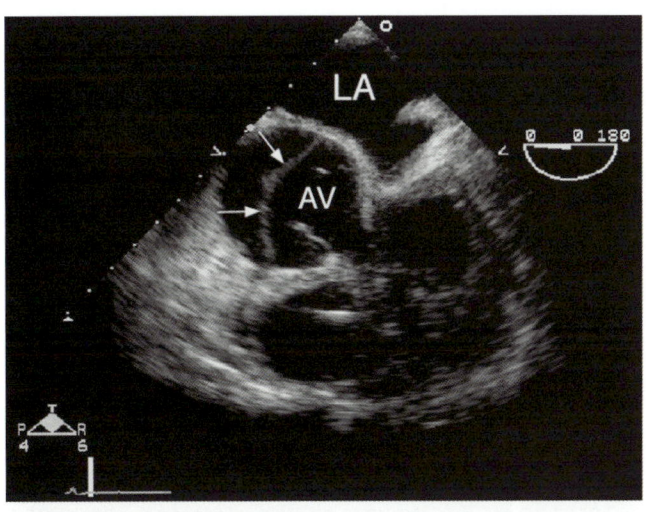

FIGURA 11.34 Ecocardiograma transesofágico na base do coração em um paciente com dissecção aórtica envolvendo a aorta proximal. A valva aórtica (AV) é mostrada em um plano fora de eixo. As *setas* apontam para a aba da dissecção no interior da raiz aórtica. O local da aba de dissecção afetava a capacidade da valva de se fechar na diástole, desse modo causando a regurgitação aórtica. LA, átrio esquerdo.

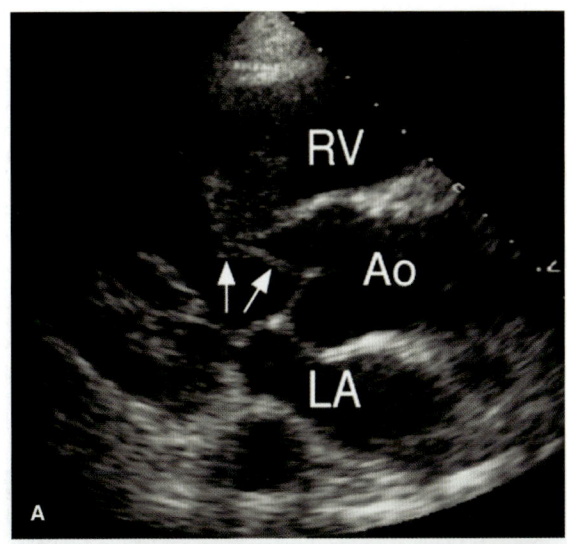

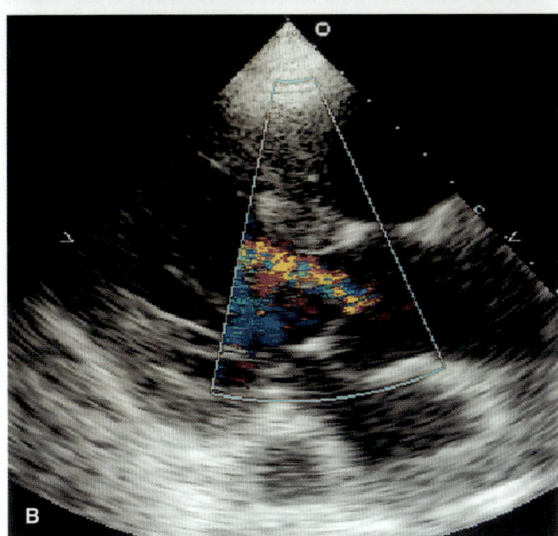

FIGURA 11.35 Endocardite pode causar regurgitação aórtica através de vários mecanismos. **A:** Incidência de eixo longo mostra uma massa longa e fina ligada à valva aórtica se estendendo até o interior da via de saída (*setas*). **B:** Imagem com Doppler colorido mostra regurgitação aórtica leve. Ao, aorta; LA, átrio esquerdo; RV, ventrículo direito.

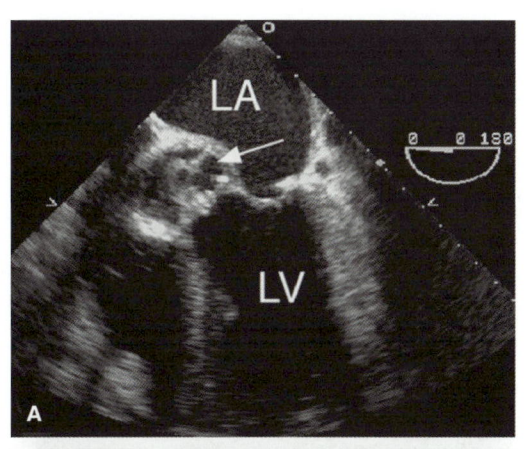

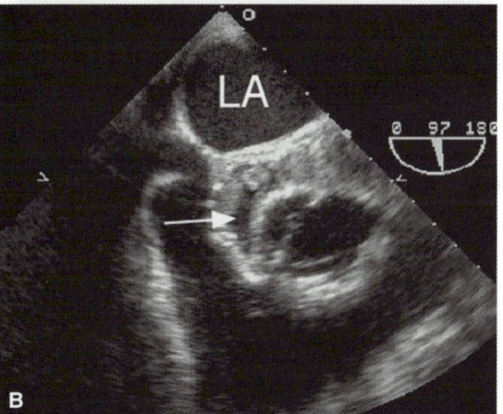

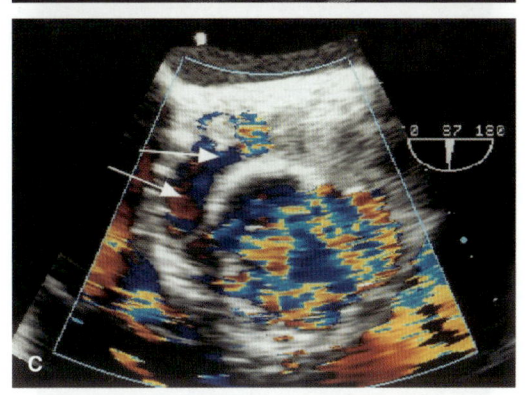

FIGURA 11.36 Imagens de um paciente com prótese valvar aórtica Medtronic Freestyle que desenvolveu um abscesso na raiz aórtica. **A:** O ecocardiograma transesofágico mostra um espaço complexo não ecogênico (*seta*) circundando a valva aórtica. **B:** Mesma anormalidade a partir de uma incidência de eixo curto (*seta*). **C:** Imagem com Doppler colorido mostra fluxo dentro da cavidade do abscesso e evidência de regurgitação perivalvar (*setas*). LA, átrio esquerdo, LV, ventrículo esquerdo.

temente revelam um exagero do mergulho septal protodiastólico normal e um aumento geral na amplitude da movimentação septal em comparação com a parede ventricular esquerda posterior.

O ventrículo esquerdo aumentado permanece complacente e consegue aceitar enchimento simultâneo através das valvas mitral e aórtica durante a diástole sem um aumento significativo na pressão. Eventualmente, a função ventricular esquerda começa a deteriorar, embora isso em geral não ocorra até um aumento significativo do volume telessistólico. A Figura 11.37 foi tirada de um paciente com regurgitação aórtica de longa data. A dimensão telediastólica do ventrículo esquerdo era de 6,2 cm. Observe também o formato globular da câmara. A redução da função do ventrículo esquerdo deve ser vista como uma alteração tardia e algumas vezes irreversível na história natural da doença. As implicações dessas alterações sobre a decisão clínica serão discutidas mais adiante.

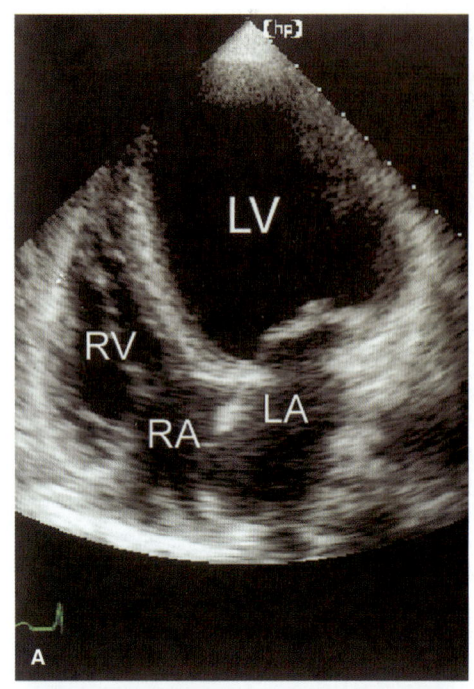

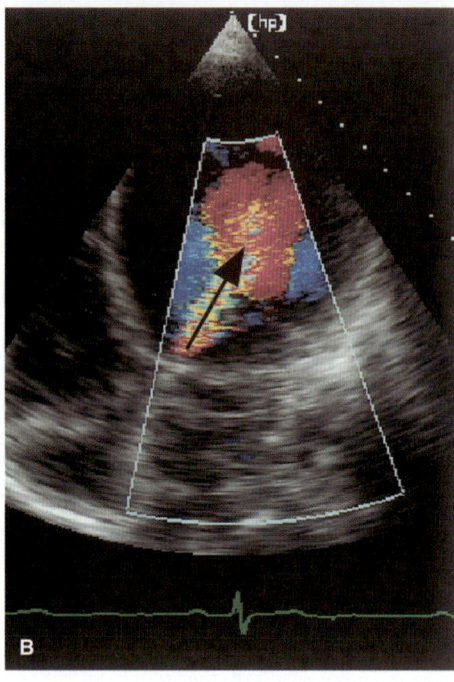

FIGURA 11.37 A: Efeito da regurgitação aórtica crônica grave sobre o ventrículo esquerdo (LV). A sobrecarga de volume imposta pela regurgitação eventualmente resulta em aumento e disfunção do ventrículo esquerdo. A câmara assume uma forma esférica. **B:** Imagem com Doppler colorido mostra o jato da regurgitação aórtica. Ver texto para detalhes. LA, átrio esquerdo; LV, ventrículo esquerdo; RA, átrio direito; RV, ventrículo direito.

Estabelecimento de um Diagnóstico de Regurgitação Aórtica

A ecocardiografia bidimensional com visibilização direta da valva aórtica pode, com frequência, identificar uma condição anatômica que predisporia ao desenvolvimento de regurgitação aórtica. Embora tais indicadores indiretos possam oferecer uma pista para a presença de regurgitação aórtica, o diagnóstico específico requer técnicas com Doppler. Em alguns casos, mesmo quando a regurgitação aórtica é grave, as imagens bidimensionais serão surpreendentemente não informativas, sugerindo mesmo que a valva está "anatomicamente" normal. Em tais casos, imagens

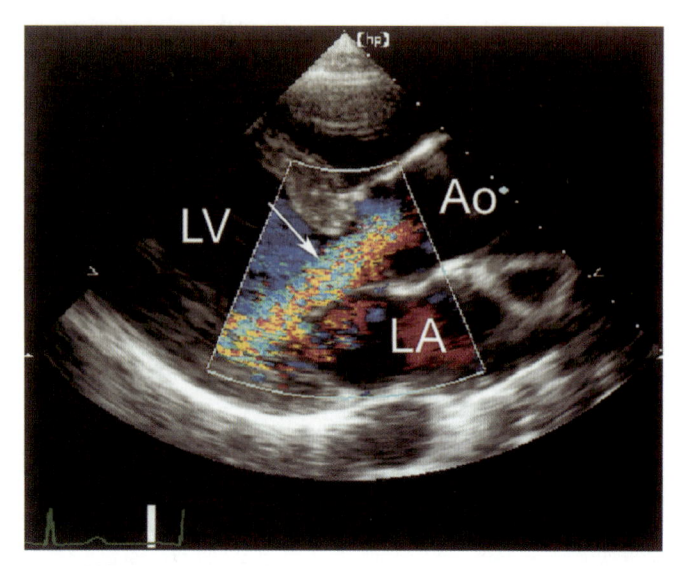

FIGURA 11.38 Um exemplo de regurgitação aórtica grave registrada por imagem com fluxo colorido. O jato está indicado pela *seta*. Observe a largura e o comprimento do jato de regurgitação. Ao, aorta; LA, átrio esquerdo; LV, ventrículo esquerdo.

com Doppler serão mais importantes e algumas vezes a única pista para o diagnóstico.

O jato da regurgitação aórtica pode ser registrado por meio de imagens com Doppler com fluxo colorido, com onda pulsada ou contínua. Todos esses três métodos são altamente sensíveis para a detecção de regurgitação e devem ser vistos como complementares na avaliação de pacientes individualmente (Figuras 11.38 e 11.39). A ecocardiografia com Doppler pulsado se baseia na demonstração de fluxo turbulento durante a diástole na via de saída do ventrículo esquerdo, no lado ventricular da valva aórtica (Figura 11.40). Como a velocidade do jato de regurgitação aórtica é alta, inevitavelmente irá ocorrer ambiguidade, mas simplesmente a presença de turbulência em geral estabelecerá o diagnóstico. O método é altamente sensível, mas requer uma procura metódica e cuidadosa pelo jato regurgitante, usando-se múltiplas incidências e janelas ecocardiográficas. Podem ocorrer achados

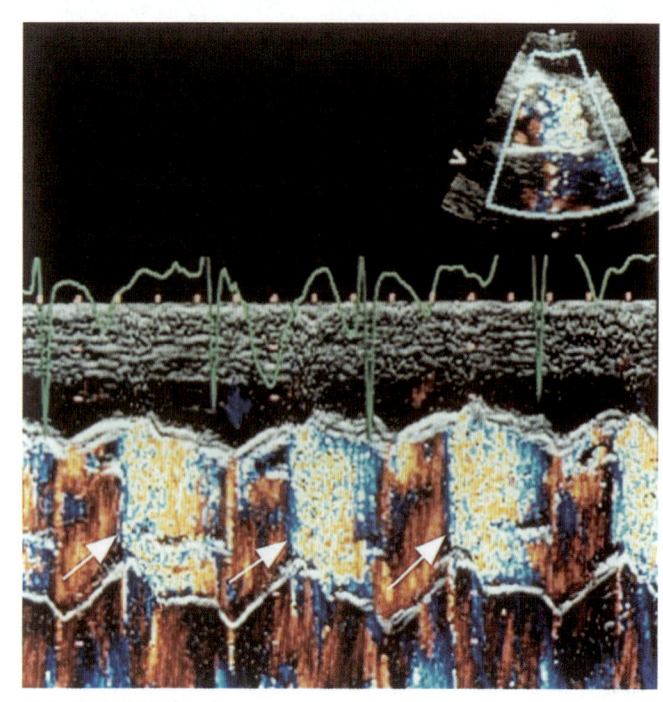

FIGURA 11.39 Imagem em modo M colorido de regurgitação aórtica. O sinal do fluxo em mosaico durante a diástole (*setas*) identifica o jato regurgitante aórtico.

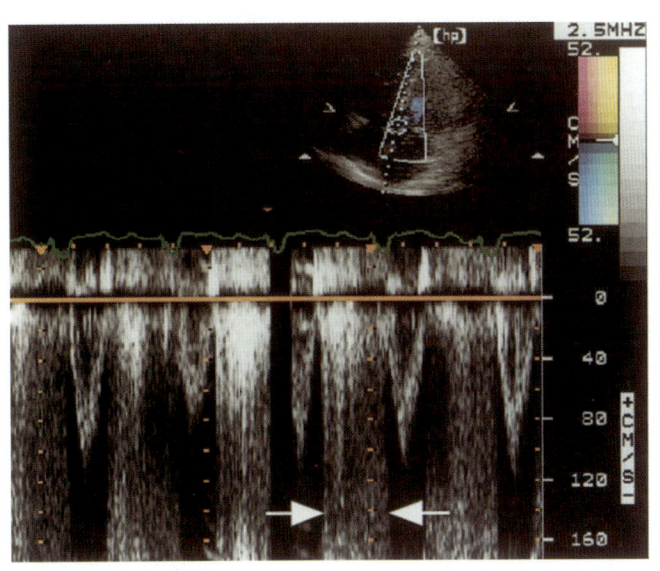

FIGURA 11.40 Ecocardiograma com Doppler pulsado pode detectar regurgitação aórtica como um fluxo turbulento dentro da via de saída do ventrículo esquerdo durante a diástole. Neste exemplo, a ambiguidade do jato regurgitante de alta velocidade é evidente (*setas*).

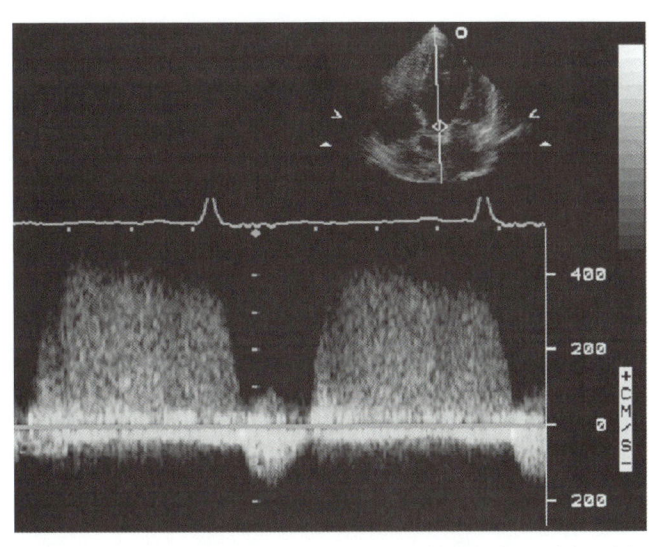

FIGURA 11.42 Registro com Doppler de onda contínua de um jato regurgitante aórtico pela janela apical. A velocidade e o contorno do jato são mais bem observados usando esta técnica.

falso-positivos, algumas vezes no quadro de estenose mitral ou uma prótese valvar mitral, onde o fluxo diastólico turbulento pode ser erroneamente tomado por uma regurgitação aórtica. Tentativas no passado de "mapear" o jato da regurgitação aórtica por técnicas com Doppler pulsado ofereceram a primeira abordagem para estimativa da gravidade. Uma vez detectado o jato imediatamente proximal à valva aórtica, o volume-amostra era gradativamente retirado em direção ao ápice para rastrear o comprimento do jato regurgitante. Embora simplista conceitualmente, essa abordagem comprovou ser razoavelmente acurada para se fazer a distinção entre graus leve, moderado e grave de regurgitação. Uma limitação óbvia da técnica de mapeamento com Doppler pulsado foi o pressuposto de que o jato regurgitante está dirigido centralmente e pode ser rastreado de volta em direção ao ápice. A Figura 11.41 é um exemplo de um jato de regurgitação aórtica muito excêntrico dirigido posteriormente em direção ao folheto anterior da valva mitral. O mapeamento com Doppler pulsado de tal jato poderia subestimar significativamente a sua gravidade.

Como o jato de regurgitação aórtica é invariavelmente de alta velocidade, são necessárias imagens com Doppler de onda contínua para se registrar o contorno do envelope (Figura 11.42). A densidade do jato, uma indicação qualitativa do volume de regurgitação, também pode ser avaliada. A densidade é uma função do número de hemácias amostradas e geralmente irá aumentar à medida que o volume regurgitante aumentar. A velocidade do jato regurgitante e particularmente o ritmo de desaceleração do fluxo retrógrado podem ser medidos (Figura 11.43). As imagens com Doppler de onda contínua são especialmente úteis quando há uma confusão sobre o distúrbio de fluxo ser decorrente de regurgitação aórtica ou de estenose mitral (Figura 11.44). A velocidade e o contorno do jato geralmente irão permitir se fazer essa distinção.

A técnica mais usada comumente na avaliação da regurgitação aórtica é imagem com fluxo colorido. Essa técnica tem uma sensibilidade relatada acima de 95% e uma especificidade de quase 100% para o estabelecimento do diagnóstico. De fato, pequenos graus de regurgitação aórtica podem ser detectados com imagem com fluxo colorido em uma porcentagem de indivíduos normais. A maioria dos casos envolve regurgitação "trivial" ou "leve" e a prevalência aumenta com a idade. Entre os indivíduos normais com menos de 40 anos de idade, a regurgitação aórtica é rara, ocorrendo em menos de 1%. No entanto, a frequência

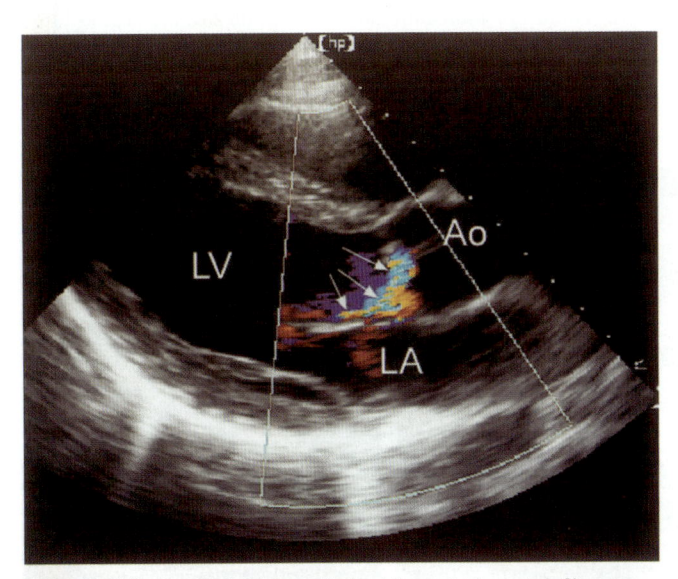

FIGURA 11.41 Um exemplo de jato regurgitante aórtico excêntrico (*setas*). Observe a colisão do jato contra o folheto anterior mitral. Ao, aorta; LA, átrio esquerdo; LV, ventrículo esquerdo.

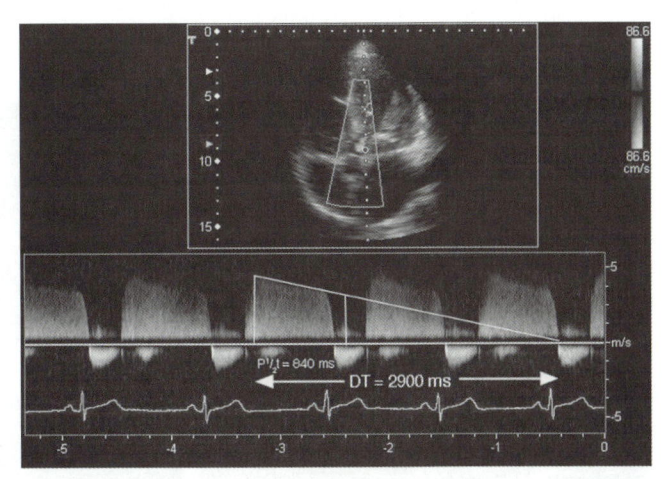

FIGURA 11.43 A inclinação, ou ritmo de desaceleração, do jato da regurgitação aórtica proporciona informações acerca da gravidade. Neste exemplo, a inclinação da desaceleração é plotada para permitir o cálculo do meio-tempo de pressão (P½t, 840 ms). O tempo de desaceleração (DT) é 2.900 ms. Esses achados são compatíveis com regurgitação leve.

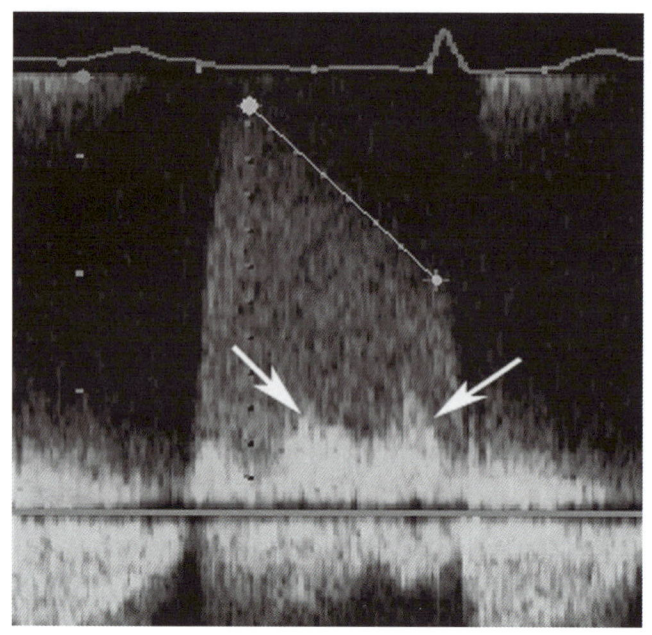

FIGURA 11.44 Por causa da proximidade do jato da regurgitação aórtica com o fluxo de entrada mitral, os dois padrões podem algumas vezes ser registrados simultaneamente. Neste exemplo, a regurgitação aórtica grave está superposta ao padrão do fluxo de entrada mitral (*setas*).

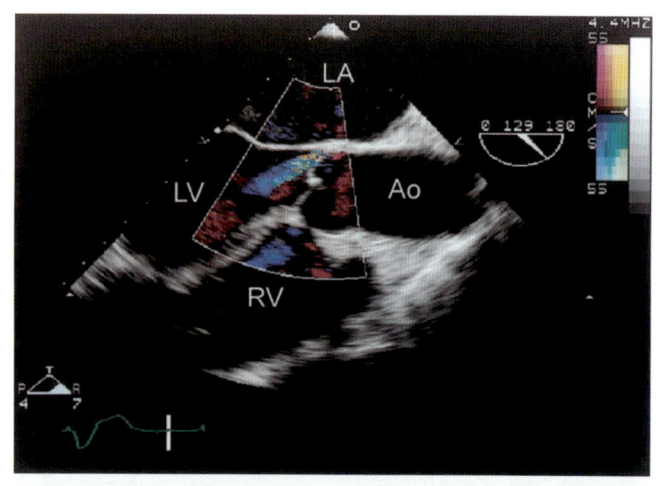

FIGURA 11.45 Ecocardiograma transesofágico de regurgitação aórtica leve. O jato se origina posteriormente. Ao, aorta; LA, átrio esquerdo; LV, ventrículo esquerdo; RV, ventrículo direito.

relatada de indivíduos mais velhos é muito maior, ocorrendo entre 10% e 20% dos indivíduos com mais de 60 anos. Nos muito idosos, por exemplo, aqueles com mais de 80 anos, algum grau de regurgitação aórtica pode ser detectado pelo Doppler colorido na vasta maioria.

A aquisição de imagens com fluxo colorido demonstra um jato turbulento na via de saída do ventrículo esquerdo em quase todos os pacientes com evidência clínica de regurgitação aórtica. Em geral, o jato persiste durante toda a diástole, e suas dimensões oferecem informações úteis acerca da gravidade. Achados falsonegativos são raros, mas podem ocorrer no quadro de frequência cardíaca muito alta, quando a diástole tem duração curta e o ritmo de fotogramas do instrumento de ultrassom somente permite a exibição de alguns fotogramas diastólicos. Nessa situação, o Doppler com onda contínua, em virtude de seu ritmo maior de amostragem, muitas vezes é útil.

Avaliação da Gravidade da Regurgitação Aórtica

A gravidade da regurgitação aórtica pode ser julgada a partir de vários critérios diferentes. O tamanho e a extensão do jato regurgitante dentro do ventrículo esquerdo, a área efetiva do orifício regurgitante e o volume ou fração do fluxo regurgitante são medidas distintas da gravidade, mas obviamente inter-relacionadas. Embora a área efetiva do orifício regurgitante possa ser o parâmetro hemodinamicamente mais importante, é bastante desafiador derivar em pacientes com regurgitação aórtica. De longe, a abordagem mais comumente usada se baseia na relação entre o tamanho do jato regurgitante, visibilizado pela imagem com fluxo colorido, e o volume regurgitante. O jato deve ser registrado em múltiplos planos de imagem para proporcionar uma avaliação tridimensional de suas dimensões. Acredita-se, hoje, que o comprimento do jato oferece informações não confiáveis acerca da gravidade em geral. Em qualquer plano, a área do jato pode ser estimada ou medida pela planimetria. A Figura 11.45 é registrada de um paciente com regurgitação aórtica leve. O jato tem origem posteriormente e é estreito no orifício. Tanto a área quanto o comprimento do jato colorido são pequenos. A Figura 11.46 mostra três exemplos de regurgitação aórtica registrada com imagem com fluxo colorido, demonstrando diferenças no aspecto do jato regurgitante na doença leve, moderada e grave. Novamente, essa abordagem tem várias limitações e tem somente uma modesta correlação com outras medidas de gravidade.

Uma abordagem relacionada se baseia na visibilização do jato regurgitante na sua origem (ou seja, imediatamente a jusante da valva) como um indicador do tamanho do orifício regurgitante (Figura 11.47). A partir da incidência paraesternal de eixo longo, a "altura" do jato logo abaixo da valva pode ser medida por meio de compassos eletrônicos. Essa dimensão também pode ser

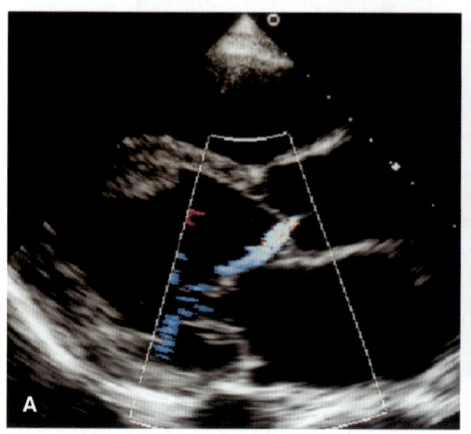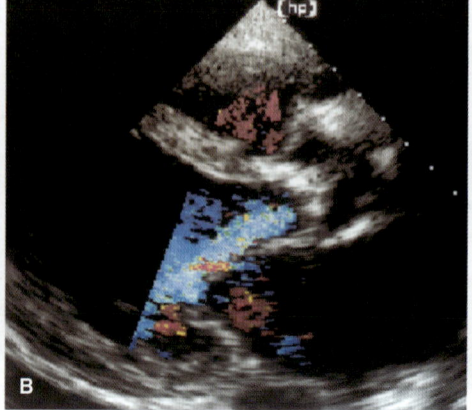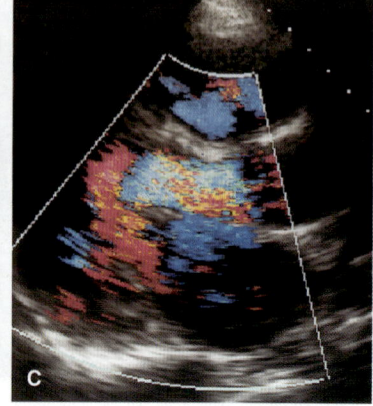

FIGURA 11.46 Três exemplos de regurgitação aórtica, todos pela incidência paraesternal de eixo longo com Doppler colorido. Regurgitação aórtica **(A)** leve, **(B)** moderada e **(C)** grave.

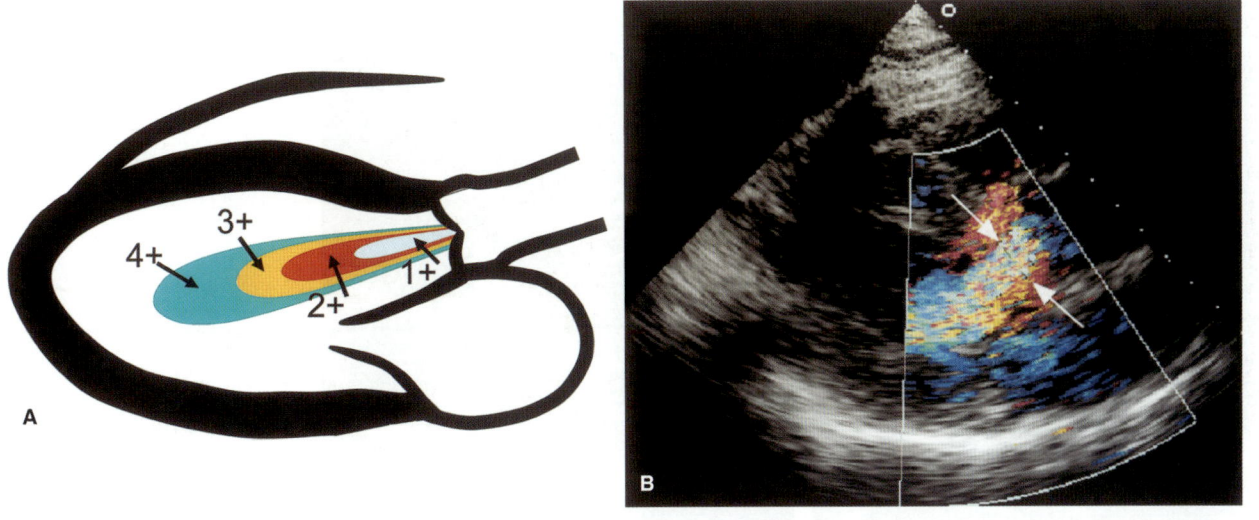

FIGURA 11.47 A: Esquema mostra como as dimensões do jato colorido da regurgitação aórtica podem ser usadas para se estimar a gravidade. **B:** A altura do jato logo abaixo da valva aórtica (*setas*) pode ser medida e comparada com a dimensão da via de saída do ventrículo esquerdo. Esta é uma medida útil da gravidade. Ver texto para detalhes.

expressa como uma porcentagem da dimensão da via de saída do ventrículo esquerdo para oferecer uma estimativa da gravidade. Nos três exemplos na Figura 11.46, observe as diferenças na relação altura do jato/dimensão da via de saída. A Figura 11.47 ilustra uma altura de jato que ocupa mais de 70% da dimensão da via de saída do ventrículo esquerdo. Quanto maior for a porcentagem da via de saída do ventrículo esquerdo que é preenchida pelo jato na sua origem, mais grave é a regurgitação. Um jato que ocupa mais de 60% da via de saída do ventrículo esquerdo (seja altura ou área) em geral indica regurgitação aórtica grave. Uma abordagem semelhante usa a incidência de eixo curto com o plano de imagem posicionado imediatamente proximal à valva aórtica (Figura 11.48). A via de saída é diretamente visibilizada como um espaço circular, e o jato regurgitante é visibilizado como um formato tridimensional dentro do círculo.

Existem várias limitações ao uso do mapeamento com fluxo colorido como um indicador direto de gravidade. Jatos excêntricos podem se colar ao longo de uma parede do ventrículo esquerdo, o que tende a alterar seu aspecto e daí a percepção de gravidade (Figura 11.49). Deve ser mantido em mente que o jato é inerentemente tridimensional de modo que nenhum plano de imagem isoladamente consegue transmitir informações completas acerca de seu formato e extensão. O tamanho aparente do jato depende muito do instrumento. Alterações no ganho, escala de cores, frequência do transdutor e filtros de parede irão afetar o aspecto do jato, independentemente de sua gravidade. Por exemplo, a largura de um jato regurgitante aórtico muitas vezes é maior a partir de uma incidência apical em comparação a uma incidência paraesternal. Isso se dá porque a largura do jato registrada em uma incidência paraesternal depende da resolução axial, ao passo que a mesma dimensão registrada apicalmente irá se basear na resolução lateral, resultando no aspecto de um jato mais largo. Por outro lado, a qualidade da imagem e/ou formato tridimensional do jato pode criar o efeito oposto. A Figura 11.50 é um exemplo de regurgitação aórtica que parece leve na incidência apical de quatro câmaras, mas moderada na incidência paraesternal de eixo longo. O exemplo meramente aponta as limitações das imagens com fluxo colorido na avaliação da gravi-

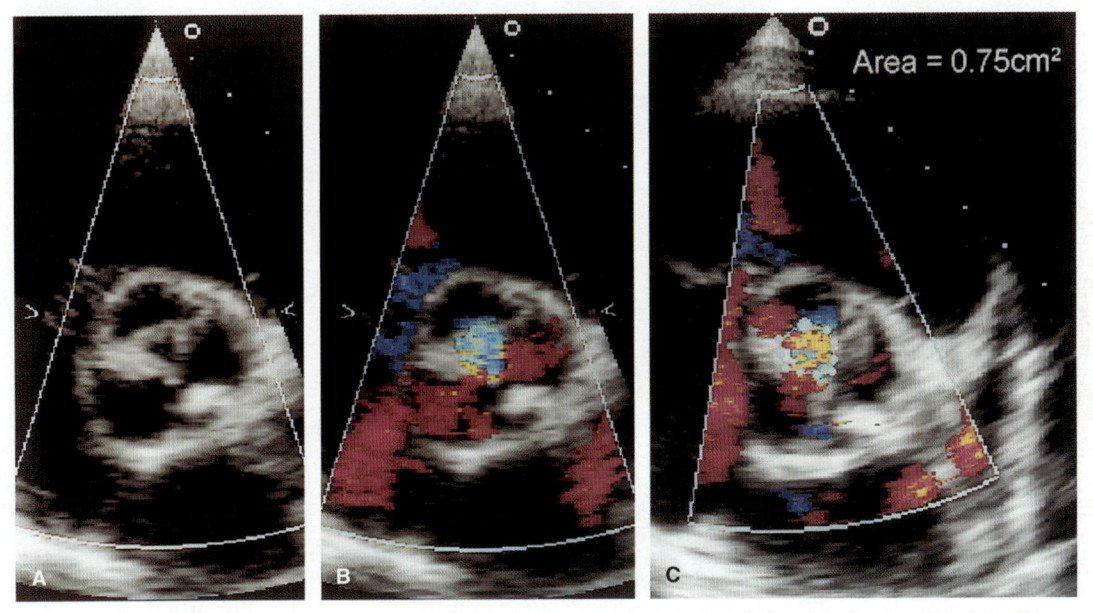

FIGURA 11.48 Usando-se a ecocardiografia transesofágica, o jato pode ser visibilizado pela incidência de eixo curto, logo abaixo da valva aórtica. **A:** O orifício regurgitante é visibilizado na imagem bidimensional. **B:** Doppler colorido é usado para demonstrar o fluxo dentro do orifício regurgitante. **C:** A área do orifício regurgitante é medida pela planimetria (0,75 cm²).

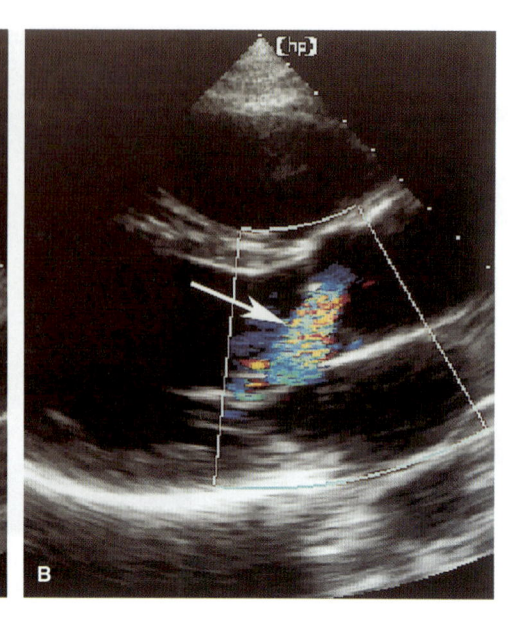

FIGURA 11.49 Valva aórtica bicúspide e regurgitação aórtica moderada em um paciente. **A:** Incidência de eixo longo. **B:** Um jato excêntrico é mostrado pela *seta* em direção ao folheto anterior mitral. Ao, aorta; LA, átrio esquerdo; LV, ventrículo esquerdo; RV, ventrículo direito.

dade da regurgitação e ressalta o fato de que nenhuma incidência isoladamente transmite todas as informações necessárias para se medir a gravidade. Finalmente, há evidências de que a área do orifício regurgitante em pacientes com regurgitação aórtica crônica se altera (e em geral diminui) durante a diástole. Esse achado tem implicações em técnicas como a do Doppler colorido e pode explicar a variabilidade temporal no tamanho do jato em muitos pacientes. Uma diminuição gradual na área do orifício regurgitante também justificaria a tendência do Doppler colorido superestimar a gravidade porque a área visibilizada do jato refletiria a área máxima em vez da área média do orifício.

A aquisição de imagens com Doppler de onda contínua também pode ser usada para se estimar a gravidade. A abordagem mais simples compara densidade ou cor escura do envelope do fluxo anterógrado aórtico e o jato regurgitante. Quanto maior o volume regurgitante, mais escuro o jato regurgitante se mostra na imagem de onda contínua. O formato do envelope também contém informações. A velocidade do jato é simplesmente uma reflexão do gradiente de pressão entre a aorta e o ventrículo esquerdo durante a diástole (Figura 11.51). Isso pode ser considerado como uma força de acionamento do fluxo regurgitante. No início da diástole, o gradiente é maior e a velocidade estará na faixa de 4 a 6 m/s, dependendo da pressão arterial. À medida que a diástole progride, o gradiente diminui à medida que a pressão aórtica diminui e a pressão ventricular esquerda aumenta.

Na regurgitação aórtica leve, um ventrículo esquerdo complacente permite um aumento lento e modesto na pressão ventricular esquerda e a pressão diastólica aórtica é mantida. Assim, a velocidade do jato regurgitante permanece relativamente alta e o envelope parece plano. Na regurgitação aórtica mais grave, a combinação de pressão ventricular esquerda aumentada e diminuição mais rápida da pressão aórtica acarreta uma desaceleração mais rápida da velocidade do jato regurgitante resultando

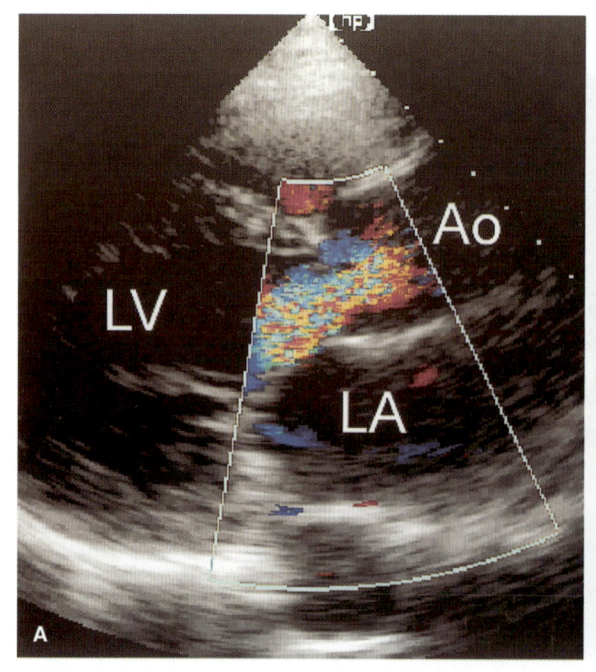
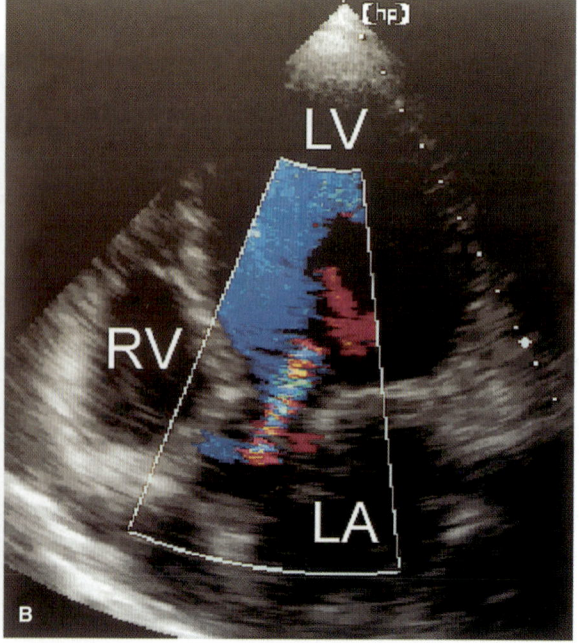

FIGURA 11.50 A: Incidência paraesternal de eixo longo registra o jato regurgitante aórtico com imagem com Doppler colorido. A altura do jato em relação à dimensão da via de saída do ventrículo esquerdo sugere que a regurgitação é moderada. **B:** Obtida no mesmo paciente, a incidência apical de quatro câmaras sugere regurgitação aórtica leve. Ver texto para detalhes. Ao, aorta; LA, átrio esquerdo; LV, ventrículo esquerdo; RV, ventrículo direito.

em uma inclinação mais íngreme do envelope Doppler (Figura 11.52). A desaceleração da velocidade do jato pode ser descrita como inclinação ou meio-tempo de pressão do jato. Esses parâmetros foram correlacionados com outras medidas de gravidade, e um acordo geral foi demonstrado. Um meio-tempo de pressão

de menos de 250 ms ou uma inclinação acima de 400 cm/s² é indicativo de regurgitação aórtica grave. Entretanto, outros fatores, inclusive complacência aórtica, pressão arterial e tamanho e complacência do ventrículo esquerdo irão também afetar essas medidas. Conforme discutido mais tarde, um alto ritmo de desaceleração do jato regurgitante aórtico é mais um indicador de agudeza em vez de gravidade.

Uma abordagem não quantitativa final que usa imagem com Doppler pulsado avalia a reversão do fluxo diastólico na aorta descendente. Isso está ilustrado na Figura 11.53. À medida que a regurgitação aórtica se agrava, ocorre um maior grau de reversão de fluxo e velocidades retrógradas podem ser registradas durante toda a diástole. Novamente, esse parâmetro depende da complacência vascular e localização do volume-amostra, mas constitui um marcador simples e prático da gravidade. A presen-

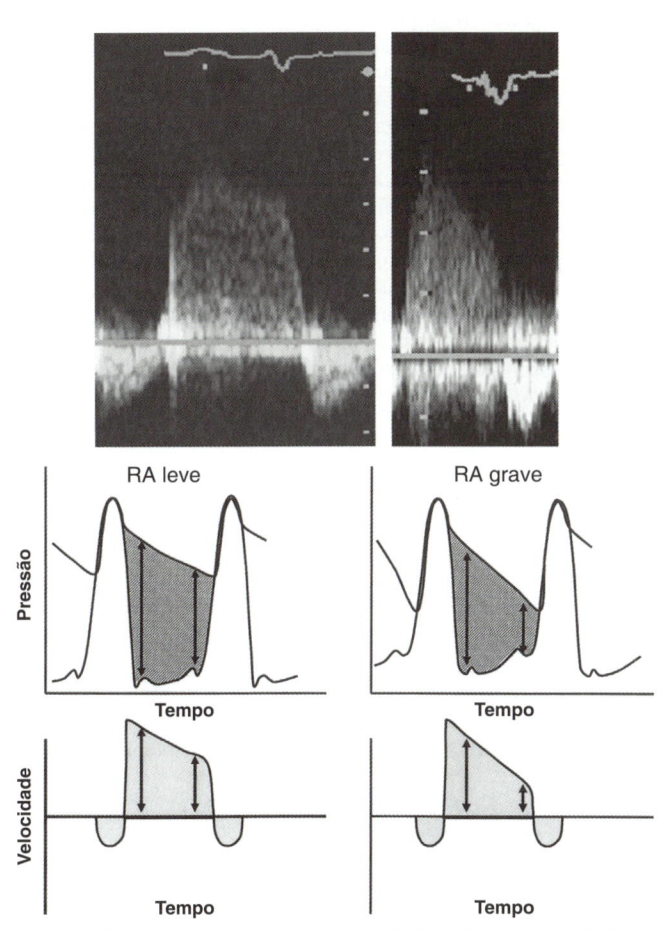

FIGURA 11.51 Este esquema ilustra como as alterações hemodinâmicas são refletidas no traçado de velocidade Doppler. **Esquerda:** Regurgitação aórtica (RA) leve associada a um contorno bastante plano do jato regurgitante. **Direita:** À medida que aumenta a gravidade, a inclinação do jato se torna mais íngreme. Essas alterações decorrem do gradiente instantâneo de pressão entre a aorta e o ventrículo esquerdo durante a diástole. Ver texto para detalhes.

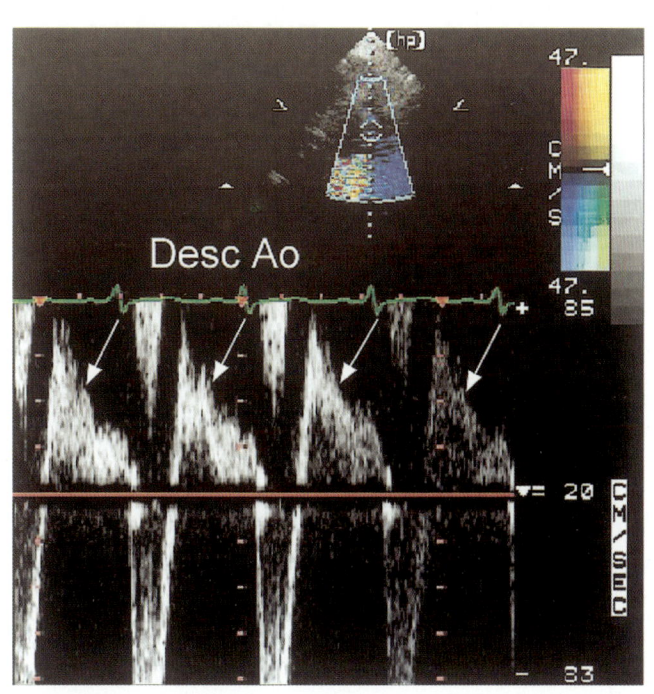

FIGURA 11.53 Registro com Doppler pulsado dentro da aorta descendente (Desc Ao) de um paciente com regurgitação aórtica grave mostra a reversão do fluxo durante toda a diástole (*setas*). Ver texto para detalhes.

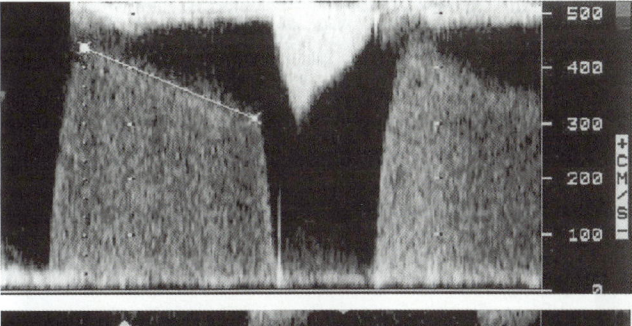

RA leve
Inclinação = 230 cm/s²
$P\frac{1}{2}t$ = 560 ms

RA grave
Inclinação = 460 cm/s²
$P\frac{1}{2}t$ = 220 ms

FIGURA 11.52 Imagem com Doppler de onda contínua do jato de regurgitação aórtica (RA) permite a quantificação da inclinação e meio-tempo de pressão (*P½t*). **Em cima:** Um exemplo de regurgitação aórtica leve. A inclinação é relativamente plana e o *P½t* é longo. **Embaixo:** Um exemplo de regurgitação aórtica grave mostrando uma inclinação muito mais íngreme e *P½t* mais curto.

ça de reversão holodiastólica de fluxo na aorta descendente tem correlação com regurgitação aórtica grave.

Existem disponíveis várias outras abordagens quantitativas para a avaliação da regurgitação aórtica. Como as quatro valvas do coração estão em série, o fluxo ou volume de ejeção em qualquer ponto tem de ser igual. No quadro de regurgitação aórtica, o volume total de ejeção através da valva aórtica na sístole tem de ser igual ao volume de ejeção anterógrado (que pode ser determinado em outra valva não regurgitante) mais o volume regurgitante (Figura 11.54). Conforme anteriormente mencionado, o volume de ejeção é simplesmente o produto AT pela ITV. Se a valva mitral for competente, o volume de ejeção *anterógrado* é tipicamente medido nesse local. Então, o volume de ejeção *total* através da valva aórtica é determinado. Esse valor irá incluir os volumes regurgitante e anterógrado. Daí, o volume regurgitante é a diferença entre o fluxo anterógrado através das valvas mitral e aórtica (Figura 11.55). Essa abordagem foi validada em vários laboratórios. Tanto o volume de ejeção regurgitante quanto a fração regurgitante podem ser quantificados. Como uma referência,

uma fração regurgitante acima de 50% ou um volume regurgitante acima de 60 mℓ indica regurgitação aórtica grave. No exemplo dado na Figura 11.55, o volume de ejeção é calculado como sendo 112 cc através da valva aórtica e 69 cc através da valva mitral. A diferença é resultado de regurgitação aórtica significativa. Com base nesses valores, o volume regurgitante é de aproximadamente 43 cc e a fração regurgitante é 38%.

A área da superfície de isovelocidade proximal, teoricamente, pode ser aplicada a qualquer valva regurgitante para medir a área e o volume regurgitantes. Entretanto, por causa dos desafios técnicos de se visibilizar as camadas de isovelocidade que convergem para o orifício regurgitante aórtico, essa técnica tem aplicação limitada na valva aórtica. Finalmente, uma abordagem interessante para a quantificação da gravidade da regurgitação aórtica envolve o conceito de conservação do *momentum*. *Momentum*, o produto do ritmo de fluxo volumétrico e velocidade, é constante em qualquer ponto dentro do jato regurgitante. Assim, à medida que o jato se expande na diástole para incluir um maior volume de sangue, a velocidade tem de diminuir proporcionalmente. Como o fluxo é o produto da AT pela velocidade, através de substituição,

$$Momentum = \text{Fluxo}(Q) \times v \text{ ou} \qquad \text{[Eq. 11.10]}$$

$$Momentum = \text{Área} \times v^2 \qquad \text{[Eq. 11.11]}$$

Para se medir a área do orifício regurgitante (AOR), o *momentum* é determinado em dois pontos, um dos quais é no orifício regurgitante. Como o *momentum* é conservado, tal como a massa, uma forma da equação de continuidade é empregada para proporcionar

$$AOR = \frac{\text{Área do jato} \times v^2_{\text{jato}}}{v^2_{\text{AOR}}} \qquad \text{[Eq. 11.12]}$$

Este é um conceito atraente baseado em princípios teóricos sólidos. Medindo-se a área e a velocidade do jato em dois pontos (um dos quais dentro do orifício regurgitante), a área do orifício regurgitante pode ser determinada. As medidas são razoavelmente diretas e reprodutíveis, e em estudos *in vitro* demonstraram a acurácia dessa abordagem. Entretanto, o cálculo do *momentum* do jato permanece um instrumento de pesquisa e é difícil de ser aplicado clinicamente. Um resumo das várias abordagens à medida da gravidade da regurgitação aórtica é dado no

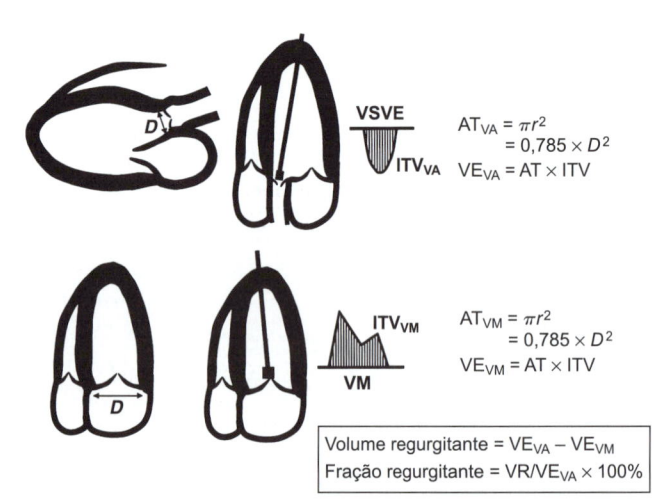

FIGURA 11.54 Volume de ejeção pode ser medido através de qualquer valva no coração. Este esquema mostra como o volume de ejeção pode ser calculado no nível da valva aórtica (#1) e valva mitral (#2). A diferença no volume de ejeção representa volume regurgitante. Ademais, a fração regurgitante pode ser calculada. Ver texto para detalhes. AT, área transversal; ITV, integral tempo-velocidade.

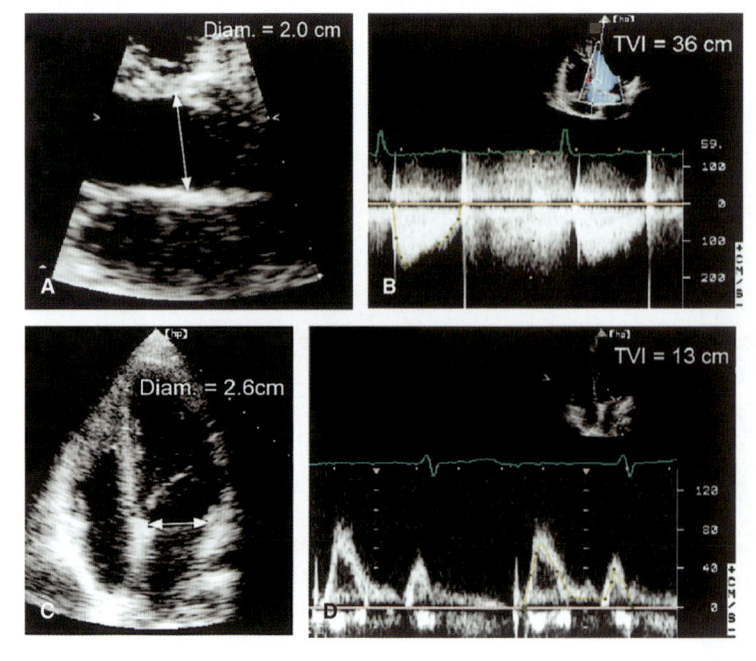

Fluxo aórtico:
$AT_{VA} = 3,1 \text{ cm}^2$
$TVI_{VA} = 36 \text{ cm}$
$VE_{VA} = 112 \text{ cc}$

Fluxo mitral:
$AT_{VM} = 5,3 \text{ cm}^2$
$TVI_{VM} = 13 \text{ cm}$
$VE_{VM} = 69 \text{ cc}$

Volume regurgitante:
112 − 69 = 43 cc

Fração regurgitante:
43/112 = 38%

FIGURA 11.55 Um exemplo de como o volume regurgitante e a fração regurgitante podem ser quantificados. Ver texto para detalhes. AT, área transversal; TVI, integral tempo-velocidade.

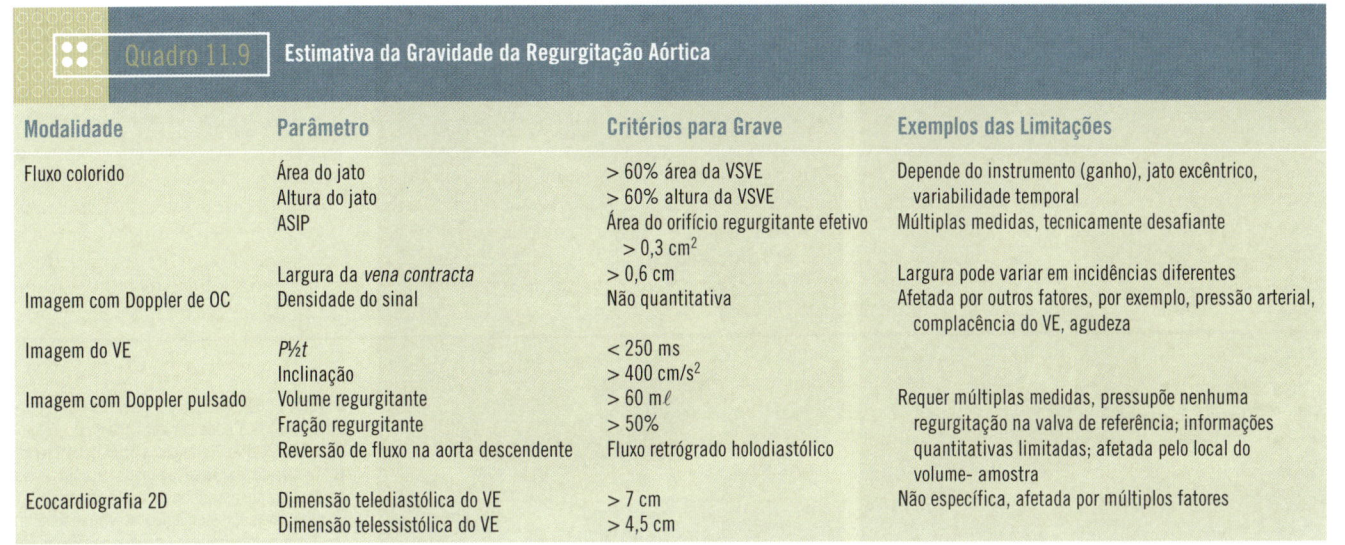

Modalidade	Parâmetro	Critérios para Grave	Exemplos das Limitações
Fluxo colorido	Área do jato	> 60% área da VSVE	Depende do instrumento (ganho), jato excêntrico, variabilidade temporal
	Altura do jato	> 60% altura da VSVE	
	ASIP	Área do orifício regurgitante efetivo > 0,3 cm²	Múltiplas medidas, tecnicamente desafiante
Imagem com Doppler de OC	Largura da *vena contracta*	> 0,6 cm	Largura pode variar em incidências diferentes
	Densidade do sinal	Não quantitativa	Afetada por outros fatores, por exemplo, pressão arterial, complacência do VE, agudeza
Imagem do VE	P½t	< 250 ms	
	Inclinação	> 400 cm/s²	
Imagem com Doppler pulsado	Volume regurgitante	> 60 mℓ	Requer múltiplas medidas, pressupõe nenhuma regurgitação na valva de referência; informações quantitativas limitadas; afetada pelo local do volume- amostra
	Fração regurgitante	> 50%	
	Reversão de fluxo na aorta descendente	Fluxo retrógrado holodiastólico	
Ecocardiografia 2D	Dimensão telediastólica do VE	> 7 cm	Não específica, afetada por múltiplos fatores
	Dimensão telessistólica do VE	> 4,5 cm	

ASIP, área da superfície de isovelocidade proximal; 2D, bidimensional; OC, onda contínua; P½t, meio-tempo de pressão; VE, ventrículo esquerdo; VSVE, via de saída do ventrículo esquerdo.

Quadro 11.9. Deve ficar evidente que nenhuma medida isoladamente de gravidade de regurgitação é suficiente para a tomada de decisão clínica. Cada uma oferece pistas para a gravidade, mas é imperfeita e não pode ser confiada isoladamente. Em vez disso, o clínico/ecocardiografista tem de levar em consideração todos os dados disponíveis de modo que uma avaliação global da gravidade possa ser feita.

Regurgitação Aórtica Aguda *versus* Crônica

Existem várias diferenças importantes entre as regurgitações aórticas aguda e crônica. As causas mais comuns de regurgitação aórtica são endocardite da valva aórtica (levando a rompimento ou destruição dos folhetos aórticos) e dissecção aórtica (levando a dilatação anular e/ou da raiz aórtica e invasão da própria valva pela aba da dissecção). Menos comumente, o trauma torácico pode acarretar esse distúrbio.

Uma diferença primária entre as regurgitações aguda e crônica envolve a resposta do ventrículo esquerdo. Com o passar do tempo, o ventrículo esquerdo tem uma capacidade notável de se dilatar, permanecendo complacente e dando acomodação a até mesmo um grande volume regurgitante enquanto mantém pressões de enchimento diastólico quase normais. Isso não é possível com a regurgitação aórtica aguda na qual a sobrecarga de volu-

me é mal tolerada (devido ao tamanho normal do ventrículo esquerdo e efeitos limitantes do pericárdio) de modo que a pressão diastólica ventricular esquerda aumenta rapidamente. O formato do envelope do jato regurgitante no Doppler de onda contínua e, especialmente, o ritmo de desaceleração do fluxo são talvez os marcadores hemodinâmicos mais úteis para se fazer a distinção entre as duas (Figura 11.56). Neste exemplo, a regurgitação aórtica foi resultado de destruição do folheto devido a endocardite estafilocócica. Na regurgitação aórtica aguda, o aumento rápido da pressão diastólica ventricular esquerda também pode levar ao fechamento prematuro da valva mitral que pode ser registrado com imagens em modo M (Figura 11.31). Assim, a ecocardiografia é crítica para se estabelecer a causa da regurgitação aórtica e se fazer a distinção entre as formas aguda e crônica.

Avaliação do Ventrículo Esquerdo

Na maioria dos pacientes, a regurgitação aórtica crônica é lentamente progressiva e associada a um período assintomático longo. Como a disfunção ventricular esquerda pode preceder o início de sintomas, a avaliação longitudinal de pacientes com regurgitação aórtica crônica significativa focaliza o ventrículo esquerdo. Vários estudos clínicos, inicialmente usando a ecocardiografia em modo M e mais tarde a bidimensional, demonstraram o valor de

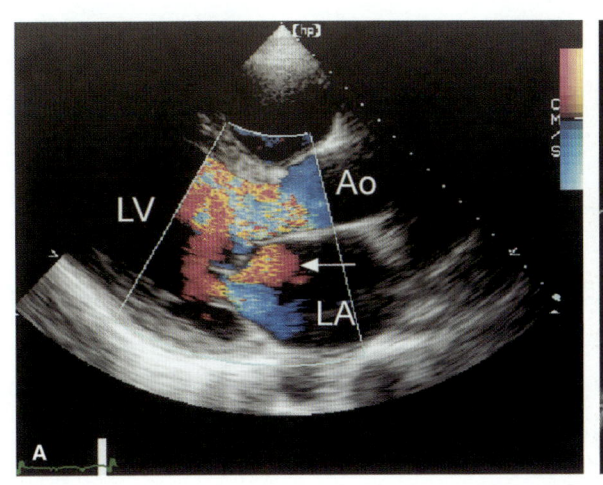

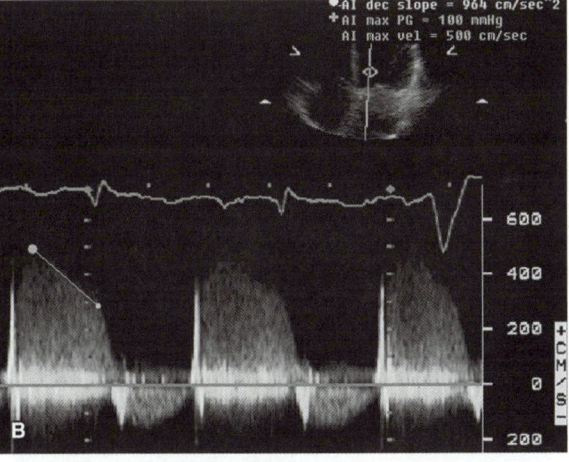

FIGURA 11.56 Um exemplo de regurgitação aórtica aguda em um paciente com endocardite envolvendo a valva aórtica. **A:** Imagem com Doppler colorido mostra a regurgitação aórtica grave. Existe também evidência de regurgitação mitral diastólica (*seta*) devida à alta pressão diastólica ventricular esquerda. **B:** Imagem com Doppler de onda contínua é compatível com grave regurgitação, com base na inclinação do jato. Ao, aorta; LA, átrio esquerdo; LV, ventrículo esquerdo.

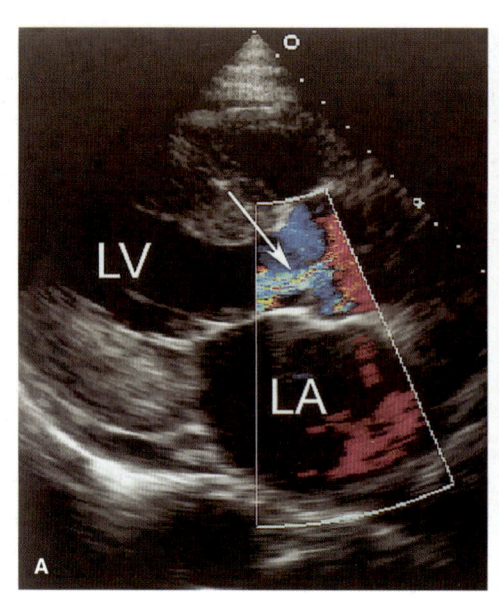
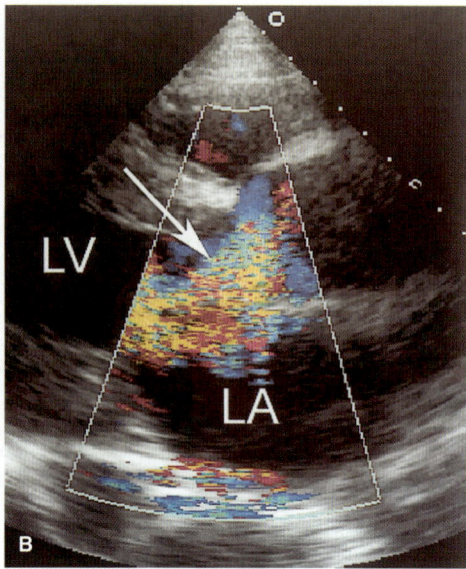

FIGURA 11.57 Evolução da gravidade da regurgitação aórtica pode ser avaliada pela ecocardiografia. **A:** Regurgitação aórtica leve (*seta*). **B:** O mesmo paciente avaliado 2 anos mais tarde. Durante esse ínterim, a gravidade da regurgitação (*seta*) aumentou acentuadamente. Ver texto para detalhes. LA, átrio esquerdo; LV, ventrículo esquerdo.

estudos seriados na detecção de sinais precoces de descompensação ventricular esquerda em pacientes assintomáticos. Estudos recentes também exploraram o ritmo de progressão da regurgitação aórtica crônica. Essas séries longitudinais confirmaram que a regurgitação aórtica crônica é uma condição de progressão lenta e que os pacientes com doença mais grave evoluem mais rapidamente do que aqueles com regurgitação leve ou moderada. Entretanto, é possível uma progressão mais rápida e imprevisível. A Figura 11.57 é de um paciente com doença mista do tecido conjuntivo. No primeiro estudo, está presente regurgitação aórtica leve. Dois anos mais tarde, a regurgitação se tornou mais grave. O papel da ecocardiografia na seleção de pacientes para cirurgia e na cronologia de intervenções está bem estabelecido (Quadro 11.6).

Foram propostas várias medidas para ajudar na decisão clínica. Dimensões ventriculares esquerdas telediastólicas e telessistólicas do eixo curto, fração de ejeção, encurtamento fracional e estresse parietal telessistólico mostraram-se elementos de previsão do desfecho de pacientes com regurgitação aórtica grave. Quando os pacientes são avaliados inicialmente, a disfunção sistólica ventricular esquerda considerada secundária à regurgitação aórtica muitas vezes é uma indicação de intervenção cirúrgica. Entre os pacientes com função sistólica preservada, um aumento do tamanho da câmara, particularmente no volume ou dimensão telessistólica, é geralmente considerado como uma manifestação precoce de descompensação e frequentemente uma indicação de substituição da valva aórtica. Assim, a avaliação ecocardiográfica desses pacientes tem de prestar atenção particular a evidências de disfunção sistólica ou aumento progressivo da câmara. Esses parâmetros, juntamente com os sintomas do paciente e sua capacidade física proporcionam a maior parte das informações necessárias para a tomada de decisões na regurgitação aórtica.

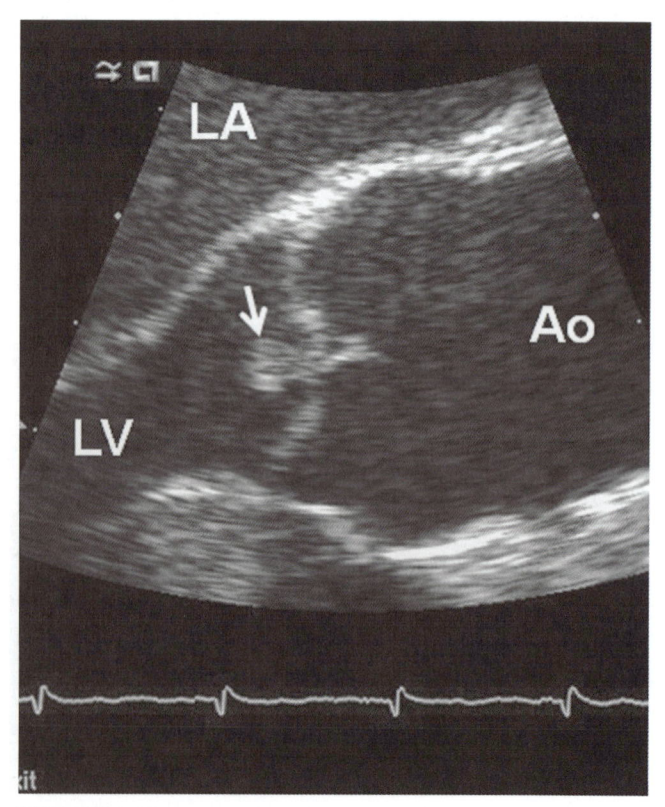

FIGURA 11.58 Incidência paraesternal de eixo longo mostra um exemplo de excrescência de Lambl (*seta*). LA, átrio esquerdo; LV, ventrículo esquerdo; RV, ventrículo direito.

FIGURA 11.59 Incidência transesofágica de eixo longo da valva aórtica de um paciente que se apresentou após um acidente vascular cerebral. A massa pequena e móvel ligada à valva aórtica é um fibroelastoma papilar (*seta*).

Outras Anormalidades da Valva Aórtica

As excrescências de Lambl são filamentos finos e delicados que se originam na borda ventricular das cúspides aórticas. Consideradas como variantes do normal, essas estruturas são observadas crescentemente com o avançar da idade e melhor qualidade de imagem (Figura 11.58). Como tais, elas podem representar uma forma de alteração degenerativa da valva que ocorre com o passar do tempo. Elas ocasionalmente podem ser múltiplas. Um importante objetivo na avaliação de tais estruturas é distinguir uma excrescência de Lambl de entidades patológicas, especialmente vegetações. Isso pode ser difícil e geralmente requer alguma consideração das condições clínicas. Por exemplo, se um paciente tiver febre e hemoculturas positivas, uma pequena massa valvar aórtica mais provavelmente representa uma vegetação. Se o paciente estiver afebril e assintomático, a possibilidade de uma excrescência de Lambl deve ser fortemente considerada. Tumores acometendo a valva aórtica, como fibroelastoma, são raros e são discutidos no Capítulo 23. Um exemplo de fibroelastoma papilar acometendo a valva aórtica é mostrado na Figura 11.59.

Leituras Sugeridas

Conceitos Gerais

Ahmed S, Honos GN, Walling AD, et al. Clinical outcome and echocardiographic predictors of aortic valve replacement in patients with bicuspid aortic valve. J Am Soc Echocardiogr 2007;20:998–1003.

Bonow RO, Carabello BA, Chatterjee K, et al. ACC/AHA 2006 guidelines for the management of patients with valvular disease: a report of the American College of Cardiology/American Heart Association Task Force on Practice Guidelines. J Am Coll Cardiol 2006;48:14–41.

Douglas PS, Khandheria B, Stainback RF, Weissman NJ. ACCF/ASE/ACEP/ASNC/SCAI/SCCT/SCMR 2007 appropriateness criteria for transthoracic and transesophageal echocardiography. J Am Coll Cardiol 2007;50:187–204.

Handke M, Jahnke C, Heinrichs G, et al. New three-dimensional echocardiographic system using digital radio frequency data: visualization and quantitative analysis of aortic valve dynamics with high resolution: methods, feasibility, and initial clinical experience. Circulation 2003;107:2876–2879.

Michelena HI, Desjardins V, Avierinos JF, et al. Natural history of asymptomatic patients with normally functioning or minimally dysfunctional bicuspid aortic valve in the community. Circulation 2008;117:2776–2784.

Moss RR, Ivens E, Pasupati S, et al. Role of echocardiography in percutaneous aortic valve implantation. J Am Coll Cardiol 2008;1:15–24.

Walther T, Lehmann S, Falk V, et al. Prospectively randomized evaluation of stented xenograft hemodynamic function in the aortic position. Circulation 2004;110:1174–1178.

Estenose Aórtica

Baumgartner H, Hung J, et al. Echocardiographic Assessment of Valve Stenosis: EAE/ASE Recommendations for Clinical Practice. J Am Soc Echocardiogr 2009;22:1–23.

Bermejo J, Odreman R, Feijoo J, et al. Clinical efficacy of Doppler-echocardiographic indices of aortic valve stenosis: a comparative test-based analysis of outcome. J Am Coll Cardiol 2003;41:142–151.

Blais C, Burwash IG, Mundigler G, et al. Projected valve area at normal flow rate improves the assessment of stenosis severity in patients with low-flow, low-gradient aortic stenosis: the multicenter TOPAS (Truly or Pseudo-Severe Aortic Stenosis) study. Circulation 2006;113:711–721.

Burwash IG, Dickinson A, Teskey RJ, et al. Aortic valve area discrepancy by Gorlin equation and Doppler echocardiography continuity equation: relationship to flow in patients with valvular aortic stenosis. Can J Cardiol 2000;16:985–992.

Claval MA, Fuchs C, Burwash IG, et al. Predictors of outcomes in low-flow, low-gradient aortic stenosis: results of the multicenter TOPAS Study. Circulation 2008;118:S234–S242.

Cormier B, lung B, Porte JM, et al. Value of multiplane transesophageal echocardiography in determining aortic valve area in aortic stenosis. Am J Cardiol 1996;77:882–885.

Currie PJ, Hagler DJ, Seward JB, et al. Instantaneous pressure gradient: a simultaneous Doppler and dual catheter correlative study. J Am Coll Cardiol 1986;7:800–806.

Currie PJ, Seward JB, Reeder GS, et al. Continuous-wave Doppler echocardiographic assessment of severity of calcific aortic stenosis: a simultaneous Doppler-catheter correlative study in 100 adult patients. Circulation 1985;71:1162–1169.

Dal-Bianco JP, Khandheria BK, Mookadam F, et al. Management of asymptomatic severe aortic stenosis. J Am Coll Cardiol 2008;52:1279–1292.

deFilippi CR, Willett DL, Brickner ME, et al. Usefulness of dobutamine echocardiography in distinguishing severe from nonsevere valvular aortic stenosis in patients with depressed left ventricular function and low transvalvular gradients. Am J Cardiol 1995;75:191–194.

Grayburn PA, Smith MD, Harrison MR, et al. Pivotal role of aortic valve area calculation by the continuity equation for Doppler assessment of aortic stenosis in patients with combined aortic stenosis and regurgitation. Am J Cardiol 1988;61:376–381.

Harrison MR, Gurley JC, Smith MD, et al. A practical application of Doppler echocardiography for the assessment of severity of aortic stenosis. Am Heart J 1988;115:622–628.

Kadem L, Rieu R, Dumesnil JG, et al. Flow-dependent changes in Doppler-derived aortic valve effective orifice area are real and not due to artifact. J Am Coll Cardiol 2006;47:131–137.

Kim KS, Maxted W, Nanda NC, et al. Comparison of multiplane and biplane transesophageal echocardiography in the assessment of aortic stenosis. Am J Cardiol 1997;79:436–441.

Lancellotti P, Lebois F, Simon M, et al. Prognostic importance of quantitative exercise Doppler echocardiography in asymptomatic valvular aortic stenosis. Circulation 2005;112:1377–1382.

Lin SS, Roger VL, Pascoe R, et al. Dobutamine stress Doppler hemodynamics in patients with aortic stenosis: feasibility, safety, and surgical correlations. Am Heart J 1998;136:1010–1016.

Oh JK, Taliercio CP, Holmes DR Jr, et al. Prediction of the severity of aortic stenosis by Doppler aortic valve area determination: prospective Doppler-catheterization correlation in 100 patients. J Am Coll Cardiol 1988;11:1227–1234.

Otto CM, Burwash IG, Legget ME, et al. Prospective study of asymptomatic valvular aortic stenosis. Clinical, echocardiographic, and exercise predictors of outcome. Circulation 1997;95:2262–2270.

Otto CM, Pearlman AS. Doppler echocardiography in adults with symptomatic aortic stenosis. Diagnostic utility and cost-effectiveness. Arch Intern Med 1988;148:2553–2560.

Otto CM. Valvular aortic stenosis: disease severity and timing of intervention. J Am Coll Cardiol 2006;47:2141–2151.

Pellikka PA, Sarano ME, Nishimura RA, et al. Outcome of 622 adults with asymptomatic, hemodynamically significant aortic stenosis during prolonged follow-up. Circulation 2005;111:3290–3295.

Quere JP, Monin JL, Levy F, et al. Influence of preoperative left ventricular contractile reserve on postoperative ejection fraction in low-gradient aortic stenosis. Circulation 2006;113:1738–1744.

Richards KL. Assessment of aortic and pulmonic stenosis by echocardiography. Circulation 1991;84:I182–I187.

Richards KL, Cannon SR, Miller JF, et al. Calculation of aortic valve area by Doppler echocardiography: a direct application of the continuity equation. Circulation 1986;73:964–969.

Roberts WC. Valvular, subvalvular and supravalvular aortic stenosis: morphologic features. Cardiovasc Clin 1973;5:97–126.

Roger VL, Tajik AJ, Bailey KR, et al. Progression of aortic stenosis in adults: new appraisal using Doppler echocardiography. Am Heart J 1990;119:331–338.

Rosenhek R, Binder T, Porenta G, et al. Predictors of outcome in severe, asymptomatic aortic stenosis. N Engl J Med 2000;343:611–617.

Simpson IA, Houston AB, Sheldon CD, et al. Clinical value of Doppler echocardiography in the assessment of adults with aortic stenosis. Br Heart J 1985;53:636–639.

Springings DC, Chambers JB, Cochrane T, et al. Ventricular stroke work loss: validation of a method of quantifying the severity of aortic stenosis and derivation of an orifice formula. J Am Coll Cardiol 1990;16:1608–1614.

Teirstein P, Yeager M, Yock PG, et al. Doppler echocardiographic measurement of aortic valve area in aortic stenosis: a noninvasive application of the Gorlin formula. J Am Coll Cardiol 1986;8:1059–1065.

Tribouilloy C, Shen WF, Peltier M, et al. Quantitation of aortic valve area in aortic stenosis with multiplane transesophageal echocardiography: comparison with monoplane transesophageal approach. Am Heart J 1994;128:526–532.

Yeager M, Yock PG, Popp RL. Comparison of Doppler-derived pressure gradient to that determined at cardiac catheterization in adults with aortic valve stenosis: implications for management. Am J Cardiol 1986;57:644–648.

Zoghbi WA, Farmer KL, Soto JG, et al. Accurate noninvasive quantification of stenotic aortic valve area by Doppler echocardiography. Circulation 1986;73:452–459.

Regurgitação Aórtica

Choong CY, Abascal VM, Weyman J, et al. Prevalence of valvular regurgitation by Doppler echocardiography in patients with structurally normal hearts by two-dimensional echocardiography. Am Heart J 1989;117:636–642.

Detaint D, Messika-Zeitoun D, Maalouf J, et al. Quantitative echocardiographic determinants of clinical outcome in asymptomatic patients with aortic regurgitation: a prospective study. J Am Coll Cardiol Imaging 2008;1:1–11.

Henry WL, Bonow RO, Rosing DR, et al. Observations on the optimum time for operative intervention for aortic regurgitation. II. Serial echocardiographic evaluation of asymptomatic patients. Circulation 1980;61:484–492.

Lim DS, Dent JM, Gutgesell HP, et al. Transesophageal echocardiographic guidance for surgical repair of aortic insufficiency in congenital heart disease. J Am Soc Echocardiogr 2007;20:1080–1085.

Perry GJ, Helmcke F, Nanda NC, et al. Evaluation of aortic insufficiency by Doppler color flow mapping. J Am Coll Cardiol 1987;9:952–959.

Reimold SC, Maier SE, Fleischmann KE, et al. Dynamic nature of the aortic regurgitant orifice area during diastole in patients with chronic aortic regurgitation. Circulation 1994;89:2085–2092.

Reimold SC, Thomas JD, Lee RT. Relation between Doppler color flow variables and invasively determined jet variables in patients with aortic regurgitation. J Am Coll Cardiol 1992;20:1143–1148.

Rokey R, Sterling LL, Zoghbi WA, et al. Determination of regurgitant fraction in isolated mitral or aortic regurgitation by pulsed Doppler two-dimensional echocardiography. J Am Coll Cardiol 1986;7:1273–1278.

Smith MD, Grayburn PA, Spain MG, et al. Observer variability in the quantitation of Doppler color flow jet areas for mitral and aortic regurgitation. J Am Coll Cardiol 1988;11:579–584.

Teague SM, Heinsimer JA, Anderson JL, et al. Quantification of aortic regurgitation utilizing continuous wave Doppler ultrasound. J Am Coll Cardiol 1986;8:592–599.

de Waroux JB, Pouleur AC, Goffinet C, et al. Functional anatomy of aortic regurgitation: accuracy, prediction of surgical repairability, and outcome implications of transesophageal echocardiography. Circulation 2007;116:1264–1269.

Capítulo 12
Valvopatia Mitral

A valva mitral foi a primeira das quatro valvas avaliadas pela ecocardiografia. Em grande parte, isso se deve a uma prevalência relativamente alta de cardiopatia reumática e a excursão relativamente ampla dos folhetos valvares mitrais, o que os tornaram um alvo mais fácil para as técnicas iniciais em modo M. A ecocardiografia em modo M proporcionou as pistas iniciais da gravidade da estenose mitral e documentou alterações após comissurotomia mitral aberta. Técnicas modernas bidimensionais e com Doppler tornaram a ecocardiografia um instrumento essencial na conduta em pacientes com valvopatia mitral suspeitada ou conhecida. Mais recentemente, foi demonstrado que a ecocardiografia tridimensional tem um papel singular na valvopatia mitral. Embora um benefício clínico adicional não tenha sido comprovado em muitas doenças, as imagens tridimensionais facilitaram a detecção de folhetos frouxos e avaliação de estenose mitral. A valvopatia mitral primária pode ser o principal contribuidor para os sintomas cardiovasculares. Ademais, a valva mitral muitas vezes é acometida em uma maneira secundária em outras doenças cardíacas. O Quadro 12.1 resume as causas primárias e secundárias de valvopatia mitral. Elas incluem lesões congênitas, como a estenose mitral congênita, e adquiridas, como a cardiopatia reumática. Outras formas de doenças adquiridas, tipicamente se apresentando mais tarde na vida, incluem disfunção do músculo papilar e doenças degenerativas.

A ecocardiografia é a principal ferramenta diagnóstica na avaliação de pacientes com valvopatia mitral conhecida ou suspeitada. Os recentemente publicados "Appropriateness Criteria for the Utilization of Transthoracic and Transesophageal Echocardiography" definiram múltiplas indicações para a utilização da ecocardiografia transtorácica e transesofágica em pacientes com valvopatia mitral conhecida ou suspeitada (Quadro 12.2). A faixa de pacientes avaliados quanto à suspeita de valvopatia mitral é substancial e inclui aqueles com sopros de significado incerto, bem como pacientes com insuficiência cardíaca congestiva, cardiopatia isquêmica e miocardiopatias dilatada e hipertrófica.

Anatomia da Valva Mitral

Os folhetos da valva mitral constituem somente parte do aparelho valvar mitral. Doenças que resultam em disfunção mitral muitas vezes são causadas por anormalidades no aparelho em geral em vez de nos folhetos em si. Os componentes do aparelho valvar mitral estão esquematizados na Figura 12.1 e incluem o anel mitral, os folhetos, *cordoalhas tendíneas*, músculos papilares e parede ventricular de sustentação. Alterações patológicas em qualquer um desses componentes do aparelho valvar mitral pode resultar em disfunção da valva. A forma clássica de valvopatia mitral é a cardiopatia reumática que envolve predominantemente os folhetos e cordoalhas. Outras formas de valvopatia mitral envolvem os diferentes aspectos do aparelho valvar mitral. O Quadro 12.3 mostra o impacto dos diferentes estados mórbidos sobre diferentes componentes do aparelho mitral e o grau em que eles acarretam regurgitação ou estenose.

O anel mitral é uma estrutura complexa tridimensional e faz parte do esqueleto fibroso do coração, no qual também estão incluídos o anel aórtico, a junção do folheto anterior mitral e da aorta (fibrosa anuloaórtica) e o anel tricúspide. A ecocardiografia tridimensional tem sido instrumental em demonstrar a natureza não plana do anel mitral e as implicações dessa geometria complexa para o diagnóstico de prolapso valvar mitral, bem como para o desenvolvimento de intervenções terapêuticas como anéis de anuloplastia mitral. A Figura 12.2 mostra a anatomia do anel mitral e sua relação com os padrões de fechamento dos folhetos mitrais.

Há dois folhetos mitrais, tipicamente chamados de anterior e posterior (uma nomenclatura alternativa usa os termos septal e mural). A Figura 12.3, que detalha ainda mais a anatomia dos folhetos da valva mitral, revela que o folheto mitral deve ser visto não como uma estrutura de dois folhetos, mas como uma estrutura com seis conchas (alguns pesquisadores propuseram uma descrição ainda mais complexa da anatomia da valva mitral incluindo oito pontos separados de coaptação). Esta figura também mostra a perspectiva sob a qual a valva mitral é vista anatomicamente (a partir do átrio esquerdo) e com a ecocardiografia transtorácica e transesofágica. Clinicamente, a descrição da anatomia da valva mitral de mais fácil entendimento e clinicamente útil envolve a sua divisão em seis conchas, três para cada um dos folhetos anterior e posterior, designadas como conchas 1, 2 e 3. A concha 1 é mais lateral e a concha 3 é mais medial. As cordoalhas se ligam por todo o comprimento da linha de coaptação de cada folheto valvar mitral e se inserem nas pontas dos músculos papilares.

Anatomicamente, há dois músculos papilares principais, cada um dos quais podendo ter várias cabeças. O músculo papilar anterolateral fornece cordoalhas para a metade anterolateral de ambos os folhetos mitrais. O músculo papilar posteromedial fornece cordoalhas para a face posteromedial de ambos os folhetos. Há uma grande variabilidade quanto ao número exato de cordoalhas e a porcentagem de cordoalhas que estão devotadas aos folhetos anterior e posterior, mas em geral ambos os músculos papilares fornecem conexões para cordoalhas para parte de cada um dos folhetos. O músculo papilar posteromedial tipicamente é perfundido pela artéria coronária direita e o músculo papilar anterolateral tem um suprimento duplo de sangue. Por causa do duplo suprimento de sangue do músculo papilar anterolateral,

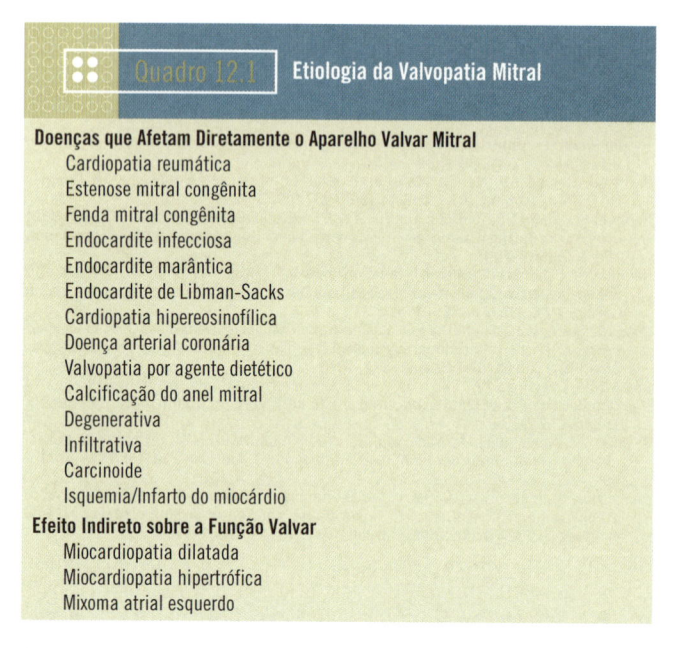

Quadro 12.1 Etiologia da Valvopatia Mitral

Doenças que Afetam Diretamente o Aparelho Valvar Mitral
- Cardiopatia reumática
- Estenose mitral congênita
- Fenda mitral congênita
- Endocardite infecciosa
- Endocardite marântica
- Endocardite de Libman-Sacks
- Cardiopatia hipereosinofílica
- Doença arterial coronária
- Valvopatia por agente dietético
- Calcificação do anel mitral
- Degenerativa
- Infiltrativa
- Carcinoide
- Isquemia/Infarto do miocárdio

Efeito Indireto sobre a Função Valvar
- Miocardiopatia dilatada
- Miocardiopatia hipertrófica
- Mixoma atrial esquerdo

Quadro 12.2	Critérios de Conveniência para Uso da Ecocardiografia na Valvopatia Mitral	
Indicação		**Valor Numérico (1 a 9)**
1. Sintomas potencialmente devidos a etiologia cardíaca suspeitada, inclusive, mas não se limitando a eles, dispneia, falta de ar, zonzeira, síncope, AIT e eventos vasculares cerebrais		A (9)
2. Teste anterior é preocupante quanto à cardiopatia (p. ex., raios X de tórax, imagens preliminares básicas para ecocardiograma com estresse, ECG, elevação do BNP sérico)		A (8)
10. Avaliação de hipertensão pulmonar conhecida ou suspeitada inclusive avaliação da função ventricular direita e pressão arterial pulmonar estimada		A (8)
14. Avaliação de insuficiência respiratória com suspeita de etiologia cardíaca		A (8)
17. Avaliação inicial de sopro em pacientes nos quais há uma razoável suspeita de doença cardíaca valvar ou estrutural		A (9)
18. Avaliação inicial de paciente com suspeita de prolapso valvar mitral		A (9)
20. Avaliação inicial de estenose valvar nativa conhecida ou suspeitada		A (9)
22. Avaliação rotineira (anualmente) de um paciente assintomático com estenose valvar nativa grave		A (7)
23. Reavaliação de um paciente com estenose valvar nativa que teve alteração nas condições clínicas		A (9)
24. Avaliação inicial de regurgitação valvar nativa conhecida ou suspeitada		A (9)
26. Avaliação rotineira (anualmente) de um paciente assintomático com regurgitação valvar nativa grave sem alteração nas condições clínicas		A (8)
27. Reavaliação de regurgitação valvar nativa em pacientes com uma alteração nas condições clínicas		A (9)
31. Avaliação inicial de suspeita de endocardite infecciosa (valva nativa ou prótese) com culturas de sangue positivas ou um novo sopro		A (9)
53. Orientação durante intervenções cardíacas não coronárias percutâneas inclusive, mas não se limitando a eles, ablação septal em pacientes com miocardiopatia hipertrófica, valvoplastia mitral, fechamento de FOP/DSA e ablação por radiofrequência (ETE)[a]		A (9)
54. Para se determinar o mecanismo da regurgitação e exequibilidade de correção valvar (ETE)[a]		A (9)
19. Reavaliação rotineira (anualmente) de prolapso valvar mitral em pacientes com ou sem regurgitação mitral leve e sem alteração nas condições clínicas		I (2)
21. Reavaliação rotineira (anualmente) de um paciente assintomático com EA nativa leve ou EM nativa leve-moderada e sem alteração nas condições clínicas		I (2)
25. Reavaliação rotineira (anualmente) de regurgitação valvar nativa em um paciente assintomático com regurgitação leve, sem alteração nas condições clínicas e tamanho normal de VE		I (2)

Reimpresso com permissão da ACCF de Douglas PS, Khandheria B, Stainback RF, et al. ACCF/ASE/ACEP/ASNC/SCAI/SCCT/SCMR 2007 appropriateness criteria for transthoracic and transesophageal echocardiography. J Am Coll Cardiol 2007;50(2):187-204.
[a]ETE, ecocardiografia transesofágica é considerada método de imagem principal.
AIT, ataque isquêmico transitório; BNP, peptídio natriurético cerebral; DSA, defeito septal atrial; ECG, eletrocardiograma; FOP, forame oval pérvio.

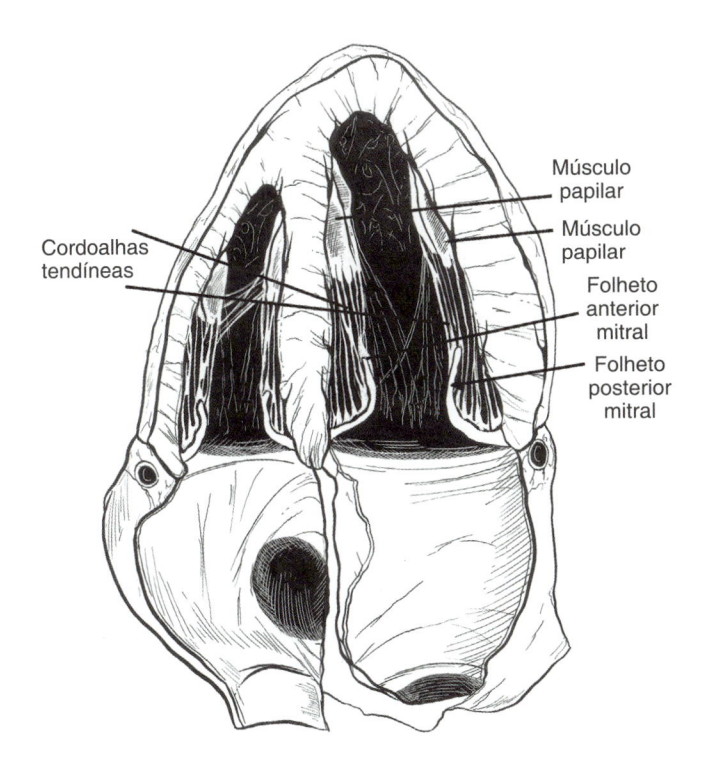

Cordoalhas tendíneas

Músculo papilar

Músculo papilar

Folheto anterior mitral

Folheto posterior mitral

FIGURA 12.1 Aspecto anatômico do aparelho valvar mitral normal. Observe que as cordoalhas se prendem não somente nas pontas dos folhetos da valva mitral como também na porção média dos folhetos. (Trabalho de arte de Amanda Almon e Travis Vermilye.)

ele é menos suscetível à lesão isquêmica do que o músculo papilar posteromedial.

A Figura 12.4 esquematiza a relação entre os folhetos anterior e posterior e suas conchas com os planos ecocardiográficos transesofágicos. As Figuras 12.5 até 12.8 mostram imagens ecocardiográficas transtorácicas e transesofágicas normais registradas em vários planos de imagem delineando a relação entre a imagem ecocardiográfica e a valva mitral anatômica. Por causa do formato em C da valva mitral fechada, muitas vezes há uma confusão quando se lida com o folheto valvar mitral frouxo. A coaptação em forma de C resulta em planos de imagem nos quais porções alternantes dos folhetos anterior e posterior podem ser visibilizados simultaneamente (ver o plano de 60° nas Figuras 12.4 e 12.8). Não é incomum detectar múltiplos jatos de regurgitação nessa incidência. A coaptação valvar mitral é complexa e envolve a sobreposição de tecido valvar ao longo de uma distância variável nos folhetos. A coaptação não é isolada às pontas da valva, mas se dá pela sobreposição de vários milímetros de tecido (*zona coapta*) (Figuras 12.7 e 12.9). Por causa disso, a força de fechamento da valva mitral anatomicamente intacta aumenta com a pressão sistólica à medida que os folhetos são forçados a se coaptar ao longo de uma porção mais longa de seu comprimento terminal. Qualquer processo mórbido que reduza a capacidade da valva mitral de coaptar ao longo de vários milímetros irá resultar em coaptação ineficiente ou incompleta e subsequente regurgitação. A Figura 12.10 esquematiza padrões de coaptação anormal observada em vários estados mórbidos. Deve ser ressaltado que processos mórbidos que ocorrem em qualquer lugar ao longo do comprimento do aparelho mitral (desde o anel até a base do músculo papilar) podem resultar em mau funcionamento da valva mitral.

Quadro 12.3 — Correlatos Anatômicos de Doença da Valva Mitral

	EM	RM	Anel	Folhetos	Cordoalhas	Músculos Papilares	Parede Ventricular Esquerda
Cardiopatia reumática	✓	✓		✓	✓		
Estenose mitral congênita	✓			✓	✓	✓	
Fenda valvar mitral		✓		✓			
Endocardite bacteriana		✓	*	✓	✓	*	
Doença arterial coronária – infarto do miocárdio		✓				✓	✓
Valvopatia por agente dietético		✓		✓	✓		
Calcificação anular mitral	±	✓	✓	±			
Miocardiopatia dilatada		✓	✓			✓	✓
Miocardiopatia hipertrófica		✓		✓		✓	✓
Mixoma	✓	✓		±			
Radiação	±	✓		✓	✓		
Infiltrativa		✓		✓			✓
Carcinoide	✓	✓		✓	✓		
Papiloma		±		✓	✓		
Doença metastática		±		±	±	±	±

EM, estenose mitral; RM, regurgitação mitral; ✓, comum e envolvimento primário; ±, não frequente ou envolvimento em estágio tardio; *, formação rara de abscesso.

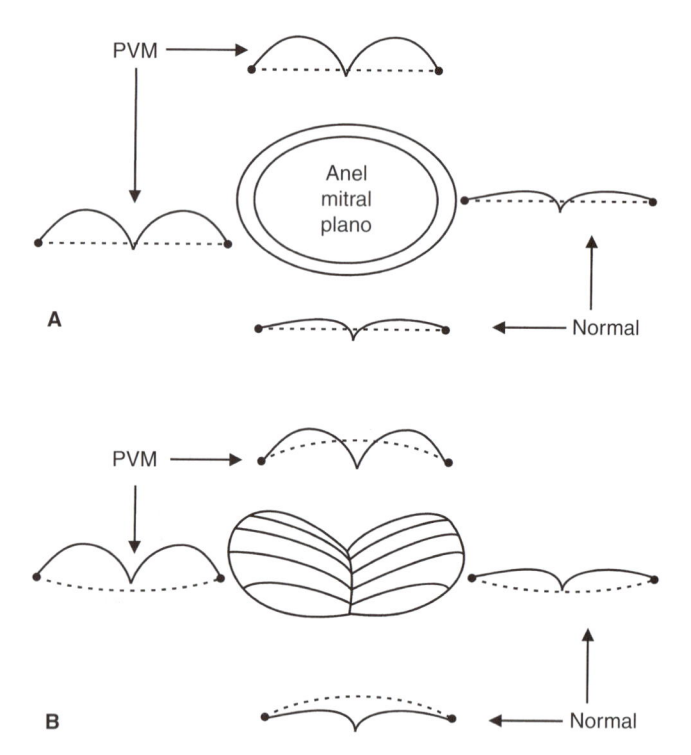

FIGURA 12.2 Representação esquemática de um anel valvar mitral plano hipotético (**A**) e a geometria tridimensional mais acurada do anel (**B**). Em cada conjunto do esquema, o plano do anel é mostrado como uma linha pontilhada e uma valva mitral normal ou uma valva mitral com prolapso da valva mitral, mostradas como se observadas a partir de planos ortogonais. **A:** Observe que um anel plano resulta no mesmo aspecto da valva mitral quando vista a partir de duas perspectivas 90° uma da outra. O fechamento normal mitral é mostrado à direita e embaixo de cada esquema e o prolapso da valva mitral em cima e à esquerda. Observe que a valva mitral normal se fecha com o ventre do folheto discretamente atrás do plano do anel, a despeito da perspectiva de observação, e que o arqueamento do prolapso valvar se dá em um grau substancialmente maior. **B:** Por causa do seu formato tridimensional complexo, o anel pode ser côncavo ou convexo em direção ao ápice do ventrículo esquerdo, dependendo da perspectiva de observação. Com um padrão normal de fechamento no esquema anular inferior, observe que o folheto não faz protrusão acima do plano do anel. O esquema à direita representa a geometria idêntica de fechamento da valva mitral, que agora parece prolapsar por detrás do plano do anel por causa de sua geometria naquela perspectiva. Os esquemas superior e à esquerda mostram o aspecto do prolapso da valva mitral conforme ele se relaciona com a geometria em formato de sela. Em cada caso, a geometria do esquema do prolapso é idêntica. Observe o grau substancialmente maior em que o prolapso fica aparente à esquerda em **B** *versus* em **A**, que está relacionado com o contorno diferente do anel quando visto a partir das incidências ortogonais. PVM, prolapso da valva mitral.

Fisiologia da Valvopatia Mitral

Anormalidades fisiológicas da valva mitral podem ser classificadas como estenose, regurgitação e combinações das duas. A forma clássica de valvopatia mitral é a estenose mitral reumática na qual as pontas dos folhetos e cordoalhas são acometidas e há o desenvolvimento de um gradiente transvalvar obstruindo o fluxo do átrio esquerdo para o ventrículo esquerdo. Isto tem o efeito de aumentar a pressão atrial esquerda que é transmitida para as veias pulmonares e leito capilar pulmonar. Essa pressão elevada então se traduz em um aumento da força de acionamento para transudação de fluido para o interior dos alvéolos e desenvolvimento de congestão pulmonar. Tipicamente, com a pressão oncótica plasmática normal, o extravasamento de fluido para o interior dos alvéolos ocorre com pressão capilar pulmonar de aproximadamente 24 mmHg. O extravasamento de fluido para o interior dos alvéolos interrompe a troca pulmonar de gases e resulta em dispneia, inicialmente com esforço, mas subsequentemente em repouso, e, em graus variáveis, pode levar à hipertensão pulmonar secundária. O desenvolvimento de hipertensão pulmonar, na presença de pressão venosa pulmonar aumentada, é inicialmente decorrente de maior vaso reatividade pulmonar, mas nos estados crônicos, alterações anatômicas fixas ocorrem no leito vascular pulmonar. A pressão atrial esquerda cronicamente elevada, devido a obstrução ao nível da valva mitral, resulta em dilatação secundária do átrio esquerdo. Com o tempo, isso resulta em fibrose progressiva do miocárdio atrial com uma diminuição subsequente da contratilidade atrial, estase de sangue e possibilidade de fibrilação atrial e formação de trombo.

Estenose Mitral

Nos adultos, a etiologia da estenose mitral é em grande parte decorrente de cardiopatia reumática. Muitos pacientes com estenose mitral reumática não têm história conhecida de febre reumática, mas a morfologia da valva permite o estabelecimento de um diagnóstico de febre reumática antecedente. Uma etiologia bem menos comum de estenose mitral é a estenose mitral congênita. Não raro, há o desenvolvimento de calcificação do anel mitral que evolui a ponto de obstruir o fluxo de entrada mitral e mimetizar estenose mitral. Tumores como mixoma atrial esquerdo têm sido descritos como mimetizadores de estenose mitral, mas a apresentação como estenose mitral oculta por um mixoma é excepcionalmente rara na prática.

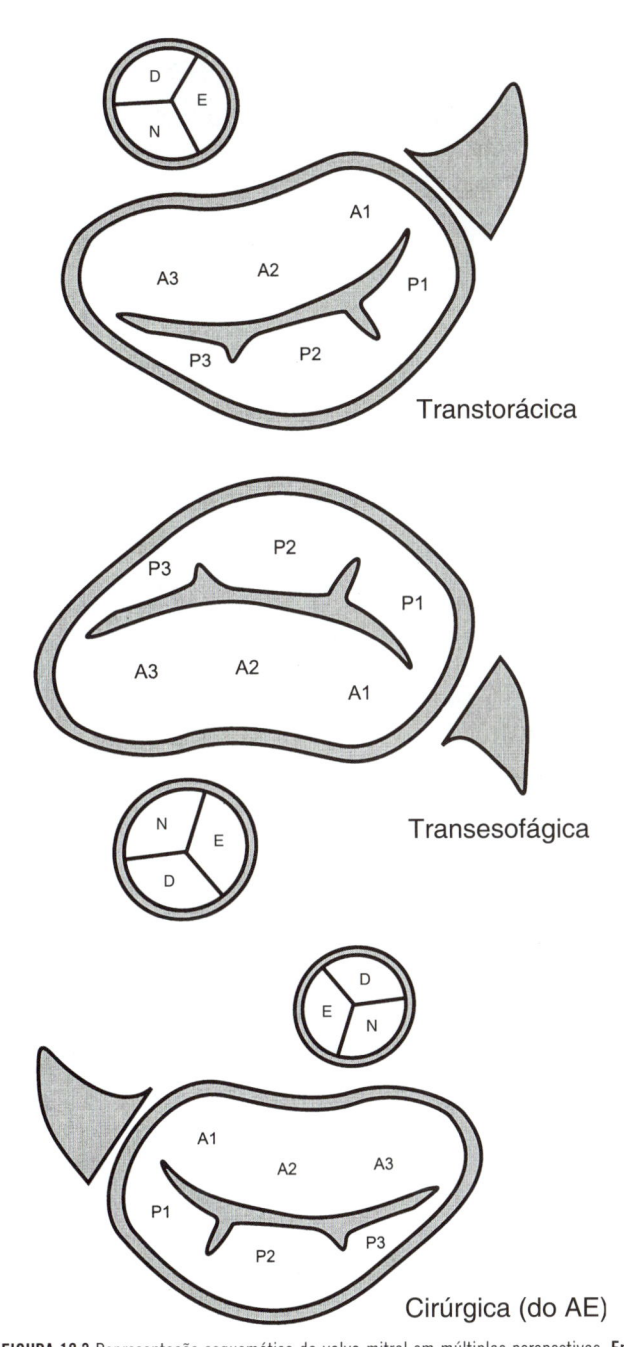

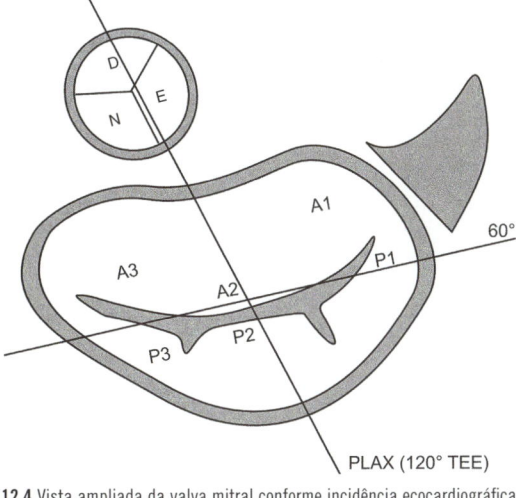

FIGURA 12.4 Vista ampliada da valva mitral conforme incidência ecocardiográfica transtorácica. Esta imagem corresponde à imagem de cima na Figura 12.3. O plano de imagem de um plano tradicional transverso (0°) e a incidência paraesternal de eixo longo (ou incidência ecocardiográfica transesofágica de 120°) são como assinalado. Observe que quando a imagem é adquirida a um ângulo de 60° (incidência comissural) com uma sonda ecocardiográfica transesofágica, o plano de imagem irá cortar a intersecção de P1, A2, P3. A1, A2, A3, conchas anteriores 1 a 3; D, seio coronário direito; E, seio coronário esquerdo; N, seio não coronário; P1, P2, P3, conchas posteriores 1 a 3; PLAX, plano paraesternal transtorácico de eixo longo; TEE, ecocardiografia transesofágica.

FIGURA 12.3 Representação esquemática da valva mitral em múltiplas perspectivas. **Embaixo:** A visão da valva mitral em uma abordagem cirúrgica de dentro do átrio esquerdo (AE). **Em cima:** A valva mitral vista a partir de uma incidência ecocardiográfica tradicional transtorácica paraesternal de eixo curto. **Meio:** A valva mitral vista a partir da abordagem transesofágica em nível médio gástrico. Em cada caso, a aorta proximal é notada como no esquema, como o é o apêndice atrial esquerdo. As três conchas distintas dos folhetos anterior e posterior (A1, A2, A3, P1, P2, P3) também estão esquematizadas. D, seio coronário direito; E, seio coronário esquerdo; N, seio não coronário.

Ecocardiografia Bidimensional na Estenose Mitral Reumática

Os achados clássicos da estenose mitral reumática envolvem espessamento e fusão das bordas comissurais da valva mitral e cordoalhas. Isso resulta em anormalidades características na abertura do folheto mitral. Normalmente, os folhetos anterior e posterior se abrem fazendo excursão máxima de suas pontas e excursão substancialmente maior do folheto anterior. Na estenose mitral, devido à fusão das comissuras, os folhetos se abrem com uma movimentação "em cúpula". Na cardiopatia reumática, o folheto anterior aberto é descrito como tendo um aspecto de

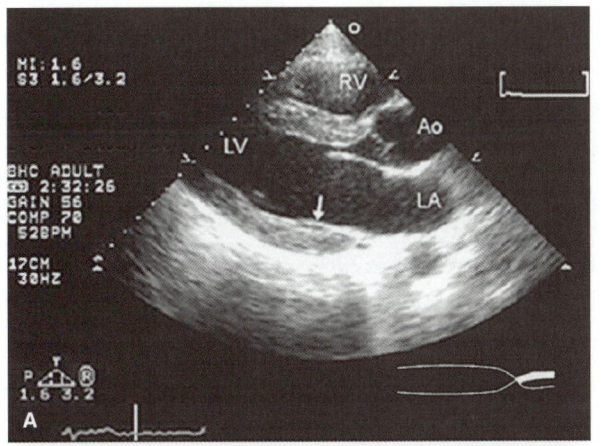

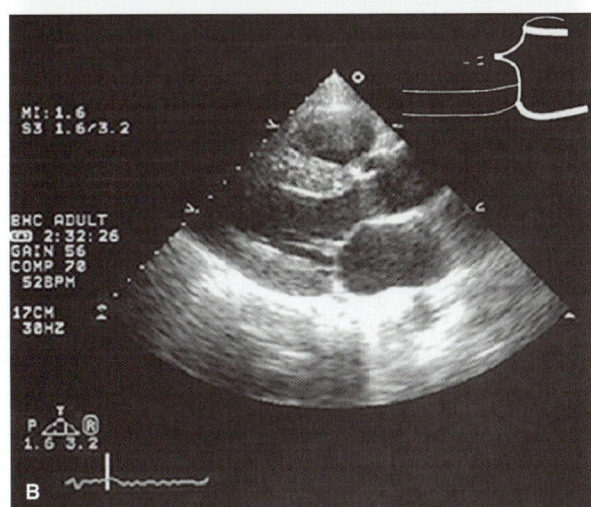

FIGURA 12.5 Incidência paraesternal de eixo longo obtida na diástole (**A**) e na sístole (**B**) em um paciente com valva mitral normal. **A:** Observe os folhetos anterior e posterior da valva mitral. O folheto posterior está situado de encontro à parede inferoposterior do ventrículo esquerdo (*seta*) e pode não ser visto claramente quando totalmente aberto. **B:** Ambos os folhetos se moveram em direção ao centro da cavidade do ventrículo esquerdo e se fecharam com uma zona de 2 a 3 mm de sobreposição (a *zona coapta*). Isto é esquematizado do meio à direita. Ao, aorta; LA, átrio esquerdo; LV, ventrículo esquerdo; RV, ventrículo direito.

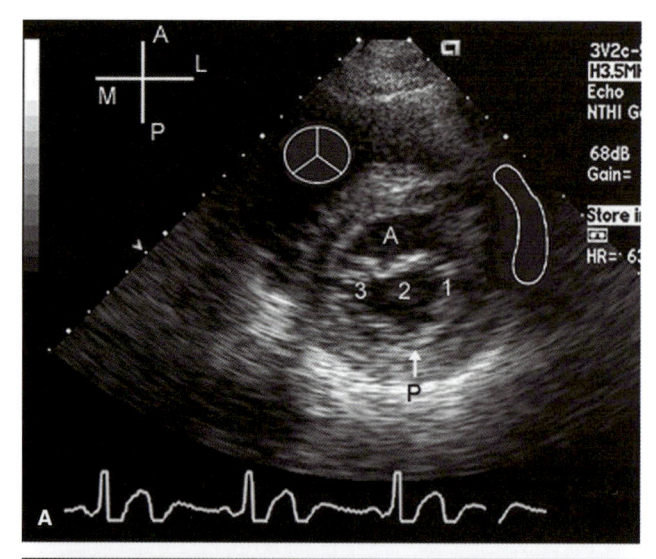

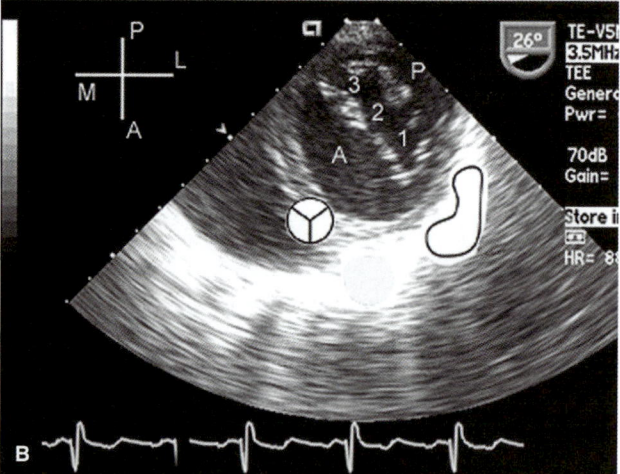

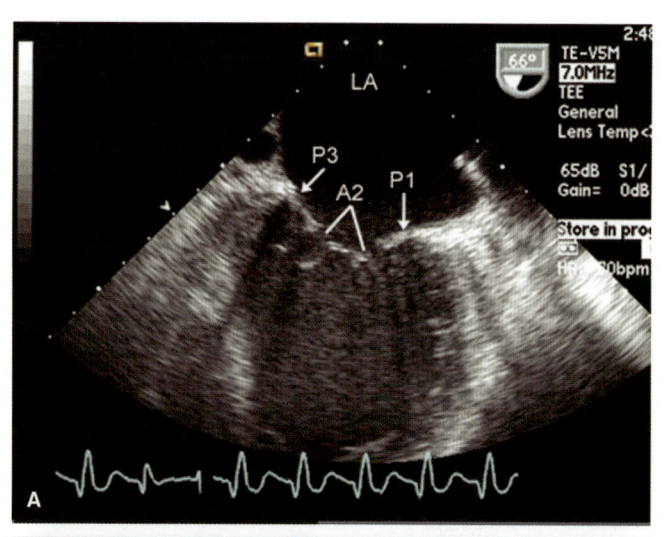

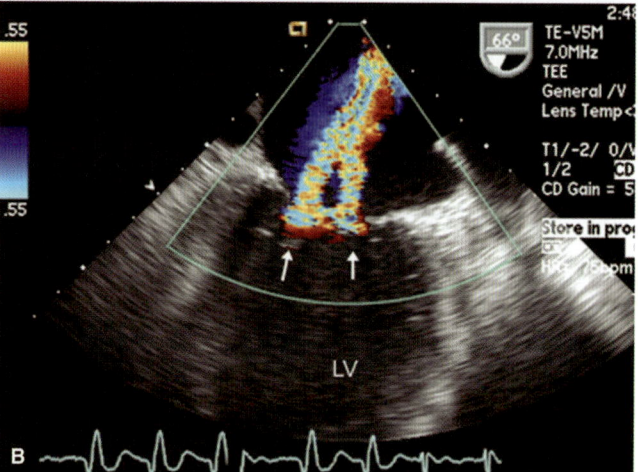

FIGURA 12.6 Incidência paraesternal de eixo curto **(A)** e incidência transesofágica de eixo curto de uma posição transgástrica **(B)** obtidas em pacientes normais. As posições da aorta e do apêndice atrial esquerdo são conforme mostradas no esquema. Em cada um desses exemplos obtidos na diástole, os folhetos anterior (*A*) e posterior (*P*) da valva mitral são claramente visibilizados e as três regiões distintas (1 a 3) podem ser vistas. Para cada formato de imagem, observe que o ponto de coaptação A1/P1 está mais próximo ao apêndice atrial esquerdo e a coaptação A3/P3 mais próxima do septo ventricular. M, medial; L, lateral.

FIGURA 12.8 Ecocardiograma transesofágico registrado em 66°. Nesta incidência, as conchas P1, A2 e P3 são claramente visibilizadas **(A)**. **(B)** Observe os dois jatos de regurgitação mitral separados (*setas*) surgindo das comissuras P1-A2 e P3-A2. A1, A2, A3, conchas anteriores 1 a 3; P1, P2, P3, conchas posteriores 1 a 3.

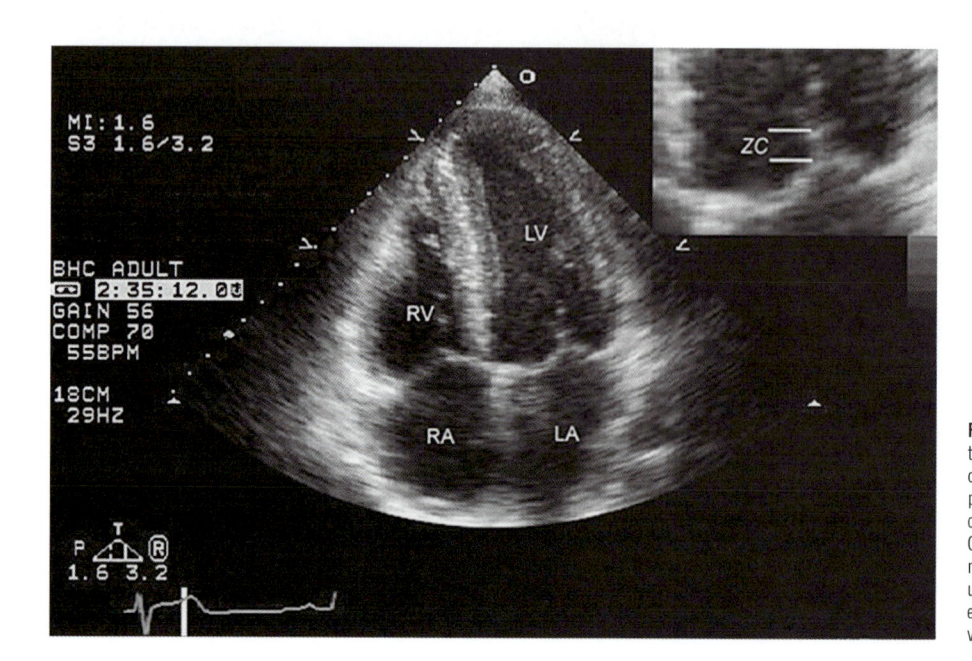

FIGURA 12.7 Incidência apical de quatro câmaras obtida na sístole em um paciente normal. Nesta imagem, o padrão normal de fechamento dos folhetos anterior e posterior da valva mitral é claramente demonstrado. Em cima, à direita, o padrão de fechamento foi ampliado. Observe que os folhetos anterior e posterior da valva mitral não se fecham ponta a ponta, mas ao longo de uma distância de 4 mm [a zona coapta (ZC)]; LA, átrio esquerdo; LV, ventrículo esquerdo; RA, átrio direito; RV, ventrículo direito.

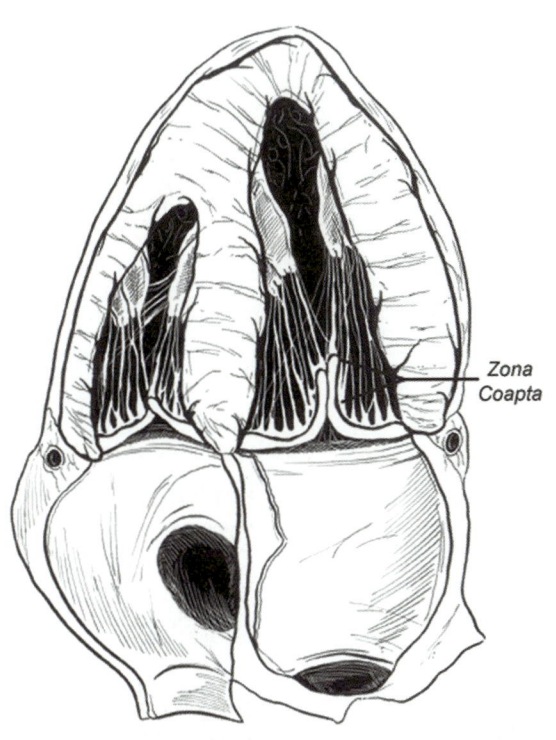

FIGURA 12.9 Aspecto anatômico da valva mitral normal na posição fechada. Novamente observe as cordoalhas que se fixam não somente às pontas dos folhetos como também ao ventre do folheto. Observe também que a valva mitral normal não se fecha ponta a ponta, mas existe uma sobreposição dos folhetos à medida que eles se fecham (a zona coapta). (Trabalho de arte de Amanda Almon e Travis Vermilye.)

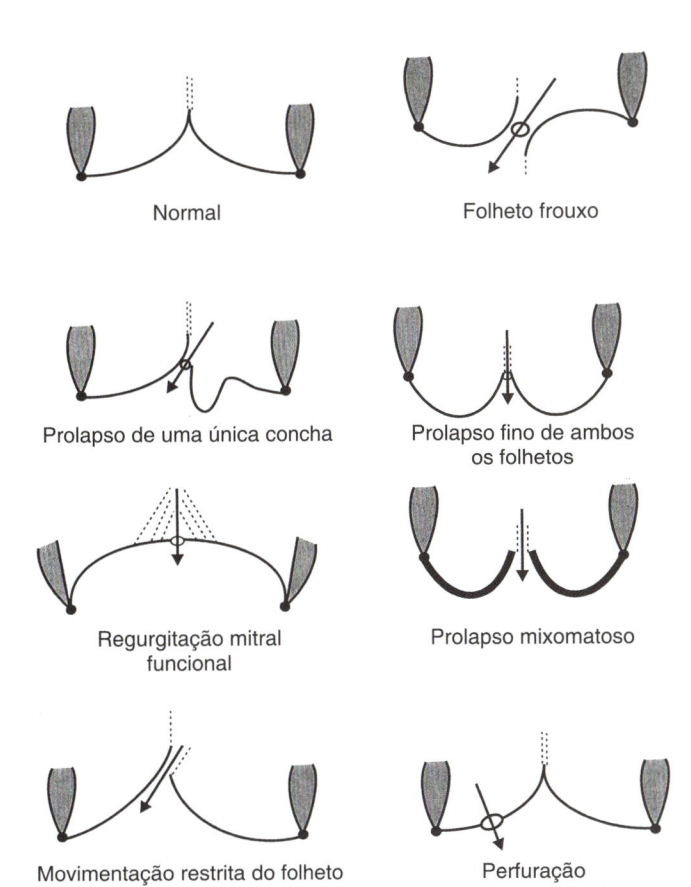

FIGURA 12.10 Desenhos esquemáticos mostram o padrão de fechamento da valva mitral normal (*em cima, à esquerda*) e diferentes padrões patológicos de fechamento. Em cada exemplo, o anel (*ponto preto pequeno*) e a parede ventricular proximal são mostrados. No ponto da coaptação pretendida, o círculo aberto mostra o orifício regurgitante e a *seta* mostra a direção do fluxo regurgitante. As linhas tracejadas indicam cordoalhas valvares mitrais.

"taco de hóquei". Inicialmente, isso resulta na redução do orifício e conversão do aparelho mitral de um canal tubular em um orifício com o formato de um funil. Deve ser reconhecido que o fator limitante no fluxo do átrio esquerdo para o ventrículo esquerdo será o orifício da valva mitral com as cordoalhas na sua junção. O grau de espessamento das cordoalhas e de fusão das comissuras valvares é altamente variável. Com o tempo, há uma fibrose progressiva no local inicial de fusão, bem como em toda cordoalha distal e folhetos mais proximais. Eventualmente, isso resulta no enrijecimento e calcificação dessas estruturas. As Figuras 12.11 a 12.17 foram registradas em pacientes com envolvimento valvar mitral reumático. Observe nas Figuras 12.11 e 12.12 o ventre relativamente elástico dos folhetos da valva mitral com o processo mórbido limitado às pontas e cordoalhas. Compare isso com as Figuras 12.13 até 12.15 nas quais há substancial fibrose e calcificação. Observe na Figura 12.16 o espessamento e fibrose difusos em toda a extensão dos folhetos e cordoalhas.

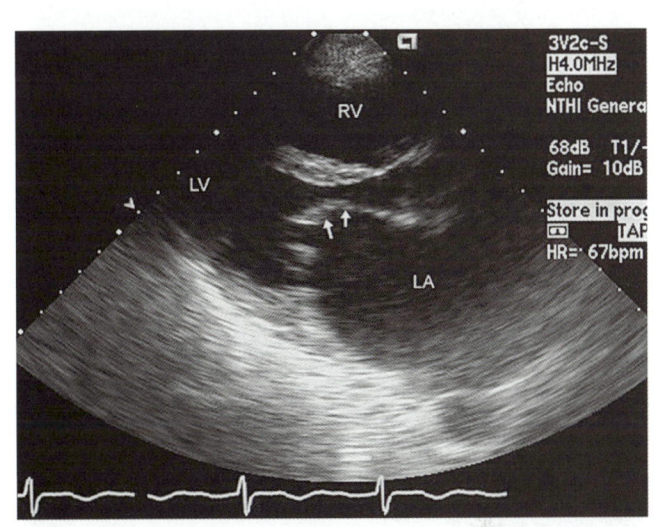

FIGURA 12.11 Ecocardiograma com incidência transtorácica paraesternal em eixo longo obtido de um paciente com estenose mitral reumática. Nesta imagem, obtida no início da diástole, observe a movimentação em formato de uma cúpula do folheto anterior da valva mitral com restrição de movimentação das pontas. O ventre do folheto (*setas*) é elástico e há pouca ou nenhuma fibrose, calcificação ou espessamento dos folhetos. Observe também a dilatação secundária do átrio esquerdo. Na imagem em tempo real, observe a posição relativamente fixa das pontas dos folhetos com toda a movimentação do folheto ocorrendo nas porções média e proximal dos folhetos. LA, átrio esquerdo; LV, ventrículo esquerdo; RV, ventrículo direito.

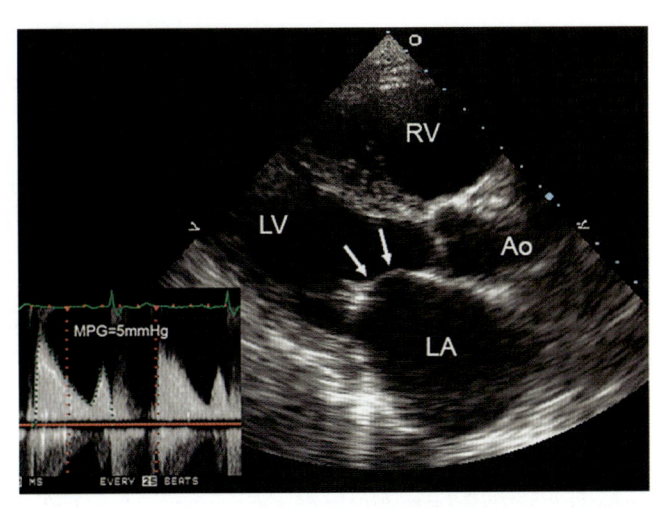

FIGURA 12.12 Ecocardiograma transtorácico paraesternal registrado em um paciente com estenose mitral reumática. O fotograma da imagem foi obtido na diástole e mostra a clássica formação "em cúpula" do folheto anterior mitral (*setas*), bem como o átrio esquerdo dilatado. Observe o grau um tanto maior de espessamento focal nas pontas dos folhetos em comparação com a Figura 12.11. O Doppler de onda contínua mostrou gradiente transmitral de 5 mmHg através da valva a partir de uma posição apical (quadro interno). MPG, gradiente de pressão médio.

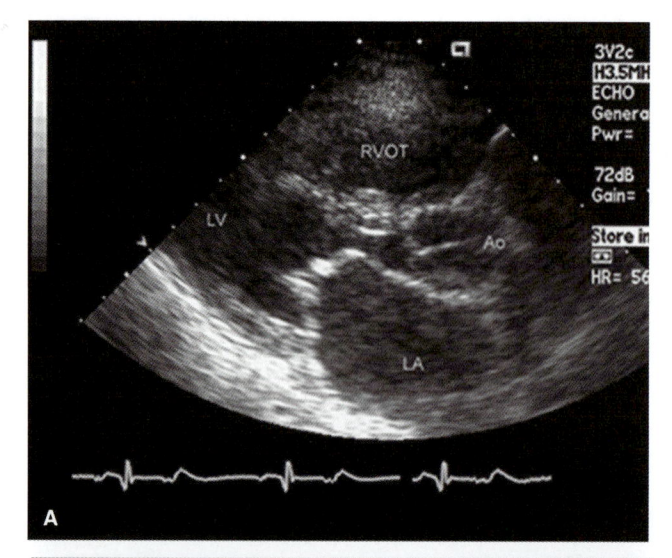

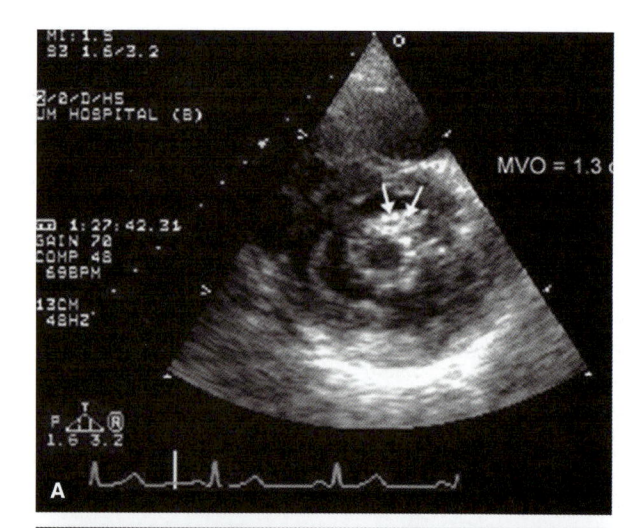

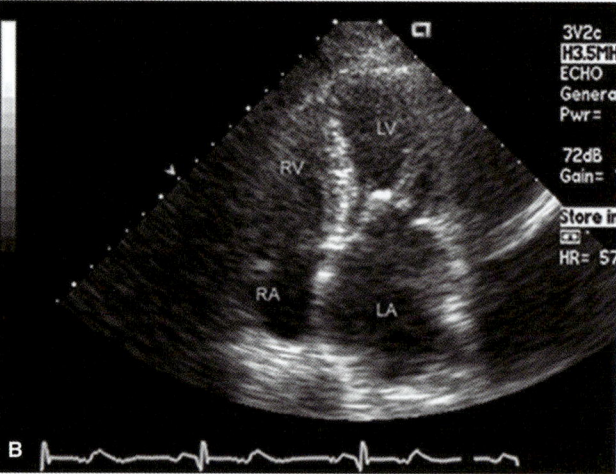

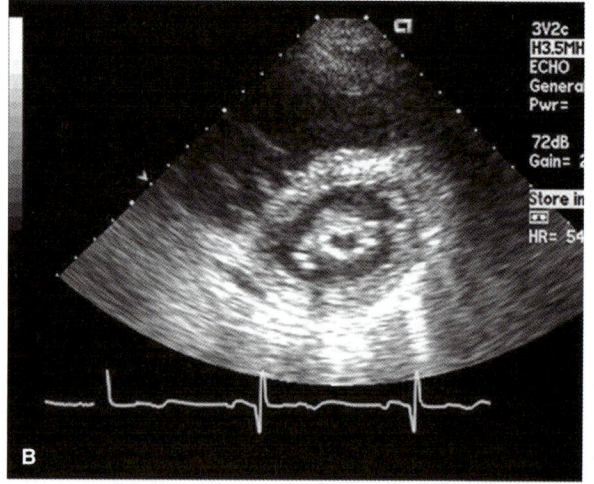

FIGURA 12.13 Incidência paraesternal em eixo longo **(A)** e apical de quatro câmaras **(B)** registrada em um paciente com estenose mitral. **A:** Observe a acentuada cúpula da valva mitral na diástole com espessamento focal das pontas de ambos os folhetos anterior e posterior. Na imagem em tempo real, observe que a elasticidade da porção média da valva mitral está preservada. **B:** Incidência apical de quatro câmaras revela um fenômeno similar com formação de cúpula da valva mitral na diástole em direção ao ápice. Ao, aorta; LA, átrio esquerdo; LV, ventrículo esquerdo; RA, átrio direito; RV; ventrículo direito; RVOT, via de saída do ventrículo direito.

FIGURA 12.14 Incidências paraesternais de eixo curto registradas em pacientes com estenose mitral reumática. Em cada caso, observe o orifício valvar mitral restritivo. **A:** O orifício pode ser planimetrado como tendo 1,3 cm^2. Neste exemplo observe o espessamento localizado das cordoalhas na borda anterolateral do orifício mitral (*setas*). **B:** Registrada em um paciente com estenose mitral mais grave. O orifício mitral foi planimetrado em 0,7 cm^2. Observe também a natureza difusa do espessamento ao redor do orifício mitral. MVO, orifício valvar mitral.

Estenose Mitral Congênita

A estenose mitral congênita não é frequentemente encontrada na prática contemporânea em adultos. Há duas formas de estenose mitral congênita. A primeira é a valva mitral em "paraquedas". Ela tipicamente ocorre em conjunto com um único músculo papilar ao qual todas as cordoalhas de uma valva normal se ligam. Isso limita a mobilidade dos folhetos e resulta em restrição do fluxo de entrada a um grau variável. O segundo tipo de estenose mitral congênita se deve a uma anormalidade anatômica da valva e cordoalhas resultando em uma combinação de mobilidade reduzida e uma redução intrínseca do orifício anatômico decorrente da morfologia anormal do folheto (Figura 12.17). Isso é discutido com mais detalhes no Capítulo 20, Cardiopatias Congênitas.

Ecocardiografia em Modo M

A ecocardiografia em modo M foi uma das modalidades iniciais usadas na avaliação da valvopatia mitral reumática. A marca da cardiopatia reumática na ecocardiografia em modo M foi a maior ecogenicidade dos folhetos com diminuição da excursão e da separação dos folhetos anterior e posterior. Isso era acompanhado

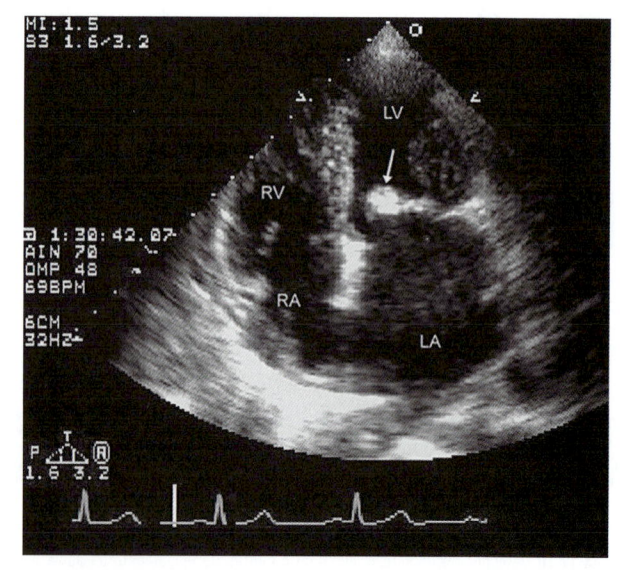

FIGURA 12.15 Incidência apical de quatro câmaras registrada em um paciente com estenose mitral reumática. Observe a dilatação acentuada do átrio esquerdo. Neste exemplo, há uma calcificação substancial focal do folheto anterior da valva mitral (*seta*). Observe também a movimentação relativamente restringida de ambos os folhetos ao longo de sua toda extensão. LA, átrio esquerdo; LV, ventrículo esquerdo; RA, átrio direito; RV, ventrículo direito.

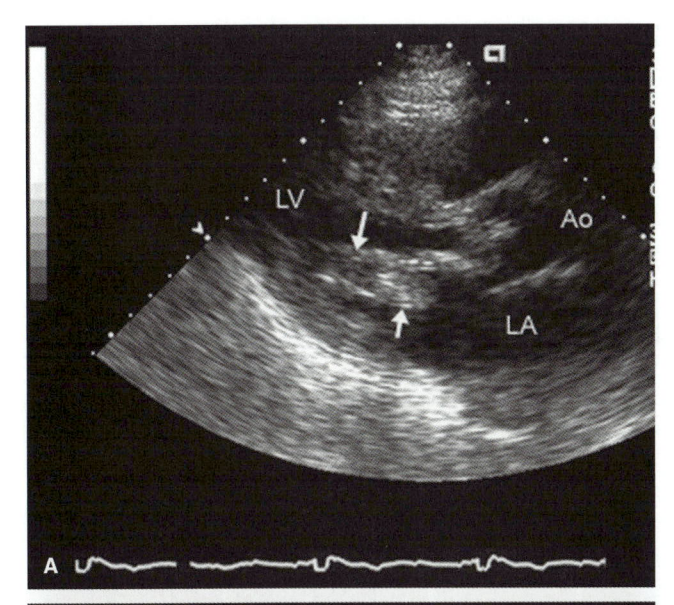

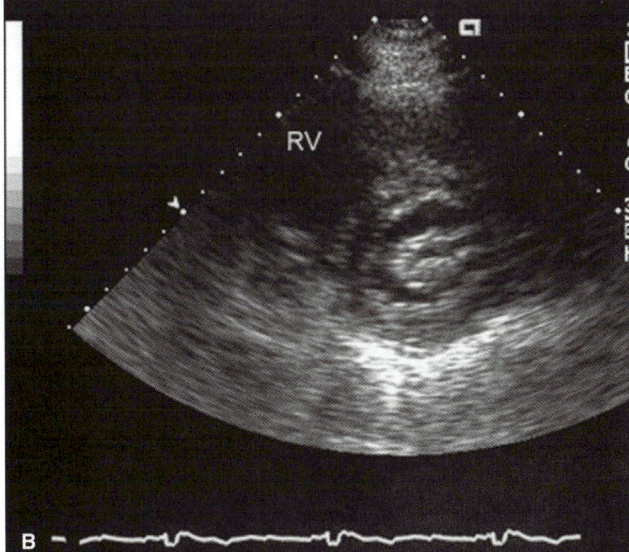

FIGURA 12.16 Ecocardiogramas transtorácicos paraesternais de eixo longo **(A)** e eixo curto **(B)** registrados em um paciente com estenose mitral reumática. **A:** Observe o acentuado espessamento das cordoalhas ao longo de toda sua extensão, desde o folheto mitral até os músculos papilares. Na incidência de eixo curto **(B)**, o orifício tipo fenda da valva mitral pode ser visto. Ao, aorta; LA, átrio esquerdo; LV, ventrículo esquerdo; RV, ventrículo direito. ●

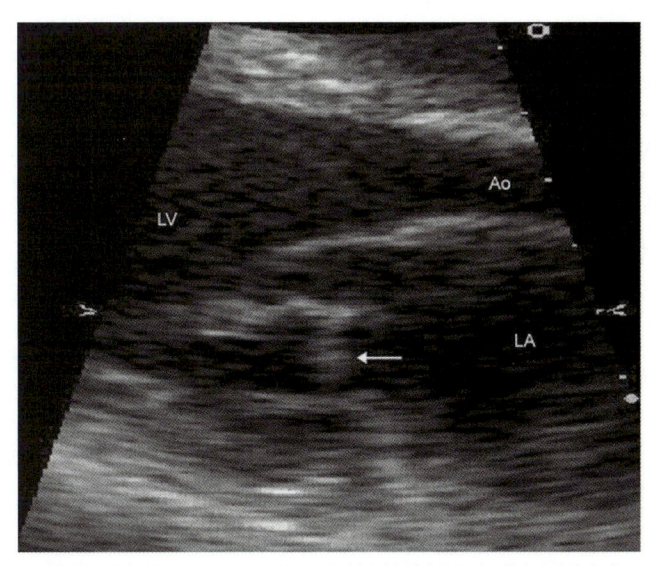

FIGURA 12.17 Incidência paraesternal de eixo longo expandida de um paciente jovem com estenose mitral congênita. Observe a posição anormal das cordoalhas em relação ao folheto posterior mitral (*seta*) que restringe a sua movimentação, resultando em estenose mitral. Ao, aorta; IVS, septo interventricular; LA, átrio esquerdo; LV, ventrículo esquerdo. ●

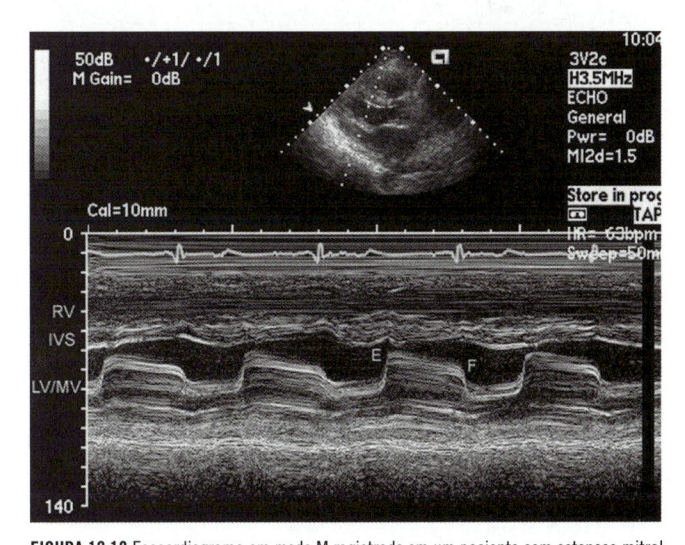

FIGURA 12.18 Ecocardiograma em modo M registrado em um paciente com estenose mitral reumática. Observe o acentuado espessamento dos folhetos valvares mitrais e a inclinação E-F plana durante a diástole. O folheto posterior parece se movimentar anteriormente também na diástole.

por uma inclinação diastólica (E-F) reduzida do fechamento da valva mitral (Figura 12.18). A inclinação E-F podia ser medida em milímetros por segundo e seguida após intervenção (a única intervenção disponível na época em que essa medida era feita comumente era comissurotomia mitral aberta). A inclinação E-F se correlaciona inversamente com a gravidade da estenose mitral e melhorava (ou seja, se tornava mais íngreme) após comissurotomia com sucesso. A inclinação E-F em última análise se provou ser não específica e era notada em qualquer situação na qual o enchimento ventricular esquerdo estava comprometido, como na disfunção diastólica. Assim, a inclinação E-F é mais de interesse histórico do que de valor clínico hoje em dia. Aspectos adicionais da estenose mitral observados na ecocardiografia em modo M incluíam movimentação diastólica anterior "paradoxal" do folheto posterior da valva mitral. Isso ocorria porque o estiramento das pontas resultava em uma movimentação anterior obrigatória das pontas do folheto posterior que ficavam amarradas ao folheto anterior maior. A ecocardiografia em modo M foi substituída pela ecocardiografia bidimensional e

técnicas com Doppler como meios de diagnosticar e quantificar estenose mitral.

Ecocardiografia Transesofágica

A ecocardiografia transesofágica proporciona informações adicionais em pacientes com estenose mitral reumática. Entretanto, deve ser ressaltado que, para o diagnóstico e quantificação, há pouco a adicionar com a ecocardiografia transesofágica em pacientes submetidos à ecocardiografia bidimensional de alta qualidade. A ecocardiografia transesofágica adiciona informações no que diz respeito a alguns achados secundários, como trombo no apêndice atrial esquerdo. Embora a ecocardiografia transesofágica proporcione uma visão de maior resolução do aparelho valvar mitral, ela pode subestimar a gravidade do envolvimento anular mitral e das cordoalhas quando a valva mitral é vista pelo lado atrial esquerdo. O uso de planos transgástricos em incidências de 90° a 120° pode proporcionar visibilização detalhada das cordoalhas (Figuras 12.19 a 12.21).

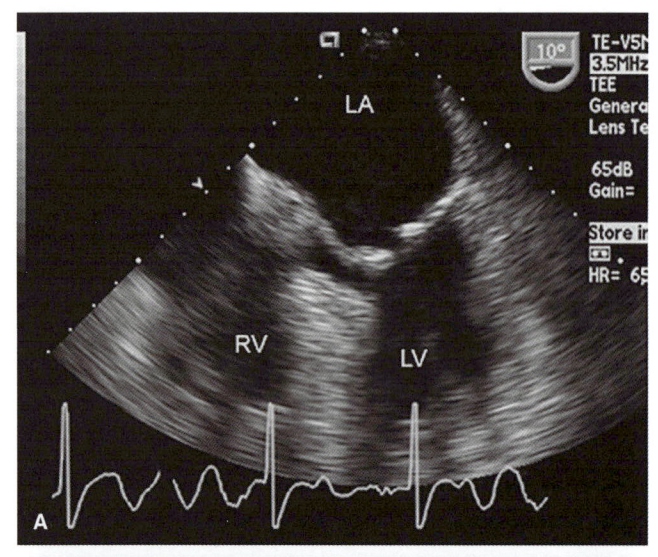

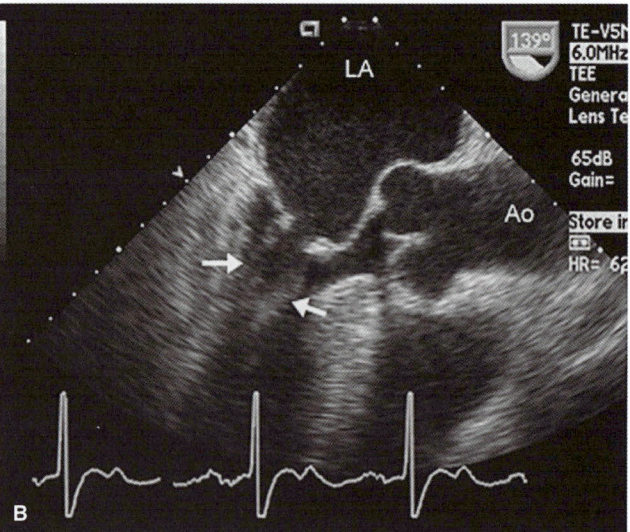

FIGURA 12.19 Ecocardiograma transesofágico registrado nas incidências transversal e longitudinal em um paciente com estenose mitral. **A, B:** Em ambas as imagens, observe espessamento difuso dos folhetos valvares com a movimentação em cúpula na diástole. **B:** Observe também o espessamento difuso das cordoalhas (*setas*). Ao, aorta; LA, átrio esquerdo; LV, ventrículo esquerdo; RV, ventrículo direito.

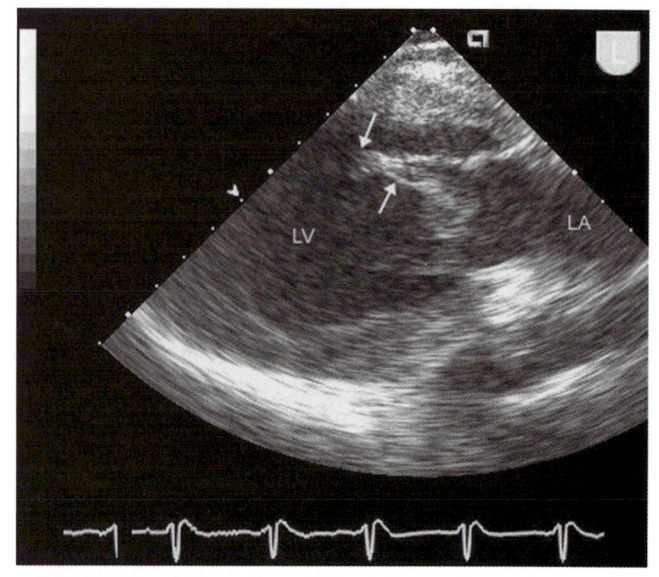

FIGURA 12.20 Ecocardiograma transesofágico registrado de um ângulo de imagem de 126° atrás do átrio esquerdo. Observe a cúpula da valva mitral na diástole e a zona de convergência do fluxo colorido dentro do átrio esquerdo (*setas*) à medida que o fluxo acelera em direção ao orifício restringido. O Doppler de onda contínua através do orifício restringido também é apresentado e mostra gradientes transvalvares médios de 10 e 6,5 mmHg para os ciclos mais curtos e mais longos neste paciente com fibrilação atrial. LA, átrio esquerdo; LV, ventrículo esquerdo; MPG, gradiente de pressão médio.

Papel da Ecocardiografia Tridimensional

A ecocardiografia tridimensional, por abordagem transtorácica ou transesofágica, pode ser usada para uma avaliação sofisticada da anatomia normal e patológica da valva mitral. A maioria dos scanners proporciona uma imagem tridimensional em tempo real com uma perspectiva "de dentro do átrio esquerdo" e que pode ser particularmente valiosa na localização de orifício estenótico localizado excentricamente, assim permitindo medidas mais curadas. A Figura 12.22 é uma imagem tridimensional em tempo real obtida por uma abordagem transesofágica em um paciente com estenose mitral reumática. As paredes do átrio esquerdo bem como o orifício da valva mitral são visibilizados. Esta imagem singularmente fornece uma perspectiva como a visibilizada pelo cirurgião no momento da cirurgia valvar mitral. A Figura 12.23 foi registrada em um paciente com estenose e regurgitação mitral reumática por meio da ecocardiografia tridimensional transesofágica e Doppler com fluxo colorido. A configuração em formato de cúpula do orifício valvar e o jato de regurgitação mitral são visibilizados claramente na imagem em tempo real.

FIGURA 12.21 Ecocardiograma transesofágico registrado em uma incidência longitudinal em um paciente com estenose mitral reumática. Observe o espessamento difuso das cordoalhas e fibrose da ponta do músculo papilar (*setas*).

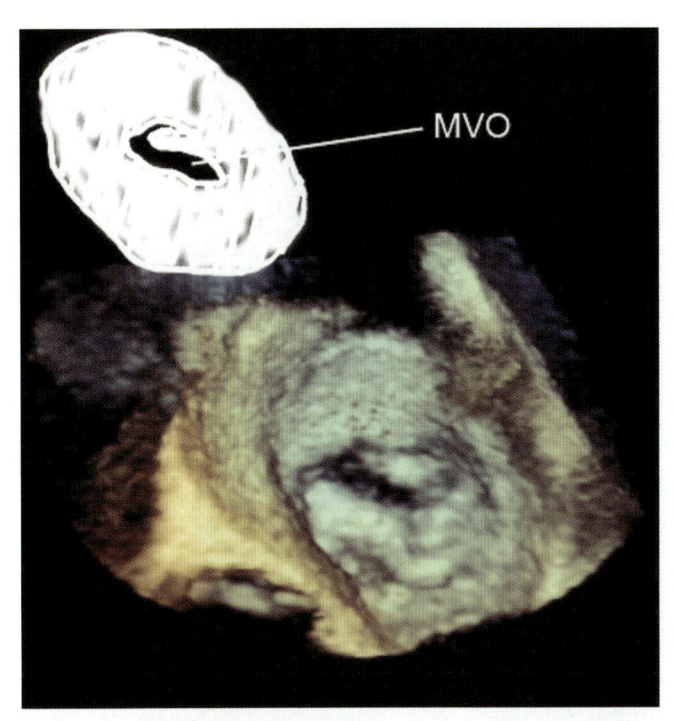

FIGURA 12.22 Ecocardiograma tridimensional transesofágico em tempo real registrado de uma perspectiva atrial esquerda em um paciente com estenose mitral reumática. Observe o espessamento difuso dos folhetos e orifício valvar mitral (MVO) em forma de crescente visto no esquema ilustrado e na imagem em tempo real. 💿

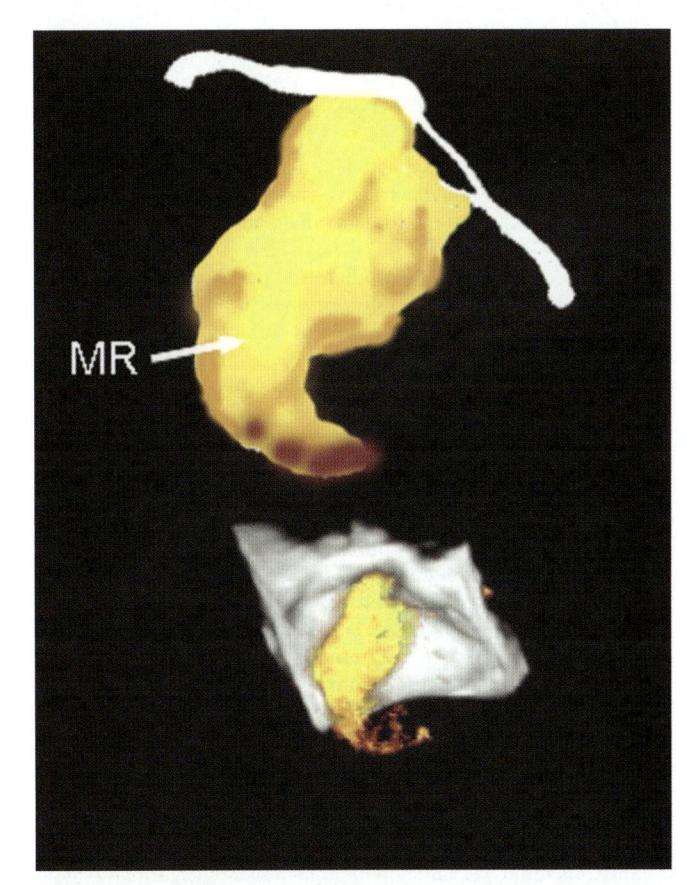

FIGURA 12.23 Ecocardiograma tridimensional com Doppler com fluxo colorido registrado em um paciente com estenose mitral reumática. No *painel inferior*, observe o espessamento difuso e formação de cúpula dos folhetos mitrais e o jato de regurgitação mitral, também esquematizado no *painel superior*. A movimentação restringida em cúpula dos folhetos mitrais são mais bem observados na imagem em tempo real que acompanha. MR, regurgitação mitral. 💿

Determinação Anatômica da Gravidade

A ecocardiografia, em modo M, bidimensional e tridimensional, vem sendo usada para determinação anatômica da gravidade da estenose mitral. Conforme mencionado anteriormente, a ecocardiografia em modo M se baseava na determinação da espessura dos folhetos e na inclinação E-F como medidas indiretas da restrição dos folhetos. Embora antigamente útil para um acompanhamento seriado, a ecocardiografia em modo M não proporcionava dados quantitativos referentes ao orifício restritivo em si.

Com a ecocardiografia bidimensional, é possível visibilizar o próprio orifício restritivo da valva mitral estenótica no seu orifício limitante (Figuras 12.14 e 12.16). Em pacientes com envolvimento relativamente simétrico, a área do orifício pode ser planimetrado acuradamente e tem correlação com a determinada por dados hemodinâmicos. Há vários fatores técnicos que têm de ser levados em consideração na determinação do tamanho anatômico do orifício por essa abordagem. Primeiro, deve-se reconhecer que, na estenose mitral, a valva mitral representa uma estrutura em forma de funil que se estreita até o seu orifício limitante nas pontas e uma varredura cuidadosa tem de ser feita para assegurar que a imagem é congelada e planimetrada nas pontas da valva mitral e não mais proximalmente onde a área do orifício seria superestimada (Figura 12.24). Segundo, o ganho, rejeição e potência de transmissão da instrumentação afetam a capacidade de se visibilizar acuradamente o orifício limitante. O ganho aumentado irá resultar em uma "floração" dos ecos, o que então superestima os seus limites e, portanto, diminui o orifício visibilizado. Quando corretamente registrada, a área do orifício medida tem muito boa correlação com a determinada pela hemodinâmica. Após comissurotomia, o orifício então se torna mais irregular e a área da abertura da comissurotomia pode ser difícil de planimetrar com precisão.

Determinação da Gravidade pela Ecodopplercardiografia

Existem vários métodos de se avaliar a gravidade da estenose mitral (Figura 12.25). A ecodopplercardiografia pode ser usada para determinar o gradiente transvalvar do átrio esquerdo para o ventrículo esquerdo que se constitui no único fator isolado mais importante na determinação do significado funcional da estenose mitral. Se se entende a hemodinâmica e os princípios fisiológicos mencionados anteriormente, então o efeito hemodinâmico geral da estenose mitral pode ser derivado do ecocardiograma transtorácico. Deve ser reconhecido que o gradiente transmitral mais a pressão diastólica ventricular esquerda antecipada é igual à pressão atrial esquerda. Conforme mencionado anteriormente, as pressões atrial esquerda, venosa pulmonar e capilar pulmonar são todas similares e representam a pressão hidrostática de acionamento que leva à congestão pulmonar. O gradiente de pressão depende das condições de volume, volume de ejeção e da frequência cardíaca, que afetam a duração do enchimento. A determinação do gradiente de pressão e sua relevância geral na pressão atrial esquerda devem ter um papel igual na conduta para determinação de área valvar mitral.

O perfil do fluxo de entrada, pelo Doppler, do gradiente de pressão mitral, na maioria dos pacientes, é facilmente medido pelo ecocardiograma transtorácico registrado a partir da incidência apical. Ele muitas vezes pode ser registrado em indivíduos nos quais a varredura bidimensional oferece definição anatômica aquém do ideal da valva mitral. O gradiente transmitral deve ser registrado por imagem com Doppler de onda contínua alinhado o mais paralelamente possível ao fluxo antecipado. Se for usado o Doppler pulsado, é essencial que o volume-amostra esteja colocado ao nível do orifício restritivo e não muito para trás, próximo do anel. A colocação do volume-amostra próximo ao anel irá resultar em uma subestimativa sistemática do gradiente transmitral. Em geral, a estenose mitral reumática resulta em orifício estenótico central com fluxo dirigido a partir do átrio esquerdo

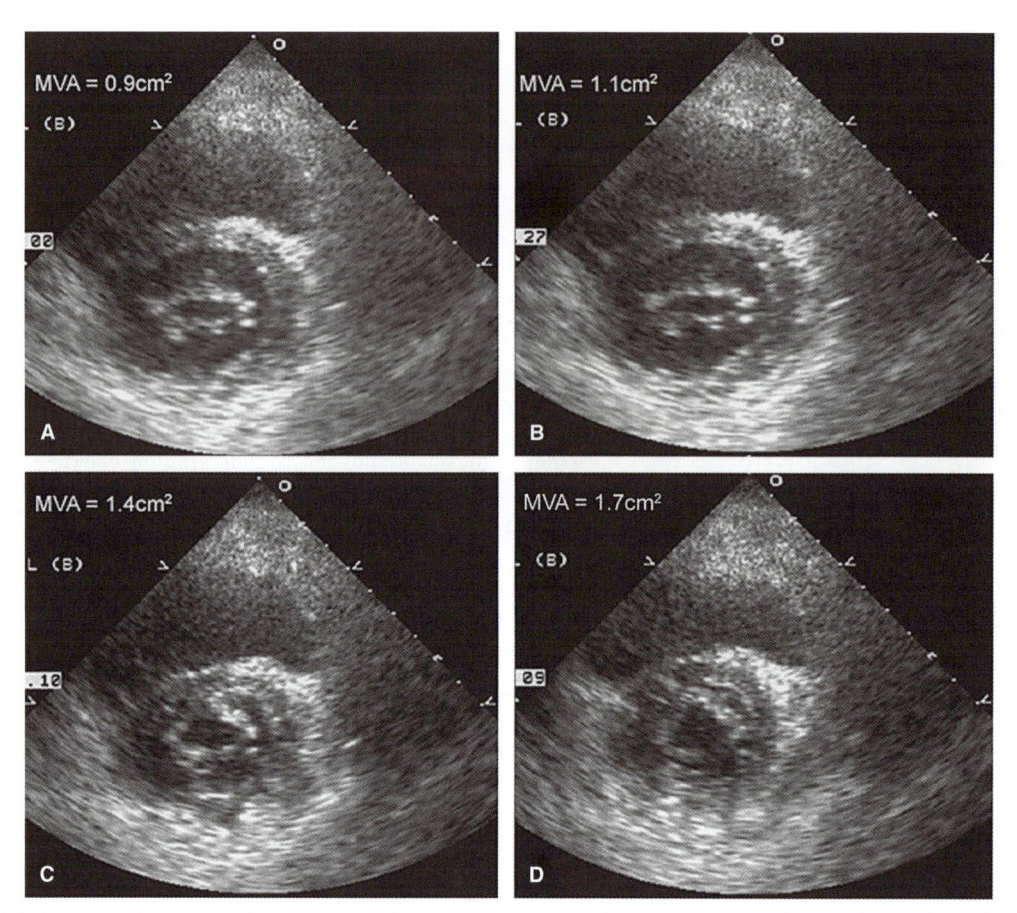

FIGURA 12.24 Série de incidências paraesternais de eixo curto registradas em um paciente com estenose mitral reumática. **A:** Registrada no orifício restritivo real, a área valvar mitral (MVA) pode ser planimetrada em 0,9 cm². **B-D:** As três incidências adicionais foram registradas progressivamente mais perto do anel e mostram um aumento progressivo no orifício mitral planimetrado dependendo da posição em que o "orifício" é planimetrado.

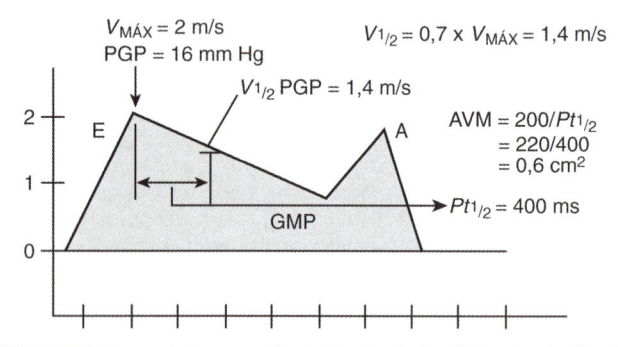

FIGURA 12.25 Representação esquemática do fluxo de entrada mitral mostrando diferentes parâmetros que podem ser extraídos para a determinação da gravidade da estenose mitral. No esquema, observe a queda relativamente lenta da pressão do ponto E. Os parâmetros que podem ser medidos incluem integração do gradiente de pressão global abaixo da exibição espectral para calcular o gradiente médio de pressão (GMP), bem como o cálculo da área valvar mitral (AVM) pelo método do meio-tempo de pressão. Para o método de meio-tempo de pressão, o tempo necessário para a pressão cair de seu valor máximo (16 mmHg neste exemplo) até metade desse valor (8 mmHg) é determinado. A velocidade em que o gradiente diminuiu até a metade do valor máximo pode ser calculada como sendo $0,7 \times V_{MÁX}$. Este valor (400 milissegundos neste exemplo) e então introduzido na equação AVM = $220/Pt_{1/2}$. No esquema, a AVM é calculada em 0,6 cm². PGP, pico do gradiente de pressão.

em direção ao ápice do ventrículo esquerdo. Assim, os planos de visibilização tradicionais de duas e quatro câmaras geralmente são suficientes para se medir. Se necessário, imagem com fluxo colorido pode ser usada para se determinar a direção do fluxo e refinar ainda mais essa avaliação. Os gradientes máximo e médio de pressão podem ser obtidos on-line por planimetria eletrônica do perfil espectral (Figura 12.26). A fibrilação atrial, com frequência cardíaca irregular, cria problemas adicionais. Dependendo

do tempo de enchimento diastólico, pode haver uma grande variação no gradiente médio transvalvar e se deve fazer a média de muitos ciclos para se ter uma avaliação acurada da gravidade (Figura 12.27).

Um aspecto adicional do gradiente de pressão é a rapidez com que o gradiente instantâneo de pressão cai ao longo do tempo. Foi reconhecido relativamente cedo no laboratório hemodinâmico que indivíduos nos quais o gradiente de pressão persistia até o final da diástole tinham estenose mais grave do que a de indivíduos nos quais o gradiente de pressão diminuía até próximo de zero na telediástole. Uma medida do ritmo de queda do gradiente de pressão mitral pode ser calculada como o meio-tempo de pressão ($Pt_{1/2}$) ou tempo em milissegundos em que o gradiente de pressão instantâneo inicial cai para a metade de seu valor máximo. O cálculo matemático para o $Pt_{1/2}$ é mostrado nas Figuras 12.25 e 12.28. Empiricamente, o $Pt_{1/2}$ se relaciona com a área da valva mitral pela fórmula: área da valva mitral = $220/Pt_{1/2}$. Há vários fatores técnicos que devem ser observados. Primeiro, a validação inicial foi feita em um número muito pequeno de pacientes com correlações anatômicas ou hemodinâmicas e não com Doppler. Segundo, o cálculo do $Pt_{1/2}$ representa a "queda da pressão" entre o átrio esquerdo e o ventrículo esquerdo e será afetada por qualquer fator que altere a força de acionamento atrial ou a complacência e a pressão ventriculares esquerdas. Situações nas quais essas últimas condições podem ser alteradas incluem hipertrofia ventricular esquerda ou insuficiência aórtica concomitante, na qual há um enchimento adicional competitivo do ventrículo esquerdo. Em muitos casos, o sinal da estenose mitral não é uma inclinação uniforme, mas pode ter uma queda rápida inicial seguida de uma queda mais gradual, dando um aspecto de "pista de esqui". Nesse caso, deve-se ter cuidado, mas o refletor mais acurado da área será derivado da porção mais plana do en-

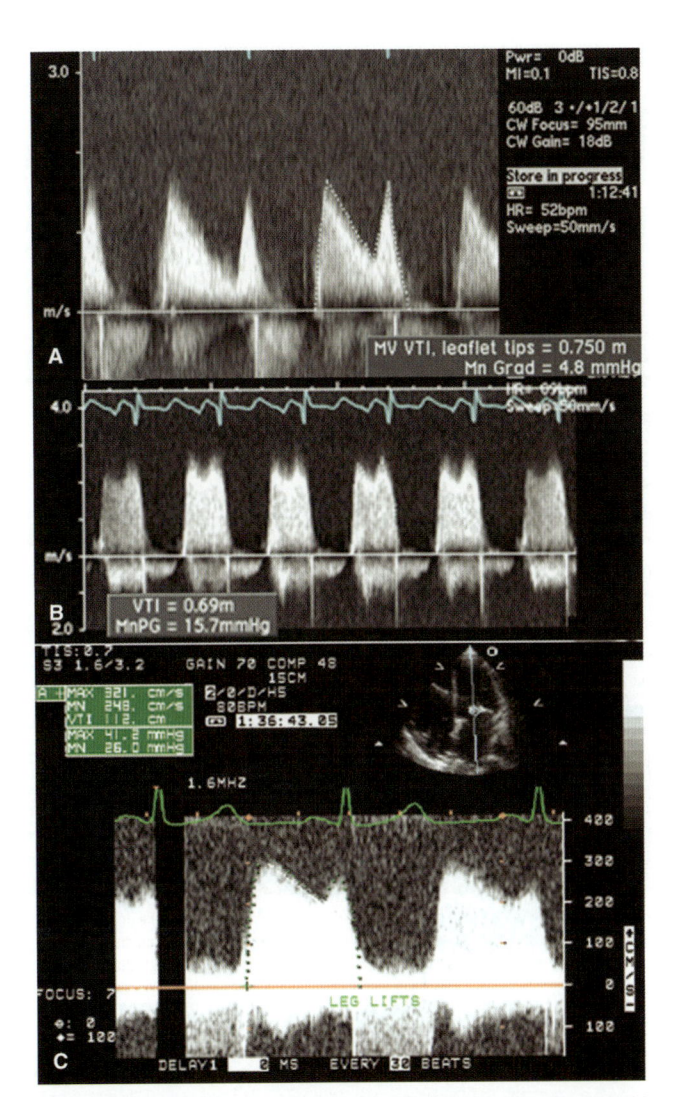

FIGURA 12.26 Traçados transmitrais com Doppler registrados em pacientes com vários graus de estenose mitral. **A:** Registrado em um paciente com estenose mitral leve. Observe a queda relativamente rápida do gradiente de pressão e um gradiente médio de 4,8 mmHg. **B:** Registrado em um paciente com estenose mitral mais grave e um gradiente médio de 15,7 mmHg. **C:** Registrado em um paciente com estenose mitral grave e um gradiente médio de 26 mmHg após levantamento de pernas. Observe também a inclinação plana da queda da pressão neste caso.

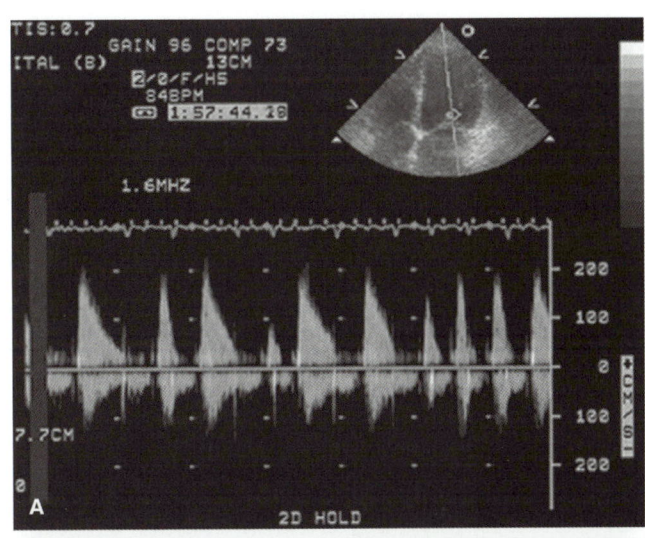

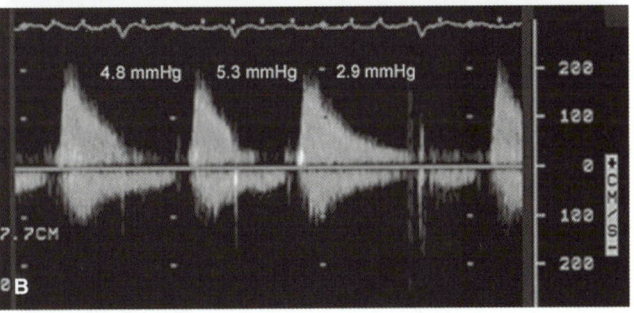

FIGURA 12.27 Imagem transmitral com Doppler de onda contínua obtida em um paciente com estenose mitral e fibrilação atrial com resposta ventricular irregular. **A:** Observe a acentuada variação do tempo de enchimento diastólico e a variação óbvia no perfil espectral. **B:** Obtida no mesmo paciente, revelando três perfis diferentes de enchimento diastólico. Observe a acentuada variação no gradiente médio de pressão, dependente do tempo de enchimento diastólico.

velope espectral. Em geral, a área anatômica derivada a partir do cálculo do meio-tempo de pressão muitas vezes tem menos valor na conduta frente ao paciente do que a determinação de gradientes de pressão e áreas valvares anatomicamente medidas.

Embora o gradiente médio de pressão se relacione diretamente com a área média do orifício restritivo e débito cardíaco, o gradiente de pressão instantâneo inicial entre o átrio esquerdo e o ventrículo esquerdo se relaciona também com o volume inicial de fluxo transmitral. O volume inicial de fluxo depende do débito cardíaco e também é afetado por volumes atriais esquerdos iniciais altos, como se pode ver na regurgitação mitral ou estados de alto débito. Na presença de regurgitação mitral ou débito cardíaco alto, há um aumento desproporcional na velocidade transvalvar inicial e gradiente em comparação com o gradiente valvar mitral médio (Figura 12.29). Ocasionalmente, esse gradiente de pressão inicial exagerado, comparado ao gradiente médio de pressão, pode ser uma pista para a presença de regurgitação mitral concomitante em situações nas quais a regurgitação mitral não pode ser diretamente visibilizada. Essa observação pode ter um valor particular em pacientes com jatos de regurgitação altamente excêntricos ou regurgitação paravalvular de prótese mitral.

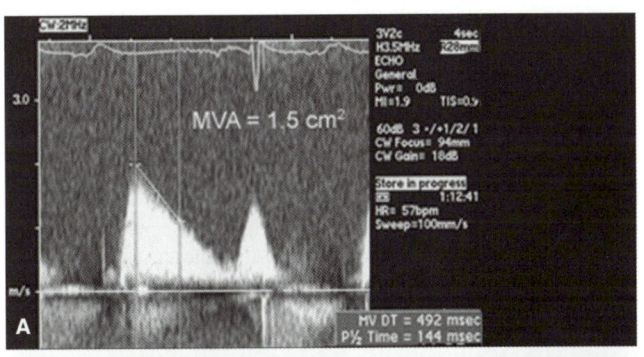

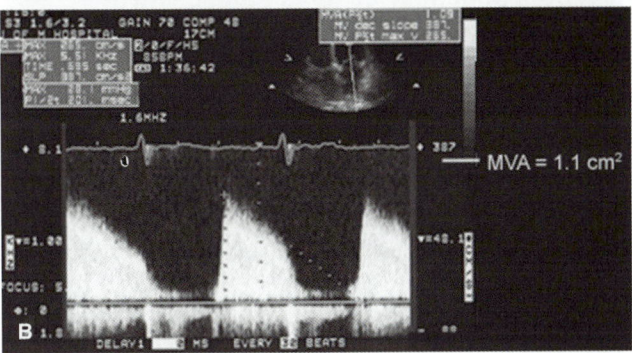

FIGURA 12.28 Imagem transmitral com Doppler espectral obtida em pacientes com estenose mitral. As imagens obtidas em um paciente com estenose mitral relativamente leve **(A)** e em um paciente com estenose mitral mais grave **(B)**. Em cada exemplo, o meio-tempo de pressão foi usado para se calcular a área da valva mitral (MVA) que é conforme se vê na figura. Em cima, observe a queda relativamente rápida da curva de pressão em comparação com a queda de pressão relativamente plana embaixo.

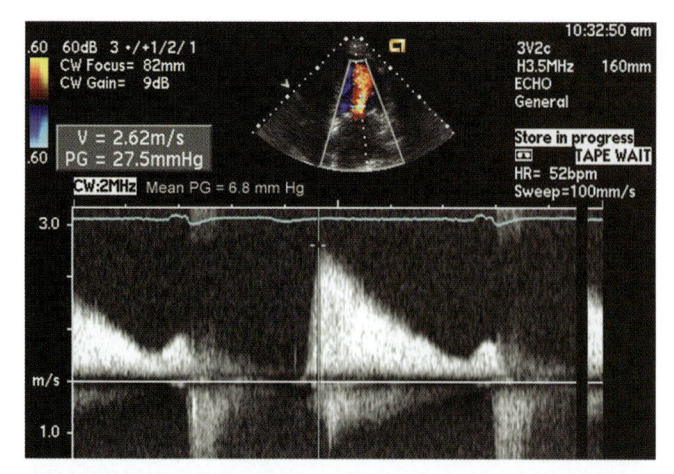

FIGURA 12.29 Imagem transmitral com Doppler obtida em um paciente com estenose mitral e regurgitação mitral concomitantes. Observe o gradiente máximo inicial alto (27,5 mmHg), mas a rápida queda e um gradiente de pressão desprezível na telediástole. Compare o gradiente máximo inicial de 27,5 mmHg com o gradiente médio de somente 6,8 mmHg. Essa discrepância entre os gradientes médio e máximo de pressão muitas vezes é vista em pacientes com regurgitação mitral concomitante.

Gradientes no Exercício

Valiosas informações acerca do impacto físico da estenose mitral podem ser obtidas com a medida do gradiente transmitral durante exercício físico. É incomum haver dilemas clínicos no que se refere à relevância clínica da estenose mitral quando gradientes transmitrais altos são medidos em repouso. Alguns pacientes têm um gradiente moderado de 6 a 8 mmHg em repouso, mas com comprometimento clínico substancial. O exercício limitado, como 30 a 60 segundos de levantamento de pernas, frequentemente aumenta a frequência cardíaca e, na posição supina, permite o registro de gradientes transmitrais que podem então ser comparados com os valores obtidos em repouso. A Figura 12.30 é um exemplo no qual gradientes transmitrais foram registrados em repouso e novamente 30 segundos após o levantamento das pernas. O gradiente medido em repouso é inexpressivo, mas aumentou acentuadamente com o exercício limitado. Mantendo-se em mente os princípios fisiológicos e relacionamentos entre esse gradiente transvalvar e as pressões capilares pulmonares, pode-se então resumir as informações valiosas sobre as anormalidades fisiológicas presentes nesses pacientes após exercício limitado e estabelecer um elo entre a valvopatia mitral e os sintomas. Finalmente, o Doppler do jato da regurgitação tricúspide pode ser usado para a avaliação de hipertensão pulmonar induzida pelo exercício.

Aspectos Secundários da Estenose Mitral

A estenose mitral crônica resulta em vários aspectos secundários comuns e facilmente reconhecidos, cuja grande maioria se relaciona com um aumento na pressão atrial esquerda. A elevação crônica na pressão atrial esquerda resulta em dilatação atrial e eventual fibrose do miocárdio atrial que, com o passar do tempo, resulta em diminuição da contração atrial e como substrato para o desenvolvimento de fibrilação atrial. A dilatação do átrio esquerdo ocorre tanto no corpo atrial quanto no apêndice atrial esquerdo. A combinação de dilatação atrial e do apêndice atrial com diminuição da função mecânica resulta em estase do sangue com uma maior propensão à formação de trombo, mais comumente no apêndice atrial esquerdo. A tendência para o desenvolvimento de estase e coágulo aumenta acentuadamente na presença de fibrilação atrial. Por meio de imagens transtorácicas de alta resolução, ou mais frequentemente imagens transesofágicas, não é incomum se ver vários graus de estase sanguínea no átrio de pacientes com estenose mitral. Isso tipicamente tem o aspecto de uma massa de ecos em torvelinho no corpo do átrio

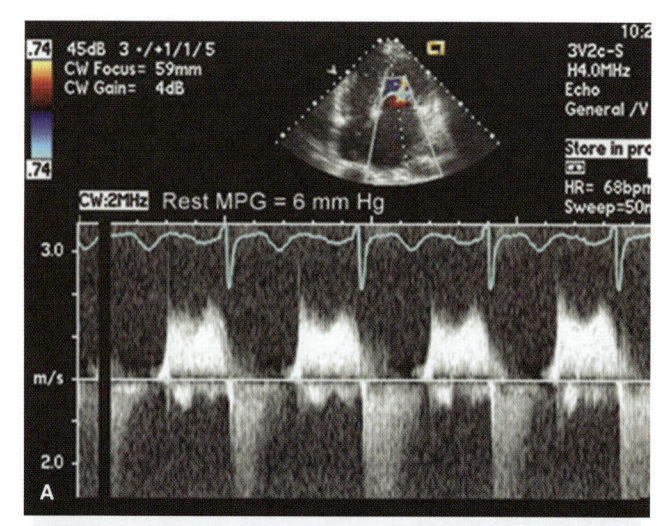

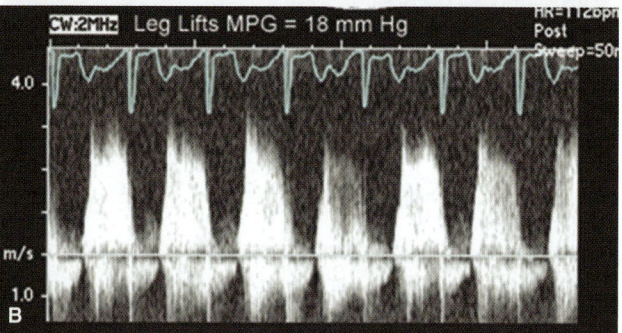

FIGURA 12.30 Gradiente de pressão transmitral registrado em repouso **(A)** e depois de 30 segundos de levantamento das pernas **(B)**. Observe que o gradiente em repouso é 6 mmHg, e com exercício mínimo esse gradiente aumenta para 18 mmHg. MPG, gradiente médio de pressão.

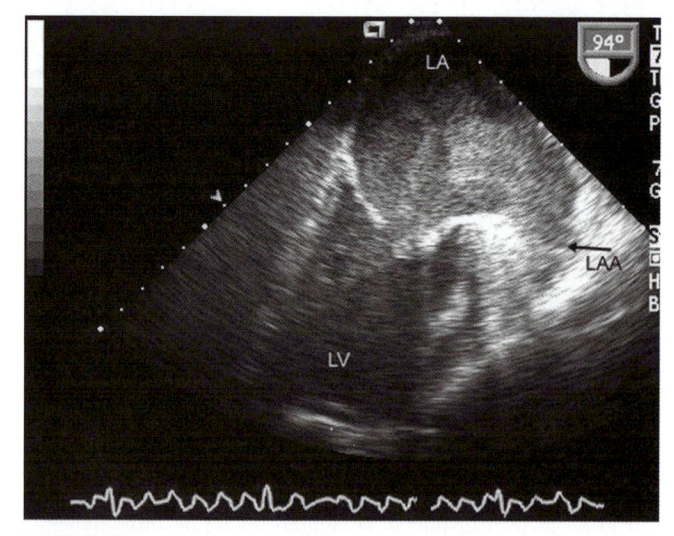

FIGURA 12.31 Ecocardiograma transesofágico registrado em um paciente com estenose mitral reumática, dilatação do átrio esquerdo e acentuada estase de sangue no interior do átrio esquerdo e apêndice atrial esquerdo (LAA). Na imagem em tempo real, a estase de sangue aparece como uma nuvem densa em redemoinho de "fumaça" enchendo o átrio esquerdo e o LAA. LA, átrio esquerdo; LV, ventrículo esquerdo.

esquerdo chamada de contraste de eco espontâneo, e é muitas vezes máxima no apêndice atrial esquerdo. As Figuras 12.31 até 12.35 foram obtidas de pacientes com estenose mitral reumática e vários graus de contraste de eco espontâneo e formação de trombo dentro do átrio esquerdo e apêndice atrial esquerdo. A opinião atual sugere que o contraste de eco espontâneo denso e estase de sangue são precursores de formação de trombo no

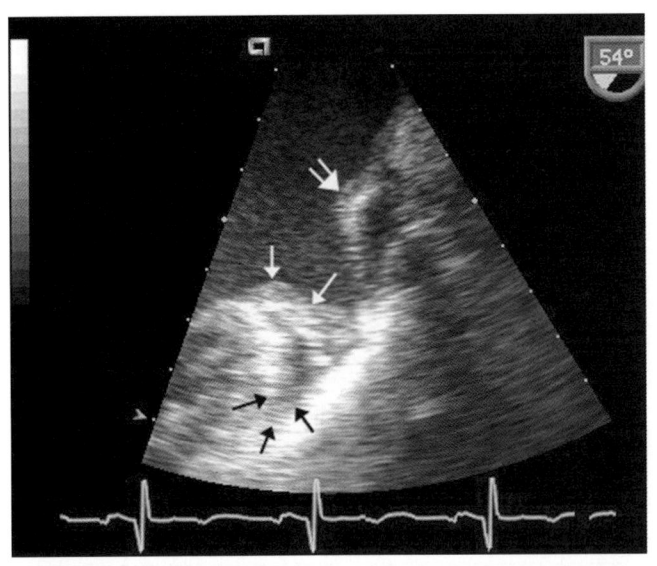

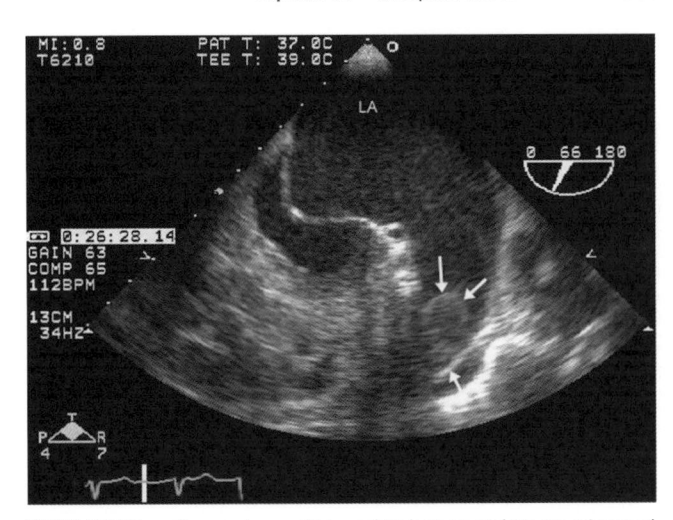

FIGURA 12.32 Ecocardiograma transesofágico registrado em um paciente com estenose mitral em ritmo sinusal. As *setas pretas* indicam o limite do apêndice atrial esquerdo que está cheio de uma massa sólida relativamente imóvel de ecos compatível com trombo no apêndice atrial esquerdo (*setas brancas*). Além disso, há uma densidade de ecos vaga e altamente móvel (*seta dupla*) que na imagem em tempo real pode ser vista como tendo as características do contraste de eco espontâneo.

FIGURA 12.34 Ecocardiograma transesofágico registrado em um paciente com estenose mitral reumática e fibrilação atrial. Observe o formato oval da densidade de ecos no ápice do apêndice atrial esquerdo (*setas*) que é compatível com trombo no apêndice atrial esquerdo. LA, átrio esquerdo.

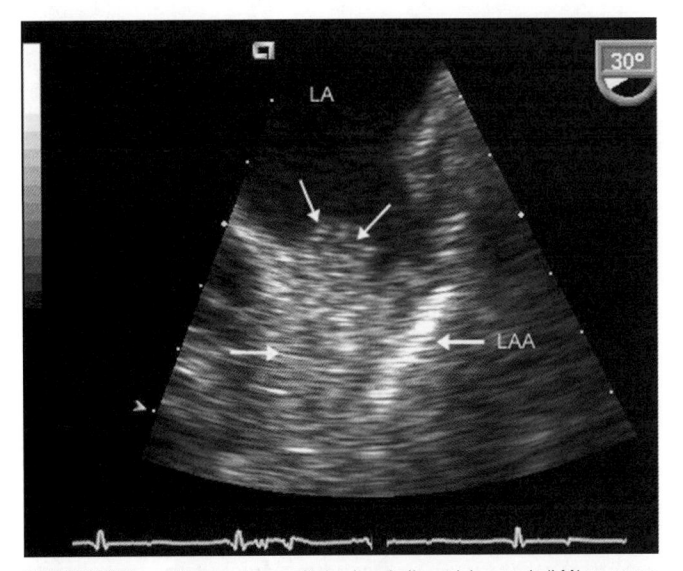

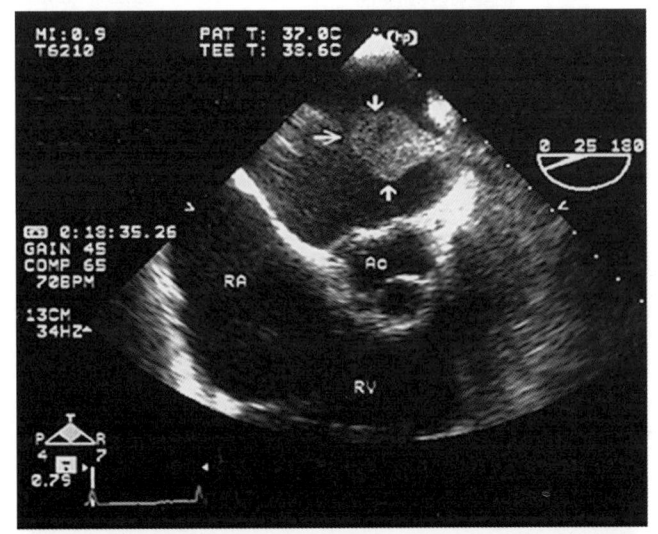

FIGURA 12.33 Ecocardiograma transesofágico do apêndice atrial esquerdo (LAA) em um paciente com estenose mitral reumática e trombo no LAA. Observe a massa irregular de ecos enchendo o apêndice atrial esquerdo (*setas finas*). O limite da parede do apêndice atrial esquerdo é conforme mostrada pelas *setas mais grossas*. LA, átrio esquerdo.

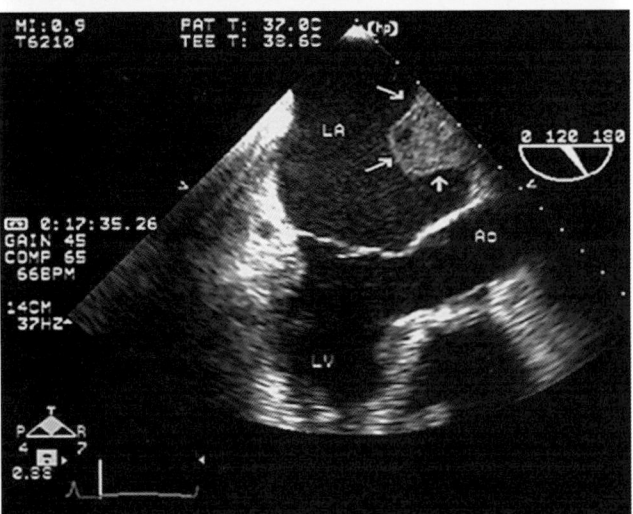

átrio esquerdo e são marcadores de um paciente com maior risco tromboembólico, especialmente na presença de fibrilação atrial. Por meio do Doppler pulsado, é comum ver velocidades diminuídas no apêndice atrial neste quadro (Figura 12.36).

Ao se avaliar um paciente quanto à possível presença de trombo no apêndice atrial esquerdo, é importante que se reconheça a faixa de variabilidade anatômica do apêndice atrial. Tradicionalmente, o apêndice atrial esquerdo tem sido considerado como uma estrutura em lobo único com vários graus de trabeculação devido aos músculos pectínicos (Figuras 12.37 e 12.38, em cima). É hoje em dia bastante reconhecido que o apêndice atrial esquerdo tem múltiplos lobos em uma porcentagem substancial (> 30%) de pacientes (Figuras 12.38 e 12.39). Isso suscita várias preocupações ao se avaliar pacientes quanto à presença de trombo no apêndice atrial esquerdo. A primeira é que todos os lobos do apêndice atrial esquerdo têm de ser identificados e examinados.

FIGURA 12.35 Ecocardiograma transesofágico registrado em duas incidências em um paciente com estenose mitral e um grande trombo atrial esquerdo. Esse trombo surgiu do apêndice atrial esquerdo e fez protrusão no interior do átrio esquerdo (LA) (*setas*). Ao, aorta; LV, ventrículo esquerdo; RA, átrio direito; RV, ventrículo direito.

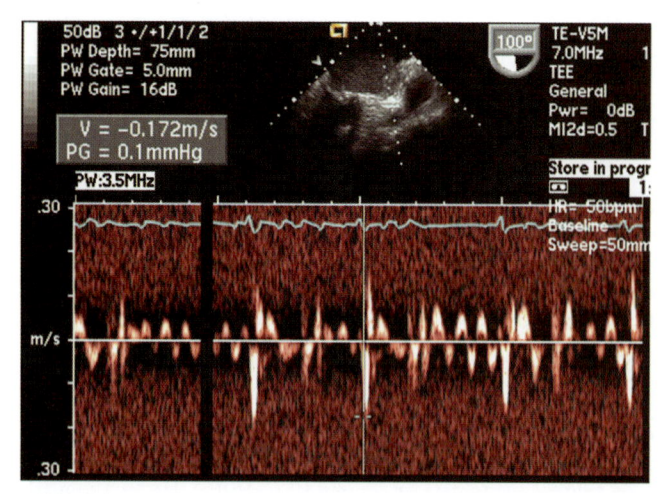

FIGURA 12.36 Imagem com Doppler pulsado do apêndice atrial esquerdo em um paciente com estenose mitral e fibrilação atrial. Observe os sinais de baixa velocidade (< 20 cm/s) e alta frequência indicativos de transporte mecânico reduzido no apêndice atrial esquerdo.

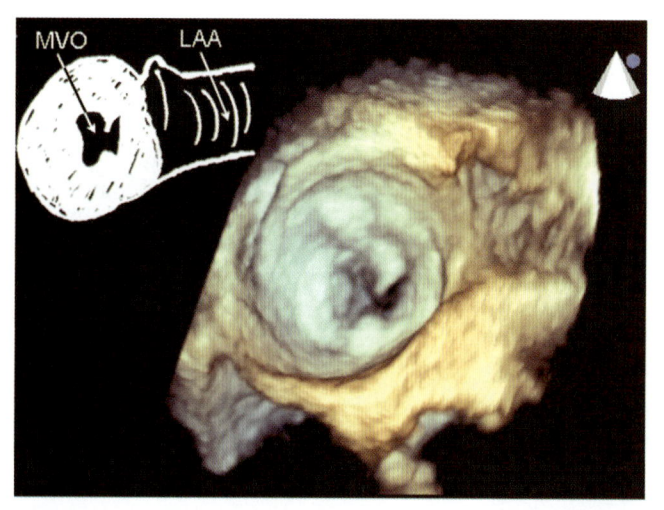

FIGURA 12.37 Ecocardiograma transesofágico tridimensional em tempo real de um paciente com estenose mitral na qual as pontas espessadas das cúspides mitrais podem ser facilmente vistas, bem como o orifício pequeno restritivo e o apêndice atrial esquerdo (LAA) dilatado. MVO, orifício da valva mitral. 🔖

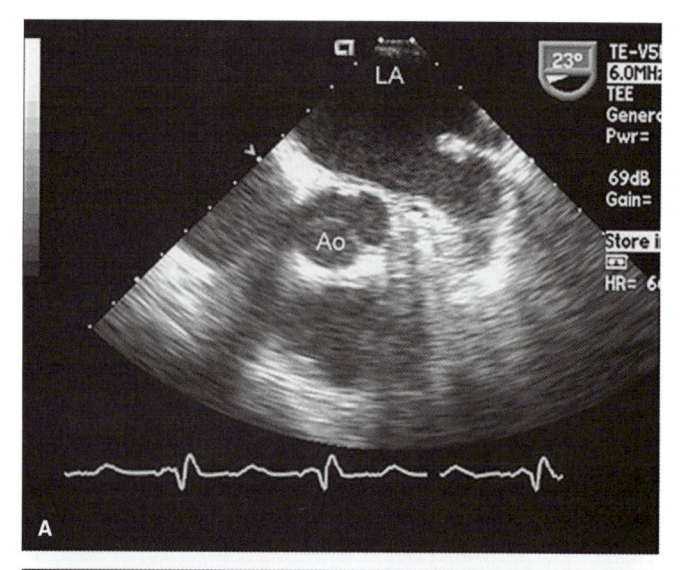

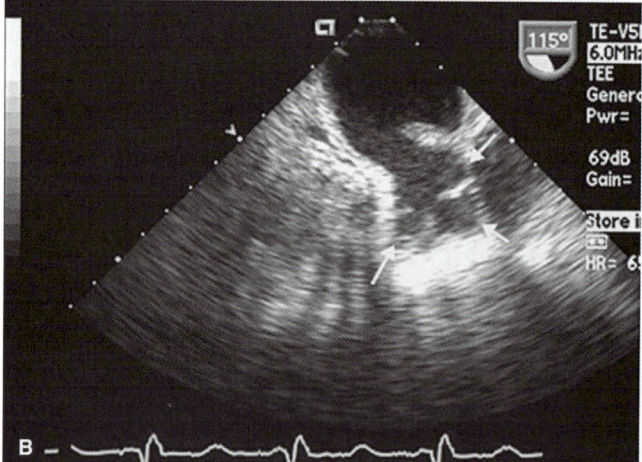

FIGURA 12.38 Ecocardiograma transesofágico registrado em um paciente com anatomia atrial esquerda mais complexa. **A:** Registrada em um plano de 37° revela um aspecto típico do apêndice atrial esquerdo (LAA) em "orelha de cachorro". **B:** Registrada em um plano de imagem de 83° em cujo ponto um lobo secundário substancialmente maior do LAA agora se abriu (*setas*). Ao, aorta; LA, átrio esquerdo. 🔖

A segunda é a necessidade de se reconhecer o tecido de septação entre os lobos do apêndice como tecido normal e não como trombos protrusos.

Como parte da correção cirúrgica de valvopatia mitral e/ou procedimento de MAZE, o apêndice atrial esquerdo pode ser cirurgicamente ressecado ou ligado, em um esforço de reduzir a probabilidade de complicações cardioembólicas. Isto pode ser feito por amputação cirúrgica real ou ligação. Dados recentes sugerem que em mais da metade de tais procedimentos o apêndice atrial esquerdo pode não permanecer totalmente fechado e haver a persistência de um coto residual ou abertura parcial para o seu interior (Figura 12.40). Assim, o grau em que o procedimento reduz o potencial de trombo atrial esquerdo pode ser incerto, mas pode ser confirmado pela ecocardiografia transesofágica.

Fibrilação Atrial

Uma sequela frequente da dilatação atrial esquerda é a fibrilação atrial que pode ser intermitente ou persistente. Na presença de fibrilação atrial, há uma perda da atividade mecânica organizada do átrio esquerdo. Isso intensifica a tendência para a formação de contraste de eco espontâneo e trombo. A

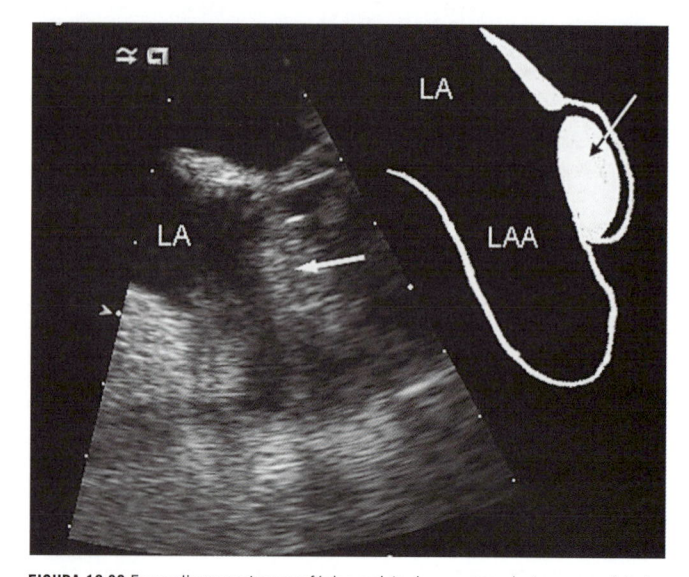

FIGURA 12.39 Ecocardiograma transesofágico registrado em um paciente com um lobo lateral saindo do corpo principal do apêndice atrial esquerdo (LAA). Neste caso, o trombo está presente no lobo lateral (*seta* tanto na imagem bidimensional quanto no esquema). LA, átrio esquerdo; LAA, apêndice atrial esquerdo. 🔖

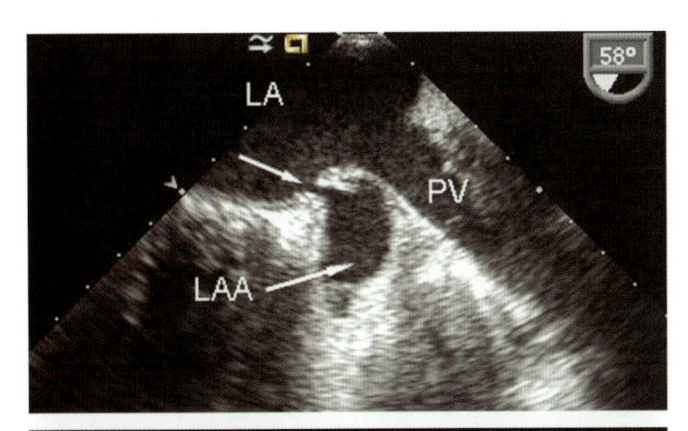

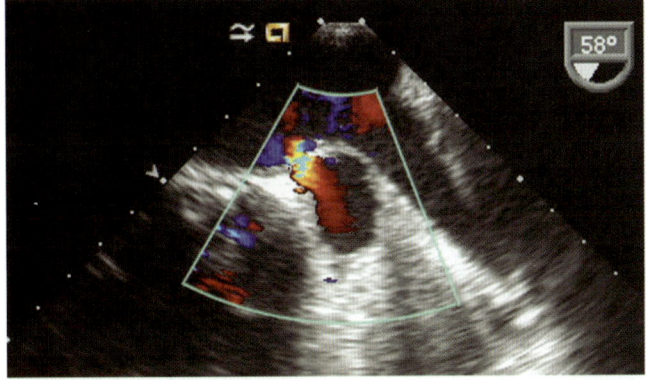

FIGURA 12.40 Ecocardiograma transesofágico registrado em um paciente com estenose mitral reumática e submetido a comissurotomia mitral aberta e "fechamento" do apêndice atrial esquerdo (LAA). Observe neste exemplo o fechamento parcial do LAA com fluxo limitado persistente (*setas*) para o interior da cavidade do LAA. LA, átrio esquerdo; PV, veia pulmonar.

atividade mecânica fibrilatória do átrio pode ser apreciada pela visibilização bidimensional ou ecocardiografia em modo M da parede atrial esquerda. Ademais, a ecodopplercardiografia na desembocadura do apêndice atrial revela evidência indireta de redução da força mecânica devido à fibrilação atrial. Na Figura 12.36, observe os sinais de alta frequência, mas baixa velocidade, registrados pelo Doppler pulsado na desembocadura do apêndice atrial esquerdo. Isso representa uma redução acentuada na velocidade e volume de fluxo para fora do apêndice atrial esquerdo em comparação com velocidades observadas em ritmo sinusal normal e é a base anatomofisiológica para estase e formação de coágulo. Pacientes com fibrilação atrial e função relativamente intacta do transporte pelo apêndice atrial, conforme documentado por velocidades de esvaziamento preservadas (> 50 cm/s), têm menos chance de ter contraste espontâneo (e presumivelmente trombose) do que aqueles com velocidades reduzidas no apêndice atrial.

Hipertensão Pulmonar Secundária

Uma outra sequela da estenose mitral grave de longa duração é a hipertensão pulmonar secundária. Nas fases iniciais, esta se deve a alterações no tônus reativo vascular pulmonar e é reversível com a correção da estenose mitral. Na estenose mitral grave de longa duração, ocorre um componente fixo, e nesse caso, a hipertensão arterial sistólica pulmonar pode somente ser parcialmente reversível.

As manifestações ecocardiográficas da hipertensão pulmonar secundária na estenose mitral são similares àquelas na hipertensão pulmonar por qualquer causa. A regurgitação tricúspide concomitante encontra-se presente na maioria desses pacientes, geralmente decorrente de dilatação ventricular direita e menos frequentemente de envolvimento direto da valva tricúspide pelo processo reumático.

Tomada de Decisão Quanto à Intervenção

A conduta clínica tem somente um pequeno papel no alívio dos sintomas na estenose mitral moderada a grave. A terapia é predominantemente dirigida a aumentar a área efetiva do orifício mitral pela comissurotomia cirúrgica, valvotomia percutânea com balão ou substituição da valva mitral. Uma vez tomada a decisão de que a gravidade da estenose mitral justifica uma intervenção, a ecocardiografia bidimensional tem um papel valioso na determinação da técnica intervencionista ou cirúrgica mais apropriada. Como regra geral, as valvas com graus avançados de calcificação, encurtamento e fibrose de cordoalhas e envolvimento subvalvar proeminente não são boas candidatas para correção intervencionista ou cirúrgica. As imagens ecocardiográficas nas Figuras 12.11 e 12.12 foram obtidas em um paciente com fibrose relativamente leve da valva para a qual a intervenção cirúrgica ou com balão seria exequível. Compare essas figuras com as Figuras 12.13 a 12.16 nas quais há vários graus de fibrose e calcificação difusas no aparelho valvar mitral.

Um resultado numérico mitral foi proposto para caracterizar ainda mais e estratificar o grau em que a valva está anatomicamente comprometida. Os componentes desse resultado numérico mitral estão esquematizados na Figura 12.41. Os componentes numéricos são espessamento de folheto, mobilidade de folheto, calcificação e envolvimento subvalvar. Cada um deles é então classificado numericamente como 0 (ausente) a 4 (grave) e os resultados individuais são somados para se criar um índice numérico de estenose mitral. Há uma relação direta entre o resultado numérico e a probabilidade de valvotomia bem-sucedida com balão, com resultados mais altos contraindicando intervenção cirúrgica. A calcificação e o envolvimento subvalvar representam uma contribuição desproporcional para a probabilidade de falha técnica quando da valvotomia por balão. Indivíduos com um resultado numérico valvar mitral ≤ 8 tipicamente são excelentes candidatos para a valvotomia com balão, e aqueles com resultados ≥ 12 têm menor probabilidade de resultado satisfatório. A questão da valvotomia com balão e sucesso no monitoramento intraprocedimento com ecocardiografia transesofágica é discutida em maiores detalhes no Capítulo 22, que trata do monitoramento de procedimentos cirúrgicos e intervencionistas.

Regurgitação Mitral

A regurgitação mitral pode ocorrer em decorrência de uma doença primária dos folhetos valvares ou secundária a anormalidades do aparelho mitral. As etiologias da regurgitação mitral estão arroladas no Quadro 12.1. A regurgitação mitral representa um extravasamento patológico de sangue sob pressão sistólica, do ventrículo esquerdo para o átrio esquerdo. A regurgitação mitral aguda grave muitas vezes resulta em congestão pulmonar aguda, ao passo que a regurgitação mitral crônica pode ser tolerada por décadas. Por definição, a regurgitação mitral ocorre durante a sístole, que, com frequência cardíaca normal em repouso, constitui aproximadamente um terço do ciclo cardíaco. Como tal, a elevação acentuada da pressão atrial esquerda não está presente consistentemente, mas só transitoriamente. A natureza transitória do aumento da pressão observada na regurgitação mitral representa menor incentivo ao desenvolvimento de congestão pulmonar e hipertensão pulmonar secundária do que a elevação crônica da pressão (embora de menor intensidade) observada na estenose mitral grave. A regurgitação mitral também decorre de uma sobrecarga de volume sobre o ventrículo esquerdo que pode ser bem tolerada por períodos relativamente longos de tempo, mas eventualmente acaba por reduzir a força contrátil miocárdica ventricular esquerda, que pode não ser reversível mesmo com a correção da regurgitação mitral.

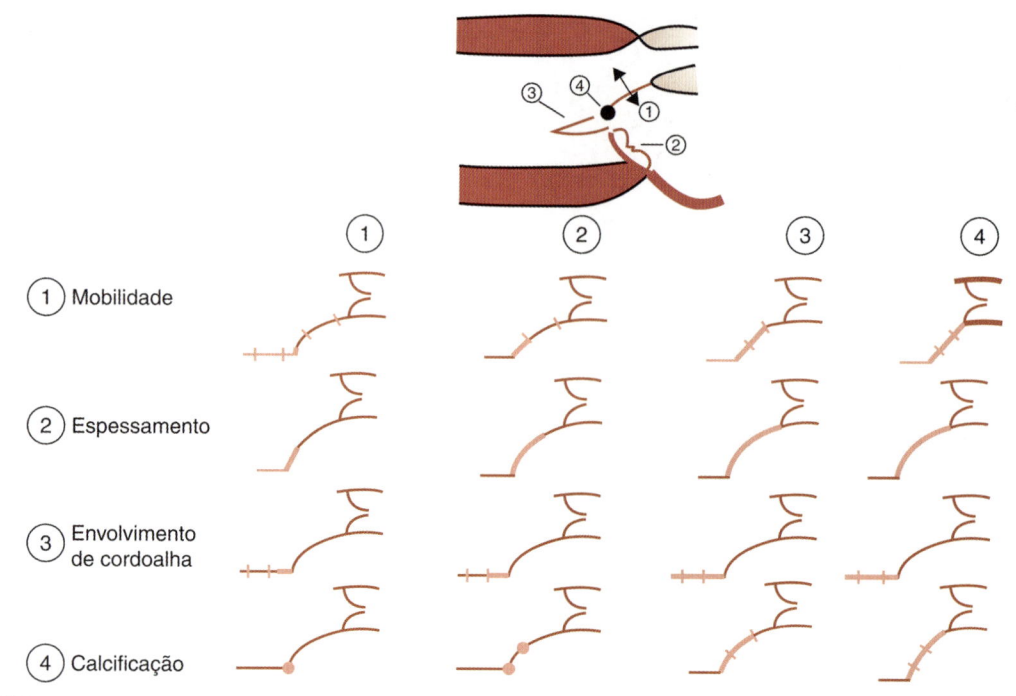

FIGURA 12.41 Demonstração esquemática do cálculo da gradação numérica da estenose mitral. Esta figura é adaptada do trabalho de Wilkins e cols. O grande esquema em cima mostra os quatro componentes para o cálculo da gradação numérica que incluiu a mobilidade dos folhetos (1); espessamento dos folhetos (2); envolvimento de cordoalhas (3) e calcificação (4). Para cada característica, o envolvimento é graduado com respeito a sua extensão pelo terço proximal, médio ou distal do folheto. Para se calcular a gradação total da estenose mitral, o envolvimento de cada característica é somado. (Ver texto para detalhes.)

Avaliação da Regurgitação Mitral pelo Doppler

A faixa ampla de técnicas ecocardiográficas deve ser usada para avaliação completa da regurgitação mitral (Quadro 12.4). As imagens com Doppler colorido constituem os instrumentos ecocardiográficos principais para a detecção e quantificação da regurgitação mitral. Deve ser ressaltado que nem todos os sinais de Doppler coloridos que aparecem dentro do átrio esquerdo representam regurgitação mitral. Há várias fontes possíveis de erros no sinal de fluxo com Doppler colorido no átrio esquerdo. Estes incluem movimentação posterior normal do sangue causada pelo fechamento da valva mitral (Figura 12.42), reverberação prove-niente do fluxo aórtico (Figura 12.43), fluxo normal de entrada venoso pulmonar (Figura 12.44) (que ocorre na sístole e diástole) e movimentação de sangue atrial de velocidade no geral baixa visibilizada de maneira imprópria por causa do ganho e limites de Nyquist inadequados. Qualquer um desses fatores pode resultar no aparecimento de um sinal de Doppler colorido na sístole no átrio esquerdo. Ocasionalmente, esses sinais têm sido erroneamente atribuídos à regurgitação mitral e um falso diagnóstico de regurgitação ou superestimativa de uma regurgitação mitral verdadeira pode ser feito. As características de um verdadeiro jato de regurgitação mitral são as seguintes: (1) há evidência de aceleração proximal do fluxo (a área da superfície de isovelocidade proximal [ASIP]), (2) o fluxo tem o aspecto de um verdadeiro "jato", (3) o aspecto (atrial esquerdo) a jusante é compatível com um volume de sangue sendo ejetado através de um orifício relativamente limitante *(vena contracta)*, (4) o fluxo está devidamente confinado à sístole e (5) os sinais de Doppler coloridos têm a cor devida para a direção antecipada e/ou revelam a variância devida ou codificação da turbulência. Finalmente, em casos duvidosos, deve-se usar Doppler pulsado e/ou com onda contínua para confirmar a origem, cronologia e direção do fluxo (Figuras 12.45 e 12.47).

Embora as imagens com Doppler com fluxo colorido tenham em grande parte tomado o lugar de registros espectrais na detecção e quantificação da regurgitação mitral, essas modalidades podem ser úteis para confirmar e definir a duração da regurgitação. Por causa do alto gradiente entre o ventrículo esquerdo e o átrio esquerdo, a velocidade de um jato de regurgitação mitral praticamente sempre irá exceder o limite de Nyquist, acarretando ambiguidade (Figura 12.47). A inspeção do sinal espectral pode oferecer pistas quanto à gravidade e cronologia da regurgitação mitral, bem como a pressão (atrial esquerda) a jusante.

Por definição, a regurgitação mitral hemodinamicamente significativa provoca uma sobrecarga de volume sobre as câmaras cardíacas esquerdas com subsequente dilatação ventricular esquerda e atrial esquerda. Como consequência, há uma elevação da pressão atrial esquerda, que é transmitida para a vasculatura venosa pulmonar, acarretando congestão pulmonar. A fisiologia da regurgitação mitral aguda grave é substancialmente diferente

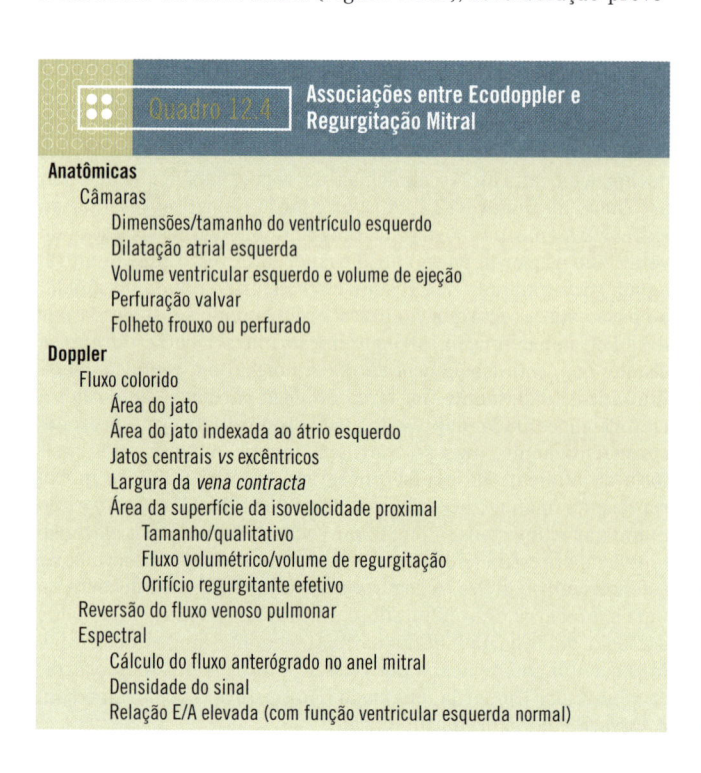

Quadro 12.4 | Associações entre Ecodoppler e Regurgitação Mitral

Anatômicas
Câmaras
   Dimensões/tamanho do ventrículo esquerdo
   Dilatação atrial esquerda
   Volume ventricular esquerdo e volume de ejeção
   Perfuração valvar
   Folheto frouxo ou perfurado

Doppler
Fluxo colorido
   Área do jato
   Área do jato indexada ao átrio esquerdo
   Jatos centrais *vs* excêntricos
   Largura da *vena contracta*
   Área da superfície da isovelocidade proximal
      Tamanho/qualitativo
      Fluxo volumétrico/volume de regurgitação
      Orifício regurgitante efetivo
Reversão do fluxo venoso pulmonar
Espectral
   Cálculo do fluxo anterógrado no anel mitral
   Densidade do sinal
   Relação E/A elevada (com função ventricular esquerda normal)

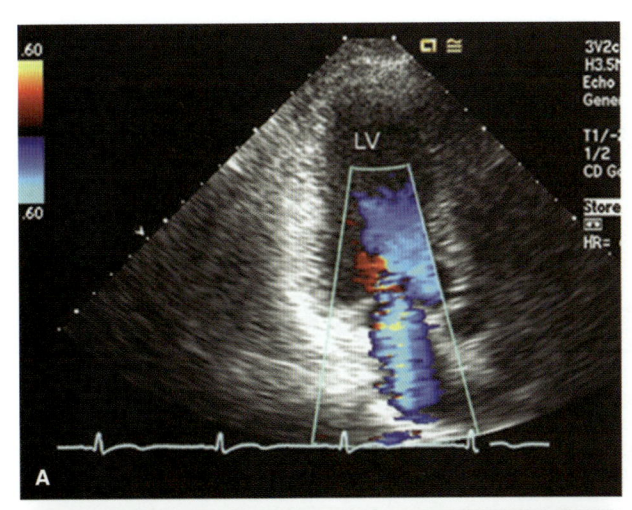

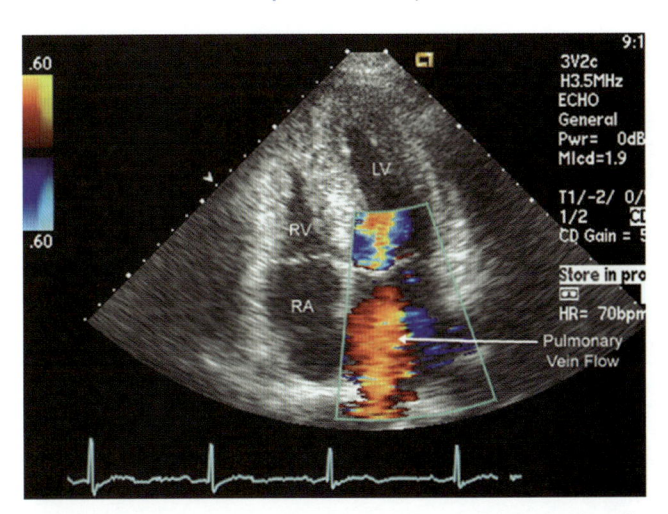

FIGURA 12.44 Incidência apical de quatro câmaras em um paciente com proeminente fluxo venoso pulmonar no átrio esquerdo na sístole. Observe que, embora o sinal se estenda a partir do plano da valva mitral até a parede do átrio esquerdo, ele é codificado em vermelho, indicativo de fluxo em direção ao transdutor e que não há evidência de fluxo turbulento de alta velocidade, *vena contracta* ou convergência de fluxo. LV, ventrículo esquerdo; RA, átrio direito; RV, ventrículo direito.

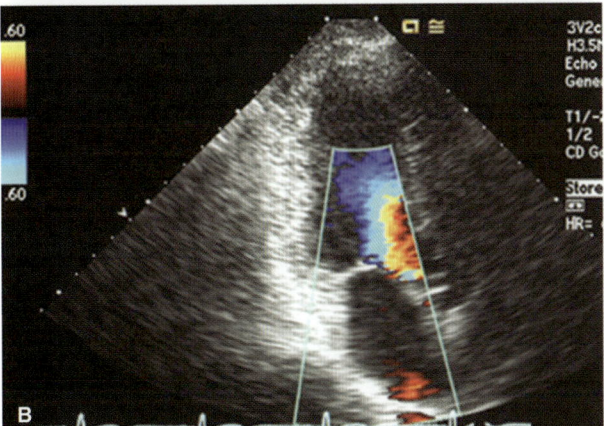

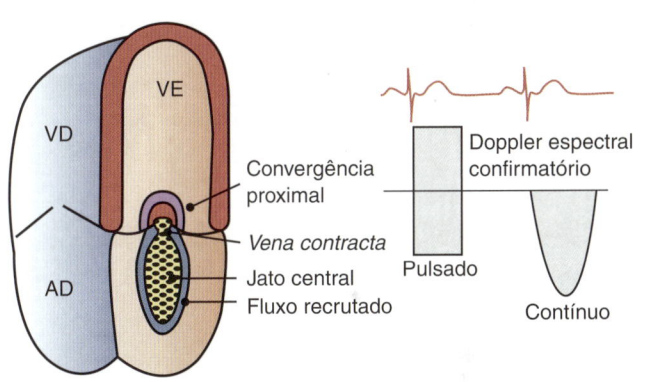

FIGURA 12.42 Incidência apical registrada em um paciente com codificação Doppler em azul-claro na protossístole dentro ao átrio esquerdo. Esse sinal em cor representa a movimentação posterior global do sangue preexistente no átrio esquerdo, combinada com refluxo de fluxo forçado a se movimentar pelos folhetos mitrais em fechamento. Observe que ele é está presente somente em **(A)**, registrada bem no início da sístole, imediatamente após o fechamento mitral e não está presente na imagem subsequente **(B)** registrada 50 milissegundos mais tarde. Observe também a falta de zona de convergência, *vena contracta* ou codificação de velocidade alta. Este sinal não deve ser erroneamente considerado como regurgitação mitral verdadeira. LV, ventrículo esquerdo.

FIGURA 12.45 Esquema mostra os aspectos principais da regurgitação mitral verdadeira. Os vários componentes do sinal verdadeiro regurgitante estão delineados no esquema, incluindo a zona proximal de aceleração do fluxo, a *vena contracta*, e um jato central de alta velocidade circundado por fluxo recrutado de menor velocidade. A figura também esquematiza uma imagem confirmatória com Doppler espectral obtida pelos modos de onda contínua e onda pulsada. Observe o fenômeno da ambiguidade na imagem com Doppler de onda pulsada. AD, átrio direito; VD, ventrículo direito; VE, ventrículo esquerdo.

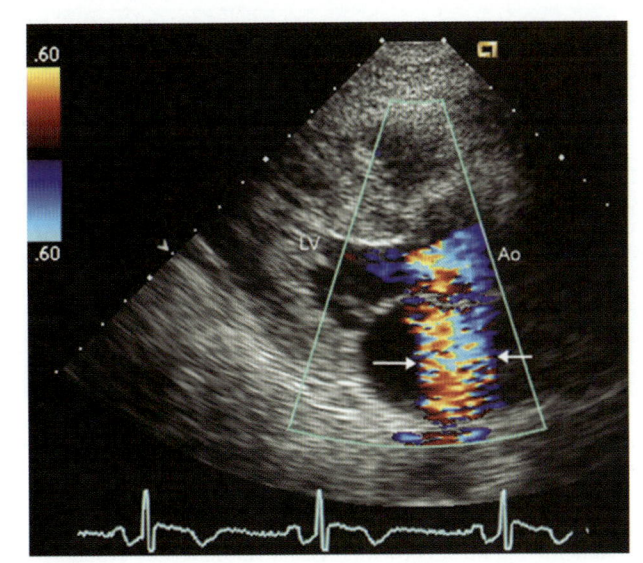

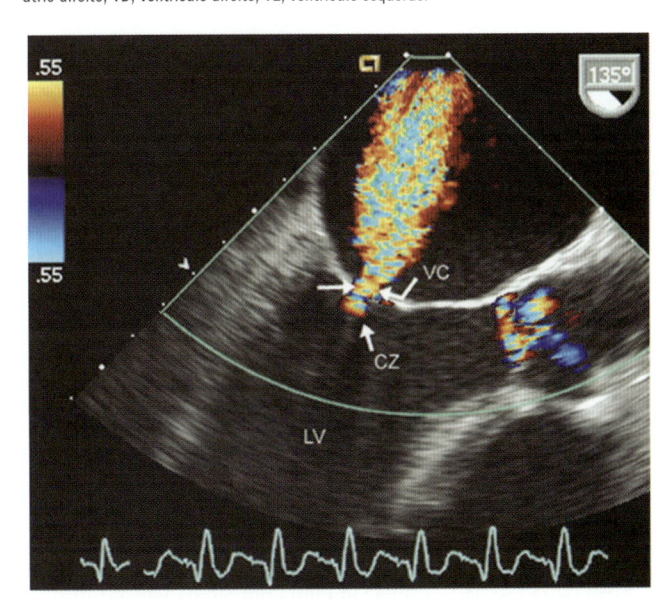

FIGURA 12.43 Incidência paraesternal de eixo longo registrada em um paciente com reverberação da cor no átrio esquerdo (*entre as setas*). Este sinal é um artefato de cor que surge da aorta e não deve ser confundido com regurgitação mitral. Observe que ele é uma extensão direta do fluxo turbulento na aorta proximal e que não se origina em qualquer área de fechamento da valva mitral. Na imagem em tempo real, observe a duração bastante curta desse sinal. LV, ventrículo esquerdo.

FIGURA 12.46 Ecocardiograma transesofágico em um paciente com regurgitação mitral moderada mostra os componentes da regurgitação mitral verdadeira conforme esquematizada na Figura 12.41. Observe a *zona de convergência* de aceleração do fluxo (CZ), a *vena contracta* (VC) relativamente estreita e um jato a jusante turbulento e de alta velocidade. LV, ventrículo esquerdo.

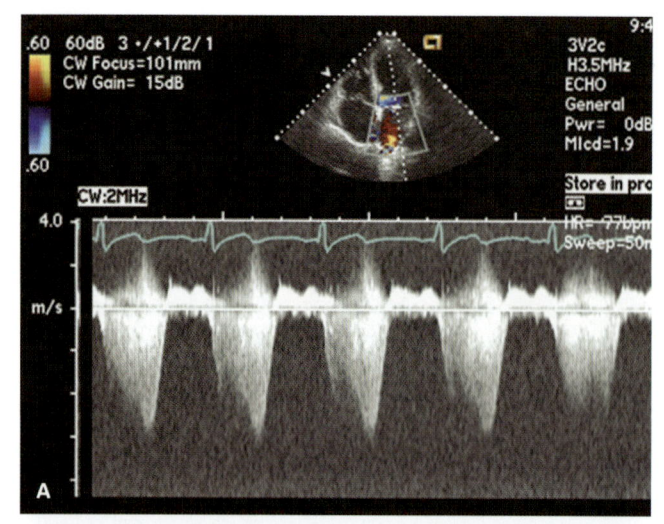

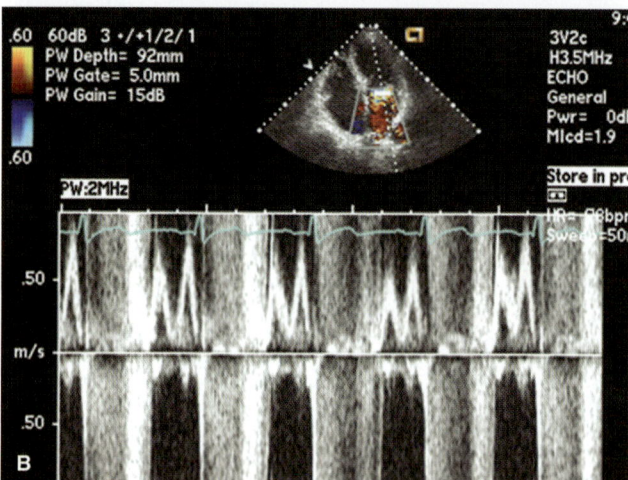

FIGURA 12.47 Imagem com Doppler espectral obtida em um paciente com regurgitação mitral por meio de Doppler de onda contínua **(A)** e pulsada **(B)**. Observe o fenômeno de ambiguidade com a imagem com Doppler pulsado na qual o sinal dirigido para longe do transdutor é paradoxalmente registrado acima da linha zero de cruzamento depois de exceder o limite de Nyquist (1,0 m/s neste exemplo). No sinal de onda contínua, observe a capacidade de registrar toda a velocidade máxima do jato da regurgitação mitral (6 m/s).

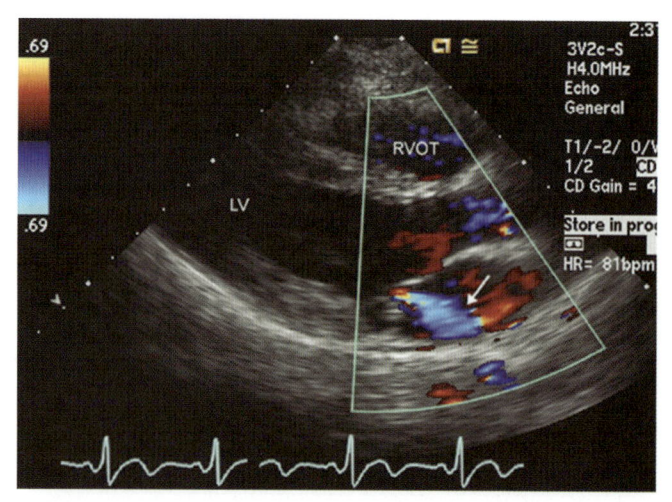

FIGURA 12.48 Incidência paraesternal de eixo longo registrada em um paciente com regurgitação mitral leve (*seta*). Observe uma área de fluxo colorido relativamente pequena quando comparada com a área atrial esquerda total. LV, ventrículo esquerdo; RVOT, via de saída do ventrículo direito.

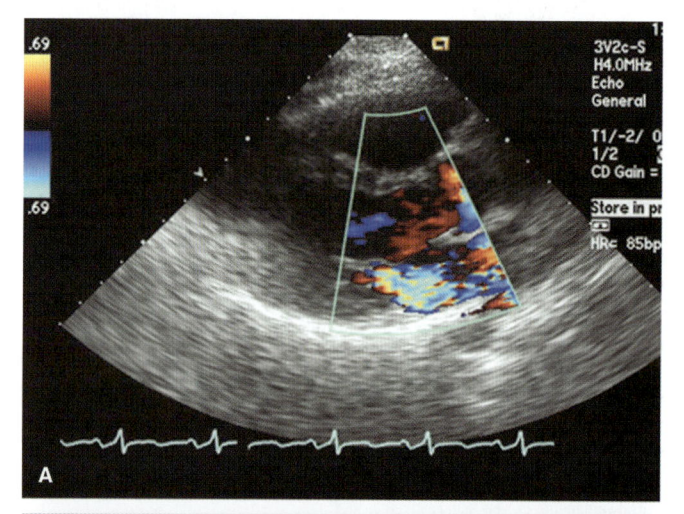

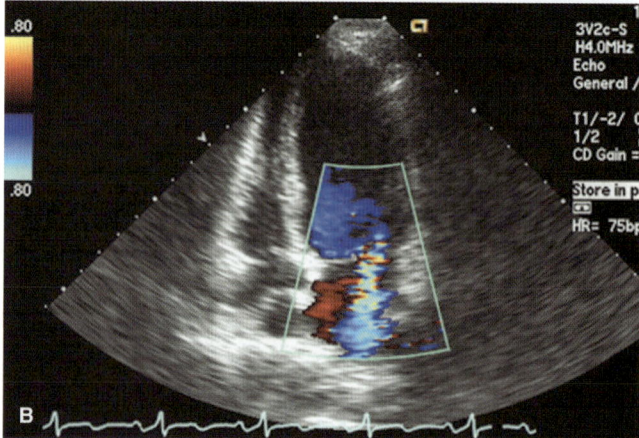

FIGURA 12.49 Incidências paraesternal de eixo longo e apical de quatro câmaras em um paciente com regurgitação mitral moderada. Em cada caso, observe o jato de tamanho intermediário envolvendo aproximadamente 25% da área do átrio esquerdo.

da fisiologia da regurgitação mitral crônica. No quadro agudo, há um tempo insuficiente para ocorrer dilatação de câmara e para a complacência do átrio esquerdo aumentar. Assim, a regurgitação mitral aguda grave está acompanhada por uma elevação agudamente acentuada da pressão atrial esquerda, que resulta em início instantâneo de sintomas. Na regurgitação mitral crônica, o átrio esquerdo se dilata e aumenta sua complacência. Por causa disso, a pressão atrial esquerda é menor no quadro crônico do que no agudo para qualquer grau de regurgitação mitral.

O jato da regurgitação mitral pode ser central, periférico, único ou múltiplo e pode ser excêntrico dentro do átrio esquerdo e atingir uma parede. A Figura 12.10 esquematiza o padrão de fechamento mitral e a direção do jato em vários estados mórbidos. As Figuras 12.48 a 12.55 foram obtidas em pacientes com regurgitação mitral de vários graus de gravidade e morfologias do jato de regurgitação.

Folhetos Frouxos

Qualquer porção do aparelho valvar mitral pode se tornar anatomicamente lesada e resultar em uma porção da valva mitral se tornando frouxa (Figuras 12.56 a 12.65). Conforme mencionado anteriormente, esta não é uma sequela incomum de uma valva mitral mixomatosa. O grau de regurgitação resultante está diretamente relacionado com a extensão da lesão anatômica. A ruptura

de somente algumas cordoalhas isoladas pode não resultar em dano na coaptação normal e daí pode ser vista na ausência de regurgitação mitral. A ruptura de todo um músculo papilar ou cabeça de músculo papilar tipicamente resulta em regurgitação mitral aguda grave. Entre esses dois extremos, pode ser observada uma ampla faixa de lesões anatômicas com vários graus de re-

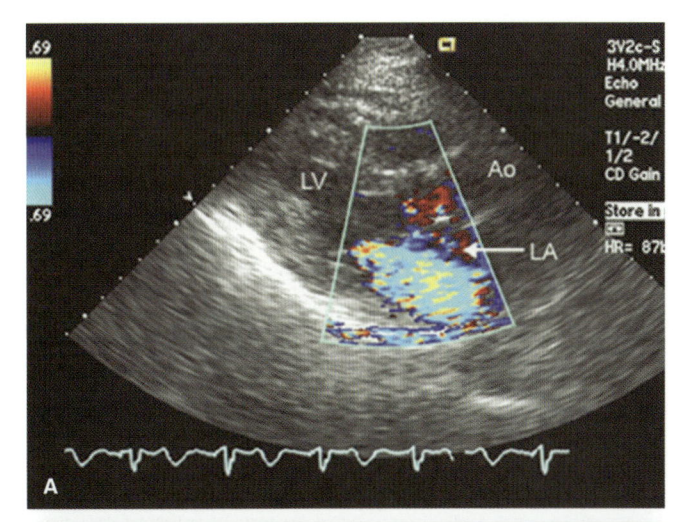

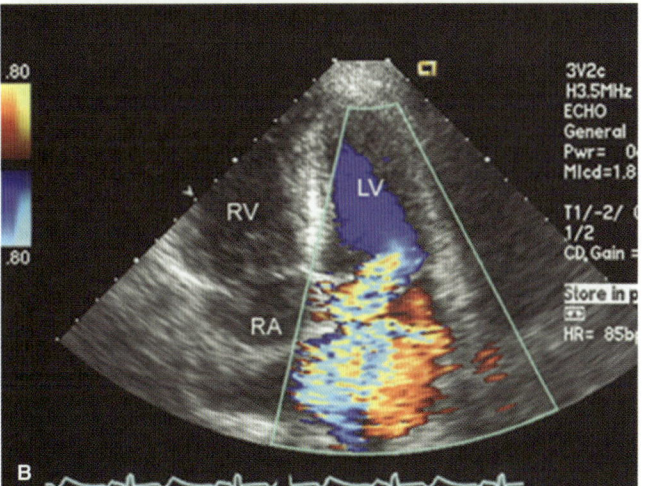

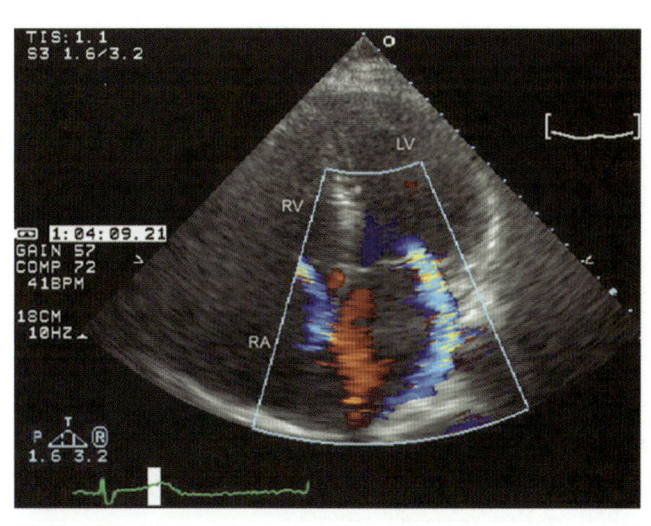

FIGURA 12.50 Ecocardiogramas transtorácicos registrados em pacientes com regurgitação mitral grave. Registrados na incidência paraesternal de eixo longo **(A)** e na incidência apical de quatro câmaras **(B)**. Em cada caso, observe o grande sinal Doppler de fluxo colorido preenchendo mais de 50% da área do átrio esquerdo. LA, átrio esquerdo; LV, ventrículo esquerdo; RA, átrio direito; RV, ventrículo direito.

FIGURA 12.52 Incidência apical de quatro câmaras registrada em um paciente com jato de regurgitação mitral altamente excêntrico. Em ambas as imagens, estática e em tempo real, observe que o jato se origina na margem lateral da valva mitral e depois percorre lateralmente ao longo da parede do átrio esquerdo. A área real do Doppler colorido de um jato excêntrico como este subestima a verdadeira gravidade da regurgitação mitral (ver texto para detalhes). LV, ventrículo esquerdo; RA, átrio direito; RV, ventrículo direito.

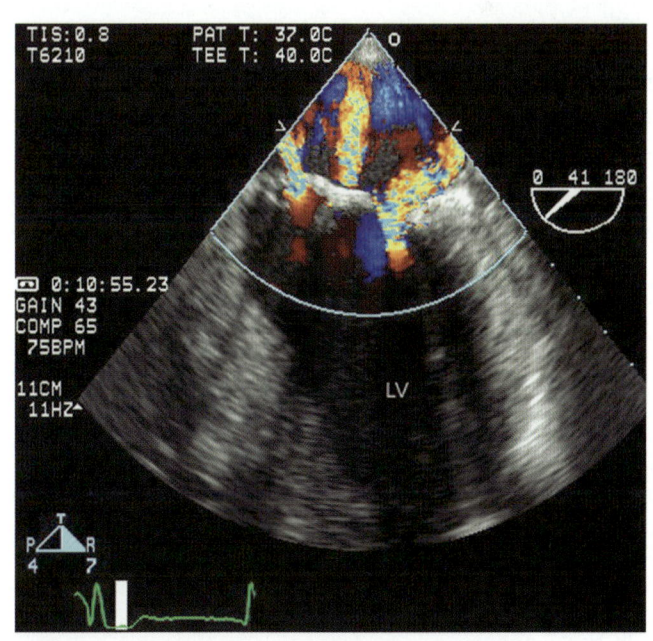

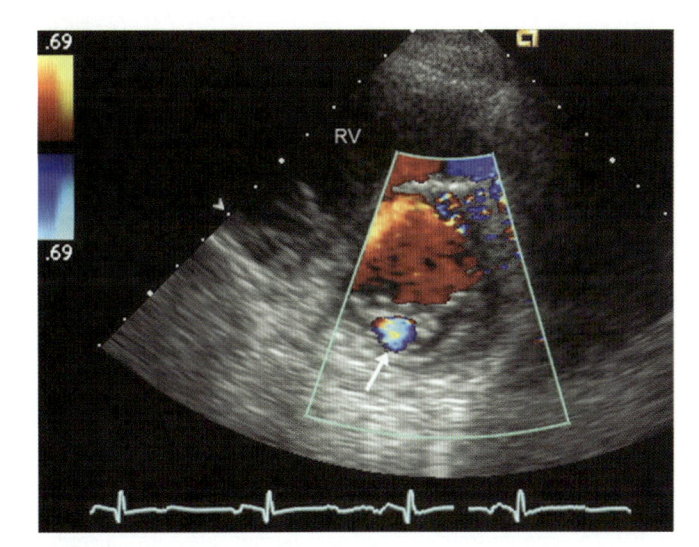

FIGURA 12.51 Ecocardiograma transtorácico paraesternal de eixo curto registrado em um paciente com regurgitação mitral. Essa imagem foi obtida no nível das pontas da valva mitral e permite a visibilização direta da área de eixo curto do jato da regurgitação mitral que pode ser visto tendo origem em uma área discretamente medial à linha média (*seta*). RV, ventrículo direito.

FIGURA 12.53 Ecocardiograma transesofágico registrado de um paciente com três jatos separados de regurgitação mitral. A inspeção da Figura 12.4 revela que, neste plano de imagem, esses jatos provavelmente estão se originando da coaptação de diferentes conchas anteriores e posteriores. LV, ventrículo esquerdo.

gurgitação mitral. A lesão anatômica de uma porção do aparelho valvar mitral em geral resulta em uma direção excêntrica do jato de regurgitação com uma orientação oposta à direção do folheto com o defeito anatômico.

O reconhecimento e a descrição completa do folheto valvar mitral frouxo podem ter um papel crítico na conduta frente ao paciente. A Figura 12.3 mostra a anatomia detalhada dos folhetos anterior e posterior da valva mitral e as diferentes perspectivas de observação. Conforme mencionado anteriormente, ambos os folhetos podem ser descritos como tendo três conchas separadas chamadas anterior 1 a 3 (A1, A2, A3) e posterior 1 a 3 (P1, P2, P3). Por definição, as conchas A1 e Pl estão localizadas mais anterolateralmente, mais próximas do apêndice atrial esquerdo. As conchas A3 e P3 estão localizadas mais inferomedialmente. Uma fonte comum de confusão surge ao se descrever a localização de um folheto frouxo. Deve ser reconhecido que, quando

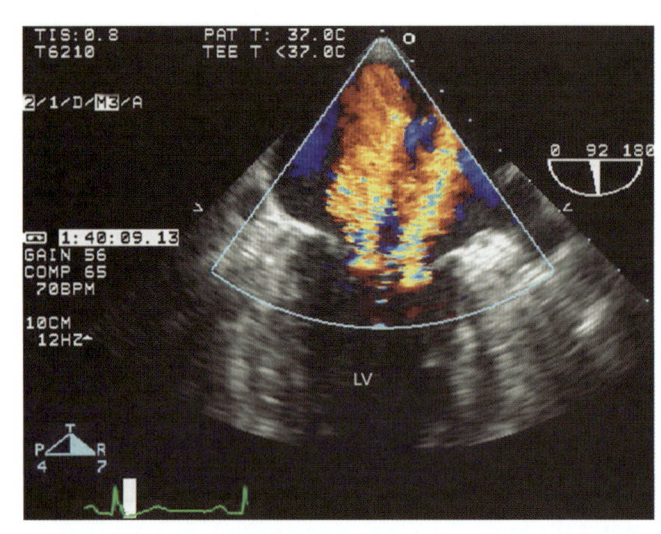

FIGURA 12.54 Ecocardiograma transesofágico registrado em um paciente com dois jatos distintos de regurgitação mitral. Neste caso, os dois jatos relativamente limitados combinados provavelmente representam regurgitação mitral moderada. LV, ventrículo esquerdo.

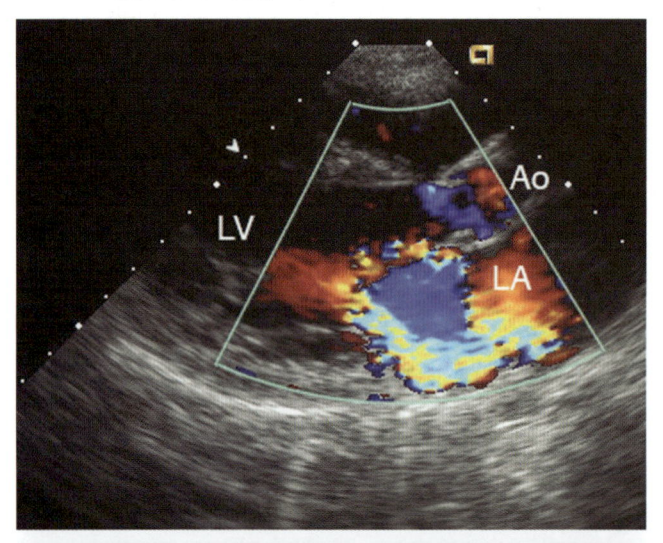

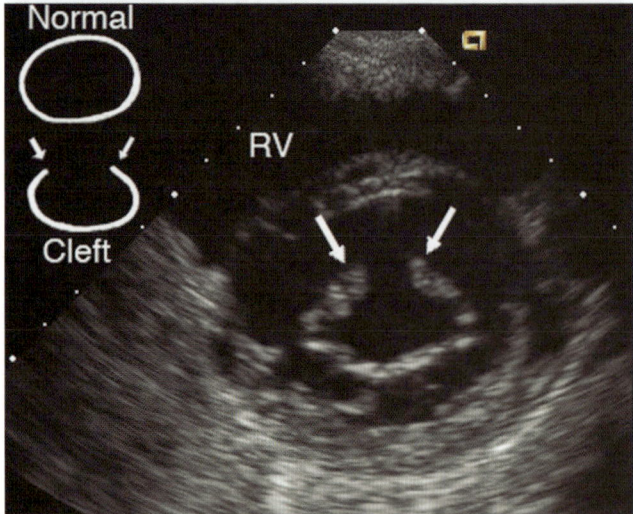

FIGURA 12.55 Ecocardiograma transtorácico paraesternal registrado em uma incidência de eixos longo e curto em um paciente com fenda (cleft) congênita na valva mitral. Uma incidência paraesternal de eixo longo revela regurgitação mitral de gravidade moderada altamente excêntrica com Doppler com fluxo colorido. A incidência de eixo curto revela a própria fenda na valva mitral. Observe na imagem em tempo real e no esquema que acompanha que em vez de abrir como um orifício circular, a valva mitral se abre com um hiato de tecido valvar mitral no folheto anterior visto entre as *setas*.

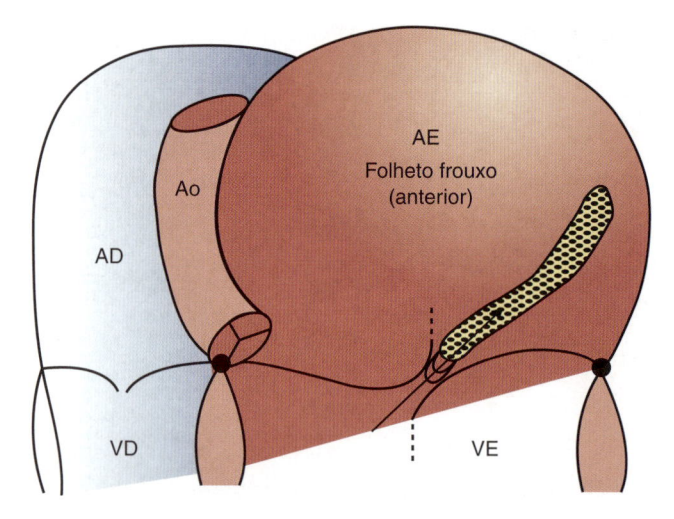

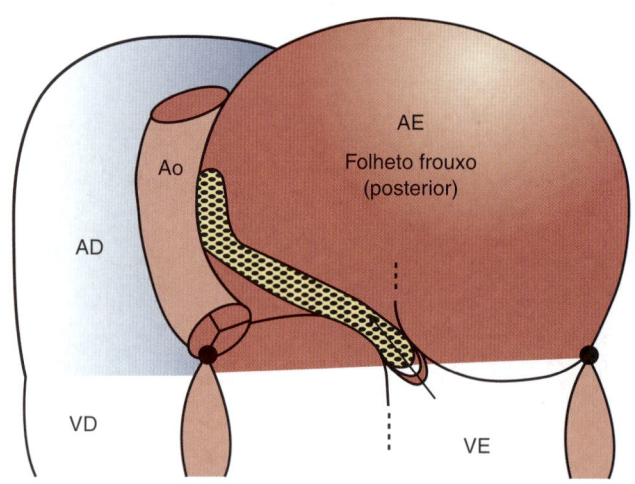

FIGURA 12.56 Representação esquemática da direção do jato na presença de folheto anterior (**em cima**) ou posterior (**embaixo**) frouxo. Em cada caso, observe que a ponta do folheto frouxo está localizada atrás do ventre do folheto intacto. Isso resulta na orientação excêntrica do orifício de regurgitação, com a direção do jato regurgitante oposta à do folheto frouxo. Observe que o folheto posterior frouxo resulta em um jato dirigido ao longo da parede atrial esquerda e parede posterior da aorta. Isso pode acarretar um jato de regurgitação mitral que na ausculta é ouvido na área aórtica típica. O jato direcionado mais lateralmente, atribuível ao folheto anterior frouxo, irá acarretar um jato direcionado à parede lateral do átrio esquerdo e um sopro ouvido melhor lateralmente do que anteriormente. AD, átrio direito; VD, ventrículo direito.

observadas cirurgicamente a partir do interior do átrio esquerdo, as conchas A1 e P1 estarão à esquerda do campo de visão do cirurgião, ao passo que, quando observadas em um plano ecocardiográfico, elas estarão à direita, e inferiormente quando observadas na ecocardiografia transesofágica. A Figura 12.3 mostra essa diferença na perspectiva de observação. Dependendo da profundidade de introdução da sonda e ângulo de rotação, os planos de imagem obtidos podem mostrar duas ou três conchas simultaneamente. Tipicamente ao se observar o ventrículo esquerdo em um plano longitudinal (120º), o plano de imagem corta os limites A2/P2. Pode surgir uma confusão ao se adquirir imagem da valva mitral em uma incidência ortogonal a ela (60º). Nesta incidência, as conchas Pl, A2 e A3 podem ser visibilizadas simultaneamente. Por causa desse plano de imagem, pode surgir confusão entre conchas P3 e A3 frouxas nessa incidência. Uma experiência substancial é necessária para se identificar com precisão a exata concha. Isso pode ter uma relevância especial com respeito à conduta frente ao paciente porque, em geral, a correção de uma concha posterior é tecnicamente mais fácil do que de uma concha anterior, ou pode ter relevância na exequibilidade da correção dependendo da experiência cirúrgica. A ecocardiografia tridimensional (Figuras 12.62 a 12.64) tem se mostrado ser

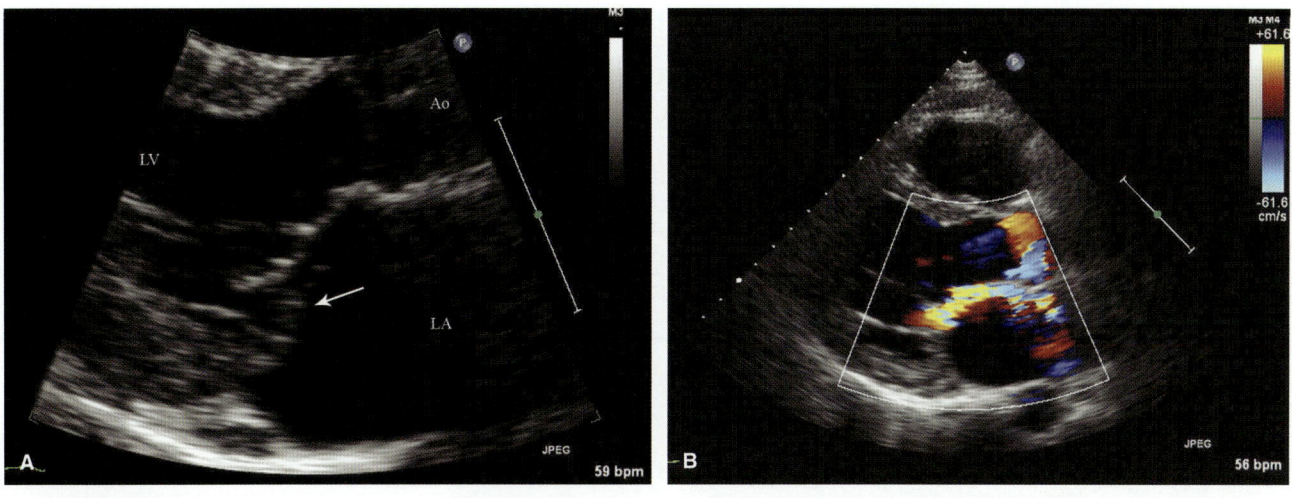

FIGURA 12.57 Ecocardiograma transtorácico paraesternal registrado no eixo longo em um paciente com folheto valvar mitral posterior frouxo. **A:** Uma incidência ampliada revelando uma porção do folheto posterior na sístole, localizado atrás do folheto anterior (*seta*). **B:** Doppler com fluxo colorido, observe o jato de regurgitação mitral excêntrico e dirigido anteriormente. Ao, aorta; LA, átrio esquerdo; LV, ventrículo esquerdo.

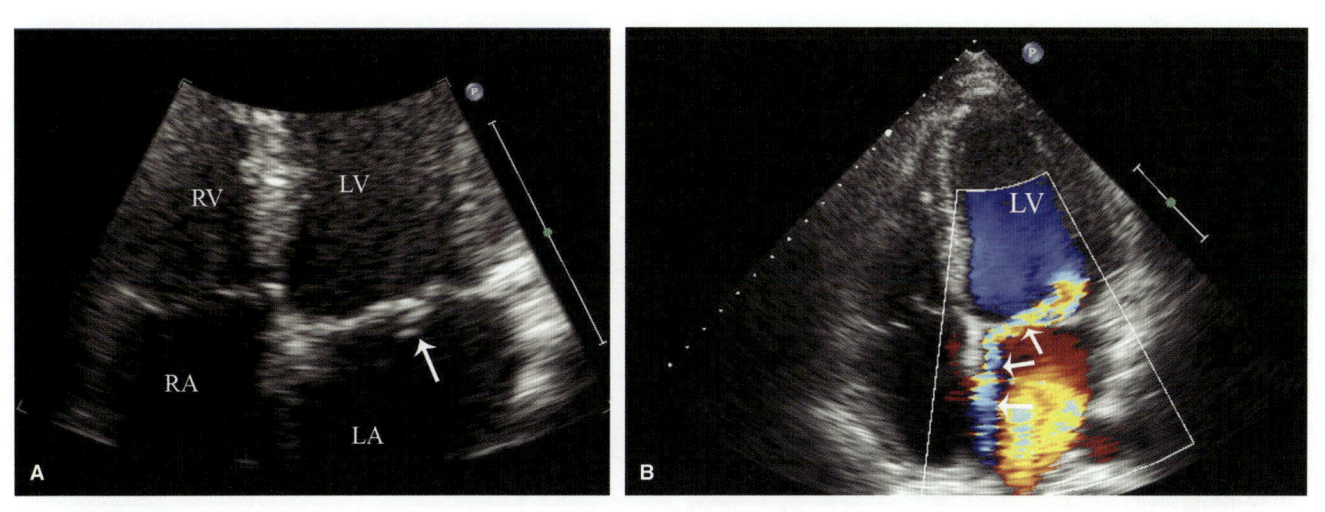

FIGURA 12.58 Registros apicais de quatro câmaras em um paciente com folheto mitral posterior parcialmente frouxo. **A:** Um fotograma sistólico ampliado no qual se pode ver uma pequena porção da valva mitral e cordoalhas dentro do corpo do átrio esquerdo (*seta*). **B:** Imagem com Doppler colorido mostrando um jato de regurgitação mitral altamente excêntrico que corre por baixo do folheto anterior da valva mitral e subsequentemente ao longo do septo atrial (*setas*). Enquanto a imagem anatômica revela evidência relativamente sutil de um folheto frouxo, o trajeto altamente excêntrico do jato de regurgitação mitral é relativamente específico para a patologia da frouxidão. LA, átrio esquerdo; LV, ventrículo esquerdo; RA, átrio direito; RV, ventrículo direito.

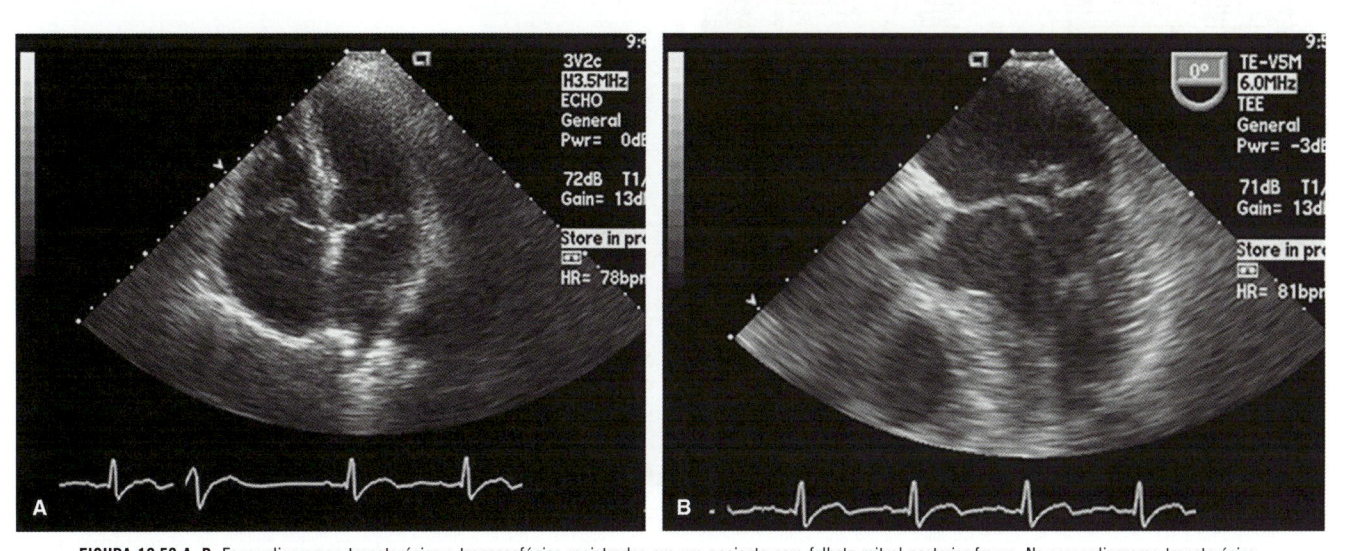

FIGURA 12.59 A, B: Ecocardiogramas transtorácico e transesofágico registrados em um paciente com folheto mitral posterior frouxo. No ecocardiograma transtorácico, observe os ecos indistintos protraindo por trás da valva mitral para o interior do átrio esquerdo. O aspecto anatômico do folheto posterior frouxo é substancialmente mais óbvio na imagem ecocardiográfica transesofágica.

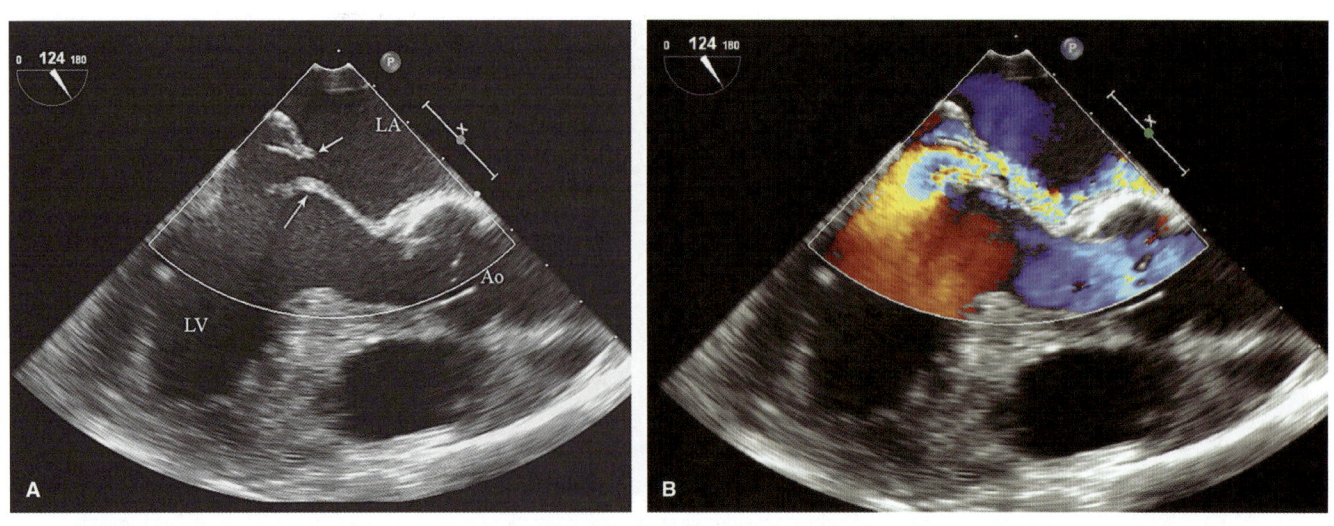

FIGURA 12.60 Ecocardiograma transesofágico registrado em uma incidência de 124° de trás do átrio esquerdo revelando folheto posterior da valva mitral frouxo. **A:** Observe a posição normal do folheto anterior da valva mitral (*seta apontando para a direita*) e o folheto posterior frouxo (*seta apontando para a esquerda*). **B:** Observe o jato de regurgitação mitral altamente excêntrico relacionado com a frouxidão anatômica. Ao, aorta; LA, átrio esquerdo; LV, ventrículo esquerdo.

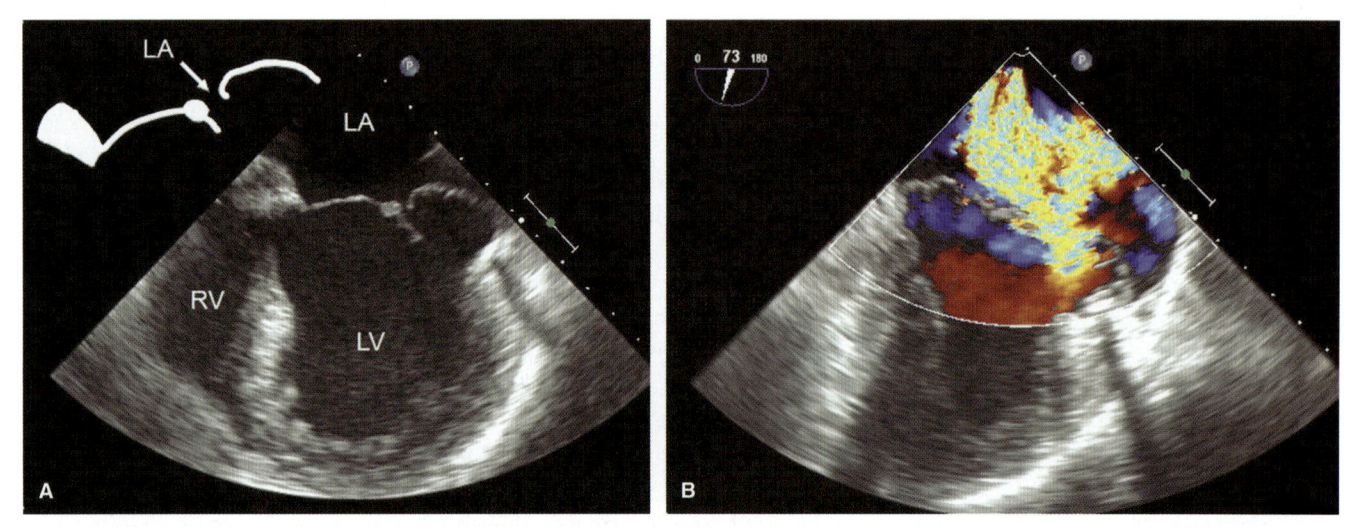

FIGURA 12.61 Ecocardiograma transesofágico registrado em uma orientação de quatro câmaras de detrás do átrio esquerdo em um paciente com folheto valvar mitral posterior frouxo. **A:** Observe o aspecto relativamente sem comentários dos folhetos da valva mitral com a exceção da densidade nodular no folheto anterior. Observe no fotograma mesossistólico, o orifício regurgitante (*seta*) e em **B** a regurgitação mitral grave. LA, átrio esquerdo; LV, ventrículo esquerdo; RV, ventrículo direito.

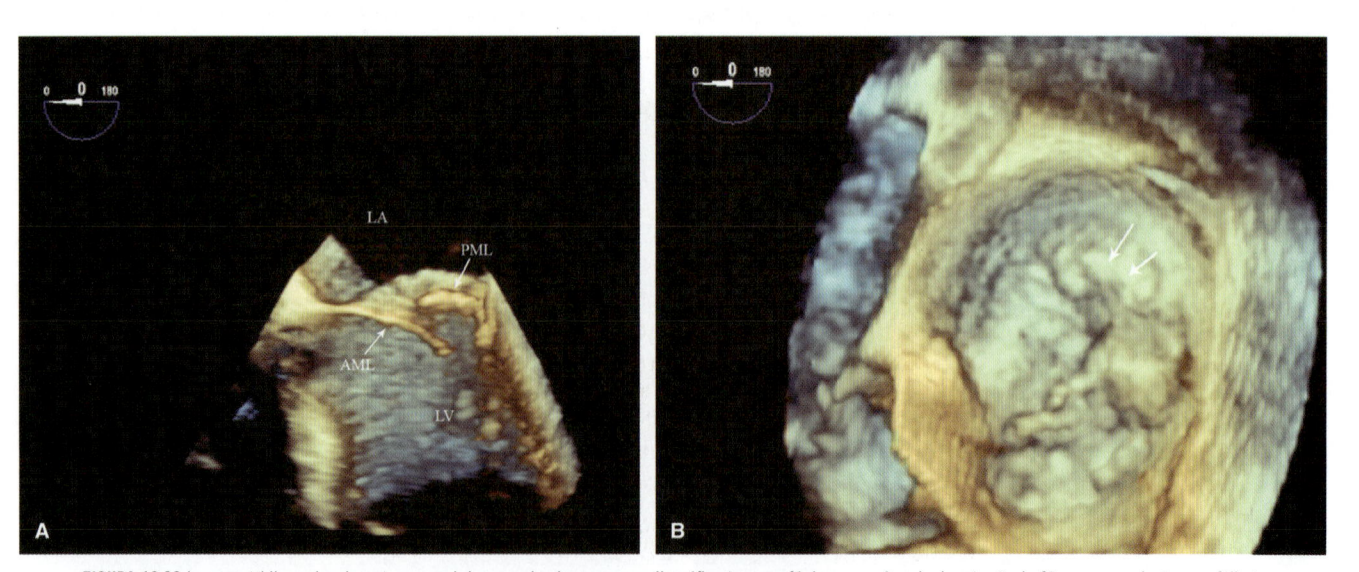

FIGURA 12.62 Imagem tridimensional em tempo real de uma abordagem ecocardiográfica transesofágica a um ângulo de rotação de 0° em um paciente com folheto posterior mitral (PML) frouxo. **A:** Registrado como um ecocardiograma tridimensional em tempo real e revela a posição normal do folheto anterior mitral (AML) e PML localizado bem no interior do corpo do átrio esquerdo. **B:** Imagem em "zoom" em tempo real registrada no mesmo paciente a partir de uma perspectiva atrial esquerda na qual o PML frouxo (*setas*) podem ser facilmente visibilizados. As anormalidades patológicas são mais bem observadas na imagem em tempo real. LA, átrio esquerdo; LV, ventrículo esquerdo.

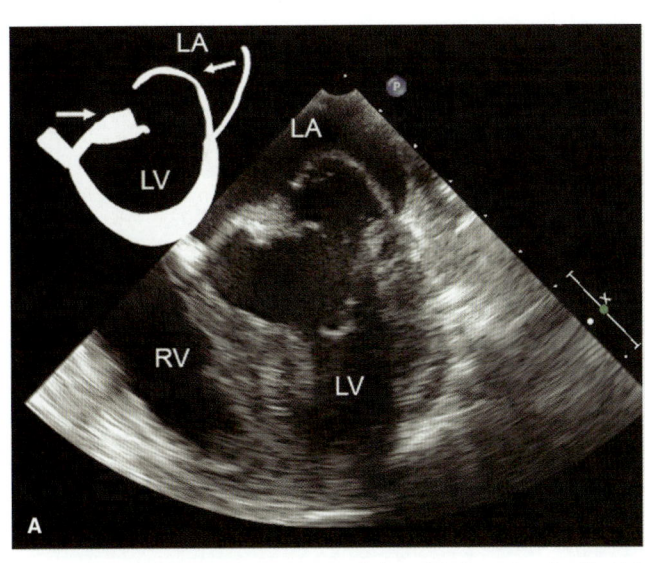
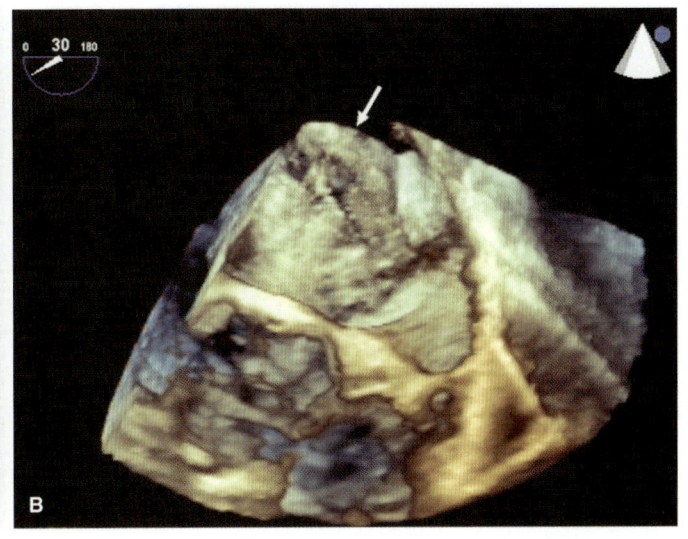

FIGURA 12.63 Ecocardiograma transesofágico registrado nos formatos bi e tridimensional em um paciente com prolapso valvar mitral acentuadamente mixomatoso. No painel A, observe o espessamento difuso dos folhetos mitrais bem como o acentuado prolapso e espessamento dos folhetos (*setas no esquema*). No painel B, observe o folheto posterior difusamente espessado (*seta*) fazendo prolapso para o interior do átrio esquerdo, mais bem apreciado pela imagem em tempo real. LA, átrio esquerdo; LV, ventrículo esquerdo; RV, ventrículo direito.

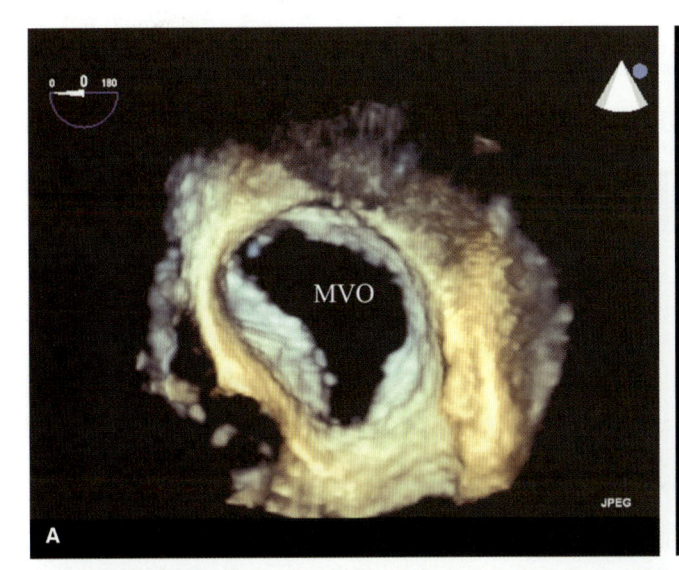
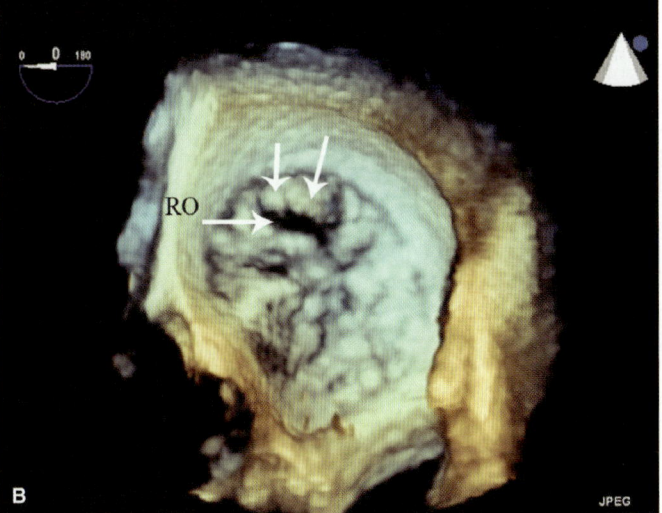

FIGURA 12.64 Imagens ecocardiográficas tridimensionais transesofágicas em tempo real obtidas em modo "zoom tridimensional" em um paciente com folheto posterior parcialmente frouxo. **A:** Obtida na diástole. Observe o contorno dos folhetos mitrais e o orifício da valva mitral (MVO) normal na diástole. **B:** Obtida na sístole. Observe o nítido arqueamento para dentro do átrio esquerdo (*setas verticais*) do folheto posterior medial (*setas apontando para baixo*) resultando em orifício regurgitante (RO) sistólico.

altamente promissora para a localização da área específica de destruição anatômica.

Na presença de um folheto frouxo, o sinal espectral de regurgitação mitral pode ter um aspecto atípico. O feixe de interrogação pode interceptar o jato tangencialmente ou parcialmente durante parte do ciclo. Isso pode acarretar em densidade e velocidade do sinal variáveis mimetizando um jato aquém de holossistólico. Ademais, se houver porções frouxas do aparelho valvar mitral que oscilam na corrente do fluxo de regurgitação, elas resultam em um aspecto de "listras de tigre" do sinal espectral associado a um som de "assobio" no sinal audível (Figura 12.65).

Regurgitação Mitral Funcional

Pelo menos tão comum como a regurgitação mitral decorrente de um defeito anatômico no folheto, como folheto frouxo, é a regurgitação mitral funcional relacionada com o mau funcionamento do aparelho valvar mitral de sustentação, mais comumente, o músculo papilar e a parede ventricular esquerda. Qualquer doença como a miocardiopatia dilatada, ou uma anormalidade na movimentação parietal, que desloque apical ou lateralmente um músculo papilar retesa os folhetos mitrais apicalmente e resulta em má coaptação. A coaptação do folheto por conseguinte não se dá ao longo do comprimento da *zona* de coaptação, mas em pontos alternados, o que inerentemente resulta em regurgitação. As Figuras 12.66 a 12.68 foram obtidas de um paciente com miocardiopatia dilatada. Observe no esquema o padrão normal de fechamento e o padrão anormal de fechamento resultando em "formação de cúpula" sistólica com falha na coaptação centralmente, provocando uma regurgitação mitral significativa. Em uma miocardiopatia dilatada com igual envolvimento de ambos os músculos papilares, o jato de regurgitação frequentemente é central. Um parâmetro relacionado com a gravidade da regurgitação mitral funcional é a "área em tenda" da mitral. A área em tenda é quantificada como sendo a área subentendida pelo plano do anel mitral e o ventre dos folhetos mitrais na sístole. Na

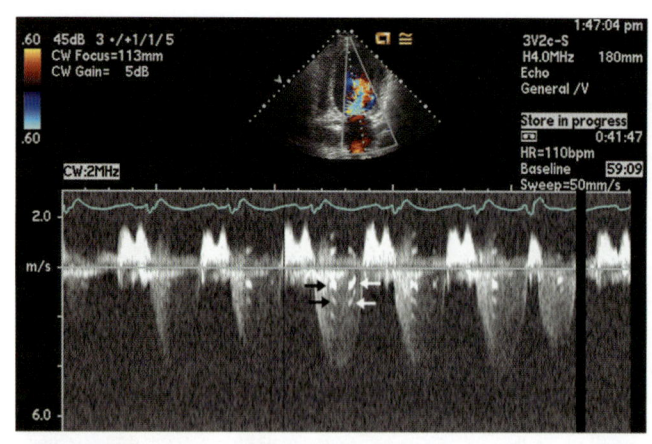

FIGURA 12.65 Imagem com Doppler espectral de onda contínua registrada em um paciente com folheto parcialmente frouxo. No sinal espectral, observe as assinaturas tissulares brilhantes (*setas*) dentro do jato de regurgitação mitral. Este sinal tem origem em estruturas de densidade tissular oscilantes no jato regurgitante. Esta imagem espectral corresponde ao caráter de "assobio" ou "chiado" do sopro de regurgitação mitral.

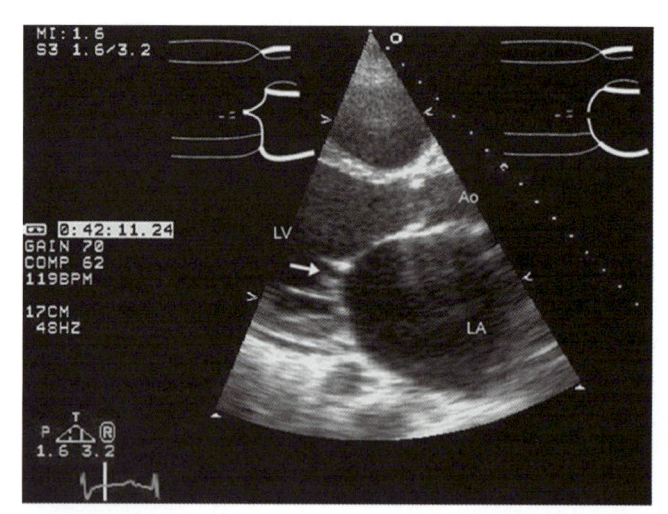

FIGURA 12.66 Incidência paraesternal de eixo longo registrada em um paciente com miocardiopatia dilatada e deslocamento apical dos músculos papilares, acarretando uma regurgitação mitral funcional. Observe a dilatação do ventrículo esquerdo e do átrio esquerdo. Este fotograma foi registrado na mesossístole. Por causa do deslocamento dos músculos papilares, os folhetos mitrais são retesados apicalmente e não conseguem se coaptar ao longo da zona normal. A valva mitral está tentando coaptar em uma maneira de ponta a ponta. Neste exemplo, o orifício real regurgitante (*seta*) pode ser visibilizado. Na esquerda superior, o fechamento normal mitral ao longo de 2 a 3 mm de distância é esquematizado. Na direita superior, o padrão anormal de fechamento com coaptação incompleta é esquematizado. Ao, aorta; LA, átrio esquerdo; LV, ventrículo esquerdo. ●●

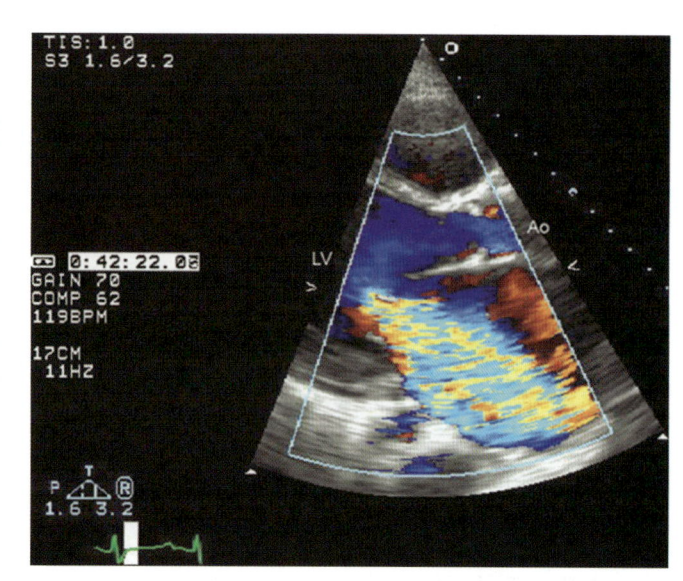

FIGURA 12.67 Ecocardiograma paraesternal de eixo longo com Doppler com fluxo colorido no mesmo paciente mostrado na Figura 12.66. Observe o grande jato no Doppler de fluxo colorido preenchendo mais de 50% da cavidade atrial esquerda, compatível com regurgitação mitral grave. Observe também que a origem do jato está na área identificada pela *seta* na Figura 12.66 como uma não coaptação dos folhetos mitrais. Ao, aorta; LV, ventrículo esquerdo. ●●

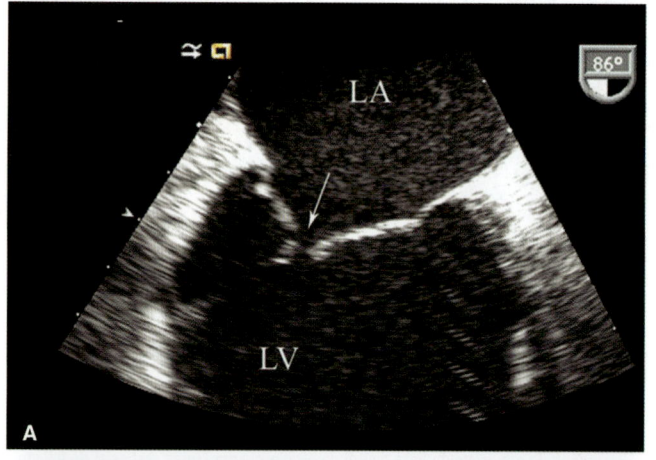

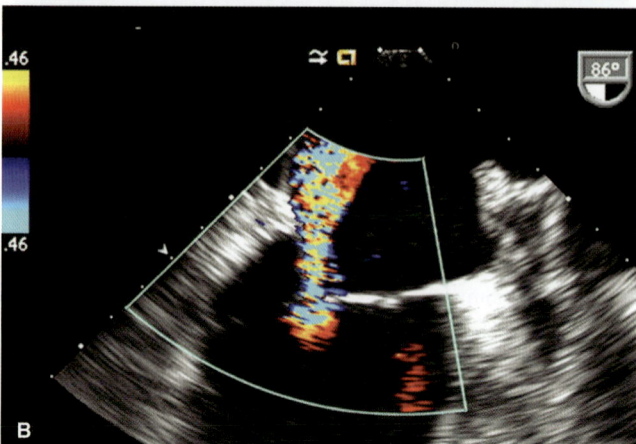

FIGURA 12.68 Ecocardiograma transesofágico registrado em um paciente com miocardiopatia dilatada e regurgitação mitral funcional. **A:** Registrada na sístole e revela falha na coaptação dos folhetos mitrais anterior e posterior. Observe o orifício regurgitante facilmente visibilizado (*seta*) que corresponde ao jato do Doppler colorido da regurgitação mitral em **B**. LA, átrio esquerdo; LV, ventrículo esquerdo. ●●

coaptação normal, a área em tenda é mínima. Com graus progressivos de deslocamento apical dos folhetos mitrais, a área em tenda aumenta e está diretamente relacionada com a gravidade da regurgitação subsequente.

Em pacientes com cardiopatia isquêmica, anormalidades na movimentação regional parietal podem predominar e somente um músculo papilar pode estar deslocado apical ou lateralmente. Isto irá acarretar movimentação sistólica do folheto mitral normal, de modo que quando plenamente "fechado" estará localizado mais apicalmente do que o folheto não acometido. As Figuras 12.69 a 12.71 forem registradas em um paciente com movimentação restringida do folheto mitral posterior relacionada com infarto do miocárdio de parede posterior. Conforme mencionado anteriormente, na seção intitulada "Folhetos Frouxos", a direção do jato pode indicar a patologia específica envolvida. Ao se lidar com um folheto frouxo, a direção do jato é oposta à do folheto frouxo. Quando a etiologia da regurgitação mitral é movimentação restringida, o jato excêntrico estará na direção do folheto restringido e não da do folheto normal, conforme mos-

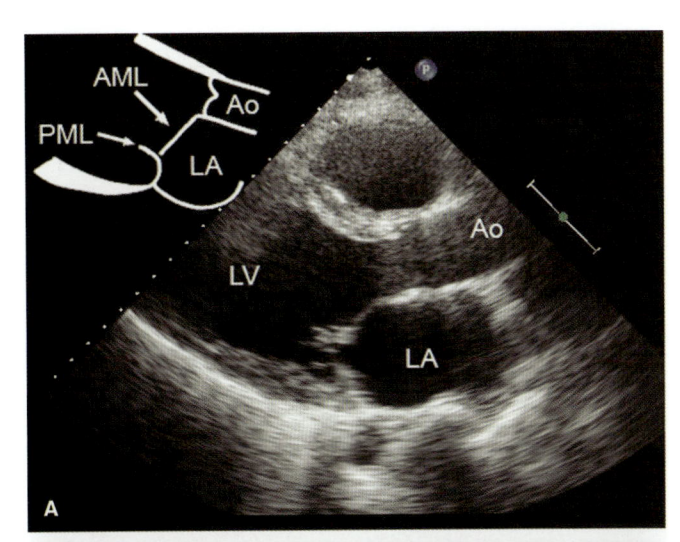

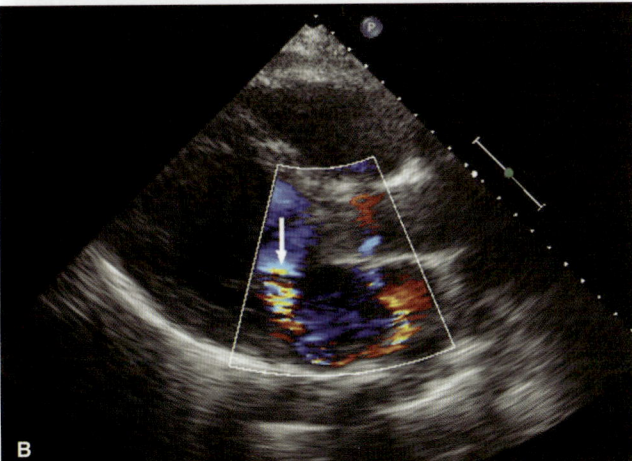

FIGURA 12.69 Ecocardiograma transtorácico registrado em uma incidência paraesternal de eixo longo em um paciente com infarto do miocárdio de parede posterior e folheto posterior mitral (PML) restringido. **A:** Registrado na sístole. No esquema é mostrada uma imagem em tempo real; observe a posição normal do folheto anterior mitral (AML) e o fechamento relativamente deslocado apicalmente do PML, o que resulta em má coaptação com um jato de regurgitação mitral altamente excêntrico que inicialmente precede da direção anterior para posterior através da valva mitral (*seta em B*). Ao, aorta; LA, átrio esquerdo; LV, ventrículo esquerdo.

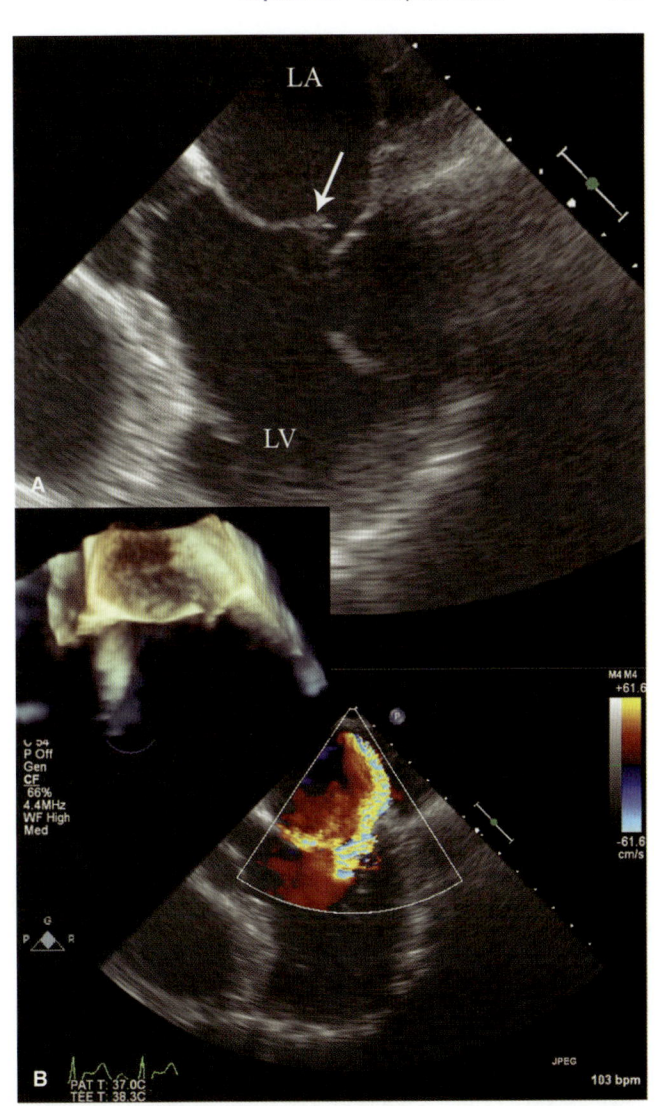

FIGURA 12.70 Ecocardiograma transesofágico registrado no mesmo paciente mostrado na Figura 12.69. **A:** Observe a posição do folheto anterior mitral (*seta*) que na sístole parece coaptar atrás do folheto posterior. Este é o resultado da restrição do folheto posterior em direção ao ápice e resulta em jato de regurgitação mitral excêntrico conforme mostrado em **(B)**. A inserção no meio é uma imagem tridimensional em tempo real também demonstrando a movimentação restringida do folheto posterior na aparente coaptação do folheto anterior atrás do folheto posterior. LA, átrio esquerdo; LV, ventrículo esquerdo.

tram as Figuras 12.69 e 12.70. A ecocardiografia tridimensional pode proporcionar informações valiosas quanto ao mecanismo da regurgitação mitral funcional conforme mostram as Figuras 12.70 a 12.73. A Figura 12.73 foi registrada em um paciente com cardiopatia isquêmica e retesamento apical de ambos os folhetos mitrais. Observe neste ecocardiograma transesofágico tridimensional em tempo real, registrado pela incidência atrial esquerda, o duplo orifício regurgitante na sístole, o que é compatível com os dois jatos de regurgitação mitral nas imagens bidimensionais e tridimensionais com Doppler colorido (Figura 12.72).

Determinação da Gravidade da Regurgitação Mitral

A determinação da gravidade da regurgitação mitral se baseia intensamente em imagens com Doppler com fluxo colorido. Há várias limitações ao uso dessa metodologia na avaliação de regurgitação, que foram discutidas nos Capítulos 2 e 9. Estudos iniciais de validação foram realizados em coortes relativamente pequenas com ventriculografia esquerda como padrão. Eles sugeriram uma grosseira correlação entre o grau angiográfico de regurgitação e a área de fluxo colorido dentro do átrio esquerdo. A instrumentação usada nos estudos iniciais não tinha a sensibilidade dos

scanners atuais. Com o passar do tempo, essas vantagens podem ter resultado em superestimativa sistemática da gravidade da regurgitação quando avaliada por meio de imagens com fluxo colorido. Em geral, a gravidade da regurgitação mitral é diretamente proporcional à área do jato regurgitante no átrio esquerdo. Ao se avaliar o tamanho do jato regurgitante, é imperativo ajustar os ganhos Doppler corretamente para se evitar "floração", que aumentará o tamanho aparente do jato. Ademais, um limite de Nyquist indevidamente baixo irá acarretar um fluxo venoso pulmonar de baixa velocidade e fluxo recrutado codificado como turbulência e sistematicamente superestimar a gravidade da regurgitação (Figura 12.74). Deve ser ressaltado que o tamanho do jato irá variar durante o ciclo sistólico. Enquanto, no decorrer do tempo, o olho adapta-se rapidamente a essa alteração de tamanho para estimar o tamanho do jato, qualquer fotograma poderá super ou subestimar acentuadamente o tamanho do jato e daí mal caracterizar a gravidade.

A avaliação da gravidade da regurgitação mitral pode ser melhorada pela indexação da área do jato regurgitante ao tamanho do átrio esquerdo (Figuras 12.75 e 12.76). Vários estudos relativamente pequenos confirmaram a correlação entre esse tipo

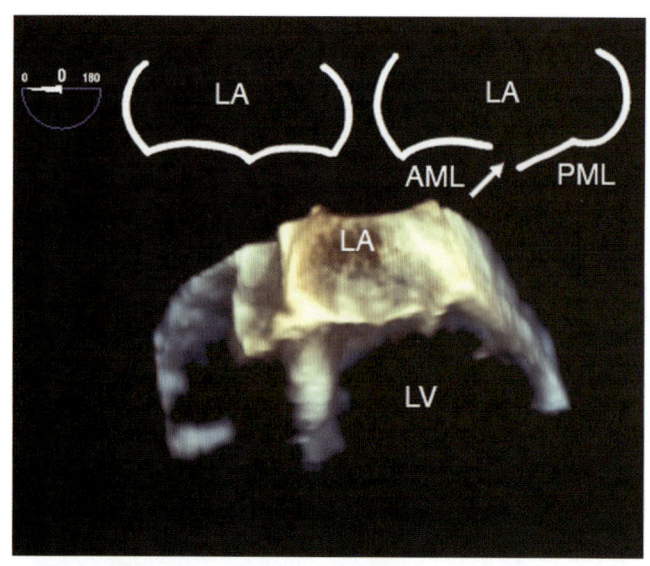

FIGURA 12.71 Ecocardiograma tridimensional transesofágico registrado em um paciente com infarto de parede posterior. O folheto mitral posterior está retesado apicalmente fazendo com que o folheto anterior fique localizado mais posteriormente durante a sístole, assim resultando em orifício regurgitante (*seta no esquema*). AML, folheto anterior mitral; LA, átrio esquerdo; LV, ventrículo esquerdo; PML, folheto posterior mitral.

de avaliação da gravidade da regurgitação mitral e um padrão como a ventriculografia contrastada. As Figuras 12.48 a 12.50 foram obtidas em pacientes com diferentes graus de gravidade de regurgitação mitral nas quais a área do jato pode ser medida e esperar-se-ia refletir a gravidade da regurgitação. Além disso, a largura do jato regurgitante na sua origem (a *vena contracta*) pode ser medida em uma imagem com Doppler colorido e se correlaciona com a gravidade da regurgitação.

A maioria dos esquemas para determinação da gravidade da regurgitação mitral foi desenvolvida na presença de jatos centrais onde o jato de regurgitação recruta em movimentação o sangue atrial esquerdo ao longo de todas as suas superfícies. Assim, o tamanho geral do "jato" codificado pelo Doppler no átrio esquerdo superestima o verdadeiro volume de fluxo do ventrículo esquerdo pela quantidade de sangue atrial esquerdo preexistente recrutado em movimentação. Se um volume similar de fluxo regurgitante surgir de um jato excêntrico, de modo que o jato regurgitante atinja uma parede, então o recrutamento do sangue atrial esquerdo em movimentação ocorre somente na porção da área da superfície do jato que não é influenciada por uma parede. Isso resulta em uma quantidade relativamente menor de recrutamento para um jato que colide contra uma parede do que para um jato central e subestimativa da gravidade da regurgitação quando o jato que atinge uma parede é comparado a um volume regurgitante idêntico decorrente de um jato central. Esse fenômeno é descrito na Figura 12.77. Em geral, a imagem com Doppler com fluxo colorido de um jato altamente excêntrico atingindo a parede atrial esquerda irá subestimar o volume regurgitante em aproximadamente 40% quando comparado a um volume regurgitante idêntico de um jato central.

Um outro parâmetro qualitativo final que se relaciona com a gravidade da regurgitação é a densidade do sinal espectral do Doppler. A densidade espectral é diretamente proporcional ao número de hemácias que está sendo interrogado pelo feixe Doppler. Se somente algumas poucas células estiverem em movimentação, o sinal espectral será relativamente fraco, ao passo que, na regurgitação grave, mais células estão em movimentação e o sinal espectral será substancialmente mais forte (Figura 12.78). O formato do sinal espectral também oferece informações diagnósticas. Enquanto o sinal de Doppler espectral de onda contínua na regurgitação mitral crônica é simétrico, a regurgitação grave aguda resulta em equilíbrio rápido das pressões atrial e ventricular esquerdos. Neste quadro, o perfil espectral será de formato mais triangular.

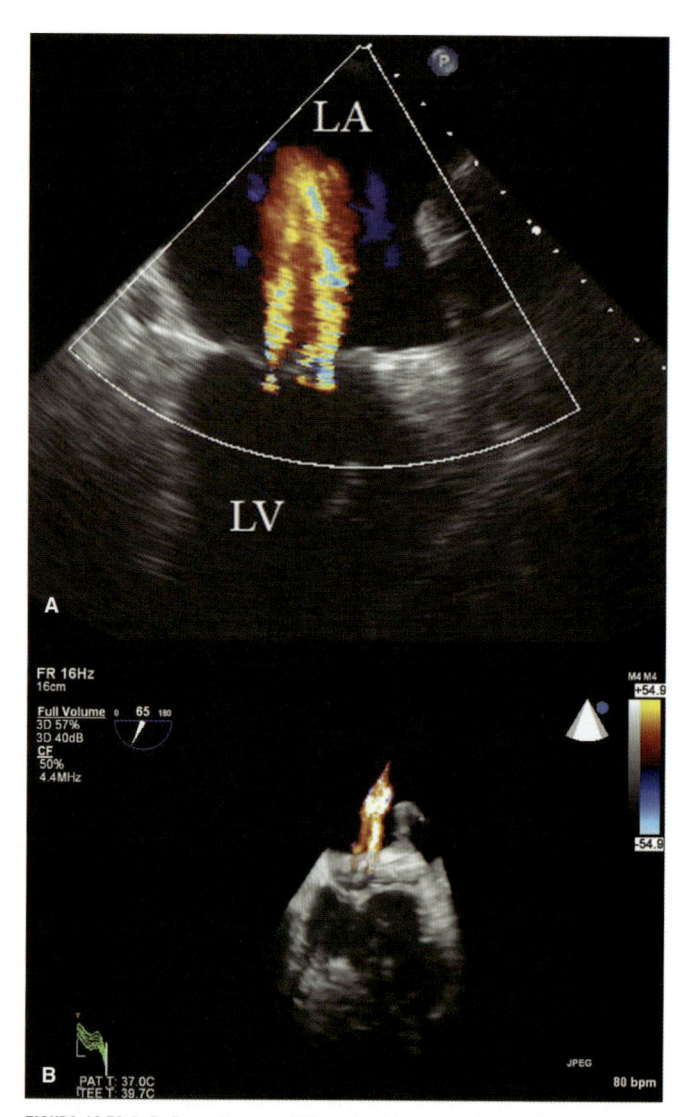

FIGURA 12.72 A, B: Ecocardiograma bidimensional transesofágico com Doppler com fluxo colorido de um paciente com miocardiopatia isquêmica e dois jatos separados de regurgitação mitral. **B:** Registrada de uma imagem tridimensional com volume total com Doppler com fluxo colorido e do mesmo modo revela os dois jatos separados. LA, átrio esquerdo; LV, ventrículo esquerdo.

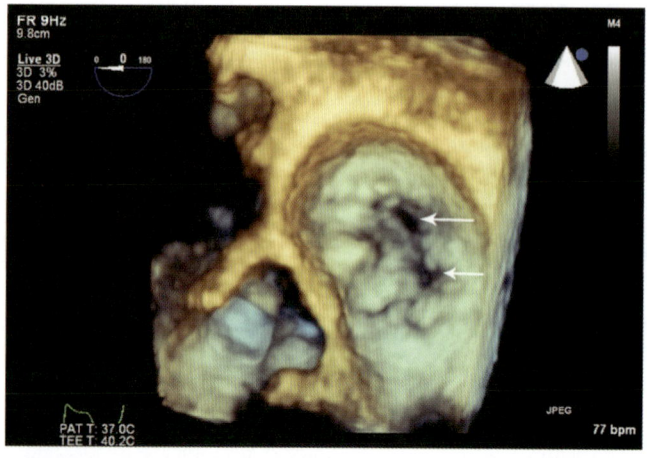

FIGURA 12.73 Ecocardiograma tridimensional em tempo real obtido de uma perspectiva atrial esquerda no mesmo paciente mostrado na Figura 12.72. Neste fotograma sistólico, observe os dois orifícios regurgitantes da valva mitral claramente visibilizados relacionados com uma regurgitação mitral mediada por isquemia.

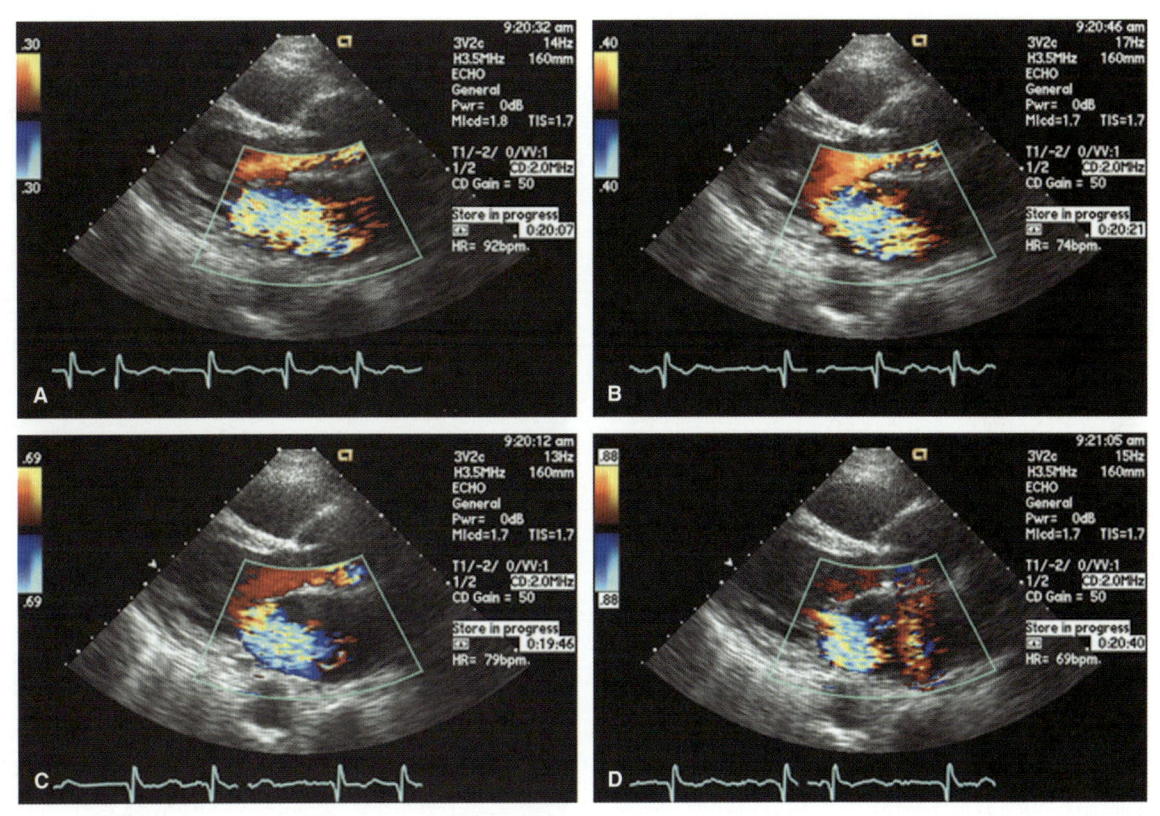

FIGURA 12.74 Impacto do limite de Nyquist no aparente tamanho do jato regurgitante. Todas as quatro imagens foram obtidas no mesmo paciente com regurgitação mitral moderada. **C, D:** Registradas com limites de Nyquist de 0,69 e 0,88 m/s, resultando em um jato aparentemente menor do que em **A, B,** registradas com limites de Nyquist indevidamente baixos de 0,3 e 0,4 m/s. Observe que, em um limite de Nyquist baixo de 0,3 m/s, até mesmo o fluxo de entrada venoso pulmonar foi codificado como fluxo turbulento, assim resultando em uma área de turbulência substancialmente maior no átrio esquerdo e superestimando a gravidade da regurgitação mitral.

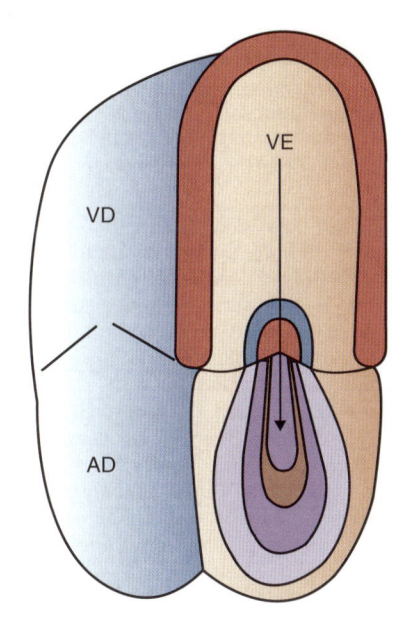

FIGURA 12.75 Representação esquemática mostra a metodologia por meio da qual a área do jato é usada para determinar a gravidade do jato. Uma série de jatos centralmente localizados, não excêntricos, é mostrada, os quais envolvem aproximadamente 15%, 25%, 35% e 60% da área atrial esquerda, representando graus 1 a 4 (leve a grave) de regurgitação mitral. AD, átrio direito; VD, ventrículo direito; VE, ventrículo esquerdo.

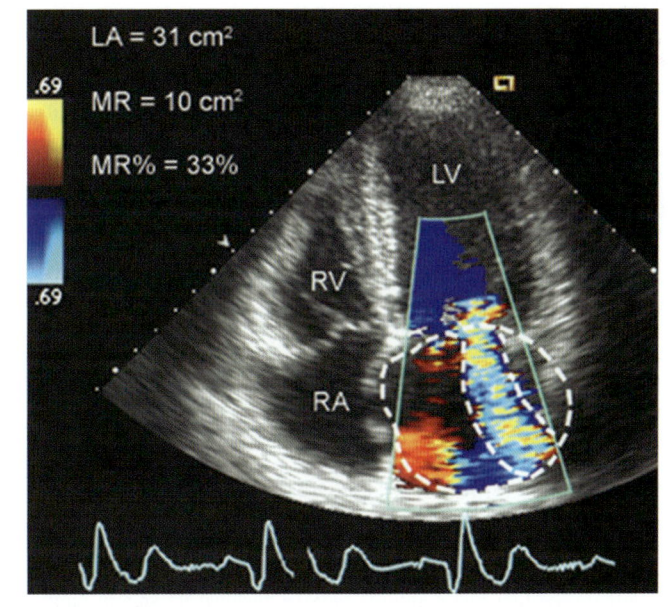

FIGURA 12.76 Incidência apical de quatro câmaras registrada em um paciente com regurgitação mitral (MR). Neste exemplo, a área do átrio esquerdo (LA) tem 31 cm² e a área da MR tem 10 cm², o que resulta em uma relação entre o jato e a área do átrio esquerdo de 33%. LV, ventrículo esquerdo; RA, átrio direito; RV, ventrículo direito.

Além da avaliação da gravidade da regurgitação mitral por meio das imagens com Doppler com fluxo colorido, há outras medidas quantitativas que podem ser usadas para essa avaliação. Estas medidas incluem determinação do fluxo volumétrico pelo método da ASIP e determinação do volume regurgitante e fração regurgitante com base no cálculo dos volumes ventriculares e vo-

lume de ejeção anterógrado. Por meio das análises volumétricas descritas no Capítulo 9, pode-se determinar os volumes sistólico e diastólico do ventrículo esquerdo do qual o volume de ejeção pode então ser calculado. Por meio dos princípios descritos no Capítulo 9 para se determinar o fluxo volumétrico na via de saída do ventrículo esquerdo, pode-se então calcular o volume anteró-

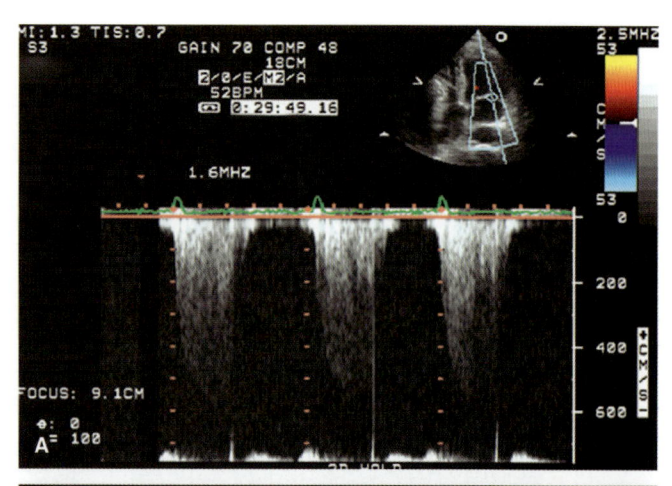

🔲 Jato regurgitante

⬜ Fluxo recrutado

FIGURA 12.77 Representação esquemática do efeito de um jato atingindo uma parede em comparação a outro dirigido centralmente sobre o tamanho global do jato detectado por uma imagem com Doppler de fluxo colorido. **À esquerda:** Um jato de localização central "livre" dentro do corpo do átrio esquerdo e que não é impedido pelos limites sólidos como a parede do átrio esquerdo. O jato central mais escuro representa o volume real de sangue regurgitante que se originou no ventrículo esquerdo e foi ejetado para o interior do átrio esquerdo. O sinal externo mais claro representa o sangue que foi recrutado em movimentação e é também detectado pela imagem com Doppler de fluxo colorido. Observe que a quantidade total de sangue em movimento excede o volume real regurgitante em aproximadamente 40%. **À direita:** O efeito sobre o tamanho do jato de um jato dirigido ao longo de uma superfície restritiva, como a parede do átrio esquerdo. A área escura representa o sangue ejetado do ventrículo esquerdo para o interior do átrio esquerdo e tem a mesma área que o jato regurgitante escuro à esquerda. Observe que o sangue é recrutado em movimentação somente ao longo de uma superfície do jato, daí tornando a área total do jato (sangue regurgitante mais sangue recrutado) menor que o jato livre, mesmo que o volume total regurgitante verdadeiro seja idêntico.

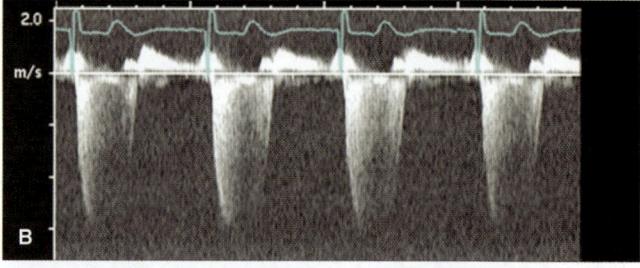

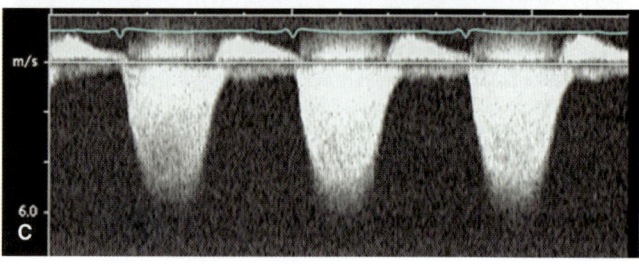

FIGURA 12.78 Registros com Doppler espectral de onda contínua de pacientes com regurgitação mitral leve **(A)**, moderada **(B)** e grave **(C)**. Observe o aumento progressivo na densidade do sinal com aumento da gravidade da regurgitação mitral em decorrência da interrogação do volume maior de hemácias com maiores graus de regurgitação mitral.

grado de ejeção. A diferença entre o volume ventricular esquerdo de ejeção total e o volume de ejeção anterógrado na via de saída do ventrículo esquerdo então é igual ao volume regurgitante valvar mitral (Figuras 12.79 e 12.80). Esse cálculo pressupõe a ausência de regurgitação aórtica. Uma importante limitação dessa técnica é o número de medidas diferentes que têm de ser feitas, cada uma das quais introduzindo um erro quantitativo. Por outro lado, pode-se usar a integral tempo-velocidade do fluxo de entrada mitral e um orifício mitral pressuposto para determinar o fluxo mitral anterógrado na diástole. Esse volume de fluxo é então igual ao volume mitral regurgitante mais o volume sistólico anterógrado e pode proporcionar uma via diferente para determinação do volume de regurgitação mitral. Em geral, essa última metodologia tem tido pouca aceitação por causa da dificuldade em se determinar a verdadeira área do anel mitral.

Finalmente, pela inspeção das curvas de isovelocidade na zona proximal de convergência (Figuras 12.81 e 12.82), o volume regurgitante e vários índices derivados podem ser calculados. O uso geral da ASIP na determinação do fluxo volumétrico é discutido no Capítulo 9. Por meio dessa técnica, pode-se maximizar a dimensão do hemisfério da velocidade proximal usando-se um limite de Nyquist relativamente baixo e deslocando-se a linha basal em direção ao fluxo regurgitante. Maximizando-se a distância ao longo da qual é feita a medida se reduz o erro. Pode-se então determinar a velocidade do fluxo na zona de fluxo hemisférico em sua linha de ambiguidade, bem como o raio de qualquer hemisfério de fluxo. Sob o pressuposto de um perfil de fluxo hemisférico em direção ao orifício regurgitante, a área da superfície desse hemisfério de fluxo pode ser calculada pela fórmula: área da superfície = $2\pi r^2$. O produto da área do hemisfério pela velocidade de ambiguidade do fluxo colorido é igual ao ritmo de fluxo. Uma vez determinado o volume do fluxo regurgitante (FR), o orifício regurgitante efetivo (ORE) pode ser calculado. Ele é calculado como fluxo regurgitante dividido pela velocidade máxima do jato de

regurgitação mitral ($RM_{máx}$), a partir do perfil espectral de onda contínua ($ORE = FR/RM_{máx}$). A área efetiva do orifício regurgitante assim determinada pode ser relacionada com o volume regurgitante pela fórmula: $VR = ORE \times ITV_{RM}$ onde ITV_{RM} é a integral tempo-velocidade do jato de regurgitação mitral (Figura 12.81).

Há várias limitações ao método da ASIP, sendo a mais importante dentre elas o fato de que a convergência do fluxo pode não se conformar a um formato hemisférico verdadeiro. Se a convergência em direção ao orifício regurgitante ocorrer por sobre uma superfície de menos de 180°, o volume de fluxo será superestimado pelo método da ASIP com um erro de direção oposta ocorrendo se o fluxo convergir em um ângulo mais estreito. A correção para formatos não hemisféricos é tecnicamente possível mas raramente empregada na prática clínica. Uma outra fonte comum de erro no método da ASIP é um jato regurgitante mitral que ocorre ao longo de uma distância variável da comissura do folheto. Neste caso, a área da superfície do volume de fluxo regurgitante não se ajusta a um hemisfério, mas a um meio cilindro. A inspeção do formato ASIP em um plano ortogonal deve ajudar a evitar essa fonte de subestimativa (Figura 12.83). Em muitos casos, a geometria do jato regurgitante proximal pode dificultar o uso acurado do método da ASIP, e a avaliação da gravidade deve ter como base outros fatores. Estudos recentes usando imagens com Doppler colorido tridimensionais podem permitir caracterização mais precisa do formato da zona de convergência, após o que pode ser tentada uma correção da convergência de fluxo não hemisférico.

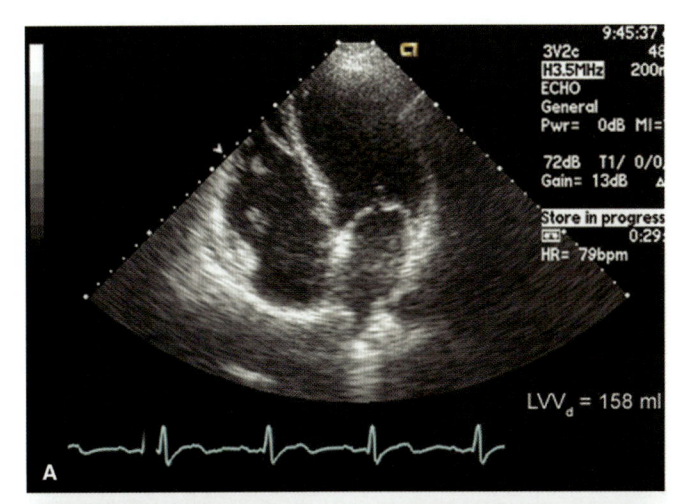

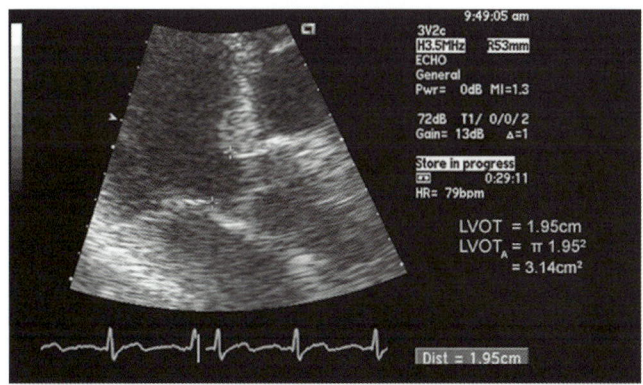

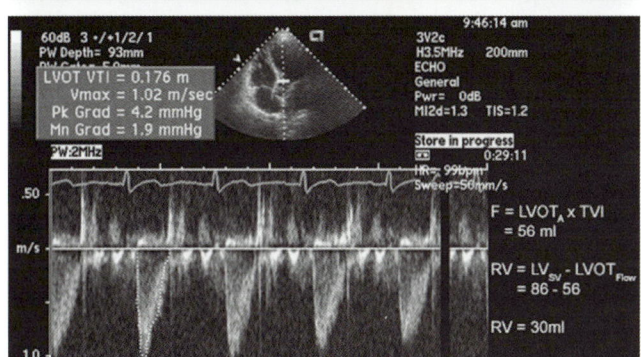

FIGURA 12.80 Exemplo de como calcular o fluxo anterógrado na via de saída do ventrículo esquerdo. Uma incidência paraesternal de eixo longo é registrada, da qual o diâmetro da via de saída do ventrículo esquerdo é medido e depois a área da via de saída do ventrículo esquerdo (LVOT$_A$) determinada como demonstrado. A integral tempo-velocidade (TVI) na via de saída do ventrículo esquerdo é registrada a partir de uma incidência apical e o produto de LVOT$_A$ e TVI é igual ao volume de ejeção anterógrado (F). Esse volume de ejeção anterógrado pode então ser subtraído do volume transmitral total ou do volume de ejeção ventricular esquerdo total (LV$_{SV}$) calculado na Figura 12.79 para se determinar o volume regurgitante. LVOT, via de saída do ventrículo esquerdo; RV, ventrículo direito.

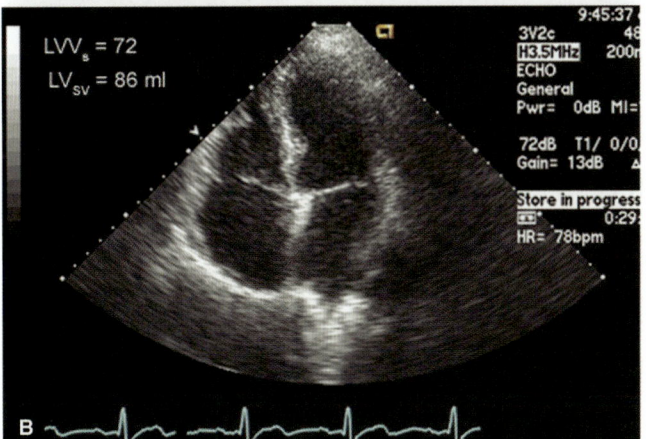

FIGURA 12.79 Método para determinar o volume da regurgitação mitral por meio do volume ventricular esquerdo. Uma incidência apical de quatro câmaras foi registrada na diástole **(A)** e na sístole **(B)**, da qual foram determinados os volumes diastólico e sistólico. A diferença entre os volumes diastólico e sistólico é o volume de ejeção total do ventrículo esquerdo (LV$_{SV}$) que representa a soma do fluxo anterógrado na via de saída do ventrículo esquerdo e o volume regurgitante. De outro modo, essa incidência também pode ser usada para se determinar o fluxo transmitral diastólico por meio da determinação do diâmetro do anel do qual a área anular pode ser calculada. O produto da área anular pela integral tempo-velocidade do fluxo mitral é igual ao fluxo anterógrado do átrio esquerdo para o interior do ventrículo esquerdo na diástole, o que por sua vez é igual à soma do fluxo regurgitante e fluxo anterógrado. Esse LV$_{SV}$ total é usado para se calcular o volume regurgitante conforme se pode observar na Figura 12.80. LVV$_d$, volume ventricular esquerdo na diástole, LVV$_s$, volume ventricular esquerdo na sístole.

Outras Considerações na Avaliação da Regurgitação Mitral

Praticamente todos os esquemas para quantificar a regurgitação mitral adotam a regurgitação mitral holossistólica. Em muitos casos, como no prolapso da valva mitral, a regurgitação pode se confinar a somente uma porção da sístole. Assim, o volume do fluxo estimado a partir de uma imagem com fluxo colorido ou calculado pela técnica de ASIP deve ser corrigido pela fração da sístole em que ocorre o fluxo. Como a dinâmica do fluxo varia durante a sístole, não existem métodos bem validados para a correção precisa. Ocasionalmente, pode-se encontrar a situação de regurgitação mitral aparentemente moderada crônica ou grave na imagem com Doppler com fluxo colorido, mas não associada à dilatação secundária do átrio esquerdo. Esta situação é muitas vezes encontrada em indivíduos nos quais a regurgitação mitral foi detectada acidentalmente e que têm poucos ou nenhum sintoma sugerindo insuficiência cardíaca congestiva. Atenção cuidadosa quanto à cronologia da regurgitação mitral nesses casos muitas vezes revela que o jato de regurgitação mitral, embora envolvendo uma área substancial do átrio esquerdo, está presen-

te somente em 30% a 50% da sístole. Assim, a regurgitação mitral confinada ao final da sístole é superestimada pela avaliação simples da área máxima do jato e é mais comum em pacientes com prolapso da valva mitral. A Figura 12.84 ilustra um exemplo no qual a área do jato colorida preenche aproximadamente 60% do átrio esquerdo, mas não resultou em dilatação cavitária apesar da cronicidade conhecida da regurgitação mitral. A Figura 12.85 é uma imagem em modo M colorido de um jato de regurgitação mitral semelhante demonstrando que ele está confinado aos últimos 40% da sístole e daí o método da área do jato irá superestimar a real gravidade da regurgitação. Observações semelhantes concernentes ao momento em que ocorre a regurgitação podem ser feitas por meio do perfil espectral Doppler.

Um outro achado adicional da regurgitação mitral grave é o fluxo retrógrado pelas veias pulmonares durante a sístole. Isso pode ser atribuído diretamente à crescente pressão atrial esquerda e ao volume regurgitante no átrio esquerdo. Acredita-se que este é um marcador de regurgitação mitral moderada a grave e não é observado na regurgitação leve. Ocasionalmente pode estar ausente na presença de um jato altamente excêntrico dirigido para longe das veias pulmonares. Embora a sua presença constitua um marcador confiável de regurgitação mitral moderada a grave, a sua ausência não deve ser considerada para exclusão de regurgitação mitral significativa na presença de outros aspectos ecocardiográficos e Doppler sugerindo a sua presença. A Figura 12.86 apresenta exemplos de regurgitação mitral associada a fluxo retrógrado pelas veias pulmonares.

O Quadro 12.5 mostra vários achados na regurgitação mitral e sua relação com a determinação da gravidade da regurgitação. Deve ser ressaltado que nenhum parâmetro isolado é completamente acurado na determinação da gravidade e que a avaliação da gravidade da regurgitação mitral deve se basear em uma

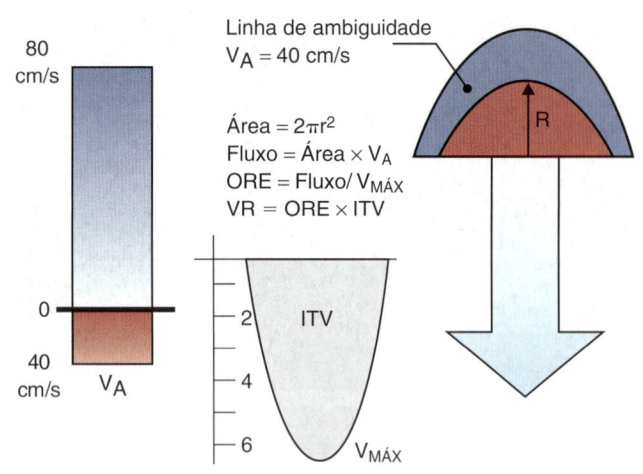

FIGURA 12.81 Demonstração esquemática do princípio envolvido no cálculo da gravidade da regurgitação mitral a partir do método de área da superfície de isovelocidade proximal. Neste esquema, a regurgitação mitral foi visibilizada pela incidência apical de quatro câmaras. A escala de cores Doppler foi deslocada para baixo de modo que a ambiguidade da velocidade da regurgitação mitral foi reduzida para 40 cm/s, assim maximizando a resolução para medir o raio da ambiguidade. A área do fluxo hemisférico através do orifício regurgitante pode ser calculada como sendo $2\pi r^2$. O fluxo instantâneo pode ser calculado como área × velocidade do fluxo no limite da ambiguidade (V_A). O orifício regurgitante efetivo (ORE) é calculado como fluxo/$V_{MÁX}$. O volume regurgitante (VR) pode ser calculado como sendo o produto de ORE × ITV (onde ITV é a integral tempo-velocidade do fluxo regurgitante mitral medido na imagem com Doppler de onda contínua).

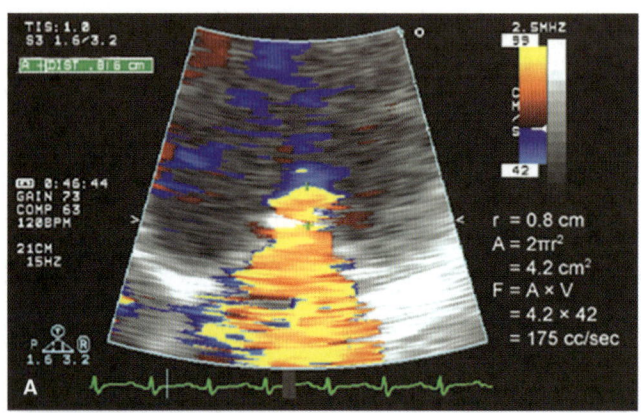

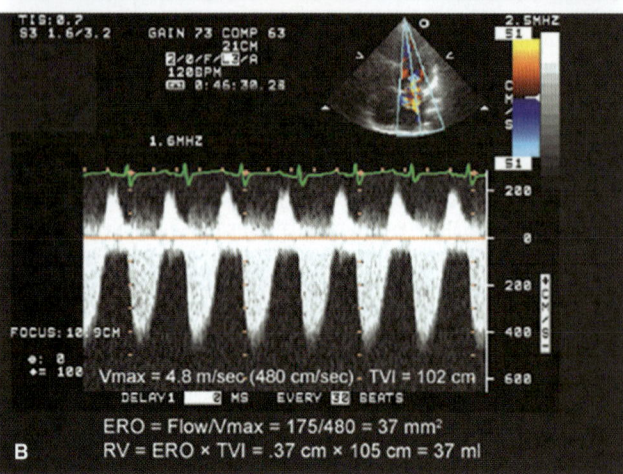

FIGURA 12.82 Exemplo do uso do método da área da superfície de isovelocidade proximal para determinação da gravidade da regurgitação mitral. **A:** Uma incidência ampliada da zona de convergência da regurgitação mitral, da qual um raio de 0,8 cm pode ser determinado. A área da zona de convergência proximal pode ser calculada como sendo 4,2 cm^2 e o fluxo como sendo 175 mℓ/s. **B:** Uma imagem com Doppler de onda contínua do jato da regurgitação mitral foi registrada. A $V_{máx}$ é 4,8 m/s (480 cm/s) e a integral tempo-velocidade (TVI) é 102 cm. Os cálculos do orifício regurgitante efetivo (ORE) e o volume regurgitante (RV) são conforme mostrados no esquema. Esses valores são compatíveis com regurgitação mitral moderada a grave.

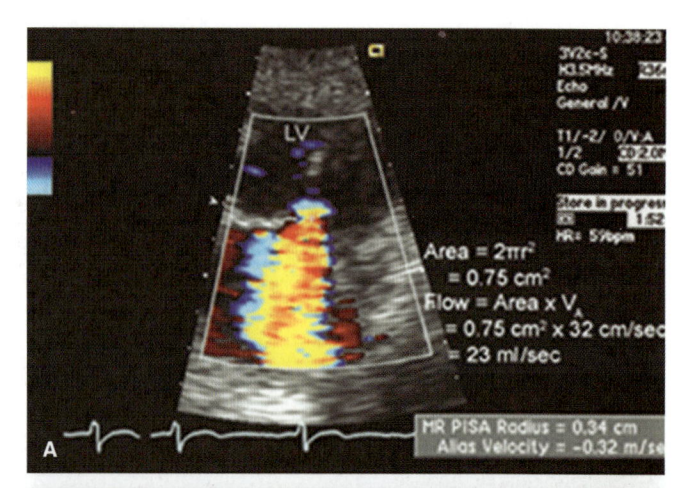

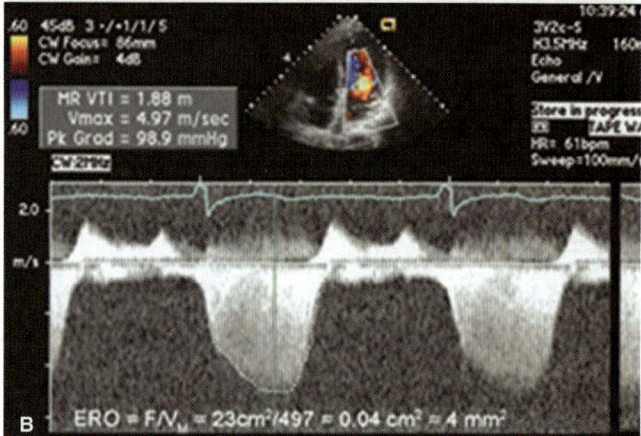

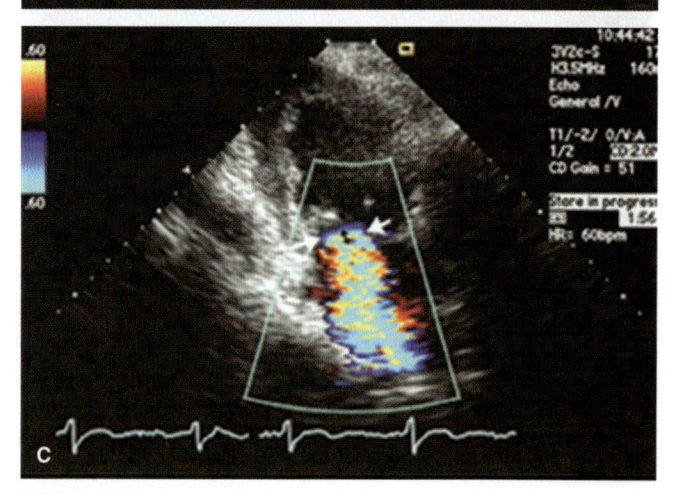

FIGURA 12.83 Este é um exemplo de um paciente no qual o método de área de superfície da isovelocidade proximal para cálculo das características da regurgitação mitral (MR) não é acurado. **A:** Observe a zona de convergência muito pequena com um raio de 0,3 cm. Com este valor, o fluxo regurgitante é calculado como sendo 23 mℓ/s e o orifício regurgitante como sendo de 4 mm^2. A inspeção do sinal de fluxo colorido **(A)** sugere que a regurgitação mitral é substancialmente mais grave do que seria sugerido por esses cálculos. **B:** Registrada no mesmo paciente com incidência ortogonal. Observe que a zona de convergência não mais aparece hemisférica, mas se estende ao longo de um comprimento substancial do fechamento comissural da valva mitral (*setas*). Este é um exemplo no qual o jato MR não se adere aos princípios para os quais um simples cálculo da área de superfície da isovelocidade possa ser empregado. ERO, orifício regurgitante efetivo; LV, ventrículo esquerdo.

combinação de achados. Muitas dessas observações são válidas somente em situações extremas, ou seja, na identificação acurada de regurgitação leve e grave, mas com acurácia aquém do ideal com sobreposição substancial na faixa moderada. Em muitos casos, um ou mais desses achados podem não se correlacionar com outros. Neste caso, a gravidade deve se basear nos achados globais e não em somente um aspecto.

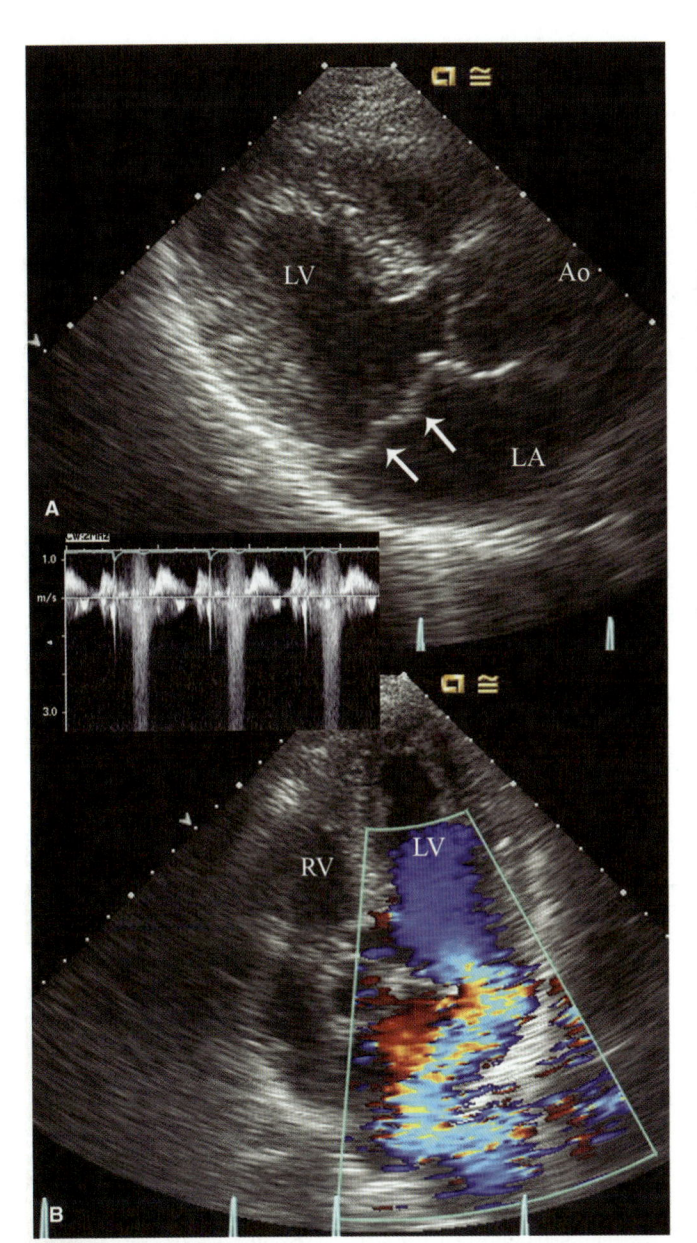

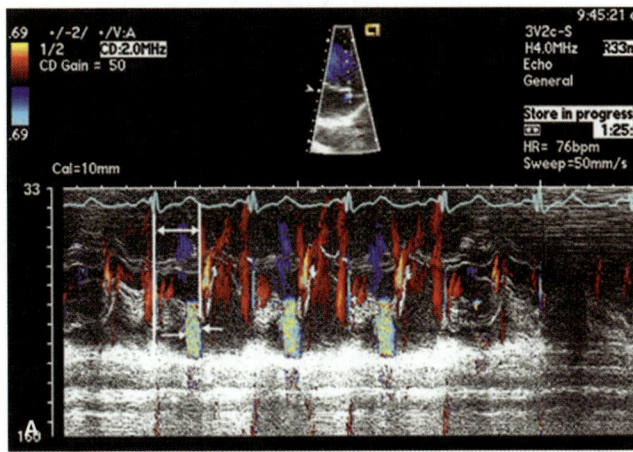

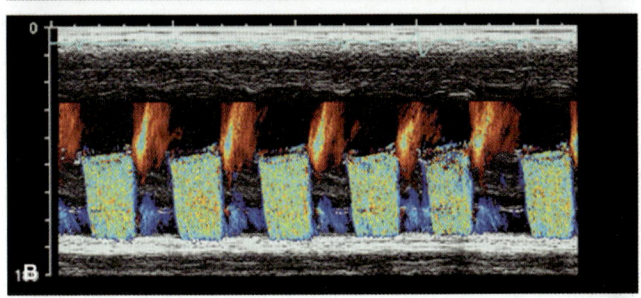

FIGURA 12.85 Imagens em modo M com Doppler colorido registradas em pacientes com regurgitação mitral. Ambos os traçados foram obtidos pelo ápice ventricular esquerdo. **A:** Registrada em um paciente com prolapso da valva mitral e regurgitação confinada aos últimos 40% da sístole. As duas linhas verticais indicam a duração da sístole mecânica (*seta de dupla ponta*). **B:** Registrada em um paciente com regurgitação mitral holossistólica.

FIGURA 12.84 Exemplo de um paciente com prolapso mitral e regurgitação mitral holossistólica acarretando uma superestimativa potencial da gravidade da regurgitação mitral. **A:** Observe o tamanho relativamente normal do átrio esquerdo e o clássico prolapso da valva mitral. **B:** Registrada de uma incidência apical de quatro câmaras, revela um jato de regurgitação mitral excêntrico que se estende até a parede posterior do átrio sugerindo regurgitação mitral pelo menos moderada. Observe, contudo, na imagem em tempo real do Doppler com fluxo colorido que este jato está presente somente na porção final da sístole e não é holossistólico. Isso também pode ser confirmado pelo Doppler de onda contínua que revela um sinal de regurgitação mitral presente por somente aproximadamente 40% da sístole. Ao, aorta; LA, átrio esquerdo; LV, ventrículo esquerdo; RV, ventrículo direito.

Prolapso da Valva Mitral

O prolapso da valva mitral é comumente encontrado na prática clínica. Estudos iniciais que sugeriam uma prevalência de prolapso da valva mitral de 6% a 21% em mulheres saudáveis superestimaram dramaticamente a sua verdadeira prevalência. Por meio de critérios modernos, o prolapso da valva mitral pode ser encontrado em 2% a 5% da população. Há duas formas de prolapso da valva mitral que representam as duas extremidades de um espectro. Na prática clínica, muitos pacientes irão cair entre esses dois extremos. O primeiro, que representa a forma verdadeira de cardiopatia orgânica, é o prolapso da valva mitral associado a espessamento mixomatoso dos folhetos. A segunda forma de prolapso da valva mitral representa discreto arqueamento de

uma valva mitral anatomicamente normal. Foi a inclusão de indivíduos com esse último tipo de "prolapso" da valva mitral que inflacionou a aparente prevalência. Do ponto de vista de desfecho clínico, são os indivíduos com espessamento dos folhetos em associação com prolapso que têm maior tendência de complicações como regurgitação mitral progressiva, ruptura espontânea de cordoalha, eventos neurológicos e endocardite. Indivíduos com prolapso, mas com folhetos anatomicamente normais e sem regurgitação mitral, correm riscos substancialmente menores de complicações.

Foram propostos vários critérios para o diagnóstico de prolapso da valva mitral. Pela ecocardiografia em modo M (Figura 12.87) o prolapso da valva mitral era diagnosticado na presença de espessamento de folheto com arqueamento posterior do aparelho valvar mitral durante a sístole. Esse arqueamento pode ser holossistólico ou estar confinado ao final da sístole. Do ponto de vista técnico, é importante que o feixe do modo M esteja alinhado de modo a envolver a área logo atrás do anel mitral se se quer documentar o arqueamento do folheto valvar mitral para dentro do átrio esquerdo.

A ecocardiografia bidimensional é mais comumente empregada para a triagem de prolapso da valva mitral. Várias técnicas quantitativas foram recomendadas, inclusive a determinação do ângulo na sístole entre a parede posterior da aorta e o folheto valvar mitral anterior proximal. Em geral, as técnicas quantitativas para separar o prolapso da valva mitral do padrão normal de fechamento não têm tido aceitação clínica. No passado, houve muito debate sobre a sensibilidade e especificidade do arqueamento da valva mitral quando observado em uma incidência paraesternal frente a uma apical. É mais importante notar a presença ou ausência de espessamento valvar e a simetria frente à assimetria com que a valva "prolapsa". Como o anel mitral não é uma estrutura plana, é de se antever que o arqueamento gradual de ambos os folhetos será observado na incidência apical de quatro câmaras, mas menos comumente na incidência apical

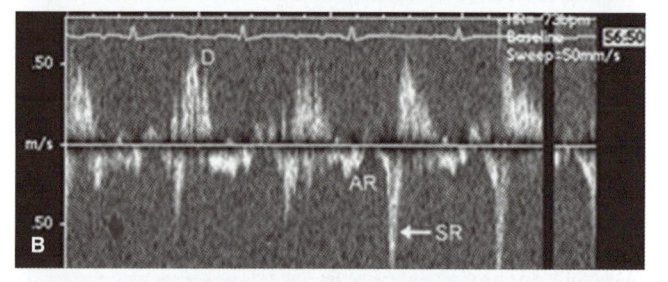

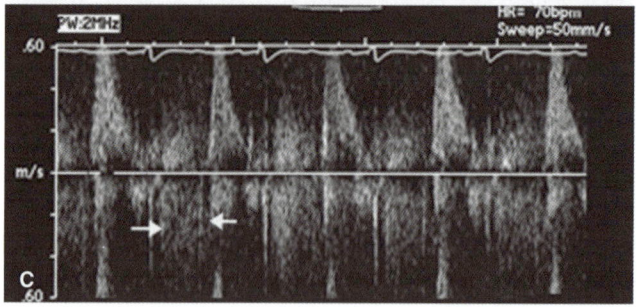

FIGURA 12.86 A: Padrão normal de fluxo de uma veia pulmonar (registrado por um ecocardiograma transesofágico). Observe o predomínio sistólico do fluxo para fora da veia pulmonar e a reversão atrial relativamente breve (AR). **B:** Registrado a partir de uma incidência apical (transtorácica) em um paciente com insuficiência mitral moderada. Observe a perda do fluxo anterógrado sistólico na maioria dos ciclos cardíacos com somente uma reversão sistólica (SR) muito breve. **C:** Registrada (incidência transtorácica apical) em um paciente com grave regurgitação mitral. Observe o fluxo retrógrado holossistólico na veia pulmonar (*fluxo entre as setas*). D, diástole; S, sístole.

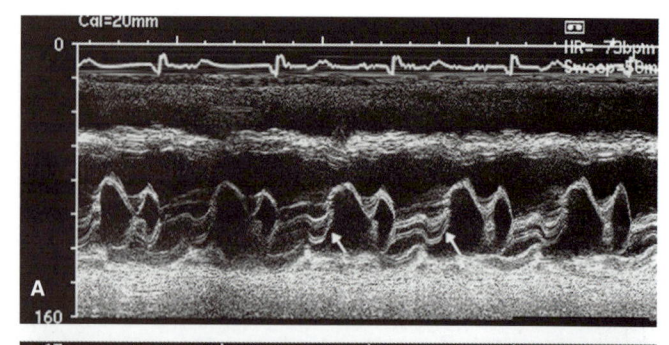

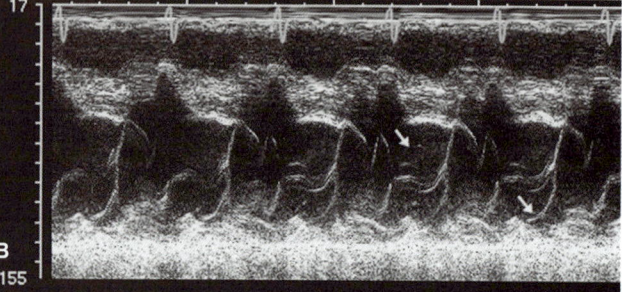

FIGURA 12.87 A: Ecocardiogramas em modo M registrados em dois pacientes com prolapso da valva mitral. Em cada caso, observe a movimentação bem definida da valva mitral (*seta*). **B:** Observe a movimentação anterior sistólica das cordoalhas (*seta superior*) que também pode ser vista no prolapso da valva mitral.

de duas câmaras (Figura 12.2). O arqueamento valvar mitral na incidência de quatro câmaras tem sido considerado menos específico para o diagnóstico de prolapso da valva mitral do que a detecção do arqueamento em uma incidência paraesternal de eixo longo ou apical de duas câmaras. Como o anel mitral é uma estrutura tridimensional complexa e a valva mitral tem várias conchas, deve-se reconhecer que a incidência por meio da qual o prolapso da valva mitral é mais bem observado dependerá de qual porção anatômica da valva mitral está acometida. O diagnóstico de prolapso da valva mitral deve ser feito quando um ou ambos os folhetos quebram o plano do anel mitral de uma maneira não simétrica, tipicamente assumindo um aspecto de arco. Conforme mencionado anteriormente, o folheto deve ser descrito como espessado ou anatomicamente normal também. As Figuras 12.88 a 12.94 mostram ecocardiogramas em pacientes com vários graus de prolapso da valva mitral. A Figura 12.88 representa a valvopatia mitral mixomatosa clássica com espessamento difuso e prolapso de ambos os folhetos. A Figura 12.92 é de um

		I (Leve)	II	III	IV (Grave)
Quadro 12.5	**Gravidade da Regurgitação Mitral**[a]				
Tamanho ventricular esquerdo		N	N	↑	↑↑
Tamanho atrial esquerdo		N	N	↑	↑↑
Jato da RM (% do AE)		< 15	15 a 30	35 a 50	> 50
Densidade do Doppler espectral		Suave	–	–	Densa
Vena contracta		< 3 mm	–	–	> 6 mm
Fluxo venoso pulmonar		S > D	–	–	Reversão sistólica
VR (mℓ)		< 30	30 a 44	45 a 59	≥ 60
ORE (cm²)		< 0,2	0,2 a 0,29	0,3 a 0,39	> 0,40
ASIP		Pequena	–	–	Grande

[a]Para alguns parâmetros, a observação é válida nos extremos de gravidade da regurgitação mitral e pode haver acentuada superposição na regurgitação mitral intermediária (Graus II e III). Nesses casos, nenhum valor é apresentado.

D, fluxo venoso anterógrado na diástole (fluxo venoso pulmonar); ORE, orifício regurgitante efetivo; RM, regurgitação mitral; N, normal; % do AE, porcentagem da área do átrio esquerdo envolvida pelo jato de regurgitação mitral com imagem com Doppler com fluxo colorido; ASIP, área da superfície da isovelocidade proximal; VR, volume regurgitante determinado pela área da superfície da isovelocidade proximal ou método do volume; S, fluxo anterógrado na sístole (fluxo venoso pulmonar), ↑, aumentado; ↑↑, acentuadamente aumentado.

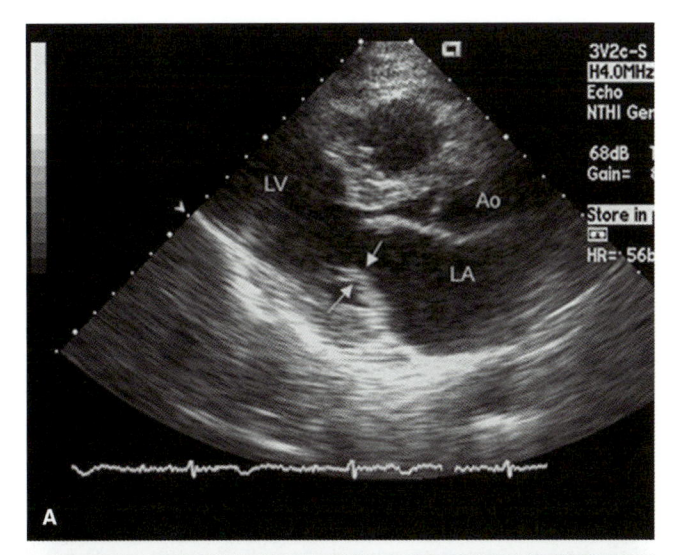

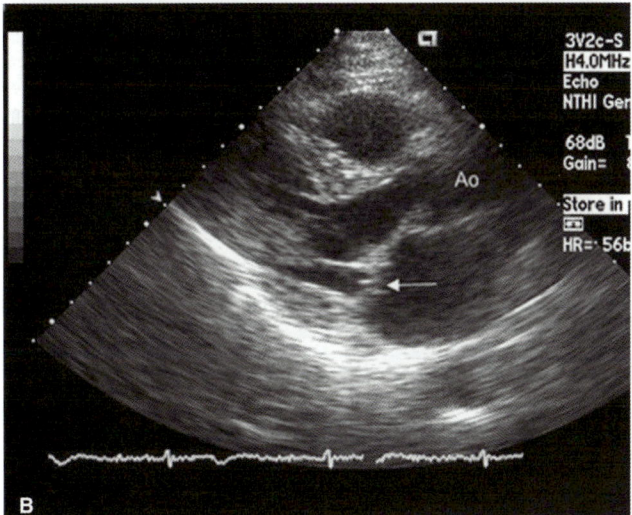

FIGURA 12.88 Ecocardiograma paraesternal em eixo longo registrado na diástole **(A)** e no final da sístole **(B)** em um paciente com prolapso da valva mitral. **A:** Observe o espessamento patológico do folheto posterior (*setas*). **B:** Observe o prolapso do folheto posterior atrás do plano do anel valvar mitral (*seta*). Na imagem em tempo real, observe a movimentação de arqueamento nítido anormal do folheto posterior na sístole. Ao, aorta; LA, átrio esquerdo; LV, ventrículo esquerdo. 🔊

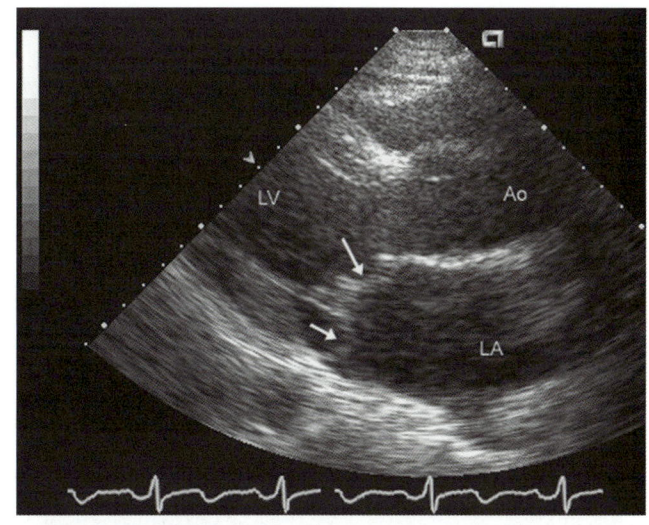

FIGURA 12.89 Ecocardiograma paraesternal de eixo longo registrado em um paciente com prolapso de ambos os folhetos da valva mitral e espessamento mixomatoso dos folhetos. Este fotograma foi registrado na sístole. Observe o prolapso nítido de ambos os folhetos anterior e posterior atrás do plano do anel mitral (*setas*). Ao, aorta; LA, átrio esquerdo; LV, ventrículo esquerdo. 🔊

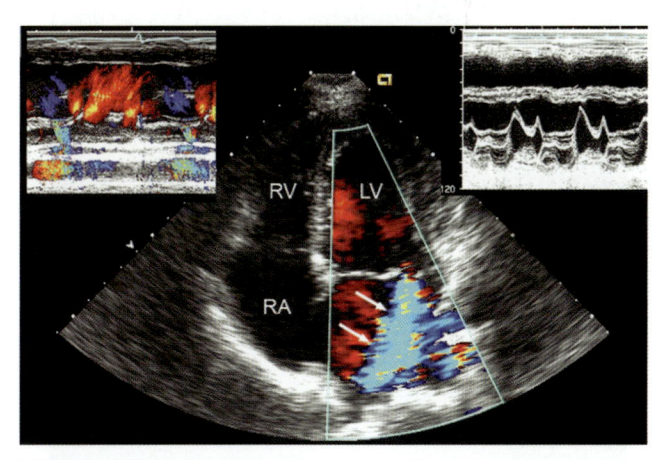

FIGURA 12.90 Incidência apical de quatro câmaras obtida em um paciente com prolapso valvar mitral clássico e regurgitação mitral confinada à metade final da sístole. Neste exemplo, há dilatação concomitante do átrio esquerdo. O detalhe à direita em cima é um ecocardiograma em modo M que revela o arqueamento sistólico tardio clássico da valva mitral. À esquerda em cima, Doppler colorido em modo M, revelando uma duração muito curta da regurgitação mitral, confinada à porção terminal da sístole. LV, ventrículo esquerdo; RA, átrio direito; RV, ventrículo direito. 🔊

indivíduo com espessura normal da valva mitral e prolapso indubitável do folheto posterior. Ocasionalmente, na degeneração mixomatosa muito acentuada, espessamento dos folhetos e redundância resultam em um aspecto semelhante a uma massa que pode ser confundida com vegetação ou tumor (Figura 12.95). De modo semelhante, uma valva acentuadamente redundante pode se arquear para trás sobre si mesma e resultar no aspecto de uma estrutura cística (Figura 12.96).

Várias sequelas e complicações do prolapso da valva mitral são bem reconhecidas e incluem regurgitação mitral, ruptura de cordoalha e folhetos frouxos, além de endocardite. A Figura 12.93 mostra um ecocardiograma de um indivíduo com prolapso da valva mitral e regurgitação mitral. Observe o jato excêntrico de regurgitação mitral decorrente da coaptação excêntrica. A Figura 12.97 mostra um ecocardiograma de um paciente com prolapso da valva mitral e uma concha frouxa. Observe o jato de regurgitação extremamente desorganizado no átrio esquerdo.

Uma vez feito o diagnóstico de prolapso da valva mitral, é importante caracterizar mais profundamente outras áreas do sistema cardiovascular que podem também estar envolvidas. O prolapso da valva mitral pode ser uma parte integrante da síndrome de Marfan, na qual uma patologia aórtica pode ser encontrada e deve

ser avaliada. Assim, atenção detalhada à valva aórtica e aorta proximal deve ser dada em pacientes com diagnóstico de prolapso.

⠿ Outras Anormalidades da Valva Mitral

A correção cirúrgica de uma valva mitral frouxa envolve a colocação de um anel de anuloplastia e ressecção da porção frouxa do folheto. Outras técnicas cirúrgicas incluem colocação de prótese de cordoalha, procedimentos de encurtamento de cordoalha e translocação de cordoalha de um folheto para outro. Após a correção, o anel de anuloplastia tipicamente se mostra como uma densidade de ecos vistos mais facilmente na área posterior do anel (Figuras 12.98 e 12.99). Como a correção mais comum é a do folheto posterior, muitas vezes este folheto parece ficticiamente encurtado com a maior parte da movimentação valvar atribuível ao folheto anterior. A ecocardiografia tridimensional pode ser uma ferramenta útil na avaliação da integridade da correção (Figura 12.99) e detecção de frouxidão residual ou deiscência de anel.

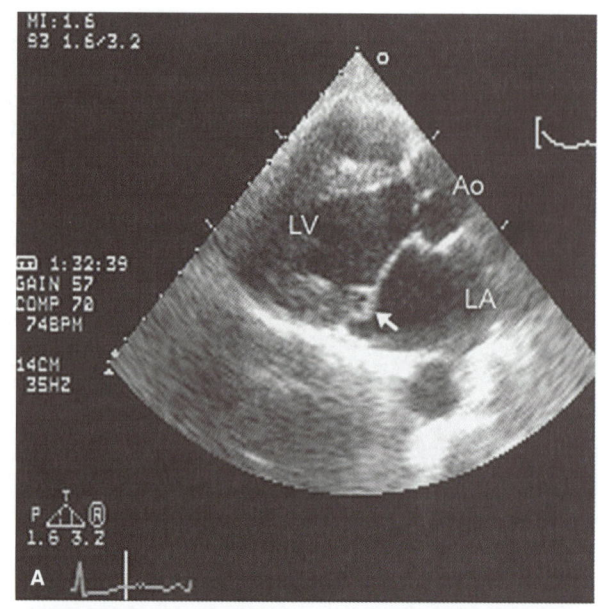

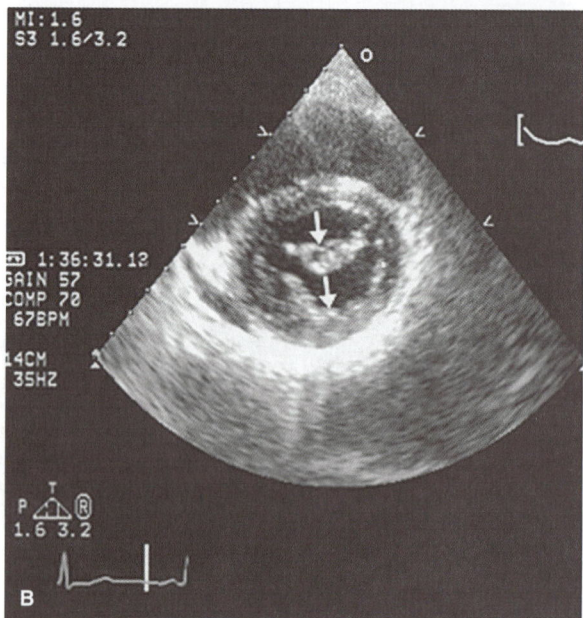

FIGURA 12.91 Incidências paraesternais de eixo longo **(A)** e de eixo curto **(B)** registradas em um paciente com prolapso do folheto posterior da valva mitral. **A:** Registrada no final da sístole. Observe o prolapso bem marcado do folheto posterior (*seta*), bem por detrás do plano do anel mitral. **B:** Observe o espessamento difuso de ambos os folhetos valvares mitrais anterior e posterior (*setas*). Ao, aorta; LA, átrio esquerdo; LV, ventrículo esquerdo.

Calcificação do Anel Mitral

A fibrose e a calcificação do esqueleto fibroso do coração são sequelas comuns do envelhecimento. Isso é mais frequentemente observado na porção posterior do anel valvar mitral e pode variar desde graus limitados de depósitos locais de cálcio à quase calcificação circunferencial intensa. As Figuras 12.100 a 12.105 são exemplos ecocardiográficos de calcificação do anel mitral. Além da idade, outras condições que aceleram a calcificação anular incluem hipertensão e insuficiência renal crônica. Em pacientes com insuficiência renal crônica, o grau de deposição de cálcio no anel pode ser substancial e assumir um efeito de massa que ocasionalmente pode ser confundida com um tumor. Graus discretos de regurgitação não são inusitados. Se o processo fibrótico e calcário se estender por todo o anel e folhetos valvares, pode ocorrer disfunção secundária dos folhetos e resultar em regurgitação mitral maior. Nos casos avançados, a invasão das porções proximais dos folhetos pelo processo fibrótico e calcário pode reduzir

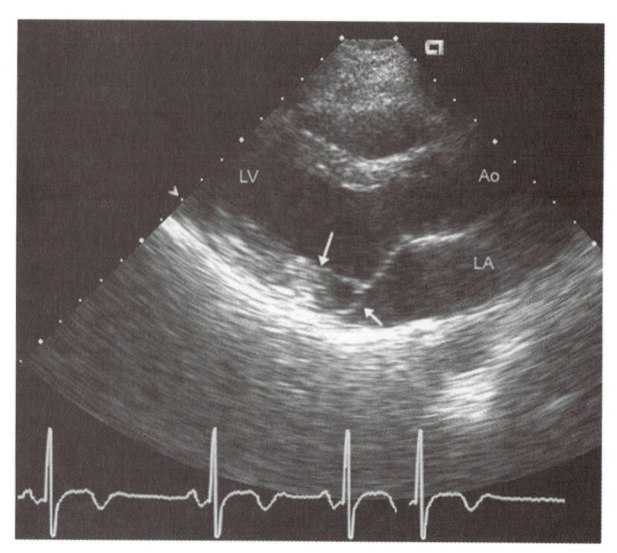

FIGURA 12.92 Ecocardiograma paraesternal de eixo longo registrado em um paciente com prolapso da valva mitral e folhetos valvares finos. Este fotograma foi obtido na telessístole. Observe a espessura normal de ambos os folhetos mitrais, mas o prolapso nítido do folheto posterior (*seta apontando para cima*) atrás do anel mitral dentro do corpo do átrio esquerdo. A *seta apontando para baixo* mostra a posição do anel mitral para referência. Ao, aorta; LA, átrio esquerdo; LV, ventrículo esquerdo.

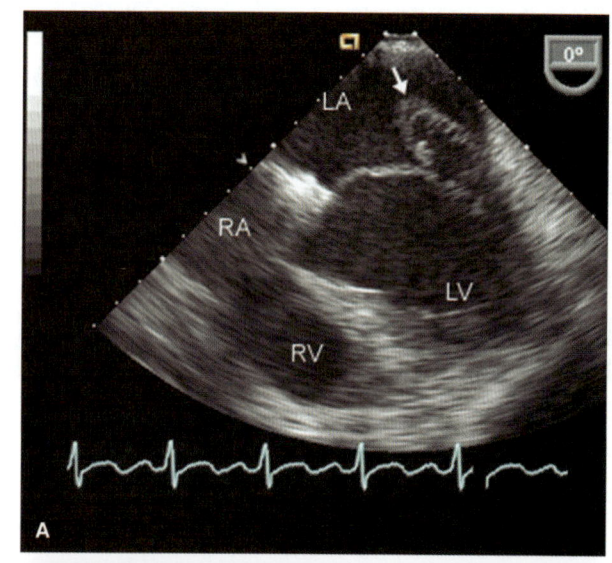

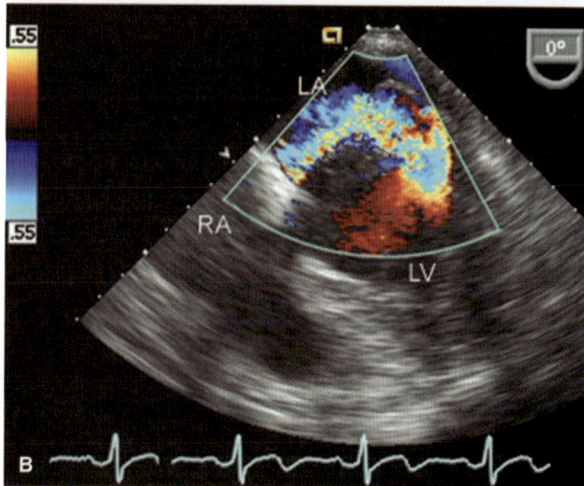

FIGURA 12.93 Ecocardiograma transesofágico registrado em um paciente com prolapso da valva mitral. Ambos os painéis foram registrados na sístole. **A:** Observe o acentuado prolapso do folheto posterior para o interior do corpo do átrio esquerdo (*seta*). **B:** Uma imagem com Doppler colorido também registrada na sístole. Observe a zona de convergência relativamente grande e o jato de regurgitação mitral altamente excêntrico e em direção ao septo atrial. LA, átrio esquerdo; LV, ventrículo esquerdo; RA, átrio direito; RV, ventrículo direito.

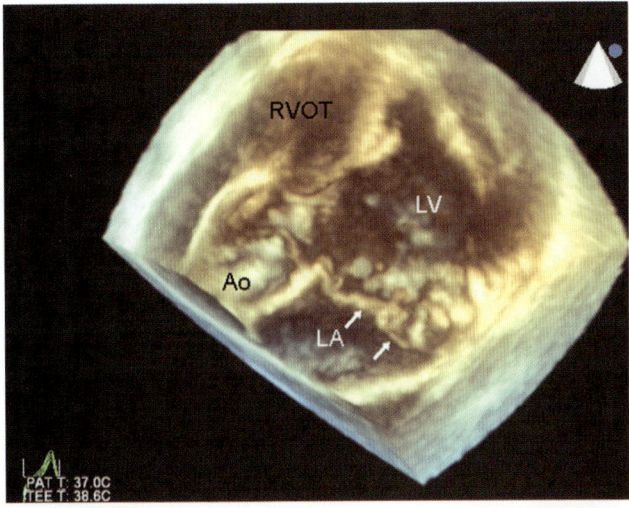

FIGURA 12.94 Ecocardiograma tridimensional com volume total transesofágico registrado em um paciente com prolapso mitral e folhetos acentuadamente mixomatosos. Observe o espessamento difuso de ambos os folhetos mitrais e o arqueamento nítido para o interior do átrio esquerdo (*setas*, ambos mais bem apreciados na imagem em tempo real). Ao, aorta; LA, átrio esquerdo; LV, ventrículo esquerdo; RVOT, via de saída do ventrículo direito.

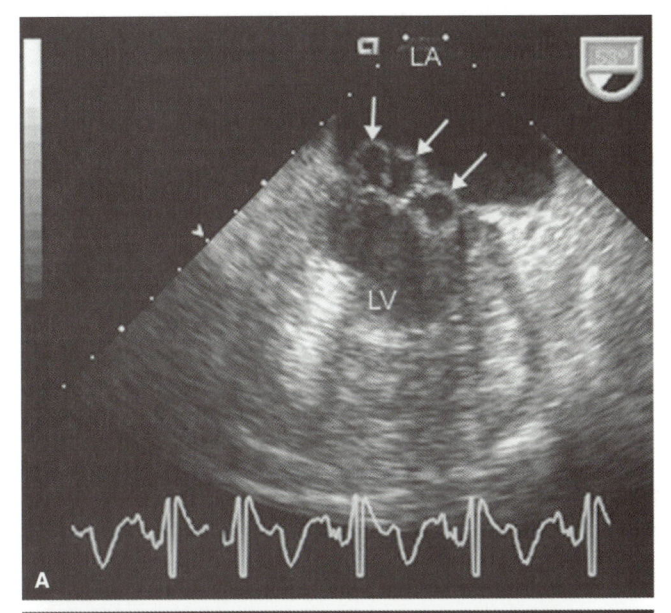

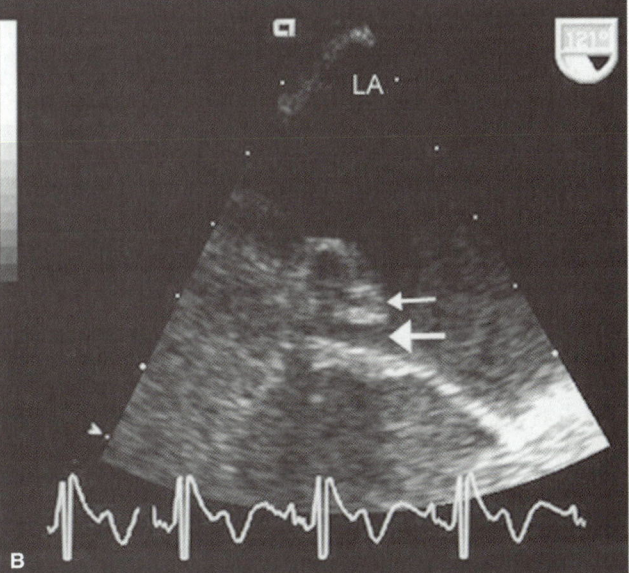

FIGURA 12.96 A: Ecocardiograma transesofágico registrado em um paciente com acentuado prolapso da valva mitral de múltiplas conchas, resultando no aspecto de massas císticas (*setas*) na valva mitral. **B:** A incidência amplificada de uma porção diferente da valva mitral revela uma concha frouxa (*seta pequena*) e visibilização direta do canal regurgitante (*seta grande*). LA, átrio esquerdo; LV, ventrículo esquerdo.

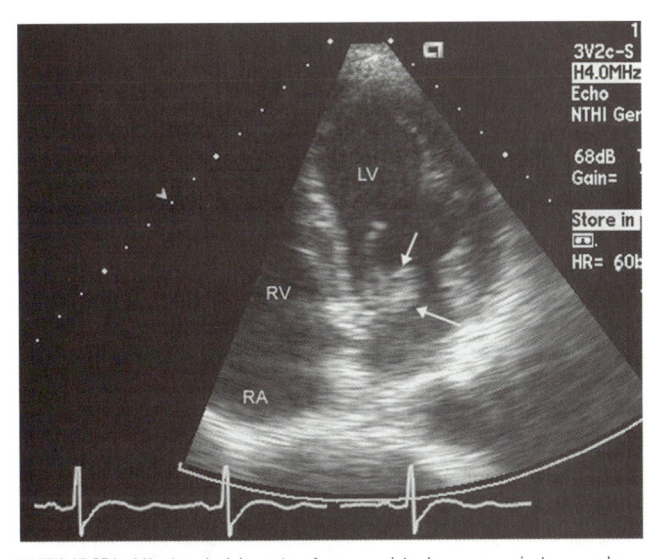

FIGURA 12.95 Incidência apical de quatro câmaras registrada em um paciente com valvopatia mitral mixomatosa e prolapso da valva mitral importante. Neste exemplo, a combinação de espessamento mixomatoso e arqueamento exagerado do folheto resulta no aspecto de uma massa no lado atrial esquerdo do folheto mitral. A ecocardiografia transesofágica confirmou a ausência de uma massa e que esse efeito era devido ao pronunciado espessamento mixomatoso e prolapso somente. LV, ventrículo esquerdo; RA, átrio direito; RV, ventrículo direito.

o orifício mitral e resultar em estenose mitral funcional (Figuras 12.104 e 12.105). Este tipo de estenose mitral não é passível de valvoplastia com balão. Outras anormalidades raras associadas incluem formação superposta de trombo ou vegetação. Uma outra complicação da calcificação intensa no anel mitral é a dificuldade em se ajustar uma prótese valvar em pacientes nos quais a substituição da valva é necessária. Pacientes com calcificação anular intensa têm maior probabilidade de terem regurgitação paravalvular subsequente do que pacientes sem calcificação.

Tumores da Valva Mitral

Ocasionalmente, um mixoma se origina na valva mitral em vez de no septo atrial (Figura 12.106). Ele se apresenta como uma massa relativamente grande densa de tecido volumoso se movimentando com o tecido valvar mitral. Não raro, um mixoma

atrial tipicamente localizado em um colo relativamente longo se move em tal intimidade com os folhetos da valva mitral a ponto de parecer estar fisicamente atado ao folheto. A ecocardiografia transesofágica muitas vezes pode identificar o local verdadeiro da conexão tumoral e confirmar a separação do tumor do lado atrial esquerdo do folheto mitral.

Outros tumores valvares mitrais incluem o papiloma ou fibroelastoma. Estes tipicamente se apresentam como massas lisas, esféricas, altamente móveis, com 2 a 10 mm de diâmetro, ligadas à porção distal da valva mitral ou às cordoalhas tendíneas. O seu formato regular caracteristicamente esférico e sua localização sobre as cordoalhas permitem o diagnóstico definitivo (Figura 12.107). Ocasionalmente, um fibroelastoma pode aparecer também como uma massa filamentosa altamente móvel.

Uma massa rara, finalmente, notada sobre a valva mitral é o cisto sanguíneo mitral. Esta é uma estrutura cística do desen-

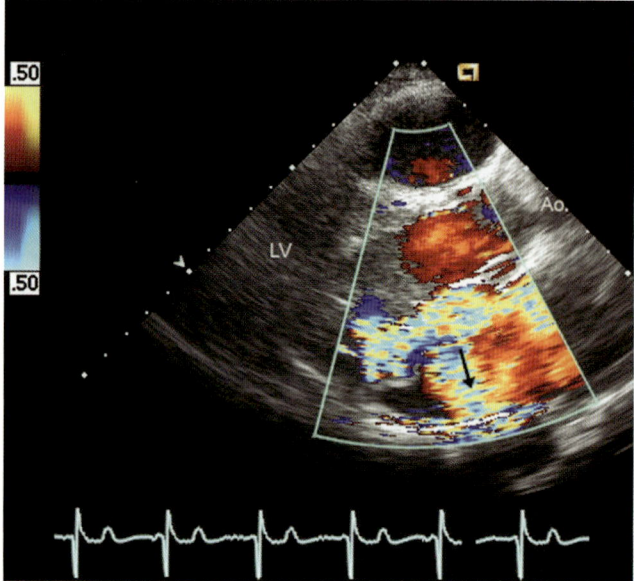

FIGURA 12.97 Ecocardiograma na incidência paraesternal de eixo longo com imagem com Doppler de fluxo colorido registrado em um paciente com prolapso da valva mitral e um folheto parcialmente frouxo. Há um jato de regurgitação mitral altamente excêntrico e desorganizado, com um componente confinado atrás do folheto anterior da mitral e o segundo componente dirigido imediatamente posteriormente (*seta*). Ao, aorta; LV, ventrículo esquerdo. ⬮

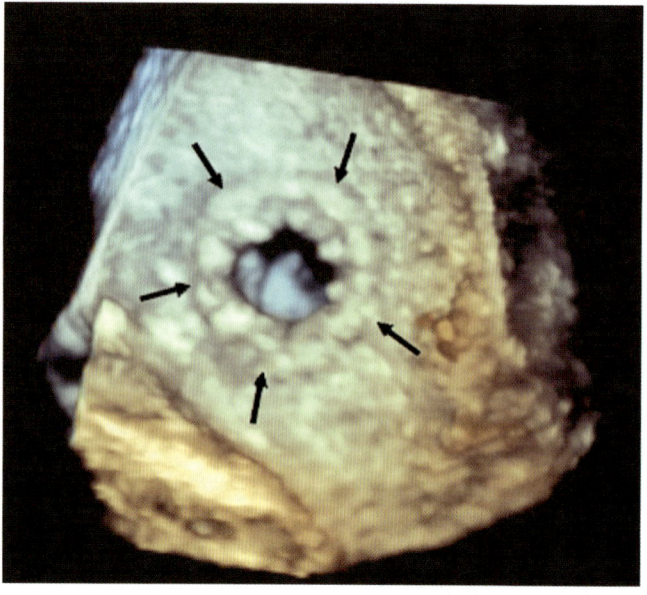

FIGURA 12.99 Ecocardiograma transesofágico tridimensional em tempo real registrado em modo "zoom tridimensional" com uma perspectiva de visibilização dentro do átrio esquerdo. Observe a prótese anular circular (*setas*) no anel mitral e o folheto mitral um tanto espessado visibilizado dentro do orifício neste fotograma diastólico. ⬮

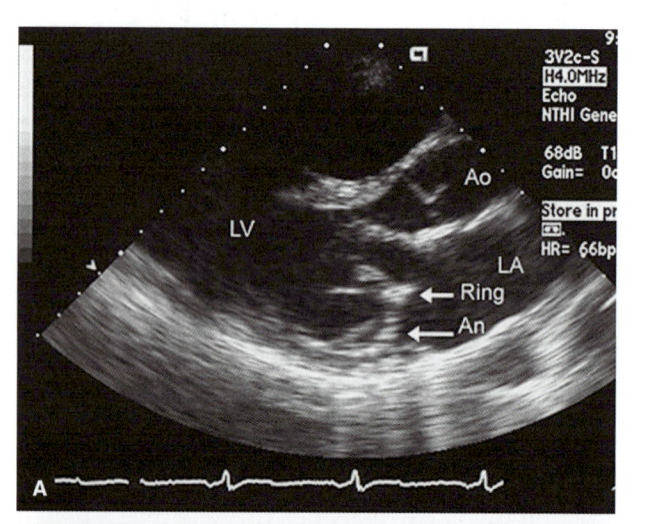

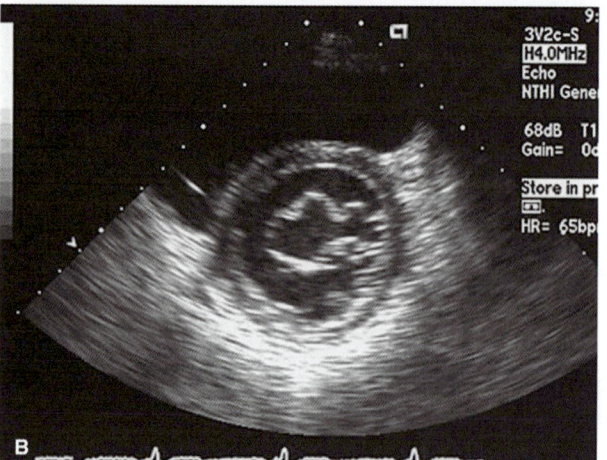

FIGURA 12.98 Ecocardiogramas paraesternais de eixo longo (**A**) e de eixo curto (**B**) registrados em um paciente depois de correção da valva mitral com colocação de prótese anular. O anel é visto como uma densidade de ecos na base do folheto posterior mitral. Tanto na incidência de eixo longo quanto de eixo curto em tempo real, observe que a maior parte da movimentação do folheto valvar mitral ocorre com o folheto anterior em vez do posterior. An, anel mitral; Ao, aorta; LA, átrio esquerdo; LV, ventrículo esquerdo; Ring, prótese anular. ⬮

volvimento que é com maior frequência encontrada em populações pediátricas. Os cistos podem variar de tamanho de 2 mm a 1 cm e ter aspecto cístico liso, geralmente esférico ou ovoide. Cistos únicos ou múltiplos podem ser encontrados sobre a valva mitral. O ecocardiograma mostrado na Figura 12.108 foi obtido de uma mulher assintomática com múltiplos cistos sanguíneos valvares mitrais. Por causa do volume do cisto, eles podem interferir com a coaptação adequada da valva mitral e resultar em regurgitação mitral secundária, raramente de significado hemodinâmico.

Aneurismas da Valva Mitral

Ocasionalmente, pode-se encontrar evaginações aneurismáticas no folheto mitral, mais comumente na base do folheto anterior fazendo protrusão para o interior do átrio esquerdo. Em muitos casos, elas constituem sequelas de endocardite, quando o aneurisma pode ter parede espessa ou irregular quanto ao contorno e associadas a perfuração para o interior do átrio esquerdo. Mais raramente, um aneurisma similar é visto com paredes finas e sem evidência de endocardite. A etiologia desses aneurismas é desconhecida, mas se pressupõe ser congênita.

Endocardite e Perfuração Valvar

A endocardite da valva mitral em geral é detectada pela presença de uma vegetação e regurgitação mitral patológica. Em raras ocasiões, a endocardite cicatrizada resulta em perfuração crônica de um dos folhetos mitrais (Figura 12.109). O grau de regurgitação mitral obviamente é diretamente proporcional ao tamanho da perfuração. O abscesso do anel valvar mitral é uma sequela bem descrita de endocardite e tipicamente se limita à porção posterior do anel. Maior discussão acerca de abscesso anular e outras sequelas de endocardite podem ser encontradas no Capítulo 14. Pacientes com doença do tecido conjuntivo, como lupus sistêmico, podem desenvolver lesões vegetativas não infecciosas na valva mitral (lesões de Libman-Sachs). Elas ficam tipicamente localizadas na face atrial do folheto (Figura 12.110) e estão associadas a vários graus de regurgitação. Elas podem se resolver com tratamento da doença básica.

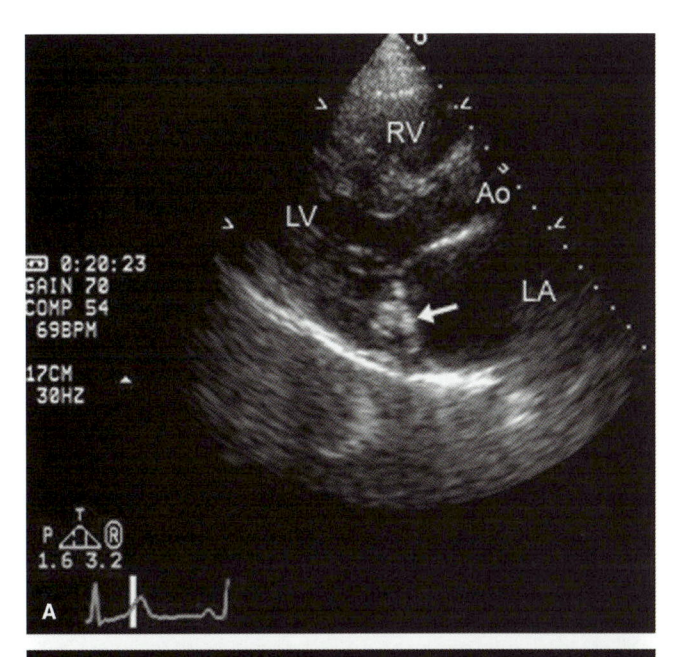

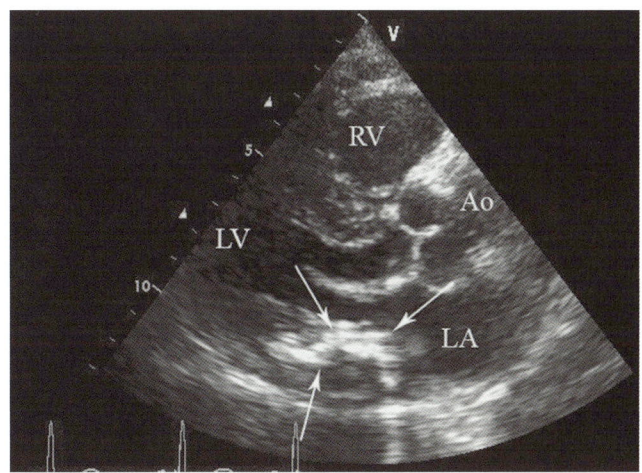

FIGURA 12.101 Ecocardiograma paraesternal de eixo longo obtido de um paciente com extensa calcificação anular mitral (*setas*) que invadiu o miocárdio na parede posterior do ventrículo esquerdo (LV). Observe também o espessamento difuso da porção proximal do folheto anterior mitral. Ao, aorta; LA, átrio esquerdo; RV, ventrículo direito.

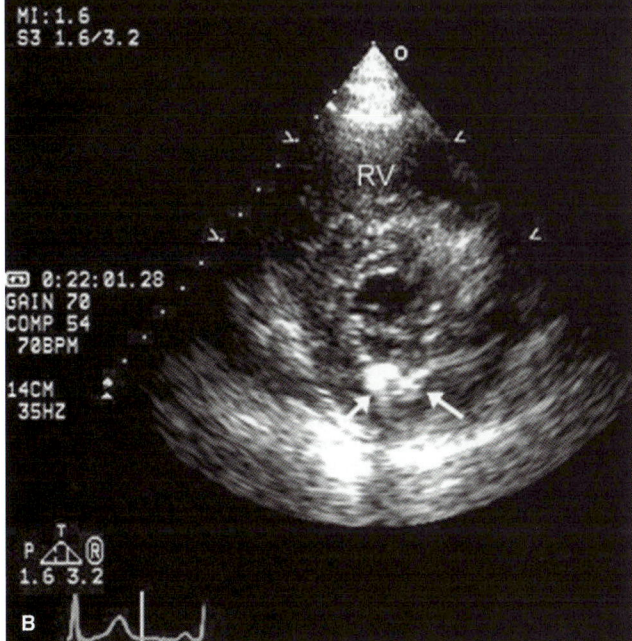

FIGURA 12.100 Ecocardiogramas paraesternais de eixo longo (**A**) e eixo curto (**B**) registrados em um paciente com calcificação no anel mitral. **A:** Observe as densidades de ecos irregulares dentro do anel (*seta*). Isto também é visibilizado na incidência de eixo curto na base do coração (*setas*). Ao, aorta; LA, átrio esquerdo; LV, ventrículo esquerdo; RV, ventrículo direito.

Deiscência Anular

A deiscência do anel constitui-se numa sequela muito rara de trauma torácico contuso. O mecanismo presumido é um aumento dramático repentino na pressão intracardíaca contra uma valva mitral fechada resultando em dilaceração do folheto posterior do anel valvar mitral ou, menos comumente, de uma porção do anel da parede adjacente. A deiscência anular resulta em regurgitação mitral substancial com um jato de regurgitação excêntrico. A ecocardiografia transesofágica é essencial para a confirmação do diagnóstico. Anatomicamente, o defeito é similar àquele visto no abscesso anular e o diagnóstico de deiscência requer tanto o aspecto ecocardiográfico quanto uma história de traumatismo torácico suficiente para ter causado a lesão.

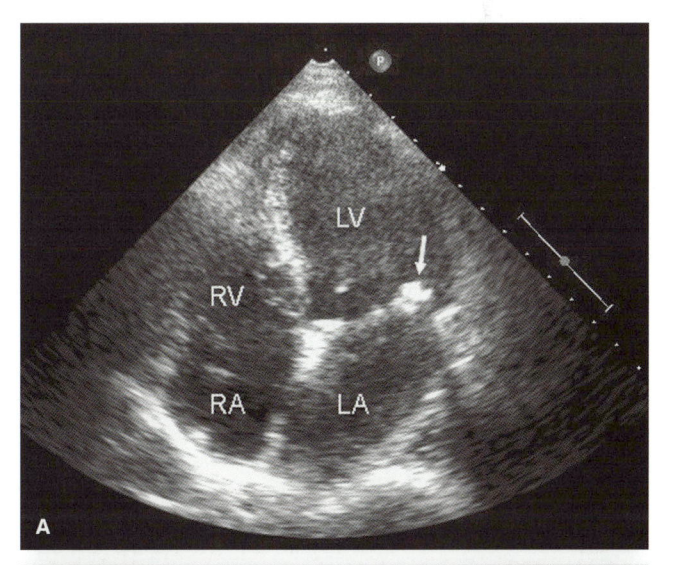

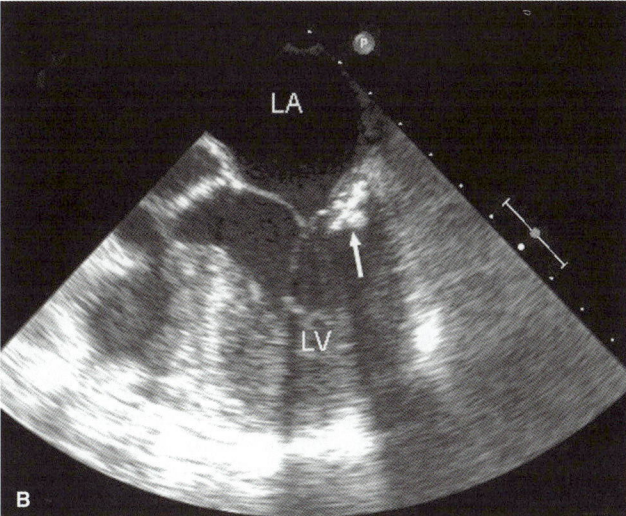

FIGURA 12.102 Ecocardiograma transtorácico (**A**) e transesofágico (**B**) de um paciente com calcificação anular mitral focal significativa (*seta*). Observe a massa nítida calcificada no anel posterolateral em ambas as imagens. Ocasionalmente, devido ao sombreamento, o cálcio anular pode ser menos apreciado pela incidência transesofágica do que pela transtorácica. LA, átrio esquerdo; LV, ventrículo esquerdo; RA, átrio direito; RV, ventrículo direito.

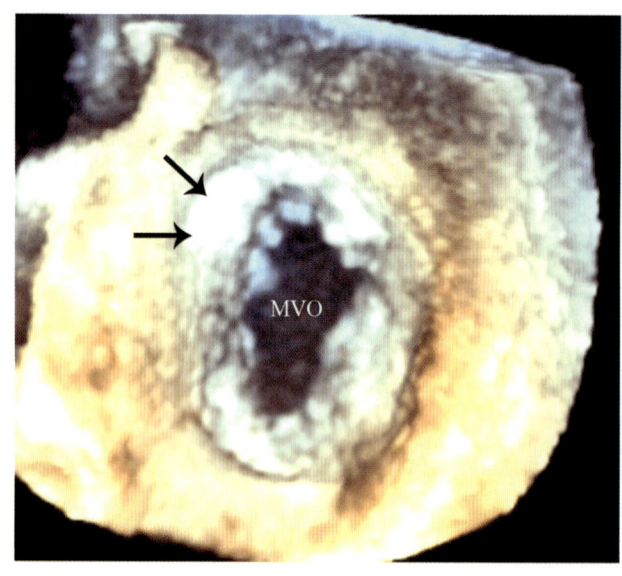

FIGURA 12.103 Ecocardiograma tridimensional transesofágico em tempo real registrado com perspectiva do átrio esquerdo. Observe a calcificação anular focal nítida (*setas*), mas ausência de qualquer envolvimento significativo dos folhetos mitrais e ausência de qualquer restrição do orifício mitral. MVO, orifício da valva mitral. 🐁

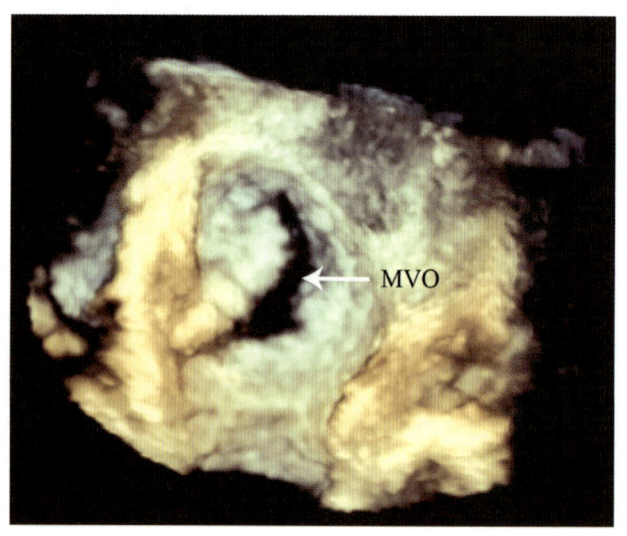

FIGURA 12.104 Ecocardiograma tridimensional transesofágico em tempo real registrado de uma perspectiva dentro do átrio esquerdo em um paciente com acentuada calcificação anular envolvendo os folhetos mitrais. O fotograma foi obtido na mesodiástole e revela uma excursão diminuída dos folhetos mitrais com um orifício discretamente estenótico. MVO, orifício da valva mitral. 🐁

Lesão por Irradiação

Por causa do grau em que a radioterapia é anatomicamente dirigida e o sistema cardiovascular protegido, é cada vez mais incomum encontrar valvopatia mitral induzida por radiação. Quando presente, ela pode ser uma sequela de radioterapia que ocorreu 10 a 15 anos antes da apresentação. O grau e a localização da lesão são altamente variáveis e dependem da direção do feixe de irradiação. Como grande parte dos portais de irradiação é anterior, são as estruturas cardíacas mais anteriores que têm maior tendência a lesão, incluindo o folheto anterior valvar mitral (Figura 12.111). Embora a natureza da lesão por irradiação possa ser altamente variável, o achado mais comum é fibrose e enrijecimento das porções proximais do folheto anterior.

Carcinoide e Valvopatia por Agentes Dietéticos

Há várias síndromes metabólicas e tóxicas que podem afetar a valva mitral. A primeira a ser descrita foi a cardiopatia carci-

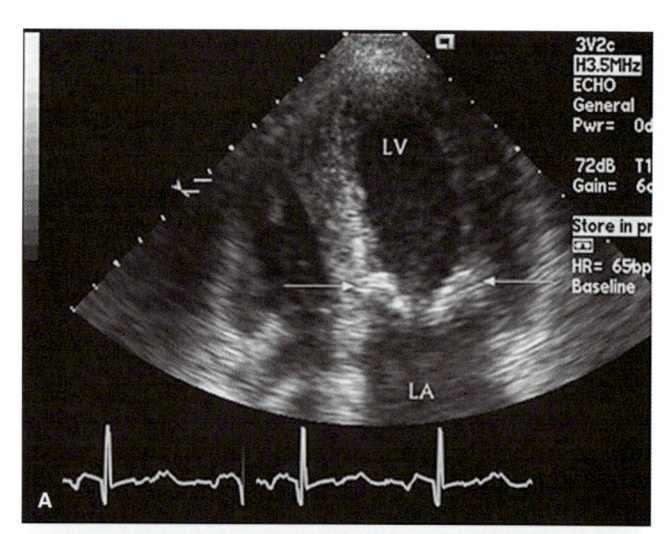

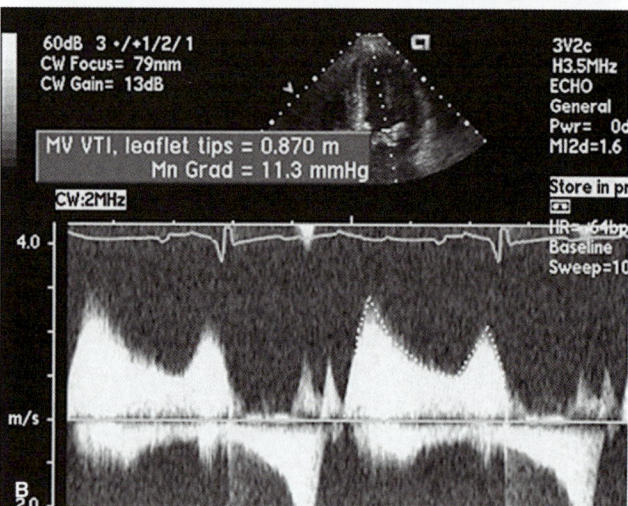

FIGURA 12.105 Incidência apical de quatro câmaras (**A**) registrada em um paciente com calcificação anular avançada. Neste exemplo, observe que a calcificação anular se estende sobre os folhetos valvares mitrais proximais. Isso resultou em estenose mitral funcional que pode ser documentada pelo gradiente transmitral de fluxo com Doppler de 12,3 mmHg registrado (**B**). LA, átrio esquerdo; LV, ventrículo esquerdo.

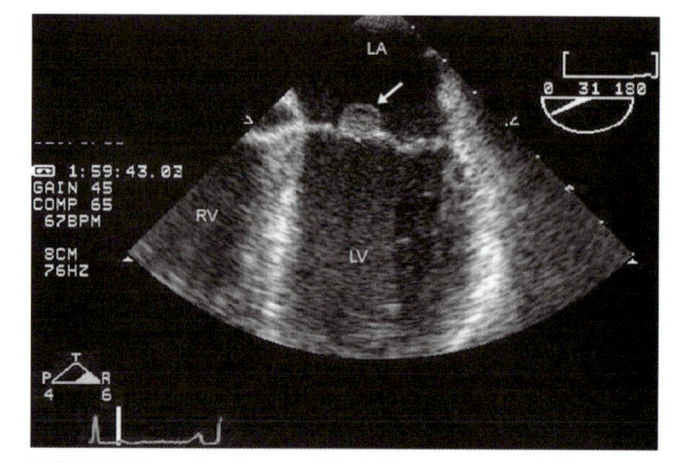

FIGURA 12.106 Ecocardiograma transesofágico registrado em um paciente com um mixoma no folheto da valva mitral. Observe a massa homogênea, lisa, quase esférica ligada ao folheto mitral (*seta*) que foi demonstrada no momento da retirada cirúrgica como sendo um mixoma de localização atípica. LA, átrio esquerdo; LV, ventrículo esquerdo; RV, ventrículo direito. 🐁

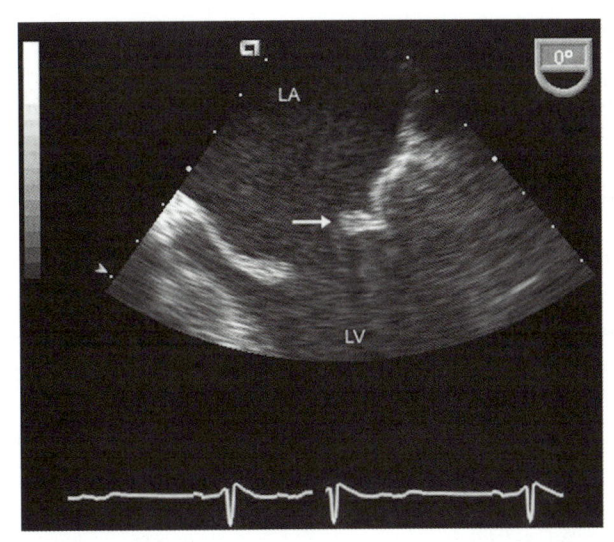

FIGURA 12.107 Ecocardiograma transesofágico registrado em um paciente com fibroelastoma mitral. Observe a massa pequena, quase esférica, ligada à ponta do folheto mitral (*seta*). LA, átrio esquerdo; LV, ventrículo esquerdo. ⬭

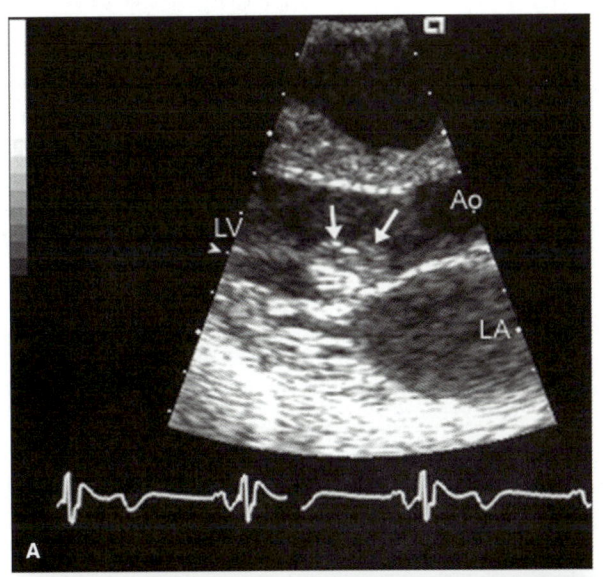

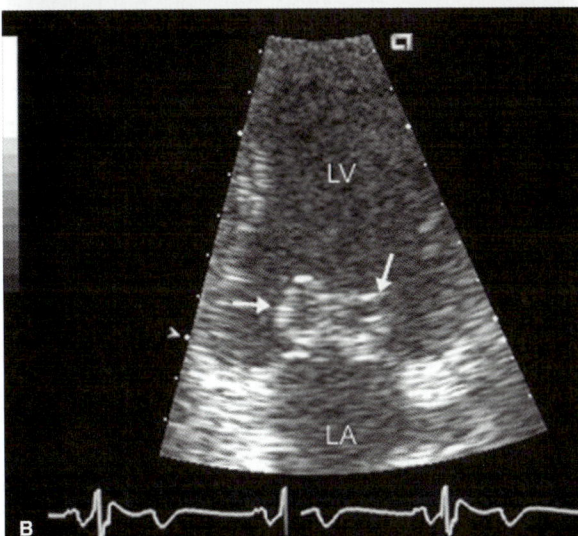

FIGURA 12.108 Ecocardiograma transtorácico registrado nas incidências paraesternal de eixo longo (**A**) e apical de quatro câmaras (**B**) em um paciente com cistos sanguíneos valvares mitrais. Em ambas as incidências (*setas*), observe as massas de ecos císticas quase esféricas que estão ligadas às pontas dos folhetos mitrais. Ao, aorta; LA, átrio esquerdo; LV, ventrículo esquerdo. ⬭

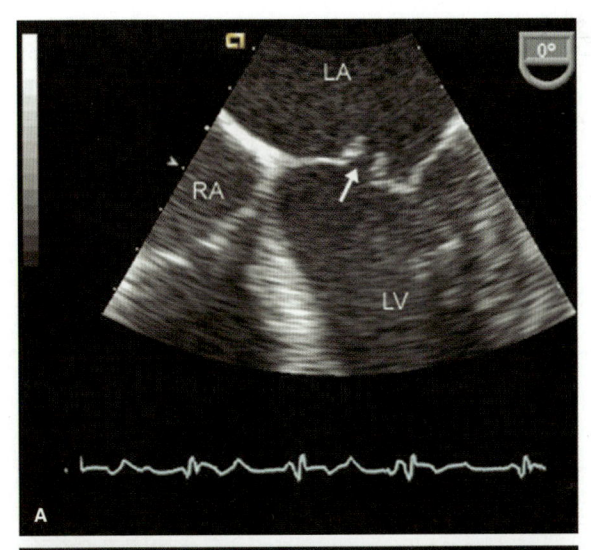

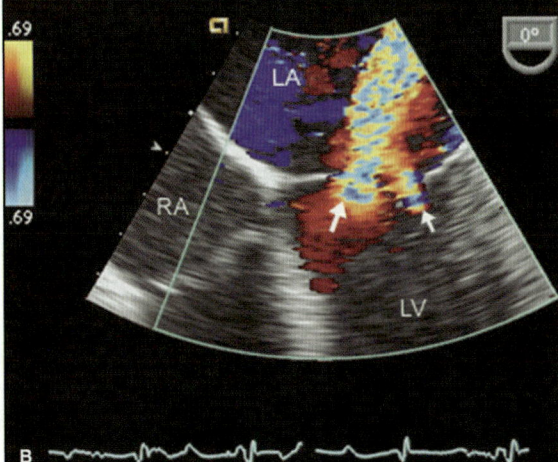

FIGURA 12.109 Ecocardiograma transesofágico registrado em incidência transversal em um paciente com endocardite na valva mitral e uma perfuração do folheto anterior. **A:** Observe a bem marcada quebra de continuidade do folheto anterior (*seta*) com resquícios de tecido valvar mitral fazendo protrusão para o interior do átrio esquerdo. **B:** Observe a visível zona de convergência dirigida através do defeito no folheto anterior (*seta esquerda*) e um grau menor de regurgitação mitral através do ponto de coaptação mitral (*seta direita*). LA, átrio esquerdo; LV, ventrículo esquerdo; RA, átrio direito. ⬭

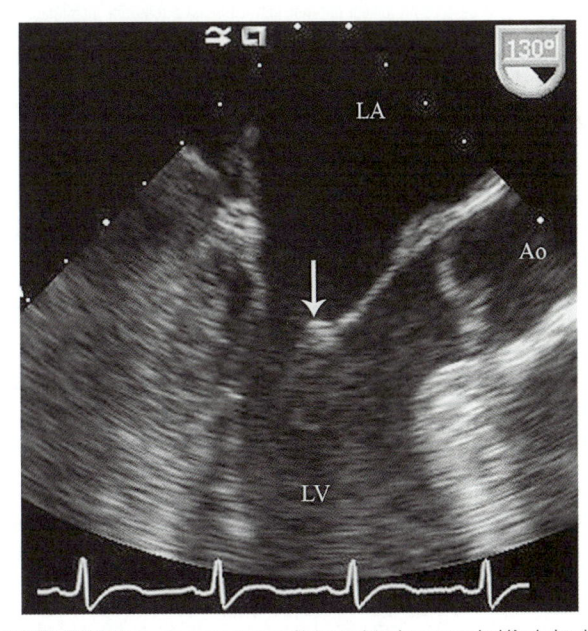

FIGURA 12.110 Ecocardiograma transesofágico registrado em uma incidência longitudinal em um paciente com lupus eritematoso sistêmico e uma densidade nodular na face atrial da valva mitral distal compatível com uma lesão valvar de Libman-Sachs. ⬭

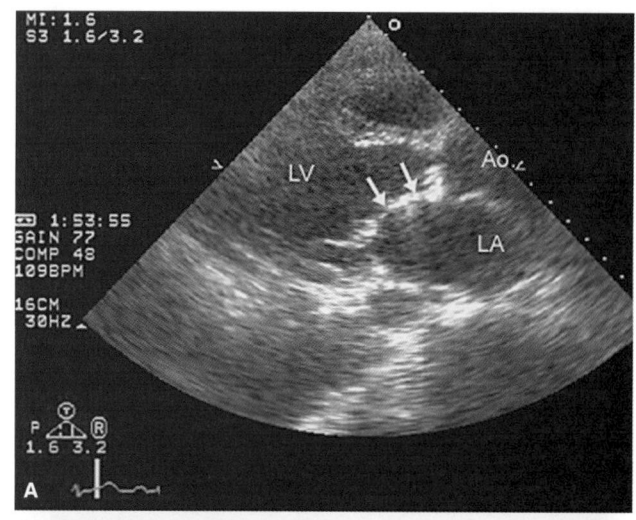

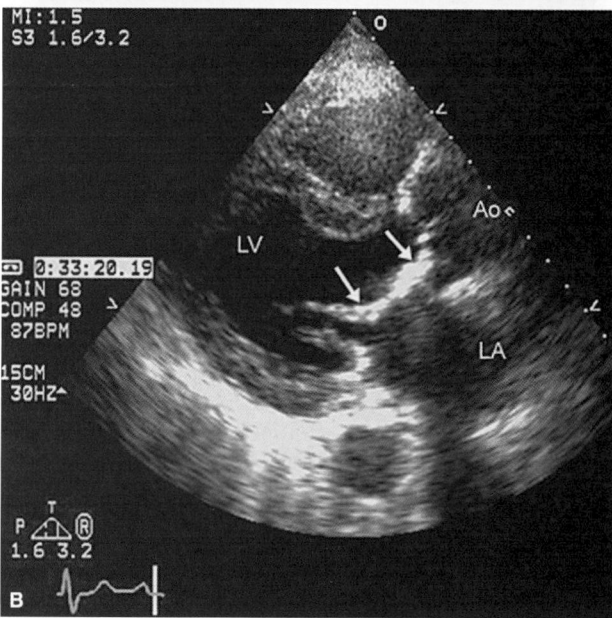

FIGURA 12.111 A,B: Ecocardiogramas na incidência paraesternal de eixo longo registrados em dois pacientes com cardiopatia induzida por irradiação. Em ambos os casos, observe a densidade patológica de ecos do folheto anterior mitral (*setas*) e reduzida mobilidade da porção proximal da valva mitral, visível na imagem em tempo real. Observe ainda as densidades aumentadas de ecos na valva aórtica que também se constituem numa consequência da radioterapia nesses dois pacientes relativamente jovens. Ao, aorta; LA, átrio esquerdo; LV, ventrículo esquerdo.

noide que na maioria das vezes acomete as valvas tricúspide e pulmonar. As lesões são similares às vistas na cardiopatia por ergotamina e consistem em espessamento difuso da valva e cordoalhas com uma combinação de estenose e regurgitação. Como os metabólitos biologicamente ativos relacionados com a serotonina são metabolizados nos pulmões, estruturas no lado esquerdo são tipicamente poupadas. Nos casos de metástases pulmonares ou uma derivação da direita para a esquerda, as valvas mitral ou aórtica também podem estar envolvidas. Mais recentemente, uma anormalidade quase idêntica, tanto patológica quanto ecocardiograficamente, foi notada em pacientes em uso de agentes anorexígenos, tipicamente uma combinação de fentermina e fenfluramina. Existe uma intensa controvérsia acerca da verdadeira prevalência da valvopatia por agente dietético. A maior parte dos ensaios controlados por casos bem feitos sugere urna prevalência de insuficiência mitral significativa (moderada ou mais grave) decorrente de agentes dietéticos substancialmente menor do que a sugerida nos relatos iniciais. Estudos mais recentes sugerem que a valvopatia por agente dietético muitas vezes regride após a suspensão dos agentes.

Leituras Sugeridas

Princípios Gerais

Bonow RO, Carabello BA, Chatterjee K, et al. ACC/AHA 2006 guidelines for the management of patients with valvular heart disease. A report of the American College of Cardiology/American Heart Association Task Force on Practice Guidelines (Writing Committee to Revise the 1998 Guidelines for the Management of Patients with Valvular Heart Disease). J Am Coll Cardiol 2006;48:e1–e148.

Regurgitação Mitral

Ascah KJ, Stewart WJ, Jiang L, et al. A Doppler-two-dimensional echocardiographic method for quantitation of mitral regurgitation. Circulation 1985;72:377–383.
Blumlein S, Bouchard A, Schiller NB, et al. Quantitation of mitral regurgitation by Doppler echocardiography. Circulation 1986;74:306–314.
Cape EG, Skoufis EG, Weyman AE, et al. A new method for noninvasive quantification of valvular regurgitation based on conservation of momentum. In vitro validation. Circulation 1989;79:1343–1353.
Cape EG, Yoganathan AP, Weyman AE, et al. Adjacent solid boundaries alter the size of regurgitant jets on Doppler color flow maps. J Am Coll Cardiol 1991;17:1094–1102.
Chao K, Moises VA, Shandas R, et al. Influence of the Coanda effect on color Doppler jet area and color encoding. In vitro studies using color Doppler flow mapping. Circulation 1992;85:333–341.
Carabello BA. The current therapy for mitral regurgitation. J Am Coll Cardiol 2008;52:319–326.
Grigioni F, Enriquez-Sarano M, Zehr KJ, et al. Ischemic mitral regurgitation: long-term outcome and prognostic implications with quantitative Doppler assessment. Circulation 2001;103:1759–1764.
Monin JL, Dehant P, Roiron C, et al. Functional assessment of mitral regurgitation by transthoracic echocardiography using standardized imaging planes. Diagnostic accuracy and outcome implications. J Am Coll Cardiol 2005;46:302–309.
Otsuji Y, Handschumacher MD, Liel-Cohen N, et al. Mechanism of ischemic mitral regurgitation with segmental left ventricular dysfunction: three-dimensional echocardiographic studies in models of acute and chronic progressive regurgitation. J Am Coll Cardiol 2001;37:641–648.
Recusani F, Bargiggia GS, Yoganathan AP, et al. A new method for quantification of regurgitant flow rate using color Doppler flow imaging of the flow convergence region proximal to a discrete orifice. An in vitro study. Circulation 1991;83:594–604.
Watanabe N, Ogasawara Y, Yamaura Y, et al. Quantitation of mitral valve tenting in ischemic mitral regurgitation by transthoracic real-time three-dimensional echocardiography. J Am Coll Cardiol 2005;45:763–769.
Yiu SF, Enriquez-Sarano M, Tribouilloy C, et al. Determinants of the degree of functional mitral regurgitation in patients with systolic left ventricular dysfunction: a quantitative clinical study. Circulation 2000;102:1400–1406.
Yosefy Ch, Levine RA, Solis J, et al. Proximal flow convergence region as assessed by real-time three-dimensional echocardiography: challenging the hemispheric assumption. J Am Soc Echocardiogr 2007;20:389–396.
Zamorano J, Corderio P, Sugeng L, et al. Real-time three-dimensional echocardiography for rheumatic mitral valve stenosis evaluation. An accurate and novel approach. J Am Coll Cardiol 2004;43:2091–2096.
Zoghbi WA, Enriquez-Sarano M, Foster E, et al. Recommendations for evaluation of the severity of native valvular regurgitation with two-dimensional and Doppler echocardiography. J Am Soc Echocardiogr 2003;16:777–802.

Estenose Mitral

Abascal VM, Wilkins GT, O'Shea JP, et al. Prediction of successful outcome in 130 patients undergoing percutaneous balloon mitral valvotomy. Circulation 1990;82:448–456.
Gonzalez-Torrecilla E, Garcia-Fernandez MA, Perez-David E, et al. Predictors of left atrial spontaneous echo contrast and thrombi in patients with mitral stenosis and atrial fibrillation. Am J Cardiol 2000;86:529–534.
Himelman RB, Kusumoto F, Oken K, et al. The flail mitral valve: echocardiographic findings by precordial and transesophageal imaging and Doppler color flow mapping. J Am Coll Cardiol 1991;17:272–279.
Palacios IF, Sanchez PL, Harrell LC, et al. Which patients benefit from percutaneous mitral balloon valvuloplasty? Prevalvuloplasty and postvalvuloplasty variables that predict long-term outcome. Circulation 2002;105:1465–1471.
Thomas JD, Wilkins GT, Choong CY, et al. Inaccuracy of mitral pressure half-time immediately after percutaneous mitral valvotomy. Dependence on transmitral gradient and left atrial and ventricular compliance. Circulation 1988;78:980–993.
Wilkins GT, Weyman AE, Abascal VM, et al. Percutaneous balloon dilatation of the mitral valve: an analysis of echocardiographic variables related to outcome and the mechanism of dilation. Br Heart J 1988;60:299–308.

Prolapso da Valva Mitral

Freed LA, Levy D, Levine RA, et al. Prevalence and clinical outcome of mitral-valve prolapse. N Engl J Med 1999;341:1–7.
Gilon D, Buonanno FS, Joffe MM, et al. Lack of evidence of an association between mitral-valve prolapse and stroke in young patients. N Engl J Med 1999;341:8–13.
Marks AR, Choong CY, Sanfilippo AJ, et al. Identification of high-risk and low-risk subgroups of patients with mitral-valve prolapse. N Engl J Med 1989;320:1031–1036.
Nishimura RA, McGoon MD, Shub C, et al. Echocardiographically documented mitral-valve prolapse. Long-term follow-up of 237 patients. N Engl J Med 1985;313:1305–1309.

Outros Tópicos

Sun JP, Asher CR, Yang XS, et al. Clinical and echocardiographic characteristics of papillary fibroelastomas: a retrospective and prospective study in 162 patients. Circulation 2001;103:2687–2693.

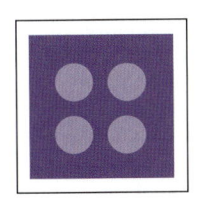

Capítulo 13
Valvas Tricúspide e Pulmonar

Perspectiva Clínica

A valvopatia tricúspide pode ser dividida em anormalidades anatômicas primárias e secundárias. A patologia primária das valvas tricúspide e pulmonar é relativamente rara em adultos. As entidades clínicas que resultam em valvopatia tricúspide ou pulmonar estão listadas no Quadro 13.1. O uso apropriado da ecocardiografia nas valvopatias tricúspide e pulmonar conheci-das ou suspeitadas é delineado no Quadro 13.2. Lesões congênitas valvares tricúspide e pulmonar são discutidas no Capítulo 20. As anormalidades primárias incluem doenças congênitas, como a anomalia de Ebstein, bem como as anormalidades adquiridas, como a endocardite e valvopatia carcinoide. A forma mais comum de patologia valvar tricúspide em adultos é a regurgitação tricúspide secundária decorrente de dilatação do anel ou ventrículo direito, com consequente má coaptação dos folhetos. Este é um achado secundário comum na hipertensão pulmonar ou em qualquer outra doença que acarrete dilatação ventricular direita. Em geral, a detecção de regurgitação tricúspide com um anel dilatado faz suscitar uma procura por causas básicas, como hipertensão pulmonar, cardiopatia esquerda primária ou doença do miocárdio ventricular direito, como infarto ou miocardiopatia.

Valva Pulmonar

A valva pulmonar normal é uma estrutura com três cúspides, anatomicamente semelhante à da valva aórtica. Ela está alojada no anel da artéria pulmonar distal à via de saída do ventrículo direito. Durante o desenvolvimento, a aorta e a artéria pulmonar se originam em paralelo. As duas artérias depois rodam de modo que a via de saída do ventrículo direito, valva pulmonar e artéria pulmonar proximal efetivamente se enrolam ao redor da valva aórtica e aorta ascendente.

Quando observada pela ecocardiografia bidimensional, tipicamente somente uma ou duas cúspides são simultaneamente visibilizadas. Planos especiais de obtenção de imagens permitem a visibilização da valva pulmonar no seu eixo curto; entretanto, os folhetos finos e altamente elásticos são raramente visibilizados na sua totalidade. Anatomicamente, a valva pulmonar deve ser descrita em conjunto com a via de saída ventricular direita, incluindo uma avaliação do grau de hipertrofia da via de saída.

Quadro 13.1 — Doenças das Valvas Tricúspide e Pulmonar

Doença	Estenose	Regurgitação
Cardiopatia reumática	✓	✓
Cardiopatia carcinoide	✓	✓
Tumores obstrutivos	✓	−
Estenose pulmonar congênita	✓	±
Endocardite	±	✓
Anomalia de Ebstein	−	✓
Fibroelastose endocárdica	±	✓
Prolapso da valva tricúspide	−	✓
Ruptura traumática	−	✓
Infarto ventricular direito	−	✓
Disfunção de músculo papilar isquêmico	−	✓
Hipertensão pulmonar[a]	−	✓
Derivação da esquerda para a direita com dilatação[a]	−	✓
Miocardiopatia ventricular direita[a]	−	✓
Cabos de marca-passo, cateter no coração direito	−	✓

[a]Doença tricúspide secundária a dilatação ventricular direita. Os folhetos estão anatomicamente normais.

Quadro 13.2 — Critérios de Conveniência para Uso da Ecocardiografia nas Valvopatias Pulmonar e Tricúspide

Indicação	Conveniência	Valor Numérico (1 a 9)
3.	Avaliação de cardiopatia congênita suspeitada ou conhecida no adulto, inclusive anomalias dos grandes vasos e câmaras e valvas cardíacas ou suspeita de comunicação intracardíaca (DSA, DSV, CAP) em pacientes não operados ou após correção/cirurgia.	A (9)
10.	Avaliação de hipertensão pulmonar conhecida ou suspeitada inclusive avaliação da função ventricular direita e pressão arterial pulmonar estimada.	A (8)
14.	Avaliação de insuficiência respiratória com suspeita de etiologia cardíaca.	A (8)
24.	Avaliação inicial de regurgitação valvar congênita suspeitada ou conhecida.	A (9)
26.	Reavaliação rotineira (anualmente) de um paciente assintomático com grave regurgitação valvar congênita sem alteração nas condições clínicas.	A (8)
27.	Reavaliação de regurgitação valvar congênita em pacientes com alteração nas condições clínicas.	A (9)
31.	Avaliação inicial de endocardite infecciosa suspeitada (valva nativa e/ou prótese) com hemoculturas positivas ou um sopro novo.	A (9)
54.	Para determinar o mecanismo da regurgitação e exequibilidade de correção valvar.	A (9)
15.	Avaliação inicial de paciente com suspeita de embolia pulmonar para estabelecimento do diagnóstico.	I (3)
25.	Reavaliação rotineira (anualmente) de regurgitação valvar congênita em um paciente assintomático com regurgitação discreta, sem alteração nas condições clínicas e tamanho normal do VE.	I (2)

CAP, canal arterial pérvio; DSA, defeito septal atrial; DSV, defeito septal ventricular.
Reimpresso com permissão da ACCF de Douglas PS, Khandheria B, Stainback RF et al. ACCF/ASE/ACEP/ASNC/SCAI/SCCT/SCMR 2007 appropriateness criteria for transthoracic and transesophageal echocardiography. J Am Coll Cardiol 2007;50(2):187-204.

A visibilização da valva pulmonar em adultos é tipicamente ideal a partir do transdutor na posição paraesternal de eixo curto na base do coração, quando a valva aórtica e/ou a aorta proximal são simultaneamente visibilizadas (Figura 13.1). A bifurcação da artéria pulmonar também é visibilizada a partir dessa incidência (Figura 13.2). Além da incidência paraesternal de eixo curto, uma projeção de eixo longo da via de saída do ventrículo direito e valva pulmonar pode ser obtida pela rotação do transdutor aproximadamente 90º enquanto se faz uma angulação do transdutor em direção ao ombro direito (Figura 13.3). Esse plano de visibilização muitas vezes é problemático em adultos de grande envergadura, mas frequentemente está disponível em indivíduos de menor estatura. Um plano de imagem final para a visibilização transtorácica da valva pulmonar é a incidência subcostal, a qual, com angulação anterior, permite a varredura de toda a via de saída do ventrículo direito, inclusive os folhetos valvares pulmonares (Figura 13.4).

A valva pulmonar também pode ser visibilizada por meio da ecocardiografia transesofágica. As incidências que maximizam a visibilização da valva pulmonar incluem imagens ao nível da aorta em um plano de 40º a 60º e no plano horizontal (0º) a profundidades relativamente rasas (tipicamente 25 a 30 cm dos incisivos) com rotação anti-horária da sonda. Nesta incidência, a bifurcação da artéria pulmonar é tipicamente vista e a valva

pulmonar pode do mesmo modo ser visibilizada (Figura 13.5). Uma janela ecocardiográfica transesofágica adicional que propicia visibilização da valva pulmonar é muitas vezes obtida a partir de uma incidência gástrica profunda. Com a rotação horária do transdutor, pode-se fazer varredura total das vias de entrada e de saída do ventrículo direito com visibilização simultânea do átrio direito, valva tricúspide, via de saída do ventrículo direito, valva pulmonar e artéria pulmonar proximal (Figura 13.6).

Com a ecocardiografia em modo M a partir de uma abordagem paraesternal, a movimentação da valva pulmonar pode ser registrada. Somente um folheto será cortado pelo feixe de interrogação do modo M. A caracterização da movimentação da valva pulmonar proporcionou uma das primeiras pistas para a presença de hipertensão pulmonar e evidência indireta de outras patologias cardíacas direitas. Há vários componentes na movimentação

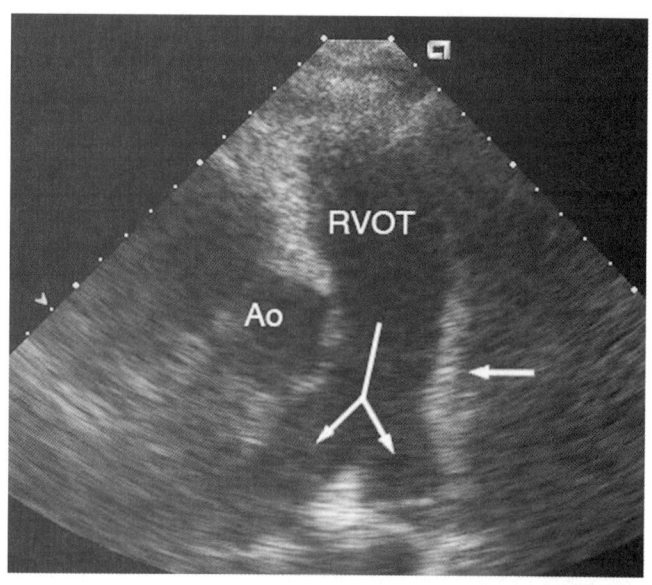

FIGURA 13.2 Incidência paraesternal de eixo curto na base do coração com uma angulação discretamente diferente da apresentada na Figura 13.1. Nesta incidência, a bifurcação da artéria pulmonar em artérias pulmonares direita e esquerda pode ser visibilizada (*seta bifurcada*). O plano da valva pulmonar é anotado pela *seta horizontal*. Ao, aorta; RVOT, via de saída do ventrículo direito.

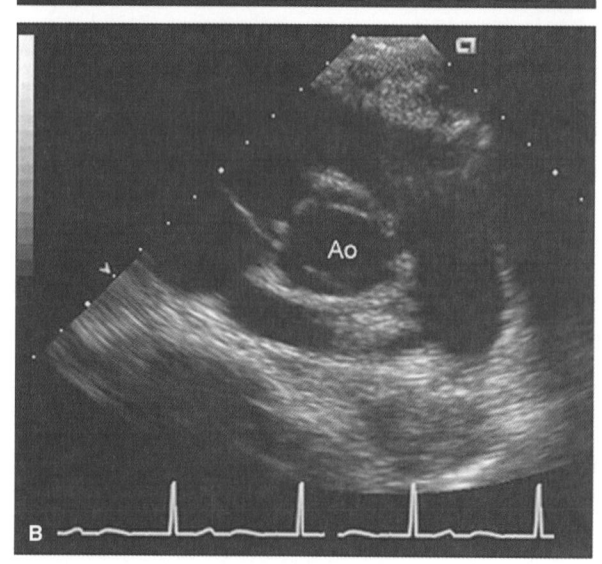

FIGURA 13.1 Incidência transtorácica paraesternal de eixo curto na base do coração mostra a valva pulmonar. Observe o ponto central de fechamento na diástole **(A)** e a incapacidade de se visibilizar os folhetos normais que estão amplamente abertos na sístole **(B)**. Ao, aorta; PA, artéria pulmonar; RA, átrio direito; RV, ventrículo direito.

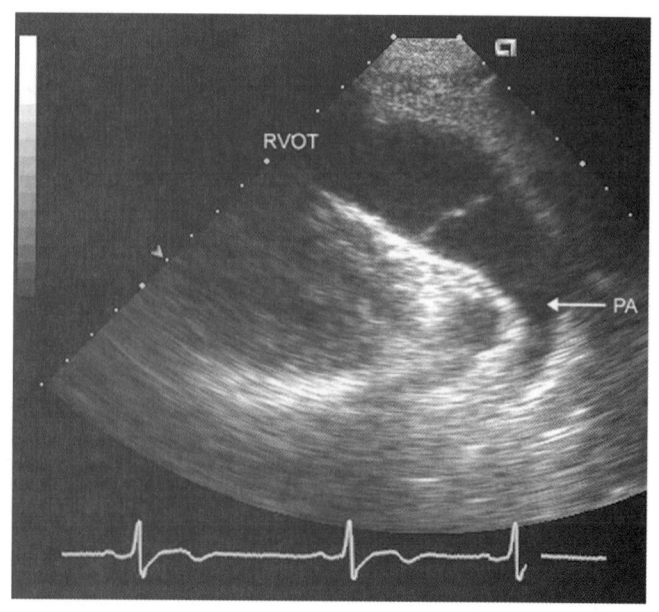

FIGURA 13.3 Incidência paraesternal de eixo longo da via de saída do ventrículo direito (RVOT), artéria pulmonar (PA) e valva pulmonar registradas na diástole. Na imagem em tempo real, observe a movimentação plena da valva até as margens da parede arterial.

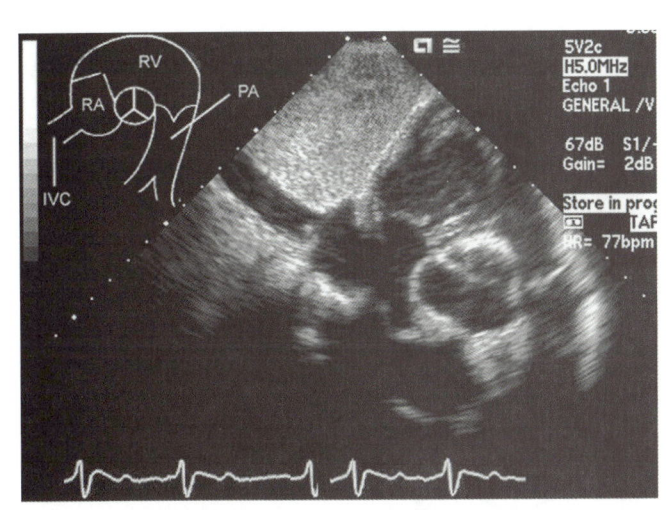

FIGURA 13.4 Incidência subcostal de eixo curto da base do coração mostra uma porção do átrio direito, valva tricúspide, ventrículo direito e via de saída direita, valva pulmonar e artéria pulmonar. As estruturas são conforme anotadas no esquema à esquerda superior da figura. IVC, veia cava inferior; PA, artéria pulmonar; RA, átrio direito; RV, ventrículo direito.

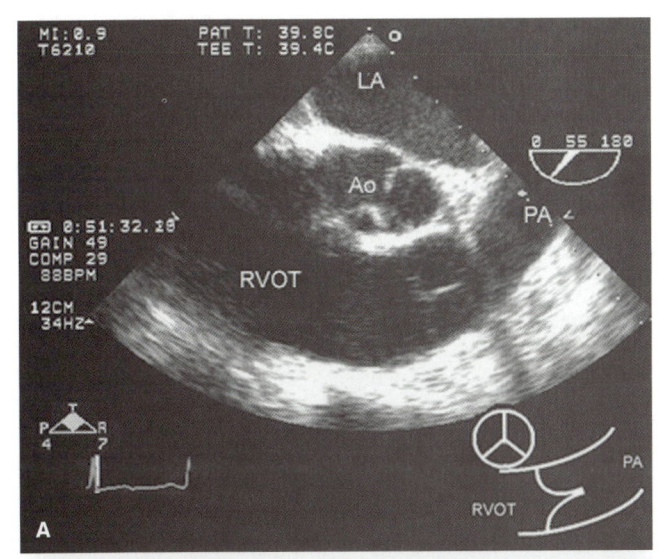

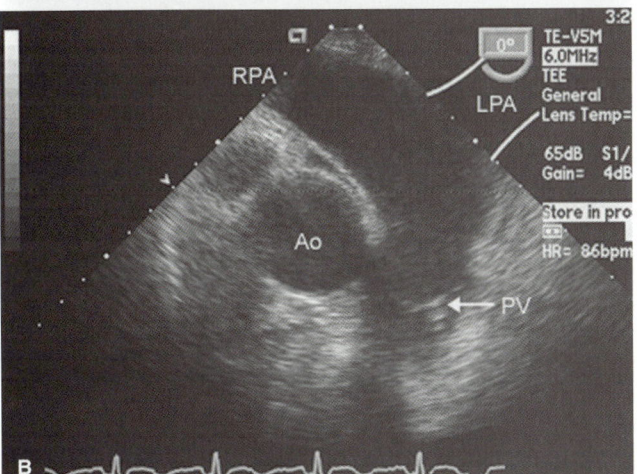

FIGURA 13.5 Ecocardiograma transesofágico registrado em uma incidência de 55° e 0° na base do coração. **A:** A via de saída do ventrículo direito (RVOT) e a artéria pulmonar (PA) são claramente visibilizadas bem como a valva pulmonar (PV). **B:** A valva pulmonar e uma maior porção do tronco da artéria pulmonar e artéria pulmonar direita (RPA) são mostradas. Nesta incidência, muitas vezes é difícil se visibilizar simultaneamente as artérias pulmonares direita (RPA) e esquerda (LPA). Ao, aorta; LA, átrio esquerdo.

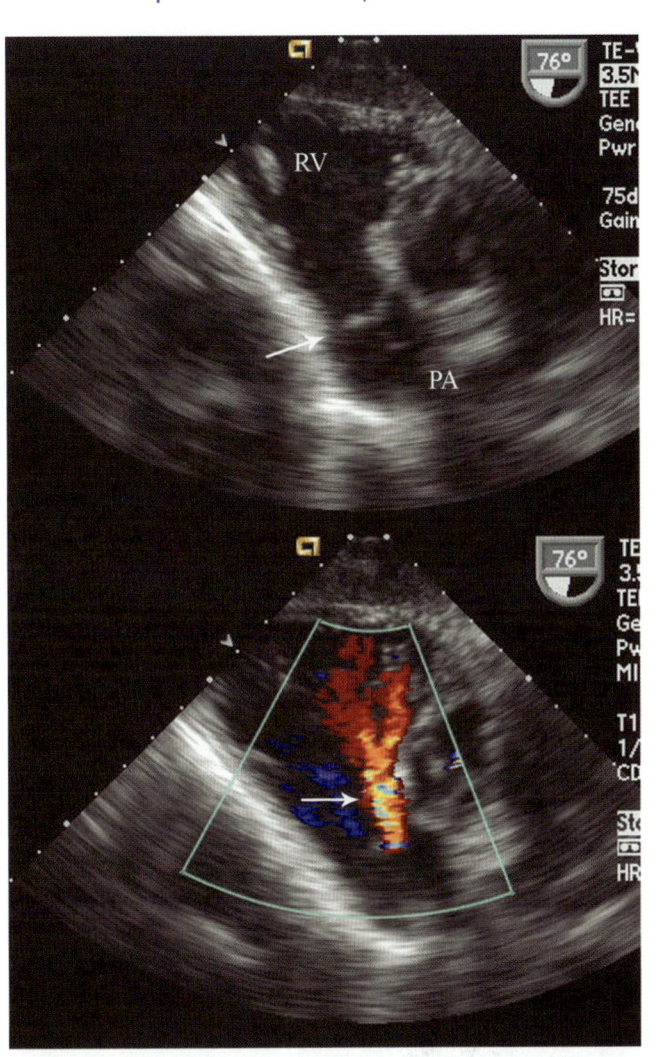

FIGURA 13.6 Ecocardiograma transesofágico registrado a 76° de uma posição esofágica baixa mostrando o corpo e a via de saída do ventrículo direito, valva pulmonar na posição fechada (*seta*) e na imagem com fluxo colorido discreta insuficiência pulmonar (*seta*). PA, artéria pulmonar; RV, ventrículo direito.

da valva pulmonar (Figura 13.7). O primeiro é a movimentação pré-sistólica da onda A para longe do transdutor, que se deve a uma excursão relativamente de baixa amplitude (< 6 mm) da valva pulmonar com a sístole atrial. Este fenômeno depende da sístole atrial mecânica e não está presente na fibrilação atrial. Ele também depende das pressões arteriais pulmonares diastólicas relativamente baixas, de modo que a contração atrial cria a força de acionamento para a abertura parcial da valva pulmonar. O folheto da valva pulmonar então se move posteriormente (em um paciente em posição supina), ou seja, para longe do transdutor durante a sístole. Não é incomum para a visibilização ser incompleta durante todo o ciclo cardíaco e somente a onda A e a inclinação de abertura da valva pulmonar serem detectáveis. Com janelas acústicas excelentes, toda a abertura da valva pulmonar e o grau em que ela permanece na posição de amplamente aberta durante a sístole podem ocasionalmente ser apreciados (Figura 13.8) e seu fechamento subsequente na diástole também pode ser notado.

Imagens com Doppler pulsado e contínuo também podem ser adquiridas no nível da valva pulmonar. Tipicamente, o perfil do fluxo arterial pulmonar é registrado por uma incidência paraesternal de eixo curto ao longo da linha de interrogação idêntica à usada na ecocardiografia em modo M. A Figura 13.9 esquematiza a posição do volume-amostra apropriado e oferece um exemplo de uma imagem do fluxo pulmonar normal pelo Doppler pulsado. Deve-se ressaltar que muitos dos parâmetros indiretos da hemodinâmica do coração direito que podem ser derivados do perfil espectral da via de saída pulmonar dependem de planos ótimos de aquisição de imagens, inclusive a posição central do volume-amostra dentro da artéria pulmonar (em oposição ao registro ao longo da periferia) e registro a um nível logo distal às pontas da valva pulmonar. A velocidade na via de saída pulmonar normal varia de 1 a 1,5 m/s. Como em outras valvas, a integral de tempo-velocidade desta valva pode ser determinada e, em combinação com a dimensão da via de saída, pode ser usada para cálculo do fluxo volumétrico (Figura 13.9). Outros parâmetros da velocidade no fluxo de saída pulmonar incluem o tempo de aceleração. O tempo de aceleração define-se como sendo o tempo em milissegundos desde o início da ejeção até a velocidade máxima sistólica. Nos indivíduos nor-

mais, o tempo de aceleração excede a 140 milissegundos e se encurta progressivamente com graus crescentes de hipertensão pulmonar (Figura 13.10).

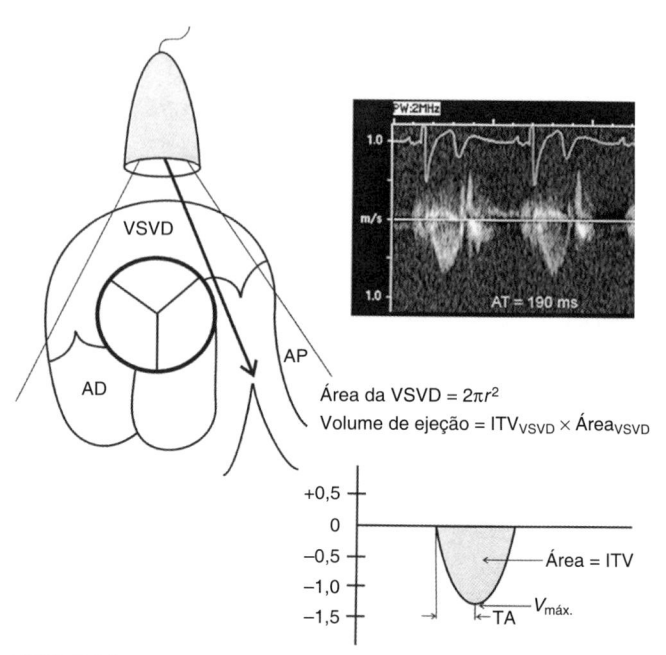

Área da VSVD = $2\pi r^2$

Volume de ejeção = $\text{ITV}_{VSVD} \times \text{Área}_{VSVD}$

FIGURA 13.9 Representação esquemática dos métodos de registro das velocidades pulmonar/via de saída do ventrículo direito (VSVD). A incidência paraesternal de eixo curto é usada com o feixe de interrogação dirigido ao longo do eixo longo da via de saída do ventrículo direito e artéria pulmonar (AP) proximal. O traçado espectral é esquematizado na direita inferior, incluindo seus vários componentes como integral de tempo-velocidade (ITV) do ventrículo e tempo de aceleração (TA). Na direita superior está um exemplo de um perfil de fluxo normal. O método para se calcular o volume de ejeção a partir desses parâmetros também é mostrado. AD, átrio direito.

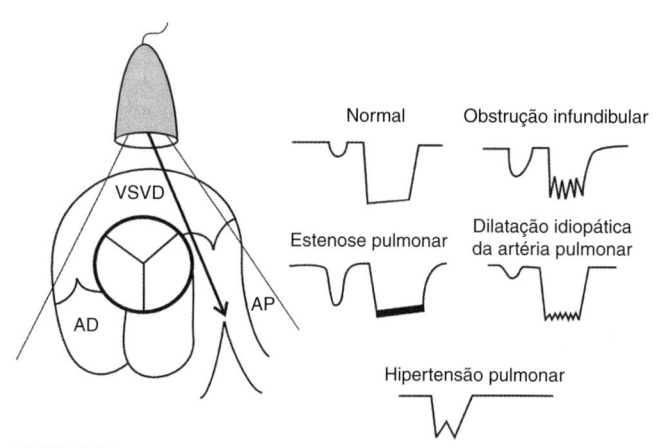

FIGURA 13.7 Representação esquemática de ecocardiogramas em modo M de valvas pulmonares normais e anormais. No esquema normal, observe a onda A normal e a abertura em formato de uma caixa da valva. Vários estados mórbidos também estão esquematizados. AD, átrio direito; AP, artéria pulmonar; VSVD, via de saída do ventrículo direito.

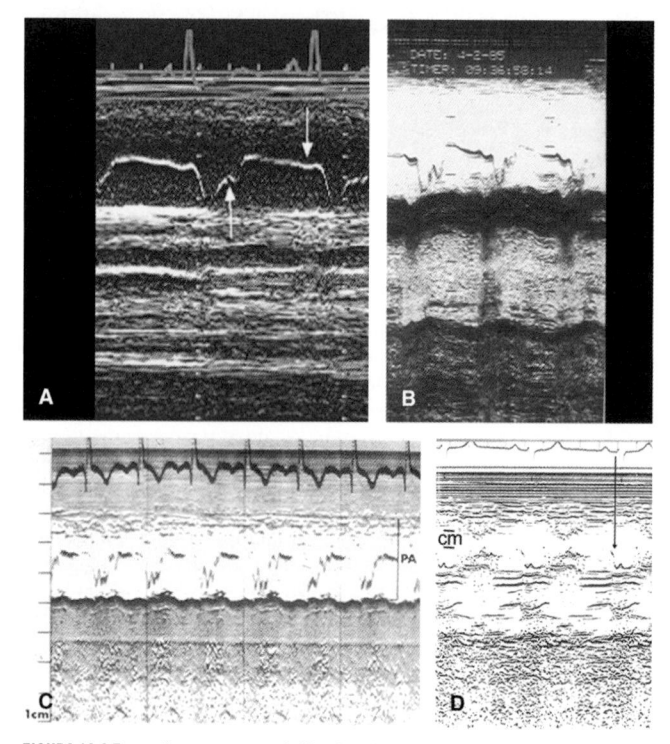

FIGURA 13.8 Ecocardiogramas em modo M registrados em pacientes com diferentes anormalidades. **A:** Imagem registrada em um paciente com hipertensão pulmonar. Observe a perda da onda A da valvar pulmonar (*seta apontando para baixo*) e entalhe mesossistólico da valva (*seta apontando para cima*). **B:** Observe a onda A bifásica de baixa amplitude. **C:** Imagem obtida em um paciente com obstrução infundibular mostra vibrações grosseiras da valva na sístole. **D:** Imagem registrada em um paciente com estenose valvar pulmonar. Observe a onda A acentuada (1 cm). PA, artéria pulmonar.

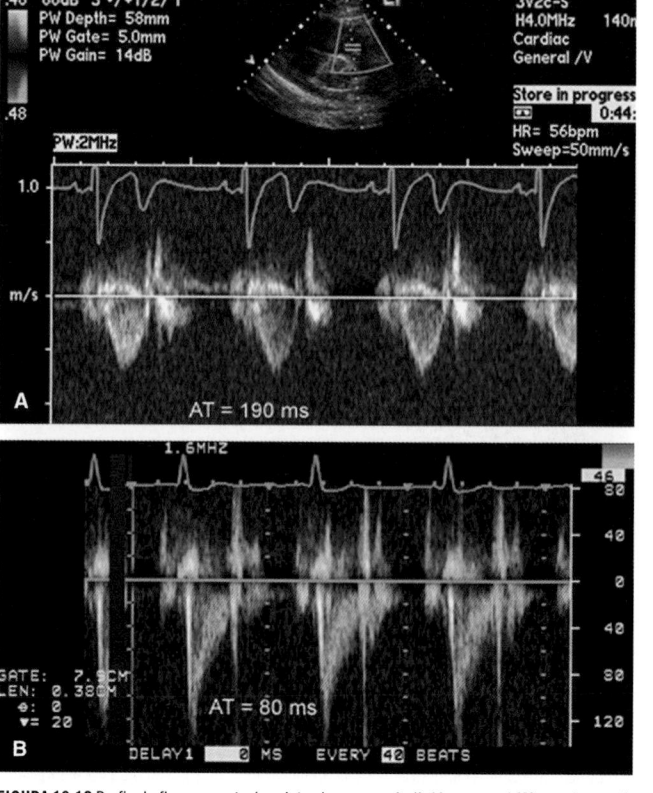

FIGURA 13.10 Perfis de fluxo espectral registrados em um indivíduo normal **(A)** com tempo de aceleração (AT) de 190 milissegundos e um paciente com hipertensão pulmonar significativa no qual o tempo de aceleração é 80 milissegundos **(B)**.

A relação inversa entre o tempo de aceleração pulmonar e as pressões arteriais pulmonares sistólica, diastólica e média foi demonstrada em numerosos estudos. A maioria deles sugeriu que em um tempo de aceleração abaixo de 70 a 90 milissegundos as pressões arteriais sistólicas pulmonares irão exceder a 70 mmHg. Essa avaliação foi em grande parte substituída pela avaliação da pressão sistólica ventricular direita mais direta feita pelo Doppler a partir do sinal de regurgitação tricúspide. Às vezes, em um paciente sem uma velocidade de regurgitação tricúspide mensurável, um tempo de aceleração pulmonar curto pode ser a única evidência de hipertensão pulmonar e pode levar a maior avaliação da pressão arterial pulmonar.

A aquisição de imagens coloridas pode ser feita na vasta maioria de pacientes e, muitas vezes, com plataformas de alta resolução e alta sensibilidade, resulta na detecção de graus inconsequentes de regurgitação pulmonar (Figura 13.11). Como graus pequenos de regurgitação pulmonar são detectados na maioria dos adultos quando se usam plataformas modernas, ela deve ser considerada uma variante normal. Esses jatos inconsequentes de insuficiência valvar pulmonar podem surgir centralmente ou mais perifericamente na junção das cúspides valvares com a artéria pulmonar (Figura 13.12). Quando eles surgem imediatamente adjacente à parede aórtica, podem ser confundidos com uma comunicação patológica entre a aorta e a artéria pulmonar. O reconhecimento de fluxo exclusivamente diastólico deve evitar qualquer confusão.

Estenose Valvar Pulmonar

A estenose valvar pulmonar é uma lesão cardíaca congênita e é discutida em detalhe no Capítulo 20. A anormalidade anatômica clássica é fusão das comissuras de modo que a valva pulmonar é efetivamente transformada em uma valva afunilada unicúspide ou bicúspide. Isso acaba por restringir o orifício na porção distal

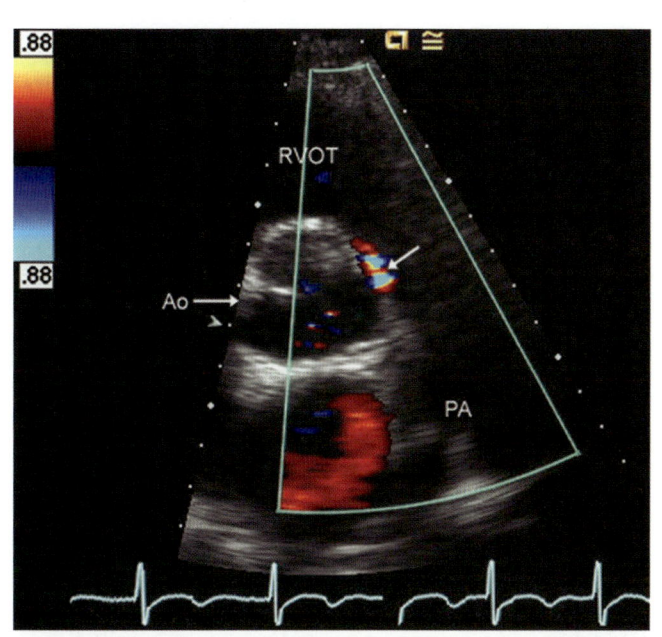

FIGURA 13.12 Incidência paraesternal de eixo curto registrada na base do coração em um paciente com insuficiência valvar pulmonar mínima originando-se na fase lateral da comissura do folheto. Como esse jato tem origem imediatamente adjacente à aorta (Ao), ele pode ser confundido com uma fístula aortopulmonar. Observe, contudo, o fluxo exclusivamente diastólico que não seria esperado na presença de uma verdadeira comunicação. PA, artéria pulmonar; RVOT, via de saída do ventrículo direito.

da valva, e a estenose resultante varia, quanto à gravidade, desde leve e inconsequente a grave e com risco de vida na infância.

A estenose valvar pulmonar é facilmente detectada e quantificada por técnicas ecocardiográficas bidimensionais e com Doppler. Na ecocardiografia bidimensional, o espessamento e a valva pulmonar em forma de cúpula são muitas vezes observados (Figuras 13.13 e 13.14), e imagens com Doppler de onda contínua podem ser usadas para se determinar com precisão os gradientes instantâneos máximo e médio (Figura 13.15). Por causa da orientação do fluxo de saída do ventrículo direito e fluxo na artéria pulmonar serem dirigidos posteriormente, há um alinhamento natural do feixe de interrogação com a direção do fluxo, e a interrogação fora de ângulo constitui menos um problema do que na estenose aórtica. As mesmas técnicas na determinação dos gradientes médio e instantâneo máximo foram discutidas anteriormente para a valva aórtica, e existe também uma correlação excelente entre o cateterismo e a hemodinâmica Doppler para a estenose valvar pulmonar.

A ecocardiografia em modo M pode proporcionar pistas da presença de estenose valvar pulmonar, embora raramente ela seja necessária na prática atual, na qual as técnicas com Doppler predominam na detecção e quantificação da estenose valvar pulmonar. Na ecocardiografia em modo M (Figura 13.8), os achados de estenose valvar pulmonar são amplitude da onda A acentuada (> 6 mm) com espessamento dos folhetos. A onda A acentuada ocorre somente em pacientes em ritmo sinusal e provavelmente depende da presença concomitante de hipertrofia ventricular direita. Ela não permite a quantificação da gravidade, mas a presença de uma onda A acentuada constitui evidência indireta de estenose valvar pulmonar. A origem da onda A acentuada é a pressão diastólica ventricular direita relativamente aumentada em relação à pressão arterial diastólica pulmonar. Na contração atrial, pressão é transmitida pelo ventrículo direito hipertrofiado não complacente para a valva pulmonar e artéria pulmonar. Na contração atrial, a pressão na via de saída do ventrículo direito excede a pressão diastólica arterial pulmonar e há uma abertura pré-sistólica acentuada da valva pulmonar. Conforme mencionado anteriormente, este é um elemento qualitativo que sugere a presença de estenose da valva pulmonar, mas não oferece nenhuma outra informação quantitativa.

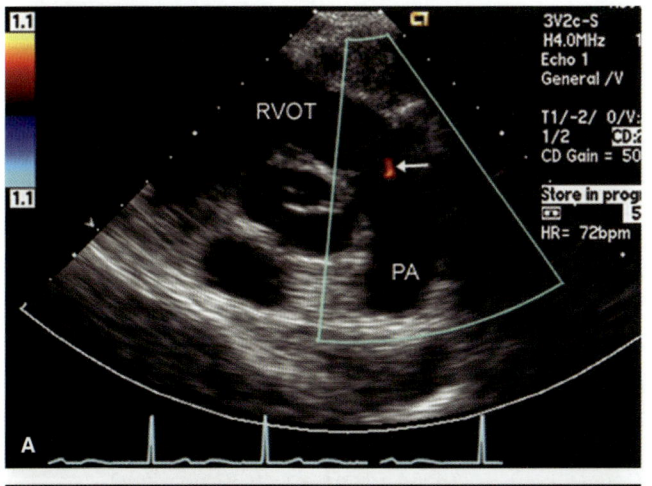

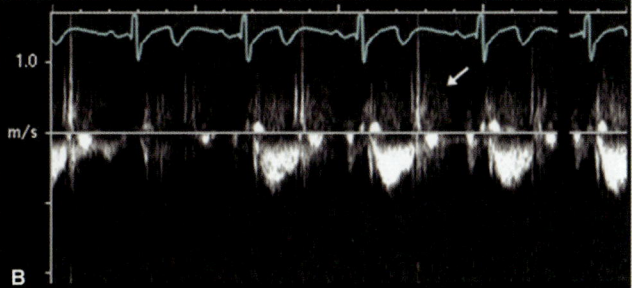

FIGURA 13.11 Incidência paraesternal de eixo curto na base do coração em um indivíduo normal revela insuficiência valvar pulmonar central trivial. **A:** Observe o jato regurgitante central muito pequeno (*seta*). **B:** Observe o sinal espectral Doppler retrógrado protodiastólico tênue compatível com insuficiência pulmonar mínima. PA, artéria pulmonar; RVOT, via de saída do ventrículo direito.

Regurgitação Valvar Pulmonar

Pequenos graus de regurgitação valvar pulmonar são encontrados comumente na população saudável e não implicam necessariamente doença anatômica da valva pulmonar, artéria pulmonar ou pressões elevadas na artéria pulmonar (Figuras 13.11 e

13.12). Existem várias causas patológicas de regurgitação valvar pulmonar, inclusive sua associação com estenose da valva pulmonar. A dilatação do anel pulmonar, que pode ser idiopática ou devida à dilatação da artéria pulmonar, que por sua vez é uma consequência de hipertensão pulmonar, também resulta em regurgitação valvar pulmonar. Ocasionalmente, pode-se encontrar ausência congênita de uma ou mais cúspides da valva pulmonar, que resulta em graus substanciais de regurgitação.

A detecção de regurgitação valvar pulmonar se baseia quase exclusivamente nas imagens com fluxo colorido. Com imagens com Doppler colorido, tipicamente por uma incidência paraesternal de eixo curto na base do coração, pode-se detectar um jato diastólico retrógrado. Com imagens com Doppler pulsado, pode-se detectar um perfil espectral retrógrado dirigido ao transdutor, similar ao observado na regurgitação aórtica. Como graus discretos de regurgitação valvar pulmonar podem ser altamente excêntricos, a varredura às cegas com Doppler espectral pode muitas vezes não detectar o jato de regurgitação da valva pulmonar, ao passo que pode ser facilmente detectado pelo Doppler com fluxo colorido.

A determinação da gravidade da regurgitação valvar pulmonar é menos bem validada do que determinação da regurgitação aórtica, em grande parte devido à falta de padrões confiáveis para comparação. Em geral, diretrizes similares são usadas clinicamente para se determinar a gravidade da regurgitação valvar

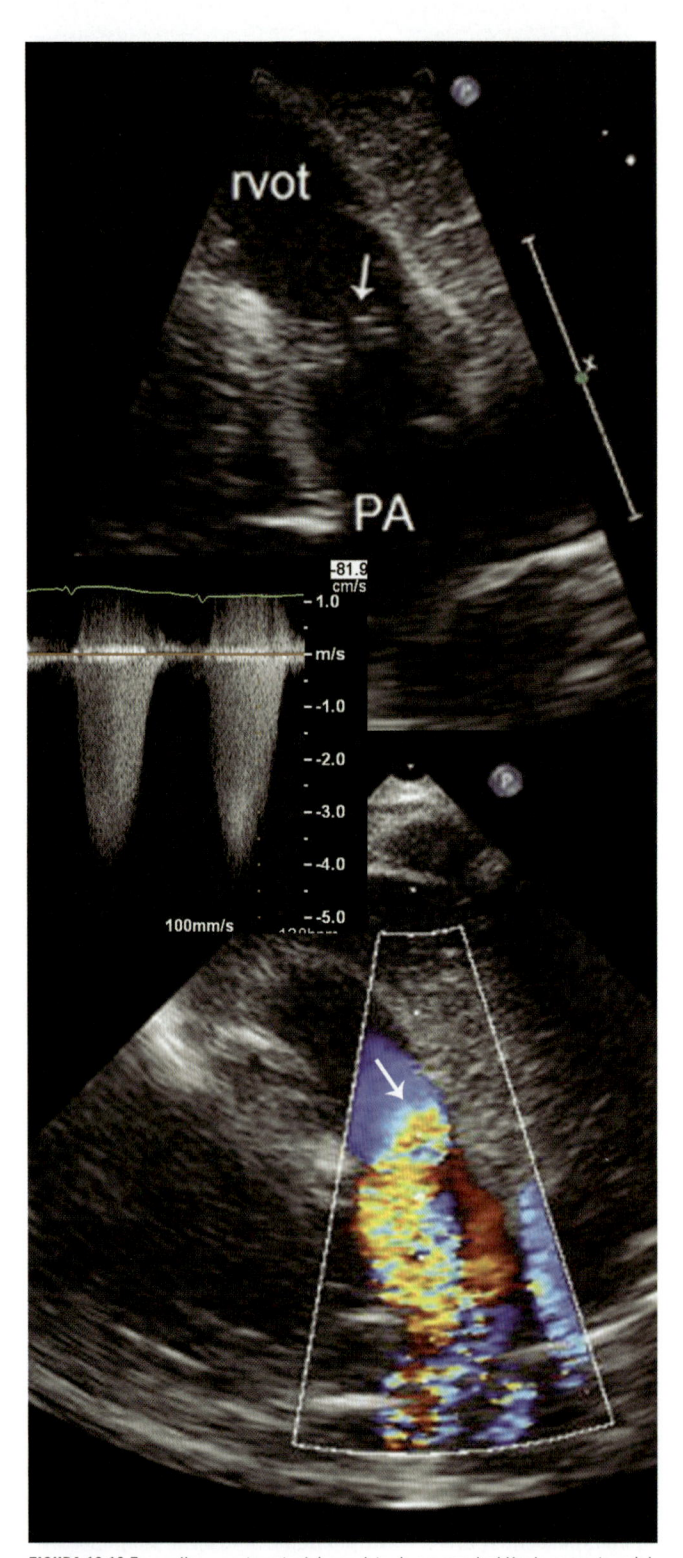

FIGURA 13.13 Ecocardiograma transtorácico registrado em uma incidência paraesternal de eixo curto em um paciente com estenose pulmonar. Observe o espessamento das cúspides valvares pulmonares (*setas*) e a velocidade de 4,5 m/s pelo Doppler de onda contínua correspondendo a um gradiente máximo de pressão através da valva pulmonar de 81 mmHg. A imagem com Doppler colorido mostra aceleração excêntrica em direção ao orifício estenótico bem como um jato excêntrico na artéria pulmonar. PA, artéria pulmonar; rvot, via de saída ventricular direita.

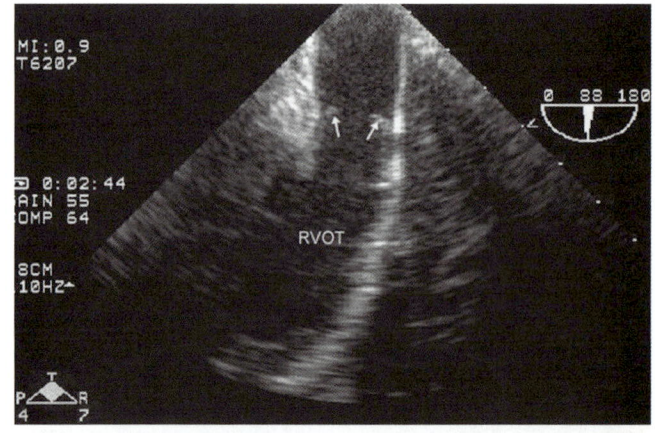

FIGURA 13.14 Ecocardiograma transesofágico registrado em um paciente com estenose valvar pulmonar congênita. Esta imagem foi obtida na mesossístole. Observe o espessamento dos folhetos da valva pulmonar e a movimentação em cúpula (*seta*) característica da estenose valvar pulmonar. RVOT, via de saída do ventrículo direito. (Cortesia de Gregory Ensing, M.D.)

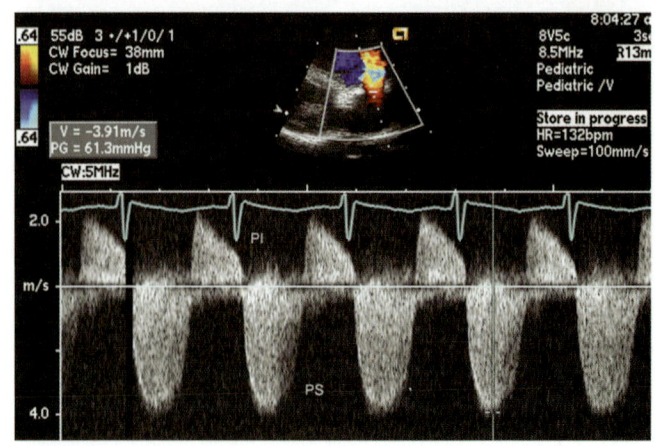

FIGURA 13.15 Imagem com Doppler de onda contínua através da via de saída do ventrículo direito e valva pulmonar em um paciente com estenose valvar pulmonar. Observe o gradiente máximo de pressão de 61 mmHg e a presença de insuficiência pulmonar concomitante. PI, insuficiência valvar pulmonar; PS, estenose valvar pulmonar.

pulmonar, inclusive a determinação do tamanho geral do jato, profundidade de penetração no interior do ventrículo direito, largura da *vena contracta* e sua largura geral em relação com a via de saída do ventrículo direito (Figura 13.16). Deve-se basear intensamente na evidência indireta de um efeito hemodinâmico da regurgitação valvar pulmonar como dilatação ventricular direita e presença de sobrecarga de volume sobre o ventrículo direito. Esta última, na ausência de outras causas de sobrecarga ventricular direita, é evidência de pelo menos uma regurgitação valvar pulmonar moderada. Ocasionalmente, imagens com Doppler com fluxo colorido podem ser enganadoras na presença de regurgitação pulmonar bem aberta ou "livre". Este fenômeno é observado em pacientes com ausência congênita de uma ou mais cúspides da valva pulmonar ou que passaram por ressecção de uma ou mais cúspides para reparo de estenose congênita grave na infância. Como a artéria pulmonar é um sistema de baixa pressão e não há orifício regurgitante restritivo, uma zona convergente clássica, *vena contracta* e jato a jusante podem não ser detectados com facilidade, mas em vez disso simplesmente pode-se ver um sinal de fluxo colorido contínuo na via de saída ventricular direita e artéria pulmonar proximal sem os achados clássicos de um "jato" regurgitante verdadeiro. O perfil espectral Doppler irá ajudar a confirmar o fluxo quase contínuo para a frente e para trás através da via de saída e permitir ao ecocardiografista identificar com correção a presença de insuficiência pulmonar "livre" (Figura 13.17).

Como em outras lesões valvares, a inspeção do sinal espectral retrógrado também fornece pistas indiretas da gravidade da regurgitação valvar pulmonar, com sinais relativamente densos sugerindo um volume maior de fluxo de sangue regurgitante do que sinais tênues e tempos curtos de desaceleração tendo a mesma implicação que na regurgitação aórtica (Figura 13.18).

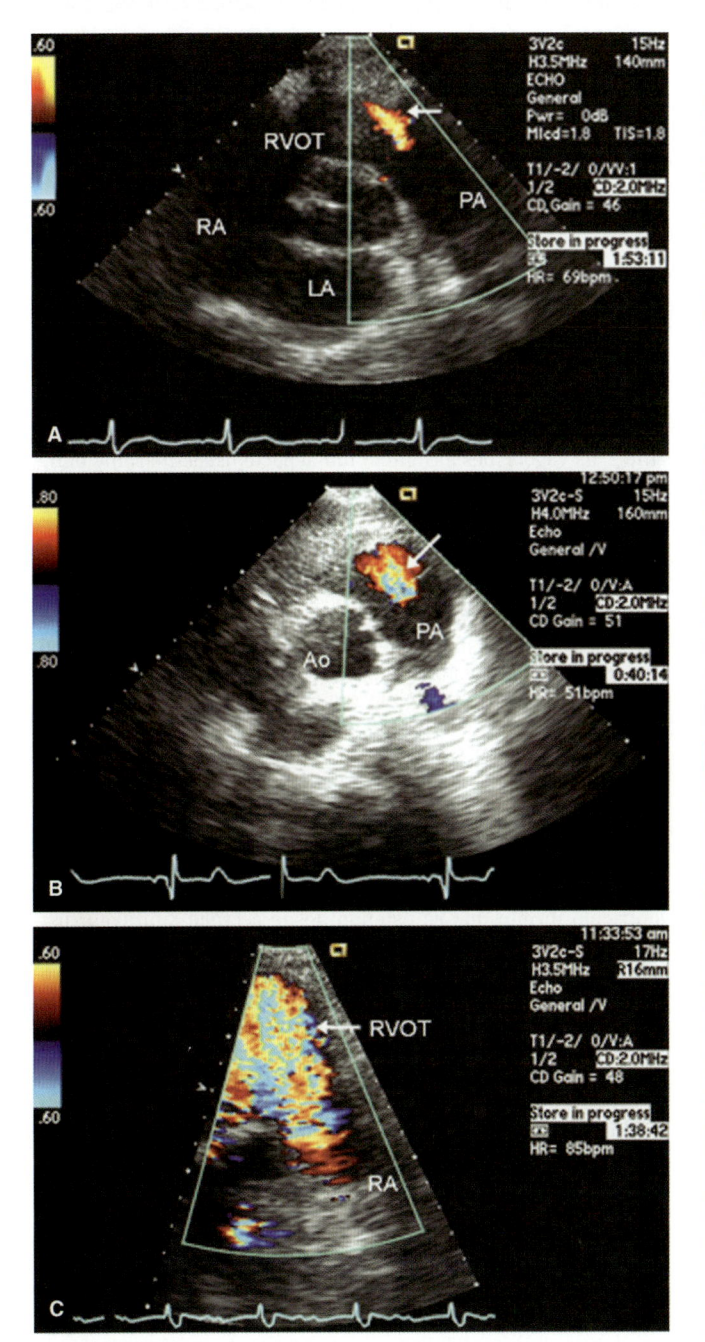

FIGURA 13.16 Imagens obtidas pela incidência paraesternal de eixo curto com Doppler de fluxo colorido em pacientes com insuficiência valvar pulmonar leve **(A)**, moderada **(B)** e grave **(C)**. Ao, aorta; LA, átrio esquerdo; PA, artéria pulmonar; RA, átrio direito; RVOT, via de saída do ventrículo direito.

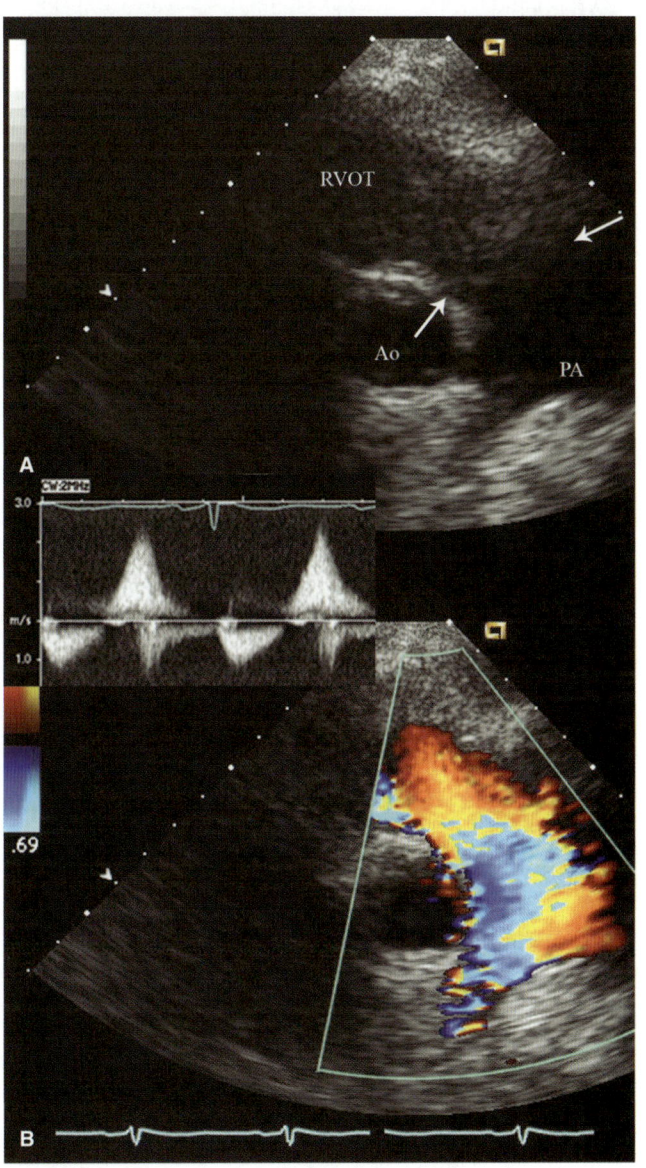

FIGURA 13.17 Incidência paraesternal de eixo curto registrado em um indivíduo após valvectomia pulmonar para tratamento de estenose pulmonar congênita grave quando criança. Observe a via de saída ventricular direita e a artéria pulmonar (PA) proximal dilatadas. O plano antecipado da valva pulmonar é conforme mostrado pela seta no painel **A**. **B:** Registrada no início da sístole, observe a insuficiência pulmonar "livre" sem qualquer evidência de um "jato" regurgitante organizado ou zona de convergência. O detalhe pequeno é um Doppler de onda contínua através da via de saída ventricular direita revelando uma velocidade sistólica máxima de aproximadamente 1,1 m/s e um sinal denso e breve de insuficiência pulmonar terminando bem antes da sístole ventricular (*seta horizontal*).

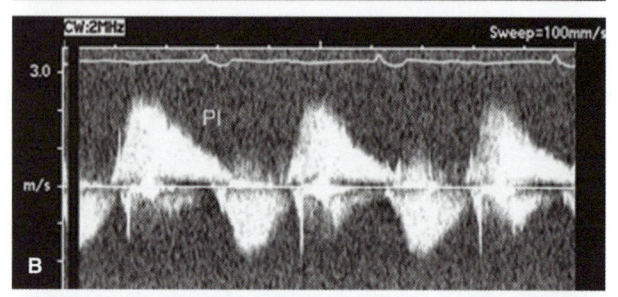

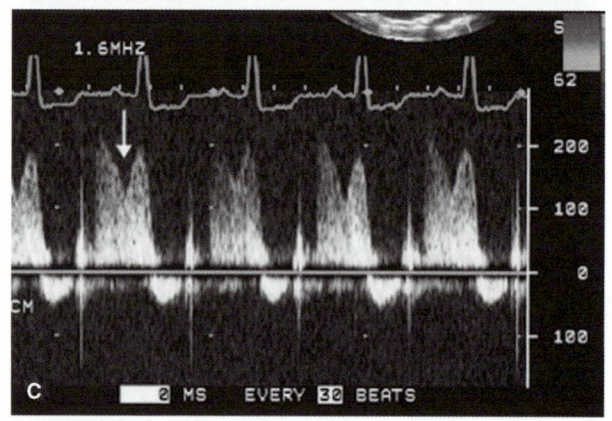

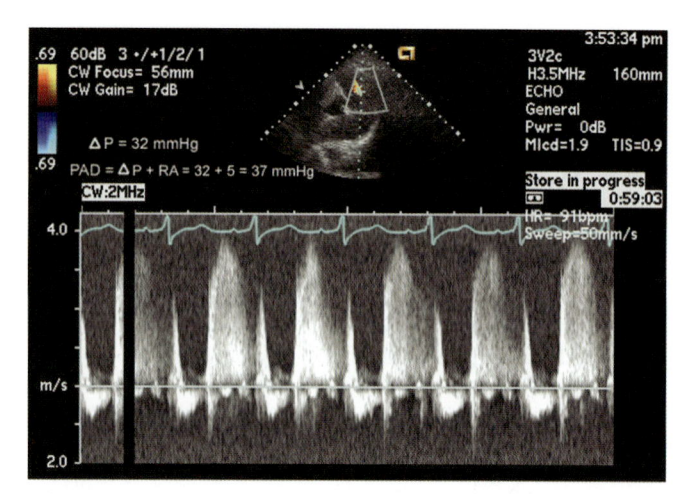

FIGURA 13.19 Imagem com Doppler de onda contínua obtida em um paciente com hipertensão pulmonar ilustra a maneira pela qual a pressão diastólica arterial pulmonar pode ser calculada como sendo 37 mmHg a partir da velocidade do fluxo diastólico e uma pressão atrial direita presumida de 5 mmHg.

FIGURA 13.18 Registro espectral de onda contínua de pacientes com insuficiência valvar pulmonar. **A:** Observe o sinal relativamente tênue e a queda diastólica lenta compatíveis com insuficiência relativamente leve. Compare isso com o sinal mais denso com uma inclinação mais íngreme da queda **(B)** que foi registrado em um paciente com insuficiência valvar pulmonar grave. **C:** Imagem obtida em um paciente com insuficiência valvar pulmonar moderada e um ventrículo direito hipertrofiado e não complacente. Observe a interrupção telessistólica do fluxo regurgitante coincidindo com a sístole atrial (*seta*). Esse fenômeno ocorre quando o átrio se contrai ejetando sangue para dentro de um ventrículo direito não complacente. Isso resulta no fluxo pré-sistólico para o interior da via de saída do ventrículo direito, que interrompe o fluxo diastólico da insuficiência. PI, insuficiência valvar pulmonar.

As velocidades de fluxo diastólico da regurgitação valvar pulmonar podem ser usadas para se calcular a pressão diastólica arterial pulmonar por meio da equação de Bernoulli modificada. Neste quadro, calcula-se o gradiente telediastólico entre a artéria pulmonar e a via de saída do ventrículo direito a partir da velocidade do jato da regurgitação pulmonar (Figura 13.19). Se se somar uma pressão diastólica ventricular direita presumida (por sua vez presumida como sendo igual à pressão atrial direita), a equação PDAP = PTDVD + ΔP_{pv} pode ser aplicada, onde ΔP_{pv} é igual ao gradiente de pressão entre a artéria pulmonar e a via de saída do ventrículo direito calculado pelo perfil espectral. Esse cálculo da pressão diastólica arterial pulmonar tem tido muito uso na cardiopatia congênita. Quando combinado com a determinação da pressão sistólica ventricular direita a partir do jato de regurgitação tricúspide, ele permite calcular ambas as pressões sistólica e diastólica arteriais pulmonares. Usando-se a combinação de pressões arteriais sistólica e diastólica pulmonares,

pode-se então calcular a pressão arterial pulmonar média como

$$AP_{média} = (AP_{sistólica} + 2AP_{diastólica})/3.$$

Outras Anormalidades da Valva Pulmonar

Existem tumores e massas raras que podem ser vistas na valva pulmonar. Tal como qualquer uma das quatro valvas cardíacas, a endocardite infecciosa pode acometer a valva pulmonar, embora ela seja substancialmente menos frequente do que o envolvimento de qualquer uma das outras três valvas cardíacas. Quando presentes, as vegetações assumem um aspecto oscilante semelhante ao observado em outro envolvimento valvar. Ocasionalmente, pode-se observar um fibroma ou papiloma sobre a valva pulmonar assumindo o aspecto típico de uma pequena massa esférica, geralmente fixada ao folheto por um colo delgado.

Foi descrito clinicamente um fenômeno de dilatação idiopática da artéria pulmonar tipicamente observada em mulheres idosas. Isso pode resultar em dilatação acentuada da artéria pulmonar proximal, ocasionalmente acometendo ambos os ramos e frequentemente resultando em regurgitação valvar pulmonar secundária. Um achado adicional observado na dilatação idiopática da artéria pulmonar é a oscilação de alta frequência dos folhetos da valva pulmonar.

Avaliação da Via de Saída Ventricular Direita

Define-se a via de saída ventricular direita como a porção do ventrículo direito que se estende desde a crista supraventricularis até o anel da artéria pulmonar. É uma área relativamente trabeculada do ventrículo direito. Por causa da sua natureza muscular, doenças que elevam a pressão ventricular direita, como a hipertensão pulmonar e a estenose valvar pulmonar, resultam em hipertrofia da via de saída ventricular direita. Por causa da sua proximidade com a parede torácica anterior, a via de saída do ventrículo direito em geral é facilmente avaliada a partir de uma incidência paraesternal de eixo curto, onde sua dimensão e grau de trabeculação e hipertrofia podem frequentemente ser facilmente avaliados (Figura 13.20). A obstrução pode ocorrer na via de saída do ventrículo direito como uma anormalidade primária, como uma obstrução isolada na via de saída ou, mais comumente, em decorrência da fisiologia de obstrução. A hipertrofia fisiológica muitas vezes tem um componente dinâmico. A obstrução na via de saída do ventrículo direito pode resultar em anormalidades características da movimentação da valva pulmonar, que muitas vezes são mais bem avaliadas pela ecocardiografia em modo M. Em uma maneira semelhante às anormalidades vistas na valva aórtica na estenose subvalvar iso-

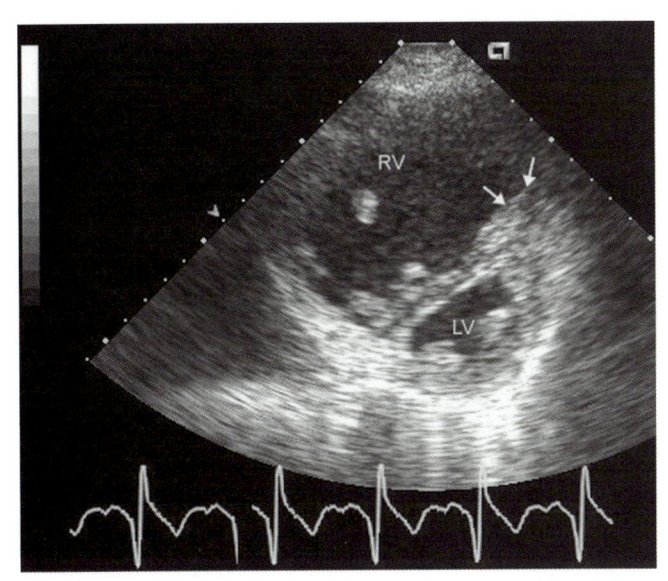

FIGURA 13.20 Incidência paraesternal de eixo curto registrada ao nível do músculo papilar em um paciente com hipertensão pulmonar significativa e hipertrofia infundibular secundária. Observe o ventrículo direito (RV) maciçamente dilatado e feixes musculares hipertrofiados, e septo ventricular achatado com uma pequena cavidade ventricular esquerda e acentuada hipertrofia do infundíbulo ventricular direito (*setas*). LV, ventrículo esquerdo.

lada, vibrações grosseiras da valva pulmonar podem ser observadas (Figuras 13.7 e 13.8). Outros casos nos quais podem ser notadas anormalidades específicas na via de saída do ventrículo direito incluem pacientes nos quais foi realizada uma cirurgia corretiva, em cujo caso pode-se notar um retalho ou dilatação aneurismática da via de saída.

Valva Tricúspide

Anatomicamente, a valva tricúspide é a mais complexa das quatro valvas cardíacas. Os seus três folhetos são fixados ao redor do anel tricúspide, que tem uma geometria mais variável do que a do anel da valva mitral. Os três folhetos não têm o mesmo tamanho, sendo o folheto anterior (ou lateral) tipicamente bem maior do que os folhetos septal e posterior. Caracteristicamente, o folheto septal é menor do que os outros dois e se insere em uma posição mais apical em relação ao folheto anterior da valva mitral. Essa posição relativamente apical é um dos elementos-chave para se fazer a distinção entre as valvas tricúspide e mitral e é um meio confiável para se identificar o ventrículo direito anatômico na cardiopatia congênita complexa como a transposição-L ou "corrigida". A coaptação da valva tricúspide envolve a interação de todos os três folhetos com um grau variável de sobreposição de tecido do folheto na linha de coaptação. As fixações das cordoalhas se dão em três músculos papilares que se originam no septo ventricular e parede livre do ventrículo direito. Por causa do tamanho variável de cada um dos folhetos tricúspides, muitas vezes é difícil se assegurar o local, tamanho e movimentação independente de qualquer um dos folhetos tricúspides na sístole. De modo semelhante, as cordoalhas fixam cada um dos três folhetos a uma ou mais cabeças de cada músculo papilar. A Figura 13.21 esquematiza as diferentes incidências ecocardiográficas a partir das quais a valva tricúspide é visibilizada.

Conforme mostra a Figura 13.21, a valva tricúspide pode ser visibilizada a partir de múltiplos planos de imagem transtorácicos e transesofágicos. Com o transdutor na posição paraesternal, a valva tricúspide é bem visibilizada pela incidência da via de entrada do ventrículo direito, obtida pela angulação medial do transdutor de modo a que o feixe do ultrassom seja dirigido por baixo do esterno. Nesta incidência, o átrio direito e o ventrículo direito bem como o seio coronário e ocasionalmente a veia cava

inferior com uma valva de Eustáquio associada são claramente visibilizados (Figura 13.22). A partir dessa incidência, os folhetos posterior e anterior da valva tricúspide podem ser claramente observados. Na incidência paraesternal de eixo curto na base do coração, a valva tricúspide pode ser vista na posição de 9 h em relação à aorta. Nesta incidência, os folhetos septal e anterior são visibilizados. Pela incidência apical de quatro câmaras, a valva tricúspide pode ser visibilizada e sua posição em relação à valva mitral assegurada (Figura 13.23). Conforme discutido no Capítulo 20, o anel tricúspide tem uma posição mais apical do que o anel mitral. A partir de uma incidência apical de quatro câmaras, os folhetos septal e anterior da valva tricúspide são claramente visibilizados. Como a valva tricúspide é complexa tanto na sua anatomia quanto na sua movimentação, a ecocardiografia em modo M tem pouco papel na identificação de patologia valvar tricúspide. Quando empregada, ela pode demonstrar um padrão bifásico de abertura da valva tricúspide, semelhante ao da valva mitral (Figura 13.24).

Com a ecocardiografia transesofágica, pode-se adquirir também imagens da valva tricúspide em múltiplos planos de imagem. Em geral, o maior rendimento da ecocardiografia transesofágica é menos para a valva tricúspide do que para a aquisição de imagens da valva mitral. A valva tricúspide pode ser visibilizada na incidência equivalente à de quatro câmaras por detrás do átrio esquerdo (Figura 13.25) quando o seu aspecto é similar àquele observado na incidência transtorácica apical de quatro câmaras. Ela também é bem visibilizada na base do coração em uma incidência de 80° a 110° (Figura 13.26). Com o transdutor na posição mesoesofágica, também se pode obter uma visão pelo eixo curto da valva tricúspide. As incidências gástricas mais profundas em um plano longitudinal muitas vezes proporcionam também excelente visibilização da valva tricúspide (Figura 13.27).

A ecocardiografia tridimensional vem sendo empregada na avaliação da valva tricúspide e tem uma vantagem em potencial na avaliação da anatomia complexa dessa valva, como a que pode ser encontrada na anomalia de Ebstein, e na quantificação de regurgitação tricúspide funcional, mas até o momento não provou ter um benefício clínico adicional. A experiência atual é que a visibilização da valva tricúspide, seja por imagem tridimensional em tempo real seja por extração de planos bidimensionais a partir de conjuntos de dados tridimensionais, tem sido tecnicamente problemática e de menor benefício clínico do que com a valva mitral. Isto provavelmente se relaciona com um ângulo aquém do ideal de interrogação, estrutura mais delgada e movimentação mais variável do folheto que comprometem a visibilização dos folhetos seja em tempo real seja de conjuntos de volume reconstruídos adquiridos por vários ângulos. A Figura 13.28 mostra imagens tridimensionais transtorácicas de um paciente com uma valva tricúspide normal na qual a coaptação dos três folhetos pode ser visibilizada. A Figura 13.29 é uma imagem tridimensional em tempo real da valva tricúspide em um paciente com grave regurgitação tricúspide funcional demonstrando o orifício regurgitante anatômico.

Avaliação da Valva Tricúspide pelo Doppler

Tanto o fluxo de entrada quanto a regurgitação da valva tricúspide podem ser visibilizadas por múltiplas janelas ecocardiográficas. Como a área efetiva do orifício da valva tricúspide é substancialmente maior do que o da valva mitral, as velocidades do fluxo de entrada são menores do que as da valva mitral. Entretanto, tal como na valva mitral, o padrão normal consiste em fluxo de entrada inicial relativamente maior (onda E) e velocidade de fluxo de entrada mais lenta concordante com a sístole atrial (onda A). Na ausência de patologia significativa, a relação E/A da valva tricúspide tipicamente excede a 1,0 (Figura 13.30). As imagens com fluxo colorido podem ser usadas para documentar a presença de regurgitação tricúspide. Deve-se enfatizar que, no estado saudável sem doença, a valva tricúspide, por causa de seu padrão complexo de fechamento, muitas vezes mostra graus discretos

Incidências transtorácicas

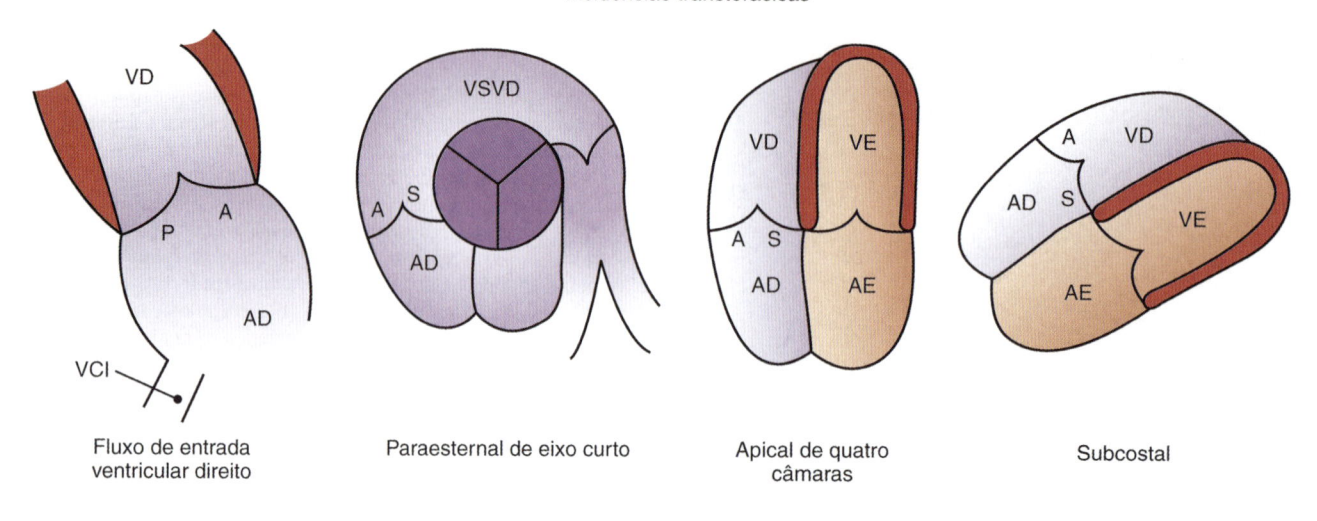

Fluxo de entrada ventricular direito   Paraesternal de eixo curto   Apical de quatro câmaras   Subcostal

Incidências transesofágicas

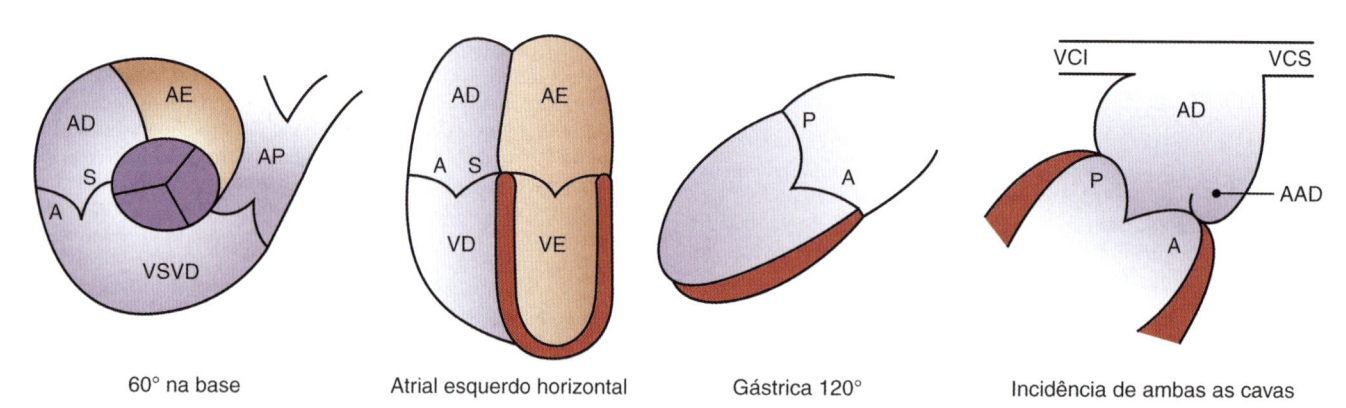

60° na base   Atrial esquerdo horizontal   Gástrica 120°   Incidência de ambas as cavas

FIGURA 13.21 Representação esquemática das incidências ecocardiográficas transtorácica e transesofágica ilustra a posição dos folhetos da valva tricúspide em cada uma delas. A visibilização dos folhetos anterior (A), posterior (P) e septal (S) é conforme mostrado em cada figura. AAD, apêndice atrial direito; AD, átrio direito; AE, átrio esquerdo; AP, artéria pulmonar; VCI, veia cava inferior; VCS, veia cava superior; VD, ventrículo direito; VE, ventrículo esquerdo; VSVD, via de saída do ventrículo direito.

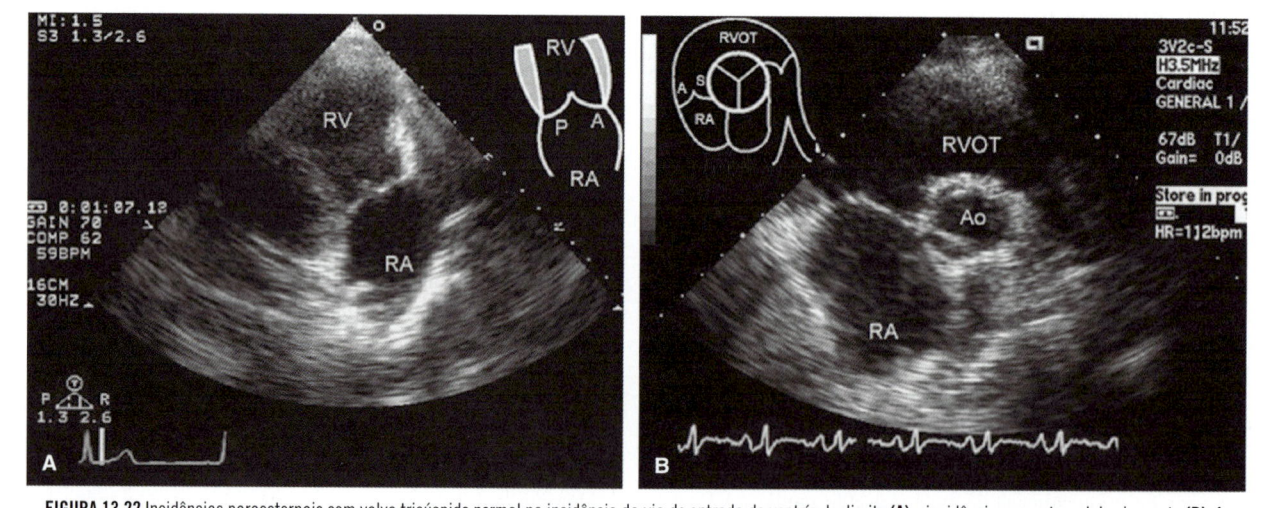

FIGURA 13.22 Incidências paraesternais com valva tricúspide normal na incidência da via de entrada do ventrículo direito **(A)** e incidência paraesternal de eixo curto **(B)**. A, folheto anterior; Ao, aorta; P, folheto posterior; RA, átrio direito; RV, ventrículo direito; RVOT, via de saída do ventrículo direito; S, folheto septal. 🔷

de regurgitação valvar que podem estar confinados ao início da sístole (Figura 13.31). A prevalência de regurgitação aumenta com a idade do paciente. Quando notada, os graus fisiológicos normais de regurgitação tipicamente estão associados a velocidades relativamente baixas de regurgitação tricúspide, significando pressões sistólicas ventriculares direitas na faixa normal e com tamanho normal do átrio e ventrículo direitos.

Estenose Tricúspide

A estenose tricúspide é raramente encontrada tanto em adultos quanto em crianças. As etiologias da estenose tricúspide incluem casos excepcionalmente raros de estenose congênita, estenose tricúspide devida a cardiopatia reumática, na qual a estenose mitral invariavelmente estará presente, e graus mais discretos de

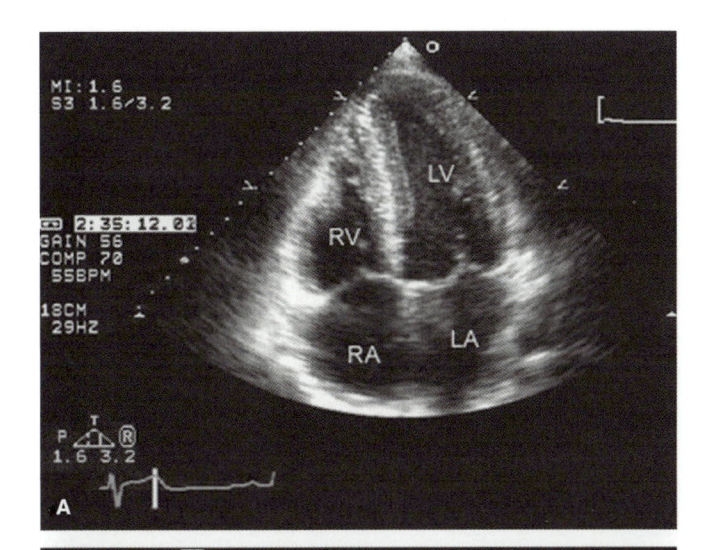

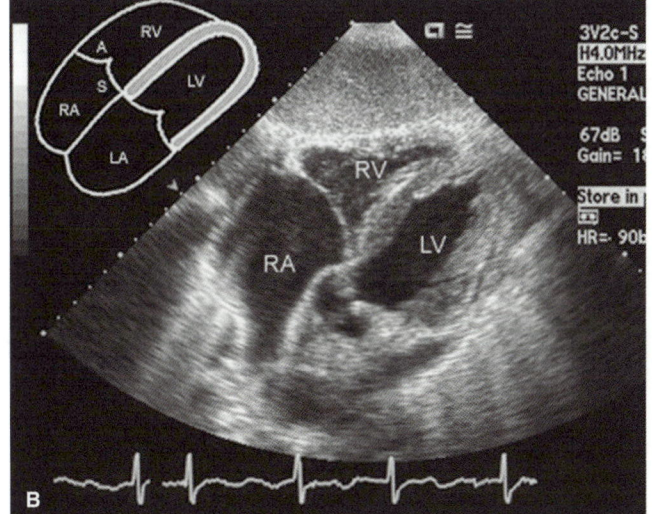

FIGURA 13.23 Incidência apical de quatro câmaras **(A)** e incidência subcostal **(B)** registradas em um paciente com valva tricúspide normal. A, folheto anterior; S, folheto septal; LA, átrio esquerdo; LV, ventrículo esquerdo; RA, átrio direito; RV, ventrículo direito.

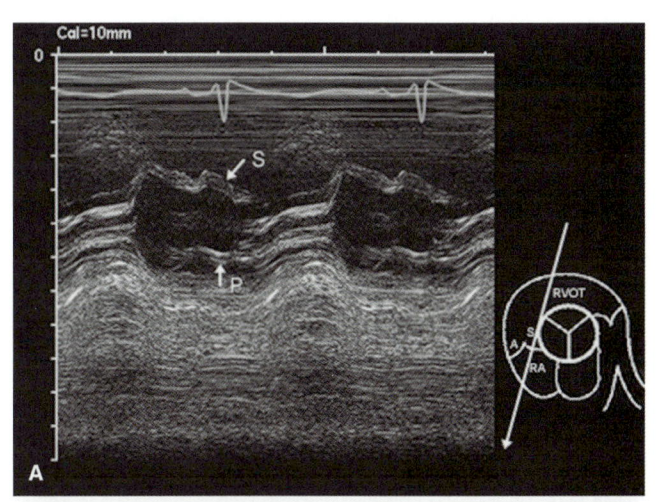

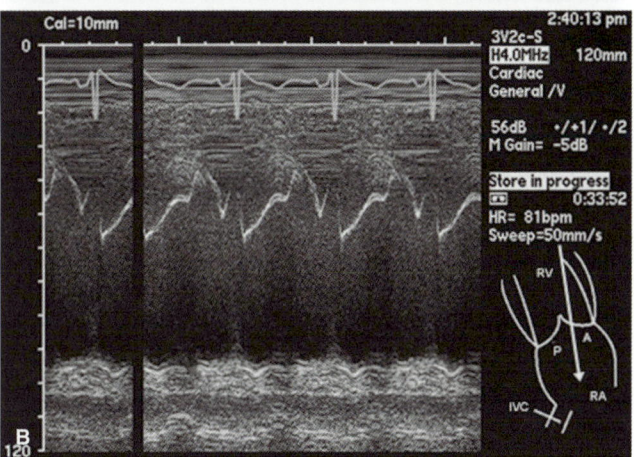

FIGURA 13.24 Ecocardiogramas em modo M registrados nas incidências paraesternal de eixo curto **(A)** e via de entrada do ventrículo direito **(B)** mostram a movimentação normal da valva tricúspide. A, folheto anterior; IVC, veia cava inferior; P, folheto posterior; RA, átrio direito; RV, ventrículo direito; RVOT, via de saída do ventrículo direito; S, folheto septal.

estenose na síndrome carcinoide. A valva tricúspide estenótica tem folhetos espessados com movimentação restringida ao nível das pontas e cordoalhas (Figura 13.32); o gradiente transvalvar pode ser determinado a partir de qualquer um dos planos de imagem disponíveis.

Regurgitação Tricúspide

Ao contrário da estenose tricúspide, a regurgitação tricúspide é comum e pode ser decorrente de doença primária da valva ou secundária à dilatação do anel ou do ventrículo direito. Conforme mencionado anteriormente, graus fisiológicos pequenos de regurgitação tricúspide são muitas vezes encontrados em indivíduos normais saudáveis. As etiologias da regurgitação tricúspide estão listadas no Quadro 13.1. Provavelmente a causa mais comum de regurgitação tricúspide é a regurgitação valvar funcional secundária à dilatação do anel ou do ventrículo direito, que por sua vez pode decorrer de hipertensão pulmonar por qualquer causa. Ademais, a regurgitação tricúspide funcional pode ocorrer em qualquer doença que cause dilatação ventricular direita incluindo sobrecarga de volume relacionada com derivação de sangue ou doença primária do miocárdio ventricular direito. A gravidade da regurgitação tricúspide funcional está relacionada com o grau de retesamento apical dos folhetos tricúspides. Isto pode ser quantificado como área ou altura de retesamento (Figura 13.33) que, além de proporcionar informações da mecânica,

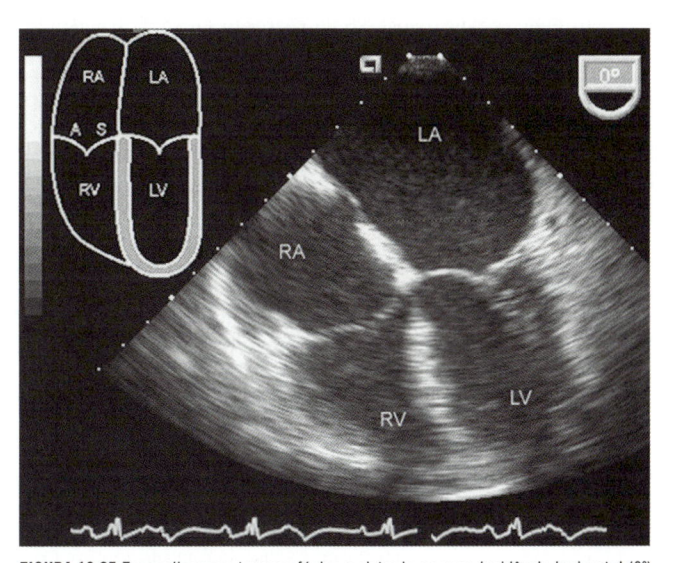

FIGURA 13.25 Ecocardiograma transesofágico registrado em uma incidência horizontal (0°) atrás do átrio esquerdo. Observe a discreta posição apical do folheto septal da valva tricúspide (S) comparado com a do folheto anterior (A) da valva mitral. Ver Figura 13.21 para anatomia dos folhetos.

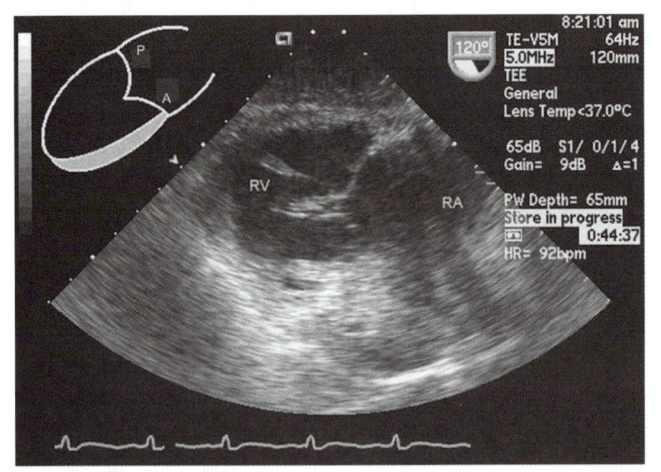

FIGURA 13.26 Ecocardiograma transesofágico registrado em uma incidência de 110° na base do coração. Ver Figura 13.21 para anatomia dos folhetos. A, folheto anterior; P, folheto posterior; RA, átrio direito; RV, ventrículo direito; SVC, veia cava superior.

FIGURA 13.27 Ecocardiograma transesofágico registrado a 120° da posição gástrica da sonda. O ápice do ventrículo direito, valva tricúspide e porção do átrio direito estão claramente visibilizados. Esta incidência oferece uma excelente visibilização das cordoalhas da valva tricúspide e músculos papilares. A, folheto anterior; P, folheto posterior; RA, átrio esquerdo; RV, ventrículo direito.

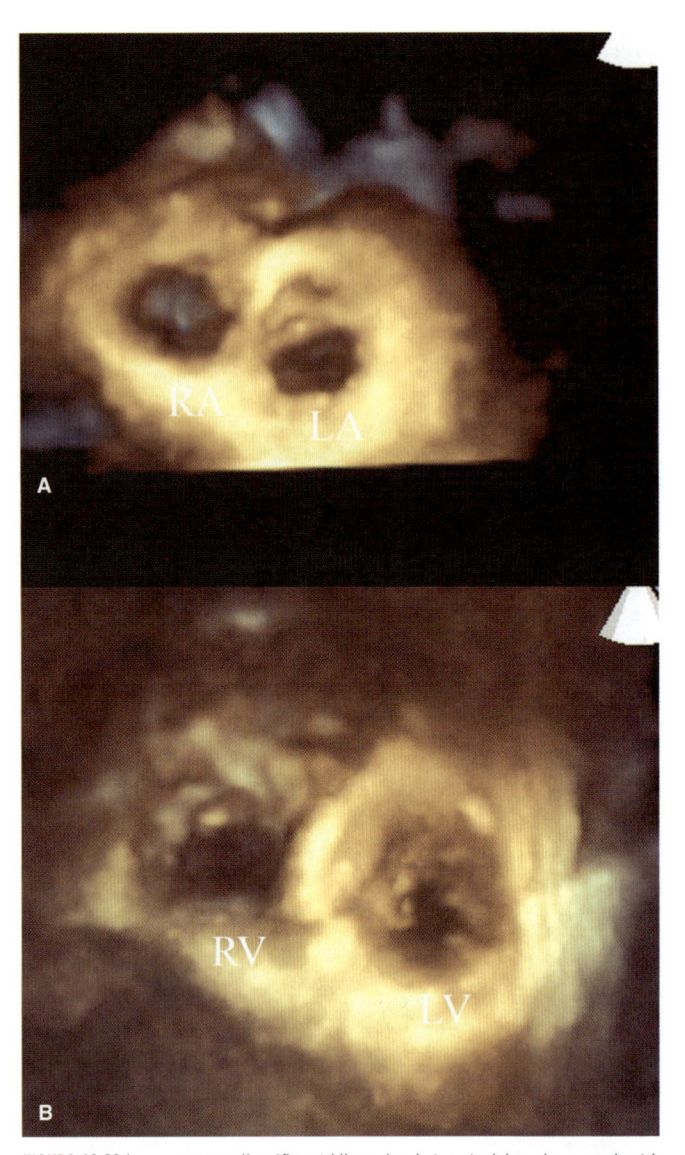

FIGURA 13.28 Imagens ecocardiográficas tridimensionais transtorácicas de uma valva tricúspide normal. Estas imagens foram extraídas de um conjunto de dados tridimensionais composto de quatro subvolumes. **A:** Imagem registrada em uma perspectiva dentro dos átrios esquerdo e direito na diástole quando ambas as valvas mitral e tricúspide estão amplamente abertas. Observe o orifício maior da valva tricúspide em comparação com o da valva mitral. Os três folhetos da valva tricúspide podem ser apreciados na imagem em tempo real. **B:** Imagem do mesmo conjunto de dados volumétricos, mas agora vista da perspectiva ventricular. Na imagem em tempo real, observe o eixo curto do ventrículo esquerdo e a geometria mais triangular do ventrículo direito, bem como os três folhetos da valva tricúspide. LA, átrio esquerdo; LV, ventrículo esquerdo. RA, átrio direito; RV, ventrículo direito.

também pode prever o sucesso da correção da valva tricúspide. A gravidade da regurgitação tricúspide funcional pode variar de leve a grave. As Figuras 13.34 e 13.35 são exemplos de regurgitação tricúspide funcional decorrente de dilatação do anel e do ventrículo direito.

Causas adicionais de regurgitação tricúspide incluem ruptura de cordoalhas, que pode ocorrer espontaneamente ou ocasionalmente em decorrência de trauma torácico contuso. A Figura 13.36 foi registrada em um paciente após um acidente de carro. Existe uma frouxidão parcial da valva tricúspide secundária à ruptura de cordoalha que presumivelmente foi decorrente do trauma torácico contuso. Tal como em qualquer uma das outras valvas cardíacas, o envolvimento por endocardite acarretando perfuração e/ou ruptura de cordoalha pode levar a regurgitação tricúspide (Figura 13.37).

Tal como na valva mitral, a regurgitação tricúspide pode decorrer de prolapso valvar observado na síndrome valvar mixomatosa (Figura 13.38). Na maior parte dos casos, isso pode ser visto em conjunto com prolapso da valva mitral. Por causa da anatomia variável dos folhetos da valva tricúspide, a sua movimentação tanto na diástole quanto na sístole é muito menos previsível do que a da valva mitral, e em uma ou mais incidências, a valva tricúspide normal pode parecer ter um prolapso atrás do plano de seu anel.

Regurgitação Tricúspide Induzida por Marca-passo ou Cateter

A regurgitação tricúspide pode ocorrer em decorrência da interferência por um cabo de marca-passo permanente ou outros cateteres. Este fenômeno pode ser mais proeminente com cabos maiores e mais rígidos usados nos desfibriladores implantáveis. Estima-se que nova regurgitação tricúspide ocorre em até 20% dos indivíduos após implante de um dispositivo de estimulação elétrica permanente. O mecanismo pode ser trauma direto à valva tricúspide com perfuração de folheto, ruptura parcial de cordoalha ou perturbação da movimentação livre do folheto tricúspide pelo cateter à medida que ele atravessa a valva tricúspide no seu ponto de coaptação. Mais cronicamente, ao induzir inflamação e fibrose dos folhetos tricúspides, há uma retração do tecido que pode levar a uma regurgitação. Geralmente, o grau de regurgitação tricúspide é leve, mas, às vezes, pode ser mais

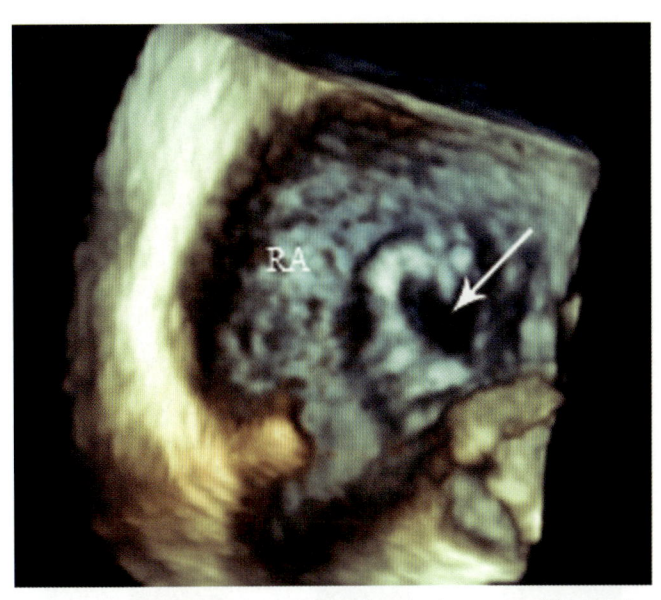

FIGURA 13.29 Ecocardiograma transesofágico tridimensional em tempo real de um paciente com regurgitação tricúspide funcional grave. Esta imagem é da perspectiva de dentro do átrio direito e foi obtida na sístole. Observe o grande orifício regurgitante diretamente visibilizado (*seta*).

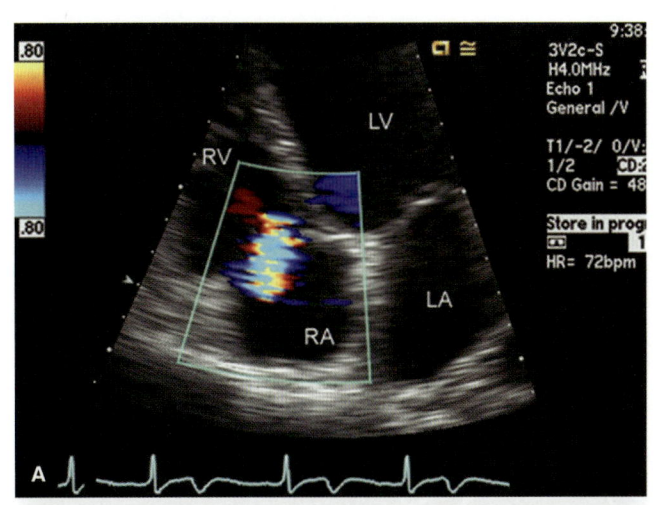

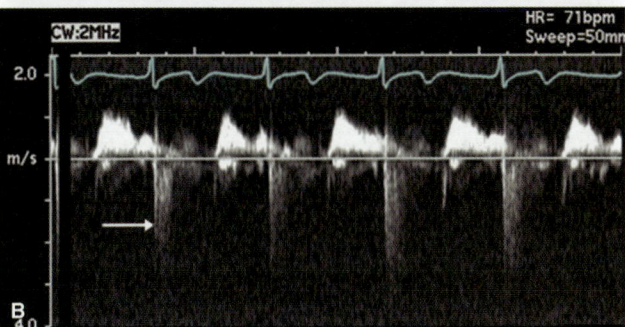

FIGURA 13.31 A: Incidência apical de quatro câmaras registrada em um indivíduo com hipertensão pulmonar discreta e leve regurgitação tricúspide. **B:** Observe o sinal espectral bastante tênue confinado ao início da sístole. LA, átrio esquerdo; LV, ventrículo esquerdo; RA, átrio direito; RV, ventrículo direito.

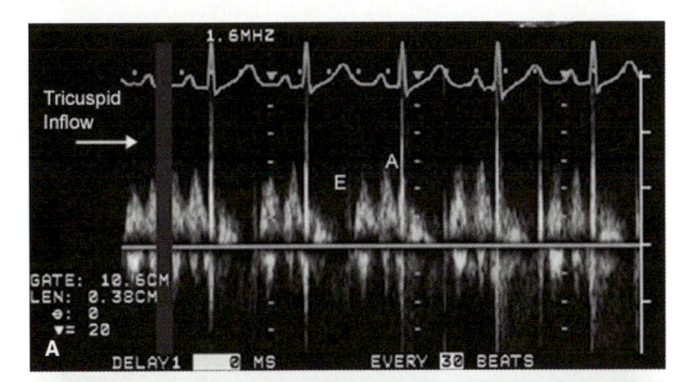

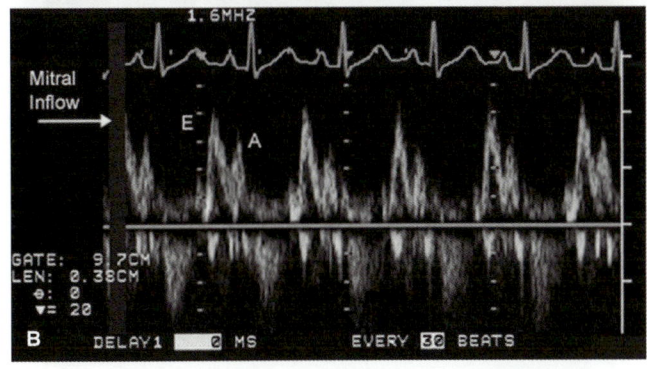

FIGURA 13.30 Registro com Doppler espectral pulsado do fluxo de entrada tricúspide (Tricuspid Inflow) (**A**) e fluxo de entrada mitral (Mitral Inflow) para comparação (**B**). Observe a velocidade absoluta relativamente mais baixa do fluxo de entrada tricúspide devido à área efetiva maior do orifício da valva tricúspide em comparação com a valva mitral.

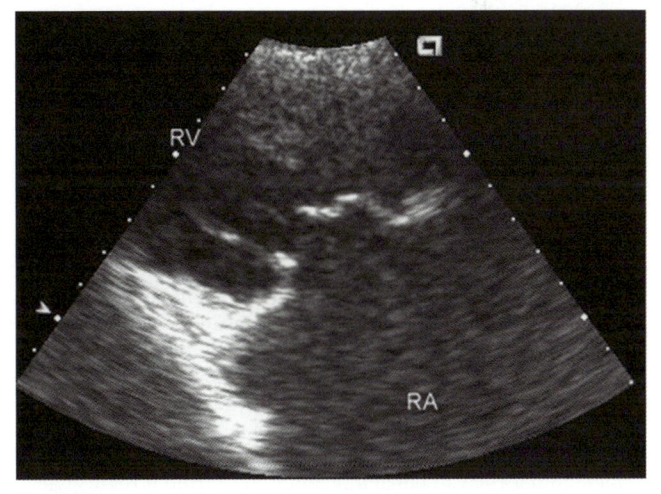

FIGURA 13.32 Incidência da via de entrada do ventrículo direito registrada em um paciente com estenose tricúspide reumática. Observe o espessamento dos folhetos, máximo nas pontas e cordoalhas, e a mobilidade preservada da porção média dos folhetos na imagem em tempo real. Compare isto com a rigidez de todo o folheto observada na Figura 13.50 que foi registrada em um paciente com síndrome carcinoide. RA, átrio direito; RV, ventrículo direito.

grave e resultar em disfunção ventricular direita clinicamente relevante e sintomas de insuficiência ventricular direita. A Figura 13.39 foi obtida de um indivíduo com regurgitação tricúspide que se desenvolveu após inserção de um cabo de marca-passo/desfibrilador permanente. Observe que a regurgitação tricúspide é um tanto excêntrica e a zona de convergência do jato de regurgitação tricúspide está deslocada apicalmente em um ponto onde a mobilidade dos folhetos é restringida pelo cabo do marca-passo.

Uma segunda forma de regurgitação tricúspide relacionada com marca-passo é aquela observada após a extração e/ou substituição de cabos defeituosos ou infectados. Neste caso, pode ter ocorrido fibrose crônica e fixação de tecido do folheto tricúspide ao cabo. A extração do cabo resulta em trauma direto aos folhetos, os quais podem se tornar parcialmente frouxos e provocar regurgitação tricúspide.

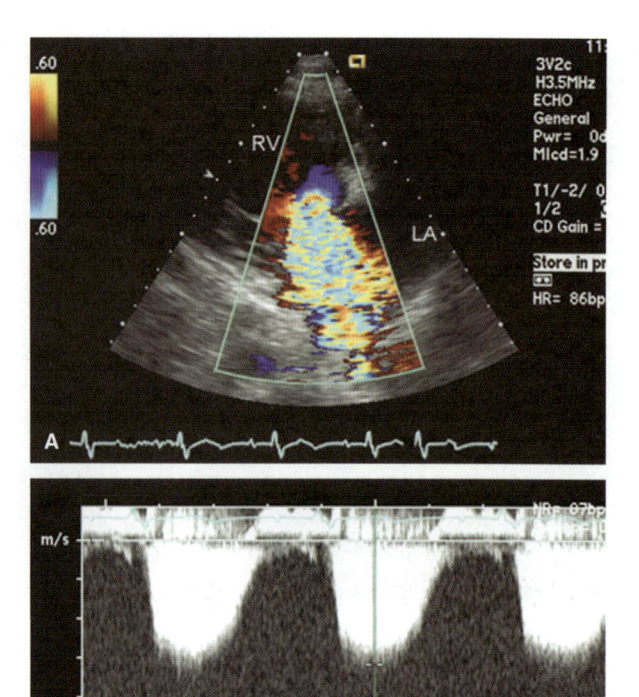

FIGURA 13.33 Incidência apical de quatro câmaras ressaltando a anatomia da valva tricúspide. Observe o deslocamento apical do ventre e da coaptação dos folhetos da valva tricúspide. A "área em tenda" pode ser calculada como sendo a área definida pelo plano do anel tricúspide (*linha tracejada*) e os folhetos deslocados apicalmente (*área sombreada*). LV, ventrículo esquerdo; RA, átrio direito; RV, ventrículo direito; Tenting Área, área em tenda. ●━

Cardiopatia Isquêmica

O ventrículo direito é envolvido com menor frequência no infarto do miocárdio do que o ventrículo esquerdo. Quando ocorre infarto do ventrículo direito, quase invariavelmente está associado a infarto inferior e relacionado com a oclusão da artéria coronária direita proximal. Graus sutis de disfunção ventricular direita não são incomuns em infarto do miocárdio não complicado e podem ser transitórios. Isquemia aguda ventricular direita pode resultar em dilatação externa da parede lateral, assim deslocando os músculos papilares e provocando regurgitação tricúspide. Semelhante à relação entre infarto do miocárdio e regurgitação mitral, ruptura de músculo papilar pode ocorrer raramente em decorrência de um processo isquêmico e provocar regurgitação tricúspide aguda grave. Mais comumente, um infarto ventricular direito estabelecido resulta em remodelação da parede do ventrículo direito com deslocamento apical e/ou cicatrização e fibrose de um músculo papilar resultando em uma regurgitação tricúspide funcional. A Figura 13.40 foi registrada em um paciente com oclusão da artéria coronária direita e anormalidade da movimentação parietal inferior limitada, mas dilatação e disfunção sistólica significativa do ventrículo direito. Observe a dilatação da parede lateral e ápice do ventrículo direito que resultou em regurgitação tricúspide funcional de gravidade leve a moderada. A história natural da isquemia ventricular direita e infarto do miocárdio de parede inferior é altamente variável, e muitos indivíduos recuperam a função ventricular direita com

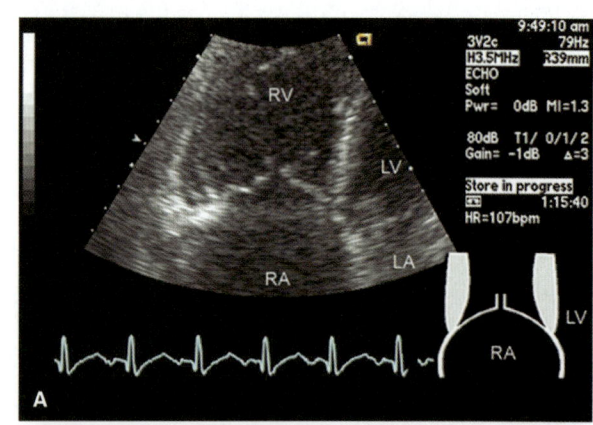

FIGURA 13.34 Incidência da via de entrada do ventrículo direito registrada em um paciente com regurgitação tricúspide grave. Na imagem com Doppler colorido, observe o jato turbulento enchendo a maior parte da cavidade atrial direita **(A)** e um perfil espectral muito denso **(B)**. LA, átrio esquerdo; RV, ventrículo direito. ●━

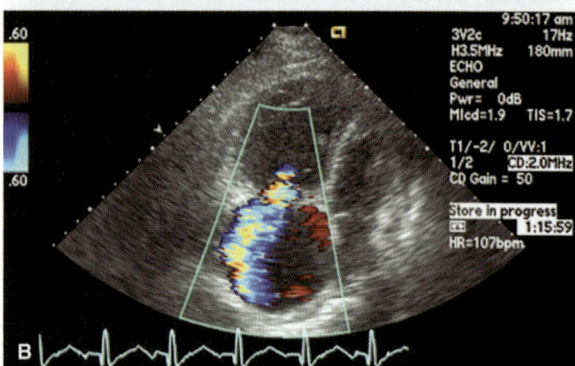

FIGURA 13.35 A: Registrada a partir de uma posição apical do transdutor, incidência ampliada do ventrículo direito (RV) e átrio direito (RA) mostrando anel tricúspide dilatado com retesamento dos folhetos tricúspides devido à dilatação e disfunção do ventrículo direito. **A:** Registrada no início da sístole, observe que os folhetos tricúspides falham em se coaptarem. **B:** Observe o jato de regurgitação tricúspide um tanto excêntrico preenchendo aproximadamente 30% do átrio direito. Como esse jato atinge uma parede, o seu tamanho irá subestimar a verdadeira gravidade da regurgitação tricúspide. LA, átrio esquerdo; LV, ventrículo esquerdo. ●━

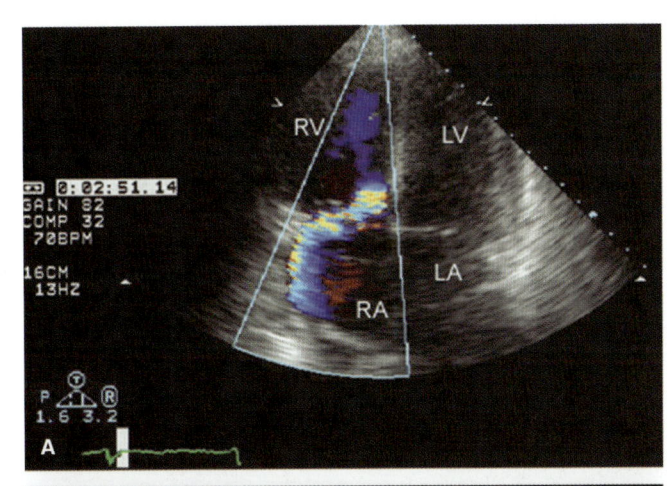

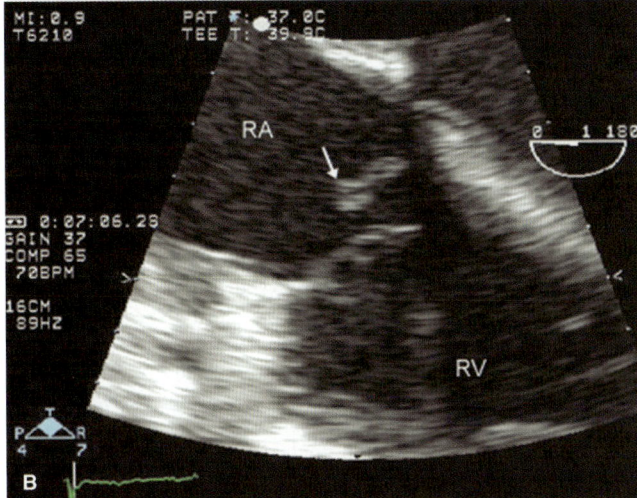

FIGURA 13.36 A: Ecocardiograma transtorácico registrado em uma incidência apical de quatro câmaras revelando regurgitação tricúspide altamente excêntrica. **B:** Ecocardiograma transesofágico registrado em um plano horizontal de imagem atrás do átrio esquerdo. Observe a dilaceração do folheto septal tricúspide (*seta*) que faz protrusão atrás do plano do anel na sístole. Essas imagens foram registradas em um indivíduo com ruptura traumática da valva tricúspide em decorrência de um acidente de veículo. LA, átrio esquerdo; LV, ventrículo esquerdo; RA, átrio direito; RV, ventrículo direito.

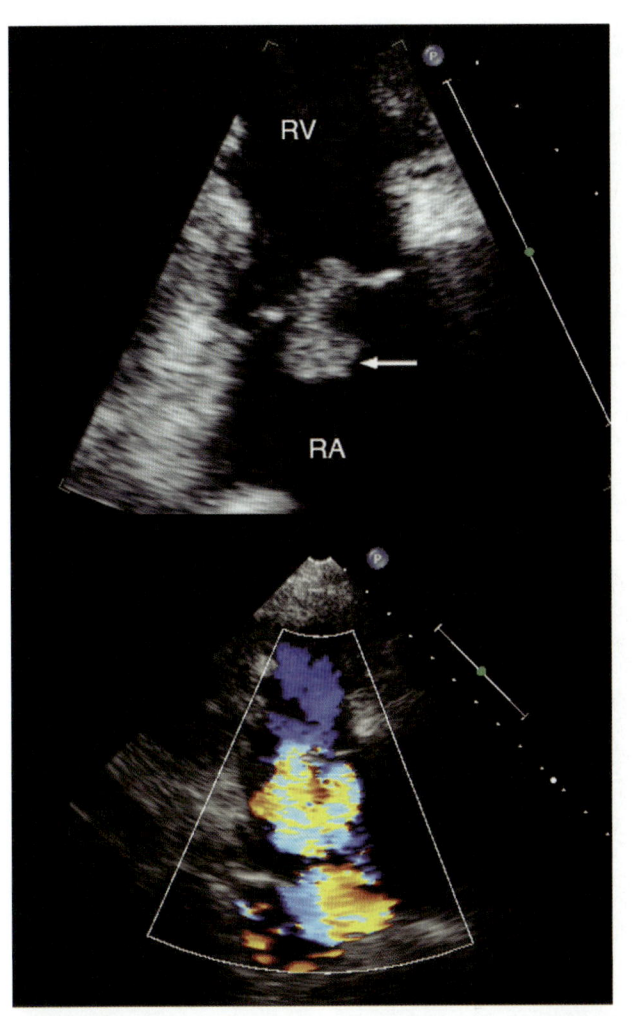

FIGURA 13.37 Ecocardiograma transtorácico registrado a partir de uma incidência da via de entrada do ventrículo direito em um paciente com grande vegetação destrutiva sobre a valva tricúspide (*setas no painel superior*). Observe a regurgitação tricúspide grave na imagem com fluxo colorido. RA, átrio direito; RV, ventrículo direito.

diminuição da gravidade da regurgitação tricúspide com o passar do tempo.

Quantificação da Regurgitação Tricúspide

A quantificação da regurgitação tricúspide se baseia intensamente nas imagens com Doppler de fluxo colorido. Os padrões para quantificação foram em grande parte extrapolados de recomendações para a quantificação da regurgitação mitral e são menos robustos. Existem vários achados anatômicos comumente observados na presença de regurgitação tricúspide significativa, inclusive dilação atrial direita e ventricular direita e detecção de sobrecarga de volume sobre o ventrículo direito. A Figura 13.41 foi registrada em um paciente com regurgitação tricúspide moderada no qual havia um acentuado aumento do coração direito, e uma sobrecarga ventricular direita está presente. A evidência de dilatação do coração direito com sobrecarga ventricular direita não é específica para regurgitação tricúspide, mas pode ser notada também em derivações por comunicação atrial da esquerda para a direita, regurgitação valvar pulmonar e retorno venoso pulmonar anômalo. Quando devida à regurgitação tricúspide, ela implica pelo menos regurgitação tricúspide moderada. Por outro lado, na ausência de evidência de uma sobrecarga de volume ventricular direito, um sinal de Doppler colorido sugerindo regurgitação

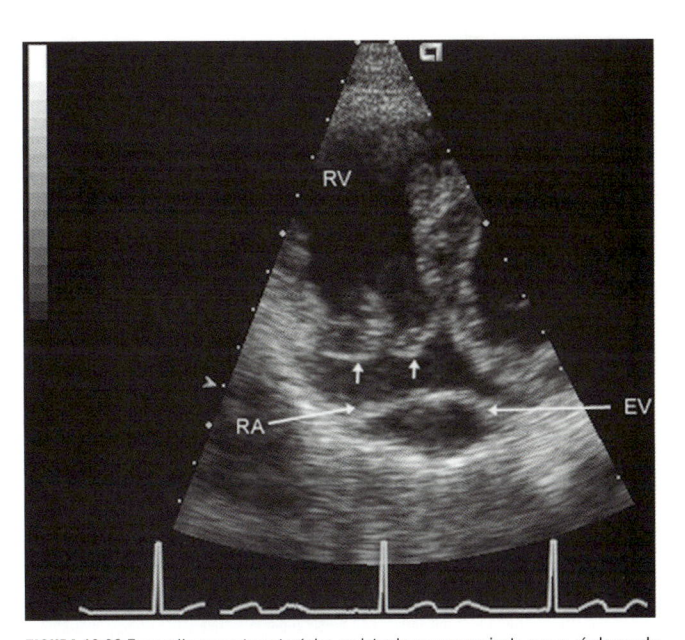

FIGURA 13.38 Ecocardiograma transtorácico registrado em um paciente com a síndrome de Marfan. Observe as alterações mixomatosas na valva tricúspide com prolapso intenso de dois folhetos (*setas pequenas*). Uma nota incidental é também feita acerca de uma valva de Eustáquio proeminente (EV). RA, átrio direito; RV, ventrículo direito.

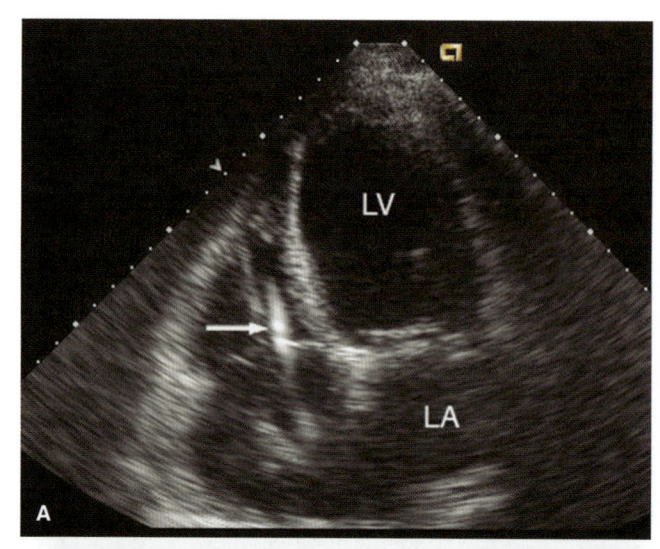

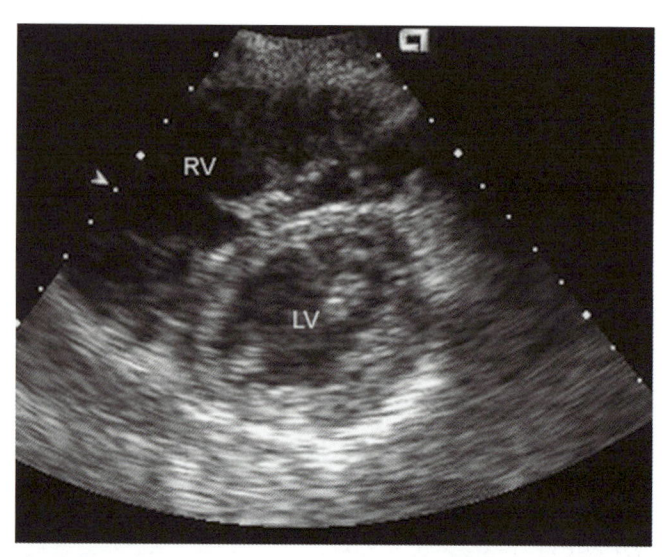

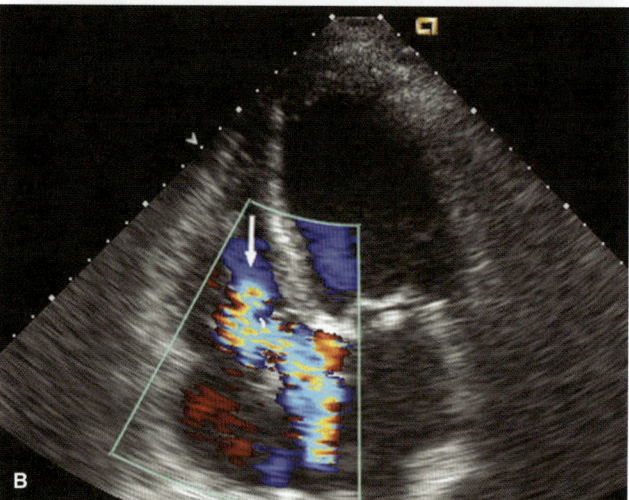

FIGURA 13.39 Incidência apical de quatro câmaras registrada em um paciente com miocardiopatia dilatada e um marca-passo/desfibrilador implantável recentemente implantado. Os cabos do marca-passo podem ser observados em **(A)** (*seta*); em **(B)** observe o jato de regurgitação tricúspide moderada originando-se centralmente, mas subsequentemente se tornando excêntrico. A zona de convergência inicial (*seta apontando para baixo*) corresponde a uma localização de retesamento de folheto pelo cabo do marca-passo. LA, átrio esquerdo; LV, ventrículo esquerdo. ⬮

FIGURA 13.41 Incidência paraesternal de eixo curto registrada em um paciente com regurgitação tricúspide moderada. Observe os efeitos secundários sobre o coração decorrentes da sobrecarga de volume direita que incluem ventrículo direito dilatado e achatamento diastólico do septo ventricular compatível com uma sobrecarga de volume sobre o ventrículo direito. LV, ventrículo esquerdo; RV, ventrículo direito. ⬮

tricúspide hemodinamicamente significativa provavelmente não representa regurgitação crônica moderada ou mais grave.

As imagens com Doppler com fluxo colorido são usadas para se quantificar a regurgitação tricúspide de uma maneira análoga à da valva mitral. Como padrões para a determinação da gravidade da regurgitação valvar tricúspide são menos robustos do que na regurgitação mitral, os algoritmos para o relacionamento entre a área do jato e a gravidade da regurgitação tricúspide são menos desenvolvidos. Na prática clínica, a maioria dos laboratórios de ecocardiografia se baseia em uma avaliação qualitativa da regurgitação tricúspide como sendo mínima (dentro dos limites normais), discreta, moderada ou grave. Geralmente, os mesmos limiares de área do jato, indexada à área do átrio direito conforme usado na regurgitação mitral, são usados para a regurgitação tricúspide. As Figuras 13.31, 13.34, 13.42 e 13.43 são exemplos de imagens com Doppler de fluxo colorido na regurgitação tricúspide mostrando vários graus de gravidade. As mesmas limitações e cautelas discutidas na regurgitação mitral com respeito à avaliação pelo Doppler colorido também se aplicam à avaliação da regurgitação tricúspide.

Um marcador indireto adicional de regurgitação tricúspide é dilatação e pulsação sistólica da veia cava inferior. Com elevação persistente da pressão no coração direito, a veia cava inferior se torna dilatada e perde a sua variação de tamanho normal durante a respiração (Figura 13.44). Em alguns pacientes com regurgitação tricúspide importante, pulsações sistólicas podem ser observadas. Além disso, pode ser também observado fluxo sistólico retrógrado pelo Doppler de fluxo colorido ou pulsado em pacientes com regurgitação tricúspide significativa (Figura 13.45).

Um marcador final de regurgitação tricúspide que raramente é usado e foi em grande parte substituído pelas imagens com Doppler de fluxo colorido é a ecocardiografia contrastada. Quando soro fisiológico agitado é injetado por via intravenosa, o contraste tipicamente permanece confinado ao átrio direito. Como sangue não contrastado está fluindo para o interior do átrio direito a partir da veia cava inferior, contraste raramente é encontrado na porção mais inferior do átrio e não está presente na veia cava inferior. O aparecimento fásico (sistólico) na veia cava inferior constitui um outro marcador indireto de regurgitação tricúspide. Como na regurgitação de outras valvas, a avaliação da gravidade requer a integração de múltiplas observações. O Quadro 13.3 apresenta uma matriz recomendada para determinação da gravidade da regurgitação tricúspide.

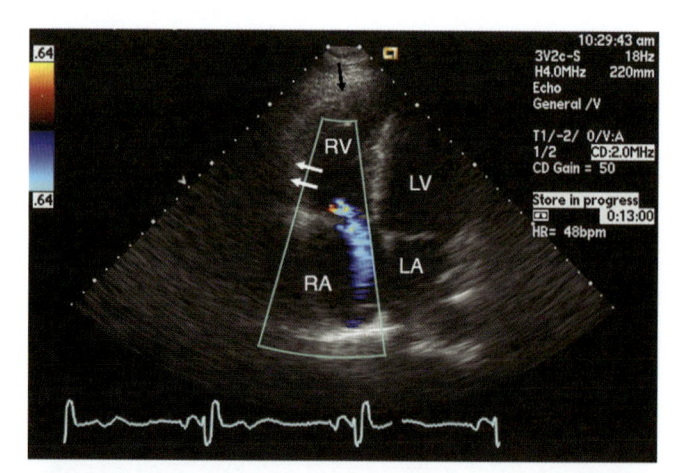

FIGURA 13.40 Incidência apical de quatro câmaras registrada em um paciente com infarto do miocárdio limitado, da parede inferior, e infarto ventricular direito concomitante. A parede apical ventricular direita tem movimentação preservada na sístole (*seta preta*), enquanto a metade proximal da parede lateral está discinética (*setas brancas*). As anormalidades da movimentação parietal são mais bem apreciadas na imagem em tempo real. Observe o jato de regurgitação tricúspide excêntrico na imagem com fluxo colorido. LA, átrio esquerdo; LV, ventrículo esquerdo; RA, átrio direito; RV, ventrículo direito. ⬮

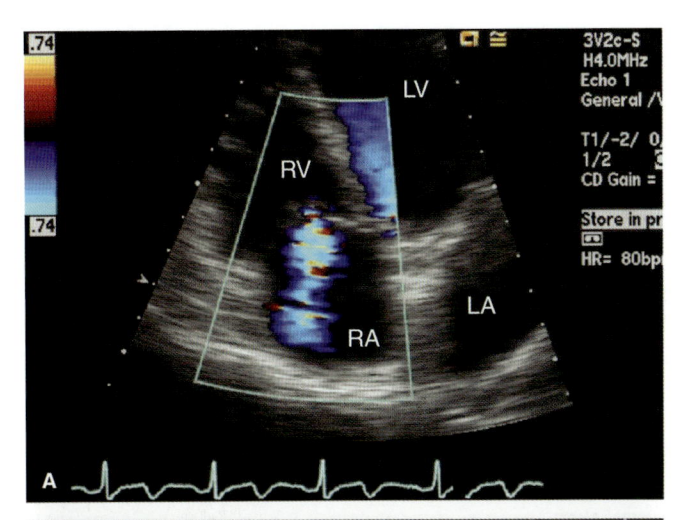

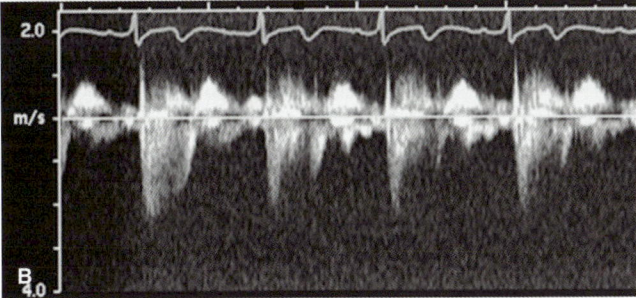

FIGURA 13.42 Incidência apical de quatro câmaras registrada em um paciente com regurgitação tricúspide leve a moderada. **A:** Observe o sinal de Doppler colorido preenchendo aproximadamente 25% do átrio direito (RA). **B:** Observe a natureza holossistólica do fluxo confirmada pela imagem com Doppler espectral. LA, átrio esquerdo; LV, ventrículo esquerdo; RV, ventrículo direito.

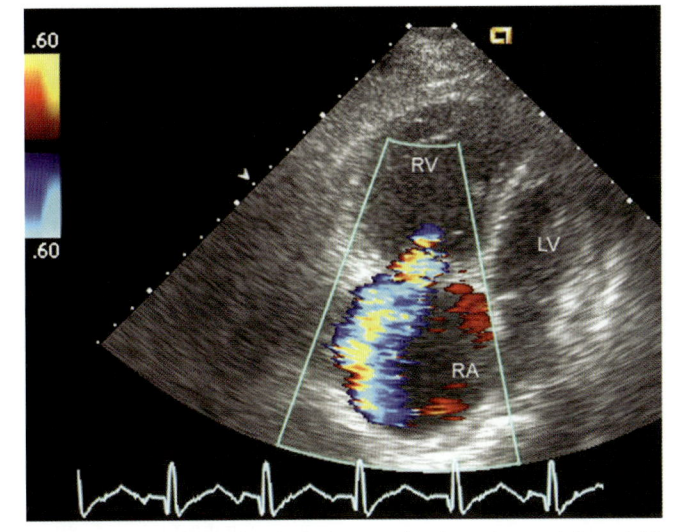

FIGURA 13.43 Incidência apical de quatro câmaras registrada com imagem do fluxo colorido revelando regurgitação tricúspide moderada e jato excêntrico. LV, ventrículo esquerdo; RA, átrio direito; RV, ventrículo direito.

Determinação da Pressão Sistólica Ventricular Direita

Conforme mencionado no Capítulo 9, o jato da regurgitação tricúspide pode ser usado para se determinar a pressão sistólica ventricular direita. Isto é feito por meio do cálculo do gradiente de pressão entre o ventrículo direito e o átrio direito pela equação de Bernoulli modificada e depois somando uma pressão atrial di-

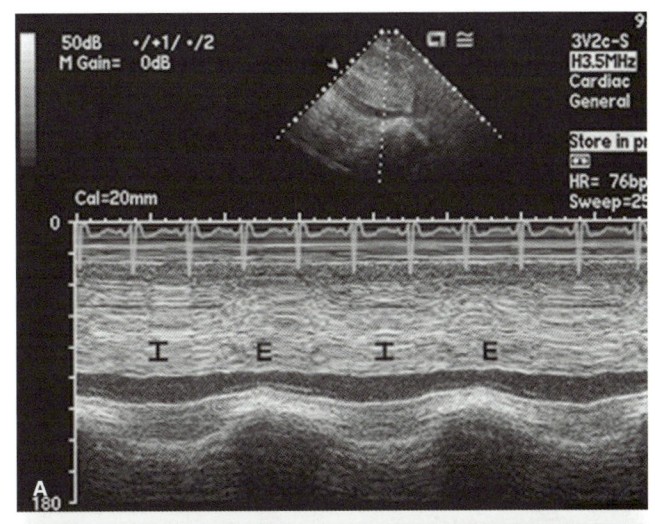

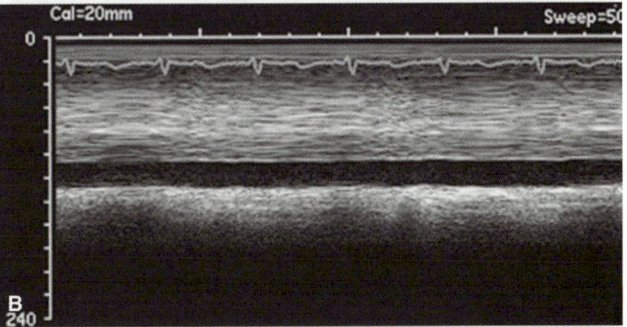

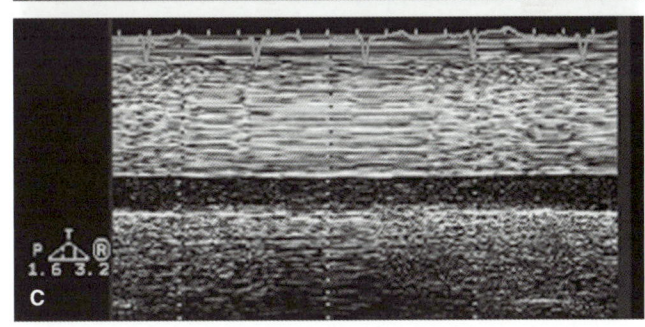

FIGURA 13.44 Ecocardiogramas em modo M da veia cava inferior (VCI) a partir da posição subcostal do transdutor. **A:** Registrada em um paciente normal. Observe a variação fásica do tamanho da VCI dependente da respiração. Um tamanho normal da VCI, mas com perda da variação respiratória é mostrado em **(B)** e uma IVC dilatada também sem variação respiratória **(C)**. E, expiração; I, inspiração.

reita presumida. A Figura 13.46 esquematiza essa abordagem, e a Figura 13.47 é um exemplo dessa aplicação. Foi demonstrado que é bastante boa a relação entre o gradiente determinado pelo Doppler e o gradiente determinado invasivamente no laboratório de cateterismo. A variável principal na determinação da pressão sistólica do ventrículo direito é o método pelo qual a pressão atrial direita é presumida ou calculada. Vários algoritmos têm sido propostos, cada um dos quais oferecendo uma correlação relativamente boa frente a uma ampla faixa de pressões arteriais pulmonares (Figura 13.48). Alguns dos potenciais métodos para determinação da pressão atrial direita são listados no Quadro 13.4. Muitos laboratórios usam a constante flutuante de 5, 10 ou 15 mmHg, com base no tamanho do átrio direito e gravidade da regurgitação tricúspide. Por meio dessa abordagem qualitativa, quando a regurgitação tricúspide é leve e o tamanho do átrio direito está normal, uma pressão atrial direita presumida de 5 mmHg é usada. Para graus moderados de regurgitação tricúspide com crescimento atrial direito discreto ou nenhum, uma constante presumida de 10 mmHg pode ser usada. Se a

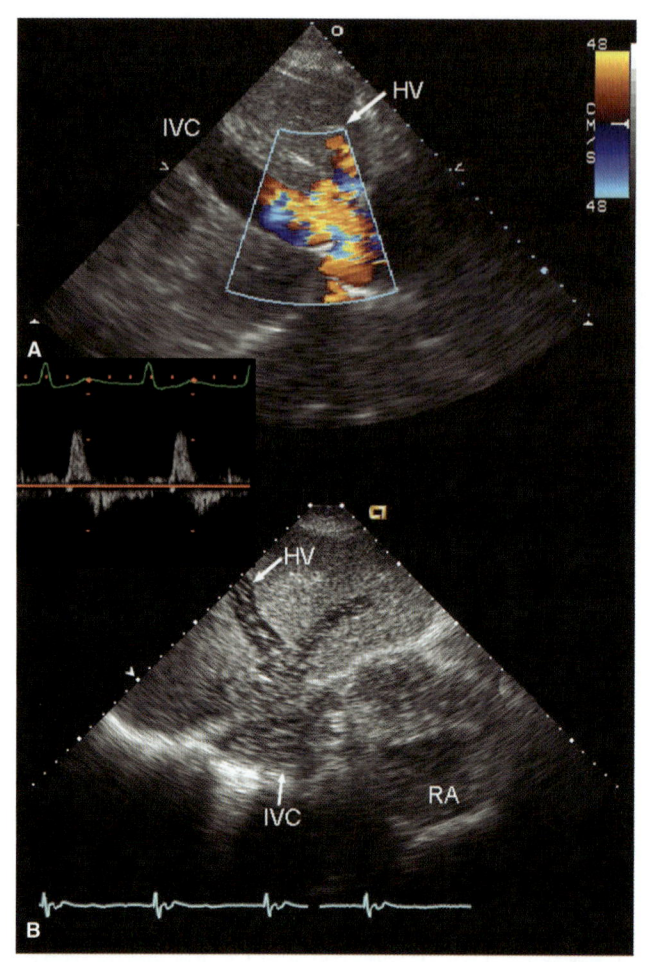

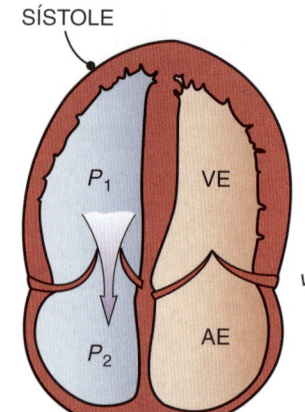

ESTIMATIVA DA PRESSÃO VENTRICULAR DIREITA

SÍSTOLE

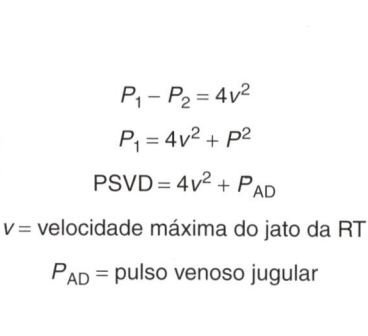

$$P_1 - P_2 = 4v^2$$

$$P_1 = 4v^2 + P^2$$

$$PSVD = 4v^2 + P_{AD}$$

v = velocidade máxima do jato da RT

P_{AD} = pulso venoso jugular

FIGURA 13.46 Representação esquemática do método por meio do qual a pressão sistólica ventricular direita (PSVD) pode ser calculada a partir da velocidade do jato regurgitante da regurgitação tricúspide. Usando a equação de Bernoulli, o gradiente de pressão (ΔP) entre o ventrículo direito e o átrio direito é calculado conforme mostrado. A solução da equação para a PSVD requer somar uma pressão atrial direita (AD) presumida, a qual pode ser calculada por meio de uma variedade de métodos (ver texto para detalhes). RT, regurgitação tricúspide.

FIGURA 13.45 Ecocardiogramas subcostais obtidos em dois pacientes com regurgitação tricúspide grave. **A:** Imagem com Doppler com fluxo colorido revela fluxo regurgitante significativo para dentro da veia cava inferior e veias hepáticas. Na imagem em tempo real, observe a pulsação sistólica do sistema venoso secundária à grave regurgitação tricúspide. No detalhe, Doppler pulsado registrado a partir da veia hepática no mesmo paciente revelando fluxo sistólico para o interior da veia hepática. **B:** Imagem obtida após uma injeção endovenosa de contraste em uma veia da extremidade superior em um paciente com grave regurgitação tricúspide. Observe o refluxo livre do contraste para a veia cava inferior acentuadamente dilatada e veias hepáticas. HV, veia hepática; IVC, veia cava inferior; RA, átrio direito.

regurgitação tricúspide for grave e observada na presença de átrio direito dilatado, uma constante presumida de 15 mmHg pode ser usada. Uma abordagem alternativa é usar uma constante presumida fixa em todos os pacientes. Tipicamente, de 10 ou 14 mmHg têm sido usados. Embora essa abordagem ofereça correlação excelente frente a uma ampla faixa de pressões sistólicas ventriculares direitas, ela sistematicamente irá superestimar a pressão sistólica ventricular direita nas faixas baixas e potencialmente subestimar nas faixas altas nas quais a pressão atrial direita poderia exceder a 20 mmHg. O Quadro 13.5 mostra um esquema usado para se determinar a pressão atrial direita com base em uma combinação de aspectos ecocardiográficos. Deve-se enfatizar que este é um dos muitos esquemas propostos e múltiplos algoritmos diferentes podem ser usados com sucesso semelhante.

Quadro 13.3	**Parâmetros Ecodopplercardiográficos Usados na Gradação da Gravidade da Regurgitação Tricúspide**			
Parâmetro	**Leve**	**Moderado**	**Grave**	
Valva tricúspide	Geralmente normal	Normal ou anormal	Anormal/folheto frouxo/má coaptação	
Tamanhos do VD/AD/VCI	Normal[a]	Normal ou dilatado	Geralmente dilatado[b]	
Área do jato – jatos centrais (cm²)[c]	< 5	5 a 10	10	
Largura da VC (cm)[d]	Não definida	Não definida, mas < 0,7	0,7	
Raio da ASIP (cm)[e]	< 0,5	0,6 a 0,9	0,9	
Densidade do jato e contorno da OC	Tênue e parabólico	Densa, contorno variável	Densa, triangular com pico precoce	
Fluxo venoso hepático[f]	Dominância sistólica	Amortecimento sistólico	Reversão sistólica	

[a]A não ser que existam outras razões para dilatação atrial direita ou ventricular direita. Medidas bidimensionais normais na incidência apical de quatro câmaras; dimensão telediastólica mediolateral ventricular direita: ≤ 4,3 cm, área telediastólica ventricular direita: ≤ 35,5 cm²; dimensões mediolateral e superoinferior atrial direita normais: ≤ 4,6 cm e 4,9 cm, respectivamente, volume AD máximo ≤ 33 mℓ/m².
[b]A exceção é a regurgitação tricúspide aguda.
[c]Em um limite de Nyquist de 50 a 60 cm/s. Não é válido em jatos excêntricos. A área do jato não é recomendada como parâmetro único de gravidade de regurgitação tricúspide devido a sua dependência da hemodinâmica e fatores técnicos.
[d]Em um limite de Nyquist de 50 a 60 cm/s.
[e]Desvio basal com limite de Nyquist de 28 cm/s.
[f]Outras condições que podem causar amortecimento sistólico (p. ex., fibrilação atrial e pressão atrial direita elevada).
AD, átrio direito; ASIP, área da superfície de isovelocidade proximal; OC, imagem com Doppler de onda contínua; VC, *vena contracta*; VCI, veia cava inferior; VD, ventrículo direito.
(Modificado de Zoghbi WA, Enriquez-Sarano M, Foster E, et al. Recommendations for evaluation of the severity of native valvular regurgitation with two-dimensional and Doppler echocardiography. J Am Soc Echocardiogr 2003;16:777-802, com permissão.)

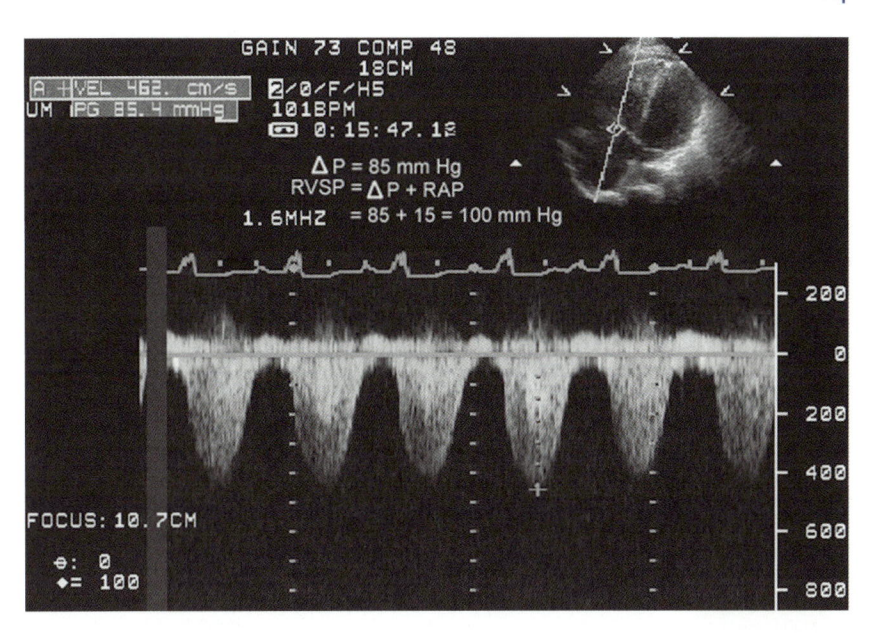

FIGURA 13.47 Doppler com onda contínua de regurgitação tricúspide registrada em um paciente com hipertensão pulmonar. O Doppler de onda contínua foi alinhado em uma incidência de quatro câmaras da direção da regurgitação tricúspide. A velocidade máxima do jato da regurgitação tricúspide é 4,6 m/s, correspondente a um gradiente de pressão de 85 mmHg do qual a pressão sistólica ventricular direita pode ser estimada como sendo 100 mmHg, conforme se observa nos cálculos que acompanham. RAP, pressão atrial direita; RVSP, pressão sistólica ventricular direita.

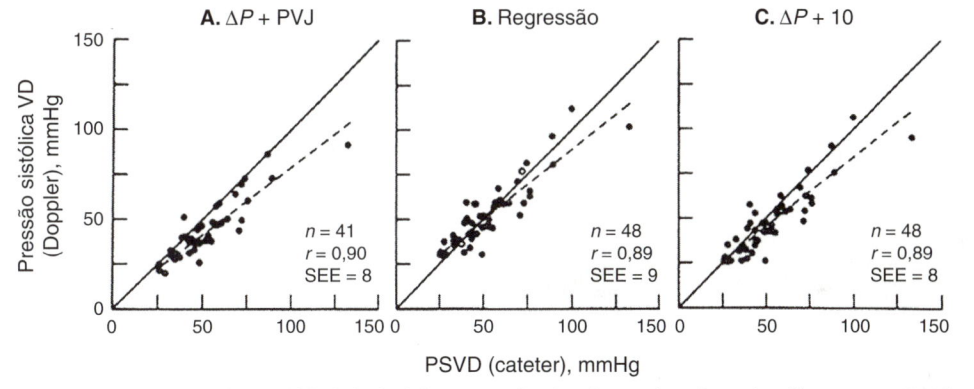

FIGURA 13.48 Pressões sistólicas ventriculares direitas (PSVD) derivadas de imagens com Doppler e de cateterismo. Para cada gráfico, o mesmo ΔP usado em combinação com um método diferente de se estimar a pressão atrial direita. **A:** A pressão atrial direita foi estimada a partir da pressão venosa jugular (PVJ). Uma constante empírica de 10 mmHg **(C)** e uma equação de regressão **(B)** foram usadas. Observe a relação relativamente linear da PSVD do Doppler frente ao cateterismo, a despeito do método de se calcular a pressão atrial direita. (De Currie PJ, Seward JB, Chan KL, et al. Continuous wave Doppler determination of right ventricular pressure: a simultaneous Doppler-catheterization study of 127 patients. J Am Coll Cardiol 1985;6:750-756, com permissão.)

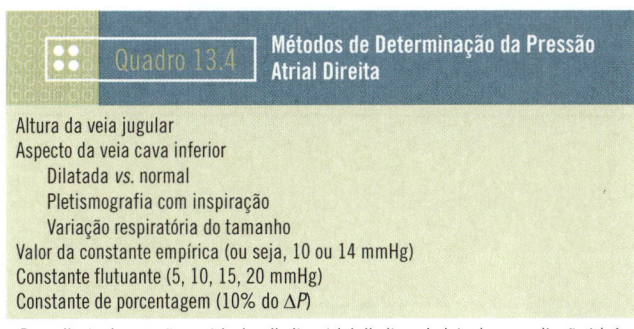

Quadro 13.4	Métodos de Determinação da Pressão Atrial Direita

Altura da veia jugular
Aspecto da veia cava inferior
   Dilatada *vs.* normal
   Pletismografia com inspiração
   Variação respiratória do tamanho
Valor da constante empírica (ou seja, 10 ou 14 mmHg)
Constante flutuante (5, 10, 15, 20 mmHg)
Constante de porcentagem (10% do ΔP)

ΔP, gradiente de pressão ventricular direita-atrial direita pelo jato de regurgitação tricúspide.

Quadro 13.5 — Estimativa da Pressão Atrial Direita

PAD (mmHg)	Tamanho AD	RT	RT $V_{máx.}$	VCI
5	Normal	≤ Leve	≤ 2,5 m/s	Normal
10	↑	Moderada	2,6 a 4 m/s	Dilatada
15	↑↑	Grave	> 4 m/s	Dilatada, sem variação respiratória

AD, átrio direito; PAD, pressão atrial direita estimada; RT, gravidade da regurgitação tricúspide; RT $V_{máx.}$, velocidade máxima do jato de regurgitação tricúspide determinada pelo Doppler; VCI, veia cava inferior.

Outras Condições Específicas que Resultam em Valvopatia Tricúspide e Pulmonar

Cardiopatia Carcinoide

A cardiopatia carcinoide ocorre quando um tumor endócrino secretor libera altos níveis de serotonina e seus metabólitos como 5-hidroxitriptofana na corrente sanguínea. Isto acarreta uma reação inflamatória na superfície endotelial das valvas e endocárdio, com particular predileção pela valva tricúspide e menor envolvimento da valva pulmonar. O metabólito ativo é desativado no parênquima pulmonar. Assim, o sangue venoso pulmonar não contém os metabólitos ativos, poupando desta maneira estruturas esquerdas. Há duas exceções nas quais as valvas esquerdas podem também ser acometidas. Se houver uma comunicação da esquerda para a direita de modo que o composto ativo não seja desativado no leito pulmonar, então pode ocorrer o envolvimento do lado esquerdo. De modo semelhante, se tiverem ocorrido metástases pulmonares, então haverá liberação direta dos agentes metabolicamente ativos nas veias pulmonares e as valvas mitral e aórtica também podem ser acometidas.

As Figuras 13.49 a 13.51 são exemplos de cardiopatia carcinoide avançada na qual tanto a valva tricúspide quanto a pulmonar foram acometidas. Observe que toda a extensão dos folhetos está acometida e tem um aspecto rígido endurecido. Há certa retração de todo o comprimento dos folhetos acarretando insuficiência de coaptação e regurgitação tricúspide. Tipicamente, não existe hipertensão pulmonar e assim o jato da regurgitação tricúspide ocorre a uma velocidade relativamente baixa. A Figura 13.52 é um exemplo de doença carcinoide mais discreta na qual o espessamento de folheto está presente, mas a mobilidade e coaptação estão preservadas.

Como na insuficiência pulmonar não restringida ou "livre" (discutida anteriormente), a regurgitação tricúspide que ocorre a uma baixa pressão através de um orifício não restritivo pode algumas vezes resultar em confusão diagnóstica, pois uma zona de convergência clássica, *vena contracta* e aspecto "semelhante a jato" do fluxo a jusante podem não estar presentes. O reconhecimento de um orifício regurgitante anatomicamente grande com fluxo livre essencialmente de baixa velocidade tanto na sístole como na diástole deve permitir ao ecocardiografista identificar isto como sendo regurgitação tricúspide grave.

Fibroelastose Endocárdica

A fibrose endocárdica pode ocorrer devido a uma variedade de doenças inclusive síndrome hipereosinofílica e formas tropicais de fibroelastose endocárdica. A patologia básica é uma resposta inflamatória acentuada no endocárdio que se estende até as

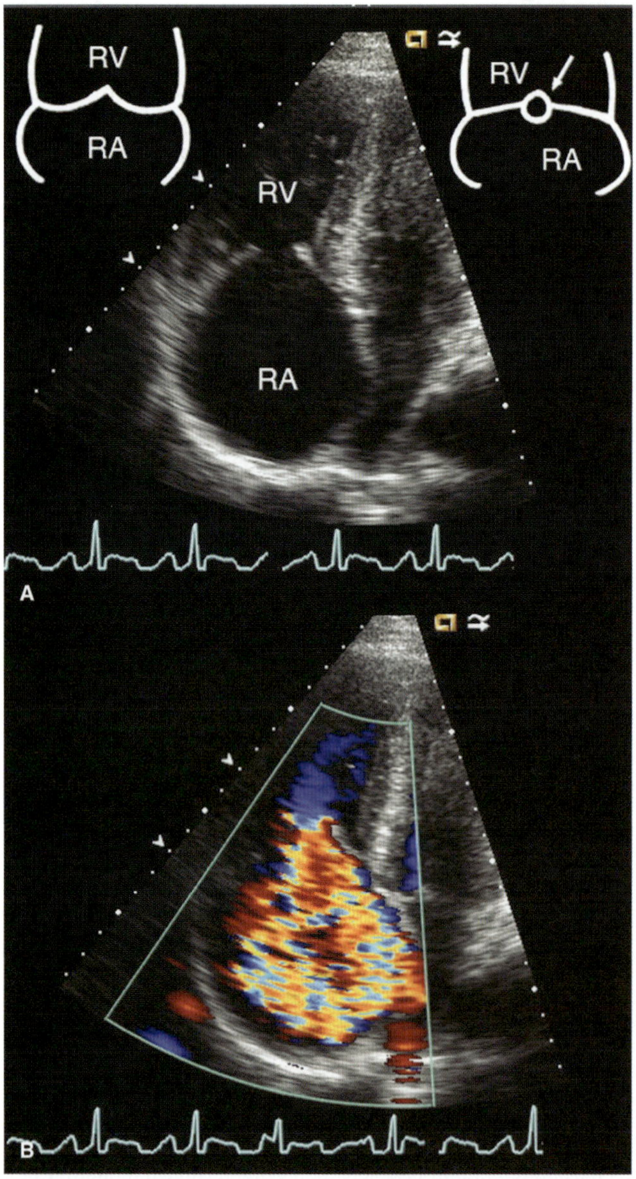

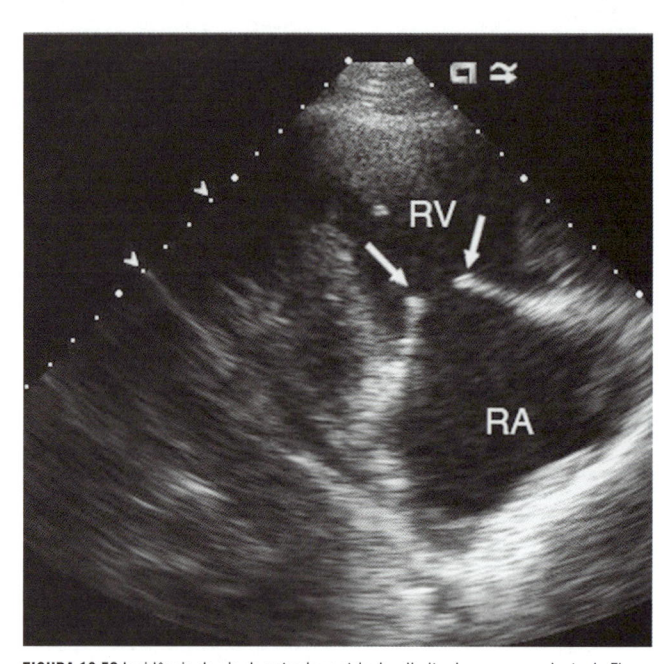

FIGURA 13.50 Incidência da via de entrada ventricular direita do mesmo paciente da Figura 13.49, novamente demonstrando espessamento difuso e imobilidade dos folhetos tricúspides com completa falha de coaptação. RA, átrio direito; RV, ventrículo direito.

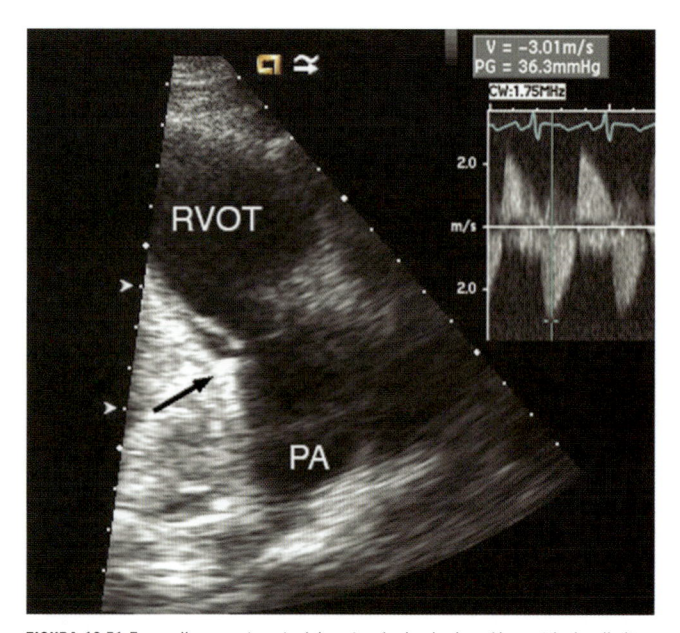

FIGURA 13.49 Incidência apical de quatro câmaras registrada em um paciente com envolvimento carcinoide da valva tricúspide. O painel superior foi obtido na sístole. Observe os folhetos valvares tricúspides espessados e rígidos e completa falha de coaptação. Um padrão normal de coaptação é esquematizado no esquema superior esquerdo e a falha de coaptação (esquema superior direito), resultando em grave regurgitação tricúspide, é observada na imagem com Doppler de fluxo colorido. RA, átrio direito; RV, ventrículo direito.

FIGURA 13.51 Ecocardiograma transtorácico através da via de saída ventricular direita e artéria pulmonar proximal em um paciente com cardiopatia carcinoide. O plano dos folhetos valvares pulmonares é conforme anotado pela *seta preta*. Observe o espessamento das cúspides pulmonares e a estenose e insuficiência pulmonar combinadas confirmadas pelo Doppler espectral no detalhe. PA, artéria pulmonar; RVOT, via de saída do ventrículo direito.

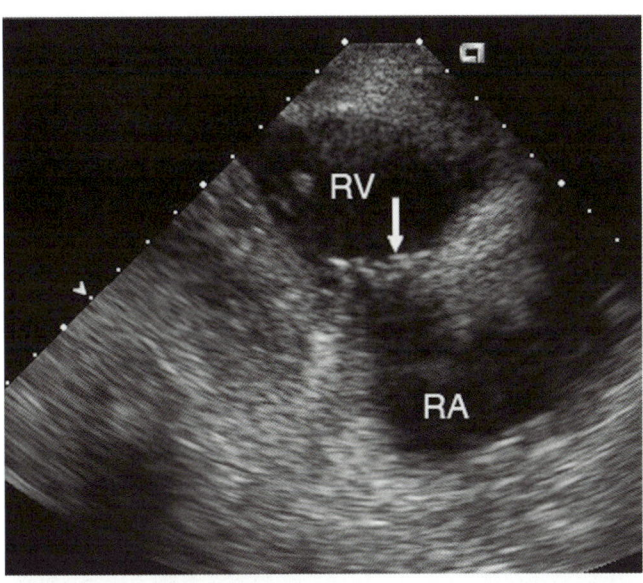

FIGURA 13.52 Incidência da via de entrada ventricular direita registrada em um paciente com envolvimento carcinoide da valva tricúspide mais discreto. Observe o espessamento difuso dos folhetos, mas a movimentação e a coaptação dos folhetos relativamente preservadas na imagem em tempo real. RA, átrio direito; RV, ventrículo direito.

cordoalhas e subsequentemente interfere na coaptação normal da valva. Tipicamente, os folhetos parecem restritos na sua movimentação e colados em direção à parede ventricular. Isto muitas vezes é observado em associação com obliteração do ápice ventricular direito decorrente de tecido inflamatório e trombose secundária. O ventrículo esquerdo e a valva mitral muitas vezes são acometidos de modo similar.

Anomalia de Ebstein

A anomalia de Ebstein é uma anormalidade congênita da valva tricúspide na qual há um deslocamento apical tipicamente do folheto septal, bem como retesamento do folheto lateral de encontro à parede ventricular. Isso resulta na coaptação dos folhetos tricúspides em uma posição deslocada em direção ao ápice ventricular direito e cria uma porção atrializada do ventrículo direito. O grau de deslocamento pode ser altamente variável podendo variar de 12 mm a vários centímetros. A anomalia de Ebstein é discutida em mais detalhe no Capítulo 20, "Cardiopatias Congênitas". Ao se fazer a varredura inicial pela incidência paraesternal de eixo longo, a primeira pista quanto à presença de anomalia de Ebstein pode ser o ventrículo direito dilatado com visibilização de uma porção substancial de tecido valvar tricúspide, no que se anteciparia ser a via de saída ventricular direita (Figura 13.53). A incidência apical de quatro câmaras é tipicamente diagnóstica e demonstra o deslocamento apical de um folheto septal bem como retesamento do folheto lateral resultando em um ponto de coaptação dos folhetos tricúspides, bem dentro do corpo do ventrículo direito. Ocasionalmente, se a coaptação real dos folhetos não puder ser identificada, o Doppler colorido, demonstrando a regurgitação tricúspide com uma zona de convergência deslocada apicalmente, proporciona uma outra pista quanto à presença de anomalia de Ebstein (Figura 13.54).

Ressecção da Valva Tricúspide

Como tratamento de endocardite bacteriana, vários pacientes, no final dos anos 1970 e início dos 1980, foram submetidos à remoção de um folheto da valva tricúspide. Isso obviamente resulta em regurgitação tricúspide livre. Muitos desses pacientes se apresentaram 15 a 20 anos mais tarde com evidência de insuficiência cardíaca direita significativa. A Figura 13.55 foi registrada em um paciente que havia sido submetido à ressecção de um folhe-

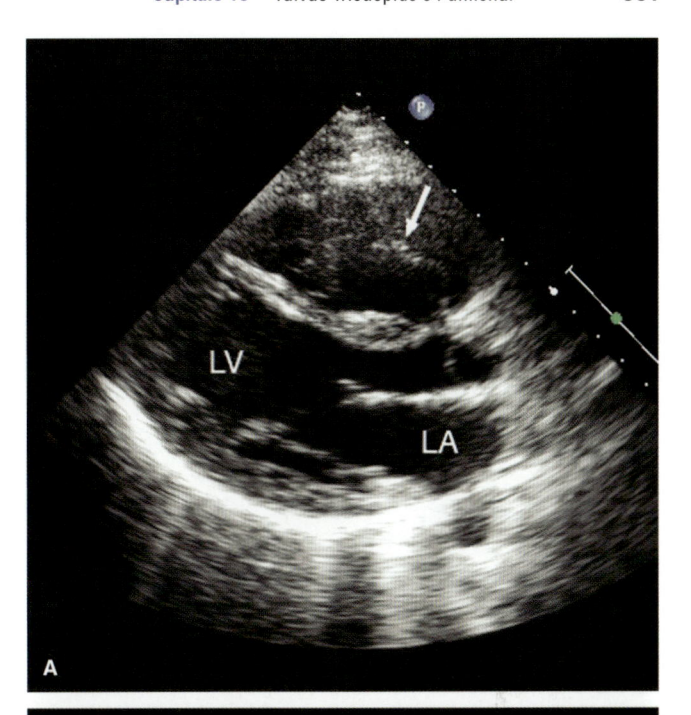

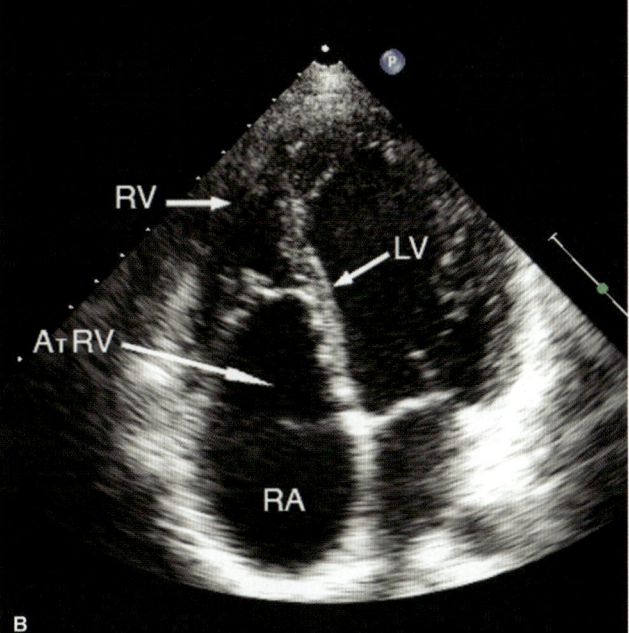

FIGURA 13.53 Ecocardiograma transtorácico registrado em um paciente com anomalia de Ebstein. **A:** Imagem obtida na incidência paraesternal de eixo longo na qual há uma sugestão de ventrículo direito dilatado. Observe também o tecido valvar tricúspide (*seta*) claramente visível no nível da via de saída ventricular direita. **B:** Uma incidência apical de quatro câmaras do mesmo paciente mostra o folheto septal deslocado apicalmente (*seta apontando para a esquerda*) e retesamento do folheto lateral à parede ventricular. O deslocamento apical resulta em uma porção atrial do ventrículo direito (AтRV) e um ventrículo direito menor anatomicamente funcional. LV, ventrículo esquerdo; RA, átrio direito; RV, ventrículo direito.

to da valva tricúspide para endocardite bacteriana aproximadamente 15 anos antes deste ecocardiograma. Observe a ausência de qualquer tecido valvar tricúspide. Por definição, está presente uma regurgitação tricúspide plenamente aberta. Por causa da ausência completa de tecido valvar tricúspide, não há fluxo organizado do ventrículo direito para o átrio direito e nenhum aumento na velocidade ou jato organizado. Isso resulta na ausência de uma zona de convergência, a qual geralmente é observada com fluxo regurgitante organizado e em baixas velocidades do jato regurgitante. Ocasionalmente, essa entidade é encontrada, e por causa da ausência de achados típicos de regurgitação, a

Tumores e Outras Massas

Raramente, pode ocorrer o surgimento de um tumor primário na valva tricúspide. Os tumores relatados sobre a valva tricúspide incluem mixomas muito raros e fibroelastoma ocasional. Quando presentes, eles têm o mesmo aspecto que esses tumores atípicos sobre a valva mitral.

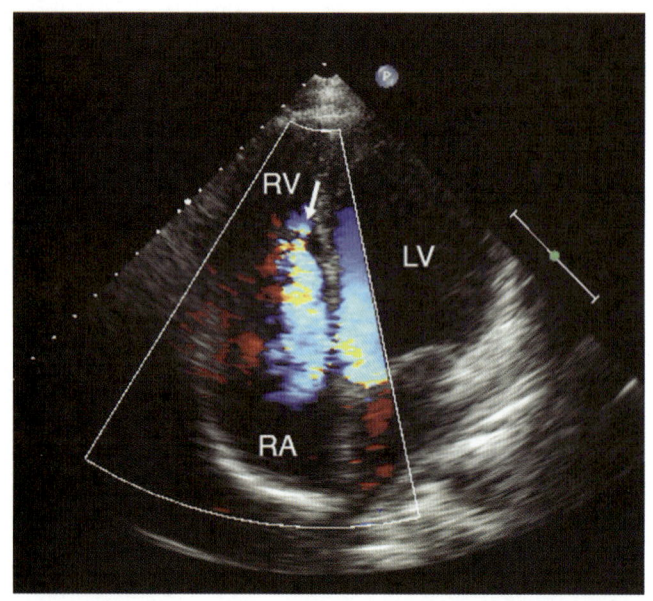

FIGURA 13.54 Imagem com Doppler colorido registrada em um paciente com anomalia de Ebstein da valva tricúspide. Observe a presença de significativa regurgitação tricúspide com uma zona de convergência e *vena contracta* presentes próximas ao ápice (*seta*). Ocasionalmente, em estudos de qualidade marginal, a observação da origem anormal do jato de regurgitação tricúspide pode ser uma pista precoce valiosa da presença de anomalia de Ebstein. LV, ventrículo esquerdo; RA, átrio direito; RV, ventrículo direito.

gravidade da regurgitação tricúspide não é apreciada. O reconhecimento de acentuada dilatação do coração direito e ausência de tecido valvar tricúspide alertam o sonografista e o clínico para a presença dessa situação.

Biopsia Cardíaca

Em pacientes submetidos a transplante cardíaco, muitas vezes a biopsia repetida do miocárdio ventricular direito resulta em regurgitação tricúspide importante. Isto presumivelmente se deve ao traumatismo da valva tricúspide e/ou das cordoalhas tendíneas. Tipicamente, outros aspectos de um coração pós-transplante são notados, inclusive aumento biatrial e proeminentes linhas de sutura. A Figura 13.56 foi obtida em um paciente 3 anos após transplante e que tinha sido submetido a várias biopsias endomiocárdicas. Observe a regurgitação tricúspide moderada relacionada com um folheto frouxo.

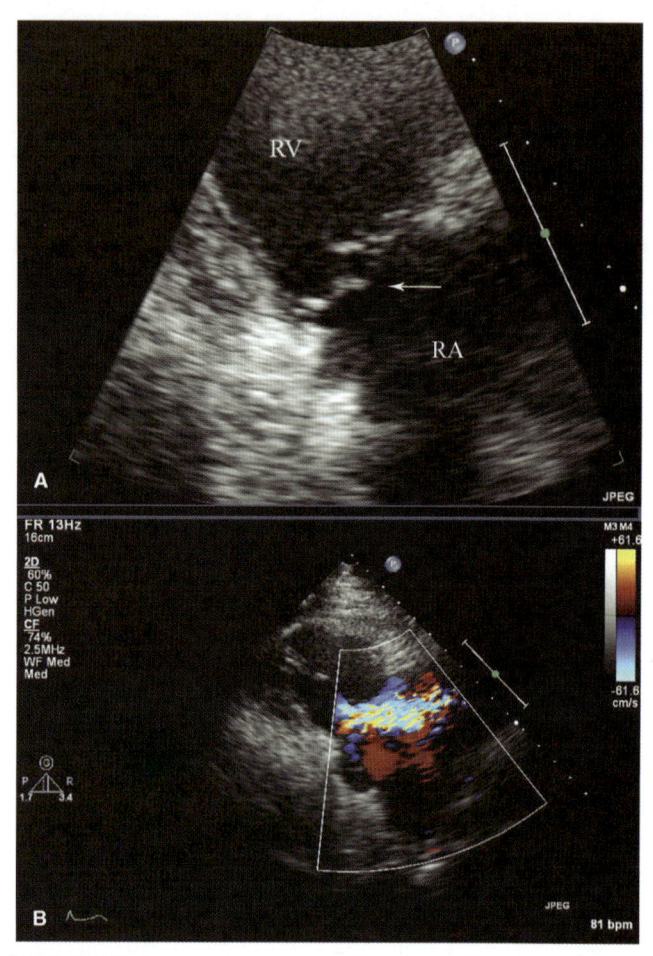

FIGURA 13.56 Via de entrada ventricular direita registrada em um paciente que havia sido anteriormente submetido a transplante cardíaco e múltiplas biopsias cardíacas. **A:** Fotograma na protossístole revelando folheto valvar tricúspide frouxo (*seta*) com regurgitação tricúspide altamente excêntrica confirmada pela imagem com Doppler de fluxo colorido em **B**. RA, átrio direito; RV, ventrículo direito.

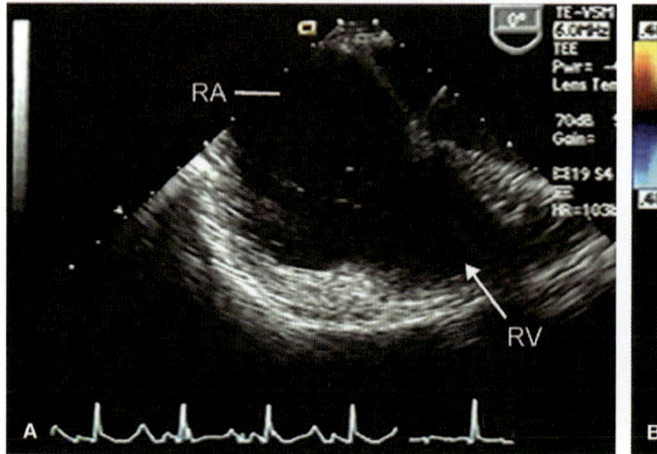
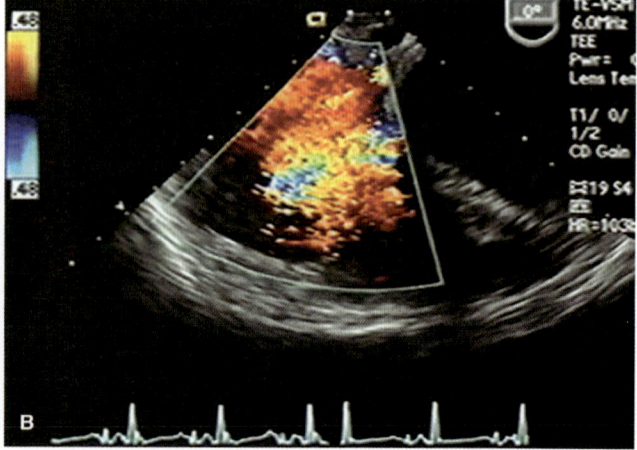

FIGURA 13.55 Ecocardiogramas transesofágicos registrados em uma incidência horizontal atrás do átrio esquerdo em um paciente que tinha sido anteriormente submetido à ressecção da valva tricúspide em decorrência de endocardite bacteriana. **A:** Observe a acentuada dilatação do átrio direito e ventrículo direito e ausência de tecido valvar tricúspide visível. **B:** Na imagem com Doppler colorido, observe a regurgitação tricúspide livre com ausência de qualquer jato organizado. Ocasionalmente, a ausência de um jato verdadeiro com *vena contracta* e zona de convergência pode resultar na verdadeira gravidade de a regurgitação tricúspide não ser apreciada. RA, átrio direito; RV, ventrículo direito.

Leituras Sugeridas

Geral

ACC/AHA guidelines for the management of patients with valvular heart disease. A report of the American College of Cardiology/American Heart Association. Task Force on Practice Guidelines (Committee on Management of Patients with Valvular Heart Disease). J Am Coll Cardiol 1998;32:1486–1588.

Herrera CJ, Mehlman DJ, Hartz RS, et al. Comparison of transesophageal and transthoracic echocardiography for diagnosis of right-sided cardiac lesions. Am J Cardiol 1992;70:964–966.

Nath J, Foster E, Heidenreich PA. Impact of tricuspid regurgitation on long-term survival. J Am Coll Cardiol 2004;43:405–409.

Sugeng L, Shernan STK, Salgo IS, et al. Live three-dimensional transesophageal echocardiography. J Am Coll Cardiol 2008;52:446–449.

Regurgitação Tricúspide/Hemodinâmica

Aessopos A, Farmakis D, Taktikou H, et al. Doppler-determined peak systolic tricuspid pressure gradient in persons with normal pulmonary function and tricuspid regurgitation. J Am Soc Echocardiogr 2000;13:645–649.

Bossone E, Rubenfire M, Bach DS, et al. Range of tricuspid regurgitation velocity at rest and during exercise in normal adult men: implications for the diagnosis of pulmonary hypertension. J Am Coll Cardiol 1999;33:1662–1666.

Chan KL, Currie PJ, Seward JB, et al. Comparison of three Doppler ultrasound methods in the prediction of pulmonary artery pressure. J Am Coll Cardiol 1987;9:549–554.

Currie PJ, Seward JB, Chan KL, et al. Continuous wave Doppler determination of right ventricular pressure: a simultaneous Doppler-catheterization study in 127 patients. J Am Coll Cardiol 1985;6:750–756.

Dib JC, Abergel E, Rovani C, et al. The age of the patient should be taken into account when interpreting Doppler assessed pulmonary artery pressures. J Am Soc Echocardiogr 1997;10:72–73.

Fukuda S, Gillinov AM, Song J, et al. Echocardiographic insights into atrial and ventricular mechanisms of functional tricuspid regurgitation. Am Heart J 2006;152:1208–1214.

McQuillan BM, Picard MH, Leavitt M, et al. Clinical correlates and reference intervals for pulmonary artery systolic pressure among echocardiographically normal subjects. Circulation 2001;104:2797–2802.

Tribouilloy CM, Enriquez-Sarano M, Bailey KR, et al. Quantification of tricuspid regurgitation by measuring the width of the vena contracta with Doppler color flow imaging: a clinical study. J Am Coll Cardiol 2000;36:472–478.

Zoghbi WA, Enriquez-Sarano M, Foster E, et al. Recommendations for evaluation of the severity of native valvular regurgitation with two-dimensional and Doppler echocardiography. J Am Soc Echocardiogr 2003;16:777–802.

Doenças Clínicas Específicas

Chopra HK, Nanda NC, Fan P, et al. Can two-dimensional echocardiography and Doppler color flow mapping identify the need for tricuspid valve repair? J Am Coll Cardiol 1989;14:1266–1274.

Pellikka PA, Tajik AJ, Khandheria BK, et al. Carcinoid heart disease. Clinical and echocardiographic spectrum in 74 patients. Circulation 1993;87:1188–1196.

Robiolio PA, Rigolin VH, Wilson JS, et al. Carcinoid heart disease. Correlation of high serotonin levels with valvular abnormalities detected by cardiac catheterization and echocardiography. Circulation 1995;92:790–795.

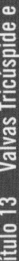

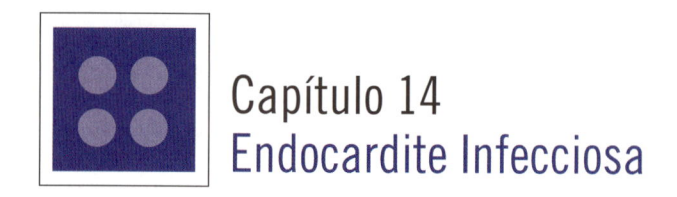

Capítulo 14
Endocardite Infecciosa

Apesar dos avanços na antibioticoterapia e opções cirúrgicas, a endocardite infecciosa permanece uma condição desafiadora e muitas vezes fatal. Uma razão para isso é a dificuldade de se estabelecer um diagnóstico acurado, particularmente no início da doença quando a conduta apropriada pode salvar vidas. À medida que as abordagens terapêuticas se tornaram mais bem-sucedidas, a importância do diagnóstico precoce e acurado é óbvia. Infelizmente, nenhum teste ou achado isoladamente estabelece o diagnóstico em todos os casos. Em vez disso, uma constelação de achados que constituem os critérios diagnósticos continua a evoluir.

O papel central que a ecocardiografia exerce no diagnóstico de endocardite começou no início dos anos 1970 com a demonstração ecocardiográfica de uma vegetação valvar pela técnica em modo M. Com o advento das modalidades bidimensionais e com Doppler, a ecocardiografia se tornou praticamente indispensável para o diagnóstico e conduta frente a esses pacientes. Hoje em dia, os achados ecocardiográficos constituem uma parte central dos critérios diagnósticos de endocardite infecciosa.

Perspectiva Clínica

A endocardite infecciosa é definida como uma infecção localizada em qualquer lugar no endocárdio, inclusive paredes das câmaras, vasos e defeitos congênitos. A vasta maioria das vegetações, no entanto, ocorre sobre os folhetos valvares. A infecção também pode ocorrer em qualquer material protético ou implantado, como próteses valvares, condutos, eletrodos de marca-passo e cateteres. Nos últimos anos, a importância dos dispositivos intracardíacos como um fator de risco para o desenvolvimento de endocardite tem aumentado. À medida que aumenta a proliferação desses dispositivos, especialmente em pacientes mais idosos e mais enfermos, a incidência de infecção nesse quadro irá aumentar mais. O processo de desenvolvimento de endocardite ocorre no quadro de bacteriemia ou fungemia. O evento deflagrador geralmente requer a presença de um jato de alta velocidade, que pode ser devido a uma anomalia congênita como um defeito septal ventricular, uma valva regurgitante ou uma prótese valvar. Acredita-se que o jato interfere na superfície endotelial protetora permitindo que agentes patogênicos transportados pelo sangue se fixem e aglutinem-se. À medida que o ninho de infecção se organiza, massas de microrganismos atraem plaquetas, fibrina e outros materiais que se aderem à superfície endotelial para formar uma vegetação. A vegetação irá crescer de tamanho, como um grumo séssil ou uma massa altamente móvel e até mesmo pedunculada com potencial de provocar embolias. Como um marco de endocardite, a capacidade de detectar a vegetação é o ponto principal do diagnóstico. Essa sequência de eventos oferece um mecanismo para o desenvolvimento de endocardite em pacientes com cardiopatia básica. Entretanto, como até 50% dos pacientes que contraem endocardite não têm lesões associadas a um jato de alta velocidade, algum outro conjunto de condições tem de estar em funcionamento nesses pacientes para explicar o elo entre bacteriemia e acometimento cardíaco.

Assim, a abordagem clássica ao diagnóstico de endocardite, desenvolvida por von Reyn e colaboradores no início dos anos 1980, focalizou a evidência patológica de infecção dentro do coração e se baseou intensamente na presença de hemoculturas positivas para um organismo apropriado em associação com evidências clínicas sugerindo endocardite. Essa série inicial incluiu 123 casos diagnosticados usando critérios clínicos rígidos (von Reyn et al., 1981). Os critérios de von Reyn rapidamente se tornaram o padrão por meio do qual o diagnóstico de endocardite pode ser estabelecido. Como a endocardite "provável" requeria evidências clínicas confirmatórias, formas iniciais ou menos graves da doença não foram incluídas. Importante notar que as definições de von Reyn não incluíram achados ecocardiográficos como parte dos critérios.

Características Ecocardiográficas de Vegetação

A versatilidade da ecocardiografia na avaliação de endocardite é ilustrada no Quadro 14.1. Entre suas funções importantes está a identificação de cardiopatia básica sabidamente causadora de aumentar o risco de infecção no paciente. Embora a ausência de cardiopatia básica não confira proteção contra endocardite, condições particulares, como cardiopatia congênita e valva mitral mixomatosa, são fatores de risco conhecidos. Ao mesmo tempo, essas condições muitas vezes complicam o diagnóstico de endocardite ao criarem anormalidades que mimetizam ou ocultam evidência ecocardiográfica de endocardite.

Um primeiro passo essencial na avaliação ecocardiográfica é a procura de evidências de infecção aguda em desenvolvimento. Embora existam várias manifestações de endocardite, incluindo abscessos e fístulas, a evidência mais comum e direta de endocardite infecciosa é a vegetação. Como uma vegetação começa como um foco microscópico de infecção e gradualmente cresce até uma massa conspícua, a sua presença pode ou não estar evidente em um estudo com imagens. Assim, a ecocardiografia tem de ser sensível o suficiente para detectar a vegetação e específica o suficiente para diferenciá-la de outras anormalidades ou artefatos ecocardiográficos. Como mostra o Quadro 14.2, certos aspec-

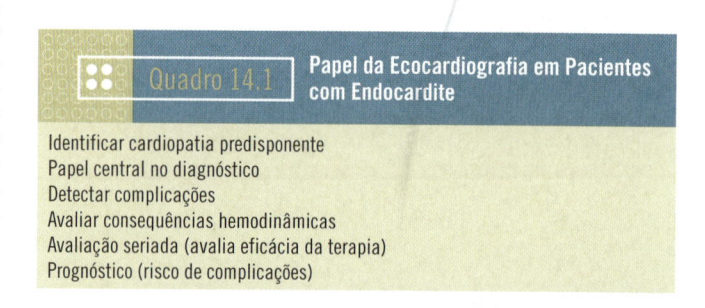

Quadro 14.1 — Papel da Ecocardiografia em Pacientes com Endocardite

Identificar cardiopatia predisponente
Papel central no diagnóstico
Detectar complicações
Avaliar consequências hemodinâmicas
Avaliação seriada (avalia eficácia da terapia)
Prognóstico (risco de complicações)

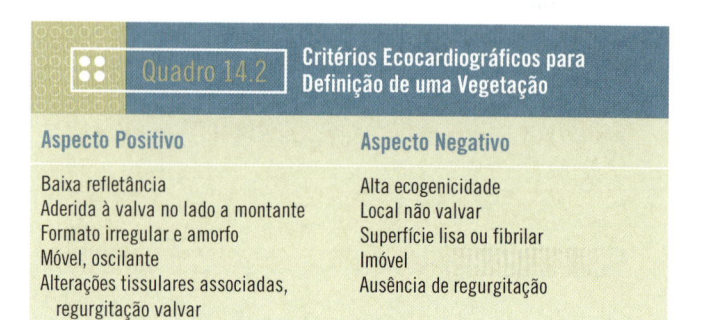

Quadro 14.2 — Critérios Ecocardiográficos para Definição de uma Vegetação

Aspecto Positivo	Aspecto Negativo
Baixa refletância	Alta ecogenicidade
Aderida à valva no lado a montante	Local não valvar
Formato irregular e amorfo	Superfície lisa ou fibrilar
Móvel, oscilante	Imóvel
Alterações tissulares associadas, regurgitação valvar	Ausência de regurgitação

tos ecocardiográficos podem ser usados para aumentar ou diminuir a probabilidade de que uma massa se deve a endocardite, ou seja, representa uma vegetação. Uma vegetação é tipicamente uma massa de formato irregular, altamente móvel fixada à borda de um folheto valvar. As vegetações tendem a se desenvolver no lado a montante da valva, ou seja, no lado ventricular da valva aórtica e lado atrial da valva mitral (Figura 14.1). Elas podem ser sésseis ou pedunculadas, mas geralmente têm movimentação independente da própria valva. Como elas frequentemente ocorrem no caminho de um jato de alta velocidade, a sua movimentação muitas vezes é descrita como oscilante ou vibrante. A presença de mobilidade significativa, ou movimentação oscilante, constitui um aspecto clássico da maioria das vegetações. De fato, a ausência de mobilidade fala contra o diagnóstico e deve sugerir a possibilidade de um diagnóstico alternativo. A forma e o tamanho das vegetações são bastante variáveis e podem, com o passar do tempo, aumentar (devido à progressão da doença) ou diminuir (devido a cura ou embolia). As vegetações micóticas tendem a ser maiores do que as causadas por infecções bacterianas, e aquelas envolvendo a valva tricúspide tendem a ser maiores em comparação com as vegetações que acometem a valva aórtica ou mitral.

Embora tipicamente aderidas a uma valva, as vegetações podem também se fixar às cordoalhas, paredes das câmaras ou qualquer corpo estranho, como cabo de marca-passo e cateter de demora e anel de sutura de próteses valvares. A Figura 14.2 é um exemplo de endocardite acometendo uma valva tricúspide suína bem como o cabo de marca-passo que se estende através dela. A massa em si mesma tipicamente é homogênea com ecogenicidade similar à do miocárdio. Entretanto, as vegetações podem ocasionalmente ser císticas ou parecerem mais densas e calcificadas. O processo infeccioso muitas vezes altera a estrutura e a função da valva. Em decorrência disso, certo grau de regurgitação acompanha a maioria dos casos de endocardite aguda. A Figura 14.3 mostra um paciente com vegetação na valva mitral. O envolvimento é extenso e a valva parece estar parcialmente frouxa. Há uma grave regurgitação mitral. A Figura 14.4 mostra um paciente com uma grave regurgitação aórtica com uma vegetação valvar aórtica associada. Embora a vegetação não pareça ser grande, o seu efeito sobre a função da valva é evidente. Se o processo resultar em destruição do tecido basal, acarretando uma valva frouxa

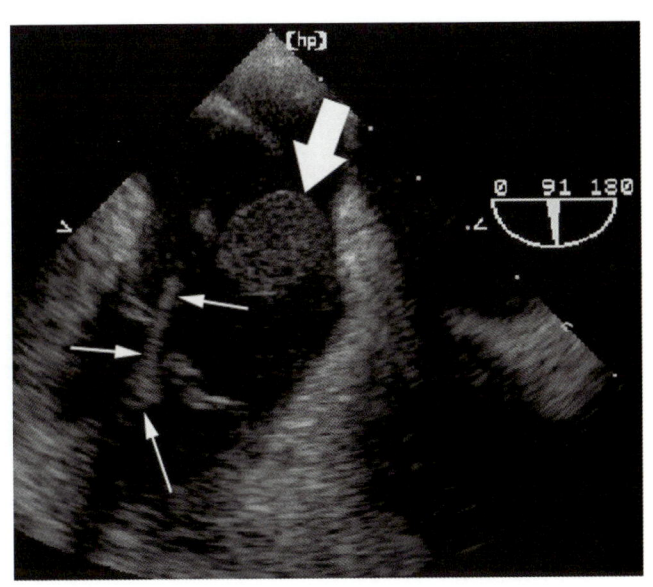

FIGURA 14.2 Ecocardiografia transesofágica mostra uma massa grande (*seta grande*) presa a um cabo de marca-passo (*setas pequenas*) no átrio direito. Essa massa mais provavelmente representa um trombo infectado. 🔌

ou perfurada, o grau de regurgitação será grave. Por exemplo, se a infecção provocar a ruptura de uma cordoalha da valva mitral, sobrevirá uma grave regurgitação mitral. Isso é demonstrado na Figura 14.5 obtida em um paciente com valva mitral frouxa em um quadro de endocardite estafilocócica. A Figura 14.6 é um exemplo de uma pequena perfuração da cúspide não coronária da valva aórtica decorrente de infecção. Estava presente uma regurgitação aórtica, mas não foi identificada nenhuma vegetação bem marcada. Muito mais raramente, uma grande vegetação poderá obstruir o orifício de uma valva, acarretando uma forma funcional de estenose valvar (Figura 14.7).

Embora a maior parte das vegetações envolva valvas, em alguns casos a infecção pode invadir outras estruturas, como as paredes das câmaras. A Figura 14.8 mostra uma vegetação incomum fixa à parede posterior do átrio esquerdo, próximo à base do folheto posterior mitral. O ecocardiograma tridimensional mostra uma pequena massa séssil se projetando da parede da câmara (mais bem vista pelo vídeo). Um outro exemplo dessa manifestação de infecção é mostrado na Figura 14.9. Neste caso, a vegetação aderiu à parede do átrio esquerdo e posteriormente ao anel mitral.

Deve ser ressaltado que não existe uma característica única no ecocardiograma que identifique de modo conclusivo uma massa como uma vegetação. A capacidade de detectar uma vegetação depende do seu tamanho e local, presença de cardiopatia básica, qualidade da imagem e ajustes do equipamento. Todas as janelas ecocardiográficas disponíveis devem ser usadas e deve ser feito um mapeamento do fluxo com Doppler para se identificar qualquer regurgitação valvar associada. Embora massas de até mesmo 2 mm tenham sido descritas, na maior parte dos casos, uma vegetação tem de ter pelo menos 3 a 6 mm de tamanho para ser vista confiavelmente. A qualidade da imagem também irá influenciar a nossa capacidade de visibilizar estruturas pequenas. Conforme discutido mais tarde, essas são as áreas nas quais foram demonstradas as vantagens da ecocardiografia transesofágica.

Para se evitarem resultados falso-positivos, as vegetações têm de ser diferenciadas de outras anormalidades que produzem ecos, como processos mixomatosos, alterações degenerativas (inclusive excrescências de Lambl e calcificação), tumores, trombos e artefatos nas imagens. A Figura 14.10 foi obtida em um paciente assintomático. A grande massa na valva mitral poderia muito bem ter sido erradamente considerada como uma vegetação. No entanto, a ausência de sinais clínicos de vegetação sugere um diagnóstico alternativo. Neste caso, a massa foi um cisto sanguíneo. Uma cardiopatia básica pode ocultar a presença de uma vegeta-

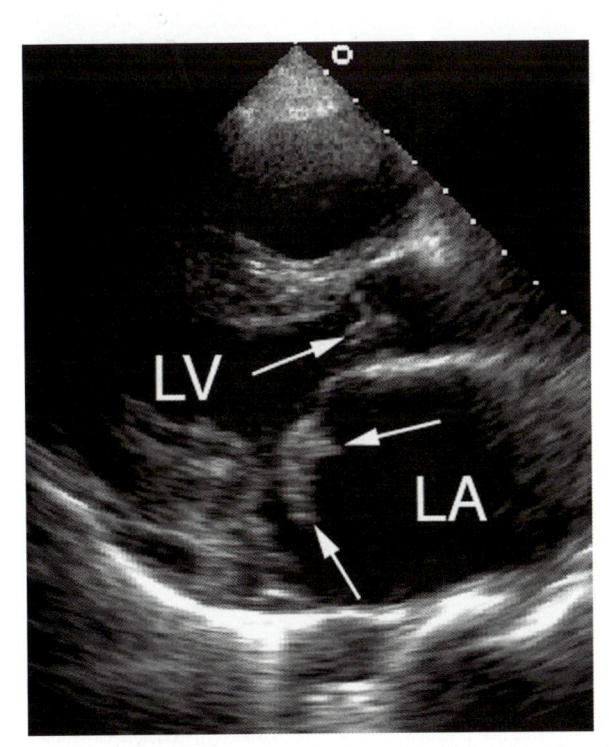

FIGURA 14.1 Um exemplo de vegetações envolvendo as valvas mitral e aórtica. As vegetações estão indicadas pelas *setas*. LA, átrio esquerdo; LV, ventrículo esquerdo. 🔌

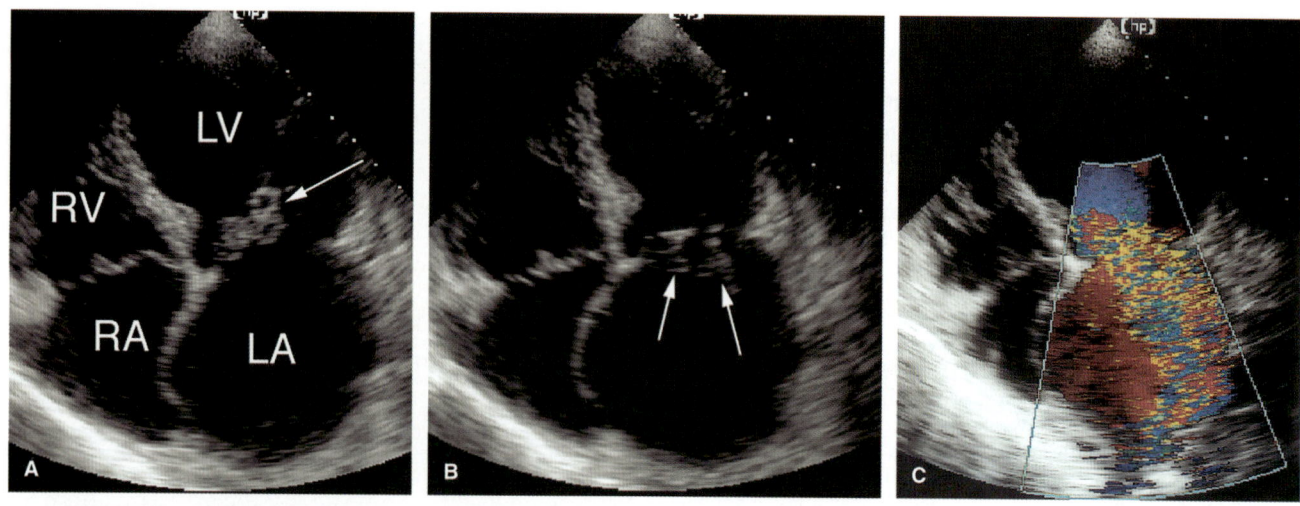

FIGURA 14.3 Uma grande vegetação acometendo o folheto anterior da mitral. **A:** O tamanho e o local da massa são evidentes (*seta*). **B:** Durante a sístole, a vegetação pode ser vista no lado atrial esquerdo da valva mitral (*setas*). **C:** Imagem com Doppler colorido revela regurgitação mitral grave. LA, átrio esquerdo; LV, ventrículo esquerdo; RA, átrio direito; RV, ventrículo direito.

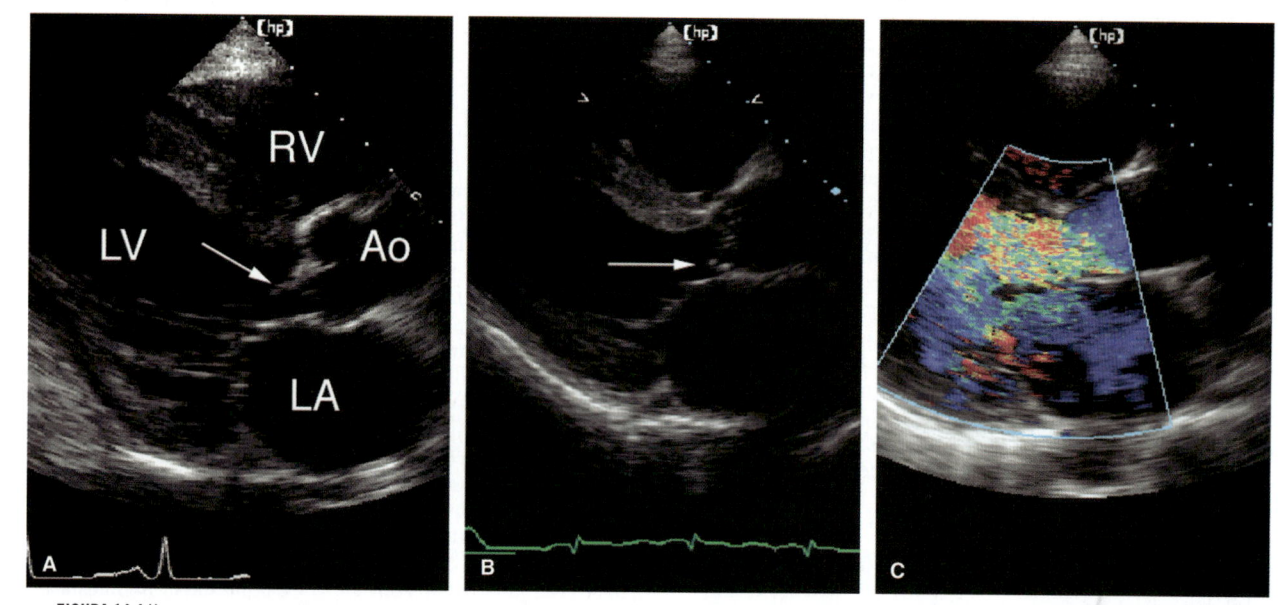

FIGURA 14.4 Uma pequena vegetação na valva aórtica (*seta*) durante a diástole **(A)** e sístole **(B)**. **C:** Doppler colorido mostra regurgitação aórtica grave. Ao, aorta; LA, átrio esquerdo; LV, ventrículo esquerdo; RV, ventrículo direito.

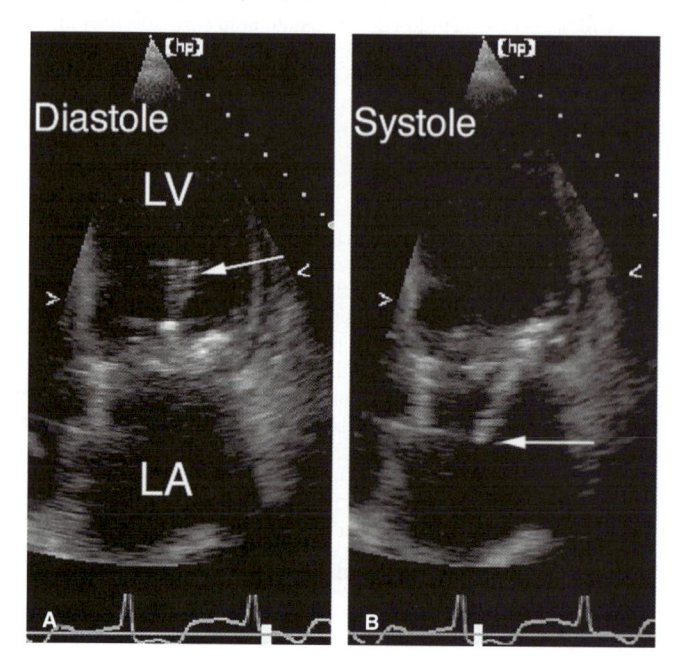

FIGURA 14.5 Extensa infecção envolvendo a valva mitral. **A:** Um fotograma na diástole mostra uma massa alongada e altamente móvel (*seta*) dentro do ventrículo esquerdo. **B:** Durante a sístole, a massa se estende através do orifício da valva mitral para o interior do átrio esquerdo (*seta*). O processo infeccioso tinha destruído parte da estrutura valvar resultando em grave regurgitação. Diastole, diástole; LA, átrio esquerdo; LV, ventrículo esquerdo. Systole, sístole.

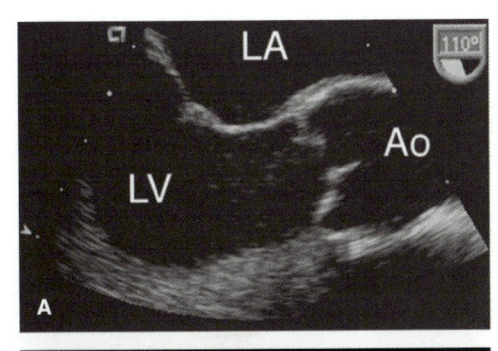

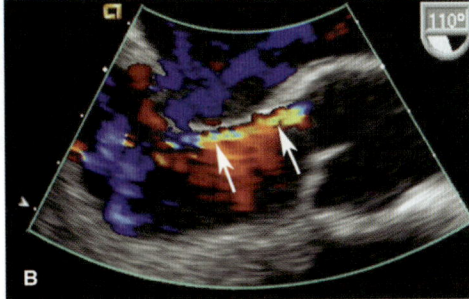

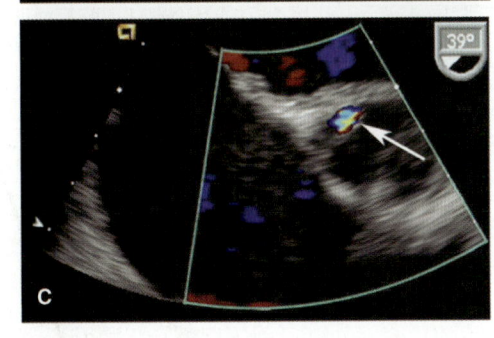

FIGURA 14.6 Ecocardiograma transtorácico mostra uma pequena perfuração da cúspide não coronária da valva aórtica. **A:** Espessamento focal é visto, mas sem uma vegetação definida. **B:** Imagem com Doppler colorido mostra o jato se estendendo através da cúspide (*setas*). **C:** Uma incidência de eixo curto confirma o local da perfuração (*seta*). Ao, aorta; LA, átrio esquerdo; LV, ventrículo esquerdo.

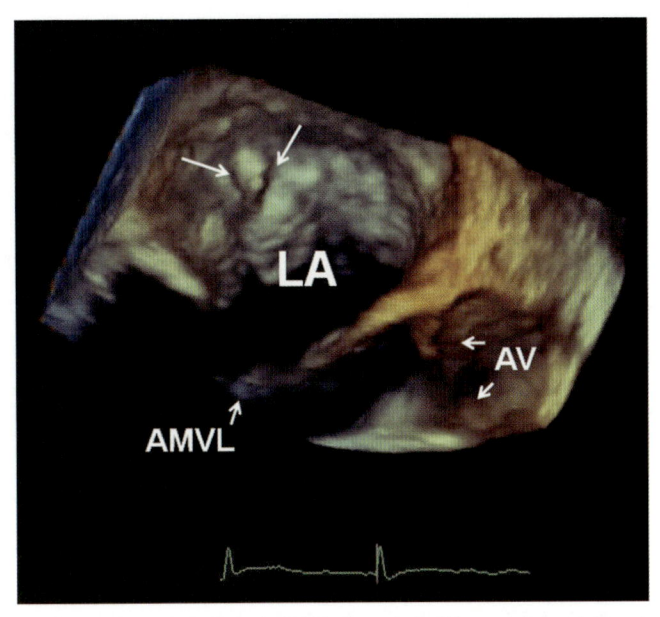

FIGURA 14.8 Vegetação incomum (*setas*) fixa à parede do átrio esquerdo e mais bem visibilizada pela ecocardiografia transesofágica tridimensional. A massa móvel tem origem na parede atrial logo atrás do folheto mitral posterior. O paciente também tinha endocardite acometendo o coração direito. AMVL, folheto anterior da valva mitral; AV, valva aórtica; LA, átrio esquerdo.

ção como também aumenta a probabilidade de achados falso-positivos por meio da interpretação errada (Figura 14.11). Assim, a acurácia da ecocardiografia é maior em pacientes sem valvopatia básica. Ademais, vegetações ativas têm de ser diferenciadas de vegetações antigas ou curadas. Alguns estudos sugeriram que as vegetações tendem a se tornar menores e mais circunscritas e ecogênicas com o passar do tempo como parte do processo de cura. Embora isso geralmente seja verdadeiro, uma redução no tamanho de uma vegetação também pode sugerir embolia. Assim a diferenciação entre vegetação ativa da curada não pode de maneira alguma ser confiada à ecocardiografia somente, mas fatores clínicos também têm de ser levados em consideração.

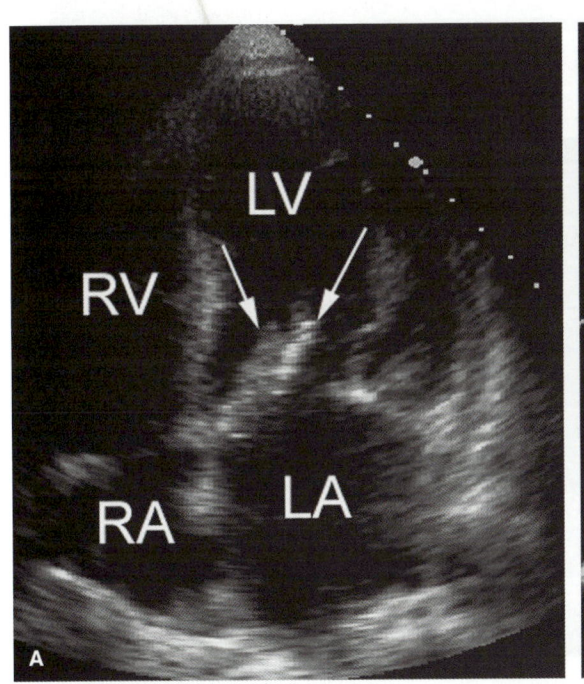

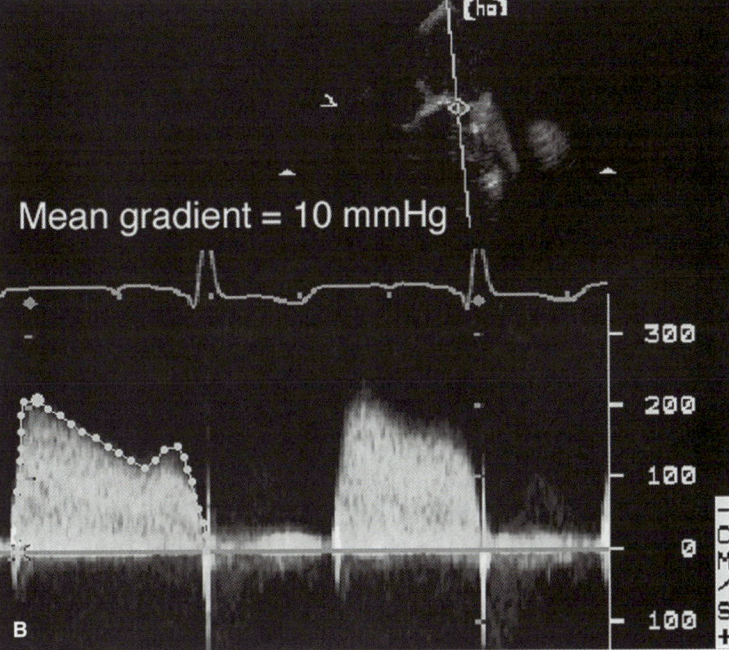

FIGURA 14.7 A: Uma grande vegetação envolvendo o folheto anterior mitral (*setas*). **B:** Imagem com Doppler espectral registrou um gradiente médio de 10 mmHg através da valva mitral. LA, átrio esquerdo; LV, ventrículo esquerdo; Mean gradient, gradiente médio; RA, átrio direito; RV, ventrículo direito.

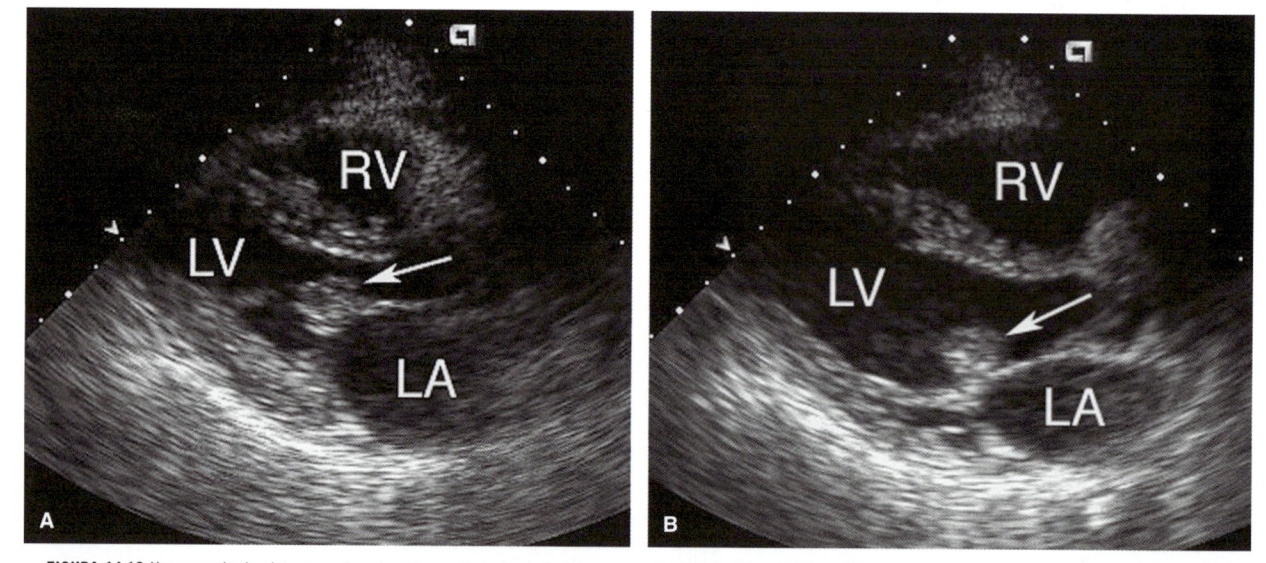

FIGURA 14.9 A: As *setas* indicam múltiplas massas dentro do ventrículo esquerdo e átrio esquerdo, compatíveis com vegetações. A ecocardiografia transesofágica confirmou esses achados e também revelou envolvimento da valva tricúspide (*setas*). **B:** Observe o local da massa no interior do átrio esquerdo se estendendo desde a base do folheto da valva mitral ao longo da parede do átrio esquerdo (*setas*). **C:** Fotograma diastólico mostra a natureza altamente móvel das vegetações (*setas*). Diastole, diástole; LA, átrio esquerdo; LV, ventrículo esquerdo; RA, átrio direito; RV, ventrículo direito; Systole, sístole.

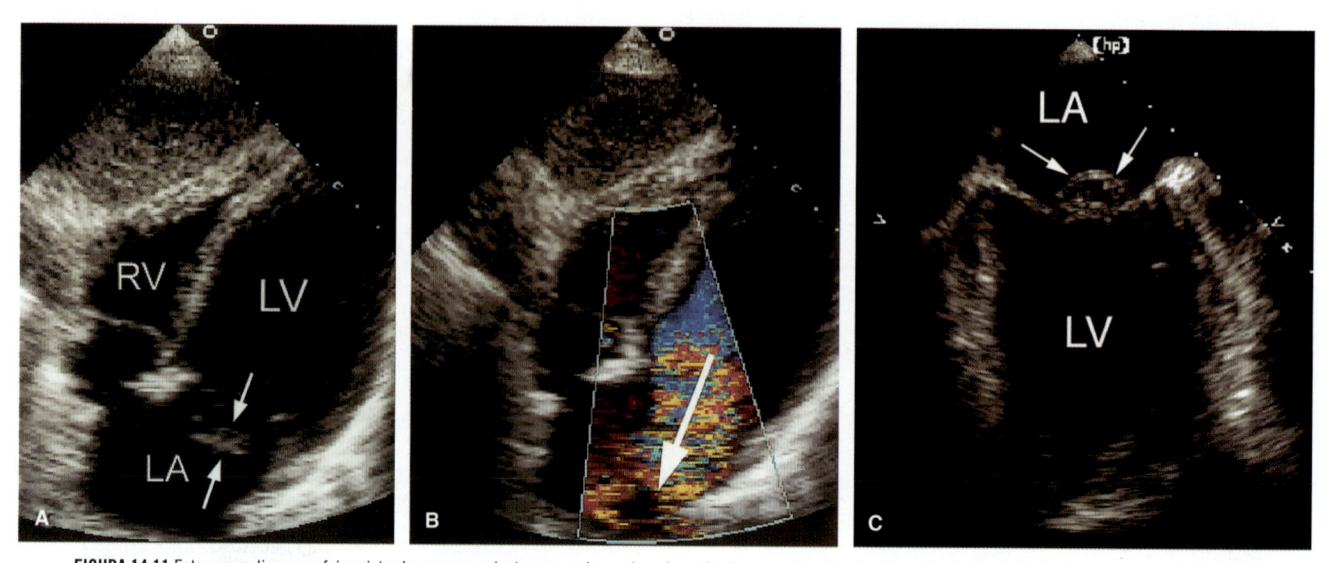

FIGURA 14.10 Um exemplo de cisto sanguíneo (*seta*) na valva mitral. Os fotogramas diastólicos **(A)** e sistólicos **(B)** são mostrados. Tal aspecto poderia facilmente ser confundido com vegetação. LA, átrio esquerdo; LV, ventrículo esquerdo; RV, ventrículo direito.

FIGURA 14.11 Este ecocardiograma foi registrado em um paciente com prolapso da valva mitral e regurgitação mitral importante. A valva mitral estava mixomatosa e parcialmente frouxa. **A:** A valva em prolapso está indicada pelas setas. **B:** Grave regurgitação mitral (*seta*). **C:** Um ecocardiograma transesofágico mostra a concha em prolapso (*setas*). Isso poderia facilmente ser confundido com uma vegetação. LA, átrio esquerdo; LV, ventrículo esquerdo; RV, ventrículo direito.

Acurácia Diagnóstica da Ecocardiografia

Durante os últimos 30 anos, vários estudos clínicos foram realizados para testar a acurácia da ecocardiografia na determinação de vegetações e outras manifestações de endocardite aguda. Uma limitação de todos esses estudos é a dificuldade em se definir o padrão baseado no qual o diagnóstico é estabelecido. Na maior parte das séries, foi usado um padrão clínico para o diagnóstico que incorporava achados clínicos, resultados de hemoculturas, resposta a terapia e medidas de desfecho. Embora prática, essa abordagem tinha limitações óbvias que muito provavelmente limitavam a inclusão de alguns pacientes que tinham bacteriemia, mas nunca tinham tido endocardite. Padrões mais rigorosos de diagnóstico que demandavam confirmação patológica e/ou cirúrgica têm, por definição, de excluir pacientes com endocardite, mas nunca foram submetidos a cirurgia ou necropsia. Em decorrência disso, somente "os mais enfermos dos enfermos" seriam incluídos nessa série. Finalmente, o reconhecimento, ao longo do tempo, de envolvimento fundamental da ecocardiografia no estabelecimento de um diagnóstico tornou crescentemente difícil "testar o teste". Ou seja, fica impossível estabelecer a acurácia de um teste (neste caso, ecocardiografia) que está fundamentalmente envolvido na definição da doença. Por todas essas razões, a sensibilidade e especificidade exatas das várias técnicas ecocardiográficas têm de ser interpretadas em contexto. Apesar dessas limitações, a utilidade geral da ecocardiografia como uma parte integrante do algoritmo diagnóstico está bem estabelecida.

Um resumo dos estudos que examinam a ecocardiografia transtorácica para o diagnóstico de endocardite é apresentado no Quadro 14.3. A sensibilidade da técnica transtorácica na detecção de vegetações é de 60% a 70%. O tamanho e a qualidade da imagem com certeza são determinantes da capacidade da ecocardiografia de detectar uma vegetação. Por meio da ecocardiografia transtorácica, a sensibilidade para detecção de endocardite em pacientes com próteses valvares é significativamente mais baixa; conforme se discute mais tarde. Deve-se reconhecer que alguns pacientes com endocardite podem não apresentar vegetações, desse modo justificando alguns resultados falso-negativos. O estabelecimento da especificidade da técnica é mais difícil. Embora a taxa de falso-positivos relatada seja bastante baixa na maioria das séries, a especificidade irá variar amplamente dependendo da população estudada e dos critérios usados para definir a doença. Conforme discutido anteriormente, a distinção entre vegetações ativas e vegetações curadas, alteração mixomatosa ou tumores na ausência de informações clínicas é quase impossível. Na maioria dos casos, a ecocardiografia deve ser interpretada dentro de um contexto, desse modo evitando-se a maior parte dos resultados falso-positivos.

No início dos anos 1980, as vantagens potenciais da ecocardiografia transesofágica na avaliação de pacientes com suspeita de endocardite foram reconhecidas pela primeira vez. Conforme mostra o Quadro 14.3, a sensibilidade da ecocardiografia transesofágica é consistentemente mais alta do que a da técnica transtorácica. A melhor qualidade da imagem e a maior proximidade entre o transdutor e as valvas são responsáveis por tal diferença. Vegetações menores, aquelas associadas a próteses valvares e aquelas em locais que seriam sombreados ou ocultos durante a aquisição de imagens transtorácicas são algumas das áreas nas quais a abordagem transesofágica é superior.

Ao se compararem duas técnicas ecocardiográficas na mesma população de pacientes, a sensibilidade superior das imagens transesofágicas tem sido consistentemente encontrada (Figura 14.12). Ao mesmo tempo, muitas dessas séries contemporâneas têm relatado uma sensibilidade da ecocardiografia transtorácica menor do que de outro modo seria de se esperar. Isso em parte pode ser explicado pela mera disponibilidade da aquisição de imagens transesofágicas. Se o exame transtorácico for abordado com menos determinação e rigor, pequenas lesões podem passar despercebidas, desse modo contribuindo para ampla diferença na sensibilidade entre os dois exames. Embora a superioridade da ecocardiografia transesofágica esteja além de questionamento, a magnitude da diferença (ou seja, sensibilidade surpreendentemente baixa da ecocardiografia transtorácica) é digna de nota. Parte disso pode ser explicado na seleção de pacientes que incluía uma maior porcentagem de indivíduos com probabilidade pré-teste de doença relativamente baixa. Por outro lado, a disponibilidade da ecocardiografia transesofágica pode ter indiretamente contribuído para a realização de um estudo transtorácico mais superficial e menos rigoroso, seguido por um exame transesofágico mais completo e rigoroso. Uma vantagem adicional da ecocardiografia transesofágica está na sua capacidade de identificar outras manifestações de endocardite, como abscessos anulares e fístulas (Figura 14.13). Apesar de uma sensibilidade relativamente pequena da ecocardiografia transtorácica, um estudo normal na presença de qualidade excelente de imagem é forte evidência contra endocardite.

O impacto da ecocardiografia tridimensional nesta área ainda não está definido. A Figura 14.14 é um exemplo de uma vegetação valvar aórtica registrada com imagem tridimensional. Teoricamente, a capacidade da ecocardiografia tridimensional de visibilizar uma valva toda (em vez de fatias isoladas da valva) melhoraria a sensibilidade ao reduzir resultados falso-negativos. Infelizmente, a maioria dos diagnósticos ecocardiográficos não percebidos está relacionada com a qualidade da imagem, que também afetaria negativamente as imagens tridimensionais. Ou seja, se uma vegetação não é percebida na imagem bidimensional por causa da má qualidade de imagem, ela poderá não ser vista na imagem tridimensional pela mesma razão.

Quadro 14.3 — Acurácia Diagnóstica da Ecocardiografia na Detecção de Endocardite

Referência	N	Sensibilidade (%) ETT	Sensibilidade (%) ETE
Erbel et al., 1988	166	63	100
Mugge et al., 1989	91	58	90
Shively et al., 1991	66	44	94
Birmingham et al., 1992	63	30	88
Shapiro et al., 1994	64	68	91
Lowry et al., 1994	93	36	93
Werner et al., 1996	104	60	93

ETE, ecocardiografia transesofágica; ETT, ecocardiografia transtorácica.

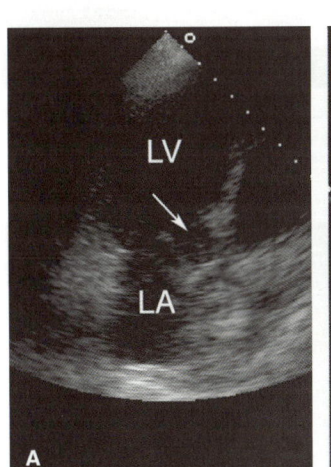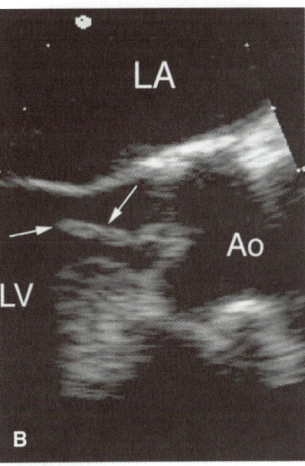

FIGURA 14.12 Esta vegetação na valva aórtica não foi detectada na imagem transtorácica **(A)**. A *seta* aponta em direção da valva aórtica, mas a massa não foi visibilizada. **B:** O ecocardiograma transesofágico mostra claramente a vegetação. Ao, aorta; LA, átrio esquerdo; LV, ventrículo esquerdo.

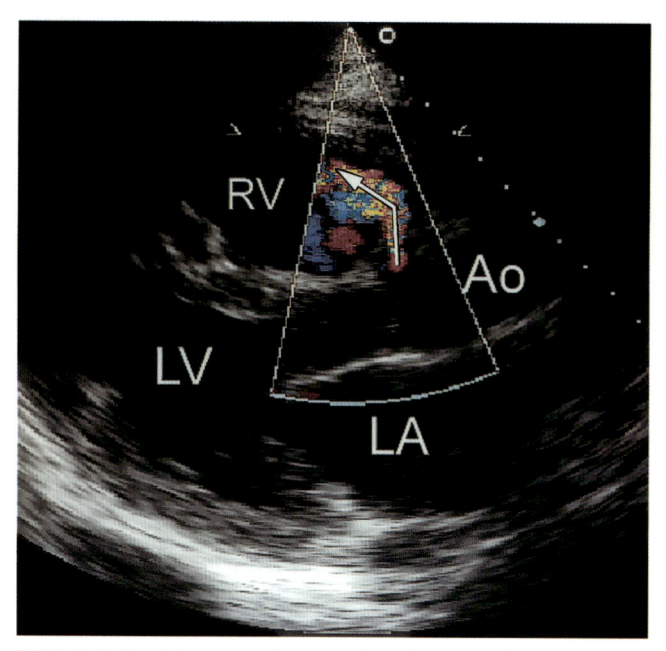

FIGURA 14.13 Uma fístula entre a via de saída do ventrículo esquerdo e o ventrículo direito (*seta*) mostrada em um ecocardiograma transtorácico usando Doppler colorido. Esta se desenvolveu como uma complicação de um abscesso anular aórtico. Ao, aorta; LA, átrio esquerdo; LV, ventrículo esquerdo; RV, ventrículo direito.

A qualidade da imagem geralmente não constitui um problema com a ecocardiografia transesofágica, mas a alta acurácia da ecocardiografia transesofágica bidimensional tornará difícil para a ecocardiografia transesofágica tridimensional demonstrar valor aditivo. Uma vantagem potencial da imagem tridimensional é a oportunidade da visibilização completa de casos complexos e proporcionar avaliação espacial verdadeira da extensão da doença. Espera-se muito mais experiência nesta área nos próximos anos.

Evolução dos Critérios Diagnósticos

O diagnóstico clínico de endocardite infecciosa sempre foi desafiador. Antes do uso rotineiro da ecocardiografia, o estabelecimento do diagnóstico de endocardite focalizava evidências de infecção presente no sangue juntamente com evidências clínicas de envolvimento cardíaco. Em 1994, o Duke Endocarditis Service publicou novos critérios para o diagnóstico de endocardite fortemente baseados em achados ecocardiográficos. No estudo original, 405 casos foram revistos retrospectivamente e classificados como certos, possíveis ou rejeitados com base na presença ou ausência de critérios principais e secundários. Quando comparados com critérios previamente usados, os novos critérios propostos pelo Duke classificaram significativamente mais casos como endocardite certa. Entre os casos comprovados patologicamente, os critérios de Duke eram significativamente mais sensíveis (80%) quando comparados com os critérios de von Reyn (51 %) (Quadro 14.4).

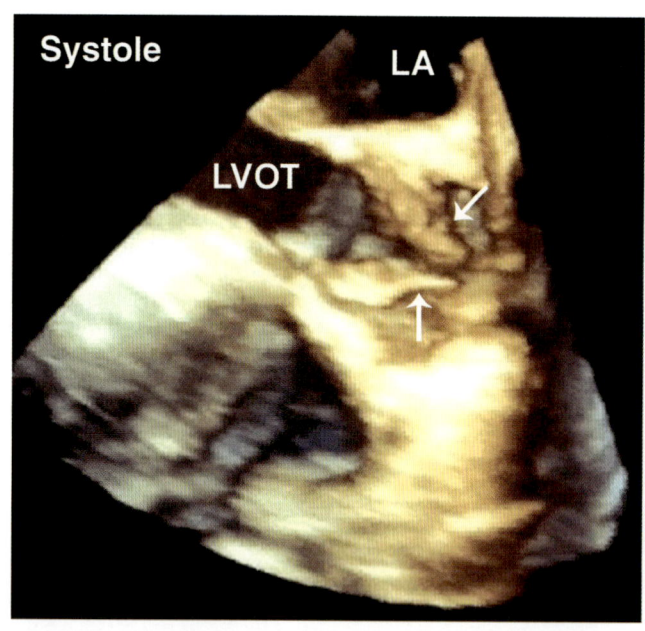 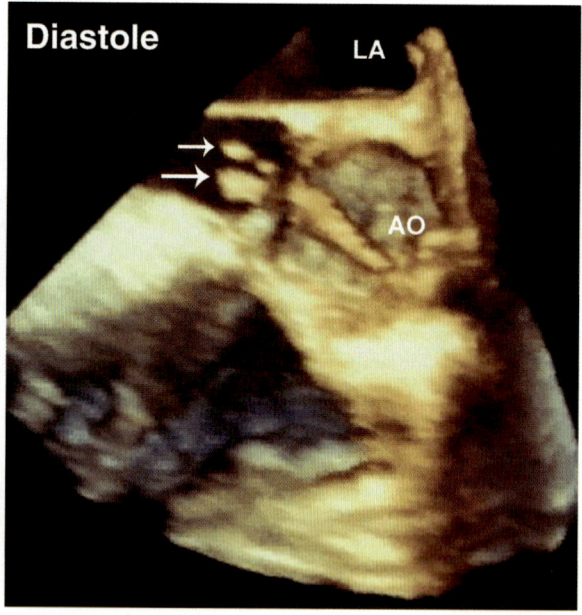

FIGURA 14.14 Uma vegetação envolvendo uma valva aórtica estenótica congênita é demonstrada pela ecocardiografia transesofágica tridimensional. **Painel esquerdo:** Na sístole, a formação em cúpula das cúspides valvares é mostrada. **Painel direito:** Na diástole, massa móvel (*setas*) é observada fazendo protrusão para o interior da via de saída do ventrículo esquerdo. Ao, aorta; Diastole, diástole; LA, átrio esquerdo; LVOT, via de saída do ventrículo esquerdo; Systole, sístole.

Quadro 14.4	Comparação entre os Critérios de von Reyn e de Duke para o Diagnóstico de Endocardite			
	Definições de von Reyn			
Definições de Duke	**Provável**	**Possível**	**Rejeitada**	**Total (%)**
Com certeza	65	59	11	40
Possível	6	56	87	44
Rejeitada	0	0	52	15
Total	21%	34%	45%	100

Durack DT, Lukes AS, Bright DK. New criteria for diagnosis of infective endocarditis: utilization of specific echocardiographic findings. Am J Med 1994;96:200-209, com permissão.

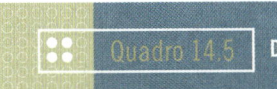

Quadro 14.5   Definições dos Termos Usados nos Critérios de Duke

Critérios Principais

(1) Hemocultura positiva para EI

Microrganismos típicos compatíveis com EI em duas hemoculturas separadas:

Streptococcus viridans, *Streptococcus bovis*, grupo HACEK, *Staphylococcus aureus*; ou

Enterococos adquiridos na comunidade, na ausência de um foco primário; ou

Microrganismos compatíveis com EI de hemoculturas persistentemente positivas, definidas como:

Pelo menos duas hemoculturas positivas obtidas > 12 h uma da outra; ou

Todas as três ou a maioria de ≥ 4 hemoculturas separadas (com a primeira e última amostras obtidas pelo menos 1 h uma da outra)

Hemocultura única de *Coxiella burnetii* ou título de anticorpo IgG antifase I > 1.800

(2) Evidência de envolvimento endocárdico

(3) Ecocardiograma positivo para EI, definido como:

Massa intracardíaca oscilante sobre uma valva ou estruturas de sustentação, no trajeto de jatos regurgitantes ou em material implantado na ausência de uma explicação anatômica alternativa; ou

Abscesso; ou

Nova deiscência parcial de prótese valvar

(4) Nova regurgitação valvar (agravamento ou alteração de sopro preexistente não suficiente)

Critérios Secundários

(1) Predisposição, condição cardíaca predisponente ou uso de droga injetável

(2) Febre, temperatura > 38°C

(3) Fenômenos vasculares, êmbolos arteriais importantes, infartos pulmonares sépticos, aneurisma micótico, hemorragia intracraniana, hemorragia conjuntival e lesões de Janeway

(4) Fenômenos imunológicos: glomerulonefrite, nódulos de Osler, manchas de Roth e fator reumatoide

(5) Evidência microbiológica: hemocultura positiva, mas não preenche um critério principal conforme mencionado acima,[a] ou evidência sorológica de infecção ativa com organismo compatível com EI

(6) Critérios secundários ecocardiográficos eliminados

[a]Exclui culturas positivas únicas para estafilococos coagulase-negativos e organismos que não causam endocardite.

EI, endocardite infecciosa.

Adaptado de Li JS, Sexton DJ, Mick N et al. Proposed modifications to the Duke criteria for the diagnosis of infective endocarditis. Clin Infect Dis 2000;30:633-638.

Embora os critérios originais fossem geralmente aceitos como um avanço importante no diagnóstico de endocardite, havia limitações que foram consideradas em uma publicação subsequente (Li et al., 2000). O Quadro 14.5 contém a descrição detalhada dos termos usados para definir critérios principais e secundários de acordo com as modificações atualizadas. Por meio desses termos, o diagnóstico de endocardite pode ser confirmado ou rejeitado conforme descrito no Quadro 14.6. Com base nos quatro critérios principais e cinco secundários, os pacientes podem ser classificados como tendo evidência definitiva de endocardite, possível endocardite ou o diagnóstico pode ser rejeitado. Essa abordagem subsequentemente foi endossada pelas diretrizes da American College of Cardiology/American Heart Association para conduta frente a pacientes com cardiopatia valvar (Bonow et al., 2006).

Desde este relato original, a sensibilidade maior dos critérios de Duke tem sido validada por várias séries envolvendo diversos grupos de pacientes. Em um estudo (Habib et al., 1999) que comparou as duas abordagens diagnósticas em 93 casos consecutivamente comprovados patologicamente, a sensibilidade dos critérios de Duke foi de 76% em comparação a 56% para os critérios de von Reyn. A maioria dos resultados falso-negativos se deveu a hemoculturas negativas. Estes foram atribuídos à terapia antibiótica prévia ou endocardite da febre Q. A revisão subsequente dos critérios de Duke que incluiu sorologia para a febre Q como um critério principal levou em conta essa última questão. Entretanto, o uso disseminado de antibióticos na comunidade permanece uma fonte de hemoculturas falso-negativas e continuará, portanto, a ser um desafio no diagnóstico de endocardite. O melhoramento da sensibilidade oferecida pelos critérios de Duke é alcançado sem uma perda significativa da especificidade. Embora mais difícil de testar, a maior parte das séries concluiu que a especificidade é mantida e tem sido relatada como sendo de até mesmo 99%. Isso se deve principalmente à inclusão de achados ecocardiográficos específicos.

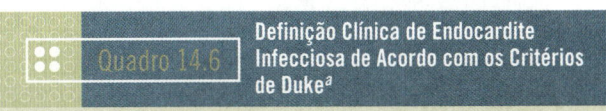

Quadro 14.6   Definição Clínica de Endocardite Infecciosa de Acordo com os Critérios de Duke[a]

Endocardite infecciosa com certeza (critérios clínicos)

(1) Dois critérios principais ou

(2) Um critério principal e três secundários ou

(3) Cinco critérios secundários

Endocardite infecciosa possível

(1) Um critério principal e um secundário, ou

(2) Três critérios secundários

Rejeitada

(1) Diagnóstico alternativo firme explicando evidência de endocardite infecciosa ou

(2) Resolução da síndrome de endocardite infecciosa com terapia antibiótica por ≤ 4 dias ou

(3) Nenhuma evidência patológica de endocardite infecciosa na cirurgia ou necropsia, com terapia antibiótica ≤ 4 dias ou

(4) Não preenche os critérios de endocardite infecciosa possível, conforme acima

[a]Ver Quadro 14.5 para definições de critérios principais e secundários.

Adaptado de Li JS, Sexton DJ, Mick N et al. Proposed modifications to the Duke criteria for the diagnosis of infective endocarditis. Clin Infect Dis 2000;30:633-638.

O valor dessa abordagem está hoje em dia bem estabelecido. Além de oferecer um meio mais sensível de determinar o diagnóstico de endocardite, os critérios de Duke enfatizaram a relação essencial entre achados clínicos e ecocardiográficos. Apesar da importância bem reconhecida da ecocardiografia na avaliação desses pacientes, podem ocorrer resultados tanto falso-positivos quanto falso-negativos, ressaltando a necessidade de se incorporar outros critérios (ou seja, clínicos). Além disso, a inclusão de critérios ecocardiográficos tem proporcionado um ímpeto para a padronização de vários critérios usados para se definirem os processos patológicos essenciais, incluindo vegetações e abscessos. Estes serão discutidos subsequentemente.

Complicações da Endocardite

Pode ocorrer uma variedade de complicações no quadro de endocardite ativa que podem afetar o desfecho e alterar a conduta (Quadro 14.7). A vegetação em si mesma é uma fonte importante de possíveis complicações no quadro de endocardite. A infecção valvar pode acarretar destruição ou perfuração de tecido que resulta em regurgitação aguda grave (Figura 14.15). Isso pode levar à instabilidade hemodinâmica e insuficiência cardíaca. A ecocardiografia bidimensional é útil na detecção de tais alterações estruturais na valva, na confirmação das sequelas hemodinâmicas por meio das imagens com Doppler e na mensuração do impacto geral sobre a função cardíaca. É importante se reconhecer que, no quadro de endocardite ativa, tais alterações na função valvar muitas vezes ocorrem repentinamente e acarretam alterações dramáticas nas condições clínicas. A disponibilidade e o uso apropriado da ecocardiografia em tais situações podem salvar vidas. A Figura 14.16 inclui dois exemplos de perfuração do folheto anterior da mitral devido aos efeitos destrutivos do processo infeccioso. Observe a diferença quanto à gravidade da regurgitação entre os dois casos. Na Figura 14.17, a grave regurgitação tricúspide resultou de lesão da valva, apesar do sucesso do tratamento da infecção com antibiótico. O orifício regurgitante bastante grande que ocorreu pode ser visto na imagem tridimensional.

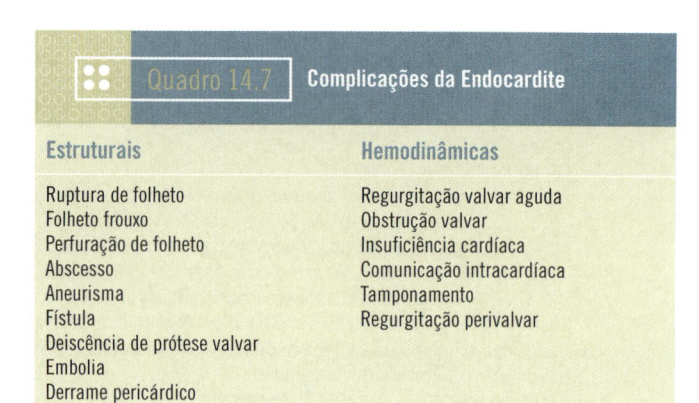

Quadro 14.7	Complicações da Endocardite
Estruturais	**Hemodinâmicas**
Ruptura de folheto	Regurgitação valvar aguda
Folheto frouxo	Obstrução valvar
Perfuração de folheto	Insuficiência cardíaca
Abscesso	Comunicação intracardíaca
Aneurisma	Tamponamento
Fístula	Regurgitação perivalvar
Deiscência de prótese valvar	
Embolia	
Derrame pericárdico	

Um abscesso é uma bolsa localizada de infecção (na maioria das vezes causado por bactérias estafilococos e enterococos) que surge no ultrassom como uma massa ecodensa ou ecolúcida dentro do tecido. O local mais comum de um abscesso é próximo ao anel de uma valva aórtica ou valva mitral, onde ele pode afetar a função da valva e/ou o sistema de condução do coração. Um exemplo de um abscesso aórtico anular é mostrado na Figura 14.18. Esta forma de infecção algumas vezes se desenvolve na

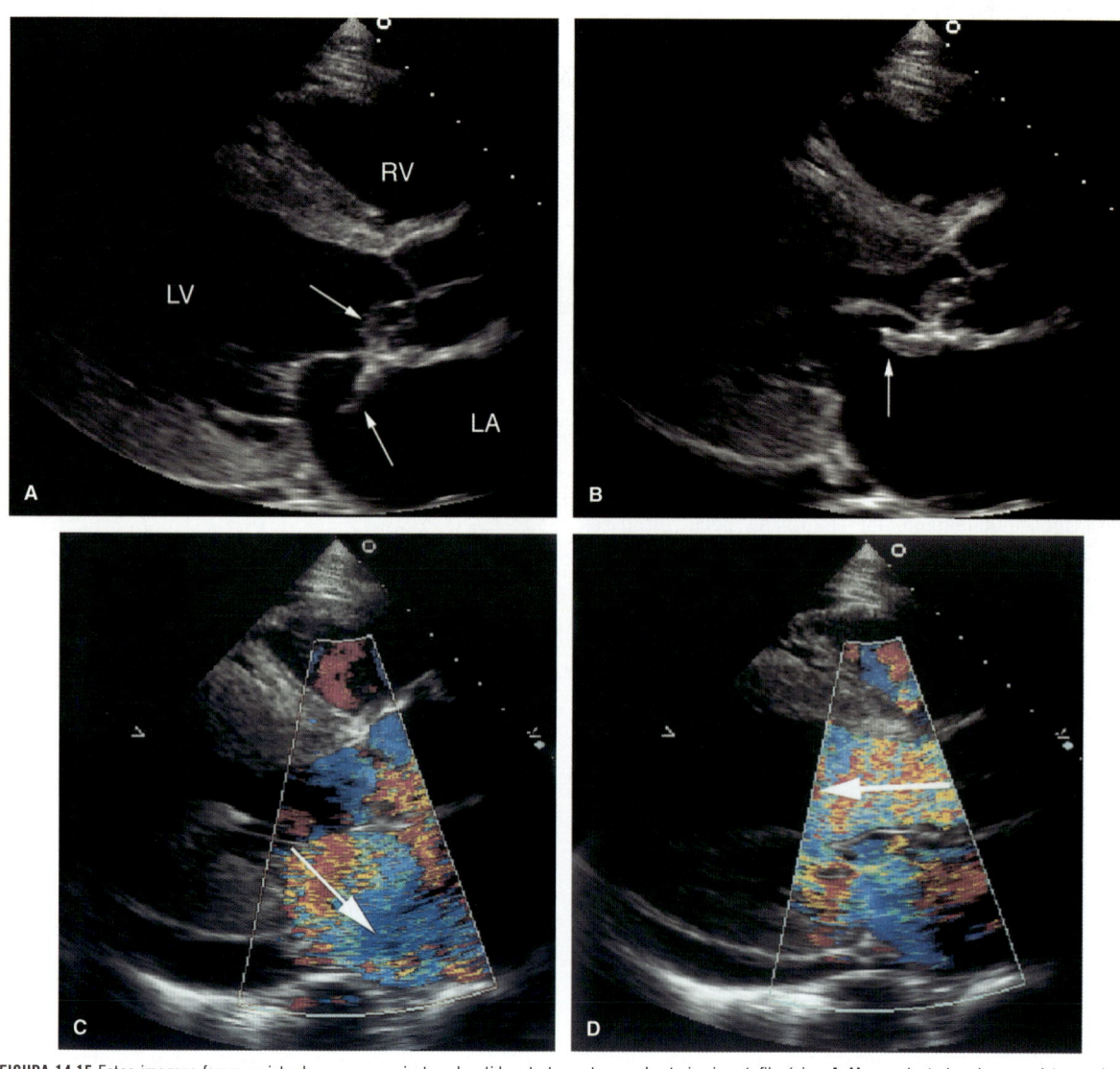

FIGURA 14.15 Estas imagens foram registradas em um paciente submetido a tratamento para bacteriemia estafilocócica. **A:** Massas (*setas*) podem ser vistas na base da valva aórtica estendendo-se através do anel até o interior do átrio esquerdo (LA). **B:** Um fotograma diastólico confirma a extensão de envolvimento tissular (*seta*). **C:** Regurgitação mitral grave é evidente (*seta*). **D:** Grave regurgitação aórtica (*seta*). Observe a presença de um derrame pericárdico. LV, ventrículo esquerdo; RV, ventrículo direito. 💿

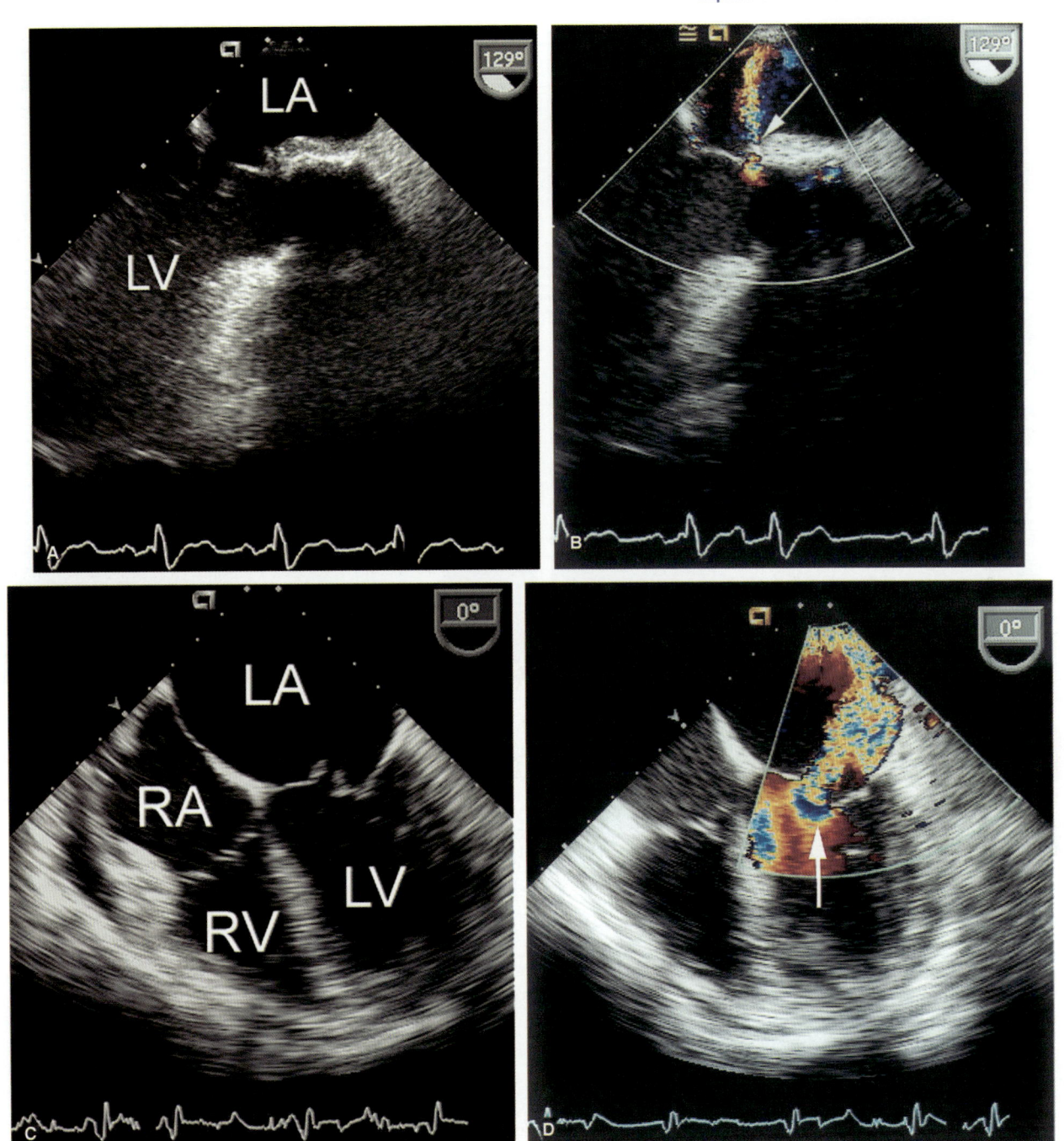

FIGURA 14.16 Dois exemplos de perfuração da valva mitral como uma complicação de endocardite. **A, B:** Imagens de um paciente com perfuração parcial estudada por ecocardiografia transesofágica. **A:** Espessamento na base do folheto anterior, envolvendo o anel aórtico. **B:** Imagem com Doppler colorido durante a sístole mostra um jato no interior do átrio esquerdo (*seta*). Uma perfuração maior acometendo o folheto anterior **(C, D)**. **C:** O defeito na porção média do folheto está visível. **D:** Imagem com Doppler colorido de um grau grave de regurgitação através da perfuração (*seta*). LA, átrio esquerdo; LV, ventrículo esquerdo; RA, átrio direito; RV, ventrículo direito.

ausência de uma vegetação associada. Os abscessos podem se estender localmente a ponto de afetar estruturas adjacentes. Por exemplo, um abscesso do anel aórtico pode envolver o folheto anterior da valva mitral (Figura 14.19) ou o seio de Valsalva. Um abscesso acometendo o músculo papilar de uma valva mitral com prolapso é demonstrado na Figura 14.20. Neste caso, a vegetação valvar não estava presente, apesar da presença do abscesso.

Um abscesso pode se romper permitindo a comunicação com uma das câmaras cardíacas. Ecocardiograficamente, isso pode ser detectado como uma conexão fistulosa entre duas câmaras do coração (como ventrículos direito e esquerdo) ou entre a raiz aórtica e uma câmara (p. ex., um seio de Valsalva e o átrio direito ou esquerdo). Um exemplo é dado pela Figura 14.21. Quando ocorre a ruptura, as imagens com fluxo colorido podem demonstrar flu-

xo dentro da cavidade do abscesso. O Doppler é essencial para se documentar fluxo no interior da fístula e demonstrar sua conexão com uma outra câmara ou espaço. Dependendo do seio coronário envolvido, o local da fístula varia muito e pode se comunicar com qualquer uma das câmaras cardíacas.

É difícil detectar a formação de abscesso com bases clínicas. Além do desenvolvimento de anormalidades no sistema de condução atrioventricular, há poucas pistas clínicas que sugerem o desenvolvimento de um abscesso. A ecocardiografia, portanto, exerce um papel importante no diagnóstico. Embora esteja bem estabelecido que imagens transtorácicas têm sensibilidade baixa para detectar abscessos, a ecocardiografia transesofágica é uma excelente técnica para essa finalidade. Áreas, particularmente na região do anel aórtico, com espessamento anormal (Figura

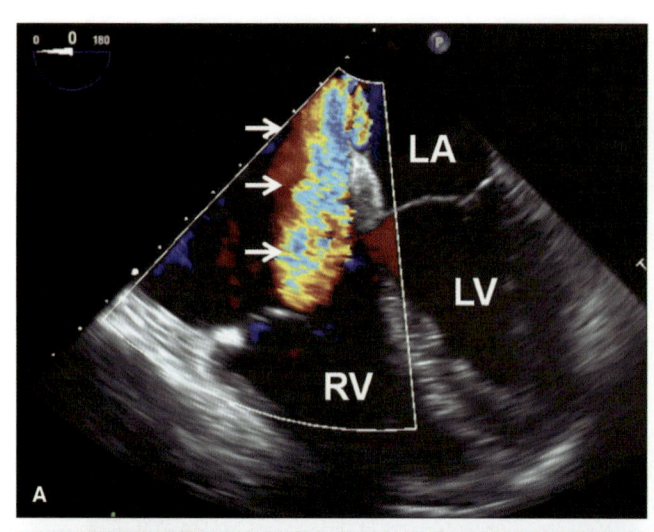

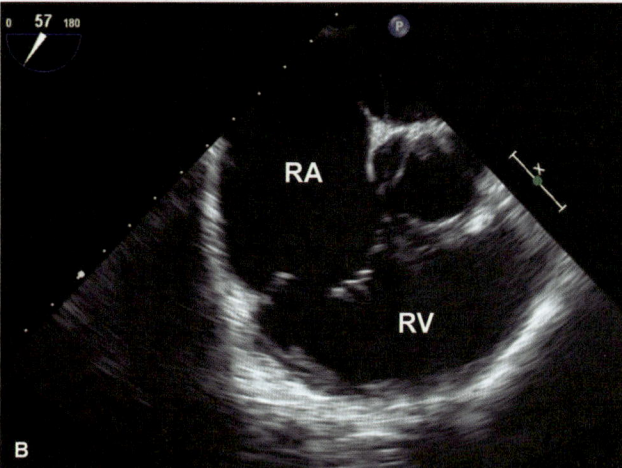

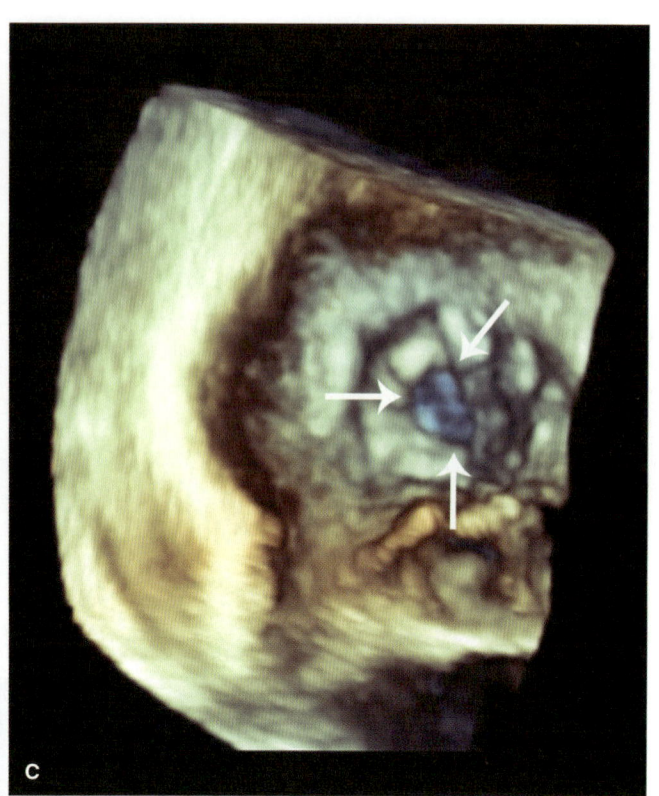

FIGURA 14.17 Em um paciente com história de abuso de droga endovenosa e endocardite prévia da valva tricúspide, este ecocardiograma transesofágico foi obtido após término de terapia antibiótica. A regurgitação tricúspide grave (*setas*) é demonstrada pela incidência de quatro câmaras **(painel A)**. No **painel B**, está aparente um defeito da valva tricúspide. No **painel C**, com imagem tridimensional, esta incidência foi obtida da perspectiva do átrio direito "olhando" para baixo para a valva tricúspide. Um orifício regurgitante bastante grande está delineado pelas setas, compatível com a regurgitação grave.

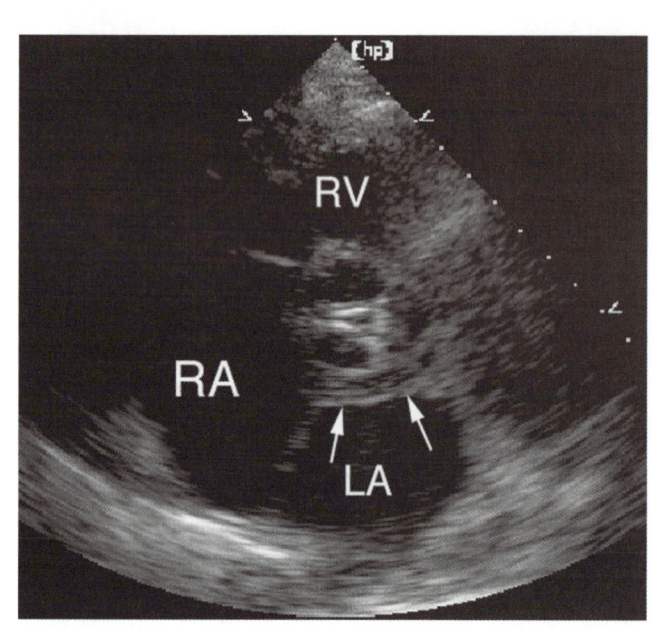

FIGURA 14.18 Um abscesso anular aórtico (*setas*) visto por um ecocardiograma transtorácico. O espessamento na porção posterior do anel adjacente ao átrio esquerdo é aparente. LA, átrio esquerdo; RA, átrio direito; RV, ventrículo direito.

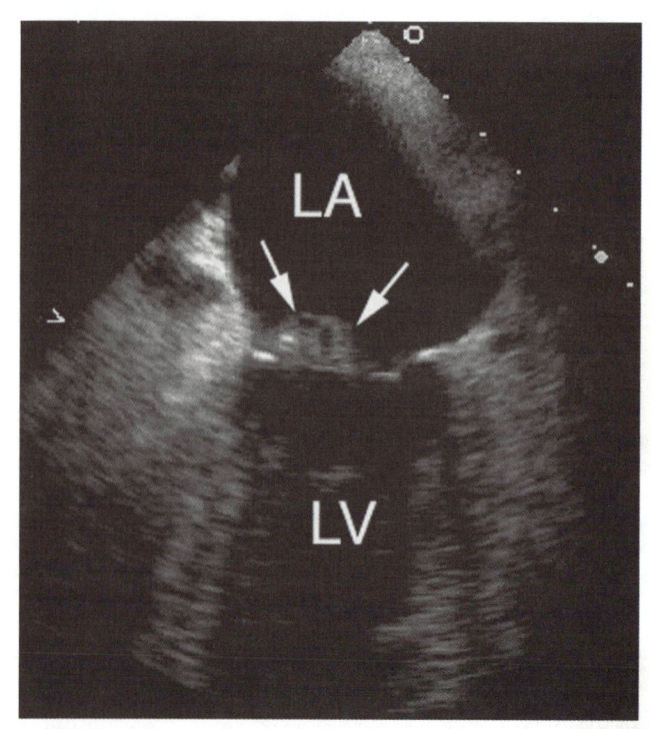

FIGURA 14.19 Um ecocardiograma transesofágico mostra um abscesso (*setas*) envolvendo o folheto anterior da valva mitral. Este paciente também tinha abscesso no anel aórtico. LA, átrio esquerdo; LV, ventrículo esquerdo.

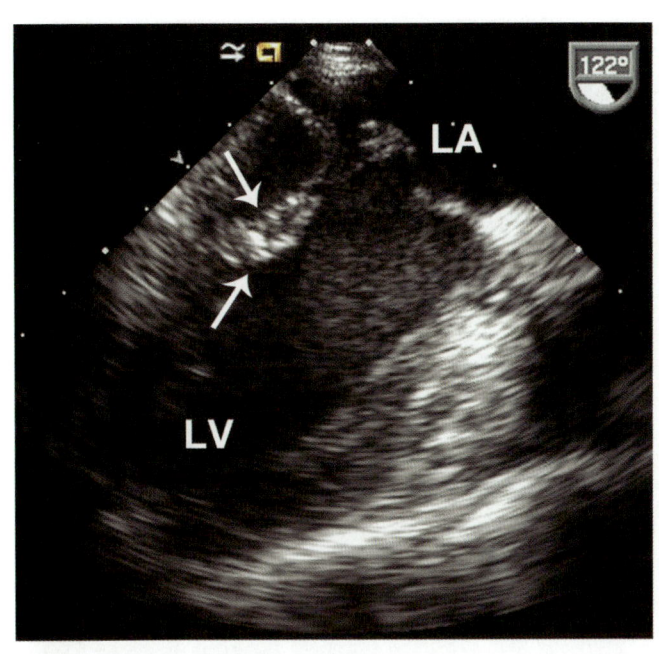

FIGURA 14.20 Este ecocardiograma transesofágico pela incidência de duas câmaras foi obtido de um paciente com prolapso da valva mitral. Um abscesso envolvendo o músculo papilar está indicado pelas *setas*. LA, átrio esquerdo; LV, ventrículo esquerdo.

14.22), ecodensas ou ecolúcidas, devem levantar a suspeita de formação de abscesso no quadro clínico apropriado. Observe na Figura 14.23 a presença de um espaço livre de ecos na base da valva aórtica posteriormente. A sua extensão é bem definida pela ecocardiografia transesofágica. O fluxo sanguíneo nesse espaço, bem como a grave regurgitação aórtica, é demonstrado pela imagem com Doppler colorido. Embora a grande vegetação tenha sido vista na imagem transtorácica, a extensão do envolvimento da raiz aórtica exigiu a ecocardiografia transesofágica.

Os aneurismas micóticos do coração geralmente acometem a raiz aórtica e são similares aos abscessos em várias maneiras. Um aneurisma micótico é definido como sendo uma evaginação ecolúcida do vaso ou, no caso da raiz aórtica, dos seios coronários. Em geral ele está conectado através de um único canal com o vaso de onde se origina. Como tal, ele pode estar cheio de material infeccioso ou conter fluxo livre de sangue. Tais aneurismas podem se romper produzindo uma comunicação intracardíaca ou podem minar a função da valva aórtica. A Figura 14.24 foi

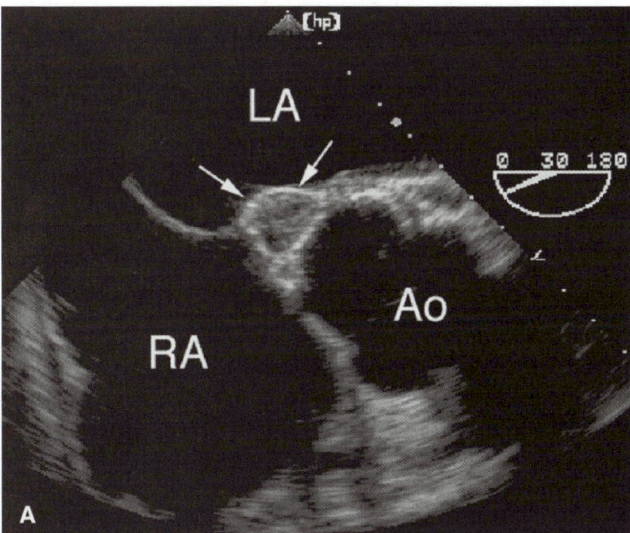

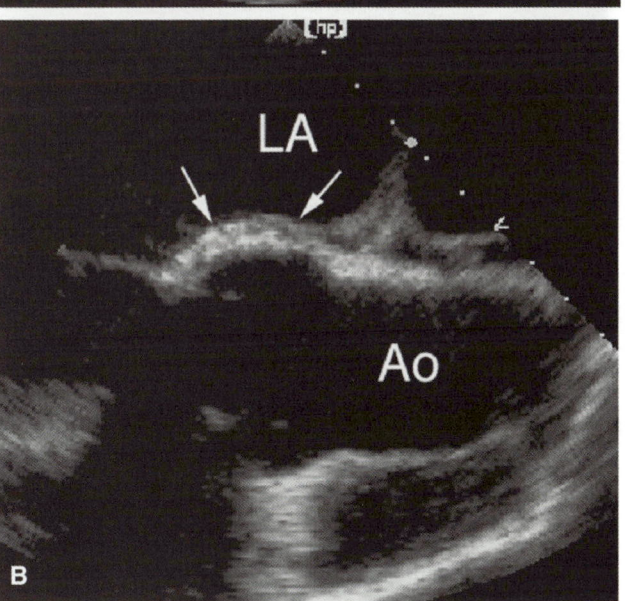

FIGURA 14.22 Um abscesso na raiz aórtica mostrado pela ecocardiografia transesofágica. **A:** O local do abscesso está indicado pelas *setas* na região da cúspide não coronária. **B:** Uma incidência de eixo longo da aorta proximal mostra espessamento da parede posterior da raiz aórtica (*setas*). Ao, aorta; LA, átrio esquerdo; RA, átrio direito.

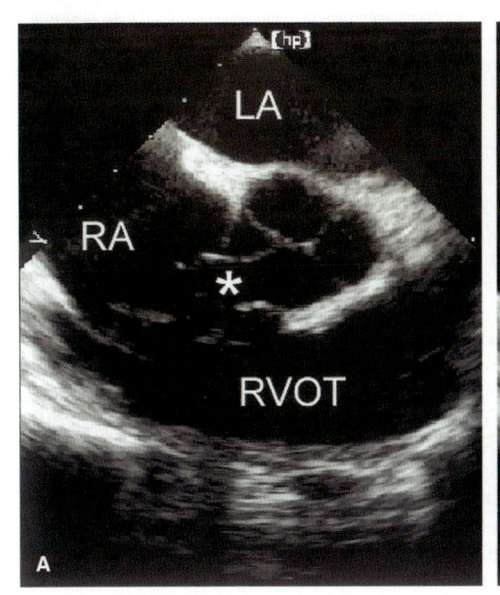

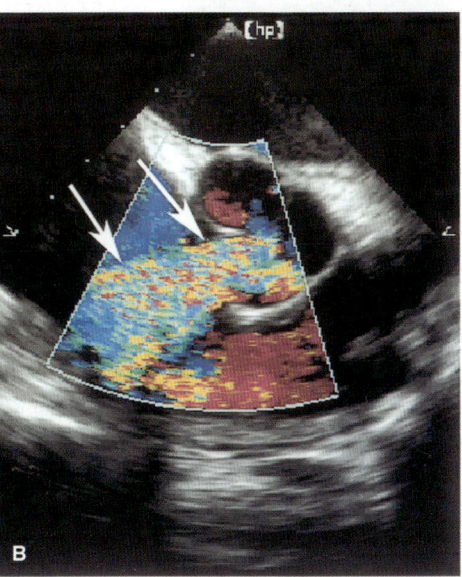

FIGURA 14.21 Como uma complicação de endocardite valvar aórtica, este paciente demonstrou ruptura de aneurisma do seio de Valsalva (*). Neste caso, o seio não coronário estava acometido (**A**). Quando ocorreu a ruptura, houve o desenvolvimento de uma comunicação entre a raiz aórtica e o átrio direito (*seta*) (**B**). LA, átrio esquerdo; RA, átrio direito; RVOT, via de saída do ventrículo direito.

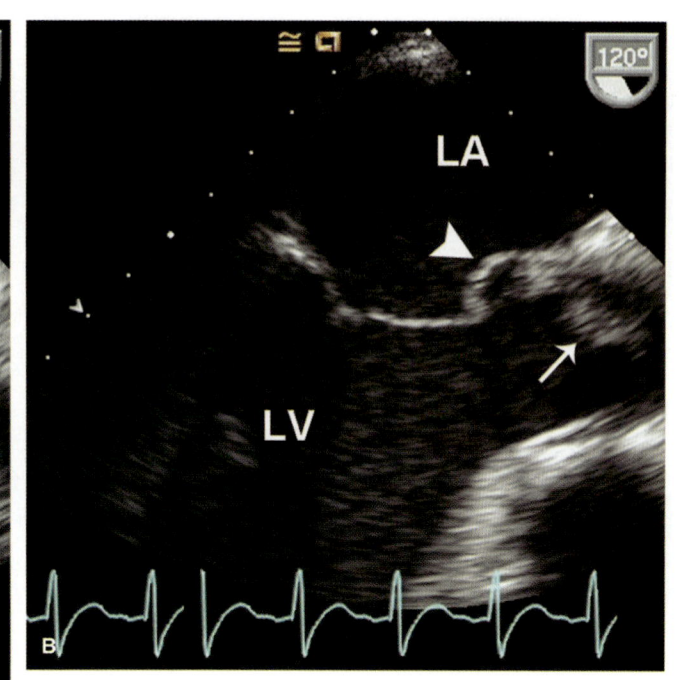

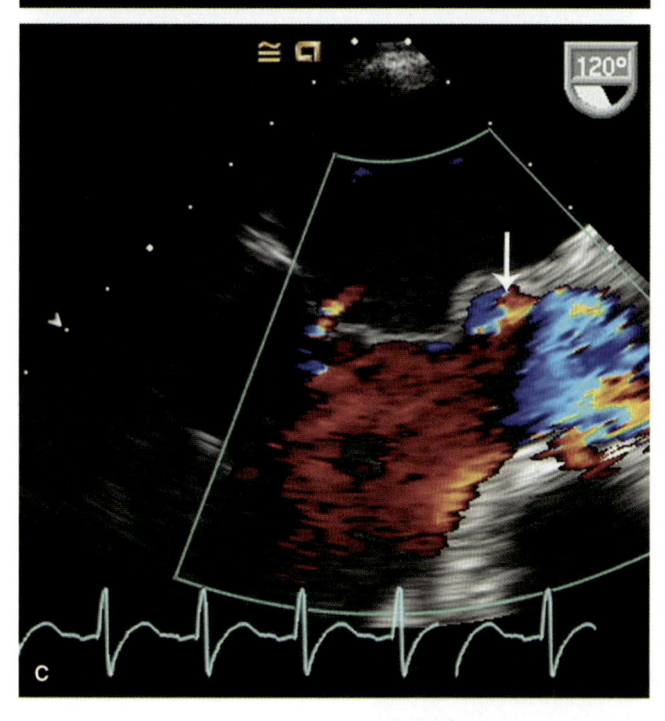

FIGURA 14.23 Este paciente apresentou um acidente vascular cerebral e evidência de endocardite valvar aórtica. O **painel A** mostra uma grande vegetação na valva aórtica (*setas*). No **painel B**, pela incidência de eixo longo, a vegetação é indicada pela *seta branca*. Além disso, o espaço livre de ecos posteriormente ao anel da valva aórtica (*ponta de seta*) é compatível com formação de abscesso. O fluxo diastólico dentro desse espaço (bem como a regurgitação aórtica grave) é demonstrado pelo Doppler colorido (**painel C**). LA, átrio esquerdo; LV, ventrículo esquerdo; RA, átrio direito.

obtida em um paciente que foi submetido a substituição da valva aórtica e que se apresentou 1 mês depois com febre. O aneurisma era evidente logo abaixo do anel de sutura e tinha parcialmente rompido para o interior do ventrículo direito.

Complicações como a formação de abscesso ou aneurisma podem provocar a disseminação da infecção para o espaço pericárdico e produzir pericardite purulenta. As evidências clínicas de pericardite em um paciente agudamente enfermo, juntamente com evidência ecocardiográfica de derrame pericárdico, devem sugerir a possibilidade de pericardite purulenta, geralmente uma emergência cirúrgica. Tais derrames raramente têm volumes grandes. Os derrames devidos à pericardite purulenta podem ser difíceis de serem diferenciados de outras causas de derrame, e o diagnóstico em geral é estabelecido com base na clínica.

Entre as complicações mais devastadoras de endocardite está um evento embólico. As vegetações no lado esquerdo do coração podem embolizar e causar acidente vascular cerebral, infecção distal, insuficiência renal ou isquemia. A Figura 14.25 foi obtida em um paciente que se apresentou com sinais de um acidente vascular cerebral embólico. Neste caso, a vegetação era pequena, mas a sua alta mobilidade era uma pista para o risco embólico. A Figura 14.26 mostra um aspecto similar envolvendo a valva mitral. Está presente uma vegetação fina e muito móvel na valva mitral. A endocardite no lado direito pode levar a êmbolos pulmonares e pneumonia. Em alguns casos, um evento embólico é a primeira manifestação de endocardite. Na maioria das vezes, os pacientes submetidos a terapia antibiótica são afetados repentinamente, geralmente sem aviso. Após tal evento, a ecocardiografia algumas vezes poderá mostrar uma redução no tamanho ou uma alteração no aspecto da vegetação (Figura 14.27). O papel mais importante da ecocardiografia neste quadro é prever os pacientes que correm risco desses eventos devastadores, um tópico que será discutido na próxima seção.

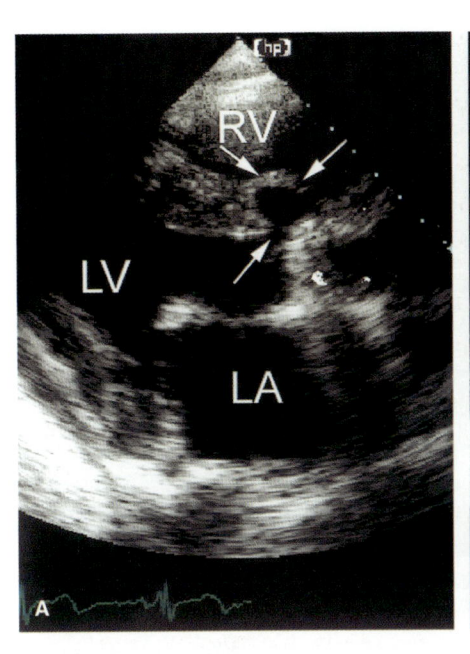
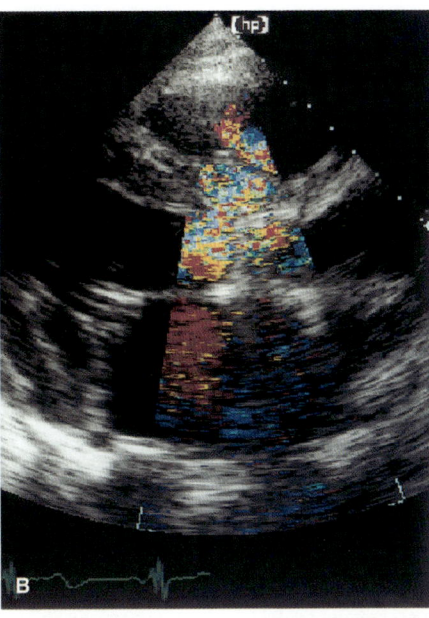

FIGURA 14.24 Um paciente submetido a substituição da valva aórtica 1 mês antes. **A:** A valva foi infectada, o que levou ao desenvolvimento de aneurisma micótico (*setas*). **B:** Imagem com Doppler colorido mostra uma conexão fistulosa através do aneurisma e no interior do ventrículo direito. LA, átrio esquerdo; LV, ventrículo esquerdo; RV, ventrículo direito.

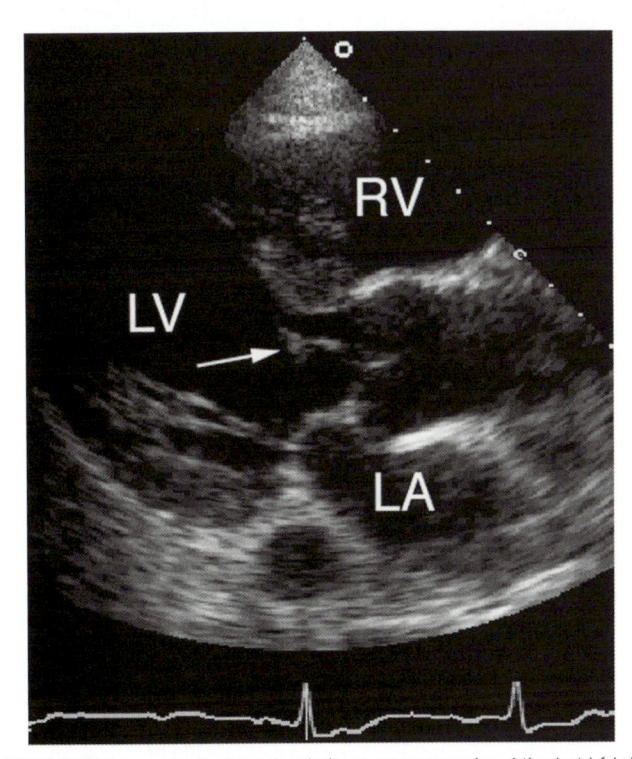

FIGURA 14.25 Uma vegetação altamente móvel mas pequena na valva aórtica (*seta*) foi visibilizada neste paciente que apresentou um acidente vascular cerebral. LA, átrio esquerdo; LV, ventrículo esquerdo; RV, ventrículo direito.

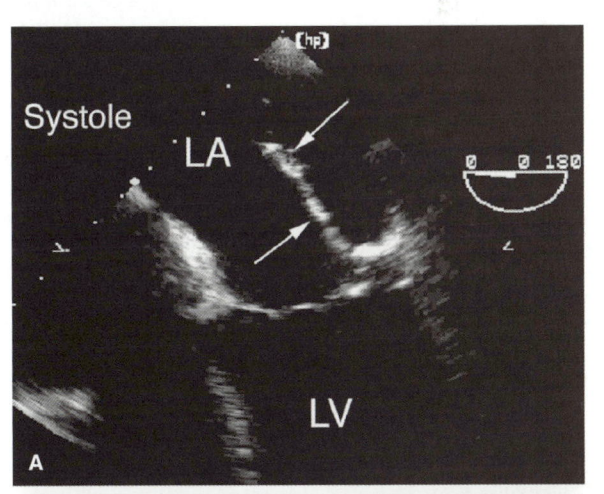
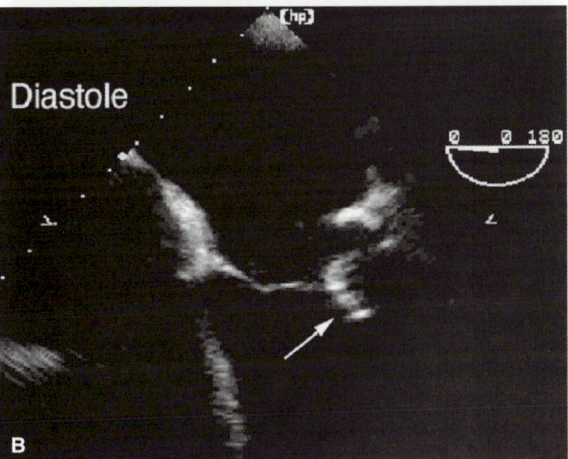

FIGURA 14.26 Uma vegetação altamente móvel e alongada. **A:** Durante a sístole, a massa (*seta*) se estende para o interior do átrio esquerdo. **B:** Durante a diástole, a vegetação foi carregada através da valva mitral para o interior do ventrículo esquerdo (*setas*). Diastole, diástole; LA, átrio esquerdo; LV, ventrículo esquerdo; Systole, sístole.

Prognóstico e Previsão de Risco

As complicações surgem em aproximadamente 40% dos pacientes sob tratamento de endocardite ativa e são um determinante importante do desfecho. Como as complicações estão invariavelmente associadas ao agravamento do prognóstico, a identificação de pacientes em risco de seu desenvolvimento é um objetivo importante. Várias pesquisas têm tentado estratificar pacientes em subconjuntos de baixo e alto risco e identificar aqueles em risco de complicações com base nos achados clínicos e ecocardiográficos. A maior parte dos parâmetros que determinam as condições de baixo e alto risco é clínica, incluindo idade, tipo de organismo e desenvolvimento de insuficiência cardíaca. Além disso, a ocorrência de acidente vascular cerebral tem sido consistentemente um forte determinante negativo de desfecho em pacientes com endocardite. A ecocardiografia, se pudesse prever a probabilidade de embolia, seria bastante útil na previsão de condições de alto risco antes do desenvolvimento de complicações.

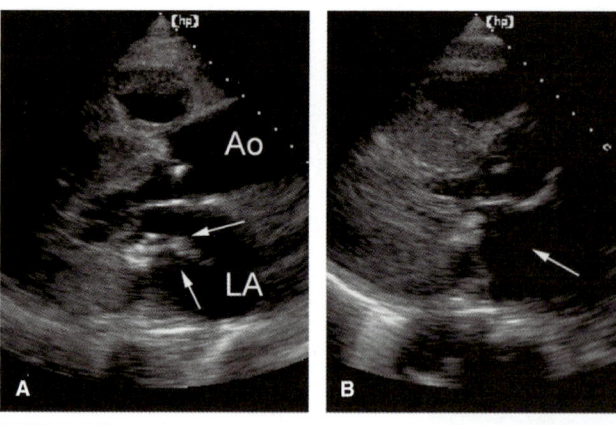

FIGURA 14.27 O aspecto de uma vegetação pode mudar em decorrência de uma embolia. **A:** Uma vegetação grande e móvel (*setas*) pode ser vista fixa ao lado atrial esquerdo do folheto mitral posterior. **B:** Um ecocardiograma feito 1 semana mais tarde, após um acidente vascular cerebral. Observe que a vegetação (*setas*) está muito menor; muito provavelmente resulta de embolia. Ao, aorta; LA, átrio esquerdo.

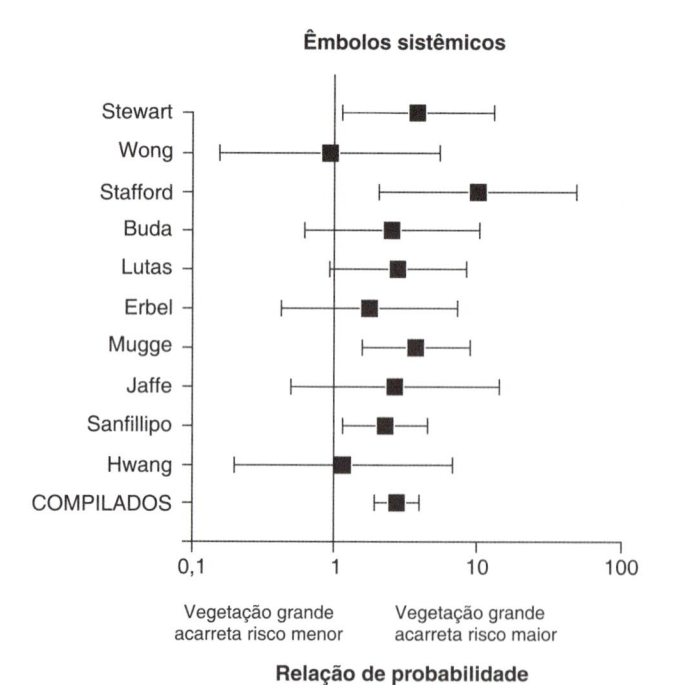

FIGURA 14.29 Um exemplo de uma grande vegetação (*setas*) envolvendo a valva aórtica. Ao, aorta; LA, átrio esquerdo; LV, ventrículo esquerdo; RV, ventrículo direito.

O único parâmetro ecocardiográfico que consistentemente tem sido associado a um maior risco de complicações é o tamanho da vegetação. Em um estudo (Sanfilippo et al., 1991), houve uma relação forte e quase linear entre o tamanho da vegetação e o risco de complicações. Por exemplo, vegetações com menos de 7 mm de tamanho foram responsáveis por menos de 10% de todas as complicações, ao passo que aquelas com mais de 11 mm foram responsáveis por mais da metade das complicações. Em uma meta-análise realizada por Tischler e Vaitkus (1997) envolvendo 10 estudos e 738 casos, o risco de um evento embólico em pacientes com vegetação acima de 10 mm foi três vezes maior do que em pacientes com vegetações menores (Figura 14.28). Fica claro que existe uma relação direta entre o tamanho da vegetação e o risco. Quanto maior a vegetação, maior a probabilidade de complicações, particularmente eventos embólicos (Figura

14.29). Além disso, um aumento no tamanho da vegetação depois de 4 semanas de terapia antibiótica constitui uma evidência adicional de condição de alto risco e deve deflagrar consideração de intervenção cirúrgica. Outros parâmetros que têm sido responsabilizados por aumentarem o risco de complicações incluem alta mobilidade da vegetação, locais múltiplos de envolvimento e extensão para estruturas extravalvares.

Mais recentemente, o local da vegetação também foi associado a risco. Em um estudo por Cabell e colaboradores (2001), pacientes com envolvimento da valva mitral tinham três vezes mais chance de desenvolverem complicações embólicas em comparação a pacientes com vegetações valvares aórticas. Entretanto, as vegetações valvares mitrais também tendiam a ser maiores, de modo que pode ter sido o tamanho, e não a localização, o fator que previu potencial embólico. No mesmo estudo, o local da vegetação não previu a mortalidade global em 1 ano. No futuro, é bastante provável que o refinamento na estratificação de risco irá melhorar uma abordagem multivariada que combine medidas clínicas, bacteriológicas e ecocardiográficas.

Endocardite em Próteses Valvares

A endocardite envolvendo uma prótese valvar é um desafio de diagnóstico e de conduta. A natureza altamente refletora do material da prótese, o sombreamento criado pela prótese e o efeito do dispositivo a ser implantado sobre um tecido básico se combinam para reduzir a acurácia das imagens ecocardiográficas. As vegetações sobre as próteses valvares na maioria das vezes ocorrem na base ou no anel de sutura da estrutura (Figura 14.30). Pode ser extremamente difícil fazer a distinção entre vegetações pequenas de material protético (e especialmente entre suturas usadas para fixar a valva no local). Portanto, o diagnóstico de endocardite neste quadro exige uma avaliação ecocardiográfica meticulosa a partir de todas as janelas disponíveis. A ecocardiografia transtorácica é limitada quanto a sua capacidade de assegurar o diagnóstico de endocardite em prótese valvar. Na presença de extensa infecção, conforme mostra a Figura 14.31, as imagens pela parede torácica podem ser adequadas. Entretanto, a ecocardiografia transtorácica raramente é suficiente para excluir o diagnóstico de endocardite em pacientes com próteses valvares nos quais existe uma forte suspeita. Por exemplo, em um paciente com prótese valvar mitral, a visibilização daquela parte do átrio esquerdo imediatamente atrás da prótese pode ser impossível a partir de qualquer janela transtorácica. Em tais casos, a pers-

Êmbolos sistêmicos

Estudo	
Stewart	
Wong	
Stafford	
Buda	
Lutas	
Erbel	
Mugge	
Jaffe	
Sanfillipo	
Hwang	
COMPILADOS	

0,1   1   10   100

Vegetação grande acarreta risco menor   Vegetação grande acarreta risco maior

Relação de probabilidade

FIGURA 14.28 Uma meta-análise de estudos que examinam se o tamanho da vegetação poderia prever o risco de embolia sistêmica. A relação de probabilidade compilada para maior risco associado a grande vegetação foi de 2,80 (95% intervalo de confiança 1,95 a 4,02, $p < 0,01$). (De Tischler MD, Vaitkus PT. The ability of vegetation size on echocardiography to predict clinical complications: a meta-analysis. J Am Soc Echocardiogr 1997;10:562-568, com permissão.)

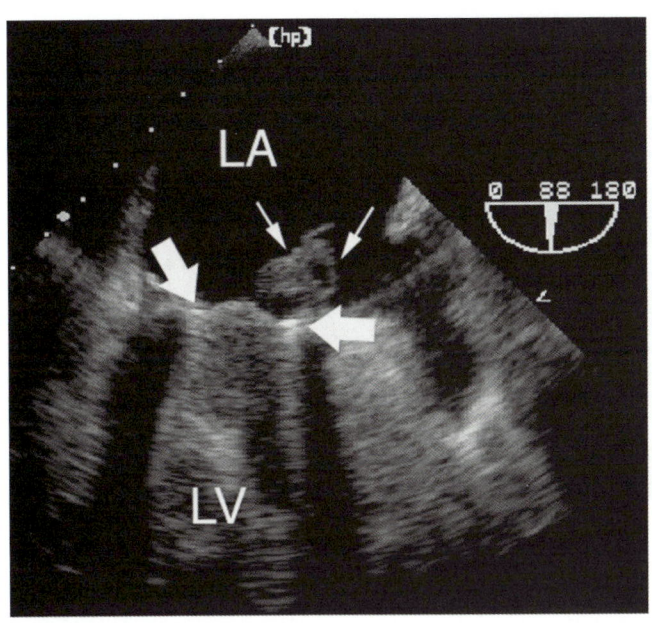

FIGURA 14.30 De um paciente com prótese mitral de St. Jude, uma grande vegetação (*setas pequenas*) pode ser vista no átrio esquerdo presa ao anel de sutura (*setas grandes*). LA, átrio esquerdo; LV, ventrículo esquerdo.

pectiva disponível pelas imagens transesofágicas é muito valiosa (Figura 14.32). Por outro lado, a face ventricular de uma prótese valvar tricúspide pode ser mais facilmente visibilizada pela parede torácica em comparação ao esôfago. Assim, uma combinação das duas técnicas pode ser necessária para uma completa interrogação. A Figura 14.31 ilustra uma infecção extensa em um paciente com bioprótese aórtica. A valva em si está completamente ocultada pela vegetação e a raiz aórtica está difusamente espessada devido a um abscesso no anel. Um outro exemplo de obstrução devida a vegetação na prótese valvar é dado pela Figura 14.33. Neste caso, uma prótese mitral suína está envolvida e a grande vegetação resulta em um importante gradiente diastólico de pressão, que foi registrado em imagens transtorácicas e transesofágicas.

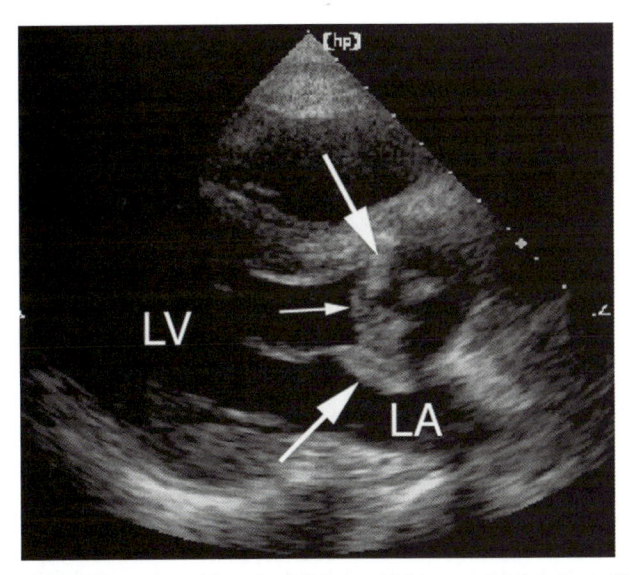

FIGURA 14.31 Uma prótese aórtica suína. Os folhetos estão intensamente infectados e múltiplas vegetações estão presentes (*seta pequena*). Além disso, o espessamento do anel aórtico adjacente ao anel de sutura (*setas grandes*) indica formação de abscesso anular. LA, átrio esquerdo; LV, ventrículo esquerdo.

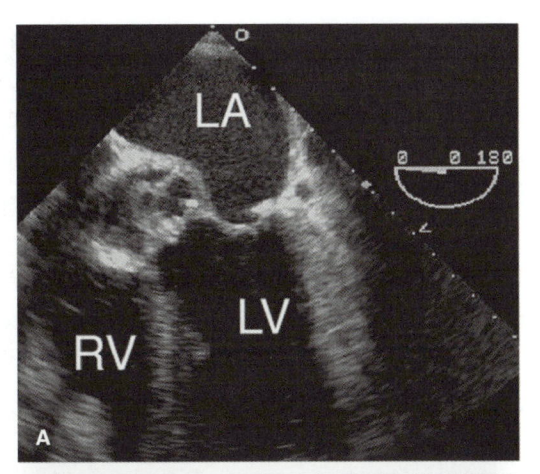

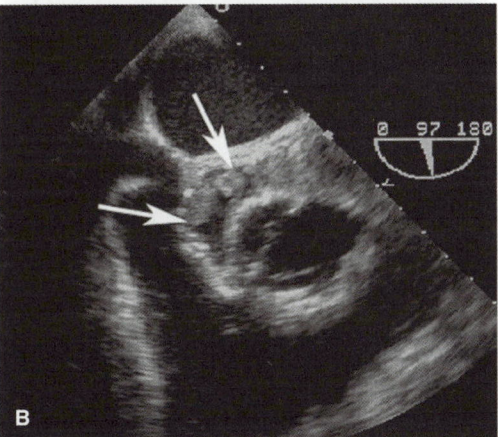

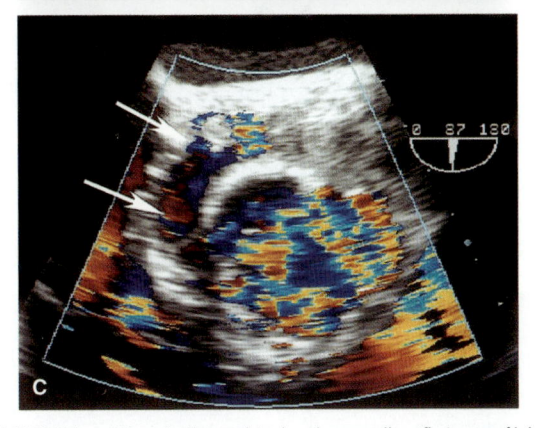

FIGURA 14.32 Valva aórtica *stentless* registrada pela ecocardiografia transesofágica. **A:** A raiz aórtica está espessada e ecogênica. **B:** Uma incidência pelo eixo curto mostra formação de abscesso posteriormente (*setas*). **C:** Doppler colorido revela fluxo dentro da cavidade do abscesso (*setas*). LA, átrio esquerdo; LV, ventrículo esquerdo; RV, ventrículo direito.

A ecocardiografia transesofágica tem aumentado a acurácia na detecção de endocardite em pacientes com próteses valvares e os investigadores consistentemente demonstraram uma sensibilidade muito maior da ecocardiografia transesofágica neste quadro. A melhora na acurácia é tão grande que muitos ecocardiografistas a consideram como o procedimento inicial de escolha quando há suspeita de endocardite em prótese valvar. Além disso, complicações associadas a endocardite em prótese valvar (especialmente abscessos anulares) são mais consistentemente visibilizadas com a abordagem transesofágica (Figura 14.34). A Figura 14.35 é um exemplo de deiscência de uma valva mitral suína. No trecho do vídeo, a movimentação (balanço) independente da prótese é visível. A imagem com Doppler colorido demonstra claramente a regurgitação perivalvar.

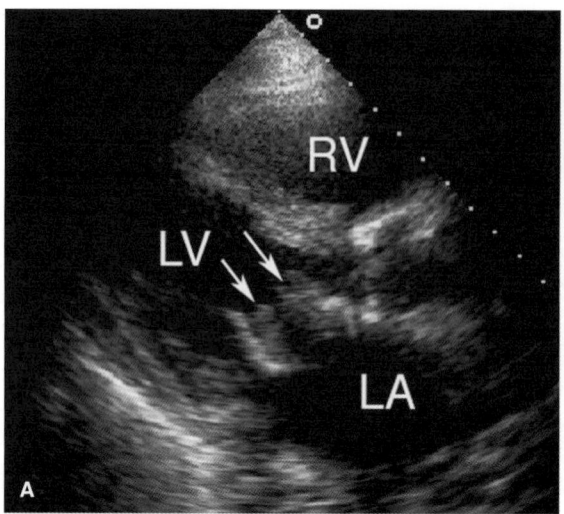

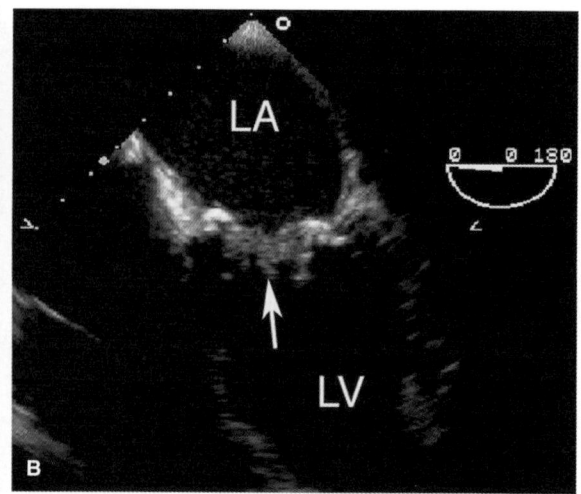

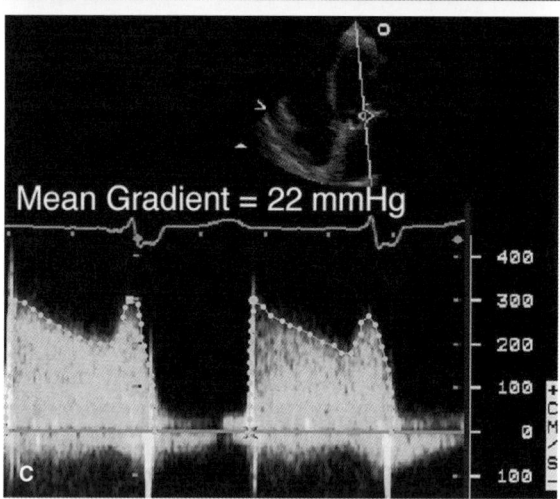

FIGURA 14.33 Prótese mitral suína infectada. Os folhetos valvares estão espessados e relativamente imóveis (*setas*) **(A)**. **B:** No ecocardiograma transesofágico, o espessamento e a movimentação diminuída (*setas*) estavam visíveis. **C:** Imagem com Doppler demonstra um gradiente médio de 22 mmHg através da prótese. LA, átrio esquerdo; LV, ventrículo esquerdo; Mean Gradient, gradiente médio; RV, ventrículo direito.

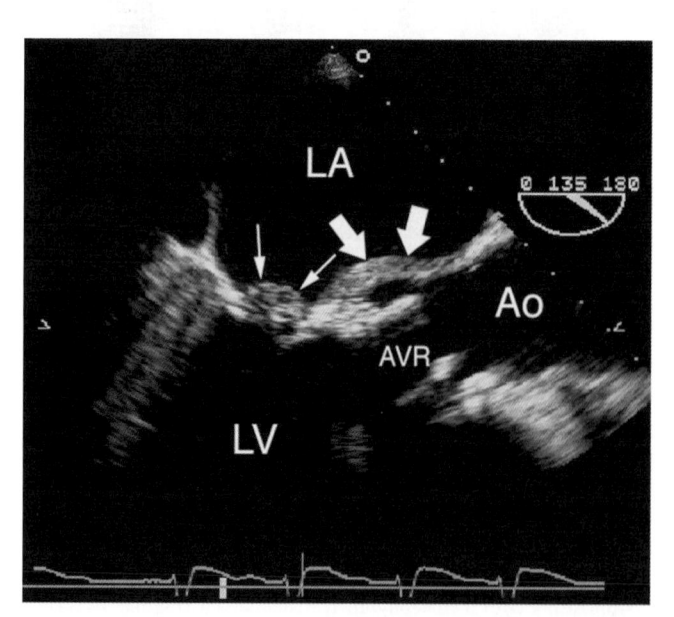

FIGURA 14.34 Endocardite em um paciente com uma prótese aórtica suína neste ecocardiograma transesofágico. A prótese aórtica em si foi poupada. Entretanto, o espessamento da raiz aórtica, compatível com formação de abscesso, é indicado pelas *setas grandes*. Uma vegetação valvar mitral é demonstrada pelas *setas pequenas*. Ao, aorta; AVR, substituição da valva aórtica; LA, átrio esquerdo; LV, ventrículo esquerdo.

Dispositivos Intracardíacos Infectados

Além das próteses valvares, outros tipos de material protético no interior do coração ou vasculatura podem se tornar infectados (ver Figura 14.2). Tal como nas próteses valvares, a infecção pode ocorrer precoce ou tardiamente após o implante. Quando a infecção ocorre precocemente após o implante, geralmente ela se deve à presença de infecção preexistente ou como uma complicação do próprio procedimento. A infecção tardia na maioria das vezes é resultado da semeadura de organismos carregados pelo sangue sobre o material protético. Em um ou noutro caso, os dispositivos protéticos infectados são difíceis de tratar sem a remoção e estão acompanhados de mau prognóstico. Um exemplo de um cabo de marca-passo infectado é mostrado na Figura 14.36. Na maioria dos casos, a detecção de evidência de infecção requer a ecocardiografia transesofágica. A presença de uma massa móvel fixa a um cateter de demora ou parede de câmara sugere a possibilidade de endocardite. Entretanto, é praticamente impossível se fazer a diferenciação entre vegetações e trombos somente em bases ecocardiográficas e invariavelmente há a necessidade de uma correlação clínica. Na ausência de sinais clínicos de infecção, tal massa provavelmente representa um trombo e deve ser tratada de acordo. Contudo, o mesmo aspecto ecocardiográfico, ocorrendo no quadro de febre e/ou hemoculturas positivas, sugere fortemente a endocardite. Com o uso crescente desses dispositivos, a incidência desse tipo de endocardite certamente irá aumentar.

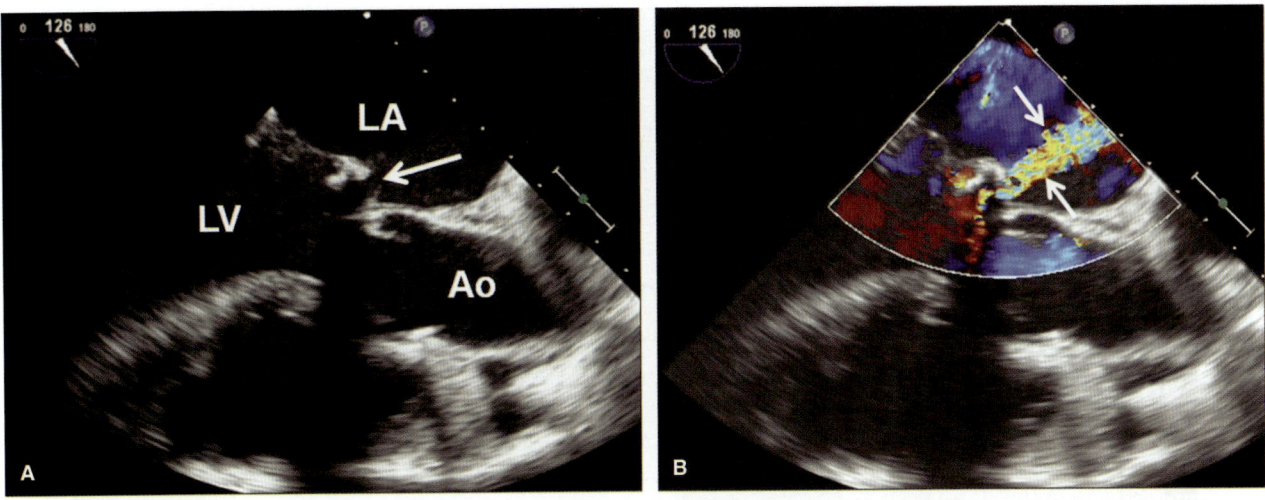

FIGURA 14.35 Registrado em um paciente com prótese mitral suína, o ecocardiograma transesofágico mostra excesso de balanço da valva e evidência de deiscência (**painel A**, *seta*). A imagem com Doppler (**painel B**) mostra regurgitação perivalvar significativa através da área de deiscência (*setas*), mas sem evidência de regurgitação valvar. Ao, aorta; LA, átrio esquerdo; LV, ventrículo esquerdo.

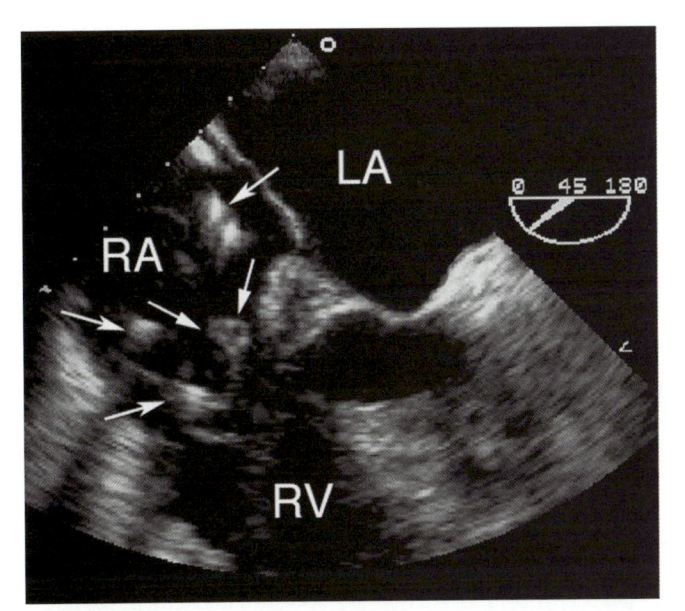

FIGURA 14.36 Ecocardiograma transesofágico registrado em um paciente com múltiplos cabos de marca-passo no coração direito. As *setas* indicam massas móveis aderidas aos cabos, compatíveis com vegetações. LA, átrio esquerdo; RA, átrio direito; RV, ventrículo direito.

Endocardite no Lado Direito

A endocardite envolvendo a valva tricúspide é mais comumente vista no quadro de uso de drogas endovenosas (Figura 14.37) ou em associação com um cateter de demora no ventrículo direito (geralmente um cabo de marca-passo). Em uma série por Hecht e Berger (1992) envolvendo 121 usuários de drogas endovenosas, uma vegetação na valva tricúspide foi observada em todos os casos, ao passo que a valva pulmonar foi acometida em somente quatro. O tamanho da vegetação tende a ser maior na endocardite no lado direito, e algum grau de regurgitação tricúspide geralmente está presente (Figura 14.17). Vegetações na valva pulmonar são menos comuns e podem ser difíceis de serem visibilizadas. Elas raramente podem se desenvolver em pacientes com uma complicação de cateterismo arterial pulmonar. A Figura 14.38 é um exemplo de uma vegetação pequena afetando a valva pulmonar em um paciente imunocomprometido. Neste caso, também estava presente uma vegetação na valva tricúspide.

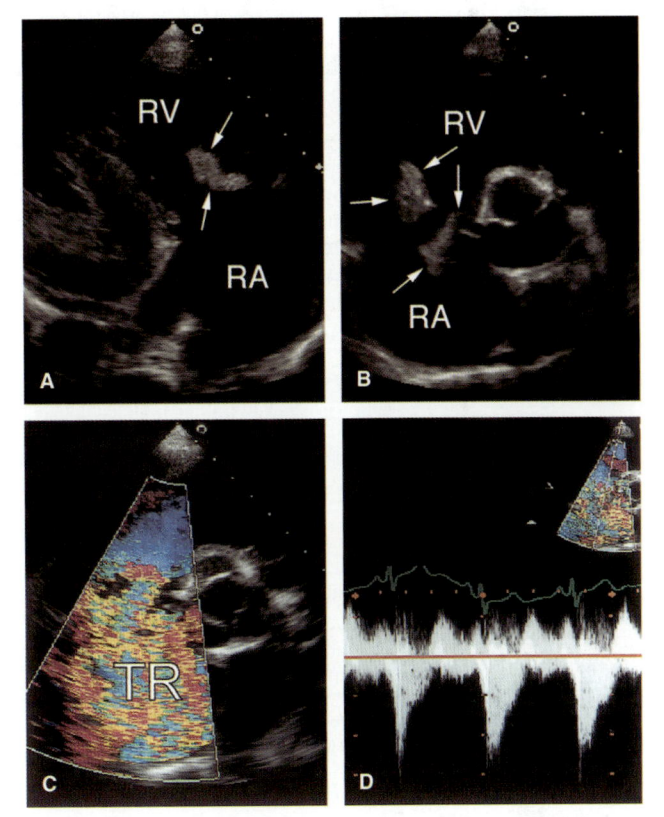

FIGURA 14.37 Uma vegetação valvar tricúspide grande e altamente móvel. **A:** Durante a diástole, uma vegetação poderia ser vista aderida à valva tricúspide (*setas*). A incidência em eixo curto (**B**) foi registrada durante a sístole indicando a natureza altamente móvel da massa (*setas*). **C:** Imagem com Doppler colorido revela regurgitação tricúspide (TR) grave. **D:** Traçado com Doppler espectral. RA, átrio direito; RV, ventrículo direito.

A superioridade da ecocardiografia transesofágica está menos estabelecida na endocardite no lado direito. Como a valva tricúspide em geral é bem visibilizada pelas janelas transtorácicas e como as vegetações no lado direito são tipicamente grandes, a ecocardiografia transtorácica é muitas vezes adequada para o diagnóstico e ambas as técnicas ecocardiográficas demonstram alta sensibilidade. Mesmo depois de terapia antibiótica bem-sucedida, quando a infecção não está mais ativa clinicamente, muitas vezes permanecem as massas sobre a valva tricúspide. Assim, a diferenciação entre endocardite ativa e curada nessa situação é muitas vezes difícil.

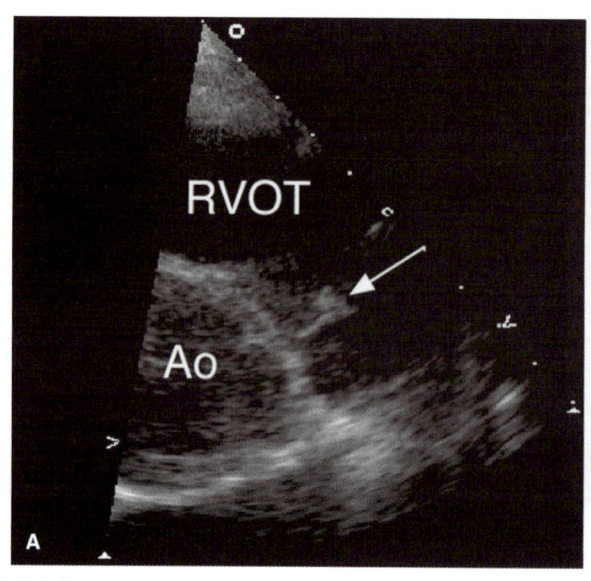 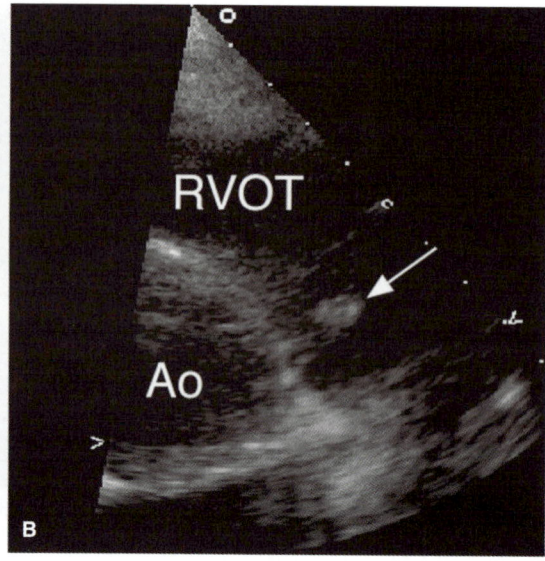

FIGURA 14.38 Uma pequena vegetação envolvendo a valva pulmonar. Isso ocorreu no quadro de endocardite da valva tricúspide. Dois fotogramas diastólicos **(A e B)** são mostrados com uma pequena massa (*seta*) sobre a face ventricular direita do folheto valvar. Ao, aorta; RVOT, via de saída do ventrículo direito.

Abordagem ao Paciente com Endocardite

Embora esteja claro que a ecocardiografia é indispensável na avaliação de pacientes com suspeita de endocardite, as decisões sobre quando e com que frequência o exame deve ser realizado ainda permanecem um tanto controvertidas. Diretrizes para o uso da ecocardiografia em pacientes com endocardite conhecida ou suspeitada são fornecidas no Quadro 14.8. Além de ressaltar a versatilidade da ecocardiografia neste quadro, essas diretrizes também oferecem algum aconselhamento acerca do valor relativo das imagens transtorácicas *versus* transesofágicas. Na maior parte dos pacientes nos quais existe uma suspeita clínica de endocardite, a ecocardiografia ajuda quer sejam os resultados positivos ou negativos. Os resultados ajudam a estabelecer ou excluir o diagnóstico e também proporcionam informações prognósticas, estabelecem uma linha basal para comparação e podem até mes-

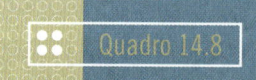

Quadro 14.8	**Diretrizes da ACC/AHA para Uso da Ecocardiografia Transtorácica e Ecocardiografia Transesofágica na Endocardite Conhecida ou Suspeitada**

Ecocardiografia Transtorácica

Classe I
1. Ecocardiografia transtorácica para detectar vegetações valvares com ou sem hemoculturas positivas é recomendada para diagnóstico de endocardite infecciosa. (*Nível de Evidência: B*)
2. Ecocardiografia transtorácica é recomendada para caracterizar a gravidade hemodinâmica de lesões valvares em endocardite infecciosa conhecida. (*Nível de Evidência: B*)
3. Ecocardiografia transtorácica é recomendada na avaliação de complicações da endocardite infecciosa (p. ex., abscesso, perfuração e comunicações). (*Nível de Evidência: B*)
4. Ecocardiografia transtorácica é recomendada na reavaliação de pacientes de alto risco (p. ex., aqueles com organismo virulento, deterioração clínica, febre persistente ou recorrente, sopro novo ou bacteriemia persistente). (*Nível de Evidência: C*)

Classe IIa
Ecocardiografia transtorácica é razoável para diagnosticar endocardite infecciosa de uma prótese valvar na presença de febre persistente sem bacteriemia ou um sopro novo. (*Nível de Evidência: C*)

Classe IIb
Ecocardiografia transtorácica pode ser considerada na avaliação de endocardite em prótese valvar durante terapia antibiótica na ausência de deterioração clínica. (*Nível de Evidência: C*)

Classe III
Ecocardiografia transtorácica não é indicada para reavaliar endocardite valvar nativa (inclusive ausência de regurgitação no ecocardiograma basal) durante tratamento antibiótico na ausência de deterioração clínica, novos achados físicos ou febre persistente. (*Nível de Evidência: C*)

Ecocardiografia Transesofágica

Classe I
1. Ecocardiografia transesofágica é recomendada na avaliação de gravidade de lesões valvares em pacientes sintomáticos com endocardite infecciosa, se a ecocardiografia transtorácica for não diagnóstica. (*Nível de Evidência: C*)
2. Ecocardiografia transesofágica é recomendada para diagnóstico de endocardite infecciosa em pacientes com cardiopatia valvar e hemoculturas positivas, se a ecocardiografia transtorácica for não diagnóstica. (*Nível de Evidência: C*)
3. Ecocardiografia transesofágica é recomendada para diagnosticar complicações de endocardite infecciosa com impacto potencial no prognóstico e conduta (p. ex., abscessos, perfuração e comunicações). (*Nível de Evidência: C*)
4. Ecocardiografia transesofágica é recomendada como estudo diagnóstico de primeira linha para diagnosticar endocardite em prótese valvar e avaliar complicações. (*Nível de Evidência: C*)
5. Ecocardiografia transesofágica é recomendada na avaliação pré-operatória em pacientes com endocardite infecciosa conhecida, a não ser que a necessidade de cirurgia esteja evidente na imagem transtorácica ou que a imagem pré-operatória vá retardar a cirurgia em casos urgentes. (*Nível de Evidência: C*)
6. Ecocardiografia transesofágica intraoperatória é recomendada para pacientes submetidos a cirurgia valvar para endocardite infecciosa. (*Nível de Evidência: C*)

Classe IIa
Ecocardiografia transesofágica é razoável para diagnosticar possível endocardite infecciosa em pacientes com bacteriemia estafilocócica persistente sem uma fonte conhecida. (*Nível de Evidência: C*)

Classe IIb
Ecocardiografia transesofágica pode ser considerada para detectar endocardite infecciosa em pacientes com bacteriemia estafilocócica nosocomial. (*Nível de Evidência: C*)

Adaptado de Bonow RO, Carabello BA, Chatterjee K, et al. ACC/AHA 2006 guidelines for the management of patients with valvular heart disease: A report of the American College of Cardiology/American Heart Association Task Force on Practice Guidelines. J Am Coll Cardiol 2006;48:e1-148.

mo identificar os pacientes para os quais é recomendada uma intervenção cirúrgica imediata. Deve ser ressaltado, contudo, que um ecocardiograma negativo isoladamente não exclui a possibilidade de endocardite e tem de ser interpretado no contexto clínico.

Uma consequência inevitável da utilidade da ecocardiografia na endocardite é a possibilidade do uso exagerado. Isto ocorre particularmente em pacientes nos quais a probabilidade pré-teste de endocardite é extremamente baixa e nenhum exame adicional, inclusive ecocardiografia, oferece a possibilidade de dar novas informações importantes. Infelizmente, existe relativamente pouca orientação para informar aos médicos quando não pedir um ecocardiograma. Embora critérios de indicação tenham sido publicados, somente alguns poucos cenários tratam especificamente da questão de endocardite (Quadro 14.9). Por exemplo, a ecocardiografia é considerada não apropriada no quadro de febre transitória exceto na ausência de um sopro novo ou bacteriemia. Assim, a base racional para a realização da ecocardiografia forçosamente depende de achados clínicos que aumentem a probabilidade pré-teste da doença, como febre, um exame físico anormal, ou resultados de hemocultura para um organismo apropriado.

Uma vez tomada a decisão de se realizar um ecocardiograma, a escolha entre a ecocardiografia transtorácica e transesofágica deve ser feita. Dada a superioridade documentada da sensibilidade da ecocardiografia transesofágica, é tentador concluir que este deve ser o exame de escolha. Entretanto, em um estudo por Lindner e colaboradores (1996), o valor relativo da ecocardiografia transtorácica foi demonstrado e as vantagens das imagens transesofágicas foram comprovadas como estando confinadas a situações específicas (Figura 14.39). Essa série comparou a produtividade da ecocardiografia em diferentes coortes de pacientes agrupados de acordo com a probabilidade clínica de endocardite. Não causou surpresa que entre os pacientes classificados como tendo baixa ou alta probabilidade de endocardite, com base nos dados clínicos, nenhuma das duas técnicas ecocardiográficas adicionou muito à classificação final do paciente. Entretanto, em pacientes com probabilidade média de doença pré-teste, ambos os testes foram úteis para reclassificar a maioria dos pacientes como tendo probabilidade baixa ou alta, e a ecocardiografia transesofágica foi superior para essa finalidade.

Assim, por causa de seu maior custo e invasividade, a sensibilidade mais alta da ecocardiografia transesofágica forçosamente tem de ser pesada frente a esses fatores. Em decorrência disso, um ecocardiograma transtorácico é o teste inicial de escolha para muitas situações. O valor preditivo negativo do exame é alto, e se a qualidade da imagem for aceitável, a ausência de achados positivos muitas vezes é suficiente para se evitar a necessidade de maiores exames. Contudo, se permanecer um alto índice de suspeita clínica após estudo transtorácico negativo ou não diagnóstico, a ecocardiografia transesofágica deve ser considerada (ver Quadro 14.8). Situações em que a ecocardiografia transesofágica deve ser levada em consideração como exame inicial de escolha incluem (1) pacientes nos quais a qualidade da imagem nas incidências transtorácicas é inaceitável, (2) aqueles com próteses valvares e (3) aqueles nos quais complicações como abscessos são suspeitos com base na clínica. Em um estudo (Fowler et al., 1997), as produtividades da ecocardiografia transtorácica e transesofágica foram comparadas em uma série de 103 pacientes com bacteriemia estafilocócica que foram avaliados relativamente cedo no curso de sua doença. Ambas as formas de ecocardiografia foram realizadas, e os resultados foram interpretados independentemente (Figura 14.40). Neste quadro clínico, as vantagens das imagens transesofágicas foram demonstradas claramente, talvez porque a aquisição de imagens tenha sido feita cedo na evolução da doença, quando as vegetações provavelmente ainda eram relativamente pequenas (Figura 14.41).

A escolha entre a ecocardiografia transtorácica e transesofágica também pode ser considerada a partir da perspectiva de custo-eficácia. Heidenreich e colaboradores (1999) usaram uma técnica de análise de decisão para comparar os dois exames em pacientes com alta probabilidade pré-exame (4%-60%) de terem endocardite. Esses pesquisadores avaliaram os desfechos na saúde e econômicos de vários grupos usando seis estratégias diferentes: (1) tratamento empírico da bacteriemia (terapia a curto prazo), (2) tratamento empírico da endocardite (terapia a longo prazo), (3) tratamento com base nos resultados da ecocardiografia transtorácica, (4) tratamento com base nos resultados da ecocardiografia transesofágica, (5) tratamento com base na ecocardiografia transesofágica depois de um estudo negativo pela ecocardiografia transtorácica e (6) tratamento com base nos resultados da ecocardiografia transtorácica (a não ser que o estudo fosse negativo e a qualidade da imagem fosse ruim, quando então uma ecocardiografia transesofágica era realizada). Os seus resultados confirmaram que a probabilidade pré-exame de endocardite, com base na história e dados físicos e laboratoriais, era essencial para a decisão de qual estratégia era mais eficaz. O modelo deles sugere que a ecocardiografia transesofágica isoladamente aumentou os dias de vida ajustada para a qualidade e reduziu o custo do diagnóstico em comparação com a ecocardiografia transtorácica para uma ampla faixa de custos relativos para os dois exames (Figura 14.42). Embora as limitações dessa abordagem sejam evidentes, os resultados na verdade apoiam o papel proeminente da ecocardiografia transesofágica em muitos pacientes com suspeita de endocardite.

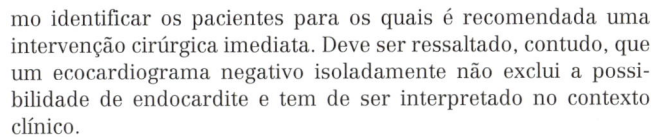

Quadro 14.9 **Exemplos de Critérios de Conveniência em Pacientes com Endocardite Conhecida ou Suspeitada**

Critérios de Indicação		Valor Numérico (1 a 9)
	Endocardite Infecciosa (Valvas Nativas ou Próteses)	
31.	Avaliação inicial de suspeita de endocardite infecciosa (valva nativa ou prótese) com hemoculturas positivas ou um sopro novo	A (9)
33.	Reavaliação de endocardite infecciosa em pacientes com organismo virulento, lesão hemodinâmica grave, envolvimento aórtico, bacteriemia persistente, uma alteração nas condições clínicas ou deterioração sintomática	A (9)
32.	Avaliação de valvas nativas ou próteses em pacientes com febre transitória, mas sem evidência de bacteriemia ou sopro novo	I (2)
	Próteses Valvares	
30.	Reavaliação de pacientes com prótese valvar com suspeita de disfunção ou trombose *ou* uma alteração nas condições clínicas	A (9)
	Estruturas Intracardíacas ou Extracardíacas e Câmaras	
34.	Avaliação de fonte cardiovascular de evento embólico (FOP/DSA), trombo, neoplasia	A (8)
35.	Avaliação de massa cardíaca (suspeita de tumor ou trombo)	A (9)

Reimpresso com permissão da ACCF de Douglas PS, Khandheria B, Stainback RF, et al. ACCF/ASE/ACEP/ASNC/SCAI/SCCT/SCMR 2007 appropriateness criteria for transthoracic and transesophageal echocardiography. J Am Coll Cardiol 2007; 50(2):187-204.
DAS, defeito do septo atrial; FOP, forame oval permeável (pérvio).

Probabilidade clínica baixa (*n* = 67)

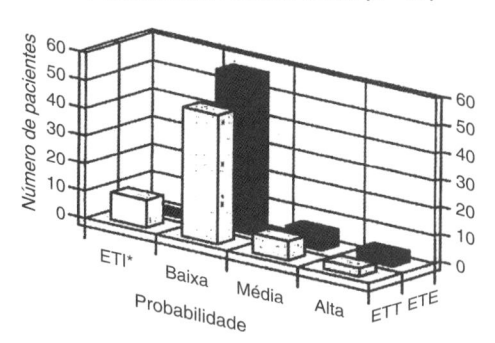

Probabilidade clínica média (*n* = 14)

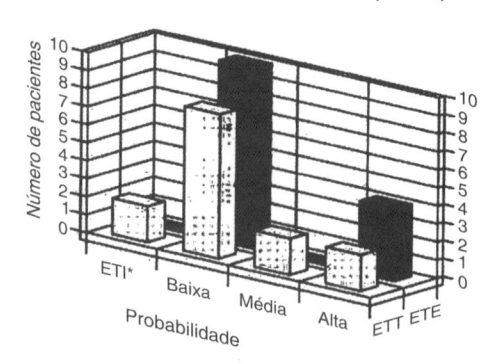

Probabilidade clínica alta (*n* = 24)

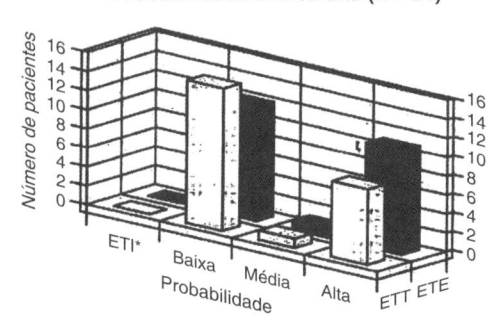

FIGURA 14.39 Gráficos de barras mostram a probabilidade de endocardite pela ecocardiografia transtorácica (ETT) e ecocardiografia transesofágica (ETE) em pacientes com probabilidade baixa, média e alta da doença. Ver o texto para detalhes. ETI, estudo tecnicamente insatisfatório. (De Lindner JR, Case RA, Dent JM, et al. Diagnostic value of echocardiography in suspected endocarditis. An evaluation based on the pretest probability of disease. Circulation 1996;93:730-736, com permissão.)

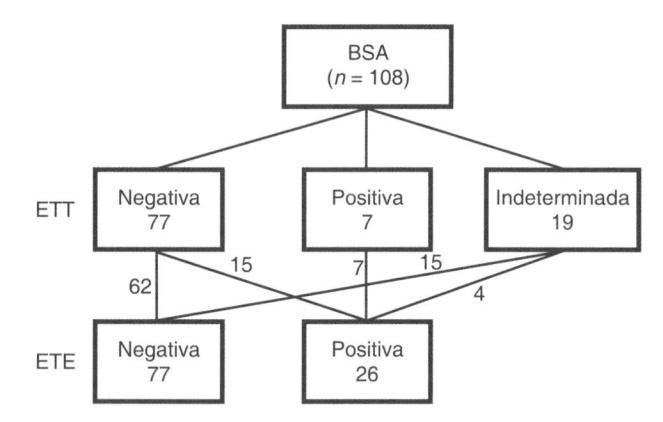

FIGURA 14.40 Diagrama de blocos mostra a produtividade da ecocardiografia transtorácica (ETT) e transesofágica (ETE) em pacientes com bacteriemia por *Staphylococcus aureus* (BSA). Ver texto para detalhes. (De Fowler VG Jr, Li J, Corey GR, et al. Role of echocardiography in evaluation of patients with *Staphylococcus aureus* bacteremia: experience with 103 patients. J Am Coll Cardiol 1997;30:1072-1078, com permissão.)

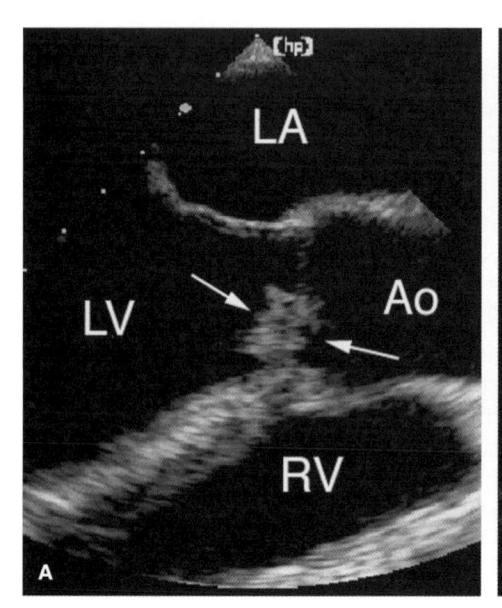

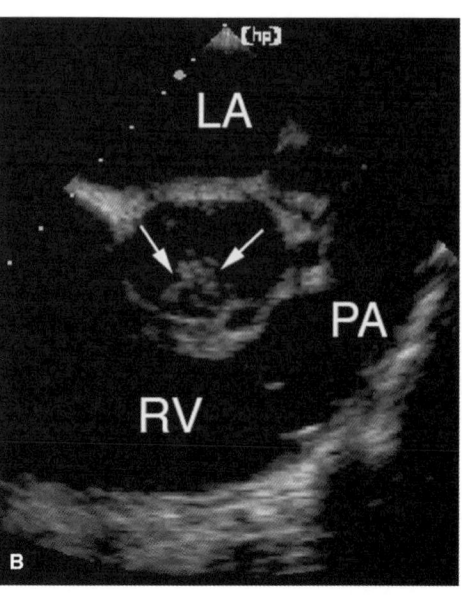

FIGURA 14.41 Uma vegetação valvar aórtica mostrada neste ecocardiograma transesofágico (*setas*). A massa era claramente vista nas incidências de eixo longo **(A)** e eixo curto **(B)**. A massa não foi detectada pela imagem transtorácica. Ao, aorta; LA, átrio esquerdo; LV, ventrículo esquerdo; PA, artéria pulmonar; RV, ventrículo direito.

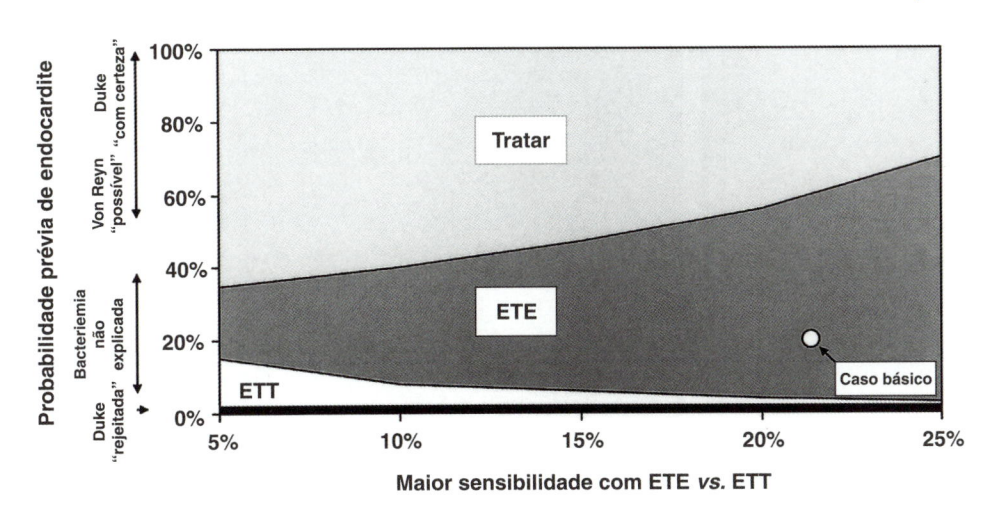

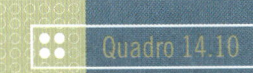

FIGURA 14.42 Usando a árvore de decisão e modelo de Markov de dados publicados, este gráfico mostra a relação entre a probabilidade prévia de endocardite, a sensibilidade aumentada dada pela ecocardiografia transesofágica (ETE) e a estratégia apropriada de diagnóstico. ETT, ecocardiografia transtorácica. Ver texto para detalhes. (De Heidenreich PA, Masoudi FA, Maini B, et al. Echocardiography in patients with suspected endocarditis: a cost-effectiveness analysis. Am J Med 1999;107:198-208, com permissão.)

| **Quadro 14.10** | **Indicações de Cirurgia em Pacientes com Endocardite em Valva Nativa e Prótese Valvar** |

Cirurgia para Endocardite em Valva Nativa

Classe I
1. Cirurgia da valva nativa é indicada em pacientes com endocardite infecciosa aguda que se apresentam com estenose ou regurgitação valvar decorrente de insuficiência cardíaca. (*Nível de Evidência: B*)
2. Cirurgia da valva nativa é indicada em pacientes com endocardite infecciosa aguda que apresentam RA ou RM com evidência hemodinâmica de pressões telediastólica de VE ou atrial esquerda elevadas (p. ex., fechamento prematuro da VM com RA, desaceleração rápida do sinal da RM pelo Doppler de onda contínua [sinal de corte da onda v], ou hipertensão pulmonar moderada ou grave) (*Nível de Evidência: B*)
3. Cirurgia da valva nativa é indicada em pacientes com endocardite infecciosa causada por fungo ou outros organismos altamente resistentes. (*Nível de Evidência: B*)
4. Cirurgia de valva nativa é indicada em pacientes com endocardite infecciosa complicada por bloqueio cardíaco, abscesso anular ou aórtico ou lesões penetrantes destrutivas (p. ex., fístula do seio de Valsalva para átrio direito, para ventrículo direito ou para átrio esquerdo; perfuração de folheto mitral com endocardite valvar aórtica; ou infecção no anel fibroso). (*Nível de Evidência: B*)

Classe IIa
Cirurgia da valva nativa é razoável em pacientes com endocardite infecciosa que apresentam êmbolos recorrentes e vegetações persistentes apesar de terapia antibiótica apropriada. (*Nível de Evidência: C*)

Classe IIb
Cirurgia da valva nativa pode ser considerada em pacientes com endocardite infecciosa que apresentam vegetação móvel acima de 10 mm com ou sem êmbolos. (*Nível de Evidência: C*)

Cirurgia para Endocardite em Prótese Valvar

Classe I
1. Consulta com um cirurgião cardíaco é indicada para pacientes com endocardite infecciosa de uma prótese valvar. (*Nível de Evidência: C*)
2. Cirurgia é indicada em pacientes com endocardite infecciosa de uma prótese valvar que apresentem insuficiência cardíaca. (*Nível de Evidência: B*)
3. Cirurgia é indicada em pacientes com endocardite infecciosa de uma prótese valvar que apresenta deiscência evidenciada pela cinefluoroscopia ou ecocardiografia. (*Nível de Evidência: B*)
4. Cirurgia é indicada em pacientes com endocardite infecciosa de uma prótese valvar que apresenta evidência de crescente obstrução ou agravamento da regurgitação. (*Nível de Evidência: C*)
5. Cirurgia é indicada em pacientes com endocardite infecciosa de uma prótese valvar que apresentam complicações (p. ex., formação de abscesso). (*Nível de Evidência: C*)

Classe IIa
1. Cirurgia é razoável em pacientes com endocardite infecciosa de uma prótese valvar que apresentam evidência de bacteriemia persistente ou êmbolos recorrentes apesar do tratamento antibiótico apropriado. (*Nível de Evidência: C*)
2. Cirurgia é razoável em pacientes com endocardite infecciosa de uma prótese valvar que apresentam infecção recorrente. (*Nível de Evidência: C*)

Classe III
Cirurgia de rotina não é indicada em pacientes com endocardite infecciosa não complicada de uma prótese valvar causada por primeira infecção com um organismo sensível. (*Nível de Evidência: C*)

RA, regurgitação aórtica; RM, regurgitação mitral; VE, ventrículo esquerdo; VM, valva mitral.
Adaptado de Bonow RO, Carabello BA, Chatterjee K, et al. ACC/AHA 2006 guidelines for the management of patients with valvular heart disease: A report of the American College of Cardiology/American Heart Association Task Force on Practice Guidelines. J Am Coll Cardiol 2006;48:e1-148.

Uma questão relacionada é se a ecocardiografia pode ou não ser usada para orientar a duração da terapia antibiótica. Essa questão foi tratada no subconjunto de pacientes com bacteriemia por *Staphylococcus aureus* associada a cateter (Rosen et al., 1999). Foi construído um modelo para testar o valor (e custo-eficácia) da ecocardiografia transesofágica na decisão da duração ideal de terapia. O modelo comparou a terapia empírica a curto prazo (2 semanas), terapia a longo prazo (4 semanas) e terapia guiada pela ecocardiografia (longo prazo se houvesse evidência de endocardite e a curto prazo caso não). O estudo testou se o maior custo da ecocardiografia transesofágica podia ser justificado com base nos desfechos superiores e/ou menor duração da terapia. Os resultados sugeriram que a estratégia orientada pela

ecocardiografia oferecia melhor expectativa de vida em comparação à terapia empírica a curto prazo e era mais custo-eficaz em comparação com a terapia a longo prazo. Ao longo de uma ampla faixa de custos e níveis de acurácia, foi comprovado que a ecocardiografia é custo-eficaz neste quadro clínico.

A decisão de se prosseguir para a cirurgia é complexa e tem de forçosamente se basear em critérios clínicos, bem como em achados ecocardiográficos. Foram publicadas diretrizes que tratam desta questão de indicações cirúrgicas para infecção de valvas nativas e próteses valvares (Quadro 14.10). O desenvolvimento de insuficiência cardíaca, um evento embólico, acidente vascular cerebral ou extensão da infecção (p. ex., formação de abscesso) são algumas indicações de intervenção cirúrgica. Geralmente a

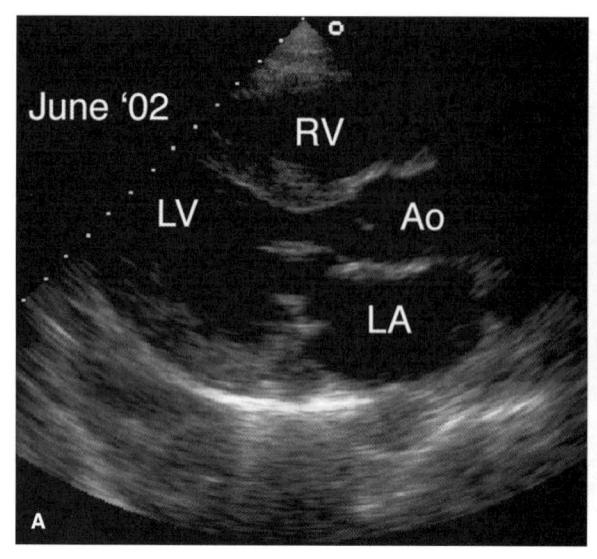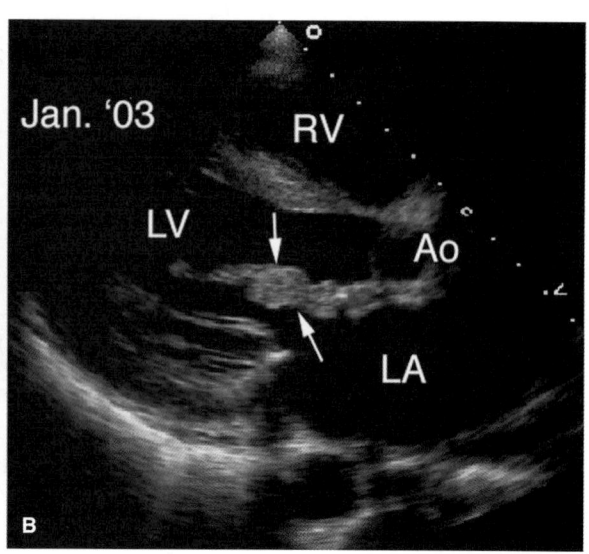

FIGURA 14.43 Alterações seriadas podem ser detectadas ecocardiograficamente. Este paciente tinha sido submetido a correção da valva mitral e um anel mitral estava presente. **A:** Nenhuma evidência de endocardite foi detectada apesar dos sinais clínicos sugerindo infecção. **B:** Sete meses mais tarde, uma acentuada progressão da doença fica aparente, apesar da terapia antibiótica. Uma grande vegetação envolvendo o folheto anterior mitral (*setas*). Ao, aorta; LA, átrio esquerdo; LV, ventrículo esquerdo; RV, ventrículo direito.

cirurgia também é o tratamento apropriado de endocardite causada por fungos ou outros organismos resistentes. Alguns achados ecocardiográficos também devem ser considerados nesse processo de tomada de decisão. Por exemplo, um abscesso no anel aórtico e destruição de tecido valvar acarretando grave regurgitação são muitas vezes considerados indicações cirúrgicas. Outros sinais menos dramáticos também devem ser procurados. Evidência de progressão da doença pode incluir aumento no tamanho da vegetação, agravamento da regurgitação, crescimento de câmara, disfunção ventricular, evidência de pressão de enchimento elevada ou extensão da infecção para outros locais. Essas alterações podem ocorrer durante a terapia na ausência de deterioração clínica e muitas vezes afetam os planos de conduta.

A decisão final envolve a necessidade de repetição de análises ecocardiográficas em um paciente com diagnóstico estabelecido. Não existem dados firmes que corroboram o uso de ecocardiogramas seriados neste quadro. Na maioria dos casos, a decisão de se realizar ecocardiogramas subsequentes depende da evolução clínica. A Figura 14.43 mostra ecocardiogramas de um paciente com uma valva mitral corrigida. No primeiro estudo, o paciente tinha evidências clínicas de endocardite, mas nenhuma vegetação estava aparente no estudo e o paciente estava clinicamente estável. O anel da prótese é visto e os folhetos parecem normais. Sete meses mais tarde, o segundo estudo mostrou acentuada progressão da doença, apesar de um curso prolongado de antibióticos. Em pacientes que demonstram deterioração clínica, a repetição do exame pode ser valiosa para o estabelecimento de uma causa e orientação de tomada de decisão subsequente. Por outro lado, pacientes que demonstram uma boa resposta à terapia antibiótica com base em resultados subsequentes de hemoculturas, bem como na história e exame físico, provavelmente não serão beneficiados por qualquer forma de exame adicional. Alguns subconjuntos de pacientes de alto risco, como aqueles com endocardite estafilocócica envolvendo a valva aórtica, podem ser beneficiados por um segundo ecocardiograma 7 a 10 dias após início da terapia para excluir complicações como formação de abscesso.

Leituras Sugeridas

Conceitos Gerais

Baddour LM, Wilson WR, Bayer AS, et al. Infective endocarditis: diagnosis, antimicrobial therapy, and management of complications: a statement for healthcare professionals from the Committee on Rheumatic Fever, Endocarditis, and Kawasaki Disease, Council on Cardiovascular Disease in the Young, and the Councils on Clinical Cardiology, Stroke, and Cardiovascular Surgery and Anesthesia, American Heart Association: endorsed by the Infectious Diseases Society of America. Circulation 2005;111:e394–e434.

Bonow RO, Carabello BA, Chatterjee K, et al. 2008 focused update incorporated into the ACC/AHA 2006 guidelines for the management of patients with valvular heart disease: a report of the American College of Cardiology/American Heart Association Task Force on Management of Patients With Valvular Heart Disease. J Am Coll Cardiol 2008;52:e1–e142.

Cabell CH, Jollis JG, Peterson GE, et al. Changing patient characteristics and the effect on mortality in endocarditis. Arch Intern Med 2002;162:90–94.

Chamis AL, Peterson GE, Cabell CH, et al. *Staphylococcus aureus* bacteremia in patients with permanent pacemakers or implantable cardioverter-defibrillators. Circulation 2001;104:1029–1033.

Cheitlin MD, Alpert JS, Armstrong WF, et al. ACC/AHA Guidelines for the Clinical Application of Echocardiography: a report of the American College of Cardiology/American Heart Association Task Force on Practice Guidelines (Committee on Clinical Application of Echocardiography) developed in collaboration with the American Society of Echocardiography. Circulation 1997;95:1686–1744.

Douglas PS, Khandheria B, Stainback RF, Weissman NJ, et al. ACCF/ASE/ACEP/ASNC/SCAI/SCCT/SCMR 2007 appropriateness criteria for transthoracic and transesophageal echocardiography. J Am Coll Cardiol 2007;50:187–204.

Fowler VG Jr, Li J, Corey GR, et al. Role of echocardiography in evaluation of patients with *Staphylococcus aureus* bacteremia: experience in 103 patients. J Am Coll Cardiol 1997;30:1072–1078.

Hecht SR, Berger M. Right-sided endocarditis in intravenous drug users. Prognostic features in 102 episodes. Ann Intern Med 1992;117:560–566.

Heidenreich PA, Masoudi FA, Maini B, et al. Echocardiography in patients with suspected endocarditis: a cost-effectiveness analysis. Am J Med 1999;107:198–208.

Joffe II, Jacobs LE, Owen AN, et al. Noninfective valvular masses: review of the literature with emphasis on imaging techniques and management. Am Heart J 1996;131:1175–1183.

Lindner JR, Case RA, Dent JM, et al. Diagnostic value of echocardiography in suspected endocarditis. An evaluation based on the pretest probability of disease. Circulation 1996;93:730–736.

Martin NM, Picard MH. Use and appropriateness of transthoracic echocardiography in an academic medical center: a pilot observational study. J Am Soc Echocardiogr 2009;22:48–52.

Pibarot P, Dumesnil JG. Prosthetic heart valves: selection of the optimal prosthesis and long-term management. Circulation 2009;119:1034–1048.

Rohmann S, Erbel R, Darius H, et al. Prediction of rapid versus prolonged healing of infective endocarditis by monitoring vegetation size. J Am Soc Echocardiogr 1991;4:465–474.

Schulz R, Werner GS, Fuchs JB, et al. Clinical outcome and echocardiographic findings of native and prosthetic valve endocarditis in the 1990s. Eur Heart J 1996;17:281–288.

Strom BL, Abrutyn E, Berlin JA, et al. Dental and cardiac risk factors for infective endocarditis. A population-based, case-control study. Ann Intern Med 1998;129:761–769.

Vuille C, Nidorf M, Weyman AE, et al. Natural history of vegetations during successful medical treatment of endocarditis. Am Heart J 1994;128:1200–1209.

Ecocardiografia Transesofágica

Alam M, Rosman HS, Sun I. Transesophageal echocardiographic evaluation of St. Jude Medical and bioprosthetic valve endocarditis. Am Heart J 1992;123:236–239.

Alton ME, Pasierski TJ, Orsinelli DA, et al. Comparison of transthoracic and transesophageal echocardiography in evaluation of 47 Starr-Edwards prosthetic valves. J Am Coll Cardiol 1992;20:1503–1511.

Daniel WG, Mugge A, Grote J, et al. Comparison of transthoracic and transesophageal echocardiography for detection of abnormalities of prosthetic and bioprosthetic valves in the mitral and aortic positions. Am J Cardiol 1993;71:210–215.

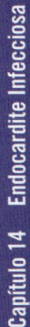

Erbel R, Rohmann S, Drexler M, et al. Improved diagnostic value of echocardiography in patients with infective endocarditis by transoesophageal approach. A prospective study. Eur Heart J 1988;9:43–53.

Feuchtner GM, Stolzmann P, Dichtl W, et al. Multislice computed tomography in infective endocarditis: comparison with transesophageal echocardiography and intraoperative findings. J Am Coll Cardiol 2009;53:436–444.

Lowry RW, Zoghbi WA, Baker WB, et al. Clinical impact of transesophageal echocardiography in the diagnosis and management of infective endocarditis. Am J Cardiol 1994;73:1089–1091.

Mohr-Kahaly S, Kupferwasser I, Erbel R, et al. Value and limitations of transesophageal echocardiography in the evaluation of aortic prostheses. J Am Soc Echocardiogr 1993;6:12–20.

Rosen AB, Fowler VG Jr, Corey GR, et al. Cost-effectiveness of transesophageal echocardiography to determine the duration of therapy for intravascular catheter-associated *Staphylococcus aureus* bacteremia. Ann Intern Med 1999;130:810–820.

San Roman JA, Vilacosta I, Zamorano JL, et al. Transesophageal echocardiography in right-sided endocarditis. J Am Coll Cardiol 1993;21:1226–1230.

Shively BK, Gurule FT, Roldan CA, et al. Diagnostic value of transesophageal compared with transthoracic echocardiography in infective endocarditis. J Am Coll Cardiol 1991;18:391–397.

Werner GS, Schulz R, Fuchs JB, et al. Infective endocarditis in the elderly in the era of transesophageal echocardiography: clinical features and prognosis compared with younger patients. Am J Med 1996;100:90–96.

Zabalgoitia M, Herrera CJ, Chaudhry FA, et al. Improvement in the diagnosis of bioprosthetic valve dysfunction by transesophageal echocardiography. J Heart Valve Dis 1993;2:595–603.

Critérios de Duke

Bayer AS. Diagnostic criteria for identifying cases of endocarditis—revisiting the Duke criteria two years later. Clin Infect Dis 1996;23:303–304.

Dodds GA, Sexton DJ, Durack DT, et al. Negative predictive value of the Duke criteria for infective endocarditis. Am J Cardiol 1996;77:403–407.

Durack DT, Lukes AS, Bright DK. New criteria for diagnosis of infective endocarditis: utilization of specific echocardiographic findings. Am J Med 1994;96:200–209.

Habib G, Derumeaux G, Avierinos JF, et al. Value and limitations of the Duke criteria for the diagnosis of infective endocarditis. J Am Coll Cardiol 1999;33:2023–2029.

Li JS, Sexton DJ, Mick N, et al. Proposed modifications to the Duke criteria for the diagnosis of infective endocarditis. Clin Infect Dis 2000;30:633–638.

von Reyn CF, Levy BS, Arbeit RD, et al. Infective endocarditis: an analysis based on strict case definitions. Ann Intern Med 1981;94:505–518.

Complicações

Blumberg EA, Karalis DA, Chandrasekaran K, et al. Endocarditis-associated paravalvular abscesses. Do clinical parameters predict the presence of abscess? Chest 1995;107:898–903.

Cabell CH, Pond KK, Peterson GE, et al. The risk of stroke and death in patients with aortic and mitral valve endocarditis. Am Heart J 2001;142:75–80.

Daniel WG, Mugge A, Martin RP, et al. Improvement in the diagnosis of abscesses associated with endocarditis by transesophageal echocardiography. N Engl J Med 1991;324:795–800.

Jain R, Kolias TJ. Three-dimensional transesophageal echocardiography of pacemaker endocarditis. J Am Coll Cardiol 2009;53:1241.

Karalis DG, Bansal RC, Hauck AJ, et al. Transesophageal echocardiographic recognition of subaortic complications in aortic valve endocarditis. Clinical and surgical implications. Circulation 1992;86:353–362.

Leung DY, Cranney GB, Hopkins AP, et al. Role of transoesophageal echocardiography in the diagnosis and management of aortic root abscess. Br Heart J 1994;72:175–181.

Mugge A, Daniel WG, Frank G, et al. Echocardiography in infective endocarditis: reassessment of prognostic implications of vegetation size determined by the transthoracic and the transesophageal approach. J Am Coll Cardiol 1989;14:631–638.

Sanfilippo AJ, Picard MH, Newell JB, et al. Echocardiographic assessment of patients with infectious endocarditis: prediction of risk for complications. J Am Coll Cardiol 1991;18:1191–1199.

Thuny F, Di Salvo G, Belliard O, et al. Risk of embolism and death in infective endocarditis: prognostic value of echocardiography: a prospective multicenter study. Circulation 2005;112:69–75.

Tischler MD, Vaitkus PT. The ability of vegetation size on echocardiography to predict clinical complications: a meta-analysis. J Am Soc Echocardiogr 1997;10:562–568.

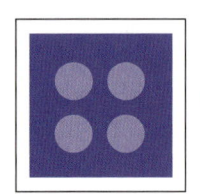

Capítulo 15
Próteses Valvares

A era da cirurgia valvar antecedeu o desenvolvimento da ecocardiografia em somente alguns anos. Portanto, não é de causar surpresa que uma das primeiras aplicações da ecocardiografia foi o estudo da função das próteses valvares. Com os grandes avanços nas técnicas cirúrgicas durante as últimas quatro décadas, o papel da ecocardiografia cresceu e foi ampliado nesse importante campo. Como não existe correção valvar perfeita e tampouco prótese valvar perfeita, a avaliação continuada da função valvar é um aspecto-chave na conduta frente a pacientes submetidos a cirurgia valvar. A ecocardiografia, com sua capacidade não invasiva de avaliar tanto a anatomia quanto a função, se tornou a modalidade diagnóstica de escolha para essa finalidade.

A avaliação ecocardiográfica de próteses valvares é complexa. A dinâmica de fluxo é diferente através de uma prótese valvar em comparação com uma valva nativa. O tamanho e o tipo da prótese influenciam a faixa de velocidades de fluxo esperadas e, portanto, a definição de função normal e função anormal. O ecocardiografista forçosamente tem de determinar o tipo específico de prótese valvar e se os parâmetros estruturais e funcionais excedem os limites do normal para um dado tamanho e tipo. Apesar desses desafios, a combinação de ecocardiografia e técnicas com imagem com Doppler é ideal para avaliar próteses valvares. Monitorando a função da valva ao longo do tempo ou detectando a causa específica da disfunção da prótese, as técnicas ecocardiográficas se tornaram indispensáveis nesta área clínica importante.

Tipos de Próteses Valvares

As duas principais categorias de próteses valvares incluem as valvas mecânicas e as tissulares ou bioproteses (Quadro 15.1). As próteses valvares mecânicas podem ser subdivididas em tipos bola e gaiola e disco basculante. A prótese tipo bola e gaiola foi o primeiro tipo de valva cardíaca artificial e a valva de Starr-Edwards é de longe a mais comum (Figura 15.1). Ela consiste em um anel de sutura circular sobre o qual é montada uma gaiola em forma de U que contém uma bola oclusora de silástico. Para abrir, a bola se desloca para a frente para o interior da gaiola, permitindo que o sangue flua ao redor de toda sua circunferência. Para fechar, a bola é empurrada de encontro ao anel de sutura para impedir o refluxo.

Várias próteses do tipo disco basculante estão atualmente em uso (Figura 15.2). A prótese tipo disco único consiste em um anel de sutura redondo e um disco circular fixado excentricamente ao anel através de uma dobradiça. O disco se move através de um arco de menos de 90° (geralmente 55-85°), desse modo permitindo o fluxo anterógrado na posição aberta e se ajustando ao anel de sutura de modo a impedir o refluxo na posição fechada. A valvas Björk-Shiley, Omnicarbon e Medtronic-Hall são exemplos de próteses com disco basculante único. Como a dobradiça está posicionada excentricamente no anel de sutura e o disco se abre menos de 90°, são criados um orifício maior e outro menor e ocorre certa estagnação de fluxo atrás do disco. As valvas de disco basculante com dois folhetos consistem em dois discos semicirculares que se abrem e se fecham por meio de um mecanismo de dobradiça dentro do anel de sutura. O ângulo de abertura geralmente é mais vertical (aproximadamente 80°) do que o da prótese de disco único e resulta em três orifícios separados: dois maiores de cada lado e um orifício central, menor, de formato

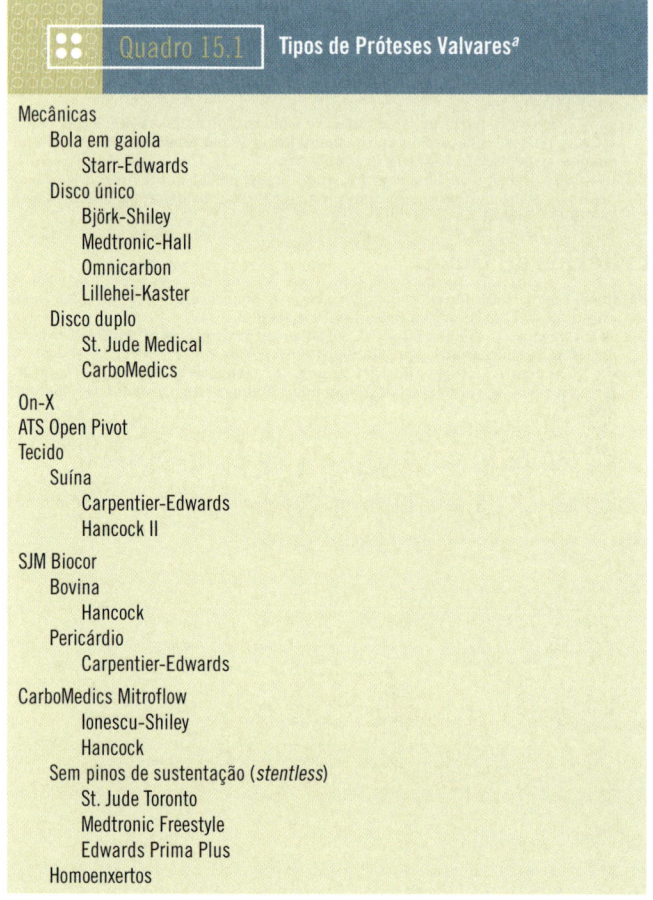

retangular. Exemplos de discos basculantes de dois folhetos incluem as valvas de St. Jude Medical e CarboMedics.

Ao contrário das valvas mecânicas, as bioproteses são construídas de tecido humano ou animal (Figura 15.3). Entre as mais comumente usadas estão as bioproteses suínas, incluindo as valvas Hancock e Carpentier-Edwards. Estas são valvas suínas que foram conservadas e fixadas em uma estrutura de polipropileno fixado a um anel de sutura de Dacron. As próteses de pericárdio também estão sendo usadas hoje em dia. Como o tecido foi conservado, ele é menos elástico do que a valva tissular nativa. Os folhetos são apoiados por pinos verticais que variam em número e são fixados no anel de sutura. Mais recentemente, bioproteses "sem pinos" foram desenvolvidas para uso na posição aórtica. Elas consistem em valvas aórticas suínas que incluem o anel, valva e raiz preservados intactos. As valvas aórticas sem pinos não têm anel de sutura nem pinos de suporte. Em vez disso, os folhetos suínos são apoiados por um manguito flexível. Elas são muitas vezes ajustadas pelo cirurgião na sala de cirurgia no momento do implante.

As valvas de homoenxerto são derivadas a partir de tecido valvar aórtico ou pulmonar humano e foram submetidas a criopreservação e podem ter ou não pinos de sustentação. Elas são usadas mais frequentemente na posição aórtica. Aqui, elas são implantas na posição subcoronária (chamada valva "mão livre"), como um procedimento de minirraiz (implantada dentro da raiz aórtica nativa) ou como parte do procedimento de substituição de toda a raiz e valva. Um outro exemplo é o seu uso no procedimento de Ross que envolve o autotransplante da valva pulmonar na posição aórtica e colocação de homoenxerto na posição

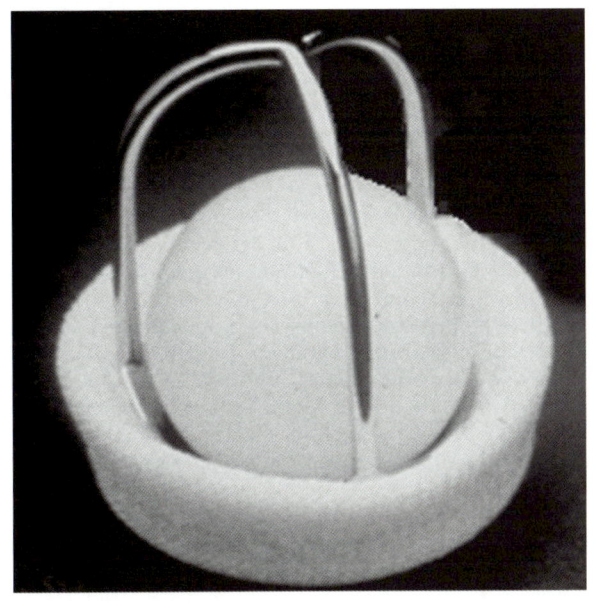

FIGURA 15.1 Prótese de Starr-Edwards.

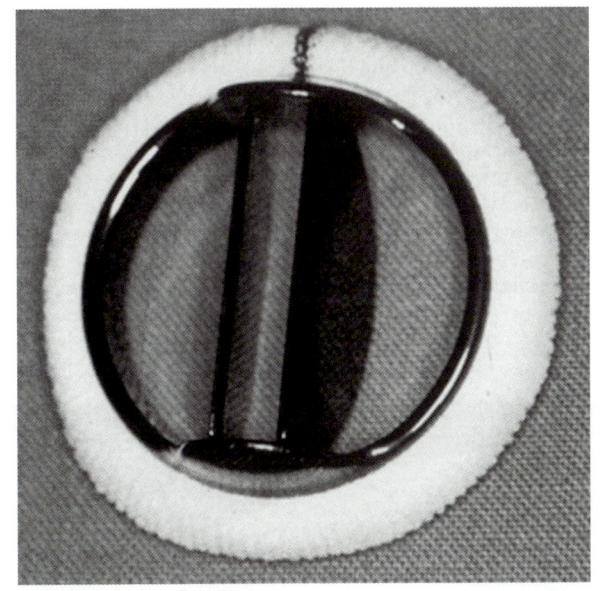

FIGURA 15.2 Prótese valvar St. Jude.

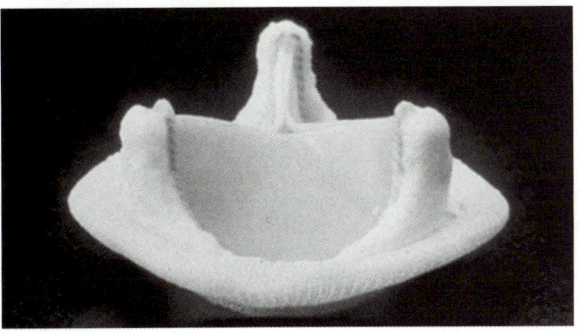

FIGURA 15.3 Bioprótese valvar suína.

pulmonar. Os homoenxertos também são usados como condutos valvulados, mas raramente usados para substituir uma valva mitral ou tricúspide.

A correção valvar, embora não envolvendo uma prótese valvar, geralmente requer o uso de material protético. A correção da valva aórtica vem sendo realizada com sucesso em um número limitado de centros. Ela pode ser útil no tratamento de valvas bicúspides regurgitantes ou no quadro de regurgitação devido a patologia na raiz aórtica. A correção da valva mitral é feita mais amplamente e com resultados consistentemente mais exitosos. Geralmente ela é feita no quadro de valva mixomatosa ou quando a regurgitação mitral se deve a dilatação ou disfunção do ventrículo esquerdo. Estão disponíveis abordagens cirúrgica e percutânea. Na maioria dos casos, a correção mitral envolve o uso de um anel para reduzir o tamanho efetivo do orifício valvar.

Mais recentemente, abordagens percutâneas para substituição valvar foram desenvolvidas. Elas em geral envolvem a valva aórtica e permanecem em pesquisa, mas têm mostrado promessa substancial em ensaios clínicos.

Função Normal da Prótese Valvar

As indicações de ecocardiografia em pacientes com próteses valvares estão resumidas no Quadro 15.2. A visibilização das próteses valvares muitas vezes requer uma combinação de imagens

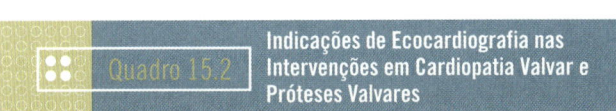

| Quadro 15.2 | Indicações de Ecocardiografia nas Intervenções em Cardiopatia Valvar e Próteses Valvares |

Classe I

1. Avaliação do momento ideal de intervenção valvar com base na compensação e função ventriculares, e/ou gravidade de lesões primárias e secundárias
2. Seleção de terapias alternativas para a valvopatia mitral (como valvoplastia com balão, correção valvar cirúrgica, substituição da valva)[a]
3. Uso da ecocardiografia (especialmente da ETE) na orientação da realização de técnicas intervencionistas e cirurgia (p. ex., valvotomia por balão e correção valvar) para valvopatia
4. Estudos pós-intervenção de linha base para função da valva (inicialmente) e remodelação ventricular (tardiamente)
5. Reavaliação de pacientes com substituição valvar com alteração de sinais e sintomas clínicos; suspeita de disfunção da prótese (estenose, regurgitação) ou trombose[a]
6. Ecocardiografia transtorácica e Doppler é indicada em pacientes com suspeita de trombose de prótese valvar para avaliar gravidade hemodinâmica
7. Ecocardiografia transesofágica é indicada em pacientes com suspeita de trombose valvar para avaliar movimentação da valva e sobrecarga com trombo

Classe IIa

8. Reavaliação rotineira após estudos basais de pacientes com substituição valvar com disfunção ventricular leve a moderada sem alteração nos sinais e sintomas clínicos

Classe IIb

9. Reavaliação rotineira no momento de maior ritmo de falha de uma bioprótese sem evidência clínica de disfunção da prótese

Classe III

10. Reavaliação rotineira de pacientes com substituições de valva sem suspeita de disfunção valvar e sem alteração nos sinais e sintomas clínicos
11. Pacientes cujas condições clínicas impedem intervenções terapêuticas

[a]ETE pode oferecer um valor adicional além de informações obtidas pela ETT.
ETE, ecocardiografia transesofágica; ETT, ecocardiografia transtorácica.
Adaptado de Cheitlin MD, Alpert JS, Armstrong WF, et al. ACC/AHA Guidelines for the Clinical Application of Echocardiography: a report of the American College of Cardiology/American Heart Association Task Force on Practice Guidelines (Committee on Clinical Application of Echocardiography) developed in collaboration with the American Society of Echocardiography. Circulation 1997;95:1686-1744, com permissão.

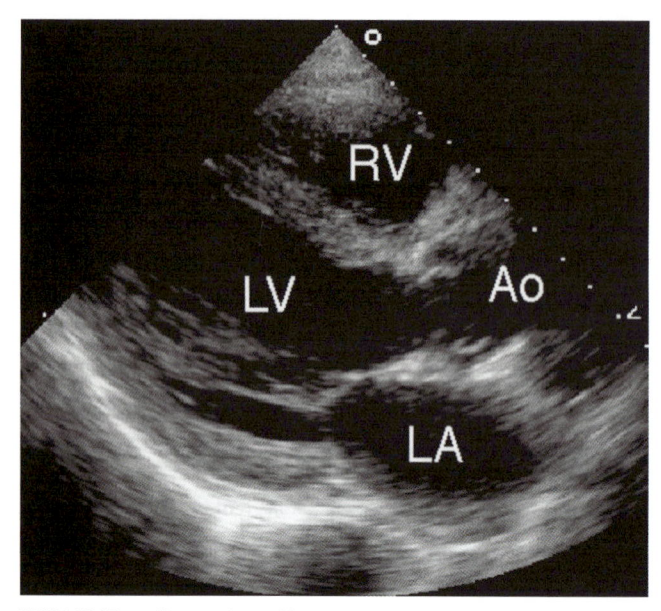

FIGURA 15.4 Ecocardiograma de uma bioprótese valvar suína funcionando normalmente. Ao, aorta; LA, átrio esquerdo; LV, ventrículo esquerdo; RV, ventrículo direito.

transtorácicas e transesofágicas. Embora o papel da ecocardiografia tridimensional continue a evoluir, a melhor orientação espacial proporcionada pelos equipamentos modernos oferece uma perspectiva singular e potencialmente valiosa. A ecocardiografia bidimensional é usada para determinar o tipo de valva e avaliar sua estrutura e função. Por meio dessa modalidade, a estabilidade do anel de sutura é avaliada. O balanço ou movimentação independente da prótese é muitas vezes uma indicação de deiscência. A presença de massas anormais, como trombos e vegetações, deve ser determinada. O sombreamento provocado pela prótese pode ocultar tal patologia e podem ser necessárias várias janelas de imagens para a avaliação completa. A movimentação dos folhetos, discos e mecanismo de oclusão também devem ser avaliados pelo estudo bidimensional. Um passo inicial importante na avaliação ecocardiográfica das próteses valvares é o reconhecimento da faixa de achados normais. A Figura 15.4 mostra uma prótese aórtica suína de funcionamento normal. A abertura do folheto durante a sístole se assemelha ao de uma valva nativa normal. O aspecto geral é tão similar, de fato, que biopróteses aórticas de funcionamento normal ocasionalmente são erroneamente consideradas como valvas aórticas "normais" quando informações clínicas não estão disponíveis. Entretanto, quando examinados cuidadosamente, o anel de sutura e os pinos de suporte são mais ecogênicos do que o normal e tendem a fazer sombra sobre os folhetos, uma pista da presença de material protético. Uma prótese mitral suína normal, avaliada pela ecocardiografia bidimensional, é mostrada na Figura 15.5. Observe como esta técnica permite que a valva seja visibilizada de perspectivas opostas, o lado atrial esquerdo e face ventricular.

A Figura 15.6 mostra uma valva de Starr-Edwards na posição mitral. A gaiola de alto perfil no ventrículo esquerdo é diagnóstica. Quando examinada em tempo real, a bola pode ser vista movendo-se para a frente e para trás na gaiola. Essas valvas são altamente ecogênicas e pequenos trombos ou vegetações podem ficar facilmente ocultos ou passar despercebidos. Uma prótese mitral de St. Jude de funcionamento normal é apresentada nas Figuras 15.7 e 15.8. Na Figura 15.7, os dois hemidiscos se abrem e se fecham em sincronia, embora seja muitas vezes difícil distinguir os dois pela ecocardiografia transtorácica. Ocorre um importante sombreamento e o átrio esquerdo não é bem observado na maior parte dos casos. Na Figura 15.8, a ecocardiografia tridimensional é usada para visibilizar mais completamente os hemidiscos. Esta abordagem também oferece um registro circunferencial completo do anel de sutura. A Figura 15.9 mostra uma valva de St. Jude aórtica estável. Neste exemplo, os discos são ocultos pelas paredes da aorta. Uma sombra bem marcada causada pelo anel de sutura é aparente, estendendo-se até o interior do átrio esquerdo. As valvas aórticas sem pinos de sustentação (*stentless*) constituem a opção mais recente nas próteses e estão sendo implantadas com crescente frequência. Um exemplo de uma valva Medtronic Freestyle normal é dado na Figura 15.10. Pode ser impossível distinguir entre uma valva sem pinos de sustentação normalmente funcionando de uma valva aórtica nativa.

O fluxo sanguíneo através de próteses valvares normalmente funcionantes é diferente do fluxo através das valvas nativas em vários aspectos importantes. Primeiro, as valvas artificiais são inerentemente estenóticas. Existem várias explicações para essa observação constante. O anel de sutura da valva pode ser muito pequeno em relação ao fluxo. Em pacientes jovens, uma valva de tamanho adequado na infância pode se tornar funcionalmente estenótica à medida que o paciente cresce. Mais importante, a área efetiva do orifício é significativamente menor

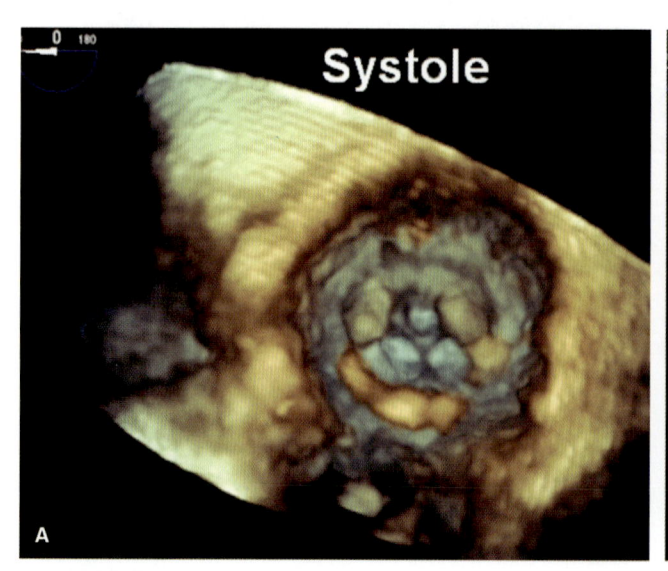
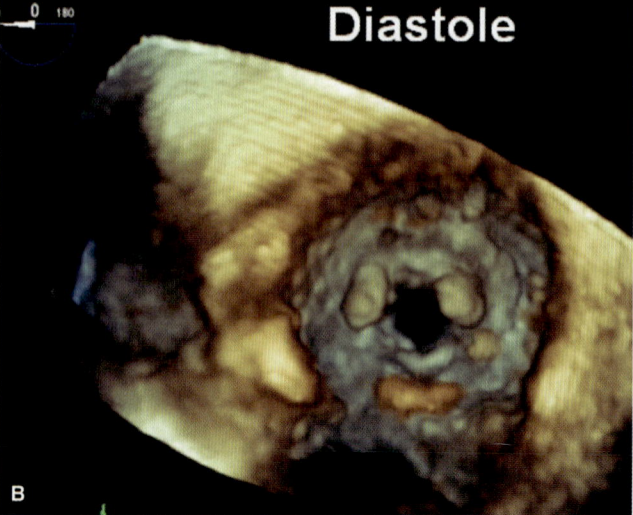

FIGURA 15.5 Um ecocardiograma tridimensional de uma prótese mitral suína normal mostrada na sístole (**A**) e na diástole (**B**). Esta incidência foi feita pela perspectiva do ventrículo esquerdo e mostra os pinos de sustentação apontando para o interior do ventrículo esquerdo. Uma incidência pelo lado oposto, átrio esquerdo, também é possível. Diastole, diástole; Systole, sístole.

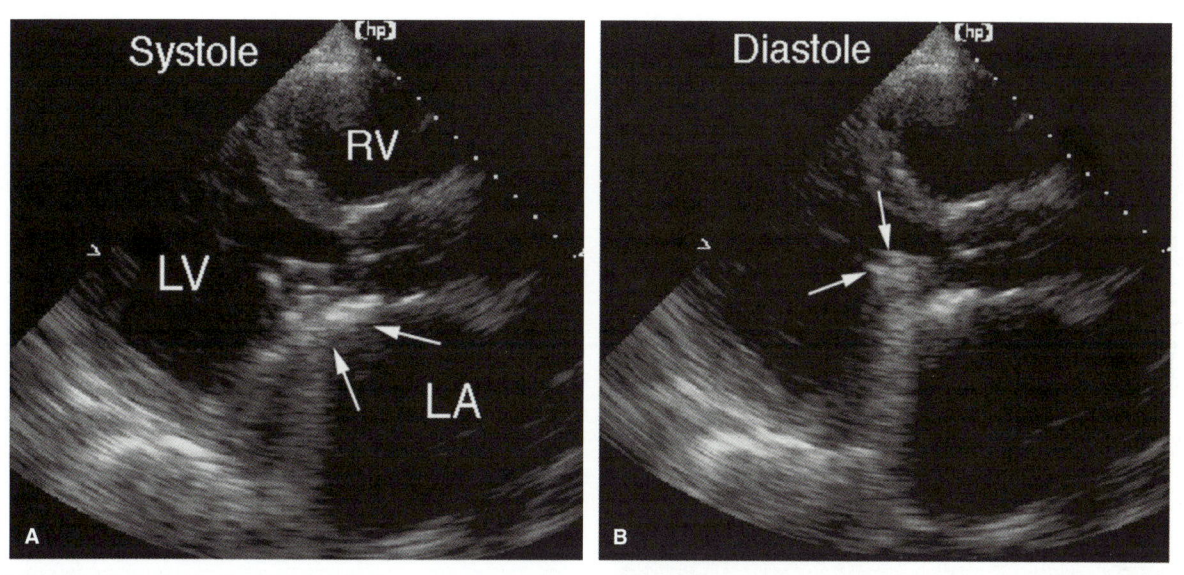

FIGURA 15.6 Prótese mitral de Starr-Edwards de funcionamento normal. **A:** Durante a sístole, a bola fica assentada no interior do anel de sutura (*setas*). **B:** Durante a diástole, a bola se move para a frente no interior da gaiola (*setas*) permitindo que o sangue flua ao redor do oclusor. Diastole, diástole; LA, átrio esquerdo; LV, ventrículo esquerdo; RV, ventrículo direito; Systole, sístole.

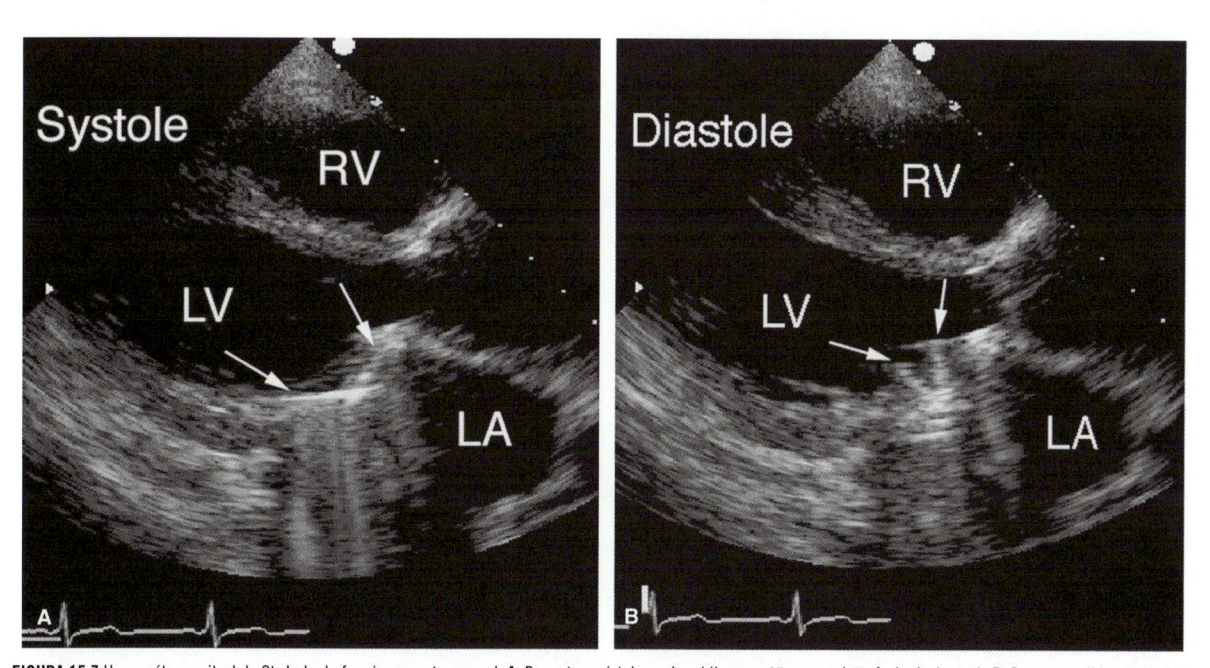

FIGURA 15.7 Uma prótese mitral de St. Jude de funcionamento normal. **A:** Durante a sístole, os hemidiscos estão na posição fechada (*setas*). **B:** Durante a diástole, os dois discos são registrados na posição aberta (*setas*). Diastole, diástole; LA, átrio esquerdo; LV, ventrículo esquerdo; RV, ventrículo direito; Systole, sístole.

do que a área do anel de sutura porque a montagem da valva (ou seja, o mecanismo oclusor) ocupa parte do espaço central. Os folhetos das bioproteses, em virtude do processo de conservação, são mais rígidos e, portanto, essas valvas têm maior resistência ao fluxo anterógrado em comparação às valvas nativas de tamanho equivalente. Assim, a velocidade do fluxo através de uma valva artificial funcionando normalmente é geralmente maior do que ocorreria através de uma valva nativa normal. Entretanto, a faixa de velocidades através de uma bioprótese de funcionamento normal é considerável. O tamanho e o tipo de valva determinam o gradiente de pressão que se pode esperar na ausência de disfunção. Por exemplo, as bioproteses com pinos de sustentação podem ter gradientes discretamente mais altos do que as valvas mecânicas de tamanho similar, que tendem a ter gradientes mais altos do que as valvas sem pinos de sustentação. Por essas razões, a faixa de velocidades que forçosamente tem de ser considerada normal varia muito entre as próteses valvares. Isso é

ilustrado pela Figura 15.11. Na Figura 15.11A, uma prótese de St. Jude recém-implantada é mostrada. Embora com funcionamento normal por critérios clínicos, o estudo com Doppler mostra uma velocidade máxima de 290 cm/s e um gradiente médio de 20 mmHg. Também observe os nítidos "cliques" que correspondem à abertura e ao fechamento dos discos. Por outro lado, a Figura 15.11B mostra o fluxo através de uma bioprótese aórtica funcionando normalmente. Neste caso, não há aumento significativo na velocidade. Os cliques das próteses valvares não são tipicamente vistos em bioproteses funcionando normalmente.

Uma outra diferença importante entre as valvas nativas e protéticas é o formato e o número de orifícios através dos quais ocorre o fluxo anterógrado. Conforme mencionado anteriormente, uma valva com dois discos basculantes tem três orifícios separados, um orifício central de forma retangular circundado por dois orifícios maiores semicirculares (Figura 15.12). A velocidade do fluxo é maior através do orifício central, e se esse fluxo for amostrado

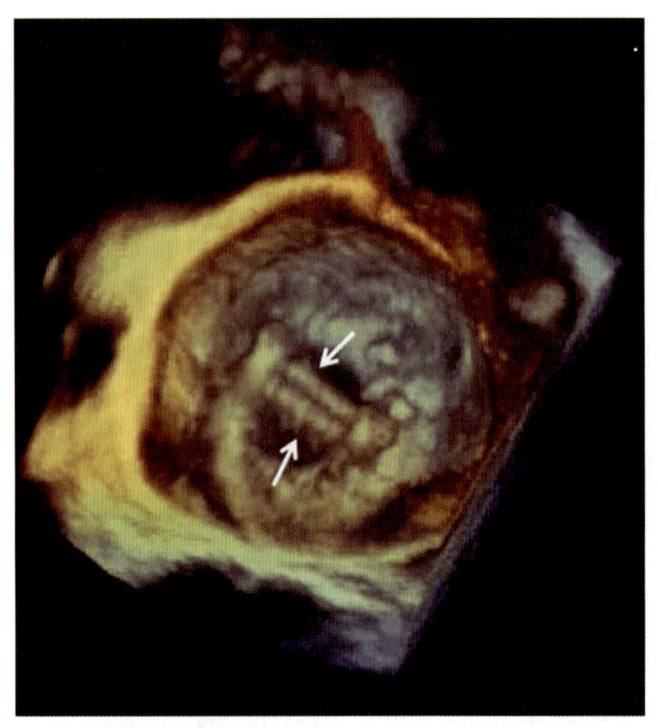

FIGURA 15.8 Ecocardiograma tridimensional de uma prótese de St. Jude normal mostrada da perspectiva do átrio esquerdo. Em tempo real, os hemidiscos (*setas*) são vistos de cima se abrindo e fechando.

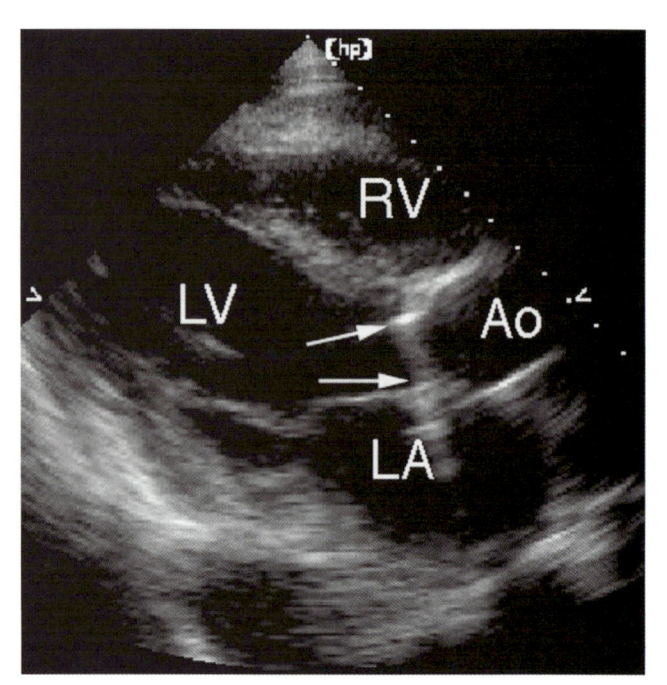

FIGURA 15.9 Uma prótese aórtica de St. Jude de funcionamento normal. O anel de sutura está indicado pelas *setas*. As paredes da raiz aórtica muitas vezes ocultam a movimentação dos discos. Ao, aorta; LA, átrio esquerdo; LV, ventrículo esquerdo; RV, ventrículo direito.

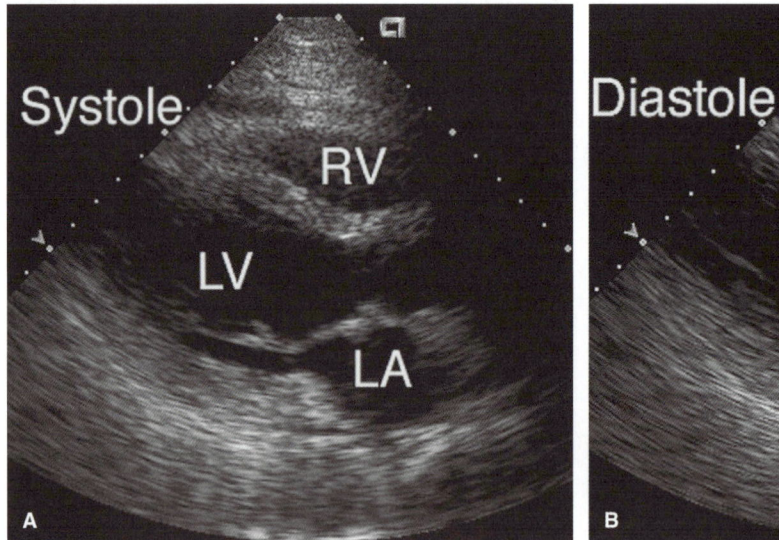

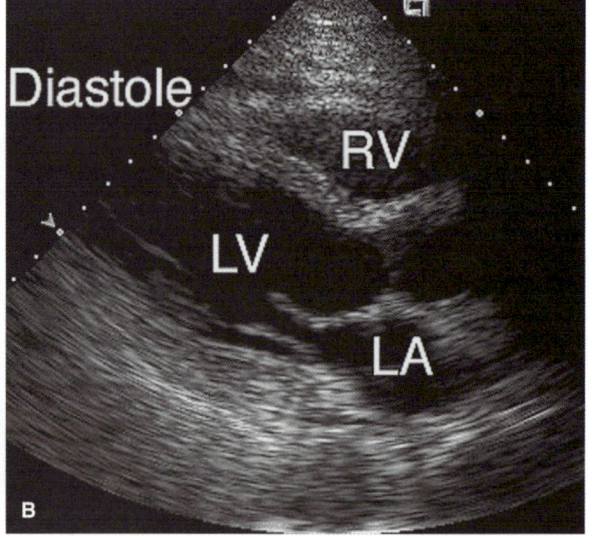

FIGURA 15.10 Uma valva Medtronic-Freestyle de funcionamento normal na posição aórtica. **A:** Durante a sístole, a valva está na posição aberta. **B:** Durante a diástole, as cúspides estão pouco visíveis. As valvas sem pinos de sustentação (*stentless*) de funcionamento normal se parecem muito com as valvas nativas normais. Diastole, diástole; LA, átrio esquerdo; LV, ventrículo esquerdo; RV, ventrículo direito; Systole, sístole.

com imagem com Doppler de onda contínua, pode ocorrer uma superestimativa do verdadeiro gradiente. Isso se dá porque o fluxo através dos três orifícios contribui para o gradiente líquido. Ao se amostrar somente a maior velocidade através do orifício central e ignorar a velocidade menor através dos outros dois, ocorre uma superestimativa do gradiente verdadeiro. O fluxo através de uma valva de gaiola não atravessa um orifício bem definido, mas ao redor da periferia do oclusor esférico (Figura 15.13). A variabilidade e orientação do fluxo complicam interrogação com Doppler dessas valvas. O fluxo através de bioproteses muitas vezes tem formato triangular e pode ocorrer através de uma área significativamente menor do que o próprio anel de sutura. Observe na Figura 15.14 a posição dos três suportes e como eles efetivamente

formam um orifício triangular, cuja área é consideravelmente menor do que a do anel de sutura circundante. Todos esses fatores contribuem para os desafios inerentes na avaliação da função da prótese valvar por meio de qualquer técnica.

Um fenômeno potencialmente importante que afeta o fluxo através de próteses valvares envolve a recuperação de pressão. Isso ocorre quando a energia cinética liberada à medida que o sangue cruza a valva é recuperada na forma de pressão a jusante. A quantidade de energia que é recuperada depende da suavidade da transição do fluxo que ocorre entre a valva e o conduto a jusante. Por essa razão, a recuperação de pressão é clinicamente mais relevante na prótese de St. Jude na posição aórtica, particularmente na presença de uma raiz aórtica de tamanho

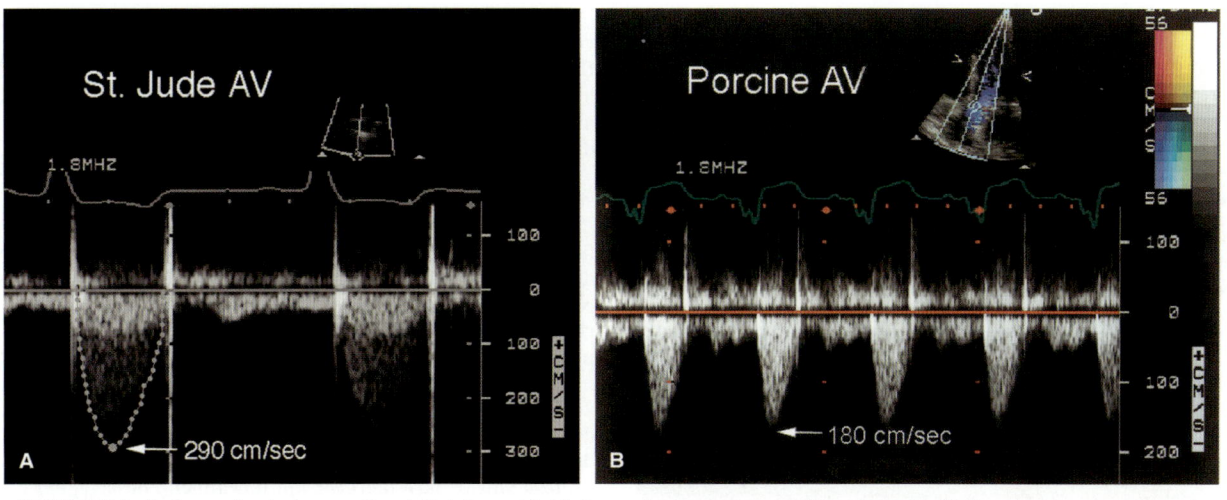

FIGURA 15.11 Avaliações com Doppler de uma prótese de St. Jude com dois folhetos com funcionamento normal **(A)** e prótese suína **(B)**. Em ambos os casos, o contorno do sinal de fluxo e a velocidade máxima estão dentro da faixa esperada. Observe os cliques valvares de abertura e fechamento que estão associados à prótese mecânica, mas não com a tissular. AV, valva aórtica; Porcine, suína.

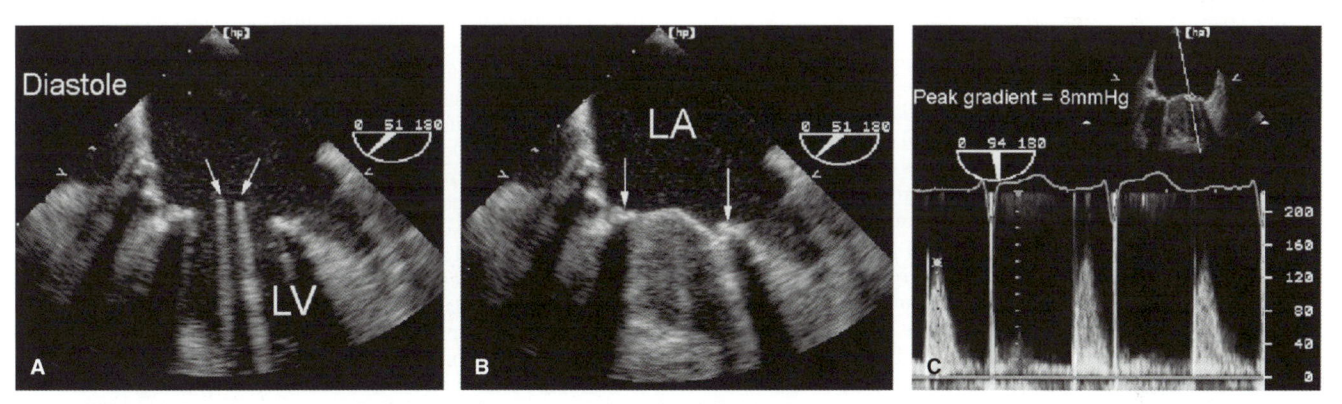

FIGURA 15.12 Ecocardiograma transesofágico de um paciente com uma prótese mitral de St. Jude mostra o aspecto dos discos durante a diástole **(A)** e sístole **(B)**. Esta técnica é ideal para se registrar a abertura e o fechamento dos hemidiscos. **C:** Fluxo através de um dos orifícios semicirculares maiores na imagem transtorácica com Doppler. Diastole, diástole; LA, átrio esquerdo; LV, ventrículo esquerdo; Peak gradient, gradiente máximo.

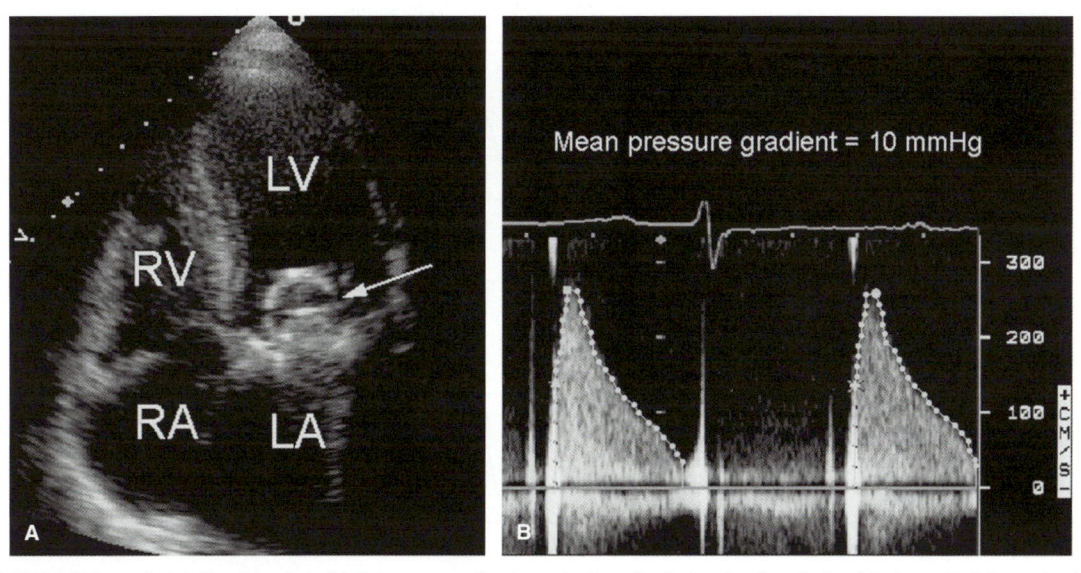

FIGURA 15.13 A: Prótese mitral de Starr-Edwards (*seta*). **B:** Imagem com Doppler mostra fluxo através da valva. O gradiente médio de pressão é de aproximadamente 10 mmHg. LA, átrio esquerdo; LV, ventrículo esquerdo; Mean pressure gradient, gradiente médio de pressão; RA, átrio direito; RV, ventrículo direito.

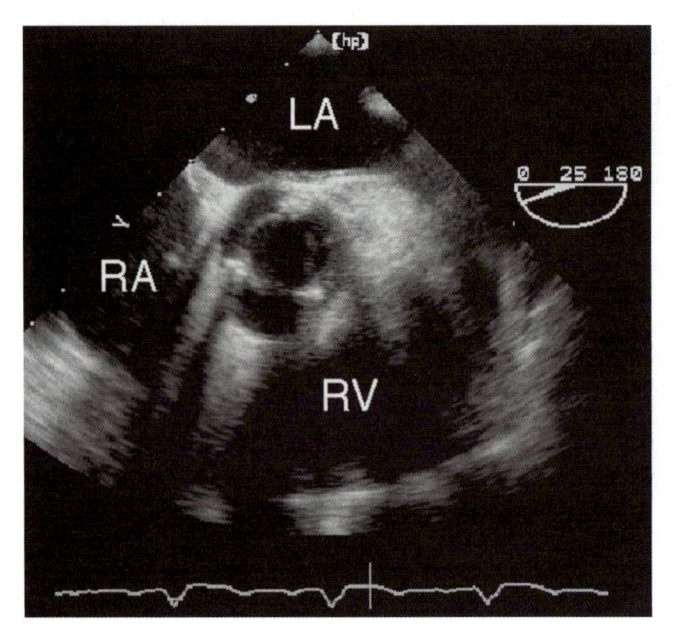

FIGURA 15.14 Incidência em eixo curto de uma prótese valvar suína na posição aórtica pela ecocardiografia transesofágica. Os três pinos de sustentação são visibilizados formando um orifício de formato triangular. LA, átrio esquerdo; RA, átrio direito; RV, ventrículo direito. 💿

pressão irão naturalmente resultar em diferenças na metodologia. Deve-se ressaltar que esse gradiente mais alto obtido pelo Doppler é um fenômeno real, embora fisiologicamente menos relevante do que o gradiente líquido entre o ventrículo esquerdo e a aorta. O conceito de recuperação de pressão é discutido com mais detalhe no Capítulo 9.

Um outro aspecto singular da função da prótese valvar é a presença de uma regurgitação normal, ou fisiológica. Esta ocorre em praticamente todos os tipos de próteses mecânicas e na verdade faz parte do projeto da valva. A regurgitação fisiológica pode ser dividida em dois tipos: refluxo de fechamento e de vazamento. O refluxo de fechamento ocorre devido à reversão de fluxo necessária para o fechamento do mecanismo oclusor. Isso resulta em uma pequena quantidade de regurgitação que termina quando o mecanismo oclusor se ajusta no anel de sutura (Figura 15.16). O refluxo de vazamento ocorre depois da valva ter se fechado e decorre de uma pequena quantidade de fluxo retrógrado entre e ao redor do mecanismo oclusor. Ele muitas vezes faz parte do projeto da prótese valvar para oferecer um mecanismo de lavagem e evitar a formação de trombo no seu lado a montante. Como o refluxo de vazamento pode ser holossistólico (ou holodiastólico, dependendo da localização da valva), ele forçosamente tem de ser diferenciado da regurgitação patológica. Isso depende da gravidade e padrão da regurgitação. Por exemplo, vazamento através de uma valva de duplo folheto muitas vezes acarreta dois jatos simétricos estreitos dirigidos obliquamente a partir das bordas da valva. Esse tipo de regurgitação fisiológica é ilustrado na Figura 15.17. As bipróteses normais também podem mostrar regurgitação leve. Por exemplo, algumas valvas pericárdicas têm discreta regurgitação central que se resolve 4 a 6 semanas após o implante.

Apesar dessas diferenças nas características do fluxo, os princípios básicos do Doppler aplicados às valvas nativas também são relevantes para o estudo de próteses valvares. Por exemplo, a aquisição de imagens com Doppler pode ser efetuada para se medir o gradiente máximo e o gradiente médio de pressão através da prótese (Figura 15.18). Os pressupostos críticos para equação de Bernoulli modificada se aplicam também nas próteses valvares. Assim, a correlação entre os gradientes de pressão obtidos pela técnica de Doppler em comparação com cateterismo cardíaco é geralmente muito boa. Entretanto, por causa da existência de múltiplos jatos através de muitos tipos de próteses valvares, muitas vezes pode ser registrado mais de um padrão de velocidade. Conforme antes mencionado, o fenômeno de recuperação de pressão também pode acarretar superestimativa do gradiente

normal. Neste quadro, a desaceleração (e relaminarização) do sangue a jusante da prótese está associada a uma elevação da pressão (ou seja, recuperação de pressão). O efeito líquido é o desenvolvimento de um gradiente alto, mas bem localizado, através do orifício central da prótese imediatamente distal aos discos (Figura 15.15). Depois, à medida que a pressão se recupera (ou aumenta) a jusante, o gradiente líquido de pressão diminui. Isto significa que a imagem com Doppler, ao registrar a velocidade máxima dentro da *vena contracta*, irá demonstrar um gradiente mais alto em comparação com métodos baseados em cateter que serão menores devido à recuperação de pressão. Embora a recuperação de pressão seja uma explicação potencial para uma discrepância na qual as imagens com Doppler relatam gradiente mais alto do que no cateterismo, isto não implica que um ou outro método esteja "errado" ou "certo", mas que alterações locais na

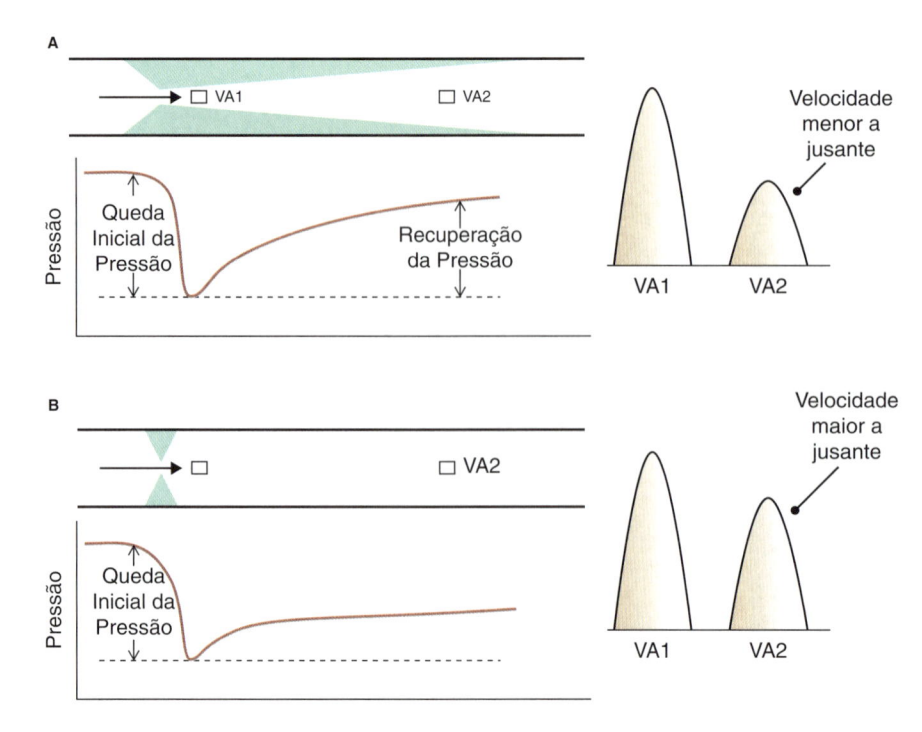

FIGURA 15.15 Conceito de recuperação de pressão. **A:** Na ausência de recuperação de pressão, diferentes locais de medida de volume-amostra (VA) proporcionam velocidades bastante similares. **B:** O fluxo através de uma estenose afunilada resulta em acentuada recuperação de pressão a jusante da obstrução. Neste caso, a amostragem dentro da obstrução (VA1) proporciona velocidade maior em comparação a um local de amostragem a jusante (VA2), onde ocorreu a recuperação de pressão. Neste local, a recuperação de pressão está associada a uma velocidade menor. Ver texto para detalhes.

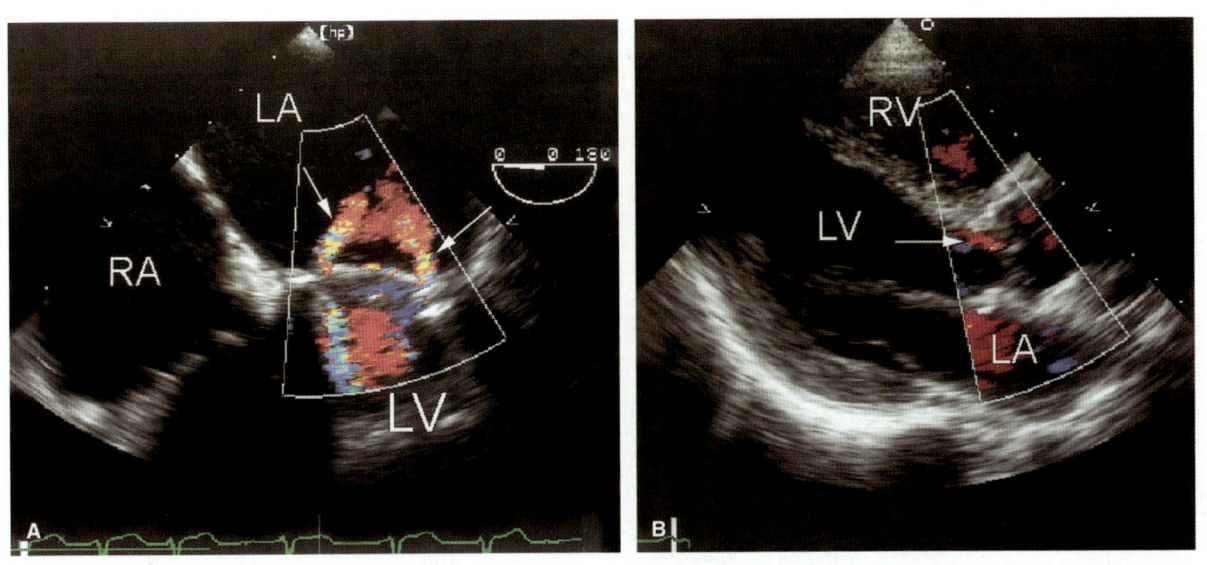

FIGURA 15.16 Regurgitação fisiológica através de uma prótese mitral de St. Jude de funcionamento normal (*setas*) **(A)** e uma prótese aórtica suína (*seta*) **(B)**. LA, átrio esquerdo; LV, ventrículo esquerdo; RA, átrio direito; RV, ventrículo direito.

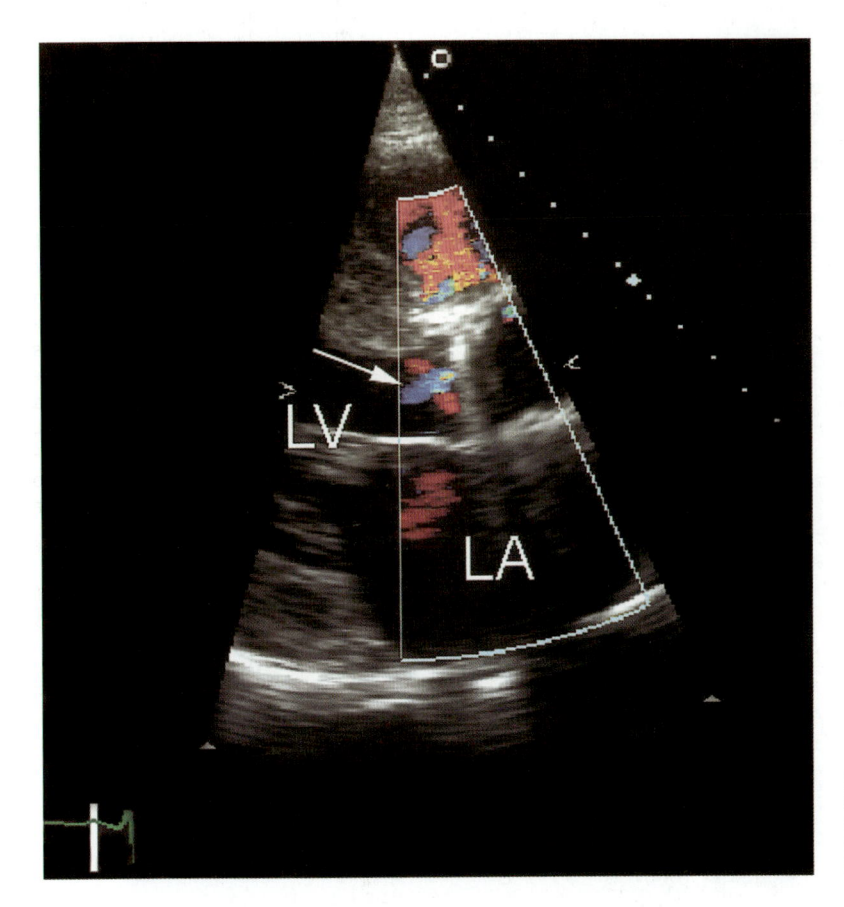

FIGURA 15.17 Regurgitação fisiológica através de uma prótese valvar de St. Jude na posição aórtica. Os jatos se originam na periferia e parecem cruzar logo abaixo da valva (*setas*). A ocorrência desse tipo de regurgitação faz parte do projeto de muitas próteses valvares. LA, átrio esquerdo; LV, ventrículo esquerdo.

de pressão. A Figura 15.19 ilustra o fluxo através de tipos diferentes de próteses mitrais. Observe a variabilidade no contorno e a velocidade entre os quatro exemplos. Os gradientes através de próteses valvares "normais" variam em uma faixa mais ampla em comparação com as valvas nativas. Por essa razão muitas vezes é útil se obter uma linha basal nas imagens com Doppler em todos os pacientes quando se sabe que a valva está funcionando normalmente, como durante a primeira consulta no pós-operatório. Isso então pode ser usado como referência para futuras avaliações para ajudar a determinar se um dado gradiente de pressão é normal ou anormal para o indivíduo. Além disso, foram publicadas tabelas fornecendo uma faixa de valores normais para diferentes tipos de valvas em várias posições.

A equação de continuidade também pode ser usada para se medir a área efetiva do orifício de próteses valvares. O valor dessa medida tem as mesmas limitações antes descritas para os gradientes de pressão. Finalmente, para as próteses mitral e tricúspide, a técnica de meio-tempo de pressão é útil para se quantificar a gravidade da estenose. Entretanto, o meio-tempo de pressão geralmente superestima a área da valva na presença de prótese mitral. Novamente, ter um estudo basal e usar o paciente como seu próprio controle é essencial para conduta no futuro.

Aplicação da Ecocardiografia em Pacientes com Próteses Valvares

Em pacientes com próteses valvares, o papel da ecocardiografia começa na sala de cirurgia no momento da cirurgia. Uma avaliação abrangente transesofágica da(s) valva(s) doente(s), se não feita anteriormente, é essencial para a conduta intraoperatória. Assim, a ecocardiografia deve rotineiramente ser usada antes da cirurgia valvar (para se tomarem as decisões referentes a tipo e tamanho da prótese, exequibilidade da correção etc.), durante a cirurgia (para avaliar o sucesso e completude do procedimento) e após a cirurgia (para se estabelecer uma nova linha basal e para se documentar um procedimento com sucesso). As indicações específicas de ecocardiografia transesofágica intraoperatória são listadas no Quadro 15.3. O seu valor neste quadro está bem documentado. As séries clínicas indicam que os resultados do eco intraoperatório mudam o plano cirúrgico em até 15% dos

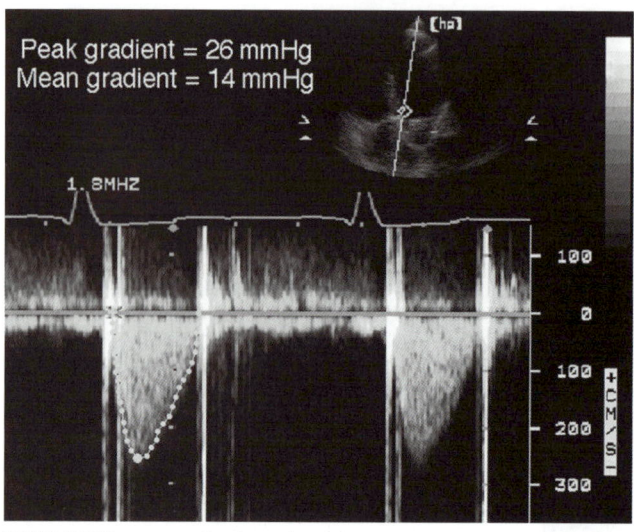

FIGURA 15.18 Imagem com Doppler usada para se registrar o fluxo através de uma prótese aórtica. Os gradientes máximo e médio estão indicados. Observe a presença de cliques valvares no momento da abertura e fechamento. Mean gradient, gradiente médio; Peak gradient, gradiente máximo.

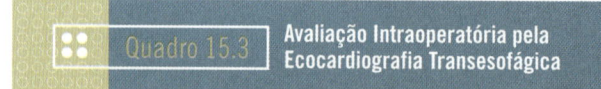

| Quadro 15.3 | Avaliação Intraoperatória pela Ecocardiografia Transesofágica |

Classe I

1. Ecocardiografia transesofágica intraoperatória é recomendada para cirurgia de correção valvar. (Nível de Evidência: B)

2. Ecocardiografia transesofágica intraoperatória é recomendada para cirurgia de substituição valvar com heteroenxerto, homoenxerto ou autoenxerto sem pinos de sustentação (*stentless*). (Nível de Evidência: B)

3. Ecocardiografia transesofágica intraoperatória é recomendada para cirurgia valvar de endocardite infecciosa. (Nível de Evidência: B)

Classe IIa

4. Ecocardiografia transesofágica intraoperatória é razoável para todos os pacientes submetidos a cirurgia cardíaca valvar. (Nível de Evidência: C)

De Bonow RO, Carabello BA, Chatterjee K, et al. ACC/AHA 2006 guidelines for the management of patients with valvular heart disease: A report of the American College of Cardiology/American Heart Association Task Force on Practice Guidelines. J Am Coll Cardiol 2006;48:14-41.

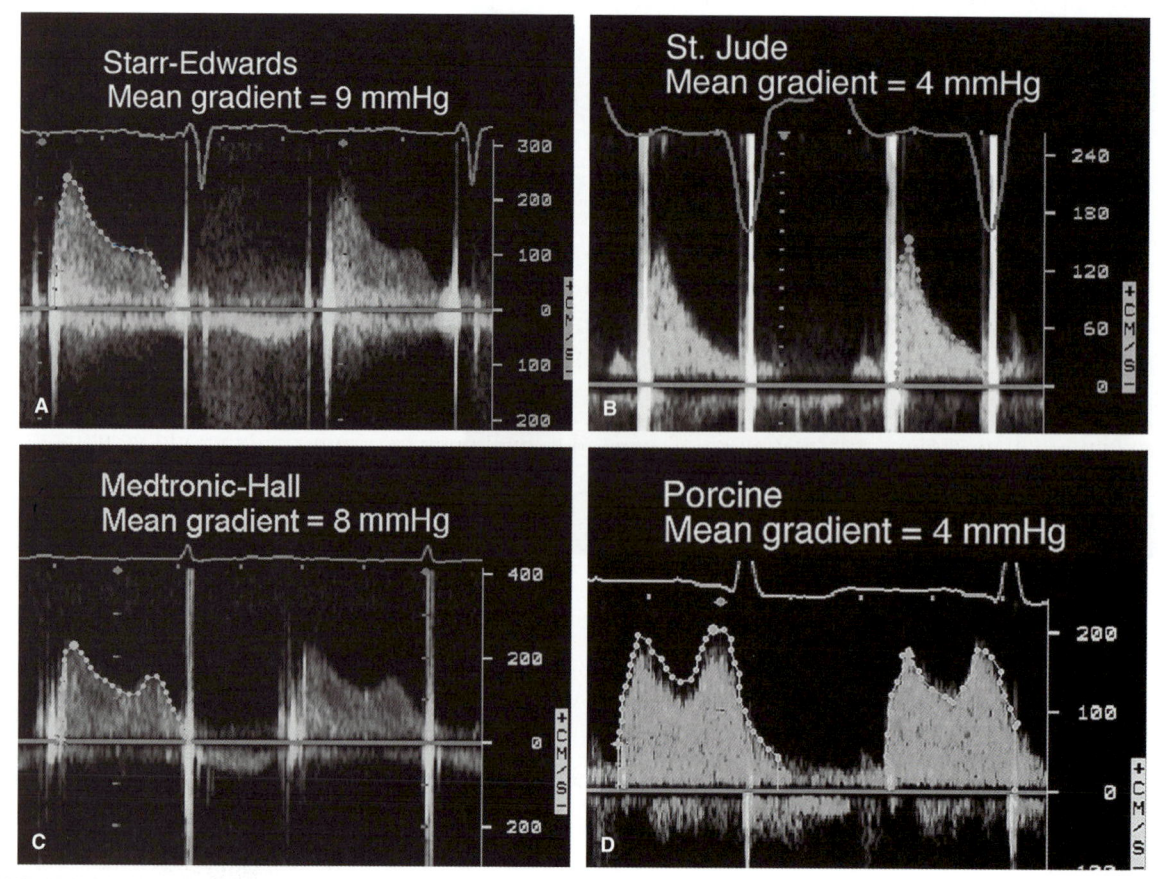

FIGURA 15.19 A-D: Registro com Doppler do fluxo através de quatro diferentes próteses valvares na posição mitral. O gradiente médio através de cada prótese está indicado. Mean gradient, gradiente médio; Porcine, suína.

casos e identificam um problema de magnitude suficiente que justifica revisão em aproximadamente 5% dos pacientes. Isto é particularmente verdade na cirurgia valvar, particularmente em procedimentos de correção de valva. Como esperado, o valor potencial da ecocardiografia está diretamente relacionado com a complexidade do procedimento. Correção de valva, substituição de múltiplas valvas, cirurgia valvar envolvendo endocardite complicada e substituição de valva envolvendo valvas sem pino de sustentação (*stentless*) ou homoenxertos são exemplos de procedimentos cirúrgicos tecnicamente desafiadores onde o valor da ecocardiografia intraoperatória está bem estabelecido.

Após a alta, o papel da ecocardiografia consiste em definir a função basal e avaliação seriada quanto à evidência de disfunção. Tanto o American College of Cardiology/American Heart Association Management Guidelines como o Appropriateness Criteria foram publicados para oferecer orientações nessa área (Quadro 15.4). A partir desses documentos, há um consenso geral de que a ecocardiografia deve ser realizada logo depois da cirurgia valvar como parte da avaliação inicial do paciente durante a fase de recuperação. Este exame deve focalizar uma avaliação da função ventricular esquerda e direita, determinação da pressão arterial pulmonar, e, é claro, uma avaliação profunda da valva corrigida ou substituída. Como todas as próteses valvares têm certo grau de obstrução, uma parte crucial da avaliação é determinar o gradiente de pressão. A avaliação cuidadosa da regurgitação também é importante. Regurgitação valvar discreta está presente normalmente em muitas próteses valvares. Por outro lado, a regurgitação perivalvar geralmente é um achado anormal que exige avaliação meticulosa e acompanhamento. Assim, o ecocardiograma pós-operatório inicial deve documentar claramente a presença e gravidade de regurgitação e diferenciar formas normais de anormais.

Após esse estudo ecocardiográfico inicial, a avaliação subsequente deve ser individualizada. De acordo com as diretrizes, existe acordo de que a ecocardiografia deve ser considerada se houver uma alteração nas condições clínicas, evidência de infecção ou razão para se suspeitar de disfunção valvar. Estudos ecocardiográficos rotineiros (ou seja, anualmente), na ausência de uma das indicações listadas nas diretrizes, não são recomendados. Contudo, uma vez documentada uma disfunção, a avaliação seriada, incluindo monitoramento clínico e ecocardiográfico, deve ser realizada. Esta deveria incluir, por exemplo, pacientes com bioproteses que apresentam sinais precoces de degenera-

ção primária de tecido. Finalmente, em crianças que ainda estão crescendo, a possibilidade de desenvolver incompatibilidade prótese-paciente exige, particularmente, acompanhamento de perto. Isto ocorre porque a área do orifício efetiva da prótese permanece fixa enquanto o volume de ejeção da criança aumenta com a idade. É essencial o monitoramento de agravamento hemodinâmico em decorrência do crescimento normal.

Abordagem Geral às Próteses Valvares

A ecocardiografia bidimensional transtorácica geralmente é adequada para se distinguir entre os vários tipos de próteses valvares. No entanto, a alta refletância do material protético cria desafios para o ecocardiografista. Como a velocidade do som se altera à medida que ele passa através dos materiais protéticos, o tamanho e o aspecto podem ser distorcidos. Geralmente é necessária certa diminuição no ajuste do ganho para compensar essas diferenças. A alta refletância também acarreta um sombreamento atrás da prótese. Frequentemente surgem reverberações atrás das estruturas da prótese, que podem ocultar alvos de interesse. Para contornar esses problemas, forçosamente múltiplas janelas ecocardiográficas têm de ser usadas para se interrogar amplamente as áreas ao redor das próteses valvares. Uma avaliação anatômica meticulosa também é facilitada pelo uso de técnicas tridimensionais. Por exemplo, uma imagem tridimensional corretamente orientada irá oferecer uma visão circunferencial completa de um anel de sutura, de modo que quaisquer massas anormais que possam estar presentes sejam visibilizadas. Em outros casos, a ecocardiografia transesofágica será necessária para oferecer um exame completo. Mais recentemente, a ecocardiografia tridimensional transesofágica vem sendo aplicada na avaliação de próteses valvares. A experiência inicial sugere que essa nova técnica serve muito bem para a avaliação de próteses mitrais (Figura 15.20). Por mostrar visões de frente do aparelho mitral pelas perspectivas atrial e ventricular, uma avaliação bastante completa da estrutura e função é factível em muitos pacientes. Experiência no uso de imagem tridimensional transesofágica para próteses aórtica e tricúspide é limitada e pode apresentar mais desafios técnicos.

O aspecto dos folhetos das bioproteses na ecocardiografia bidimensional se aproxima mais intimamente do das valvas nativas.

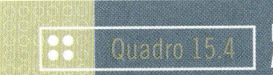

Quadro 15.4 | Indicações Baseadas em Evidências e Critérios de Conveniência Relacionados com a Avaliação de Próteses Valvares

Classe I

1. Para presença com próteses valvares, uma história, exame físico e exames apropriados devem ser realizados na primeira avaliação ambulatorial pós-operatória, 2 a 4 semanas após alta hospitalar. Deve incluir ecocardiograma transtorácico com Doppler se um ecocardiograma basal não foi feito antes da alta hospitalar. (Nível de Evidência: C)
2. Para pacientes com próteses valvares cardíacas, visitas rotineiras de acompanhamento devem ser conduzidas anualmente, com reavaliações mais cedo (com ecocardiografia) se houver uma alteração nas condições clínicas. (Nível de Evidência: C)

Classe IIb

3. Pacientes com bioproteses podem ser considerados para ecocardiogramas anuais após os primeiros 5 anos de ausência de uma alteração nas condições clínicas. (Nível de Evidência: C)

Classe III

4. Ecocardiogramas anuais rotineiros não estão indicados na ausência de uma alteração nas considerações clínicas em pacientes com valvas mecânicas ou durante os primeiros 5 anos após substituição da valva com uma bioprótese. (Nível de Evidência: C)

Critérios		Valor Numérico (1 a 9)
28.	Avaliação inicial de prótese valvar para estabelecimento de linha de base após colocação	A (9)
30.	Reavaliação de pacientes com prótese valvar com suspeita de disfunção ou trombose *ou* uma alteração nas condições clínicas	A (9)
29.	Avaliação rotineira (anualmente) de um paciente com prótese valvar no qual não há suspeita de disfunção valvar e nenhuma alteração nas condições clínicas	I (3)

Reimpresso com permissão da ACCF de Douglas PS, Khandheria B, Stainback RF, et at. ACCF/ASE/ACEP/ASNC/SCAI/SCCT/SCMR 2007 appropriateness criteria for transthoracic and transesophageal ecocardiography. J Am Coll Cardiol 2007; 50(2):187-204.

De fato, próteses valvares aórticas sem pinos de sustentação mais recentes podem ser quase indistinguíveis de uma valva aórtica nativa normal. Para as valvas com pinos de sustentação, a aquisição de imagens idealmente é realizada com o feixe de ultrassom alinhado em paralelo ao fluxo para evitar efeitos de sombreamento dos pinos e anel de sutura. Os folhetos em si são bastante semelhantes ao tecido da valva nativa, tanto em textura quanto em deslocamento. Com o passar do tempo, as bioproteses tendem a se espessar e ficar mais fibróticas, levando a maior ecogenicidade e menor deslocamento nas imagens bidimensionais (Figura 15.21). Tais valvas podem se tornar estenóticas e/ou regurgitantes. Esta ilustração mostra uma valva mitral suína fibrótica de aspecto quebradiço com ruptura parcial de uma cúspide levando a grave regurgitação mitral. Em todos os casos, uma combinação de imagem bidimensional e com Doppler é necessária para se avaliar meticulosamente as bioproteses valvares (Figura 15.22).

Por causa das razões antes mencionadas, as valvas mecânicas podem ser bastante difíceis de serem avaliadas pela ecocardiografia bidimensional. Embora anormalidades grosseiras possam ser detectadas, alterações mais sutis muitas vezes passam despercebidas, especialmente na imagem transtorácica. Os objetivos principais da ecocardiografia bidimensional neste quadro são confirmar a estabilidade do anel de sutura, determinar o tipo específico de prótese, confirmar a movimentação de abertura e fechamento do mecanismo oclusor e avaliar anormalidades estruturais grosseiras como vegetações e trombos. A avaliação da movimentação do mecanismo oclusor pode ser difícil. Entretanto, através de uma interrogação cuidadosa, a movimentação rápida da borda do disco ou bola geralmente pode ser registrada. Em próteses normais, a movimentação é rápida e consistente com cada batimento (Figuras 15.6 a 15.9). As imagens em modo M podem ser úteis neste caso para se definir com maior precisão a

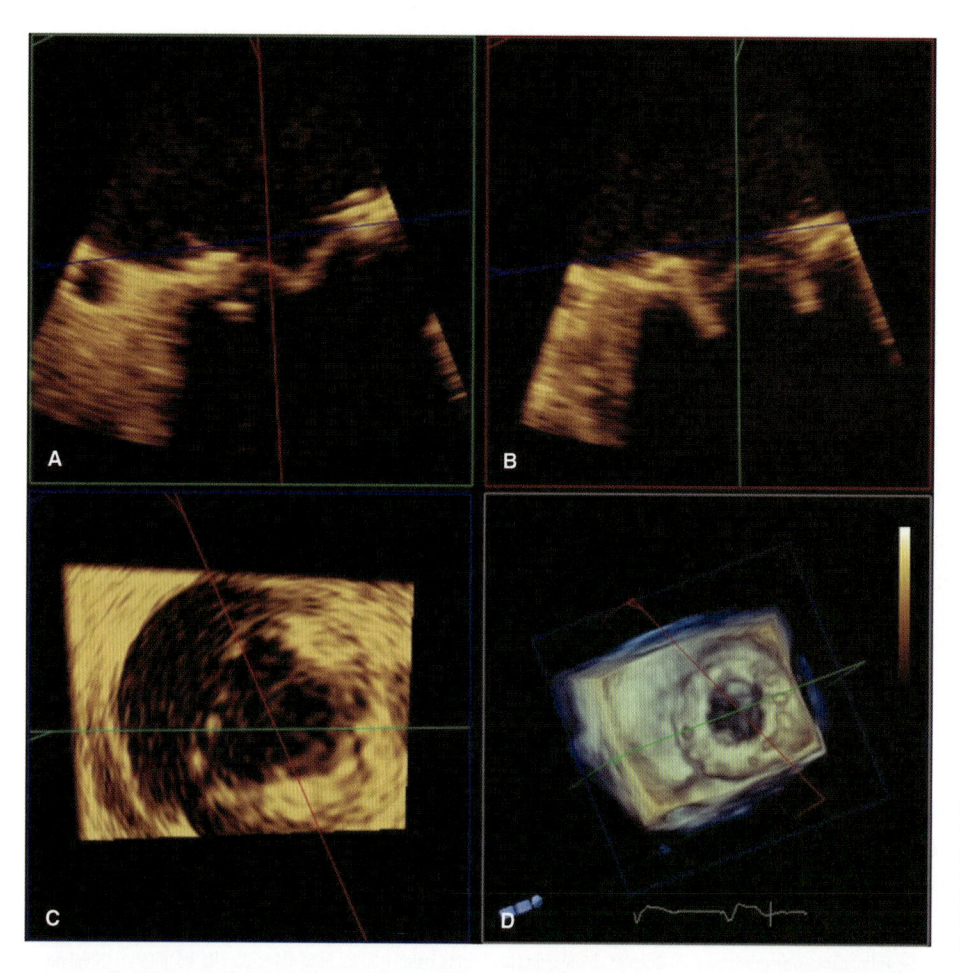

FIGURA 15.20 Prótese mitral suína avaliada pela ecocardiografia transesofágica tridimensional. Os **painéis A e B** são fotogramas sistólicos da prótese com ecocardiografia bidimensional. O **painel C** é uma incidência em eixo curto da prótese. No **painel D**, uma imagem tridimensional de volume fornece visão circunferencial clara do anel de sutura.

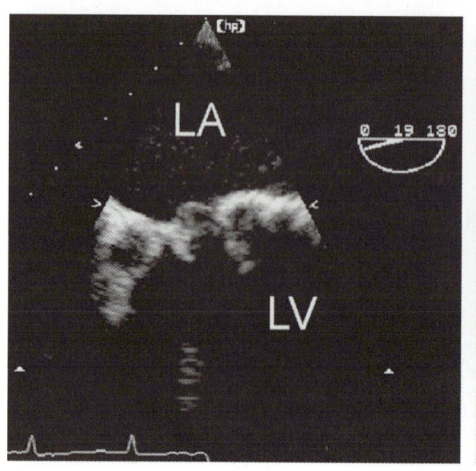

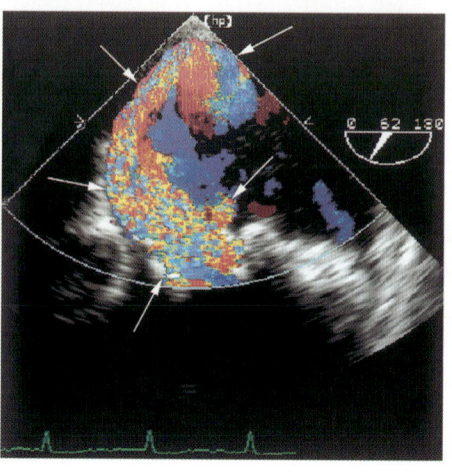

FIGURA 15.21 Um exemplo de degeneração primária de tecido envolvendo uma valva mitral suína. Os folhetos estão espessados e fibróticos com diminuição da mobilidade (*à esquerda*). **À direita:** Imagem com Doppler colorido mostra grave regurgitação mitral com jato excêntrico (*setas*). LA, átrio esquerdo; LV, ventrículo esquerdo.

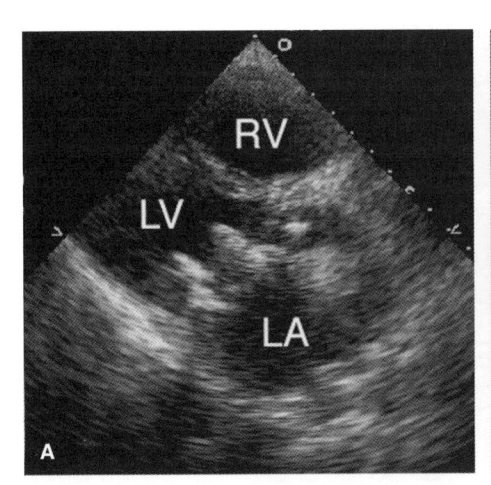
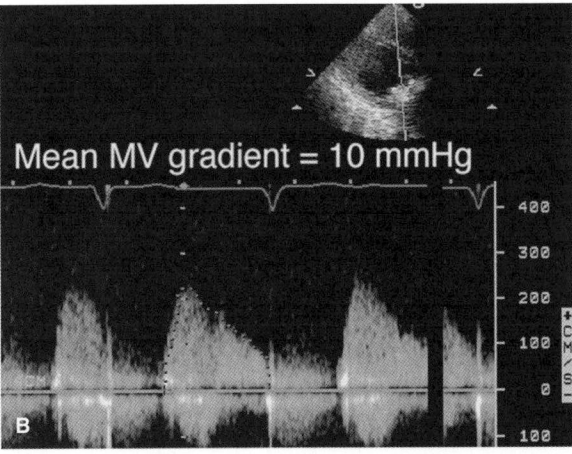

FIGURA 15.22 A: Exemplo de uma prótese mitral suína discretamente espessada. A estrutura e a movimentação dos folhetos são muitas vezes ocultas pelos pinos de sustentação. **B:** Imagem com Doppler mostra um gradiente médio de 10 mmHg. LA, átrio esquerdo; LV, ventrículo esquerdo; Mean MV gradient, gradiente médio na VM (Valva Mitral); RV, ventrículo direito.

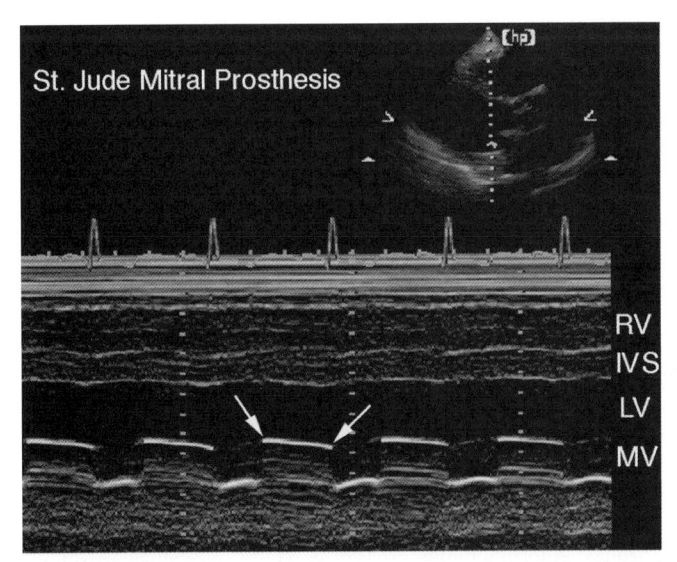

FIGURA 15.23 Ecocardiograma em modo M de uma prótese valvar de St. Jude (St. Jude Mitral Prosthesis) na posição mitral. Ecocardiografia em modo M é ideal para se registrar a abertura e o fechamento rápidos dos discos (*setas*). IVS, septo interventricular; LV, ventrículo esquerdo; MV, valva mitral; RV, ventrículo direito.

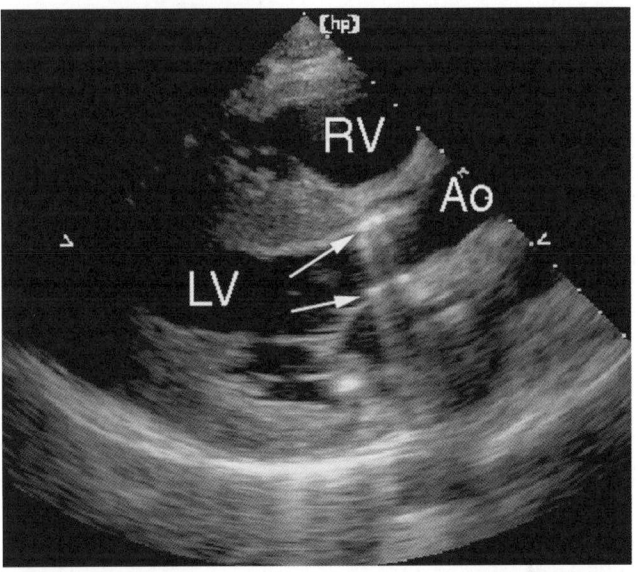

FIGURA 15.24 A presença de uma prótese valvar de St. Jude (*setas*) cria um padrão de reverberações que se estendem até o interior do átrio esquerdo. Isso cria um efeito de sombreamento e pode ocultar a presença de regurgitação mitral. Ao, aorta; LV, ventrículo esquerdo; RV, ventrículo direito.

abertura e fechamento rápidos e o grau de excursão do oclusor (Figura 15.23). Nas próteses de folheto duplo, é importante procurar por ambos os hemidiscos, os quais muitas vezes têm uma movimentação discretamente fora de fase à medida que se abrem e se fecham em íntima proximidade (Figuras 15.7 e 15.12).

Como nas imagens bidimensionais, o exame com Doppler também apresenta desafios singulares no quadro de uma prótese valvar. Por causa da variabilidade no fluxo através e ao redor das diferentes próteses, as imagens com fluxo colorido muitas vezes ajudam a definir o local e a direção dos vários padrões de fluxo. Algumas próteses valvares têm mais de um orifício e, consequentemente, um perfil de fluxo complexo. Uma vez localizados os padrões de fluxo desejados com as imagens com fluxo colorido, o Doppler pulsado e de onda contínua pode ser orientado de modo a quantificar a velocidade do fluxo. Conforme já mencionado, as velocidades sempre tenderão a ser maiores através das próteses valvares, dependendo em parte do tamanho da prótese especificamente. Sempre que a velocidade for maior do que a esperada, considerar a possibilidade de recuperação de pressão, conforme se discutiu anteriormente.

A avaliação de regurgitação valvar é principalmente limitada pelo efeito de sombreamento da própria prótese valvar. Como a relação entre sinal e ruído nas imagens com Doppler é menor em comparação com as imagens ecocardiográficas bidimensionais, o efeito de sombreamento é ainda mais pronunciado e a capacidade de registrar um sinal Doppler "atrás" de uma prótese valvar é limitada. Várias incidências têm de ser usadas para interrogação completa do sinal regurgitante. A Figura 15.24 mostra como o efeito de sombreamento de uma prótese aórtica oculta o átrio esquerdo na janela paraesternal. Também é importante distinguir regurgitação transvalvar de perivalvar. Isso é mais bem feito por meio de imagens com fluxo colorido para interrogar a circunferência do anel de sutura no lado a montante da valva (Figura 15.25). Com a maior sensibilidade dos aparelhos modernos, uma pequena quantidade de regurgitação perivalvar pode ser registrada no período pós-operatório imediato que muitas vezes desaparecerá ou diminuirá com o passar do tempo (Figura 15.26). A aquisição de imagens transesofágicas tridimensionais provavelmente provará ser o método mais sensível para essa determinação. A Figura 15.27 é um exemplo de fluxo através de uma prótese mitral mecânica com funcionamento normal registrada com imagem tridimensional em tempo real. Neste exemplo, tanto o fluxo anterógrado como um discreto fluxo regurgitante são demonstrados. Uma vantagem dessa abordagem é a capacidade

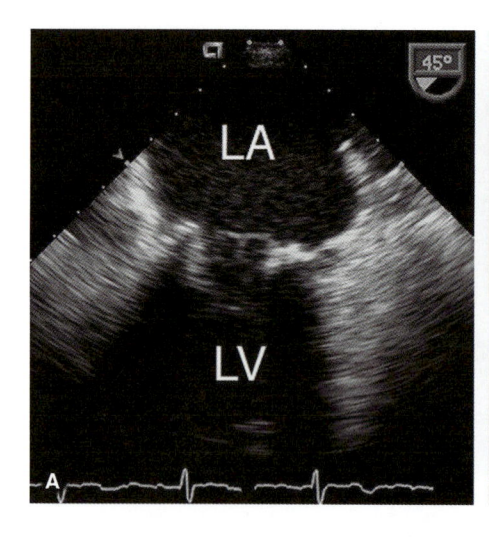
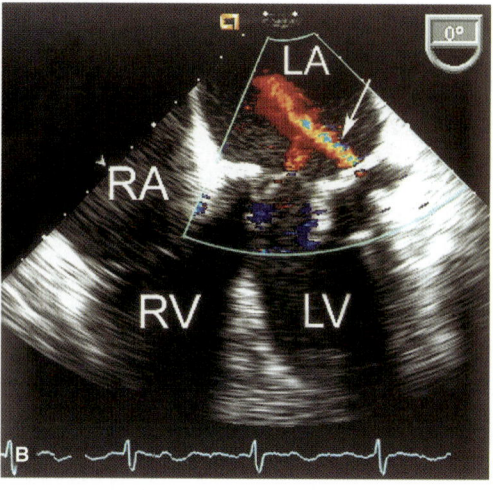

FIGURA 15.25 A: Uma prótese mitral suína visibilizada pela ecocardiografia transesofágica. **B:** Imagem com Doppler colorido mostra regurgitação mitral (*seta*) transvalvar e perivalvar. LA, átrio esquerdo; LV, ventrículo esquerdo; RA, átrio direito; RV, ventrículo direito.

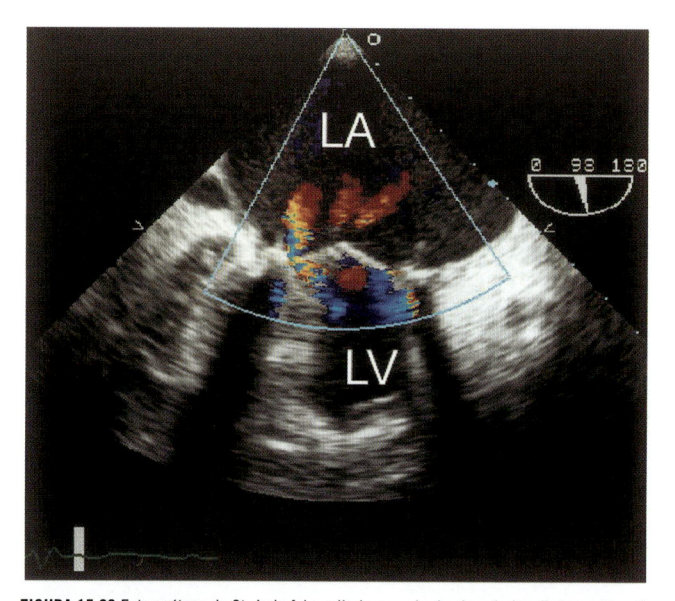

FIGURA 15.26 Esta prótese de St. Jude foi avaliada na sala de cirurgia imediatamente após o implante quando um grau discreto de regurgitação perivalvar pode estar presente. Na maioria dos casos, isso se resolve com o tempo. A imagem com Doppler colorido indica jatos central e periférico, compatíveis com regurgitação mitral discreta. LA, átrio esquerdo; LV, ventrículo esquerdo.

de distinguir fluxo através de vários orifícios de uma prótese mecânica. Os registros com Doppler espectral do fluxo na prótese valvar também devem incluir sinais breves de alta velocidade chamados de "cliques". Estes são registros intensos associados à abertura e fechamento do mecanismo de oclusão. Eles propiciam informações úteis acerca da cronologia e são particularmente úteis na identificação de várias fases do enchimento e da ejeção. Na Figura 15.28, são mostradas próteses valvares aórticas de St. Jude normal e anormal. Na Figura 15.28A, observe os cliques da valva marcando a abertura e o fechamento da valva normal. A Figura 15.28B foi obtida de um paciente com uma prótese parcialmente obstruída por um trombo no anel de sutura. Observe que o clique de abertura está ausente e o clique de fechamento é bastante tênue. A velocidade alta é evidência de gradiente de pressão aumentado através da valva parcialmente obstruída.

Próteses Valvares Aórticas

A ecocardiografia em modo M e a bidimensional têm sensibilidade relativamente baixa para a detecção de disfunção de próteses aórticas. Anormalidades grosseiras, como deiscência valvar ou grandes trombos ou vegetações, podem ser identificadas pela ecocardiografia bidimensional. Folhetos espessados ou fibrocalcários das bioproteses também podem ser visibilizados, mas é di-

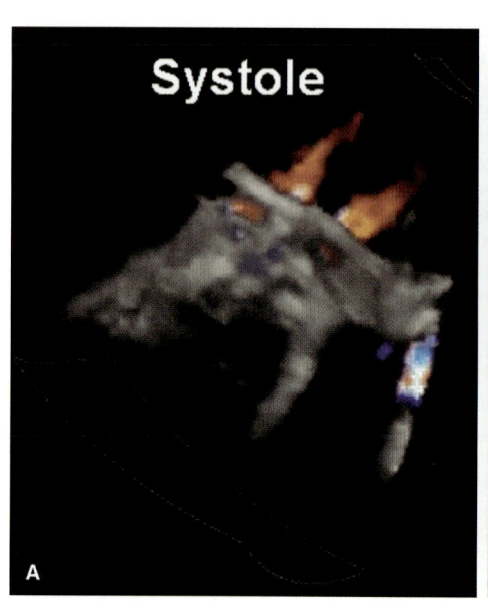
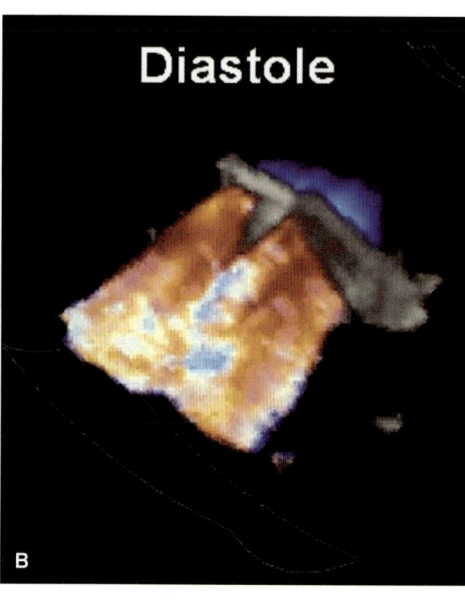

FIGURA 15.27 Uma prótese mitral mecânica de funcionamento normal registrada por imagem tridimensional. Fotogramas sistólico **(A)** e diastólico **(B)** são mostrados, depois de a maioria das outras estruturas terem sido cortadas. Na sístole, são vistos dois jatos regurgitantes pequenos mitrais fisiológicos. Na imagem diastólica, é demonstrado o fluxo anterógrado através da prótese do disco.

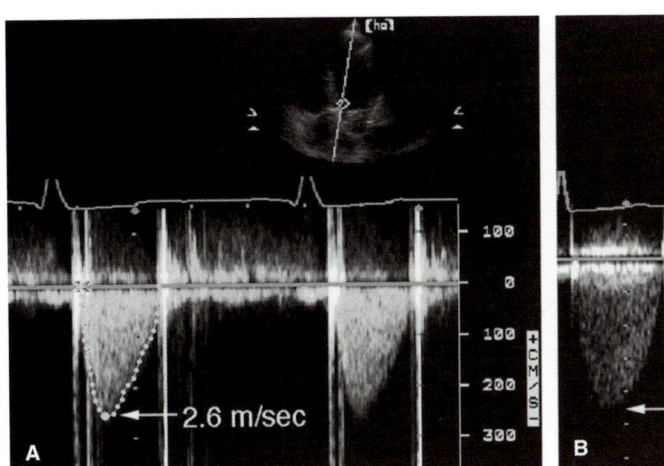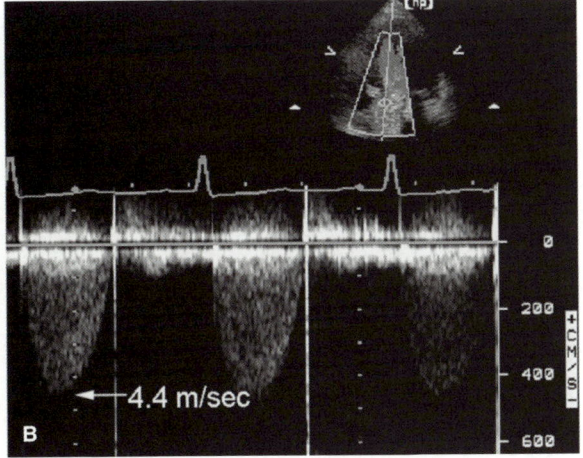

FIGURA 15.28 Exemplos de fluxo através de duas próteses valvares aórticas de St. Jude diferentes. **A:** Velocidade de fluxo normal e estão presentes cliques valvares normais e evidentes. **B:** Velocidade do jato aumentada indicando gradiente máximo de pressão de aproximadamente 77 mmHg. Os cliques valvares, especialmente no momento da abertura da valva, estão diminuídos.

fícil a avaliação do significado funcional dessas alterações. Assim, a maior parte das informações diagnósticas relacionadas com as próteses aórticas depende de um estudo Doppler meticuloso e quantitativo. Tanto o gradiente de pressão máximo instantâneo quanto o médio através da prótese devem ser registrados a partir de múltiplas incidências. A correlação entre os gradientes com Doppler e os valores obtidos com cateterismo cardíaco é bastante alta, especialmente quando os exames são realizados simultaneamente. O acordo entre as imagens com Doppler e os dados do cateterismo tende a ser mais alto para o gradiente médio. A correlação entre as duas técnicas para o gradiente máximo não é tão boa, provavelmente em decorrência das diferenças inerentes entre gradientes instantâneo e máximo e pico-a-pico.

A faixa dos valores normais depende principalmente do tamanho da prótese (Quadro 15.5). Por exemplo, uma prótese aórtica de St. Jude de 29 mm geralmente terá uma velocidade máxima de menos de 2,5 m/s, ao passo que uma prótese de St. Jude de 19 mm com funcionamento normal pode ter uma velocidade má-

Quadro 15.5 — Faixa de Valores Normais para Avaliação de Próteses Aórticas pelo Doppler

Categoria	Tipo Específico	Tamanho (mm)	Gradiente (mmHg) Máximo	Gradiente (mmHg) Médio	Velocidade Máxima (m/s)
Sem pinos de sustentação (*stentless*)					
	Biocor sem pinos de sustentação (*stentless*)	21	36 ± 4	18 ± 4	
		23	29 ± 8	19 ± 7	3,9 ± 0,6
		25	29 ± 7	18 ± 7	2,8 ± 0,5
		27	26 ± 3	18 ± 3	2,7 ± 0,2
	Edwards Prima sem pinos de sustentação (*stentless*)	21	31 ± 17	16 ± 11	
		23	23 ± 10	12 ± 5	2,8 ± 0,4
		25	20 ± 10	11 ± 9	2,7 ± 0,3
		27	16 ± 7	7 ± 4	
		29	11 ± 9	5 ± 4	
	Toronto suína	21	19 ± 12	8 ± 4	
		23	23	7 ± 4	
		25	12 ± 6	6 ± 3	
		27	10 ± 5	5 ± 2	
		29	8 ± 4	4 ± 2	
Bioprótese com pinos de sustentação					
	Carpentier-Edwards	19	43 ± 13	26 ± 8	
		21	28 ± 8	17 ± 6	2,4 ± 0,5
		23	29 ± 7	16 ± 6	2,8 ± 0,4
		25	24 ± 7	13 ± 4	2,4 ± 0,5
		27	22 ± 8	12 ± 5	2,3 ± 0,4
		29	22 ± 6	10 ± 3	2,4 ± 0,4
	Hancock II	21	20 ± 4	15 ± 4	
		23	25 ± 6	17 ± 7	
		25	20 ± 2	11 ± 3	
		27	14 ± 3		
		29	15 ± 3		
	Medtronic intact	19	39 ± 15	24 ± 9	
		21	34 ± 13	19 ± 8	2,7 ± 0,4
		23	31 ± 10	19 ± 6	2,7 ± 0,4
		25	27 ± 11	16 ± 6	2,6 ± 0,4
		27	25 ± 8	15 ± 4	2,5 ± 0,4
		29	31 ± 12	16 ± 2	2,8

(continua)

Quadro 15.5 Faixa de Valores Normais para Avaliação de Próteses Aórticas pelo Doppler (*continuação*)

Categoria	Tipo Específico	Tamanho (mm)	Gradiente (mmHg)		Velocidade Máxima (m/s)
			Máximo	Médio	
Disco basculante					
	Björk-Shiley pino único	19	46	27 ± 8	3,3 ± 0,6
		21	32 ± 10	19 ± 6	2,0 ± 0,4
		23	27 ± 10	15 ± 6	2,7 ± 0,5
		25	22 ± 7	13 ± 5	2,5 ± 0,4
		27	18 ± 8	10 ± 4	2,1 ± 0,4
		29	12 ± 8	8 ± 4	1,9 ± 0,2
	Medtronic-Hall	20	34 ± 13	17 ± 5	2,9 ± 0,4
		21	27 ± 11	14 ± 6	2,4 ± 0,4
		23	27 ± 9	14 ± 5	2,4 ± 0,6
		25	17 ± 7	10 ± 4	2,3 ± 0,5
		27	19 ± 10	9 ± 6	2,1 ± 0,5
Folheto duplo					
	CarboMedics	19	33 ± 11	12 ± 5	3,1 ± 0,4
		21	26 ± 10	13 ± 4	2,6 ± 0,5
		23	25 ± 7	11 ± 4	2,4 ± 0,4
		25	20 ± 9	9 ± 5	2,3 ± 0,3
		27	19 ± 7	8 ± 3	2,2 ± 0,4
		29	13 ± 5	6 ± 3	1,9 ± 0,3
	St. Jude Medical	19	35 ± 11	19 ± 6	2,9 ± 0,5
		21	28 ± 10	16 ± 6	2,6 ± 0,5
		23	25 ± 8	14 ± 5	2,6 ± 0,4
		25	23 ± 8	13 ± 5	2,4 ± 0,5
		27	20 ± 8	11 ± 5	2,2 ± 0,4
		29	18 ± 6	10 ± 3	2,0 ± 0,1
Bola em gaiola					
	Starr-Edwards	23	33 ± 13	22 ± 9	3,5 ± 0,5
		24	34 ± 10	22 ± 8	3,4 ± 0,5
		26	32 ± 9	20 ± 6	3,2 ± 0,4
		27	31 ± 6	19 ± 4	
		29	29 ± 9	16 ± 6	

Modificado de Rosenhek R, Binder T, Maurer G, Baumgartner H. Normal values for Doppler echocardiographic assessment of heart valve prostheses. J Am Soc Echocardiogr 2003;16:1116-1127, com permissão.

xima de até 4 a 4,5 m/s. Consequentemente, o gradiente médio através de uma valva de 19 mm é aproximadamente duas vezes maior do que o gradiente médio através de uma prótese de 29 mm do mesmo tipo. As diferenças entre os vários tipos de próteses valvares (presumindo um tamanho similar) são muito menores. As exceções a essa regra são os homoenxertos e valvas sem pinos de sustentação (*stentless*) de posição aórtica, as quais consistentemente têm gradientes mais baixos e mostram hemodinâmica que mais intimamente se aproxima do da valva nativa.

Quando a equação de continuidade é usada para estimar a área efetiva do orifício de uma prótese valvar, deve-se lembrar que essa área corresponde à *vena contracta* do fluxo e não ao orifício real. A equação em si é idêntica à usada no quadro de estenose valvar nativa (Figura 15.29). Se a dimensão da via de saída não puder ser medida acuradamente, alguns pesquisadores sugerem substituir o diâmetro externo do anel de sutura por esse valor. Novamente, o ponto mais importante é que o registro Doppler e a medida do diâmetro sejam obtidos ao mesmo nível. O índice de velocidade Doppler é uma alternativa simples e útil para se avaliar uma estenose. O índice de velocidade Doppler não tem dimensão e é calculado como sendo a relação entre a velocidade na via de saída e a velocidade máxima através da prótese. Na ausência de qualquer gradiente, as duas velocidades serão as mesmas, dando uma relação de 1. Como todas as próteses são um tanto estenóticas, um índice de velocidade Doppler abaixo de 1 é constantemente obtido. A faixa esperada para próteses aórticas de funcionamento normal é 0,35 a 0,5. Embora esse número sem uma dimensão tenha utilidade limitada isoladamente, ele pode ser reproduzível e constitui um parâmetro útil para detecção de alterações ao longo do tempo. Ademais, ele evita os desafios de se medir o diâmetro da via de saída, conforme descrito anteriormente.

A avaliação da regurgitação é similar nas valvas aórticas nativa e protética com duas exceções. Primeira: deve-se ter em mente que é normal certo grau de regurgitação na maioria das próteses. A distinção entre regurgitação fisiológica e patológica geralmente é uma questão de grau. Segunda: o sombreamento causado pela prótese pode ocultar jatos significativos de regurgitação, obrigando o uso de múltiplas janelas (e muitas vezes ecocardiografia transesofágica) para interrogar por completo a via de saída do ventrículo esquerdo. Entretanto, isto é um problema muito menor em próteses aórticas (comparadas com mitrais) e na maioria dos casos a imagem transtorácica é adequada para caracterizar regurgitação de prótese aórtica. A diferenciação entre regurgitação valvar e perivalvar também é importante. Por meio da abordagem transtorácica ou transesofágica, uma incidência de eixo curto ao nível e imediatamente abaixo do anel de sutura muitas vezes permite fazer essa diferenciação (Figuras 15.30 a 15.32). Entretanto, em muitos pacientes as imagens transesofágicas constituem um meio mais acurado de se detectar a presença e extensão da regurgitação perivalvar em uma prótese aórtica *stentless*. A Figura 15.33 mostra regurgitação perivalvar discreta associada a uma prótese valvar sem pino de sustentação.

Próteses Valvares Mitrais

A visibilização das próteses mitrais com ecocardiografia transtorácica é um pouco mais fácil do que a visibilização de próteses aórticas. Isto é porque a prótese valvar mitral fica assentada dentro do anel mitral e pode ser facilmente visibilizada pelas janelas paraesternal e apical. Por outro lado, as próteses aórticas podem ser parcialmente ocultas pelas paredes da aorta (pela incidência paraesternal) e pela própria prótese na incidência apical. A avaliação

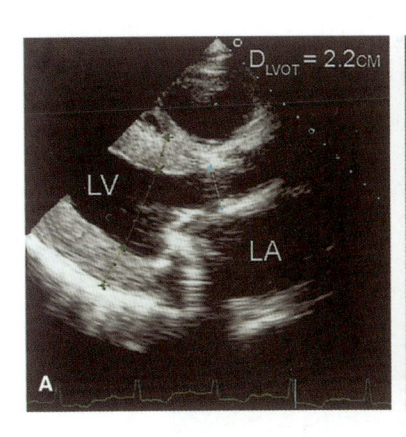

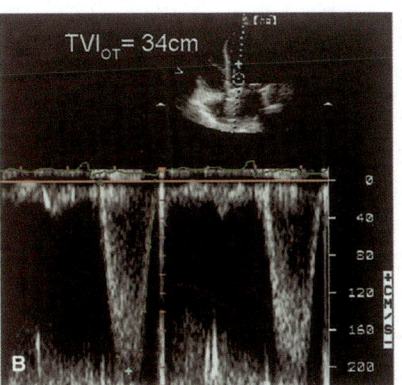

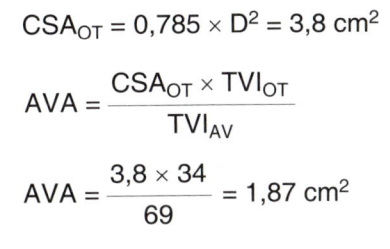

$$CSA_{OT} = 0,785 \times D^2 = 3,8 \text{ cm}^2$$

$$AVA = \frac{CSA_{OT} \times TVI_{OT}}{TVI_{AV}}$$

$$AVA = \frac{3,8 \times 34}{69} = 1,87 \text{ cm}^2$$

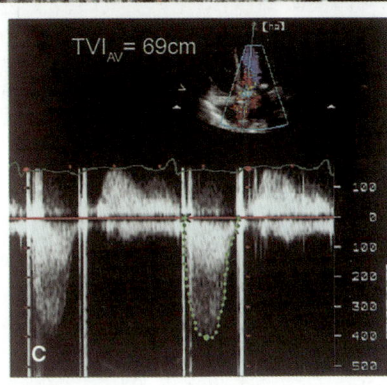

FIGURA 15.29 A equação de continuidade pode ser usada para se calcular a área efetiva valvar através de próteses. **A:** O diâmetro da via de saída do ventrículo esquerdo é medido. **B:** A integral tempo-velocidade (TVI) da via de saída é calculada por planimetria. **C:** Por meio da imagem com Doppler de onda contínua, o fluxo através da prótese valvar é registrado. Por causa de um ventrículo esquerdo (LV) hiperdinâmico, a TVI_{OT} e o gradiente máximo de pressão estão bastante altos. Apesar de um gradiente máximo de 65 mmHg, a área valvar aórtica é de aproximadamente 1,9 cm². Os cálculos usados para se medir a área valvar são fornecidos. AVA, área da valva aórtica; CSA, área transversal; D_{LVOT}, diâmetro da via de saída ventricular esquerda; LA, átrio esquerdo; LV, ventrículo esquerdo; OT, via de saída.

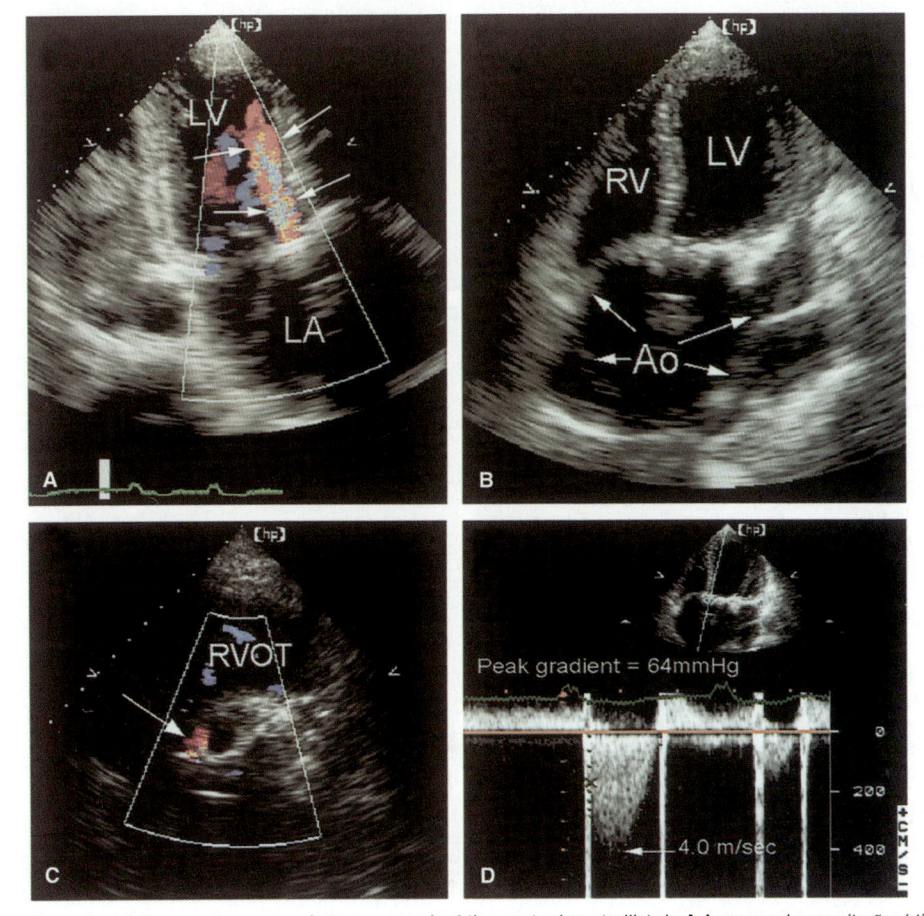

FIGURA 15.30 Uma prótese valvar aórtica presente em um paciente com uma raiz aórtica acentuadamente dilatada. **A:** A presença de regurgitação aórtica é detectada pela imagem com Doppler colorido (*setas*). **B:** A raiz aórtica dilatada é mostrada pela janela apical. **C:** A incidência de eixo curto identifica a origem do jato regurgitante (*seta*). **D:** O gradiente através da prótese é mostrado. Ao, aorta; LA, átrio esquerdo; LV, ventrículo esquerdo; Peak gradient, gradiente máximo; RV, ventrículo direito; RVOT, via de saída do ventrículo direito.

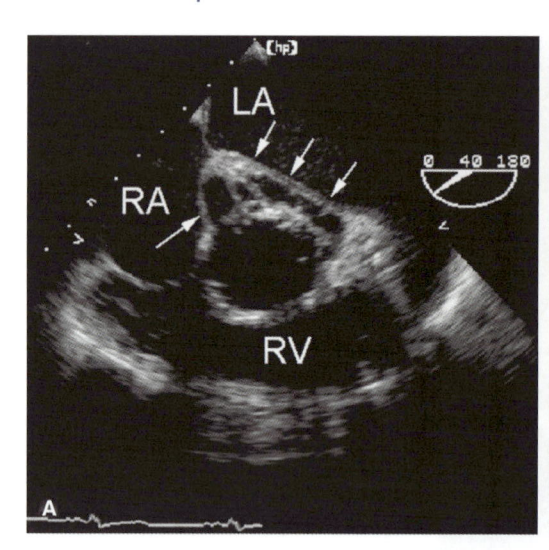
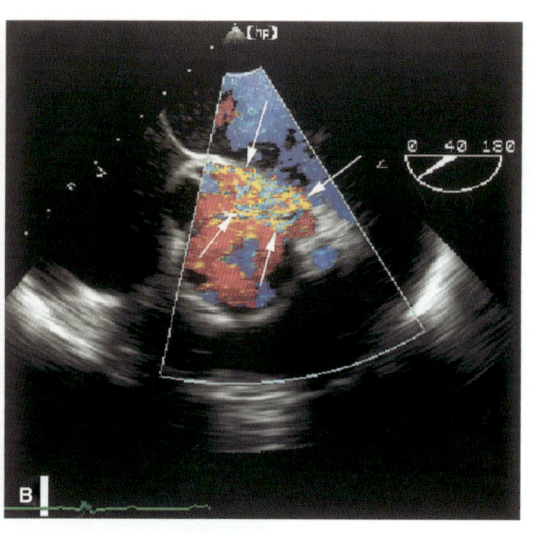

FIGURA 15.31 Um exemplo de abscesso na raiz da aorta. **A:** Na incidência de eixo curto, observa-se um espaço livre ecocardiográfico posterior à raiz da aorta (*setas*). **B:** Imagem com Doppler colorido mostra fluxo dentro da cavidade do abscesso (*setas*) e regurgitação perivalvar associada. LA, átrio esquerdo; RA, átrio direito; RV, ventrículo direito.

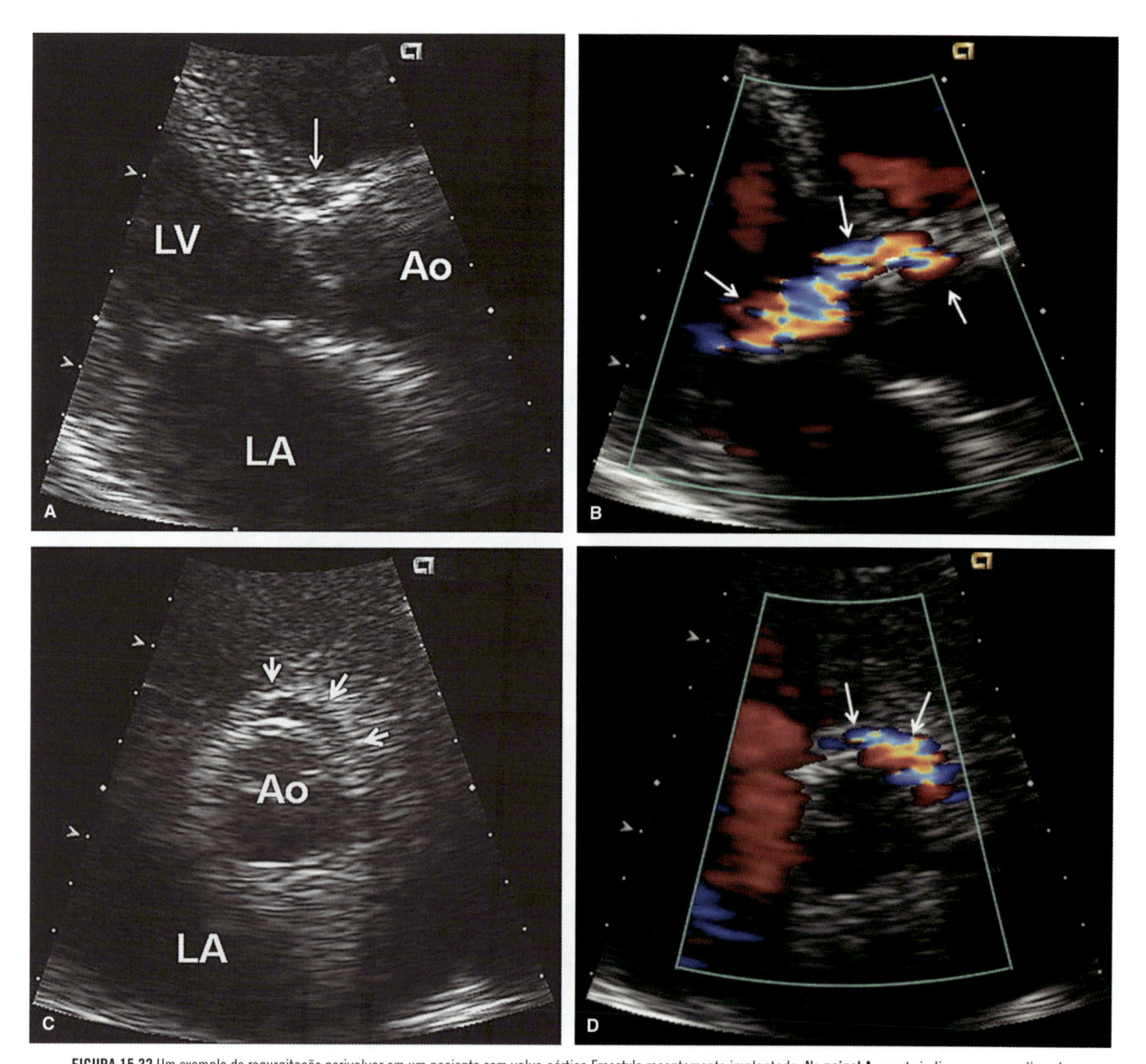

FIGURA 15.32 Um exemplo de regurgitação perivalvar em um paciente com valva aórtica Freestyle recentemente implantada. No **painel A**, a *seta* indica um espaço livre de ecos anterior ao anel. No **painel B**, de um plano pelo eixo curto, a imagem com Doppler colorido (*setas*) mostra regurgitação perivalvar da raiz aórtica para a via de saída ventricular esquerda. No **painel C**, o espaço anterior livre de ecos, que representa deiscência parcial, é indicado pelas *setas*. Isto é confirmado pela imagem com Doppler colorido (**painel D**).

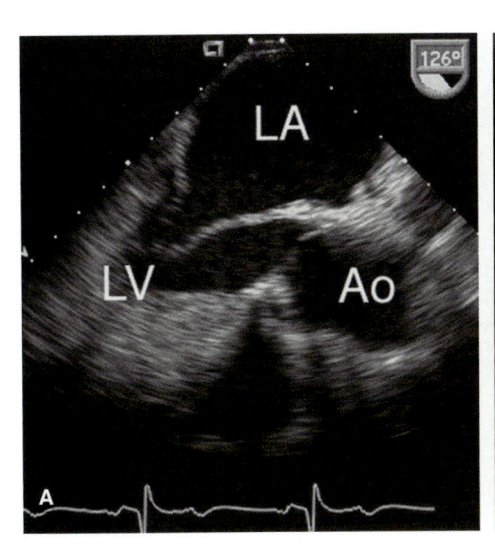
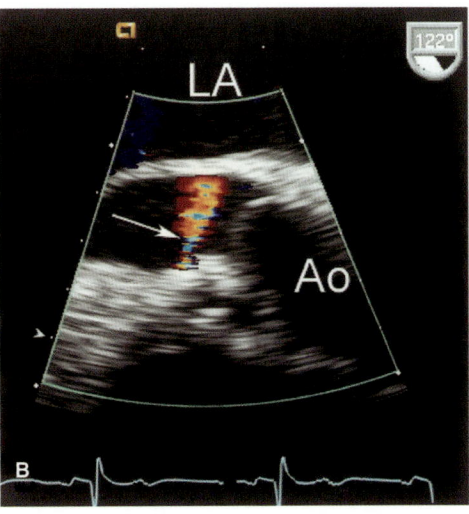

FIGURA 15.33 A: Ecocardiograma transesofágico de um paciente com prótese aórtica sem pinos de sustentação (*stentless*). **B:** Um discreto grau de regurgitação aórtica perivalvar (*seta*) é mostrado pela imagem com Doppler colorido. Ao, aorta; LA, átrio esquerdo; LV, ventrículo esquerdo.

da estabilidade da prótese mitral, exclusão de deiscência e visibilização da movimentação dos folhetos ou mecanismo de oclusão são geralmente possíveis com a ecocardiografia transtorácica.

Por meio de imagens com Doppler, o fluxo anterógrado através da prótese pode ser registrado acuradamente (Figura 15.34). Valores normais para os vários tipos e tamanhos de próteses valvares mitrais são fornecidos no Quadro 15.6. O gradiente médio de pressão atrial é derivado por planimetria do envelope mitral, tendo-se o cuidado de alinhar o feixe de Doppler o mais próximo possível da direção do fluxo de entrada (Figuras 15.22 e 15.35). Por causa da orientação da prótese e decorrente direção do fluxo através dela, incidências não padronizadas podem ser necessárias para o alinhamento ideal do feixe de Doppler. Observe na Figura 15.35 que o registro do fluxo mitral é obtido pela incidência paraesternal de eixo longo. O método de meio-tempo de pressão também pode ser usado para estudo de próteses valvares. Com valvas nativas, era empiricamente determinado que a área da valva mitral era aproximada pela equação

$$\text{Área da VM} = 220 \div P_{1/2}t \qquad \text{[Eq. 15.1]}$$

Quando a mesma abordagem é usada em próteses valvares, a fórmula tende a superestimar a área efetiva do orifício. Apesar dessa limitação, o prolongamento do meio-tempo de pressão, especialmente quando a linha basal foi estabelecida, é um marcador confiável de obstrução através da prótese e é menos dependente do fluxo do que o gradiente isoladamente. Na maioria dos pacientes, tanto o gradiente médio quanto o meio-tempo de pressão devem ser avaliados para se determinar a presença ou não de estenose de prótese valvar. Por outro lado, a equação de continuidade pode ser aplicada (na ausência de regurgitação mitral) de acordo com a fórmula na qual VM é valva mitral, VSVE é a via de saída do ventrículo esquerdo e ITV é a integral tempo-velocidade:

$$\text{Área da VM} = \text{Área}_{\text{VSVE}} \times \left(\frac{\text{ITV}_{\text{VSVE}}}{\text{ITV}_{\text{VM}}} \right) \qquad \text{[Eq. 15.2]}$$

A detecção de regurgitação através e ao redor da prótese mitral pela ecocardiografia transtorácica é limitada pelo efeito de sombreamento do material da prótese. Quer a imagem tenha sido obtida pela incidência paraesternal quer pela apical, a prótese valvar sempre irá ocultar uma porção do átrio esquerdo, de modo que a sensibilidade desse método fica reduzida (Figuras 15.36 e 15.37). Na presença de próteses valvares aórtica e mitral, a maior parte do átrio esquerdo é sombreada e a detecção da regurgitação mitral em tais pacientes é muito limitada. Por outro lado, a abordagem transesofágica oferece uma excelente oportunidade de se avaliar todo o átrio esquerdo na presença de próteses valvares (Figura 15.38). A distinção entre regurgitação

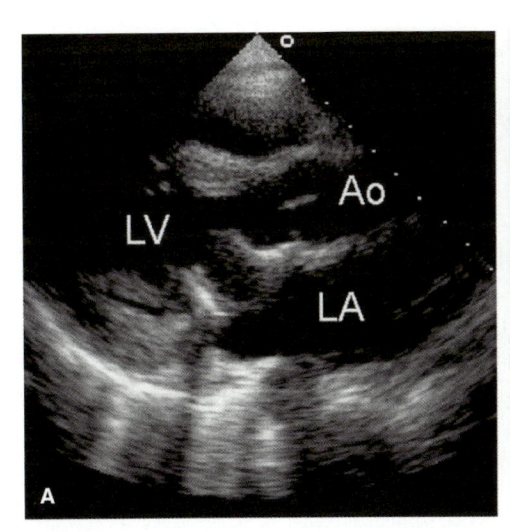
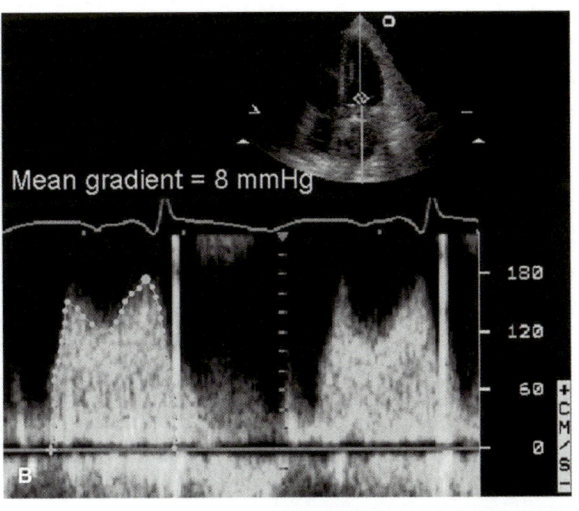

FIGURA 15.34 Uma prótese valvar mitral suína com funcionamento normal. **A:** Incidência de eixo longo mostra os pinos de sustentação. Os folhetos em si não são visibilizados. **B:** Imagem com Doppler mostra um gradiente médio (Mean gradient) de pressão de 8 mmHg através da prótese. Ao, aorta; LA, átrio esquerdo; LV, ventrículo esquerdo.

| Quadro 15.6 | Faixa de Valores Normais para Avaliação de Próteses Mitrais pelo Doppler |

Categoria	Tipo Específico	Tamanho (mm)	Gradiente (mmHg) Máximo	Gradiente (mmHg) Médio	Velocidade Máxima (m/s)
Sem pinos de sustentação (*stentless*)					
	Biocor	27	13 ± 1		
		29	14 ± 2		
		31	12 ± 1		
		33	12 ± 1		
Bioprótese com pinos de sustentação					
	Carpentier-Edwards	27		6 ± 2	98 ± 28
		29		5 ± 2	92 ± 14
		31		4 ± 2	92 ± 19
		33		6 ± 3	93 ± 12
	Hancock I	27	10 ± 4	5 ± 2	
		29	7 ± 3	2 ± 1	115 ± 20
		31	4 ± 1	5 ± 2	95 ± 17
		33	3 ± 2	4 ± 2	90 ± 12
	Ionescu-Shiley	25		5 ± 1	93 ± 11
		27		3 ± 1	100 ± 28
		29		3 ± 1	85 ± 8
		31		4 ± 1	100 ± 36
Disco basculante					
	Omnicarbon	25		6 ± 2	102 ± 16
		27		5 ± 2	105 ± 33
		29		5 ± 2	120 ± 40
		31		4 ± 1	134 ± 31
	Björk-Shiley	25	12 ± 4	6 ± 2	99 ± 27
		27	10 ± 4	5 ± 2	89 ± 28
		29	8 ± 3	3 ± 1	79 ± 17
		31	6 ± 3	2 ± 2	70 ± 14
Folheto duplo					
	St. Jude Medical	25		3 ± 1	75 ± 4
		27		5 ± 2	75 ± 10
		29		4 ± 2	85 ± 10
		31		4 ± 2	74 ± 13
	CarboMedics	25	10 ± 2	4 ± 1	93 ± 8
		27	9 ± 3	3 ± 1	89 ± 20
		29	9 ± 3	3 ± 3	88 ± 17
		31	9 ± 2	3 ± 1	92 ± 24
		33	9 ± 2	5 ± 3	93 ± 12
Bola em gaiola					
	Starr-Edwards	28		7 ± 3	
		30	12 ± 5	7 ± 3	125 ± 25
		32	12 ± 4	5 ± 3	110 ± 25

Modificado de Rosenhek R, Binder T, Maurer G, Baumgartner H. Normal values for Doppler echocardiographic assessment of heart valve prostheses. J Am Soc Echocardiogr 2003;16:1116-1127, com permissão.

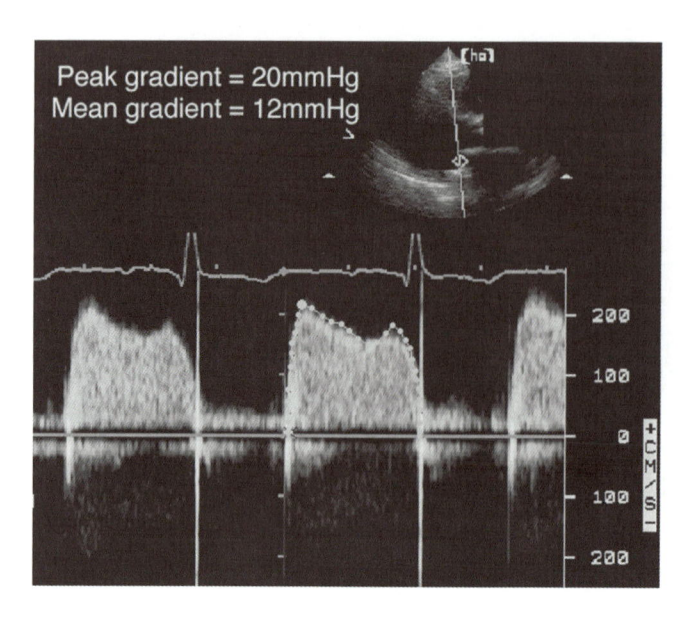

FIGURA 15.35 Registro com Doppler do fluxo através de uma valva mitral suína. Os gradientes máximo e médio foram derivados por planimetria. Observe que o registro foi obtido pela janela paraesternal. Neste caso, essa incidência proporcionou alinhamento ideal com o fluxo de entrada mitral. Mean gradient, gradiente médio; Peak gradient, gradiente máximo.

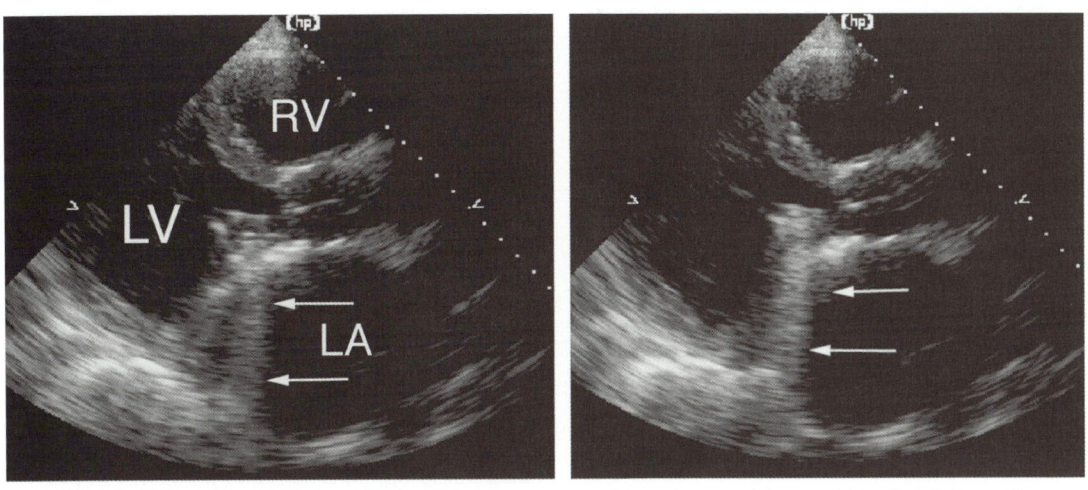

FIGURA 15.36 Pode ser difícil detectar a presença de regurgitação mitral em pacientes com próteses valvares mecânicas na posição mitral. Neste exemplo, uma porção do átrio esquerdo é oculta pelo efeito de sombreamento da prótese, conforme indicado pelas *setas* tanto durante a sístole (*à esquerda*) quanto durante a diástole (*à direita*). LA, átrio esquerdo; LV, ventrículo esquerdo; RV, ventrículo direito.

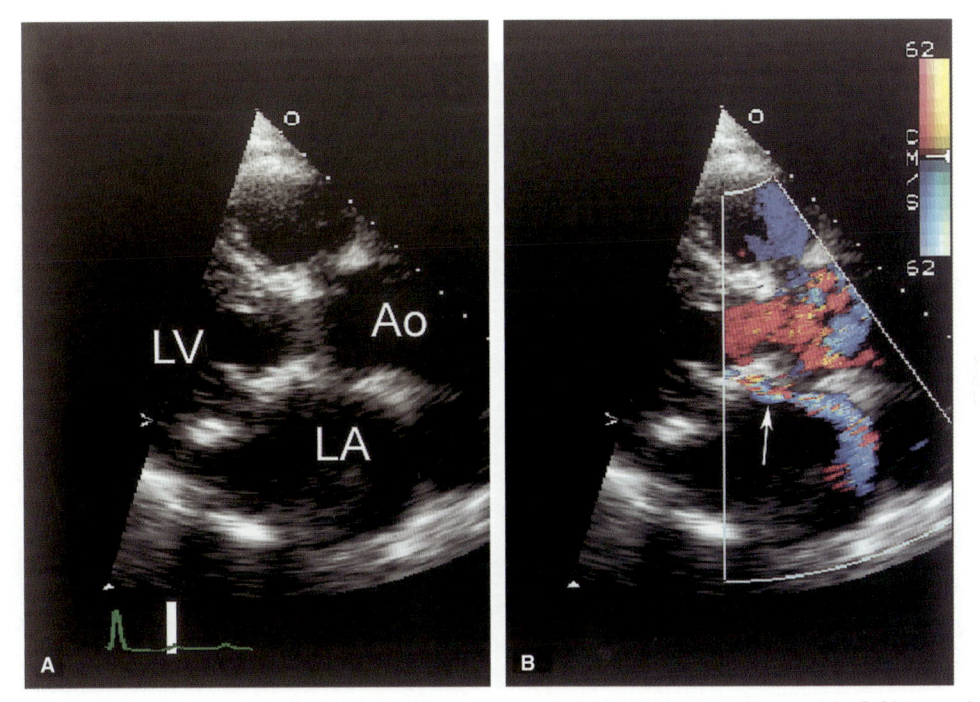

FIGURA 15.37 A: Apesar da presença de uma prótese valvar mitral, regurgitação mitral perivalvar foi registrada neste estudo transtorácico. **B:** O jato regurgitante excêntrico (*seta*) pode ser visto ao longo da parede anterior do átrio esquerdo. Ao, aorta; LA, átrio esquerdo; LV, ventrículo esquerdo.

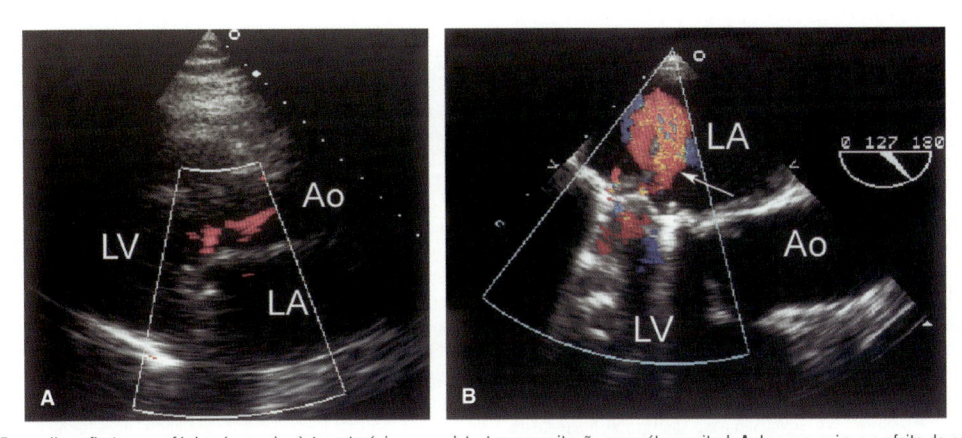

FIGURA 15.38 Ecocardiografia transesofágica é superior à transtorácica para detectar regurgitação em prótese mitral. **A:** Imagem ruim e o efeito de sombreamento da prótese de St. Jude impedem a detecção de regurgitação mitral por este estudo transtorácico. **B:** A proximidade do átrio esquerdo com a sonda transesofágica facilita o diagnóstico de regurgitação mitral (*seta*). Ao, aorta; LA, átrio esquerdo; LV, ventrículo esquerdo.

mitral fisiológica e patológica se baseia em vários fatores. Pela abordagem transesofágica, certo grau de regurgitação é detectado em até 90% das próteses mitrais com funcionamento normal. As características da regurgitação "normal" da prótese incluem uma área de jato abaixo de 2 cm^2 e um comprimento de jato abaixo de 2,5 cm. Além disso, os padrões do fluxo regurgitante são típicos para cada prótese individualmente. Por exemplo, a prótese valvar mitral de St. Jude muitas vezes exibe um jato central e dois pequenos jatos periféricos, ao passo que a valva Medtronic-Hall tipicamente tem um único jato regurgitante central. A ecocardiografia transesofágica serve bem para se fazer a diferenciação entre regurgitação valvar e perivalvar. Um exemplo de como a aquisição de imagens tridimensionais transesofágicas pode ser usada para essa finalidade é dado na Figura 15.39. Neste caso, a imagem de fluxo colorido tridimensional mostra fluxo regurgitante originário na área do anel de sutura. Em incidências tridimensionais, a orientação espacial fornecida por essa abordagem permite que a origem do jato regurgitante seja precisamente localizada fora do anel, confirmando a presença de regurgitação perivalvar.

Causas Específicas de Disfunção

Obstrução

As várias categorias de complicações das próteses valvares estão listadas no Quadro 15.7. A obstrução ao fluxo anterógrado através de uma prótese valvar tem várias causas possíveis. Conforme mencionado anteriormente, todas as próteses são inerentemente estenóticas, demonstrando uma ampla faixa de gradientes de pressão que dependem do tamanho da prótese e do volume de ejeção. Assim, uma causa comum de obstrução decorre de uma desproporcionalidade entre a valva e o paciente. Nesta situação, a prótese funciona conforme intencionado, mas é muito pequena para acomodar o fluxo necessário. Quando a área efetiva do orifício é pequena em relação à área da superfície corporal do paciente, ocorrem anormalidades hemodinâmicas. Isso resulta na geração de um importante gradiente de pressão através da valva. Uma razão comum para uma desproporcionalidade entre valva e paciente ocorre em pacientes jovens que crescem em desproporção ao tamanho da prótese valvar. Em outras palavras, a prótese de tamanho adequado para a criança se torna gradual-

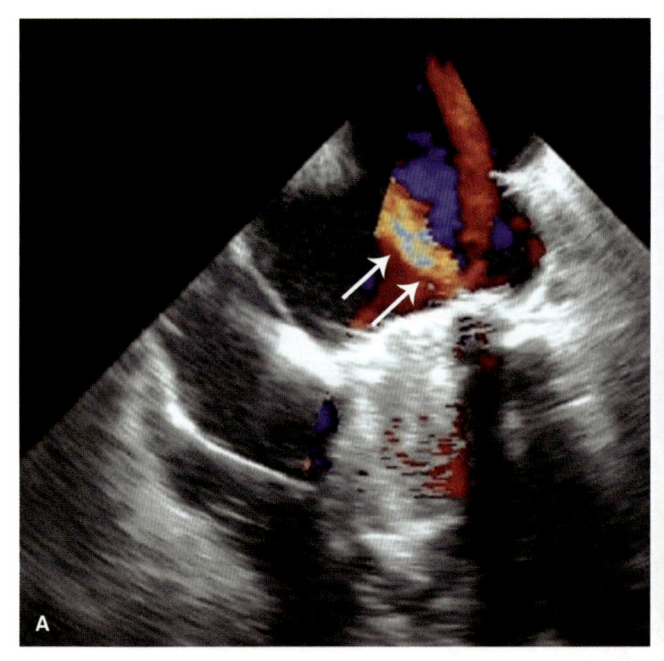 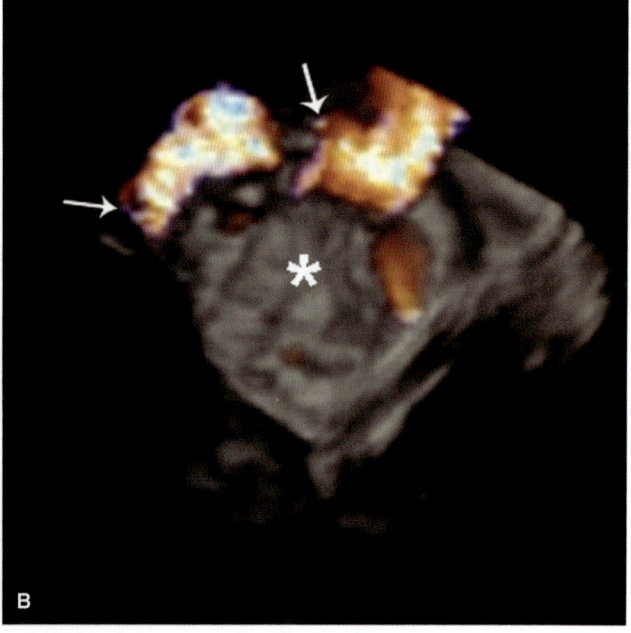

FIGURA 15.39 Imagem tridimensional transesofágica é útil para se distinguir regurgitação valvar de perivalvar. Neste exemplo, o ecocardiograma bidimensional demonstrou regurgitação mitral na vizinhança do anel de sutura de uma prótese de St. Jude (**painel A**). **Painel B:** Com imagem tridimensional transesofágica com Doppler colorido, a localização do jato regurgitante fora do anel de sutura (*setas pequenas*) está claramente demonstrada. O asterisco identifica o centro da estrutura do disco.

Quadro 15.7 | **Complicações das Próteses Valvares**

Tipo de Complicação	Exemplo	Papel da Ecocardiografia
Falha mecânica primária	Variância da bola	Visibilizar a estrutura; avaliar gradiente e regurgitação
	Fratura de pino de sustentação	
Disfunção não estrutural	Incompatibilidade paciente-prótese	Gradiente valvar (alteração com o tempo); visibilizar tecido dentro e ao
	Invasão por *pannus*	redor do anel de sutura
Evento hemorrágico	Hemorragia intracraniana	Origem de trombo; presença e mobilidade de massas
Endocardite	Vegetação	Detectar massa compatível com vegetação
	Abscesso	Visibilizar área ao redor do anel de sutura, área ecodensa ou ecolúcida,
	Deiscência	regurgitação perivalvar
Trombose	Trombo impede abertura/fechamento do mecanismo oclusor	Visibilizar e localizar massa; avaliar gradiente; detectar regurgitação
Embolia	Acidente vascular cerebral	Identificar e caracterizar origem de êmbolo

mente estenótica com o passar do tempo à medida que a criança cresce. Pacientes de pequeno porte físico, especialmente as mulheres, têm a tendência de terem esse tipo de condição por causa da necessidade de implantar próteses pequenas que resultam em hemodinâmica não ideal A Figura 15.40 é de um paciente com 24 anos de idade que havia sido submetido ao implante de uma prótese aórtica do tipo de disco aos 9 anos de idade. Com o passar do tempo, o gradiente de pressão gradualmente aumentou até que o paciente "cresceu mais" do que a valva. Embora assintomático e clinicamente estável, o gradiente máximo tinha aumentado a aproximadamente 64 mmHg.

Em outros casos, por motivos técnicos, uma prótese valvar demasiadamente pequena é implantada e o paciente fica com gradiente transvalvar significativo. Uma forma de desproporcio-

nalidade entre paciente e valva envolve uma prótese valvar que funciona adequadamente em repouso, mas não consegue acomodar as demandas hemodinâmicas durante exercício físico. A diferenciação entre disfunção por desproporcionalidade de outras causas adquiridas de obstrução pode ser difícil. O diagnóstico depende de uma cuidadosa avaliação da função da prótese, conhecimento do tamanho da prótese em relação ao paciente, uma avaliação quantitativa do volume de ejeção e uma pesquisa meticulosa para exclusão de outras causas de disfunção da prótese. Deve-se observar que uma velocidade alta de fluxo isoladamente não constitui prova de obstrução da prótese. Um débito cardíaco alto ou grave regurgitação são causas adicionais de aumento da velocidade sem obstrução.

A obstrução pode ocorrer em decorrência de dificuldades técnicas encontradas durante o implante da prótese. A Figura 15.41 é um exemplo de um ecocardiograma transesofágico intraoperatório que mostra a imobilidade de um hemidisco. O hemidisco estava preso na posição fechada, resultando tanto em estenose quanto em regurgitação. Outras causas mais comuns de obstrução incluem formação de trombo e pannus que impede a abertura adequada do mecanismo oclusor. A interferência trombótica é a causa mais comum de obstrução de próteses mecânicas. O trombo pode se desenvolver ao longo do tempo ou ocorrer repentinamente com consequências catastróficas. A diferenciação entre trombo e pannus pode ser difícil, mas tem implicações importantes na terapia. Geralmente o trombo é mais móvel e menos ecodenso. O pannus é o resultado da invaginação de tecido fibroso na interface entre o material protético e o tecido nativo. Ele parece mais denso e ecogênico, menos móvel, e geralmente fica confinado à área ao redor do anel de sutura.

Um trombo relativamente pequeno em um local que interfira com a abertura da bola ou do disco pode resultar em um aumento substancial no gradiente de pressão através da prótese valvar (Figuras 15.42 e 15.43). A anormalidade pode ser permanente ou intermitente e pode ou não vir acompanhada de regurgitação. Nestes exemplos, a presença do trombo causava predominantemente obstrução ao fluxo anterógrado, com nenhuma regurgitação. A ecocardiografia transtorácica tem baixa sensibilidade para

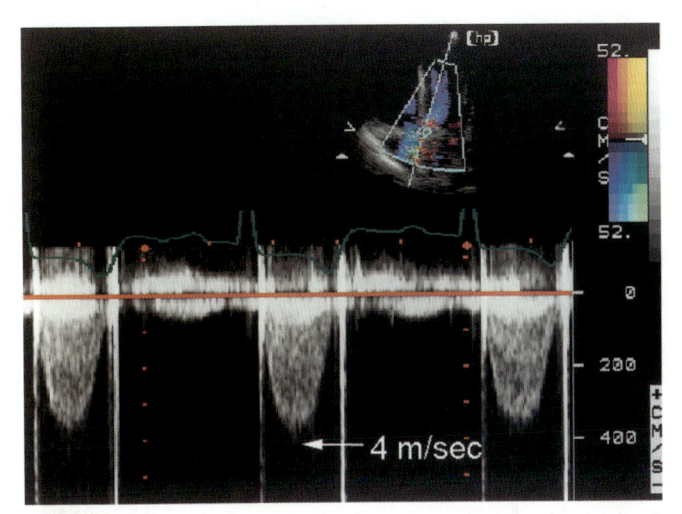

FIGURA 15.40 Um exemplo de uma desproporcionalidade paciente-prótese. Esta prótese valvar havia sido implantada quando o paciente era jovem. Com o passar do tempo, o paciente "cresceu mais" que a prótese. O resultado é um gradiente máximo de 64 mmHg através da valva, conforme indica o registro com Doppler.

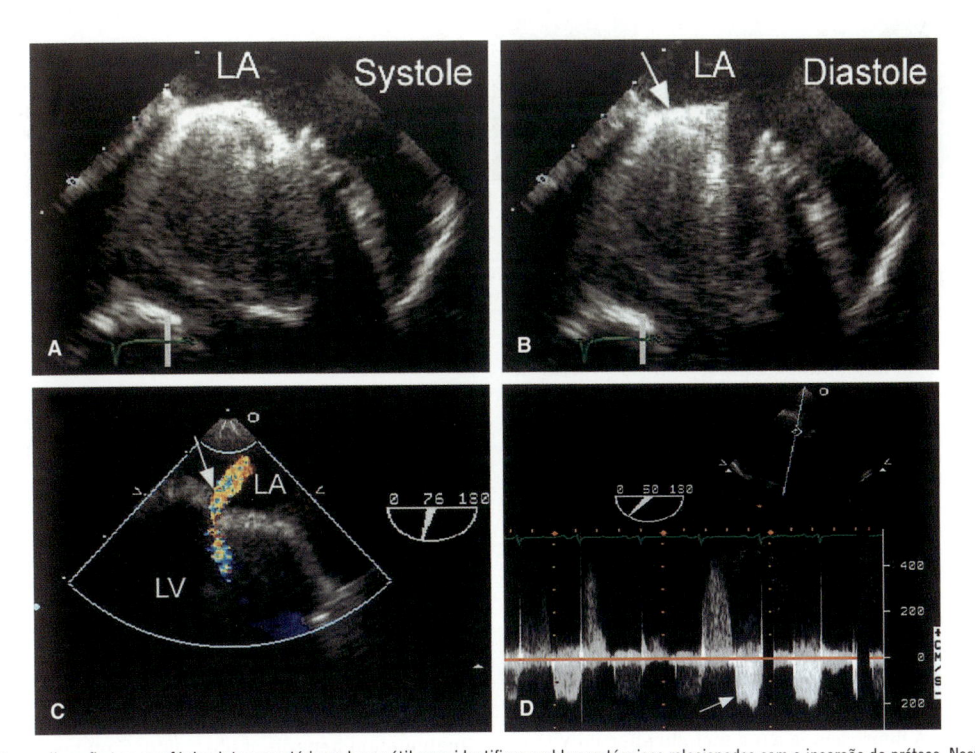

FIGURA 15.41 Ecocardiografia transesofágica intraoperatória pode ser útil para identificar problemas técnicos relacionados com a inserção da prótese. Neste exemplo, um dos hemidiscos da valva mitral de St. Jude estava preso na posição fechada. **A, B:** Ausência de movimentação do hemidisco (*seta*). **C:** Discreta regurgitação mitral detectada (*seta*) pela imagem com Doppler colorido. **D:** Imagem com Doppler de onda contínua confirma tanto o gradiente aumentado (*seta*) quanto a regurgitação através da valva. O problema foi corrigido antes de o paciente sair da sala de cirurgia. Diastole, diástole; LA, átrio esquerdo; LV, ventrículo esquerdo; Systole, sístole.

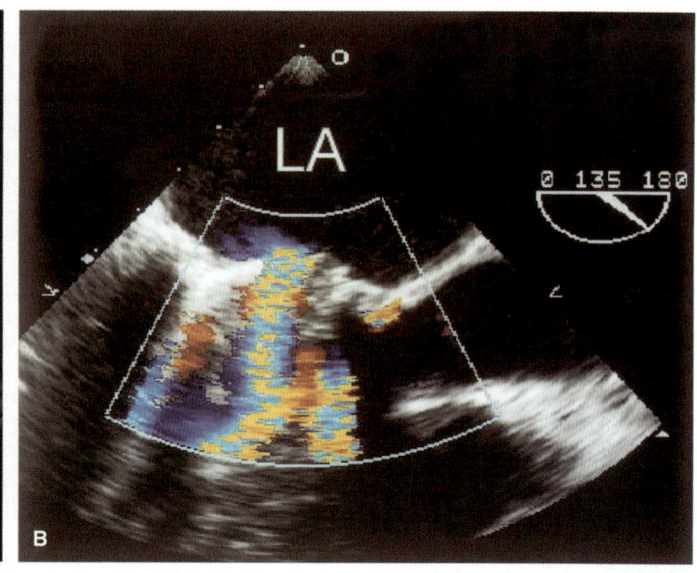

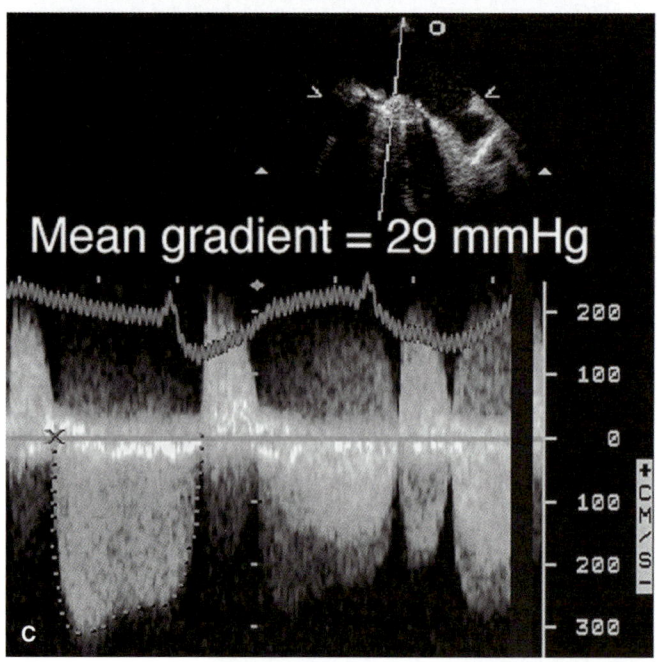

FIGURA 15.42 A causa mais comum de obstrução de prótese é a presença de um trombo. Neste exemplo, quase não se vê um pequeno trombo na imagem transesofágica **(A)**. **B:** Imagem com Doppler colorido mostra maior turbulência, mas sem regurgitação mitral significativa. **C:** Imagem com Doppler confirma a obstrução ao mostrar um gradiente médio de pressão muito alto de 29 mmHg. LA, átrio esquerdo; LV, ventrículo esquerdo; Mean gradient, gradiente médio.

visibilizar trombos obstrutivos acometendo próteses mecânicas. Na maioria das vezes, a disfunção da prótese é suspeitada quando imagens transtorácicas com Doppler revelam evidências de um gradiente de pressão aumentado. Então, a causa precisa do gradiente deve ser determinada com imagens transesofágicas. Ocasionalmente, um trombo maior pode ser visto com a abordagem transtorácica (Figura 15.44). O exame meticuloso da movimentação do oclusor é chave para o diagnóstico. A faixa de movimentação do oclusor deve ser avaliada a partir de múltiplos planos. A ecocardiografia em modo M pode ajudar nessa situação, particularmente se a anormalidade for intermitente com movimentação variada do oclusor de batimento a batimento. A ecocardiografia bidimensional algumas vezes pode demonstrar a ausência de movimentação de um hemidisco de uma prótese de dois folhetos. Frequentemente, uma combinação de ecocardiografia transtorácica e transesofágica é necessária para um diagnóstico completo. A fluoroscopia é um método alternativo útil para se avaliar a movimentação do disco. A Figura 15.45 é um exemplo de um trombo no interior do átrio esquerdo afetando a função de uma valva mitral St. Jude. Neste exemplo, o local do

trombo impediu a abertura de um dos hemidiscos, assim resultando em um gradiente diastólico moderado.

Algumas vezes, a obstrução não é aparente em imagens bidimensionais, mas as com Doppler revelam um aumento significativo no gradiente. A Figura 15.46 é de um paciente que desenvolveu insuficiência cardíaca 4 meses depois do implante de uma prótese aórtica St. Jude. Embora um trombo não pudesse ser visibilizado, importantes regurgitação e estenose foram demonstradas. O paciente tinha parado de tomar varfarina 3 semanas antes da apresentação. A Figura 15.47 mostra um caso de obstrução suspeitada pela ecocardiografia transtorácica e depois confirmada pela ecocardiografia transesofágica. Neste caso, o padrão insólito e a direção do jato de entrada mitral, registrado pela incidência apical de quatro câmaras, foram as primeiras indicações de função anormal da prótese valvar. Imagens com Doppler pulsado confirmaram o gradiente diastólico significativo, mas a ecocardiografia transesofágica foi necessária para demonstrar finalmente o hemidisco obstruído. Com menos frequência, a obstrução se deve à presença de vegetação dentro do anel de sutura, restringindo o fluxo anterógrado através da prótese. Um exemplo disso é dado na Figura 15.48.

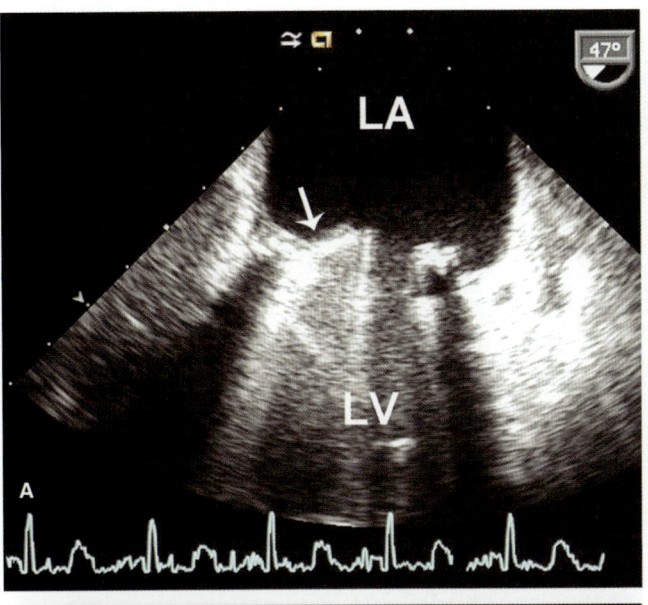

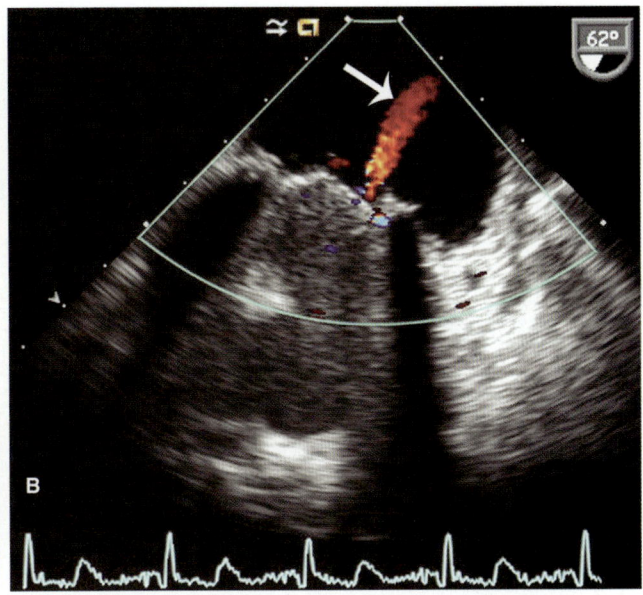

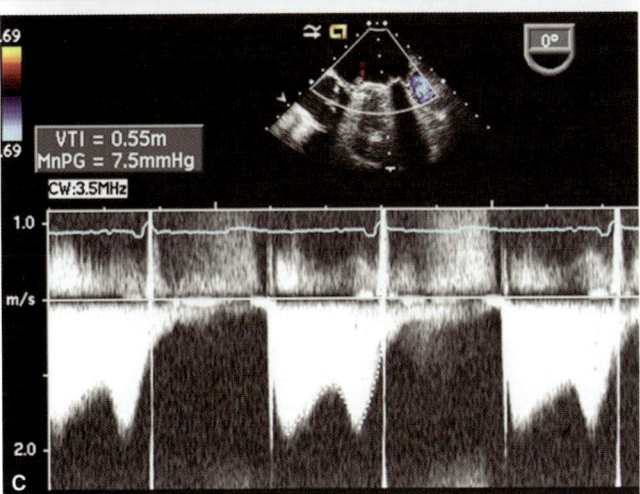

FIGURA 15.43 Ecocardiograma transesofágico de um paciente com prótese mitral de St. Jude. **Painel A:** Pela incidência de quatro câmaras, estava aparente a movimentação restringida de um dos hemidiscos na imagem em tempo real (*seta*). No **painel B**, somente uma regurgitação mitral leve está presente (*seta*). No **painel C**, com Doppler de onda contínua, um gradiente de pressão médio de aproximadamente 8 mmHg é demonstrado. A obstrução do hemidisco decorreu de um pequeno trombo e resultado de anticoagulação inadequada. LA, átrio esquerdo; LV, ventrículo esquerdo.

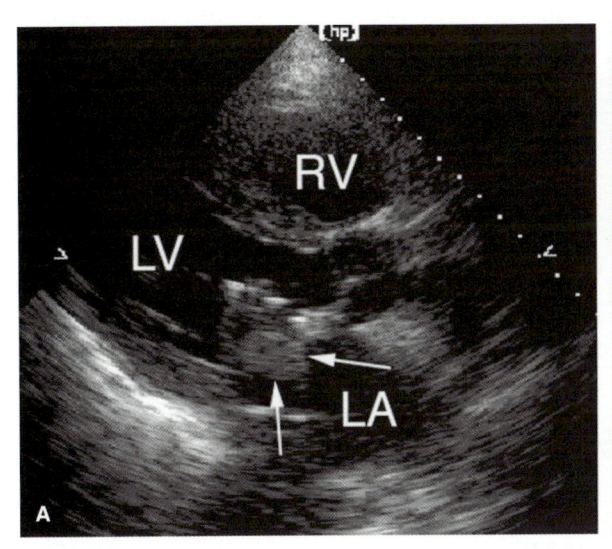

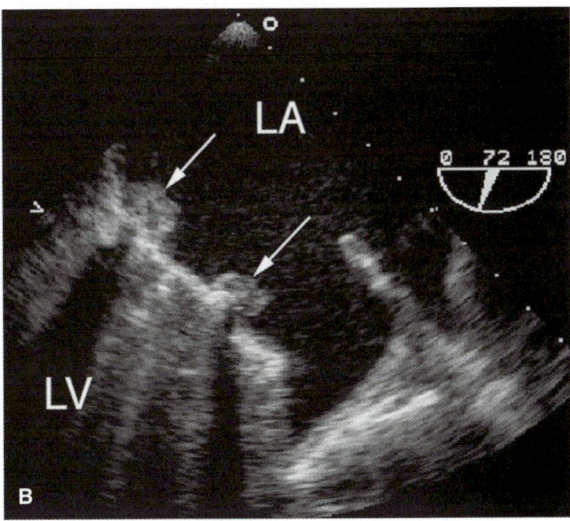

FIGURA 15.44 Neste exemplo, um trombo grande foi visibilizado pela ecocardiografia transtorácica **(A)** e transesofágica **(B)**. Um trombo pode ser visto na face atrial esquerda da prótese mitral (*setas*). **B:** Múltiplos trombos foram demonstrados (*setas*) adjacentes ao anel de sutura. LA, átrio esquerdo; LV, ventrículo esquerdo; RV, ventrículo direito.

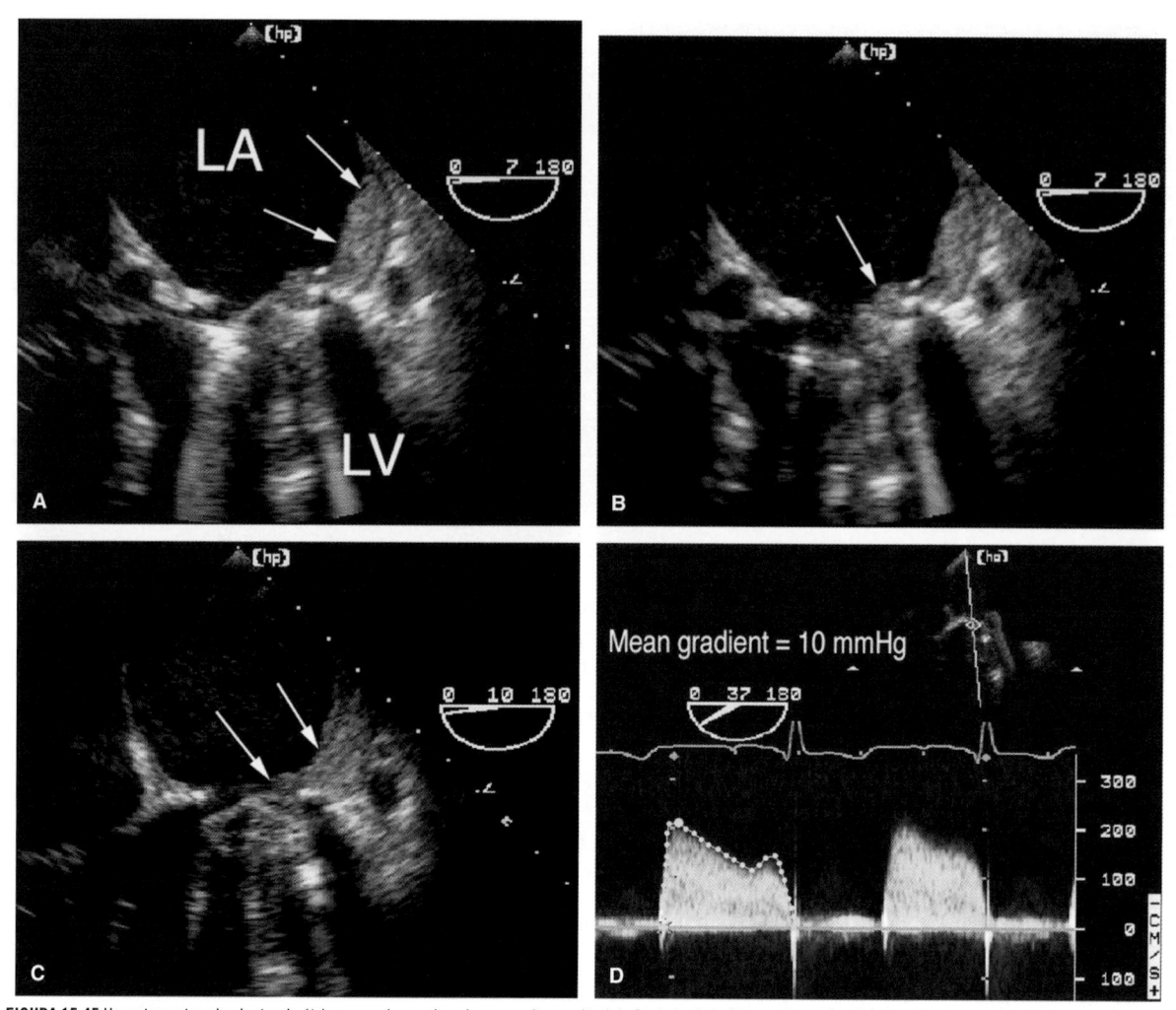

FIGURA 15.45 Um extenso trombo dentro do átrio esquerdo envolvendo uma prótese mitral de St. Jude. **A-C:** O tamanho e o local do trombo estão mostrados (*setas*). Resultou na movimentação reduzida de um dos hemidiscos. **D:** Imagem com Doppler mostra um gradiente médio de pressão de 10 mmHg. LA, átrio esquerdo; LV, ventrículo esquerdo. Mean gradient, gradiente médio.

A ecocardiografia também pode ter um papel na seleção de pacientes para a terapia trombolítica que algumas vezes é usada no tratamento de trombose em prótese valvar e na avaliação de seus resultados (Figura 15.49). Essa terapia tem um sucesso global de 80% a 90%, mas acarreta um risco de 20% de graves complicações. A seleção de candidatos à terapia trombolítica deve levar em conta vários fatores. Como mencionado acima, é essencial diferenciar trombo de pannus (este não responderia à trombólise). As condições clínicas gerais ruins, acidente vascular cerebral prévio, extensão do trombo para além da valva e um trombo de tamanho grande constituem fatores de risco de complicações. Em um grande cadastro multicêntrico (Tong et al., 2004), uma área de trombo (medido pela ecocardiografia transesofágica) de mais de 0,8 cm^2 e história de acidente vascular cerebral foram os fatores mais poderosos de prognóstico de mau desfecho após terapia trombolítica. Como a decisão de se prosseguir com a trombólise depende em parte do tamanho e localização do trombo, a ecocardiografia transesofágica tem um papel-chave na tomada de decisão. Ademais, vários estudos são úteis na avaliação do progresso da terapia e determinação se a função da prótese melhorou ou não.

As bioproteses valvares podem ficar obstruídas por meio do processo de degeneração fibrocalcária, um processo degenerativo primário que ocorre lentamente e acarreta uma obstrução da prótese, quase sempre com um componente de regurgitação (Figuras 15.21, 15.50 e 15.51). Até 35% das próteses suínas falham dentro de 10 a 15 anos após implante, a maioria com um componente de degeneração tissular primária. As valvas pericárdicas parecem ser um tanto mais duráveis. O risco de degeneração fibrocalcária significativa é maior para as valvas na posição mitral e muito mais ainda em pacientes jovens em comparação a mais velhos. As imagens bidimensionais mostram maior ecogenicidade e diminuição da mobilidade dos folhetos e as imagens com Doppler podem ser usadas para confirmar um gradiente de pressão anormalmente alto através da valva. O grau de degeneração nessas valvas muitas vezes é marcante na ecocardiografia bidimensional. As alterações fibrocalcárias podem mimetizar endocardite e pode ser impossível fazer a distinção entre vegetação e degeneração com base no aspecto somente. A Figura 15.51 é um exemplo deste tipo de aspecto no qual a possibilidade de endocardite não pode ser excluída sem dados clínicos.

A ruptura ou fratura aguda de um folheto calcificado pode levar a regurgitação repentina e grave, muitas vezes uma emergência médica que exige cirurgia urgente. Isto pode muitas vezes ser visibilizado por imagens bidimensionais a partir de uma janela que registre a bioprótese pelo lado a montante. Tipicamente, isso resulta em um padrão incomum de fluxo na interrogação com Doppler pulsado, ilustrado na Figura 15.52. Este sinal estriado geralmente indica a presença de um folheto rompido ou perfurado. A Figura 15.53 é um exemplo de degeneração tissular primária resultando em regurgitação predominantemente. A Figura 15.53A mostra os folhetos espessados, mas sem regurgitação significativa detectada. Entretanto, na Figura 15.53B, o Doppler espectral revela uma alta velocidade de fluxo de entrada sem pro-

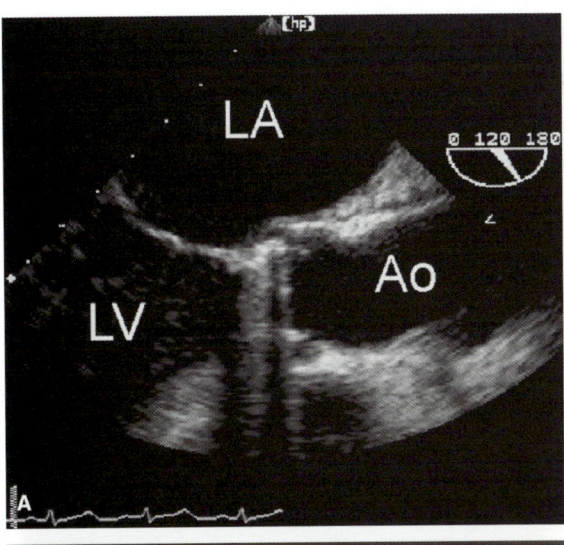

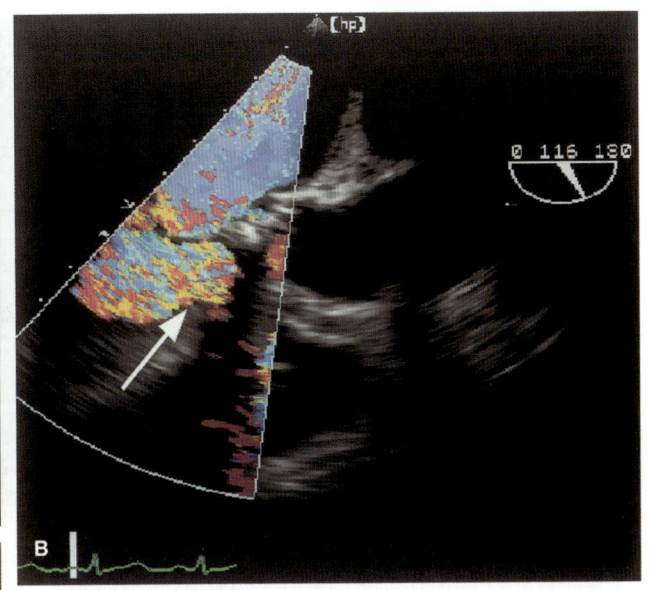

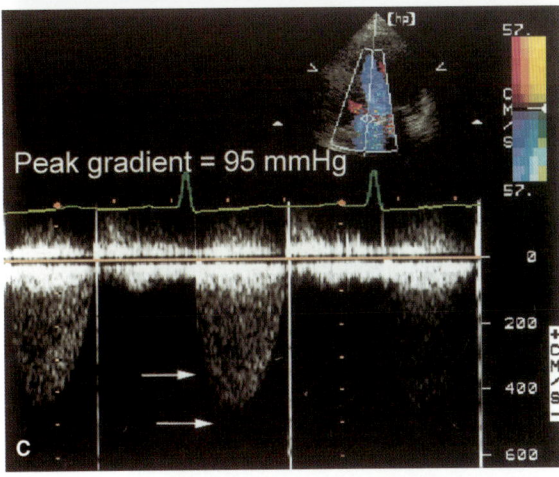

FIGURA 15.46 Até mesmo um trombo pequeno, se estrategicamente colocado, pode causar uma obstrução. **A:** Prótese de St. Jude na posição aórtica. Um trombo não foi visibilizado. **B:** Imagem com Doppler colorido mostra turbulência aumentada e significativa regurgitação aórtica (*seta*). **C:** Por meio de um estudo transtorácico, um gradiente máximo de pressão de 95 mmHg confirma a presença de acentuada obstrução. Ao, aorta; LA, átrio esquerdo; LV, ventrículo esquerdo.

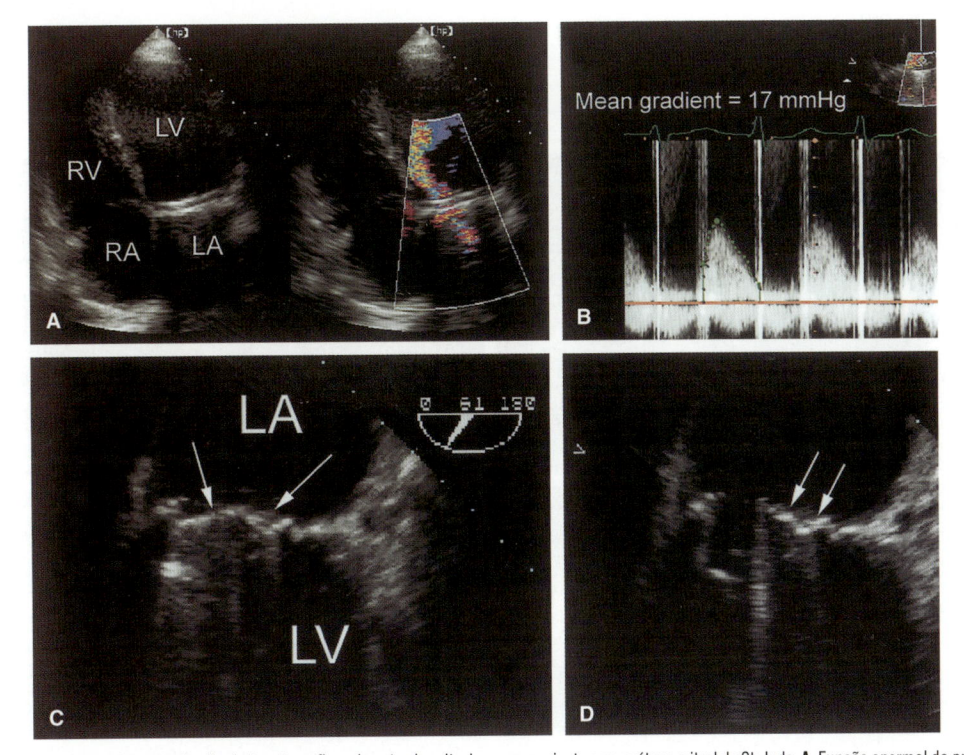

FIGURA 15.47 Formação de trombo acarretando obstrução ao fluxo de entrada mitral em um paciente com prótese mitral de St. Jude. **A:** Função anormal Valva prótese é sugerida com base na direção do fluxo de entrada do jato mitral. **B:** Um gradiente aumentado confirma obstrução parcial. **C:** A ecocardiografia transesofágica mostrou movimentação anormal dos discos (*setas*) **D:** Falha na abertura adequada de um hemidisco (*setas*). LA, átrio esquerdo; LV, ventrículo esquerdo; Mean gradient, gradiente médio; RA, átrio direito; RV, ventrículo direito.

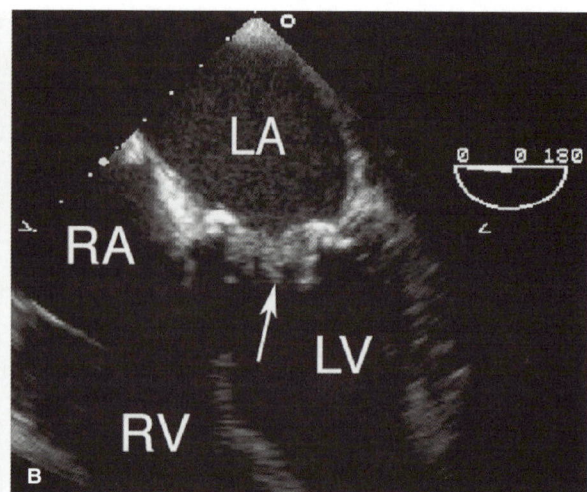

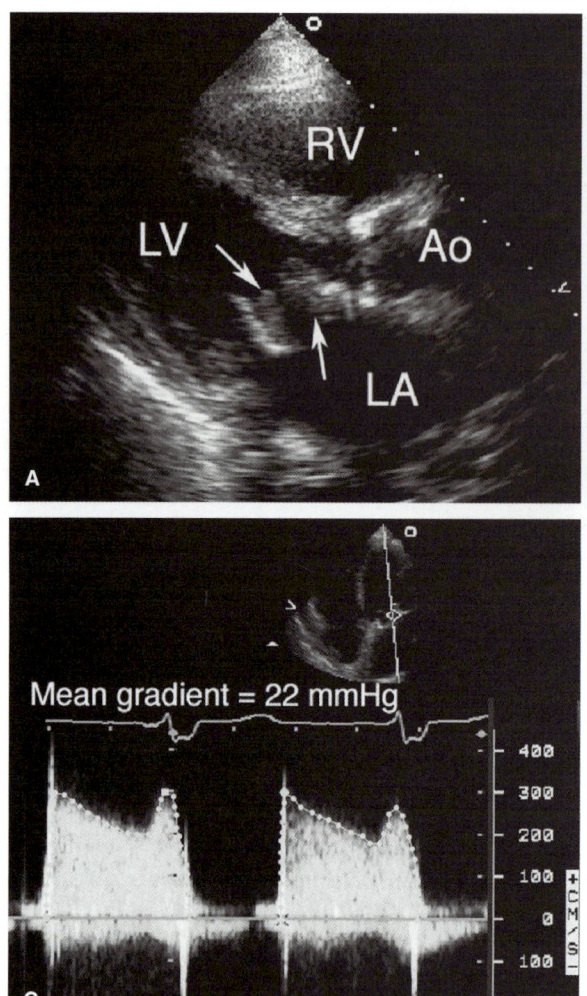

FIGURA 15.48 Um exemplo de obstrução da prótese por uma vegetação. O efeito de massa da vegetação (*setas*) obstrui parcialmente o fluxo de entrada mitral. Isso é mostrado na ecocardiografia transtorácica (**A**) e na transesofágica (**B**). **C:** Imagem com Doppler mostra um gradiente médio de pressão de 22 mmHg. Ao, aorta; LA, átrio esquerdo; LV, ventrículo esquerdo; Mean gradient, gradiente médio; RA, átrio direito; RV, ventrículo direito.

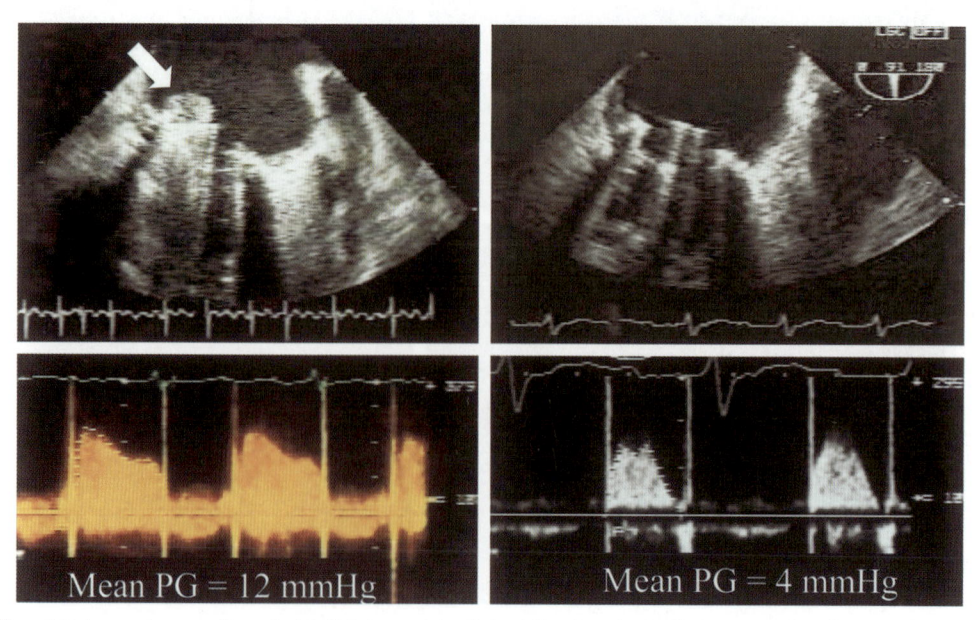

FIGURA 15.49 Nos painéis à esquerda, uma prótese mitral de St. Jude com obstrução trombótica. O trombo é evidente na ecocardiografia transesofágica (*seta*) e o Doppler mostra um gradiente médio de 12 mmHg. Observe como o trombo impede a abertura de um hemidisco neste fotograma diastólico. Nos painéis à direita, após a terapia trombolítica com estreptoquinase, a movimentação normal de abertura de ambos os hemidiscos é restaurada e o gradiente médio diminui para 4 mmHg. Mean PG, gradiente médio de pressão. (Cortesia de W. Zoghbi, MD.)

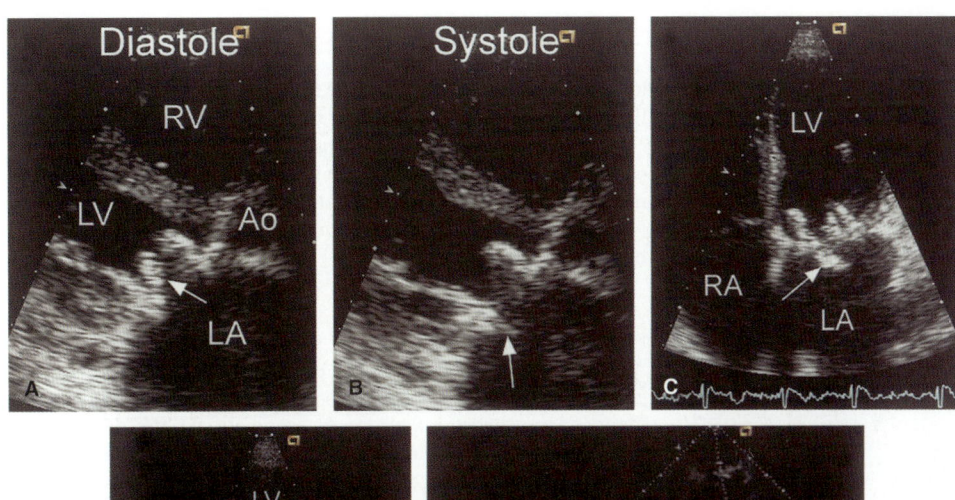

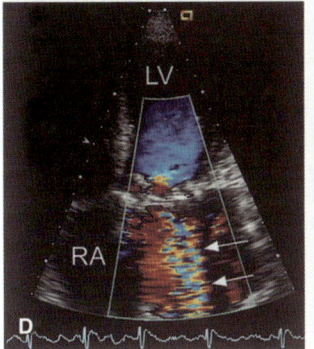
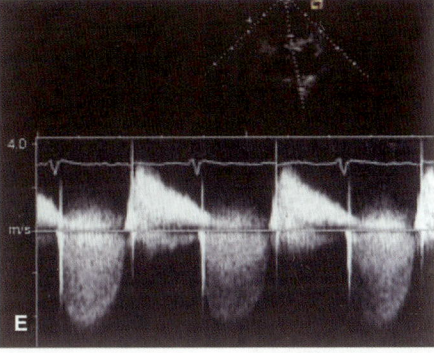

FIGURA 15.50 A, B: Um exemplo de degeneração tissular primária de uma prótese mitral suína. **C:** Os folhetos estão acentuadamente espessados e parcialmente frouxos (*setas*). **D:** Imagem com Doppler colorido confirma a regurgitação mitral grave (*setas*). **E:** Imagem com Doppler de onda contínua mostra a estenose e a regurgitação. Ao, aorta; LA, átrio esquerdo; LV, ventrículo esquerdo; RA, átrio direito; RV, ventrículo direito. ⬭

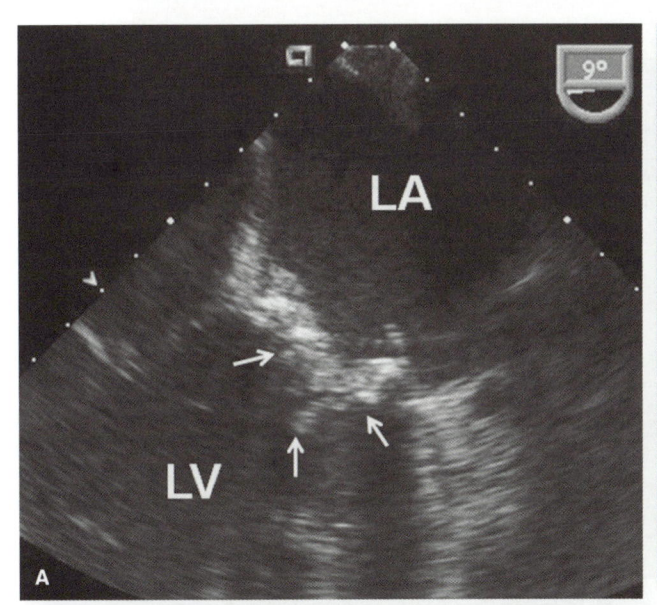
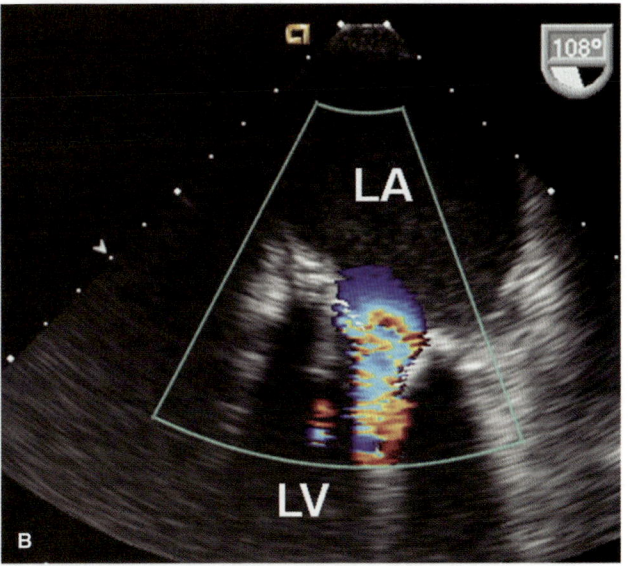
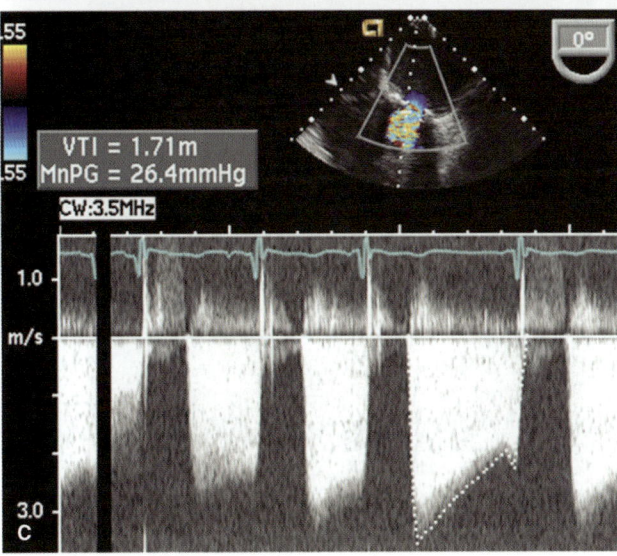

FIGURA 15.51 Uma prótese mitral suína de 12 anos registrada pela ecocardiografia transesofágica. No **painel A**, degeneração fibrocalcária grave é demonstrada pelas *setas*. No **painel B**, a imagem com Doppler colorido indica fluxo anterógrado turbulento através dos folhetos calcificados. No **painel C**, o Doppler com onda contínua confirma a obstrução com gradiente de pressão médio transmitral alto. Isto é o resultado de degeneração tissular da prótese valvar. ⬭

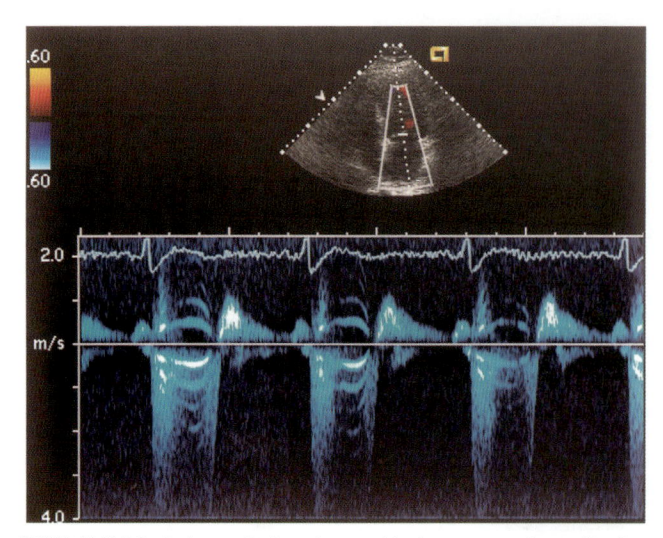

FIGURA 15.52 Este sinal em particular pode ser registrado na presença de uma bioprótese frouxa. O padrão Doppler usual pode ser resultado das vibrações grosseiras dos folhetos soltos.

longamento do $P_{1/2}t$, sugerindo aumento do fluxo anterógrado. Um gradiente máximo alto com um gradiente médio de pressão relativamente baixo sugere a possibilidade de uma regurgitação mitral significativa. Isso é confirmado na Figura 15.53C que mostra grave regurgitação mitral. A ausência de regurgitação na Figura 15.53A foi decorrente de sombreamento pelos folhetos fibróticos e anel de sutura.

Endocardite Infecciosa

A endocardite infecciosa é uma complicação potencialmente catastrófica das próteses valvares. Como nas valvas nativas, um diagnóstico precoce e acurado é essencial para um desfecho favorável. Ao contrário da endocardite valvar nativa, a infecção que acomete as próteses valvares é mais variável e mais difícil de diagnosticar. Devido à refletância do material da prótese, bem como ao seu efeito de sombreamento, a detecção de vegetações é desafiante. Como os trombos, elas são facilmente ocultas e necessitam de imagens a partir de múltiplas janelas para serem detectadas. O local mais comum de aderência de uma vegetação é na base ou no anel de sutura da prótese valvar (Figura 15.54).

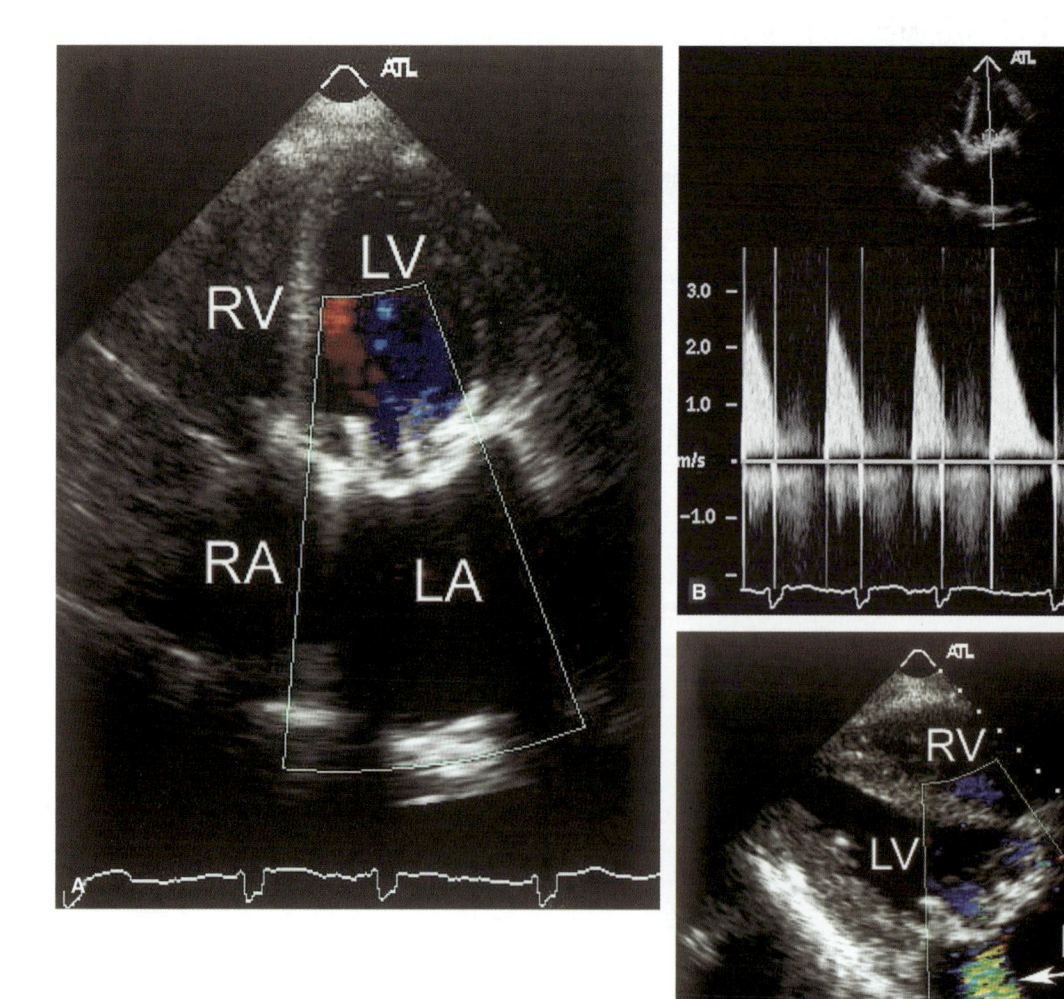

FIGURA 15.53 Degeneração tissular primária muitas vezes resulta em regurgitação predominante. **A:** Sombreamento pela prótese impede a detecção da regurgitação em imagens transtorácicas **B:** Uma velocidade anterógrada anormalmente alta sugere a possibilidade de regurgitação. **C:** A partir de uma janela discretamente diferente, a regurgitação mitral grave (*setas*) estava presente. LA, átrio esquerdo; LV, ventrículo esquerdo; RA, átrio direito; RV, ventrículo direito.

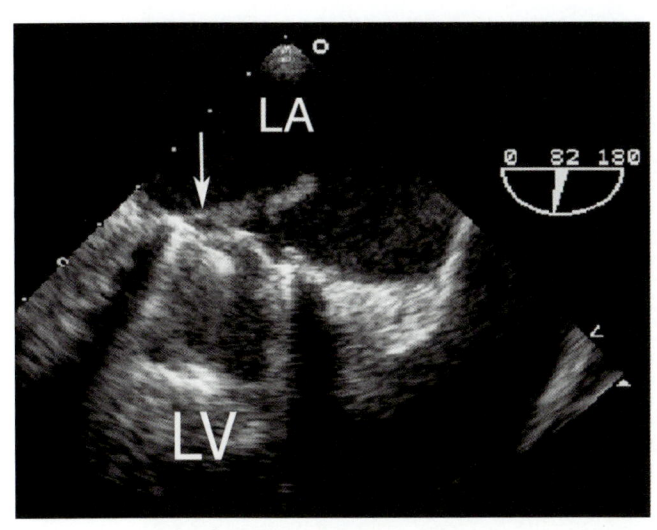

FIGURA 15.54 Em pacientes com próteses valvares, o local mais comum de aderência de uma vegetação é no anel de sutura. Neste caso, uma vegetação grande pode ser vista no átrio esquerdo (*seta*) aderida ao anel de sutura de uma prótese mitral de St. Jude. LA, átrio esquerdo; LV, ventrículo esquerdo. 🔵

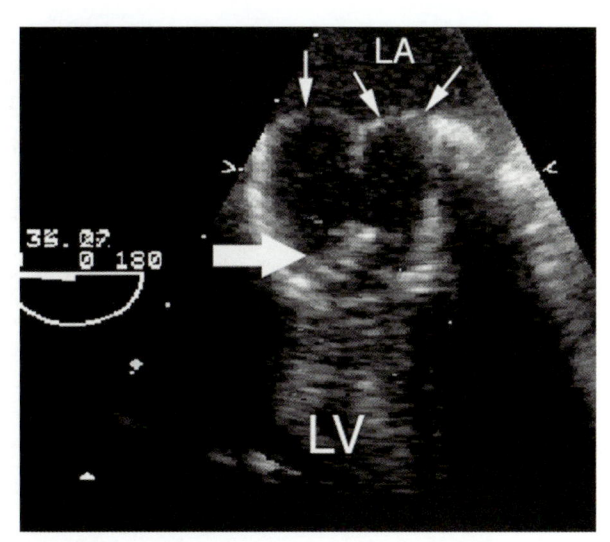

FIGURA 15.56 Uma localização atípica para uma vegetação. A vegetação está aderida à borda distal dos pinos de sustentação de uma bioprótese mitral. Os folhetos valvares (*setas pequenas*) e a vegetação (*seta grande*) são mostrados. Os folhetos em si pareciam livres de infecção. LA, átrio esquerdo; LV, ventrículo esquerdo. 🔵

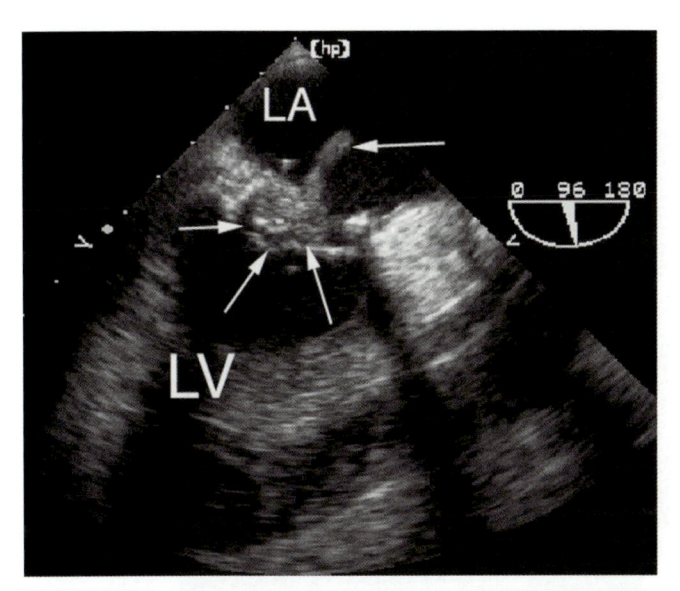

FIGURA 15.55 Uma vegetação grande em um paciente com valva e anel mitrais corrigidos. A vegetação pode ser vista preenchendo o orifício mitral (*setas*). LA, átrio esquerdo; LV, ventrículo esquerdo. 🔵

Vegetações pequenas podem passar despercebidas. O *pannus* ou material de sutura solto pode ser confundido com vegetações pequenas e é origem de achados falso-positivos. Ademais, a distinção entre vegetação e trombo é quase impossível de se fazer a partir de critérios somente ecocardiográficos. A distinção se baseia intensamente na situação clínica, ou seja, a presença de febre e resultados de hemoculturas. A Figura 15.55 é um exemplo de uma grande vegetação aderida ao anel mitral. Neste caso, o aspecto e o local da massa são mais compatíveis com uma vegetação. A Figura 15.56 mostra um local atípico para uma vegetação, aderida aos pinos de sustentação de uma prótese mitral suína. O local incomum dessa massa sugere outros diagnósticos possíveis, como um trombo. Neste caso, o diagnóstico foi estabelecido com base na clínica e depois confirmado na cirurgia. Em pacientes com próteses valvares nos quais endocardite está sendo considerada, a ecocardiografia transesofágica é recomendada na maioria dos casos (Figura 15.57). Uma combinação de ecocardiografia transtorácica e transesofágica proporciona a interrogação mais

completa da prótese, tirando vantagem de todas as janelas possíveis para assegurar um diagnóstico.

Uma complicação sombria de endocardite em prótese valvar é o desenvolvimento de um abscesso. Tal como nas valvas nativas, a ecocardiografia transesofágica é significativamente mais sensível para a detecção de abscessos. Entretanto, por causa da refletância do anel de sutura e alterações tissulares que ocorrem depois da cirurgia valvar, esse diagnóstico pode ser difícil mesmo quando imagens transesofágicas são obtidas. Uma interrogação cuidadosa que focaliza uma distorção do tecido abaixo do anel de sutura é decisiva. Os abscessos podem ser ecodensos ou ecolúcidos, e as imagens com fluxo colorido podem revelar evidências de fluxo dentro da cavidade do abscesso (Figuras 15.58 e 15.59). Regurgitação perivalvar e/ou ruptura de um abscesso no interior de uma câmara ou espaço adjacente pode ocorrer em associação com formação de abscesso. Essas complicações são mais bem detectadas pelo Doppler colorido.

Embora a regurgitação perivalvar possa ocorrer simplesmente como uma complicação técnica depois do implante, o seu desenvolvimento tardio após a cirurgia valvar sugere uma etiologia infecciosa (Figura 15.60). Se o grau de desestabilização do anel de sutura atingir um certo ponto, pode sobrevir a deiscência da prótese (Figura 15.61). Isso acarreta um balanço característico do anel de sutura dentro do local de implante. A deiscência é uma complicação grave da endocardite na prótese valvar quase sempre associada a regurgitação perivalvar significativa. Ela é de fato um dos principais aspectos dos critérios diagnósticos de Duke. O estabelecimento do diagnóstico de deiscência é relativamente direto na posição mitral onde o balanço da prótese com relação ao anel de sutura é fácil de se detectar. A deiscência de uma prótese aórtica pode ser difícil de se estabelecer por causa do efeito de sombreamento da raiz aórtica (Figura 15.62). Neste exemplo, a dilatação da raiz aórtica torna o diagnóstico de deiscência mais fácil de se estabelecer. Frequentemente, a imagem transesofágica é necessária para se confirmar esse diagnóstico (Figura 15.63). Neste exemplo, observe a gravidade da regurgitação aórtica perivalvar que decorre da deiscência da valva. Um exemplo extremo de deiscência decorrente de endocardite é mostrado na Figura 15.64.

Embora a ecocardiografia transesofágica seja bastante acurada na detecção de formação de abscesso na presença de prótese valvar, podem ocorrer erros de diagnóstico. A Figura 15.65 é um exemplo de uma valva aórtica sem pinos de sustentação recentemente colocada e que foi implantada usando-se uma técnica de inclusão. Neste tipo de implante, a valva e a raiz aórticas suínas são implantadas no interior da raiz aórtica nativa,

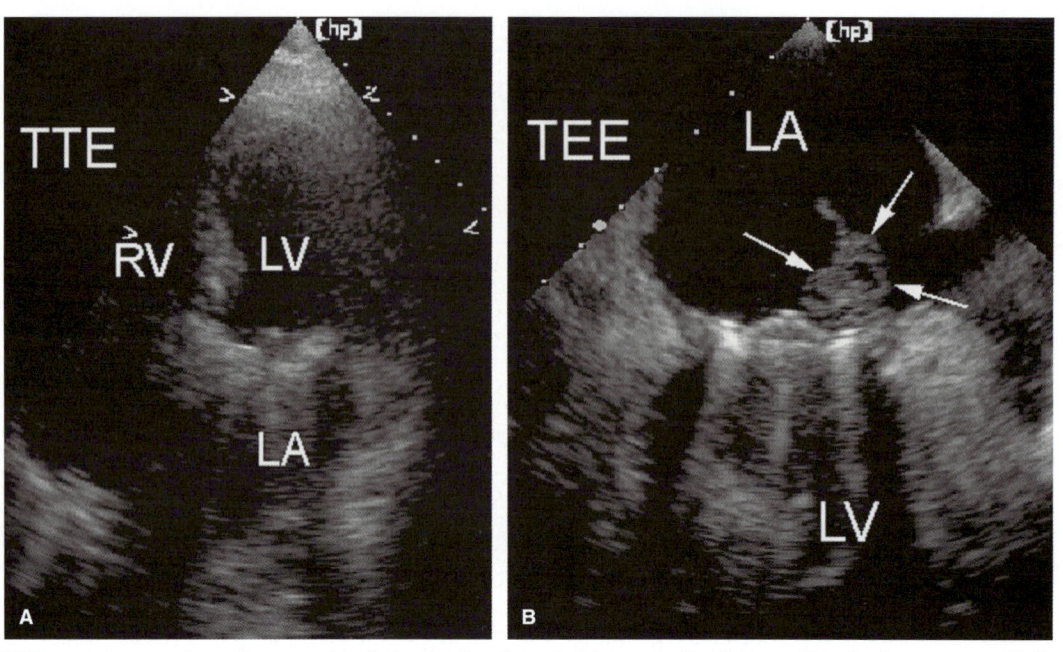

FIGURA 15.57 Em pacientes com próteses valvares, a combinação da ecocardiografia transtorácica e ecocardiografia transesofágica é muitas vezes necessária. Neste exemplo, a ecocardiografia transtorácica (TTE) **(A)** não conseguiu identificar a grande vegetação presente na prótese mitral de St. Jude. **B:** A grande massa (*setas*) foi registrada no átrio esquerdo pela ecocardiografia transesofágica (TEE). LA, átrio esquerdo; LV, ventrículo esquerdo; RV, ventrículo direito.

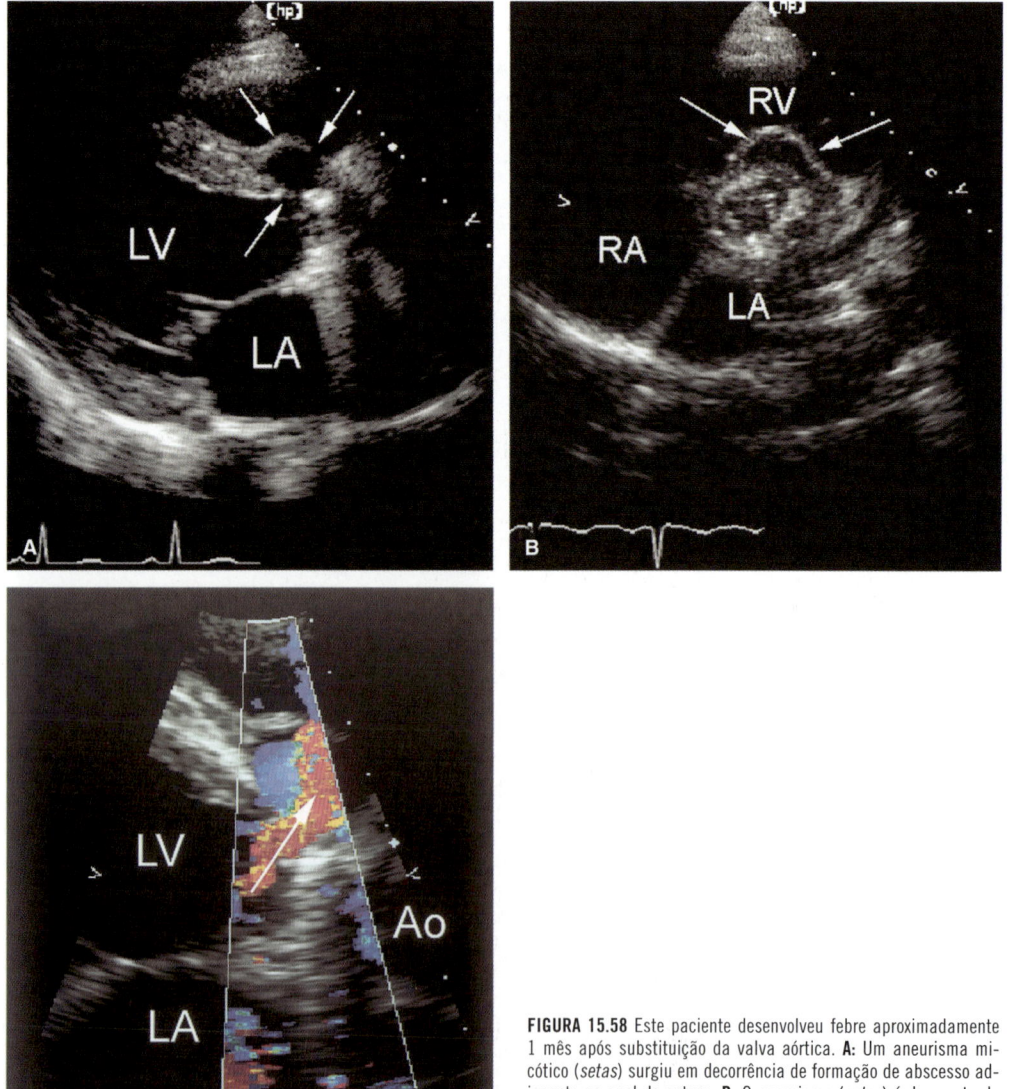

FIGURA 15.58 Este paciente desenvolveu febre aproximadamente 1 mês após substituição da valva aórtica. **A:** Um aneurisma micótico (*setas*) surgiu em decorrência de formação de abscesso adjacente ao anel de sutura. **B:** O aneurisma (*setas*) é demonstrado mais ainda a partir de incidência de eixo curto. **C:** Fluxo através do aneurisma para o interior do ventrículo direito (*seta*). Ao, aorta; LA, átrio esquerdo; LV, ventrículo esquerdo; RA, átrio direito; RV, ventrículo direito.

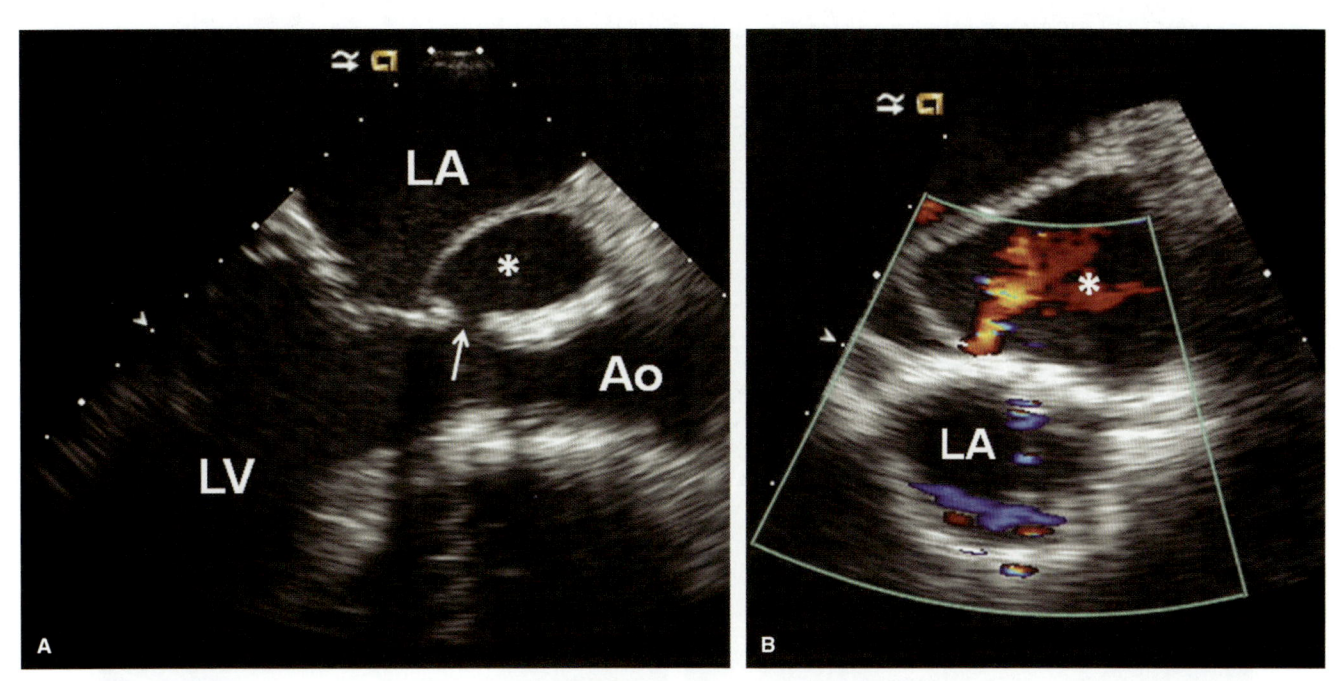

FIGURA 15.59 Ecocardiograma transesofágico realizado em um paciente que apresentou evidência de endocardite. No **Painel A**, observa-se um grande espaço (*) livre de ecos entre a raiz da aorta e o átrio esquerdo. A *seta* identifica uma área de comunicação entre a via de saída ventricular esquerda e este espaço livre de ecos. No painel B, a imagem com Doppler colorido confirma fluxo através deste espaço. Isto representa um grande abscesso, uma complicação sombria da endocardite bacteriana. 🔘

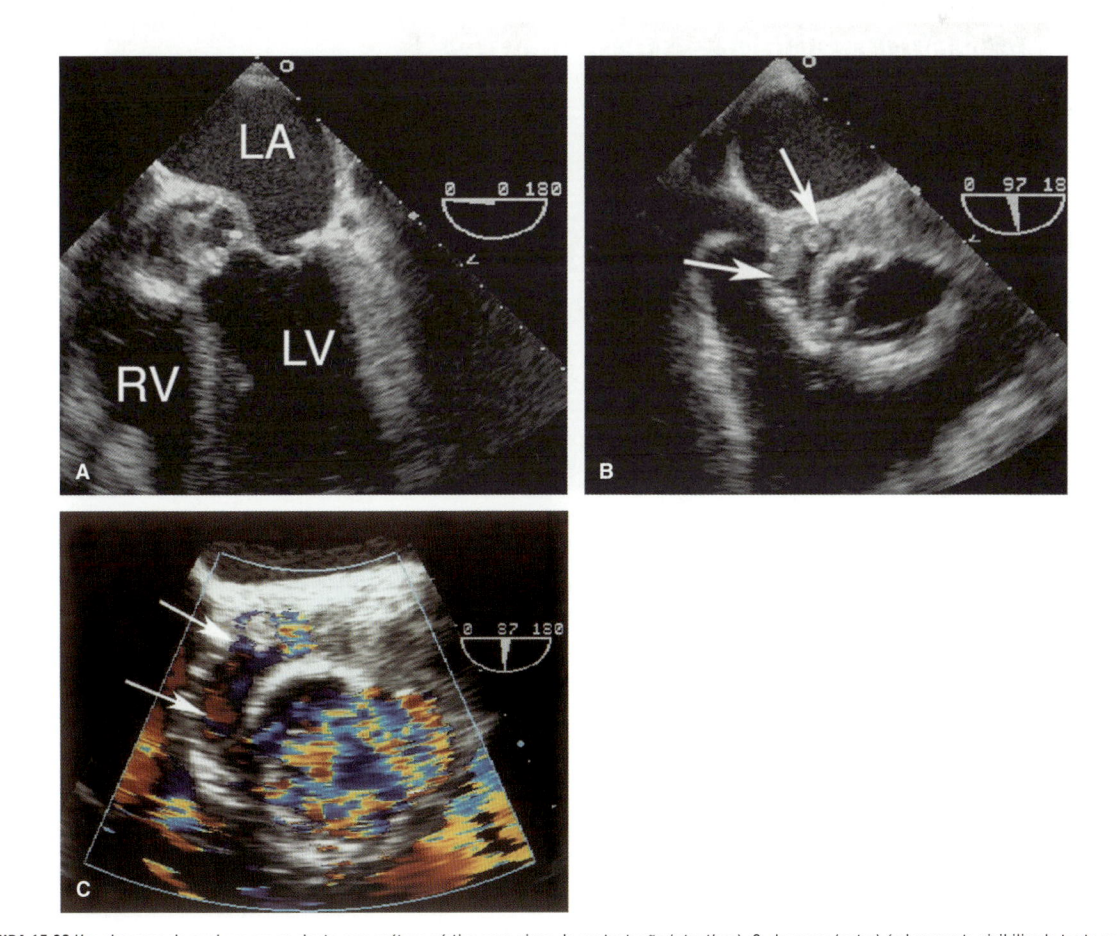

FIGURA 15.60 Um abscesso de anel em um paciente com prótese aórtica sem pinos de sustentação (*stentless*). O abscesso (*setas*) é claramente visibilizado tanto na incidência de eixo longo **(A)** quanto na de eixo curto **(B)**. **C:** Imagem com Doppler colorido revela fluxo dentro da cavidade do abscesso (*setas*). LA, átrio esquerdo; LV, ventrículo esquerdo; RV, ventrículo direito. 🔘

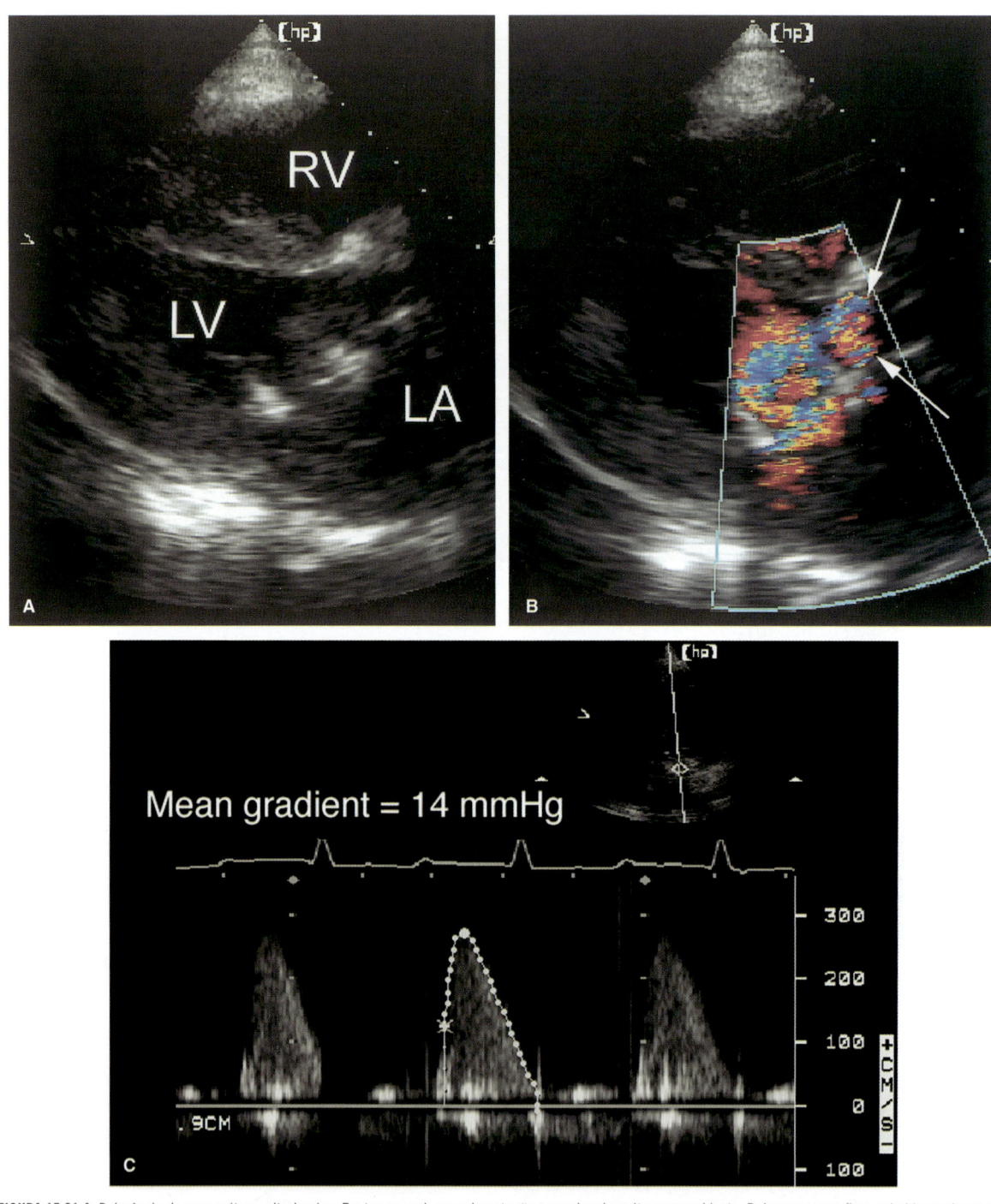

FIGURA 15.61 A: Deiscência de uma prótese mitral suína. Em tempo real, a movimentação excessiva da prótese era evidente. **B:** Imagem com fluxo colorido revelou regurgitação perivalvar importante (*setas*). **C:** Uma velocidade máxima de fluxo anormalmente alta (2,8 cm/s) e um gradiente aumentado (14 mmHg) são demonstrados pela imagem com Doppler. LA, átrio esquerdo; LV, ventrículo esquerdo; Mean gradient, gradiente médio; RV, ventrículo direito.

criando um aspecto de dupla densidade das duas paredes. Com o tempo, as paredes se aderem entre si, mas, até que isso ocorra, a presença de duas paredes separadas por um espaço livre de eco pode ser facilmente confundida com abscesso da raiz. A Figura 15.32 é um outro exemplo de regurgitação perivalvar após implante recente de uma valva aórtica sem pinos de sustentação (*stentless*).

Falha Mecânica

A falha mecânica primária ou defeitos de fabricação são causas cada vez mais raras de disfunção de prótese. No passado, vários defeitos reconhecidos ocasionalmente surgiam em alguns tipos de próteses. Por exemplo, uma alteração gradual no formato do oclusor da prótese de Starr-Edwards, chamada de variância da bola, algumas vezes resultava em disfunção conforme a bola ficava intermitentemente presa dentro da gaiola. Modelos mais antigos da valva de Björk-Shiley ocasionalmente desenvolviam fraturas dos pinos de sustentação que resultava em embolia do disco. A fratura do disco também tem sido relatada, embora seja bastante rara. Cada um dos tipos dessa anormalidade pode ser avaliado pela ecocardiografia. Felizmente, melhoramentos no projeto e fabricação tornaram essas falhas catastróficas muito incomuns.

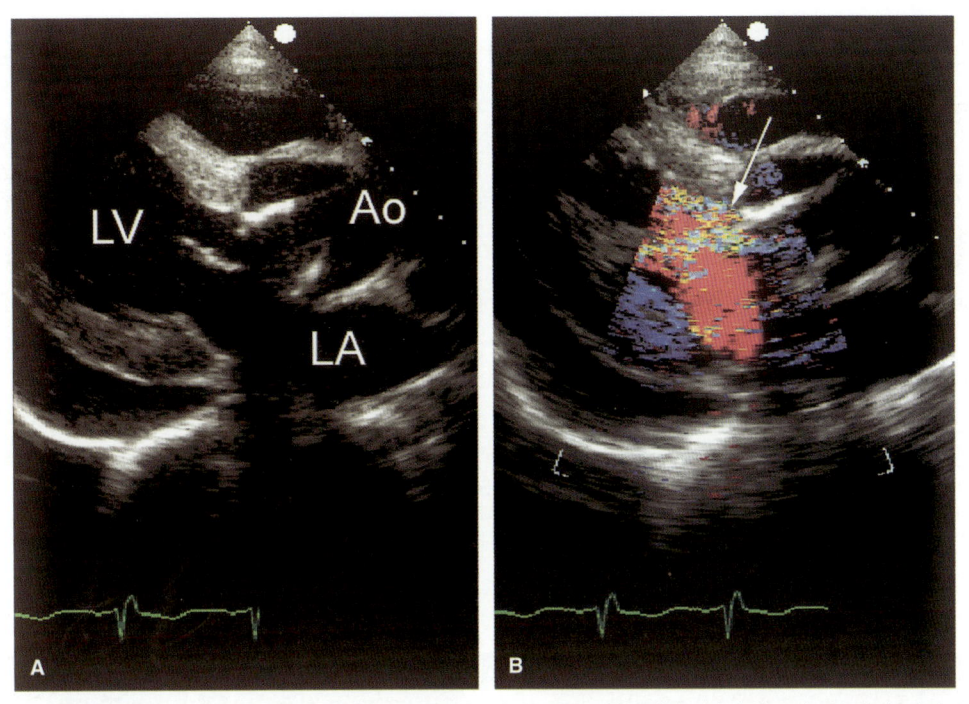

FIGURA 15.62 Grave deiscência de uma prótese aórtica suína. **A:** A movimentação da prótese estava evidente, independente da movimentação da raiz da aorta. **B:** Regurgitação perivalvar significativa (*seta*) é demonstrada.

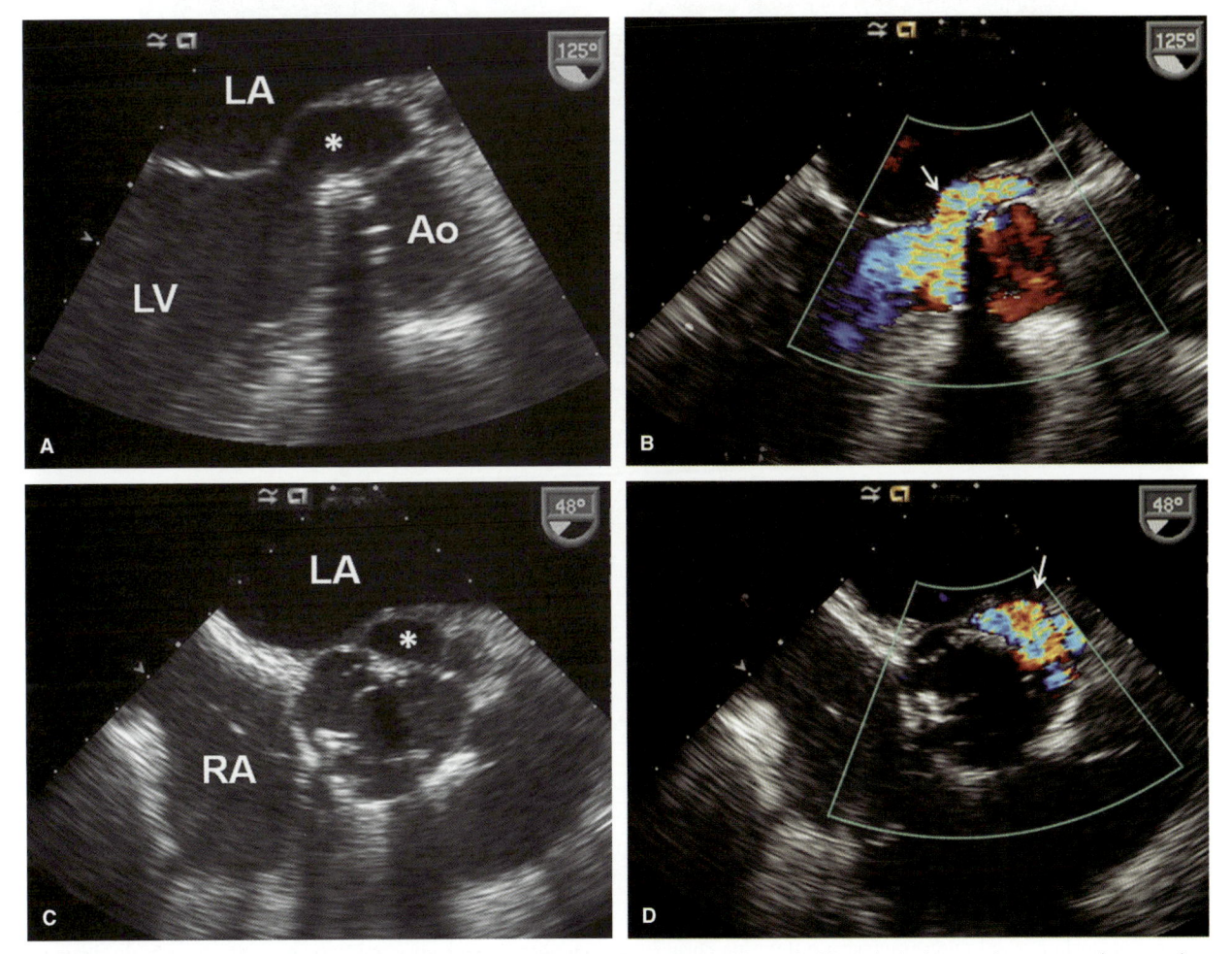

FIGURA 15.63 Deiscência de prótese aórtica avaliada pela ecocardiografia transesofágica. No **painel A**, uma incidência de eixo longo mostra a presença de um grande espaço livre de eco entre a aorta e o átrio esquerdo indicado pelo asterisco. No **painel B**, a imagem com Doppler colorido mostra fluxo turbulento significativo através deste espaço, compatível com a deiscência da prótese valvar e regurgitação perivalvar. No **painel C**, a extensão circunferencial da deiscência pode ser avaliada. Neste caso, o espaço livre de eco está limitado à área posterior à raiz aórtica (*) na região do átrio esquerdo. Isto é confirmado pela imagem com Doppler colorido (**painel D**).

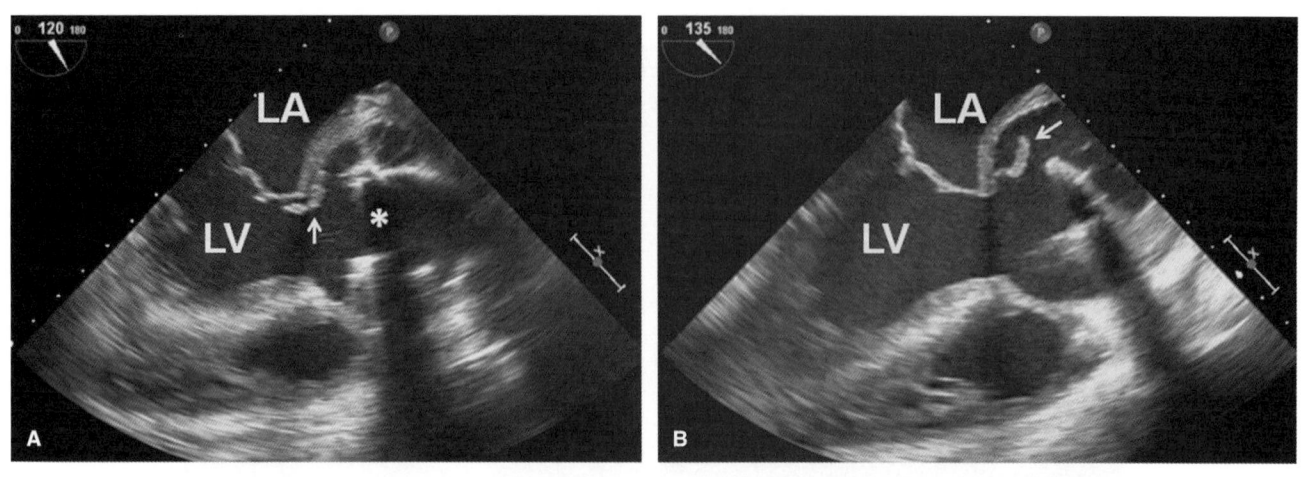

FIGURA 15.64 Eco transesofágico registrado durante a diástole (**painel A**) e sístole (**painel B**) de um paciente que tinha sido submetido a substituição da valva e raiz aórticas e a tratamento de endocardite. Um mês depois da cirurgia, o paciente apresentou febre e insuficiência cardíaca. O ecocardiograma transesofágico mostra raiz aórtica acentuadamente dilatada com completa deiscência da valva aórtica. Uma porção da prótese da raiz da aorta (*) pode ser vista dilatada em relação à aorta. A seta indica a massa altamente móvel compatível com uma vegetação.

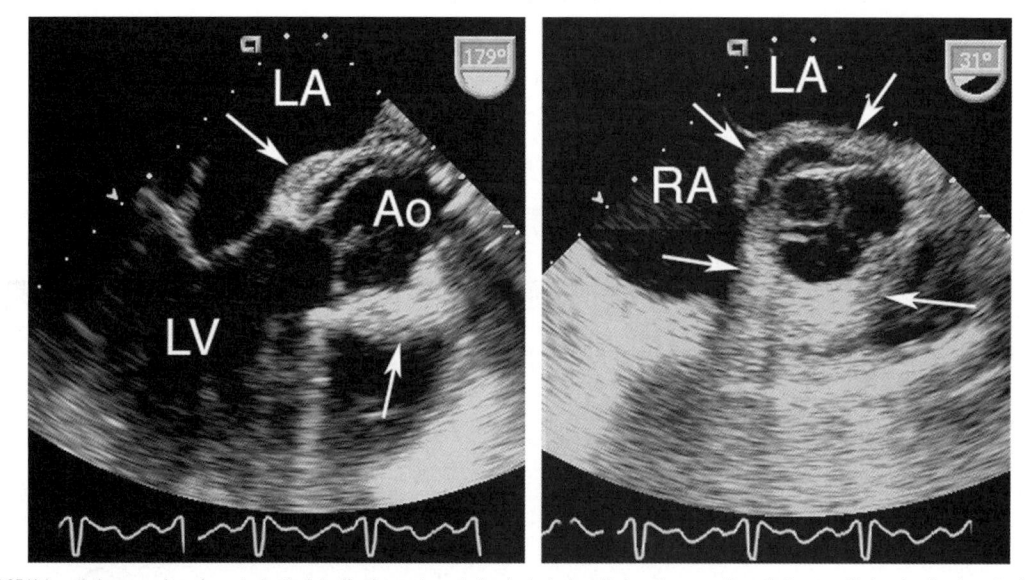

FIGURA 15.65 Valva aórtica sem pinos de sustentação (*stentless*) recentemente implantada é avaliada pela ecocardiografia transesofágica. A valva é mostrada pelas incidências de eixo longo (*esquerda*) e eixo curto (*direita*). O espessamento da raiz aórtica e um espaço livre de ecos (*setas*) decorrem da inclusão da raiz aórtica suína dentro da raiz aórtica do paciente, criando o aspecto de uma aorta com parede dupla. Ver texto para detalhes.

Próteses Valvares Direitas

A maioria das próteses valvares implantadas na posição tricúspide são bioproteses. A avaliação ecodopplercardiográfica das próteses valvares tricúspides segue uma abordagem similar àquela para a valva mitral. Por meio de uma combinação da incidência paraesternal angulada medialmente e apical de quatro câmaras, as próteses valvares tricúspides podem ser interrogadas adequadamente a partir da abordagem transtorácica (Figura 15.66). A experiência com próteses valvares direitas é significativamente menor em comparação com as valvas esquerdas, de modo que os dados publicados referentes à faixa da função normal são limitados. O fluxo através de próteses valvares direitas normalmente ocorre a baixas velocidades, desse modo aumentando o risco de formação de trombo. Na avaliação de próteses tricúspides, a variação respiratória normal que caracteriza o fluxo no coração direito tem de ser levada em conta. Mais comumente, a correção da valva tricúspide é realizada e um anel de anuloplastia é implantado. Na ecocardiografia bidimensional, esses anéis pa-

recem estruturas densas ecogênicas dentro do anel anatômico. A avaliação ecocardiográfica deve focalizar a documentação do posicionamento estável do anel, excluir estenose funcional de um anel mal colocado e avaliar regurgitação tricúspide residual que possa estar presente.

Próteses valvares na posição pulmonar são ainda menos comuns. A incidência paraesternal de eixo curto na base do coração e incidências subcostais são valiosas na sua avaliação. Uma forma de cirurgia valvar aórtica, o procedimento de Ross, envolve a substituição de uma valva aórtica disfuncional pela valva pulmonar do próprio paciente (autoenxerto) seguida pelo implante de um homoenxerto na posição pulmonar. Tanto a valva quanto a artéria pulmonar proximal são substituídas. Após um procedimento de Ross com sucesso, muitas vezes permanece um gradiente de pressão discreto através da valva pulmonar, algumas vezes associado a um pequeno grau de regurgitação pulmonar. Estenose progressiva, muitas vezes decorrente de degeneração da artéria pulmonar proximal, tem sido relatada e pode levar a um gradiente arterial pulmonar significativo que é prontamente detectado pelo Doppler (Figura 15.67).

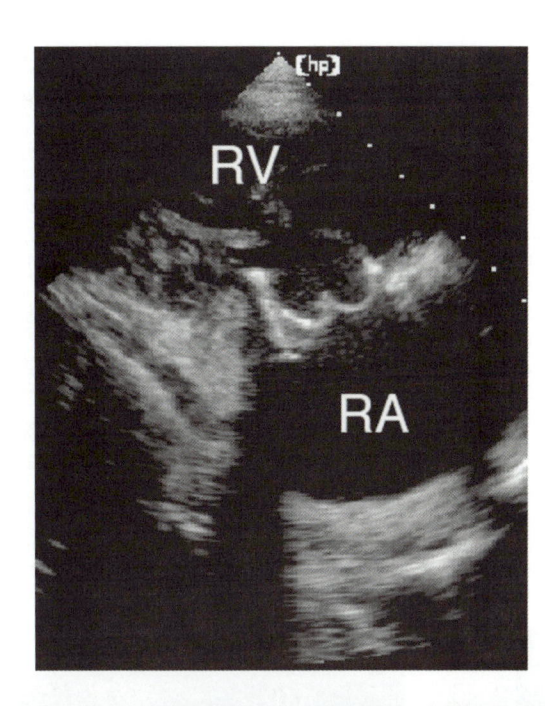

FIGURA 15.66 Uma valva suína de funcionamento normal na posição tricúspide. RA, átrio direito; RV, ventrículo direito.

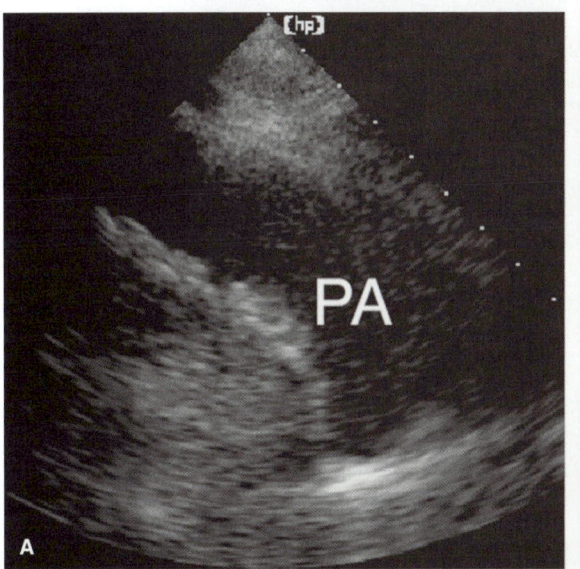

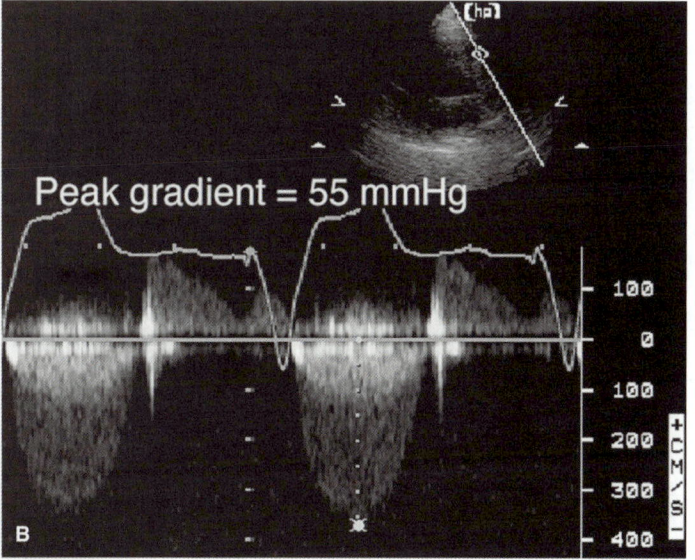

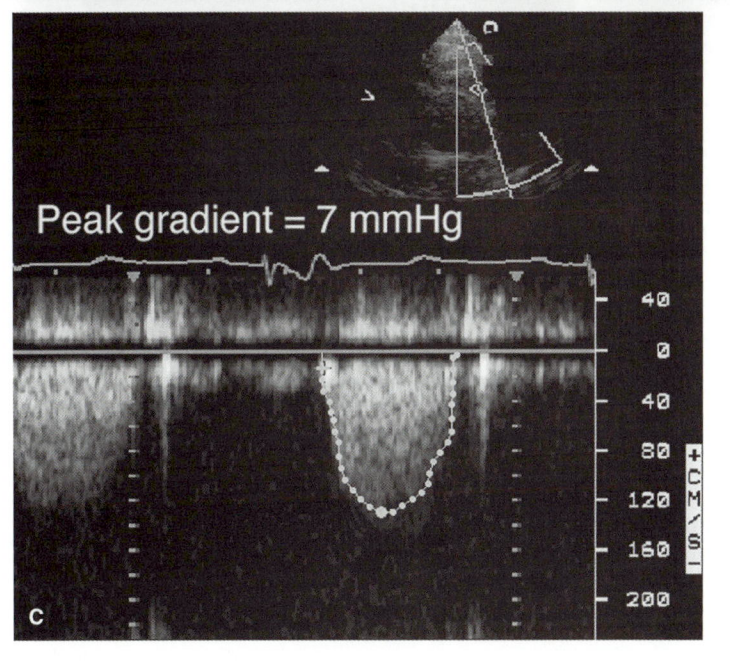

FIGURA 15.67 A: Um homoenxerto na posição pulmonar registrado em um paciente após procedimento de Ross. Na imagem bidimensional, não fica aparente evidência de estreitamento. B: A estenose dentro do homoenxerto é demonstrada com imagem com Doppler de onda contínua. C: Após a revisão cirúrgica, o gradiente de pressão não mais estava presente. PA, artéria pulmonar; Peak gradient, gradiente máximo.

Condutos Valvulados

Os condutos valvulados também fazem parte da correção de algumas formas de cardiopatias congênitas complexas. Nem todos os condutos são providos de válvulas e aqueles que o são podem usar bioproteses ou próteses mecânicas. O conduto em si muitas vezes tem um aspecto ecocardiográfico característico devido ao material de que é feito e à sua própria configuração. Um exemplo é dado na Figura 15.68. Os condutos muitas vezes são extracardíacos e vistos incompletamente. Pode ser também difícil a visibilização da válvula no interior de tais condutos. Entretanto, imagem com Doppler é decisiva na avaliação da função de tais válvulas e para excluir estenose e regurgitação. A estenose dentro de um conduto valvulado pode ser o resultado de disfunção da válvula ou proliferação de neoíntima ao longo de toda a extensão do tubo. As imagens com Doppler colorido podem permitir fazer essa distinção e o Doppler com onda contínua deve ser usado para avaliar a sua gravidade. Este tópico é discutido mais detalhadamente no Capítulo 20.

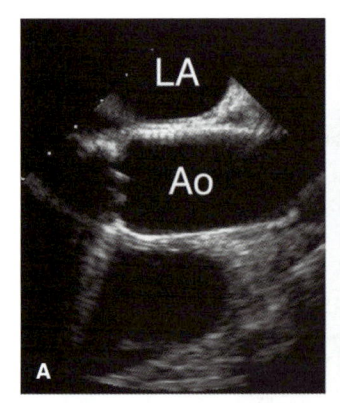
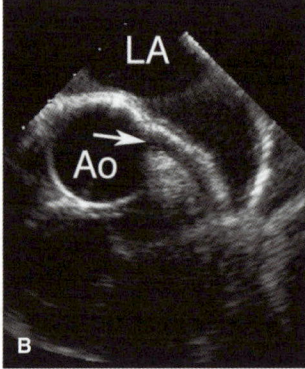

FIGURA 15.68 Uma correção de Bentall da raiz aórtica. **A:** O eixo longo do conduto é mostrado bem como as paredes altamente ecogênicas do material protético. Pode-se ver uma prótese valvar mecânica do tipo de disco. **B:** Uma incidência de eixo curto mostra a origem da artéria coronária esquerda (*seta*) logo abaixo do apêndice atrial esquerdo. Ao, aorta; LA, átrio esquerdo.

Correção da Valva Mitral

A correção, em vez da substituição, de uma valva mitral disfuncional tem várias vantagens e está sendo realizada com frequência crescente. A seleção de pacientes para correção da valva mitral depende muito da etiologia, morfologia e gravidade da valvopatia, bem como das condições do ventrículo esquerdo. Por todas essas razões, a ecocardiografia é decisiva na conduta e geralmente é o fator primário na decisão de se tentar corrigir a valva. Como a abordagem cirúrgica tem de ser individualizada, os médicos se baseiam em uma avaliação precisa e meticulosa da anatomia e função da valva para planejar o procedimento. A taxa de sucesso de correção em pacientes com degeneração mixomatosa e prolapso da valva mitral está ligada a fatores que são avaliados ecocardiograficamente antes e durante a cirurgia. Por exemplo, o prolapso do folheto posterior acarreta uma maior probabilidade de correção bem-sucedida do que o prolapso do folheto anterior ou dos dois folhetos. A localização e a extensão da excisão de folheto e a decisão de encurtar as cordoalhas e/ou realizar uma anuloplastia do anel também se baseiam na orientação ecocardiográfica. A Figura 15.69 ilustra um resultado excelente da correção de prolapso da valva mitral com um anel de Carpentier. O anel está bem posicionado e efetivamente melhora a coaptação dos folhetos durante a sístole. Ao mesmo tempo, a mobilidade do folheto anterior é mantida com a excursão adequada durante a diástole permitindo enchimento ventricular esquerdo sem obstáculo. Este aspecto de mobilidade do folheto anterior preservada

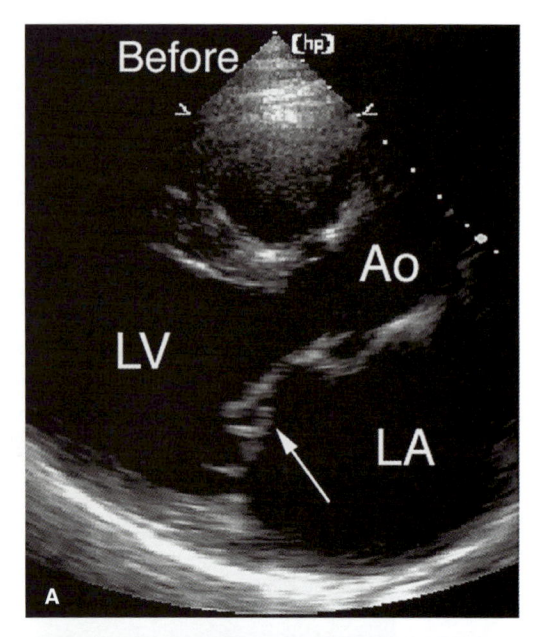
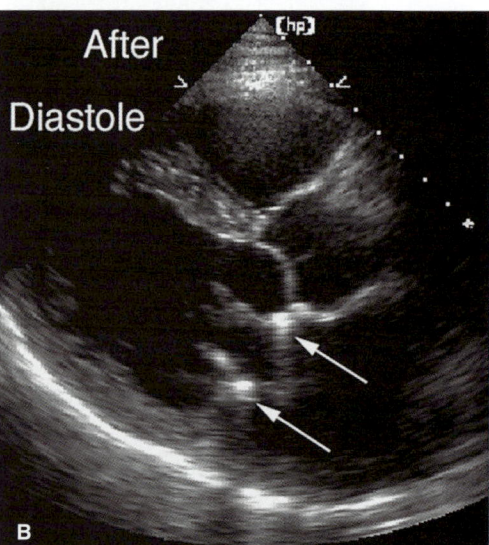
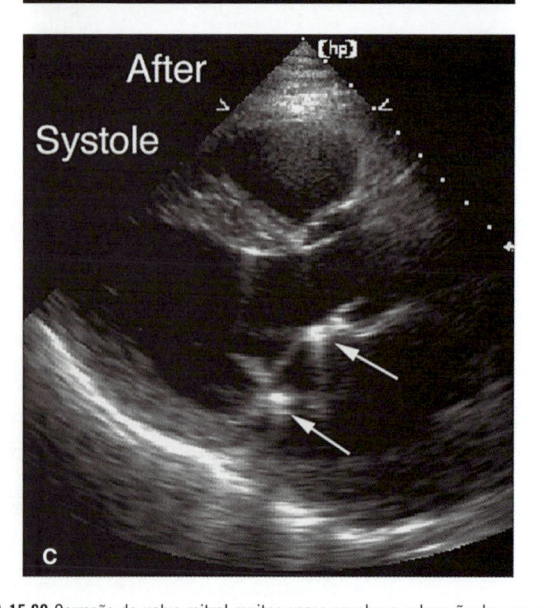

FIGURA 15.69 Correção da valva mitral muitas vezes envolve a colocação de uma prótese anular dentro do anel anatômico. **A:** Antes da correção, presente um prolapso intenso (*seta*). Depois da correção, a prótese anular é facilmente visibilizada no corte transversal (*setas*) durante a diástole (**B**) e sístole (**C**). After, depois; Ao, aorta; Before, antes; Diastole, diástole; LA, átrio esquerdo; LV, ventrículo esquerdo; Systole, sístole.

e mobilidade do folheto posterior restringida é tipicamente visto após correção bem-sucedida. A mobilidade reduzida do folheto posterior após a correção não deve ser mal interpretada como uma correção malsucedida. Em vez disso, a imagem com Doppler deve ser empregada para excluir um gradiente significativo. A Figura 15.70 é um outro exemplo de correção valvar mitral bem-sucedida. Está presente uma regurgitação mitral discreta, mas o fluxo de entrada mitral normal é preservado.

A Figura 15.71 ilustra uma tentativa sem sucesso de correção de regurgitação da valva mitral. O anel mitral se deslocou e parece estar parcialmente solto dentro do átrio esquerdo. Está presente uma grave regurgitação mitral. Uma outra forma de correção valvar mitral malsucedida envolve a criação de estenose mitral funcional. A Figura 15.72 foi obtida em um paciente que se queixava de intolerância após correção da valva mitral. Embora a valva pareça estrutural e funcionalmente normal na

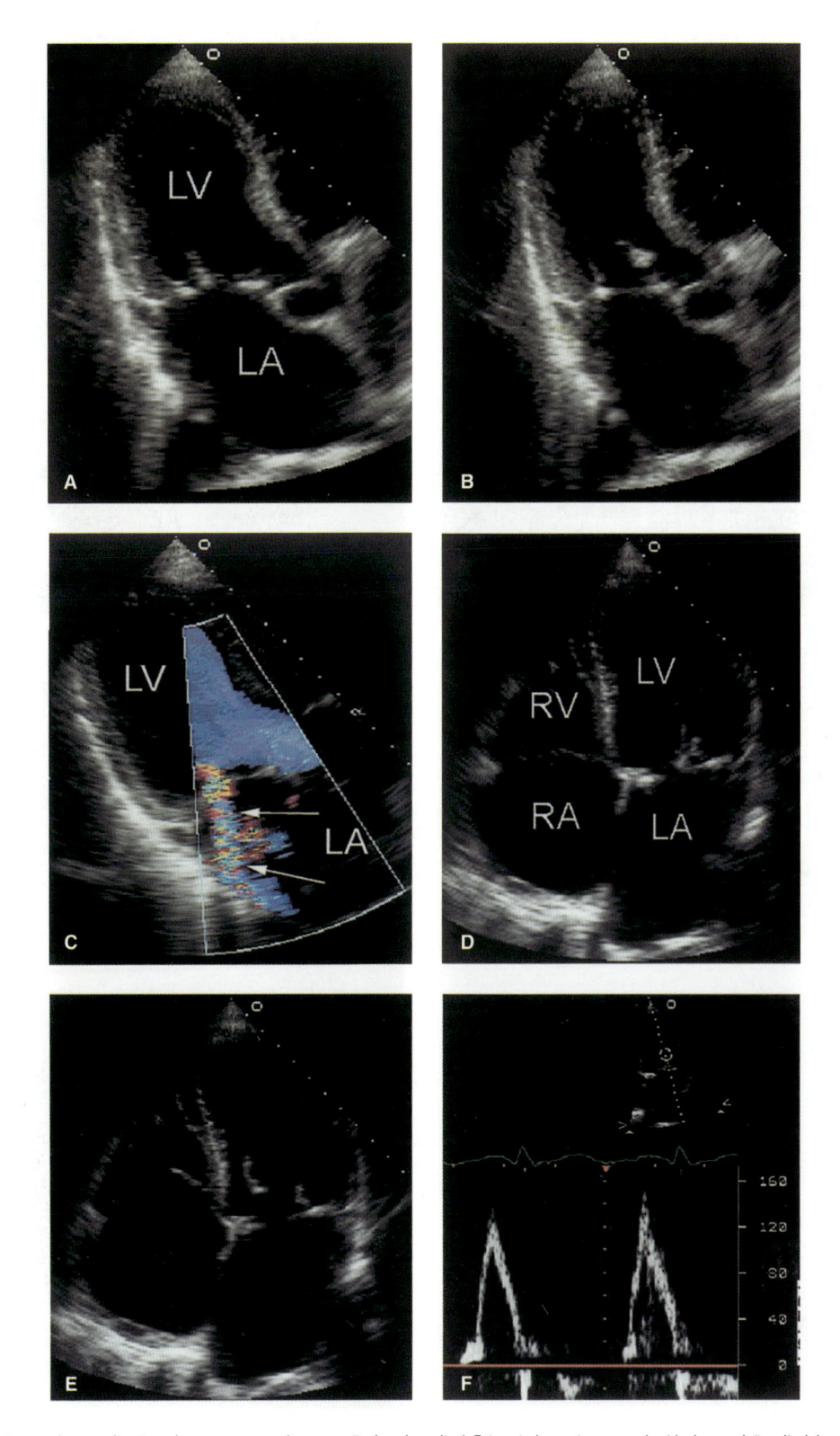

FIGURA 15.70 Certo grau de regurgitação pode permanecer após a correção da valva mitral. Este estudo mostra um anel estável na posição mitral durante a sístole **(A, D)** com excursão bem preservada dos folhetos na diástole **(B, E)**. **C:** Regurgitação mitral (*setas*). **F:** Imagem com Doppler não mostra nenhuma evidência de obstrução através da valva mitral corrigida. LA, átrio esquerdo; LV, ventrículo esquerdo; RA, átrio direito; RV, ventrículo direito.

linha basal, está presente um significativo aumento do gradiente após exercício de baixo nível. Isto era responsável pelos sintomas do paciente e que se resolveram após cirurgia subsequente. O tópico de correção da valva mitral é discutido com detalhe no Capítulo 12.

A correção da valva mitral também pode ser realizada por meio de uma técnica mais recente chamada de correção de Alfieri, ou borda a borda. Esse método envolve a sutura das bordas livres dos folhetos mitrais no local da regurgitação. Assim, a localização espacial do orifício de regurgitação é uma parte-chave da avaliação do paciente. A sutura resulta em uma área localizada de "estenose" fixa ao redor da qual ocorre o fluxo de entrada mitral. Um exemplo disso é mostrado na Figura 15.73. Neste caso, a regurgitação envolvia as conchas médias, de modo que as suturas de Alfieri são colocadas centralmente, criando o aspecto de uma valva mitral com duplo orifício. A possibilidade de se criar um grau de estenose discreta existe e parte do exame ecocardiográfico deve tratar dessa possibilidade. No exemplo mostrado, a regurgitação mitral residual discreta foi documentada com imagem com Doppler colorido.

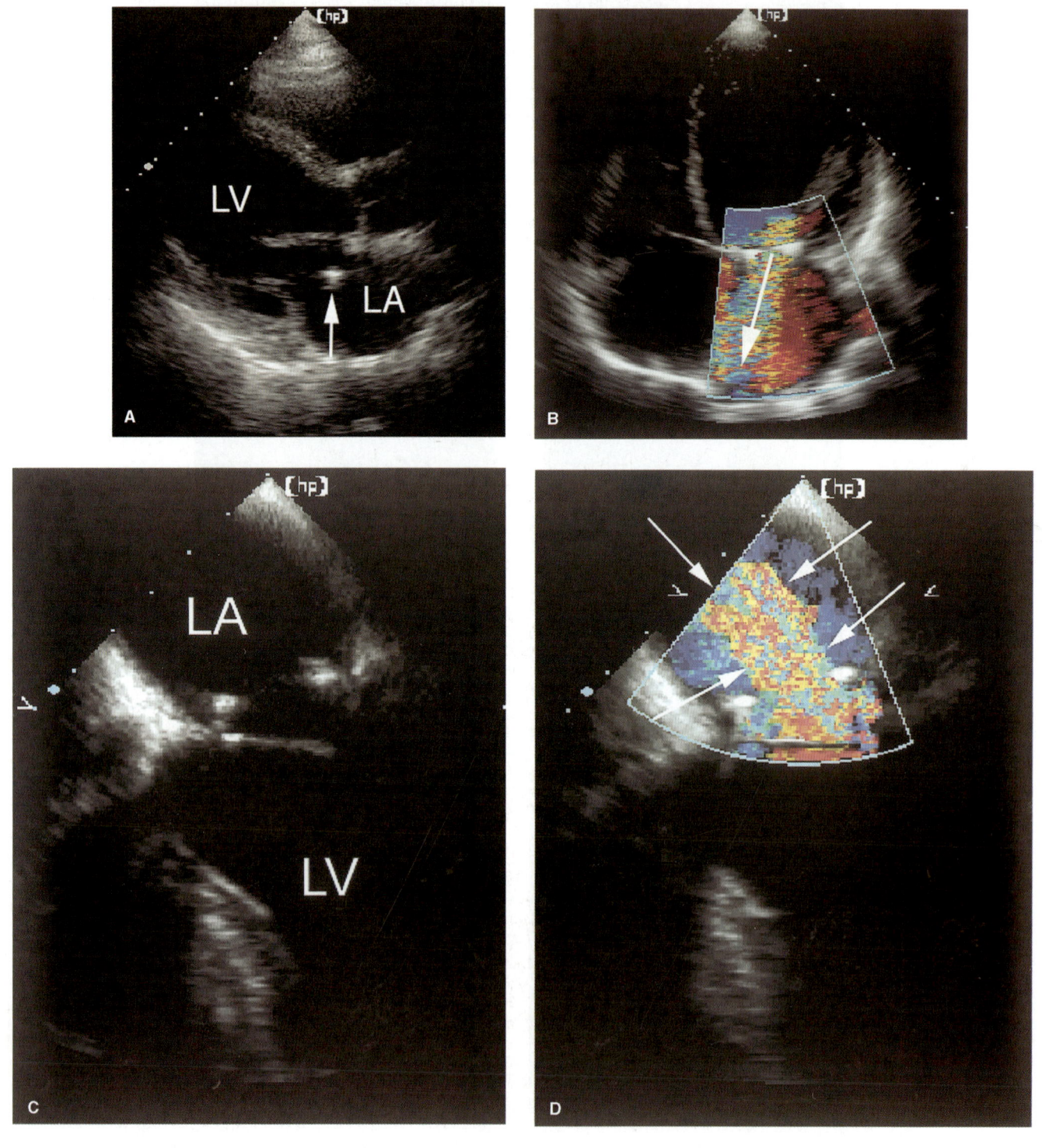

FIGURA 15.71 Correção de valva mitral malsucedida. **A:** O anel se destacou do anel anatômico e parece flutuar dentro da cavidade atrial esquerda (*seta*). **B:** A imagem com Doppler colorido mostra grave regurgitação mitral. Esses achados foram confirmados pela ecocardiografia transesofágica **(C)** e a grave regurgitação mitral foi documentada **(D**, *setas*).

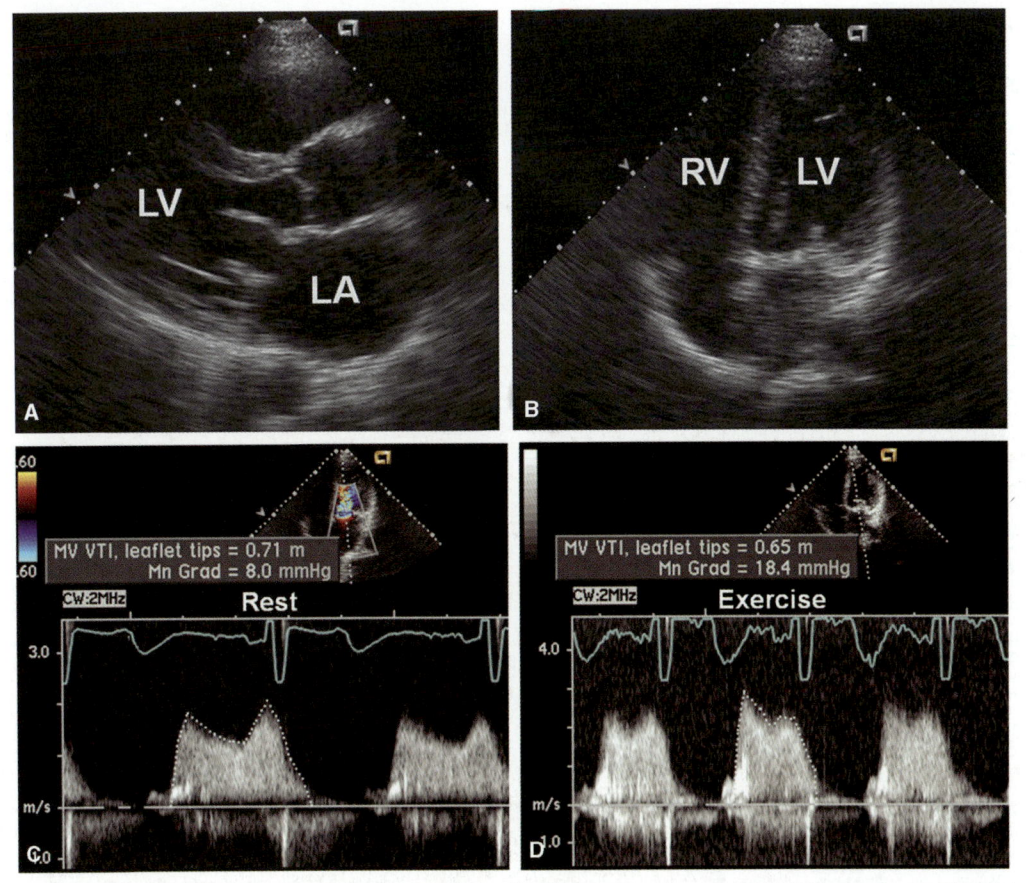

FIGURA 15.72 Estas imagens foram registradas em um paciente após correção da valva mitral que apresentou agravamento da dispneia. Na ecocardiografia transtorácica, o anel mitral é visibilizado e a excursão dos folhetos mitrais parece normal. Isto é aparente tanto na incidência de eixo longo (**painel A**) quanto na de eixo curto (**painel B**). A função sistólica ventricular esquerda está preservada. No **painel C**, o Doppler com onda contínua em repouso (Rest) mostra um gradiente de pressão médio (Mn Grad) de 8 mmHg. Entretanto, com exercício (Exercise) de baixa intensidade (**painel D**), o gradiente mitral aumenta para 18 mmHg, dando uma explicação plausível de intolerância física.

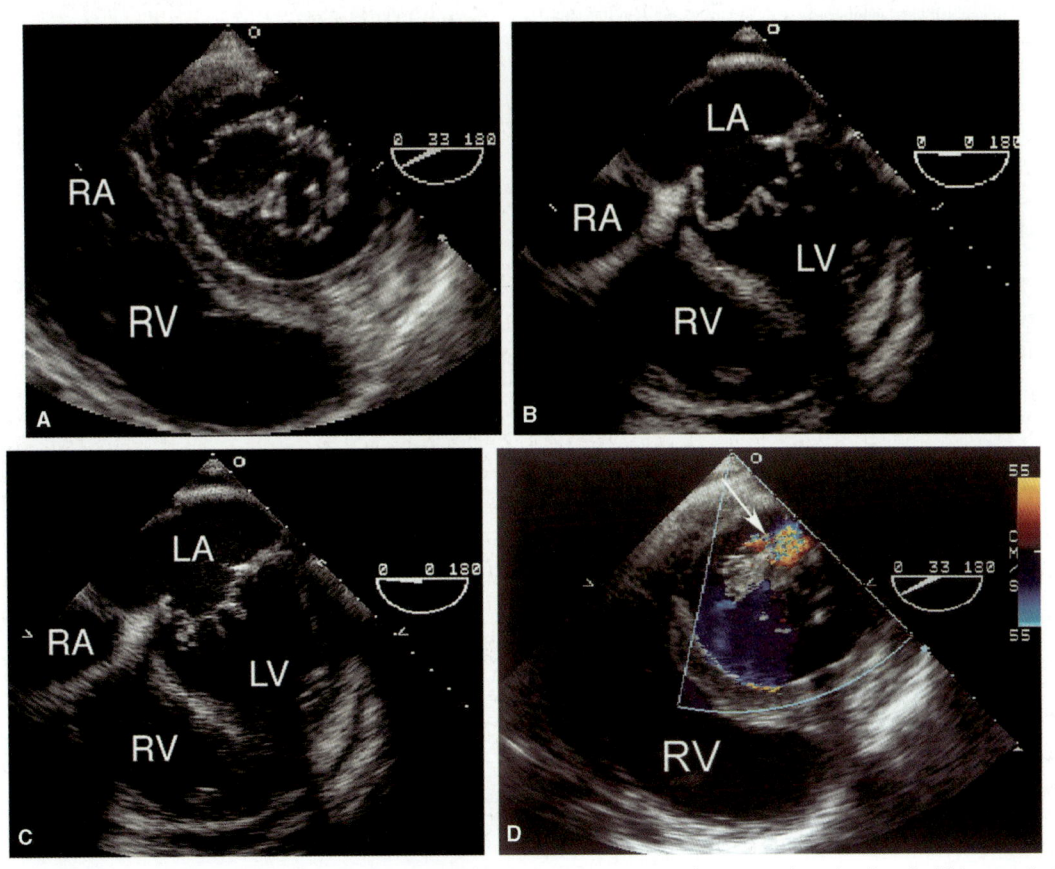

FIGURA 15.73 Correção da valvá mitral pelo ponto de Alfieri, ou correção borda a borda. Neste caso, um paciente com prolapso da valva mitral tinha regurgitação mitral grave. As conchas A2 e P2 foram suturadas entre si dando um aspecto de orifício duplo à valva mitral (**A-C**). Ver texto para detalhes. Em **D**, se vê uma regurgitação mitral residual discreta (*seta*). LA, átrio esquerdo; LV, ventrículo esquerdo; RA, átrio direito; RV, ventrículo direito.

Leituras Sugeridas

Conceitos Gerais

Alam M, Rosman HS, Polanco GA, et al. Transesophageal echocardiographic features of stenotic bioprosthetic valves in the mitral and tricuspid valve positions. Am J Cardiol 1991;68:689–690.

Alton ME, Pasierski TJ, Orsinelli DA, et al. Comparison of transthoracic and transesophageal echocardiography in evaluation of 47 Starr-Edwards prosthetic valves. J Am Coll Cardiol 1992;20:1503–1511.

Bonow RO, Carabello BA, Chatterjee K, et al. 2008 focused update incorporated into the ACC/AHA 2006 guidelines for the management of patients with valvular heart disease: a report of the American College of Cardiology/American Heart Association Task Force on Management of Patients With Valvular Heart Disease. J Am Coll Cardiol 2008;52:e1–e142.

Grunkemeier GL, Li HH, Naftel DC, et al. Long-term performance of heart valve prostheses. Curr Probl Cardiol 2000;25:73–154.

Hixson CS, Smith MD, Mattson MD, et al. Comparison of transesophageal color flow Doppler imaging of normal mitral regurgitant jets in St. Jude Medical and Medtronic Hall cardiac prostheses. J Am Soc Echocardiogr 1992;5:57–62.

Kulik A, Burwash IG, Kapila V, et al. Long-term outcomes after valve replacement for low-gradient aortic stenosis: impact of prosthesis-patient mismatch. Circulation 2006;114:1553–1558.

Linden PA, Cohn LH. Medium-term follow up of pulmonary autograft aortic valve replacement: technical advances and echocardiographic follow up. J Heart Valve Dis 2001;10:35–42.

Mohr-Kahaly S, Kupferwasser I, Erbel R, et al. Regurgitant flow in apparently normal valve prostheses: improved detection and semiquantitative analysis by transesophageal two-dimensional color-coded Doppler echocardiography. J Am Soc Echocardiogr 1990;3:187–195.

Morguet AJ, Werner GS, Andreas S, et al. Diagnostic value of transesophageal compared with transthoracic echocardiography in suspected prosthetic valve endocarditis. Herz 1995;20:390–398.

Onoda K, Yasuda F, Takao M, et al. Long-term follow-up after Carpentier-Edwards ring annuloplasty for tricuspid regurgitation. Ann Thorac Surg 2000;70:796–799.

Pibarot P, Dumesnil JG. Prosthetic heart valves: selection of the optimal prosthesis and long-term management. Circulation 2009;119:1034–1048.

Rosenhek R, Binder T, Maurer G, Baumgartner H. Normal values for Doppler echocardiographic assessment of heart valve prostheses. J Am Soc Echocardiogr 2003;16:1116–1127.

Ross DN. Replacement of aortic and mitral valves with a pulmonary autograft. Lancet 1967;2:956–958.

Rothbart RM, Castriz JL, Harding LV, et al. Determination of aortic valve area by two-dimensional and Doppler echocardiography in patients with normal and stenotic bioprosthetic valves. J Am Coll Cardiol 1990;15:817–824.

Ryan T, Armstrong WF, Dillon JC, et al. Doppler echocardiographic evaluation of patients with porcine mitral valves. Am Heart J 1986;111:237–244.

Shively BK, Gurule FT, Roldan CA, et al. Diagnostic value of transesophageal compared with transthoracic echocardiography in infective endocarditis. J Am Coll Cardiol 1991;18:391–397.

Suseng L, Shernan SK, Weinert L, et al. Real-time three-dimensional transesophageal echocardiography in valve disease: comparison with surgical findings and evaluation of prosthetic valves. J Am Soc Echocardiogr 2008;21:1347–1354.

Tischler MD, Cooper KA, Rowen M, et al. Mitral valve replacement versus mitral valve repair. A Doppler and quantitative stress echocardiographic study. Circulation 1994;89:132–137.

Wilkes HS, Berger M, Gallerstein PE, et al. Left ventricular outflow obstruction after aortic valve replacement: detection with continuous wave Doppler ultrasound recording. J Am Coll Cardiol 1983;1:550–553.

Xie GY, Bhakta D, Smith MD. Echocardiographic follow-up study of the Ross procedure in older versus younger patients. Am Heart J 2001;142:331–335.

Próteses Valvares Mais Recentes

Ali A, Halstead JC, Cafferty F, et al. Are stentless valves superior to modern stented valves? A prospective randomized trial. Circulation 2006;114:1535–1540.

Lichenstein SV, Cheung A, Ye J, et al. Transapical transcatheter aortic valve implantation in humans: initial clinical experience. Circulation 2006;114:591–596.

Moss RR, Ivens E, Pasupati S, et al. Role of echocardiography in percutaneous aortic valve implantation. J Am Coll Cardiol Imaging 2008;1:15–24.

Perez de Arenaza D, Lees B, Flather M, et al. Randomized comparison of stentless versus stented valves for aortic stenosis: effects on left ventricular mass. Circulation 2005;112:2696–2702.

Complicações

Blot WJ, Omar RZ, Kallewaard M, et al. Risks of fracture of Björk-Shiley 60 degree convexo-concave prosthetic heart valves: long-term cohort follow up in the UK, Netherlands and USA. J Heart Valve Dis 2001;10:202–209.

Heinle S, Wilderman N, Harrison JK, et al. Value of transthoracic echocardiography in predicting embolic events in active infective endocarditis. Duke Endocarditis Service. Am J Cardiol 1994;74:799–801.

Kronzon I, Sugeng L, Perk G, et al. Real-time 3-dimensional transesophageal echocardiography in the evaluation of post-operative mitral annuloplasty ring and prosthetic valve dehiscence. J Am Coll Cardiol 2009;53:1543–1547.

Ledain LD, Ohayon JP, Colle JP, et al. Acute thrombotic obstruction with disc valve prostheses: diagnostic considerations and fibrinolytic treatment. J Am Coll Cardiol 1986;7:743–751.

Tong AT, Roudaut R, Ozkan M, et al. Transesophageal echocardiography improves risk assessment of thrombolysis of prosthetic valve thrombosis: results of the international PRO-TEE registry. J Am Coll Cardiol 2004;43:77–84.

Young E, Shapiro SM, French WJ, et al. Use of transesophageal echocardiography during thrombolysis with tissue plasminogen activator of a thrombosed prosthetic mitral valve. J Am Soc Echocardiogr 1992;5:153–158.

Zoghbi WA, Desir RM, Rosen L, et al. Doppler echocardiography: application to the assessment of successful thrombolysis of prosthetic valve thrombosis. J Am Soc Echocardiogr 1989;2:98–101.

Hemodinâmica

Bakhtiary F, Schiemann M, Dzemali O, et al. Impact of patient-prosthesis mismatch and aortic valve design on coronary flow reserve after aortic valve replacement. J Am Coll Cardiol 2007;49:790–796.

Burstow DJ, Nishimura RA, Bailey KR, et al. Continuous wave Doppler echocardiographic measurement of prosthetic valve gradients. A simultaneous Doppler-catheter correlative study. Circulation 1989;80:504–514.

Chafizadeh ER, Zoghbi WA. Doppler echocardiographic assessment of the St. Jude Medical prosthetic valve in the aortic position using the continuity equation. Circulation 1991;83:213–223.

Chambers J, McLoughlin N, Rapson A, et al. Effect of changes in heart rate on pressure half time in normally functioning mitral valve prostheses. Br Heart J 1988;60:502–506.

Levine RA, Jimoh A, Cape EG, et al. Pressure recovery distal to a stenosis: potential cause of gradient "overestimation" by Doppler echocardiography. J Am Coll Cardiol 1989;13:706–715.

Levy F, Laurent M, Monin JL, et al. Aortic valve replacement for low-flow/low-gradient aortic stenosis operative risk stratification and long-term outcome: a European multicenter study. J Am Coll Cardiol 2008;51:1466–1472.

Panidis IP, Ross J, Mintz GS. Normal and abnormal prosthetic valve function as assessed by Doppler echocardiography. J Am Coll Cardiol 1986;8:317–326.

Rahimtoola SH. The problem of valve prosthesis-patient mismatch. Circulation 1978;58:20–24.

Saad RM, Barbetseas J, Olmos L, et al. Application of the continuity equation and valve resistance to the evaluation of St. Jude Medical prosthetic aortic valve dysfunction. Am J Cardiol 1977;80:1239–1242.

Vandervoort PM, Greenberg NL, Powell KA, et al. Pressure recovery in bileaflet heart valve prostheses. Localized high velocities and gradients in central and side orifices with implications for Doppler-catheter gradient relation in aortic and mitral position. Circulation 1995;92:3464–3472.

Wilkins GT, Gillam LD, Kritzer GL, et al. Validation of continuous-wave Doppler echocardiographic measurements of mitral and tricuspid prosthetic valve gradients: a simultaneous Doppler-catheter study. Circulation 1986;4:786–795.

Yoganathan AP. Flow characteristics of prosthetic heart valves. Int J Cardiovasc Imaging 1989;4:5–8.

Endocardite Infecciosa

Dávila-Román VG, Waggoner AD, Kennard ED, et al. Prevalence and severity of paravalvular regurgitation in the Artificial Valve Endocarditis Reduction Trial (AVERT) echocardiography study. J Am Coll Cardiol 2004;44:1467–1472.

Dismukes WE, Karchmer AW, Buckley MJ, et al. Prosthetic valve endocarditis. Analysis of 38 cases. Circulation 1973;48:365–377.

Nettles RE, McCarty DE, Corey GR, et al. An evaluation of the Duke criteria in 25 pathologically confirmed cases of prosthetic valve endocarditis. Clin Infect Dis 1997;25:1401–1403.

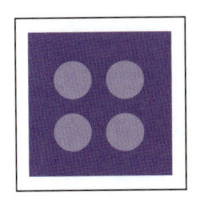

Capítulo 16
Ecocardiografia e Doença Arterial Coronária

⠿ | Perspectiva Clínica

A doença arterial coronária é a forma mais comum de cardiopatia encontrada nos adultos. As suas apresentações clínicas decorrem de doença aterosclerótica das artérias coronárias e incluem síndromes de angina estável e instável, infarto agudo do miocárdio, miocardiopatia isquêmica com insuficiência cardíaca congestiva e morte cardíaca súbita. O papel da ecocardiografia na cardiopatia isquêmica inclui diagnosticar, detectar complicações e avaliar o prognóstico. O American College of Cardiology/American Heart Association Guidelines for Clinical Application of Echocardiography estabeleceram áreas para as quais a ecocardiografia é um instrumento diagnóstico apropriado em pacientes com doença arterial coronária conhecida ou suspeitada (Quadro 16.1).

Fisiopatologia das Síndromes Coronárias

A movimentação normal da parede ventricular esquerda consiste em espessamento miocárdico e excursão endocárdica simultâneos de modo que a cavidade diminui de tamanho de uma maneira relativamente simétrica (Figuras 16.1 a 16.3). A interrupção da contração miocárdica normal, decorrente de isquemia ou infarto, resulta em anormalidades regionais de espessamento e movimentação endocárdica.

Há uma hierarquia bem definida de anormalidades funcionais que ocorrem em consequência da isquemia miocárdica. Isso se chama de "cascata isquêmica" e é esquematizada na Figura 16.4. O fluxo sanguíneo ao miocárdio em repouso é preservado até uma estenose coronária se aproximar de 90% de estreitamento do diâmetro. Deve ser ressaltado que o simples estreitamento do diâmetro é somente um componente da anormalidade anatômica e fisiológica que resulta em fluxo coronário reduzido. A excentrici-

dade, comprimento da lesão e número de lesões sequenciais, bem como o tônus vasomotor, têm todos papéis cruciais. Em graus menores de estenose, o fluxo em repouso é preservado, mas a reserva de fluxo coronário pode ficar reduzida. Nos momentos de maior demanda, como no exercício, ocorre o desequilíbrio entre a oferta e a demanda. A criação e a detecção de um desequilíbrio entre a oferta e a demanda, na presença de uma lesão não obstrutiva, são princípios básicos da ecocardiografia de estresse e outras técnicas de exames com estresse destinados a desmascarar estenoses arteriais coronárias ocultas (ver Capítulo 17).

Com a hierarquia acima de anormalidades funcionais em mente, pode-se então apreciar a sequência de eventos previsíveis que podem ser detectados pela ecocardiografia na presença de uma estenose coronária. Experimentalmente, imediatamente após a oclusão de uma artéria coronária, ocorrem anormalidades na função diastólica que podem ser detectadas por técnicas ecodopplercardiográficas. A anormalidade mais fácil e mais comumente identificada é fluxo de entrada valvar mitral anormal, com redução na velocidade da onda E e um aumento na velocidade da onda A segundos após uma oclusão coronária total (Figura 16.5). Anormalidades protodiastólicas também são detectáveis com imagem da tensão e ritmo de tensão. Também pode haver um padrão visivelmente anormal do relaxamento parietal, mimetizando uma anormalidade de condução. Análise detalhada com Doppler tissular ou rastreamento de pontos demonstrou que, em muitos casos, essa anormalidade decorre de contração pós-sistólica. Esta é seguida quase imediatamente por uma perda do espessamento parietal sistólico e diminuição da excursão endocárdica na região perfundida pela artéria coronária obstruída (Figuras 16.6 e 16.7).

Se a oclusão coronária persistir por um período limiar (tipicamente ≥ 4 h), sobrevêm necrose miocárdica e anormalidade persistente na movimentação parietal. Se o fluxo for restaurado

⠿ Quadro 16.1	Critérios de Conveniência para Uso da Ecocardiografia na Doença Arterial Coronária	
Indicação		**Valor Numérico (1 a 9)**
1. Sintomas potencialmente devidos a etiologia cardíaca suspeitada, incluindo, mas não se limitando a eles, dispneia, falta de ar, tonturas, síncope, AIT, eventos vasculares cerebrais.		A (9)
2. Exames anteriores que suscitam cardiopatia (ou seja, raios X de tórax, imagens basais para ecocardiograma com estresse, ECG, elevação do BNP sérico).		A (8)
6. Pacientes com TSV ou TV sustentada ou não sustentada.		A (8)
8. Avaliação inicial da função do VE após IM agudo.		A (9)
9. Reavaliação da função do VE após IM durante fase de recuperação quando os resultados irão orientar a terapia.		A (8)
7. Avaliação da função do VE com avaliação prévia da função ventricular no último ano normal (como ecocardiograma prévio, ventriculograma esquerdo, SPECT, IRM cardíaca) em pacientes nos quais não têm havido alterações nas condições clínicas.		I (2)
11. Avaliação de hipotensão ou instabilidade hemodinâmica de etiologia cardíaca incerta ou suspeitada.		A (9)
12. Avaliação de dor torácica aguda com suspeita de isquemia miocárdica em pacientes com marcadores laboratoriais e ECG não diagnósticos e nos quais um ecocardiograma de repouso pode ser feito durante a dor.		A (8)
13. Avaliação de complicação suspeitada de isquemia/infarto do miocárdio, incluindo, mas não se limitando a eles, RM aguda, hipoxemia, raios X de tórax anormal, DSV, ruptura/tamponamento de parede livre, choque, envolvimento ventricular direito, insuficiência cardíaca ou trombo.		A (9)
14. Avaliação de insuficiência respiratória com suspeita de etiologia cardíaca.		A (8)

Reimpresso com permissão da ACCF de Douglas PS, Khandheria B, Stainback RF, et al. ACCF/ASE/ACEP/ASNC/SCAI/SCCT/SCMR 2007 appropriateness criteria for transthoracic and transesophageal echocardiography. J Am Coll Cardiol 2007; 50(2):187-204.

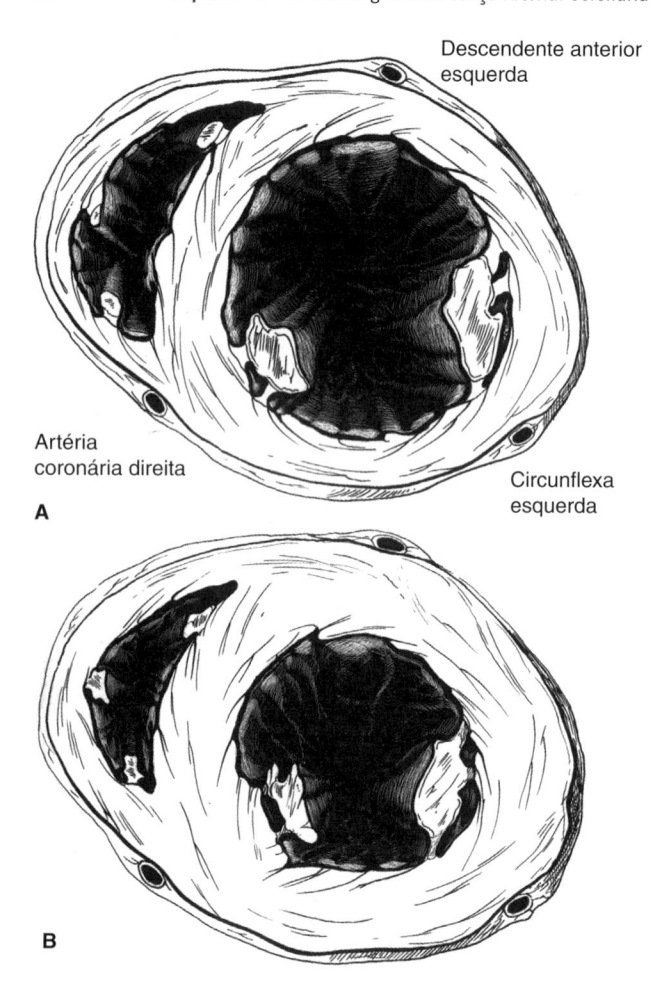

Descendente anterior esquerda

Artéria coronária direita

Circunflexa esquerda

A

B

FIGURA 16.1 Reprodução anatômica de uma incidência de eixo curto do ventrículo esquerdo na diástole **(A)** e sístole **(B)**. Observe a geometria circular do ventrículo esquerdo tanto na sístole quanto na diástole e a geometria em forma de crescente do ventrículo direito. Na imagem em tempo real, observe o espessamento parietal simétrico e a excursão do endocárdio para dentro.

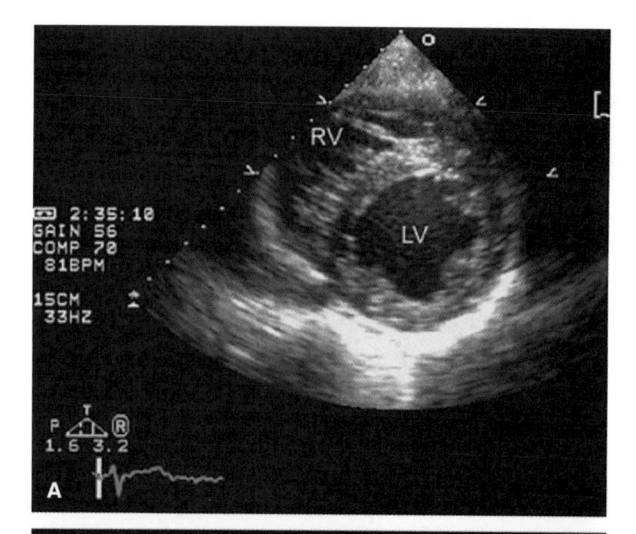

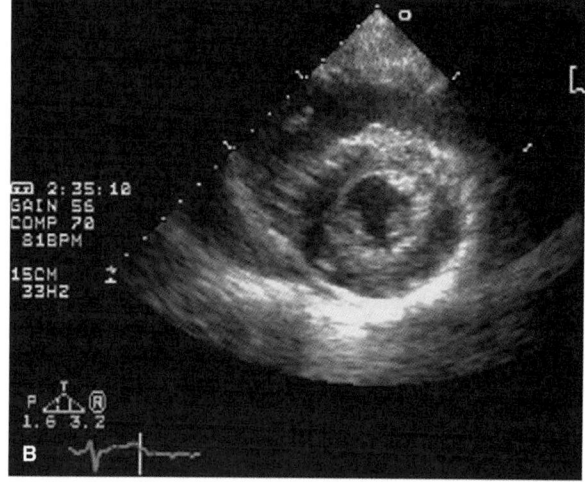

FIGURA 16.2 Incidência paraesternal de eixo curto do ventrículo esquerdo ao nível do músculo papilar. Como no esquema que acompanha (Figura 16.1), observe a geometria circular do ventrículo esquerdo e a movimentação endocárdica simétrica para dentro e espessamento parietal da diástole **(A)** para a sístole **(B)**. LV, ventrículo esquerdo; RV, ventrículo direito.

antes do início da necrose miocárdica, vários graus de recuperação da função podem ser esperados. Na maioria dos casos, uma oclusão total de 4 a 6 h irá resultar em necrose irreversível do miocárdio. Abaixo desse limiar, ocorrem vários graus de necrose não transmural, predominantemente envolvendo as camadas subendocárdicas do miocárdio. A gravidade e a extensão das anormalidades na movimentação parietal dependem em parte da extensão de infarto transmural ou não transmural presente em determinado segmento.

Se tiver transcorrido um período grande de isquemia, como pode ocorrer na oclusão transitória de 20 a 60 min, a recuperação da função pode não ser imediata, mas retardada devido ao atordoamento miocárdico. O atordoamento miocárdico é um fenômeno facilmente demonstrado experimentalmente e representa a presença de anormalidades persistentes na movimentação parietal após restabelecimento do fluxo coronário. Essas anormalidades se recuperam durante um período variável de tempo. Tipicamente, com breves oclusões de 5 min ou menos, a recuperação da função ocorre dentro de 60 a 120 segundos. Com oclusões coronárias de 30 a 60 min, pode haver um atraso de 24 a 72 h para a recuperação da função. Na prática clínica, há uma variabilidade substancial no transcorrer do tempo até a recuperação do atordoamento, e a recuperação da função ocasionalmente pode levar semanas. Um fenômeno de atordoamento diastólico regional e global também ocorre. Este pode ser demonstrado por imagens com Doppler tissular ou rastreamento de pontos para análise da tensão e do ritmo de tensão. Foi também descrito um fenômeno de atordoamento repetitivo. Nesse cenário, o miocár-

dio é sujeito a episódios breves e repetidos de isquemia. Nenhum episódio isolado de isquemia é suficiente para resultar em disfunção pós-isquêmica; entretanto, o efeito combinado de episódios múltiplos pode resultar em disfunção pós-isquêmica prolongada que mimetiza a hibernação miocárdica.

Depois de um infarto transmural, ocorre uma série de eventos conhecidos como remodelação. Durante um período de aproximadamente 6 semanas, o miocárdio necrosado é substituído por tecido fibroso e cicatriz que é mais fino e mais denso que o miocárdio normal, mas que tem uma força tensiva similar, tornando improvável a sua ruptura (Figura 16.8). Pode ocorrer dilatação regional na área da fibrose que resulta em um aneurisma ventricular (Figuras 16.9 e 16.10). Define-se um aneurisma como sendo uma área regional de acinesia ou discinesia e fibrose que tem uma geometria anormal tanto na sístole quanto na diástole. Isso contrasta com uma anormalidade da movimentação parietal regional que tem geometria normal na diástole e a distorção ocorre somente na sístole.

Ocasionalmente, pode ocorrer remodelação aguda em um segmento infartado que resulta em expansão do miocárdio naquela área. A expansão miocárdica ocorre tipicamente nas primeiras 48 h depois de um infarto transmural e representa adelgaçamento agudo do miocárdio infartado. Como a expansão ocorre agudamente, não há tempo para a formação de fibrose cicatricial ou remodelação gradual e, assim, a parede na área da expansão miocárdica consiste em miocárdio necrótico relativamente fino com menor força tensiva. A expansão do infarto do miocárdio tipicamente é anunciada por novas alterações eletrocardiográfi-

Diástole e sístole

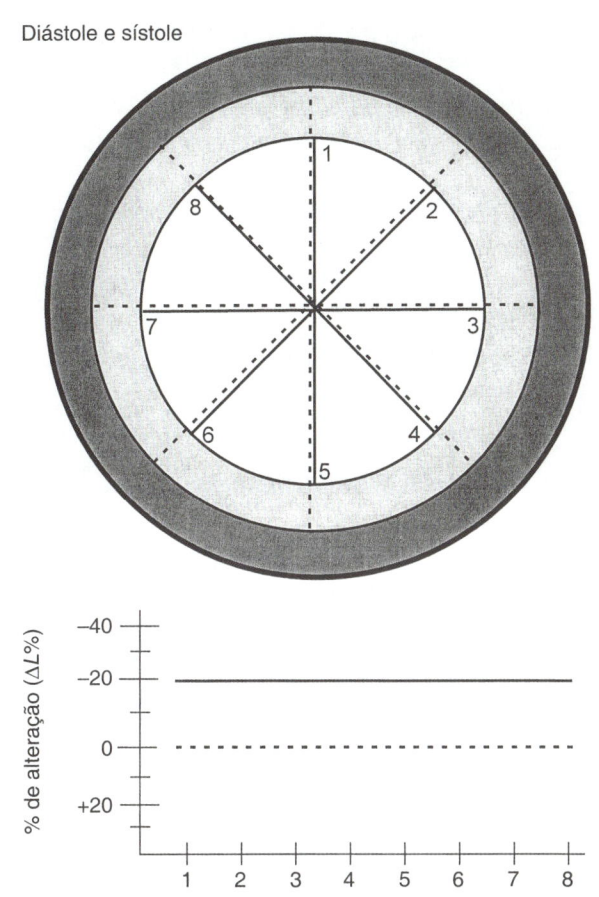

FIGURA 16.3 Diagrama esquemático da movimentação parietal endocárdica normal. O *círculo escuro externo* representa a espessura diastólica do ventrículo esquerdo e o *círculo mais claro interno* representa a extensão da contração sistólica. Oito radianos com origem no centro da massa foram desenhados até as bordas diastólica (*linha tracejada*) e sistólica (*linha contínua*). Embaixo, esquema do porcentual de alteração no comprimento desde a diástole até a sístole. A *linha tracejada* representa alteração zero no comprimento e a linha contínua representa a porcentagem real de alteração no comprimento para o ventrículo com contração normal que, neste exemplo, tem uma redução de 20% no comprimento.

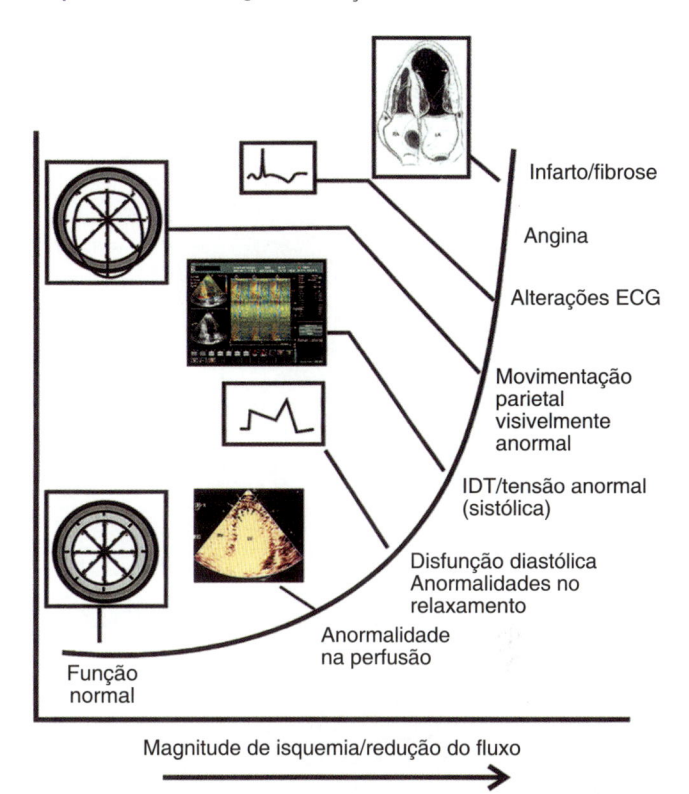

Magnitude de isquemia/redução do fluxo

FIGURA 16.4 Demonstração da cascata isquêmica mostrando a sequência de eventos à medida que a isquemia ou a redução do fluxo coronário evolui desde ausente até grave. ECG, eletrocardiográficas; IDT, imagem com Doppler tissular.

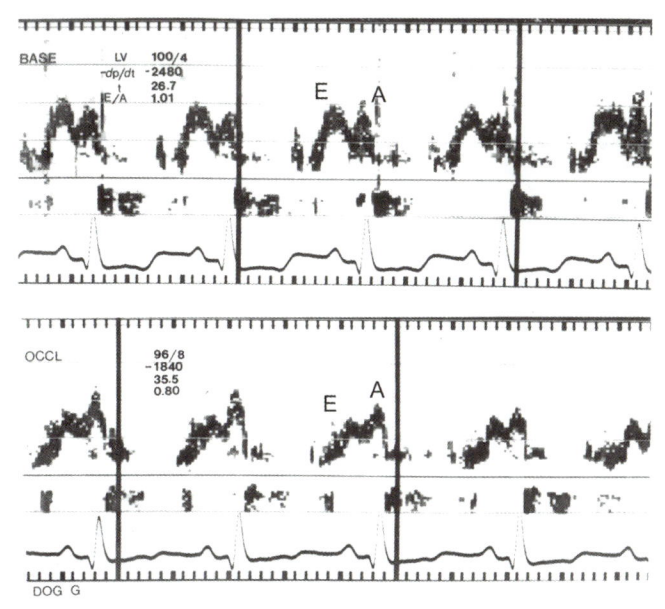

FIGURA 16.5 Registro com Doppler pulsado do fluxo de entrada mitral em um modelo canino de isquemia miocárdica. **Em cima:** Observe a relação E/A normal e a reversão da relação E/A dentro de segundos após oclusão coronária no painel inferior.

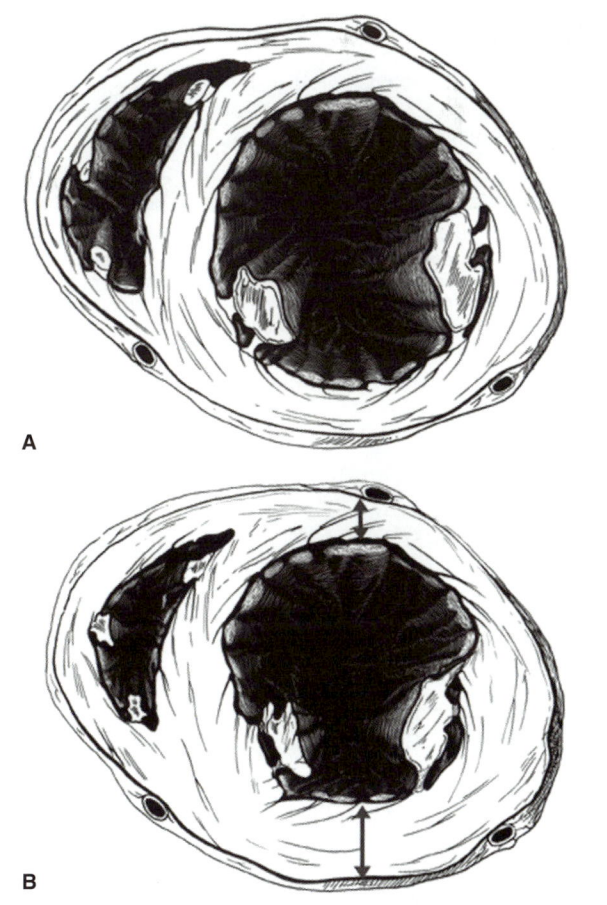

FIGURA 16.6 Representação anatômica na diástole (**A**) e na sístole (**B**) de isquemia ou infarto do miocárdio na distribuição da artéria coronária descendente anterior esquerda. Ao se comparar a sístole com a diástole, observe a ausência de espessamento da parede anterior e septo anterior em comparação com a movimentação hiperdinâmica normal dos segmentos não envolvidos.

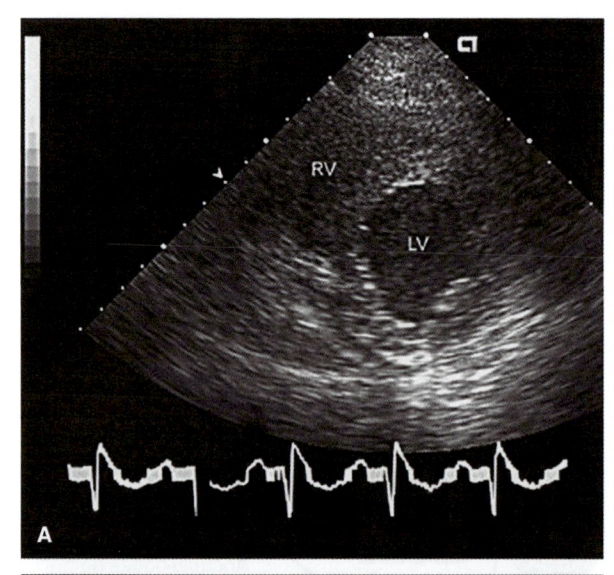

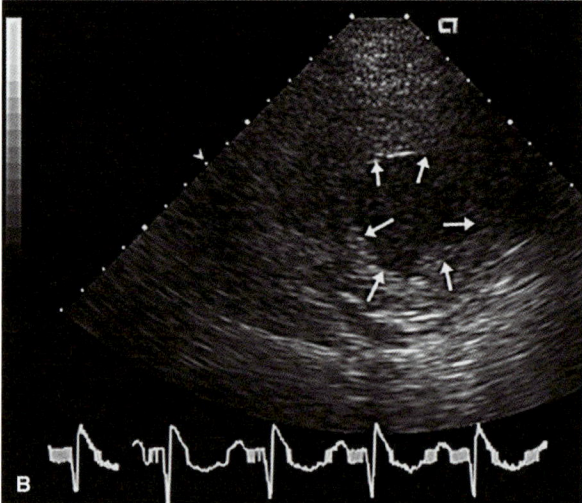

FIGURA 16.7 Incidência paraesternal de eixo curto obtida na diástole (**A**) e na sístole (**B**) em um paciente com oclusão aguda da artéria coronária descendente anterior esquerda e infarto do miocárdio. **B:** Observe a ausência de espessamento parietal e discinesia do septo anterior (*setas apontando para fora*) e movimentação normal da parede posterior (*setas apontando para dentro*). LV, ventrículo esquerdo; RV, ventrículo direito.

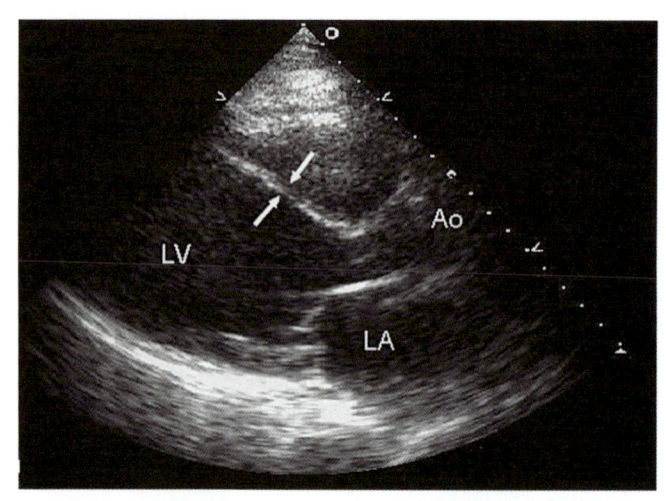

FIGURA 16.8 Incidência paraesternal de eixo longo registrada em um paciente com fibrose septal e apical extensa relacionada com infarto do miocárdio. Observe o septo ventricular patologicamente fino (*setas*) e a dilatação e a remodelação substanciais do ventrículo esquerdo. Na imagem em tempo real, observe a preservação relativa da movimentação parietal na parede posterior e acinesia do septo. Ao, aorta; LA, átrio esquerdo.

cas e dor, mas sem evidências enzimáticas de mais necrose. É o precursor de ruptura da parede livre, defeito septal ventricular e outras complicações mecânicas do infarto do miocárdio.

Embora a localização de uma anormalidade na movimentação parietal seja um marcador acurado do local de isquemia ou infarto, a extensão dessa anormalidade muitas vezes pode subestimar ou superestimar a extensão anatômica de isquemia ou infarto. Isto em grande parte se deve a retesamento. O retesamento miocárdico se refere ao impacto que um segmento anormal tem sobre o segmento limítrofe adjacente normal. O retesamento ocorre tanto horizontal quanto verticalmente. O retesamento horizontal ocorre quando há acinesia ou discinesia de um segmento que reduz a excursão endocárdica do tecido limítrofe normal adjacente. O efeito do retesamento horizontal ou lateral é o de uma anormalidade da movimentação parietal superestimar a extensão circunferencial anatômica da necrose miocárdica porque a anormalidade da movimentação parietal detectada inclui não só o tecido infartado como também uma porcentagem variável de tecido limítrofe adjacente não isquêmico. Geralmente, a anormalidade da movimentação parietal superestima a extensão anatô-

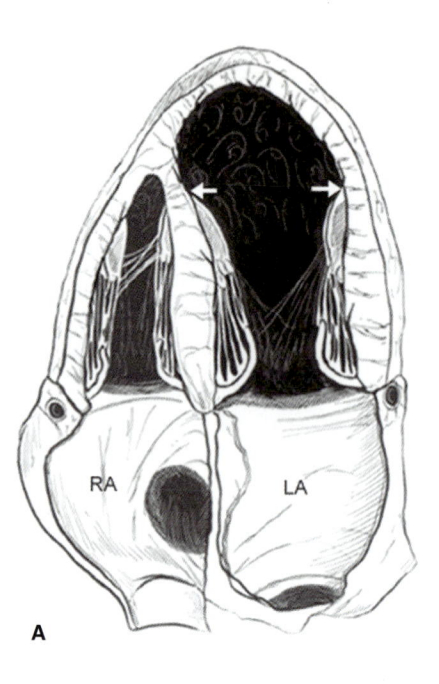

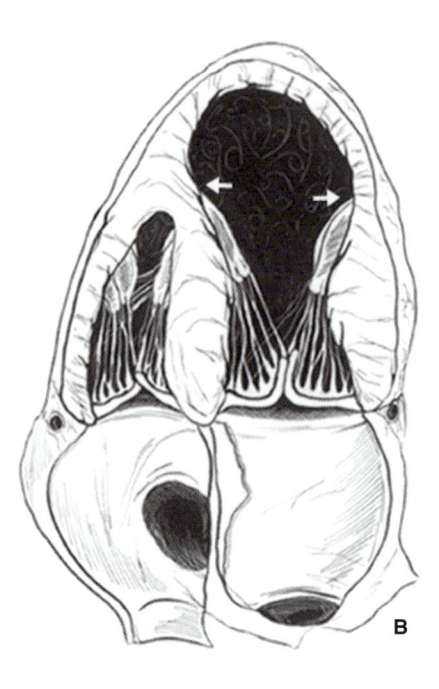

FIGURA 16.9 Representação anatômica da incidência de quatro câmaras mostra aneurisma apical ventricular esquerdo. **A:** Diástole. **B:** Sístole. Observe na diástole a geometria anormal do ápice com dilatação localizada apical e septal e adelgaçamento relativo da parede em comparação com a espessura nas paredes proximais. **B:** Espessamento preservado das paredes proximais e ausência de espessamento no segmento aneurismático em todos os segmentos distais às *setas*. Esta geometria anormal tanto na sístole quanto na diástole com adelgaçamento parietal é o marco de verdadeiro aneurisma ventricular. LA, átrio esquerdo; RA, átrio direito.

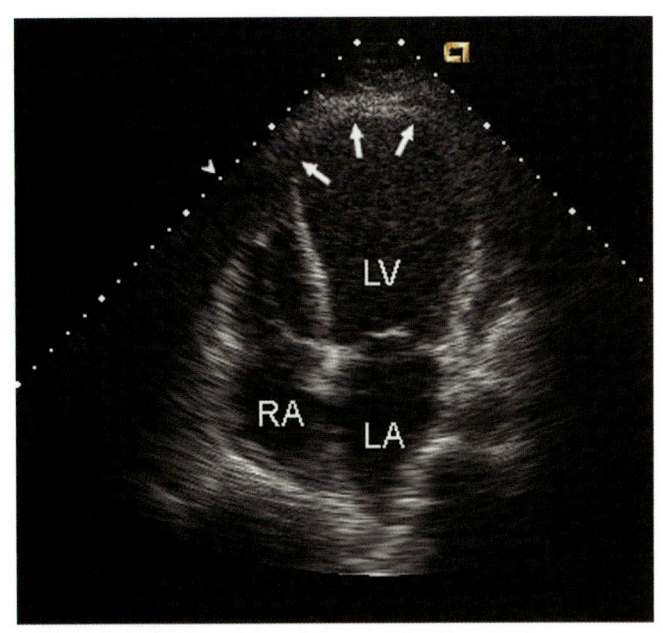

FIGURA 16.10 Incidência apical de quatro câmaras registrada em um paciente com um grande aneurisma apical e septal. Observe a dilatação apical e geometria anormal na diástole e na sístole (*setas*). RA, átrio direito.

mica do infarto do miocárdio em aproximadamente 15% devido a esse fenômeno (Figura 16.11). Por outro lado, se a isquemia ou necrose miocárdica envolver uma região muito limitada, o retesamento pelo miocárdio normal adjacente (e frequentemente hiperdinâmico) pode mascarar a região limitada de movimentação parietal anormal.

Tanto a velocidade quanto a magnitude da contração são maiores na camada subendocárdica do que na subepicárdica. Assim, uma anormalidade na contração no subendocárdio tem um impacto desproporcional sobre o espessamento geral da parede. Esse fenômeno é conhecido como retesamento vertical. O retesamento vertical foi demonstrado tanto experimental quanto clinicamente e tem relevância na determinação do tamanho do infarto do miocárdio, com base nas anormalidades da movimentação parietal. Em geral, a isquemia ou infarto dos 25% mais internos da parede miocárdica irá resultar em acinesia ou discinesia daquele

segmento. Assim, o envolvimento não transmural (seja infarto ou isquemia) resulta em mau funcionamento de toda a parede, e uma anormalidade na movimentação parietal, conforme avaliada por análise padrão da movimentação parietal, é indistinguível da observada no infarto ou isquemia transmural total.

Detecção e Quantificação de Anormalidades da Movimentação Parietal

A movimentação regional da parede ventricular esquerda e a função ventricular global podem ser analisadas e quantificadas por meio de vários esquemas. Estes podem ser classificados como puramente qualitativos, semiquantitativos e quantitativos. O Quadro 16.2 mostra muitos desses esquemas que ou são comumente usados hoje em dia ou foram propostos no passado para avaliação de anormalidades na movimentação regional parietal. Embora esquemas quantitativos detalhados que medem a função regional ou global como um porcentual do normal antecipado possam ser úteis para estudos em série e protocolos de pesquisas, eles não são necessários para detecção e localização de um evento isquêmico para diagnóstico clínico. Uma solução conciliatória que permite a semiquantificação e que pode ser empregada facilmente é a geração de uma contagem numérica da movimentação parietal que é um número sem unidade, diretamente proporcional à gravidade e magnitude das anormalidades da movimentação parietal.

As medidas ventriculares esquerdas pelo modo M propiciam somente informações limitadas em pacientes com doença arterial coronária, em grande parte por causa da natureza regional da anormalidade da movimentação parietal (Figura 16.12). A di-

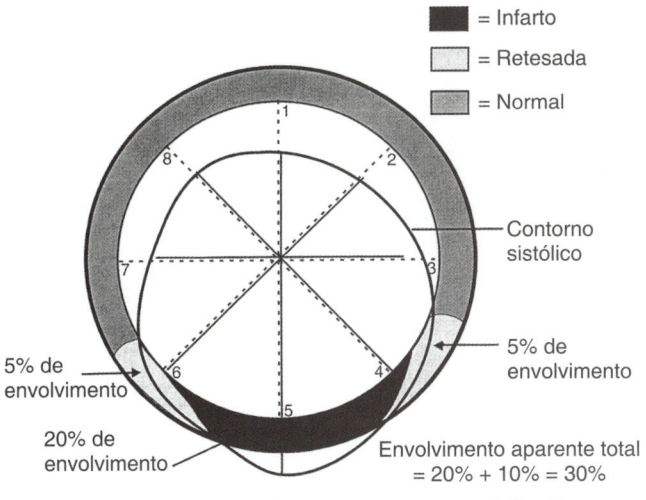

FIGURA 16.11 Representação esquemática do retesamento horizontal. Este diagrama representa discinesia posterior sem movimentação translacional. A verdadeira extensão do infarto é conforme anotado na área sombreada de negro envolvendo o radiano 5 e partes dos radianos 6 e 4. Observe que há uma zona fronteiriça (*áreas sombreadas levemente*) adjacente à área do infarto que está anatomicamente normal, mas tem movimentação anormal devido ao efeito de retesamento da discinesia posterior. No esquema, o verdadeiro defeito anatômico representa 20% da circunferência do ventrículo esquerdo com zona fronteiriça retesada dando uma extensão total aparente de 30%.

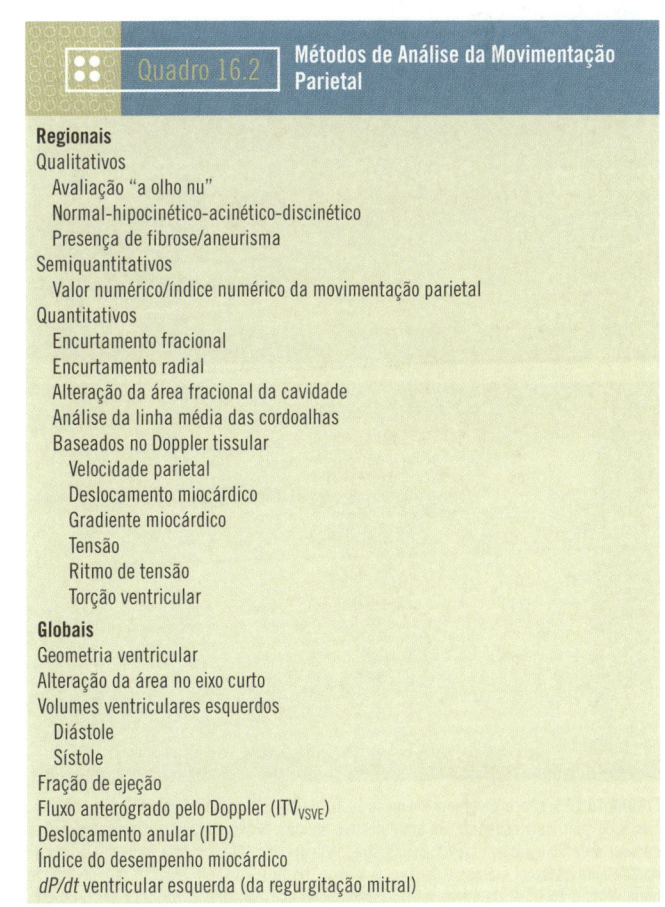

Quadro 16.2	**Métodos de Análise da Movimentação Parietal**

Regionais
Qualitativos
  Avaliação "a olho nu"
  Normal-hipocinético-acinético-discinético
  Presença de fibrose/aneurisma
Semiquantitativos
  Valor numérico/índice numérico da movimentação parietal
Quantitativos
  Encurtamento fracional
  Encurtamento radial
  Alteração da área fracional da cavidade
  Análise da linha média das cordoalhas
  Baseados no Doppler tissular
    Velocidade parietal
    Deslocamento miocárdico
    Gradiente miocárdico
    Tensão
    Ritmo de tensão
    Torção ventricular

Globais
Geometria ventricular
Alteração da área no eixo curto
Volumes ventriculares esquerdos
  Diástole
  Sístole
Fração de ejeção
Fluxo anterógrado pelo Doppler (ITV$_{VSVE}$)
Deslocamento anular (ITD)
Índice do desempenho miocárdico
dP/dt ventricular esquerda (da regurgitação mitral)

ITD, imagem tissular com Doppler; ITV$_{VSVE}$, integral de tempo-velocidade da via de saída do ventrículo esquerdo.

mensão linear do eixo menor entre o endocárdio ventricular esquerdo posterior e o septo proporciona uma avaliação da função sistólica na base do coração. Uma medida bidimensional da área do eixo curto ao nível do músculo papilar e a resultante alteração da área fracional podem oferecer uma avaliação global razoável da função ventricular esquerda, mas compartilha muitas das mesmas limitações das dimensões em modo M.

A determinação da função ventricular global proporciona informações diagnósticas e prognósticas em pacientes com síndromes isquêmicas. Muitos dos algoritmos para determinação da função global são discutidos no Capítulo 6. A avaliação usada mais comumente da função sistólica ventricular esquerda é a fração de ejeção. Por uma questão de conveniência, muitos laboratórios ecocardiográficos dão uma avaliação "a olho nu" ou uma estimativa qualitativa visual da fração de ejeção. Embora existam dados que apoiam essa abordagem, trata-se de uma avaliação subjetiva que depende muito do observador. Pode-se medir os volumes ventriculares diástole e sistólico do ventrículo esquerdo, dos quais a fração de ejeção pode então ser calculada. Os volumes são frequentemente indexados à área de superfície corporal, permitindo a normalização dos dados para fins de pesquisa.

O método mais comumente usado para a determinação de volume ventricular esquerdo é a regra de Simpson ou a regra dos discos. Por meio desse método, as bordas endocárdicas na diástole e na sístole são delineadas. Uma série de discos de altura idêntica é gerada, sendo que cada disco corresponde a uma das múltiplas dimensões, igualmente espaçadas, do eixo menor do ventrículo. O volume de cada disco individualmente é então somado para proporcionar um volume (Figura 16.13). Se uma

anormalidade na movimentação parietal regional não for visibilizada no plano de exame, esta técnica irá superestimar a fração de ejeção. Por essa razão, ao se lidar com pacientes com doença coronária nos quais anormalidades regionais são previstas, a metodologia biplana é necessária para medidas precisas. Por causa da natureza regional da doença coronária, outros métodos, como cálculos de comprimento de área, têm tido menor aceitação na avaliação de pacientes com doença coronária.

A avaliação da função ventricular esquerda regional é substancialmente mais complexa. Há vários esquemas para avaliação da movimentação parietal regional (Quadro 16.2). A avaliação pode ser feita puramente em termos qualitativos, como uma avaliação "a olho nu" da movimentação parietal como sendo normal ou anormal, ou caracterizando ainda como hipocinética, acinética ou discinética. Do outro lado do espectro, a análise pode feita por meio de esquemas quantitativos detalhados pelos quais o encurtamento de múltiplas cordas endocárdicas ao redor da circunferência da cavidade ventricular é calculado. A Figura 16.14 esquematiza a análise mais simples e quantitativa da movimentação parietal usando encurtamento de radianos e pressupondo ausência de movimentação translacional ou rotacional do coração.

Embora várias técnicas quantitativas detalhadas diferentes tenham sido desenvolvidas e validadas no laboratório animal para quantificação de anormalidades da movimentação parietal, a maioria delas não é utilizada na prática clínica de rotina. Elas são limitadas pela capacidade de identificar acuradamente bordas endocárdicas e/ou espessamento miocárdico, bem como movimentação rotacional e translacional e os efeitos do retesamento. Assim, enquanto teoricamente altamente acuradas para

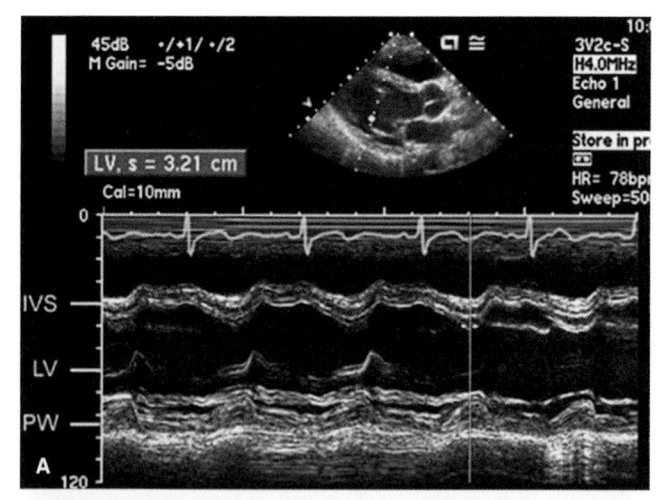

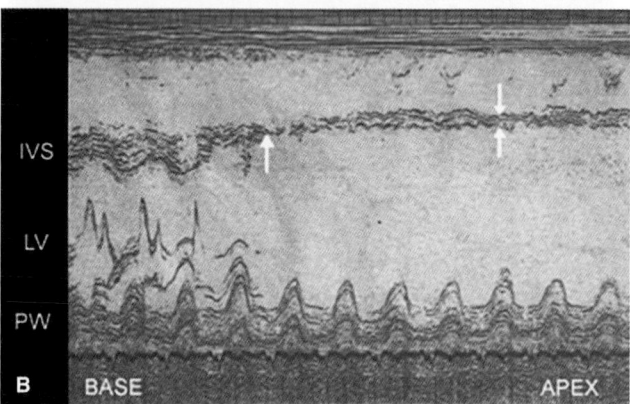

FIGURA 16.12 A: Ecocardiograma em modo M orientado bidimensionalmente através do nível médio do ventrículo esquerdo em um indivíduo normal. Observe a contração simétrica das paredes anterior e posterior (PW). **B:** Registrado em um paciente com infarto do miocárdio de parede anterosseptal e áreas extensas de fibrose. Na base, o septo anterior tem contração normal, mas no nível da valva mitral (*seta apontando para cima*) há uma perda súbita da espessura parietal e movimentação endocárdica (*setas à direita*) do septo anterior. IVS, septo interventricular; LV, ventrículo esquerdo. APEX, ápice.

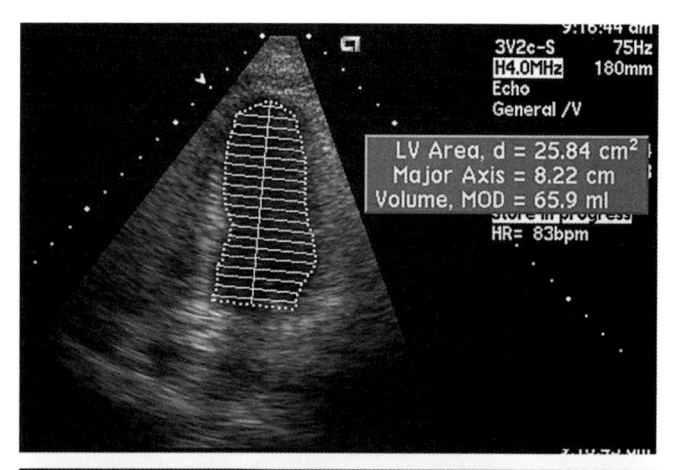

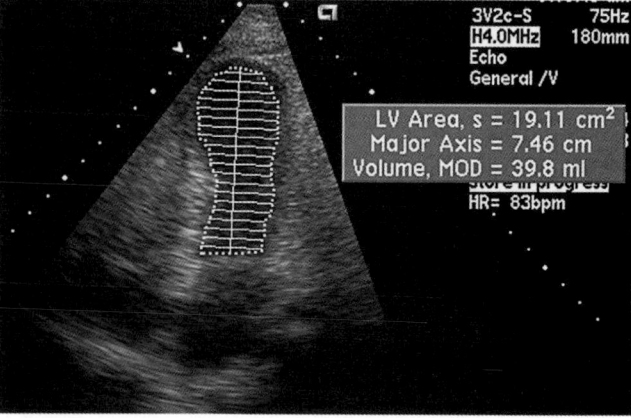

FIGURA 16.13 Incidência apical de quatro câmaras registrada em um paciente com infarto do miocárdio anteroapical da qual é calculado o volume ventricular esquerdo pela regra de Simpson. Para ambas as imagens sistólica e diastólica, o endocárdio foi traçado manualmente e uma série de 21 "discos" foi criada, todos de mesma altura. Foram então calculados um volume diastólico de 65,9 mℓ, um volume sistólico de 39,8 mℓ e uma fração de ejeção ventricular esquerda de 39%.

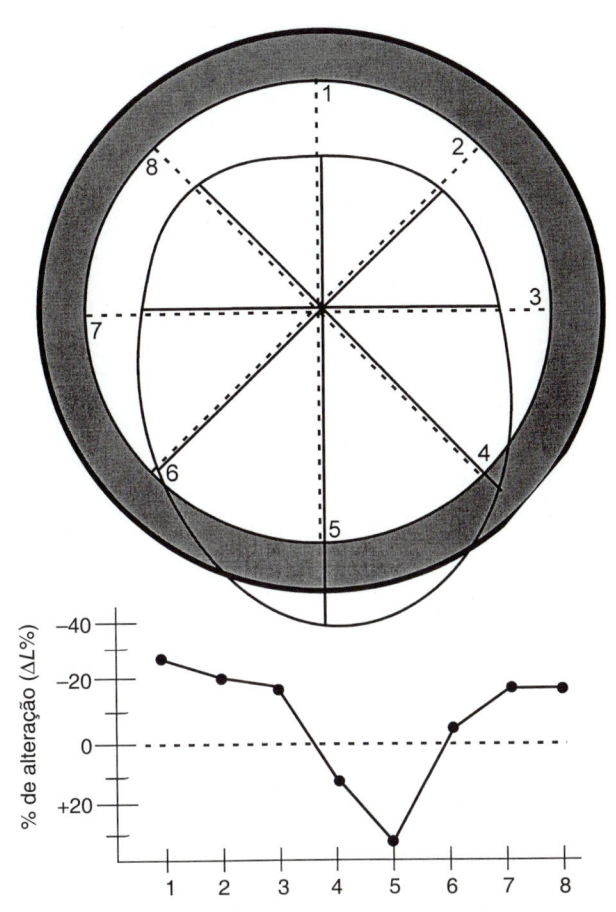

FIGURA 16.14 Esquema mostra discinesia posterior sem movimentação de translação ou rotação. O círculo externo escuro representa o contorno do ventrículo na diástole e o círculo interno representa o contorno endocárdico na sístole. Observe a área máxima de discinesia no segmento 5 com menos discinesia no segmento 4 e acinesia essencial no segmento 6. Embaixo, o gráfico ilustra a alteração no comprimento do radiano da diástole para a sístole. Observe a hipercinesia dos segmentos não envolvidos com maior encurtamento do radiano em comparação com contração normal na Figura 16.3.

a identificação de anomalidades da movimentação parietal, elas têm pouca aplicação na prática clínica. (Ver Capítulo 6 para discussão mais detalhada das técnicas quantitativas.)

É importante se reconhecer que a movimentação miocárdica normal na sístole consiste em dois eventos intimamente relacionados. O primeiro é o espessamento miocárdico durante o qual todas as camadas da parede se contraem, resultando em um aumento da espessura do miocárdio desde o seu normal de 8 a 11 mm até 14 a 16 mm. Isso tipicamente representa uma alteração de 35% a 40% na espessura da parede. O miocárdio ventricular esquerdo consiste em duas camadas de fibras orientadas circunferencialmente ao redor do ventrículo esquerdo. A contração dessas camadas resulta em um encurtamento do ápice para a base e encurtamento circunferencial do ventrículo esquerdo. As duas camadas de fibras estão orientadas em direções opostas de modo que o ventrículo esquerdo se contrai com uma movimentação de torção. Quando vista pelo ápice, a base do coração faz uma rotação horária e o ápice em uma direção anti-horária. A natureza dessa movimentação de torção pode ser detectada por técnicas como imagem com Doppler tissular ou rastreamento de pontos. Enquanto na cardiopatia isquêmica já foi observado um desvio dessa movimentação em torção horária-anti-horária normal, o benefício adicional dessa análise não foi documentado na prática clínica. Também deve ser ressaltado que o ápice tem uma movimentação limitada durante as fases de ejeção e enchimento do ventrículo esquerdo. Movimentação apical significativa de uma incidência apical sugere que o transdutor não está sobre o ápice verdadeiro.

Por causa da sequência de ativação elétrica do coração, nem todas as regiões se contraem em ritmo idêntico ou ao mesmo tempo.

Além de haver normalmente uma significativa heterogeneidade temporal e mecânica de contração no quadro normal, a isquemia resulta em maior heterogeneidade temporal e mecânica. Embora a movimentação parietal anormal seja tipicamente descrita como sendo acinética ou discinética, a análise detalhada da sequência temporal da contração muitas vezes revela variações temporais nessas anormalidades na contração. Uma dessas variações é a contração sistólica inicial seguida por movimentação discinética em vez de discinesia durante toda a sístole. Uma segunda é o atraso acentuado no início da contração, mas excursão quase normal (tardocinesia). As implicações dessas duas últimas anormalidades da movimentação parietal variam com o quadro clínico. Uma ou outra pode ser vista como uma variante normal, como uma manifestação de isquemia ou no período pós-isquemia. Como regra geral, se a anormalidade da movimentação parietal for muito breve (< 50 milissegundos), mais provavelmente será uma variante normal do que uma manifestação de isquemia miocárdica.

Um outro indicador qualitativo de função ventricular anormal envolve a avaliação da geometria ventricular. O ventrículo esquerdo normal é mais bem descrito como sendo um cilindro com um cone apical resultando em uma geometria com a forma de "bala de revólver". Essa geometria em formato de bala de revólver é observada nas incidências apicais de quatro e duas câmaras, bem como na incidência subcostal. Na incidência de eixo curto, a geometria normal ventricular esquerda é circular. Na incidência paraesternal de eixo longo, a geometria normal envolve uma discreta curvatura côncava tanto do septo ventricular quanto da parede inferoposterior, com a direção da concavidade para cada parede apontando para o centro do ventrículo. A geometria normal é esquematizada na Figura 16.15 e mais detalhada

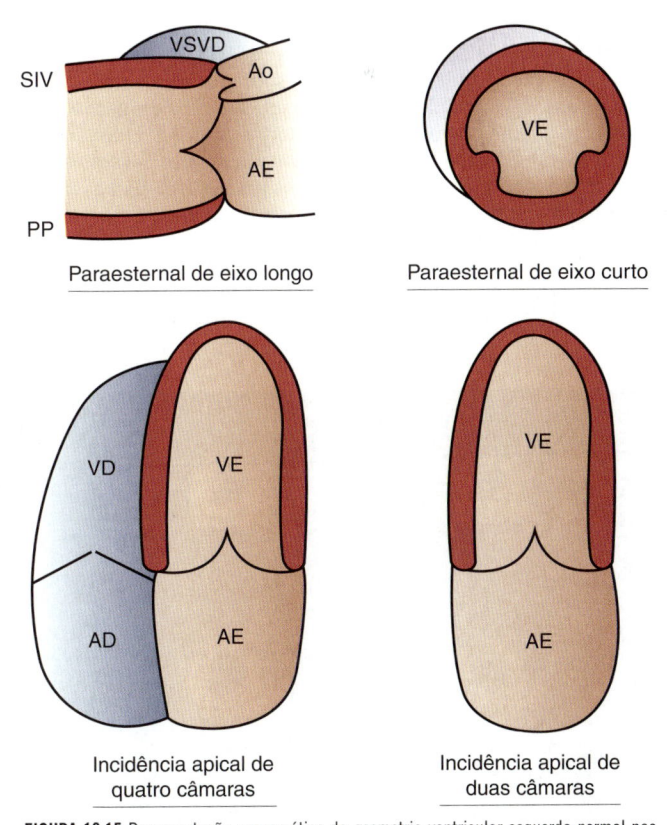

FIGURA 16.15 Representação esquemática da geometria ventricular esquerda normal nas incidências paraesternal e apical. Na incidência paraesternal de eixo longo, observe uma discreta concavidade do septo e a parede posterior em direção ao centro da cavidade. Observe na incidência paraesternal de eixo curto a geometria circular do ventrículo esquerdo e ventrículo direito em forma de crescente. Nas incidências apicais, observe o afunilamento do ápice com o segmento apical sendo mais fino do que as outras paredes. Na incidência apical, a geometria ventricular esquerda é conhecida como em forma de bala de revólver ou representando um cone em cima de um cilindro. AD, átrio direito; AE, átrio esquerdo; PP, parede posterior; SIV, septo interventricular; VD, ventrículo direito; VE, ventrículo esquerdo; VSVD, via de saída do ventrículo direito.

nas Figuras 16.16 a 16.17. Muitas vezes a geometria anormal fica mais aparente na incidência apical de quatro câmaras e pode envolver o arredondamento do ápice ou assimetria do formato apical em contraposição ao afunilamento suave em forma de bala de revólver (Figura 16.18). Ao se avaliarem ecocardiogramas quanto a uma movimentação parietal anormal isquêmica, é importante se avaliar rapidamente a geometria ventricular esquerda, pois ela muitas vezes oferece uma pista bastante rápida da presença de função regional anormal.

Ao se lidar com doença coronária, é imperativo adotar uma abordagem regional para descrever anormalidades na movimentação parietal, quer essa descrição seja um esquema quantitativo altamente detalhado quer seja uma abordagem simples "a olho nu". A Figura 16.19 esquematiza os segmentos padrão do ventrículo esquerdo que são comumente empregados para análise, bem como as artérias coronárias que geralmente perfundem aqueles segmentos. Esquemas anteriores empregavam um modelo de 16 segmentos. Mais recentemente foi recomendada uma abordagem de 17 segmentos na qual o 17º segmento representa o verdadeiro ápice. Essa abordagem permite se fazer uma correlação mais precisa com os segmentos visibilizados e analisados por técnicas competitivas de aquisição de imagens. O novo esquema de segmentação dá novos nomes aos segmentos, abandonando o termo "posterior" (Quadro 16.3). Em geral, o segmento anterior e a parede anterior são perfundidos pela artéria coronária descendente anterior esquerda e seus ramos, e a parede inferior na área do sulco interventricular posterior, pela artéria coronária direita. A Figura 16.19 delineia a distribuição mais prevalente das artérias coronárias aos vários segmentos. Pode ocorrer uma significativa sobreposição de segmentos inferior, lateral e anterolateral, dependendo da dominância das artérias coronárias circunflexa esquerda e direita. O segmento inferoapical representa uma zona de sobreposição entre a artéria coronária descendente anterior esquerda distal e a artéria coronária direita distal, e a parede lateral apical representa uma sobreposição entre as artérias coronárias circunflexa e descendente anterior esquerda. Este tipo de esquema que atribui os territórios arteriais coronários a deferentes regiões pode ser sobreposto a qualquer desses esquemas semiquantitativos ou quantitativos para ajudar na ligação de anormalidades na movimentação parietal a uma artéria coronária responsável por essas anormalidades.

A avaliação mais simples da movimentação parietal consiste na descrição da movimentação parietal como sendo normal ou

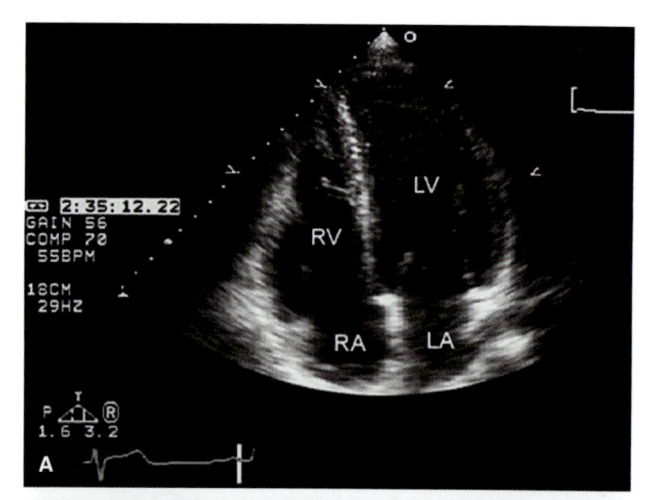

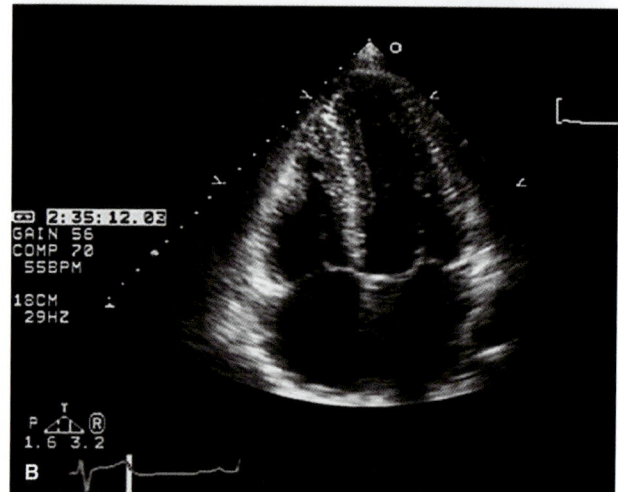

FIGURA 16.16 Incidência apical de quatro câmaras registrada em um ventrículo normal na diástole (**A**) e sístole (**B**). Observe a geometria normal do ventrículo esquerdo em formato de bala de revólver que se afunila no ápice e a contração simétrica de todas as paredes visibilizadas. Observe também a posição estável do ápice na imagem em tempo real, indicando que o transdutor está sobre o verdadeiro ápice. LA, átrio esquerdo; LV, ventrículo esquerdo; RA, átrio direito; RV, ventrículo direito.

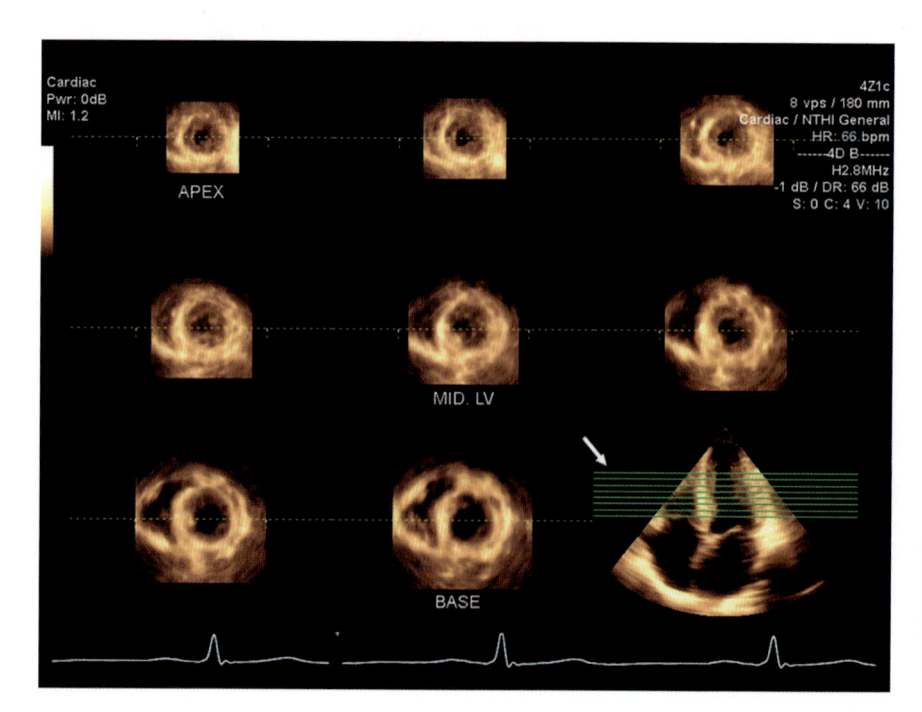

FIGURA 16.17 Uma série de nove incidências de eixo curto do ventrículo esquerdo igualmente espaçadas e que foram extraídas de uma única aquisição tridimensional em tempo real do volume. Observe a diminuição progressiva do diâmetro ventricular esquerdo da base para o ápice. Na imagem em tempo real, observe a contração simétrica de cada nível neste paciente normal. MID., meio.

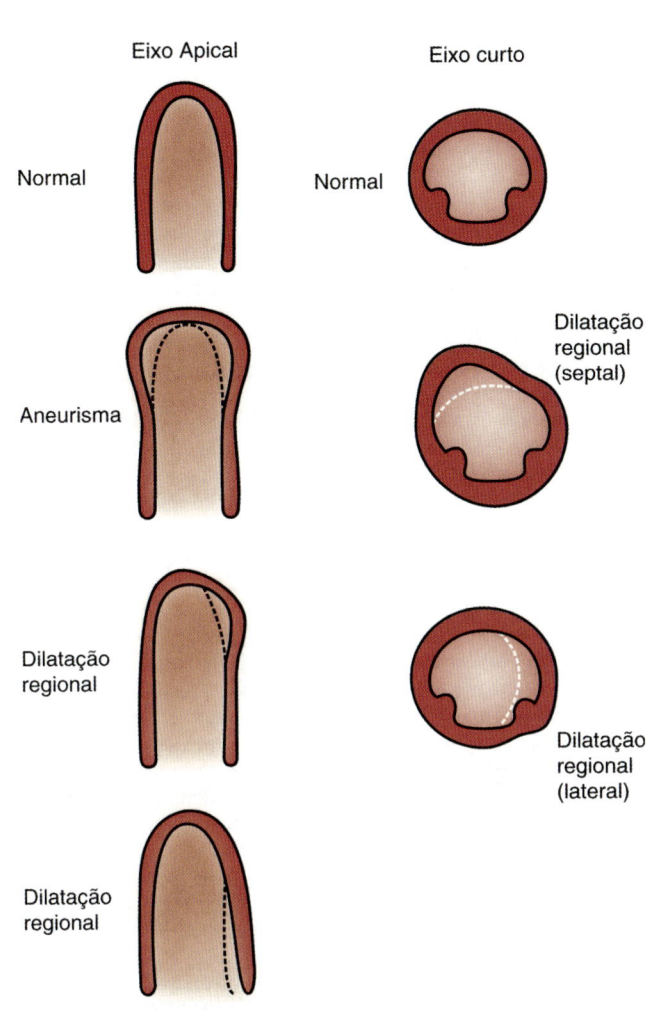

Eixo Apical

Normal

Aneurisma

Dilatação regional

Dilatação regional

Eixo curto

Normal

Dilatação regional (septal)

Dilatação regional (lateral)

FIGURA 16.18 Representação esquemática de geometria ventricular esquerda normal e anormal mostra vários graus de dilatação regional, incluindo um clássico aneurisma apical e dilatação regional menos típica, que também pode ser uma manifestação de isquemia miocárdica ou infarto. Observe que no esquema mostrando dilatação regional da parede lateral o músculo papilar posterolateral também foi deslocado lateralmente. Isso pode acarretar má coaptação da valva mitral e regurgitação mitral funcional. Em cada esquema, a linha pontilhada representa a geometria normal.

Segmentos parietais *vs.* território coronário

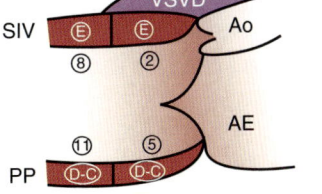

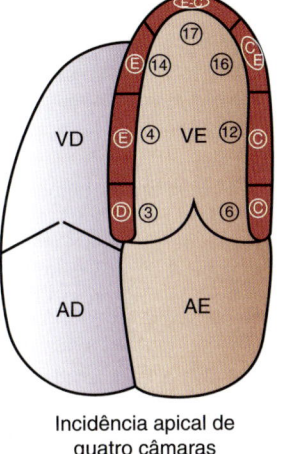

Paraesternal de eixo longo

Incidência apical de quatro câmaras

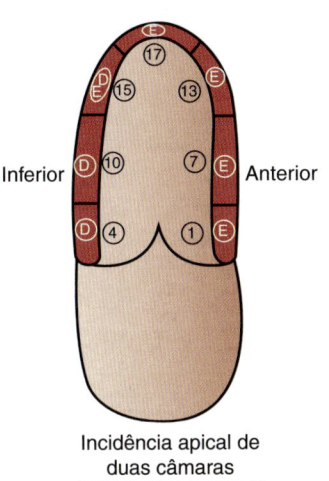

Paraesternal de eixo curto

Incidência apical de duas câmaras

E = artéria coronária descendente anterior esquerda
D = artéria coronária direita
C = artéria coronária circunflexa

FIGURA 16.19 Representação esquemática do modelo atualmente recomendado de 17 segmentos do ventrículo esquerdo. As incidências paraesternal e apical são mostradas. Os números dentro de círculos correspondem aos números de segmentos recomendados atualmente pela American Society of Echocardiography (Quadro 16.3). Para cada segmento, é mostrada a distribuição coronária que mais provavelmente é responsável pela anormalidade na movimentação parietal naquela área. Quando mais de um território coronário é mencionado, se pressupõe superposição entre distribuições coronárias naquele segmento. O ápice muitas vezes é perfundido pela artéria coronária descendente anterior esquerda; entretanto, na presença de uma artéria coronária direita dominante, ou artéria coronária circunflexa, ele também pode ser perfundido por essa artéria.

Quadro 16.3	**Comparação entre a Nomenclatura Atual (17 Segmentos) e Antiga (16 Segmentos) para Segmentação Ventricular Esquerda**		
Núm. do Novo Segmento	**Nomenclatura Atual**	**Incidências**	**Nomenclatura Antiga**
1	Basal anterior	Pec, 2C	Mesma
2	Basal anterior septal	Pec, Pel	Mesma
	Abandonado		Basal septal
3	Basal inferior septal	Pec, 4C	1/2 basal inferior + 1/2 basal septal
4	Basal inferior	Pec, 2C	1/2 basal inferior + 1/2 basal posterior
	Abandonado		Basal posterior
5	Basal inferior lateral	Pec, Pel	Basal lateral
6	Basal anterior lateral	Pec, 4C	Basal lateral
7	Anterior médio	Pec, 2C	Mesma
8	Anterior médio septal	Pec, Pel	Mesma
9	Inferior médio septal	Pec, 4C	1/2 mesosseptal + 1/2 mesoinferior
	Abandonado		Mesoposterior
10	Inferior médio	Pec, 2C	1/2 mesoinferior + 1/2 mesoposterior
11	Inferior médio lateral	Pec, Pel	Mesolateral
12	Anterior médio lateral	Pec, 4C	Mesolateral
13	Apical anterior	2C	Mesma
14	Apical septal	4C	Mesma
15	Apical inferior	2C	Mesma
16	Apical lateral	4C	Mesma
17	Ápice verdadeiro	4C/2C	N/D

4C, incidência apical de quatro câmaras; N/D, não disponível; Pel, incidência paraesternal de eixo longo; Pec, incidência paraesternal de eixo curto; 2C, incidência apical de duas câmaras.

Quadro 16.4	Valor Numérico da Movimentação Parietal	
Valores Numéricos Padrão		**Valores Numéricos Opcionais**
	0	Hiperdinâmico
Normal	1	
	1,5	Discretamente hipocinético
Hipocinético	2	
	2,5	Gravemente hipocinético
Acinético	3	
Discinético	4	
Aneurisma	5	
	6	Acinético com fibrose[a]
	7	Discinético com fibrose[a]

[a]Números descritivos somente. O valor numérico real adicionado ao valor numérico global é aquele correspondente ao padrão de movimentação (ou seja, 1 a 5).

anormal, tipicamente mais caracterizada como sendo hipocinética, acinética ou discinética em cada região do miocárdio. Essa avaliação é suficiente para detecção imediata de um evento isquêmico, mas não fornece informações que podem ser prontamente comunicadas com respeito ao tamanho do infarto do miocárdio ou tamanho de uma área em risco.

O próximo nível de complexidade na quantificação de anormalidades da movimentação parietal envolve a geração de um resultado numérico ou índice numérico da movimentação parietal. Essa metodologia envolve a descrição de características da movimentação parietal de cada um dos segmentos predefinidos como sendo normal, hipocinético, acinético, discinético ou aneurismático. Um valor numérico, tipicamente 1 a 5, é então aplicado a cada um desses segmentos (Quadro 16.4) e o resultado total é dividido pelo número de segmentos avaliados para criar um índice numérico da movimentação parietal. Um ventrículo com movimentação parietal completamente normal teria um índice numérico de 1,0 (resultado total dividido pelo número de segmentos) com índices mais altos representando progressivamente graus cada vez maiores de disfunção ventricular. Esse resultado global, representando a movimentação parietal ventricular esquerda global, pode então ser subdividido em um resultado anterior, representando a distribuição da artéria coronária descendente anterior esquerda, e um resultado posterior, representando os territórios das artérias coronárias circunflexa e direita. Muitas vezes, por causa da tremenda sobreposição na circulação posterior, um esforço deve ser feito para separar a contribuição independente da artéria coronária direita e da artéria coroná-

ria circunflexa. Muitas vezes é útil se calcular a porcentagem de segmentos com movimentação normal. A Figura 16.20 apresenta exemplos de índices numéricos da movimentação. Na Figura 16.20A, observe que o valor global de 2,375 é composto inteiramente de uma anormalidade da movimentação parietal no território da artéria coronária descendente anterior esquerda, ao passo que os territórios posteriores estão normais.

Outras modificações do índice numérico da movimentação parietal incluíram um valor descritivo adicional de fibrose. Tipicamente, o número atribuído à fibrose é usado somente para fins de descrição e o valor numérico correspondente à anormalidade da movimentação parietal (ou seja, 2, 3 ou 4) é usado para fins de cálculo. Por exemplo, um segmento fibrosado acinético receberá um valor descritivo de 6, mas, ao se calcular o índice numérico da movimentação parietal, a ele é dado um valor de 3 porque está acinético. Embora descontando a descrição da fibrose e sua extensão, ele evita atribuir um déficit funcional maior a um segmento do que na verdade está presente.

Outras modificações incluíram o valor de 0 para hiperdinâmico. Tal como a atribuição numérica para os aneurismas, isto permite a descrição de paredes com hipercinesia compensatória; entretanto, ela pode resultar em uma subestimativa relativa do déficit atribuível ao infarto porque o valor numérico global agora permite que a hipercinesia compensatória reduza o impacto numérico da anormalidade da movimentação parietal. Usando-se um valor numérico de 1,0 para fins de cálculo, a movimentação da parede regional permanecerá anormal mesmo se a função ventricular esquerda geral for normal devido à hipercinesia compensatória. Outras modificações no esquema de um valor numérico da movimentação parietal incluíram valores intermediários de 1,5 e 2,5 para hipocinesia discreta ou grave, respectivamente, que oferecem informações quantitativas adicionais quando se avaliam pacientes durante estresse cardiovascular ou após recuperação da função após infarto do miocárdio.

Papel da Ecocardiografia Tridimensional

A ecocardiografia tridimensional potencionalmente é um método adicional para avaliação da movimentação parietal ventricular esquerda e extração de parâmetros detalhados da função ventricular esquerda. Uma aplicação clinicamente relevante da ecocardiografia tridimensional se baseia em uma extração automatizada ou semiautomatizada da borda ventricular esquerda da qual um modelo "em carapaça" do volume ventricular esquerdo pode ser criado (Figura 16.21). Estudos clínicos cuidadosamente realizados demonstraram a superioridade dos volumes ventriculares esquerdos determinados pela ecocardiografia tridimensional

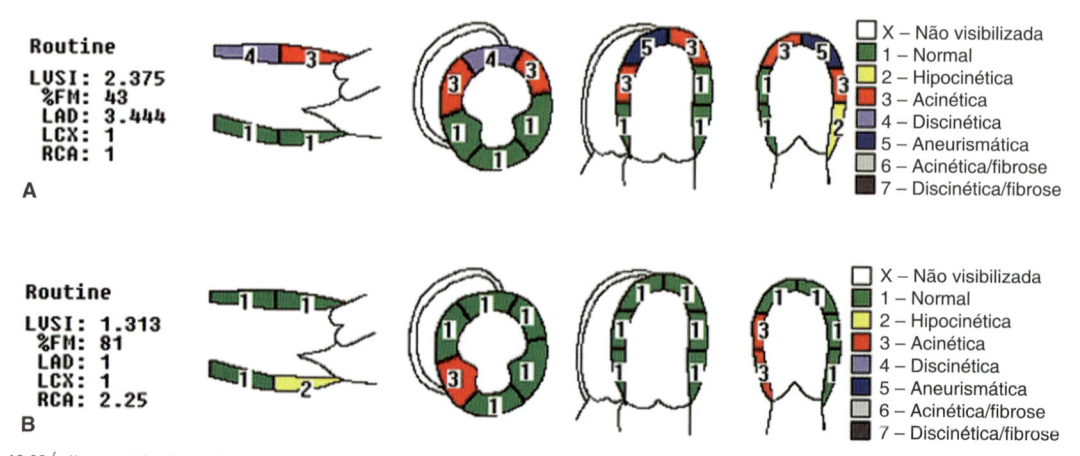

FIGURA 16.20 Índice numérico da movimentação parietal registrado em dois pacientes. **A:** Um valor numérico da movimentação parietal registrado em um paciente com infarto do miocárdio anteroapical extenso. **B:** Um valor numérico da movimentação parietal de um paciente com infarto do miocárdio de parede inferior mais limitado. Em cada caso, observe índice numérico ventricular esquerdo global e a capacidade de separar o valor numérico para cada um dos três principais territórios coronários. %FM, porcentagem de segmentos com movimentação parietal normal; LAD, artéria coronária descendente anterior esquerda; LCX, artéria coronária circunflexa; LVSI, índice numérico da movimentação parietal ventricular esquerda; RCA, artéria coronária direita.

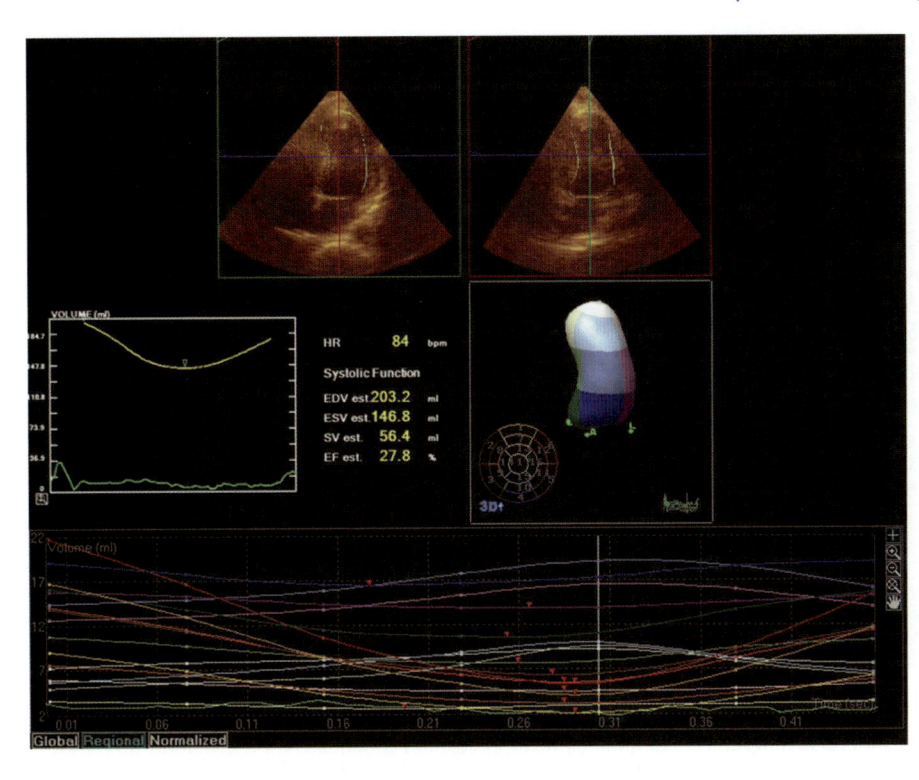

FIGURA 16.21 Volume ventricular esquerdo mostrado como uma carapaça tridimensional a partir de aquisição volumétrica tridimensional em tempo real. Foi utilizada metodologia semiautomatizada para definir a borda endocárdica e criar o volume ventricular esquerdo que subsequentemente foi dividido em subsegmentos para análise. A alteração de volume em cada segmento pode ser rastreada como uma medida adicional da análise da movimentação parietal regional. Neste exemplo, observe a discinesia dos segmentos apicais. EDV, volume telediastólico; EF, fração de ejeção; ESV, volume telessistólico; HR, frequência cardíaca; SV, volume de ejeção.

com respeito à acurácia absoluta e reprodutibilidade. O volume tridimensional pode ser dividido automaticamente em subvolumes correspondentes a um modelo de 16 ou 17 segmentos de movimentação parietal regional, analogamente àquele usado para geração do valor numérico da movimentação parietal. Teoricamente, este método de análise da função ventricular regional deveria oferecer informações equivalentes àquelas dadas pela análise visual da movimentação parietal ventricular esquerda. Na realidade, parâmetros técnicos, como apagamento da borda endocárdica e deficiências nos algoritmos usados para identificar bordas precisas, podem reduzir o impacto real dessa tecnologia na prática clínica. Múltiplos planos de imagens tridimensionais podem ser extraídos de um conjunto de dados tridimensionais permitindo a visibilização simultânea de uma anormalidade na movimentação parietal a partir de uma ou mais perspectivas de aquisição de imagens (Figuras 16.17 e 16.22). Embora tecnicamente exequível, as imagens em tempo real ou reconstruídas a partir de conjuntos de dados tridimensionais permanecem limitadas pelo ritmo de fotogramas, e a qualidade da imagem geralmente não é equivalente àquela obtida de transdutores bidimensionais dedicados.

Aquisição de Imagem Tissular com Doppler e Rastreamento de Pontos

A abordagem mais recente para análise da movimentação parietal regional é a aquisição de imagens com Doppler tissular ou rastreamento de "pontos" tissulares. Essas técnicas altamente sofisticadas permitem o rastreamento da movimentação parietal em uma ou mais regiões de interesse, ou ao longo de um comprimento de miocárdio predefinido, do qual pode ser determinada a deformação miocárdica. Na sua forma mais simples, isto proporciona uma análise da velocidade da movimentação miocárdica em um único ponto do qual pode ser calculado o deslocamento. No próximo passo de complexidade, dois pontos adjacentes podem ser comparados quanto à sua localização e velocidade. Desta comparação, pode ser determinada a tensão, representando o grau em que as duas regiões de interesse se deslocam uma em relação à outra (Figura 16.23), ou ritmo de tensão, representando a velocidade de alteração do comprimento do segmento predefinido. Dados experimentais sugerem que tanto imagens da tensão como do ritmo de tensão são marcadores mais precoces e mais sensíveis de disfunção miocárdica do que a análise visual da movimentação parietal.

As técnicas básicas para determinação da tensão e ritmo de tensão foram discutidas no Capítulo 3 e mais no Capítulo 6 tratando da avaliação da função ventricular esquerda. De uma perspectiva clínica, o médico deve estar ciente do fato de que os algoritmos para determinação da tensão e do ritmo de tensão são altamente dependentes da técnica e os valores absolutos do normal variam com a localização no miocárdio e de paciente a paciente, tornando problemática a análise de um desvio sutil do "normal" em qualquer ponto no tempo. É essencial uma atenção meticulosa ao detalhe com respeito à colocação das regiões de interesse para proporcionar dados equivalentes àqueles observados no ambiente de pesquisas. Em vista das complexidades de se obterem sinais sem ruídos da tensão (especialmente do ritmo de tensão), essa técnica não é usada com frequência na prática clí-

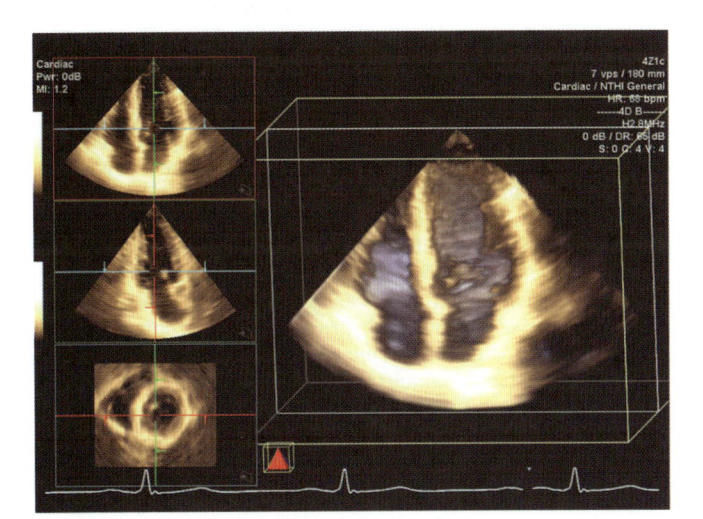

FIGURA 16.22 Múltiplos planos de imagens bidimensionais extraídas de um único volume tridimensional permitindo a visibilização simultânea da movimentação parietal em uma incidência apical de quatro câmaras, apical de eixo longo e de eixo curto do ventrículo esquerdo para avaliação simultânea de anormalidades na movimentação parietal regional em múltiplos planos ortogonais.

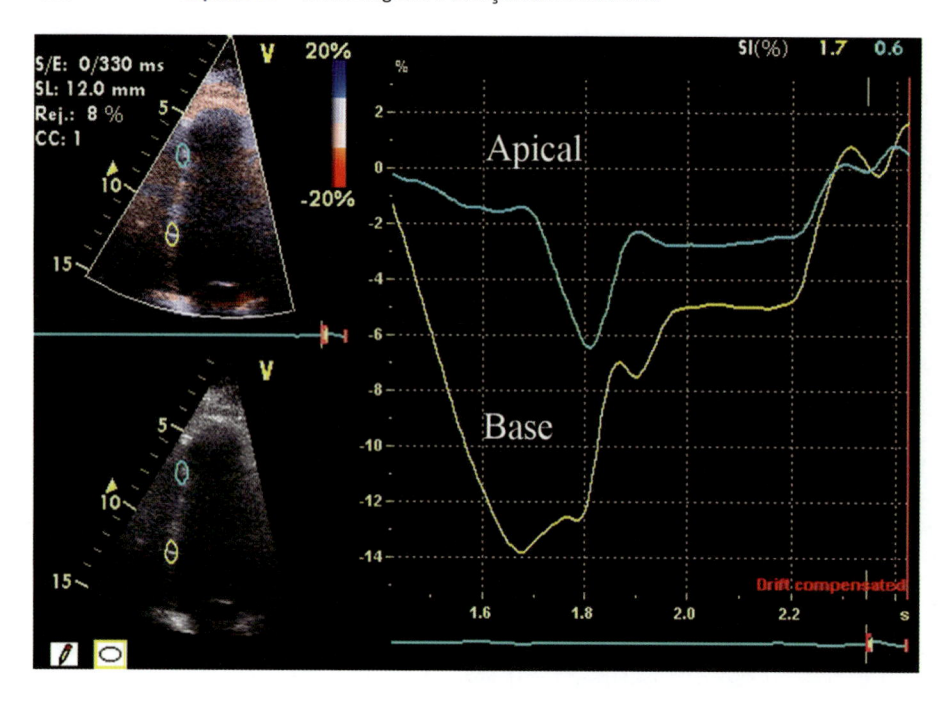

FIGURA 16.23 Imagem com Doppler da tensão tissular registrada em um paciente com infarto do miocárdio apical. Regiões de interesse basal e mesosseptal foram analisadas quanto à imagem da tensão. Observe o padrão normal da tensão no septo basal e a contração acentuadamente atrasada e a tensão patologicamente reduzida na zona limítrofe do infarto do miocárdio apical.

nica rotineira. Ela mostrou alguma promessa na ecocardiografia de estresse onde alterações seriadas são rastreadas em regiões predefinidas em um determinado paciente. Conforme discutido anteriormente, a movimentação normal de contração em torção do ventrículo esquerdo está relacionada com a direção oposta da contração das fibras endocárdicas e epicárdicas. A isquemia seletiva de uma camada (tipicamente a endocárdica) irá alterar a torção ventricular normal e pode ser um marcador específico de isquemia seletiva subendocárdica.

Outros Métodos de Avaliação do Miocárdio Isquêmico

Há várias outras tecnologias que podem ser usadas na avaliação de pacientes com síndromes isquêmicas agudas. A caracterização tissular comprovou ser promissora ao oferecer mais informações sobre as condições da contratilidade miocárdica. Essa técnica se baseia na variação cíclica da dispersão de fundo (sinais de retorno provenientes do miocárdio). Na ausência de isquemia miocárdica, a intensidade geral dos sinais de retorno dentro do miocárdio varia fasicamente com o ciclo cardíaco. A presença de uma isquemia do miocárdio, mesmo leve, resulta em uma redução dessa variação cíclica de intensidade.

A ecocardiografia com contraste usando novos agentes baseados no perfluorocarbono ou nitrogênio se comprovou promissora na avaliação da integridade do fluxo miocárdico em nível capilar. A ecocardiografia miocárdica contrastada pode ser usada na detecção de estenose coronária. A demonstração de perfusão microvascular miocárdica preservada pela ecocardiografia miocárdica contrastada manteve correlação com viabilidade miocárdica e subsequente recuperação da função em infarto do miocárdio experimental e clínico. Esse tópico foi discutido em detalhes no Capítulo 4.

▪▪ Avaliação Ecocardiográfica de Síndromes Clínicas

Angina de Peito

A ecocardiografia em repouso isoladamente tem pequeno papel na avaliação de pacientes com angina de esforço estável. Em pacientes com dor torácica transitória de esforço, a ecocardiografia de estresse pode ter um papel no estabelecimento do diagnóstico

de doença arterial coronária oculta. Isto é discutido no Capítulo 17. Para pacientes com angina de peito, um ecocardiograma de repouso ocasionalmente pode proporcionar informações confirmatórias. Em casos raros, um paciente pode ter um episódio de dor torácica espontânea no momento em que as imagens estão sendo obtidas ou em situação na qual as imagens podem ser adquiridas imediatamente. Se ocorrer essa situação fortuita, a detecção de uma anormalidade na movimentação parietal regional durante a dor ou logo após um episódio de dor é uma excelente evidência de que a dor se deve a isquemia do miocárdio. A especificidade dessa observação é obviamente maior se a anormalidade na movimentação parietal for transitória e desaparecer simultaneamente com a resolução da dor torácica ou alterações eletrocardiográficas.

De modo semelhante, em um paciente com uma história de dor torácica e uma probabilidade moderada ou alta de doença arterial básica, a detecção de uma anormalidade na movimentação parietal em repouso proporciona evidência circunstancial de doença arterial coronária básica presente. Alguns estudos sugerem que até 40% dos pacientes com doença arterial coronária crônica, mas sem infarto do miocárdio documentado, podem ter anormalidades na movimentação parietal no ecocardiograma em repouso. Os mecanismos potenciais são atordoamento repetido decorrente de isquemia, hibernação miocárdica recorrente na presença de grave estenose coronária ou infarto não transmural prévio não reconhecido. A detecção de uma anormalidade na movimentação parietal regional em repouso, em um paciente com suspeita clínica de doença coronária, é uma evidência de que está presente uma doença arterial coronária básica significativa.

Por outro lado, ao detectar outras formas de cardiopatia orgânica, a ecocardiografia pode ter um papel de exclusão na avaliação de pacientes com dor torácica. Quando o ecocardiograma em repouso revela evidência de grave valvopatia, como estenose aórtica, ou outras doenças, como hipertensão pulmonar e miocardiopatia dilatada ou hipertrófica, isto pode propiciar um diagnóstico definitivo e uma explicação plausível para os sintomas presentes. Neste caso, o ecocardiograma é usado para se estabelecer um diagnóstico alternativo, e a doença arterial coronária pode ser uma alternativa menos provável.

Infarto Agudo do Miocárdio

A ecocardiografia bidimensional transtorácica urgente pode ter um papel crucial no estabelecimento do diagnóstico de infarto agudo do miocárdio, determinação de sua localização, extensão e prognóstico. Conforme mencionado em seções anteriores sobre a fisiopatologia e avaliação de anormalidades na movimentação parietal, uma anormalidade na movimentação parietal regional é a marca ecocardiográfica de uma síndrome isquêmica aguda. Na presença de dor torácica com alterações eletrocardiográficas, a detecção de uma anormalidade na movimentação parietal regional constitui evidência direta de isquemia miocárdica, e a extensão da anormalidade na movimentação parietal tem relação direta com o volume de miocárdio em risco. Com base nos fundamentos previamente comentados, inclusive o impacto desproporcional da isquemia subendocárdica, deve-se analisar a independência da anormalidade na movimentação parietal das alterações eletrocardiográficas porque as anormalidades na movimentação parietal podem ser vistas na ausência de infarto com elevação do segmento ST ou onda Q.

O infarto do miocárdio clássico de parede inferior, com elevação do segmento ST e/ou ondas Q nas derivações II, III e AVF eletrocardiográficas, tipicamente envolve segmentos limítrofes do sulco interventricular posterior com quantidades variáveis de envolvimento da parede inferoposterior. O infarto do miocárdio clássico de paredes anterior e anterolateral, com elevação do segmento ST e/ou ondas Q nas derivações precordiais anteriores, envolve o septo anterior, parede anterior e ápice. Oclusão da artéria coronária circunflexa apresenta alterações eletrocardio-

gráficas variáveis, muitas vezes se apresentando como infarto do miocárdio de parede inferior ou com ondas R exageradas no precórdio anterior. O local de anormalidades na movimentação parietal neste caso é predominantemente nas paredes inferior, posterior e posterolateral. O envolvimento apical na ecocardiografia pode ser visto em praticamente qualquer uma das distribuições eletrocardiográficas clássicas de infarto do miocárdio e não se limita ao clássico padrão de infarto anterior. Assim, a detecção de uma anormalidade apical na presença de uma anormalidade na movimentação parietal inferior ou posterolateral não implica necessariamente doença coronária multivascular ou infarto do miocárdio anterior concomitante, mas sim pode ser o efeito de um território único de dominância da artéria coronária posterior. As Figuras 16.24 a 16.31 foram registradas em pacientes com infarto do miocárdio clássico com elevação do segmento ST ou onda Q. A imagem na Figura 16.32 foi registrada em dois pacientes com infarto do miocárdio remoto e revela graus variáveis de adelgaçamento parietal e formação de fibrose.

Há várias áreas não isquêmicas de movimentação parietal anormal que podem complicar a análise. O bloqueio de ramo esquerdo, seja antecedente ou ocorrendo como uma complicação do infarto do miocárdio, confunde a análise da movimentação parietal. Há várias diretrizes que se podem usar para separar anormalidade na movimentação parietal decorrente de bloqueio de ramo de isquemia ou infarto do miocárdio. Elas estão listadas no Quadro 16.5. Em geral, as anormalidades na movimentação parietal decorrentes exclusivamente de bloqueio de ramo esquerdo são mais proeminentes na porção proximal e mesoanterior do septo e menos óbvias na parede anterior ou ápice. Elas tipicamente não resultam em alteração da geometria ventricular esquerda ou dilatação regional. Por meio da ecocardiografia em modo M ou cuidadosa atenção na análise fotograma a fotograma

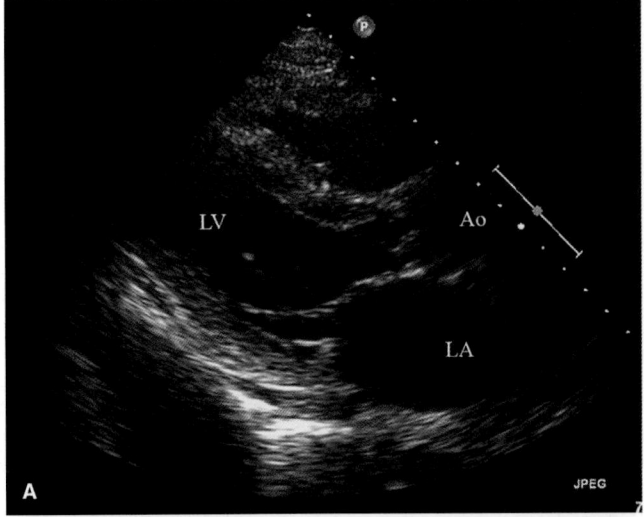

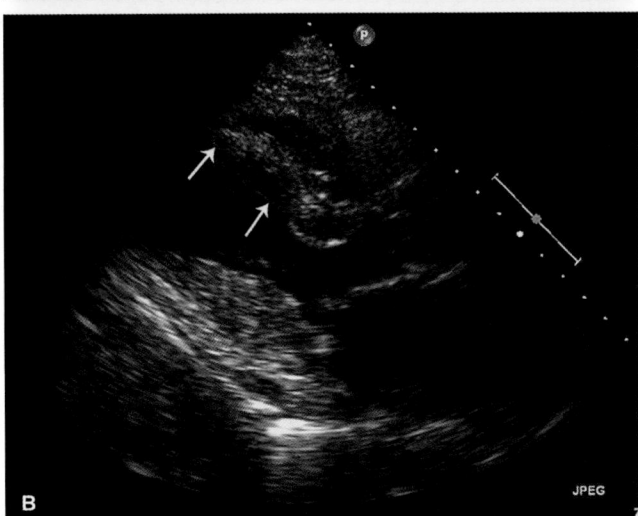

FIGURA 16.24 Ecocardiograma paraesternal de eixo longo registrado em um paciente com infarto do miocárdio extenso anteroapical e anterior. As Figuras 16.24 a 16.26 foram registradas no mesmo paciente. Observe a geometria normal do ventrículo esquerdo na diástole (**A**). **B:** Na sístole, observe a movimentação normal da parede inferior proximal e uma ausência de espessamento e acinesia de todo o septo anterior (*setas*).

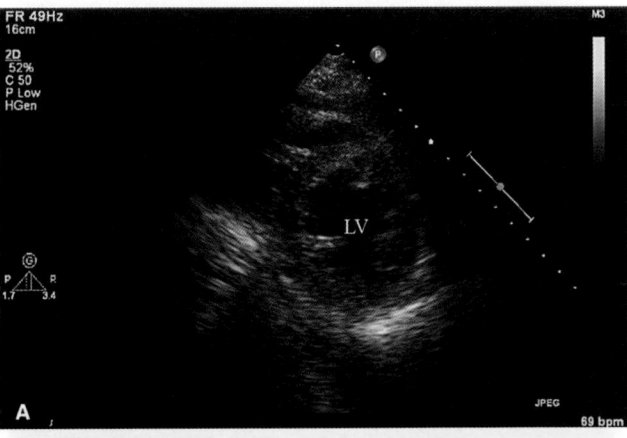

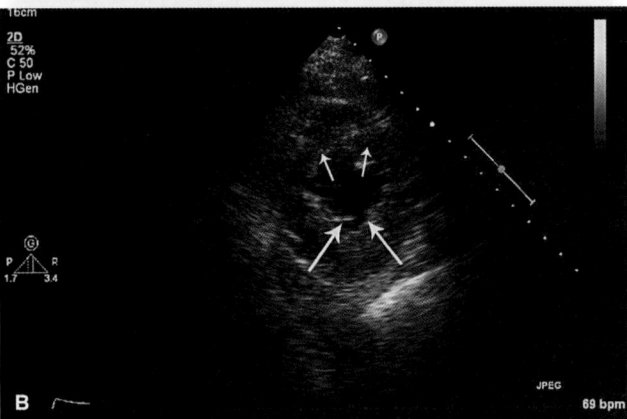

FIGURA 16.25 Incidência paraesternal de eixo curto registrada no mesmo paciente mostrado na Figura 16.24. Observe a geometria circular preservada do ventrículo esquerdo na diástole (**A**) e o espessamento miocárdico normal e excursão endocárdica da parede posterior. **B:** Registrada na sístole, os septos anterior e médio estão com espessura total, mas discinéticos (*setas*).

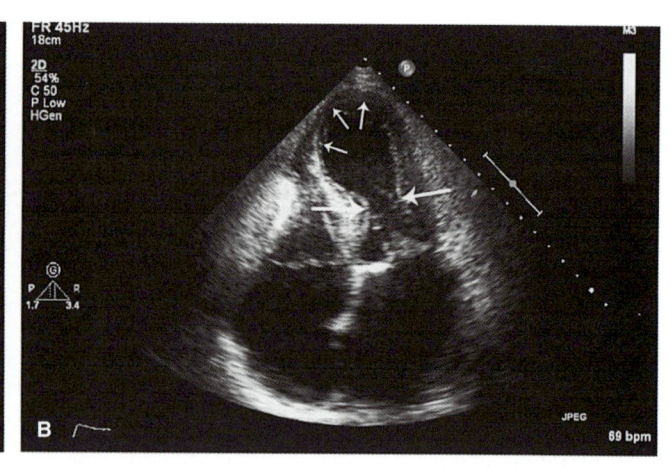

FIGURA 16.26 Incidência apical de quatro câmaras registrada no mesmo paciente das Figuras 16.24 e 16.25. **A:** Registrada na diástole, observe a geometria ventricular esquerda relativamente normal e aumento biatrial, evidência de doença cardiovascular hipertensiva de longa data. **B:** No painel sistólico, observe a movimentação normal na base do coração (*setas maiores*) incluindo o septo ventricular e parede lateral e segmentos apicais e discinéticos (*setas*).

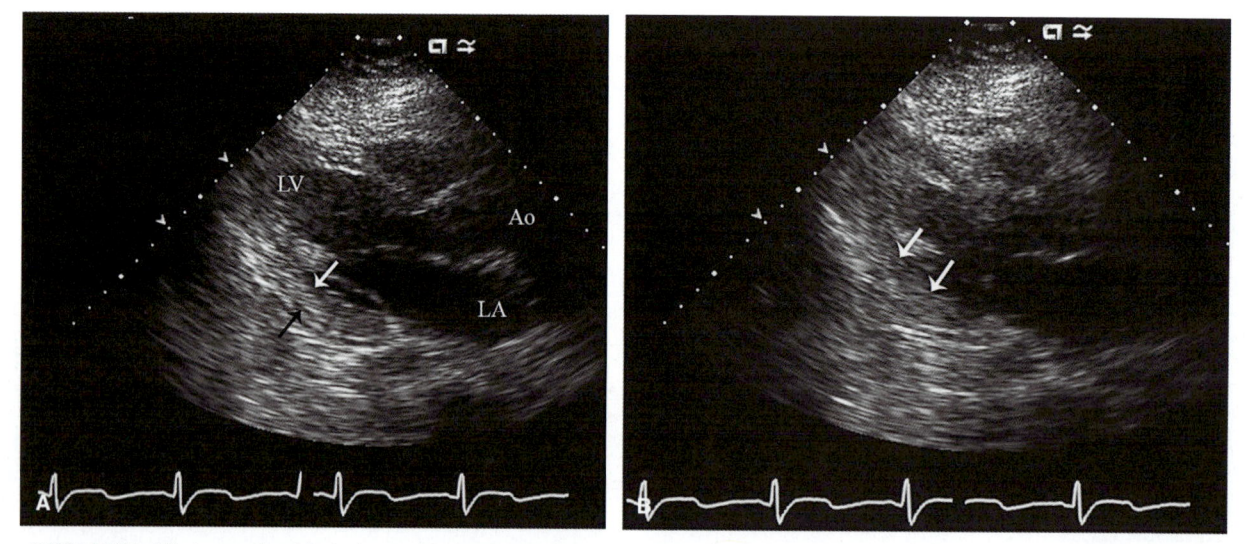

FIGURA 16.27 Incidência paraesternal de eixo longo registrada em um paciente com infarto do miocárdio agudo de parede inferolateral. No painel diastólico (**A**), observe a plena espessura da parede inferolateral. No fotograma sistólico (**B**), observe a movimentação normal do septo ventricular e a discinesia de toda a espessura da parede inferolateral. Essas características da movimentação parietal são mais bem apreciadas na imagem em tempo real.

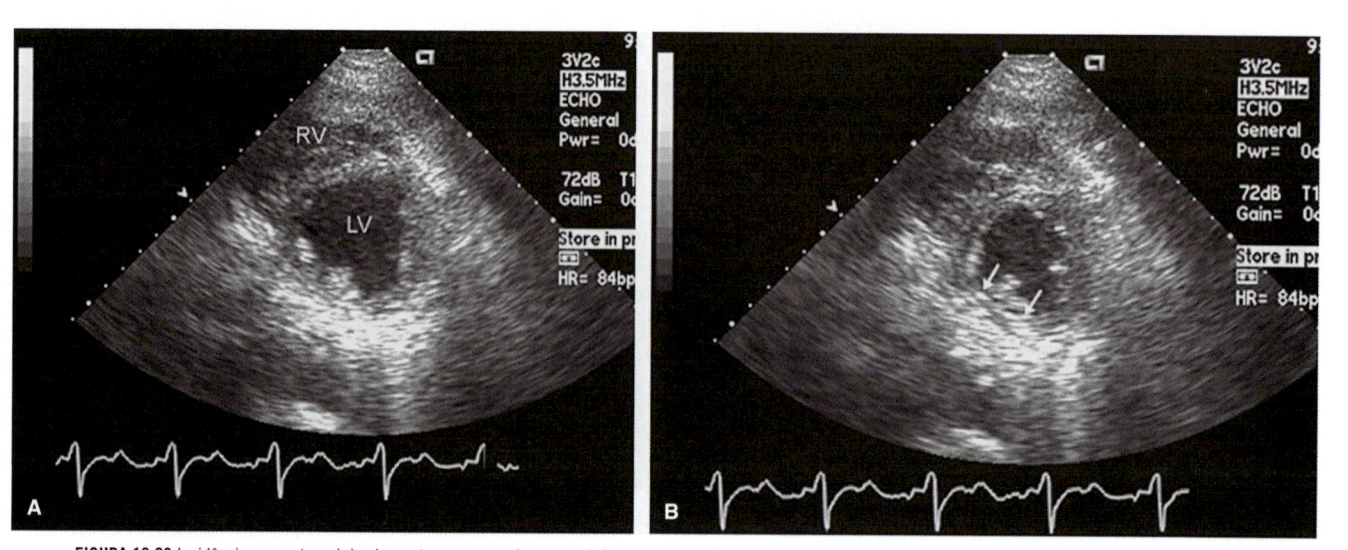

FIGURA 16.28 Incidência paraesternal de eixo curto em um paciente com infarto do miocárdio de parede inferior. **A:** Registrada na diástole. Observe o formato normal do ventrículo esquerdo na diástole. Na sístole (**B**), a verdadeira parede inferior está fina e francamente discinética (*setas*), ao passo que as paredes restantes se contraem normalmente.

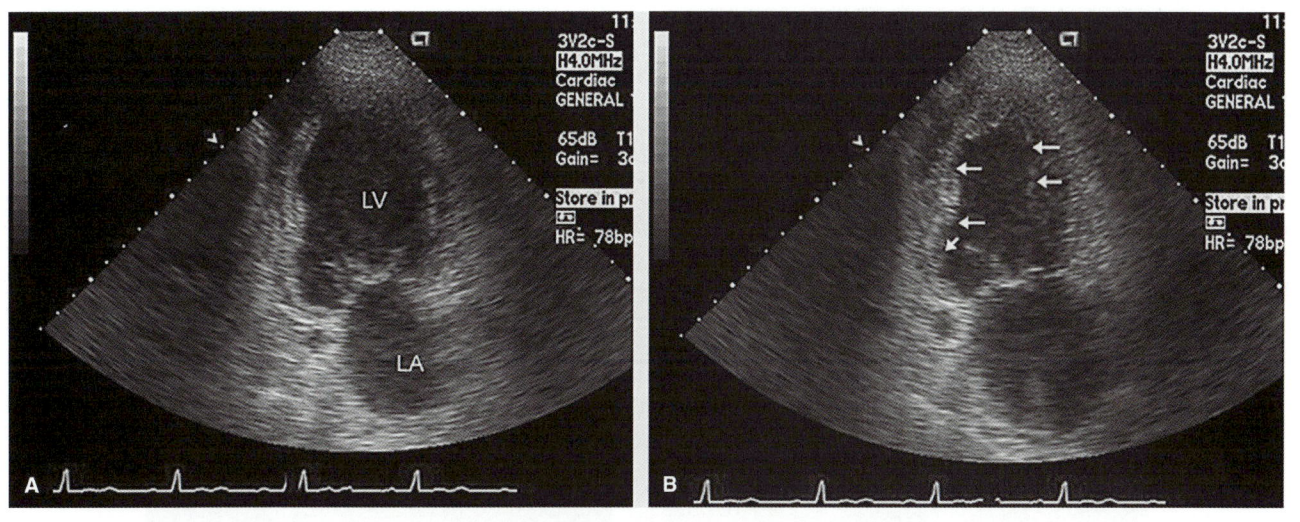

FIGURA 16.29 Incidência apical de duas câmaras registrada na diástole **(A)** e sístole **(B)** em um paciente com infarto do miocárdio de parede inferior. Na sístole **(B)**, observe a movimentação normal da parede anterior e a franca discinesia dos dois terços proximais da parede inferior (*setas*).

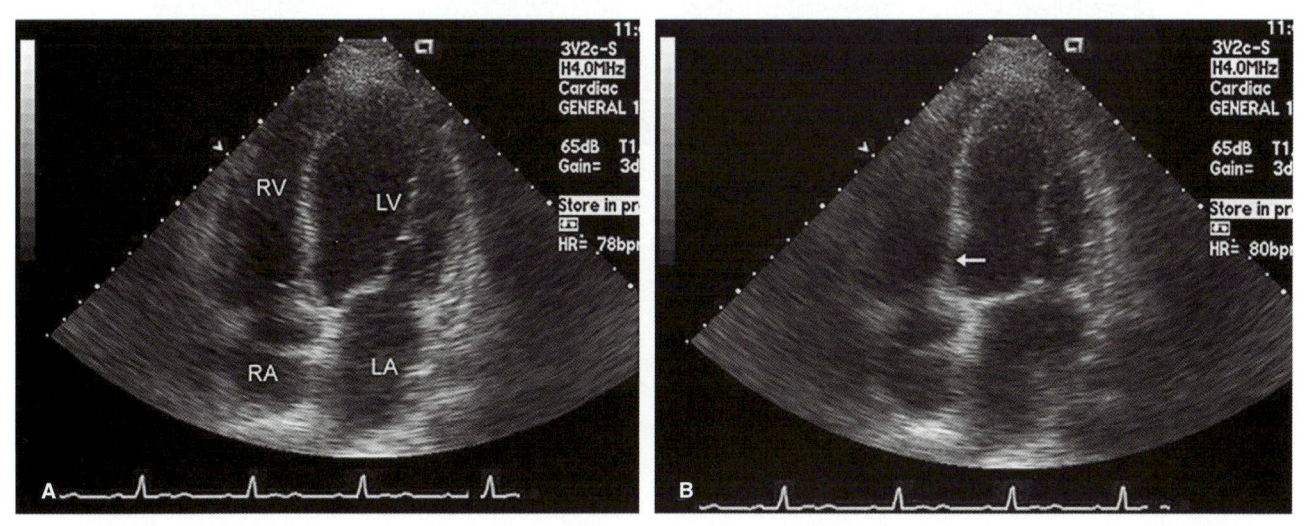

FIGURA 16.30 Incidência apical de quatro câmaras registrada no mesmo paciente da Figura 16.29 na diástole **(A)** e na sístole **(B)**. Observe a discinesia dos 25% proximais do septo ventricular que neste caso é atribuível a envolvimento septal pelo infarto do miocárdio inferior. Aconselha-se cautela ao se interpretar uma anormalidade na movimentação parietal neste local. O septo ventricular proximal na incidência apical de quatro câmaras muitas vezes tem movimentação anormal. Somente quando a anormalidade é vista em associação com infarto do miocárdio de parede inferior concomitante, deve ser ela presumida como infarto também.

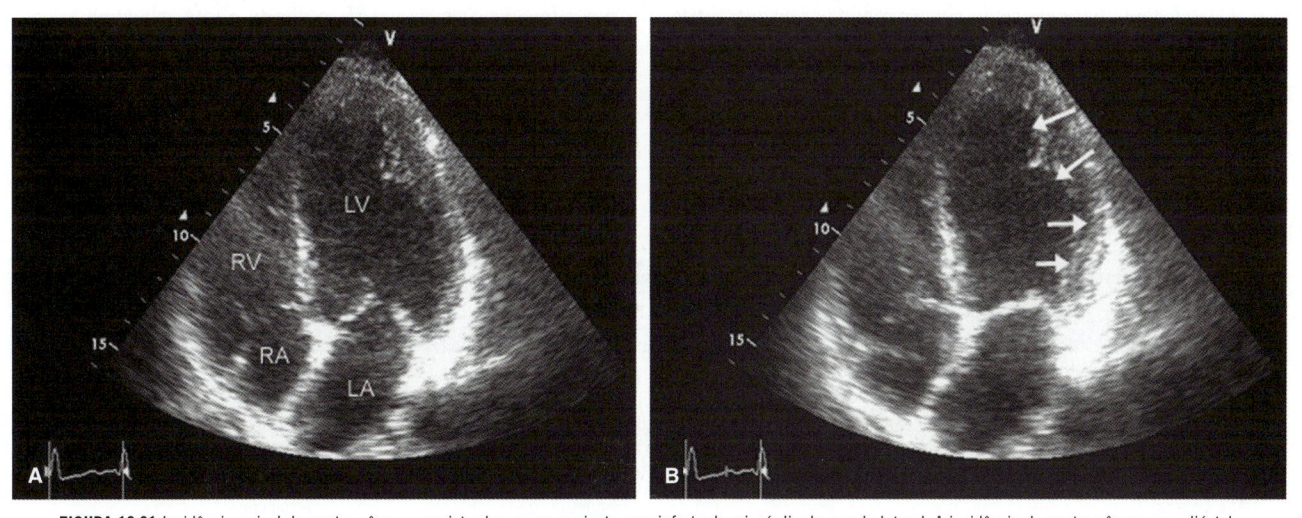

FIGURA 16.31 Incidência apical de quatro câmaras registrada em um paciente com infarto do miocárdio de parede lateral. A incidência de quatro câmaras na diástole **(A)** e na sístole **(B)** é apresentada. Observe a geometria normal do ventrículo esquerdo na diástole, mas discinesia da metade proximal da parede lateral na sístole (*setas apontando para a direita*) com função preservada na parede lateral distal (*setas apontando para a esquerda*).

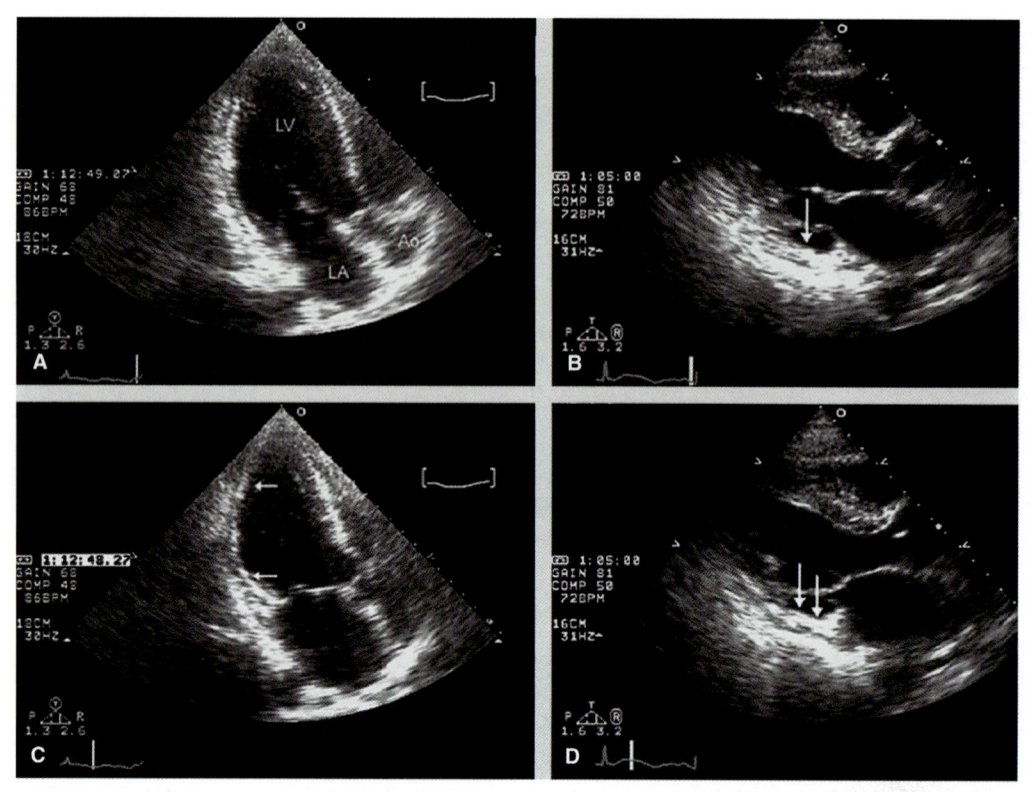

FIGURA 16.32 Ecocardiogramas obtidos em dois pacientes com infartos do miocárdio remotos. **À esquerda:** Incidências apicais de eixo longo registradas na diástole **(A)** e na sístole **(C)** em um paciente com infarto do miocárdio inferior atribuído a doença na artéria coronária circunflexa. Observe na sístole que os dois terços proximais da parede inferolateral estão discinéticos e finos e há contração normal do septo anterior e ápice. **À direita:** Incidências paraesternais de eixo longo registradas em um paciente com infarto do miocárdio remoto inferior/inferolateral. A imagem de cima **(B)** foi obtida na diástole; observe que o terço proximal da parede inferior está patologicamente fino com uma ecogenicidade densa compatível com fibrose. Na imagem de baixo **(D)**, há contração normal do septo anterior e porções mais distais da parede inferoposterior com acinesia da área do infarto (*setas apontando para baixo*). LA, átrio esquerdo; LV, ventrículo esquerdo.

da ecocardiografia bidimensional, o espessamento parietal pode ser visto como estando preservado e muitas vezes há movimentação multifásica do septo (Figura 16.33). A ecocardiografia em modo M é um método mais definitivo de demonstrar os efeitos mecânicos do bloqueio de ramo esquerdo. Por meio dessa técnica, um "bico" precoce para baixo clássico é observado no início da despolarização ventricular e seguido por movimentação anterior concomitante do septo e espessamento miocárdico. Por outro lado, uma anormalidade isquêmica no território da descendente anterior esquerda resulta na perda do espessamento sistólico do miocárdio no septo ventricular e anormalidades da movimentação parietal que muitas vezes se estendem até a parede anterior e ápice. Estas frequentemente estão acompanhadas por geometria anormal da cavidade ventricular esquerda. Finalmente, como a movimentação parietal no bloqueio de ramo esquerdo se deve a atraso na condução, muitas vezes há uma dissincronia mecânica acentuada entre o início da movimentação (normal e anormal) nas paredes não envolvidas em comparação com o momento normal de início da movimentação. Essas diretrizes geralmente são

suficientes para separar anormalidades isquêmicas de não isquêmicas na presença de bloqueio de ramo esquerdo na maioria dos pacientes. Deve ser ressaltado que há várias exceções a essas diretrizes, e a acurácia na detecção de isquemia na presença de bloqueio de ramo esquerdo é diminuída para menos do que a vista para outros territórios coronários, mesmo para o mais experiente ecocardiografista.

Um subconjunto de pacientes com doença coronária será submetido a revascularização arterial coronária ou outra cirurgia cardíaca. Pacientes submetidos a cirurgia cardíaca aberta muitas vezes têm "movimentação septal anormal" relacionada com o procedimento cirúrgico. Este fenômeno foi reconhecido desde os primórdios da cirurgia cardíaca aberta e está relacionado com a liberação da restrição pericárdica. Não se trata de uma anormalidade isolada da movimentação septal, mas uma movimentação anterior geral exagerada de todo o coração dentro do tórax. Presumindo movimentação parietal normal, isto resulta no aspecto de excursão parietal posterior exagerada "neutralizando" a movimentação para baixo do septo anterior. Assim, o septo anterior

Quadro 16.5	Bloqueio de Ramo Esquerdo *vs.* Anormalidade Isquêmica da Movimentação Parietal		
	AMP Isquêmica	**BRE**	**VD com Marca**
Localização máxima	Septo distal, ápice e parede anterior	Septo proximal/anterior médio	Septo distal, muitas vezes septo inferior
Espessamento	Ausente ou adelgaçamento	Parcialmente preservado	Parcialmente preservado
Duração	Geralmente monofásica	Multifásica	Multifásica
Geometria anormal	Comum	Incomum	Incomum
Dissincronia temporal	Não	Sim	Sim

AMP, anormalidade na movimentação parietal; BRE, bloqueio de ramo esquerdo.

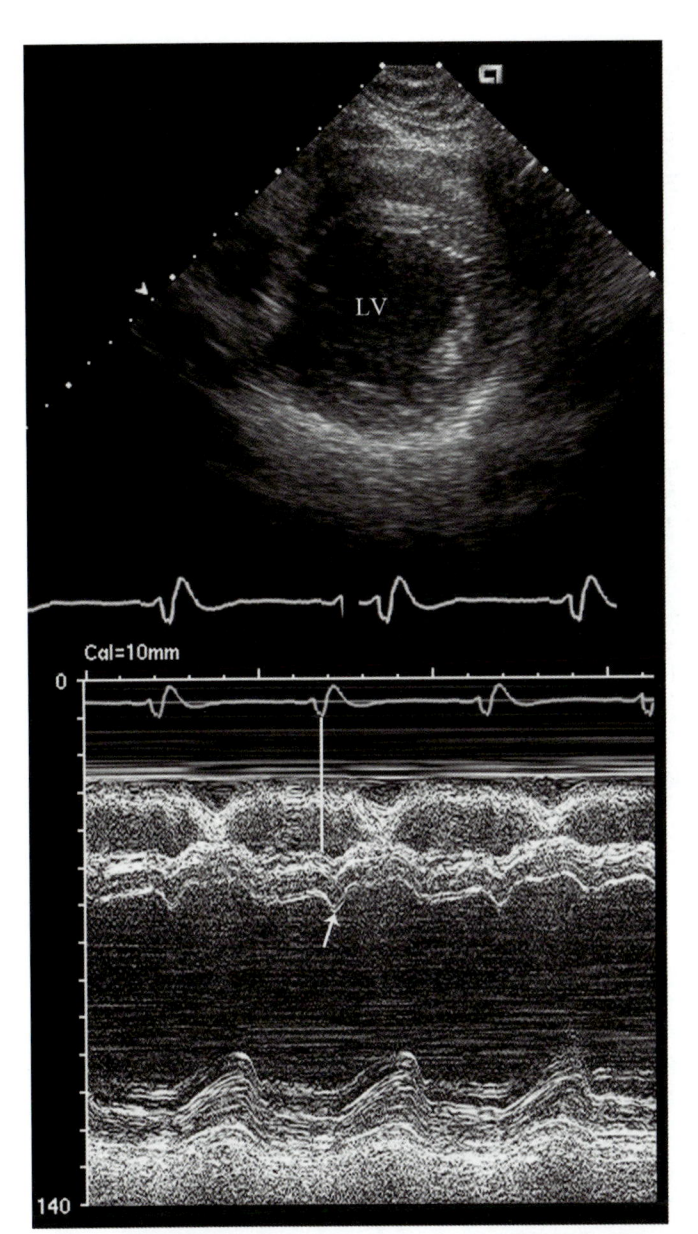

FIGURA 16.33 Ecocardiograma paraesternal de eixo curto e em modo M registrado em um paciente com bloqueio de ramo esquerdo. Na imagem em tempo real, observe a "vibração" anormal do septo ventricular e contratilidade comprometida. O ecocardiograma em modo M revela movimentação sistólica precoce para baixo (*seta*), seguida por movimentação anterior durante todo o restante da sístole. LV, ventrículo esquerdo.

se deve ao retesamento vertical. Assim, a necrose transmural, tipificada pelo infarto do miocárdio "sem onda Q" ou "sem elevação do segmento ST", resulta em anormalidades na movimentação parietal idênticas às observadas no infarto do miocárdio transmural ou com onda Q. Como a anormalidade da movimentação parietal reflete a distribuição do território isquêmico, a ecocardiografia bidimensional oferece informações adicionais, quando comparada com a eletrocardiografia, na determinação da quantidade de miocárdio em risco, que por sua vez tem relação com o prognóstico e probabilidade de complicações. A Figura 16.35 foi registrada em um paciente com infarto do miocárdio sem onda Q cujos eletrocardiogramas revelaram somente inversão isolada da onda T e depressão do segmento ST. Observe que a extensão das anormalidades na movimentação parietal neste paciente é similar à encontrada no infarto com elevação do segmento ST ou com onda Q. Um cenário clínico não incomum é a apresentação de um paciente com doença arterial coronária conhecida e infarto do miocárdio prévio que agora tem uma síndrome de dor torácica aguda. Nesta situação, pode ser problemático identificar anormalidades adicionais na movimentação parietal havendo anormalidade na movimentação parietal preexistente, especialmente se a anormalidade preexistente for grande.

Vários estudos avaliaram a utilidade clínica da ecocardiografia bidimensional transtorácica na detecção de anormalidades na movimentação parietal na suspeita de um infarto agudo do miocárdio. Muitos dos estudos publicados estão descritos no Quadro 16.6. Em geral, 80% a 95% dos pacientes com infarto do miocárdio documentando terão anormalidades detectáveis na movimentação parietal. Experimentalmente, há um limiar de miocárdio necessário para produzir uma anormalidade na movimentação parietal. O limiar transmural foi discutido anteriormente. Parece também que há uma sobrecarga miocárdica total que tem de se tornar isquêmica antes do aparecimento de uma anormalidade na movimentação parietal. Modelos animais sugerem que o envolvimento de 1,0 g de miocárdio ou mais é necessário antes do desenvolvimento detectável de uma anormalidade na movimentação parietal na ecocardiografia padrão. Por essa razão, o infarto ou isquemia do miocárdio envolvendo territórios excepcionalmente pequenos pode não resultar em uma anormalidade detectável na movimentação parietal.

A grande maioria dos estudos que correlacionam anormalidades da movimentação parietal com a presença de infarto agudo do miocárdio foi realizada antes do advento de ensaios enzimáticos ultrassensíveis para lesão miocárdica como os ensaios de troponina atualmente realizados. Esses ensaios modernos podem detectar níveis de lesão miocárdica bem abaixo do limiar necessário para acusar uma anormalidade na movimentação parietal ou até mesmo anormalidades eletrocardiográficas. Assim, a "sensibilidade" das técnicas ecocardiográficas para identificação de uma síndrome coronária aguda precisa ser posta em contexto desses novos marcadores, que podem ser marcadores de uma síndrome isquêmica clínica sem disfunção miocárdica detectável. As imagens de tensão e ritmo de tensão miocárdicos podem detectar graus mais sutis de disfunção miocárdica do que ficam aparentes pela análise visual. Contudo, é preciso ter cautela, pois uma redução da tensão ou do ritmo de tensão não é específica, e um traçado de baixa qualidade irá introduzir erro substancial.

Na prática contemporânea, a ecocardiografia transtorácica em repouso raramente é usada como técnica isolada em pacientes que se apresentam com síndromes de dor torácica. Muitos centros adotaram uma abordagem de ecocardiografia de estresse precoce em pacientes com movimentação parietal normal em repouso e que apresentaram dor torácica sugestiva de uma síndrome coronária aguda. A segurança dessa abordagem tem sido demonstrada por vários estudos. A acurácia da ecocardiografia em repouso combinada com a de estresse na detecção de doença arterial coronária básica do mesmo modo foi demonstrada e parece equivalente à capacidade de técnicas radionuclídicas competitivas. A ecocardiografia de estresse é discutida no Capítulo 17.

parece estar relativamente hipocinético ou superficialmente pode parecer discinético (painel esquerdo, Figura 16.34). Atenção cuidadosa permitirá a detecção de espessamento miocárdico preservado nesta situação (presumindo não haver isquemia ou infarto septal concomitante) e é o melhor indicador de que a movimentação septal anormal está relacionada com cirurgia anterior em vez de um evento isquêmico independente. Em muitos pacientes, a movimentação cardíaca geral anormal após cirurgia cardíaca tende a diminuir com o passar dos anos. Outras anormalidades não isquêmicas da movimentação parietal incluem movimentação septal anormal relacionada com sobrecarga de pressão ou volume ventricular direitos e pseudodiscinesia de uma parede (tipicamente inferior) relacionada com compressão do coração por uma estrutura extracardíaca (painéis direitos, Figura 16.34).

Conforme mencionado na seção sobre fisiopatologia, não é necessário que toda a espessura do miocárdio se torne isquêmica para provocar anormalidade da movimentação parietal. A isquemia que acomete mais de 25% da espessura parietal irá resultar em acinesia ou discinesia de toda a parede. Isto em grande parte

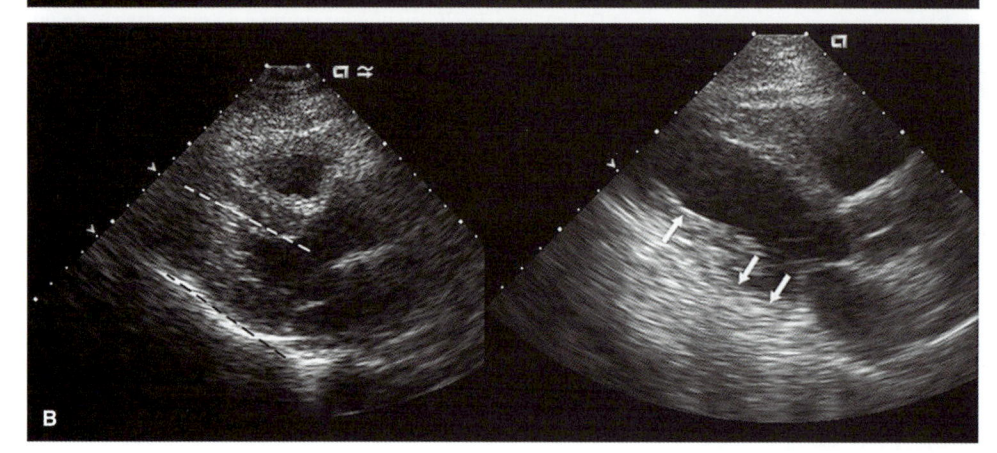

FIGURA 16.34 Incidências paraesternais de eixo longo em um paciente com "movimentação septal pós-operatória" **(A)** e com pseudocinesia da parede inferior **(B)**. **A:** Fotogramas diastólicos e **(B)** fotogramas sistólicos. Ambas anormalidades da movimentação parietal são mais bem notadas nas imagens em tempo real. Para o paciente pós-operatório, nas linhas tracejadas no fotograma sistólico, observe a localização do septo e endocárdio posterior na telediástole. Observe no fotograma sistólico que o septo claramente espessou, mas sua excursão posterior foi "neutralizada" pela movimentação anterior geral exagerada do coração. No paciente com pseudocinesia, observe a massa ecodensa posterior ao ventrículo esquerdo (*seta*) que empurrou a parede posterior do coração anteriormente. Na protossístole, a parede posterior proximal tem movimentação discinética (*setas apontando para baixo*) seguida por contração normal. Esta anormalidade da movimentação parietal é resultado da compressão posterior do coração e não representa isquemia miocárdica. Ao, aorta; LA, átrio esquerdo; LV, ventrículo esquerdo; RV, ventrículo direito.

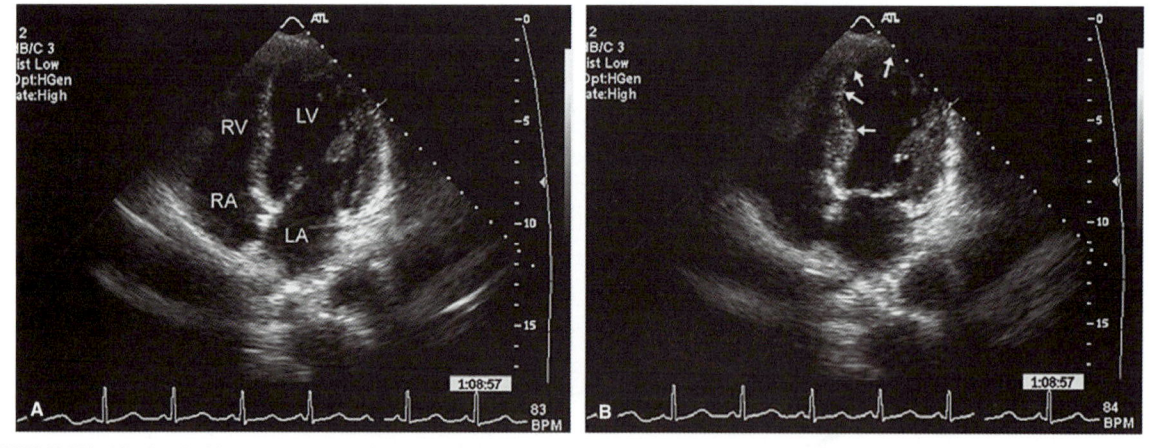

FIGURA 16.35 Incidência apical de quatro câmaras registrada em um paciente com infarto do miocárdio sem elevação do segmento ST. Neste caso, somente a depressão do segmento ST e inversão da onda T foram observadas no eletrocardiograma, maximamente no precórdio anterior. **A:** Registrada na diástole. **B:** Observe a área extensa de discinesia no septo distal e ápice (*setas*). A anormalidade na movimentação parietal observada aqui é praticamente idêntica à observada no infarto do miocárdio típico com elevação do segmento ST ou com onda Q. LA, átrio esquerdo; LV, ventrículo esquerdo; RA, átrio direito; RV, ventrículo direito.

História Natural das Anormalidades na Movimentação Parietal

Uma vez estabelecido o diagnóstico de infarto agudo do miocárdio, a ecocardiografia transtorácica pode ser usada para acompanhar a progressão da remodelação ou regressão das anormalidades na movimentação parietal. Se for obtida com sucesso uma reperfusão por estratégias baseadas em cateter ou farmacológicas, a movimentação parietal se recupera totalmente, ou parcialmente, na maior parte dos pacientes. Como as estratégias de reperfusão muitas vezes não são completadas dentro da janela crítica de tempo para se evitar necrose miocárdica, muitos pa-

cientes são deixados com graus variáveis de fibrose miocárdica não transmural. Por causa da fibrose residual, anormalidades na movimentação parietal podem persistir, mesmo na presença de miocárdio de quase total espessura. As Figuras 13.36 e 16.37 foram obtidas de pacientes nos quais ecocardiogramas seriados de acompanhamento estavam disponíveis depois do infarto do miocárdio. Observe na Figura 16.36 que houve recuperação completa da movimentação parietal depois da reperfusão precoce bem-sucedida. Na Figura 16.37, a magnitude da anormalidade na movimentação parietal é dramaticamente menor, mas o ápice permanece acinético. Este seria um padrão típico observado após reperfusão parcial, na qual o infarto e a fibrose não transmurais ocorreram depois da reperfusão retardada. Precocemente no

Quadro 16.6	**Diagnóstico de Infarto Agudo do Miocárdio em Pacientes com Dor Torácica**							
Referências	**População**	**Núm. Total de Pacientes**	**Exame Anormal**	**Sens (%)**	**Espec (%)**	**VPP (%)**	**VPN (%)**	**Acurácia Global (%)**
Pacientes com IAM documentado								
Heger et al., 1980	IAM consec	44	AMP seg	100	–	–	–	–
Parisi et al., 1981	IAM prévio	20	AMP seg	95	–	–	–	–
Visser et al., 1981	IAM consec	66	AMP seg	98	–	–	–	–
Stamm et al., 1983	IAM prévio	51	AMP seg	100	–	–	–	–
Nishimura et al., 1984	IAM consec	61		93	–	–	–	–
Lundgren et al., 1990	IAM consec	20	AMP seg	83	–	–	–	–
Pacientes com dor torácica, IAM suspeitado								
Horowitz et al., 1982	Sem IM prévio	65	AMP seg	94	84	86	93	89
Sasaki et al., 1986	Sem IM prévio Durante DT	18	AMP seg	86	82	75	90	83
Sasaki et al., 1986	Sem IM prévio Após DT	28	AMP seg	100	90	80	100	93
Peels et al., 1990	Sem IM prévio	43	AMP seg	92	53	46	94	65
Sabia et al., 1991	Consec	169	AMP seg	93	57	31	98	63
Saeian et al., 1994	Sem IM prévio	60	AMP seg	88	94	91	92	92
Gibler et al., 1995	Consec	901	Qualquer AMP	47	99	50	99	98

IAM, infarto agudo do miocárdio; Consec, pacientes consecutivos; DT, dor torácica; IM, infarto do miocárdio; VPN, valor preditivo negativo; VPP, valor preditivo positivo; Seg, segmentar; Sens, sensibilidade; Espec, especificidade; AMP, anormalidade da movimentação parietal.
De Cheitlin MD, Armstrong WF, Aurigemma GP, et al. ACC/AHA/ASE 2003 Guidelines Update for the Clinical Application of Echocardiography: summary article. A report of the American College of Cardiology/American Heart Association Task Force on Practice Guidelines (ACC/AHA/ASE Committee to Update the 1997 Guidelines for the Clinical Application of Echocardiography). J Am Soc Echocardiogr 2003;16:1091-1110, com permissão.

curso de infarto do miocárdio reperfundido, pode não ser possível fazer a distinção entre disfunção persistente (recuperação retardada) após reperfusão bem-sucedida, infarto não transmural de reperfusão sem sucesso ou com miocárdio "atordoado".

Sem restauração bem-sucedida do fluxo, o curso natural do infarto agudo do miocárdio é um grau variável de necrose transmural dependendo da completude da oclusão coronária e a presença de circulação colateral. Neste caso, não haverá recuperação da função da zona infartada. As zonas limítrofes, que podem ter comprometido agudamente a perfusão miocárdica e daí terem anormalidades na movimentação parietal, podem recuperar a função; entretanto, a zona central de infarto transmural permanecerá acinética. Durante aproximadamente um período de 6 semanas, a necrose miocárdica é substituída por fibrose e

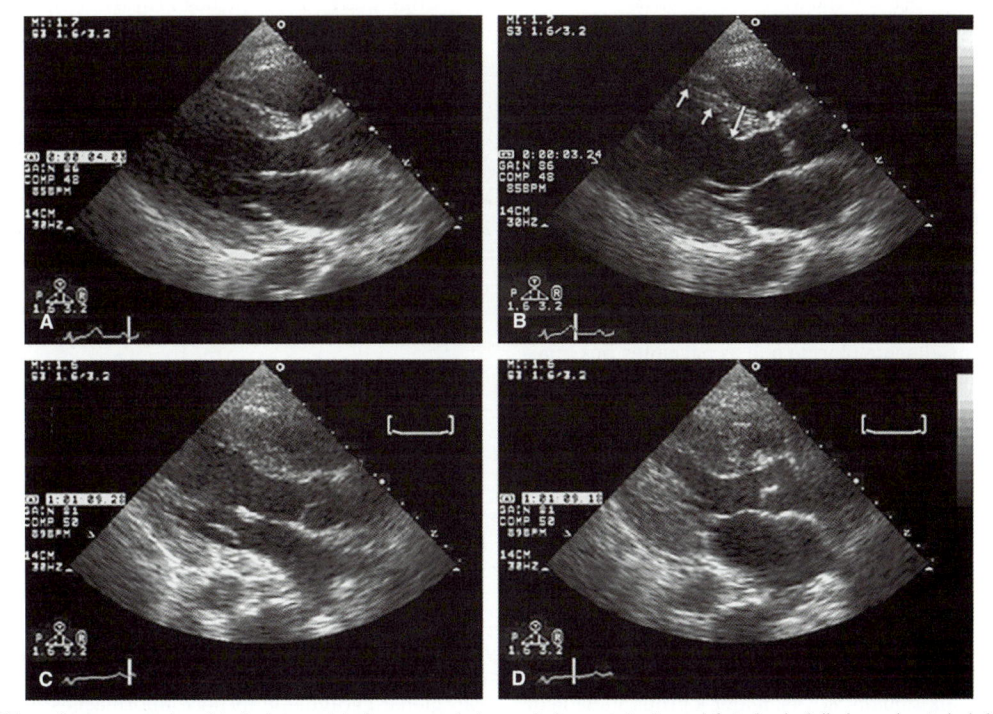

FIGURA 16.36 Ecocardiograma paraesternal de eixo longo registrado em um paciente quando da apresentação com infarto do miocárdio de parede anterior iminente com elevação do segmento ST **(A, B)**. **C, D:** O mesmo paciente no ecocardiograma de acompanhamento registrado vários dias após terapia de reperfusão bem-sucedida. Para cada jogo de imagens, os fotogramas telediastólicos estão à esquerda e os telessistólicos estão à direita. Quando da apresentação aguda, observe a movimentação preservada do septo anterior proximal (*seta apontando para baixo*) com discinesia do septo distal (*setas apontando para cima*). **D:** Registrado na sístole após terapia de reperfusão e recuperação da função; observe a movimentação normal tanto do septo anterior quanto das paredes inferior e posterior.

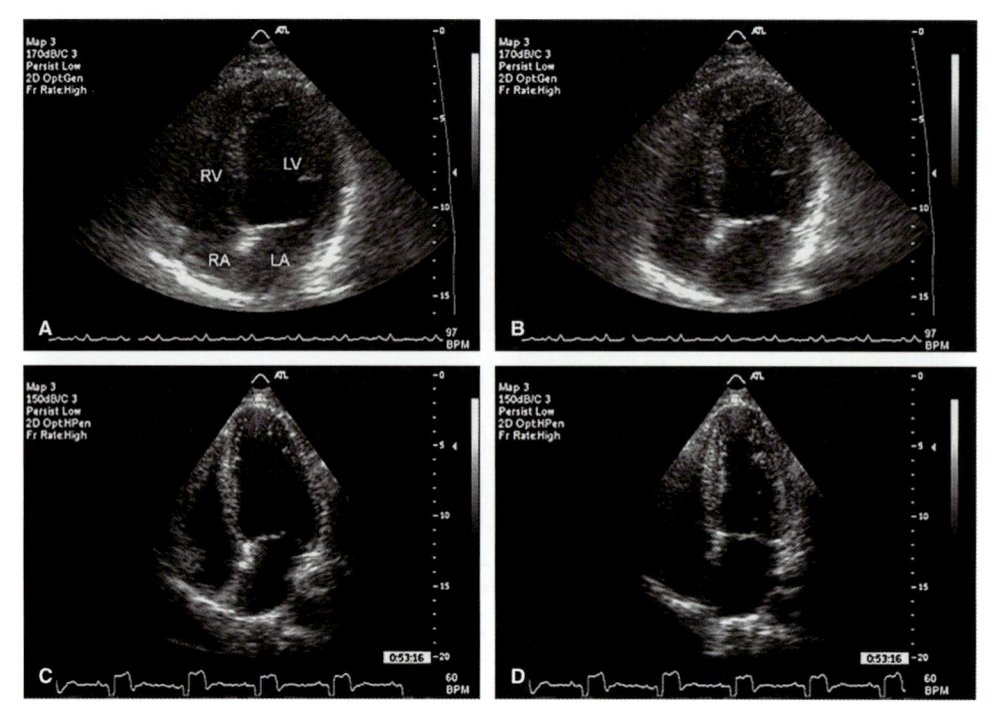

FIGURA 16.37 Incidência apical de quatro câmaras registrada em um paciente se apresentando com infarto do miocárdio extenso na distribuição da DAE. **A, B:** Registradas quando da apresentação; **C, D:** Registradas aproximadamente 3 meses após terapia de reperfusão com sucesso. Para cada conjunto de imagens, a diástole está à esquerda e a sístole à direita. Observe as anormalidades extensas na movimentação parietal quando da apresentação com o evento agudo e recuperação quase completa 3 meses mais tarde, com somente uma anormalidade pequena residual na movimentação parietal apical. LA, átrio esquerdo; LV, ventrículo esquerdo; RA, átrio direito; RV, ventrículo direito.

tecido cicatricial. Tanto patológica quanto ecocardiograficamente, a parede se torna mais fina e mais densa. As Figuras 16.8, 16.10 e 16.32 foram obtidas de pacientes com infarto do miocárdio sem intervenção nos quais adelgaçamento e franca acinesia podem ser vistos. Mais cronicamente, a formação de aneurisma e remodelação podem ocorrer e com efeitos deletérios sobre o desempenho ventricular. Essas questões são discutidas com detalhes na seção sobre doença arterial coronária crônica.

Vários pesquisadores avaliaram seriadamente a recuperação da função depois de um infarto do miocárdio. Mais recentemente, vários ensaios clínicos de grande amplitude avaliaram o impacto da terapia farmacológica com betabloqueadores ou inibidores da enzima de conversão da angiotensina na prevenção de remodelação adversa. Dependendo do tamanho do infarto inicial, o grau de sucesso da perfusão, e, em alguns casos, da presença ou ausência de tratamento ativo, a remodelação adversa pode ser minimizada. Estudos de prognóstico a longo prazo demonstraram que pacientes com remodelação ventricular adversa têm maior probabilidade de desenvolver arritmias ventriculares, insuficiência cardíaca congestiva e disfunção diastólica e, em geral, têm um prognóstico substancialmente pior do que os pacientes nos quais não ocorreu a remodelação ventricular adversa. Várias técnicas são usadas para quantificar a remodelação, inclusive avaliação da área da superfície endocárdica e cálculo dos volumes diastólico e sistólico.

Implicações Prognósticas

Estudos iniciais demonstraram o prognóstico adverso das anormalidades na movimentação parietal em pacientes com infarto agudo do miocárdio (Quadro 16.7). Em geral, quanto mais extensa a anormalidade na movimentação parietal, seja determinada pelo índice da movimentação parietal, fração de ejeção ou técnicas detalhadas mais quantitativas, maior a probabilidade de complicações como insuficiência cardíaca congestiva, arritmia e morte. A extensão das anormalidades na movimentação parietal regional, bem como parâmetros de disfunção ventricular global, como índice de volume telediastólico e telessistólico e fração de

ejeção, se correlacionam com a probabilidade de um desfecho adverso a curto e longo prazos. A maioria desses estudos foi realizada antes da era intervencionista, e na maior parte dos casos antes do advento da terapia contemporânea com betabloqueadores e bloqueadores da angiotensina. Assim, vários resultados precisam ser colocados em contexto da terapia prevalente no momento do estudo.

Várias outras observações ecocardiográficas têm relevância direta com o prognóstico. Na presença de doença arterial coronária univascular isolada, resultando em uma síndrome isquêmica aguda, normalmente há uma hipercinesia compensatória nos outros segmentos. Isso diminui o impacto adverso da anormalidade isquêmica na movimentação parietal regional e serve como proteção da função global. A ausência da hipercinesia compensatória foi observada como sendo um marcador de doença arterial coronária multivascular.

Avaliação da Função Sistólica e Diastólica pelo Doppler no Infarto Agudo do Miocárdio

Existem vários parâmetros Doppler que também se correlacionam com o prognóstico. Conforme discutido nos Capítulos 6 e 7, as técnicas com Doppler podem ser usadas para se determinar a função sistólica e diastólica do ventrículo esquerdo. A interrogação da via de saída do ventrículo esquerdo ou da aorta ascendente pode ser usada para se registrar uma integral tempo-velocidade que é diretamente proporcional ao volume de ejeção do ventrículo esquerdo. Este pode ser rastreado durante a evolução do infarto agudo do miocárdio para se determinar o grau de comprometimento, grau de recuperação e efeito de intervenções. Este é pouco usado na prática clínica contemporânea porque a avaliação de anormalidades na movimentação parietal e na função global geralmente fornece informações mais relevantes clinicamente.

A interrogação com Doppler da via de entrada mitral, velocidades tissulares com Doppler e imagens da tensão têm sido usadas para se avaliar a função diastólica ventricular esquerda

					Previsão de Desfechos Adversos (%)				
Referências	**População**	**Núm. Total de Pacientes**	**Desfechos Adversos**	**Critérios**	**Sens (%)**	**Espec (%)**	**VPP (%)**	**VPN (%)**	**Acurácia Global (%)**
Horowitz et al., 1982	Sem IAM prévio	65	M, Ibomba, ARmalignas, APrec	AMPS	100	53	28	100	60
Gibson et al., 1982	IAM consec	68	M, Ibomba IM	AMP remota	81	81	78	83	81
Horowitz et al., 1982	IAM comprovado	43	M, Ibomba, ArMalignas	IMP > 7	85	83	69	93	84
Nishimura et al., 1984	IAM consec	61	M, Ibomba	IMP > 2	80	90	89	82	85
Jaarsma et al., 1984	IAM; Killip	77	ARmalignas, Progressão para Ibomba	IMP > 7	88	57	35	95	64
Sabia et al., 1984	IAM consec	29	Ibomba, ARmalignas, APrec	AMPS	100	13	48	100	52
Sabia et al., 1984	DT consec (PS)	171	M, IM, ARmalignas, APrec < 48 h	Disf do VE	94	48	28	97	54
Sabia et al., 1984	DT consec (PS)	139	M, IM	Disf do VE, ARmalignas, APrec > 48 h	83	50	25	94	55

Quadro 16.7 Valor Prognóstico das Anormalidades da Movimentação Parietal em Pacientes com Infarto Agudo do Miocárdio

PS, dor torácica na emergência; M, morte; Killip; disf do VE, disfunção do ventrículo esquerdo; ARmalignas, arritmias malignas; IM, infarto do miocárdio; Ibomba, insuficiência de bomba; APrec, angina de peito recorrente; AMPS, anormalidade na movimentação parietal segmentar; AMP, anormalidade na movimentação parietal; IMP, índice da movimentação parietal.
Outras abreviaturas como no Quadro 16.7.
De Cheitlin MD, Armstrong WF, Aurigemma GP, et al. ACC/AHA/ASE 2003 Guidelines Update for the Clinical Application of Echocardiography: summary article. A report of the American College of Cardiology/American Heart Association Task Force on Practice Guidelines (ACC/AHA/ASE Committee to Update the 1997 Guidelines for the Clinical Application of Echocardiography). J Am Soc Echocardiogr 2003;16:1091-1110, com permissão.

quando de um infarto agudo do miocárdio. Pressupondo propriedades diastólicas normais do ventrículo esquerdo antes do infarto do miocárdio, há uma redução imediata da complacência ventricular esquerda no momento da isquemia aguda ou infarto do miocárdio. Isso tipicamente resulta em uma diminuição da relação E/A mitral com prolongamento do tempo de desaceleração (Figuras 16.5, 16.38 e 16.39). Vários estudos clínicos demonstraram que a presença de um padrão restritivo ou pseudonormal (Figura 16.40) do fluxo de entrada mitral durante infarto agudo do miocárdio identifica um subconjunto de pacientes com prognóstico substancialmente pior do que pacientes com relaxamento retardado. O fato de que o padrão "normal" de fluxo de entrada mitral confere um prognóstico ruim sugere que isto representa um padrão de propriedades diastólicas pseudonormais em vez de verdadeiramente normais. Estudos clínicos sugerem um desfecho adverso em 21% a 65% dos indivíduos com padrões de enchimento restritivo (ou pseudonormal) na presença de infarto agudo do miocárdio em comparação com desfechos adversos de 13% a 24% em pacientes com padrões de relaxamento retardado (Quadro 16.8). A ampla faixa de padrões de fluxo de entrada que pode existir imediatamente antes do infarto do miocárdio complica a avaliação dos padrões de fluxo de entrada da valva mitral. Embora se possa pressupor propriedades diastólicas normais em um paciente jovem saudável antes do infarto do miocárdio, na população idosa com hipertrofia ventricular esquerda coexistente ou outra doença (inclusive infarto do miocárdio prévio), não se pode presumir que o paciente começou com função diastólica basal normal. No entanto, a detecção de um padrão clássico de fluxo de entrada restritivo leva a um prognóstico adverso a despeito da presença, natureza e grau de anormalidades básicas preexistentes.

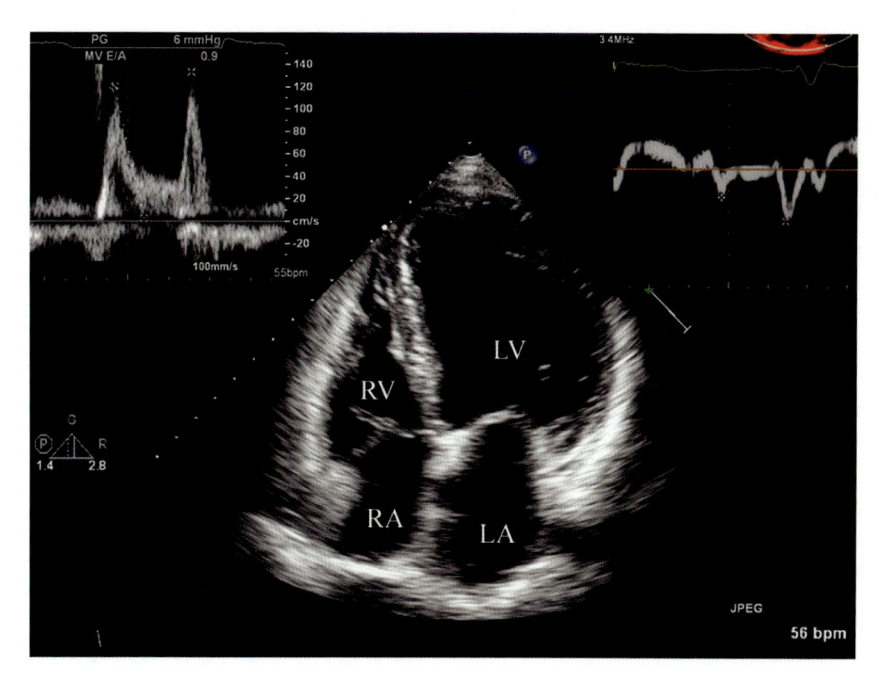

FIGURA 16.38 Incidência apical de quatro câmaras registrada em um paciente com infarto do miocárdio agudo no território da descendente anterior esquerda. Observe a geometria normal do ventrículo esquerdo e a anormalidade na movimentação septal e apical na imagem em tempo real. O fluxo de entrada da valva mitral revela uma relação E/A de 0,9 com reversão correspondente da relação e'/a' anular observada no detalhe superior direito, compatível com disfunção diastólica grau I. LA, átrio esquerdo; LV, ventrículo esquerdo; RA, átrio direito; RV, ventrículo direito.

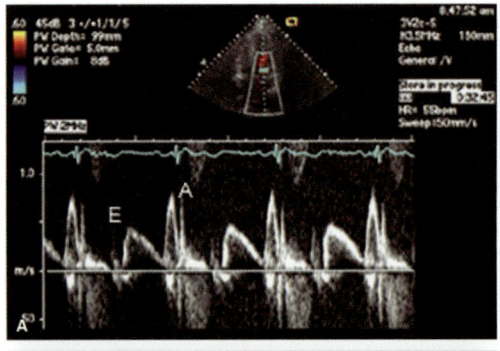

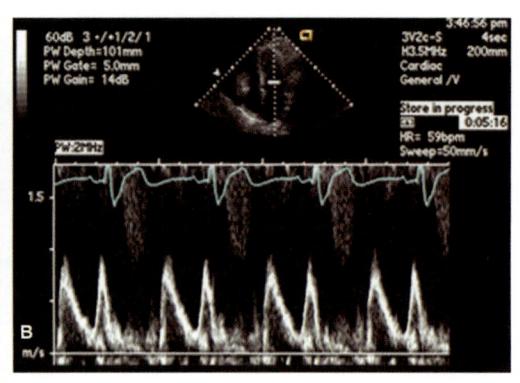

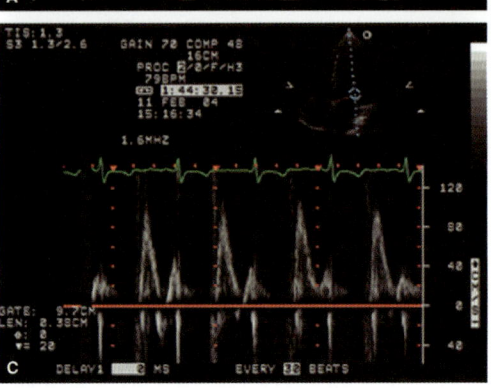

FIGURA 16.39 Fluxo de entrada mitral registrado em três pacientes com infarto agudo do miocárdio. Relaxamento retardado clássico **(A)** e um padrão restritivo **(C)**. **B:** Um padrão de fluxo de entrada mitral aparentemente normal. Entretanto, na presença de infarto agudo do miocárdio no qual esperar-se-ia função diastólica anormal, isso mais provavelmente representa um padrão de fluxo de entrada pseudo-normal.

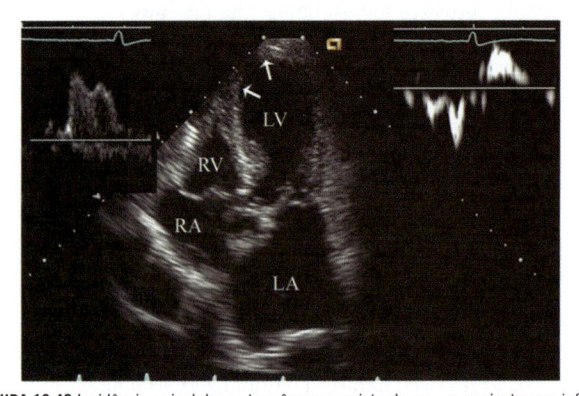

FIGURA 16.40 Incidência apical de quatro câmaras registrada em um paciente com infarto do miocárdio na distribuição da descendente anterior. Neste caso, observe a remodelação precoce e a significativa anormalidade na movimentação parietal septal e apical na imagem em tempo real. Nos detalhes pequenos, observe a relação E/A valvar mitral "normal" mas o padrão revertido das velocidades anulares sugerindo enchimento pseudonormal ou disfunção diastólica grau 2. LA, átrio esquerdo; LV, ventrículo esquerdo; RA, átrio direito; RV, ventrículo direito.

Complicações do Infarto Agudo do Miocárdio

Praticamente todas as complicações mecânicas do infarto agudo do miocárdio podem ser diagnosticadas pela ecocardiografia bidimensional. Na maioria dos casos, a varredura transtorácica de rotina é suficiente para essa avaliação. Obviamente, as imagens com Doppler com fluxo colorido são parte integrante de um exame abrangente em pacientes com infarto agudo do miocárdio e são cruciais para detecção e quantificação de lesões como regurgitação mitral ou tricúspide e defeito no septo ventricular. Se a imagem transtorácica for de baixa qualidade, como pode ser o caso em pacientes criticamente enfermos, a ecocardiografia transesofágica em geral oferece as informações diagnósticas necessárias.

Derrame Pericárdico

O derrame pericárdico transitório não é incomum após infarto agudo do miocárdio. Tipicamente ele é observado no infarto do

		Acompanhamento			% com	% sem
Referências	**Núm.**	**(meses)**	**Parâmetro**	**Desfecho**	**Evento Adverso**	**Evento Adverso**
Barzilai et al., 1990	849	48	Na internação sopro de RM	Morte	36	15
Feinberg et al., 2000	417	12	≥ RM discreta	Morte	16	4,8
Grigioni et al., 2001	303	60	RM em ≥ 16 d S/P IM	Morte	62 ± 5	39 ± 6
Møller et al., 2000	125	12 ± 7	Normal	Morte	0	
			RR		13	
			PN		48	
			PER		65	
Cerisano et al., 2001	104	32 ± 10	TD ≤ 130 ms	Morte	21	3
Møller et al., 2003	799	34	Normal	Morte	15	
			RR		24	
			PER		50	
Hillis et al., 2004	250	13	E/e' > 15	Morte	26	6

Quadro 16.8 Aspectos Prognósticos no Infarto Agudo do Miocárdio

RR, relaxamento retardado; TD, tempo de desaceleração; E/e', relação entre velocidade E anular e mitral; RM, regurgitação mitral; PN, fluxo de entrada pseudonormal; PER, padrão de enchimento restritivo; S/P IM, situação após IM.

miocárdio transmural ou com onda Q e só raramente no infarto sem onda Q. Estudos cuidadosos de acompanhamento realizados antes da era intervencionista demonstraram que 30% a 40% dos pacientes com infarto agudo transmural (elevação do segmento ST) têm um derrame pericárdico transitório pequeno (Figura 16.41). A gênese desse derrame presume-se ser inflamação epicárdica, e ele pode ser visto na ausência de qualquer sintoma específico de doença pericárdica aguda. Maiores quantidades, ou acúmulo de fluido suficiente para resultar em comprometimento hemodinâmico, são raras no infarto do miocárdio não complicado. Um derrame maior ou com aspecto hemorrágico deve sempre levantar a suspeita de ruptura do miocárdio.

Uma pericardite retardada (síndrome de Dressler) após infarto do miocárdio também foi descrita, mas parece ser menos prevalente do que quando originalmente descrita. Esta síndrome consiste em dor recorrente com fluido pericárdico, tipicamente 6 semanas a 3 meses depois do infarto do miocárdio. O aspecto e o comportamento do derrame são similares aos causados por qualquer outra causa, e, como nos outros derrames pequenos que se acumulam durante a fase aguda do infarto do miocárdio, raramente levam a comprometimento hemodinâmico.

O cenário mais preocupante no qual o derrame pericárdico é visto ocorre na ruptura iminente ou parcial da parede ventricular. Isto pode ser visto na presença de expansão do infarto e clinicamente na presença de dor torácica recorrente e muitas vezes com alterações eletrocardiográficas dinâmicas, mas sem aumentos adicionais dos níveis enzimáticos. O acúmulo de fluido neste caso representa inflamação da parede adelgaçada, expandida e/ou extravasamento direto de sangue através de ruptura miocárdica parcial. O fluido pericárdico pode ter um aspecto leitoso ou conter densidades homogêneas de ecos que sugerem hemorragia. A Figura 16.42 foi registrada em um paciente que desenvolveu dor recorrente e alterações eletrocardiográficas 3 dias depois de um infarto do miocárdio transmural de parede inferior. Neste quadro, a presença de derrame pericárdico é um aviso sombrio de que ocorreu ruptura parcial ou a ruptura é iminente. Na maioria dos casos, não haverá características diferenciadoras de derrame em qualquer uma dessas três situações e a patologia básica presume-se no momento ou a partir da apresentação clínica.

Expansão do Infarto/Remodelação Aguda

Mesmo na presença de infarto agudo, o miocárdio de espessura normal tem uma força tensiva quase normal. A expansão do infarto representa adelgaçamento agudo da parede ventricular com dilatação aneurismática que ocorre 24 a 72 h depois de um infarto transmural. Isso representa um fenômeno de remodelação aguda e acarreta implicações prognósticas significativas. Essa complicação não é vista no infarto do miocárdio não transmural. Ela é mais comum no infarto do miocárdio anteroapical

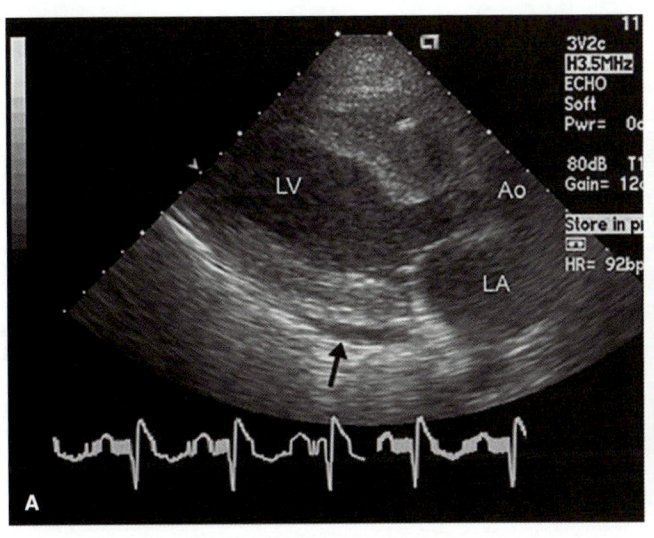
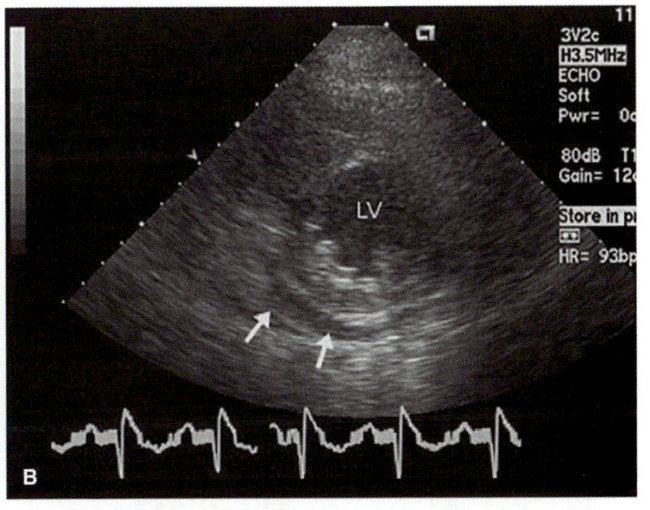

FIGURA 16.41 A, B: Ecocardiogramas paraesternais de eixo longo e de eixo curto obtidos em um paciente com infarto agudo do miocárdio anteroapical e um pequeno derrame pericárdico (*setas*). Ao, aorta; LA, átrio esquerdo; LV, ventrículo esquerdo.

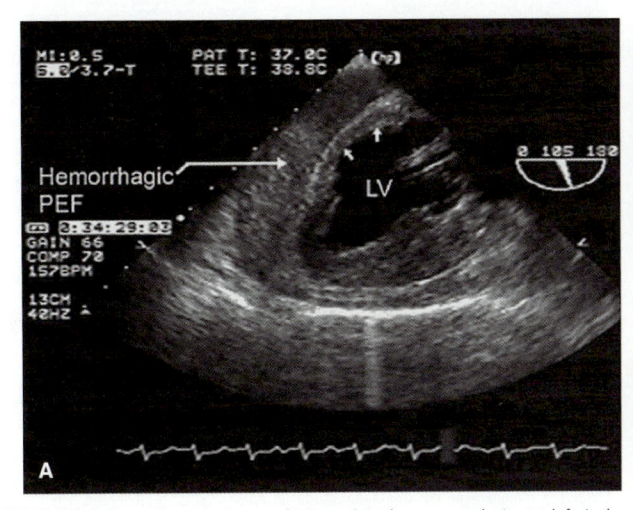
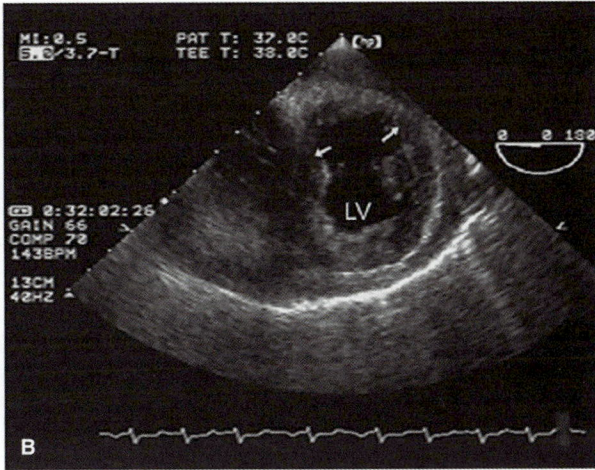

FIGURA 16.42 A, B: Ecocardiograma transesofágico registrado em um paciente com infarto do miocárdio inferior. Observe o adelgaçamento agudo da parede inferior (*setas*) e o fluido ecodenso preenchendo o espaço pericárdico representando hemorragia oriunda de uma ruptura parcial da parede inferior infartada. LV, ventrículo esquerdo.

do que no de parede posterior. Ecocardiograficamente se detecta um abaulamento aneurismático do miocárdio bastante típico, mas sem o aparecimento de fibrose densa. A parede na área da expansão do infarto consiste em tecido miocárdico necrótico que, como ele se expandiu ou estirou sobre uma grande superfície endocárdica, pode ter até mesmo 3 a 5 mm de espessura em vez do normal de 8 a 10 mm. A parede fina necrótica tem uma força tensiva baixa e antecede a maioria das complicações mecânicas. A Figura 16.43 esquematiza esse fenômeno. As Figuras 16.44 e 16.45 foram registradas em um paciente 24 a 36 h após infarto do miocárdio anteroapical e são exemplos de expansão aguda do infarto. Essa complicação deve ser reconhecida, pois que é a precursora de complicações mecânicas como ruptura de parede livre, ruptura do septo ventricular e ruptura de músculo papilar. Estudos já feitos sugerem uma taxa de mortalidade hospitalar a curto prazo de até 40% nos pacientes com esse fenômeno.

Ruptura de Parede Livre

A ruptura de parede livre do ventrículo esquerdo é geralmente fatal. Em casos excepcionais, a ruptura ocorre a tempo de poder ainda ser feita cirurgia e correção cardiovasculares imediatas. Assim, existem poucos ecocardiogramas registrados de pacientes com ruptura aguda da parede livre. A Figura 16.42 foi registrada em um paciente com ruptura de parede livre na qual se pode ver um grande derrame pericárdico hemorrágico bem como um aneurisma agudo (expansão do infarto) na parede posterior. A ruptura da parede livre muitas vezes resulta em acúmulo instantâneo de hemorragia compressiva pericárdica maciça e morte.

Trombo Ventricular

Antes da era da reperfusão aguda no infarto do miocárdio, o trombo ventricular era relatado em 25% a 40% dos pacientes com

infarto do miocárdio de parede anterior. A maioria dos trombos agudos estava associada a infarto do miocárdio anteroapical com áreas relativamente extensas de movimentação parietal anormal. Eram raramente relatados em infarto do miocárdio de parede inferior. A Figura 16.46 foi registrada em um paciente com infarto agudo do miocárdio e formação precoce de trombo. Vários estudos têm examinado o momento em que ocorrem os trombos. O momento em que com maior frequência ocorre a formação de trombo parece ser aproximadamente 72 h; entretanto, nos infartos maiores, com grandes áreas de acinesia apical e fluxo sanguíneo lento, eles podem se formar nas primeiras horas do evento agudo. Um trombo no infarto agudo do miocárdio tem as mesmas características que as no infarto crônico e pode ser lami-

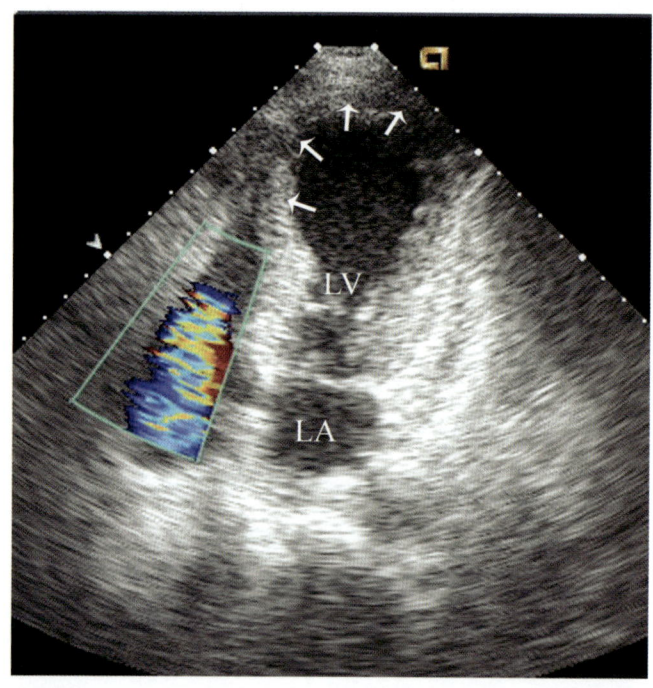

FIGURA 16.44 Incidência apical de quatro câmaras fora de eixo registrada 24 h após apresentação em um paciente com artéria coronária descendente anterior esquerda totalmente ocluída e que não foi submetido a reperfusão. Observe a acentuada discinesia sistólica do septo distal e ápice na imagem em tempo real e a geometria anormal presente na diástole, compatíveis com expansão aguda do infarto. Observe a regurgitação tricúspide moderada. LA, átrio esquerdo; LV, ventrículo esquerdo.

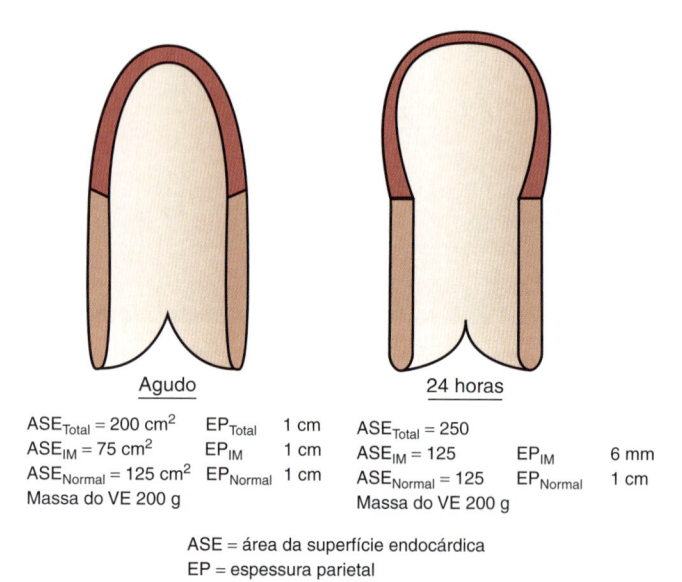

Agudo			24 horas		
ASE$_{Total}$ = 200 cm^2	EP$_{Total}$	1 cm	ASE$_{Total}$ = 250		
ASE$_{IM}$ = 75 cm^2	EP$_{IM}$	1 cm	ASE$_{IM}$ = 125	EP$_{IM}$	6 mm
ASE$_{Normal}$ = 125 cm^2	EP$_{Normal}$	1 cm	ASE$_{Normal}$ = 125	EP$_{Normal}$	1 cm
Massa do VE 200 g			Massa do VE 200 g		

ASE = área da superfície endocárdica
EP = espessura parietal
☐ = Miocárdio normal
☐ = Infarto do miocárdio

FIGURA 16.43 Representação esquemática de expansão do infarto. **À esquerda:** Geometria ventricular esquerda normal com infarto agudo do miocárdio transmural das porções apicais do ventrículo esquerdo. No quadro agudo, há uma espessura similar tanto no tecido infartado quanto no não infartado. Para este exemplo hipotético, uma área da superfície endocárdica inicial de 200 cm^2 é presumida com espessura parietal uniforme de 1 cm, resultando em uma massa ventricular esquerda de 200 g. Neste momento do infarto agudo do miocárdio, a área total da superfície endocárdica é de 200 cm^2, a qual é composta de 125 cm^2 de tecido normal e 75 cm^2 de tecido infartado. Devido à expansão do infarto, ocorreu dilatação apical de modo que a área total da superfície endocárdica agora é de 250 cm^2, a qual consiste em 125 cm^2 de tecido normal e 125 cm^2 de tecido infartado. Como a quantidade total de miocárdio não aumentou, há um adelgaçamento obrigatório do tecido infartado de modo que a espessura parietal agora é de 6 mm na área infartada *versus* 1,0 cm nas áreas normais. A área expandida consiste em miocárdio necrótico com força tensiva reduzida, a qual é precursora de complicações mecânicas como ruptura miocárdica.

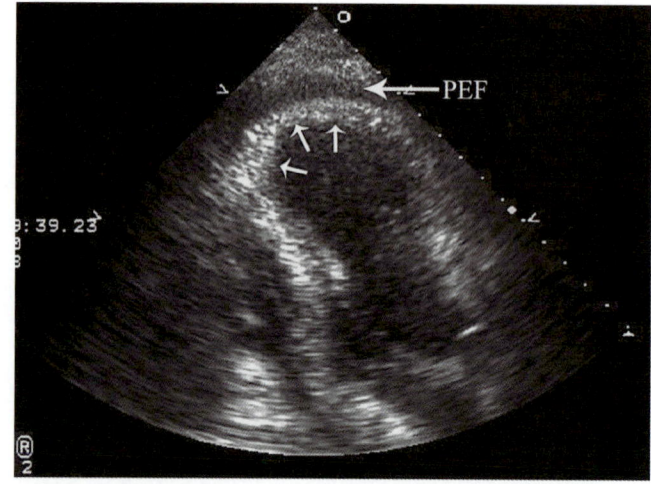

FIGURA 16.45 Incidência apical expandida registrada em um paciente 24 h após a apresentação com infarto anterior agudo com elevação do segmento ST. Nesta imagem diastólica observe a remodelação por dilatação aguda do ápice (*setas*) representando remodelação aguda ou expansão. Observe também o pequeno derrame pericárdico sugestivo de inflamação epicárdica ou ruptura parcial. PEF, derrame pericárdico.

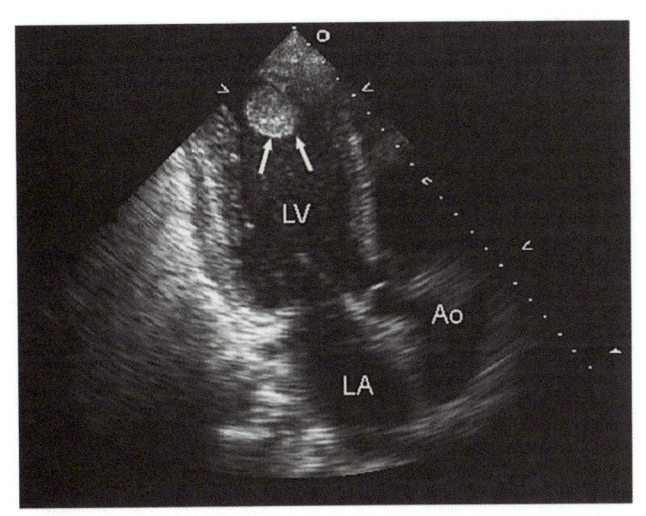

FIGURA 16.46 Incidência apical de eixo longo registrada em um paciente com infarto do miocárdio anteroapical extenso. Observe o trombo pedunculado móvel que se formou agudamente neste quadro. Ao, aorta; LA, átrio esquerdo; LV, ventrículo esquerdo.

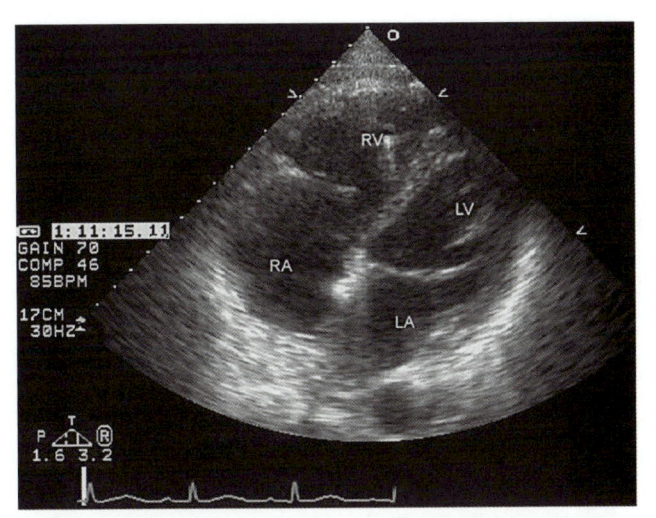

FIGURA 16.47 Incidência apical de quatro câmaras fora de eixo registrada em um paciente com infarto do miocárdio inferior complicado por infarto ventricular direito. Observe a dilatação acentuada do ventrículo direito com hipocinesia da parede livre do ventrículo direito na imagem em tempo real. LA, átrio esquerdo; LV, ventrículo esquerdo; RA, átrio direito; RV, ventrículo direito.

nar, pedunculado ou móvel. A possibilidade de eventos embólicos subsequentes é maior para os trombos pedunculados ou móveis e maior com a combinação de características. A ecocardiografia bidimensional pode ser usada para documentar a resolução de um trombo ventricular com terapia anticoagulante. É de se notar que vários estudos demonstram que os pacientes ainda correm risco de formação de trombo ventricular, mesmo na era intervencionista e lítica, quando a terapia trombolítica combinada com heparina possa ter sido administrada.

Infarto Ventricular Direito

O infarto do ventrículo direito ocorre mais comumente (> 90%) em conjunto com o infarto do miocárdio de parede inferior. Em raras ocasiões, os pacientes têm infarto no território da artéria descendente anterior esquerda e envolvimento concomitante do ventrículo direito. Isso tipicamente se deve a uma variação na anatomia coronária na qual ramos ventriculares direitos têm origem na artéria descendente anterior esquerda. A grande maioria dos infartos de ventrículo direito, entretanto, ocorre na presença de infarto de parede inferior devido à oclusão da porção proximal da artéria coronária direita. Em muitos casos, a anormalidade na movimentação parietal da parede inferior pode ser relativamente pequena e a função sistólica global ventricular esquerda pode parecer preservada. A Figura 16.47 foi obtida de um paciente com infarto do miocárdio de parede inferior e infarto concomitante ventricular direito. Em muitos casos, graus mais sutis de disfunção ventricular direita estarão presentes com franca dilatação e acinesia da parede pode não ser notada. Por causa da dilatação do ventrículo direito, é comum regurgitação tricúspide funcional e associada a uma velocidade de regurgitação tricúspide relativamente baixa (Figura 16.48).

O infarto ventricular direito acarreta graus variáveis de disfunção e elevação das pressões diastólicas no coração direito, as quais muitas vezes são sutis e transitórias. Uma manifestação inicial de pressões elevadas no coração direito é o arqueamento persistente do septo atrial da direita para a esquerda sugerindo que as pressões atriais direitas estão elevadas frente às pressões atriais esquerdas. Além disso, por causa da dilatação atrial direita, um forame oval pérvio pode se manifestar e uma comunicação da direita para a esquerda pode ser demonstrada pela ecocardiografia com contraste salino (Figuras 16.49 a 16.51). Ocasionalmente, a magnitude da derivação da direita para a esquerda resulta em hipoxia clinicamente relevante. Técnicas intervencionistas para fechar o forame oval pérvio vêm sendo empregadas

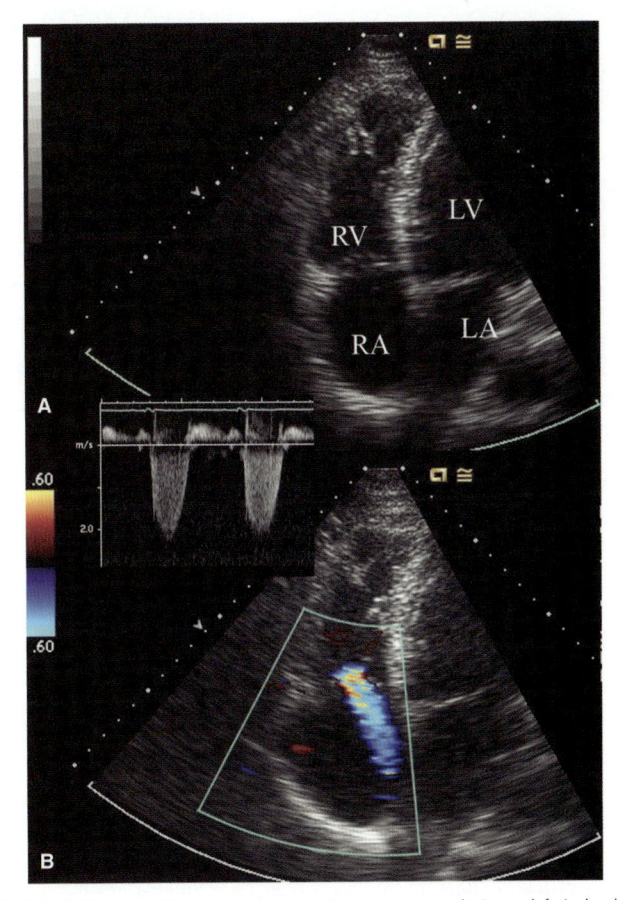

FIGURA 16.48 A, B: Incidência apical de quatro câmaras em um paciente com infarto do miocárdio inferior complicado por infarto ventricular direito. **A:** Observe a dilatação do ventrículo direito e, no painel inferior, a regurgitação tricúspide secundária. Observe (detalhe pequeno) a velocidade relativamente baixa da regurgitação tricúspide de aproximadamente 2,1 m/s, que seria incompatível com regurgitação mitral funcional decorrente de hipertensão pulmonar. LA, átrio esquerdo; LV, ventrículo esquerdo; RA, átrio direito; RV, ventrículo direito.

com sucesso variável, em grande parte porque o desfecho geral está mais relacionado com a magnitude da disfunção ventricular direita.

Evidências de envolvimento ventricular direito podem ser transitórias em muitos casos e a disfunção não se deve a infarto

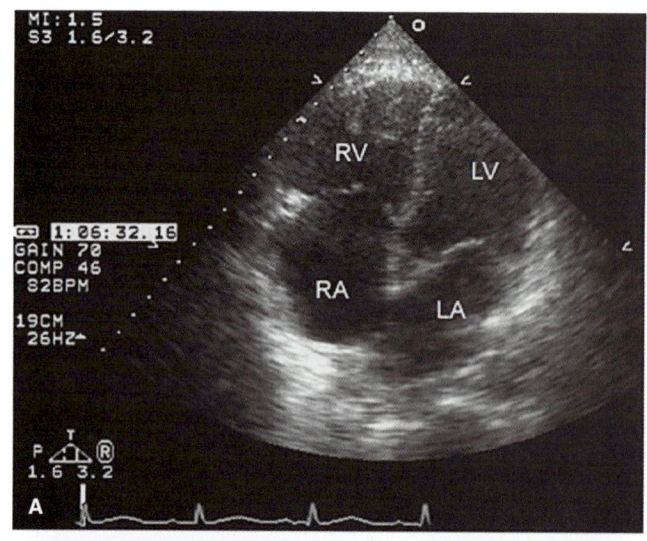

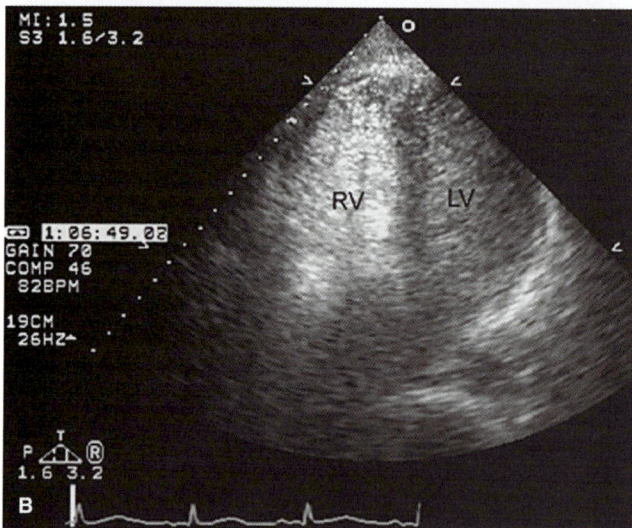

FIGURA 16.49 Incidência apical de quatro câmaras registrada em um paciente com infarto do miocárdio inferior limitado complicado por infarto substancial ventricular direito. **A:** Observe a acentuada dilatação do átrio direito e ventrículo direito e função sistólica ventricular direita reduzida. **B:** Obtida após injeção de contraste intravenoso de soro fisiológico revelando uma derivação significativa da direita para a esquerda. LA, átrio esquerdo; LV, ventrículo esquerdo; RA, átrio direito; RV, ventrículo direito. ⬬

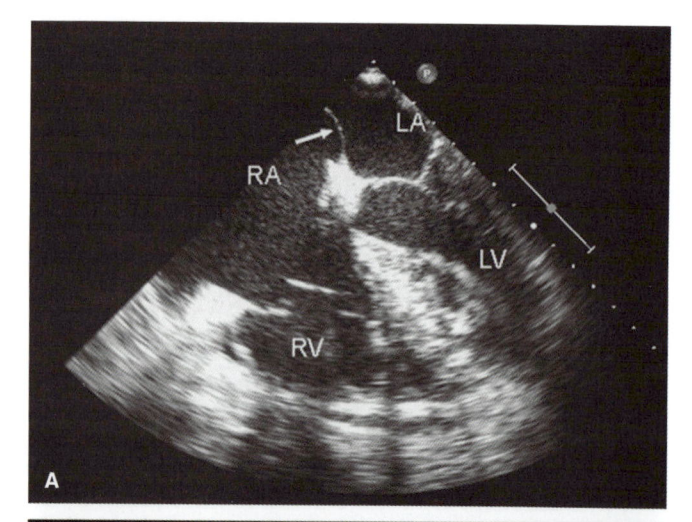

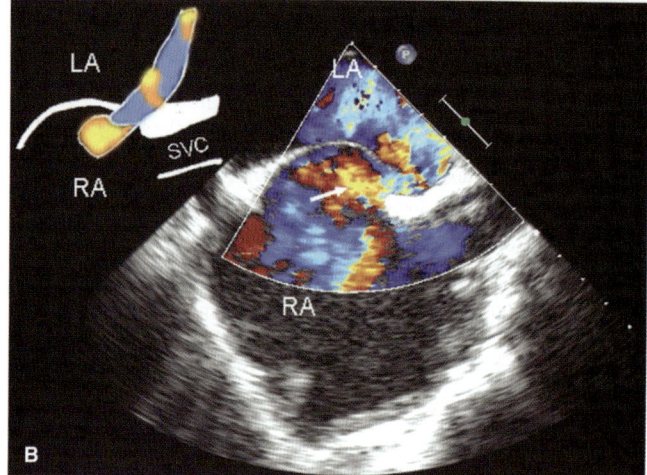

FIGURA 16.50 Ecocardiograma transesofágico registrado em um paciente com infarto do miocárdio inferior limitado e função ventricular esquerda preservada complicado por infarto ventricular direito substancial. A evolução do paciente foi complicada por profunda hipoxia refratária. **A:** Observe a dilatação do átrio direito e arqueamento persistente da direita para a esquerda (*seta*) compatível com elevação acentuada da pressão atrial direita. **B:** Observe o forame oval pérvio com derivação da direita para a esquerda na imagem com fluxo colorido (*seta*). LA, átrio esquerdo; LV, ventrículo esquerdo; RA, átrio direito; RV, ventrículo direito; SVC, veia cava superior. ⬬

do miocárdio, mas somente a isquemia transitória. Regurgitação mitral ou defeito no septo ventricular concomitantes aumentam o trabalho do ventrículo direito agudamente e a combinação de envolvimento do ventrículo direito com qualquer uma dessas entidades confere um prognóstico substancialmente pior.

Regurgitação Mitral Aguda

A regurgitação mitral após infarto agudo do miocárdio ocorre em decorrência de dois mecanismos básicos. Primeiro, intimamente relacionado com a expansão do infarto, é a ruptura ou ruptura parcial de músculo papilar. Isso resulta em valva mitral frouxa e regurgitação mitral grave aguda. A ruptura aguda de um músculo papilar raramente envolve toda a sua extensão. Mais comumente, uma das cabeças do músculo está envolvida, resultando em frouxidão parcial. A ruptura de músculo papilar mais comumente envolve o músculo posteromedial que tem um suprimento sanguíneo único da artéria descendente posterior esquerda em vez de um suprimento duplo que está presente no músculo papilar anterolateral. Há uma grande variedade de tamanho de infarto do miocárdio que pode estar associada a ruptura de músculo papilar, e muitos pacientes apresentam disfunção ventricular es-

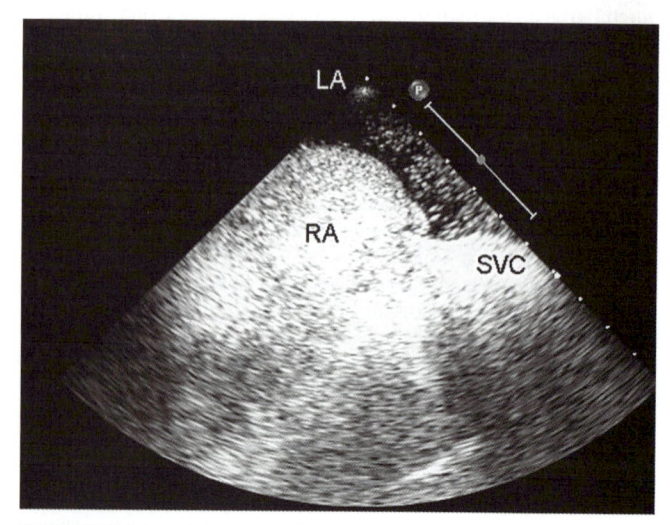

FIGURA 16.51 Injeção de contraste salino feita no mesmo paciente mostrado na Figura 16.50. Observe a significativa derivação da direita para a esquerda na ecocardiografia com contraste, cuja magnitude é mais bem apreciada na imagem em tempo real. LA, átrio esquerdo; RA, átrio direito; SVC, veia cava superior. ⬬

querda global relativamente limitada. Por causa da regurgitação mitral grave aguda, o ventrículo esquerdo pode estar hiperdinâmico, mascarando uma anormalidade na movimentação parietal limitada. A não ser que a regurgitação mitral se desenvolva em um quadro de disfunção diastólica crônica ou regurgitação mitral prévia, o átrio esquerdo muitas vezes tem tamanho normal.

A ruptura de músculo papilar deve ser suspeitada em um paciente com infarto agudo do miocárdio que desenvolve um novo sopro holossistólico e evidência de insuficiência cardíaca congestiva. O diagnóstico diferencial obviamente é entre ruptura de músculo papilar e defeito agudo no septo ventricular. As Figuras 16.52 a 16.56 foram registradas em um paciente com ruptura de músculo papilar no quadro de infarto agudo do miocárdio. Às vezes pode-se obter uma imagem em um paciente com necrose de músculo papilar, mas sem ruptura franca. Nesses casos, pode-se notar um formato, textura miocárdica ou movimentação anormal do músculo papilar.

Em imagens transtorácicas, a visibilização da própria ruptura da cabeça do músculo papilar pode ser problemática. A própria ruptura anatômica e cabeça flutuante são com mais frequência

diretamente visibilizadas com ecocardiografia transesofágica. Aquisição de imagens com fluxo colorido é crucial para se avaliar uma possível ruptura de músculo papilar. Um folheto mitral parcialmente frouxo muitas vezes enseja um jato mitral excêntrico, cuja direção é muitas vezes oposta à do folheto envolvido. O folheto posterior frouxo enseja um jato dirigido anteriormente. O oposto ocorre para o folheto anterior frouxo. O Doppler com fluxo colorido permite a clara separação da regurgitação mitral do defeito no septo ventricular na maior parte dos casos. Embora a partir de uma janela transtorácica não se possa ver diretamente a cabeça do músculo papilar rompida, a detecção de um jato de regurgitação mitral excêntrico com átrio esquerdo de tamanho relativamente normal é evidência indireta de que está presente uma regurgitação mitral aguda.

A ecocardiografia transesofágica oferece informações adicionais nas imagens em pacientes com suspeita de ruptura de músculo papilar. Muitas vezes é necessário excluir totalmente um defeito no septo ventricular, especialmente em pacientes que podem ter tido regurgitação mitral preexistente. As Figuras 16.53, 16.55 e 16.56 foram obtidas em pacientes com ruptura de mús-

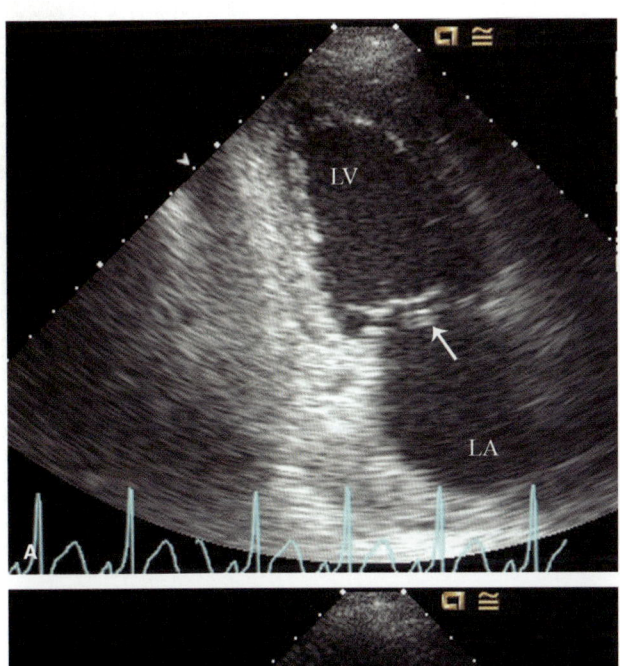

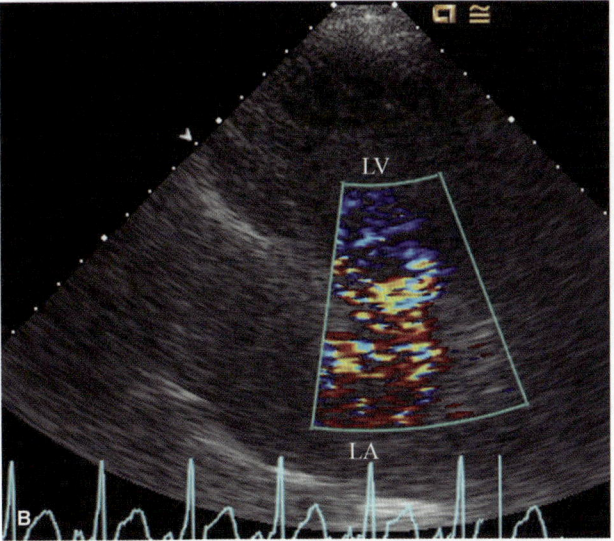

FIGURA 16.52 Incidência apical de duas câmaras registrada em um paciente com infarto do miocárdio de parede inferior e regurgitação mitral aguda relacionada com ruptura de músculo papilar. **A:** Observe a densidade de tecido mole dentro do átrio esquerdo, imediatamente atrás do folheto mitral (*seta*), representando a cabeça rompida do músculo papilar. **B:** Observe o jato de regurgitação mitral altamente desorganizado, representando regurgitação mitral moderada a grave. LA, átrio esquerdo; LV, ventrículo esquerdo.

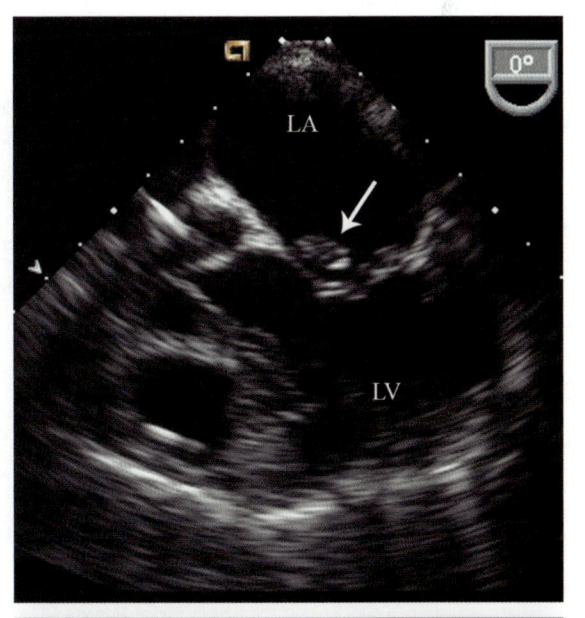

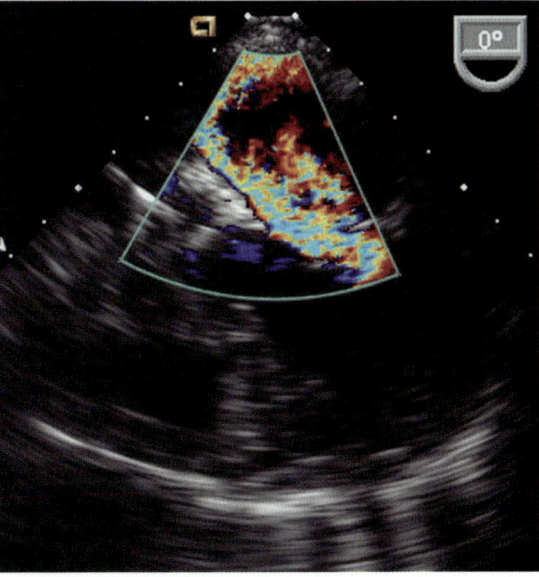

FIGURA 16.53 Ecocardiograma transesofágico registrado no mesmo paciente mostrado na Figura 16.52, também revelando músculo papilar rompido (*seta*) e um jato de regurgitação mitral altamente excêntrico. LA, átrio esquerdo; LV, ventrículo esquerdo.

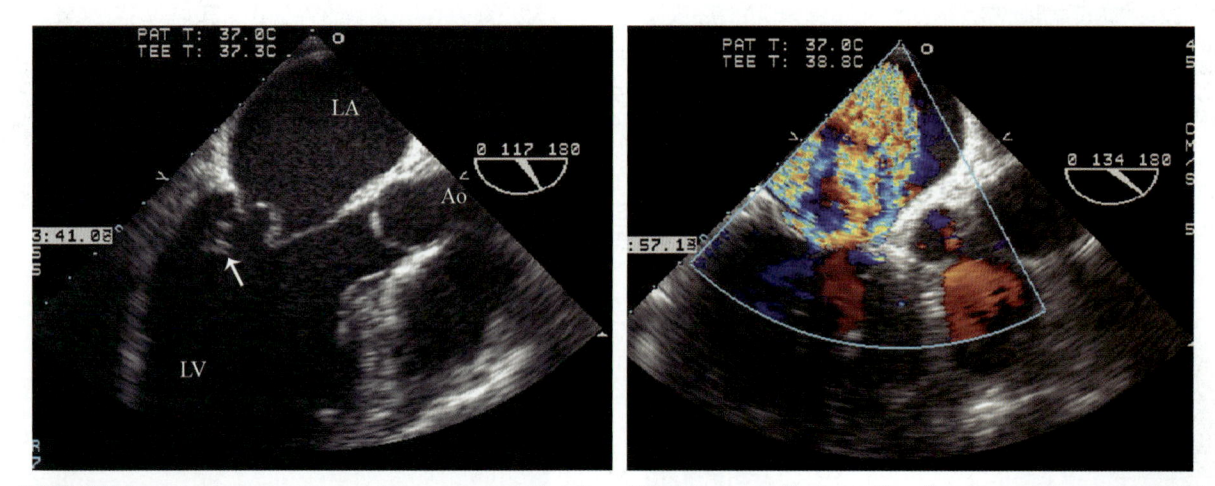

FIGURA 16.54 Ecocardiograma transesofágico registrado em um paciente com infarto do miocárdio de parede posterior e insuficiência cardíaca congestiva em associação com novo sopro de regurgitação mitral. **A:** Imagem com Doppler colorido confirma a presença de regurgitação mitral grave com tamanho atrial esquerdo relativamente normal. **B:** Levemente fora de eixo, visão ampliada da parede posterior. Observe o aspecto incomum da cabeça do músculo papilar (*seta*) e em tempo real, a desorganização da cabeça do músculo papilar compatível com ruptura. Ao, aorta; LA, átrio esquerdo; LV, ventrículo esquerdo.

FIGURA 16.55 Ecocardiograma transesofágico registrado no mesmo paciente da Figura 16.54. A imagem com Doppler colorido confirma a presença de regurgitação mitral grave com um jato bidirecional bastante complexo no átrio esquerdo. Observe o prolapso do folheto posterior mitral e a ecodensidade vaga da cavidade ventricular esquerda (*seta*) representando a cabeça rompida do músculo papilar. Ao, aorta; LA, átrio esquerdo; LV, ventrículo esquerdo.

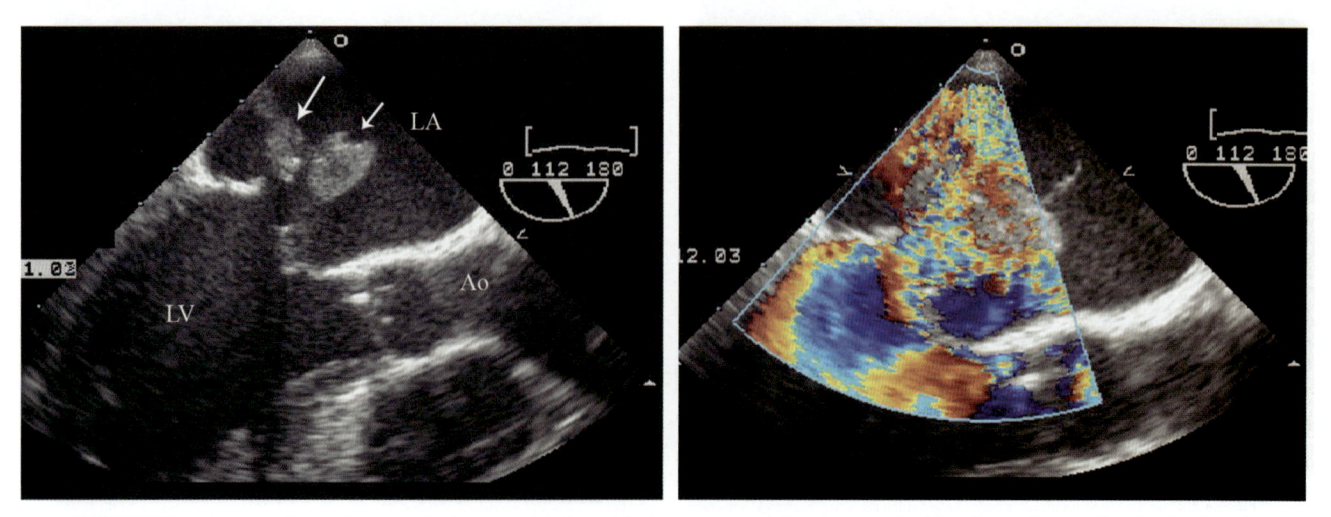

FIGURA 16.56 Ecocardiograma transesofágico registrado em um paciente com infarto agudo do miocárdio e choque cardiogênico relacionado com ruptura de músculo papilar. Neste caso, há ruptura de ambos músculos papilares com densidades tissulares suaves ligadas a ambos os folhetos anterior e posterior mitrais vistas no átrio esquerdo e sístole (*setas*). A imagem com Doppler colorido confirma a regurgitação mitral grave. Ao, aorta; LA, átrio esquerdo; LV, ventrículo esquerdo.

culo papilar nos quais a ecocardiografia transesofágica permitiu a visibilização da própria cabeça seccionada do músculo papilar aderida às cordoalhas tendíneas e folheto frouxo.

Além da dilaceração anatômica do aparelho valvar mitral, a regurgitação mitral pode ser resultado de distúrbios funcionais na coaptação da valva. Isto tipicamente se deve ao deslocamento apical de um músculo papilar, que retesa a ponta do folheto e interfere na coaptação normal. Dependendo do grau de deslocamento e de qual folheto é acometido, o jato regurgitante mitral pode ser central ou excêntrico e variar de leve a grave (Figura 16.57).

Ruptura do Septo Ventricular

Na era pré-intervencionista, o defeito septal ventricular ocorria em 3% a 5% dos infartos do miocárdio transmurais ou com onda Q. Ele pode ocorrer em qualquer ponto ao longo do septo ventricular desde a base até o ápice na distribuição tanto da artéria descendente anterior esquerda como da coronária direita. As artérias perfurantes septais posteriores na base do coração têm origem na artéria coronária direita e a oclusão da artéria coronária direita pode resultar em infarto da porção inferior proximal do septo com expansão do infarto e defeito do septo ventricular

na base do coração. As Figuras 16.58 a 16.62 foram obtidas em pacientes com infarto agudo do miocárdio e defeito no septo ventricular.

Ao se avaliarem pacientes quanto à presença de defeito no septo ventricular, frequentemente é necessário usar planos não convencionais de aquisição de imagens. Muitas vezes é mais vantajoso fazer uma varredura usando-se imagens com fluxo colorido em um esforço de identificar o fluxo patológico da esquerda para a direita em vez de fazê-la na procura do defeito anatômico. Uma vez identificado o fluxo anormal do ventrículo esquerdo para o ventrículo direito e maximizada a sua orientação, a cor então pode ser desligada e usadas imagens anatômicas. Conforme mencionado anteriormente, o plano de aquisição de imagens no qual o jato de fluxo colorido é mais bem identificado muitas vezes pode não corresponder aos planos tradicionais de aquisição de imagens. O defeito no septo ventricular após infarto agudo do miocárdio de parede anterior é imprevisível quanto à localização, podendo ocorrer em qualquer lugar no septo ventricular. Esses defeitos podem ter um trajeto sinuoso através do miocárdio, especialmente se somente tiver ocorrido uma ruptura parcial do septo.

Uma vez feito o diagnóstico de defeito no septo ventricular, há vários outros aspectos ecocardiográficos que impactam o

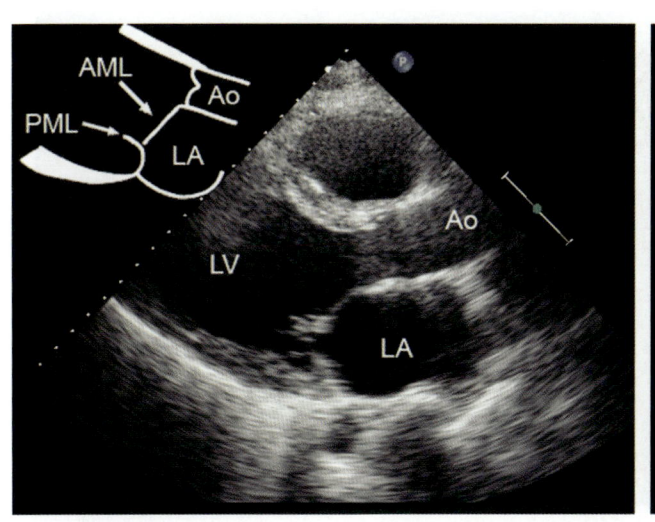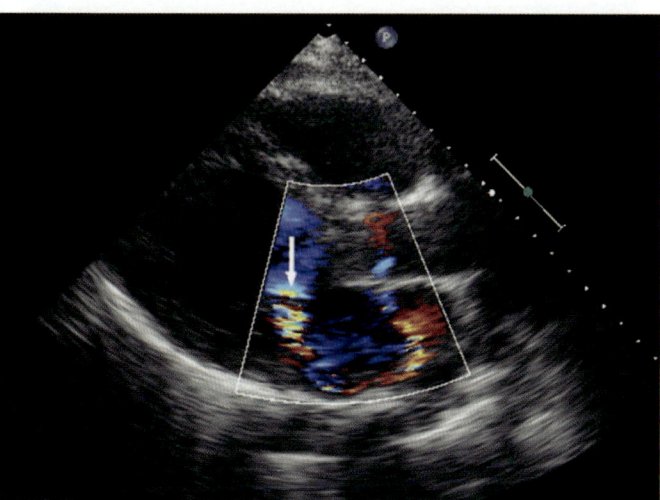

FIGURA 16.57 Ecocardiograma transtorácico registrado em um paciente com infarto agudo do miocárdio e restrição do folheto posterior mitral relacionada com anormalidades da parede ventricular esquerda lateral posterior subjacente. Observe o padrão anormal de coaptação do folheto posterior mitral atrás da ponta do folheto anterior e o jato excêntrico de regurgitação mitral. AML, folheto anterior mitral; Ao, aorta; LA, átrio esquerdo; LV, ventrículo esquerdo; PML, folheto posterior mitral.

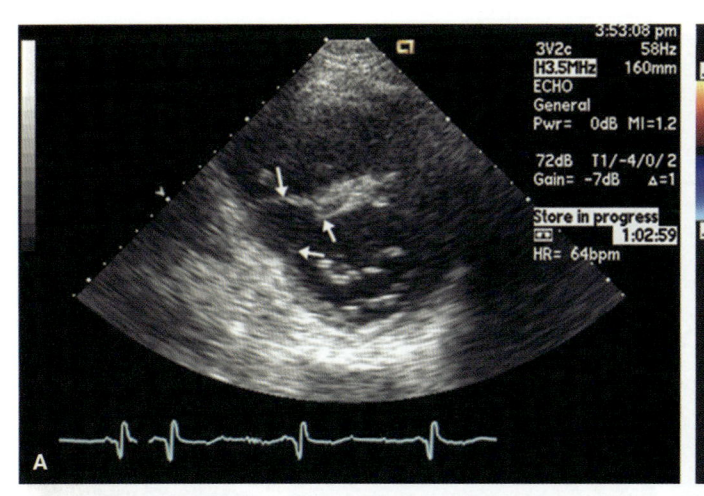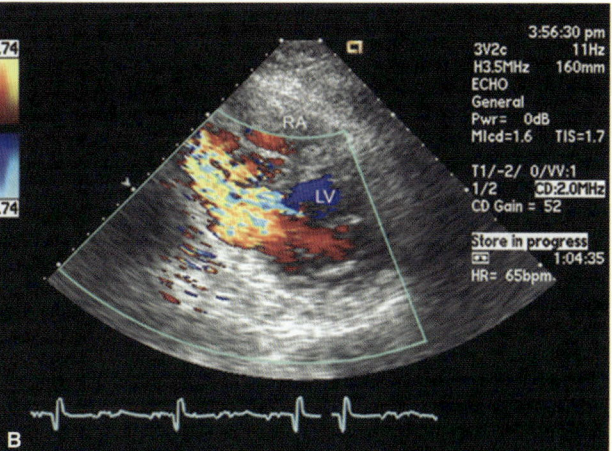

FIGURA 16.58 Incidência paraesternal de eixo curto registrada em um paciente com infarto do miocárdio extenso das paredes inferior e inferosseptal com ruptura parcial do septo. **A:** Observe o tecido aneurismático de parede muito fina se estendendo desde o septo inferior (*seta apontando para baixo*) e uma entrada relativamente estreita (*setas apontando para a esquerda*). **B:** Observe o sinal de fluxo colorido demonstrando fluxo turbulento acentuado da cavidade do ventrículo esquerdo para o interior do pseudoaneurisma e subsequentemente para o interior da cavidade ventricular direita.

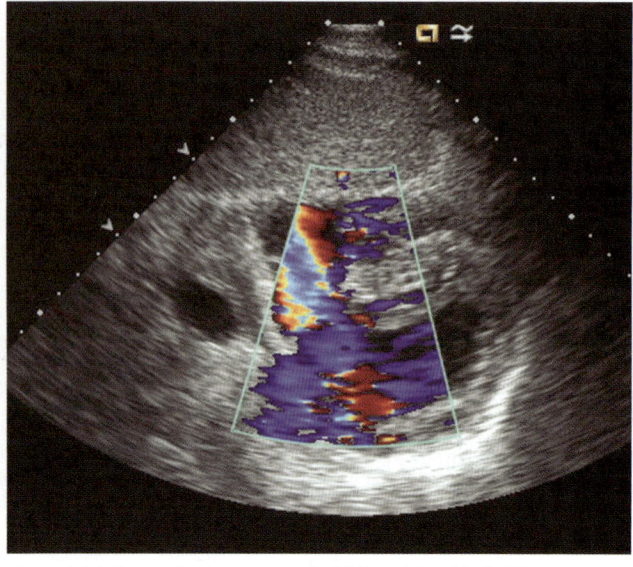

FIGURA 16.59 Imagens subcostais registradas em um paciente com infarto do miocárdio de parede inferior complicado por um grande defeito septal ventricular. Observe a nítida perda de tecido no septo inferior proximal no painel superior e o sinal de fluxo colorido do defeito septal ventricular de quase 2 cm de diâmetro.

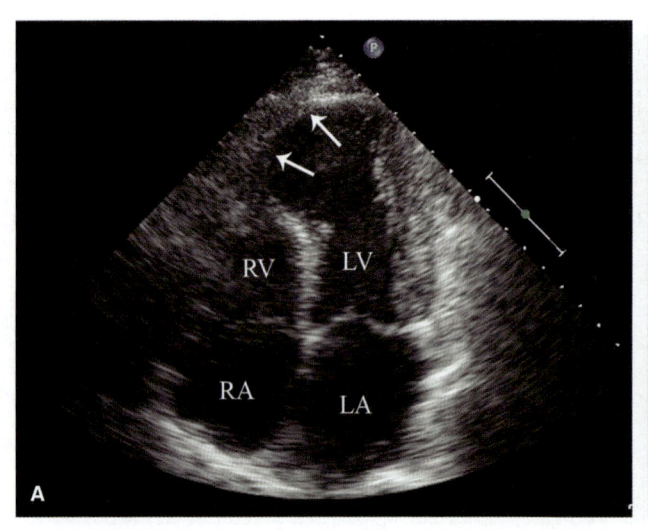
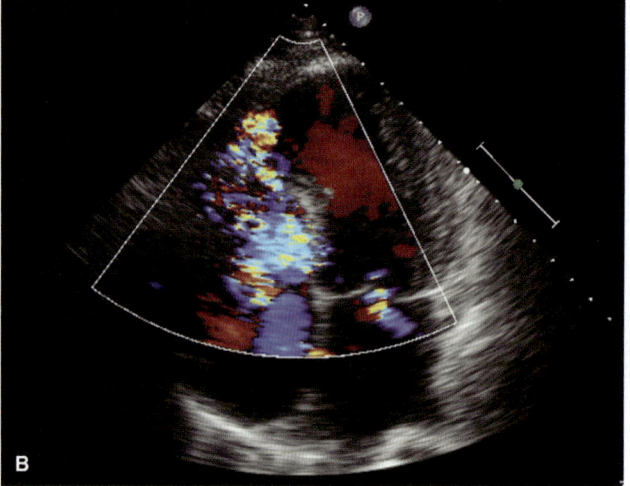

FIGURA 16.60 Incidência apical de quatro câmaras registrada em um paciente com infarto do miocárdio de parede anteroapical com expansão e um defeito septal ventricular no septo distal, **A:** Observe nesta imagem sistólica o nítido abaulamento patológico no septo distal, bem como o adelgaçamento da parede relacionada com a expansão do infarto. **B:** No painel inferior, observe o fluxo turbulento originário do ápice para o interior do ventrículo direito. LA, átrio esquerdo; LV, ventrículo esquerdo; RA, átrio direito; RV, ventrículo direito.

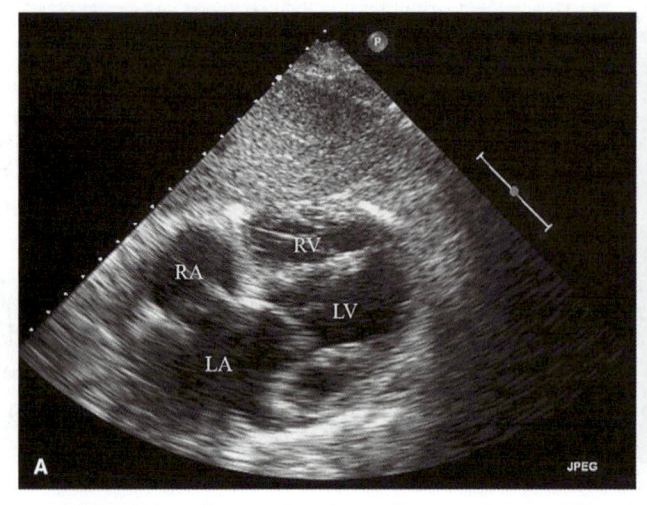
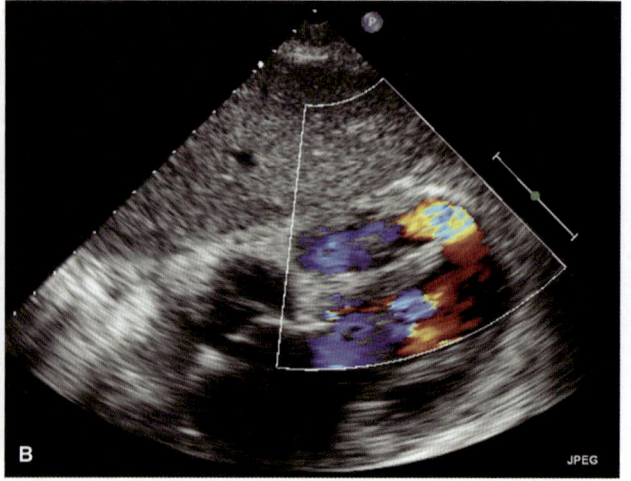

FIGURA 16.61 Ecocardiograma subcostal registrado em um paciente com defeito septal ventricular no septo distal. **A:** Observe o adelgaçamento patológico da porção apical do septo ventricular e em **B**, o sinal de fluxo colorido nítido compatível com um defeito septal ventricular apical. LA, átrio esquerdo; LV, ventrículo esquerdo; RA, átrio direito; RV, ventrículo direito.

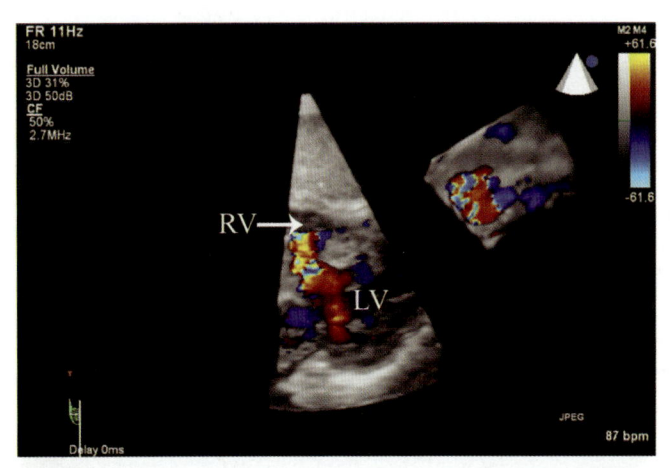

FIGURA 16.62 Ecocardiograma tridimensional transtorácico registrado no mesmo paciente mostrado na Figura 16.58. Estas imagens foram processadas a partir de uma série de sete subvolumes consecutivos. Na figura central, observe o defeito septal ventricular óbvio. O detalhe menor foi "podado" e proporciona uma visão de frente do próprio defeito septal ventricular. LV, ventrículo esquerdo; RV, ventrículo direito. ⬭

prognóstico. Estes incluem as condições gerais da função do ventrículo esquerdo, a presença de hipertensão pulmonar e a função do ventrículo direito. Na presença de defeito no septo ventricular em decorrência de infarto do miocárdio limitado e doença univascular, as paredes restantes se tornam tipicamente hiperdinâmicas. Por outro lado, se tiver ocorrido um infarto anteriormente, ou houver isquemia ou infarto multivascular, o ventrículo esquerdo pode ter disfunção sistólica global. Esta última impõe um prognóstico substancialmente pior do que se houver função ventricular esquerda preservada. Além disso, pequenos defeitos septais são substancialmente mais fáceis de serem abordados de um ponto de vista cirúrgico do que os defeitos septais maiores posteriores e assim acarretam uma mortalidade cirúrgica mais favorável. Defeito no septo ventricular concomitante com infarto ventricular direito, que tipicamente são vistos no infarto inferior, também acarretam um prognóstico substancialmente pior. As ecocardiografias tridimensional, transtorácica ou transesofágica podem ser usadas para caracterizar ainda mais o defeito com respeito a localização e tamanho (Figura 16.62).

Choque Cardiogênico

Uma apresentação adicional da doença arterial coronária pode ser o choque cardiogênico que ocorre no momento de uma síndrome coronária aguda ou se desenvolve subsequentemente a eventos coronários prévios. Clinicamente, esses pacientes apresentam uma combinação de insuficiência cardíaca congestiva e má perfusão, que podem ser rastreadas a uma etiologia cardíaca específica. A etiologia pode ser insuficiência de bomba ventricular esquerda grave isolada ou qualquer uma das complicações do infarto agudo previamente mencionadas, incluindo regurgitação mitral ou defeito septal ventricular graves agudos, infarto ventricular direito ou tamponamento cardíaco, bem como outras anormalidades menos comuns como obstrução dinâmica adquirida da via de saída. Todas essas anormalidades podem ser identificadas rapidamente pela ecocardiografia. Se o diagnóstico não for facilmente estabelecido pela imagem transtorácica, a ecocardiografia transesofágica geralmente é diagnóstica. Para pacientes que apresentam choque cardiogênico, a sobrevida está diretamente relacionada com o grau de disfunção de bomba, bem como com a gravidade da regurgitação mitral.

⠿ | Doença Arterial Coronária Crônica

As complicações da doença arterial coronária incluem aneurisma ventricular esquerdo, pseudoaneurisma, remodelação ventricular crônica, disfunção isquêmica crônica ("miocardiopatia isquêmica"), regurgitação mitral funcional e disfunção ventricular direita crônica, sendo que todas podem ser avaliadas pela ecocardiografia.

Aneurisma Ventricular Esquerdo

Antes da era das estratégias urgentes de reperfusão, o aneurisma ventricular surgia em aproximadamente 40% dos infartos do miocárdio anteriores e 20% dos posteriores. Tanto patológica quanto ecocardiograficamente, aneurisma é definido como sendo uma solução de continuidade nítida na geometria do contorno ventricular esquerdo presente tanto na sístole quanto na diástole e com substituição do miocárdio necrosado por tecido fibroso cicatricial. Por definição, ele não ocorre após infarto não transmural. Aproximadamente 6 semanas são necessárias para a formação de fibrose cicatricial. A expansão do infarto agudo pode ter um aspecto similar, mas é vista aproximadamente dentro de 1 a 4 dias. As Figuras 16.10 e 16.63 a 16.68 foram registradas em pacientes com aneurismas ventriculares esquerdos após infarto do miocárdio. Observe a ampla faixa de tamanho dos aneurismas. Geralmente, um aneurisma verdadeiro tem uma boca relativamente grande se comunicando com a cavidade do aneurisma em comparação ao colo estreito observado no pseudoaneurisma. Isso resulta em uma abertura gradual bastante ampla ao aneurisma ao contrário de uma abertura bem demarcada.

Há vários aspectos ecocardiográficos que devem ser registrados se a ressecção do aneurisma for contemplada. As indicações clínicas de ressecção de um aneurisma são insuficiência cardíaca rebelde do tratamento e, menos comumente, para o controle de arritmias. Mecanicamente, o aneurisma age como um espaço morto sem nenhuma capacidade de ejetar sangue a partir de seu volume diastólico. As outras paredes miocárdicas podem se mover normalmente; entretanto, a cavidade do aneurisma funciona como um segundo local para ejeção e assim compromete o volume de ejeção. Ao se contemplar a ressecção do aneurisma, é essencial se assegurar de que as porções basais das paredes cardíacas têm função normal. Isso pode ser feito por meio do cálculo da fração de ejeção da metade basal do ventrículo esquerdo. Um método simplificado para se avaliar a função basal é calcular o encurtamento fracional basal ou a alteração da área fracional por meio da incidência bidimensional de eixo curto na base do coração. Geralmente, se a função basal estiver normal e a fração de ejeção ou encurtamento fracional basal for maior que 35% ou 18%, respectivamente, então a ressecção do aneurisma tem mais chance de ser benéfica clinicamente. A Figura 16.63 foi obtida

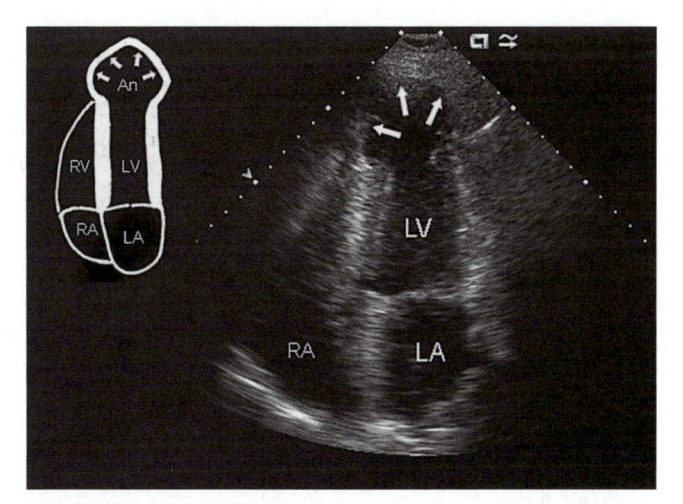

FIGURA 16.63 Incidência apical de quatro câmaras registrada em um paciente com infarto do miocárdio remoto de parede anteroapical complicado por um aneurisma apical. O aneurisma está localizado nos segmentos apicais com os dois terços basais do ventrículo esquerdo tendo retido a espessura parietal e função sistólica. An, aneurisma; LA, átrio esquerdo; LV, ventrículo esquerdo; RA, átrio direito; RV, ventrículo direito. ⬭

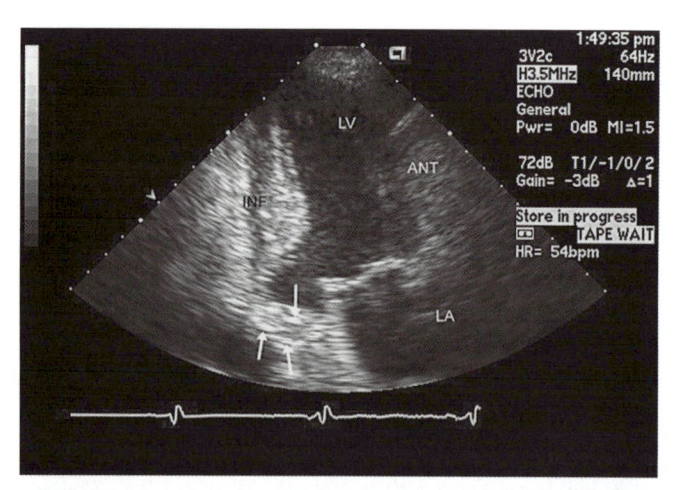

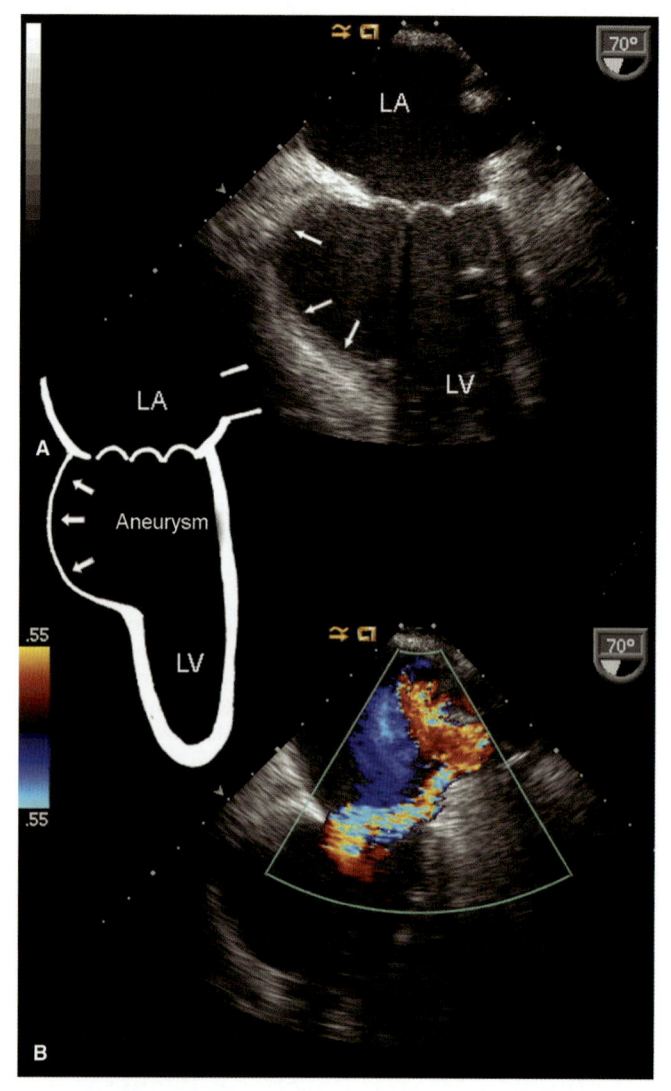

FIGURA 16.64 Incidência apical de quatro câmaras registrada em um paciente com um aneurisma anteroapical de grandes proporções. Neste fotograma telessistólico, observe a configuração "em lâmpada" do ventrículo esquerdo que está relacionada com a grande cavidade aneurismática dilatada e a função normal na base do ventrículo esquerdo. O esquema mostra o aneurisma, bem como o septo funcionante e parede lateral (chave). Observe também a posição do fluxo com contraste de ecocardiograma espontâneo na cavidade do ventrículo esquerdo. AN, aneurisma; LA, átrio esquerdo; LV, ventrículo esquerdo; RA, átrio direito; RV, ventrículo direito. ⬥

FIGURA 16.66 Incidência apical de quatro câmaras registrada em um paciente com infarto do miocárdio remoto e um nítido aneurisma basal. Neste caso, a parede mais externa do aneurisma é observada pelas *setas apontando para cima*. Observe o colo relativamente estreito do aneurisma e um trombo laminar (*seta apontando para baixo*). Em exemplos como este, pode ser difícil separar verdadeiro aneurisma de um pseudoaneurisma. ANT, parede anterior; INF, parede inferior; LA, átrio esquerdo; LV, ventrículo esquerdo. ⬥

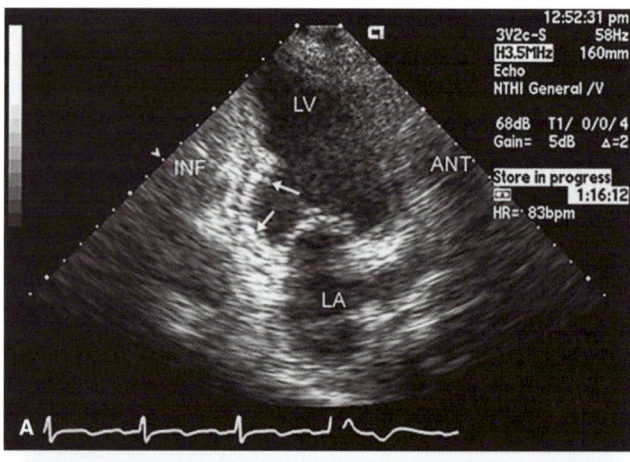

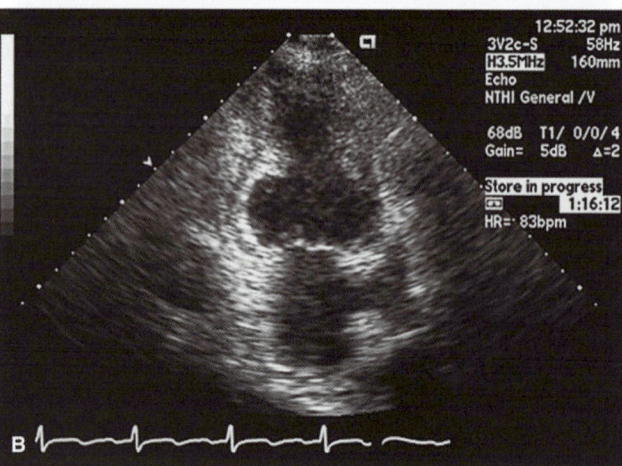

FIGURA 16.65 Incidência apical de quatro câmaras registrada na diástole (**A**) e na sístole (**B**) em um paciente com infarto do miocárdio remoto inferior e aneurisma inferior na base do coração. **A:** Registrada na diástole, observe a geometria anormal da parede inferior proximal (*setas*). Esta anormalidade é ainda mais proeminente na imagem obtida na sístole (**B**) na qual se pode apreciar a contratilidade preservada das paredes inferior distal e anterior. ANT, parede anterior; INF, parede inferior; LA, átrio esquerdo; LV, ventrículo esquerdo. ⬥

FIGURA 16.67 Ecocardiograma transesofágico registrado em um paciente com infarto do miocárdio remoto inferior e um extenso aneurisma (Aneurysm) de parede inferoposterior (*setas*) (**A**). **B:** Observe o deslocamento apical do músculo papilar que resultou em regurgitação mitral significativa mostrada na imagem com Doppler com fluxo colorido. ⬥

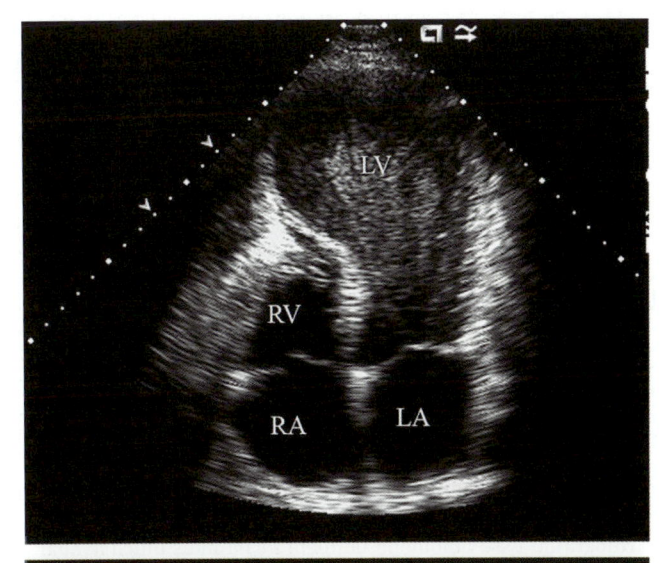

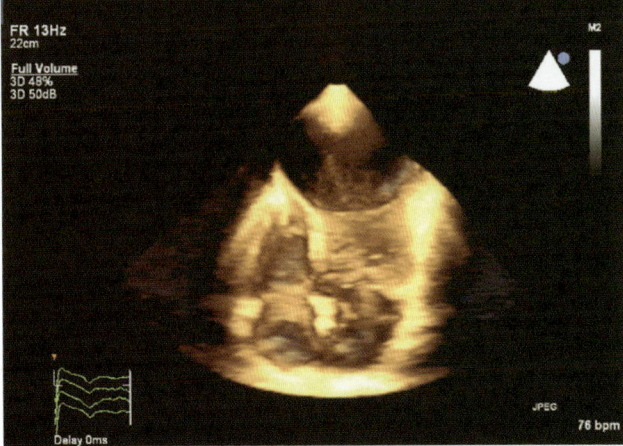

FIGURA 16.68 Imagem apical transtorácica em um paciente com aneurisma extenso anteroapical. Em ambas as imagens bidimensional e tridimensional, observe a geometria nitidamente anormal do ápice e função preservada nos segmentos basais. A "carapaça" que separa o aneurisma dos segmentos basais normais é mais bem apreciada na imagem tridimensional em tempo real.

de um paciente com função bem preservada na base do coração. Neste paciente, a ressecção do aneurisma apical resulta na remoção de espaço morto e volume diastólico improdutivo, mas o coração retém miocárdio contrátil o suficiente para permitir o desempenho cardíaco global adequado pós-operatoriamente. Compare isso com a Figura 16.10 na qual há envolvimento septal proximal mais extenso e a fração de ejeção da metade basal está patologicamente diminuída. Neste quadro, a aneurismectomia tradicional pode não resultar em alívio significativo da insuficiência cardíaca congestiva.

A ecocardiografia tridimensional pode ser usada para quantificar o tamanho do aneurisma e ela fornece uma perspectiva singular sobre a função do miocárdio residual e características da geometria ventricular esquerda (Figura 16.68). Conforme mencionado anteriormente, volumes ventriculares, especialmente em ventrículos de formato irregular, são avaliados mais acuradamente do que com imagens bidimensionais. Mais recentemente, outras abordagens têm sido controlar a insuficiência cardíaca em pacientes com aneurisma ventricular. Estas incluem mioplastia de redução e mioplastia de Dor. Na mioplastia de redução, um grande segmento da parede aneurismática é ressecado, resultando em remodelação imediata do ventrículo esquerdo. Na mioplastia de Dor, é colocado um retalho intraventricular que exclui uma porção da cavidade do aneurisma sem ressecar a parede. A vantagem da mioplastia de Dor é que a porção aneurismática

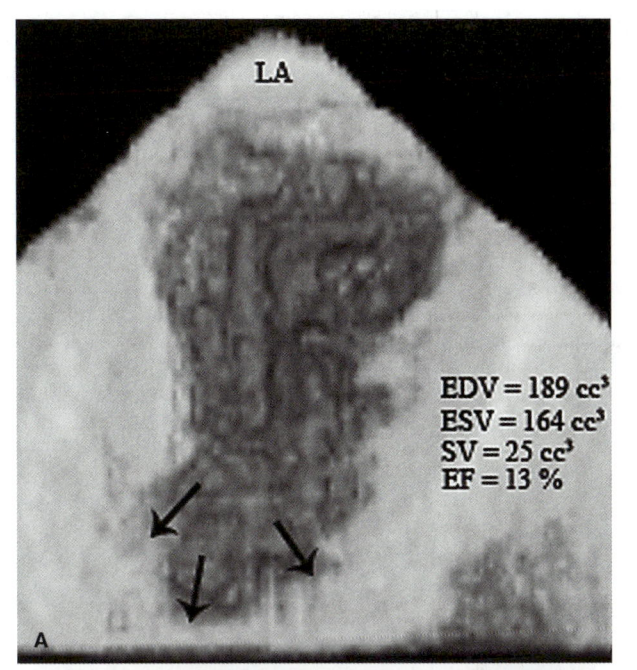

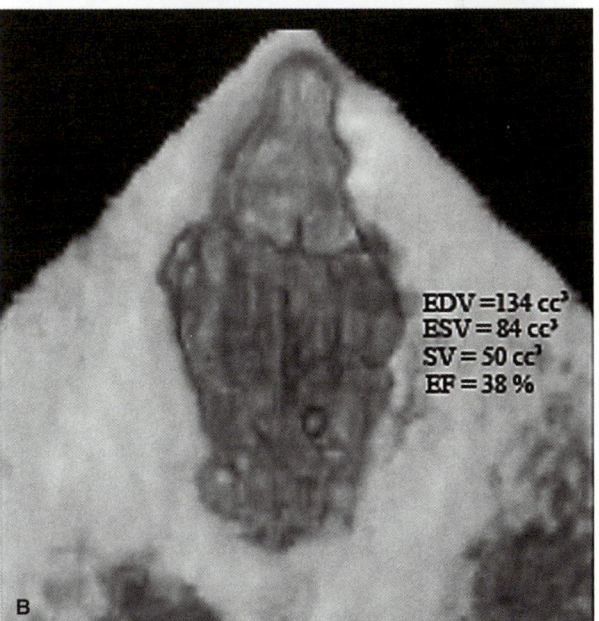

FIGURA 16.69 Ecocardiograma tridimensional registrado em um paciente antes e depois da ressecção do aneurisma. **A:** Observe a grande cavidade aneurismática e a restituição da geometria ventricular a quase normal na imagem pós-operatória registrada (**B**). Os volumes ventriculares esquerdos e a fração de ejeção são os mostrados. EDV, volume telediastólico; EF, fração de ejeção; ESV, volume telessistólico; LA, átrio esquerdo; SV, volume de ejeção.

do septo ventricular também pode ser excluída da cavidade ventricular esquerda funcional. A Figura 16.69 foi registrada em um paciente antes e após mioplastia de Dor. No eco pós-operatório, observe o eco linear dentro da cavidade ventricular esquerda devido ao retalho intraventricular que separa o ventrículo esquerdo verdadeiramente funcional, composto de miocárdio com função normal bem como de porções menores de parede do aneurisma, da cavidade de espaço morto do aneurisma. A ecocardiografia pode ter um papel importante na avaliação da exequibilidade de uma dessas abordagens ao detectar o local do aneurisma no septo anterior e ápice (que é mais favorável para a mioplastia de Dor) e determinar a função do miocárdio residual. Após a mioplastia de Dor, não é incomum se verem graus pequenos de fluxo sanguíneo residual para o interior do espaço morto apical criado pelo retalho intraventricular.

Pseudoaneurisma Ventricular Esquerdo

O pseudoaneurisma ventricular esquerdo representa uma ruptura contida da parede livre do ventrículo esquerdo. Em casos raros, um pseudoaneurisma pode ocorrer no septo ventricular em vez de ao longo da parede livre. É importante o reconhecimento de um pseudoaneurisma porque é alta a possibilidade de uma ruptura espontânea. Ao contrário do aneurisma verdadeiro no qual a parede consiste em tecido fibroso denso com excelente força tensiva, a parede de um pseudoaneurisma é composta por trombo e variadas porções de epicárdio e pericárdio parietal (Figura 16.70). Patologicamente é a sequela de ruptura miocárdica com hemorragia no interior do espaço pericárdico, que então se torna compressivo localmente. Há tamponamento local que impede maior hemorragia para o interior do pericárdio. Com o passar do tempo, o trombo intrapericárdico se organiza, criando uma parede no pseudoaneurisma, contudo, com má integridade estrutural. Como tal constitui um risco de ruptura espontânea que geralmente é um evento fatal.

Os pseudoaneurismas podem ser separados de aneurismas verdadeiros por meio de várias características. As Figuras 16.71 a 16.75 foram registradas em pacientes com pseudoaneurismas. Observe a abertura estreita do pseudoaneurisma com uma borda saliente. Tradicionalmente, acredita-se que, se o tamanho da abertura para a cavidade ventricular esquerda for menor que a dimensão máxima do aneurisma, o defeito tem maior possibilidade de ser um pseudoaneurisma. Como o pseudoaneurisma é composto pela cavidade aneurismática livre e hematoma em organização, o seu verdadeiro tamanho muitas vezes é sub-representado na ecocardiografia porque o hematoma organizado tem uma densidade de tecido mole semelhante à de estruturas circunvizinhas. É, portanto, comum se ter a situação de uma grande massa pericárdica na radiografia de tórax ou tomografia computadorizada na presença do que parece uma cavidade pseudoaneurismática de tamanho modesto detectada pela ecocardiografia. Esse fenômeno também torna mais difícil avaliar a relação entre o tamanho da abertura para a cavidade ventricular esquerda e o tamanho real do aneurisma porque somente o aspecto cheio de sangue do pseudoaneurisma pode ser facilmente visibilizado. Este fenômeno é esquematizado na Figura 16.70B.

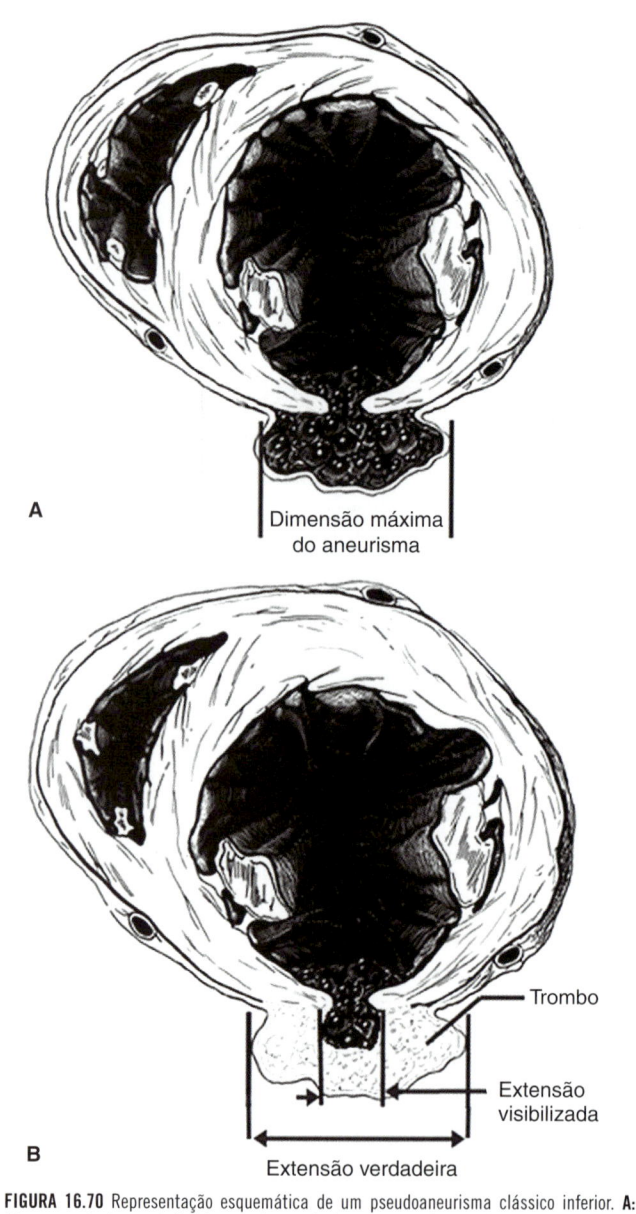

A — Dimensão máxima do aneurisma

B — Trombo / Extensão visibilizada / Extensão verdadeira

FIGURA 16.70 Representação esquemática de um pseudoaneurisma clássico inferior. **A:** Observe a abertura estreita do aneurisma relativamente amplo que claramente se estende além da borda do epicárdio ventricular esquerdo. O pseudoaneurisma é contido pelo tecido pericárdico e epicárdico somente e está predominantemente preenchido por trombo recente ou sangue. **B:** Uma representação similar do pseudoaneurisma no qual houve uma formação crônica de trombo substancial dentro dele. Neste caso, como o trombo crônico tem uma assinatura ecocardiográfica similar à de outros tecidos, somente a porção menor não trombosada do pseudoaneurisma é diretamente visibilizada. Este fenômeno pode resultar em subestimativa acentuada do verdadeiro tamanho do pseudoaneurisma porque somente sua abertura relativamente estreita e porção não trombosada podem ser visibilizadas.

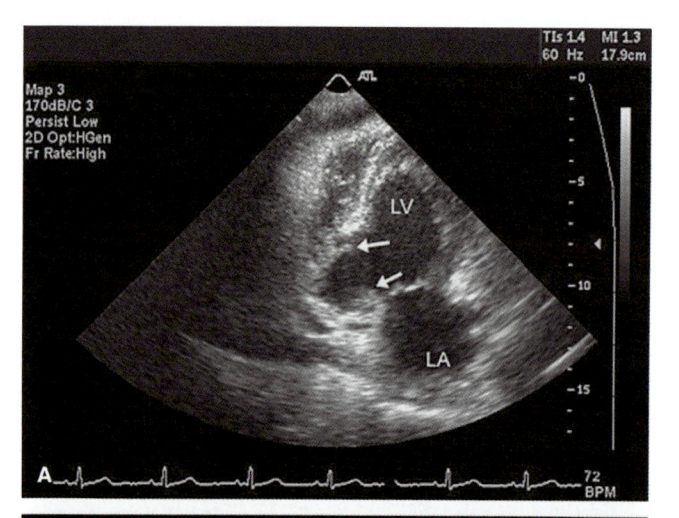

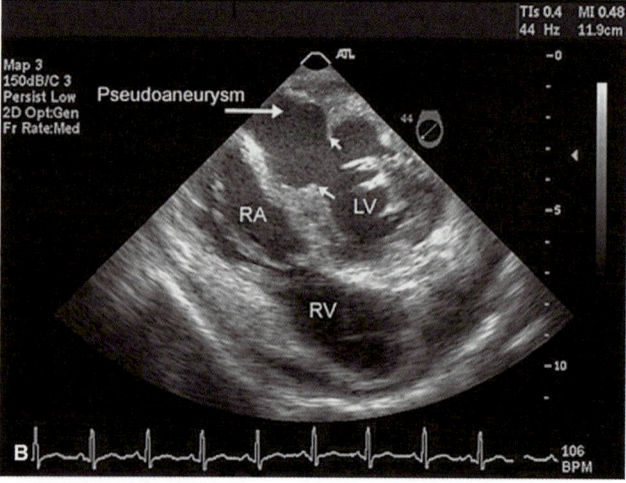

FIGURA 16.71 Incidência apical transtorácica fora de eixo **(A)** e incidência ecocardiográfica transesofágica **(B)** registradas em um paciente com um pseudoaneurisma. **A:** Observe o aneurisma na parede inferior proximal que parece estar em comunicação com o ventrículo esquerdo e a cavidade do aneurisma que é relativamente estreita (*setas*). **B:** No ecocardiograma transesofágico, observe a extensão verdadeira do pseudoaneurisma (*seta grande*) comparada com a comunicação com o ventrículo esquerdo (*setas pequenas*), o que permite a constatação de que se trata de um pseudoaneurisma em vez de um verdadeiro aneurisma. LA, átrio esquerdo; LV, ventrículo esquerdo; RA, átrio direito; RV, ventrículo direito.

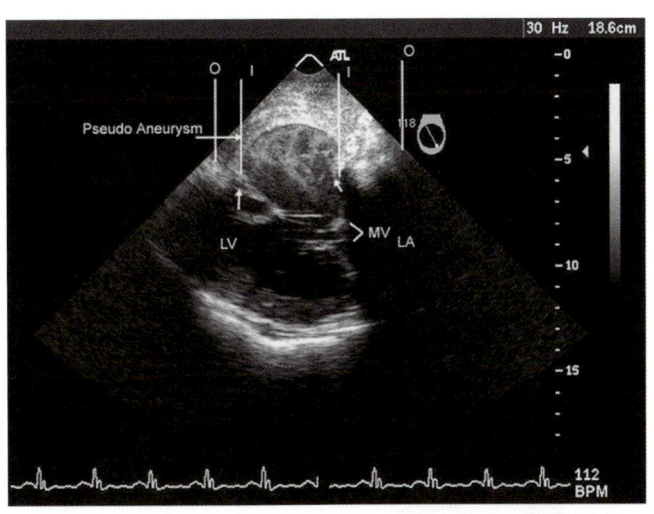

FIGURA 16.72 Ecocardiograma transesofágico registrado em um paciente com um infarto do miocárdio de parede inferior e um pseudoaneurisma (Pseudo Aneurysm) bastante grande. Neste exemplo, a borda mais externa do pseudoaneurisma é conforme marcada pelas linhas verticais externas (0) e a comunicação com o ventrículo esquerdo pelas linhas verticais internas (1). Neste exemplo, a dimensão máxima do pseudoaneurisma na verdade excede o tamanho do ventrículo esquerdo. A abertura do pseudoaneurisma é mostrada pelas *setas menores*. LA, átrio esquerdo; LV, ventrículo esquerdo; MV, valva mitral. 💿

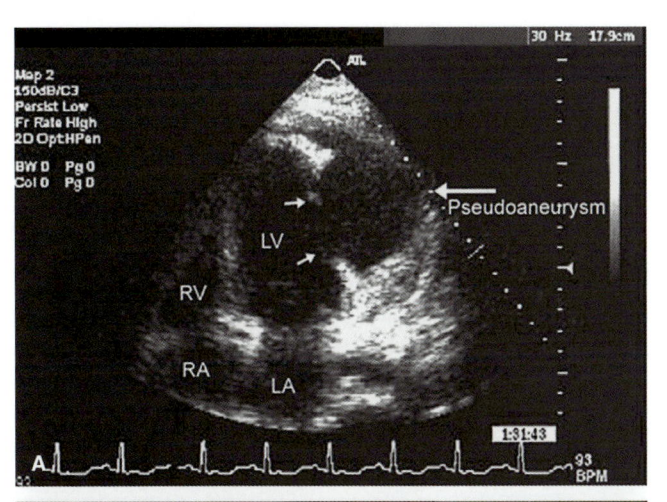

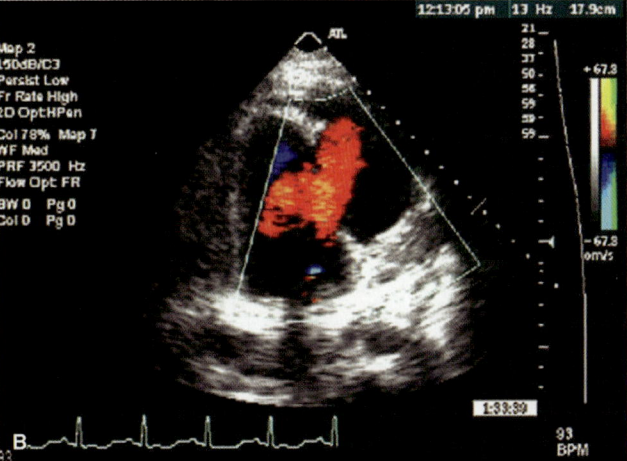

FIGURA 16.74 Incidência apical de quatro câmaras registrada em um paciente com um grande pseudoaneurisma lateral. **A:** Observe o pseudoaneurisma bastante grande se comunicando com o ventrículo esquerdo através de um colo relativamente estreito (*setas*). **B:** A imagem com Doppler com fluxo colorido confirma a comunicação entre a cavidade ventricular esquerda e o pseudoaneurisma. LA, átrio esquerdo; LV, ventrículo esquerdo; RA, átrio direito; RV, ventrículo direito. 💿

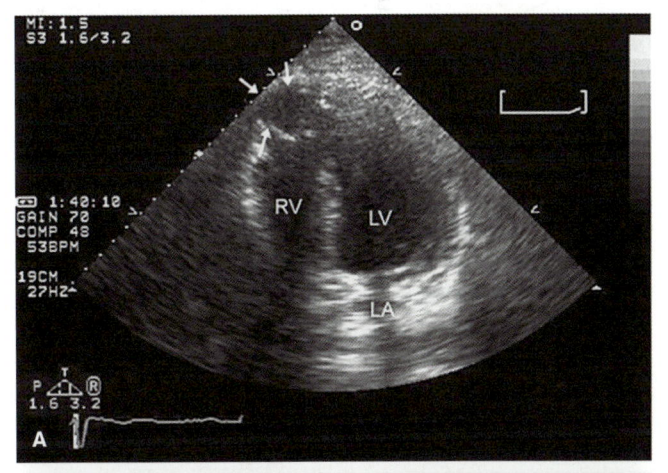

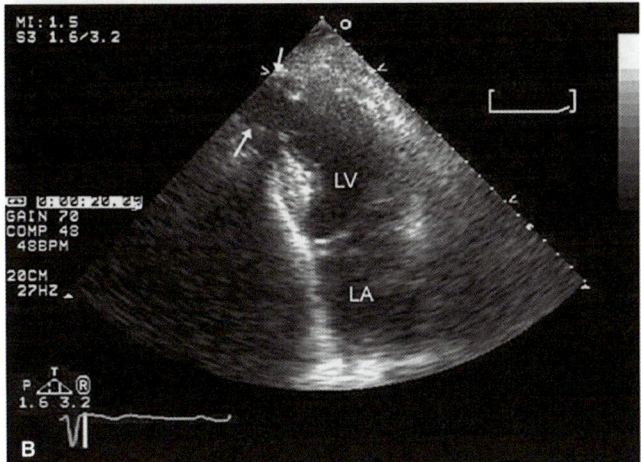

FIGURA 16.73 Incidência apical registrada em um paciente com um pseudoaneurisma apical pequeno crônico. **A:** Uma incidência de quatro câmaras fora de eixo. **B:** Uma incidência de duas câmaras. Em cada caso, observe a cavidade do pseudoaneurisma bem delimitada, quase esférica, circundada por uma borda bem ecodensa, sugerindo calcificação no anel. O pseudoaneurisma tem um colo bastante estreito se comunicando com a cavidade do ventrículo esquerdo próximo ao ápice. Neste caso, o pseudoaneurisma é resultado de infarto apical registrado como tendo ocorrido 5 anos antes do registro deste ecocardiograma. LA, átrio esquerdo; LV, ventrículo esquerdo; RV, ventrículo direito. 💿

O pseudoaneurisma na base do coração, mais comumente após infarto do miocárdio de parede inferior, pode ser difícil de separar de um aneurisma verdadeiro. Neste local, eles podem ter uma abertura mais ampla do que tradicionalmente ensinado. A sua natureza verdadeira muitas vezes somente é confirmada quando de uma inspeção cirúrgica (ou na necropsia).

Remodelação Crônica

Após infarto do miocárdio transmural, pode ocorrer um processo de remodelação ventricular. A remodelação se refere a uma tendência do ventrículo esquerdo de alterar cronicamente o seu tamanho e geometria em decorrência dos efeitos adversos do infarto do miocárdio. Mesmo um infarto do miocárdio bem localizado pode ser circundado por uma zona fronteiriça disfuncional. Nesta zona fronteiriça, a disfunção miocárdica se deve a uma combinação de fatores incluindo retesamento, variados graus de necrose não transmural e estresse parietal regional anormal nos segmentos dilatados. Com o tempo, isso resulta na dilatação progressiva do ventrículo nas margens do infarto do miocárdio, mesmo na presença de miocárdio relativamente saudável e normalmente perfundido. A remodelação crônica geralmente é uma complicação de um infarto anterior grande e raramente observada em infarto de distribuição posterior. Por definição pode ser vista na necrose transmural e não na não transmural. A Figura 16.76 esquematiza o processo de remodelação e a Figura

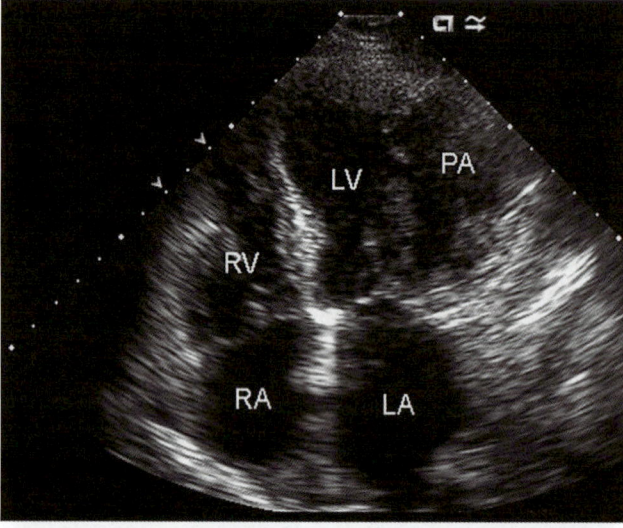

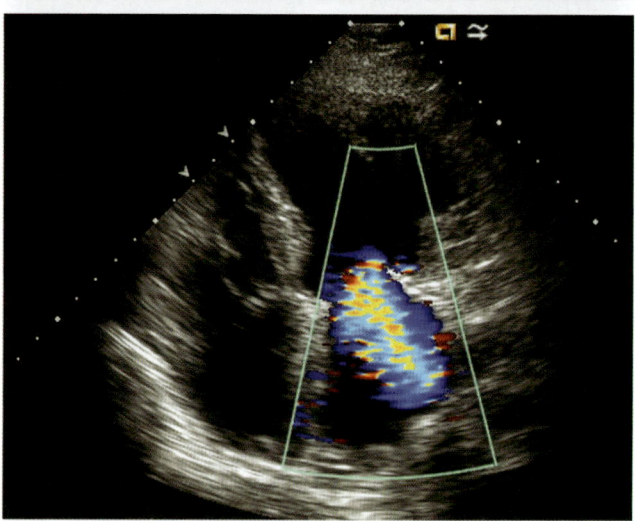

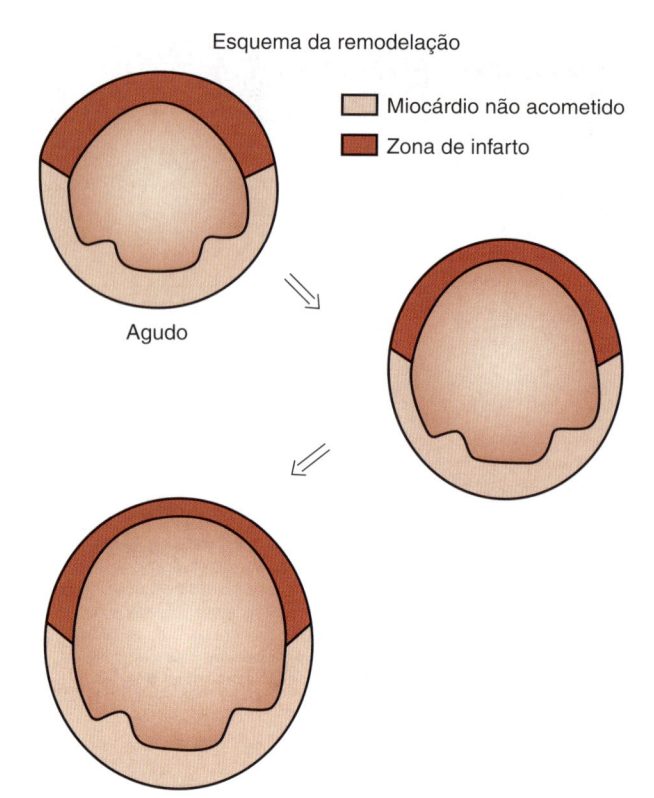

☐ Miocárdio não acometido

■ Zona de infarto

Agudo

FIGURA 16.76 Representação esquemática da remodelação. O esquema superior esquerdo mostra um infarto do miocárdio recente de paredes anterior e anterosseptal (*áreas sombrea-das*) tomando cerca de 40% da circunferência ventricular. Os 60% restantes são compostos por miocárdio não infartado não isquêmico normal. O esquema no meio mostra adelgaçamento e dilatação progressivos do segmento infartado de modo que ele agora representa aproximadamente 50% da circunferência ventricular. O esquema embaixo representa o impacto a longo prazo do segmento infartado dilatado sobre os segmentos miocárdicos restantes normais, não envolvidos. Com o tempo, a dilatação do segmento infartado resulta em retesamento progressivo da zona limitante normal adjacente com disfunção miocárdica secundária subsequente e dilatação e mau funcionamento progressivos do miocárdio previamente não acometido.

FIGURA 16.75 Incidência apical de quatro câmaras registrada em um paciente com um grande pseudoaneurisma agudo de parede lateral. Observe o grande espaço livre de ecos lateral ao ventrículo representando uma grande cavidade pseudoaneurismática que contém trombo complexo. A destruição significativa da parede lateral resultou em um retesamento apical e lateral do aparelho mitral com regurgitação mitral funcional grave subsequente. LA, átrio esquerdo; LV, ventrículo esquerdo; PA, pseudoaneurisma; RA, átrio direito; RV, ventrículo direito. ⬤

16.77 é um exemplo de um paciente com infarto de parede inferior de tamanho relativamente moderado que teve remodelação adversa com o passar do tempo. A remodelação ventricular tem relevância clínica, pois que resulta em dilatação do ventrículo e desempenho contrátil reduzido com redução da fração de ejeção ventricular esquerda. A remodelação muitas vezes também pode ocasionar má coaptação dos folhetos mitrais e regurgitação mitral secundária devido ao deslocamento apical e lateral dos músculos papilares. Estudos clínicos sugerem que betabloqueadores ou bloqueadores da enzima de conversão da angiotensina podem prevenir ou retardar a remodelação adversa.

Trombo Mural

A formação crônica de um trombo é mais comum após infarto grande de parede anterior, especialmente com envolvimento do ápice. Antes da era lítica e intervencionista urgente, trombo ventricular esquerdo ocorria em 25% a 40% dos pacientes após o primeiro infarto do miocárdio de parede anteroapical. Com o advento das estratégias de reperfusão aguda, houve um declínio dessa prevalência. O risco principal de trombo ventricular esquerdo é de embolia subsequente com acidente vascular cere-

bral ou perda maciça de órgão. Historicamente, a possibilidade de eventos embólicos era maior nas primeiras 2 semanas após o evento agudo e diminuía paulatinamente durante os 6 meses seguintes. Depois disso, há uma endotelização presumida do trombo com redução de seu potencial embólico. Há várias características do trombo ventricular que devem ser observadas. Estas incluem não somente o tamanho quanto também se trata de um trombo laminar formando uma camada sobre a parede acinética ou pedunculado e se projetando para o interior do ventrículo. Os trombos podem ser móveis, uma característica que tem sido associada a maior potencial embólico. As Figuras 16.78 a 16.81 foram registradas em pacientes com infarto do miocárdio e ilustram a faixa de trombos que pode ser observada. Observe nas Figuras 16.79 e 16.80 que há uma anormalidade na movimentação parietal anteroapical com um trombo puramente laminar. Este é um trombo crônico, provavelmente a ser coberto totalmente por uma camada de endotélio, e presumivelmente tem um potencial embólico relativamente baixo. Compare isto com os trombos na Figura 16.81, que são pedunculados e móveis. A característica pedunculada e a mobilidade conferem uma maior possibilidade de embolia com taxas relatadas de até 40% quando são observadas mobilidade e protrusão para o interior da cavidade. Ocasionalmente, trombos recentes assumem um aspecto cístico. Isso se deve a uma combinação de fatores que incluem variados graus de maturidade do coágulo e resulta em fronteiras acústicas entre as regiões relativamente recentes e as mais organizadas. Isso resulta em uma ecotransparência relativa do centro do trombo. Quando na presença de uma anormalidade na movimentação parietal na qual o trombo seria esperado, é importante

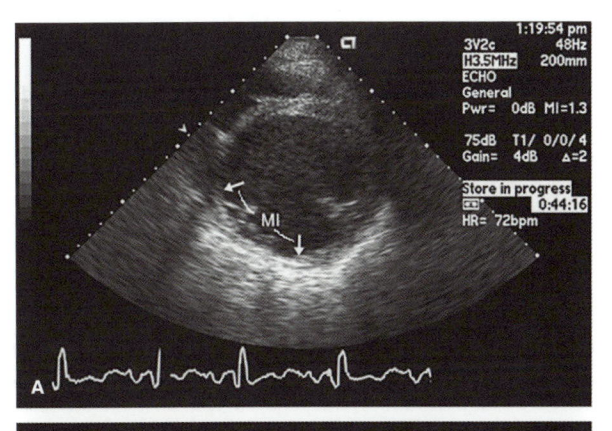

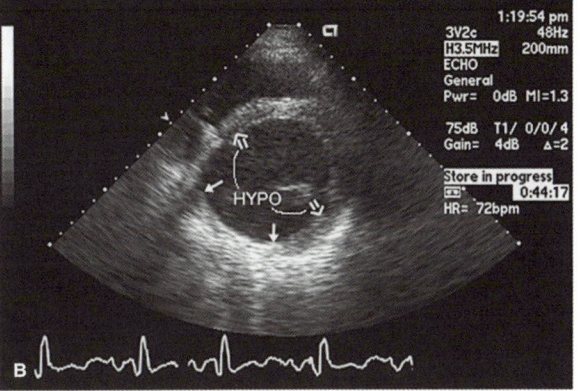

FIGURA 16.77 Incidência paraesternal de eixo curto registrada em um paciente 2 anos depois de um infarto do miocárdio inferior extenso no qual houve uma remodelação adversa. **A:** Registrada na diástole; observe a extensão do infarto do miocárdio inferior (*setas*) com adelgaçamento parietal e formação de fibrose. Os segmentos parietais restantes têm textura e espessura parietal miocárdicas normais. Observe, entretanto, que há uma dilatação substancial da cavidade ventricular esquerda. **B:** Registrada na sístole na qual o efeito adverso do retesamento pode ser observado. A área infartada está francamente discinética e há uma área mais extensa de grave hipocinesia (HYPO) (*setas*) envolvendo aproximadamente 50% da circunferência ventricular esquerda. Neste exemplo, mesmo os segmentos miocárdicos remotos estão hipocinéticos devido à remodelação adversa. MI, infarto do miocárdio.

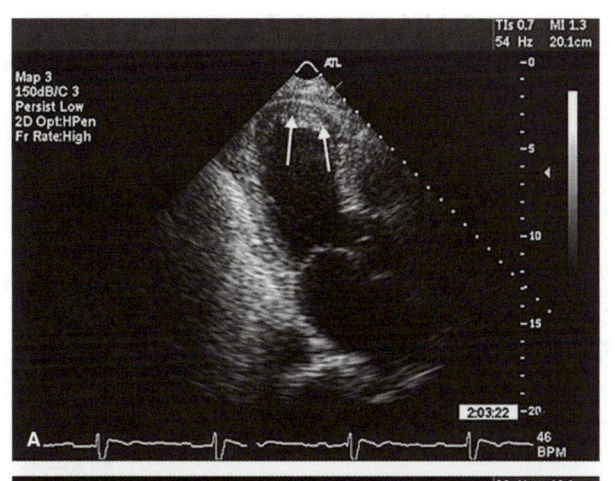

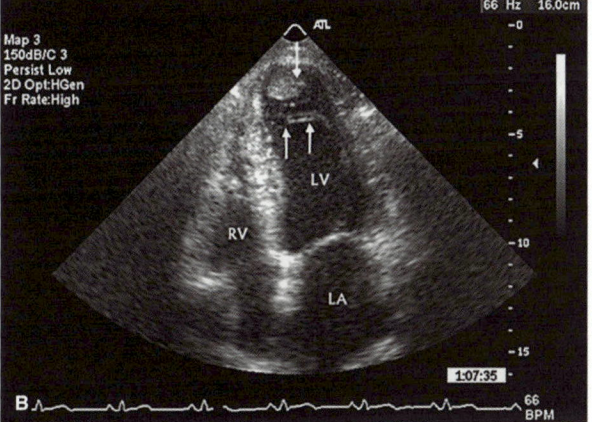

FIGURA 16.78 Incidências apicais de eixo longo e de quatro câmaras (**B**) registradas em pacientes com infarto do miocárdio de parede anteroapical e um trombo laminar apical. **A, B:** Em cada caso, observe o defeito de enchimento laminar (*setas apontando para cima*) no ápice do ventrículo esquerdo que se encontra acinético e dilatado. **B:** Observe as múltiplas linhas laminares (*seta apontando para baixo*) com variável consistência do trombo, sugerindo cronicidade. LA, átrio esquerdo; LV, ventrículo esquerdo; RV, ventrículo direito.

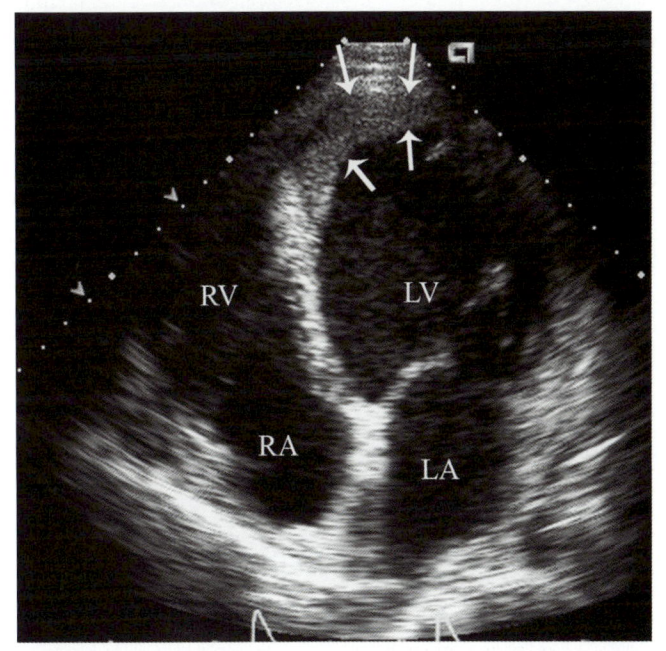

FIGURA 16.79 Incidência apical de quatro câmaras registrada em um paciente com infarto do miocárdio anteroapical remoto e dilatação do ápice ventricular esquerdo. Observe o trombo laminar de aproximadamente 1 cm de espessura (*setas*) forrando a cavidade apical. LA, átrio esquerdo; LV, ventrículo esquerdo; RA, átrio direito; RV, ventrículo direito.

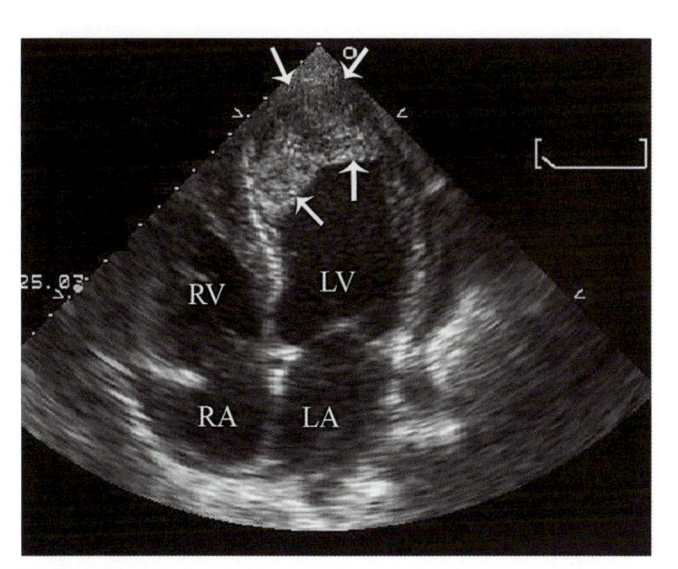

FIGURA 16.80 Incidência apical de quatro câmaras registrada em um paciente com um infarto semelhante em extensão àquele mostrado na Figura 16.79. Neste caso, observe o trombo laminar substancialmente maior que essencialmente obliterou o ápice aneurismático (*setas*). LA, átrio esquerdo; LV, ventrículo esquerdo; RA, átrio direito; RV, ventrículo direito.

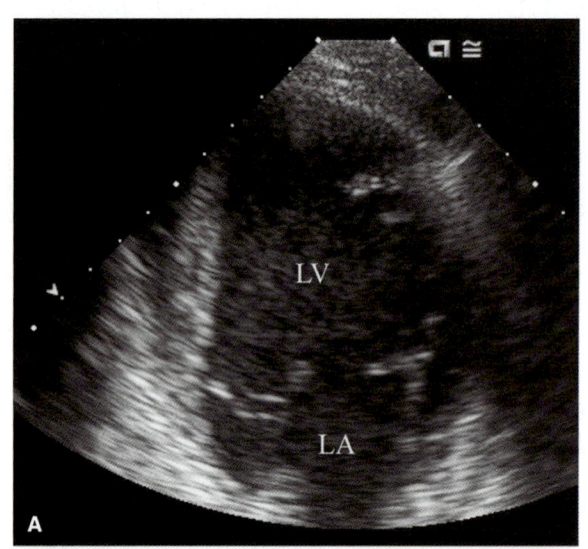

FIGURA 16.81 Incidência apical de duas câmaras registrada em um paciente com infarto do miocárdio anteroapical e múltiplos trombos grandes pedunculados e móveis. Observe as múltiplas massas se projetando para a cavidade do ápice ventricular esquerdo e a natureza móvel desses trombos na imagem em tempo real.

reconhecer isto como tal em vez de se fazer o diagnóstico de um cisto ou tumor presumido.

Além da formação franca de um trombo, quando se está usando transdutores de geração mais recente e com alta frequência, um contraste espontâneo ocasionalmente é observado na cavidade ventricular esquerda (Figura 16.64). Isso será tipicamente observado na área da anormalidade regional na movimentação parietal. A etiologia do contraste espontâneo é presumivelmente estagnação de sangue na região de uma dilatação aneurismática. Imagem com fluxo colorido em baixas velocidades e contraste endovenoso para opacificação ventricular esquerda também pode demonstrar padrões de redemoinho do sangue (Figura 16.82).

Ocasionalmente, a natureza vaga de um trombo ou limitações técnicas no exame tornam difícil excluir ou confirmar a presença de um trombo ventricular. O uso de transdutores de frequência mais alta, foco curto, pode muitas vezes resultar em melhor qualidade das imagens no ápice e resolver o dilema. Uma ferramenta ecocardiográfica adicional para se avaliar melhor a presença ou ausência de trombo é o uso de contraste intravenoso. Com agentes baseados no perfluorocarbono de nova geração, que passam para o interior da cavidade ventricular esquerda, é possível opacificar por completo o ápice ventricular esquerdo. Ao se fazer isso, pode-se então detectar um defeito fixo verdadeiro de enchimento no ápice e desse modo confirmar a presença de trombo ventricular. A Figura 16.83 mostra ecos vagos no ápice ventricular esquerdo de etiologia incerta em um paciente no qual o contraste foi usado. Observe que após o contraste, há um defeito bem marcado de enchimento no ápice, diagnóstico de um trombo ventricular.

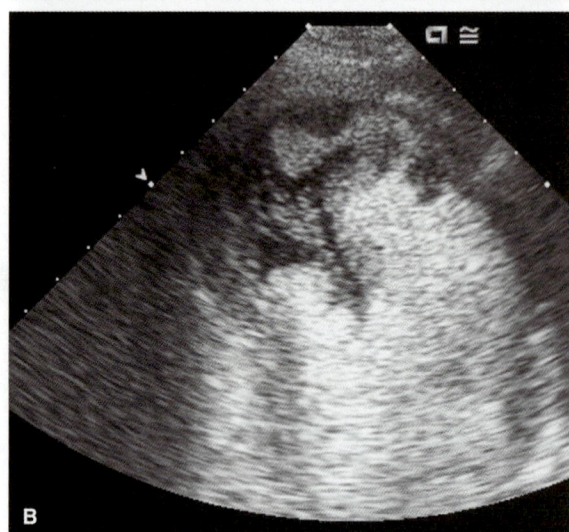

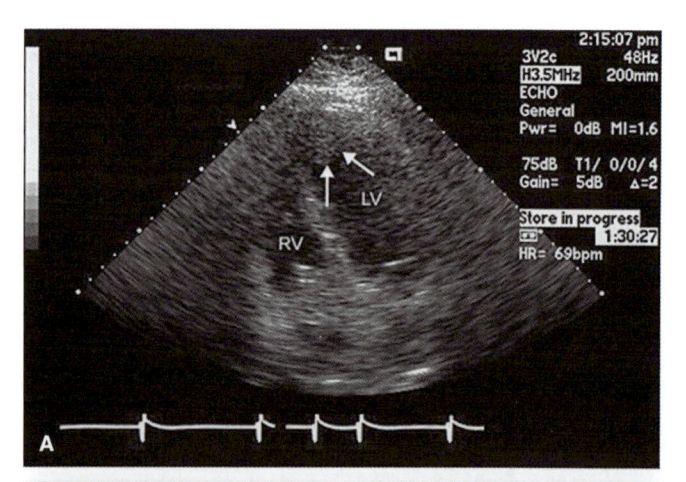

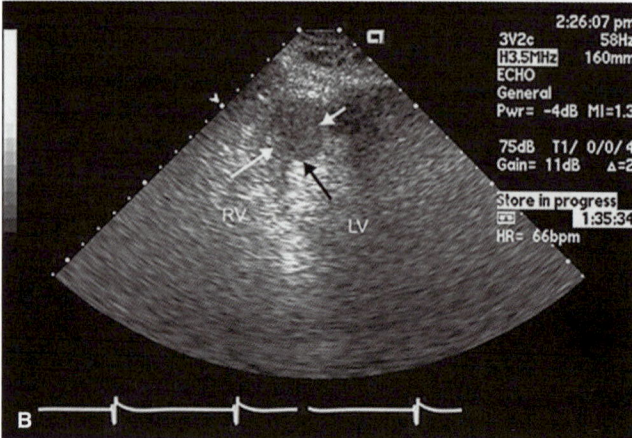

FIGURA 16.82 A, B: Incidência apical de quatro câmaras registrada em um paciente com infarto do miocárdio anteroapical remoto e disfunção global compatível com miocardiopatia isquêmica. **B:** Registrada após a injeção de contraste endovenoso para opacificação ventricular esquerda revelando um padrão desorganizado de enchimento no ápice ventricular esquerdo sugestivo de estagnação significativa do fluxo nessa área.

FIGURA 16.83 Incidência apical de quatro câmaras registrada sem (**A**) e com (**B**) contraste endovenoso para opacificação do ventrículo esquerdo. Na imagem sem contraste, observe a vaga sugestão de um defeito de enchimento no ápice do ventrículo esquerdo (*setas*). Depois da injeção de contraste intravenoso, toda a cavidade ventricular esquerda é opacificada e o trombo aparece como um defeito de enchimento esférico no ápice ventricular esquerdo (*setas*). LV, ventrículo esquerdo; RV, ventrículo direito.

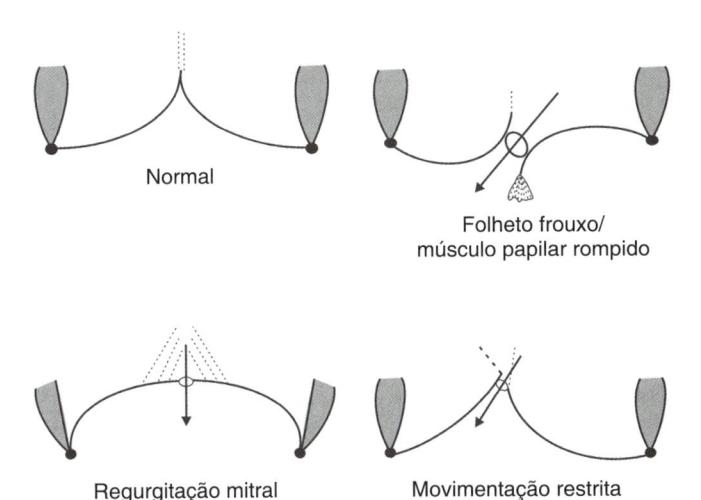

FIGURA 16.84 Representação esquemática de padrões normal e anormal de fechamento da valva mitral conforme eles se relacionam com a cardiopatia isquêmica. O padrão normal de fechamento é observado na esquerda superior. As etiologias de regurgitação mitral relacionada com isquemia devido a coaptação anormal são mostradas e incluem regurgitação mitral funcional, uma movimentação posterior restringida do folheto posterior e folheto frouxo devido à ruptura de músculo papilar. O orifício regurgitante é conforme mostrado pelo círculo e a direção do jato regurgitante pela *seta* em cada caso.

Regurgitação Mitral

A regurgitação mitral pode ocorrer em decorrência de vários mecanismos que envolvem aspectos diferentes do aparelho valvar. A necrose e subsequente fibrose cicatricial de um músculo papilar pode resultar em retração do folheto anterior ou posterior, mas é mais comum com o folheto posterior. Isso resulta em um processo de má coaptação, conforme mostra a Figura 16.84. As Figuras 16.85 a 16.87 foram obtidas de pacientes com infarto do miocárdio prévio e regurgitação mitral funcional. Deve ser ressaltado que a "disfunção de músculo papilar" na verdade representa mau funcionamento não somente do músculo papilar como também da parede ventricular subjacente. Como uma consequência da remodelação, a parede que suporta o músculo papilar e o próprio músculo papilar são deslocados apical e posteriormente. Isso tem o efeito de funcionalmente encurtar o aparelho valvar mitral para aquele folheto, assim restringindo a sua capacidade de se fechar

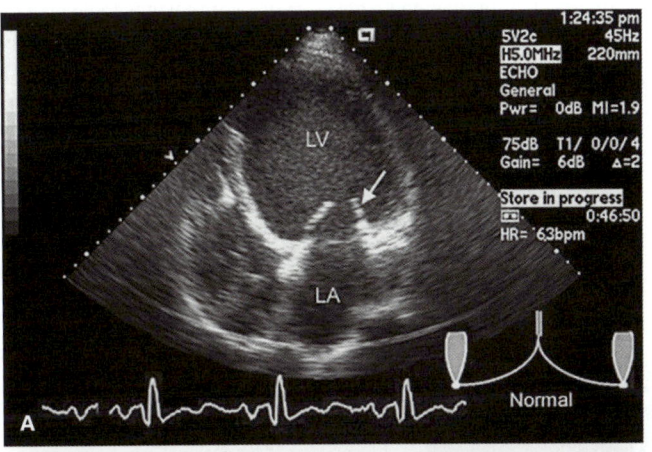

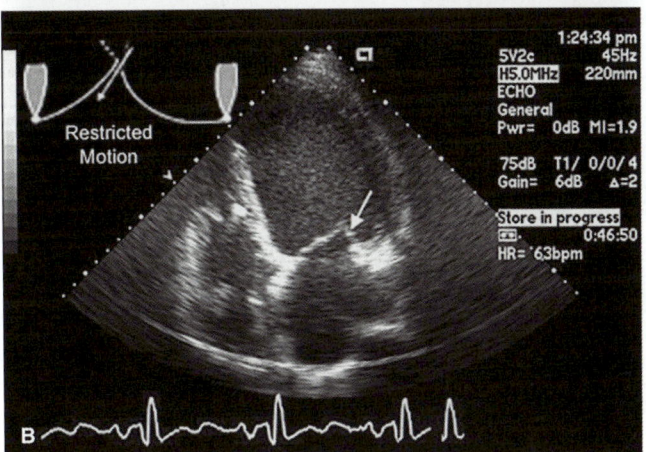

FIGURA 16.85 Incidência apical de quatro câmaras registrada em um paciente com miocardiopatia isquêmica e restrição da movimentação do folheto posterior. **A:** Registrada na diástole. Observe a posição do folheto posterior (*seta*). Na sístole (**B**), há uma movimentação normal do folheto anterior em direção à ponta do folheto posterior, o qual permaneceu retesado no lugar (*seta*) devido à anormalidade da movimentação parietal subjacente. Essa coaptação anormal resulta em regurgitação mitral funcional. LA, átrio esquerdo; LV, ventrículo esquerdo.

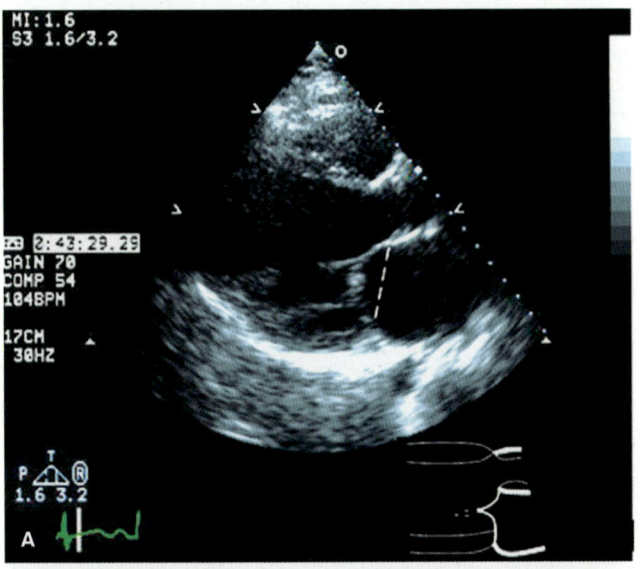

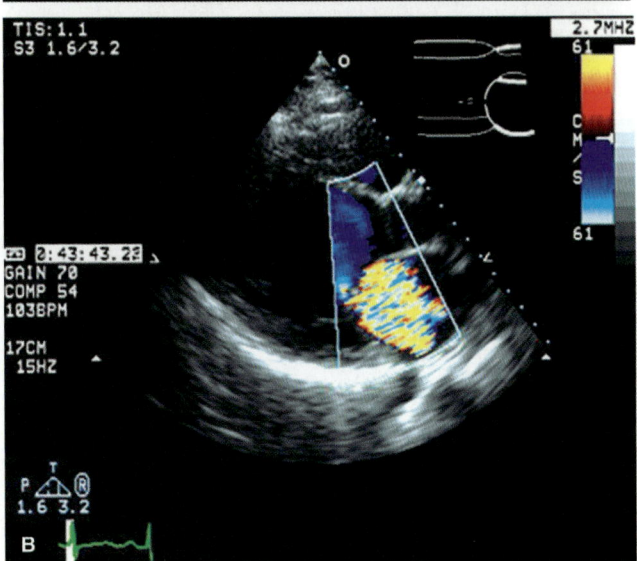

FIGURA 16.86 Incidência paraesternal de eixo longo registrada em um paciente com regurgitação mitral funcional decorrente de infarto do miocárdio e subsequente má coaptação da valva mitral. **A:** Imagem na telessístole mostra retesamento da valva mitral em direção ao ápice. A linha tracejada mostra o plano do anel mitral. Observe a "formação em tenda" dos folhetos mitrais para o interior da cavidade do ventrículo esquerdo. **B:** Imagem obtida no mesmo paciente com Doppler com fluxo colorido revela regurgitação mitral grave. Neste caso, não há desorganização anatômica do aparelho valvar mitral e a regurgitação mitral se deve a anormalidades funcionais do fechamento da valva mitral em vez de a um defeito anatômico da própria valva. O esquema mostra padrões normal e anormal de coaptação para comparação.

por completo. Este fenômeno pode ser quantificado pela área de formação em tenda da valva mitral, que tem relação direta com a gravidade da regurgitação mitral subsequente. Isso resulta em coaptação anormal e regurgitação mitral. Isso não raro é acompanhado por dilatação do anel mitral. O grau de regurgitação mitral que resulta desse mecanismo pode variar de trivial e inconsequente a grave e pode ser uma causa de insuficiência cardíaca congestiva. A gravidade da regurgitação mitral decorrente desse mecanismo é graduada como nas outras formas de regurgitação mitral. Como a fisiopatologia básica pode envolver um folheto mais do que outro, jatos excêntricos não são incomuns e se aconselha cautela na gradação da gravidade. A questão de regurgitação mitral isquêmica crônica é discutida com mais detalhes no Capítulo 12.

Miocardiopatia Isquêmica

A miocardiopatia isquêmica é definida como sendo uma disfunção crônica ventricular esquerda decorrente de sequelas de doença arterial coronária difusa. Por definição, ela exclui a insuficiência cardíaca congestiva decorrente de aneurisma ventricular esquerdo nítido ou infarto do miocárdio. Vários estudos recentes demonstram áreas substanciais de infarto não transmural e fibrose na maioria dos pacientes com disfunção ventricular esquerda difusa e doença arterial coronária subjacente. Isto é muitas vezes visto na ausência de evidência clínica de infarto do miocárdio bem definido. Na miocardiopatia isquêmica típica, o ventrículo esquerdo é composto por áreas de miocárdio normal, áreas de fibrose transmural e áreas substanciais de fibrose de espessura parcial (Figura 16.88). Ecocardiograficamente, uma faixa ampla de aspectos, desde múltiplas áreas bem definidas de anormalidades na movimentação parietal até hipocinesia global, pode ser encontrada. Além da "miocardiopatia isquêmica" decorrente de múltiplos infartos anteriores com necrose da espessura parcial ou total, vários pacientes terão disfunção isquêmica crônica sem evidência de infarto do miocárdio nítido com base em grande parte na hibernação crônica. Nesta situação, a isquemia de baixa intensidade ocorreu com regulação descendente dos elementos contráteis. Se miocárdio suficiente estiver envolvido no processo de hibernação, uma disfunção global será observada. Na maioria dos casos, haverá heterogeneidade regional suficiente ou áreas limitadas de acinesia franca com formação cicatricial para permitir o estabelecimento de um diagnóstico de substrato isquêmico. Ocasionalmente, praticamente todo o miocárdio retém total espessura e somente uma hipocinesia global é notada (Figura 16.89). A ecocardiografia de estresse com dobutamina com atenção no incremento em baixas doses e deterioração com altas doses pode ser um exame relativamente específico para se identificar esse cenário como sendo de etiologia isquêmica. Se for observado miocárdio viável substancial, a reperfusão com sucesso, frequentemente com enxerto arterial coronário, permite a recuperação significativa da função sistólica. Por causa da natureza crônica da miocardiopatia isquêmica, vários graus de

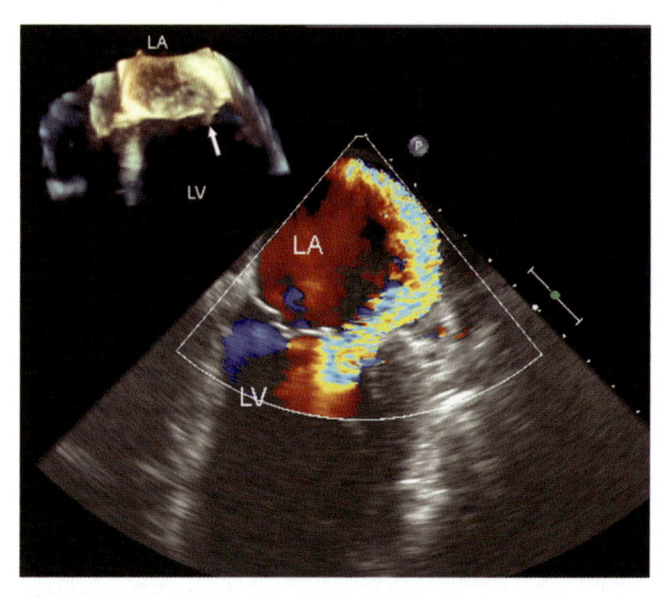

FIGURA 16.87 Ecocardiogramas bi e tridimensional registrados em um paciente com regurgitação mitral isquêmica crônica. Na imagem tridimensional, observe a movimentação restringida anormal do folheto posterior (mais facilmente vista na imagem em tempo real). Imagem com Doppler colorido registrada de uma abordagem transesofágica confirma um jato regurgitante mitral altamente excêntrico. LA, átrio esquerdo; LV, ventrículo esquerdo.

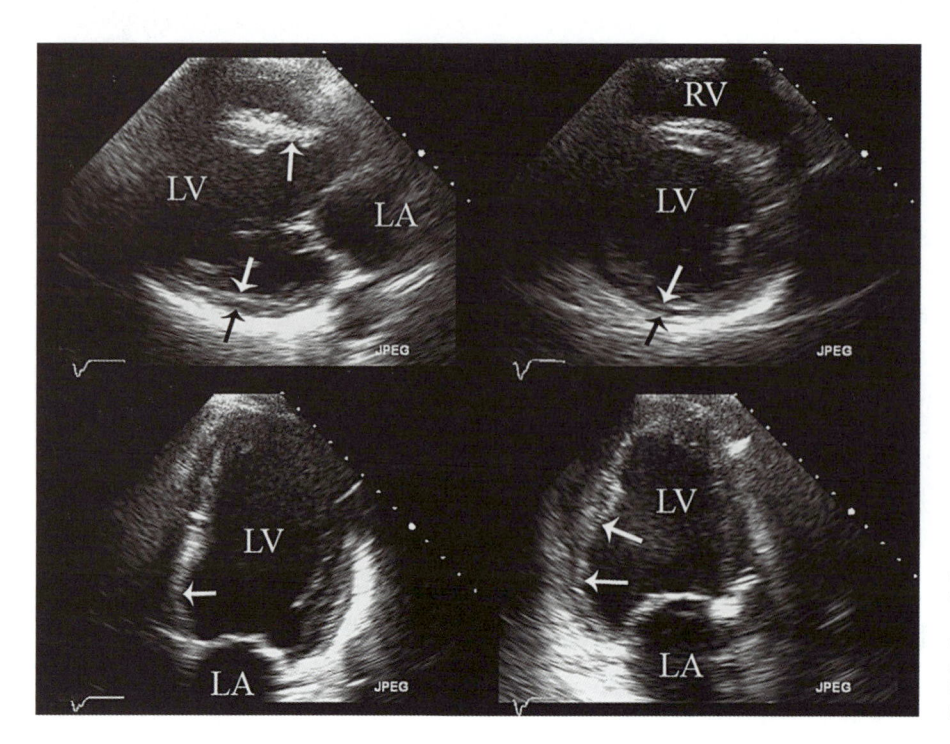

FIGURA 16.88 Ecocardiograma registrado em um paciente com miocardiopatia isquêmica clássica. Observe que há áreas nítidas de fibrose no septo proximal e nas paredes inferior e posterior (*setas*). As paredes restantes estão hipocinéticas e a função ventricular global está gravemente comprometida na imagem em tempo real. LA, átrio esquerdo; LV, ventrículo esquerdo; RV, ventrículo direito.

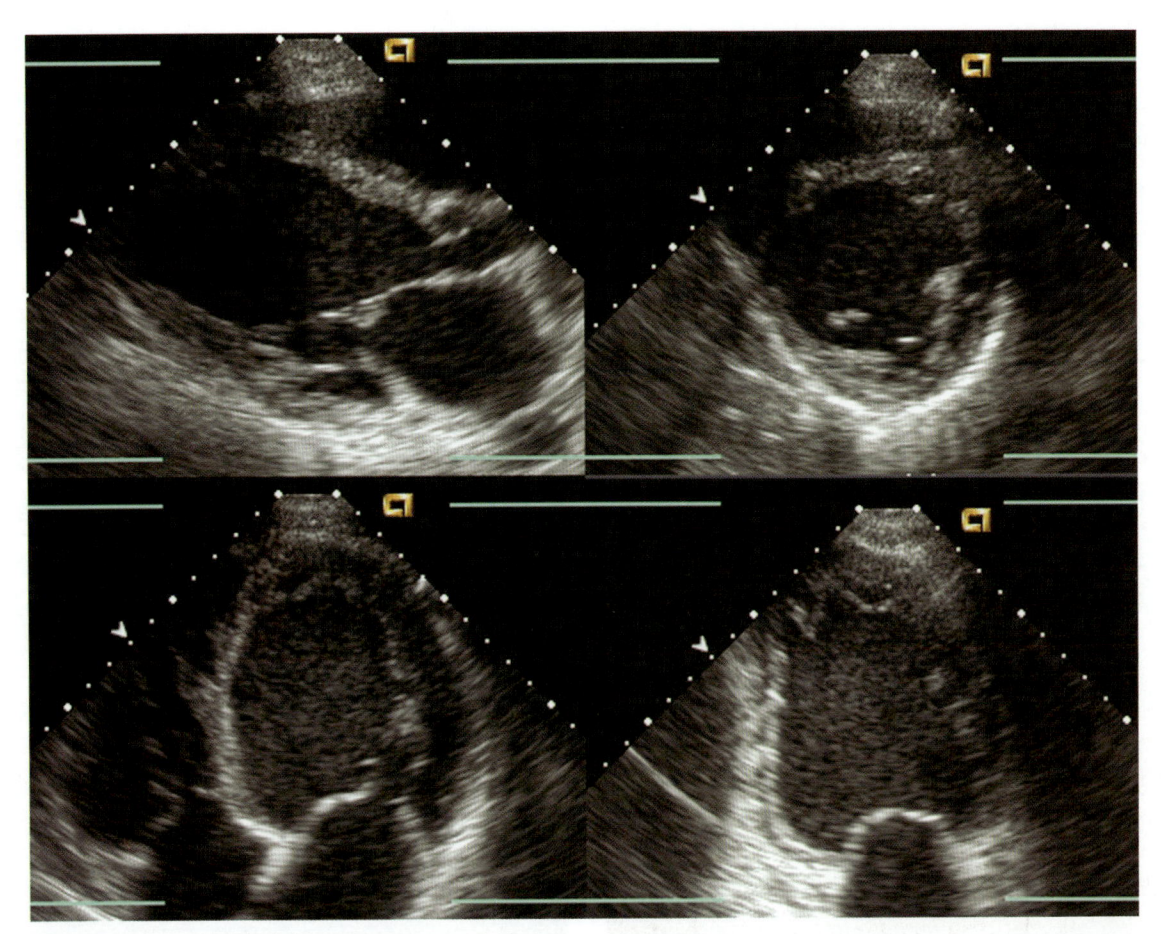

FIGURA 16.89 Imagem em quatro quadrantes registrada no momento de um ecocardiograma de estresse com dobutamina em um paciente com disfunção ventricular esquerda isquêmica crônica. Na imagem congelada, observe as dilatações ventricular e atrial esquerdas com discreta alteração da geometria. Todas as paredes têm relativamente plena espessura sem fibrose ou aneurisma nítidos. A imagem em tempo real apresenta a aquisição sequencial de imagens basais, com 5 µg/kg/min, com 20 µg/kg/min e com dose máxima de dobutamina onde o incremento inicial com dose baixa, seguido por deterioração com dose alta, pode ser compatível com viabilidade miocárdica e isquemia induzível.

regurgitação mitral são quase que onipresentes e hipertensão pulmonar secundária e regurgitação tricúspide são comuns. Em muitos casos, haverá áreas substanciais de miocárdio viável que podem recuperar a função com reperfusão bem-sucedida. Esta questão é discutida em detalhes no Capítulo 17.

Muitas vezes não é possível separar uma miocardiopatia isquêmica de uma dilatada não isquêmica. As pistas para a primeira incluem a idade do paciente e fatores de risco cardiovascular, bem como informações clínicas a respeito de eventos isquêmicos anteriores. Na ausência de evidência clínica de infarto anterior, a detecção de uma área de franca fibrose frequentemente irá estabelecer o diagnóstico de uma etiologia isquêmica para a disfunção crônica. Em muitos casos, não será possível separar acuradamente as duas entidades e a arteriografia coronária será necessária para se estabelecer ou excluir o diagnóstico. Em alguns pacientes, haverá uma doença coronária concomitante à miocardiopatia primária. Tipicamente, esses indivíduos terão disfunção ventricular esquerda significativa e doença arterial coronária limitada, resultando em uma situação na qual o grau de disfunção ventricular esquerda é desproporcional à gravidade da doença coronária. Esses indivíduos provavelmente têm uma combinação de miocardiopatia não isquêmica e doença coronária incidental.

Visibilização Direta das Coronárias

Há várias situações clínicas nas quais a visibilização direta das artérias coronárias epicárdicas pode oferecer informações clíni-

cas valiosas. Os óstios do tronco arterial esquerdo e artéria coronária direita podem ser visibilizados na maioria dos adultos e em praticamente todas as crianças por meio da ecocardiografia transtorácica. Além disso, um comprimento variável do tronco esquerdo e porção proximal da artéria descendente anterior esquerda e artéria coronária direita podem do mesmo modo ser visibilizados. A visibilização muitas vezes é exequível, mesmo em pacientes nos quais o restante das estruturas cardíacas pode ser marginalmente visibilizado. A origem de ambas as artérias coronárias também pode ser visibilizada pela ecocardiografia transesofágica.

Para se visibilizar a origem das artérias coronárias esquerda e direita em um ecocardiograma transtorácico, a varredura deve ser realizada em uma incidência paraesternal de eixo curto na base do coração (Figura 16.90). A porção proximal do tronco arterial esquerdo é vista tendo origem na cúspide coronária esquerda aproximadamente na posição de 4 h. O óstio da artéria coronária direita fica mais próximo da crista sinotubular e tem origem aproximadamente na posição de 10 h. Tipicamente, não é possível visibilizar as porções proximais de ambas as artérias coronárias simultaneamente porque a saída da artéria coronária direita é mais em direção cefálica do que a da esquerda. Além disso, um trecho variável da artéria descendente anterior esquerda pode ser visibilizado por meio de uma incidência paraesternal de eixo longo ao longo do sulco interventricular.

Por meio da ecocardiografia transesofágica, ambos os óstios coronários podem ser visibilizados. Tipicamente, a artéria coronária esquerda principal é tecnicamente mais fácil de ser visibilizada do que a direita (Figura 16.91). Há vários casos clínicos nos quais a visibilização das artérias coronárias é de benefício clínico

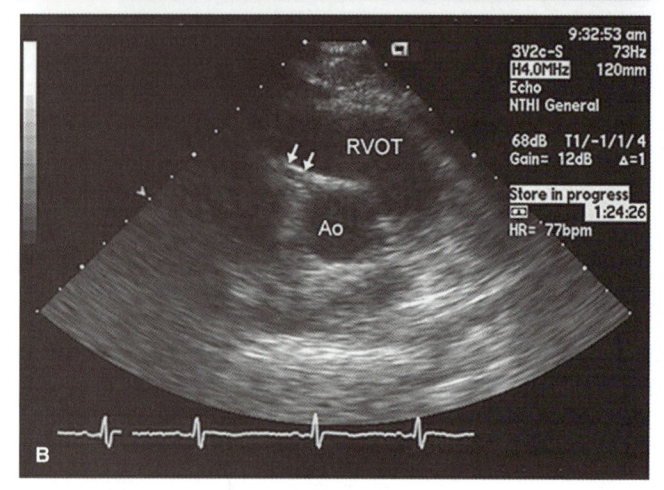

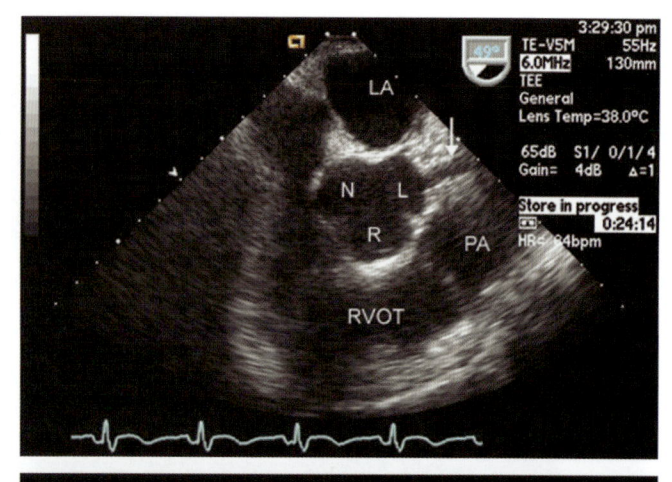

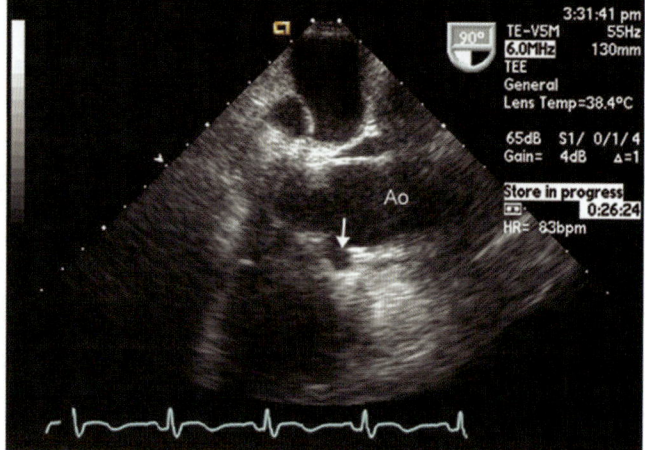

FIGURA 16.90 Ecocardiograma paraesternal de eixo curto registrado na base do coração mostra a origem do tronco da artéria coronária esquerda (*setas*) **(A)** e artéria coronária direita (*setas*) **(B)**. Observe que as saídas das artérias coronárias não são visibilizadas simultaneamente porque a saída da artéria coronária direita tem posição discretamente mais cefálica do que a do tronco da artéria coronária esquerda. Ao, aorta; RVOT, via de saída do ventrículo direito.

FIGURA 16.91 Ecocardiograma transesofágico registrado no eixo curto e eixo longitudinal da aorta proximal. As saídas do tronco da artéria coronária esquerda (*seta*) e da coronária direita são claramente visibilizadas. Ao, aorta; L, cúspide coronária esquerda; LA, átrio esquerdo; N, cúspide não coronária; PA, artéria pulmonar; R, cúspide coronária direita; RVOT, via de saída do ventrículo direito.

e outros nos quais ela pode oferecer pistas valiosas quanto à presença de uma doença básica. As situações clínicas nas quais ela é de benefício comprovado incluem identificação de saída anômala da artéria coronária e detecção de aneurismas na doença de Kawasaki.

Há muitas variações quanto à origem anômala das artérias coronárias, algumas das quais são esquematizadas na Figura 16.92. Clinicamente, a origem de ambas as artérias coronárias deve ser documentada nos casos pediátricos de miocardiopatia na qual a origem de uma artéria coronária da artéria pulmonar pode acarretar um processo miocardiopático e, se possível, em pacientes nos quais a triagem ecocardiográfica como parte de um rastreamento atlético é indicada. Se ambas as artérias coronárias forem identificadas com origens normais, a possibilidade de uma anomalia arterial coronária é baixa. Se uma ou outra das artérias coronárias principais não for visibilizada, esta é uma evidência indireta de que há uma origem anômala possível. A Figura 16.93 foi registrada em um paciente com uma artéria coronária anômala.

As variações quanto à anatomia anômala de artéria coronária incluem origem da artéria coronária direita no seio coronário esquerdo ou artéria descendente esquerda ou circunflexa no seio coronário direito. Menos comumente, o tronco da artéria coronária esquerda pode se originar em um local anômalo. Uma anomalia arterial coronária relativamente comum é uma origem anômala da artéria coronária direita na cúspide coronária esquerda depois da qual ela então corre entre a aorta e a artéria pulmonar antes de assumir um trajeto relativamente normal. Essa anoma-

lia está associada a morte cardíaca súbita durante exercício, presumivelmente por causa do ângulo agudo que a artéria coronária faz ao se originar da cúspide esquerda antes de passar posteriormente. O mecanismo presumido de morte súbita é a angulação aguda da artéria com redução do fluxo no momento ou imediatamente depois de exercício físico vigoroso. Ocasionalmente, o trajeto da artéria coronária anômala entre os dois grandes vasos pode ser visibilizado diretamente pela ecocardiografia transtorácica ou ecocardiografia transesofágica.

Uma origem anômala de uma artéria coronária da artéria pulmonar é uma condição incomum que geralmente se apresenta como uma miocardiopatia dilatada na infância. Frequentemente ocorre um fenômeno de furto coronário no qual há um fluxo retrógrado na artéria anômala. Isso resulta em desvio do fluxo efetivo do miocárdio em direção ao circuito de baixa pressão pulmonar. Cronicamente, o desvio do fluxo da origem arterial para a origem da artéria pulmonar de baixa pressão resulta em processo miopático em vez de perfusão do miocárdio por sangue com baixo teor de oxigênio. Como a artéria coronária anômala, com origem na artéria pulmonar, representa uma derivação patológica, o vaso tipicamente se dilata em resposta ao fluxo de grande volume. Além disso, como todo o volume de fluxo sanguíneo miocárdico é provido pelas artérias restantes com conexão normal, elas do mesmo modo se dilatam em resposta ao excesso de volume de fluxo. Dilatação semelhante de uma artéria coronária pode ser vista em casos de fístula arterial coronária na qual a baixa resistência ao fluxo resulta em um aumento patológico no volume do fluxo e subsequente dilatação arterial coronária (Figu-

Origens Normal e Anormal da Artéria Coronária

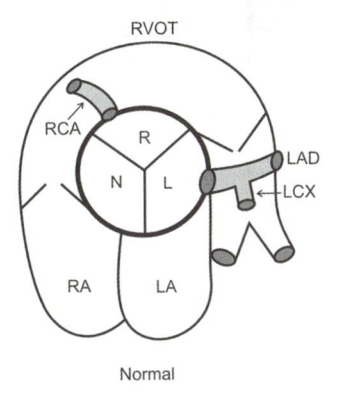

Normal

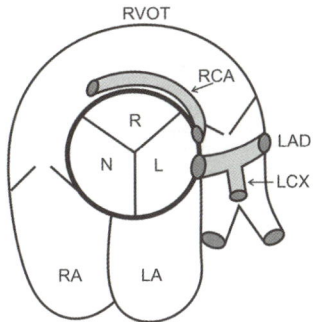

Surgimento da Artéria
Coronária Direita do Seio
Esquerdo de Valsalva

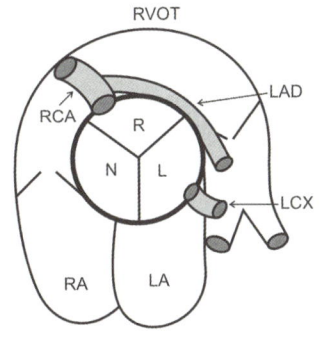

Artéria Coronária Descendente
Anterior Esquerda Origina-se da
Artéria Coronária Direita

FIGURA 16.92 Representação esquemática de origens normal e anormal das artérias coronárias. O esquema superior esquerdo mostra uma origem normal da artéria coronária direita e tronco da artéria coronária esquerda dos seios de Valsalva direito e esquerdo, respectivamente. O esquema no meio mostra origem anômala da artéria coronária direita do seio esquerdo de Valsalva. A artéria coronária direita tem seu trajeto entre a aorta e a via de saída do ventrículo direito da artéria pulmonar. Esse trajeto resulta em uma angulação acentuada da artéria coronária direita próximo de sua origem, o que pode resultar em comprometimento do fluxo coronário. O esquema inferior mostra a origem da artéria coronária esquerda ou circunflexa da artéria coronária direita ou seio direito de Valsalva. Como na origem anômala da artéria coronária direita do seio esquerdo de Valsalva, a artéria tem o seu trajeto entre a aorta e a via de saída do ventrículo direito e pode ter uma curvatura aguda próximo de sua origem, o que pode resultar em comprometimento do fluxo. L, cúspide coronária esquerda; LA, átrio esquerdo; LAD, artéria descendente anterior esquerda; LCX, artéria coronária circunflexa; N, cúspide não coronária; R, cúspide coronária direita; RA, átrio direito; RCA, artéria coronária direita; RVOT, via de saída do ventrículo direito.

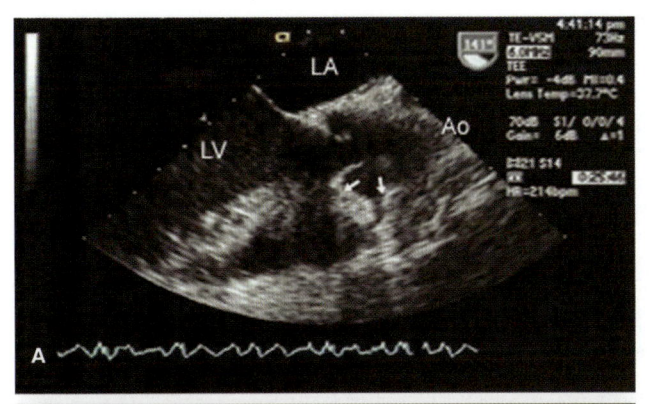

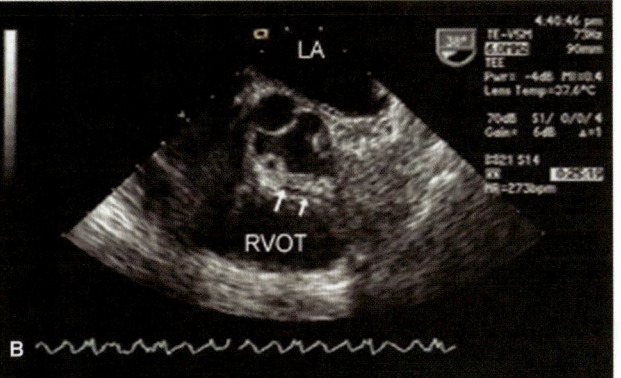

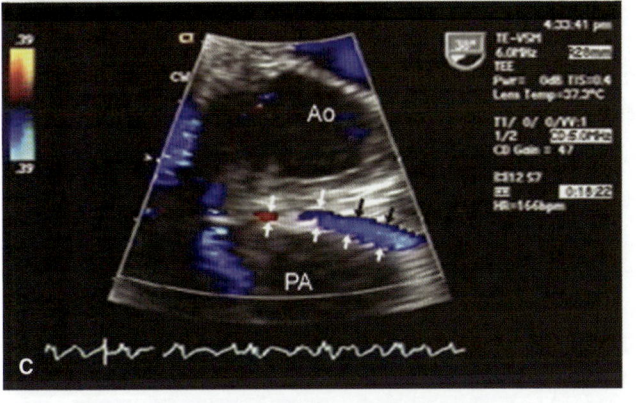

FIGURA 16.93 Ecocardiogramas transesofágicos registrados em um paciente com origem anômala da artéria coronária descendente anterior esquerda do seio direito de Valsalva. **A:** Uma incidência longitudinal da aorta na qual a origem normal da artéria coronária direita pode ser vista (*seta apontando para baixo*). Além disso, uma segunda artéria coronária menor se origina mais próximo do anel aórtico (*seta apontando para a esquerda*). **B:** Registrado em uma incidência ortogonal, esta artéria pode ser vista como tendo um trajeto entre a aorta e a via de saída do ventrículo direito (*setas*). **C:** Incidência ampliada da artéria coronária esquerda anômala com Doppler com fluxo colorido usado para confirmar o fluxo coronário. Ao, aorta; LA, átrio esquerdo; LV, ventrículo esquerdo; PA, artéria pulmonar; RVOT, via de saída do ventrículo direito.

ra 16.94). Ocasionalmente, se consegue visibilizar diretamente o fluxo anormal em uma cavidade a jusante como um sinal de fluxo contínuo turbulento (Figura 16.95).

Embora tecnicamente seja exequível identificar a origem e o trajeto proximal das artérias coronárias com ecocardiografia transtorácica ou transesofágica, a utilidade dessa abordagem na prática clínica em adultos é relativamente baixa. Imagens por ressonância magnética cardíaca ou arteriografia coronária por tomografia computadorizada têm mostrado superioridade na identificação do trajeto de artérias coronárias anômalas mesmo em comparação com a arteriografia coronária tradicional.

Doença de Kawasaki

A doença de Kawasaki é uma doença infecciosa/inflamatória tipicamente da infância. Suas principais manifestações são artralgia, rubor cutâneo e febre, e está associada a aneurismas arteriais coronários. A detecção de aneurismas pela ecocardiografia constitui um dos aspectos para o estabelecimento do diagnóstico da doença de Kawasaki. Tipicamente, os aneurismas estão presentes nas

porções proximais das artérias coronárias e como tais podem ser visibilizados pela ecocardiografia transtorácica. Como se trata de uma doença da infância, na qual a visibilização coronária muitas vezes é menos problemática, a varredura das artérias coronárias pela ecocardiografia transtorácica oferece uma ferramenta confiável para o estabelecimento ou exclusão do diagnóstico. A imagem na Figura 16.96 foi obtida de um paciente portador da doença de Kawasaki e demonstra um grande aneurisma arterial coronário direito. As imagens com fluxo colorido muitas vezes mostram áreas de fluxo colorido bem delimitadas no interior do aneurisma. A varredura com alta frequência frequentemente pode mostrar trombo revestindo a parede de um aneurisma. A ecocardiografia bidimensional é usada como instrumento de acompanhamento desses aneurismas, pois que seu aspecto e seu tamanho podem variar com o passar do tempo.

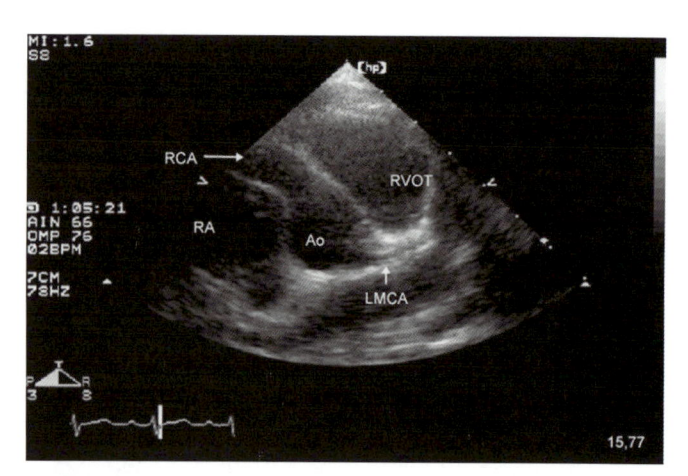

FIGURA 16.94 Incidência paraesternal de eixo longo registrada em um paciente com acentuada dilatação da artéria coronária direita proximal devido a uma fístula arterial coronária para o átrio direito. Um aspecto similar pode ser observado na origem anômala da artéria coronária esquerda do tronco pulmonar devido a alto fluxo compensatório na artéria coronária direita. LA, átrio esquerdo; LV, ventrículo esquerdo; RCA, artéria coronária direita; RVOT, via de saída do ventrículo direito.

FIGURA 16.96 Incidência paraesternal de eixo curto registrada na base do coração em uma criança com doença de Kawasaki e dilatação aneurismática da artéria coronária direita. Observe o tamanho e a localização da aorta (Ao) e da artéria pulmonar e uma artéria coronária direita acentuadamente dilatada que mede aproximadamente 8 mm de diâmetro. LMCA, tronco da artéria coronária esquerda; RA, átrio direito; RCA, artéria coronária direita; RVOT, via de saída do ventrículo direito. ◾

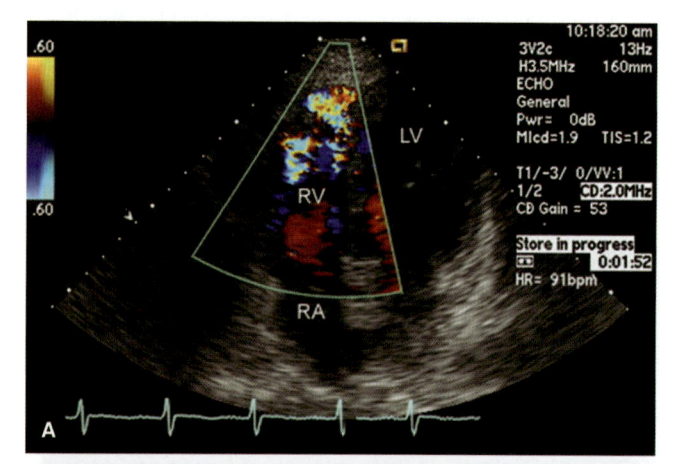

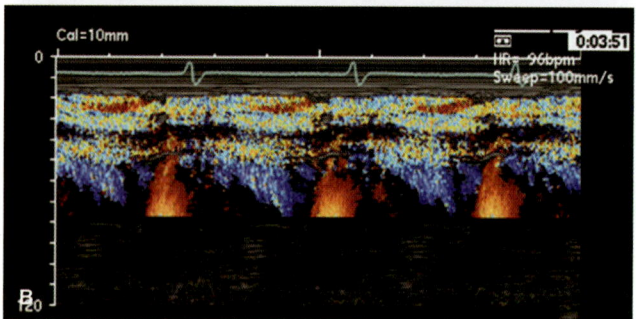

FIGURA 16.95 Incidência apical registrada em um paciente pós-transplante cardíaco que foi submetido a múltiplas biopsias endocárdicas ventriculares direitas. **A:** Observe o fluxo turbulento contínuo no ápice ventricular direito, o qual é resultado de uma fístula arterial coronária iatrogênica para o interior da cavidade do ventrículo direito (RV). **B:** Registro com Doppler em modo M colorido através daquela área demonstra fluxo contínuo. LV, ventrículo esquerdo; RA, átrio direito. ◾

Ocasionalmente, pode-se encontrar um paciente adulto com um aneurisma arterial coronário proximal de etiologia desconhecida. Muitos de tais aneurismas podem representar sequelas de doença de Kawasaki previamente não reconhecida na infância. Não raro pode-se detectar o aneurisma quando a ecocardiografia é realizada em um paciente que está sendo avaliado para uma síndrome de dor torácica. Às vezes, os aneurismas encontrados

em pacientes adultos podem atingir um tamanho substancial, com aneurismas de até 4 a 6 cm de diâmetro já tendo sido encontrados sem muita frequência.

Visibilização Direta da Aterosclerose

A doença arterial coronária tipicamente é um processo difuso. Na maioria dos pacientes com doença obstrutiva significativa, mesmo se a área de obstrução for mais distal, haverá envolvimento das artérias coronárias proximais. Pacientes com doença arterial coronária clinicamente significativa, a despeito do local, frequentemente têm espessamento e/ou calcificação na artéria coronária descendente anterior esquerda proximal. Isto forma a base para o rastreamento de doença arterial coronária por meio da tomografia computadorizada ultrarrápida. Conforme mencionado anteriormente, é possível a imagem da porção proximal da artéria coronária descendente anterior esquerda na maioria dos pacientes adultos, mesmo quando imagens anatômicas de rotina do resto do coração são parciais. A Figura 16.97 foi obtida em pacientes com espessamento e/ou calcificação na porção distal do tronco da artéria coronária esquerda ou artéria coronária descendente anterior esquerda proximal. Vários estudos clínicos demonstraram que a detecção de calcificação nas artérias coronárias proximais é um marcador acurado da presença de doença arterial coronária clinicamente relevante. Embora um meio acurado de se identificarem pacientes com doença arterial coronária obstrutiva, essa metodologia não teve aceitação ampla para o rastreamento rotineiro de pacientes, em parte em decorrência da dificuldade presumida de varredura e interpretação.

Vários pesquisadores relataram sucesso com o uso de imagens com Doppler na luz da artéria coronária por meio de uma abordagem ecocardiográfica transtorácica e assim medir os formatos das ondas do fluxo coronário sistólico e diastólico (Figura 16.98). Nitroglicerina ou dipiridamol pode ser dado para alterar o fluxo sanguíneo coronário e alterações decorrentes nos perfis de fluxo com Doppler espectral podem ser usadas como marcadores da presença de doença arterial coronária. De modo semelhante, a interrogação pelo Doppler do fluxo no seio coronário, como um marcador de fluxo arterial coronário anterógrado, tem sido usada para detectar distúrbios funcionais decorrentes de doença arterial coronária. Medidas semelhantes podem ser usadas do fluxo no seio coronário que propiciam uma avaliação indireta do fluxo coronário no sistema coronário esquerdo.

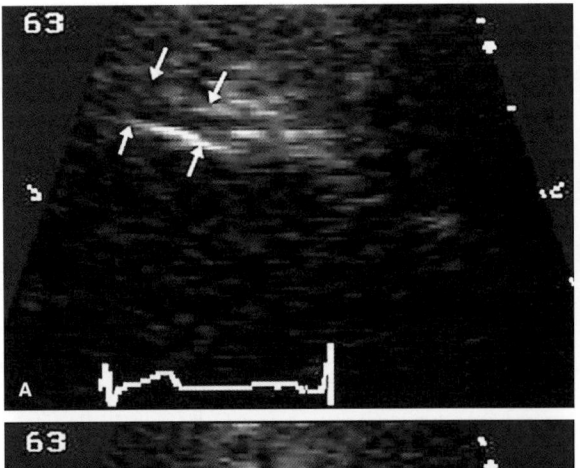 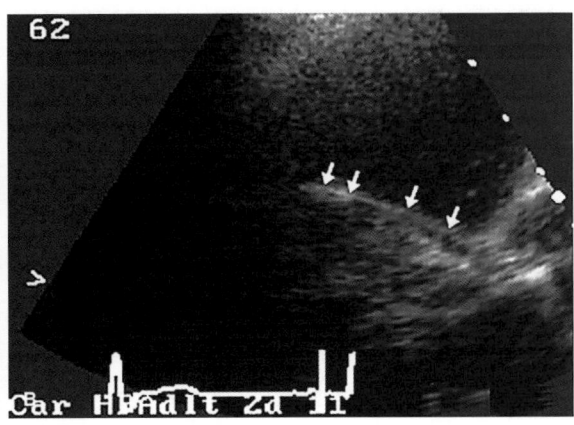

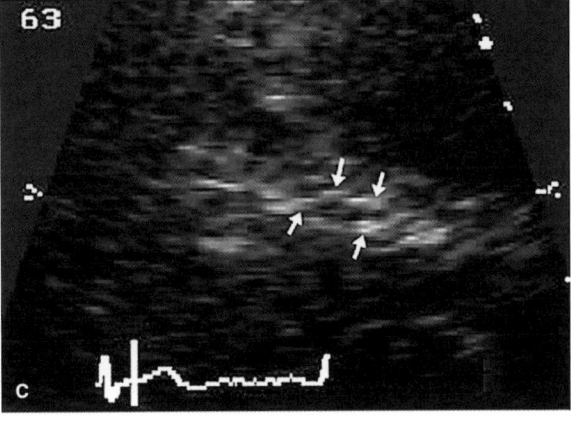

FIGURA 16.97 Ecocardiograma transtorácico paraesternal de eixo longo registrado ao longo do eixo do sulco interventricular mostrando a porção média da artéria coronária descendente anterior esquerda. **A:** Uma artéria coronária descendente anterior esquerda normal. **B, C:** Vários graus de doença aterosclerótica difusa e focal (*setas*).

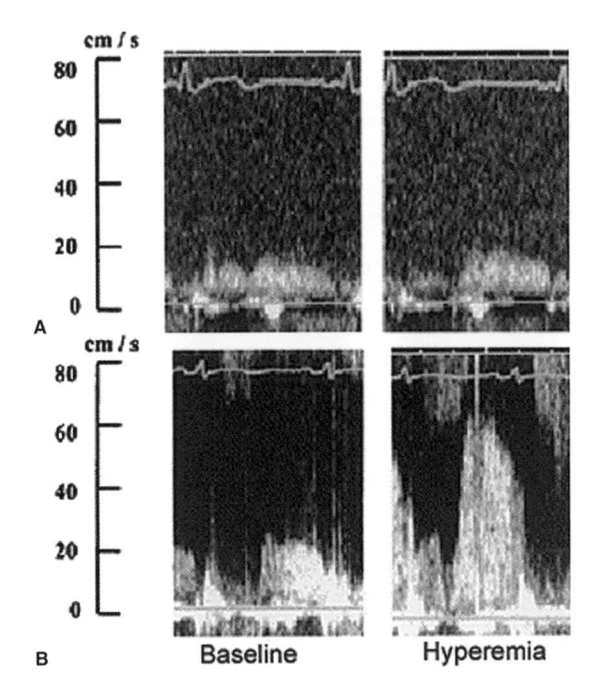

FIGURA 16.98 Ecodopplercardiograma transtorácico registrando o fluxo na porção média da artéria coronária descendente anterior esquerda, basalmente (*painéis esquerdos*) e durante hiperemia induzida farmacologicamente (*painéis direitos*). **A:** Imagem obtida de um paciente com grave doença na artéria coronária descendente anterior esquerda revela fluxo amortecido basalmente e nenhum aumento durante a hiperemia. **B:** Registrado em um indivíduo normal sem obstrução coronária. Observe o aumento acentuado da velocidade do fluxo coronário durante a hiperemia. Baseline, linha basal; Hyperemia, hiperemia. (Reimpresso com permissão de Daimon M, Watanabe, H, Yamagishi, H, et al. Physiologic assessment of coronary artery stenosis by coronary flow reserve measurements with transthoracic Doppler echocardiography: comparison with exercise thallium-201 single-photon emission computed tomography. J Am Coll Cardiol 2001;(37)2:1310-1315.)

Leituras Sugeridas

Geral

Cheitlin MD, Armstrong WF, Aurigemma GP, et al. ACC/AHA/ASE 2003 Guideline Update for the Clinical Application of Echocardiography: summary article. A report of the American College of Cardiology/American Heart Association Task Force on Practice Guidelines (ACC/AHA/ASE Committee to Update the 1997 Guidelines for the Clinical Application of Echocardiography). J Am Soc Echocardiogr 2003;16:1091–1110.

Douglas PS, Khandheria, Stainback R, et al. ACCF/ASE/ACEP/ASNC/SCAI/SCCT/SCMR appropriateness criteria for transthoracic and transesophageal echocardiography. A report of the American College of Cardiology Foundation Quality Strategic Directions Committee Appropriateness Criteria Working Group, American Society of Echocardiography, American College of Emergency Physicians, American Society of Nuclear Cardiology, Society for Cardiovascular Angiography and Interventions, Society of Cardiovascular Computed Tomography, and the Society for Cardiovascular Magnetic Resonance. J Am Coll Cardiol 2007;50:187–204.

Infarto Agudo do Miocárdio

Bourdillon PD, Broderick TM, Williams ES, et al. Early recovery of regional left ventricular function after reperfusion in acute myocardial infarction assessed by serial two-dimensional echocardiography. Am J Cardiol 1989;63:641–646.

Edvardsen T, Skulstad H, Aakhus S, et al. Regional myocardial systolic function during acute myocardial ischemia assessed by strain Doppler echocardiography. J Am Coll Cardiol 2001;37:726–730.

Figueras J, Juncal A, Carballo J, et al. Nature and progression of pericardial effusion in patients with a first myocardial infarction: relationship to age and free wall rupture. Am Heart J 2002;144:251–258.

Gibler WB, et al. A rapid diagnostic and treatment center for patients with chest pain in the emergency department. Ann Emerg Med 1995;25(1):1–8.

Heger JJ, Weyman AE, Wann LS, et al. Cross Sectional echocardiographic analysis of the extent of left ventricular asynergy in acute myocardial infarction. Circulation 1980;61(6):1113–1118.

Horowitz RS, Morganroth J, Parrotto C, et al. Immediate diagnosis of acute myocardial infarction by two-dimensional echocardiography. Circulation 1982;65(2):323–329.

Jugdutt BI, Sivaram CA. Prospective two-dimensional echocardiographic evaluation of left ventricular thrombus and embolism after acute myocardial infarction. J Am Coll Cardiol 1989;13:554–564.

Keren A, Goldberg S, Gottlieb S, et al. Natural history of left ventricular thrombi: their appearance and resolution in the posthospitalization period of acute myocardial infarction. J Am Coll Cardiol 1990;15:790–800.

Lundgren C, Bourdillon PDV, Dillon JC, Feigenbaum H. Comparison of contrast angiography and two-dimensional echocardiography for the evaluation of left ventricular regional wall motion abnormalities after acute myocardial infarction. Am J Cardiol 1990;65(16):1071–1077.

March KL, Sawada SG, Tarver RD, et al. Current concepts of left ventricular pseudoaneurysm: pathophysiology, therapy, and diagnostic imaging methods. Clin Cardiol 1989;12:531–540.

Mehta SR, Eikelboom JW, Natarajan MK, et al. Impact of right ventricular involvement on mortality and morbidity in patients with inferior myocardial infarction. J Am Coll Cardiol 2001;37:37–43.

Nishimura RA, Tajika J, Shub C, et al. Role of two-dimensional echocardiography in the prediction of in-hospital complications after acute myocardial infarction. J Am Coll Cardiol 1984;4(6):1080–1087.

Peels CH, Visser CA, Funke Kupper AJ, et al. Usefulness of two-dimensional echocardiography for immediate detection of myocardial ischemia in the emergency room. Am J Cardiol 1990;65(11):687–691.

Sabia P, Abbott RD, Afrookteh A, et al. Importance of two-dimensional echocardiographic assessment of left ventricular systolic function in patients presenting to the emergency room with cardiac-related symptoms. Circulation 1991;84:615–624.

Saeian K, Rhyne TL, Sagar KB. Ultrasonic tissue characterization for diagnosis of acute myocardial infarction in the coronary care unit. Am J Cardiol 1994;74(12):1211–1215.

Stamm RB, Gibson RS, Bishop HL, et al. Echocardiographic detection of infarct-localized asynergy and remote asynergy during acute myocardial infarction: correlation with the extent of angiographic coronary disease. Circulation 1983;67(1):233–244.

Visser CA, Lie KI, Kan G, et al. Detection and quantification of acute, isolated myocardial infarction by two dimensional echocardiography. Am J Cardiol 1981;47(5):1020–1025.

Avaliação da Movimentação e da Função Parietais

Cerqueira MD, Weissman NJ, Dilsizian V, et al. Standardized myocardial segmentation and nomenclature for tomographic imaging of the heart. A statement for healthcare professionals from the Cardiac Imaging Committee of the Council on Clinical Cardiology of the American Heart Association. Circulation 2002;105:539–542.

Derumeaux G, Loufoua J, Pontier G, et al. Tissue Doppler imaging differentiates transmural from nontransmural acute myocardial infarction after reperfusion therapy. Circulation 2001;103:589–596.

Gillam LD, Hogan RD, Foale RA, et al. A comparison of quantitative echocardiographic methods for delineating infarct-induced abnormal wall motion. Circulation 1984;70:113–122.

Lieberman AN, Weiss JL, Jugdutt BI, et al. Two-dimensional echocardiography and infarct size: relationship of regional wall motion and thickening to the extent of myocardial infarction in the dog. Circulation 1981;63:739–746.

Moynihan PF, Parisi AF, Feldman CL. Quantitative detection of regional left ventricular contraction abnormalities by two-dimensional echocardiography. I. Analysis of methods. Circulation 1981;63:752–760.

Parisi AF, Moynihan PF, Folland ED, et al. Quantitative detection of regional left ventricular contraction abnormalities by two-dimensional echocardiography. II. Accuracy in coronary artery disease. Circulation 1981;63:761–767.

Picard MH, Wilkins GT, Ray PA, et al. Natural history of left ventricular size and function after acute myocardial infarction. Assessment and prediction by echocardiographic endocardial surface mapping. Circulation 1990;82:484–494.

Prognóstico

Burns RJ, Gibbons RJ, Yi Q, et al. The relationships of left ventricular ejection fraction, end-systolic volume index and infarct size to six-month mortality after hospital discharge following myocardial infarction treated by thrombolysis. J Am Coll Cardiol 2002;39:30–36.

Cerisano G, Bolognese L, Buonamici P, et al. Prognostic implications of restrictive left ventricular filling in reperfused anterior acute myocardial infarction. J Am Coll Cardiol 2001;37:793–799.

Elhendy A, van Domburg RT, Bax JJ, et al. Significance of resting wall motion abnormalities in 2-dimensional echocardiography in patients without previous myocardial infarction referred for pharmacologic stress testing. J Am Soc Echocardiogr 2000;13:1–8.

Feinberg MS, Schwammenthal E, Shlizerman L, et al. Prognostic significance of mild mitral regurgitation by color Doppler echocardiography in acute myocardial infarction. Am J Cardiol 2000;86:903–907.

Grigioni F, Enriquez-Sarano M, Zehr KJ, et al. Ischemic mitral regurgitation: long-term outcome and prognostic implications with quantitative Doppler assessment. Circulation 2001;103:1759–1764.

Hillis GS, Mller JE, Pellikka PA, et al. Noninvasive estimation of left ventricular filling pressure by E/e' is a powerful predictor of survival after acute myocardial infarction. J Am Coll Cardiol 2004;43:360–367.

Jaarsma W, et al. Predictive value of two-dimensional echocardiographic and hemodynamic measurements on admission with acute myocardial infarction. J Am Soc Echocardiogr 1988;1(3):187–193.

Møller JE, Egstrup K, Kber L, et al. Prognostic importance of systolic and diastolic function after acute myocardial infarction. Am Heart J 2003;145:147–153.

Møller JE, Sndergaard E, Poulsen SH, et al. Pseudonormal and restrictive filling patterns predict left ventricular dilation and cardiac death after a first myocardial infarction: a serial color M-mode Doppler echocardiographic study. J Am Coll Cardiol 2000;36:1841–1846.

Picard MH, Davidoff R, Sleeper LA, et al. Echocardiographic predictors of survival and response to early revascularization in cardiogenic shock. Circulation 2003;107:279–284.

Romano S, Dagianti A, Penco M, et al. Usefulness of echocardiography in the prognostic evaluation of non–Q-wave myocardial infarction. Am J Cardiol 2000;86:43G–45G.

Outros

Angelini P, Velasco JA, Flamm S. Coronary anomalies: incidence, pathophysiology, and clinical relevance. Circulation 2002;105:2449–2454.

Daimon M, Watanabe H, Yamagishi H, et al. Physiologic assessment of coronary artery stenosis by coronary flow reserve measurements with transthoracic Doppler echocardiography: comparison with exercise thallium-201 single piston emission computed tomography. J Am Coll Cardiol 2001;37:1310–1315.

Dawn B, Talley JD, Prince CR, et al. Two-dimensional and Doppler transesophageal echocardiographic delineation and flow characterization of anomalous coronary arteries in adults. J Am Soc Echocardiogr 2003;16:1274–1286.

Hancock JE, Cooke JC, Chin DT, et al. Determination of successful reperfusion after thrombolysis for acute myocardial infarction: a noninvasive method using ultrasonic tissue characterization that can be applied clinically. Circulation 2002;105:157–161.

Lee S, Otsuji Y, Minagoe S, et al. Noninvasive evaluation of coronary reperfusion by transthoracic Doppler echocardiography in patients with anterior acute myocardial infarction before coronary intervention. Circulation 2003;108:2763–2768.

Roberts WC. Major anomalies of coronary arterial origin seen in adulthood. Am Heart J 1986;111:941–963.

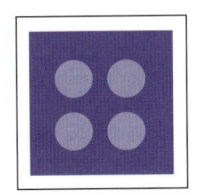

Capítulo 17
Ecocardiografia com Estresse

A ecocardiografia com estresse se baseia na relação causal fundamental entre isquemia miocárdica induzida e anormalidades na movimentação parietal regional ventricular esquerda. O potencial para o uso da ecocardiografia para essa finalidade foi relatado pela primeira vez em 1979 quando dois grupos de pesquisadores comprovaram esse conceito. Mason e colaboradores usaram a ecocardiografia em modo M para estudar 13 pacientes com doença arterial coronária e 11 indivíduos controles compatibilizados quanto à idade durante exercício em bicicleta supina. Foram detectadas alterações na movimentação parietal induzidas pelo estresse em 19 dos 22 segmentos alimentados por artérias coronárias estenóticas. Embora isso fosse a primeira demonstração de isquemia transitória detectada pelo ultrassom, as limitações inerentes da técnica em modo M ficaram aparentes. Naquele mesmo ano, Wann e colaboradores aplicaram um sistema inicial bidimensional de aquisição de imagens de setores de 30° para demonstrar anormalidades induzíveis na movimentação parietal durante exercício em bicicleta supina e melhora subsequente da movimentação parietal após revascularização. Esses estudos iniciais eram limitados pela qualidade de imagem e por se basearem em análises de fitas de vídeo, fatores que dificultaram o crescimento do campo nos seus primeiros anos.

Nos anos 80, a melhora na qualidade da imagem e o desenvolvimento de tecnologia digital de aquisição, ou captadores de fotogramas, contribuíram para melhor acurácia e praticidade da ecocardiografia em situações clínicas. Mais importante, a digitalização das imagens ecocardiográficas reduziu o problema da interferência respiratória ao permitir a seleção de ciclos cardíacos desprovidos de interferência pulmonar e a criação de imagens filmadas que permitiam análise lado a lado de imagens em repouso e com exercício. Isso permitiu a interpretação mais acurada da movimentação parietal, em grande parte por permitir que fossem detectadas alterações relativamente sutis na movimentação parietal induzidas pelo estresse. A tecnologia digital também abreviou o tempo para aquisição de imagens após exercício e facilitou a exibição, armazenamento e transmissão de dados ecocardiográficos. Mais do que qualquer outro fator isolado, a aplicação da aquisição de imagens digitais levou ao desenvolvimento rápido da ecocardiografia com estresse como um instrumento clínico.

Nos últimos 15 anos, a ecocardiografia com estresse continuou a se desenvolver. A adição de contraste em pacientes selecionados levou a uma melhor detecção da borda endocárdica. Progressos subsequentes na tecnologia da microbolha proporcionaram um mecanismo para avaliação semiquantitativa da perfusão regional. Mais recentemente, a aquisição de imagens tridimensionais em tempo real tem sido aplicada à ecocardiografia com estresse para fornecer um registro mais completo da função ventricular esquerda.

Base Fisiológica

Na década de 1930, Tennant e Wiggers observaram a relação entre a contração sistólica e o suprimento sanguíneo miocárdico ao ventrículo esquerdo. Com a indução de isquemia, esses pesquisadores demonstraram o desenvolvimento rápido e previsível de abaulamento sistólico (ou discinesia). Essa observação estabeleceu o elo entre isquemia induzida e discinesia miocárdica regional transitória, registradas ecocardiograficamente pelo desenvolvimento de anormalidade na movimentação parietal após a aplicação de um estressor (Figura 17.1).

Na ausência de uma estenose coronária que limite o fluxo, o estresse fisiológico acarreta aumento da frequência cardíaca e contratilidade que é mantido por meio de um aumento no fluxo sanguíneo miocárdico. O espessamento sistólico da parede, excursão miocárdica e contratilidade global aumentam, levando a uma diminuição do volume telessistólico (e um aumento na fração de ejeção) comparativamente à linha basal. Embora essa resposta possa ser amortecida na idade avançada e/ou hipertensão ou na presença de terapia betabloqueadora, a ausência de hipercontratilidade em resposta ao estresse deve em geral ser considerada uma resposta anormal.

Na presença de uma estenose coronária, o aumento na demanda miocárdica de oxigênio que ocorre em resposta ao estresse não é compensado por um aumento apropriado na oferta. Se esse desequilíbrio entre oferta e demanda persistir, haverá o de-

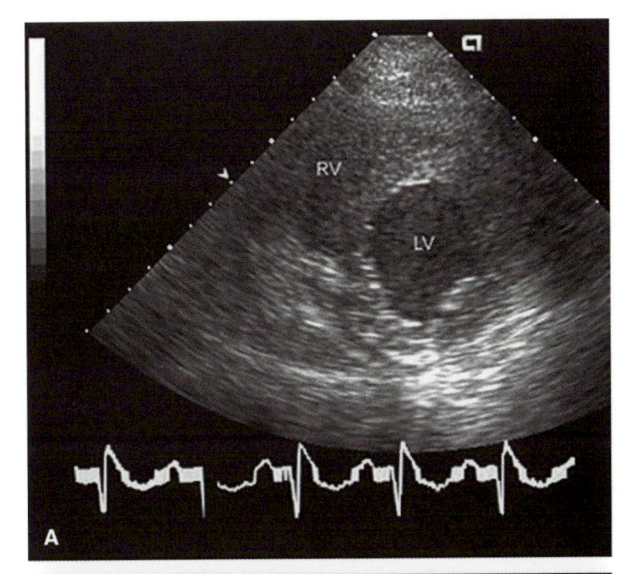

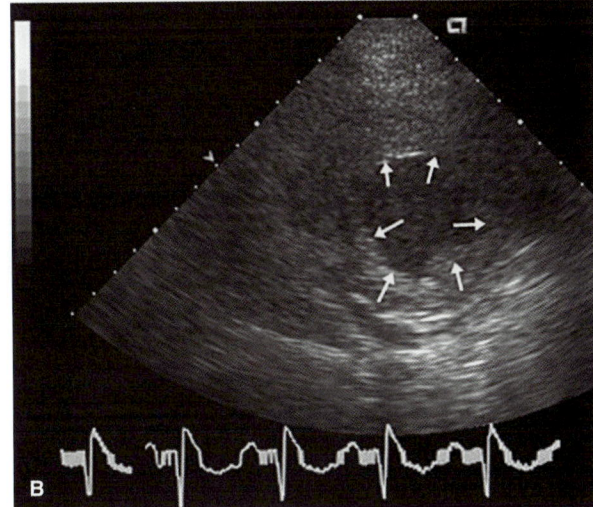

FIGURA 17.1 Incidências de eixo curto de um paciente durante episódio de isquemia aguda em diástole (**A**) e sístole (**B**). Com o início da isquemia, há o desenvolvimento de acinesia anterior e lateral (*setas*) quase imediatamente. LV, ventrículo esquerdo; RV, ventrículo direito.

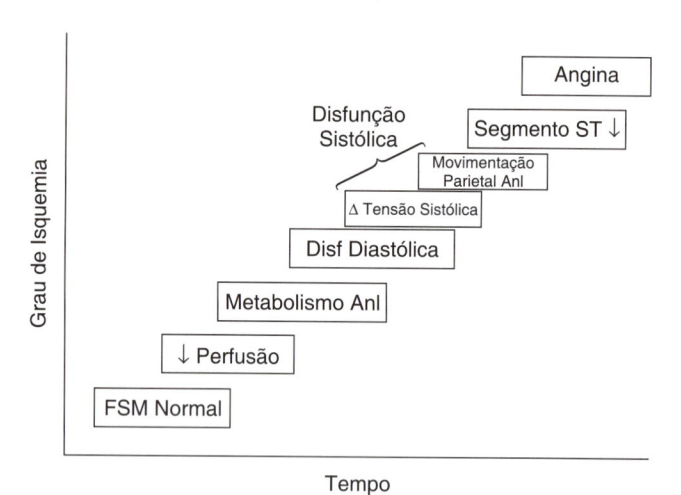

FIGURA 17.2 Cascata isquêmica é o termo usado para descrever a sequência de eventos que ocorrem depois do início da isquemia. As anormalidades temporais surgem em uma sequência previsível, conforme mostra o esquema. Geralmente surgem anormalidades na movimentação parietal detectáveis pela ecocardiografia após defeito de perfusão, mas antes de alterações eletrocardiográficas ou angina. Anl, anormal; Disf, disfunção; FSM, fluxo sanguíneo miocárdico.

senvolvimento de uma sequência complexa de eventos conhecida como cascata isquêmica (Figura 17.2). Deve-se reconhecer que a cascata isquêmica é uma generalização. A sobreposição dos parâmetros mostrados no esquema tem o escopo de transmitir a variabilidade que existe. Ou seja, em um determinado paciente, a sequência e cronometragem dos marcadores isquêmicos variam. Por exemplo, a depressão do segmento ST pode ocorrer mais cedo ou mais tarde do que o mostrado, ou pode nunca ocorrer.

Logo depois do desenvolvimento de um defeito na perfusão regional, haverá o surgimento de uma anormalidade na movimentação parietal que se caracteriza ecocardiograficamente como uma redução no espessamento sistólico e na excursão endocárdica. A gravidade da anormalidade na movimentação parietal (hipocinesia *versus* discinesia) dependerá de vários fatores, inclusive magnitude da alteração no fluxo sanguíneo, extensão espacial do defeito, presença de fluxo sanguíneo colateral, pressão e estresse parietal no ventrículo esquerdo e duração da isquemia. A deterioração na movimentação parietal regional, entretanto, é um marcador específico e previsível de isquemia regional que geralmente precede tais manifestações tradicionais como angina e anormalidades eletrocardiográficas.

Uma vez eliminado o estressor, diminui a demanda miocárdica de oxigênio e a isquemia se resolve. A normalização da movimentação parietal pode ocorrer rapidamente, embora tipicamente a recuperação completa da função normal leve 1 a 2 min, em grande parte dependendo da gravidade e duração da isquemia. O miocárdio atordoado é o termo usado quando anormalidades funcionais persistem por um período mais longo após uma isquemia transitória. Embora seja um processo reversível, o atordoamento pode durar dias ou até mesmo semanas se a isquemia for intensa e prolongada.

A utilidade da ecocardiografia em conjunto com o teste de estresse depende da capacidade de se registrar inicialmente a movimentação parietal e a função ventricular esquerda e depois detectar alterações após a indução de estresse, seja por meio de exercício ou farmacologicamente (Quadro 17.1). Basalmente, a presença de uma anormalidade na movimentação parietal geralmente implica a presença de uma lesão miocárdica prévia, na maioria dos casos em decorrência de infarto do miocárdio. Com menor frequência, a miocardiopatia e miocárdio atordoado ou hibernante causam anormalidades na movimentação parietal em repouso. A deterioração regional da função ventricular esquerda durante estresse é um marcador específico de isquemia. Embora anormalidades na movimentação parietal induzidas por exercício possam ocasionalmente ocorrer em indivíduos normais após exercício intenso prolongado, esse tipo de resposta durante estresse em geral é resultado de doença arterial coronária significativa. Uma diminuição global da função ventricular esquerda em resposta ao estresse pode, contudo, decorrer de outras causas, como hipertensão, valvopatia ou miocardiopatia. Portanto, ao se comparar a movimentação parietal regional basal e durante estresse, pode-se detectar e localizar a presença de isquemia induzível.

Embora grande parte das informações colhidas durante a ecocardiografia com estresse dependa da aquisição bidimensional de imagens e análise das funções ventriculares esquerdas regional e global, vários outros parâmetros úteis também podem ser considerados. Por exemplo, técnicas com Doppler podem ser usadas para se medirem alterações no volume de ejeção que ocorrem durante estresse. A análise da velocidade do fluxo de entrada mitral e da velocidade anular pelo Doppler tissular é usada para avaliar anormalidades diastólicas em resposta ao estresse. Isto é especialmente útil em pacientes com dispneia de esforço. Conforme se discute mais tarde, as imagens com Doppler têm particular utilidade na avaliação de pacientes com cardiopatia valvar, próteses valvares e miocardiopatia hipertrófica. O teste com estresse nesses pacientes pode oferecer informações valiosas e tem sido usado para se avaliar a efetividade da terapia e tomar decisões quanto ao momento ideal de intervenções.

A aplicação da ecocardiografia contrastada promete revolucionar a ecocardiografia com estresse ao oferecer a oportunidade simultânea de se avaliar a perfusão miocárdica regional juntamente com análise da movimentação parietal. Alterações relativas na perfusão miocárdica em resposta a estressores formam a base de muitas técnicas nucleares com estresse. Em vez de se basear no desenvolvimento de anormalidades na movimentação parietal, os métodos de perfusão dependem de uma capacidade de se detectar uma resposta anormal do fluxo sanguíneo (ou perfusão). Como as alterações na perfusão miocárdica precedem a disfunção sistólica regional, a ecocardiografia contrastada oferece o potencial de um marcador mais sensível de isquemia miocárdica.

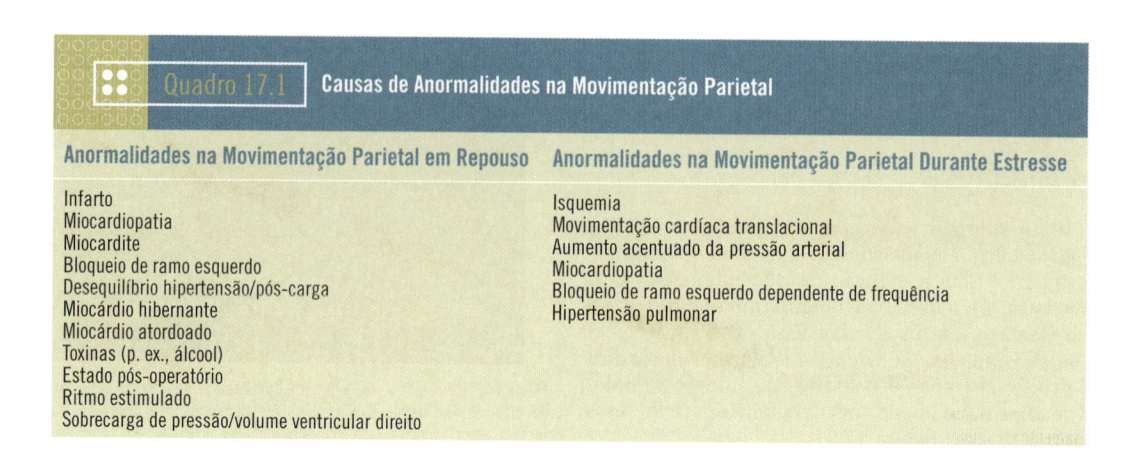

Quadro 17.1 Causas de Anormalidades na Movimentação Parietal

Anormalidades na Movimentação Parietal em Repouso	Anormalidades na Movimentação Parietal Durante Estresse
Infarto	Isquemia
Miocardiopatia	Movimentação cardíaca translacional
Miocardite	Aumento acentuado da pressão arterial
Bloqueio de ramo esquerdo	Miocardiopatia
Desequilíbrio hipertensão/pós-carga	Bloqueio de ramo esquerdo dependente de frequência
Miocárdio hibernante	Hipertensão pulmonar
Miocárdio atordoado	
Toxinas (p. ex., álcool)	
Estado pós-operatório	
Ritmo estimulado	
Sobrecarga de pressão/volume ventricular direito	

Quadro 17.2	Tipos de Estressores Usados na Ecocardiografia com Estresse
Exercício	**Estresse sem Exercício**
Esteira rolante	Dobutamina
Bicicleta supina	Dipiridamol
Bicicleta ortostática	Combinação de dobutamina/dipiridamol
Aperto de mão	Adenosina
Subidas de degraus	Estimulação elétrica

Metodologia

Diretrizes para a realização, interpretação e aplicação da ecocardiografia com estresse foram publicadas recentemente (Pellikka et al., 2007) pela American Society of Echocardiography. Uma das vantagens da ecocardiografia com estresse é sua versatilidade com respeito ao tipo de estresse usado (Quadro 17.2). As imagens ecocardiográficas podem ser aplicadas ao estresse com exercício ou farmacológico para detecção de isquemia miocárdica. A ecocardiografia com exercício é realizada mais comumente com bicicleta ergométrica (ortostática ou supina) ou esteira rolante. O agente farmacológico usado mais comumente em conjunto com a ecocardiografia é a dobutamina. Estressores usados menos comumente incluem exercício isométrico como aperto de mão, vasodilatadores como dipiridamol ou adenosina e estimulação elétrica, em geral por abordagem transesofágica. As modalidades podem até mesmo ser combinadas. Por exemplo, o aperto de mão pode ser usado durante estresse com dobutamina para se aumentar a carga de trabalho e melhorar a sensibilidade.

Esteira Rolante

O exercício na esteira rolante é a forma mais comum de teste com estresse nos EUA. Ele oferece uma abundância de informações clínicas importantes com valor diagnóstico e prognóstico. Estas incluem capacidade física, resposta da pressão arterial e arritmias. Trata-se de um exame seguro e bem tolerado que pode ser usado em uma grande porcentagem de pacientes encaminhados para teste com estresse. Como os clínicos se habituaram a essa forma de teste de estresse e por causa da ampla disponibilidade do equipamento ergométrico, lógico que a ecocardiografia com estresse deveria ser aplicada a essa técnica (Figura 17.3).

A aquisição ecocardiográfica de imagens em conjunto com exercício sobre esteira rolante tem o escopo de não alterar o protocolo padrão do exercício. A aquisição de imagens é feita antes e imediatamente após o exercício sobre a esteira, sem afetar a porção do exercício do teste. Assim, as vantagens da ecocardiografia com estresse em esteira incluem preservar as informações adicionais já disponíveis com o teste ergométrico na esteira rolante, a disponibilidade disseminada dessa forma de estresse e o protocolo relativamente simples criado pela adição de imagens ecocardiográficas. A desvantagem principal da ecocardiografia em esteira rolante deriva da dificuldade de se obterem imagens enquanto o paciente caminha. Por essa razão, a aquisição de imagens é limitada ao período imediato após o exercício. Como a isquemia pode se resolver rapidamente depois da conclusão do teste, o operador tem de completar a aquisição de imagens pós-exercício o mais rapidamente possível, certamente dentro de 1 a 1,5 min depois do exercício. Tão logo tenha terminado o teste de exercício, o paciente tem de descer da esteira e assumir uma posição de decúbito de modo que possa ser rapidamente feita a aquisição de imagens.

Embora qualquer janela transtorácica disponível possa ser usada nos protocolos de ecocardiografia com exercício, a abordagem tradicional inclui as incidências paraesternal de eixo longo e eixo curto e a apical de quatro e duas câmaras. As incidências apical de eixo longo, subcostal de quatro câmaras e de eixo curto também podem ser incluídas à escolha do operador. A aquisição de imagens pode ser individualizada, dependendo das janelas ultrassônicas disponíveis, mas sempre deve ter o objetivo de adquirir imagens que ofereçam mais de uma oportunidade de se examinar cada região do ventrículo esquerdo. Além disso, certa atenção à função e movimentação parietal do ventrículo direito também deve fazer parte da maioria dos protocolos de ecocardiografia com estresse. A Figura 17.4 é um exemplo de um ecocardiograma com exercício sobre esteira rolante mostrando as incidências apicais de quatro e duas câmaras. As imagens em repouso ou basais estão à esquerda e as imagens após o exercício estão à direita. Cada quadrante contém anotações informativas sobre a frequência cardíaca, estágio, tempo de aquisição etc.

A resolução de anormalidades induzidas na movimentação parietal antes de completada a aquisição de imagens após o exercício é uma causa de resultados falso-negativos (Figura 17.5). Neste exemplo, com exercício em esteira, isquemia anterior é evidente nas incidências de eixo longo e eixo curto, menos óbvia na incidência de quatro câmaras e não mais está presente na incidência de duas câmaras. Isso se deu porque a anormalidade na movimentação parietal se resolveu durante o período de aquisição de imagens após o estresse. À medida que a frequência cardíaca diminui após o exercício, a movimentação parietal se recupera. A possibilidade de um resultado falso-negativo é minimizada se for atingida uma carga adequada e imagens após o exercício forem obtidas dentro de 1 min. A Figura 17.6 é um outro exemplo de recuperação rápida, neste caso durante exercício com bicicleta supina. Observe a óbvia anormalidade na movimentação parietal apical ao exercício máximo. Após o exercício, há

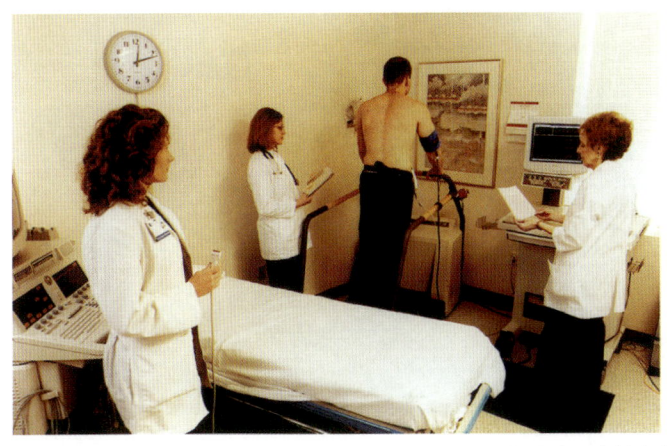
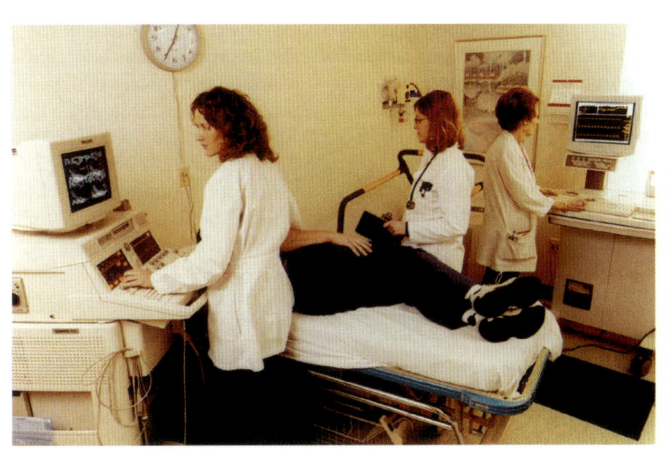

FIGURA 17.3 Ecocardiograma com exercício em esteira rolante sendo realizado. A proximidade do leito de ecocardiografia com a esteira rolante é crítica para que imagens pós-exercício possam ser adquiridas imediatamente ao término do exercício.

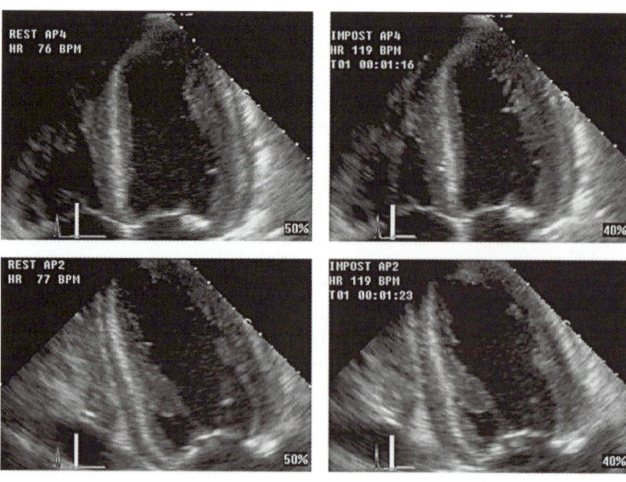

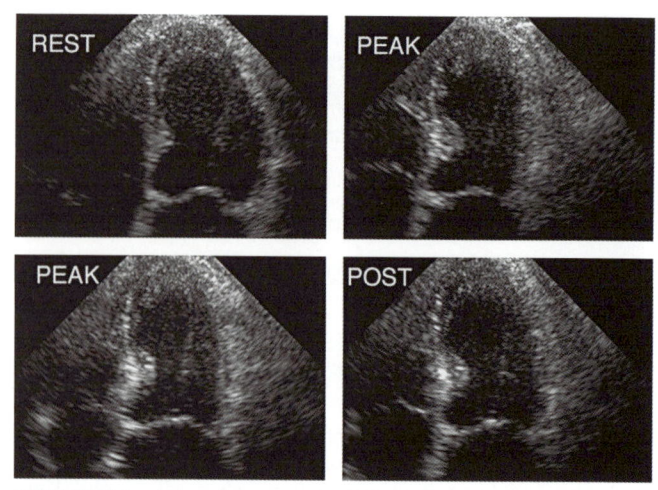

FIGURA 17.4 Formato padrão para a exibição de imagens ecocardiográficas com estresse. Este exemplo, de um ecocardiograma de exercício em esteira rolante, mostra a incidência de quatro câmaras em cima e imagens de duas câmaras embaixo. O estudo em repouso é exibido à esquerda e as imagens imediatamente após o exercício estão à direita. Observe que a frequência cardíaca, a duração do exercício e o tempo de aquisição de imagens são mostrados para cada quadrante.

FIGURA 17.6 Este estudo mostra recuperação rápida durante exercício em bicicleta supina. Uma óbvia anormalidade na movimentação parietal apical aparece durante o exercício e é registrada no exercício máximo (quadrantes superior direito e inferior esquerdo). A movimentação parietal após o exercício (quadrante inferior direito) está quase normal. Isto fica especialmente aparente na incidência de duas câmaras. PEAK, exercício máximo; POST, pós-exercício; REST, repouso.

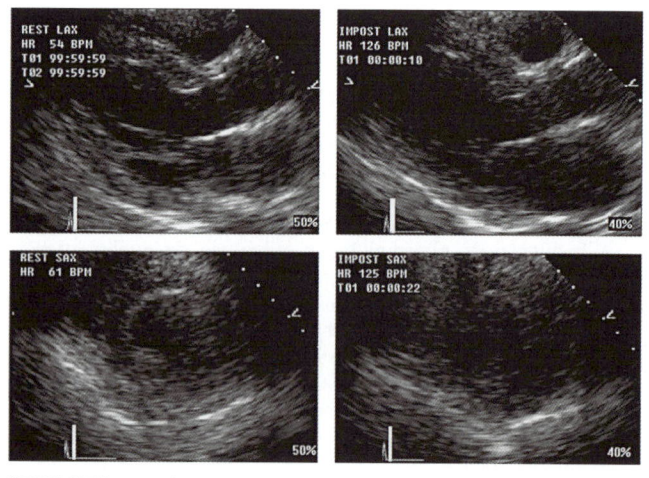

FIGURA 17.5 Um exemplo de recuperação rápida da anormalidade na movimentação parietal em um paciente submetido a exercício em esteira. O estudo em repouso é normal. Isquemia septal e apical após o exercício aparece e torna-se evidente nas incidências de eixo longo e eixo curto. A anormalidade é menos evidente na incidência de quatro câmaras e quase resolvida na incidência de duas câmaras. A aquisição de imagens foi completada em aproximadamente 75 segundos.

do paciente se tornaram populares. Ao oferecer uma posição de inclinação de aproximadamente 30° para a cabeça do paciente, pode-se obter um equilíbrio entre conforto e qualidade de imagem (Figura 17.7). Para a realização do exercício graduado, os pacientes pedalam a uma cadência constante com níveis crescentes de resistência.

A principal vantagem da ecocardiografia com estresse na bicicleta é a capacidade de aquisição de imagens durante todo o exercício, particularmente no exercício máximo. Isso não só evita o problema potencial de recuperação rápida como também permite a documentação do início de uma anormalidade na movimentação parietal. As anormalidades induzidas pelo exercício na movimentação parietal são mais frequentes, mais extensas e mais facilmente visibilizadas no exercício máximo do que após o exercício. A aquisição de imagens nos estágios intermediários também pode ser analisada e isto pode melhorar a sensibilidade do teste ao facilitar a detecção de uma resposta bifásica. A aquisição de imagens no exercício máximo é menos apressada do que a após o exercício, de modo que a qualidade das imagens é muitas vezes melhor. A aplicação de contraste na ecocardiografia com estresse também é mais fácil no exercício com bicicleta em comparação ao exercício na esteira rolante. A principal desvantagem da ecocardiografia na bicicleta com exercício é o problema da carga. Alguns pacientes acham muito difícil usar a bicicleta na

quase que uma normalização da movimentação parietal. Não se sabe por que algumas anormalidades na movimentação parietal normalizam muito rapidamente. Alguns pesquisadores compararam a aquisição de imagens no exercício máximo e após exercício durante protocolos com bicicleta e examinaram a frequência e possíveis causas de recuperação rápida das anormalidades na movimentação parietal. Nem a duração do exercício, extensão da doença, carga atingida, nem terapia clínica preveem recuperação rápida. Por outro lado, anormalidades na movimentação parietal que persistem até fases tardias da recuperação geralmente indicam grave doença arterial coronária epicárdica e/ou doença multivascular.

Cicloergometria

A cicloergometria estacionária foi a primeira forma de exercício usada em conjunto com a ecocardiografia. Inicialmente, cicloergômetros de posição ortostática eram usados e a aquisição de imagens era feita durante e após o exercício. Mais tarde, sistemas de bicicleta supina que permitem uma variedade de posições

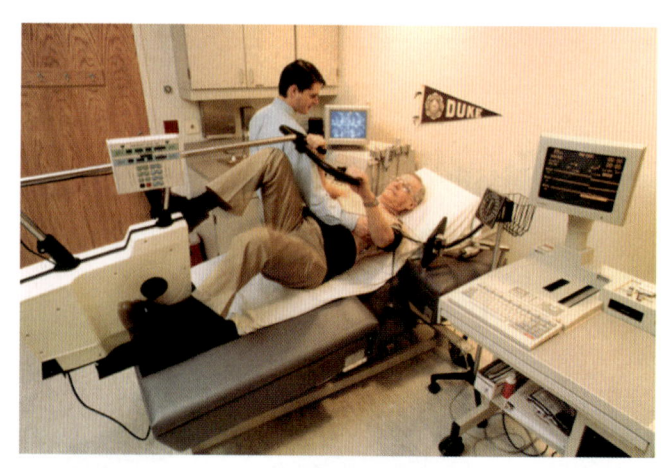

FIGURA 17.7 Um sistema de exercício em bicicleta supina. O paciente está posicionado de forma a maximizar o conforto e para assegurar aquisição ideal de imagens. A aquisição de imagens pode ser feita durante todo o protocolo de exercício. Ver texto para detalhes.

posição supina, o que pode impedir a obtenção de um nível adequado de estresse. Entretanto, a posição supina parece facilitar a indução de isquemia, talvez por aumentar o retorno venoso e a pré-carga ou por causa da resposta maior da pressão arterial. Em decorrência disso, a isquemia ocorre com uma frequência cardíaca mais baixa durante o exercício supino em comparação ao feito em pé. Novamente, a geração mais nova de cicloergômetros aumenta o conforto e a tolerabilidade do exercício na posição supina.

Ecocardiografia com Estresse com Dobutamina

A dobutamina é uma catecolamina sintética com efeitos cronotrópicos e inotrópicos por meio de sua afinidade pelos receptores β_1, β_2 e α no miocárdio e vasculatura. Por causa das diferenças quanto à afinidade, os efeitos cardiovasculares da dobutamina dependem da dose, com maior contratilidade ocorrendo em doses mais baixas seguida de uma resposta cronotrópica progressiva com doses crescentes. Os efeitos periféricos podem acarretar vasoconstrição ou vasodilatação predominante, de modo que as alterações na resistência vascular (ou seja, pressão arterial) são imprevisíveis. O efeito líquido dessas interações é um aumento simultâneo da contratilidade e da frequência cardíaca com um aumento associado na demanda miocárdica por oxigênio. Se a reserva de fluxo coronário estiver limitada, as demandas miocárdicas por oxigênio eventualmente irão exceder a oferta e haverá o desenvolvimento de isquemia.

Deve ser lembrado que o mecanismo de ação da dobutamina não é idêntico ao do exercício. Por exemplo, a alteração no retorno venoso que tipicamente acompanha o exercício com as pernas é menos pronunciada com a dobutamina. Ademais, as alterações mediadas pelo sistema nervoso autônomo na resistência vascular sistêmica e pulmonar são bastante diferentes com o exercício em comparação com a dobutamina. Essas diferenças têm implicações nos determinantes do limiar de isquemia durante o exercício e estresse farmacológico. Por exemplo, a resposta da frequência cardíaca é menos importante com a dobutamina em comparação com o exercício e a isquemia pode muitas vezes ser induzida até mesmo com frequência cardíaca alvo não atingida. A frequência cardíaca mais baixa atingida durante a infusão de dobutamina é compensada pelo maior aumento da contratilidade. Assim, as duas modalidades são capazes de produzir isquemia, mas o fazem por meio de mecanismos diferentes. Em decorrência disso, os parâmetros que definem um nível adequado de estresse são também diferentes.

A principal aplicação da ecocardiografia com dobutamina é quando o paciente não consegue ou não deseja se exercitar adequadamente. A capacidade da dobutamina de mimetizar os efeitos cardíacos do exercício, juntamente com a segurança e versatilidade do teste, tem contribuído para a popularidade da ecocardiografia com dobutamina. Uma aplicação relacionada tem sido a detecção de miocárdio viável no quadro de miocárdio hibernante ou atordoado. Como no exercício, o objetivo é produzir um aumento gradativo da sobrecarga cardíaca que desenvolva isquemia que possa ser monitorada. Para fazer isso, a dobutamina é infundida a ritmos crescentes durante estágios de 3 a 5 min. Embora essa duração em cada estágio seja insuficiente para produzir um efeito estável, ela produz um aumento gradual e bem tolerado tanto na contratilidade quanto na frequência cardíaca. A atropina é frequentemente usada para aumentar a resposta da frequência cardíaca. Tem sido demonstrado que o uso de atropina para essa finalidade melhora a sensibilidade, especialmente em pacientes em uso de betabloqueadores. Embora não haja um protocolo universalmente aceito para a administração de dobutamina, uma abordagem usada comumente é mostrada no Quadro 17.3.

O teste pode ser encerrado quando alguns dos vários objetivos finais forem atingidos (Quadro 17.4). Embora essas diretrizes sejam essenciais, a decisão de encerrar a infusão de dobutamina tem de ser individualizada. A capacidade de monitorar a movi-

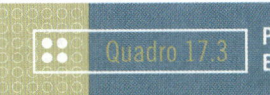

Quadro 17.3	**Protocolo para Ecocardiografia com Estresse com Dobutamina**

Paciente é preparado para o teste padrão com estresse.
É instalado acesso intravenoso.
Imagens digitais são adquiridas basalmente (esses filmes são exibidos e usados como referência durante toda a infusão).
Eletrocardiograma contínuo e monitoramento da pressão arterial são estabelecidos.
A infusão de dobutamina é iniciada a uma dose de 5 (ou 10) $\mu g/kg/min$.
O ritmo de infusão é aumentado a cada 3 min com doses de até 10, 20, 30 e 40 $\mu g/kg/min$.
O ecocardiograma, o eletrocardiograma e a pressão arterial são monitorados continuamente.
Imagens com doses baixas são adquiridas a 5 ou 10 $\mu g/kg/min$ (ao primeiro sinal de aumento da contratilidade).
Atropina em alíquotas de 0,5 a 1,0 mg pode ser dada durante os estágios de doses médias ou altas para intensificar a resposta da frequência cardíaca.
Imagens nas doses médias são adquiridas aos 20 ou 30 $\mu g/kg/min$.
Imagens no ponto máximo são adquiridas antes do encerramento da infusão.
Imagens pós-estresse são registradas após retorno à linha de base.
O paciente é monitorado até que retorne às condições basais.

mentação parietal é criticamente importante para essa decisão. Por exemplo, sintomas atípicos não associados a evidência objetiva de isquemia (p. ex., uma nova anormalidade na movimentação parietal) não são necessariamente uma razão para a interrupção do teste. Uma anormalidade sutil ou limitada na movimentação parietal, particularmente se bem tolerada, também não exige o encerramento do teste. Para se avaliar a verdadeira extensão da doença coronária, muitas vezes é prudente continuar com o teste sob monitoramento meticuloso. Uma diminuição na pressão arterial algumas vezes constitui uma indicação de isquemia extensa. Entretanto, durante a infusão de dobutamina, a hipotensão pode, pelo contrário, indicar o desenvolvimento de um gradiente na via de saída do ventrículo esquerdo e isso pode ser facilmente reconhecido por imagens com Doppler (Figura 17.8). Finalmente, evidência eletrocardiográfica é menos confiável durante a infusão de dobutamina do que durante o teste com exercício. Assim, nem elevação nem depressão do segmento ST na ausência de anormalidade na movimentação parietal ou sintomas típicos é suficiente para o encerramento da infusão de dobutamina.

A segurança da ecocardiografia com estresse com dobutamina foi examinada em várias séries. Por causa da meia-vida relativamente curta da dobutamina, a isquemia induzível pode ser prontamente revertida por meio do encerramento da infusão. Nos casos graves ou quando persistem as manifestações isquêmicas, um betabloqueador de ação curta intravenoso (como metoprolol ou esmolol) é efetivo. Em uma série de 1.118 pacientes encaminhados para ecocardiografia com estresse com dobutamina, não houve incidentes de morte, infarto do miocárdio ou taquicardia sustentada ou fibrilação ventricular (Mertes et al., 1993). Os efei-

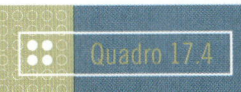

Quadro 17.4	**Pontos Terminais e Razões para Término da Infusão de Dobutamina Durante Teste com Estresse**

Exceder a frequência cardíaca alvo de 85% do máximo previsto para a idade.
Desenvolvimento de angina significativa[a]
Reconhecimento de uma nova anormalidade na movimentação parietal[b]
Uma diminuição na pressão arterial > 20 mmHg a partir da linha de base[c]
Arritmias como fibrilação atrial ou taquicardia ventricular não sustentada.
Efeitos colaterais ou sintomas limitantes.

[a]Decisão pode depender das condições clínicas do paciente e presença/extensão de anormalidade na movimentação parietal.

[b]Decisão pode depender das condições clínicas do paciente e extensão/gravidade da anormalidade na movimentação parietal.

[c]Decisão pode depender das condições clínicas e função e/ou gradiente na via de saída ventricular esquerda.

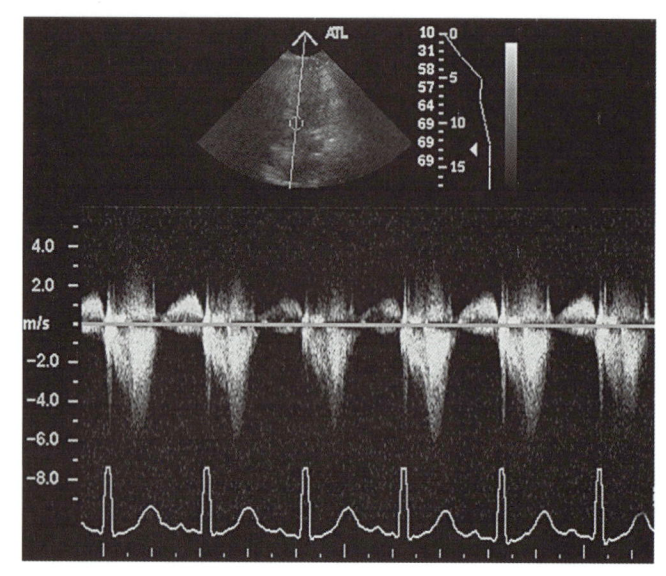

FIGURA 17.8 Um exemplo de indução de gradiente na via de saída do ventrículo esquerdo durante teste com estresse com dobutamina. Isso ocorreu em um paciente com grave hipertrofia ventricular esquerda que desenvolveu movimentação parietal hiperdinâmica no estresse máximo. Observe o pico tardio do gradiente com o Doppler.

tos colaterais mais comuns associados à infusão de dobutamina foram arritmias sem importância como contrações ventriculares prematuras, arritmias atriais e sintomas menores como palpitações ou ansiedade. A taquicardia ventricular não sustentada foi observada em 3% dos pacientes e não constituiu um marco específico de doença arterial coronária. Foram relatados casos raros de graves complicações.

Não existem contraindicações absolutas para o teste de estresse com dobutamina. Pacientes instáveis, como aqueles com insuficiência cardíaca descompensada na angina instável, raramente devem ser submetidos a teste de estresse de qualquer tipo. A ecocardiografia com dobutamina vem sendo realizada com segurança em pacientes com infarto do miocárdio recente, disfunção ventricular intensa, aneurisma aórtico abdominal, síncope, estenose aórtica, miocardiopatia hipertrófica, história de taquicardia ventricular e morte cardíaca súbita abortada. Em cada um desses casos, o valor das informações diagnósticas esperadas tem de ser balanceado com o risco individual de cada paciente. Ao contrário do dipiridamol, a dobutamina pode ser usada com segurança em pacientes com doença pulmonar broncoespástica.

Dipiridamol e Adenosina

Vasodilatadores poderosos como o dipiridamol e a adenosina vêm sendo usados juntamente com ecocardiografia para detecção de doença arterial coronária. Ao contrário da dobutamina, esses agentes criam uma má distribuição de fluxo sanguíneo, ou seja, evitando o aumento normal do fluxo em áreas supridas por artérias coronárias estenóticas. Em casos mais extremos, o fluxo pode na verdade ser desviado de regiões anormais (o chamado furto coronário), resultando em isquemia verdadeira. A adenosina é um vasodilatador coronário direito potente e de curta duração. O dipiridamol tem ação mais lenta e seus efeitos decorrem da inibição da captação de adenosina. Com ambos os agentes, o desenvolvimento de anormalidade na movimentação parietal se baseia na capacidade de provocar má distribuição suficiente de fluxo sanguíneo regional e criar uma anormalidade na movimentação parietal induzida pela isquemia. Em comparação com a dobutamina, essas alterações tendem a ser mais sutis e de curta duração.

A segurança da ecocardiografia com dipiridamol e adenosina está bem estabelecida. Entretanto, ambos os agentes são substancialmente menos populares em comparação com a dobutamina como estressor farmacológico. A principal razão disso se relaciona com o mecanismo de ação. É concebível que a redistribuição do fluxo sanguíneo regional possa ocorrer sem uma anormalidade na movimentação parietal associada. Assim, agentes vasodilatadores de estresse podem ser melhores em técnicas de aquisição de imagens que se baseiam em alterações relativas na perfusão em vez de no desenvolvimento de uma anormalidade na movimentação parietal. Esta é a razão pela qual o dipiridamol e a adenosina são comumente usados em técnicas nucleares de aquisição de imagens. Explica também o renovado interesse nesses agentes à medida que a ecocardiografia contrastada ganha mais popularidade.

Ecocardiografia Tridimensional com Estresse

A aplicação de imagens tridimensionais em tempo real na ecocardiografia com estresse é hoje em dia exequível e está tendo popularidade crescente. Um conjunto de dados de volume total pode ser adquirido e depois fatiado e exibido em várias incidências. Por exemplo, uma série de varreduras paralelas em eixo curto pode ser derivada e analisada (chamada "multifatia"). Com até nove imagens em eixo curto disponíveis para análise, esta abordagem permite praticamente que todo o ventrículo esquerdo seja examinado. Por outro lado, planos ortogonais tradicionais podem ser derivados a partir do conjunto de dados volumétricos, uma técnica chamada imagens multiplanas. A vantagem dessa abordagem

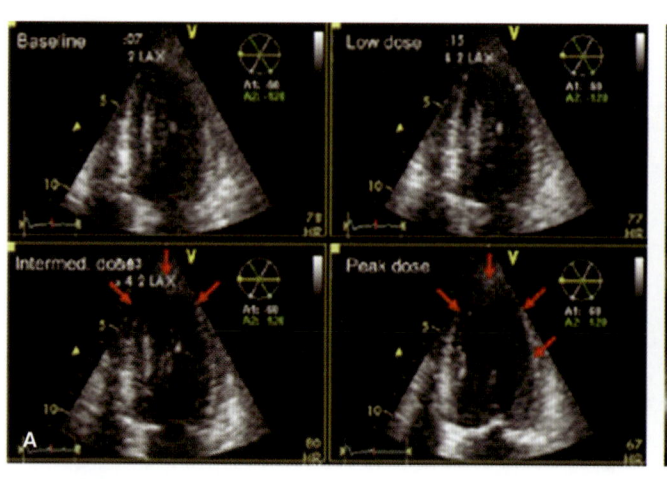

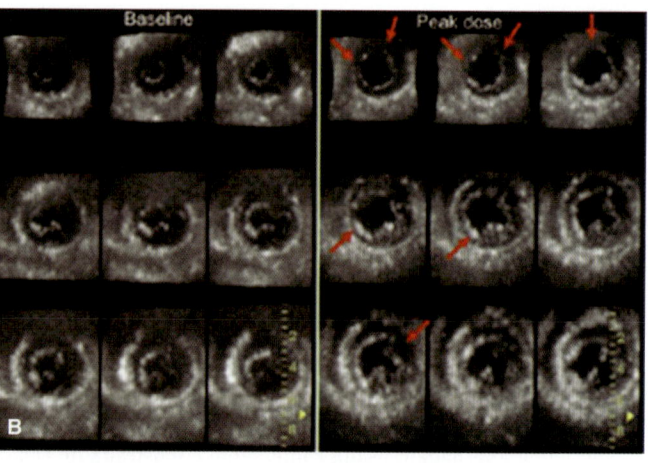

FIGURA 17.9 Ecocardiograma tridimensional com estresse com dobutamina apresentado em dois formatos de exibição diferentes. **A:** À esquerda, no modo multiplano, são mostradas incidências apicais ortogonais. Com dose média e alta, uma anormalidade nas movimentações parietais apical e lateral é indicada pelas *setas* vermelhas. **B:** À direita, o mesmo ecocardiograma com estresse é mostrado usando-se modo multifatia no qual nove incidências de eixo curto paralelas são apresentadas simultaneamente. Na dose máxima, ficam aparentes múltiplas anormalidades na movimentação parietal, inclusive nas regiões apical e anterolateral, bem como na região inferoposterior. Também há evidência de dilatação ventricular esquerda. (De Yoshitani H, Takeuchi M, Mor-Avi V, et al. Comparative diagnostic accuracy of multiplane and multislice three-dimensional dobutamine stress echocardiography in the diagnosis of coronary artery disease. Am Soc Echocardiogr 2009;22:437-442, com permissão.)

é que cada plano pode ser ajustado de modo a assegurar que ele esteja adequadamente alinhado. Esses dois métodos de aquisição de imagens tridimensionais com estresse foram comparados recentemente (Yoshitani et al., 2009). A Figura 17.9 é um exemplo de ecocardiografia tridimensional com dobutamina analisada por meio de ambas as técnicas de multifatias e multiplanos. Embora ambos os métodos permitissem a detecção da anormalidade da movimentação da parede anteroapical, somente as imagens em multifatias (Figura 17.9B) demonstraram a isquemia inferior. Este estudo mostra a versatilidade das técnicas tridimensionais que devem contribuir positivamente para com a acurácia em geral.

A ecocardiografia tridimensional com estresse tem várias vantagens. No exercício na esteira rolante, a aquisição de todo o ventrículo esquerdo em um único volume abrevia o tempo de aquisição de imagens pós-exercício. A ecocardiografia tridimensional também permite um exame mais completo do ventrículo esquerdo do que seria possível com imagens bidimensionais somente. Além disso, esta abordagem permite alinhamento preciso e compatibilização das incidências em repouso e durante estresse que facilitam a detecção de anormalidades sutis. Finalmente, está bem estabelecido que a ecocardiografia tridimensional é um meio mais preciso de se medir o volume ventricular esquerdo e a fração de ejeção. Com estresse, a capacidade de se comparar, por exemplo, o volume telessistólico ventricular esquerdo antes e depois do exercício tem utilidade diagnóstica e prognóstica e essa determinação tem sido aprimorada por meio do uso da aquisição de imagens tridimensionais. Uma importante limitação da ecocardiografia tridimensional com estresse continua a ser a qualidade da imagem. Além disso, o ritmo dos fotogramas em alguns sistemas permanece aquém do ideal, em alguns casos tão baixo como 16 volumes/s. À medida que a tecnologia continua e evoluir, essas questões técnicas devem se tornar problemas menores, permitindo que essa modalidade desenvolva como uma abordagem prática à ecocardiografia com estresse.

●● A Escolha entre as Diferentes
●● Modalidades de Estresse

A grande variedade de opções do teste com estresse oferece o potencial de criar confusão na mente do médico que está tentando selecionar o teste ideal para determinado paciente. O teste de estresse é necessário? É necessária uma forma de aquisição de imagens? Qual modalidade de teste com estresse é melhor: com exercício ou farmacológico? Qual tipo de exercício funciona melhor com uma determinada forma de aquisição de imagens? Embora algumas dessas decisões tenham de ser individualizadas, diretrizes gerais podem ser dadas. Está bem estabelecido que todas as formas de aquisição de imagens aumentam a acurácia do teste com estresse, particularmente naqueles pacientes que tiveram ou têm probabilidade de terem um eletrocardiograma (ECG) de estresse não diagnóstico. As imagens também oferecem informações sobre a localização e extensão da doença, contribuindo tanto para o valor diagnóstico quanto para o valor prognóstico do teste. Diretrizes gerais para escolher entre as várias modalidades são dadas no Quadro 17.5.

Para a maioria dos pacientes, o exercício é a forma preferida de estresse, desde que o paciente seja capaz de adequadamente se exercitar sobre uma esteira ou bicicleta. Informações adicionais disponíveis durante o teste de estresse com exercício oferecem maior vantagem frente ao teste farmacológico. Quando comparado no mesmo grupo de pacientes, o exercício geralmente oferece um teste mais sensível para a detecção de doença arterial coronária em comparação com a dobutamina. Entretanto, a superioridade do exercício é modesta e não tem sido uma escolha universal. Na maioria das situações clínicas, o exercício é preferido pelas razões acima mencionadas. Uma exceção a essa regra geral é quando a viabilidade miocárdica está em questão. Em tais casos, o teste farmacológico com dobutamina é preferido. Assim, a ecocardiografia com estresse com dobutamina é geralmente limitada a pacientes que são incapazes de se exercitar adequadamente ou para tratar especificamente a questão da viabilidade.

Quando o estresse sem exercício é considerado necessário e a ecocardiografia é a modalidade de aquisição de imagens, o peso das evidências e a experiência geral apoiam o uso de dobutamina como agente estressor. Como a dobutamina tem maior chance de causar isquemia verdadeira em vez de meramente um desequilíbrio de fluxo, a indução de uma anormalidade na movimentação parietal, detectável pela ecocardiografia, é mais provável. Para a indução de uma anormalidade na perfusão, ambos vasodilatadores e dobutamina têm sido empregados. Um estudo recente (Kowatsch et al., 2007) sugeriu que a dobutamina era equivalente à adenosina na indução de anormalidades na perfusão que podiam ser detectadas pela ecocardiografia. Entretanto, como a dobutamina é superior aos vasodilatadores para indução de anormalidades na movimentação parietal e talvez equivalente na criação de desequilíbrio na perfusão, é provável que a dobutamina permaneça o estressor farmacológico preferido no futuro próximo.

Entre as várias formas de ecocardiografia com exercício, tanto as técnicas com bicicleta quanto com esteira rolante têm sido usadas com sucesso e são seguras e bem toleradas. O exercício na bicicleta tem como sua principal vantagem a oportunidade de se obter imagens durante todo o exercício. A maior experiência geral com teste de estresse com esteira rolante e o conforto que a maioria dos médicos tem com a metodologia e informações disponíveis durante o teste também devem ser levados em conta. Poucos estudos fizeram uma comparação direta entre o exercício na bicicleta e na esteira rolante. Em uma série (Badruddin et al., 1999), na qual os exercícios na esteira rolante e na bicicleta supina foram realizados aleatoriamente em 74 pacientes com suspeita de doença coronária, foi demonstrado que a técnica com bicicleta era discretamente mais sensível, ao passo que o exercício na esteira rolante era discretamente mais específico. Embora a duração média do exercício tenha sido consideravelmente mais longa no exercício com bicicleta, a carga geral, expressa como duplo produto, foi similar para ambos os testes. Quando foi induzida uma anormalidade na movimentação parietal, a extensão do defeito foi maior no exercício na bicicleta, mais provavelmente porque a aquisição de imagens foi feita durante em vez de após o estresse. Assim, tanto a bicicleta quanto a esteira rolante são formas aceitáveis na aquisição de imagens ecocardiográficas. Os métodos que permitem a aquisição de imagens durante o exercício podem permitir a determinação mais acurada da presença e extensão da

Quadro 17.5	Comparação entre as Diferentes Metodologias de Estresse em Várias Situações Clínicas		
Questão Clínica	**Esteira**	**Bicicleta**	**Dobutamina**
Avaliação de dor torácica	++	++	+
Risco após infarto do miocárdio	++	++	++
Viabilidade	–	–	++
Avaliação de dispneia/fadiga	++	++	–
Avaliação pré-operatória de risco	+	+	++
Gravidade de valvopatia	–	++	
Hipertensão pulmonar	–	++	

doença. Essas vantagens devem ser equiparadas com as preferências do paciente, capacidade de ele se exercitar e disponibilidade de outros tipos de dados diagnósticos e prognósticos.

●● Interpretação da Ecocardiografia
●● com Estresse

A maior parte dos ecocardiogramas de estresse é analisada com base em uma avaliação subjetiva da movimentação parietal regional, comparando-se o espessamento miocárdico e a excursão endocárdica basalmente e durante estresse. O ecocardiograma basal ou em repouso é primeiramente examinado quanto à presença de disfunção sistólica global ou anormalidades na movimentação parietal regional (Quadro 17.1). A presença de anormalidades na movimentação parietal regional sugere infarto do miocárdio prévio. Outras possibilidades menos prováveis incluem miocárdio hibernante ou atordoado ou uma forma de miocardiopatia focal. Anormalidades sutis em repouso, como hipocinesia da parede inferior, podem ocorrer na ausência de doença arterial coronária e representar uma causa de resultados falso-positivos. A movimentação do septo interventricular pode estar especificamente alterada na presença de bloqueio de ramo esquerdo, no pós-operatório, estimulação elétrica ventricular ou sobrecarga de volume ou pressão sobre o ventrículo direito.

A despeito da forma de estresse, a resposta normal é o desenvolvimento de movimentação parietal hiperdinâmica (Quadro 17.6 e Figura 17.10). Embora isso seja geralmente verdade, pode-se esperar certo grau de heterogeneidade e que nem todos os segmentos ventriculares tenham o mesmo grau de hipercontratilidade. Quando examinada quantitativamente, essa variabilidade na resposta normal fica aparente e mesmo hipocinesia discreta pode estar presente em indivíduos normais. Apesar dessa limitação, um aumento global da contratilidade deve ainda ser considerado como uma resposta normal. Uma ausência de hiper-

cinesia anormal é na maioria das vezes causada pelo desenvolvimento de isquemia miocárdica regional. Outros fatores também podem afetar a capacidade do desenvolvimento de hipercinesia. Estes incluem a presença de uma miocardiopatia não isquêmica, tratamento com betabloqueadores, certas valvopatias, bloqueio de ramo esquerdo e hipertensão grave. Ademais, o exercício submáximo resultando na obtenção de uma carga baixa está muitas vezes associado à ausência de uma resposta hipercinética. Se a aquisição de imagens com exercício for feita depois do exercício sobre a esteira, esse retardo excessivo na aquisição de imagens pode deixar de captar a hipercinesia transitória e levar a uma interpretação errada.

Uma limitação dessa abordagem para interpretação é a natureza subjetiva e não quantitativa da análise da movimentação parietal. Vários estudos examinaram a reprodutibilidade da análise subjetiva da movimentação parietal. Em geral, analistas experimentados concordam na maioria dos casos, e a acurácia geral é razoável. Entretanto, abordagens mais quantitativas e objetivas teriam vantagens óbvias. Historicamente, tais tentativas têm sido limitadas pela qualidade das imagens e movimentação translacional. Ademais, a complexidade e o tempo longo de realização de alguns métodos limitaram muito a sua aceitação. O cálculo da fração de ejeção em repouso e durante estresse, por exemplo, oferece desafios técnicos e raramente é feito na prática de rotina. Uma abordagem mais prática envolve a estimativa de alterações no volume ventricular esquerdo durante o estresse. A resposta normal ao estresse inclui uma diminuição dos volumes telessistólico e telediastólico que pode ser apreciada visualmente por meio da inspeção lado a lado das imagens. A não diminuição do tamanho ventricular é uma resposta anormal. Um aumento do volume com o estresse muitas vezes indica doença grave e extensa (ou seja, multivascular). Embora isso geralmente seja feito por análise subjetiva do volume da câmara, um estudo (Yao et al., 2007) quantificou as faixas normal e anormal de alteração do volume ventricular esquerdo durante estresse. Uma resposta normal foi definida como uma diminuição de 25% a 30% no volume (telessistólico e telediastólico) desde a linha basal até o estresse máximo. Um aumento no volume desde o repouso até o estresse de mais de 17% foi visto como sendo o melhor limiar para definir resposta de volume anormal, com base em uma maior probabilidade de eventos cardíacos. Este grau de dilatação ventricular induzida pelo estresse foi um indicador sensível de doença coronária grave e um maior risco de eventos. Alterações no volume tanto telessistólico como telediastólico foram igualmente indicadores de previsibilidade. Um exemplo desse fenômeno é dado na Figura 17.11.

	Combinação de Respostas da Movimentação Parietal em Repouso e com Estresse	
Quadro 17.6		
Repouso	**Estresse**	**Interpretação**
Normal	Hipercinética	Normal
Normal	Hipocinética/acinética	Isquêmica
Acinética	Acinética	Infarto
Hipocinética	Acinética/discinética	Isquêmica e/ou infarto
Hipocinética/acinética	Normal	Viável

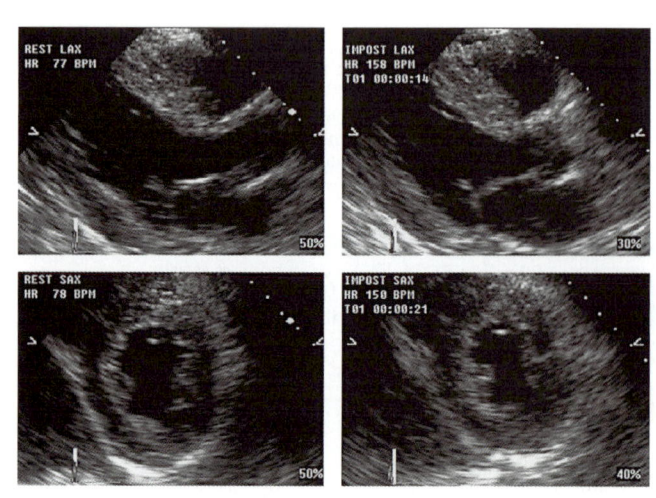

FIGURA 17.10 Um exemplo normal de ecocardiograma com exercício em esteira mostrando uma resposta hiperdinâmica ao estresse. O estudo em repouso está à esquerda e as imagens após exercício estão à direita. Presente uma discreta hipertrofia ventricular esquerda. ●

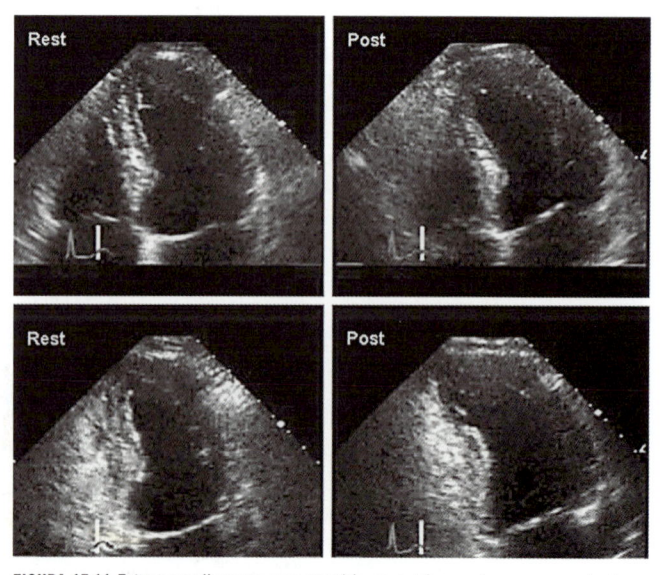

FIGURA 17.11 Este ecocardiograma com exercício em esteira mostra uma resposta de volume ventricular esquerdo anormal ao estresse. O estudo em repouso está normal. Após exercício, há evidência de isquemia anterosseptal, apical e lateral, resultando em dilatação do ventrículo esquerdo. ●

Neste caso, a dilatação apical foi decorrente de uma estenose grave da artéria coronária descendente anterior esquerda.

O exercício na bicicleta supina é uma exceção a essa regra. Com essa forma de estresse, a elevação das pernas aumenta o retorno venoso durante todo o exercício de modo que a dilatação ventricular esquerda no exercício máximo pode constituir um achado normal. Uma vez interrompido o exercício, a cavidade em geral diminui rapidamente de tamanho. A Figura 17.12 é um exemplo de resposta anormal do volume em um paciente com doença coronária extensa. Observe o aumento da dimensão ventricular sistólica, especialmente na incidência de quatro câmaras. O ventrículo direito também se dilata, neste caso, devido a isquemia arterial coronária direita proximal.

Quando a qualidade da imagem é aquém do ideal, a análise da movimentação parietal pode ser incrementada por meio do uso de agentes de contraste que melhoram a definição da borda endocárdica e aumentam tanto a confiança quanto a acurácia do diagnóstico. Em geral, quando dois ou mais segmentos ventriculares esquerdos não são vistos no estudo em repouso, o uso do contraste deve ser considerado. O contraste pode ser dado em injeções intermitentes de uma solução diluída ou por infusão contínua. Usando-se aquisição de imagens com índice mecânico baixo (menos de 0,5), o delineamento da borda é melhorado e tanto a espessura parietal quanto a excursão miocárdica são mais bem avaliadas. A Figura 17.13 mostra a definição endocárdica com o uso de contraste, permitindo que uma extensa área de isquemia apical seja identificada acuradamente. Em um estudo randomizado, cruzado, de um único centro (Plana et al., 2008), o uso de contraste durante ecocardiografia de estresse com dobutamina aumentou a porcentagem de segmentos interpretáveis, tanto basalmente quanto com estresse. Isto levou a um aumento geral da acurácia e um nível mais alto de confiança na interpretação (Figura 17.14).

Para proporcionar uma abordagem mais quantitativa, imagens do ritmo de tensão vêm sendo usadas na ecocardiografia com estresse. Esta abordagem se baseia nas imagens com Doppler tissular ou rastreamento de pontos para quantificar a deformação miocárdica em resposta ao estresse aplicado. Tensão é simplesmente a alteração de comprimento de um segmento de tecido que ocorre quando uma força é aplicada. O ritmo de tensão é a primeira derivada da tensão ou como a tensão se altera ao longo do tempo. Quando avaliado pelo Doppler, o ritmo de tensão pode ser medido como sendo a diferença na velocidade entre dois pontos normalizada para a distância entre eles. O rastreamento de pontos depende da capacidade de se identificar uma pequena região de tecido, com base na sua assinatura acústica singular, e depois rastrear aquela região à medida que ela se move durante o ciclo cardíaco. A tensão é derivada pelo rastreamento simultâneo do deslocamento de regiões adjacentes e quantificação de pequenas alterações na distância. Esta abordagem se baseia na aqui-

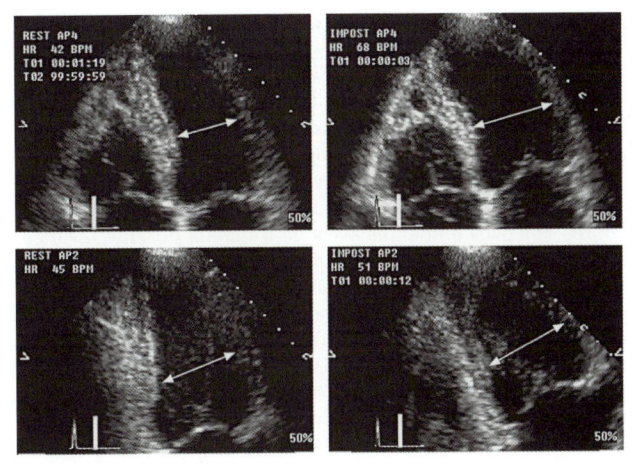

FIGURA 17.12 Este ecocardiograma com exercício em esteira mostra uma resposta de volume ventricular esquerdo anormal. Esses fotogramas foram obtidos no final da sístole (**à direita**). (As imagens em repouso à esquerda.) As imagens após exercício mostram um volume telessistólico maior em comparação com a linha basal, sugerindo aumento de câmara em resposta ao estresse.

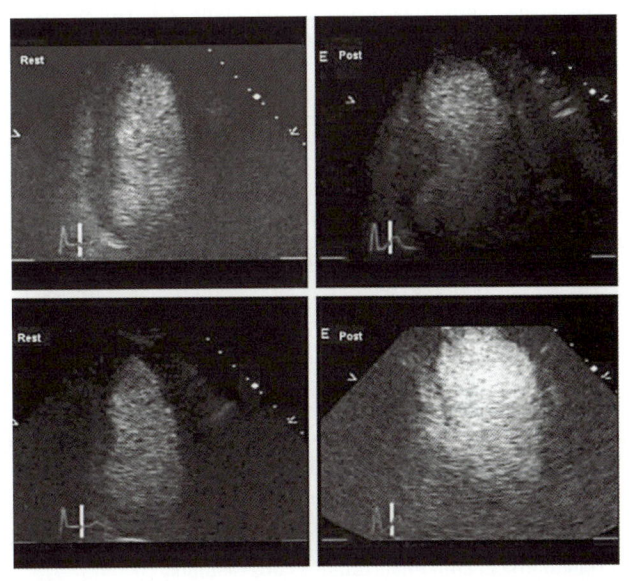

FIGURA 17.13 Este é um exemplo de ecocardiograma com exercício em esteira tecnicamente difícil. A definição endocárdica no estudo não contrastado foi pobre. Com a adição de contraste, a definição endocárdica melhorou. Neste caso, as incidências de quatro câmaras (**em cima**) e de duas câmaras (**embaixo**) são mostradas depois da administração do contraste. O estudo em repouso está normal. As imagens pós exercício mostram isquemia e dilatação apicais extensas.

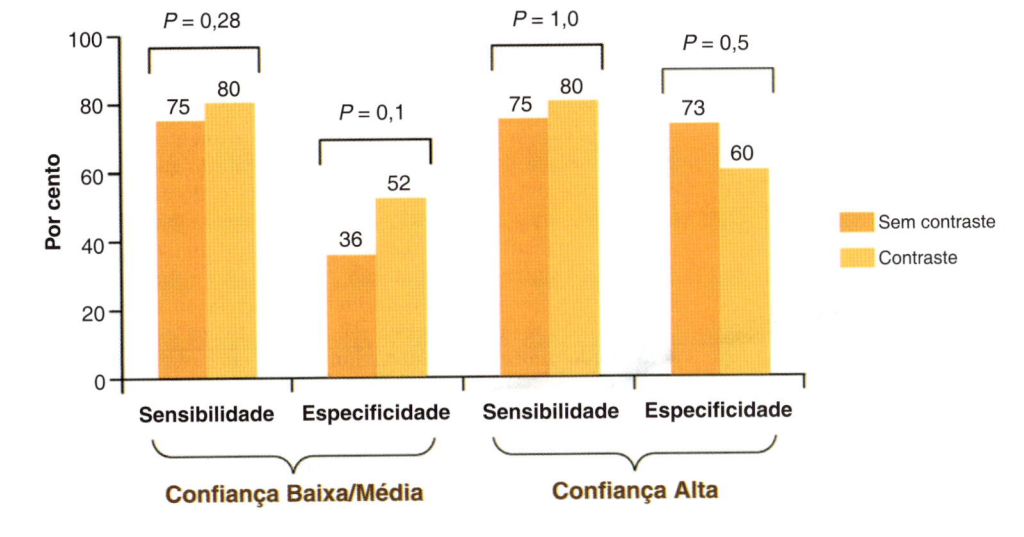

FIGURA 17.14 O uso de contraste para melhorar a definição da borda endocárdica influencia a sensibilidade e a especificidade do teste. Os painéis à esquerda demonstram o efeito do contraste na sensibilidade e especificidade naqueles estudos agrupados por confiança de interpretação de imagens não contrastadas. Uma tendência em direção a melhor especificidade é mostrada. À direita, naqueles estudos nos quais o intérprete estava confiante com base na imagem não contrastada, o contraste não agregou benefício adicional com respeito à acurácia. (De Plana JC, Mikati IA, Dokainishi H, et al. A randomized cross-over study for evaluation of the effect of image optimization with contrast on the diagnostic accuracy of dobutamine echocardiography in coronary artery disease. J Am Coll Cardiol Imaging 2008;1:145-152, com permissão.)

sição de imagens em modo M, em vez de no Doppler, de modo que não depende do ângulo. A despeito de como é derivada, a tensão é um fenômeno tridimensional. Quando avaliada em duas dimensões, ela é definida como tendo três componentes: tensão longitudinal que ocorre paralelamente ao eixo longo da câmara, tensão circunferencial que é paralela ao eixo curto e tensão radial que é perpendicular às superfícies endocárdica e epicárdica.

A tensão e o ritmo de tensão foram examinados como marcadores objetivos e quantificáveis de isquemia durante teste com estresse. Estudos experimentais demonstraram que a tensão é influenciada precocemente no curso da isquemia e portanto poderia ser um marcador mais sensível da doença. Uma abordagem envolve a determinação do gradiente de velocidade miocárdica que é a diferença entre as velocidades sistólicas do endocárdio *versus* do epicárdio (normalizadas para a espessura parietal). Normalmente, o endocárdio tem velocidade maior do que o epicárdio, e essa diferença está frequentemente diminuída na isquemia. Uma outra abordagem se baseia no retardo do encurtamento sistólico, algumas vezes chamado de encurtamento pós-sistólico, que pode ocorrer na isquemia. Esse fenômeno é provavelmente o equivalente de assincronia ou tardocinesia regional, e ambos foram descritos como respostas anormais na movimentação parietal ao estresse.

Com equipamentos modernos, a tensão pode hoje em dia ser derivada automática e simultaneamente a partir de múltiplas áreas no coração. O potencial de se identificar e até mesmo quantificar tais manifestações sutis de isquemia é um aspecto atraente das imagens do ritmo de tensão. As vantagens teóricas das imagens da tensão e ritmo de tensão incluem uma independência relativa da movimentação translacional e retesamento, sua natureza inerentemente quantitativa, a capacidade de distinguir movimentação ativa de passiva e o potencial de examinar movimentação parietal através de todo o ciclo cardíaco. Embora seja necessário mais trabalho para validar a utilidade e acurácia de imagens do ritmo de tensão durante a ecocardiografia com estresse, estudos preliminares têm sido encorajadores. A Figura 17.15 mostra dois exemplos de aquisição de imagens do ritmo de tensão durante teste com exercício. Esta técnica de exibição usa modo M curvado para rastrear alterações no ritmo de tensão no meio da parede ao redor da circunferência do ventrículo esquerdo. A localização está no eixo vertical e o tempo é plotado ao longo do eixo horizontal. As cores então correspondem aos níveis de ritmo de tensão. No exemplo, o estudo em repouso é de um indivíduo normal. O estudo pós-exercício, obtido de um paciente com doença arterial coronária, mostra tensão sistólica anormal na região apical com encurtamento pós-sistólico.

Vários esquemas para interpretação e relato de resultados ecocardiográficos com estresse estão em uso clínico. Uma abordagem divide o ventrículo esquerdo em 16 segmentos (Figura 17.16, esquerda) e depois gradua cada segmento em uma escala de 1 a 4 na qual 1 é considerado normal, 2 indica hipocinesia, 3 indica acinesia e 4 corresponde a discinesia. A movimentação parietal é analisada basalmente, e um índice numérico é gerado para a movimentação parietal de acordo com a fórmula:

$$\text{Índice numérico da movimentação parietal} = \frac{\sum_{1}^{16} \text{Resultados dos segmentos}}{\text{Em um número de segmentos calculados}} \quad \text{[Eq. 17.1]}$$

Um modelo de 17 segmentos, que inclui o ápice, é uma outra opção e tem a vantagem de ser mais compatível com a maioria dos esquemas de aquisição de imagens nucleares (Figura 17.16, direita). Ambos esquemas foram endossados pela American Society of Echocardiography. Uma abordagem semelhante é então usada para análise da movimentação parietal durante estresse. Neste caso, o desenvolvimento de hipercinesia é presumido como normal e recebe o grau 1. Assim, um estudo normal estaria associado a um índice numérico de movimentação parietal de 1,0 tanto basalmente quanto no estresse. Qualquer resultado acima de 1,0 indicaria a presença de uma anormalidade. Um aumento do valor numérico indicaria um aumento na extensão e/ou

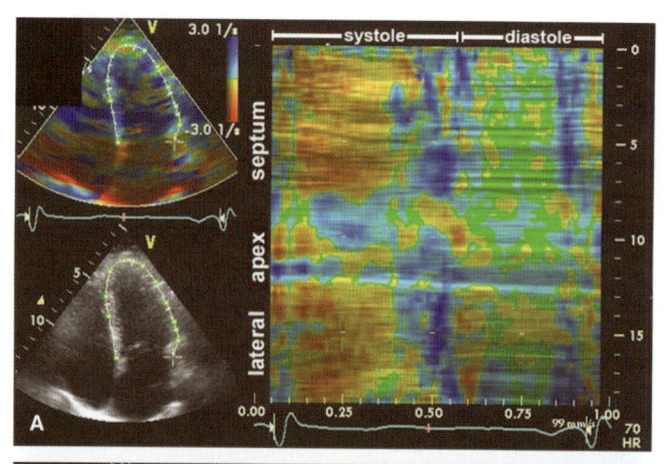

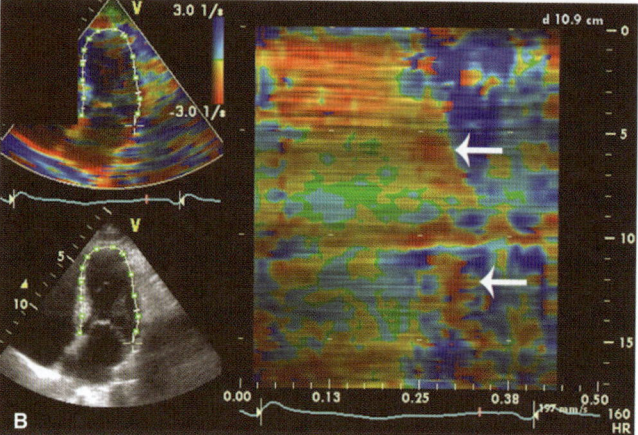

FIGURA 17.15 Imagens do ritmo de tensão podem ser aplicadas à ecocardiografia com estresse. **A:** A incidência de quatro câmaras em repouso mostra um padrão normal de tensão em todas as áreas através do ciclo cardíaco. As alterações na cor correspondem ao ritmo de tensão com o *eixo-y* indicando localização e *eixo-x* indicando tempo ao longo do ciclo cardíaco. As alterações na cor no ápice são resultado do ângulo entre o feixe de Doppler e a parede. **B:** Após exercício (de um outro paciente), o encurtamento pós-sistólico apical é indicado pelas *setas*. Esta manifestação de isquemia é difícil de ser apreciada pela análise da movimentação parietal.

gravidade da uma anormalidade na movimentação parietal. Um exemplo de resultado numérico da movimentação parietal de um ecocardiograma com estresse é dado pela Figura 17.17. Essa abordagem tem várias vantagens. Ela oferece uma abordagem sistemática para análise da movimentação parietal e encoraja uma abordagem meticulosa e padronizada. Ademais, ela reconhece a subjetividade da análise da movimentação parietal, mas oferece um laudo quantitativo que permite que estudos possam ser comparados. O valor prognóstico do valor numérico da movimentação parietal foi demonstrado em vários estudos.

Categorização da Movimentação Parietal

A hipocinesia é a forma mais discreta de movimentação parietal anormal. Ela é definida como a preservação de certo grau de espessura e movimentação para dentro do endocárdio durante a sístole, mas abaixo do normal. Ela foi definida arbitrariamente como sendo uma excursão endocárdica abaixo de 5 mm. A distinção entre movimentação normal e hipocinesia é sutil, particularmente no quadro de idade avançada ou terapia com betabloqueador. A hipocinesia tem maior chance de ser verdadeiramente anormal se estiver limitada a uma região ou território que corresponda à distribuição de uma artéria coronária e associada à movimentação parietal normal (ou hiperdinâmica) em outro local. Uma forma particular de hipocinesia é a tardocinesia, termo usado para descrever movimentação para dentro ou espessamento retardado. A análise da movimentação parietal fo-

Modelo de 16 segmentos

Modelo de 17 segmentos

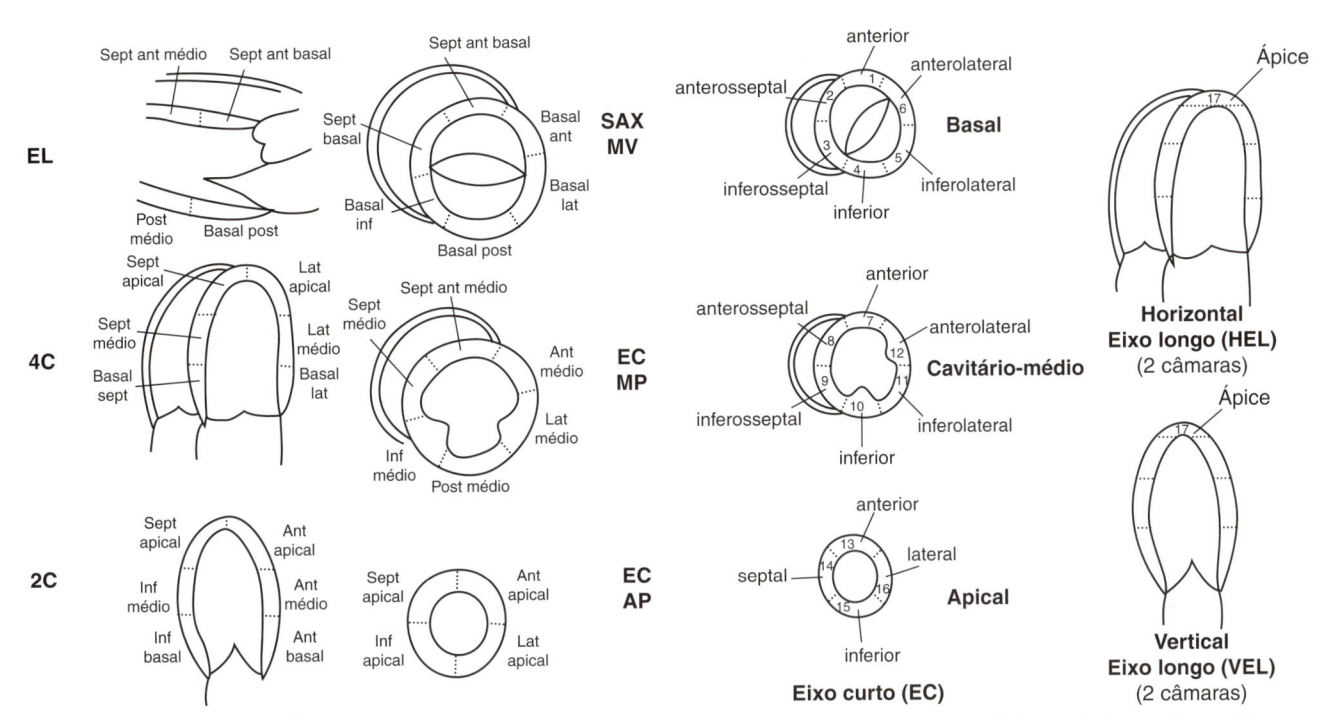

FIGURA 17.16 Análise de ecocardiogramas com estresse deve incluir avaliação da movimentação parietal regional. Isto implica dividir o ventrículo esquerdo em regiões que possam ser analisadas pelas incidências paraesternal ou apical. À esquerda, é mostrado o modelo padrão de 16 segmentos. À direita, uma abordagem discretamente diferente à segmentação envolve o modelo de 17 segmentos no qual a ponta do ápice é analisada em separado nas incidências de quatro câmaras e duas câmaras.

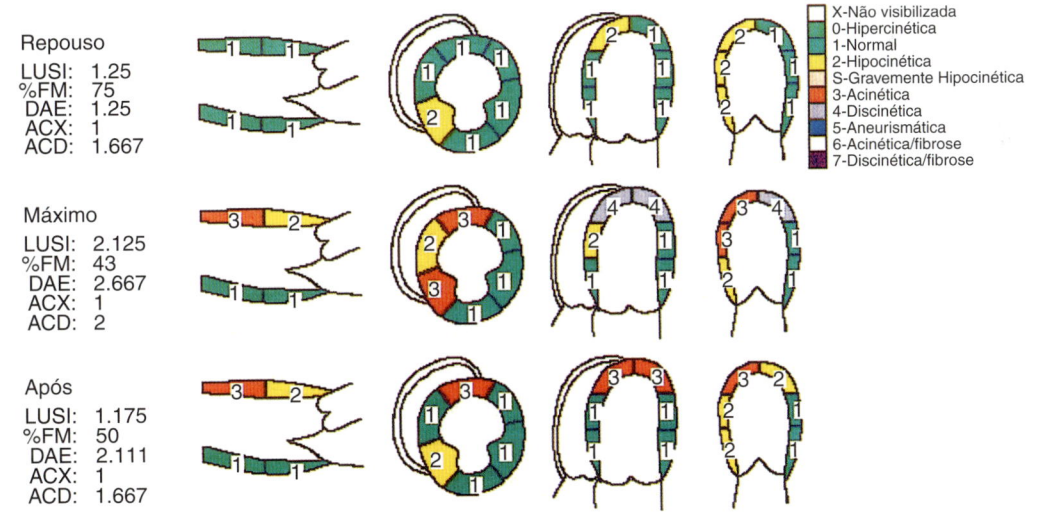

Resumo:

Eco com estresse anormal. Anormalidades na movimentação parietal em repouso, envolvendo ápice e parede inferior.

Pior com estresse. Novas anormalidades na movimentação parietal envolvendo septo e ápice.

CONCLUSÕES:

Evidência de IM prévio com discretas anormalidades na movimentação parietal em repouso, isquemia induzida do septo e ápice.

FIGURA 17.17 Um exemplo de um laudo ecocardiográfico com estresse incluindo um sumário dos valores numéricos da movimentação parietal regional. LVSI, índice numérico ventricular esquerdo; %FM, porcentagem de segmentos funcionando normalmente; DAE, descendente anterior esquerda; ACX, circunflexa esquerda; IM, infarto do miocárdio; ACD, artéria coronária direita. Ver texto para detalhes.

tograma a fotograma ou edição de um filme para incluir somente a metade da sístole irá ajudar a identificar a tardocinesia e distingui-la de outras respostas da movimentação parietal. A acinesia é definida como sendo a ausência de espessamento miocárdico e excursão endocárdica na sístole. Manter em mente que a movimentação translacional do coração durante a sístole pode criar a ilusão de acinesia. Entretanto, o espessamento parietal depende menos da translação e deve ser considerado em tais casos. A discinesia é a forma mais extensa de uma anormalidade na movimentação parietal e é definida como sendo um adelgaçamento e movimentação para fora ou abaulamento do miocárdio durante a sístole. Um segmento ventricular esquerdo fino e/ou altamente ecogênico indica a presença de fibrose. Outras respostas na movimentação parietal menos comuns também foram reconhecidas. Por exemplo, o relaxamento inicial é usado para descrever um segmento que parece se contrair no início da sístole e depois relaxa ou dilata mais cedo do que outras paredes. Trata-se de uma causa comum de resultados falso-positivos porque tem maior chance de ser uma variante normal e não associada a isquemia. Novamente, a edição do filme no sentido de incluir somente a primeira metade da sístole é uma maneira útil de se identificar o relaxamento inicial e distingui-lo de uma movimentação parietal verdadeiramente anormal.

Resposta da Movimentação Parietal ao Estresse

Ao se comparar a movimentação parietal em repouso e durante o estresse, pode-se obter importantes informações diagnósticas (Quadro 17.6). A movimentação parietal que aumenta ou se intensifica durante o estresse geralmente é considerada normal. O desenvolvimento de anormalidade na movimentação parietal durante o estresse em uma área normal em repouso é muito sugestivo de isquemia. Segmentos anormais em repouso que permanecem inalterados durante o estresse geralmente são mais bem interpretados como mostrando evidência de infarto sem isquemia adicional. Áreas hipocinéticas que pioram durante o estresse em geral são consideradas isquêmicas. Estas podem representar uma combinação de infarto não transmural prévio e isquemia induzida. Segmentos que são acinéticos ou discinéticos em repouso, mesmo se a movimentação parietal piorar durante estresse, são mais bem interpretados como indicando infarto, e a capacidade de se detectar isquemia adicional em tais segmentos é limitada. Ocasionalmente, a movimentação parietal parece normal em repouso e inalterada no estresse, ou seja, nem hiper nem hipocinética. Alguns consideram isso anormal e relatam como uma resposta isquêmica. Embora este possa ser o caso, também é causa de muitos achados falso-positivos. Manter em mente que a ausência de hipercinesia tem várias etiologias, inclusive baixa carga de trabalho, atraso na aquisição de imagens após o exercício, bloqueio beta e miocardiopatia. Pacientes idosos, especialmente as mulheres, podem não manifestar uma resposta francamente hipercinética. Portanto, para minimizar os resultados falso-positivos, levar em consideração essas outras possibilidades antes de se interpretar a ausência de hipercinesia como um sinal de isquemia. Um aumento acentuado na pressão arterial durante exercício também pode impedir o desenvolvimento de hipercinesia ou até mesmo resultar em hipocinesia global. Um exemplo de tal resposta é dado na Figura 17.18. Apesar de um nível adequado de exercício e resposta apropriada da frequência cardíaca, as incidências do exercício máximo não se alteram ou, em algumas áreas, mostram hipocinesia discreta. Isso de deveu a um aumento acentuado da pressão arterial durante o exercício.

Finalmente, os segmentos anormais em repouso que melhoram com estresse são incomuns e representam uma categoria especial. Durante o teste com exercício, isto provavelmente indica uma resposta normal ou uma anormalidade localizada na qual a melhora se deve ao retesamento a partir do miocárdio normal circunvizinho. Entretanto, com a dobutamina, a melhora pode indicar viabilidade e possibilidade de recuperação após revascularização. Este tópico é discutido mais adiante neste capítulo.

Localização de Lesões Arteriais Coronárias

Uma aplicação prática da ecocardiografia com estresse é prever a presença de doença em uma artéria coronária específica ou seus ramos (Figura 17.19). A relação entre os segmentos ou territórios ventriculares esquerdos e a distribuição arterial correspondente é discutida nos Capítulos 6 e 16. Uma abordagem similar é aplicada à ecocardiografia com estresse. Ao examinar o ventrículo esquerdo em múltiplas incidências, é possível fazer uma avaliação dos territórios de cada uma das três artérias coronárias

principais. Isso permite prever tanto a localização quanto a extensão da doença com base na movimentação parietal. Em geral, a ecocardiografia com estresse é mais sensível em pacientes com doença multivascular em comparação a doença univascular e mais acurada para especificamente identificar doença na artéria descendente anterior esquerda ou artéria coronária direita em comparação à artéria coronária circunflexa. Por causa da variabilidade na distribuição arterial coronária, a diferenciação acurada entre lesões da artéria coronária direita e circunflexa nem sempre é possível. A Figura 17.20 é um exemplo de isquemia apical localizada induzida durante ecocardiografia com dobutamina. A movimentação parietal é anormal no estágio de 20 μg/kg/min (frequência cardíaca, 72 bpm), mas há o desenvolvimento de discinesia apical no próximo estágio, associada a uma frequência cardíaca muito mais alta. A Figura 17.21 mostra isquemia

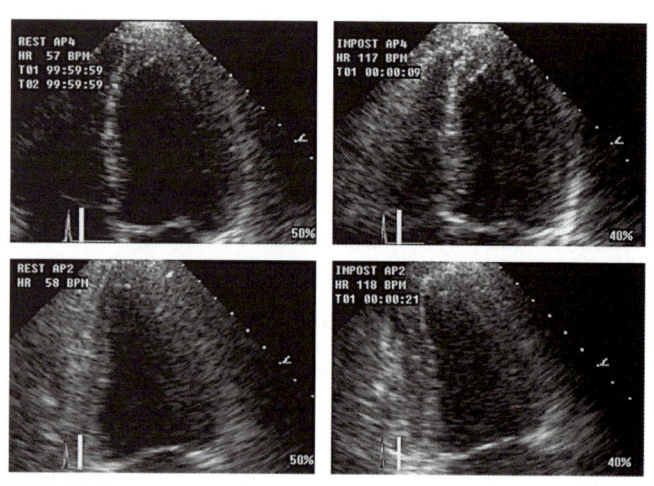

FIGURA 17.18 Este ecocardiograma com exercício foi obtido em um paciente que desenvolveu acentuada hipertensão em resposta ao exercício. O aumento significativo na pressão arterial resultou em hipocinesia global discreta. O não desenvolvimento de movimentação parietal hiperdinâmica é uma resposta anormal, mas neste caso foi decorrente do desequilíbrio da pós-carga.

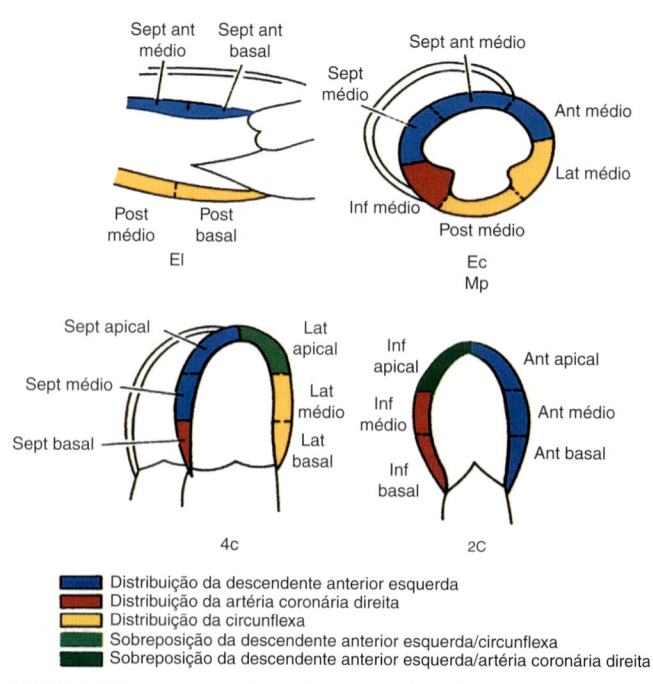

FIGURA 17.19 Este esquema mostra a relação entre a distribuição arterial coronária e os segmentos ventriculares esquerdos correspondentes. Com as quadro incidências padrão, os territórios de cada uma das artérias coronárias principais podem ser avaliados, conforme definidos pelo esquema colorido. Áreas de superposição são indicadas em verde.

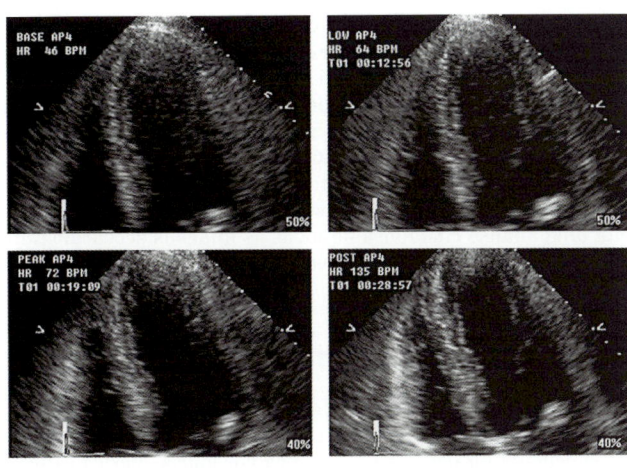

FIGURA 17.20 Um exemplo de um ecocardiograma com estresse com dobutamina anormal. A incidência de quatro câmaras mostra isquemias apical e lateral. A anormalidade está presente somente no estresse máximo (quadrante inferior direito).

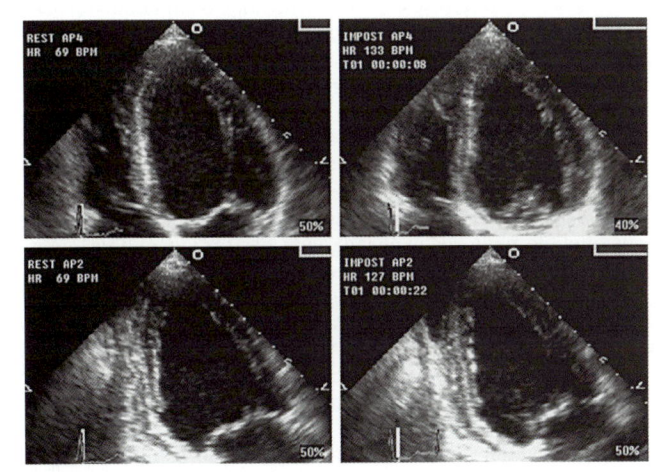

FIGURA 17.21 Este é um exemplo de isquemia inferior em um paciente sem história prévia de cardiopatia. O estudo em repouso é normal. O paciente exercitou-se até uma carga alta na esteira. Após o exercício, há uma anormalidade na movimentação parietal inferior que pode ser vista nas incidências de eixo curto duas câmaras. Na angiografia coronária, havia uma lesão significativa na porção média da artéria coronária direita.

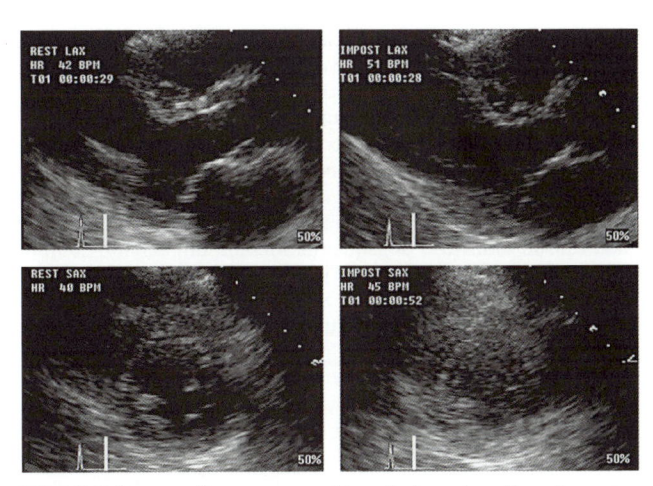

FIGURA 17.22 Este ecocardiograma com exercício mostra isquemia multivascular envolvendo os segmentos inferior, lateral e apical. A isquemia extensa se desenvolveu apesar de uma modesta resposta na frequência cardíaca. Além disso, observe a acinesia da parede livre do ventrículo direito decorrente de doença na artéria coronária direita proximal.

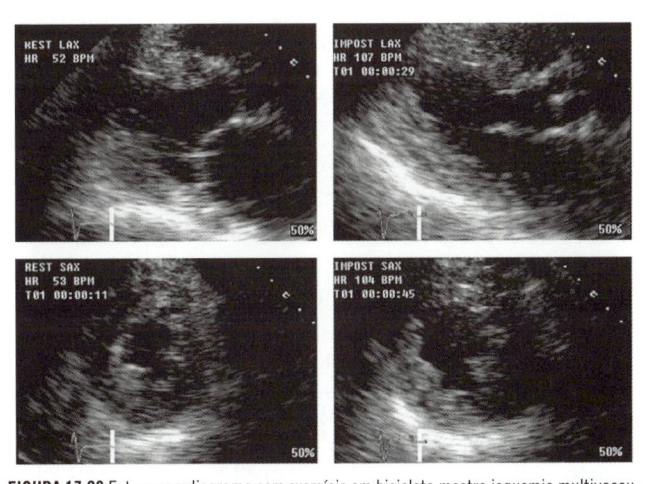

FIGURA 17.23 Este ecocardiograma com exercício em bicicleta mostra isquemia multivascular envolvendo o ápice, septo e parede inferior.

inferior em um paciente sem história prévia de cardiopatia. Basalmente, a movimentação parietal é normal. Com estresse, a parede inferior se torna intensamente hipocinética com espessamento reduzido. As Figuras 17.22 e 17.23 mostram isquemia multivascular. Em ambas, a ecocardiografia com exercício em bicicleta mostra anormalidades múltiplas na movimentação parietal induzidas no quadro de função normal em repouso. A Figura 17.24 é um exemplo de isquemia extensa anteroapical e lateral durante exercício na esteira. Isto ocorreu em um quadro de doença coronária descendente anterior esquerda e circunflexa.

Correlação com Sintomas e Alterações Eletrocardiográficas

Deve ficar claro que a análise do ecocardiograma com estresse é somente um componente do teste com estresse abrangente e que outros parâmetros, inclusive o desenvolvimento de sintomas e/ou alterações no ECG, não podem ser ignorados. Em praticamente todo estudo que tem examinado essa questão, a movimentação parietal foi demonstrada como sendo mais sensível e mais específica do que os sintomas ou alterações no segmento ST para detecção de doença arterial coronária. Na maioria dos casos, há uma concordância entre os vários parâmetros que definem a isquemia. Quando um paciente sente dor torácica típica juntamente com anormalidades na movimentação parietal e no ECG, o diagnóstico é direto. Contudo, quando os resultados discordam entre

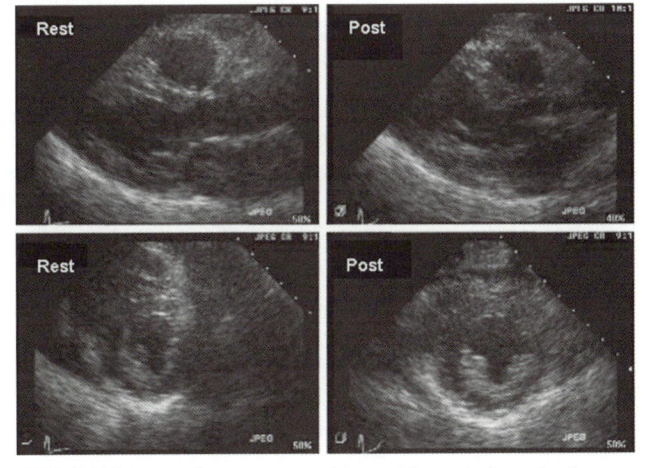

FIGURA 17.24 Este ecocardiograma com exercício em esteira mostra isquemia extensa com carga baixa. O estudo em repouso é normal enquanto as imagens após o exercício revelam anormalidades nas movimentações parietais anteroapical e lateral. Isto ocorreu com frequência cardíaca relativamente baixa e é compatível com doença coronária acometendo as artérias descendente anterior esquerda e circunflexa esquerda.

si, certas pressuposições têm de ser feitas. Como a movimentação parietal é um marcador sensível e específico de isquemia e por causa das limitações na interpretação dos sintomas e alterações no ECG, o laudo final geralmente se baseia mais pesadamente nos achados ecocardiográficos. De fato, uma das indicações mais comuns de ecocardiografia com estresse é avaliar sintomas em pacientes que tiveram ou provavelmente teriam um ECG de estresse anormal ou não diagnóstico. Isto incluiria pacientes com ECG anormal ou hipertrofia ventricular esquerda e mesmo mulheres. Em tais casos, quando o ECG não é diagnóstico, o custo e a inconveniência adicionais de aquisição de imagens são mais facilmente justificados.

Alterações na movimentação parietal na ausência de sintomas em geral são indicação de isquemia indolor, um achado comum. Existem algumas evidências de que a isquemia na ausência de dor torácica e/ou depressão de ST é menos extensa e/ou grave. Mais problemática é a situação de alterações ECG isquêmicas na ausência de anormalidades na movimentação parietal. Quando isso ocorre em populações com uma alta probabilidade de ECG de estresse falso-positivo (p. ex., mulheres), um ecocardiograma de estresse normal é evidência forte contra doença coronária. Entretanto, em subconjuntos de pacientes nos quais se espera que o ECG seja mais confiável ou quando as alterações são acompanhadas por sintomas típicos, a possibilidade de um resultado ecocardiográfico falso-negativo tem de ser levada em conta. Em um estudo usando-se exercício em bicicleta (Ryan et al., 1993), a concordância precisa entre o ECG e o ecocardiograma ocorreu em aproximadamente metade de todos os casos, e o ecocardiograma classificou corretamente os pacientes na maior parte dos casos de desacordo (Figura 17.25). Contudo, um ECG positivo com ecocardiograma normal esteve presente em 4% dos casos. No cate-

terismo, seis desses pacientes tiveram doença arterial coronária angiográfica e os restantes sete não. Assim, os dois indicadores objetivos de isquemia durante teste com estresse ofereceram informações concordantes na maior parte das vezes. Quando eles discordam, a ecocardiografia é mais sensível e específica e deve merecer confiança na maior parte dos casos. Contudo, ignorar um ECG de estresse acentuadamente positivo, especialmente se acompanhado por sintomas típicos, não é aconselhável. Deve ser feita uma análise cuidadosa de todas as imagens ecocardiográficas e de todos os dados disponíveis.

Detecção de Doença Arterial Coronária

A adição de imagens ao teste de estresse de rotina tem consistentemente levado a uma melhora tanto na sensibilidade quanto na especificidade na detecção de doença coronária. Vários estudos examinaram a acurácia da ecocardiografia com exercício para detectar doença arterial coronária. Usando a angiografia como padrão de comparação, a sensibilidade geral varia de 71% a 94%. Estudos similares têm sido realizados usando-se a ecocardiografia com estresse com dobutamina e uma faixa comparável de valores de sensibilidade tem sido relatada (Quadro 17.7). As limitações de tais comparações são dignas de nota. Por exemplo, as diferenças nas populações de pacientes explicarão muito dessa faixa. Se uma série inclui uma alta porcentagem de pacientes com uma condição, como hipertrofia ventricular esquerda, que sabidamente afeta de modo adverso a acurácia, uma sensibilidade mais baixa será relatada. Parte da variabilidade dos valores de sensibilidade pode ser explicada com base no nível de estenose arterial coronária considerada significativa nos diferentes estudos. A porcentagem de estenose usada para definir uma lesão significativa varia de 50% a 75% e técnicas angiográficas quantitativas não foram usadas com frequência. É provável que uns 50% das lesões não resultarão no desenvolvimento de isquemia durante o teste de estresse, desse modo criando o potencial de um resultado falso-negativo.

Um outro fator que afeta a relevância de tais estudos é a inclusão de pacientes com anormalidades na movimentação parietal em repouso em muitas séries. Uma anormalidade na movimentação parietal em repouso é altamente prognóstica da presença de doença coronária, e, em tais pacientes, a extensão em vez da presença de doença arterial coronária é que é importante. A inclusão de pacientes com anormalidades na movimentação parietal em repouso tenderá a aumentar a sensibilidade do teste

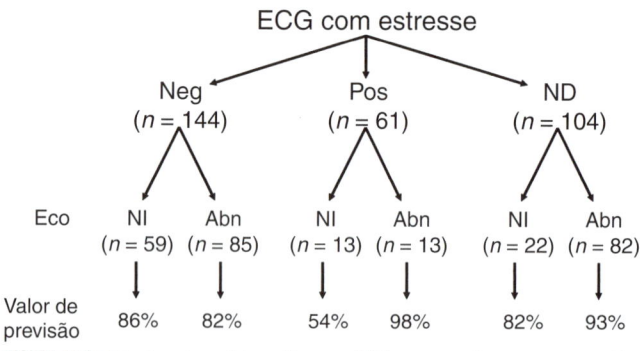

FIGURA 17.25 Relação entre o eletrocardiograma (ECG) e o ecocardiograma com exercício. Este estudo comparou o ECG com estresse com a ecocardiografia em 309 pacientes submetidos a ecocardiografia em bicicleta ortostática. Ver texto para detalhes. Abn, anormal; Neg, negativo; ND, não diagnóstico; NI, normal; Pos, positivo. (De Ryan T, Segar DS, Sawada SG, et al. Detection of coronary artery disease with upright bicycle exercise echocardiography. J Am Soc Echocardiogr 1993;6:186-197, com permissão.)

Quadro 17.7 Acurácia da Ecocardiografia com Estresse para Detecção de Doença Arterial Coronária Angiográfica

Referências	Estresse	DAC Significativa (%)	Total de Pacientes	Sensibilidade (%)	Sensibilidade 1-DV (%)	Sensibilidade DMV (%)	Especificidade (%)	Acurácia (%)
Armstrong et al., 1987	EE	≥ 50	123	88	81	93	86	88
Quinones et al., 1992	EE	≥ 50	112	74	59	89	88	78
Hecht et al., 1993a	EBS	≥ 50	180	93	84	100	86	91
Ryan et al., 1993	EBO	≥ 50	309	91	86	95	78	87
Mertes et al., 1993a	EBS	≥ 50	79	84	87	89	85	85
Beleslin et al., 1994	EE	≥ 50	136	88	88	91	82	88
Marwick et al., 1995b[a]	EE	≥ 50	147	71	63	80	91	82
Luotolahti et al., 1996	EBO	≥ 50	118	94	94	93	70	92
Marcovitz, 1992	Dob	≥ 50	141	96	95	98	66	89
Marwick et al., 1993	Dob	≥ 50	217	72	66	77	83	76
Ostojic, 1994	Dob	≥ 50	150	75	74	81	79	75
Beleslin et al., 1994	Dob	≥ 50	136	82	82	82	76	82
Anthopoulos et al., 1996	Dob	≥ 50	120	87	74	90	84	86
Dionisopoulos, 1995	Dob	≥ 50	288	87	80	91	89	87
Elhendy et al., 1997	Dob	≥ 50	306	74	59	83	85[b]	76
Hennessey, 1998	Dob	≥ 50	218	89	81	97	50	83

[a]46% dos pacientes tinham HVE.
[b]Especificidade foi de 94% para homens, 77% para mulheres.

DAC, doença arterial coronária; DMV, doença multivascular; Dob, ecocardiografia com estresse com dobutamina; 1-DV, doença univascular; EBO, exercício em bicicleta ortostática; EBS, exercício em bicicleta supina; EE, exercício em esteira; HVE, hipertrofia ventricular esquerda.

de estresse porque os pacientes serão corretamente identificados como sendo portadores de doença ocorra ou não a indução de isquemia. Em pacientes com movimentação parietal normal em repouso, a sensibilidade relatada da ecocardiografia com estresse é um pouco mais baixa. Finalmente, a natureza subjetiva da interpretação da movimentação parietal, usada em praticamente todas as séries relatadas, tem importantes implicações na compreensão das limitações práticas da sensibilidade e especificidade. Se anormalidades muito sutis (como ausência de hipercinesia) forem interpretadas como anormais, a sensibilidade tenderá a ser mais alta, mas à custa de menor especificidade. Se somente anormalidades mais óbvias na movimentação parietal forem interpretadas como positivas, a doença leve passará despercebida e a sensibilidade irá diminuir e a especificidade aumentar. Não é de causar surpresa então que estudos que relatam a sensibilidade mais alta irão do mesmo modo demonstrar uma especificidade bastante modesta e vice-versa.

Além do grau de estreitamento arterial coronário, outros fatores que afetam a sensibilidade do teste incluem a presença de doença multivascular, nível de estresse atingido e qualidade da imagem. A sensibilidade é consistentemente maior nos pacientes com doença coronária multivascular em comparação com aqueles com doença univascular. A localização da doença também pode influenciar a acurácia. Estenoses na artéria descendente anterior esquerda e coronária direita são detectadas mais confiavelmente do que lesões na artéria circunflexa esquerda. Uma outra causa potencial de resultados falso-negativos durante a ecocardiografia com estresse com dobutamina é a presença de hipertrofia ventricular esquerda. Estudos demonstraram que pacientes com espessura parietal aumentada, no quadro de massa ventricular esquerda normal (ou seja, tamanho pequeno da câmara ventricular esquerda), têm uma frequência desproporcionalmente alta de resultados falso-negativos. Essa combinação de paredes espessas e tamanho pequeno da cavidade ventricular esquerda, chamada de remodelação concêntrica, é um achado comum em pacientes idosos portadores de hipertensão. Em uma série grande (Smart et al., 2000), esse grupo de pacientes foi responsável pela maioria dos resultados falso-negativos. Os autores postularam que um aumento amortecido do estresse parietal telessistólico na infusão máxima de dobutamina pode justificar a menor sensibilidade neste subgrupo (Figura 17.26). De um ponto de vista prático, os médicos que interpretam estudos ecocardiográficos de estresse com dobutamina devem estar cientes desse fenômeno. Pacientes com remodelação concêntrica, especialmente aqueles com movimentação parietal hiperdinâmica e/ou uma resposta reduzida da pressão arterial durante a infusão de dobutamina, podem não

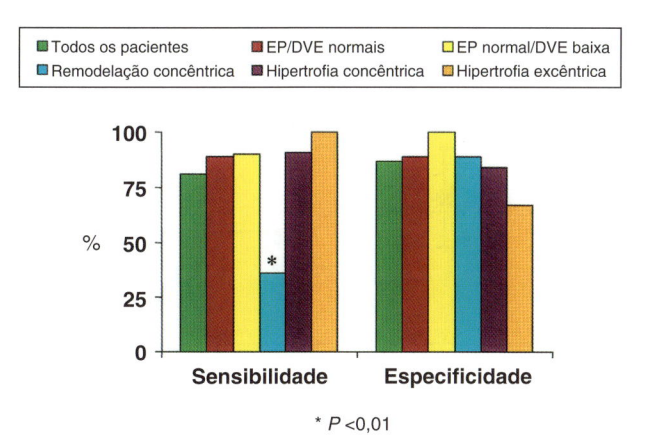

FIGURA 17.26 O efeito da remodelação concêntrica na sensibilidade e especificidade da ecocardiografia com estresse com dobutamina é demonstrado neste gráfico. Nesta série, a maioria dos resultados falso-negativos ocorreu em pacientes com evidência de remodelação concêntrica. Neste subgrupo pequeno, a sensibilidade foi significativamente reduzida em comparação com todos os outros subgrupos. Ver texto para detalhes. DVE, dimensão ventricular esquerda no eixo curto; EP, espessura parietal. (De Smart SC, Knickelbine T, Malik F, et al. Dobutamine-atropine stress echocardiography for the detection of coronary artery disease in patients with left ventricular hypertrophy. Importance of chamber size and systolic wall stress. Circulation 2000;101:258-263, com permissão.)

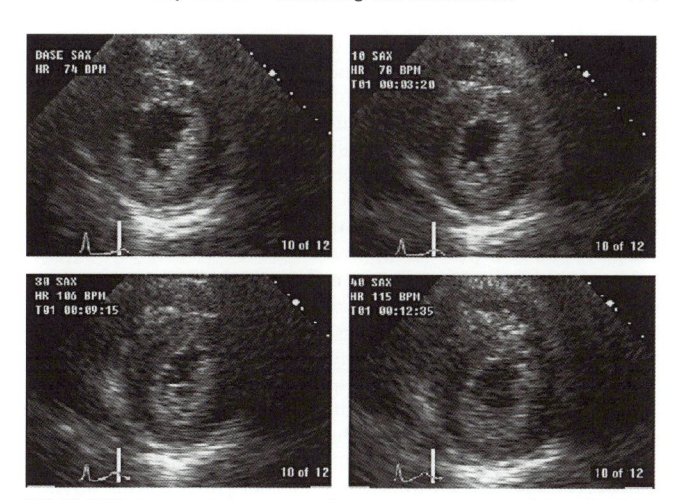

FIGURA 17.27 Um exemplo de um ecocardiograma com estresse com dobutamina falso-negativo de um paciente com hipertrofia ventricular esquerda acentuada. Apesar da presença de doença arterial coronária, não houve o aparecimento de uma anormalidade na movimentação parietal.

manifestar anormalidades na movimentação parietal na presença de doença arterial coronária angiográfica. A Figura 17.27 é um exemplo de um ecocardiograma de estresse com dobutamina falso-negativo em um paciente com hipertrofia ventricular esquerda moderada e uma cavidade pequena, ou seja, remodelação concêntrica. Observe a resposta hiperdinâmica ao estresse. Um outro exemplo de resultado falso-negativo, neste caso envolvendo exercício em esteira, é dado na Figura 17.28. A má tolerância ao exercício, terapia com bloqueio beta e uma resposta submáxima da pressão arterial provavelmente contribuíram neste caso.

A tendenciosidade de encaminhamento limita tratar a questão de especificidade em estudos que comparam a ecocardiografia com estresse com a angiografia. Quando a angiografia é usada como padrão ouro, a especificidade da ecocardiografia com exercício relatada varia de 64% a 100%, embora na maioria dos casos valores de 80% a 90% sejam encontrados. Por causa da tendenciosidade de encaminhamento o número de pacientes com ecocardiogramas com estresse "normais" em tal série é muitas vezes bastante pequeno. Uma abordagem alternativa usa o conceito de índice de normalidade. Esta abordagem examina a probabilidade de que o ecocardiograma com estresse será interpretado como normal em um grupo de pacientes com uma probabilidade muito baixa de doença antes do teste. Aplicados à ecocardiografia com estresse, índices de normalidade de 92% a 100% têm sido relatados. Conforme discutido mais adiante, uma resposta normal da movimentação parietal durante a ecocardiografia com estres-

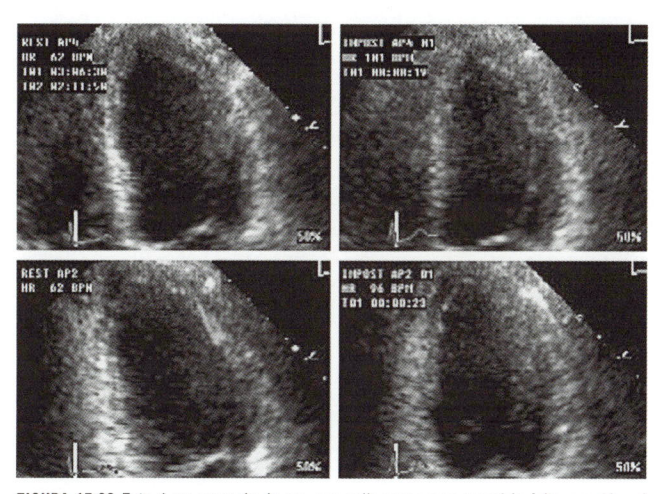

FIGURA 17.28 Este é um exemplo de um ecocardiograma com exercício falso-negativo. A movimentação parietal está normal em repouso e se torna hiperdinâmica com estresse. O paciente tinha má capacidade física e atingiu uma frequência cardíaca máxima de somente 105 bpm. O cateterismo cardíaco revelou doença coronária bivascular.

se, mesmo na presença de doença arterial coronária conhecida, confere um prognóstico favorável na maioria dos casos. Entre as causas mais comuns de resultados falso-positivos está o bloqueio de ramo esquerdo. A Figura 17.29 é um exemplo de bloqueio de ramo esquerdo em um paciente submetido a ecocardiografia com estresse em esteira. Uma incidência em repouso e três incidências após exercício são mostradas. Observe a movimentação septal normal, tanto em repouso quanto com estresse. Entretanto, há preservação do espessamento miocárdico. Isso é evidência contra isquemia como causa da excursão endocárdica anormal. Esse quadro confuso pode algumas vezes ser esclarecido pela edição do filme para evitar os primeiros fotogramas da sístole.

Uma outra forma de tendenciosidade em estudos publicados que provavelmente influencia tanto a sensibilidade quanto a especificidade é a tendenciosidade de verificação do teste. Esse fenômeno resulta em uma distorção da acurácia verdadeira, pois as séries publicadas incluem pacientes selecionados com uma alta porcentagem de encaminhamentos para angiografia, ou seja, a decisão de se realizar a angiografia depende dos resultados do teste que está sendo usado. Isso leva um aumento enganador na sensibilidade e diminuição na especificidade em comparação a como o teste iria se comportar em uma população não selecionada. A tendenciosidade da verificação do teste foi demonstrada na ecocardiografia com exercício (Roger et al., 1997). Quando ajustada, a sensibilidade verdadeira é menor do que a relatada, ao passo que a especificidade é maior. Por causa das diferenças na prevalência de doença coronária, a diminuição na sensibilidade é maior nas mulheres do que nos homens. Foi demonstrado que esse fenômeno aflige praticamente todas as formas de teste com estresse. O reconhecimento de que isso ocorre e compreendendo o seu impacto são a chave para o uso ideal da ecocardiografia com estresse na prática clínica.

A localização de doença arterial coronária é outro objetivo da ecocardiografia com estresse. A capacidade de examinar todo o ventrículo esquerdo e correlacionar a anatomia coronária com territórios de movimentação parietal estão hoje bem estabelecidas (Figura 17.19). Por meio de incidências múltiplas, todo o ventrículo esquerdo pode ser avaliado e regiões alimentadas por cada coronária podem ser avaliadas independentemente. Na maioria das séries, a detecção (e localização) de isquemia é maior para o território alimentado pela artéria descendente anterior esquerda e um pouco menor para a artéria coronária direita. Uma limitação da ecocardiografia com estresse é a capacidade de identificar especificamente isquemia na artéria coronária circunflexa e fazer a distinção entre lesões na artéria coronária direita e na artéria circunflexa. Reconhecendo esse problema, pesquisadores que agruparam lesões em distribuição anterior ou posterior (artéria coronária direita ou circunflexa) demonstraram um alto nível de acurácia na localização da doença.

Papel da Aquisição de Imagens da Perfusão Miocárdica

Além de melhorar a detecção da borda endocárdica (que foi discutida anteriormente), agentes de contraste podem ser usados para detectar alterações na perfusão miocárdica que ocorrem em resposta ao estresse. Teoricamente, um defeito na perfusão tem de preceder o desenvolvimento de uma anormalidade na movimentação parietal, de modo que um método para avaliar a perfusão miocárdica possa aumentar a sensibilidade do teste para detectar isquemia. Estudos em animais confirmaram essa relação temporal entre a perfusão e a função. À medida que a isquemia se desenvolve, um defeito na perfusão provavelmente irá surgir antes de uma anormalidade na movimentação parietal. Isto é elegantemente mostrado na Figura 17.30 que ilustra o ritmo em que a perfusão e a movimentação parietal se tornam anormais durante infusão crescente de dobutamina, na presença de uma estenose limitante de fluxo. Além disso, para uma certa estenose, a extensão espacial do defeito na perfusão pode exceder a da anormalidade na movimentação parietal, especialmente no quadro de doença univascular. Por todas essas razões, a capacidade de se avaliar perfusão regional durante a ecocardiografia com estresse é desejável.

Após a injeção endovenosa, a distribuição do agente de contraste faz paralelo com o fluxo sanguíneo e pode ser visibilizado (efeito de contraste) à medida que ele atravessa a microvasculatura do tecido, gerando uma curva de tempo-intensidade. Assim, a perfusão pode ser avaliada como uma alteração relativa (repouso *versus* estresse), uma diferença regional (p. ex., parede lateral *versus* septo) ou mais quantitativamente com base nas alterações no ritmo de fluxo ou volume de sangue. Um teste ecocardiográfico que combine avaliação da movimentação parietal com capacidade simultânea de avaliar alterações na perfusão em resposta ao estresse teria utilidade considerável.

Na prática, foram propostos vários protocolos e algoritmos de aquisição. Até o presente momento, nenhuma abordagem se comprovou consistentemente superior. Esses protocolos diferem com respeito à administração do contraste e aquisição de imagens. As opções incluem aquisição de imagens com índice mecânico baixo ou alto, infusão do agente em bolo ou de forma contínua e aquisição de imagens deflagradas intermitente ou contínua. A despeito do protocolo, a intensidade e a duração do efeito de contraste no miocárdio são avaliadas e presupõem-se terem correlação com o volume de sangue tissular. Informações mais detalhadas acerca dessas e outras técnicas ecocardiográficas com contraste são fornecidas no Capítulo 4.

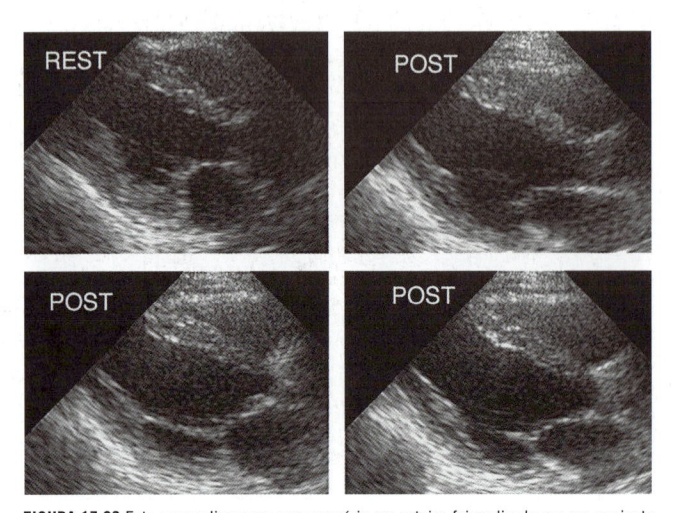

FIGURA 17.29 Este ecocardiograma com exercício em esteira foi realizado por um paciente com bloqueio de ramo esquerdo. Movimentação parietal anormal está presente em repouso e após exercício. O bloqueio de ramo esquerdo é uma causa comum de resultados falso-positivos. Ver texto para detalhes.

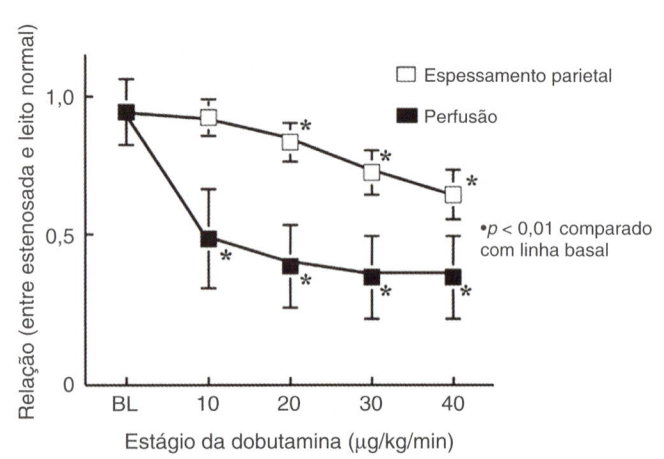

FIGURA 17.30 Relação temporal entre perfusão e espessamento parietal durante isquemia experimental. Na presença de uma estenose limitante de fluxo, doses crescentes de dobutamina levaram a uma redução anormal tanto da espessura parietal (quadrados brancos) quanto da perfusão (quadrados pretos) em comparação com a linha de base (BL). Observe que a perfusão se torna anormal no primeiro estágio de dobutamina enquanto as alterações no espessamento parietal são mais sutis e não se tornam estatisticamente diferentes da linha de base até níveis médios de dosagens. Estes dados sugerem que a perfusão deveria ocorrer mais cedo durante o curso da isquemia induzida. (Ilustração fornecida por cortesia de H. Leong-Poi, MD, Keenan Research Centre, St. Michael's Hospital, University of Toronto, Ontario, Canada.)

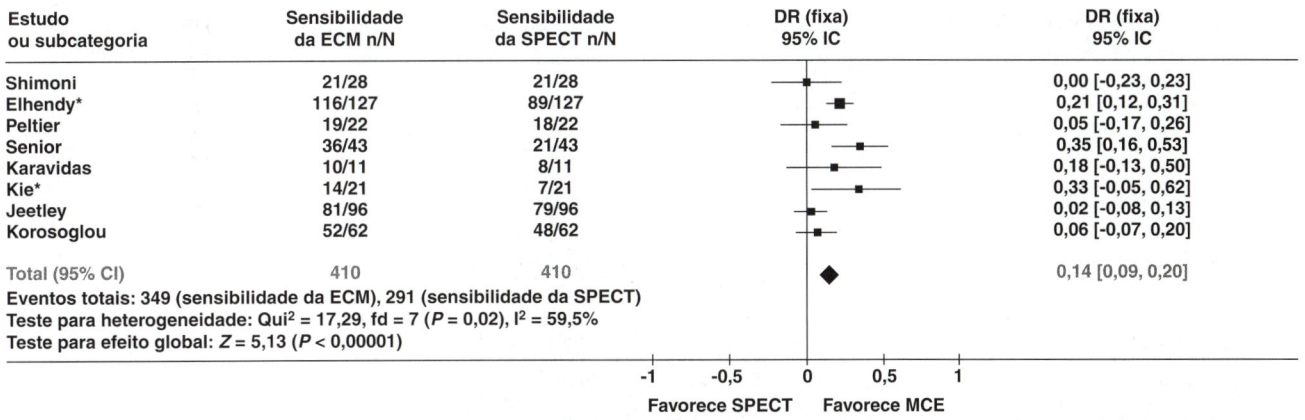

Estudo ou subcategoria	Sensibilidade da ECM n/N	Sensibilidade da SPECT n/N	DR (fixa) 95% IC	DR (fixa) 95% IC
Shimoni	21/28	21/28		0,00 [-0,23, 0,23]
Elhendy*	116/127	89/127		0,21 [0,12, 0,31]
Peltier	19/22	18/22		0,05 [-0,17, 0,26]
Senior	36/43	21/43		0,35 [0,16, 0,53]
Karavidas	10/11	8/11		0,18 [-0,13, 0,50]
Kie*	14/21	7/21		0,33 [-0,05, 0,62]
Jeetley	81/96	79/96		0,02 [-0,08, 0,13]
Korosoglou	52/62	48/62		0,06 [-0,07, 0,20]
Total (95% CI)	410	410		0,14 [0,09, 0,20]

Eventos totais: 349 (sensibilidade da ECM), 291 (sensibilidade da SPECT)
Teste para heterogeneidade: Qui^2 = 17,29, fd = 7 (P = 0,02), I^2 = 59,5%
Teste para efeito global: Z = 5,13 (P < 0,00001)

-1 -0,5 0 0,5 1
Favorece SPECT   Favorece MCE

FIGURA 17.31 Uma meta-análise de oito estudos que avaliaram a sensibilidade e especificidade da ecocardiografia contrastada e tomografia computadorizada com emissão de fóton único (SPECT) durante estresse com dobutamina. A sensibilidade e a especificidade se referem à capacidade de detectar doença arterial coronária angiográfica. Os autores calcularam diferença de proporções compilada com peso na variância para as diferenças na sensibilidade e especificidade entre a ecocardiografia e a SPECT de acordo com uma meta-análise de efeito aleatório. As estimativas compiladas das diferenças na sensibilidade e especificidade foram 0,14 e 0,03, respectivamente. Isto indica uma sensibilidade discretamente mais alta para a ecocardiografia contrastada em comparação com a SPECT conforme indicado pela posição do losango preto à direita da linha de identidade. DR, diferença de risco. (De Dijkmans PA, Senior R, Becher H, et al. Myocardial contrast echocardiography evolving as a clinically feasible technique for accurate, rapid, and safe assessment of myocardial perfusion. J Am Coll Cardiol 2006;48:2168-2177, com permissão.)

As informações acerca da perfusão, conforme se aplicam na ecocardiografia com estresse, na maioria dos casos servem como um suplemento à movimentação parietal no diagnóstico de doença arterial coronária. Modalidades de estresse com exercício e farmacológico podem ser usadas para essa finalidade. A maioria dos estudos tem se baseado no estresse vasodilatador (dipiridamol ou adenosina) para induzir alterações regionais no fluxo sanguíneo como um marcador de doença arterial coronária. Após a avaliação da perfusão no estudo em repouso, o teste com estresse é realizado e imagens da perfusão são adquiridas durante todo o estresse.

Nos estudos clínicos feitos até esta data, a ecocardiografia com contraste miocárdico tem se mostrado ter uma razoável correlação com imagens nucleares da perfusão na detecção e localização de doença coronária. Em um estudo multicêntrico (Jeetley et al., 2006), 123 pacientes programados para angiografia coronária foram submetidos tanto à ecocardiografia contrastada com estresse quanto à tomografia computadorizada por emissão de fotos únicos (SPECT) usando-se dipiridamol como estressor. O protocolo envolveu aquisição de imagens deflagradas usando-se uma técnica de inversão de pulso. As imagens foram adquiridas na telessístole, usando-se um índice mecânico baixo após um pulso único de alto índice mecânico para destruição de bolhas. A sensibilidade para a detecção de doença coronária foi semelhante com a ecocardiografia e a SPECT (84% e 82%, respectivamente) e a especificidade foi também semelhante (56% e 52%, respectivamente). A concordância global foi de 73%. Como a maioria dos outros estudos, esse ensaio se baseou no estresse vasodilatador e focalizou somente a perfusão (em vez de combinar a perfusão com movimentação parietal). Quando as duas técnicas são comparadas com relação à capacidade de detectar doença arterial coronária angiográfica, a ecocardiografia contrastada tem tido um desempenho bastante satisfatório. A Figura 17.31 é de uma meta-análise (Dijkmans et al., 2006) e mostra a acurácia relativa das duas técnicas.

Um exemplo de um ecocardiograma da perfusão com estresse é fornecido na Figura 17.32. Este estudo usou estresse vasodilatador e aquisição intermitente de imagens deflagradas durante

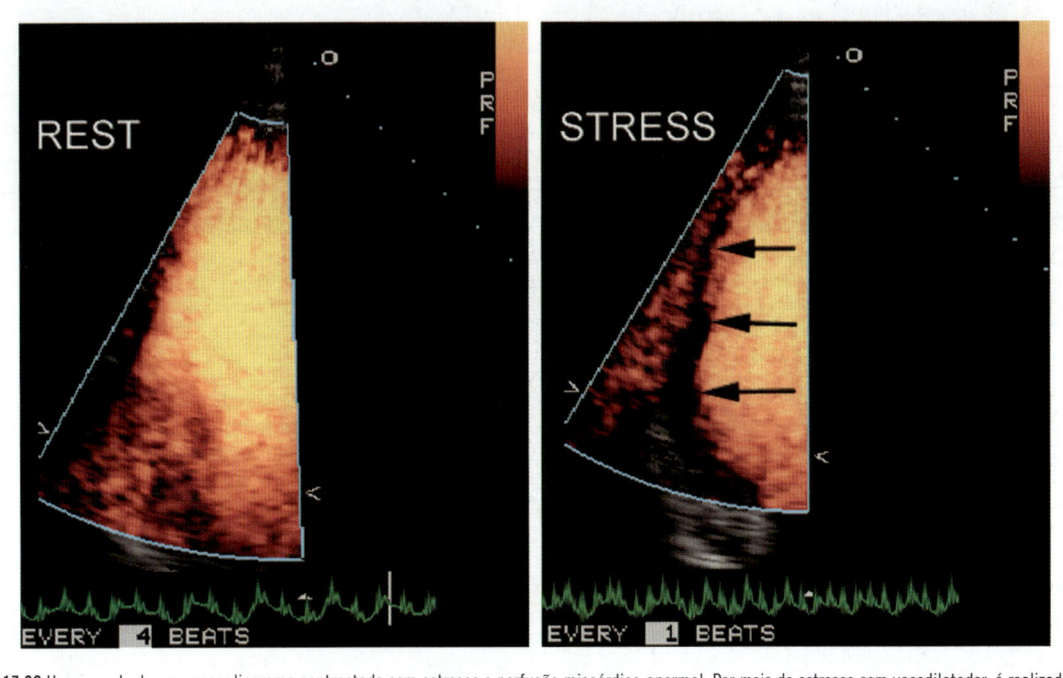

FIGURA 17.32 Um exemplo de um ecocardiograma contrastado com estresse e perfusão miocárdica anormal. Por meio de estresse com vasodilatador, é realizada a aquisição de imagens apicais de eixo longo em repouso (**esquerda**) e no estresse máximo (**direita**). A perfusão posterior está normal basalmente, mas há perfusão anormal nas porções média e basal da parede posterior com estresse (*setas*). Ver texto para detalhes. REST, repouso; STRESS, estresse. (Cortesia de J. Jollis, M.D., Duke University, Durham, North Carolina EUA.)

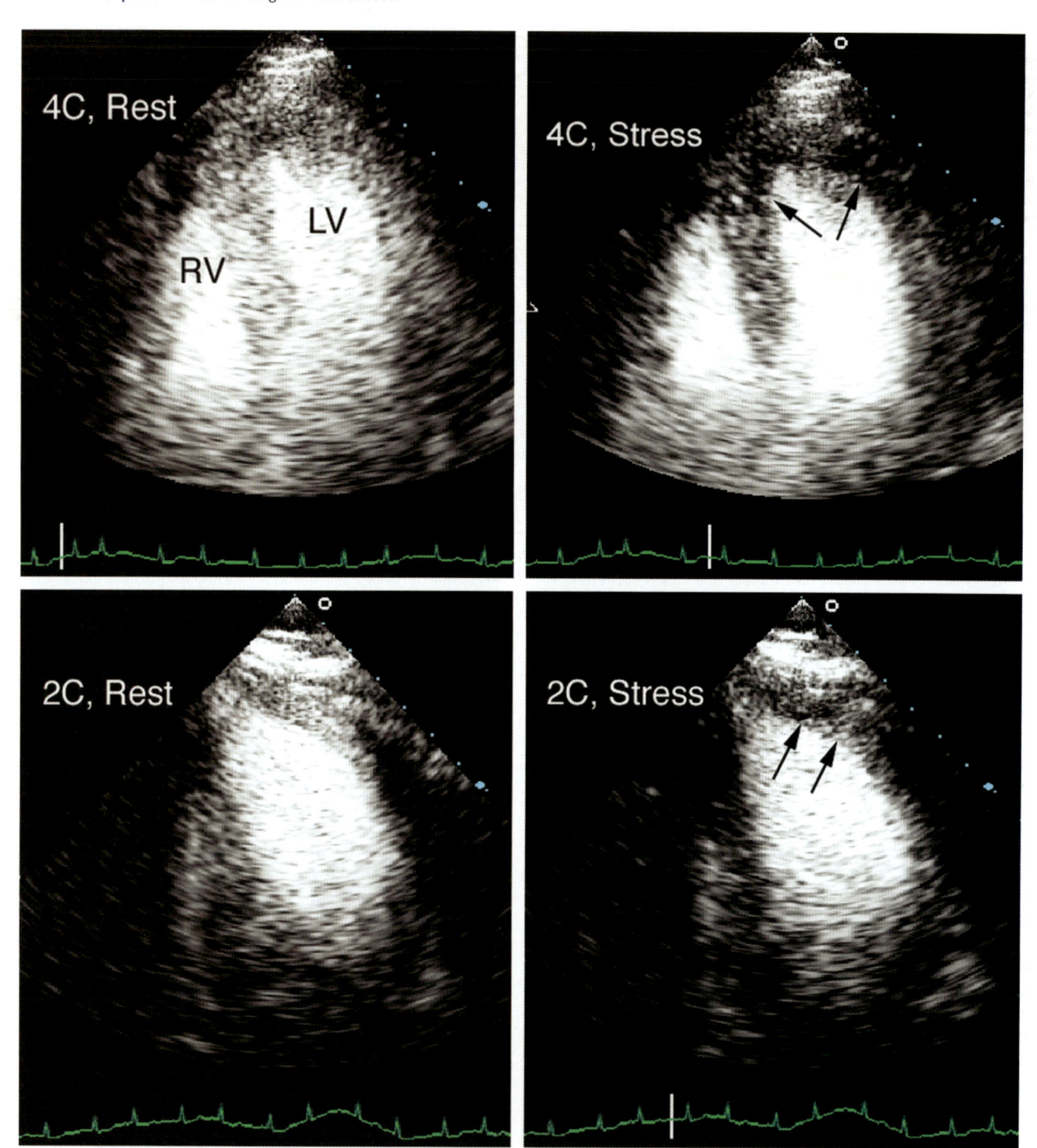

FIGURA 17.33 Este ecocardiograma com estresse com vasodilatador mostra anormalidades nas perfusões apical e lateral. As incidências apicais de quatro câmaras (4C) (**em cima**) e de duas câmaras (2C) (**embaixo**) são mostradas em repouso (**à esquerda**) e no estresse máximo (**à direita**). Por meio de aquisição de imagens deflagradas intermitentemente, a perfusão miocárdica na linha basal está uniformemente normal. Com estresse, há hipoperfusão da parede apical e da porção distal das paredes anterior e lateral (*setas*). LV, ventrículo esquerdo; RV, ventrículo direito. (Cortesia de J. Jollis, M.D.)

infusão contínua de um agente experimental. As imagens foram obtidas durante a diástole, pelo modo Doppler. Em repouso, a imagem exibida foi registrada a partir do quarto ciclo após a destruição das bolhas, tempo suficiente para o contraste preencher adequadamente o tecido. No estresse máximo, por causa da vasodilatação, o preenchimento com as bolhas deveria ocorrer mais rapidamente e um caso normal deveria ser completado dentro de um ou dois ciclos. A imagem com estresse (Figura 17.32B) mostra perfusão após um atraso de um ciclo. Ao mostrar um atraso no ritmo de preenchimento das microbolhas, é detectado um defeito na perfusão. O caso ilustra hipoperfusão posterior (comparada com uma parede anterior normalmente perfundida) em um paciente com doença na artéria coronária circunflexa esquerda. Na Figura 17.33, um outro agente sendo investigado é usado, nova-

mente durante estresse vasodilatador. Após a destruição das bolhas, é feita a aquisição de imagens com Doppler em tempo real. O estudo ilustra repreenchimento atrasado do miocárdio apical e lateral (comparado com outras áreas) no estresse máximo em um paciente com doença arterial coronária trivascular. Idealmente, tanto a perfusão quanto a movimentação parietal devem ser avaliadas. Na Figura 17.34, a isquemia da parede posterior é demonstrada pelo desenvolvimento de anormalidade na movimentação parietal e defeito na perfusão. Entretanto, o defeito na perfusão se tornou anormal no ritmo de 20 μg/kg/min (painel B) enquanto a anormalidade na movimentação parietal não se desenvolveu até o ritmo de 30 μg/kg/min (painel C).

O uso desses agentes de contraste mais modernos para a finalidade específica de obter imagens da perfusão ainda não foi

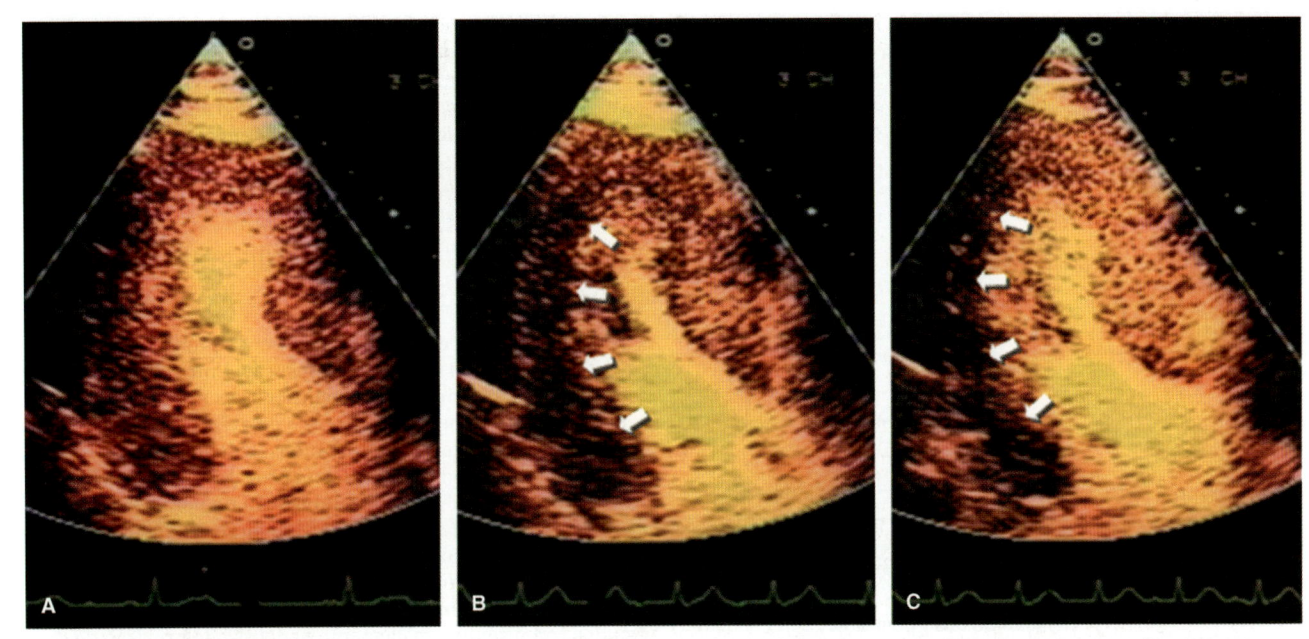

FIGURA 17.34 Ecocardiografia com estresse com dobutamina para estudo da perfusão mostra isquemia posterior. **A:** Incidência apical de eixo longo, distribuição uniforme do contraste no miocárdio ventricular esquerdo mostrada por esta imagem colorida. **B:** Na infusão de dobutamina a um ritmo de 20 μg/kg/min, as *setas* brancas indicam uma área de isquemia que se desenvolveu na ausência de uma anormalidade na movimentação parietal. **C:** Com uma dosagem maior de 30 μg/kg/min, tanto a movimentação parietal anormal quanto a perfusão anormal estavam presentes. (Ilustração por cortesia de S. Kaul, MD, Oregon Health and Science University, Portland, Oregon EUA.)

aprovado pela U.S. Food and Drug Administration. Contudo, estudos experimentais e clínicos demonstraram a exequibilidade da ecocardiografia miocárdica contrastada de detectar regiões hipoperfundidas durante o estresse. Estudos comparando essa técnica com imagens nucleares ou angiografia coronária têm sido promissores. Estudos de validação de maior escala, bem estruturados, estão sendo realizados e pode-se esperar o refinamento continuado das técnicas e protocolos. Informações atualizadas acerca da segurança com agentes de contraste com base em perfluorocarbono são fornecidas no Capítulo 4.

Comparação com Técnicas Nucleares

Uma outra abordagem para avaliação da acurácia envolve a comparação da ecocardiografia com estresse com técnicas nucleares da perfusão. Vários estudos já trataram dessa importante questão e em geral demonstraram haver um alto grau de correlação entre as diferentes modalidades (Quadro 17.8). Em uma série

(Quinones et al., 1992) na qual 289 pacientes foram submetidos a ecocardiografia com estresse com exercício em esteira simultaneamente com cintigrafia tomográfica com tálio, a concordância entre os testes foi de 87%. A acurácia geral normalmente é similar, embora as técnicas nucleares possam ser mais sensíveis, ao passo que a ecocardiografia geralmente é mais específica quando comparada com a angiografia. As imagens ecocardiográficas e nucleares também foram comparadas usando-se estresse com dobutamina, e níveis similares de acurácia foram encontrados.

Uma meta-análise (Fleischmann et al., 1998) de relatos clínicos que compararam imagens ecocardiográficas e nucleares durante exercício foi publicada. A análise de uma compilação dos dados revelou valores de sensibilidade quase idênticos, mas especificidade maior para a ecocardiografia com exercício. Assim, curvas de operador receptor resumidas revelaram que a ecocardiografia discriminou melhor entre pacientes com e sem doença (Figura 17.35). O custo-eficácia relativo das diferentes estratégias de testar a doença coronária também foi examinado e compara-

			Ecocardiografia		Nuclear	
Referências	**Estresse**	**Núm. de Pacientes**	**Sensibilidade (%)**	**Especificidade (%)**	**Sensibilidade (%)**	**Especificidade (%)**
Marwick et al., 1993	Dob-eco Aden-MIBI	97	85	82	86	71
Forster et al., 1993	Dob-eco Dob-MIBI	105	75	89	83	89
Marwick et al., 1993	Dob-eco Dob-MIBI	217	72	83	76	67
Quinones et al., 1992	Exer-eco Exer-tal	292	74	88	75	81
Hecht et al., 1993b	Exer-eco Exer-tal	71	88	87	80	84
Fragasso et al., 1999	Dob-eco Exer-MIBI	101	88	80	98	36
San Roman et al., 1995	Dob-eco Dob-MIBI	102	78	88	87	70

Quadro 17.8 Comparação entre Acurácia da Ecocardiografia com Estresse e Técnicas com Imagens Nucleares com Estresse

Aden, adenosina; Dob, dobutamina; Exer, exercício; MIBI, sestamibi; tal, tálio.

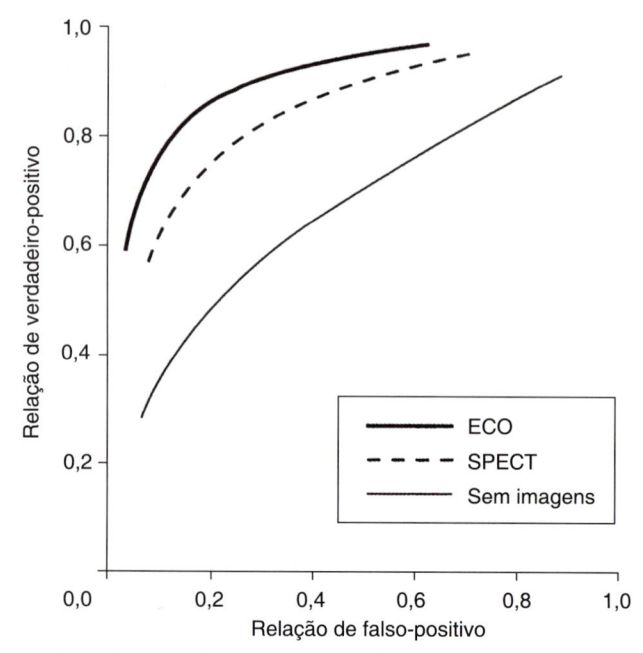

FIGURA 17.35 Curvas características comparativas de operador receptor na ecocardiografia com estresse (ECO), tomografia computadorizada com emissão de fótons únicos com exercício e teste com exercício sem aquisição de imagens. O eixo horizontal representa a relação falso-positiva (especificidade) e o eixo vertical representa a relação verdadeiro-positiva (sensibilidade). (De Fleischmann KE, Hunink MG, Kuntz KM, et al. Exercise echocardiography or exercise SPECT imaging? A meta-analysis of diagnostic test performance. JAMA 1998;280:913-920, com permissão.)

do (Kuntz et al., 1999 e Garber et al., 1999). Por causa dos custos inerentemente mais baixos e acurácia geral similar, a ecocardiografia com estresse tem um bom desempenho em tais análises. Os resultados desses modelos ressaltam a importância da acurácia relativa e dependência do operador. Para a maior parte dos tipos de pacientes e gravidade da doença, a ecocardiografia com exercício é uma alternativa custo-eficaz atraente tanto para o teste em esteira sem imagens quanto para técnicas nucleares.

Deve ser reconhecido que ambos os testes dependem do operador e muitas vezes se baseiam na interpretação subjetiva dos resultados. Assim, a superioridade relativa de uma técnica frente a outra é em grande parte uma questão de experiência. As vantagens da ecocardiografia com estresse incluem a versatilidade da técnica com respeito a disponibilidade de informações diagnósticas adicionais, custo mais baixo e oportunidade de evitar exposição à radiação. Além disso, a ecocardiografia com estresse é mais conveniente para o paciente porque se evita a necessidade de retornar para uma aquisição de imagens mais tarde.

Aplicações da Ecocardiografia com Estresse

A acurácia e versatilidade da ecocardiografia com estresse apoiam o seu uso em uma variedade de situações. Ela tem utilidade prognóstica e diagnóstica. A aquisição de imagens ecocardiográficas deve ser olhada como um suplemento ao teste de estresse de rotina que aumenta tanto a sensibilidade quanto a especificidade do teste no diagnóstico de isquemia. Além disso, a oportunidade de se avaliar a função ventricular esquerda e a movimentação parietal em repouso agrega mais valor. Em 2008, foram publicados critérios de conveniência para a ecocardiografia com estresse. Foram classificadas 51 indicações específicas em 10 categorias clínicas diferentes. Vinte e duas foram julgadas como convenientes, 10 incertas e 19 não convenientes. Uma listagem parcial das indicações apropriadas é fornecida pelo Quadro 17.9. Em geral, as indicações apropriadas de ecocardiografia com estresse incluiu pacientes sintomáticos e certos grupos assintomáticos com

comorbidades predefinidas. A probabilidade pré-teste de doença, interpretabilidade do ECG e história prévia foram fatores importantes na determinação da conveniência. Todos os indivíduos envolvidos na prática clínica de ecocardiografia com estresse são fortemente encorajados a se tornarem familiares com esses critérios. É provável que eles serão usados com frequência crescente por pagadores como uma condição de reembolso.

Valor Prognóstico da Ecocardiografia com Estresse

Vários aspectos do ecocardiograma em repouso são conhecidos por oferecerem informações prognósticas. Entre eles, a movimentação parietal, função e massa ventriculares esquerdas são determinantes bem estabelecidos do risco de eventos cardiovasculares futuros. Um teste em esteira rolante isoladamente (sem imagens) também oferece poderosas informações prognósticas. Não é de causar surpresa então que a combinação de parâmetros de exercício e dados ecocardiográficos devem oferecer maiores informações sobre as condições de risco. Especificamente, o desenvolvimento de uma anormalidade na movimentação parietal como um marcador de isquemia induzível tem sido conhecido em vários estudos como sendo um elemento poderoso de previsão de condições de alto risco. A adição de informações sobre a perfusão pode ainda agregar maior valor prognóstico ao teste. Embora a maioria dos estudos tenha focalizado isquemia induzível como principal elemento de previsão, a duração do exercício, carga atingida, resposta da pressão arterial e alterações no ECG estão disponíveis simultaneamente e devem ser incorporadas na determinação geral do prognóstico. O ecocardiograma em si mesmo oferece várias informações, incluindo função e massa ventriculares esquerdas em repouso. Embora a presença ou ausência de uma nova anormalidade na movimentação parietal seja importante, dados adicionais derivados do ecocardiograma de estresse também devem ser avaliados. Estes incluem a extensão e a gravidade da anormalidade na movimentação parietal, resposta do volume do ventrículo esquerdo (avaliado na telessístole), número de artérias coronárias que estão envolvidas e alterações na função ventricular direita. Somente depois de terem todos esses parâmetros sido avaliados é possível uma determinação completa do risco.

O valor prognóstico da ecocardiografia com estresse foi avaliado em várias situações (Quadro 17.10). Em pacientes com movimentação parietal normal antes e imediatamente após o exercício, a probabilidade de um evento coronário 1 a 3 anos depois é bastante baixa. McCully e colaboradores (1998) examinaram 1.325 pacientes, dos quais 35% tinham uma probabilidade pré-teste intermediária (26%-69%) e 10% tinham probabilidade alta (≥ 70%) de doença. Todos os pacientes foram caracterizados como tendo um ecocardiograma normal com exercício. A sobrevida livre de eventos em 1, 2 e 3 anos foi de 99%, 98% e 97%, respectivamente. Previsores de eventos, por análise multivariada, foram idade, baixa carga de trabalho no exercício, angina e hipertrofia ventricular esquerda. O valor de previsão da avaliação da movimentação parietal no quadro de um ECG normal com exercício também foi examinado (Bouzas-Mosquera et al., 2009). Nesta série de 4.004 pacientes consecutivos com ECG com exercício normal e sem dor torácica durante o teste em esteira, o desenvolvimento de uma anormalidade na movimentação parietal foi relativamente comum (16,7%) e foi altamente preditivo tanto de óbito quanto de importantes eventos cardíacos.

Ao contrário de um resultado normal, o ecocardiograma com exercício anormal geralmente identifica pacientes com maior risco de eventos cardíacos. Os achados ecocardiográficos que foram correlacionados com o risco incluem uma nova anormalidade na movimentação parietal, índice numérico da movimentação parietal em repouso e durante exercício e resposta do volume telessistólico. Na maioria das séries, a evidência ecocardiográfica de isquemia foi o marcador mais poderoso de condição de alto risco e tem consistentemente sido um discriminador melhor do que outras variáveis como depressão do segmento ST induzida pelo

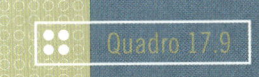

| **Quadro 17.9** | **Critérios Selecionados de Conveniência da Ecocardiografia com Estresse (por Categoria de Conveniência)** |

Indicações Apropriadas	Valor Numérico
Indicação	(1 a 9)
Detecção de DAC: Sintomática – Avaliação da Síndrome da Dor Torácica ou Equivalente Anginoso	
2 • Probabilidade baixa de DAC pré-teste	A (7)
• ECG não interpretável OU incapaz de se exercitar	
4 • Probabilidade intermediária de DAC pré-teste	A (9)
• ECG não interpretável OU incapaz de se exercitar	
6 • Teste com ECG com estresse prévio não interpretável ou ambíguo	A (8)
Detecção de DAC: Sintomática – Dor Torácica Aguda	
7 • Probabilidade intermediária de DAC pré-teste	A (8)
• ECG – sem alterações dinâmicas no ST E enzimas cardíacas seriadas negativas	
Detecção de DAC/Avaliação de Risco: Sem Síndrome de Dor Torácica ou Equivalente Anginoso em Populações de Pacientes com Comorbidades Definidas – Insuficiência Cardíaca Recente ou Diagnosticada ou Disfunção Sistólica VE	
14 • Risco moderado de DAC (Framingham)	A (7)
• Nenhuma avaliação prévia de DAC	
• Função sistólica VE normal	
Avaliação de Risco com Resultados Prévios de Teste – Agravamento de Sintomas: Cateterismo Anormal OU Estudo com Estresse Prévio com Imagens Anormal	
24 • Reavaliação de pacientes tratados clinicamente	A (8)
Avaliação de Risco com Resultados Prévios de Teste – Síndrome de Dor Torácica ou Equivalente Anginoso	
27 • Estenose arterial coronária de significado incerto (cateterismo cardíaco ou angiografia com TC)	A (8)
Avaliação de Risco: Após Revascularização (ICP ou CEAC) – Sintomático	
35 • Avaliação da síndrome de dor torácica	A (8)
• Não no período inicial após procedimento	
Uso de Contraste – Uso de Contraste com Eco com Estresse	
51 • Uso seletivo de contraste	A (8)
• 2 ou mais segmentos contíguos NÃO são vistos nas imagens não contrastadas	

Indicações Incertas	Valor Numérico
Indicação	(1 a 9)
Detecção de DAC e Avaliação de Risco: Assintomático (Sem Síndrome de Dor Torácica ou Equivalente Anginoso) Populações Gerais de Pacientes	
13 • Alto risco de DAC (Framingham)	U (6)
Avaliação de Risco com Resultados Prévios de Teste – Assintomático OU Sintomas Estáveis, Estudo com Imagens com Estresse Prévio Normal	
21 • Alto risco de DAC	U (5)
• Repetição de estudo de eco com estresse depois de 2 anos ou mais	
Avaliação de Risco: Após Revascularização (ICP ou CEAC) – Assintomático	
37 • Assintomático (p. ex., isquemia silenciosa) antes de revascularização prévia	U (6)
• 5 anos ou mais após CEAC	
38 • Sintomático antes de revascularização prévia	U (5)
• 5 anos ou mais após CEAC	

Indicações Não Apropriadas	Valor Numérico
Indicação	(1 a 9)
Detecção de DAC: Sintomático – Avaliação de Síndrome de Dor Torácica ou Equivalente Anginoso	
1 • Probabilidade baixa de DAC pré-teste	I (3)
• ECG interpretável E capaz de se exercitar	
Detecção de DAC e Avaliação de Risco: Assintomático (Sem Síndrome de Dor Torácica ou Equivalente Anginoso) – Populações Gerais de Pacientes	
11 • Risco baixo de DAC (Framingham)	I (1)
12 • Risco moderado de DAC (Framingham)	I (3)*
• ECG interpretável	
Avaliação de Risco com Resultados de Teste Prévio – DAC conhecida: Assintomático OU Sintomas Estáveis, Cateterismo Anormal OU Estudo com Imagens com Estresse Prévio Anormal	
22 • Avaliação da gravidade de isquemia (DAC)	I (2)
• Menos de 1 ano para avaliar pacientes tratados clinicamente	
Avaliação de Risco: Após Síndrome Coronária Aguda – Assintomático após Revascularização (ICP ou CEAC)	
34 • Avaliação rotineira antes da alta hospitalar	I (1)
Avaliação de Risco: Após Revascularização (ICP ou CEAC) – Assintomático	
36 • Menos de 5 anos de CEAC	I (2)**
39 • Assintomático (p. ex., isquemia silenciosa) antes do cateterismo prévio	I (3)**
• Menos de 2 anos após ICP	
40 • Sintomático antes da revascularização prévia	I (2)
• Menos de 2 anos após ICP	

*A classificação desta indicação como não apropriada é diferente daquela dada para indicações similares mas não idênticas nos critérios de conveniência anteriormente publicados. As classificações foram feitas de acordo com a metodologia estabelecida pela ACCF. Ademais, o Painel Técnico para cada modalidade funcionou independentemente sem permissão e com não encorajamento de comparações entre as modalidades. Resultados numéricos discordantes podem estar relacionados com a variabilidade de classificação, composição diferente do Painel Técnico, maturação do processo dos critérios de conveniência ou diferenças percebidas na conveniência. Reimpresso com permissão da ACCF de Douglas PS, Khandheria B, Stainback RF, et al. ACCF/ASE/ACEP/ASNC/SCAI/SCCT/SCMR 2007 appropriateness criteria for transthoracic and transesophageal echocardiography. J Am Coll Cardiol 2007;50(2):187-204.

Ecocardiografia com Estresse

Capítulo 17

Quadro 17.10 — Estudos sobre o Valor Prognóstico da Ecocardiografia com Estresse

Primeiro Autor, Ano	Tipo de Estresse	Inclusão/Exclusão	Núm. de Pacientes	Duração de Acomp.	Sobrevida Livre de Eventos (%) Eco Neg.	Sobrevida Livre de Eventos (%) Eco Pos.	Taxa de Evento (%) Eco Neg.	Taxa de Evento (%) Eco Pos.	Melhor Previsor de Eventos
Heupler, 1997	AMP	Mulheres somente	508	41 ± 10 meses	96%	55%	4%	31%	Isquemia pelo eco AMP em repouso
Krivokapich, 1999	Dob		558	1 ano			3% IM/óbito 10% de todos os eventos	9% IM/óbito 34% de todos os eventos	
Yao, 2003	AMP, Dob		1.500	2,7 ± 1,0 ano			0,9%	4,2% total (1,4% AMP, 4,7% Dob)	INMP máximo
Krivokapich, 1993	AMP		360	1 ano			3% eventos bem definidos 9% de todos os eventos	11% eventos bem definidos 34% de todos os eventos	≤ 6 min pelo Bruce
Chuah, 1998	Dob		860	3 anos	98% 1 ano 97% 2 anos 96% 3 anos	93% 1 ano 88% 2 anos 86% 3 anos	4%	14%	Isquemia pelo eco Hist de ICC Número de segs anormais
McCully, 1998	AMP	Ecos com estresse normais somente	1.325	Média 23 meses	99% 1 ano 98% 2 anos 97% 3 anos				Carga baixa Hipotensão Angina na EE
McCully, 2002	AMP	Eco com estresse anormal, mas com boa capacidade exer	1.874	3,1 ± 1,6 ano			1,6% c/nℓ Resposta do VTSVE	2,9% c/anormal Resposta do VTSVE	Hist de IM Resposta anormal do VTSVE
Smart, 1999	Dob	FE em repouso < 40%	350	> 18 meses			Eventos bem definidos: 66% c/isquemia tratada clinicamente, 10% c/isquemia revascularizada		Isquemia pelo eco
Poldermans, 1999	Dob		1.734	1 ano			1,2% anual, durante período de 5 anos	5,4% c/AMP induzida 6,8% c/AMP em repouso + induzida	Isquemia pelo eco
Cortigiani, 1998	Dip, Dob	Mulheres com dor torácica	456	32 ± 19 meses	99,2% (eventos bem definidos, 3 anos)	69,5% (eventos bem definidos, 3 anos)			AMP nova/agravando
Sicari, 2003	Dip, Dob	Multicêntrico	7.333	2,6 anos	92%	71%			INMP máximo
Bholasigh, 2003	Dob	Pacientes da UDT, troponina T negativa	377	6 meses			0,3% IM/óbito 4% de todos os eventos	12% IM/óbito 31% de todos eventos	Isquemia pelo eco
Steinberg, 1997	Dob	Acompanhamento a longo prazo (> 5 a)	120	5 anos			5% (eventos bem definidos, 5 anos)	13% (eventos bem definidos, 5 anos)	
Marwick, 1997	AMP		463	44 ± 11 meses	90% (todos eventos, 4,5 anos)	61% isquemia somente 29% isquemia + fibrose			Isquemia pelo eco
Biagini, 2005	Dob	Acompanhamento de 7 anos	2.276 mulheres 1.105 homens	7 ± 3,4 anos			2,5%/ano mulheres 1,2%/ano homens	5,9%/ano mulheres 4,6%/ano homens	Frequência cardíaca em repouso AMP nova/agravando
Chaowalit, 2006	Dob	Diabéticos	2.349	5,4 ± 2,2 anos	81% sobrevida em 3 anos	70% sobrevida em 3 anos			VTSVE com estresse anormal Número de segmentos isquêmicos

Dip, dipiridamol; Dob, dobutamina; AMP, anormalidade na movimentação parietal na esteira; ICC, insuficiência cardíaca congestiva; IM, infarto do miocárdio; INMP, índice numérico da movimentação parietal; UDT, unidade de dor torácica; VTSVE, volume telessistólico ventricular esquerdo.

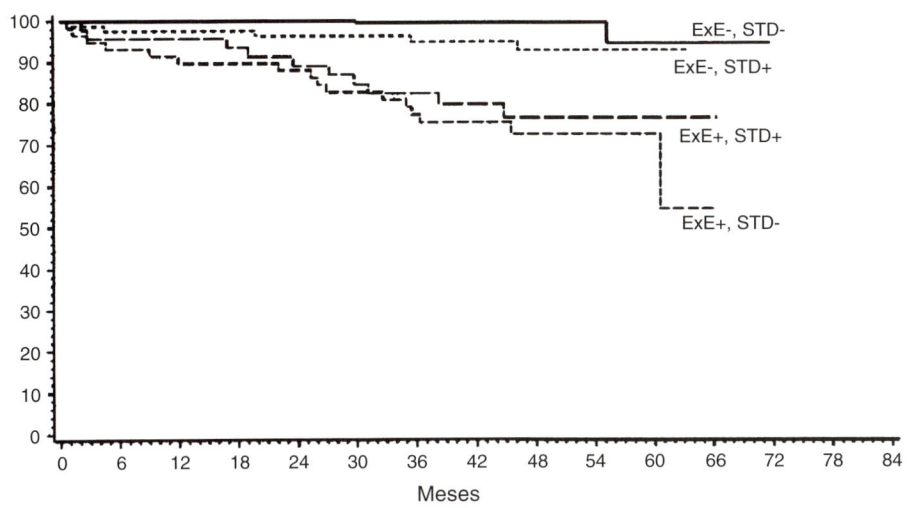

% livres de evento

FIGURA 17.36 Os valores prognósticos da ecocardiografia com exercício e do eletrocardiograma (ECG) com estresse são comparados nesta série de 500 pacientes. A sobrevida livre de eventos durante 5 anos é comparada em quatro grupos. Esses quatro grupos são definidos pela presença ou ausência de resultados ecocardiográficos anormais (ExE+ e ExE-, respectivamente) e aqueles com um ECG com estresse positivo ou negativo (STD+ e STD-, respectivamente). A taxa mais baixa de evento ocorreu naqueles pacientes com ecocardiograma com exercício negativo. Ver texto para detalhes. (De Marwick TH, Mehta R, Arheart K, et al. Use of exercise echocardiography for prognostic evaluation of patients with known or suspected coronary artery disease. J Am Coll Cardiol 1997;30:83-90, com permissão.)

exercício (Figura 17.36). Também parece que a ecocardiografia com estresse proporciona mais do que um simples resultado binário, isto é, normal ou anormal. Em uma série grande, o índice numérico da movimentação parietal após exercício guardou uma correlação linear com o índice de eventos, sugerindo que tanto a extensão quanto a gravidade da doença determinam o risco.

O valor prognóstico da ecocardiografia com estresse também foi comparado com técnicas nucleares. Na maioria dessas séries, a ecocardiografia proporcionou uma potência discriminatória similar ou superior. Assim, as condições de alto risco se correlacionam melhor com a presença de angina induzível. Uma metaanálise recente comparou o valor preditivo negativo da ecocardiografia com estresse com imagens nucleares da perfusão (Metz et al., 2007). O índice de eventos anualizado no quadro de um teste com estresse normal foi de 0,45% por ano para imagens nucleares e 0,54% por ano para ecocardiografia, semelhantes para homens e mulheres. Em uma das maiores séries publicadas até o momento, o valor prognóstico tanto da ecocardiografia com exercício quanto com dobutamina foi comparado em homens e mulheres (Figura 17.37). Este estudo mostrou que o risco podia ser estratificado com base na extensão da isquemia. Ele demonstrou claramente que pacientes encaminhados para teste com exercício e teste farmacológico são fundamentalmente diferentes. Isto é, pacientes submetidos a estresse com dobutamina, presumivelmente por causa de sua incapacidade de fazer exercício, têm um prognóstico relativamente pior, apesar dos resultados do teste. A incapacidade de realizar um teste com exercício é em si mesma um sinal prognóstico sombrio.

Outros achados ecocardiográficos, incluindo a fração de ejeção ventricular esquerda, também contribuem com informações prognósticas, bem como as variáveis da esteira rolante como carga imposta, pressão arterial, ECG e sintomas. Em modelos multivariados, no entanto, parâmetros não ecocardiográficos como idade, sintomas e diabetes frequentemente contribuem com dados prognósticos independentes. As Figuras 17.38 a 17.41 são exemplos de ecocardiogramas com exercício anormais demonstrando a faixa de positividade que o teste consegue proporcionar.

Há uma literatura extensa que demonstra o valor da ecocardiografia com dobutamina para avaliação de risco. Conforme sugerido anteriormente, as taxas de eventos após a ecocardiografia com dobutamina são geralmente mais altas em comparação com o exercício. Ainda assim é possível a estratificação de risco, mas um ecocardiograma normal com dobutamina tem uma correlação mais modesta com sobrevida livre de eventos em comparação com um ecocardiograma normal com exercício. Em um cadastro multicêntrico envolvendo 2.276 homens e 1.105 mulheres durante uma média de 7 anos, a ecocardiografia com dobutamina proporcionou informações prognósticas adicionais, além dos marcadores clínicos, tanto nos homens quanto nas mulheres

(Figura 17.42). Este e outros estudos demonstraram que as anormalidades na movimentação parietal em repouso e induzíveis são previsores importantes do desfecho a longo prazo e que a combinação de disfunção ventricular esquerda em repouso e isquemia induzível é particularmente sombria. Além da presença ou ausência de isquemia, a viabilidade miocárdica também pode ser avaliada, e este achado transmite informações significativas acerca do risco. As implicações prognósticas da viabilidade são discutidas mais adiante neste capítulo.

A adição de contraste para aquisição de imagens da perfusão pode aumentar ainda mais o valor prognóstico do teste com estresse com dobutamina. Em um estudo realizado por Tsutsui e colaboradores (2007) envolvendo 788 pacientes acompanhados por 20 meses em média após ecocardiografia com estresse com dobutamina, as informações acerca da perfusão pareceram ser mais consistentes do que a movimentação parietal na avaliação de risco. Pacientes com movimentação parietal normal mas perfusão anormal tiveram um índice de sobrevida sem eventos em 3 anos de 82% em comparação com 95% para aqueles com movimentação parietal normal e perfusão normal e 68% para aqueles com movimentação parietal e perfusão anormais (Figura 17.43). Isto sugere que existe um grupo de risco intermediário, aqueles com perfusão anormal, mas movimentação parietal preservada. Talvez estes sejam pacientes com doença menos grave, o que poderia explicar sua taxa relativamente baixa de risco.

Ecocardiografia com Estresse Após Infarto do Miocárdio

O teste com estresse após infarto do miocárdio é realizado para se identificar os subconjuntos de alto e baixo riscos e prever a localização e a extensão de doença coronária. Quando aplicado nessa população, tem de se reconhecer que a maior parte dos pacientes terá uma anormalidade na movimentação parietal em repouso. O objetivo do teste é identificar isquemia a distância e, ao assim fazer, prever tanto a probabilidade de doença multivascular quanto a presença de isquemia induzível. Nessa situação, uma resposta normal seria o desenvolvimento de movimentação parietal hiperdinâmica em todas as regiões remotas do infarto. Portanto, o achado positivo mais importante é a detecção de uma nova anormalidade na movimentação parietal remota ao local do infarto prévio.

A ecocardiografia com exercício tem sido usada para se detectar doença multivascular e para se identificarem coortes de alto risco (Figuras 17.44 a 17.46). Esta capacidade, combinada com uma avaliação funcional da capacidade de se exercitar em um paciente em recuperação de infarto do miocárdio, é responsável pelo valor prognóstico do teste. Nestes exemplos, a condição de

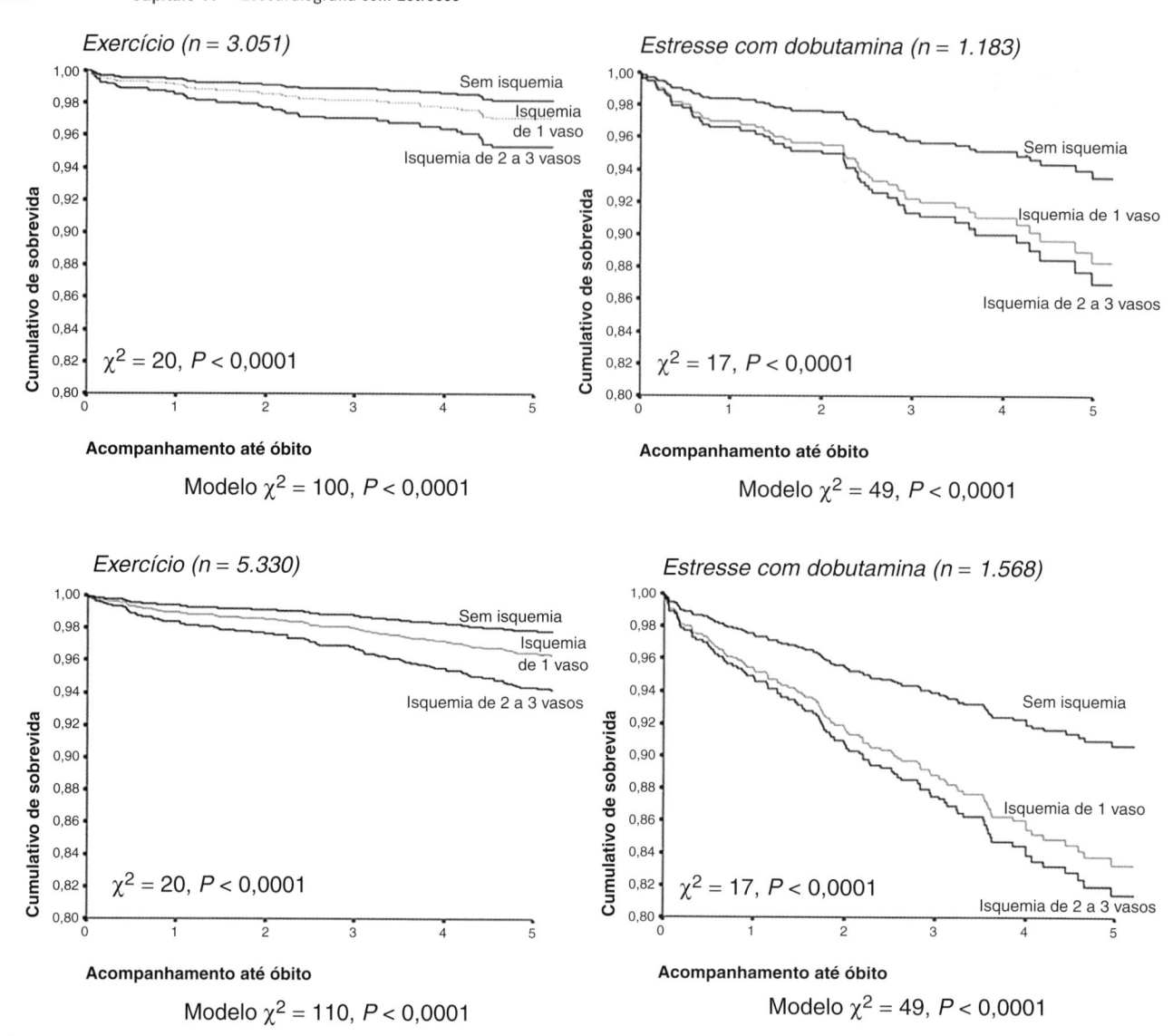

FIGURA 17.37 Sobrevida em 5 anos ajustada para risco em mulheres (**painéis superiores**) e homens (**painéis inferiores**) submetidos a ecocardiografia com estresse com exercício (**esquerda**) e dobutamina (**direita**). As curvas de sobrevida são dadas para pacientes sem evidência de isquemia, isquemia de 1 vaso e isquemia multivascular. Em cada grupo, a presença e a extensão da isquemia estratificaram os pacientes. Observe que a sobrevida é pior para aqueles pacientes que foram submetidos a teste com dobutamina em comparação com exercício e o desfecho foi o pior em homens submetidos a ecocardiografia com estresse com dobutamina nos quais houve o desenvolvimento de isquemia multivascular. (De Shaw LJ, Vasey C, Sawada S, et al. Impact of gender on risk stratification by exercise and dobutamine stress echocardiography: long-term mortality in 4234 women and 6898 men. Eur Heart J 2005;26:447-453, com permissão.)

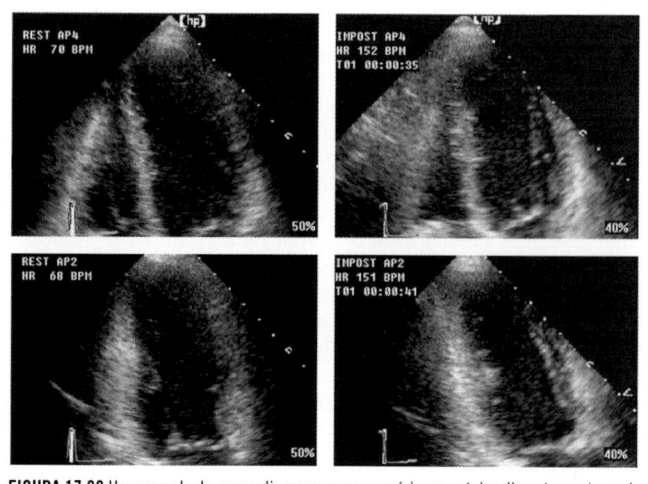

FIGURA 17.38 Um exemplo de ecocardiograma com exercício em esteira discretamente positivo. O estudo em repouso está normal. Isquemia inferoapical após exercício com carga alta é registrada. 🔊

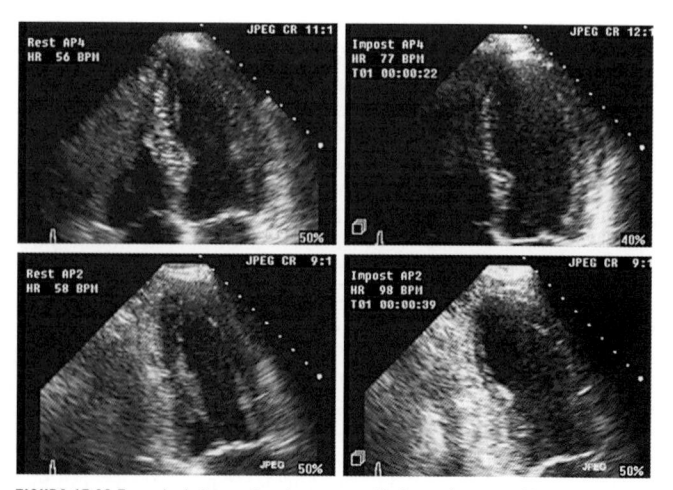

FIGURA 17.39 Exemplo de isquemia extensa compatível com doença multivascular durante exercício em esteira. O paciente se exercitou por somente 3 min até uma frequência cardíaca máxima de 110 bpm. O teste foi interrompido por causa de sintomas. O estudo em repouso está normal e imagens após o exercício revelam anormalidades nas movimentações parietais anterior, apical e inferior com dilatação do ventrículo esquerdo. 🔊

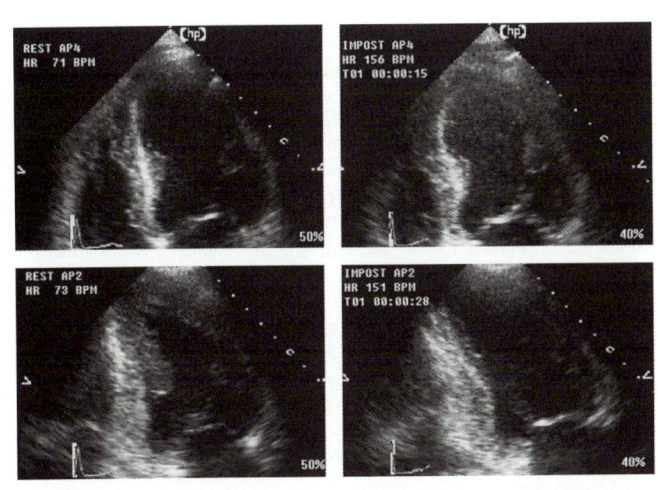

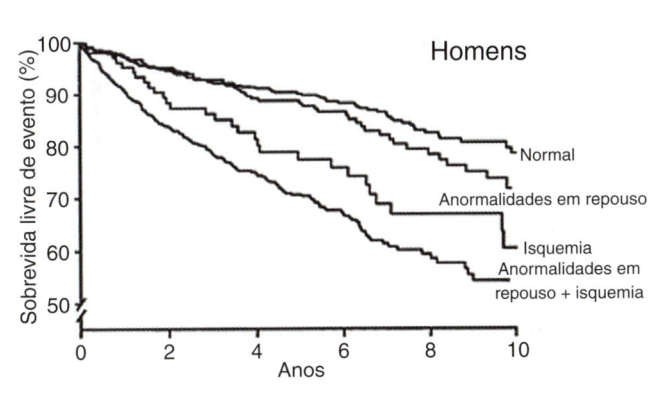

FIGURA 17.40 Ecocardiograma com exercício em esteira acentuadamente positivo. Evidente uma isquemia inferior, septal e anteroapical, compatível com doença coronária trivascular.

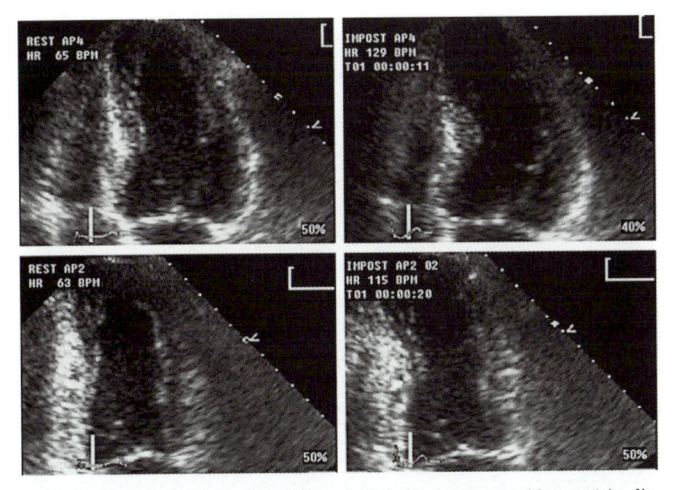

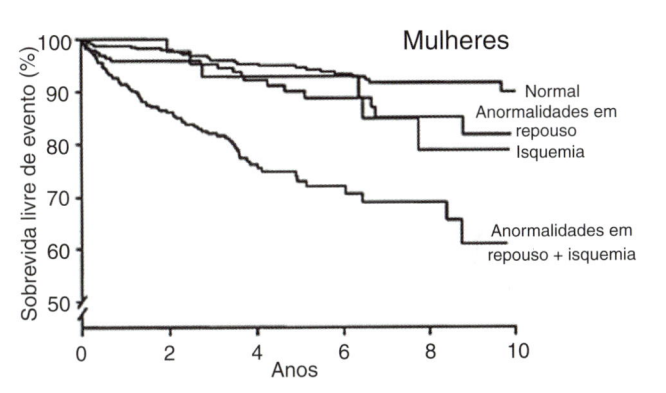

FIGURA 17.41 Exemplo de isquemia multivascular induzida durante exercício em esteira. Nenhum sintoma relatado. Apesar da excelente capacidade física, o paciente desenvolveu uma anormalidade nas movimentações parietais anterior e inferior. Estava presente doença coronária acometendo a artéria coronária descendente anterior esquerda e coronária direita.

FIGURA 17.42 Estes dados são de um estudo de acompanhamento a longo prazo de pacientes encaminhados para ecocardiografia com estresse com dobutamina. A sobrevida livre de eventos é mostrada para homens (**em cima**) e mulheres (**embaixo**). O desfecho é estratificado de acordo com os resultados da ecocardiografia com estresse: normal, anormalidades em repouso somente, isquemia somente ou anormalidades em repouso e isquemia. Observe como tanto as anormalidades em repouso quanto a presença ou ausência de anormalidades induzidas estratificam efetivamente pacientes de acordo com o risco. (De Biagini E, Elhendy A, Bax JJ, et al. Seven-year follow-up after dobutamine stress echocardiography. J Am Coll Cardiol 2005;45;93-97, com permissão.)

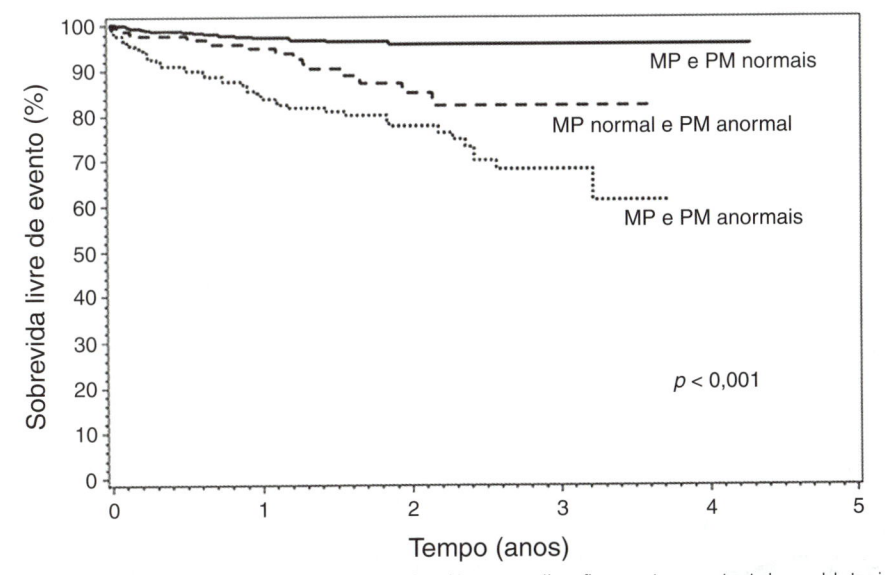

FIGURA 17.43 Estes dados são de uma análise retrospectiva de 788 pacientes submetidos a ecocardiografia com estresse contrastada com dobutamina. Curvas de sobrevida de Kaplan-Meier para três grupos de acordo com movimentação parietal e perfusão são ilustradas. Os pacientes com movimentação parietal e perfusão normais tiveram o índice mais alto de sobrevida. Aqueles nos quais tanto a movimentação parietal quanto a perfusão estavam anormais tiveram o índice mais baixo de sobrevida. Um grupo intermediário, definido pela presença de movimentação parietal normal, mas uma anormalidade na perfusão, teve uma probabilidade intermediária de sobrevida. Diferenças entre os grupos foram estatisticamente significativas. PM, perfusão miocárdica; MP, movimentação parietal. (De Tsututi JM, Elhendy A, Anderson JR, et al. Prognostic value of dobutamine stress myocardial contrast perfusion echocardiography. Circulation 2005;112:1444-1450, com permissão.)

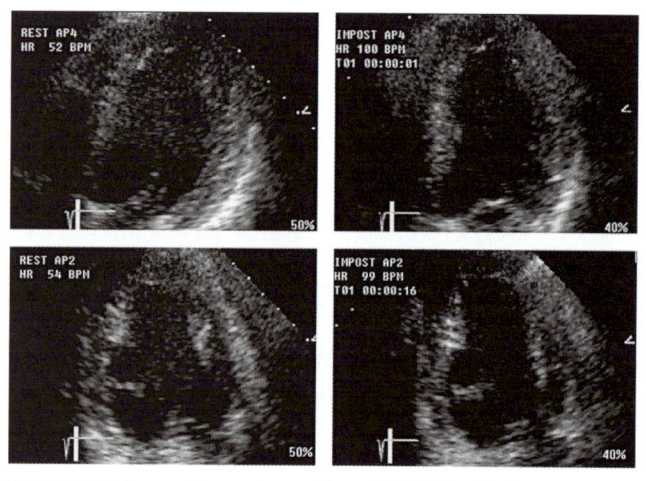

FIGURA 17.44 Este ecocardiograma em bicicleta supina foi registrado em um paciente depois de um infarto do miocárdio de parede anterior. O estudo mostra agravamento da anormalidade na movimentação parietal anteroapical, desenvolvimento de isquemia inferior e dilatação do ventrículo esquerdo. Essas anormalidades se desenvolveram dentro de 2 min de exercício e a uma frequência cardíaca bastante baixa.

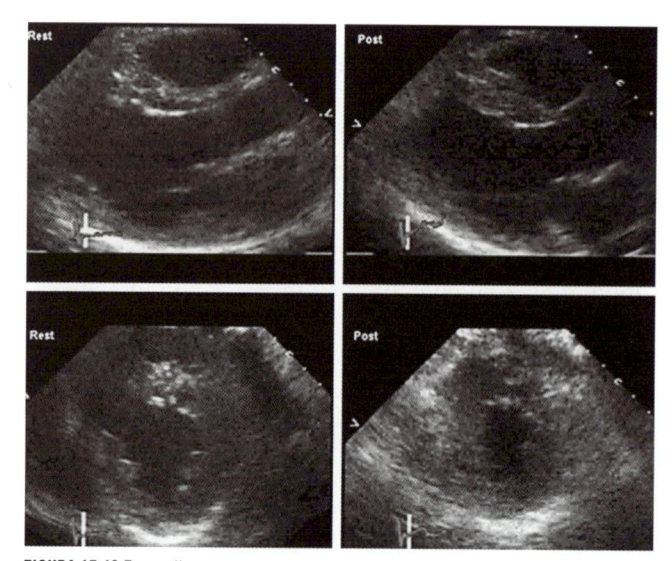

FIGURA 17.45 Este ecocardiograma de exercício em bicicleta foi realizado em um paciente com uma história de infarto do miocárdio de parede inferior. O estudo mostra o desenvolvimento de isquemia anterior extensa e grave. Presente também um aneurisma inferobasal raso.

FIGURA 17.46 Ecocardiograma com exercício em esteira realizado em um paciente com história prévia de infarto do miocárdio. Em repouso, há hipocinesia inferior. Com exercício, fica evidente uma isquemia anteroapical. Este achado sugere doença multivascular no quadro de infarto do miocárdio prévio.

alto risco é sugerida tanto pela presença de uma anormalidade na movimentação parietal em repouso quanto, e mais importante, pela presença e extensão de isquemia induzida. Por outro lado, a Figura 17.47 é um exemplo de um paciente que teve um infarto do miocárdio de parede anterior, mas que foi tratado com sucesso com angioplastia primária e colocação de *stent*. Um mês mais tarde, a movimentação parietal em repouso tinha normalizado, mas havia uma sutil anormalidade na movimentação parietal apical com o exercício. Este paciente estava assintomático e foi subsequentemente tratado clinicamente. A ecocardiografia com dobutamina também pode ser usada para essa finalidade (Figura 17.48). Neste exemplo, um paciente com história remota de infarto do miocárdio inferior é submetido a teste com estresse. Está presente um aneurisma inferobasal raso, mas as áreas restantes se tornam hiperdinâmicas com a dobutamina, conferindo uma condição de baixo risco. A Figura 17.49 ilustra agravamento de uma anormalidade na movimentação parietal inferoposterior em resposta ao estresse. Embora não surjam novas áreas de movimentação parietal anormal, o agravamento de uma anormalidade em repouso pode indicar isquemia peri-infarto.

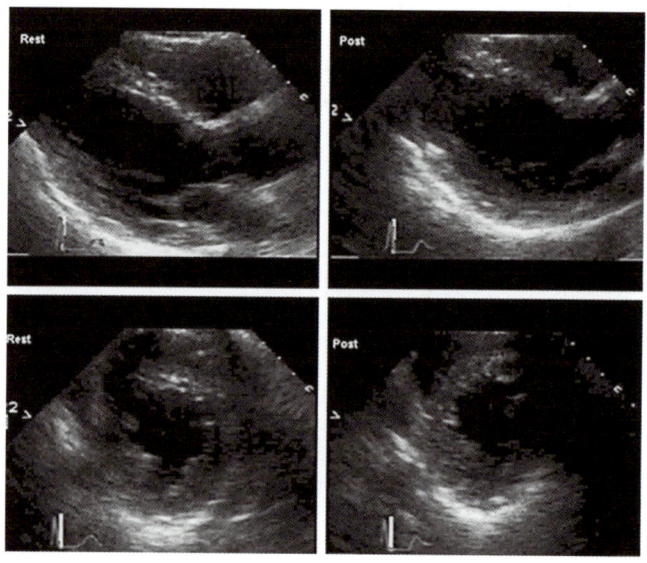

FIGURA 17.47 Este é um exemplo de isquemia bastante limitada em um paciente com infarto do miocárdio prévio. O paciente tinha tido infarto do miocárdio de parede anterior que foi tratado com angioplastia e colocação de *stent*. Um mês mais tarde, um ecocardiograma com exercício em esteira foi realizado. O estudo em repouso foi normal, sem evidência de infarto prévio. Após o exercício, há o desenvolvimento de uma pequena área de discinesia apical mas visibilizada somente na incidência apical de eixo longo.

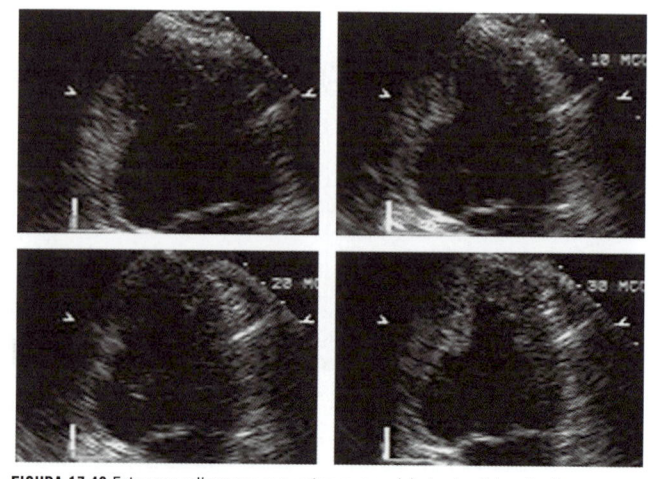

FIGURA 17.48 Este ecocardiograma com estresse com dobutamina foi realizado em um paciente com um infarto do miocárdio prévio de parede inferior. Um aneurisma inferobasal é demonstrado na incidência de duas câmaras. Com a dobutamina, há uma resposta hiperdinâmica normal em todas as outras áreas. Nenhuma evidência de isquemia foi detectada.

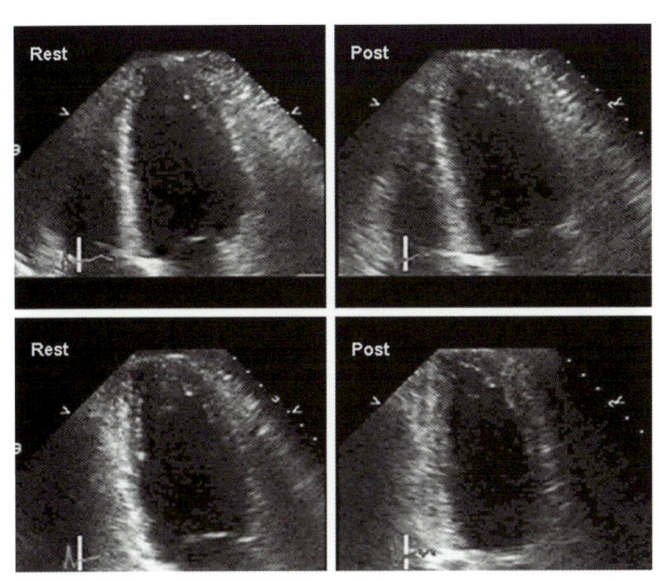

FIGURA 17.49 Este é um exemplo de agravamento de uma anormalidade na movimentação parietal preexistente em um paciente com infarto do miocárdio prévio de parede inferior. A anormalidade na movimentação parietal em repouso envolve as paredes inferior, posterior e lateral. Com exercício, há um agravamento da movimentação parietal na zona do infarto, mais bem apreciado na incidência apical de eixo longo. Ver texto para detalhes. 🔵

Evidência de isquemia não só prevê condição de alto risco como também se correlaciona com a probabilidade de doença coronária multivascular. Em uma série (Carlos et al., 1997), evidências ecocardiográficas com dobutamina de envolvimento multivascular constituiu um elemento melhor de previsão de eventos futuros do que evidência angiográfica de doença multivascular. Assim, a ausência de evidência de isquemia induzível pela ecocardiografia com estresse identifica pacientes em recuperação de infarto do miocárdio com prognóstico favorável nos quais outros testes podem ser desnecessários. A isquemia induzível, por outro lado, é um poderoso indicador de alto risco e sugere a necessidade de mais testes, especificamente a angiografia.

Ecocardiografia com Estresse Após Revascularização

O teste com estresse após revascularização é usado para avaliar o sucesso inicial do procedimento, procurar por recorrência da doença e avaliar sintomas em pacientes com doença coronária conhecida. As limitações de sintomas e ECG com estresse nes-

te quadro ressaltam a importância da aquisição de imagens. A ecocardiografia com exercício tem sido usada antes e depois da angioplastia para localizar doença e documentar melhora objetiva após o procedimento. Mertes e colaboradores (1993) usaram a ecocardiografia com estresse em bicicleta para avaliar pacientes 6 meses depois de intervenção coronária percutânea. Eles relataram uma sensibilidade de 83% e uma especificidade de 85% na detecção de estenoses coronárias significativas. Resultados similares foram relatados pela ecocardiografia com estresse após cirurgia de enxerto arterial coronário. Neste quadro, a ecocardiografia com estresse tem sido usada com sucesso para detectar a presença de enxertos estenóticos, artérias coronárias não revascularizadas e vasos nativos doentes distalmente à anastomose cirúrgica. Um estudo por Elhendy e colaboradores (2006) sugere que a adição de contraste ao estresse com dobutamina pode aumentar a sensibilidade do teste na detecção de enxertos venosos ocluídos. Em uma série de 64 pacientes, a ecocardiografia contrastada teve uma sensibilidade de 90% por paciente e uma sensibilidade de 74% por região na detecção de enxertos doentes.

Uma aplicação prática nessa situação é proporcionar evidências objetivas de isquemia em um subconjunto de pacientes com alta probabilidade de sintomas atípicos. A Figura 17.50 é um exemplo de ecocardiografia com estresse antes e depois de revascularização. Neste exemplo, um paciente é submetido a ecocardiografia com estresse com dobutamina e isquemia multivascular é detectada a uma frequência cardíaca baixa. Quatro meses mais tarde, após revascularização cirúrgica, um outro estudo com dobutamina foi realizado. Uma frequência cardíaca muito mais alta e melhora na resposta da movimentação parietal são demonstradas.

Avaliação Pré-operatória de Risco

Para se avaliar o risco pré-operatório de uma cirurgia não cardíaca, um ecocardiograma em repouso sozinho não parece oferecer dados prognósticos suficientes. A ecocardiografia com estresse, no entanto, tem sido bem estudada para essa finalidade. Critérios de conveniência publicados em 2008 incluíram diretrizes específicas para o uso da ecocardiografia com estresse para avaliação pré-operatória de risco (Quadro 17.11). A maior parte das séries de ecocardiografia com estresse em pacientes antes de cirurgia não cardíaca tem usado estresse com dobutamina. A maioria dos pacientes na literatura publicada foi avaliada antes de cirurgia vascular periférica importante e, portanto, incluiu pacientes que frequentemente não conseguem se exercitar. Neste subconjunto de alto risco, a ecocardiografia com estresse com dobutamina demonstrou consistentemente valor e a presença ou ausência de uma anormalidade na movimentação parietal tem sido o deter-

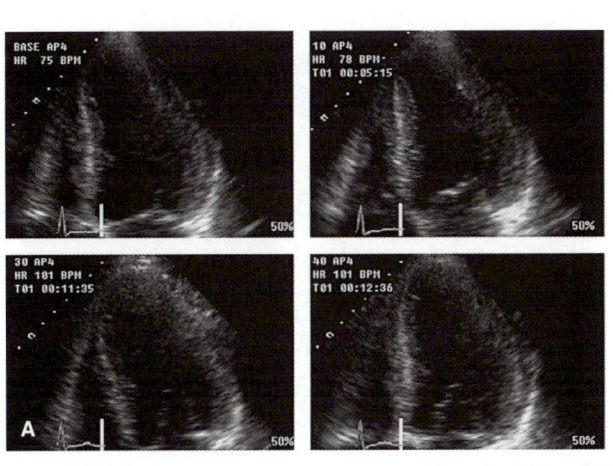
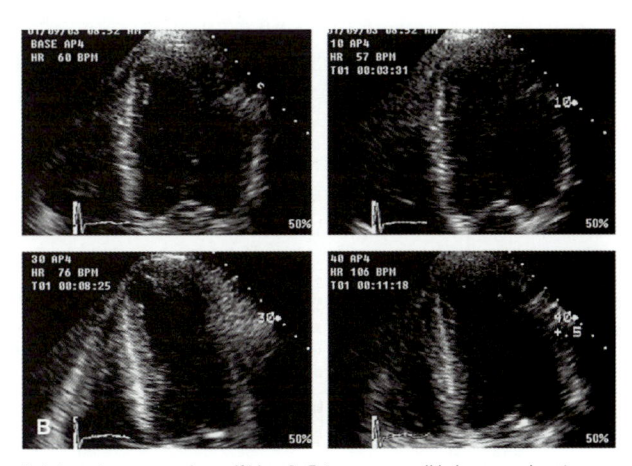

FIGURA 17.50 Dois ecocardiogramas com estresse com dobutamina de um paciente com diabetes e doença vascular periférica. **A:** Extensas anormalidades na movimentação parietal são induzidas durante a infusão de dobutamina, compatíveis com isquemia multivascular. O paciente então foi submetido a revascularização cirúrgica. **B:** Um ecocardiograma com estresse com dobutamina feito 4 meses após a cirurgia. Observe a melhora acentuada na resposta ventricular esquerda ao estresse. Uma frequência cardíaca mais alta é atingida, e somente uma anormalidade na movimentação parietal apical de tamanho moderado está aparente. 🔵

Quadro 17.11	**Critérios de Conveniência para a Realização da Ecocardiografia com Estresse Antes de Cirurgia Não Cardíaca**

Indicações Apropriadas Indicação	**Valor Numérico** (1 a 9)
Avaliação de Risco: Avaliação Pré-operatória para Cirurgia Não Cardíaca – Cirurgia de Risco Intermediário	
30. • Má tolerância física (menos que ou igual a 4 METS) • Previsores clínicos de risco intermediários	A (7)
Avaliação de Risco: Avaliação Pré-operatória para Cirurgia Não Cardíaca – Cirurgia Não Emergente de Alto Risco	
31. • Má tolerância física (menos que 4 METS)	A (8)

Indicações Não Apropriadas Indicação	**Valor Numérico** (1 a 9)
Avaliação de Risco: Avaliação Pré-operatória para Cirurgia Não Cardíaca – Cirurgia de Baixo Risco	
28. • Avaliação pré-operatória de risco para cirurgia não cardíaca • Previsores clínicos de risco menores ou intermediários	I (1)
Avaliação de Risco: Avaliação Pré-operatória para Cirurgia Não Cardíaca – Cirurgia de Risco Intermediário	
29. • Má tolerância física (menos que ou igual a 4 METS) • Previsores de risco clínicos menores ou ausentes	I (2)
Avaliação de Risco: Avaliação Pré-operatória para Cirurgia Não Cardíaca – Cirurgia não Emergente de Alto Risco	
32. • Assintomático até 1 ano depois de cateterismo normal, teste não invasivo ou revascularização prévia	I (1)

METS, equivalentes metabólicos.
Reimpresso com permissão da ACCF de Douglas PS, Khandheria B, Stainback RF, et al. ACCF/ASE/ACEP/ASNC/SCAI/SCCT/SCMR 2007 appropriateness criteria for transthoracic and transesophageal echocardiography. J Am Coll Cardiol 2007;50(2):187-204.

minante mais poderoso de risco relativo (Quadro 17.12). A ausência de uma anormalidade induzível na movimentação parietal confere um prognóstico muito favorável, com um valor de previsão negativo de 93% a 100%. Neste quadro, um valor negativo se refere à capacidade do teste de identificar pacientes que subsequentemente têm eventos perioperatórios. Em parte, esse valor de previsão negativo muito alto é complicado pela inclusão de pacientes com uma probabilidade pré-teste baixa de doença coronária nos quais o valor adicionado do teste com estresse é questionável. Quando examinada criticamente, a capacidade discriminatória do teste é maior quando ele se confina a pacientes com risco intermediário ou alto de doença.

A presença de uma anormalidade induzível na movimentação parietal aumenta substancialmente o risco relativo para o paciente individualmente. O valor de previsão positivo de uma anormalidade induzível na movimentação parietal tem variado de 7% a 33% quando eventos definitivos são usados como ponto final. Um subgrupo de risco intermediário inclui aqueles pacientes com anormalidade na movimentação parietal em repouso, mas sem evidência de isquemia. Uma anormalidade na movimentação parietal em repouso, mais provavelmente indicando um infarto do miocárdio prévio, também foi associada a um risco muito menor em comparação com aqueles com isquemia induzível. A maioria desses pacientes pode com segurança ser submetida a cirurgia eletiva, com um risco perioperatório geral similar ao do grupo "normal".

Comparada com teste nuclear com estresse, a ecocardiografia com estresse parece proporcionar uma avaliação semelhante ou até mesmo superior de risco pré-operatório. Em uma metanálise envolvendo 68 estudos e mais de 10.000 pacientes, imagens com tálio e ecocardiografia com estresse foram comparadas para estratificação de risco antes de cirurgia não cardíaca eletiva (Beattie et al., 2006). Em ambos os testes, uma anormalidade moderada ou avançada foi preditiva de eventos perioperatórios. Entretanto, a ecocardiografia com estresse teve um poder preditivo negativo maior do que as imagens nucleares.

A capacidade de avaliar o risco não se restringe ao período perioperatório imediato. No acompanhamento a longo prazo após cirurgia vascular (Poldermans et al., 1997), os resultados do ecocardiograma com dobutamina foram semelhantemente previsores de eventos cardíacos tardios, ocorrendo até 2,5 anos depois

Quadro 17.12	**Ecocardiografia com Estresse para Avaliação de Risco Pré-operatório de Cirurgia Não Cardíaca**

Primeiro Autor, Ano	Núm. de Pacientes	Pacientes com Isquemia (%)	Valor Preditivo Positivo		Valor Preditivo Negativo (%)
			Todos Eventos (%)	Eventos Definitivos (%)	
Lalka, 1992	60	50	29	23	93
Eichelberger, 1993	75	36	19	7	100
Langan, 1993	74	24	20	17	100
Poldermans, 1993	131	27	43	14	100
Davila Roman, 1993	88	23	20	10	100
Poldermans, 1995	302	24	38	24	100
Plotkin, 1998	80	8		33	100
Bossone, 1999	46	9		25	100
Das, 2000	530	40		15	100
Pellikka, 1996	80	24	29		98
Boersma, 2001	1.097	20		14	98
Torres, 2002	145	47	18		98

do procedimento em questão. Em uma meta-análise examinando o valor do dipiridamol tálio e ecocardiografia com dobutamina antes de cirurgia vascular (Shaw et al., 1996), a presença de uma anormalidade induzível na movimentação parietal na ecocardiografia proporcionou a maior capacidade de discriminação entre condição de alto e baixo riscos.

Ecocardiografia com Estresse em Mulheres

Existem algumas evidências de que o teste com estresse é aplicado com menor frequência em mulheres do que em homens. A prevalência relativamente menor de doença e taxas maiores de uma resposta ECG falso-positiva complicam o teste com estresse nas mulheres. As limitações do ECG com estresse nessa população levaram muitos pesquisadores a recomendar um teste com estresse com imagens na maioria das circunstâncias se não em todas. Várias séries examinaram o papel da ecocardiografia com estresse com exercício ou com dobutamina nesse grande subconjunto de pacientes. A maioria desses estudos demonstrou que a análise da movimentação parietal aumenta tanto a sensibilidade quanto a especificidade do teste. A maioria dos testes relata uma sensibilidade de 80% a 90% e uma especificidade de 85% a 90%. Além de sua acurácia, estudos demonstram a ecocardiografia com estresse como sendo um método custo-eficaz de avaliar dor torácica em mulheres. Outros pesquisadores exploraram a possibilidade de a ecocardiografia com estresse ser menos acurada em mulheres do que em homens. Parece claro hoje em dia que não existe nenhuma diferença significativa quanto ao gênero, com respeito ao valor diagnóstico e prognóstico do teste. Em um grande cadastro multicêntrico, o valor prognóstico da ecocardiografia com estresse foi comparado em 4.234 mulheres e 6.898 homens (Shaw et al., 2005). A ecocardiografia foi igualmente preditiva de eventos em homens e mulheres. As taxas de sobrevida ajustadas para o risco em 5 anos foram de 99,4%, 97,6% e 95% para mulheres que foram submetidas a teste com exercício para isquemia de 0, 1 vaso e multivascular, respectivamente. Para as mulheres submetidas a teste com dobutamina, a sobrevida em 5 anos foi de 95%, 89% e 86% para aquelas com isquemia de 0, 1 vaso e multivascular, respectivamente (ver Figura 17.37).

Avaliação da Viabilidade Miocárdica

A capacidade do miocárdio disfuncional se recuperar espontaneamente ou melhorar após a revascularização é reconhecida há anos. O termo viável é comumente usado para traduzir o miocárdio que tem potencial de recuperação funcional, ou seja, esteja hibernando ou atordoado. A distinção entre miocárdio viável e não viável em pacientes com disfunção ventricular esquerda em repouso tem sido extensamente examinada por meio de várias técnicas de aquisição de imagens, inclusive ecocardiografia. Para começar a análise, o ecocardiograma em repouso tem alguma utilidade na previsão de viabilidade; quanto mais grave for a anormalidade na movimentação parietal em repouso, menos provável de ser viável. Regiões discinéticas, por exemplo, têm menos chance de recuperação do que as hipocinéticas. Segmentos finos e fibrosados provavelmente são também menos viáveis. Entretanto, o ecocardiograma em repouso não é nem sensível nem específico para essa finalidade. O uso da ecocardiografia com dobutamina se baseia na observação de que miocárdio viável melhora sua função com estimulação beta-adrenérgica, ao passo que miocárdio não viável não o faz. Na prática, a dobutamina é infundida com ritmos crescentes enquanto o espessamento endocárdico e a movimentação parietal são cuidadosamente monitorados. A resposta bifásica, melhora com dose baixa seguida por deterioração com doses mais altas, prevê mais a capacidade de recuperação funcional após a revascularização. A melhora sustentada e "nenhuma alteração" são parâmetros que se correlacionam com a não viabilidade, ou seja, ausência de melhora depois da revascularização. As Figuras 17.51 a 17.53 são exemplos de viabilidade em pacientes com doença coronária multivascular. Um exemplo de ausência de viabilidade é fornecido na Figura 17.54.

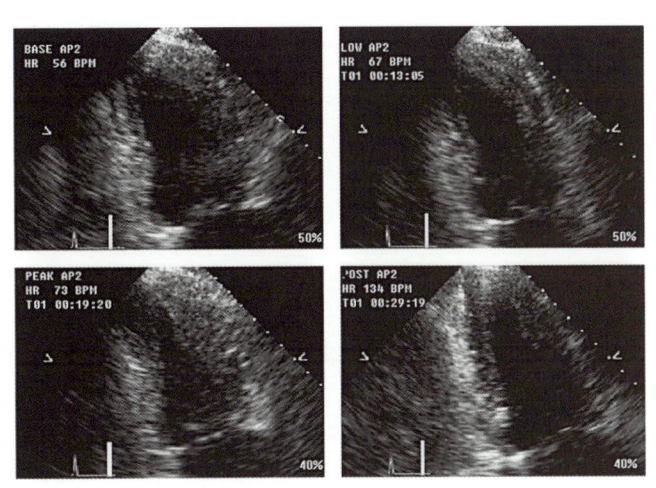

FIGURA 17.51 Viabilidade miocárdica demonstrada durante a ecocardiografia com dobutamina em um paciente com infarto do miocárdio prévio de parede inferior. A parede inferior está hipocinética basalmente. A intensificação da movimentação parietal e espessamento parietal surgem com dobutamina em dose baixa. Com a dose máxima, fica evidente a acinesia inferior. Este é um exemplo de uma resposta bifásica. ●

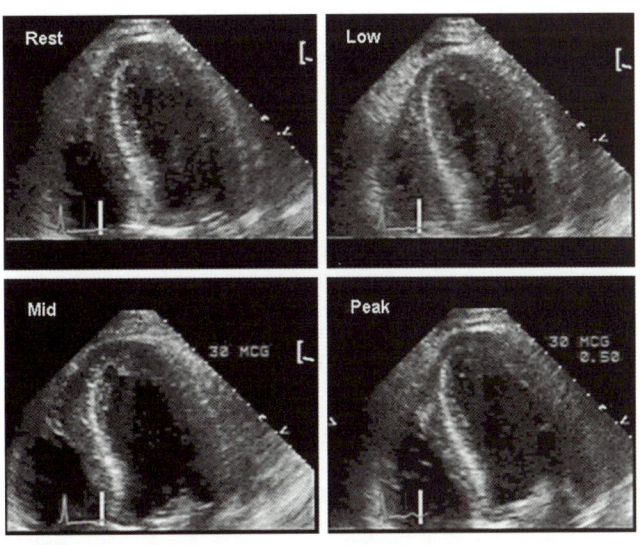

FIGURA 17.52 Este ecocardiograma com estresse com dobutamina mostra hipocinesia global, envolvendo especialmente as paredes lateral e anterior na linha de base. Com dose baixa, há uma intensificação da movimentação parietal. Com doses crescentes de dobutamina, há o desenvolvimento de isquemia extensa acometendo o septo, ápice e parede inferoposterior. Na angiografia coronária, houve doença coronária trivascular grave extensa. Low, dose baixa; Mid, dose média; Peak, dose alta. ●

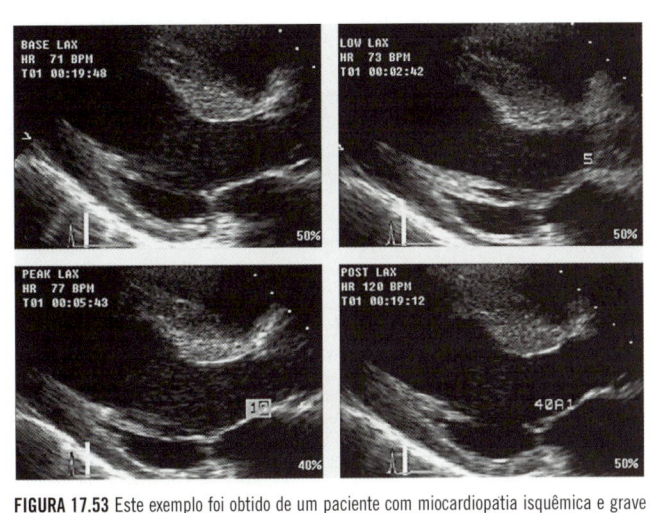

FIGURA 17.53 Este exemplo foi obtido de um paciente com miocardiopatia isquêmica e grave disfunção ventricular esquerda. Com a infusão de dobutamina, há uma melhora sustentada nas paredes septal, apical e lateral. As paredes inferior e posterior permanecem acinéticas. ●

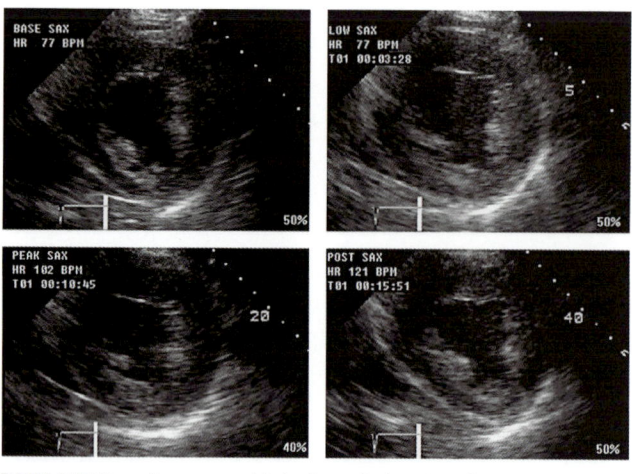

FIGURA 17.54 Ecocardiograma com dobutamina realizado neste paciente com miocardiopatia isquêmica. Presentes múltiplas anormalidades na movimentação parietal em repouso. Nenhuma melhora ocorre com a infusão de dobutamina, sugerindo ausência de miocárdio viável.

Com uma melhora da função ventricular esquerda em repouso após revascularização como ponto terminal, a ecocardiografia com dobutamina foi testada em dois cenários clínicos. Estudos iniciais focalizaram pacientes logo após infarto do miocárdio, nos quais o atordoamento pode ter sido o processo patológico predominante. Mais tarde, o teste foi estendido no sentido de incluir pacientes com doença coronária crônica e miocardiopatia isquêmica (Quadro 17.13). Na maioria das séries, a sensibilidade (previsão de recuperação funcional) variou de 80% a 85% com uma especificidade discretamente maior (85%-90%). A quantidade de miocárdio identificado como viável tem boa correlação com o grau de melhora na função global após revascularização e com desfecho a longo prazo. Quando comparada com técnicas nucleares, a ecocardiografia com dobutamina proporciona resultados geralmente concordantes. Entretanto, as técnicas nucleares identificam significativamente mais segmentos (e pacientes) como viáveis. Na maioria das séries, a sensibilidade favorece os métodos nucleares, ao passo que a ecocardiografia com dobutamina é consistentemente mais específica. Assim, todos os métodos parecem proporcionar um valor de previsão positivo similar. Isto é, evidência de viabilidade por meio de qualquer das técnicas prevê o potencial de recuperação funcional após revascularização. Contudo, o valor negativo de previsão varia muito entre as diferentes modalidades, e em muitas séries a ecocardiografia com dobutamina é favorecida.

O valor prognóstico dessa aplicação também tem sido examinado. Embora esses estudos sejam de observação e ensaios randomizados ainda não estejam disponíveis, eles demonstram o importante elo entre evidência de viabilidade e conduta. A presença de viabilidade identifica pacientes nos quais a revascularização está associada a uma significativa vantagem de sobrevida em comparação com a conduta clínica (Figura 17.55). A ausência de viabilidade está associada à ausência de vantagem significativa no desfecho, com terapia clínica ou cirúrgica. Esses resultados foram confirmados em uma meta-análise que incluiu mais de 3.000 pacientes estudados por meio de métodos ecocardiográficos ou nucleares (Allman et al., 2002). Entre os pacientes com viabilidade, a revascularização cirúrgica melhorou o prognóstico em comparação com a terapia clínica. Em pacientes sem viabilidade, o desfecho foi similar a despeito da estratégia de tratamento (Figura 17.56). Isso faz contraste com os resultados de um cadastro multicêntrico no qual pacientes tratados clinicamente com viabilidade tiveram um prognóstico melhor do que pacientes sem viabilidade (Picano et al., 1998). Entretanto, esse estudo focalizou pacientes logo após infarto agudo do miocárdio, com disfunção ventricular esquerda moderada a grave, todos tratados clinicamente. Neste subconjunto, a melhora sustentada conferiu uma vantagem na sobrevida, ao passo que a isquemia identificou uma coorte de alto risco.

Ecocardiografia com Estresse na Cardiopatia Valvar

A ecocardiografia com estresse tem papel limitado na avaliação de pacientes com outras formas de cardiopatia. Durante o teste de rotina com estresse, em pacientes com doença coronária suspeitada ou conhecida, importantes anormalidades valvares são ocasionalmente identificadas pelo Doppler. Em uma série envolvendo 1.272 pacientes consecutivos (Gaur et al., 2003), foi detectada regurgitação mitral significativa em 5% dos pacientes, regurgitação aórtica em 13% e estenose aórtica ou mitral em aproximadamente 1% cada. Mesmo em pacientes que tiveram um estudo com Doppler prévio como parte da ecocardiografia de rotina, um novo achado importante com Doppler foi registrado em 9%. Isso sugere que um estudo limitado com Doppler deve fazer parte da maioria dos exames com ecocardiografia com estresse.

A ecocardiografia com estresse também pode ser usada especificamente para a avaliação de cardiopatia valvar. Por exemplo, em pacientes com estenose mitral de gravidade "limítrofe", a resposta ao exercício pode ajudar, particularmente para correlacionar sintomas com evidência objetiva de doença. Alguns pacientes com doença relativamente discreta terão um aumento significativo no gradiente médio durante o exercício. Isso pode se fazer acompanhar por um aumento não apropriado na pressão arterial pulmonar que também pode ser documentada por meio de uma técnica com Doppler. A ecocardiografia com estresse também tem sido usada em pacientes com estenose mitral para selecionar candidatos a valvoplastia mitral por balão e para documentar melhora da hemodinâmica depois do procedimento (Figura 17.57).

Quadro 17.13 — Avaliação da Viabilidade Miocárdica pela Ecocardiografia com Dobutamina

Referências	População de Pacientes	Total de Pacientes	Sensibilidade (%)	Especificidade (%)	Comentários
Pierard et al., 1990	IM recente	17	83	73	IM anterior recente, tratamento com trombólise
Smart et al., 1993	IM recente	51	86	90	IM recente, tratamento com trombólise
Cigarroa et al., 1993	DAC crônica	25	82	86	Resultados da EED comparados com ecocardiografia após CEAC
La Canna et al., 1994	DAC crônica	33	87	82	Analisada por segmentos individuais
Arnese et al., 1995	DAC crônica	38	74	95	Antes da CEAC, comparada com tálio
Senior et al., 1995	DAC crônica	45	87	82	
Bax et al., 1996	DAC crônica	17	85	63	Comparada com PET e tálio
Vanoverschelde et al., 1996	DAC crônica	73	88	77	Definida como INMP melhorado > 3,5
Perrone-Filardi et al., 1996	DAC crônica	40	79	83	Concordância com tálio melhor nos segmentos hipocinéticos do que nos acinéticos

CEAC, cirurgia de enxerto arterial coronário; DAC, doença arterial coronária; EED, ecocardiografia com estresse com dobutamina; IM, infarto do miocárdio; INMP, índice numérico da movimentação parietal; PET, tomografia por emissão de pósitrons.

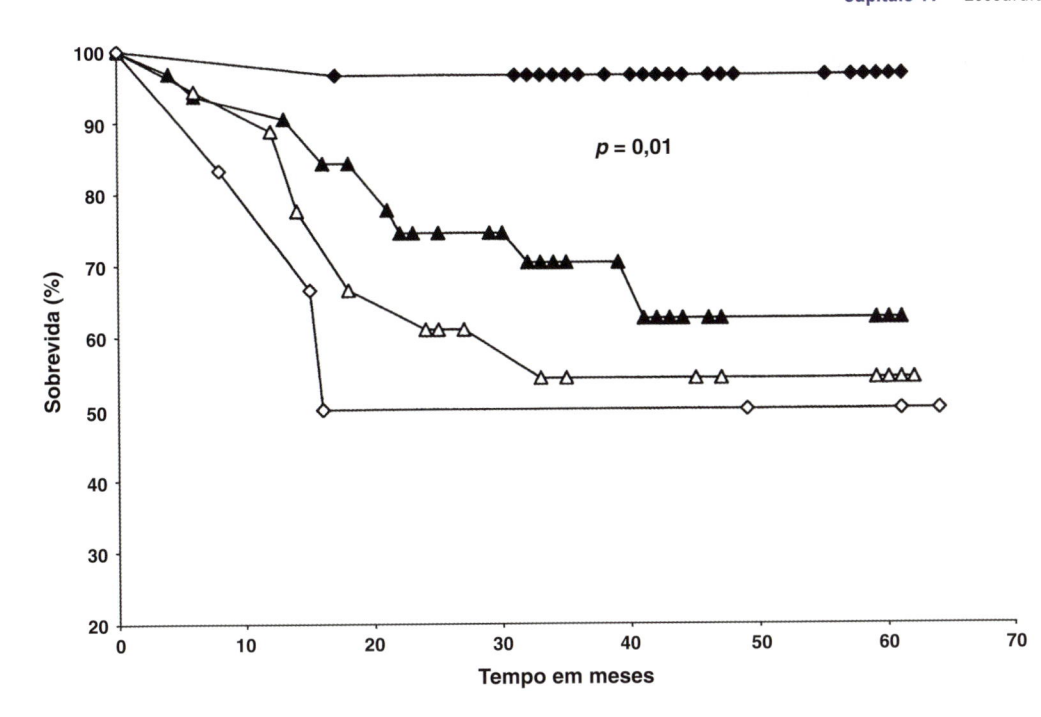

FIGURA 17.55 Relação entre viabilidade, conduta e sobrevida. Todos os pacientes foram submetidos a ecocardiografia com estresse com dobutamina e foram classificados com base na presença ou ausência de miocárdio viável. Os pacientes foram subsequentemente tratados clinicamente ou com revascularização. As curvas de sobrevida livre de eventos de acordo com as condições de viabilidade e conduta são mostradas. Somente aqueles pacientes com evidência de viabilidade que foram submetidos a revascularização tiveram um benefício na sobrevida em comparação com os outros três grupos. Losango sólido, revascularização com viabilidade do miocárdio; triângulo sólido, terapia clínica com viabilidade miocárdica; triângulo aberto, terapia clínica sem viabilidade miocárdica; losango aberto, revascularização sem viabilidade miocárdica. (De Senior R, Kaul S, Lahiri A. Myocardial viability on echocardiography predicts long-term survival after revascularization in patients with ischemic congestive heart failure. J Am Coll Cardiol 1999;33:1848-1854, com permissão.)

A detecção de regurgitação mitral dinâmica por meio de técnica de Doppler com exercício também é possível. O agravamento inesperado da gravidade da regurgitação mitral pode ser registrado durante o estresse por meio de imagens com Doppler. O agravamento da regurgitação mitral induzido pelo exercício foi relatado na ausência de isquemia ou dilatação ventricular esquerda. Em pacientes com estenose aórtica valvar, o Doppler pode ser usado para quantificar alterações no gradiente durante o exercício em pacientes assintomáticos. Novamente, o teste pode ser útil na tomada de decisão clínica em pacientes com sintomas durante esforço cuja presença parece ser limítrofe em um estudo em repouso. A ecocardiografia com estresse, geralmente com dobutamina, tem valor particular em pacientes com disfunção ventricular esquerda e moderado gradiente valvar aórtico. Em tais casos, o estudo em repouso muitas vezes deixa de diferenciar estenose aórtica moderada da grave com base somente no gradiente. A dobutamina, ao aumentar o fluxo transvalvar, pode ser usada para se distinguir estenose moderada no quadro de má função ventricular esquerda de estenose aórtica crítica. Este tópico é discutido em detalhes no Capítulo 11.

A ecocardiografia com exercício também tem sido usada para estudar a função de próteses valvares. Gradientes de pressão através de próteses de funcionamento normal muitas vezes aumentam substancialmente durante o exercício. As técnicas de ecocardiografia com estresse se comprovaram úteis no entendimento e quantificação das diferenças hemodinâmicas entre os vários tipos de próteses valvares. A hemodinâmica do exercício também pode proporcionar evidências de incompatibilidade entre valva e paciente. Outras aplicações da ecocardiografia com estresse incluem a detecção de alterações na pressão arterial pulmonar induzidas pelo exercício em pacientes com doença pulmonar crônica, avaliação de gradiente dinâmico na via de saída em pacientes com miocardiopatia obstrutiva hipertrófica e avaliação de miocardiopatia por doxorrubicina.

Ecocardiografia com Estresse Diastólico

A avaliação de parâmetros diastólicos durante ecocardiografia com estresse de rotina tem vantagens e limitações. A vantagem principal se baseia na premissa de que a disfunção diastólica pode ser um indicador precoce, e portanto sensível, de isque-

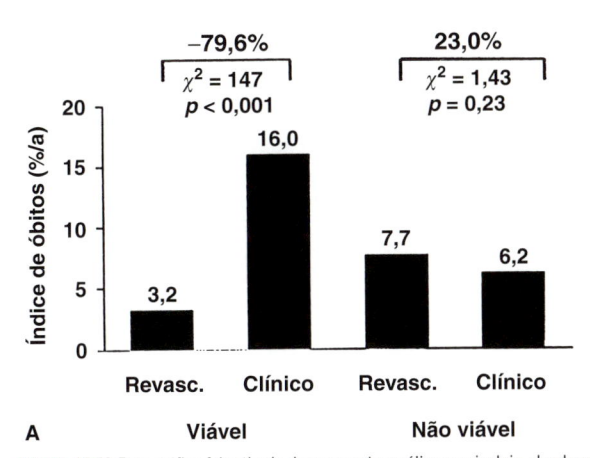

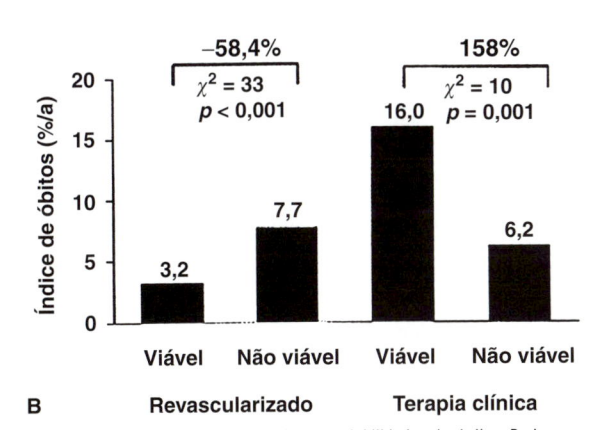

FIGURA 17.56 Este gráfico foi retirado de uma meta-análise que incluiu abordagens ecocardiográficas e nucleares para se detectar viabilidade miocárdica. Dados compilados de 24 estudos clínicos envolvendo mais de 3.000 pacientes foram analisados. A relação entre a viabilidade e a conduta é examinada neste gráfico de barras. **A:** A taxa de óbito em pacientes com miocárdio viável foi significativamente mais alta entre aqueles tratados clinicamente em comparação com aqueles que foram submetidos a revascularização. Entre os pacientes sem evidência de viabilidade, a taxa de óbito foi similar, a despeito da conduta. **B:** Nos pacientes tratados clinicamente, aqueles com evidência de viabilidade miocárdica tiveram uma taxa de óbito significativamente mais alta em comparação com aqueles sem viabilidade. (De Allman KC, Shaw LJ, Hachamovitch R, et al. Myocardial viability testing and impact of revascularization on prognosis in patients with coronary artery disease and left ventricular dysfunction: a meta-analysis. J Am Coll Cardiol 2002;39:1151-1158, com permissão.)

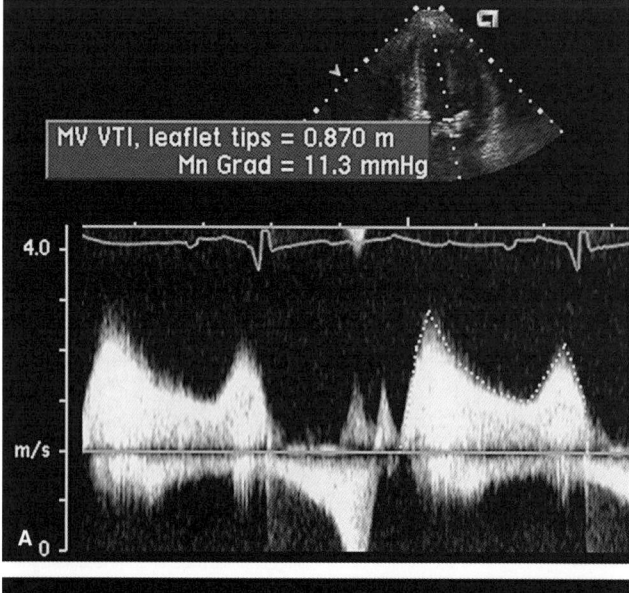

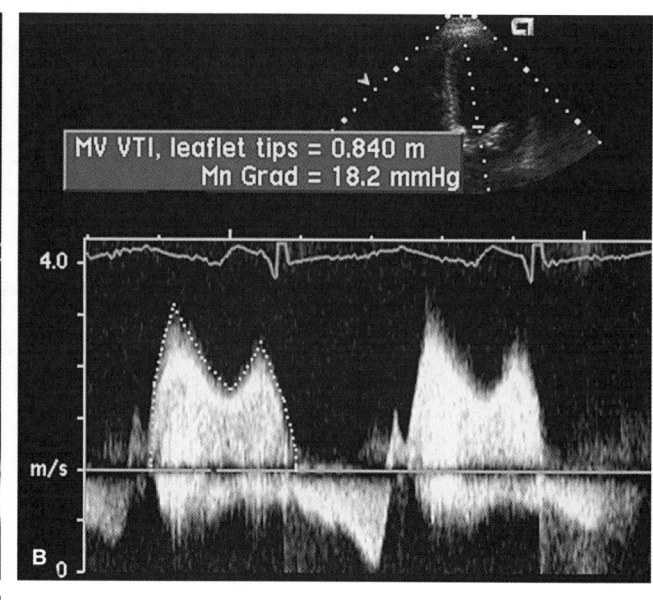

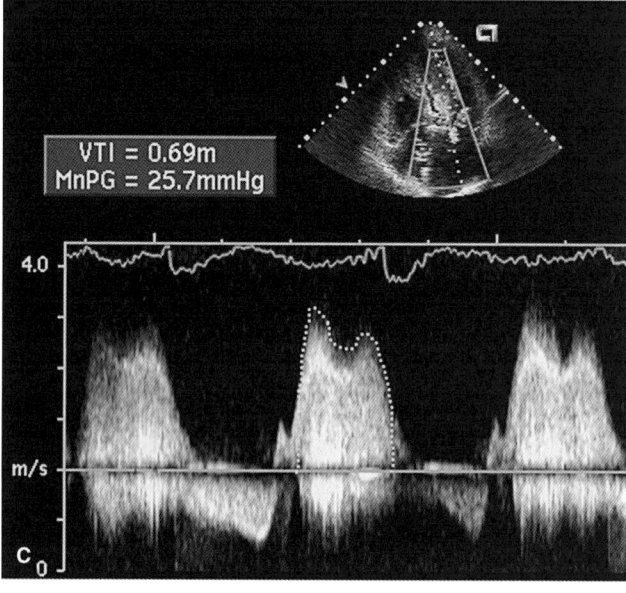

FIGURA 17.57 Ecocardiograma com exercício em bicicleta supina de um paciente com estenose mitral. **A:** Investigação com Doppler do fluxo de entrada mitral mostra um gradiente médio de 11 mmHg. **B:** Com carga baixa de exercício, o gradiente médio valvar mitral aumentou para 18 mmHg. **C:** No exercício máximo, é mostrado um aumento significativo do gradiente médio (26 mmHg). MV VTI, leaflet tips = 0,870 m, ITV da VM, pontas dos folhetos = 0,870 m; MV VTI, leaflet tips = 0,840 m, ITV da VM, pontas dos folhetos = 0,840 m; Mn Grad = 11,3 mmHg, Gradiente médio = 11,3 mmHg.

mia. O relaxamento miocárdico e/ou encurtamento pós-sistólico comprometido podem surgir agudamente durante a indução de isquemia, possivelmente antes do início de uma anormalidade sistólica na movimentação parietal. Um método de se avaliar a função diastólica regional durante ou imediatamente depois do estresse forneceria uma abordagem mais sensível, e talvez mais quantitativa ao diagnóstico.

Um desafio dessa abordagem é decidir qual parâmetro diastólico medir. Trabalhos iniciais focalizaram o fluxo de entrada mitral, mas a frequência cardíaca alta associada ao estresse tornou isto impraticável. Mais recentemente, imagens da tensão foram examinadas como um indicador de relaxamento atrasado ou atordoamento diastólico durante isquemia. Isto pode ser feito pelo Doppler tissular ou pelo rastreamento de pontos. Um atraso no relaxamento pode ser um marcador sensível e quantificável da disfunção diastólica. Uma vantagem desse método é que anormalidades diastólicas podem persistir por mais tempo durante a recuperação do que anormalidades na movimentação parietal. Assim, a aquisição de imagens imediatamente após o exercício poderia focalizar a avaliação tradicional da movimentação parietal, seguida por imagens da tensão para avaliar a disfunção diastólica.

Uma outra abordagem à função diastólica durante estresse se baseia na relação E/e′, que é simplesmente a relação entre a velocidade inicial na via de entrada mitral e a velocidade inicial tissular do anel mitral (discutida em detalhes no Capítulo 7). Em repouso, E/e′ tem sido correlacionada com a pressão de enchimento ventricular esquerda e é útil para classificar a gravidade da disfunção diastólica. Um valor abaixo de 10 em repouso é considerado normal e a pressão de enchimento ventricular esquerda elevada está presente quando o valor excede a 15. Foi postulado que um aumento na E/e′ durante exercício significa um aumento indevido na pressão de enchimento (Figura 17.58). Uma correlação modesta entre E/e′ e pressão diastólica ventricular esquerda durante exercício foi demonstrada. Tal achado poderia ser útil para explicar a tolerância física reduzida em pacientes com dispneia de esforço. Um aumento na E/e′ também pode prever capacidade de exercício em pacientes com insuficiência cardíaca.

Embora os resultados iniciais nesta área sejam promissores, permanecem os desafios. A reprodutibilidade dessas medidas durante estresse, particularmente a tensão e ritmo de tensão, é questionável. Seria também essencial caracterizar por completo a faixa de resposta normal desses parâmetros. Índices diastólicos são muito sensíveis a alterações na frequência cardíaca e a faixa de valores normais foi estabelecida para estudos em repouso e podem não ser válidos com frequências cardíacas mais altas associadas ao exercício. É necessário trabalho adicional nesta área, mas o potencial de maior aplicação de indicadores diastólicos na ecocardiografia com estresse é elevado.

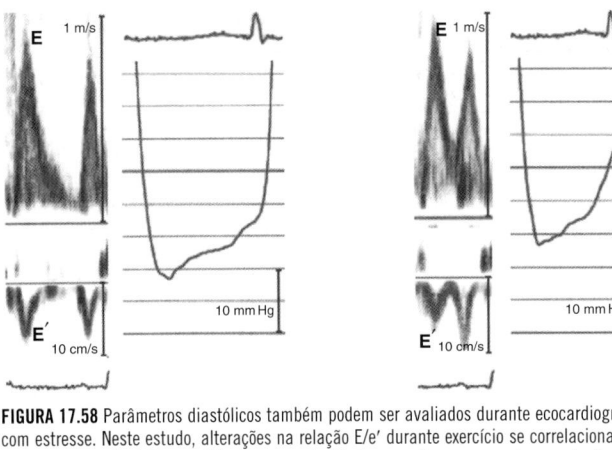

FIGURA 17.58 Parâmetros diastólicos também podem ser avaliados durante ecocardiografia com estresse. Neste estudo, alterações na relação E/e′ durante exercício se correlacionaram com a pressão diastólica ventricular esquerda. Neste exemplo, um aumento na relação E/e′ esteve associado a um aumento na pressão diastólica durante exercício. **A:** À esquerda, em repouso, a relação E/e′ é de 12 e a pressão diastólica média ventricular esquerda é de 13,2 mmHg. **B:** Com exercício, a pressão diastólica média subiu para 18 mmHg e a relação E/e′ aumenta para 17. (De Burgess MI, Jenkins C, Sharman JE, Marwick TH. Diastolic stress echocardiography: hemodynamic validation and clinical significance of estimation of ventricular filling pressure with exercise. J Am Coll Cardiol 2006;47:1897-1900, com permissão.)

Leituras Sugeridas

Acurácia

Armstrong WF, O'Donnell J, Dillon JC, et al. Complementary value of two-dimensional exercise echocardiography to routine treadmill exercise testing. Ann Intern Med 1986;105:829–835.

Armstrong WF, O'Donnell J, Ryan T, et al. Effect of prior myocardial infarction and extent and location of coronary disease on accuracy of exercise echocardiography. J Am Coll Cardiol 1987;10:531–538.

Beleslin BD, Ostojic M, Stepanovic J, et al. Stress echocardiography in the detection of myocardial ischemia. Head-to-head comparison of exercise, dobutamine, and dipyridamole tests. Circulation 1994;90:1168–1176.

Dionisopoulos PN, Collins JD, Smart SC, et al. The value of dobutamine stress echocardiography for the detection of coronary artery disease in women. J Am Soc Echocardiogr 1997;10:811–817.

Elhendy A, Geleijnse ML, van Domburg RT, et al. Gender differences in the accuracy of dobutamine stress echocardiography for the diagnosis of coronary artery disease. Am J Cardiol 1997;80:1414–1418.

Fleischmann KE, Hunink MG, Kuntz KM, et al. Exercise echocardiography or exercise SPECT imaging? A meta-analysis of diagnostic test performance. JAMA 1998;280:913–920.

Forster T, McNeill AJ, Salustri A, et al. Simultaneous dobutamine stress echocardiography and technetium-99m isonitrile single-photon emission computed tomography in patients with suspected coronary artery disease. J Am Coll Cardiol 1993;21:1591–1596.

Fragasso G, Lu C, Dabrowski P, et al. Comparison of stress/rest myocardial perfusion tomography, dipyridamole and dobutamine stress echocardiography for the detection of coronary disease in hypertensive patients with chest pain and positive exercise test. J Am Coll Cardiol 1999;34:441–447.

Hecht HS, DeBord L, Shaw R, et al. Supine bicycle stress echocardiography versus tomographic thallium-201 exercise imaging for the detection of coronary artery disease. J Am Soc Echocardiogr 1993b;6:177–185.

Hecht HS, DeBord L, Shaw R, et al. Digital supine bicycle stress echocardiography: a new technique for evaluating coronary artery disease. J Am Coll Cardiol 1993a;21:950–956.

Hennessy T, Sioban, Hennessy M, Codd MB, et al. Detection of coronary artery disease using dobutamine stress echocardiography in patients with an abnormal resting ECG. Int J Cardiol 1998;64:293–298.

Luotolahti M, Saraste M, Hartiala J. Exercise echocardiography in the diagnosis of coronary artery disease. Ann Med 1996;28:73–77.

Marcovitz, P. A. and Armstrong, W. F. Accuracy of dobutamine stress echocardiography in detecting coronary artery disease. Am J Cardiol. 1992;69:1269–1273.

Marwick T, Willemart B, D'Hondt AM, et al. Selection of the optimal nonexercise stress for the evaluation of ischemic regional myocardial dysfunction and malperfusion. Comparison of dobutamine and adenosine using echocardiography and 99mTc-MIBI single photon emission computed tomography. Circulation 1993;87:345–354.

Marwick TH, Anderson T, Williams MJ, et al. Exercise echocardiography is an accurate and cost-efficient technique for detection of coronary artery disease in women. J Am Coll Cardiol 1995a;26:335–341.

Marwick TH, Torelli J, Harjai K, et al. Influence of left ventricular hypertrophy on detection of coronary artery disease using exercise echocardiography. J Am Coll Cardiol 1995b;26:1180–1186.

Mertes H, Erbel R, Nixdorff U, et al. Exercise echocardiography for the evaluation of patients after nonsurgical coronary artery revascularization. J Am Coll Cardiol 1993a;21:1087–1093.

Quinones MA, Verani MS, Haichin RM, et al. Exercise echocardiography versus 201Tl single-photon emission computed tomography in evaluation of coronary artery disease. Analysis of 292 patients. Circulation 1992;85:1026–1031.

Roger VL, Pellikka PA, Bell MR, et al. Sex and test verification bias. Impact on the diagnostic value of exercise echocardiography. Circulation 1997;95:405–410.

Ryan T, Segar DS, Sawada SG, et al. Detection of coronary artery disease with upright bicycle exercise echocardiography. J Am Soc Echocardiogr 1993;6:186–197.

Ryan T, Vasey CG, Presti CF, et al. Exercise echocardiography: detection of coronary artery disease in patients with normal left ventricular wall motion at rest. J Am Coll Cardiol 1988;11:993–999.

San Roman JA, Rollan MJ, Vilacosta I. Echocardiography and MIB-SPECT scintigraphy during dobutamine infusion in the diagnosis of coronary disease. Rev Esp Cardiol 1995;48:606–614.

Sawada SG, Ryan T, Fineberg NS, et al. Exercise echocardiographic detection of coronary artery disease in women. J Am Coll Cardiol 1989;14:1440–1447.

Smart SC, Knickelbine T, Malik F, et al. Dobutamine-atropine stress echocardiography for the detection of coronary artery disease in patients with left ventricular hypertrophy. Importance of chamber size and systolic wall stress. Circulation 2000;101:258–263.

Técnica e Metodologia

Badruddin SM, Ahmad A, Mickelson J, et al. Supine bicycle versus post-treadmill exercise echocardiography in the detection of myocardial ischemia: a randomized single-blind crossover trial. J Am Coll Cardiol 1999;33:1485–1490.

Dijkmans PA, Senior R, Becher H, et al. Myocardial contrast echocardiography evolving as a clinically feasible technique for accurate, rapid, and safe assessment of myocardial perfusion. J Am Coll Cardiol 2006;48:2168–2177.

Elhendy A, Tsutsui JM, O'Leary EL, et al. Noninvasive diagnosis of coronary artery bypass graft disease by dobutamine stress real-time myocardial contrast perfusion imaging. J Am Soc Echocardiogr 2006;19:1482–1487.

Jeetley P, Hickman M, Kamp O, et al. Myocardial contrast echocardiography for the detection of coronary artery stenosis. J Am Coll Cardiol 2006;47:141–145.

Kaul S, Senior R, Dittrich H, et al. Detection of coronary artery disease with myocardial contrast echocardiography: comparison with 99mTc-sestamibi single-photon emission computed tomography. Circulation 1997;96:785–792.

Kowatsch I, Tsutsui JM, Osorio AFF, et al. Head-to-head comparison of dobutamine and adenosine stress real-time myocardial perfusion echocardiography for the detection of coronary artery disease. J Am Soc Echocardiogr 2007;20:1109–1117.

Leong-Poi H, Rim S, Le E, et al. Perfusion versus function: the ischemic cascade in demand ischemia. Implications of single-vessel versus multivessel stenosis. Circulation 2002;105:987–992.

Marwick T, D'Hondt AM, Baudhuin T, et al. Optimal use of dobutamine stress for the detection and evaluation of coronary artery disease: combination with echocardiography or scintigraphy, or both? J Am Coll Cardiol 1993;22:159–167.

Ostojic M, Picano E, Beleslin B, Dordjevic-Dikic A, Distante A, Stepanovic J, Reisenhofer B, Babic R, Stojkovic S, Nedeljkovic M. Dipyridamole-dobutamine echocardiography: a novel test for the detection of milder forms of coronary artery disease. J Am Coll Cardiol 1994;23:1115–1122.

Plana JC, Mikati IA, Dokainish H, et al. A randomized cross-over study for evaluation of the effect of imaging optimization with contrast on the diagnostic accuracy of dobutamine echocardiography in coronary artery disease. J Am Coll Cardiol Img 2008;1:142–152.

Porter TR, Xie F, Silver M, et al. Real-time perfusion imaging with low mechanical index pulse inversion Doppler imaging. J Am Coll Cardiol 2001;37:748–753.

Shimoni S, Zoghbi WA, Iskander S, et al. Real-time assessment of myocardial perfusion and wall motion during bicycle and treadmill exercise echocardiography: comparison with single photon emission computed tomography. J Am Coll Cardiol 2001;37:741–747.

Voigt JU, Exner B, Schmiedehausen K, et al. Strain-rate imaging during dobutamine stress echocardiography provides objective evidence of inducible ischemia. Circulation 2003;107:2120–2126.

Yoshitani H, Takeuchi M, Mor-Avi Y, et al. Comparative diagnostic accuracy of multiplane and multislice three-dimensional dobutamine stress echocardiography in the diagnosis of coronary artery disease. J Am Soc Echocardiogr 2009;22:437–442.

Prognóstico e Estratificação de Risco

Anthopoulos LP, Bonou MS, Kardaras FG, et al. Stress echocardiography in elderly patients with coronary artery disease: applicability, safety and prognostic value of dobutamine and adenosine echocardiography in elderly patients. J Am Coll Cardiol 1996;28:52–59.

Arruda-Olson AM, Juracan EM, Mahoney DW, et al. Prognostic value of exercise echocardiography in 5,798 patients: is there a gender difference? J Am Coll Cardiol 2002;39:625–631.

Bholasingh R, Cornel JH, Camp O, et al. Prognostic value of predischarge dobutamine stress echocardiography in chest pain patients with a negative cardiac troponin T. J Am Coll Cardiol 2003;41:596–602.

Biagini E, Elhendy A, Bax JJ, et al. Seven-year follow-up after dobutamine stress echocardiography. J Am Coll Cardiol 2005;45:93–97.

Bouzas-Mosquera A, Peteiro J, Alvarez-Garcia N, et al. Prediction of mortality and major cardiac events by exercise echocardiography in patients with normal exercise electrocardiographic testing. J Am Coll Cardiol 2009;53:1981–1990.

Carlos ME, Smart SC, Wynsen JC, et al. Dobutamine stress echocardiography for risk stratification after myocardial infarction. Circulation 1997;95:1402–1410.

Chaowalit N, Arruda AL, McCully RB, et al. Dobutamine stress echocardiography in patients with diabetes mellitus. J Am Coll Cardiol 2006;47:1029–1036.

Chuah SC, Pellikka PA, Roger VL, et al. Role of dobutamine stress echocardiography in predicting outcome in 860 patients with known or suspected coronary artery disease. Circulation 1998;97:1474–1480.

Cortigiani L, Dodi C, Paolini EA, et al. Prognostic value of pharmacological stress echocardiography in women with chest pain and unknown coronary artery disease. J Am Coll Cardiol 1998;32:1975–1981.

Heupler S, Mehta R, Lobo A, Leung D, and Marwick, T.H. Prognostic implications of exercise echocardiography in women with known or suspected coronary artery disease. J Am Coll Cardiol. 1997;30:414–420.

Krivokapich J, Child JS, Gerber RS, et al. Prognostic usefulness of positive or negative exercise stress echocardiography for predicting coronary events in ensuing twelve months. Am J Cardiol 1993;71:646–651.

Krivokapich J, Child JS, Walter DO, et al. Prognostic value of dobutamine stress echocardiography in predicting cardiac events in patients with known or suspected coronary artery disease. J Am Coll Cardiol 1999;33:708–716.

Marwick TH, Mehta R, Arheart K, et al. Use of exercise echocardiography for prognostic evaluation of patients with known or suspected coronary artery disease. J Am Coll Cardiol 1997;30:83–90.

McCully RB, Roger VL, Mahoney DW, et al. Outcome after abnormal exercise echocardiography for patients with good exercise capacity: prognostic importance of the extent and severity of exercise-related left ventricular dysfunction. J Am Coll Cardiol 2002;39:1345–1352.

McCully RB, Roger VL, Mahoney DW, et al. Outcome after normal exercise echocardiography and predictors of subsequent cardiac events: follow-up of 1,325 patients. J Am Coll Cardiol 1998;31:144–149.

Metz LD, Beattie M, Hom R, et al. The prognostic value of normal exercise myocardial perfusion imaging and exercise echocardiography: a meta-analysis. J Am Coll Cardiol. 2007 Jan 16;49(2):227–37.

Olmos LI, Dakik H, Gordon R, et al. Long-term prognostic value of exercise echocardiography compared with exercise 201Tl, ECG, and clinical variables in patients evaluated for coronary artery disease. Circulation 1998;98:2679–2686.

Poldermans D, Fioretti PM, Boersma E, et al. Long-term prognostic value of dobutamine-atropine stress echocardiography in 1737 patients with known or suspected coronary artery disease: a single - center experience. Circulation 1999;99:757–762.

Sawada SG, Ryan T, Conley MJ, et al. Prognostic Value of a Normal Exercise Echocardiographic Study. Am Heart J. 1990;120:49–55.

Shaw LJ, Vasey C, Sawada S, et al. Impact of gender on risk stratification by exercise and dobutamine stress echocardiography: long-term mortality in 4234 women and 6898 men. Eur Heart J 2005;26:447–456.

Sicari R, Pasanisi E, Venneri L, et al. Stress echo results predict mortality: a large-scale multicenter prospective international study. J Am Coll Cardiol 2003;41:589–595.

Smart SC, Dionisopoulos PN, Knickelbine TA, et al. Dobutamine- atropine stress echocardiography for risk stratification in patients with chronic left ventricular dysfunction. J Am Coll Cardiol 1999;33:512–521.

Steinberg EH, Madmon L, Patel CP, et al. Long-term prognostic significance of dobutamine echocardiography in patients with suspected coronary artery disease: results of a 5-year follow-up study. J Am Coll Cardiol 1997;29:969–973.

Tsutsui JM, Elhendy A, Anderson JR, et al. Prognostic value of dobutamine stress myocardial contrast perfusion echocardiography. Circulation 2005;112:1444–1450.

Tsutsui JM, Elhendy A, Anderson JR, et al. Prognostic Value of Dobutamine Stress Myocardial Contrast Perfusion Echocardiography. Circulation 2005;112:1444–1450.

Yao SS, Qureshi E, Sherrid MV, et al. Practical applications in stress echocardiography: risk stratification and prognosis in patients with known or suspected ischemic heart disease. J Am Coll Cardiol 2003;42:1084–1090.

Avaliação Pré-operatória de Risco

Beattie WS, Abdelnaem E, Wijeysundera DN, Buckley DN. A meta-analytic comparison of preoperative stress echocardiography and nuclear scintigraphy imaging. Anesth Analg 2006;102:8–16.

Boersma E, Poldermans D, Bax JJ, et al. Predictors of cardiac events after major vascular surgery: Role of clinical characteristics, dobutamine echocardiography, and β-blocker therapy. JAMA 2001;285:1865–1873.

Bossone E, Martinez FJ, Whyte RI, et al. Dobutamine stress echocardiography for the preoperative evaluation of patients undergoing lung volume reduction surgery. J Thorac Cardiovasc Surg 1999;118:542–546.

Das MK, Pellikka PA, Mahoney DW, et al. Assessment of cardiac risk before nonvascular surgery: dobutamine stress echocardiography in 530 patients. J Am Coll Cardiol 2000;35:1647–1653.

Davila-Roman VG, Waggoner AD, Sicard GA, et al. Dobutamine stress echocardiography predicts surgical outcome in patients with an aortic aneurysm and peripheral vascular disease. J Am Coll Cardiol 1993;1:957–963.

Eichelberger JP, Schwarz KQ, Black ER, et al. Predictive value of dobutamine echocardiography just before noncardiac vascular surgery. Am J Cardiol 1993;72:602–607.

Lalka SG, Sawada SG, Dalsing MC, et al. Dobutamine stress echocardiography as a predictor of cardiac events associated with aortic surgery. J Vasc Surg 1992;15:831–840.

Langan EM III, Youkey JR, Franklin DP, et al. Dobutamine stress echocardiography for cardiac risk assessment before aortic surgery. J Vasc Surg 1993;18:905–911.

Plotkin JS, Benitez RM, Kuo PC, et al. Dobutamine stress echocardiography for preoperative cardiac risk stratification in patients undergoing orthotopic liver transplantation. Liver Transpl Surg 1998;4:253–257.

Poldermans D, Arnese M, Fioretti PM, et al. Improved cardiac risk stratification in major vascular surgery with dobutamine–atropine stress echocardiography. J Am Coll Cardiol 1995;26:648–653.

Poldermans D, Arnese M, Fioretti PM, et al. Sustained prognostic value of dobutamine stress echocardiography for late cardiac events after major noncardiac vascular surgery. Circulation 1997;95:53–58.

Poldermans D, Fioretti PM, Forster T, et al. Dobutamine stress echocardiography for assessment of perioperative cardiac risk in patients undergoing major vascular surgery. Circulation 1993;87:1506–1512.

Shaw LJ, Eagle KA, Gersh BJ, et al. Meta-analysis of intravenous dipyridamole-thallium-201 imaging (1985 to 1994) and dobutamine echocardiography (1991 to 1994) for risk stratification before vascular surgery. J Am Coll Cardiol 1996;27:787–798.

Torres MR, Short L, Baglin T, et al. Usefulness of clinical risk markers and ischemic threshold to stratify risk in patients undergoing major noncardiac surgery. Am J Cardiol 2002;90:283–242.

Viabilidade

Afridi I, Grayburn PA, Panza JA, et al. Myocardial viability during dobutamine echocardiography predicts survival in patients with coronary artery disease and severe left ventricular systolic dysfunction. J Am Coll Cardiol 1998;32:921–926.

Allman KC, Shaw LJ, Hachamovitch R, et al. Myocardial viability testing and impact of revascularization on prognosis in patients with coronary artery disease and left ventricular dysfunction: a meta-analysis. J Am Coll Cardiol 2002;39:1151–1158.

Bax JJ, Cornel JH, Visser FC, et al. Prediction of recovery of myocardial dysfunction after revascularization: comparison of flourine-18 fluorodeoxyglucose/thallium-201 SPECT, thallium-201 stress-reinjection SPECT and dobutamine echocardiography. J Am Coll Cardiol 1996;28:558–564.

Cigarroa CG, deFilippi CR, Brickner ME, et al. Dobutamine stress echocardiography identifies hibernating myocardium and predicts recovery of left ventricular function after coronary revascularization. Circulation 1993;88:430–436.

La Canna G, Alfieri O, Giubbini R, et al. Echocardiography during infusion of dobutamine for identification of reversibly dysfunction in patients with chronic coronary artery disease. J Am Coll Cardiol 1994;23:617–626.

Perrone-Filardi P, Pace L, Prastaro M, et al. Assessment of myocardial viability in patients with chronic coronary artery disease. Rest-4-hour-24-hour 201Tl tomography versus dobutamine echocardiography. Circulation 1996;94:2712–2719.

Picano E, Sicari R, Landi P, Cortigiani L, Bigi R, Coletta C, Galati A, Heyman J, Mattioli R, Previtali M, Mathias W, Dodi C, Minardi G, Lowenstein J, Seveso G, Pingitore A, Salustri A, Raciti M. Prognostic Value of Myocardial Viability in Medically Treated Patients With Global Left Ventricular Dysfunction Early After an Acute Uncomplicated Myocardial Infarction: A Dobutamine Stress Echocardiographic Study. Circulation 1998;98:1078–1084.

Pierard LA, De Landsheere CM, Berthe C, et al. Identification of viable myocardium by echocardiography during dobutamine infusion in patients with myocardial infarction after thrombolytic therapy: comparison with positron emission tomography. J Am Coll Cardiol 1990;15:1021–1031.

Senior R, Kaul S, Lahiri A. Myocardial viability on echocardiography predicts long-term survival after revascularization in patients with ischemic congestive heart failure. J Am Coll Cardiol 1999;33:1848–1854.

Senior R, Glenville S, Basu S, et al. Dobutamine echocardiography and thallium-201 imaging predict functional improvement after revascularization in severe ischaemic left ventricular dysfunction. Br Heart J 1995;74:358–364.

Smart SC, Sawada S, Ryan T, et al. Low-dose dobutamine echocardiography detects reversible dysfunction after thrombolytic therapy of acute myocardial infarction. Circulation 1993;88:405–415.

Smart S, Wynsen J, Sagar K. Dobutamine-atropine stress echocardiography for reversible dysfunction during the first week after acute myocardial infarction: limitations and determinants of accuracy. J Am Coll Cardiol 1997;30:1669–1678.

Vanoverschelde JL, D'Hondt AM, Marwick T, et al. Head-to-head comparison of exercise-redistribution-reinjection thallium single-photon emission computed tomography and low dose dobutamine echocardiography for prediction of reversibility of chronic left ventricular ischemic dysfunction. J Am Coll Cardiol 1996;28:432–442.

Outros

Arnese M, Fioretti PM, Cornel JH, et al. Akinesis becoming dyskinesis during high-dose dobutamine stress echocardiography: a marker of myocardial ischemia or a mechanical phenomenon? Am J Cardiol 1994;73:896–899.

Burgess MI, Jenkins C, Sharman JE, Marwick TH. Diastolic stress echocardiography: Hemodynamic validation and clinical significance of estimation of ventricular filling pressure with exercise. J Am Coll Cardiol 2006;47:1891–1900.

Douglas PS, Khandheria B, Stainback RF, et al. ACCF/ASE/ACEP/AHA/ASNC/SCAI/SCCT/SCMR 2008 appropriateness criteria for stress echocardiography: a report of the American College of Cardiology Foundation Appropriateness Criteria Task Force, American Society of Echocardiography, American College of Emergency Physicians, American Heart Association, American Society of Nuclear Cardiology, Society for Cardiovascular Angiography and Interventions, Society of Cardiovascular Computed Tomography, and Society for Cardiovascular Magnetic Resonance endorsed by the Heart Rhythm Society and the Society of Critical Care Medicine. J Am Coll Cardiol. 2008;51:1127–47.

Garber AM, Solomon NA. Cost-effectiveness of alternative test strategies for the diagnosis of coronary artery disease. Ann Intern Med 1999;130:719–728.

Gaur A, Yeon SB, Lewis CW, et al. Valvular flow abnormalities are often identified by a resting focused Doppler examination performed at the time of stress echocardiography. Am J Med 2003;114:20–24.

Gibbons RJ, Miller TD, Hodge D, et al. Application of appropriateness criteria to stress single-photon emission computed tomography sestamibi studies and stress echocardiograms in an academic medical center. J Am Coll Cardiol 2008;51:1283–1289.

Kuntz KM, Fleischmann KE, Hunink MG, et al. Cost-effectiveness of diagnostic strategies for patients with chest pain. Ann Intern Med 1999;130:709–718.

Mason SJ, Weiss JL, Weisfeldt ML, et al. Exercise echocardiography: detection of wall motion abnormalities during ischemia. Circulation 1979;59:50–59.

Mertes H, Sawada SG, Ryan T, et al. Symptoms, adverse effects, and complications associated with dobutamine stress echocardiography. Experience in 1118 patients. Circulation 1993b;88:15–19.

Mulvagh SL, Rakowski H, Vannan M, et al. American Society of Echocardiography Consensus Statement on the Clinical Applications of Ultrasonic Contrast Agents in Echocardiography. J Am Soc Echocardiogr 2008;21:1179–1201.

Pellikka PA, Nagueh SF, Elhendy AA, et al. American Society of Echocardiography recommendations for performance, interpretation, and application of stress echocardiography. J Am Soc Echocardiogr 2007;20:1021–1041.

Pellikka PA, Roger VL, Oh JK, et al. Safety of performing dobutamine stress echocardiography in patients with abdominal aortic aneurysm ?4 cm in diameter. Am J Cardiol 1996;77:413–416.

Tischler MD, Niggel J. Exercise echocardiography in combined mild mitral valve stenosis and regurgitation. Echocardiography 1993;10:453–457.

Tischler MD, Plehn JF. Applications of stress echocardiography: beyond coronary disease. J Am Soc Echocardiogr 1995;8:185–197.

Wann LS, Faris JV, Childress RH, Dillon et al. Exercise cross-sectional echocardiography in ischemic heart disease. Circulation 1979;60:1300–1308.

Yao SS, Shah A, Bangalore S, Chaudhry FA. Transient ischemic left ventricular cavity dilation is a significant predictor of severe and extensive coronary artery disease and adverse outcome in patients undergoing stress echocardiography. J Am Soc Echocardiogr 2007;20:352–358.

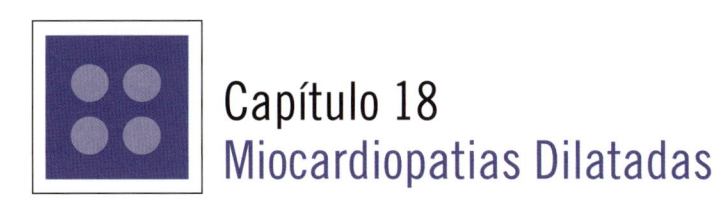

Capítulo 18
Miocardiopatias Dilatadas

Perspectiva Clínica e Ecocardiográfica

A miocardiopatia representa um grupo diverso de doenças intrínsecas ao miocárdio. Por definição estrita, elas constituem um transtorno primário do músculo cardíaco e não estão relacionadas com valvopatia, hipertensão ou doença arterial coronária. De um ponto de vista prático, a disfunção grave decorrente de doença coronária difusa e isquemia crônica é considerada uma forma de miocardiopatia (miocardiopatia isquêmica). Tradicionalmente, as miocardiopatias são classificadas em dilatada (ou congestiva) e não dilatada ou restritiva. Algumas miocardiopatias podem se apresentar como dilatada ou restritiva. Um outro subconjunto inclui a miocardiopatia hipertrófica verdadeira, que pode ser não obstrutiva ou obstrutiva. Este capítulo trata da miocardiopatia dilatada. As miocardiopatias restritiva, hipertrófica e outras serão discutidas no Capítulo 19.

Miocardiopatia Dilatada

Há várias etiologias para a miocardiopatia dilatada (Quadro 18.1). Clinicamente, as miocardiopatias compartilham uma constelação de sintomas que podem estar presentes em vários graus, inclusive insuficiência cardíaca congestiva, estado de baixo débito, fadiga, dispneia, arritmias e morte cardíaca súbita. A ecocardiografia serve como um instrumento definitivo para o estabelecimento da presença e gravidade da miocardiopatia. Ela pode proporcionar informações acerca da etiologia específica e ser usada para rastrear acuradamente as anormalidades fisiológicas associadas à miocardiopatia. As diretrizes do American College of Cardiology/American Heart Association para conduta frente à insuficiência cardíaca congestiva consideram a ecocardiografia como teste diagnóstico de classe I, o que significa que ela é geralmente indicada e útil em todos os pacientes com insuficiência cardíaca congestiva e suspeita de miocardiopatia. Ela é considerada apropriada em uma faixa ampla de situações em pacientes com miocardiopatia conhecida ou suspeitada (Quadro 18.2). As imagens ecocardiográficas podem oferecer importantes informações prognósticas e servir como guia ao sucesso do tratamento.

Embora os aspectos diagnósticos principais da miocardiopatia dilatada sejam dilatação ventricular esquerda e disfunção sistólica, aspectos secundários são comuns e contribuem substancialmente para os sintomas e prognóstico. Estes incluem disfunção diastólica com elevação crônica da pressão atrial esquerda, regurgitações mitral e tricúspide secundárias, hipertensão pulmonar secundária e disfunção ventricular direita concomitante. As anormalidades primárias e secundárias observadas na miocardiopatia dilatada estão listadas no Quadro 18.3. A apresentação clínica mais comum da miocardiopatia dilatada é insuficiência cardíaca congestiva com falta de ar e intolerância ao exercício. Dependendo da gravidade e duração, os pacientes com miocardiopatia dilatada podem estar assintomáticos ou apresentar-se com sintomas Classe I a IV da New York Heart Association.

Os aspectos ecocardiográficos da miocardiopatia dilatada fazem paralelo com os achados primários e secundários observados no Quadro 18.3. A dilatação ventricular esquerda está sempre presente e constitui um requisito necessário para o estabelecimento do diagnóstico. O grau de dilatação pode ser leve ou substancial com dimensões internas ventriculares esquerdas de

até 9,0 cm encontradas ocasionalmente. A distribuição da disfunção sistólica nas paredes ventriculares esquerdas depende de se a miocardiopatia tem ou não uma etiologia isquêmica. Se houver uma etiologia isquêmica, haverá uma maior variação regional na disfunção sistólica do que se o processo for não isquêmico. Entretanto, deve ser ressaltado que, em casos documentados de miocardiopatia não isquêmica, há uma variação regional no grau de disfunção sistólica, tipicamente com as porções proximais das paredes inferoposterior e posterolateral tendo função relativamente preservada quando comparadas com outros segmentos ventriculares esquerdos. Em consequência da dilatação e disfunção sistólica, o ventrículo esquerdo assume uma geometria mais esférica, que contribui mais ainda para a deterioração da função sistólica, porque essa geometria interfere na eficiência contrátil. Normalmente, a dimensão do ventrículo esquerdo no eixo longo excede a dimensão (diâmetro) no eixo menor com uma relação de 1,6:1 ou mais. Com a dilatação progressiva, o eixo menor aumenta desproporcionalmente e a relação entre o eixo longo e eixo menor diminui. Tipicamente, uma relação (índice de esfericidade) abaixo de 1,5:1 implica acentuada remodelação patológica. A geometria esférica crescente resulta em deslocamento

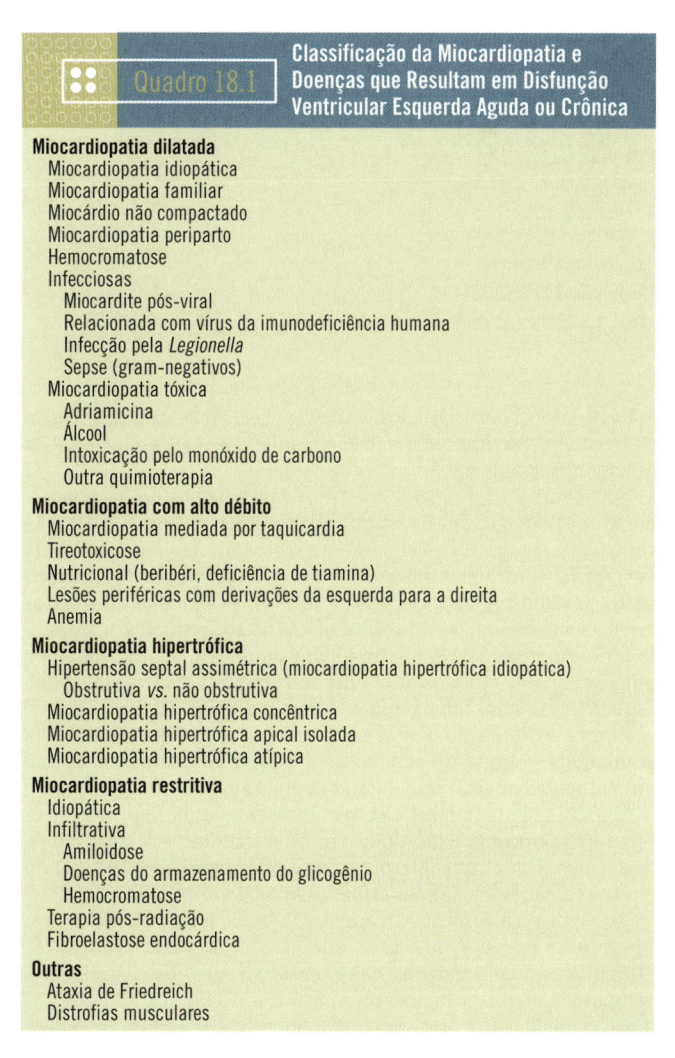

Quadro 18.1 — Classificação da Miocardiopatia e Doenças que Resultam em Disfunção Ventricular Esquerda Aguda ou Crônica

Miocardiopatia dilatada
Miocardiopatia idiopática
Miocardiopatia familiar
Miocárdio não compactado
Miocardiopatia periparto
Hemocromatose
Infecciosas
   Miocardite pós-viral
   Relacionada com vírus da imunodeficiência humana
   Infecção pela *Legionella*
   Sepse (gram-negativos)
Miocardiopatia tóxica
   Adriamicina
   Álcool
   Intoxicação pelo monóxido de carbono
   Outra quimioterapia

Miocardiopatia com alto débito
Miocardiopatia mediada por taquicardia
Tireotoxicose
Nutricional (beribéri, deficiência de tiamina)
Lesões periféricas com derivações da esquerda para a direita
Anemia

Miocardiopatia hipertrófica
Hipertensão septal assimétrica (miocardiopatia hipertrófica idiopática)
   Obstrutiva *vs.* não obstrutiva
Miocardiopatia hipertrófica concêntrica
Miocardiopatia hipertrófica apical isolada
Miocardiopatia hipertrófica atípica

Miocardiopatia restritiva
Idiopática
Infiltrativa
   Amiloidose
   Doenças do armazenamento do glicogênio
   Hemocromatose
Terapia pós-radiação
Fibroelastose endocárdica

Outras
Ataxia de Friedreich
Distrofias musculares

Quadro 18.2	**Critérios de Conveniência para Ecocardiografia na Miocardiopatia e Insuficiência Cardíaca Congestiva**

Indicação	Valor Numérico (1 a 9)
1. Sintomas potencialmente devidos a etiologia cardíaca suspeitada, incluindo, mas não limitado a eles, dispneia, falta de ar, zonzeira, síncope, AIT, eventos vasculares cerebrais.	A (9)
2. Teste prévio indicativo de cardiopatia (p. ex., raios X de tórax, imagens basais iniciais de ecocardiografia com estresse, ECG, elevação do BNP sérico).	A (8)
7. Avaliação da função do VE com avaliação prévia da função ventricular no último ano com função normal (como ecocardiograma prévio, ventriculograma, SPECT, IRM cardíaca) em pacientes sem alterações nas condições clínicas.	I (2)
11. Avaliação de hipotensão ou instabilidade hemodinâmica de etiologia incerta ou suspeita de etiologia cardíaca	A (9)
14. Avaliação de insuficiência respiratória com suspeita de etiologia cardíaca.	A (8)
41. Avaliação inicial de insuficiência cardíaca (sistólica ou diastólica) conhecida ou suspeitada.	A (9)
42. Avaliação rotineira (anualmente) de pacientes com insuficiência cardíaca (sistólica ou diastólica) nos quais não houve alterações clínicas.	I (3)
43. Reavaliação de insuficiência cardíaca (sistólica ou diastólica) conhecida para guiar a terapia em um paciente com uma alteração nas condições clínicas.	A (9)
44. Avaliação para dissincronismo em um paciente sendo considerado para TRC.	A (8)
45. Paciente com dispositivo de estimulação elétrica conhecido com sintomas possivelmente decorrentes de ajustes não ideais do dispositivo de estimulação para reavaliar o dissincronismo e/ou revisão dos ajustes do dispositivo de estimulação.	A (8)
49. Avaliação de suspeita de miocardiopatia restritiva, infiltrativa ou genética.	A (9)
50. Estudo de triagem da estrutura e função de parentes de primeiro grau de pacientes com miocardiopatia herdada.	A (9)
51. Reavaliações basais e seriadas em pacientes submetidos a terapia com agentes cardiotóxicos.	A (9)

Reimpresso com permissão da ACCF de Douglas PS, Khandheria B, Stainback RF, et al. ACCF/ASE/ACEP/ASNC/SCAI/SCCT/SCMR 2007 appropriateness criteria for transthoracic and transesophageal echocardiography. J Am Coll Cardiol 2007;50(2):187-204.
AIT, ataque isquêmico transitório; BNP, peptídeo tipo B natriurético; ECG, eletrocardiograma; IRM, imagem por ressonância magnética; SPECT, tomografia computadorizada por emissão de fóton único; TRC, terapia de ressincronização cardíaca; VE, ventrículo esquerdo.

Quadro 18.3	**Anormalidades Ecocardiográficas na Miocardiopatia**

Dilatação ventricular esquerda
  Esfericidade crescente da geometria ventricular esquerda
  Deslocamento apical e lateral dos músculos papilares
    Regurgitação mitral funcional
  Trombo ventricular esquerdo
Dilatação atrial esquerda
  Fibrilação atrial
  Trombose/estase de sangue no átrio esquerdo
Hipertensão pulmonar
Regurgitação tricúspide
Dilatação/disfunção ventricular direita

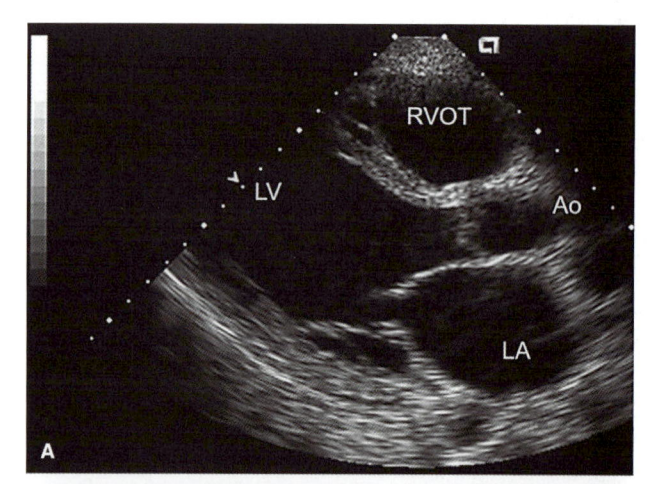
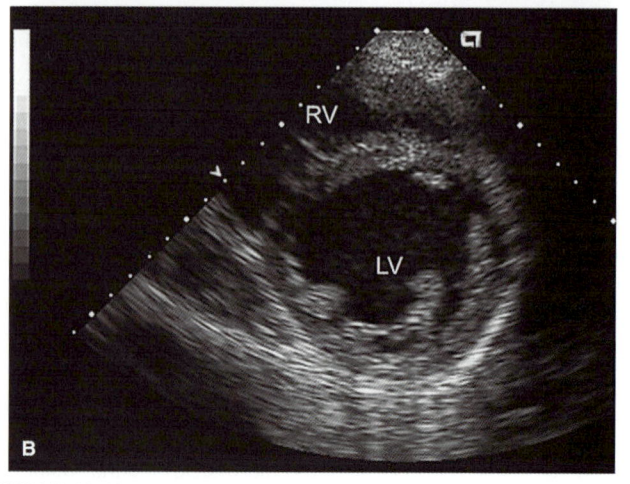

apical e lateral dos músculos papilares. Isso efetivamente reduz o comprimento do aparelho mitral e resulta em regurgitação mitral funcional secundária.

As Figuras 18.1 a 18.8 mostram vários aspectos da miocardiopatia dilatada. Observe nas Figuras 18.1 e 18.2 a dilatação ventricular esquerda relativamente discreta e a preservação da geometria ventricular normal. Ao se comparar os fotogramas sistólico e diastólico, a disfunção sistólica ventricular fica claramente aparente, mas a fração de ejeção está reduzida a somente 35%. As Figuras 18.3 e 18.4 são exemplos mais extremos de miocardiopatia dilatada de longa duração na qual o ventrículo esquerdo assumiu uma geometria mais esférica. Observe a relação entre a dimensão lateral máxima e o comprimento, que está aumentada comparativamente com a geometria observada em indivíduos normais e aumentada comparativamente com a miocardiopatia dilatada mais discreta apresentada na Figura 18.1. A Figura 18.5 mostra regurgitação mitral secundária decorrente de deslocamento apical e lateral dos músculos papilares, resultando em coaptação anormal dos folhetos valvares mitrais.

A Figura 18.6 mostra a miocardiopatia isquêmica clássica. Observe as paredes inferior e inferoposterior finas e fibróticas e hipocinesia generalizada das outras paredes. Essa imagem é compatível com um infarto do miocárdio de parede inferior extenso estabelecido e graus mais discretos de disfunção ventricular

FIGURA 18.1 Incidências paraesternais registradas em um paciente com miocardiopatia dilatada. **A:** Na incidência paraesternal de eixo longo, observe a dilatação do ventrículo esquerdo (65 mm) e átrio esquerdo (50 mm). **B:** Na incidência de eixo curto, observe a geometria circular normal do ventrículo esquerdo e espessura parietal uniforme. Em tempo real, todas as paredes estão uniformemente hipocinéticas. Ao, aorta; LA, átrio esquerdo; LV, ventrículo esquerdo; RV, ventrículo direito; RVOT, via de saída do ventrículo direito.

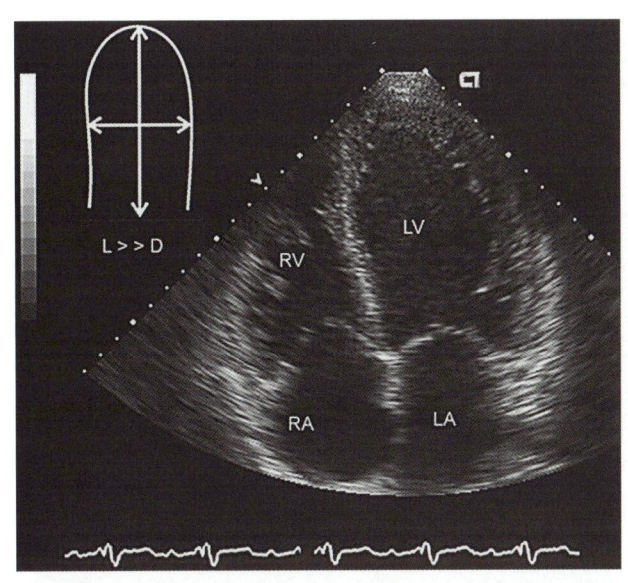

FIGURA 18.2 Incidência apical de quatro câmaras registrada no mesmo paciente da Figura 18.1. Neste exemplo, a geometria ventricular esquerda normal foi preservada, com uma dimensão em eixo longo significativamente maior do que a dimensão em eixo curto, conforme mostra o esquema em cima à esquerda. LA, átrio esquerdo; LV, ventrículo esquerdo; RA, átrio direito; RV, ventrículo direito.

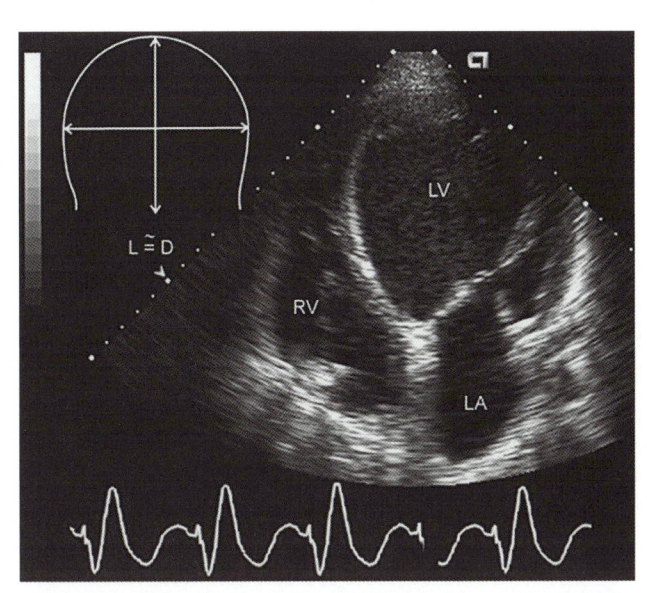

FIGURA 18.4 Incidência apical de quatro câmaras registrada em um paciente com miocardiopatia dilatada e geometria ventricular esférica na qual as dimensões em eixo curto e eixo longo são essencialmente iguais. Isto resultou em deslocamento lateral dos músculos papilares e retração do aparelho mitral em direção ao ápice. LA, átrio esquerdo; LV, ventrículo esquerdo; RV, ventrículo direito.

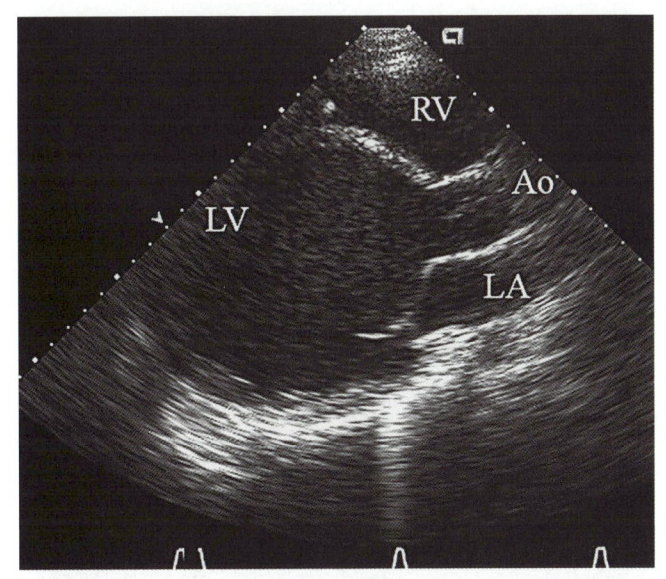

FIGURA 18.3 Incidência paraesternal de eixo longo registrada em um paciente com miocardiopatia dilatada de longa duração revelando acentuada dilatação do ventrículo esquerdo, mas tamanhos atrial esquerdo e ventricular direito relativamente preservados. Na imagem em tempo real, observe a hipocinesia global grave e geometria esférica do ventrículo. Ao, aorta; LA, átrio esquerdo; LV, ventrículo esquerdo; RV, ventrículo direito.

esquerda secundária nos outros segmentos, resultando em disfunção sistólica global e diminuição do desempenho ventricular.

Há vários achados em modo M que permaneceram relevantes em pacientes com disfunção sistólica. O primeiro é a separação entre o ponto E e o septo (EPSS) definida como sendo a distância (em milímetros) entre o septo anterior e o ponto de abertura máxima inicial (ponto E) da valva mitral (Figura 18.7). Como a dimensão interna do ventrículo esquerdo é proporcional ao seu volume diastólico e a excursão máxima da valva mitral é proporcional ao volume de ejeção mitral, a relação entre as duas dimensões será proporcional à fração de ejeção. Assim, a abertura limitada da valva mitral (manifestada por uma maior distância entre o ponto E e o septo) é um indicador indireto de uma fração de ejeção reduzida. O EPSS normal é de 6 mm, e EPSS progressivamente maior representa fração de ejeção menor. A avaliação

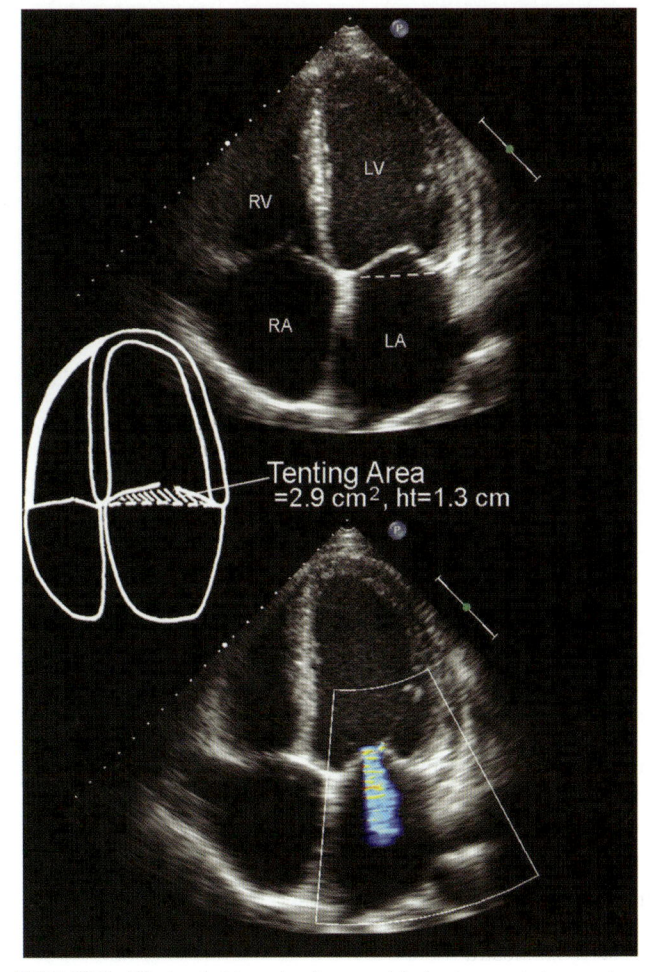

FIGURA 18.5 Incidência apical de quatro câmaras registrada em um paciente com miocardiopatia dilatada não isquêmica. Observe o aumento biatrial, bem como o aumento ventricular esquerdo e hipocinesia global. Na imagem com fluxo colorido, observe a regurgitação mitral funcional. No painel superior observe a coaptação da valva mitral bem acima do plano do anel (*linha pontilhada*) que também é esquematizada. Tanto a formação em tenda quanto a altura, que estão relacionadas com a gravidade da regurgitação mitral funcional, são mostradas. LA, átrio esquerdo; LV, ventrículo esquerdo; RA, átrio direito; RV, ventrículo direito. Tenting Area, área de formação em tenda.

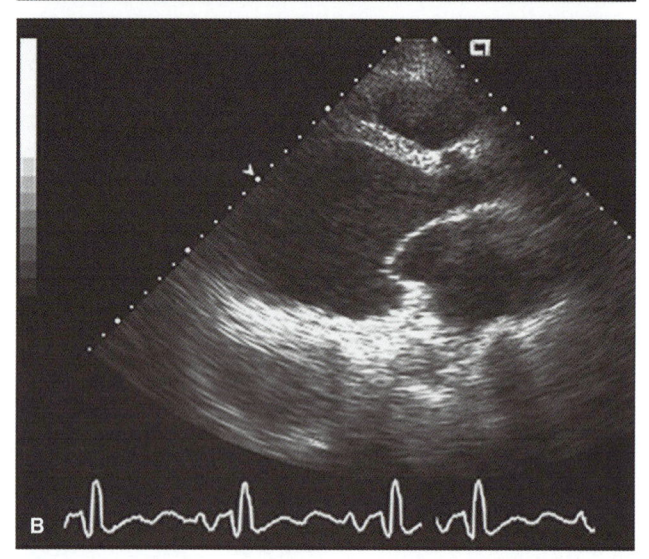

FIGURA 18.6 Incidência paraesternal de eixo longo registrada em um paciente com miocardiopatia isquêmica. **A:** Registrada na telediástole. Observe o ventrículo esquerdo dilatado e a preservação relativa da espessura septal ventricular (*setas superiores*) em comparação com a parede posterior fina (PW) (*setas inferiores*). **B:** Fotograma na telessístole. Observe a hipocinesia do septo anterior e a acinesia da parede posterior. Ao, aorta; IVS, septo interventricular; LA, átrio esquerdo. LV, ventrículo esquerdo.

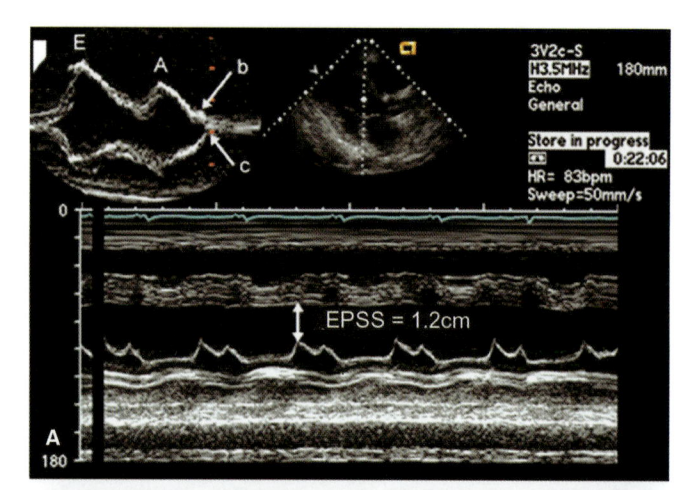

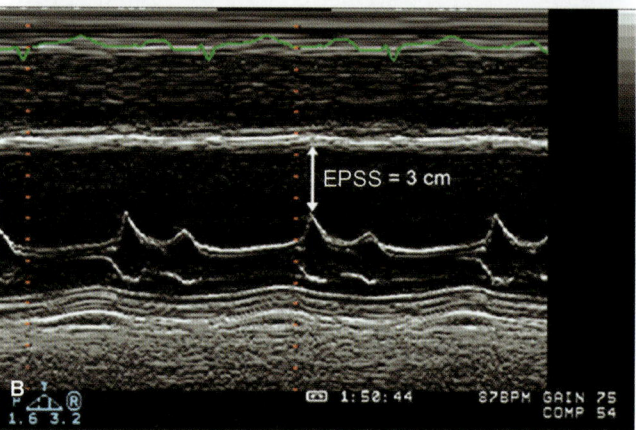

FIGURA 18.7 Ecocardiogramas em modo M registrados em pacientes com miocardiopatia e disfunção sistólica. Em cada caso, observe a maior separação entre o ponto E e o septo (EPSS) indicando uma fração de ejeção reduzida. O EPSS é **(A)** 1,2 cm e **(B)** 3,0 cm. Isso sugere que a fração de ejeção no paciente representado em **B** é substancialmente pior do que a no paciente **A**. O detalhe em **A** mostra uma saliência b clássica no fechamento da valva mitral. Observe que a continuação suave entre o ponto A e o ponto de fechamento (c) é interrompida pela reabertura transitória da valva mitral mostrada pela saliência b.

da movimentação da valva aórtica também oferece pistas quanto ao desempenho do ventrículo esquerdo. Normalmente, a valva aórtica tem pontos de abertura e fechamento bem marcados e se abre como uma "caixa" quando observada pela ecocardiografia em modo M. O fluxo anterógrado reduzido resulta em um fechamento mais gradual durante a sístole, de modo que há um arredondamento do fechamento valvar aórtico devido ao fluxo anterógrado reduzido (Figura 18.8).

Uma medida antiga, indireta e não volumétrica de se avaliar a função sistólica ventricular esquerda é a medida da descida da base do coração. Na contração ventricular, há uma movimentação do anel do coração em direção ao ápice de ≥ 10 mm, em geral. A magnitude dessa movimentação pode ser determinada pela ecocardiografia em modo M, ou mais recentemente tem sido avaliada por imagens com Doppler tissular. Por meio dessa técnica, um cursor em modo M ou um volume-amostra Doppler é colocado na porção lateral do anel ou na porção proximal do septo ventricular (Figura 18.9). Para pacientes com disfunção ventricular global, há uma relação direta entre a excursão anular e a fração de ejeção ventricular esquerda, de modo que, quanto menor for

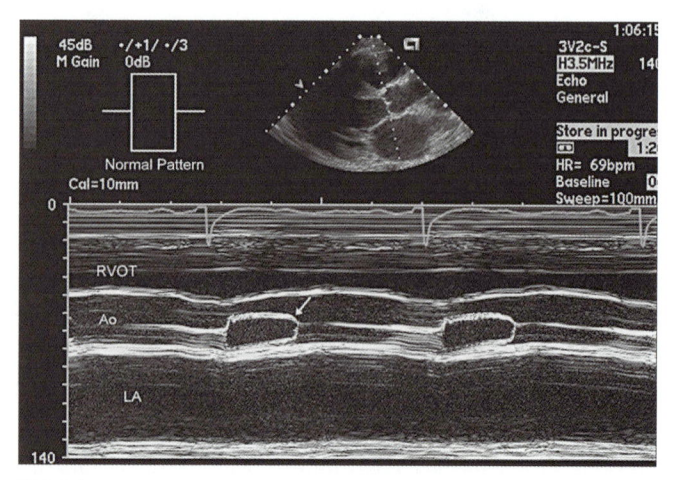

FIGURA 18.8 Ecocardiograma em modo M registrado através da valva aórtica em um paciente com miocardiopatia dilatada e volume de ejeção reduzido. Observe o fechamento curvo gradativo da valva aórtica na telessístole (*seta*). Isto se deve à diminuição progressiva do fluxo anterógrado como consequência da grave disfunção sistólica. O pequeno detalhe na parte superior esquerda esquematiza o padrão de abertura e fechamento normais da valva aórtica. Ao, aorta; LA, átrio esquerdo; RVOT, via de saída do ventrículo direito.

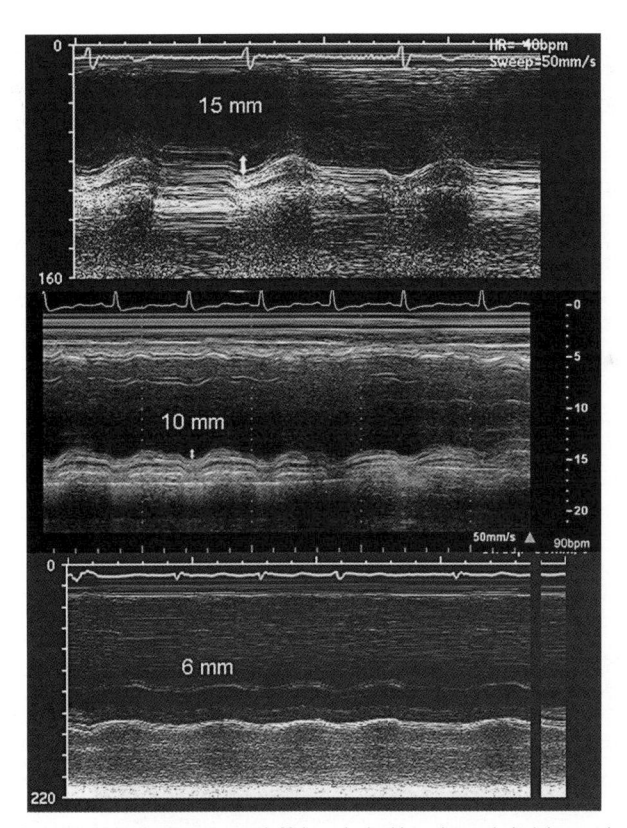

FIGURA 18.9 Ecocardiogramas em modo M do anel mitral lateral a partir do ápice ventricular esquerdo. O painel superior foi registrado em um paciente com função ventricular normal e excursão anular em direção ao ápice de 15 mm. O painel do centro foi registrado em um paciente com uma fração de ejeção de 42% e miocardiopatia dilatada, observe a excursão anular de 10 mm. O painel inferior foi registrado em um paciente com uma fração de ejeção de 21% e revela excursão anular de 6 mm.

a excursão sistólica, menor a fração de ejeção. Esta observação somente é válida na presença de disfunção global.

Uma vez estabelecido o diagnóstico de miocardiopatia, é clinicamente útil quantificar o grau de disfunção sistólica. Os parâmetros da ecocardiografia bidimensional com importância diagnóstica e prognóstica incluem qualquer uma das medidas lineares ou baseadas em áreas do tamanho ventricular esquerdo, das quais podem ser calculados os parâmetros derivados de encurtamento fracional e alteração fracional da área. Na prática moderna, a quantificação dos volumes ventriculares e parâmetros da ejeção devem ser rotineiramente feitos em pacientes com miocardiopatia. Isto geralmente é feito por meio da avaliação de volumes ventriculares pela ecocardiografia bi ou tridimensional, dos quais o volume de ejeção e a fração de ejeção são calculados (Figuras 18.10 e 18.11).

A ecocardiografia tridimensional consegue quantificar os volumes ventriculares esquerdos durante o ciclo cardíaco. Os volumes podem ser calculados na telediástole e na telessístole a partir dos quais o volume de ejeção e a fração de ejeção podem ser calculados (Figura 18.11). Alterações no volume regional também podem ser determinadas a partir desse volume tridimensional. Vários estudos demonstraram a superioridade da quantificação de volume pela ecocardiografia tridimensional em comparação com a ecocardiografia bidimensional com respeito tanto à acurácia absoluta quanto à reprodutibilidade. A ecocardiografia tridimensional permanece limitada pelos algoritmos de detecção automática de bordas, o que pode resultar em dados errôneos em um conjunto de dados de má qualidade onde toda a borda endocárdica não é identificada facilmente. Outras técnicas mais recentes para quantificar a função sistólica incluem a determinação da tensão regional ou global pelos algoritmos de Doppler tissular ou rastreamento de pontos (Figura 18.12). O cálculo da tensão média ou global através de todo perímetro do ventrículo esquerdo fornece um parâmetro diretamente relacionado com a fração de ejeção.

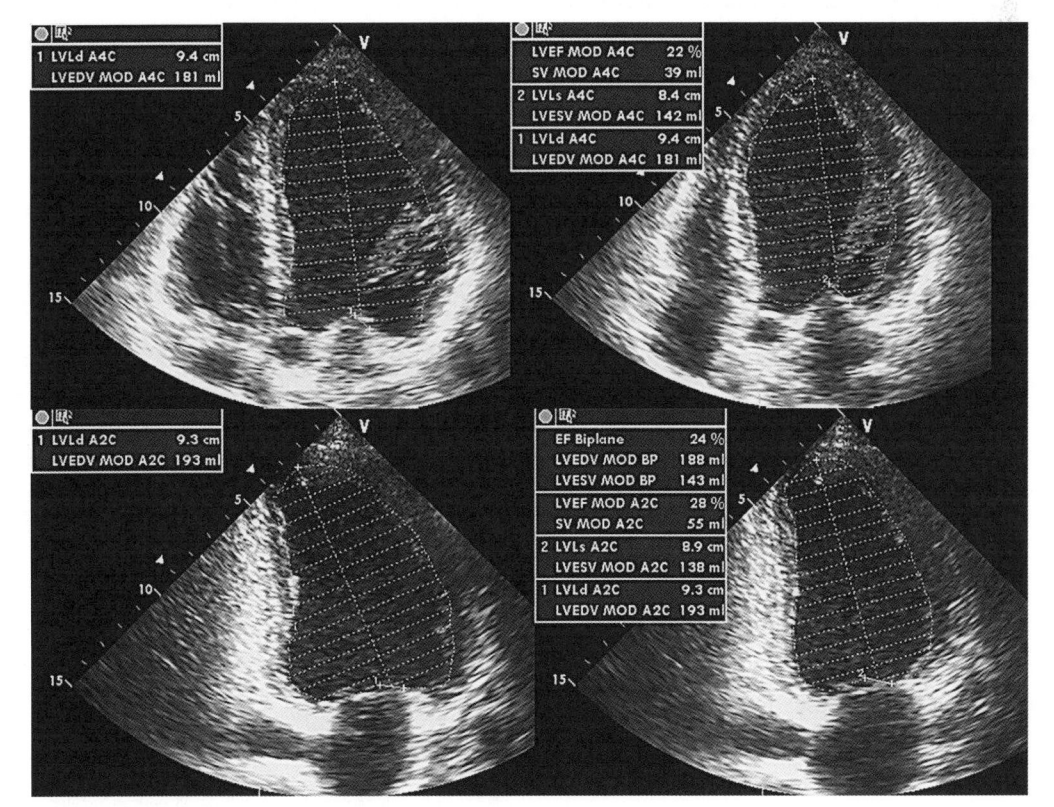

FIGURA 18.10 Incidências apicais de duas e quatro câmaras em um paciente com miocardiopatia dilatada não isquêmica do qual fotogramas diastólicos (painéis esquerdos) e sistólicos (painéis direitos) foram usados para o cálculo dos volumes ventriculares pela regra dos discos ou método de Simpson. Os volumes calculados e a fração de ejeção subsequente para a metodologia de quatro e duas câmaras e biplana são mostrados.

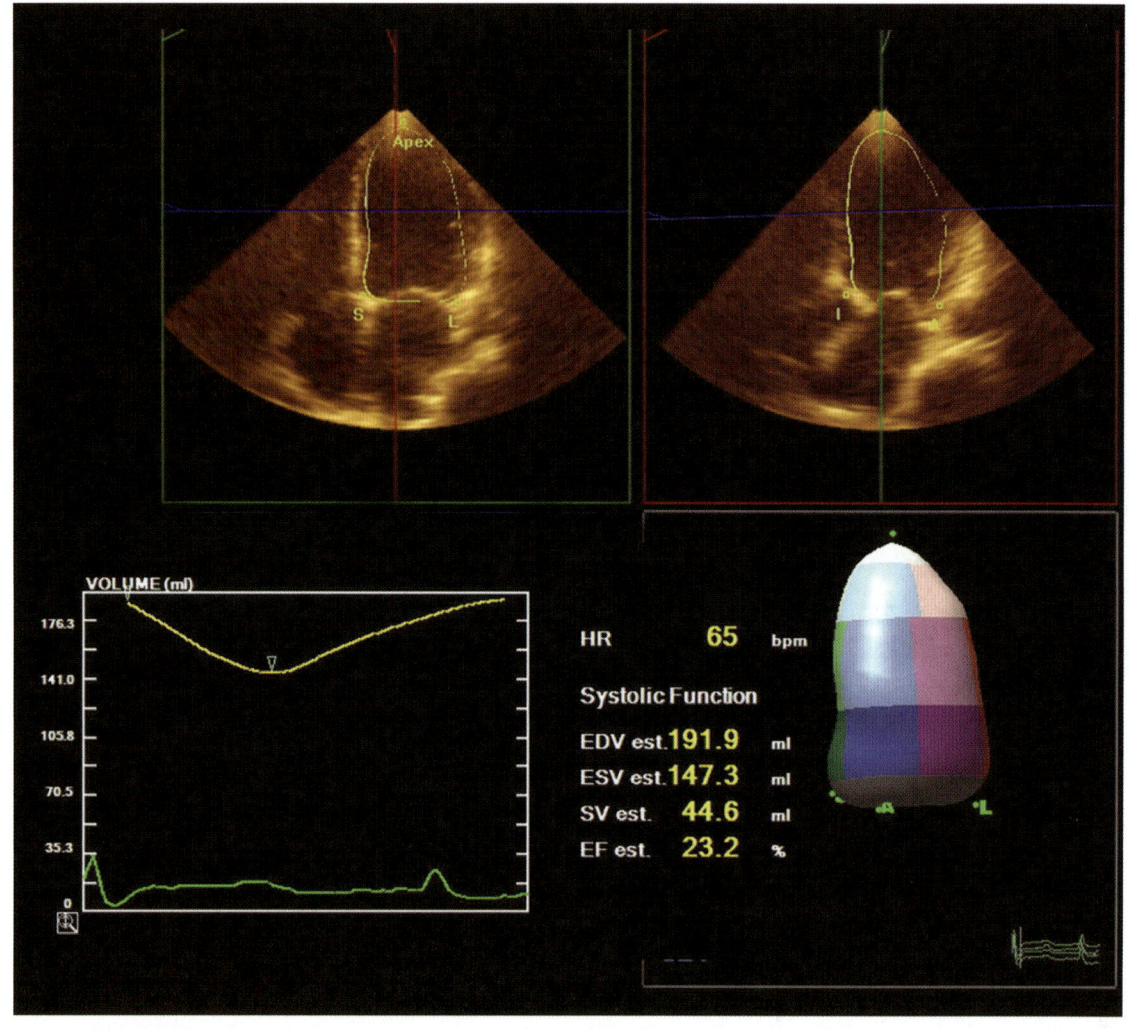

FIGURA 18.11 Cálculo do volume telediastólico (EDV) e telessistólico (ESV) em um paciente por meio da ecocardiografia tridimensional em tempo real. Os painéis superiores são extraídos das incidências de quatro e duas câmaras. A direita inferior mostra uma camada baseada no volume tridimensional, do qual são calculados o EDV e ESV, bem como o volume de ejeção (SV) e a fração de ejeção (EF).

Avaliação das Funções Sistólica e Diastólica pelo Doppler

As técnicas com Doppler para se determinarem as disfunções sistólica e diastólica são descritas nos Capítulos 6 e 7. Os parâmetros Doppler empregados para se avaliarem as disfunções sistólica e diastólica na miocardiopatia são listados no Quadro 18.4. O volume de ejeção pode ser determinado pelo registro da integral de tempo-velocidade (ITV) na via de saída do ventrículo esquerdo que, quando multiplicada pela área transversal da via de saída do ventrículo esquerdo, fornece o volume real de fluxo. A Figura 18.13 esquematiza esse conceito, e a Figura 18.14 mostra exemplos de ITV da via de saída do ventrículo esquerdo em pacientes com miocardiopatia dilatada e vários graus de disfunção sistólica. No painel inferior, observe o valor alternante de ITV da via de saída, que corresponde ao *pulso alternante*, um sinal de disfunção ventricular avançada. Uma vez determinado o volume sistólico por batimento, o débito cardíaco pode ser calculado como sendo o produto da frequência cardíaca pelo volume de ejeção. Esse cálculo pressupõe a ausência de insuficiência aórtica. A principal fonte de erro neste cálculo é a medida da área da via de saída do ventrículo esquerdo, que se baseia no quadrado do raio. Para qualquer paciente individualmente, pode-se presumir que a área da via de saída do ventrículo esquerdo permanece constante e, portanto, a comparação da ITV oferece um meio confiável de se

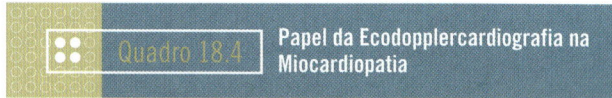

Quadro 18.4   Papel da Ecodopplercardiografia na Miocardiopatia

Avaliação do fluxo anterógrado
Integral de tempo-velocidade (ITV) da via de saída do ventrículo esquerdo baseada no Doppler
Volume de ejeção ventricular esquerdo baseado no volume
Débito cardíaco

Avaliação das propriedades diastólicas do ventrículo esquerdo
Padrão de fluxo de entrada mitral
    Relação E/A
        Resposta à manobra de Valsalva
    Tempo de desaceleração
    Dispersão da velocidade da onda E
    Tempo de relaxamento isovolumétrico
    Velocidade de propagação (V_p) em modo M com Doppler colorido
Fluxo venoso pulmonar
    Relação entre fluxos sistólico/diastólico
    Duração da onda A da veia pulmonar
Imagem anular com Doppler tissular
    Relação e'/a'
    Relação E/e'

Avaliação das propriedades diastólicas do ventrículo direito
Fluxo com Doppler das veias hepáticas
Fluxo com Doppler da veia cava superior

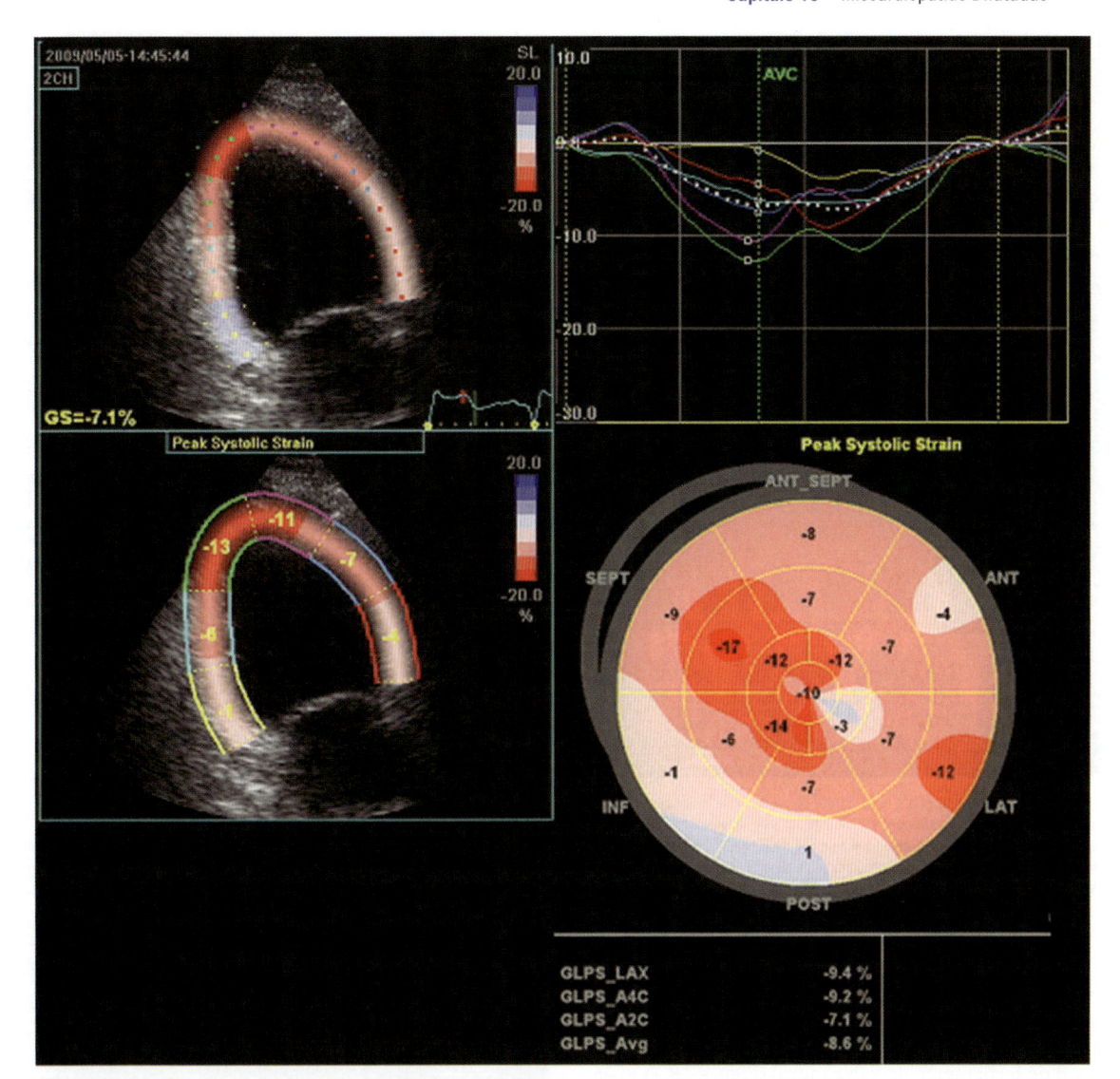

FIGURA 18.12 Rastreamento de pontos realizado para tensão longitudinal no eixo longo apical, incidências de quatro e duas câmaras em um paciente com miocardiopatia dilatada não isquêmica e fração de ejeção de 23%. Os dados foram extraídos de um conjunto de dados tridimensionais. O rastreamento tissular para tensão longitudinal na incidência apical de duas câmaras é apresentado juntamente com os gráficos de seis segmentos individuais à direita, em cima. À direita, embaixo, um diagrama em olho de boi da tensão sistólica máxima em todos os 17 segmentos. A tensão global era –8,6%, que está reduzida, e em linha com a fração de ejeção de 23% do paciente. Observe nos gráficos dos segmentos individuais o grau limitado de dissincronismo entre os segmentos com base no tempo até na tensão negativa máxima. AVC, fechamento da valva aórtica; GLPS, tensão máxima longitudinal global. Peak Systolic Strain, tensão sistólica máxima.

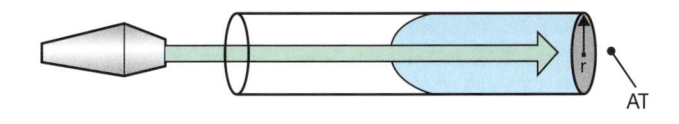

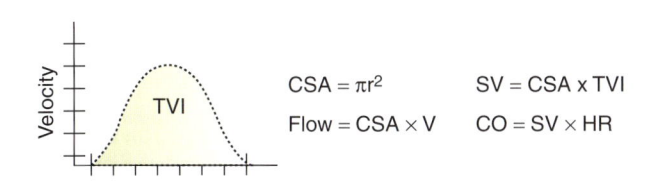

$$CSA = \pi r^2 \qquad SV = CSA \times TVI$$
$$Flow = CSA \times V \qquad CO = SV \times HR$$

FIGURA 18.13 Ilustração esquemática mostrando a determinação do volume de ejeção (VE) na via de saída do ventrículo esquerdo da qual o débito cardíaco (DC) também pode ser obtido. A área transversal (AT) pode ser calculada a partir do raio da via de saída. O Doppler pulsado é usado para se determinar a integral de tempo-velocidade (ITV) do fluxo. O cálculo do volume de ejeção (VE), fluxo e débito cardíaco (DC) são conforme mostrados. FC, frequência cardíaca.

comparar o volume de ejeção ventricular esquerdo em diferentes momentos.

Um meio final de se avaliar a função sistólica ventricular esquerda é o cálculo da d*P*/d*t* ventricular esquerda (ver Capítulo 6 para a metodologia detalhada). Isso pode ser feito por meio da inspeção do perfil Doppler de onda contínua da regurgitação mitral. Para se fazer esse cálculo, a velocidade de varredura deve ser ajustada em 100 mm/s e um sinal Doppler de alta qualidade adquirido com feixe de onda contínua alinhado paralelamente à direção do fluxo. A Figura 18.15 é um exemplo da faixa de d*P*/d*t* ventricular esquerda encontrada em pacientes com miocardiopatia dilatada. Esta d*P*/d*t*, determinada de modo não invasivo, tem boa correlação com os valores determinados pelo cateterismo cardíaco e foi comprovado ter significado prognóstico em pacientes com miocardiopatia dilatada, e d*P*/d*t* < 600 mmHg/s está associada a um pior prognóstico.

Avaliação da Função Diastólica

A avaliação da função diastólica na miocardiopatia dilatada oferece pistas valiosas da patologia básica que leva ao desenvolvimento de sintomas. Atualmente, ela é mais comumente avaliada

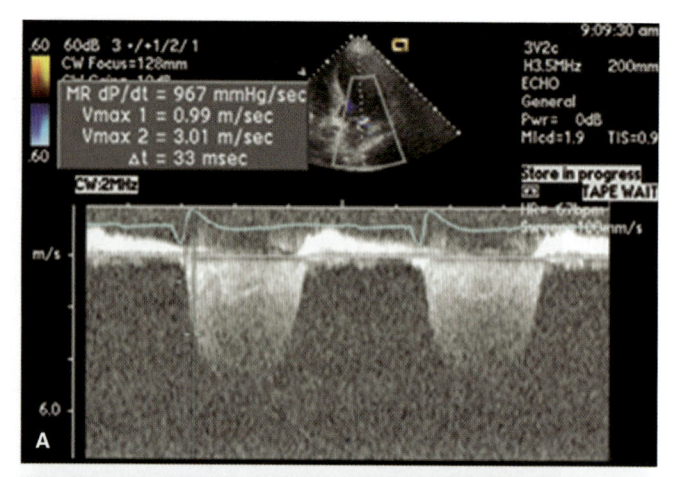

FIGURA 18.14 Integral de tempo-velocidade (TVI) da via de saída ventricular esquerda registrada em três pacientes com miocardiopatia e volume de ejeção anterógrado reduzido. No painel superior, observe a diminuição acentuada da TVI de 6,0 cm com menor redução no painel do meio. O painel embaixo foi registrado em um paciente com disfunção sistólica grave e revela variabilidade batimento a batimento tanto da velocidade máxima quanto na TVI, o que é um correlato Doppler de pulso alternante, um achado clínico observado na disfunção sistólica avançada.

pelo exame com Doppler dos padrões de fluxo de entrada mitral combinado com imagens com Doppler tissular da velocidade do anel mitral. Um achado em modo M reteve relevância clínica, que é a saliência B do fechamento da valva mitral (Figura 18.7). A saliência B está associada à pressão atrial esquerda elevada, o que por sua vez reflete a pressão telediastólica ventricular esquerda, tipicamente excedendo a 20 mmHg. Quando combinada com a suspeita de um padrão pseudonormal do fluxo de entrada valvar mitral, ela pode oferecer informações adicionais concernentes a pressões diastólicas elevadas.

Pode-se observar uma hierarquia de perfis de fluxos diastólicos ao se interrogar a valva mitral em pacientes com miocardiopatia dilatada. Eles estão esquematizados na Figura 18.16. Conforme discutido no Capítulo 7, é importante integrar múltiplas observações da função diastólica para se determinar confiavelmente as condições das pressões de enchimento atriais esquerdas e função diastólica global. Os parâmetros ecodopplercardiográficos que podem ser usados para se avaliar a disfunção diastólica na miocardiopatia dilatada estão listados no Quadro 18.4. Há vários parâmetros que devem ser obtidos em todos os pacientes com miocardiopatia e incluem padrões do fluxo de entrada valvar mitral e imagem com Doppler tissular da velocidade anular.

Os registros com Doppler do fluxo venoso pulmonar podem ser obtidos a partir de uma incidência apical na maioria dos pacientes. O fluxo venoso pulmonar normal ocorre tanto na sístole quanto na diástole ventricular, e há um breve fluxo retrógrado que corresponde à contração atrial (reversão da onda A). A Figura 18.16 esquematiza a diminuição progressiva do fluxo sistólico e uma reversão cada vez mais proeminente da onda A com disfunção diastólica grave cada vez mais crítica. Por causa da sua facilidade de aquisição e natureza quantitativa, a imagem com Doppler tissular do anel mitral em grande parte suplantou a análise do fluxo venoso pulmonar na maioria dos laboratórios.

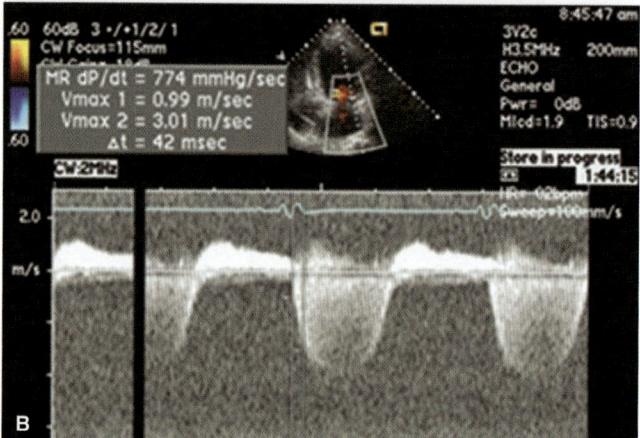

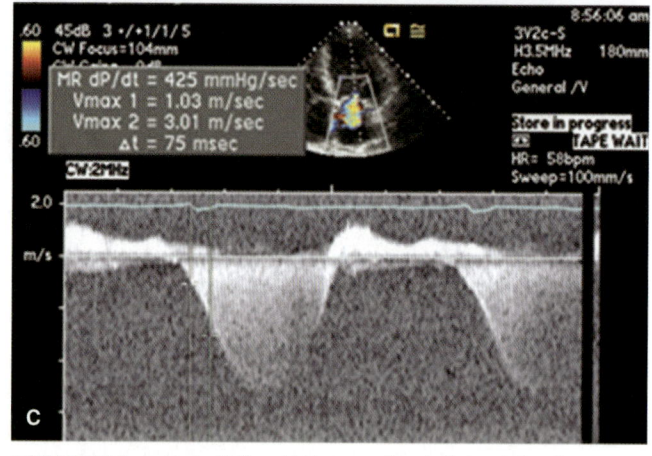

FIGURA 18.15 Exemplos de d*P*/d*t* ventricular esquerda calculada pelo Doppler com onda contínua na regurgitação mitral em três pacientes com miocardiopatia dilatada e vários graus de disfunção sistólica ventricular esquerda. **A:** d*P*/d*t* ventricular esquerda está relativamente preservada em 967 mmHg/s. **B, C:** Redução moderada e acentuada da d*P*/d*t* ventricular esquerda é observada.

Conforme mostrado na Figura 18.16, há uma hierarquia de anormalidades na função diastólica começando com relaxamento retardado e evoluindo progressivamente até a fisiologia final "restritiva" e irreversível que implica pressão diastólica ventricular esquerda acentuadamente elevada. Muitos pacientes com níveis intermediários de disfunção sistólica terão um padrão pseudonormal no qual a relação E/A da valva mitral é normal na presença de disfunção diastólica. Esse padrão pode ser visto à medida que o paciente evolui de disfunção diastólica leve para estágios mais graves (graus 1 a 3 na Figura 18.16) ou à medida que ele é tratado e tem pressões diastólicas ventriculares esquerdas reduzidas e melhora do grau 3 para 1. Há várias medidas auxiliares que podem ajudar a identificar o padrão pseudonormal, como a avaliação do fluxo venoso pulmonar, imagem com Doppler tissular do anel valvar mitral (Figuras 18.17 e 18.18) ou reavaliação do padrão do fluxo de entrada mitral durante manobra de Valsalva. Durante a manobra de Valsalva, o fluxo para o interior do coração esquerdo é reduzido e as pressões diastólicas atrial e ventricular esquerdas diminuem, resultando em uma redução da velocidade da onda E e reversão da relação E/A pseudonormal, revelando um padrão de relaxamento anormal (Figura 18.19). Conforme discutido no Capítulo 7, esses achados são acurados no paciente com disfunção sistólica, mas podem não ser relevantes em indivíduos saudáveis.

Combinando o padrão do fluxo de entrada mitral com informações dadas pelas imagens com Doppler tissular do anel, pode-se obter um índice entre velocidade da valva mitral (E) e velocidade anular (e′) (Figuras 18.18 e 18.20). Este índice (E/e′), tem correlação linear com a pressão de enchimento atrial esquerda. A maioria dos indivíduos com E/e′ ≥ 15 tem pressões capilares pulmonares elevadas e indivíduos com E/e′ ≤ 8 geralmente têm pressões de enchimento atriais esquerdas baixas. Os valores de E/e′ entre esses valores estão associados a uma ampla faixa de

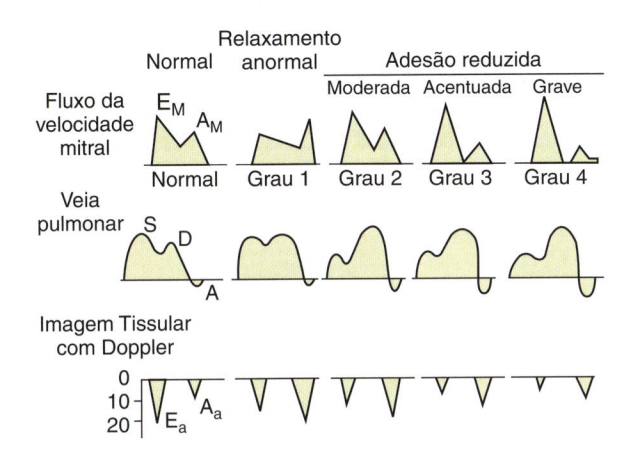

FIGURA 18.16 Esquema de diferentes padrões de Doppler observados em indivíduos saudáveis e pacientes com vários graus de disfunção diastólica. **Em cima:** Padrão do fluxo de entrada mitral registrado no ápice do ventrículo esquerdo. **Meio:** Fluxo venoso pulmonar. **Embaixo:** Imagem com Doppler tissular registrada a partir do anel valvar mitral. O aspecto da disfunção de grau 4 é similar ao do grau 3. Clinicamente, o grau 4 é considerado irreversível, ao passo que o padrão de grau 3 pode reverter para grau 2 com manobras que reduzam agudamente o enchimento ventricular esquerdo ou depois de terapia bem-sucedida. Ver texto para detalhes.

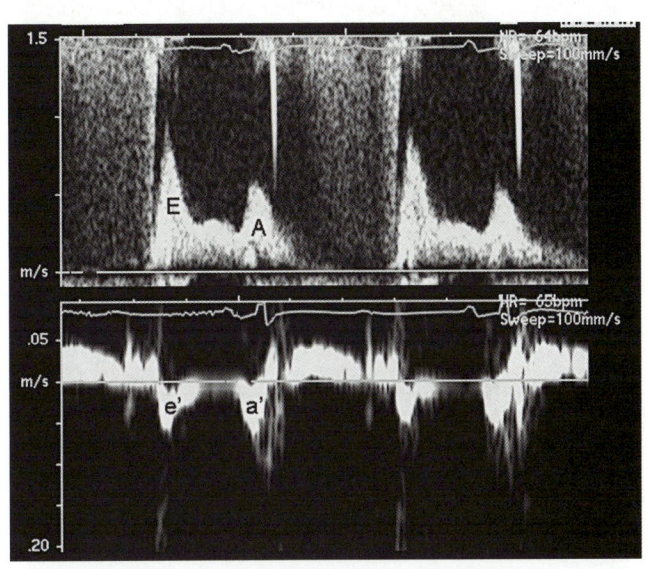

FIGURA 18.18 Padrão do fluxo de entrada mitral **(A)** e velocidades tissulares anulares com Doppler **(B)** registrados em um paciente com disfunção diastólica. Observe a relação E/A normal da valva mitral mas a relação e′/a′ reduzida, implicando disfunção diastólica. Neste exemplo, a velocidade E mitral é 90 cm/s e a velocidade anular e′ é de aproximadamente 5 cm/s. A relação E/e′ é 18, sugerindo pressão atrial esquerda elevada.

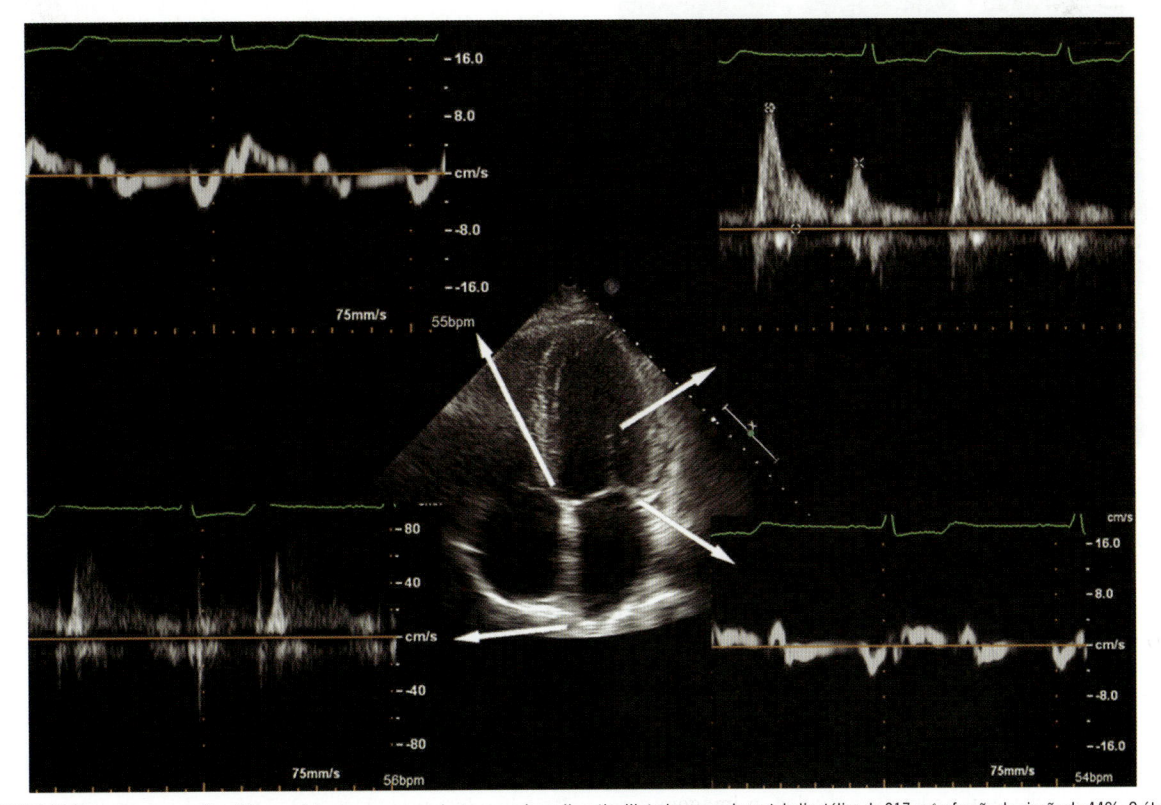

FIGURA 18.17 Imagens ecocardiográficas registradas em um paciente com miocardiopatia dilatada com volume telediastólico de 217 mℓ e fração de ejeção de 44%. O átrio esquerdo está dilatado e com um volume de 72 mℓ. Observe a relação E/A normal da valva mitral, mas velocidades anulares reduzidas com onda S do fluxo venoso pulmonar amortecida, tudo compatível com disfunção diastólica.

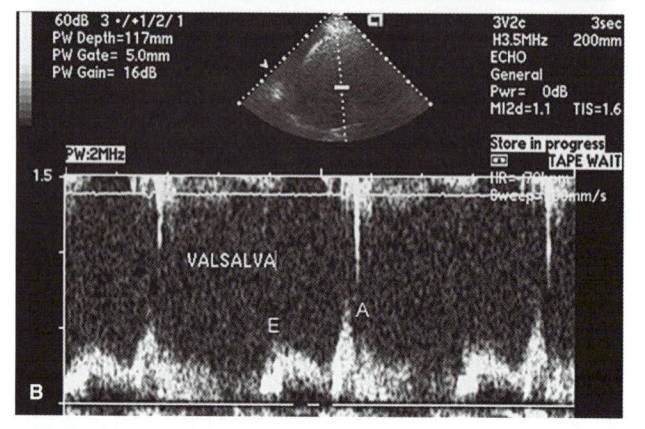

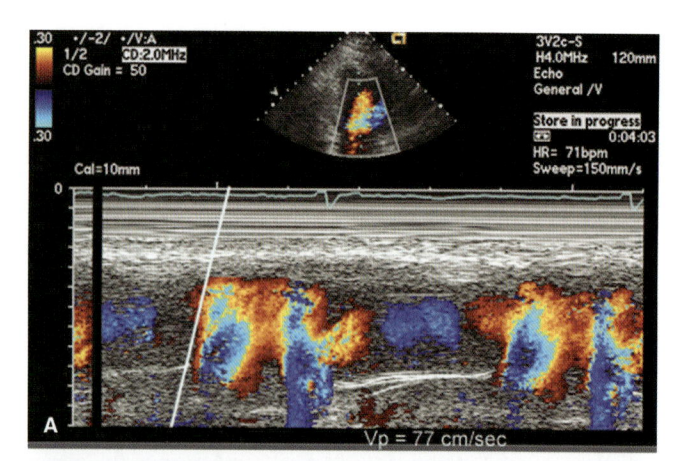

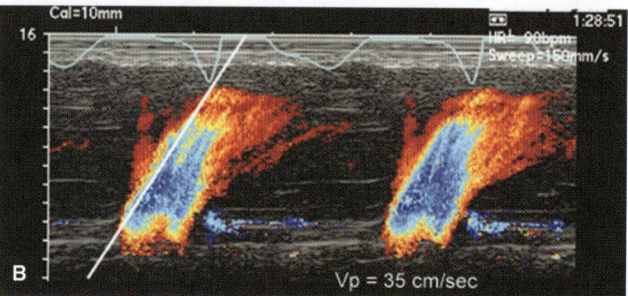

FIGURA 18.19 Efeito da manobra de Valsalva sobre o padrão do fluxo de entrada mitral em um paciente com disfunção diastólica grau 2. **A:** Observe a relação E/A normal. Durante a manobra de Valsalva (**B**), os enchimentos atrial e ventricular esquerdos estão diminuídos e é revelada uma relação E/A invertida.

FIGURA 18.21 Modo M com Doppler colorido do fluxo de entrada mitral em um paciente com funções sistólica e diastólica normais (**A**) e anormais (**B**). **A:** Observe a inclinação relativamente íngreme do sinal em modo M do Doppler colorido com uma velocidade de propagação (V_p) de 77 cm/s comparada com a inclinação relativamente plana em B (V_p = 35 cm/s) que foi registrada em um paciente com disfunções sistólica e diastólica combinadas.

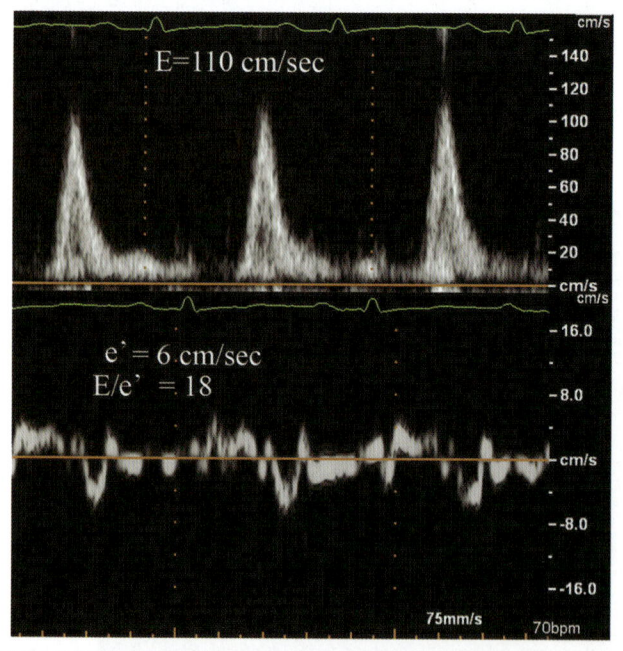

FIGURA 18.20 Velocidades do fluxo de entrada e anular mitrais registradas em um paciente com miocardiopatia dilatada em estado final. Observe a velocidade E de 110 cm/s com uma e' de 6 cm/s. A relação E/e' é 18, sugerindo pressão atrial esquerda elevada. Observe também as velocidades sistólicas do anel mitral patologicamente reduzidas.

pressões de enchimento. Essa medida parece ser independente da frequência cardíaca e, como se baseia somente nas velocidades iniciais de enchimento, ela também é válida em pacientes com fibrilação atrial. Dados recentes sugerem que essa relação pode ser substancialmente menos robusta na prática clínica do que inicialmente relatada, especialmente em pacientes com disfunção ventricular esquerda grave.

Outras modalidades que podem ser usadas na avaliação da disfunção diastólica incluem ecocardiografia em modo M colorido do fluxo de entrada mitral. A partir dela se pode calcular a velocidade de propagação (V_p) do fluxo de entrada por meio da inclinação da borda mais anterior do sinal do fluxo colorido em modo M. Em corações normais, a V_p excede a 50 mm/s com V_p cada vez menores implicando relaxamento atrasado e disfunção diastólica. A medida da V_p parece ser um marcador da disfunção diastólica relativamente independente da pré-carga. A Figura 18.21 é uma imagem com Doppler colorido em modo M registrada em um paciente com acentuada disfunção sistólica e diastólica. Na Figura 18.21A, um padrão normal de fluxo de entrada valvar mitral é mostrado para comparação. Com disfunção diastólica acentuada, há uma redução na velocidade do fluxo de entrada que é visto como um achatamento da inclinação do perfil de fluxo colorido da valva mitral e uma diminuição da profundidade em direção ao ápice para o qual o fluxo se propaga de uma maneira organizada.

Índice do Desempenho Miocárdico

O índice de desempenho miocárdico é um número sem unidade que reflete o desempenho sistólico e diastólico ventricular esquerdo global. Ele é definido como sendo a relação entre os tempos isovolumétricos totais (contração e relaxamento isovolumétricos) e a fração de ejeção (Figuras 18.22 e 18.23). Ele é calculado por meio dos traçados do Doppler da via de saída do ventrículo esquerdo e fluxo de entrada valvar mitral. Normalmente, esse valor é 0,40 ou menos, com valores crescentes representando desempenho cada vez pior do ventrículo esquerdo. Foi demonstrado que esse índice oferece informações prognósticas independentes em pacientes com insuficiência cardíaca decorrente de miocardiopatia dilatada.

Achados Secundários na Miocardiopatia Dilatada

Os aspectos secundários da miocardiopatia dilatada que podem ser detectados pela ecocardiografia estão listados no Quadro 18.3. Alguns desses achados secundários, como dilatação

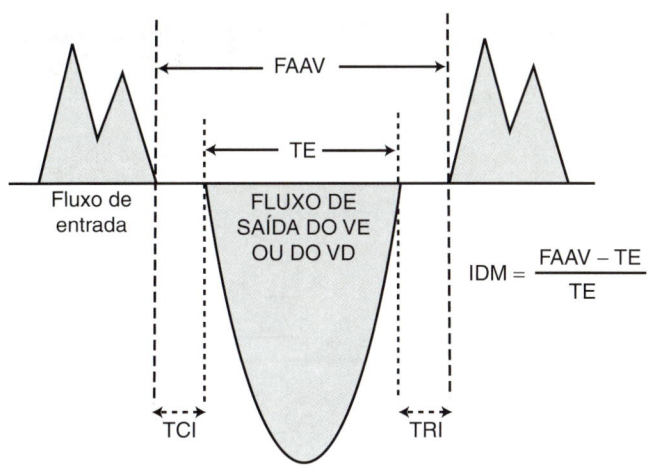

FIGURA 18.22 Representação esquemática do cálculo do índice de desempenho miocárdico (IDM). Neste esquema, as velocidades do fluxo de entrada valvar atrioventricular (fórmula pode ser usada para a valva mitral ou para a valva tricúspide) e via de saída ventricular são exibidas simultaneamente. Na prática, as velocidades podem ser registradas de ângulos diferentes e as medidas feitas separadamente. O IDM é calculado conforme mostra o esquema. IDM normal é ≤ 0,40 com IDM progressivamente maior indicando agravamento do desempenho miocárdico. FAAV, intervalo entre fechamento e abertura da valva atrioventricular; TCI, tempo de contração isovolumétrica; TE, tempo de ejeção; TRI, tempo de relaxamento isovolumétrico; VE, ventrículo esquerdo; VD, ventrículo direito.

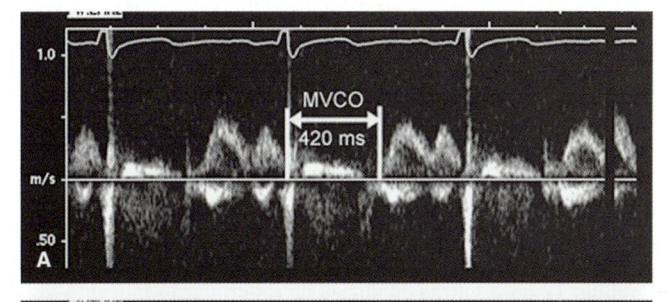

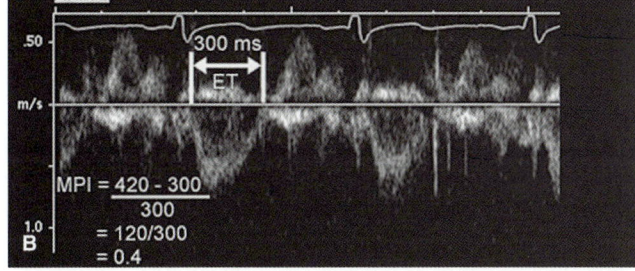

FIGURA 18.23 Demonstração de registros com Doppler espectral necessários para se calcular o índice de desempenho miocárdico (MPI). **A:** Registro do fluxo de entrada mitral do qual o intervalo fechamento/abertura atrioventricular é calculado. **B:** Registrado da via de saída do ventrículo esquerdo de onde o tempo de ejeção (ET) pode ser determinado. Neste caso, o valor do índice de desempenho miocárdico foi 0,4, conforme mostrado nos cálculos. MVCO, tempo do fechamento até abertura da valva mitral.

atrial esquerda e envolvimento do coração direito, estão quase sempre presentes e constituem uma parte essencial para o estabelecimento do diagnóstico. Outros, como regurgitação mitral secundária, formação de trombos e hipertensão pulmonar secundária, ocorrem em graus variáveis e dependem tanto da gravidade quanto da duração da miocardiopatia.

Certo grau de dilatação atrial esquerda está quase sempre presente e depende da duração da miocardiopatia. O átrio esquerdo pode se dilatar até dimensões substanciais, e dimensões atriais esquerdas de mais de 6 cm são encontradas ocasionalmente. A área ou o volume atriais esquerdos podem ser medidos pela incidência apical. No quadro de disfunção ventricular esquerda, a dilatação do átrio esquerdo, quantificada linearmente ou quanto à área ou volume, é um marcador de disfunção ventricular esquerda mais grave e de longa duração. A dilatação atrial esquer-

da se deve em grande parte a pressões diastólicas ventriculares esquerdas elevadas e muitas vezes ocorre concomitantemente com regurgitação mitral. Ela também pode decorrer de um processo miopático na parede atrial. Tudo isso resulta em uma maior probabilidade de desenvolvimento de fibrilação ou *flutter* atrial. Dados recentes sugerem uma relação forte e independente entre a área ou volume atrial esquerdo e o prognóstico em pacientes com miocardiopatia e/ou insuficiência cardíaca congestiva.

Como uma consequência da dilatação do átrio esquerdo, especialmente na presença de má função mecânica atrial ou fibrilação atrial, comumente pode-se encontrar contraste espontâneo atrial esquerdo, muitas vezes em imagens transesofágicas. Ocasionalmente, o contraste espontâneo pode ser visto no ventrículo esquerdo também (Figura 18.24). A formação de trombo mural em pacientes com miocardiopatia dilatada é menos frequente do que em pacientes com infarto do miocárdio. O trombo é diagnosticado quando se observa um defeito de enchimento ecodenso na cavidade ventricular (Figuras 18.25 a 18.27), que pode ser laminar, pedunculado ou móvel.

Por causa da geometria cada vez mais esférica do ventrículo esquerdo, a coaptação normal dos folhetos da valva mitral é interrompida à medida que os músculos papilares são deslocados apical e lateralmente. Isso resulta em encurtamento da coapta-

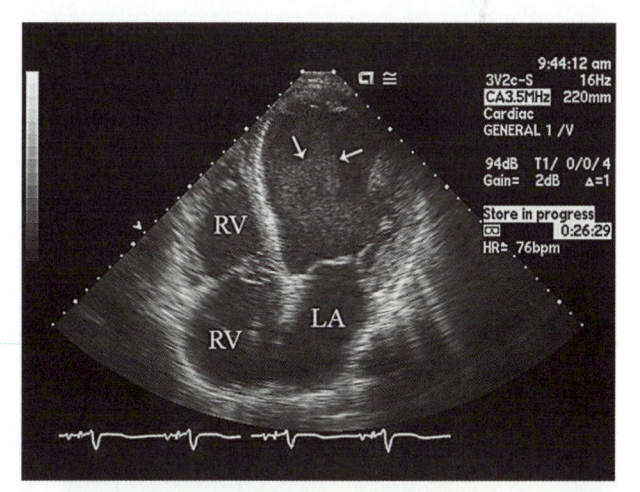

FIGURA 18.24 Incidência apical de quatro câmaras registrada em um paciente com miocardiopatia dilatada e contraste de eco espontâneo (*setas*) no ventrículo esquerdo, mais bem apreciado na imagem em tempo real.

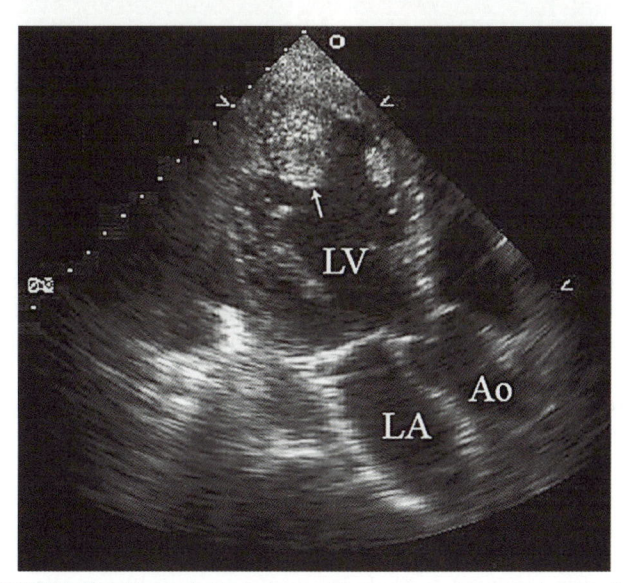

FIGURA 18.25 Incidência apical de eixo longo registrada em um paciente com miocardiopatia não isquêmica complicada por múltiplos trombos no ápice ventricular esquerdo (*seta*) e ao longo do septo ventricular.

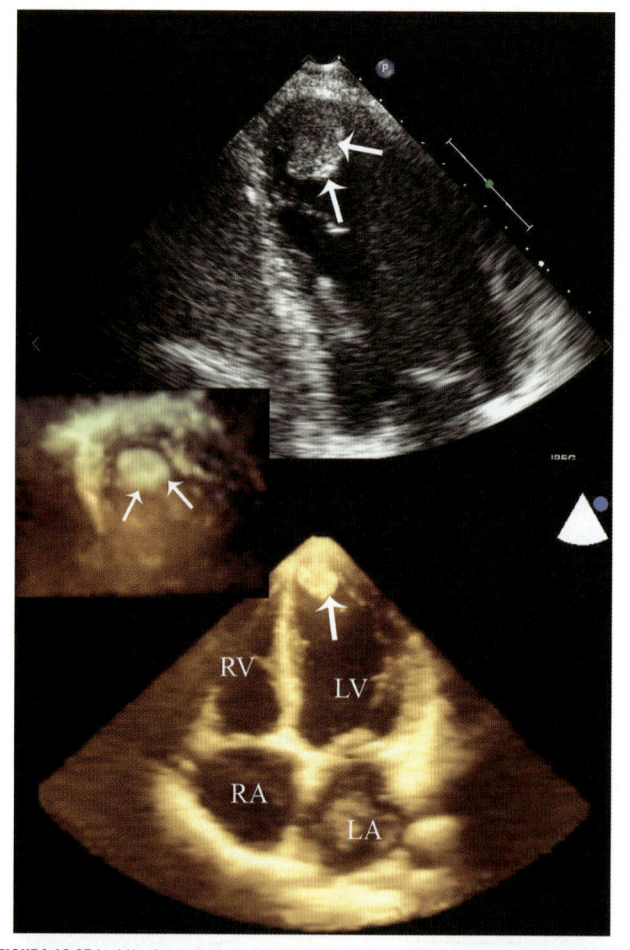

FIGURA 18.26 Incidência apical fora de eixo registrada em um paciente com miocardiopatia dilatada e grave disfunção sistólica. Observe o trombo pedunculado em formato de amendoim ao longo da parede média inferior (*setas*). LV, ventrículo esquerdo. ●●

FIGURA 18.27 Incidências apicais registradas em um paciente com miocardiopatia dilatada e um trombo apical pedunculado. Na imagem bidimensional de rotina, observe o defeito de enchimento no ápice (*setas*) que também é visto na incidência de quatro câmaras extraída de um conjunto de dados tridimensionais. O detalhe pequeno é uma incidência em eixo curto do ápice ventricular extraída de um conjunto tridimensional, também identificando o trombo quase esférico. ●●

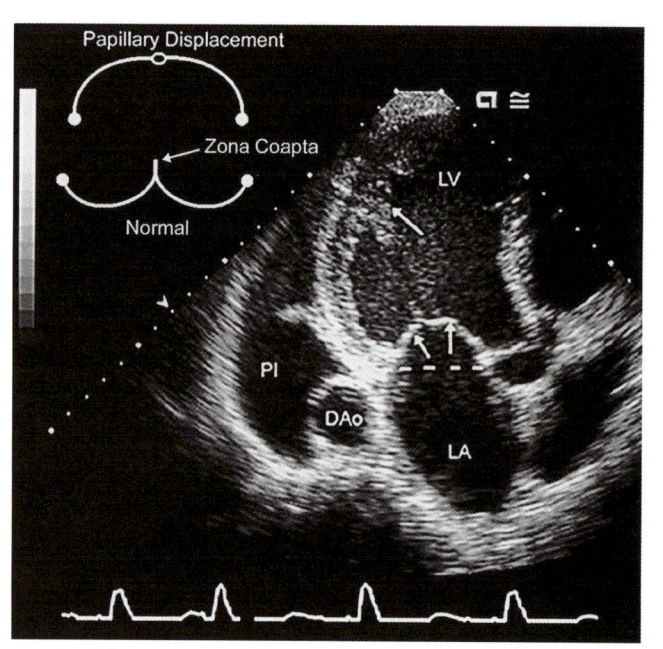

FIGURA 18.28 Incidência apical de eixo longo registrada em um paciente com miocardiopatia dilatada e deslocamento posterior e lateral dos músculos papilares (*seta*). A linha pontilhada indica o plano do anel mitral. Observe que os folhetos fechados da valva mitral fazem um arco na direção da cavidade do ventrículo esquerdo (*setas*). O encurtamento funcional do aparelho mitral comparado com a dimensão do ventrículo esquerdo resulta em uma coaptação ponta a ponta dos folhetos valvares mitrais e regurgitação mitral secundária. O padrão normal de coaptação e o padrão anormal são esquematizados em cima à esquerda. DAo, aorta torácica descendente; LA, átrio esquerdo; LV, ventrículo esquerdo; PI, derrame pleural; Papillary Displacement, deslocamento dos músculos papilares. ●●

ção dos folhetos valvares mitrais que ordinariamente se coaptam ao longo de uma distância de vários milímetros de sua borda (a *zona coapta*). Com o deslocamento dos músculos papilares, ocorre regurgitação mitral funcional à medida que os folhetos se coaptam somente nas suas extremidades ou ocasionalmente dei-

xam de fazer contato durante a sístole. As Figuras 18.5 e 18.28 a 18.30 mostram vários graus de regional mitral funcional em pacientes com miocardiopatia dilatada. A quantificação da regurgitação mitral é feita de uma maneira idêntica à descrita no Capítulo 12 para outras etiologias de regurgitação mitral. A gravidade da regurgitação mitral funcional está mais intimamente relacionada com o diâmetro do anel mitral e a área de formação de tenda dos folhetos mitrais (Figura 18.5).

Em alguns pacientes com remodelação ventricular acentuada e disfunção diastólica concomitante, a regurgitação mitral funcional pode se desenvolver. Isto decorre de um aumento acentuado na pressão e reversão do gradiente de pressão do átrio esquerdo para o ventrículo esquerdo combinados com um acentuado retesamento apical do aparelho mitral que impede a coaptação normal dos folhetos. Este fenômeno depende da frequência cardíaca e é visto na maioria das vezes em pacientes com bloqueio cardíaco concomitante ou bradicardia intensa. Embora identificável por imagens com fluxo colorido, o momento desse fenômeno é mais bem apreciado pelo Doppler espectral.

Por causa do envolvimento concomitante do ventrículo direito ou hipertensão pulmonar secundária e subsequente dilatação do anel tricúspide, a regurgitação tricúspide é frequentemente observada na miocardiopatia avançada (Figura 18.31). O jato de regurgitação tricúspide pode ser usado para se determinar a pressão sistólica ventricular direita como em qualquer outra causa de hipertensão pulmonar.

Etiologia da Miocardiopatia Dilatada

Muitas vezes não é possível determinar a etiologia de uma miocardiopatia dilatada. O Quadro 18.1 lista várias miocardiopatias dilatadas, algumas das quais podem ser identificadas especificamente por técnicas ecocardiográficas. Uma distinção clinicamente relevante a ser feita é entre miocardiopatia isquêmica e não isquêmica. Os aspectos diferenciadores de uma miocardiopatia isquêmica incluem grau relativamente maior de heterogeneidade

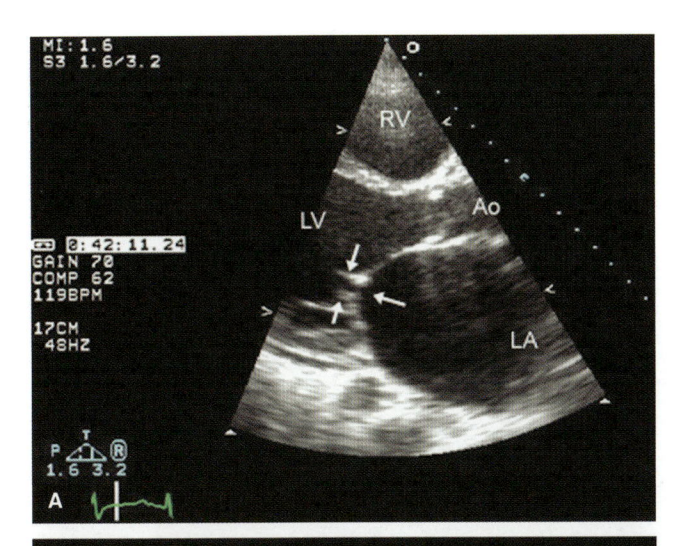

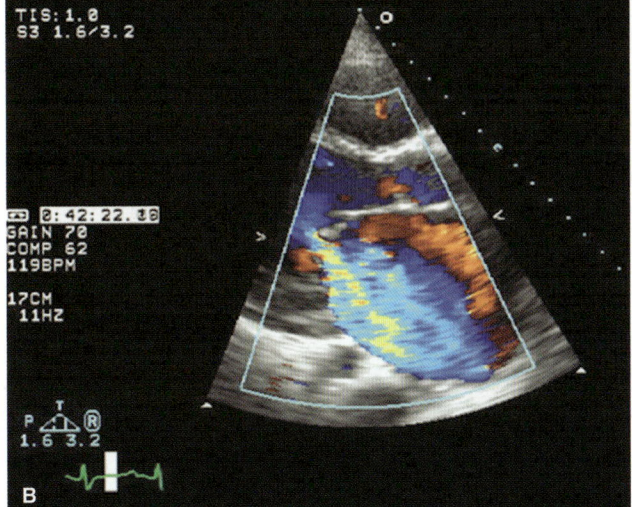

FIGURA 18.29 Ecocardiograma paraesternal de eixo longo registrado em um paciente com miocardiopatia dilatada e regurgitação mitral funcional. **A:** Registrado na mesossístole. Observe que as pontas dos folhetos estão se coaptando ponta a ponta (*setas verticais*) e o orifício regurgitante pode ser diretamente visibilizado (*seta horizontal*). **B:** Com Doppler com fluxo colorido, regurgitação mitral moderada a grave é revelada e pode ser vista tendo origem na área de falha na coaptação. Ao, aorta; LA, átrio esquerdo; LV, ventrículo esquerdo; RV, ventrículo direito.

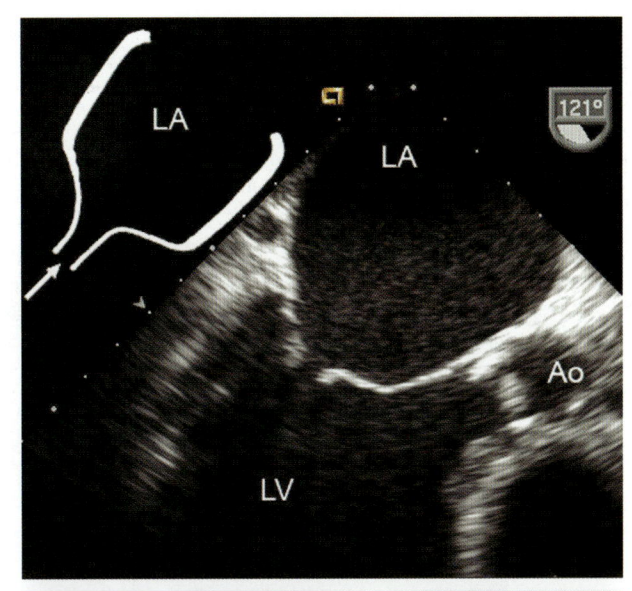

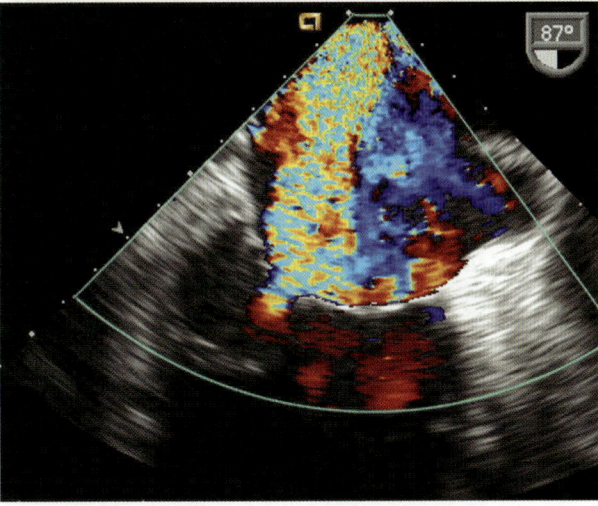

FIGURA 18.30 Ecocardiograma transesofágico registrado em um paciente com uma miocardiopatia dilatada e regurgitação mitral funcional. Observe o deslocamento apical dos folhetos mitrais e a falha na coaptação no fotograma mesossistólico (painel superior). Ao, aorta; LA, átrio esquerdo; LV, ventrículo esquerdo.

regional da função sistólica muitas vezes com áreas francas de fibrose ou aneurisma. Quando se observa a existência de uma área substancial de fibrose, estabelecida em um território coronário bem definido, ou de um aneurisma ventricular esquerdo, a probabilidade de uma etiologia isquêmica é alta. A Figura 18.6 foi registrada em um paciente com miocardiopatia isquêmica clássica. Havia disfunção ventricular esquerda global com franca acinesia com aneurisma raso na parede posterior, permitindo ser feito um diagnóstico ecocardiográfico de cardiopatia isquêmica. Muitas vezes pacientes apresentam ventrículo dilatado e globalmente acinético, mas sem evidência óbvia de infarto do miocárdio. Nesses casos, pode não haver aspectos ecocardiográficos que permitam o estabelecimento de uma etiologia isquêmica. Mesmo na presença de uma miocardiopatia não isquêmica, haverá variação regional da disfunção sistólica ventricular esquerda, tipicamente com as paredes inferoposterior proximal e posterolateral com função preservada quando comparadas com outras regiões. Por causa da heterogeneidade no estresse parietal regional, o grau de disfunção também pode variar quando os segmentos apical e basal são comparados. A ecocardiografia com estresse, geralmente com dobutamina, tem se mostrado promissora na identificação de miocardiopatia isquêmica. (Ver Capítulos 16 e 17 para discussão sobre miocardiopatia isquêmica.)

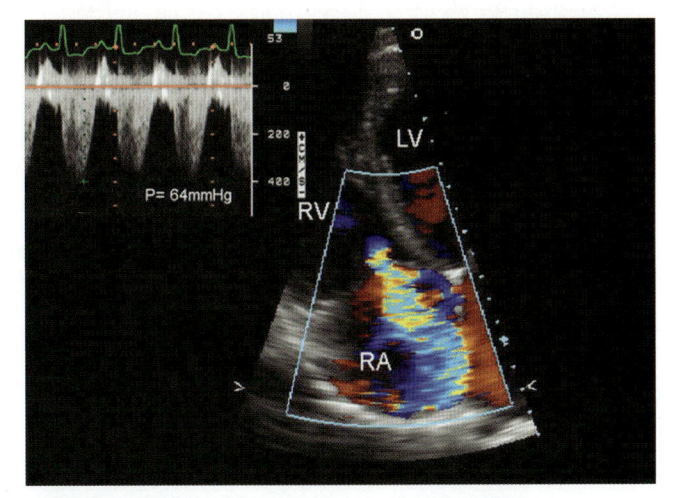

FIGURA 18.31 Incidência apical de quatro câmaras registrada em um paciente com uma miocardiopatia dilatada. Devido à combinação de disfunção ventricular direita e hipertensão pulmonar, o anel tricúspide está dilatado, e há evidência de regurgitação tricúspide funcional. Neste exemplo, a pressão sistólica ventricular direita pode ser calculada como sendo 74 mmHg a partir da imagem com Doppler com onda contínua que revelou um gradiente ventricular direito-atrial direito de 64 mmHg.

Uma forma de miocardiopatia dilatada que pode ser diagnosticada com quase certeza pela ecocardiografia é a não compactação do miocárdio. Durante o desenvolvimento, o miocárdio ventricular começa como uma série de sinusoides que então se comprimem ou compactam em fibras miocárdicas organizadas. Ocasionalmente durante o desenvolvimento, a compactação não ocorre e o miocárdio ventricular persiste no estado embrionário não compactado, o que não lhe dá o nível necessário de eficiência contrátil para proteger a geometria ventricular. Tipicamente, esses indivíduos se apresentarão na infância ou na segunda ou terceira década de vida, muitas vezes com arritmias, dilatação ventricular esquerda e disfunção sistólica global. Eventos embólicos também são mais comuns. As Figuras 18.32 a 18.35 foram registradas em pacientes com miocárdio não compactado. Neste

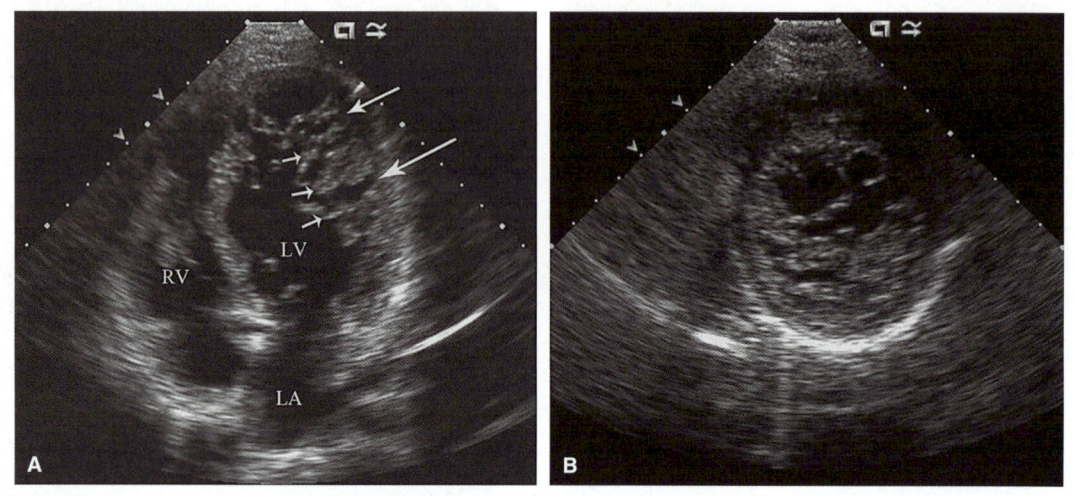

FIGURA 18.32 Incidências apical de quatro câmaras e paraesternal de eixo curto registradas em um paciente com uma miocardiopatia dilatada relacionada com não compactação ventricular. **A:** Na incidência apical de quatro câmaras, observe as massas irregulares de ecocardiogramas, predominantemente ao longo da parede lateral (*setas*) com espaços sinusoidais intercalados representando miocárdio não compactado. **B:** Um fenômeno similar é observado na incidência de eixo curto. 🔵

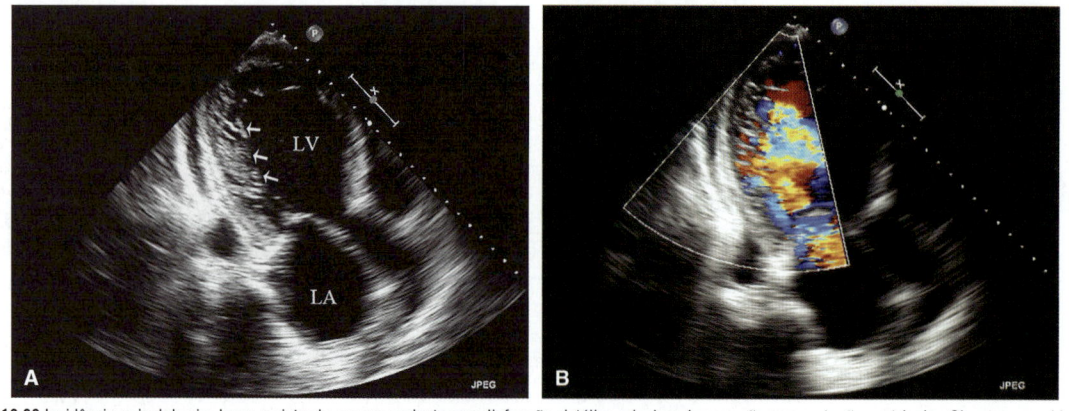

FIGURA 18.33 Incidência apical de eixo longo registrada em um paciente com disfunção sistólica relacionada com não compactação ventricular. Observe a combinação de ecocardiogramas miocárdicos trabeculares protrusos e espaços intersticiais, os quais se enchem com a imagem com Doppler com fluxo colorido. 🔵

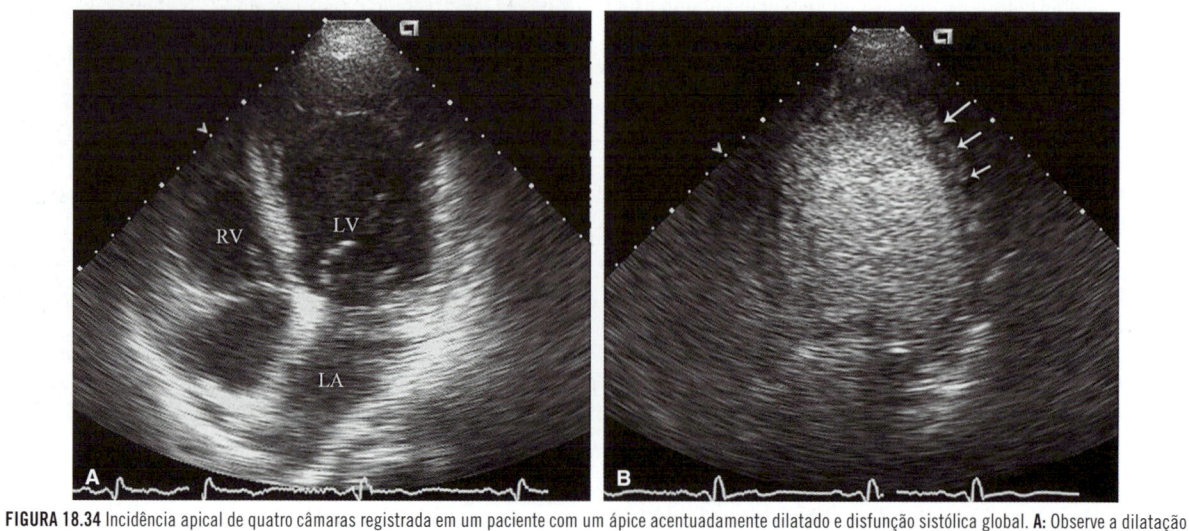

FIGURA 18.34 Incidência apical de quatro câmaras registrada em um paciente com um ápice acentuadamente dilatado e disfunção sistólica global. **A:** Observe a dilatação e o arredondamento do ápice ventricular, que está preenchido por ecos vagos. **B:** Registrada após a injeção de contraste endovenoso para opacificação ventricular esquerda e claramente demonstrando múltiplos espaços sinusoidais pequenos (*setas*) compatível com não compactação ventricular. 🔵

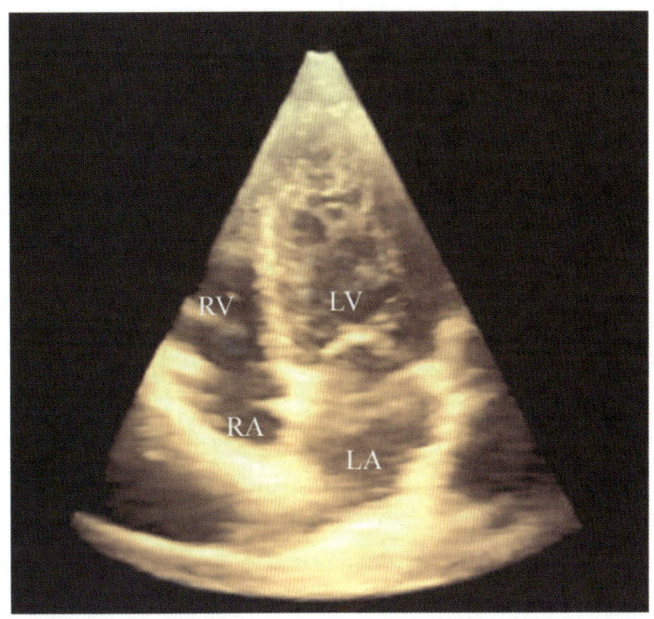

FIGURA 18.35 Imagem ecocardiográfica tridimensional registrada em um paciente com miocardiopatia dilatada relacionada com não compactação ventricular. Observe o aspecto complexo em favo de mel da superfície endocárdica que é decorrente de múltiplos sinusoides não compactados. LA, átrio esquerdo; LV, ventrículo esquerdo; RA, átrio direito; RV, ventrículo direito.

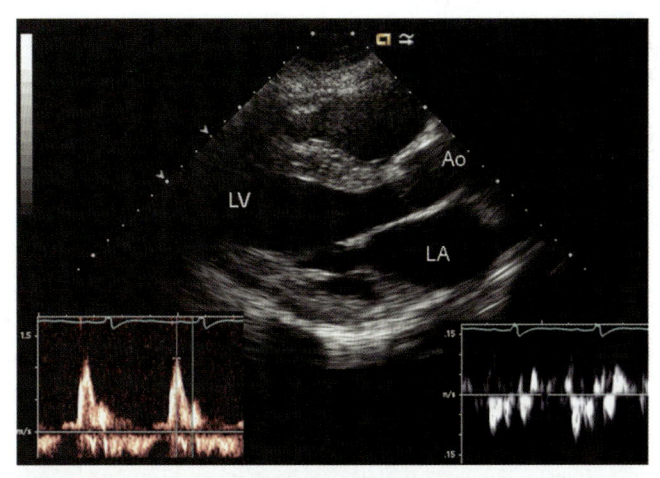

FIGURA 18.36 Incidência paraesternal de eixo longo registrada em um paciente com hipertensão de longa duração e mal tratada que desenvolveu disfunção sistólica. Observe a hipertrofia ventricular esquerda com dilatação somente discreta da câmara e a hipocinesia global na imagem em tempo real. O padrão de entrada da valva mitral revela um tempo de desaceleração curto de 110 milissegundos e há velocidades anulares reduzidas, tudo compatível com disfunção diastólica grau 3. Ao, aorta; LA, átrio esquerdo; LV, ventrículo esquerdo.

caso, observe o aspecto em favo de mel do miocárdio, que pode ser generalizado ou focal. Este aspecto inicialmente poderia ser confundido com múltiplos trombos ventriculares, mas sua natureza difusa é uma característica distinta que permite o diagnóstico de não compactação. A quantidade de miocárdio envolvido com não compactação é altamente variável. Alguns pacientes são identificados com áreas limitadas de não compactação com somente comprometimento discreto da função ventricular. Regiões limitadas de não compactação podem ocasionalmente ser encontradas também na miocardiopatia hipertrófica e de outros tipos.

Muitas miocardiopatias dilatadas são sequelas de miocardite aguda que pode não ter sido reconhecida clinicamente. Se a aquisição de imagens ecocardiográficas for feita precocemente no curso dessa doença, classicamente se encontra espessura parietal e tamanho cavitário relativamente preservados com disfunção sistólica global. Não havendo recuperação completa da miocardite, dilatação progressiva e adelgaçamento parietal com disfunção ventricular esquerda ocorrerão tipicamente. Entretanto, muitas vezes os pacientes se apresentam depois que as câmaras já se dilataram e ficaram delgadas e, portanto, indistinguíveis da miocardiopatia de outras etiologias.

A hipertensão mal controlada resulta em doença cardiovascular hipertensiva e, quando de longa duração, o aparecimento de miocardiopatia dilatada. Neste caso, a hipertrofia ventricular esquerda tipicamente persiste na presença de dilatação de câmara e disfunção global (Figura 18.36). A combinação de hipertrofia e graus moderados de dilatação e disfunção global é bastante típica da doença cardiovascular hipertensiva em estágio final com subsequente disfunção ventricular esquerda, mas também poderia ser mimetizada por uma variedade de doenças infiltrativas. A disfunção diastólica é invariavelmente vista também.

A doença renal de longa duração tipicamente em um paciente em diálise também pode ensejar uma miocardiopatia bastante característica. As anormalidades metabólicas e hipertensão concomitantes resultam em calcificação anular com acentuada hipertrofia ventricular esquerda. Disfunção sistólica ventricular esquerda e insuficiência cardíaca congestiva estão presentes em decorrência de uma combinação de efeitos metabólicos e efeitos da hipertrofia de longa duração. Ocasionalmente, tais indivíduos mostram melhora da função ventricular depois de transplante renal ou regimes de diálise mais agressivos.

Determinação do Prognóstico na Miocardiopatia Dilatada

Vários achados ecodopplercardiográficos podem ser relacionados com o prognóstico da miocardiopatia dilatada. Estes estão listados no Quadro 18.5. Como em todas as outras técnicas de imagem, inclusive ventriculografia radionuclídica e ventriculografia contrastada, qualquer um dos índices sistólicos, como volume ventricular esquerdo e fração de ejeção, podem ser acuradamente calculados e estão relacionados com o prognóstico.

Parâmetros do Doppler também podem ser usados para proporcionar informações prognósticas. A técnica empregada mais comumente é a interrogação dos padrões de fluxo de entrada valvar mitral. O achado com Doppler que suscita informações prognósticas mais importantes é um padrão restritivo ou disfunção diastólica graus 3/4 (Figuras 18.16, 18.20 e 18.37). Este se caracteriza por relação E/A alta, tipicamente acima de 2,5, juntamente com um tempo de desaceleração curto (< 130 a 150 milissegundos). Este padrão indica um grau avançado de disfunção diastólica. Este padrão também implica acentuada elevação das pressões telediastólica e atrial esquerda e como tal é visto muitas vezes em indivíduos com graus mais acentuados de dilatação atrial esquerda e hipertensão pulmonar secundária. O prognóstico adverso associado a um padrão restritivo de enchimento foi demonstrado em vários estudos (Quadro 18.6). A disfunção diastólica se soma a uma função sistólica reduzida com respeito ao prognóstico, e pacientes com disfunção diastólica avançada e grave disfunção

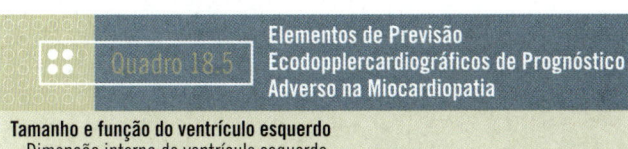

	Elementos de Previsão
Quadro 18.5	**Ecodopplercardiográficos de Prognóstico Adverso na Miocardiopatia**

Tamanho e função do ventrículo esquerdo
Dimensão interna do ventrículo esquerdo
Volume telediastólico ventricular esquerdo > 75 mℓ/m^2
Volume telessistólico ventricular esquerdo > 55 mℓ/m^2
Fração de ejeção ventricular esquerda < 0,4
Índice de esfericidade < 1,5
dP/dt ventricular esquerda < 600 mmHg/s
Índice de desempenho miocárdico > 0,4

Propriedades diastólicas do ventrículo esquerdo
Padrão de fluxo de entrada mitral restritivo
Padrão pseudonormal de fluxo de entrada mitral
Dilatação atrial esquerda

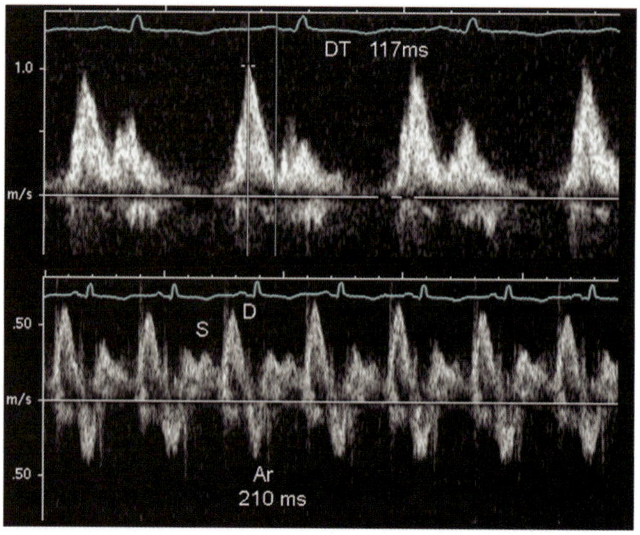

FIGURA 18.37 Fluxo de entrada mitral registrada em um paciente com miocardiopatia dilatada e fração de ejeção de 34%. O padrão do fluxo de entrada mitral revela uma relação E/A de aproximadamente 2,0 e um tempo de desaceleração (TD) de 117 milissegundos da disfunção diastólica 3/4. O fluxo venoso pulmonar revela relação S/D invertida e uma reversão atrial (Ar) prolongada de 210 milissegundos confirmando a disfunção diastólica significativa e pressão atrial esquerda elevada.

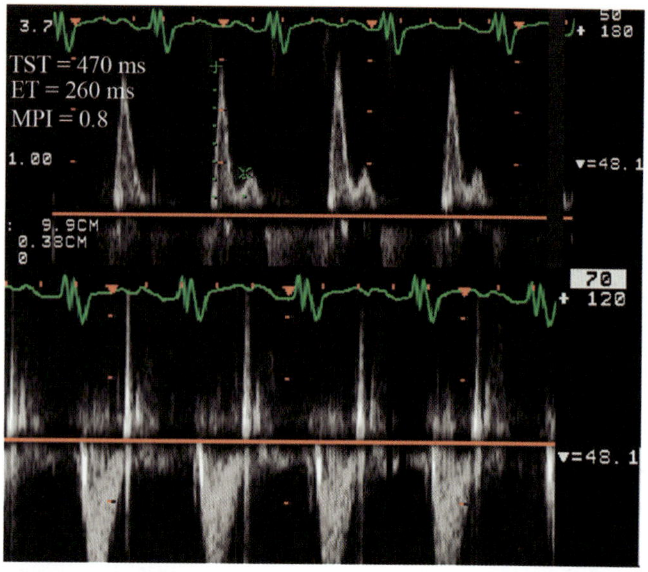

FIGURA 18.38 Registros Doppler de um paciente com miocardiopatia dilatada e disfunções sistólica e diastólica combinadas. O padrão do fluxo de entrada mitral é compatível com fisiologia restritiva e o índice de desempenho miocárdico (MPI) está acentuadamente prolongado em 0,8. ET, tempo de ejeção; TST, tempo sistólico total.

sistólica tipicamente têm sobrevida de 2 anos abaixo de 50%. Um parâmetro singular da ecocardiografia é o índice de desempenho miocárdico que combina desempenho tanto sistólico quanto diastólico (Figura 18.38). O índice de desempenho miocárdico acima de 0,40 reflete prognóstico adverso em uma ampla faixa de estados mórbidos, inclusive miocardiopatia dilatada.

A presença de regurgitação mitral e tricúspide também afeta o prognóstico. Como regra geral, a regurgitação mitral mais grave é sequela de grande dilatação ventricular esquerda e alterações na geometria, e, como tal, o impacto da regurgitação mitral independentemente do processo básico é difícil de se estabelecer. Vários estudos demonstraram, contudo, que graus crescentes de regurgitação mitral e tricúspide se correlacionam com o agravamento do prognóstico. A Figura 18.39 representa as taxas de mortalidade em uma grande série de indivíduos com insuficiência cardíaca congestiva, disfunção sistólica e vários graus de regurgitação mitral. A regurgitação mitral grave na presença de

disfunção sistólica em pacientes com insuficiência cardíaca congestiva acarreta um prognóstico substancialmente pior do que naqueles indivíduos com graus menores de regurgitação mitral. Além disso, a dP/dt ventricular esquerda, calculada da velocidade espectral da regurgitação mitral, também fornece informações prognósticas e a probabilidade de eventos é inversamente proporcional à dP/dt positiva e negativa.

O Papel da Ecocardiografia na Terapia Básica e Avançada

Embora as decisões quanto às formas específicas de terapia medicamentosa e não medicamentosa devam ser tomadas com base clínica e incorporando todos os dados disponíveis, o ecocardiograma pode ter um papel valioso na estratificação de pacientes

Quadro 18.6 Significado Prognóstico de Parâmetros Ecodoppler na Disfunção Diastólica

Estudo	Parâmetro	População	Valor de Corte	Desfecho
Giannuzzi et al., 1996	TD	508 pts, FE baixa	125 ms	Sobrevida livre de eventos 77% se TD > 125 ms, 18% se TD < 125 ms
Pozzoli et al., 1997	Padrão do influxo mitral	173 pts, ICC, FE baixa	Resposta à carga	Taxa de eventos 51% com ER não responsivo, 19% ER responsivo, 6% sem ER
Hansen et al., 2001	Padrão do influxo mitral	311 pts, MC	Padrão de ER *versus* todos os outros	Sobrevida em 2 anos 52% com ER, 80% sem ER
Bella et al., 2002	E/A	3.008 índios americanos	Anormal definido como < 0,6 ou > 1,5	Mortalidade por todas as causas em 3 anos 12% se anormal, 6% se normal
Hillis et al., 2004	E/e′	250 pts, IM agudo	15	Mortalidade 26% se > 15 e 5,6% se < 15
Wang et al., 2005	e′	182 pts, FE < 50%	3 cm/s	Morte cardíaca 32% e′ < 3 cm/s, 12% e′ > 3 cm/s
Dini et al., 2000	TD e Ar-A	145 pts, MC	TD < 130 ms, Ar-A > 30 ms	Sobrevida livre de eventos em 2 anos 86% se ambos normais, 23% se ambos anormais
Okura et al., 2006	E/e′	230 pts, FA não valvar	15	Mortalidade 17% se E/e′ > 15, 4% se E/e′ < 15
Bruch et al., 2007	E/e′	370 pts, MC e RM	13,5	Sobrevida livre de eventos 31% se E/e′ > 13,5, 64% se < 13,5
Takemoto et al., 2005	Índice de volume do AE	1.375 pts idosos, FE normal	< 28, 28–37, > 37 mℓ/m²	Mortalidade e risco de IC diretamente relacionados com volume do AE

AE, atrial esquerdo; ER, padrão de enchimento restritivo; FA, fibrilação atrial; FE, fração de ejeção; IC, insuficiência cardíaca; ICC, insuficiência cardíaca congestiva; IM, infarto do miocárdio; MC, miocardiopatia; RM, regurgitação mitral; TD, tempo de desaceleração. Outras abreviações como no texto.
Modificado de Nagueh SF, Appleton CP, Gillebert TC, et al. Recommendations for the evaluation of left ventricular diastolic function by echocardiography. J Am Soc Echocardiogr 2009; 22:107–133, com permissão.

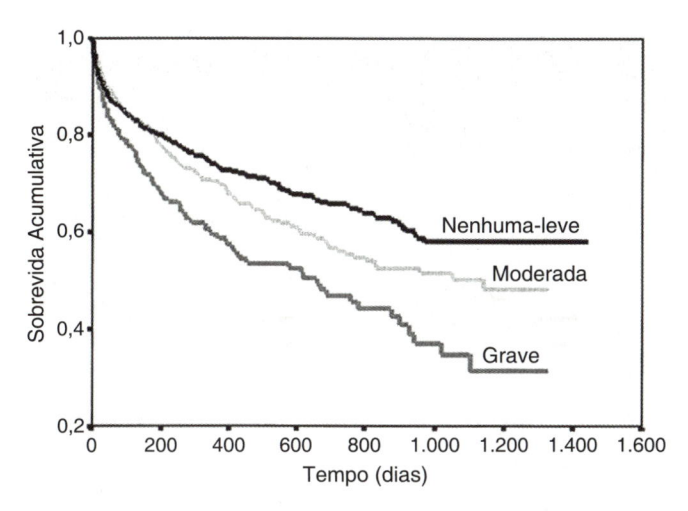

FIGURA 18.39 Relação entre sobrevida e gravidade da regurgitação mitral em pacientes com miocardiopatia e função sistólica reduzida. Observe o desfecho progressivamente pior comparado com pacientes com regurgitação mitral leve, moderada e grave. (De Koelling TM, Aaronson KD, Cody RJ, et al. Prognostic significance of mitral regurgitation and tricuspid regurgitation in patients with left ventricular systolic dysfunction. Am Heart J 2002;144:524-529, com permissão.)

em diferentes subtipos terapêuticos. Obviamente, a detecção de uma miocardiopatia dilatada com disfunção sistólica identifica um paciente para o qual a terapia combinada com inibidor da enzima de conversão da angiotensina, betabloqueadores e espironolactona tem se comprovado proporcionar benefício sintomático e prognóstico. De modo similar, pode ser apropriado evitar esse tipo de terapia em indivíduos com outros tipos de miocardiopatia (p. ex., hipertrófica). A fisiologia restritiva identifica uma população em estágio final para os quais uma conduta muito agressiva está indicada, e quando combinada com outros parâmetros pode identificar um subconjunto de pacientes que provavelmente sofrem de uma sobrecarga de volume para os quais a terapia diurética agressiva pode ser benéfica. Contudo, deve ser ressaltado que decisões concernentes a terapias específicas apropriadas devem ser tomadas usando-se uma combinação de informações clínicas, ecocardiográficas e outras, e não somente baseadas em observações ecocardiográficas. Uma outra decisão clínica que está baseada na determinação da função ventricular esquerda é a instalação de um desfibrilador implantável automático. Vários ensaios clínicos demonstraram o limiar de fração de ejeção ventricular esquerda abaixo do qual o implante profilático de um desfibrilador implantável é custo-eficaz e efetivo para a sobrevida do paciente.

⣿ Estimulação Biventricular na Insuficiência Cardíaca Congestiva

Uma abordagem cada vez mais empregada no tratamento da miocardiopatia dilatada é a estimulação elétrica biventricular. Um subconjunto de pacientes com miocardiopatia dilatada e bloqueio de ramo esquerdo tem dissincronia mecânica que resulta em contração ventricular esquerda global ineficiente, volume de ejeção reduzido e uma síndrome semelhante à miocardiopatia dilatada idiopática. Há dois componentes para esse fenômeno: um distúrbio na condução elétrica e dissincronia mecânica subsequente. Tentativas iniciais de identificar pacientes que mais provavelmente poderiam se beneficiar da estimulação elétrica biventricular para ressincronização envolveram avaliação da duração do QRS somente. Teoricamente, identificação de pacientes com base na dissincronia mecânica pode ser um meio mais preciso de se identificar aqueles que mais provavelmente podem ser beneficiados pela terapia de ressincronização. A hipótese por detrás da estimulação biventricular é que a estimulação simultânea do sep-

to ventricular e da parede lateral do ventrículo esquerdo resultará em contração simultânea das paredes, diferente da contração dissincrônica observada no bloqueio de ramo esquerdo. Isto, por sua vez, melhora a eficiência contrátil e o desempenho geral ventricular esquerdo (Figuras 18.40 e 18.41). Estudos clínicos demonstraram que a estimulação biventricular bem-sucedida resulta em melhora da fração de ejeção ventricular esquerda, redução dos volumes ventriculares esquerdos, muitas vezes redução da magnitude da regurgitação mitral secundária, melhora das condições sintomáticas e funcionais e benefício quanto à sobrevida.

O dissincronismo mecânico pode ser definido de várias maneiras. Os ventrículos direito e esquerdo podem ter momentos dissincrônicos de contração de modo que o fluxo pulmonar ou aórtico precede em um grau anormal (dissincronismo interventricular). Este tipo de dissincronismo, enquanto visto no bloqueio de ramo esquerdo, geralmente tem pouco impacto no desempenho ventricular esquerdo global. O dissincronismo intraventricular do ventrículo esquerdo é o mecanismo predominante que resulta em sua ineficiência global. Há muito se reconhece que um coração estruturalmente normal, saudável, pode ter uma diminuição da função ventricular esquerda durante a estimulação elétrica a partir do ápice do ventrículo direito. Um fenômeno semelhante ocorre em um subconjunto de pacientes com bloqueio de ramo esquerdo intrínseco e de longa duração. A hipótese é que a contração do septo e das paredes laterais em momentos diferentes resulta em ineficiência global da função geral de bomba. Com o tempo, essa ineficiência resulta em dilatação progressiva do ventrículo esquerdo e maior declínio da função sistólica. Se a di-

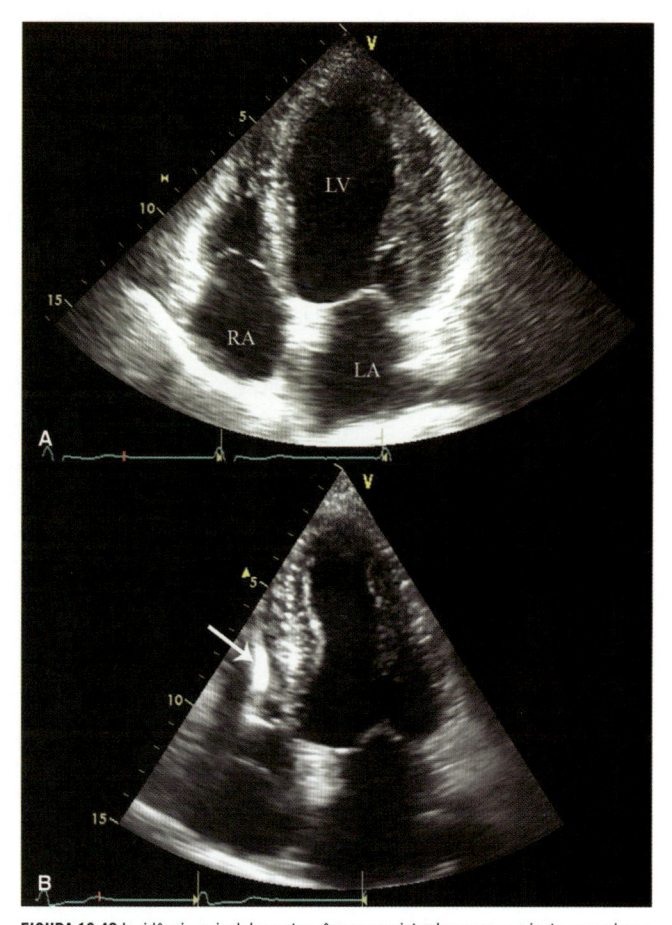

FIGURA 18.40 Incidência apical de quatro câmaras registrada em um paciente com miocardiopatia dilatada não isquêmica e bloqueio de ramo esquerdo com dissincronismo mecânico acentuado. **A:** Registrada antes do implante de um marca-passo biventricular e revela geometria ventricular mais esférica e grave hipocinesia global. **B:** Registrada após o implante de um dispositivo de estimulação biventricular (*seta*) e confirma melhora substancial da geometria ventricular esquerda e função sistólica. Ambos os painéis foram registrados na telessístole e a melhora na função é mais bem visibilizada nas imagens em tempo real. LA, átrio esquerdo; LV, ventrículo esquerdo; RA, átrio direito. ⬤

FIGURA 18.41 Incidência apical de quatro câmaras registrada na sístole com imagem com Doppler com fluxo colorido registrada em um paciente antes (**A**) e 6 meses após (**B**) instituição da estimulação elétrica biventricular. **A:** Observe o ventrículo esquerdo acentuadamente dilatado com geometria relativamente esférica e a presença de regurgitação mitral moderada. **B:** Observe a diminuição acentuada da dimensão interna ventricular esquerda, a geometria mais em formato de bala de revólver, a área menor da cavidade em um momento equivalente no ciclo cardíaco, e a diminuição acentuada da regurgitação mitral. LV, ventrículo esquerdo; RA, átrio direito; RV, ventrículo direito.

minuição da função ventricular também estiver relacionada com remodelação com deslocamento apical e lateral dos músculos papilares, ocorre regurgitação mitral funcional. Um outro mecanismo de regurgitação mitral funcional é o dissincronismo localizado da parede ventricular esquerda no local de inserção dos músculos papilares, que pode interferir com a função adequada da valva mitral. A área de dissincronismo mecânico máximo pode ser difícil de se saber com certeza, mas é comumente ao nível médio ventricular.

Existem outras anormalidades que podem mimetizar dissincronismo mediado eletricamente. Uma anormalidade na movimentação parietal isquêmica ou área de fibrose claramente não terão uma contração sincrônica com a parede normal oposta. Isto não representa dissincronismo mediado eletricamente, mas os

Quadro 18.7 — Resultados de Pontos Terminais Primários

Tipo de Ecocardiografia	Método/Ponto de Corte de Dissincronismo	O Ponto de Corte Foi Atingido?	RCC Melhorado				VTSVE Reduzido > 15%			
			Total	n	%	P	Total	n	%	P
Nenhum	QRS > 130 ms		426	294	69		286	161	56	
Modo M	AMPSP > 30 ms	Sim	157	113	72	0,44	130	84	65	0,021
		Não	135	91	67		98	48	49	
Doppler pulsado	AMIV > 40 ms	Sim	194	143	74	0,045	148	92	62	0,029
		Não	182	116	64		128	62	48	
	TEVE/RR ≤ 40%	Sim	112	87	78	0,018	88	59	67	0,012
		Não	235	153	65		168	85	51	
	PEV > 140 ms	Sim	239	175	73	0,013	185	113	61	0,016
		Não	146	89	61		97	44	45	
Modo M + Doppler	DIVPLE qualquer sobreposição	Sim	17	11	65	0,58	16	10	63	0,61
		Não	230	164	71		174	95	55	
IDT, publicado	Ts Lat-Sep > 60 ms	Sim	95	64	67	1,00	74	50	68	0,005
		Não	128	87	68		99	45	45	
	Ts DP > 32 ms	Sim	119	86	72	0,27	98	55	56	0,33
		Não	48	30	63		35	16	46	
	DVM > 110 ms	Sim	179	123	69	0,42	143	80	56	0,77
		Não	93	59	63		71	38	54	
IDT + IRP, publicado	CLA > 2 segmentos	Sim	111	75	68	0,79	90	51	57	0,68
		Não	160	105	66		123	66	54	
IDT, valor mediano usado como corte	Ts deslocamento máximo > 120 ms	Sim	64	46	72	0,34	49	29	59	0,30
		Não	61	38	62		45	21	47	
	Ts basal máximo > 83 ms	Sim	137	95	69	0,44	105	62	59	0,28
		Não	137	88	64		111	57	51	
	Ts início basal > 67 ms	Sim	135	99	73	0,029	110	63	57	0,58
		Não	139	84	60		106	56	53	

Modificado de Chung ES, Leon AR, Tavazzi L, et al. Results of the Predictors of Response to CRT (PROSPECT). Circulation 2008;117:2608-2616.

AMIV, atraso mecânico interventricular; AMPSP, atraso na movimentação parietal septal-posterior; CLA, contração longitudinal atrasada medida nos 6 segmentos ventriculares esquerdos basais; DIVPLE, dissincronismo interventricular parede lateral esquerda; DVM, diferença de velocidade máxima para seis segmentos no nível basal; IDT, doppler tecidual; IPEV, intervalo pré-ejeção ventricular esquerdo; IRP, ecocardiografia de esforço com dobutamina; RCC, resultado composto clínico; TEVE, tempo de enchimento ventricular esquerdo; Ts (lateral-septal), tempo de atraso entre tempo até velocidade sistólica máxima nos segmentos septais basais e basais laterais; Ts DP, DO de tempo desde QRS até velocidade sistólica máxima na fase de ejeção para 12 segmentos ventriculares esquerdos (seis basais e seis médios); Ts início (basal), diferença máxima de tempo até início da velocidade sistólica para seis segmentos no nível basal; Ts máximo (basal), diferença máxima de tempo até velocidade sistólica máxima para seis segmentos no nível basal; Ts deslocamento máximo, diferença máxima de tempo até velocidade sistólica máxima para quatro segmentos; VTSVE, volume telessistólico ventricular esquerdo.

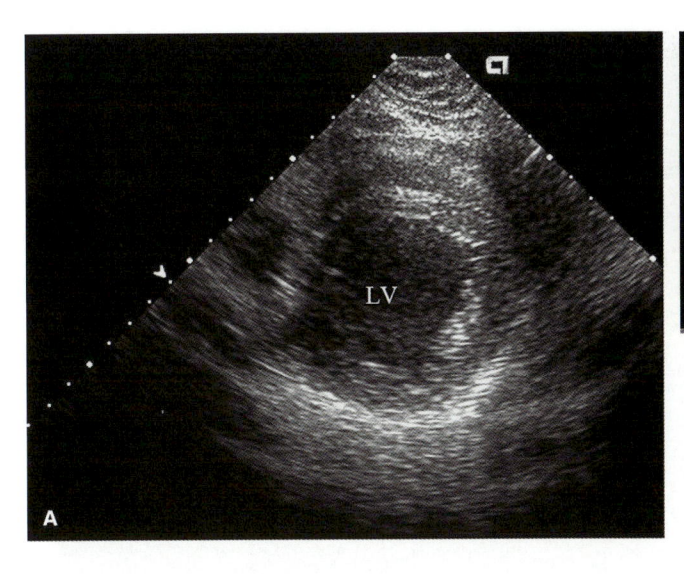

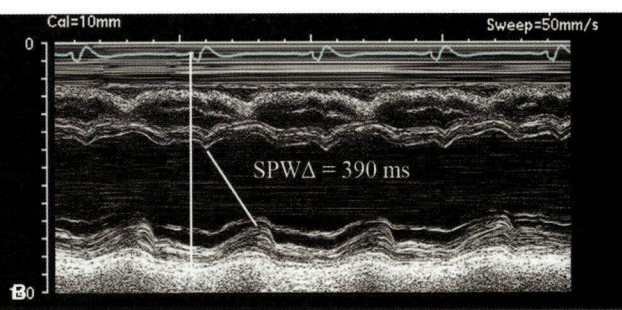

FIGURA 18.42 Ecocardiograma com incidência paraesternal de eixo curto e modo M em um paciente com disfunção sistólica ventricular esquerda relacionada com bloqueio de ramo esquerdo. **A:** Observe o miocárdio com espessura total e geometria circular normal do ventrículo, o qual tem função acentuadamente comprometida na imagem em tempo real. **B:** No ecocardiograma em modo M, observe o atraso septal para a parede posterior (SPWΔ) de 390 milissegundos compatível com acentuado dissincronismo entre o septo ventricular e as paredes posteriores. 🖸

efeitos de isquemia ou necrose miocárdica. Como tal, a não ser que esteja presente dissincronismo elétrico concomitante, não é de se esperar que será benéfica a ressincronização por estimulação biventricular.

Conceitualmente, ao se identificarem pacientes com graus mais acentuados de dissincronismo mecânico, a ecocardiografia pode ter um papel valioso na seleção apropriada de pacientes para essa nova tecnologia dispendiosa. A hipótese é que somente aqueles pacientes com graus mais acentuados de dissincronismo mecânico irão se beneficiar da estimulação elétrica biventricular. O estabelecimento de critérios definitivos e reprodutíveis para identificação de pacientes com dissincronismo mecânico tem sido problemático. Múltiplos parâmetros têm sido propostos para se determinar o grau de dissincronismo mecânico, muitos dos quais estão listados nas duas primeiras colunas do Quadro 18.7.

Um dos parâmetros mais antigos para se determinar o dissincronismo mecânico foi o retardo entre a contração do septo e a da parede posterior, quantificado por meio da ecocardiografia em modo M (Figura 18.42). Enquanto permaneça clinicamente válido, ele é comprometido pela capacidade de se adquirir de maneira reprodutível traçados de alta qualidade em modo M suficientes para permitir a medida da cronometria dos eventos e o fato de que muitos pacientes têm padrões atípicos de movimentação parietal relacionados com bloqueio de ramo.

Uma das técnicas mais amplamente estudadas para avaliação do dissincronismo têm sido as imagens com Doppler tissular a partir de múltiplas incidências apicais para se determinar o início da contração em qualquer um dos segmentos miocárdicos 2, 4, 6 ou 12 do ventrículo esquerdo (Figuras 18.43 e 18.44). Tanto o atraso máximo entre os segmentos quanto o desvio padrão do atraso entre os segmentos podem ser calculados. Uma avaliação do dissincronismo mecânico regional também pode ser feita pela análise dos subvolumes ventriculares esquerdos derivados da ecocardiografia tridimensional (Figura 18.45). Ensaios de por-

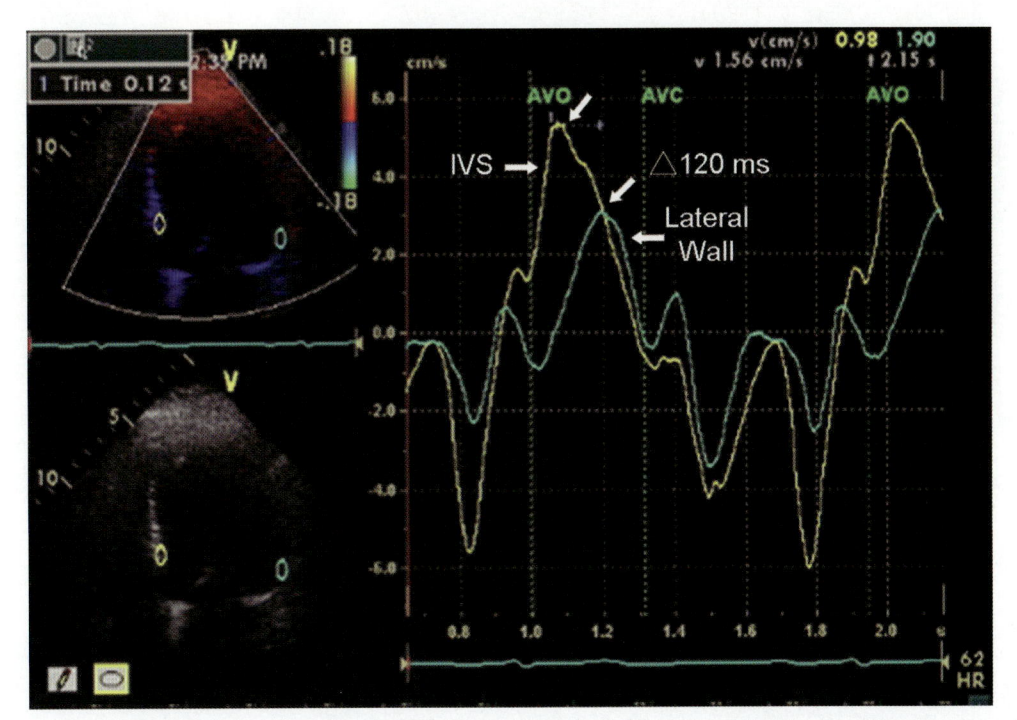

FIGURA 18.43 Imagem com Doppler tissular para velocidade no septo proximal e paredes laterais em um paciente com bloqueio de ramo esquerdo e sendo considerado para terapia de ressincronização. A velocidade sistólica máxima é conforme mostrada pelas *setas diagonais* tanto para o septo ventricular (IVS) quanto para as paredes laterais. A diferença de tempo (Δ) entre a velocidade máxima do IVS e da parede lateral está prolongada em 120 milissegundos. AVC, fechamento da valva aórtica; AVO, abertura da valva aórtica; Lateral Wall, parede lateral.

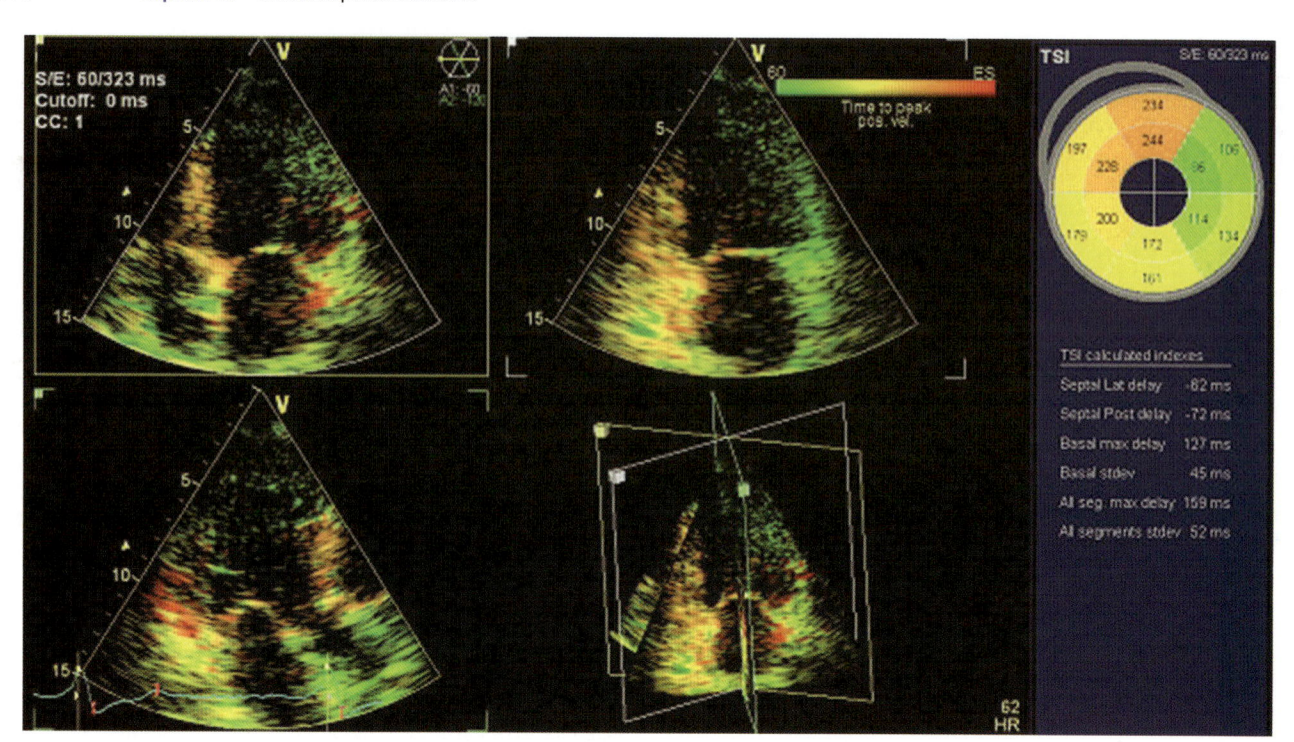

FIGURA 18.44 Ecocardiograma de volume total tridimensional em tempo real registrado por uma incidência apical em um paciente sendo considerado para terapia de ressincronização. As incidências apicais de quatro e duas câmaras e apical de eixo longo foram extraídas de uma aquisição de volume total de um único ciclo cardíaco da qual foi usada imagem com Doppler tissular para determinar a velocidade pico a pico em múltiplas regiões. O gráfico em olho de boi mostra o tempo de velocidade de pico máxima em seis segmentos basais e médios dos quais vários índices de dissincronismo são calculados. Neste caso, observe o atraso inverso entre as paredes septal e lateral.

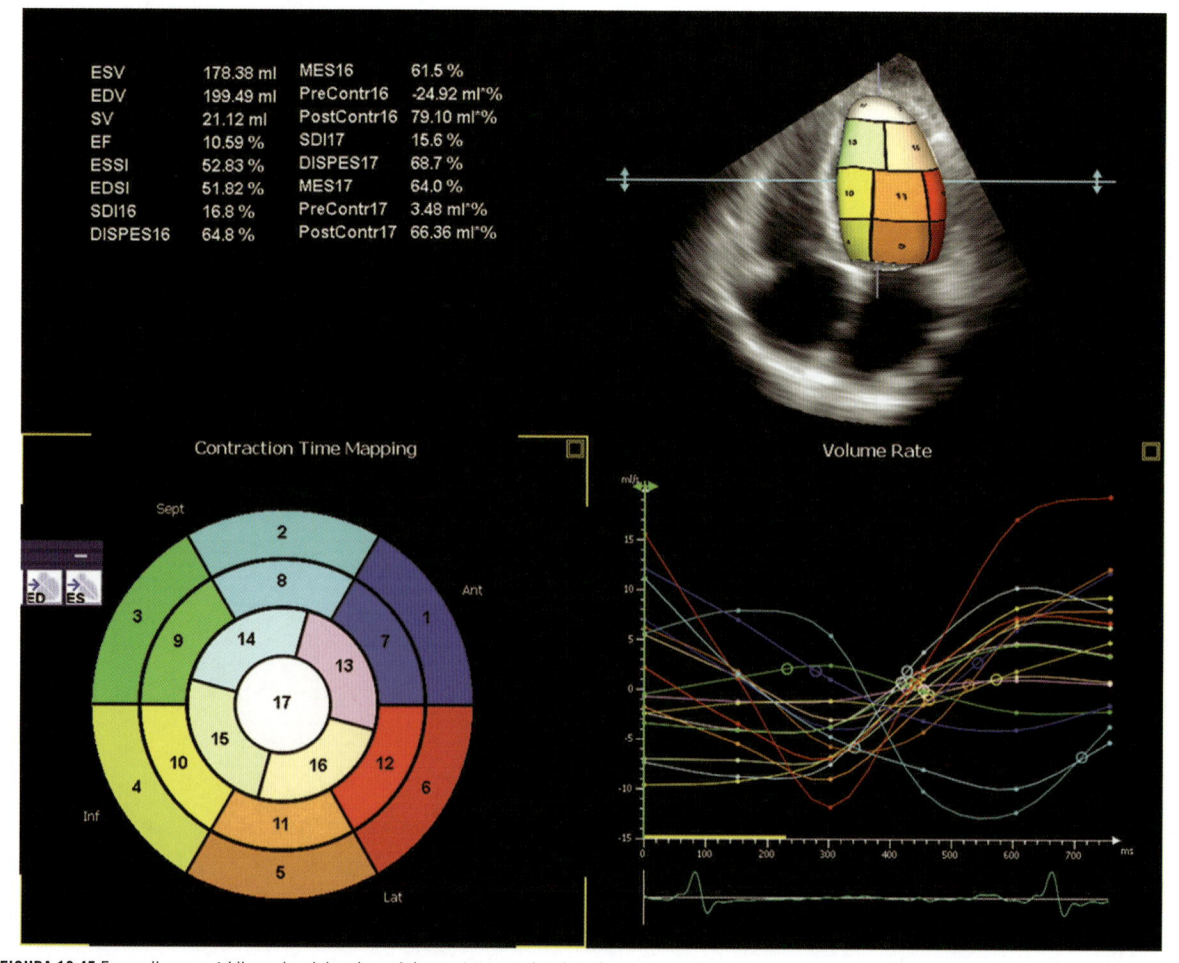

FIGURA 18.45 Ecocardiograma tridimensional de volume único em tempo real registrado em um paciente com uma miocardiopatia dilatada e bloqueio de ramo esquerdo. A fração de ejeção está acentuadamente deprimida em 10,6%. À direita embaixo está uma representação gráfica de alteração no volume em cada um dos 17 segmentos analisados e o quadro delineia múltiplos parâmetros de dissincronismo com base no tempo até volume mínimo em cada um dos subsegmentos.

tes relativamente pequenos e unicêntricos sugerem que cada um desses métodos é preciso na identificação de pacientes com a probabilidade de se beneficiarem da ressincronização. Mais recentemente, vários parâmetros foram avaliados simultaneamente em um laboratório central no estudo Predictors of Response to Cardiac Resynchronization Therapy (PROSPECT), cujos resultados sugeriram que, exceto nas séries unicêntricas escrupulosamente controladas, a reprodutibilidade e a exequibilidade de se adquirir essas várias medidas eram modestas na melhor das hipóteses e que o valor de previsão de qualquer parâmetro de uma resposta clínica favorável era bastante baixo (Quadro 18.7).

Um segundo papel que a ecocardiografia pode ter é a otimização do retardo atrioventricular (AV) para estimulação AV. O objetivo da otimização do atraso AV é de assegurar que a condução através do sistema nativo de condução seja minimizada e que o ventrículo esquerdo seja ativado exclusivamente pelo dispositivo de estimulação biventricular. Isto requer um intervalo AV relativamente curto suficiente para suplantar a condução nativa. Por outro lado, se o intervalo AV for ajustado para muito curto, fica comprometido o enchimento diastólico. O intervalo AV ideal permite a discriminação clara entre ondas E e A, com a onda A discretamente invadindo o QRS. Se o intervalo AV for ajustado para muito curto, a contribuição sistólica atrial para o enchimento ventricular esquerdo é comprometida. Se o intervalo AV for ajustado para muito longo, a condução nativa ainda permite a ocorrência da contração dissincrônica. Uma "titulação" completa do retardo AV pode ser feita ao mesmo tempo em que se monitora uma variedade de parâmetros do desempenho ventricular esquerdo, inclusive fluxo de entrada mitral (Figura 18.46), fração de ejeção ventricular esquerda, ITV da via de saída do ventrículo esquerdo (Figura 18.47) e a gravidade da regurgitação mitral.

Outros parâmetros do desempenho ventricular esquerdo que podem ser seguidos incluem dP/dt da geração de pressão ventricular esquerda, que pode ser derivada da exibição espectral da regurgitação mitral (Figura 18.48). Como há contração dissincrônica das paredes ventriculares esquerdas, a geração de pressão dentro da cavidade do ventrículo esquerdo não é eficiente, à medida que a contração da parede lateral pode não começar até depois de ter havido contração da parede septal. Isso resulta em uma janela de tempo relativamente estreita na qual todas as paredes estão se contraindo simultaneamente, havendo uma geração de pressão mais gradual dentro da cavidade ventricular esquerda. A ressincronização com estimulação biventricular resulta em maior tempo de contração mútua de todas as paredes ventriculares esquerdas e daí um aumento mais rápido da geração de pressão dentro do ventrículo esquerdo, que se manifesta por uma maior dP/dt durante a estimulação elétrica biventricular. Gerações mais recentes de marca-passos biventriculares permitem a programação do retardo entre as ativações ventricular esquerda e ventricular direita e provavelmente aumentarão a necessidade de monitoramento ecodopplercardiográfico detalhado para otimização desses dispositivos.

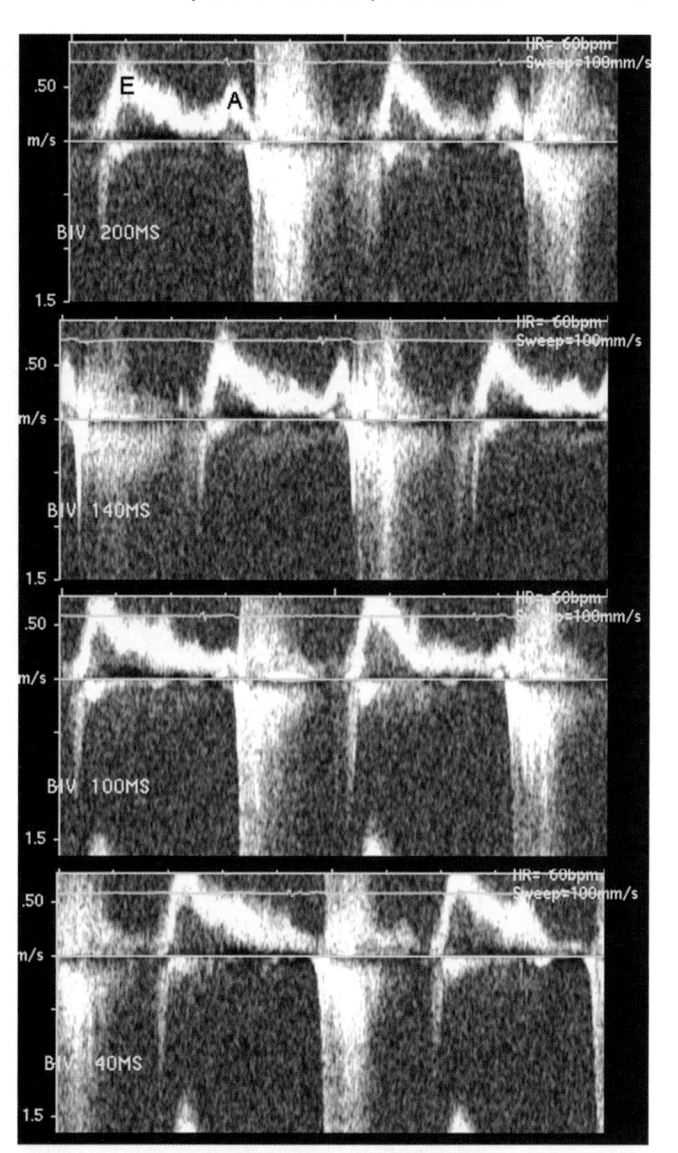

FIGURA 18.46 Fluxo de entrada mitral registrado durante otimização de um dispositivo de estimulação biventricular. No painel superior, com um atraso atrioventricular (AV) de 200 milissegundos, observe a excelente discriminação das ondas E e A. À medida que o atraso AV é progressivamente diminuído até 140, 100 e 40 milissegundos, observe o truncamento da onda A com sua total eliminação em 40 milissegundos. O atraso AV ideal permite o fluxo completo atrial, e um atraso AV truncando a onda A é contraprodutivo. Neste exemplo, um atraso de 140 milissegundos permite completar o fluxo atrial.

Transplante Cardíaco e Outro Suporte Avançado

O transplante cardíaco é uma opção final para pacientes com doença cardiovascular refratária e em estágio final. Embora a abordagem cirúrgica ao transplante seja relativamente direta, a avaliação e o manuseio dos pacientes após transplante cardíaco permanecem desafiadores.

Depois do transplante cardíaco, a ecocardiografia tem vários papéis. É importante para o ecocardiografista reconhecer o aspecto previsto de um coração após transplante cardíaco. No passado, a maioria dos transplantes cardíacos era feita com anastomoses parede atrial a parede atrial. Isto acarretava átrios pós-operatórios compostos de porções dos átrios do doador e do receptor e veias pulmonares. Essa abordagem anastomótica evita

o problema potencial de estenose venosa pulmonar. Ela resulta no aparecimento de proeminentes linhas de sutura ao longo da parede e septo atriais, que não devem ser confundidas com trombo ou outra massa patológica (Figura 18.49). A maioria dos transplantes atuais é realizada com uma anastomose de ambas as cavas do átrio direito e linhas de sutura óbvias podem não estar presentes (Figura 18.50). Esta técnica também resulta em um átrio direito de tamanho menor. Uma ou outra técnica resulta no aspecto de um átrio esquerdo dilatado na vasta maioria dos pacientes. O aumento atrial esquerdo é muitas vezes mais pronunciado quando visto pela incidência apical de quatro câmaras. Outras sequelas comuns do transplante cardíaco são graus variáveis de disfunção ventricular direita. A dilatação e/ou disfunção do ventrículo direito, após transplante cardíaco, é multifatorial e, muitas vezes, relacionada com a preservação relativamente má do ventrículo direito durante a coleta e transplante, bem como com o impacto de hipertensão pulmonar preexistente, que muitas vezes é vista na cardiopatia em estágio final. Por causa da dilata-

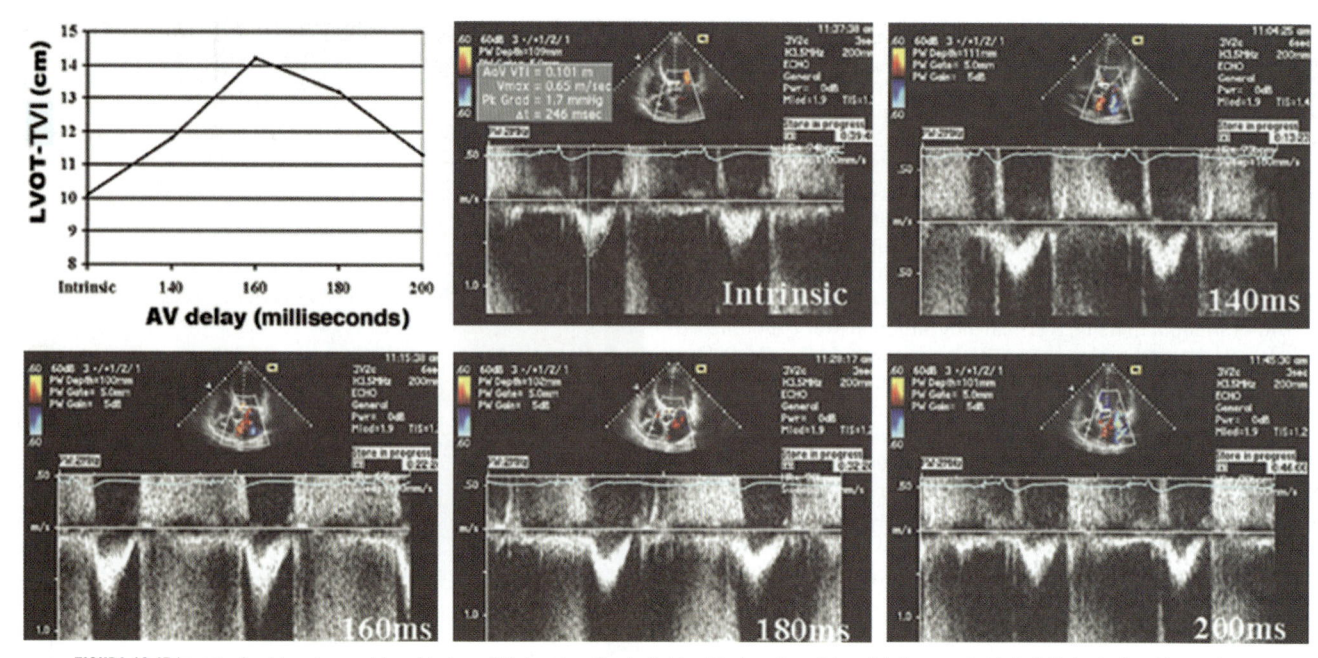

FIGURA 18.47 Impacto de vários atrasos atrioventriculares (AV) durante estimulação biventricular sobre a integral de tempo-velocidade (ITV) da via de saída ventricular esquerda. Cinco exemplos de imagens com Doppler espectral da via de saída ventricular esquerda são apresentados durante o ritmo intrínseco e durante estimulação biventricular com atraso AV variando de 140 a 200 milissegundos. Uma demonstração gráfica do atraso AV *versus* imagem com Doppler tissular é mostrada à esquerda em cima. Observe que o fluxo máximo anterógrado ocorre durante a estimulação biventricular com atraso AV de 160 milissegundos neste paciente. LVOT-TVI (cm), via de saída ventricular esquerda – ITV; Intrinsic, ritmo intrínseco; AV delay, atraso AV em milissegundos.

ção e trauma ventriculares direitos decorrentes de biopsias ventriculares direitas repetidas, a regurgitação tricúspide está quase sempre presente (Figura 18.51).

Depois do transplante cardíaco, os pacientes são acompanhados quanto ao desenvolvimento de rejeição cardíaca. Várias tentativas têm sido feitas para se usarem parâmetros ecocardiográficos para monitorar pacientes quanto à rejeição cardíaca. Infelizmente, nenhum parâmetro ecocardiográfico foi demonstrado que forneça sensibilidade e especificidade suficientes quando comparado com o padrão de biopsia cardíaca. Os pacientes com rejeição grave aguda podem ter o aparecimento de espessamento parietal ventricular esquerdo (pseudo-hipertrofia) e disfunção sistólica. Infelizmente, este aspecto é visto somente em pacientes com grave rejeição cardíaca, quando não há dúvida quanto ao diagnóstico (Figura 18.52).

Para monitoramento crônico e de longa duração, outros aspectos ecocardiográficos que têm sido avaliados incluem avaliação seriada da função sistólica ventricular esquerda, que pode diminuir com a rejeição grave aguda ou depois de rejeição de menor gravidade e de duração mais prolongada. Infelizmente, a redução na função sistólica ventricular esquerda é um fenômeno de estágio final e, portanto, não é confiável para o monitoramento inicial da rejeição. Pacientes submetidos a transplante cardíaco têm

FIGURA 18.48 Exibições espectrais do jato de regurgitação mitral registrado antes (**A**) e imediatamente após a instituição de estimulação biventricular para ressincronização (**B**). Observe a d*P*/d*t* de 425 mmHg/s acentuadamente reduzida no painel superior e um aumento dramático para 857 mmHg/s imediatamente após a instituição da estimulação biventricular, indicativo de eficiência geral melhorada da função de bomba do ventrículo esquerdo.

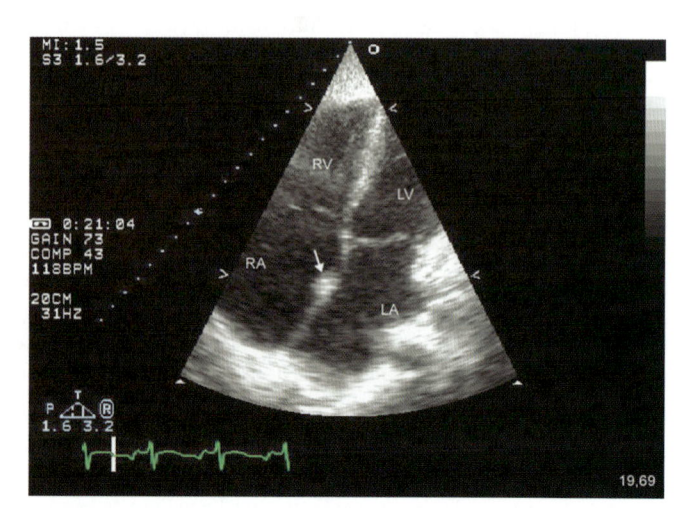

FIGURA 18.49 Incidência apical registrada em um paciente após transplante cardíaco. Observe o aumento biatrial e dilatação do ventrículo direito. Observe também a proeminente linha de sutura atrial (*seta*) ao longo do septo atrial. LA, átrio esquerdo; LV, ventrículo esquerdo; RA, átrio direito; RV, ventrículo direito.

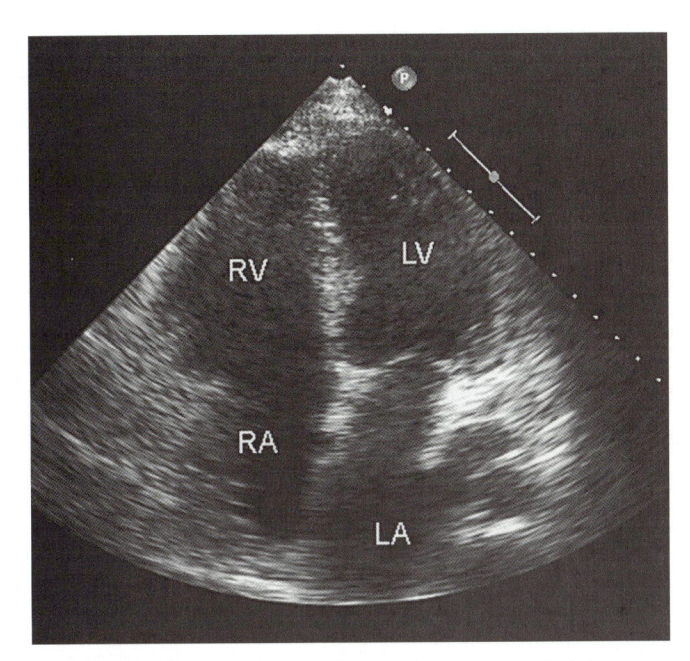

FIGURA 18.50 Incidência apical de quatro câmaras registrada em um paciente 3 anos após transplante cardíaco feito com anastomose de ambas as cavas para o átrio direito. Isto resulta em um tamanho atrial direito substancialmente menor do que a anastomose anteriormente usada de parede atrial a parede atrial. Observe o átrio esquerdo dilatado, bem como a configuração incomum das veias pulmonares e apêndice atrial esquerdo. O ventrículo direito está dilatado em relação a múltiplos fatores inclusive regurgitação tricúspide concomitante, biopsias ventriculares direitas repetidas e mau funcionamento intrínseco. A função ventricular esquerda permanece normal. LA, átrio esquerdo; LV, ventrículo esquerdo; RA, átrio direito; RV, ventrículo direito.

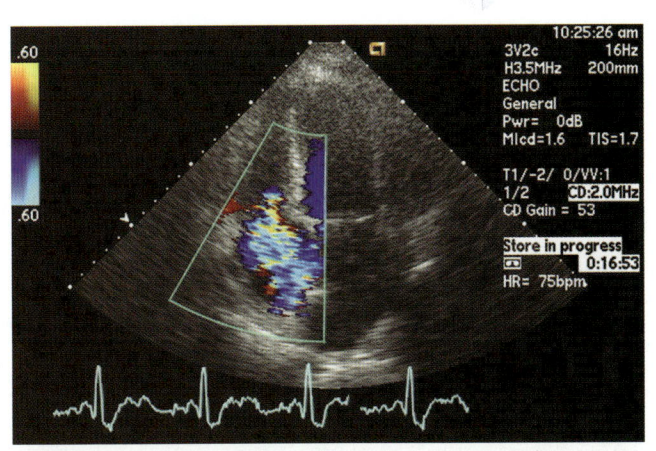

FIGURA 18.51 Incidência apical de quatro câmaras registrada em um paciente 5 anos após transplante cardíaco bem-sucedido. Observe o aumento biatrial e regurgitação tricúspide moderada que é uma consequência de um trauma na valva tricúspide relacionado com repetidos procedimentos de biopsia além de um componente de disfunção ventricular direita intrínseca.

um ritmo acelerado de aterosclerose coronária, mesmo que tanto o doador quanto o receptor sejam relativamente jovens. Isso é conhecido como vasculopatia do transplante. Nesses indivíduos, há o aparecimento de doença arterial coronária prematura, cuja sequela é o infarto do miocárdio. Como o coração transplantado é desnervado, esses infartos, embora algumas vezes de substancial magnitude, muitas vezes são clinicamente silenciosos. Como tal, o desenvolvimento de insuficiência cardíaca congestiva em um paciente após transplante cardíaco deve suscitar uma procura

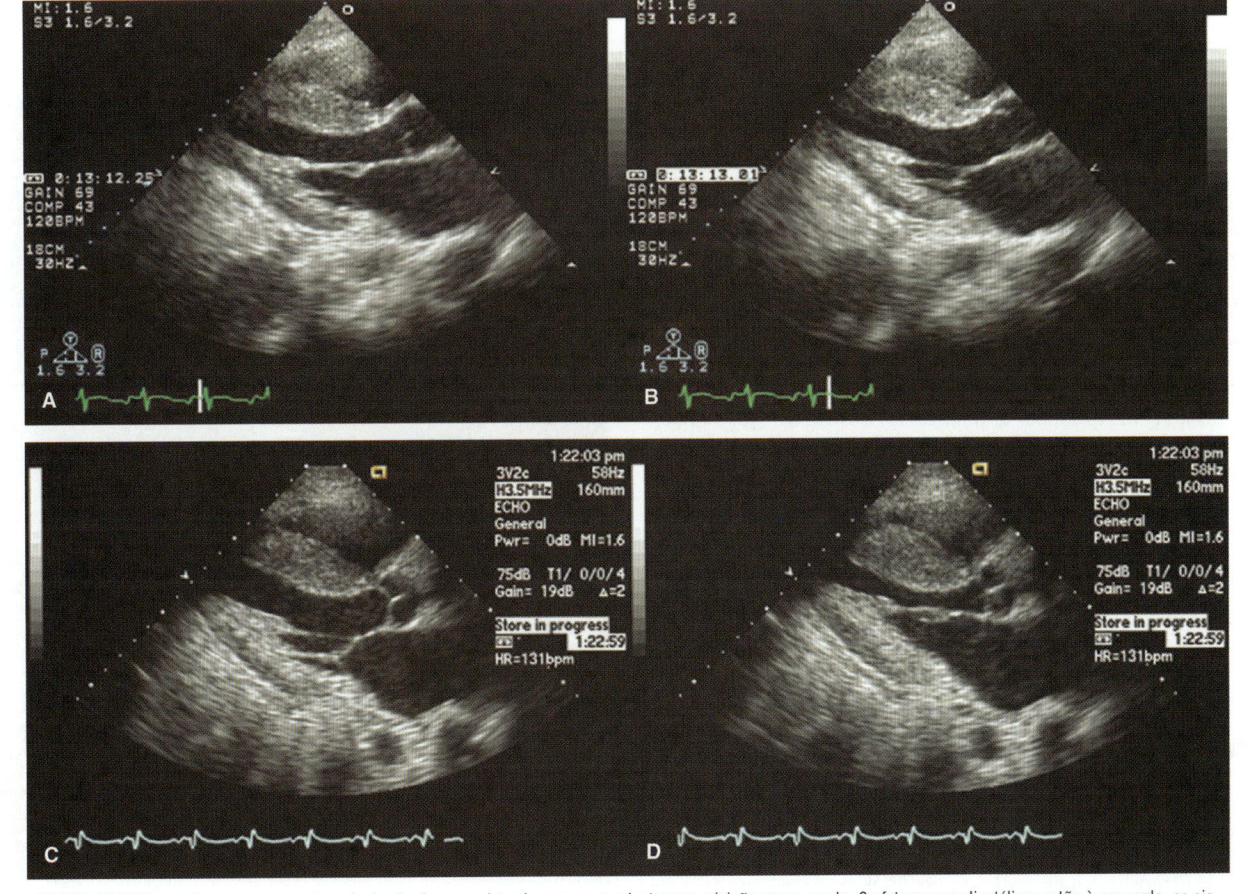

FIGURA 18.52 Ecocardiogramas paraesternais de eixo longo registrados em um paciente com rejeição grave aguda. Os fotogramas diastólicos estão à esquerda, os sistólicos à direita. **A, B:** Registradas quando da apresentação com rejeição aguda grave revelando hipertrofia ventricular esquerda aparente e grave hipocinesia global. O ecocardiograma de acompanhamento **(C, D)** foi registrado aproximadamente 3 semanas após terapia imunossupressora agressiva e revela recuperação significativa da função.

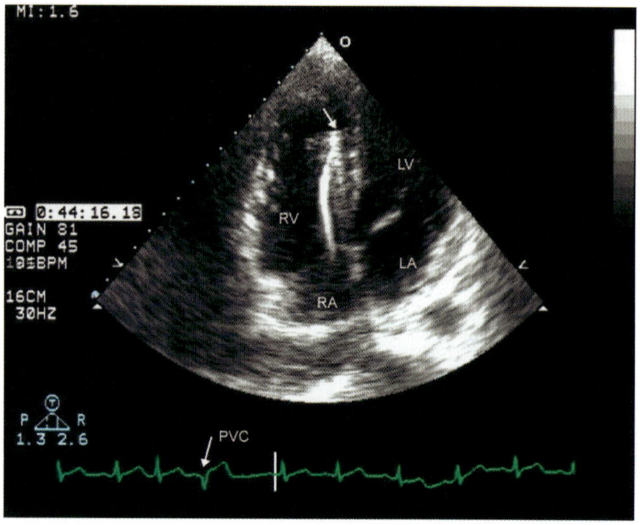

FIGURA 18.53 Incidência apical de quatro câmaras registrada quando de uma biopsia ventricular direita transvenosa realizada para monitoramento de rejeição cardíaca. Observe a posição do biótomo ao longo da porção apical do lado direito do septo ventricular (*seta*). Observe também a contração ventricular prematura (PVC) que foi provocada pelo procedimento.

ecocardiográfica de infarto do miocárdio oculto. A ecocardiografia com estresse com dobutamina tem sido empregada em vários centros para se fazer a triagem de uma doença arterial coronária pós-transplante.

A ecodopplercardiografia vem sendo usada em vários formatos para detecção de rejeição cardíaca. Os estudos iniciais se baseavam na avaliação das relações mitrais E/A com o pressuposto de que a rejeição precoce resultaria em agravamento da função diastólica. A função diastólica do coração transplantado, mesmo na ausência de rejeição, é muitas vezes anormal e, como tal, nenhum parâmetro Doppler mostrou capacidade discriminatória significativa para separar rejeição de não rejeição. Mais recentemente, imagem com Doppler tissular tem sido usada para se avaliar a movimentação do anel mitral ou miocárdica em receptores de transplante. Resultados iniciais são um tanto mais encorajadores, e essa técnica pode se constituir em um marcador mais precoce de rejeição do que parâmetros ecocardiográficos ou de Doppler anteriormente descritos. Entretanto, no momento atual, nenhum parâmetro ou combinação de parâmetros ecocardiográficos ou com Doppler deve ser considerado como indicador confiável da presença ou ausência de formas mais discretas de rejeição cardíaca. Assim, a biopsia endomiocárdica continuará sendo necessária.

A biopsia miocárdica percutânea pode ser realizada por meio do ultrassom em vez de por orientação fluoroscópica. Isto é tipicamente feito pela aquisição de imagens na incidência apical de quatro câmaras quando o biótomo pode ser visto entrando no átrio direito e ventrículo direito (Figura 18.53). A ecocardiografia é usada para identificar o local apropriado para biopsia (septo apical em vez de parede livre) e para rastrear complicações como perfuração iatrogênica do ventrículo direito e derrame pericárdico.

Dispositivos de Assistência Ventricular

A terapia moderna para doença cardiovascular em estágio final envolve uma ampla faixa de opções clínicas e mecânicas. Conforme observado anteriormente, a ecocardiografia exerce um papel importante no diagnóstico da miocardiopatia dilatada, determinação da terapia apropriada, avaliação do prognóstico e efetividade da terapia. Uma das formas mais recentes e mais agressivas de terapia é o dispositivo de assistência ventricular esquerda que pode ser usado como uma ponte temporária ao transplante cardíaco ou usado como "terapia de destinação" em pacientes para os quais o transplante não constitui uma opção e o apoio mecânico é a única

opção terapêutica disponível. A ecocardiografia tem vários papéis em pacientes para os quais a terapia com dispositivo de assistência ventricular esquerda está sendo contemplada ou já foi encetada. Primeiro, a ecocardiografia é instrumental na identificação de pacientes candidatos à terapia com dispositivo de assistência com base na função sistólica ventricular esquerda diminuída. Outros aspectos específicos que têm relevância no implante de um dispositivo de assistência ventricular incluem a presença de trombo apical, que necessitará de alteração no procedimento cirúrgico para implante de uma cânula apical e a presença de insuficiência aórtica preexistente que, se moderada ou grave, afeta adversamente a eficiência do dispositivo de assistência ventricular esquerda. Outros aspectos que têm relevância na tomada de decisão incluem o grau de disfunção ventricular direita e a presença de hipertensão pulmonar, ambas podendo reduzir o benefício de um dispositivo de assistência ventricular esquerda.

Depois do implante, o ecocardiografista deve estar familiarizado com o aspecto previsto das porções visibilizadas do dispositivo, bem como o do ventrículo esquerdo assistido. Tipicamente, o ventrículo permanecerá dilatado (mas não ao grau anterior) e parecerá ter contratilidade. Como o ventrículo esquerdo está completamente livre de carga pelo dispositivo de assistência, a contratilidade mecânica aparente do ventrículo esquerdo pode ser enganadora com respeito à função cardíaca intrínseca real. Tipicamente, o ventrículo se contrai *pari passu* com o eletrocardiograma e a valva mitral se abre e fecha sincronicamente. A valva aórtica, por causa da ausência de fluxo anterógrado ventricular esquerdo, permanece constantemente na posição fechada (Figura 18.54). Uma cânula de grande calibre pode ser visibilizada no ápice do ventrículo esquerdo (Figura 18.55) e suas características de fluxo de entrada são confiavelmente avaliadas pela ecodopplercardiografia. A cânula de saída na aorta é visibilizada com menos sucesso (Figura 18.56).

Ocasionalmente, é desejável uma avaliação da contratilidade residual do ventrículo esquerdo. Para pacientes que estão sendo

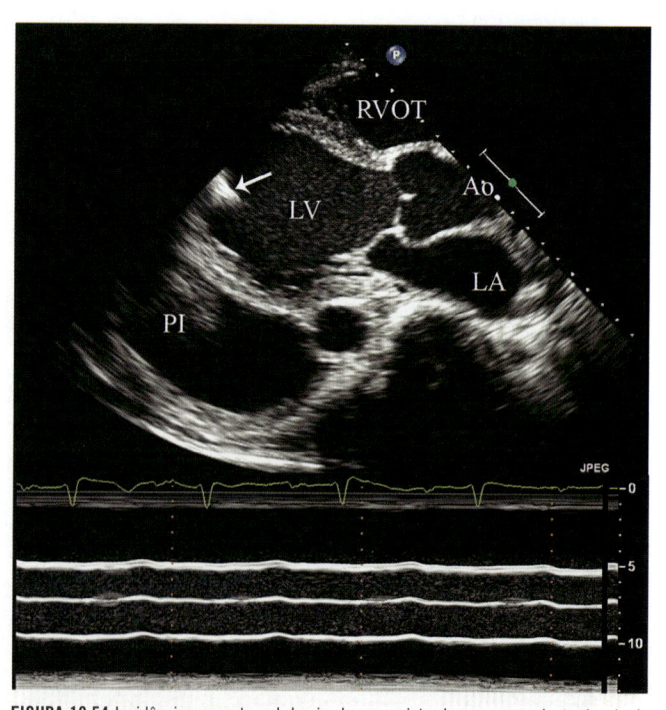

FIGURA 18.54 Incidência paraesternal de eixo longo registrada em um paciente depois de implante de dispositivo de assistência biventricular (LVAD). Observe o ventrículo esquerdo dilatado e a cânula no ápice ventricular esquerdo (*seta*). Na imagem em tempo real, observe a movimentação das paredes ventriculares esquerdas que se encontra acentuadamente anormal em decorrência da movimentação pós-operatória, bem como disfunção intrínseca. Observe também a abertura e fechamento da valva mitral e valva aórtica persistentemente fechada. A ecocardiografia em modo M confirma a ausência de abertura da valva aórtica com qualquer ciclo cardíaco. Ao, aorta; LA, átrio esquerdo; LV, ventrículo esquerdo; PI, derrame pleural; RVOT, via de saída do ventrículo direito.

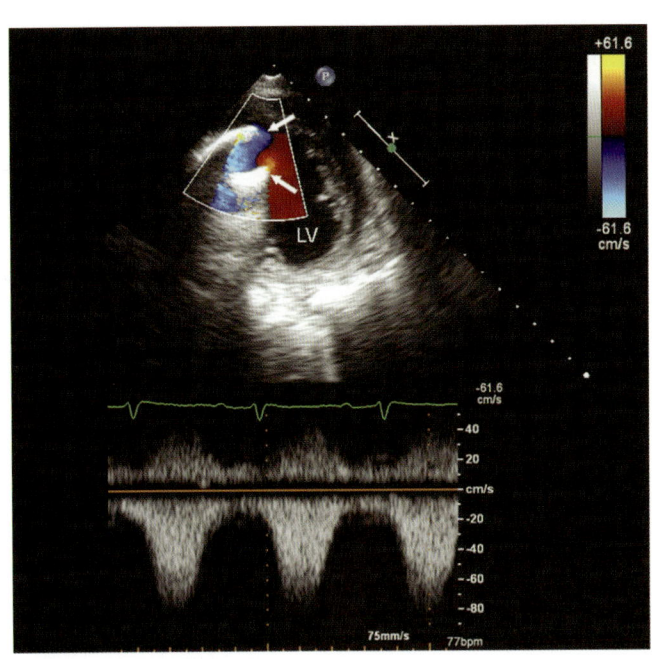

FIGURA 18.55 Incidência apical registrada em um paciente com um dispositivo de assistência ventricular esquerda. Observe a cânula de calibre grande no ápice ventricular esquerdo (*setas*) e o fluxo laminar convergindo em direção à cânula de entrada. No painel inferior, observe o fluxo suave fásico homogêneo para o interior da cânula de entrada cronometrado com a sístole ventricular. LV, ventrículo esquerdo.

tratados ambulatorialmente, é importante documentar um nível necessário de contratilidade residual que asseguraria sobrevida em face de uma falha catastrófica do dispositivo. Esta avaliação pode ser feita reduzindo-se a frequência de uma bomba pulsátil ou reduzindo-se a velocidade de uma bomba rotatória (Figuras 18.57 e 18.58). Uma vez diminuído o suporte pelo dispositivo, o grau de contratilidade residual do ventrículo esquerdo pode ser avaliado tipicamente pela observação da abertura da valva aórtica. Uma relação de abertura da valva aórtica, definida como a porcentagem dos batimentos eletrocardiográficos com fluxo anterógrado suficiente para abrir a valva aórtica, pode ser seguida com vários níveis de suporte pela bomba e é um dos marcadores

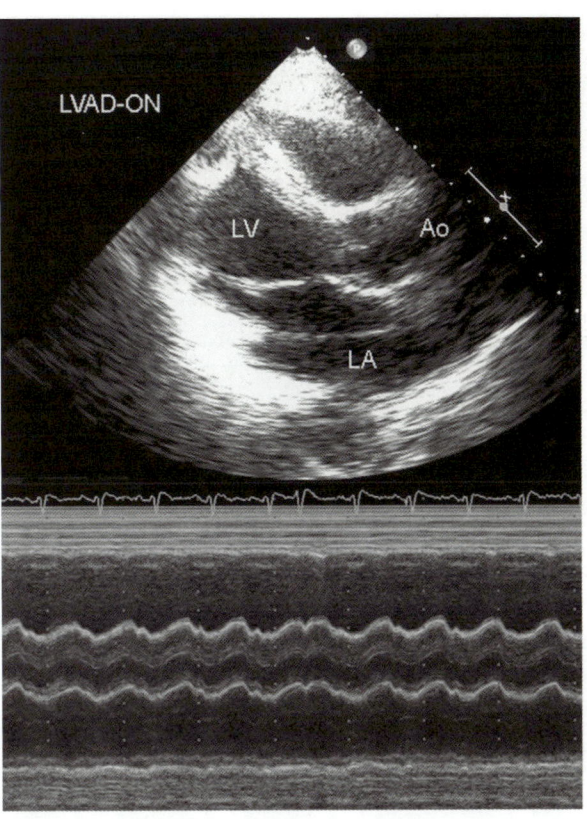

FIGURA 18.57 Incidência paraesternal de eixo longo registrada em um paciente com dispositivo de assistência ventricular esquerda (LVAD). Esta imagem foi registrada com total apoio pelo dispositivo. Observe a movimentação das paredes ventriculares, mas a valva aórtica persistentemente fechada na imagem bidimensional, bem como no ecocardiograma em modo M que acompanha.

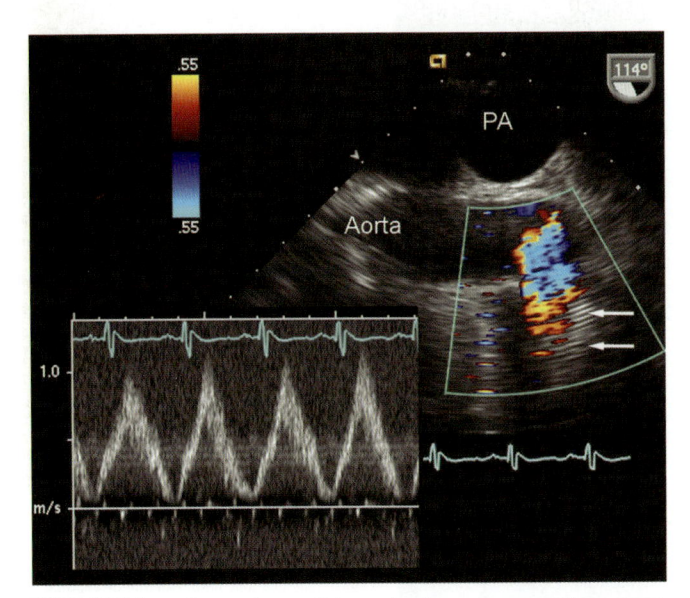

FIGURA 18.56 Ecocardiograma transesofágico mostrando a aorta ascendente em um paciente com um dispositivo de assistência ventricular esquerda. A imagem foi registrada ao nível da cânula de entrada (*setas*) e um sinal de fluxo colorido fásico é notado na aorta. O Doppler de onda contínua revela um fluxo de saída fásico suave da cânula com uma velocidade máxima de aproximadamente 1 m/s. PA, artéria pulmonar.

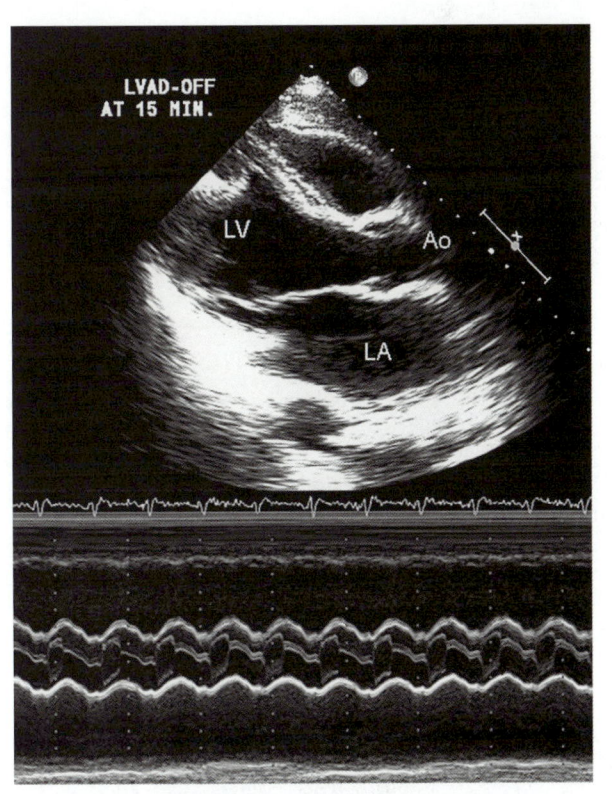

FIGURA 18.58 Incidência paraesternal de eixo longo registrada no mesmo paciente da Figura 18.57 com o dispositivo de assistência ventricular esquerda (LVAD) desativado para avaliar a recuperação de função. Observe a contratilidade mantida do ventrículo esquerdo e a abertura persistente da valva aórtica com cada batimento sistólico visibilizado na imagem em tempo real e no ecocardiograma em modo M.

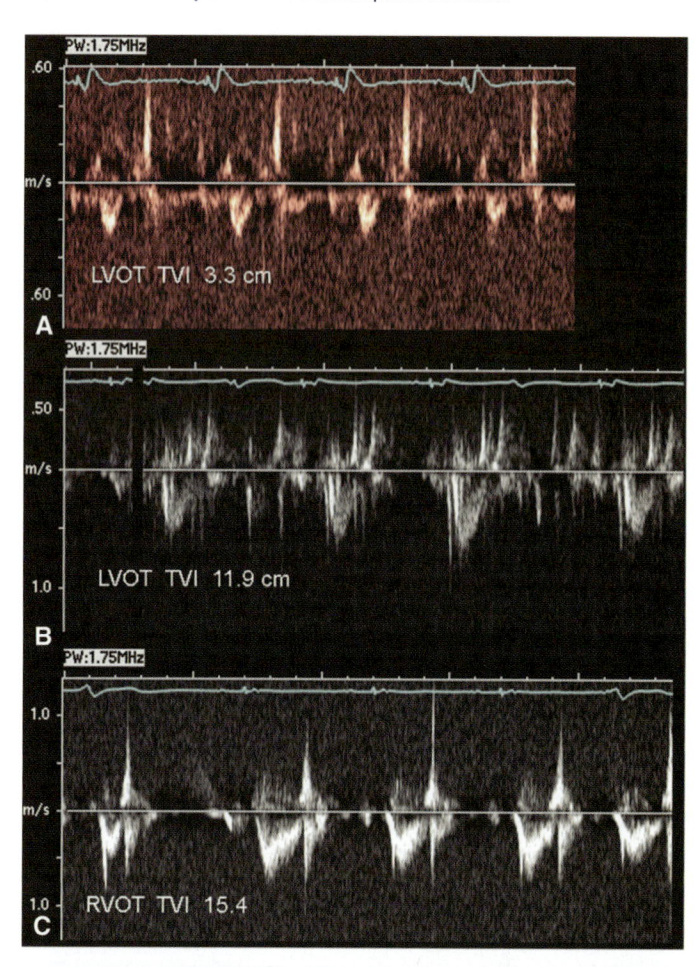

FIGURA 18.59 Doppler espectral da integral de tempo-velocidade (TVI) da via de saída do ventrículo esquerdo registrado em um paciente com um dispositivo de assistência ventricular esquerda. **A:** Registrado logo após o implante do dispositivo. Observe a TVI acentuadamente reduzida de 3,3 cm compatível com a mínima contribuição do fluxo anterógrado. **B:** Registrado 1 mês após recuperação parcial da função e com total apoio pelo dispositivo, revela uma TVI aumentada de 11,9 cm compatível com uma contribuição significativa da contratilidade ventricular esquerda para o fluxo anterógrado. **C:** A TVI da via de saída do ventrículo direito ao mesmo tempo, revelando TVI de 15,4 cm compatível com maior grau de fluxo anterógrado na via de saída do ventrículo esquerdo em comparação com a via de saída ventricular esquerda, onde o fluxo é incrementado pelo dispositivo de assistência.

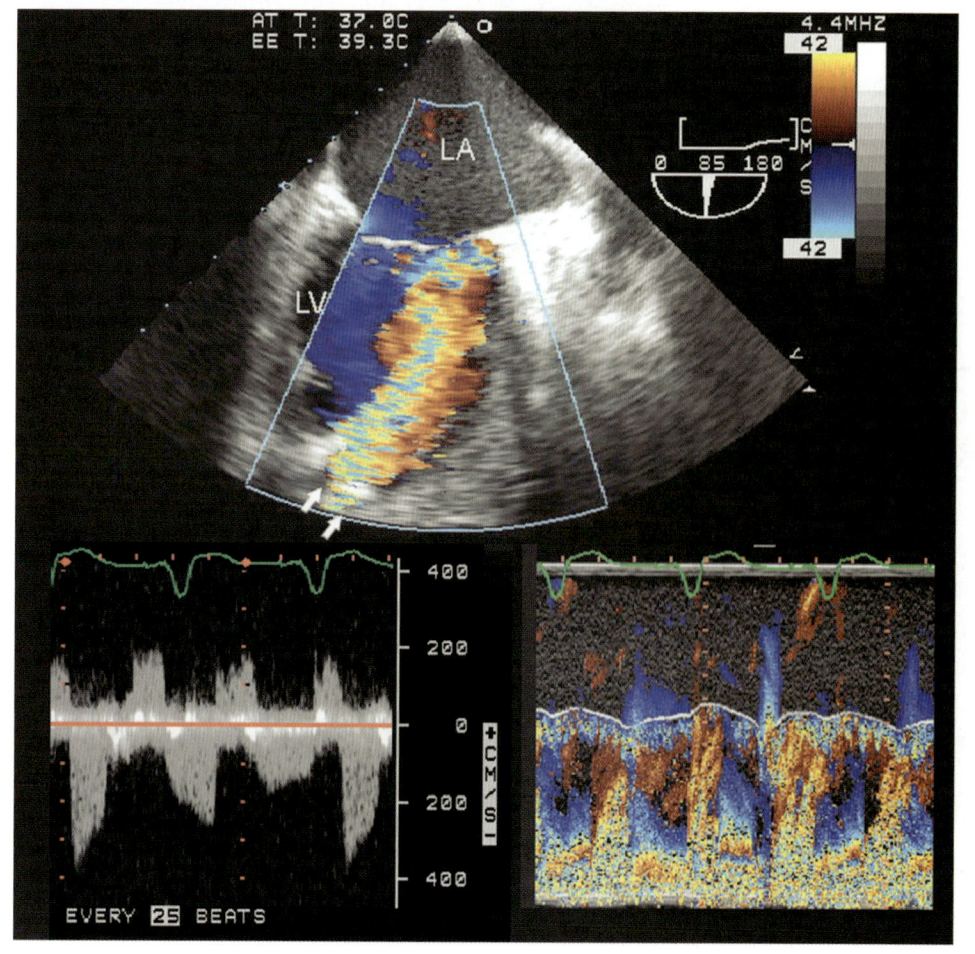

FIGURA 18.60 Ecocardiograma transesofágico registrado em um paciente com um dispositivo de assistência ventricular esquerda pulsátil sendo usado como uma ponte para transplante. Para este dispositivo, o fluxo se desloca de uma cânula apical para o interior do dispositivo pulsátil e depois é bombeado para a aorta ascendente. A bomba é unidirecional e o fluxo para fora do coração através de uma cânula de entrada e subsequentemente para fora do dispositivo para o interior da aorta é controlado por próteses valvulares nas cânulas. Uma falha da válvula biológica de entrada resulta em ineficiência da bomba pulsátil e pode ser detectada como um fluxo contínuo em vez de fásico na cânula apical. Nesta incidência longitudinal do ventrículo esquerdo, observe o fluxo originado na cânula apical (*setas*) e indo para o interior do ventrículo esquerdo. O Doppler colorido em modo M e o com onda contínua confirmam o fluxo bidirecional contínuo em vez de fásico na cânula apical compatível com falha aguda da válvula da cânula de entrada.

de recuperação de função. A observação tem relevância óbvia para decisões concernentes à possível remoção do dispositivo. Outros parâmetros que podem ser seguidos incluem o fluxo anterógrado na via de saída do ventrículo esquerdo (Figura 18.59) e volume ventricular esquerdo. Por causa das anormalidades básicas da movimentação parietal, relacionadas com a doença subjacente e estado pós-operatório, bem como a retirada variável de carga pelo dispositivo de assistência, a determinação da fração de ejeção tem sido menos útil.

Várias complicações podem ocorrer em pacientes com dispositivos de assistência ventricular esquerda, muitas das quais podem ser avaliadas pela ecocardiografia. Um dos dispositivos implantáveis originais usava uma bomba bidirecional pulsátil com condutos de entrada e saída valvulados. Como a bomba gera pressões de 300 mmHg, a falha da valva biológica de entrada era relativamente comum. A falha da valva era notada pela ecocardiografia pela detecção de fluxo bidirecional ou contínuo na cânula de entrada em vez de fluxo fásico (Figura 18.60). A avaliação da cânula e válvula de saída é mais difícil. Uma dobra na cânula de saída pode resultar em diminuição do fluxo de saída e se manifestar como fluxo de baixa velocidade ou desorganizado na aorta ascendente (Figura 18.61). Uma outra complicação da terapia de longa duração com o dispositivo de assistência é o desenvolvimento ou agravamento da insuficiência aórtica, presumivelmente relacionada com o fluxo crônico de alta pressão durante todo o ciclo cardíaco na aorta ascendente, o que resulta em graus sutis de dilatação aórtica e má coaptação (Figura 18.62).

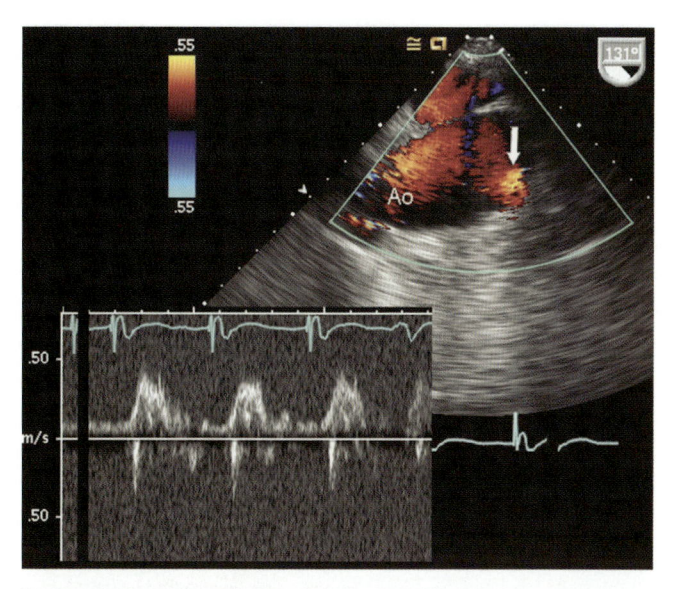

FIGURA 18.61 Ecocardiograma transesofágico na aorta registrado em um paciente com um dispositivo de assistência ventricular esquerda com uma bomba rotatória contínua com evidência de fluxo anterógrado diminuído. Observe o fluxo mais suave e mais desorganizado para fora da cânula e para o interior da aorta (*seta*) e a velocidade de fluxo diminuída (< 50 cm/s) no traçado espectral comparado com o perfil de fluxo normal na Figura 18.56. Neste caso, a redução do fluxo para o interior da aorta estava relacionada com uma dobra na cânula de saída.

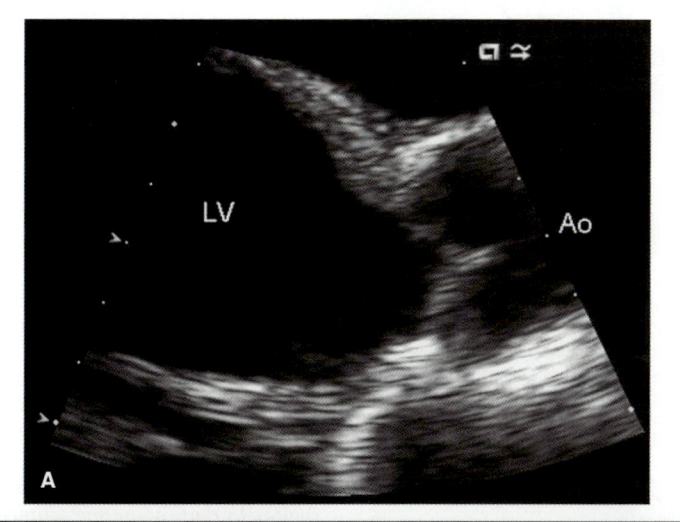

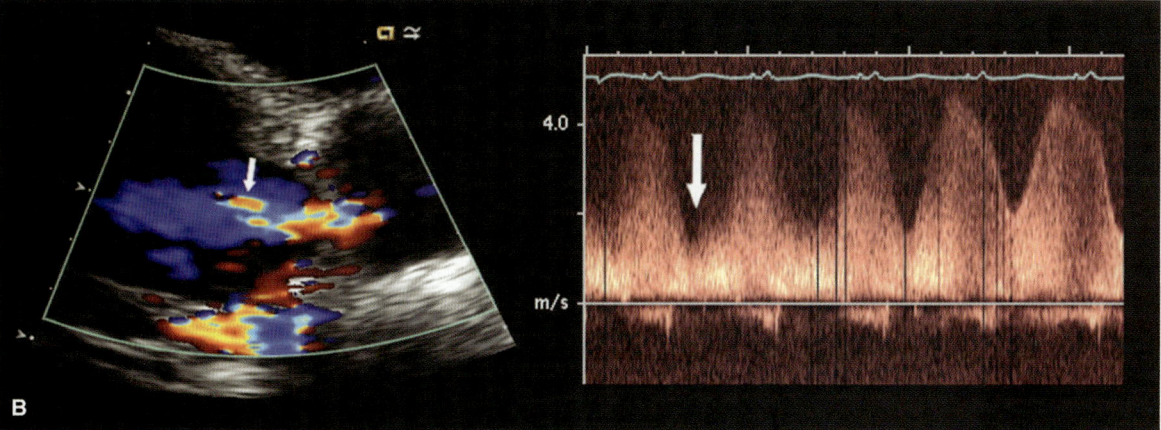

FIGURA 18.62 Ecocardiograma paraesternal de eixo longo registrado em um paciente 6 meses depois do implante de um dispositivo de assistência ventricular esquerda de fluxo contínuo rotatório. Observe a valva aórtica persistentemente fechada relacionada com apoio completo pelo dispositivo, e no Doppler com fluxo colorido, o jato contínuo de insuficiência aórtica. A origem do jato é presumida como sendo na dilatação da aorta proximal com má coaptação das cúspides aórticas, neste caso resultando em insuficiência aórtica crônica leve a moderada. O Doppler espectral foi registrado a partir do ápice do ventrículo esquerdo e revela interrupção fásica do jato da insuficiência aórtica contínua (*seta*) que é uma manifestação da geração residual de pressão pelo ventrículo esquerdo.

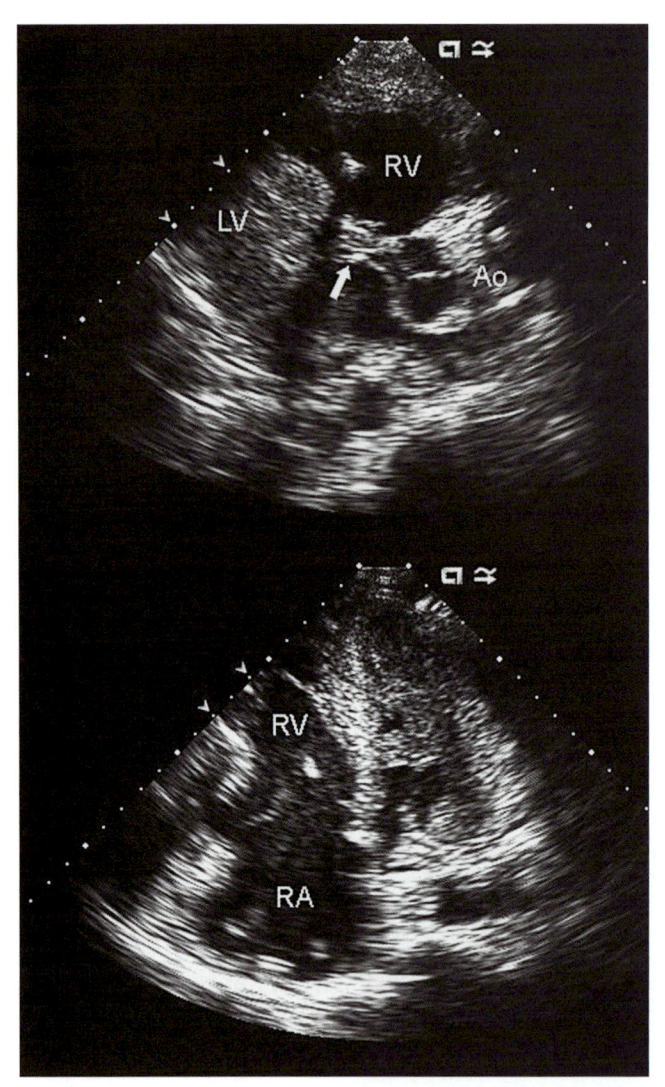

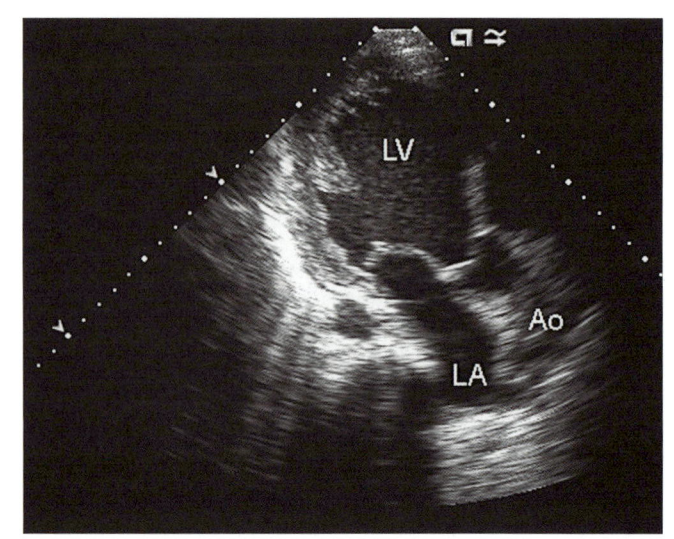

FIGURA 18.64 Incidência apical de eixo longo registrada no mesmo paciente da Figura 18.63 depois de diminuição da velocidade do dispositivo para 8.500 rpm. Observe que com a menor remoção obrigatória de sangue do ventrículo esquerdo, este agora se expandiu e o fluxo de entrada no dispositivo não mais está comprometido.

FIGURA 18.63 Incidências paraesternal de eixo longo e apical de quatro câmaras registradas em um paciente logo depois de implante de um dispositivo de assistência ventricular esquerda de fluxo rotatório. No momento deste eco, o débito estava reduzido e não havia evidência de má perfusão. Estas imagens foram registradas a uma velocidade alta do dispositivo (9.600 rpm) e revelam um ventrículo esquerdo completamente colabado e um ventrículo direito hipocinético dilatado. Neste caso, o dispositivo funcionando a plena velocidade descomprimiu o ventrículo esquerdo ao ponto de ele colabar sobre si mesmo, impedindo ainda mais o fluxo de entrada para o dispositivo e desse modo comprometendo o desempenho.

Na maioria dos casos, a insuficiência aórtica que surge é clinicamente irrelevante, mas, ocasionalmente, pode atingir níveis que interferem com a eficiência do dispositivo. Raramente, trombo ou trabéculas ventriculares podem comprimir a cânula de entrada e reduzir o fluxo de entrada. Essa complicação pode ser procurada por meio de imagens com Doppler com fluxo colorido, por uma abordagem transtorácica ou transesofágica. Uma "complicação" final é o bombeamento excessivamente efetivo de sangue do ventrículo esquerdo com um dispositivo de bomba rotatória. Isto pode acarretar esvaziamento excessivo de sangue do ventrículo esquerdo que então pode colabar ao redor da cânula de entrada, impedindo a função do dispositivo (Figura 18.63). Isso pode ser corrigido pela redução do fluxo da bomba, permitindo que o ventrículo se dilate e se encha novamente (Figura 18.64).

Miocardite

A miocardite aguda é tipicamente um processo viral ou pós-viral. Ela resulta em um início agudo de disfunção sistólica ventricular

esquerda de vários graus que podem variar desde leve e clinicamente não detectável a fulminante e fatal durante uma curta evolução. Embora a miocardite muitas vezes seja uma sequela de infecção viral, nem todos os pacientes apresentam evidência de uma doença antecedente aguda febril e presumivelmente viral.

Clinicamente, pacientes com miocardite viral aguda apresentam taquicardia, hipotensão e falta de ar. A fibrilação atrial não é incomum. A evolução clínica da miocardite é altamente mutável, com resolução variável ocorrendo em questão de semanas em alguns pacientes. Uma minoria de pacientes terá uma evolução aguda fulminante e rapidamente fatal. A maioria terá uma evolução menos fulminante e certo grau de recuperação da função, mas muitas vezes permanecendo com um grau de disfunção ventricular esquerda.

A ecocardiografia bidimensional deve ser um instrumento usado universal e precocemente na suspeita de miocardite. Os achados ecocardiográficos de miocardite aguda são dimensões ventriculares quase normais com uma diminuição global da função sistólica. Como na miocardiopatia, pode haver variação regional no grau em que a função está diminuída. Após a agressão inicial, a dilatação ventricular pode acarretar vários graus de regurgitação mitral ou tricúspide. Ademais, a inflamação do pericárdio visceral pode resultar em derrame pericárdico, que tipicamente é pequeno. A Figura 18.65 foi registrada em um paciente com miocardite viral aguda. Observe os tamanhos normais das câmaras e disfunção sistólica global. Uma vez estabelecido o diagnóstico clinicamente, a ecocardiografia deve ser usada para acompanhamento seriado porque haverá graus variáveis de melhora na função ventricular esquerda. O grau em que ocorre a recuperação da função tem um papel na tomada de decisão com respeito ao tipo e duração da terapia, como redução da pós-carga, diuréticos e outras modalidades. Ocasionalmente, o padrão de envolvimento na miocardite aguda sugere uma etiologia específica. A miocardite linfocítica e por células gigantes pode apresentar envolvimento predominante da parede anterior e do ventrículo direito. Qualquer um desses dois diagnósticos deve ser considerado quando a miocardite está associada a uma distribuição focal de anormalidades na movimentação parietal.

A avaliação da recuperação de pacientes com miocardite é feita pelo acompanhamento do tamanho e função do ventrículo

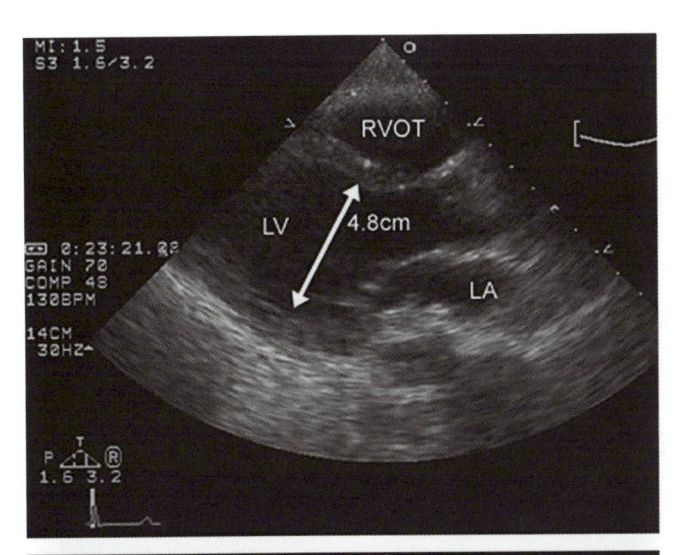

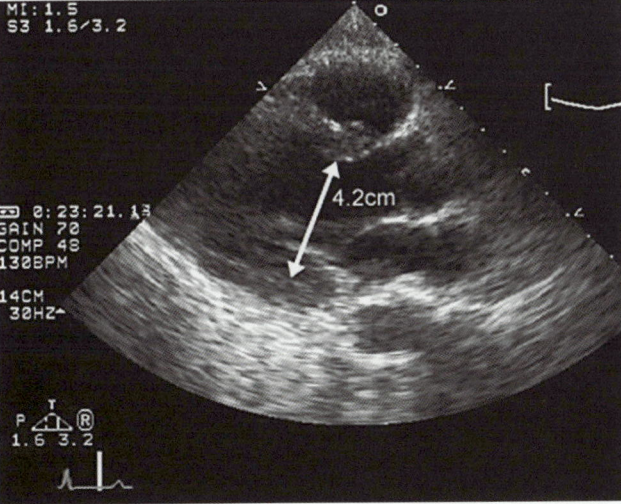

FIGURA 18.65 Ecocardiograma paraesternal de eixo longo registrado na telediástole (painel superior) e na telessístole (painel inferior) quando da apresentação com miocardite aguda. Observe o tamanho ventricular normal e hipocinesia global. LA, átrio esquerdo; LV, ventrículo esquerdo; RVOT, via de saída do ventrículo direito.

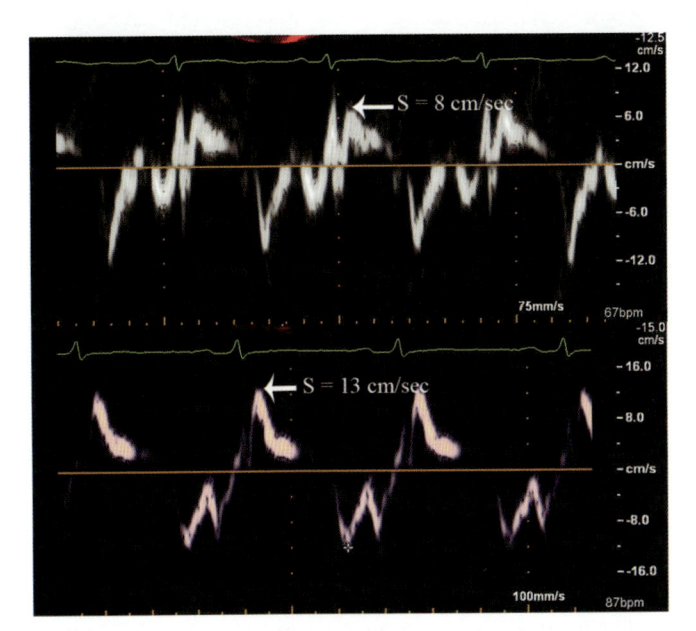

FIGURA 18.66 No painel superior, velocidades anulares com Doppler tissular registradas em um paciente que se apresentou com miocardite aguda e 6 semanas após recuperação significativa da função. No momento da apresentação, observe a velocidade sistólica reduzida de 8 cm/s que aumentou para 13 cm/s depois da recuperação da função.

esquerdo, incluindo volumes ventriculares esquerdos e fração de ejeção. Outros parâmetros que podem ser seguidos incluem velocidades pelo Doppler tissular que tipicamente estão amortecidas na miocardite aguda, mas irão aumentar em direção ao normal com a recuperação do processo básico (Figura 18.66).

Outras causas menos comuns de disfunção sistólica ventricular esquerda reversível e transitória ocorrem em pacientes ocasionais com feocromocitoma e tempestade catecolamínica. Essas condições resultam em um quadro ecocardiográfico praticamente idêntico ao da miocardite aguda com hipocinesia global e taquicardia. A ressecção cirúrgica do feocromocitoma e remoção do estado catecolamínico excessivo permite a recuperação da função na maioria dos casos (Figura 18.67). Outras causas raras de disfunção sistólica grave aguda incluem exposição tóxica aguda, como casos de veneno tóxico de picadas de insetos (Figura 18.68).

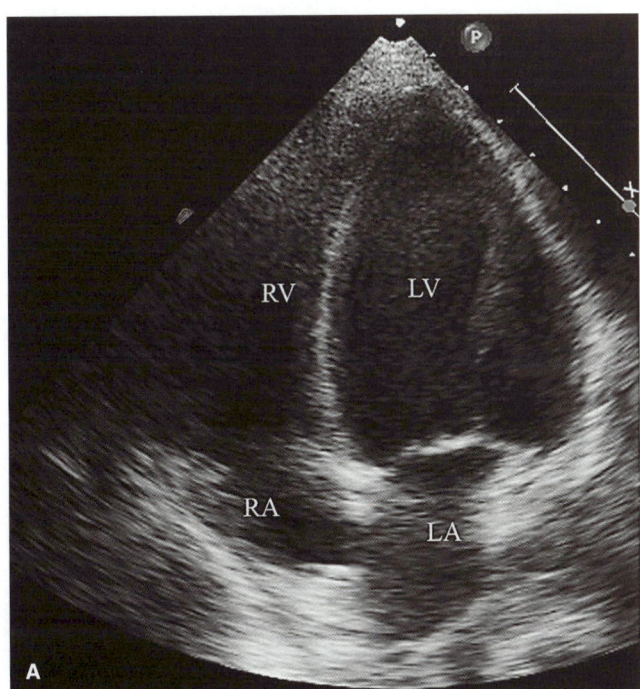

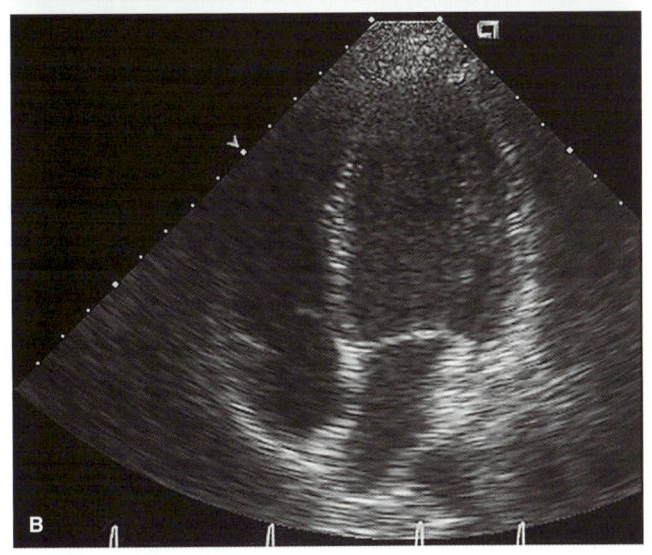

FIGURA 18.67 Imagens telessistólicas apicais de quatro câmaras registradas em um paciente com disfunção sistólica grave aguda relacionada com feocromocitoma. No momento da apresentação **(A)** há grave hipocinesia global. Depois da ressecção cirúrgica do feocromocitoma, observa-se significativa recuperação da função **(B)**.

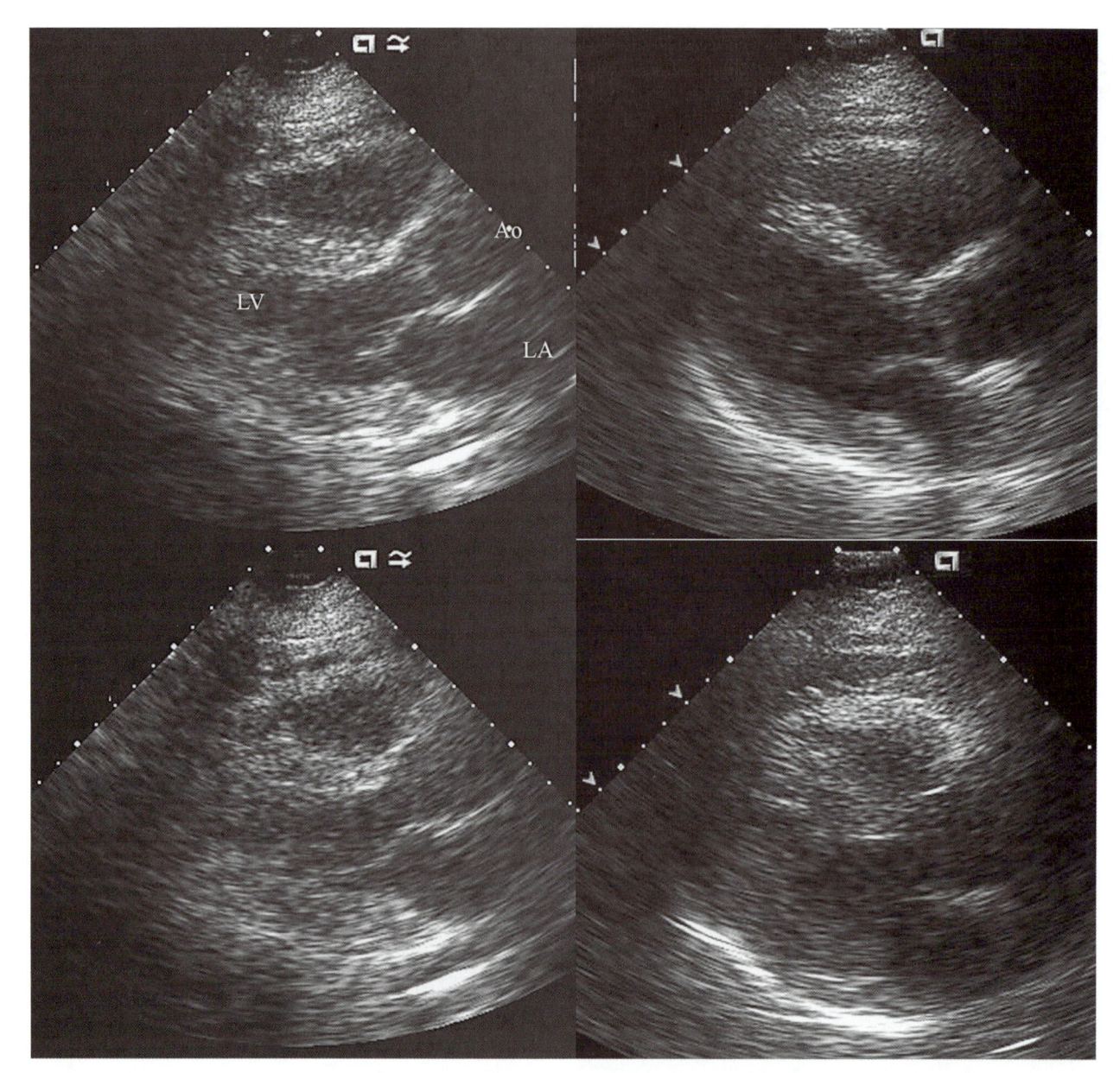

FIGURA 18.68 Incidência paraesternal de eixo longo registrada na telediástole (painéis superiores) e sístole (painéis inferiores) em um paciente com disfunção sistólica grave aguda relacionada com uma picada de inseto. Os painéis à esquerda foram registrados no momento da apresentação com disfunção global grave e os painéis à direita, 10 dias depois da recuperação da função. ◉

Miocardiopatia Periparto

A miocardiopatia periparto se apresenta com dilatação ventricular, disfunção sistólica e regurgitação mitral secundária no período periparto. A maioria das mulheres apresenta logo após o parto, embora um subconjunto tenha a apresentação clínica e ecocardiográfica inicial tardiamente no terceiro trimestre da gravidez. A etiologia dessa entidade permanece discutida. Ela foi ligada à pré-eclâmpsia e ocasionalmente atribuída a uma etiologia viral. Neste momento, uma etiologia firme para a miocardiopatia não foi estabelecida. A gravidade da disfunção ventricular esquerda varia desde leve a fulminante, e a evolução temporal da recuperação é variável.

Imagens ecodopplercardiográficas revelam achados idênticos aos encontrados em qualquer miocardiopatia dilatada. O grau de dilatação da câmara depende do momento do exame em relação ao início. Tamanhos quase normais de câmaras podem ser encontrados inicialmente no curso da doença. Como nas outras formas de miocardiopatia, a regurgitação mitral pode ser encontrada como um achado secundário. O diagnóstico de miocardiopatia periparto é feito no contexto de uma miocardiopatia primeiramente notada no período periparto.

Miocardite de Chagas

A doença de Chagas é a sequela de uma infecção pelo *Trypanosoma cruzi*. Embora o envolvimento focal apical, resultando em um aneurisma de colo estreito (Figura 18.69), tenha sido considerado a anormalidade clássica, a apresentação mais comum da miocardite de Chagas é a de disfunção ventricular global que mimetiza miocardite pós-viral ou miocardiopatia idiopática. A doença é endêmica na América do Sul e raramente ou nunca encontrada em indivíduos que não viajaram para áreas endêmicas.

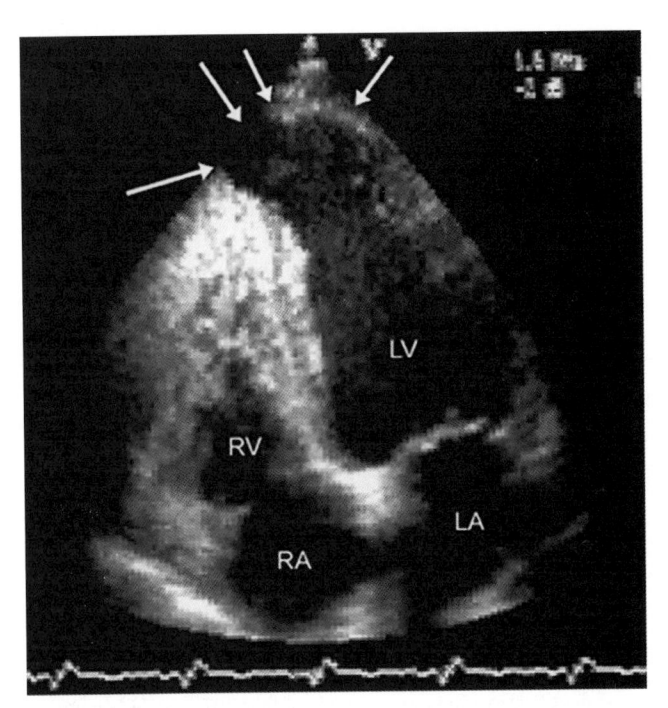

FIGURA 18.69 Incidência apical de quatro câmaras registrada em um paciente com uma história de miocardite de Chagas. Observe o bem demarcado aneurisma apical (*setas*). LA, átrio esquerdo; LV, ventrículo esquerdo; RA, átrio direito; RV, ventrículo direito. (Ilustração cortesia de Wilson Mathias Jr, MD, FACC, Heart Institute, Brazil.)

Leituras Sugeridas

Geral

Douglas PS, Khandheria B, Stainback RF, et al. ACCF/ASE/ACEP/ASNC/SCAI/SCCT/SCMR 2007 appropriateness criteria for transthoracic and transesophageal echocardiography. J Am Coll Cardiol 2007;50:187–204.

Mahon NG, Murphy RT, MacRae CA, et al. Echocardiographic evaluation in asymptomatic relatives of patients with dilated cardiomyopathy reveals preclinical disease. Ann Intern Med 2005;143:108–115.

Senni M, Rodeheffer RJ, Tribouilloy CM, et al. Use of echocardiography in the management of congestive heart failure in the community. J Am Coll Cardiol 1999;33:164–170.

Fisiologia e Prognóstico

Arnlov J, Ingelsson E, Riserus U, et al. Myocardial performance index, a Doppler-derived index of global left ventricular function, predicts congestive heart failure in elderly men. Eur Hear J 2004;25:2220–2225.

Aurigemma GP, Gottdiener JS, Shemanski L, et al. Predictive value of systolic and diastolic function for incident congestive heart failure in the elderly: the cardiovascular health study. J Am Coll Cardiol 2001;37:1042–1048.

Bella JN, Palmieri V, Roman MJ, et al. Mitral ratio of peak early to late diastolic filling velocity as a predictor of mortality in middle-aged and elderly adults: the Strong Heart Study. Circulation 2002;105:1928–1933.

Bruch C, Klem I, Breithardt G, et al. Diagnostic usefulness and prognostic implications of the mitral E/E′ ratio in patients with heart failure and severe secondary mitral regurgitation. Am J Cardiol 2007;100:860–865.

Dini F, Michelassi C, Micheli G, Rovai D. Prognostic value of pulmonary venous flow Doppler signal in left ventricular dysfunction: contribution of the difference in duration of pulmonary venous and mitral flow at atrial contraction. J Am Coll Cardiol 2000;36:1295–1302.

Dujardin KS, Tei C, Yeo TC, et al. Prognostic value of a Doppler index combining systolic and diastolic performance in idiopathic-dilated cardiomyopathy. Am J Cardiol 1998;82:1071–1076.

Fans R, Coats AJ, Henein MY. Echocardiography-derived variables predict outcome in patients with nonischemic dilated cardiomyopathy with or without a restrictive filling pattern. Am Heart J 2002;144:343–350.

Giannuzzi P, Imparato A, Temporelli PL, et al. Doppler-derived mitral deceleration time of early filling as a strong predictor of pulmonary wedge pressure in postinfarction patients with left ventricular dysfunction. J Am Coll Cardiol 1994;23:1630–1637.

Hansen A, Haass M, Zugck C, et al. Prognostic value of Doppler echocardiographic mitral inflow patterns: implications for risk stratification in patients with congestive heart failure. J Am Coll Cardiol 2001;37:1049–1055.

Hillis GS, Moller JE, Pellikka PA, et al. Noninvasive estimation of left ventricular filling pressure by E/e′ is a powerful predictor of survival after acute myocardial infarction. J Am Coll Cardiol 2004;43:360–367.

Hirata K, Hyodo E, Hozumi T, et al. Usefulness of a combination of systolic function by left ventricular ejection fraction and diastolic function by E/E′ to predict prognosis in patients with heart failure. Am J Cardiol 2009;103:1275–1279.

Koelling TM, Aaronson KD, Cody RJ, et al. Prognostic significance of mitral regurgitation and tricuspid regurgitation in patients with left ventricular systolic dysfunction. Am Heart J 2002;144:524–529.

Morales FJ, Asencio MC, Oneto J, et al. Deceleration time of early filling in patients with left ventricular systolic dysfunction: functional and prognostic independent value. Am Heart J 2002;143:1101–1106.

Mullens W, Brorowski AG, Curtin RJ, et al. Tissue Doppler imaging in the estimation of intracardiac filling pressure in decompensated patients with advanced systolic heart failure. Circulation 2009;119:62–70.

Okura H, Takada Y, Kubo T, et al. Tissue Doppler-derived index of left ventricular filling pressure, E/E′, predicts survival of patients with non-valvular atrial fibrillation. Heart 2006;92:1248–1252.

Ommen SR, Nishimura RA, Appleton CP, et al. Clinical utility of Doppler echocardiography and tissue Doppler imaging in the estimation of left ventricular filling pressures: a comparative simultaneous Doppler-catheterization study. Circulation 2000;102:1788–1794.

Pozzoli M, Traversi E, Cioffi G, et al. Loading manipulations improve the prognostic value of Doppler evaluation of mitral flow in patients with chronic heart failure. Circulation 1997;95:1222–1230.

Rihal CS, Nishimura RA, Hatle LK, et al. Systolic and diastolic dysfunction in patients with clinical diagnosis of dilated cardiomyopathy. Relation to symptoms and prognosis. Circulation 1994;90:2772–2779.

Tabata T, Thomas JD, Klein AL. Pulmonary venous flow by Doppler echocardiography: revisited 12 years later. J Am Coll Cardiol 2003;41:1243–1250.

Takemoto Y, Barnes ME, Seward JB, et al. Usefulness of left atrial volume in predicting first congestive heart failure in patients > or = 65 years of age with well-preserved left ventricular systolic function. Am J Cardiol 2005;96(6):832–836.

Temporelli PL, Corra U, Imparato A, et al. Reversible restrictive left ventricular diastolic filling with optimized oral therapy predicts a more favorable prognosis in patients with chronic heart failure. J Am Coll Cardiol 1998;31:1591–1597.

Tsang TS, Abhayaratna WP, Barnes ME, et al. Prediction of cardiovascular outcomes with left atrial size. Is volume superior to area or diameter? J Am Coll Cardiol 2006;47:1018–1023.

Wang M, Yip G, Yu CM, et al. Independent and incremental prognostic value of early mitral annulus velocity in patients with impaired left ventricular systolic function. J Am Coll Cardiol 2005;45:272–277.

Terapia de Ressincronização

Bax JJ, Abraham T, Barold SS, et al. Cardiac resynchronization therapy. Part 1-issues before device implantation. J Am Coll Cardiol 2005;46:2153–2167.

Bax JJ, Abraham T, Barold SS, et al. Cardiac resynchronization therapy. Part 2-issues during and after device implantation and unresolved questions. J Am Coll Cardiol 2005;46:2168–2182.

Beithardt OA, Sinha AM, Schwammenthal E, et al. Acute effects of cardiac resynchronization therapy on functional mitral regurgitation in advanced systolic heart failure. J Am Coll Cardiol 2003;41:765–770.

Chung ES, Leon AR, Tavazzi L, et al. Results of the Predictors of Response to CRT (PROSPECT) trial. Circulation 2008;117:2608–2616.

Gorcsan J, Abraham T, Agler DA, et al. Echocardiography for cardiac resynchronization therapy: recommendations for performance and reporting-a report from the American society of Echocardiography dyssynchrony writing group endorsed by the heart rhythm society. J Am Soc Echocardiogr 2008; 21:191–213.

Kapetanakis S, Kearney MT, Siva A, et al. Real-time three-dimensional echocardiography. A novel technique to quantify global left ventricular mechanical dyssynchrony. Circulation 2005;112:992–1000.

Saxon LA, De Marco T, Schafer J, et al. Effects of long-term biventricular stimulation for resynchronization on echocardiographic measures of remodeling. Circulation 2002;105:1304–1310.

Tops LF, Suffoletto MS, Bleeker GB, et al. Speckle-tracking radial strain reveals left ventricular dyssynchrony in patients with permanent right ventricular pacing. J Am Coll Cardiol 2007;50:1180–1188.

Ypenburg C, Lancellotti P, Tops LF, et al. Acute effects of initiation and withdrawal of cardiac resynchronization therapy on papillary muscle dyssynchrony and mitral regurgitation. Am Coll Cardiol 2007;50:2071–2077.

Outros

Acquatella, H. Echocardiography in Chagas heart disease. Circulation 2007;115:1124–1131.

Felker GM, Boehmer JP, Hruban RH, et al. Echocardiographic findings in fulminant and acute myocarditis. J Am Coll Cardiol 2000;36:227–232.

Horton SC, Khodaverdian R, Chatelain P, et al. Left ventricular assist device malfunction. An approach to diagnosis by echocardiography. J Am Coll Cardiol 2005;45:1435–1440.

Oechslin EN, Attenhofer Jost CH, Rojas JR, et al. Long-term follow-up of 34 adults with isolated left ventricular noncompaction: a distinct cardiomyopathy with poor prognosis. J Am Coll Cardiol 2000;36:493–500.

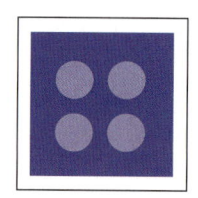

Capítulo 19
Miocardiopatia Hipertrófica e Outras

Perspectiva

Este capítulo trata da miocardiopatia hipertrófica e de outros tipos que, geralmente, são caracterizados por aumento da espessura parietal ventricular esquerda e/ou infiltração do miocárdio. Ao contrário da miocardiopatia dilatada (Capítulo 18) na qual os sinais e sintomas de disfunção sistólica predominam, a apresentação clínica das miocardiopatias hipertrófica e infiltrativa é mais variada e muitas vezes decorre de disfunção diastólica e/ou volume sistólico diminuído relacionado com o pequeno volume cavitário. Essas miocardiopatias também suscitam desafios clínicos singulares com respeito a arritmias e à necessidade de considerar doenças sistêmicas subjacentes. A ecocardiografia é uma ferramenta essencial e apropriada na conduta frente a pacientes com essas miocardiopatias (Quadro 19.1).

Miocardiopatia Hipertrófica

A miocardiopatia hipertrófica é definida como a presença de hipertrofia ventricular esquerda localizada ou generalizada (≥ 13 mm de espessura parietal) na ausência de hipertensão ou outros fatores que provavelmente resultam em sobrecarga de pressão ou estado infiltrativo. A miocardiopatia hipertrófica ocorre nas formas esporádica e familiar com uma prevalência estimada de 1 em 500. A genética da doença é variável com respeito a mutação gênica específica e grau de penetrância. Mais de 400 mutações genéticas distintas resultando em uma alteração na troponina e mioglobina foram identificadas. Todas as formas de miocardiopatia hipertrófica têm em comum hipertrofia ventricular esquerda não apropriada. Histologicamente, a hipertrofia e a orientação miofibrilar anormal são encontradas. A forma clássica, miocardiopatia hipertrófica obstrutiva, resulta em obstrução dinâmica da via de saída do ventrículo esquerdo e está associada a arritmias ventriculares e morte cardíaca súbita. Esta forma clássica era antigamente referida como estenose subaórtica hipertrófica idiopática, um termo não mais utilizado. Há uma variação substancial na expressão fenotípica desta doença mesmo entre membros de uma família. Além da forma obstrutiva clássica, existem formas bem descritas que são concêntricas e que podem estar associadas a pouca ou nenhuma obstrução. Outra forma é a variante apical, mais comumente observada em populações asiáticas, na qual há um hipertrofia simétrica difu-

sa de todos os segmentos apicais. Um padrão de miocardiopatia hipertrófica com hipertrofia isolada da porção média do septo também foi descrito, como o foi também a hipertrofia limitada às paredes inferior, anterior e lateral. Finalmente, parece que a miocardiopatia hipertrófica pode se manifestar como hipertrofia isolada dos músculos papilares quando múltiplos músculos papilares podem estar presentes.

Avaliação Ecocardiográfica da Miocardiopatia Hipertrófica

Estudos iniciais sobre a miocardiopatia hipertrófica usaram a ecocardiografia em modo M para diagnóstico. Por meio dessa técnica, uma relação entre a espessura da parede posterior e a septal de 1,3:1 ou mais era considerada evidência de hipertrofia septal inapropriada e usada para estabelecer o diagnóstico. Esta entidade era chamada de hipertrofia septal assimétrica, um termo que subestima a distribuição da hipertrofia patológica. Deve ser enfatizado que há várias outras doenças como hipertensão pulmonar com hipertrofia ventricular direita e infarto de parede inferior na presença de hipertrofia ventricular esquerda que também resultam em uma relação similar entre espessuras da parede posterior e septal. A relação entre as espessuras das paredes posterior e septal isoladamente não deve ser usada como um marcador de miocardiopatia hipertrófica.

A ecocardiografia bidimensional atualmente é o instrumento principal para rastreamento e avaliação de miocardiopatia hipertrófica conhecida ou suspeitada. A presença, a magnitude e a distribuição da hipertrofia ventricular esquerda podem ser determinadas acuradamente e, quando combinadas com a ecocardiografia em modo M, imagens com fluxo colorido e Doppler espectral podem delinear amplamente todo o espectro das anormalidades hemodinâmicas observadas na miocardiopatia hipertrófica. As Figuras 19.1 a 19.11 foram registradas em pacientes com miocardiopatia hipertrófica e demonstram a variação no grau e distribuição da hipertrofia ventricular. Observe nas Figuras 19.1 e 19.3 o espessamento da porção proximal anterior do septo, com as outras paredes sendo em parte poupadas. A ecocardiografia em modo M (Figura 19.2) registrada no mesmo paciente apresentado na Figura 19.1 revela o que parece ser hipertrofia septal isolada com espessura parietal normal. A inspeção da incidência em eixo curto na Figura 19.1, entretanto, revela que a hipertrofia é muito mais generalizada do que teria sido apreciada somente a

Critérios Apropriados para o Uso da Ecocardiografia na Miocardiopatia Hipertrófica e Restritiva	
Critérios Apropriados	**Valor Numérico (1 a 9)**
46. Avaliação inicial de miocardiopatia hipertrófica conhecida ou suspeitada	A (9)
48. Reavaliação de miocardiopatia hipertrófica conhecida em um paciente com alterações nas condições clínicas para orientar ou avaliar a terapia	A (9)
49. Avaliação de suspeita de uma miocardiopatia restritiva, infiltrativa ou genética	A (9)
50. Estudo de triagem da estrutura e função em parentes de primeiro grau de pacientes com miocardiopatia hereditária	A (8)

Quadro 19.1

Reimpresso com permissão da ACCF de Douglas PS, Khandheria B, Stainback RF, et al. ACCF/ASE/ACEP/ASNC/SCAI/SCCT/SCMR 2007 appropriateness criteria for transthoracic and transesophageal echocardiography. J Am Coll Cardiol 2007;50(2):187-204.

partir da incidência paraesternal de eixo longo ou ecocardiografia em modo M. Comumente, há uma gradação de hipertrofia com envolvimento máximo do septo anterior, envolvimento substancialmente menor da parede posterior e envolvimento intermediário da parede lateral e septo inferior. Esse padrão é mais comum do que a hipertrofia septal verdadeira isolada. A Figura 19.3 foi registrada em um paciente com miocardiopatia hipertrófica mais discreta. Observe a hipertrofia septal proximal, mas a dimensão relativamente preservada da via de saída do ventrículo esquerdo. A imagem com Doppler através da via de saída não revelou evidência alguma de obstrução em repouso. Depois do exercício, um gradiente de 34 mmHg foi provocado.

As Figuras 19.6 a 19.9 foram registradas em pacientes com miocardiopatia hipertrófica mais concêntrica. Na incidência de eixo curto na Figura 19.7, observe a quase que completa obliteração da cavidade na sístole devido à acentuada hipertrofia. Formas concêntricas de miocardiopatia hipertrófica podem não ser obstrutivas. Os sintomas surgem em pacientes com a forma não obstrutiva em decorrência da rigidez patológica do miocárdio ventricular esquerdo e elevadas pressões diastólicas, além de volumes diastólicos patologicamente pequenos e volume de ejeção reduzido. Ocasionalmente, a miocardiopatia hipertrófica é encontrada com hipertrofia patológica se restringindo à parede inferior (Figura 19.10), posterior, anterior (Figura 19.11) ou lateral do ventrículo esquerdo ou porção média do septo ou parede ventricular direita.

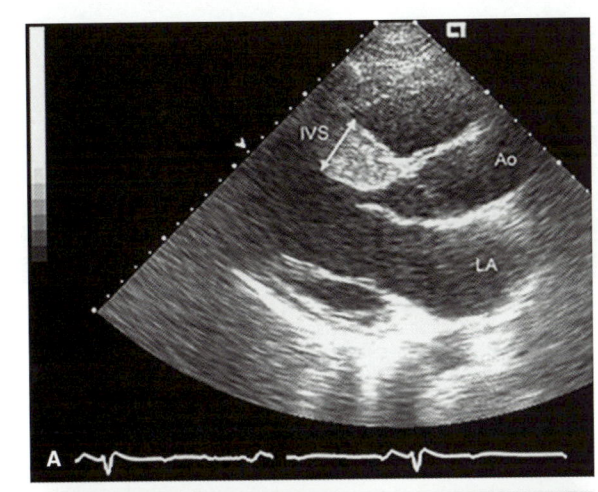

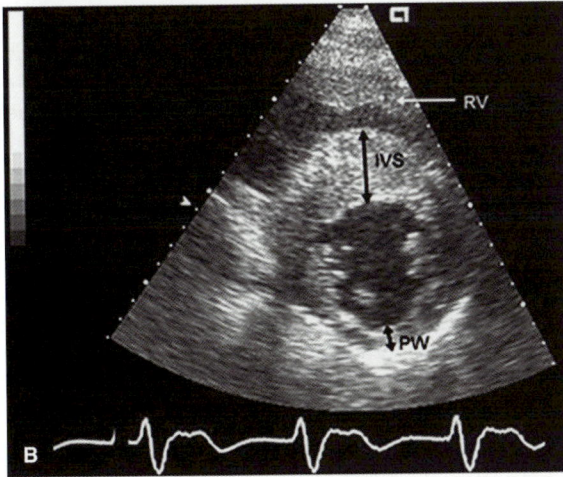

FIGURA 19.1 Incidências paraesternais de eixo longo e eixo curto registradas em um paciente com miocardiopatia hipertrófica clássica. Em ambas as incidências, observe o acentuado espessamento do septo interventricular (*setas*) e a espessura normal da parede posterior (PW) (*setas*). Na incidência de eixo curto, observe que há um espectro de hipertrofia do ventrículo esquerdo, com hipertrofia máxima no septo, nenhuma hipertrofia na parede posterior verdadeira e hipertrofia intermediária da parede lateral e parede inferior verdadeira. Ao, aorta; IVS, septo interventricular; LA, átrio esquerdo; RV, ventrículo direito.

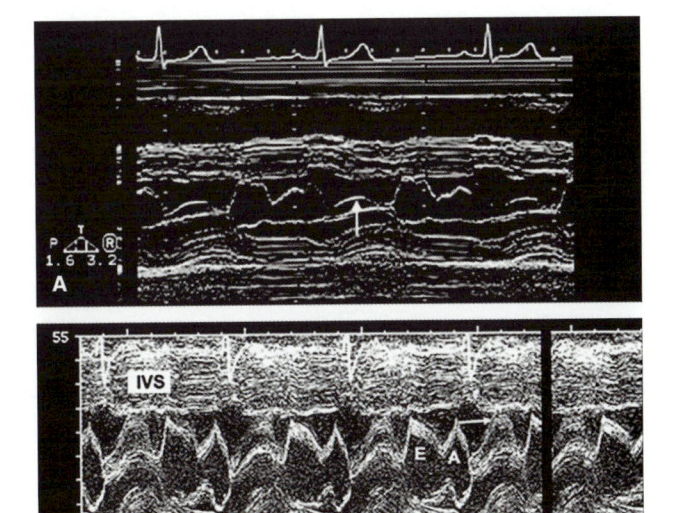

FIGURA 19.2 Ecocardiogramas em modo M registrados em pacientes com miocardiopatia hipertrófica mostrando a hipertrofia septal desproporcional e a movimentação anterior sistólica da valva mitral (*seta*). **A:** Há somente uma discreta movimentação anterior sistólica presente, que não entra em contato com o septo ventricular. A obstrução da via de saída do ventrículo esquerdo não seria de se esperar com esse padrão. **B:** Registrado no mesmo paciente da Figura 19.1. Observe a espessura do septo interventricular (IVS) e a movimentação anterior sistólica dramática (*seta*), indicando uma obstrução significativa da via de saída.

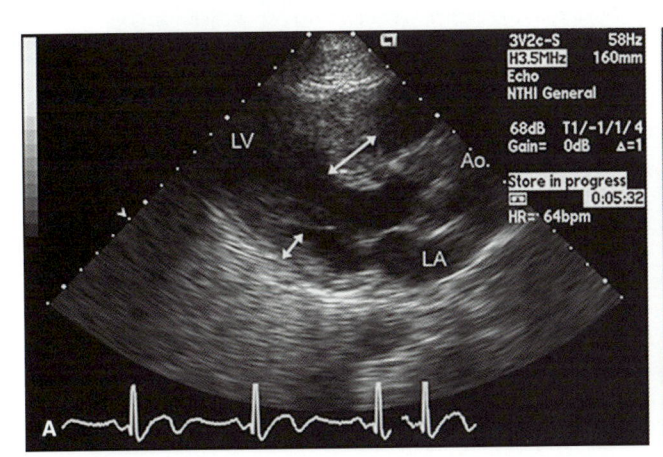

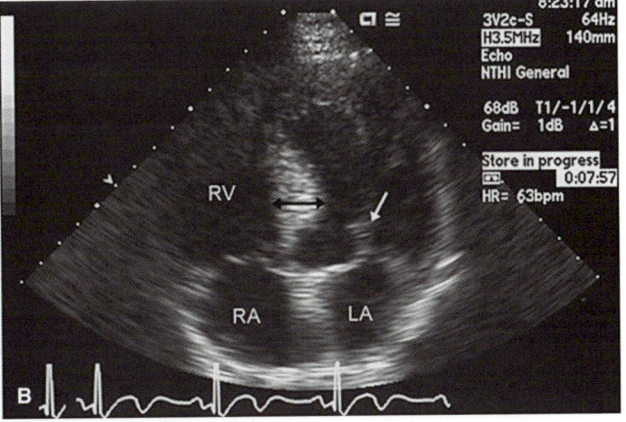

FIGURA 19.3 Incidências paraesternal de eixo longo e apical de quatro câmaras registradas em um paciente de 50 anos de idade com miocardiopatia hipertrófica discreta. Ambas as incidências revelam a hipertrofia relativa do septo ventricular proximal (*setas de pontas duplas*). Há uma movimentação relativamente discreta anterior sistólica da valva mitral (*seta branca*) sem contato com o septo ventricular. Ao, aorta; LA, átrio esquerdo; LV, ventrículo esquerdo; RA, átrio direito; RV, ventrículo direito.

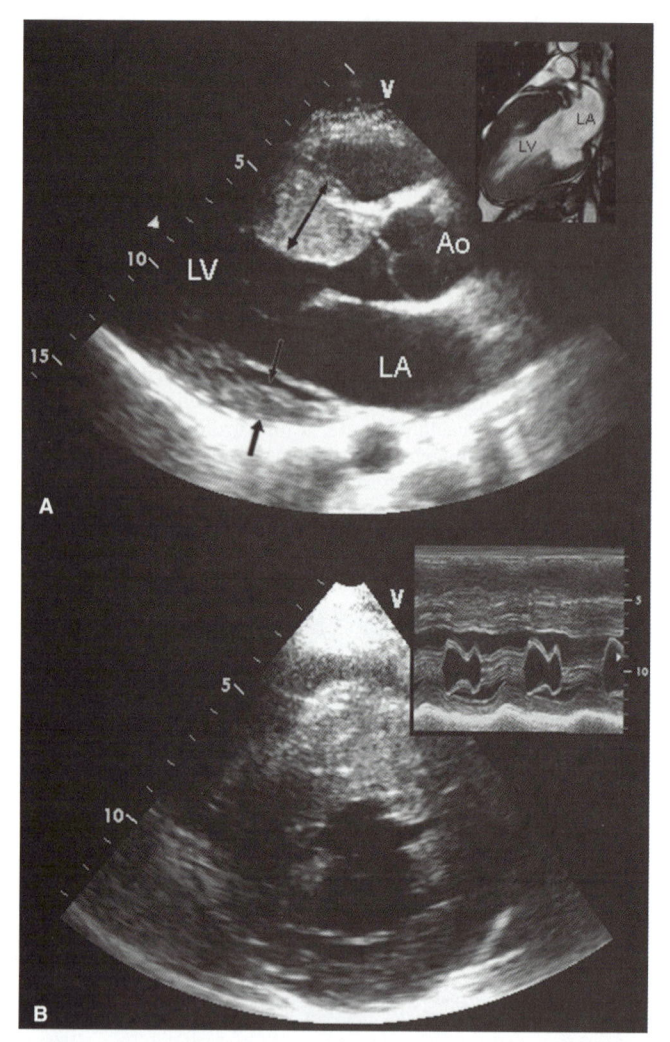

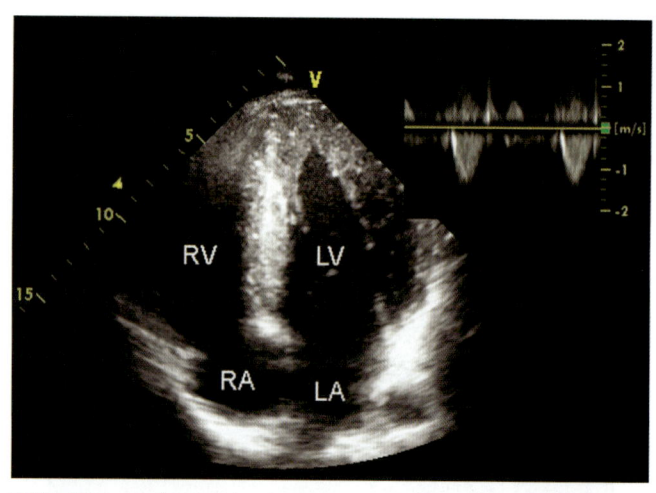

FIGURA 19.5 Incidência apical de quatro câmaras registrada no mesmo paciente da Figura 19.4 e mostrando hipertrofia difusa das paredes ventriculares se estendendo até o ápice. O pequeno detalhe é uma imagem com Doppler de onda contínua através da via de saída ventricular esquerda demonstrando a ausência de um gradiente dinâmico.

Avaliação da Via de Saída Ventricular Esquerda na Miocardiopatia Obstrutiva

Uma importante sequela da miocardiopatia hipertrófica é a obstrução dinâmica da via de saída do ventrículo esquerdo. A ecocardiografia em modo M era inicialmente usada para se documentar a presença de obstrução da via de saída pela movimentação anterior sistólica (MAS) da valva mitral e entalhe, ou fechamento abrupto parcial, na sístole. A movimentação anterior sistólica da valva mitral ocorre por causa de uma relação geométrica anormal dos músculos papilares e aparelho mitral de suporte combinado com ejeção ventricular esquerda hiperdinâmica. Isso resulta em deslocamento anterior de várias porções do aparelho valvar mitral na sístole. A movimentação anterior sistólica pode ser identificada pelo modo M (Figura 19.2) ou varredura bidimensional ou transesofágica (Figuras 19.6, 19.12 e 19.13) e deve ser caracterizada pela área da valva mitral com movimentação anormal (cordoalha ou folheto) e o grau e duração de contato com o septo ventricular. A obstrução tem maior chance de estar presente quando o folheto mitral faz contato direto com a movimentação do septo ventricular por 40% do ciclo sistólico (Figura 19.2).

FIGURA 19.4 Ecocardiogramas nas incidências de eixo longo e eixo curto registrados em um paciente com miocardiopatia hipertrófica. Observe a acentuada espessura de septo ventricular (*seta com ponta dupla*) comparada com a da parede posterior (*setas únicas*). A imagem em eixo curto confirma o espessamento desproporcional do septo *versus* a parede posterior, mas também uma gradação de hipertrofia presente por todo o septo e paredes lateral e inferior. No detalhe, um ecocardiograma em modo M mostrando hipertrofia septal acentuada e também ausência de movimentação anterior sistólica da valva mitral. O detalhe superior direito é uma imagem de ressonância magnética cardíaca mostrando o mesmo padrão de hipertrofia ventricular. Ao, aorta; LA, átrio esquerdo; LV, ventrículo esquerdo.

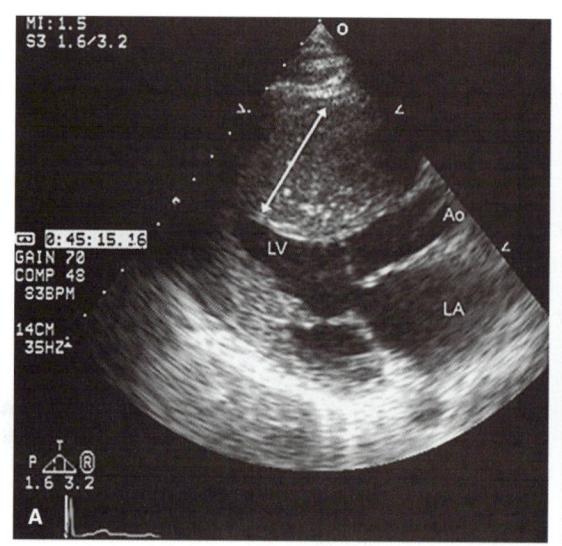

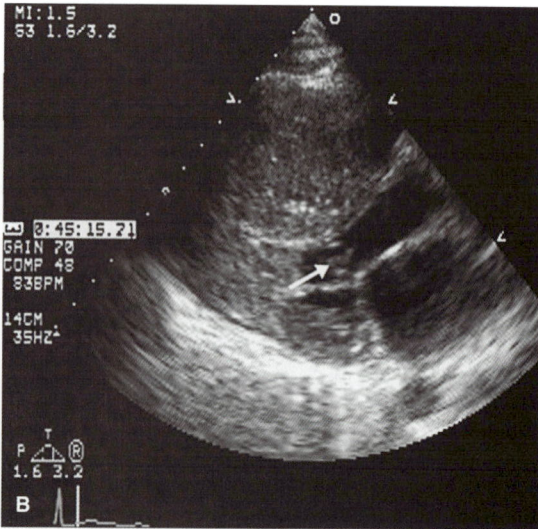

FIGURA 19.6 Incidência paraesternal de eixo longo registrada na diástole (**A**) e sístole (**B**) em um paciente com miocardiopatia hipertrófica e hipertrofia maciça do septo ventricular (*seta*). Neste caso, o septo anterior mede aproximadamente 4 cm de espessura. **B:** Observe a movimentação anterior sistólica da valva mitral (*seta*), a qual aparece como uma massa de ecos na via de saída do ventrículo esquerdo. Ao, aorta; LA, átrio esquerdo; LV, ventrículo esquerdo.

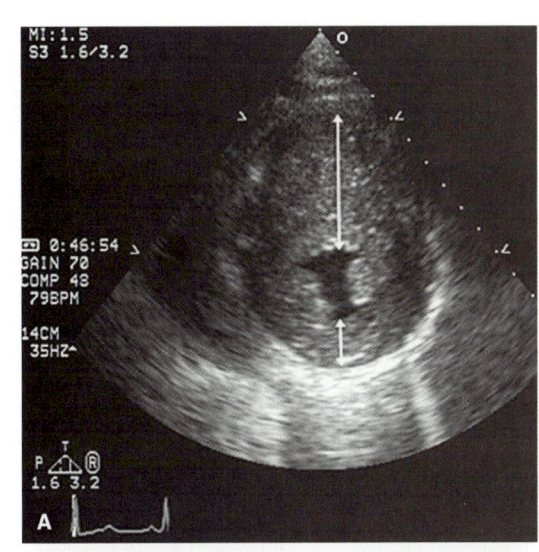

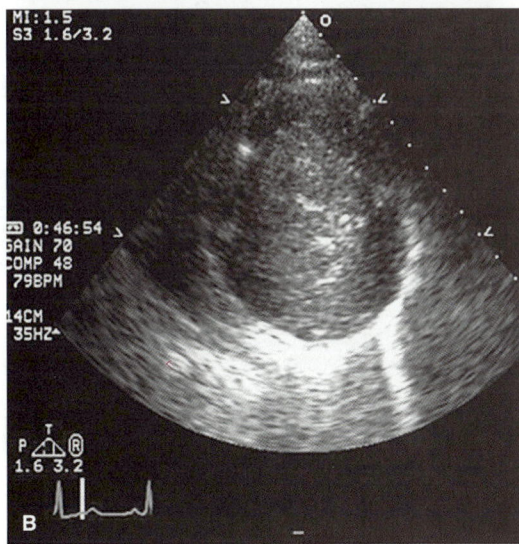

FIGURA 19.7 Incidência paraesternal de eixo curto registrada no mesmo paciente da Figura 19.6. Na diástole (**A**), observe a hipertrofia maciça do septo ventricular (*seta longa*) com graus menores de hipertrofia presentes através de toda a circunferência do ventrículo esquerdo (*seta curta*). **B:** Registrada na mesossístole. Observe a obliteração quase que completa da cavidade devido à acentuada hipertrofia.

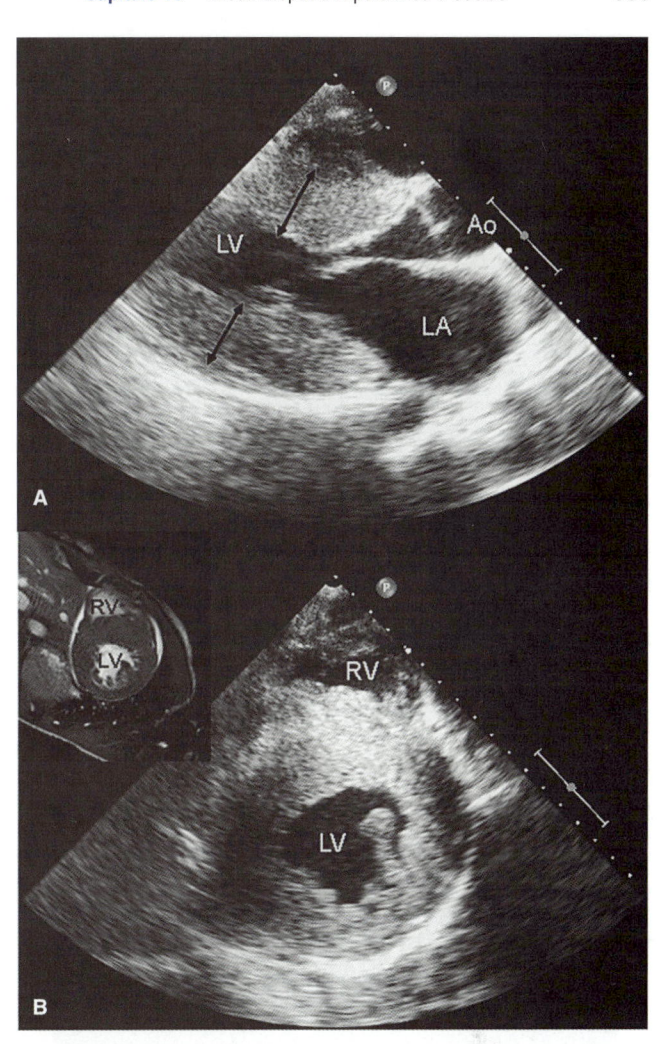

FIGURA 19.8 Incidências paraesternais de um paciente com uma forma grave de miocardiopatia hipertrófica obstrutiva. Nas incidências paraesternal e de eixo curto observe a acentuada hipertrofia simétrica de praticamente todas as paredes do ventrículo mostrada pelas *setas de pontas duplas* na incidência paraesternal de eixo longo. O detalhe é uma imagem de ressonância magnética cardíaca em eixo curto também mostrando a hipertrofia simétrica grave.

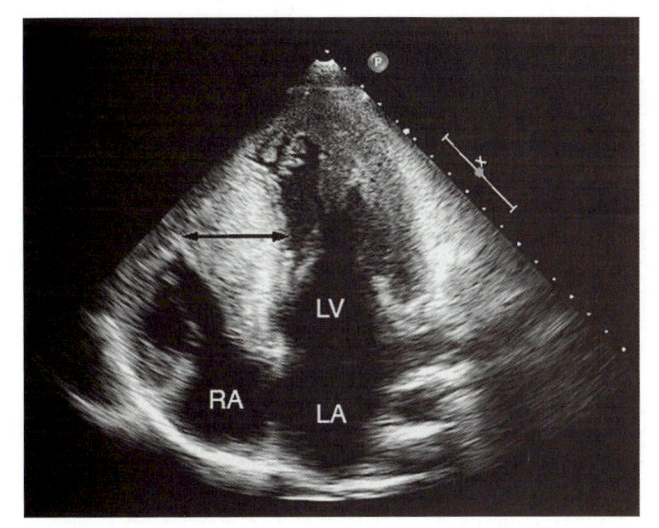

FIGURA 19.9 Incidência apical de quatro câmaras registrada no mesmo paciente da Figura 19.8 mostrando um grau ainda maior de hipertrofia ventricular quando observado em uma incidência apical de quatro câmaras (*seta com dupla ponta*).

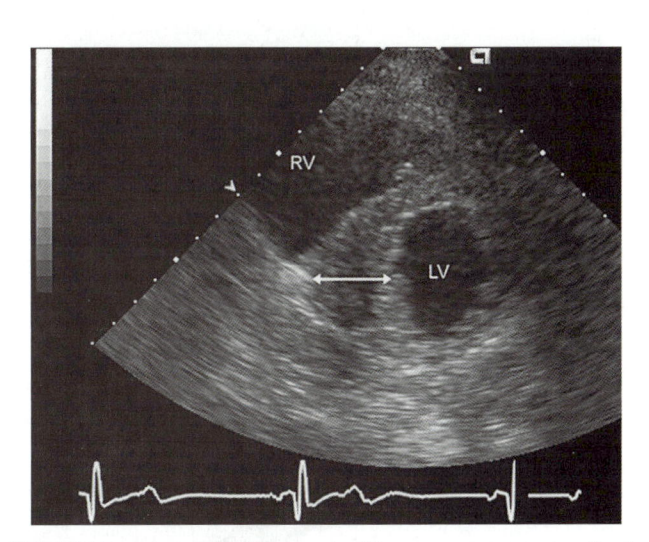

FIGURA 19.10 Imagem paraesternal de eixo curto obtida em um paciente com miocardiopatia hipertrófica no qual a hipertrofia estava restrita à parede inferior proximal e septo inferior (*seta*). Não havia evidência de obstrução dinâmica da via de saída neste paciente. LV, ventrículo esquerdo; RV, ventrículo direito.

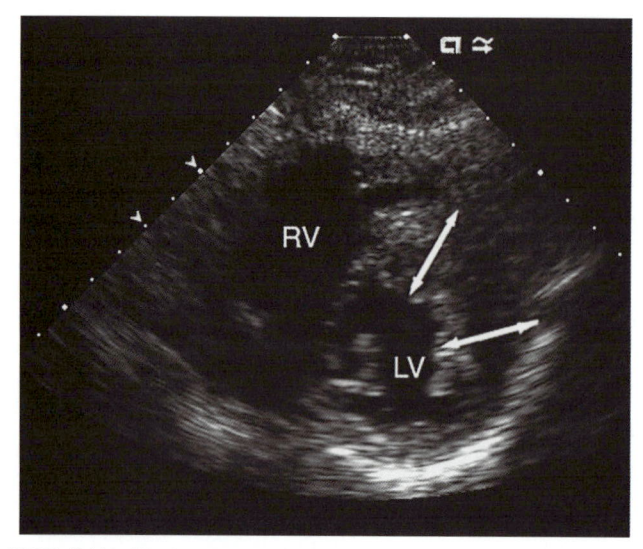

FIGURA 19.11 Incidência paraesternal de eixo curto registrada em um paciente com miocardiopatia hipertrófica com a hipertrofia confinada às paredes anterior e lateral (*setas com ponta dupla*). LV, ventrículo esquerdo; RV, ventrículo direito.

A dinâmica da ejeção na miocardiopatia hipertrófica obstrutiva permite uma ejeção ventricular esquerda inicial relativamente normal durante a qual a valva aórtica se abre normalmente. A obstrução ocorre na parte média a tardia da sístole concomitantemente com contração ventricular esquerda tardia quando a ejeção temporariamente diminui. A redução do volume de fluxo acarreta fechamento parcial da valva aórtica, muitas vezes com uma abertura secundária à medida que ocorre a ejeção final. Isso enseja uma incisura única ou ocasionalmente várias incisuras, de alta amplitude, bem marcadas, na movimentação da valva aórtica (Figuras 19.13 e 19.14). Deve-se observar que o grau em que há um pré-fechamento e aparecimento da incisura da valva aórtica não é uniforme entre as três cúspides valvares aórticas e não proporciona nenhuma informação quantitativa.

A ecocardiografia tridimensional tem se mostrado promissora para a definição refinada do grau e distribuição da hipertrofia e uma avaliação da geometria da via de saída ventricular esquerda, inclusive o grau em que o septo proximal invade a via de saída. Não foi comprovado que ela tem um valor adicional e, em muitos pacientes adultos, a aquisição de conjuntos de dados

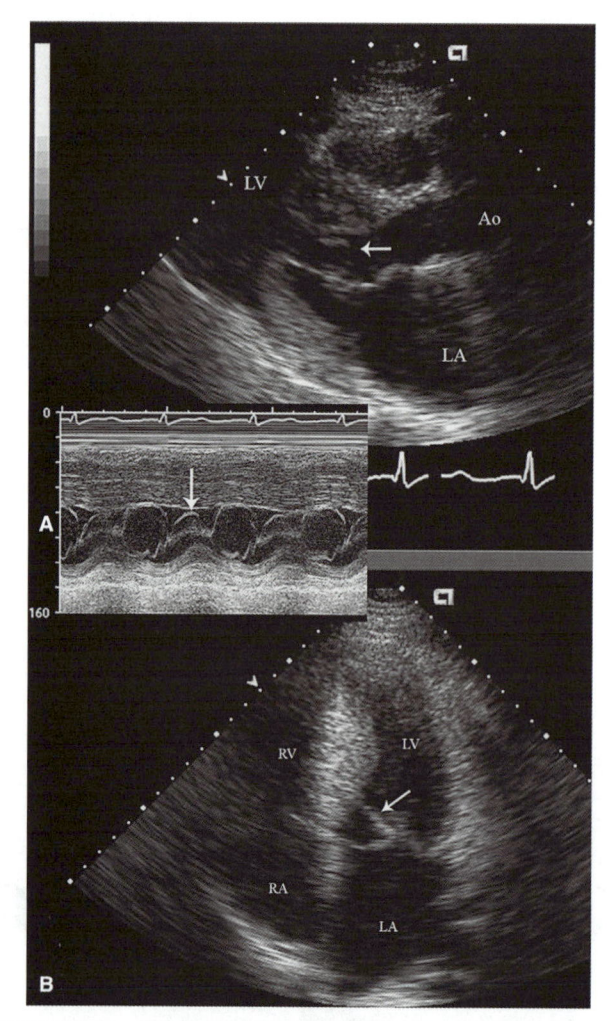

FIGURA 19.12 Miocardiopatia hipertrófica com movimentação anterior sistólica da valva mitral mostrada nas incidências paraesternal de eixo curto e apical de quatro câmaras. Em cada fotograma sistólico, observe a movimentação da valva mitral para dentro da via de saída ventricular esquerda (*setas*). O ecocardiograma em modo M (detalhe pequeno) também mostra movimentação anterior sistólica da valva mitral (*seta*).

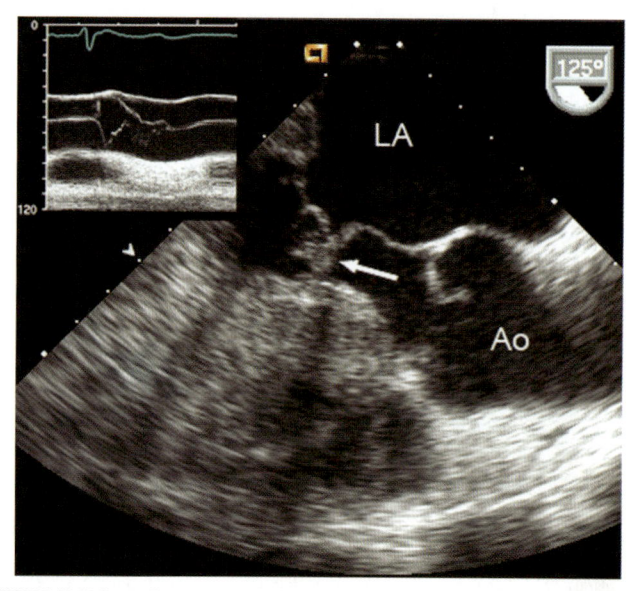

FIGURA 19.13 Ecocardiograma transesofágico registrado em um paciente com uma miocardiopatia hipertrófica obstrutiva com visibilização da via de saída ventricular esquerda. Neste fotograma obtido na protossístole, observe a movimentação da valva mitral anteriormente e se opondo ao septo ventricular (*seta*). Na imagem em tempo real, observe as oscilações da valva aórtica que são mas bem apreciadas em modo M. Ao, aorta; LA, átrio esquerdo.

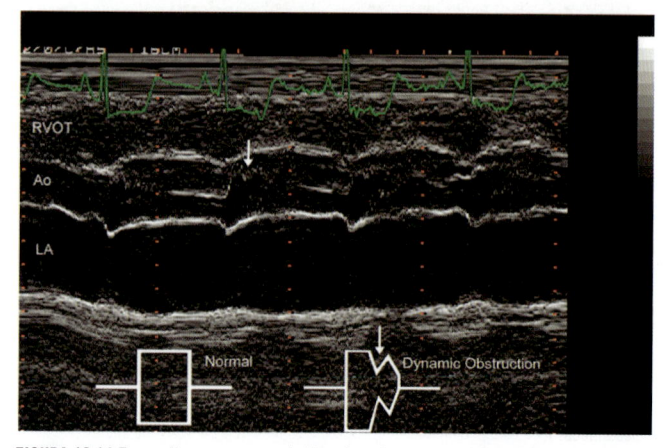

FIGURA 19.14 Ecocardiograma em modo M registrado em um paciente com miocardiopatia hipertrófica mostra entalhe sistólico da valva aórtica (*seta*). O fechamento normal é esquematizado no detalhe. Ao, aorta; Dynamic Obstruction, obstrução dinâmica; LA, átrio esquerdo; RVOT, via de saída do ventrículo direito.

tridimensionais de alta qualidade tem sido problemática (Figuras 19.15 e 19.16).

Imagens com ressonância magnética têm sido usadas para se demonstrar a heterogeneidade acentuada da hipertrofia na miocardiopatia hipertrófica que pode não estar aparente na varredura bidimensional de rotina. Além disso, a detecção de fibrose miocárdica por meio dessa técnica pode prever arritmia ventricular. A ecocardiografia tridimensional com volumes reconstruídos do miocárdio teoricamente permite uma avaliação semelhante da real distribuição anatômica da hipertrofia e também a detecção de formas mais sutis dessa doença, mas ainda não se comprovou ser uniformemente exequível ou de acurácia equivalente.

A interrogação com Doppler da via de saída do ventrículo esquerdo oferece documentação e quantificação de sua obstrução. A obstrução dinâmica da via de saída resulta em acentuada turbulência nessa via, que pode ser detectada pelo Doppler com fluxo colorido (Figura 19.17). Imagens com Doppler pulsado podem ser usadas para rastrear as velocidades da ejeção ao longo da via de saída do ventrículo esquerdo, em cujo ponto, quando está presente uma significativa obstrução dinâmica da via de saída, a velocidade irá exceder o limite de Nyquist e ocorrerá ambiguidade (Figura 19.18).

As imagens com Doppler de onda contínua oferecem uma análise de alta fidelidade da dinâmica da ejeção e gradientes na via de saída do ventrículo esquerdo, mas como uma técnica, isoladamente, não identifica o local da obstrução. Na miocardiopatia hipertrófica, com MAS da valva mitral, o nível de obstrução anatômica raramente está em questão, e o uso do Doppler com onda contínua, combinado com avaliação anatômica, tipicamente

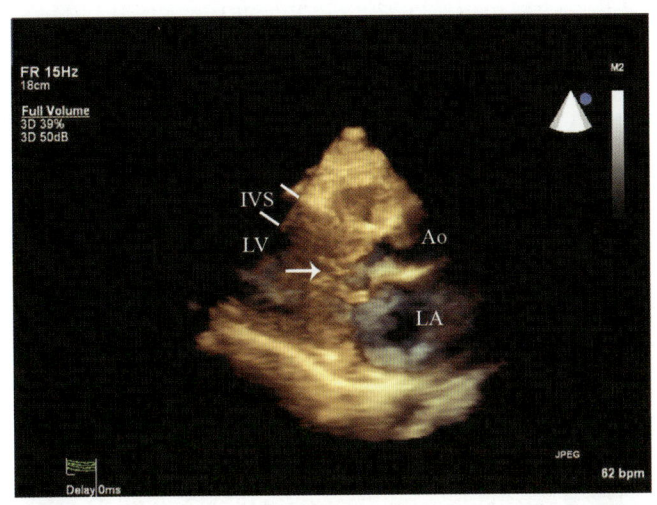

FIGURA 19.15 Ecocardiograma tridimensional registrado em um paciente com miocardiopatia hipertrófica clássica. A imagem mostrada é uma incidência paraesternal de eixo longo extraída de uma alça de volume total durante cinco ciclos cardíacos. Observe a espessura patológica do septo ventricular e a movimentação anterior sistólica da valva mitral (*seta*) que fica mais aparente na imagem em tempo real. Ao, aorta; IVS, septo interventricular; LA, átrio esquerdo; LV, ventrículo esquerdo.

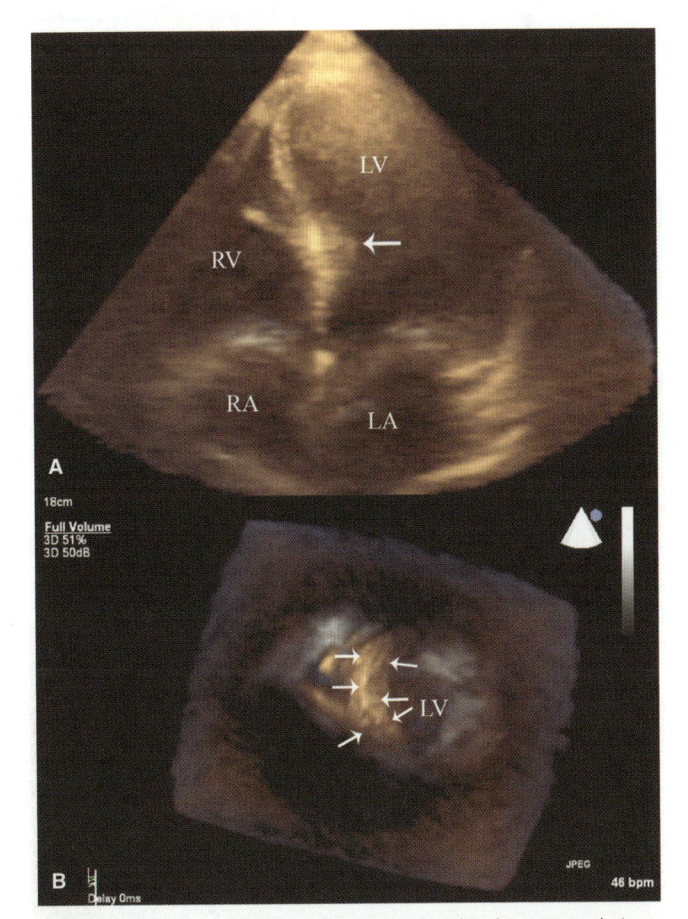

FIGURA 19.16 Imagens ecocardiográficas tridimensionais registradas em um paciente com miocardiopatia hipertrófica com hipertrofia localizada na porção média do septo ventricular. **A:** Imagem ecocardiográfica tridimensional em tempo real na qual a hipertrofia da porção mais média pode ser apreciada (*seta*). **B:** Uma incidência em eixo curto extraída de uma aquisição de volume total demonstrando hipertrofia por todo o septo médio e inferior (*setas*). LA, átrio esquerdo; LV, ventrículo esquerdo; RA, átrio direito; RV, ventrículo direito.

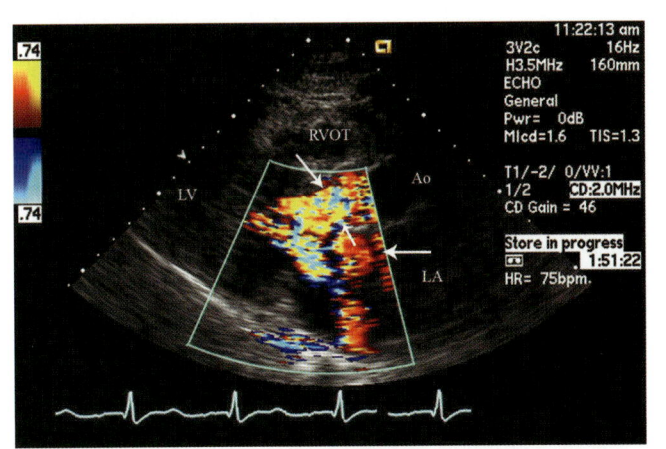

FIGURA 19.17 Incidência paraesternal de eixo longo (fotograma sistólico), registrada com Doppler com fluxo colorido de um paciente com miocardiopatia hipertrófica e movimentação anterior sistólica da valva mitral, demonstra acentuada turbulência na via de saída ventricular esquerda. Observe o relativo estreitamento do jato turbulento ao nível da valva mitral (*setas*) e regurgitação mitral dirigida posteriormente (*seta horizontal*). Ao, aorta; LA, átrio esquerdo; LV, ventrículo esquerdo; RVOT, via de saída do ventrículo direito.

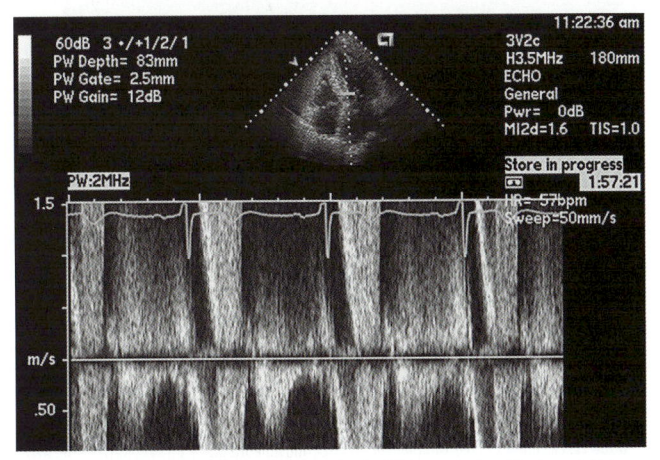

FIGURA 19.18 Imagem com Doppler de onda pulsada obtida na via de saída do ventrículo esquerdo de um paciente com miocardiopatia hipertrófica e obstrução dinâmica da via de saída. À medida que o volume-amostra é deslocado do ápice em direção à valva aórtica ao longo do septo, a velocidade na via de saída excede o limite de Nyquist e ocorre ambiguidade.

oferece uma plena avaliação da localização e grau de obstrução da via saída. As Figuras 19.19 a 19.22 são registros com Doppler de onda contínua dos quais as velocidades máximas podem ser registradas sem ambiguidade. Há várias características do perfil do Doppler de onda contínua que se relacionam com a obstrução dinâmica da via de saída. Nessas figuras, observe o pico relativamente tardio do gradiente máximo. Isso foi descrito como um perfil em "forma de adaga" em contraposição ao perfil espectral da regurgitação mitral ou estenose aórtica (Figura 19.22), que é mais simétrico. O pico tardio do gradiente na via de saída é evidência da natureza dinâmica do gradiente que surge na parte média a tardia da sístole, em vez de estar relacionado com uma obstrução fixa na qual o gradiente ocorre no início da sístole no momento do fluxo máximo. Na miocardiopatia hipertrófica obstrutiva, o gradiente máximo ocorre no final da sístole, depois que a maior parte da ejeção ventricular esquerda já ocorreu. Como tal, ela não é realmente obstrutiva com respeito ao volume de fluxo porque a maior parte do volume de ejeção ventricular esquerdo já foi ejetada quando ocorre o gradiente. Muitas vezes há evidências de fluxo anterógrado pré-sistólico na via de saída do ventrículo esquerdo (Figura 19.19). Isso ocorre quando a contração atrial resulta na aceleração do fluxo que é transmitido para a via de saída por causa de um ventrículo esquerdo altamente não complacente.

Ocasionalmente, pode ser encontrado um indivíduo no qual a anatomia ecocardiográfica bidimensional é compatível com miocardiopatia hipertrófica, mas no qual nenhuma evidência de obstrução pode ser encontrada. Deve ser enfatizado que muitos dos sinais, sintomas e sequelas clínicas adversas da miocardiopatia hipertrófica são independentes da obstrução da via de saída e estão relacionados com disfunção diastólica, volume sistólico reduzido ou hipertensão pulmonar secundária (Figura 19.23). A ausência de obstrução não deve impedir o estabelecimento desse diagnóstico. Pode ser clinicamente útil tentar provocar um gradiente na via de saída. Fisiologicamente, qualquer manobra que aumente a contratilidade, reduza o volume ventricular esquerdo ou diminua a resistência ao fluxo de saída ventricular esquerdo pode desmascarar um gradiente oculto. Manobras para desmascarar o gradiente na via de saída incluem exercício, manobra de Valsalva (Figuras 19.21 e 19.24), inalação de nitrato de amilo, infusão de isuprel ou ficar rapidamente em pé a partir de uma posição de cócoras. Embora seguro em pacientes com miocardiopatia hipertrófica, o teste com exercício deve ser realizado em um ambiente monitorado por um médico e por uma equipe familiarizada com a manifestação fisiológica e arrítmica da miocardiopatia hipertrófica. Geralmente, o teste será usado em um esforço de provocar um gradiente na via de saída e não para

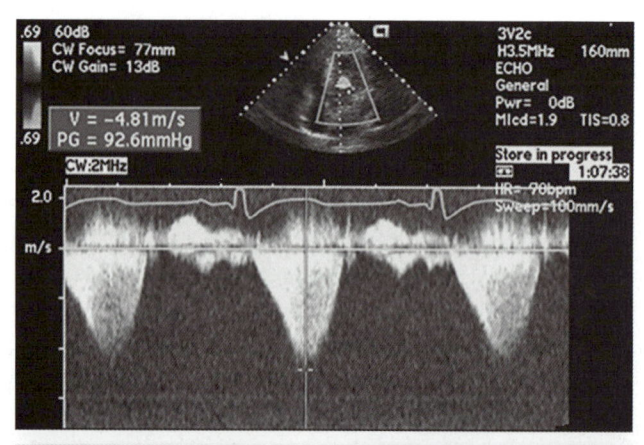

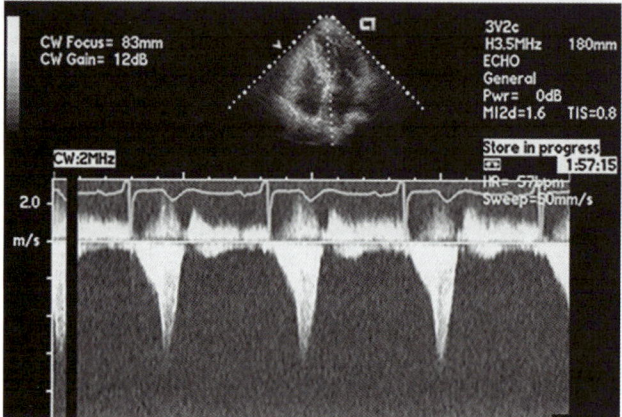

FIGURA 19.20 Registros com Doppler de onda contínua de dois pacientes com miocardiopatia hipertrófica e obstrução dinâmica da via de saída. Em cada caso, observe o gradiente sistólico de pico tardio resultando em um contorno em formato de adaga na exibição espectral.

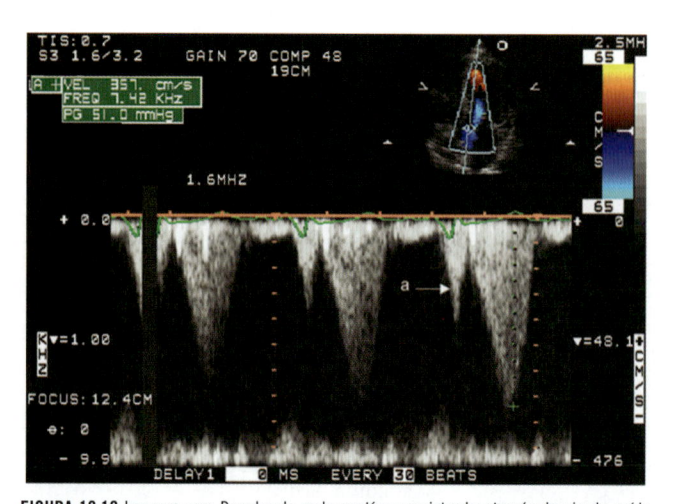

FIGURA 19.19 Imagem com Doppler de onda contínua registrada através da via de saída ventricular esquerda em um paciente com miocardiopatia hipertrófica. Observe o gradiente sistólico com pico relativamente tardio com pressão máxima de 51,0 mmHg. Observe também o fluxo pré-sistólico proeminente na via de saída (a) decorrente de contração atrial de encontro a um ventrículo esquerdo altamente não complacente e hipertrofiado.

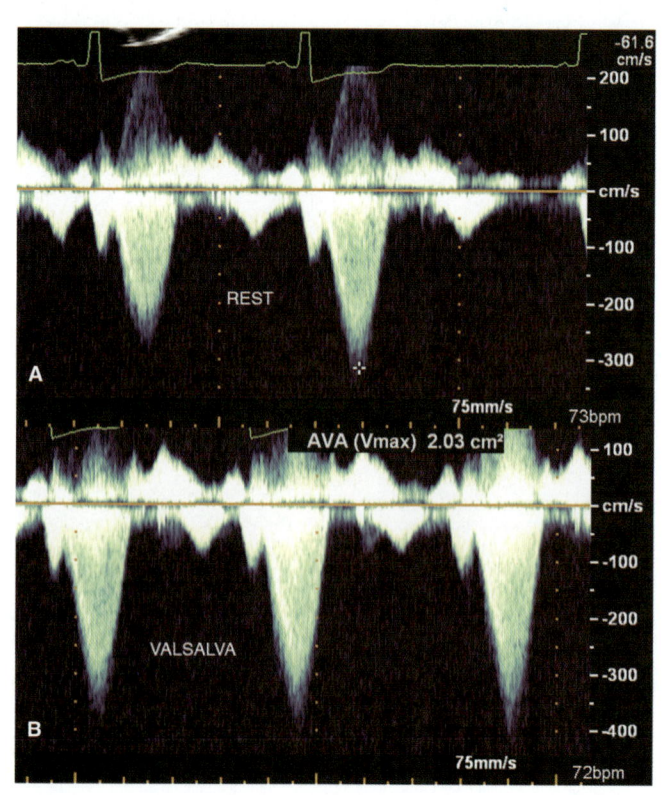

FIGURA 19.21 Imagem com Doppler de onda contínua registrada pela via de saída ventricular esquerda em repouso **(A)** e após Valsalva **(B)** no paciente mostrado nas Figuras 19.8 e 19.9. Observe o gradiente máximo de 40 mmHg em repouso aumentando para 64 mmHg com a manobra de Valsalva. AVA, área da valva aórtica; REST, repouso.

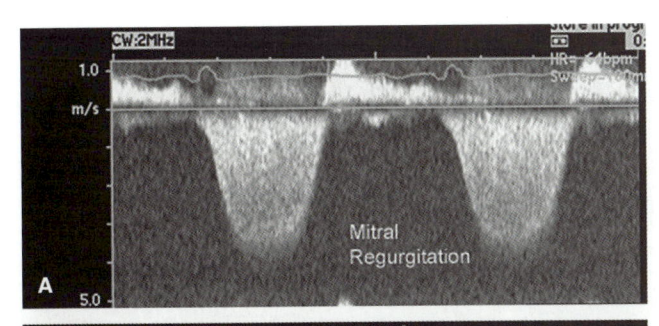

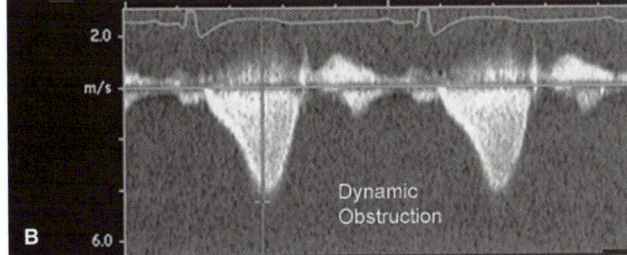

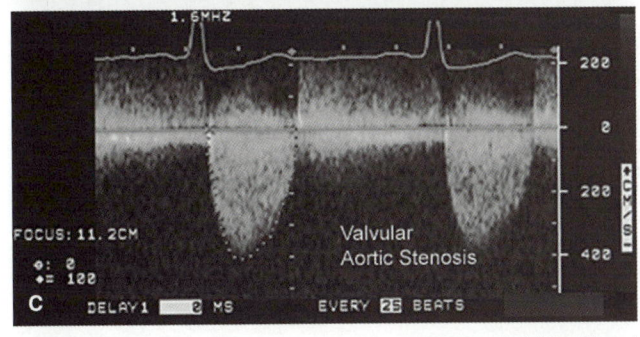

FIGURA 19.22 Comparação entre exibição espectral da regurgitação mitral (Mitral Regurgitation) **(A)**, obstrução dinâmica da via de saída (Dynamic Obstruction) **(B)** e estenose aórtica valvar (Valvular Aortic Stenosis) **(C)**. As imagens foram alinhadas de modo que para cada imagem o primeiro complexo QRS esteja aproximadamente no mesmo local na figura. Observe o início acentuadamente mais cedo do fluxo no sinal de regurgitação mitral **(A)** em comparação com a obstrução dinâmica **(B)** e estenose aórtica valvar **(C)**. O perfil da obstrução dinâmica da via de saída mostra um clássico perfil de pico tardio em formato de adaga em comparação com o perfil simétrico de fluxo na estenose aórtica valvar e regurgitação mitral.

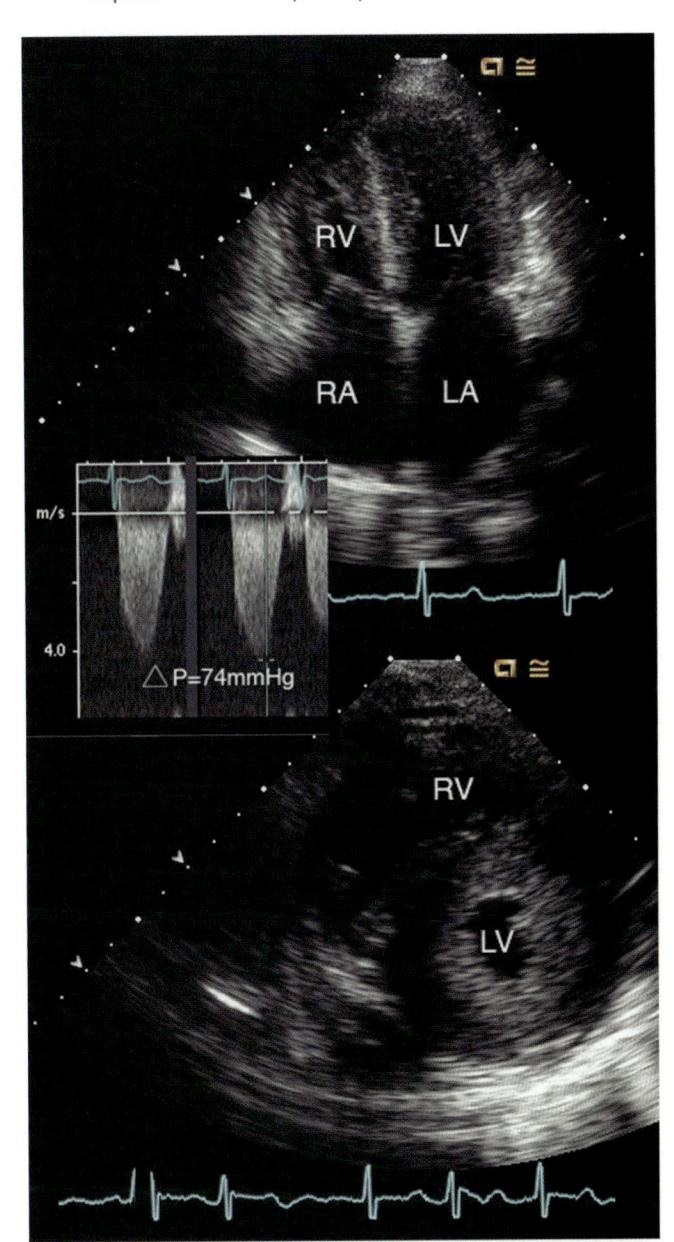

FIGURA 19.23 Incidências apical de quatro câmaras e de eixo curto em um paciente com miocardiopatia hipertrófica não obstrutiva concêntrica. O pequeno detalhe é um registro em onda contínua do jato de regurgitação tricúspide revelando um gradiente máximo entre o ventrículo direito e o átrio direito de 74 mmHg compatível com hipertensão pulmonar secundária significativa. LA, átrio esquerdo; LV, ventrículo esquerdo; RA, átrio direito; RV, ventrículo direito. ⊜

consideração de isquemia miocárdica. Como tal, a interrogação com Doppler em geral tem prioridade sobre a análise da movimentação parietal que pode estar comprometida por padrões não isquêmicos de contração em pacientes com hipertrofia.

Regurgitação Mitral na Miocardiopatia Hipertrófica

A regurgitação mitral é comum na miocardiopatia hipertrófica obstrutiva. Em alguns casos, há uma anormalidade anatômica concomitante dos folhetos mitrais contribuindo para a regurgitação. Frequentemente, a regurgitação mitral se deve à má coaptação dinâmica dos folhetos que ocorre durante a MAS da valva. Ocasionalmente, pode-se visibilizar diretamente a separação mesodiastólica dos folhetos mitrais pela ecocardiografia transesofágica (Figura 19.25). A gravidade da regurgitação mitral pode variar de leve a grave e a regurgitação mitral pode ser um fator que contribua independentemente para o desenvolvimento de sintomas. O jato tipicamente se origina centralmente, mas pode assumir um trajeto excêntrico no átrio esquerdo. Ele pode predominar na parte média a final da sístole durante o momento da MAS máxima, em vez de ser holossistólico. Como a obstrução dinâmica da via de saída do ventrículo esquerdo ocorre nesses indivíduos, a pressão intracavitária ventricular esquerda aumenta na

mesossístole e telessístole. Isso resulta em um contorno atípico da regurgitação mitral no qual a velocidade máxima da regurgitação mitral é tardia em vez de precoce como na regurgitação mitral estrutural. Ocasionalmente pode ocorrer uma confusão ao se procurar por um gradiente na via da saída se erroneamente se interroga regurgitação mitral e um pico tardio e se se o confunde com a obstrução dinâmica da via de saída. Muitas vezes o sinal da regurgitação mitral terá um início mais tarde do que o perfil do fluxo na via de saída, e frequentemente as velocidades máximas estão em uma faixa suprafisiológica (Figura 19.26). Ao se defrontar com uma miocardiopatia hipertrófica com regurgitação mitral e velocidade máxima tardia > 6 m/s, a confusão com o jato de regurgitação mitral deve ser levada em conta. Uma pista adicional quanto à etiologia do sinal é a natureza prolongada do sinal de regurgitação mitral, que pode se estender até o período de relaxamento isovolumétrico.

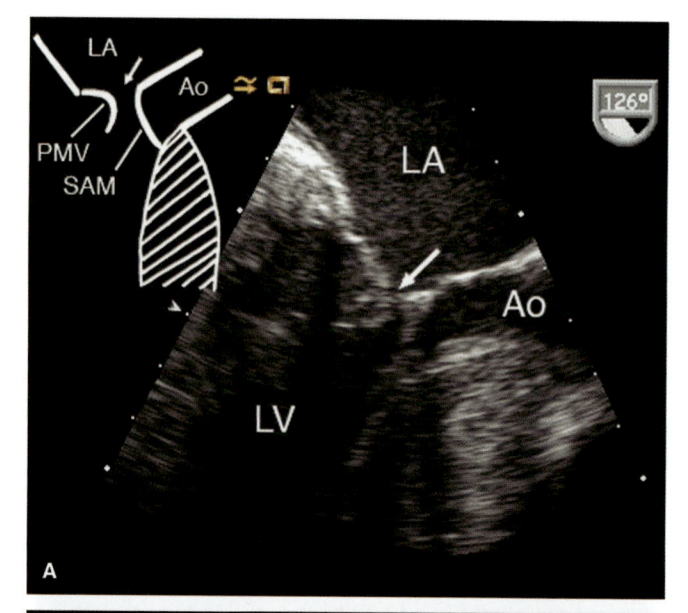

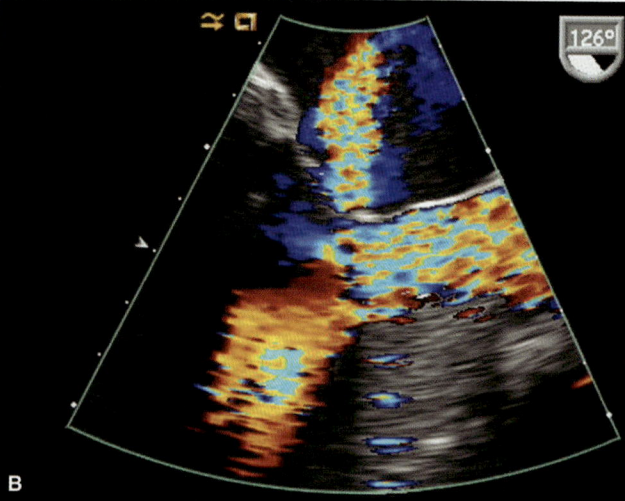

FIGURA 19.24 Perfil com Doppler de onda contínua registrado através da via de saída ventricular esquerda em um paciente com miocardiopatia hipertrófica obstrutiva. **A:** Registrado em repouso e mostra um gradiente característico com pico tardio na via de saída de 25 mmHg. **B:** Registrado durante manobra de Valsalva e mostra um aumento do gradiente para 76 mmHg e **(C)** registrado imediatamente após exercício e mostrando um gradiente de 100 mmHg.

FIGURA 19.25 Ecocardiograma transesofágico registrado em um paciente com miocardiopatia hipertrófica obstrutiva e regurgitação mitral secundária. **A:** Registrado na sístole e mostra movimentação anterior da valva mitral com contato septal. Observe que neste fotograma da meso para a telessístole a movimentação anterior da valva mitral a afastou do folheto posterior acarretando falha na coaptação (*seta curta*) e regurgitação mitral conforme mostrado em **(B)** com imagem com Doppler de fluxo colorido. O detalhe pequeno esquematiza a patologia que é mais aparente na imagem em tempo real. Ao, aorta; LA, átrio esquerdo; LV, ventrículo esquerdo; PMV, folheto posterior da valva mitral; SAM, movimentação anterior sistólica. ⬮

Variantes de Miocardiopatia Hipertrófica

Uma forma menos frequente de miocardiopatia hipertrófica é a variante apical isolada. Esta forma é mais comum nas populações asiáticas e em muitos casos está associada à inversão profunda da onda T nas derivações precordiais anteriores no eletrocardiograma. A Figura 19.27 foi obtida em um paciente com miocardiopatia hipertrófica apical. Observe a espessura parietal relativamente normal na base do coração e a espessura patológica em direção ao ápice resultando em uma cavidade ventricular esquerda com aspecto do naipe de espada. Esta variante de miocardiopatia hipertrófica é tipicamente não obstrutiva e muitas vezes acidentalmente encontrada em indivíduos assintomáticos ao serem avaliados por um eletrocardiograma anormal. A Figura

19.28 foi registrada em um paciente com um grau intenso de hipertrofia apical e distal, mas poupando a base. Observe neste fotograma diastólico o plano da valva aórtica e a distância de aproximadamente 2 cm de septo relativamente fino e parede posterior após o que a hipertrofia ventricular esquerda resulta em quase obliteração da cavidade na diástole.

A miocardiopatia hipertrófica apical ocasionalmente pode passar despercebida na ecocardiografia, especialmente ao se varrer com transdutores de baixa frequência. Neste caso, o transdutor de baixa frequência penetra através do miocárdio relativamente menos ecogênico e somente o epicárdio é visibilizado e então mal identificado como borda endocárdica. Várias outras manobras podem ser usadas para identificar a miocardiopatia hipertrófica apical ou mesoventricular quando ela não está aparente na varredura clínica inicial. A primeira é usar profundidades focais relativamente pouco profundas e transdutores de alta frequência. Além disso, com imagens adquiridas com Doppler de fluxo colorido no ápice, a um limite de Nyquist relativamente baixo, pode-se apreciar o limite entre tecido e sangue e, muitas vezes, identificar

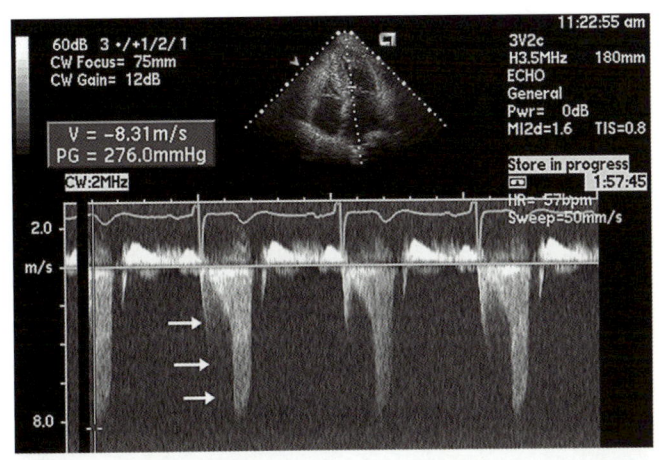

FIGURA 19.26 Imagem de Doppler de onda contínua através da área da via de saída do ventrículo esquerdo em um paciente com miocardiopatia hipertrófica e regurgitação mitral. Com base na direção da linha de interrogação somente, é difícil determinar a etiologia deste sinal. Observe, entretanto, a borda protossistólica relativamente tênue (*setas*), típica de regurgitação mitral, e um gradiente máximo de 276 mmHg, que mais provavelmente representa um gradiente do ventrículo esquerdo para o átrio esquerdo devido à regurgitação mitral do que através da via de saída do ventrículo esquerdo.

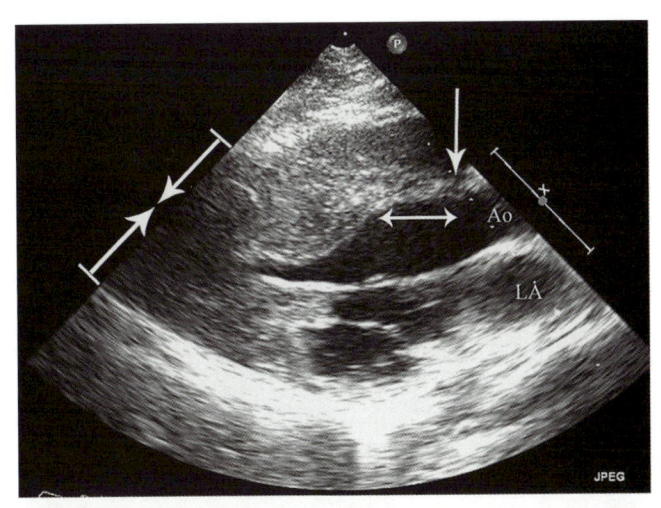

FIGURA 19.28 Incidência paraesternal de eixo longo em um paciente com profunda hipertrofia parietal apical e distal. Neste fotograma telediastólico, observe a grande hipertrofia dos três quartos distais do ventrículo esquerdo. O plano da valva aórtica é indicado pela *seta vertical* e a *seta com dupla ponta* logo abaixo da valva aórtica mostra a extensão da espessura bem normal do miocárdio septal proximal. Observe a espessura normal da parede posterior proximal também. O restante do ventrículo está profundamente hipertrofiado com quase total obliteração da cavidade mesmo neste fotograma diastólico. A espessura total do miocárdio pode ser apreciada pelas *setas apontando para dentro* na margem da cavidade ventricular esquerda. Ao, aorta; LA, átrio esquerdo.

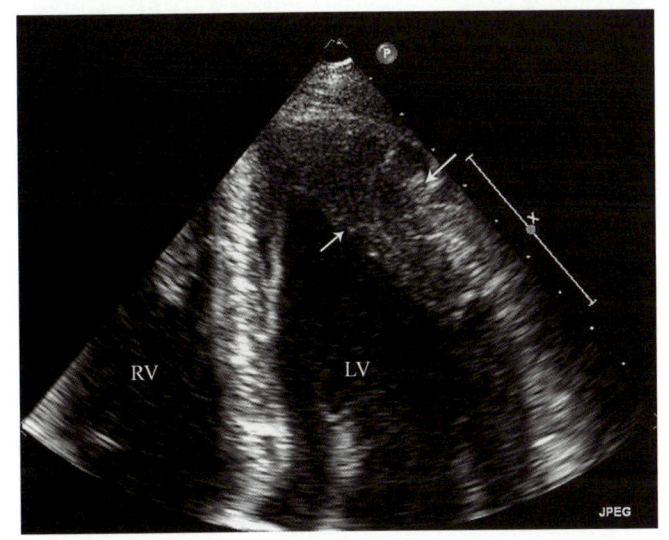

FIGURA 19.27 Incidência apical de quatro câmaras registrada em um paciente com uma variante septal de miocardiopatia hipertrófica. Nesta incidência ampliada do ápice ventricular esquerdo, observe a espessura relativamente normal do septo e parede lateral proximal e espessura de 2 cm da parede lateral apical. LV, ventrículo esquerdo; RV, ventrículo direito.

Obstrução da Porção Média da Cavidade

Uma outra forma de miocardiopatia hipertrófica envolve a hipertrofia e a obstrução seletivas ao nível médio ventricular esquerdo. Como na variante apical, este tipo de miocardiopatia hipertrófica pode ser mais difícil de ser identificado porque tipicamente não haverá evidência de MAS da valva mitral ou turbulência na via de saída. Como os detalhes da imagem dependem da resolução lateral, ao se adquirir imagens pelo ápice, o grau real de estreitamento ao nível médio ventricular esquerdo pode ser mal apreciado. A avaliação do sinal do fluxo colorido na sístole pode muitas vezes ser a primeira evidência de obstrução mesocavitária (Figura 19.32). Imagens com Doppler com fluxo colorido muitas vezes identificam uma área estreita restringida da cavidade ventricular esquerda na sístole, e imagens com Doppler de onda contínua irão identificar um jato de alta velocidade compatível com o gradiente hemodinâmico, tipicamente no nível médio dos músculos papilares. Este padrão pode representar os efeitos de hipertensão de longa data com cavidades ventriculares esquerdas relativamente pequenas em alguns indivíduos. É muito provável que haja um subtipo anatômico distinto de miocardiopatia hipertrófica resultando neste padrão também. Como na variante apical, o contraste intravenoso para opacificação do ventrículo esquerdo pode ser usado para identificar os verdadeiros limites da cavidade ventricular esquerda e o grau de estreitamento ao nível médio ventricular esquerdo.

Triagem em Membros da Família

Uma vez identificado como portador de miocardiopatia hipertrófica, o paciente precisa ficar sob vigilância a vida toda quanto ao desenvolvimento de gradientes progressivos e/ou regurgitação mitral. Além disso, as recomendações atuais são que seja feita uma triagem entre todos os parentes de primeiro grau para a presença de miocardiopatia hipertrófica oculta. A triagem potencialmente poderia ser feita por qualquer modalidade de imagem; entretanto, em vista da facilidade de realização e considerações de custo, a ecocardiografia bidimensional é padrão para exame de rotina. As recomendações atuais são que seja feita uma triagem anual nos parentes de primeiro grau até a idade de 18 anos. Embora não mais acurado, antigamente se acreditava que se a miocardiopatia hipertrófica não aparecesse até aquela idade, era

uma zona de convergência próxima do ápice que representa uma área de estreitamento ventricular esquerdo ao nível apical ou mesoventricular (Figura 19.29). Aquisição de imagens com Doppler espectral pode ser usada para se confirmar um gradiente apical localizado (Figura 19.29). A varredura com imagem com Doppler tissular colorido também pode permitir a detecção de ecos miocárdicos mais sutis (Figura 19.30).

A ecocardiografia contrastada com uso de agentes transpulmonares para opacificar o ventrículo esquerdo também pode ser usada para se confirmar a presença de miocardiopatia hipertrófica apical. Depois da opacificação da cavidade ventricular esquerda com contraste, pode-se apreciar a verdadeira extensão da hipertrofia, e o contorno anormal da cavidade ventricular esquerda pode ser claramente documentado (Figura 19.31). O infarto do miocárdio do ápice intensamente hipertrofiado pode ocorrer na presença ou na ausência de doença arterial coronária obstrutiva. Ocasionalmente, um aneurisma apical localizado se desenvolve em decorrência de infarto apical neste quadro e pode ser uma fonte de formação de trombo.

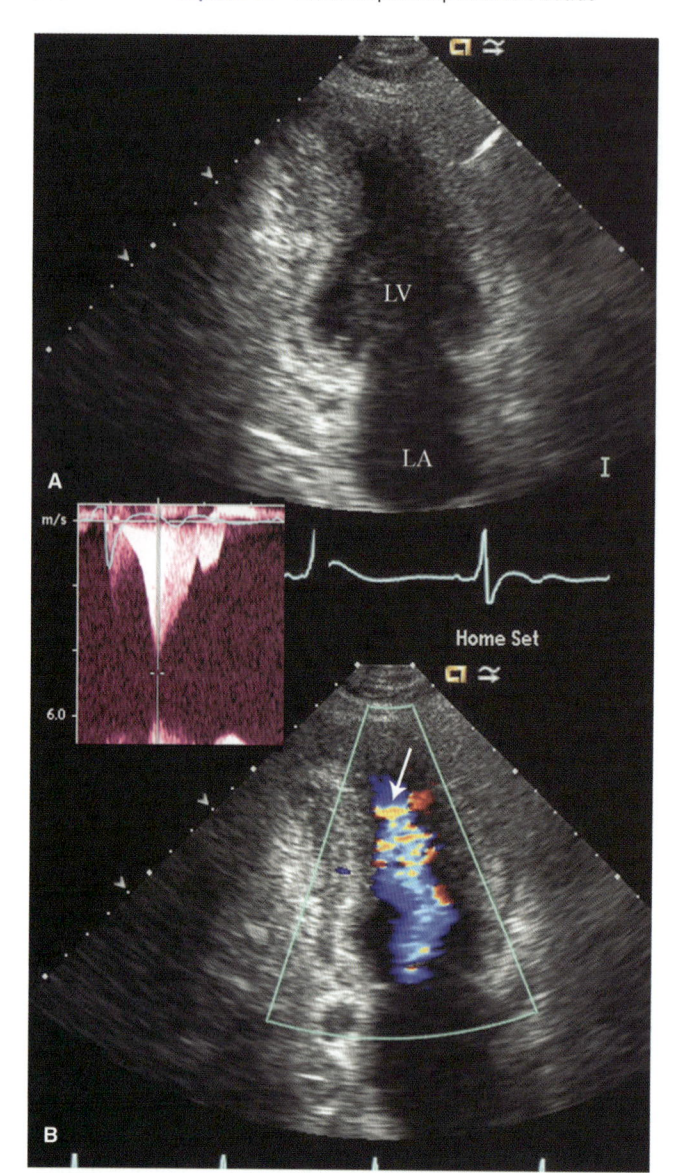

FIGURA 19.29 Incidência apical de quatro câmaras registrada em um paciente com miocardiopatia hipertrófica da variante apical. **A:** Registrada na diástole, observe a sugestão de hipertrofia apical com geometria anormal da cavidade ventricular esquerda. **B:** Registrada na sístole com Doppler com fluxo colorido e revela uma via de saída estreita da cavidade ventricular esquerda no ápice com clara zona de convergência (*seta*). O detalhe é uma imagem com Doppler de onda contínua através do ápice do ventrículo esquerdo mostrando o gradiente apical com pico tardio de aproximadamente 64 mmHg. LA, átrio esquerdo; LV, ventrículo esquerdo.

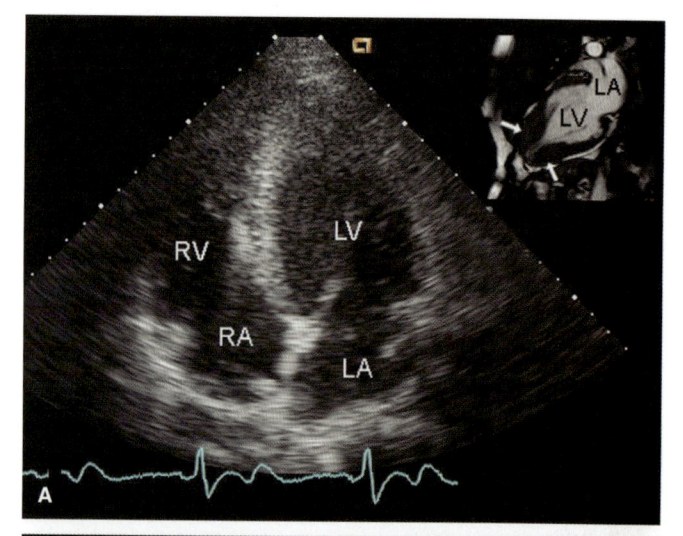

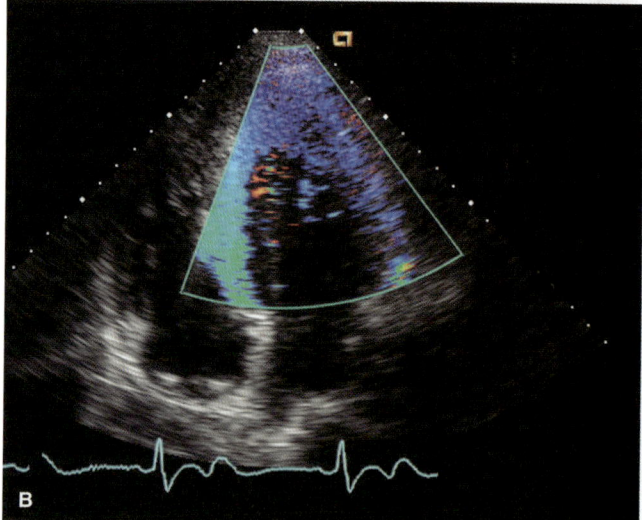

FIGURA 19.30 Incidência apical de quatro câmaras registrada em um paciente com a variante apical da miocardiopatia hipertrófica. **A:** Registrada com imagem padrão em modo B e revela aparente hipertrofia apical. **B:** Registrada com imagem com Doppler tissular colorido em tempo real. Observe a capacidade intensificada de se detectarem os ecos miocárdicos mais tênues relacionados com a hipertrofia apical com esta técnica. O detalhe pequeno é uma imagem cardíaca de ressonância magnética em uma incidência longitudinal do mesmo paciente e que também mostra a hipertrofia apical isolada. LA, átrio esquerdo; LV, ventrículo esquerdo; RA, átrio direito; RV, ventrículo direito.

improvável que ela se manifestasse mais tarde na vida. As recomendações atuais são de rastrear os parentes de primeiro grau a cada 5 anos indefinidamente após a idade de 18 anos, pois que há casos documentados de miocardiopatia hipertrófica se manifestando pela primeira vez na quinta e sexta décadas de vida. Quando o ecocardiograma de rastreamento revelar uma anormalidade duvidosa, pode ser prudente repetir a ecocardiografia a intervalos menores que 5 anos.

Estudos recentes em pacientes bem definidos, com evidência genética de miocardiopatia hipertrófica, mas sem evidência de hipertrofia patológica, revelaram anormalidades sutis na contratilidade e relaxamento que podem ser detectadas pela análise da velocidade tissular com Doppler. Nestes casos, foi observado que as velocidades tanto sistólica quanto diastólica inicial estão reduzidas em comparação com controles normais. Essas anormalidades não são específicas para miocardiopatia hipertrófica pré-clínica e precisam ser interpretadas em contexto com a his-

tória familiar e/ou testes genéticos. Mais recentemente, anormalidades no giro ou torção do ventrículo esquerdo também foram relatadas na miocardiopatia hipertrófica. Ainda é conjectura se essa observação poderia ou não servir como um marcador de doença pré-clínica.

Condições que Mimetizam a Miocardiopatia Hipertrófica

Há várias condições que podem mimetizar o aspecto ecocardiográfico da miocardiopatia hipertrófica (Quadro 19.2). Qualquer situação que acarrete uma espessura septal relativamente maior do que a espessura posterior potencialmente pode ser confundida com hipertrofia septal patológica isolada. Ocasionalmente, se encontra um paciente com hipertrofia ventricular esquerda relacionada com hipertensão e doença coronária concomitante com um infarto do miocárdio inferior (Figura 19.33). A redução subsequente da espessura parietal da parede posterior relacionada com a doença coronária, juntamente com a hipertrofia das pare-

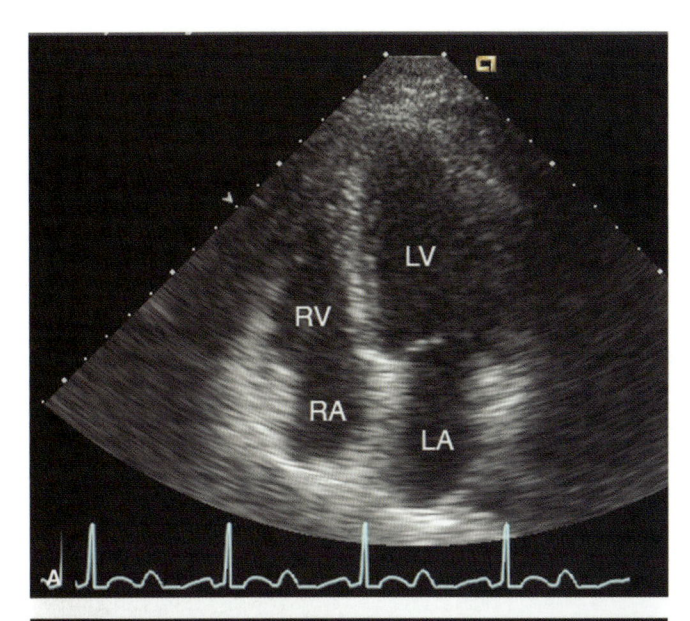

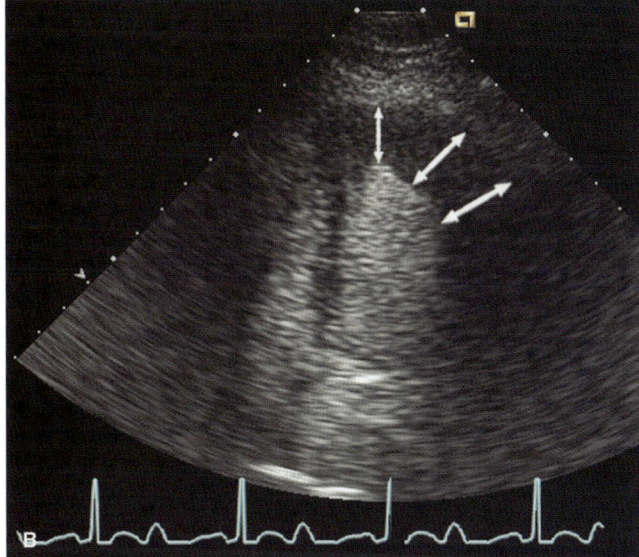

FIGURA 19.31 Incidência apical de quatro câmaras registrada em um paciente com miocardiopatia hipertrófica apical. **A:** Observe a vaga sugestão de hipertrofia apical. **B:** Registrada depois de uma injeção endovenosa de um contraste para opacificação do ventrículo esquerdo após o que a total espessura do miocárdio apical é mais bem apreciada (*setas com ponta dupla*). LA, átrio esquerdo; LV, ventrículo esquerdo; RA, átrio direito; RV, ventrículo direito. 👁

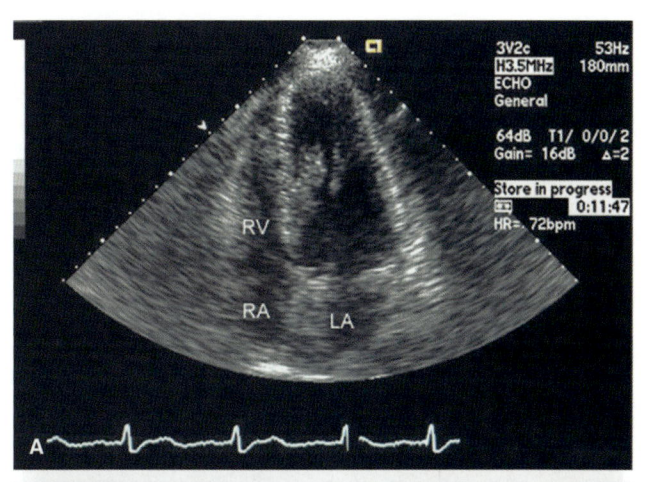

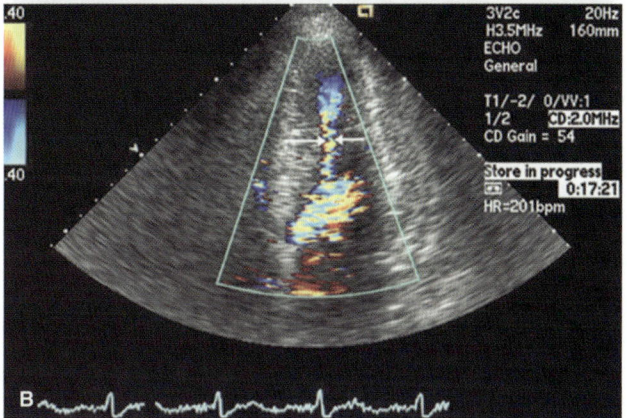

FIGURA 19.32 Incidências apicais de quatro câmaras registradas na sístole em um paciente com obstrução da porção média da cavidade. **A:** Observe a sugestão de uma obliteração quase completa da cavidade ao nível dos músculos papilares, o que é confirmado pela imagem com Doppler com fluxo colorido **(B)**, onde se pode ver a cavidade residual do ventrículo esquerdo muito estreita (*setas*). LA, átrio esquerdo; RA, átrio direito; RV, ventrículo direito. 👁

des restantes relacionada com a hipertensão, cria um padrão que mimetiza a miocardiopatia hipertrófica clássica. Ao se observar a acinesia e fibrose patológicas da parede posterior, bem como o cenário clínico, a situação não deve ser confundida com uma miocardiopatia hipertrófica verdadeira.

Em pacientes adultos com membrana subvalvar nítida, a membrana propriamente dita pode ser difícil de ser visibilizada. Em muitos casos, a hipertrofia septal continua até a borda da membrana e pode ocultá-la ainda mais, especialmente na imagem transtorácica (Figura 19.34). Raramente, a hipertrofia septal pode contribuir com um componente dinâmico à obstrução. Uma pista valiosa quanto à presença de uma membrana subvalvar fixa é a presença de insuficiência aórtica concomitante que é rara na miocardiopatia hipertrófica, mas muito comum em pacientes com obstrução fixa da via de saída decorrente de uma membrana. A ecocardiografia transesofágica geralmente é diagnóstica. Esta lesão é discutida no Capítulo 20, sobre cardiopatia congênita.

Variantes anatômicas ou outras doenças primárias podem mimetizar o aspecto ecocardiográfico da miocardiopatia hipertrófica. Uma das mais comumente encontradas é um feixe muscular

proeminente ou trabeculação, situado ao longo do lado ventricular direito do septo ventricular anterior. Com ecocardiografia em modo M ou imagem paraesternal de eixo longo isoladamente, a trabeculação pode ser confundida com uma porção intrínseca do septo ventricular. Isso resulta em superestimativa da espessura septal, mimetizando verdadeira hipertrofia septal, a qual, quando comparada com a espessura normal da parede posterior, leva ao diagnóstico errôneo de miocardiopatia hipertrófica (19.35). De modo semelhante, qualquer entidade que resulte em hipertrofia ventricular direita irá também acarretar hipertrofia septal. Neste caso, a hipertrofia septal representa a contribuição da hipertrofia ventricular direita em vez de uma doença intrínseca do septo ventricular esquerdo. A avaliação plena do ventrículo direito irá

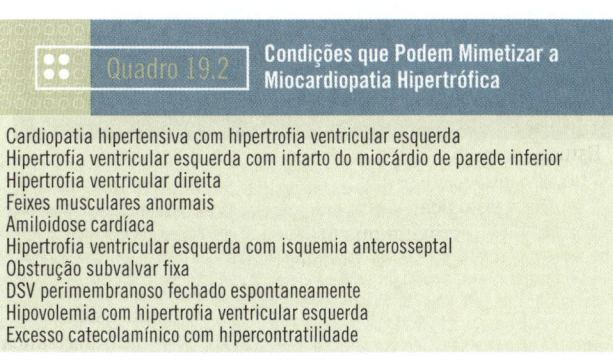

Quadro 19.2   Condições que Podem Mimetizar a Miocardiopatia Hipertrófica

Cardiopatia hipertensiva com hipertrofia ventricular esquerda
Hipertrofia ventricular esquerda com infarto do miocárdio de parede inferior
Hipertrofia ventricular direita
Feixes musculares anormais
Amiloidose cardíaca
Hipertrofia ventricular esquerda com isquemia anterosseptal
Obstrução subvalvar fixa
DSV perimembranoso fechado espontaneamente
Hipovolemia com hipertrofia ventricular esquerda
Excesso catecolamínico com hipercontratilidade

DSV, defeito septal ventricular.

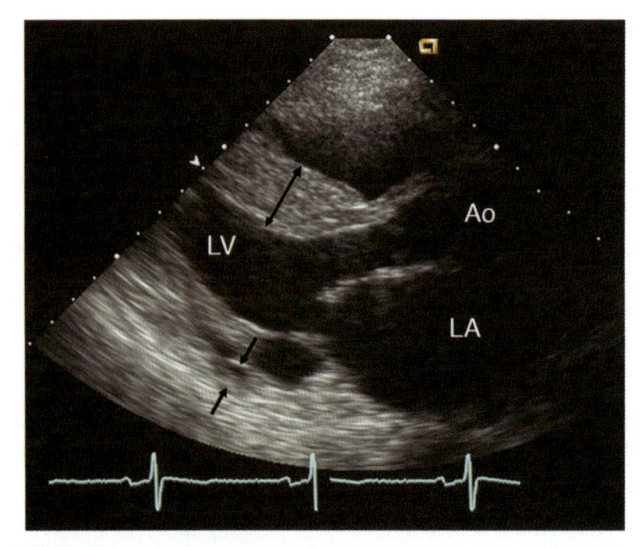

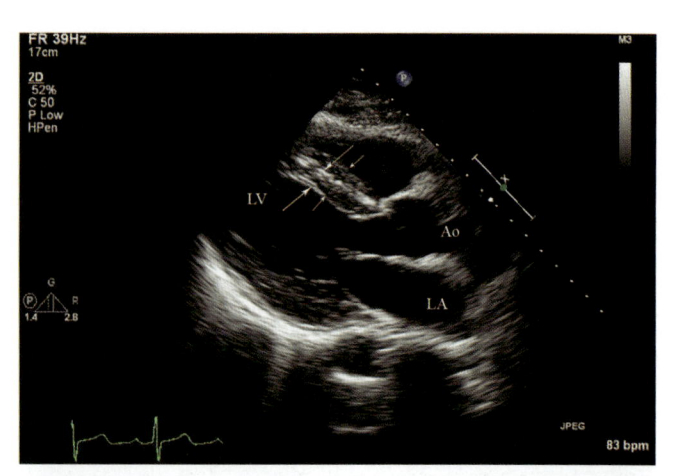

FIGURA 19.35 Paciente normal no qual uma trabeculação proeminente no lado direito resultou no aspecto de hipertrofia septal mimetizando miocardiopatia hipertrófica. Entretanto, o escrutínio cuidadoso dos ecos septais revelou que a espessura aumentada é constituída quase que inteiramente pela trabeculação ventricular direita hipertrofiada e não representa hipertrofia da porção septal ventricular esquerda. A dimensão septal verdadeira é mostrada pelo par de *setas mais longas* ao passo que a dimensão (septal e da trabeculação) é mostrada pelas duas *setas mais curtas apontando para dentro.* Ao, aorta; LA, átrio esquerdo; LV, ventrículo esquerdo. ⬤

FIGURA 19.33 Incidência paraesternal de eixo longo registrada em um paciente com hipertrofia ventricular esquerda relacionada com hipertensão em um infarto do miocárdio inferior prévio. Observe a aparente hipertrofia septal assimétrica com uma relação septo-parede posterior excedendo a 1,3:1. Neste caso, o achado está relacionado com o adelgaçamento patológico da parede posterior combinado com hipertrofia do septo relacionada com a hipertensão e não representa uma miocardiopatia hipertrófica verdadeira. Ao, aorta; LA, átrio esquerdo; LV, ventrículo esquerdo. ⬤

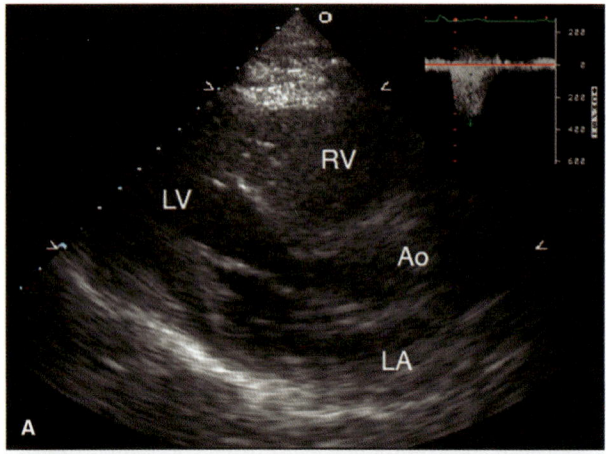

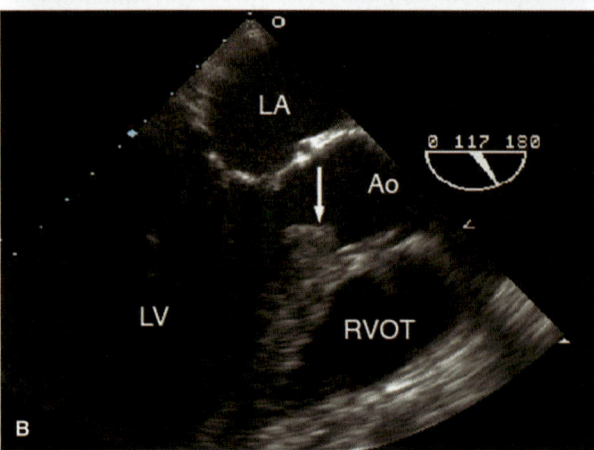

FIGURA 19.34 Ecocardiograma transtorácico paraesternal (*painel superior*) e transesofágico longitudinal (*painel inferior*) registrado em um paciente com obstrução valvar fixa mimetizando miocardiopatia hipertrófica. **A:** Observe a hipertrofia ventricular com um grau maior septal do que parede posterior, sugerindo a presença de miocardiopatia hipertrófica. No detalhe pequeno, observe a imagem com Doppler de onda contínua registrada através da via de saída ventricular esquerda com uma velocidade máxima de 4 cm/s, sugerindo um gradiente na via de saída de 64 mmHg. **B:** Observe a crista fibromuscular nítida invadindo a via de saída ventricular esquerda (*seta*) que resultou em um padrão mimetizando miocardiopatia hipertrófica obstrutiva típica. Ao, aorta; LA, átrio esquerdo; LV, ventrículo esquerdo; RV, ventrículo direito; RVOT, via de saída do ventrículo direito. ⬤

muitas vezes revelar a hipertrofia ventricular direita e evidência ao Doppler de hipertensão ventricular direita. Ademais, não haverá evidência de obstrução dinâmica da via de saída do ventrículo esquerdo. É bastante comum se ver uma hipertrofia septal desproporcional preencher os critérios clássicos de relação entre espessuras septal e de parede posterior de 1,3:1 em pacientes com hipertensão pulmonar. O reconhecimento da doença básica como hipertensão pulmonar com hipertrofia ventricular direita deve evitar confundi-la com a miocardiopatia hipertrófica. Uma situação rara que pode mimetizar a miocardiopatia hipertrófica ocorre em um indivíduo com defeito septal ventricular perimembranoso fechado espontaneamente. O mecanismo de fechamento do defeito perimembranoso é por crescimento tissular com formação de aneurisma ou quando uma porção da valva tricúspide veda o defeito. Em qualquer dos casos, a angulação do septo pode ser dramaticamente alterada e um resquício septal pode se projetar para dentro da via de saída do ventrículo esquerdo (Figura 19.36).

Várias condições crônicas podem mimetizar a miocardiopatia hipertrófica. A primeira é a assim chamada miocardiopatia hipertrófica adquirida do idoso hipertenso (Figura 19.37). Essa é uma variação da doença cardiovascular hipertensiva na qual houve um grau relativamente maior de hipertrofia do septo ventricular, que, combinada com aumento normal da angulação septal observada em pacientes idosos, resulta em um grau variável de obstrução da via de saída. A obstrução ocasionalmente atinge níveis semelhantes aos observados na miocardiopatia hipertrófica verdadeira de origem genética. A movimentação anterior sistólica da valva mitral pode ensejar regurgitação mitral secundária. O diagnóstico é estabelecido clinicamente quando se encontra o aspecto anatômico de uma miocardiopatia hipertrófica obstrutiva em um paciente idoso com hipertensão de longa duração, mas sem história familiar ou outras características compatíveis com miocardiopatia hipertrófica verdadeira. Ocasionalmente, a amiloidose cardíaca também pode ser confundida com miocardiopatia hipertrófica quando a distribuição da infiltração amiloide não é uniforme (Figura 19.38). Imagens com Doppler tissular podem detectar velocidades anulares acentuadamente reduzidas que, embora não específicas, podem apontar na direção de uma miocardiopatia infiltrativa e não hipertrófica.

Atletas altamente treinados podem desenvolver um padrão de hipertrofia ventricular que pode incluir dilatação de câmara, bem como um aumento da espessura parietal. O "coração de atleta" pode ser confundido com a miocardiopatia hipertrófica e pode ser

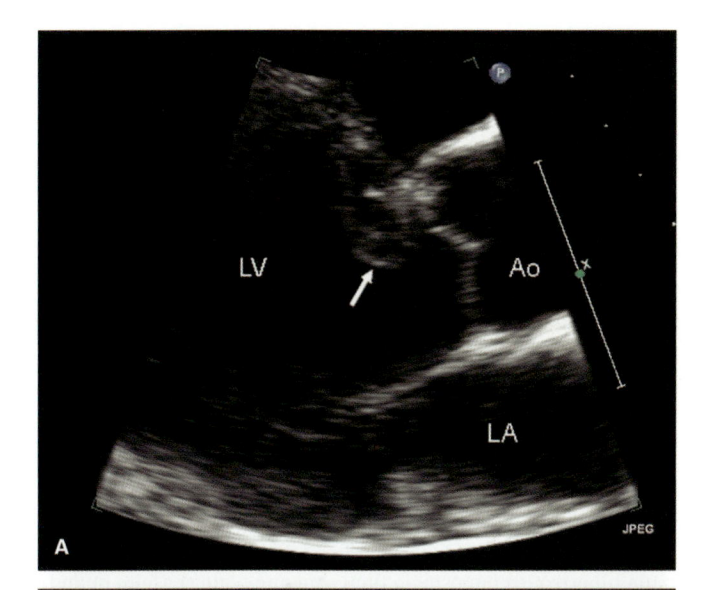

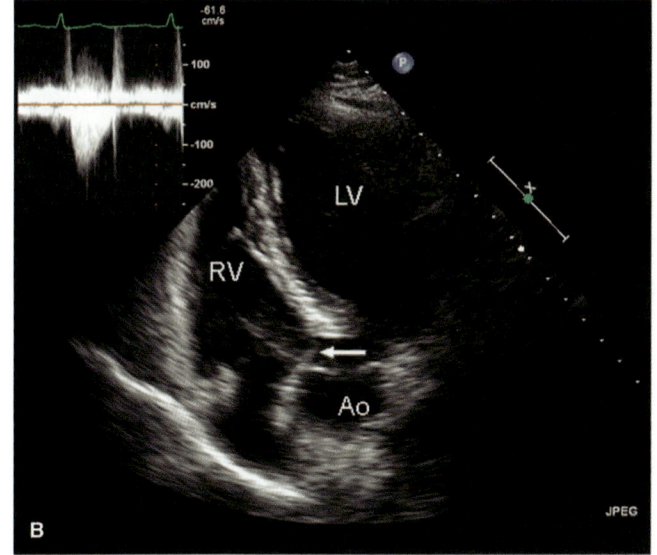

FIGURA 19.36 Incidências paraesternal de eixo longo e apical de cinco câmaras registradas em um paciente com defeito septal ventricular (DSV) perimembranoso fechado espontaneamente que resultou em um padrão mimetizando miocardiopatia hipertrófica. **A:** Observe o nítido abaulamento de uma porção circunscrita do septo proximal para o interior da via de saída ventricular esquerda. Observe também a angulação anormal entre a aorta e o septo e a espessura normal de todas as outras paredes ventriculares. **B:** Registrada em uma incidência apical com angulação inferior e, novamente, revela o aparente abaulamento septal para dentro da via de saída ventricular esquerda. Ela também revela uma nítida membrana fina (*seta*) ligando o lado direito do septo ventricular proximal com a aorta, que constitui uma sequela do DSV perimembranoso fechado espontaneamente. O pequeno detalhe é uma imagem com Doppler com onda contínua revelando um gradiente máximo através da via de saída < 2 m/s, que não tem uma configuração dinâmica.

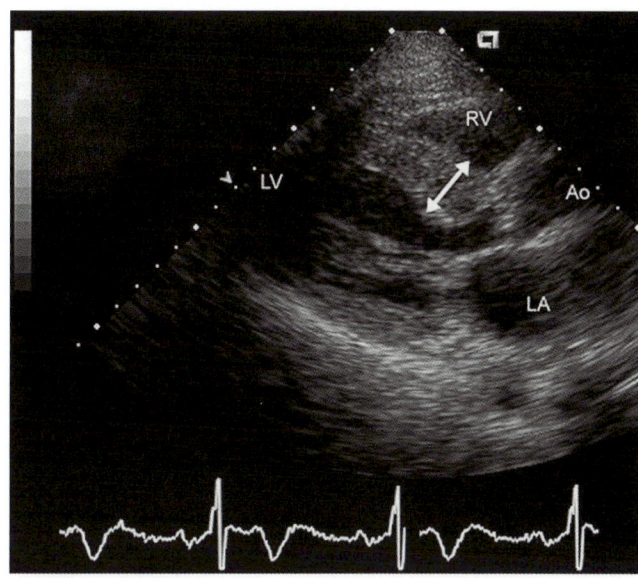

FIGURA 19.37 Incidência paraesternal de eixo longo registrada em um paciente idoso hipertenso com "miocardiopatia hipertrófica hipertensiva do idoso". A combinação de angulação septal e hipertrofia septal proximal desproporcional resulta em um padrão anatômico que mimetiza a miocardiopatia hipertrófica clássica. A movimentação anterior sistólica da valva mitral e vários graus de obstrução da via de saída também podem ser encontrados. Ao, aorta; LA, átrio esquerdo; LV, ventrículo esquerdo; RV, ventrículo direito.

contrada em unidades de tratamento intensivo onde um paciente hipotenso com volume intravascular relativamente baixo recebe apoio inotrópico. Muitas vezes há uma história de hipertensão e volumes intravasculares relativamente baixos, e a contratilidade aumentada resulta em movimentação hiperdinâmica do ventrículo como uma forma adquirida de obstrução dinâmica da via de saída. A obstrução dinâmica da via de saída adquirida e a MAS da valva mitral podem ocasionalmente resultar em graus significativos de regurgitação mitral e detecção de sopros clinicamente significativos. A combinação de regurgitação mitral, uma cavidade ventricular pequena e obstrução da via de saída acarreta

particularmente problemático, pois que muitos desses pacientes podem passar por uma triagem quanto à miocardiopatia subjacente como parte da liberação médica pré-participação. O aumento da espessura parietal no coração de atleta geralmente é ≤ 13 mm, ao passo a miocardiopatia hipertrófica muitas vezes tem espessura parietal substancialmente maior. No coração de atleta, não haverá evidência de obstrução da via de saída. Dados recentes também sugerem que perfis com Doppler tissular irão revelar velocidades anulares e parietais sistólicas e diastólicas maiores no coração de atleta do que na miocardiopatia hipertrófica.

Em pacientes com depleção de volume intravascular, especialmente se em uso concomitante de agentes inotrópicos, um ventrículo hiperdinâmico pode estar associado à evidência de obstrução dinâmica da via de saída. Esta síndrome não raro é en-

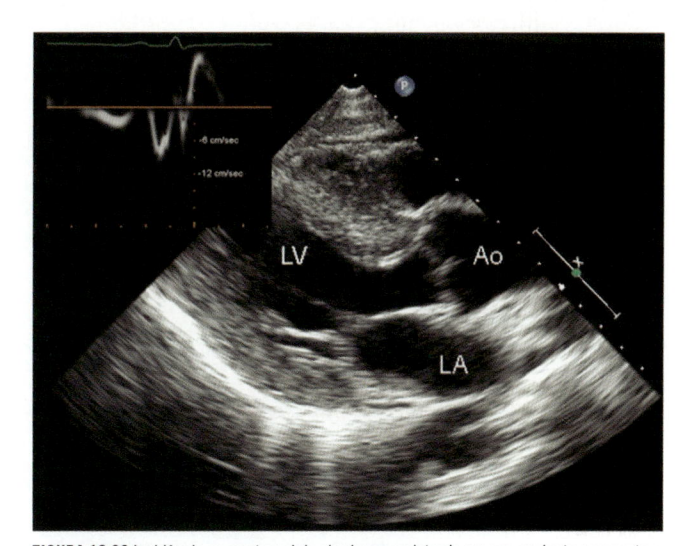

FIGURA 19.38 Incidência paraesternal de eixo longo registrada em um paciente apresentando disfunção diastólica predominante e com hipertrofia ventricular acentuada com espessura septal maior do que a da parede posterior. Observe a textura miocárdica anormal que é característica de amiloide, mas que também pode ser vista na miocardiopatia hipertrófica (ver Figura 19.4). Na imagem em tempo real, observe a ausência de movimentação anterior sistólica. O detalhe pequeno é uma imagem com Doppler tissular do anel revelando uma relação anular E/A patologicamente reduzida e uma velocidade E anular de 4 cm/s, mais em linha com processo infiltrativo do que hipertrófico. Ao, aorta; LA, átrio esquerdo; LV, ventrículo esquerdo.

hipotensão progressiva para a qual um aumento não apropriado nos agentes inotrópicos é ocasionalmente instituído. A detecção de um ventrículo pequeno hiperdinâmico, com obstrução na via de saída, é uma indicação, neste quadro, de restabelecimento do volume e descontinuação ou diminuição do apoio inotrópico. Esta questão é discutida em detalhes no Capítulo 22.

Uma outra entidade que pode mimetizar a miocardiopatia hipertrófica ocorre em um paciente com isquemia na distribuição da artéria coronária descendente anterior esquerda. Isto pode ocorrer como uma consequência de uma síndrome coronária aguda ou ser provocado quando da ecocardiografia com estresse com dobutamina (Figura 19.39). A isquemia distal resulta em uma angulação exagerada do septo anterior que, quando combinada com contratilidade hiperdinâmica na base do coração, pode resultar em obstrução dinâmica da via de saída com movimen-

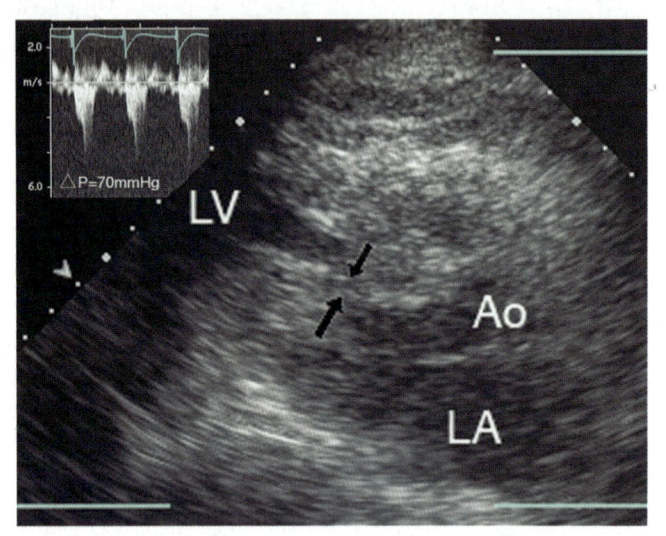

FIGURA 19.39 Incidência paraesternal de eixo longo registrada com dobutamina máxima em um paciente com movimentação proximal hiperdinâmica e gradiente dinâmico na via de saída ventricular esquerda, conforme mostra a imagem com Doppler de onda contínua. Neste fotograma sistólico, observe obliteração da cavidade ao nível dos músculos papilares (*setas*). Ao, aorta; LA, átrio esquerdo; LV, ventrículo esquerdo.

tação atrial sistólica da valva mitral e, às vezes, regurgitação mitral. O tratamento é obviamente dirigido à resolução da agressão isquêmica e/ou à retirada dos agentes inotrópicos. Um fenômeno semelhante tem, às vezes, sido notado na síndrome do balonamento apical (Tako-Tsubo) (Figura 19.40).

Miocardiopatia Hipertrófica em Estágio Final

Ocasionalmente o paciente pode se apresentar com hipertrofia ventricular não apropriada (ou seja, na ausência de hipertensão) e disfunção sistólica ventricular esquerda. Este padrão pode representar o estágio final de uma miocardiopatia hipertrófica na qual a contração hiperdinâmica do ventrículo esquerdo "queimou" e o paciente fica com uma hipocinesia ventricular global. Por causa da diminuição na contratilidade, a MAS e a obstrução dinâmica da via de saída podem não mais estar presentes e o paciente se apresenta como tendo uma miocardiopatia discretamente dilatada, mas hipertrofiada. O diagnóstico da miocardiopatia hipertrófica em estágio final somente pode ser feito quando evidências prévias ecocardiográficas e clínicas documentaram uma miocardiopatia hipertrófica típica, mas que ocasionalmente é suspeitada quando os pacientes se apresentam sem outra etiologia para a combinação de hipertrofia e disfunção sistólica. Ademais, ocasionalmente se encontram pacientes com miocardiopatia hipertrófica de longa duração e infarto do miocárdio, mas sem doença arterial coronária obstrutiva. A etiologia do infarto pode ser compressão das artérias coronárias intramiocárdicas. Este fenômeno também pode ser visto na variante apical da miocardiopatia hipertrófica.

Terapia da Miocardiopatia Hipertrófica

A miocardiopatia hipertrófica obstrutiva muitas vezes representa um desafio frustrante e de difícil conduta. A terapia clínica dirigida à diminuição da contratilidade com betabloqueadores ou bloqueadores dos canais de cálcio oferece somente um benefício limitado. A redução dos gradientes na via de saída por meio de miectomia cirúrgica, ou por ablação com álcool de uma perfuran-

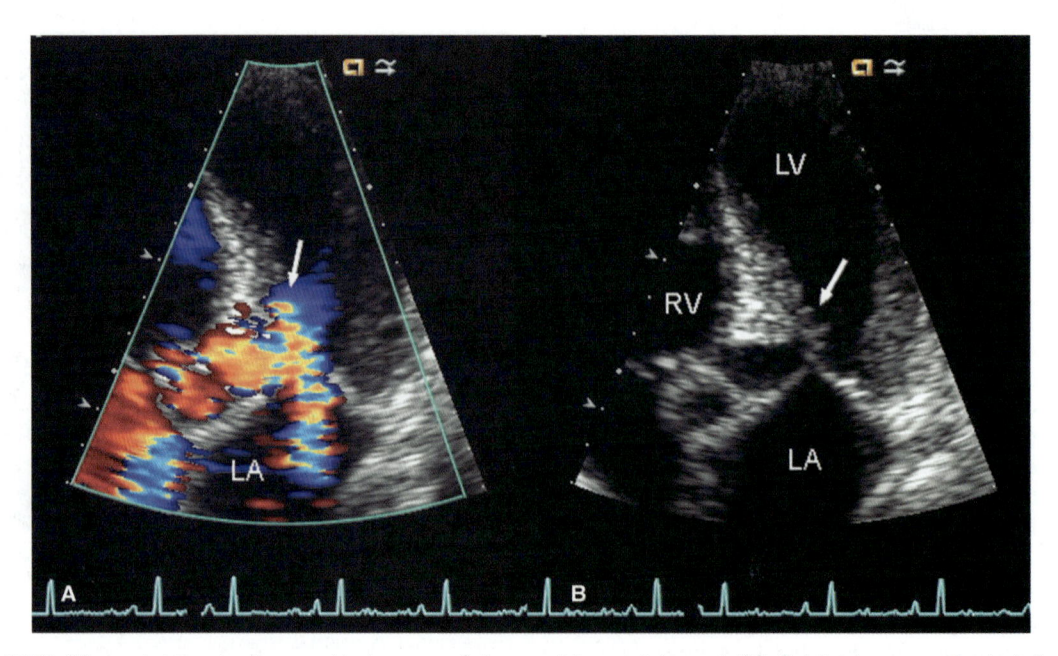

FIGURA 19.40 Incidência apical de quatro câmaras registrada em um paciente com a síndrome de balonamento (Tako-Tsubo). **A:** Imagem com Doppler de fluxo colorido; observe a zona de convergência de fluxo (*seta*) se desenvolvendo no ponto de contato septal mitral. Concomitante com a resolução da movimentação parietal, este padrão se resolveu totalmente. Observe também a regurgitação mitral secundária. **B:** Observe a acinesia do septo distal e ápice (mais bem apreciada na imagem em tempo real) e a movimentação anterior sistólica da valva mitral (*seta*). LA, átrio esquerdo; LV, ventrículo esquerdo; RV, ventrículo direito.

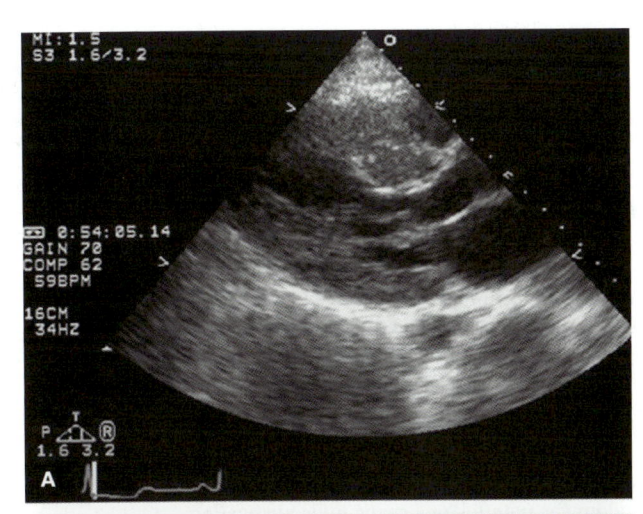

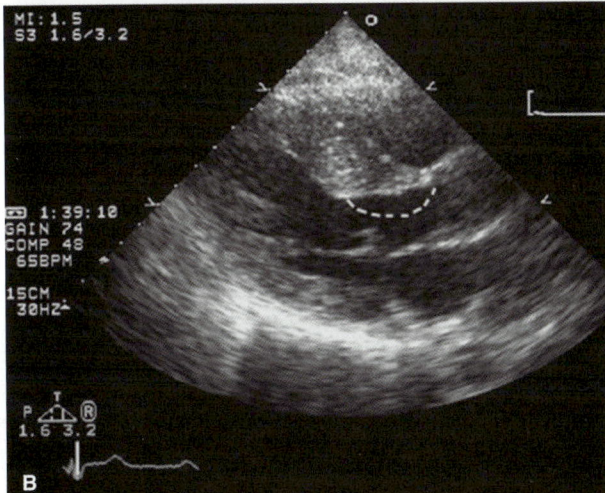

FIGURA 19.41 Incidência paraesternal de eixo longo registrada em um paciente antes **(A)** e depois **(B)** da ablação septal com álcool do septo proximal na miocardiopatia hipertrófica. Ambas as imagens são obtidas no início da sístole. **A:** Observe a hipertrofia acentuada do septo proximal que estreita a via de saída do ventrículo esquerdo. **B:** Observe o adelgaçamento relativo do septo proximal e um alargamento acentuado da via de saída do ventrículo esquerdo. Linhas pontilhadas mostram o limite original do septo proximal hipertrofiado.

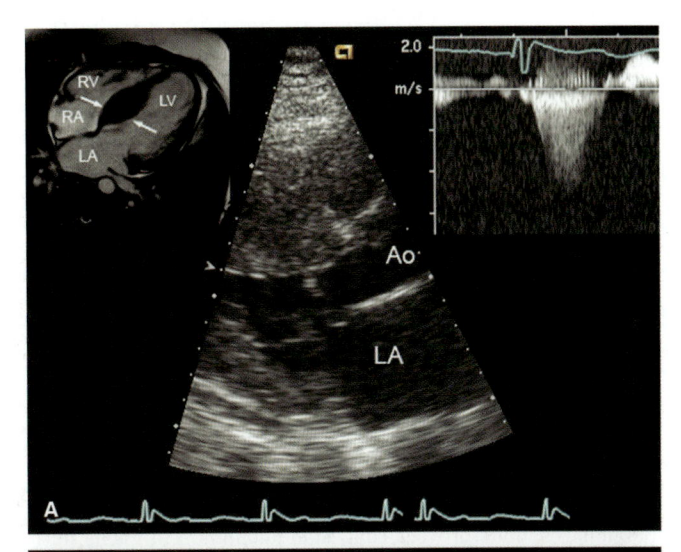

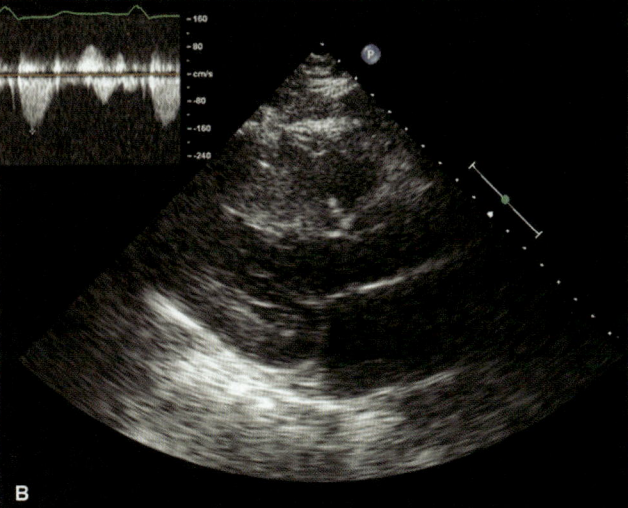

FIGURA 19.42 Ecocardiogramas paraesternais transtorácicos registrados antes (*painel superior*) e depois de miectomia cirúrgica de miocardiopatia hipertrófica obstrutiva. **A:** Observe a espessura do septo proximal e o gradiente máximo de 100 mmHg demonstrado pela imagem com Doppler com onda contínua. **B:** Observe o biselamento abrupto do septo anterior proximal que é o resultado da miectomia cirúrgica, e a redução do gradiente na via de saída para < 16 mmHg. O detalhe superior esquerdo é a imagem de ressonância magnética antes da miectomia, também revelando hipertrofia septal proximal. Ao, aorta; LA, átrio esquerdo.

te septal, tem tido sucesso substancial com respeito ao alívio de anormalidades hemodinâmicas.

O monitoramento ecocardiográfico desses procedimentos é discutido no Capítulo 22. Depois da terapia de redução septal bem-sucedida (cirúrgica ou intervencionista), observa-se adelgaçamento do septo proximal (Figuras 19.41 e 19.42) e redução de evidências de obstrução da via de saída e regurgitação mitral ao Doppler.

Com miectomia cirúrgica bem-sucedida, há uma redução imediata da massa miocárdica na porção proximal anterior do septo e resolução instantânea da hemodinâmica anormal incluindo a obstrução. Com a ablação septal pelo álcool, ocorre um infarto do miocárdio "controlado" no septo proximal, mas não há redução imediata na massa septal proximal. Com o tempo, há fibrose e redução da espessura septal proximalmente. Tipicamente, a terapia de redução septal pelo álcool resulta em diminuição imediata do gradiente na via de saída ventricular esquerda e melhora adicional observada com o passar do tempo à medida que a espessura septal diminui. Com qualquer uma das formas de redução septal, pode ocorrer redução subsequente a longo prazo na espessura das paredes ventriculares esquerdas restantes relacionada com ausência de gradiente na via de saída com o passar do tempo.

A estimulação elétrica atrioventricular representa uma opção na miocardiopatia hipertrófica que é raramente empregada e de benefício questionável. O dissincronismo ventricular que resulta da estimulação artificial no ápice do ventrículo direito pode reduzir o grau de obstrução dinâmica da via de saída.

Miocardiopatia Infiltrativa e Restritiva

A miocardiopatia restritiva isolada representa uma causa relativamente rara de insuficiência cardíaca congestiva. Na forma pura, a função sistólica é preservada e os sintomas de insuficiência cardíaca se devem à disfunção diastólica. A miocardiopatia restritiva clássica é infiltrativa por natureza e tipificada pela amiloidose cardíaca. Embora a amiloidose cardíaca possa ser uma doença protótipo causando miocardiopatia restritiva, de modo algum é a situação mais comum para se identificar insuficiência cardíaca com enchimento restritivo. Várias doenças, inclusive doença cardiovascular hipertensiva em fase final, miocardiopatia hipertrófica, miocardiopatia restritiva idiopática e cardiopatia restritiva do idoso, podem se apresentar com distúrbio fisiopatológico e sintomas semelhantes de insuficiência cardíaca congestiva. Além disso, os estágios finais da miocardiopatia dilatada e isquêmica estão associados à "fisiologia restritiva" conforme discutido nos Capítulos 7 e 18.

A anormalidade básica na miocardiopatia restritiva é o enrijecimento do miocárdio ventricular esquerdo e subsequente insuficiência cardíaca congestiva decorrente de disfunção diastólica e pressões de enchimento elevadas. Em muitas das miocardiopatias restritivas, entretanto, em especial tardiamente no seu curso, pode estar presente um componente de disfunção sistólica. O enrijecimento patológico do ventrículo esquerdo desloca a curva de complacência ventricular esquerda para a esquerda e para cima, de modo que, para qualquer volume intraventricular dado, a pressão diastólica ventricular esquerda está elevada. A pressão diastólica elevada é transmitida ao átrio esquerdo e veias pulmonares, onde provoca congestão pulmonar. Na forma pura,

isolada, de miocardiopatia restritiva, as dimensões internas dos ventrículos esquerdo e direito são normais e há dilatação secundária de ambos os átrios. Esta dilatação atrial secundariamente se associa à fibrilação atrial e à estase do fluxo sanguíneo. A hipertensão pulmonar secundária é comum.

Avaliação Ecocardiográfica da Miocardiopatia Restritiva

A base ecocardiográfica da miocardiopatia restritiva é o tamanho ventricular e a função sistólica normais com evidência de enrijecimento diastólico patológico. Na maioria dos casos, a disfunção diastólica está acompanhada por aumento da espessura parietal, seja devido à hipertrofia ventricular esquerda, como na doença cardiovascular hipertensiva em estágio final, seja à infiltração, como na amiloidose cardíaca. O aumento biatrial está quase sempre presente. Graus variáveis de disfunção sistólica concomitante podem ser notados nos casos mais avançados.

Amiloidose Cardíaca

As Figuras 19.38 e 19.43 a 19.47 foram registradas em pacientes com amiloidose cardíaca e ilustram a hipertrofia ventricular com textura miocárdica anormal. A textura miocárdica anormal

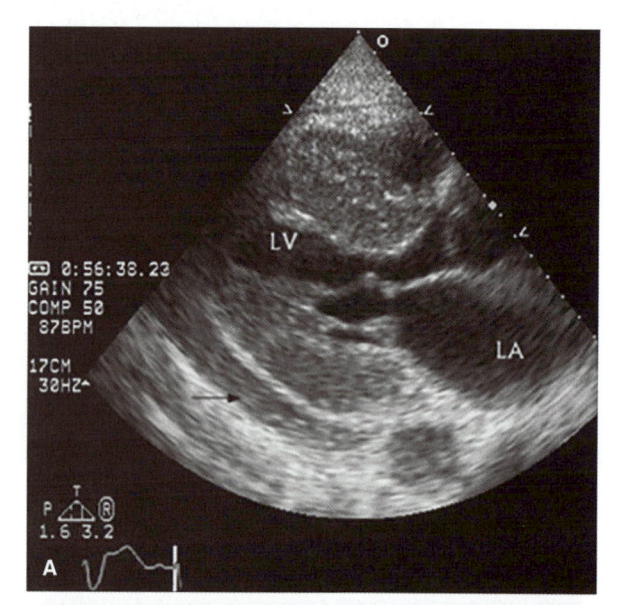

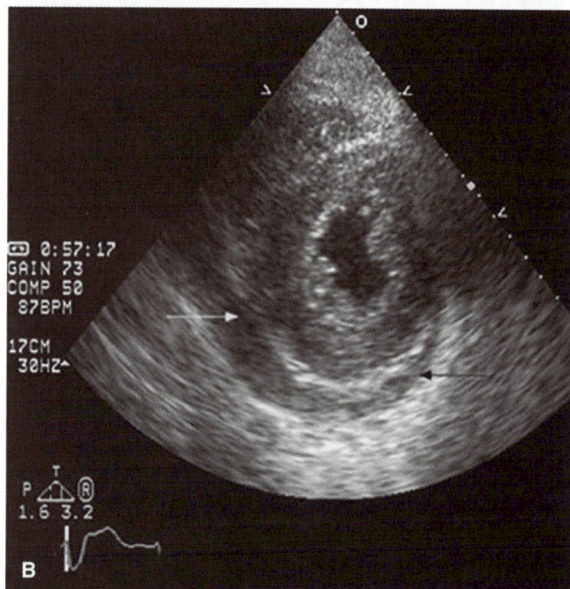

FIGURA 19.43 Incidências paraesternais de eixo longo e eixo curto registradas em um paciente com amiloidose cardíaca. Há evidência de derrame pericárdico (*seta*). Observe o espessamento uniforme do miocárdio ventricular com textura miocárdica anormal. LA, átrio esquerdo; LV, ventrículo esquerdo.

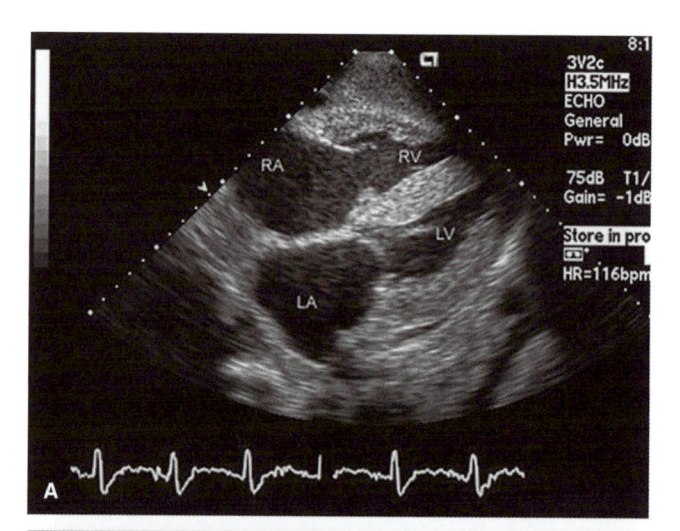

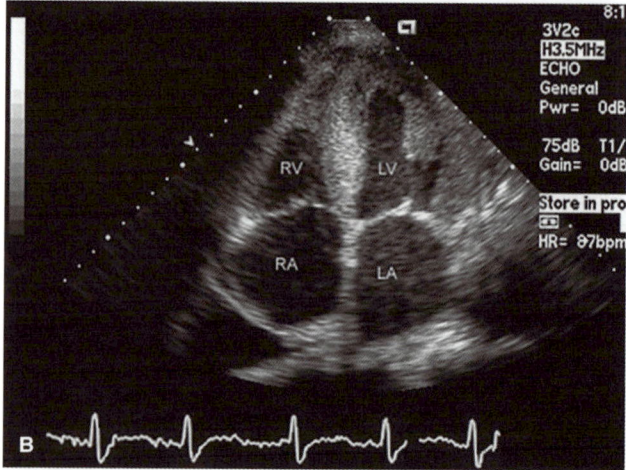

FIGURA 19.44 Incidências subcostal e apical de quatro câmaras registradas em um paciente com amiloidose cardíaca clássica. Em cada incidência, observe a hipertrofia uniforme das paredes com textura miocárdica anormal. O miocárdio encontra-se substancialmente mais brilhante do que o normal e em tempo real tem um aspecto mosqueado. Há aumento biatrial secundário neste exemplo. LA, átrio esquerdo; LV, ventrículo esquerdo; RA, átrio direito; RV, ventrículo direito.

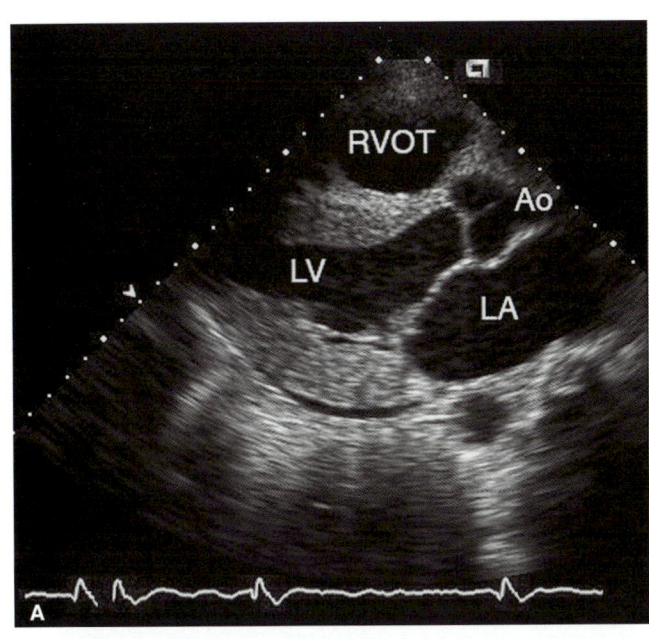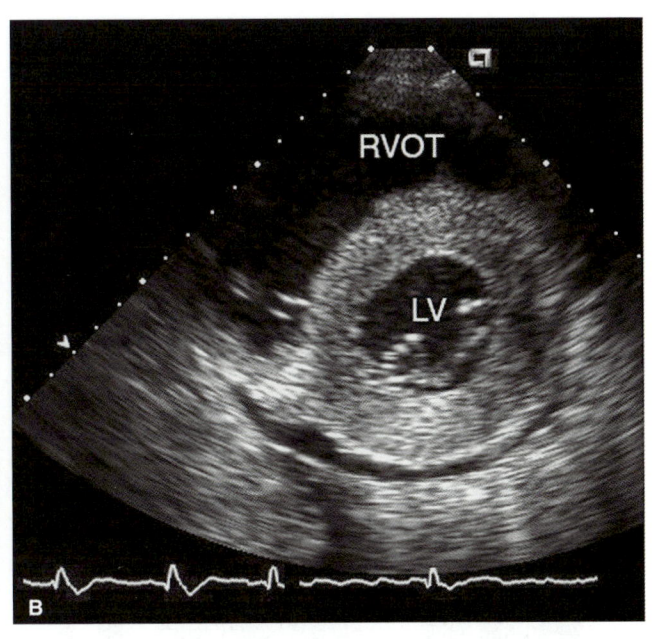

FIGURA 19.45 Incidências paraesternais de eixo longo e eixo curto registradas em um paciente com amiloidose cardíaca. Observe a hipertrofia ventricular esquerda simétrica modesta com textura miocárdica anormal. Observe também em ambas as incidências o pequeno derrame pericárdico. Ao, aorta; LA, átrio esquerdo; LV, ventrículo esquerdo; RVOT, via de saída do ventrículo direito.

foi inicialmente descrita por meio de scanners mais antigos e o miocárdio foi descrito como difusamente brilhante com aspecto finamente "mosqueado". Deve ser enfatizado que, quando são usados scanners modernos em um modo de harmônica tissular, a intensidade miocárdica é ampliada e aquele aspecto miocárdico brilhante não é específico de infiltração amiloide. Além da amiloidose cardíaca, a miocardiopatia hipertrófica e a hipertrofia vistas na doença renal em estágio final têm aspecto semelhante. Além do aumento na espessura parietal ventricular associado à textura miocárdica anormal pode haver envolvimento das valvas cardíacas pelo amiloide. Os achados na amiloidose cardíaca variam com a sua gravidade e duração. Nas fases iniciais, a textura anormal é sutil e padrões de fluxo de entrada no Doppler podem sugerir relaxamento retardado em vez de um padrão restritivo. Imagens com Doppler tissular e imagens da tensão ou ritmo de tensão mostram anormalidades na amiloidose cardíaca pré-clínica. Essas anormalidades descritas mais recentemente não são específicas para a amiloidose e precisam ser colocadas no contexto clínico. Um padrão de enchimento restritivo na amiloidose cardíaca tem sido associado a pior prognóstico.

Miocardiopatia Restritiva

A Figura 19.48 foi registrada em um paciente idoso com miocardiopatia restritiva idiopática. Neste caso, a hipertrofia ventricular esquerda leve sem textura anormal está presente e há uma acentuada dilatação de ambos os átrios. Aspectos adicionais podem incluir hipertensão pulmonar secundária e fibrilação atrial. Em alguns casos nos quais a miocardiopatia restritiva idiopática foi detectada em um paciente relativamente jovem, o substrato básico pode ter sido uma miocardiopatia hipertrófica não reconhecida previamente.

A avaliação com Doppler é essencial para se confirmar o diagnóstico de miocardiopatia restritiva. Inicialmente no curso de um processo infiltrativo como amiloidose, o fluxo de entrada mitral mostra um padrão de relaxamento retardado (Figura 19.49). Na miopatia restritiva avançada, classicamente se encontra uma relação E/A do fluxo de entrada valvar mitral patologicamente elevada (tipicamente ≥ 2,0) com um tempo de desaceleração mais

curto (tipicamente < 160 milissegundos) (Figura 19.50). Ao contrário da pericardite restritiva, há menor variação respiratória na velocidade da onda E. Juntamente com anormalidades no fluxo de entrada valvar mitral, o fluxo venoso pulmonar pode mostrar um fluxo anterógrado sistólico amortecido e uma onda A retrógrada acentuada (Figura 19.48). As imagens em modo M colorido do fluxo de entrada valvar mitral também podem ser usadas para documentar o padrão anormal de enchimento na miocardiopatia restritiva. As imagens com Doppler tissular do anel mitral ou região proximal do septo revelam velocidades diastólicas Doppler do anel anormalmente baixas.

A miocardiopatia restritiva muitas vezes é um processo global e patologia similar pode ser notada no ventrículo direito, incluindo graus variados de hipertrofia e infiltração e anormalidades no fluxo de entrada tricúspide e fluxo venoso hepático que são similares aos encontrados no lado esquerdo. A Figura 19.51 foi registrada em veias hepáticas de pacientes com miocardiopatia restritiva.

Outras doenças que podem estar associadas à miocardiopatia restritiva incluem hemocromatose e doenças de armazenamento do glicogênio como a doença de Fabry. Ambas são encontradas menos comumente na prática geral do que a cardiopatia amiloide ou formas idiopáticas. A Figura 19.52 foi registrada em um paciente com doença de armazenamento do glicogênio na qual a hipertrofia patológica da parede posterior é observada em associação com evidência, pelo Doppler, de enchimento restritivo.

Cardiopatia Constritiva *versus* Restritiva

Clinicamente, pode ser difícil diferenciar pericardite constritiva de miocardiopatia restritiva. Ambas entidades podem, muitas vezes, se apresentar com evidências de débito cardíaco baixo e sintomas de insuficiência cardíaca congestiva com função ventricular preservada. Sinais e sintomas de insuficiência cardíaca direita muitas vezes predominam. O Quadro 19.3 mostra alguns dos parâmetros ecocardiográficos e pelo Doppler que podem ajudar a distinguir as duas entidades. Deve ser enfatizado que

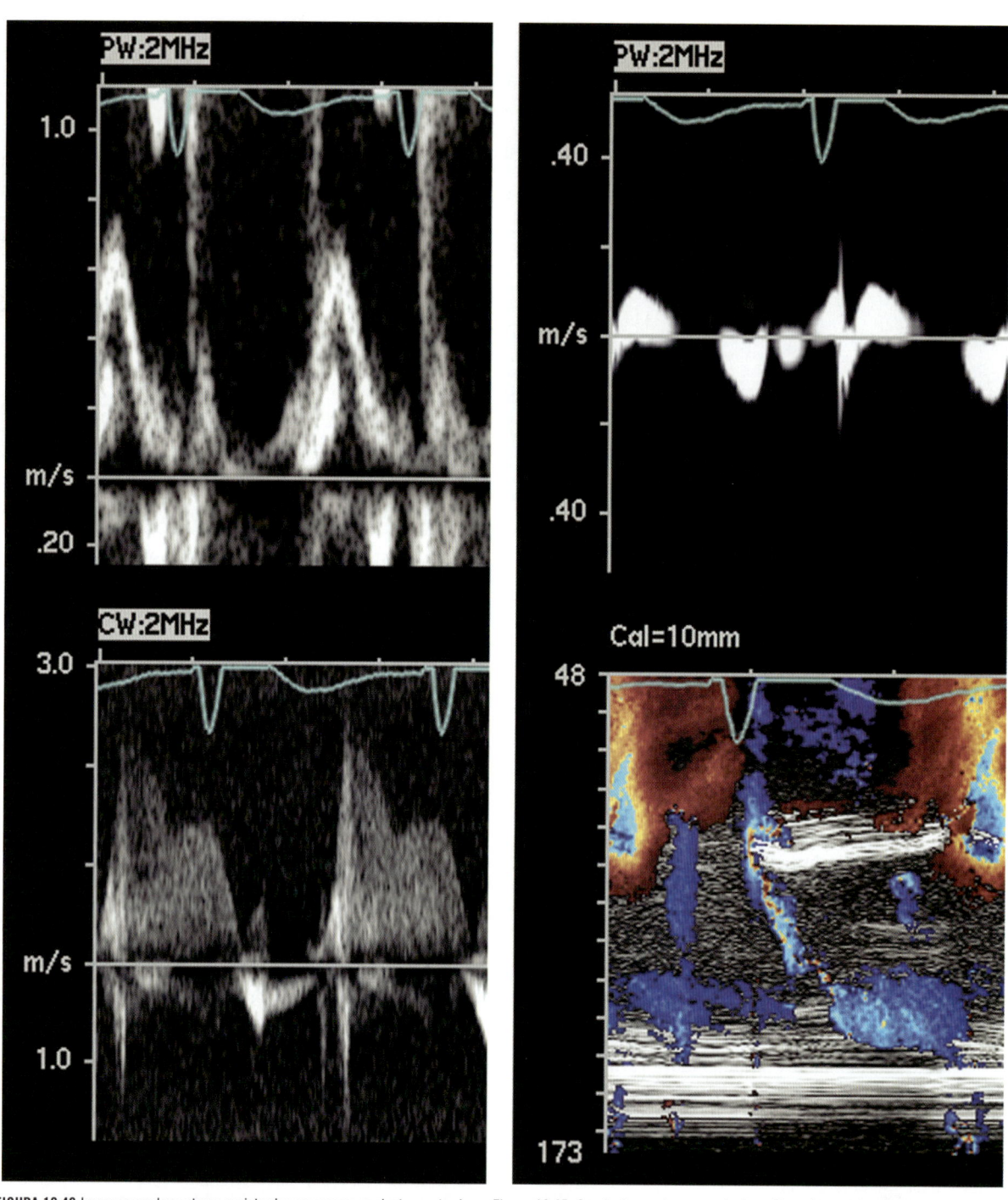

FIGURA 19.46 Imagens suplementares registradas no mesmo paciente mostrado na Figura 19.45. O painel superior esquerdo é um fluxo de entrada mitral revelando ausência de uma onda A nítida e um tempo de desaceleração curto de 100 milissegundos. O segundo painel foi registrado pela via de saída ventricular direita e mostra perfil espectral com onda contínua da insuficiência pulmonar. Observe a incisura na imagem da insuficiência pulmonar cronometrada com a contração atrial direita. Por causa da contração atrial de encontro a um ventrículo direito não complacente, a insuficiência pulmonar é interrompida na telediástole neste padrão. O terceiro painel é uma imagem com Doppler tissular lateral do anel mitral revelando velocidades baixas sistólicas e diastólicas com uma onda E anular de aproximadamente 10 cm/s. O painel inferior é uma imagem com Doppler com fluxo de entrada colorido também revelando fluxo de entrada diastólico abreviado.

a maior parte dessas observações foi feita em pacientes com pericardite calcária clássica ou restrição clássica decorrente de amiloidose cardíaca nas quais as anormalidades hemodinâmicas clássicas foram descritas e validadas. Na prática de rotina, tanto a constrição pericárdica quanto a miocardiopatia restritiva podem se apresentar em formas incompletas com envolvimento variado das câmaras cardíacas, e nenhum aspecto isoladamente é totalmente acurado para distinguir ambas as entidades. Haverá pouca confusão na distinção entre pericardite constritiva e mio-

cardiopatia restritiva se estiverem presentes achados anatômicos clássicos. Assim, quando um paciente se apresenta com paredes simetricamente hipertrofiadas com textura miocárdica anormal, espessamento valvar difuso, crescimento biatrial e um padrão restritivo de fluxo de entrada mitral, o diagnóstico de amiloidose cardíaca é razoavelmente seguro e pericardite constritiva é uma consideração clínica menor. Para outras formas menos clássicas de miocardiopatia restritiva, a anatomia básica ventricular esquerda pode não proporcionar uma resposta definitiva e pode

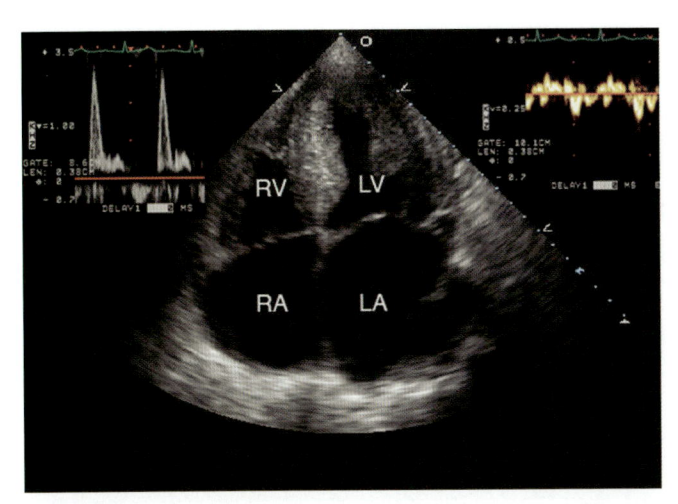

FIGURA 19.47 Incidência apical de quatro câmaras registrada em um paciente com amiloidose cardíaca. Observe a hipertrofia ventricular com textura miocárdica levemente anormal e acentuado aumento biatrial. No sinal do fluxo de entrada mitral, observe a relação E/A acentuadamente elevada de aproximadamente 4,0 com um tempo curto de desaceleração. No detalhe superior direito está uma imagem com Doppler tissular do anel revelando uma e'anular < 10 cm/s. LA, átrio esquerdo; LV, ventrículo esquerdo; RA, átrio direito; RV, ventrículo direito.

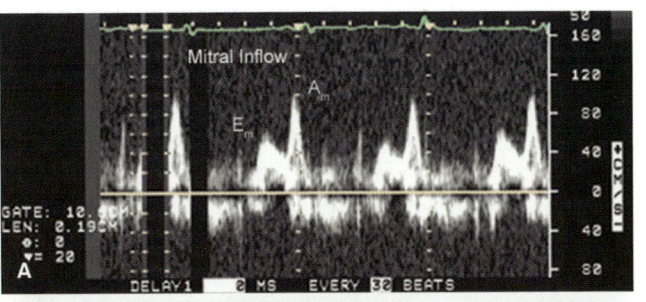

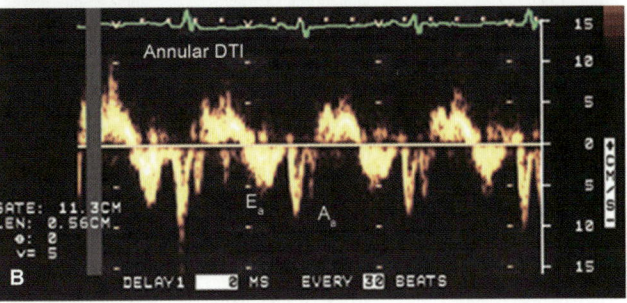

FIGURA 19.49 Imagem com Doppler pulsado do fluxo de entrada mitral (Mitral Inflow) **(A)** e imagem com Doppler tissular do anel (Annular DTI) **(B)** registradas em um paciente com amiloidose cardíaca, revelando disfunção diastólica grau 1. Observe a relação E/A mitral reduzida que faz paralelo com a imagem com Doppler tissular da movimentação anular na diástole.

ser necessária uma maior avaliação da fisiologia cardíaca com exame com Doppler.

Dois dos discriminantes mais confiáveis de pericardite constritiva e miocardiopatia restritiva são variação respiratória da amplitude da onda E do fluxo de entrada valvar mitral e velocidades do anel mitral. Na pericardite constritiva, há uma variação respiratória tipicamente exagerada da onda E (> 25%) da velocidade do fluxo de entrada mitral em comparação com a variação respiratória normal na miocardiopatia restritiva. Outros achados como o comportamento do fluxo venoso pulmonar e hepático podem ser mais problemáticos de se registrar acuradamente e as observações discriminatórias são muito mais sutis. A velocidade anular e' pelas imagens com Doppler tissular é também um dado discriminatório para se fazer uma distinção entre as duas entidades.

A maioria dos relatos sugere que velocidades anulares da onda e' são substancialmente maiores, tipicamente maiores que 20 cm/s, na pericardite constritiva em comparação com a miocardiopatia restritiva, na qual a velocidade inicial do anel mitral é geralmente menor que 10 cm/s.

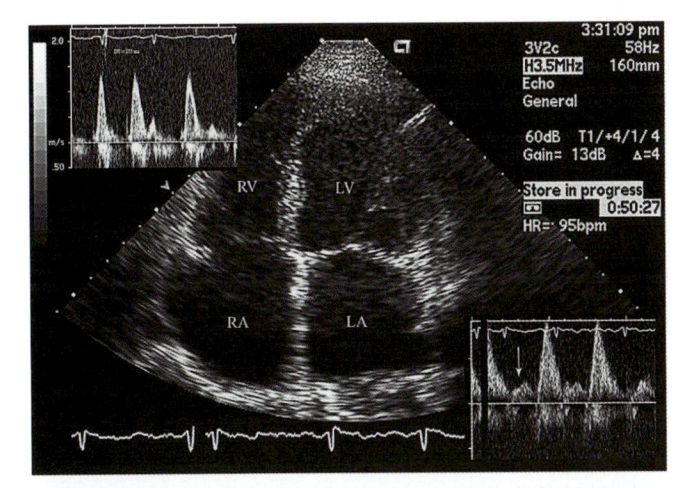

FIGURA 19.48 Incidência apical de quatro câmaras registrada em um paciente idoso com uma miocardiopatia restritiva idiopática. Observe o aumento biatrial acentuado. Na imagem em tempo real, observe a função sistólica normal do ventrículo esquerdo. O detalhe superior esquerdo mostra o fluxo de velocidade transmitral neste paciente com fibrilação atrial. O tempo de desaceleração está encurtado em 133 milissegundos. O detalhe inferior direito foi registrado a partir da veia pulmonar. Observe o fluxo sistólico anterógrado amortecido (*seta*). LA, átrio esquerdo; LV, ventrículo esquerdo; RA, átrio direito; RV, ventrículo direito.

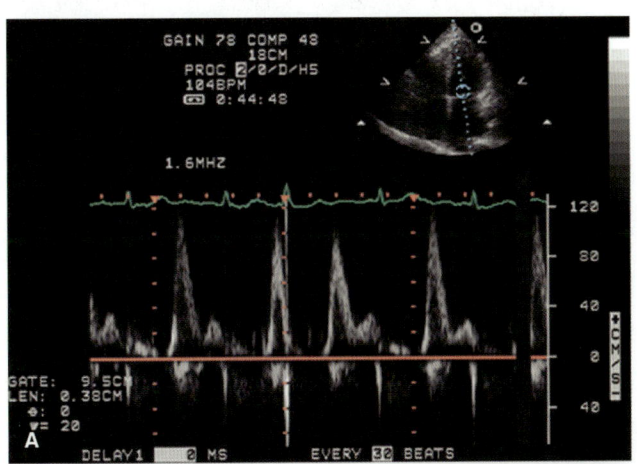

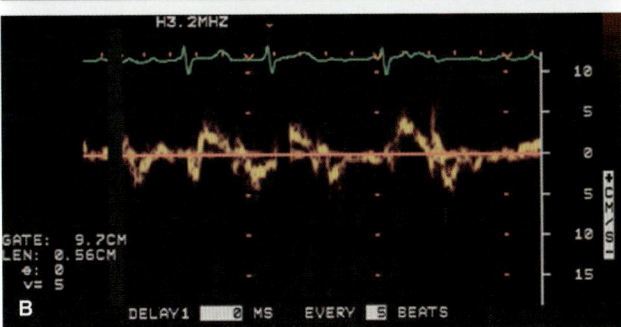

FIGURA 19.50 Imagem com Doppler pulsado do fluxo de entrada mitral **(A)** e imagem com Doppler tissular anular **(B)** registradas em um paciente com miocardiopatia restritiva e evidência de disfunção diastólica significativa. **A:** Observe a relação E/A mitral de aproximadamente 3,5 e o tempo curto de desaceleração, típicos de um processo restritivo. **B:** Observe a acentuada redução da velocidade e' anular. Neste exemplo, a relação E/e' é mais de 25, indicando uma elevação acentuada da pressão atrial esquerda.

	Quadro 19.3	Distinção entre Pericardite Constritiva e Miocardiopatia Restritiva	
		Constrição	**Restrição**
Tamanho atrial		Normal	Dilatado
Aspecto pericárdico		Espesso/brilhante	Normal
Movimentação septal		Anormal	Normal
Posição septal		Varia com a respiração	Normal
E/A mitral		Aumentada ($\geq 2,0$)	Aumentada ($\geq 2,0$)
Tempo de desaceleração		Curto (≤ 160 ms)	Curto (≤ 160 ms)
e' anular		Normal-elevada	Reduzida (≤ 10 cm/s)
Hipertensão pulmonar		Rara	Frequente
Tamanho/função do ventrículo esquerdo		Normal	Normal
Regurgitação mitral/tricúspide		Não frequente	Frequente (RT > RM)
Tempo de relaxamento isovolumétrico		Varia com a respiração	Estável com a respiração
Variação respiratória da velocidade da onda E mitral		Exagerada (> 25%)	Normal

RM, regurgitação mitral; RT, regurgitação tricúspide.

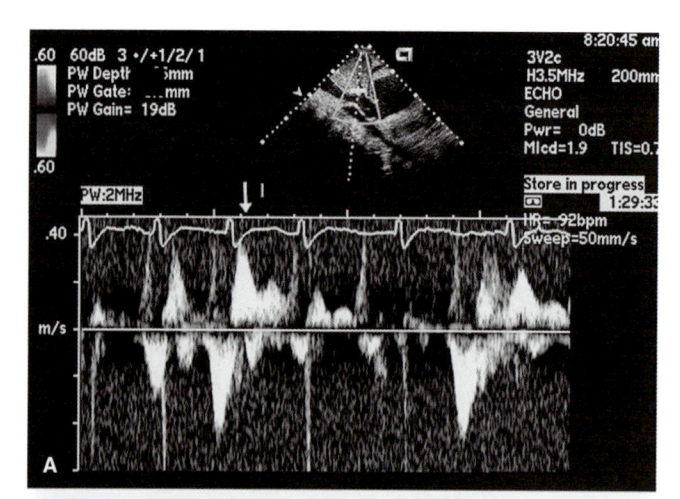

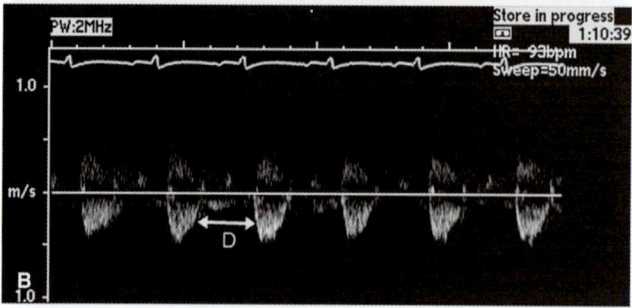

FIGURA 19.51 Registros da veia hepática com Doppler pulsado de dois pacientes com miocardiopatia restritiva documentada mostrando a variabilidade dos padrões de fluxo de entrada, que pode ser vista. **A:** Observe a perda do fluxo multifásico suave para fora da veia hepática e reversão bem marcada inspiratória do fluxo (*seta apontando para baixo*). **B:** Registrado em um paciente com amiloidose cardíaca e fluxo venoso hepático anormal. Observe a ausência de variação respiratória e o fluxo anterógrado para fora da veia hepática, o que é restrito exclusivamente à porção sistólica do ciclo cardíaco. Observe que há pouco ou nenhum fluxo durante a diástole (D) (*seta de dupla ponta*). Neste exemplo, não há reversão respiratória do fluxo.

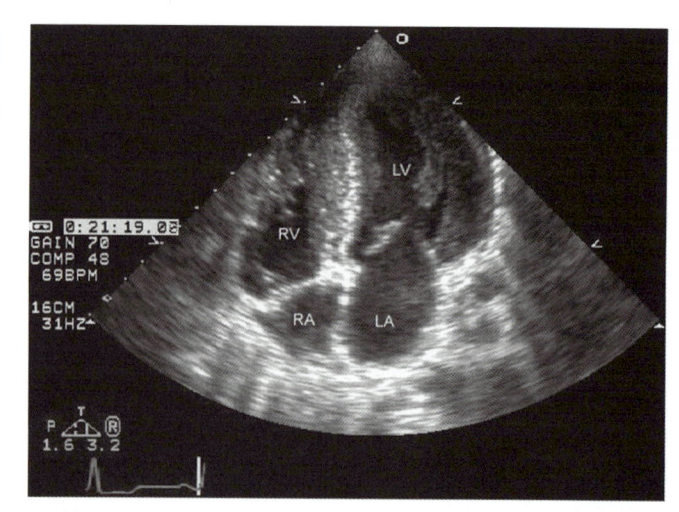

FIGURA 19.52 Incidência apical de quatro câmaras registrada em um paciente com doença do armazenamento do glicogênio. Observe a espessura parietal aumentada com textura miocárdica discretamente anormal. Em tempo real, o ventrículo estava globalmente hipocinético.

Fibroelastose Endocárdica e Síndrome Hipereosinofílica

A fibroelastose endocárdica ocorre de várias formas, incluindo a forma congênita e as tropicais e não tropicais adquiridas. A fibroelastose endocárdica também está associada à síndrome hipereosinofílica e resulta em inflamação do endocárdio com criação subsequente de uma camada endocárdica espessa. Por causa do processo inflamatório, ocorre um trombo superposto e o aspecto de um processo apical obliterativo (Figura 19.53). Este processo envolve ambos os ventrículos e pode ser mais proeminente no ápice. Ocorrem disfunção sistólica global e graus variáveis de disfunção diastólica. Nos estágios tardios, ela tem o aspecto de uma miocardiopatia dilatada com fisiologia restritiva. Também comum na síndrome hipereosinofílica é o envolvimento seletivo do folheto posterior da valva mitral, resultando em regurgitação mitral.

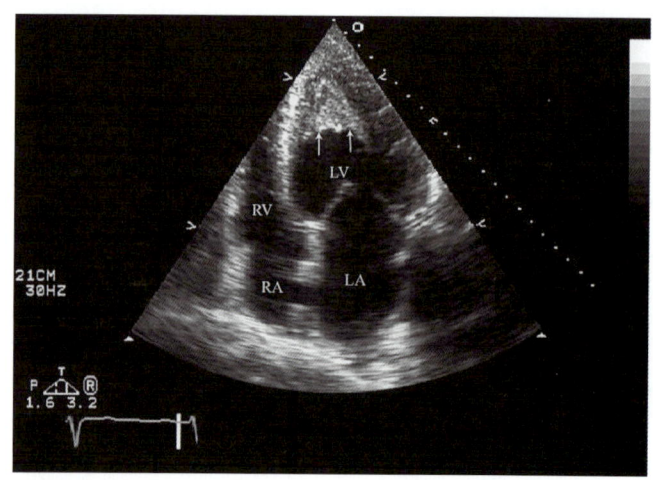

FIGURA 19.53 Incidência apical de quatro câmaras registrada em um paciente com síndrome hipereosinofílica e fibrose endocárdica. Observe a massa homogênea obliterando o ápice ventricular esquerdo (*setas*) que representa uma combinação de material inflamatório e trombo superposto. LA, átrio esquerdo; LV, ventrículo esquerdo; RA, átrio direito; RV, ventrículo direito.

Leituras Sugeridas

Geral

Alizad A, Seward JB. Echocardiographic features of genetic diseases: part 1. Cardiomyopathy. J Am Soc Echocardiogr 2000;13:73–86.

Miocardiopatia Hipertrófica

Binder J, Ommen SR, Gersh BJ, et al. Echocardiography-guided genetic testing in hypertrophic cardiomyopathy: septal morphological features predict the presence of myofilament mutations. Mayo Clinc Proc 2006;81:459–467.

Chen-Tournoux A, Fifer MA, Picard MH, et al. Use of tissue Doppler to distinguish discrete upper ventricular septal hypertrophy from obstructive hypertrophic cardiomyopathy. Am J Cardiol 2008;101:1498–1503.

D'Andrea A, D'Andrea L, Caso P, et al. The usefulness of Doppler myocardial imaging in the study of the athlete's heart and in the differential diagnosis between physiological and pathological ventricular hypertrophy. Echocardiography 2006;23:149–157.

Fukuda S, Lever HM, Stewart WJ, et al. Diagnostic value of left ventricular outflow area in patients with hypertrophic cardiomyopathy: a real-time, three-dimensional echocardiographic study. J Am Soc Echocardiogr 2008;21:789–795.

Harrigan CJ, Appelbaum E, Maron BJ, et al. Significance of papillary muscle abnormalities identified by cardiovascular magnetic resonance in hypertrophic cardiomyopathy. Am J Cardiol 2008;101:668–673.

Harris KM, Spirito P, Maron MS, et al. Prevalence, clinical profile, and significance of left ventricular remodeling in the end-stage phase of hypertrophic cardiomyopathy. Circulation 2006;114:216–225.

Kaple RK, Murphy RT, DiPaola LM, et al. Mitral valve abnormalities in hypertrophic cardiomyopathy: echocardiographic features and surgical outcomes. Ann Thorac Surg 2008;85:1527–1536.

Lakkis NM, Nagueh SF, Kleiman NS, et al. Echocardiography-guided ethanol septal reduction for hypertrophic obstructive cardiomyopathy. Circulation 1998;98:1750–1755.

Maron MS, Finley JJ, Bos M, et al. Prevalence, clinical significance, and natural history of left ventricular apical aneurysms in hypertrophic cardiomyopathy. Circulation 2008;118:1541–1549.

Nagueh SF, Mahmarian JJ. Noninvasive cardiac imaging in patients with hypertrophic cardiomyopathy. J Am Coll Cardiol 2006;48:2410–2422.

Nagueh SF, McFalls J, Meyer D, et al. Tissue Doppler imaging predicts the development of hypertrophic cardiomyopathy in subjects with subclinical disease. Circulation 2003;108:395–398.

Sorajja P, Nishimura RA, Ommen SR, et al. Use of echocardiography in patients with hypertrophic cardiomyopathy: clinical implications of massive hypertrophy. J Am Soc Echocardiogr 2006;19:788–795.

Miocardiopatias Infiltrativa e Restritiva

Ammash NM, Seward JB, Bailey KR, et al. Clinical profile and outcome of idiopathic restrictive cardiomyopathy. Circulation 2000;101:2490–2496.

Pieroni M, Chimenti C, De Cobelli F, et al. Fabry's disease cardiomyopathy: echocardiographic detection of endomyocardial glycosphingolipid compartmentalization. J Am Coll Cardiol 2006;47:1663–1671.

Amiloidose Cardíaca

Bellavia D, Abraham TP, Pellikka PA, et al. Detection of left ventricular systolic dysfunction in cardiac amyloidosis with strain rate echocardiography. J Am Soc Echocardiogr 2007;20:1194–1202.

Koyama J, Ray-Sequin R, Falk RH. Longitudinal myocardial function assessed by tissue velocity, strain and stain rate tissue Doppler echocardiography in patients with AL (primary) cardiac amyloidosis. Circulation 2003;107:2446–2452.

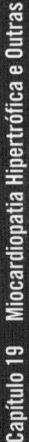

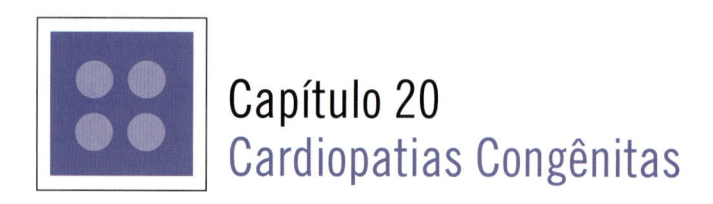

Capítulo 20
Cardiopatias Congênitas

As cardiopatias congênitas são definidas de modo amplo como anomalias cardíacas presentes no nascimento. Por sua própria natureza, tais defeitos têm sua origem no desenvolvimento embrionário. A maior parte das lesões cardíacas congênitas é constituída de anormalidades estruturais macroscópicas com um espectro de distúrbios hemodinâmicos associados. Não é de causar surpresa que as várias técnicas ecocardiográficas sejam ideais para o estudo de pacientes com cardiopatia congênita. Talvez em nenhum outro lugar na cardiologia tenham esses métodos tido um papel mais vital no diagnóstico e na conduta. Historicamente, a emergência da ecocardiografia bidimensional tem de ser vista como uma pedra fundamental na abordagem diagnóstica à cardiopatia congênita. A natureza tomográfica e o número ilimitado de planos de imagem permitem a definição da anatomia e relacionamentos das estruturas cardíacas, mesmo na presença de malformações congênitas complexas. Para a avaliação não invasiva da estrutura e função cardíacas, a ecocardiografia tem um papel proeminente como o método mais acurado e mais amplamente usado.

A abordagem ecocardiográfica aos pacientes com lesões cardíacas congênitas difere substancialmente da usada na avaliação de outras formas de cardiopatia. A aquisição de imagens em crianças tem vantagens e desvantagens em comparação aos adultos. A menor envergadura permite o uso de transdutores de frequência mais alta, desse modo melhorando a qualidade da imagem. A presença de osso menos calcificado e a ausência de pulmões hiperinflados na maior parte das crianças aumentam as janelas acústicas disponíveis e geralmente contribuem para o melhoramento da qualidade da imagem. Infelizmente, o menor tamanho do paciente também cria problemas práticos para a aquisição de imagens. Crianças são mais propensas a não cooperar e podem ter outras malformações (como uma deformidade torácica) que complicam a aquisição de imagens.

Os adultos com cardiopatia congênita apresentam um conjunto inteiramente diferente de desafios ao ecocardiografista. A decisão de intervir nesses pacientes frequentemente se apoia na adequação de intervenções anteriores e na presença e gravidade de doença vascular pulmonar. Nos pacientes já submetidos a cirurgia, uma avaliação acurada pode ser difícil. Quando não estão disponíveis detalhes da história clínica, o ecocardiografista muitas vezes é chamado para determinar quais procedimentos cirúrgicos foram realizados. As opções de nova intervenção muitas vezes dependem dos resultados ecocardiográficos. À medida que o paciente com cardiopatia congênita envelhece, a superposição de outras condições clínicas (como hipertensão ou doença coronária) complica ainda mais a avaliação e tratamento. Tanto a aquisição de imagens quanto a sua interpretação podem ser desafiadoras e consumirem muito tempo. A diversidade e a complexidade das malformações cardíacas congênitas tornam difíceis as mais básicas pressuposições quanto à orientação de câmara e relacionamento entre os grandes vasos. Esses problemas são ampliados no paciente submetido a cirurgia anteriormente. Portanto, a avaliação inicial do paciente supostamente com cardiopatia congênita obriga a uma abordagem ecocardiográfica meticulosa e abrangente, muitas vezes por meio de incidências adicionais, além das obtidas durante o exame padrão.

Este capítulo focaliza o papel da ecocardiografia na cardiopatia congênita do adolescente e do adulto. As diretrizes para o uso de técnicas ecocardiográficas nesta população crescente de pacientes são mencionadas no Quadro 20.1. Este capítulo não tem a intenção de fazer uma descrição exaustiva de todas as formas de cardiopatia congênita. Lesões observadas mais comumente em pacientes adultos são enfatizadas, ao passo que aquelas consideradas menos relevantes são tratadas superficialmente. Finalmente, a avaliação do paciente no pós-operatório é discutida com certo detalhe.

Quadro 20.1 — Indicações de Ecocardiografia no Paciente Adulto com Cardiopatia Congênita[a]

	Classe
1. Pacientes com cardiopatia congênita clinicamente suspeitada, conforme evidenciado por sinais e sintomas como sopro, cianose ou dessaturação arterial não explicada, e um eletrocardiograma ou radiografia anormal sugerindo cardiopatia congênita	I
2. Pacientes com cardiopatia congênita conhecida no acompanhamento quando há uma alteração nos achados clínicos	I
3. Pacientes com cardiopatia congênita conhecida para os quais há incerteza quanto ao diagnóstico original ou quando a natureza precisa das anormalidades estruturais ou hemodinâmica não está clara	I
4. Ecocardiogramas periódicos em pacientes com lesões cardíacas congênitas conhecidas e para os quais a função ventricular e a regurgitação valvar atrioventricular têm de ser acompanhadas (p. ex., pacientes com um ventrículo funcionalmente único após procedimento de Fontan, transposição das grandes artérias após um procedimento de Mustard, transposição L e inversão ventricular e derivações paliativas)	I
5. Pacientes com cardiopatia congênita conhecida para os quais o acompanhamento da pressão arterial pulmonar é importante (p. ex., pacientes com defeitos septais ventriculares moderados ou grandes, defeitos septais atriais, ventrículo único ou qualquer dos acima com um fator de risco adicional de hipertensão pulmonar)	I
6. Ecocardiografia periódica em pacientes com cardiopatia congênita corrigida cirurgicamente (ou com paliação) com alterações nas condições clínicas ou suspeita clínica de defeitos residuais, função ventricular direita ou esquerda que tem de ser acompanhada, ou possibilidade de progressão hemodinâmica ou uma história de hipertensão pulmonar	I
7. Para dirigir valvotomia intervencionista com cateter, intervenções de valvotomia com ablação com radiofrequência na presença de anatomia cardíaca complexa	I
8. Estudo ecodopplercardiográfico de acompanhamento, anualmente ou uma vez a cada 2 anos, em pacientes com cardiopatia congênita conhecida hemodinamicamente significativa sem alteração evidente nas condições clínicas	IIb
9. Ecodopplercardiografias repetidas múltiplas em pacientes com canal arterial permeável, defeito septal atrial, defeito septal ventricular, coarctação da aorta ou valva aórtica bicúspide corrigidos sem alteração nas condições clínicas	IIIa
10. Ecodopplercardiografias repetidas em pacientes com lesões cardíacas congênitas conhecidas hemodinamicamente não significativas (p. ex., defeito septal atrial pequeno, defeito septal ventricular pequeno) sem uma alteração nas condições clínicas	III

[a]Adaptado de Cheitlin MD, Alpert JS, Armstrong WF, et al. ACC/AHA Guidelines for the Clinical Application of Echocardiography: a report of the American College of Cardiology/American Heart Association Task Force on Practice Guidelines (Committee on Clinical Application of Echocardiography) developed in collaboration with the American Society of Echocardiography. Circulation 1997;95:1686-1744, com permissão.

O Exame Ecocardiográfico: Uma Abordagem Segmentar à Anatomia

O exame ecocardiográfico inicial do paciente com suspeita de cardiopatia congênita requer uma abordagem sequencial e sistemática à anatomia. Tal método é necessário para se detectarem más posições cardíacas e para se diagnosticar cardiopatia congênita complexa. O primeiro passo nesta abordagem sequencial é determinar o situs atrial e avaliar os padrões de fluxo de entrada venoso aos átrios. Depois, devem ser definidas as conexões atrioventriculares e determinadas a morfologia e a posição ventriculares. Finalmente, são avaliados os relacionamentos ventriculoarteriais. Na maioria dos casos, essa abordagem permite a identificação até mesmo das formas mais complexas de cardiopatia congênita (Quadro 20.2).

Situs Cardíaco

A determinação do situs atrial é mais bem feita por meio das incidências subcostais. No situs solitus atrial, na situação normal, o átrio direito morfológico está à direita e o átrio esquerdo morfológico está à esquerda. No situs inversus, ocorre o oposto, criando um efeito de imagem em espelho. Os situs atrial e visceral quase sempre são concordantes. Assim, fígado no lado direito e estômago no lado esquerdo estão em geral associados a situs solitus atrial. Entretanto, em casos raros quando os situs atrial e abdominal são discordantes, é alta a probabilidade de lesões congênitas complexas. Por meio da ecocardiografia bidimensional, a localização e a morfologia dos átrios podem ser determinadas. O átrio direito morfológico quase sempre contém a valva de Eustáquio, e o seu apêndice é mais curto e mais largo do que o do átrio esquerdo. O átrio esquerdo não tem a valva de Eustáquio e tem um formato mais arredondado do que o do átrio direito. O apêndice atrial esquerdo é longo e fino e tem uma junção atrial mais estreita em comparação com o direito.

Embora a entrada de fluxo venoso não defina a morfologia atrial, os padrões de retorno venoso sistêmico e pulmonar ajudam na determinação do situs. Este relacionamento espacial é mais bem avaliado por meio do plano transverso de aquisição de imagens no abdome superior. Normalmente, a aorta abdominal situa-se à esquerda e a veia cava inferior à direita da coluna. Em comparação com a veia cava, a aorta é maior, mais arredondada e mais pulsátil. Em dúvida, a imagem com fluxo colorido, demonstrando velocidade maior e fluxo sistólico evidente na aorta, pode ser usada para distinguir os dois vasos (Figura 20.1). O relacionamento espacial oposto é característico do situs inversus. Na imagem dos trajetos da veia cava inferior e veias hepáticas na incidência subcostal de eixo longo, o átrio direito geralmente pode ser identificado na sua posição usual anterior e à direita do átrio esquerdo (Figura 20.2).

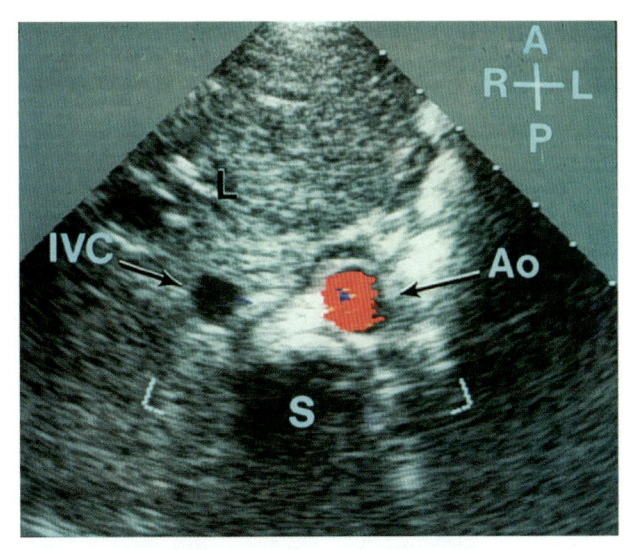

FIGURA 20.1 Incidência subcostal de eixo curto de um indivíduo com situs solitus. O fígado (L) e a veia cava inferior (IVC) estão à direita do paciente, e a aorta (Ao) está à esquerda. O fluxo dentro da aorta é detectado pela imagem com Doppler com fluxo colorido. A, anterior; L, esquerda; P, posterior; R, direita; S, coluna.

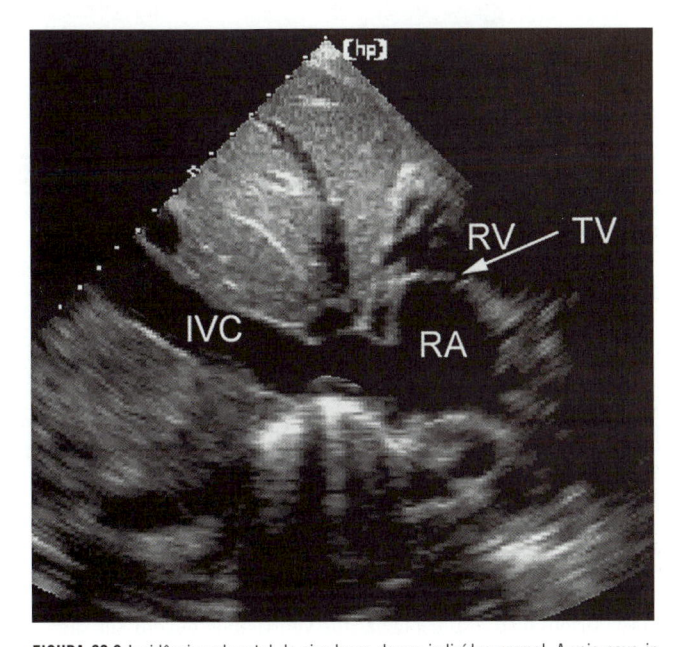

FIGURA 20.2 Incidência subcostal de eixo longo de um indivíduo normal. A veia cava inferior (IVC) pode ser vista entrando no átrio direito (RA). RV, ventrículo direito; TV, valva tricúspide.

As conexões venosas pulmonares com o átrio esquerdo podem ser visibilizadas por meio da janela apical e supraesternal (Figura 20.3). A imagem com Doppler colorido é particularmente útil na identificação das veias pulmonares à medida que elas entram no átrio esquerdo. Em adultos, geralmente é impossível registrar a inserção de todas as quatro veias pulmonares por meio da ecocardiografia transtorácica. Com a ecocardiografia transesofágica, no entanto, o padrão de drenagem das veias pulmonares pode ser definido mais precisamente. Devido à possibilidade de drenagem venosa pulmonar anômala, o relacionamento entre as veias pulmonares e o átrio esquerdo não é constante, e suas conexões não devem ser usadas para definir a morfologia atrial.

Quadro 20.2 | **Abordagem Segmentar ao Situs e Más Posições Cardíacas**

Situs atrial
  Situs visceral (e concordância visceroatrial)
  Morfologia atrial (situs solitus ou inversus)
  Padrões do fluxo de entrada venoso
Localização ventricular
  Morfologia ventricular (alça D ou alça L)
  Concordância atrioventricular (morfologia da valva atrioventricular)
  Eixo da base para o ápice (levocardia ou dextrocardia)
Conexões das grandes artérias
Identificação das grandes artérias
Concordância ou transposição ventriculoarterial
Relacionamento espacial entre as grandes artérias e o septo ventricular

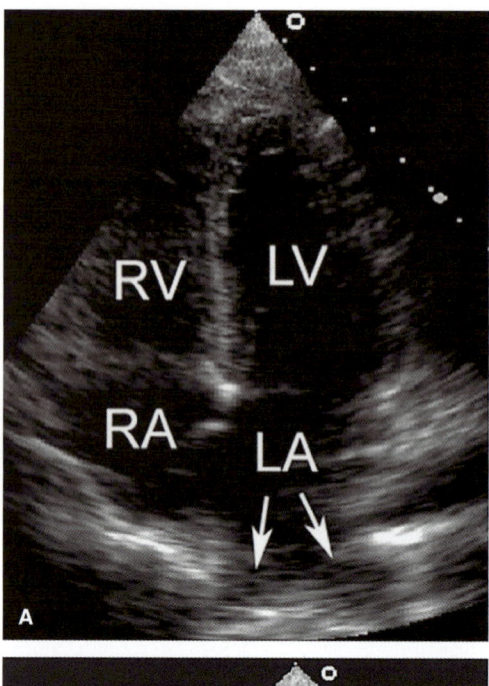

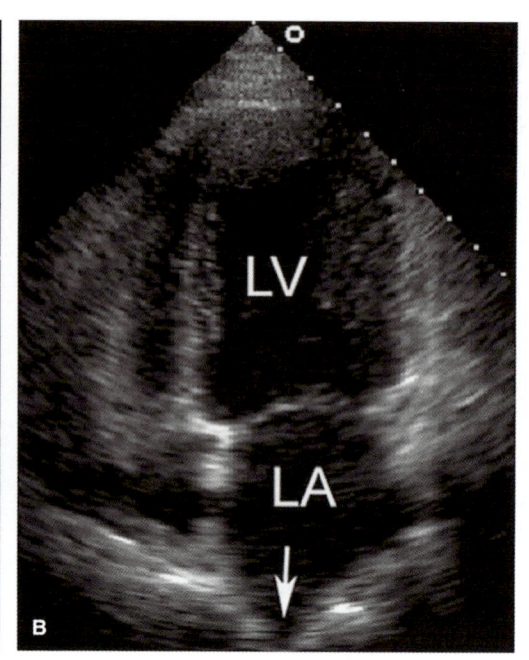

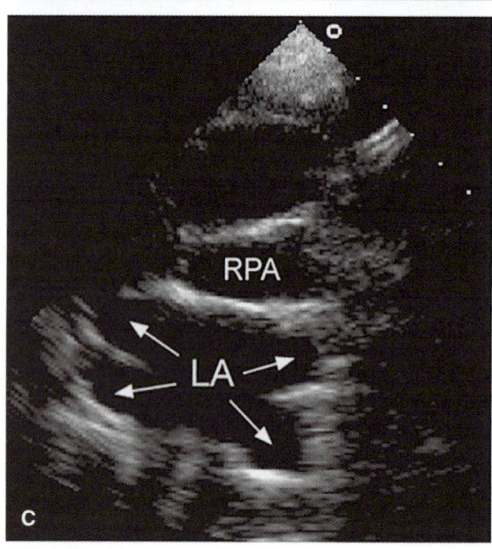

FIGURA 20.3 Incidências apical de quatro câmaras **(A)** e de duas câmaras **(B)** de um paciente mostram a entrada das veias pulmonares (*setas*) no átrio esquerdo (LA). **C:** Uma incidência supraesternal de eixo curto mostra a região posterior do átrio esquerdo, abaixo da artéria pulmonar direita (RPA), onde as veias pulmonares entram (*setas*). LV, ventrículo esquerdo; RA, átrio direito; RV, ventrículo direito.

Morfologia Ventricular

Uma vez estabelecidos o situs visceroatrial e as conexões venosas, a orientação e morfologia dos ventrículos devem ser determinadas. Durante a embriogênese normal, o tubo cardíaco retilíneo se dobra para a direita (uma alça D) e depois gira sobre si mesmo ocupando uma posição dentro do lado esquerdo do tórax. Esse posicionamento resulta no ventrículo direito se situando anteriormente e à direita do ventrículo esquerdo. O eixo base-ao-ápice aponta para a esquerda e a maior parte da massa cardíaca situa-se no lado esquerdo do tórax. Se a dobra inicial no tubo cardíaco se der para a esquerda, há o desenvolvimento de uma alça L, com o ventrículo direito morfológico à esquerda do ventrículo esquerdo morfológico. Assim, ocorre discordância atrioventricular na presença de situs solitus e uma alça L ou situs inversus e uma alça D.

A morfologia ventricular é prontamente avaliada pela ecocardiografia bidimensional. Os aspectos úteis na diferenciação entre os ventrículos direito e esquerdo estão listados no Quadro 20.3. A presença de feixes musculares, particularmente a banda moderadora, dá ao ventrículo direito uma superfície endocárdica trabeculada (Figura 20.4). Por outro lado, o ventrículo esquerdo se caracteriza por uma superfície endocárdica lisa. Esta distinção fica clara na ecocardiografia e é uma das caracte-

rísticas mais confiáveis quando da determinação da morfologia ventricular. A estrutura e a posição das valvas atrioventriculares são pistas ecocardiográficas adicionais úteis na distinção entre os ventrículos direito e esquerdo. Se dois ventrículos estiverem presentes, as valvas atrioventriculares se associam com o ventrículo correspondente e a identificação das valvas mitral e tri-

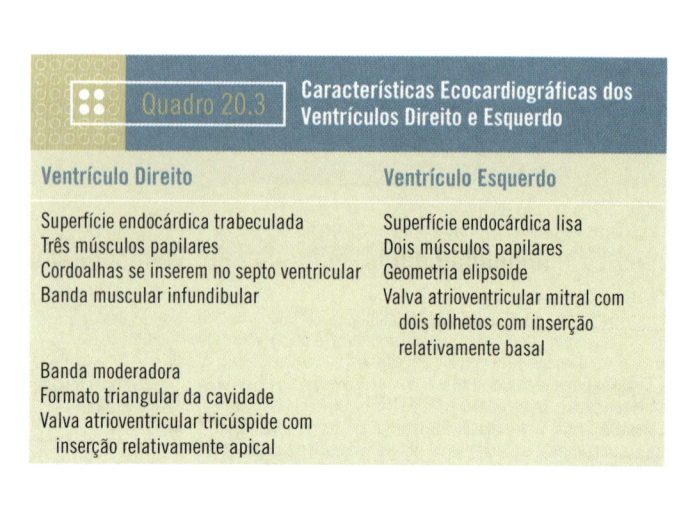

░ Quadro 20.3	Características Ecocardiográficas dos Ventrículos Direito e Esquerdo
Ventrículo Direito	**Ventrículo Esquerdo**
Superfície endocárdica trabeculada	Superfície endocárdica lisa
Três músculos papilares	Dois músculos papilares
Cordoalhas se inserem no septo ventricular	Geometria elipsoide
Banda muscular infundibular	Valva atrioventricular mitral com dois folhetos com inserção relativamente basal
Banda moderadora	
Formato triangular da cavidade	
Valva atrioventricular tricúspide com inserção relativamente apical	

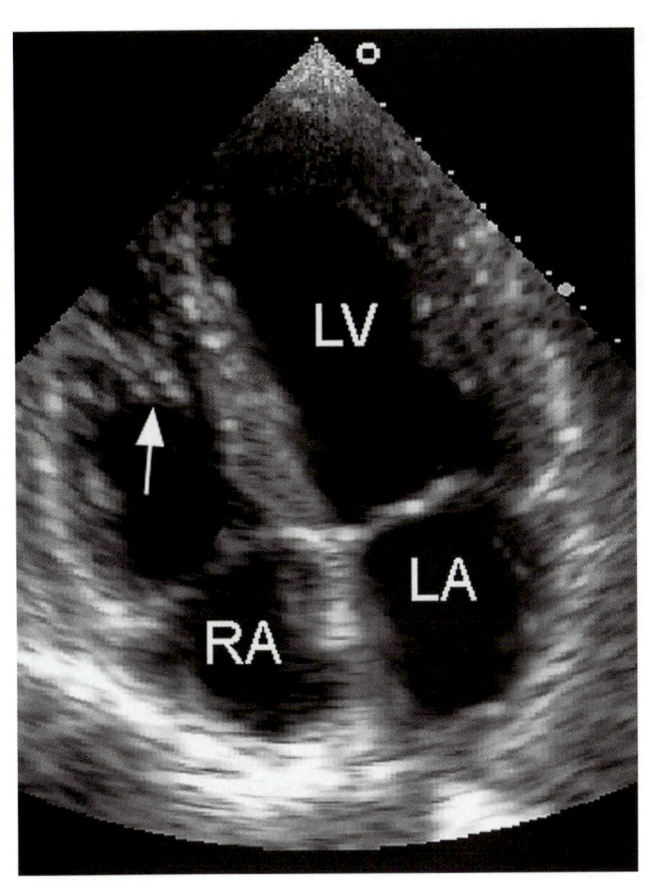

FIGURA 20.4 Incidência apical de quatro câmaras de um indivíduo saudável com uma banda moderadora proeminente (*seta*) que representa uma estrutura normal que ocasionalmente é confundida com trombo ou tumor. LA, átrio esquerdo; LV, ventrículo esquerdo; RA, átrio direito.

a definição dos músculos papilares e inserções das cordoalhas. As posições relativas das valvas atrioventriculares e a presença ou ausência de inserções das cordoalhas no septo são os aspectos ecocardiográficos mais úteis ao se tentar determinar a identidade ventricular.

Conexões das Grandes Artérias

O passo final na abordagem segmentar à anatomia cardíaca envolve a identificação das grandes artérias e suas respectivas conexões. No coração normal com conexões concordantes, o ventrículo esquerdo morfológico dá origem à aorta e a artéria pulmonar serve de saída para o ventrículo direito. Na presença de orientação ventricular normal, essa disposição resulta em uma artéria pulmonar anterior e à esquerda e aorta posterior e à direita com arco aórtico e aorta descendente para a esquerda. As grandes artérias, na imagem de eixo curto, se originam em planos ortogonais criando um aspecto de "linguiça e círculo" que resulta da rotação da via de saída do ventrículo direito e artéria pulmonar (a "linguiça") ao redor da aorta ascendente (o "círculo") durante o desenvolvimento. Conexões ventriculoarteriais discordantes, ou transposição, ocorrem quando as grandes artérias têm origem no ventrículo oposto. Existem duas formas de transposição. Na transposição D, o relacionamento ventricular é normal, com o ventrículo direito morfológico localizado à direita do ventrículo esquerdo morfológico. Na transposição L, a discordância atrioventricular está presente (por causa da formação de uma alça L durante a embriogênese), de modo que o ventrículo direito morfológico situa-se à esquerda do ventrículo esquerdo morfológico.

A ecocardiografia bidimensional permite a identificação acurada das grandes artérias e suas origens e relacionamento. Na incidência de eixo curto na base do coração é bastante útil na avaliação desses aspectos. No coração normal, a valva pulmonar situa-se discretamente anteriormente e à esquerda da valva aórtica (Figura 20.5). A artéria pulmonar então percorre posteriormente e se bifurca, com a artéria pulmonar direita passando imediatamente abaixo do arco aórtico. Esses achados são mais bem apreciados pelas incidências paraesternal de eixo longo e eixo curto e subcostal. A aorta proximal é registrada de modo ideal a partir da janela paraesternal e fúrcula esternal (Figura 20.6). Para se identificar as grandes artérias, o trajeto do vaso e a presença ou ausência de uma bifurcação são os sinais ecocardiográficos mais confiáveis. A presença de um arco aórtico à direita também pode ser detectada pela avaliação, pela incidência supraesternal de eixo curto, do trajeto dos vasos braquicefálicos à medida que eles deixam o arco.

cúspide define as respectivas câmaras. A valva tricúspide está deslocada mais apicalmente, tem três folhetos (e três músculos papilares) e inserções das cordoalhas no septo. A valva mitral tem uma fixação mais basal no septo e tem dois folhetos que se inserem em dois músculos papilares, mas não no septo. Todos esses aspectos podem ser avaliados pela ecocardiografia. A incidência de quatro câmaras sempre permite ao ecocardiografista determinar a morfologia ventricular e as posições relativas das valvas atrioventriculares. As incidências de eixo curto permitem

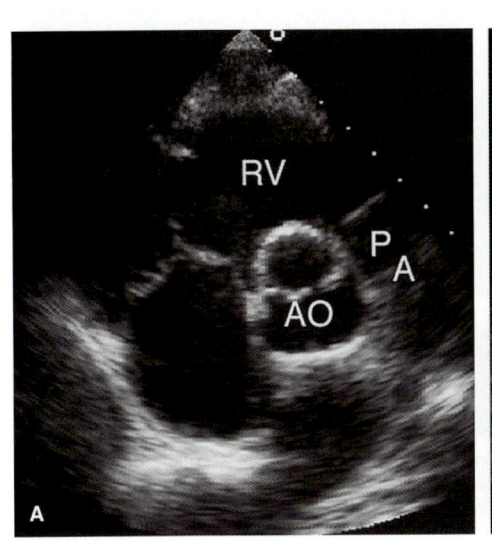

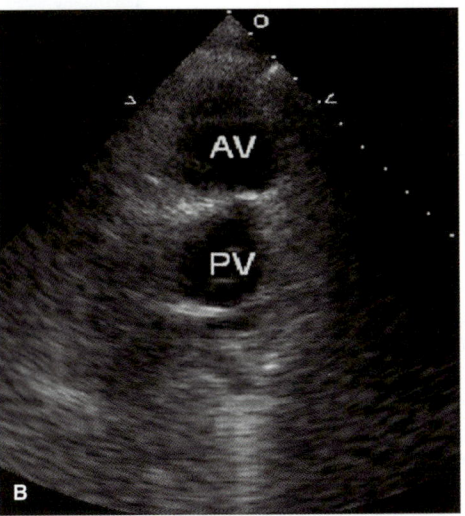

FIGURA 20.5 Ecocardiogramas na incidência paraesternal de eixo curto de um indivíduo saudável **(A)** e de um paciente com transposição D das grandes artérias **(B)**. No indivíduo saudável, a valva aórtica (AV) está posterior e a via de saída do ventrículo direito (RV) e a artéria pulmonar (PA) parecem se enrolar ao redor da aorta (AO). Na transposição, a aorta é anterior e os dois grandes vasos surgem em paralelo. PV, valva pulmonar.

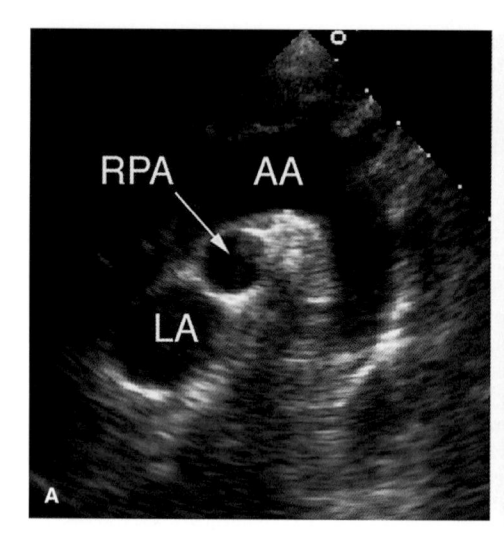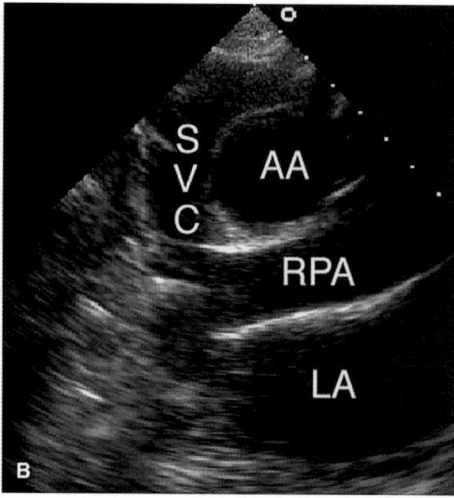

FIGURA 20.6 Incidências supraesternal de eixo longo **(A)** e eixo curto **(B)** de um indivíduo saudável. A artéria pulmonar direita (RPA) passa abaixo do arco aórtico (AA) e acima do átrio esquerdo (LA). A veia cava superior (SVC) pode ser vista à direita do arco aórtico.

Anormalidades da Via de Entrada Ventricular Direita

A via de entrada do ventrículo direito e a valva tricúspide são visibilizadas por meio das incidências apical e subcostal de quatro câmaras, incidência de eixo curto na base e incidência paraesternal de eixo curto medialmente angulada. As entidades patológicas congênitas mais importantes envolvendo a valva tricúspide são a anomalia de Ebstein e a atresia tricúspide (discutidas a seguir). A anomalia de Ebstein consiste no deslocamento apical dos folhetos septal e posterior (e algumas vezes do anterior) da valva tricúspide para o interior do ventrículo direito. Tipicamente, os folhetos são alongados e redundantes com fixações anormais das cordoalhas. Isso resulta em "atrialização" da porção basal do ventrículo direito à medida que o orifício funcional é deslocado apicalmente em relação ao anel anatômico. A anomalia de Ebstein é um espectro de anormalidades, dependendo da extensão do deslocamento apical da valva, fixações distais dos folhetos, tamanho e função do ventrículo direito restante, grau de regurgitação tricúspide e presença de obstrução na via de saída do ventrículo direito (geralmente pelo folheto valvar tricúspide anterior redundante).

A melhor incidência ecocardiográfica para avaliação da anomalia de Ebstein é a incidência de quatro câmaras. Os aspectos característicos identificados neste plano são esquematicamente mostrados na Figura 20.7. É muito importante o registro acurado do nível de inserção do folheto septal da valva tricúspide em relação ao anel. O deslocamento apical desse local de inserção é avaliado de modo ideal nessa incidência e é a chave para o diagnóstico (Figura 20.8). Como a valva tricúspide está normalmente posicionada mais apicalmente do que a valva mitral, o deslocamento apical anormal é relativo, e alguns pesquisadores sugeriram medir a distância entre os locais de inserção das duas valvas atrioventriculares. Quando normalizada para a área da superfície corporal, uma distância maior que 8 mm/m^2 é indicativa de anomalia de Ebstein. Outros pesquisadores sugerem um deslocamento máximo de mais de 20 mm como critério diagnóstico em adultos.

As incidências paraesternal de quatro câmaras e a angulada medialmente podem ser usadas para se avaliar a gravidade da anomalia de Ebstein e para se determinarem opções cirúrgicas. O

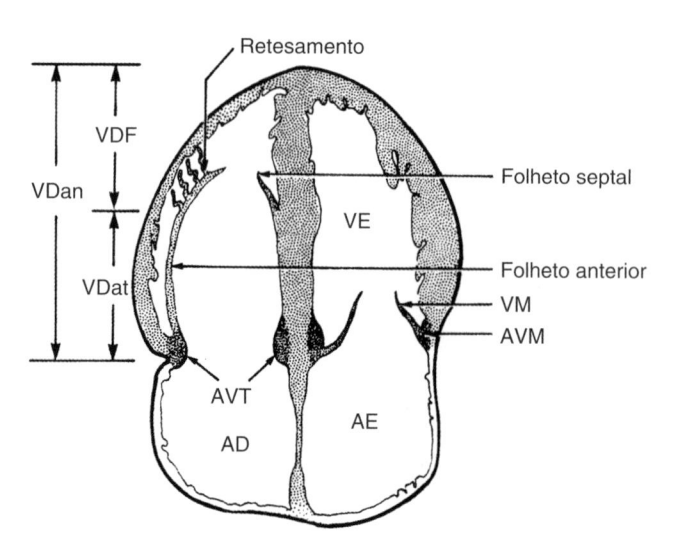

FIGURA 20.7 Esquema das anormalidades anatômicas na anomalia de Ebstein. AD, átrio direito; AE, átrio esquerdo; AVM, anel valvar mitral; AVT, anel da valva tricúspide; VDan; ventrículo direito anatômico; VDat; ventrículo direito atrializado; VDF, ventrículo direito funcional; VE, ventrículo esquerdo; VM, valva mitral.

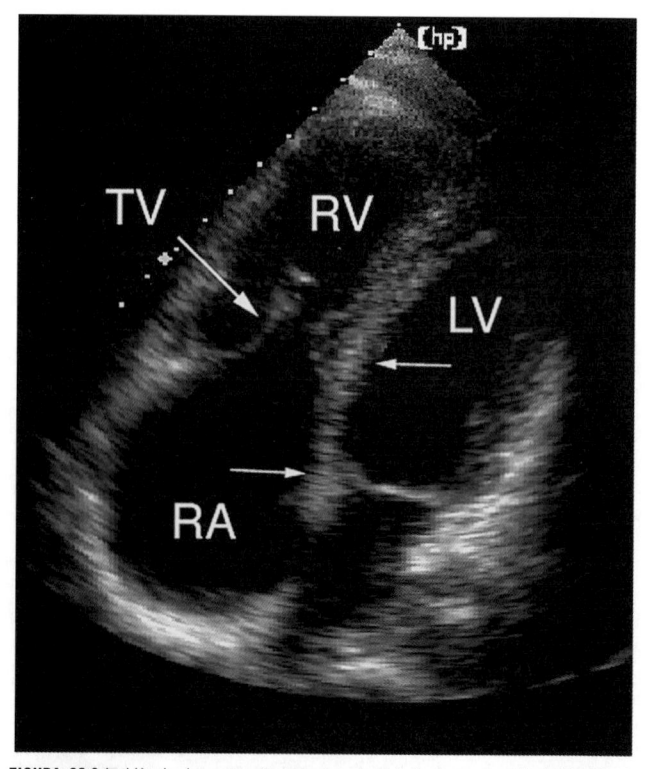

FIGURA 20.8 Incidência de quatro câmaras de um paciente com anomalia de Ebstein. As *setas* indicam o grau de deslocamento apical da valva tricúspide (TV), a qual tinha movimentação restrita. Observe que a porção funcional do ventrículo direito (RV) está bem preservada. LV, ventrículo esquerdo; RA, átrio direito.

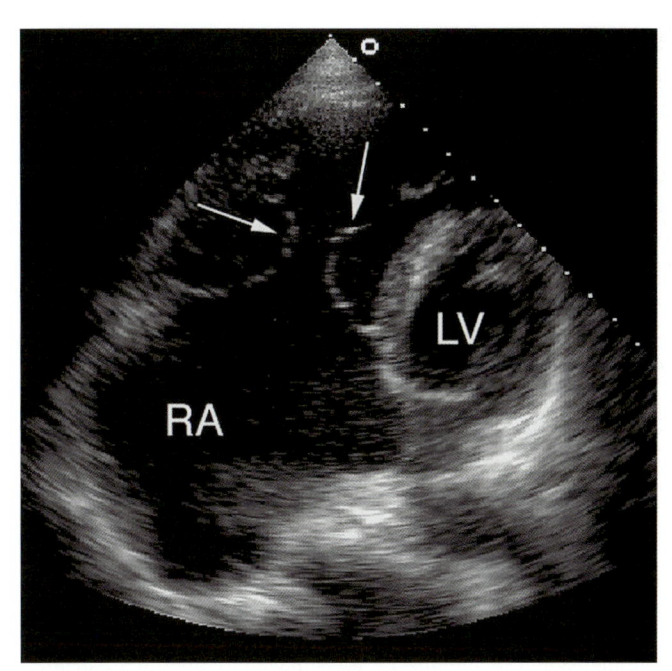

FIGURA 20.9 Uma forma mais extrema de anomalia de Ebstein. A valva tricúspide (*setas*) está acentuadamente anormal e há um retesamento dos folhetos, que impedia a coaptação normal e resultou em significativa regurgitação tricúspide. O átrio direito (RA) está acentuadamente dilatado. LV, ventrículo esquerdo.

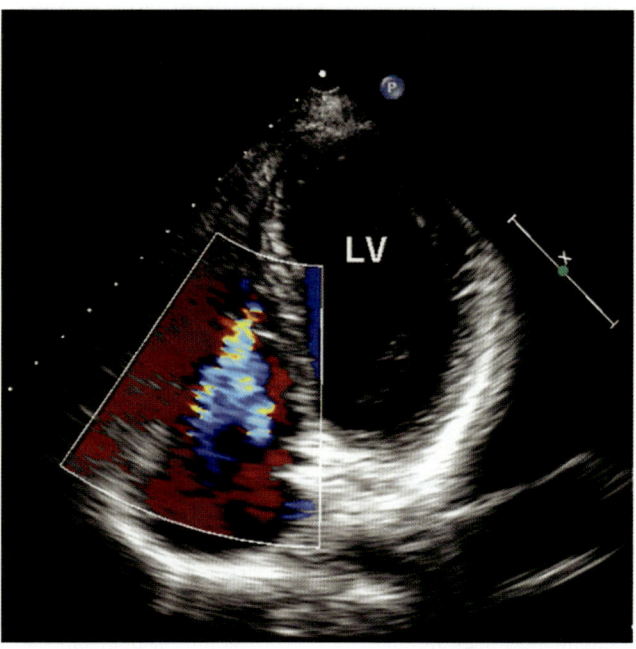

FIGURA 20.11 Imagem com fluxo colorido usada para demonstrar regurgitação tricúspide no quadro de anomalia de Ebstein.

grau de atrialização do ventrículo, a extensão do retesamento do folheto e a magnitude da deformidade ou displasia dos folhetos valvares são aspectos importantes com implicações na correção cirúrgica (Figura 20.9). A extensão das fixações das cordoalhas entre o folheto anterior e a parede livre anterior deve ser avaliada em várias incidências. Se o retesamento for significativo, a substituição da valva, em vez de correção, pode ser necessária. Quanto maior o grau de atrialização, pior o prognóstico. A Figura 20.10 é um exemplo de uma forma extrema da anomalia de Ebstein, com deslocamento dos folhetos tricúspides para bem dentro do ápice do ventrículo direito e retesamento acentuado do tecido valvar. Se a área do ventrículo direito funcional for menor que um terço da área total, o diagnóstico geral é ruim. Por causa da complexidade da geometria ventricular direita, uma medida acurada do tamanho do ventrículo direito funcional é difícil, e todas as incidências disponíveis devem ser usadas. A ecodopplercardiogra-

fia deve ser usada para se detectar regurgitação tricúspide que é comumente encontrada em pacientes com a anomalia de Ebstein (Figura 20.11). Um folheto anterior tricúspide redundante pode causar obstrução funcional na via de saída do ventrículo direito que também pode ser detectada por imagens com Doppler. Nos casos graves, a atresia pulmonar pode estar presente, embora seja rara em adultos.

A anomalia de Ebstein pode estar associada a uma variedade de outras anormalidades que podem ser detectadas pela ecocardiografia, ou seja, defeito septal atrial, prolapso da valva mitral e disfunção ventricular esquerda. A etiologia da disfunção ventricular esquerda é desconhecida, mas a sua presença está associada a um mau prognóstico. As opções cirúrgicas em pacientes com anomalia de Ebstein incluem correção ou substituição da valva tricúspide. Depois da correção cirúrgica, a ecocardiografia tem um papel na avaliação do sucesso do procedimento e da função da valva tricúspide.

Anormalidades da Via de Entrada Ventricular Esquerda

Veias Pulmonares

A obstrução na via de entrada do ventrículo esquerdo ocorre em vários níveis (Quadro 20.4). A estenose venosa pulmonar pode ser vista como uma entidade isolada ou em associação com outras lesões congênitas. Em uma forma, áreas nítidas de estenose envolvendo uma ou mais das veias pulmonares ocorrem na ou próximo da junção com o átrio esquerdo. Por outro lado, hipoplasia das veias pulmonares pode estar presente. O diagnóstico ecocardiográfico da forma isolada de estenose de veia pulmonar depende da capacidade de se visibilizar a entrada das veias no átrio esquerdo, que é registrada de modo ideal pelas incidências apical e subcostal de quatro câmaras. Nos pacientes jovens, uma incidência supraesternal de eixo curto angulada posteriormente (algumas vezes chamada de "incidência em caranguejo") pode ser obtida (Figura 20.3C). Geralmente, somente a veia pulmonar superior direita ou esquerda pode ser visibilizada. Por causa da proximidade do transdutor com o átrio esquerdo, a ecocardiografia transesofágica é mais indicada para se registrar a inserção

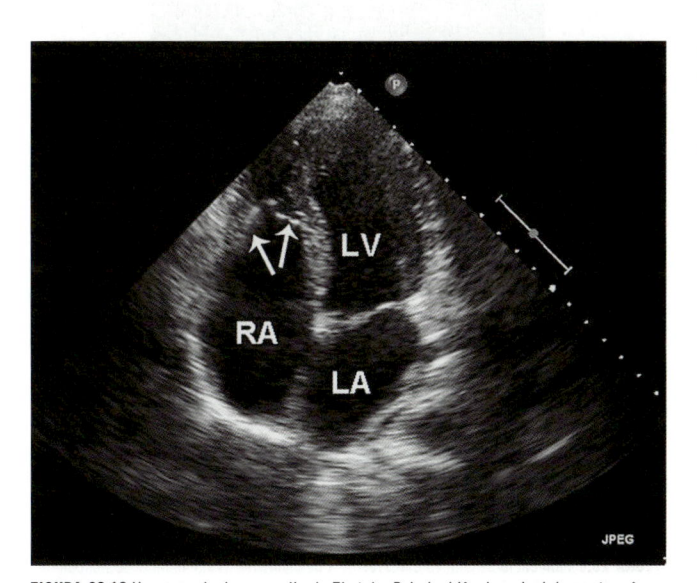

FIGURA 20.10 Um exemplo de anomalia de Ebstein. Pela incidência apical de quatro câmaras, os folhetos da valva tricúspide (*setas*) estão deslocados bem para o interior do ápice ventricular direito.

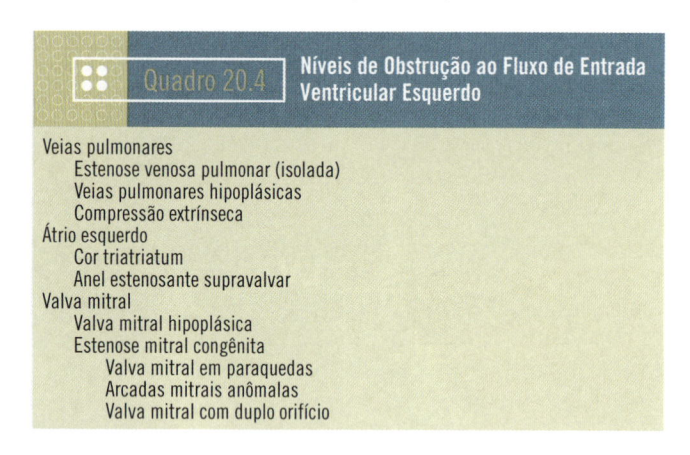

Quadro 20.4	Níveis de Obstrução ao Fluxo de Entrada Ventricular Esquerdo

Veias pulmonares
    Estenose venosa pulmonar (isolada)
    Veias pulmonares hipoplásicas
    Compressão extrínseca
Átrio esquerdo
    Cor triatriatum
    Anel estenosante supravalvar
Valva mitral
    Valva mitral hipoplásica
    Estenose mitral congênita
        Valva mitral em paraquedas
        Arcadas mitrais anômalas
        Valva mitral com duplo orifício

das veias pulmonares (Figura 20.12A). Uma abordagem à visibilização das veias pulmonares por meio dessa técnica é discutida em detalhe no Capítulo 8. Na maioria dos pacientes, todas as quatro veias podem ser visibilizadas. A ecocardiografia também vem sendo usada no diagnóstico de obstrução venosa pulmonar por compressão por uma massa extrínseca ou secundária a estrangulamento após procedimento de ablação de fibrilação atrial.

A visibilização de estenose venosa pulmonar pela ecocardiografia bidimensional raramente é possível e imagens com Doppler são o meio principal de se assegurar um diagnóstico não invasivo. A imagem com Doppler é útil ao se tentar identificar a via de entrada venosa e para detectar o fluxo turbulento associado a estenose. Por causa do aumento na velocidade distal à estenose,

a imagem com Doppler colorido pode registrar um jato de sangue entrando no átrio esquerdo próximo da parede posterior. O fluxo turbulento no átrio esquerdo posterior pode ser a anormalidade ecocardiográfica inicial e deve sugerir a possibilidade de uma veia pulmonar estenótica. Depois, imagem com Doppler pulsado pode ser usada para se avaliar o padrão do fluxo de entrada e se determinar a velocidade do fluxo. Normalmente, é registrado fluxo venoso pulmonar anterógrado bifásico (durante a sístole ventricular e início da diástole) (Figura 20.12B). Com estenose, a velocidade do fluxo aumenta e se torna turbulenta e mais contínua. Um exemplo de estenose venosa pulmonar discreta em um adulto é apresentado na Figura 20.13.

Átrio Esquerdo

A obstrução ao enchimento ventricular esquerdo ocorre também em nível atrial, geralmente devido a uma membrana fibrosa que impede o fluxo de sangue através da câmara. Essas membranas podem estar localizadas no meio do átrio, efetivamente dividindo o átrio esquerdo em duas câmaras (uma condição conhecida como cor triatriatum), ou podem ocorrer no ou próximo ao nível do anel mitral (anel estenótico supravalvar). Tais membranas são facilmente detectadas e localizadas pela ecocardiografia bidimensional. A membrana é visibilizada como uma estrutura ecogênica linear se estendendo desde a parede anterossuperior até a posterolateral. Na maior parte dos casos, a "câmara" superior recebe as veias pulmonares e a "câmara" inferior está associada ao apêndice atrial e valva mitral (que geralmente está normal). Por causa da orientação da membrana, a incidência de quatro câmaras muitas vezes é ideal porque ela coloca a mem-

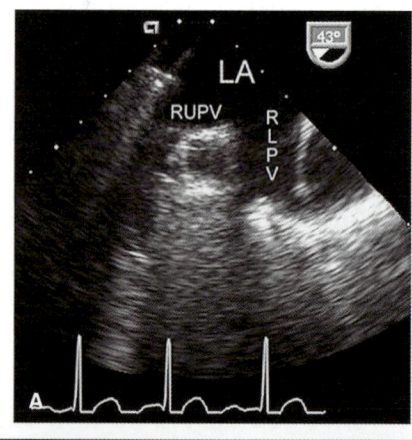

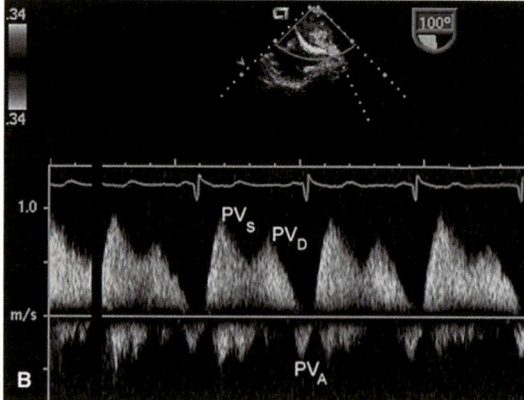

FIGURA 20.12 A: Um ecocardiograma transesofágico mostra as entradas das veias pulmonares inferior direita (RLPV) e superior direita (RUPV) no átrio esquerdo (LA). **B:** O fluxo na veia pulmonar superior esquerda foi registrado pela ecocardiografia transesofágica. Neste exemplo, a velocidade do fluxo moderadamente aumentada é resultado de uma derivação de sangue da esquerda para a direita através de um defeito no septo atrial. PV_S, PV_D e PV_A se referem ao fluxo venoso pulmonar durante a sístole, diástole e sístole atrial, respectivamente.

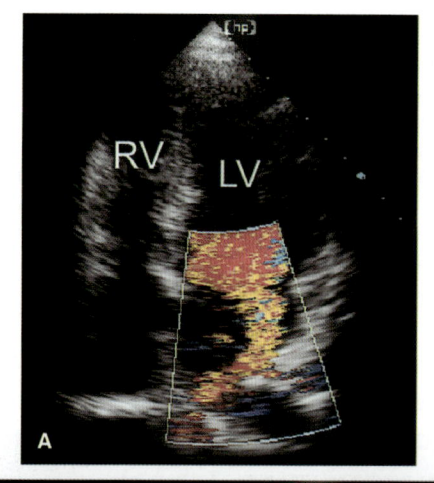

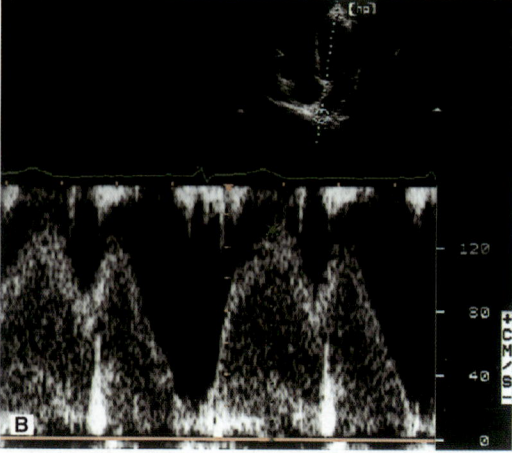

FIGURA 20.13 Um paciente com estenose venosa pulmonar. **A:** Imagem com Doppler colorido mostra um jato turbulento que parece ter origem na veia pulmonar superior direita à medida que ela entra no átrio esquerdo. **B:** Doppler pulsado revela um fluxo anterógrado quase contínuo e velocidade aumentada. LV, ventrículo esquerdo; RV, ventrículo direito.

brana perpendicular ao feixe. Observe na Figura 20.14 a melhor visibilização da membrana pela janela apical em comparação com a incidência paraesternal. A perfuração obrigatória ligando as duas câmaras encontra-se mais posteriormente, mas pode haver várias perfurações. Essa comunicação pode ser difícil de ser registrada pela ecocardiografia. A aquisição de imagens com Doppler colorido em geral permite a localização da abertura na membrana de modo que o gradiente de pressão possa ser avaliado pela imagem com Doppler pulsado (Figura 20.15). Quando o estudo transtorácico não é bem-sucedido, a ecocardiografia transesofágica deve ser usada para se avaliar essa entidade. A Figura 20.16 é um exemplo de cor triatriatum avaliado pela abordagem transtorácica. A membrana atrial é claramente visibilizada a partir de várias incidências.

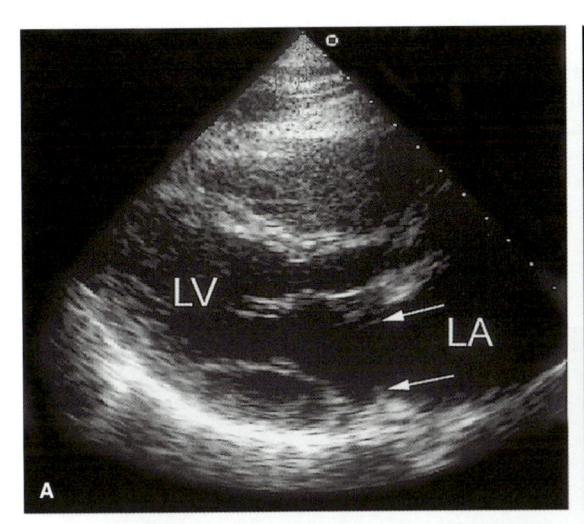

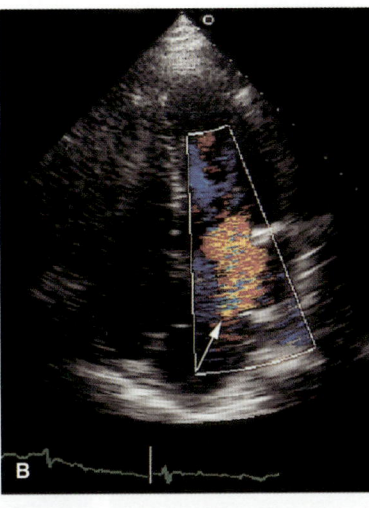

FIGURA 20.14 Cor triatriatum mostrado pelas incidências paraesternal de eixo longo **(A)** e apical de quatro câmaras **(B)**. A membrana (*setas*) dentro do átrio esquerdo (LA) é muito mais bem vista pela janela apical. Em tais casos, o Doppler colorido é útil para demonstrar fluxo turbulento através do defeito na membrana (*seta*). LV, ventrículo esquerdo.

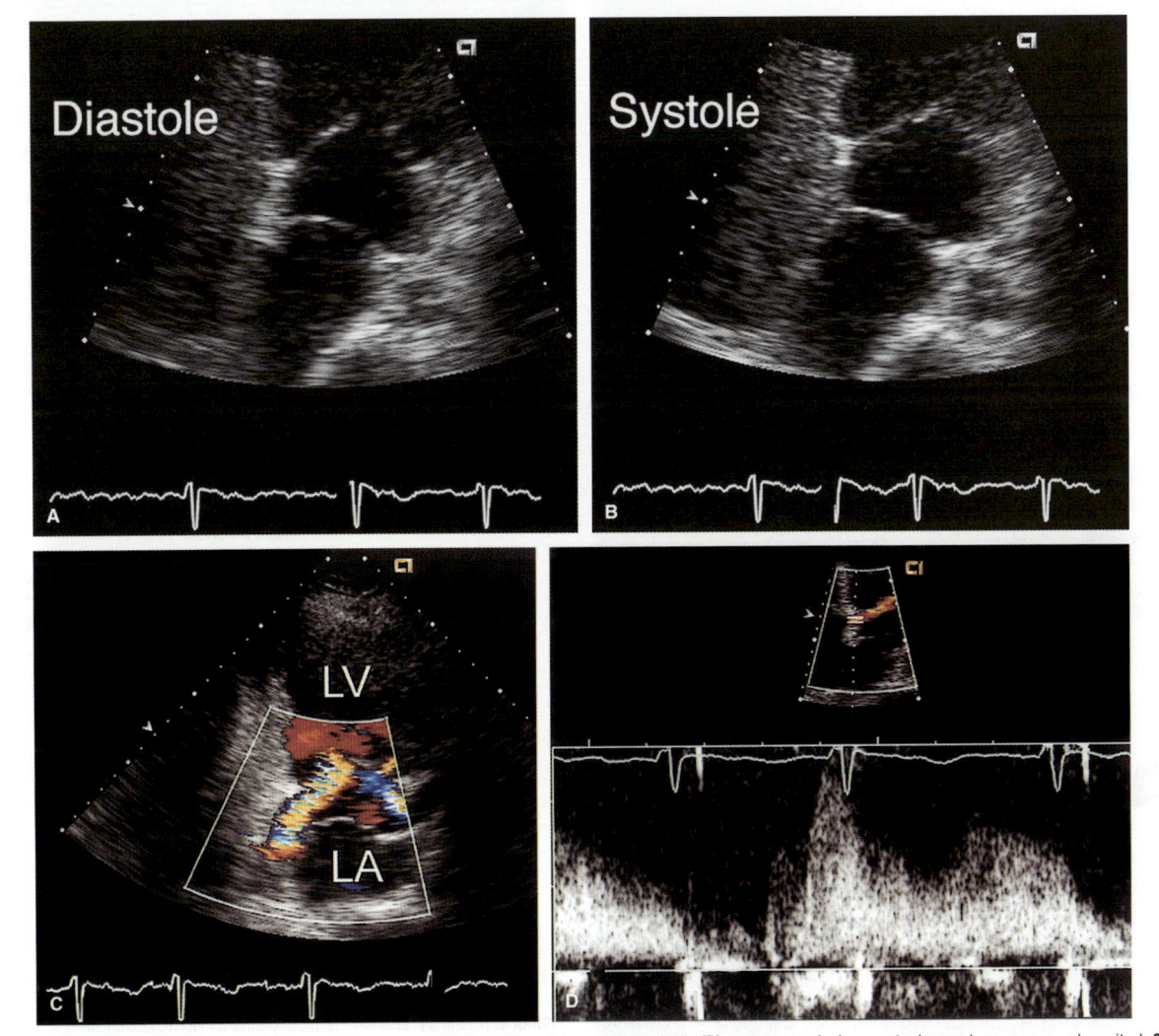

FIGURA 20.15 Um exemplo de cor triatriatum. O fotograma em diástole **(A)** e o fotograma em sístole **(B)** mostram o relacionamento da membrana com a valva mitral. **C:** Imagem com Doppler colorido revela uma perfuração na membrana e fluxo turbulento na porção inferior do átrio esquerdo (LA). **D:** Doppler pulsado usado para se avaliar a velocidade do fluxo através da membrana, a qual tem um aspecto similar ao de estenose mitral. Diastole, diástole; LV, ventrículo esquerdo; Systole, sístole.

A distinção entre os vários níveis de obstrução na via de entrada ao ventrículo esquerdo requer uma combinação de imagens bidimensionais e imagens com Doppler e é mais bem feita por meio das incidências paraesternal de eixo curto e apical de quatro câmaras. Um exemplo de um anel estenosante supravalvar, no quadro de complexo de Shone, é apresentado na Figura 20.17. Neste caso, tanto a membrana subaórtica quanto um anel estenosante supravalvar estão presentes. Ao contrário do cor triatriatum, essas membranas supravalvares estão mais próximas da valva mitral e podem na verdade se aderir aos folhetos valvares. No exemplo apresentado, a membrana não é bem visibilizada na incidência de eixo longo, embora a pouca mobilidade dos folhetos valvares possa ser vista. A ausência do formato em cúpula do folheto anterior e a presença de uma membrana supravalvar detectada pela janela apical excluem a possibilidade de estenose mitral reumática. Por meio do Doppler colorido, a identificação

da aceleração do fluxo e turbulência no nível do anel em vez de nas pontas dos folhetos constitui uma pista adicional na diferenciação entre anel supravalvar e estenose valvar mitral. O Doppler com onda contínua pode depois ser usado para se avaliar a gravidade da obstrução (ver Figura 20.17D). A proximidade da membrana com a valva pode acarretar lesão de folheto decorrente do fluxo turbulento de alta velocidade. O espessamento de folheto e a regurgitação mitral podem surgir como consequências. Deve-se ter cautela ao se diagnosticar anel estenosante supravalvar pela ecocardiografia. A distinção entre anel mitral espessado e calcificado e um anel estenosante pode ser difícil, acarretando resultados tanto falso-positivos quanto falso-negativos. Anomalias associadas são vistas frequentemente tanto no cor triatriatum como na estenose supravalvar. Defeito septal atrial e veia cava superior esquerda persistente são especialmente comuns e prontamente detectados pela ecocardiografia.

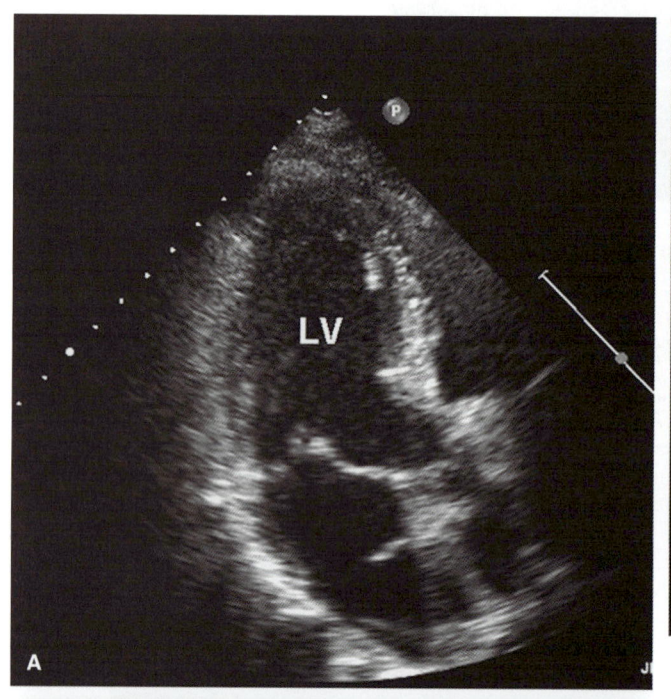

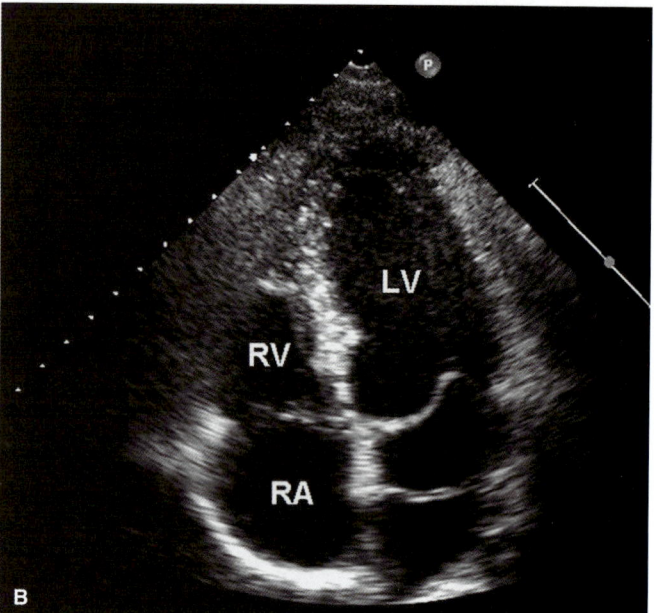

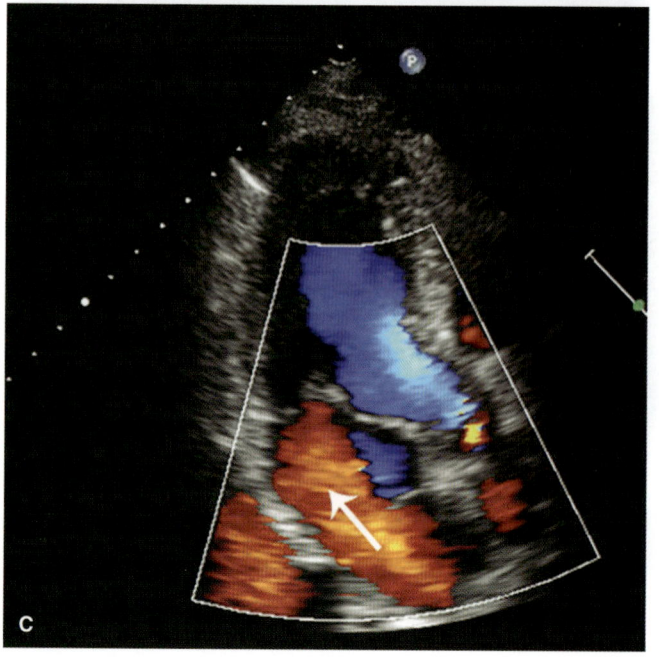

FIGURA 20.16 Neste paciente com cor triatriatum, o eco linear observado dentro do átrio esquerdo representa uma partição membranosa na câmara. Esta membrana é visibilizada pela incidência apical de eixo longo **(A)** e de quatro câmaras **(B)**. No painel C, a imagem com fluxo contínuo mostra o fluxo atrial esquerdo ao redor da membrana e através da valva mitral, confirmando a partição incompleta do átrio. LV, ventrículo esquerdo; RA, átrio esquerdo; RV, ventrículo direito.

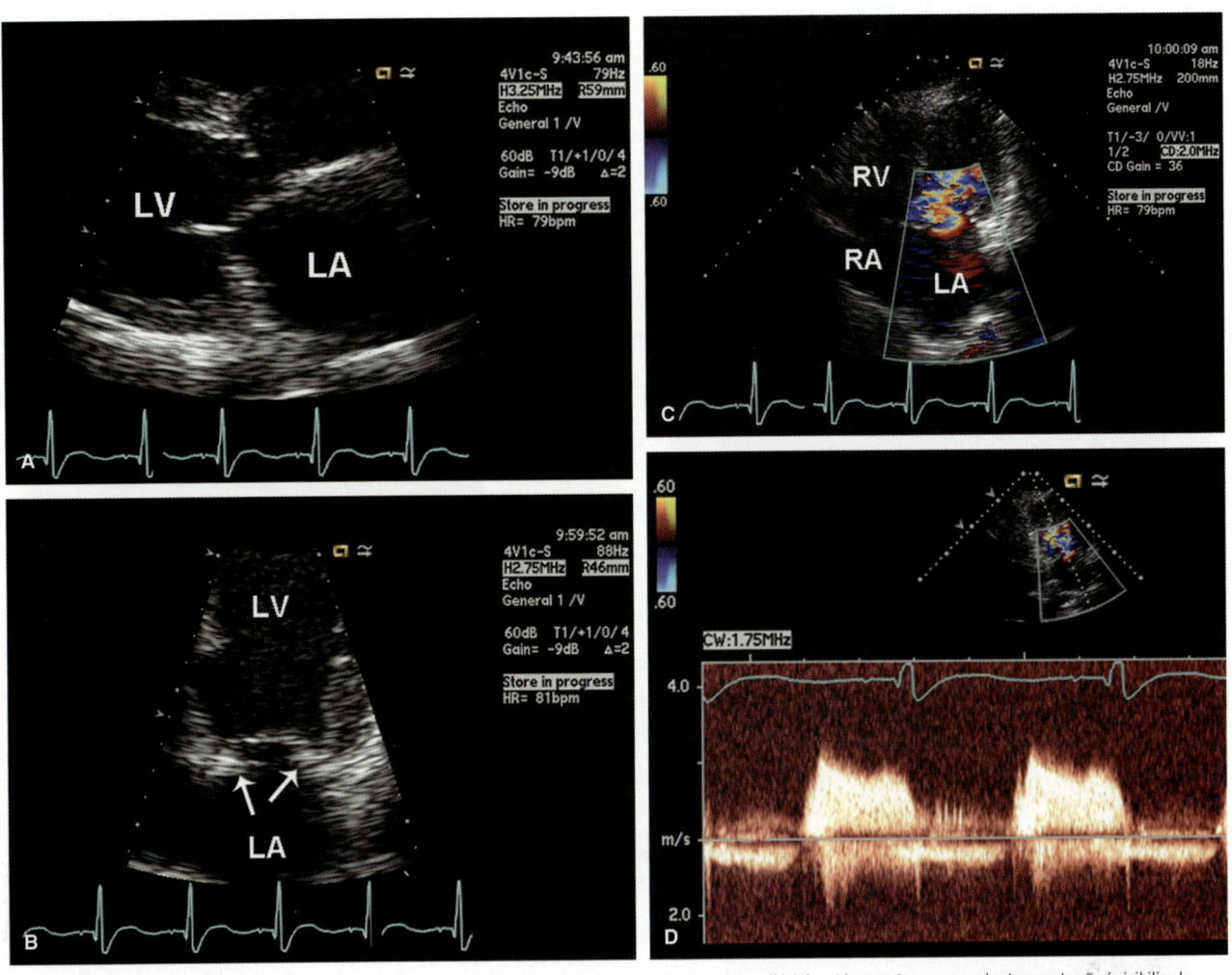

FIGURA 20.17 Um exemplo do complexo de Shone. **A:** A movimentação restringida da valva mitral durante a diástole está presente, mas o anel estenosante não é visibilizado por esta incidência. **B:** A movimentação restringida do folheto, bem como a presença do anel fibroso (*setas*) e seu relacionamento com a valva mitral, é mais bem vista pela incidência apical de quatro câmaras. **C:** Imagem com Doppler colorido mostra fluxo anterógrado turbulento durante a diástole através da valva mitral anormal. **D:** Imagem com Doppler de onda contínua mostra um significativo gradiente de pressão através da valva mitral.

Valva Mitral

A estenose congênita da valva mitral é bem menos comum do que a valvopatia mitral reumática. Existem vários tipos anatômicos (Quadro 20.4) e todos podem ser diagnosticados acuradamente pela ecocardiografia. Como a estenose mitral reumática é muito mais comum em adultos, no entanto, o diagnóstico de estenose mitral congênita muitas vezes não é realizado. A Figura 20.18 é um exemplo de uma valva mitral em paraquedas. Nesta condição, todas as cordoalhas se inserem em um único músculo papilar grande (daí o termo "paraquedas"). A incidência paraesternal de eixo curto é muito útil na determinação do número, tamanho e localização dos músculos papilares. A incidência de eixo longo revela deformidade e espessamento da valva mitral, restrição da excursão dos folhetos e espessamento e fusão das cordoalhas. Como muitos desses aspectos são comuns na valvopatia mitral reumática, o diagnóstico correto algumas vezes é difícil e se baseia na detecção de presença de um único músculo papilar. O grau de estenose é variável e é mais bem avaliado por imagem com Doppler (Figura 20.19). Como o jato de entrada é muitas vezes excêntrico, o mapeamento com fluxo colorido ajuda na orientação apropriada do feixe de Doppler. Um anel estenosante supravalvar pode coexistir, desse modo complicando a avaliação com Doppler.

Outras formas congênitas de estenose mitral incluem arcada mitral e valva mitral com orifício duplo. Na estenose mitral do tipo arcada, as cordoalhas se inserem em múltiplos músculos papilares pequenos. Tanto a estenose quanto regurgitação são possíveis. A valva mitral com orifício duplo ocorre por causa da duplicação do orifício mitral, com ou sem fusão de cordoalhas subvalvares. Geralmente, todas as cordoalhas associadas a cada orifício se inserem no mesmo músculo papilar, uma situação semelhante à valva mitral em paraquedas. O diagnóstico é feito pela visibilização de dois orifícios separados na incidência de eixo curto (Figura 20.20). A presença e a gravidade da estenose variam. Outras formas de patologia valvar mitral congênita, inclusive prolapso da valva mitral e valva mitral com fenda, são discutidas em outro lugar.

Anormalidades da Via de Saída Ventricular Direita

Ventrículo Direito

O estreitamento da via de saída do ventrículo direito pode ocorrer em vários níveis, e a obstrução pode estar presente em vários locais. A estenose pulmonar subvalvar geralmente envolve o infundíbulo e é menos comum que a estenose valvar. A estenose pulmonar infundibular pode ser resultado de estreitamento fibromuscular localizado ou de feixes musculares subvalvares hipertrofiados (também chamada de ventrículo direito com dupla câmara) (Figura 20.21). Em muitos casos, também está presente um defeito septal ventricular. O estreitamento da via de saída do

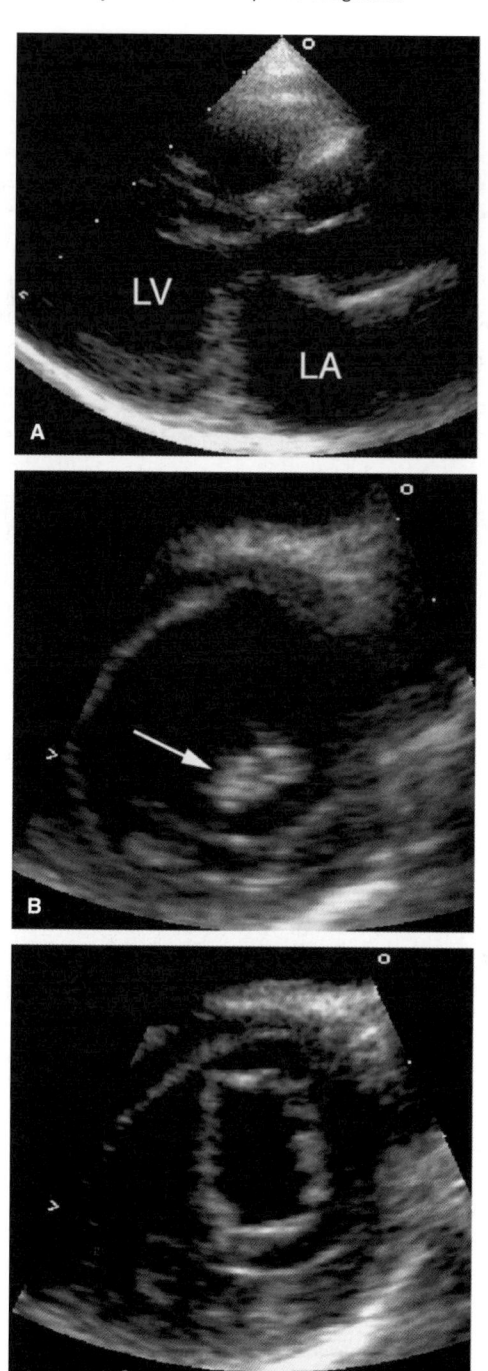

FIGURA 20.18 Um exemplo de valva mitral em paraquedas. **A:** A incidência de eixo longo revela folhetos mitrais espessados que fazem um domo na diástole. **B:** Incidência de eixo curto ao nível médio do ventrículo mostra as cordoalhas convergindo para um único músculo papilar (*seta*). **C:** O orifício da valva mitral anormal é mostrado na incidência de eixo curto. Embora o orifício seja grande, um leve grau de gradiente subvalvar estava presente. LA, átrio esquerdo; LV, ventrículo esquerdo.

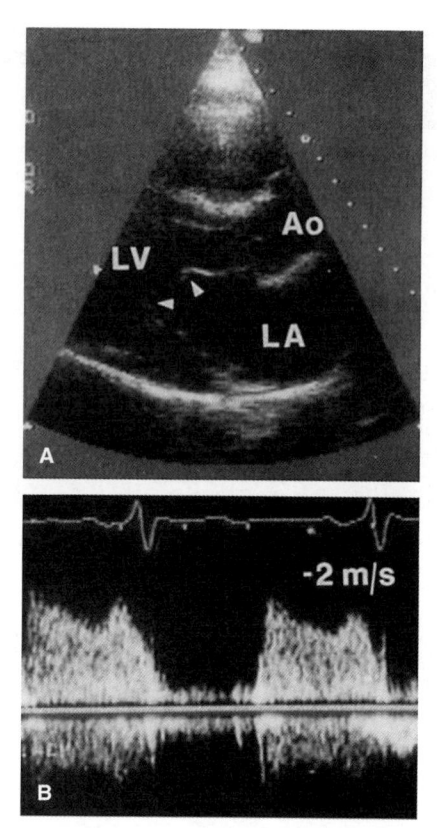

FIGURA 20.19 Incidência paraesternal de eixo longo **(A)** e Doppler de onda contínua do fluxo de entrada mitral **(B)** de uma criança com uma valva mitral em paraquedas. O ecocardiograma revela uma valva mitral espessada com restrição na movimentação dos folhetos e fusão das cordoalhas (*pontas de seta*). O átrio esquerdo (LA) está dilatado. A imagem com fluxo colorido revelou um jato turbulento dirigido anteriormente. A imagem com Doppler de onda contínua mostra velocidade do fluxo de entrada significativamente aumentada e um meio-tempo de pressão prolongado compatível com estenose mitral. Ao, aorta; LV, ventrículo esquerdo.

ventrículo direito ocasionalmente é secundário à estenose em um nível mais distal. Por exemplo, a estenose pulmonar valvar pode acarretar hipertrofia ventricular direita, desenvolvimento de feixes musculares subvalvares e subsequente estreitamento da via de saída.

A ecocardiografia bidimensional se adapta bem à avaliação da via de saída do ventrículo direito. As incidências paraesternal de eixo curto e subcostal de quatro câmaras são ideais para se avaliar a geometria complexa dessa região e para se determinar o nível e a gravidade da estenose. Entretanto, a medida do gradiente de pressão por imagem com Doppler pode ser desafiadora. A orientação do feixe de ultrassom paralelamente ao jato da via de saída exige considerável esforço e uso de todas as janelas disponíveis. Ademais, a localização do local de estenose pode ser difícil se o estreitamento ocorrer em mais de um nível. Tipicamente, a estenose subvalvar é uma forma dinâmica de obstrução com a velocidade máxima ocorrendo no final da sístole, um padrão análogo ao jato na via de saída da miocardiopatia hipertrófica. A magnitude de redução no fluxo arterial pulmonar pode afetar o desenvolvimento das artérias pulmonares, o que pode ser um fator importante no planejamento cirúrgico. Portanto, uma avaliação de crianças com qualquer forma de obstrução na via de saída do ventrículo direito deve incluir as artérias pulmonares. Isso inclui pacientes com tetralogia de Fallot, nos quais o tipo e o momento ideal da correção cirúrgica são determinados em parte pelo tamanho das artérias pulmonares.

Uma anormalidade congênita rara do ventrículo direito é a displasia ventricular direita arritmogênica (Figura 20.22). Essa condição se caracteriza por displasia do miocárdio ventricular direito, cuja extensão varia consideravelmente. Funcionalmente, o miocárdio displásico enseja uma forma de miocardiopatia ventricular direita com diminuição da contratilidade e propensão a arritmias ventriculares. Existe um espectro de achados ecocardiográficos, dependendo da extensão do envolvimento. O adelgaçamento e a hipocinesia da parede livre são característicos. A disfunção sistólica pode parecer regional ou, em casos de displasia extensa, global. Uma patologia valvar associada não é uma característica dessa condição.

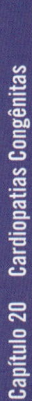

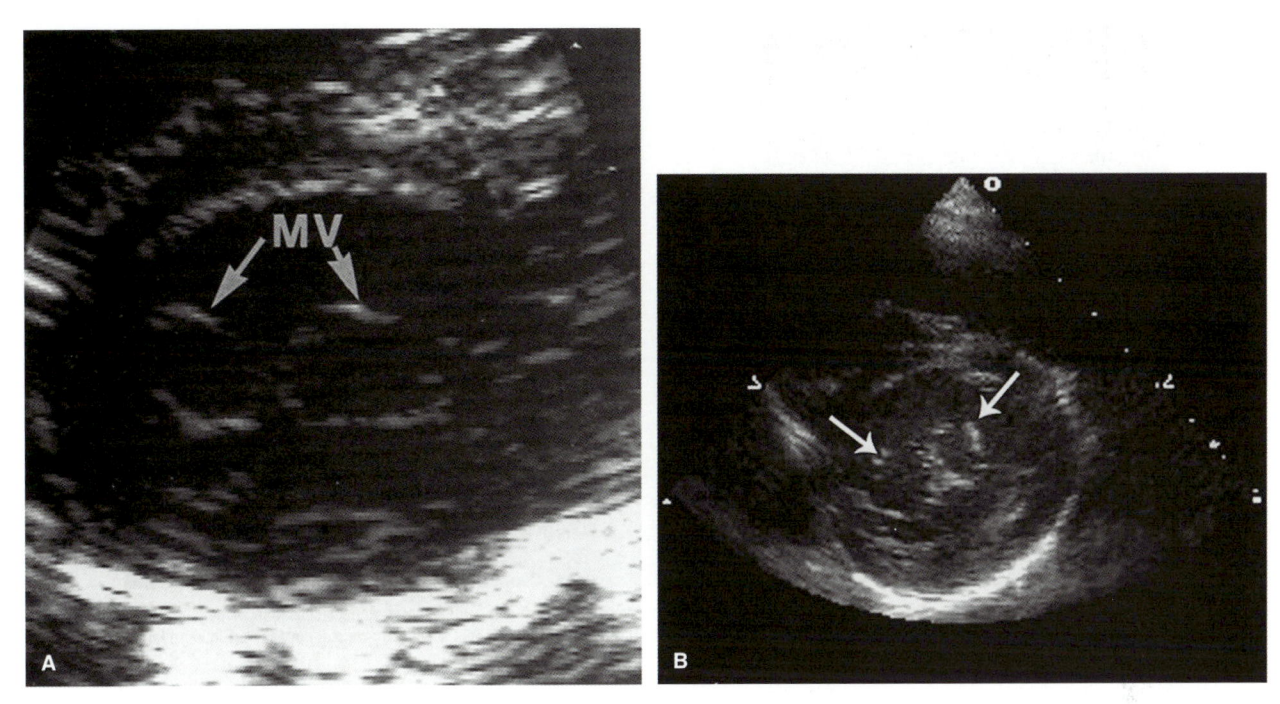

FIGURA 20.20 Incidências paraesternais de eixo curto de dois pacientes com valva mitral (MV) com orifício duplo.

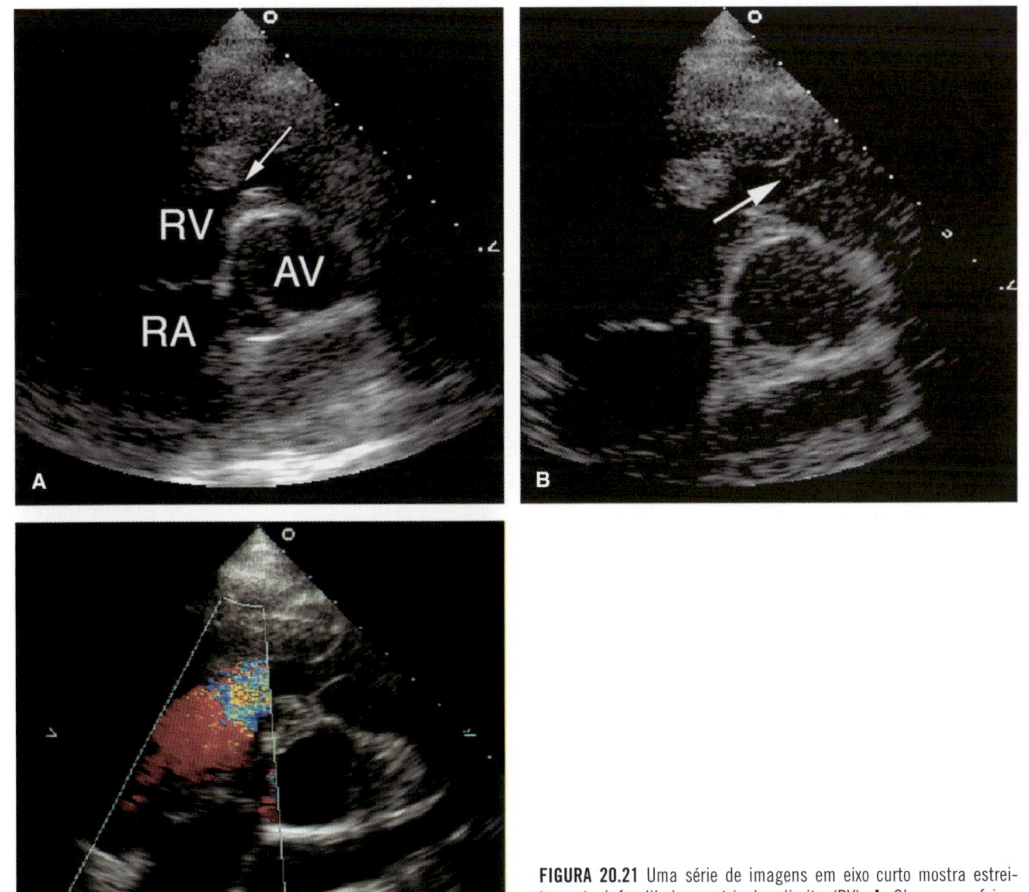

FIGURA 20.21 Uma série de imagens em eixo curto mostra estreitamento infundibular ventricular direito (RV). **A:** Observe os feixes musculares na área da via de saída do ventrículo direito (*seta*). **B:** O relacionamento do estreitamento subvalvar com a valva pulmonar (*seta*) é mostrado. **C:** Imagem com Doppler colorido mostra turbulência nesta área. Presente uma estenose subvalvar dinâmica com um gradiente máximo tardio. AV, valva aórtica; RA, átrio direito.

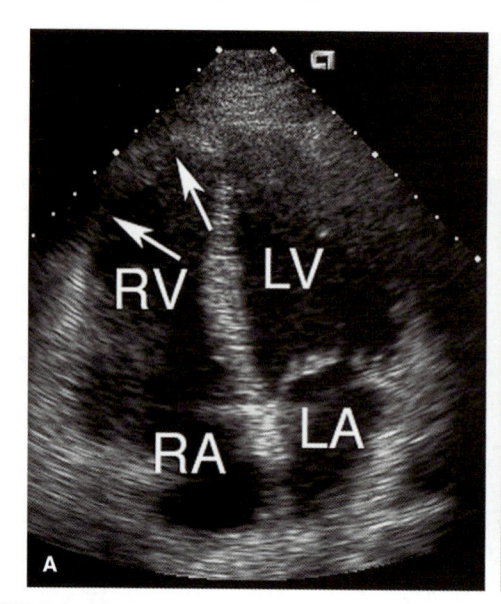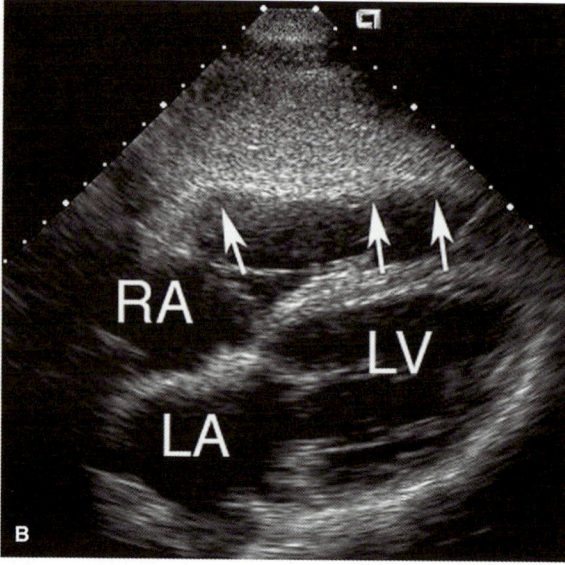

FIGURA 20.22 Envolvimento ventricular direito significativo em um paciente com displasia ventricular direita arritmogênica. **A:** A incidência apical de quatro câmaras mostra dilatação do ventrículo direito (RV) e hipocinesia da parede livre ventricular direita (*setas*). **B:** Uma incidência subcostal revela disfunção ventricular direita segmentar e certa dilatação aneurismática próximo ao ápice (*setas*). LA, átrio esquerdo; LV, ventrículo esquerdo; RA, átrio direito.

Valva Pulmonar

A estenose valvar pulmonar é uma lesão congênita um tanto comum que pode ocorrer isoladamente ou em associação com outros defeitos cardíacos. A forma encontrada mais frequentemente se caracteriza pela fusão das cúspides e presença de rafes formadas incompletamente, resultando em uma estrutura em forma de domo com orifício estreitado. Tipicamente, o anel valvar é de tamanho normal. Na estenose grave, a hipertrofia ventricular direita pode acarretar vários graus de estreitamento subvalvar.

Nos adultos, a morfologia da valva pulmonar estenótica é mais bem visibilizada pelo plano paraesternal de eixo curto através da base do coração. Na ecocardiografia bidimensional, as cúspides parecem espessadas, com diminuição da excursão e na forma de domo na sístole (Figura 20.23). Frequentemente se pode ver dilatação arterial pulmonar pós-estenótica, mas a sua presença não se correlaciona com a gravidade. Na maior parte dos casos, a função e o tamanho do ventrículo direito são normais, e a trabeculação das paredes ventriculares direitas está aumentada (ver Figura 20.23A). Nessa lesão, a calcificação da valva é característica em adultos, mas não em crianças. Menos comumente, displasia da valva pulmonar causa presença de estenose valvar no nascimento, devido a espessamento mixomatoso dos folhetos (Figura 20.24). Quando a estenose pulmonar é grave, ocorrerá sobrecarga de pressão sobre o ventrículo direito. Os graus de retificação do septo e o aumento do ventrículo direito têm correlação grosseira com a gravidade da estenose. A Figura 20.25 é um exemplo de sobrecarga de pressão extrema sobre o ventrículo direito secundária à estenose valvar pulmonar.

Embora a ecocardiografia bidimensional seja essencial para o diagnóstico morfológico da estenose pulmonar, a técnica é limitada para a avaliação da gravidade da obstrução. Nem o grau de espessamento de cúspide nem a presença de hipertrofia ventricular direita proporcionam uma medida quantitativa da gravidade. A técnica de escolha para se medir a gravidade da estenose pulmonar é por meio de imagens com Doppler. Por meio da equação de Bernoulli modificada, o gradiente de pressão instantâneo máximo pode ser calculado (Figuras 20.23 a 20.25). Vários estudos clínicos demonstram uma correlação excelente entre as imagens com Doppler e gradientes de pressão derivados pelo cateterismo em pacientes com estenose pulmonar. Na maioria dos pacientes, o alinhamento ideal do feixe do Doppler com o jato estenótico usa a incidência paraesternal de eixo curto. Em alguns indivíduos, o uso de um interespaço mais baixo é necessário para alinhar melhor com o jato dirigido superiormente. Nos pacientes com di-

latação arterial pulmonar, o deslocamento anterior da valva dificulta o alinhamento apropriado do feixe pela janela paraesternal. Neste caso, a abordagem subcostal ou paraesternal geralmente é adequada. Em crianças, particularmente, a abordagem subcostal proporciona alinhamento ideal do feixe e permite detecção da velocidade máxima do jato.

Em crianças com estenose pulmonar, a valvotomia cirúrgica ou valvoplastia com balão muitas vezes é realizada para aliviar a obstrução. Depois de tais intervenções, a ecodopplercardiografia pode ser usada para avaliação seriada e detecção de estenose residual (Figura 20.26). A magnitude da insuficiência pulmonar associada e anormalidades no enchimento ventricular direito diastólico também podem ser avaliadas. Em imagem com Doppler com onda contínua em pacientes com estenoses valvar e infundibular combinadas, a presença de obstruções seriadas pode resultar em superestimativa do gradiente de pressão derivado pelo cateterismo.

Artéria Pulmonar

A estenose arterial pulmonar (também referida como estenose pulmonar supravalvar ou periférica) pode ocorrer em qualquer nível e muitas vezes acometer múltiplos locais. Há várias formas morfológicas, incluindo lesões nítidas semelhantes a membrana, estenoses tubulares longas e hipoplasia tubular. Essas anomalias estão frequentemente associadas a outras lesões cardíacas e extracardíacas congênitas (p. ex., síndrome de Williams). A capacidade de detectar estenose arterial pulmonar com a ecocardiografia depende da localização dessas lesões. As lesões proximais podem ser visibilizadas a partir da janela paraesternal de eixo curto. A Figura 20.27 é um exemplo de estenose pulmonar periférica envolvendo o ramo direito. Em um número grande de casos, o diagnóstico fica aparente na ecocardiografia bidimensional. Imagem com Doppler colorido deve ser usada para se demonstrar turbulência e aceleração do fluxo no segmento estenótico. O ecocardiografista tem de manter em mente, entretanto, que uma causa mais comum de fluxo turbulento no tronco da artéria pulmonar é o canal arterial pérvio. Estenoses mais periféricas podem ser impossíveis de se visibilizar, especialmente em pacientes mais velhos. Em crianças, as incidências subcostal de quatro câmaras e supraesternal podem permitir a detecção de lesões distais. O diagnóstico deve ser considerado em um paciente com hipertrofia ventricular direita não explicada, particularmente na presença de uma artéria pulmonar proximal pulsátil.

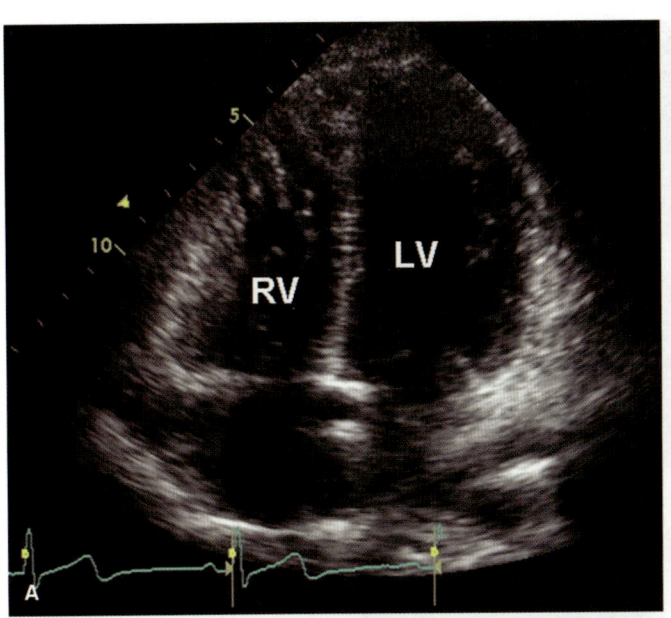

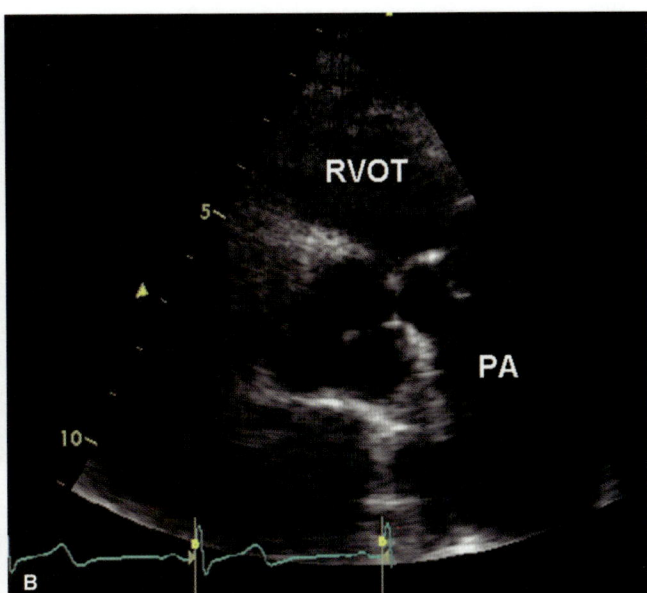

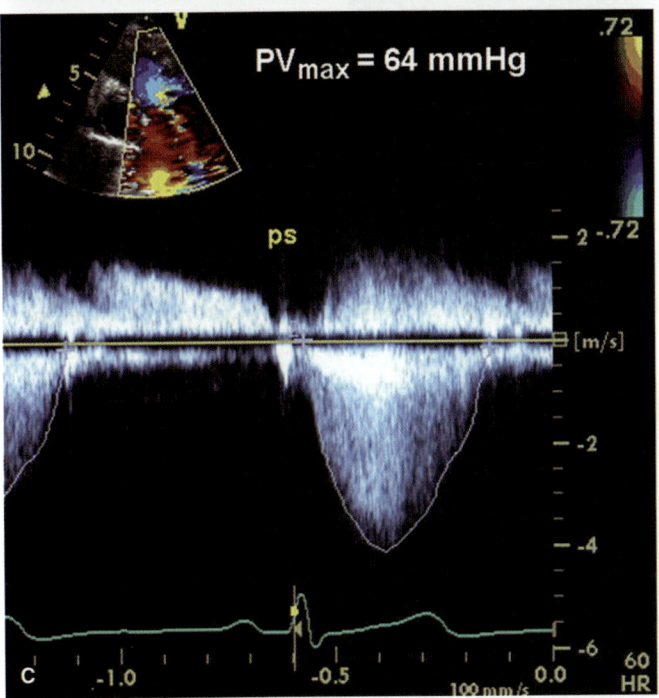

FIGURA 20.23 Em exemplo de estenose valvar pulmonar. **A:** Pela incidência de quatro câmaras, o ventrículo direito está hipertrofiado com função sistólica normal. **B:** Uma incidência basal de eixo curto mostra a formação de domo e discreto espessamento da valva pulmonar. **C:** Imagem com Doppler mostra um gradiente máximo (PV_{max}) de 64 mmHg. LV, ventrículo esquerdo; PA, artéria pulmonar; RV, ventrículo direito; RVOT, via de saída do ventrículo direito.

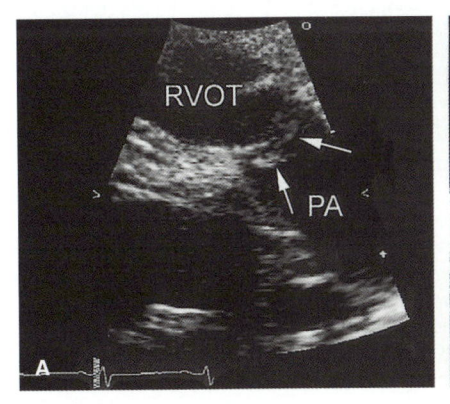

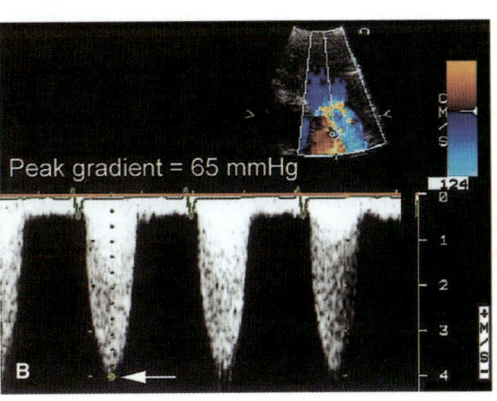

FIGURA 20.24 Um exemplo de estenose valvar pulmonar displásica. **A:** A valva pulmonar (*seta*) está acentuadamente espessada e imóvel. Observe a formação de domo durante a sístole. **B:** Um gradiente máximo de pressão (Peak gradient) de aproximadamente 65 mmHg é demonstrado. PA, artéria pulmonar; RVOT, via de saída do ventrículo direito.

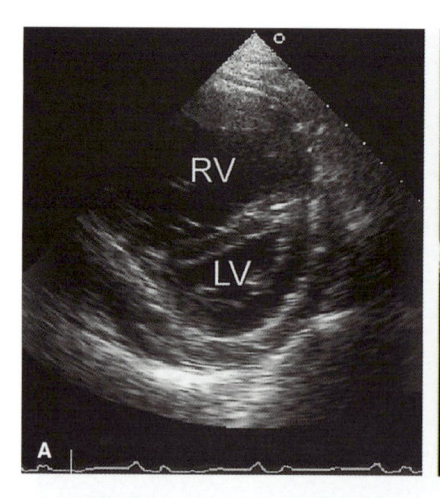

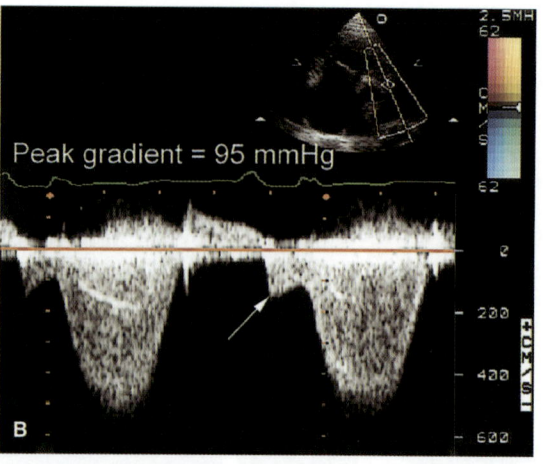

FIGURA 20.25 Paciente com estenose pulmonar grave mostra achatamento septal com ventrículo direito (RV) dilatado e hipertrofiado. Esses achados são compatíveis com sobrecarga de pressão sobre o ventrículo direito. **B:** Estenose pulmonar grave confirmada pelo gradiente máximo de pressão de aproximadamente 95 mmHg. Observe a presença de fluxo pré-sistólico através da valva pulmonar no momento da sístole atrial direita (*seta*). LV, ventrículo esquerdo.

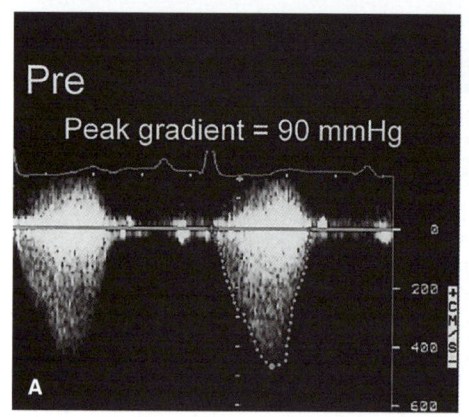

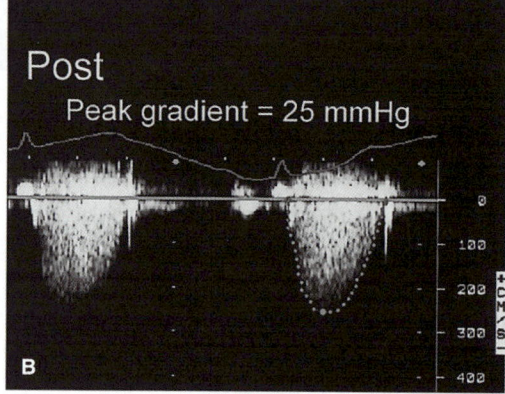

FIGURA 20.26 Um caso de estenose pulmonar mostrado antes (Pre) **(A)** e depois (Post) **(B)** da valvoplastia. O procedimento resultou em uma diminuição no gradiente valvar pulmonar de 90 para 25 mmHg.

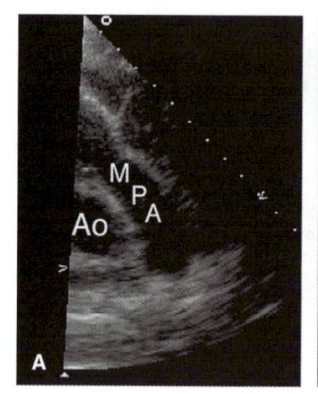

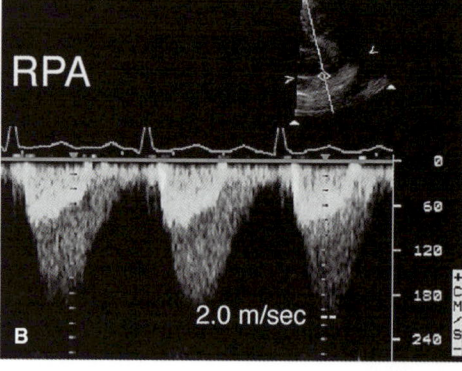

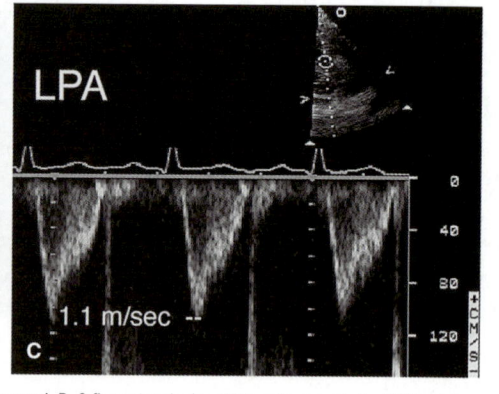

FIGURA 20.27 Um exemplo de estenose arterial pulmonar. **A:** O tronco arterial pulmonar (MPA) parece normal. **B:** O fluxo através da artéria pulmonar direita (RPA) mostra aumento da velocidade e aceleração. **C:** Velocidade normal do fluxo através da artéria pulmonar esquerda (LPA). Ao, aorta.

Anormalidades da Via de Saída Ventricular Esquerda

Anormalidades congênitas na via de saída do ventrículo esquerdo geralmente envolvem obstrução ao fluxo, e existem várias formas importantes. Essas lesões podem ser categorizadas como subvalvar, valvar ou supravalvar (incluindo coarctação da aorta) (Quadro 20.5). As formas subvalvares são heterogêneas e incluem a miocardiopatia hipertrófica, esta discutida no Capítulo 19. As formas mais importantes são as lesões valvares, que são causas comuns de estenose nas crianças (valva aórtica unicúspide ou congenitamente estenótica) e nos adultos (a valva bicúspide). A forma de obstrução supravalvar encontrada com maior frequência no paciente adulto é a coarctação da aorta. Esta seção inclui

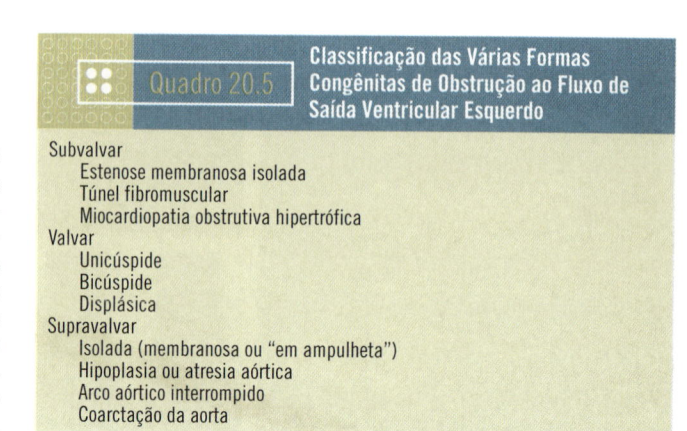

Quadro 20.5 Classificação das Várias Formas Congênitas de Obstrução ao Fluxo de Saída Ventricular Esquerdo

Subvalvar
    Estenose membranosa isolada
    Túnel fibromuscular
    Miocardiopatia obstrutiva hipertrófica
Valvar
    Unicúspide
    Bicúspide
    Displásica
Supravalvar
    Isolada (membranosa ou "em ampulheta")
    Hipoplasia ou atresia aórtica
    Arco aórtico interrompido
    Coarctação da aorta

uma discussão ordenada de lesões que ocorrem em cada um desses diferentes níveis, mas focaliza as anomalias mais comuns em adultos.

Obstrução Subvalvar

Dois tipos de estenose aórtica subvalvar são discutidos aqui: a forma isolada e o tipo fibromuscular de obstrução subaórtica. Em conjunto, essas lesões são responsáveis por menos de 20% de todos os casos de obstrução da via de saída do ventrículo esquerdo em crianças e ambas são incomuns em pacientes adultos. A estenose subaórtica isolada resulta de uma membrana ou crista fina e fibrosa que cria uma barreira em forma de crescente dentro da via de saída, logo abaixo da valva aórtica. A membrana geralmente se estende desde o septo anterior até o folheto mitral anterior. O grau de obstrução ao fluxo é variável, e a regurgitação aórtica se desenvolve em aproximadamente 50% dos pacientes. Por meio da ecocardiografia bidimensional, essas membranas podem ser vistas como um eco nítido linear na via

de saída do ventrículo esquerdo perpendicularmente ao septo interventricular. Como as membranas são paralelas ao feixe, o registro dessas estruturas pela janela paraesternal de eixo longo pode exigir o uso de posições múltiplas do transdutor (Figura 20.28). Em muitos casos, as membranas são detectadas mais facilmente pelas incidências apicais (onde o feixe de ultrassom é orientado perpendicularmente à estrutura) (Figura 20.29). A ecocardiografia transesofágica também pode ser usada na avaliação de pacientes com obstrução subvalvar. A imagem com Doppler tem um papel essencial na avaliação desses pacientes. Depois de visibilizadas a localização e a orientação do jato por imagem com fluxo colorido, o Doppler com onda contínua pode ser usado para estimar o gradiente máximo de pressão através da membrana (Figura 20.30). Na ausência de estenose valvar aórtica, este valor tem boa correlação com a medida da obstrução derivada pelo cateterismo. Todavia, quando existem múltiplas estenoses seriadas, o Doppler pode superestimar o gradiente derivado pelo cateterismo. A presença e a gravidade da regurgitação aórtica também podem ser avaliadas por técnicas

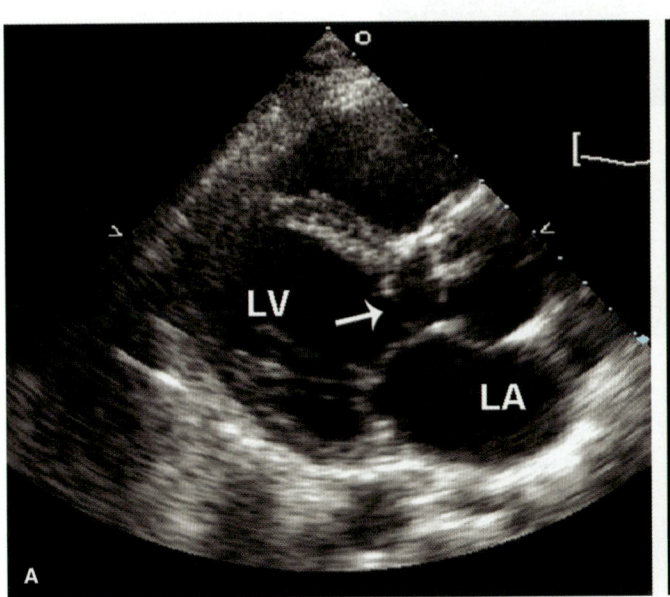

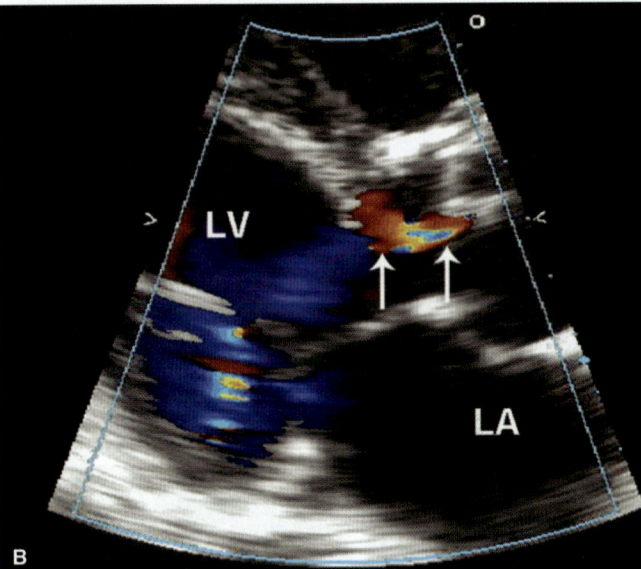

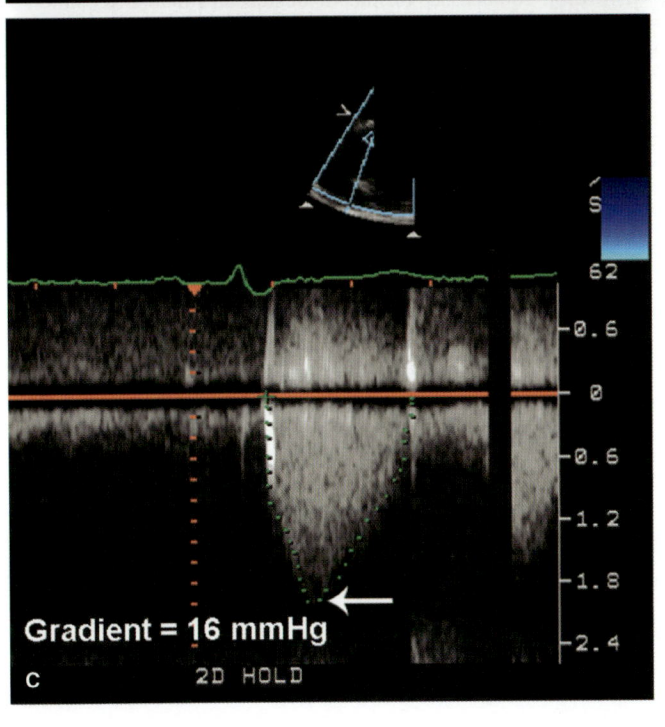

FIGURA 20.28 Um exemplo de estenose aórtica membranosa subvalvar. **A:** A localização da membrana (*seta*) e sua proximidade com a valva aórtica são mostradas pela incidência paraesternal de eixo longo. **B:** Como ocorre muitas vezes, está presente certo grau de regurgitação aórtica conforme indicam as *setas brancas*. **C:** A imagem com Doppler mostra um gradiente máximo de 16 mmHg, excluindo um grau significativo de obstrução. Gradient, gradiente; LA, átrio esquerdo; LV, ventrículo esquerdo.

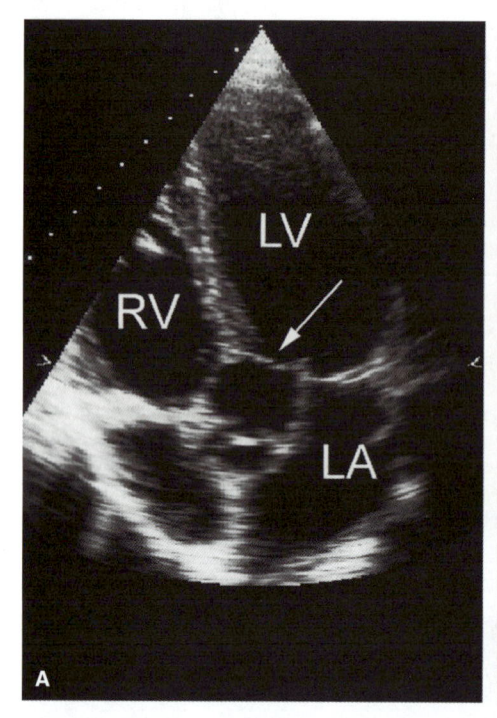

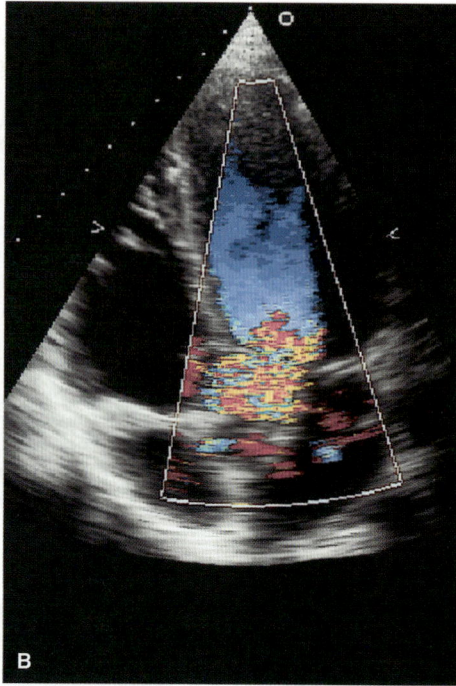

FIGURA 20.29 A: Uma membrana subaórtica é claramente visível nesta incidência apical de quatro câmaras. **B:** A presença da membrana resulta em turbulência na via de saída do ventrículo esquerdo, proximal à valva aórtica. Este fluxo turbulento de alta velocidade pode acarretar lesão das cúspides aórticas. LA, átrio esquerdo; LV, ventrículo esquerdo; RV, ventrículo direito.

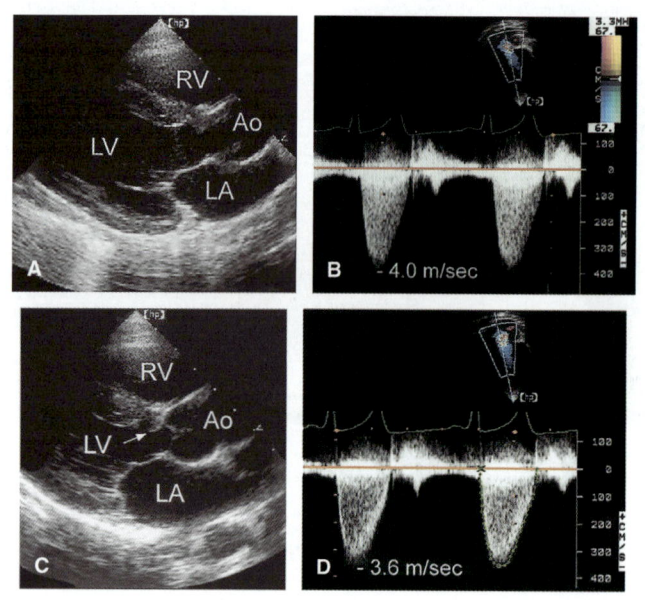

FIGURA 20.30 Estes dois casos mostram o *continuum* entre uma membrana subaórtica nítida e uma crista fibromuscular. **A:** Uma membrana nítida é mostrada. Observe como a membrana se fixa e deforma a base do folheto anterior mitral. Um gradiente sistólico máximo de 60 mmHg é confirmado **(B)**. **C:** Crista fibromuscular *(seta)* em associação com uma membrana está localizada logo abaixo da valva aórtica. Neste paciente, o gradiente máximo através da obstrução subvalvar é de aproximadamente 52 mmHg **(D)**. Ao, aorta; LA, átrio esquerdo; LV, ventrículo esquerdo; RV, ventrículo direito.

observada em adultos, caracteriza-se por espessamento difuso e estreitamento da via de saída do ventrículo esquerdo com hipertrofia ventricular esquerda concêntrica associada. Uma crista fibromuscular também pode obstruir a via de saída (Figura 20.30). Essa entidade é similar à estenose subaórtica membranosa isolada, mas a obstrução é mais espessa e menos nítida e parece mais muscular. A Figura 20.32 é um exemplo de uma crista fibromuscular avaliada pela ecocardiografia tridimensional transesofágica. Essa orientação espacial melhorada, proporcionada pela técnica tridimensional, permite uma caracterização mais completa da via de saída e do tipo de obstrução.

Essas formas diferentes de obstrução subaórtica provavelmente existem como um continuum, com uma membrana fina isolada em um extremo e um túnel difuso no outro. Portanto, a distinção entre as diferentes entidades pode ser difícil e um tanto arbitrária. Todas essas formas de obstrução subaórtica estão frequentemente associadas a defeito septal ventricular. Ocasionalmente, outras anomalias cardíacas congênitas estão associadas à obstrução subvalvar na via de saída do ventrículo esquerdo, incluindo cordoalhas valvares mitrais acessórias, inserção anômala dos músculos papilares e inserção anormal do folheto anterior mitral.

Estenose Aórtica Valvar

A estenose aórtica pode estar presente no nascimento (valva aórtica estenótica congênita) ou pode se desenvolver com o passar do tempo em uma valva aórtica anormal congênita, mas não estenótica. Na primeira, a valva pode ser acomissural (parecendo um vulcão e mais típica de estenose pulmonar) ou unicúspide unicomissural (com um orifício em forma de fenda, parecendo um ponto de exclamação, Figura 20.33). Uma valva bicúspide ou tricúspide também pode ser estenótica no nascimento devido a fusão ou displasia comissural. Na maioria das vezes, tais valvas são funcionalmente normais no nascimento, mas gradualmente se tornam estenóticas com o tempo por causa de fibrose e calcificação progressivas. Em outros casos, a degeneração da valva leva à regurgitação aórtica predominante. As valvas quadricúspides são raras e têm uma história natural semelhante.

Estima-se que a valva aórtica bicúspide ocorre em 1% a 2% da população em geral, tornando-a a anomalia cardíaca congênita

com Doppler (Figura 20.28). A Figura 20.31 é um exemplo de uma membrana subaórtica avaliada pela ecocardiografia transesofágica. Observe como a conexão da membrana ao folheto anterior mitral deforma a valva, especialmente durante a sístole. A ecocardiografia em modo M também pode ajudar na avaliação de obstrução subvalvar (Figura 20.31C). O fechamento parcial mesossistólico com reabertura dos folhetos na telessístole é indicativo de um gradiente de pressão subvalvar.

A estenose subaórtica membranosa é diferenciada de uma crista ou túnel fibromuscular subaórtico pela ecocardiografia bidimensional. A obstrução subaórtica em túnel, raramente

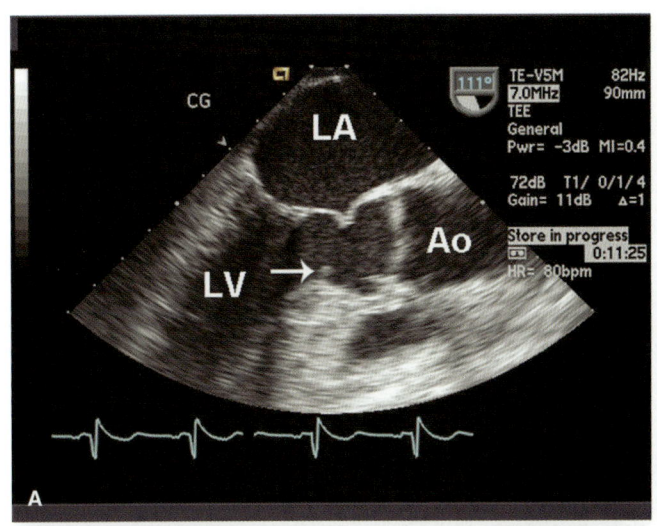

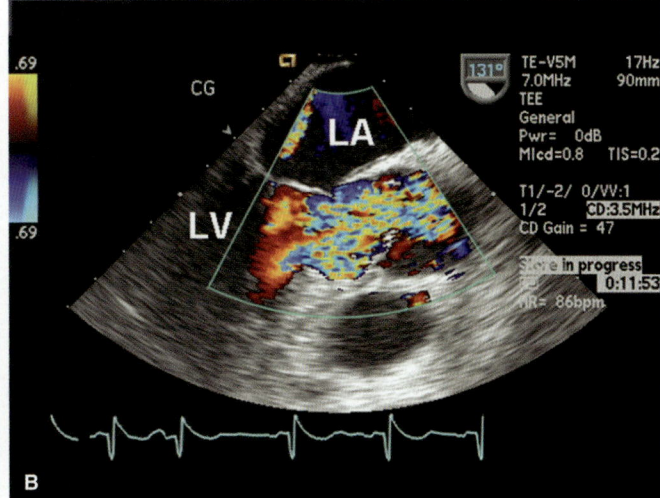

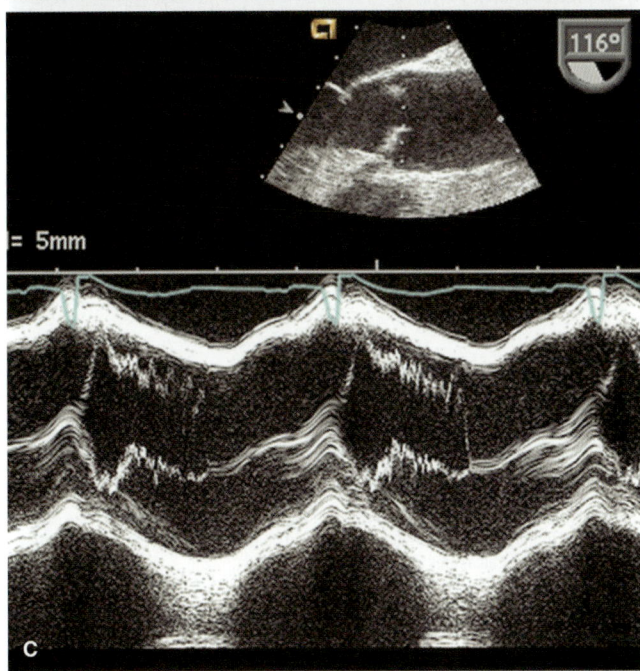

FIGURA 20.31 Uma membrana subaórtica é mostrada pela ecocardiografia transesofágica. **A:** Pela incidência de eixo longo, a membrana pode ser vista na via de saída ventricular esquerda e se estendendo desde o ápice (*seta*) até o folheto anterior mitral. Observe como o folheto mitral está deformado pela fixação da membrana. **B:** Doppler colorido durante a sístole mostra fluxo turbulento dentro da via de saída ventricular esquerda, começando no nível da membrana. **C:** A ecocardiografia em modo M, na presença da membrana subaórtica, mostra o fechamento parcial mesodiastólico característico e vibrações grosseiras das cúspides valvares aórticas. Ao, aorta; LA, átrio esquerdo; LV, ventrículo esquerdo.

isolada mais comum. Conforme mencionado, essas valvas muitas vezes são funcionalmente normais no nascimento (Figura 20.34). A ecocardiografia bidimensional tem um papel importante na detecção dessa entidade. A visibilização direta das cúspides aórticas é possível a partir da incidência paraesternal de eixo curto pela base do coração. Durante a diástole, as cúspides de uma valva aórtica tricúspide normal estão fechadas dentro do plano de varredura e as comissuras formam um "Y" (algumas vezes chamado como sinal da Mercedes-Benz invertido). Uma valva aórtica verdadeiramente bicúspide tem duas cúspides de tamanho quase igual, dois seios associados e uma única comissura linear. Uma rafe pode estar presente, e, se presente, cria uma ilusão de três cúspides separadas. Ao se observar a abertura da valva na sístole, entretanto, o número de cúspides fica aparente. A fusão de duas das cúspides pode criar o aspecto de valva bicúspide, mas a presença de três seios distintos estabelecerá essa diferença. A confirmação da presença de uma valva bicúspide pela ecocardiografia requer imagens com alta resolução pela incidência de eixo curto para visibilização adequada da morfologia da valva. Uma valva unicúspide tem uma única comissura como uma fenda, e a abertura é excêntrica e restringida. A valva estenótica tricúspide tem três cúspides com graus variáveis de fusão comissural. Assim, uma avaliação acurada da anatomia funcional requer uma

análise do número de cúspides aparentes, o grau de separação das cúspides e um registro de sua mobilidade e excursão durante a sístole.

Enquanto a incidência de eixo curto é útil para a determinação do número de comissuras e grau, se houver, de fusão comissural, a movimentação das cúspides para fora do plano de imagem durante a sístole impede a determinação acurada da presença e gravidade de estenose. De fato, a excursão normal sistólica dos corpos das cúspides registrada pela incidência de eixo curto pode acarretar subestimativa da gravidade da estenose aórtica congênita. Assim, a incidência de eixo curto é útil para se avaliar a anatomia da valva aórtica, mas nunca deve ser usada para excluir a possibilidade de estenose aórtica congênita. As incidências de eixo longo têm várias vantagens para essa finalidade. A espessura e a excursão das cúspides podem ser observadas. Normalmente, elas se apresentam como estruturas finas e delicadas que parecem se abrir por completo na sístole e são alinhadas paralelamente e de encontro às paredes aórticas. Na estenose aórtica congênita, as cúspides estão espessadas e parecem formar um domo durante a sístole, resultado da movimentação restringida das pontas com relação aos corpos mais móveis das cúspides (Figura 20.35). Uma estimativa qualitativa da gravidade é possível com base na espessura e imobilidade das cúspides, extensão da

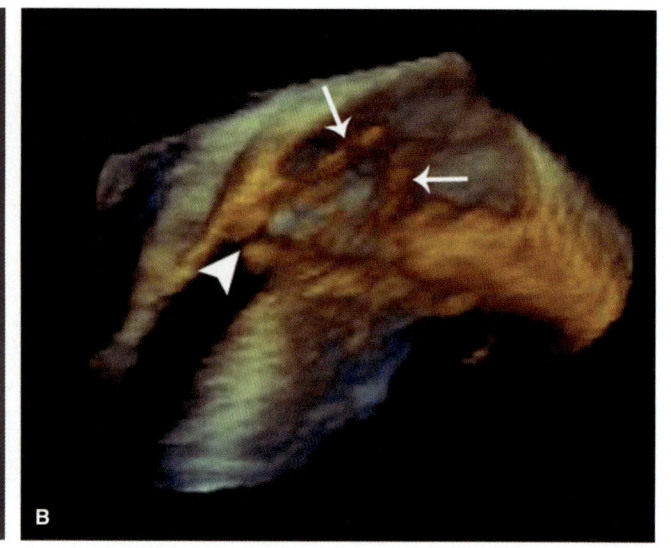

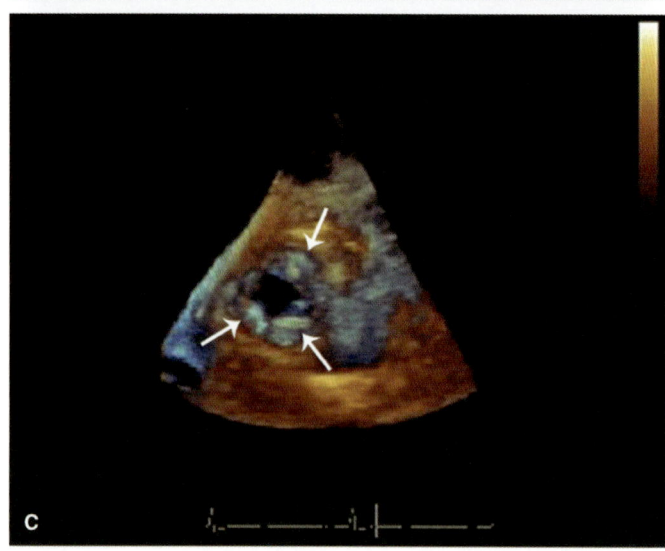

FIGURA 20.32. Um ecocardiograma transesofágico, com imagem bidimensional e tridimensional, registrado em um paciente com crista fibromuscular. **A:** Na incidência de eixo longo, a *seta* indica espessamento fibroso do septo basal, logo abaixo da valva aórtica. **B:** A mesma incidência de eixo longo com imagem tridimensional. A relação entre as cúspides aórticas (*setas*) e a via de saída estreitada (*ponta de seta branca*) é mostrada. **C:** Registrado por uma incidência de eixo curto, logo acima da valva aórtica, este ecocardiograma tridimensional ilustra o orifício subaórtico localizado logo abaixo das cúspides aórticas (indicado pelas três *setas brancas*).

separação das pontas dos folhetos na sístole, grau de hipertrofia ventricular esquerda e presença de dilatação pós-estenótica da raiz da aorta.

O Doppler deve ser usado para complementar a avaliação não invasiva da estenose aórtica e proporcionar uma avaliação quantitativa da gravidade. As janelas apical, paraesternal direita e supraesternal devem ser usadas para assegurar que a velocidade máxima é obtida. Assim, o gradiente máximo de pressão pode ser calculado pelo método da equação de Bernoulli modificada. Os gradientes médio e instantâneo de pressão podem ser derivados, e, nas crianças, o gradiente médio muitas vezes é usado para a tomada de decisão clínica. Os valores obtidos por meio dessa abordagem se correlacionam bem com gradientes derivados pelo cateterismo. Diferenças inerentes existem entre os dois métodos, e as discrepâncias não devem necessariamente ser vistas como um erro por parte de uma ou de outra técnica. Nas crianças especialmente, a ansiedade e o aumento da atividade durante o exame acarretarão um aumento na velocidade do fluxo (tanto proximal quanto distalmente à valva), desse modo aumentando o gradiente de pressão medido. A equação de continuidade pode ser usada para se calcular a área da valva aórtica. Deve ser ressaltado que a aplicação do Doppler na quantificação da estenose aórtica é similar nas crianças e nos adultos. Os princípios básicos dessas aplicações são discutidos nos Capítulos 9 e 11.

Estenose Aórtica Supravalvar

O local menos comum de estenose aórtica congênita é na área supravalvar. Foram descritos três tipos morfológicos de estenose aórtica supravalvar: (l) espessamento fibromuscular produzindo um estreitamento tipo ampulheta acima dos seios (forma mais comum), (2) uma membrana fibrosa bem marcada em uma aorta de tamanho normal, em geral localizada próximo à junção sinotubular e (3) hipoplasia difusa da aorta ascendente muitas vezes envolvendo as origens das artérias braquicefálicas. Devido à presença de estenose acima da valva aórtica e óstios coronários, dois aspectos adicionais muitas vezes acompanham essas anomalias: (1) dilatação das artérias coronárias, algumas vezes com obstrução ostial e (2) espessamento e fibrose das cúspides aórticas, geralmente com um elemento de regurgitação aórtica. A síndrome de Williams inclui estenose aórtica supravalvar, fácies de Delfos, retardamento mental e, ocasionalmente, estenose pulmonar periférica. A estenose aórtica supravalvar isolada com ou sem estenose pulmonar periférica pode ser herdada como um traço dominante autossômico.

A incidência paraesternal de eixo longo ou uma incidência paraesternal alta é bastante útil no diagnóstico de estenose aórtica supravalvar. Na aorta normal, o diâmetro do vaso é maior ao nível dos seios. Na junção sinotubular, o diâmetro diminui levemente e se aproxima do tamanho do anel aórtico. Na estenose aórtica supravalvar, ocorre uma deformidade em ampulheta que se

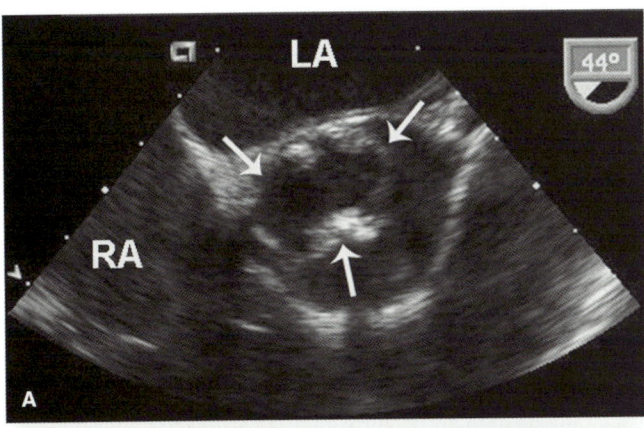

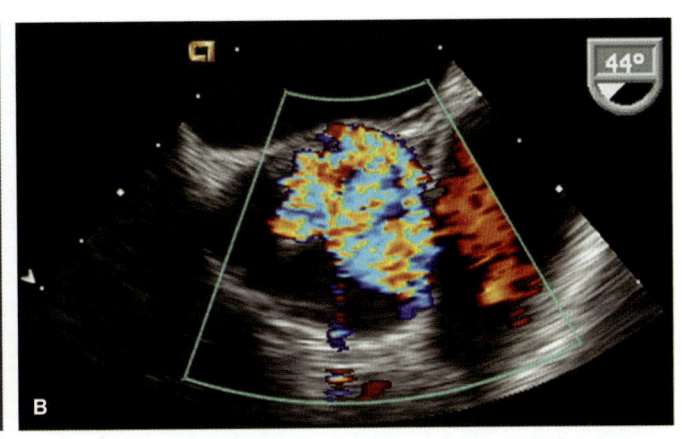

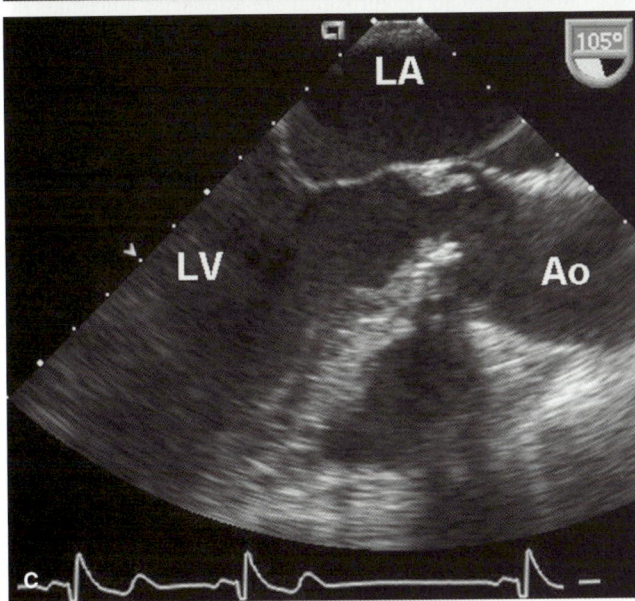

FIGURA 20.33 Valva aórtica unicúspide avaliada pela ecocardiografia transesofágica. **A:** Pela incidência de eixo curto, o orifício de forma oval excêntrico é mostrado durante a sístole (*setas*). **B:** Imagem com fluxo colorido mostra fluxo anterógrado excêntrico turbulento. **C:** Pela incidência de eixo longo, o formato de domo sistólico da valva aórtica fica aparente.

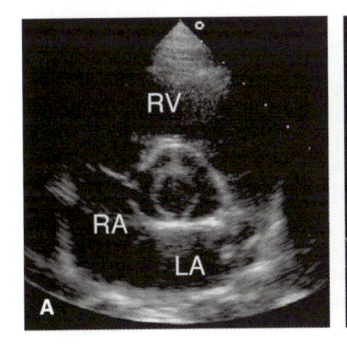

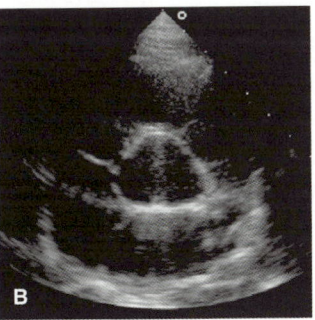

FIGURA 20.34 Uma valva aórtica bicúspide mostrada pela incidência de eixo curto. O fotograma sistólico (**A**) mostra um orifício circular. **B:** Durante a diástole, observa-se uma comissura vertical entre as duas cúspides. LA, átrio esquerdo; RA, átrio direito; RV, ventrículo direito.

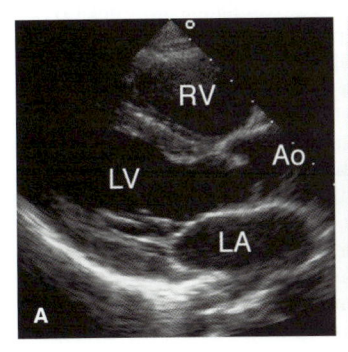

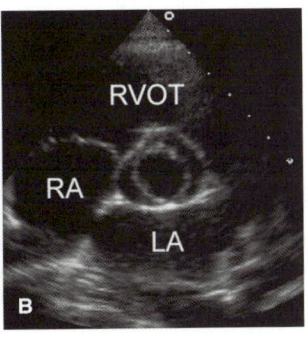

FIGURA 20.35 Uma valva aórtica bicúspide funcionalmente normal de um paciente jovem. **A:** Incidência de eixo longo mostra formação de domo da valva na sístole. **B:** Incidência basal de eixo curto confirma que a valva é bicúspide, mas sem evidência de estenose. Ao, aorta; LA, átrio esquerdo; LV, ventrículo esquerdo; RA, átrio direito; RV, ventrículo direito; RVOT, via de saída do ventrículo direito.

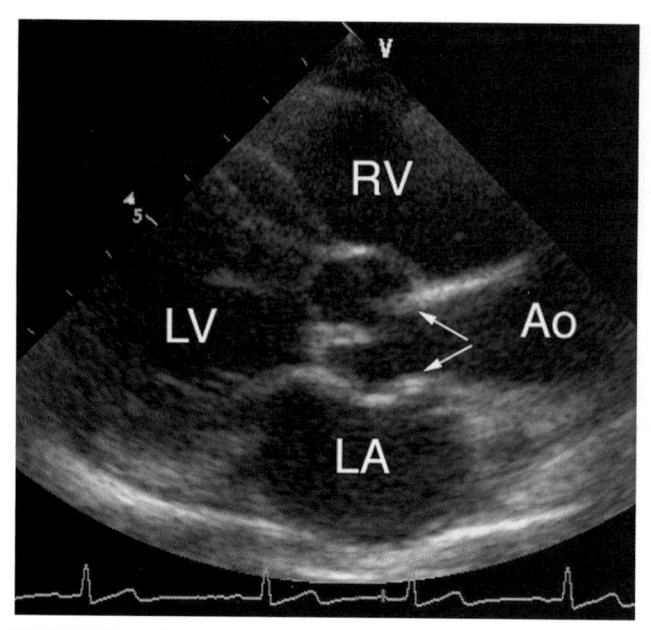

FIGURA 20.36 Uma criança com estenose aórtica supravalvar. O estreitamento começa na junção sinotubular (*setas*) e está associado a aumento da ecogenicidade das paredes do vaso. Ao, aorta; LA, átrio esquerdo; LV, ventrículo esquerdo; RV, ventrículo direito. (Cortesia de T. R. Kimball, M.D. e S. A. Witt, RDCS.)

caracteriza por um segmento de afunilamento gradual e depois um alargamento da luz (Figura 20.36). As paredes aórticas parecem espessadas e ecogênicas. Muitas vezes há fibrose nas cúspides aórticas, mas a dilatação pós-estenótica da aorta ascendente não constitui um aspecto nessa anomalia. A aorta hipoplásica se caracteriza por estreitamento mais difuso e extenso com envolvimento variável dos vasos ramificantes.

A avaliação da gravidade da estenose aórtica supravalvar se baseia na ecocardiografia bidimensional para visibilização acurada da magnitude e extensão linear do estreitamento. Estimativa cuidadosa da valva aórtica e das artérias coronárias faz parte essencial da avaliação desses pacientes. A dilatação arterial coronária proximal ou estenose ostial pode ser detectada a partir da incidência paraesternal de eixo curto na base do coração. O Doppler pode ser usado para avaliação da queda de pressão máxima através do local de estreitamento aórtico. Na presença de uma estenose nítida e isolada, o gradiente de pressão derivado de imagens com Doppler reflete com acurácia a gravidade. Conforme mencionado anteriormente, entretanto, se as estenoses forem múltiplas ou tubulares, a correlação entre as imagens com Doppler e gradientes derivados do cateterismo pode ser ruim.

Coarctação da Aorta

Essa condição relativamente comum decorre de um estreitamento localizado da aorta descendente próximo da origem do ducto arterioso. A lesão consiste em uma invaginação da parede posterolateral da aorta, no formato de uma crista, decorrente de espessamento e dobramento da média da aorta. A lesão tipicamente está localizada logo distalmente à origem da artéria subclávia esquerda e o local específico pode ser "pré-ductal" ou "pós-ductal" dependendo da posição da crista de tecido com relação ao ducto (ou ligamento) arterioso. Ela muitas vezes está associada a outras formas de cardiopatia congênita, especialmente valva aórtica bicúspide e malformações da valva mitral.

A detecção ecocardiográfica de coarctação requer tanto um tino de suspeição como o registro cuidadoso da aorta descendente por meio da janela supraesternal. Em crianças, a avaliação dessa porção da aorta é relativamente direta. Nos adultos, entretanto,

a avaliação pode ser tecnicamente difícil e ocorrem resultados falso-positivos e falso-negativos. O objetivo é registrar o arco e a aorta descendente pelo eixo longo na fúrcula supraesternal. Resultados falso-negativos geralmente ocorrem da incapacidade de adquirir a imagem da porção mais distal do arco (onde ocorre o estreitamento). Achados falso-positivos decorrem do plano tangencial de imagem através do vaso, criando uma ilusão de estreitamento. As origens das artérias carótida e subclávia servem como pontos de orientação para localização da área justaductal. A localização da artéria subclávia esquerda com relação à coarctação é um fator importante na conduta cirúrgica. Se uma área de estenose for suspeita, deve-se ter o cuidado de assegurar o alinhamento apropriado do feixe. Se a luz aórtica puder ser vista além do estreitamento, a probabilidade de um resultado falso-positivo é reduzida (Figura 20.37). A dilatação e a pulsação exagerada do arco aórtico proximal são evidências adicionais de coarctação significativa.

Um exemplo de coarctação da aorta em um adulto é mostrado na Figura 20.38. Observe a localização da constrição, parecendo uma aba, logo depois da origem da artéria subclávia esquerda. A dilatação da aorta ascendente também é mostrada. Quando a ecocardiografia bidimensional é diagnóstica (ou suspeita) de coarctação, a imagem com Doppler deve ser obtida para ajudar no diagnóstico e proporcionar uma estimativa do gradiente de pressão. Como primeiro passo, a imagem com Doppler colorido pode ajudar na detecção de aceleração e turbulência na região do estreitamento. A ausência de evidência pelo Doppler de aceleração e turbulência de fluxo deve alertar o examinador quanto à possibilidade de um resultado ecocardiográfico bidimensional falso-positivo. O Doppler colorido também permite um alinhamento mais preciso do feixe do Doppler com onda contínua. A Figura 20.39 inclui dois exemplos de registros com Doppler de fluxo através de uma coarctação da aorta. A equação de Bernoulli pode ser usada para estimar o gradiente de pressão. No entanto, quando essa equação é aplicada na coarctação da aorta, pode não ser apropriado ignorar a velocidade proximal do fluxo aórtico. Como regra geral, se essa velocidade proximal for menor que 1,5 m/s, ela pode ser ignorada e a equação simplificada pode ser usada. Se for maior que 1,5 m/s, é necessária a equação de Bernoulli expandida. Desta maneira é obtido um gradiente de pressão mais acurado. A persistência de um sinal de fluxo de alta velocidade invadindo a diástole é uma outra pista útil da gravidade da estenose. Um gradiente de pressão durante todo o ciclo cardíaco indica uma forma mais grave de obstrução em comparação com um gradiente de pressão que se restringe à sístole (Figura 20.40). Neste exemplo, a imagem com Doppler colorido revela persistência do fluxo anterógrado turbulento através da coarctação. Depois, a presença de um gradiente diastólico é confirmada pela imagem com Doppler de onda contínua. Como o gradiente na coarctação depende do fluxo, o exercício em baixo nível, como na forma de levantamento das pernas, pode ser realizado para se avaliar a resposta ao estresse. Em muitos casos, o exercício não causará um aumento significativo no gradiente máximo, mas irá provocar o desenvolvimento ou aumento no gradiente diastólico. Entretanto, nos casos limítrofes, essa resposta pode ser útil na tomada de decisão clínica.

Embora a imagem com Doppler seja sensível na detecção de coarctação, podem ocorrer resultados falso-negativos na presença de ducto arterioso permeável. O escoamento da esquerda para a direita do fluxo sanguíneo através do ducto reduz a velocidade do jato através da coarctação e acarreta uma subestimativa do gradiente de pressão. Isso também pode ocorrer na presença de colaterais bem desenvolvidas. Em tais casos, o gradiente com Doppler dará uma subestimativa da gravidade real da obstrução. Resultados falso-positivos são menos comuns. Ocasionalmente, um aumento discreto (1,5 a 2,0 m/s) na velocidade do fluxo na aorta descendente será mal interpretado como evidência de coarctação. Na ausência de turbulência ou evidência ecocardiográfica de estreitamento vascular, isso deve geralmente ser atribuído à aceleração normal ao redor do arco. O acompanhamento a

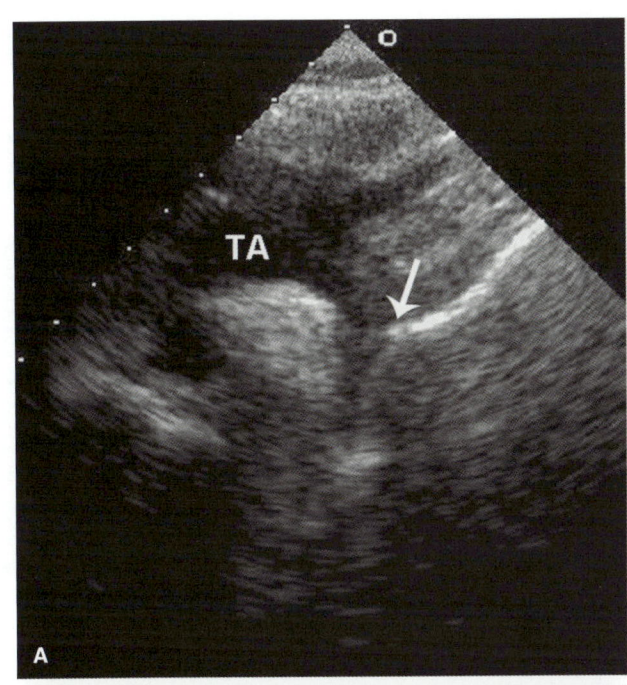

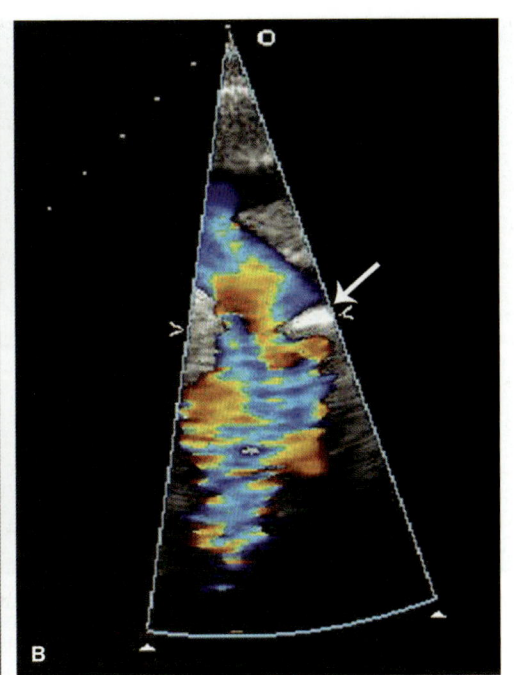

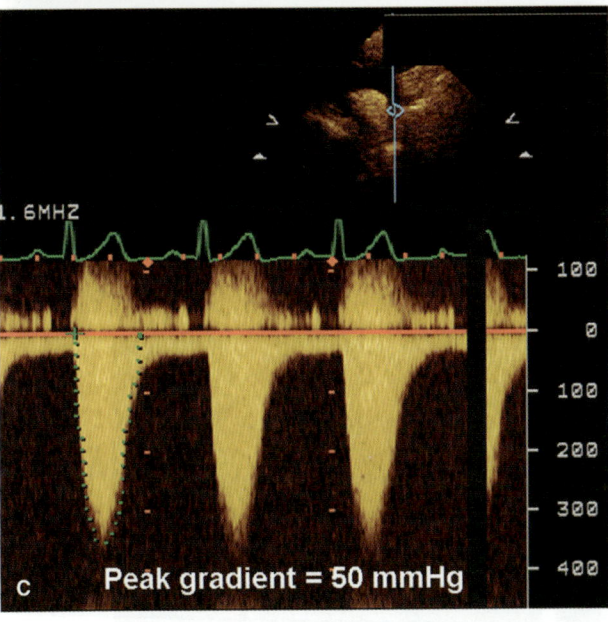

FIGURA 20.37 Coarctação da aorta avaliada pela janela supraesternal. **A:** Incidência de eixo longo do arco aórtico sugere afunilamento da aorta descendente logo depois da origem da artéria subclávia esquerda (*seta*). **B:** Imagem com fluxo colorido é útil para se confirmar turbulência e aceleração do fluxo no nível da coarctação (*seta*). **C:** Depois, a imagem com Doppler de onda contínua é usada para se quantificar o gradiente de pressão. Neste caso, um gradiente sistólico máximo de 50 mmHg foi registrado. Peak gradient, gradiente máximo; TA, aorta transversal.

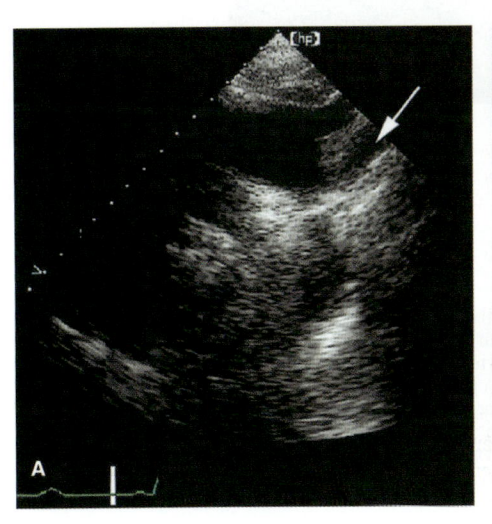

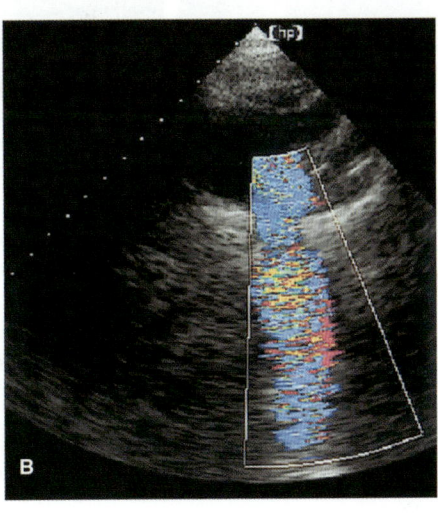

FIGURA 20.38 A: Localização da coarctação em relação às artérias ramificantes. A artéria subclávia esquerda (*seta*) é vista proximal ao local da obstrução. **B:** Doppler colorido mostra turbulência no local da coarctação.

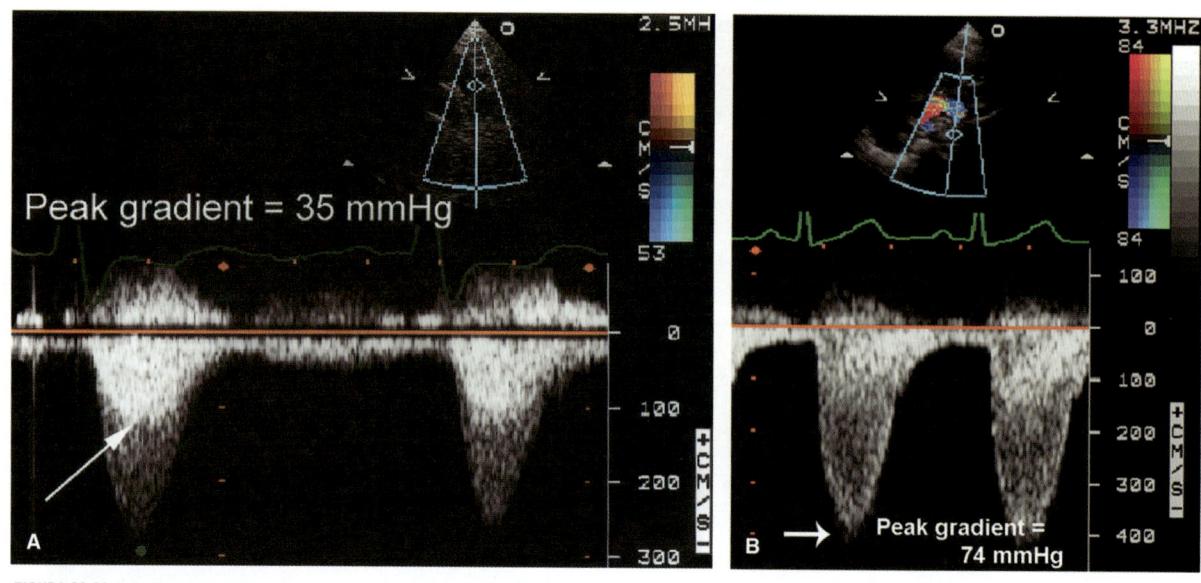

FIGURA 20.39 A: Doppler com onda contínua mostra o gradiente sistólico máximo de pressão de 35 mmHg através da coarctação. Superposto no sinal de fluxo sistólico está um jato mais escuro (*seta*) que corresponde ao fluxo proximal à estenose. Observe a ausência de fluxo durante a diástole. **B:** Um caso mais grave de coarctação, com um gradiente máximo de 74 mmHg. Observe a persistência do fluxo de baixa velocidade durante toda a diástole. Peak gradient, gradiente máximo.

longo prazo, após correção da coarctação da aorta, baseia-se em métodos ecocardiográficos para detecção de reestenose. A estimativa do gradiente da reestenose por imagem com Doppler é possível e se correlaciona bem com valores derivados por cateterismo (Figura 20.41).

A atresia aórtica e arco aórtico interrompido são formas graves e incomuns de obstrução da via de saída do ventrículo esquerdo. Elas podem ser diagnosticadas *in utero* ou logo após o nascimento por meio de técnicas ecocardiográficas. A interrupção do arco aórtico pode ser considerada como sendo uma forma extrema de coarctação. O comprimento do segmento "que está faltando" varia, bem como os locais relativos de inserção dos vasos do arco. Na ecocardiografia, o diagnóstico se baseia na visibilização do arco aórtico à medida que ele termina abruptamente, e geralmente é mais bem observado a partir da janela supraesternal. Um ducto arterioso permeável (geralmente grande) também estará presente. Quando a interrupção do arco aórtico é suspeitada, deve-se fazer uma procura meticulosa de um arco aórtico direito para evitar confusão entre essas duas entidades.

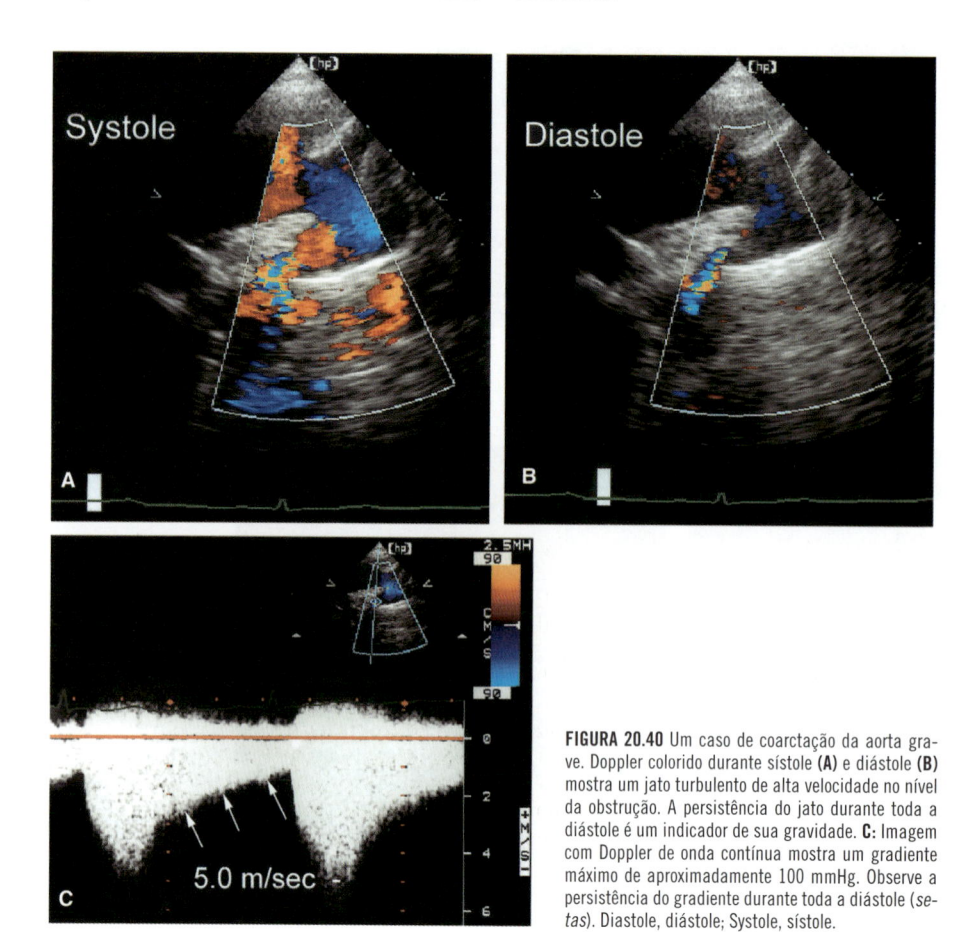

FIGURA 20.40 Um caso de coarctação da aorta grave. Doppler colorido durante sístole **(A)** e diástole **(B)** mostra um jato turbulento de alta velocidade no nível da obstrução. A persistência do jato durante toda a diástole é um indicador de sua gravidade. **C:** Imagem com Doppler de onda contínua mostra um gradiente máximo de aproximadamente 100 mmHg. Observe a persistência do gradiente durante toda a diástole (*setas*). Diastole, diástole; Systole, sístole.

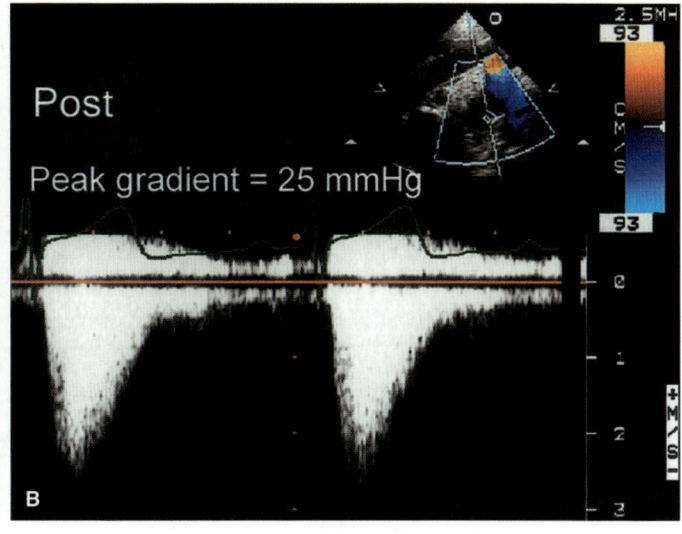

FIGURA 20.41 Angioplastia por balão pode ser usada para tratar a coarctação da aorta. Estas imagens com Doppler foram obtidas antes (Pre) **(A)** e após (Post) **(B)** dilatação por balão da coarctação. O procedimento resultou em uma diminuição no gradiente máximo de aproximadamente 100 para 25 mmHg. Peak gradient, gradiente máximo.

Anormalidades da Septação Cardíaca

Os defeitos na septação entre as câmaras cardíacas constituem o grupo isolado maior de malformações cardíacas congênitas. Essas anomalias do desenvolvimento podem envolver o septo atrial, septo ventricular ou o conotronco (infundíbulo ou porções da via de saída dos ventrículos). Em cada categoria, lesões específicas são designadas com base na origem embrionária e local anatômico. Essas anomalias muitas vezes ocorrem em associação com outras lesões complexas; o foco desta seção é sobre aquelas condições nas quais os defeitos na septação são a anomalia cardíaca primária.

Defeito Septal Atrial

Há quatro tipos de defeito no septo atrial que correspondem ao desenvolvimento anormal em estágios específicos da embriogênese e locais específicos no septo atrial (Figura 20.42A). O tipo mais comum é o defeito do tipo ostium secundum, localizado na área da fossa oval ou no meio do septo atrial. Na população adulta, esse tipo envolve aproximadamente dois terços de todos os casos. O defeito do tipo ostium primum envolve a porção inferior (ou primum) do septo atrial e é responsável por aproximadamente 15% dos defeitos septais atriais observados nos adultos. Esse tipo pode ocorrer isoladamente ou em associação com defeitos na porção de entrada do septo ventricular e valvas atrioventriculares (ou seja, como um componente de um defeito do coxim endocárdico). O defeito tipo seio venoso é discretamente menos comum (aproximadamente 10% dos casos) e ocorre no septo superior e posterior, próximo da junção da veia cava superior. Defeitos na área do seio coronário são raros e não serão discutidos.

Os defeitos septais atriais geralmente são únicos e variam muito quanto ao tamanho. A visibilização direta do septo atrial pela ecocardiografia bidimensional é o meio mais acurado para se diagnosticar essas lesões. A presença de um defeito septal atrial muitas vezes é suspeitada, entretanto, com base em achados ecocardiográficos indiretos. A dilatação ventricular direita em um paciente jovem saudável sempre sugere essa possibilidade. A movimentação anormal do septo interventricular é uma outra pista para sua presença. Tipicamente, a movimentação septal na presença de um defeito septal atrial se caracteriza por uma movimentação anterior brusca no início da sístole ou achatamento do septo durante a sístole.

A ecocardiografia bidimensional permite uma avaliação mais direta de um defeito no septo atrial (Figura 20.42B). Como na

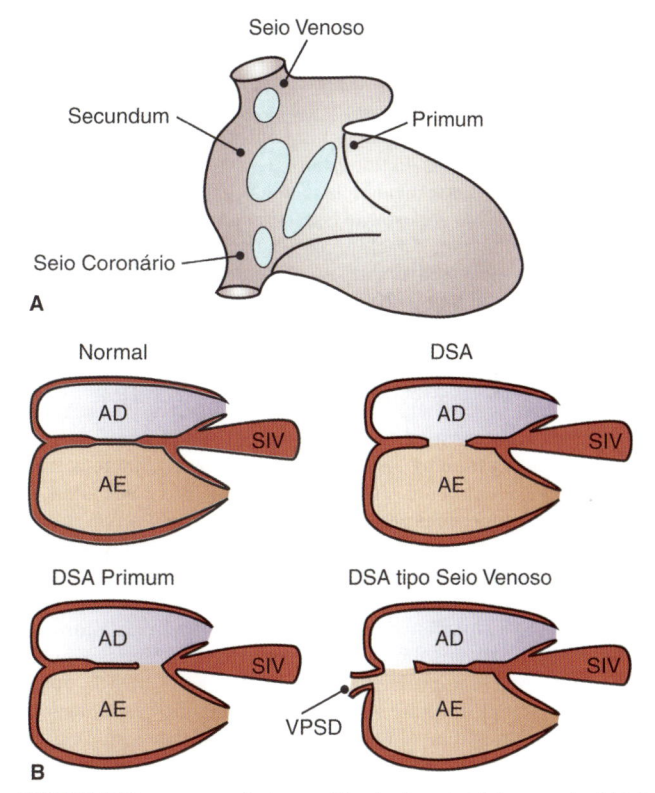

FIGURA 20.42 Estes esquemas ilustram os diferentes tipos de defeitos no septo atrial. **A:** O relacionamento dos diferentes tipos de defeitos septais atriais vistos da perspectiva do coração direito. **B:** As diferenças entre os tipos de defeito septal atrial (DSA) pela perspectiva subcostal de quatro câmaras. Ver texto para detalhes. AD, átrio direito; AE, átrio esquerdo; SIV, septo interventricular; VPSD, veia pulmonar superior direita.

ecocardiografia em modo M, a dilatação ventricular direita e a movimentação paradoxal do septo podem ser detectadas. Na incidência paraesternal de eixo curto, pode ser confirmada geometria anormal do septo ventricular, indicativa de uma sobrecarga de volume sobre o ventrículo direito. Essa geometria anormal se caracteriza pelo deslocamento para a esquerda (ou achatamento) do septo na diástole, resultado de uma sobrecarga de volume sobre o ventrículo direito. Durante a sístole, o gradiente de pressão transeptal normal é restaurado e o septo adquire novamente a sua geometria circular normal. O arredondamento do septo no início da sístole faz com que ele seja deslocado anteriormente (de sua posição posterior anormal no final da diástole). A Figura 20.43 é de um paciente com sobrecarga de volume sobre o ventrículo direito decorrente de um defeito no septo atrial. O achatamento do septo na diástole está presente, mas se reverte na sístole, com restauração da geometria circular normal.

A ecocardiografia bidimensional é a técnica padrão para visibilização direta de defeitos septais atriais. Para se avaliar a presença, localização e tamanho de um defeito no septo atrial, são necessárias várias incidências ecocardiográficas e é essencial uma análise das vantagens e limitações de cada uma. Na incidência apical de quatro câmaras, o septo atrial fica localizado no campo profundo, relativamente paralelo ao feixe de ultrassom. Embora o diagnóstico de defeito do tipo ostium primum muitas vezes possa ser feito com confiança a partir dessa incidência, a detecção de um defeito do tipo secundum é consideravelmente mais difícil. O sombreamento e a queda de eco (particularmente na área da fossa oval) criam o potencial de resultados falso-positivos. Para ajudar no diagnóstico, imagens com contraste e/ou com fluxo colorido podem ser obtidas. Essas técnicas geralmente conseguem fazer a diferenciação entre queda de eco e um verdadeiro defeito no septo atrial (Figura 20.44).

A incidência subcostal de quatro câmaras coloca o septo atrial perpendicular ao feixe de ultrassom e desse modo sobrepuja muitas das limitações da abordagem apical (Figura 20.45). A partir dessa janela, a fossa oval é vista como uma região fina central no septo atrial. A presença e o tamanho aproximado de defeito do tipo secundum podem ser estimados acuradamente em mais de 90% dos casos. Essa incidência também é ideal para se fazer a distinção entre defeitos do tipo primum, secundum e seio venoso. De fato, esta é a única incidência transtorácica por meio da qual defeitos do tipo seio venoso são consistentemente visibilizados. A interrogação cuidadosa das porções mais superiores e posteriores dos átrios é necessária para se detectar defeitos pequenos do tipo seio venoso (Figuras 20.46 a 20.48). Rodando-se o plano de imagem em uma incidência subcostal sagital, as dimensões do defeito septal atrial podem ser estimadas. Em uma minoria de pacientes adultos, a entrada da veia cava superior e veias pulmonares com frequência podem ser identificadas, desse modo permitindo o diagnóstico de drenagem anômala das veias pulmonares (embora este diagnóstico em geral requeira imagens transesofágicas). Finalmente, as incidências subcostais são úteis na detecção de aneurismas septais atriais. Esses aneurismas consistem em tecido fino e protruso na área da fossa oval que se move com os ciclos respiratório e cardíaco e geralmente se projeta para o interior da cavidade atrial direita.

A despeito da incidência, a qualidade da imagem transtorácica pode impedir o diagnóstico acurado em alguns pacientes adultos. Para contornar esse problema, o primeiro passo deveria envolver imagens com Doppler colorido e, em alguns casos, ecocardiografia contrastada. Alinhando-se o volume-amostra Doppler perpendicularmente ao septo atrial em uma incidência subcostal, o fluxo através do defeito pode ser registrado (Figura 20.49). No caso usual, imagens com Doppler pulsado irão demonstrar baixa velocidade, fluxo da esquerda para a direita se estendendo desde a mesossístole até a mesodiástole, com uma segunda fase de fluxo coincidente com a sístole atrial. Um breve período de fluxo da direita para a esquerda também pode ser registrado no início da sístole. Como a diferença de pressão entre os átrios é relativamente pequena, não haverá um jato de alta velocidade. A fase respiratória também afeta o padrão de fluxo. Deve-se ter o cuidado de evitar confundir o fluxo de baixa velocidade com o fluxo normal venoso e valvar atrioventricular. Embora a imagem com Doppler com fluxo colorido possa confirmar a presença de um defeito septal atrial, resultados falso-positivos podem ocorrer em decorrência de ajustes não apropriados do ganho. Ademais, o fluxo laminar da cava ao longo do lado direito do septo atrial pode algumas vezes ser erradamente considerado como fluxo através de um defeito no septo atrial.

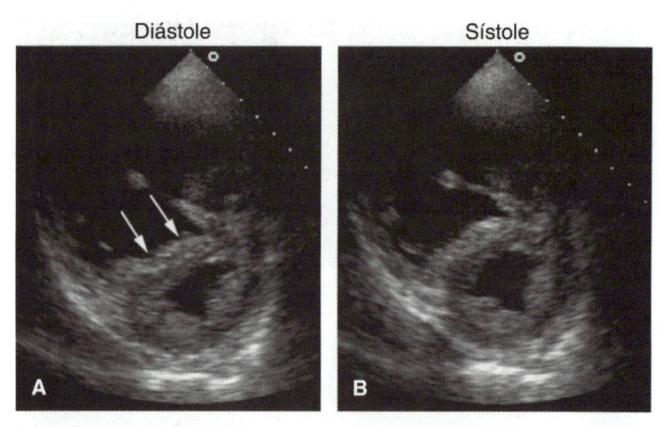

| Diástole | Sístole |

FIGURA 20.43 Sobrecarga de volume sobre o ventrículo direito resulta em achatamento septal durante a diástole (*setas*) **(A)** com restauração da curvatura septal normal durante a sístole **(B)**.

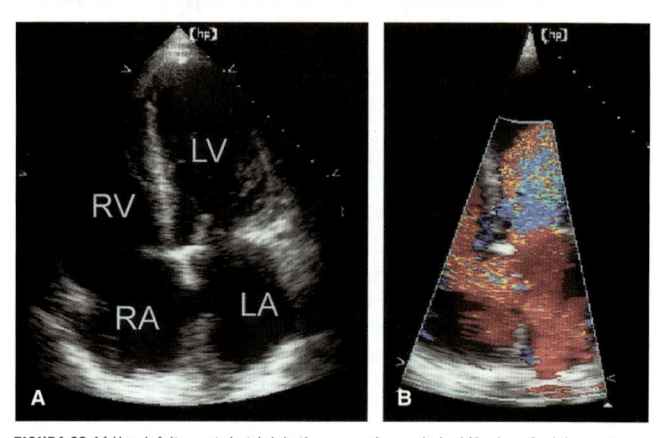

FIGURA 20.44 Um defeito septal atrial do tipo secundum pela incidência apical de quatro câmaras. Neste caso, o defeito é prontamente visível pela imagem bidimensional **(A)**. O fluxo da esquerda para a direita através do defeito é confirmado **(B)** pela imagem com Doppler colorido. LA, átrio esquerdo; LV, ventrículo esquerdo; RA, átrio direito; RV, ventrículo direito.

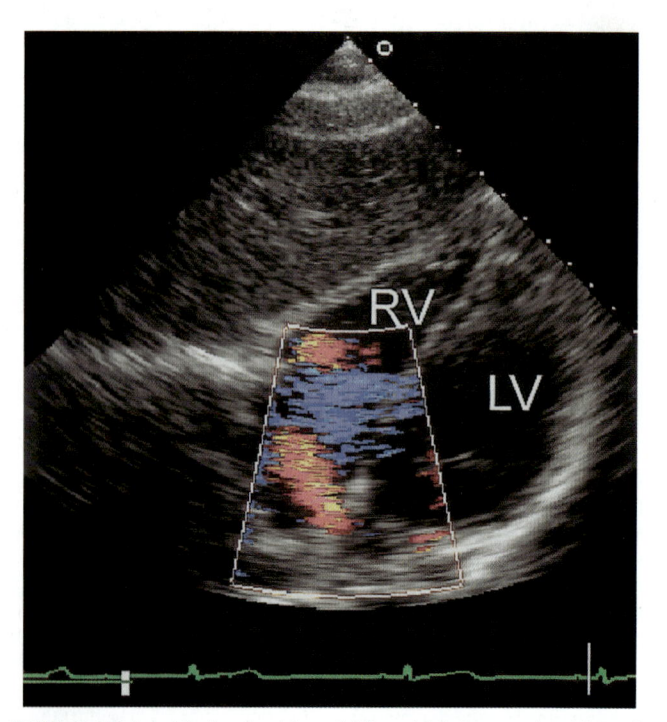

FIGURA 20.45 Pela incidência subcostal, um defeito septal do tipo secundum é detectado pelo Doppler colorido. Esta incidência coloca o septo atrial mais perpendicular ao feixe de ultrassom. O Doppler colorido mostra fluxo da esquerda para a direita. LV, ventrículo esquerdo; RV, ventrículo direito.

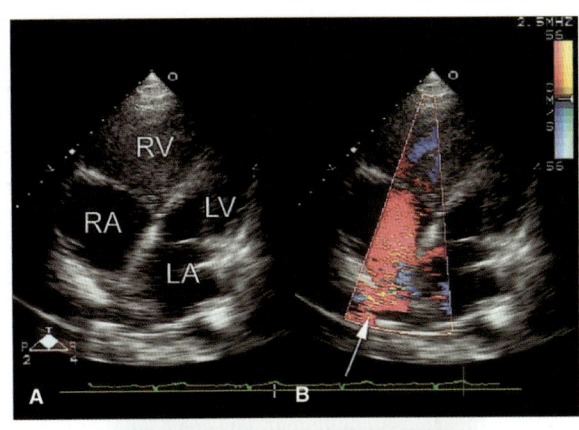

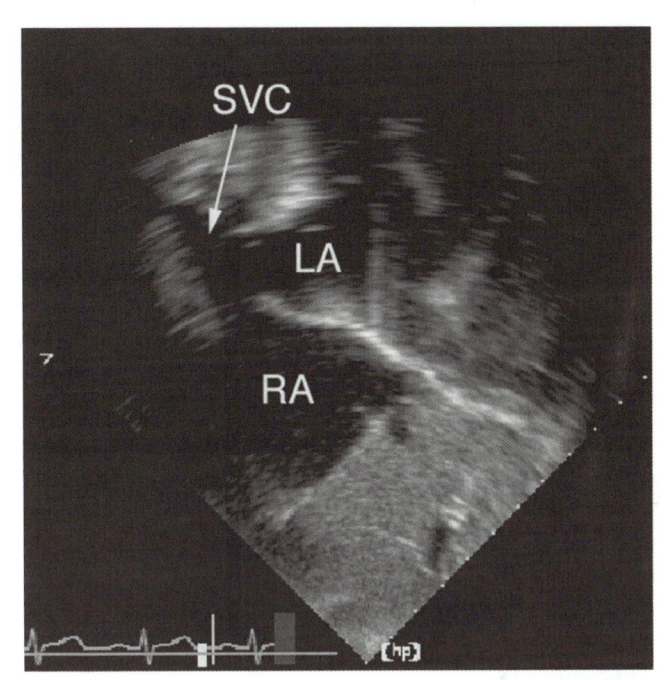

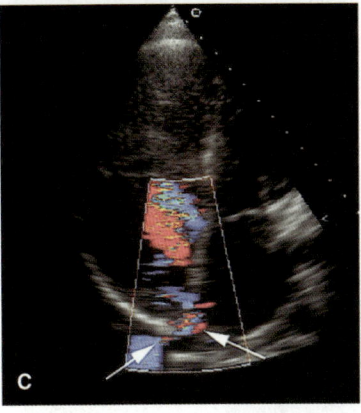

FIGURA 20.48 Um defeito septal atrial do tipo seio venoso em um recém-nascido detectado pela incidência subcostal. Ajustando o plano de varredura para registrar a porção superior e posterior do septo atrial, o defeito pode ser visto. Observe o relacionamento entre o defeito septal e a entrada da veia cava superior (SVC) (*seta*). LA, átrio esquerdo; RA, átrio direito.

FIGURA 20.46 Defeito do tipo seio venoso. **A:** Esta incidência de quatro câmaras mostra um coração direito dilatado, mas sugere que o septo atrial está intacto. **B:** Doppler colorido revela um defeito na porção mais superior do septo atrial, próximo da entrada da veia cava superior (*seta*). **C:** O fluxo através da veia pulmonar anômala à medida que ele entra no átrio esquerdo no local do defeito (*setas*) é mostrado. LA, átrio esquerdo; LV, ventrículo esquerdo; RA, átrio direito; RV, ventrículo direito.

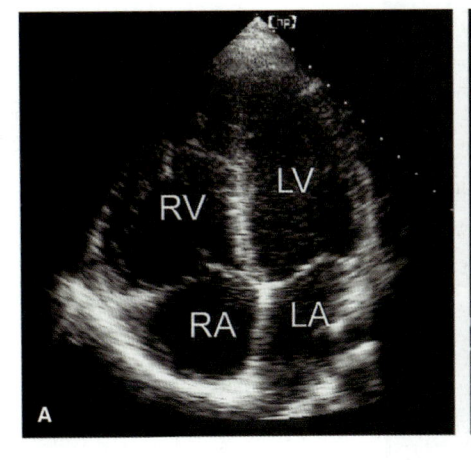

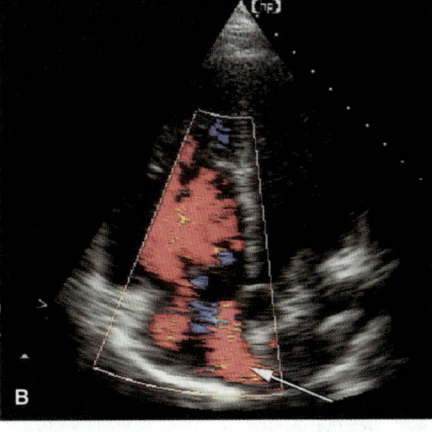

FIGURA 20.47 Na incidência apical de quatro câmaras (**A**), dilatação acentuada do átrio direito (RA) e ventrículo direito (RV) é evidente, mas o septo atrial parece intacto. **B:** Com uma angulação superior do plano de varredura, o Doppler colorido (*seta*) conseguiu demonstrar um defeito do tipo seio venoso. LA, átrio esquerdo; LV, ventrículo esquerdo.

Como passo seguinte, a quantificação do tamanho da derivação de sangue pode ser feita por meio de técnicas com Doppler. Essa avaliação requer a determinação dos volumes de ejeção ventricular esquerdo e direito que podem ser derivados dos perfis de velocidade de fluxo aórtico e pulmonar. Nas crianças este método tem sido empregado para estimar a direção e a magnitude da derivação (ou seja, a relação líquida de derivação de sangue ou Q_p/Q_s). É boa a correlação entre as imagens com Doppler e técnicas de cateterismo para essa medida. Entretanto, em adultos, problemas técnicos limitam a acurácia e a utilidade dessa abordagem.

A ecocardiografia com contraste é uma outra técnica para se detectar derivação de sangue intracardíaca. A incidência apical de quatro câmaras típica geralmente é ideal, pois permite a visibilização simultânea de todas as quatro cavidades. Depois da injeção intravenosa de soro fisiológico agitado, o lado direito do coração é rápida e completamente opacificado. A demonstração de ecos de contraste no átrio direito sugere que há uma comunicação da direita para a esquerda em nível septal atrial (Figura 20.50). Este fenômeno ocorre tanto na presença quanto na ausência de pressão elevada no lado direito do coração, mesmo quando o fluxo predominante é da esquerda para a direita. A magnitude dessa derivação, no entanto, muitas vezes é pequena e temporária e pode facilmente não ser percebida. O sangue contendo contraste dentro do átrio esquerdo também ocorre na

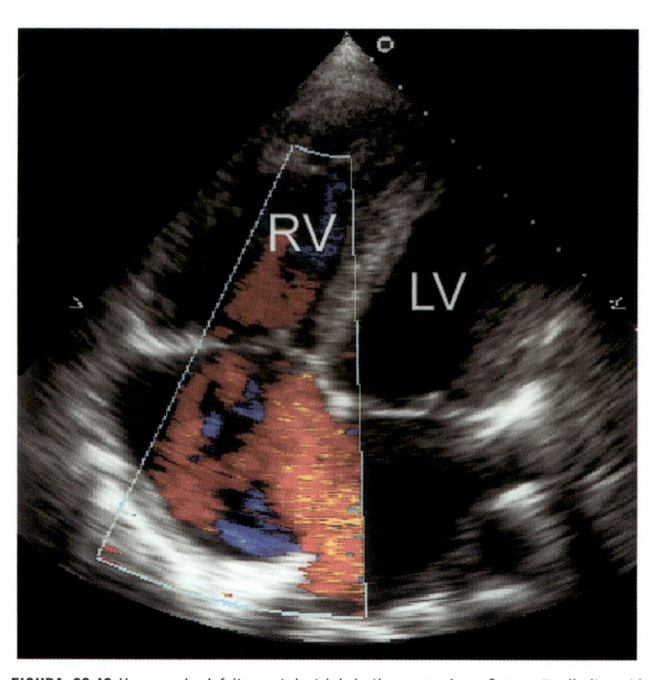

FIGURA 20.49 Um grande defeito septal atrial do tipo secundum. O coração direito está dilatado e o Doppler colorido confirma o fluxo da esquerda para a direita através do septo atrial. LV, ventrículo esquerdo; RV, ventrículo direito.

presença de uma malformação arteriovenosa pulmonar. A evidência direta de um fluxo da esquerda para a direita se baseia no aparecimento de sangue não contendo contraste dentro do átrio direito (o assim chamado efeito de contraste negativo). Infelizmente, o sangue sem contraste pode entrar no átrio direito através de um defeito septal atrial via seio coronário, através de uma comunicação ventrículo esquerdo para átrio direito ou da veia cava inferior. A análise em movimentação lenta e fotograma a fotograma do ecocardiograma é necessária para se distinguir essas possibilidades. Deve ser reconhecido que a ecocardiografia com contraste tem certas limitações na detecção de defeitos no septo atrial. Primeiro, o método não é quantitativo. A derivação do sangue é um fenômeno temporário que traduz o gradiente de pressão instantâneo através do septo atrial. O aparecimento de fluxo da direita para a esquerda não deve ser interpretado como evidência de hipertensão pulmonar. Por outro lado, um efeito de contraste "negativo" aparente dentro do átrio direito tem de ser obrigatoriamente analisado com cuidado para se evitar resultados falso-positivos. Finalmente, a evidência de derivação em nível atrial pode ocorrer com um forame oval permeável e, em si mesma, não confirma a presença de um defeito no septo atrial. Esses conceitos também são discutidos no Capítulo 4.

A técnica mais acurada para se avaliar a integridade do septo interatrial é a ecocardiografia transesofágica. A proximidade e a orientação do septo em relação ao esôfago permitem que toda a estrutura seja visibilizada acuradamente em praticamente todos os pacientes (Figura 20.51). A presença, a localização e o tama-

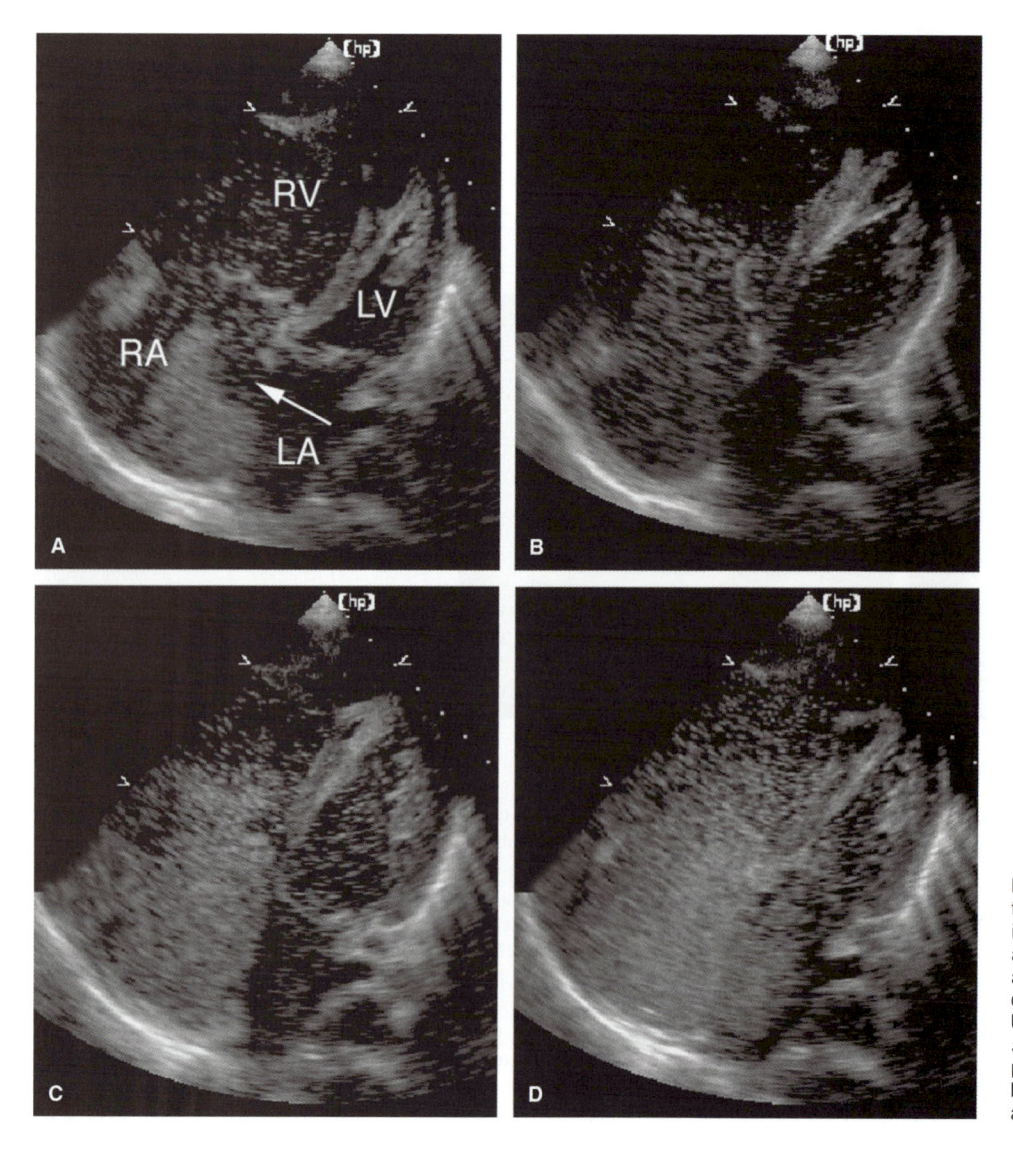

FIGURA 20.50 Ecocardiografia com contraste pode ser usada para mostrar derivação intracardíaca através de um defeito no septo atrial. Neste exemplo, imagens sequenciais após injeção de contraste intravenoso mostram o aparecimento de bolhas no coração direito. Um efeito de contraste negativo é indicado pela *seta* **(A)**. Imagens subsequentes revelam fluxo predominantemente da direita para a esquerda. LA, átrio esquerdo; LV, ventrículo esquerdo; RA, átrio direito; RV, ventrículo direito.

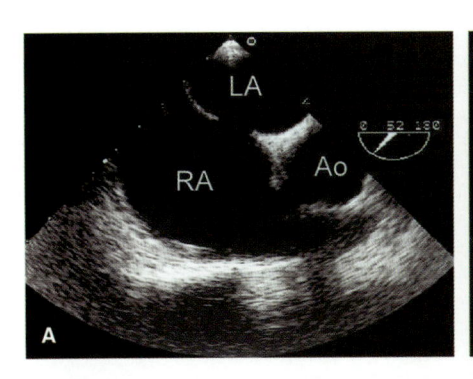

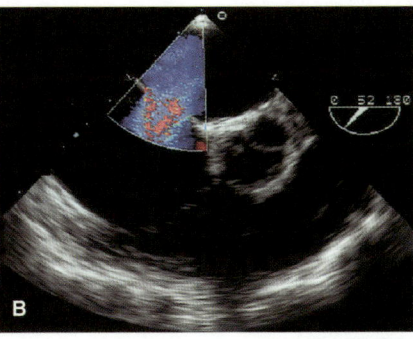

FIGURA 20.51 Defeito septal atrial do tipo secundum detectado durante ecocardiografia transesofágica. **A:** A localização e o tamanho do defeito são evidentes. **B:** Doppler colorido revela fluxo predominantemente vindo do átrio esquerdo (LA) para o átrio direito (RA). Ao, aorta.

nho do defeito podem ser determinados com confiança. Quando se contempla o fechamento percutâneo, esse método é muitas vezes necessário para se medir acuradamente o defeito e determinar a exequibilidade de fechamento bem-sucedido. Os defeitos no septo atrial não são necessariamente redondos, de modo que as dimensões devem ser medidas em múltiplos planos para se assegurar medida adequada do tamanho. A Figura 20.52 é um exemplo de informações agregadas proporcionadas pelo estudo transesofágico. Neste paciente, um defeito do tipo secundum foi detectado em um estudo torácico e foi planejado o fechamento com um dispositivo. A presença de um segundo defeito no septo atrial foi confirmada pelo ecocardiograma transesofágico, e o plano foi alterado de acordo. Ademais, a ecocardiografia transesofágica muitas vezes é usada quando a ecocardiografia com contraste demonstra derivação de sangue, mas um defeito não pode ser visibilizado pela imagem transtorácica. Nesta situação, uma abordagem transesofágica é necessária para se fazer a diferenciação entre um forame oval pérvio e um verdadeiro defeito no septo atrial. Assim, para o diagnóstico de um defeito septal atrial, a sensibilidade da ecocardiografia transesofágica se aproxima de 100%. A Figura 20.53 mostra um defeito no septo atrial avaliado pela ecocardiografia transesofágica. Há muito pouco tecido atrial presente, criando o que essencialmente é um átrio comum único. Como é de se esperar, é documentada hipertensão pulmonar significativa (ver Figura 20.53C).

Em pacientes adultos, a ecocardiografia transesofágica é particularmente vantajosa na avaliação de defeitos do tipo seio venoso. Isto se deve principalmente ao fato de esses defeitos facilmente passarem despercebidos pela ecocardiografia transtorácica. Ademais, a possibilidade de drenagem anômala venosa pulmonar é mais bem avaliada por meio dessa técnica. Tipicamente, a veia pulmonar superior direita vai drenar na confluência criada pelo defeito septal e entrada da veia cava superior. Embora isso possa geralmente ser visto em crianças por meio de um estudo torácico, nos adultos, essa determinação raramente

é possível sem se lançar mão de imagens transesofágicas. A Figura 20.54 fornece um exemplo de defeito septal atrial do tipo seio venoso detectado pela ecocardiografia transesofágica. Observe os relacionamentos entre o defeito, a veia cava superior e a borda superior do septo atrial. A Figura 20.55 é outro exemplo de defeito tipo seio venoso registrado pela ecocardiografia tridimensional transesofágica. A presença do defeito foi claramente detectada pela ecocardiografia bidimensional, mas tamanho, formato e localização precisa são mais bem avaliados pela ecocardiografia tridimensional (Figura 20.55B). Esta abordagem também pode ser ideal para definir a relação entre o defeito e as veias pulmonares.

O diagnóstico de um defeito septal atrial do tipo ostium primum é facilmente feito pela ecocardiografia bidimensional. Tais defeitos se originam da não divisão do canal atrioventricular e frequentemente envolvem também o septo ventricular. Assim, o defeito do tipo ostium primum pode ocorrer isoladamente (canal atrioventricular parcial) ou em associação com defeitos no septo de entrada ventricular (canal atrioventricular completo ou defeito do coxim endocárdico). A ausência de tecido na porção mais inferior do septo atrial (no nível da inserção dos folhetos septais das valvas atrioventriculares) é diagnóstica e serve para distinguir defeito do tipo primum de defeito do tipo secundum. Essa determinação pode ser feita a partir de várias incidências, embora a incidência apical de quatro câmaras seja muitas vezes a melhor (Figura 20.56). A presença de qualquer tecido atrial acima da base das valvas atrioventriculares exclui o diagnóstico de um defeito do tipo primum. Defeitos do tipo canal atrioventricular também estão associados a uma falta de anéis valvares atrioventriculares fibrosos separados. Em consequência disso, ambas as valvas atrioventriculares se situam no mesmo plano (em vez de a valva tricúspide ter um deslocamento mais apical). Esse achado também fica prontamente aparente na incidência de quatro câmaras. Para caracterizar totalmente a extensão do defeito, geralmente são necessárias imagens transesofágicas (Figura 20.57). Elas permitem se fazer uma avaliação completa dos septos atrial e ventricular, bem como das valvas mitral e tricúspide. Neste exemplo, a imagem transtorácica mostra o defeito septal, mas a imagem transesofágica foi necessária para caracterizar plenamente as valvas atrioventriculares, o que é essencial para o planejamento cirúrgico.

Uma vez detectado o defeito septal atrial do tipo ostium primum, é essencial avaliar a presença de anormalidades associadas, inclusive (1) defeito septal na via de entrada do ventrículo esquerdo, (2) valva mitral com fenda, (3) presença e gravidade de regurgitação valvar atrioventricular e (4) conexão parcial do folheto septal da valva mitral ao septo interventricular. A valva mitral com fenda, muitas vezes vista na presença de defeito do tipo ostium primum, é detectada mais facilmente pela incidência paraesternal de eixo curto por meio de uma cuidadosa varredura nas pontas dos folhetos da valva mitral (Figura 20.58). A fenda geralmente é reconhecida como uma solução de continuidade na posição aproximada de 12 h. A regurgitação mitral está invariavelmente presente e muitas vezes com jato excêntrico. A inserção anormal do folheto anterior da valva mitral é mais bem apreciada

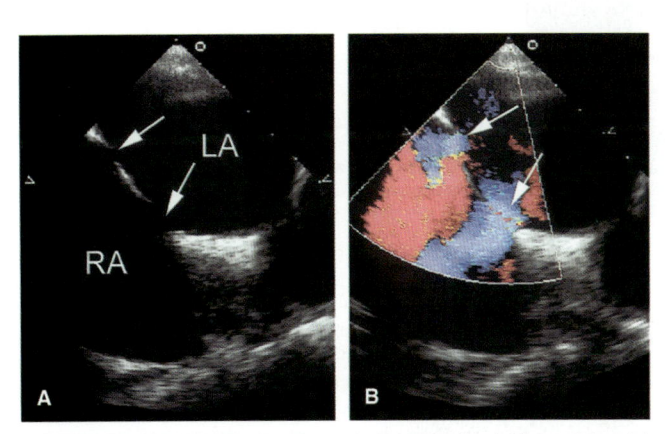

FIGURA 20.52 A: Este ecocardiograma transesofágico mostra dois defeitos septais atriais pequenos separados do tipo secundum (*setas*). **B:** O fluxo da esquerda para a direita é confirmado pelo Doppler com fluxo colorido (*setas*). LA, átrio esquerdo; RA, átrio direito.

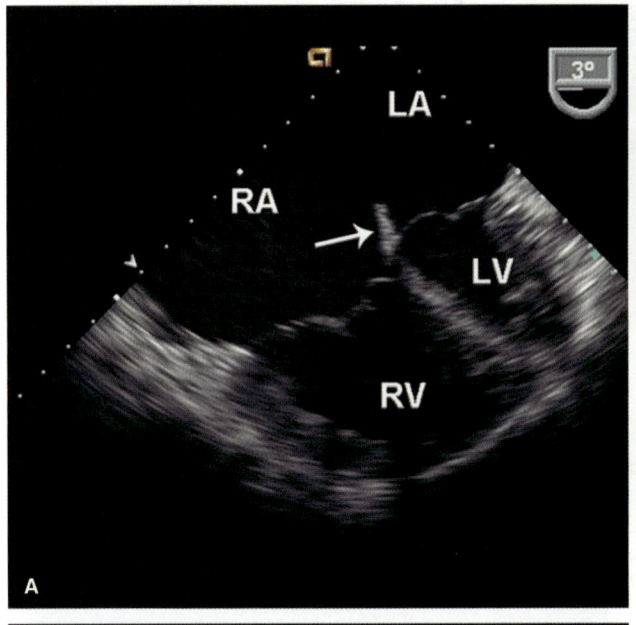

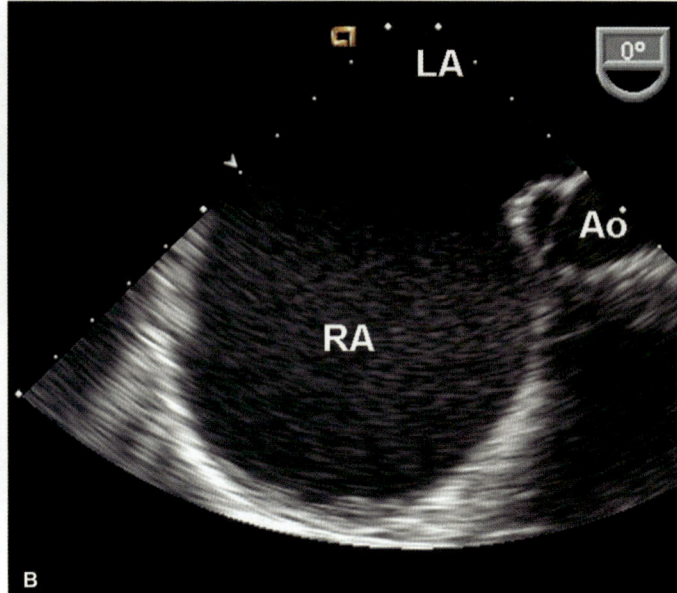

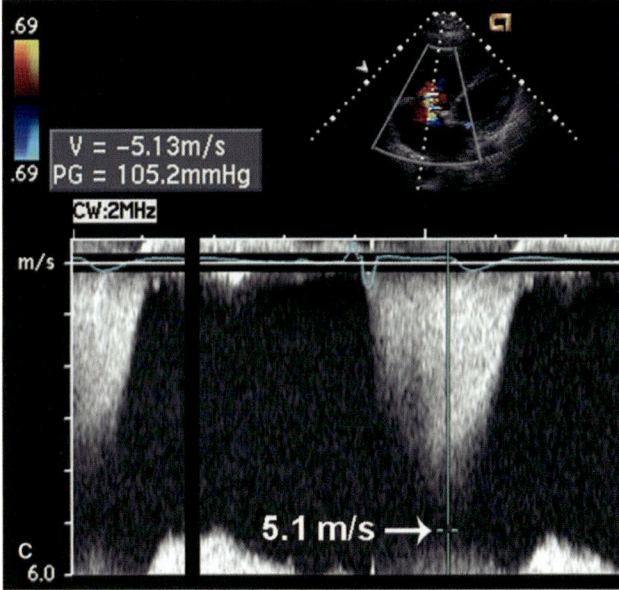

FIGURA 20.53 Um defeito septal atrial tipo secundum muito grande mostrado pela ecocardiografia transesofágica. **A:** Pela incidência de quatro câmaras, somente uma pequena porção do septo atrial primum (*seta*) está presente e tanto o átrio direito quanto o ventrículo direito estão acentuadamente aumentados. **B:** Angulando-se para a direita, fica aparente o defeito septal bastante grande. **C:** Um jato regurgitante tricúspide de alta velocidade confirma a hipertensão pulmonar grave.

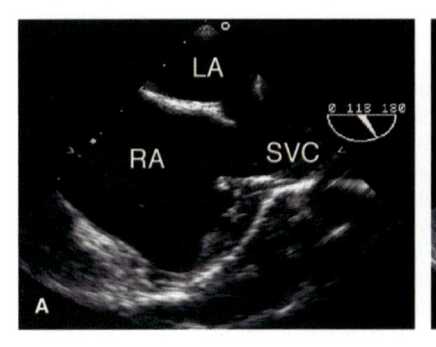

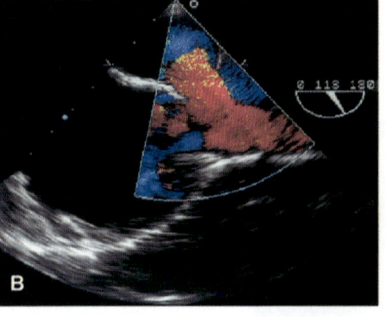

FIGURA 20.54 A ecocardiografia transesofágica muitas vezes é necessária para a detecção e caracterização de um defeito do tipo seio venoso em pacientes adultos. **A:** O defeito é visibilizado na junção da veia cava superior (SVC). O fluxo através do defeito é confirmado pelo Doppler colorido **(B)**. LA, átrio esquerdo; RA, átrio direito.

pela incidência paraesternal de eixo longo (Figura 20.59). Variando-se a angulação do transdutor, o local da inserção deslocada pode ser visibilizado.

A conduta frente aos pacientes com defeito septal atrial continua a evoluir. Um fator-chave na tomada de decisão clínica é a presença e a gravidade de hipertensão pulmonar. A Figura 20.60 é um exemplo de um grande defeito do tipo secundum em uma mulher de meia-idade. O estudo demonstra aumento significati-

vo do lado direito do coração e evidência de grave hipertensão pulmonar. A correção cirúrgica continua o esteio da terapia, e muitos pacientes podem ser submetidos a cirurgia sem a necessidade de cateterismo cardíaco, com base na avaliação ecocardiográfica meticulosa. A ecocardiografia também tem um papel vital na abordagem percutânea ao fechamento de um defeito no septo atrial (Figura 20.61). Nesses pacientes, a ecocardiografia transesofágica é crítica na seleção de candidatos à correção com base

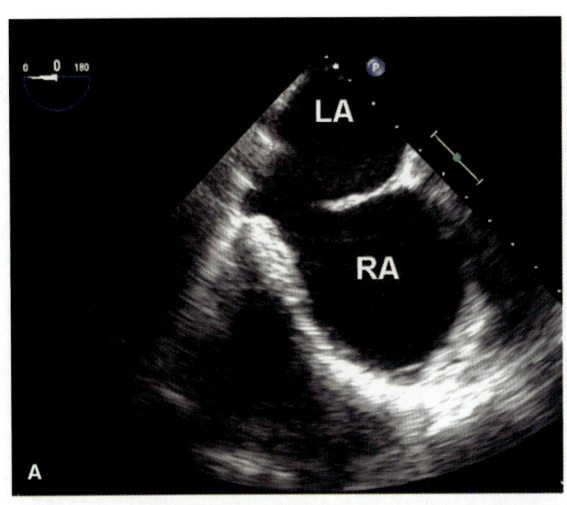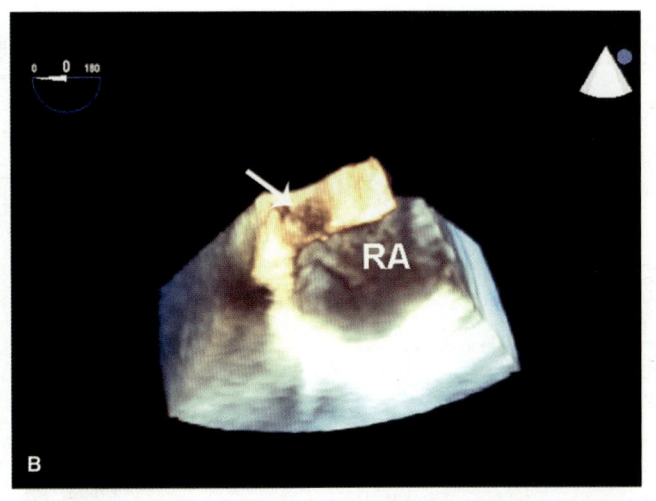

FIGURA 20.55 Defeito septal atrial tipo seio venoso é visibilizado pela ecocardiografia transesofágica. **A:** O defeito é demonstrado na porção mais superior do septo atrial. **B:** Com imagem tridimensional durante a injeção de contraste, o fluxo bidirecional entre os átrios esquerdo e direito através do defeito (*seta*) é mostrado.

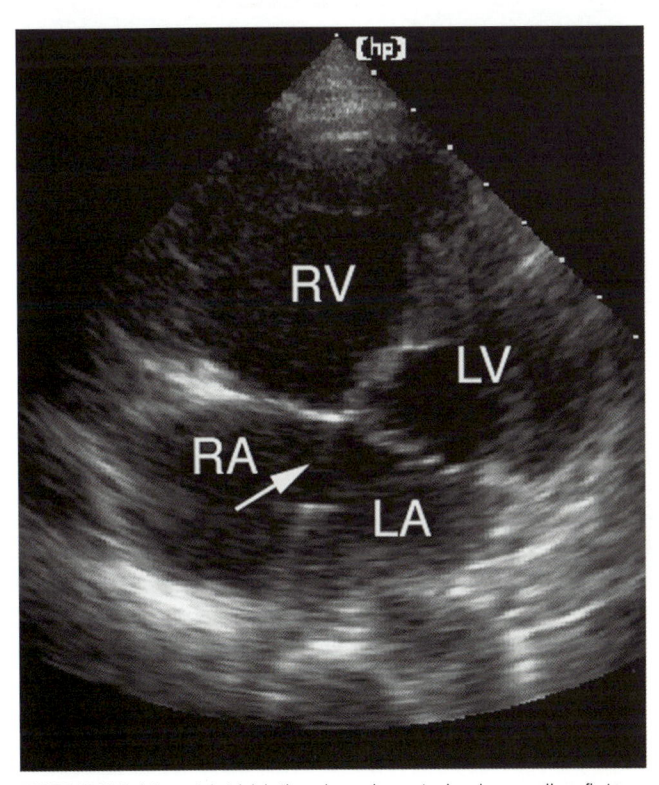

FIGURA 20.56 Defeito septal atrial do tipo primum demonstrado pela ecocardiografia transtorácica. Observe a localização do defeito (*seta*) em relação com os folhetos septais das valvas mitral e tricúspide. LA, átrio esquerdo; LV, ventrículo esquerdo; RA, átrio direito; RV, ventrículo direito.

no tamanho e local do defeito, bem como na presença de uma borda adequada de tecido septal para permitir a estabilização do dispositivo. Então, durante o procedimento, ecocardiografia transesofágica ou intracardíaca é necessária para guiar a instalação do dispositivo e para determinar o sucesso do procedimento (Figura 20.62). À medida que a ecocardiografia tridimensional continua a evoluir, é provável que a capacidade dessa técnica de proporcionar visão frontal irá permitir a melhor caracterização do tamanho, formato e local do defeito. Mais recentemente, a ecocardiografia tridimensional transesofágica tem proporcionado uma abordagem singular ao monitoramento do fechamento percutâneo do defeito (Figura 20.63).

Defeito Septal Ventricular

Esta é uma das anomalias cardíacas mais comuns encontradas na população pediátrica. O septo interventricular é composto por uma porção membranosa e uma porção muscular (Figura 20.64). O septo membranoso é pequeno e está localizado diretamente abaixo da valva aórtica. A sua superfície ventricular direita está adjacente ao folheto septal da valva tricúspide. À esquerda, o septo membranoso forma o limite superior da via de saída do ventrículo esquerdo. O restante do septo interventricular é composto de tecido muscular que se estende do septo membranoso em direção inferior, apical e anterior. Três regiões são definidas: o septo de entrada (situado posteriormente ao septo membranoso e entre as duas valvas atrioventriculares), o septo trabecular (estendendo-se do septo membranoso em direção ao ápice cardíaco) e o septo da via de saída ou infundibular (estendendo-se anteriormente do septo membranoso e situado acima do septo trabecular e abaixo das grandes artérias). O septo de saída cavalga a crista supraventricular.

Os defeitos no septo ventricular raramente estão limitados ao septo membranoso, mas na maioria das vezes se estendem para uma das três regiões musculares. Para descrever tais defeitos, a designação "perimembranoso" é preferida a "membranoso". Os defeitos perimembranosos constituem em grande margem a variedade mais comum de defeito septal ventricular, sendo responsáveis por aproximadamente 80% de todos os casos. Em seguida, os mais comuns são os defeitos septais ventriculares trabeculares, que podem ser múltiplos e variar consideravelmente quanto ao tamanho e localização. Os defeitos nos septos de entrada e de saída são menos comuns. Os defeitos septais ventriculares únicos na via de entrada ocorrem raramente, mas podem ser um componente de defeitos do coxim endocárdico. Os defeitos septais ventriculares na via de saída, quando envolvem ambas as valvas atrioventriculares, são chamados defeitos subarteriais ou supracristais ou defeitos subarteriais duplamente comprometidos. Essas distinções anatômicas têm importantes implicações clínicas com respeito à chance de fechamento espontâneo, abordagem cirúrgica, risco de envolvimento do sistema de condução e probabilidade de disfunção valvar associada (p. ex., regurgitação aórtica).

A acurácia da ecocardiografia na detecção de um defeito no septo ventricular depende do seu tamanho e localização. O septo ventricular é curvo, portanto, não se situa em um único plano. Múltiplas incidências são necessárias para se examinar toda a região septal, e um único plano de imagem não investigará toda a estrutura septal nem detectará todos os defeitos (Figura 20.65). A visibilização de um defeito no septo ventricular em mais de

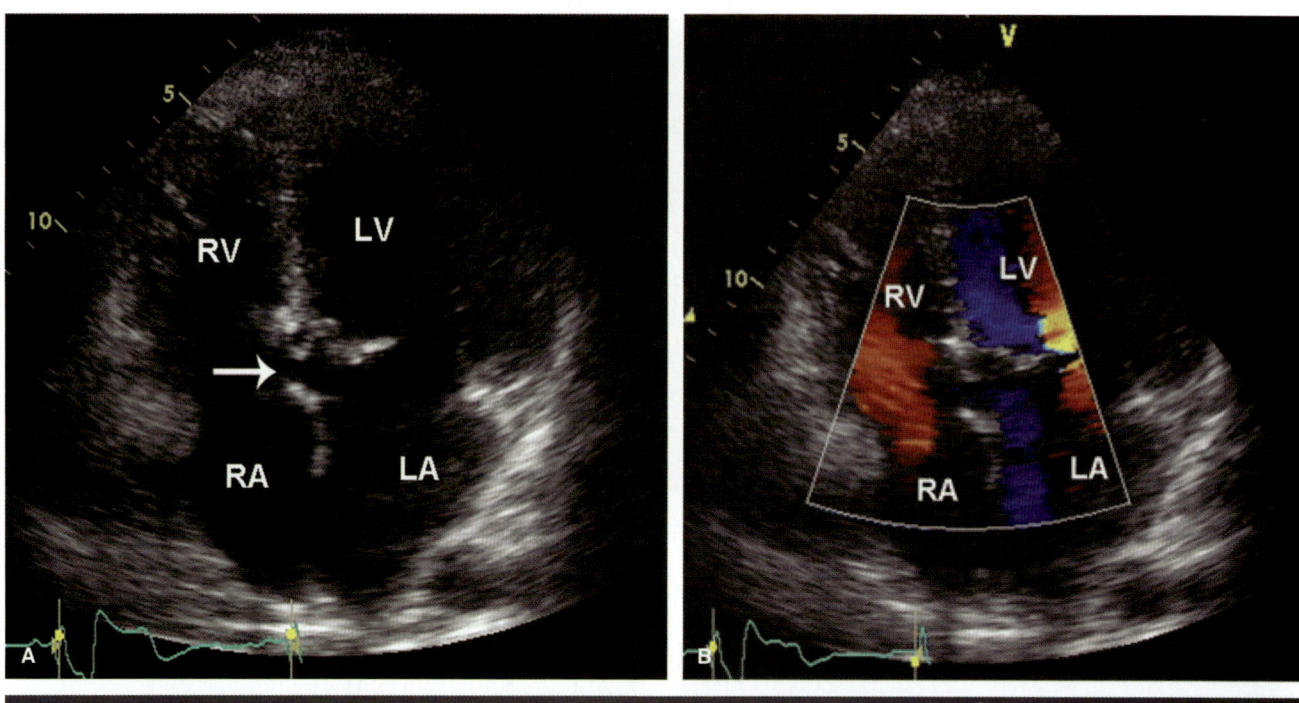

FIGURA 20.57 Um paciente com canal atrioventricular completo é avaliado pela ecocardiografia transesofágica. **A:** Pela incidência apical de quatro câmaras, o defeito é mal caracterizado no nível do septo de entrada (*seta*). **B:** Imagem com Doppler colorido não conseguiu caracterizar a derivação por completo. **C:** Com imagem transesofágica, a extensão da anormalidade é mais bem apreciada. Na diástole, a valva atrioventricular comum (*setas brancas*) cavalga sobre o defeito. O defeito septal atrial tipo primum está indicado pela *ponta de seta*. Na sístole, o defeito septal ventricular na via de entrada está indicado pela *seta*. LA, átrio esquerdo; LV, ventrículo esquerdo; RA, átrio direito; RV, ventrículo direito. ●

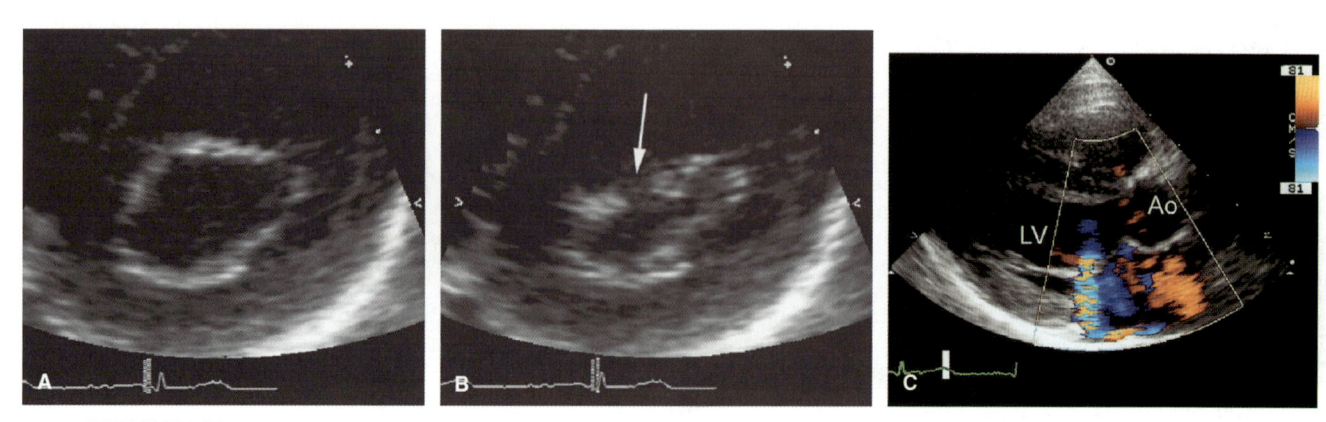

FIGURA 20.58 Defeito no septo atrial do tipo primum muitas vezes está associado à fenda valvar mitral. **A:** O orifício mitral é mostrado pela incidência de eixo curto. **B:** Fazendo-se uma varredura discretamente mais apicalmente, a fenda no folheto anterior é mostrada (*seta*). **C:** Tais pacientes muitas vezes têm um jato de regurgitação mitral dirigido posteriormente. Ao, aorta; LV, ventrículo esquerdo.

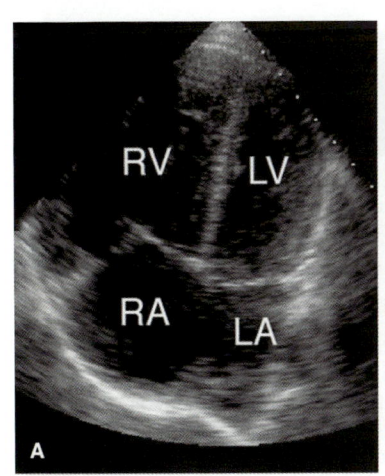

FIGURA 20.59 Inserção anormal de uma porção do folheto anterior mitral algumas vezes está presente em pacientes com defeito septal atrial do tipo primum. Neste ecocardiograma transesofágico, uma porção do folheto anterior está deslocada anteriormente para o interior da via de saída do ventrículo esquerdo (*seta*). Ao, aorta; LA, átrio esquerdo; LV, ventrículo esquerdo; RV, ventrículo direito.

um plano de imagem é o meio mais direto para o diagnóstico. Em geral, achados falso-negativos são mais comuns do que os falso-positivos. A sensibilidade é maior nos defeitos nas vias de entrada e de saída (aproximadamente 100%), discretamente menor para os defeitos perimembranosos (80 a 90%) e menor para os defeitos trabeculares (até 50% em alguns estudos iniciais, mas consideravelmente maior com o equipamento e técnicas modernos). As razões para esse baixo índice de detecção são que os defeitos trabeculares podem ocorrer em qualquer lugar em uma área razoavelmente ampla, são algumas vezes pequenos e podem ser múltiplos. Ademais, o formato do defeito muitas vezes é complexo, e o orifício pode ser oculto na sístole por causa da contração miocárdica.

Os defeitos perimembranosos são visíveis nas incidências paraesternais de eixo longo e de eixo curto, mas geralmente não são vistos pela incidência de quatro câmaras. A angulação medial discreta do plano do eixo longo é necessária para se registrar essa área. Quando é feito esse ajuste, o septo perimembranoso se localiza superiormente e logo abaixo da valva aórtica. Desta perspectiva, entretanto, a distinção entre defeito perimembranoso e defeito na via de saída (ambos acima e abaixo da crista supraventricular) pode não ser possível. Para essa finalidade, a incidência de eixo curto é superior. Quando o plano de varredura é orientado logo abaixo do anel aórtico, tanto o septo perimembranoso quanto o septo da via de saída são visibilizados. Os defeitos perimembranosos estão localizados medialmente, em geral próximos ao folheto septal da valva tricúspide (Figuras 20.66 e 20.67).

Os defeitos na via de saída são mais anteriores e para a esquerda, com relação ao anel aórtico (Figuras 20.68 e 20.69). A incidência de eixo curto permite ainda mais a classificação dos defeitos na via de saída como estando acima ou abaixo da crista supraventricular. Os defeitos abaixo da crista estão à direita da linha média, ao passo que os defeitos septais ventriculares supracristais estão bem à esquerda e adjacentes à valva pulmonar (Figura 20.70). Os defeitos supracristais são detectados de modo ideal a partir de uma incidência paraesternal alta de eixo longo ou paraesternal de eixo curto. No plano de eixo longo, a angulação e a rotação laterais permitem a visibilização de ambas as valvas aórtica e pulmonar, com o defeito adjacente a ambas. Os defeitos supracristais muitas vezes são relativamente pequenos e podem passar despercebidos, particularmente se não estiver sendo usado o Doppler com fluxo colorido. Uma vez detectados, é obrigatória uma cuidadosa interrogação da valva aórtica para excluir prolapso de cúspide e regurgitação aórtica associada. Esse achado pode ser acompanhado por crescimento do seio de Valsalva, geralmente envolvendo o seio direito. A Figura 20.71 é um exemplo de um defeito septal ventricular supracristal com estenose pulmonar associada, neste caso, uma combinação de valvar e supravalvar. A regurgitação pulmonar significativa também foi notada (Figura 20.71D).

A incidência apical de quatro câmaras permite a visibilização do septo ventricular de entrada e do trabecular. Inclinando-se o plano de varredura inferiormente, pode-se obter uma imagem da porção de entrada do septo entre as valvas atrioventriculares. Em recém-nascidos e crianças pequenas, a varredura anteriormente também permite o registro da porção de saída. Embora o septo esteja paralelo ao feixe nessa projeção, a incidência de quatro câmaras é ideal para detecção de defeitos septais ventriculares na via de entrada (Figura 20.72). Essa incidência também deve ser usada para avaliar a posição relativa das duas valvas atrioventriculares. Na presença de um defeito septal ventricular na via de entrada não complicado, o deslocamento apical normal da valva tricúspide é preservado. Se ambas as valvas estiverem no mesmo plano, está presente um defeito do tipo canal atrioventricular. Como os defeitos na via de entrada na sua maioria são grandes, deve-se ter o cuidado de evitar confundir essa lesão com um ventrículo esquerdo de dupla entrada.

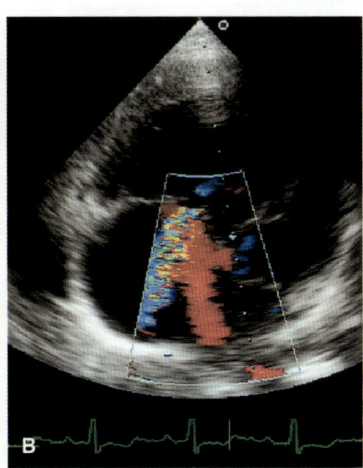

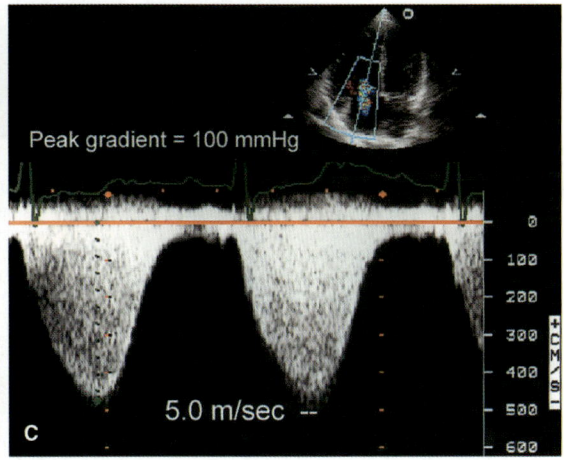

FIGURA 20.60 Hipertensão pulmonar grave desenvolvida neste paciente com um grande defeito septal atrial do tipo secundum. **A:** Ausência de tecido na região do defeito septal atrial é evidente e o coração direito está dilatado. **B:** Doppler colorido mostra regurgitação tricúspide (padrão em mosaico) e fluxo sistólico de baixa velocidade (em vermelho) através do defeito. **C:** Regurgitação tricúspide de alta velocidade é mostrada indicando uma pressão sistólica ventricular direita acima de 100 mmHg. LA, átrio esquerdo; LV, ventrículo esquerdo; Peak gradient, gradiente máximo; RA, átrio direito; RV, ventrículo direito.

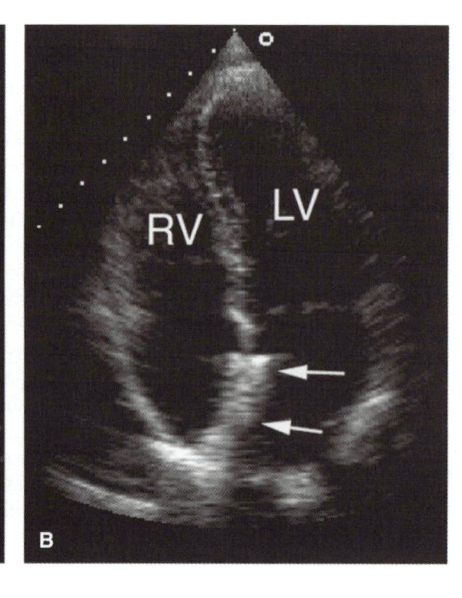

FIGURA 20.61 Fechamento percutâneo de um defeito no septo atrial usando-se o dispositivo Amplatzer® é mostrado em dois pacientes. Tais dispositivos aparecem na ecocardiografia como estruturas ecogênicas na área do septo atrial. **A:** Dois dispositivos foram necessários para ocluir dois defeitos separados. O Doppler colorido pode ser usado para se detectar fluxo residual através dos defeitos. **B:** Um único dispositivo é indicado pelas *setas*. LV, ventrículo esquerdo; RV, ventrículo direito.

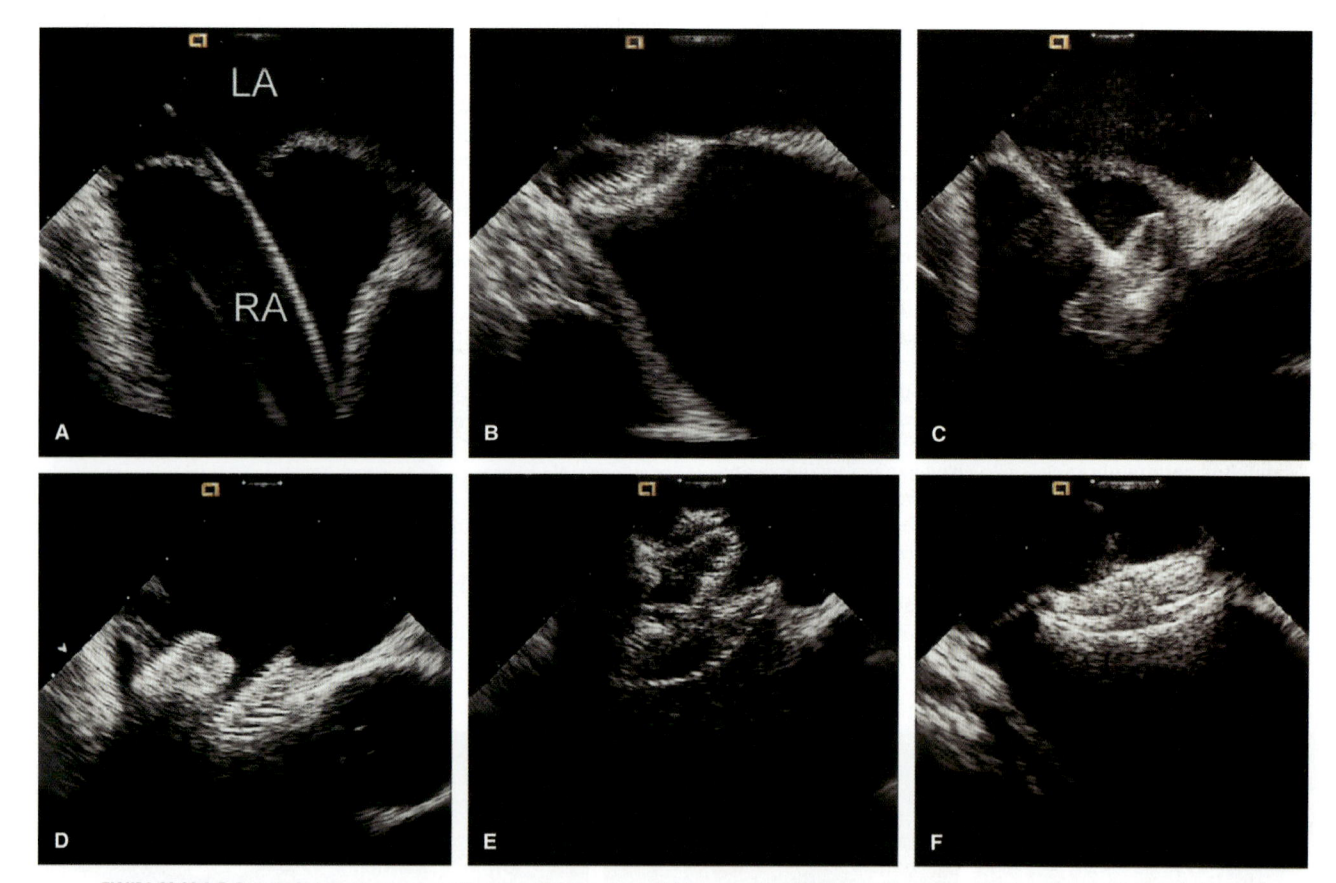

FIGURA 20.62 A-F: Durante fechamento com dispositivo de um defeito no septo atrial, a ecocardiografia intracardíaca muitas vezes é usada para orientar a instalação do dispositivo. Esta série de ecocardiogramas mostra a colocação de um dispositivo de fechamento Amplatzer® através de um defeito septal atrial do tipo secundum. Após posicionamento atrial esquerdo, a estrutura é fixada de encontro ao septo atrial antes do componente atrial direito ser encaixado. Depois, o cateter de instalação é liberado, permitindo que o dispositivo cavalgue o septo e oclua o defeito. Ver texto para detalhes. LA, átrio esquerdo; RA, átrio direito.

O mau alinhamento entre os septos pode ser detectado a partir da incidência de quatro câmaras. Quando os septos atrial e ventricular não estão alinhados, é essencial que as conexões com as cordoalhas das valvas atrioventriculares sejam cuidadosamente avaliadas. É crucial diferenciar entre valva atrioventricular cavalgando (na qual algumas cordoalhas atravessam o defeito e se inserem no ventrículo oposto) e uma valva sobreposta (que se sobrepõe ao defeito, mas não tem cordoalhas se estendendo até o ventrículo oposto). No primeiro caso, a presença de cordoalhas atravessando o defeito complica sobremaneira a correção cirúrgica (Figura 20.73). As conexões das cordoalhas atravessando um defeito septal ventricular na via de entrada podem ocultar o defeito, acarretando uma interpretação falso-negativa. A Figura 20.57 é um outro exemplo de canal atrioventricular com uma porção da valva mitral se sobrepondo ao defeito.

Defeitos na porção trabecular, ou muscular, do septo muscular podem ser difíceis de serem registrados pela ecocardiografia bidimensional. Todos os planos de aquisição de imagens possíveis

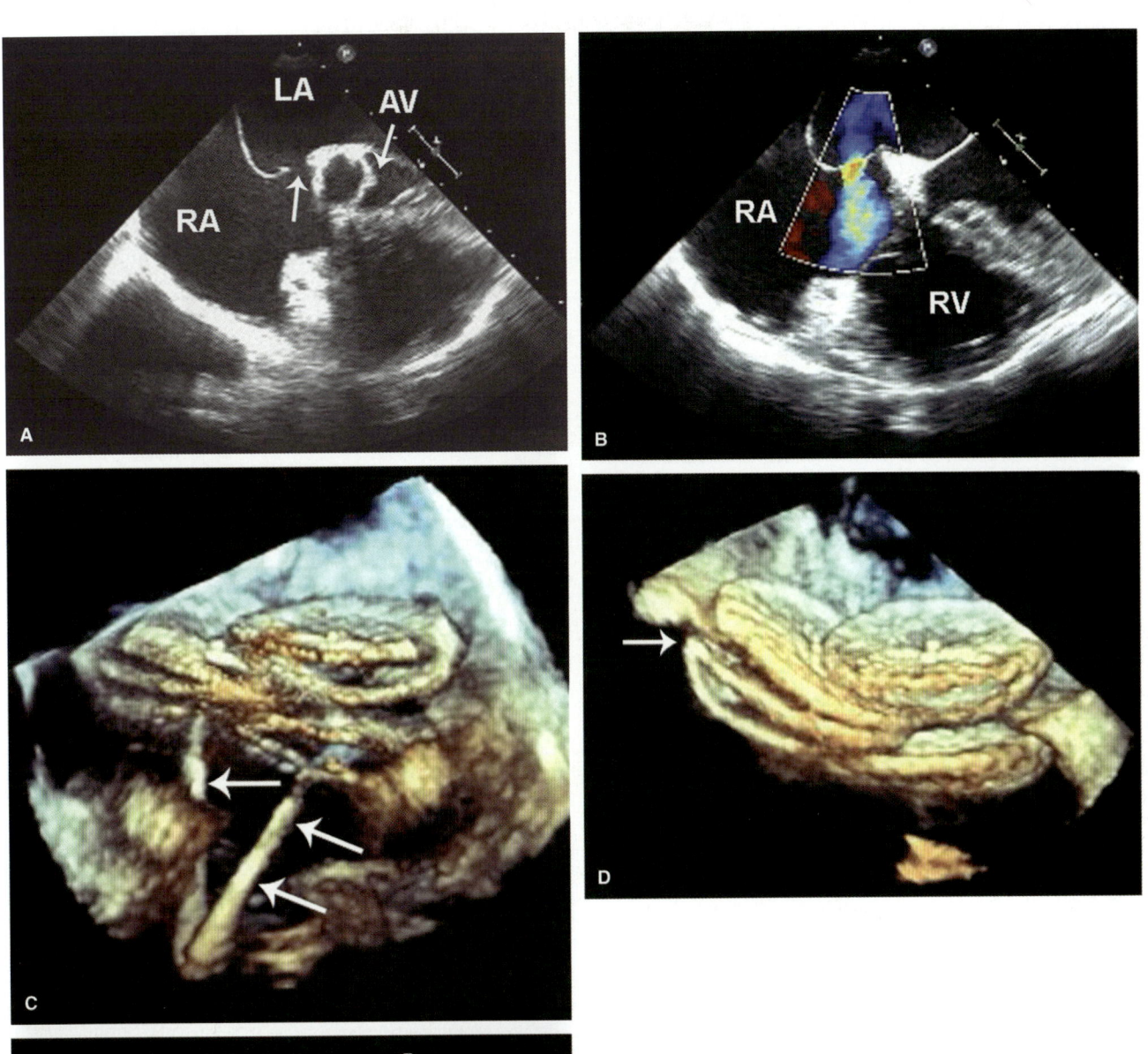

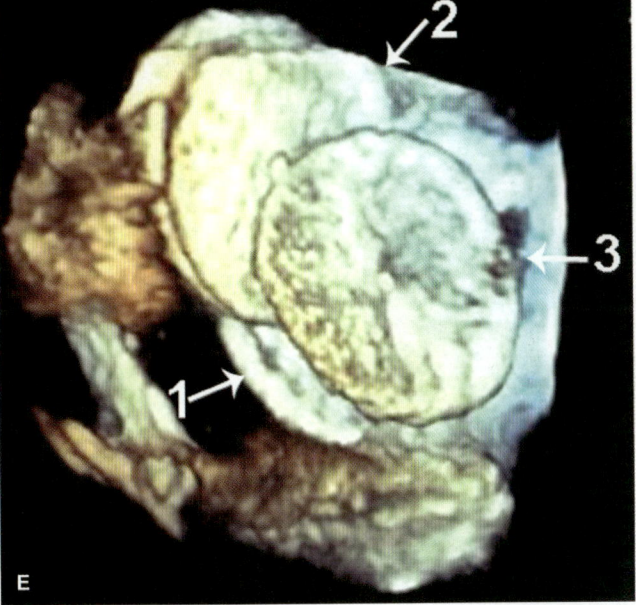

FIGURA 20.63 Defeito septal atrial tipo secundum é fechado por meio do dispositivo de Amplatzer®. **A:** O defeito septal atrial (*seta*) é mostrado pela imagem transesofágica. **B:** O fluxo da direita para a esquerda através do defeito é mostrado pela imagem com fluxo colorido. **C:** Por meio da imagem tridimensional, múltiplos dispositivos oclusivos são mostrados através do defeito, ainda ligados aos seus cateteres de instalação (*setas*). **D:** O relacionamento espacial entre os três dispositivos oclusivos instalados e o anel do tecido septal atrial que eles cavalgam (*seta*) é bem visibilizado pela abordagem tridimensional. **E:** Todos os três dispositivos são mostrados. AV, valva aórtica; LA, átrio esquerdo; RA, átrio direito.

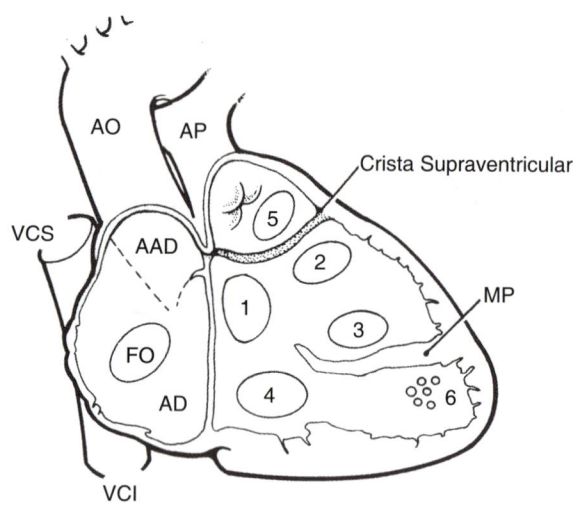

FIGURA 20.64 Esquema da superfície do septo interventricular pelo lado do ventrículo direito mostrando locais comuns de defeitos no septo ventricular. AAD, apêndice atrial direito; AD, átrio direito; AP, artéria pulmonar; FO, forame oval; MP, músculo papilar; região 1, septo interventricular membranoso; região 2, septo interventricular da via de saída; região 3, septo trabecular; região 4, septo da via de entrada; região 5, região subarterial; região 6, defeitos septais distais múltiplos em "queijo suíço"; VCI, veia cava inferior; VCS, veia cava superior.

PERIMEMBRANOSO OU VIA DE SAÍDA

PERIMEMBRANOSO

VIA DE SAÍDA (INFRACRISTAL)

VIA DE SAÍDA (SUPRACRISTAL)

TRABECULAR

VIA DE ENTRADA

FIGURA 20.65 Diagrama esquemático da localização de vários tipos de defeitos septais ventriculares quando observados pela ecocardiografia bidimensional. Ver texto para detalhes. AD, átrio direito; AE, átrio esquerdo; Ao, aorta; AP, artéria pulmonar; VD, ventrículo direito; VE, ventrículo esquerdo; VM, valva mitral; VP, valva pulmonar; VSVD, via de saída do ventrículo direito; VT, valva tricúspide.

devem ser usados para excluir a possibilidade de pequenos defeitos nessa região (Figura 20.74). Os defeitos trabeculares podem ter a aparência de canais estreitos e irregulares através do septo muscular. Assim, o orifício em um lado do septo pode ser deslocado do orifício do outro lado, impedindo a visibilização de todo o trajeto em um único plano. Uma vez identificado um defeito trabecular, é essencial reconhecer a possibilidade de múltiplos defeitos e uma procura cuidadosa deve ser feita. Defeitos localizados na porção apical do septo são especialmente propensos a serem múltiplos (os assim chamados defeitos em queijo suíço). Em tais casos, a detecção é sobremaneira facilitada pelo uso simultâneo do Doppler colorido.

Sempre que um defeito septal ventricular for suspeitado, é crucial o uso do Doppler como um instrumento para ajudar no diagnóstico e para caracterizar a direção e velocidade do fluxo. O fluxo através de um defeito restritivo pequeno no septo ventricular é registrado pelo Doppler como um jato sistólico turbulento e de alta velocidade cruzando o septo da esquerda para a direita. Para se detectar tais jatos, a superfície septal ventricular direita deve ser cuidadosa e sistematicamente varrida com o Doppler colorido. Defeitos pequenos aparecem como jatos finos ou fluxo turbulento dentro (e no lado ventricular direito) do septo (Figura 20.75). Defeitos maiores se caracterizam por um jato mais largo ao serem visibilizados pelo Doppler colorido (Figura 20.76). Quando o local do defeito é desconhecido, as janelas paraesternal esquerda, apical e subcostal devem ser usadas para varredura. Uma vez identificado o jato, o feixe Doppler pode ser orientado paralelamente ao fluxo para permitir o registro da velocidade máxima do jato. Em defeitos restritivos, a velocidade do jato é alta, traduzindo o gradiente de pressão alto entre os ventrículos durante a sístole (Figura 20.77). Em defeitos grandes, o gradiente de pressão é menor e daí a velocidade do jato é menor. Na presença de um grande defeito septal ventricular e pressão ventricular direita elevada, pode haver um fluxo relativamente pequeno através do defeito. O fluxo pode ser avaliado pelo Doppler pulsado e colorido e indica a presença da fisiologia de Eisenmenger (Figura 20.78).

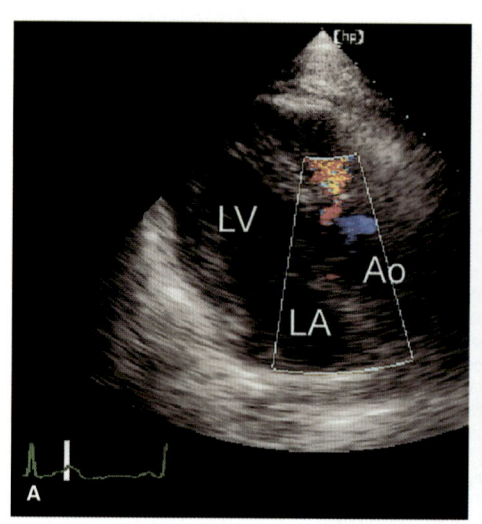

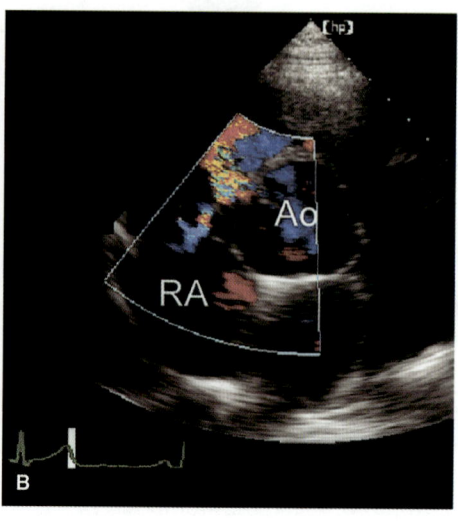

FIGURA 20.66 Defeito septal ventricular perimembranoso. **A:** A incidência apical de eixo longo mostra um jato turbulento atravessando o septo logo abaixo da valva aórtica. **B:** Incidência basal de eixo curto confirma a localização do defeito na área perimembranosa. Ao, aorta; LA, átrio esquerdo; LV, ventrículo esquerdo; RA, átrio direito.

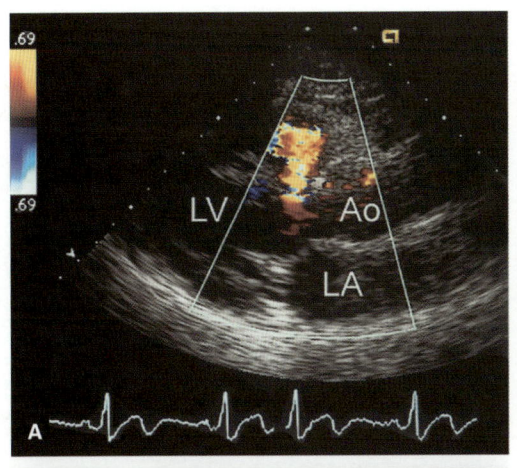

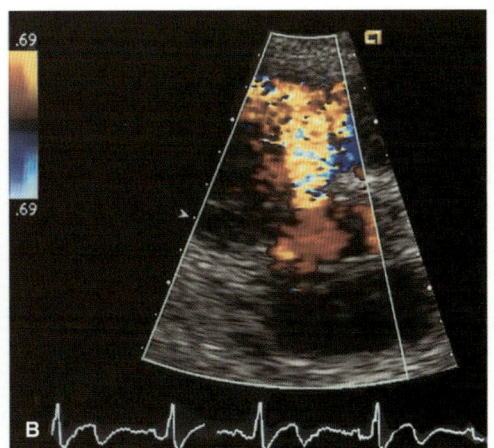

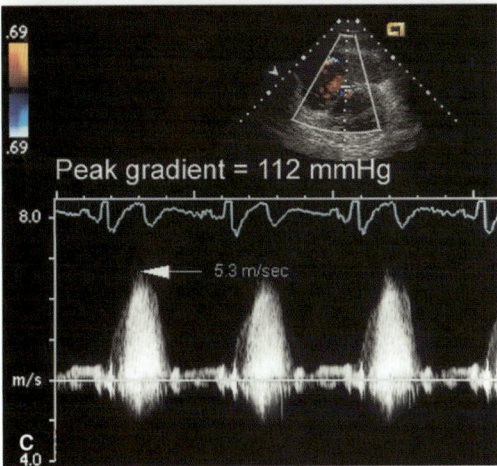

FIGURA 20.67 Defeito septal ventricular do tipo perimembranoso é mostrado pela imagem com fluxo colorido a partir das incidências de eixo longo (**A**) e eixo curto (**B**). **C:** Doppler com onda contínua mostra um gradiente máximo de pressão entre os ventrículos direito e esquerdo maior que 110 mmHg. Ao, aorta; LA, átrio esquerdo; LV, ventrículo esquerdo.

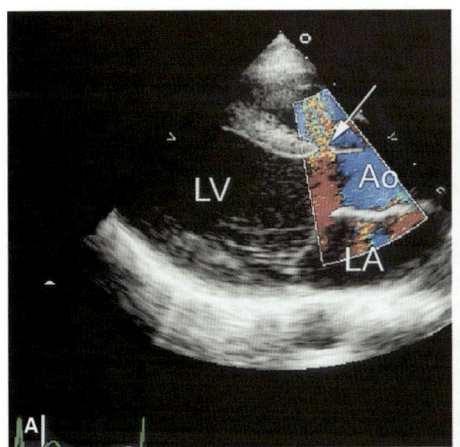

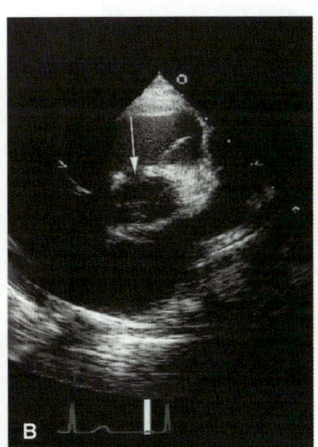

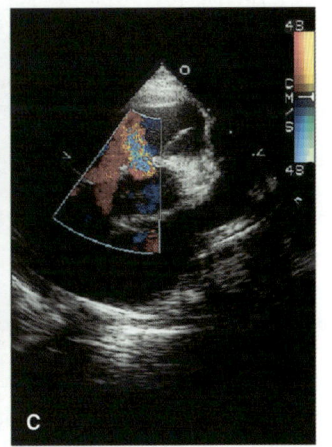

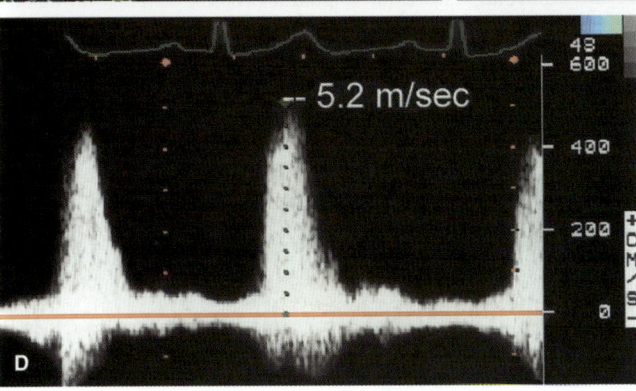

FIGURA 20.68 Um defeito no septo ventricular do tipo via de saída. **A:** Pela incidência de eixo longo observe a similaridade entre esse tipo de defeito e um defeito perimembranoso. A distinção fica clara pelas incidências de eixo curto (**B, C**). O defeito está mais anterior e à esquerda (*seta*) com relação à valva tricúspide. **D:** Um jato de alta velocidade confirma que o defeito é pequeno e restritivo com pressão cardíaca direita normal. Ao, aorta; LA, átrio esquerdo; LV, ventrículo esquerdo.

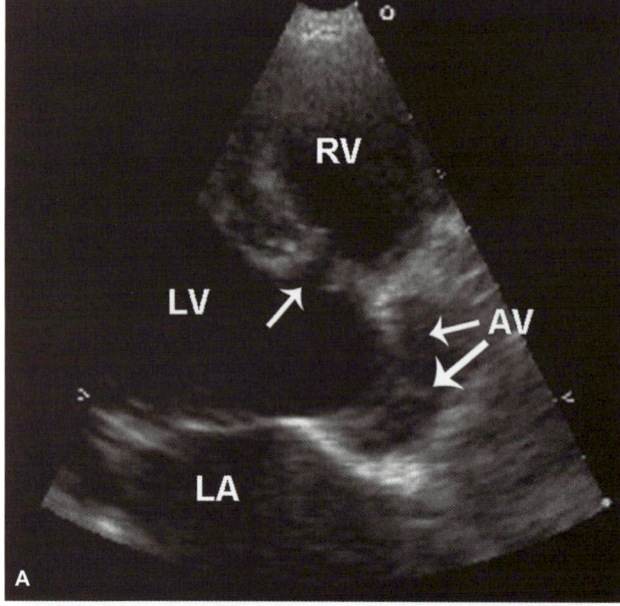

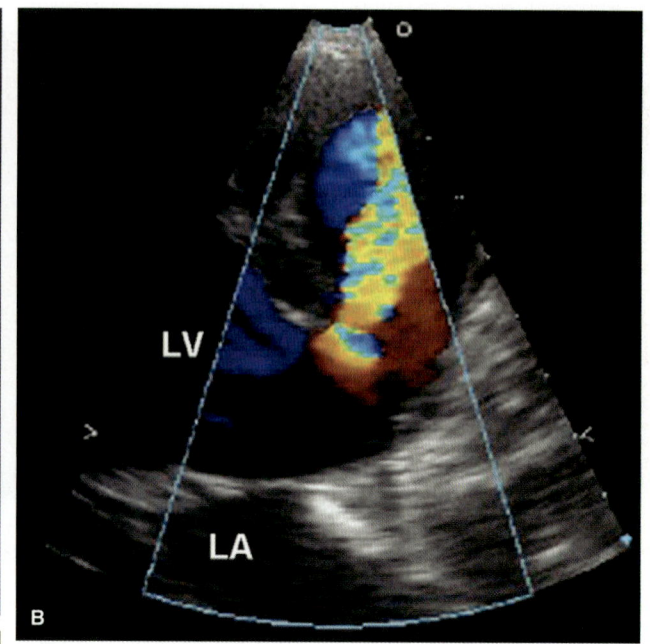

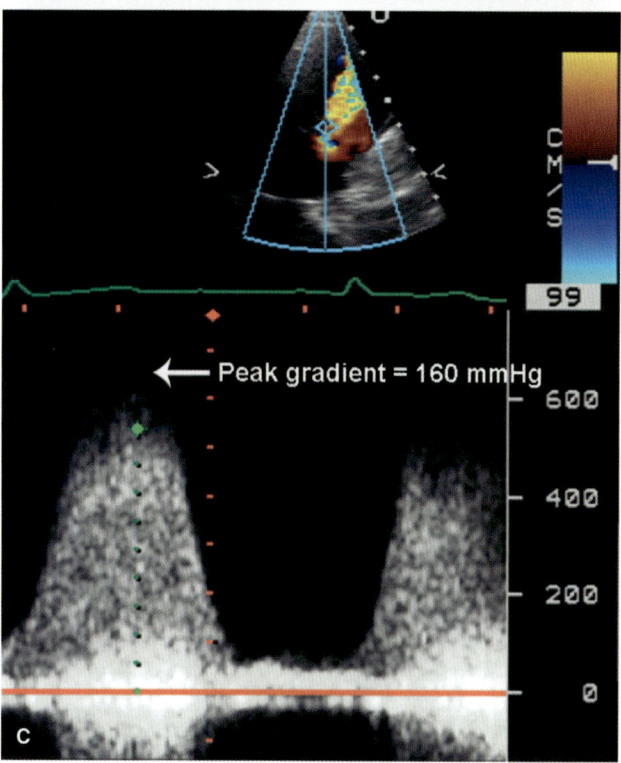

FIGURA 20.69 Um defeito septal ventricular tipo via de saída em um adulto jovem com grave hipertensão mostrado por imagem transtorácica. **A:** Pela incidência paraesternal de eixo longo, o plano de imagem está direcionado medialmente para registrar o defeito septal (*seta*) e sua relação com a valva aórtica (AV). **B:** Imagem com fluxo colorido mostra um jato turbulento da esquerda para a direita. **C:** Imagem com Doppler de onda contínua revela um gradiente de 160 mmHg entre o ventrículo esquerdo e o direito. LA, átrio esquerdo; LV, ventrículo esquerdo; RV, ventrículo direito; Peak gradient, gradiente máximo. ⬤

O gradiente de pressão (GP) entre os ventrículos pode ser estimado por meio da equação de Bernoulli modificada:

$$\text{GP (mmHg)} = 4 \times (\text{velocidade máxima})^2 \qquad [\text{Eq. 20.1}]$$

Se a pressão arterial sistólica for determinada pelo manguito de pressão na extremidade superior e não estiver presente nenhuma obstrução na via de saída do ventrículo esquerdo, a pressão sistólica ventricular esquerda (VE) pode ser determinada. Então, a pressão sistólica ventricular direita (VD) é calculada pela(s) equação(ões):

$$\text{GP} = \text{pressão (sistólica) VE} - \text{pressão (sistólica) VD, ou} \qquad [\text{Eq. 20.2}]$$

$$\text{Pressão VD} = \text{pressão VE} - \text{GP, ou por substituição} \qquad [\text{Eq. 20.3}]$$

$$\text{Pressão VD} = \text{pressão sistólica do manguito} - [4 \times (\text{velocidade máxima})^2] \qquad [\text{Eq. 20.4}]$$

Na ausência de obstrução na via de saída do ventrículo direito, este valor é igual à pressão sistólica na artéria pulmonar. Assim, uma estimativa não invasiva da presença e gravidade da hipertensão pulmonar pode ser feita. Por outro lado, a pressão sistólica ventricular direita pode ser calculada a partir da velocidade máxima do jato da regurgitação tricúspide (RT) por meio de uma equação similar (Figura 20.79):

$$\text{Pressão sistólica VD} = \text{pressão AD} + [4 \times (\text{velocidade RT})^2] \qquad [\text{Eq. 20.5}]$$

Por meio de uma ou ambas abordagens, pode-se obter uma medida acurada da pressão ventricular direita na maioria dos pacientes.

Várias lesões associadas ou complicações ocorrem no quadro de defeito septal ventricular, a maioria das quais é prontamente detectada pela ecocardiografia. Entre as mais comuns está

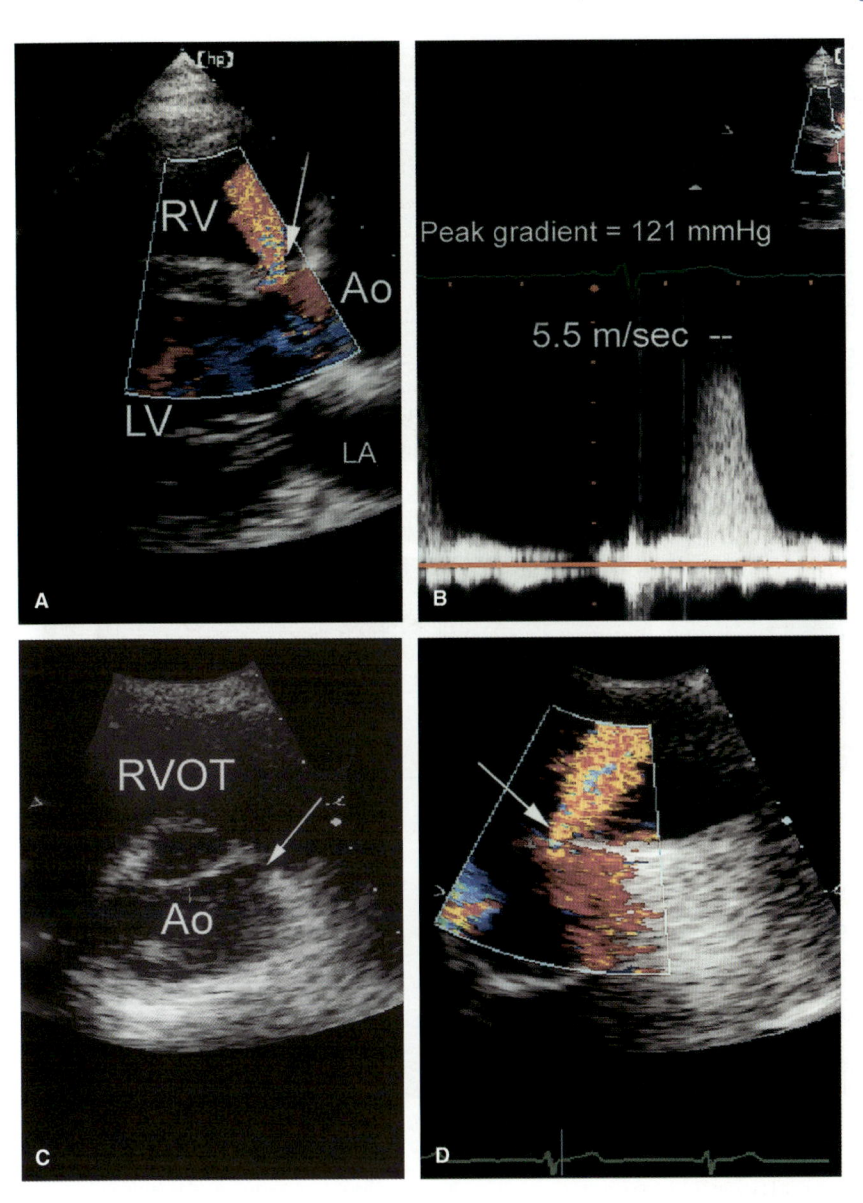

FIGURA 20.70 Defeito septal ventricular supracristal restritivo. **A:** Angulação medial da incidência de eixo longo mostra o defeito por meio do Doppler colorido. Esta incidência também permite o alinhamento ideal para a determinação do gradiente máximo de pressão usando-se o Doppler de onda contínua **(B)**. **C:** Incidência de eixo curto mostra o relacionamento do defeito (seta) com as duas valvas semilunares. Isto é confirmado pela imagem com Doppler colorido **(D)**. LA, átrio esquerdo; LV, ventrículo esquerdo; RV, ventrículo direito; RVOT, via de saída do ventrículo direito.

o aneurisma septal ventricular, uma membrana fina de tecido que em geral surge na margem do defeito, algumas vezes pela incorporação de uma porção de tecido do folheto septal tricúspide. Tais aneurismas estão comumente associados a defeitos perimembranosos do septo ventricular. Embora os aneurismas geralmente sejam permeáveis, eles representam um mecanismo para o fechamento espontâneo de um defeito no septo ventricular. As incidências paraesternais de eixo longo e eixo curto são bastante úteis na detecção de aneurismas septais ventriculares (Figura 20.80). Eles são vistos como bolsas membranosas finas que se projetam através do defeito muitas vezes com um aspecto de biruta. Eles podem ser altamente móveis, muitas vezes se projetando através do defeito até o interior do ventrículo direito durante a sístole. Uma vez detectados, eles devem ser interrogados com fluxo colorido (Figuras 20.81 e 20.82) para se determinar a permeabilidade do aneurisma. Se a valva tricúspide estiver envolvida, a presença e a gravidade da regurgitação tricúspide associada devem ser determinadas.

Um tipo incomum de defeito no septo ventricular envolve uma comunicação direta entre o ventrículo esquerdo e o átrio direito, algumas vezes chamado defeito de Gerbode. Este pode ocorrer porque o folheto septal da valva tricúspide posicionado mais apicalmente cria uma pequena região de septo entre o ventrículo esquerdo e o átrio direito (Figura 20.83). Na ilustração, o defeito septal pode ser visto abaixo da valva aórtica, mas acima da valva

tricúspide. A imagem com Doppler colorido mostra um grau de derivação de sangue da esquerda para a direita que entra tanto no átrio direito como no ventrículo direito.

Uma outra complicação associada aos defeitos septais ventriculares é a regurgitação aórtica que ocorre mais comumente com defeitos na via de saída nos quais o apoio da valva é desestabilizado pela ausência de miocárdio embaixo do anel (Figura 20.84). Os defeitos perimembranosos também estão associados a regurgitação aórtica. O prolapso de uma cúspide aórtica através do defeito ocasionalmente é registrado. A regurgitação aórtica em um paciente com um defeito septal ventricular tem importantes implicações. O fechamento cirúrgico muitas vezes é recomendado mesmo na ausência de uma grande derivação, para reduzir a disfunção valvar aórtica progressiva.

Depois da correção cirúrgica, a ecocardiografia pode ser usada para determinar a integridade do retalho no defeito no septo ventricular (Figura 20.85). O Doppler com fluxo colorido é a técnica mais sensível para se detectar uma derivação residual, a qual é registrada como um jato turbulento de alta velocidade na periferia do retalho (Figura 20.86). A largura do jato tem correlação com a magnitude da derivação e probabilidade da necessidade de nova cirurgia. O fechamento percutâneo dos defeitos septais ventriculares é possível hoje em dia. A Figura 20.87 é um exemplo de fechamento de um defeito perimembranoso por meio do dispositivo de Amplatzer®.

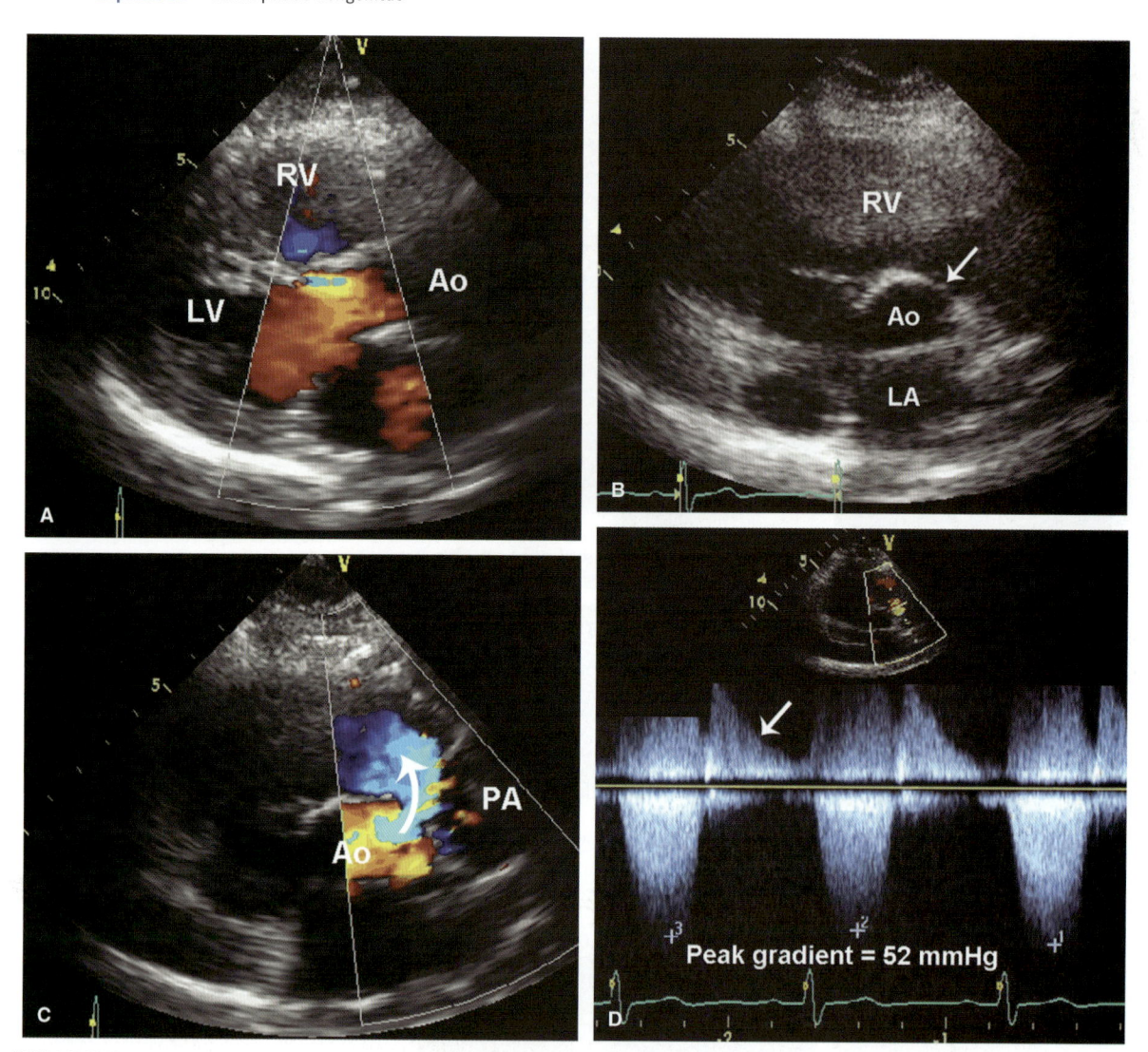

FIGURA 20.71 Um paciente com defeito septal ventricular supracristal e obstrução da via de saída ventricular direita. Pela incidência paraesternal de eixo longo (painel A), observa-se um fluxo turbulento dentro da via de saída ventricular direita, mas nenhum fluxo claro da esquerda para a direita foi registrado. **B:** Pela incidência basal de eixo curto, logo abaixo do anel aórtico, o defeito pode ser visto na área entre as valvas aórtica e pulmonar (*seta*). A presença e a localização desse defeito são mais convincentemente demonstradas pela imagem com Doppler colorido (painel C) com fluxo significativo da esquerda para a direita. **D:** Imagem com Doppler mostra um gradiente máximo de 52 mmHg decorrente de uma combinação de estenose pulmonar subvalvar e valvar. Ao, aorta; LV, ventrículo esquerdo; PA, artéria pulmonar; Peak gradient, gradiente máximo; RV, ventrículo direito.

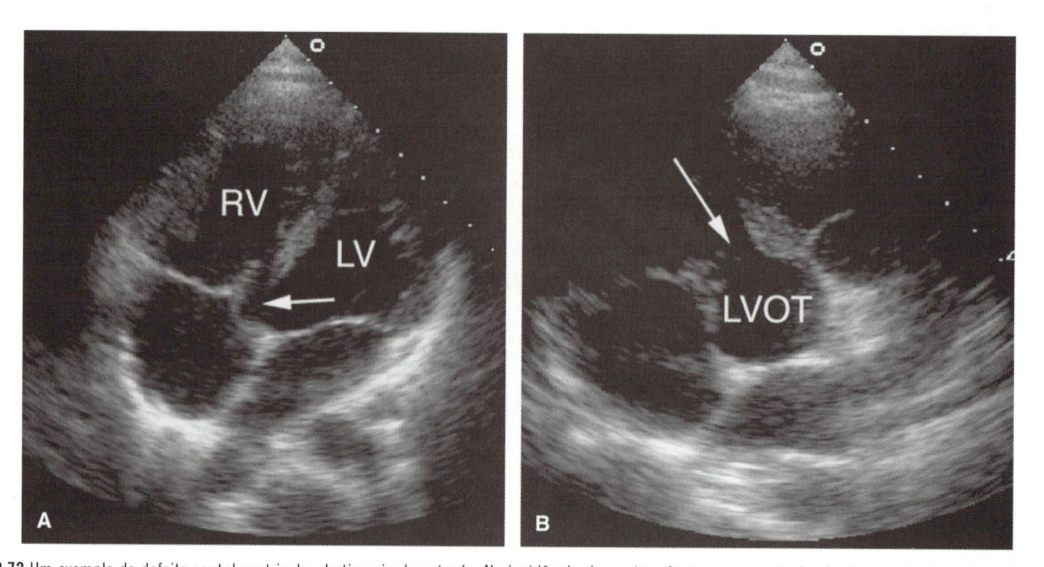

FIGURA 20.72 Um exemplo de defeito septal ventricular do tipo via de entrada. Na incidência de quatro câmaras, a porção da via de entrada do septo está ausente e o relacionamento entre o defeito e os folhetos septais das valvas mitral e tricúspide fica claro (*seta*) **(A)**. **B:** A partir da incidência basal de eixo curto, a proximidade do defeito septal com a valva tricúspide é mostrada (*seta*). LV, ventrículo esquerdo; LVOT, via de saída do ventrículo esquerdo; RV, ventrículo direito.

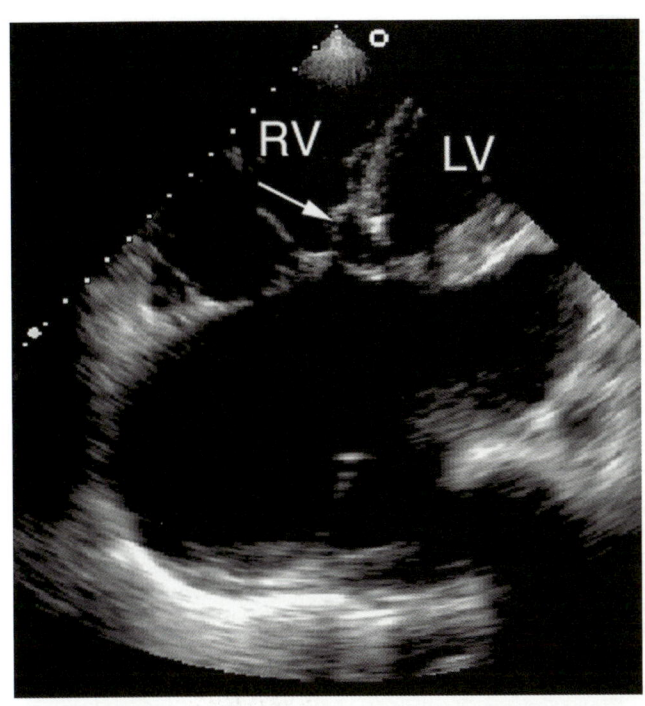

FIGURA 20.73 Defeito septal ventricular na via de entrada em associação com o canal atrioventricular. Observe a presença de cordoalhas atravessando o defeito (*seta*). Um grande defeito septal atrial do tipo primum também é observado. LV, ventrículo esquerdo; RV, ventrículo direito.

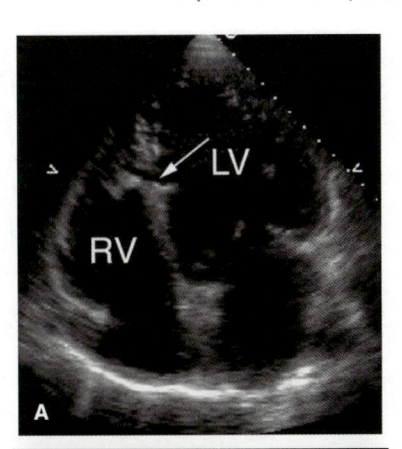

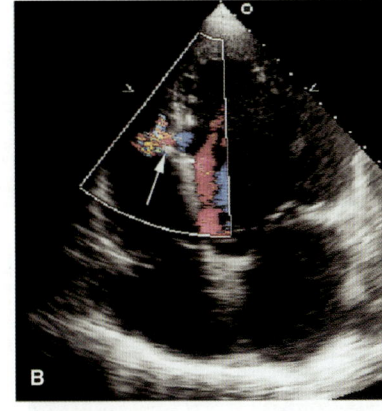

FIGURA 20.74 Defeito septal ventricular trabecular. A presença do defeito (*seta*) é sugerida pela imagem bidimensional **(A)** e confirmada pela imagem com Doppler colorido (*seta*) **(B)**. LV, ventrículo esquerdo; RV, ventrículo direito.

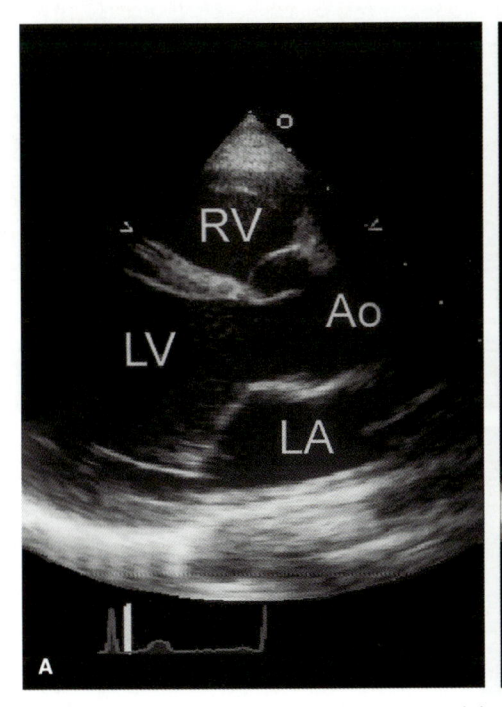

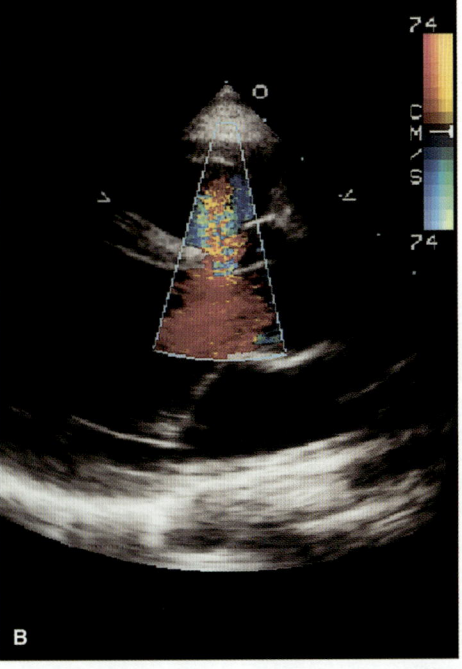

FIGURA 20.75 Pequenos defeitos no septo ventricular podem não ser aparentes pela imagem bidimensional **(A)**, mas as suas presenças podem ser confirmadas pela imagem com Doppler colorido **(B)**. Neste exemplo, o septo parece intacto, mas a angulação medial e o uso do Doppler colorido confirmam a presença de um pequeno defeito. Ao, aorta; LA, átrio esquerdo; LV, ventrículo esquerdo; RV, ventrículo direito.

Defeito do Coxim Endocárdico

A divisão do canal atrioventricular comum em lados direito e esquerdo ocorre pela fusão dos coxins endocárdicos superior e inferior. A não ocorrência disso resulta em um defeito septal atrioventricular com várias combinações de defeito septal atrial do tipo ostium primum, defeito septal ventricular da via de entrada e anormalidades estruturais das valvas atrioventriculares.

Assim, um defeito do coxim endocárdico faz parte de um espectro de lesões que incluem canal atrioventricular parcial (implicando orifícios atrioventriculares separados), canal atrioventricular completo (um orifício atrioventricular comum) e defeito septal ventricular na via de entrada isolado.

A ecocardiografia bidimensional permite a avaliação detalhada de praticamente todos os aspectos morfológicos do defeito do coxim endocárdico. A porção primum do septo atrial, o septo ven-

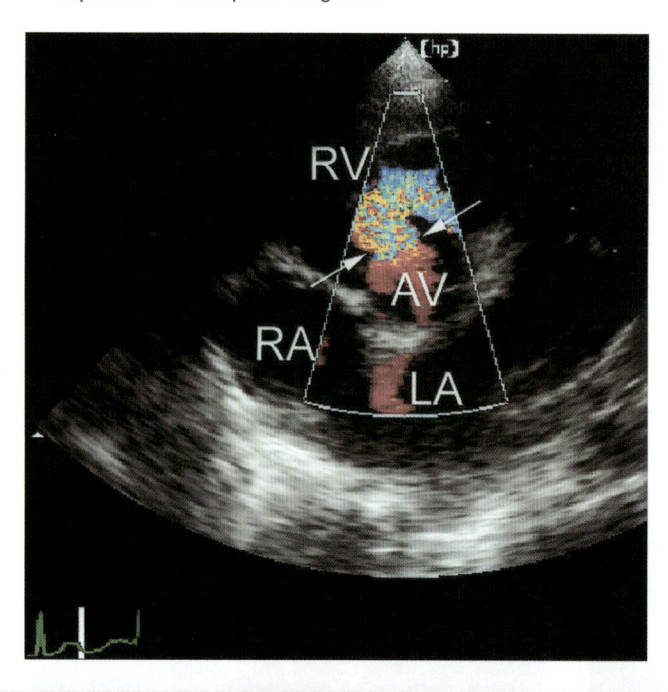

FIGURA 20.76 Imagem com fluxo colorido proporciona uma estimativa do tamanho do defeito no septo ventricular. As dimensões do jato com fluxo colorido através do defeito se correlacionam bem com o tamanho do defeito (*setas*). AV, valva aórtica; LA, átrio esquerdo; RA, átrio direito; RV, ventrículo direito.

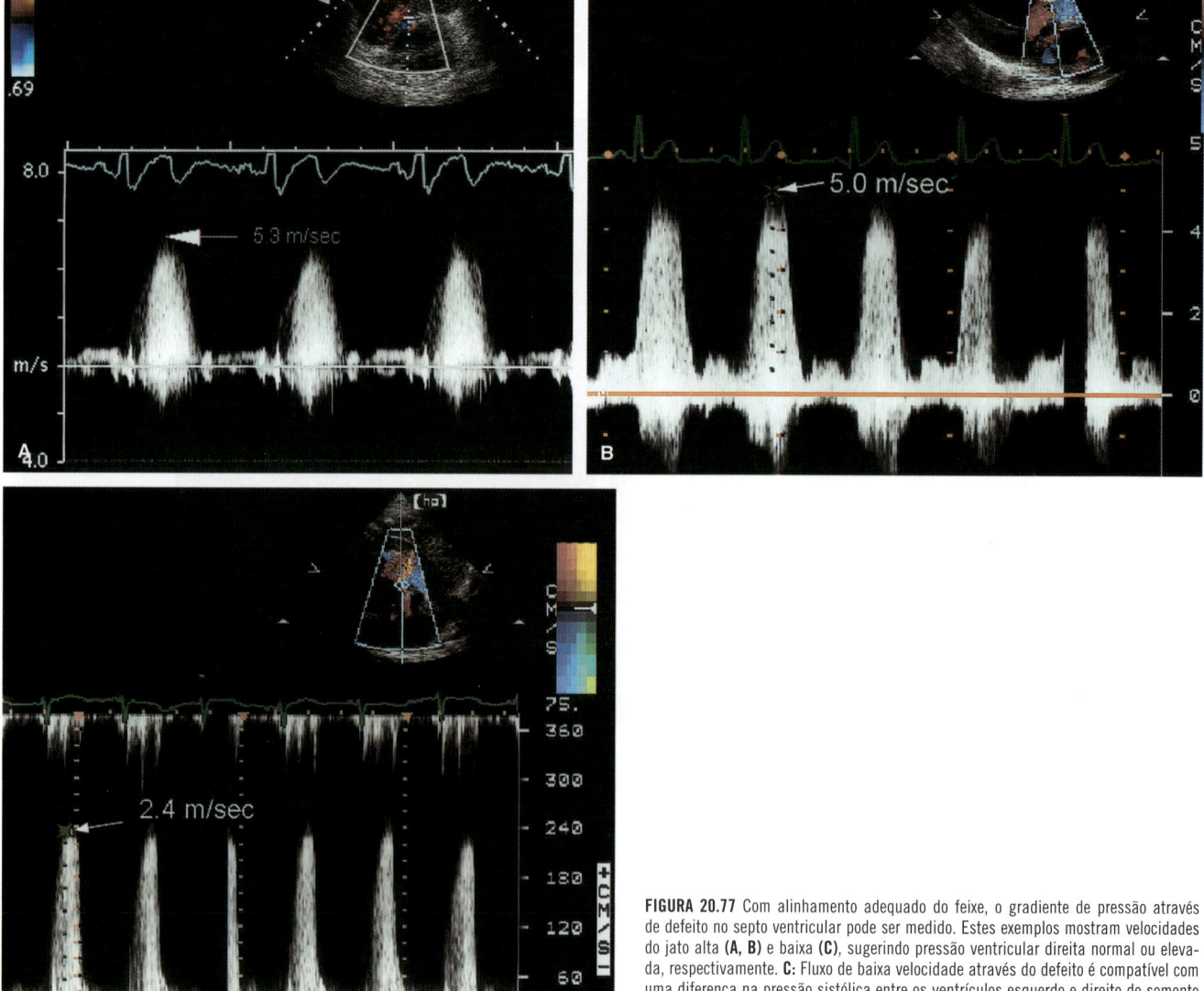

FIGURA 20.77 Com alinhamento adequado do feixe, o gradiente de pressão através de defeito no septo ventricular pode ser medido. Estes exemplos mostram velocidades do jato alta **(A, B)** e baixa **(C)**, sugerindo pressão ventricular direita normal ou elevada, respectivamente. **C:** Fluxo de baixa velocidade através do defeito é compatível com uma diferença na pressão sistólica entre os ventrículos esquerdo e direito de somente 25 mmHg. Trata-se de um traçado de um paciente com a síndrome de Eisenmenger. Ver texto para detalhes.

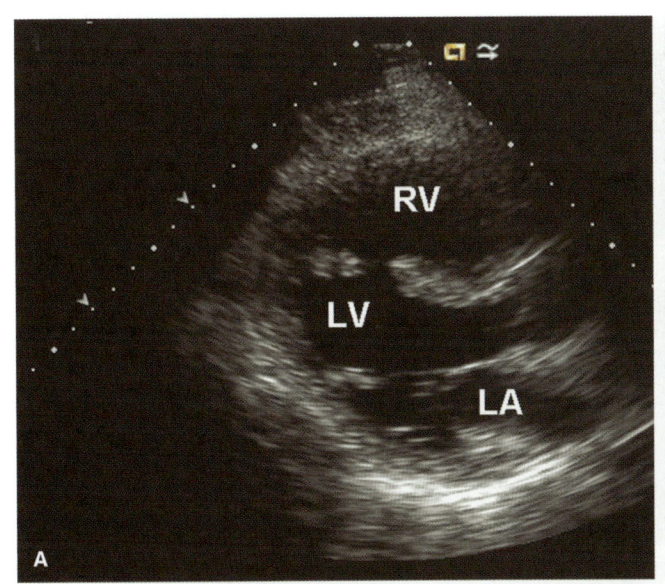

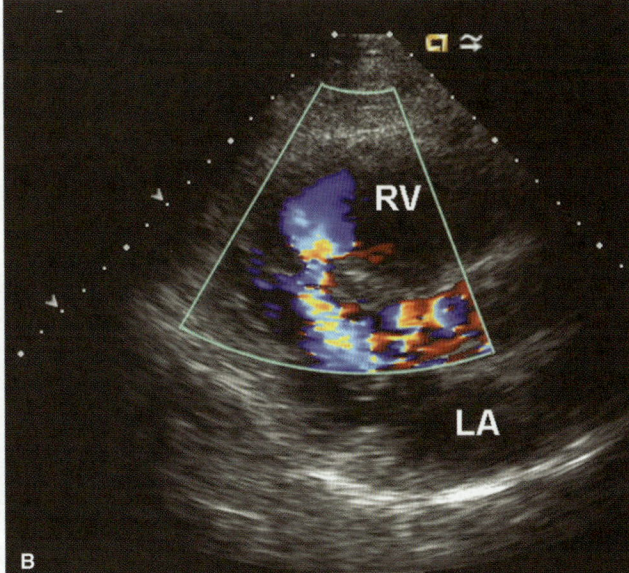

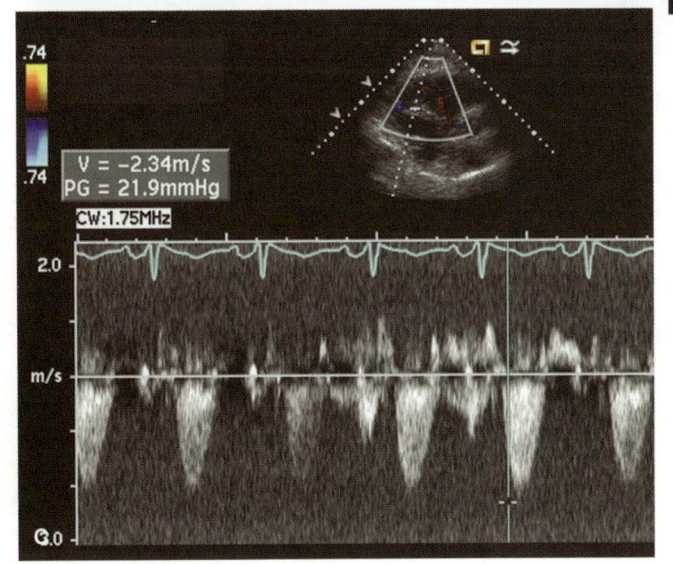

FIGURA 20.78 Um defeito septal ventricular muscular grande registrado pela ecocardiografia transtorácica. **A:** Pela incidência paraesternal de eixo longo, o defeito é facilmente visibilizado. O ventrículo direito está dilatado e hipocinético. **B:** A imagem com fluxo colorido confirma o fluxo através do defeito muscular. **C:** Imagem com Doppler espectral revela que o fluxo através do defeito é predominantemente da direita para a esquerda devido à pressão no coração direito acentuadamente elevada. LA, átrio esquerdo; LV, ventrículo esquerdo; RV, ventrículo direito.

tricular de via de entrada, a morfologia valvar atrioventricular, o mau alinhamento septal atrioventricular e a obstrução da via de saída ventricular podem ser avaliados acuradamente. A incidência de quatro câmaras oferece geralmente a maioria das informações diagnósticas acerca dessa entidade (Figuras 20.88 e 20.57). Importante notar que a presença e o tamanho dos defeitos septais atrial e ventricular podem ser determinados e a anatomia das valvas atrioventriculares pode ser avaliada. Como os folhetos valvares se movem livremente dentro do defeito, a avaliação acurada desses aspectos requer imagem em tempo real. Durante a sístole, a valva atrioventricular assume uma posição basal, ocultando o defeito septal atrial do tipo primum, mas permitindo a avaliação do tamanho do defeito septal ventricular na via de entrada e a presença de regurgitação valvar atrioventricular. Quando a valva se abre na diástole, a porção atrial do defeito pode ser examinada. As conexões das cordoalhas e a presença de cavalgamento (Figura 20.89) também podem ser determinadas. Embora a regurgitação valvar atrioventricular possa ser detectada a partir da incidência de quatro câmaras (Figura 20.90), a presença de um folheto anterior valvar mitral com uma fenda é mais bem registrada a partir da incidência paraesternal de eixo curto (Figura 20.91). A incidência de eixo curto também permite a visibilização de ambos os defeitos septais atrial e ventricular (Figura 20.92). Na incidência de quatro câmaras, a presença de derivação ventrículo esquerdo-átrio direito pode ser detectada por meio de fluxo colorido.

Por causa do espectro amplo de anomalias que podem ocorrer no quadro de defeito do coxim endocárdico, a ecocardiografia tem um papel importante na determinação da exequibilidade da correção cirúrgica. Especificamente, o tamanho relativo dos ventrículos, a presença de mau alinhamento septal e a extensão das comunicações atriais e ventriculares devem ser estabelecidos. A morfologia das valvas atrioventriculares também é crítica no planejamento da cirurgia corretiva. A ecocardiografia permite que a anatomia das valvas e as inserções de suas cordoalhas sejam determinadas. A presença de cavalgamento ou sobreposição da valva e grau de regurgitação valvar também podem ser avaliados. Durante a cirurgia, a ecocardiografia transesofágica permite fazer uma avaliação da adequação da correção. Muito importante é que a presença e a gravidade de regurgitação valvar atrioventricular residual podem ser determinadas.

Conexões e Estruturas Vasculares Anormais

Canal Arterial Permeável

O ducto arterioso é o canal vascular fetal normal que conecta a aorta descendente com o tronco da artéria pulmonar, proporcio-

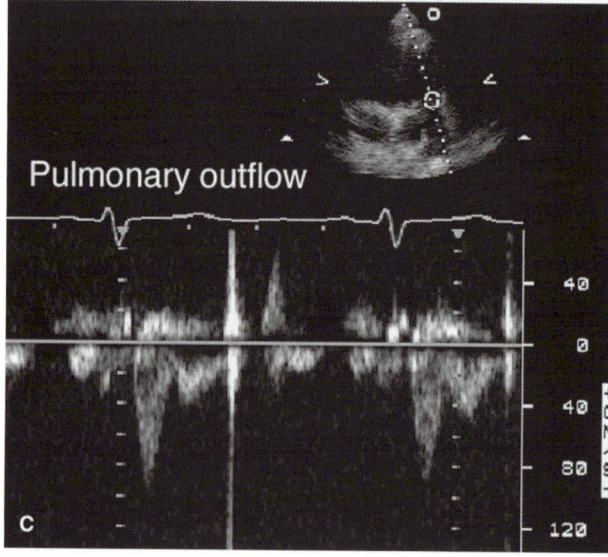

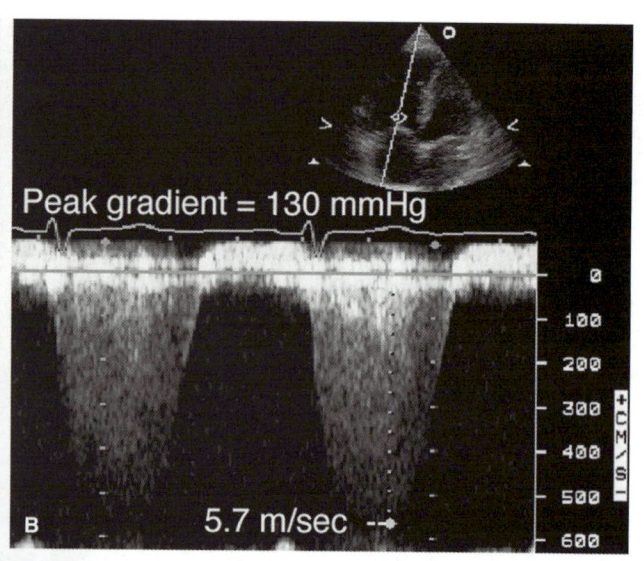

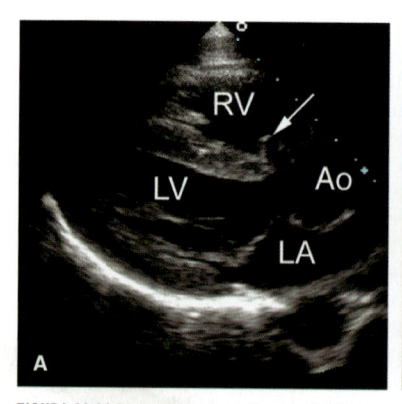

FIGURA 20.79 A: Um grande defeito septal ventricular na via de saída, resultando em síndrome de Eisenmenger. **B:** A regurgitação tricúspide de alta velocidade confirma a pressão sistólica ventricular direita acentuadamente elevada. **C:** O Doppler pulsado do fluxo valvar pulmonar é compatível com hipertensão pulmonar. Ao, aorta; LA, átrio esquerdo; LV, ventrículo esquerdo; Pulmonary outflow, fluxo de saída pulmonar.

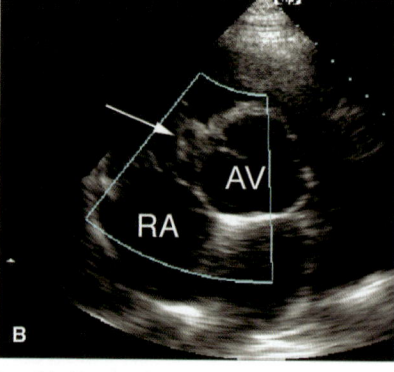

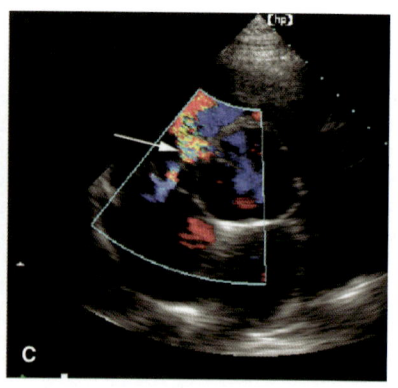

FIGURA 20.80 Fechamento espontâneo de defeito no septo ventricular ocorre geralmente resultando na formação de um aneurisma (*seta*) que pode ser completo ou parcial. Este pode ser registrado pela incidência de eixo longo (**A**) ou de eixo curto (**B**). **C:** Imagem com Doppler colorido mostra o fluxo residual através do aneurisma. Ao, aorta; LA, átrio esquerdo; LV, ventrículo esquerdo; RV, ventrículo direito.

nando um conduto para o sangue proveniente do ventrículo direito para a aorta torácica. A não ocorrência de o ducto se fechar logo após o nascimento é anormal e dá origem ao termo canal arterial permeável. Esta permeabilidade do canal pode ser desejável ou indesejável, dependendo da presença de outras anomalias associadas. Por exemplo, na presença de atresia pulmonar, a

persistência da permeabilidade do canal pode ser a única fonte de fluxo de sangue pulmonar. A detecção rápida e acurada desse canal vascular tem implicações profundas para o recém-nascido em estado crítico. Mais tarde na vida, o canal arterial permeável constitui uma das causas importantes de derivação de sangue da esquerda para a direita e sobrecarga de volume sobre o ven-

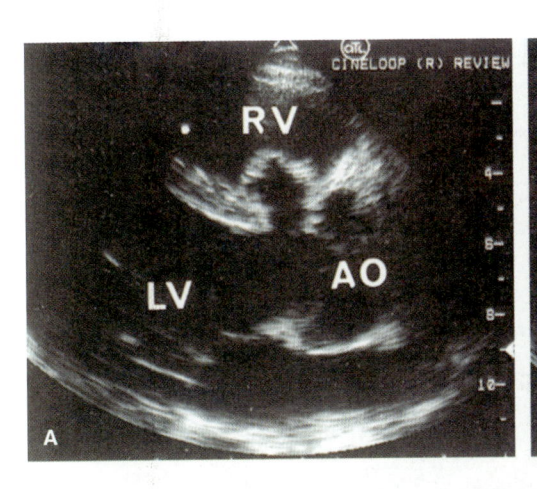

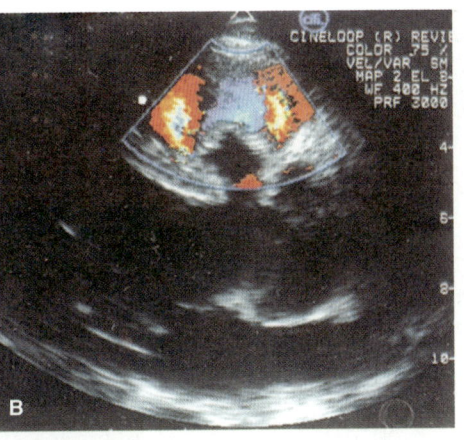

FIGURA 20.81 A: Ecocardiograma bidimensional de um paciente com defeito no septo ventricular perimembranoso e um grande aneurisma septal ventricular. **B:** A imagem com fluxo colorido na incidência paraesternal de eixo longo revela o fluxo derivado da esquerda para a direita em múltiplos locais, indicado pelo fluxo turbulento em mosaico nas bordas do aneurisma. AO, aorta; LV, ventrículo esquerdo; RV, ventrículo direito.

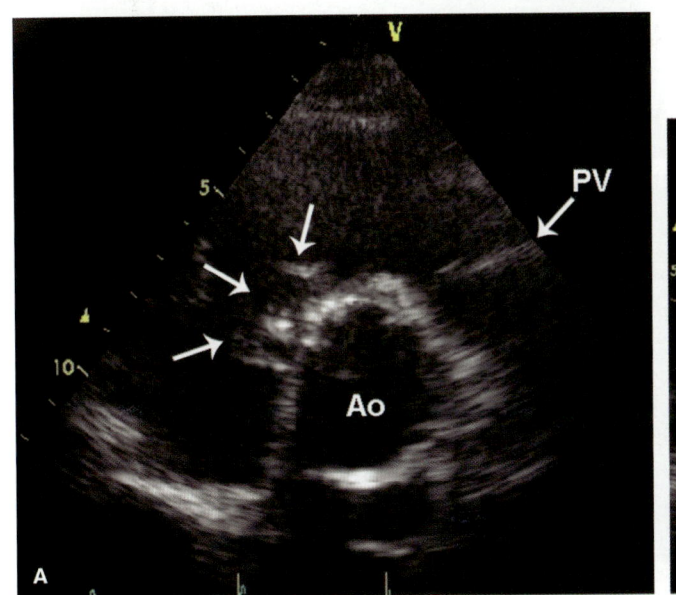

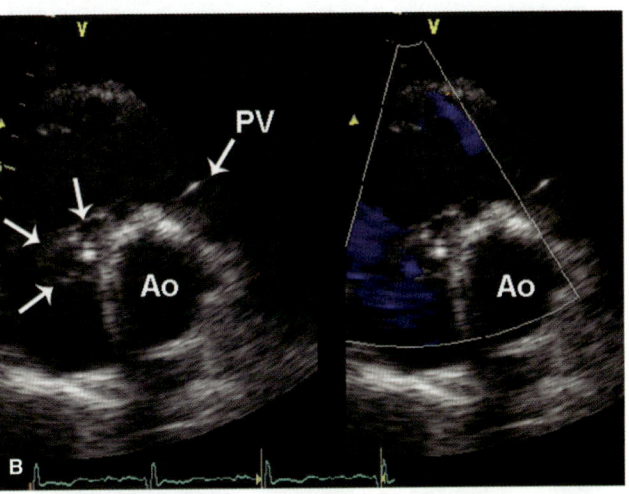

FIGURA 20.82 A: Defeito septal ventricular perimembranoso que fechou espontaneamente. Isto resulta em um aspecto de biruta criado pelo tecido redundante e altamente móvel que forma a vedação do defeito, conforme indicado pelas *setas brancas*. Observe também a presença de uma valva aórtica bicúspide, que aparece somente na imagem em tempo real. **B:** Imagem com fluxo colorido é essencial para confirmar fechamento parcial ou total do defeito. Neste caso, não foi detectada nenhuma derivação residual. Ao, aorta; PV, valva pulmonar.

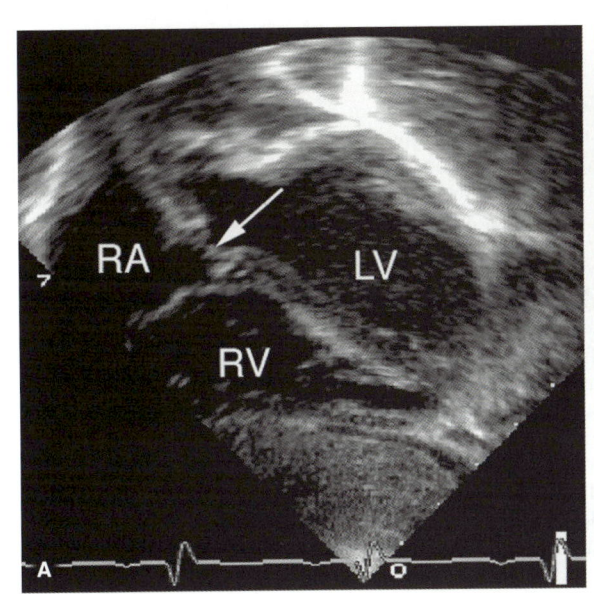

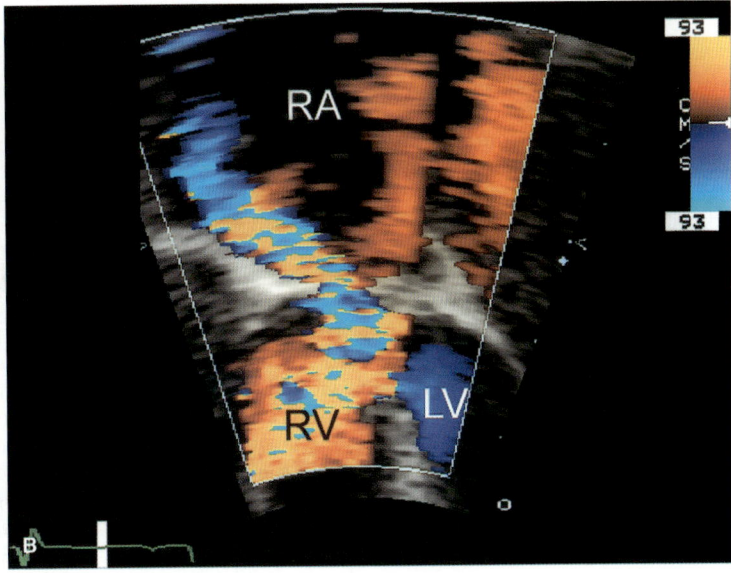

FIGURA 20.83 Um tipo incomum de defeito envolve comunicação direta entre o ventrículo esquerdo (LV) e o átrio direito (RA). **A:** A presença do defeito é sugerida pela incidência subcostal (*seta*). **B:** A imagem com Doppler colorido confirma o fluxo derivado da esquerda para a direita do ventrículo esquerdo para o átrio direito e ventrículo direito (RV). As imagens estão invertidas, como é contumaz em muitos laboratórios de ecocardiografia pediátrica.

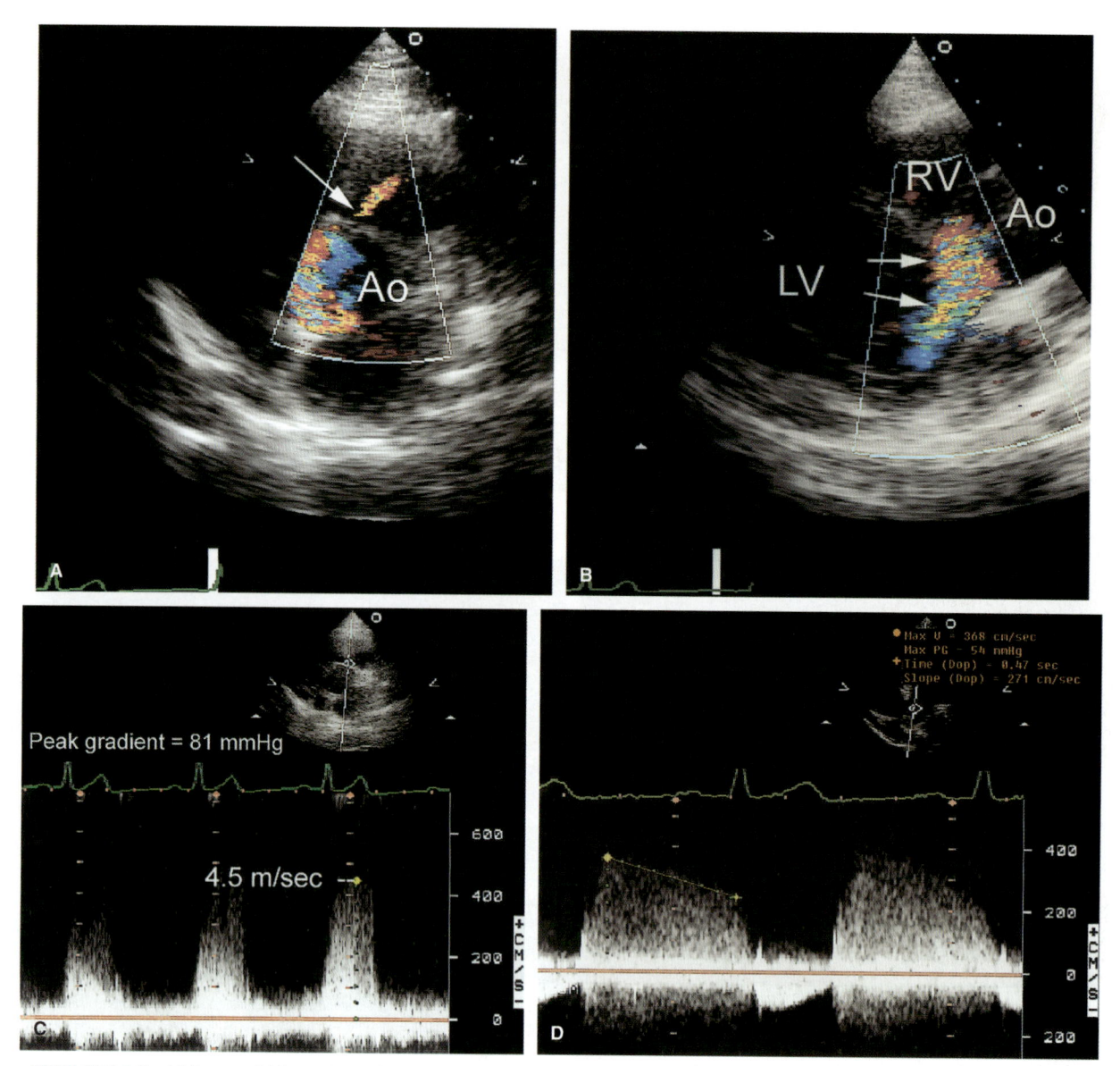

FIGURA 20.84 A: Um defeito supracristal no septo ventricular (*seta*) é detectado pelo Doppler colorido. **B:** É mostrada regurgitação aórtica associada (*setas*). **C:** Imagem com Doppler confirma um jato de alta velocidade através do defeito, sugerindo um gradiente de pressão transeptal de 80 mmHg. **D:** Doppler de onda contínua do jato de regurgitação aórtica. Ao, aorta; LV, ventrículo esquerdo; RV, ventrículo direito.

trículo esquerdo. O significado funcional do canal arterial aberto depende do seu tamanho, da resistência vascular pulmonar e da presença e grau de disfunção ventricular esquerda.

Tanto a ecocardiografia quanto imagens com Doppler são cruciais na avaliação de pacientes com canal arterial permeável. O primeiro passo na aquisição de imagens de um canal é saber onde procurá-lo. A extremidade arterial pulmonar do canal está localizada à esquerda do tronco pulmonar e adjacente à artéria pulmonar esquerda. A inserção aórtica está oposta e logo depois da origem da artéria subclávia esquerda. O orifício aórtico do canal geralmente é maior do que o orifício pulmonar, dando ao canal um formato de funil. Para a visibilização direta, as incidências supraesternal e paraesternal alta de eixo curto são usadas. Na incidência paraesternal de eixo curto, a angulação do plano de imagem em uma direção para a esquerda e superiormente permite a visibilização da bifurcação da artéria pulmonar (Figura 20.93). A rotação horária permite registrar uma distância maior da aorta descendente de modo que todo o canal pode ser visibilizado. Da janela supraesternal, o canal pode ser visto como um canal estreito se estendendo desde a borda inferior da aorta até o tronco pulmonar. Infelizmente, essa incidência tem significativas

limitações, particularmente em adultos. O canal pode ser visibilizado diretamente em somente alguns pacientes e se deve ter o cuidado de evitar considerar erradamente a artéria pulmonar esquerda como sendo um grande ducto arterial. Ademais, o ducto muitas vezes está alinhado de tal forma a ficar paralelo ao feixe de ultrassom e portanto sujeito a limitações da resolução lateral.

O Doppler melhora a sensibilidade diagnóstica ao visibilizar diretamente o fluxo da esquerda para a direita através do canal. Em ductos muito pequenos para serem detectados pela ecocardiografia bidimensional, um jato estreito de fluxo turbulento na imagem com Doppler colorido pode ser a primeira indicação de um canal arterial permeável. Este fluxo geralmente é mais bem visto a partir da incidência supraesternal alta de eixo curto como um jato retrógrado em mosaico entrando na artéria pulmonar distal da direção posterolateral (Figuras 20.94 e 20.95). A orientação do jato dentro da artéria pulmonar varia, e a distinção entre o jato e o fluxo pulmonar ou regurgitação pulmonar pode precisar de câmara lenta e análise de fotogramas congelados.

Além de seu papel no diagnóstico, a ecocardiografia também é usada para se estimar a magnitude da derivação de sangue e o grau de hipertensão arterial pulmonar. O fluxo da esquerda para

Antes   Depois

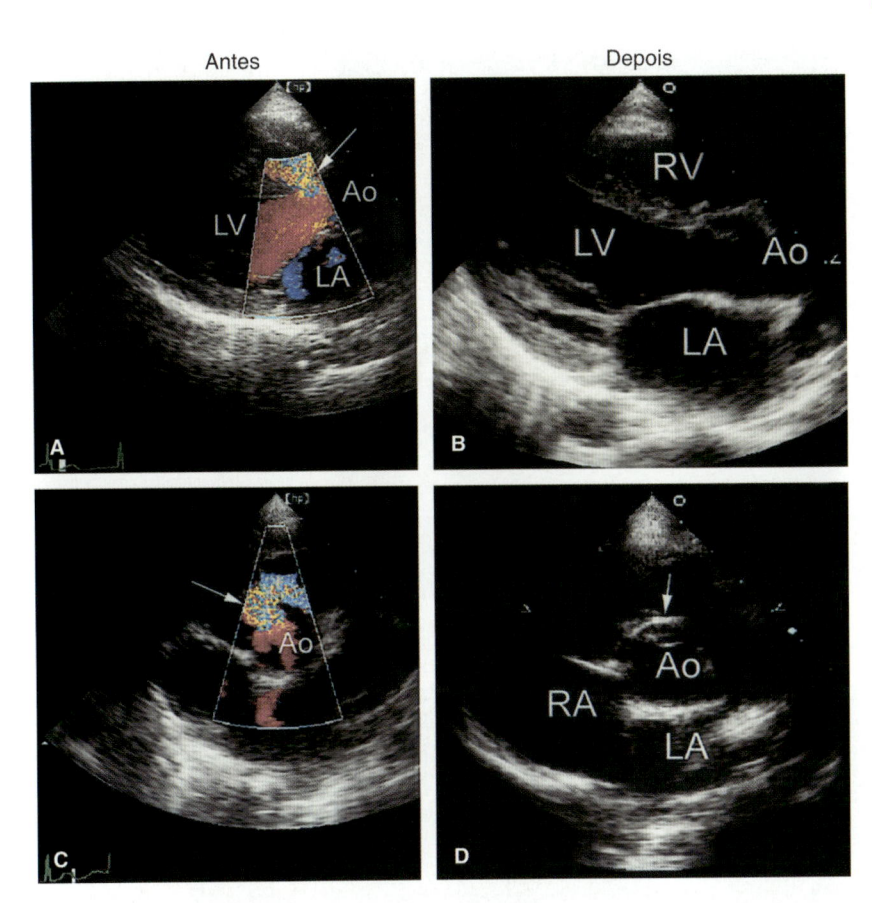

FIGURA 20.85 Defeito moderado na via de saída do septo ventricular mostrado antes **(A, C)** e após **(B, D)** correção cirúrgica. **A, C:** Imagem com Doppler colorido mostra fluxo através do defeito no septo (*setas*). **B, D:** Registrado após cirurgia. O retalho usado para fechar o defeito no septo ventricular é visibilizado pela imagem bidimensional (*seta*). Ao, aorta; LA, átrio esquerdo; LV, ventrículo esquerdo; RA, átrio direito; RV, ventrículo direito.

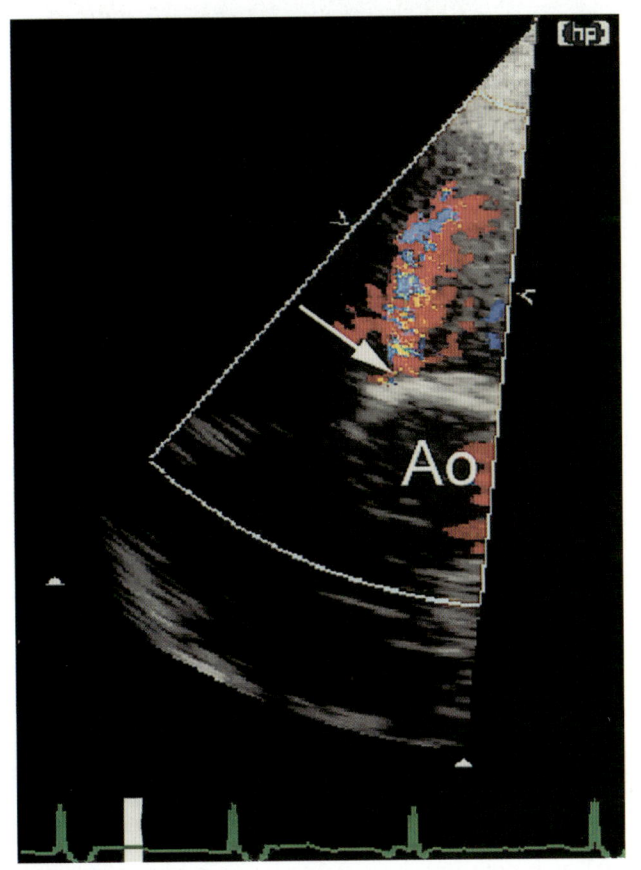

FIGURA 20.86 Imagem com Doppler na incidência basal de eixo curto mostra fluxo residual (*seta*) após fechamento cirúrgico de um defeito septal ventricular perimembranoso. Ao, aorta.

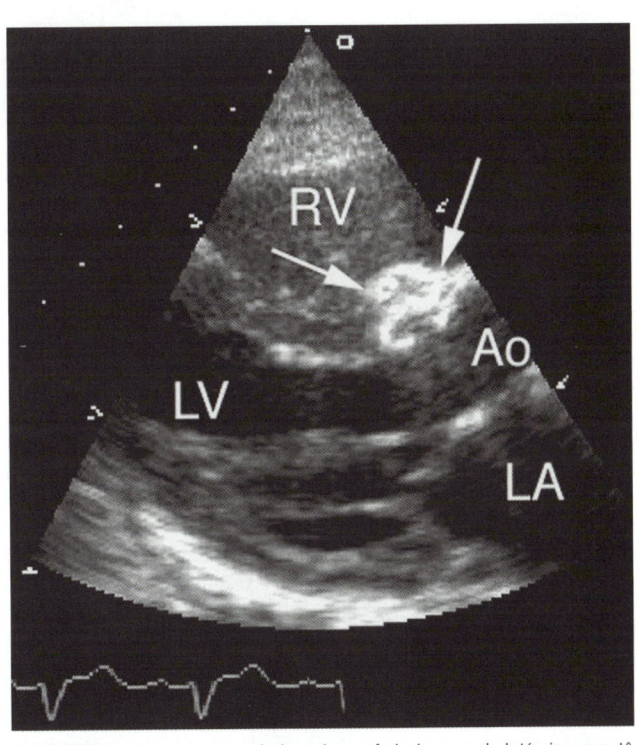

FIGURA 20.87 Defeitos no septo ventricular podem ser fechados por meio de técnicas percutâneas. Esta ilustração mostra o fechamento de um defeito perimembranoso pelo dispositivo Amplatzer®. Ao, aorta; LA, átrio esquerdo; LV, ventrículo esquerdo; RV, ventrículo direito.

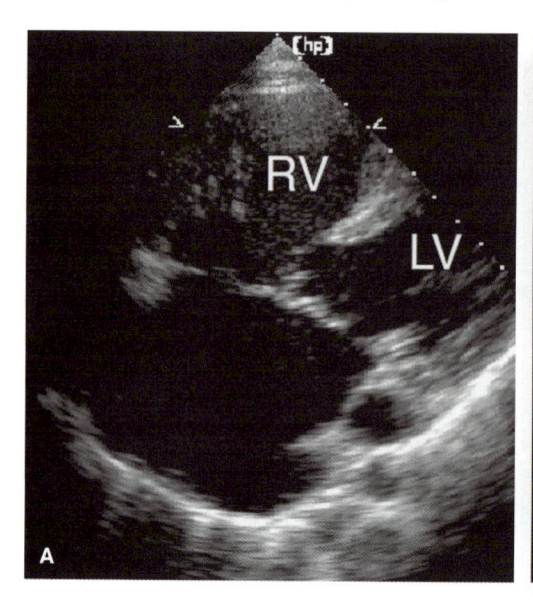
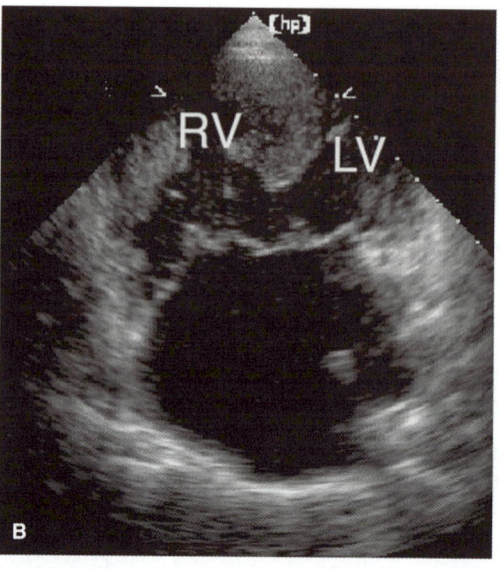

FIGURA 20.88 Canal atrioventricular completo em uma criança. A incidência de quatro câmaras **(A)** não revela evidência de tecido septal atrial. Também está presente um grande defeito do septo ventricular na via de entrada e a valva atrioventricular comum parece flutuar dentro do defeito. **B:** Incidência de quatro câmaras modificada mostra melhor o defeito no septo ventricular. LV, ventrículo esquerdo; RV, ventrículo direito.

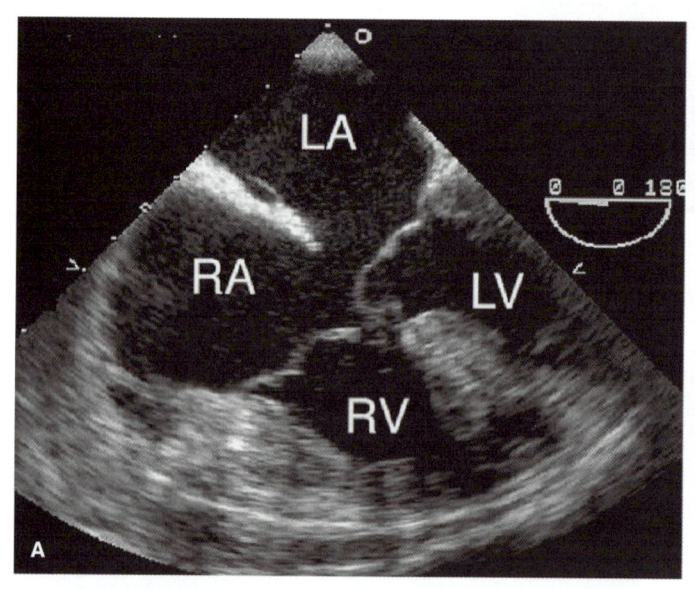
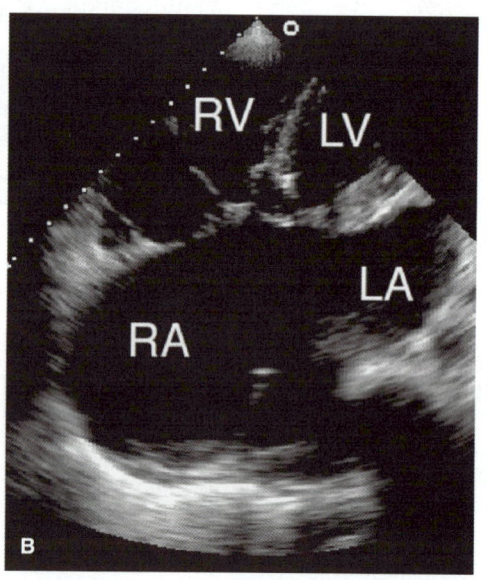

FIGURA 20.89 Canal atrioventricular completo pode estar associado a cavalgamento da valva atrioventricular. **A:** Registrado durante aquisição transesofágica de imagens. **B:** Incidência transtorácica de quatro câmaras. Em ambos estudos, as cordoalhas podem ser vistas atravessando o defeito na via de entrada. LA, átrio esquerdo; LV, ventrículo esquerdo; RA, átrio direito; RV, ventrículo direito.

a direita associado a um canal aberto resulta na sobrecarga de volume sobre o ventrículo esquerdo. O grau de dilatação atrial e ventricular esquerdos constitui um marcador útil da magnitude da derivação. O lado esquerdo do coração dilatado e hiperdinâmico é uma indicação de sobrecarga de volume e, na ausência de outras causas, sugere a presença de uma derivação significativa da esquerda para a direita. Imagens com Doppler também exercem um papel nessa área. Na maior parte dos casos, o fluxo turbulento de alta velocidade ocorre continuamente em uma direção da esquerda para a direita, atingindo um máximo no final da sístole (Figura 20.96). Por meio do Doppler se pode calcular o gradiente máximo de pressão através da equação de Bernoulli modificada. Este método permite uma estimativa quantitativa da pressão arterial pulmonar. Contudo, se o canal for relativamente longo (> 7 mm), a equação de Bernoulli simplificada pode não ser acurada. A derivação bidirecional sempre implica resistência vascular pulmonar aumentada. Neste caso, o fluxo ocorre da direita para a esquerda no início da sístole e da esquerda para a direita no final da sístole e diástole. À medida que a pressão pulmonar aumenta, a duração e a extensão do fluxo da direita para a esquerda na diástole aumentam.

Conexões Venosas Sistêmicas Anormais

A persistência da veia cava superior esquerda é a anomalia congênita mais comum envolvendo as veias sistêmicas. Ela ocorre em aproximadamente 0,5% da população geral e em 3% a 10% de pacientes com cardiopatia congênita. Na maioria dos casos, a veia cava superior esquerda drena no átrio direito via seio coronário. Assim, isso não tem consequências fisiológicas (a não ser uma predisposição a arritmias e bloqueio cardíaco) e o retorno venoso é essencialmente normal. Com menos frequência, ela drena no átrio esquerdo ou em uma veia pulmonar, resultando em uma derivação de fluxo da direita para a esquerda. Lesões associadas, especialmente defeitos do septo atrial, são comuns. O diagnóstico de veia cava superior esquerda persistente ocorre frequentemente após detecção, pela ecocardiografia, de um seio coronário dilatado. A dilatação do seio coronário geralmente é

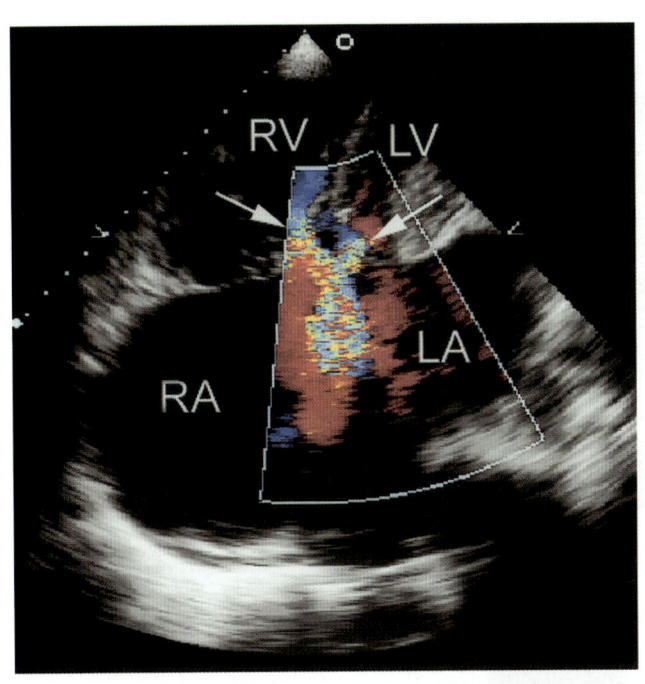

FIGURA 20.90 Regurgitação valvar atrioventricular mostrada pelo fluxo colorido neste paciente com canal atrioventricular completo. Observe como os jatos regurgitantes (*setas*) parecem ter origem em ambos os lados da valva atrioventricular atravessando de um lado para o outro. LA, átrio esquerdo; LV, ventrículo esquerdo; RA, átrio direito; RV, ventrículo direito.

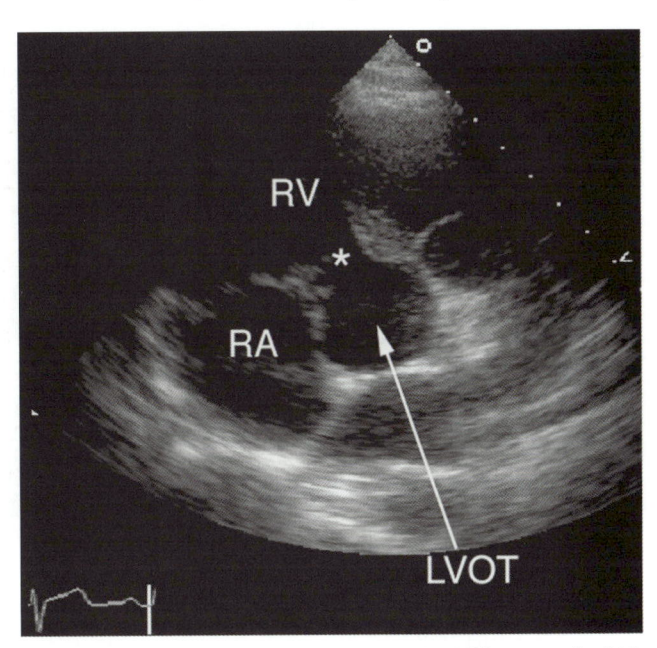

FIGURA 20.92 Incidência de eixo curto abaixo da valva aórtica é útil para se avaliar defeito septal ventricular na via de entrada (asterisco) associado a canal atrioventricular. LVOT, via de saída do ventrículo esquerdo; RA, átrio direito; RV, ventrículo direito.

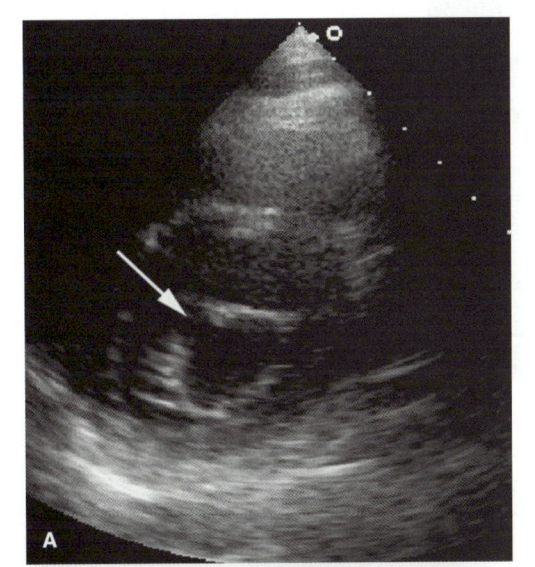

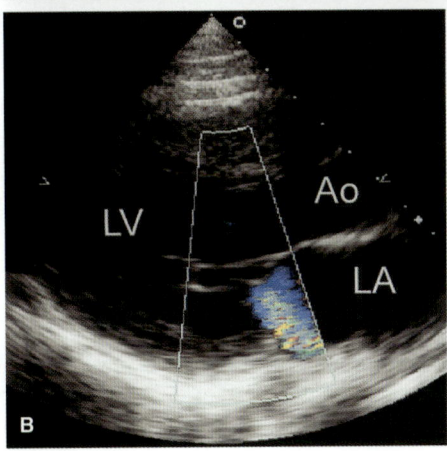

FIGURA 20.91 Um exemplo de valva mitral com uma fenda (*seta*) **(A)** em associação com regurgitação mitral excêntrica e com direção posterior **(B)**. Ao, aorta; LA, átrio esquerdo; LV, ventrículo esquerdo.

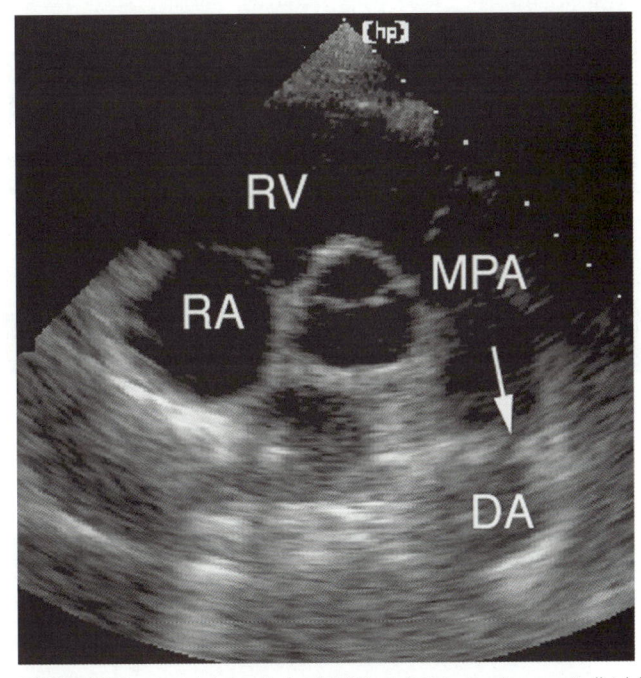

FIGURA 20.93 Canal arterial permeável mal visibilizado (*seta*) entrando na porção distal do tronco da artéria pulmonar (MPA) e saindo da aorta descendente (DA) nesta incidência de eixo curto. RA, átrio direito; RV, ventrículo direito.

decorrência de drenagem anômala no seio, seja de uma veia cava superior esquerda persistente seja de uma veia pulmonar anômala. Ocasionalmente, o grau de aumento do seio coronário é tão grande que a estrutura é erroneamente considerada como sendo alguma outra coisa, como derrame pericárdico, veia pulmonar ou aorta descendente.

O seio coronário é visibilizado melhor pela incidência paraesternal de eixo longo como uma estrutura circular no sulco atrioventricular posterior (Figura 20.97). A sua localização anterior ao pericárdio o distingue de outras estruturas venosas e arteriais, especialmente a aorta descendente. Na incidência para-

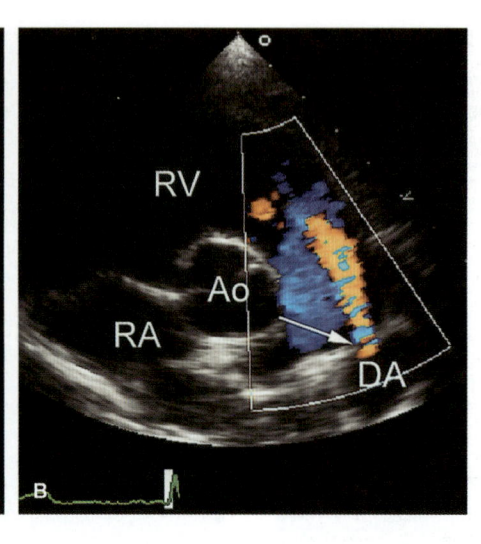

FIGURA 20.94 Dois exemplos de canal permeável visibilizados na imagem com fluxo colorido pela incidência basal de eixo curto. **A:** Observe como o jato abraça a parede lateral do tronco da artéria pulmonar (MPA). **B:** A *seta* indica a entrada do canal na artéria pulmonar. Ao, aorta; DA, aorta descendente; RA, átrio direito; RV, ventrículo direito.

Antes

Depois

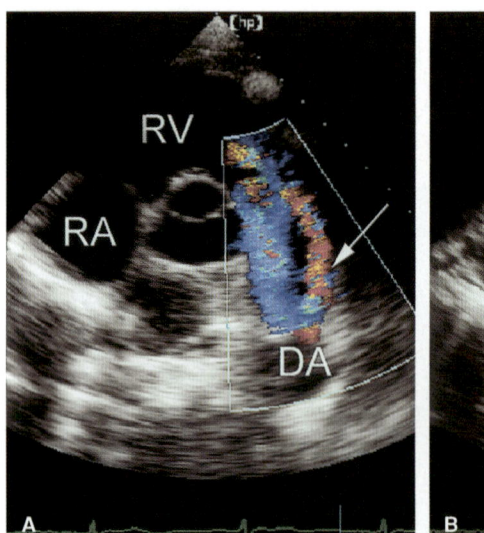

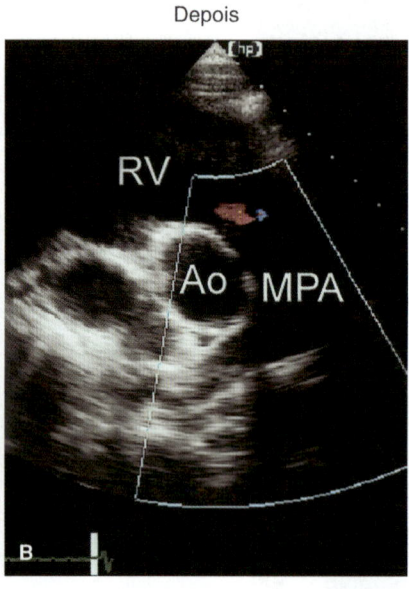

FIGURA 20.95 Um paciente com canal arterial permeável antes **(A)** e após **(B)** oclusão com mola. Após o fechamento do defeito, não mais existe fluxo de derivação e somente há uma regurgitação pulmonar trivial. Ao, aorta; DA, aorta descendente; MPA, tronco da artéria pulmonar; RA, átrio direito; RV, ventrículo direito.

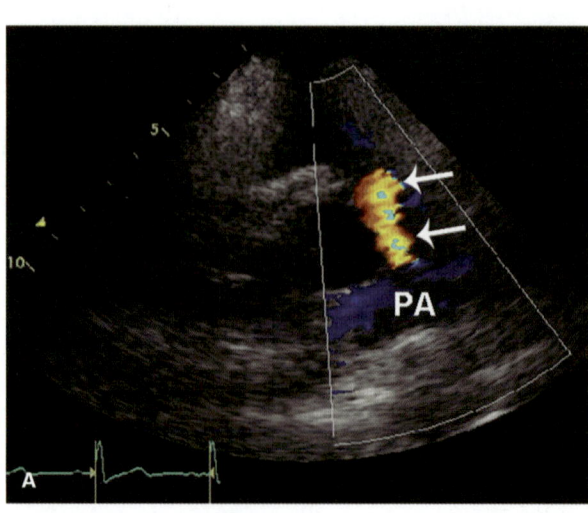

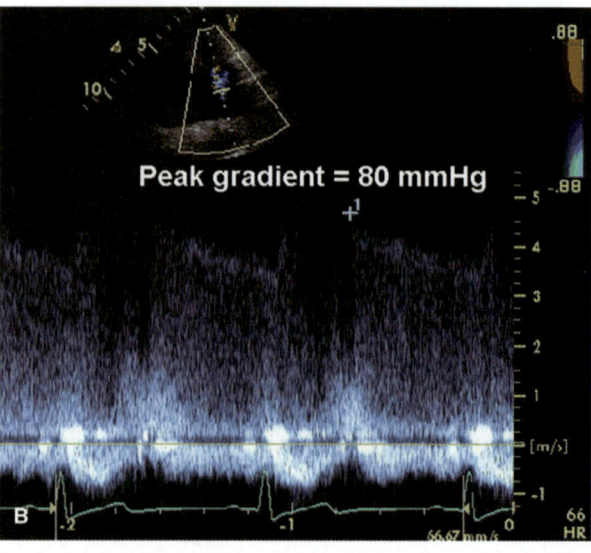

FIGURA 20.96 Canal arterial permeável é mais bem visibilizado a partir de uma janela paraesternal alta com imagem com Doppler colorido. **A:** Fluxo turbulento de alta velocidade na artéria pulmonar proximal em direção ao transdutor (*setas brancas*) é compatível com um canal. **B:** Imagem com Doppler de onda contínua pode então ser usada para avaliar a velocidade do jato, uma indicação do gradiente entre a aorta descendente e a artéria pulmonar. PA, artéria pulmonar.

esternal de eixo curto, o seio coronário pode ser registrado como uma estrutura tubular em formato de crescente localizado dentro do sulco atrioventricular e se comunicando com o átrio direito. Pela incidência de quatro câmaras, a angulação posterior do feixe irá demonstrar o seio coronário em eixo longo, com percurso atrás do átrio esquerdo e se esvaziando no átrio direito (Figura 20.98). Ocasionalmente, pode-se ver uma rede de Chiari onde o seio coronário se esvazia no átrio direito posterior.

A visibilização direta de uma veia cava superior esquerda é mais fácil em crianças do que em adultos. O vaso pode ser visto pela janela supraesternal como uma estrutura vertical à esquerda do arco aórtico (Figura 20.99). Essa incidência é particularmente útil para se determinar se ambas as veias cavas estão presentes ou não, avaliar o seu tamanho relativo e detectar uma veia inominada. As conexões entre as cavas e os átrios também devem ser examinadas por meio de uma combinação de imagens bidimensionais e com Doppler colorido. Neste exemplo (Figura 20.99), a drenagem da veia cava superior esquerda no átrio esquerdo é claramente visibilizada por meio da imagem com fluxo colorido. O Doppler colorido pode ser usado para se distinguir a velocidade

maior de fluxo arterial (que, com ajustes usuais de ganho, aparece como fluxo laminar vermelho ou azul na sístole) da de fluxo venoso (que muitas vezes não é detectado pela imagem com fluxo colorido). O Doppler pulsado pode ser usado para confirmar o fluxo venoso, registrando fluxo de velocidade baixa e fásico em uma direção superior para inferior.

A ecocardiografia contrastada tem grande valor no diagnóstico diferencial de seio coronário dilatado e para avaliar conexões anormais das veias cavas (Figura 20.100). Se a injeção no braço esquerdo resultar em opacificação do seio coronário antes do átrio direito e ventrículo direito, o diagnóstico de veia cava inferior esquerda persistente é provável. Se a mesma injeção acarretar opacificação atrial esquerda, está presente uma drenagem anormal da veia cava (esquerda ou comum). Este padrão de drenagem não é usual e tipicamente está associado a outras lesões cardíacas. A injeção no braço direito deve ser feita depois. Na presença de veia cava superior esquerda (drenando no átrio esquerdo ou átrio direito), essa injeção deverá acarretar a sequência normal de opacificação (ou seja, nenhuma opacificação do seio coronário).

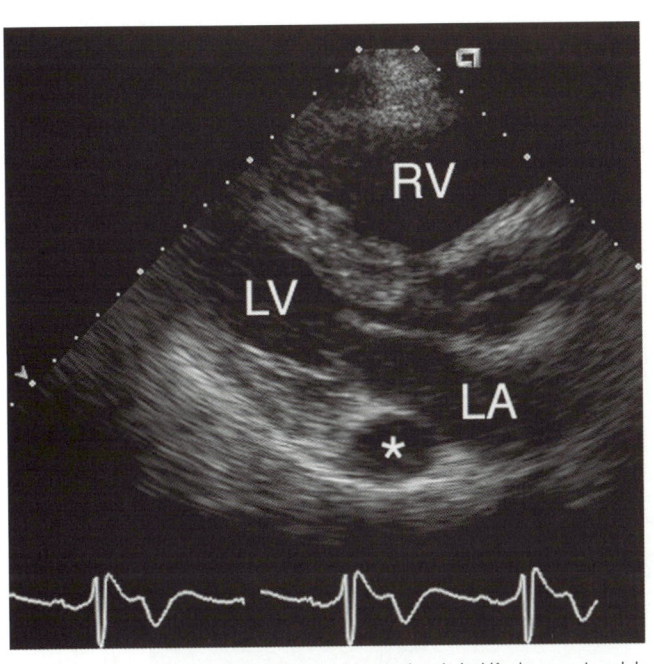

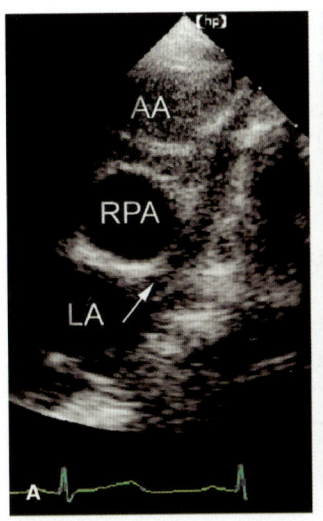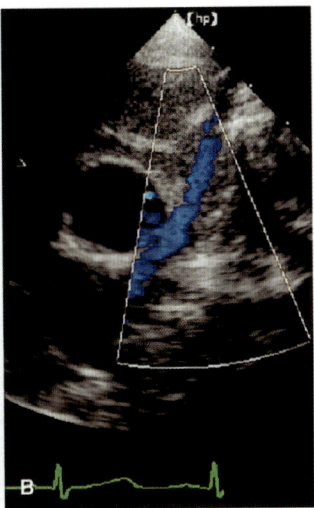

FIGURA 20.99 Veia cava superior esquerda persistente mostrada pela incidência supraesternal. **A:** O vaso é visto logo à esquerda do arco aórtico (AA) e parece conectado ao átrio esquerdo (LA) (*seta*). **B:** Doppler colorido mostra fluxo de baixa velocidade dirigido inferiormente para o interior do átrio esquerdo. RPA, artéria pulmonar direita.

FIGURA 20.97 Seio coronário dilatado (asterisco) mostrado pela incidência paraesternal de eixo longo. LA, átrio esquerdo; LV, ventrículo esquerdo; RV, ventrículo direito.

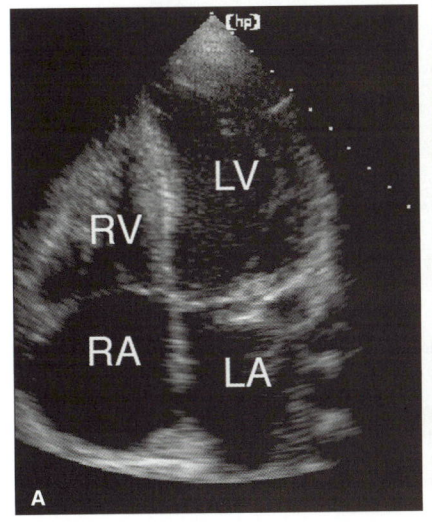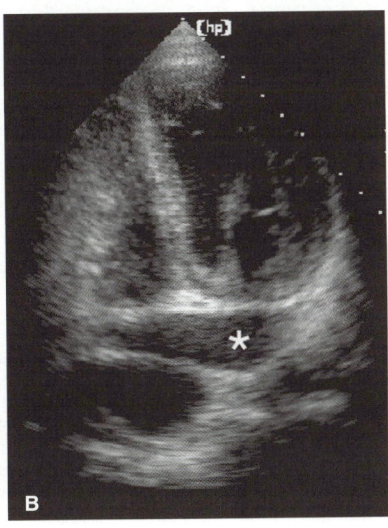

FIGURA 20.98 Seio coronário dilatado mostrado pela incidência apical. **A:** A incidência de quatro câmaras revela uma dilatação discreta das câmaras direitas. Dirigindo o feixe de ultrassom mais inclinado em relação à parede torácica (**B**), o seio coronário é registrado (asterisco). LA, átrio esquerdo; LV, ventrículo esquerdo; RA, átrio direito; RV, ventrículo direito.

Conexões Venosas Pulmonares Anormais

O retorno venoso pulmonar anômalo pode ser total ou parcial. O retorno venoso pulmonar anômalo total se caracteriza por drenagem de todas as quatro veias pulmonares em uma tributária venosa sistêmica do átrio direito ou no próprio átrio direito. As conexões podem ser acima ou abaixo do diafragma e podem oferecer certo grau de obstrução. Algum grau de intermistura interatrial é obrigatório e proporciona o único acesso do sangue venoso pulmonar para o coração esquerdo. O grau e a direção da derivação do sangue dependem do tamanho da comunicação interatrial e da complacência relativa dos dois ventrículos. Anomalias cardíacas associadas estão presentes em mais de um terço dos pacientes. A sobrevida além da infância sem paliação ou correção cirúrgica é improvável, de modo que essa entidade não é encontrada na população adulta.

O retorno venoso pulmonar anômalo parcial está presente quando parte das veias pulmonares, mas nem todas (geralmente uma ou duas), está conectada ao átrio direito em vez de ao átrio esquerdo. A situação ocorre em 10% dos pacientes com um defeito septal atrial do tipo secundum e em mais de 80% dos pacientes com defeito do tipo seio venoso (Figura 20.46). As conexões anômalas mais comuns (em ordem decrescente de frequência) são (1) veia pulmonar direita superior conectando com o átrio direito ou veia cava superior (sendo responsável por mais de 90% dos casos e muitas vezes associada a defeito septal atrial do tipo seio venoso), (2) veias pulmonares esquerdas conectando com uma veia inominada e (3) veias pulmonares direitas conectando com a veia cava inferior. As consequências fisiológicas da drenagem venosa pulmonar anômala parcial podem ser de pequena monta, especialmente se somente uma veia pulmonar estiver envolvida.

Se grande parte da drenagem venosa pulmonar for desviada para o lado direito do coração, haverá evidência de sobrecarga de volume sobre o átrio direito e ventrículo direito.

O diagnóstico ecocardiográfico do retorno venoso pulmonar anômalo total se baseia na visibilização da terminação das quatro veias pulmonares e detecção de uma confluência venosa com conexão ao átrio direito, seio coronário ou veia cava. No retorno venoso pulmonar anômalo total, a confluência venosa pode estar localizada posteriormente, inferiormente ou superiormente ao átrio esquerdo (Figura 20.101). As incidências paraesternal, apical, supraesternal e subcostal têm um papel no diagnóstico porque a confluência pode ser pequena e difícil de ser captada. A aquisição de imagens das veias pulmonares atrás ou próximas ao átrio esquerdo não prova que elas conectam com o átrio esquerdo. Uma procura meticulosa pelas veias pulmonares entrando no átrio esquerdo deve ser empreendida. Se conexões normais não são vistas, uma confluência venosa pulmonar e uma conexão anormal ao átrio direito devem ser procuradas. Conforme discutido acima, um seio coronário dilatado algumas vezes é a anormalidade ecocardiográfica inicial detectada e esse achado deve sempre suscitar uma procura por drenagem venosa pulmonar anômala. O Doppler muitas vezes é útil nessa situação para se determinar a direção do fluxo dentro dos canais venosos. A direção do fluxo venoso pode permitir se fazer a diferenciação entre uma veia sistêmica normal e uma veia pulmonar anômala (Figura 20.102).

O retorno venoso pulmonar anômalo parcial pode ser difícil de se diagnosticar por causa dos problemas técnicos na identificação de todas as quatro conexões das veias pulmonares ao átrio esquerdo. A não ser que todos os quatro vasos sejam identificados, é impossível excluir por completo a possibilidade de uma

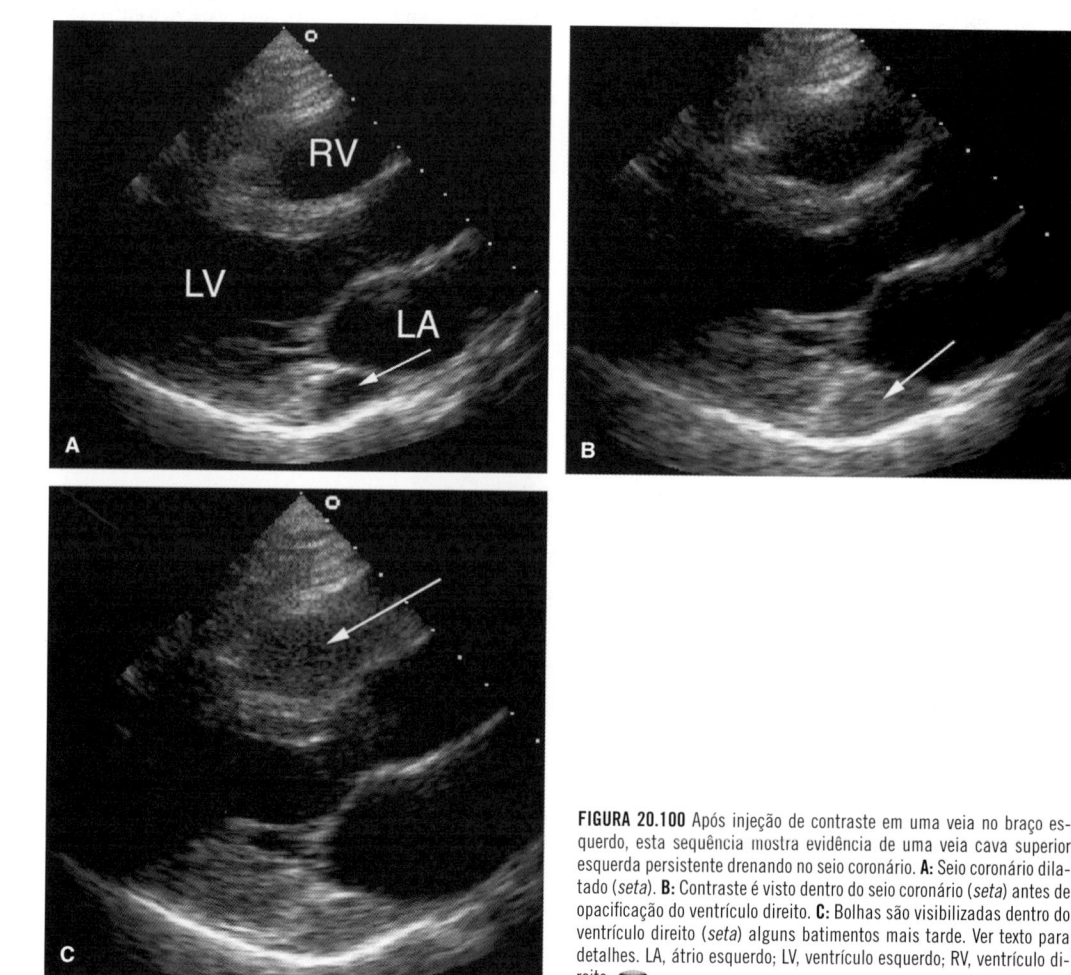

FIGURA 20.100 Após injeção de contraste em uma veia no braço esquerdo, esta sequência mostra evidência de uma veia cava superior esquerda persistente drenando no seio coronário. **A:** Seio coronário dilatado (*seta*). **B:** Contraste é visto dentro do seio coronário (*seta*) antes de opacificação do ventrículo direito. **C:** Bolhas são visibilizadas dentro do ventrículo direito (*seta*) alguns batimentos mais tarde. Ver texto para detalhes. LA, átrio esquerdo; LV, ventrículo esquerdo; RV, ventrículo direito.

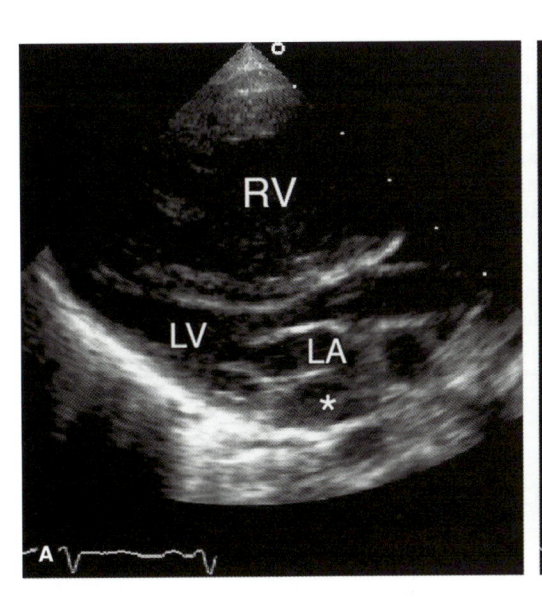
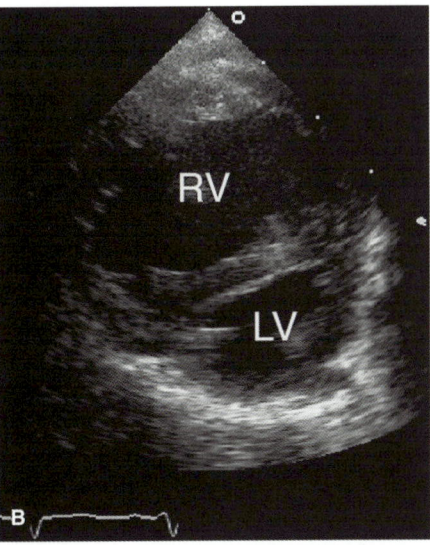

FIGURA 20.101 Um recém-nascido com drenagem venosa pulmonar anômala total. **A:** O ventrículo direito (RV) está acentuadamente dilatado e o septo invade o ventrículo esquerdo (LV). Observe o seio coronário dilatado (asterisco). **B:** Aumento ventricular direito e achatamento septal novamente mostrado. Neste paciente, todas as quatro veias pulmonares drenavam no seio coronário e depois no átrio direito. LA, átrio esquerdo.

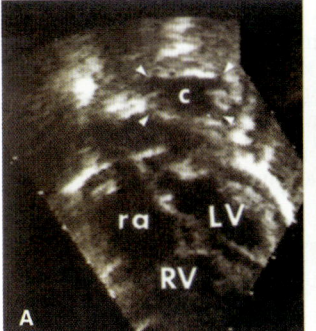
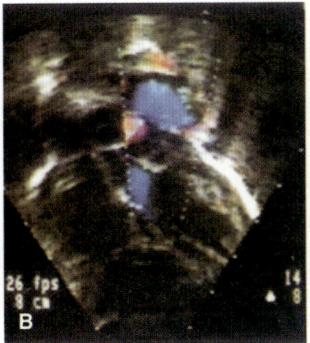
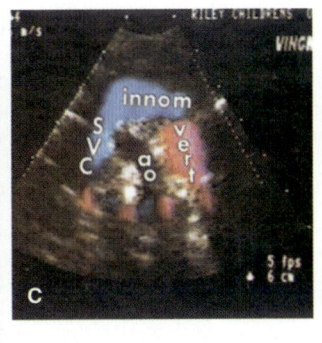
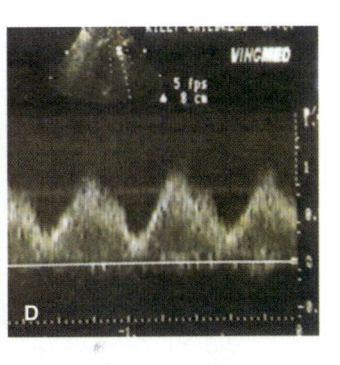

FIGURA 20.102 A: Incidência apical de quatro câmaras em um recém-nascido com retorno venoso pulmonar anômalo total revela uma estrutura posterior e superior ao átrio esquerdo representando a confluência venosa pulmonar (c). As *pontas de seta* indicam a entrada das veias pulmonares. **B:** Fluxo de baixa velocidade dentro da confluência é mostrado pela imagem com fluxo colorido. **C:** Incidência supraesternal de eixo curto revela a presença de uma veia vertical (vert), a veia inominada (innom) e a veia cava superior (SVC). A imagem com fluxo colorido mostra um fluxo vermelho dentro da veia vertical (dirigido em direção ao transdutor) e fluxo azul na veia inominada e veia cava superior (dirigido para longe do transdutor). **D:** Fluxo de orientação superior na veia vertical foi confirmado pelo Doppler pulsado. Uma estrutura venosa normal nesta região seria de se esperar drenar em direção ao coração, ou seja, para longe do transdutor. ao, aorta; LV, ventrículo esquerdo; ra, átrio direito; RV, ventrículo direito. (Cortesia de G. J. Ensing, M.D.)

veia anômala. Na maioria dos casos, esse diagnóstico é considerado quando é detectado um defeito no septo atrial e/ou dilatação do lado direito do coração. Na maioria das vezes, a anomalia envolve as veias pulmonares direitas e a conexão anormal geralmente encontra-se próximo ao lado direito do septo atrial ou base da veia cava superior. As incidências supraesternal, apical de quatro câmaras e subcostal devem ser usadas. Por meio da janela subcostal, a porção superior do septo interatrial é sempre vista de modo que esta é a incidência que mais provavelmente irá fornecer um diagnóstico. Com rotação horária do transdutor, as entradas da veia pulmonar superior direita e veia cava superior podem ser registradas. O Doppler colorido muitas vezes ajuda na identificação das veias pulmonares e sua continuidade (ou sua falta) com o átrio esquerdo. A ecocardiografia transesofágica também pode ser diagnóstica dessa condição. A proximidade do transdutor com o átrio esquerdo a torna uma técnica ideal para se avaliar as conexões venosas pulmonares e a presença ou ausência de uma confluência venosa pulmonar.

Anormalidades da Circulação Coronária

As anormalidades congênitas mais importantes que envolvem a circulação coronária incluem origem anômala das artérias coronárias e fístulas arteriais coronárias. Aneurismas arteriais coronários, que podem ser congênitos, mas mais comumente ocorrem na doença de Kawasaki, também são discutidos nessa seção.

A origem anômala de uma artéria coronária está presente em 1% dos pacientes submetidos a cateterismo cardíaco. A origem da artéria circunflexa esquerda no seio coronário direito e a origem da artéria coronária direita no seio esquerdo são as variantes encontradas mais comumente. Essas anomalias têm particular relevância quando o trajeto da artéria aberrante passa entre a aorta e o tronco pulmonar. Os óstios e porções proximais das artérias coronárias podem ser visibilizados pela ecocardiografia a partir de uma incidência paraesternal de eixo curto na base. Essa incidência permite a determinação do tamanho e trajeto inicial das artérias. Em adultos, a ecocardiografia transesofágica geralmente oferece imagens de melhor qualidade das porções proximais das artérias coronárias, e vasos anômalos podem ser identificados com um alto grau de acurácia. Uma incapacidade de se registrar a origem da artéria coronária por essa incidência levanta a possibilidade de um vaso aberrante.

A anatomia arterial coronária pode ser especialmente importante em certas formas de cardiopatia congênita complexa como tetralogia de Fallot e transposição das grandes artérias. Aqui, a avaliação de anomalias arteriais coronárias e diâmetro vascular tem implicações no prognóstico e correção cirúrgica. A origem anômala da artéria coronária esquerda no tronco pulmonar é uma das causas de insuficiência cardíaca no recém-nascido. Em tais pacientes, a artéria coronária direita encontra-se dilatada e o óstio coronário esquerdo está ausente na raiz aórtica. A artéria coronária esquerda pode ser visibilizada, mas não se conecta com a aorta. Por meio de uma incidência paraesternal alta do tronco pulmonar (similar à usada para avaliar um canal arterial permeável), o vaso pode ser visto tendo origem na parede posterior do tronco pulmonar (Figura 20.103). A procura por artérias coronárias muitas vezes é mais fácil com o Doppler colorido.

Uma fístula arterial coronária é uma anomalia rara que resulta da conexão anormal entre uma artéria coronária e um outro vaso ou câmara (veia coronária, artéria pulmonar ou ventrículo direito). Essa conexão resulta em uma derivação do fluxo da esquerda para a direita e um sopro contínuo, que na maioria das vezes é confundido com um canal arterial aberto. A ecocardiografia bidimensional revela dilatação uniforme e muitas vezes intensa da artéria coronária envolvida. Nas crianças, o trajeto do vaso dilatado pode ser seguido por meio de múltiplos planos de imagem e imagem simultânea com fluxo colorido. Pode ser difícil adquirir imagem da fístula em si. O Doppler colorido e/ou ecocardiografia com contraste são úteis ao se tentar seguir o trajeto do vaso (Figura 20.104). A detecção de fluxo turbulento dentro do ventrículo direito ou artéria pulmonar pode identificar o local de conexão fistulosa (Figura 20.105). Se o fluxo da esquerda para a direita for grande, também pode ficar evidente uma dilatação de câmara.

Os aneurismas arteriais coronários ocorrem em associação com a doença de Kawasaki. Esses aneurismas aparecem como segmentos dilatados localizados, geralmente com formato fusiforme. Eles muitas vezes são múltiplos, podem ocorrer em qualquer lugar ao longo do vaso e algumas vezes são revestidos por trombo. A detecção requer o uso de múltiplos planos de imagem para se registrar o máximo possível das artérias distais (Figura 20.106). Em pacientes jovens, todo o tronco da artéria coronária

esquerda e segmentos proximais das artérias direita, circunflexa e descendente anterior esquerda podem ser vistos a partir da incidência paraesternal de eixo curto. A incidência paraesternal de eixo longo da via de saída do ventrículo direito permite o registro da parte mais distal da artéria coronária descendente anterior esquerda, ao passo que a incidência apical de quatro câmaras pode ser usada para se avaliar a circunflexa esquerda e a coronária direita. Conforme mencionado anteriormente, a ecocardiografia transesofágica também pode ser usada para efetivamente examinar as artérias coronárias. O diâmetro dos aneurismas arteriais coronários deve ser medido, pois o tamanho tem implicações prognósticas. A presença de um derrame pericárdico também deve ser procurada. A sua presença aumenta a probabilidade de aneurismas arteriais coronários.

Anormalidades do Conotronco

Tetralogia de Fallot

A tetralogia de Fallot é a forma mais comum de cardiopatia congênita cianótica e é uma das poucas dessas lesões que podem não ser diagnosticadas até tarde na vida. Essa anomalia tem quatro aspectos anatômicos: (l) deslocamento da raiz aórtica anteriormente e para a direita; (2) defeito septal ventricular; (3) obstrução da via de saída do ventrículo direito; e (4) hipertrofia ventricular direita. A avaliação ecocardiográfica inclui o diagnóstico *de novo* da lesão, uma determinação das opções para intervenção cirúrgica e avaliação pós-operatória da adequação da correção.

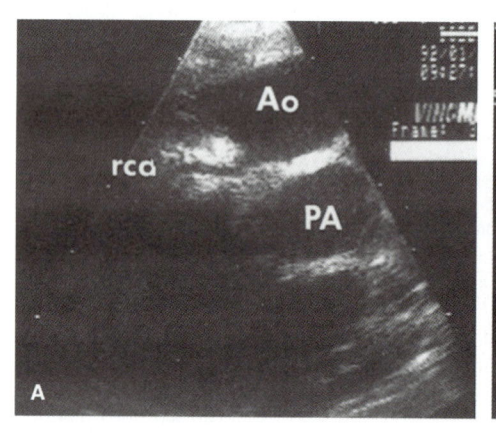
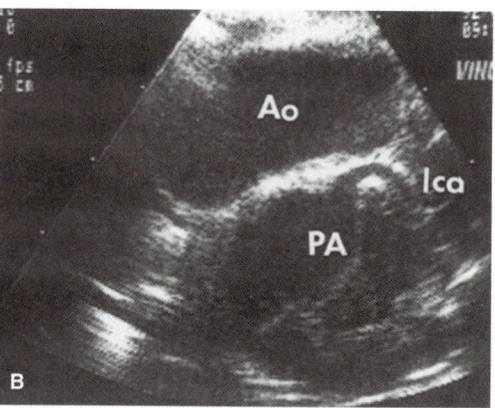

FIGURA 20.103 Artéria coronária esquerda anômala (lca). **A:** O trajeto da artéria coronária direita (rca) pode ser acompanhado até o seio coronário direito da raiz aórtica (Ao). **B:** A angulação do transdutor permite o registro da artéria coronária esquerda tendo origem no tronco da artéria pulmonar (PA). (Cortesia de G. J. Ensing, M.D.)

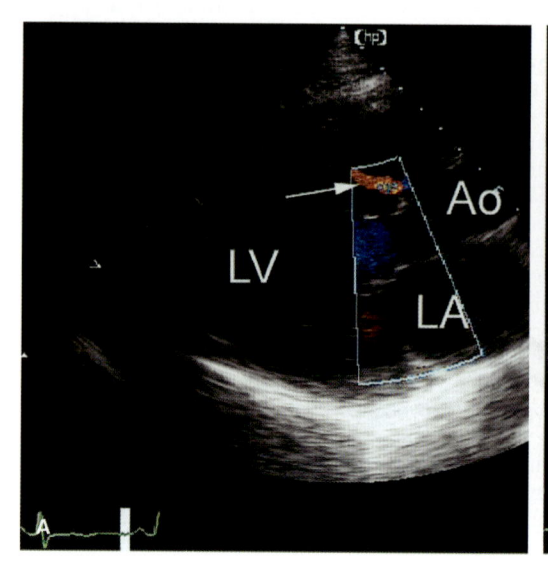
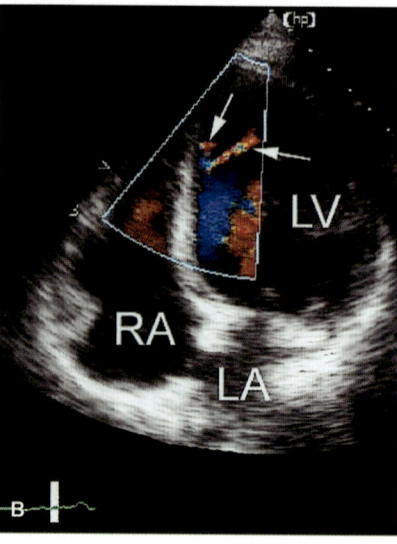

FIGURA 20.104 Um ecocardiograma registrado em um paciente com múltiplas fístulas arteriais coronárias, detectadas pelo Doppler colorido. **A:** Incidência paraesternal de eixo longo mostra uma conexão fistulosa entre a artéria coronária direita e ventrículo direito (*seta*). **B:** Pela incidência apical de quatro câmaras podem ser vistas múltiplas fístulas (*setas*) entrando no ventrículo esquerdo (LV) ao longo do septo interventricular. Ao, aorta; RA, átrio direito.

O defeito crítico da tetralogia de Fallot durante o desenvolvimento é o mau alinhamento do septo infundibular que resulta em um defeito septal não restritivo infundibular (e algumas vezes perimembranoso) e sobreposição da aorta. Ambos os aspectos anatômicos fundamentais são avaliados de modo ideal por meio da incidência paraesternal de eixo longo, que permite ao observador determinar a presença do defeito no septo ventricular e o grau de sobreposição da aorta (Figura 20.107). A descontinuidade entre o septo infundibular e a raiz aórtica anterior fica prontamente aparente. A posição e a angulação apropriadas do transdutor são necessárias para assegurar avaliação acurada do grau de sobreposição aórtica. Este aspecto é variável, indo desde mínimo a extremo. No último caso, a valva aórtica pode parecer ter origem exclusivamente do ventrículo direito e parecer haver uma dupla saída do ventrículo direito. A maioria dos pesquisadores segue

a "regra dos 50%" para fazer essa distinção. Se mais de 50% da aorta estiver sobreposta ao ventrículo esquerdo, a designação apropriada deve ser tetralogia de Fallot. Se mais de 50% da aorta estiver sobreposta ao ventrículo direito, está presente um ventrículo direito com dupla saída.

A incidência de eixo curto permite ao ecocardiografista determinar a extensão e o tamanho do defeito no septo. Mais importante, a via de saída do ventrículo direito pode ser avaliada. O estreitamento pode ocorrer em vários níveis. Na maioria dos casos, é o deslocamento do septo infundibular que produz o estreitamento subvalvar que caracteriza a tetralogia de Fallot. Em geral, quanto maior a sobreposição da aorta, mais grave é a estenose subpulmonar. Combinações várias de hipoplasia infundibular e hipertrofia muscular podem estar presentes. A estenose também pode acometer o anel pulmonar e/ou valva pulmonar. Com menor frequência, as artérias pulmonares proximais são hipoplásicas, resultando em uma estenose supravalvar. Na situação mais extrema, há atresia pulmonar e a perfusão dos pulmões depende de colaterais sistêmicas para a artéria pulmonar e um canal arterial aberto.

Pelas incidências paraesternal de eixo curto e subcostal coronal, cada um desses níveis de obstrução tem de ser avaliado com cuidado (Figura 20.108). O Doppler colorido muitas vezes é útil na avaliação do local do fluxo estreito e turbulento. O Doppler com onda contínua deve então ser usado para se determinar o gradiente de pressão através dos vários níveis de obstrução. A determinação do tamanho das artérias pulmonares é importante no planejamento de qualquer intervenção cirúrgica e é mais bem realizada pelas incidências de eixo curto e supraesternal. Os tamanhos relativos das artérias pulmonares direita e esquerda podem ser comparados. Em recém-nascidos deve-se ter o cuidado de evitar confundir a artéria pulmonar esquerda com um canal arterial permeável. O diâmetro da artéria pulmonar direita é mais bem avaliado à medida que ela passa abaixo do arco aórtico (conforme registrado pela incidência supraesternal de eixo longo). A anatomia arterial coronária obrigatoriamente tem de ser examinada no pré-operatório e essa avaliação geralmente pode ser feita por meio de técnicas da ecocardiografia bidimensional. Um ramo arterial coronário atravessando a via de saída do ventrículo direi-

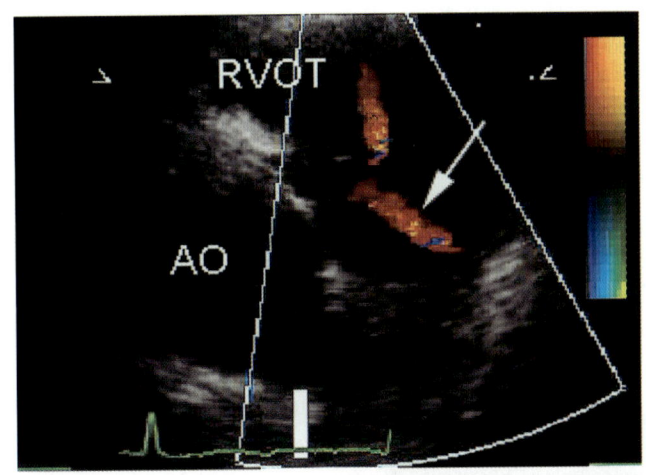

FIGURA 20.105 Um exemplo de uma fístula arterial coronária com conexão entre a artéria coronária direita e a porção proximal da artéria pulmonar. A imagem com Doppler colorido mostra o jato da artéria coronária direita entrando na porção proximal da artéria pulmonar (*seta*). O fotograma diastólico mostra regurgitação pulmonar discreta. AO, aorta; RVOT, via de saída do ventrículo direito.

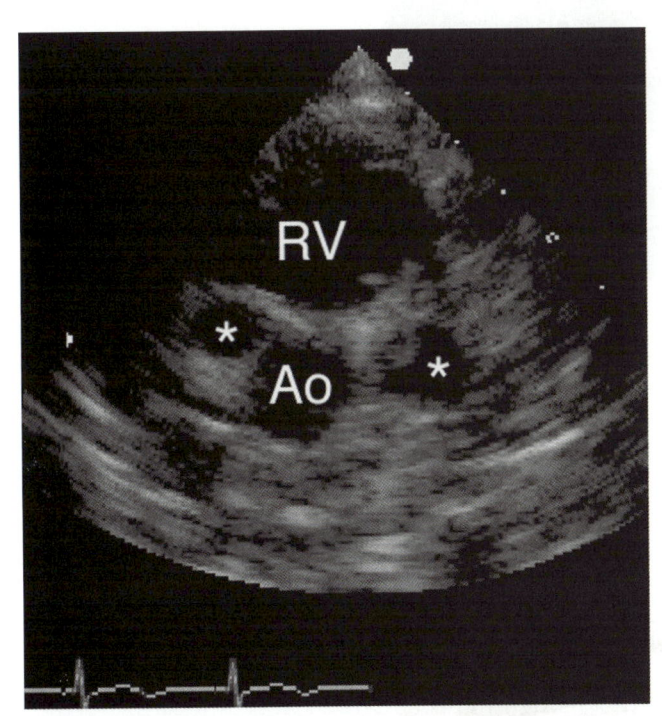

FIGURA 20.106 Um exemplo de aneurismas arteriais coronários em um paciente com a doença de Kawasaki. Esta incidência basal de eixo curto mostra múltiplos aneurismas grandes saculares (asteriscos) nas artérias coronárias proximais esquerda e direita. Ao, aorta; RV, ventrículo direito.

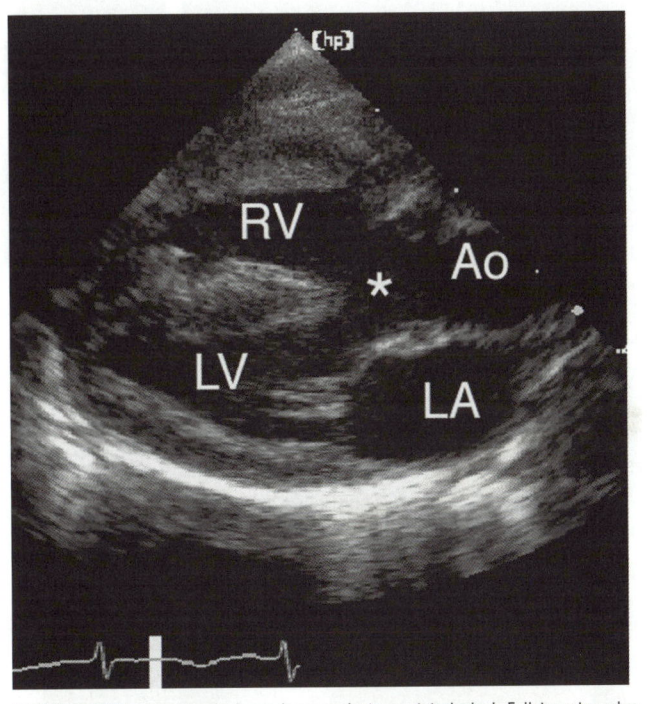

FIGURA 20.107 Imagem em eixo longo de um paciente com tetralogia de Fallot mostra sobreposição da aorta (Ao) e um grande defeito subaórtico no septo ventricular (asterisco). Também está presente hipertrofia ventricular direita. LA, átrio esquerdo; LV, ventrículo esquerdo; RV, ventrículo direito.

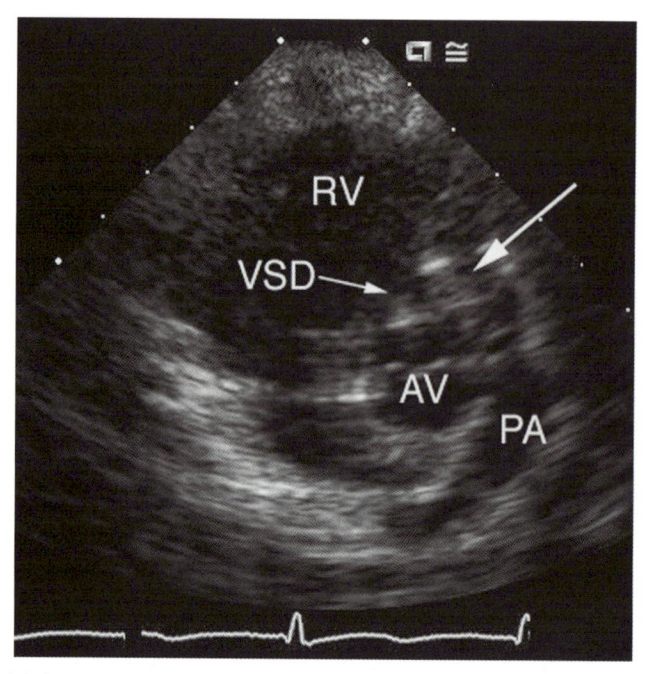

FIGURA 20.108 Uma criança com tetralogia de Fallot. Estenose pulmonar subvalvar (infundibular) decorrente do desvio anterior do septo conal é indicada pela *seta maior*. O defeito septal ventricular (VSD) (*seta menor*) também é mostrado. AV, valva aórtica; PA, artéria pulmonar; RV, ventrículo direito. (Cortesia de T. R. Kimball, M.D. e S. A. Witt, R.D.C.S.)

to (seja uma artéria descendente anterior esquerda aberrante ou ramo conal) tem importantes implicações na correção cirúrgica.

Depois da correção da tetralogia de Fallot, a ecocardiografia tem um papel-chave na avaliação dos resultados cirúrgicos. Pela incidência paraesternal de eixo longo, o retalho no defeito no septo ventricular pode ser visto como uma estrutura linear passando obliquamente do septo até a raiz aórtica anterior (Figura 20.109). O trajeto oblíquo é uma consequência da sobreposição aórtica. Uma derivação de fluxo residual pode ser detectada pelo Doppler, geralmente nas margens do retalho. Em seguida, o tamanho e a contratilidade do ventrículo direito devem ser avaliados. Esses parâmetros têm importantes implicações prognósticas a longo prazo. Finalmente, a via de saída do ventrículo direito deve ser interrogada. Evidência de estenose residual pode ser registrada pelo Doppler. A localização e a gravidade de qualquer obstrução residual devem ser avaliadas. Na maioria dos casos, regurgitação pulmonar também está presente. A magnitude varia consideravelmente, mas algumas vezes é grave (Figura 20.110). As implicações clínicas da regurgitação pulmonar grave crônica após correção da tetralogia de Fallot não estão firmemente estabelecidas, embora o acompanhamento intenso e a avaliação seriada com ecocardiografia sejam recomendados.

Transposição das Grandes Artérias

O termo transposição é usado para descrever uma conexão ventriculoarterial discordante na qual a aorta tem origem no ventrículo direito morfológico e a artéria pulmonar no ventrículo

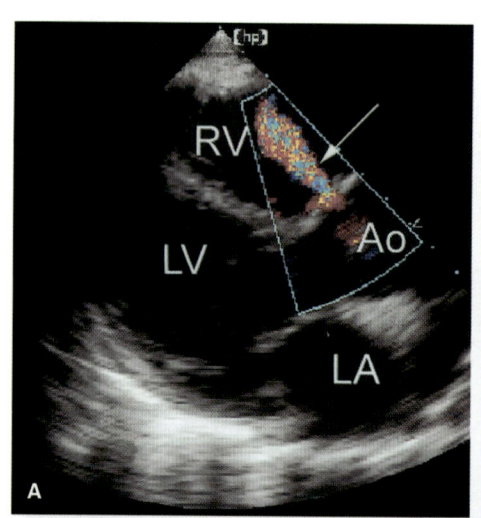

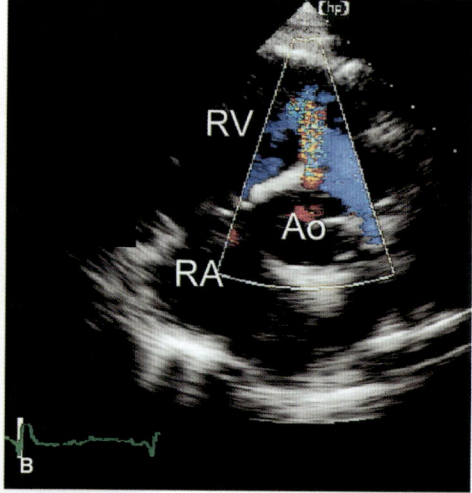

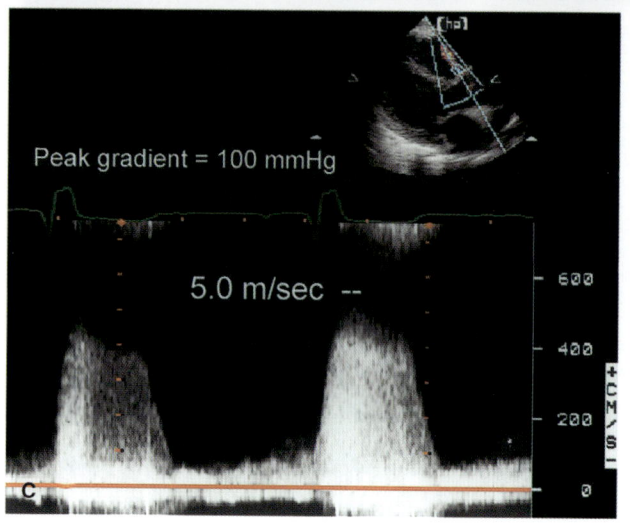

FIGURA 20.109 Após correção da tetralogia de Fallot, a imagem com Doppler mostra um defeito residual no septo ventricular na margem do retalho colocado cirurgicamente. O jato da esquerda para a direita é mostrado nas incidências de eixo longo (**A**) e eixo curto (**B**). **C:** A velocidade do jato é registrada pelo Doppler de onda contínua. Ao, aorta; LA, átrio esquerdo; LV, ventrículo esquerdo; RA, átrio direito; RV, ventrículo direito.

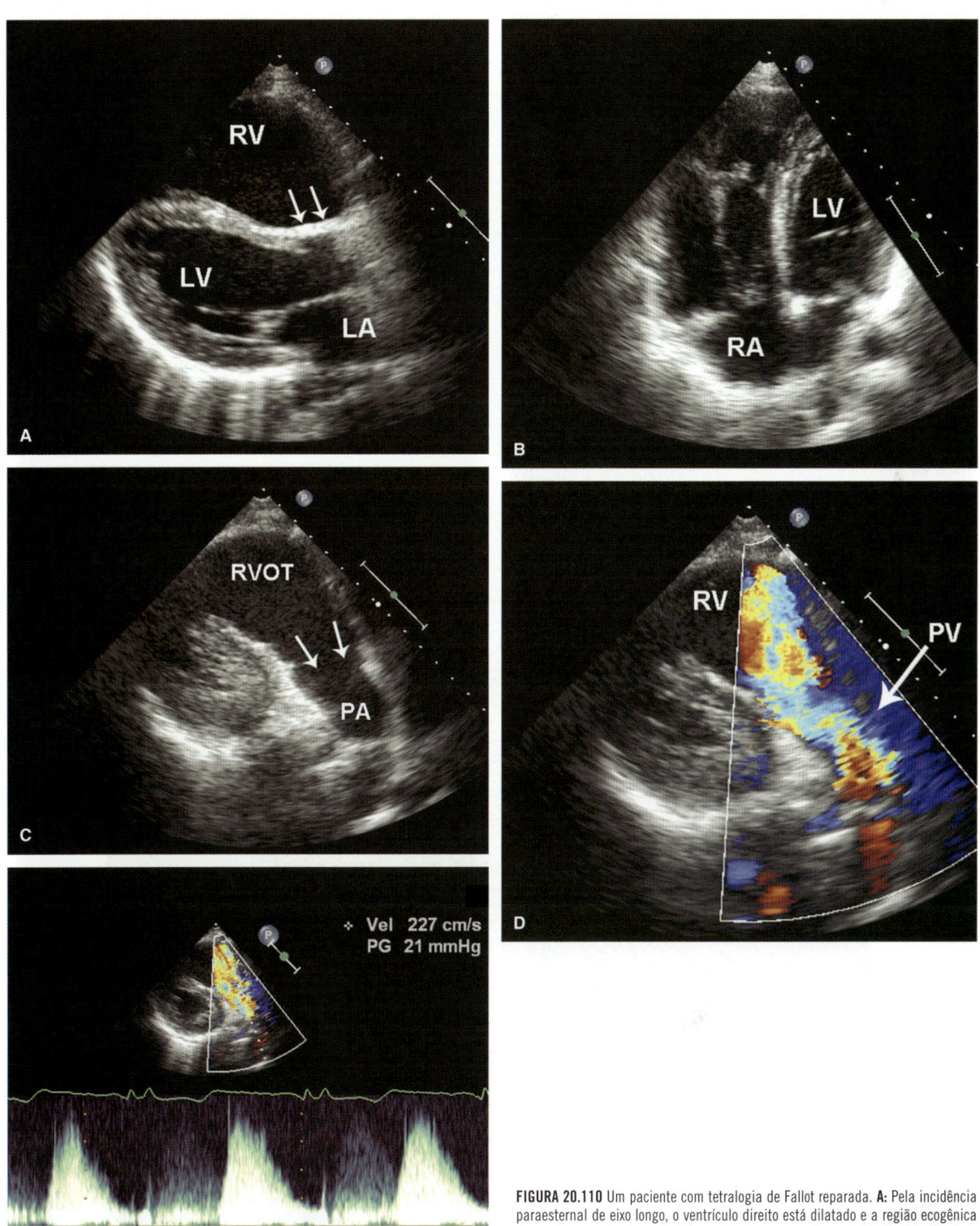

FIGURA 20.110 Um paciente com tetralogia de Fallot reparada. **A:** Pela incidência paraesternal de eixo longo, o ventrículo direito está dilatado e a região ecogênica da porção superior do septo interventricular representa o retalho sintético (*setas*). **B:** Pela incidência apical de quatro câmaras, fica aparente a acentuada hipertrofia ventricular direita. **C:** A via de saída ventricular direita e a artéria pulmonar proximal parecem amplamente permeáveis. A localização da valva pulmonar é indicada pelas *setas*. **D:** Imagem com fluxo colorido da via de saída ventricular direita mostra regurgitação pulmonar grave. **E:** O Doppler com onda contínua confirma a regurgitação pulmonar sem um gradiente significativo através da valva pulmonar. LA, átrio esquerdo; LV; ventrículo esquerdo; PA, artéria pulmonar; PG, gradiente máximo; PV, valva pulmonar; RA, átrio direito; RV, ventrículo direito; RVOT, via de saída do ventrículo direito.

esquerdo. A transposição pode existir com situs solitus ou situs inversus. Para simplificar, esta seção é uma discussão da transposição na presença de situs solitus somente. A distinção entre transposição D e transposição L é importante e muitas vezes uma fonte de confusão. Na transposição D, há concordância atrioventricular e o ventrículo direito morfológico está à direita do ventrículo esquerdo morfológico. Na transposição L, há uma inversão ventricular e discordância atrioventricular. Assim, o ventrículo direito morfológico está à esquerda do ventrículo esquerdo morfológico. Em ambos os casos, as grandes artérias têm origem no ventrículo "incorreto". Com o desenvolvimento normal do tronco conal, a artéria pulmonar se origina anteriormente e à esquerda da aorta. O seu trajeto inicial é posterior e depois bifurca nos ramos direito e esquerdo. A valva aórtica está mais posterior e à direita e o trajeto da aorta é oblíquo com referência à artéria pulmonar. A aorta não bifurca, mas forma um arco à medida que ela passa posterior e inferiormente. Assim, as vias de saída e as grandes artérias dos lados direito e esquerdo do coração parecem se enrolar uma sobre a outra em uma forma espiral. A transposição resulta em um alinhamento mais paralelo das grandes artérias. Com a ecocardiografia bidimensional, esse posicionamento foi descrito como aspecto de "cano duplo" em vez da orientação normal de "círculo e linguiça" (Figura 20.5).

Transposição D

O diagnóstico ecocardiográfico da transposição D requer a demonstração de um ventrículo direito no lado direito dando origem a uma aorta e um ventrículo esquerdo no lado esquerdo dando origem a uma artéria pulmonar. Em crianças, essa estrutura anatômica é mais bem avaliada pela incidência subcostal de quatro câmaras, que permite que todos esses aspectos da transposição D sejam exibidos (Figura 20.111). Entretanto, em adultos, essa avaliação é tecnicamente desafiadora. Na maioria das vezes, as incidências paraesternal de eixo curto e apical de quatro câmaras proporcionam a maior parte das informações diagnósticas (Figura 20.112). Na incidência de eixo curto, a valva aórtica em geral encontra-se anteriormente e à direita da valva pulmonar, e as grandes artérias estão paralelas. Deve ser ressaltado que esse relacionamento espacial entre as grandes artérias não é essencial para o diagnóstico, e a aorta ocasionalmente está diretamente anterior ou levemente à esquerda da valva pulmonar. Essas disposições são facilmente discernidas a partir da incidência de eixo curto na base (Figuras 20.111 e 20.112). Como as valvas semilunares ocupam níveis diferentes (a valva aórtica discretamente mais cranial), elas geralmente não são vistas no mesmo plano de eixo curto. Na incidência de eixo longo, esse relacionamento paralelo das grandes artérias pode muitas vezes ser registrado no plano longitudinal. Ao se demonstrar que o vaso anterior faz um arco posteriormente e o vaso posterior bifurca, o diagnóstico de transposição D é estabelecido. A ecocardiografia transesofágica pode ser usada para identificar os grandes vasos (Figura 20.113), mas geralmente não é necessária. A visibilização dos óstios das artérias coronárias e vasos ramificantes braquicefálicos também serve para identificar a aorta.

A presença de discordância ventriculoarterial isoladamente necessariamente irá resultar na criação de dois circuitos paralelos e isso é incompatível com a vida. Portanto, a intermistura de sangue arterial e venoso é um pré-requisito para sobrevivência e pode ocorrer em qualquer nível. Um defeito no septo atrial, ge-

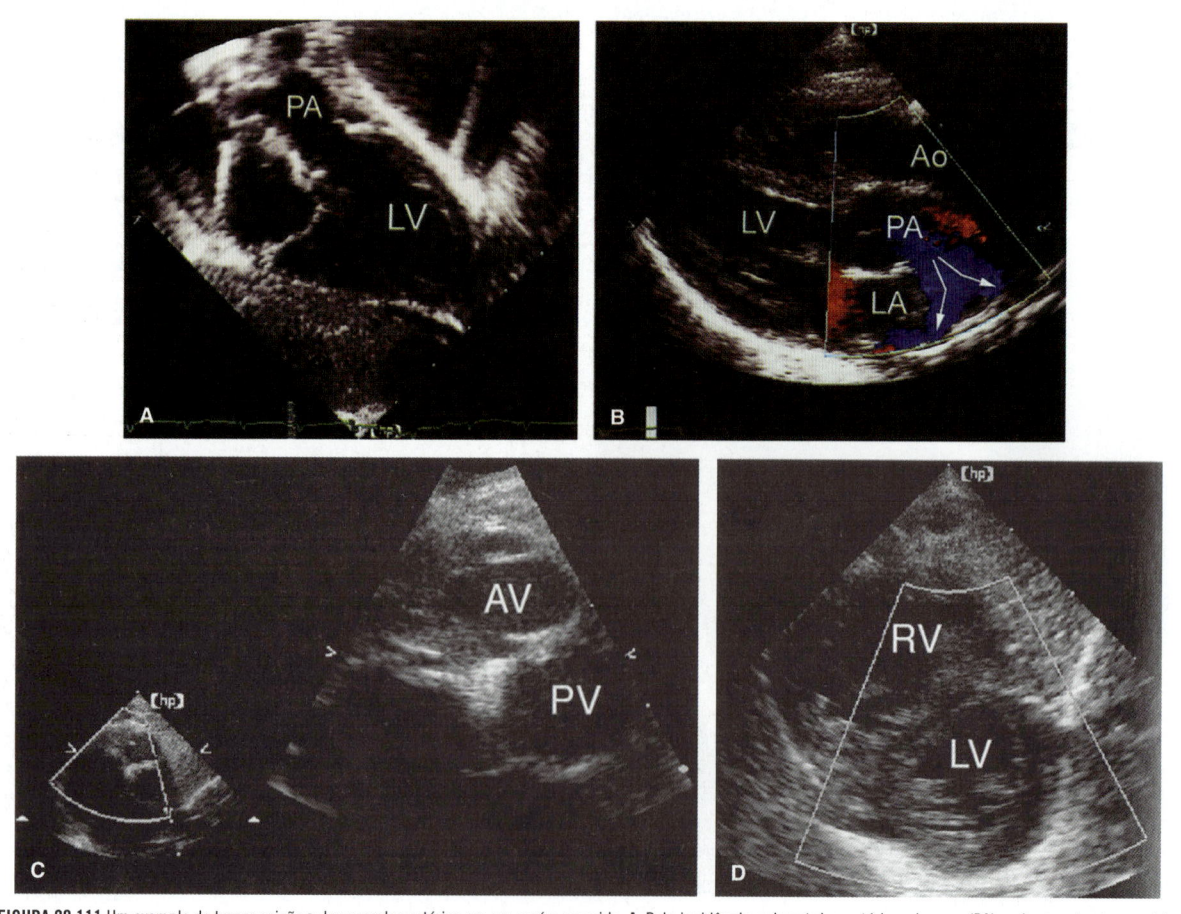

FIGURA 20.111 Um exemplo de transposição D das grandes artérias em um recém-nascido. **A:** Pela incidência subcostal, a artéria pulmonar (PA) pode novamente ser vista tendo origem no ventrículo esquerdo anatômico (LV). **B:** Mostrando a bifurcação da grande artéria que tem origem no ventrículo esquerdo posterior, é confirmada a discordância ventriculoarterial. **C:** Incidência de eixo curto na base do coração mostra o trajeto paralelo das grandes artérias com uma valva aórtica (AV) anterior. **D:** O ventrículo direito (RV) está anterior e à direita do ventrículo esquerdo. Ele está dilatado e hipertrofiado. Ao, aorta; LA, átrio esquerdo.

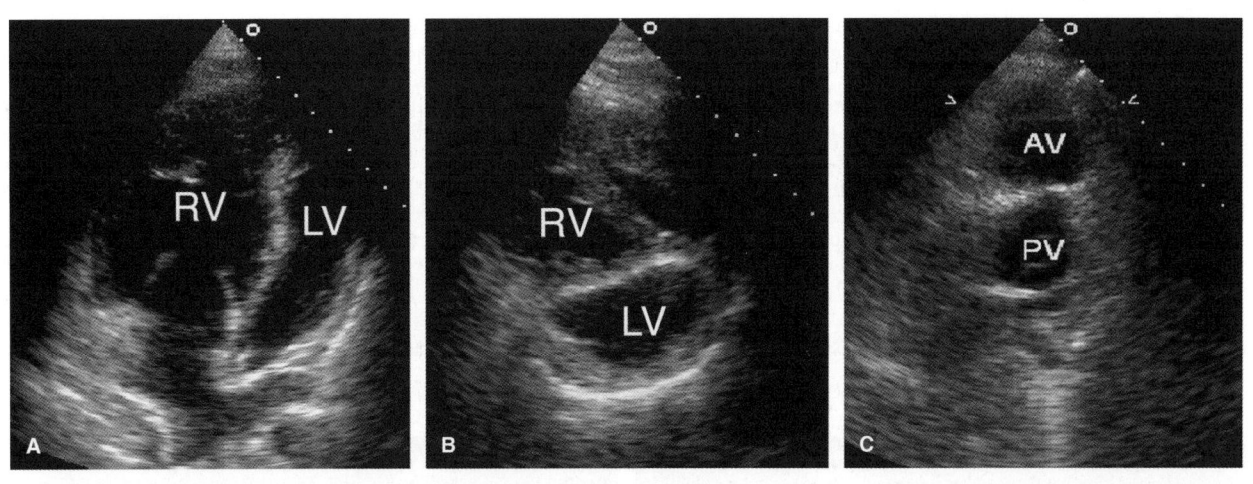

FIGURA 20.112 Em pacientes com transposição D das grandes artérias, o ventrículo direito anatômico age como ventrículo sistêmico. **A:** Pela incidência de quatro câmaras, observe que o ventrículo direito (RV) está dilatado e hipocinético. Achados semelhantes estão aparentes na incidência de eixo curto (**B**). **C:** O relacionamento da grande artéria transposta é mostrado. AV, valva aórtica; LV, ventrículo esquerdo; PV, valva pulmonar.

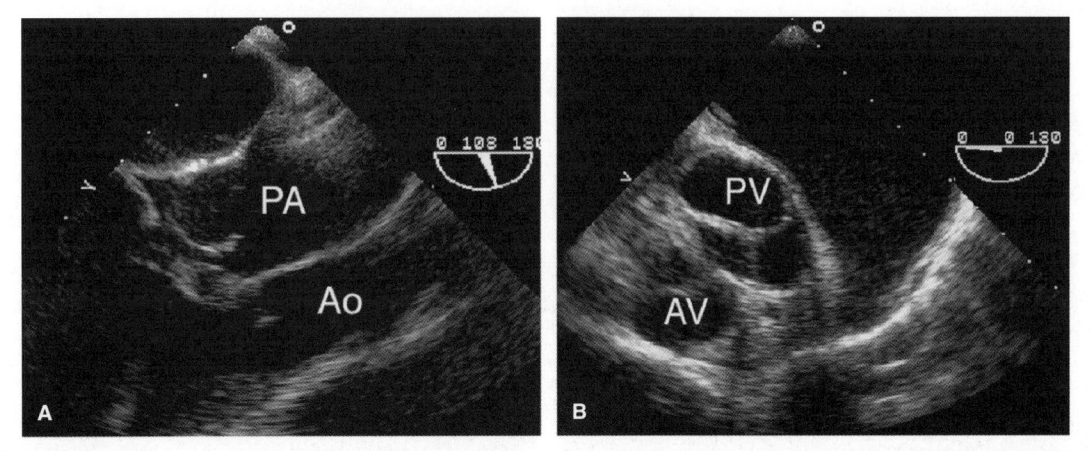

FIGURA 20.113 Na transposição D das grandes artérias, o relacionamento entre os vasos é prontamente demonstrado pela ecocardiografia transesofágica. **A:** Um trajeto paralelo das grandes artérias é mostrado. **B:** A partir de um plano de eixo curto, o relacionamento lado a lado das valvas semilunares é ilustrado, com a valva aórtica (AV) em uma posição mais anterior. Ao, aorta; PA, artéria pulmonar; PV, valva pulmonar.

ralmente da variedade secundum, está presente na maioria dos pacientes. O tamanho e a direção do fluxo interatrial podem ser avaliados por técnicas com Doppler. Quando a intermistura venosa é inadequada, uma septostomia atrial é muitas vezes realizada como uma medida paliativa. Essa intervenção pode ser realizada sob orientação da ecocardiografia. A ecocardiografia também tem papel vital na seleção de candidatos a esse procedimento e na determinação de seu sucesso (conforme julgado pelo tamanho do defeito resultante).

Aproximadamente um terço dos pacientes com transposição D tem defeito septal ventricular. A localização desses defeitos é variável. Na maioria dos casos, o defeito envolve o septo da via de saída e pode estar associado à sobreposição da artéria pulmonar. Deve-se ter o cuidado de evitar confundir essa condição com tetralogia de Fallot ou ventrículo direito com dupla saída. Na transposição D, mais de 50% da artéria pulmonar está comprometida com o ventrículo esquerdo e há uma continuidade pulmonar-mitral. Esses aspectos são avaliados de modo ideal pela incidência paraesternal de eixo longo.

Lesões associadas adicionais incluem estenose subaórtica (ou seja, via de saída do ventrículo direito) e anormalidades na valva tricúspide (ou seja, atrioventricular sistêmica). Também pode estar presente obstrução subpulmonar (via de saída do ventrículo esquerdo), e várias formas anatômicas foram descritas. Na maioria dos casos, essa forma de obstrução é dinâmica por causa do arqueamento sistólico do septo para o interior do ventrículo es-

querdo. Técnicas com Doppler podem ser usadas para avaliar o gradiente de pressão através de tais estenoses. A função e o tamanho dos ventrículos são parâmetros importantes que devem ser avaliados pela ecocardiografia. O ventrículo direito, como tem de bombear de encontro à resistência vascular sistêmica, torna-se dilatado e hipertrofiado. Por outro lado, o ventrículo esquerdo frequentemente é pequeno e com paredes relativamente finas. A curvatura normal do septo é invertida, com o ventrículo direito assumindo uma configuração arredondada e o ventrículo esquerdo adquirindo um formato mais em crescente. Anomalias arteriais coronárias estão presentes em mais de um terço dos pacientes. A sua detecção requer registro cuidadoso dos óstios e do trajeto inicial dos vasos à medida que eles saem da raiz aórtica. Uma abordagem semelhante à descrita na seção sobre tetralogia de Fallot deve ser usada.

A avaliação de pacientes após correção cirúrgica de transposição D se baseia intensamente nas técnicas ecocardiográficas. Dois procedimentos cirúrgicos vêm sendo realizados para o tratamento desse distúrbio. No passado, a forma mais comum de paliação para a transposição D era o procedimento de anteparo intra-atrial (também conhecido como de Mustard, Senning ou de troca atrial). Um anteparo conecta a veia cava com a valva mitral (e daí para o circuito pulmonar), desviando o fluxo sanguíneo através do septo atrial e simultaneamente permitindo que o fluxo sanguíneo pulmonar seja dirigido por cima do anteparo até a valva tricúspide (e daí para o circuito sistêmico). A avaliação ecocardiográfica se baseia na visibilização direta dos átrios venosos sistêmico e pulmonar novamente criados e na avaliação cuidadosa da função do ventrículo direito (ou seja, sistêmico) (Figura 20.112). A presença e a gravidade da regurgitação tricúspide também devem ser avaliadas pela imagem com Doppler. É essencial avaliar cuidadosamente a função ventricular, o que geralmente é feito pelas incidências apical de quatro câmaras e de eixo curto (Figura 20.114). Neste caso, o ventrículo esquerdo anatômico (que está na posição "esquerda") será o ventrículo pulmonar. O ventrículo direito será o ventrículo sistêmico e estará dilatado e hipocinético (ver Figura 20.114D).

Na incidência paraesternal de eixo longo, o anteparo é visto como um eco linear oblíquo dentro do átrio esquerdo anatômico

(Figura 20.115). O átrio venoso pulmonar localiza-se superior e posteriormente enquanto o átrio venoso sistêmico está em comunicação com a valva mitral. A angulação medial ou para a direita pode permitir a visibilização da junção do átrio venoso pulmonar com o ventrículo direito. Nas incidências apical e subcostal de quatro câmaras, grande parte do anteparo pode ser avaliada. A angulação rasa do transdutor permite que grande parte do átrio venoso pulmonar seja registrada e é útil para detectar obstrução nessa região (Figura 20.116). Inclinando o transdutor mais posteriormente, a junção entre a veia cava inferior e o átrio venoso sistêmico (um local incomum de obstrução) é visível. A obstrução na alça da veia cava inferior do anteparo é mais comum, mas pode ser difícil de ser visibilizada, particularmente em adultos.

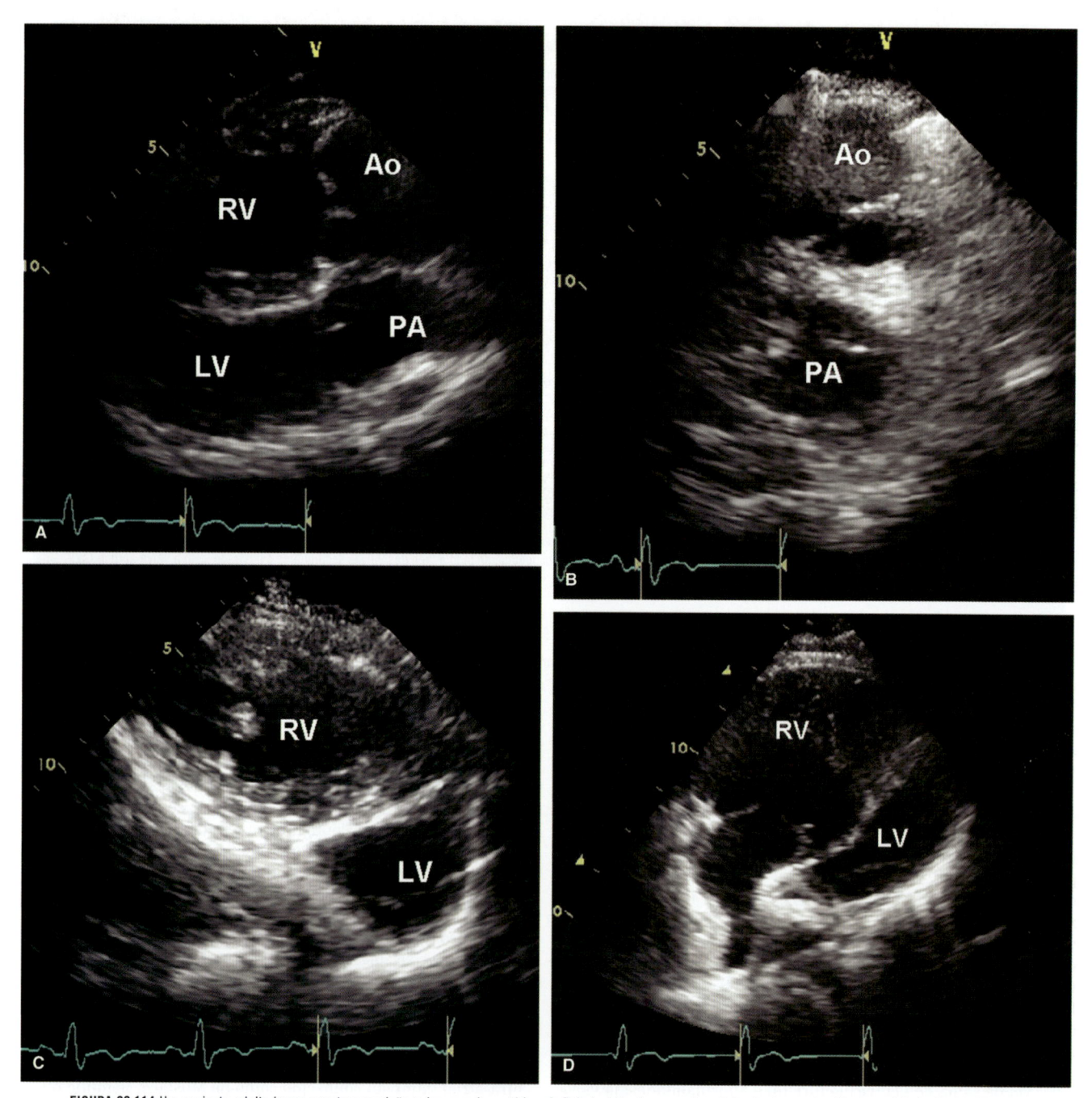

FIGURA 20.114 Um paciente adulto jovem com transposição D das grandes artérias. **A:** Pela incidência paraesternal de eixo longo, é evidente ventrículo direito dilatado. Observe a relação das duas grandes artérias que parecem ter origem lado a lado, com a aorta anterior à artéria pulmonar (PA). **B:** Pela incidência basal de eixo curto, a relação paralela entre as grandes artérias é mais bem demonstrada. Observe a origem da artéria coronária esquerda na raiz aórtica em aproximadamente 2 h. **C:** Incidência de eixo curto de um interespaço mais baixo mostra o ventrículo direito dilatado, hipertrofiado e acentuadamente hipocinético. **D:** Pela janela apical, os graus de aumento e disfunção do ventrículo (direito) sistêmico são apreciados. Esta incidência mostra também a presença de um anteparo dentro dos átrios. Ver texto para detalhes. LV, ventrículo esquerdo; RV, ventrículo direito.

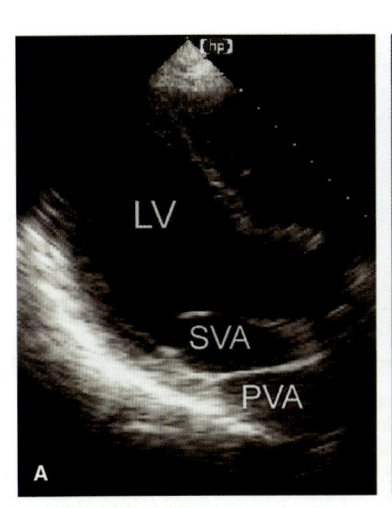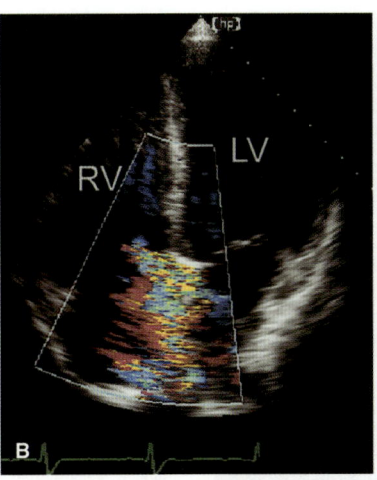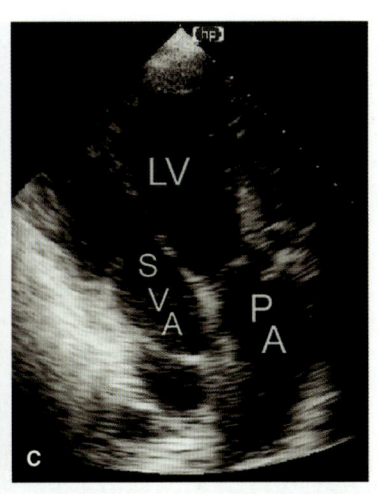

FIGURA 20.115 Correção de Mustard em um paciente com transposição D das grandes artérias. O anteparo intra-atrial é bem visibilizado. **A:** A partir da incidência de eixo longo, o relacionamento do átrio venoso sistêmico (SVA) e átrio venoso pulmonar (PVA) é mostrado. **B:** Regurgitação valvar atrioventricular sistêmica observada com imagem com Doppler colorido. **C:** Incidência apical mostra a artéria pulmonar (PA) tendo origem no ventrículo esquerdo (LV) posterior. RV, ventrículo direito.

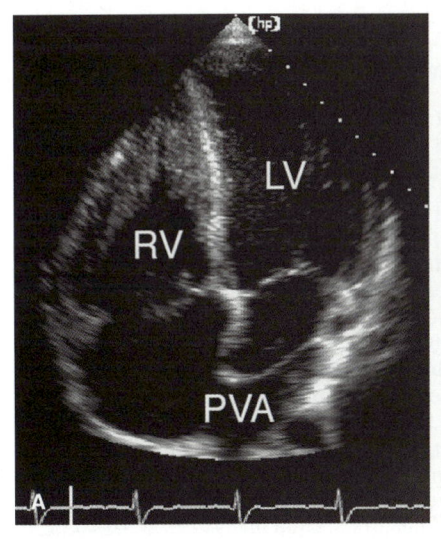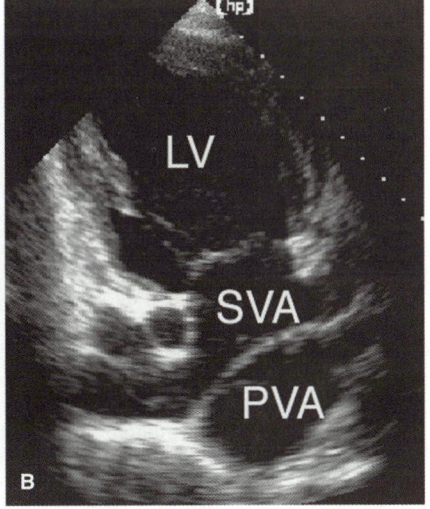

FIGURA 20.116 Correção de Mustard da transposição das grandes artérias. Pela janela apical, inclinando o transdutor em diferentes ângulos, os vários ramos do anteparo podem ser visibilizados. **A:** Átrio venoso pulmonar (PVA) pode ser visto em associação com o átrio direito anatômico. **B:** Átrio venoso sistêmico (SVA) desvia o sangue através da valva mitral. LV, ventrículo esquerdo; RV, ventrículo direito.

As incidências subcostal e supraesternal de eixo curto podem ser usadas para essa finalidade.

Vazamentos no anteparo podem ser detectados por meio da ecocardiografia com contraste e incidência de quatro câmaras (Figura 20.117). Com essa técnica, vazamentos da direita para a esquerda no anteparo podem ser diagnosticados com alta sensibilidade. O Doppler colorido também permite que esses vazamentos possam ser identificados e localizados. A obstrução no anteparo também pode ser detectada pela ecocardiografia contrastada ou Doppler colorido. A obstrução na veia cava superior é avaliada pela fúrcula supraesternal. Com um anteparo normalmente funcionando, o Doppler colorido pode ser usado para se seguir o fluxo não perturbado e de baixa velocidade da veia cava para o átrio venoso sistêmico. O Doppler pulsado pode identificar obstrução como um fluxo contínuo turbulento acima de 1 m/s. A obstrução no átrio venoso pulmonar requer o uso do Doppler para detecção. Primeiro, o Doppler colorido é usado para procurar turbulência dentro do conduto. Depois, o Doppler pulsado pode ser usado para se medir a velocidade aumentada dentro da estrutura. Uma velocidade de fluxo diastólico acima de 2 m/s sugere obstrução significativa. Entretanto, fluxo turbulento de menor velocidade não exclui a possibilidade de obstrução. A ecocardiografia transesofágica vem sendo usada para se avaliar mais acuradamente anteparos intra-atriais. O uso dessa técnica pode ser particularmente importante em adultos nos quais a qualidade da imagem transtorácica algumas vezes constitui-se em uma limitação.

O procedimento de troca arterial atualmente é a abordagem padrão para a correção anatômica da transposição D. Este método tem várias vantagens práticas e teóricas frente ao procedimento de anteparo intra-atrial e hoje se tornou a cirurgia de escolha na maioria das situações. O procedimento envolve a transecção de ambas as grandes artérias e reanastomose da artéria pulmonar ao ventrículo direito e da aorta ao ventrículo esquerdo. Assim, são restaurados os relacionamentos normais estruturais e funcionais dos ventrículos. A seleção de recém-nascidos para esse procedimento depende em parte da anatomia arterial coronária e a ecocardiografia pode ser usada para essa determinação. A avaliação ecocardiográfica após procedimento de troca arterial deve focalizar a avaliação da função ventricular esquerda e direita e detecção de qualquer problema estrutural recém-criado, seja envolvendo os ventrículos, as anastomoses das grandes artérias ou a origem das artérias coronárias. Foram relatados estreitamentos supravalvares tanto aórticos quanto pulmonares. Certo grau de distorção estrutural das origens dos grandes vasos ocorre comumente sem estenose significativa. Portanto, o Doppler tem de ser usado para se determinar a gravidade de qualquer estreitamento aparente com a ecocardiografia bidimensional. Os óstios das artérias coronárias também devem ser visibilizados. Este estudo é mais bem realizado na incidência paraesternal de eixo curto. A capacidade de mostrar as porções proximais das artérias coronárias pela ecocardiografia sugere que essa técnica pode ser útil na detecção de estreitamento ou dobra dos vasos reimplantados.

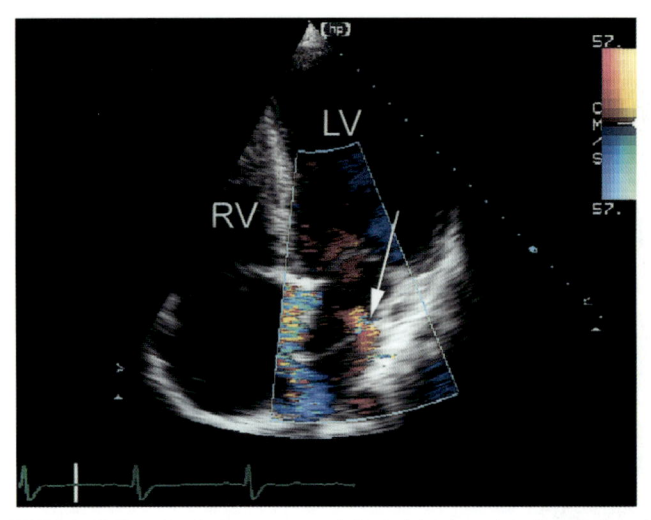

FIGURA 20.117 De um paciente com correção de Mustard da transposição das grandes artérias, um vazamento no anteparo é ilustrado pelo Doppler colorido (*seta*). A derivação do fluxo, que é fisiologicamente semelhante à de um defeito septal atrial, permite que o sangue flua do átrio venoso pulmonar (abaixo) para o átrio venoso sistêmico (acima). LV, ventrículo esquerdo; RV, ventrículo direito.

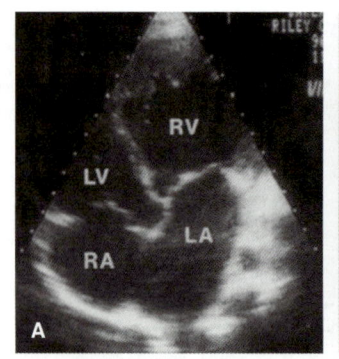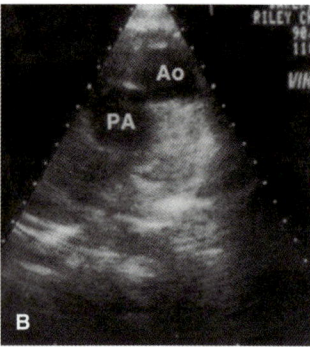

FIGURA 20.118 Incidências apical de quatro câmaras (**A**) e paraesternal alta de eixo curto (**B**) de um paciente com transposição L das grandes artérias. **A:** Inversão ventricular. O ventrículo direito (RV) dilatado e trabeculado recebe sangue do átrio esquerdo (LA) morfológico. A valva tricúspide está deslocada apicalmente em relação à valva mitral no lado direito. **B:** As duas grandes artérias têm origem em paralelo e a aorta (Ao) está anterior e à esquerda da artéria pulmonar (PA). LV, ventrículo esquerdo; RA, átrio direito.

Transposição L

Em termos mais simples, a transposição L pode ser pensada como uma inversão ventricular isolada na qual o ventrículo direito morfológico está à esquerda do ventrículo esquerdo morfológico. O diagnóstico ecocardiográfico se baseia na demonstração de conexões anormais atrioventricular e ventriculoarterial. A determinação da morfologia ventricular e o estabelecimento dos relacionamentos espaciais das duas câmaras são feitos conforme se descreveu anteriormente. As conexões discordantes são detectadas por meio de múltiplas janelas ecocardiográficas. Na incidência de quatro câmaras, a presença de inversão ventricular geralmente pode ser estabelecida (Figura 20.118A). O deslocamento apical da valva tricúspide localizada no lado esquerdo também pode ser determinado. Na incidência de eixo longo, fica evidente a continuidade direta entre a valva pulmonar e o folheto anterior da mitral. Na maior parte dos casos, os ventrículos estão dispostos lado a lado, o que cria incidências ecocardiográficas incomuns e confusas. Por exemplo, o plano paraesternal de eixo longo pode ser vertical. Na incidência de eixo curto, o septo também parece mais vertical (ou seja, perpendicular ao plano frontal). As grandes artérias surgem paralelas, com a aorta geralmente posicionada à esquerda, anterior e superiormente à valva pulmonar. Isto é mais bem observado pela incidência basal de eixo curto (Figura 20.118B). Este relacionamento contrasta com a transposição D, na qual a valva aórtica está anteriormente e em geral à direita da valva pulmonar.

Anomalias associadas são uma característica comum e importante da transposição L. Anormalidades estruturais da valva tricúspide no lado esquerdo ocorrem na maioria dos pacientes. O deslocamento apical das inserções dos folhetos (uma deformidade semelhante à de Ebstein) e regurgitação tricúspide podem ocorrer. Um defeito septal ventricular perimembranoso está presente em aproximadamente 70% dos casos. Com menor frequência, pode-se encontrar obstrução do via de saída do ventrículo esquerdo (estenose pulmonar valvar ou subvalvar) que pode ser avaliada pelo Doppler (Figura 20.119). Finalmente, a função ventricular direita (ou seja, sistêmica) é frequentemente anormal e deve ser examinada com cuidado. A deterioração progressiva da função do lado direito do coração pode ocorrer com o passar do tempo. A ecocardiografia tem um papel importante na detecção desse problema e na avaliação de qualquer regurgitação tricúspide associada. Na Figura 20.119, um paciente com situs inversus e transposição L é estudado com imagens transtorácicas e transesofágicas. A função sistólica de ambos os ventrículos é determi-

nada na imagem transtorácica e a imagem com Doppler mostra um gradiente através da valva pulmonar bem como regurgitação (Figura 20.119B). A ecocardiografia transesofágica documenta estenose subpulmonar (ou seja, no ventrículo esquerdo) (Figura 20.119D, E).

Ventrículo Direito com Dupla Saída

Em um ventrículo direito com dupla saída, ambas as grandes artérias têm origem predominantemente no ventrículo direito. Um defeito septal ventricular está presente e é a única via de saída para o ventrículo esquerdo. Pode ocorrer sobreposição septal parcial do grande vaso posterior, mas a artéria posterior é principalmente (> 50%) comprometida com o ventrículo direito. Na maioria dos casos, um infundíbulo muscular ou cone dá apoio a ambas as grandes artérias, resultando em uma separação (ou falta de continuidade fibrosa) entre a valva semilunar posterior e o folheto valvar mitral anterior. A avaliação ecocardiográfica de pacientes com ventrículo direito com dupla saída inclui uma avaliação das relações entre as grandes artérias, determinação do tamanho e tipo do defeito no septo ventricular e detecção da presença de qualquer lesão associada (especialmente estenose pulmonar e defeito no septo atrial). O diagnóstico ecocardiográfico de um ventrículo com dupla saída se baseia na demonstração de que ambas as grandes artérias têm origem à direita do septo ventricular (ou seja, estão principalmente comprometidas com o ventrículo direito). A origem das grandes artérias em relação ao septo é mais bem visibilizada pelas incidências paraesternal de eixo longo e subcostal coronal (Figura 20.120). Essas incidências também ajudam a determinar a ausência de continuidade fibrosa entre a valva semilunar posterior e o folheto anterior da valva mitral. Entretanto, esse achado não é obrigatório para o diagnóstico, porque a absorção completa do cone abaixo da valva semilunar posterior permitirá o estabelecimento da continuidade fibrosa com a valva atrioventricular.

Uma vez feito o diagnóstico, os relacionamentos entre os grandes vasos devem ser determinados. Quatro disposições espaciais são possíveis: (1) normal (artéria pulmonar anterior e à esquerda da aorta), (2) lado a lado (aorta à direita, mas no mesmo plano transversal), (3) dextromalposição (aorta anterior e à direita) e (4) levomalposição (aorta anterior e à esquerda). Essa determinação é feita usando-se as incidências paraesternal de eixo longo e eixo curto e subcostal de quatro câmaras (Figura 20.121). A abordagem é similar à usada na avaliação da transposição. Um relacionamento normal entre os grandes vasos é raro e pode ser confundido com a tetralogia de Fallot. Quando os vasos aparecem lado a lado na incidência de eixo curto, a determinação de sua respectiva identidade requer a angulação superior para detectar a bifurcação da artéria pulmonar.

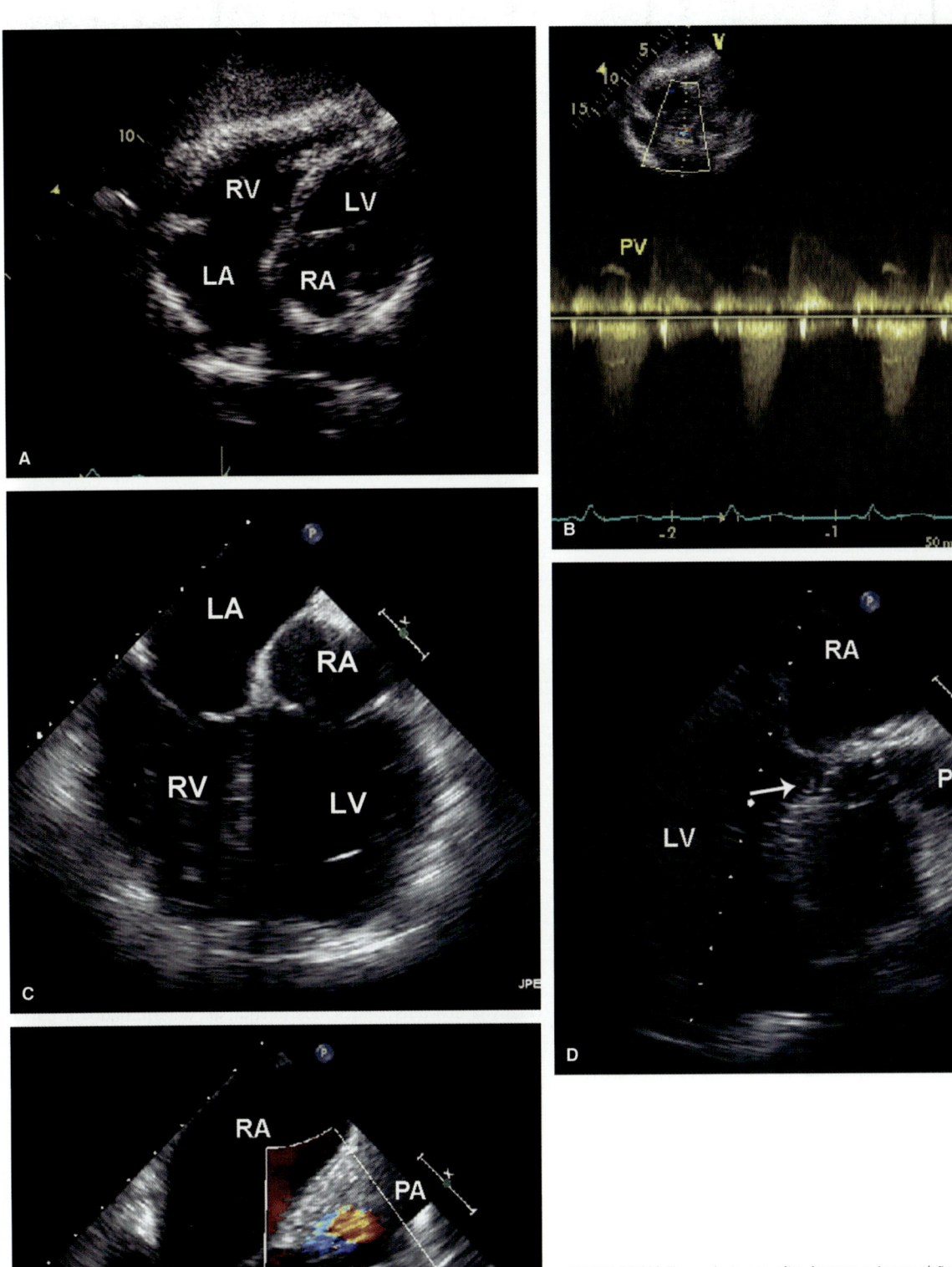

FIGURA 20.119 Um paciente com situs inversus e transposição L das grandes artérias é avaliado pela ecocardiografia transtorácica e transesofágica. **A:** Pela janela apical, os átrios estão mal posicionados com o átrio esquerdo à direita e o átrio direito à esquerda. Há discordância atrioventricular. **B:** Imagem com Doppler mostra estenose e regurgitação valvar pulmonar discreta. **C:** Com ecocardiografia transesofágica, é mostrada a relação entre os átrios e os ventrículos. O ventrículo (direito) sistêmico está moderadamente hipocinético. **D:** Pela incidência de eixo longo, é observada estenose subpulmonar (*seta*) dentro da via de saída ventricular esquerda. Isto é ainda mais sugerido pela imagem com fluxo colorido no painel E. LA, átrio esquerdo; LV, ventrículo esquerdo; PA, artéria pulmonar; PV, valva pulmonar; RA, átrio direito; RV, ventrículo direito.

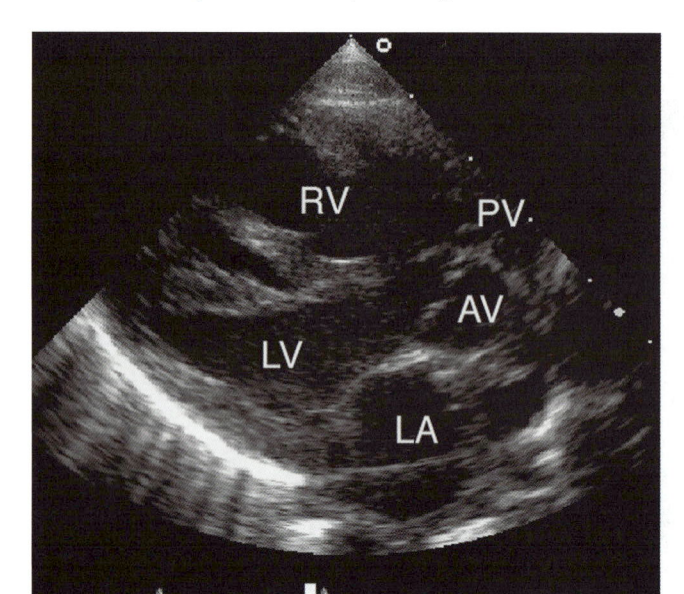

FIGURA 20.120 Uma criança com ventrículo direito com dupla saída. Está presente um grande defeito subaórtico no septo ventricular. Há um mínimo desvio anterior do septo coronal, e as grandes artérias estão normalmente relacionadas entre si. AV, valva aórtica; LA, átrio esquerdo; LV, ventrículo esquerdo; PV, valva pulmonar; RV, ventrículo direito.

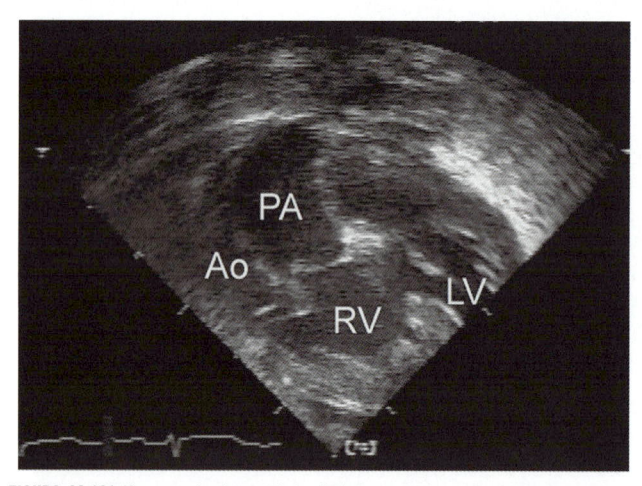

FIGURA 20.121 Um exemplo de ventrículo direito com dupla saída visto pela incidência paraesternal de eixo longo. Presente um grande defeito subaórtico no septo ventricular, e ambas as grandes artérias têm origem no ventrículo direito (RV). A aorta (Ao) está anterior e discretamente à direita da artéria pulmonar (PA), um relacionamento apropriadamente referido como dextroposição. LV, ventrículo esquerdo. (Cortesia de T. R. Kimball, M.D. e S. A. Witt, R.D.C.S.).

Um defeito septal ventricular em geral é grande e pode ser subaórtico (o mais comum), subpulmonar (a forma de Taussig-Bing), duplamente comprometido ou não comprometido. O defeito é facilmente apreciado a partir de incidências ecocardiográficas múltiplas. Em seguida, obrigatoriamente se tem de avaliar a possibilidade de estenose pulmonar (valvar e/ou subvalvar). Essa condição está presente em aproximadamente 50% dos pacientes e geralmente é mais facilmente detectada pela incidência paraesternal de eixo longo. O Doppler deve ser usado para se avaliar o gradiente de pressão e qualquer regurgitação associada. Outras anomalias que podem ser detectadas pela ecocardiografia incluem defeito no septo atrial, estenose subaórtica, canal arterial permeável e anormalidades valvares mitrais. A correção cirúrgica do ventrículo direito com dupla saída é complexa e depende em parte dos relacionamentos entre os grandes vasos. A avaliação ecocardiográfica após correção deve focalizar a avaliação do reta-

lho no defeito no septo ventricular, presença de obstrução ao fluxo de saída e a possibilidade de regurgitação valvar semilunar.

Persistência do Tronco Arterial e Janela Aortopulmonar

A persistência do tronco arterial se caracteriza pela presença de um único grande vaso tendo origem na base do coração e se dividindo em artérias sistêmica e pulmonar. Outros aspectos essenciais são a presença de um defeito septal ventricular na via de saída e uma única valva semilunar. Esta lesão decorre da ausência de divisão envolvendo o cone, tronco arterial e saco aórtico. A valva troncal muitas vezes é grande e estruturalmente anormal, algumas vezes com regurgitação significativa. Ela encontra-se posicionada diretamente sobre o defeito no septo ventricular e em geral tem origem igualmente nos dois ventrículos. A origem das artérias pulmonares no tronco é variável e usada para classificar os vários tipos de tronco arterial. Por grande margem, o mais comum é o tipo I, no qual um tronco arterial pulmonar pequeno tem origem no tronco antes de se dividir nos ramos direito e esquerdo. No tipo II, não há tronco arterial pulmonar e os ramos direito e esquerdo têm origem separadamente na parede posterior do tronco. Essas duas formas são responsáveis por mais de 90% de todos os casos.

O diagnóstico ecocardiográfico se baseia na demonstração de uma única grande artéria tendo origem na base do coração e se sobrepondo a um defeito no septo ventricular na via de saída. Na incidência paraesternal de eixo longo, o tamanho do grande vaso e o defeito septal, bem como o grau de sobreposição, podem ser avaliados (Figura 20.122). A parede posterior do tronco é vista em continuidade fibrosa com o folheto anterior mitral. Como essas características são compartilhadas por outras lesões conotroncais (tetralogia de Fallot e atresia pulmonar com defeito septal ventricular), o diagnóstico não pode ser feito pela incidência paraesternal de eixo longo somente. O ecocardiografista tem de avaliar as artérias pulmonares à medida que elas se ramificam do tronco, o que é mais bem feito por uma incidência paraesternal de eixo curto na base. Aqui, a ausência da valva pulmonar e a origem das artérias pulmonares da parede posterior do tronco são diagnósticos dessa entidade. Ambas as artérias pulmonares têm de ser avaliadas para se excluir a possibilidade de ausência unilateral de uma artéria. A classificação do tipo anatômico geralmente é possível e o número de folhetos da valva troncal muitas vezes pode ser determinado. Podem existir até seis cúspides. A magnitude da regurgitação da valva troncal e os tamanhos relativos dos dois ventrículos devem ser determinados a partir da incidência apical de quatro câmaras. Pela incidência supraesternal, a presença de um arco aórtico direito pode ser identificada. Estenose de ramo de artéria pulmonar, algumas vezes associada a tronco, também pode ser detectada (Figura 20.123). Outras anomalias possíveis em pacientes com tronco arterial incluem atresia do canal arterial e origem anômala das artérias coronárias.

Uma janela aortopulmonar é uma anomalia relacionada envolvendo o conotronco na qual o septo ventricular está intacto, estão presentes duas valvas semilunares e duas grandes artérias têm origem na base do coração. A divisão incompleta do tronco resulta em uma comunicação entre a aorta proximal e o tronco arterial pulmonar, geralmente logo acima das valvas semilunares. O defeito anatômico tem várias similaridades com um ducto arterial e os dois algumas vezes são confundidos. Por meio da ecocardiografia, a incidência subcostal de quatro câmaras pode ser útil para o estabelecimento deste diagnóstico. A presença ou ausência do septo troncal proximal distingue uma janela aortopulmonar (na qual está presente) do tronco arterial (no qual está ausente). A identificação das duas valvas semilunares diferencia as duas entidades. Finalmente, o Doppler comprovou ser útil na detecção de uma janela aortopulmonar e na avaliação do tamanho da comunicação.

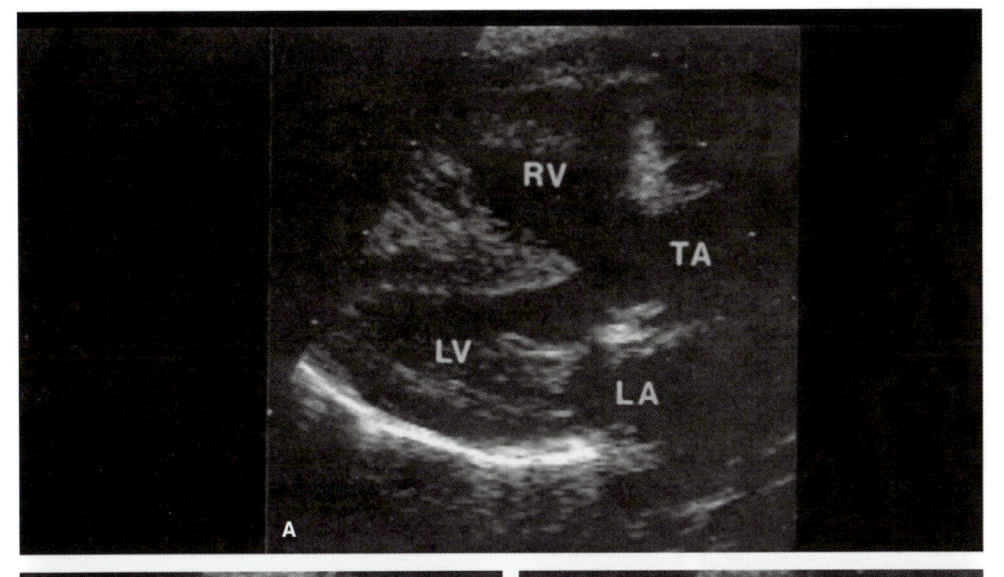

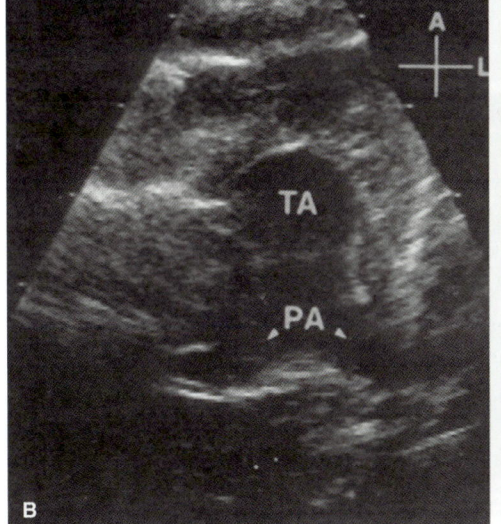

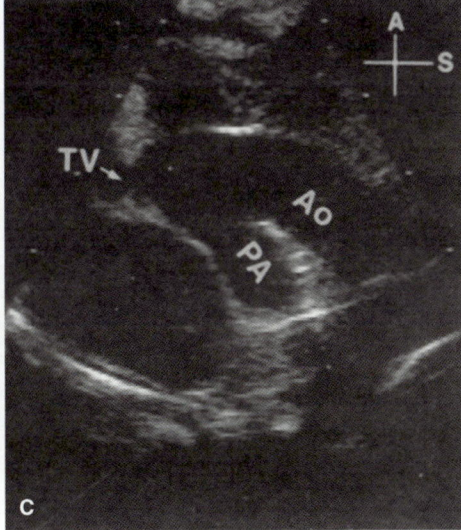

FIGURA 20.122 A: Incidência paraesternal de eixo longo em um paciente com tronco arterial revela um grande defeito subarterial no septo ventricular e uma grande artéria sobreposta ao tronco arterial (TA). **B:** Incidência paraesternal alta de eixo curto mostra a origem da artéria pulmonar (PA) da parede posterior do tronco arterial que se bifurca em um ramo direito e em um esquerdo. **C:** Incidência de eixo longo ao mesmo nível novamente revela a artéria pulmonar tendo origem na parede posterior do tronco arterial. A posição da valva troncal (TV) está indicada (*seta*). Este é um exemplo de tronco arterial do tipo I. Ao, aorta; LA, átrio esquerdo; LV, ventrículo esquerdo; RV, ventrículo direito.

Anormalidades do Desenvolvimento Ventricular

Anormalidades do desenvolvimento ventricular podem ocorrer como um distúrbio primário, como síndrome do coração esquerdo hipoplásico, ou podem ser secundárias a outros distúrbios, como hipoplasia ventricular direita decorrente de atresia tricúspide. Em qualquer uma das situações, a hipoplasia de um ou de ambos os ventrículos constitui a anomalia funcional primária. A síndrome do coração esquerdo hipoplásico em geral está associada à atresia das valvas aórtica e mitral, ao espessamento endocárdico e a um átrio esquerdo pequeno, e é apropriadamente chamada de síndrome do coração esquerdo hipoplásico. O diâmetro aórtico é reduzido, mas aumenta de tamanho depois do canal arterial que se encontra dilatado. O diagnóstico ecocardiográfico se baseia na presença de um ventrículo esquerdo anormalmente pequeno e subdesenvolvido, geralmente em associação com ventrículo direito dilatado. A correção dessa constelação de anormalidades envolve uma série de procedimentos paliativos. Como ela raramente é encontrada na prática adulta, não será discutida aqui.

Uma forma rara de displasia ventricular, a não compactação do miocárdio ventricular esquerdo, ocorre em decorrência da interrupção da morfogênese endomiocárdica com ausência da "compactação" trabecular do miocárdio em desenvolvimento. Esta condição dá um aspecto "esponjoso" ao miocárdio, caracterizado por trabeculações ventriculares proeminentes e profundos recessos intertrabeculares. Essas anormalidades estruturais são prontamente detectadas pela ecocardiografia bidimensional (Figura 20.124).

Ventrículo Único

Na definição mais simples, ventrículo único se refere a uma condição na qual uma única câmara bombeadora recebe o fluxo de entrada de ambos os átrios (ou seja, tem duas regiões de entrada e está conectada a duas valvas atrioventriculares). Uma segunda câmara rudimentar pode estar presente, mas não tem porção de entrada (daí, não é um ventrículo). A câmara rudimentar algumas vezes é chamada de uma câmara de saída ou bolsa rudimentar. Com base na morfologia, localização e padrão de trabeculação das câmaras bombeadora e rudimentar, o coração é referido como coração univentricular do tipo direito, esquerdo ou indeterminado. A forma mais comum de ventrículo único é a do tipo ventricular esquerdo, também referido como ventrículo esquerdo de dupla entrada. As conexões ventriculoarteriais também são variáveis. Infelizmente, o diagnóstico e classificação do coração univentricular são complexos e existe uma considerável controvérsia quanto à nomenclatura e definições.

Na ecocardiografia, o tipo de ventrículo único pode ser determinado. No tipo ventricular esquerdo, a câmara rudimentar está anterior e superiormente à câmara bombeadora. No tipo ventricular direito, ela está localizada mais posteriormente. Como a localização da câmara rudimentar varia, as incidências eco-

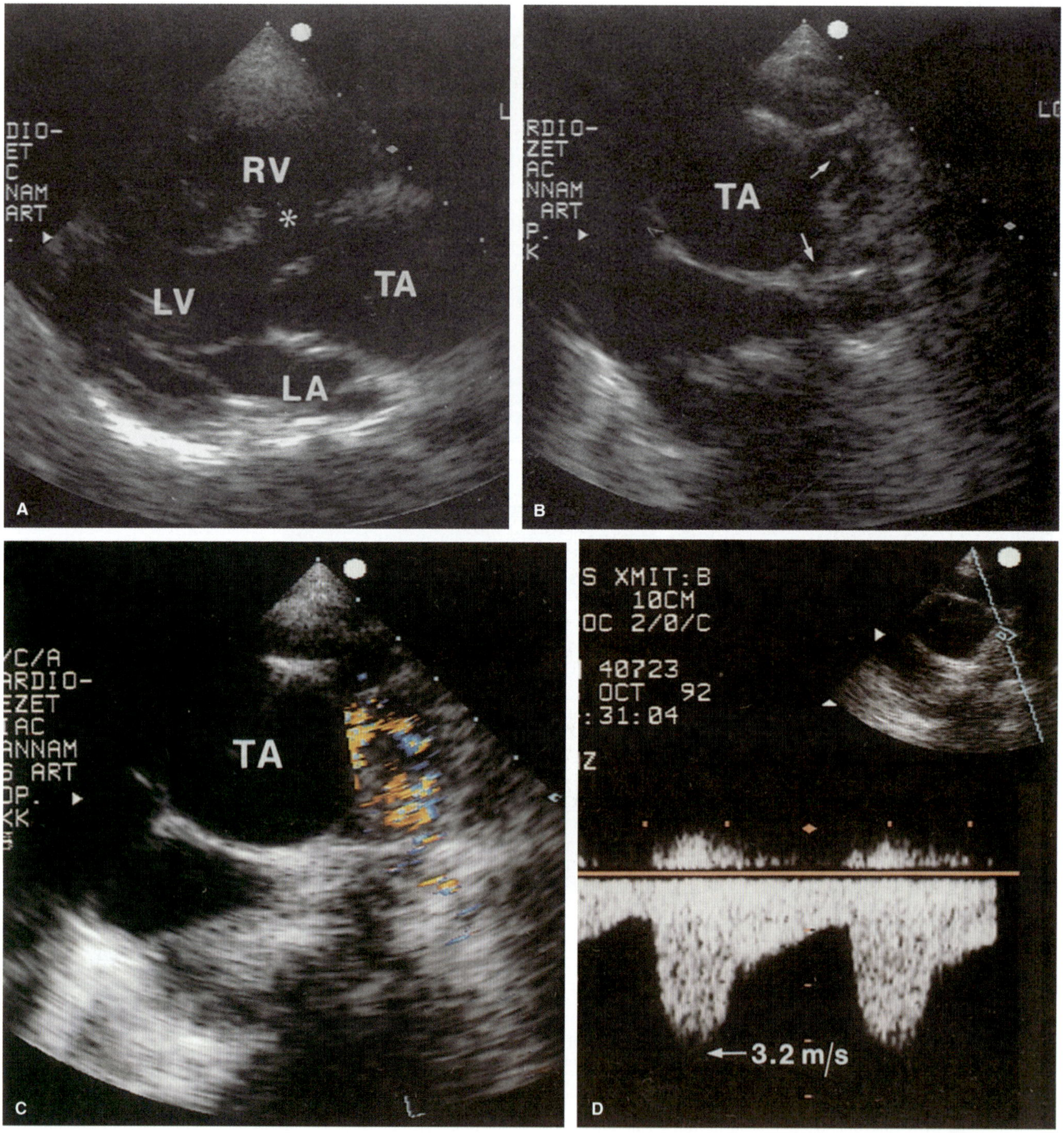

FIGURA 20.123 Um exemplo de tronco arterial do tipo II em uma criança pequena. **A:** Incidência paraesternal de eixo longo mostra o tronco arterial (TA) e um grande defeito no septo ventricular (asterisco). **B:** Incidência em eixo curto novamente mostra o tronco arterial. As pequenas artérias pulmonares são mal visibilizadas tendo origem separadamente na parede posterior do tronco arterial (*setas*). **C:** Imagem com Doppler colorido na mesma incidência mostra fluxo turbulento nas artérias pulmonares proximais. **D:** Doppler de onda contínua revela estenose próximo de suas origens. A velocidade máxima na artéria pulmonar proximal era 3,2 m/s, compatível com um gradiente sistólico máximo de aproximadamente 40 mmHg. LA, átrio esquerdo; LV, ventrículo esquerdo; RV, ventrículo direito. (Cortesia de K. Kádár, Hungarian Institute of Cardiology.)

cardiográficas usadas na avaliação dessa estrutura também têm de variar. Para o tipo ventricular esquerdo, as incidências paraesternais de eixo longo e de eixo curto geralmente oferecem as melhores oportunidades de visibilização da câmara rudimentar e septo trabecular interveniente. Para o tipo ventricular direito, a incidência de quatro câmaras muitas vezes é a melhor. Em um ou outro caso, as incidências de eixo longo e eixo curto são críticas para demonstrar as entradas lado a lado sem um septo de entrada interveniente (Figura 20.125). Este achado estabelece o diagnóstico e distingue o ventrículo único de outras condições nas quais duas câmaras bombeadoras distintas não estão pron-

tamente evidentes, incluindo coração direito ou esquerdo hipoplásico (que está associado à hipoplasia das valvas atrioventricular e semilunar), atresia tricúspide (caracterizada por um átrio direito de fundo cego) e um grande defeito no septo ventricular (no qual o septo de entrada separa o fluxo de entrada das duas valvas ventriculares). Uma vez identificada a câmara rudimentar, a comunicação interventricular, ou forame bulboventricular, deve ser procurada. Evidência de restrição de fluxo através do forame pode ser avaliada por técnicas com Doppler.

Uma vez feito o diagnóstico de ventrículo único, a avaliação ecocardiográfica deve focalizar duas questões relacionadas que

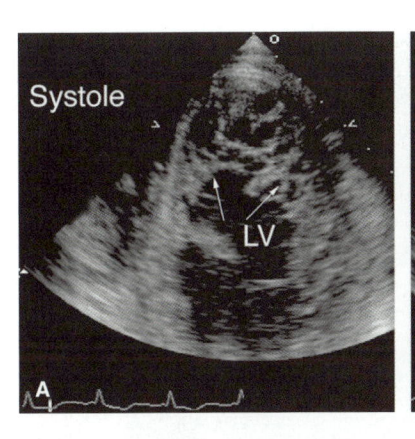
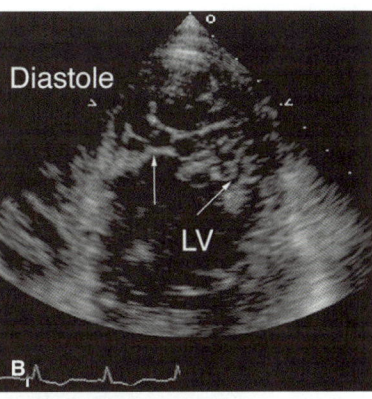

FIGURA 20.124 Um exemplo de não compactação do miocárdio ventricular esquerdo (LV). Imagens sistólica **(A)** e diastólica **(B)**. O ápice ventricular esquerdo tem um aspecto esponjiforme espessado (*setas*).

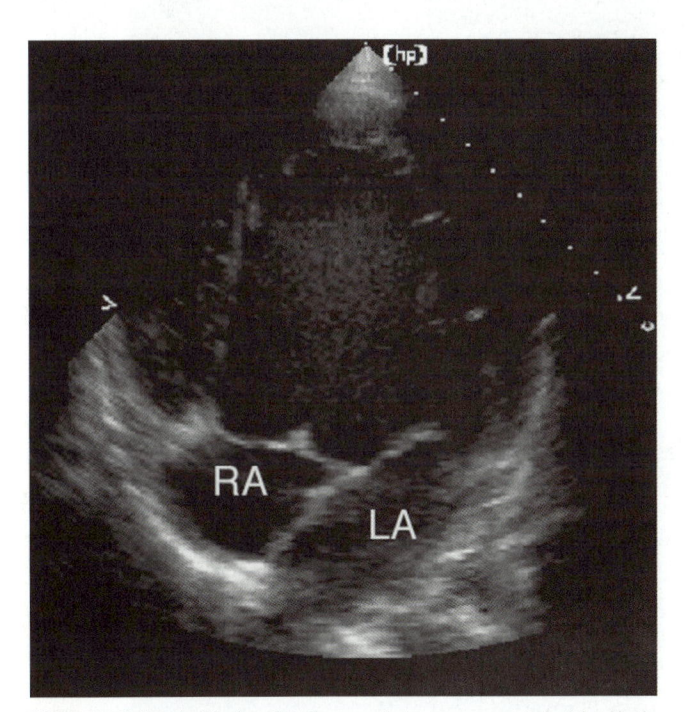

FIGURA 20.125 Uma incidência apical de um paciente com um ventrículo único (do tipo ventricular esquerdo). Nenhuma evidência de tecido septal interventricular é registrada. Duas valvas atrioventriculares estão presentes, e o septo atrial é bem visibilizado. LA, átrio esquerdo; RA, átrio direito.

têm importantes implicações na correção. Primeiro, o tipo específico de conexões atrioventriculares deve ser estabelecido. Na maioria dos casos, estão presentes duas conexões separadas de entrada através de duas valvas atrioventriculares distintas (ou seja, ventrículo com dupla entrada). Por outro lado, no quadro de um tipo indeterminado de ventrículo único, pode estar presente uma única valva atrioventricular comum. Uma das conexões atrioventriculares pode estar ausente, uma condição que pode ser difícil de distinguir da atresia tricúspide ou coração esquerdo hipoplásico. Finalmente, as duas valvas em si mesmas têm de ser avaliadas cuidadosamente quanto à presença de cavalgamento ou sobreposição. Conforme se discutiu anteriormente, a inserção das cordoalhas relativas ao septo trabecular tem implicações para a classificação correta, bem como para correção cirúrgica.

Em seguida, as conexões ventriculoarteriais devem ser determinadas. Embora qualquer forma de conexão possa ocorrer, algumas são mais prováveis que outras. Por exemplo, com o tipo ventricular esquerdo de ventrículo único, conexões ventriculoarteriais discordantes são comuns e geralmente com a aorta tendo origem na câmara rudimentar (anterior) e a artéria pulmonar no ventrículo (posterior). Embora esse relacionamento não seja apropriadamente referido como "transposição", ele tem muitos dos aspectos ecocardiográficos típicos. No tipo ventricular direito de ventrículo único, as conexões mais comuns são via de saída dupla do ventrículo ou via única de saída com atresia pulmonar. A Figura 20.126 é um exemplo de ventrículo com dupla via de entrada, tipo ventricular esquerdo. Na incidência apical, ambas as valvas atrioventriculares se esvaziam em um único ventrículo grande. Pela janela paraesternal, duas grandes artérias têm origem nessa câmara, com uma aorta grande anterior e uma artéria pulmonar posterior menor e mais difícil de ser vista. Pela incidência basal de eixo curto, a transposição é demonstrada. A estenose subpulmonar também está presente.

Atresia Tricúspide

Esta condição é discutida aqui porque a presença de uma atresia tricúspide invariavelmente acarreta certo grau de hipoplasia do ventrículo direito. Em consequência disso, essa lesão pode ser confundida com alguns dos outros transtornos incluídos nesta seção. A atresia tricúspide se caracteriza por uma valva tricúspide não perfurada, hipoplasia do ventrículo direito morfológico, uma comunicação interatrial e um ventrículo esquerdo e valva mitral normalmente desenvolvidos. Ao contrário do ventrículo único, a câmara hipoplásica tem uma porção de entrada (embora seja atrésica) e portanto é apropriadamente chamada de ventrículo. A comunicação interatrial na maioria das vezes é um forame oval permeável e portanto restritivo. Um defeito maior do tipo secundum está presente em aproximadamente 25% dos pacientes. Os aspectos clinicamente variáveis da atresia tricúspide incluem comunicação ventriculoarterial (concordante ou transposta), presença e tamanho de um defeito septal ventricular e presença e magnitude de obstrução ao fluxo sanguíneo pulmonar.

O diagnóstico ecocardiográfico de atresia tricúspide é feito pela incidência de quatro câmaras por meio da qual a valva tricúspide não perfurada pode ser visibilizada diretamente (Figura 20.127). A presença de hipoplasia valvar grave (em vez de atresia) é estabelecida pela detecção de restos do aparelho valvar tricúspide. Em qualquer um dos casos, a via de entrada é não perfurada. Quando a atresia é causada por uma membrana, pode estar presente uma considerável movimentação na área do anel. O Doppler pode ser útil na confirmação da ausência de fluxo através da via de entrada. O tamanho e a função do ventrículo direito hipoplásico podem ser determinados e a presença de regurgitação mitral também pode ser avaliada. A incidência paraesternal de eixo longo é usada para examinar o septo quanto a defeitos e ajudar a determinar os relacionamentos entre as grandes artérias. Como qualquer forma de conexão arterial é possível, a posição exata do grande vaso posterior com relação ao septo tem também de ser verificada. Pela varredura superior, a presença ou ausência de transposição em geral pode ser determinada. Na incidência de eixo curto, a via de saída do ventrículo direito e valva pulmonar podem ser avaliadas quanto à presença de obstrução da via de saída. Entretanto, a confirmação do diagnóstico

FIGURA 20.126 Exemplo de ventrículo com entrada dupla do tipo ventricular esquerdo. No painel A, a incidência paraesternal de eixo longo registra somente um ventrículo com uma grande artéria posicionada anteriormente. **B:** Com angulação superior do transdutor, uma segunda grande artéria (artéria pulmonar) é vista abaixo da grande raiz aórtica. **C:** Pela incidência de eixo curto, o relacionamento entre a grande aorta anterior e a artéria pulmonar bem pequena fica claro. Observe como o trajeto das duas artérias é paralelo. **D:** De uma incidência apical, um único ventrículo grande (V) recebe o fluxo de entrada de ambos os átrios. Uma correção de Fontan foi realizada e o conduto está indicado (F). AV, valva aórtica; LA, átrio esquerdo; PA, artéria pulmonar; PV, valva pulmonar; RA, átrio direito.

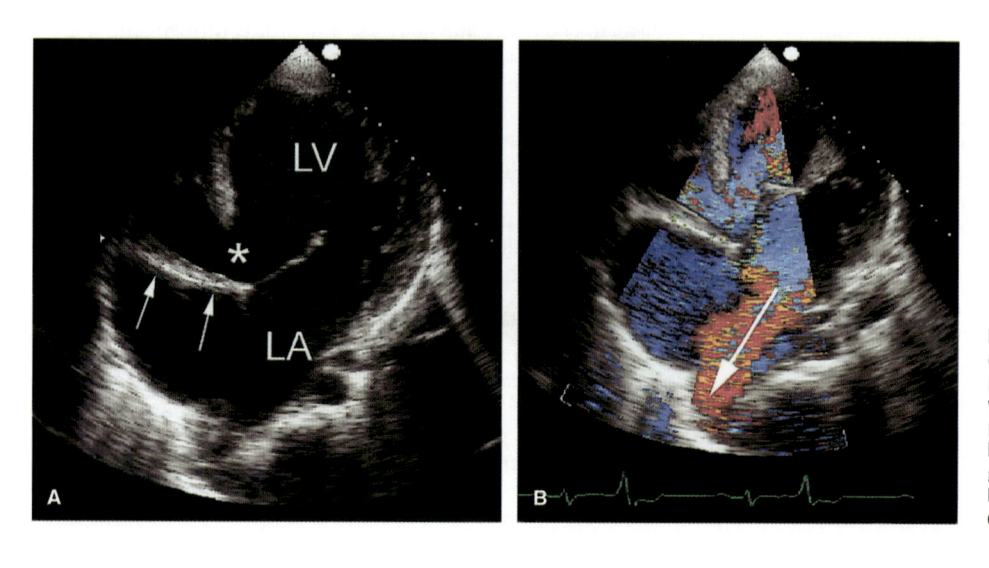

FIGURA 20.127 Um exemplo de atresia tricúspide. **A:** A valva tricúspide atrésica está indicada pelas *setas* e o asterisco mostra o defeito septal ventricular. Um ventrículo direito hipoplásico está presente, mas não é bem visto nesta incidência. Evidente um grande defeito no septo atrial. **B:** Regurgitação mitral significativa documentada pelo Doppler colorido. LA, átrio esquerdo; LV, ventrículo esquerdo.

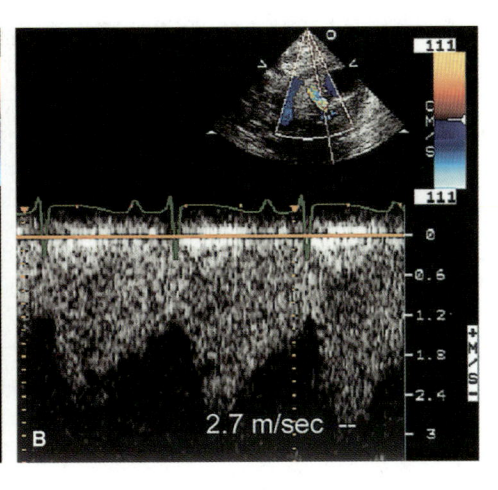

FIGURA 20.128 A: Um exemplo de derivação de Blalock-Taussig direita (derivação BT). Doppler colorido é útil no acompanhamento da evolução do conduto à medida que ele passa ao longo da aorta (Ao) e entra na artéria pulmonar. **B:** Doppler de onda contínua usado para se avaliar a velocidade do fluxo através da derivação. BT shunt, derivação BT.

de atresia da artéria pulmonar requer o uso de múltiplos planos de imagem. As incidências subcostais podem ser úteis na avaliação do tamanho da comunicação interatrial. A dilatação do átrio direito e o arqueamento do septo para dentro do átrio esquerdo sugerem uma comunicação pequena restritiva. Pela incidência da fúrcula supraesternal, o tamanho e continuidade das artérias pulmonares podem ser avaliados.

Avaliação Ecocardiográfica Durante e Após Cirurgia

A ecocardiografia é extremamente útil na tomada de decisão clínica em pacientes submetidos a procedimentos cirúrgicos paliativos ou corretivos. A ecocardiografia intraoperatória, tanto epicárdica quanto transesofágica, permite que diagnósticos adicionais e adequação da correção sejam feitos antes do término da cirurgia. Subsequentemente, a ecocardiografia se compara favoravelmente com o cateterismo cardíaco na detecção de resíduos pós-operatórios. Lesões valvares, disfunção de condutos, derivação residual e pressão pulmonar podem ser avaliados com acurácia em pacientes pós-operatórios sem a necessidade de procedimentos invasivos.

Derivações Arteriais Sistêmicas para a Artéria Pulmonar

Por muitos anos, várias derivações foram desenvolvidas para aumentar o fluxo arterial pulmonar por meio de uma anastomose de artéria sistêmica com a artéria pulmonar. Hoje em dia, elas são usadas com menor frequência em favor da correção primária. O seu uso extenso no passado, entretanto, é responsável pelo fato de elas ainda serem encontradas frequentemente em pacientes adultos operados. Felizmente, a derivação vista mais comumente hoje em dia, a derivação de Blalock-Taussig, também é uma das mais fáceis de se visibilizar. Esta derivação é uma conexão vascular entre a artéria subclávia ou inominada e um ramo da artéria pulmonar. Assim, ela pode ser relativamente longa e pode ser criada no lado esquerdo ou no lado direito. Uma anastomose direta é comumente realizada (uma derivação nativa) ou pode ser usado um conduto protético (Dacron ou GoreTex®). Em várias situações, pode ser que se queira avaliar a derivação de Blalock-Taussig. A demonstração da presença de tal derivação e sua permeabilidade é de óbvia importância clínica. A disfunção devido à estenose também pode ser avaliada. Finalmente, a pressão arterial pulmonar pode ser determinada por meio da determinação do gradiente através do conduto.

As derivações de Blalock-Taussig são mais bem observadas pela fúrcula supraesternal ou janela paraesternal alta (Figura

20.128). Uma derivação direita pode ser observada na incidência supraesternal de eixo curto. Como a artéria pulmonar direita passa abaixo do arco aórtico, a inserção do conduto pode muitas vezes ser registrada. Uma derivação esquerda pode ser mais difícil de registrar. Da fúrcula supraesternal, o plano de varredura é inclinado bem para a esquerda para incluir a artéria pulmonar esquerda. Quando a derivação não pode ser vista diretamente, o Doppler com fluxo colorido muitas vezes é útil para a identificação. A permeabilidade de uma derivação e a presença de uma dobra ou estenose (em geral no local distal de inserção) podem também ser determinadas pelo Doppler. Contudo, se estiver sendo usada uma sonda sem aquisição de imagens, deve-se ter o cuidado de evitar considerar a derivação de Blalock-Taussig como um canal arterial permeável. O gradiente de pressão através da derivação pode ser medido por meio da equação de Bernoulli modificada, e esse valor pode ser usado para estimar a pressão arterial pulmonar tanto na sístole quanto na diástole (Figura 20.128B). As pressões sistólica e diastólica periféricas são determinadas por meio do esfigmomanômetro e o gradiente de pressão é subtraído desses valores para derivar as pressões pulmonares. A intensidade do fluxo na derivação também pode ser estimada por meio do Doppler. O fluxo diastólico retrógrado de baixa velocidade na aorta descendente indica fluxo anterógrado através da derivação. Um outro tipo de derivação destinado a aumentar o fluxo sanguíneo pulmonar é a derivação de Glenn (Figura 20.129). Esta envolve a anastomose da veia cava

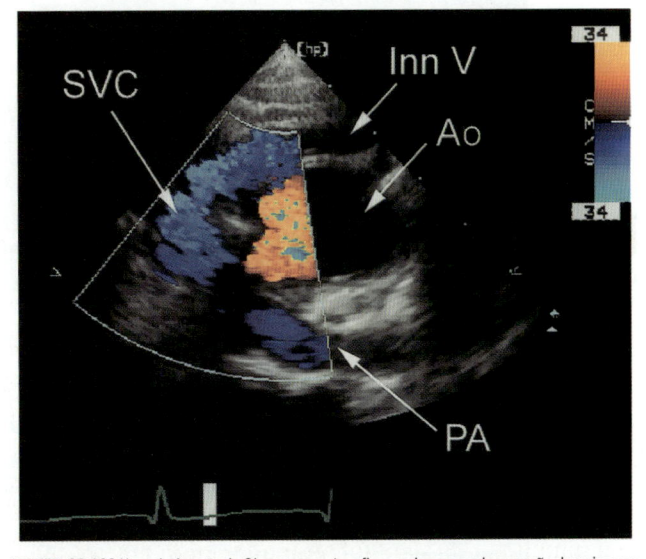

FIGURA 20.129 Uma derivação de Glenn aumenta o fluxo pulmonar pela conexão da veia cava superior (SVC) com a artéria pulmonar direita (PA). Ao, aorta; Inn V, veia inominada.

superior na artéria pulmonar direita. Isso pode ser na forma de uma conexão término-terminal (a derivação clássica de Glenn, na qual o fluxo da cava é desviado unicamente para o circuito pulmonar direito) ou como uma conexão término-lateral (Glenn bidirecional, na qual o fluxo da cava é dirigido para ambos os pulmões).

Procedimento de Fontan

Para lesões como ventrículo único e atresia tricúspide, nas quais a estrutura ou a função ventriculares direitas anormais impedem o fluxo sanguíneo pulmonar adequado, o procedimento de Fontan é frequentemente usado para paliação efetiva. A anastomose de Fontan é uma conexão entre o átrio sistêmico e o circuito pulmonar que se destina a aumentar o fluxo sanguíneo pulmonar. O circuito de Fontan pode ser criado de várias maneiras. Em mui-

tos casos, uma anastomose direta usando-se tecido pericárdico é colocada entre o apêndice atrial direito e a artéria pulmonar. Em outras situações, é usado um conduto valvulado ou não valvulado. Também são usados condutos intra-atriais conectando a veia cava inferior com a artéria pulmonar.

A visibilização da anastomose de Fontan muitas vezes é desafiadora. A avaliação ideal é facilitada pelo conhecimento do tipo específico de conexão que foi criado cirurgicamente. O trajeto da maioria dessas conexões é retroesternal, complicando ainda mais a sua detecção ecocardiográfica. As incidências paraesternal alta e subcostal são em geral as mais efetivas (Figura 20.130). Há várias modificações e melhoramentos no conceito original de Fontan. Por exemplo, a conexão de Fontan pode envolver um conduto interno, algumas vezes chamado túnel lateral de Fontan (Figura 20.131). Esses condutos são visibilizados mais facilmente e têm o aspecto circular no átrio direito. Uma

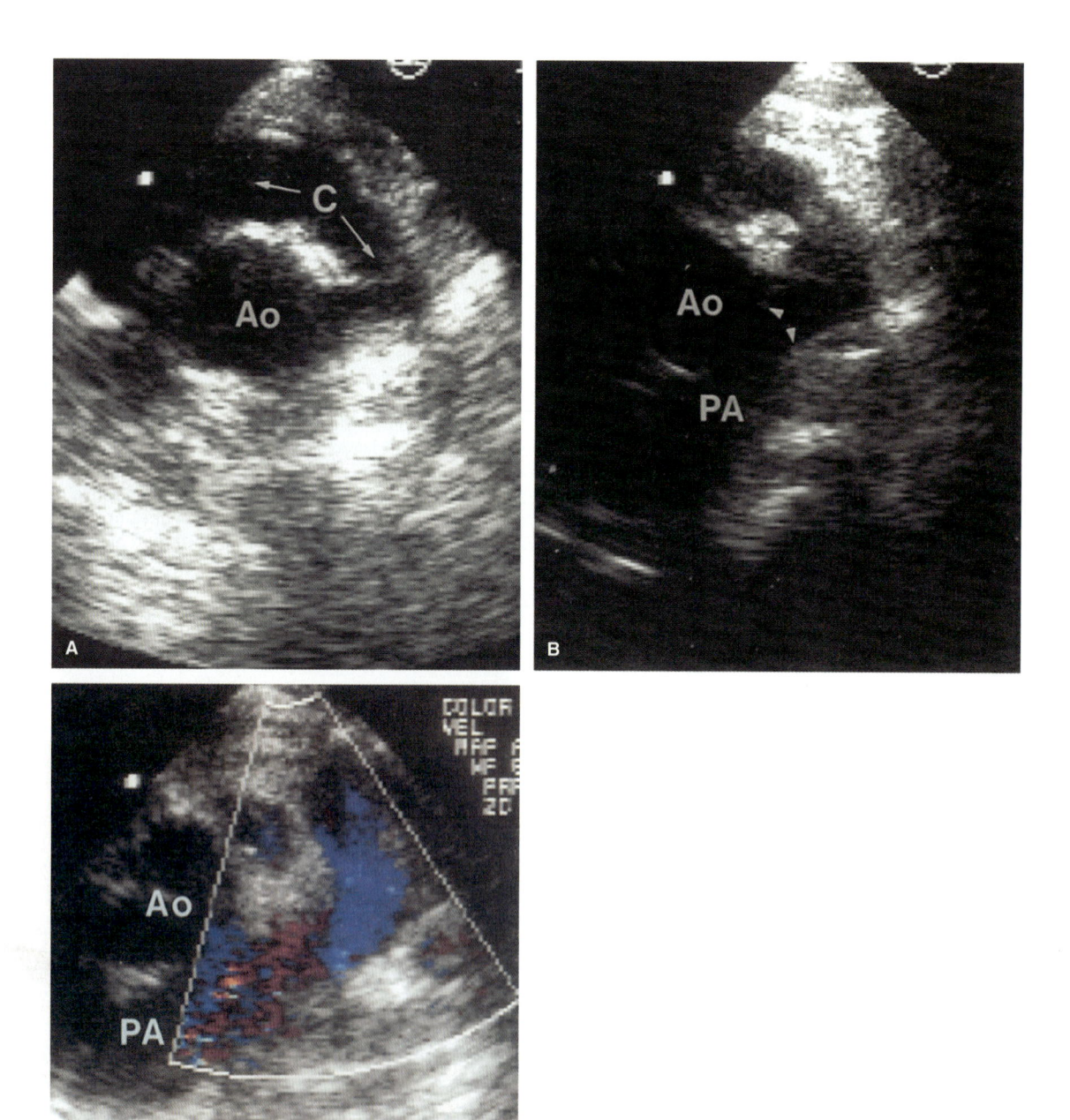

FIGURA 20.130 A: Incidência de eixo curto na base do coração em um paciente com atresia tricúspide mostra um conduto de Fontan (C) (*setas*) passando anteriormente e à esquerda da aorta (Ao). **B:** A angulação do plano de varredura permite a demonstração da anastomose distal do conduto na artéria pulmonar (PA) (*pontas de seta*). **C:** Imagem com fluxo colorido no mesmo plano mostra fluxo no interior do conduto sem turbulência significativa, o que sugere ausência de obstrução significativa dentro do conduto.

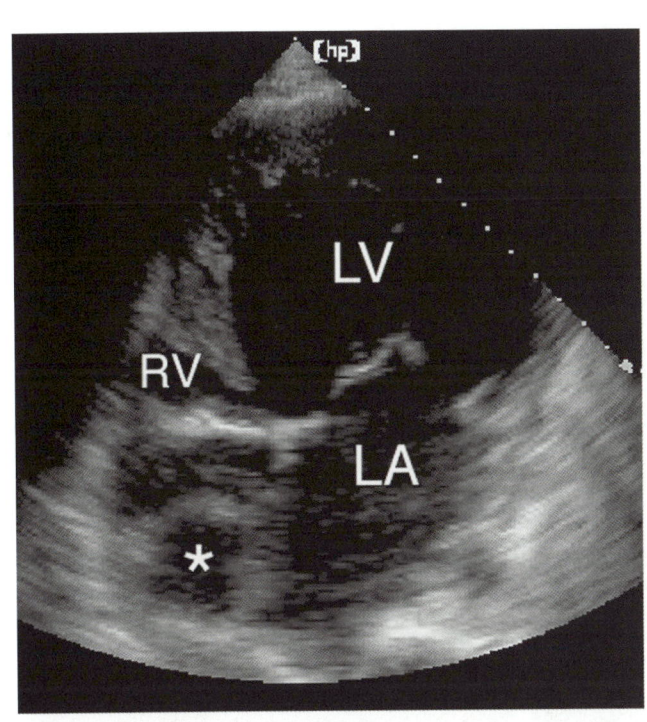

FIGURA 20.131 Este tipo de correção de Fontan emprega um conduto interno e algumas vezes é chamado de um túnel lateral de Fontan. O conduto pode ser visto em um corte transversal (asterisco) dentro do átrio direito neste paciente com atresia tricúspide. LA, átrio esquerdo; LV, ventrículo esquerdo; RV, ventrículo direito.

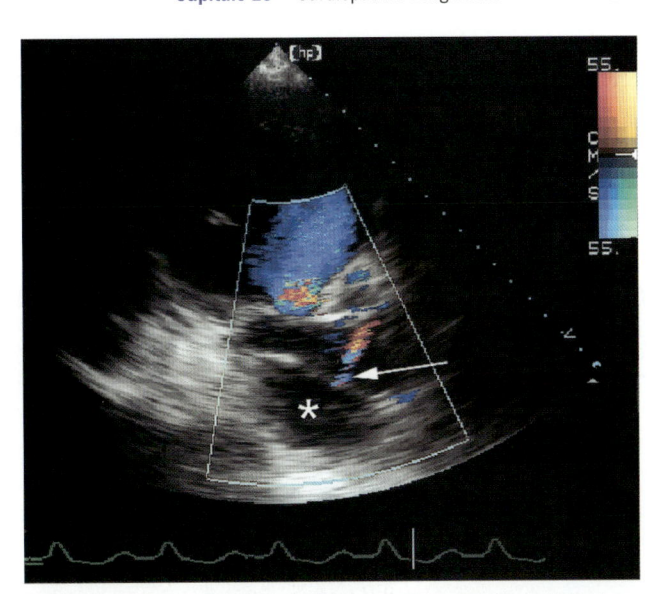

FIGURA 20.132 Uma modificação do procedimento de Fontan envolve a criação de uma fenestração para permitir a derivação de sangue entre a conexão de Fontan (asterisco) e o átrio (ou seja, esquerdo) venoso pulmonar, um tipo de derivação da direita para a esquerda. Isto pode ser avaliado pelo Doppler colorido (*seta*). O Doppler com onda contínua também pode ser usado para se estimar o gradiente através do circuito pulmonar.

vez visibilizada a conexão, o Doppler tem um papel importante na avaliação do padrão de fluxo e na determinação da presença de disfunção. O fluxo normal arterial pulmonar após um procedimento de Fontan é bifásico, com um pico no final da sístole e um pico maior no final da diástole durante a contração atrial. A intensificação da velocidade do fluxo é normalmente vista durante a inspiração. Função ventricular sistêmica anormal é sugerida pelo fluxo diastólico tardio reduzido ou ausente e diminuição da variação respiratória do padrão de fluxo. A ecocardiografia transesofágica também pode ser usada para se avaliar a conexão de Fontan.

As conexões de Fontan também podem ser fenestradas, propositadamente permitindo uma derivação de fluxo da direita para a esquerda. Isso geralmente é feito no quadro de aumento da resistência vascular pulmonar para "descomprimir" o átrio direito quando a resistência vascular pulmonar é alta. Tais fenestrações em geral são criadas quando da cirurgia em pacientes de alto risco e fechadas mais tarde. O fluxo na derivação pode ser visto facilmente usando-se o Doppler (Figura 20.132). A velocidade do fluxo na derivação, avaliado pelo Doppler de onda contínua, reflete o gradiente de pressão entre o Fontan e o átrio esquerdo e portanto é um indicador útil do gradiente de pressão total através do circuito pulmonar.

Condutos do Ventrículo Direito para a Artéria Pulmonar

Condutos valvulados e não valvulados vêm sendo usados para se derivar o sangue do ventrículo direito para a artéria pulmonar (p. ex., em casos de atresia pulmonar ou grave tetralogia de Fallot). Um tipo específico de correção, chamado de procedimento de Rastelli, é realizado no quadro de transposição das grandes artérias com defeito septal ventricular e estenose ou atresia pulmonar associada. Uma parte dessa correção complexa inclui um conduto do ventrículo direito até a artéria pulmonar. A avaliação ecocardiográfica dessas estruturas requer uma abordagem simi-

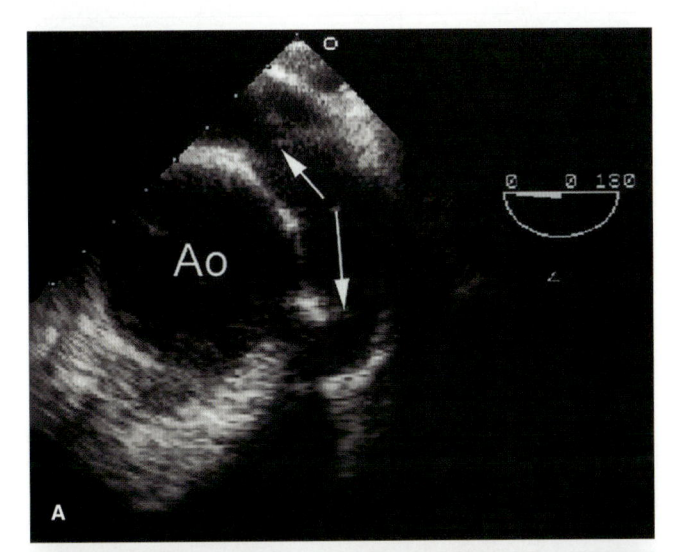

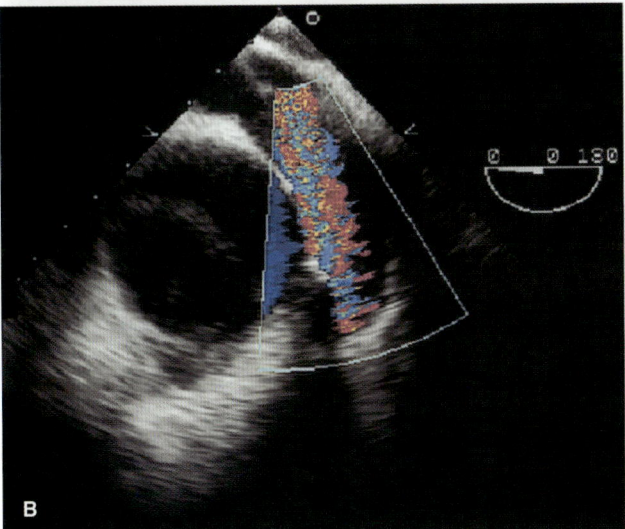

FIGURA 20.133 Um conduto do ventrículo direito para a artéria pulmonar (*setas*) de um paciente com atresia pulmonar. O material protético do conduto é altamente ecogênico (**A**). **B:** Pelo Doppler colorido o fluxo através do conduto é demonstrado. Ao, aorta.

lar à já descrita para condutos entre o ventrículo esquerdo e a aorta. Os condutos são mais bem registrados pelas janelas paraesternal alta ou subcostal ou pela ecocardiografia transesofágica (Figuras 20.133 e 20.134). A obstrução do conduto pode ocorrer no local proximal ou distal de inserção (geralmente por causa de problemas no posicionamento cirúrgico), na valva (decorrente de degeneração primária do tecido) ou difusamente (resultado de desenvolvimento de uma camada de neoíntima). A turbulência na imagem com fluxo colorido pode proporcionar a evidência inicial de estenose do conduto (Figuras 20.135 e 20.136). A regurgitação, diagnosticada pelo Doppler, está presente em muitos desses condutos valvulados.

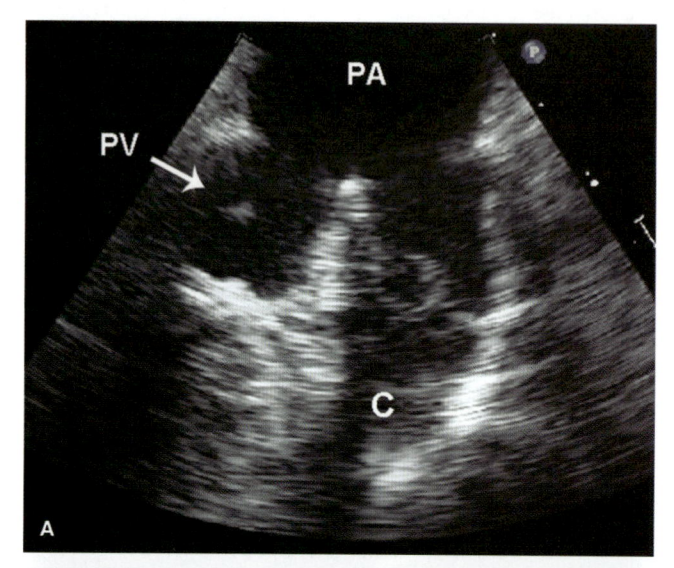

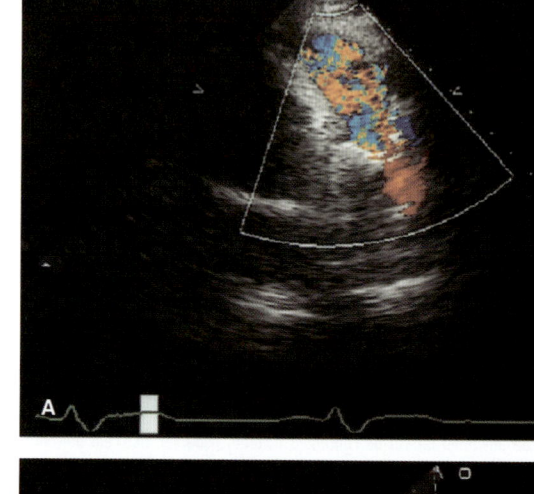

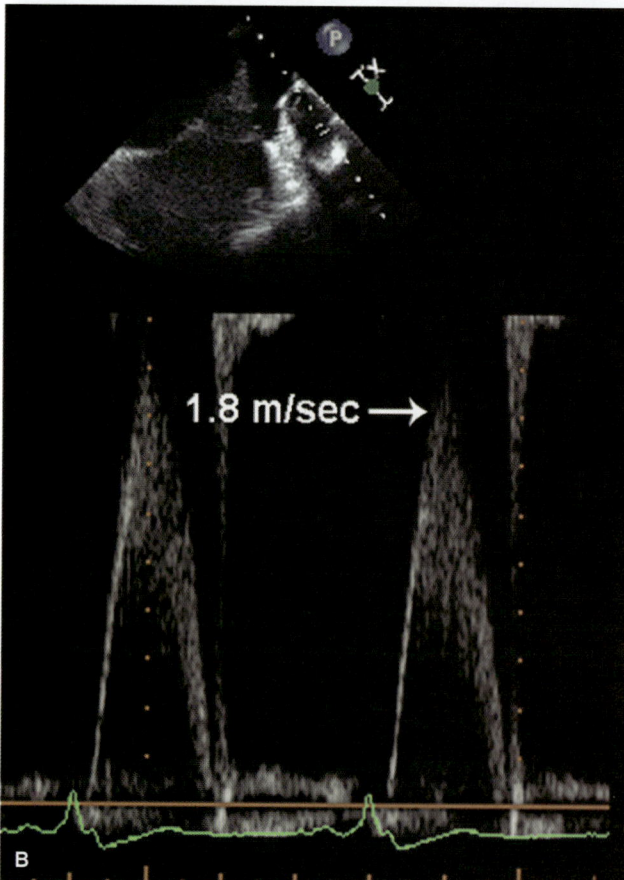

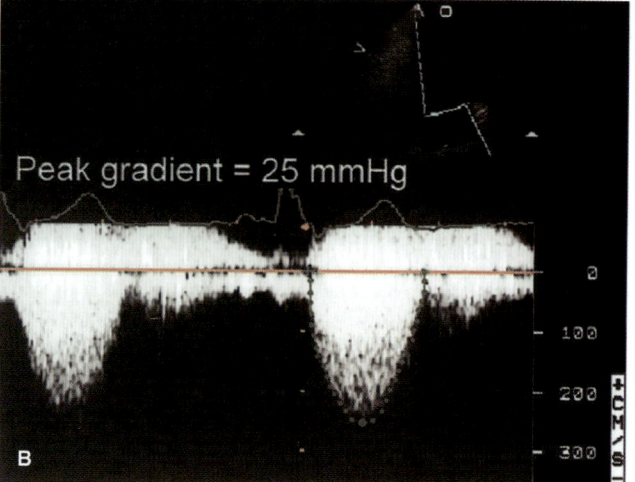

FIGURA 20.135 Obstrução leve neste paciente submetido à correção de Rastelli. **A:** Imagem com Doppler colorido mostra fluxo turbulento através do conduto do ventrículo direito para a artéria pulmonar. **B:** Doppler de onda contínua revela um gradiente máximo de 25 mmHg através do conduto.

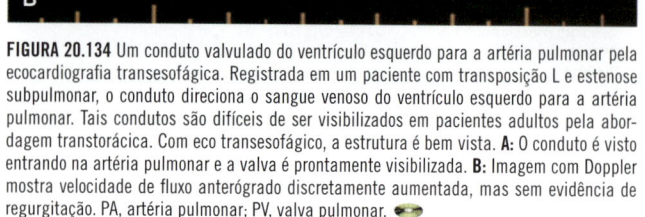

FIGURA 20.134 Um conduto valvulado do ventrículo esquerdo para a artéria pulmonar pela ecocardiografia transesofágica. Registrada em um paciente com transposição L e estenose subpulmonar, o conduto direciona o sangue venoso do ventrículo esquerdo para a artéria pulmonar. Tais condutos são difíceis de ser visibilizados em pacientes adultos pela abordagem transtorácica. Com eco transesofágico, a estrutura é bem vista. **A:** O conduto é visto entrando na artéria pulmonar e a valva é prontamente visibilizada. **B:** Imagem com Doppler mostra velocidade de fluxo anterógrado discretamente aumentada, mas sem evidência de regurgitação. PA, artéria pulmonar; PV, valva pulmonar.

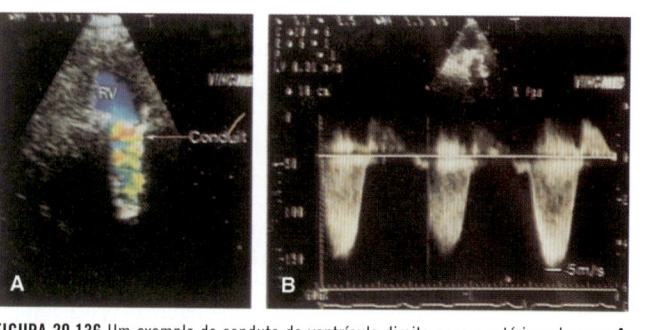

FIGURA 20.136 Um exemplo de conduto do ventrículo direito para a artéria pulmonar. **A:** Imagem com fluxo colorido mostra aceleração e turbulência dentro do conduto conforme indicado pelo padrão em mosaico do fluxo sanguíneo. **B:** Doppler com onda contínua mostra grave obstrução. A velocidade máxima do fluxo era de 5,0 m/s, sugerindo um gradiente máximo de pressão dentro do conduto de aproximadamente 100 mmHg. RV, ventrículo direito.

Leituras Sugeridas

Conceitos Gerais

van den Bosch AE, Robbers-Visser D, Krenning BJ, et al. Real-time transthoracic three-dimensional echocardiographic assessment of left ventricular volume of ejection fraction in congenital heart disease. J Am Soc Echocardiogr 2006;19:1–6.

Gill HK, Splitt M, Sharland GK, et al. Patterns of recurrence of congenital heart disease: an analysis of 6,640 consecutive pregnancies evaluated by detailed fetal echocardiography. J Am Coll Cardiol 2003;42:923.

Henry WL, Maron BJ, Griffith JM. Cross-sectional echocardiography in the diagnosis of congenital heart disease: identification of the relation of the ventricles and great arteries. Circulation 1977;56:267.

Hsu YH, Santulli T, Wong AL, et al. Impact of intraoperative echocardiography on surgical management of congenital heart disease. Am J Cardiol 1991;67:1279.

Huhta JC, Glasow P, Murphy DJ, et al. Surgery without catheterization for congenital heart defects: management of 100 patients. J Am Coll Cardiol 1987;9:823.

Klewer SE, Samson RA, Donnerstein RL, et al. Comparison of accuracy of diagnosis of congenital heart disease by history and physical examination versus echocardiography. Am J Cardiol 2002;89:1329.

Reeder GS, Currie PJ, Hagler DJ, et al. Use of Doppler techniques (continuous-wave, pulsed-wave, and color flow imaging) in the noninvasive hemodynamic assessment of congenital heart disease. Mayo Clin Proc 1986;61:725.

Rhodes JF, Qureshi AM, Preminger TJ, et al. Intracardiac echocardiography during transcatheter interventions for congenital heart disease. Am J Cardiol 2003;92:1482.

Silverman NH. An ultrasonic approach to the diagnosis of cardiac situs, connections, and malpositions. Cardiol Clin 1983;1:473.

Silverman NH, Golbus MS. Echocardiographic techniques for assessing normal and abnormal fetal cardiac anatomy. J Am Coll Cardiol 1985;5:20.

Van Hare GG, Silverman NH. Contrast two-dimensional echocardiography in congenital heart disease: techniques, indications and clinical utility. J Am Coll Cardiol 1989;13:673.

Warnes CA, Williams RG, Bashore TM, et al. ACC/AHA 2008 guidelines for the management of adults with congenital heart disease: executive summary. J Am Coll Cariol 2008;52:1890–1947.

Weintraub R, Shiota T, Elkadi T, et al. Transesophageal echocardiography in infants and children with congenital heart disease. Circulation 1992;86:711.

Lesões Complexas

Bevilacqua M, Sanders SP, VanPraagh S, et al. Double-inlet single left ventricle: echocardiographic anatomy with emphasis on the morphology of the atrioventricular valves and ventricular septal defect. J Am Coll Cardiol 1991;18:559.

Chen G, Huang G, Tao Z, et al. Value of real-time three-dimensional echocardiography sectional diagnosis in complex congenital heart disease evaluated by receiver operating characteristic analysis. J Am Soc Echocardiogr 2008;21:484–491.

George L, Waldman JD, Mathewson JW, et al. Two dimensional echocardiographic discrimination of normal from abnormal great artery relationships. Clin Cardiol 1983;6:327.

Huhta JC, Seward JB, Tajik AJ, et al. Two-dimensional echocardiographic spectrum of univentricular atrioventricular connection. J Am Coll Cardiol 1985;5:149.

Khairy P, Poirier N, Mercier LA. Univentricular heart. Circulation 2007;115:800–812.

Schmidt KG, Cassidy SC, Silverman NH, et al. Doubly committed subarterial ventricular septal defects: echocardiographic features and surgical implications. J Am Coll Cardiol 1988;12:1538.

Sreeram N, Walsh K. Diagnosis of total anomalous pulmonary venous drainage by Doppler color flow imaging. J Am Coll Cardiol 1992;19:1577.

Van Praagh R. Diagnosis of complex congenital heart disease: morphologic-anatomic method and terminology. Cardiovasc Intervent Radiol 1984;7:115.

Warnes CA. Transposition of the great arteries. Circulation 2006;114:2699–2709.

Hemodinâmicas

Frommelt PC, Snider AR, Meliones JN, et al. Doppler assessment of pulmonary artery flow patterns and ventricular function after the Fontan operation. Am J Cardiol 1991;68:1211.

Garg A, Shrivastava S, Radhakrishnan S, et al. Doppler assessment of interventricular pressure gradient across isolated ventricular septal defect. Clin Cardiol 1990;13:717.

Grison A, Maschietto N, Reffo E, et al. Three-dimensional echocardiographic evaluation of right ventricular volume and function in pediatric patients: validation of the technique. J Am Soc Echocardiogr 2007;20:921–929.

Musewe NN, Smallhorn JF, Benson LN, et al. Validation of Doppler-derived pulmonary arterial pressure in patients with ductus arteriosus under different hemodynamic states. Circulation 1987;76:1081.

Valdes-Cruz LM, Horowitz S, Mesel E, et al. A pulsed Doppler echocardiographic method for calculating pulmonary and systemic blood flow in atrial level shunts: validation studies in animals and initial human experience. Circulation 1984;69:80.

Avaliação Pós-operatória

Cohen M, Fuster V, Steele PM, et al. Coarctation of the aorta: long-term follow-up and prediction of outcome after surgical correction. Circulation 1989;80:840.

Horneffer PJ, Zahka KG, Rowe SA, et al. Long-term results of total repair of tetralogy of Fallot in childhood. Ann Thorac Surg 1990;50:179.

Kaulitz R, Stumper OFW, Geuskens R, et al. Comparative values of the precordial and transesophageal approaches in the echocardiographic evaluation of atrial baffle function after an atrial correction procedure. J Am Coll Cardiol 1990;16:686.

Mair DD, Hagler DJ, Julsrud PR, et al. Early and late results of the modified Fontan procedure for double-inlet left ventricle: the Mayo Clinic experience. J Am Coll Cardiol 1991;18:1727.

Martin RP, Qureshi SA, Ettedgui JA, et al. An evaluation of right and left ventricular function after anatomical correction and intra-atrial repair operations for complete transposition of the great arteries. Circulation 1990;82:808.

Qureshi SA, Richheimer R, McKay R, et al. Doppler echocardiographic evaluation of pulmonary artery flow after modified Fontan operation: importance of atrial contraction. Br Heart J 1990;64:272.

Smallhorn JF, Burrows P, Wilson G, et al. Two-dimensional and pulsed Doppler echocardiography in the postoperative evaluation of total anomalous pulmonary venous connection. Circulation 1987;76:298.

Smallhorn J, Grow R, Freedom R, et al. Pulsed Doppler echocardiographic assessment of the pulmonary venous pathway after the Mustard or Senning procedure for transposition of the great arteries. Circulation 1986;73:765.

Sreeram N, Kaulitz R, Stumper OFW, et al. Comparative roles of intraoperative epicardial and early postoperative transthoracic echocardiography in the assessment of surgical repair of congenital heart defects. J Am Coll Cardiol 1990;16:913.

Stamper O, Sutherland GR, Geuskens R, et al. Transesophageal echocardiography in evaluation and management after a Fontan procedure. J Am Coll Cardiol 1991;17:1152.

Defeitos Septais

Abdel Massih T, Dulac Y, Taktak A, et al. Assessment of atrial septal defect size with 3D-transesophageal echocardiography: comparison with balloon method. Echocardiography 2005;22:121–127.

van den Bosch AE, Ten Harkel D, McGhie JS, et al. Feasibility and accuracy of real-time three-dimensional echocardiographic assessment of ventricular septal defects. J Am Soc Echocardiogr 2006;19:7–13.

Dittman H, Jacksch R, Voelker W, et al. Accuracy of Doppler echocardiography in quantification of left to right shunts in adult patients with atrial septal defect. J Am Coll Cardiol 1988;11:338.

Gutgesell HP, Huhta JC. Cardiac septation in atrioventricular canal defect. J Am Coll Cardiol 1986;8:1421.

Hausmann D, Daniel WG, Mugge A, et al. Value of transesophageal color Doppler echocardiography for detection of different types of atrial septal defects in adults. J Am Coll Cardiol 1992;5:481.

Kronzon I, Tunick PA, Freedberg RS, et al. Transesophageal echocardiography is superior to transthoracic echocardiography in the diagnosis of sinus venosus atrial septal defect. J Am Coll Cardiol 1991;17:537.

Ludomirsky A, Tani L, Murphy DJ, et al. Usefulness of color-flow Doppler in diagnosing and in differentiating supracristal ventricular septal defect from right ventricular outflow tract obstruction. Am J Cardiol 1991;67:194.

Moises VA, Maciel BC, Hornberger LK, et al. A new method for noninvasive estimation of ventricular septal defect shunt flow by Doppler color flow mapping: imaging of the laminar flow convergence region on the left septal surface. J Am Coll Cardiol 1991;18:824.

Mullen MJ, Dias BF, Walker F, et al. Intracardiac echocardiography guided device closure of atrial septal defects. J Am Coll Cardiol 2003;41:285.

Nusser T, Höher M, Merkle N, et al. Cardiac magnetic resonance imaging and transesophageal echocardiography in patients with transcatheter closure of patent foramen ovale. J Am Coll Cardiol 2006;48:322–329.

Pieroni DR, Nishimura RA, Bierman FZ, et al. Second natural history study of congenital heart defects. Ventricular septal defect: echocardiography. Circulation 1993;87(Suppl 1):1–80.

Sharif DS, Huhta JC, Marantz P, et al. Two-dimensional echocardiographic determination of ventricular septal defect size: correlation with autopsy. Am Heart J 1989;117:1333.

Lesões Valvares

Fernandes SM, Sanders SP, Khairy P, et al. Morphology of bicuspid aortic valve in children and adolescents. J Am Coll Cardiol 2004;44:1648–1651.

Lang D, Oberhoffer R, Cook A, et al. Pathologic spectrum of malformations of the tricuspid valve in prenatal and neonatal life. J Am Coll Cardiol 1991;17:1161.

Lim DS, Dent JM, Gutgesell HP, et al. Transesophageal echocardiographic guidance for surgical repair of aortic insufficiency in congenital heart disease. J Am Soc Echocardiogr 2007;20:1080–1085.

McElhinney DB, Sherwood MC, Keane JF, et al. Current management of severe congenital mitral stenosis: outcomes of transcatheter and surgical therapy in 108 infants and children. Circulation 2005;112:707–714.

Nishimura RA, Pieroni DR, Bierman FZ, et al. Second natural history study of congenital heart defects. Aortic stenosis: echocardiography. Circulation 1993;87(Suppl 11):1–66.

Wren C, Oslizlok P, Bull C. Natural history of supravalvular aortic stenosis and pulmonary artery stenosis. J Am Coll Cardiol 1991;15:1625.

Yang H, Pu M, Chambers C, et al. Quantitative assessment of pulmonary insufficiency by Doppler echocardiography in patients with adult congenital heart disease. J Am Soc Echocardiogr 2008;21:157–164.

Outros Tópicos

Chin TK, Perloff JK, Williams RG, et al. Isolated noncompaction of left ventricular myocardium: a study of eight cases. Circulation 1990;82:507.

Jureidini SB, Appleton RS, Nouri S, et al. Detection of coronary artery abnormalities in tetralogy of Fallot by two-dimensional echocardiography. J Am Coll Cardiol 1998;14:960.

Marx GR, Allen HD. Accuracy and pitfalls of Doppler evaluation of the pressure gradient in aortic coarctation. J Am Coll Cardiol 1986;7:1379.

Newburger JW, Takahashi M, Gerber MA, et al. Diagnosis, treatment, and long-term management of Kawasaki disease: a statement for health professionals from the Committee of Rheumatic Fever, Endocarditis and Kawasaki disease, Council of Cardiovascular Disease in the Young, American Heart Association. Circulation 2004;110:2747–2771.

Sanders SP, Parness IA, Colan SD. Recognition of abnormal connections of coronary arteries with the use of Doppler color flow mapping. J Am Coll Cardiol 1989;13:922.

Shiina A, Seward JB, Tajik AJ, et al. Two-dimensional echocardiographic surgical correlation in Ebstein's anomaly: preoperative determination of patients requiring tricuspid valve plication vs. replacement. Circulation 1983;68:534.

Capítulo 21
Doenças da Aorta

Enquanto a ecocardiografia transtorácica fornece somente uma visão limitada da aorta ascendente proximal e uma pequena porção da aorta descendente e arco, a ecocardiografia transesofágica proporciona uma visão em alta resolução da aorta desde a valva aórtica até aproximadamente o diafragma. Tanto a anatomia normal quanto estados patológicos podem ser identificados com acurácia equivalente à de técnicas competitivas como tomografia computadorizada (TC) e ressonância magnética (RM). A velocidade com que isso pode ser feito, muitas vezes com equipamento portátil em uma unidade de tratamento intensivo, confere óbvias vantagens com respeito à avaliação de emergência de dissecção aórtica, suspeita de traumatismo aórtico ou no paciente em estado crítico. A ecocardiografia transtorácica tem um papel importante no rastreamento e acompanhamento seriado de doenças como síndrome de Marfan, a qual acomete predominantemente a aorta ascendente proximal. Múltiplas doenças afetam porções diferentes da aorta. Estas são mencionadas no Quadro 21.1 e incluem dilatação (ectasia do anel aórtico) e formação de aneurisma, aterosclerose, dissecção crônica e aguda, coarctação e várias formas de arterite. As diretrizes da ACC/AHA definiram o uso apropriado da ecocardiografia na avaliação de doença da aorta suspeitada ou conhecida em diferentes situações clínicas (Quadro 21.2)

Anatomia Normal da Aorta

A aorta normal consiste em seis segmentos. Estes são esquematizados nas Figuras 21.1 e 21.2 e constituem-se de anel, seios de Valsalva, junção sinotubular, aorta tubular ascendente, arco e aorta descendente torácica. A porção proximal, desde o anel até a aorta ascendente proximal, é comumente chamada de "raiz aórtica". O anel aórtico é definido como a junção da aorta ascendente proximal com a via de saída do ventrículo esquerdo. Ele faz parte do esqueleto fibroso do coração e é contíguo ao folheto anterior da valva mitral e septo perimembranoso. Como o anel é uma estrutura fibrosa, ele é relativamente resistente à dilatação e tem uma dimensão relativamente estável com a qual outras dimensões aórticas podem ser comparadas. Tipicamente, o anel aórtico mede $13 \pm 1,0$ mm/m^2. A aorta normal dilata ao nível dos seios em aproximadamente 6 mm/m^2 e depois afunila 2 a 3 mm do tamanho anular na junção sinotubular (Figura 21.1). O tamanho aórtico tem relação com a altura e área da superfície corporal. Normalmente há três seios de Valsalva de tamanho igual. Os seios direito e esquerdo contêm os óstios das artérias coronárias direita e esquerda. A origem da artéria coronária esquerda pode ser vista pela ecocardiografia transtorácica e transesofágica no seio esquerdo onde sua posição está relativamente mais próxima do anel do que a origem da artéria coronária direita, que tende a ser mais superior e mais próxima da junção sinotubular.

A geometria da junção sinotubular é um aspecto crucial para a coaptação normal da valva aórtica. A inserção das cúspides valvares aórticas é contínua desde o nível do anel, através dos seios, até a junção sinotubular. A dilatação da junção sinotubular pode acarretar expansão da linha de coaptação das cúspides aórticas resultando em insuficiência aórtica secundária. A aorta ascendente termina na artéria inominada esquerda (artéria braquicefálica), onde o arco aórtico começa e continua até a artéria subclávia esquerda e ligamento arterioso. Os três principais vasos do arco, a artéria inominada direita e as artérias carótida esquerda e subclávia, podem ser visibilizados na maioria dos pacientes a partir de uma incidência supraesternal, bem como por uma abordagem transesofágica. As dimensões da aorta ascendente, arco e aorta torácica descendente são semelhantes com discreto afunilamento na aorta torácica descendente.

Quadro 21.1 — Doenças que Acometem a Aorta

Ateroscleróticas
- Aneurisma
- Doença ateroembólica
- Dissecção

Não ateroscleróticas
- Necrose cística da média
- Aneurisma
- Dissecção aórtica
- Hematoma intramural
- Ectasia do anel aórtico

Inflamatórias/infecciosas
- Arterite de Takayasu
- Arterite por célula gigante
- Endocardite

Congênitas e mediadas geneticamente
- Síndrome de Marfan
- Síndrome de Turner
- Síndrome de Ehlers Danlos
- Aneurisma familiar
- Valva aórtica bicúspide
- Coarctação da aorta

Outras
- Trauma
- Trombo intraluminal
- Hipertensão
- Insuficiência/estenose aórtica
- Lesão iatrogênica

Quadro 21.2 — Critérios de Conveniência para o Uso da Ecocardiografia na Doença Aórtica

Indicação	Valor Numérico (1 a 9)
37. Doença de Marfan conhecida ou suspeitada para avaliação da raiz aórtica proximal e/ou valva mitral	A (9)
52. Avaliação de suspeita de patologia aórtica aguda inclusive dissecção/transecção	A (9)
34. Avaliação de fonte cardiovascular de evento embólico (FOP/DSA, trombo, neoplasia)	A (8)
59. Avaliação de fonte cardiovascular de evento embólico em um paciente com ETT normal e ECG normal e nenhuma história de fibrilação/*flutter* atrial	I (9)

A, apropriado; DSA, defeito septal atrial; ECG, eletrocardiograma; ETT, ecocardiograma transtorácico; FOP, forame oval permeável; I, incerto.
Reimpresso com permissão da ACCF de Douglas PS, Khandheria B, Stainback RF, et al. ACCF/ASE/ACEP/ASNC/SCAI/SCCT/SCMR 2007 appropriateness criteria for transthoracic and transesophageal echocardiography. J Am Coll Cardiol 2007; 50(2):187-204.

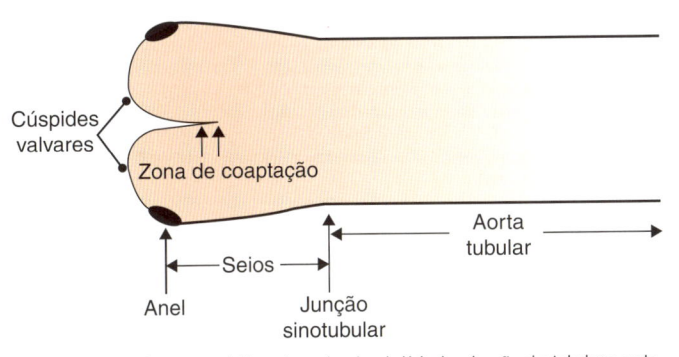

FIGURA 21.1 A aorta torácica pode ser caracterizada como tendo três segmentos principais. A aorta ascendente se estende desde o anel até a artéria inominada e inclui três seios de Valsalva, as três cúspides da valva aórtica, a junção sinotubular, os óstios das artérias coronárias e a aorta ascendente proximal. O arco se estende desde a artéria inominada até o ligamento arterioso e inclui os grandes vasos que têm origem no arco. A aorta torácica descendente se estende desde o ligamento arterioso até o nível do diafragma. As dimensões normais da aorta são mostradas no esquema e variam conforme a localização. As dimensões são dadas indexadas à área da superfície corporal (ASC) e como uma faixa esperada na ecocardiografia rotineira de adulto. PA, artéria pulmonar direita.

FIGURA 21.2 As dimensões relativas do anel, seios de Valsalva, junção sinotubular e aorta ascendente proximal podem ser notadas. Na ausência de patologias, os seios se dilatam simetricamente de modo que as suas dimensões maiores excedem a do anel em aproximadamente 6 mm/m² de área de superfície corporal. No nível da junção sinotubular, a aorta se estreita 2 a 3 mm em relação à dimensão do anel e depois afunila gradualmente ao longo de seu trajeto. Observe que as cúspides aórticas coaptam ao longo de uma zona de coaptação de 2 a 3 mm e não se tocam ponta a ponta.

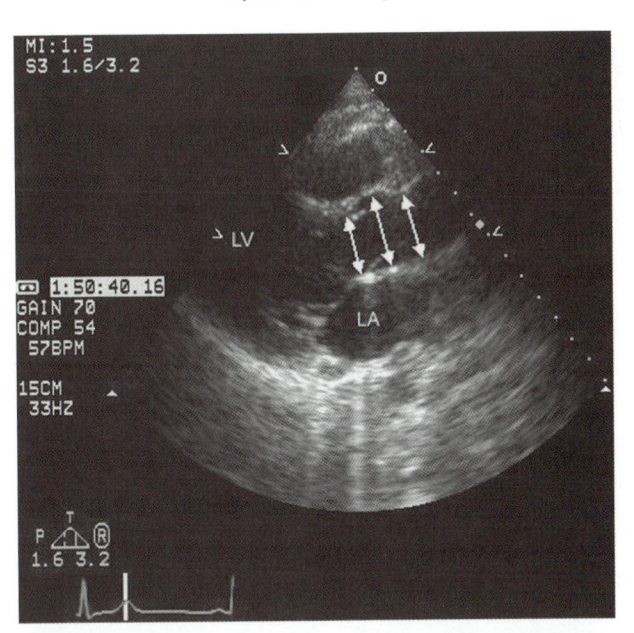

FIGURA 21.3 Incidência torácica paraesternal de eixo longo da aorta normal. Esta incidência inclui a fixação normal do folheto anterior valvar mitral à parede posterior da aorta e também o átrio esquerdo (LA). Observe a relação semelhante quanto ao tamanho da aorta visibilizada anatomicamente comparando com o esquema na Figura 21.2. *Setas* mostram os limites internos da aorta. LV, ventrículo esquerdo.

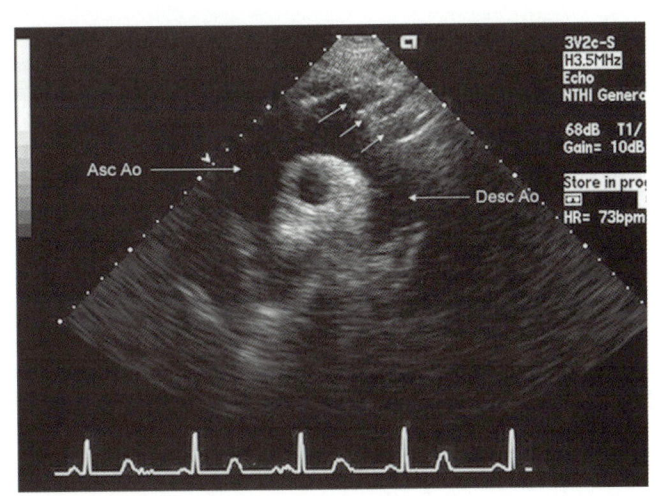

FIGURA 21.4 Incidência transtorácica do arco da aorta por uma incidência supraesternal. Observe o calibre normal do arco da aorta que é semelhante ao da aorta ascendente proximal e a orientação da artéria inominada e artérias carótida esquerda e subclávia (*setas*). Asc Ao, aorta ascendente; Desc Ao, aorta descendente.

⠿ Avaliação Ecocardiográfica

Somente os 4 a 8 cm proximais da aorta ascendente, arco e um segmento curto da aorta torácica descendente podem ser avaliados confiavelmente pela ecocardiografia transtorácica. Tipicamente, a aorta proximal pode ser vista nos seus eixos longo e curto a partir da incidência paraesternal. A Figura 21.3 é uma incidência paraesternal de eixo longo do coração com angulação superior que ressalta a visibilização da aorta ascendente normal. Observe as dimensões relativas do anel, seios, junção sinotubular e aorta ascendente que podem acuradamente ser determinadas a partir dessa imagem transtorácica. A fúrcula supraesternal oferece uma janela adicional para a visibilização do arco e grandes vasos da aorta. A Figura 21.4 foi registrada em um indivíduo normal, no qual a maioria dos vasos do arco e grandes vasos

pode ser facilmente visibilizada. A aquisição de imagens pela janela supraesternal muitas vezes é mais factível em crianças e adolescentes do que em pacientes adultos. A colocação da sonda de ultrassom na fúrcula supraesternal pode acarretar discreto desconforto ao paciente, e o examinador deve estar ciente disso. Finalmente, a ecocardiografia transtorácica pode visibilizar uma porção limitada da aorta torácica descendente (Figura 21.5). Na incidência paraesternal de eixo longo, a aorta torácica descendente aparece como uma estrutura circular atrás do átrio esquerdo. Às vezes, ela pode ser confundida com um seio coronário dilatado; entretanto, a proximidade do seio coronário com o sulco atrioventricular bem como o formato mais rígido da aorta devem discriminar acuradamente esses aspectos.

A ecocardiografia transesofágica proporciona uma janela substancialmente maior para a anatomia. A aorta pode ser visibilizada desde o anel, aorta ascendente, arco e aorta torácica

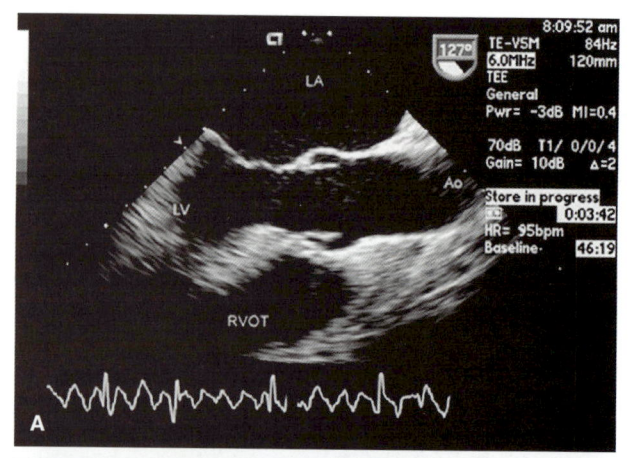

FIGURA 21.5 Incidência subxifoide de uma aorta descendente normal. Na imagem em movimento observe o coração à direita da aorta nesta incidência. O pequeno detalhe é um perfil espectral Doppler do fluxo na aorta descendente.

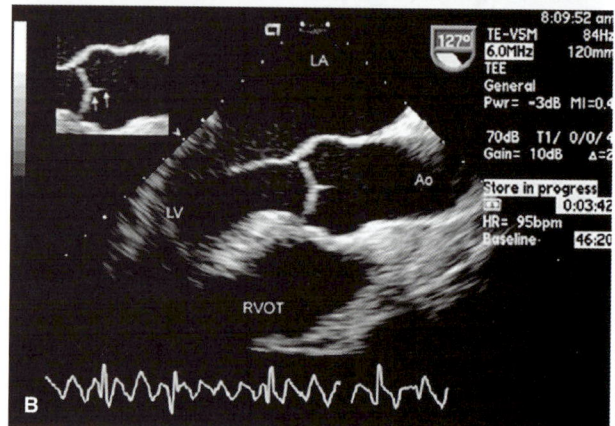

FIGURA 21.6 Ecocardiograma transesofágico da aorta ascendente registrado em um indivíduo normal livre de patologia. **A:** Incidência longitudinal (127º) que oferece aquisição de imagens análoga à incidência transtorácica longitudinal de eixo longo mostrada na Figura 21.3. Novamente observe a dilatação simétrica ao nível dos seios e o estreitamento no nível da junção sinotubular. **B:** Imagem obtida na sístole mostra o fechamento das cúspides aórticas ao longo de uma distância de 2 a 3 mm (*setas no pequeno detalhe*). RVOT, via de saída do ventrículo direito.

descendente até o nível da junção gastresofágica. As Figuras 21.6 a 21.9 são imagens da ecocardiografia transesofágica registradas em pacientes com aortas torácicas normais. Os tamanhos relativos do anel, seios, junção sinotubular e aorta ascendente proximal podem ser apreciados na Figura 21.6. Ao se adquirir imagens a um plano de 40º a 60º, os três seios e as cúspides aórticas podem ser visibilizados simultaneamente (Figura 21.7). O arco e as porções descendentes da aorta podem ser visibilizados facilmente também (Figuras 21.8 e 21.9).

Tipicamente, a aquisição de imagens pela ecocardiografia transesofágica da aorta começa pela aorta ascendente com a sonda atrás do átrio esquerdo. Geralmente, os 5 a 10 cm proximais da aorta ascendente podem ser visibilizados fazendo-se uma varredura em um plano de imagem de 120º. Rodando-se o plano de imagem para uma incidência de 40º a 60º, uma série de incidências de eixo curto da aorta ascendente proximal pode ser obtida, inclusive uma incidência de eixo curto do fechamento da valva aórtica (Figura 21.7). A imagem da aorta torácica descendente é obtida introduzindo-se a sonda mais profundamente em direção à junção gastresofágica, rodando-a 180º para focalizar posteriormente e varrer um plano de imagem de 0º. A sonda em seguida pode ser vagarosamente retirada ao longo da extensão da aorta e uma série contínua de incidências de eixo curto da aorta torácica pode ser obtida (Figura 21.8). Em qualquer ponto ao longo do trajeto, a sonda pode ser rodada até um plano de 90º para uma incidência longitudinal da aorta. Em pacientes idosos, a aorta se torna tortuosa e frequentemente é necessária uma rotação da sonda para se manter uma incidência de eixo curto da aorta no centro do plano de imagem. Ao se visibilizar o arco,

deve ser enfatizado que a sonda estará em uma profundidade relativamente rasa (15 a 25 cm dos incisivos), o que resulta em uma curvatura mais intensa da sonda na orofaringe. Essa posição da sonda é menos bem tolerada por muitos pacientes do que as posições mais profundas da sonda. O arco é mais bem visibilizado pela retirada lenta da sonda até o nível da artéria subclávia esquerda, e à medida que a sonda é retirada, ela deve ser rodada no sentido horário para se obter uma incidência alongada do arco (Figura 21.9). No ponto em que o arco é visto no ápice do plano de varredura, uma sonda multiplana pode ser rodada até um plano de imagem de 90º e uma incidência de eixo curto do ápice do arco pode ser registrada. Rodando-se no sentido horário e anti-horário, a origem dos grandes vasos muitas vezes pode ser visibilizada a partir dessa incidência.

Uma outra modalidade de ultrassom que vem sendo usada na avaliação da aorta é o ultrassom intravascular (Figura 21.10). Isto pode ser realizado com transdutores de alta frequência (20 a 30 MHz) ou mais recentemente com uma sonda intracardíaca operando a 5,5 a 10 MHz. Essas sondas de frequência mais alta proporcionam uma incidência altamente detalhada, de alta resolução, da anatomia intra-aórtica, inclusive a visibilização das camadas íntima e média quando se usam sondas de frequências mais altas. O ultrassom intravascular vem sendo usado para o diagnóstico e conduta na dissecção aórtica e como uma ferramenta importante de aquisição de imagens para monitorar fenestração terapêutica realizada na dissecção aórtica aguda. O ultrassom intravascular tem a vantagem de ser capaz de obter imagens de toda a aorta, desde a raiz até a artéria ilíaca. Ele claramente demonstra as luzes verdadeira e falsa, a aba de dissecção e luz falsa

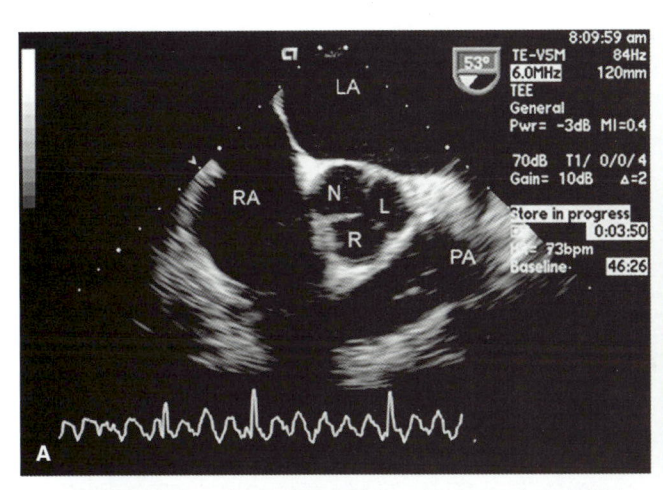 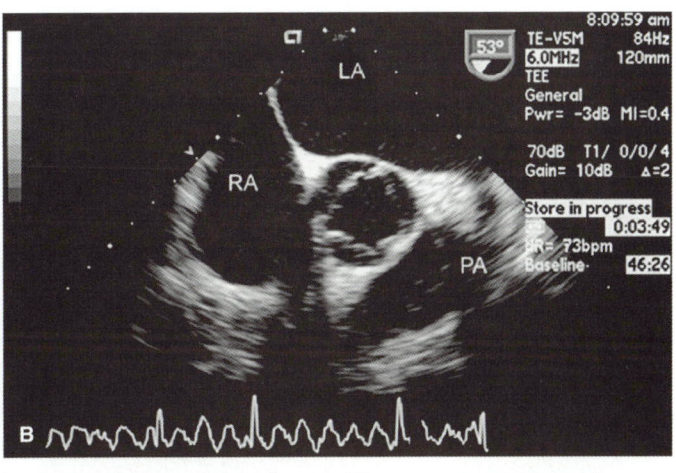

FIGURA 21.7 Ecocardiograma transesofágico registrado com rotação de 53° da sonda na base do coração. Essas imagens foram adquiridas com a sonda na mesma posição que na Figura 21.6. Com a sonda nessa posição, a incidência de eixo curto da aorta é obtida no nível dos seios, revelando os seios coronários esquerdo (L), direito (R) e não coronário (N). O átrio esquerdo (LA), o átrio direito (RA) e a artéria pulmonar proximal (PA) são bem visibilizados. **A:** Imagem obtida na diástole, e os três seios simétricos são mostrados bem como as três linhas de coaptação das cúspides. **B:** Imagem obtida na sístole mostra a abertura relativamente triangular e simétrica de todas as três cúspides.

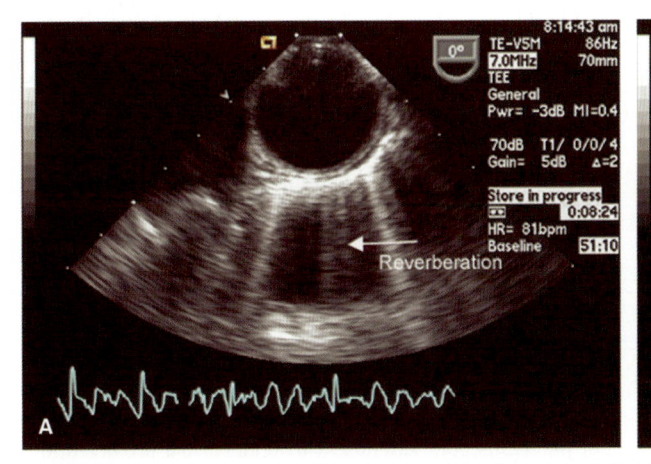 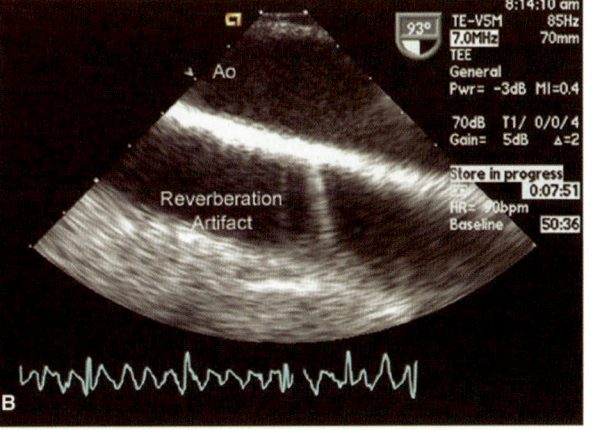

FIGURA 21.8 Ecocardiograma transesofágico da aorta torácica descendente. **A:** Registrado a 0°, proporciona uma incidência de eixo curto da aorta normal circular e simétrica com pouca ou nenhuma doença aterosclerótica. **B:** Registrado com o plano de imagem a 90° proporcionando uma incidência longitudinal da aorta (Ao) torácica descendente. Por causa da natureza altamente refletora da parede aórtica, um artefato de reverberação (Reverberation Artifact) mimetizando uma segunda aorta atrás da imagem real não raramente é encontrado.

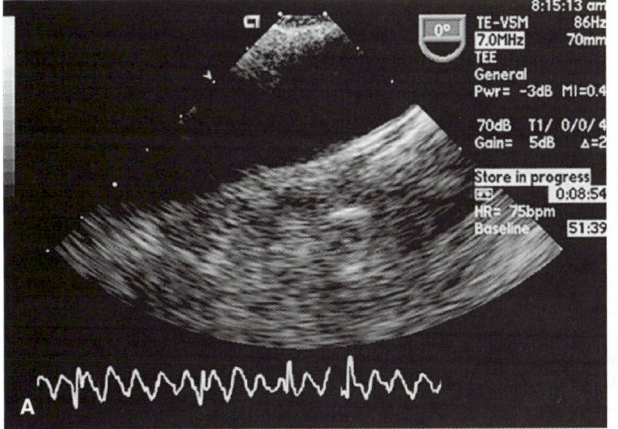 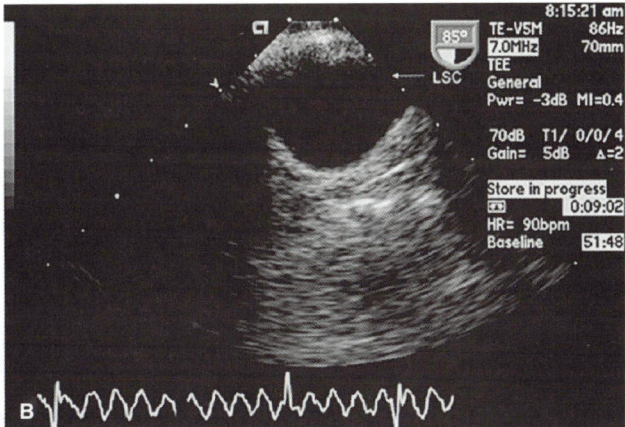

FIGURA 21.9 Incidência ecocardiográfica transesofágica do arco da aorta. **A:** Registrada com o plano de imagem a 0° com rotação horária acentuada da sonda. Em alguns pacientes, uma angulação ainda maior da sonda pode permitir a visibilização da aorta ascendente a um nível próximo da junção sinotubular. **B:** Registrada com o transdutor na mesma posição com a sonda a um ângulo de 85° proporcionando uma incidência de eixo curto do ápice do arco. A origem da artéria subclávia esquerda (LSC) pode ser vista por meio desta incidência.

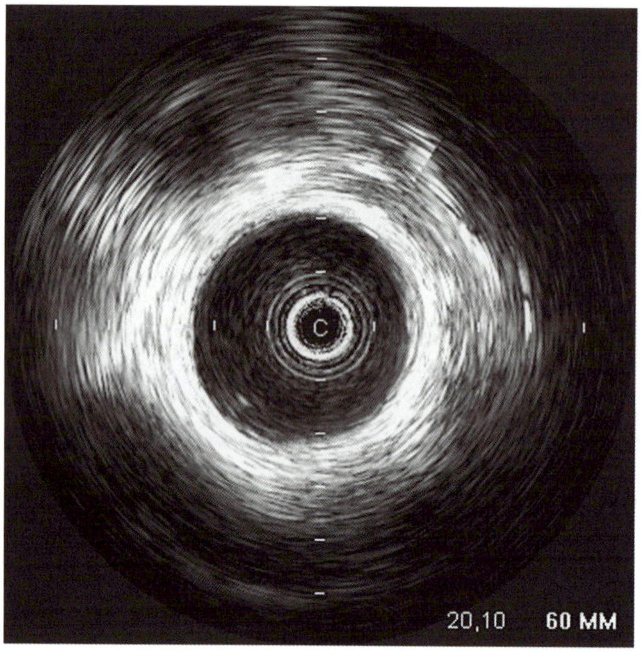

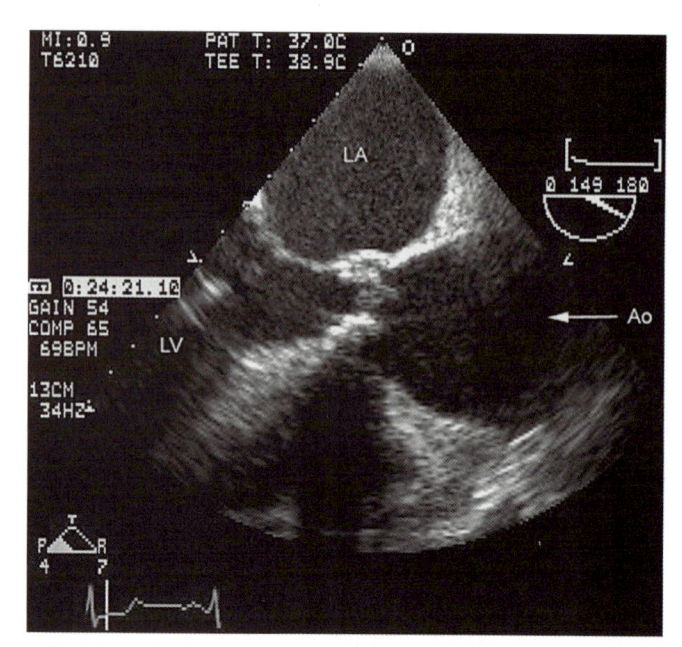

FIGURA 21.10 Ultrassom intravascular (IVUS) da aorta torácica. A sonda do IVUS está na luz da aorta torácica descendente. Observe a luz circular suave da aorta. Na posição aproximadamente de 2 h a 4 h há um espessamento mínimo da íntima compatível com formação inicial de ateroma.

FIGURA 21.11 Incidência transtorácica paraesternal de eixo longo da aorta ascendente registrada em um paciente com estenose aórtica valvar e dilatação da aorta ao nível dos seios, junção sinotubular e aorta ascendente proximal compatível com aneurisma aórtico ascendente. Ao, aorta; LA, átrio esquerdo; LV, ventrículo esquerdo.

trombosada. Ele também pode demonstrar a origem de cada um dos ramos aórticos abdominais (artéria ilíaca, ramos mesentéricos, artérias renais) e detectar se eles se originam de luz verdadeira ou falsa. Imagens de locais de laceração da íntima também podem ser obtidas. A determinação de dimensões de segmentos aórticos por meio dessa técnica se correlaciona precisamente com medidas tomográficas computadorizadas e ecocardiográficas transesofágicas.

A TC e a RM são técnicas valiosas de definição da anatomia da aorta. As duas fornecem imagens de alta definição de toda a aorta, desde sua origem até sua bifurcação nas artérias femorais. Atualmente é possível a reformatação tridimensional das imagens, com consequente representação espacial de excelente qualidade do aneurisma e do pseudoaneurisma da aorta. Além disso, fornecem uma visão de alta resolução do lúmen interno da aorta e de eventual úlcera penetrante e aterosclerose. A TC e a RM são melhores que as técnicas ecocardiográficas na visualização de ramos dos vasos sanguíneos.

Dilatação e Aneurisma Aórticos

A dilatação da aorta pode ocorrer em qualquer ponto ao longo de seu trajeto. É importante que se reconheça que a identificação de doença em uma porção da aorta deve ser uma indicação para avaliação de toda a extensão do vaso, pois que muitas doenças que acometem uma porção da aorta também podem ter manifestações em outras áreas como uma parte de uma aortopatia generalizada. Define-se aneurisma como sendo um aumento de mais de 1,5 vez a dimensão normal daquela porção da anatomia aórtica. A dilatação da aorta pode ser isolada ou estar associada a outras doenças cardiovasculares como hipertensão ou valvopatia aórtica. Está bem estabelecido que a valva aórtica bicúspide pode muitas vezes estar associada a doença primária concomitante da aorta. A dilatação e a tortuosidade idiopáticas são muitas vezes referidas como ectasia do anel aórtico. Não está claro se se trata de uma entidade mórbida isolada ou se está relacionada com os efeitos do envelhecimento, hipertensão ou uma doença primária não reconhecida da aorta. A dilatação pri-

mária da aorta ocorre com necrose cística da média, exemplificada na síndrome de Marfan, mas ela também pode ser vista em outras doenças do tecido conjuntivo. A necrose cística da média também é vista como um aspecto secundário de muitas outras formas de patologia crônica da aorta e não é patognomônica de uma entidade mórbida específica. Este processo resulta em enfraquecimento das camadas médias com subsequente dilatação e formação de aneurisma da aorta. Quando associado à síndrome de Marfan, ele caracteristicamente envolve a aorta ascendente e seios. A dilatação secundária da aorta pode ocorrer nos estados de sobrecarga de volume ou pressão, como insuficiência aórtica ou hipertensão. A dilatação aórtica "pós-estenótica" ocorre em pacientes com estenose valvar aórtica e provavelmente representa doença primária concomitante da aorta em vez de ser secundária a qualquer anormalidade hemodinâmica específica (Figura 21.11).

A dilatação da aorta ascendente proximal muitas vezes pode ser vista a partir da incidência transtorácica paraesternal de eixo longo. Conforme mencionado anteriormente, o anel aórtico é uma estrutura relativamente estável que não se dilata em grau significativo. A dilatação aórtica proximal é muito mais comum. Nas Figuras 21.12 a 21.15, observe a dilatação gradual da aorta à medida que ela se estende desde o anel até a aorta ascendente. Houve apagamento ou perda do afunilamento na junção sinotubular. Como as cúspides valvares aórticas se inserem circunferencialmente ao longo da junção sinotubular, a dilatação ou perda do afunilamento neste nível resulta em má coaptação e insuficiência aórtica secundária (Figura 21.12).

Aneurismas na aorta ascendente que ocorrem depois da junção sinotubular são mais bem visibilizados pela ecocardiografia transesofágica. As Figuras 21.16 a 21.18 foram registradas em pacientes com aneurismas aórticos ascendentes. Observe a faixa bastante ampla tanto da dilatação quanto da assimetria que podem ser observadas.

Para os pacientes com dilatação ou aneurisma da aorta ascendente, a probabilidade de ruptura ou dissecção espontânea está diretamente relacionada com o grau de dilatação. Atualmente, um limiar de 55 mm é considerado uma indicação de cirurgia aórtica profilática em uma tentativa de se reduzir a probabilidade de um evento catastrófico como ruptura ou dissecção. Além disso, uma rápida alteração no grau de dilatação,

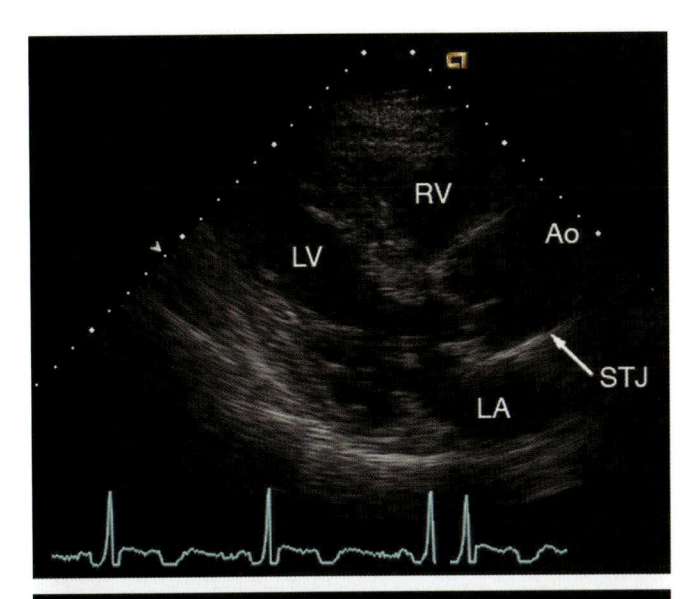

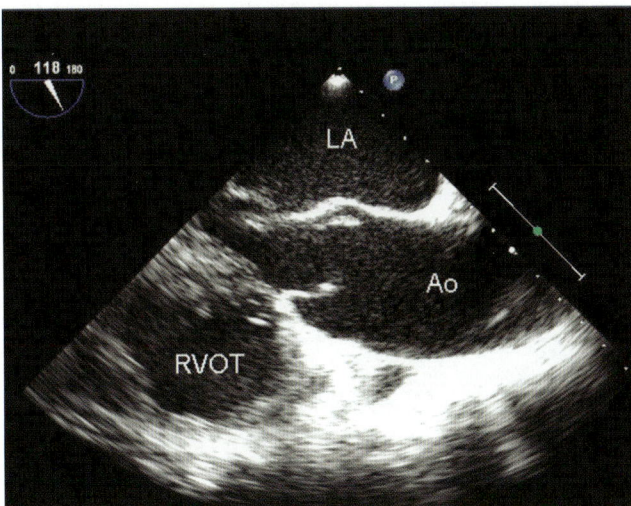

FIGURA 21.13 Ecocardiograma transesofágico longitudinal da aorta ascendente registrado em um paciente com valva aórtica bicúspide e aumento difuso da aorta ascendente (ver Figura 21.14 para uma tomografia computadorizada formatada tridimensionalmente do mesmo paciente. Ao, aorta; LA, átrio esquerdo; RVOT, via de saída do ventrículo direito.

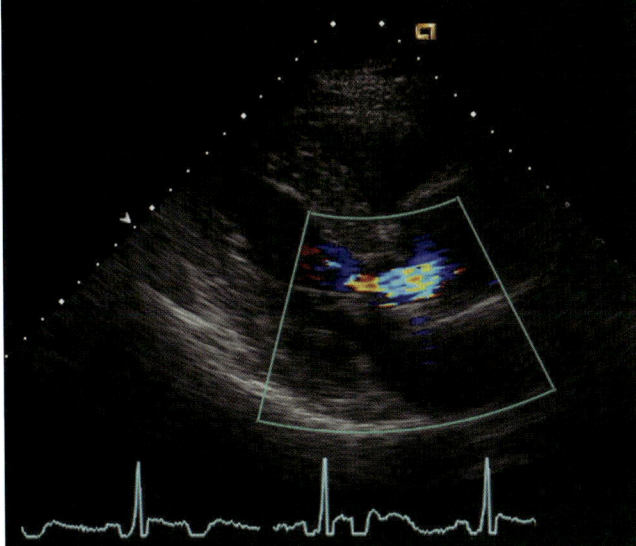

FIGURA 21.12 Incidência paraesternal de eixo longo do ventrículo esquerdo e aorta mostra aorta descendente dilatada com achatamento da junção sinotubular (STJ). A STJ tem a mesma dimensão do seio de Valsalva. O achatamento da STJ muitas vezes acarreta má coaptação das cúspides aórticas e insuficiência valvar aórtica secundária (*painel inferior*). RV, ventrículo direito.

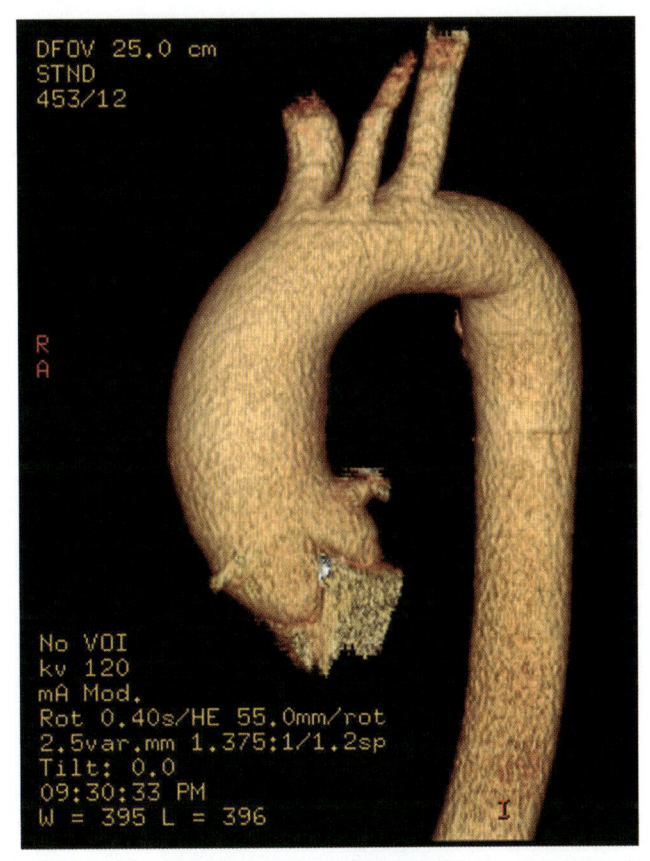

FIGURA 21.14 Angiograma por tomografia computadorizada (TC) reformatada tridimensionalmente do mesmo paciente apresentado na Figura 21.13. Observe a excelente visibilização de todos os aspectos da aorta ascendente, arco, inclusive os grandes vasos, e aorta torácica descendente. Observe o aspecto similar do aumento difuso da aorta ascendente proximal no angiograma por TC em comparação com a Figura 21.13.

geralmente definida como mais de 5 mm por ano, é muitas vezes usada como uma indicação de cirurgia. Como o êxito da cirurgia e desfechos melhoraram, muitos centros estão hoje em dia usando um limiar de 50 mm como uma indicação de cirurgia. É razoável ajustar esse limiar com base no gênero e tamanho corporal; entretanto, não foram estabelecidas diretrizes referentes a esse ajuste.

Os aneurismas do arco e aorta torácica descendente também podem ser acuradamente diagnosticados e acompanhados pela ecocardiografia transesofágica. Os aneurismas da aorta torácica descendente frequentemente coexistem com envolvimento aterosclerótico significativo que pode incluir componentes que fazem protrusão ou são móveis, bem como trombo laminar. Os aneurismas crônicos da aorta descendente podem estar associados a dissecção crônica. As Figuras 21.19 a 21.28 foram registradas em pacientes com aneurismas no arco e na aorta torácica descendente e mostram complicações reconhecidas. Por causa dos planos de imagem mais limitados, os aneurismas do arco podem ser mais difíceis de visibilizar plenamente e a TC ou RM deve ser considerada para plena caracterização, inclusive ava-

liação das origens dos grandes vasos. As mesmas considerações acerca do tamanho e probabilidade de ruptura e necessidade de correção cirúrgica profilática servem para a aorta torácica descendente como também para a aorta torácica ascendente.

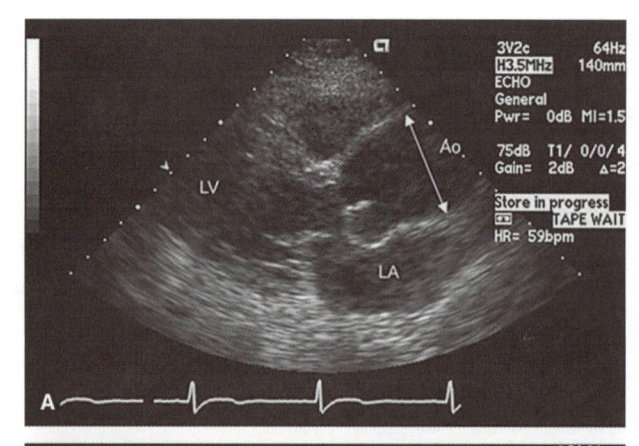

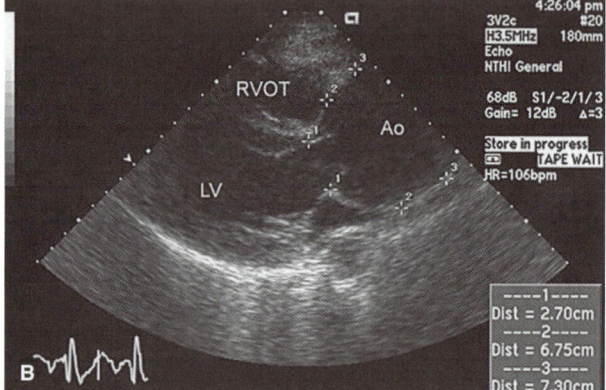

FIGURA 21.15 Ecocardiogramas torácicos paraesternais de eixo longo registrados em dois pacientes com aneurismas de aorta ascendente. **A:** Observe a dimensão relativamente normal do anel e seios com dilatação máxima na verdadeira aorta ascendente, que mede aproximadamente 43 mm na sua dimensão maior. **B:** Há uma dilatação mais difusa que começa nos seios e se continua até o nível da junção sinotubular. A dimensão máxima é 73 mm, conforme mostra a barra de medidas inferior direita. Ao, aorta; LA, átrio esquerdo; LV, ventrículo esquerdo; RVOT, via de saída do ventrículo direito. ◕

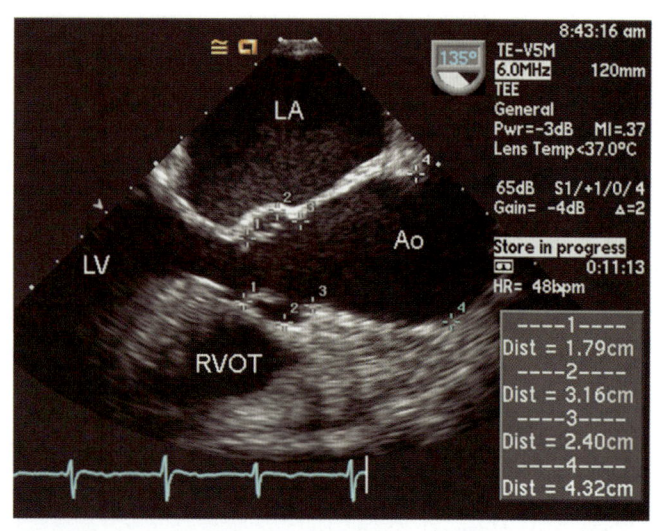

FIGURA 21.17 Imagem ecocardiográfica transesofágica de uma incidência longitudinal da aorta ascendente em um paciente com aneurisma de aorta ascendente. As dimensões do anel (*1*), seio de Valsalva (*2*), junção sinotubular (*3*) e dimensão máxima da porção visibilizada da aorta ascendente (*4*) são medidas.

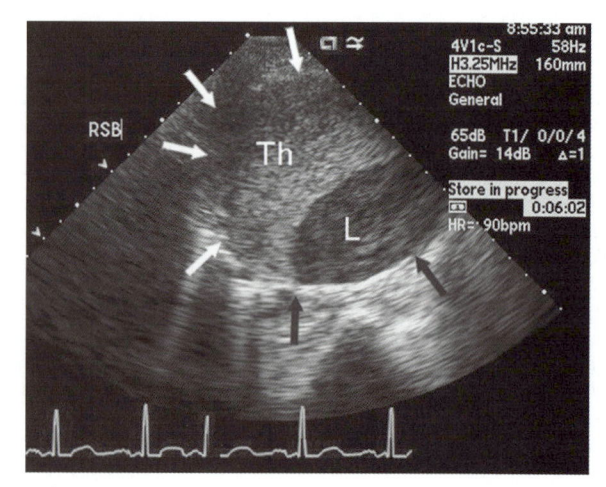

FIGURA 21.18 Incidência em eixo curto de um aneurisma da aorta ascendente registrada pela borda esternal direita (RSB). Observe o aneurisma da aorta ascendente parcialmente preenchido por trombo (Th) e a luz (L) menor em formato de crescente. As *setas* indicam a dimensão máxima do aneurisma aórtico nesta incidência.

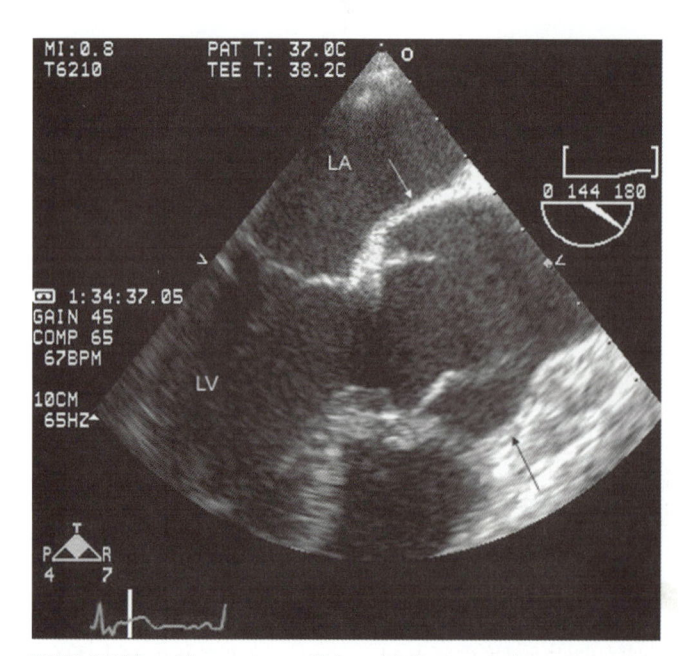

FIGURA 21.16 Ecocardiograma transesofágico registrado em um paciente com aneurisma de aorta ascendente. Registrado em uma incidência longitudinal (ângulo da sonda de 144°) mostrando a acentuada dilatação da aorta ascendente começando nos seios. O limite mais externo dos seios é mostrado pelas *setas*. LA, átrio esquerdo; LV, ventrículo esquerdo. ◕

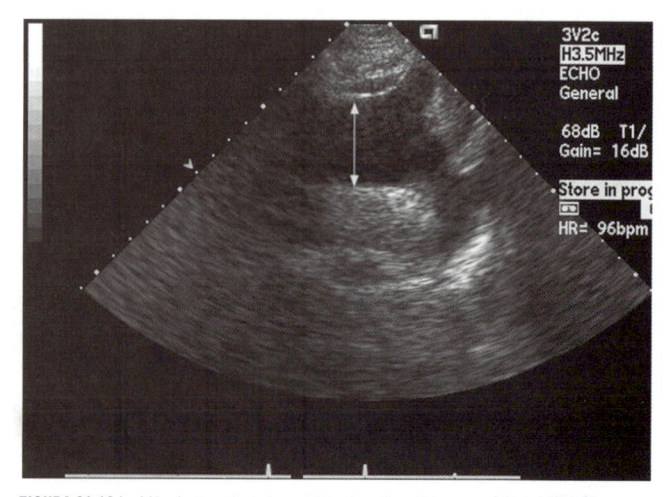

FIGURA 21.19 Incidência transtorácica na fúrcula esternal do arco aórtico registrada em um paciente com aneurisma na aorta ascendente e arco. Observe o arco patologicamente dilatado (38 mm) que é contíguo a um aneurisma mais proximal na aorta ascendente. ◕

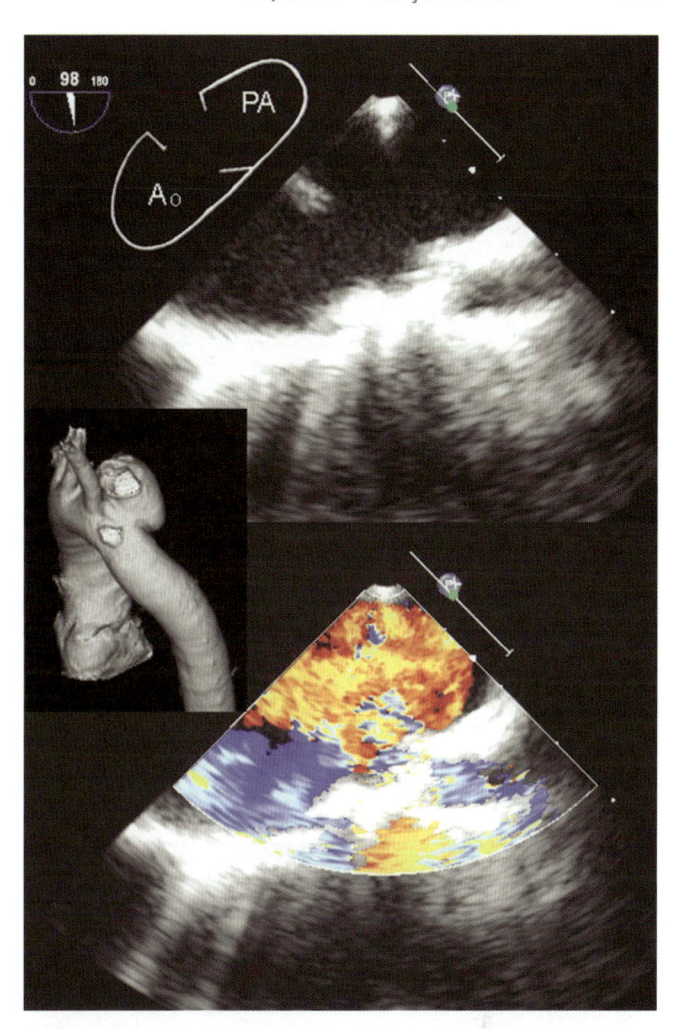

FIGURA 21.20 Ecocardiograma transesofágico do arco aórtico de um aneurisma bem marcado no arco. A luz do arco é mostrada pela *seta com dupla ponta*. As outras *setas horizontais e verticais* delineiam os limites do aneurisma bem delimitado e que está preenchido por um trombo (Th).

Síndrome de Marfan

A síndrome de Marfan é um distúrbio hereditário do tecido conjuntivo que está associado a anormalidades cardíacas características. Elas incluem dilatação da aorta ascendente. Os seios estão muitas vezes desproporcionalmente envolvidos e os casos iniciais podem ter somente dilatação discreta dos seios de Valsalva. As Figuras 21.29 a 21.32 foram registradas em indivíduos com a síndrome de Marfan e envolvimento aórtico proximal. A faixa de dilatação aórtica pode ser relativamente discreta, conforme se vê na Figura 21.29 (esquerda), ou maciça, conforme mostram as Figuras 21.30 e 21.31. A insuficiência aórtica ocorre na síndrome de Marfan em decorrência da dilatação da junção sinotubular, a qual resulta na perda da coaptação normal das cúspides aórticas. A Figura 21.32 foi registrada em um paciente com significativa insuficiência aórtica decorrente de dilatação sinotubular e má coaptação das cúspides aórticas.

FIGURA 21.22 Ecocardiograma transesofágico registrado no arco aórtico em um paciente com um pseudoaneurisma (PA). O painel superior mostra a anatomia distorcida do arco da aorta (Ao) com PA com colo relativamente estreito à direita da imagem. O painel inferior é registrado com Doppler com fluxo colorido e mostra fluxo bastante célere para dentro e para fora do PA. O detalhe pequeno é um tomograma computadorizado tridimensionalmente formatado do mesmo paciente e mostrando um nítido aneurisma.

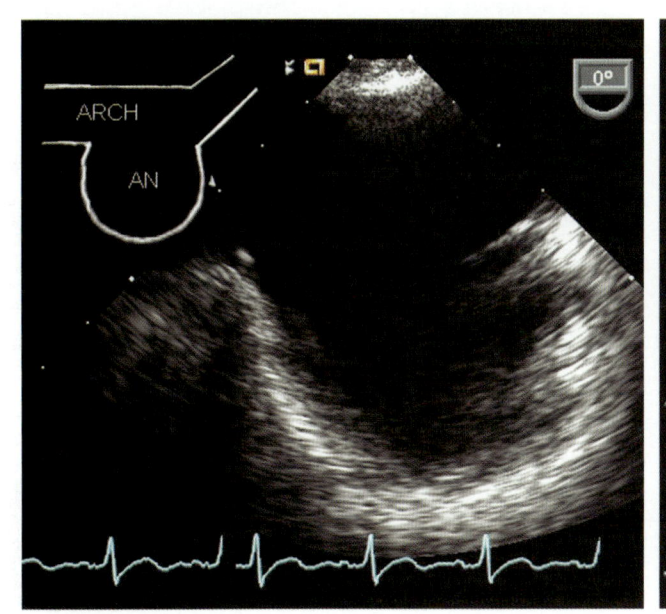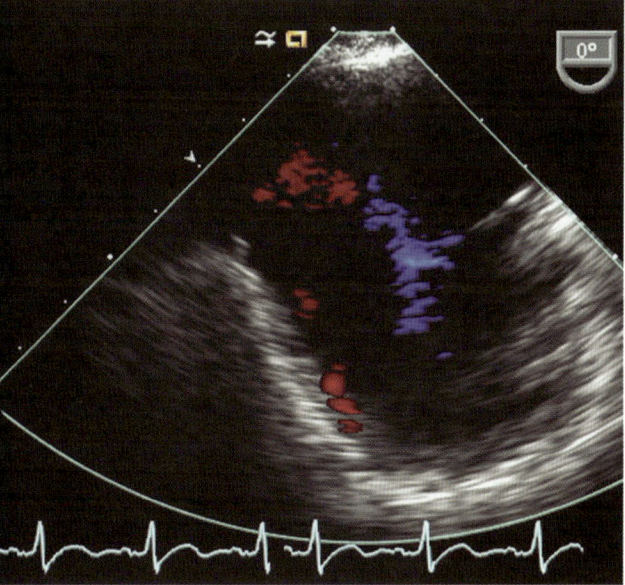

FIGURA 21.21 Ecocardiograma transesofágico registrado em um paciente com um aneurisma bem marcado (AN) do arco aórtico. O painel esquerdo é registrado com um plano de imagem de 0° grau e revela o arco com um aneurisma sacular. O painel direito é registrado no mesmo plano de imagem com Doppler com fluxo colorido revelando fluxo lento para dentro e para fora do aneurisma sacular. ARCH, arco.

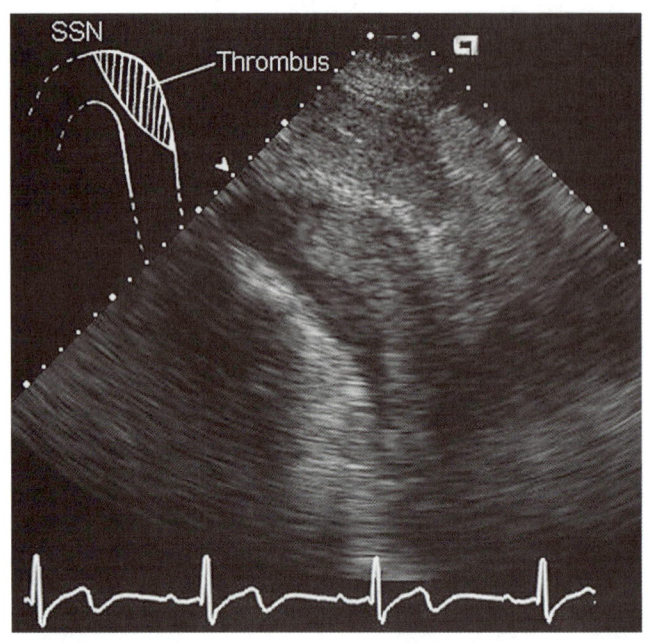

FIGURA 21.23 Ecocardiograma transtorácico registrado de uma janela supraesternal revelando um sutil aneurisma da aorta descendente parcialmente preenchido por um trombo (Thrombus). SSN, fúrcula supraesternal.

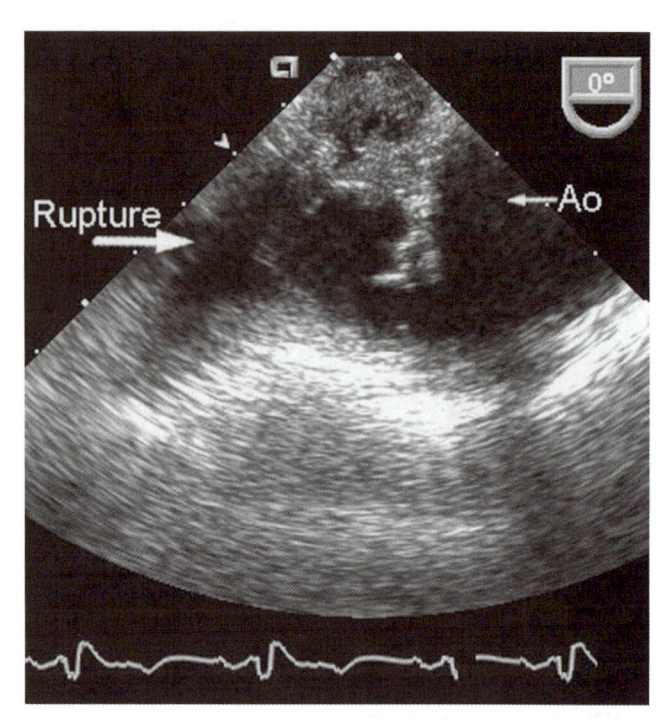

FIGURA 21.25 Ecocardiograma transesofágico registrado em um paciente com uma ruptura (Rupture) contida do arco aórtico associada a um aneurisma previamente conhecido. Observe a acentuada distorção da anatomia aórtica e os ecos complexos externos à borda da aorta (Ao) representando hemorragia para dentro do mediastino.

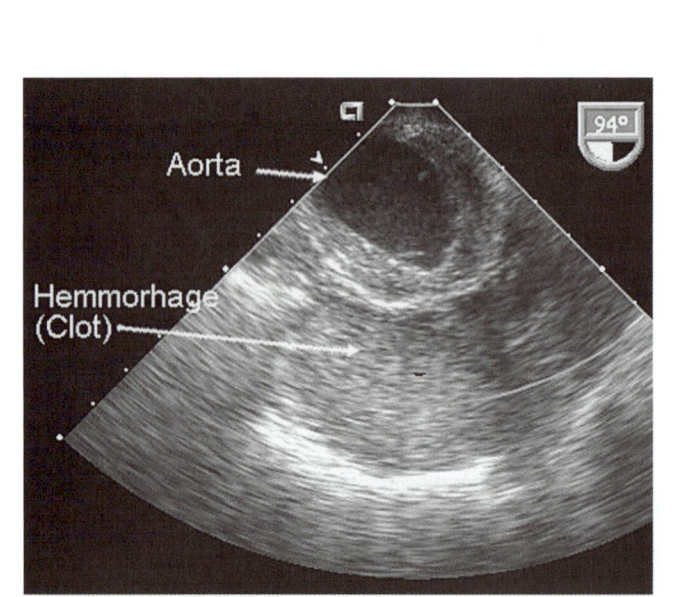

FIGURA 21.24 Ecocardiograma transesofágico registrado no ápice do arco em uma incidência transversal em um paciente com um aneurisma torácico rompido. Observe a densidade difusa de tecido mole inferior ao arco da aorta representando uma combinação de hemorragia e trombo em organização. Observe também o envolvimento aterosclerótico circunferencial do arco aórtico. Hemmorhage (Clot), hemorragia (coágulo).

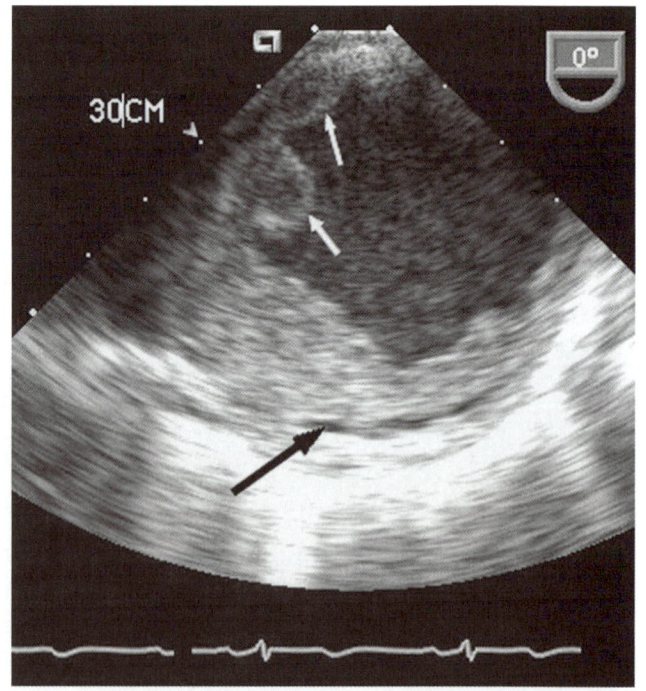

FIGURA 21.26 Ecocardiograma transesofágico registrado em um plano de imagem de 0º na aorta descendente torácica a 30 cm dos incisivos em um paciente com doença ateromatosa complexa grave da aorta. Observe a dilatação aneurismática da aorta e o ateroma complexo que invade a luz (*setas brancas*). Observe também a translucidez na face posterior do ateroma representando provável fratura da placa ateromatosa (*seta preta*).

Tipicamente, a ecocardiografia transtorácica é suficiente para monitoramento do tamanho e mudança nas dimensões aórticas proximais. Uma vez registradas anormalidades aórticas em um paciente com suspeita da síndrome de Marfan, é importante caracterizar ainda mais a anatomia cardíaca porque há uma alta prevalência de prolapso valvar mitral também (Figura 21.29). Por causa de sua natureza não invasiva, a ecocardiografia transtorácica deve ser considerada o instrumento inicial de triagem em pacientes ou parentes de primeiro grau com suspeita da síndrome de Marfan e a ecocardiografia transesofágica deve ser reservada para maior caracterização específica. Em pacientes com a síndrome de Marfan, qualquer porção da aorta pode ser acometida, e a TC ou RM deve ser considerada para a triagem abrangente em casos selecionados. Uma vez identificada dilatação aórtica, está indicado um reexame rotineiro (provavelmente anual) para avaliar a progressão da doença.

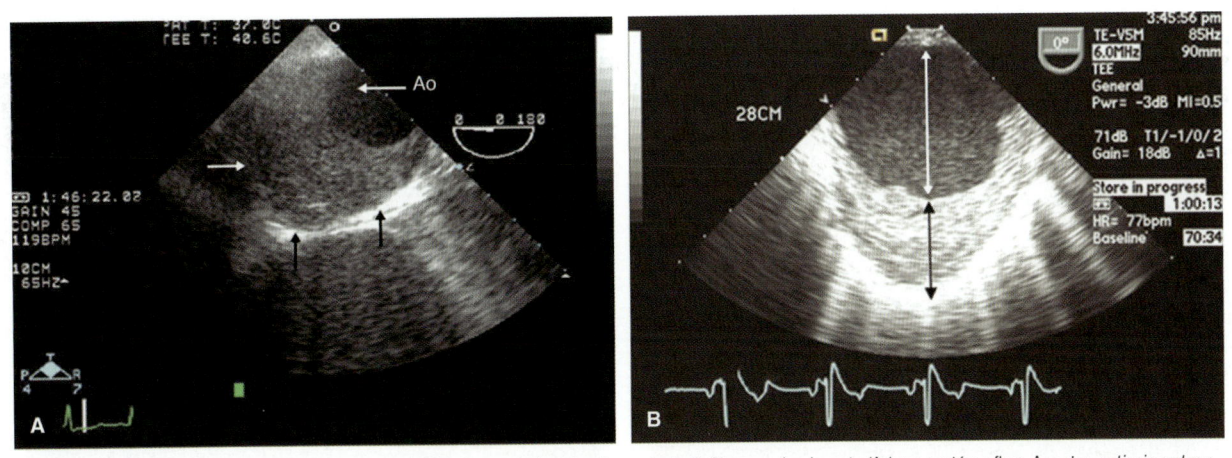

FIGURA 21.27 Ecocardiogramas transesofágicos de aneurismas na aorta torácica descendente. **A:** Observe a luz da aorta (Ao) que contém o fluxo. As *setas verticais pretas e horizontais brancas* apontam para o limite externo absoluto da aorta e as dimensões máximas do aneurisma que está em grande parte preenchido por um trombo e ateroma. **B:** Um aneurisma da aorta torácica descendente. A *seta branca de ponta dupla* delineia a dimensão da luz aórtica. A *seta preta de ponta dupla* mostra um trombo e ateroma preenchendo uma cavidade aneurismática. A dimensão total da aorta seriam os comprimentos somados das *setas preta e branca*.

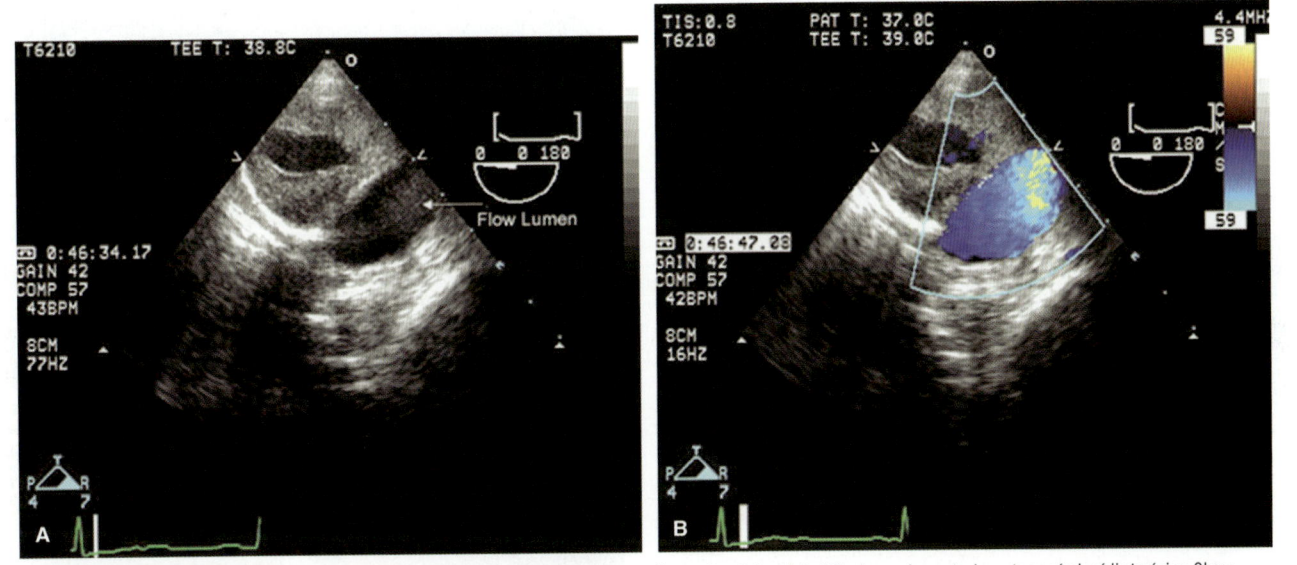

FIGURA 21.28 Incidência de eixo curto da aorta torácica descendente com aneurisma e dissecção crônica. **A:** Incidência em eixo curto da aorta no nível médio torácico. Observe a dimensão máxima que excede a 4 cm. Observe também uma porção significativa da luz preenchida por um trombo que por sua vez contém uma cavidade transparente sem fluxo. A luz que contém fluxo (Flow Lumen) está embaixo e à direita na imagem. **B:** Doppler com fluxo colorido foi empregado para mostrar o fluxo na luz maior.

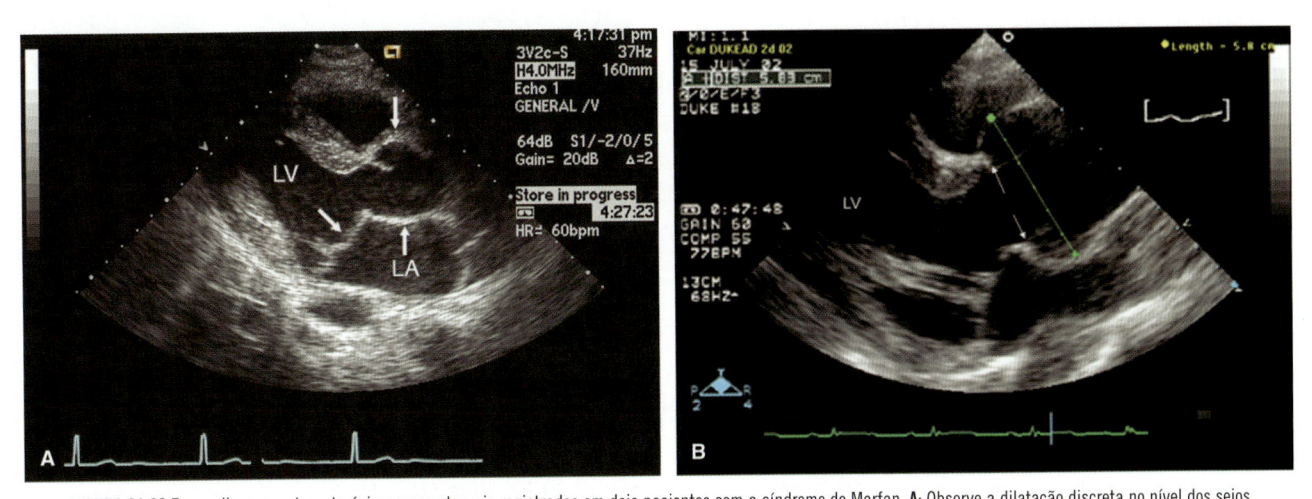

FIGURA 21.29 Ecocardiogramas transtorácicos paraesternais registrados em dois pacientes com a síndrome de Marfan. **A:** Observe a dilatação discreta no nível dos seios típica de alterações precoces na síndrome de Marfan. **B:** Há uma dilatação substancialmente maior no nível dos seios, que medem 5,8 cm. A aorta em seguida se afunila em direção ao normal na junção sinotubular. Observe no painel esquerdo, registrado no final da sístole, o prolapso da valva mitral que também está presente nas imagens em tempo real no painel à direita. LA, átrio esquerdo; LV, ventrículo esquerdo.

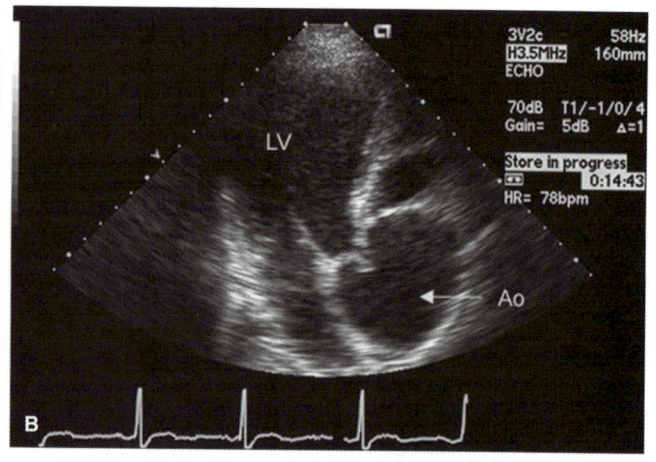

FIGURA 21.30 Incidências transtorácicas paraesternal de eixo longo **(A)** e apical **(B)** em um paciente com síndrome de Marfan. Em cada caso, observe a acentuada dilatação da aorta proximal que é máxima no nível dos seios de Valsalva. **B:** Observe que a aorta proximal dilatada parece comprimir o átrio direito. Ao, aorta; LA, átrio esquerdo; LV, ventrículo esquerdo.

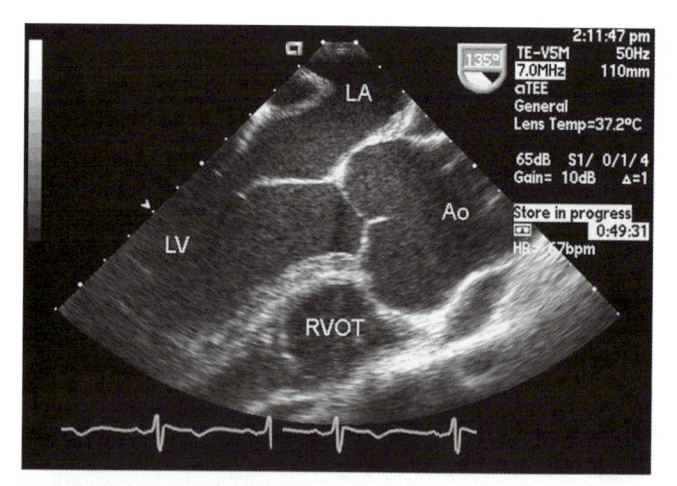

FIGURA 21.31 Ecocardiograma transesofágico registrado em uma incidência longitudinal da porção proximal da aorta em um paciente com a síndrome de Marfan. Observe a dilatação acentuada nos seios de Valsalva com dilatação persistente, porém mais discreta no nível da junção sinotubular. Ao, aorta; La, átrio esquerdo; LV, ventrículo esquerdo; RVOT, via de saída do ventrículo direito.

Aneurisma no Seio de Valsalva

Os aneurismas na maioria das vezes se originam no seio direito. Eles podem ter tamanho bastante variável e por definição se comunicam com o seio por uma boca relativamente ampla. O comprimento total de um aneurisma no seio de Valsalva pode atingir 3 a 5 cm. Aneurismas com origem no seio direito de Valsalva tipicamente se projetam para o interior do átrio direito, onde muitas vezes são inicialmente visibilizados como uma estrutura filamentosa ou em forma de "biruta". Quando vistos pelo seu eixo curto, eles podem parecer uma estrutura circular e móvel e mimetizar uma massa cística. Um aneurisma no seio de Valsalva com origem no seio não coronário pode dissecar inferiormente até o septo interventricular, onde é evidenciado como uma estrutura cística. Com menor frequência, os aneurismas no seio de Valsalva se projetam para o interior do átrio esquerdo. As Figuras 21.33 a 21.37 foram registradas em pacientes com aneurismas no seio de Valsalva. Observe na Figura 21.35 o aneurisma no seio de Valsalva se originando no seio direito e se projetando para o interior do átrio direito. Somente com imagens anatômicas poder-se-á ver somente uma massa filamentosa móvel no átrio direito. A adição do Doppler colorido muitas vezes proporciona pistas definitivas quanto à natureza desses ecos porque a anatomia do aneurisma

FIGURA 21.32 Incidência longitudinal transesofágica da aorta ascendente registrada em um paciente com síndrome de Marfan. **(A)** Observe a dilatação acentuada dos seios aórticos com algum afunilamento no nível da junção sinotubular. Contudo, observe que a dimensão da junção sinotubular ainda excede a dimensão anular significativamente. Observe também a má coaptação das cúspides aórticas com posição normal da cúspide esquerda (*seta horizontal*) e má coaptação da cúspide não coronária (*seta angulada*). **(B)** A má coaptação resulta em um grau significativo de insuficiência aórtica que é altamente excêntrica e cuja porção inicial está direcionada posteriormente para anteriormente (*de cima para baixo*) na imagem com Doppler com fluxo colorido que acompanha.

em forma de "biruta" pode ser mais claramente apreciada quando contém sinal anormal de fluxo colorido.

A principal complicação do aneurisma no seio de Valsalva é ruptura espontânea. O local mais comum de ruptura de um aneurisma no seio de Valsalva é para dentro do átrio direito, onde resulta em uma elevação instantânea das pressões no coração direito, distensão venosa jugular e um sopro contínuo. Outras

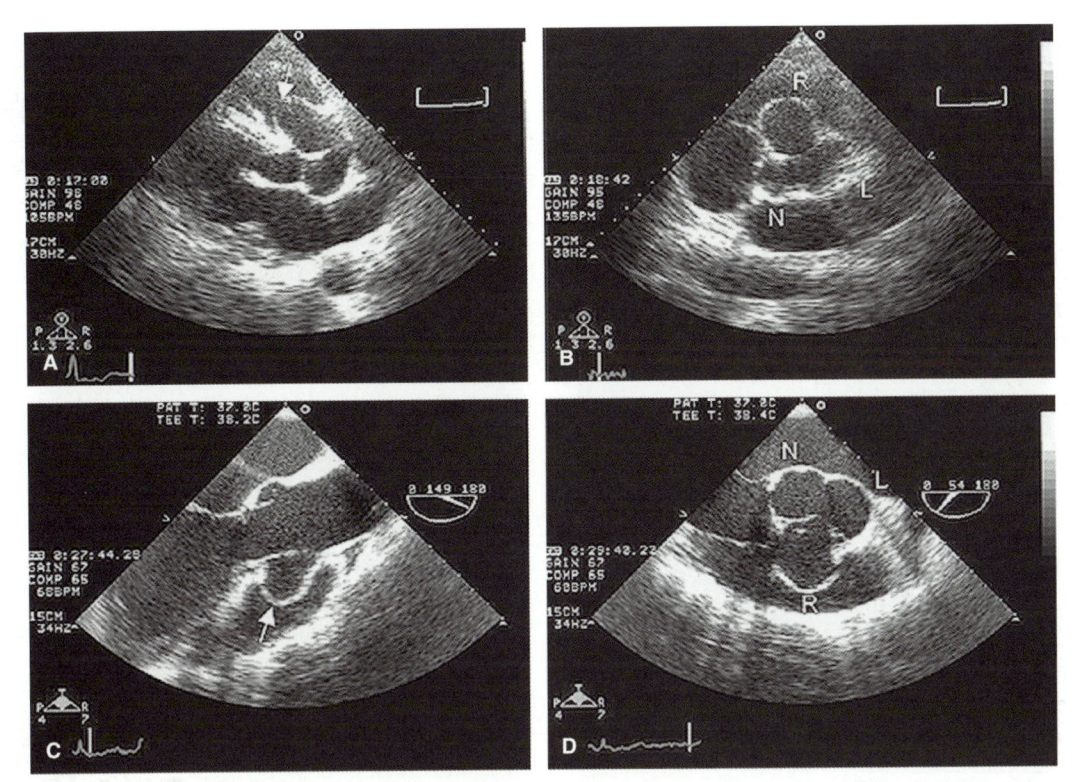

FIGURA 21.33 Aneurisma do seio de Valsalva registrado por um ecocardiograma transtorácico (**A, B**) e ecocardiogramas transesofágicos (**C, D**). Todas as imagens são do mesmo paciente. **A:** Observe o abaulamento acentuado assimétrico do seio direito de Valsalva para dentro da via de saída do ventrículo direito (*seta*). Isto pode ser visto pela incidência paraesternal de eixo longo (**A**) e paraesternal de eixo curto (**B**). Anatomia praticamente idêntica é vista nas incidências longitudinal e de eixo curto da aorta ascendente registradas por meio da abordagem transesofágica (**C, D**). L, N, R, seios de Valsalva esquerdo, não coronário e direito.

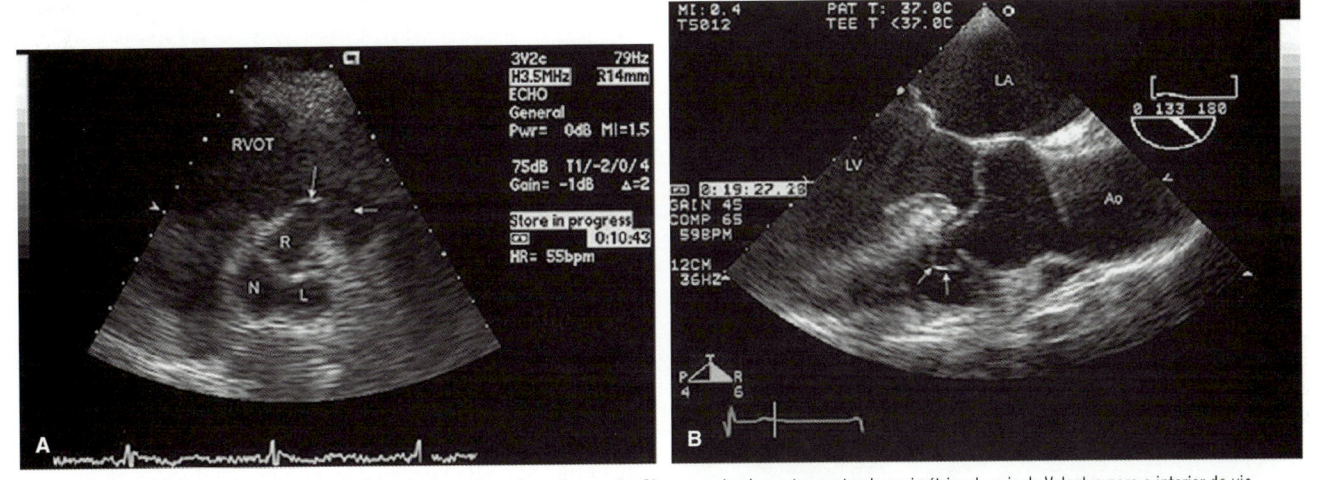

FIGURA 21.34 A: Ecocardiograma transtorácico de eixo curto na base do coração. Observe o abaulamento acentuado assimétrico do seio de Valsalva para o interior da via de saída do ventrículo direito (*setas*). **B:** Imagem pela incidência transesofágica longitudinal da aorta no mesmo paciente. Observe o aneurisma do seio direito de Valsalva se projetando ao longo do septo ventricular para o interior da via de saída do ventrículo direito (*setas*). Ao, aorta; LA, átrio esquerdo; LV, ventrículo esquerdo; RVOT, via de saída do ventrículo direito; L, N, R, seios de Valsalva esquerdo, não coronário e direito.

complicações de um aneurisma no seio de Valsalva incluem distorção da anatomia normal do seio coronário, que pode resultar em má coaptação das cúspides da valva aórtica e subsequente insuficiência aórtica. Embora um aneurisma no seio de Valsalva possa ser suspeitado pela imagem transtorácica, quando um eco altamente móvel é notado no átrio direito com fluxo colorido dentro dele, a ecocardiografia transesofágica proporciona o diagnóstico definitivo e provavelmente é essencial em todos os casos para caracterizar plenamente o aneurisma. Raramente, um aneurisma no seio de Valsalva pode trombosar e mimetizar uma massa intracardíaca (Figura 21.37).

Uma anormalidade intimamente relacionada com o aneurisma no seio de Valsalva é o aneurisma da fibrosa. Esta é uma entidade excepcionalmente rara na qual um aneurisma se forma no esqueleto fibroso do coração e se comunica com um dos seios de Valsalva via um colo relativamente estreito. Esses aneurismas frequentemente são vistos como um espaço cístico entre a aorta e o átrio esquerdo. Como no aneurisma do seio de Valsalva, a ecocardiografia transesofágica provavelmente é essencial para o diagnóstico definitivo dessa entidade. A TC e a RM cardíacas também podem ter um papel importante no estabelecimento do diagnóstico.

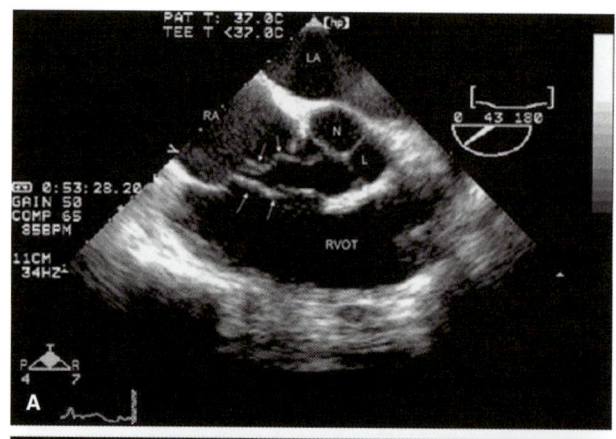

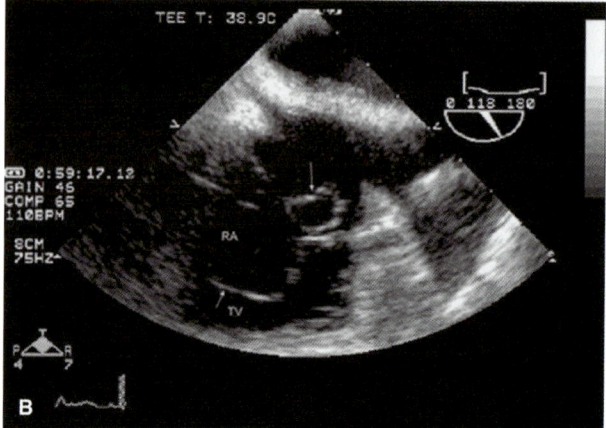

FIGURA 21.35 Ecocardiograma transesofágico de um aneurisma do seio de Valsalva se originando no seio coronário direito. **A:** Registrado com uma rotação de 43° da sonda. Observe o tamanho e geometria normais dos seios coronários esquerdo (L) e não coronário (N) e o aneurisma alongado em formato de biruta se originando do seio coronário direito (*setas*) e se projetando no interior do átrio direito. **B:** Registrado em um plano de imagem de 118°, o aneurisma parece agora uma estrutura cística, altamente móvel, no átrio direito (*seta*). Observe também a posição da valva tricúspide (TV). LA, átrio esquerdo; RA, átrio direito; RVOT, via de saída do ventrículo direito. 🔵

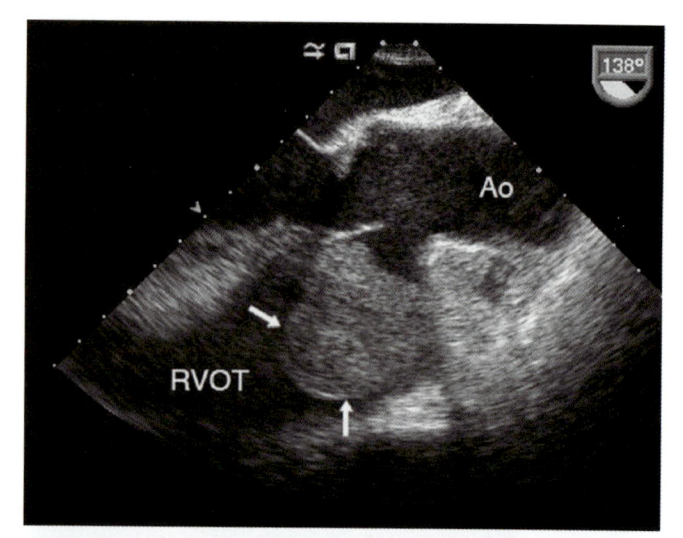

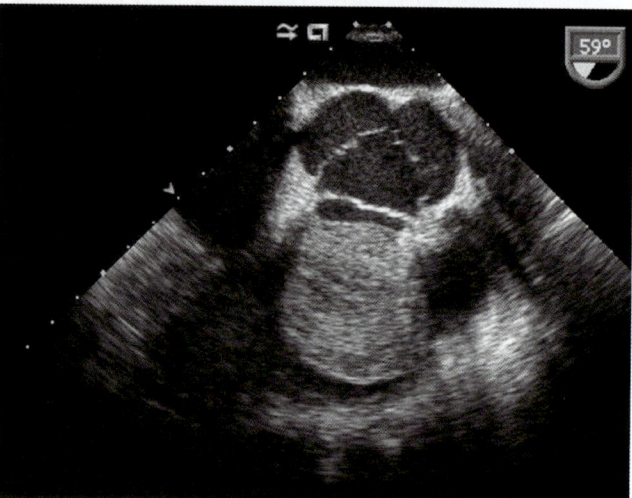

FIGURA 21.37 Ecocardiograma transesofágico registrado em uma incidência longitudinal e de eixo curto da aorta em um paciente com um gigantesco aneurisma trombosado do seio de Valsalva. Observe a massa circular de densidade de tecido mole surgindo do seio coronário direito e se projetando para dentro da via de saída ventricular direita, subsequentemente confirmado como sendo um aneurisma trombosado do seio de Valsalva. Ao, aorta; RVOT, via de saída do ventrículo direito. 🔵

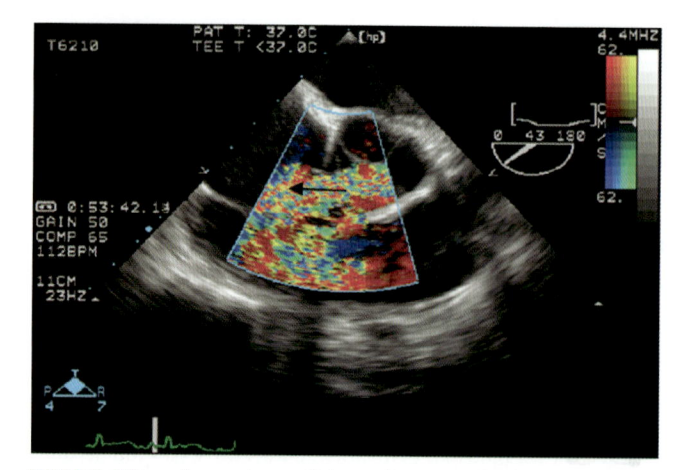

FIGURA 21.36 Ecocardiograma transesofágico com imagem com Doppler com fluxo colorido em um paciente com aneurisma do seio de Valsalva. Esta imagem foi obtida a 43°, proporcionando uma incidência de eixo curto do aneurisma do seio de Valsalva. Esta imagem foi obtida com o transdutor na mesma posição e sonda com a mesma rotação que na Figura 21.35A. Observe o fluxo de alto volume e altamente turbulento a partir do seio de Valsalva para o interior e através da cavidade aneurismática antes de emergir no átrio direito e via de saída do ventrículo direito. 🔵

⣿ | Dissecção Aórtica

A dissecção aórtica aguda ocorre com uma incidência anual de 10 a 30 por milhão. Trata-se de uma síndrome que resulta em início repentino de intensa dor no tórax ou dorso com uma ampla faixa de anormalidades cardiovasculares e fisiológicas secundárias. A dissecção aórtica, hematoma intramural, ruptura de placa aterosclerótica e ruptura de aneurisma têm apresentações clínicas semelhantes e, muitas vezes, são referidas como "síndrome aórtica aguda". Imagens com ecocardiografia, TC ou RM são necessárias para se distinguirem as apresentações. A dissecção ocorre tipicamente no quadro de dilatação aórtica preexistente, síndrome de Marfan ou hipertensão. Atualmente, acredita-se que a dilatação de mais de 50 mm é um fator de risco definitivo de dissecção; entretanto, aproximadamente 40% das dissecções ocorrem em aortas menores que esse limiar. A aorta pode dissecar em qualquer ponto ao longo de seu trajeto. A dissecção aórtica se caracteriza como uma de duas variantes básicas, cada uma das quais com apresentação similar com respeito aos sintomas (Figura 21.38).

A dissecção aórtica clássica consiste em uma laceração da íntima até a camada média permitindo comunicação entre a luz

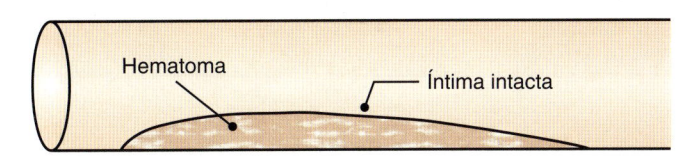

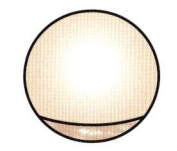

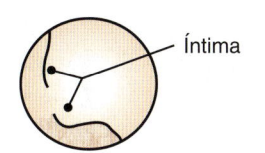

FIGURA 21.38 Representação esquemática mostra as formas de patologia aórtica aguda. **Painel superior:** Mostra a dissecção aórtica clássica na qual há uma separação da íntima da média. A coluna de sangue se propaga proximalmente e distalmente e pode haver múltiplos pontos de comunicação entre a luz e o espaço íntima-média. **Painel inferior:** Variante de hematoma intramural espontâneo da dissecção aórtica na qual há uma ruptura dos *vasa vasorum* resultando em hematoma no espaço da média sem comunicação entre a luz e o hematoma. Os dois esquemas à direita mostram o mesmo fenômeno em uma incidência de eixo curto da aorta.

com fluxo pressurizado e o espaço da média. Isto acarreta propagação de uma coluna de sangue, a qual então disseca ainda mais a íntima da média. A propagação pode ser proximal ou distal à laceração inicial da íntima. O tipo clássico de dissecção aórtica tipicamente começa ou na área do *ligamento arterioso* e se propaga proximalmente através do arco até a aorta ascendente ou tem início na aorta ascendente e se propaga distalmente. Às vezes, os pacientes podem apresentar laceração limitada da íntima sem dissecção. Esta variante pode estar associada a anormalidades somente muito sutis na ecocardiografia transesofágica ou em outras técnicas de aquisição de imagens.

A segunda fisiopatologia da dissecção aórtica é o hematoma intramural espontâneo que representa 5% a 10% das dissecções aórticas. A apresentação clínica com respeito aos sintomas é praticamente idêntica à da dissecção clássica, e a maior parte das autoridades acredita que ele requer a mesma terapia. A hemorragia no interior da camada média então se propaga proximalmente ou distalmente a um grau variável, sem romper para o interior da luz. A hemorragia intramural pode evoluir e romper para o interior da adventícia, resultando em uma dissecção aórtica típica em até 16% dos casos. A apresentação clínica, prognóstico e formas de terapia para esses mecanismos de patologia aórtica aguda são similares. Uma variante reconhecida mais recentemente de patologia aórtica aguda é o assim chamado hematoma intramural sem dissecção. Neste caso, uma área relativamente limitada de hemorragia aguda ocorre na camada média, mas não se propaga.

As dissecções aórticas são caracterizadas pela sua localização de acordo com os esquemas de Stanford ou DeBakey. A Figura 21.39 mostra os dois diferentes esquemas de caracterização. O fator crucial na dissecção aórtica é se ela envolve a aorta ascendente (Stanford A ou DeBakey I ou II). Esses pacientes têm maior probabilidade de ruptura subsequente, derrame pericárdico, insuficiência aórtica e envolvimento coronário, todos podendo ser complicações letais. A dissecção na aorta ascendente é considerada uma emergência cirúrgica para a qual o diagnóstico acurado rápido é essencial e na qual a ecocardiografia transesofágica tem um papel crucial. Enquanto a cirurgia urgente ou emergente é o tratamento de escolha para a dissecção aguda tipo A, a dissecção isolada na aorta torácica descendente (Stanford tipo B ou DeBakey III) é mais bem tratada clinicamente a não ser que ocorram complicações.

Diagnóstico Ecocardiográfico

Como a ecocardiografia transtorácica visibiliza somente uma área limitada da aorta ascendente, ela geralmente não é considerada um instrumento diagnóstico adequado para a exclusão de dissecção aórtica. Somente uma minoria de dissecções na aorta ascendente será detectada por meio da janela transtorácica. Entretanto, quando é detectada uma aba na íntima por imagem

transtorácica, uma dissecção da aorta proximal é muito provável de estar presente. Outras técnicas de imagem como ecocardiografia transesofágica, TC ou RM serão necessárias para caracterizar plenamente a sua extensão. As Figuras 21.40 e 21.41 são ecocardiogramas transtorácicos registrados em pacientes com dissecção aórtica documentada na qual a aba de dissecção pode ser identificada. Imagens adicionais do arco aórtico e da aorta torácica descendente (Figura 21.42) podem suplementar essas incidências. O ecocardiograma transtorácico pode oferecer informações confirmatórias adicionais, como detecção de dilatação aórtica proximal ou insuficiência aórtica (Figura 21.40). A dilatação aórtica proximal geralmente está presente em pacientes com dissecção na aorta ascendente. A identificação das dimensões e geometria normais aórticas e a ausência de insuficiência aórtica por um ecocardiograma transtorácico são fortes evidências contra a presença de uma dissecção aórtica na aorta ascendente, mas não excluem o diagnóstico por completo.

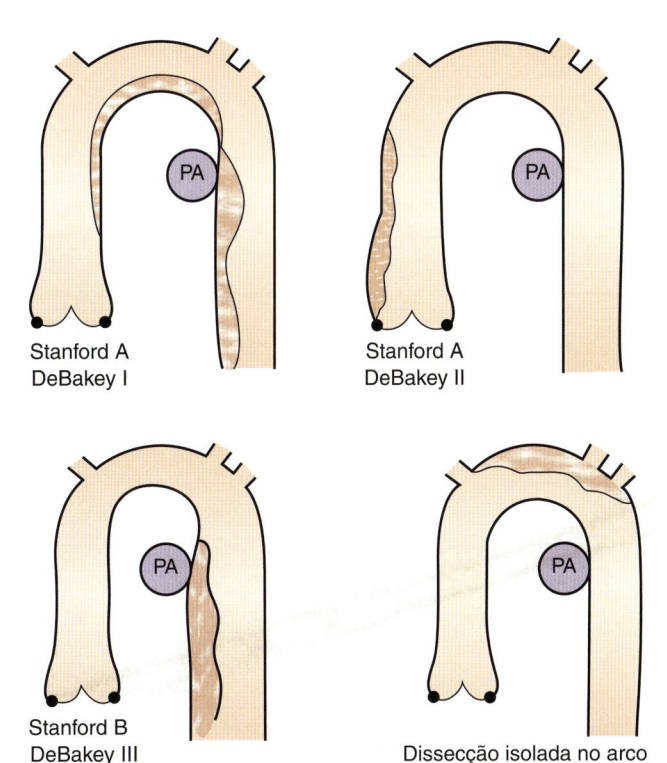

FIGURA 21.39 Esquemas de categorização da dissecção aórtica. O esquema inclui a distinção típica entre dissecção proximal na aorta ascendente e dissecção distal. Além disso, é também mostrada a mais recentemente reconhecida dissecção isolada no arco. PA, artéria pulmonar.

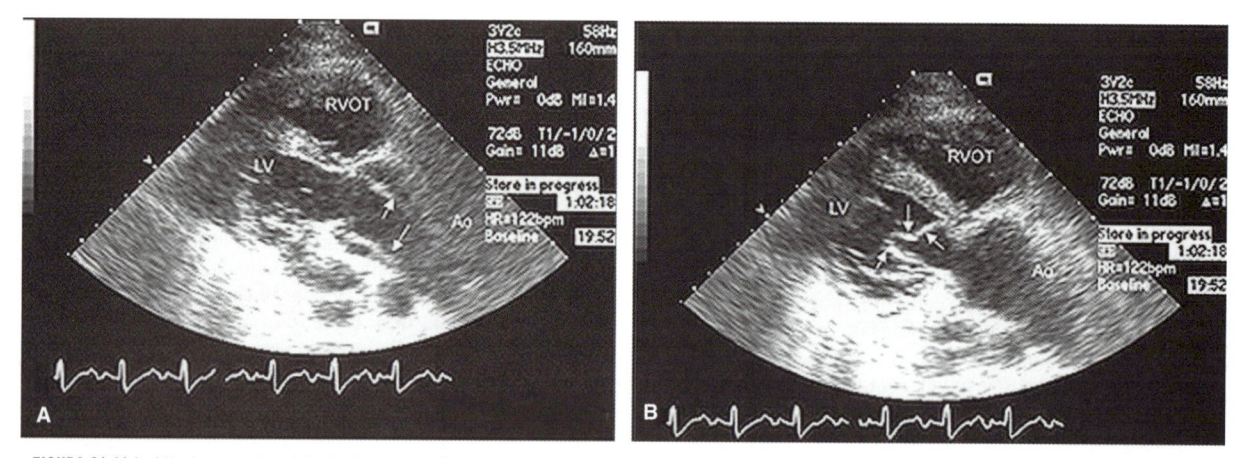

FIGURA 21.40 Incidência paraesternal transtorácica de eixo longo com Doppler com fluxo colorido em um paciente com dissecção aguda do tipo A. Observe a acentuada dilatação da aorta ascendente que está quase sempre presente na dissecção do tipo A. As *setas apontando para a direita* na via de saída do ventrículo esquerdo delineiam a valva aórtica. As *setas apontando para a esquerda* mostram porções da aba da íntima. Observe a intensidade significativa de regurgitação aórtica que se deve à má coaptação da valva aórtica. Ao, aorta; DAo, aorta descendente; LV, ventrículo esquerdo.

FIGURA 21.41 Incidência paraesternal de eixo longo na sístole **(A)** e diástole **(B)** em um paciente com dissecção do tipo A. Observe os restos da aba da íntima dentro da luz da aorta ascendente dilatada (*setas*). Na diástole, a aba da íntima se projeta através da valva aórtica e para o interior da via de saída do ventrículo esquerdo. Este é um dos vários mecanismos para o desenvolvimento de insuficiência aórtica na dissecção aórtica aguda. Ao, aorta; LV, ventrículo esquerdo; RVOT, via de saída do ventrículo direito.

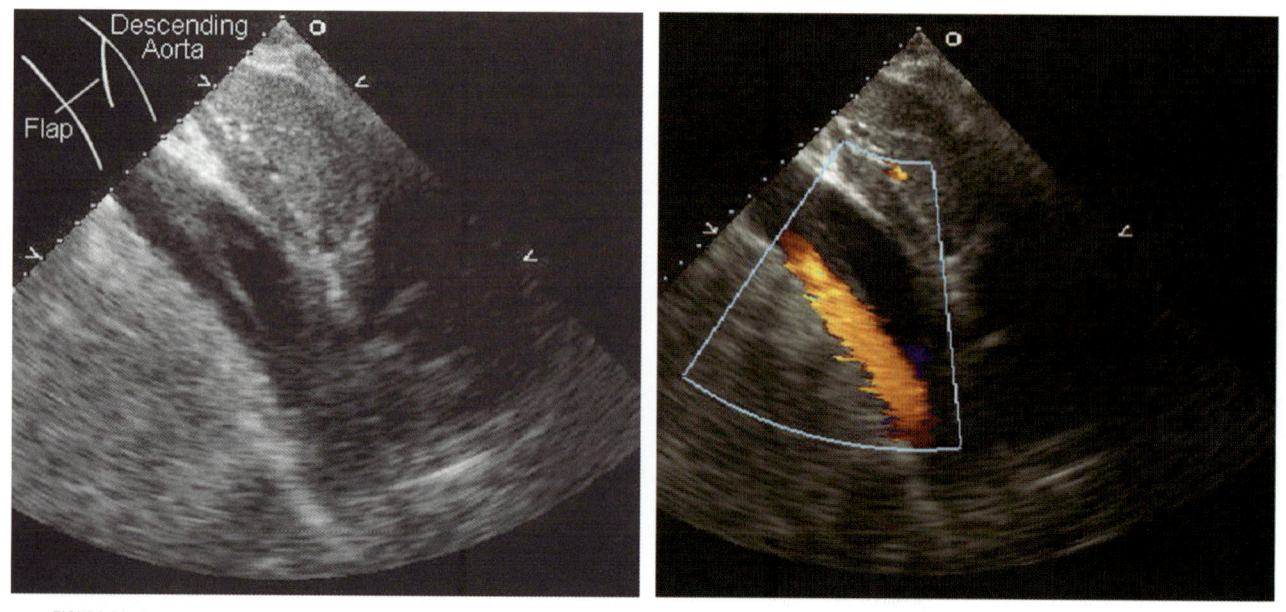

FIGURA 21.42 Ecocardiograma registrado pela abordagem epigástrica visibilizando a aorta abdominal descendente. Observe o eco linear dentro da luz da aorta descendente (Descending Aorta) no painel esquerdo e o fluxo sistólico marginado no Doppler com fluxo colorido no painel direito, confirmando mais ainda que isto representa uma dissecção aórtica tipo B verdadeira. Flap, aba.

A ecocardiografia transesofágica emergiu como um instrumento diagnóstico primário na detecção de dissecção aórtica e grandes séries sugerem que ela é usada em aproximadamente dois terços dos pacientes com suspeita de dissecção aórtica aguda. Ela pode ser realizada em pacientes em situações críticas em unidades de tratamento intensivo, sala de pronto-socorro e sala de cirurgia para proporcionar metodologia diagnóstica definitiva. Ademais, complicações como derrame pericárdico, insuficiência aórtica, pseudoaneurisma, hematoma adventicial e ruptura podem ser identificadas.

Ao se avaliar a aorta ascendente, não é incomum encontrar ecos como artefatos dentro da luz aórtica. Um ecocardiografista perito não deve encontrar dificuldas em separar estes da dissecção aórtica. Pistas para artefato *versus* dissecção verdadeira incluem mobilidade aleatória da aba da dissecção verdadeira em contraposição ao local mais rígido e fixo com respeito à parede aórtica vista no artefato. Os artefatos não raro têm origem como um lobo lateral na junção sinotubular, e sua intensidade diminui progressivamente na luz (Figura 21.43), ao passo que a aba de dissecção verdadeira não perde sua intensidade de eco ao longo de seu trajeto. Imagens com fluxo colorido podem ser bastante

úteis na demonstração da marginação do fluxo por uma aba verdadeira de dissecção (Figura 21.44), ao passo que o artefato não afeta a distribuição do sinal do fluxo colorido (Figura 21.43).

Um outro eco que pode confundir é o de uma estrutura venosa superposta com trajeto adjacente à aorta. Tipicamente, isso representa a veia braquicefálica esquerda à medida que ela corre adjacente ao arco. A combinação da veia cefálica braquial e aorta cria um eco tubular, maior que o da aorta normal com uma estrutura linear sólida percorrendo longitudinalmente. Isto às vezes

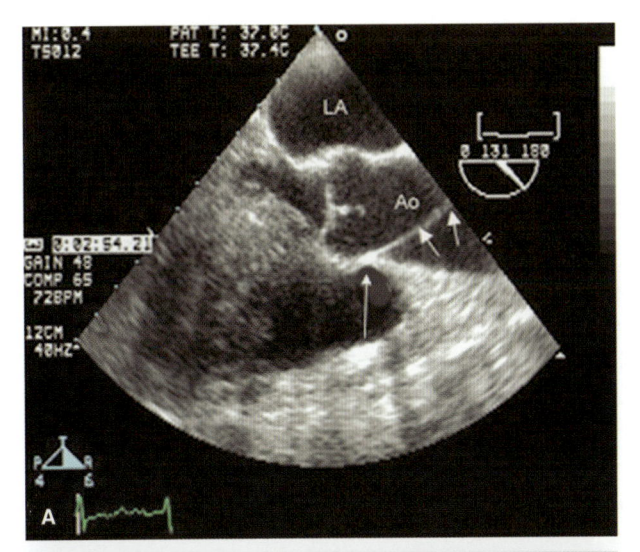

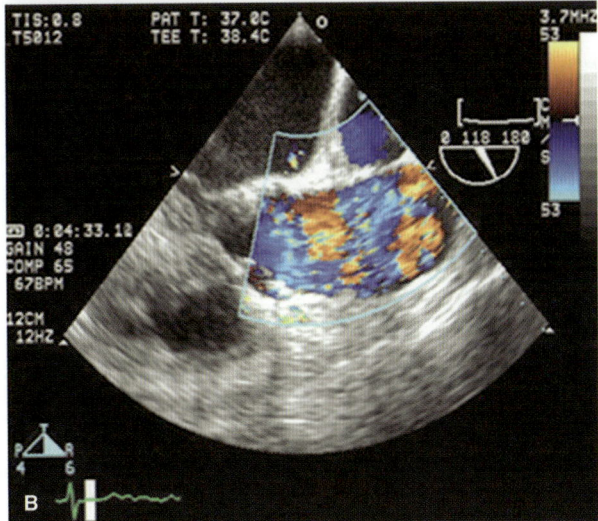

FIGURA 21.43 Ecocardiograma transesofágico registrado no plano longitudinal da aorta ascendente. Esta imagem mostra um artefato comum que poderia ser confundido com uma dissecção. Este é um clássico artefato de lobo lateral se originando (*setas pequenas*) de um eco razoavelmente brilhante na junção sinotubular (*seta vertical*), resultando em um eco curvilíneo não natural se estendendo ao longo da direção das linhas do plano de varredura dentro da luz da aorta. Observe no painel inferior que, com imagem com fluxo colorido, não há marginação do fluxo pelo eco linear, ajudando a confirmar que se trata de um artefato em vez de verdadeira aba de dissecção. Ao, aorta; LA, átrio esquerdo.

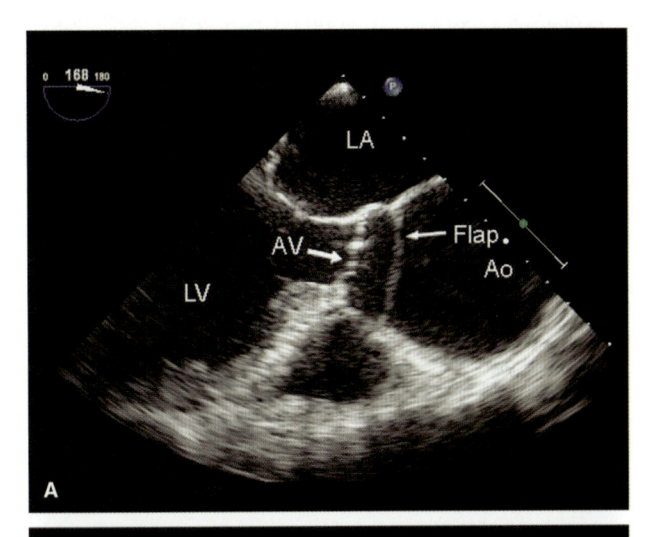

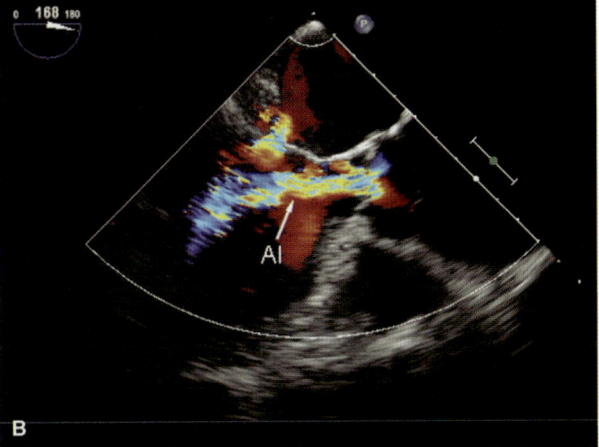

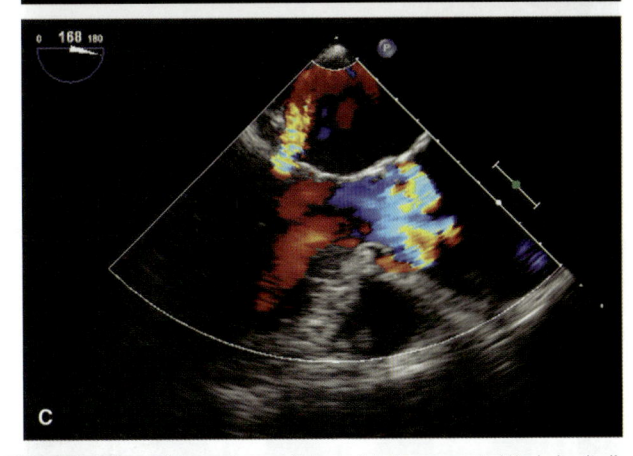

FIGURA 21.44 Ecocardiograma transesofágico registrado em uma incidência longitudinal da aorta (Ao) ascendente de um paciente com dissecção aórtica tipo A. **A:** Observe a valva aórtica (AV) espessada e a aba da íntima ao nível da junção sinotubular. **B:** Observe o jato de insuficiência aórtica (AI) que tem origem centralmente e é funcional em relação à dilatação ao nível da junção sinotubular. **C:** Um fotograma sistólico no qual o sangue ejetado da via de saída ventricular esquerda é comprimido pela aba de dissecção aórtica. Flap, aba; LA, átrio esquerdo; LV, ventrículo esquerdo.

pode ser confundido com uma aorta dilatada com aba de dissecção. As imagens com fluxo colorido irão revelar o sinal do fluxo colorido em ambos os lados do eco linear. Um exame meticuloso do sinal do fluxo colorido irá demonstrar que a luz maior contém fluxo arterial pulsátil e a luz menor contém fluxo contínuo em um padrão típico venoso (Figura 21.45). Um outro método de se identificar isso como uma estrutura venosa é injetar contraste de soro fisiológico agitado em uma veia da extremidade superior esquerda e observar o contraste restrito à estrutura venosa menor, desse modo identificando-a definitivamente como sendo a veia braquicefálica.

As Figuras 21.46 a 21.51 foram registradas em pacientes com dissecções aórticas tipo A. As imagens com fluxo colorido podem ser usadas para identificar os pontos de comunicação entre as luzes falsa e verdadeira. Deve ser ressaltado que o conceito antigo de ponto de entrada e ponto de saída, com a dissecção se estendendo entre esses dois pontos, não é acurado. A maioria das dissecções tem múltiplos pontos de comunicação entre as luzes falsa e verdadeira em áreas onde a íntima foi separada da média. É importante reconhecer os pontos maiores de comunicação, pois eles têm relevância na correção cirúrgica. A aquisição de imagens de todos os aspectos do arco aórtico pode ser problemática em alguns pacientes. O envolvimento do arco levanta a possibilidade de envolvimento da vasculatura para a cabeça e extremidades superiores e deve ser procurado em todas as dissecções suspeitadas. As Figuras 21.52 a 21.54 foram obtidas de pacientes com dissecção aguda do arco. A TC pode oferecer imagens adicionais valiosas do arco (Figura 21.55).

As Figuras 21.56 a 21.59 foram registradas em pacientes com dissecções tipo B. Na aorta torácica descendente, frequentemente

há um componente aterosclerótico concomitante. Às vezes, uma aorta descendente dilatada pode ser identificada atrás do sulco atrioventricular em uma incidência paraesternal de eixo longo (Figura 21.56) A detecção de tal anormalidade pela ecocardiografia transtorácica pode ser a primeira pista para a presença de um aneurisma ou dissecção na aorta descendente.

Às vezes pode ser difícil separar a luz falsa da luz verdadeira. Várias pistas possibilitam a distinção correta entre as duas. Na aorta ascendente, geralmente há pouca confusão porque se pode ver a saída de sangue através da valva aórtica, que, por definição, estará dentro da luz verdadeira. A distinção entre as luzes verdadeira e falsa pode algumas vezes ser mais problemática na incidência de eixo curto ou na aorta torácica descendente. Pistas que possibilitam a identificação acurada da luz verdadeira incluem o fato de que ela se expande com a sístole à medida que o sangue é ejetado no seu interior. Muitas vezes ela tem um formato mais regular, que pode ser circular ou oval. Frequentemente, especialmente na aorta torácica descendente, a luz verdadeira é a menor das duas luzes. A luz falsa inúmeras vezes está cheia de ecos homogêneos em redemoinho, representando estase de sangue ou ocasionalmente com franco trombo. Finalmente, o cisalhamento da íntima da média muitas vezes

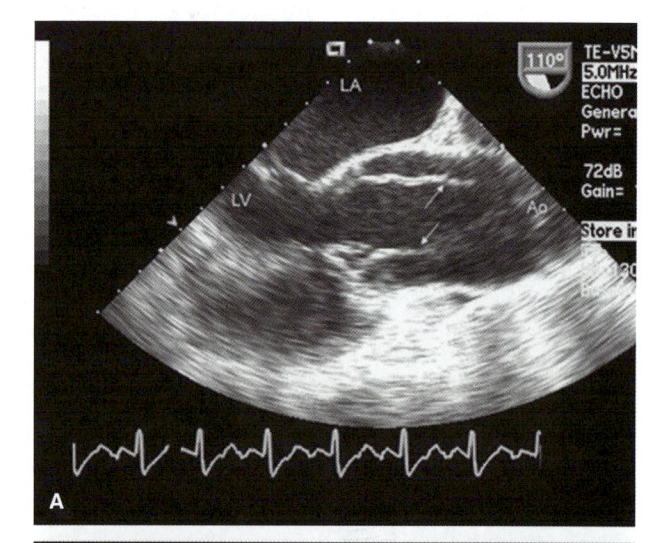

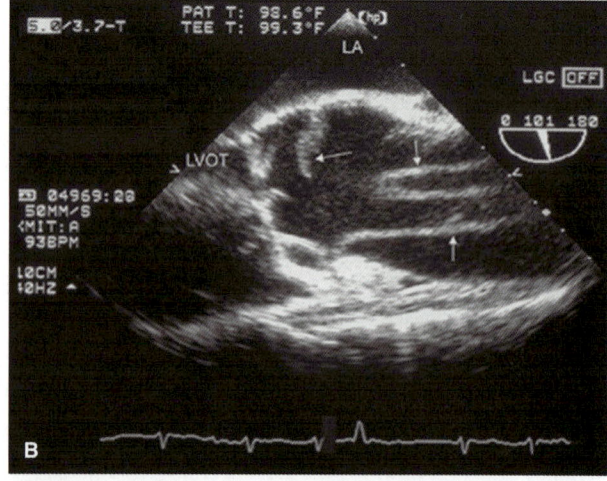

FIGURA 21.46 Ecocardiogramas transesofágicos registrados em um plano longitudinal em dois pacientes com dissecção do tipo A. **A:** Observe os dois ecos lineares dentro da luz da aorta que representam margens de uma dissecção aórtica quase circunferencial que se estendeu desde abaixo da junção sinotubular até a aorta ascendente (*setas*). **B:** Registrado em um plano longitudinal em um paciente com uma aba da íntima muito mais complexa. Observe os múltiplos ecos serpiginosos (*setas*) dentro da luz da aorta que representam laceração quase completa da íntima aórtica. Em tempo real, esses ecos traduzem fluxo sanguíneo com movimentação ondulante rápida. Ao, aorta; LA, átrio esquerdo; LV, ventrículo esquerdo; LVOT, via de saída do ventrículo esquerdo.

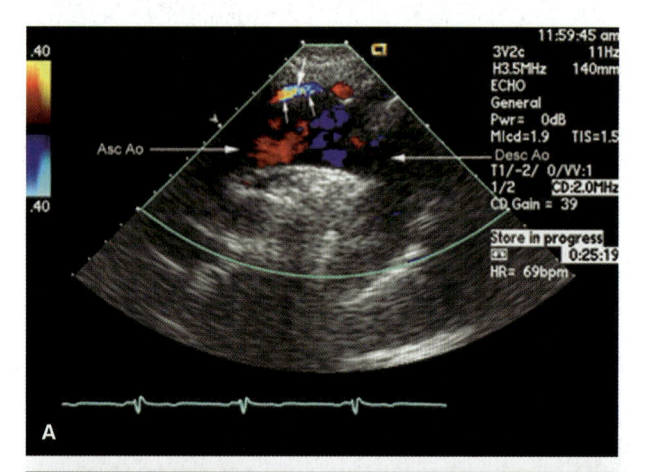

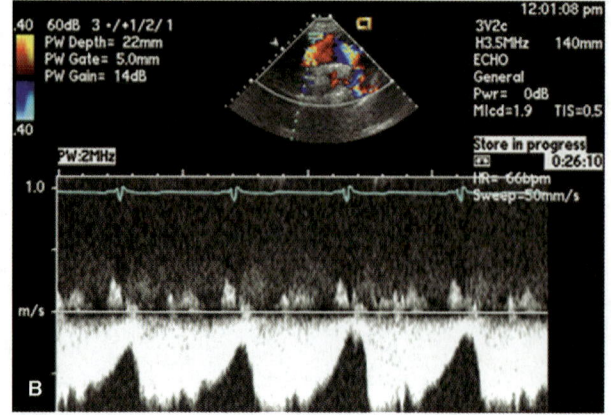

FIGURA 21.45 Fluxo venoso adjacente ao arco aórtico, mimetizando dissecção aórtica (*seta*) **(A)**. Isto representa comunicação venosa normal da veia cava superior com fluxo em direção ao coração. É comum encontrar este espaço que pode às vezes ser confundido com dissecção aórtica. Como a estrutura contém fluxo venoso normal, o Doppler irá mostrar um sinal colorido contínuo que não deve ser confundido com o fluxo para dentro de uma luz falsa **(B)**. Asc Ao, aorta ascendente.

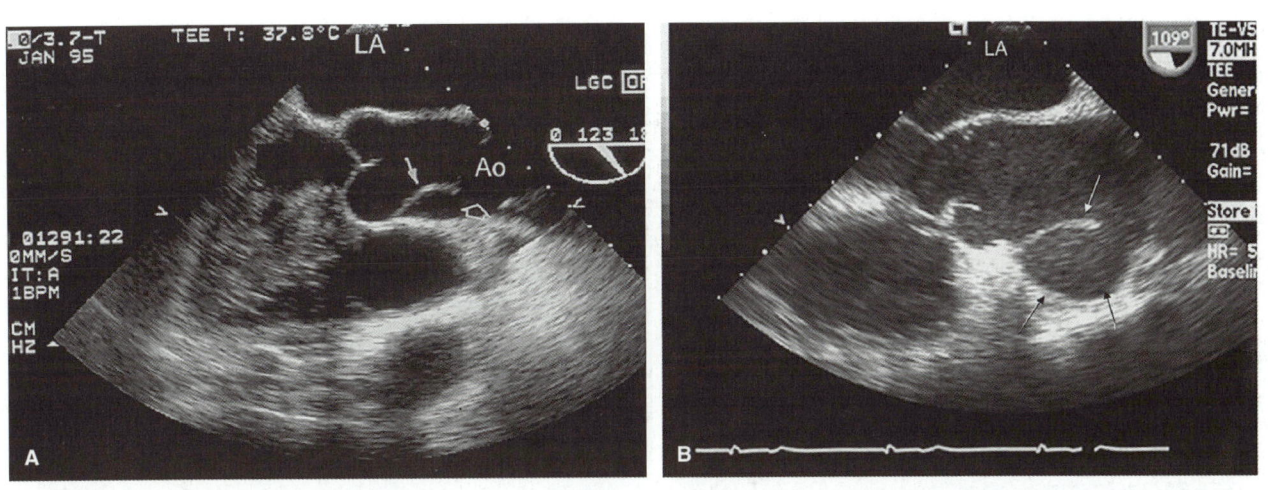

FIGURA 21.47 Ecocardiograma transesofágico registrado em um plano longitudinal em dois pacientes com dissecção do tipo A. **A:** Observe as dimensões aórticas relativamente normais e a aba de dissecção bastante limitada (*seta*). Um único ponto de comunicação (*ponta de seta aberta*) também pode ser visto. **B:** Uma dissecção de localização semelhante (*seta branca*). Entretanto, neste caso, observe o abaulamento aneurismático bem marcado da parede anterior da aorta (*setas pretas*). Isto foi subsequentemente confirmado quando da cirurgia como representando uma ruptura parcial da parede aórtica e pequeno pseudoaneurisma aórtico. Ao, aorta; LA, átrio esquerdo. 🖱

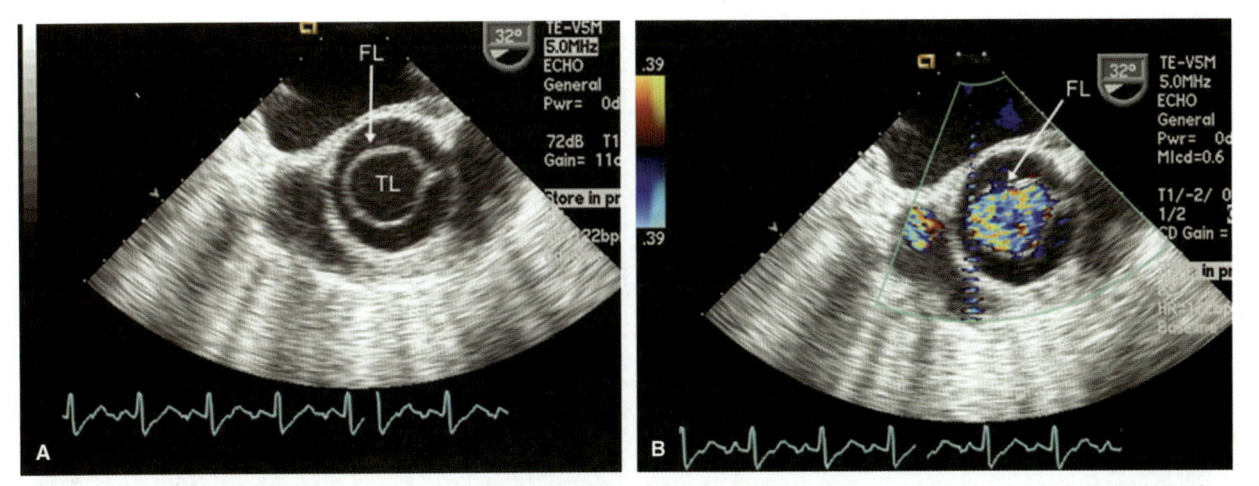

FIGURA 21.48 Ecocardiograma transesofágico registrado em uma incidência de eixo curto da aorta ascendente proximal em um paciente com dissecção do tipo A circunferencial. **A:** Observe a aorta circular contendo uma segunda estrutura circular que é a aba da íntima que agora define uma luz verdadeira circular (TL) circundada por uma luz falsa completamente circunferencial (FL). **B:** Observe que o fluxo colorido na sístole se restringe somente à luz verdadeira interna menor. 🖱

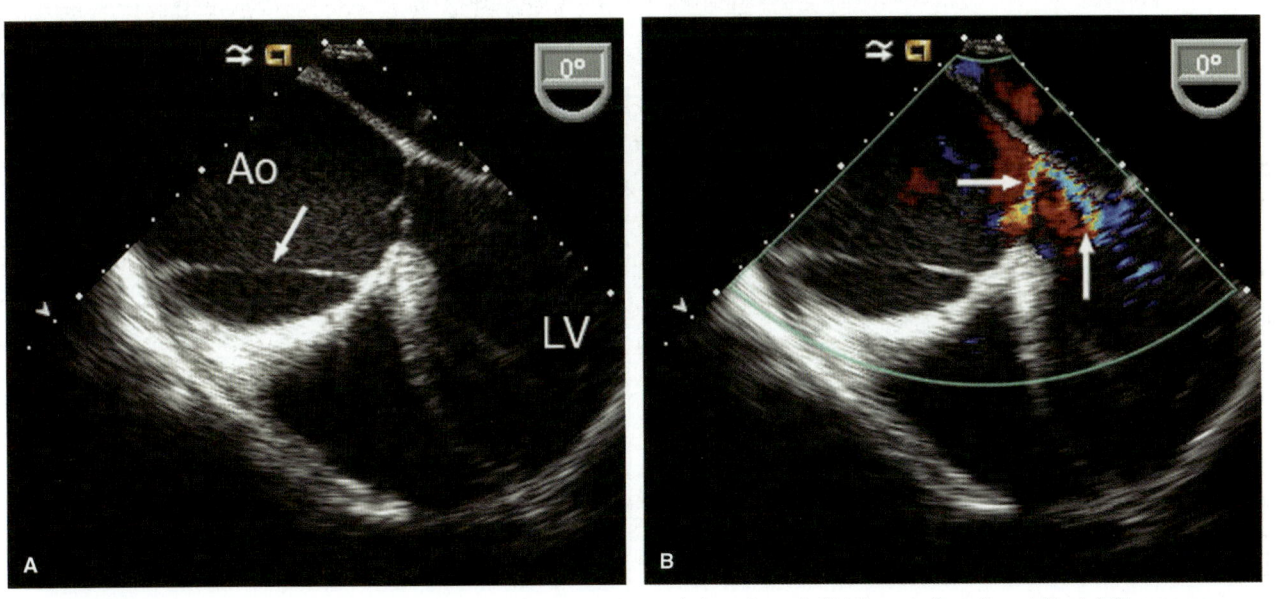

FIGURA 21.49 Ecocardiograma transesofágico registrado em um paciente com aorta ascendente maciçamente dilatada e uma dissecção aguda tipo A. **A:** Observe a acentuada dilatação da aorta ascendente e o eco linear fino (*seta*) mostrando uma aba da íntima. **B:** Observe o jato de insuficiência altamente excêntrico (*setas*) que tem origem centralmente, mas depois se dirige posteriormente antes de ser desviado ao longo do folheto anterior da valva mitral. Ao, aorta; LV, ventrículo esquerdo. 🖱

FIGURA 21.50 Ecocardiograma transesofágico registrado em eixo curto da aorta ascendente no mesmo paciente mostrado na Figura 21.49 confirmando a presença de uma valva aórtica bicúspide. Observe a abertura em "boca de peixe" na telessístole **(A)** com as comissuras se unindo à parede aórtica nas posições de 2 h e 7 h. **B:** Registrado 2 cm distalmente na aorta revela a margem proximal da aba de dissecção (5 para 8 h).

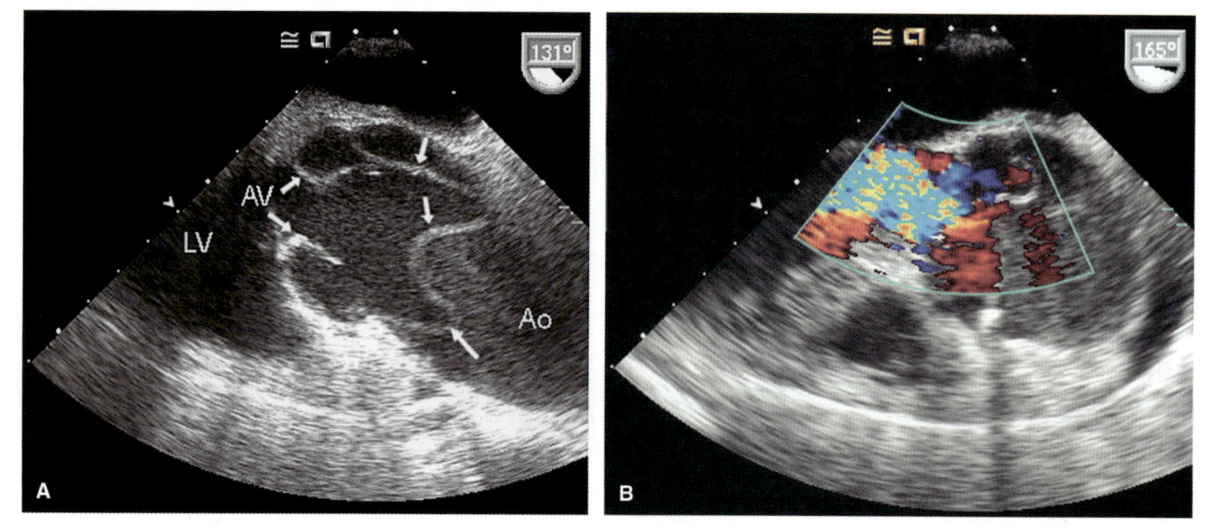

FIGURA 21.51 Ecocardiograma transesofágico registrando uma incidência longitudinal da aorta ascendente em um paciente com dissecção aguda do tipo A. **A:** Observe a dilatação da aorta nos seios, junção sinotubular e porção ascendente. Uma valva aórtica (AV) relativamente normal é mostrada com as cúspides na posição aberta. Observe a aba da íntima fina e convoluta (*setas pequenas*) dentro da luz da aorta (Ao), cuja mobilidade é mostrada na imagem em tempo real. **B:** Registrado na mesma incidência com Doppler com fluxo colorido mostra a significativa insuficiência aórtica secundária presente neste caso. LV, ventrículo esquerdo.

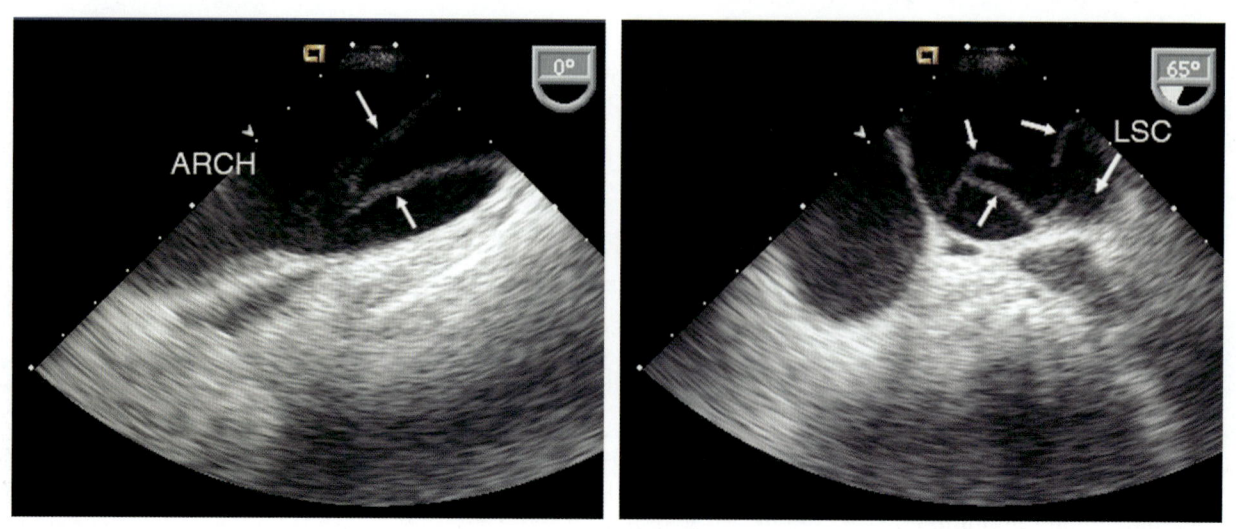

FIGURA 21.52 Ecocardiograma transesofágico registrado em um paciente com uma dissecção aguda envolvendo o arco da aorta. **A:** Registrado em 0º. Observe a aba da íntima convoluta (*setas*) dentro da luz da aorta e do arco. **B:** Registrado em um eixo curto do arco distal e novamente mostrando uma aba da íntima convoluta (*setas*) com múltiplos pontos de comunicação. A origem da artéria subclávia esquerda (LSC) também é visível. ARCH, arco.

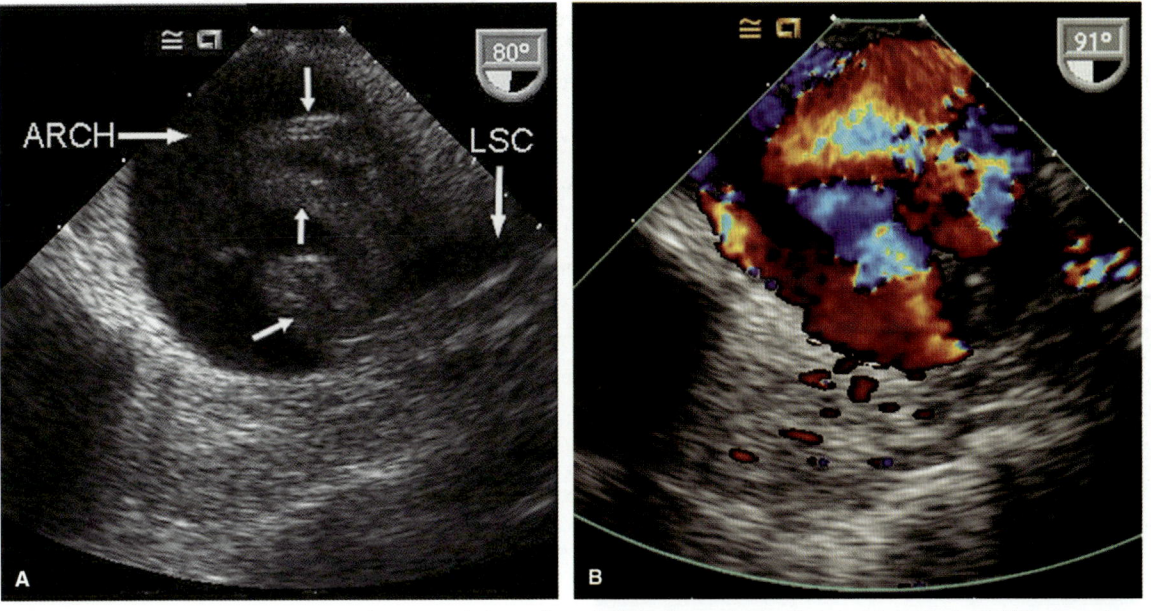

FIGURA 21.53 Ecocardiograma transesofágico registrado em um paciente com dissecção do tipo A com extensão até o arco. Esta incidência foi obtida em um eixo curto do arco da aorta do qual se pode ver a origem da artéria subclávia esquerda (LSC). **A:** Observe a aba da íntima convoluta e móvel (*setas*) presente no arco e parcialmente obstruindo a saída da artéria subclávia esquerda. **B:** Registrado com Doppler com fluxo colorido mostrando os padrões complexos de fluxo ao redor da aba da íntima. ARCH, arco.

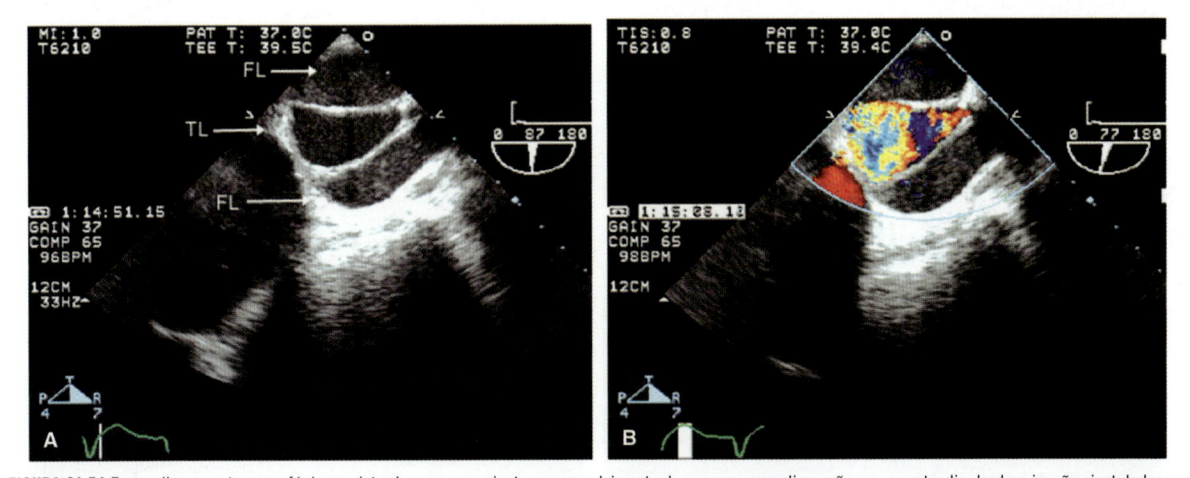

FIGURA 21.54 Ecocardiograma transesofágico registrado em um paciente com envolvimento do arco em uma dissecção que se estendia desde a junção sinotubular por todo o arco. Estas imagens foram obtidas em uma incidência de eixo curto do arco. **A:** Observe a dimensão total do arco que tem aproximadamente 6 cm. Há uma dissecção complexa presente com o aparecimento de uma luz verdadeira (TL) e duas luzes falsas (FL). **B:** Com Doppler com fluxo colorido, observe que o fluxo está confinado somente à luz verdadeira central e está excluído das luzes falsas mais periféricas.

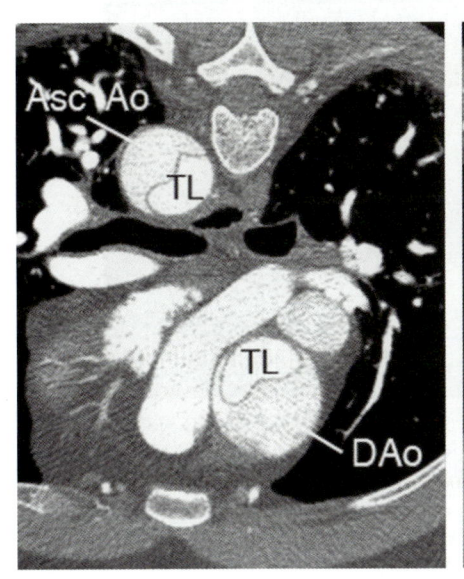 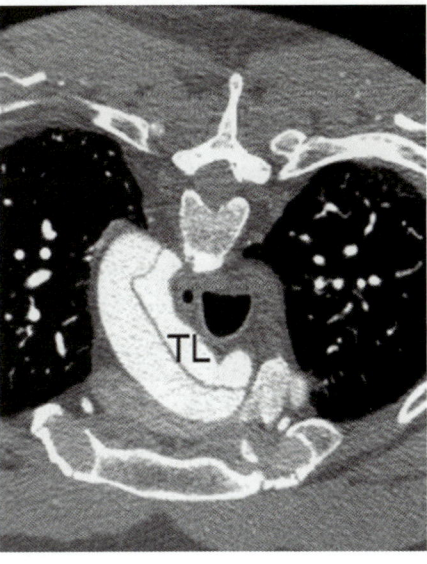

FIGURA 21.55 Tomografia computadorizada registrada em um paciente com uma dissecção aguda do tipo A acometendo o arco e se estendendo pela aorta torácica descendente. À esquerda, as imagens foram obtidas no nível da aorta torácica ascendente (Asc Ao) e descendente (DAo) e, em cada caso, a aba da íntima é claramente visibilizada e uma luz verdadeira pequena (TL) é vista com maior intensidade do contraste do que a luz falsa. A imagem à direita foi registrada pelo arco da aorta e novamente revela achados semelhantes com respeito às luzes verdadeira e falsa.

FIGURA 21.56 Ecocardiograma transtorácico paraesternal de eixo longo mostra aorta descendente (DAo) acentuadamente dilatada. Ocasionalmente, o ecocardiograma transtorácico revelando uma aorta torácica descendente dilatada pode ser a primeira pista para a presença de aneurisma ou dissecção de aorta torácica descendente. Ao, aorta ascendente; LA, átrio esquerdo; LV, ventrículo esquerdo.

resulta em pedaços pequenos de tecido fibroso na luz falsa, que representam pequenos restos musculares de onde a íntima foi rompida da média.

Em mãos habilidosas, a acurácia da ecocardiografia transesofágica para detecção de dissecção aórtica é excepcionalmente alta e equivalente à de técnicas competitivas de TC e RM. O Quadro 21.3 mostra os resultados de estudos que avaliaram a acurácia da ecocardiografia transesofágica. Na prática real, falso-positivos ocorrem mais comumente com o uso de sondas antigas mono e biplanas ou quando existe confusão entre um artefato de eco se projetando dentro da aorta e uma aba de dissecção verdadeira (Figura 21.43). Exames falso-negativos são extremamente incomuns, mas às vezes ocorrem próximo da porção inferior do arco, que representa um ponto relativamente cego para a ecocardiografia transesofágica. Entretanto, a maioria das dissecções aórticas se estende por uma porção bastante longa da aorta, e uma dissecção localizada somente neste ponto cego limitado é bastante incomum. Embora a varredura tridimensional da aorta possa proporcionar uma perspectiva singular e diferente de imagem (Figura 21.59), não foi demonstrado ainda que ela oferece informações clínicas adicionais.

Hematoma Intramural

O hematoma intramural representa uma variante da dissecção aórtica aguda quando ocorre hemorragia dentro da camada média, podendo se propagar circunferencial e longitudinalmente, mas sem se romper no interior da luz. Ele é diferenciado da

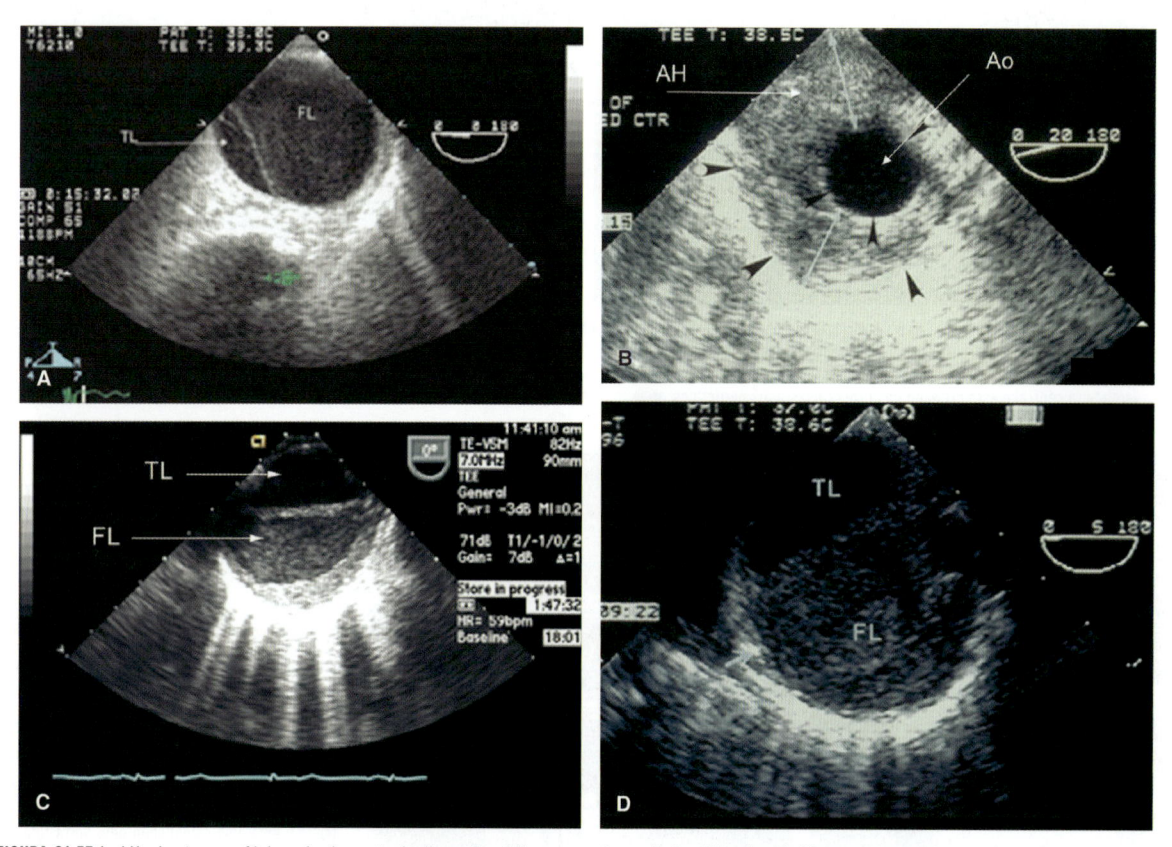

FIGURA 21.57 Incidências transesofágicas de eixo curto de dissecção aórtica em quatro pacientes diferentes. **A:** Observe a geometria circular da aorta relativamente preservada e separada em uma luz verdadeira (TL) e uma luz falsa (FL) substancialmente maior. Observe que a luz falsa está preenchida com sangue estagnado fazendo redemoinho. **B:** Registrado em um paciente com uma dissecção do tipo B. Esta imagem foi obtida em um local da aorta não envolvido pela dissecção. Observe a luz circular da aorta de tamanho normal e a massa muito maior homogênea (*pontas de setas negras*) circundando circunferencialmente a aorta. Isto representa um hematoma dissecante da adventícia (AH) externo à aorta (Ao) neste ponto. **C:** Uma dissecção do tipo B na qual as luzes verdadeira e falsa são de tamanhos iguais. Observe também neste caso o envolvimento ateromatoso da parede anterior da aorta. **D:** Uma dissecção do tipo B com uma luz verdadeira menor e mais superior e uma luz falsa muito maior. Observe que a luz falsa novamente contém sangue estagnado em redemoinho com algumas áreas de transparência.

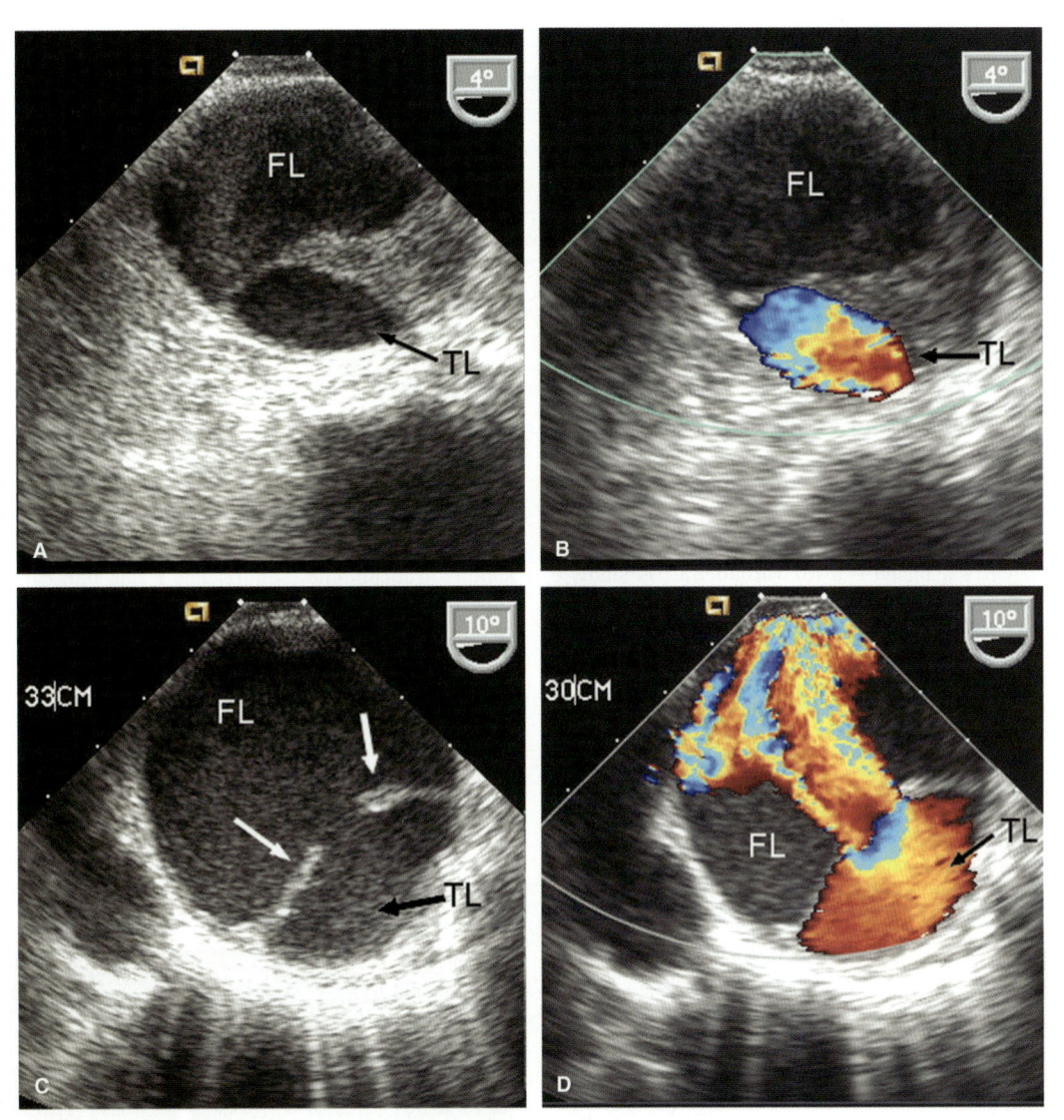

FIGURA 21.58 Ecocardiograma transesofágico registrado no eixo curto em dois níveis diferentes em um paciente com dissecção aórtica aguda tipo B. **A-D:** Observe a dilatação da aorta e a luz falsa (FL) relativamente maior em relação à luz verdadeira (TL). **A, B:** Nenhum ponto de comunicação é visibilizado e o fluxo está confinado exclusivamente à luz verdadeira. Parece também haver um componente parcialmente trombosado. **C, D:** Registrados em um nível diferente e revelam uma aba da íntima com um ponto de comunicação de 1 cm de diâmetro com fluxo sistólico óbvio observado na imagem com Doppler com fluxo colorido.

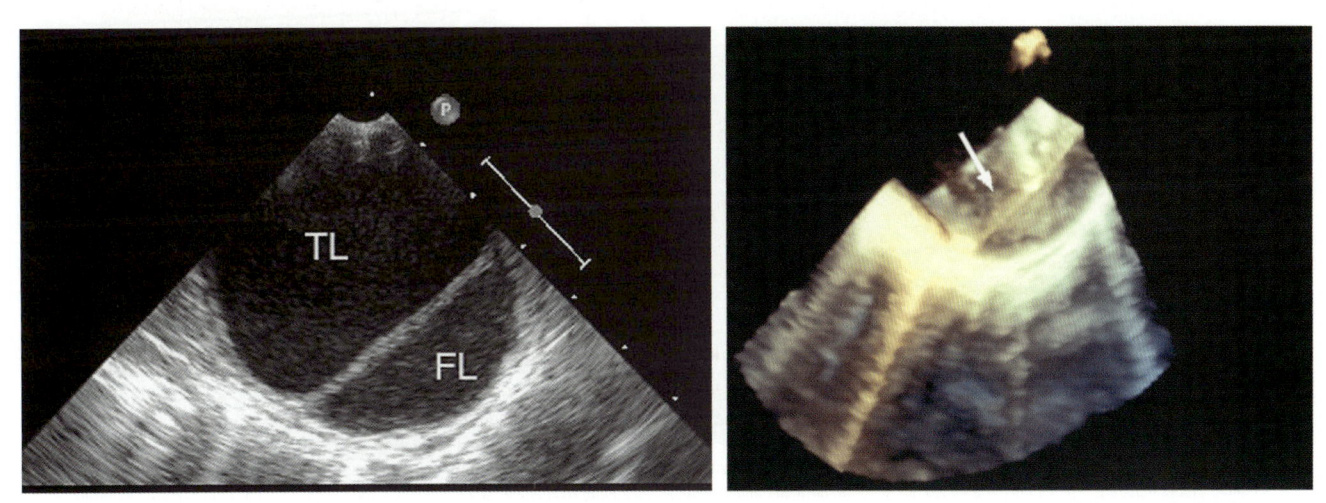

FIGURA 21.59 Imagem transesofágica bidimensional padrão e tridimensional em tempo real em um paciente com dissecção aguda da aorta tipo B. Observe a aba da íntima parecendo um lençol separando a luz verdadeira (TL) menor da luz falsa (FL). Observe os ecos esfumaçados no lado da luz falsa (*seta*) que, em tempo real, podem ser vistos como um pequeno ponto de comunicação entre as luzes verdadeiras.

	Acurácia da Ecocardiografia Transesofágica na Detecção de Dissecção Aórtica			
Ref.	**N**	**Sensibilidade**	**Especificidade**	**Sonda**
Erbel et. al., 1987	21	21/21 (100%)	N/C	PU
Erbel et. al., 1989	164	81/82 (98,7%)	78/80 (97,5%)	PU
Hashimoto et al., 1989	22	22/22 (100%)	N/C	BP
Adachi et al., 1991	45	44/45 (97,7%)	N/C	PU, BP
Ballal et al., 1991	61	33/34 (97%)	27/27 (100%)	PU, BP
Simon et al., 1992	32	28/28 (100%)	4/4 (100%)	PU, BP
Nienaber et al., 1993	70	43/44 (97,7%)	20/26 (76,9%)	BP
Keren et al., 1996	112	48/49 (98%)	60/63 (95%)	BP, MP
Total	527	320/325 (98,5%)	189/200 (94,5%)	

BP, sonda biplana; MP, sonda multiplana; N/C, não calculada; estudo continha somente pacientes com dissecção confirmada; PU, sonda uniplana.

dissecção aórtica típica no sentido de não haver nenhum ponto de comunicação entre a média e a luz verdadeira. Os sinais e sintomas bem como a conduta são praticamente idênticos aos da dissecção aórtica típica. Nas imagens, o hematoma intramural se apresenta como uma área de espessamento em crescente da parede com mais de 7 mm de espessura. Por definição, não há fluxo ativo dentro da "luz" e nenhum ponto de comunicação com a luz verdadeira será observado. O hematoma intramural, se localizado, pode apresentar sinais ecocardiográficos somente sutis e tem de ser distinguido de uma área de ateroma suave não complicado. O ateroma, tipicamente, mostrará evidência de espessamento da íntima, bem como uma possível calcificação dentro da parede. As Figuras 21.60 a 21.62 foram obtidas de pacientes com hematoma intramural documentado da aorta.

Complicações e História Natural

Além de diagnosticar a dissecção aguda e crônica, a ecocardiografia pode ser usada para documentar a presença de várias complicações. As complicações comuns da dissecção aórtica incluem derrame pericárdico com ou sem comprometimento hemodinâmico, ruptura parcial ou completa da aorta com hematoma periaórtico ou adventicial, comprometimento dos ramos colaterais aórticos, comprometimento da circulação arterial coronária, pseudoaneurisma aórtico (Figura 21.63) e insuficiência aórtica.

O derrame pericárdico associado à dissecção aórtica pode ser francamente hemorrágico quando podem ser notados compo-

nentes parcialmente trombosados ou fibrosos. O derrame não é sempre francamente hemorrágico e não tem características ultrassônicas que especificamente apontem para hemorragia dentro do pericárdio. Os sinais clínicos e ecocardiográficos de tamponamento são os mesmos que para as outras formas de distúrbios compressivos pericárdicos; entretanto, na presença de hemorragia maciça, o coração relativamente descarregado de volume pode não mostrar os mesmos sinais clássicos de tamponamento. O envolvimento de vários ramos colaterais arteriais pode ser documentado às vezes pela ecocardiografia transesofágica (Figura 21.53); contudo, a tomografia computadorizada ou a angiografia com ressonância magnética são superiores para essa finalidade.

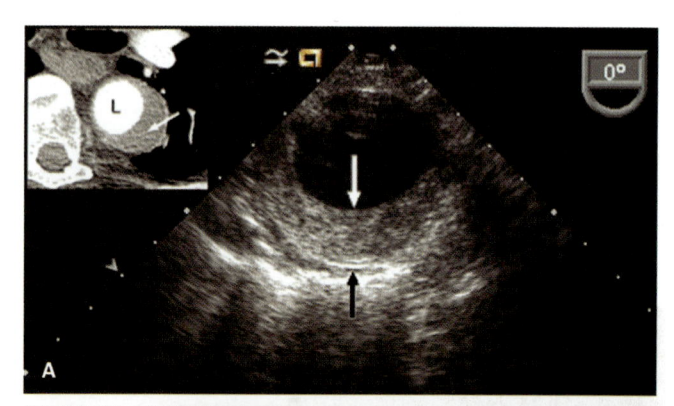

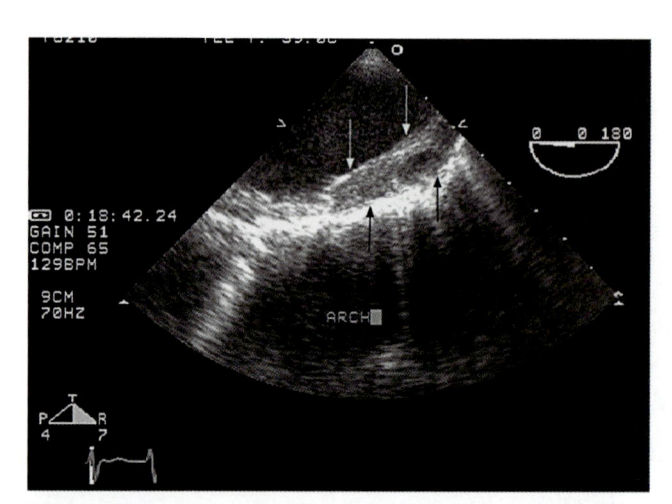

FIGURA 21.60 Ecocardiograma transesofágico do arco aórtico mostra um hematoma intramural. As *setas pretas* mostram a parede externa da aorta e as *setas brancas apontando para baixo* mostram os limites do hematoma intramural e luz. Observe o espaço entre os dois de aproximadamente 1 cm de distância preenchido por um trombo em processo de organização e que não se comunica com a luz. ARCH, arco.

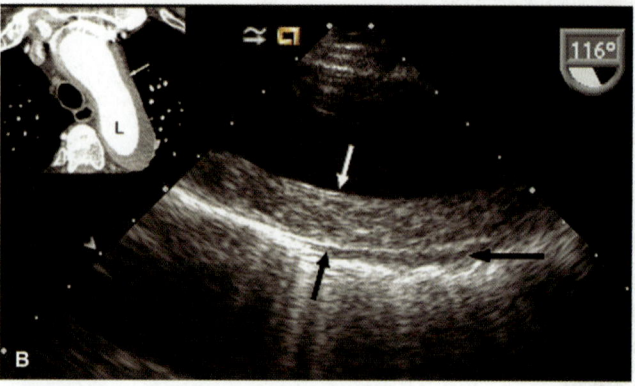

FIGURA 21.61 Ecocardiograma transesofágico registrado na aorta torácica descendente em um paciente com um hematoma intramural espontâneo. Observe a geometria circular da aorta relativamente normal e o defeito de enchimento em formato de crescente de aproximadamente 2 h até 10 h. Com exame mais atento, se pode ver a íntima (*setas*) que foi levantada das camadas médias com o hematoma no interior do espaço íntima-média. Não havia evidência de comunicação entre a luz e a íntima. Os detalhes pequenos são imagens por tomografia computadorizada do mesmo paciente e mostram também os achados clássicos de hematoma intramural. L, luz.

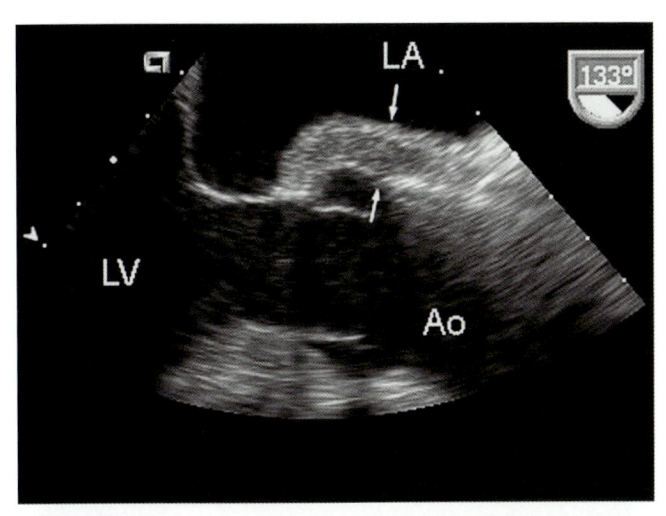

FIGURA 21.62 Ecocardiograma transesofágico na incidência longitudinal da aorta ascendente em um paciente com um hematoma intramural tipo A. Observe o espessamento homogêneo de 1 cm da face posterior da parede aórtica (*setas pequenas*) representando hemorragia intramural espontânea dentro da camada média que se estende desde o anel até depois da junção sinotubular. Ao, aorta; LA, átrio esquerdo; LV, ventrículo esquerdo.

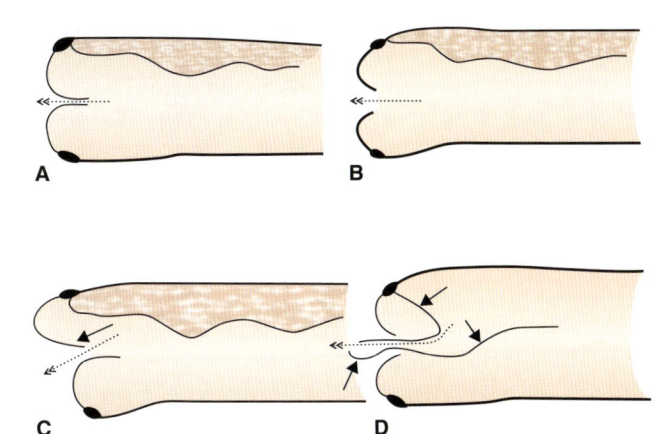

FIGURA 21.64 Representação esquemática dos mecanismos de insuficiência aórtica na dissecção aórtica aguda e doença da aorta proximal. Múltiplos mecanismos podem ser responsáveis pela insuficiência aórtica, inclusive apagamento da dilatação da junção sinotubular resultando em má coaptação da valva aórtica (**A**), dissecção aórtica na presença de valvopatia aórtica intrínseca (**B**), destruição real da inserção de uma cúspide aórtica (**C**) e prolapso de uma porção da aba de dissecção da íntima através da valva aórtica servindo como condutor de regurgitação aórtica (**D**).

Uma complicação comum da dissecção aórtica tipo A é o desenvolvimento de insuficiência aórtica. A ecocardiografia tem identificado vários mecanismos diferentes de insuficiência aórtica que têm relevância para a correção cirúrgica (Figura 21.64). A insuficiência aórtica pode ocorrer quando a dissecção se estende até o seio de Valsalva e danifica a base de uma cúspide aórtica. Isso resulta em coaptação valvar aórtica anormal. Mais comumente, a dissecção aórtica acarreta dilatação da junção sinotubular e, por causa disso, má coaptação de cúspide valvar. As Figuras 21.40, 21.44 e 21.65 mostram exemplos de dilatação sinotubular com insuficiência aórtica secundária. Neste caso, a própria valva está anatomicamente normal e a insuficiência aórtica é funcional e relacionada com a dilatação da raiz aórtica. Esse mecanismo de insuficiência aórtica é geralmente passível de cirurgia que poupa a valva na qual a restauração da junção sinotubular normal resulta na correção da insuficiência aórtica. Um mecanismo final que está singularmente identificado com a ecocardiografia transesofágica consiste no prolapso de uma aba de dissecção aórtica através do orifício aórtico (Figura 21.66). A aba então se torna um instrumento de insuficiência da valva aórtica.

A ecocardiografia tem sido usada para acompanhar as condições da correção cirúrgica e história natural da dissecção aórtica. O objetivo da cirurgia na insuficiência aórtica é interromper a propagação da dissecção. Isso muitas vezes inclui o enxerto de prótese aórtica e, menos frequentemente, implante de prótese valvar. Para colocação de enxerto na aorta ascendente, os óstios das artérias coronárias esquerda e direita são ressecados da aorta nativa e suturados ao enxerto aórtico. Portanto, é importante avaliar a função ventricular esquerda na sala de cirurgia, procurando por anormalidades na movimentação parietal depois da correção. Em centros de grande movimento, a valva aórtica é preservada em 75% das correções de dissecção aórtica. Nestes casos, a ecocardiografia transesofágica pós-operatória é importante para se confirmar a competência da valva aórtica (Figura 21.67).

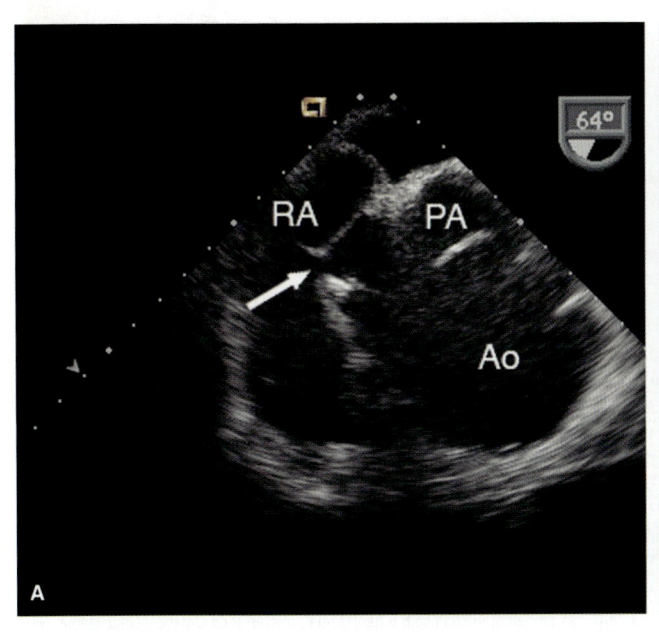

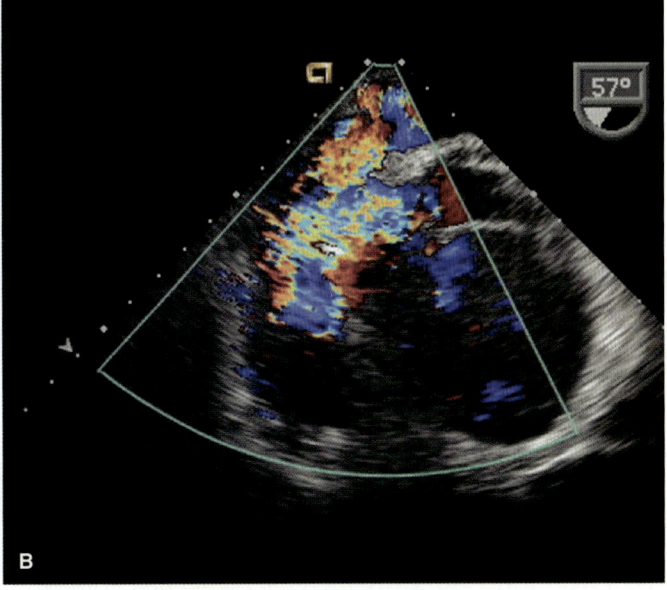

FIGURA 21.63 Ecocardiograma transesofágico registrado a um ângulo de 64° na aorta (Ao) ascendente de um paciente com dissecção aórtica que acarretou um pseudoaneurisma e ruptura subsequente para dentro do átrio direito (RA). **A:** Observe o contorno distorcido da Ao e o espaço vascular extra representando o pseudoaneurisma (PA) com uma margem fina, que está rompida para dentro do RA (*seta*). **B:** Observe o padrão de fluxo sistólico complexo desorganizado do PA para o interior do RA.

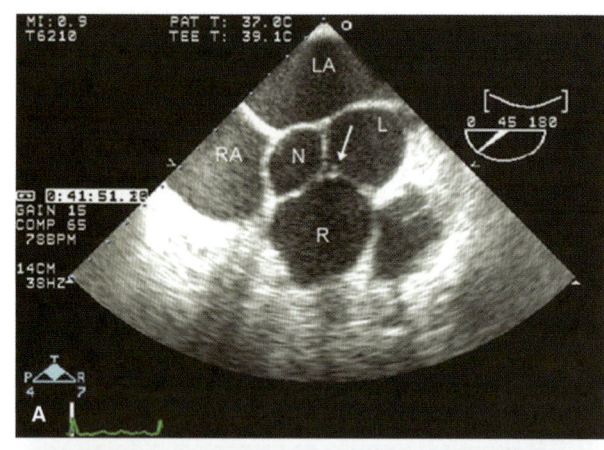

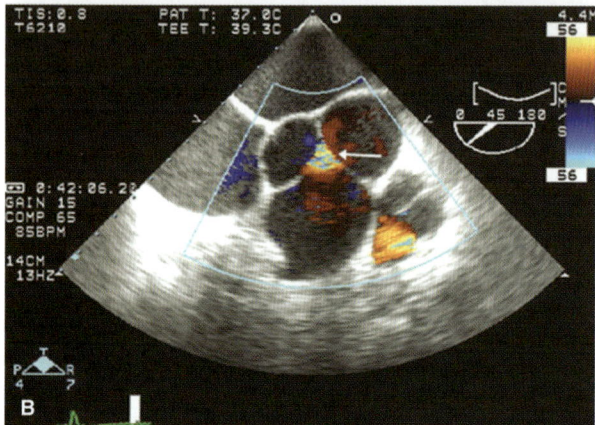

FIGURA 21.65 Ecocardiograma transesofágico registrado em um paciente com dilatação da aorta proximal resultando em má coaptação de uma valva aórtica tricúspide normal. **A:** Registrado na diástole, observe a falha na coaptação completa das três cúspides no seu centro (*seta*). **B:** Jato de insuficiência aórtica pode ser visto restrito à área de má coaptação (*seta*). L, N, R, seios de Valsalva esquerdo, não coronário e direito; LA, átrio esquerdo; RA, átrio direito. 🔖

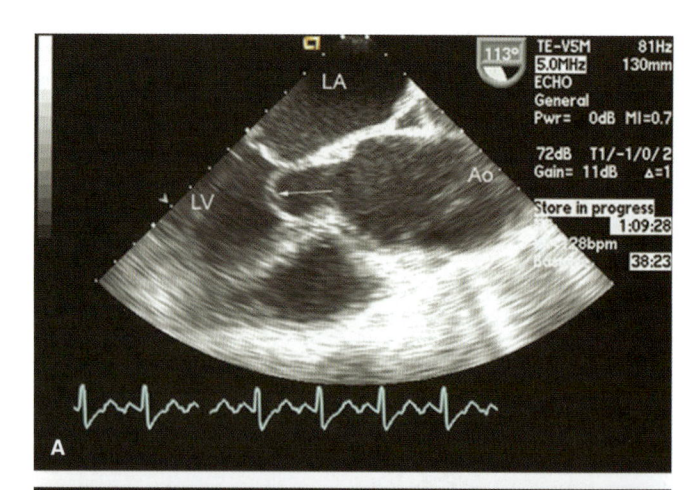

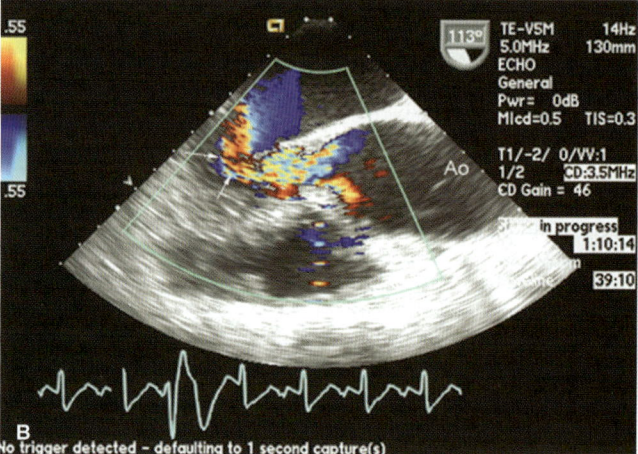

FIGURA 21.66 Ecocardiograma transesofágico registrado em um paciente com dissecção do tipo A aguda e grave insuficiência aórtica. **A:** Registrado em uma incidência longitudinal (113°) da aorta ascendente na diástole. Observe a posição da aba de dissecção (*seta branca*) que se projeta através do anel aórtico para o interior da via de saída do ventrículo esquerdo. **B:** A imagem com fluxo colorido foi obtida na diástole. Observe o jato de fluxo colorido que enche toda a via de saída do ventrículo esquerdo e que está fluindo através da aba da íntima se projetando. Há um ponto de comunicação na aba da íntima resultando em um fluxo de sangue diretamente para o ventrículo esquerdo (*setas brancas*). Observe que a quantidade de sangue que escapa da aba que se projeta (*setas*) é significativamente menor que a confinada pela aba na via de saída do ventrículo esquerdo. Ao, aorta; LA, átrio esquerdo; LV, ventrículo esquerdo. 🔖

Depois da cirurgia, uma luz falsa frequentemente persiste, especialmente na aorta torácica descendente. Pontos limitados de comunicação ainda podem ser visibilizados depois da correção cirúrgica na aorta descendente. Em um grande número desses pacientes, ocorre trombose crônica da falsa luz. A Figura 21.68 foi registrada em um paciente com dissecção do tipo B que se resolveu com o tempo. A Figura 21.69 foi obtida em um paciente após correção cirúrgica de dissecção aórtica aguda com enxerto de uma prótese.

A terapia para a dissecção aórtica tipo A tipicamente envolve a correção cirúrgica imediata. Mais recentemente, vários centros de grande movimento se engajaram em um protocolo de contemporizar com fenestração percutânea da aba da íntima e *stents* intravasculares para reperfundir órgãos vitais. A fenestração é um procedimento no qual pontos de comunicação são criados entre a luz verdadeira e a falsa usando-se técnicas de dilatação por balão. Isto tem o resultado de equalizar a pressão e fluxo nas luzes verdadeira e falsa e pode restaurar e proteger o fluxo sanguíneo a órgãos vitais. O ultrassom intravascular é frequentemente usado quando da realização desse procedimento para se determinar o tamanho relativo e condições de fluxo das luzes verdadeira e falsa. Ele também é usado para confirmar o fluxo em ramos aórticos, oriundos ou não das luzes verdadeira e falsa.

Ateroma Aórtico

A aterosclerose da aorta é frequentemente encontrada durante a ecocardiografia transesofágica. Ocasionalmente, ela também pode ser identificada por uma incidência pela fúrcula supraesternal (Figura 21.70). Ela é mais comum na idade avançada ou em indivíduos com uma história de uso de tabaco, hipertensão e colesterol alto e pode ser um componente integrante do aneurisma aterosclerótico. Ela também não raro é encontrada em pacientes nos quais uma fonte cardiovascular de embolia é suspeitada. Os ateromas da aorta se caracterizam por sua localização e características topográficas. São mais comuns na aorta torácica descendente e arco e muito menos frequentes na aorta ascendente.

O ateroma pode ser caracterizado como sendo simétrico e de formato em crescente, liso e homogêneo preenchendo uma porção da luz aórtica, projetando-se ou ser complexo. O ateroma simétrico pode ser confundido com hematoma intramural; entretanto, o primeiro tem maior chance de ter espessamento intimal e áreas de calcificação. O ateroma complexo é definido como sendo uma doença aterosclerótica com componentes pedunculados ou móveis. Tipicamente, um limiar de 4 mm de protrusão para o interior da luz tem sido usado para essa definição. A doença aterosclerótica com componentes protrusos e móveis tem maior chance de estar associada a doença cardioembólica do que os ateromas lisos em formato de crescente. As complicações da aterosclerose significativa da aorta incluem formação de aneurisma e úlcera penetrante da aorta que se apresenta em uma maneira similar à da dissecção aórtica. As Figuras 20.71 a 20.77 mostram

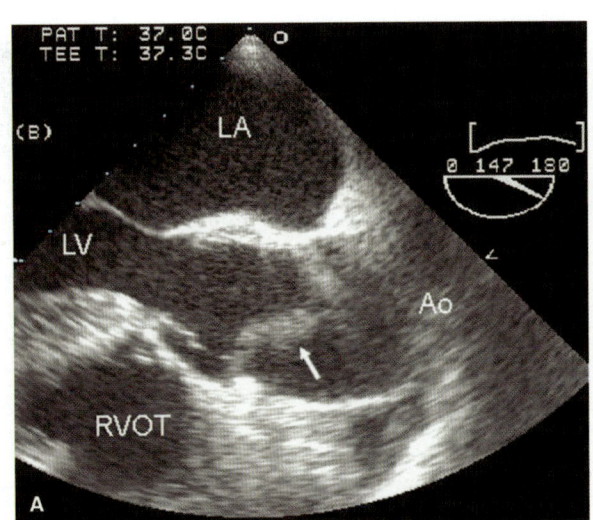

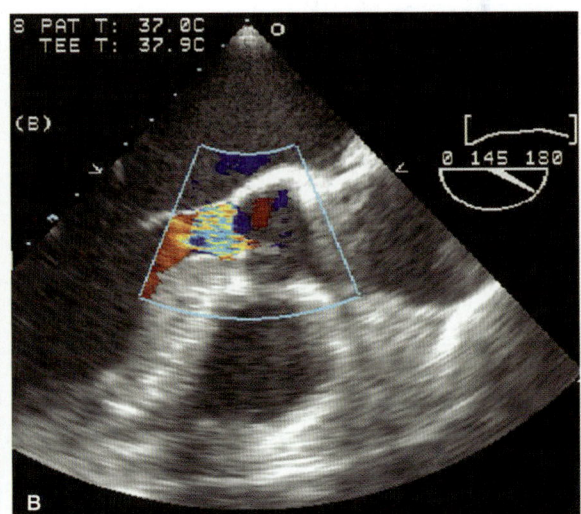

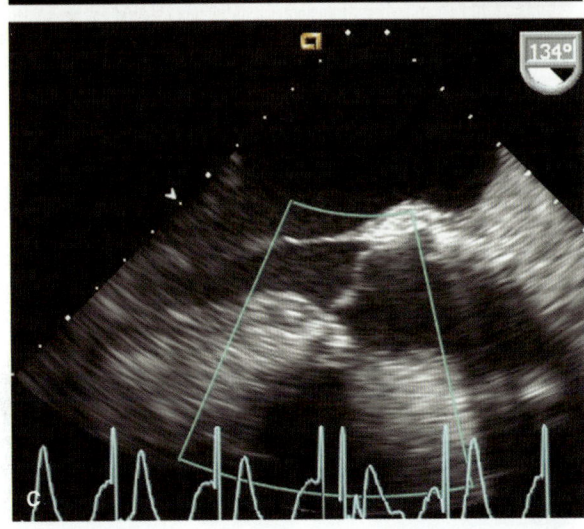

FIGURA 21.67 Ecocardiograma transesofágico registrado em um paciente com uma dissecção aguda tipo A e insuficiência aórtica secundária que subsequentemente foi submetido a um procedimento de correção poupando a valva. **A:** Uma incidência longitudinal da aorta ascendente registrada quando da dissecção aguda. Observe a dilatação da aorta ascendente e a aba da íntima móvel ao nível da junção sinotubular. **B:** Observe a gravidade moderada da insuficiência aórtica presente no momento da dissecção aguda. **C:** Registrado depois da correção poupando a valva. Observe a ausência de qualquer insuficiência aórtica residual significativa. Ao, aorta; LA, átrio esquerdo; LV, ventrículo esquerdo; RVOT, via de saída do ventrículo direito.

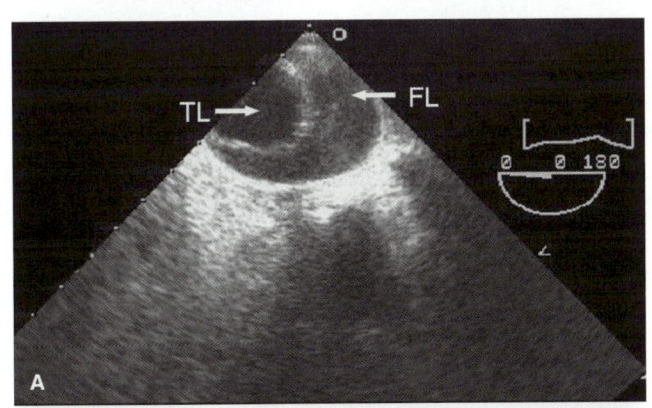

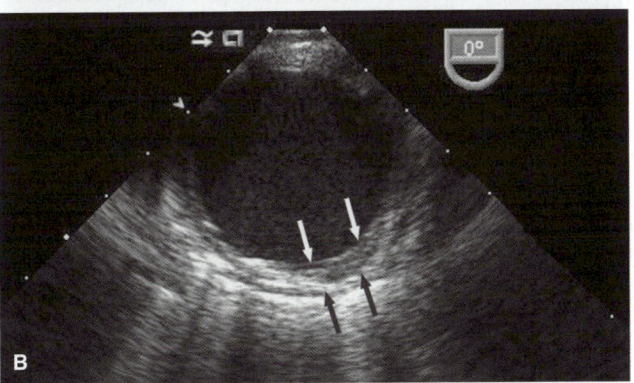

FIGURA 21.68 Ecocardiograma transesofágico registrado na incidência de eixo curto na aorta torácica descendente em um paciente com dissecção aguda tipo B. **A:** Registrado quando da apresentação aguda e revela uma luz verdadeira (TL) contendo um fluxo menor e uma falsa luz (FL) maior com estase significativa de fluxo sanguíneo. **B:** Registrado 3 meses mais tarde no mesmo nível na aorta torácica descendente (observe mudança de escala) e documenta resolução da dissecção tipo B. A aba da íntima e a parede estão agora opostas a uma falsa luz substancialmente menor totalmente trombosada e mostrada entre as *setas*.

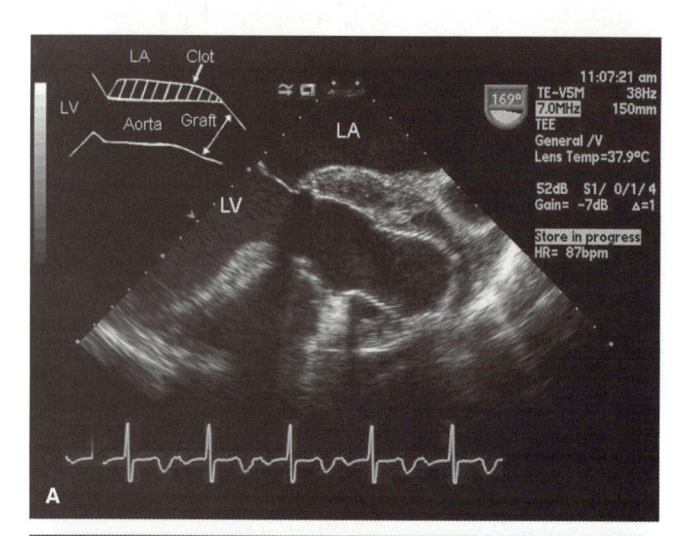

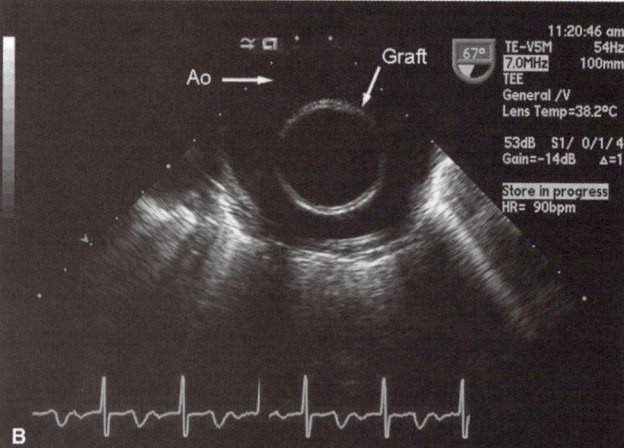

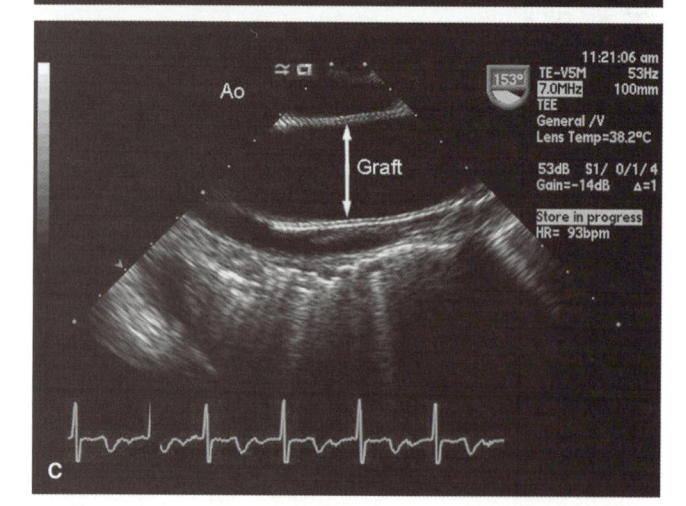

FIGURA 21.69 Ecocardiograma transesofágico registrado em um paciente depois de correção com enxerto aórtico de uma dissecção aórtica aguda. **A:** Observe o material do enxerto se estendendo desde o anel até a aorta ascendente e o hematoma residual entre a Ao nativa e o material de enxerto. **B, C:** Registrado mais distalmente na aorta ascendente onde o material do enxerto é visibilizado pelos seus eixos curto e longo dentro da aorta nativa dilatada. Ao, aorta; Graft, enxerto.

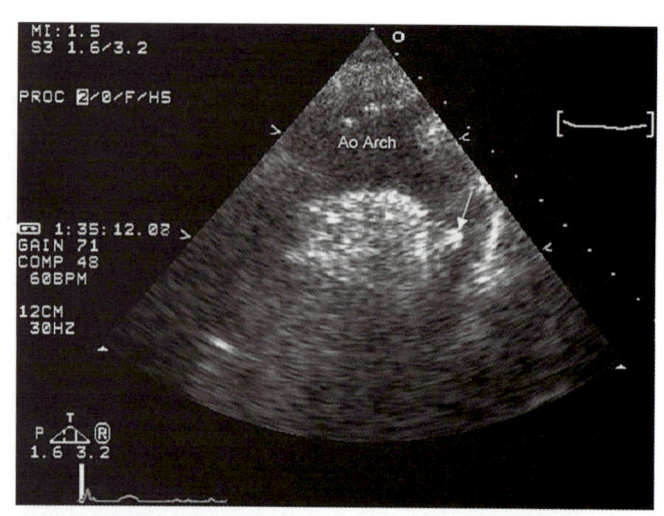

FIGURA 21.70 Ecocardiograma transtorácico na fúrcula esternal em um paciente com envolvimento ateromatoso da aorta torácica descendente proximal. Observe o arco aórtico (Ao Arch) relativamente normal e a nítida ecodensidade se projetando na luz da aorta torácica descendente proximal (*seta*) que representa o ateroma pedunculado focal.

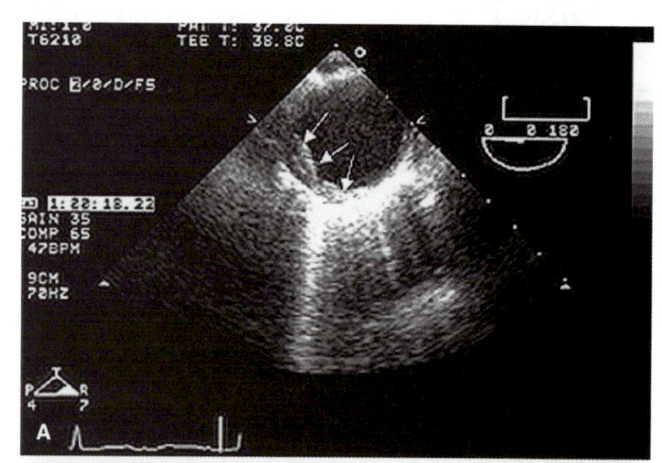

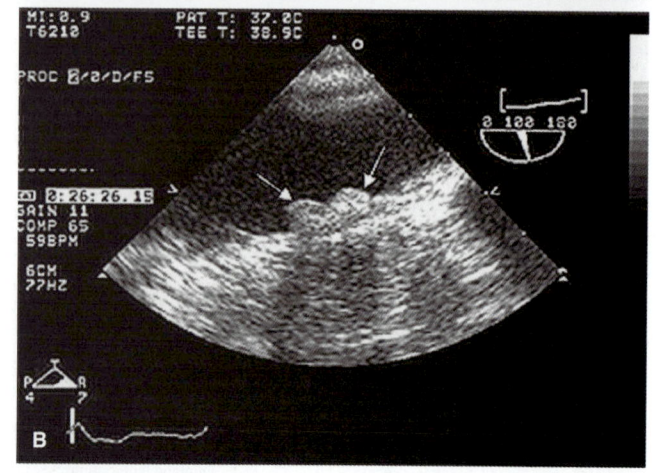

FIGURA 21.71 Ecocardiogramas transesofágicos de dois pacientes diferentes com variados graus de ateroma na aorta torácica descendente. **A:** Observe o ateroma bem laminar na aorta se estendendo desde aproximadamente 6 h até 9 h (*setas*). **B:** Observe o ateroma bilobado pedunculado se projetando na luz da aorta (*setas*).

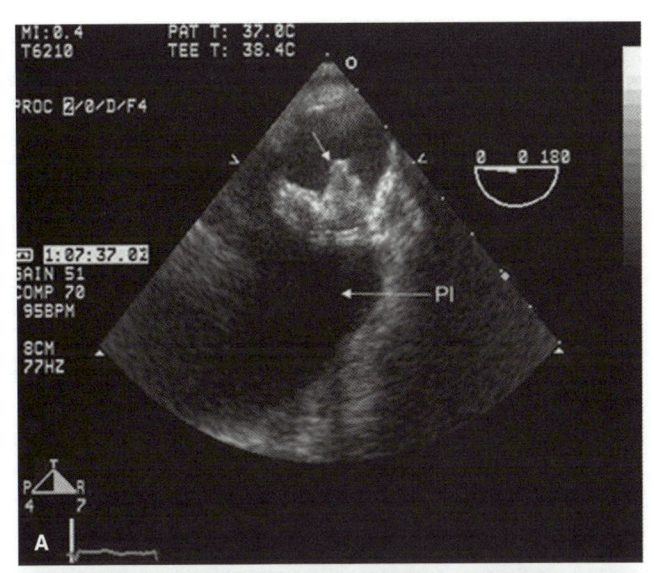

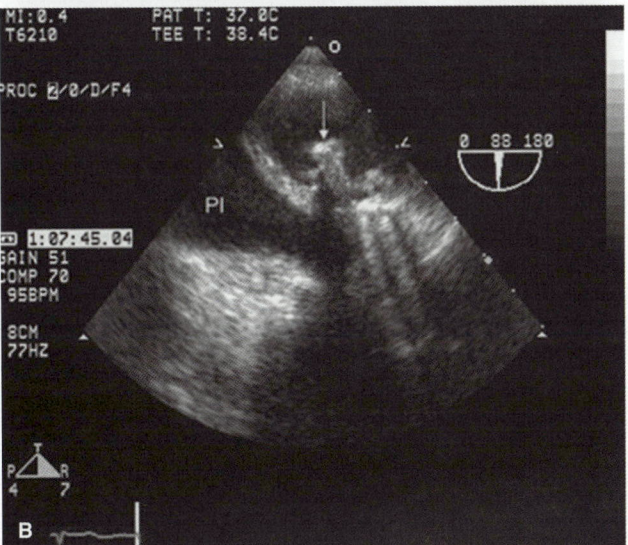

FIGURA 21.72 Ecocardiograma transesofágico registrado nas incidências de eixo curto e longitudinal da aorta torácica descendente. **A:** Observe a aorta relativamente circular na qual há uma acentuada protrusão por um ateroma pedunculado (*seta*). **B:** Registrado na mesma profundidade de imagem, mas em uma incidência ortogonal onde a natureza pedunculada complexa do ateroma pode novamente ser vista. Também se nota incidentalmente um derrame pleural (PI).

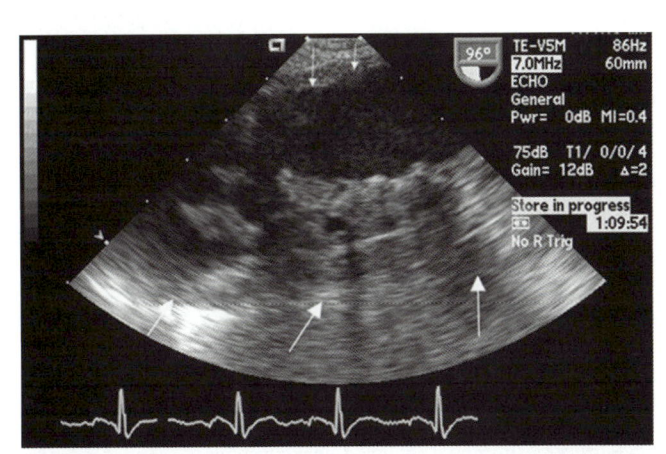

FIGURA 21.73 Ecocardiograma transesofágico registrado em um plano longitudinal de uma aorta torácica descendente com aneurisma. As *setas* delineiam os limites externos da aorta com todo espaço interveniente reapresentando um aneurisma com ateroma complexo. Observe o ateroma acentuadamente complexo com múltiplos componentes pedunculados e móveis preenchendo a luz dilatada.

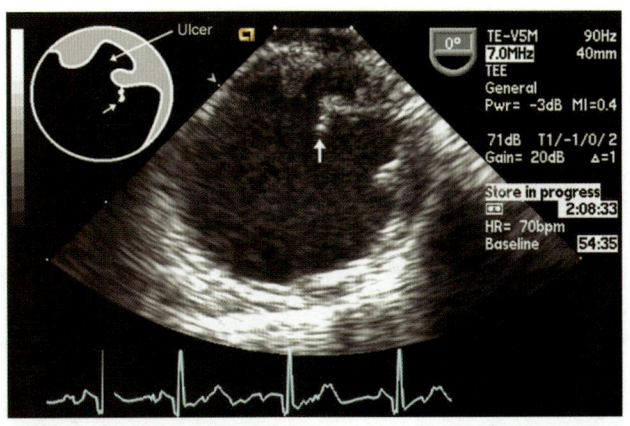

FIGURA 21.74 Ecocardiograma transesofágico registrado em um paciente com dores torácica e dorsal agudas sugerindo patologia aórtica aguda. Neste caso, não podem ser detectados nenhuma dissecção típica ou hematoma intramural. Havia ateroma significativo com uma área nítida de ulceração (*seta*) dentro dele. Esta é uma ulceração (Ulcer) típica de uma placa ateromatosa que pode se apresentar com sintomas praticamente idênticos aos de dissecção aórtica aguda.

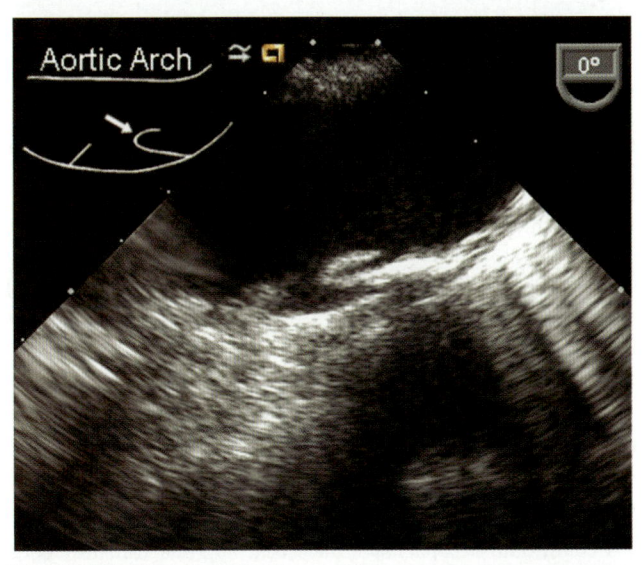

FIGURA 21.75 Incidência longitudinal do arco aórtico em um paciente com doença aterosclerótica e fratura de uma placa aterosclerótica. Observe o eco convoluto que se dobra sobre si mesmo (*seta*) e a mobilidade do ateroma fraturado nas imagens em tempo real. Aortic Arch, arco aórtico.

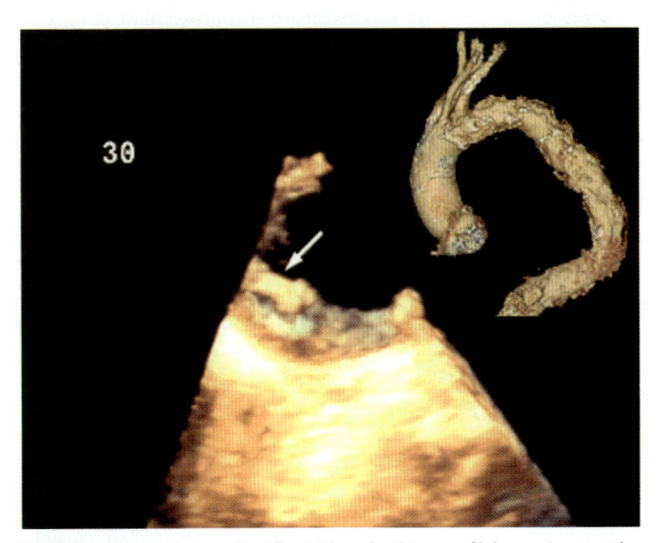

FIGURA 21.76 Imagem ecocardiográfica tridimensional transesofágica em tempo real no eixo curto da aorta revelando ateroma complexo móvel. A pequena figura no detalhe é um tomograma computadorizado tridimensionalmente formatado da aorta no mesmo paciente revelando grave doença aterosclerótica difusa.

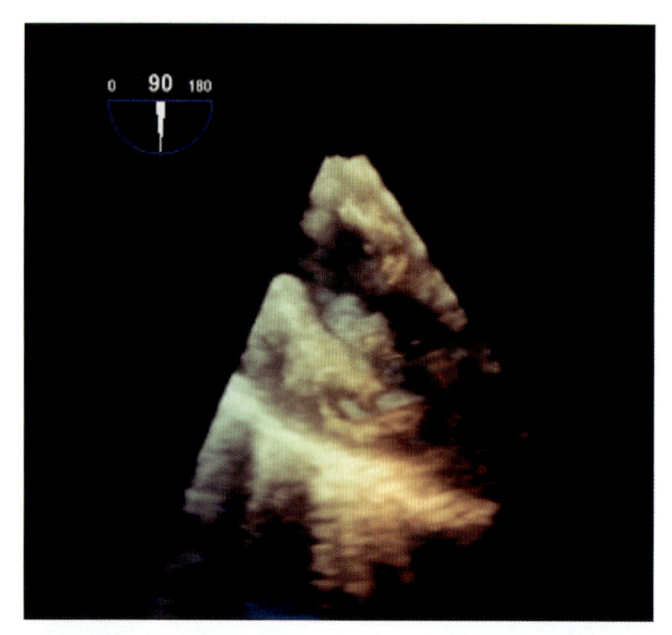

FIGURA 21.77 Ecocardiograma tridimensional em tempo real em uma incidência longitudinal da aorta torácica descendente revelando ateroma altamente complexo dentro da aorta.

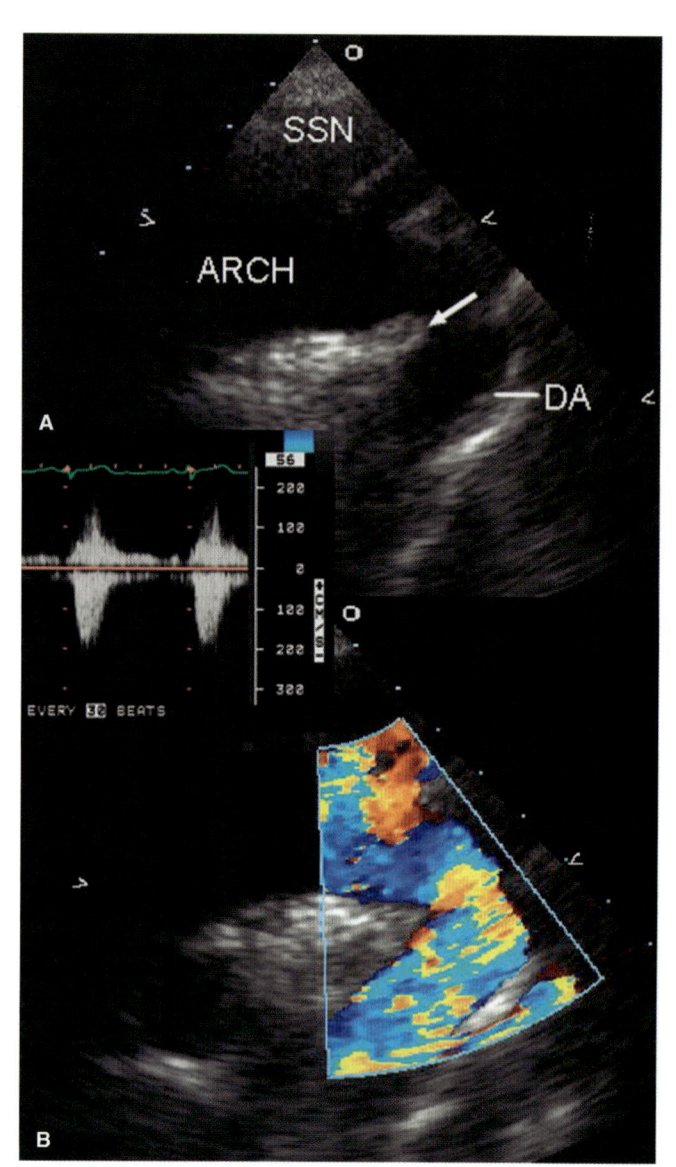

FIGURA 21.78 Ecocardiograma transtorácico registrado pela fúrcula supraesternal (SSN) do arco e aorta descendente proximal (DA) em um paciente com coarctação da aorta. **A:** Observe a crista de tecido (*seta*) no painel superior representando a própria coarctação em um local imediatamente distal à artéria subclávia esquerda. **B:** A imagem com fluxo colorido demonstra mais ainda a restrição do fluxo naquele nível, e o Doppler de onda contínua mostra um gradiente discreto de somente 16 mmHg através da coarctação. ARCH, arco.

aortas com vários graus e tipos de envolvimento aterosclerótico. A ecocardiografia transesofágica tridimensional em tempo real pode ressaltar a marcante complexidade das formas mais graves de ateroma (Figuras 21.76 e 21.77).

Tanto a angiografia com TC como a angiografia com ressonância magnética também podem ser usadas para caracterizar o ateroma. A TC pode facilmente identificar ateroma simples e complexo e, com técnicas de reconstrução tridimensionais, delinear claramente sua total extensão. A TC contrastada é um método acurado para detecção de úlcera penetrante.

Com o avançar da idade e vários graus de aterosclerose, a distensibilidade e pulsatilidade da aorta diminuem. Vários estudos confirmam a capacidade da ecocardiografia transesofágica de adquirir imagens por meio do traçado manual do contorno aórtico durante todo o ciclo cardíaco ou detecção automática de borda para demonstrar alterações na distensibilidade aórtica durante a sístole. Foi sugerido que essas alterações são elementos precoces de previsão de aterosclerose e representam efeitos da hipertensão e aterosclerose em órgãos terminais.

Outras Condições

Coarctação da Aorta

A coarctação da aorta e outras lesões congênitas associadas são discutidas no Capítulo 20, "Cardiopatia Congênita". A coarctação pode ser rastreada pela incidência supraesternal (Figura 21.78). A aquisição de imagens completa do arco aórtico e aorta descendente proximal é muitas vezes problemática em adultos, e outras modalidades de imagem, como TC ou RM, são muitas vezes necessárias.

Pseudoaneurisma Aórtico

O pseudoaneurisma aórtico representa uma ruptura contida da aorta e, como no pseudoaneurisma ventricular esquerdo, caracteriza-se por um saco aneurismático extraluminal se comunicando com a luz verdadeira por um colo relativamente estreito. Os pseudoaneurismas aórticos ocorrem em várias situações, incluindo

ruptura espontânea de um aneurisma aórtico com subsequente vedação da hemorragia, ou como uma sequela de dissecção aórtica (Figuras 21.63, 21.79 e 21.80). O pseudoaneurisma também pode ser devido a trauma ou lesão iatrogênica (Figura 21.81). Como estão fora do contorno da aorta normal, a visibilização pode ser problemática e a TC é muitas vezes necessária para se fazer um diagnóstico definitivo.

Trauma Aórtico

A transecção aórtica é uma sequela catastrófica de lesão contusa torácica tipicamente após lesão de impacto de alta velocidade como sentido por um passageiro sem cinto de segurança em um acidente de automóvel. A lesão característica é transecção parcial ou total da aorta torácica descendente, classicamente na área do ligamento arterioso. A transecção aórtica completa é quase sempre instantaneamente fatal para a qual raramente há tempo para diagnóstico por imagem. A transecção parcial pode permi-

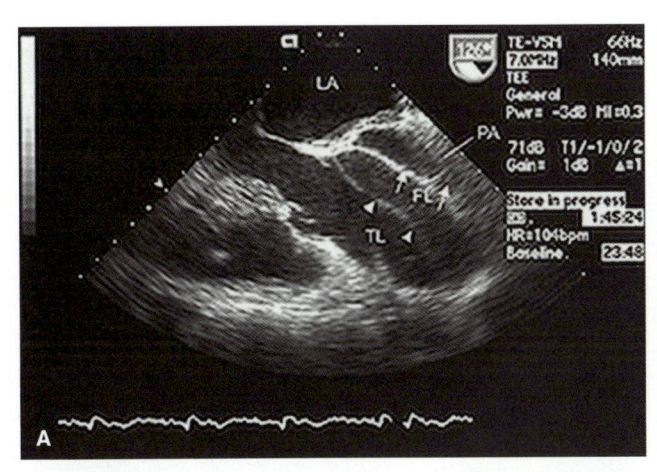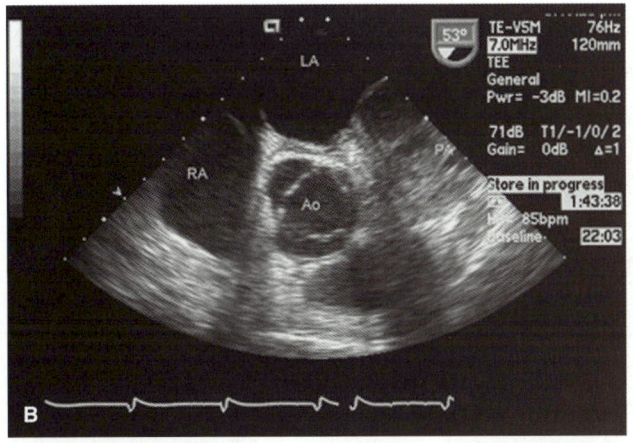

FIGURA 21.79 Ecocardiograma transesofágico registrado em um paciente com uma dissecção complexa e subsequente pseudoaneurisma (PA) da aorta ascendente. **A:** Incidência longitudinal da aorta ascendente na qual as luzes verdadeira (TL) e falsa (FL) da aorta podem ser vistas. A aba da íntima é mostrada pelas *pontas de seta*. Na parte externa da parede da aorta há um espaço limitado pela parede verdadeira da aorta (*setas apontando para cima*) e o átrio esquerdo que representa um pseudoaneurisma. **B:** Incidência de eixo curto representando a mesma anatomia na qual se pode notar a aorta relativamente circular. Lateral a isso há um grande espaço complexo parcialmente preenchido por hematoma representando o pseudoaneurisma. Ao, aorta; LA, átrio esquerdo; RA, átrio direito. ◉

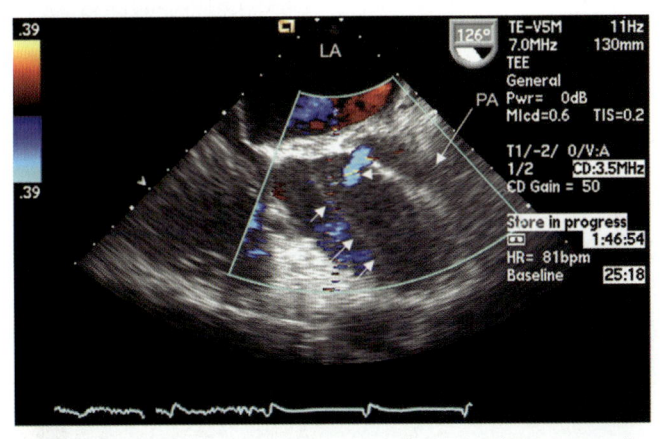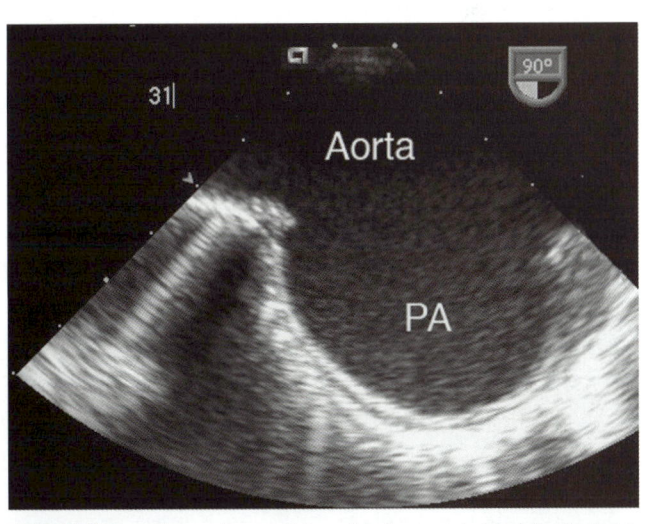

FIGURA 21.80 Ecocardiograma transesofágico longitudinal registrado no mesmo paciente da Figura 21.79. As *setas mais curtas* mostram a aba da íntima. O pseudoaneurisma (PA) é mostrado pela *seta mais longa*. O fluxo colorido evidente (*seta horizontal*) pode ser visto através de um ponto de comunicação entre a aorta e o pseudoaneurisma. LA, átrio esquerdo. ◉

FIGURA 21.81 Ecocardiograma transesofágico registrado em uma incidência longitudinal da aorta torácica descendente a 31 cm dos incisivos no nível de uma correção de coarctação aórtica prévia. Observe o grande pseudoaneurisma nítido (PA) que estava localizado imediatamente distal ao reparo prévio. ◉

tir sobrevida e chegada a um pronto-socorro para avaliação. Na maioria dos centros de trauma, a TC computadorizada do tórax é a modalidade diagnóstica principal.

A ecocardiografia transesofágica promete muito na detecção de trauma aórtico. Deve ser enfatizado que há várias manifestações de trauma aórtico, muitas das quais podem ser sutis. Como a maioria dos pacientes com transecção aórtica completa ou quase completa não sobrevive, é incomum documentar essa complicação fatal. Para trauma aórtico no qual houve dilaceração pelo menos parcial através da média na adventícia, frequentemente se encontra um hematoma periadventicial. O hematoma adventicial pode distorcer o formato da aorta de modo que não se pode adquirir uma imagem dela como uma estrutura circular e pode também desviar a aorta ou esôfago para fora de posição, de modo que, ao retirar a sonda para fazer varredura da função gastresofágica superiormente, a aorta se move para fora do plano de imagem. Ao examinar a luz da aorta em si, vários graus de dissecção e laceração da íntima podem ser vistos, alguns dos quais podem ser sutis e representar uma laceração limitada da íntima sem dissecção real. Às vezes, uma área focal da aorta é

encontrada onde a geometria circular é transitoriamente perdida e uma crista limitada pode ser vista se projetando no interior da luz da aorta. Esta é uma evidência indireta de trauma de espessura parcial naquele local. Às vezes, o trauma limitado resulta na formação de um trombo no interior do espaço medial ou na luz da própria aorta, e se for detectado um trombo aparente em um paciente relativamente jovem depois de um traumatismo contuso torácico, trauma aórtico em vez de ateroma deve ser considerado como o diagnóstico principal.

O ultrassom intravascular vem sendo usado para se documentar a presença de trauma aórtico depois de lesão contusa torácica (Figura 21.82). Por causa da resolução dessa técnica, áreas mais limitadas de laceração da íntima e destruição da integridade da parede da aorta podem ser detectadas, o que pode não ser visto pela ecocardiografia transesofágica ou TC. Uma limitação dessa técnica é sua penetração relativamente rasa, o que impede a definição da presença e extensão de um hematoma adventicial no mesmo grau que pode ser feito com a ecocardiografia transesofágica.

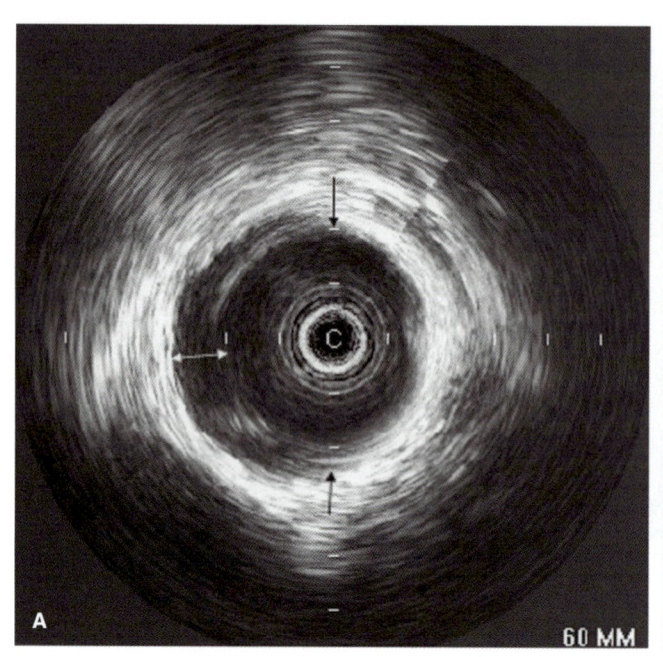
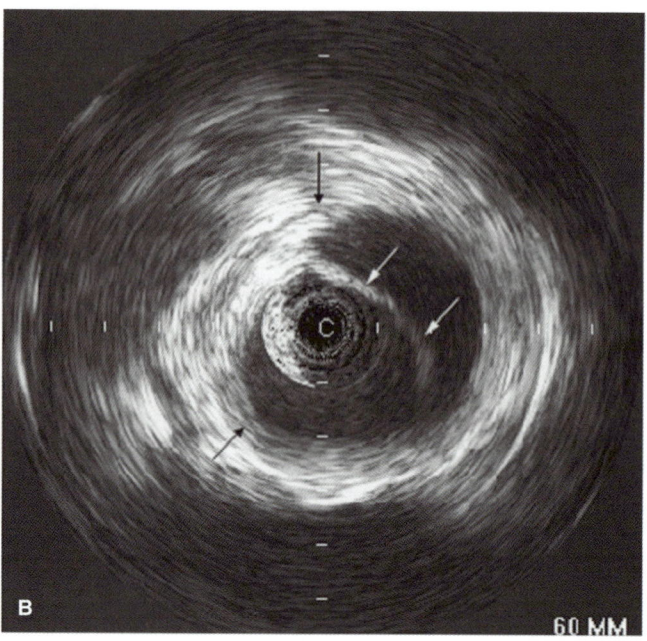

FIGURA 21.82 Ultrassom intravascular (IVUS) registrado em um paciente com lesão traumática da aorta. **A:** Registrado em um homem de 38 anos de idade envolvido em um acidente de automóvel e suspeito de ter trauma aórtico. Para comparação, observar a Figura 21.10 que foi registrada em uma área não acometida da aorta torácica inferior. Observe a posição central do cateter de aquisição de imagens (C) e a geometria relativamente circular da aorta. Desde a posição de aproximadamente 6 h até 12 h (*setas pretas*) há uma área nítida de espessamento em crescente na parede cuja dimensão máxima é marcada pela *seta branca de dupla ponta*. Isto representa formação de trombo intramural decorrente do trauma aórtico. Esta imagem foi obtida no nível do ligamento arterioso. **B:** Registrado em um paciente de 23 anos de idade depois de um acidente de automóvel. Observe o formato não circular da aorta em geral com acentuada irregularidade da parede interna desde a posição de aproximadamente 7 h até 12 h (*setas pretas*). Há também uma aba de dissecção limitada (*setas brancas*) dentro da luz.

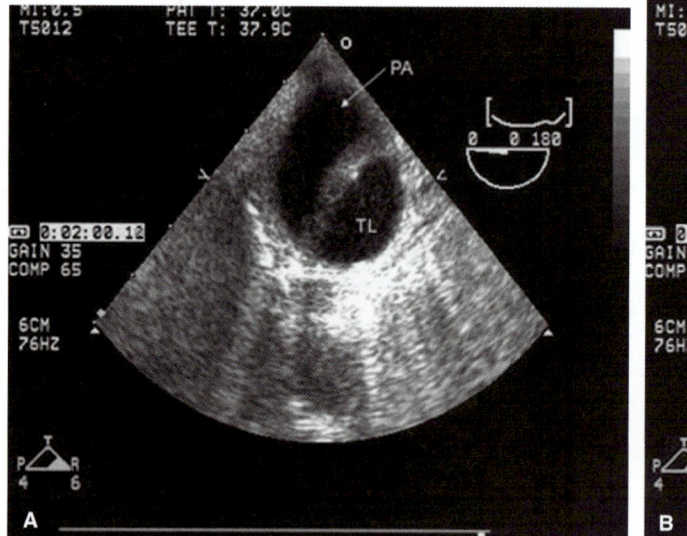
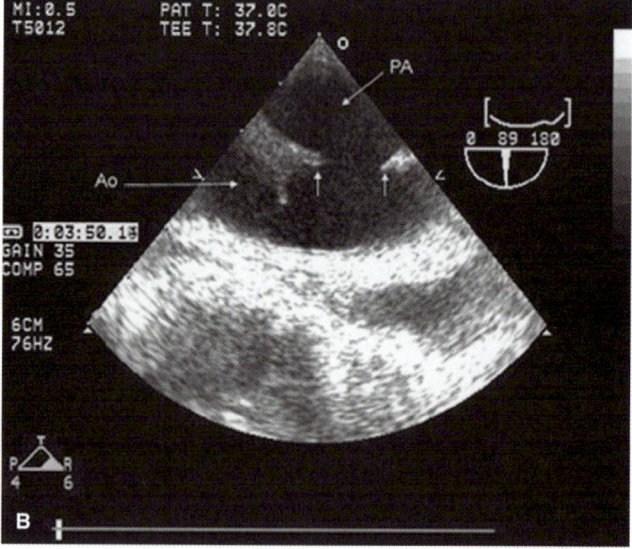

FIGURA 21.83 Ecocardiograma transesofágico registrado em um paciente 2 semanas após acidente de carro em alta velocidade no qual se formou um pseudoaneurisma aórtico no local da ruptura. **A:** Registrado na incidência de eixo curto na qual a luz aórtica verdadeira (TL) pode ser vista. Há espaço adicional que representa o pseudoaneurisma (PA) posterior à aorta. A natureza do pseudoaneurisma é mais bem mostrada em **(B)** que é uma incidência longitudinal registrada na mesma área. A luz da aorta (Ao) é mostrada, bem como uma solução de continuidade de 1 cm na sua extensão (*pontas de setas*) comunicando com o pseudoaneurisma.

Alguns pacientes podem ter uma laceração de espessura parcial da parede aórtica não imediatamente fatal. Essa complicação pode então levar à formação de um pseudoaneurisma aórtico que pode ser detectado por meio de várias técnicas de aquisição de imagens, inclusive a ecocardiografia transesofágica (Figura 21.83).

Outras sequelas do trauma aórtico incluem ruptura aguda de um seio de Valsalva, tipicamente no interior do átrio direito. Se isso ocorre em uma aorta estruturalmente normal ou requer um aneurisma no seio de Valsalva preexistente é incerto. Outras formas menos comuns de trauma aórtico incluem formação de fístula aorta-veia cava que pode ser suspeitada com base no fluxo turbulento de alto volume na veia cava inferior.

Infecções da Aorta

As infecções bacterianas ou micóticas da aorta constituem um subconjunto incomum da endocardite infecciosa (Figura 21.84).

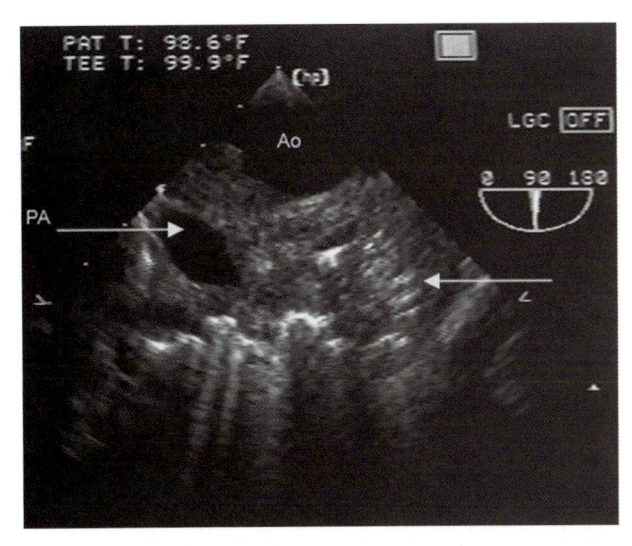

FIGURA 21.84 Ecocardiograma transesofágico em eixo longitudinal registrado em um paciente imunocomprometido e com infecção por fungo. Neste caso, houve envolvimento do pulmão por aspergilose, que subsequentemente invadiu a artéria pulmonar (PA) e aorta (Ao). Observe os ecos intraluminares irregulares tanto na artéria pulmonar quanto na aorta representando extensão direta da infecção para as estruturas vasculares. A *seta longa apontando para a esquerda* mostra uma área de consolidação pulmonar decorrente desta infecção.

Elas tipicamente têm origem em uma área de envolvimento aterosclerótico ou em uma área do ligamento arterioso no lado aórtico de um canal persistente. Elas se manifestam como uma massa móvel pedunculada na área para a qual o diagnóstico diferencial obviamente inclui doença aterosclerótica móvel complexa. A natureza infecciosa da massa pode ser sugerida pela situação clínica geral, mas obviamente somente provada pela inspeção direta. Raramente encontrada na prática contemporânea é a aortite sifilítica, que resulta em um espessamento inflamatório da aorta proximal.

Trombo Aórtico

Em raros casos, um trombo móvel suave pode se formar dentro da aorta torácica. Isto é mais comum na aorta torácica descendente proximal e muitas vezes tem sido associado à evidência de embolia periférica. Tais trombos são notados como massas ecodensas altamente móveis dentro da luz, que frequentemente parecem estar fixadas à parede aórtica por um coto bastante delgado. As Figuras 21.85 e 21.86 foram registradas em pacientes com embolia periférica submetidos à ecocardiografia transesofágica na procura da fonte de um êmbolo. Observe as densidades ecoicas altamente móveis dentro da aorta que são compatíveis com um trombo. A terapia apropriada para trombo intra-aórtico é controvertida, e os papéis relativos da anticoagulação agressiva *versus* remoção cirúrgica ainda não foram esclarecidos totalmente.

Arterite de Takayasu

A arterite de Takayasu é uma doença inflamatória da aorta e seus ramos proximais. Por definição, ela ocorre em pacientes com menos de 40 anos de idade. Ela resulta em espessamento da íntima acentuado e irregular, além de acúmulo de tecido inflamatório na aorta proximal e óstios dos principais ramos, inclusive artérias coronárias. Ecocardiograficamente, o seu aspecto é similar ao da doença aterosclerótica (Figura 21.87). Em ocasiões muito raras, outras formas de arterite, como arterite por célula gigante, podem acometer a aorta.

Ver Capítulos 11, 20 e 24 para discussão adicional sobre a patologia aórtica.

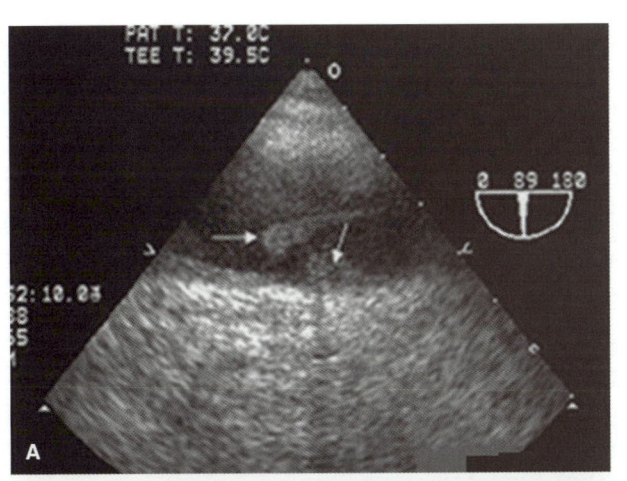

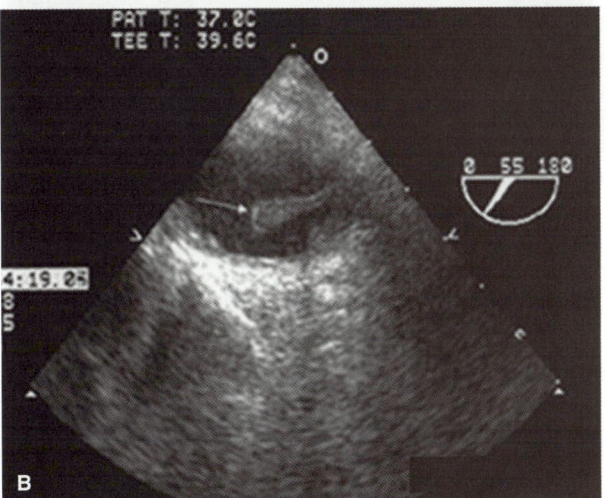

FIGURA 21.85 Ecocardiograma transesofágico registrado em um paciente com um evento embólico recente para o rim. **A:** Incidência longitudinal da aorta na qual há um ateroma e/ou trombo focal (*seta vertical*) que se projetam na luz. Ademais, há uma densidade de massa de tecido mole alongada dentro da luz da aorta (*seta horizontal*) que em tempo real é altamente móvel. **B:** O mesmo paciente no mesmo nível da aorta registrado a 55° onde o trombo macio, altamente móvel e alongado pode novamente ser visto.

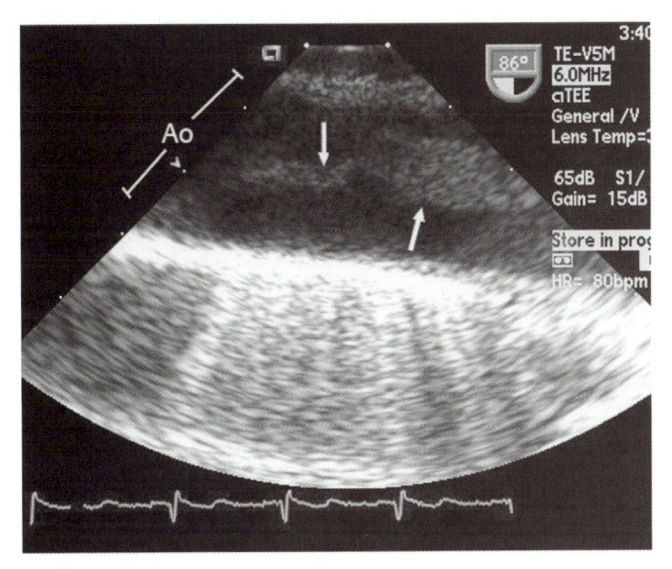

FIGURA 21.86 Ecocardiograma transesofágico registrado em um eixo longo da aorta torácica descendente em um nível 38 cm dos incisivos. A parede da aorta dispensa comentário; entretanto, há uma massa de densidade de tecido mole grande e linear dentro da luz da aorta com grande mobilidade. Mais tarde foi confirmado que isto se tratava de um trombo discreto com origem em uma área de ateroma focal limitado. Ao, aorta.

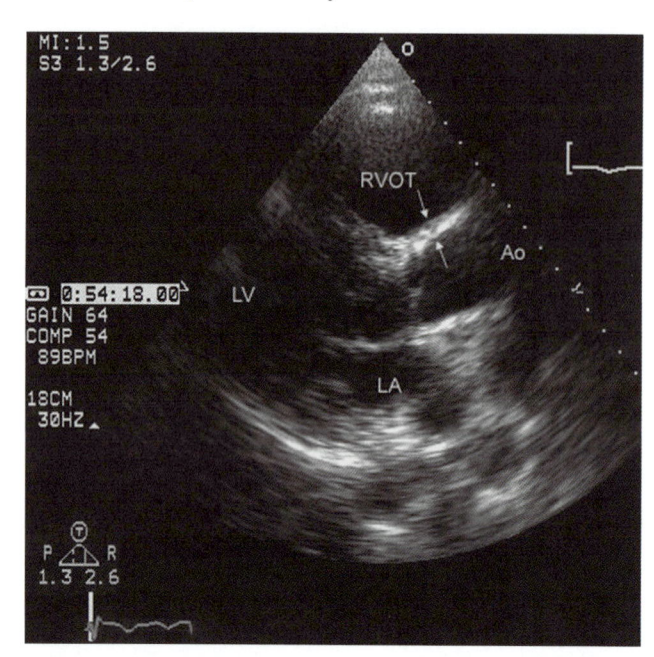

FIGURA 21.87 Ecocardiograma transtorácico paraesternal de eixo longo registrado em uma paciente com arterite de Takayasu. Observe o eco anormalmente brilhante dentro das paredes anterior e posterior da aorta nesta paciente jovem na qual doença aterosclerótica não seria de se esperar. Ao, aorta; LA, átrio esquerdo; LV, ventrículo esquerdo; RVOT, via de saída do ventrículo direito.

Leituras Sugeridas

Princípios Gerais

Triulzi M, Gillam LD, Gentile F, et al. Normal adult cross-sectional echocardiographic values: linear dimensions and chamber areas. Echocardiography 1984;1:403–426.

Vasan RS, Larson MG, Benjamin EJ, et al. Echocardiographic reference values for aortic root size: the Framingham Heart Study. J Am Soc Echocardiogr 1995;86:793–800.

Willens HJ, Kessler KM. Transesophageal echocardiography in the diagnosis of diseases of the thoracic aorta: Part 1. Aortic dissection, aortic intramural hematoma, and penetrating atherosclerotic ulcer of the aorta. Chest 1999;116:1772–1779.

Willens HJ, Kessler KM. Transesophageal echocardiography in the diagnosis of diseases of the thoracic aorta. Part II. Atherosclerotic and traumatic diseases of the aorta. Chest 2000;117:233–243.

Dissecção Aórtica

Adachi H, Omoto R, Kyo S, et al. Emergency surgical intervention of acute aortic dissection with the rapid diagnosis by transesophageal echocardiography. Circulation 1991;84(5) (Suppl):III14–III19.

Armstrong WF, Bach DS, Carey LM, et al. Spectrum of acute dissection of the ascending aorta: a transesophageal echocardiographic study. J Am Soc Echocardiogr 1996;9:646–656.

Ballal RS, Nanda NC, Gatewood R, et al. Usefulness of transesophageal echocardiography in assessment of aortic dissection. Circulation 1991;84:1903–1914.

Erbel R, Borner N, Steller D, et al. Detection of aortic dissection by transoesophageal echocardiography. Br Heart J 1987;58:45–51.

Erbel R, Engberding R, Daniel W, et al. Echocardiography in diagnosis of aortic dissection. Lancet 1989;1:457–461.

Erbel R, Oelert H, Meyer J, et al. Effect of medical and surgical therapy on aortic dissection evaluated by transesophageal echocardiography. Implications for prognosis and therapy. The European Cooperative Study Group on Echocardiography. Circulation 1993;87:1604–1615.

Evangelista A, Dominguez R, Sebastia C, et al. Long-term follow-up of aortic intramural hematoma. Predictors of outcome. Circulation 2003;108:583–589.

Evangelista A, Mukherjee D, Rajendra H, et al. Acute intramural hematoma of the aorta. A mystery in evolution. Circulation 2005;111:1063–1070.

Hagan PG, Nienaber CA, Isselbacher EM, et al. The International Registry of Acute Aortic Dissection (IRAD): new insights into an old disease. JAMA 2000;283:897–903.

Hashimoto S, Kumada T, Osakada G, et al. Assessment of transesophageal Doppler echography in dissecting aortic aneurysm. J Am Coll Cardiol 1989;14:1253–1262.

Keane MG, Wiegers SE, Yang E, et al. Structural determinants of aortic regurgitation in type A dissection and the role of valvular resuspension as determined by intraoperative transesophageal echocardiography. Am J Cardiol 2000;85:604–610.

Keren A, Kim C, Hu B, et al. Accuracy of biplane and multiplane transesophageal echocardiography in diagnosis of typical acute aortic dissection and intramural hematoma. J Am Coll Cardiol 1996;28:627–636.

Maraj R, Rerkpattanapipat P, Jacobs LE, et al. Meta-analysis of 143 reported cases of aortic intramural hematoma. Am J Cardiol 2000;86:664–668.

Mohr-Kahaly S, Erbel R, Kearney P, et al. Ambulatory follow-up of aortic dissection by transesophageal two-dimensional and color-coded Doppler echocardiography. Circulation 1989;80:24–33.

Mohr-Kahaly S, Erbel R, Kearney P, et al. Aortic intramural hemorrhage visualized by transesophageal echocardiography: findings and prognostic implications. J Am Coll Cardiol 1994;23:658–664.

Movsowitz HD, Levine RA, Hilgenberg AD, et al. Transesophageal echocardiographic description of the mechanisms of aortic regurgitation in acute type A aortic dissection: implications for aortic valve repair. J Am Coll Cardiol 2000;36:884–890.

Mukherjee D, Evangelista A, Nienaber CA, et al. Implications of periaortic hematoma in patients with acute aortic dissection (from the International Registry of Acute Aortic Dissection). Am J Cardiol 2005;96:1734–1738.

Nienaber CA, Eagle KA. Aortic dissection: new frontiers in diagnosis and management. Part I: from etiology to diagnostic strategies. Circulation 2003;108:628–635.

Nienaber CA, Eagle KA. Aortic dissection: new frontiers in diagnosis and management. Part II: therapeutic management and follow-up. Circulation 2003;108:772–778.

Nienaber CA, von Kodolitsch Y, Nicolas V, et al. The diagnosis of thoracic aortic dissection by noninvasive imaging procedures. N Engl J Med 1993;328:1–9.

Nienaber CA, von Kodolitsch Y, Nicolas V, et al. Intramural hemorrhage of the thoracic aorta. Diagnostic and therapeutic implications. Circulation 1995;92:1465–1472.

Pape LA, Tsai TT, Isselbacher EM, et al. Aortic diameter ≥5.5 cm is not a good predictor of type A aortic dissection. Circulation 2007;116:1120–1127.

Simon P, Owen AN, Havel M, et al. Transesophageal echocardiography in the emergency surgical management of patients with aortic dissection. J Thorac Cardiovasc Surg 1992;103:1113–1118.

Sutsch G, Jenni R, von Segesser L, et al. Predictability of aortic dissection as a function of aortic diameter. Eur Heart J 1991;12:1247–1256.

Ateroma e Aneurisma

Cohen A, Tzourio C, Bertrand B, et al. Aortic plaque morphology and vascular events: a follow-up study in patients with ischemic stroke. FAPS Investigators. French Study of Aortic Plaques in Stroke. Circulation 1997;96:3838–3841.

Isselbacher EM. Thoracic and abdominal aortic aneurysms. Circulation 2005;111:816–828.

Meissner I, Khandheria BK, Sheps SG, et al. Atherosclerosis of the aorta: risk factor, risk marker, or innocent bystander? J Am Coll Cardiol 2004;44:1018–1024.

Montgomery DH, Ververis JJ, McGorisk G, et al. Natural history of severe atheromatous disease of the thoracic aorta: a transesophageal echocardiographic study. J Am Coll Cardiol 1996;27:95–101.

Tunick PA, Kronzon I. Atheromas of the thoracic aorta: clinical and therapeutic update. J Am Coll Cardiol 2000;35:545–554.

Vilacosta I, San Roman JA, Ferreiros J, et al. Penetrating atherosclerotic aortic ulcer: documentation by transesophageal echocardiography. J Am Coll Cardiol 1998;321:83–89.

Outras Condições

Ishikawa K. Diagnostic approach and proposed criteria for the clinical diagnosis of Takayasu's arteriopathy. J Am Coll Cardiol 1988;12:964–972.

Smith MD, Cassidy JM, Souther S, et al. Transesophageal echocardiography in diagnosis of traumatic rupture of the aorta. N Engl J Med 1995;332:356–362.

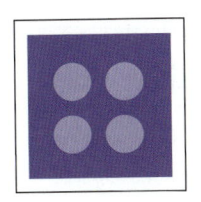

Capítulo 22
Aplicações na UTI e Operatórias/Perioperatórias

Além do uso disseminado em pacientes ambulatoriais e hospitalizados portadores de cardiopatia, a ecocardiografia tem um papel valioso na conduta frente a pacientes com choque, hipoxia e outras doenças críticas em unidades de tratamento intensivo clínico e cirúrgico. A ecocardiografia transesofágica na sala de cirurgia é um instrumento na determinação do êxito de substituição valvar e para identificação de complicações cirúrgicas. Ademais, a ecocardiografia pode ser usada como instrumento primário ou secundário de aquisição de imagens durante uma variedade de procedimentos baseados em cateter como valvotomia por balão, septostomia atrial, fechamento percutâneo de defeito septal atrial e pericardiocentese.

Avaliação de Pacientes na Unidade de Tratamento Intensivo Clínico

O uso da ecocardiografia em pacientes com doença coronária está bem estabelecido e é discutido no Capítulo 16. A ecocardiografia também tem um papel valioso na conduta frente a pacientes em unidades de tratamento intensivo clínico com uma ampla faixa de problemas como hipoxia, sepse, hipotensão e choque. Estudos de levantamento sugerem que até 25% dos pacientes em uma unidade de tratamento intensivo clínico têm uma anormalidade cardiovascular básica que pode mimetizar uma condição não cardíaca e/ou complicar a terapia. O seu uso é similar em pacientes em uma unidade de tratamento intensivo pós-operatório. O Quadro 22.1 mostra vários dos transtornos clínicos encontrados em uma unidade de tratamento intensivo nos quais a ecocardiografia tem um papel na conduta. O Quadro 22.2 mostra as áreas nas quais a ecocardiografia é considerada um teste diagnóstico apropriado nesses quadros. Deve ser ressaltado que em muitos

casos o papel da ecocardiografia será de excluir doença cardiovascular como uma causa da instabilidade hemodinâmica e daí permitir ao médico dirigir a atenção apropriadamente para condições não cardiovasculares.

Hipotensão e Choque

Ao se lidar com pacientes com hipotensão e choque, deve-se fazer a distinção entre etiologia cardíaca acarretando redução primária do débito cardíaco, como hemorragia e hipovolemia, e entidades cardíacas que acarretam instabilidade hemodinâmica como insuficiência valvar aguda. É importante também identificar anormalidades cardíacas concomitantes que podem complicar o diagnóstico ou a terapia. As Figuras 22.1 a 22.6 foram registradas em pacientes em uma unidade de tratamento intensivo clínico ou cirúrgico com várias doenças agudas. Pacientes com infecção grave e sepse podem ter disfunção ventricular esquerda grave aguda na ausência de doença coronária ou miocardiopatia preexistente. A Figura 22.1 foi registrada em um paciente hospitalizado com sepse, hipotensão e má perfusão. O ecocardiograma documentou grave disfunção sistólica ventricular esquerda que melhorou após tratamento de sepse por gram-negativo.

Pacientes com pneumopatia preexistente podem ser hospitalizados com comprometimento respiratório agudo relacionado com doença pulmonar descompensada e/ou descompensação de insuficiência cardíaca concomitante. Quando um paciente se apresenta dessa maneira, pode ser difícil distinguir a contribui-

Quadro 22.1	Uso da Ecocardiografia na Unidade de Tratamento Intensivo

Levantamento
Confirmar/excluir cardiopatia oculta

Hemodinâmica
Hipotensão
Avaliação das condições hídricas
Função ventricular esquerda
   Anormalidade na movimentação parietal regional
   Disfunção global
   Disfunção transitória (sepse, atordoamento)
Função ventricular direita
Obstrução da via de saída
Estenose/insuficiência valvar

Hipoxia
Função ventricular direita
Pressão ventricular direita
Comunicação intracardíaca
Embolia pulmonar

Infecções
Endocardite bacteriana

Quadro 22.2	Critérios Apropriados da Ecocardiografia Transtorácica e Transesofágica	
Indicação		**Valor Numérico (1 a 9)**
11.	Avaliação de hipotensão ou instabilidade hemodinâmica de etiologia cardíaca incerta ou suspeitada	A (9)
14.	Avaliação de insuficiência respiratória com etiologia cardíaca suspeitada	A (8)
15.	Avaliação inicial de paciente com suspeita de embolia pulmonar para estabelecimento do diagnóstico	I (3)
16.	Avaliação de paciente com embolia pulmonar aguda conhecida ou suspeitada para orientar a terapia (p. ex., trombectomia e trombolíticos)	A (8)
53.	Orientação durante intervenções cardíacas não coronárias percutâneas incluindo, mas não se limitando a eles, ablação septal em pacientes com miocardiopatia hipertrófica, valvoplastia mitral, fechamento de FOP/DSA, ablação por radiofrequência	A (9)

Reimpresso com permissão da ACCF de Douglas PS, Khandheria B, Stainback RF, et al. ACCF/ASE/ACEP/ASNC/SCAI/SCCT/SCMR 2007 appropriateness criteria for transthoracic and transesophageal echocardiography. J Am Coll Cardiol 2007;50(2):187-204.
DSA, defeito septal atrial; FOP, forame oval permeável.

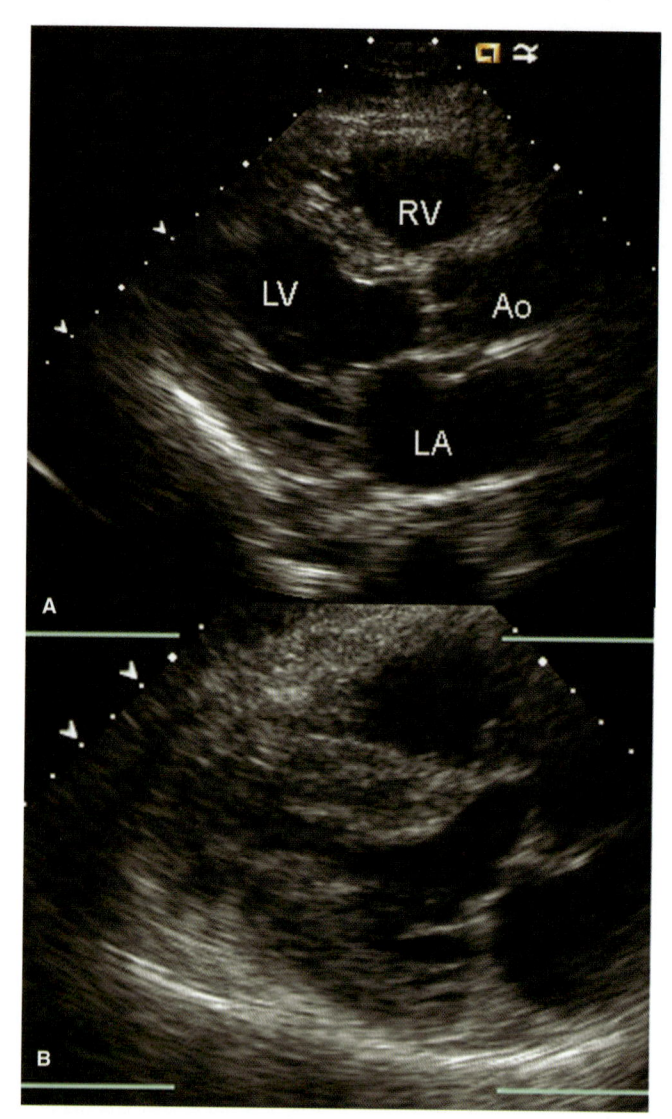

FIGURA 22.1 Incidência paraesternal de eixo longo em um paciente de 42 anos em choque relacionado com sepse por gram-negativo. As duas incidências foram obtidas na telessístole. Observe quando da apresentação **(A)** o ventrículo esquerdo discretamente dilatado e hipocinético em comparação com o tamanho e função normais 5 dias mais tarde depois do tratamento da sepse bem-sucedido (B). Ao, aorta; LA, átrio esquerdo; LV, ventrículo esquerdo; RV, ventrículo direito.

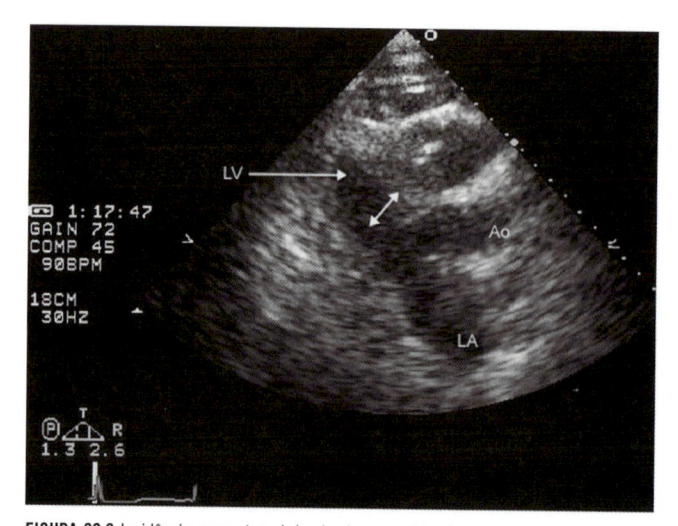

FIGURA 22.2 Incidência paraesternal de eixo longo registrada em um paciente idoso com pneumonia, hipotensão e choque. Observe a cavidade ventricular esquerda bem pequena (*seta com ponta dupla*) com função sistólica normal sugerindo que a hipovolemia é a etiologia da hipotensão. Ao, aorta; LA, átrio esquerdo; LV, ventrículo esquerdo.

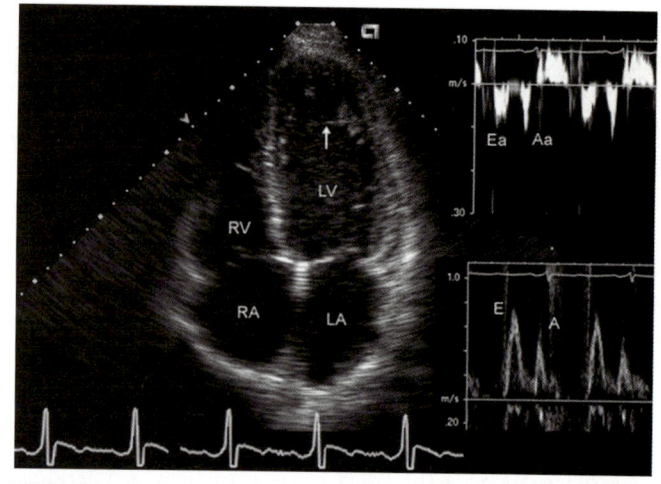

FIGURA 22.3 Incidência apical de quatro câmaras em um paciente com hipotensão e choque após doença febril aguda. Observe a hipocinesia global do ventrículo esquerdo (compatível com uma miocardiopatia básica). O padrão Doppler sugere enchimento pseudonormal (disfunção diastólica de grau 2). Neste caso, não houve recuperação da função com tratamento da doença básica. Observe um pseudocordão no ápice ventricular esquerdo (*seta*). LA, átrio esquerdo; LV, ventrículo esquerdo; RA, átrio direito; RV, ventrículo direito.

ção da cardiopatia primária subjacente da participação da doença pulmonar. A Figura 22.4 foi registrada em um paciente que se apresentou com pneumonia multilobar e insuficiência cardíaca direita e que necessitou de apoio ventilatório. Observe o acentuado aumento do ventrículo e átrio direitos e regurgitação tricúspide secundária, além de evidência de sobrecarga de volume ventricular direita. A hipertensão pulmonar proporciona um diagnóstico pior em pacientes com doença clínica grave aguda. A hipertensão pulmonar grave pode acarretar uma síndrome na qual o débito cardíaco geral é limitado pelo fluxo cardíaco direito. Nos casos avançados, isto pode comprometer o enchimento ventricular esquerdo e tornar os pacientes suscetíveis a hipotensão significativa na presença de vasodilatação relacionada com terapia clínica ou sepse.

Por causa do estado crítico desses pacientes e pelo fato de que muitas vezes muitos estão sob suporte ventilatório, a ecocardiografia transtorácica pode ser aquém do ideal. Entretanto, muitas vezes é factível se avaliarem as condições da função ventricular esquerda e excluir disfunção sistólica ventricular esquerda como causa de hipotensão mesmo em imagens de má qualidade. O uso rotineiro de imagens com a segunda harmônica e o uso seletivo de contraste intravenoso para opacificação do ventrículo esquerdo são benéficos para intensificar a visibilização da função ventricular esquerda em pacientes ventilados em uma unidade de tratamento intensivo (Figura 22.7). Embora possa ser possível determinar as condições das funções ventriculares esquerda e direita pela ecocardiografia transtorácica contrastada, a avaliação detalhada da anatomia e hemodinâmica valvares pode necessitar da ecocardiografia transesofágica. Vários estudos demonstram o valor agregado da ecocardiografia transesofágica na elucidação do mecanismo básico de hipotensão ou hipoxia em pacientes com uma ampla faixa de distúrbios e hospitalizados em uma unidade de tratamento intensivo.

Uma causa de hipotensão em pacientes em estado crítico, especialmente em uma unidade cirúrgica de tratamento intensivo ou de traumas, é hemorragia e hipovolemia. Isto pode ser documentado por um ecocardiograma quando um volume ventricular esquerdo pequeno e movimentação hiperdinâmica são observados (Figura 22.2). Esta é uma evidência confiável de depleção de volume intravascular e tem óbvias implicações terapêuticas. Ocasionalmente, pode-se encontrar um paciente com hipotensão progressiva no qual pressores intravenosos foram empregados sem resultado e até mesmo com mais deterioração. Há um subconjunto de pacientes, muitos dos quais com uma história de hipertensão, que, com depleção de volume, desenvolvem uma obstrução

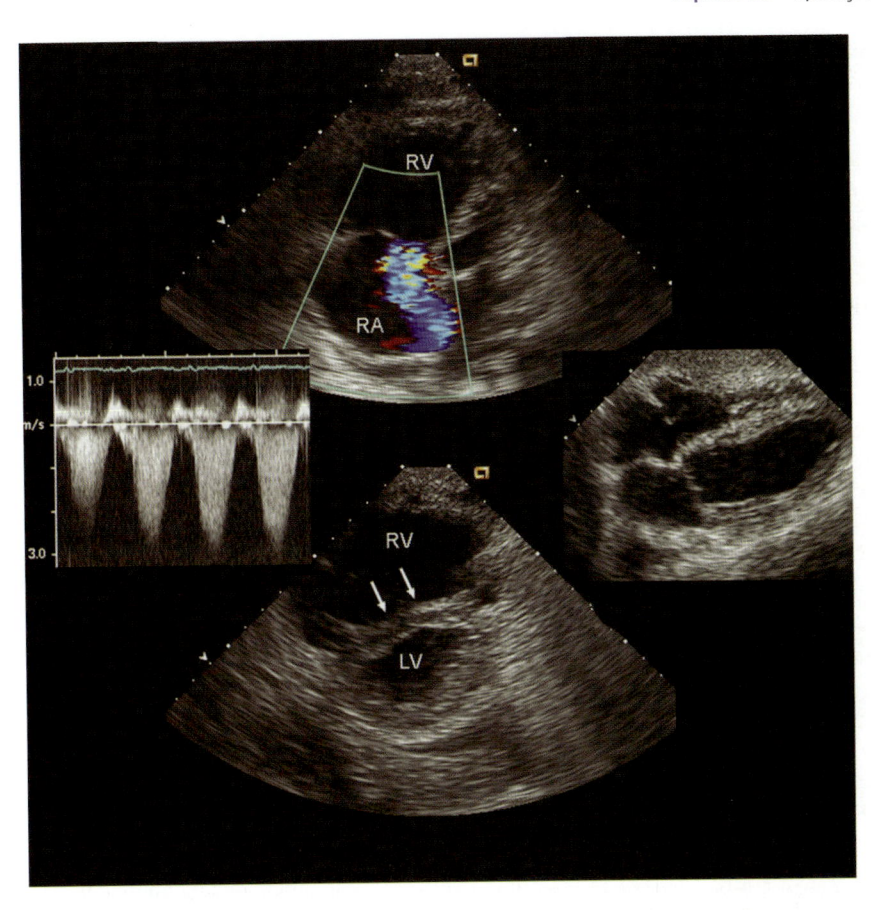

FIGURA 22.4 Ecocardiograma transtorácico registrado em um paciente com pneumonia multilobar. A figura à direita no meio foi registrada 1 ano antes e mostra tamanho e função normais dos ventrículos direito (RV) e esquerdo (LV). No momento da apresentação com hipoxia e pneumonia multilobar necessitando de ventilação mecânica, observe a dilatação do átrio direito (RA) e ventrículo direito com um padrão de sobrecarga ventricular direita sobre o septo ventricular. A velocidade da regurgitação tricúspide de 3 m/s está discretamente aumentada, em linha com elevação secundária da pressão em um ventrículo não pré-condicionado.

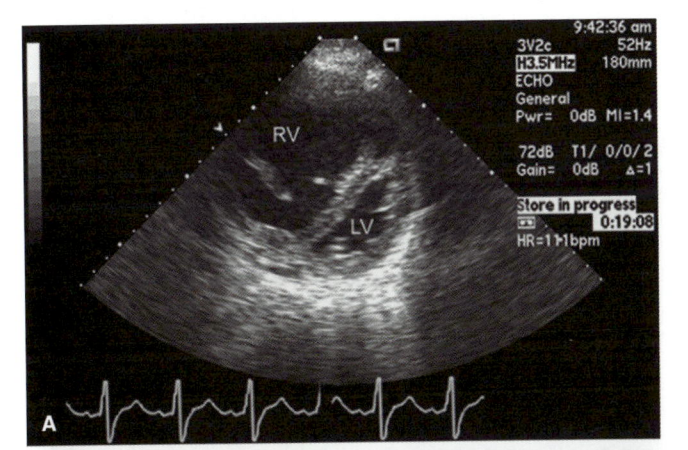

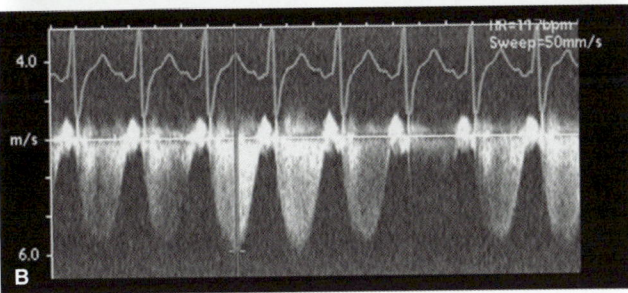

FIGURA 22.5 Incidência paraesternal de eixo curto registrada em uma paciente de 37 anos de idade com doença febril e hipotensão. Observe o ventrículo direito (RV) maciçamente dilatado e hipertrofiado e o ventrículo esquerdo (LV) pequeno, semelhante a uma fenda, compatível com uma sobrecarga grave sobre o ventrículo direito. O gradiente de regurgitação tricúspide sugere pressão sistólica ventricular direita sistêmica decorrente de hipertensão pulmonar primária não reconhecida previamente.

dinâmica adquirida da via de saída do ventrículo esquerdo que mimetiza miocardiopatia hipertrófica obstrutiva. A movimentação anterior sistólica da valva mitral com regurgitação mitral secundária pode ser observada. O resultado hemodinâmico global dessa síndrome é hipotensão progressiva com desenvolvimento de sopro sistólico proeminente (devido à obstrução da via de saída e/ou regurgitação mitral). A etiologia da hipotensão nessa situação é o volume de ejeção ventricular esquerdo relativamente baixo decorrente da hipovolemia complicada pela obstrução da via de saída. Gradientes acima de 100 mmHg na via de saída do ventrículo esquerdo podem ser observados em decorrência desse fenômeno. Neste caso, o cateterismo cardíaco direito irá revelar pressão capilar pulmonar elevada que então é presumida como refletindo o volume de enchimento ventricular esquerdo. Quando a síndrome de regurgitação mitral significativa com obstrução da via de saída é identificada, então se deve reconhecer que a pressão capilar pulmonar elevada é decorrente de um ventrículo esquerdo hiperdinâmico e não complacente, além de regurgitação mitral. A não observação desse fenômeno resulta na conduta não apropriada de se aumentar o apoio pressor e diuréticos, o que obviamente tem o efeito de agravar, em vez de melhorar o quadro clínico. A Figura 22.8 foi registrada em um paciente com essa síndrome. O reconhecimento da hipovolemia com obstrução dinâmica da via de saída deve levar à conduta apropriada de reposição hídrica e suspensão dos agentes que aumentam a contratilidade e/ou reduzem a resistência vascular.

A disfunção diastólica pode acarretar congestão pulmonar e insuficiência cardíaca em pacientes hospitalizados por doenças clínicas ou no pós-operatório. Esses pacientes tipicamente são idosos e com história de hipertensão. No período operatório ou pós-operatório, a reposição hídrica muito agressiva pode provocar insuficiência cardíaca congestiva. O ecocardiograma tipicamente revela função sistólica normal e hipertrofia ventricular esquerda (Figura 22.9). Os padrões do fluxo de entrada mitral

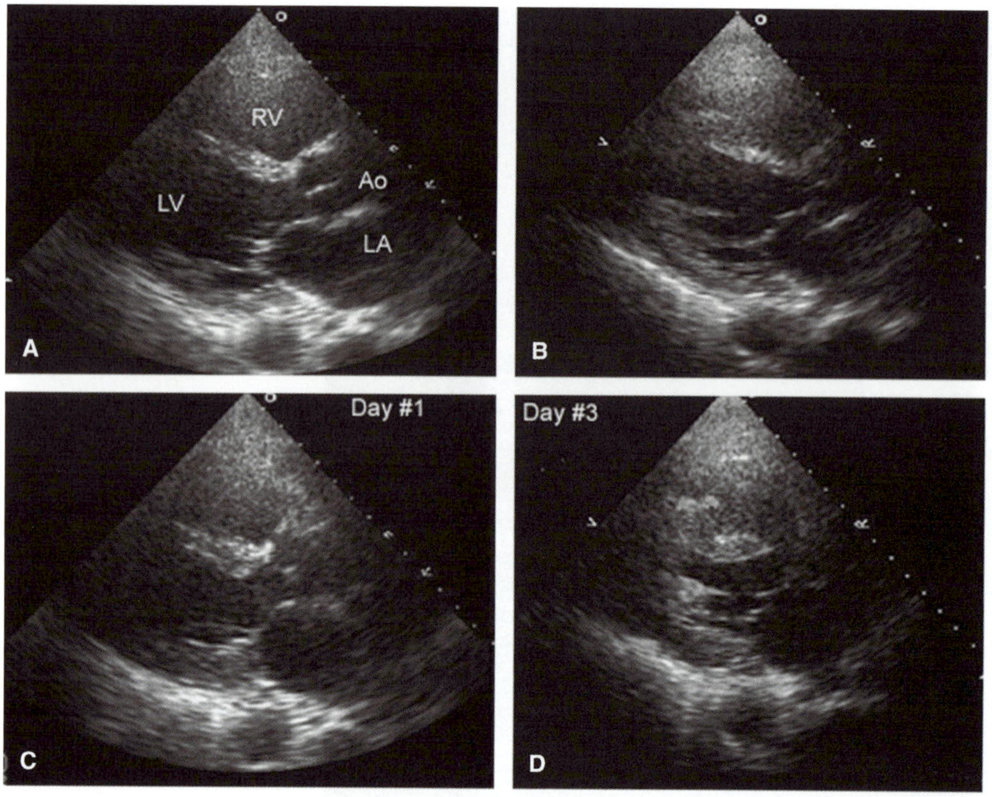

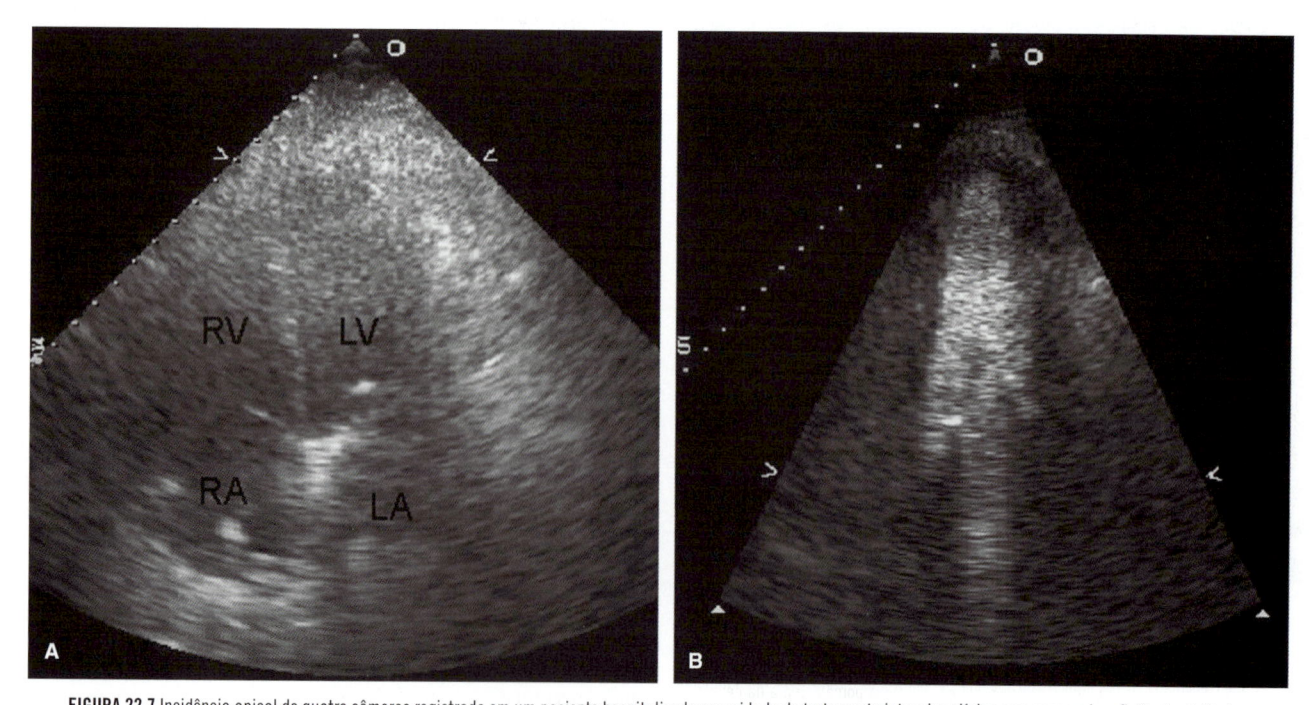

FIGURA 22.6 Ecocardiogramas seriados na incidência paraesternal de eixo longo registrados em um paciente de 23 anos de idade 4 h depois de transplante renal e que desenvolveu hipotensão e foi incapaz de ser desmamado do ventilador. Para cada par de imagens, a diástole está em cima e a sístole embaixo. **A, C:** Imagens obtidas quando da deterioração clínica revelam acinesia septal com hipocinesia global. **B, D:** Imagens obtidas 2 dias mais tarde mostram recuperação completa da função. Neste caso, a disfunção ventricular esquerda se deveu a atordoamento miocárdico de causa incerta e não relacionado com doença coronária obstrutiva. Ao, aorta; Day, dia; LA, átrio esquerdo; LV, ventrículo esquerdo; RV, ventrículo direito.

FIGURA 22.7 Incidência apical de quatro câmaras registrada em um paciente hospitalizado na unidade de tratamento intensivo clínico com sepse e insuficiência sistêmica de múltiplos órgãos. **A:** Uma incidência apical de quatro câmaras que não se presta para se fazer uma avaliação acurada da função ventricular esquerda. **B:** Registrada depois da injeção de contraste endovenoso para opacificação do ventrículo esquerdo, mostrando função sistólica ventricular esquerda normal. LA, átrio esquerdo; LV, ventrículo esquerdo; RA, átrio direito; RV, ventrículo direito.

podem ser altamente variáveis e mostrar relaxamento retardado ou um padrão de enchimento restritivo. Se estiver presente uma sobrecarga intravascular de volume, não é incomum a presença de um padrão de fluxo de entrada pseudonormal.

Avaliação da Hipoxia

A ecocardiografia pode ser usada efetivamente em uma unidade de tratamento intensivo na avaliação de hipoxia não explicada ou impossibilidade de suspensão do suporte ventilatório. Etiologias da hipoxia que podem ser documentadas pela ecocardiografia estão listadas no Quadro 22.1. Um exame ecocardiográfico meticuloso é útil em pacientes com hipotensão e choque para excluir uma anormalidade cardíaca primária; se não for identificada uma anormalidade cardíaca primária, incluindo derivação da direita para a esquerda, então a etiologia da hipoxia pode confiavelmente ser presumida como sendo não cardíaca e os esforços diagnósticos e terapêuticos apropriados devem ser direcionados a causas pulmonares ou outras. Uma causa de hipoxia na unidade de tratamento intensivo que é singularmente avaliada pela ecocardiografia é a abertura de um forame oval permeável (FOP) com subsequente passagem de sangue da direita para a esquerda. (Figura 22.10). Isto geralmente não só requer a presença de um FOP como também um processo concomitante que eleve a pressão no coração direito, como hipertensão pulmonar, embolia pulmonar aguda ou disfunção ventricular direita. Além disso, a hipertensão pulmonar reativa de qualquer etiologia, inclusive a provocada por broncospasmo, pode resultar em elevação da pressão no coração direito a ponto de um forame permeável se tornar uma fonte de derivação de sangue da direita para a esquerda.

Uma fonte adicional de derivação da direita para a esquerda é uma malformação arteriovenosa pulmonar (MAV). As MAVs podem ser vistas na hepatopatia crônica bem como na síndrome de Osler-Weber-Rendu. A maior parte das MAVs resulta em graus clinicamente inconsequentes de derivação de sangue e raramente resulta em hipoxia clinicamente relevante ou até mesmo detectável. Às vezes, grandes e múltiplas MAVs podem acarretar derivação substancial da direita para a esquerda com hipoxia clinicamente relevante. A separação entre uma MAV e uma comunicação em nível atrial é discutida no Capítulo 4 e se baseia na cronologia e outras características do aparecimento do contraste no coração esquerdo. Tipicamente, o aparecimento do contraste no lado esquerdo do coração com relação a uma MAV é retardado

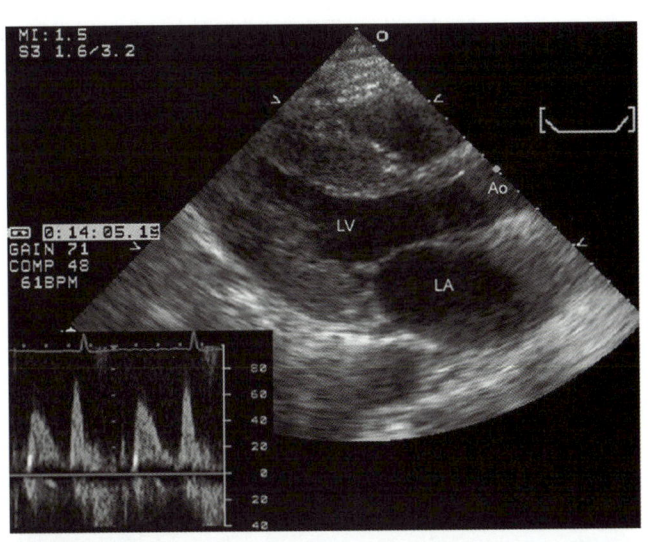

FIGURA 22.9 Ecocardiograma paraesternal de eixo longo registrado em um paciente com 50 anos de idade com hipertensão de longa data internado na unidade de tratamento intensivo com cetoacidose. Observe a hipertrofia ventricular esquerda e função sistólica normal nesta imagem telessistólica. O perfil Doppler que acompanha confirma a presença de disfunção diastólica que pode tornar este paciente suscetível a congestão pulmonar durante reposição hídrica agressiva. Ao, aorta; LA, átrio esquerdo; LV, ventrículo esquerdo. 🔵

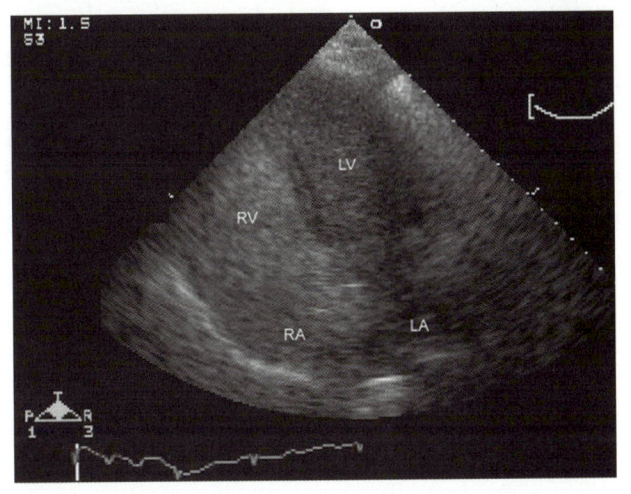

FIGURA 22.10 Incidência apical de quatro câmaras registrada em um paciente com doença pulmonar obstrutiva e hipoxia significativa. Observe a opacificação significativa da cavidade ventricular esquerda depois de uma injeção intravenosa de soro fisiológico agitado. Isso indica uma derivação significativa da direita para a esquerda decorrente da abertura de um forame oval permeável. LA, átrio esquerdo; LV, ventrículo esquerdo; RA, átrio direito; RV, ventrículo direito. 🔵

em vários ciclos cardíacos, mas depois aumenta persistentemente em vez de aparecer fasicamente, como é caracteristicamente observado em derivações em nível atrial (Figura 22.11). A base desse achado ecocardiográfico é que, antes do seu aparecimento no coração esquerdo, o contraste tem de passar através de todo o circuito vascular pulmonar. Isto tipicamente leva de três e seis ciclos cardíacos dependendo do débito cardíaco. O circuito pulmonar então age como um reservatório de contraste que continua a fluir para o lado esquerdo do coração mesmo após o bolo intravenoso inicial ter começado a ser eliminado do coração direito.

Ecocardiografia no Pronto-socorro

Para os pacientes que se apresentam na emergência com hipotensão, choque ou grande traumatismo (especialmente torácico), muitas das mesmas considerações mencionadas acima quanto ao uso da ecocardiografia na unidade de tratamento intensivo se aplicam. Obviamente que para os pacientes com grande traumatismo

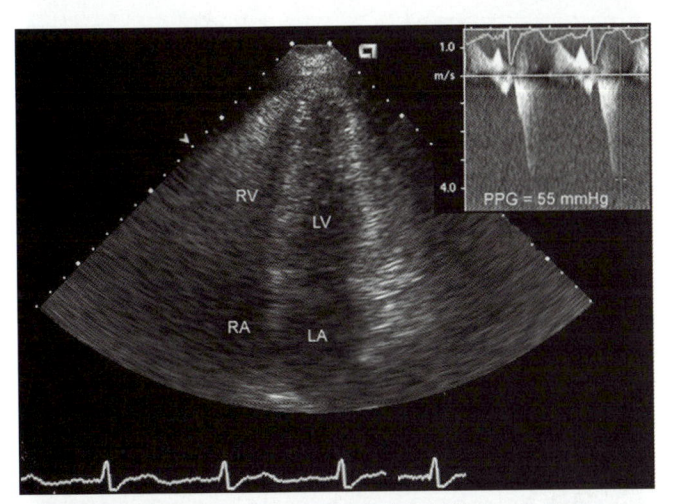

FIGURA 22.8 Incidência apical de quatro câmaras (telessistólica) registrada em um paciente com 60 anos de idade com um sangramento gastrintestinal e hipotensão. Observe o ventrículo esquerdo pequeno e hiperdinâmico e obliteração da cavidade na porção média. Imagem com Doppler de onda contínua revelou um gradiente na porção média da cavidade de 55 mmHg. Neste caso, a obstrução está relacionada com hipovolemia e um estado adrenérgico exacerbado sobre um fundo de hipertensão e hipertrofia ventricular esquerda, em vez de miocardiopatia hipertrófica. LA, átrio esquerdo; LV, ventrículo esquerdo; PPG, gradiente de pico máximo; RA, átrio direito; RV, ventrículo direito. 🔵

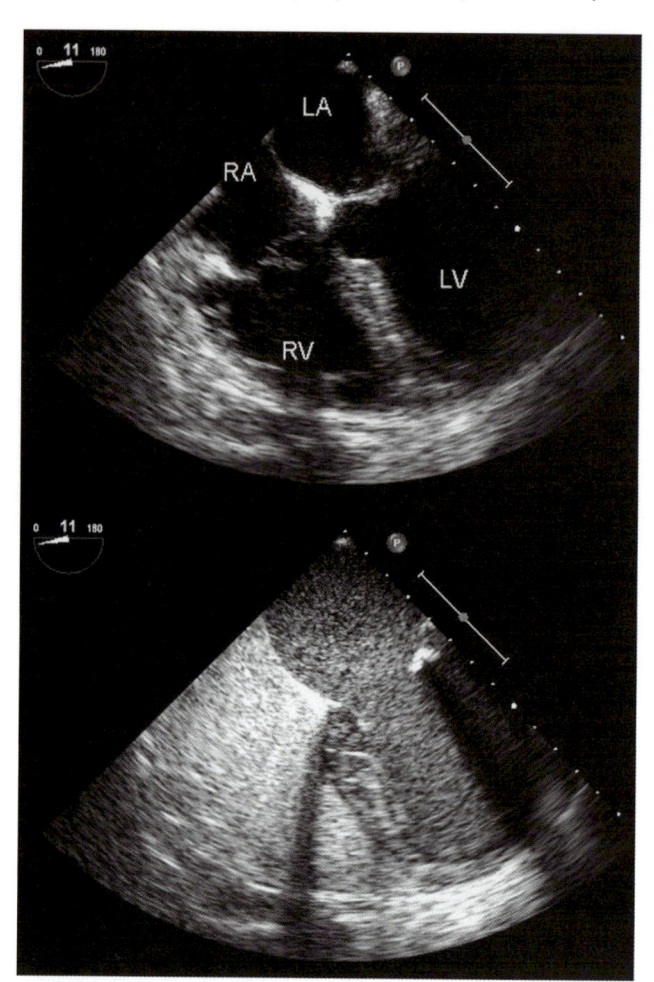

FIGURA 22.11 Incidência apical de quatro câmaras registrada em um paciente com hipoxia significativa e apoio ventilatório mecânico 24 h depois de transplante de fígado. No painel superior, observe a discreta dilatação do coração direito, mas com estrutura cardíaca normal e ausência de defeito septal atrial. O painel inferior foi registrado 7 segundos depois do aparecimento do soro fisiológico endovenoso no lado direito do coração e mostra uma intensa derivação da direita para a esquerda relacionada com MAV pulmonar. Nas imagens em tempo real, observe o aumento suave e homogêneo do contraste no lado esquerdo do coração, o que é característico de uma MAV pulmonar, ao contrário do aparecimento fásico tipicamente visto em derivações em nível atrial. LA, átrio esquerdo; LV, ventrículo esquerdo; RA, átrio direito; RV, ventrículo direito.

o choque hemorrágico é uma consideração quando a ecocardiografia pode rapidamente documentar um ventrículo pequeno não preenchido. Além disso, em pacientes com grande traumatismo torácico contuso, como após um acidente de veículo em alta velocidade, a ecocardiografia pode ser útil em documentar envolvimento cardíaco, inclusive contusão miocárdica, derrame pericárdico ou traumatismo aórtico. Ao confirmar a ausência de envolvimento cardíaco significativo, a ecocardiografia permite que o médico dirija esforços para explicações alternativas da hipotensão.

Pacientes que provavelmente tiveram trauma cardíaco muitas vezes têm trauma concomitante torácico, abdominal ou importante de membros. Como consequência disso, a anormalidade cardíaca específica independente pode ser mascarada por hipovolemia decorrente de hemorragia. A maioria dos pacientes com trauma significativo cardíaco e/ou aórtico tem múltiplas fraturas de costelas, hemo ou pneumotórax, e outras complicações que tornam problemática a obtenção de imagens transtorácicas. Por causa do trauma torácico, janelas atípicas de aquisição de imagens podem ser necessárias. Ocasionalmente, depois de um procedimento intratorácico ou trauma torácico importante, a ecocardiografia transtorácica resulta em total insucesso em visibilizar qualquer estrutura cardíaca. Isto pode estar associado a sinais de reverberação fortes e ocasionalmente dinâmicos (Figura 22.12). Quando este cenário é encontrado, deve-se suspeitar de ar

subcutâneo, pneumotórax ou pneumomediastino. Nesses casos, a ecocardiografia transesofágica é essencial e pode identificar a maioria das lesões cardíacas. Em mãos hábeis, ela demonstrou ser equivalente à tomografia computadorizada para identificação de trauma aórtico (Figuras 22.13 e 22.14).

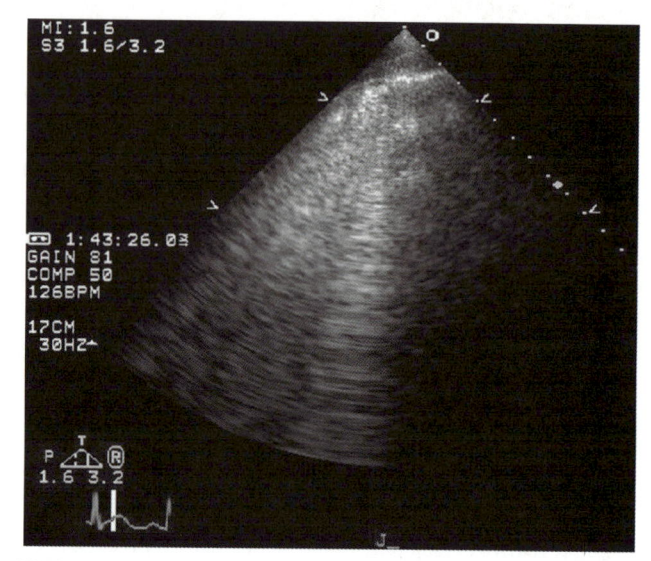

FIGURA 22.12 Tentativa de se obter um ecocardiograma paraesternal de eixo longo em um paciente depois de um acidente de veículo. Imagens idênticas foram obtidas de posições múltiplas transtorácicas do transdutor e revelam somente "ruído" ultrassônico. Na imagem em tempo real, observe a natureza oscilatória dos ecos no campo próximo. Essas imagens são compatíveis com ar subcutâneo secundário a traumatismo torácico.

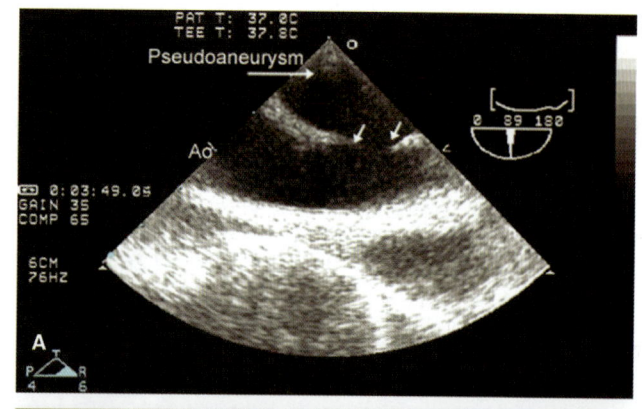

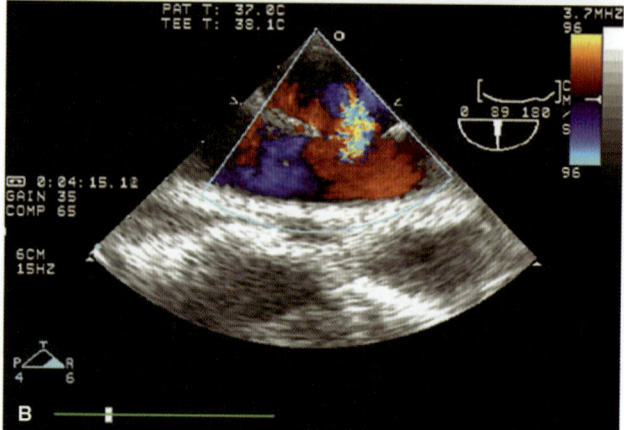

FIGURA 22.13 Ecocardiograma transesofágico obtido emergencialmente em um paciente jovem com hipotensão, choque e derrame pleural esquerdo depois de um acidente de automóvel em alta velocidade. O ecocardiograma transesofágico identifica uma solução de continuidade no contorno da aorta (Ao) (*setas*) com fluxo colorido demonstrando comunicação entre a luz da aorta e o espaço extracardíaco compatível com ruptura da aorta e pseudoaneurisma (Pseudoaneurysm).

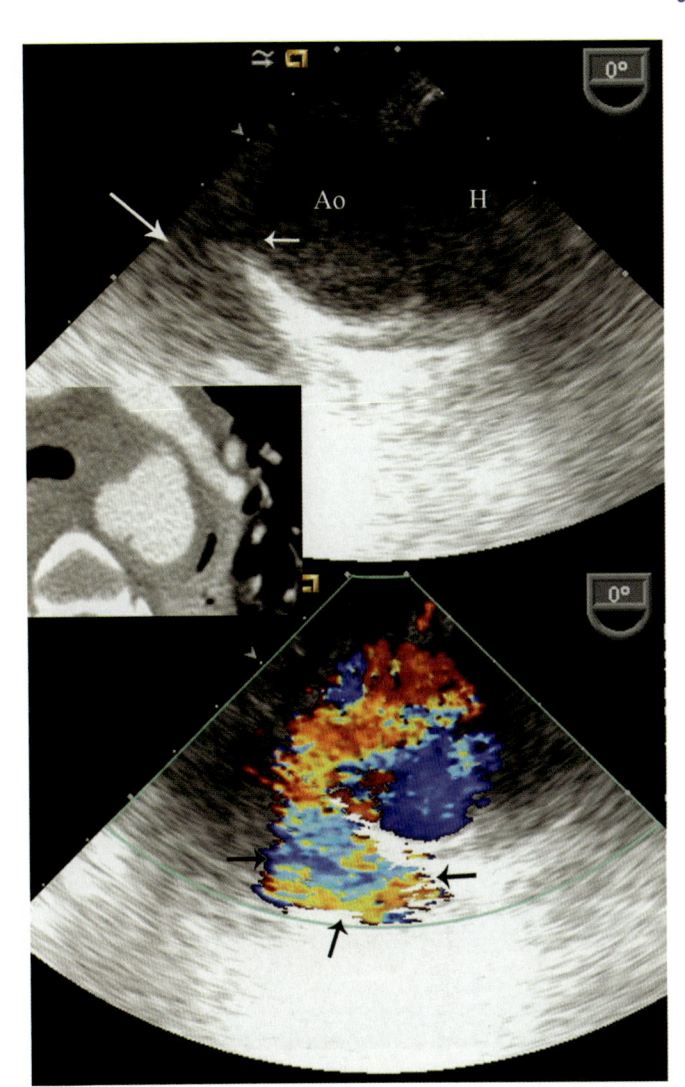

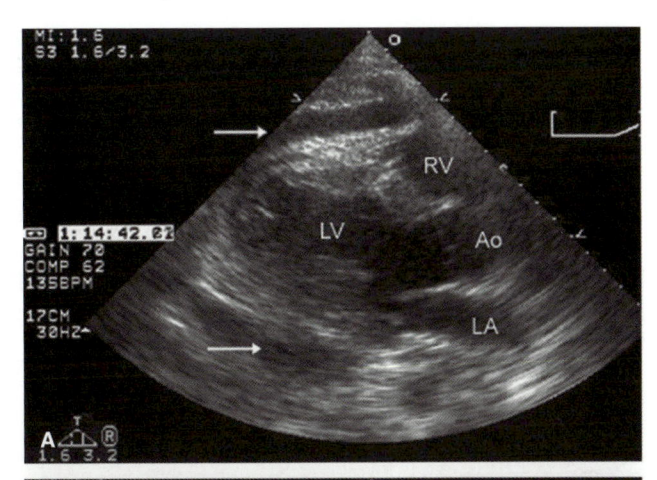

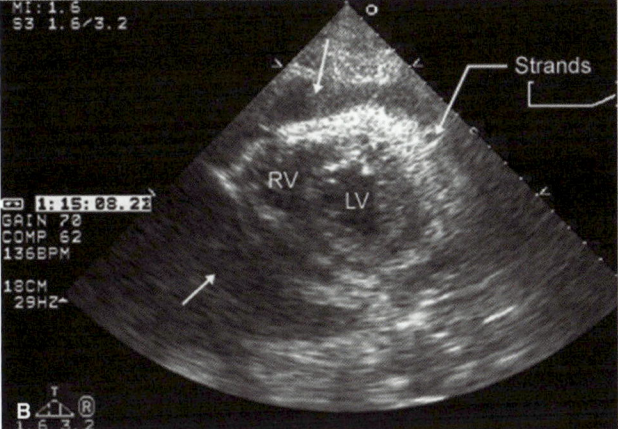

FIGURA 22.15 Ecocardiograma paraesternal em eixo longo registrado em um paciente com hipotensão e choque depois de uma ferida de arma de fogo no tórax. Observe que nas incidências paraesternais de eixo longo e de eixo curto há um derrame pericárdico "nebuloso" (*setas*) compatível com hemorragia aguda no epicárdio. Na imagem em tempo real, observe a acinesia apical compatível com lesão miocárdica ou de artéria coronária. Não houve evidência de penetração do coração neste caso. Ao, aorta; LA, átrio esquerdo; LV, ventrículo esquerdo; RV, ventrículo direito; Strands, filamentos. ⬤

FIGURA 22.14 Ecocardiograma transesofágico registrado em uma paciente de 56 anos depois de um acidente em um *snowmobile*. A paciente apresentava trauma torácico e outros com hipotensão e choque. As imagens registradas são de aproximadamente 30 cm dos incisivos na área do ligamento arterioso. Observe o rompimento da parede aórtica (*seta pequena*) e o espaço não ecogênico adjacente à aorta (*seta grande*). A imagem com Doppler colorido confirmou o fluxo proveniente da luz da aorta para o espaço periaórtico. O detalhe é um tomograma computadorizado contrastado no nível equivalente da aorta (Ao) que também mostra irregularidade do contorno aórtico. ⬤

As formas de trauma, além de trauma contuso torácico, incluem lesões penetrantes por feridas com arma branca e de fogo. O ecocardiografista deve estar a par do trajeto imprevisível de uma lesão penetrante de alta velocidade e da necessidade de planos atípicos de imagem. Em geral, pacientes com qualquer trauma cardíaco significativamente penetrante terão derrame pericárdico, e a sua ausência é uma evidência circunstancial de que uma lesão cardíaca penetrante não ocorreu. A contusão e a lesão cardíacas, no entanto, podem ocorrer por um efeito de "choque" de feridas com arma de fogo no tórax, quando a penetração de estruturas cardíacas não será percebida. As Figuras 22.15 e 22.16 foram obtidas em pacientes com trauma cardíaco penetrante.

Ecocardiografia Após Parada Cardíaca

A parada cardíaca súbita pode ocorrer por vários mecanismos e é tipicamente classificada como sendo arrítmica, atividade elétrica sem pulso ou assistólica. Os mecanismos básicos podem ser distintos para cada um e os desfechos dependem da natureza da parada. A terapia específica pode ser indicada com base na causa precipitante. Vários estudos sugerem a utilidade de um ecocardiograma limitado, rápido, à beira do leito, muitas vezes realizado com dispositivos portáteis para facilitar o diagnóstico rápido e tomada de decisão em pacientes com parada cardíaca testemunhada. As Figuras 22.17 e 22.18 foram registradas em pacientes logo após a recuperação de uma parada cardíaca. Observe na Figura 22.17 a hipocinesia global do ventrículo esquerdo e discinesia apical que sugerem uma doença isquêmica subjacente como substrato. Na Figura 22.18, observe o ventrículo esquerdo hiperdinâmico normal com dilatação ventricular direita levantando a possibilidade de um êmbolo pulmonar agudo como etiologia. Obviamente, a conduta seria alterada com base nesses achados.

⬤⬤ Ecocardiografia Pré, Intra e
⬤⬤ Pós-operatória

A ecocardiografia, em conjunto com procedimentos cardíacos e não cardíacos, pode ser usada antes de cirurgia, na sala de cirurgia, onde se restringe tipicamente a ecocardiografia transesofágica, e no período pós-operatório (Quadro 22.3). Embora a modalidade ecocardiográfica mais comum usada na sala de cirurgia seja a ecocardiografia transesofágica, há várias situações nas quais sondas transtorácicas ou de outros tipos destinadas à varredura epicárdica no tórax aberto, tipicamente coberto com um tecido estéril, são usadas para aplicação direta sobre o coração ou estruturas vasculares.

A aplicação intraoperatória mais comum da ecocardiografia transesofágica está no monitoramento de procedimentos valvares, congênitos ou outros cardiovasculares cirúrgicos complexos. Estes incluem correção da valva mitral e implante de próteses biológicas mais modernas, bem como alguma correção de aneurisma aórtico. A ecocardiografia transesofágica intraoperatória tornou-se padrão na confirmação do êxito da correção valvar mi-

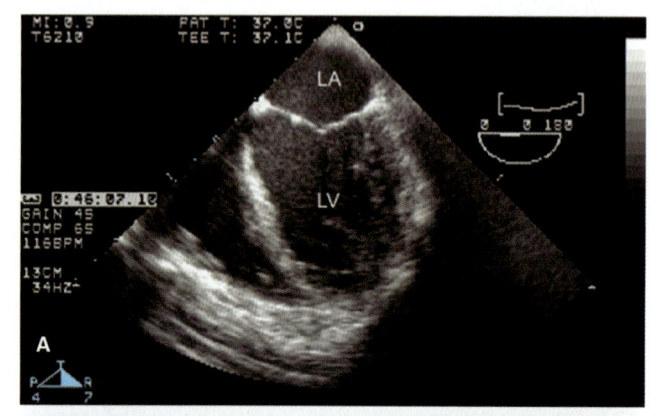

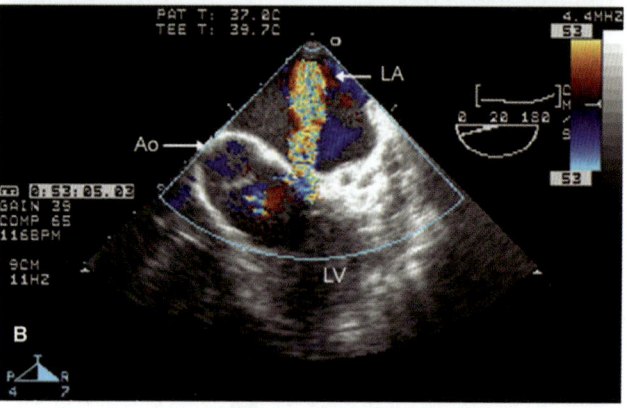

FIGURA 22.16 Ecocardiograma transesofágico registrado em um paciente jovem com hipotensão, choque e um sopro de alta intensidade depois de uma ferida de arma branca no tórax. Na incidência longitudinal, observe a hipocinesia global de ambos os ventrículos esquerdo e direito cuja etiologia se presume ser lesão coronária. A imagem com fluxo colorido revela uma comunicação anormal entre a cavidade ventricular esquerda e o átrio esquerdo compatível com uma lesão diretamente penetrante da valva mitral. Ao, aorta; LA, átrio esquerdo; LV, ventrículo esquerdo.

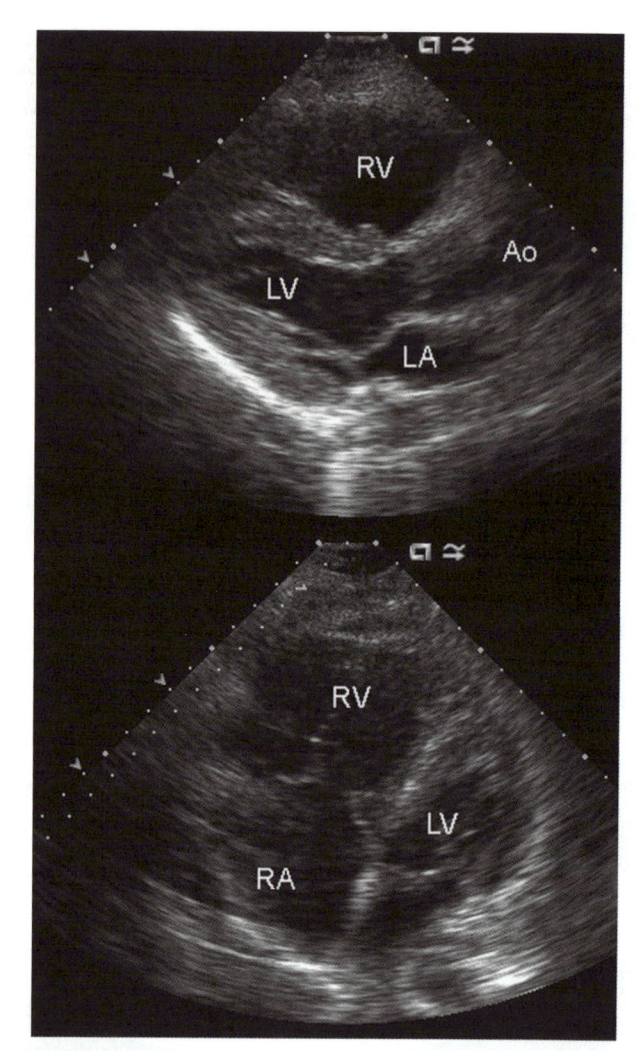

FIGURA 22.18 Ecocardiograma registrado em um paciente de 32 anos imediatamente após recuperação de uma parada cardíaca caracterizada por atividade elétrica sem pulso (AESP). Observe a acentuada dilatação do átrio e do ventrículo direitos e ventrículo esquerdo pequeno não preenchido totalmente com função ventricular esquerda normal. Este padrão deve dirigir a atenção para uma agressão ventricular direita aguda, como embolia pulmonar maciça, que foi o diagnóstico subsequente neste paciente. Ao, aorta; LA, átrio esquerdo; LV, ventrículo esquerdo; RV, ventrículo direito.

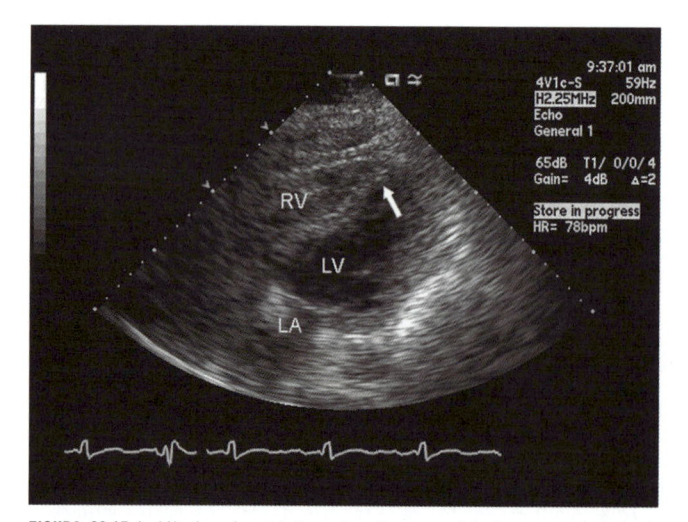

FIGURA 22.17 Incidência subcostal de quatro câmaras registrada em um paciente de 56 anos após recuperação de uma parada cardíaca testemunhada. Nesta incidência subcostal, observe a discinesia do septo apical e o ventrículo globalmente hipercinético, sugerindo cardiopatia isquêmica como a etiologia mais provável. LA, átrio esquerdo; LV, ventrículo esquerdo; RV, ventrículo direito.

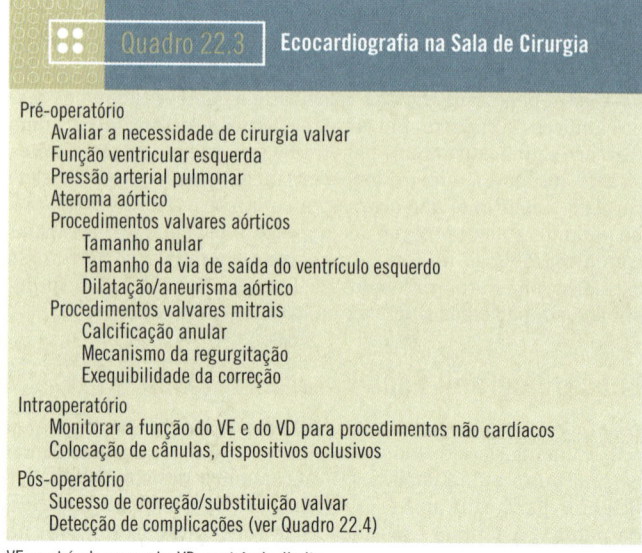

Quadro 22.3 **Ecocardiografia na Sala de Cirurgia**

Pré-operatório
    Avaliar a necessidade de cirurgia valvar
    Função ventricular esquerda
    Pressão arterial pulmonar
    Ateroma aórtico
    Procedimentos valvares aórticos
        Tamanho anular
        Tamanho da via de saída do ventrículo esquerdo
        Dilatação/aneurisma aórtico
    Procedimentos valvares mitrais
        Calcificação anular
        Mecanismo da regurgitação
        Exequibilidade da correção

Intraoperatório
    Monitorar a função do VE e do VD para procedimentos não cardíacos
    Colocação de cânulas, dispositivos oclusivos

Pós-operatório
    Sucesso de correção/substituição valvar
    Detecção de complicações (ver Quadro 22.4)

VE, ventrículo esquerdo; VD, ventrículo direito.

tral e também usada para avaliar o sucesso da substituição valvar com respeito a gradientes residuais e regurgitação paravalvar. A ecocardiografia pré-operatória pode ser útil na avaliação das indicações e probabilidade de sucesso de praticamente todas as formas de cirurgia valvar.

A realização da ecocardiografia na sala de cirurgia apresenta vários desafios. Primeiro, enquanto a ecocardiografia é tipicamente realizada em um ambiente de pouca luz, a sala de cirurgia frequentemente é bem iluminada e a visibilização das imagens com intensidade apropriada de escala de cinza no monitor se torna problemática. Uma tendência de se aumentar os ajustes de débito e ganho para compensar isto resulta em um aspecto anormal da textura miocárdica, valvar e de outras estruturas quando essas mesmas imagens são vistas no ambiente mais ideal de uma sala de análise. Segundo, a ecocardiografia é muitas vezes realizada durante procedimentos anestésicos ou cirúrgicos e de modo apressado. Uma vez aberto o pericárdio e exposto o coração para um procedimento cirúrgico, muitas vezes a posição anatômica não é mais normal. Assim, planos de aquisição de imagens são muitas vezes distorcidos e algumas incidências padrão podem não ser possíveis de se obter (Figura 22.19). A interferência eletrônica, especialmente pelo eletrocautério, acarreta degradação substancial das imagens (Figura 22.20). O ecocardiografista deve estar preparado, dentro dos limites de não impedir o procedimento cirúrgico, e pedir intermitentemente uma pausa na atividade que impede a aquisição ideal de imagens. Cabe ao ecocardiogra-

fista adquirir as habilidades necessárias para obter rapidamente as informações críticas para tomada de decisão sem impedir o ritmo de um procedimento cirúrgico. Uma complexidade técnica final no quadro pós-operatório é que pacientes muitas vezes estão com marca-passo atrioventricular temporário. A espícula da estimulação atrial pode ser erroneamente interpretada pelos algoritmos sensíveis do equipamento de ultrassom e resultar na captura não apropriada de alças digitais. O ecocardiografista deve verificar a integridade da captura digital logo no início do processo de aquisição de imagens nessa situação.

É imperativo reconhecer as características do desempenho ventricular e fluxo aórtico em um paciente em derivação cardiopulmonar. Quando em derivação total, o ventrículo esquerdo está em repouso e seu volume diastólico reduzido. Nesta situação,

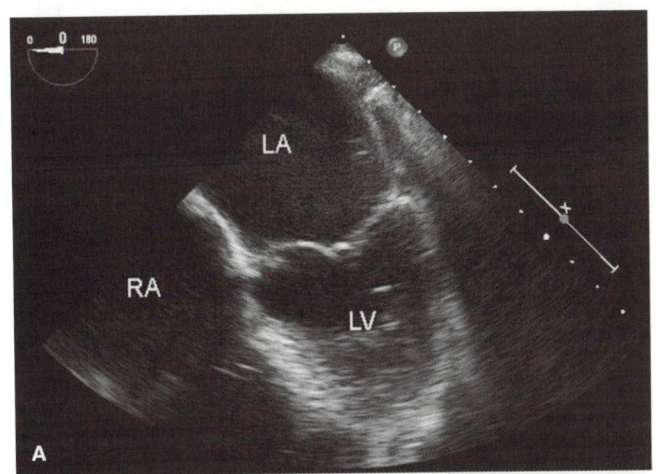

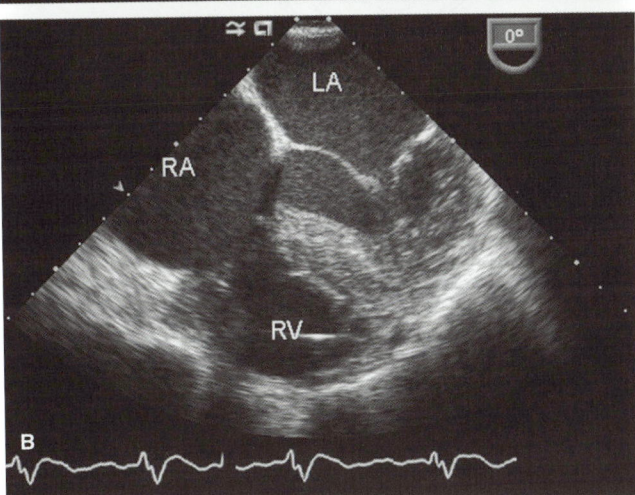

FIGURA 22.19 Ecocardiograma transesofágico registrado em um paciente ambulatorial (painel superior) e na sala de cirurgia (painel inferior) após abertura do tórax e pericárdio, mas antes da instalação da circulação extracorpórea. **A:** Observe a orientação mais ideal dos átrios, bem como o tamanho do átrio esquerdo. **B:** Registrado na mesma rotação de plano (0°), observe a distorção da anatomia atrial e a visibilização menos ideal do plano da valva mitral, decorrente da posição do coração dentro do tórax depois da abertura do pericárdio. LA, átrio esquerdo; LV, ventrículo esquerdo; RA, átrio direito; RV, ventrículo direito.

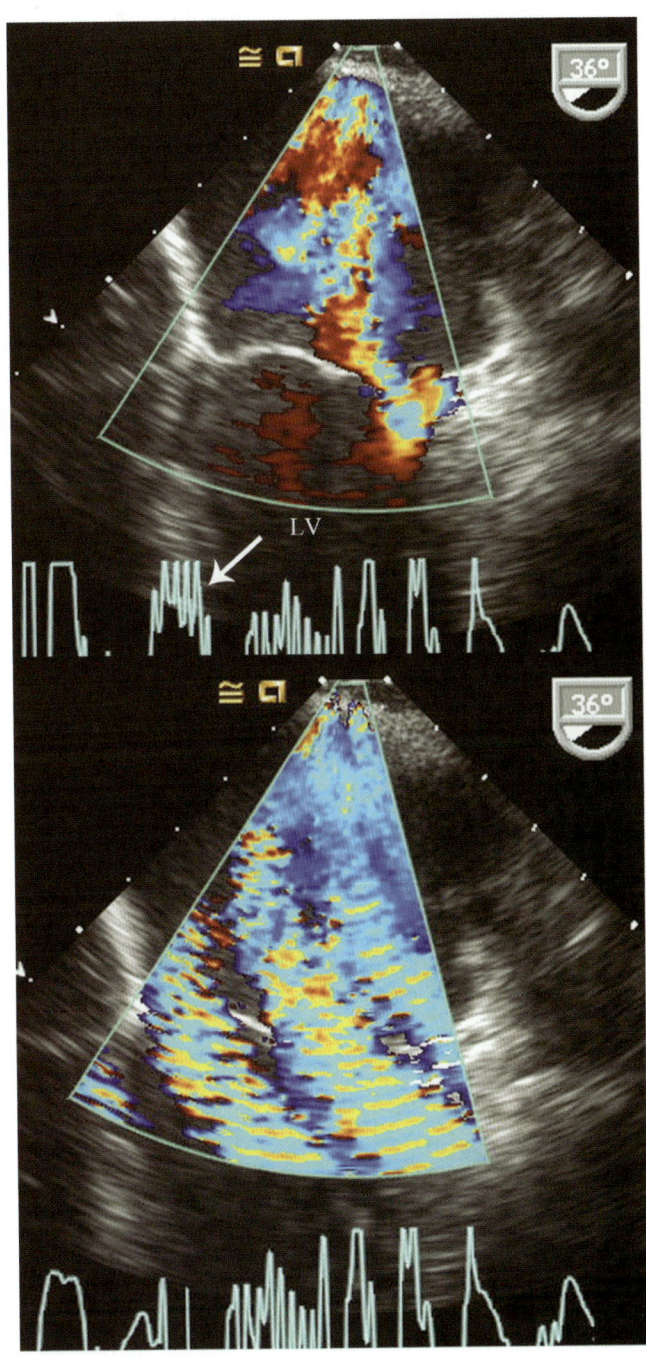

FIGURA 22.20 Ecocardiograma transesofágico intraoperatório registrado antes (painel superior) e durante a ativação de um dispositivo de eletrocautério resultando em distorção significativa da imagem, tornando-a essencialmente não interpretável. Observe também o sinal eletrocardiográfico inadequado, complicado pela interferência do eletrocautério (*seta*). LV, ventrículo esquerdo.

mesmo no coração batendo, o ventrículo aparecerá globalmente hipocinético (Figura 22.21). Uma vez totalmente recuperado da circulação extracorpórea e após reposição adequada de volume, o tamanho e a função ventriculares devem voltar à linha basal. Dependendo da natureza da cirurgia e do seu sucesso, e do uso de agentes inotrópicos, a função ventricular pode estar melhor em comparação à linha basal. A derivação parcial, ou restauração incompleta de volume, resulta em níveis intermediários de desempenho ventricular. Quando em derivação completa, fluxo contínuo não fásico, relacionado com o fluxo na cânula de derivação cardiopulmonar, estará presente na aorta (Figura 22.22).

Papel da Ecocardiografia na Cirurgia Valvar Mitral

A determinação da exequibilidade da correção valvar mitral se baseia no ecocardiograma transesofágico pré-operatório. Em geral, patologia no folheto posterior é mais facilmente corrigida do que no anterior e, usualmente, qualquer processo mórbido que cause fibrose ou encurtamento do aparelho valvar mitral resulta em uma anatomia menos passível de correção bem-sucedida do que doenças associadas a excesso ou redundância de tecido.

Ao se realizar a ecocardiografia transesofágica com a finalidade de se avaliar a valva mitral antes da correção, é importante que uma avaliação completa e meticulosa seja feita na valva mitral de

forma sistemática. A principal finalidade do exame é determinar a anormalidade anatômica básica responsável pela regurgitação ou estenose. É importante se reconhecer que há três perspectivas diferentes de olhar a anatomia da valva mitral (Figura 22.23). O cirurgião estará vendo a valva pelo átrio esquerdo de modo

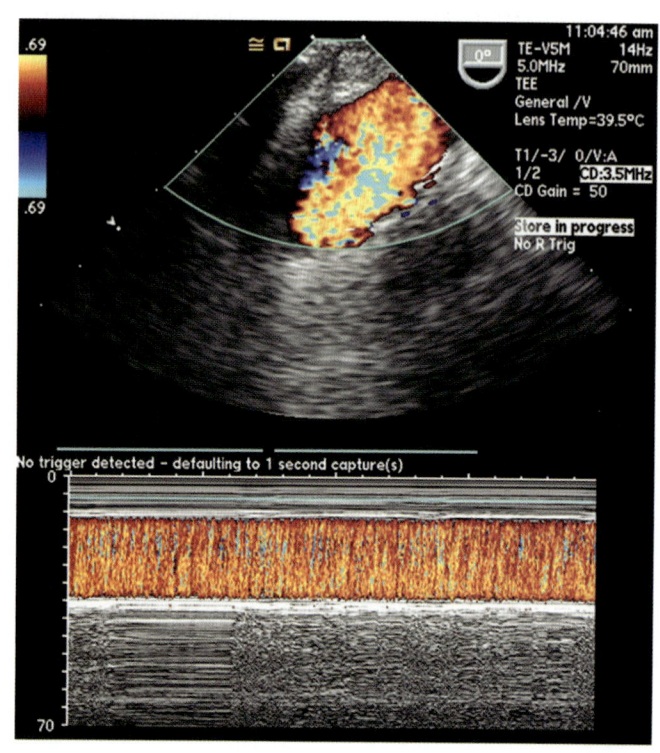

FIGURA 22.22 Ecocardiograma transesofágico intraoperatório do arco da aorta durante derivação cardiopulmonar. Observe o fluxo contínuo de alta velocidade no arco aórtico na imagem com fluxo colorido e que também é observado na imagem em modo M com Doppler colorido. Este é o resultado de fluxo contínuo na aorta proveniente do equipamento de circulação extracorpórea e não representa patologia.

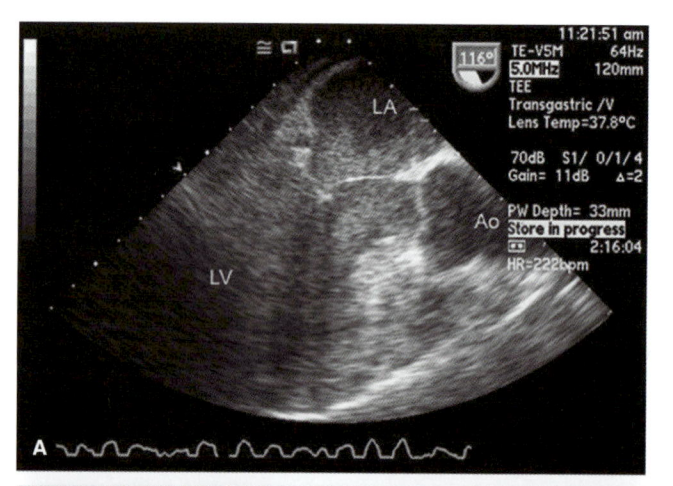

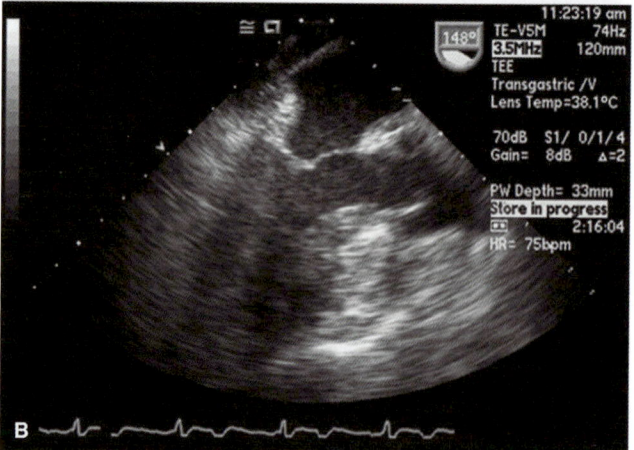

FIGURA 22.21 Ecocardiogramas transesofágicos registrados em um paciente em derivação cardiopulmonar completa **(A)** e parcial **(B)**. **A:** Observe que enquanto em circulação extracorpórea, o átrio esquerdo e o ventrículo esquerdo são enchidos com ecos homogêneos compatíveis com estase acentuada de sangue. Observe o ventrículo esquerdo fibrilando. Observe também a ausência relativa de estase na aorta que recebe fluxo de uma cânula de derivação cardiopulmonar. **B:** Registrado depois da restauração do ritmo sinusal e com o paciente em circulação extracorpórea parcial (1,5 ℓ/min). Novamente, observe o ventrículo esquerdo parcialmente cheio com função ventricular pobre decorrente do enchimento reduzido e a eliminação substancial do contraste espontâneo dentro das cavidades. Ao, aorta; LA, átrio esquerdo; LV, ventrículo esquerdo.

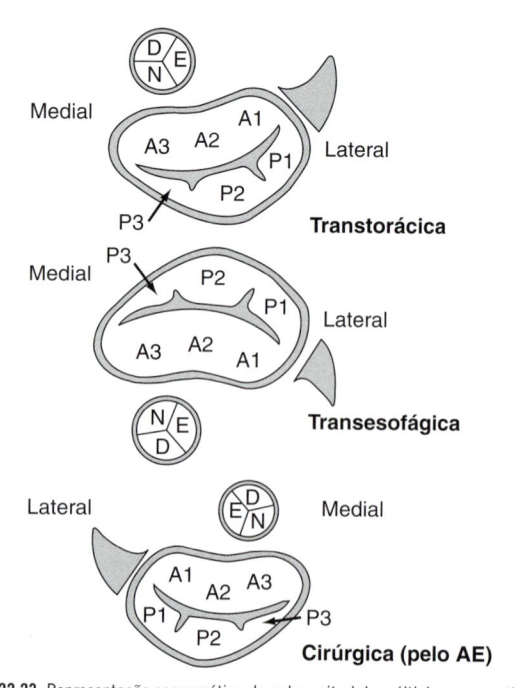

FIGURA 22.23. Representação esquemática da valva mitral de múltiplas perspectivas. **Embaixo:** A valva mitral da perspectiva cirúrgica, de dentro do átrio esquerdo (AE). **Em cima:** A valva mitral conforme vista pela incidência tradicional paraesternal transtorácica em eixo curto. **No meio:** Valva mitral vista pela abordagem transesofágica em nível mesogástrico. Em cada caso, a aorta proximal é notada conforme no esquema, como o é o apêndice atrial esquerdo. As três conchas dos folhetos anterior (A1, A2, A3) e posterior (P1, P2, P3) também são esquematizadas.

que as comissuras anterolaterais estarão à esquerda do campo de visão e as comissuras mediais à direita. Quando vista pela ecocardiografia transesofágica ou transtorácica, essa orientação será invertida (pressupondo formatos tradicionais de observação recomendados na tela de vídeo). Também, dependendo de se a referência é um ecocardiograma transtorácico ou transesofágico, os folhetos anterior e posterior da valva mitral irão variar de posição em comparação com a perspectiva cirúrgica.

Há vários planos de aquisição de imagens na ecocardiografia transesofágica, cada um dos quais interrogando um aspecto diferente da anatomia da valva mitral. A Figura 22.24 mostra a localização de cada uma das conchas dos folhetos valvares mitrais anterior e posterior e como elas se relacionam aos diferentes planos de aquisição de imagens transesofágicas bidimensionais. Mesmo com grande experiência, ocasionalmente é difícil identificar o local preciso da patologia e grande experiência é necessária antes de se interpretar de modo consistentemente acurado a patologia valvar mitral no que se refere à anatomia exata responsável por uma lesão regurgitante.

Ao se determinar a gravidade da regurgitação mitral, é fundamental reconhecer que a hemodinâmica intracardíaca em um paciente anestesiado, com tórax aberto e ventilado, é radicalmente diferente da hemodinâmica no paciente acordado e discretamente sedado. Por essa razão, pode haver diferenças acentuadas na aparente gravidade da regurgitação mitral ao se comparar o ecocardiograma transesofágico intraoperatório com um realizado em um paciente ambulatorial. Em geral, doenças que causam regurgitação mitral funcional tenderão a ter uma redução na gravidade da regurgitação quando se comparam os estudos intraoperatórios com os pré-operatórios. Há uma redução menor na aparente gravidade da regurgitação mitral em pacientes com destruição anatômica de um folheto valvar do que naqueles com regurgitação mitral funcional. A Figura 22.25 foi registrada em dois pacientes no pré-operatório e revela grave regurgitação mitral. Os painéis inferiores foram registrados nos mesmos pacientes durante um estudo intraoperatório e revelam regurgitação mitral substancialmente menor. Observe que a pressão arterial e a frequência cardíaca eram equivalentes quando dos exames.

A avaliação da valva mitral tem sido uma das aplicações mais bem-sucedidas da ecocardiografia tridimensional. Esta técnica pode ser realizada por meio de vários métodos que foram discutidos no Capítulo 3. O seu maior impacto tem sido com a utilização da varredura tridimensional em tempo real, capaz de proporcionar imagens subpiramidais em tempo real da valva mitral de uma perspectiva no interior do átrio esquerdo (Figura 22.26). A experiência sugere que as imagens tridimensionais em tempo real proporcionam uma vantagem com respeito à avaliação completa da patologia valvar mitral, inclusive cordoalhas frouxas mitrais e localização precisa de conchas frouxas em comparação com imagens rotineiras bidimensionais, embora ainda não tenha sido demonstrado qual é o impacto clínico verdadeiro disso. As Figuras 22.27 a 22.29 foram registradas em pacientes com patologia mitral e mostram as singulares capacidades desse tipo de aquisição de imagens. Imagens semelhantes podem ser obtidas de imagens reconstruídas, mas elas são limitadas por artefatos inerentes à costura de subvolumes e pelo fato de que elas não proporcionam imagens verdadeiramente em tempo real. Sistemas sofisticados on e off-line de análise foram desenvolvidos para quantificação do conjunto de dados tridimensionais da valva mitral permitindo determinar a quantidade real de tecido valvar mitral envolvido no folheto frouxo, bem como a área geral da valva mitral (Figura 22.29). A experiência até o momento sugere que essa técnica de aquisição de imagens confere valor clínico substancial com respeito à acurácia e velocidade do diagnóstico anatômico, tanto antes como depois da cirurgia de valvopatia mitral. Como as plataformas de ultrassom atuais ainda são limitadas no que se refere à aquisição de imagens com Doppler quando funcionando em um modo de rastreamento tridimensional, a aquisição de imagens bidimensionais com Doppler com fluxo colorido ainda é essencial para uma avaliação completa.

As Figuras 22.30 a 22.32 foram obtidas em um paciente com miocardiopatia dilatada e grave regurgitação mitral funcional. A valva mitral está anatomicamente normal; entretanto, há uma falha na coaptação, resultando em grave regurgitação. Neste caso, o mecanismo da regurgitação pode ser demonstrado como sendo deslocamento apical dos músculos papilares no ventrículo esquerdo dilatado e esférico. Observe a localização central do jato de regurgitação mitral que tem origem na área de não coaptação dos folhetos mitrais. Esse tipo de regurgitação mitral pode ser tratado pela colocação de uma prótese anular que corrige a coaptação anormal da valva. Para pacientes com regurgitação mitral isquêmica funcional decorrente de movimentação restrita de um ou ambos os folhetos valvares mitrais, é feita uma abordagem cirúrgica semelhante.

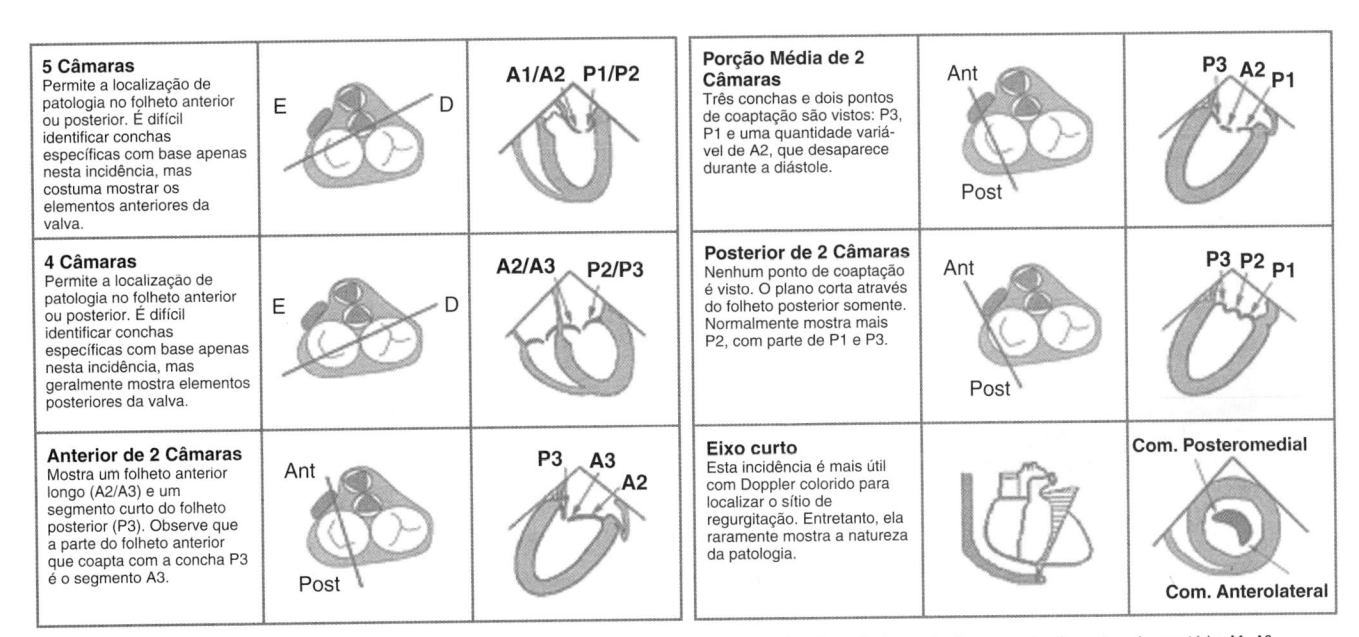

5 Câmaras
Permite a localização de patologia no folheto anterior ou posterior. É difícil identificar conchas específicas com base apenas nesta incidência, mas costuma mostrar os elementos anteriores da valva.

4 Câmaras
Permite a localização de patologia no folheto anterior ou posterior. É difícil identificar conchas específicas com base apenas nesta incidência, mas geralmente mostra elementos posteriores da valva.

Anterior de 2 Câmaras
Mostra um folheto anterior longo (A2/A3) e um segmento curto do folheto posterior (P3). Observe que a parte do folheto anterior que coapta com a concha P3 é o segmento A3.

Porção Média de 2 Câmaras
Três conchas e dois pontos de coaptação são vistos: P3, P1 e uma quantidade variável de A2, que desaparece durante a diástole.

Posterior de 2 Câmaras
Nenhum ponto de coaptação é visto. O plano corta através do folheto posterior somente. Normalmente mostra mais P2, com parte de P1 e P3.

Eixo curto
Esta incidência é mais útil com Doppler colorido para localizar o sítio de regurgitação. Entretanto, ela raramente mostra a natureza da patologia.

FIGURA 22.24 Figura com sumário das múltiplas incidências transesofágicas para visibilização da valva mitral em relação com o planejamento pré-operatório. A1, A2, A3, conchas anteriores; Ant, anterior; Com. comissura; P1, P2, P3, conchas posteriores; Post, posterior. (De Lambert AS, Miller JP, Merrick SH, et al., Improved evaluation of the location and mechanism of mitral valve regurgitation with a systematic transesophageal echocardiography examination. Anesth Analg 1999;88:1205-1212, com permissão.)

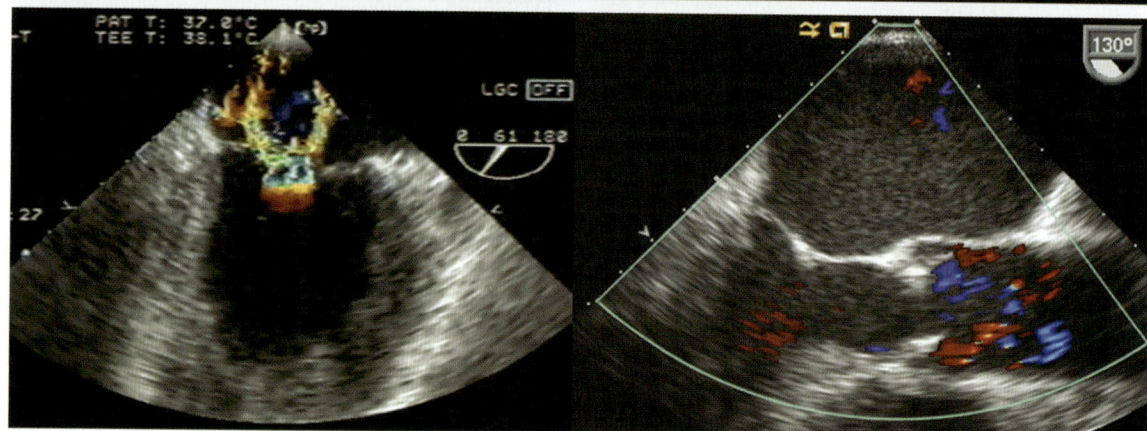

FIGURA 22.25 Ecocardiogramas transesofágicos registrados em dois pacientes ambulatoriais (painéis superiores) e na sala de cirurgia quando entubados e sob anestesia geral (painéis inferiores). Observe, à esquerda, a diminuição da gravidade aparente da regurgitação mitral depois da instituição da anestesia geral e, à direita, a diminuição acentuada do tamanho da cavidade ventricular esquerda e ausência da regurgitação mitral moderada anteriormente notada. Ao, aorta; LA, átrio esquerdo; LV, ventrículo esquerdo.

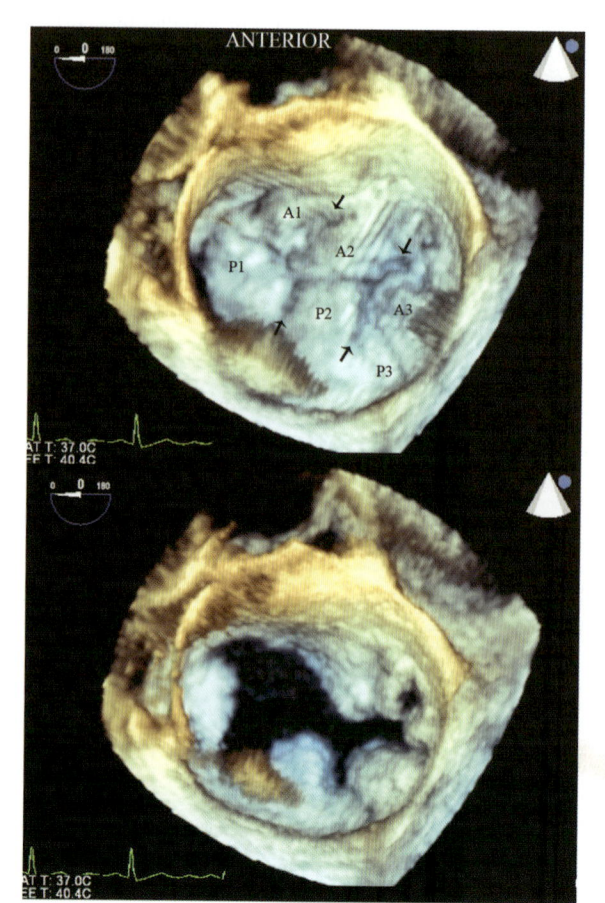

FIGURA 22.26 Imagem transesofágica tridimensional em tempo real registrada em um paciente com valva mitral mixomatosa e prolapso valvar mitral. Por causa dos folhetos mixomatosos espessados, as conchas individualmente são facilmente vistas. Esta imagem foi registrada de uma "perspectiva cirúrgica" com a face anterior em cima na imagem. As conchas individuais da valva mitral são conforme anotadas (A_1, P_1 etc.) e as comissuras entre as conchas são facilmente visibilizadas (*setas pequenas*).

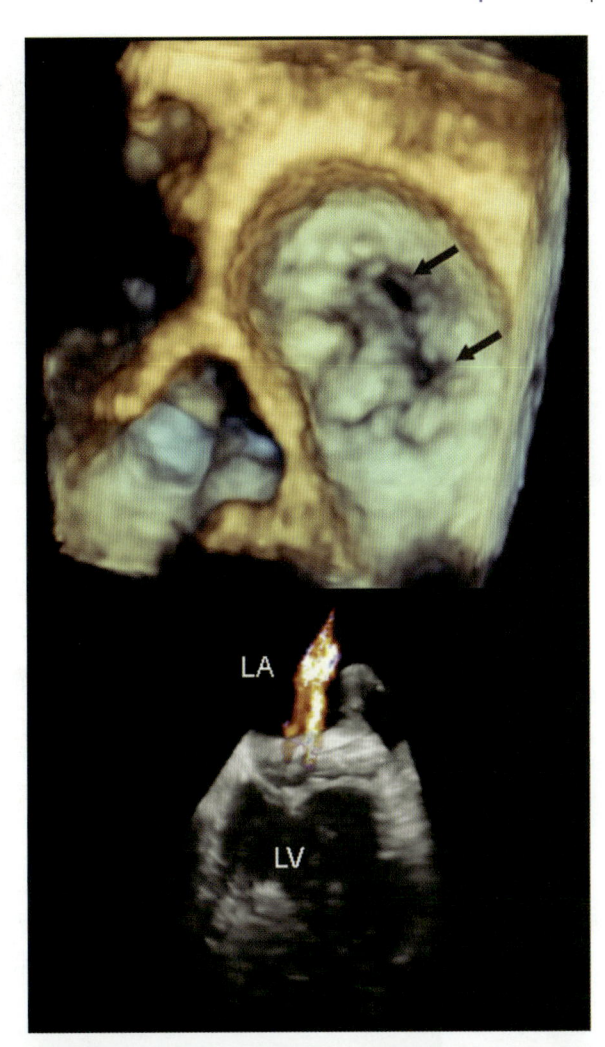

FIGURA 22.27 Ecocardiograma tridimensional em tempo real registrado a partir de uma perspectiva atrial esquerda em um paciente com regurgitação mitral relacionada com cardiopatia isquêmica. A imagem foi obtida na mesossístole e dois orifícios regurgitantes separados (*setas*) são claramente mostrados. Na imagem tridimensional com Doppler colorido, os dois jatos distintos de regurgitação mitral podem ser visibilizados. LA, átrio esquerdo; LV, ventrículo esquerdo.

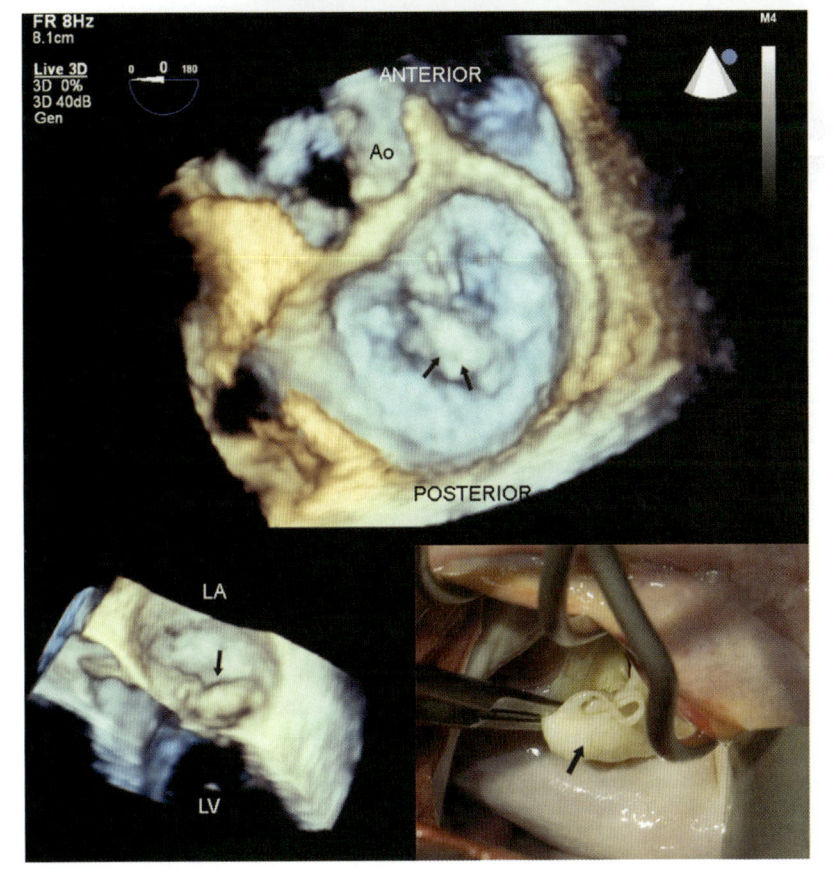

FIGURA 22.28 Imagem transesofágica tridimensional em tempo real de um paciente com valvopatia mitral mixomatosa e abaulamento pronunciado do folheto posterior. Esta imagem foi obtida da perspectiva da visão do cirurgião do interior do átrio esquerdo. Observe o folheto posterior mixomatoso volumoso se projetando para dentro do átrio esquerdo na sístole (*setas*). O detalhe menor é uma imagem em tempo real do mesmo paciente e revela o folheto posterior mixomatoso se curvando para o interior do átrio esquerdo (*seta*). A anatomia intraoperatória também é ilustrada para comparação (ver Figuras 22.35 e 22.36 para as imagens pós-operatórias). Ao, aorta; LA, átrio esquerdo; LV, ventrículo esquerdo.

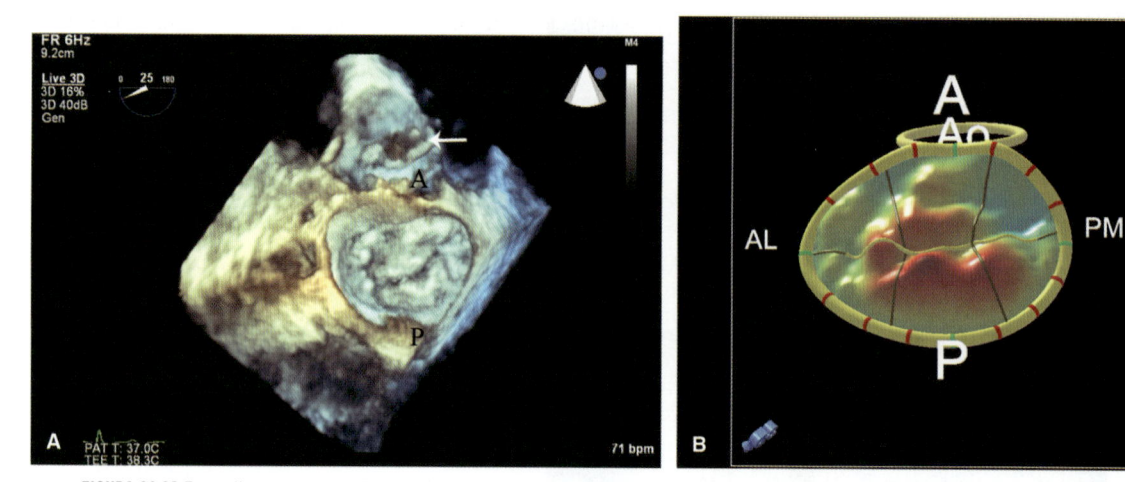

FIGURA 22.29 Ecocardiograma transesofágico tridimensional em tempo real registrado em um paciente com prolapso da valva mitral e regurgitação mitral moderada a grave. A perspectiva de visão é de dentro do átrio esquerdo conforme a perspectiva cirúrgica. **A:** Nesta imagem sistólica, observe o prolapso de ambos os folhetos anterior e posterior com folheto posterior mais proeminente. **B:** Mapa gerado por computador dos folhetos mitrais anterior e posterior com as áreas vermelhas significando intensidades progressivas de prolapso atrás do plano do anel mitral. A, anterior; AL, lateral anterior; P, posterior; PM, medial posterior.

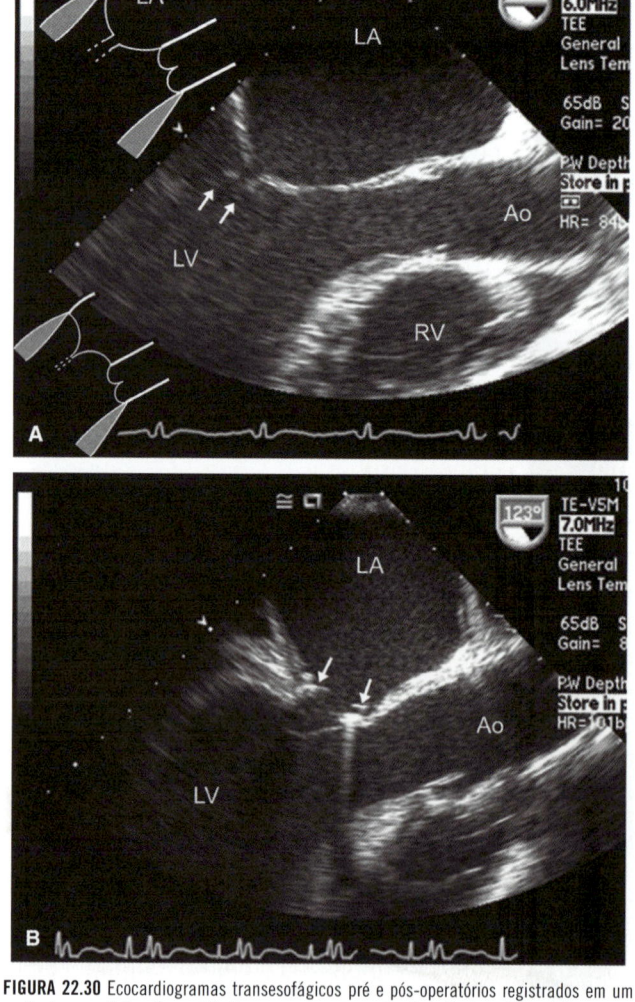

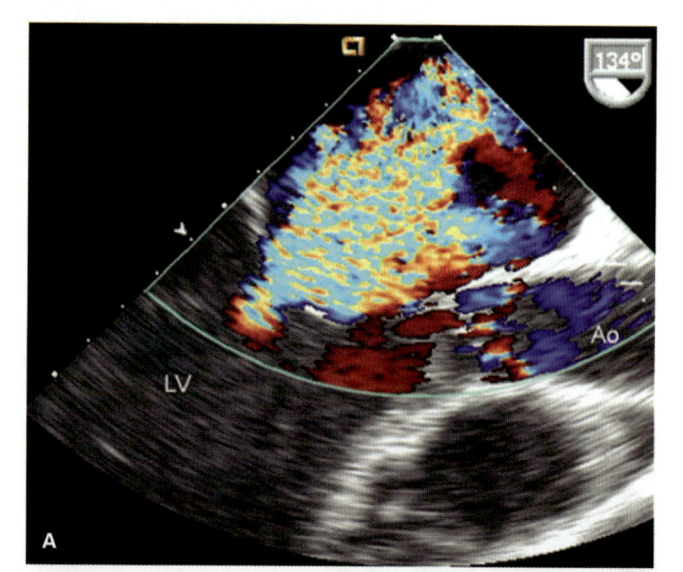

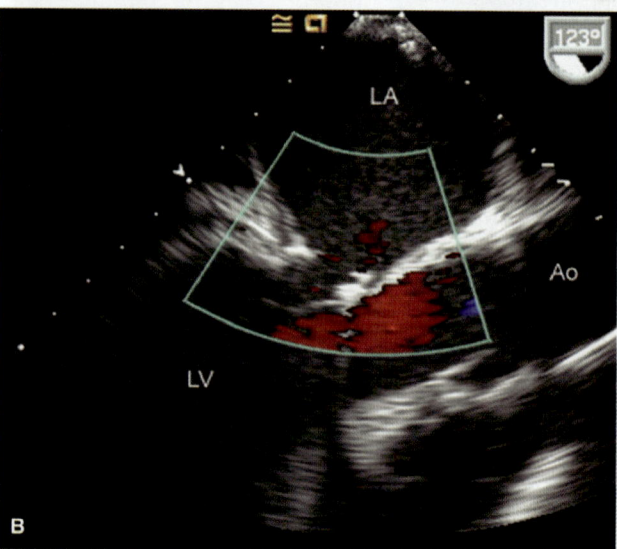

FIGURA 22.30 Ecocardiogramas transesofágicos pré e pós-operatórios registrados em um paciente com disfunção ventricular esquerda e regurgitação mitral devido a falha na coaptação da valva mitral. As incidências longitudinais registradas na telessístole são apresentadas. **A:** Antes da correção, observe o deslocamento apical das pontas da valva mitral e falha na coaptação (*setas*) neste fotograma sistólico. O esquema em cima à esquerda de **(A)** mostra o efeito do retesamento apical e lateral dos músculos papilares com a coaptação valvar incompleta. A coaptação completa é mostrada no esquema inferior. **B:** Registrado após correção bem-sucedida pela colocação de uma prótese anular (*setas*). Ao, aorta; LA, átrio esquerdo; LV, ventrículo esquerdo; RV, ventrículo direito.

FIGURA 22.31 Imagens com Doppler com fluxo colorido correspondendo às imagens apresentadas na Figura 22.30. **A:** Observe a grave regurgitação mitral tendo origem centralmente com a localização da vena contracta identificada pela área de não coaptação na Figura 22.30. **B:** Fotograma em sístole registrado depois da colocação de uma prótese anular mitral. Observe a ausência de regurgitação mitral. Ao, aorta; LA, átrio esquerdo; LV, ventrículo esquerdo.

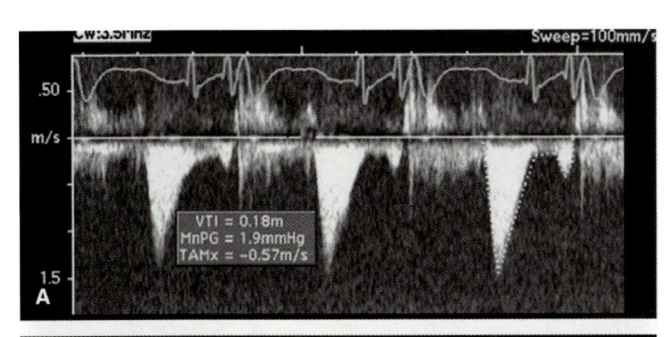

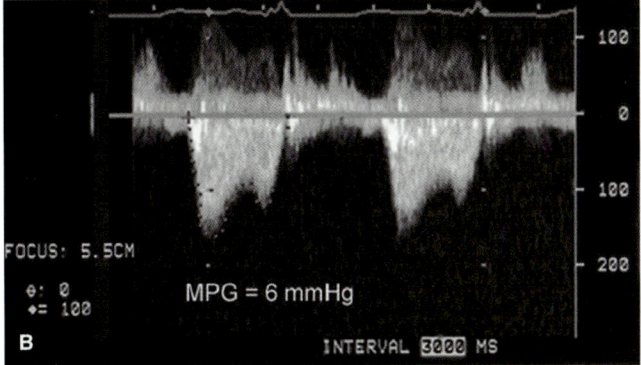

FIGURA 22.32 A: Imagem com Doppler com onda contínua registrada através do orifício mitral depois da colocação de um anel mitral mostra um gradiente médio (MnPG) de 1,9 mmHg depois da correção (mesmo paciente da Figura 22.30). **B:** Registrado em um paciente com correção aquém do ideal e um gradiente residual (MPG) de 6 mmHg.

O paciente ilustrado nas Figuras 22.33 e 22.34 tem regurgitação mitral devido a uma concha frouxa do folheto posterior valvar mitral. Neste caso, a regurgitação se deve à destruição anatômica da valva mitral e a correção irá necessitar de ressecção da concha frouxa com reposição das margens intactas. Para frouxidão de folheto posterior, a correção mais comum é a ressecção da porção redundante do folheto frouxo com reaproximação das bordas intactas. É colocado então um anel mitral (Figura 22.35). Dependendo da patologia inicial e quantidade de tecido valvar ressecado, isso pode acarretar que a valva seja convertida em uma valva quase unicúspide com o folheto anterior proporcionando a maior parte de tecido valvar funcional. Correções mais complexas podem incluir transposição de uma porção de um folheto e suas cordoalhas ao folheto oposto para proporcionar cordoalhas intactas ao folheto previamente frouxo. Finalmente, próteses de cordoalhas podem ser fixadas a um folheto mitral frouxo e subsequentemente a um músculo papilar para substituir cordoalhas lesadas sem possibilidade de correção. O objetivo do reparo da valva mitral é reduzir a gravidade da regurgitação mitral a não mais do que discreta sem criar estenose mitral iatrogênica. Nos exemplos apresentados, observe as dimensões do anel menores devido a uma prótese anular, bem como as áreas de espessamento na valva mitral que representam áreas de ressecção (Figuras 22.36 e 22.37).

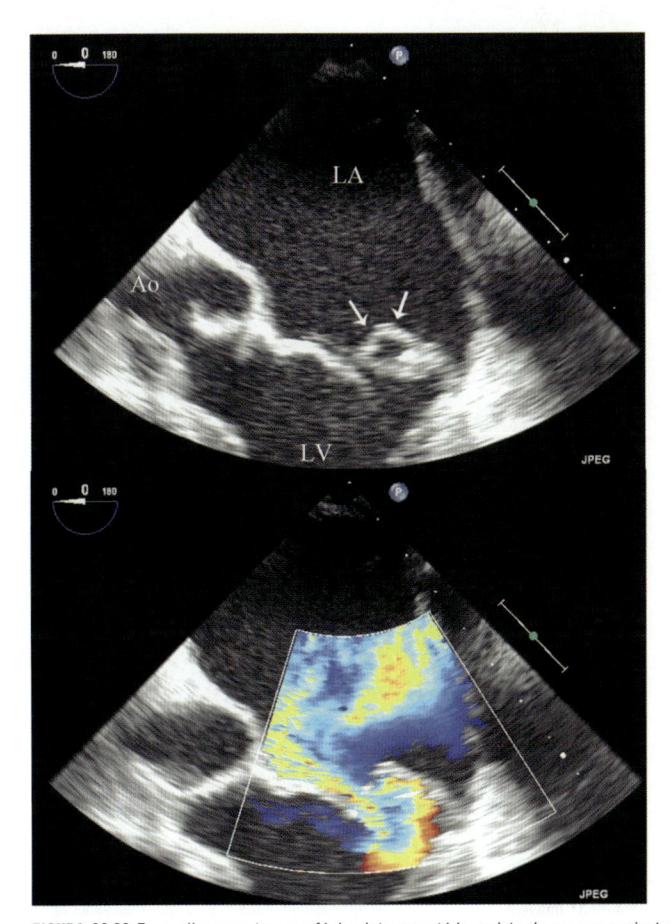

FIGURA 22.33 Ecocardiograma transesofágico intraoperatório registrado em um paciente com valvopatia mitral mixomatosa e valva mitral posterior (P2) frouxa. Observe o abaulamento nítido da valva mitral para dentro do átrio esquerdo (*setas*) e o jato de regurgitação mitral altamente excêntrico na imagem com Doppler com fluxo colorido. LA, átrio esquerdo; LV, ventrículo esquerdo.

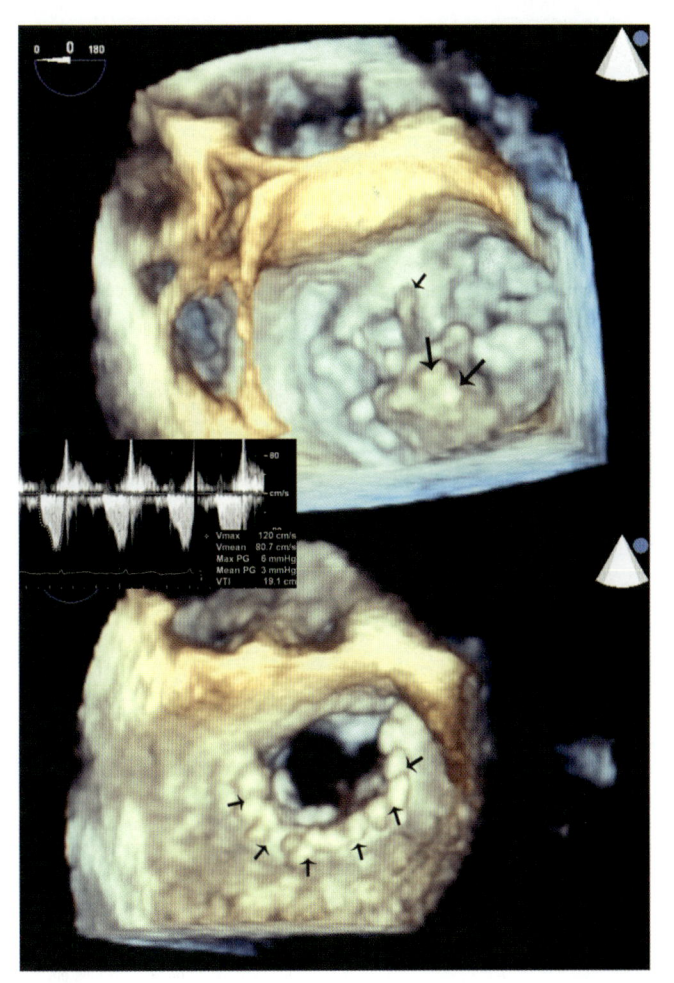

FIGURA 22.34 Imagem ecocardiográfica transesofágica tridimensional em tempo real realizada no mesmo paciente mostrado na Figura 22.33. Esta imagem foi obtida pela perspectiva do cirurgião dentro do átrio esquerdo com estruturas anteriores em cima da imagem. Observe a porção mixomatosa do folheto posterior médio abaulando para dentro do átrio esquerdo (*setas*) e a evidência de uma cordoalha frouxa espessada (*seta pequena*). O painel inferior foi registrado após a correção por anuloplastia com anel em três quartos da circunferência (*setas*). Observe na imagem com Doppler pós-operatória um gradiente de pressão transvalvar médio de 3 mmHg.

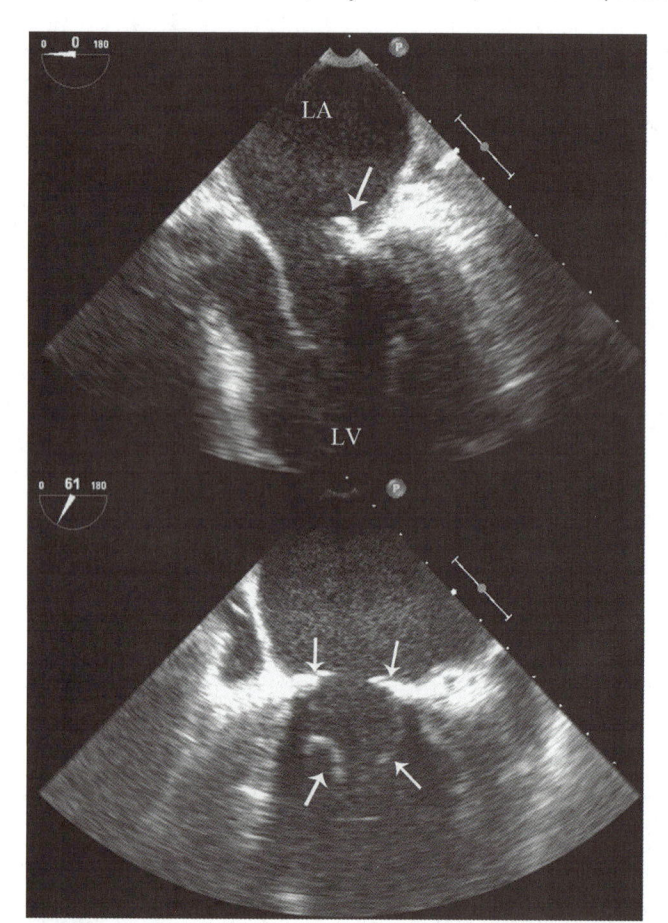

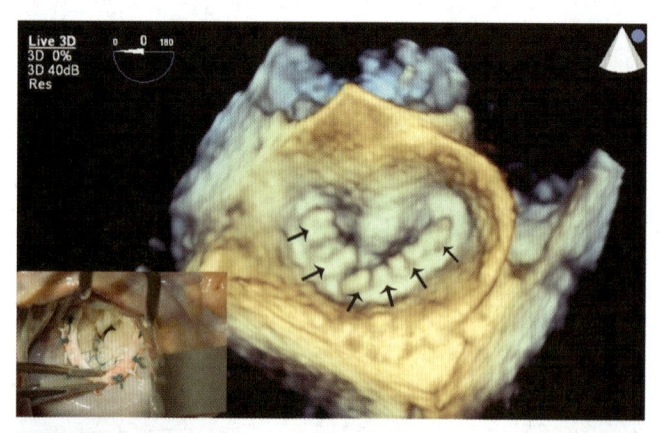

FIGURA 22.35 Ecocardiograma transesofágico bidimensional intraoperatório registrado após o implante de um anel de anuloplastia no mesmo paciente mostrado na Figura 22.28 que apresentou folheto posterior frouxo. Na incidência de 0º, observe a prótese anular no anel mitral lateral e ausência aparente de tecido funcional do folheto posterior. Na incidência de 61º, duas bordas do anel são claramente visibilizadas, como também porções dos folhetos anterior e posterior (*setas*). LA, átrio esquerdo; LV, ventrículo esquerdo.

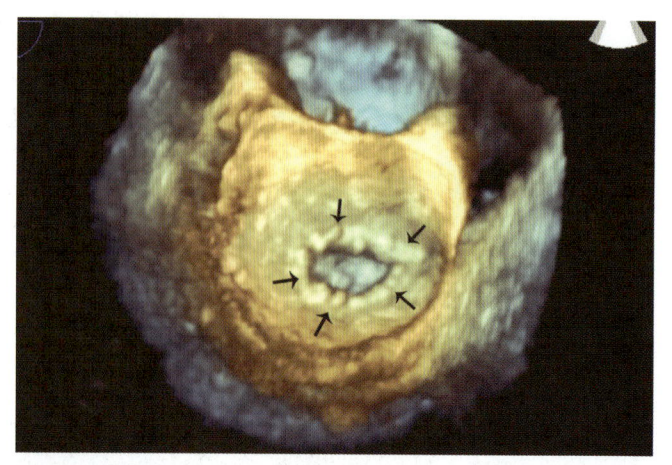

FIGURA 22.37 Imagem ecocardiográfica transesofágica em tempo real registrada depois da colocação de um anel circunferencial de anuloplastia em um paciente com regurgitação mitral funcional. Neste caso, observe o anel de anuloplastia totalmente circunferencial "em formato de D" dentro do átrio esquerdo acentuadamente dilatado.

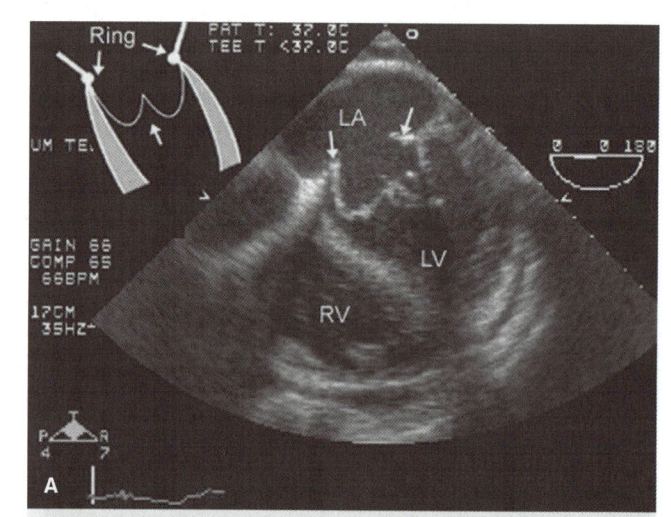

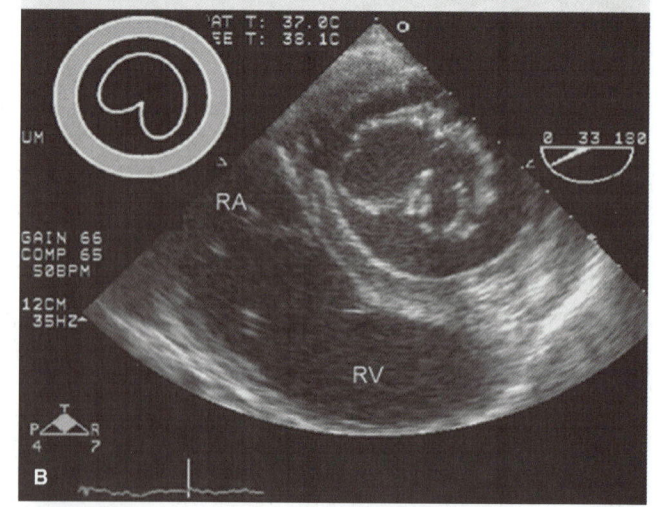

FIGURA 22.36 Ecocardiograma tridimensional em tempo real pós-operatório registrado no mesmo paciente mostrado nas Figuras 22.28 e 22.35. Observe o anel de anuloplastia parcialmente circunferencial (*setas pequenas*) e o folheto anterior mixomatoso redundante no fotograma diastólico. O detalhe pequeno é a imagem cirúrgica pós-operatória na sala de cirurgia onde são vistos o anel de anuloplastia e as suturas no folheto posterior da valva mitral decorrentes da ressecção do tecido do folheto que fazia prolapso.

FIGURA 22.38 A: Ecocardiograma transesofágico intraoperatório registrado em um paciente após correção valvar mitral que incluiu uma prótese anular (Ring) (*setas*) **(A)** e um ponto de Alfieri. Esta imagem foi obtida na telediástole. Observe o aspecto incomum da abertura da valva mitral, na qual a movimentação das pontas é limitada pelo ponto, resultando, neste caso, no abaulamento do folheto mais para dentro da cavidade ventricular esquerda do que as pontas (ver esquema). **B:** Incidência em eixo curto da valva mitral aberta mais baixa no esôfago mostra a movimentação restringida na porção média devido à presença do ponto, resultando em um aspecto aproximado do número 8 na abertura. LA, átrio esquerdo; LV, ventrículo esquerdo; RA, átrio direito; RV, ventrículo direito.

Um método não frequente de correção da regurgitação valvar mitral é colocar uma prótese anular juntamente com um ponto através do centro dos folhetos anterior e posterior da valva para restringir ainda mais a mobilidade (ponto de Alfieri). Isso resulta na limitação da movimentação da valva mitral na diástole e em uma abertura com aspecto de um "número 8" na incidência de eixo curto (Figura 22.38).

Depois da correção cirúrgica, é importante determinar a gravidade de qualquer regurgitação mitral residual (Figuras 22.39 e 22.40). Embora muitos pesquisadores enfatizem a importância de se fazer essa determinação com a pressão arterial sistólica normal, deve ser ressaltado que a pressão arterial sistólica não é o único fator que altera a gravidade aparente da regurgitação mitral. Embora a restituição da pressão arterial normal não garanta acurácia na avaliação da regurgitação que possa estar presente subsequentemente, deve ser enfatizado que a avaliação da regurgitação não deve ser feita em pacientes francamente hipotensos ou sem reposição hídrica adequada.

A avaliação de estenose mitral iatrogênica é realizada por meio de Doppler de onda contínua e pulsada. Tipicamente após correção da valva mitral, um gradiente médio de 2 a 4 mmHg estará presente por causa dos efeitos do estreitamento da prótese anular e redução essencial do comprimento total e volume de tecido valvar mitral. Gradientes transmitrais além de 5 ou 6 mmHg devem ser considerados como um possível indicador de estenose iatrogênica (Figura 22.32B). Deve ser enfatizado que a hemodinâmica intraoperatória pode ser enganadora, especialmente se o paciente estiver sob apoio inotrópico ou significativamente taquicárdico, o que pode aumentar os gradientes transmitrais acima do que se pode esperar em condições basais.

Além de avaliar a exequibilidade de correção em uma valva mitral nativa, a ecocardiografia transesofágica também pode ajudar na determinação da possibilidade de se realizar uma nova correção em pacientes já anteriormente submetidos a um procedimento na valva mitral. Se o insucesso da correção for devido a problemas com a integridade estrutural da própria valva mitral, é improvável que uma nova correção ofereça benefício durável. Por outro lado, se ele se deve a um problema técnico com a prótese anular valvar, um novo procedimento cirúrgico pode ser benéfico. As Figuras 22.41 e 22.42 foram registradas em um paciente previamente submetido à correção bem-sucedida da valva mitral para um folheto posterior solto e teve uma resposta sintomática excelente. Com três meses no pós-operatório, ele desenvolveu sintomas recorrentes e observou-se que ele tinha regurgitação mitral ao exame físico. Observe nas imagens basais que há deiscência da prótese anular do anel anatômico mitral lateral. Isso permitiu que o deslocamento apical e lateral dos músculos papilares interferisse na coaptação mitral normal e resultasse em regurgitação funcional significativa, como se pode ver na Figura 22.42A. Neste caso, a prótese anular mitral foi suspensa novamente, recriando a coaptação normal da valva (Figura 22.41B) e eliminando por completo a regurgitação mitral.

A ecocardiografia tridimensional combinada com imagem bidimensional com fluxo colorido imediatamente no pós-operatório na sala de cirurgia ou como parte da avaliação pós-operatória

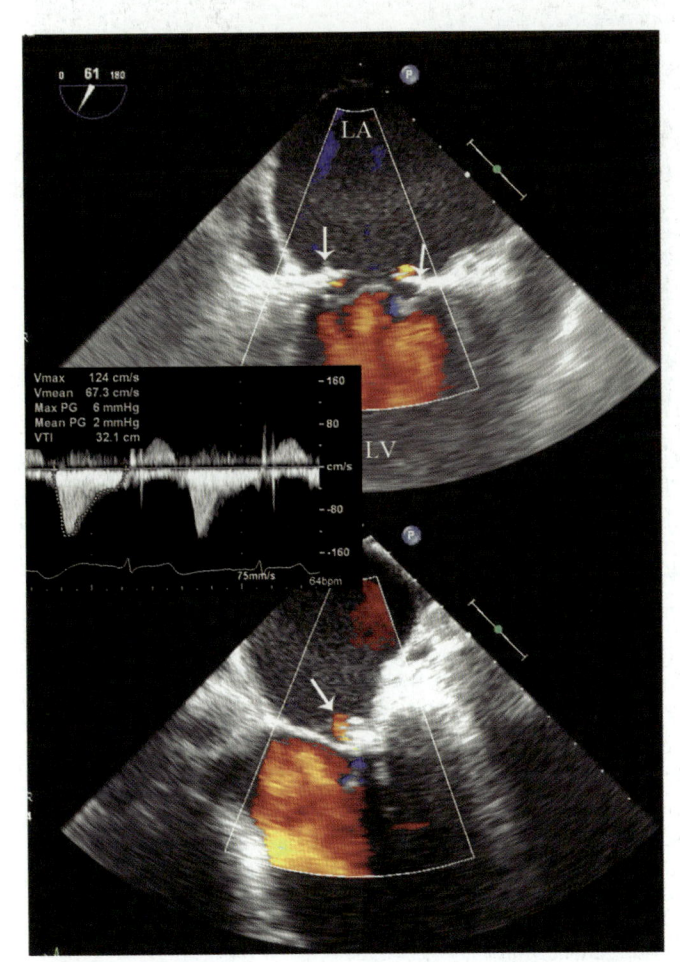

FIGURA 22.39 Ecocardiograma transesofágico registrado imediatamente após o implante de uma prótese anular mitral (*setas*) em um paciente com folheto posterior frouxo. Estas imagens são do mesmo paciente mostrado na Figura 22.28. No painel diastólico superior, observe a ausência de qualquer convergência de fluxo significativa, implicando fluxo transmitral sem restrição, e, no painel sistólico inferior, a presença de uma regurgitação mitral somente trivial imediatamente atrás dos folhetos mitrais fechados (*seta*). O detalhe Doppler confirma um gradiente transvalvar médio de 2 mmHg compatível com excelente resultado técnico. LA, átrio esquerdo; LV, ventrículo esquerdo. 🔲

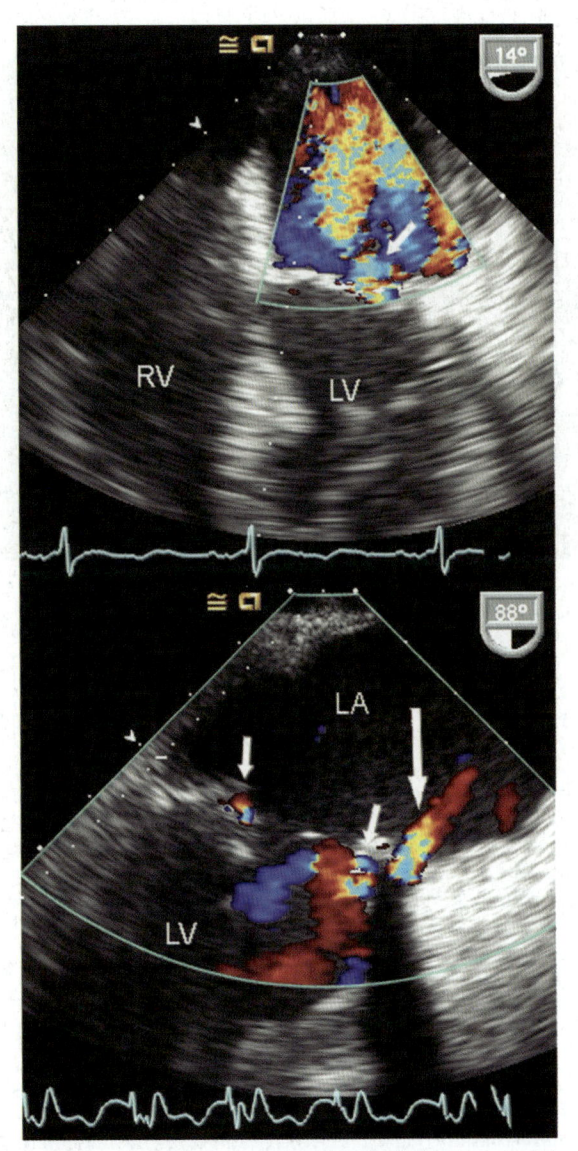

FIGURA 22.40 Ecocardiograma transesofágico intraoperatório registrado imediatamente após uma tentativa de correção de valva mitral mixomatosa com um anel de anuloplastia. Observe a regurgitação mitral residual significativa que obrigou o paciente a retornar à circulação extracorpórea para substituição da valva mitral (painel inferior). Observe, neste paciente com calcificação anular, o vazamento paravalvar residual pequeno ao redor da borda da prótese valvar mitral. LA, átrio esquerdo; LV, ventrículo esquerdo; RV, ventrículo direito. 🔲

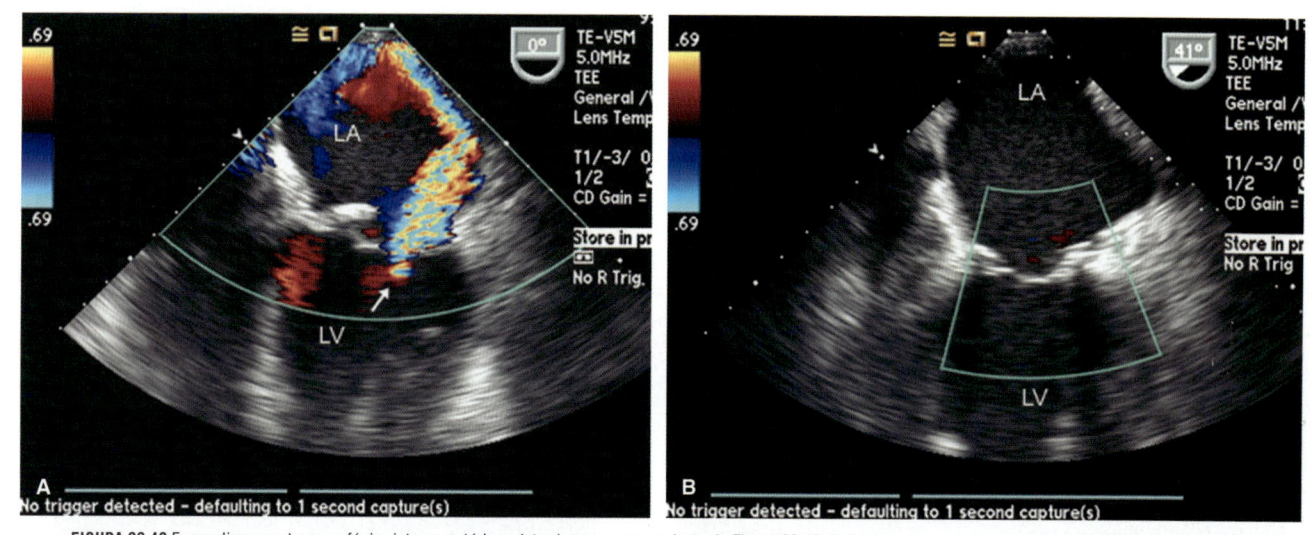

FIGURA 22.41 Ecocardiograma transesofágico registrado no plano horizontal em um paciente que tinha sido submetido à correção mitral com uma prótese anular. **A:** Observe a separação entre o anel mitral lateral e a prótese, compatível com deiscência. Isto acarretou grave regurgitação mitral funcional como se pode ver na Figura 22.32. **B:** Registrado depois de nova correção e mostra que a prótese agora foi fixada novamente ao anel anatômico com melhora da coaptação dos folhetos. Annulus, anel anatômico; LA, átrio esquerdo; LV, ventrículo esquerdo; Ring, prótese anular.

FIGURA 22.42 Ecocardiograma transesofágico intraoperatório registrado no mesmo paciente da Figura 22.41. **A:** Registrado antes da repetição da correção e mostra regurgitação mitral grave decorrente de deslocamento apical da valva mitral. Observe a localização da zona de convergência bem dentro da cavidade ventricular esquerda (*seta*). **B:** Registrado após a correção e confirma a ausência de regurgitação mitral residual. LA, átrio esquerdo; LV, ventrículo esquerdo.

para suspeita de complicações provou agregar valor na identificação de deiscência de anel mitral ou prótese mitral. Dependendo do tamanho da área de deiscência e sua localização, a imagem bidimensional rotineira é muitas vezes diagnóstica. Imagens tridimensionais reconstruídas ou (preferivelmente) em tempo real por uma abordagem transesofágica proporcionam uma incidência de alta resolução de toda a circunferência de uma prótese anular ou anel de sutura de uma prótese valvar e é um método acurado para localizar e quantificar áreas de deiscência (Figuras 22.43 a 22.45).

Há várias outras complicações da correção valvar mitral. Em pacientes com tecido valvar mitral redundante e um ventrículo esquerdo com contração normal ou hiperdinâmico, a colocação do anel mitral juntamente com a redução do volume ventricular esquerdo pode permitir a movimentação anterior sistólica do tecido valvar mitral residual para o interior da via de saída do ventrículo esquerdo (Figura 22.46). Graus leves de movimentação anterior sistólica não são incomuns, especialmente em pacientes sob terapia inotrópica. Se houver evidências de regurgitação mitral significativa ou obstrução da via de saída, em geral é necessária uma melhor avaliação. Esta síndrome pode resultar em uma obstrução dinâmica significativa na via de saída, mimetizando a

miocardiopatia hipertrófica. A regurgitação mitral pode também ser induzida como parte dessa síndrome (Figura 22.47). Se a obstrução na via de saída for significativa e não responder à reposição hídrica e à redução da terapia inotrópica (painéis inferiores, Figuras 22.46 e 22.47), pode ser necessária uma modificação da correção cirúrgica ou colocação de uma prótese valvar.

Embora a ecocardiografia transesofágica intraoperatória seja empregada na maioria dos pacientes submetidos à correção da valva mitral, ela também é usada em pacientes submetidos à substituição com uma prótese valvar. Em pacientes submetidos a nova substituição da valva mitral, para aqueles cuja indicação inicial de substituição é regurgitação paravalvar ou endocardite ou em pacientes com um anel mitral intensamente calcificado, a ecocardiografia transesofágica intraoperatória é muitas vezes usada para confirmar o "assentamento" adequado da prótese anular dentro do anel anatômico e para confirmar se não há regurgitação mitral paravalvar (Figuras 22.40 e 22.48).

Em muitas instituições, a substituição da valva mitral com uma prótese valvar é feita deixando-se o folheto posterior e respectivos músculo papilar e cordoalhas intactos. Isto protege contra remodelação adversa do ventrículo esquerdo, que pode ser vista se todo o aparelho for retirado. Uma complicação potencial

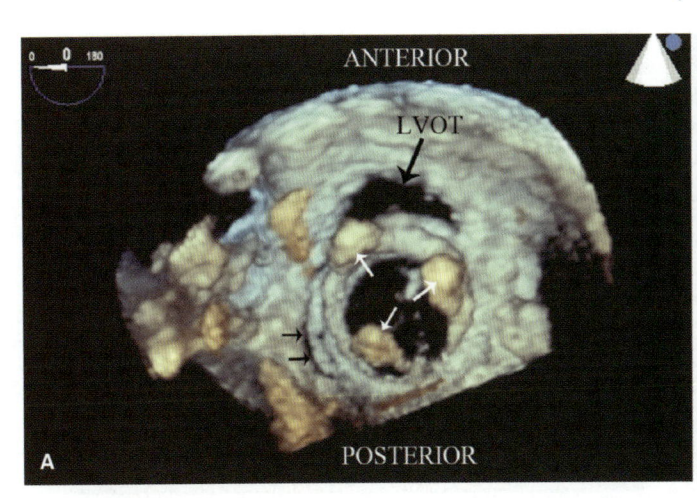 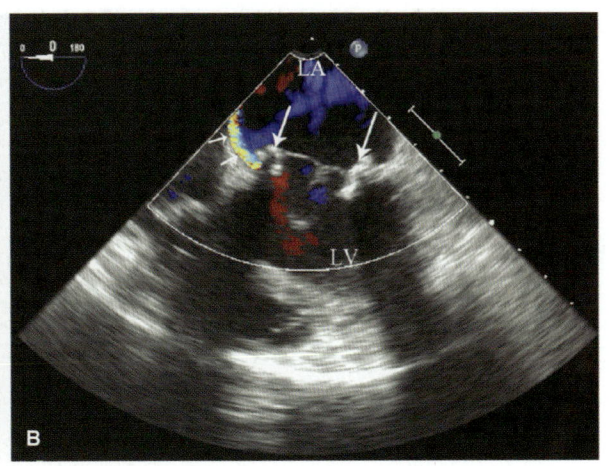

FIGURA 22.43 Ecocardiograma transesofágico tridimensional em tempo real registrado em um paciente após implante de uma bioprótese em *stent* na posição mitral. **A:** Registrado de uma perspectiva dentro do ventrículo esquerdo (olhando em direção ao átrio esquerdo). Observe os três pinos da bioprótese (*setas brancas*) e a pequena área de deiscência em formato de crescente do anel de sutura na sua face inferomedial (*setas pretas pequenas*). Observe também nesta incidência a via de saída ventricular esquerda (LVOT), que não deve ser confundida com uma área maior adicional de deiscência. **B:** Na imagem bidimensional com Doppler com fluxo colorido, observe o jato de regurgitação mitral paravalvar altamente excêntrico localizado medialmente (*setas pequenas*). As *setas maiores* mostram a borda externa do anel de sutura. LA, átrio esquerdo; LV, ventrículo esquerdo. ⬮

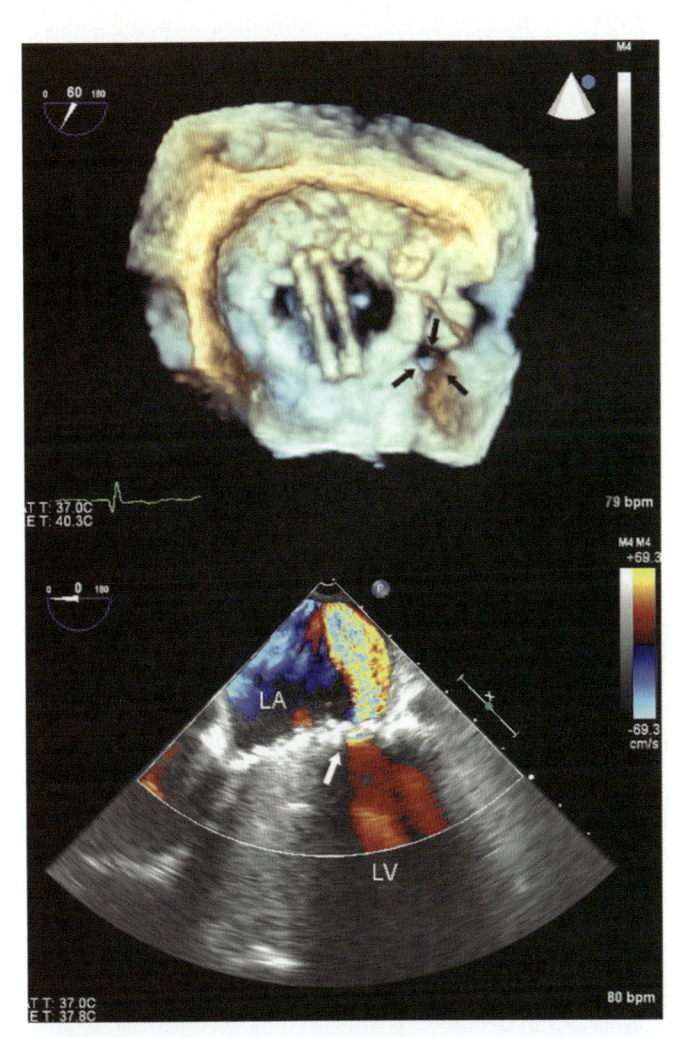 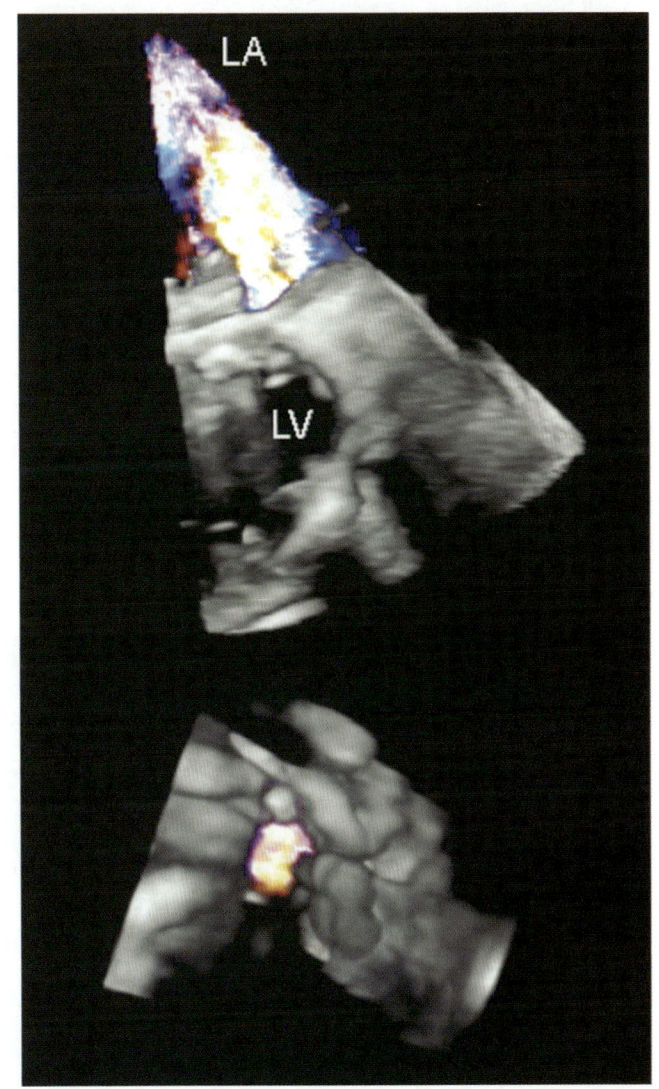

FIGURA 22.44 Imagem transesofágica tridimensional em tempo real registrada em um paciente após o implante de uma prótese mitral mecânica de dois folhetos. Esta imagem é registrada de uma perspectiva dentro do átrio esquerdo e rodada para se amoldar à imagem bidimensional. Observe a falta de assentamento do anel mitral na face lateral do anel de sutura (*setas*). LA, átrio esquerdo; LV, ventrículo esquerdo. ⬮

FIGURA 22.45 Imagem ecocardiográfica tridimensional/reconstruída com Doppler com fluxo colorido registrada no mesmo paciente mostrado na Figura 22.44. Observe a regurgitação mitral surgindo da face lateral do anel de sutura. O painel inferior é uma incidência de frente do real orifício regurgitante. LA, átrio esquerdo; LV, ventrículo esquerdo. ⬮

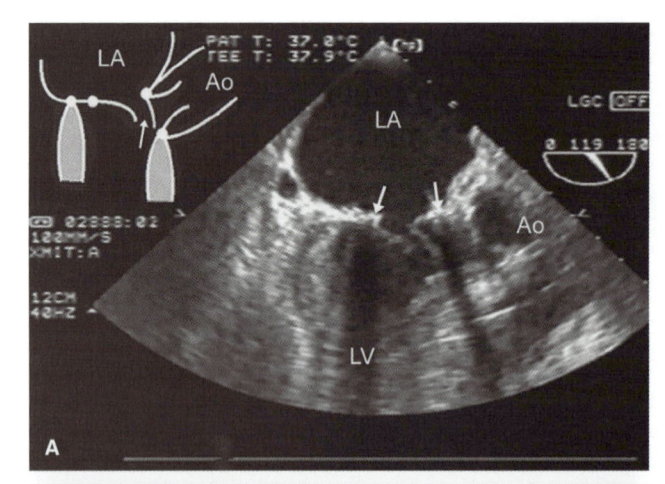

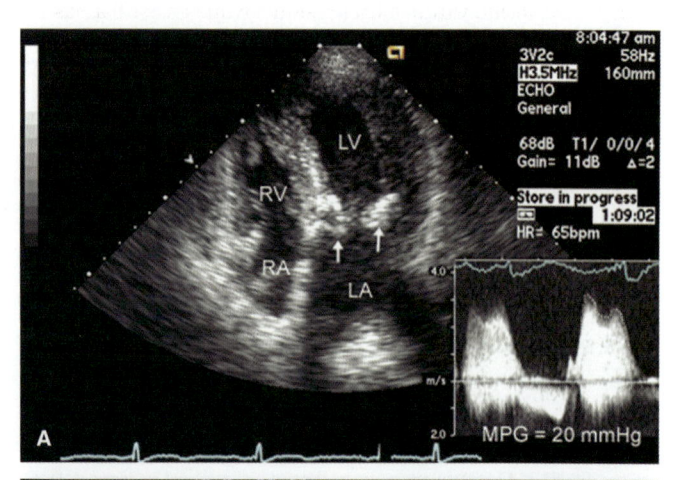

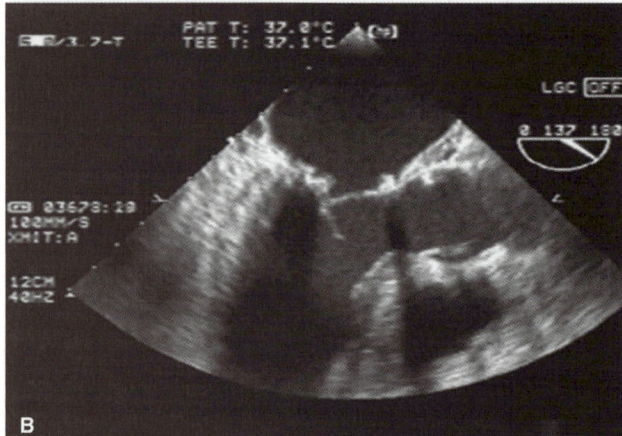

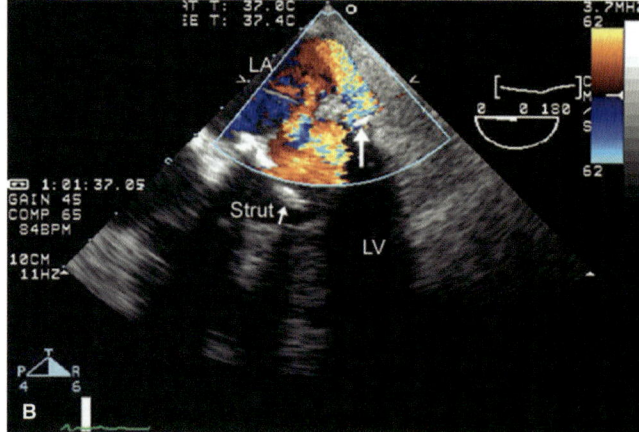

FIGURA 22.46 Ecocardiograma transesofágico intraoperatório registrado em um paciente depois de correção valvar mitral que desenvolveu movimentação anterior sistólica do folheto anterior valvar mitral associada à obstrução dinâmica da via de saída do ventrículo esquerdo e regurgitação mitral. **A:** Observe no momento da movimentação sistólica máxima do folheto no interior da via de saída que há uma separação dos folhetos mitrais (*setas*), criando um orifício de regurgitação (ver esquema). **B:** Imagem obtida depois da reposição hídrica e retirada dos agentes inotrópicos permite uma cavidade ventricular esquerda maior e acentuada redução da movimentação anterior sistólica da valva mitral. Ao, aorta; LA, átrio esquerdo; LV, ventrículo esquerdo. ◗

FIGURA 22.48 Ecocardiogramas pré e pós-operatório em um paciente com hipertrofia ventricular esquerda e intensa calcificação anular resultando em grave estenose mitral. **A:** Incidência apical de quatro câmaras no pré-operatório revela hipertrofia ventricular esquerda e acentuada calcificação do anel mitral (*setas*). Observe o significativo gradiente transmitral com um gradiente médio (MPG) de 20 mmHg (*detalhe*). **B:** Ecocardiograma transesofágico revelando regurgitação paravalvar mitral moderada a grave (*seta*) devido à ausência de assentamento completo da prótese anular no anel mitral anatômico calcificado. LA, átrio esquerdo; LV, ventrículo esquerdo. RA, átrio direito; RV, ventrículo direito; Strut, pino da prótese. ◗

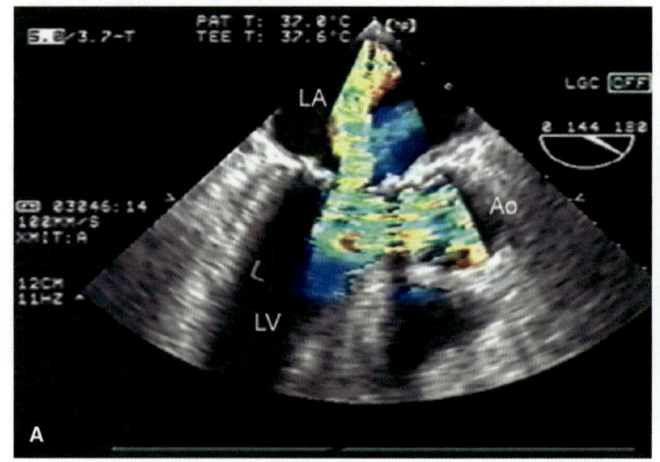

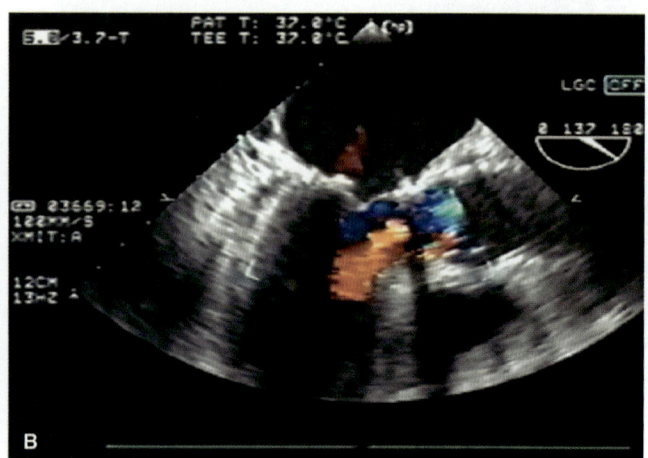

FIGURA 22.47 Ecocardiograma transesofágico com Doppler com fluxo colorido registrado no mesmo paciente apresentado na Figura 22.46. **A:** Observe a acentuada turbulência na via de saída do ventrículo esquerdo e regurgitação mitral que tem origem através do canal regurgitante observado no esquema na Figura 22.46. **B:** Imagem correspondente à da Figura 22.46 revela turbulência substancialmente menor na via de saída do ventrículo esquerdo e quase completa resolução da regurgitação mitral depois da reposição hídrica e retirada dos agentes inotrópicos. Ao, aorta; LA, átrio esquerdo; LV, ventrículo esquerdo. ◗

de se deixar tecido valvar mitral residual é que as cordoalhas retidas podem interromper a função de uma prótese de disco. Esta é uma complicação que deve ser rastreada no intraoperatório, mas infelizmente pode ser um desenvolvimento tardio em vez de uma complicação imediata no pós-operatório.

Correção da Valva Tricúspide

A maioria das considerações discutidas para a valva mitral se aplica em pacientes submetidos à anuloplastia da valva tricúspide ou substituição por uma prótese valvar. Há várias técnicas de anuloplastia tricúspide, inclusive colocação de uma prótese anular e menos frequentemente a anuloplastia de De Vega, na qual o anel anatômico tricúspide é essencialmente "espremido" com uma série de suturas ao redor de sua circunferência. Em todas elas, o procedimento tipicamente evita colocação de suturas ao longo da face do septo ventricular do anel tricúspide para evitar lesão ao sistema de condução. Assim, a anuloplastia visibilizada pode parecer incompleta (Figura 22.49). A maioria dos procedimentos de anuloplastia tricúspide é realizada para regurgitação

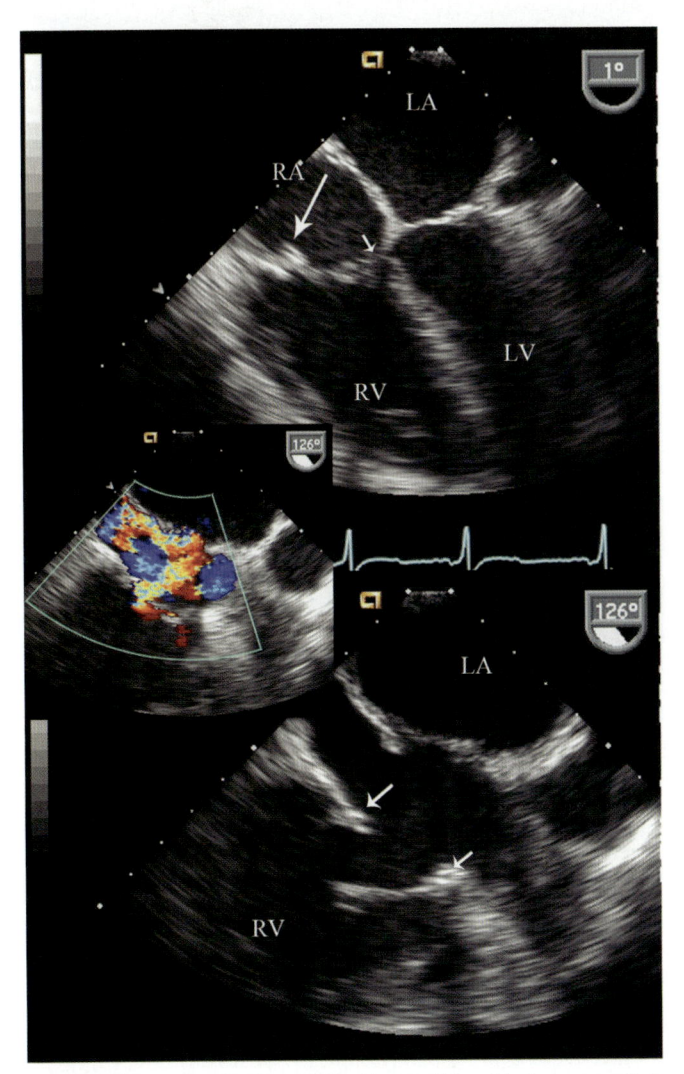

FIGURA 22.49 Ecocardiograma transesofágico intraoperatório registrado em um paciente após a colocação de uma prótese anular no anel tricúspide para regurgitação tricúspide funcional grave. Na incidência de 1º, observe a porção da prótese anular no anel anatômico lateral (*seta*) na ausência de qualquer material de prótese no septo ventricular. Na incidência de 126º, observe o aparecimento de uma prótese anular (*setas*) estreitando o anel anatômico tricúspide e, na imagem com Doppler com fluxo colorido, a regurgitação tricúspide residual significativa relacionada com distúrbios funcionais constantes do aparelho tricúspide e ventrículo direito. LA, átrio esquerdo; LV, ventrículo esquerdo; RA, átrio direito; RV, ventrículo direito.

tricúspide funcional que, dependendo da gravidade da disfunção ventricular direita básica, pode ser corrigida com sucesso variável. Graus maiores de regurgitação tricúspide residual mais frequentemente são observados após uma anuloplastia tricúspide do que após correção valvar mitral.

Papel da Ecocardiografia nos Procedimentos Valvares Aórticos

A ecocardiografia transesofágica tem um papel menor nos procedimentos valvares aórticos do que nos procedimentos valvares mitrais. Há vários casos nos quais ela proporciona agregação de informações clínicas, inclusive determinação da exequibilidade e avaliação do sucesso de correção valvar aórtica e determinação do tamanho do anel aórtico e aorta proximal para colocação de algumas das próteses biológicas mais recentes.

Ao considerar um paciente para substituição da valva aórtica, o tamanho da via de saída ventricular esquerda e o grau, se houver, de hipertrofia septal subvalvar têm influência direta na técnica cirúrgica. A necessidade de um procedimento de alargamento da via de saída ou miectomia concomitante aumenta a complexidade e risco de substituição da valva aórtica. Como parte da avaliação de um paciente para substituição da valva aórtica, é essencial avaliar a aorta ascendente proximal quanto à dilatação significativa e à necessidade de um procedimento concomitante na raiz aórtica.

A valva aórtica é menos passível de correção do que a valva mitral. A correção da valva aórtica vem sendo tentada há pelo menos três décadas e tem tido sucesso variável. Tipicamente, uma valva aórtica corrigível terá regurgitação decorrente de uma perfuração limitada ou prolapso da borda de uma cúspide. Se houver uma perfuração, um pequeno retalho pericárdico pode ser colocado com sucesso em muitos casos. Se houver uma má coaptação decorrente de prolapso de uma borda, isto muitas vezes pode ser abordado cirurgicamente pela ressecção de uma pequena cunha de tecido e colocação depois de suturas de sustentação nas comissuras proximais para encurtar efetivamente a linha de coaptação. Pacientes com regurgitação decorrente de destruição valvar acentuada secundária a endocardite, insuficiência aórtica coexistente com estenose aórtica ou fibrose avançada de um folheto bicúspide não são candidatos à correção. A Figura 22.50 foi registrada em um paciente com insuficiência aórtica para o qual a correção da valva aórtica foi realizada. Observe que há uma perfuração isolada passível de correção. O paciente apresentado na Figura 22.51 tem uma valva de três folhetos normais com um jato central de insuficiência aórtica decorrente de má coaptação relacionada com a dilatação aneurismática da aorta ascendente. Nesta situação, a substituição da raiz aórtica com restituição da geometria sinotubular normal permitiu a coaptação normal das cúspides e resolução da regurgitação aórtica.

Uma outra área na qual a exequibilidade da correção pode ser determinada pela ecocardiografia transesofágica está na insuficiência aórtica associada à dissecção aórtica tipo I. Na presença de dissecção aórtica, existem várias etiologias de insuficiência aórtica (Figura 22.52). A insuficiência aórtica decorrente de dilatação da junção sinotubular e a insuficiência aórtica devida à destruição da base da cúspide aórtica secundária a dissecção se propagando em direção ao anel muitas vezes podem ser corrigidas por um procedimento que poupa a valva. As Figuras 22.53 a 22.55 foram registradas em pacientes nos quais um procedimento que poupa a valva pôde ser realizado quando da correção da dissecção aórtica.

Uma área adicional na qual a ecocardiografia transesofágica é usada para tomada de decisão intraoperatória é na avaliação de pacientes para colocação de próteses biológicas mais recentes, inclusive homoenxertos criopreservados e próteses suínas sem pinos de sustentação (*stentless*). O homoenxerto humano inclui o anel anatômico, cúspides aórticas e aorta ascendente do doador que têm de ter tamanhos compatíveis com os do coração

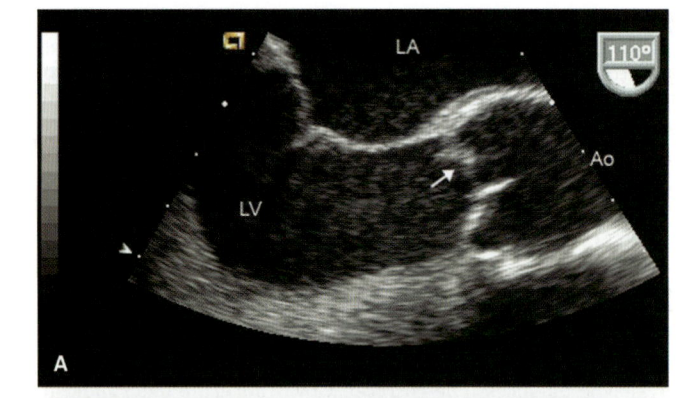

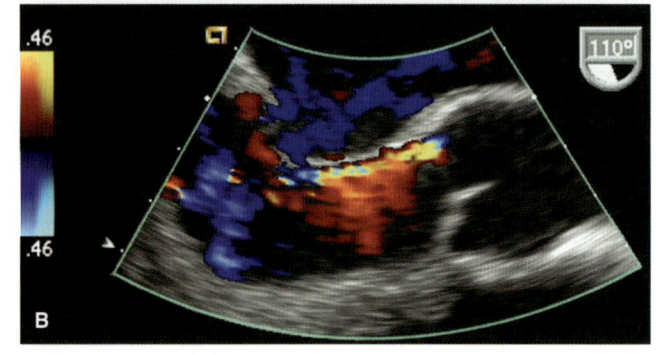

FIGURA 22.50 Ecocardiograma transesofágico registrado em uma incidência longitudinal em um paciente com uma pequena perfuração valvar aórtica decorrente de endocardite (curada quando deste ecocardiograma). Observe a área de espessamento focal sobre a cúspide não coronária (*seta*) e o jato de regurgitação aórtica tendo origem em uma perfuração na área da vegetação cicatrizada. A destruição limitada da cúspide conforme mostrada aqui constitui uma anatomia favorável para correção da valva aórtica. Ao, aorta; LA, átrio esquerdo; LV, ventrículo esquerdo. ◉

do receptor. Como há pouca oferta de homoenxertos valvares e uma vez descongelados não podem ser congelados novamente, é imperativo assegurar uma boa compatibilidade entre o homoenxerto valvar disponível e o paciente considerado. Isto tipicamente é feito com o ecocardiograma transesofágico pré-operatório.

Após o implante, é imperativo que o ecocardiografista avalie o amplo aspecto dessas novas valvas. Dependendo da técnica de implante, a valva pode ser indistinguível de uma valva nativa normal ou pode haver áreas substanciais de excesso de fluido e acúmulo de tecido quando a valva é implantada com uma técnica de inclusão. Nesta técnica, a bioprótese é implantada dentro da aorta do receptor, resultando em uma parede aórtica com densidade dupla circunferencialmente ou mais comumente localizada na área da cúspide não coronária. As Figuras 22.56 e 22.57 foram registradas em um paciente com insuficiência aórtica relacionada com endocardite que foi submetido ao implante de uma prótese suína sem pinos de sustentação (*stentless*). Observe a densidade dupla da parede aórtica na área da cúspide não coronária e a coleção de tecido mole e fluido entre as paredes aórticas do doador e do receptor, mimetizando um abscesso aórtico nas imagens pós-operatórias (Figura 22.57). Comumente, pode ser notado um pequeno vazamento paravalvar na anastomose do anel aórtico. Esses vazamentos sem importância geralmente cessam após a administração de protamina na sala de cirurgia (Figura 22.58). Há uma ampla faixa de aspectos imediatamente após a cirurgia. Tipicamente, 3 a 6 semanas após esse tipo de implante, o espaço livre entre a bioprótese e a aorta do receptor foi obliterado e o aspecto da parede alterou-se acentuadamente (Figura 22.59). A longo prazo, essas valvas podem ser quase indistinguíveis de uma valva aórtica nativa.

Uma complicação da substituição da valva aórtica, especialmente se for realizado um procedimento concomitante de miectomia ou aumento de anel, é a criação de um defeito no septo ventricular. Como o defeito pode ser pequeno e localizado embaixo

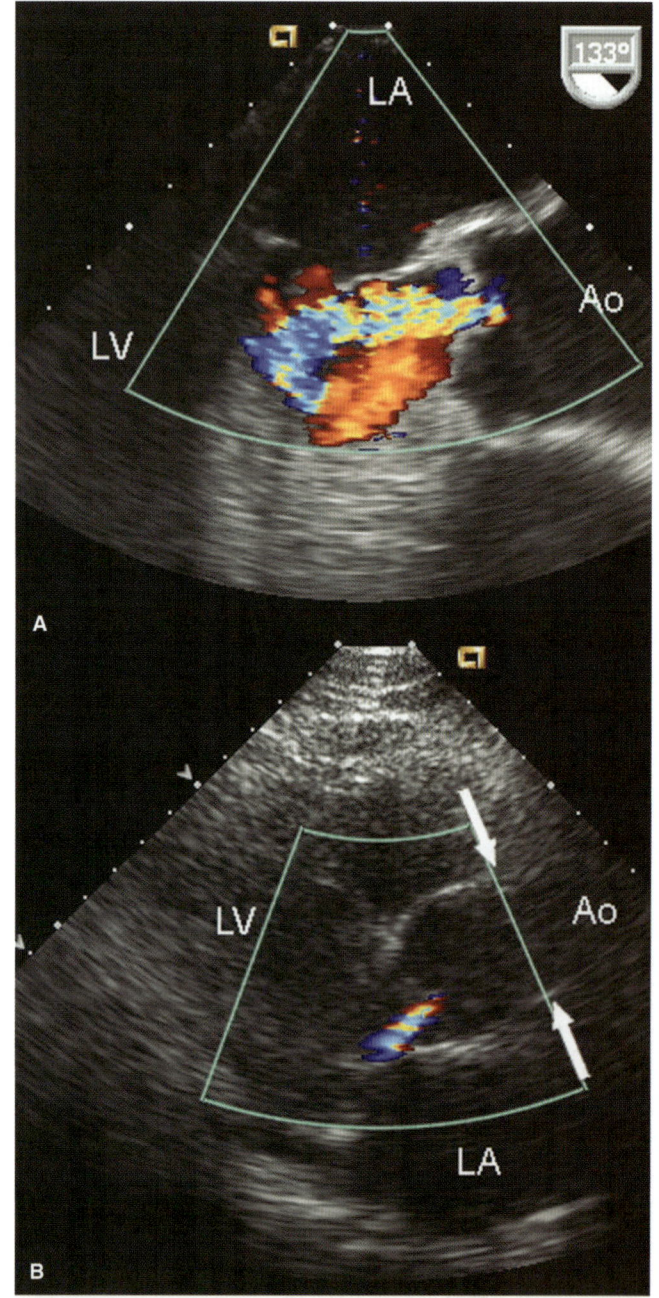

FIGURA 22.51 Ecocardiograma transesofágico pré-operatório registrado em um paciente com um aneurisma na aorta ascendente e insuficiência aórtica moderada. **A:** Incidência longitudinal registrada antes da substituição da aorta ascendente e revela insuficiência aórtica moderada relacionada com apagamento da junção sinotubular e má coaptação das cúspides aórticas. **B:** Registrado 3 anos após a colocação do enxerto. Observe a menor dimensão da junção sinotubular e aorta ascendente (*setas*) e somente uma insuficiência aórtica leve relacionada com a restituição da geometria aórtica mais normal. Ao, aorta; LA, átrio esquerdo; LV, ventrículo esquerdo. ◉

do anel de sutura, pode ser difícil para o cirurgião visualizá-lo diretamente. A ecocardiografia transesofágica pós-operatória tipicamente pode identificar acuradamente esse defeito e permitir que o cirurgião tome a decisão sobre a necessidade de retornar o paciente à derivação cardiopulmonar para maior correção (Figuras 22.60 e 22.61).

Uma complicação singular à miectomia cirúrgica é a criação de uma fístula coronária na área da miectomia (Figuras 22.62 e 22.63). Como consequência da retirada cirúrgica de músculo septal, uma artéria coronária intramural pode ser atingida e resultar em uma fístula na via de saída do ventrículo esquerdo. Isto não é notado quando do procedimento real porque o paciente

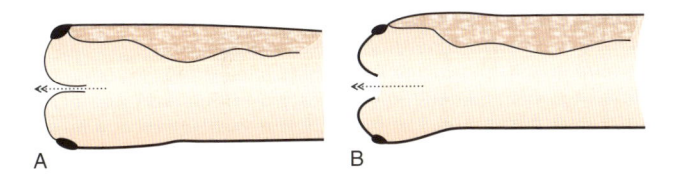
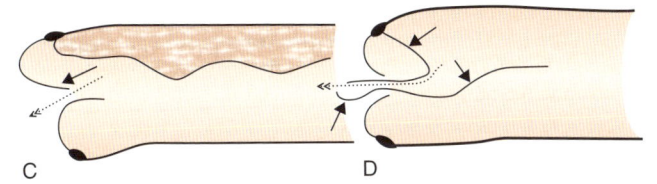

FIGURA 22.52 Múltiplos mecanismos podem ser responsáveis pela insuficiência aórtica na dissecção aórtica, inclusive apagamento ou dilatação da junção sinotubular acarretando má coaptação da valva aórtica **(A)**, dissecção aórtica na presença de doença valvar aórtica intrínseca **(B)**, destruição da inserção de uma cúspide aórtica **(C)** e prolapso da parte dissecada da íntima através da valva aórtica, a qual serve como um conduto para regurgitação aórtica **(D)**.

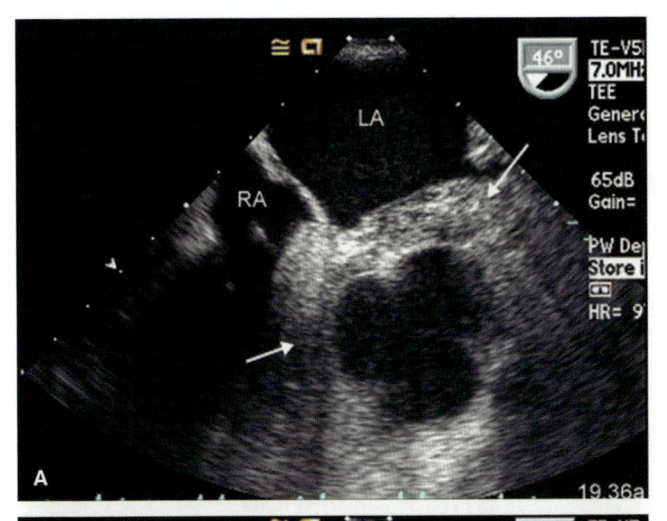

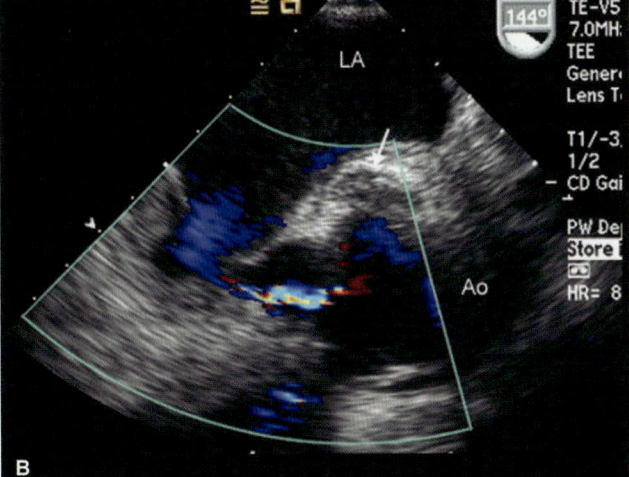

FIGURA 22.54 Ecocardiograma transesofágico pós-operatório registrado no mesmo paciente apresentado na Figura 22.53. A aorta ascendente foi substituída desde a junção sinotubular distalmente e foi realizada a remodelação cirúrgica dos seios esquerdo e não coronário. **A:** Observe as ecodensidades homogêneas (*setas*) ao redor da aorta que são resultado da correção cirúrgica. **B:** Imagem com Doppler de fluxo colorido obtida em uma incidência ortogonal revela somente discreta regurgitação aórtica residual (*seta*). Ao, aorta; LA, átrio esquerdo; RA, átrio direito.

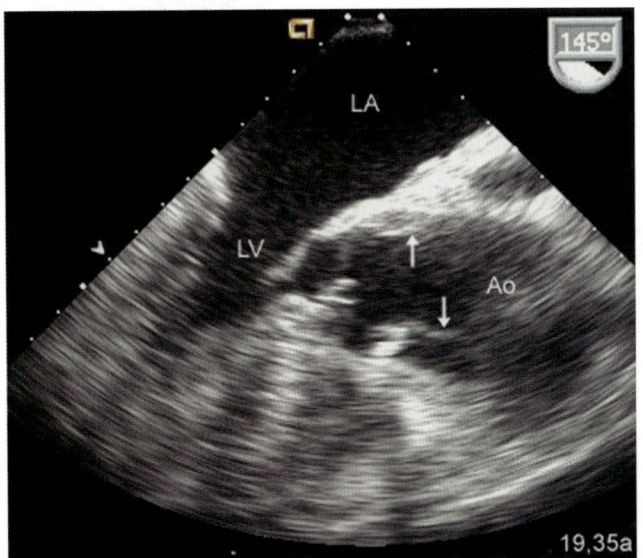

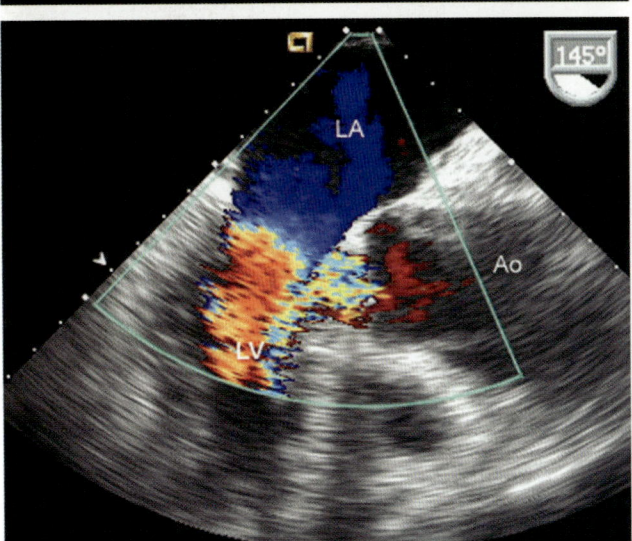

FIGURA 22.53 Ecocardiograma transesofágico registrado em um paciente com dissecção tipo A aguda. Observe a parte dissecada na aorta próxima (*setas*), cuja mobilidade é visível na imagem em tempo real. Grave regurgitação aórtica está presente e é secundária à destruição da anatomia aórtica normal em vez de à destruição das cúspides valvares aórticas. Ao, aorta; LA, átrio esquerdo; LV, ventrículo esquerdo.

está em derivação cardiopulmonar e o coração parado. Tal fístula raramente constitui uma preocupação clínica, mas já foi erroneamente considerada uma regurgitação aórtica paravalvar em pacientes nos quais substituição valvar aórtica concomitante foi realizada.

Uma complicação rara de substituição da valva aórtica, especialmente se complexa e associada a um procedimento de alargamento do anel ou miectomia, é o trauma acidental da valva mitral anterior proximal. Isto pode resultar em perfuração e regurgitação mitral. A Figura 22.64 foi obtida em um paciente com perfuração da valva mitral relacionada com um procedimento valvar aórtico complexo. O ecocardiograma transesofágico pós-operatório demonstra claramente um jato proximal de perfuração mitral, não observado no exame pré-operatório. Isto também é demonstrado nas imagens tridimensionais em tempo real que permitem a caracterização precisa do tamanho da perfuração.

Uma outra complicação rara da substituição da valva aórtica na estenose aórtica grave é o desenvolvimento de obstrução dinâmica da via de saída. Esta complicação é facilmente detectada pela ecocardiografia transesofágica intraoperatória. Há um subconjunto de pacientes, tipicamente mulheres e idosos, que têm estenose aórtica grave, hipertrofia ventricular esquerda acentuada e cavidade ventricular esquerda pequena. Depois do alívio

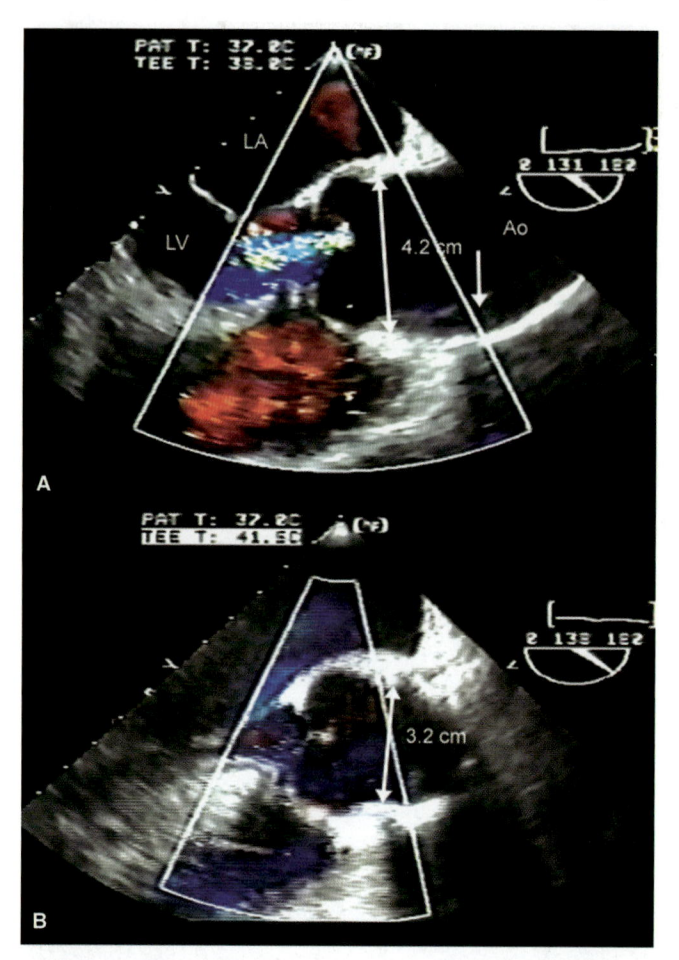

FIGURA 22.55 Ecocardiogramas transesofágicos no pré (**A**) e pós-operatório (**B**) registrados em uma incidência longitudinal em um paciente com dissecção do tipo A e insuficiência aórtica decorrente de apagamento da junção sinotubular. **A:** Observe a dilatação da junção sinotubular que mede 4,2 cm em comparação com uma dimensão anular de aproximadamente 2,8 cm. A falsa luz da dissecção está parcialmente trombosada neste nível (*seta*). Observe o jato central de regurgitação aórtica que se deve à coaptação incompleta das cúspides valvares aórticas. **B:** Registrado após a substituição da aorta ascendente por enxerto desde a junção sinotubular até o arco. Observe a junção sinotubular que agora mede 3,2 cm e a ausência de insuficiência aórtica residual. LA, átrio esquerdo; LV, ventrículo esquerdo. ⬤

da obstrução da pós-carga decorrente da estenose aórtica crítica, o ventrículo se torna hiperdinâmico e é desmascarado um padrão que mimetiza a miocardiopatia hipertrófica do idoso. Isto pode resultar em instabilidade hemodinâmica e hipotensão no período perioperatório. A ecocardiografia transesofágica pode identificar essa síndrome quando existem evidências de um ventrículo esquerdo hiperdinâmico e pequeno com obstrução dinâmica da via de saída, com ou sem regurgitação mitral secundária, após substituição da valva aórtica. Alguns pesquisadores sugerem que a combinação de uma cavidade pré-operatória pequena e com acentuada hipertrofia ventricular esquerda prevê com precisão o desenvolvimento dessa síndrome e que o procedimento cirúrgico deve incluir não somente substituição da valva aórtica, como também miectomia septal proximal.

Outras Aplicações

Há várias outras aplicações da ecocardiografia na sala de cirurgia, inclusive avaliação de aterosclerose aórtica e ajuda na colocação de cânulas e outros dispositivos. Ao se operar pacientes com cardiopatia ou vasculopatia aterosclerótica, não é incomum se deparar com quantidades razoáveis de aterosclerose aórtica. Essas áreas devem ser preferivelmente evitadas ao se colocar cânulas ou pinças transversais. A maioria dos cirurgiões confia na palpação da aorta para avaliar a presença de ateroma no local da colocação de cânulas ou dispositivos. Em muitos centros, imagens transesofágicas, ou menos comumente imagens epicárdicas diretas, são usadas para se avaliar o local e a extensão de ateromas antes de instrumentar a aorta naquele local (Figura 22.65).

Em raras ocasiões, a orientação com eco transesofágico é necessária para ajudar na colocação de cateteres, como no cateter de cardioplegia retrógrada. Como marcos radiográficos em geral são suficientes, é rara a necessidade de orientação por ultrassom para colocação de um balão intra-aórtico, embora possa ser ocasionalmente útil para se evitar áreas de acentuado ateroma. Há vários outros procedimentos para os quais é usada a orientação por eco transesofágico. Um deles é na colocação percutânea de um balão de oclusão ou dispositivo de perfusão na aorta. Em alguns centros, uma abordagem minimamente invasiva à derivação cardiopulmonar é usada em pacientes selecionados. Isso exige a colocação de um dispositivo de balão oclusivo e cânula de perfusão na aorta descendente proximal. A ecocardiografia transesofágica ocasionalmente é usada para assegurar colocação adequada e função desses dispositivos oclusivos.

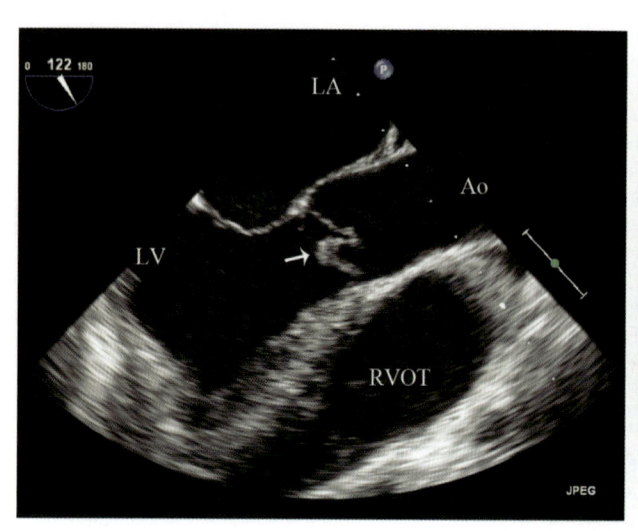
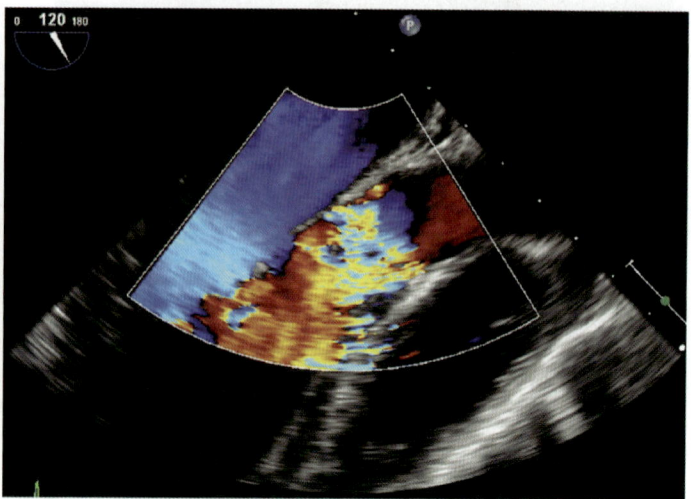

FIGURA 22.56 Ecocardiograma transesofágico pré-operatório registrado em um paciente jovem com endocardite valvar aórtica e grave insuficiência aórtica. Observe o contorno normal da aorta ascendente e a ausência de complicações como abscesso anular. Ao, aorta; LA, átrio esquerdo; LV, ventrículo esquerdo; RVOT, via de saída do ventrículo direito. ⬤

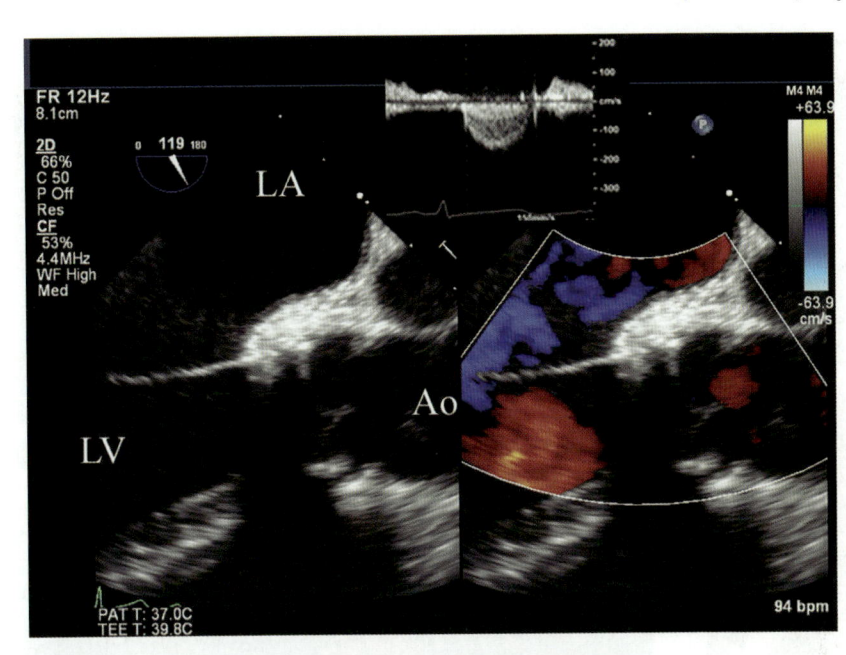

FIGURA 22.57 Ecocardiograma transesofágico intraoperatório registrado imediatamente depois da substituição da valva aórtica no paciente mostrado na Figura 22.56. Neste caso, uma prótese valvar aórtica sem pinos de sustentação (*stentless*) foi implantada. Observe a ecodensidade de 1 cm de espessura ao longo da parede posterior da aorta adjacente ao átrio esquerdo. Essa ecodensidade decorre da técnica cirúrgica e não representa hematoma patológico ou abscesso. Observe na imagem com Doppler espectral o gradiente máximo através da valva aórtica de 6 mmHg compatível com um resultado técnico excelente. Ao, aorta; LA, átrio esquerdo; LV, ventrículo esquerdo.

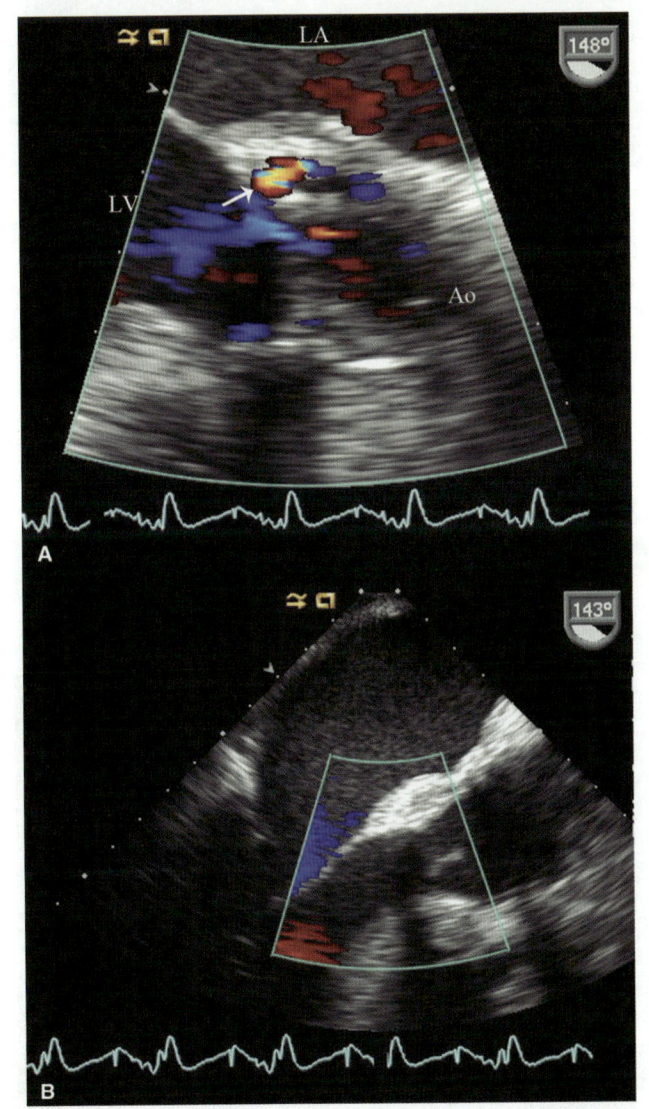

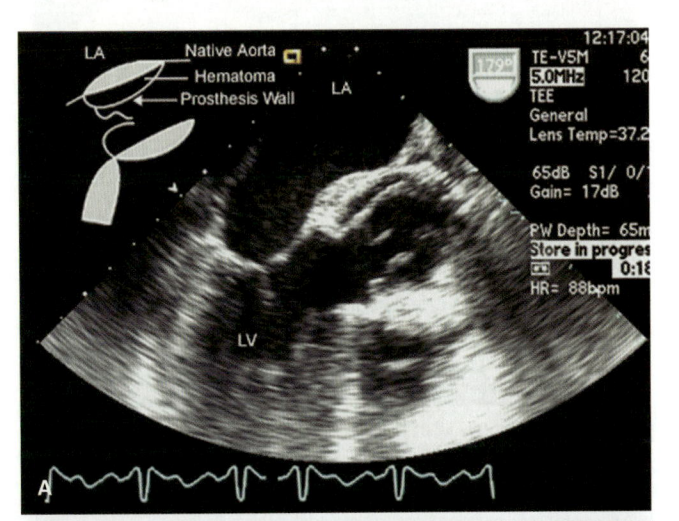

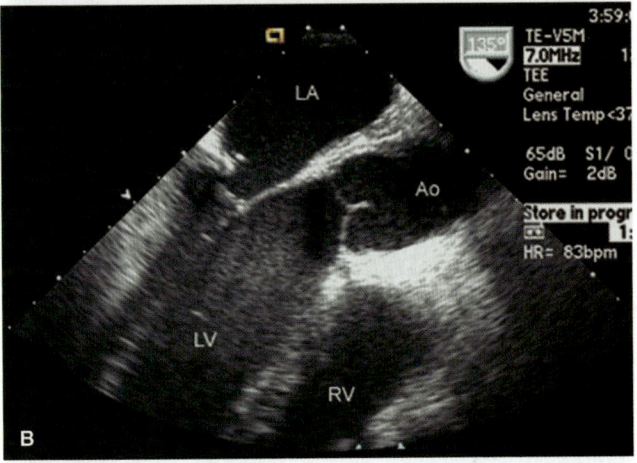

FIGURA 22.58 Ecocardiograma transesofágico intraoperatório registrado em um paciente imediatamente após a substituição valvar aórtica com bioprótese *stentless*. **A:** Registrada imediatamente após a interrupção da derivação cardiopulmonar e um pequeno vazamento paravalvar (*seta*) é notado na linha de sutura posterior entre a aorta nativa e a prótese valvar. **B:** Registrado 10 min mais tarde após terapia com protamina e revela resolução do pequeno vazamento paravalvar. Ao, aorta; LA, átrio esquerdo; LV, ventrículo esquerdo.

FIGURA 22.59 Ecocardiograma transesofágico registrado em um paciente depois da substituição valvar aórtica por uma prótese valvar aórtica sem pinos de sustentação (*stentless*) e uma técnica de "inclusão". **A:** Observe o espaço livre entre a parede da prótese (Prosthesis Wall) e a aorta nativa (Native Aorta) neste ecocardiograma intraoperatório. **B:** Com o passar do tempo, este espaço livre desaparece e haverá uma continuidade suave entre a prótese inclusa e a parede aórtica nativa conforme se pode ver no ecocardiograma transesofágico registrado 6 semanas mais tarde. Ao, aorta; LA, átrio esquerdo; LV, ventrículo esquerdo; RV, ventrículo direito.

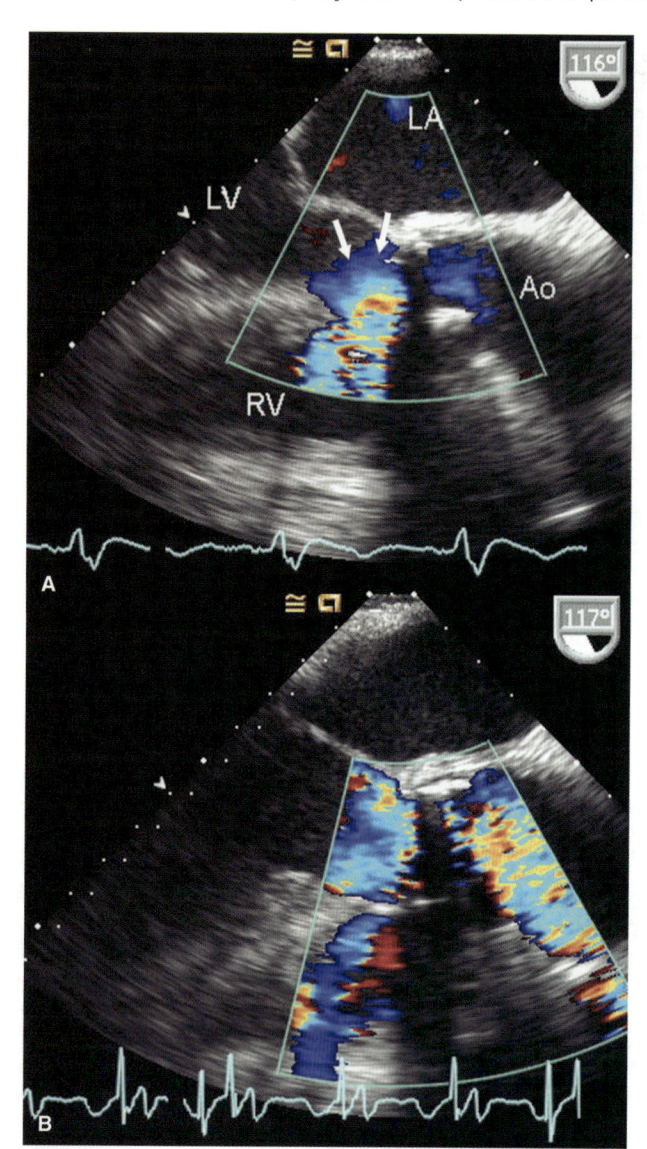

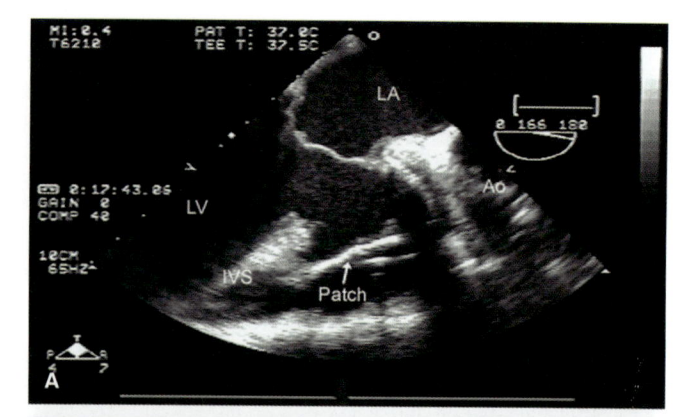

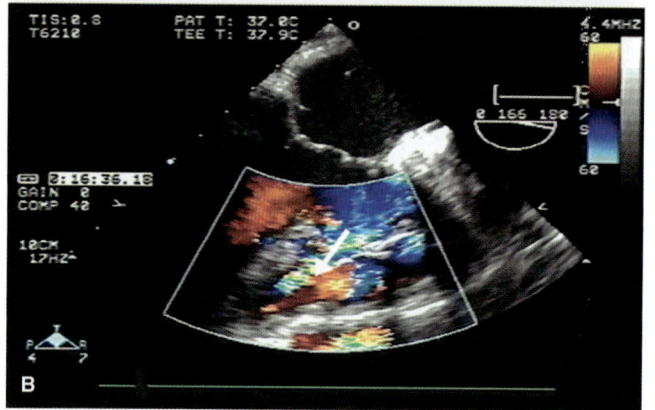

FIGURA 22.61 A: Ecocardiograma transesofágico intraoperatório registrado em um paciente depois de substituição complexa da valva aórtica por causa de uma via de saída ventricular esquerda estreita e anel aórtico pequeno. O procedimento cirúrgico consistiu em uma miectomia e enxerto de um retalho (procedimento de Kono) para alargamento da via de saída do ventrículo esquerdo. **B:** Neste ecocardiograma no período pós-operatório imediato, observe o jato de alta velocidade logo abaixo da prótese valvar compatível com um defeito septal ventricular na margem do retalho (*seta*). Ao, aorta; IVS, septo interventricular; LA, átrio esquerdo; LV, ventrículo esquerdo; Patch, retalho.

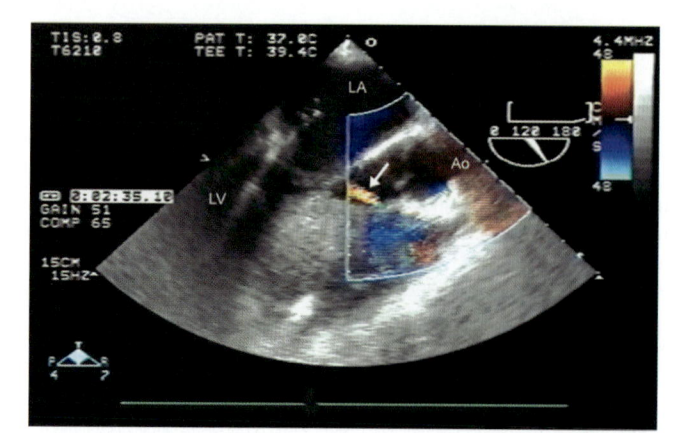

FIGURA 22.60 Ecocardiograma transesofágico intraoperatório registrado em um paciente após substituição da valva aórtica e miectomia septal. **A:** Registrado imediatamente após o procedimento e revela um defeito septal ventricular logo abaixo do nível da prótese valvar. **B:** O paciente foi retornado à bomba para correção do defeito septal ventricular, após o que foi feito um registro confirmando ausência de derivação residual. Ao, aorta; LA, átrio esquerdo; LV, ventrículo esquerdo; RV, ventrículo direito.

FIGURA 22.62 Ecocardiograma transesofágico registrado na incidência longitudinal em um paciente após miectomia para miocardiopatia hipertrófica. Imediatamente abaixo da valva aórtica, observe o sinal diastólico do fluxo Doppler se originando dentro do miocárdio e se projetando no interior da via de saída do ventrículo esquerdo (*seta*). Isto representa uma pequena fístula coronária que é resultado da secção de um vaso sanguíneo intramiocárdico quando da realização da miectomia. Ao, aorta; LA, átrio esquerdo; LV, ventrículo esquerdo.

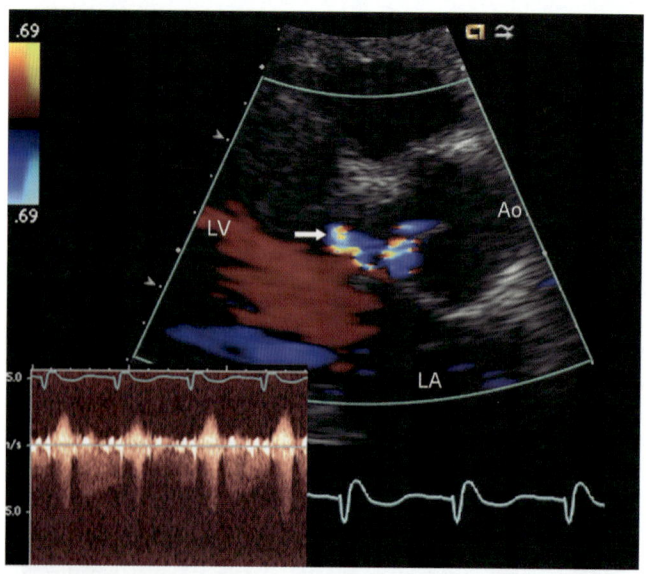

FIGURA 22.63 Incidência paraesternal de eixo longo com Doppler com fluxo colorido registrado de 6 semanas após a miectomia para miocardiopatia hipertrófica. Observe o sinal de fluxo colorido se originando aproximadamente 1 cm abaixo do anel aórtico que, confirmado pelo Doppler espectral, é predominantemente diastólico. Isto representa fluxo de uma fístula coronária intramiocárdica pequena relacionada com a miectomia. Ao, aorta; LA, átrio esquerdo; LV, ventrículo esquerdo.

Outras Complicações Intraoperatórias da Cirurgia Cardíaca

O ecocardiografista envolvido na avaliação intraoperatória deve estar ciente da ampla faixa de complicações cardíacas que podem ocorrer no momento da cirurgia cardiovascular (Quadro 22.4). Uma consideração após cirurgia cardíaca é a presença e localização de qualquer ar residual intracardíaco. Alvos pequenos de contraste indicativos de pequenas bolhas (de tamanho e características similares às vistas durante injeção de contraste intravenoso) não são incomuns após qualquer procedimento cardíaco. O ar intracardíaco tipicamente pode ter um de três aspectos. Deve ser lembrado que o ar é um intenso refletor de eco, e uma bolsa significativa de ar irá resultar em sombreamento acústico e reverberação. Como tal, o aspecto do ar pode ser o de uma única linha brilhante com sombreamento atrás. Também deve ser ressaltado que o ar flutua até a superfície da corrente sanguínea e, como tal, um acúmulo de ar livre seria de se esperar nos locais mais anteriores (presumindo a posição supina do paciente). Os locais mais comuns de se encontrar bolsas significativas de ar residual são o apêndice atrial esquerdo, veias pulmonares (Figuras 22.66 e 22.67) e ao longo do septo atrial (Figura 22.68). Se intracavitário, este tipo de eco normalmente representa uma quantidade variável mas clinicamente relevante de ar intracardíaco que deve ser identificado e tratado antes de o paciente deixar a circulação extracorpórea. Muitas vezes a bolsa de ar visibilizada pode estar presa entre duas estruturas cardíacas (intercardíacas), como a aorta e a parede atrial esquerda, ao contrário de estar contida dentro de uma câmara cardíaca (intracardíaca). Pode não ser possível fazer a distinção entre ar extracardíaco e ar verdadeiramente intracavitário. Se não estiver em uma posição anterior e não migrar com a movimentação física, mais provavelmente é não cavitário e de pouca relevância clínica.

Um segundo aspecto do ar intracardíaco é o de um êmbolo aéreo no miocárdio. Isto tipicamente irá se apresentar como uma área branca brilhante no miocárdio ventricular, como seria esperado durante ecocardiografia da perfusão miocárdica (Figura 22.69). Normalmente, isso resulta em fluxo sanguíneo miocárdico reduzido naquela área, e a região miocárdica não só tem uma ecodensidade anormal como frequentemente disfunção sistólica também. Um fenômeno relacionado é a embolia aérea em uma artéria coronária com interrupção de fluxo, resultando em uma anormalidade na movimentação parietal, mas não acúmulo difuso de ar no miocárdio. Isto é geralmente identificado por uma anormalidade na movimentação parietal, correspondendo a uma distribuição coronária, mas sem evidência de ar no miocárdio. Obviamente, este tipo de aspecto pode ser devido a qualquer outro fator que acarrete interrupção do fluxo sanguíneo coronário.

O ar intracardíaco também pode estar presente como pequenas bolsas de ar presas dentro de trabéculas no ápice ventricular esquerdo ou ventricular direito. Isto será visto quase que exclusivamente depois de procedimentos valvares nos quais a cavidade do ventrículo esquerdo foi esvaziada e exposta ao ar. Tipicamente, se houver ar nesse local, a movimentação física do coração naquela área pelo cirurgião pode deslocar pelo menos parte dele e confirmar sua natureza como sendo ar preso nas trabéculas e não sendo na verdade intramiocárdico.

Outras complicações cardíacas que podem ser rastreadas pela ecocardiografia transesofágica intraoperatória incluem o desenvolvimento ou agravamento de disfunção sistólica ventricular esquerda ou ventricular direita. Como o ventrículo direito é mais exposto e menos bem preservado pela solução de cardioplegia, certo grau de disfunção ventricular direita é comum após procedimentos cardíacos. A gravidade e a probabilidade de disfunção ventricular direita são diretamente relacionadas com a complexidade e duração do procedimento. Às vezes, graus cli-

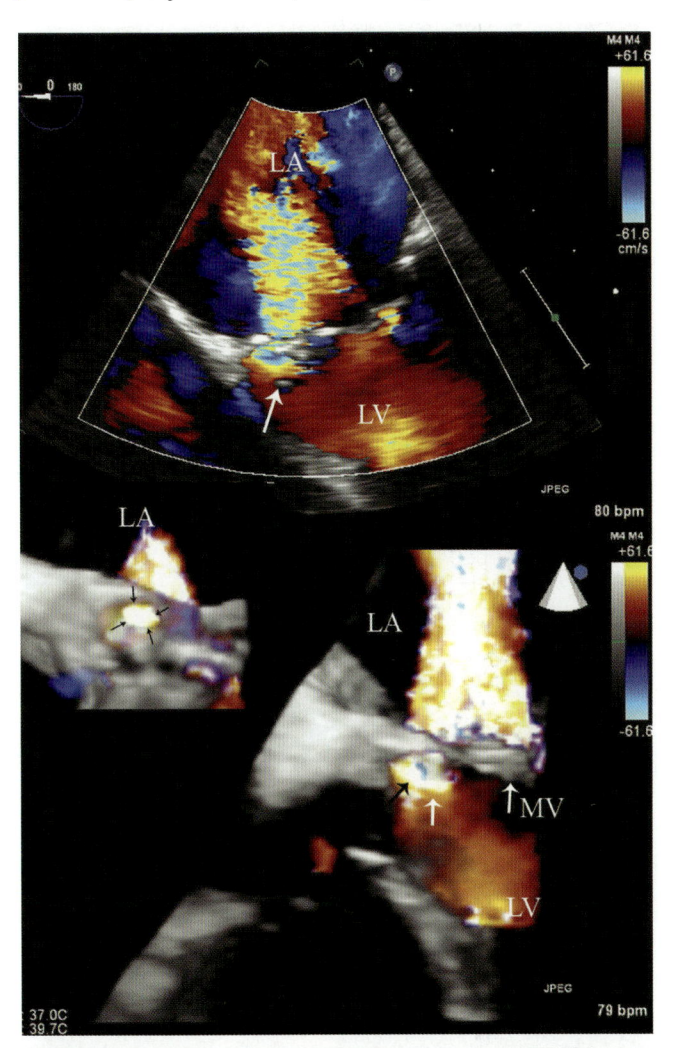

FIGURA 22.64 Ecocardiograma transesofágico registrado em um paciente depois de um procedimento complexo de estenose aórtica calcificada grave com um anel aórtico pequeno e acentuada hipertrofia septal proximal. O procedimento necessitou de uma miectomia e um procedimento para aumentar o anel. O ecocardiograma pós-operatório revelou regurgitação mitral moderada que, na imagem bidimensional de rotina, tem origem na base do folheto anterior (*seta*). A imagem tridimensional maior confirma a localização desse jato como sendo em uma perfuração do folheto anterior proximal (*setas*). O detalhe menor é uma incidência de frente da imagem com Doppler com fluxo colorido na qual a própria dimensão da perfuração pode ser notada (*setas pretas*). LA, átrio esquerdo; LV, ventrículo esquerdo; MV, valva mitral. ✿

nicamente relevantes de disfunção ventricular direita que podem interferir no débito cardíaco geral são encontrados. A disfunção ventricular direita do coração transplantado é uma complicação preocupante, pois esses pacientes frequentemente têm um certo grau de hipertensão pulmonar que exacerba a disfunção ventricular direita que ocorre em decorrência do procedimento de transplante. A ecocardiografia transesofágica intraoperatória é extremamente útil na detecção e acompanhamento da evolução dessa complicação. A Figura 22.70 foi registrada em um paciente no qual a função ventricular direita pré-operatória era normal, mas, depois de um longo procedimento cirúrgico, o ventrículo direito estava dilatado e hipocinético. A disfunção ventricular direita neste quadro pode ser temporária e vários graus de recuperação são comuns. Uma complicação secundária que pode ser vista em pacientes que desenvolvem disfunção ventricular direita é a abertura de um FOP que resulta em derivação de sangue da direita para a esquerda e hipoxia sistêmica. Esta síndrome pode acarretar dificuldade em desmame do suporte ventilatório e às vezes necessitar de fechamento cirúrgico ou percutâneo. Esta

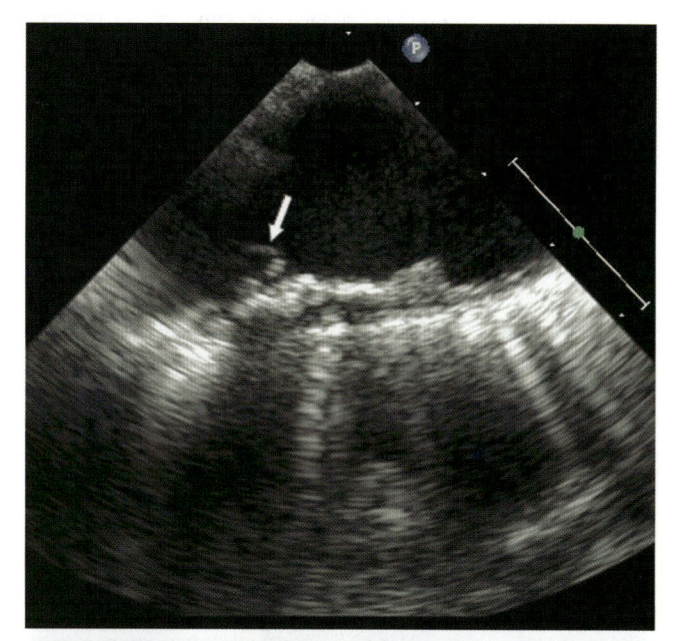

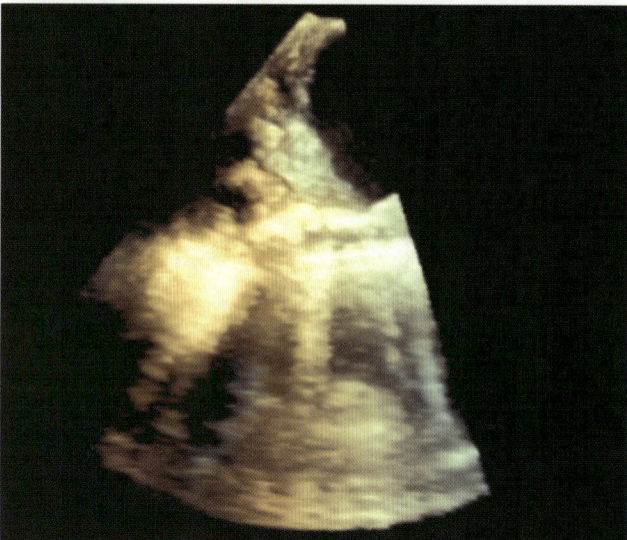

FIGURA 22.65 Ecocardiograma transesofágico registrado em um paciente sendo avaliado para cirurgia de revascularização coronária e correção da valva mitral. Observe o ateroma através de todo o arco da aorta, que provavelmente iria complicar a colocação da cânula neste local. A mobilidade e a complexidade do ateroma são mais bem notadas nas imagens no vídeo e imagem tridimensional em tempo real. ⬭

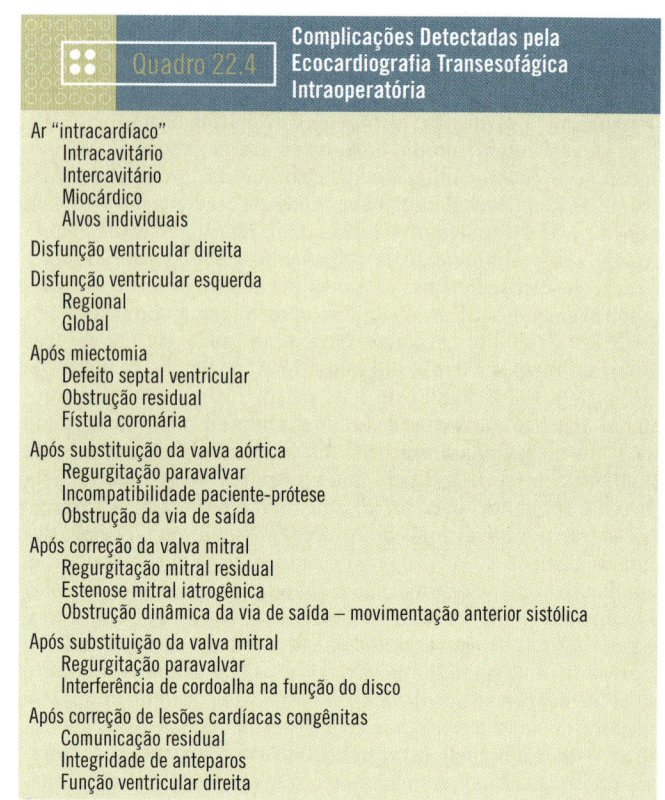

Quadro 22.4   **Complicações Detectadas pela Ecocardiografia Transesofágica Intraoperatória**

Ar "intracardíaco"
   Intracavitário
   Intercavitário
   Miocárdico
   Alvos individuais
Disfunção ventricular direita
Disfunção ventricular esquerda
   Regional
   Global
Após miectomia
   Defeito septal ventricular
   Obstrução residual
   Fístula coronária
Após substituição da valva aórtica
   Regurgitação paravalvar
   Incompatibilidade paciente-prótese
   Obstrução da via de saída
Após correção da valva mitral
   Regurgitação mitral residual
   Estenose mitral iatrogênica
   Obstrução dinâmica da via de saída – movimentação anterior sistólica
Após substituição da valva mitral
   Regurgitação paravalvar
   Interferência de cordoalha na função do disco
Após correção de lesões cardíacas congênitas
   Comunicação residual
   Integridade de anteparos
   Função ventricular direita

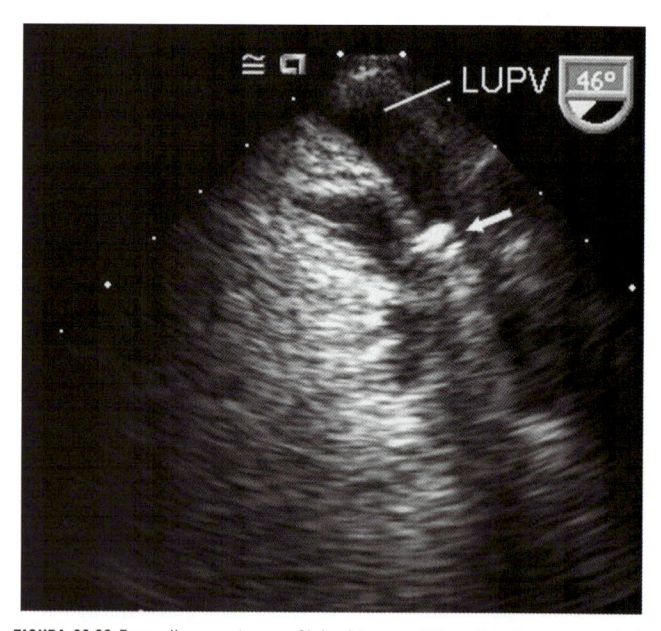

FIGURA 22.66 Ecocardiograma transesofágico intraoperatório registrado em um paciente imediatamente após a correção da valva mitral. Observe o eco brilhante e oscilante dentro da veia pulmonar superior esquerda (LUPV) decorrente de ar retido. ⬭

complicação pode ser rastreada tanto na sala de cirurgia quanto no período perioperatório na unidade de tratamento intensivo com contraste salino.

A função ventricular esquerda deve ser reavaliada imediatamente após procedimentos cardíacos. A disfunção sistólica pode ocorrer regionalmente, onde se presume ser decorrente da interrupção de fluxo a um determinado território arterial coronário, ou globalmente, que pode ter várias etiologias. A Figura 22.71 foi registrada em um paciente depois de procedimento cirúrgico cardíaco no qual a disfunção global ventricular direita e esquerda foi observada imediatamente no pós-operatório. Quando é observada uma anormalidade regional, correspondendo a uma circulação coronária bem definida, é claramente necessária uma inspeção visual direta da integridade de enxertos para se assegurar de que não há dobras ou outras alterações anatômicas (Figura 22.72).

Uma complicação intraoperatória final que deve ser considerada é aquela de dissecção aórtica iatrogênica. Esta tipicamente

ocorre no local de uma canulação aórtica. Como parte da avaliação pós-operatória, a aorta ascendente, o arco e a aorta torácica descendente devem ser rastreados quanto à integridade da parede e para se assegurar de que não haja evidências de dissecção iatrogênica. A dissecção iatrogênica pode ser limitada e clinicamente silenciosa, mas às vezes pode resultar em má perfusão de órgão importante com débito urinário inadequado ou isquemia intestinal ou de membro. A Figura 22.73 foi registrada em um paciente após uma correção não complicada de valva mitral e cirurgia de enxerto arterial coronário. Durante o curso do proce-

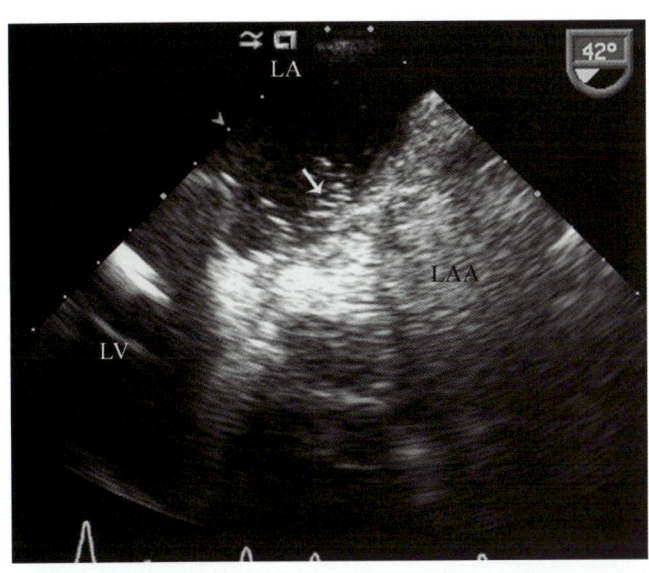

FIGURA 22.67 Eco tridimensional registrado em um paciente após cirurgia de valva mitral. Observe o ar na área do apêndice atrial esquerdo, parte do qual está sendo expresso dentro do corpo do átrio esquerdo. Na imagem em tempo real, observe a movimentação errática na área do apêndice atrial esquerdo que é resultado da manipulação pelo cirurgião em um esforço de expulsar todo o ar remanescente. LA, átrio esquerdo; LAA, apêndice atrial esquerdo; LV, ventrículo esquerdo.

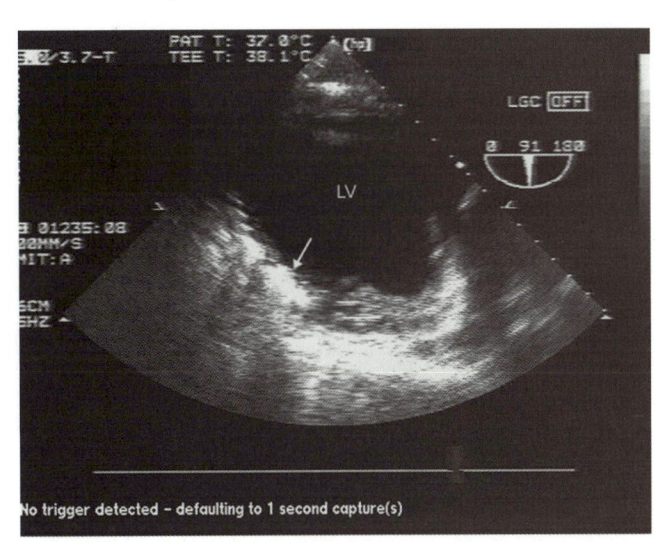

FIGURA 22.69 Ecocardiograma transesofágico intraoperatório registrado na incidência longitudinal da porção média do esôfago. Este paciente havia sido submetido à cirurgia de revascularização e colocação de uma prótese anular mitral. Observe os ecos brilhantes oscilantes que aparecem na parede do miocárdio (*seta*). Pode ser difícil determinar se este ar é verdadeiramente miocárdico ou se está preso nas trabéculas apicais. LV, ventrículo esquerdo.

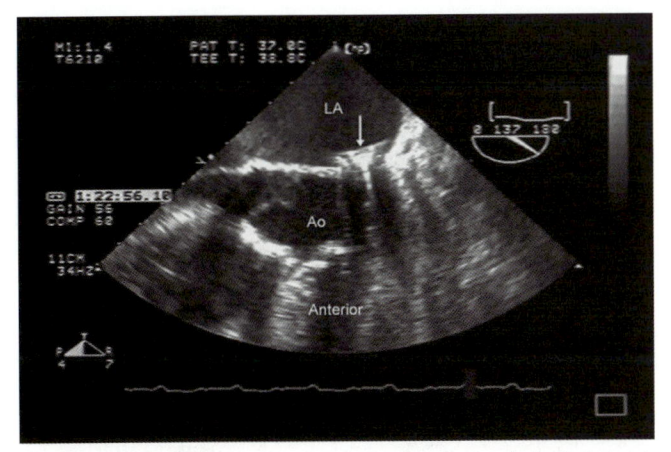

FIGURA 22.68 Ecocardiograma transesofágico intraoperatório registrado depois de cirurgia valvar mitral. Nesta incidência longitudinal, observe a "bolsa" de ar bem demarcada (*seta*) no átrio esquerdo provocando um sombreamento distal. Observe também o artefato de um lobo lateral se originando do alvo principal. Na imagem em tempo real, observe a natureza oscilatória deste sinal, confirmando que é uma bolsa de ar. Neste caso, a bolsa de ar está localizada anteriormente, o que seria a área antecipada de ar livre intracavitário. Ao, aorta; LA, átrio esquerdo.

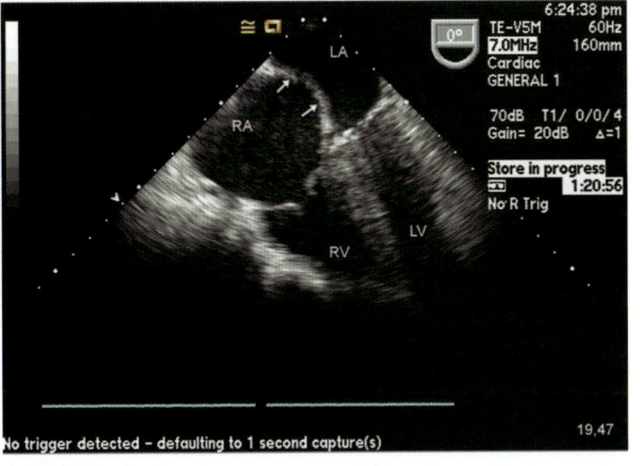

FIGURA 22.70 Ecocardiograma transesofágico intraoperatório registrado em um paciente após substituição da valva aórtica e cirurgia de revascularização que apresentou dificuldade de desmame da derivação cardiopulmonar. Observe o ventrículo esquerdo pequeno e não preenchido e o ventrículo direito e átrio direito acentuadamente dilatados devido à disfunção ventricular direita grave. Observe também o abaulamento persistente do septo atrial em direção ao átrio esquerdo (*setas*), indicando pressões atriais esquerdas acentuadamente elevadas. LA, átrio esquerdo; LV, ventrículo esquerdo; RA, átrio direito; RV, ventrículo direito.

dimento cirúrgico, o paciente se tornou progressivamente oligúrico, e a ecocardiografia transesofágica pós-operatória mostrou uma nova dissecção aórtica se estendendo desde o arco até além da junção gastresofágica.

Monitoramento Intraoperatório de Procedimentos Não Cardíacos

A ecocardiografia transesofágica às vezes é usada para monitorar a função cardíaca durante procedimentos não cardíacos. Tipicamente, isto tem se restringido a pacientes de alto risco ou submetidos a procedimentos de alto risco como transplante de fígado ou grandes procedimentos vasculares. O monitoramento ecocardiográfico é mais frequentemente usado na determinação da função sistólica do ventrículo esquerdo e condições hídricas. Deve ser enfatizado que, em pacientes com hipertensão significativa e cardiopatia orgânica coexistente, o cateterismo cardíaco direito pode não proporcionar uma avaliação acurada da verdadeira pré-carga ventricular. Por causa da hipertrofia ventricular esquerda e disfunção diastólica, as pressões de enchimento do ventrículo esquerdo medidas pelo cateterismo direito são altas; entretanto, o ventrículo em si é pequeno e não está completamente cheio, resultando em volume de ejeção diminuído, hipotensão e má perfusão. O reconhecimento desse padrão de ventrículo pequeno e não totalmente preenchido na presença de hipotensão com pressão de enchimento elevada pelo cateterismo direito permite a instituição de terapia de reposição hídrica apropriada em

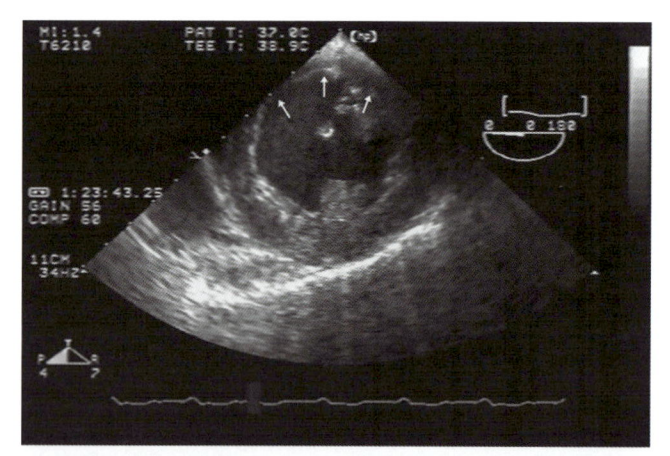

FIGURA 22.71 Ecocardiograma transesofágico intraoperatório registrado imediatamente após a remoção do paciente da circulação extracorpórea depois de procedimento sem complicações. Observe a acentuada dilatação do ventrículo esquerdo e grave hipocinesia global representando atordoamento miocárdico difuso grave. LA, átrio esquerdo; LV, ventrículo esquerdo; RA, átrio direito; RV, ventrículo direito.

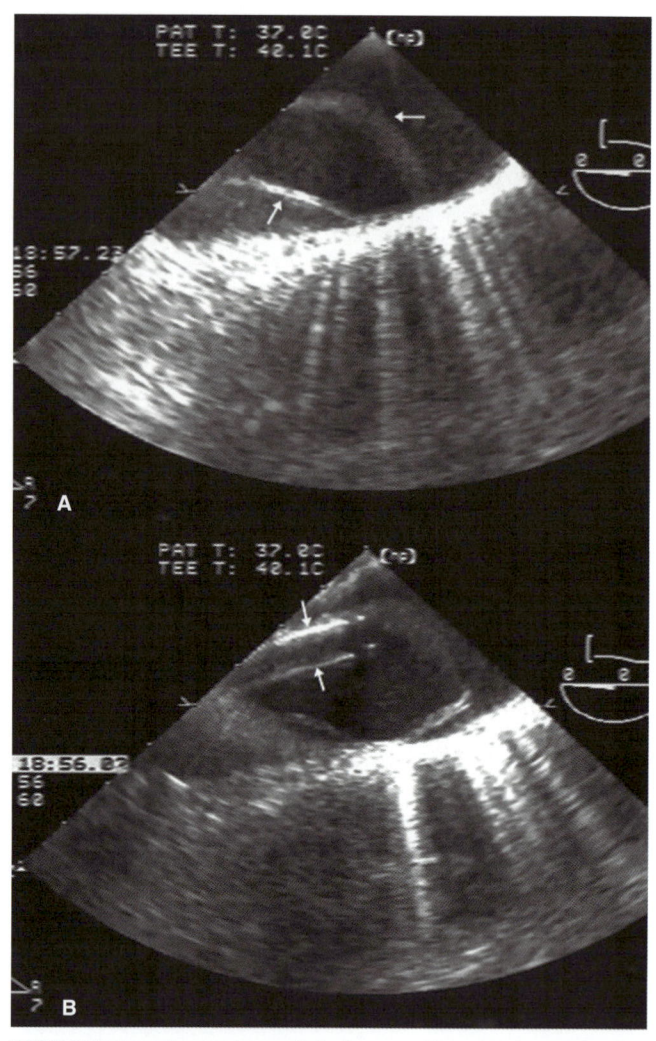

FIGURA 22.73 Ecocardiograma transesofágico intraoperatório registrado em um paciente imediatamente após cirurgia cardíaca. Observe a dissecção no arco (*setas*) **(A)** e posição da cânula na origem da aba de dissecção (*setas*) **(B)**.

FIGURA 22.72 Ecocardiograma transesofágico intraoperatório registrado em um paciente após revascularização coronária multivascular. No pré-operatório, o paciente tinha função sistólica ventricular esquerda normal. Nesta imagem, obtida imediatamente após a suspensão da circulação extracorpórea, observe a significativa área de acinesia de parede inferior (*setas*) sugerindo falha do enxerto.

vez de uma manobra não apropriada de diuréticos e pressores combinados.

A ecocardiografia transesofágica também pode ser usada para o monitoramento online da função ventricular regional. O desenvolvimento de uma nova anormalidade na movimentação regional deve ser presumido como sendo isquemia ou infarto do miocárdio em evolução. Embora acurada para a detecção de infarto ou isquemia em evolução, infelizmente há poucas opções disponíveis para se alterar agudamente o curso dessa complicação e, como tal, a capacidade de monitoramento online da função regional para alterar a conduta clínica é bastante limitada. A detecção de novas anormalidades na movimentação parietal durante o curso da cirurgia pode, no entanto, identificar um subconjunto de pacientes nos quais o monitoramento e cuidados pósoperatórios mais intensos são indicados.

Complicações Tardias da Cirurgia Cardíaca

Às vezes, depois de uma cirurgia de enxerto arterial, pode haver uma deterioração das condições clínicas do paciente após transferência para a unidade de tratamento intensivo. O diagnóstico diferencial disso é extenso e inclui fluido e hemorragia pericárdi-

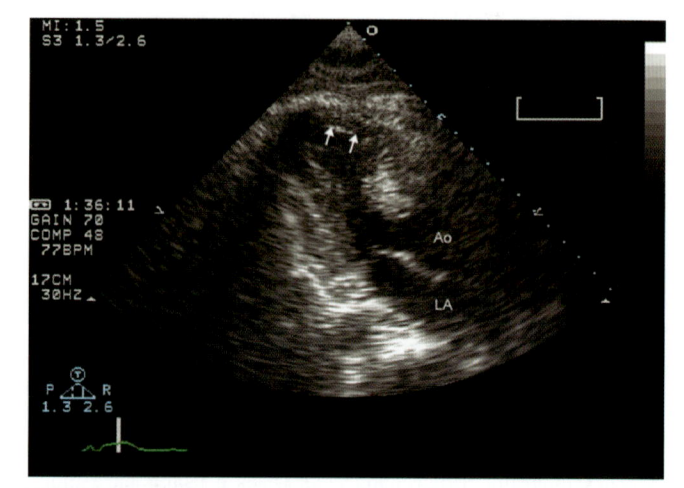

FIGURA 22.74 Ecocardiograma transtorácico registrado 24 h após uma cirurgia de enxerto arterial coronário sem complicações em um paciente que subsequentemente desenvolveu novas alterações eletrocardiográficas. Observe a discinesia do septo apical (*setas*) em uma distribuição típica de isquemia ou infarto pela artéria coronária descendente anterior esquerda. Ao, aorta; LA, átrio esquerdo.

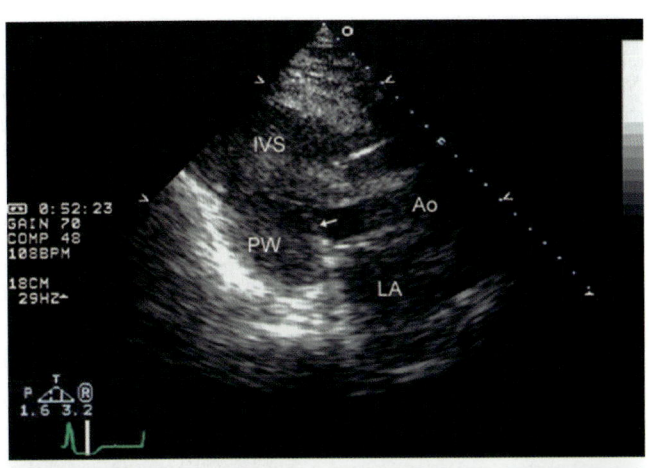

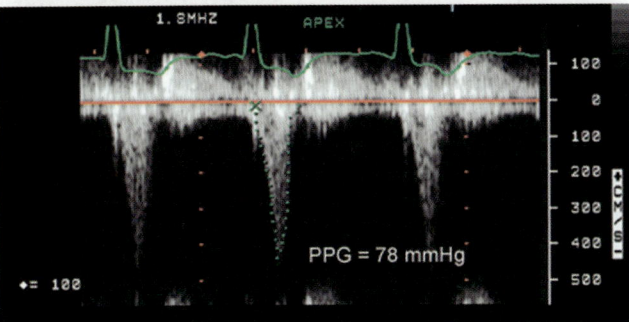

FIGURA 22.75 Ecocardiograma paraesternal de eixo longo registrado 24 h após colocação de prótese anular mitral por causa de regurgitação mitral depois de o paciente ter desenvolvido hipotensão significativa e um novo sopro sistólico. Observe a movimentação anterior sistólica da valva mitral (*seta*) e o pequeno ventrículo esquerdo hiperdinâmico. Imagem com Doppler de onda contínua obtida do ápice revela um gradiente com pico tardio na via de saída do ventrículo esquerdo de 78 mmHg. Ao, aorta; IVS, septo interventricular; LA, átrio esquerdo; PPG, gradiente de pico máximo; PW, parede posterior. ●

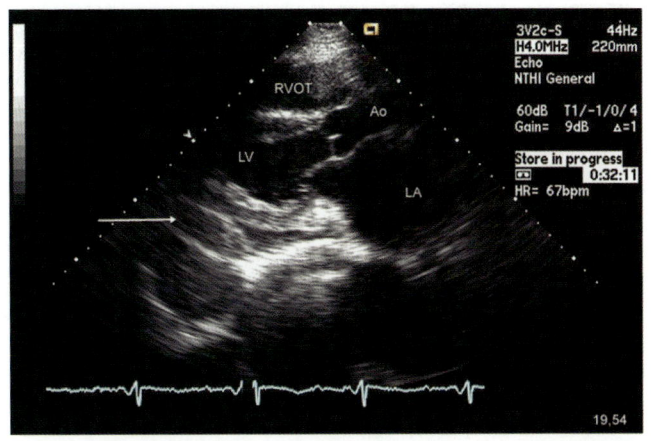

FIGURA 22.76 Eco paraesternal de eixo longo registrado em um paciente 48 h depois de cirurgia cardíaca que desenvolveu hipotensão. Observe o pequeno derrame pericárdico com componentes organizados compatível com trombo (*seta*) e o tamanho e o contorno normais de todas as câmaras visibilizadas. O tamanho preservado da câmara constitui evidência indireta de que este derrame pericárdico pode não ser hemodinamicamente significativo e que uma outra etiologia para a hipotensão deve ser levada em conta. Ao, aorta; LA, átrio esquerdo; LV, ventrículo esquerdo; RVOT, via de saída do ventrículo direito. ●

cos e falha técnica de um procedimento cirúrgico, como correção ou substituição valvar. Além disso, deve-se dar atenção à possibilidade de fechamento precoce do enxerto quando se antecipa ver uma anormalidade na movimentação parietal de acordo com a distribuição de um vaso nativo ou enxertos implantados. A Figura 22.74 foi registrada em um paciente 24 h após uma cirurgia não complicada de enxerto arterial que subsequentemente desenvolveu hipotensão e novas alterações eletrocardiográficas. O ecocardiograma transtorácico revelou evidências de isquemia miocárdica na distribuição da descendente anterior esquerda, suscitando a reavaliação quanto à integridade do enxerto arterial previamente colocado. Às vezes, depois de uma correção valvar mitral, uma síndrome retardada de obstrução dinâmica da via de saída pode resultar no desenvolvimento de um novo sopro sistólico e hipotensão. As medidas da hemodinâmica com cateterismo cardíaco direito podem ser enganadoras nesta situação. A Figura 22.75 foi registrada em um paciente que desenvolveu a síndrome 48 h após a correção da valva mitral. A sua etiologia e tratamento são os mesmos se ela ocorrer precocemente e for detectada na sala de cirurgia por meio de um ecocardiograma transesofágico pós-operatório.

As complicações mais comuns a serem encontradas depois de uma cirurgia cardíaca são derrame pericárdico ou hematoma intrapericárdico localizado ou mediastínico. Tipicamente essas complicações ocorrem 1 a 5 dias depois de uma cirurgia cardíaca e clinicamente devem ser suspeitadas quando ocorrem hipotensão progressiva e comprometimento hemodinâmico. Como o hematoma ou o derrame podem não ser circunferenciais, sinais típicos de tamponamento podem estar ausentes. Por causa da natureza crítica da situação desses pacientes e a interferência criada pelas feridas cirúrgicas recentes, a ecocardiografia tran-

sesofágica pode ser necessária para identificar essas complicações. As Figuras 22.76 a 22.80 foram registradas em pacientes depois de cirurgia cardíaca nos quais a instabilidade hemodinâmica foi a indicação para o estudo. Há uma grande variedade de hematomas observados que podem ou não estar associados a fluido pericárdico livre. Variantes de hematoma intrapericárdico são observadas nas quais somente uma câmara cardíaca pode estar comprimida. Ademais, o hematoma intrapericárdico ou outras massas podem seletivamente comprimir o fluxo sanguíneo pela veia cava (Figura 22.81) ou pela veia pulmonar. Como um certo grau de derrame ou até mesmo hematoma não são incomuns depois de uma cirurgia cardíaca e muitas vezes não causam nenhum embaraço hemodinâmico, é importante reunir uma ampla faixa de observações ao se determinar a relevância clínica do hematoma pericárdico. Hematomas pericárdicos clinicamente relevantes normalmente resultam em distorção da geometria da câmara e/ou evidências de diminuição do enchimento cardíaco. As Figuras 22.79 e 22.80 foram registradas em pacientes nos quais o hematoma pericárdico havia impedido o fluxo de entrada venoso ao coração e assim resultou no aparecimento de hipovolemia e na ausência de perda óbvia de sangue. O comprometimento hemodinâmico no período pós-operatório inicial, se acompanhado de evidências ecocardiográficas de fluido ou hematoma pericárdico, pode levar apropriadamente à nova exploração do tórax sem a necessidade de exames adicionais. Por causa da dificuldade em separar hematoma organizado de tecido pulmonar consolidado e outras estruturas intratorácicas, muitas vezes é empregada uma correlação de imagens com a tomografia computadorizada para se confirmar os achados da ecocardiografia.

Uma complicação final de procedimentos intratorácicos e que pode ser identificada pela ecocardiografia transesofágica é a estenose venosa pulmonar depois de transplante de pulmão. Isto acarreta uma obstrução de fluxo do pulmão transplantado e pode resultar em edema pulmonar unilateral do pulmão recentemente transplantado. Após transplante de pulmão, a avaliação transesofágica completa deve incluir a visibilização de todas as quatro veias pulmonares e avaliação de tamanho, turbulência de fluxo e determinação de gradientes. Isto muitas vezes é um exame difícil de se executar e, às vezes, nem todas as veias pulmonares serão visibilizadas. A Figura 22.82 foi registrada em um paciente depois de transplante pulmonar com má oxigenação e edema pulmonar unilateral. Observe a estenose anatômica da veia pulmonar associada à redução acentuada no fluxo venoso

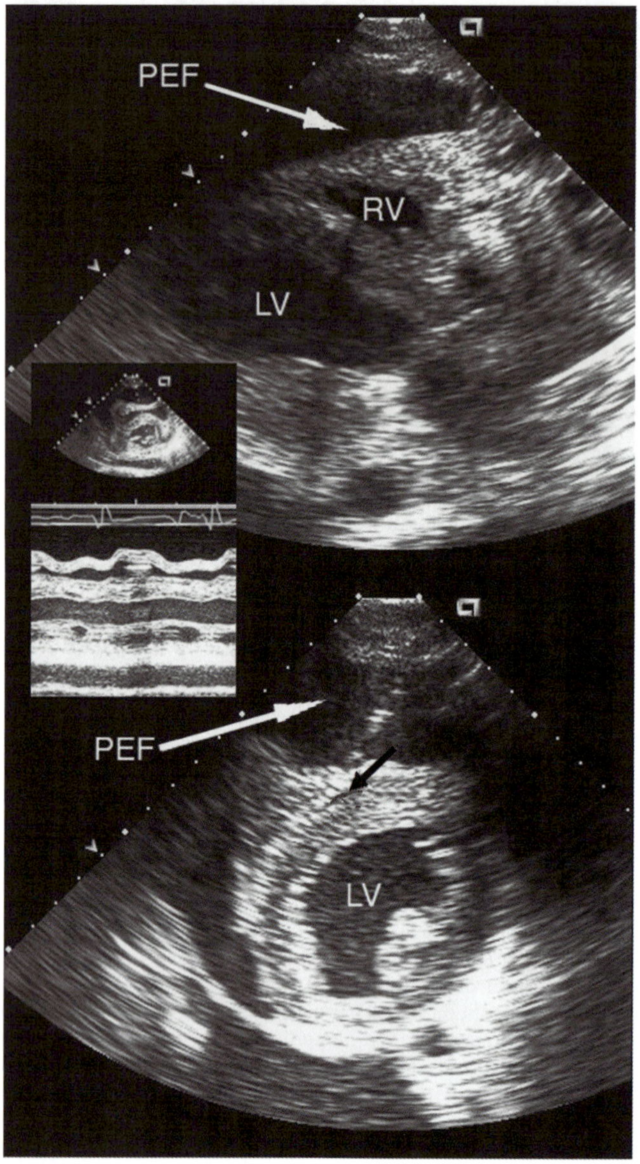

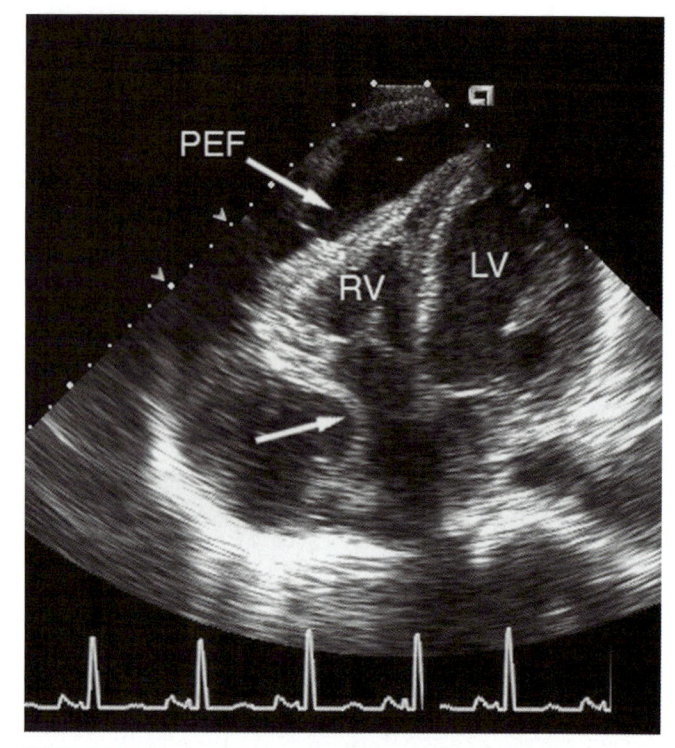

FIGURA 22.78 Incidência apical registrada no mesmo paciente mostrado na Figura 22.77. Observe o derrame pericárdico predominantemente localizado no lado direito do coração e a inversão acentuada da parede atrial direita na protossístole (*seta*). LV, ventrículo esquerdo; PEF, derrame pericárdico; RV, ventrículo direito.

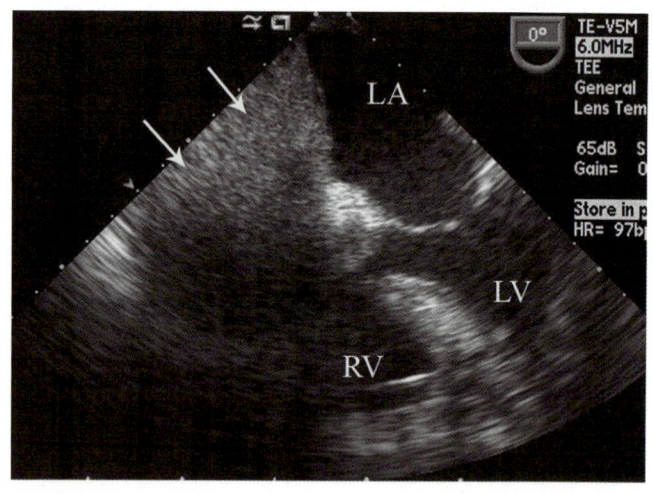

FIGURA 22.79 Eco transesofágico registrado em um paciente com comprometimento hemodinâmico 36 h após cirurgia cardíaca. Observe o grande hematoma (*duas setas brancas*) predominantemente adjacente e comprimindo o átrio direito. LA, átrio esquerdo; LV, ventrículo esquerdo; RV, ventrículo direito.

FIGURA 22.77 Eco transtorácico paraesternal registrado em um paciente 3 dias depois de nova substituição de valva aórtica com hipotensão progressiva e má perfusão. Na incidência paraesternal de eixo longo, observe o derrame pericárdico grande e compressivo. Na incidência de eixo curto, observe a extensão do derrame ocupando ¾ da circunferência e compressão da porção média do ventrículo direito para uma fenda pequena (*seta preta*). LV, ventrículo esquerdo; PEF, derrame pericárdico; RV, ventrículo direito.

pulmonar em comparação com as veias pulmonares contralaterais não obstruídas.

●● | Monitoramento de Procedimentos Não ●● | Cirúrgicos e Intervencionistas

Há vários procedimentos cardiovasculares, tipicamente realizados em uma unidade de tratamento intensivo ou laboratório de cateterismo cardíaco, para os quais o monitoramento ecocardiográfico pode ser vantajoso. Algumas autoridades recomendam o monitoramento online da pericardiocentese como um meio de se reduzirem as taxas de complicações, especificamente a perfuração cardíaca. Um ecocardiograma completo antes do procedimento é suficiente para se determinar a quantidade e distribuição de fluido que provavelmente pode levar à lesão cardíaca. Quando um grande derrame circunferencial é detec-

tado, a atenção cuidadosa aos detalhes do procedimento é tudo o que é necessário para se evitar lesão cardíaca. Por outro lado, para os acúmulos menores de fluido ou para fluido loculado ou de distribuição atípica, a localização em tempo real da agulha de pericardiocentese pode ajudar a aumentar a probabilidade de drenagem bem-sucedida e reduzir a probabilidade de perfuração cardíaca. A localização da agulha de pericardiocentese nem sempre é bem-sucedida como se poderia antecipar. Pode ser difícil identificar a ponta da agulha. Uma manobra adicional para se assegurar de que a ponta da agulha esteja dentro do espaço pericárdico é injetar uma pequena quantidade de soro fisiológico para contraste. Se o contraste aparecer no espaço pericárdico, este é um sinal excelente de que a agulha está no espaço pericár-

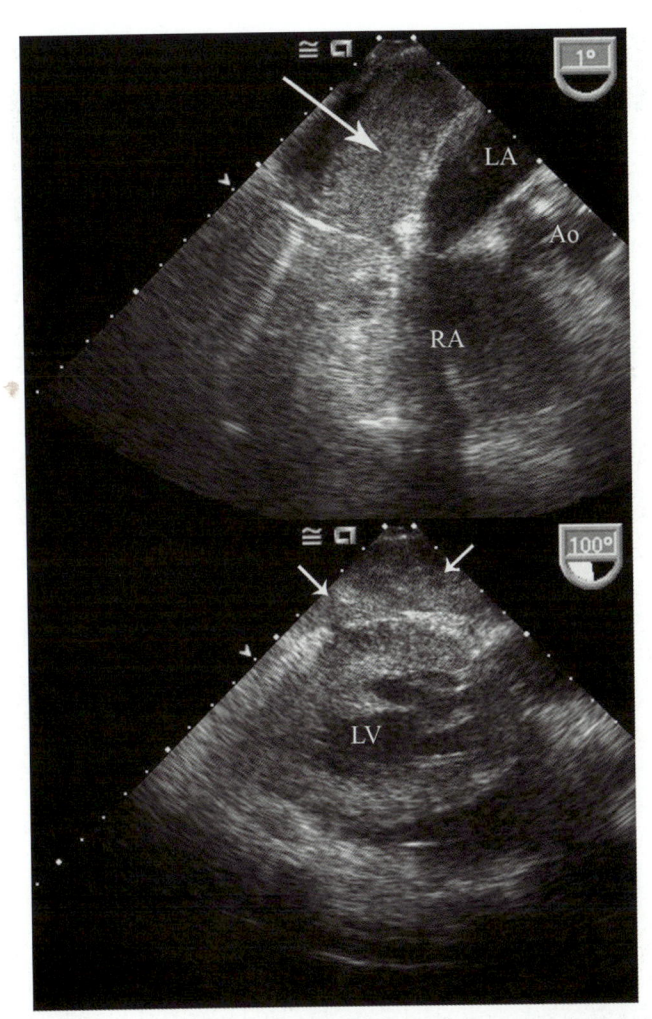

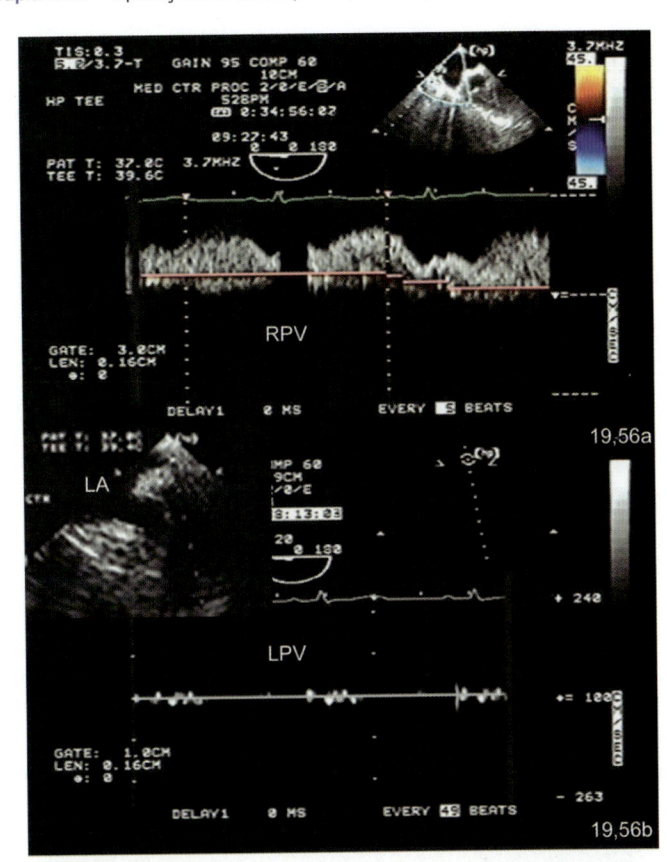

FIGURA 22.82 Ecocardiograma transesofágico registrado em um paciente 24 h depois de um transplante de pulmão único. **Painel superior:** Registrado com Doppler do fluxo venoso pulmonar de uma veia pulmonar direita revela velocidade e contorno de fluxo normais. **Painel inferior:** Registrado em uma veia pulmonar esquerda revela ausência de fluxo de entrada venoso pulmonar sugerindo obstrução venosa. LPV, veia pulmonar esquerda; RPV, veia pulmonar direita.

FIGURA 22.80 Ecocardiograma transesofágico registrado em um paciente 3 dias depois de cirurgia cardíaca que desenvolveu hipotensão progressiva e choque. A imagem transtorácica não foi exequível. As imagens transesofágicas estão acentuadamente fora de eixo por causa de um hematoma grande e compressivo atrás dos átrios direito e esquerdo (*seta branca grande*). Componentes do hematoma também podem ser vistos posteriormente ao ventrículo esquerdo (*seta branca pequena*). Observe o ventrículo esquerdo não totalmente cheio, mas funcionando normalmente. Ao, aorta; LA, átrio esquerdo; LV, ventrículo esquerdo; RA, átrio direito.

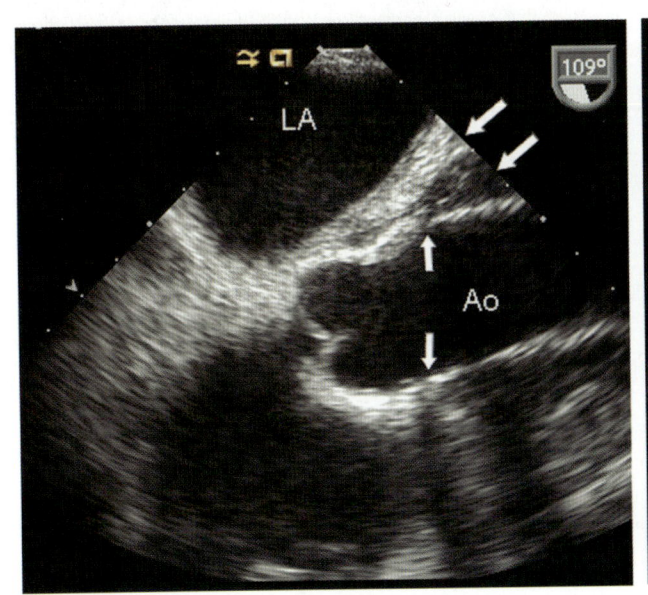

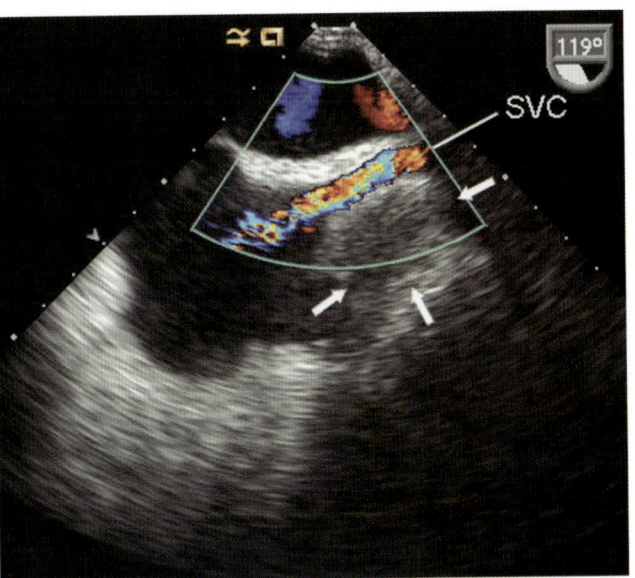

FIGURA 22.81 Ecocardiograma transesofágico registrado em um paciente 24 h após substituição de um aneurisma na aorta ascendente por um enxerto. Na incidência longitudinal, as *setas verticais* mostram a margem da prótese de enxerto na aorta ascendente. Observe o espaço vago ecodenso entre o átrio esquerdo e a aorta (*setas mais longas*). Na incidência de ambas as cavas, observe o discreto estreitamento da veia cava superior por uma massa pulsátil (*setas*), subsequentemente documentada como sendo um pseudoaneurisma agudo. Ao, aorta; LA, átrio esquerdo; SVC, veia cava superior.

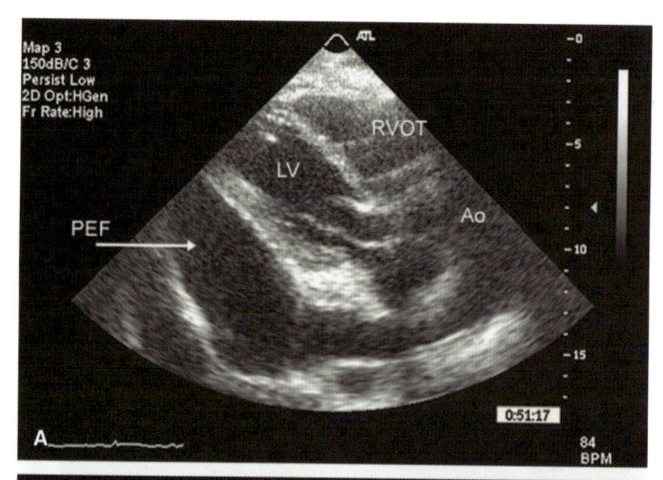

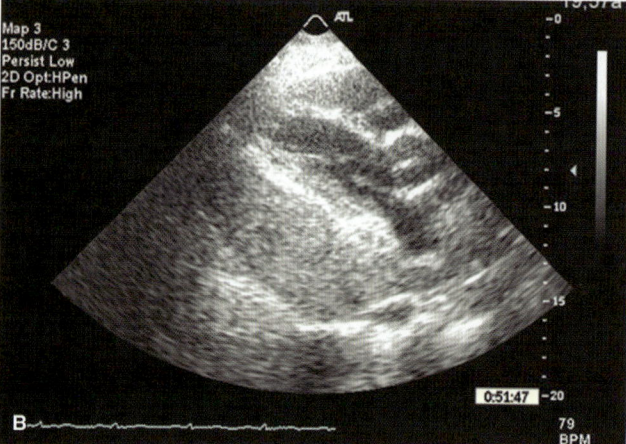

FIGURA 22.83 Ecocardiograma transtorácico registrado em um paciente com um grande derrame pericárdico sendo submetido à pericardiocentese. **A:** Observe o derrame pericárdico claro posterior (*seta*). **B:** Registrado depois da injeção de soro agitado através da agulha de pericardiocentese, que confirma a localização da agulha no espaço pericárdico. Ao, aorta; LV, ventrículo esquerdo; PEF, derrame pericárdico; RVOT, via de saída do ventrículo direito.

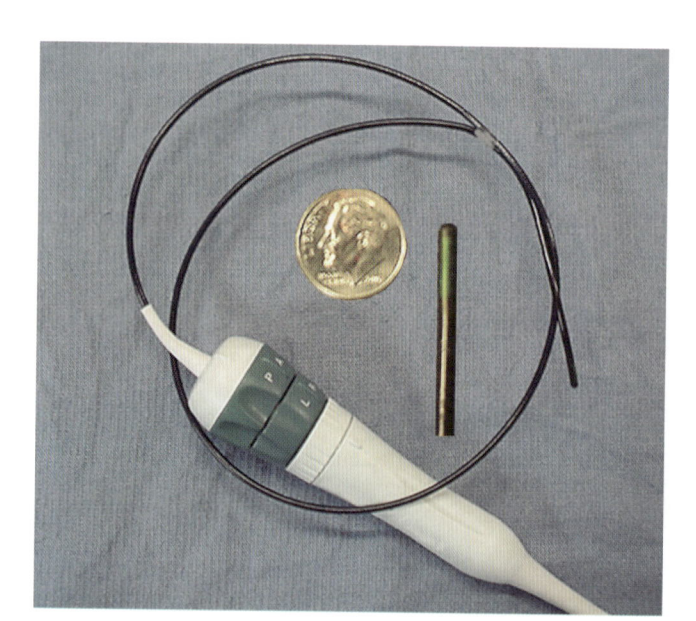

FIGURA 22.84 Sonda dedicada bidimensional de plano único para Ultrassom intracardíaco. Os dois anéis azuis no cabo branco permitem a flexão de aproximadamente 60° em dois planos diferentes. No centro está uma visão ampliada da ponta do cateter. A sonda tem aproximadamente o tamanho 10-French.

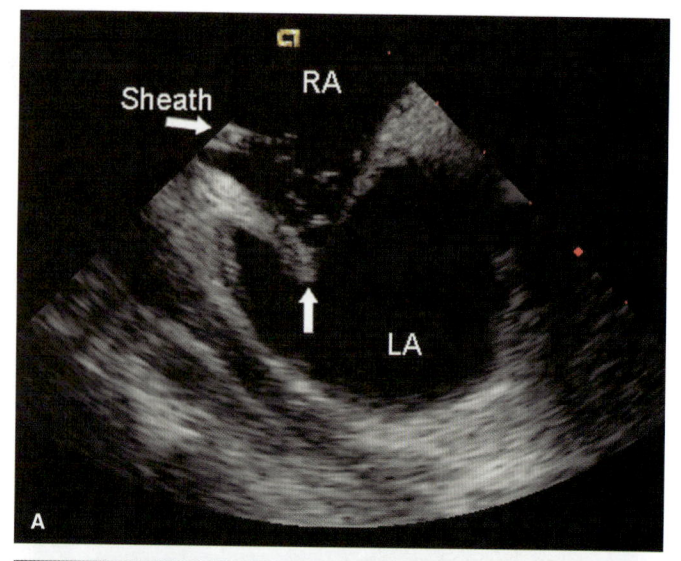

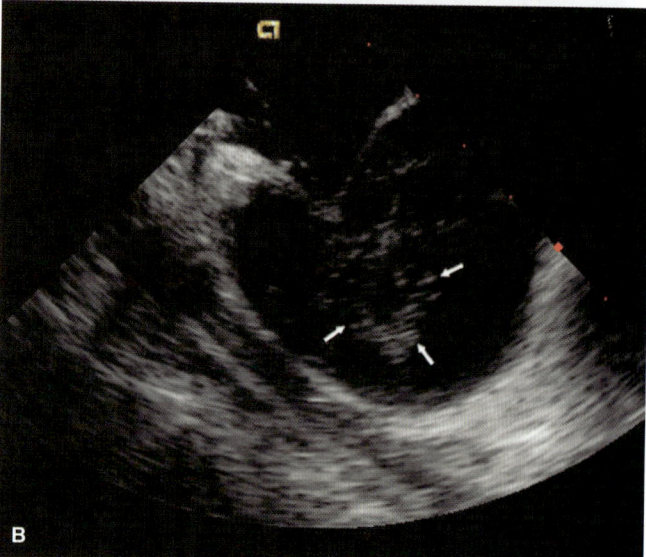

FIGURA 22.85 Ecocardiograma intracardíaco registrado em um paciente sendo submetido a procedimento eletrofisiológico. **A:** Observe a bainha (*seta horizontal*) no átrio direito. A agulha pode ser vista "fazendo uma tenda" no septo atrial (*seta vertical*) e para dentro do átrio esquerdo. **B:** A agulha puncionou o septo atrial e um pequeno bolo de contraste de soro fisiológico foi injetado (*setas*) confirmando a localização da agulha dentro do corpo do átrio esquerdo. LA, átrio esquerdo; RA, átrio direito; Sheath, bainha.

dico e a colocação do fio-guia pode então apropriadamente ser feita (Figura 22.83).

Procedimentos Cardíacos Intervencionistas

Há vários procedimentos que exigem a colocação do cateter transatrial e que podem ser monitorados pela ecocardiografia transesofágica ou ultrassom intracardíaco de alta frequência (Figuras 22.84 e 22.85). Os procedimentos que exigem cruzamento do septo atrial incluem a valvoplastia mitral com balão, fechamento percutâneo de defeito no septo atrial, colocação de um dispositivo oclusor no apêndice atrial esquerdo e ablação atrial esquerda com cateter na fibrilação atrial. As informações que podem ser obtidas da ecocardiografia transesofágica incluem uma avaliação meticulosa da anatomia septal atrial antes do procedimento. Um septo atrial em uma posição neutra, com forame oval bem definido, representa um desafio técnico menor para a punção do septo atrial do que um septo atrial cuja geometria está acentuadamente distorcida pela sobrecarga de pressão no lado esquerdo ou no lado

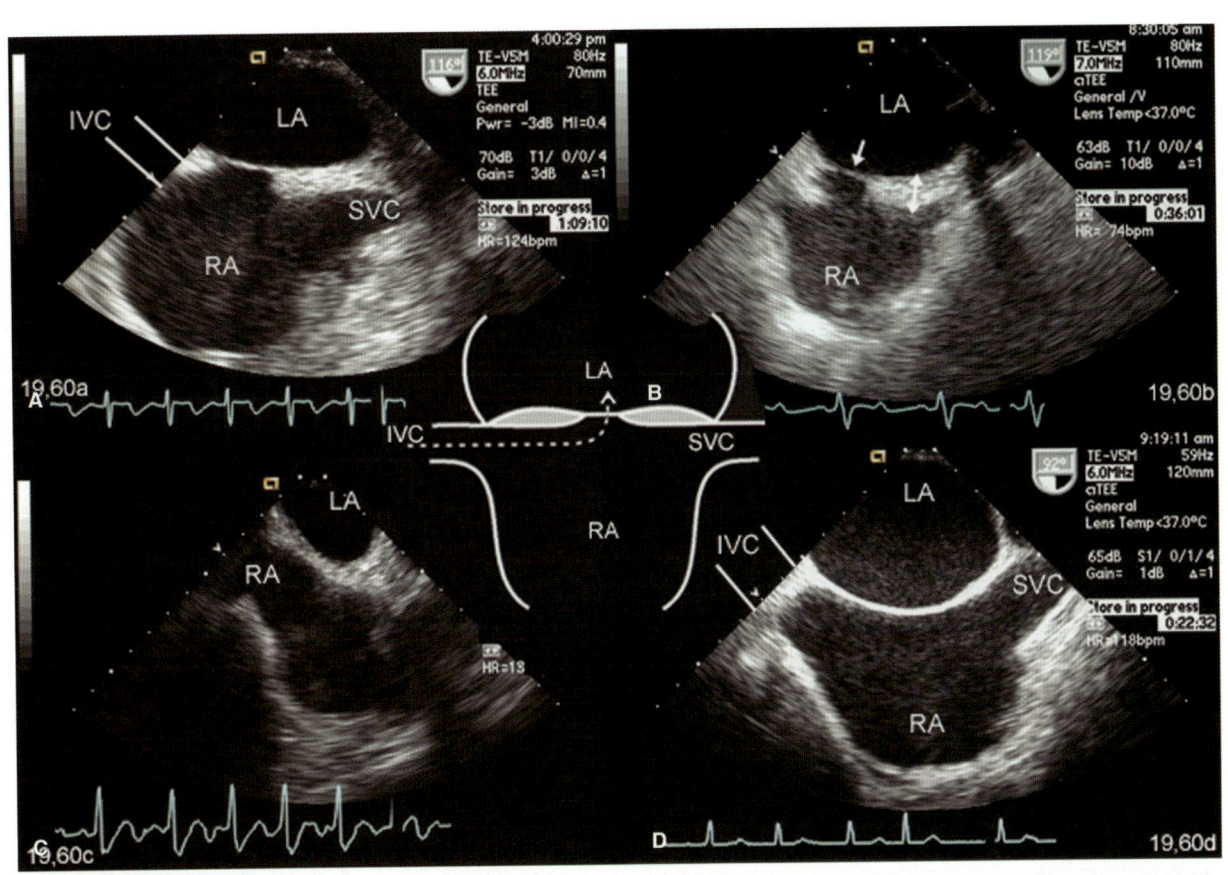

FIGURA 22.86 Ecocardiogramas transesofágicos registrados em pacientes sendo avaliados para procedimentos intervencionistas que necessitam de cruzar o septo atrial. A punção do septo atrial é tecnicamente mais fácil em indivíduos nos quais o septo atrial é fino e localizado em uma posição "neutra" **(A)**. **B:** Um septo atrial em uma posição "neutra", mas com acentuada hipertrofia atrial lipomatosa. Obviamente a punção será difícil se não impossível em áreas de infiltração lipomatosa em comparação com o forame fino (*seta única*). **C:** Um septo atrial espessado uniforme e difusamente que pode apresentar dificuldades técnicas para punção bem-sucedida no cruzamento do septo atrial. **D:** Um septo atrial distorcido devido ao acentuado abaulamento da esquerda para a direita em consequência de estenose mitral, a qual também pode complicar a punção transeptal. No esquema, a linha pontilhada representa o trajeto de um cateter transeptal passado a partir da veia cava inferior do forame oval. IVC, veia cava inferior; LA, átrio esquerdo; RA, átrio direito; SVC, veia cava superior.

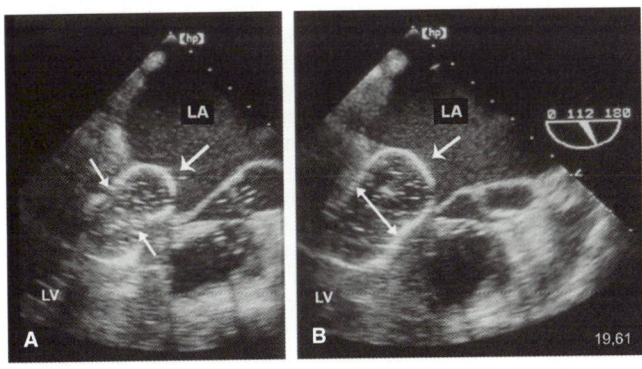

FIGURA 22.87 Ecocardiograma transesofágico registrado quando de uma valvotomia mitral percutânea por balão. **A:** Observe o balão parcialmente insuflado dentro do orifício mitral. Note o estreitamento (*setas*) da porção média do balão comprimido pelo orifício estenótico. **B:** Registrado depois da dilatação completa pelo balão (*seta de dupla ponta*). LA, átrio esquerdo; LV, ventrículo esquerdo. (Cortesia de Steven A. Goldstein, M.D.)

direito. A Figura 22.86 mostra exemplos de diferentes geometrias de septo atrial suscitando vários graus de desafios técnicos para a punção septal e subsequentes procedimentos transatriais. Além disso, a ecocardiografia transesofágica antes do procedimento é comumente empregada no rastreamento de trombo no átrio ou apêndice atrial esquerdos, o que representa uma contraindicação à colocação de um cateter no interior do átrio esquerdo.

A valvoplastia mitral percutânea com balão muitas vezes é monitorada pela ecocardiografia transesofágica (Figura 22.87). A ecocardiografia transesofágica pode identificar trombo no átrio esquerdo ou no apêndice atrial esquerdo que pode representar uma contraindicação ao procedimento, para caracterizar as dificuldades técnicas do procedimento antecipadas e para monitorar a colocação apropriada da agulha e fio-guia transeptais. Além disso, o eco transesofágico com imagem do fluxo colorido pode confirmar a presença e o tamanho do defeito septal atrial criado para a passagem do balão, e, subsequentemente, pode confirmar o trajeto do balão de dilatação desde o átrio direito até o átrio esquerdo e através da valva mitral. Depois do procedimento, a ecocardiografia transesofágica pode ser usada para se determinar a presença e a gravidade da regurgitação mitral que pode ter ocorrido e quantificar o gradiente transmitral. Monitoramento similar também pode ser feito por meio de ultrassom intracardíaco.

Avanços significativos foram feitos na terapia percutânea de cardiopatia valvar, muitos dos quais permanecem no estágio de pesquisas. Eles incluem abordagem percutânea na correção de regurgitação mitral funcional, por meio de uma prótese anular no seio coronário ou, mais comumente, pela colocação de um clipe na porção média dos folhetos anterior e posterior da valva mitral. Isto resulta em redução da regurgitação mitral semelhante àquela do ponto de Alfieri discutido anteriormente. A colocação do clipe depende muito do monitoramento online pela ecocardiografia transesofágica para assegurar a colocação apropriada do clipe na porção média do folheto, documentar redução da gravidade

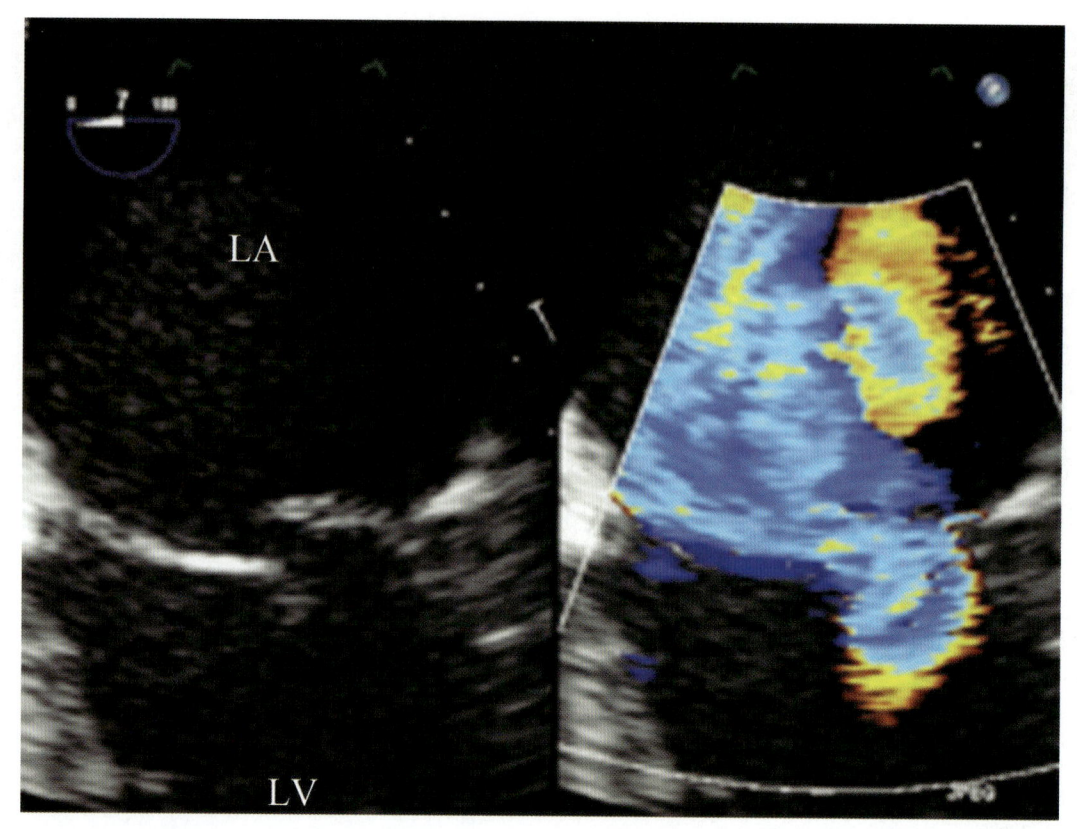

FIGURA 22.88 As Figuras 22.88 a 22.90 foram obtidas de um paciente com regurgitação mitral grave submetido à colocação de um clipe percutâneo para correção da regurgitação mitral. A Figura 22.88 foi registrada antes do procedimento e revela grave regurgitação mitral. LA, átrio esquerdo; LV, ventrículo esquerdo.

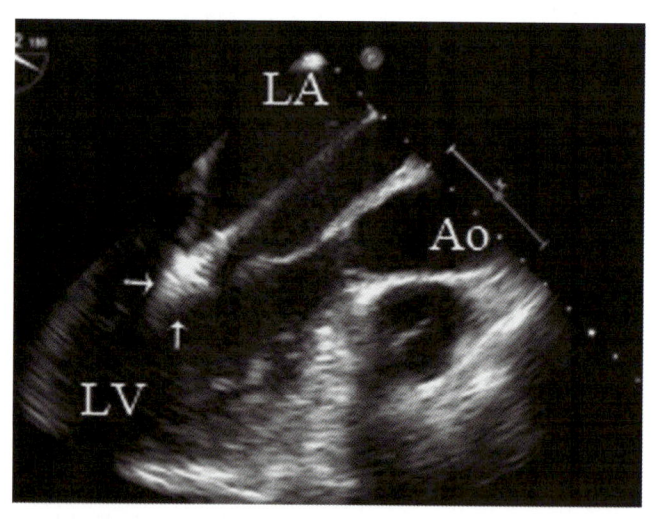

FIGURA 22.89 Monitoramento transesofágico online da colocação de um clipe valvar mitral para correção de regurgitação mitral. Nesta imagem, o cateter pode ser visto passando do átrio esquerdo até as pontas do folheto mitral. O clipe em si mesmo se parece com um eco em formato de *v* (*setas pequenas*) localizado na ponta da valva mitral. Ao, aorta; LA, átrio esquerdo; LV, ventrículo esquerdo.

da regurgitação mitral e confirmar a ausência de estenose mitral iatrogênica significativa. As Figuras 22.88 a 22.90 foram obtidas durante a colocação de um clipe percutâneo na valva mitral para correção de grave regurgitação funcional.

Uma das abordagens mais recentes e muito promissoras às estenoses aórticas envolve a colocação percutânea de uma prótese valvar aórtica expansível. Neste procedimento baseado em cateter, a prótese expansível é colocada retrógrada ou anterogradamente dentro do anel anatômico aórtico. Este procedimento ainda é investigativo nos EUA, mas tem sido usado de modo crescente na Europa. Obviamente, a colocação da prótese apoiada por

stent precisa estar precisamente dentro do anel da via de saída do ventrículo esquerdo e o monitoramento pela ecocardiografia transesofágica online é usado como parte integrante do procedimento (Figuras 22.91 e 22.92). O monitoramento ecocardiográfico online é necessário para assegurar ampla expansão da prótese baseada em um *stent* e ausência de insuficiência aórtica residual significativa, que constitui uma das complicações mais comuns.

Uma estratégia cada vez mais empregada tanto em adultos quanto em crianças com defeito septal atrial é o fechamento percutâneo. Dispositivos similares são usados para fechamento percutâneo de um FOP em pacientes com embolia paradoxal. Há vários dispositivos clinicamente disponíveis e todos tipicamente consistem em uma estrutura semelhante a um guarda-chuva que é passada dobrada através do defeito septal atrial. O dispositivo é então expandido e puxado de encontro ao lado esquerdo do septo atrial. Uma vez disposto esse oclusor no local, um segundo dispositivo é passado ao longo do cateter instalado e fixado ao lado direito do septo atrial.

A ecocardiografia transesofágica é tipicamente empregada para se determinar com precisão o tamanho do defeito e sua localização e a adequação de um anel de tecido ao redor do defeito. Isto é necessário para assegurar integridade estrutural e estabilidade do dispositivo instalado. As Figuras 22.93 e 22.94 foram registradas em pacientes com defeitos septais atriais avaliados para fechamento percutâneo. Observe na Figura 22.93 o tamanho do defeito septal atrial, que está dentro do tamanho do oclusor disponível e a presença de um anel adequado de tecido ao redor deste defeito atrial do tipo secundum. Este ecocardiograma seria compatível com um defeito septal atrial com localização, tamanho e integridade tissular que permitem fechamento percutâneo. Compare isto com o defeito septal atrial mostrado na Figura 22.94, que é uma variante do seio venoso sem um anel adequado para fechamento percutâneo. A ecocardiografia tridimensional e a ecocardiografia intracardíaca vêm sendo usadas para melhorar a avaliação da exequibilidade de fechamento de defeito septal atrial. A resolução espacial da

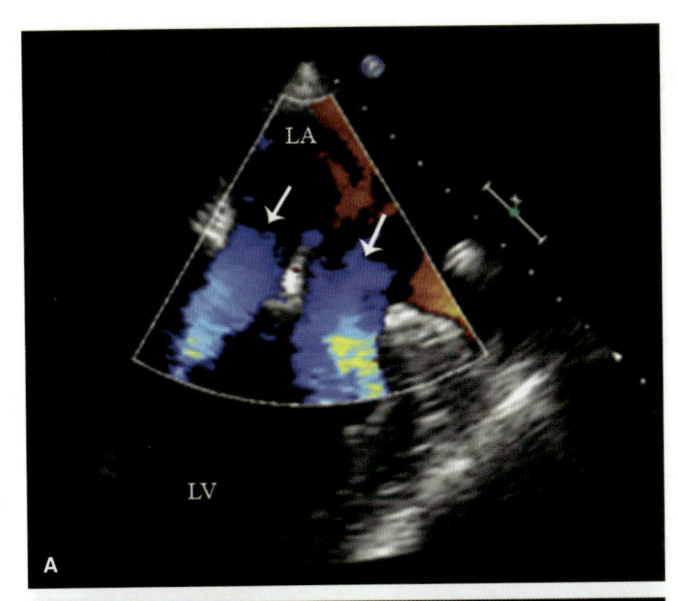

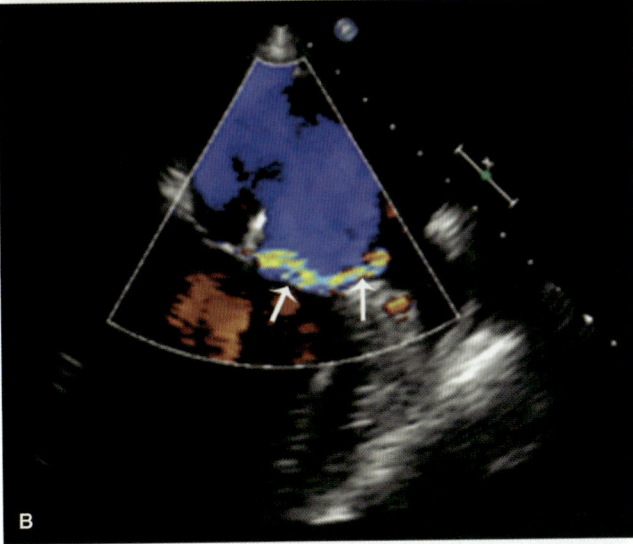

FIGURA 22.90 Ecocardiograma transesofágico registrado imediatamente após instalação do clipe mitral. **A:** Registrado na diástole e revela um orifício mitral "em cano duplo" (*setas*). **B:** Registrado na sístole revela um jato pequeno e altamente excêntrico de regurgitação mitral representando uma redução substancial da gravidade da regurgitação mitral em comparação às imagens de antes do procedimento, na Figura 22.88.

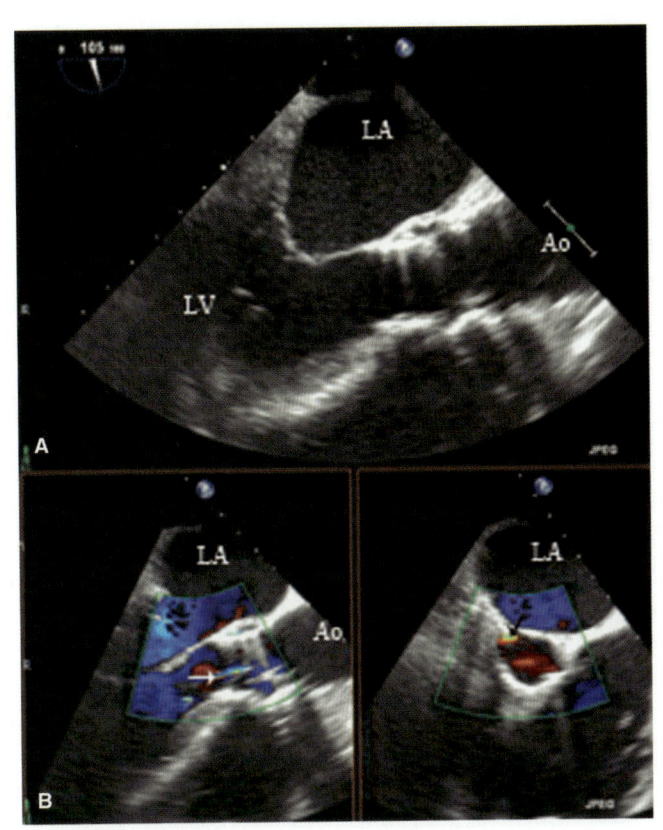

FIGURA 22.92 Ecocardiogramas transesofágicos após instalação no mesmo paciente mostrado na Figura 22.91. **A:** Observe a aposição firme da prótese valvar aórtica expansível no anel aórtico e movimentação das cúspides em tempo real. **B:** Observe a insuficiência aórtica central trivial à esquerda e o grau muito discreto de regurgitação aórtica paravalvar no painel à direita. Ao, aorta; LA, átrio esquerdo; LV, ventrículo esquerdo.

ecocardiografia tridimensional permite uma avaliação mais refinada da exata localização e tamanho do defeito septal atrial, bem como do grau do anel de tecido presente para a fixação do dispositivo.

Além do fechamento de defeitos septais do tipo secundum, dispositivos percutâneos são usados para fechamento de FOP em indivíduos selecionados. As indicações de fechamento de FOP apontam um evento cardioembólico prévio ou hipoxia secundária

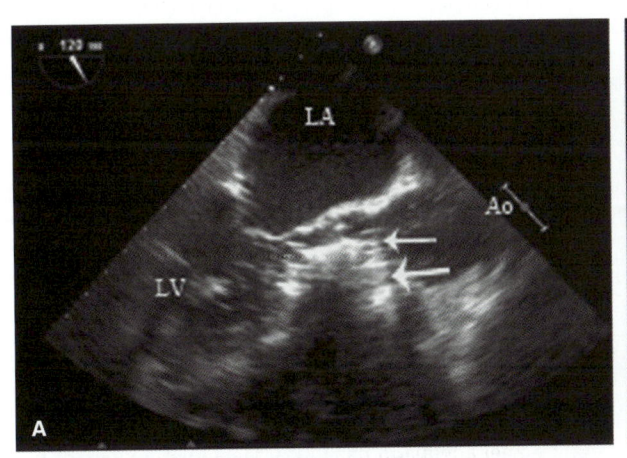

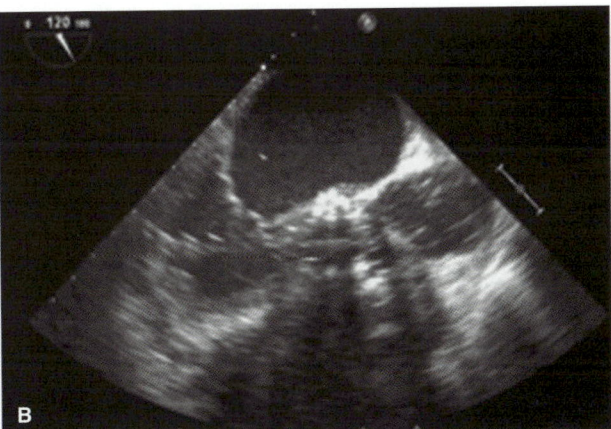

FIGURA 22.91 Ecocardiograma transesofágico registrado durante substituição valvar aórtica percutânea. **A:** Registrado com a valva desmontada e sobre um balão que é colocado no nível do anel aórtico. O limite das varetas não expandidas é mostrado pelas *setas* na aorta proximal. **B:** Registrado imediatamente após a colocação da prótese valvar armada pela expansão do balão. Observe que a borda da valva armada agora está firmemente assentada no anel. (Figuras cortesia do Massachusetts General Hospital Echocardiography Laboratory.) Ao, aorta; LA, átrio esquerdo; LV, ventrículo esquerdo.

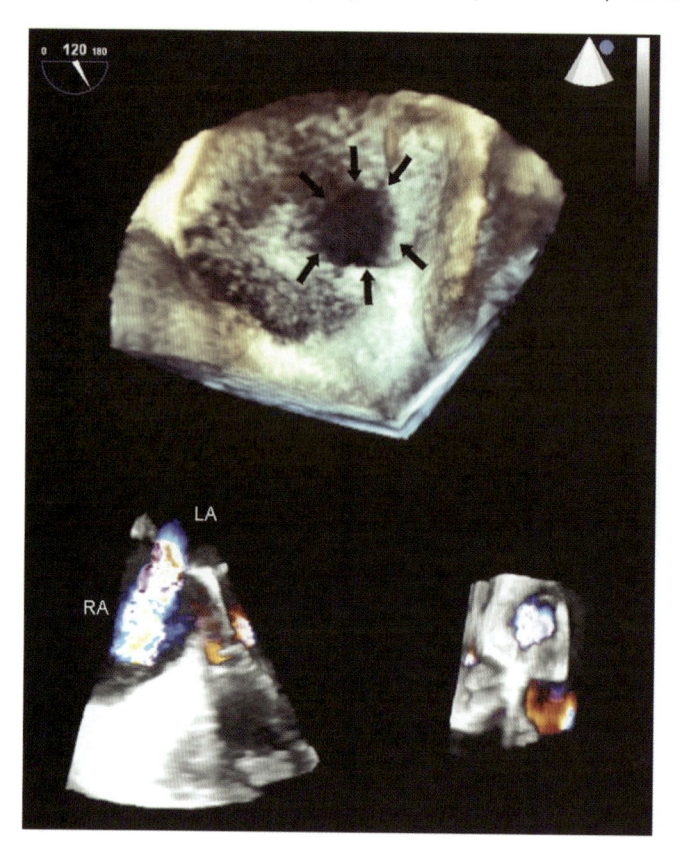

FIGURA 22.93 Ecocardiograma transesofágico tridimensional em tempo real registrado em um paciente com um defeito septal atrial. O painel superior foi registrado como um subvolume tridimensional em tempo real no qual é visibilizado um clássico defeito septal atrial do tipo secundum (*setas pretas*). Observe o anel adequado de tecido ao redor de todas as margens. Os dois painéis inferiores foram registrados de um volume tridimensional em tempo real com Doppler com fluxo colorido no qual pode ser vista uma derivação da esquerda para a direita. O painel inferior direito é uma incidência de frente do defeito septal atrial. LA, átrio esquerdo; RA, átrio direito.

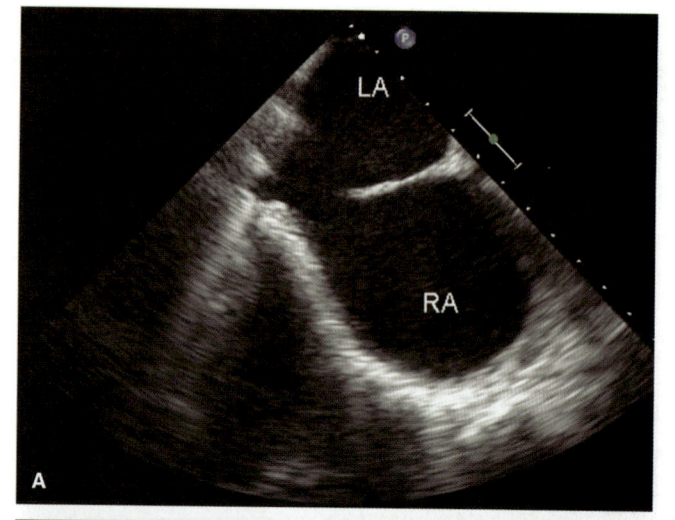

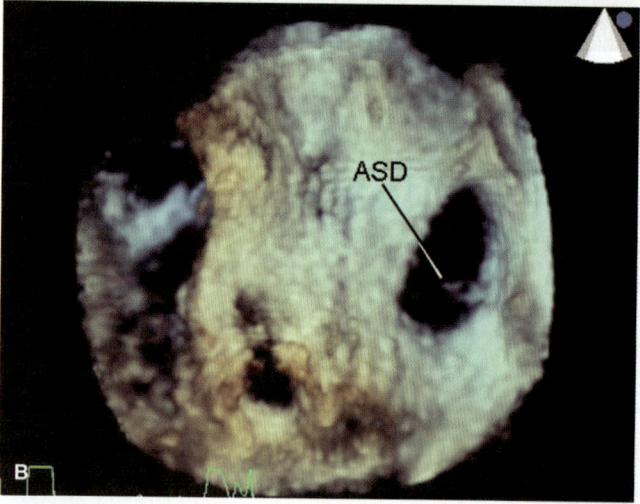

FIGURA 22.94 Ecocardiograma transesofágico registrado em um paciente com defeito septal atrial do tipo seio venoso. **A:** Imagem bidimensional padrão registrada em 0º com rotação horária da sonda transesofágica. Esta revela um defeito do tipo seio venoso próximo do teto superior dos átrios. **B:** Imagem tridimensional em tempo real registrada durante o mesmo exame revelando um defeito grande oval do tipo venoso. ASD, defeito septal atrial; LA, átrio esquerdo; RA, átrio direito.

a derivação de sangue da direita para a esquerda. A metodologia básica para colocação de um dispositivo de fechamento é similar para defeito septal atrial ou FOP. Uma questão-chave no fechamento de um ou de outro é a precisa determinação do tamanho do defeito. A Figura 22.95 foi obtida em um paciente com um grande FOP (*vs.* defeito septal atrial pequeno) e mostra várias observações necessárias para a determinação do tamanho. Anatomicamente, a determinação do tamanho pode ser feita com base no tamanho de um jato de fluxo com Doppler colorido. Além disso, a maioria dos operadores acha benéfico fazer uma medida do anel anatômico para assegurar o assentamento adequado do dispositivo. Finalmente, para o FOP, é o tamanho máximo estirado que precisa ser considerado em vez do tamanho aparente em condições basais. Para essa finalidade, um balão para determinação de tamanho é colocado através do dispositivo e inflado e o diâmetro da cintura do balão é considerado o tamanho do defeito. A colocação real do dispositivo para fechamento de um defeito septal atrial ou FOP geralmente é feita com monitoramento em tempo real por ultrassom intracardíaco ou ecocardiografia transesofágica online. A Figura 22.96 foi registrada durante a colocação de um dispositivo de oclusão no mesmo paciente mostrado na Figura 22.95 e ilustra as fases de instalação do dispositivo, bem como um ecocardiograma contrastado registrado para demonstrar a ausência de uma derivação residual.

Talvez o procedimento realizado mais comumente nos EUA na prática clínica e que requer uma abordagem transatrial seja a ablação por cateter de fibrilação atrial esquerda. Esta é uma técnica que está em evolução e que demonstrou sucesso substancial, embora não uniforme, para o restabelecimento do ritmo sinusal normal em pacientes com fibrilação atrial paroxística ou persis-

tente. O procedimento envolve o cateterismo transeptal do átrio esquerdo com cateteres eletrofisiológicos destinados para ablação dos óstios venosos pulmonares e/ou criação de lesões lineares de ablação ao longo da parede atrial esquerda. Inicialmente na experiência, a ecocardiografia transesofágica era ocasionalmente empregada para assistir na punção transatrial. Na maioria dos grandes centros, isto é atualmente feito por ecocardiografia intracardíaca (Figuras 22.85 e 22.97). Em muitos centros, o procedimento real é monitorado por mapeamento eletromecânico baseado em tomografia computadorizada em vez de ultrassom online. Complicações potenciais desse procedimento que podem requerer vigilância ecocardiográfica incluem derrame pericárdico iatrogênico, que tipicamente é uma complicação aguda, e, mais cronicamente, estenose venosa pulmonar. Esta última pode ser detectada por imagens com Doppler com fluxo colorido das quatro veias pulmonares em um ecocardiograma transesofágico de acompanhamento (Figura 22.98). Pacientes frequentemente são encaminhados para ecocardiografia transesofágica antes da ablação por cateter atrial esquerda antecipada na fibrilação atrial para excluir trombos no átrio esquerdo ou no apêndice atrial esquerdo. Tais trombos representam uma contraindicação ao procedimento que demanda manipulação agressiva por cateteres dentro do corpo do átrio esquerdo e daí pode acarretar um considerável risco de embolia.

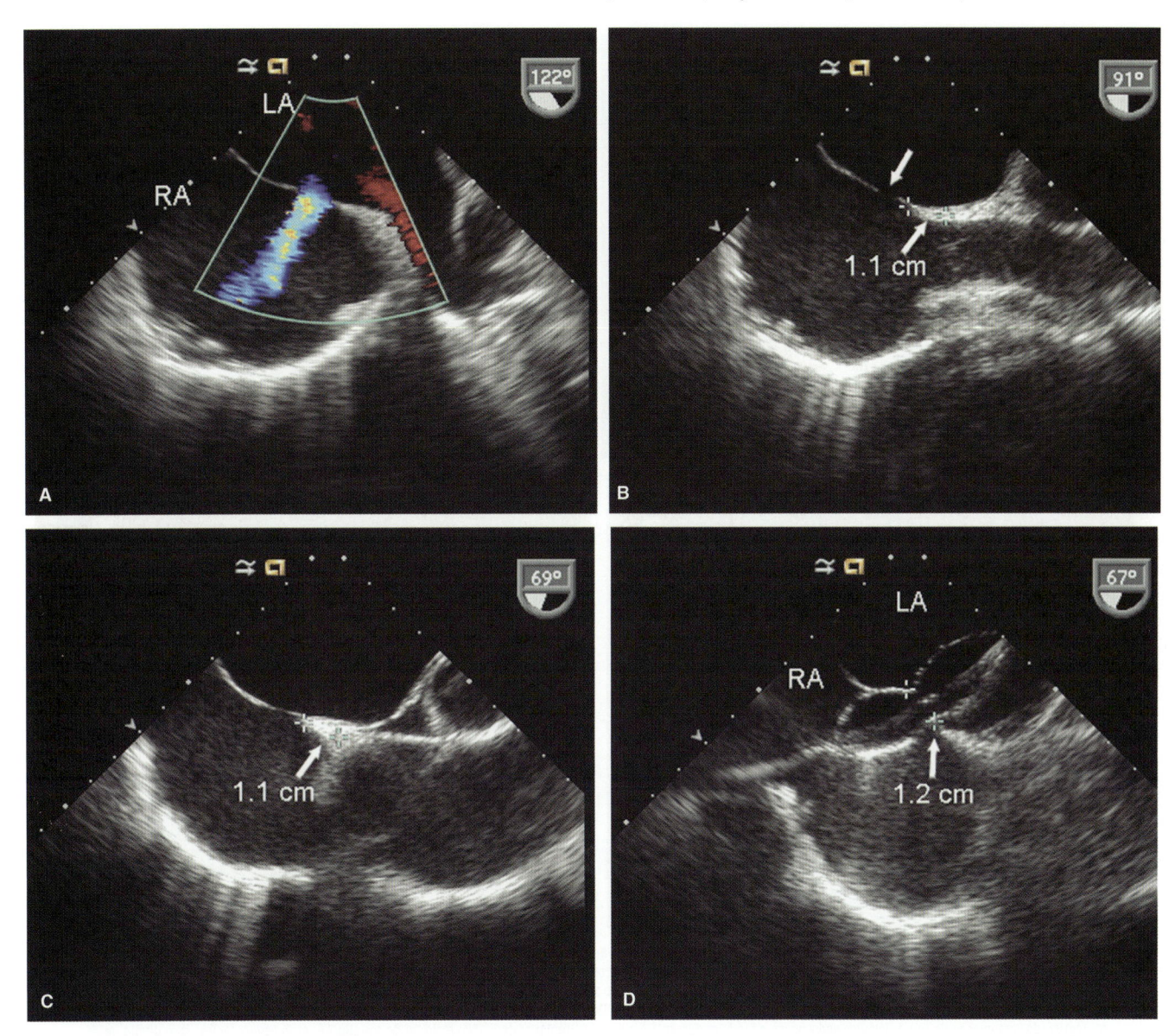

FIGURA 22.95 Séries de imagens transesofágicas registradas em um paciente com um pequeno defeito septal atrial e sendo considerado para fechamento. Na imagem com fluxo colorido, observe o fluxo da esquerda para a direita nítido que sugere um tamanho de defeito de aproximadamente 9 mm. No **painel B**, o "anel" do defeito no lado da veia cava superior é medido como sendo discretamente acima de 1,1 cm. O próprio defeito mede 7 mm nesta incidência. No **painel C**, uma incidência ortogonal do anel é vista e da qual é medido um anel de tecido de 1,1 cm. O **painel D** mostra um balão de mensuração inflado através do defeito, cujo diâmetro estirado é de 1,2 cm. LA, átrio esquerdo; RA, átrio direito.

Um outro procedimento relacionado com fibrilação atrial e que é monitorado pela ecocardiografia transesofágica é a colocação de um dispositivo oclusor atrial esquerdo. A finalidade deste dispositivo é ocluir o corpo do apêndice atrial esquerdo para reduzir o substrato anatômico de formação de trombo. Este dispositivo se mostrou promissor na redução da probabilidade de eventos embólicos em pacientes com fibrilação atrial após a suspensão da varfarina (Coumadin). A ecocardiografia transesofágica é essencial para o monitoramento online da colocação do dispositivo dentro do apêndice atrial (Figura 22.99) e para rastrear complicações como perfuração ou migração do dispositivo.

Um procedimento intervencionista raramente realizado em adultos é a criação de uma septostomia atrial. Este procedimento envolve a perfuração do septo atrial por meio de um balão para se criar um pequeno defeito septal atrial e permitir a comunicação de sangue entre os átrios. A septostomia atrial é mais frequentemente usada em bebês cianóticos com atresia tricúspide. Em pacientes adultos, ela pode ser empregada como parte da conduta na hipertensão pulmonar em estágio final para os quais o fator limitante do débito cardíaco sistêmico é a resistência vascular pulmonar patologicamente elevada e redução do débito cardíaco ventricular direito. Ao criar um defeito septal atrial, a derivação de sangue não oxigenado da direita para a esquerda é permitida, o que tipicamente tem pouco impacto na saturação atrial de oxigênio, mas pode permitir graus substancialmente maiores de enchimento ventricular esquerdo e aumento do débito cardíaco ventricular esquerdo. Ela também é às vezes efetuada em pacientes com grave disfunção ventricular esquerda para descomprimir o coração esquerdo enquanto em assistência por dispositivo ventricular esquerdo (Figura 22.100).

A aquisição de imagens tridimensionais transesofágicas em tempo real proporciona monitoramento online de todo o campo de visão de muitos procedimentos intervencionistas. Ela permite a visibilização simultânea de várias estruturas cardíacas, bem como de cateteres e outros dispositivos intervencionistas. Ela é singularmente útil para o monitoramento online de procedimentos intervencionistas complexos como fechamento percutâneo por espiral de um vazamento paravalvar (Figuras 22.101 a 22.103).

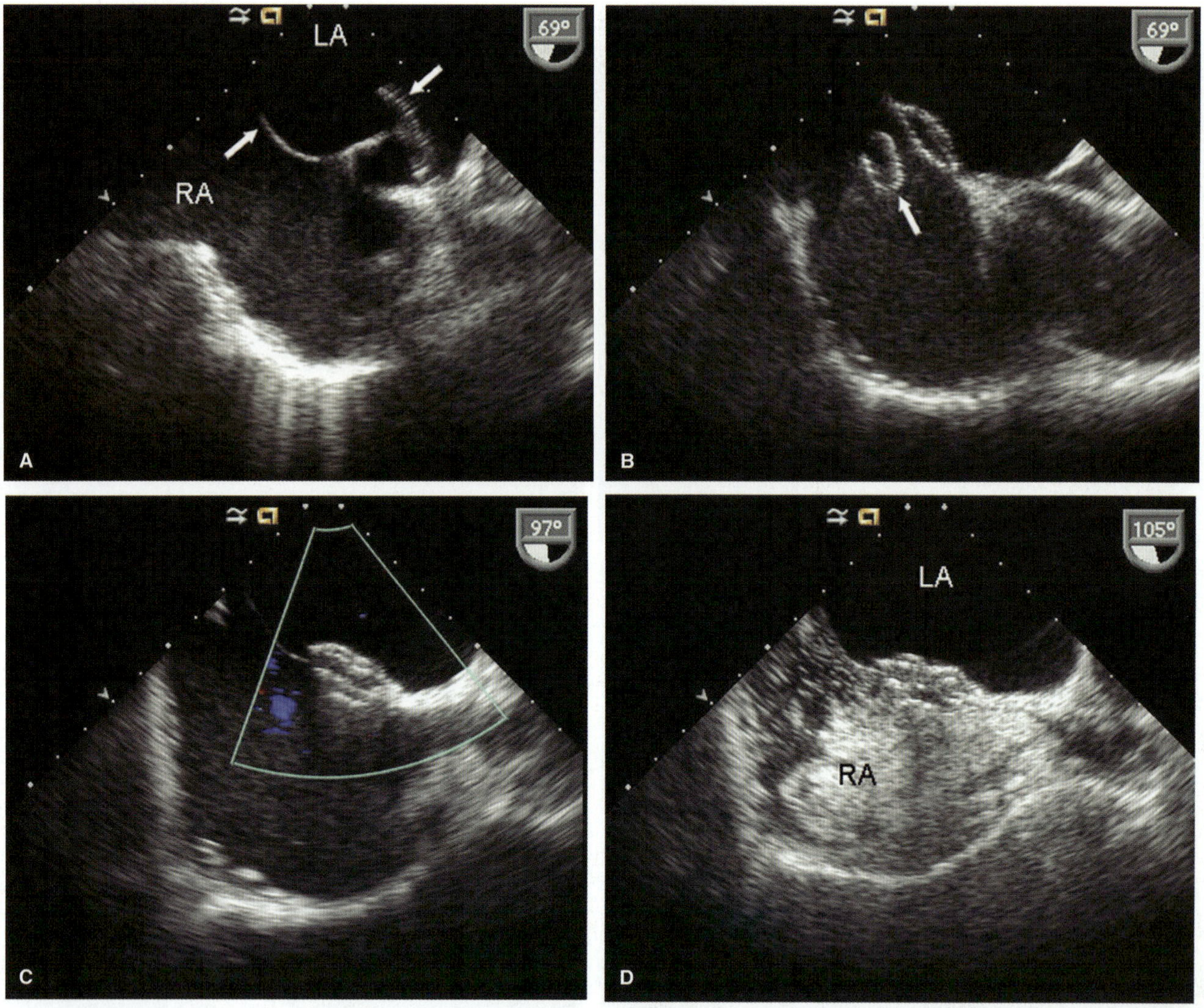

FIGURA 22.96 Imagens sequenciais registradas com ecocardiografia transesofágica no mesmo paciente mostrado na Figura 22.95. No **painel A**, o componente atrial esquerdo do dispositivo de oclusão é visto atravessando o defeito e se expandindo no corpo do átrio esquerdo (*seta*). No **painel B**, o componente atrial esquerdo do dispositivo de oclusão foi instalado ao longo do septo atrial e o componente atrial direito é visto sendo avançado (*seta*). No **painel C**, ambos os componentes do dispositivo de oclusão foram totalmente instalados ao longo do septo atrial. Este painel foi registrado com Doppler com fluxo colorido e revela ausência de qualquer derivação residual. O **painel D** foi registrado com injeção de soro fisiológico endovenoso e também demonstra a falta de qualquer derivação residual de sangue. LA, átrio esquerdo; RA, átrio direito. ◖

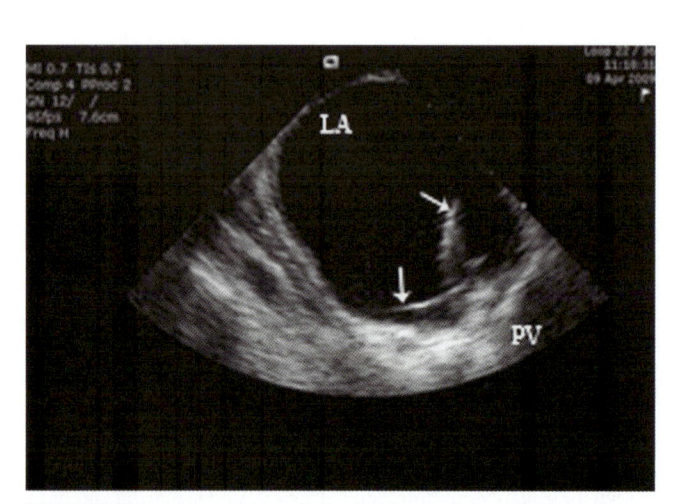

FIGURA 22.97 Ecocardiograma intracardíaco registrado para orientação de um procedimento ablativo atrial esquerdo de fibrilação atrial persistente. Um cateter em laço (*seta vertical*) foi colocado por cima do óstio de uma veia pulmonar (PV) após o que um cateter multipolar (*seta horizontal*) foi colocado dentro do laço para posicionamento antes da ablação. LA, átrio esquerdo. ◖

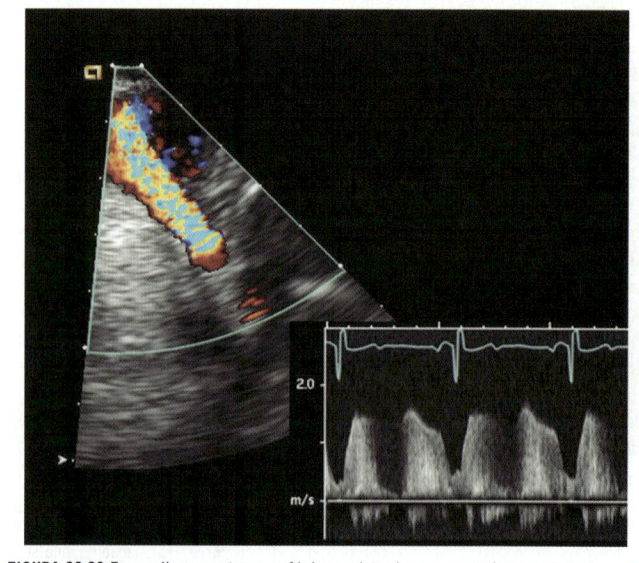

FIGURA 22.98 Ecocardiograma transesofágico registrado em um paciente após isolamento da veia pulmonar para fibrilação atrial. Na imagem com fluxo colorido, observe o fluxo restringido na veia pulmonar compatível com estenose pulmonar e a velocidade máxima de 1,6 m/s no perfil com Doppler de onda contínua. ◖

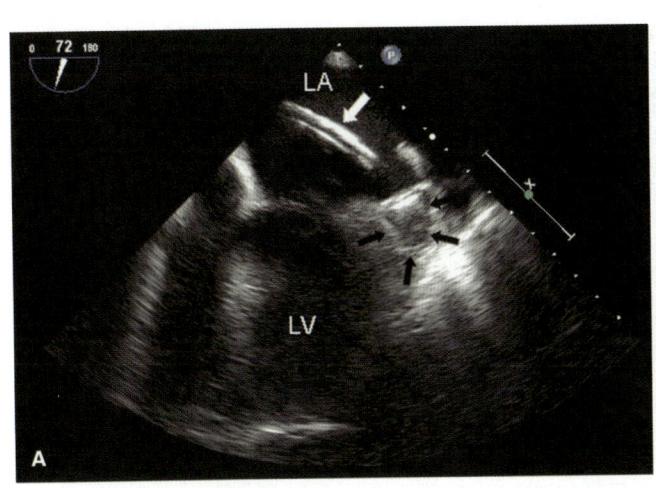
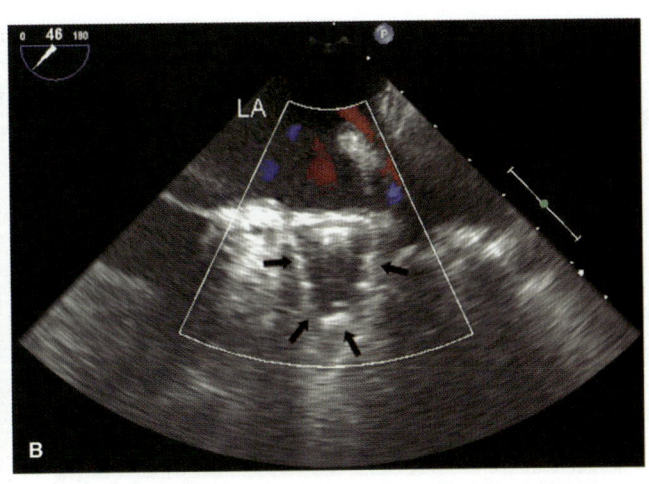

FIGURA 22.99 Ecocardiograma transesofágico registrado durante a colocação de um dispositivo oclusor atrial esquerdo para proteção tromboembólica. **A:** Registrado durante a instalação do dispositivo e o cateter de instalação é facilmente visibilizado (*seta superior*). O limite do dispositivo oclusor em forma de morango dentro do apêndice atrial esquerdo é apontado pelas *setas*. **B:** Imagem do fluxo, observe novamente o limite do oclusor e ausência de qualquer fluxo residual significativo entre o oclusor e a parede do apêndice atrial esquerdo. LA, átrio esquerdo; LV, ventrículo esquerdo.

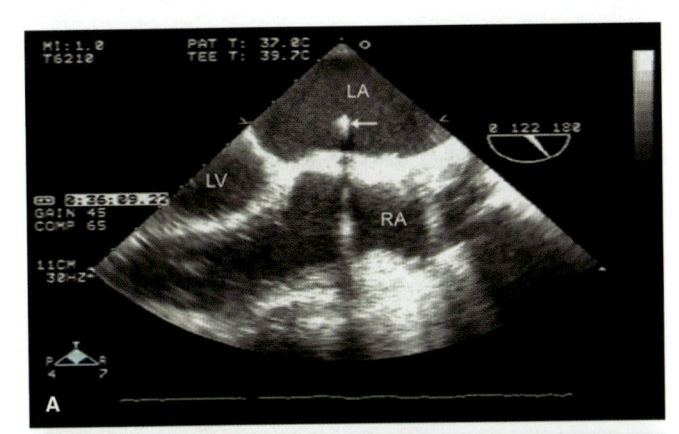

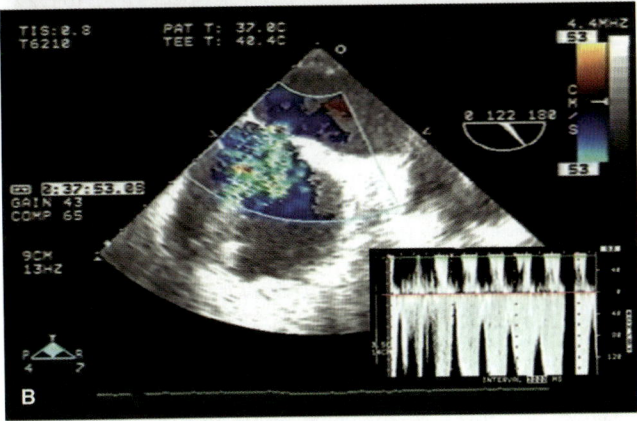

FIGURA 22.100 Ecocardiogramas transesofágicos registrados quando da criação de uma septostomia atrial. **A:** Registrado em uma incidência longitudinal confirmando o local de um cateter-guia através do septo atrial com a ponta do cateter no átrio esquerdo (*seta*). **B:** Registrado com imagem com Doppler com fluxo colorido depois da criação de uma septostomia com um balão de dilatação confirmando a presença de um defeito septal atrial criado iatrogenicamente e medindo aproximadamente 6 mm. Imagem com Doppler com fluxo colorido obtida através do defeito mostra fluxo contínuo da esquerda para a direita (*detalhe pequeno*). LA, átrio esquerdo; LV, ventrículo esquerdo; RA, átrio direito.

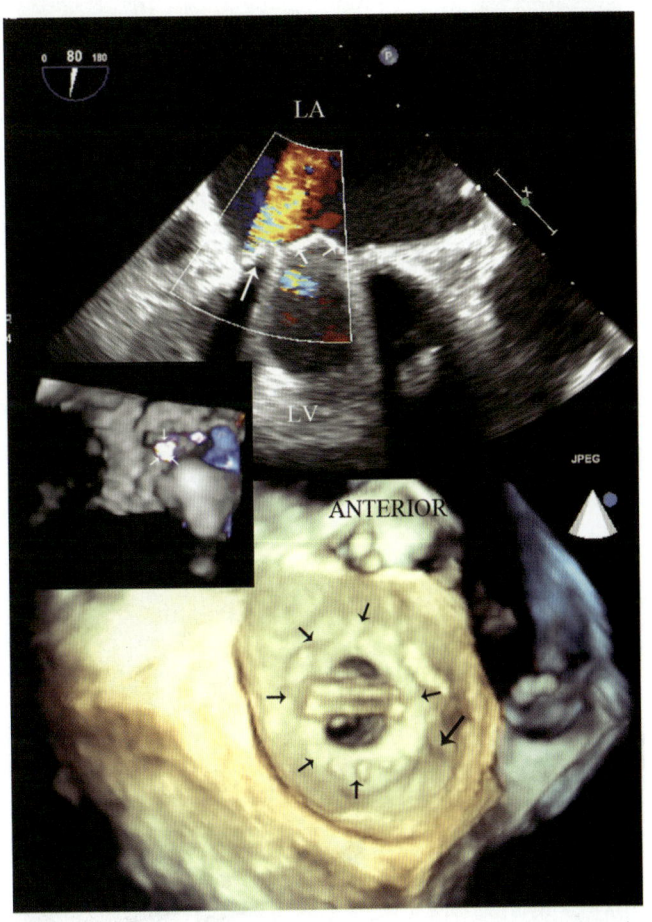

FIGURA 22.101 Imagem ecocardiográfica transesofágica tridimensional em tempo real e bidimensional em um paciente após substituição da valva mitral por uma prótese mecânica de dois folhetos. Na imagem com Doppler com fluxo colorido, observe o pequeno vazamento paravalvar na face medial do anel de sutura. Na imagem tridimensional em tempo real, vista de dentro do átrio esquerdo, observe a pequena área de falta de continuidade entre o anel de sutura e o anel anatômico medialmente. Na imagem em tempo real, observe a "baforada" de fluxo sanguíneo através do espaço paravalvar. O detalhe pequeno é uma visão de frente do vazamento paravalvar a partir de um conjunto de dados tridimensionais reconstruído. LA, átrio esquerdo; LV, ventrículo esquerdo.

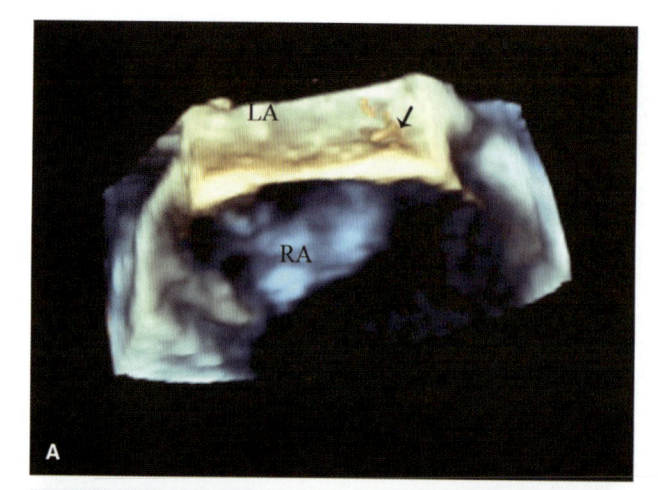

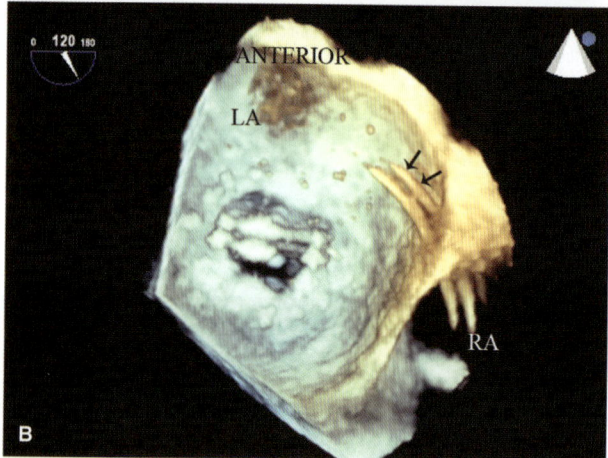

FIGURA 22.102 Imagem ecocardiográfica transesofágica tridimensional em tempo real realizada quando de uma punção transatrial para o estabelecimento de acesso ao átrio esquerdo no mesmo paciente apresentado na Figura 22.101. **A:** A agulha pode ser vista penetrando o septo atrial. Na imagem em tempo real, observe a "baforada" de contraste e restos de material à medida que a agulha penetra no interior do átrio esquerdo. **B:** Registrado de uma perspectiva dentro do átrio esquerdo, e uma bainha de grande calibre pode ser vista atravessando o septo atrial do átrio direito para dentro do átrio esquerdo. LA, átrio esquerdo; RA, átrio direito. ⬤

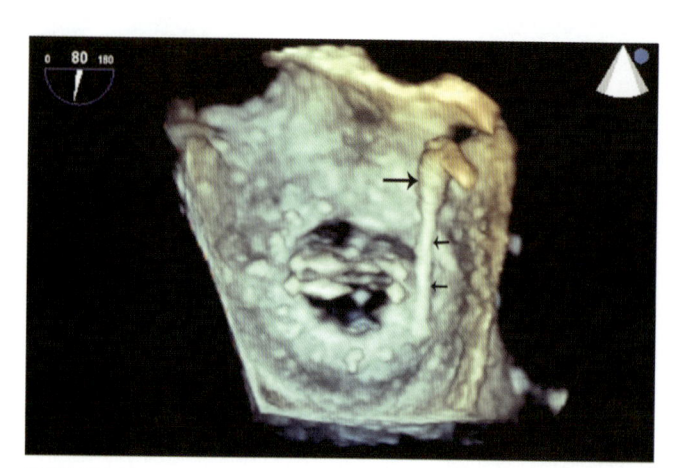

FIGURA 22.103 Imagem ecocardiográfica tridimensional transesofágica em tempo real para monitoramento online de uma tentativa de colocar uma espiral no local do vazamento paravalvar mostrado na Figura 22.101. A bainha (*seta grande*) pode ser vista se projetando através do átrio esquerdo e o cateter-guia subsequentemente colocado através da bainha na região do vazamento paravalvar (*setas pequenas*). ⬤

Outras Aplicações no Laboratório de Cateterismo

Às vezes, o ecocardiografista pode ser chamado ao laboratório de cateterismo ou intervencionista para ajudar na avaliação de um paciente que deteriorou agudamente durante um procedimento. A ecocardiografia desempenha um útil papel no diagnóstico de perfuração com derrame pericárdico iatrogênico e na reavaliação de movimentação parietal ventricular esquerda global e regional rápida e acuradamente. A evidência de disfunção ventricular esquerda regional dá suporte a um diagnóstico de interrupção do fluxo sanguíneo de qualquer etiologia, inclusive dissecção coronária iatrogênica, fechamento agudo depois de intervenção percutânea ou um evento espontâneo. Às vezes, a ecocardiografia transesofágica (Figura 22.104) pode ser necessária para uma avaliação completa.

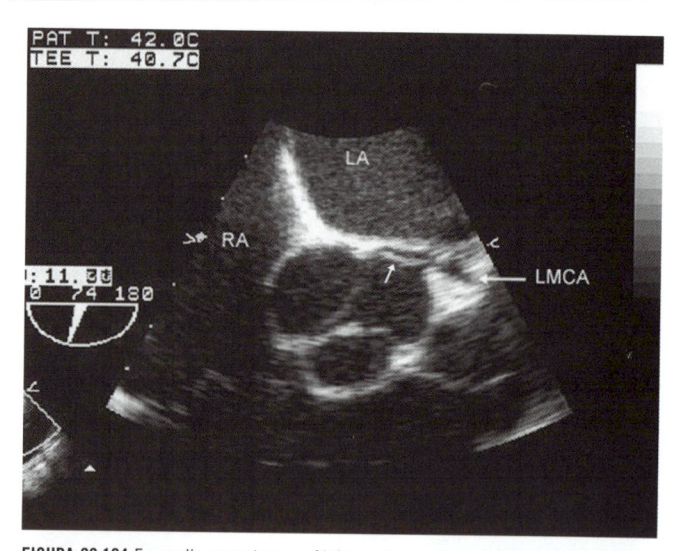

FIGURA 22.104 Ecocardiograma transesofágico realizado de emergência no laboratório de cateterismo cardíaco em um paciente que desenvolveu dor torácica e alterações eletrocardiográficas depois de um cateterismo diagnóstico. Observe a dissecção limitada (*seta*) no seio de Valsalva que se estende pelo tronco da artéria coronária esquerda (*seta*). LA, átrio esquerdo; LMCA, tronco da artéria coronária esquerda; RA, átrio direito. ⬤

Leituras Sugeridas

Unidade de Tratamento Intensivo/Choque

Bossone E, DiGiovine B, Watts S, et al. Range and prevalence of cardiac abnormalities in patients hospitalized in a medical ICU. Chest 2002;122(4):1370–1376.

Hernandez C, Shuler K, Hannan H, et al. CAUSE: cardiac arrest ultrasound exam—a better approach to managing patients in primary non-arrhythmogenic cardiac arrest. Resuscitation 2008;76:198–206.

Hoole SP, Falter F. Evaluation of hypoxemic patients with transesophageal echocardiography. Crit Care Med 2007;35:S408–S413.

Joseph MX, Disney PJS, Da Costa R, et al. Transthoracic echocardiography to identify or exclude cardiac cause of shock. Chest 2004;126:1592–1597.

Kaul S, Stratienko AA, Pollock SG, et al. Value of two-dimensional echocardiography for determining the basis of hemodynamic compromise in critically ill patients: a prospective study. J Am Soc Echocardiogr 1994;7:598–606.

Kimura BJ, Bocchicchio M, Willis CL, et al. Screening cardiac ultrasonographic examination in patients with suspected cardiac disease in emergency department. Am Heart J 2001;142:324–330.

Kurt M, Shaikh KA, Peterson L, et al. Impact of contrast echocardiography on evaluation of ventricular function and clinical management in a large prospective cohort. J Am Coll Cardiol 2009;53:802–810.

Manasia AR, Nagaraj HM, Kodali RB, et al. Feasibility and potential clinical utility of goal-directed transthoracic echocardiography performed by noncardiologist intensivists using a small hand-carried device (SonoHeart) in critically ill patients. J Cardiothorac Vasc Anesth 2005;19:155–159.

Mandavia DP, Joseph A. Bedside echocardiography in chest trauma. Emerg Med Clin North Am 2004;22:601–609.

Ruiz-Bailen M, de Hoyos EA, Ruiz-Navarro S, et al. Reversible myocardial dysfunction after cardiopulmonary resuscitation. Resuscitation 2005;66:175–181.

Schmidlin D, Schuepbach R, Bernard E, et al. Indications and impact of postoperative transesophageal echocardiography in cardiac surgical patients. Crit Care Med 2001;29:2143–2148.

Tayal VS, Beatty MA, Marx JA, et al. FAST (focused assessment with sonography in trauma) accurate for cardiac and intraperitoneal injury in penetrating anterior chest trauma. J Ultrasound Med 2004;23:467–472.

Aplicação Intraoperatória

Abraham TP, Kon ND, Nomeir AM, et al. Accuracy of transesophageal echocardiography in preoperative determination of aortic anulus size during valve replacement. J Am Soc Echocardiogr 1997;10:149–154.

Ahmed S, Nanda NC, Miller AP, et al. Usefulness of transesophageal three-dimensional echocardiography in the identification of individual segment/scallop prolapse of the mitral valve. Echocardiography 2003;20:203–209.

Bach DS, Deeb GM, Bolling SF. Accuracy of intraoperative transesophageal echocardiography for estimating the severity of functional mitral regurgitation. Am J Cardiol 1995;76:508–512.

Click RL, Abel MD, Schaff HV. Intraoperative transesophageal echocardiography: 5-year prospective review of impact on surgical management. Mayo Clin Proc 2000;75:241–247.

Earing MG, Cabalka AK, Seward JB, et al. Intracardiac echocardiographic guidance during transcatheter device closure of atrial septal defect and patent foramen ovale. Mayo Clin Proc 2004;79:24–34.

Grewal KS, Malkowski MJ, Piracha AR, et al. Effect of general anesthesia on the severity of mitral regurgitation by transesophageal echocardiography. Am J Cardiol 2000;85:199–203.

Ionescu AA, West RR, Proudman C, et al. Prospective study of routine perioperative transesophageal echocardiography for elective valve replacement: clinical impact and cost-saving implications. J Am Soc Echocardiogr 2001;14:659–667.

Kodavatiganti R. Intraoperative assessment of the mitral valve by transesophageal echocardiography: an overview. Ann Card Anaesth 2002;5:127–134.

Lambert AS, Miller JP, Merrick SH, et al. Improved evaluation of the location and mechanism of mitral valve regurgitation with a systematic transesophageal echocardiography examination. Anesth Analg 1999;88:1205–1212.

Nowrangi SK, Connolly HM, Freeman WK, et al. Impact of intraoperative transesophageal echocardiography among patients undergoing aortic valve replacement for aortic stenosis. J Am Soc Echocardiogr 2001;14:863–866.

Shanewise JS, Cheung AT, Aronson S, et al. ASE/SCA guidelines for performing a comprehensive intraoperative multiplane transesophageal echocardiography examination: recommendations of the American Society of Echocardiography Council for Intraoperative Echocardiography and the Society of Cardiovascular Anesthesiologists Task Force for Certification in Perioperative Transesophageal Echocardiography. Anesth Analg 1999;89:870–884.

Tsang TSM, Enriquez-Sarano M, Freeman WK, et al. Consecutive 1127 therapeutic echocardiographically guided pericardiocenteses: clinical profile, practice patterns, and outcomes spanning 21 years. Mayo Clin Proc 2002;22:429–436.

Monitoramento de Procedimentos

Cooke JC, Gelman JS, Harper RW. Echocardiologists' role in the deployment of the Amplatzer atrial septal occluder device in adults. J Am Soc Echocardiogr 2001;14:588–594.

Langerveld J, Valocik G, Plokker T, et al. Additional value of three-dimensional transesophageal echocardiography for patients with mitral valve stenosis undergoing balloon valvuloplasty. J Am Soc Echocardiogr 2003;16:841–891.

Martin F, Sanchez PL, Doherty E, et al. Percutaneous transcatheter closure of patent foramen ovale in patients with paradoxical embolism. Circulation 2002;106:1121–1126.

Mazic U, Gavora P, Masura J. The role of transesophageal echocardiography in transcatheter closure of secundum atrial septal defects by the Amplatzer septal occluder. Am Heart J 2001;142:482–438.

Moss RR, Ivens E, Pasupati S, et al. Role of echocardiography in percutaneous aortic valve implantation. JACC Cardiovasc Imaging 2008;1:15–24.

Mullen MJ, Dias BF, Walker F, et al. Intracardiac echocardiography guided device closure of atrial septal defects. J Am Coll Cardiol 2003;41:285–292.

Silvestry FE, Kerber RE, Brook M, et al. Echocardiography-guided interventions. From the American Society of Echocardiography's Echocardiography-Guided Interventions Working Group. J Am Soc Echocardiogr 2009;22:213–231.

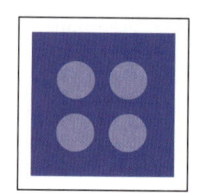

Capítulo 23
Massas, Tumores e Fonte de Êmbolos

Variantes Normais e Artefatos: Fontes de Achados Falso-positivos

A avaliação ecocardiográfica de massas intracardíacas depende criticamente da capacidade de se fazer a distinção entre achados normais e anormais. Artefatos gerados pelo ultrassom são comuns, mesmo em estudos de alta qualidade, e podem ser considerados erroneamente como condições patológicas. Na ecocardiografia bidimensional, reflexões no campo próximo e reverberações são exemplos de artefatos que muitas vezes são confundidos com patologia (p. ex., trombos apicais). Tais artefatos, que são discutidos no Capítulo 2, devem ser evitados sempre que possível e identificados corretamente quando presentes. A escolha apropriada do transdutor e o uso de várias janelas acústicas estão entre as estratégias que podem ser empregadas para se evitar possíveis más interpretações.

Variantes anatômicas estão presentes universalmente, podem envolver qualquer câmara ou estrutura valvar e são potencialmente confundidas com estruturas patológicas. Uma lista de estruturas normais comumente encontradas e que muitas vezes são interpretadas como patológicas é dada no Quadro 23.1. O átrio direito é a câmara que na maioria das vezes é fonte de variantes anatômicas que levam a interpretação imprecisa. A rede de Chiari e a crista terminal são exemplos de estruturas comumente encontradas que, devido a variações individuais, são frequentemente confundidas com entidades patológicas. A infiltração gordurosa no sulco atrioventricular, especialmente ao redor da valva tricúspide, é uma fonte comum de confusão. Uma condição benigna, este depósito de gordura é com frequência erroneamente considerado como sendo um tumor ou fluido. Falsos tendões no ápice ventricular esquerdo são comuns e ocasionalmente mal interpretados como trombos (Figura 23.1). Neste exemplo, o diagnóstico de um falso tendão é relativamente direto. Em alguns casos, o tendão pode ser erroneamente considerado como a superfície de um trombo apical. Imagens com fluxo colorido ou ecocardiografia contrastada, ao demonstrar fluxo de cada lado da estrutura linear, podem ser úteis para se fazer essa diferenciação. Fontes adicionais de confusão podem ser iatrogênicas. Por exemplo, a linha de sutura na parede posterior atrial após transplante cardíaco e cabos de marca-passo ou cateteres são exemplos de estruturas "normais" que podem ser mal interpretadas como patológicas. A Figura 23.2 é um exemplo de uma banda moderadora ventricular direita, uma outra estrutura cardíaca normal que pode ser confundida como massa anormal, como trombo.

O reconhecimento de tais variantes normais depende da qualidade da imagem e técnica, além da experiência. O uso de múltiplas janelas de aquisição de imagens e transdutores de diferentes frequências são estratégias adicionais que asseguram um diagnóstico acurado. A disponibilidade de informações clínicas (como se o paciente tem ou não um marca-passo) pode ser extremamente útil para se evitarem erros.

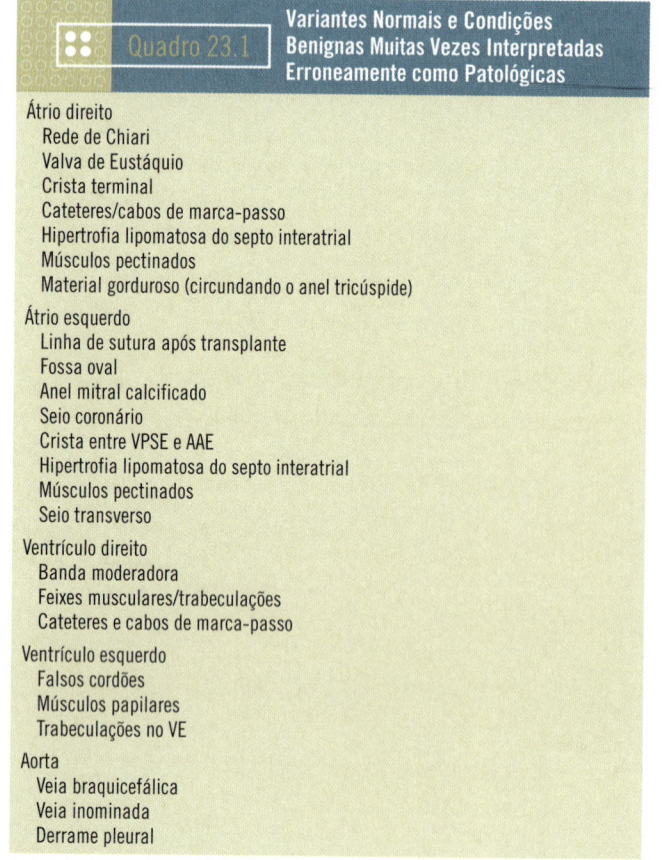

Quadro 23.1 Variantes Normais e Condições Benignas Muitas Vezes Interpretadas Erroneamente como Patológicas

Átrio direito
Rede de Chiari
Valva de Eustáquio
Crista terminal
Cateteres/cabos de marca-passo
Hipertrofia lipomatosa do septo interatrial
Músculos pectinados
Material gorduroso (circundando o anel tricúspide)

Átrio esquerdo
Linha de sutura após transplante
Fossa oval
Anel mitral calcificado
Seio coronário
Crista entre VPSE e AAE
Hipertrofia lipomatosa do septo interatrial
Músculos pectinados
Seio transverso

Ventrículo direito
Banda moderadora
Feixes musculares/trabeculações
Cateteres e cabos de marca-passo

Ventrículo esquerdo
Falsos cordões
Músculos papilares
Trabeculações no VE

Aorta
Veia braquicefálica
Veia inominada
Derrame pleural

AAE, apêndice atrial esquerdo; VE, ventrículo esquerdo; VPSE, veia pulmonar superior esquerda.

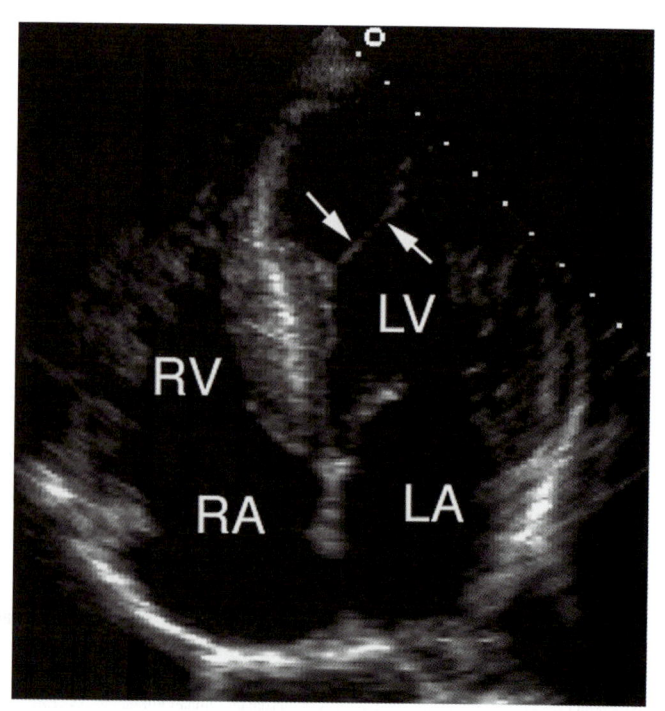

FIGURA 23.1 Uma incidência apical de quatro câmaras mostra um falso tendão (*setas*) no ápice ventricular esquerdo. LA, átrio esquerdo; LV, ventrículo esquerdo; RA, átrio direito; RV, ventrículo direito.

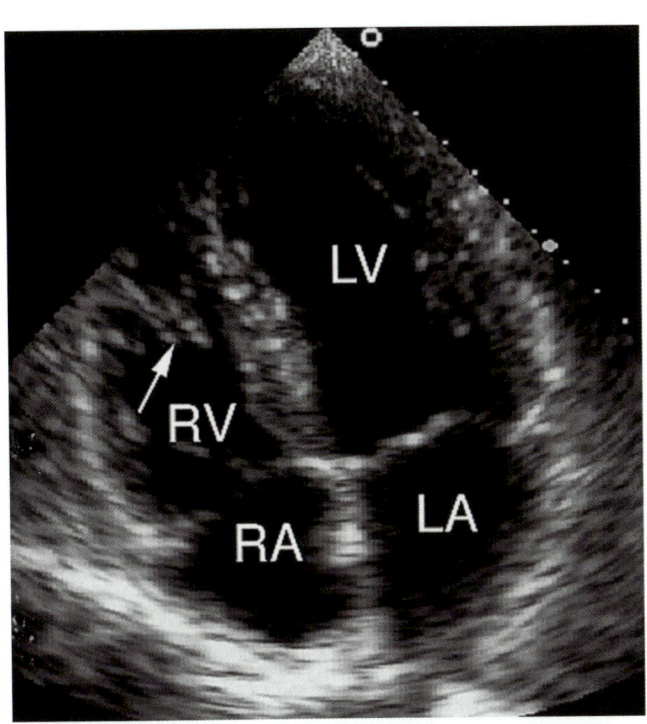

FIGURA 23.2 Uma banda moderadora (*seta*) no ápice do ventrículo direito. LA, átrio esquerdo; LV, ventrículo esquerdo; RA, átrio direito; RV, ventrículo direito.

Papel da Ecocardiografia

Diretrizes para o uso da ecocardiografia foram publicadas (Quadro 23.2). Estas incluem indicações baseadas em evidências nas quais o valor e a utilidade da ecocardiografia foram demonstrados. O Quadro 23.2 contém também os mais recentes critérios de conveniência desenvolvidos referentes ao papel do eco na avaliação de pacientes com massas ou fontes de êmbolos conhecidas ou suspeitadas. Diagnosticamente, essa aplicação representa uma ampla categoria de condições para as quais é fundamental a aquisição de imagens. A avaliação da anatomia cardíaca e identificação de estruturas anormais são tarefas que se ajustam bem à ecocardiografia. Para muitos pacientes, a contribuição mais importante da ecocardiografia está muitas vezes na sua capacidade de excluir com certeza uma massa cardíaca ou fonte potencial de embolia. Quando uma anormalidade anatômica está presente, o exame de aquisição de imagens tem de ser capaz de detectá-la com alta sensibilidade; caracterizar seus limites, localização e tamanho; e distingui-la de um artefato ou de variantes normais. Por meio de uma avaliação anatômica cuidadosa, a ecocardiografia frequentemente proporciona informações diagnósticas importantes acerca da etiologia da massa e ajuda a orientar a terapia subsequente. Uma limitação da ecocardiografia, contudo, é sua incapacidade de proporcionar diagnóstico tissular ou histológico. Com base somente no ultrassom, é muitas vezes impossível distinguir um tumor benigno de uma malignidade, ou um trombo de uma vegetação.

Tumores Cardíacos

Tumores Primários

A ecocardiografia é útil para identificar condições nas quais massas podem se desenvolver, é uma técnica acurada para se detectar e caracterizar massas e proporciona um meio não invasivo de acompanhamento depois do tratamento ou remoção. A maior parte dos tumores no coração decorre de disseminação direta de malignidades adjacentes ou doença metastática; os tumores cardíacos primários respondem por uma pequena porcentagem do número total. Os tumores primários podem ser benignos ou malignos e podem ocorrer em todos os grupos etários. Os tumores cardíacos primários mais comuns estão listados no Quadro 23.3. Destes, os tumores benignos são mais frequentes do que os malignos em uma proporção de aproximadamente 3 para 1.

De longe, o tumor primário benigno mais comum do coração é o mixoma, sendo responsável por aproximadamente 30% de todos os tumores cardíacos primários. Geralmente, os mixomas são únicos e ocorrem no átrio esquerdo em 75% dos casos, e mais

Quadro 23.2 — Ecocardiografia de Pacientes com Massas e Tumores Cardíacos

Indicações	Classe
1. Avaliação de pacientes com síndromes e eventos clínicos que sugerem uma massa cardíaca subjacente.	I
2. Avaliação de pacientes com cardiopatia básica que sabidamente predispõe à formação de massa para os quais a decisão terapêutica acerca da cirurgia ou anticoagulação dependerá dos resultados da ecocardiografia.	I
3. Estudos de acompanhamento ou levantamento após remoção cirúrgica de massas que sabidamente têm uma alta probabilidade de recidivar (p. ex., mixoma).	I
4. Pacientes com malignidades primárias conhecidas quando a vigilância ecocardiográfica para envolvimento cardíaco é parte do processo de estabelecimento de estágios da doença.	I
5. Rastreamento de pessoas com estados mórbidos prováveis de resultarem em formação de massa, mas para o quais não existe evidência clínica de massa.	IIb
6. Pacientes para os quais os resultados da ecocardiografia não terão impacto no diagnóstico ou tomada de decisão clínica.	III

Critérios de Adequação	Valor Numérico (1 a 9)
34. Avaliação de fonte cardiovascular de evento embólico (FOP/DSA, trombo, neoplasia)	A (8)
35. Avaliação de uma massa cardíaca (suspeita de tumor ou trombo)	A (9)
36. Avaliação de condições pericárdicas incluindo, mas não se limitando a eles, massa, derrame pericárdico, pericardite constritiva, condições derrame-constritivas, pacientes após cirurgia cardíaca ou suspeita de tamponamento pericárdico	A (9)

Adaptado de Cheitlin MD, Alpert JS, Armstrong WF, et al. ACC/AHA Guidelines for the Clinical Application of Echocardiography: a report of the American College of Cardiology/American Heart Association Task Force on Practice Guidelines (Committee on Clinical Application of Echocardiography) developed in collaboration with the American Society of Echocardiography. Circulation 1997;95:1686-1744 e Douglas PS, Khandheria B, Stainback RF, Weissman NJ. ACCF/ASE/ACEP/ASNC/SCAI/SCCT/SCMR 2007 appropriateness criteria for transthoracic and transesophageal echocardiography. J Am Coll Cardiol 2007; 50(2):187-207, com permissão.
DSA, defeito septal atrial; FOP, forame oval pérvio.

	Frequência Relativa de Tumores Cardíacos Primários
Quadro 23.3	

Tipo	%
Benignos	
Mixoma	30
Lipoma	10
Fibroelastoma papilar	8
Rabdomioma	6
Fibroma	3
Hemangioma	2
Teratoma	1
Malignos	
Angiossarcoma	8
Rabdomiossarcoma	5
Fibrossarcoma	3
Mesotelioma	3
Linfoma	2
Liomiossarcoma	1

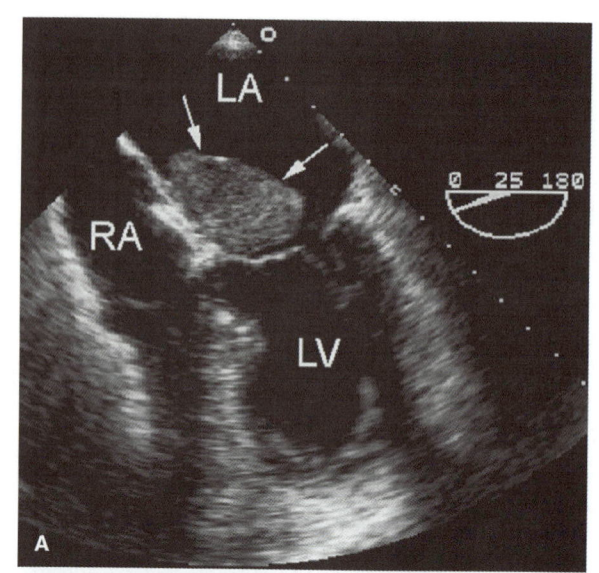

frequentemente se originam na área da fossa oval (Figura 23.3A). O tamanho, formato e textura podem ser bastante variáveis. Os mixomas podem ter uma superfície lisa, mas muito frequentemente têm formato irregular com feixes filamentosos ou têm o aspecto de um "cacho de uvas". Eles tipicamente são de textura não homogênea com centros transparentes ou áreas de calcificação. Os mixomas podem ser bastante grandes, ocupar grande parte do átrio esquerdo e provocar obstrução ao enchimento ventricular esquerdo. Um mixoma atrial grande é mostrado na Figura 23.3B. Neste paciente, o tumor quase que oclui o orifício mitral durante a diástole. A pista mais importante para o diagnóstico é sua localização no átrio esquerdo e origem na porção média do septo atrial. Dada uma apresentação típica, a ecocardiografia é praticamente diagnóstica de mixoma. As imagens transtorácicas são geralmente suficientes, embora tumores pequenos ou que envolvam o coração direito possam necessitar de ecocardiografia transesofágica para o diagnóstico. A ecocardiografia tridimensional também vem sendo usada para caracterizar ainda mais os mixomas atriais (Figura 23.4). Os mixomas algumas vezes envolvem o átrio direito (15%) ou o ventrículo esquerdo ou direito (5% cada) (Figuras 23.5 e 23.6). No exemplo mostrado na Figura 23.6, observe a mobilidade deste mixoma atrial direito e como ele se projeta através da valva tricúspide na diástole acarretando uma obstrução à via de entrada do ventrículo direito. Em 5% dos casos, os mixomas são múltiplos. Eles na maioria das vezes são confundidos com trombos, embora sua localização característica e local de fixação geralmente ajudem no diagnóstico diferencial. Após a remoção cirúrgica, os mixomas podem recidivar. Portanto, ecocardiogramas de acompanhamento devem ser obtidos anualmente durante vários anos para proteger contra essa possibilidade.

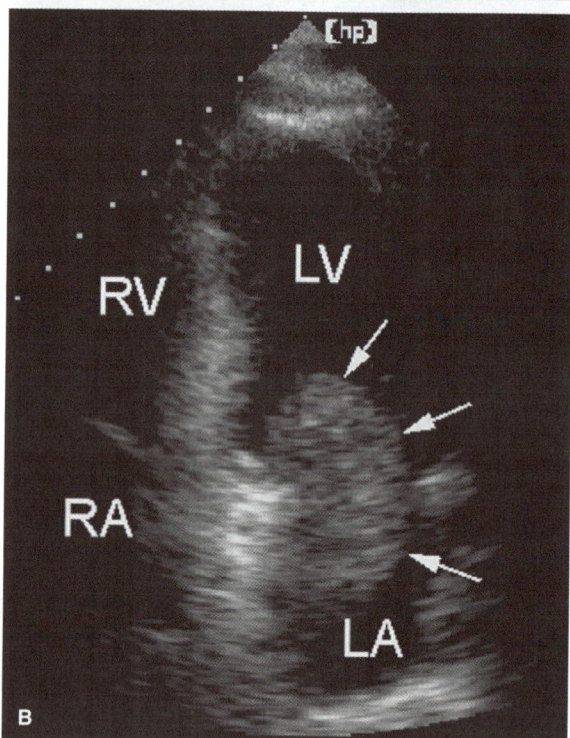

FIGURA 23.3 A: Mixoma (*setas*) no átrio esquerdo na imagem transesofágica. A massa está fixa à fossa oval. **B:** Incidência de quatro câmaras mostra um mixoma grande dentro do átrio esquerdo e obstruindo parcialmente o orifício da valva mitral durante a diástole. LA, átrio esquerdo; LV, ventrículo esquerdo; RA, átrio direito; RV, ventrículo direito.

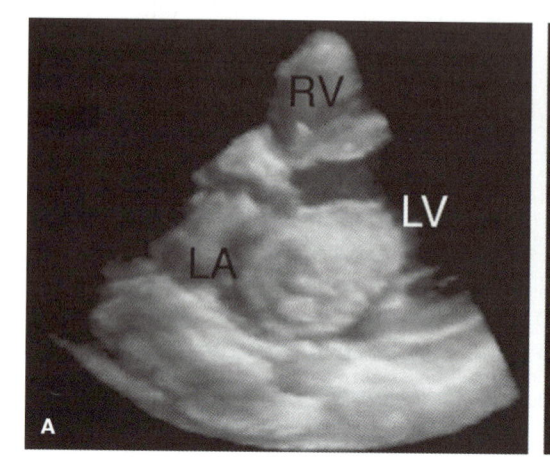
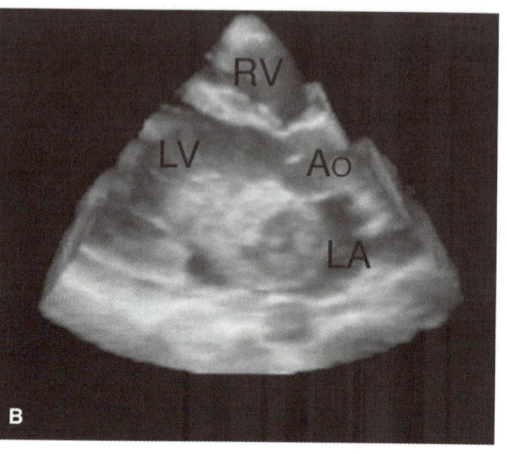

FIGURA 23.4 Um grande mixoma atrial esquerdo mostrado pela ecocardiografia tridimensional. As vantagens dessa modalidade são mais bem reconhecidas quando em formato de cine. LA, átrio esquerdo; LV, ventrículo esquerdo; RA, átrio direito; RV, ventrículo direito.

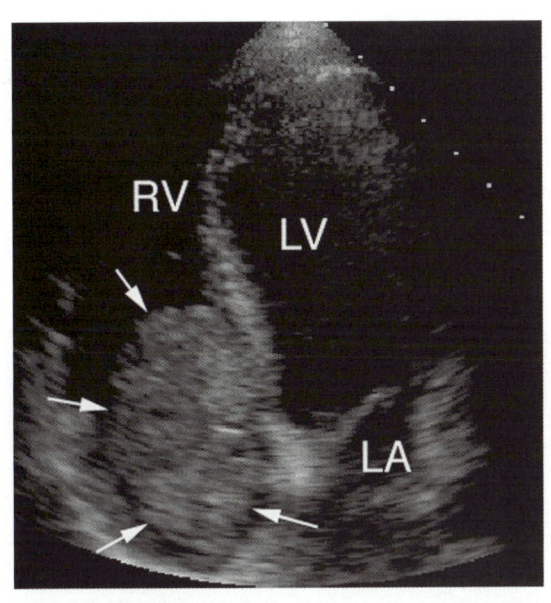

FIGURA 23.5 Um grande mixoma atrial direito é indicado pelas *setas*. A massa se estende através da valva tricúspide até o ventrículo direito. LA, átrio esquerdo; LV, ventrículo esquerdo; RV, ventrículo direito.

O fibroelastoma papilar é responsável por aproximadamente 10% de todos os tumores primários. Estes em geral são encontrados em pacientes idosos e têm origem na valva aórtica ou valva mitral (Figura 23.7). Como os tumores oriundos nas valvas cardíacas são raros e muitas vezes assintomáticos, o estabelecimento de um diagnóstico pode ser desafiador e muitas vezes se baseia na ecocardiografia. Entre os tumores que acometem as valvas, os fibroelastomas papilares são por grande margem os mais comuns, sendo responsáveis por mais de 85% dos tumores associados a valvas. Os mixomas e os fibromas respondem pelo restante, ao passo que tumores malignos envolvendo as valvas são muito raros.

Os fibroelastomas papilares são pequenos, geralmente com 0,5 a 2,0 cm de diâmetro, e muitas vezes são confundidos com vegetações. É difícil se fazer essa diferenciação por causa da similaridade no aspecto ecocardiográfico. Um diagnóstico correto, portanto, depende do quadro clínico, ou seja, presença ou ausência de sinais de infecção. Esses tumores geralmente se fixam no lado a jusante da valva por um pequeno pedículo e têm formato irregular com superfícies delicadas semelhantes a frondes (Figuras 23.8 e 23.9). A mobilidade é comum e geralmente é considerada um fator de risco de embolia. É rara a regurgitação valvar significativa. Existe certa confusão no sentido de os fibroelastomas serem ou não distintos das excrescências de Lambl que são

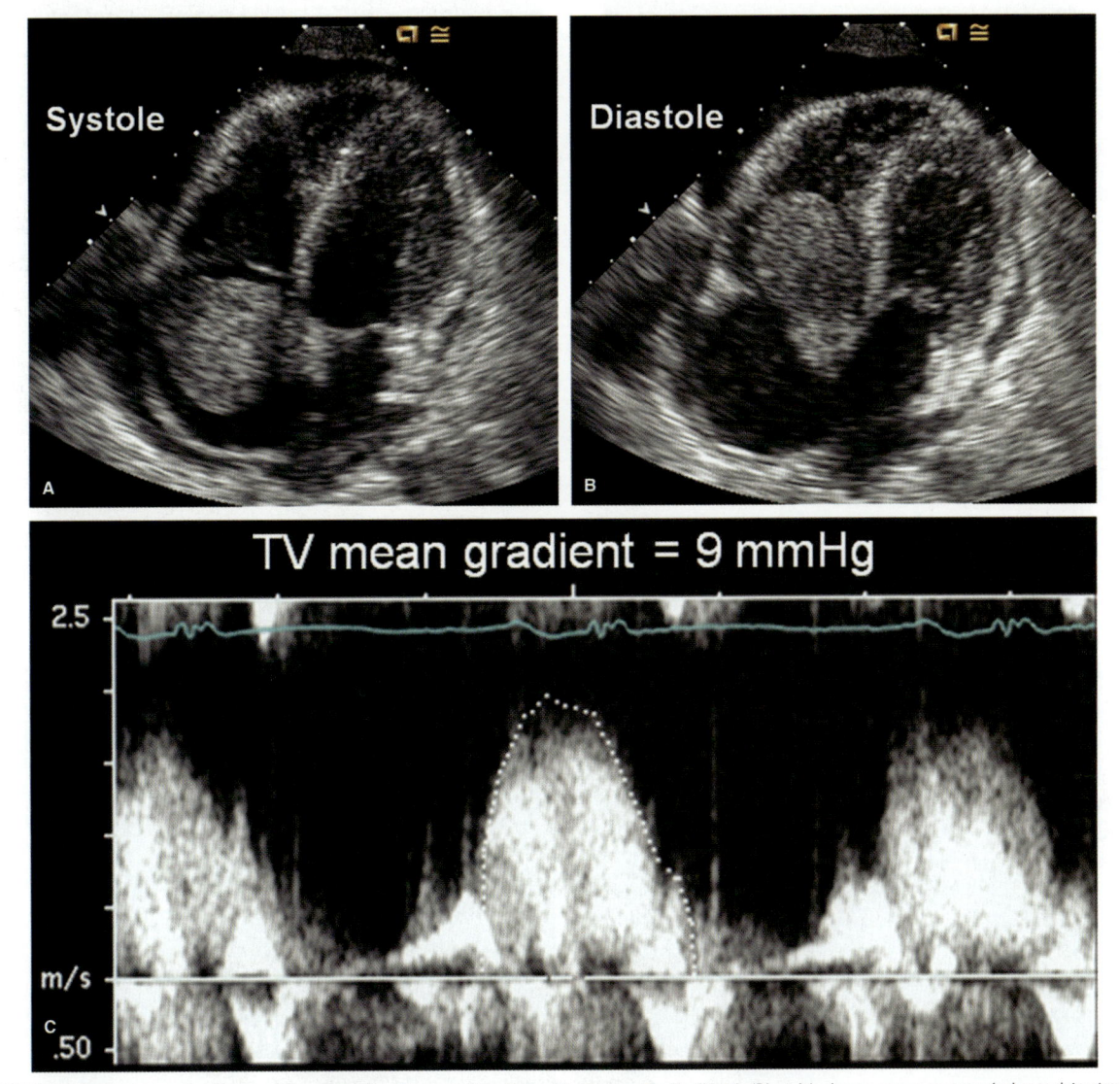

FIGURA 23.6 Esquerda superior: Uma grande massa é vista dentro do átrio direito. **Direita superior:** Na diástole (Diastole), observe como a massa móvel se projeta através da valva tricúspide criando obstrução ao fluxo de entrada ventricular direito. **Painel inferior:** O grau de obstrução é demonstrado com Doppler pulsado, gradiente médio (mean gradient) = 9 mmHg. O local, movimentação e local de fixação são compatíveis com mixoma atrial direito. Systole, sístole.

menores e frequentemente vistas em valvas normais em pacientes idosos (Figura 23.10). Se representam duas entidades diferentes é assunto controvertido. Os fibroelastomas também são confundidos com cistos sanguíneos que são estruturas císticas incomuns que contêm sangue e que se desenvolvem nos folhetos mitrais (Figura 23.11). Os cistos sanguíneos têm uma base mais ampla, são sésseis e menos móveis do que os fibroelastomas. Os fibroelastomas papilares podem ser detectados como um achado acidental da ecocardiografia. Como os tumores podem agir como

um ninho para a formação de agregados de fibrina e plaquetas, eventos embólicos são atribuídos a fibroelastomas papilares.

Os lipomas são tumores benignos incomuns que acometem o coração. A hipertrofia lipomatosa do septo atrial é um exemplo de como se apresentam. Nesta condição, o septo atrial é infiltrado por material lipomatoso que resulta no espessamento significativo e aumento da ecogenicidade de suas porções inferior e superior poupando a fossa oval (Figura 23.12). O infiltrado gorduroso é altamente ecogênico e resulta em um aspecto "em forma de halte-

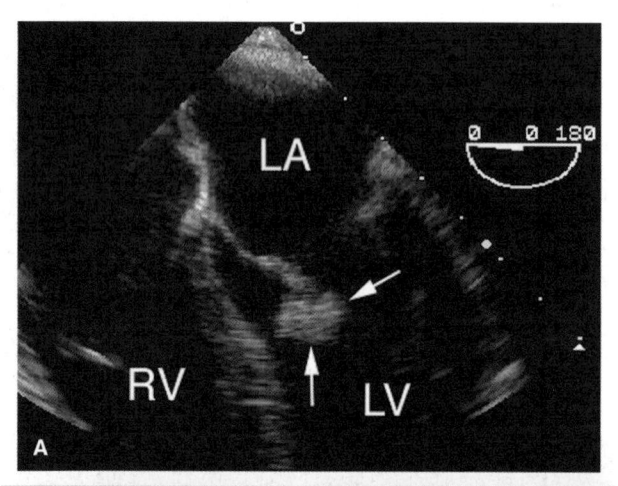

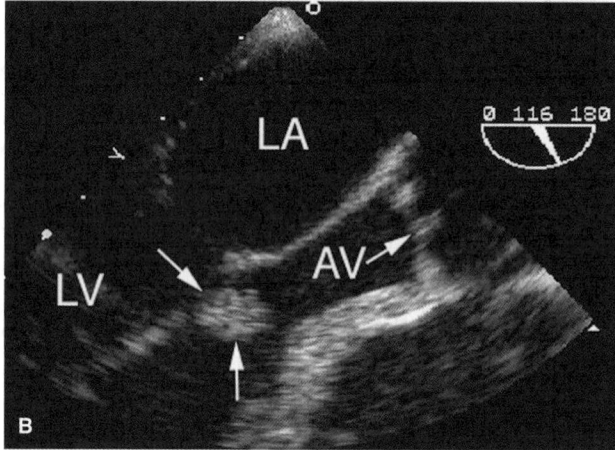

FIGURA 23.7 Um ecocardiograma transesofágico das incidências de quatro câmaras (A) e eixo longo (B) mostram um fibroelastoma papilar da valva mitral. O tumor estava fixado ao folheto anterior por um pequeno pedículo e era altamente móvel. AV, valva aórtica; LA, átrio esquerdo; LV, ventrículo esquerdo; RV, ventrículo direito.

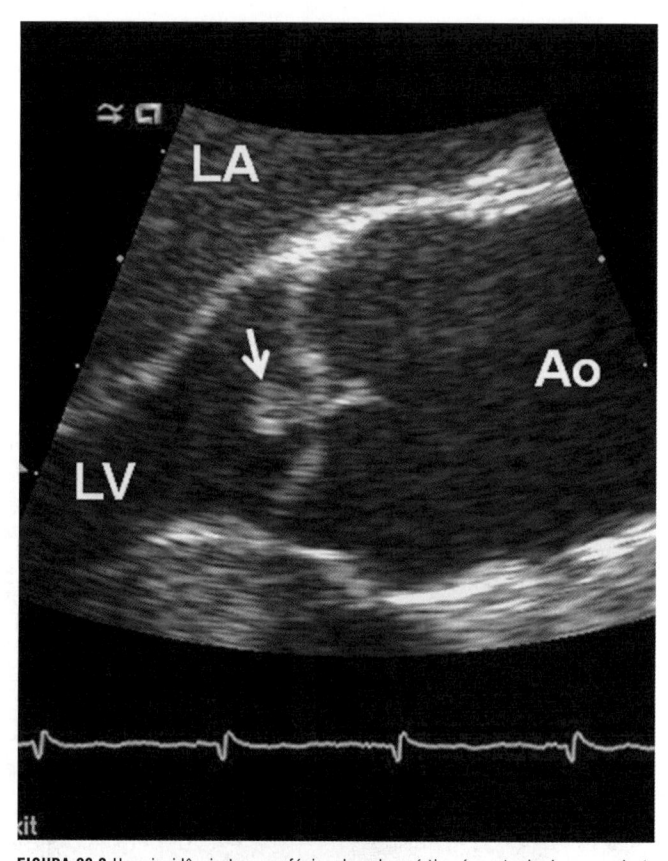

FIGURA 23.9 Uma incidência transesofágica da valva aórtica é mostrada de um paciente que se apresentou para avaliação de desconforto torácico. A massa pequena e móvel fixada à valva aórtica é um fibroelastoma papilar (seta). Ao, aorta; LA, átrio esquerdo; LV, ventrículo esquerdo.

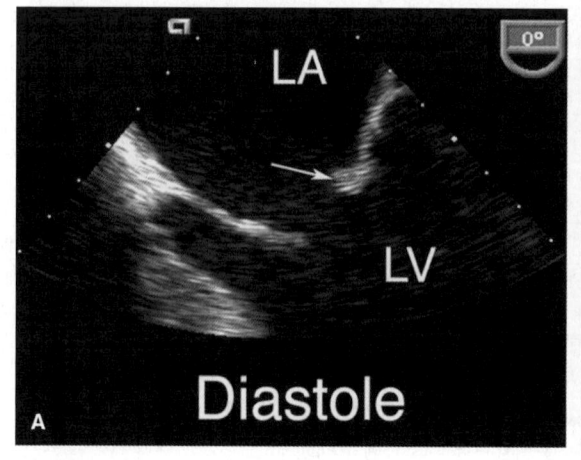

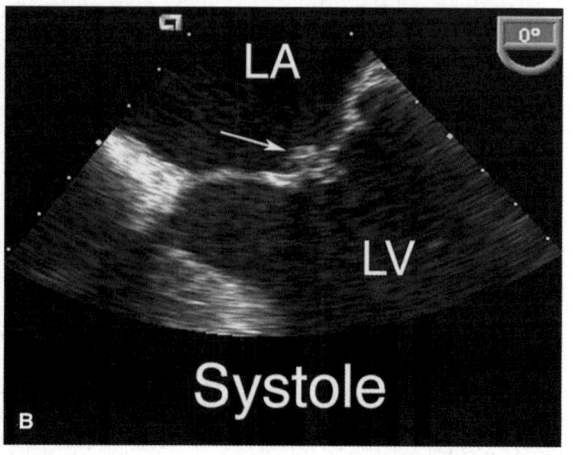

FIGURA 23.8 Um pequeno fibroelastoma papilar em um paciente que teve um acidente vascular cerebral. A massa (seta) é vista no folheto posterior na diástole (A) e na sístole (B). LA, átrio esquerdo; LV, ventrículo esquerdo; Diastole, diástole; Systole, sístole.

re" na ecocardiografia bidimensional. Acredita-se que a condição seja benigna e raramente associada a manifestações clínicas.

Os rabdomiomas estão entre os tumores pediátricos benignos mais comuns (Figura 23.13). Eles ocorrem ou no interior de uma cavidade, algumas vezes como uma massa pedunculada, ou incrustados dentro do miocárdio. Tais tumores podem crescer e atingir tamanho considerável, podendo obstruir o fluxo sanguíneo dentro do coração. Os fibromas são tumores benignos incomuns, na maioria das vezes observados em crianças e em geral acometem a parede livre do ventrículo esquerdo. Na ecocardiografia, eles se apresentam como massas altamente ecogênicas, nítidas e bem demarcadas que muitas vezes se estendem até o interior da cavidade do ventrículo. Embora benignos, eles às vezes provocam obstrução ao enchimento ventricular esquerdo e têm sido associados a arritmias ventriculares. Uma condição rara que pode ser confundida com um fibroma (ou um trombo) é a fibroelastose endocárdica. Esta doença geralmente é vista em crianças pequenas e se caracteriza por espessamento fibroso do endotélio ventricular esquerdo, provavelmente como uma resposta não específica à inflamação ou infecção. Um exemplo de fibroelastose endocárdica é dado na Figura 23.14. Ao contrário dos fibromas, a massa é endocárdica em vez de intramiocárdica.

Os tumores primários malignos do coração são muito raros e incluem angiossarcoma, rabdomiossarcoma e fibrossarcoma. A Figura 23.15 é um exemplo de um fibrossarcoma que ocupa

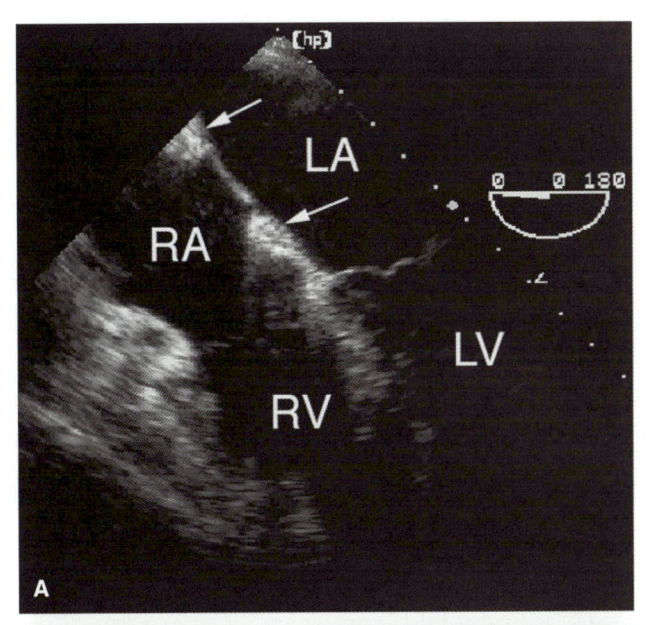

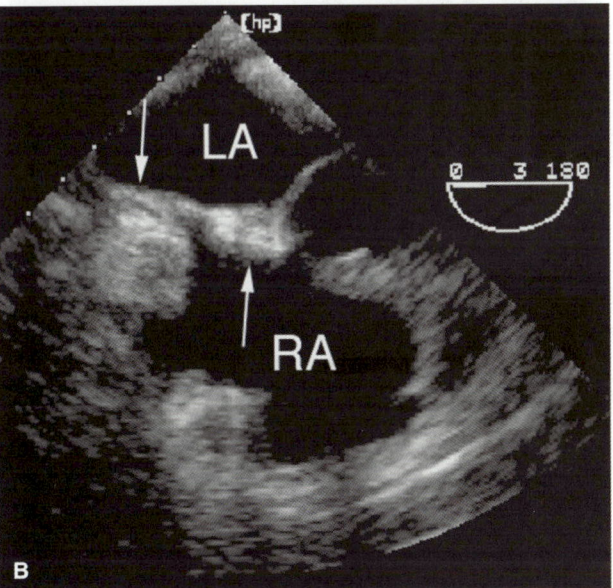

FIGURA 23.12 Hipertrofia lipomatosa do septo atrial. **A:** Um grau discreto de acúmulo de material lipomatoso está presente (*setas*). A fossa oval é caracteristicamente poupada. **B:** Uma forma mais extrema de hipertrofia lipomatosa (*setas*). LA, átrio esquerdo; LV, ventrículo esquerdo; RA, átrio direito; RV, ventrículo direito.

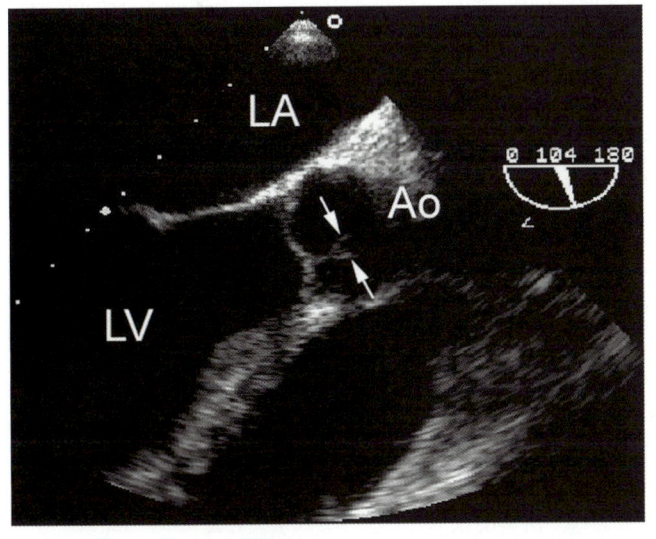

FIGURA 23.10 Um exemplo de excrescência de Lambl da valva aórtica (*setas*). Ao, aorta; LA, átrio esquerdo; LV, ventrículo esquerdo.

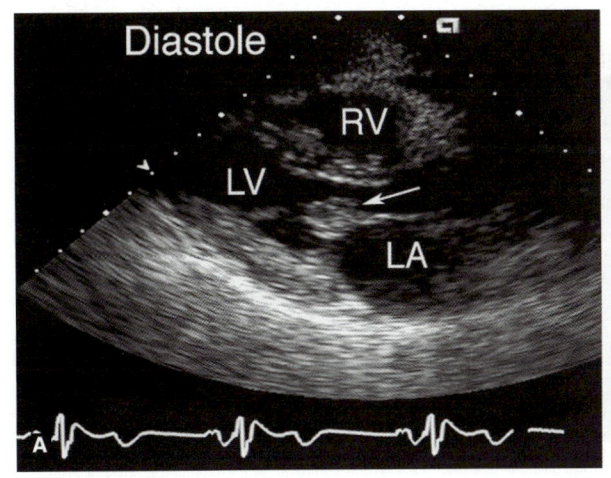
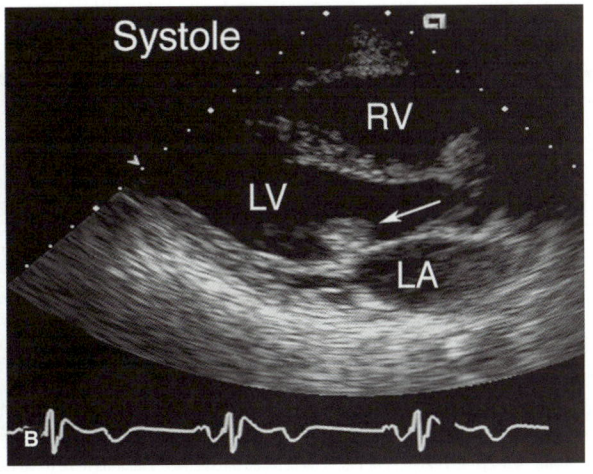

FIGURA 23.11 Um cisto sanguíneo (*seta*) no folheto anterior da mitral. O cisto é relativamente imóvel e tem uma ampla base de fixação. A massa é vista durante a diástole **(A)** e sístole **(B)**. LA, átrio esquerdo; LV, ventrículo esquerdo; RV, ventrículo direito; Diastole, diástole; Systole, sístole.

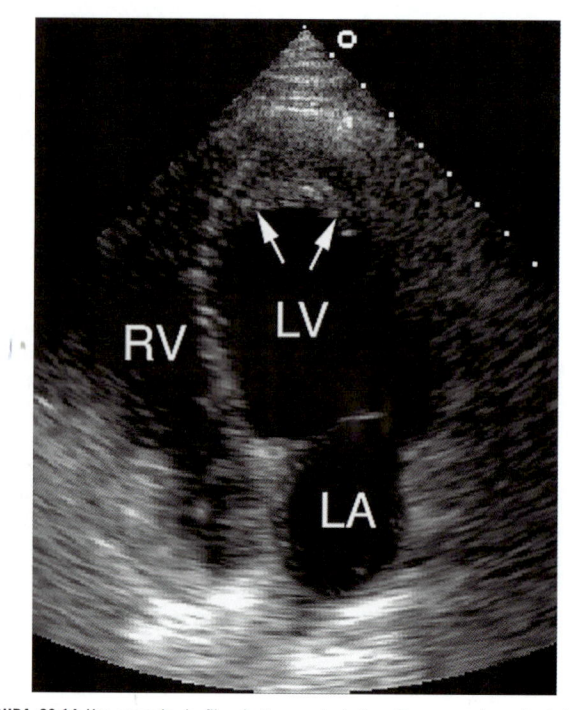

FIGURA 23.13 Rabdomioma é um tumor pediátrico comum. Neste paciente de 12 anos de idade, múltiplos tumores são vistos dentro dos ventrículos esquerdo e direito (asteriscos) e septo interventricular (*setas*). Ao, aorta; LA, átrio esquerdo; LV, ventrículo esquerdo.

a via de saída do ventrículo direito. Seu tamanho e sua localização se combinam para produzir um importante gradiente na via de saída, conforme mostra a imagem com Doppler. Tais tumores tendem a invadir ou substituir o tecido miocárdico e desse modo alterar dramaticamente o aspecto e/ou função do coração. Um sarcoma envolvendo os átrios esquerdo e direito é mostrado pela Figura 23.16. A extensão do tumor através do septo atrial sugere sua natureza maligna. Ao contrário do aspecto bem circunscrito dos tumores benignos, as malignidades cardíacas tendem a infiltrar os tecidos, destruir planos anatômicos normais e invadir ou obliterar estruturas contíguas. O coração muitas vezes aparece retesado e relativamente imóvel, sem a movimentação normal de translação (Figura 23.17). Imagens da perfusão contrastada podem ter um papel em caracterizar mais ainda massas intracardíacas e distinguir tumores de trombos. A intensificação da massa após injeção de contraste tem correlação com o grau de vascularidade. Assim, tumores malignos e outras estruturas vasculares muitas vezes demonstram superintensificação, enquanto trombos e outras massas avasculares, como os mixomas, mostram menor absorção de contraste.

A avaliação ecocardiográfica desses pacientes tem vários componentes. Como a malignidade cardíaca primária é bem menos comum do que o envolvimento metastático, a demonstração ecocardiográfica de um tumor cardíaco invasivo deve sugerir a possibilidade de doença metastática. Ademais, o local exato e a extensão de uma malignidade cardíaca obrigatoriamente têm de ser meticulosamente avaliados para se determinar se uma ressecção é possível. Algumas malignidades podem afetar uma certa câmara ou local dentro do coração. Os angiossarcomas, por exemplo, geralmente acometem o átrio direito, ao passo que os rabdomiossarcomas podem ocorrer em qualquer local. O derrame pericárdico associado é comum e algumas vezes acarreta tamponamento.

Tumores Metastáticos ao Coração

A ecocardiografia muitas vezes é realizada em pacientes sabidamente ou com suspeita de malignidade. Entre os pacientes com sintomas cardíacos, a procura por evidências de disseminação metastática tem implicações terapêuticas e prognósticas. A função cardíaca ajuda a definir se determinado paciente pode ser um candidato para certas terapias, como doxorrubicina (Adriamycin). Em pacientes já submetidos à terapia para o câncer, a ecocardiografia é útil para se avaliar efeitos colaterais. A Adriamycin, por exemplo, pode causar miocardiopatia. A irradiação do tórax pode provocar pericardite constritiva ou cicatriz e fibrose das artérias coronárias epicárdicas. Em pacientes instáveis ou em estado crítico, a portabilidade e a natureza não invasiva do ultrassom representam uma vantagem significativa.

O coração é afetado com menos frequência por doença metastática em comparação a outros órgãos. Alguns pesquisadores

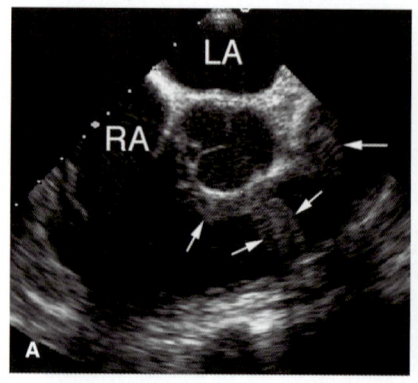

FIGURA 23.14 Um exemplo de fibroelastose endocárdica. Espessamento endocárdico no ápice ventricular esquerdo. Trombo se superpõe ao endocárdio espessado (*setas*). LA, átrio esquerdo; LV, ventrículo esquerdo; RV, ventrículo direito.

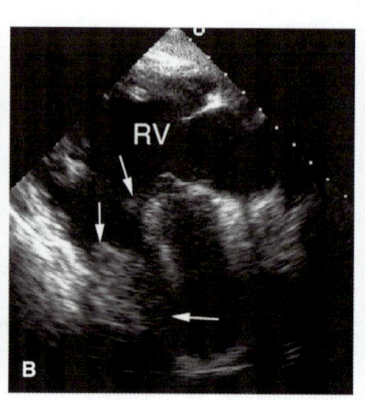

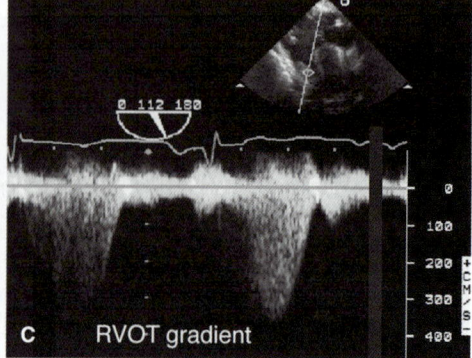

FIGURA 23.15 Fibrossarcoma primário no coração direito. **A:** O tumor envolve a via de saída do ventrículo direito e a artéria pulmonar. **B:** Estreitamento da via de saída do ventrículo direito indicado pelas *setas*. **C:** Imagem com Doppler mostra um gradiente na via de saída ventricular direita de aproximadamente 50 mmHg. LA, átrio esquerdo; RA, átrio direito; RV, ventrículo direito; RVOT, via de saída ventricular direita; gradient, gradiente.

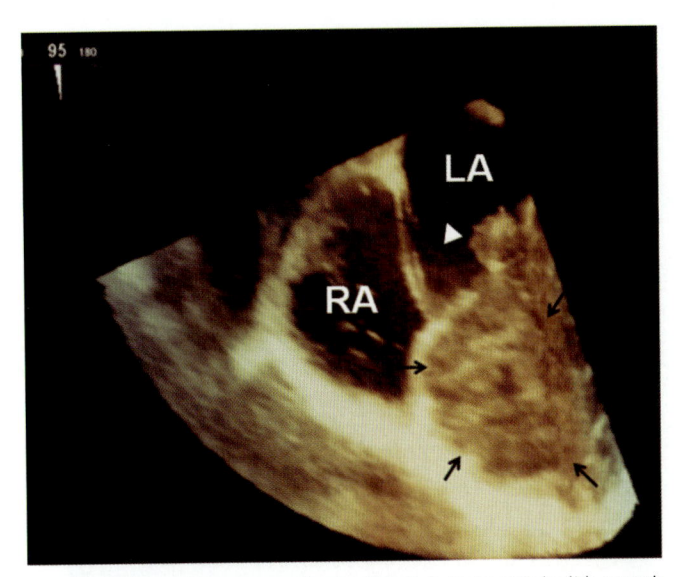

FIGURA 23.16 Um grande sarcoma envolvendo o átrio direito (*setas pretas*) e átrio esquerdo (*ponta de seta branca*). Na imagem em tempo real, observe como o tumor invasivo restringe a movimentação normal do coração. LA, átrio esquerdo; RA, átrio direito. 🔷

Quadro 23.4	Tumores Metastáticos ao Coração: Fonte e Manifestações Cardíacas
Fonte Original	**Efeito Cardíaco**
Pulmão	Extensão direta, muitas vezes via veias pulmonares; derrame comum
Mama	Disseminação hematogênica ou linfática; derrame comum
Linfoma	Disseminação linfática, manifestações variadas
Gastrintestinal	Manifestações variadas
Melanoma	Envolvimento intracárdico ou miocárdico
Carcinoma de célula renal	VCI para AD para VD; confundido com trombo
Carcinoide	Espessamento valvar tricúspide e pulmonar

AD, átrio direito; VCI, veia cava inferior; VD, ventrículo direito.

especulam que células malignas transportadas pelo sangue são destruídas pela contração do coração antes de se estabelecerem. Os tumores malignos podem disseminar-se até o coração por invasão direta a partir de tumores adjacentes, incluindo pulmão e esôfago, por propagação através do sistema venoso e por disseminação hematogênica (Quadro 23.4). O melanoma, por exemplo, tem uma alta propensão de lançar metástase ao pericárdio e/ou miocárdio, acometendo o coração em mais de 50% dos casos. As massas intracárdicas frequentemente são observadas como manifestações de melanoma maligno. A Figura 23.18 é um exemplo de melanoma que lançou metástases ao ápice ventricular esquerdo. A presença de uma massa é sugerida no estudo transtorácico, mas é mais bem visibilizada após a injeção de agente de contraste. Embora o aspecto da massa seja similar ao de um trombo, a contratilidade apical preservada torna improvável o trombo e deve sugerir a possibilidade de um diagnóstico alternativo. A Figura 23.19 é de um outro paciente com melanoma metastá-

tico no ápice do ventrículo direito. Algumas leucemias também têm uma taxa alta similar de disseminação cardíaca. Entretanto, malignidades mais comuns, como câncer de mama e de pulmão, são responsáveis pela maior porcentagem de tumores cardíacos não primários. Há também uma incidência alta de envolvimento cardíaco em pacientes com linfoma secundário à síndrome da imunodeficiência adquirida.

A localização do envolvimento por doença metastática é frequentemente o pericárdio, resultando em derrame pericárdico e acometimento epicárdico (Figura 23.20). Os sinais e os sintomas usuais de pericardite estão muitas vezes ausentes. Em pacientes com malignidades conhecidas, a detecção de um derrame pericárdico deve levantar a suspeita de metástases cardíacas. Entretanto, é quase impossível, com base somente nos achados ecocardiográficos, estabelecer a causa de um derrame pericárdico. Os pacientes com câncer podem desenvolver derrame pericárdico por várias razões. Por exemplo, certas quimioterapias podem causar derrame pericárdico. Na maior parte dos casos, a confirmação de o derrame ser maligno muitas vezes tem implicações terapêuticas. A pericardiocentese, quase sempre com biopsia, é geralmente apropriada, mas somente diagnóstica em aproximadamente 50% dos casos. Quando o envolvimento pericárdico se deve a doença metastática, o prognóstico é uniformemente sombrio. A Figura 23.21 é um caso de doença metastática envolvendo

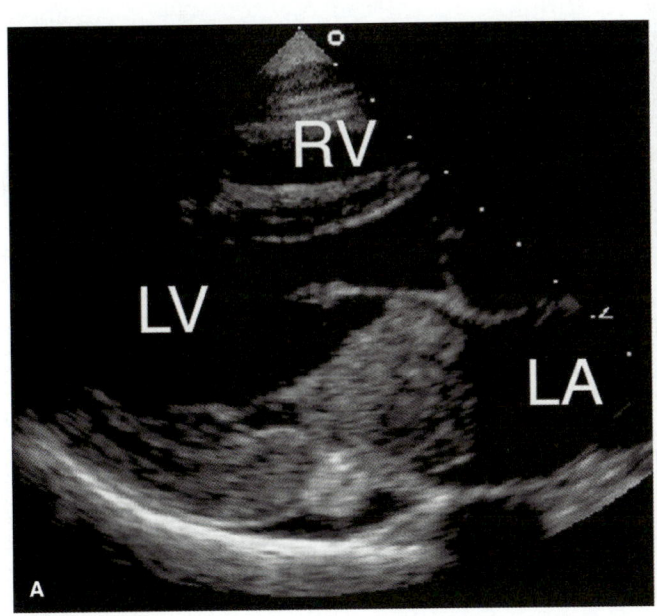

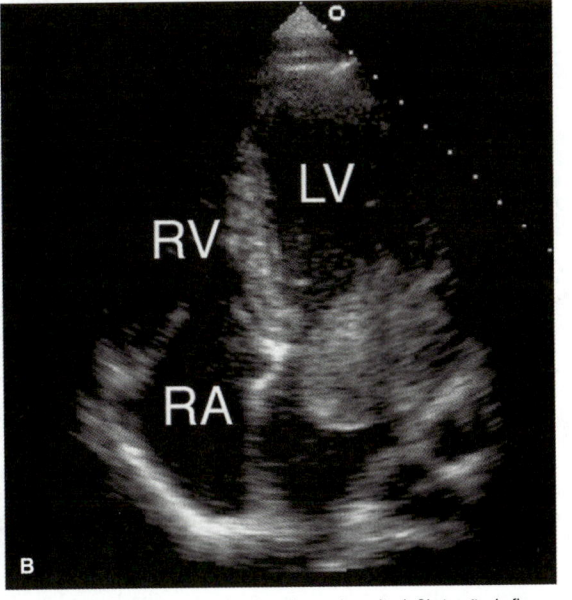

FIGURA 23.17 A, B: Um exemplo de angiossarcoma. A massa infiltrou a parede lateral do átrio esquerdo e ventrículo esquerdo e invadiu a valva mitral. Obstrução do fluxo de entrada mitral estava presente. Em tempo real, o coração parecia fixo devido à infiltração pela malignidade. Um derrame pericárdico está também presente. LA, átrio esquerdo; LV, ventrículo esquerdo; RA, átrio direito; RV, ventrículo direito. 🔷

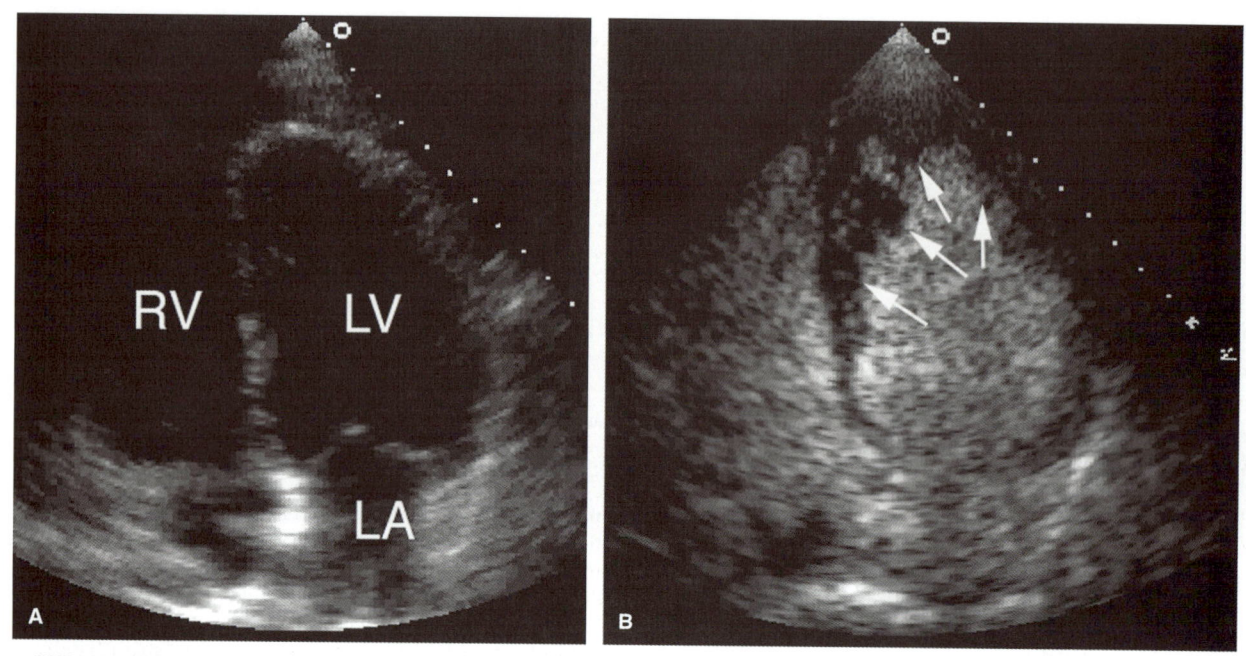

FIGURA 23.18 Melanoma metastático muitas vezes acomete o coração. **A:** A qualidade da imagem impede a visibilização da massa apical. **B:** Depois da injeção de contraste, o contorno da massa apical (*setas*) fica visível. LA, átrio esquerdo; LV, ventrículo esquerdo; RV, ventrículo direito.

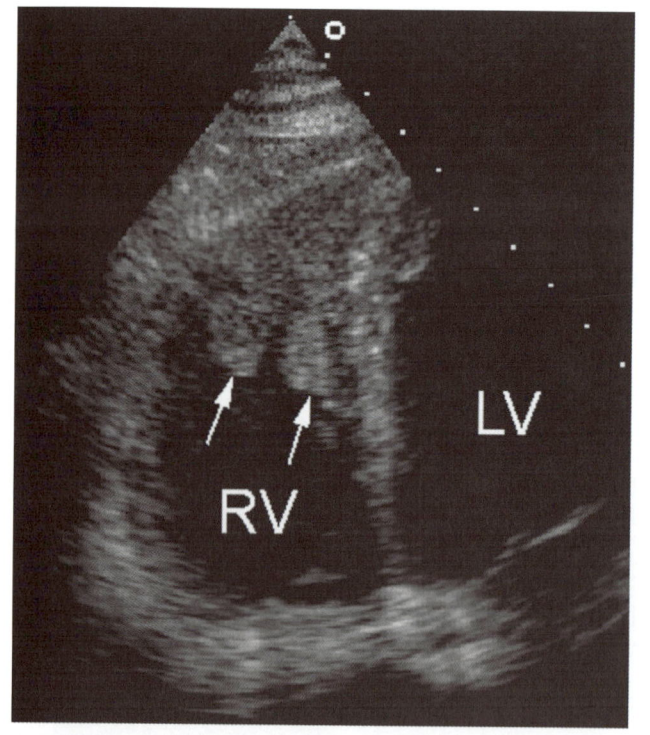

FIGURA 23.19 Melanoma metastático envolvendo o ápice do ventrículo direito (*setas*). LV, ventrículo esquerdo; RV, ventrículo direito.

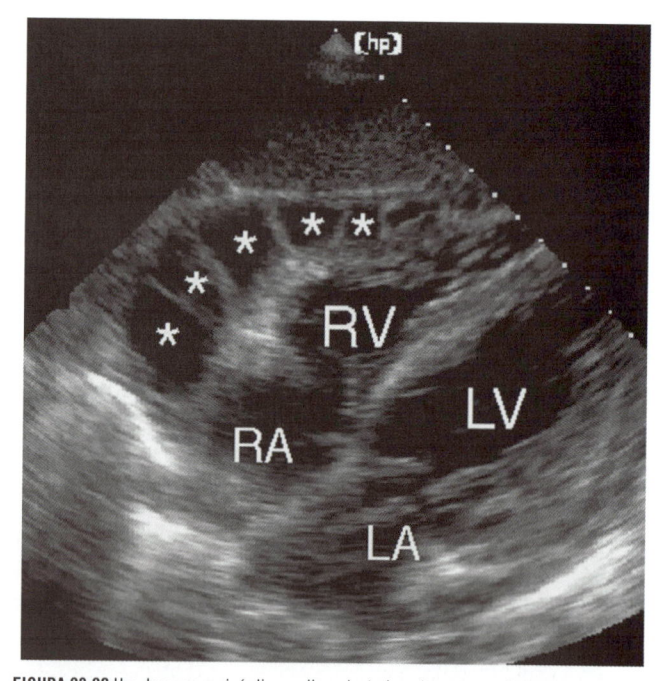

FIGURA 23.20 Um derrame pericárdico maligno (asteriscos) em um paciente com carcinoma broncogênico. LA, átrio esquerdo; LV, ventrículo esquerdo; RA, átrio direito; RV, ventrículo direito.

a parede posterior do ventrículo esquerdo e pericárdio. Durante um período de várias semanas, o tumor erodiu através do miocárdio, resultando na formação de um pseudoaneurisma que gradualmente aumentou de tamanho até o momento da morte do paciente. O envolvimento intramiocárdico é menos comum do que metástases pericárdicas e em geral ocorre secundariamente a linfoma ou melanoma. Insuficiência cardíaca, obstrução ao fluxo e arritmias podem ocorrer. O envolvimento cardíaco muitas vezes é estabelecido na necropsia como um achado acidental em pacientes com doença amplamente metastática. A Figura 23.22 foi obtida de um paciente submetido a tratamento de um linfoma de células B. O tumor tinha se disseminado até o coração e pode ser visto preenchendo o átrio direito e se estendendo até o interior do átrio esquerdo. A Figura 23.23 é um exemplo de mesotelioma pericárdico. A massa é imensa e distorce grosseiramente o coração direito. A Figura 23.24 mostra um paciente com linfoma, antes e depois da quimioterapia. O tumor acometeu a raiz aórtica e a parede posterior do coração, incluindo a área do seio coronário. Depois de quimioterapia bem-sucedida, foi restaurada a anatomia normal. Neste caso, a ecocardiografia seriada foi determinante no acompanhamento da evolução da terapia e redução da carga tumoral.

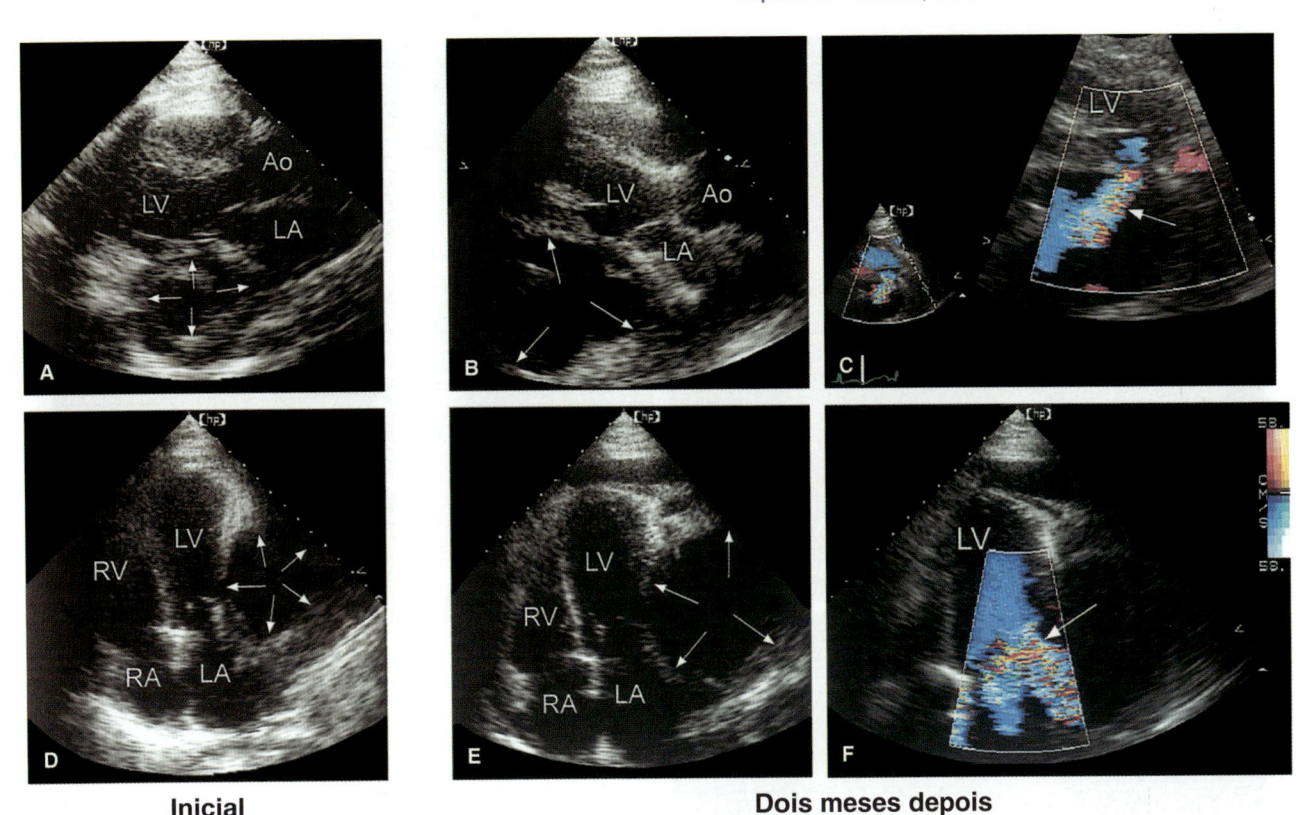

FIGURA 23.21 Progressão da doença com o tempo em um paciente com melanoma metastático. **A-C:** Incidências de eixo longo. **D-F:** Incidências de quatro câmaras. No ecocardiograma inicial, uma grande massa cística (*setas*) estava presente posterior e lateralmente ao lado esquerdo do coração. Dois meses mais tarde, a massa aumentou de tamanho e o Doppler colorido mostrou comunicação de fluxo entre a estrutura e o ventrículo esquerdo. Isso se deveu a uma ruptura da parede livre e formação de pseudoaneurisma. Observe como o pseudoaneurisma comprime o lado esquerdo do coração. Ao, aorta; LA, átrio esquerdo; LV, ventrículo esquerdo; RA, átrio direito; RV, ventrículo direito.

A extensão intravascular do tumor é uma manifestação comum do carcinoma de célula renal (Figura 23.25). A extensão do câncer para a veia cava inferior pode acarretar envolvimento do átrio direito. A embolia pulmonar pode ocorrer e às vezes pode ser detectada pela ecocardiografia. Em alguns casos, o diagnóstico inicial deste tumor é feito depois da detecção de uma massa atrial direita na ecocardiografia. A diferenciação entre tumor e trombos ou outras etiologias depende da demonstração da extensão para a veia cava inferior, retrógrada aos rins.

Os tumores carcinoides secretam no sistema venoso várias substâncias vasoativas, como serotonina, que em geral são inativadas pelo fígado e pulmão. Quando a doença metastática permite que esses produtos tumorais alcancem o coração direito, eles produzem anormalidades características que afetam as valvas tricúspide e pulmonar. A patologia valvar envolve fibrose, proliferação de músculo liso e espessamento endocárdico. Ecocardiograficamente, as valvas aparecem espessadas, retraídas e imóveis. Um caso típico, mas avançado, de cardiopatia carcinoide é observado na Figura 23.26. O coração direito está acentuadamente dilatado e a valva tricúspide, espessada e rígida. Ela parece estar quase fixa em uma posição entre aberta e fechada. Devido a isso, está presente uma grave regurgitação tricúspide. Na maioria dos pacientes com cardiopatia carcinoide, a valva tricúspide é o local predominante de envolvimento. Embora possa existir certo grau de estenose, a principal anormalidade hemodinâmica geralmente é a regurgitação que muitas vezes é intensa. Por outro lado, quando a valva pulmonar é afetada, a estenose tende a predominar. Um exemplo disso é mostrado na Figura 23.27. O envolvimento de valvas no lado esquerdo é menos de 10% dos casos e sugere a possibilidade de um forame oval permeável (FOP) com derivação da direita para a esquerda. Este tópico é também discutido no Capítulo 13.

Trombos Intracardíacos

Trombos Ventriculares Esquerdos

Pacientes com risco de desenvolver um trombo mural ventricular esquerdo são prontamente identificados pela ecocardiografia. Fatores predisponentes incluem infarto do miocárdio recente, aneurisma ventricular esquerdo e miocardiopatia dilatada. Geralmente os trombos acometem o ápice do ventrículo esquerdo, na maioria das vezes na presença de acinesia ou discinesia. Os infartos que não resultam em uma anormalidade na movimentação parietal apical têm menos possibilidade de estarem associados à formação de trombos. Embora o infarto do miocárdio seja a causa predisponente mais comum de trombos ventriculares esquerdos, eles podem se desenvolver em qualquer situação na qual ocorrem fluxo baixo e estase sanguínea, como em um aneurisma ventricular esquerdo crônico. Nos pacientes com miocardiopatia dilatada, a velocidade baixa do sangue em redemoinho dentro do ventrículo esquerdo também predispõe ao desenvolvimento de trombo. Com imagem com fluxo colorido a partir da incidência apical de quatro câmaras, pode-se verificar fluxo lento anti-horário de sangue durante a diástole.

Os trombos ventriculares esquerdos são mais bem detectados pela ecocardiografia transtorácica, ao passo que a aquisição de imagens transesofágicas é limitada em registrar o ápice completamente. Pela abordagem transtorácica, as incidências apicais que posicionam o ápice ventricular esquerdo no campo próximo são ideais para essa finalidade. Para aumentar a sensibilidade, um transdutor de alta frequência com uma distância focal curta é ideal. Os trombos são estruturas tipicamente amorfas e ecogênicas com formatos variáveis e são aderentes ao endocárdio (Figura 23.28). Os trombos podem ser múltiplos e móveis e po-

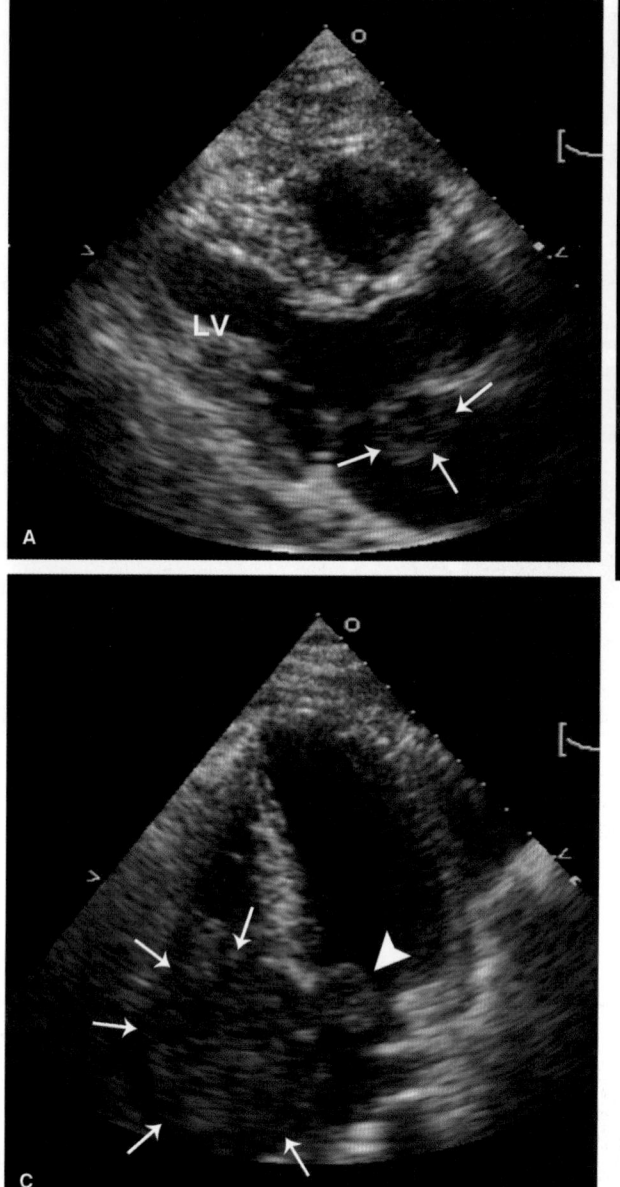

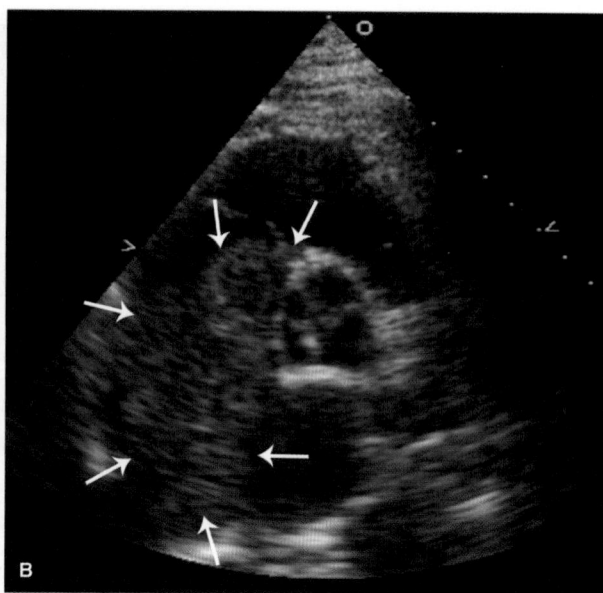

FIGURA 23.22 Uma grande massa preenche o átrio direito (**painéis B e C**, *setas*) e se estende através do septo atrial até o átrio esquerdo (**painel A e painel C**, *ponta de seta*) próximo ao folheto anterior da valva mitral. Isto se comprovou ser um linfoma de célula B. LV, ventrículo esquerdo.

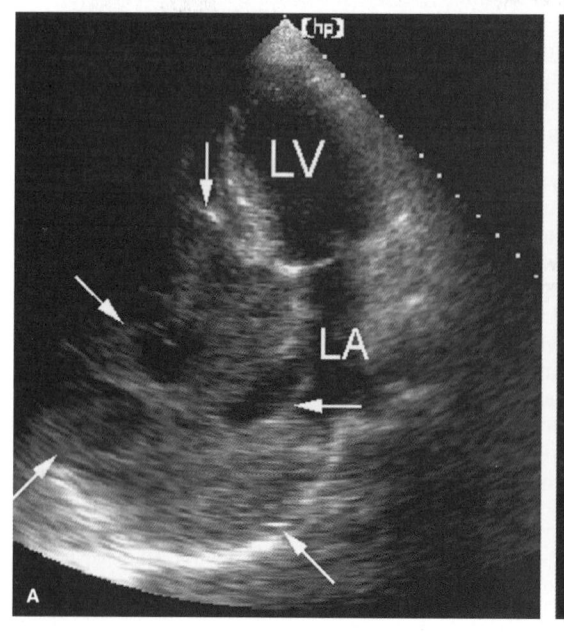

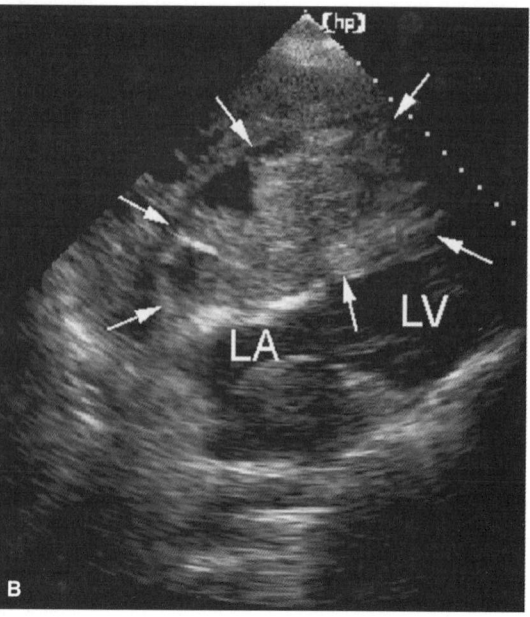

FIGURA 23.23 Envolvimento pericárdico de um mesotelioma. **A:** Uma grande massa (*setas*) completamente oculta o lado direito do coração e invade o átrio esquerdo. **B:** Imagem subcostal mostra a extensão da malignidade (*setas*) e o efeito de massa que ela cria no lado esquerdo do coração. LA, átrio esquerdo; LV, ventrículo esquerdo.

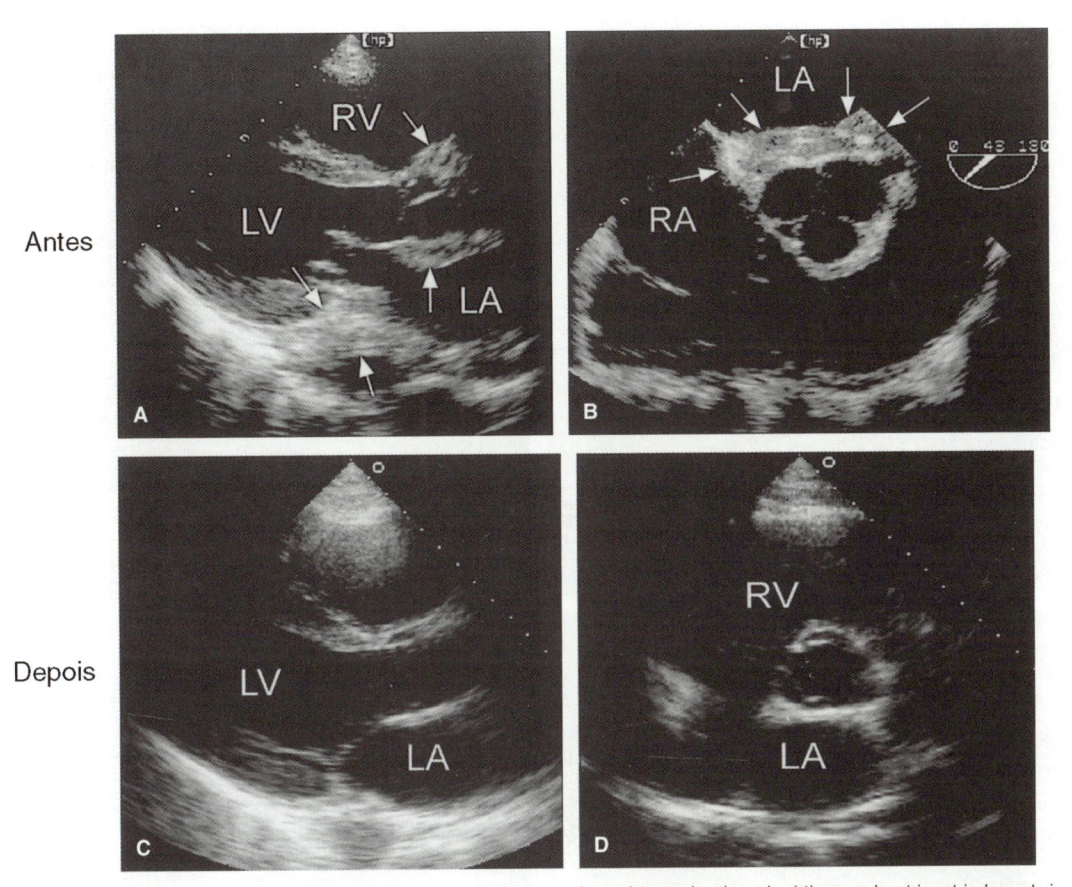

FIGURA 23.24 A, B: Um linfoma invadindo o coração próximo dos grandes vasos. O tumor pode ser visto envolvendo a raiz aórtica e o sulco atrioventricular posterior (*setas*). Depois da quimioterapia bem-sucedida, o ecocardiograma parece essencialmente normal **(C, D)**. LA, átrio esquerdo; LV, ventrículo esquerdo; RA, átrio direito; RV, ventrículo direito. 🔵

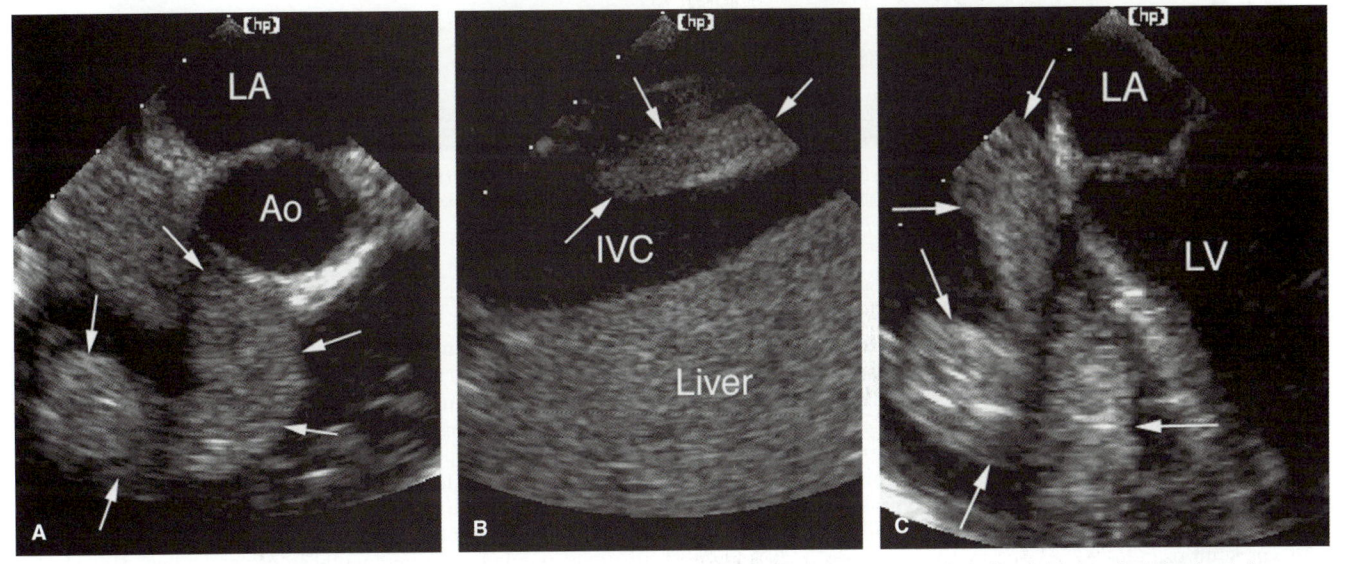

FIGURA 23.25 Carcinoma de célula renal afeta frequentemente o lado direito do coração. **A:** Os tumores preenchem o átrio direito (*setas*). Isto é resultado da extensão da malignidade desde os rins até a veia cava inferior **(B)**. **C:** O tumor é visto invadindo o ventrículo direito. Ao, aorta; IVC, veia cava inferior; LA, átrio esquerdo; LV, ventrículo esquerdo; Liver, fígado. 🔵

dem se projetar para o interior da cavidade ventricular esquerda. Na maior parte dos casos, eles têm uma textura e aspecto que são distintos do miocárdio adjacente. Um centro ecotransparente pode estar presente e sugere que o trombo é relativamente novo e de crescimento ativo. Em alguns pacientes, a diferenciação entre o trombo e o miocárdio pode ser difícil. Na Figura 23.29, um trombo grande pode ser visto dentro de um aneurisma apical.

Apesar do seu tamanho, o trombo é imóvel e não se estende para o interior da cavidade do ventrículo esquerdo. A Figura 23.30 mostra um trombo menor, mas que apresenta mobilidade e protrusão.

A sensibilidade da ecocardiografia transtorácica na detecção de trombos ventriculares esquerdos é entre 75% e 95%. Trombos pequenos, laminares e que não se projetam para o interior da ca-

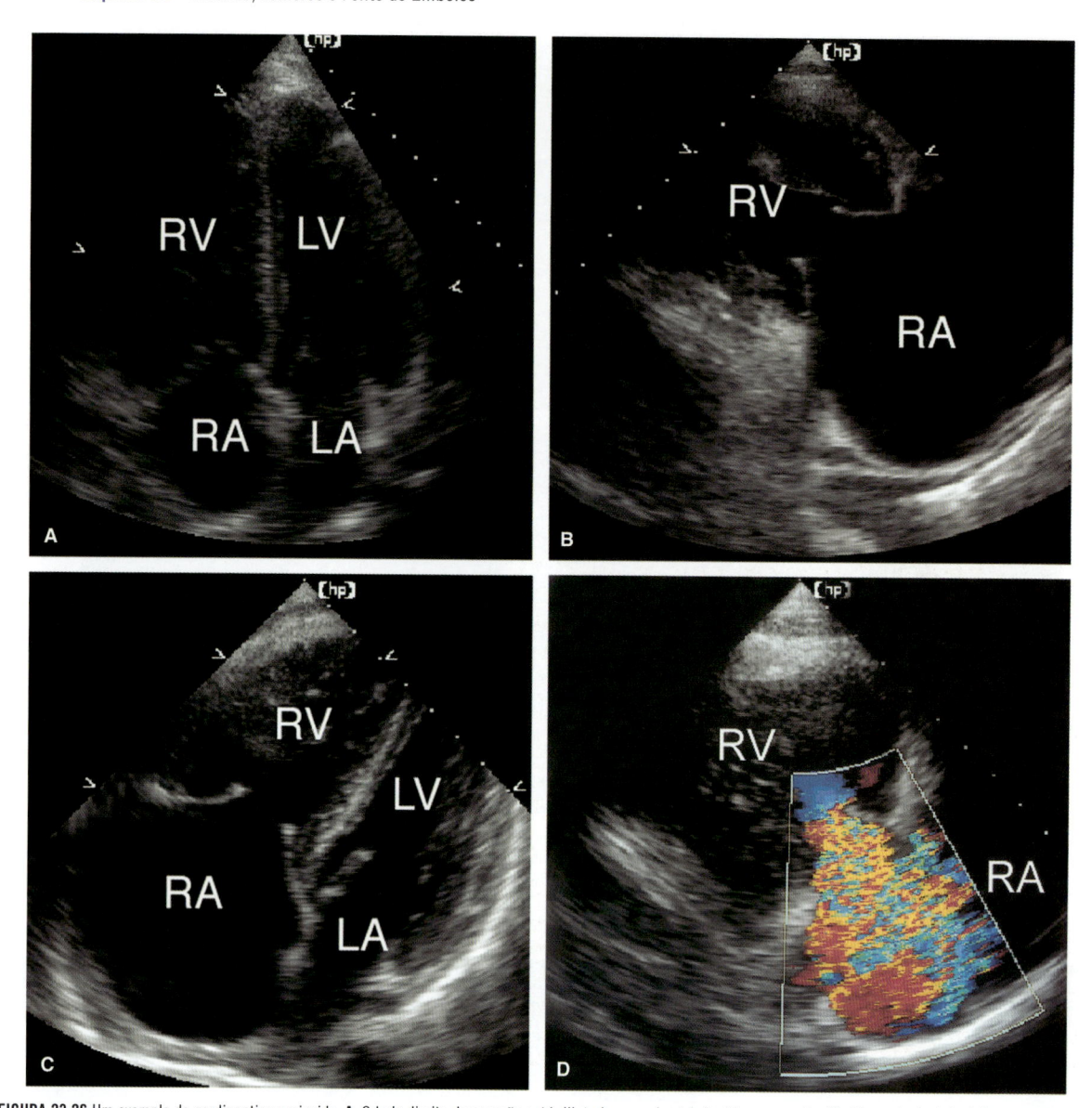

FIGURA 23.26 Um exemplo de cardiopatia carcinoide. **A:** O lado direito do coração está dilatado e a valva tricúspide espessada, fibrótica e imóvel. Os folhetos tricúspides estão fixos **(B)** e não se coaptam na sístole **(C)**. **D:** Imagem com Doppler colorido mostra a regurgitação tricúspide intensa. LA, átrio esquerdo; LV, ventrículo esquerdo; RA, átrio direito; RV, ventrículo direito.

vidade têm mais chance de não serem percebidos. A má qualidade da imagem afeta muito a acurácia e pode produzir resultados falso-negativos e falso-positivos. Para se evitarem resultados falso-negativos, é determinante a escolha do transdutor apropriado. Um transdutor de alta frequência (p. ex., 5 MHz), de foco curto, é ideal na maioria dos casos. Ademais, o uso de posições modificadas apicais de transdutor permite uma interrogação meticulosa e melhora a acurácia. Trombos grandes e fazendo protrusão são prontamente vistos pela janela apical (Figuras 23.29 e 23.30). A Figura 23.31 ilustra um trombo apical relativamente grande não aparente usando-se incidências apicais "padrão". Somente quando foram obtidas incidências tangenciais ou fora do eixo é que ficou evidente a massa. Os trombos podem acometer mais de uma câmara cardíaca. A Figura 23.32 é de um paciente com miocardiopatia alcoólica e fibrilação atrial. Trombos foram detectados nos ápices de ambos os ventrículos direito e esquerdo, bem como no átrio direito.

Pode-se também lançar mão de contraste e ecocardiografia tridimensional para melhorar a acurácia na detecção de trombos apicais. O contraste é particularmente valioso em pacientes com imagem de má qualidade. A Figura 23.33 mostra um trombo apical que não pôde ser visibilizado na imagem transtorácica de rotina. Após a administração do contraste, a massa apical fica

claramente visível. O papel da aquisição de imagens tridimensionais está bem menos estabelecido para essa finalidade. A Figura 23.34 inclui dois exemplos de múltiplos trombos ventriculares esquerdos visibilizados pela ecocardiografia tridimensional transtorácica. Entretanto, em ambos os casos, as massas também foram visibilizadas por imagens bidimensionais tradicionais.

Resultados falso-positivos podem ocorrer, muitas vezes como consequência de má técnica de aquisição de imagens acarretando encurtamento fictício do ápice verdadeiro. Na maioria dos casos, o diagnóstico pode ser feito com base na presença ou ausência de uma anormalidade na movimentação parietal apical. Hipertrofia apical às vezes é erroneamente identificada como trombo mural. A Figura 23.14 é um exemplo de fibroelastose endocárdica, que é um distúrbio raro que pode mimetizar um trombo apical. Outras condições ventriculares esquerdas que podem ser confundidas com trombos incluem a síndrome hipereosinofílica (Figura 23.35). Essa síndrome produz densa fibrose endocárdica que tem uma ecogenicidade característica ou brilho no ecocardiograma. No exemplo mostrado, observe o aspecto brilhante da massa apical e miocárdio subjacente. Isto provavelmente se deve a fibrose e infiltração no interior do tecido. Os trombos murais muitas vezes se formam sobre endocárdio espessado, assim a diferenciação entre um trombo e fibrose pode ser difícil.

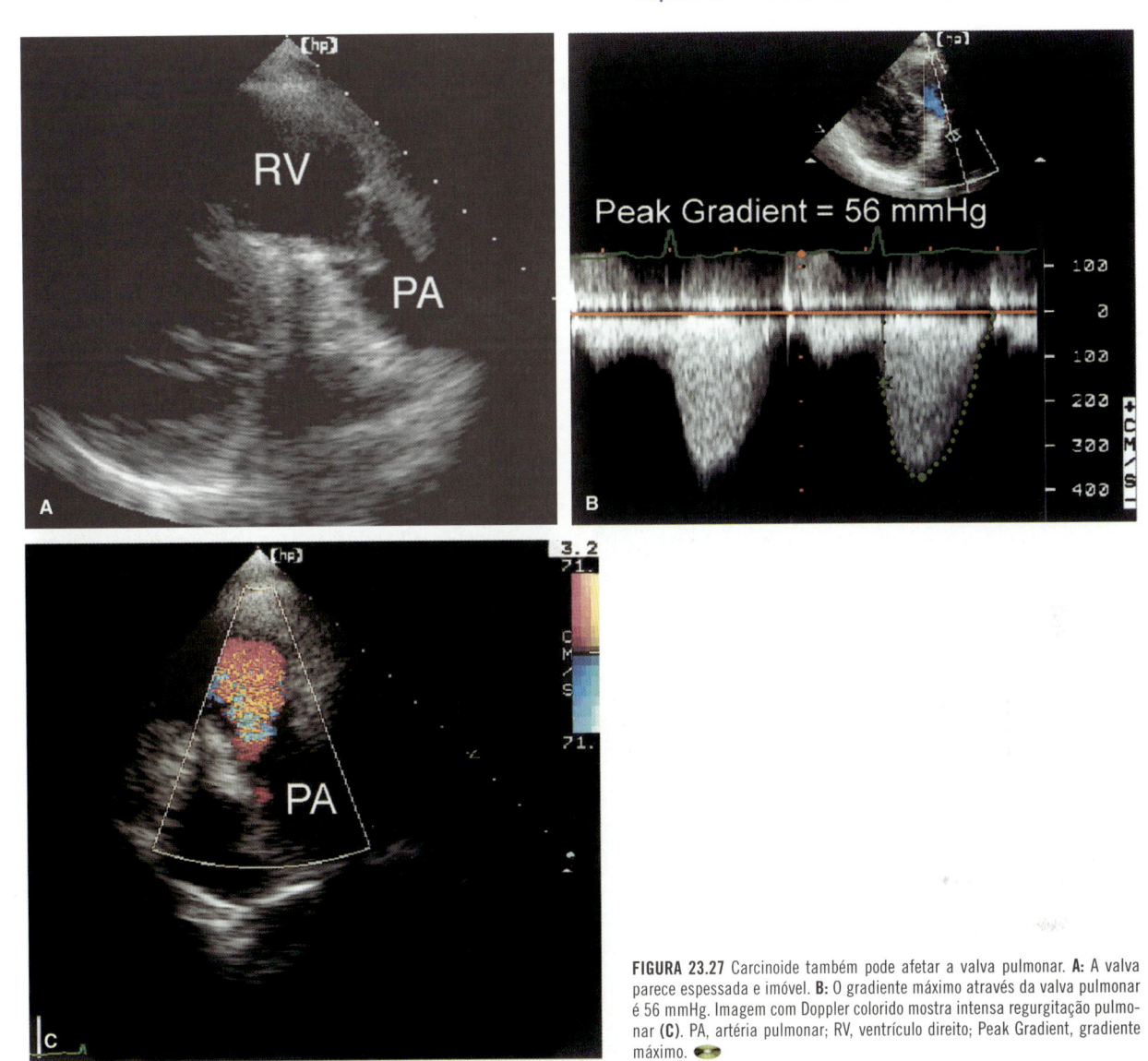

FIGURA 23.27 Carcinoide também pode afetar a valva pulmonar. **A:** A valva parece espessada e imóvel. **B:** O gradiente máximo através da valva pulmonar é 56 mmHg. Imagem com Doppler colorido mostra intensa regurgitação pulmonar **(C)**. PA, artéria pulmonar; RV, ventrículo direito; Peak Gradient, gradiente máximo.

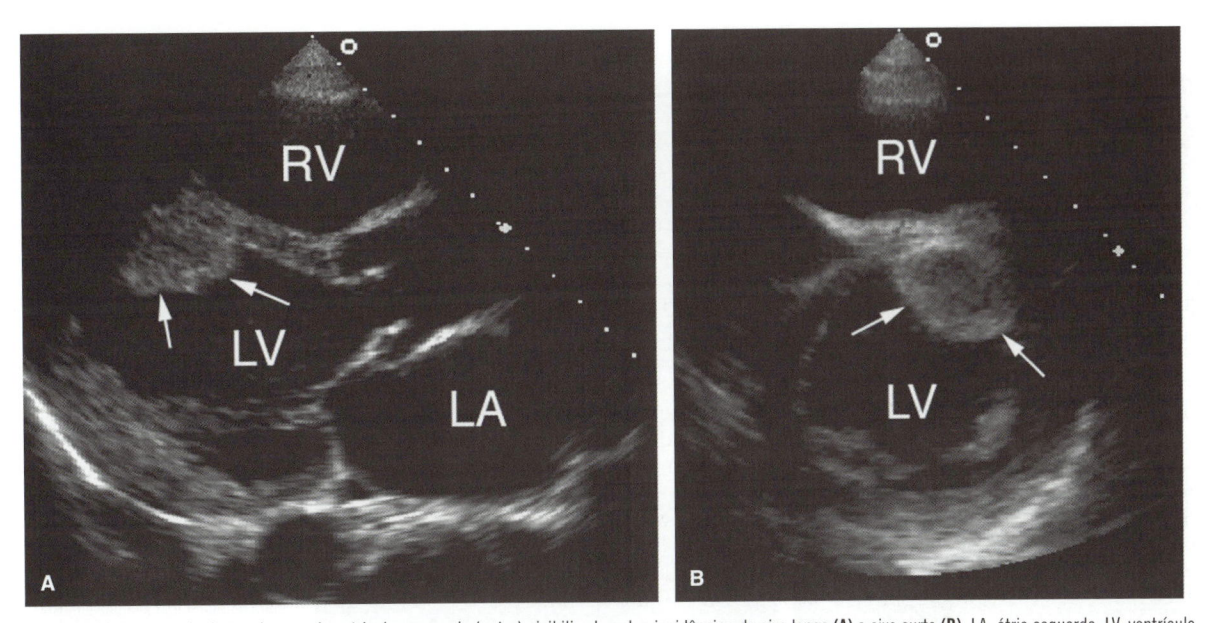

FIGURA 23.28 Um exemplo de trombo mural ventricular esquerdo (*setas*) visibilizado pelas incidências de eixo longo **(A)** e eixo curto **(B)**. LA, átrio esquerdo; LV, ventrículo esquerdo; RV, ventrículo direito.

A não compactação do miocárdio é uma rara forma congênita de miocardiopatia na qual a porção apical do ventrículo esquerdo (algumas vezes, do ventrículo direito) é acometida (Figura 23.36). Devido a falha na "compactação" normal *in utero*, o miocárdio acometido se caracteriza por um aspecto esponjoso com proeminentes trabeculações e profundos recessos intertrabeculares. Em alguns casos, a imagem com fluxo colorido irá demonstrar fluxo dentro desses recessos espongiformes, criando um aspecto de "queijo suíço".

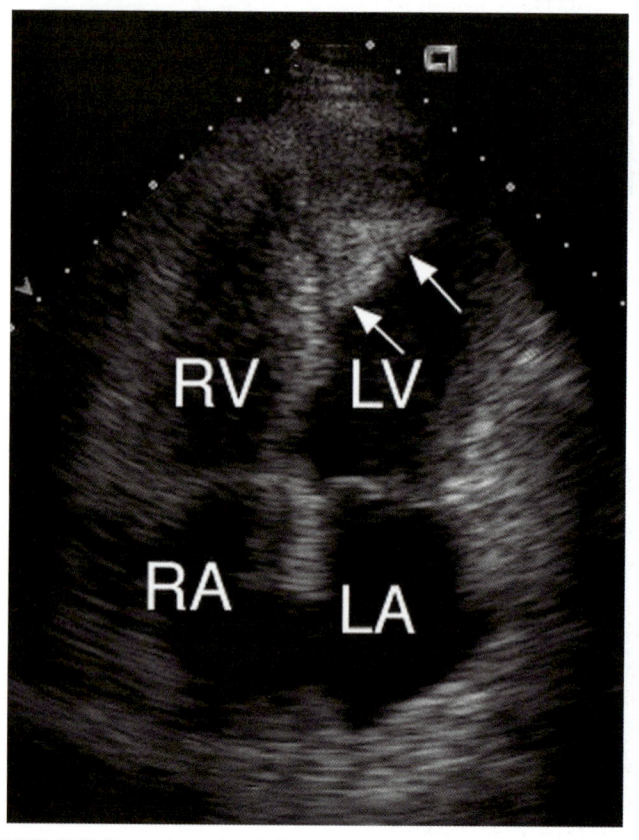

FIGURA 23.29 Um grande trombo apical ventricular esquerdo preenchendo um aneurisma apical. Em tempo real, o trombo mostrava pouca mobilidade. LA, átrio esquerdo; LV, ventrículo esquerdo; RA, átrio direito; RV, ventrículo direito.

Os trombos raramente se formam na ausência de discinesia apical, de modo que massas observadas no quadro de movimentação parietal normal devem sugerir outras possibilidades. A Figura 23.37 é um exemplo de uma massa apical em um paciente com movimentação parietal normal. Ela mais provavelmente representa um feixe muscular ou trabeculação. Os tumores ou vegetações também podem ocorrer neste local e o diagnóstico final raramente pode ser feito unicamente com base no ecocardiograma. A ecocardiografia transesofágica oferece poucas vantagens frente à aquisição transtorácica de imagens na avaliação do ápice e detecção de trombos ventriculares esquerdos. Entretanto, o uso de imagens em vários planos a partir de incidências gástricas permite realmente realizar uma avaliação meticulosa do ápice. Isso é particularmente útil na presença de imagem transtorácica de má qualidade.

A ecocardiografia também pode identificar trombos que têm maior chance de estarem associados a risco embólico (Figura 23.30). Os fatores de risco incluem tamanho grande, mobilidade e protrusão no interior da cavidade ventricular esquerda. Outros fatores de risco menos estabelecidos são movimentação parietal hipercinética adjacente ao trombo e um centro ecotransparente (presumivelmente identificando um trombo crescendo ativamente). A avaliação dessas várias características pode ser útil na orientação do uso de anticoagulação em alguns pacientes. A ecocardiografia também pode ser usada no acompanhamento de trombos ventriculares conhecidos, particularmente após infarto do miocárdio, para se detectarem alterações com o passar do tempo e eventual resolução.

Trombos Atriais Esquerdos

Embora os trombos possam se formar em qualquer lugar dentro do átrio esquerdo, o apêndice é por grande margem o local mais provável. Quaisquer condições que levem à estase de sangue dentro do átrio esquerdo predispõem à formação de trombo. Elas incluem estenose mitral, fibrilação atrial e miocardiopatia restritiva e dilatada. Por outro lado, a regurgitação mitral significativa, ao aumentar a velocidade do fluxo dentro do átrio esquerdo durante a sístole, pode reduzir o risco de formação de trombo. A Figura 23.38 mostra um trombo atrial esquerdo bem grande de um paciente com valvopatia mitral reumática e um enorme átrio esquerdo. Neste caso extremo, o trombo mais provavelmente teve origem no apêndice atrial e cresceu de tamanho e eventualmente se espalhou para o corpo do átrio esquerdo. O apêndice atrial esquerdo é difícil de ser visibilizado

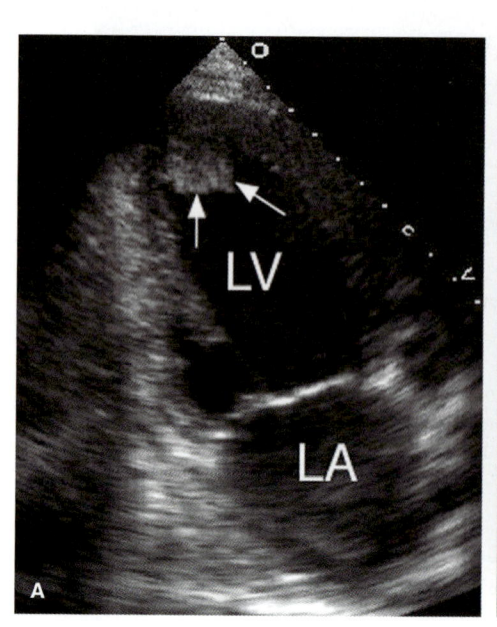

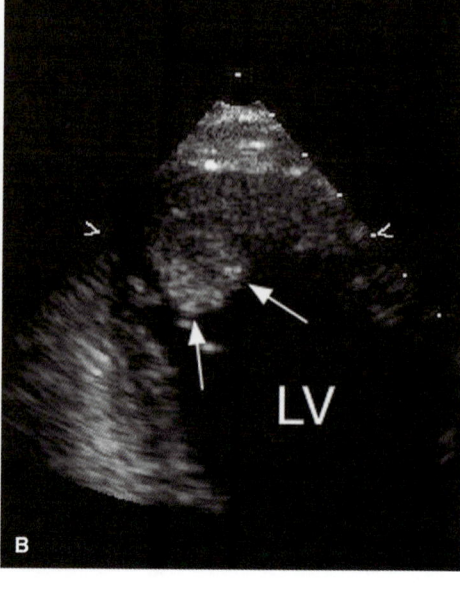

FIGURA 23.30 Um pequeno trombo apical ventricular esquerdo (*setas*). A partir da incidência apical de duas câmaras (**A**), o trombo se projeta para o interior da cavidade e mostra mobilidade na imagem em tempo real (**B**). LA, átrio esquerdo; LV, ventrículo esquerdo.

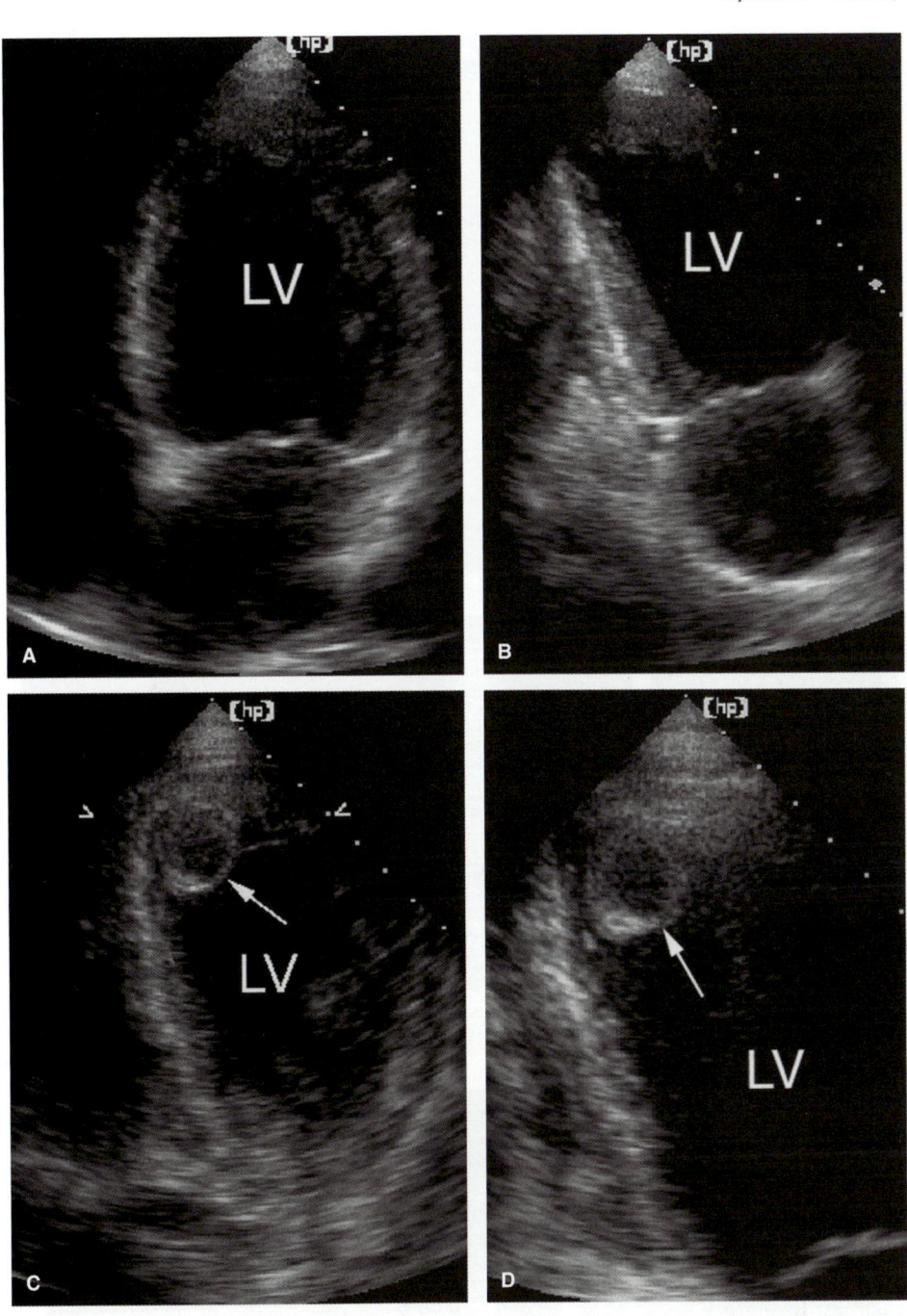

FIGURA 23.31 Incidências apicais padrão de quatro câmaras (**A**) e duas câmaras (**B**), respectivamente. A partir desta janela, o ápice aparece livre de trombos. **C, D:** Imagem fora do eixo mostra uma grande massa circular (*seta*) compatível com um trombo. LV, ventrículo esquerdo.

pela abordagem transtorácica. A incidência basal de eixo curto pode ser manipulada para visibilizar o apêndice atrial esquerdo logo abaixo da artéria pulmonar em alguns pacientes. Em outros casos, a incidência apical de duas câmaras irá permitir o registro do apêndice (Figura 23.39). Entretanto, como isso é exequível somente em uma minoria de pacientes, raramente se deve basear na aquisição transtorácica de imagens para excluir trombos atriais esquerdos. É necessária a aquisição transesofágica de imagens para se visibilizar todo o átrio esquerdo, inclusive o apêndice, e assim excluir a possibilidade de um trombo. A abordagem à interrogação do átrio esquerdo por meio da ecocardiografia transesofágica é discutida em detalhes nos Capítulos 5 e 8. Deve ser enfatizado que o apêndice é multilobado em até 70% dos pacientes e é revestido por músculos pectinados que podem ser confundidos com trombo (Figura 23.40). Apesar disso, a sensibilidade da ecocardiografia transesofágica para a detecção de trombo atrial esquerdo é de aproximadamente 95% e em algumas séries chega a 100%. A especificidade é igualmente alta. Uma vez visibilizados, os trombos devem ser avaliados quanto a tamanho e mobilidade, e se eles invadem o corpo do átrio esquerdo ou não. A Figura 23.41 é um exemplo de um trombo móvel e protuberante no apêndice. A Figura 23.42 inclui dois exemplos de trombos grandes no apêndice atrial esquerdo. Um trombo pequeno associado a contraste de eco espontâneo (CEE) é mostrado na Figura 23.43. A Figura 23.44 foi registrada em um paciente encaminhado para cardioversão de fibrilação atrial. A ecocardiografia transesofágica mostrou um trombo móvel no apêndice. Conforme ilustrado, as imagens bidimensionais e tridimensionais registraram a massa acuradamente. As vantagens das imagens tridimensionais estão no seu papel eventual deste quadro continuar a evoluir.

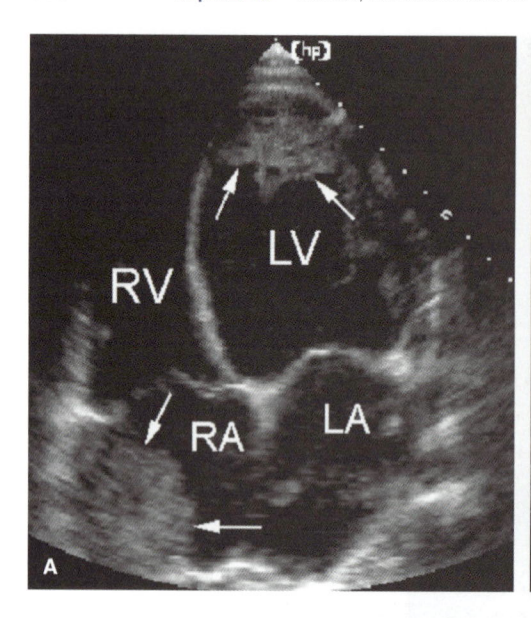

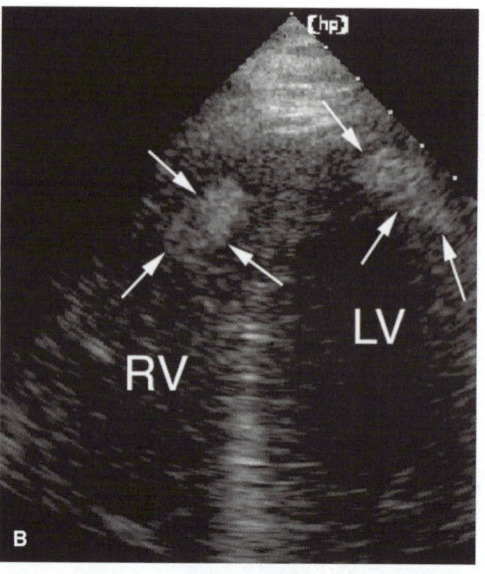

FIGURA 23.32 De um paciente com insuficiência cardíaca grave decorrente de miocardiopatia dilatada, múltiplos trombos são registrados. **A:** Um trombo apical ventricular esquerdo e um grande trombo atrial direito estão indicados pelas *setas*. **B:** Uma incidência apical modifica-da mostra trombos nos ventrículos direito e esquerdo (*setas*). LA, átrio esquerdo; LV, ventrículo esquerdo; RA, átrio direito; RV, ventrículo direito.

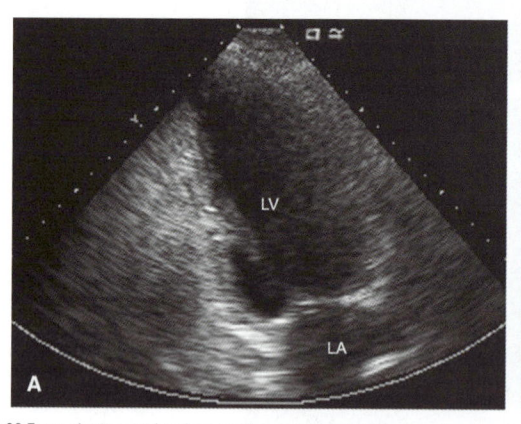

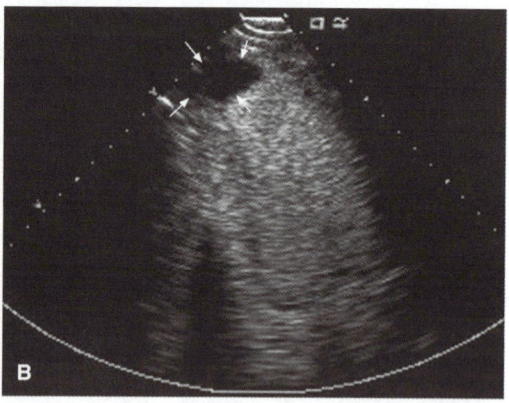

FIGURA 23.33 Em pacientes com janelas acústicas pobres, a injeção de contraste pode ser útil para delinear um trombo mural. **A:** Sem contraste, o trombo não é visibilizado. **B:** A presença de contraste dentro do ventrículo esquerdo delineia a massa apical (*setas*). LA, átrio esquerdo; LV, ventrículo esquerdo.

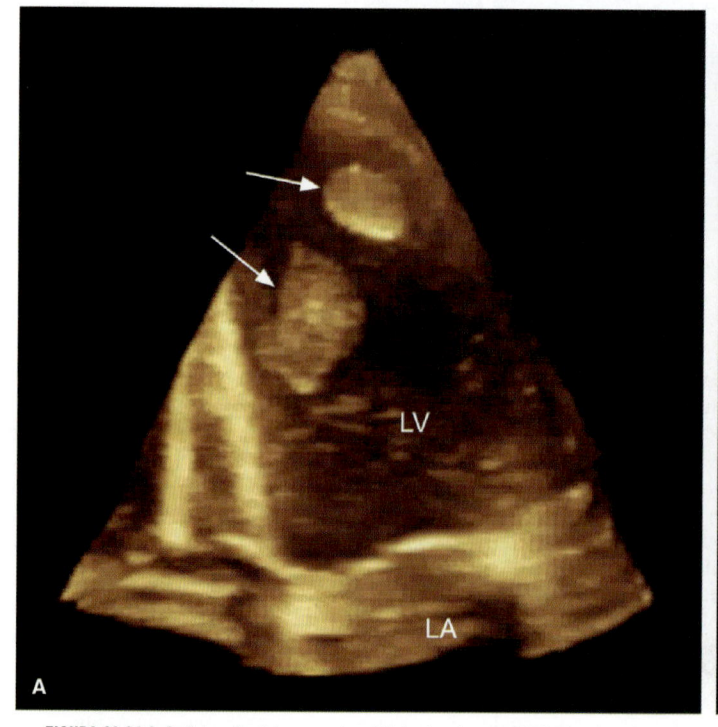

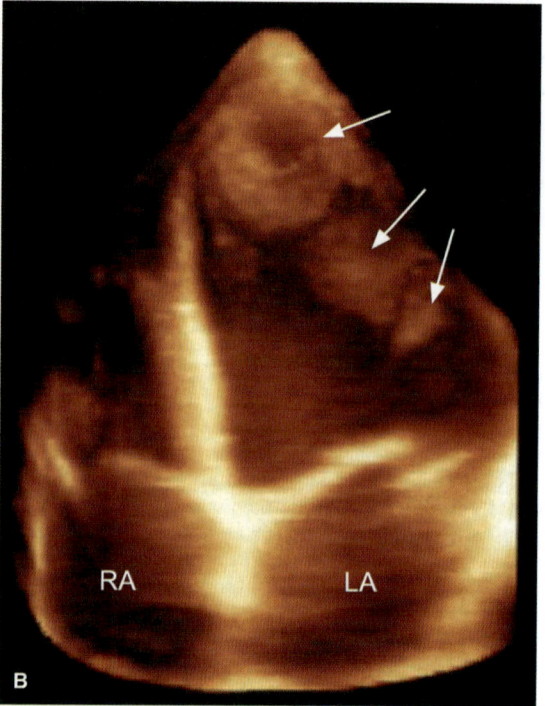

FIGURA 23.34 **A, B:** Estes são dois casos de múltiplos trombos ventriculares esquerdos registrados pela ecocardiografia tridimensional. Pela incidência apical de quatro câmaras, múltiplos trombos (*setas*) são vistos dentro da cavidade ventricular esquerda. Em tempo real, tanto a mobilidade quanto a natureza tridimensional das estruturas são aparentes. Cortesia das imagens de R. Martin, MD, e M. Vannan, MD. LA, átrio esquerdo; LV, ventrículo esquerdo; RA, átrio direito.

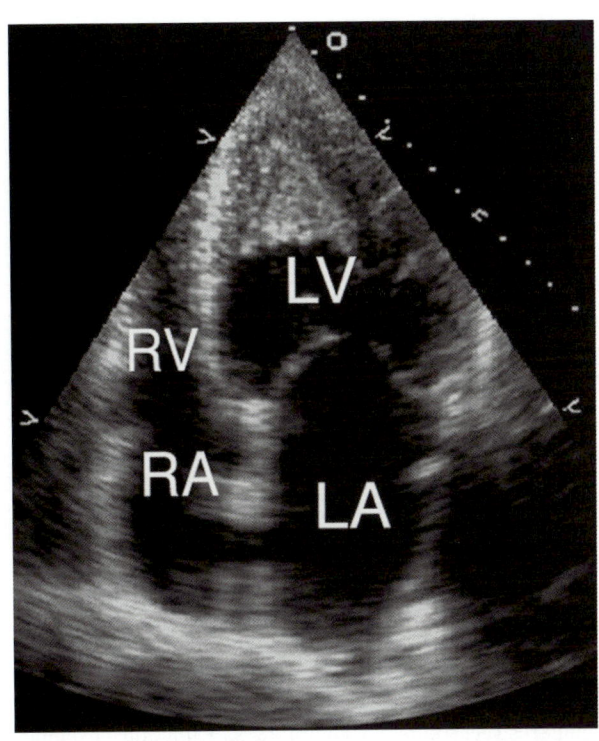

FIGURA 23.35 Espessamento endocárdico e fibrose são características de síndrome hipereosinofílica. A massa altamente ecogênica do ápice ventricular esquerdo é resultado desse processo. LA, átrio esquerdo; LV, ventrículo esquerdo; RA, átrio direito; RV, ventrículo direito. 🟢

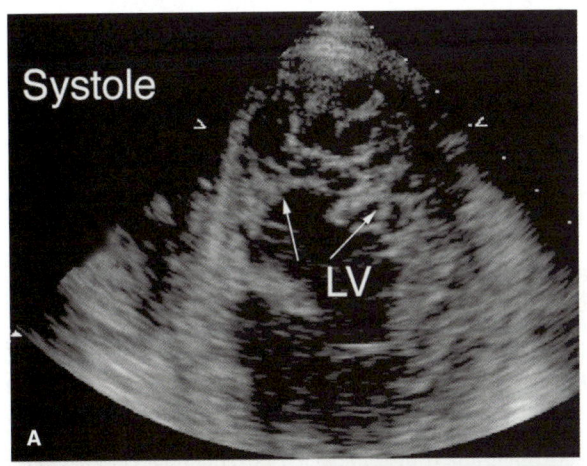

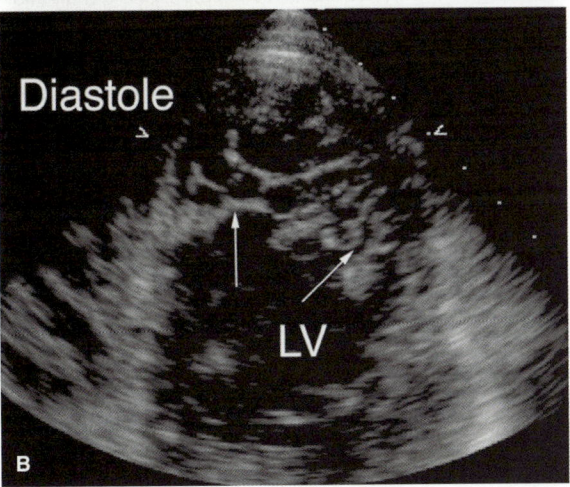

FIGURA 23.36 Um exemplo de não compactação do miocárdio ventricular esquerdo. Imagens sistólicas **(A)** e diastólicas **(B)**. O ápice do ventrículo esquerdo está espessado e com aspecto espongiforme (*setas*). LV, ventrículo esquerdo; Diastole, diástole; Systole, sístole. 🟢

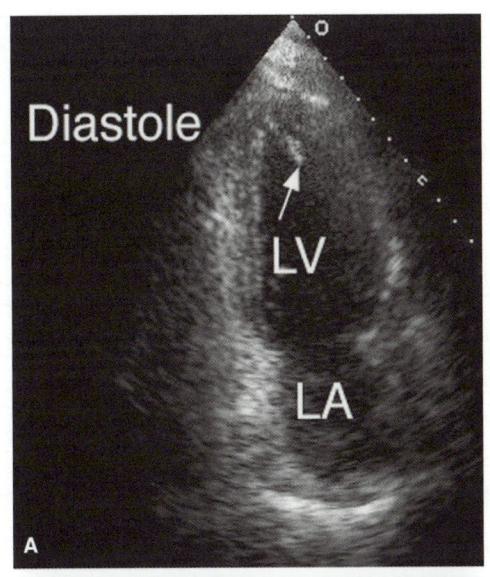

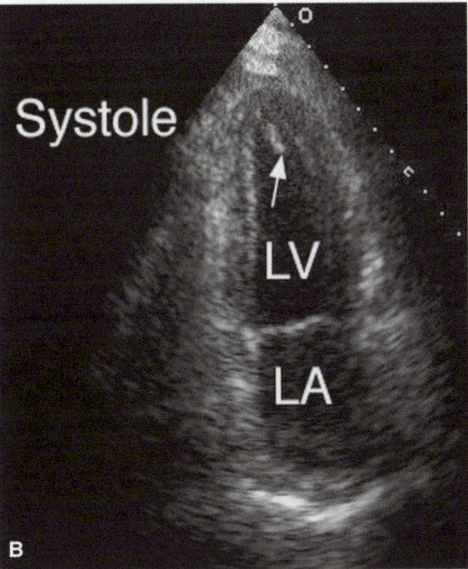

FIGURA 23.37 Uma massa pequena ecogênica (*seta*) registrada em um paciente com movimentação parietal ventricular esquerda normal. A incidência de duas câmaras é mostrada na diástole **(A)** e na sístole **(B)**. Isto provavelmente representa uma trabeculação ou feixe muscular dentro da cavidade. LA, átrio esquerdo; LV, ventrículo esquerdo; Diastole, diástole; Systole, sístole. 🟢

A ecocardiografia também permite a detecção de contraste de eco espontâneo (CEE) dentro do átrio esquerdo, possivelmente um precursor ao desenvolvimento de uma formação de trombo e certamente um fator de risco de embolia (este tópico é discutido mais adiante neste capítulo). A evidência mais direta de risco embólico é a visibilização do trombo na ecocardiografia bidimensional. Além disso, imagem com Doppler pulsado deve ser obtida para se avaliar a velocidade do fluxo dentro do apêndice. Foi relatado que velocidade baixa de esvaziamento do apêndice atrial esquerdo (< 20 cm/s) aumenta significativamente o risco embólico (Figura 23.45). Uma vez avaliado o apêndice atrial, o septo atrial também deve ser interrogado como um possível local de formação de trombo na presença de um aneurisma septal atrial e/ou FOP. Esses aneurismas decorrem da redundância do tecido septal atrial que leva ao aspecto de "biruta" e dentro dos quais os trombos podem se formar. Em raros casos, a ecocardiografia pode mostrar trombo atravessando um FOP, do átrio direito para o átrio esquerdo. A Figura 23.46 mostra um trombo que provavelmente teve origem nas veias da extremidade inferior e pode ser visto cavalgando o septo atrial através de um FOP. Este paciente se apresentou com dispneia decorrente de êmbolos

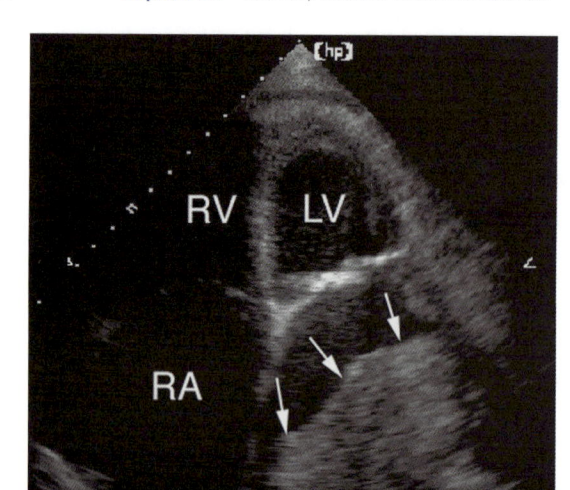

FIGURA 23.38 Em um paciente com cardiopatia reumática não tratada, um trombo atrial muito grande (*setas*) é visto. O átrio direito também está intensamente dilatado. LV, ventrículo esquerdo; RA, átrio direito; RV, ventrículo direito.

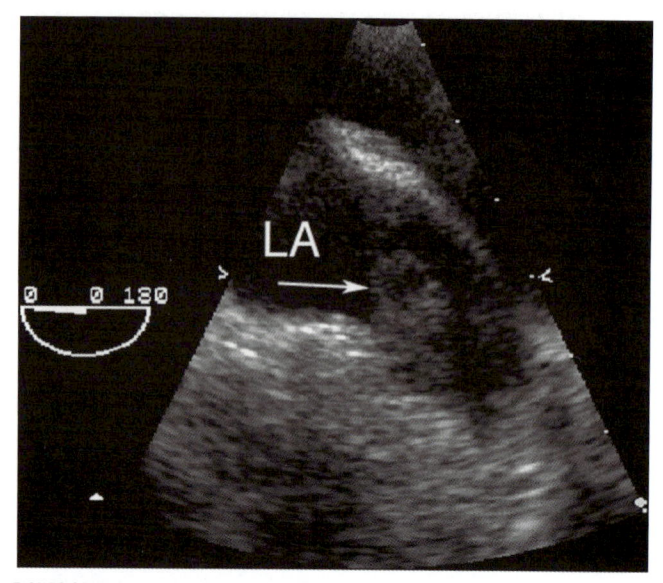

FIGURA 23.41 Esta incidência ampliada do apêndice atrial mostra um trombo pequeno móvel (*seta*). LA, átrio esquerdo.

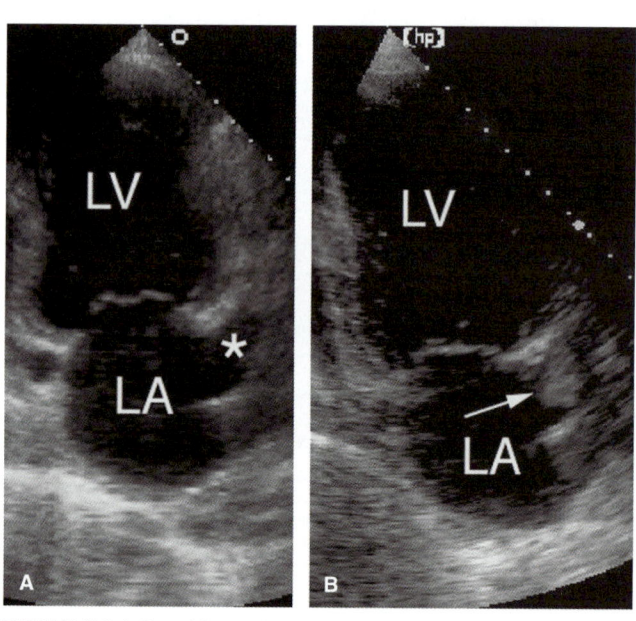

FIGURA 23.39 Apêndice atrial esquerdo (asterisco) algumas vezes pode ser registrado usando-se a ecocardiografia transtorácica a partir da incidência apical de duas câmaras (**A**). **B:** Um trombo dentro do apêndice é indicado pela (*seta*). LA, átrio esquerdo; LV, ventrículo esquerdo.

pulmonares recorrentes. A Figura 23.47 é um outro exemplo de um trombo muito móvel que pode ser visto atravessando o septo atrial via um FOP grande.

Trombos Atriais Direitos

Embora menos comuns, os pacientes com fibrilação atrial podem desenvolver trombos dentro do átrio direito. O apêndice atrial direito tem um formato diferente do esquerdo (Figura 23.48) e os ecocardiografistas geralmente são menos adeptos a visibilizar essa estrutura. Contudo, trombo atrial direito no quadro de fibrilação atrial está bem documentado e tem sido associado à possibilidade de embolia pulmonar. Também foram registrados trombos dentro do átrio direito "em trânsito" (Figuras 23.49 e 23.50). Em tais casos, a detecção de trombos móveis dentro do corpo do átrio direito mais provavelmente representa um estágio no desenvolvimento de embolia pulmonar na qual os trombos migraram de veias da extremidade inferior ou pélvicas para o interior do coração direito antes da embolização para os pulmões. Finalmente, uma fonte comum de formação de trombo dentro do átrio direito envolve a presença de cateteres de demora ou cabos de marca-passo (Figuras 23.51 e 23.52). Em tais pacientes, a ecocardiografia transesofágica é extremamente útil na detecção de massas amorfas e de formato irregular fixas a cateteres. Tais trombos podem ser infectados ou levar a eventos embólicos no lado direito.

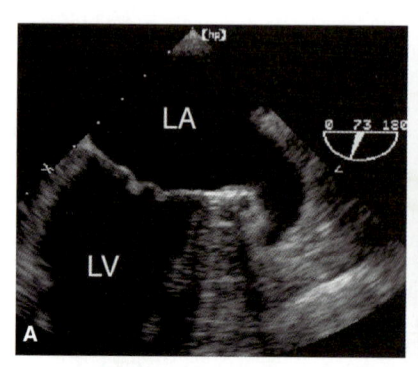
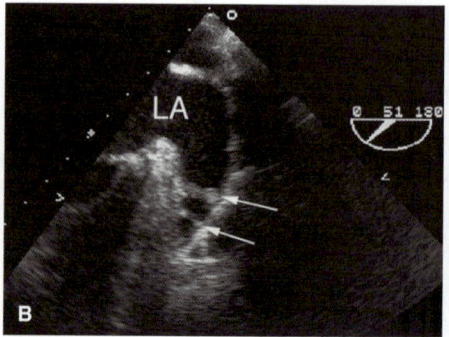
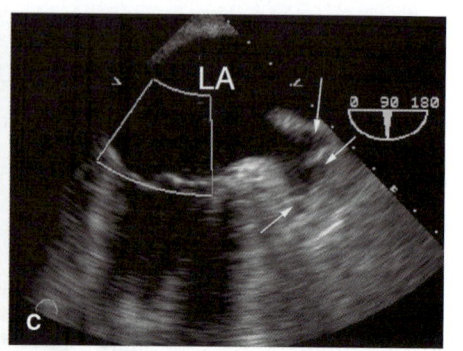

FIGURA 23.40 Ecocardiografia transesofágica é usada para se avaliar o apêndice atrial esquerdo para a presença de trombo. **A:** Um apêndice atrial esquerdo normal. **B:** As *setas* indicam pequenos músculos pectinados no interior do apêndice. Estes são estruturas normais que algumas vezes são confundidas com trombos. **C:** Um apêndice multilobado é ilustrado com os diferentes lobos indicados pelas *setas*. LA, átrio esquerdo; LV, ventrículo esquerdo.

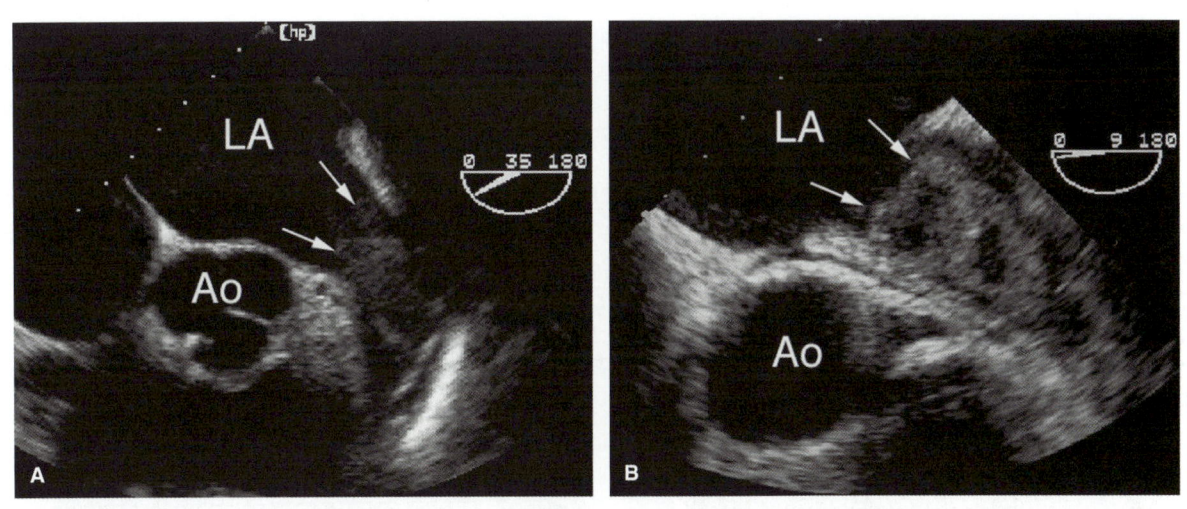

FIGURA 23.42 Dois exemplos de trombos no apêndice atrial esquerdo. **A:** Um trombo relativamente pequeno, não móvel, é indicado pelas *setas*. **B:** Um trombo maior está presente (*setas*) e parece preencher a maior parte do apêndice. Ao, aorta; LA, átrio esquerdo.

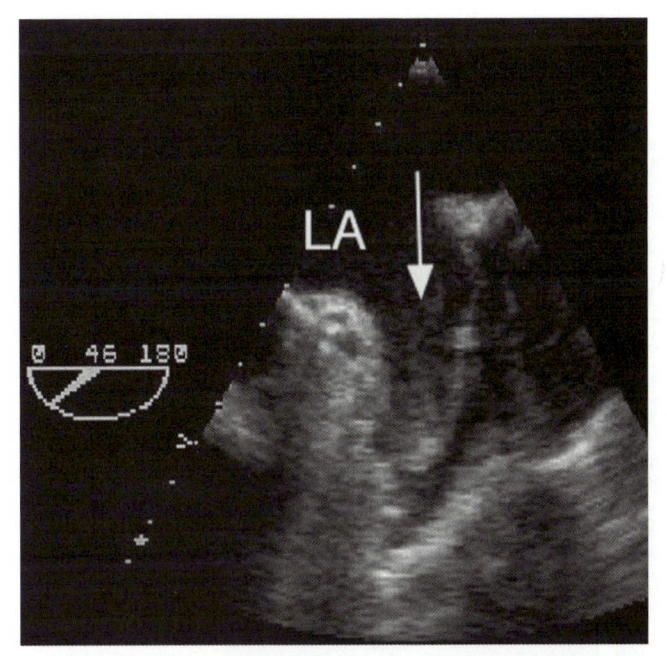

FIGURA 23.43 Um exemplo de um pequeno trombo dentro do apêndice atrial esquerdo (*seta*). LA, átrio esquerdo. 🏵

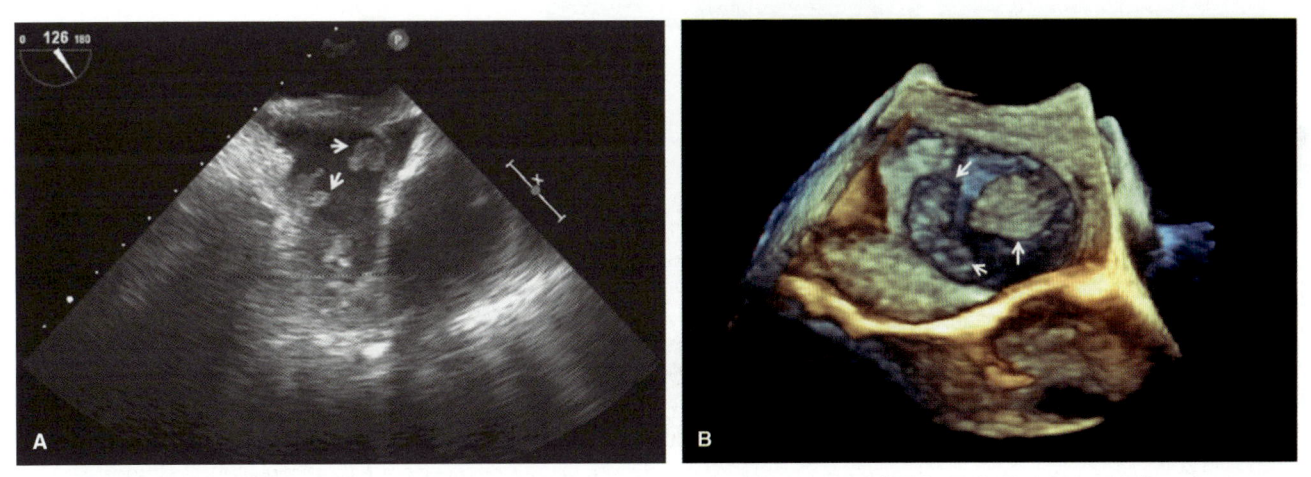

FIGURA 23.44 Ecocardiograma transesofágico do apêndice atrial esquerdo de um paciente com fibrilação atrial. **A:** Múltiplos trombos (*setas*) são mostrados na imagem bidimensional. **B:** Com imagem tridimensional, os trombos são novamente visibilizados (*setas*). 🏵

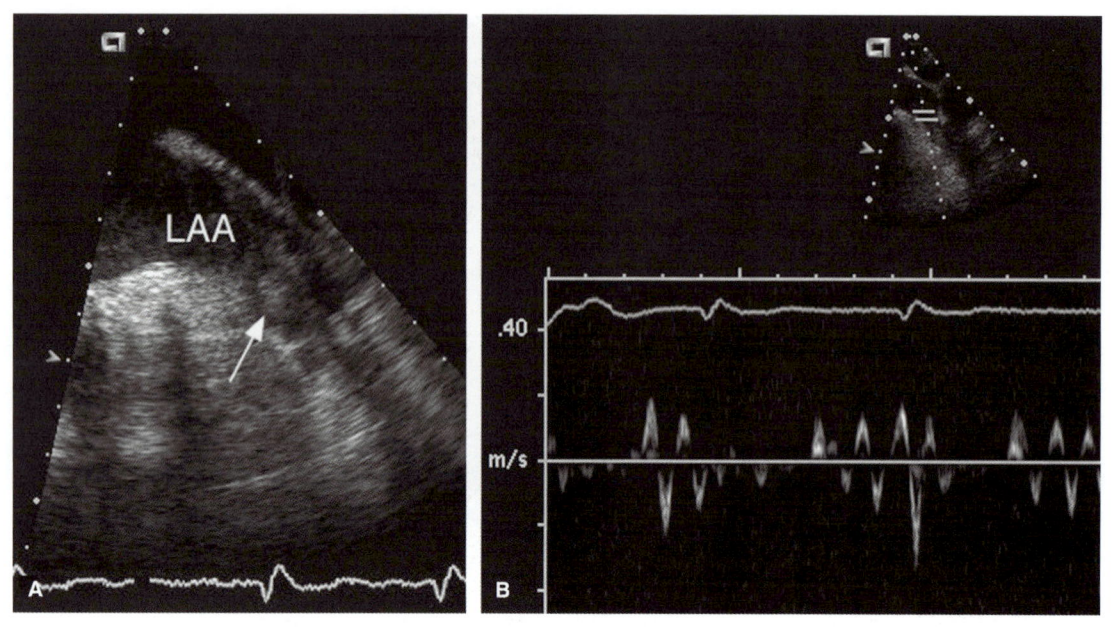

FIGURA 23.45 A: Um trombo no apêndice atrial esquerdo (LAA) (*seta*) registrado por imagem bidimensional. **B:** Imagem com Doppler pulsado registra velocidade baixa (< 20 cm/s) de esvaziamento do apêndice atrial esquerdo. Contraste de eco espontâneo também estava presente dentro do átrio esquerdo. 🫒

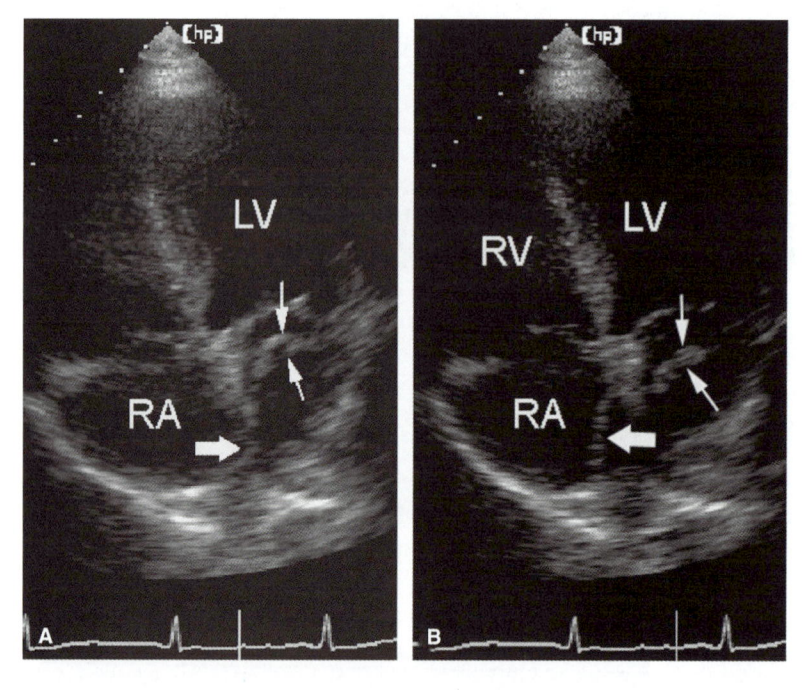

FIGURA 23.46 A, B: Um trombo é registrado cavalgando o septo interatrial através de um forame oval permeável e se estendendo até o átrio esquerdo (*setas pequenas*). O trombo é altamente móvel e provavelmente se originou nas extremidades inferiores. A maior mobilidade do tecido septal atrial é indicada pela *seta grande*. LV, ventrículo esquerdo; RA, átrio direito; RV, ventrículo direito. 🫒

Contraste de Eco Espontâneo

O contraste de eco espontâneo ou "fumaça" é o aspecto ecocardiográfico esfumaçado em redemoinho associado a estase de sangue. O desenvolvimento de CEE é atribuído a uma variedade de estados de baixo fluxo e interações associadas de hemácias e proteínas (ou seja, formação de redemoinhos) que caracterizam tais condições. Para ocorrer, portanto, duas condições são necessárias. Primeiro, tem de haver um local, geralmente no átrio esquerdo, átrio direito ou ápice ventricular esquerdo, onde estase ou baixa velocidade de fluxo encontra-se presente. Assim, como resultado, tem de haver certa interação entre as células do sangue e as proteínas plasmáticas, especificamente fibrinogênio (Figura 23.53). Alguns pesquisadores consideram o CEE uma condição pré-trombótica, embora não esteja ainda estabelecido se o CEE na verdade leva ou não à formação de trombo. A despeito da causa e efeito, a presença de CEE tem estado consistentemente associada a maior risco de tromboembolia. É difícil quantificar CEE e a sua detecção também depende de ajustes do equipamento. Um transdutor de maior frequência e aumento dos ajustes do ganho são algumas vezes necessários para a visibilização do CEE. Uma nota final de cautela é necessária. Com os equipamentos modernos, com o uso de transdutores de frequência mais alta e harmônica tissular, o CEE pode ocasionalmente ser visto em indivíduos normais. Isso simplesmente é uma consequência de ajustes altamente sensíveis do equipamento. A diferenciação entre CEE patológico e artificial deve ficar óbvia a partir de outras pistas ecocardiográficas. Por exemplo, CEE registrado na ausência de insuficiência ventricular esquerda, estenose mitral ou fibrilação atrial mais provavelmente é atribuível a ajustes mecânicos.

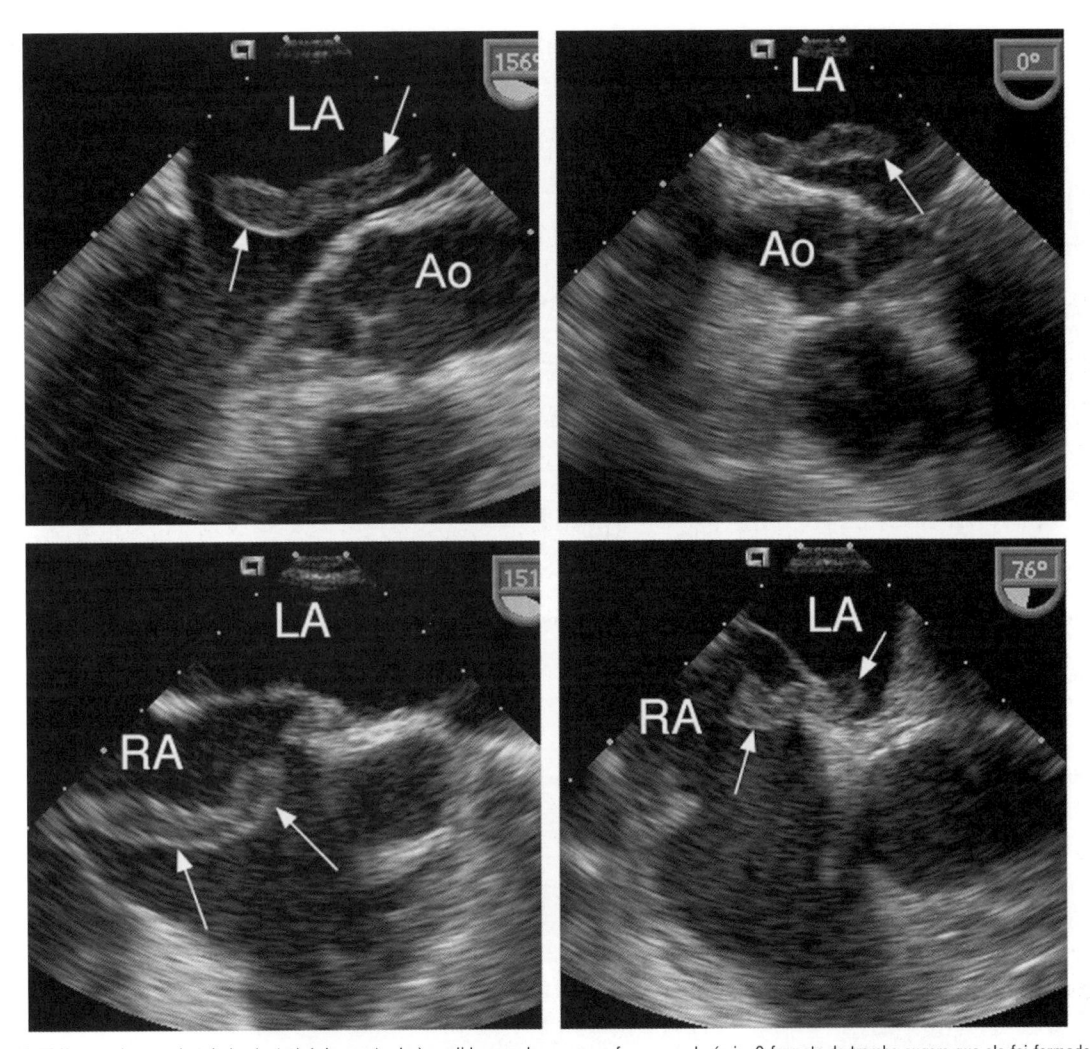

FIGURA 23.47 Um trombo grande tubular (*setas*) é demonstrado à medida que ele cruza um forame oval pérvio. O formato do trombo sugere que ele foi formado dentro das veias das extremidades inferiores. A sua presença dentro do lado esquerdo do coração aumenta muito a probabilidade de embolia sistêmica. As quatro imagens foram obtidas durante vários minutos, mostrando o trombo no átrio direito e no átrio esquerdo e cavalgando o forame oval pérvio (painel inferior direito). Ao, aorta; LA, átrio esquerdo; RA, átrio direito.

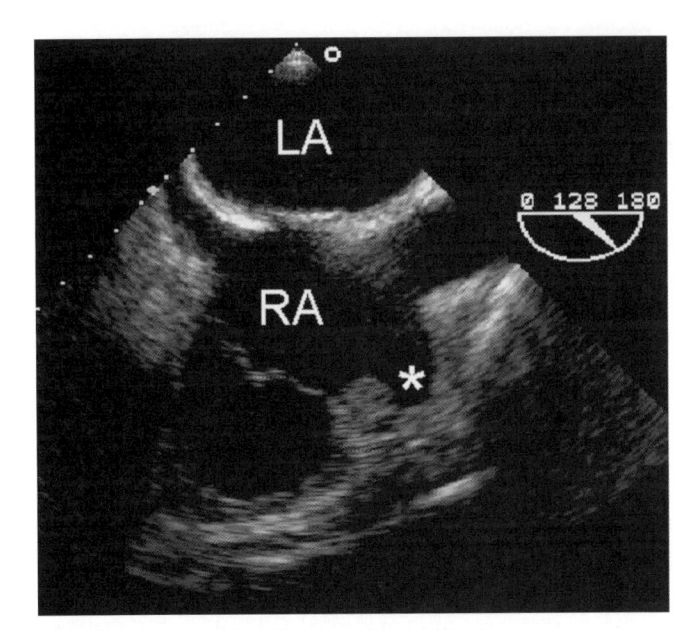

FIGURA 23.48 Com a ecocardiografia transesofágica, a incidência de ambas as cavas pode ser ajustada para registrar o apêndice atrial direito (asterisco). LA, átrio esquerdo; RA, átrio direito.

Papel da Ecocardiografia na Embolia Sistêmica

Uma das razões mais frequentes para se pedir um ecocardiograma envolve uma procura por uma fonte cardíaca com potencial de embolia. Em muitos laboratórios grandes, esta é a indicação isolada mais comum para ecocardiografia transesofágica. Eventos embólicos, particularmente o acidente vascular cerebral, podem ser devastadores. Como a causa de um acidente vascular cerebral pode ser difícil de se estabelecer clinicamente e como os acidentes vasculares cerebrais embólicos muitas vezes são recorrentes, uma tentativa agressiva para se identificar potenciais fontes cardíacas de êmbolos é compreensível.

Infelizmente, o uso apropriado da ecocardiografia neste quadro permanece controvertido. Estima-se que aproximadamente 25% de todos os acidentes vasculares cerebrais se devem a uma fonte cardíaca de êmbolo, embora a taxa seja significativamente mais alta em pacientes mais jovens. Uma lista de fontes cardíacas potenciais de êmbolos é fornecida no Quadro 23.5. Parece que muitas dessas fontes cardíacas em potencial podem ser identificadas pela ecocardiografia. Na maioria das séries, a produtividade da ecocardiografia transesofágica é significativamente mais alta do que a da ecocardiografia transtorácica (Quadro 23.6). Por

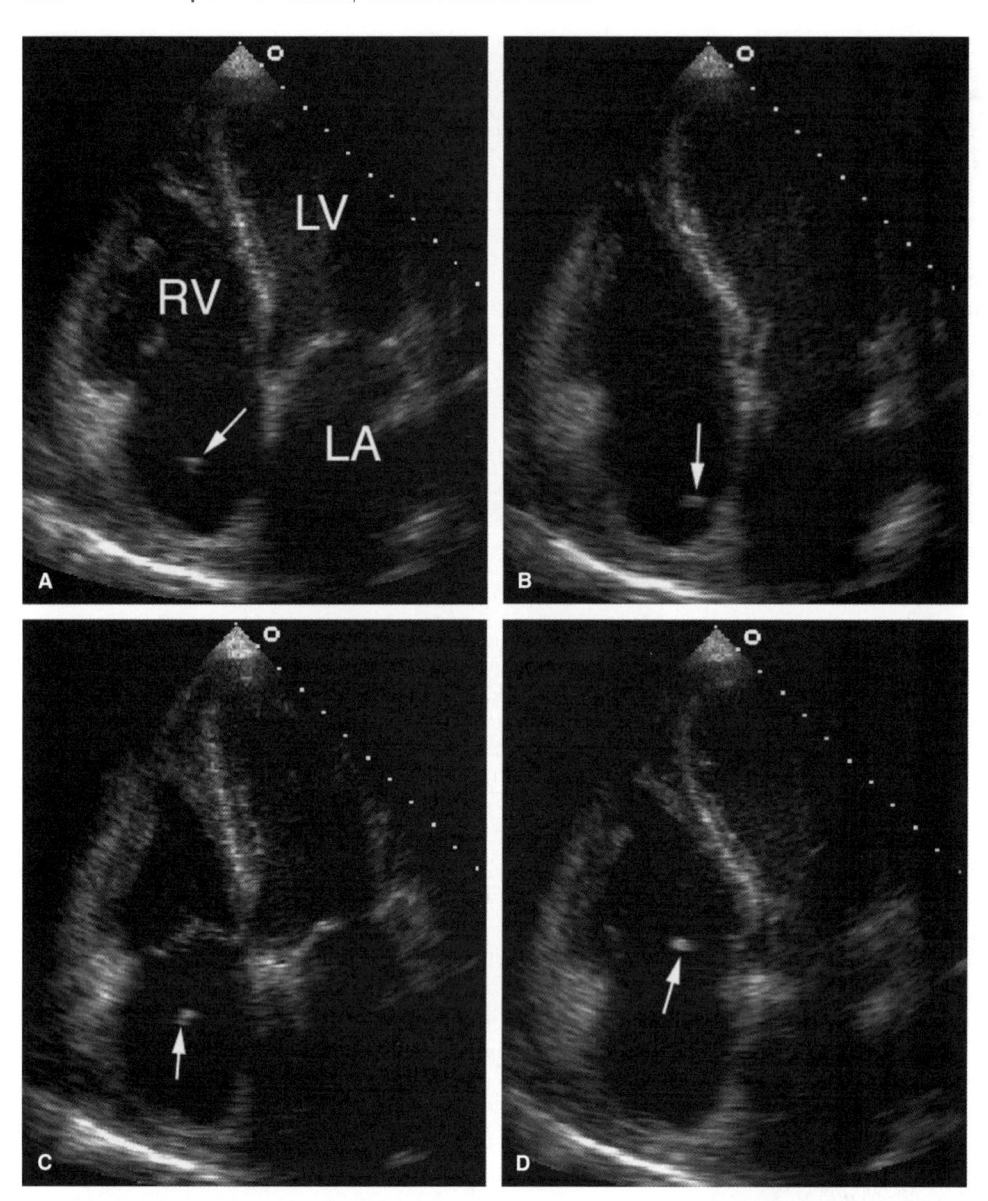

FIGURA 23.49 Trombos podem ocasionalmente ser registrados durante o trânsito através do lado direito do coração. **A-D:** Pequenos trombos são registrados em vários locais dentro do átrio direito e ventrículo direito (*setas*). Estes mais provavelmente levam à embolia pulmonar. LA, átrio esquerdo; LV, ventrículo esquerdo; RV, ventrículo direito.

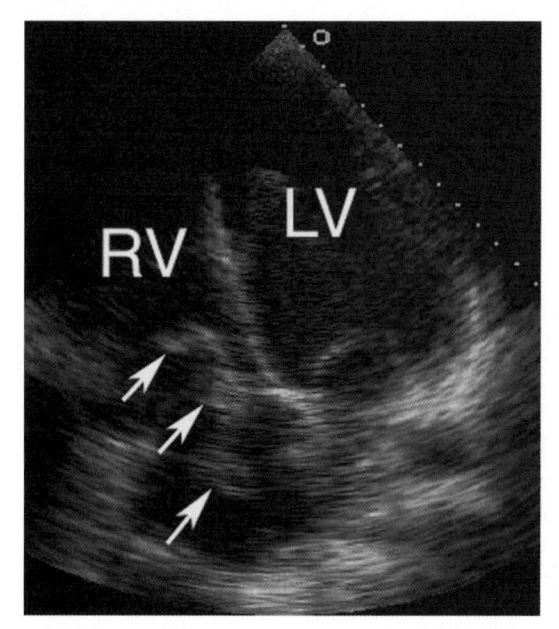

FIGURA 23.50 Esta incidência apical de quatro câmaras mostra um trombo grande e multilobado cavalgando a valva tricúspide (*setas*). O trombo pode ser rastreado na veia cava inferior. LV, ventrículo esquerdo; RV, ventrículo direito.

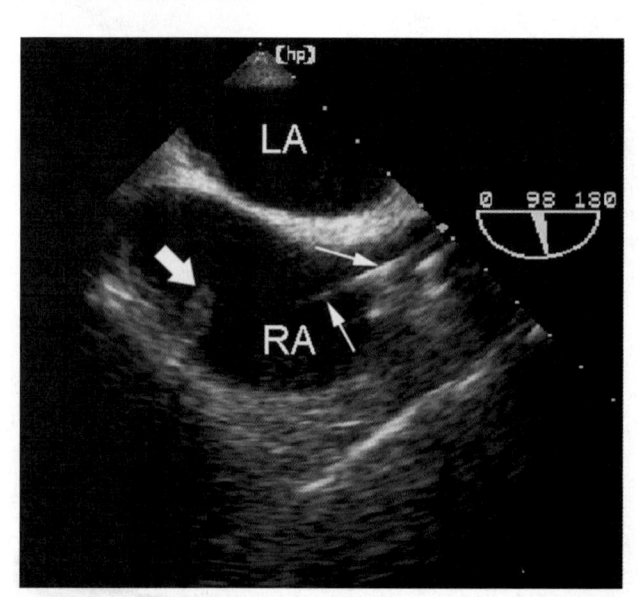

FIGURA 23.51 Uma incidência de ambas as cavas é útil para interrogar cateteres de demora e cabos de marca-passo para a presença de trombos e/ou vegetações. Neste exemplo, um cabo de marca-passo se estende desde a veia cava superior até o interior do átrio direito (*setas pequenas*). Uma massa no interior da porção inferior do átrio direito (*seta grande*) representa um trombo fixo ao cabo. LA, átrio esquerdo; RA, átrio direito.

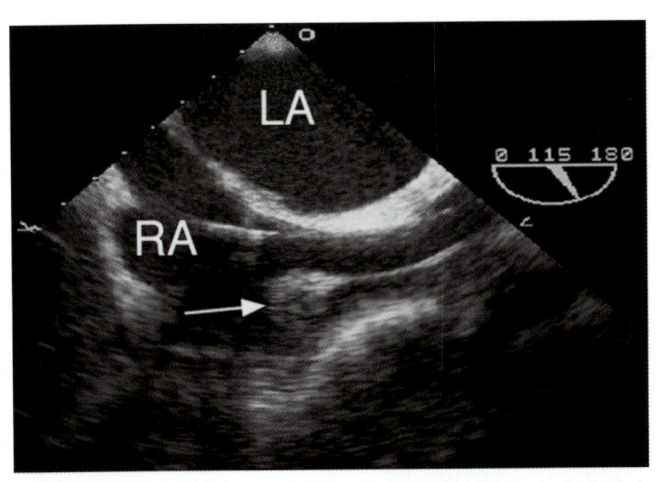

FIGURA 23.52 Dois cabos de marca-passo diferentes são registrados se estendendo desde a veia cava superior até o interior do átrio direito. Uma grande massa se fixa a um cabo (*seta*). Mais provavelmente isto representa a formação de um trombo. LA, átrio esquerdo; RA, átrio direito.

<table>
<tr><td colspan="2">**Quadro 23.5** — **Fontes Possíveis de Êmbolo e Achados Ecocardiográficos Associados**</td></tr>
<tr><td>**Fonte Real**</td><td>**Achados Ecocardiográficos**</td></tr>
<tr><td>Trombo VE</td><td>Aneurisma apical, presença de trombo, MC dilatada</td></tr>
<tr><td>Trombo AE</td><td>Presença de um trombo no AAE, contraste de eco espontâneo, velocidade de esvaziamento do AAE, estenose mitral, aneurisma septal interatrial baixo</td></tr>
<tr><td>Veias pélvicas ou trombo EI</td><td>DSA, aneurisma septal atrial, FOP</td></tr>
<tr><td>Valvas nativas</td><td>Vegetação, tumor, PVM, calcificação do anel mitral, valva aórtica esclerótica</td></tr>
<tr><td>Próteses valvares</td><td>Trombo, vegetação</td></tr>
<tr><td>Tumor cardíaco</td><td>Mixoma AE, fibroelastoma papilar</td></tr>
<tr><td>Aorta</td><td>Placa aórtica complexa, ateroma</td></tr>
</table>

AAE, apêndice atrial esquerdo; AE, atrial esquerdo; DSA, defeito septal atrial; EI, extremidade inferior; FOP, forame oval pérvio; MC, miocardiopatia; PVM, prolapso da valva mitral; VE, ventrículo esquerdo.

exemplo, trombos atriais raramente são vistos pela ecocardiografia transtorácica, mas prontamente detectados por técnicas transesofágicas (Figura 23.46). Por meio do método transtorácico, somente aproximadamente 15% dos pacientes com suspeita de um evento embólico têm uma fonte cardíaca identificável. Essa incidência baixa pode ser explicada em parte pelo fato de que o ecocardiograma é realizado depois do evento de modo que a causa não mais está presente dentro do coração. Mais importante ainda, muitas fontes potenciais cardíacas de êmbolos não são facilmente avaliadas pela abordagem transtorácica. Se pacientes com evidências de doença cardiovascular (pela história e exame físico ou eletrocardiografia) são avaliados pela ecocardiografia transtorácica, a produtividade é maior, aproximando-se de 50%. Entretanto, em todas as séries publicadas a ecocardiografia transesofágica identificou uma porcentagem maior de pacientes com fonte potencial de êmbolo. Deve ser ressaltado que, embora uma fonte potencial de êmbolo possa ser detectada, a sua presença não estabelece uma relação de causa e efeito entre a anormalidade ecocardiográfica e o evento clínico.

Portanto, a maioria dos achados cardíacos é inespecífica, ou seja, são vistos com frequência similar em pacientes com e sem eventos embólicos. Por exemplo, as excrescências valvares são vistas tão comumente em indivíduos idosos normais assintomáticos que a sua detecção em pacientes que tiveram um evento embólico é de significado questionável. Ateromas aórticos também são vistos com regularidade na ecocardiografia transesofágica (Figura 23.54). Embora possam embolizar, a sua mera presença é geralmente prova insuficiente de causa e efeito. Um FOP está presente em aproximadamente um terço de pacientes não selecionados. Ele pode ser detectado pela ecocardiografia transtorácica ou transesofágica, pelo Doppler com fluxo colorido ou injeção de soro fisiológico agitado (Figuras 23.55 e 23.56). O septo atrial muitas vezes mostra aumento de mobilidade ou redundância. Um FOP é definido (e diferenciado de um defeito septal atrial) pela demonstração de uma derivação atrial de sangue na ausência de um defeito anatômico ou hiato no septo *secundum*. Na ecocardiografia transesofágica, entretanto, pode ser vista alguma separação entre a superposição dos septos *primum* e *secundum*. Isto muitas vezes depende do ciclo respiratório. Uma vez demonstrado o FOP, a estimativa de seu tamanho e a magnitude de derivação de sangue têm implicações práticas. Em geral, a separação dos planos septais superpostos em mais de 2 mm é compatível com um grande FOP. Com a injeção de contraste, a presença de mais de 10 microbolhas no átrio esquerdo dentro de três ciclos cardíacos também é compatível com FOP grande e foi sugerido que isto pode conferir um elo mais forte com os eventos clínicos.

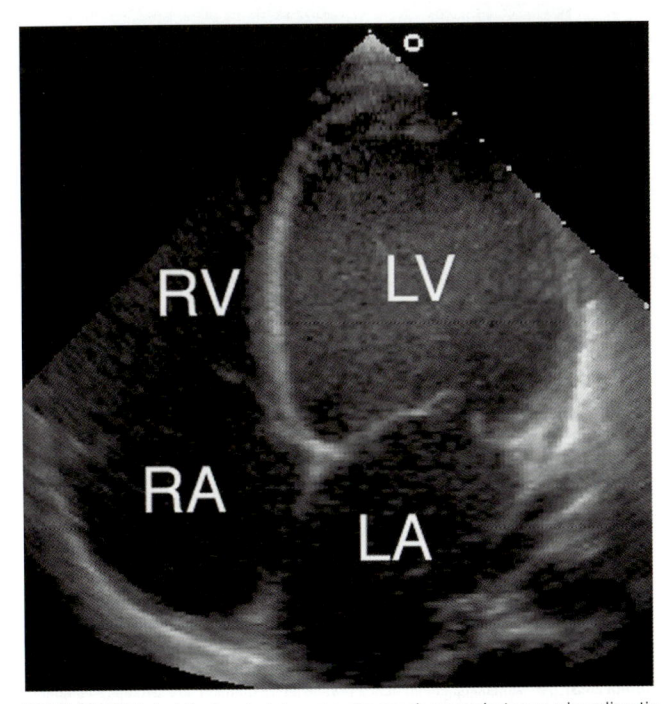

FIGURA 23.53 Esta incidência apical de quatro câmaras de um paciente com miocardiopatia dilatada mostra contraste de eco espontâneo dentro do ventrículo esquerdo. Isso se deve a um baixo fluxo sanguíneo. LA, átrio esquerdo; LV, ventrículo esquerdo; RA, átrio direito; RV, ventrículo direito.

Quadro 23.6 — **Comparação entre as Produtividades da ETT e ETE na Identificação de Fonte Possível de Êmbolo**

Autor/Ano	*n*	ETT (%)	ETE (%)
Pop/1990	72	8	15
Hofman/1990	153	36	58
Cujec/1991	63	14	41
Lee/1991	50	0	52
De Belder/1992	131	55	70
Comess/1994	145	NR	45

ETE, ecocardiografia transesofágica; ETT, ecocardiografia transtorácica; NR, não realizada.

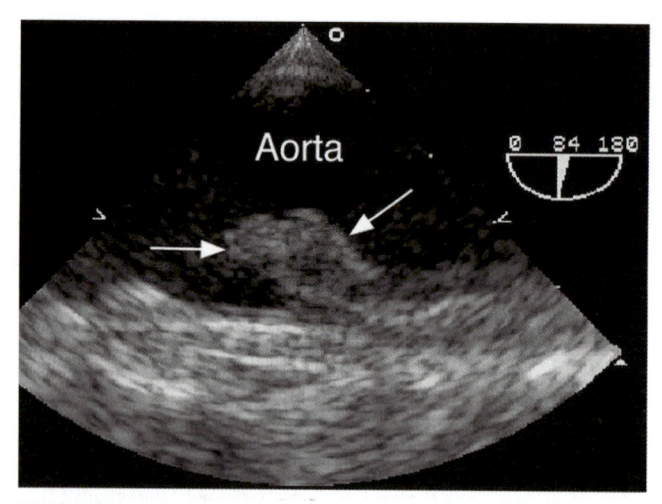

FIGURA 23.54 Ateroma aórtico complexo (*setas*) é mostrado pela ecocardiografia transesofágica. As paredes da aorta estão espessadas e um ateroma móvel está presente.

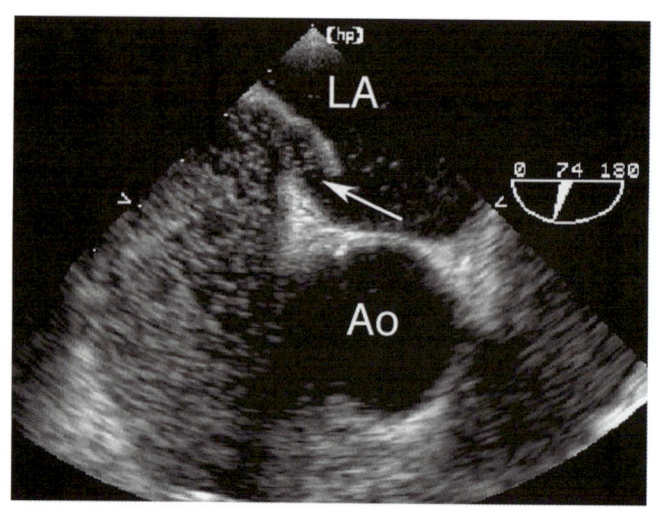

FIGURA 23.56 Derivação de sangue mais intensa está presente neste exemplo e é demonstrada pela injeção de soro fisiológico agitado através de uma veia periférica. O septo interatrial mostra excessiva mobilidade e existe um defeito claro em forma de túnel. O grau de derivação de sangue pode ser estimado em virtude da quantidade de bolhas que aparecem dentro do átrio esquerdo. Ao, aorta; LA, átrio esquerdo.

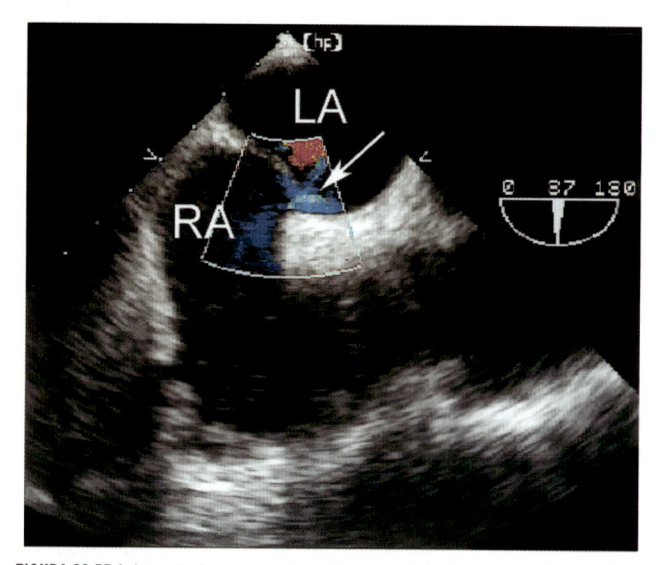

FIGURA 23.55 A detecção da presença de um forame oval pérvio muitas vezes se baseia em imagem com fluxo colorido. Neste exemplo, um pequeno grau de derivação de sangue entre o átrio direito e o átrio esquerdo está presente. LA, átrio esquerdo; RA, átrio direito.

Embora a incidência de FOP possa ser mais alta em pacientes jovens que tiveram eventos vasculares cerebrais, em comparação com a população em geral, a frequência do achado na população não selecionada e a dificuldade em se estabelecer causa e efeito tornam a presença de um FOP não conclusivo em muitos casos. Por outro lado, a combinação de FOP e aneurisma de septo atrial parece estar associada a um aumento significativo no risco (Figura 23.57). Em um estudo prospectivo, multicêntrico, de pacientes que tinham tido um acidente vascular cerebral isquêmico (Mas et al., 2001), a taxa de recorrência aumentou na presença de FOP com aneurisma septal atrial em comparação a um dos dois separadamente.

Uma outra dificuldade nesta área é o desafio em demonstrar que os achados ecocardiográficos alteram a conduta depois de um evento embólico. No estudo Value of Transesophageal Echocardiography (Goldman et al., 1994), no subconjunto de pacientes que foram estudados por causa de um evento vascular cerebral, os resultados do ecocardiograma afetaram a conduta clínica em 27% e levaram a uma alteração na terapia medicamentosa em 16%. Na maioria dos casos, a conduta alterada envolveu a decisão de anticoagular ou fechar o FOP. Entretanto, fica claro que, para muitos pacientes encaminhados para ecocardiografia depois de um evento embólico, a conduta não será alterada significativamente pelos resultados do estudo de imagem.

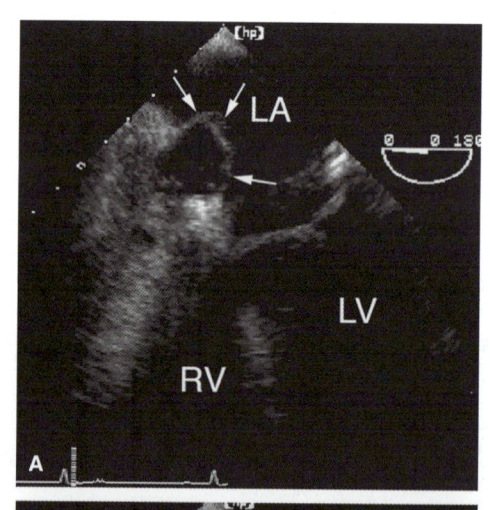

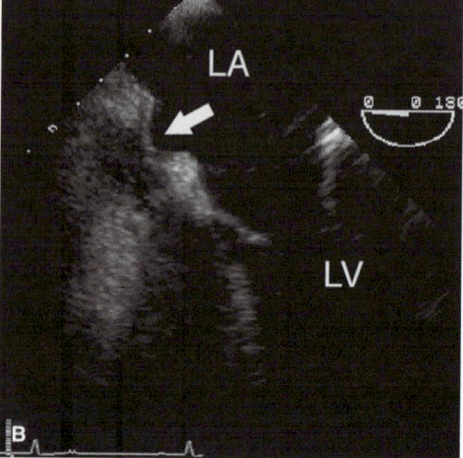

FIGURA 23.57 Um exemplo de aneurisma septal atrial. **A:** O aneurisma se projeta no interior do átrio esquerdo (*setas*). **B:** O tecido redundante se projeta para o interior do átrio direito (*seta grande*). A injeção de contraste no lado direito do coração confirma um forame oval pérvio associado demonstrando a derivação de sangue da direita para a esquerda. LA, átrio esquerdo; LV, ventrículo esquerdo; RV, ventrículo direito.

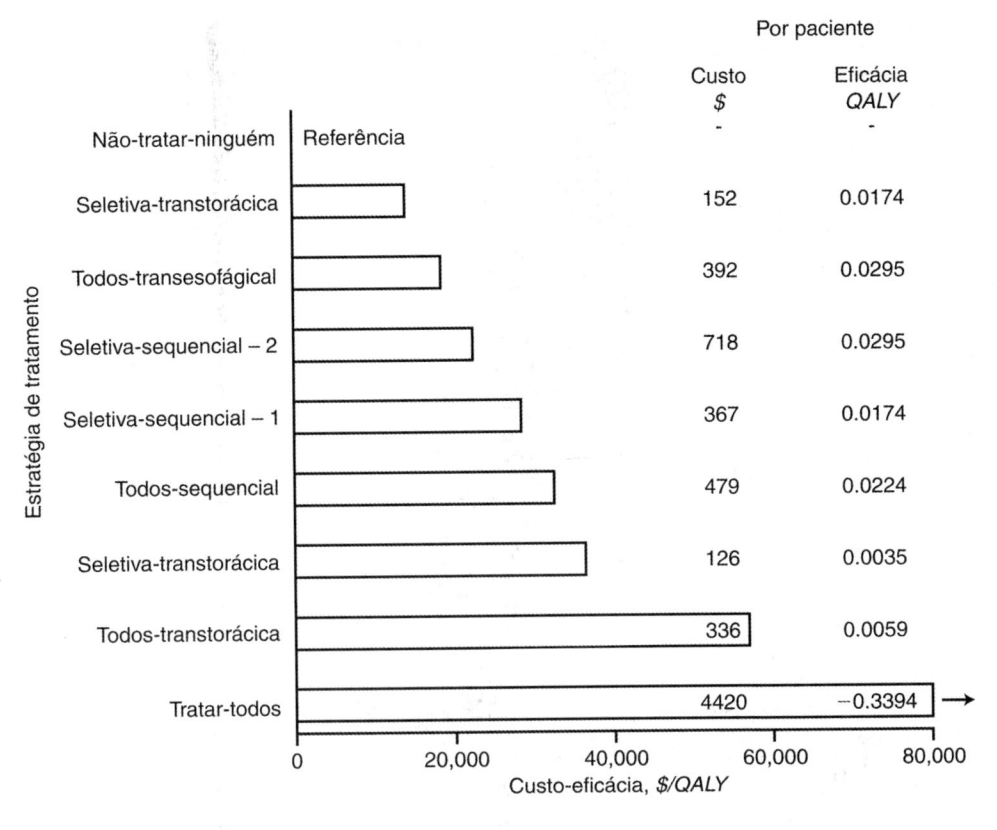

Por paciente

Estratégia de tratamento		Custo $ -	Eficácia QALY -
Não-tratar-ninguém	Referência		
Seletiva-transtorácica		152	0.0174
Todos-transesofágical		392	0.0295
Seletiva-sequencial – 2		718	0.0295
Seletiva-sequencial – 1		367	0.0174
Todos-sequencial		479	0.0224
Seletiva-transtorácica		126	0.0035
Todos-transtorácica		336	0.0059
Tratar-todos		4420	−0.3394 →

Custo-eficácia, $/QALY

FIGURA 23.58 Custo-eficácia de diferentes estratégias de tratamento é comparado com a abordagem não tratar ninguém. Tanto o custo por paciente como a efetividade [anos-vida ajustados para qualidade (QALYs)] são listados para cada estratégia. Ver texto para detalhes. (De McNamara RL, Lima JA, Whelton PK, et al. Echocardiographic identification of cardiovascular sources of emboli to guide clinical management of stroke: a cost-effectiveness analysis. Ann Intern Med 1997;127:775-787, com permissão.)

Embora exista o potencial de uso excessivo da ecocardiografia na procura de uma fonte cardíaca de êmbolo, alguns estudos apoiam o custo-efetividade dessa abordagem. Em uma investigação (McNamara et al., 1997) na qual a prática clínica foi simulada usando-se um modelo de decisão de Markov, o custo-eficácia de diferentes estratégias, com e sem ecocardiografia, foi comparado (Figura 23.58). Usando-se um paciente hipotético em ritmo sinusal que sofre um primeiro acidente vascular cerebral, várias técnicas foram testadas quanto à probabilidade de se estabelecer um diagnóstico e afetar a decisão de anticoagular. As diferentes estratégias incluíram várias combinações de história cardíaca, ecocardiografia transtorácica e ecocardiografia transesofágica realizadas em diferentes sequências. Foram feitas pressuposições acerca da produtividade diagnóstica, risco de recorrência, probabilidade de complicações e desfecho, e o custo de cada estratégia foi comparado com sua utilidade. O custo-eficácia foi expresso como custo total por ano-vida ajustado para a qualidade ($/QALY). A ecocardiografia transtorácica não foi custo-eficaz em qualquer uma das circunstâncias. Por outro lado, estratégias empregando a ecocardiografia transesofágica foram as mais eficientes. Especificamente, as duas abordagens mais custo-eficazes foram (1) ecocardiografia transesofágica realizada somente em pacientes com uma história de problemas cardíacos (a mais custo-eficaz, $8.700 por QALY) e (2) e ecocardiografia transesofágica em todos os pacientes ($20.000 por QALY). Isto em grande parte se baseou na capacidade de se detectarem trombos atriais e prevenir acidente vascular cerebral recorrente seletivamente iniciando a anticoagulação em tais pacientes. Os autores concluíram que a ecocardiografia transesofágica deve ser realizada em todos os pacientes com acidente vascular cerebral agudo.

Embora diretrizes formais para essa aplicação da ecocardiografia ainda não existam, certas recomendações gerais podem ser feitas. Uma lista de possíveis indicações para o uso apropriado da ecocardiografia em pacientes com um evento embólico é oferecida no Quadro 23.7. Nos pacientes com forte suspeita clínica de um evento embólico, a produtividade da ecocardiografia (especialmente imagem transesofágica) é razoável e o exame deve ser considerado. As imagens ecocardiográficas têm maior probabilidade de proporcionar um diagnóstico em pacientes mais jovens (< 50 anos) ou em pacientes com fatores de risco conhecidos como cardiopatia congênita ou um FOP. Na maior parte das vezes, a maior produtividade diagnóstica proporcionada pela imagem transesofágica comparada com ecocardiografia transtorácica torna-a a técnica de escolha na procura de uma fonte potencial de êmbolo. Finalmente, o uso da ecocardiografia nesse quadro complicado deve ficar reservado para aqueles casos nos quais os resultados provavelmente irão alterar a conduta ou afetar a terapia. Em pacientes mais idosos, sem evidências clínicas de predisposição à cardiopatia, com probabilidade de terem acidente vascular cerebral, a produtividade muito baixa da ecocardiografia argumenta contra o seu uso.

Pseudotumores e Outras Massas Cardíacas

Além dos resultados falso-positivos descritos anteriormente neste capítulo que representam variantes normais (Quadro 23.1), as massas extracardíacas podem pressionar ou comprimir o coração, criando a ilusão de um efeito de massa. Estas incluem tumores dentro do mediastino, aneurismas coronários ou hérnias de hiato. Um exemplo de uma hérnia de hiato é ilustrado na Figura 23.59. A massa parece estar dentro do átrio, mas na verdade é uma porção do estômago. O diagnóstico pode ser esclarecido fazendo-se com que o paciente ingira uma bebida carbonada durante a aquisição transtorácica de imagens. Depois de uma cirurgia cardíaca, o acúmulo de sangue e hematoma dentro do mediastino ou espaço pericárdico pode resultar em compressão

Quadro 23.7 — Ecocardiografia em Pacientes com Eventos Neurológicos ou Outros Eventos Vasculares Oclusivos

Indicações		Classe
1.	Pacientes de qualquer idade com oclusão abrupta de uma grande artéria periférica ou visceral.	I
2.	Pacientes mais jovens (tipicamente < 45 anos) com eventos vasculares cerebrais.	I
3.	Pacientes mais velhos (tipicamente > 45 anos) com eventos neurológicos sem evidência de doença vascular cerebral ou outra causa óbvia.	I
4.	Pacientes para os quais uma decisão terapêutica clínica (anticoagulação etc.) irá depender dos resultados da ecocardiografia.	I
5.	Pacientes com suspeita de doença embólica e com doença vascular cerebral de significado questionável.	IIa
6.	Pacientes com evento neurológico e doença vascular cerebral intrínseca de uma natureza suficiente para causar o evento clínico.	IIb
7.	Pacientes para os quais os resultados da ecocardiografia não causarão impacto em uma decisão de instituir terapia anticoagulante ou de outro modo alterarão a abordagem ao diagnóstico ou tratamento.	III

Critérios de Adequação		Valor Numérico (1 a 9)
16.	Avaliação de paciente com embolia pulmonar aguda suspeitada ou conhecida para orientar a terapia (p. ex., trombectomia ou trombolíticos)	A (8)
34.	Avaliação de fonte cardiovascular de evento embólico (PFO/DSA, trombo, neoplasia) (p. ex., trombectomia e trombolíticos)	A (8)
1.	Sintomas potencialmente decorrentes de etiologia cardíaca suspeitada, inclusive, mas não se limitando a eles, dispneia, falta de ar, zonzeira, síncope, AIT, eventos vasculares cerebrais	A (9)
15.	Avaliação inicial de paciente com suspeita de embolia pulmonar no sentido de estabelecer o diagnóstico	I (3)

Adaptado de Cheitlin MD, Alpert JS, Armstrong WF, et al. ACC/AHA Guidelines for the Clinical Application of Echocardiography: a report of the American College of Cardiology/American Heart Association Task Force on Practice Guidelines (Committee on Clinical Application of Echocardiography) developed in collaboration with the American Society of Echocardiography. Circulation 1997;95:1686-1744 e Douglas PS, Khandheria B, Stainback RF, Weissman NJ. ACCF/ASE/ACEP/ASNC/SCAI/SCCT/SCMR 2007 appropriateness criteria for transthoracic and transesophageal ecocardiography. J Am Coll Cardiol 2007;50(2):187-207, com permissão.
AIT, ataque isquêmico transitório; DSA, defeito septal atrial; FOP, forame oval pérvio.

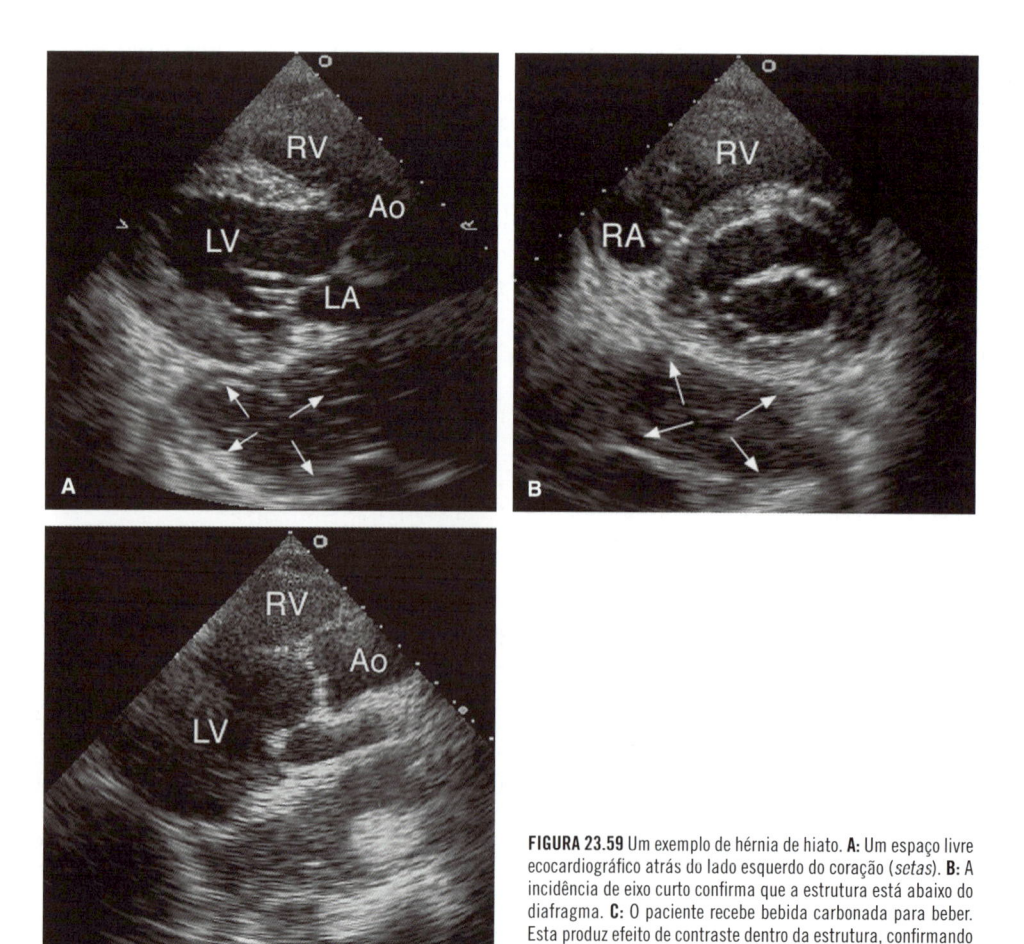

FIGURA 23.59 Um exemplo de hérnia de hiato. **A:** Um espaço livre ecocardiográfico atrás do lado esquerdo do coração (*setas*). **B:** A incidência de eixo curto confirma que a estrutura está abaixo do diafragma. **C:** O paciente recebe bebida carbonada para beber. Esta produz efeito de contraste dentro da estrutura, confirmando que se trata de hérnia hiatal. Ao, aorta; LA, átrio esquerdo; LV, ventrículo esquerdo; RA, átrio direito; RV, ventrículo direito.

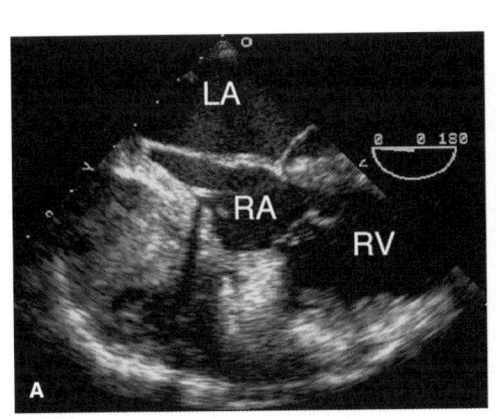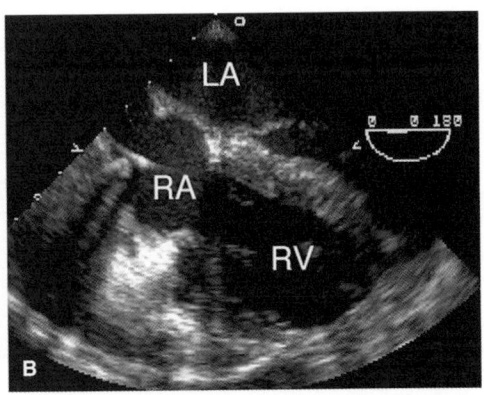

FIGURA 23.60 Essas imagens transesofágicas foram registradas em um paciente 2 dias após cirurgia de enxerto arterial coronário. Imagens sistólica **(A)** e diastólica **(B)** são fornecidas. O paciente tinha se tornado hipotenso. Uma massa grande e amorfa dentro do espaço pericárdico pode ser vista tocando o átrio direito e ventrículo direito. Trata-se de um hematoma que comprimia o lado direito do coração e contribuía para a hipotensão. LA, átrio esquerdo; RA, átrio direito; RV, ventrículo direito.

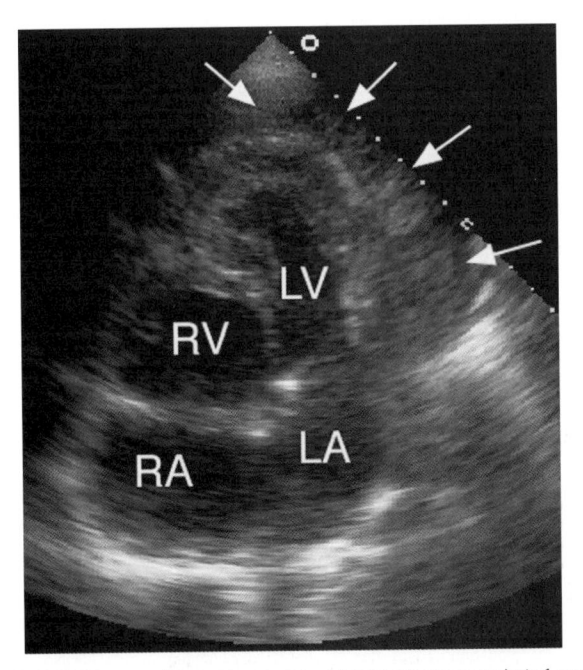

FIGURA 23.61 Este ecocardiograma transtorácico foi registrado em um paciente 1 semana após cirurgia de coração aberto. Uma massa (*setas*) está presente adjacente ao ápice e parede lateral do ventrículo esquerdo. Trata-se provavelmente de um hematoma pericárdico. O paciente estava clinicamente estável, e a massa gradualmente se resolveu. LA, átrio esquerdo; LV, ventrículo esquerdo; RA, átrio direito; RV, ventrículo direito.

cardíaca externa e ilusão de uma massa (Figuras 23.60 e 23.61). Eles geralmente pressionam o lado direito do coração e podem afetar o enchimento ventricular direito ou o fluxo sanguíneo pulmonar. Embora os efeitos possam resolver-se espontaneamente, a evacuação cirúrgica é algumas vezes necessária.

O desenvolvimento de cistos miocárdicos é uma complicação incomum da infecção equinocócica. Embora a ecocardiografia seja um meio acurado de diagnóstico, a raridade dessa doença contribui para a frequente interpretação errada. Esses cistos na maioria das vezes envolvem a parede livre do ventrículo esquerdo e podem se projetar para o interior da câmara ou espaço pericárdico. Eles tendem a ser grandes, de paredes finas e septados (Figura 23.62). Tal aspecto é considerado clássico, e, quando presente, o diagnóstico ecocardiográfico é direto. Imagem com Doppler colorido pode ser usada para se confirmar a ausência de fluxo sanguíneo dentro dos espaços no cisto. Pode ocorrer ruptura com consequências catastróficas. Uma condição mais benigna é o cisto pericárdico (Figura 23.63). Esses cistos são estruturas simples, de paredes finas, cheios de fluido que tipicamente estão localizados dentro do ângulo costofrênico direito. Como eles são benignos e em geral não produzem sintomas, eles obrigatoriamente têm de ser identificados corretamente e diferenciados de outras condições mais graves. Ao contrário dos cistos equinocócicos, eles são extramiocárdicos e seu interior é desprovido de loculações ou septos. Essas características, além da localização típica, ajudam a identificá-los e diferenciá-los de malignidade.

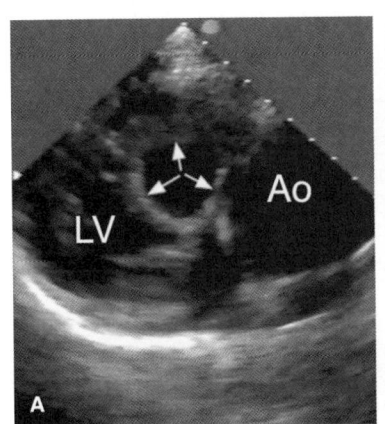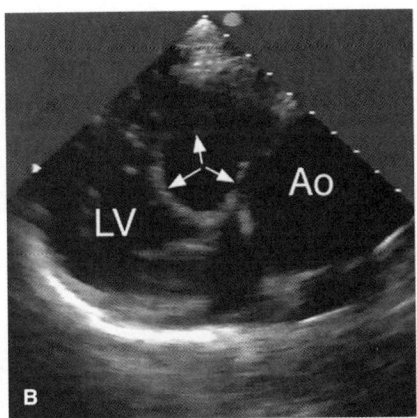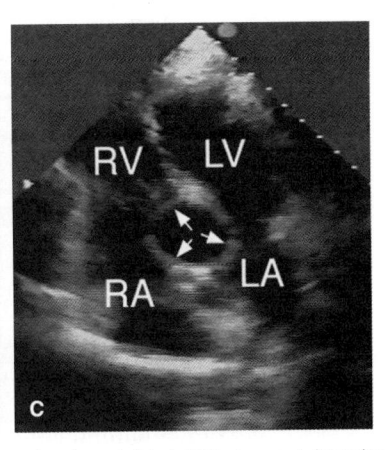

FIGURA 23.62 Um cisto equinocócico (*setas*) dentro do septo interventricular é mostrado em um paciente que recentemente emigrou do Oriente Médio. A massa é vista pelas incidências de eixo longo **(A)**, eixo longo modificado **(B)** e de quatro câmaras **(C)**. O grande cisto hidático é típico de envolvimento cardíaco da infecção equinocócica. Ao, aorta; LA, átrio esquerdo; LV, ventrículo esquerdo; RA, átrio direito; RV, ventrículo direito.

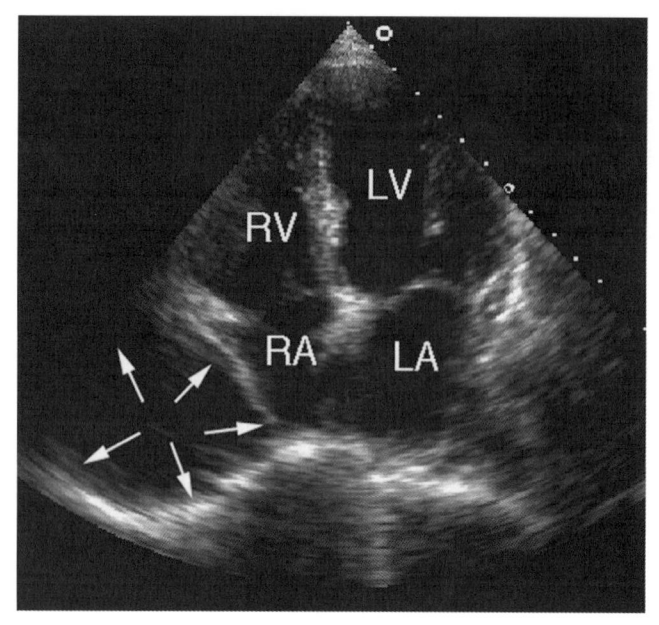

FIGURA 23.63 Um grande cisto pericárdico (*setas*) demonstrado pela incidência apical de quatro câmaras. Estes cistos são tipicamente circulares, de paredes finas e livres de ecos. Muitas vezes eles estão localizados próximo ao ângulo costofrênico direito. LA, átrio esquerdo; LV, ventrículo esquerdo; RA, átrio direito; RV, ventrículo direito.

Leituras Sugeridas

Conceitos Gerais

Cheitlin MD, Alpert JS, Armstrong WF, et al. ACC/AHA Guidelines for the Clinical Application of Echocardiography: a report of the American College of Cardiology/American Heart Association Task Force on Practice Guidelines (Committee on Clinical Application of Echocardiography) developed in collaboration with the American Society of Echocardiography. Circulation 1997;95:1686–1744.

Douglas PS, Khandheria B, Stainback RF, Weissman NJ. ACCF/ASE/ACEP/ASNC/SCAI/SCCT/SCMR 2007 appropriateness criteria for transthoracic and transesophageal echocardiography. J Am Coll Cardiol 2007;50:187–207.

Khandheria BK, Seward JB, Tajik AJ. Critical appraisal of transesophageal echocardiography: limitations and pitfalls. Crit Care Clin 1996;12:235–251.

Stoddard MF, Liddell NE, Longaker RA, et al. Transesophageal echocardiography: normal variants and mimickers. Am Heart J 1992;124:1587–1598.

Fonte de Embolia

Comess KA, DeRook FA, Beach KW, et al. Transesophageal echocardiography and carotid ultrasound in patients with cerebral ischemia: prevalence of findings and recurrent stroke risk. J Am Coll Cardiol 1994;23:1598–603.

Cujec B, Polasek P, Voll C, et al. Transesophageal echocardiography in the detection of potential cardiac source of embolism in stroke patients. Stroke 1991;22:727–733.

de Belder MA, Lovat LB, Tourikis L, et al. Limitations of transesophageal echocardiography in patients with focal cerebral ischaemic events. Br Heart J 1992;67:297–303.

De Rook FA, Comess KA, Albers GW, et al. Transesophageal echocardiography in the evaluation of stroke. Ann Intern Med 1992;117:922–932.

Ezekowitz MD, Wilson DA, Smith EO, et al. Comparison of Indium-111 platelet scintigraphy and two-dimensional echocardiography in the diagnosis of left ventricular thrombi. N Engl J Med 1982;306:1509–1513.

Fatkin D, Kelly RP, Feneley MP. Relations between left atrial appendage blood flow velocity, spontaneous echocardiographic contrast and thromboembolic risk in vivo. J Am Coll Cardiol 1994;23:961–969.

Fisher DC, Fisher EA, Budd JH, et al. The incidence of patent foramen ovale in 1,000 consecutive patients. A contrast transesophageal echocardiography study. Chest 1995;107:1504–1509.

Fowles RE, Miller DC, Egbert BM, et al. Systemic embolization from a mitral valve papillary endocardial fibroma detected by two-dimensional echocardiography. Am Heart J 1981;102:128–130.

Goldman M, Kronzon I, Goldstein M, et al. Value of Transesophageal Echo (VOTE): results in 3001 patients. Circulation 1994;90:I–20.

Hofman T, Kasper W, Meinertz T, et al. Echocardiographic evaluation of patients with clinically suspected arterial emboli. Lancet 1990;336:1421–1424.

Lee RJ, Bartzokis T, Yeoh TK, et al. Enhanced detection of intracardiac sources of cerebral emboli by transesophageal echocardiography. Stroke 1991;22:734–739.

Mas JL, Arquizan C, Lamy C, et al. Recurrent cerebrovascular events associated with patent foramen ovale, atrial septal aneurysm, or both. N Engl J Med 2001;345:1740–1746.

McNamara RL, Lima JA, Whelton PK, et al. Echocardiographic identification of cardiovascular sources of emboli to guide clinical management of stroke: a cost-effectiveness analysis. Ann Intern Med 1997;127:775–787.

Nusser T, Höher M, Merkle N, et al. Cardiac magnetic resonance imaging and transesophageal echocardiography in patients with transcatheter closure of patent foramen ovale. J Am Coll Cardiol 2006;48:322–329.

Pearson AC, Labovitz AJ, Tatineni S, et al. Superiority of transesophageal echocardiography in detecting cardiac source of embolism in patients with cerebral ischemia of uncertain etiology. J Am Coll Cardiol 1991;17:66–72.

Pop G, Sutherland GR, Koudstaal PJ, et al. Transesophageal echocardiography in the detection of intracardiac embolic sources in patients with transient ischemic attacks. Stroke 1990;21:560–565.

Rastegar R, Harnick DJ, Weidemann P, et al. Spontaneous echo contrast videodensity is flow-related and is dependent on the relative concentrations of fibrinogen and red blood cells. J Am Coll Cardiol 2003;41:603–610.

Roijer A, Lindgren A, Rudling O, et al. Potential cardioembolic sources in an elderly population without stroke. A transthoracic and transoesophageal echocardiographic study in randomly selected volunteers. Eur Heart J 1996;17:1103–1111.

Roldan CA, Shively BK, Crawford MH. Valve excrescences: prevalence, evolution and risk for cardioembolism. J Am Coll Cardiol 1997;30:1308–1314.

Sansoy V, Abbott RD, Jayaweera AR, et al. Low yield of transthoracic echocardiography for cardiac source of embolism. Am J Cardiol 1995;75:166–169.

Stratton JR, Lighty GW Jr, Pearlman AS, et al. Detection of left ventricular thrombus by two-dimensional echocardiography: sensitivity, specificity, and causes of uncertainty. Circulation 1982;66:156–166.

Stratton JR, Nemanich JW, Johannessen KA, et al. Fate of left ventricular thrombi in patients with remote myocardial infarction or idiopathic cardiomyopathy. Circulation 1988;78:1388–1393.

Tunick PA, Rosenzweig BP, Katz ES, et al. High risk for vascular events in patients with protruding aortic atheromas: a prospective study. J Am Coll Cardiol 1994;23:1085–1090.

van Kuyk M, Mols P, Englert M. Right atrial thrombus leading to pulmonary embolism. Br Heart J 1984;51:462–464.

Fibrilação Atrial e Cardioversão

Anderson D, Asinger R, Newberg S, et al. Predictors of thromboembolism in atrial fibrillation: I. Clinical features of patients at risk. The Stroke Prevention in Atrial Fibrillation Investigators. Ann Intern Med 1992;116:1–5.

Aschenberg W, Schluter M, Kremer P, et al. Transesophageal two-dimensional echocardiography for the detection of left atrial appendage thrombus. J Am Coll Cardiol 1986;7:163–166.

Bernhardt P, Schmidt H, Hammerstingl C, et al. Patients with atrial fibrillation and dense spontaneous echo contrast at high risk: a prospective and serial follow-up over 12 months with transesophageal echocardiography and cerebral magnetic resonance imaging. J Am Coll Cardiol 2005;45:1807–1812.

Grimm RA, Stewart WJ, Black IW, et al. Should all patients undergo transesophageal echocardiography before electrical cardioversion of atrial fibrillation? J Am Coll Cardiol 1994;23:533–541.

Hwang JJ, Chen JJ, Lin SC, et al. Diagnostic accuracy of transesophageal echocardiography for detecting left atrial thrombi in patients with rheumatic heart disease having undergone mitral valve operations. Am J Cardiol 1993;72:677–681.

Klein AL, Grimm RA, Black IW, et al. Cardioversion guided by transesophageal echocardiography: the ACUTE Pilot Study. A randomized, controlled trial. Assessment of cardioversion using transesophageal echocardiography. Ann Intern Med 1997;126:200–209.

Labovitz AJ, Bransford TL. Evolving role of echocardiography in the management of atrial fibrillation. Am Heart J 2001;141:518–527.

Leung DY, Black IW, Cranney GB, et al. Prognostic implications of left atrial spontaneous echo contrast in nonvalvular atrial fibrillation. J Am Coll Cardiol 1994;24:755–762.

Leung DY, Davidson PM, Cranney GB, et al. Thromboembolic risks of left atrial thrombus detected by transesophageal echocardiogram. Am J Cardiol 1997;79:626–629.

Manning WJ, Silverman DI, Gordon SP, et al. Cardioversion from atrial fibrillation without prolonged anticoagulation with use of transesophageal echocardiography to exclude the presence of atrial thrombi. N Engl J Med 1993;328:750–755.

Manning WJ, Silverman DI, Katz SE, et al. Impaired left atrial mechanical function after cardioversion: relation to the duration of atrial fibrillation. J Am Coll Cardiol 1994;23:1535–1540.

Manning WJ, Weintraub RM, Waksmonski CA, et al. Accuracy of transesophageal echocardiography for identifying atrial thrombi. A prospective, intraoperative study. Ann Intern Med 1995;123:817–822.

Pollick C, Taylor D. Assessment of left atrial appendage function by transesophageal echocardiography. Implications for the development of thrombus. Circulation 1991;84:223–231.

Raymond RJ, Lee AJ, Messineo FC, et al. Cardiac performance early after cardioversion from atrial fibrillation. Am Heart J 1998;136:435–442.

Stoddard MF, Dawkins PR, Prince CR, et al. Left atrial appendage thrombus is not uncommon in patients with acute atrial fibrillation and a recent embolic event: a transesophageal echocardiographic study. J Am Coll Cardiol 1995;25:452–459.

Stollberger C, Chnupa P, Kronik G, et al. Transesophageal echocardiography to assess embolic risk in patients with atrial fibrillation. ELAT Study Group. Embolism in Left Atrial Thrombi. Ann Intern Med 1998;128:630–638.

Verhorst PM, Kamp O, Welling RC, et al. Transesophageal echocardiographic predictors for maintenance of sinus rhythm after electrical cardioversion of atrial fibrillation. Am J Cardiol 1997;79:1355–1359.

Zabalgoitia M, Halperin JL, Pearce LA, et al. Transesophageal echocardiographic correlates of clinical risk of thromboembolism in nonvalvular atrial fibrillation. Stroke Prevention in Atrial Fibrillation III Investigators. J Am Coll Cardiol 1998;31:1622–1626.

Massas e Tumores

Abraham KP, Reddy V, Gattuso P. Neoplasms metastatic to the heart: review of 3314 consecutive autopsies. Am J Cardiovasc Pathol 1990;3:195–198.

Alam M. Pitfalls in the echocardiographic diagnosis of intracardiac and extracardiac masses. Echocardiography 1993;10:181–191.

Gowda RM, Khan IA, Nair CK, et al. Cardiac papillary fibroelastoma: a comprehensive analysis of 725 cases. Am Heart J 2003;146:404–410.

Grenadier E, Lima CO, Barron JV, et al. Two-dimensional echocardiography for evaluation of metastatic cardiac tumors in pediatric patients. Am Heart J 1984;107:122–126.

Johnson MH, Soulen RL. Echocardiography of cardiac metastases. Am J Roentgenol 1983;141:677–681.

Kindman LA, Wright A, Tye T, et al. Lipomatous hypertrophy of the interatrial septum: characterization by transesophageal and transthoracic echocardiography, magnetic resonance imaging, and computed tomography. J Am Soc Echocardiogr 1988;1:450–454.

Kirkpatrick JN, Wong T, Bednarz JE, et al. Differential diagnosis of cardiac masses using contrast echocardiographic perfusion imaging. J Am Coll Cardiol 2004;43:1412–1419.

Klarich KW, Enriquez-Sarano M, Gura GM, et al. Papillary fibroelastoma: echocardiographic characteristics for diagnosis and pathologic correlation. J Am Coll Cardiol 1997;30:784–790.

Narang J, Neustein S, Israel D. The role of transesophageal echocardiography in the diagnosis and excision of a tumor of the aortic valve. J Cardiothorac Vasc Anesth 1992;6:68–69.

Nomeir AM, Watts LE, Seagle R, et al. Intracardiac myxomas: twenty-year echocardiographic experience with review of the literature. J Am Soc Echocardiogr 1989;2:139–150.

Rey M, Alfonso F, Torrecilla EG, et al. Diagnostic value of two-dimensional echocardiography in cardiac hydatid disease. Eur Heart J 1991;12:1300–1307.

Reynen K. Cardiac myxomas. N Engl J Med 1995;333:1610–1617.

Tazelaar HD, Locke TJ, McGregor CG. Pathology of surgically excised primary cardiac tumors. Mayo Clin Proc 1992;67:957–965.

Thomas MR, Jayakrishnan AG, Desai J, et al. Transesophageal echocardiography in the detection and surgical management of a papillary fibroelastoma of the mitral valve causing partial mitral valve obstruction. J Am Soc Echocardiogr 1993;6:83–86.

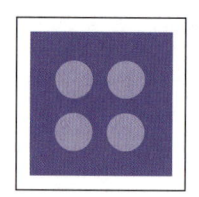

Capítulo 24
Ecocardiografia na Doença Sistêmica e Solução de Problemas Clínicos

⠿ | Ecocardiografia e Doença Sistêmica

Há várias doenças sistêmicas com manifestações cardiovasculares nas quais a ecocardiografia é um componente apropriado para avaliação clínica (Quadros 24.1 e 24.2). De modo semelhante, há várias apresentações clínicas nas quais a ecocardiografia é uma técnica de investigação de primeira linha. Este capítulo discute a integração de informações clínicas e ecocardiográficas na conduta frente a pacientes com várias apresentações clínicas.

Hipertensão

Clinicamente, a ecocardiografia é usada para se detectar lesão cardíaca como órgão terminal decorrente de hipertensão, inclusive hipertrofia ventricular esquerda (Figura 24.1), disfunção diastólica e mais tarde disfunção sistólica (Figura 24.2). Vários algoritmos são propostos para a determinação da massa ventricular esquerda e para quantificação da hipertrofia ventricular esquerda. A fórmula de Teichholz ou dos cubos, derivada do modo M, que pressupõe geometria esférica para o ventrículo esquerdo, foi usada na maioria dos estudos iniciais sobre hipertensão. Como o ventrículo esquerdo não possui a forma esférica, as medidas absolutas muitas vezes não são acuradas devido a planos tangenciais de aquisição de imagens. No entanto, em qualquer paciente, pressupondo ausência de qualquer evento interveniente, como infarto do miocárdio, essa metodologia proporciona uma deter-

minação relativamente confiável da massa ventricular esquerda *versus* tempo e tem sido usada com sucesso em ensaios terapêuticos de agentes anti-hipertensivos para rastrear a regressão da massa ventricular esquerda.

Outras anomalias cardíacas, que têm uma prevalência relativamente maior na população hipertensa, incluem dilatação atrial esquerda, calcificação do anel mitral e graus discretos de insuficiência aórtica. Na hipertensão de longa duração, pode ocorrer dilatação secundária da aorta ascendente com apagamento da junção sinotubular. Este tem o efeito de alargar o fechamento das cúspides aórticas e resultar secundariamente em insuficiência aórtica (Figura 24.3). O grau em que a insuficiência aórtica é atribuível à hipertensão isoladamente é assunto de debate; entretanto, parece haver uma correlação bastante forte entre esse tipo de insuficiência aórtica funcional decorrente de apagamento da junção sinotubular e hipertensão crônica. Entre as anormalidades adicionais associadas à hipertensão de longa data estão a aterosclerose da aorta, que pode ser detectada pela ecocardiografia transesofágica, e a doença vascular periférica.

A disfunção diastólica é uma das manifestações mais precoces da cardiopatia hipertensiva. Ela inicialmente é discreta, mas, nos casos avançados de hipertensão grave não tratada, ela pode evoluir a ponto de se tornar o elemento principal que contribui para os sintomas de insuficiência cardíaca congestiva. Os métodos por meio dos quais a disfunção diastólica é avaliada em pacientes hipertensos são os mesmos que para outras doenças. Geralmente, na hipertensão inicial, há um relaxamento retarda-

---

⠿ Quadro 24.1	Critérios de Adequação para a Aplicação da Ecocardiografia na Doença Sistêmica e Tomada de Decisão Clínica	

Indicação	Valor Numérico (1 a 9)
5. Pacientes com CAP ou CVP sem outra evidência de cardiopatia	I (2)
6. Pacientes que tiveram TSV ou TV sustentada ou não sustentada	A (8)
10. Avaliação de hipertensão pulmonar conhecida ou suspeitada inclusive avaliação da função ventricular direita e estimativa da pressão arterial pulmonar	A (8)
15. Avaliação inicial de paciente com suspeita de embolia pulmonar para estabelecer o diagnóstico	I (3)
16. Avaliação de paciente com embolia pulmonar aguda conhecida ou suspeitada para orientar a terapia (p. ex., trombectomia e trombolíticos)	A (8)
34. Avaliação de fonte cardiovascular de evento embólico (FOP/DSA, trombo, neoplasia)	A (8)
37. Doença de Marfan conhecida ou suspeitada para avaliação da raiz aórtica e/ou valva mitral	A (9)
38. Avaliação inicial de cardiopatia hipertensiva suspeitada	A (8)
39. Avaliação rotineira de pacientes com hipertensão sistêmica sem cardiopatia hipertensiva suspeitada	I (3)
40. Reavaliação de um paciente com cardiopatia hipertensiva sem alteração nas condições clínicas	I (3)
41. Avaliação inicial de insuficiência cardíaca (sistólica ou diastólica) conhecida ou suspeitada	A (9)
42. Avaliação rotineira (anual) de pacientes com insuficiência cardíaca (sistólica ou diastólica) nos quais não há alteração nas condições clínicas	I (3)
43. Reavaliação de insuficiência cardíaca conhecida (sistólica ou diastólica) para orientar a terapia em um paciente com uma alteração nas condições clínicas	A (9)
51. Reavaliação basal e seriada em pacientes submetidos a terapia com agentes cardiotóxicos	A (8)
58. Avaliação (ETE) de paciente com fibrilação atrial para trombo atrial esquerdo ou contraste espontâneo quando uma decisão foi tomada de anticoagular e de não realizar cardioversão	I (3)
59. Avaliação (ETE) para fonte cardiovascular de evento embólico em um paciente com ETT normal e ECG normal e sem história de fibrilação/*flutter* atrial	U (6)

Reimpresso com permissão da ACCF de Douglas PS, Khandheria B, Stainback RF, et al. ACCF/ASE/ACEP/ASNC/SCAI/SCCT/SCMR 2007 appropriateness criteria for transthoracic and transesophageal echocardiography. J Am Coll Cardiol 2007;50(2):187-204.

A, apropriado; CAP, contração atrial prematura; CVP, contração ventricular prematura; DSA, defeito septal atrial; ECG, eletrocardiograma; ETE, ecocardiografia transesofágica; ETT, ecocardiografia transtorácica; FOP, forame oval pérvio; I, não apropriado; IRM, imagem por ressonância magnética; SPECT, tomografia computadorizada por emissão de fóton único; TSV, taquicardia supraventricular; TV, taquicardia ventricular; U, incerto; VE, ventricular esquerdo.

Quadro 24.2 Doenças Sistêmicas e Apresentações Clínicas nas quais a Ecocardiografia Exerce um Papel Valioso

Doenças sistêmicas com manifestações cardiovasculares
Hipertensão
Diabetes melito
Gravidez
Insuficiência renal crônica

Doença do tecido conjuntivo
Lúpus eritematoso sistêmico
Esclerodermia
Síndrome de Marfan

Hepatopatia crônica

Hipertensão arterial pulmonar

Outras doenças
Doença da tireoide
Sarcoidose
Hemocromatose
Distrofias musculares
Ataxia de Friedreich
Síndrome carcinoide
Toxicidade pela ergotamina

Apresentações clínicas
Insuficiência cardíaca congestiva
Dispneia
Embolia pulmonar
Fibrilação atrial
Doença cardioembólica
Radioterapia
Síncope
Triagem atlética
Gravidez

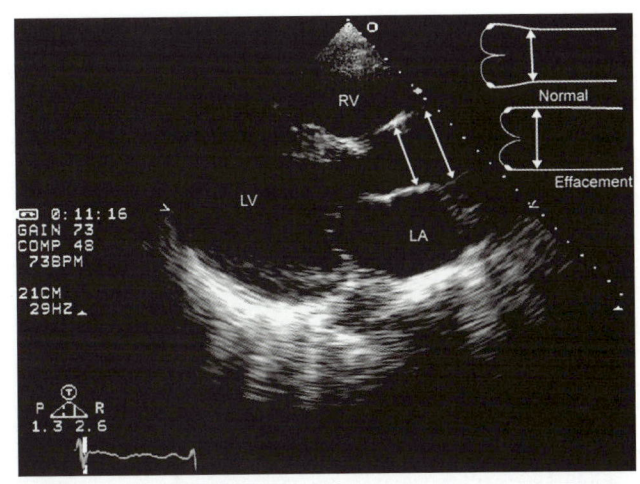

FIGURA 24.2 Imagem paraesternal de eixo longo registrada em um paciente com hipertensão grave de longa data e mal controlada. Observe a hipertrofia esquerda significativa e a dilatação atrial esquerda discreta. Na imagem em tempo real, note a hipocinesia global do ventrículo esquerdo. Observe também a dilatação da aorta ascendente com apagamento da junção sinotubular. LA, átrio esquerdo; LV, ventrículo esquerdo; RV, ventrículo direito.

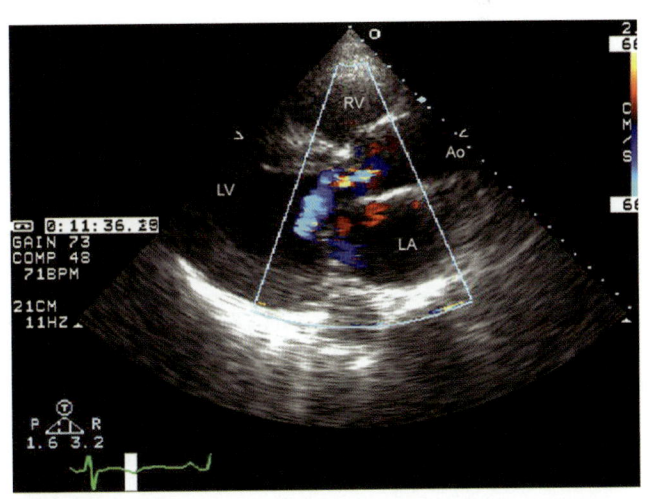

FIGURA 24.3 Ecocardiograma paraesternal de eixo longo com imagem com Doppler com fluxo colorido no mesmo paciente apresentado na Figura 24.2. Observe o apagamento da junção sinotubular que resulta em má coaptação das cúspides aórticas e um jato central de regurgitação aórtica. Ao, aorta; LA, átrio esquerdo; LV, ventrículo esquerdo; RV, ventrículo direito.

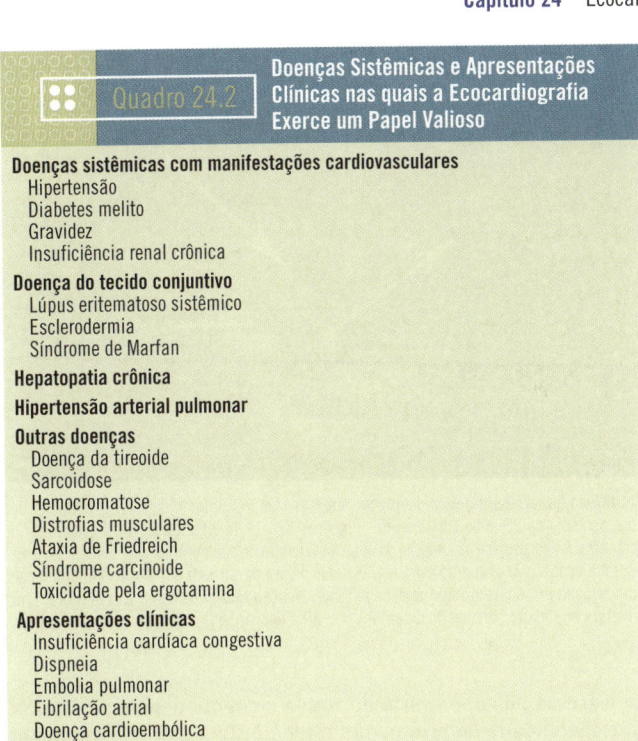

FIGURA 24.1 Incidência paraesternal de eixo longo registrada em um paciente com 30 anos de idade com hipertensão essencial. Neste fotograma diastólico, observe o grau discreto de hipertrofia ventricular esquerda, mas estruturas cardíacas normais e função sistólica preservada na imagem em tempo real. Ao, aorta; LA, átrio esquerdo; LV, ventrículo esquerdo; RVOT, via de saída do ventrículo direito.

do do miocárdio em decorrência da hipertrofia e graus discretos de enrijecimento, os quais se manifestam como diminuição da relação E/A do fluxo de entrada pela valva mitral (Figura 24.4). Se a hipertrofia ventricular se mantiver não complicada por disfunção sistólica concomitante, nenhuma outra alteração se pode antecipar. Na hipertensão grave de longa duração, o ventrículo esquerdo pode desenvolver também disfunção sistólica. Neste ponto, pode haver evidência de disfunção diastólica mais avançada com uma relação E/A normal ou alta, representando enchimento pseudonormal ou uma fisiologia restritiva. Outras modalidades ecocardiográficas, incluindo imagem com Doppler tissular, vêm sendo empregadas na população hipertensiva. Geralmente, os resultados de imagens com Doppler tissular do anel fazem paralelo com anormalidades no fluxo de entrada valvar

mitral e consistem em redução das velocidades de relaxamento protodiastólico (Figura 24.4). Tensão e ritmo de tensão, que proporcionam uma caracterização mais detalhada da mecânica miocárdica, podem revelar anormalidades subclínicas mais cedo na doença cardiovascular hipertensiva do que é aparente pela detecção de hipertrofia ventricular esquerda ou disfunção diastólica franca. Deve ser ressaltado que tensão e ritmo de tensão reduzidos, enquanto marcadores sensíveis para doença cardiovascular hipertensiva, não são específicos e também foram relatados em miocardiopatia infiltrativa e hipertrófica pré-clínicas e raramente estão presentes em uma ampla faixa de outros estados mórbidos. Assim, a sua utilização claramente necessita de ser colocada em contexto com a situação clínica.

Diabetes Melito

O diabetes melito está associado a anormalidades cardiovasculares primárias e secundárias. Em pacientes com diabetes o distúrbio metabólico resulta em doença arterial coronária prematura, algumas vezes de uma forma muito agressiva. No diabetes tipo 2, especialmente sendo parte de um "distúrbio metabólico" ge-

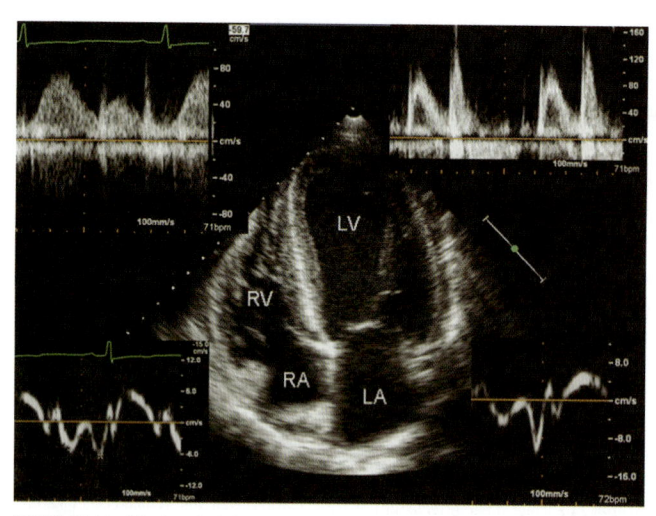

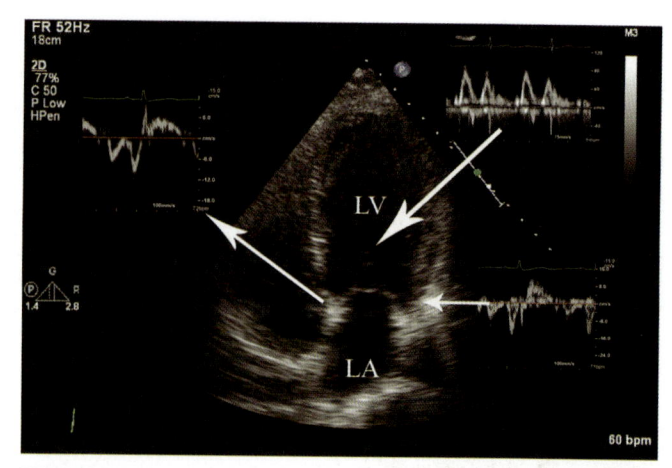

FIGURA 24.4 Incidência apical de quatro câmaras com fluxo de entrada mitral, fluxo venoso pulmonar e imagem tissular com Doppler do anel em um paciente com hipertensão essencial. Observe a reversão da relação E/A, que guarda paralelo com a reversão das velocidades anulares, compatível com disfunção diastólica grau 1 neste paciente de 45 anos e saudável.

FIGURA 24.5 Incidência apical de quatro câmaras com múltiplas imagens com Doppler em uma paciente de 32 anos com diabetes e sem evidência de hipertensão ou doença arterial coronária. A geometria e a tamanho do ventrículo esquerdo são normais sem evidência de hipertrofia ventricular esquerda evidente. Observe o fluxo de entrada mitral pseudonormal com uma relação E/A de aproximadamente 1,2, mas relação anular lateral e septal mitral e'/a' invertida implicando disfunção diastólica. LA, átrio esquerdo; LV, ventrículo esquerdo.

neralizado, há uma maior prevalência de distúrbios lipídicos e hipertensão. O efeito a longo prazo do diabetes sobre a vasculatura coronária é semelhante ao da doença coronária naqueles sem diabetes; entretanto, o diabetes tende a resultar em envolvimento aterosclerótico mais difuso e prematuro. A detecção de doença coronária na população com diabetes é feita de maneira idêntica à da população sem diabetes, inclusive por meio da ecocardiografia de estresse e em repouso. De um ponto vista clínico, deve ser reconhecido que, por causa da neuropatia autonômica associada ao diabetes, sintomas típicos podem não estar presentes. Assim, as indicações para prosseguir com testes provocativos cardiovasculares com estresse e pontos finais para término de um teste de estresse cardiovascular podem não ser as mesmas que para a população de pacientes sem diabetes.

Além dessas sequelas secundárias do diabetes que se comportam de uma maneira similar à de pacientes sem diabetes, há manifestações cardiovasculares do diabetes menos óbvias clinicamente e sutis. Uma bem reconhecida é a tendência de desenvolver disfunção diastólica mesmo na ausência de hipertensão ou doença arterial coronária "significativa". Presume-se que isso se deva ao acúmulo de subprodutos metabólicos dentro do interstício miocárdico que resulta no enrijecimento do miocárdio e retardamento do relaxamento. Na prática clínica de rotina, isso se manifesta por uma relação E/A do fluxo de entrada mitral reduzida. É bastante bem reconhecido que a relação E/A valvar mitral diminui com a idade; entretanto, na população com diabetes, o ritmo em que ela diminui excede ao da população sem diabetes devido à disfunção diastólica oculta (Figura 24.5). Reduções da tensão e do ritmo de tensão também foram demonstradas na cardiopatia diabética pré-clínica (Figura 24.6). O grau em que o controle agressivo de hipertensão, mesmo limítrofe, e o controle meticuloso dos níveis sanguíneos de glicose irão mitigar essas alterações ainda não foi determinado.

A conduta frente ao paciente com diabetes requer diferentes diretrizes das empregadas para os pacientes sem diabetes. Para um paciente com diabetes que necessita de um procedimento cirúrgico não cardíaco de grande porte, como transplante de rim ou cirurgia valvar, o teste provocativo de estresse, mais frequentemente com ecocardiografia de estresse com dobutamina, é tipicamente justificado para identificar doença arterial coronária oculta, mesmo na ausência de sintomas clássicos, e em idades mais baixas do que as geralmente recomendadas. De modo semelhante, a frequência com que testes diagnósticos devem ser realizados para assegurar estabilidade do substrato básico é maior do que para a população sem diabetes. Depois de uma cirurgia de enxerto arterial coronário, as diretrizes sugerem exame de estresse pós-operatório de rotina somente depois de 5 anos. A probabilidade de progressão rápida é substancialmente maior em pacientes com diabetes, e muitas autoridades recomendam teste provocativo com estresse mais cedo e mais frequente (incluindo ecocardiografia de estresse) em diabéticos.

Doença da Tireoide

Tanto o hipertireoidismo como o hipotireoidismo provocam doença cardiovascular. O hipertireoidismo resulta em um aumento do volume total de sangue, bem como em um aumento na contratilidade ventricular esquerda e uma diminuição da resistência vascular periférica. Isto enseja um estado de alto débito com aumento do volume de ejeção ventricular esquerdo. Além desses efeitos hemodinâmicos, o hipertireoidismo provoca taquicardia sinusal e às vezes pode deflagrar fibrilação atrial. Em pacientes com cardiopatia estrutural básica, o aumento da frequência cardíaca e do volume de ejeção pode precipitar insuficiência cardíaca ou desmascarar insuficiência cardíaca congestiva previamente compensada ou angina. O hipertireoidismo extremo pode resultar em estado de alto débito suficiente para causar um quadro idêntico ao da miocardiopatia dilatada (Figura 24.7). A miocardiopatia do hipertireoidismo tipicamente reverte após tratamento bem-sucedido do distúrbio metabólico. O hipotireoidismo resulta em alterações no desempenho ventricular esquerdo e débito cardíaco diretamente opostas. Frequentemente ocorre derrame pericárdico, mas, mesmo quando intenso, é uma causa incomum de comprometimento hemodinâmico (Figura 24.8).

Insuficiência Renal Crônica

A insuficiência renal crônica resulta em uma constelação característica de anormalidades cardíacas. Pacientes com insuficiência renal crônica frequentemente têm doença renal decorrente de hipertensão ou diabetes, que, conforme discutido anteriormente, resultam em doença arterial coronária prematura e outras anormalidades anatômicas e/ou fisiológicas cardíacas. Além dos aspectos secundários acima, o distúrbio metabólico na insuficiência renal crônica, inclusive hiperparatireoidismo, resulta em calcificação ectópica, preponderantemente do esqueleto fibroso do coração. Isto na maioria das vezes se manifesta como calcificação do anel mitral (Figura 24.9). O grau de calcificação do anel está relacionado com a magnitude do hiperparatireoidismo e pode variar desde pequenos depósitos focais de cálcio no anel mitral a extensos depósitos circunferenciais. Nos casos avançados, a calcificação invade os folhetos valvares mitrais proximais e pode causar estenose

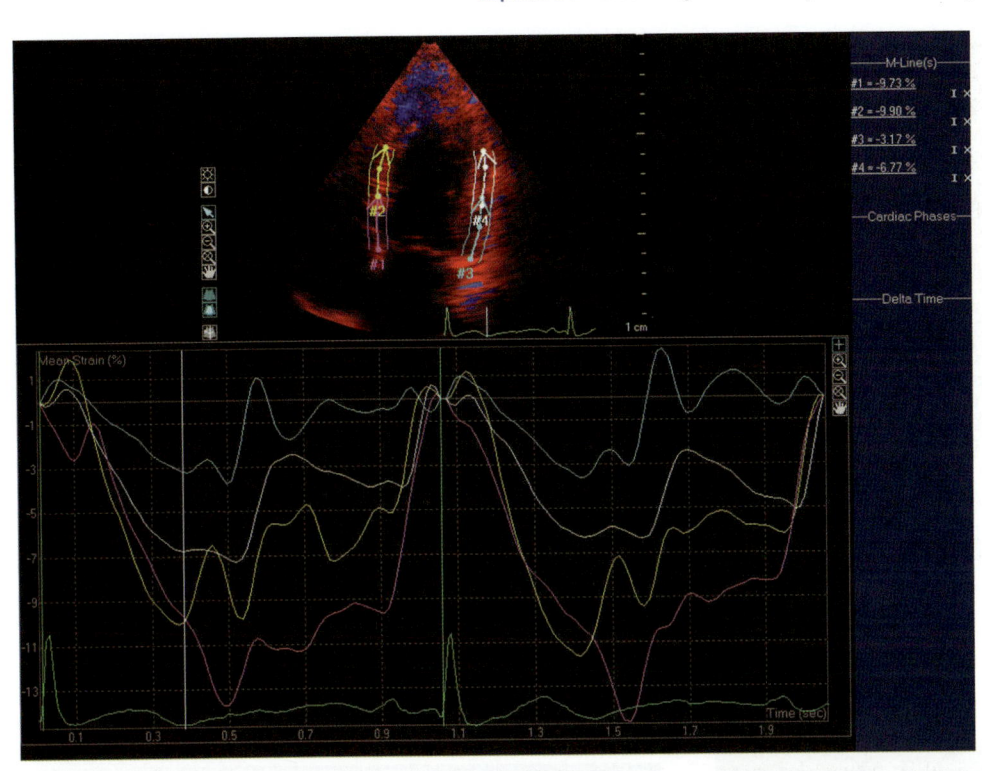

FIGURA 24.6 Imagem da tensão baseada no Doppler tissular da mesma paciente mostrada na Figura 24.5. As imagens da tensão revelam tensão média reduzida predominantemente na parede lateral com uma menor redução nos dois segmentos septais.

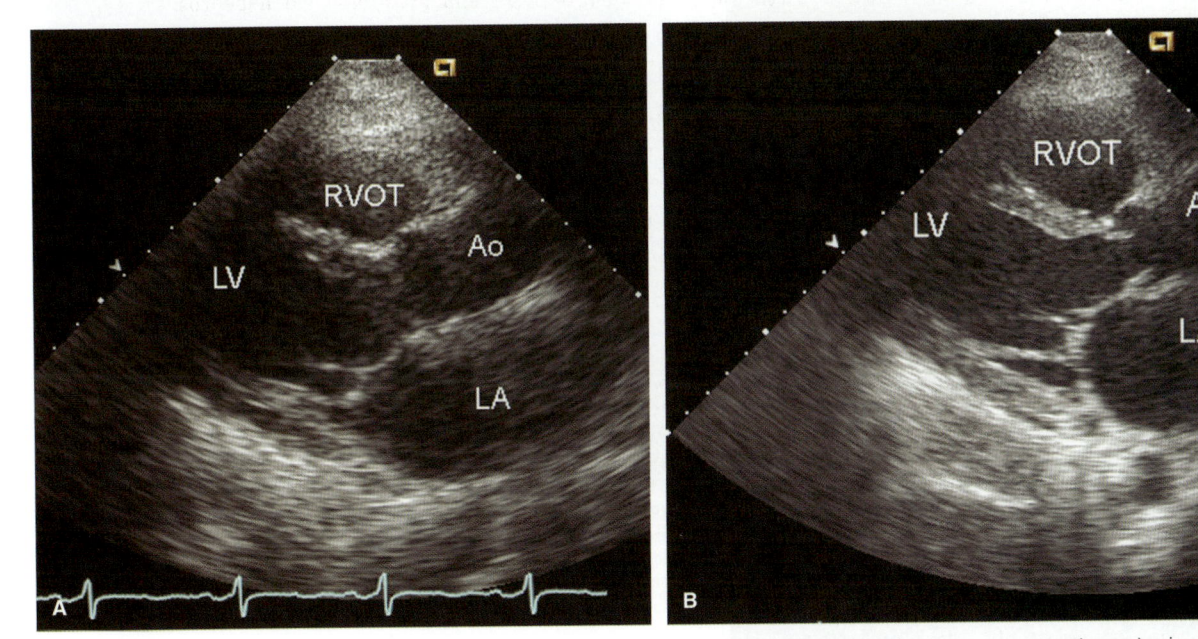

FIGURA 24.7 Ecocardiogramas paraesternais em eixo longo registrados na telessístole em um paciente com tireotoxicose grave que se apresentou com taquicardia ventricular não sustentada e insuficiência cardíaca congestiva. **A:** Observe a dimensão interna ventricular esquerda relativamente preservada (52 mm), mas grave hipocinesia na sístole na imagem em tempo real. **B:** Registrado 6 meses mais tarde. Depois de terapia bem-sucedida, e confirma recuperação significativa da função sistólica. Ao, aorta; LA, átrio esquerdo; LV, ventrículo esquerdo; RVOT, via de saída do ventrículo direito.

mitral funcional. Os aspectos secundários da insuficiência renal crônica incluem hipertrofia ventricular esquerda decorrente de hipertensão e uma textura anormal do miocárdio hipertrofiado que mimetiza aquele visto na amiloidose cardíaca (Figura 24.10). Outras anormalidades observadas na insuficiência renal crônica incluem derrame pericárdico, que pode variar desde derrames crônicos pequenos a apresentação com tamponamento cardíaco. A uremia resulta em pericardite inflamatória e ocasionalmente hemorrágica, na qual há muitas vezes evidências de "filamentação" do pericárdio visceral (Figuras 24.11 e 24.12).

Ocasionalmente, pacientes com insuficiência renal crônica desenvolvem disfunção sistólica, que pode não ser relacionada com hipertensão descontrolada, doença arterial coronária ou outros fatores identificáveis. A etiologia presumida da disfunção é o acúmulo de subprodutos metabólicos, inclusive metaloproteinases, no miocárdio. Foram relatados vários casos nos quais a função sistólica se recupera após instituição de diálise mais agressiva ou transplante renal. A Figura 24.13 foi obtida de um paciente com 34 anos de idade com doença renal em estágio final relacionada com glomerulonefrite. Observe a disfunção sistólica significativa nas imagens em tempo real e evidência de acentuada disfunção diastólica. A Figura 24.14 foi registrada 6 meses depois de transplante renal e mostra acentuada reversão da disfunção sistólica e diastólica.

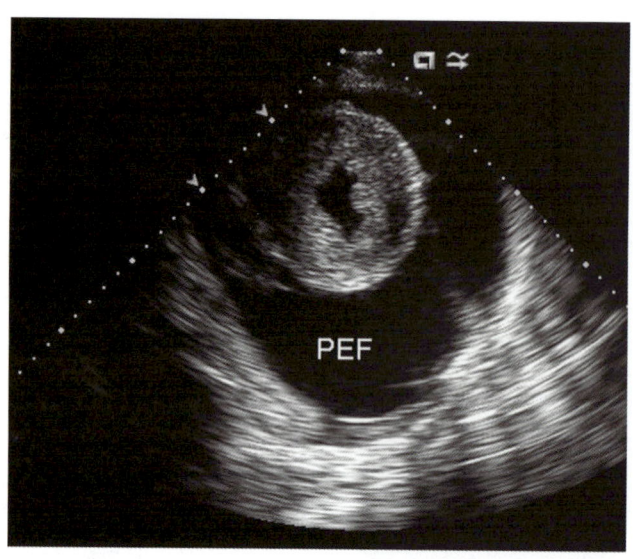

FIGURA 24.8 Ecocardiograma registrado em um paciente com intenso hipotireoidismo (TSH > 300). Observe o grande derrame pericárdico (PEF) com coração balançando, na imagem em tempo real. O paciente não apresentou evidência clínica de comprometimento hemodinâmico. De passagem, é feita a observação de grave hipertrofia ventricular esquerda presumivelmente relacionada com hipertensão de longa duração. 🔊

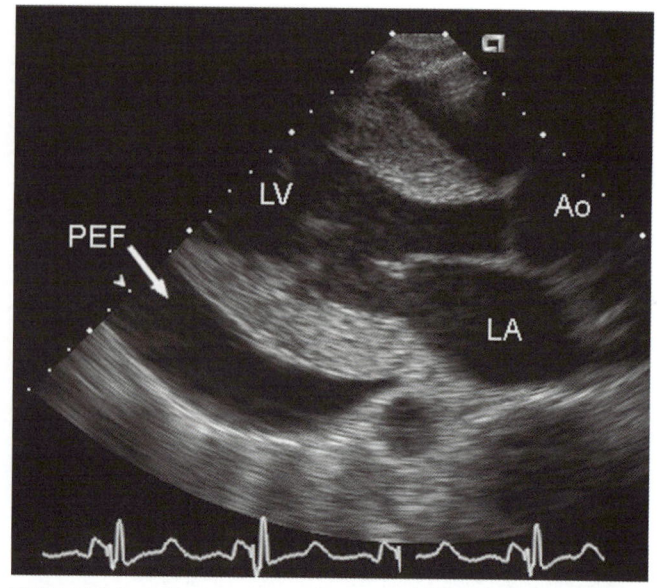

FIGURA 24.10 Ecocardiograma paraesternal de eixo longo registrado em um paciente com doença renal em estágio final. Hipertrofia ventricular esquerda com textura miocárdica anormal, além de um derrame pericárdico (PEF) moderado. Ao, aorta; LA, átrio esquerdo; LV, ventrículo esquerdo. 🔊

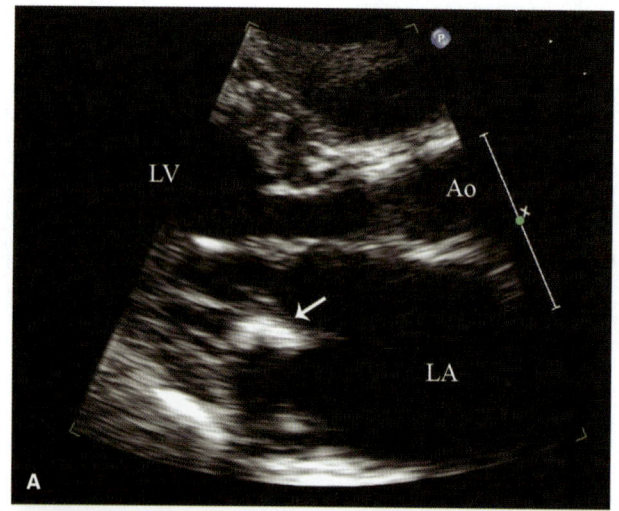

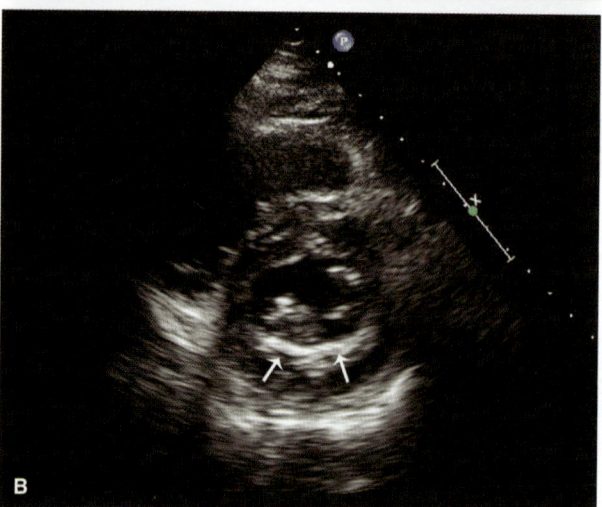

FIGURA 24.9 Ecocardiogramas paraesternais de eixo longo e eixo curto registrados em um paciente com insuficiência renal crônica e calcificação do anel mitral. **A:** Na incidência paraesternal de eixo longo, observe os depósitos focais no anel posterior (*seta*) que resultaram em um artefato de lobo lateral mimetizando uma massa associada. **B:** Na incidência de eixo curto, observe o cálcio em formato de crescente envolvendo o anel mitral posterior (*setas*). Ao, aorta; LA, átrio esquerdo; LV, ventrículo esquerdo. 🔊

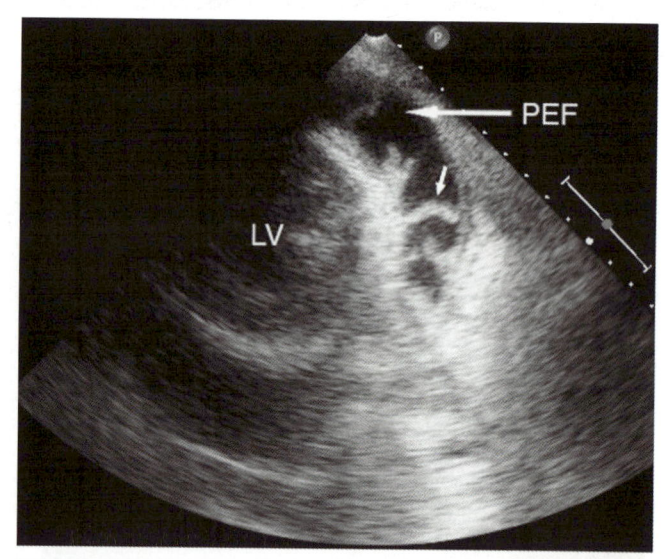

FIGURA 24.11 Incidência paraesternal de eixo curto registrada em um paciente com insuficiência renal crônica e pericardite urêmica. Observe o derrame pericárdico (PEF) moderado e múltiplos feixes ligando o pericárdio visceral ao parietal (*seta*). LV, ventrículo esquerdo. 🔊

Doença Autoimune/Tecido Conjuntivo

Lúpus Eritematoso Sistêmico

O lúpus eritematoso sistêmico (LES) pode estar associado à doença cardiovascular. Há uma substancial superposição entre muitas das doenças do tecido conjuntivo, como doença mista do tecido conjuntivo, LES, fenômeno de Raynaud e esclerodermia. Uma lesão clássica encontrada em pacientes com LES é a endocardite não infecciosa com as assim chamadas vegetações de Libman-Sacks (Figuras 24.15 e 24.16). Elas são mais comumente encontradas na valva mitral e mais frequentemente no lado atrial do folheto. Elas tendem a ser menos móveis que as vegetações infecciosas. Elas podem ter um componente inflamatório que pode resultar em deformidade do folheto e vários graus de regurgitação valvar. Quando encontradas na valva aórtica, elas geralmente

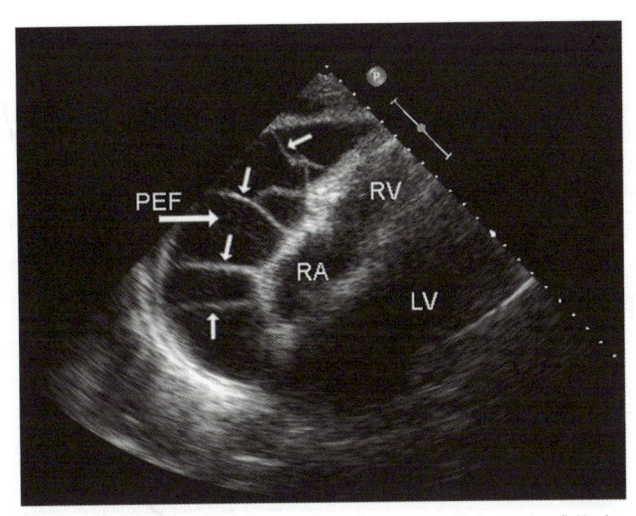

FIGURA 24.12 Ecocardiograma subcostal registrado em um paciente com insuficiência renal crônica e um grande derrame pericárdico (PEF) localizado sobre o átrio direito (RA) e ventrículo direito. Novamente, observe a formação de feixes entre os pericárdios visceral e parietal, implicando uma resposta inflamatória acentuada. LV, ventrículo esquerdo; RV, ventrículo direito.

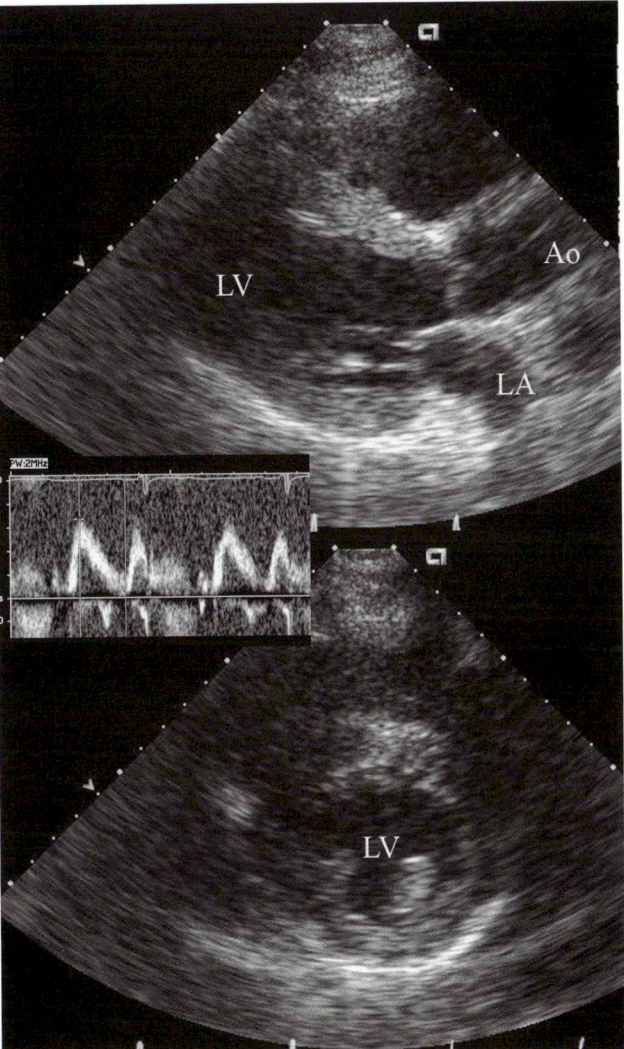

FIGURA 24.14 Ecocardiogramas paraesternais de eixo longo e eixo curto registrados 6 meses depois de transplante renal no mesmo paciente mostrado na Figura 24.13. Nas imagens em tempo real, observe a quase recuperação completa da função sistólica. Observe também a normalização do fluxo de entrada mitral. LV, ventrículo esquerdo.

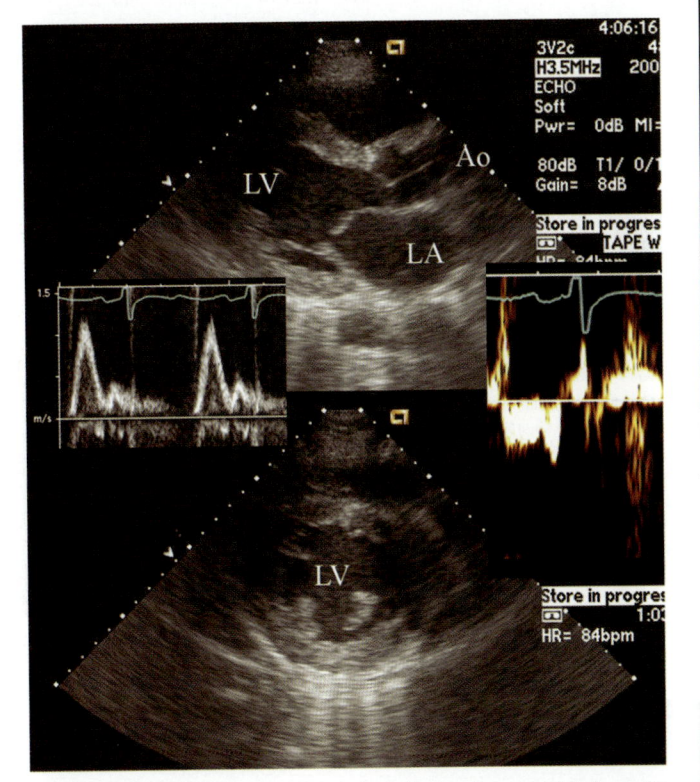

FIGURA 24.13 Ecocardiogramas paraesternais de eixo longo e eixo curto registrados em um paciente com insuficiência renal crônica (sabidamente sem doença arterial coronária). Na imagem em tempo real, observe a hipocinesia global do ventrículo e textura miocárdica discretamente anormal. Os detalhes com Doppler mostram uma relação mitral E/A elevada com relação anular e'/a' reduzida implicando fisiologia restritiva. Ao, aorta; LA, átrio esquerdo; LV, ventrículo esquerdo.

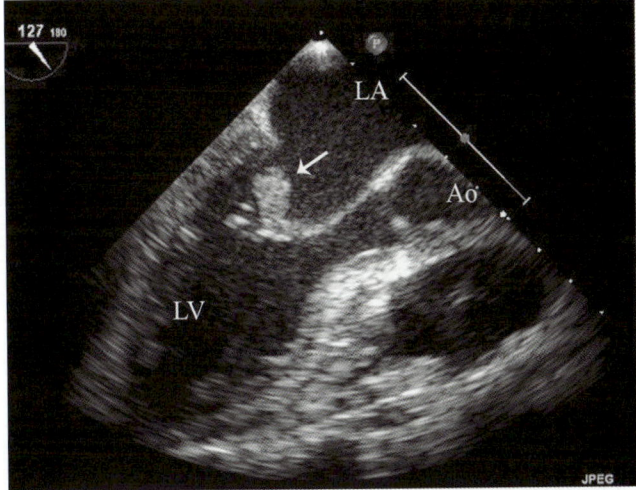

FIGURA 24.15 Ecocardiograma transesofágico registrado em um paciente com lúpus eritematoso sistêmico e um evento neurológico. Observe a massa móvel no lado atrial do folheto mitral (*seta*) representando uma presumida vegetação de Libman-Sacks neste paciente sem evidência de um processo infeccioso. Ao, aorta; LA, átrio esquerdo; LV, ventrículo esquerdo.

estão no lado arterial. Elas podem se resolver com terapia bem-sucedida da doença básica.

Outras manifestações do LES incluem vasculite coronária que pode resultar em disfunção global ou regional e desse modo mimetizar uma síndrome coronária aguda ou miocardiopatia. Uma manifestação final do LES pode ser pericardite aguda. Não existem aspectos característicos da pericardite ou derrame pericárdico observados no LES. Em raras ocasiões, o LES pode estar associado à hipertensão pulmonar, embora essa associação seja bem mais comum na esclerodermia.

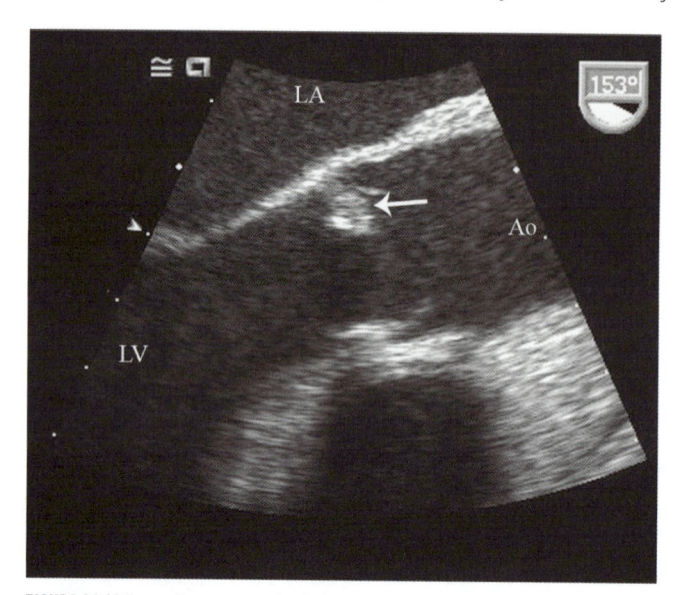

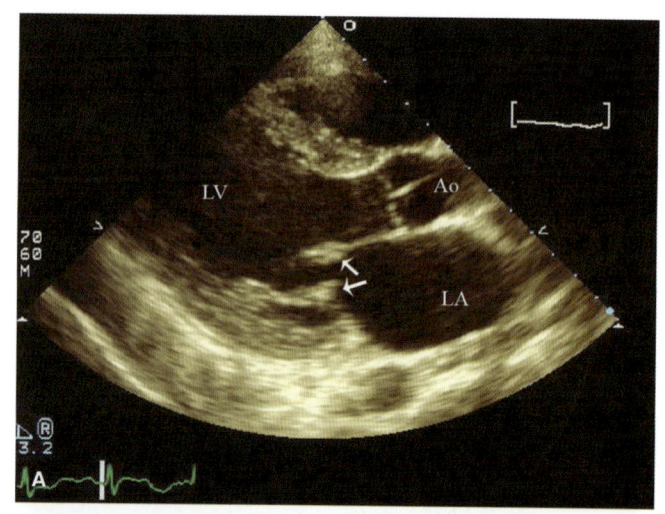

FIGURA 24.16 Ecocardiograma transesofágico registrado em uma incidência longitudinal da aorta e revelando uma massa sobre a face ventricular da cúspide aórtica em um paciente com lúpus eritematoso sistêmico representando uma vegetação de Libman-Sacks. Ao, aorta; LA, átrio esquerdo; LV, ventrículo esquerdo.

Síndrome do Anticorpo Antifosfolipídio

A síndrome do anticorpo antifosfolipídio está intimamente relacionada com muitas doenças do tecido conjuntivo e tem sido relatada como parte integrante do lúpus sistêmico. Esta síndrome resulta em um estado hipercoagulável variável com uma tendência tanto a trombose venosa quanto arterial. Além disso, pacientes com a síndrome do anticorpo antifosfolipídio desenvolvem vegetações valvares estéreis semelhantes àquelas vistas no lúpus sistêmico. Embora não intrinsecamente destrutivas, elas podem acarretar regurgitação valvar (Figura 24.17). Elas podem se resolver com o tratamento bem-sucedido da doença sistêmica básica. Provavelmente alguns indivíduos previamente diagnosticados com lesões vegetantes de Libman-Sacks podem ter tido vegetações estéreis relacionadas com essa síndrome. Raramente, essa síndrome pode desenvolver insuficiência sistêmica de múltiplos órgãos aguda e grave relacionada com microtrombos de circuitos arteriais ou venosos. A necrose miocárdica pode ser uma parte dessa síndrome. De uma perspectiva ecocardiográfica, ela se apresenta como lesões vegetantes agudas e/ou necrose miocárdica, com casos isolados de ruptura de músculo papilar tendo sido relatados (Figura 24.18).

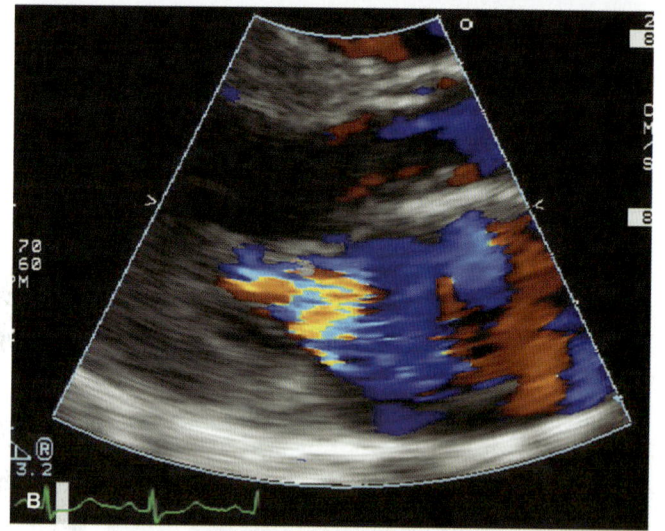

FIGURA 24.17 Incidência paraesternal de eixo longo em um paciente com doença do tecido conjuntivo e síndrome do anticorpo antifosfolipídio documentada. Observe as pequenas massas imóveis sobre a face atrial de ambos os folhetos anterior e posterior valvares mitrais (*setas*) **(A)** e a discreta regurgitação mitral na imagem com Doppler com fluxo colorido **(B)**. Ao, aorta; LA, átrio esquerdo; LV, ventrículo esquerdo.

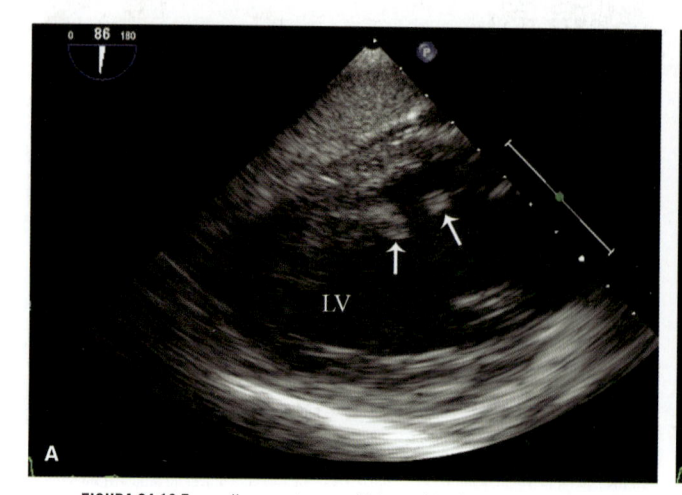

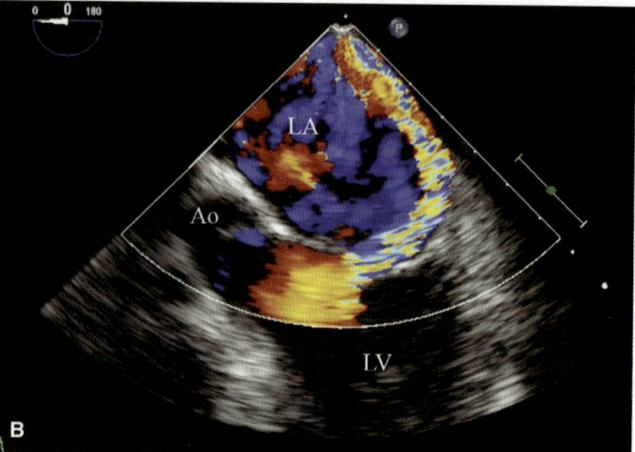

FIGURA 24.18 Ecocardiograma transesofágico registrado em um paciente de 24 anos com doença do tecido conjuntivo e evidência de síndrome do anticorpo antifosfolipídio catastrófica. Observe a ruptura do músculo papilar (*setas*) **(A)** e o jato de regurgitação mitral altamente excêntrico relacionado com um folheto mitral frouxo **(B)**. Ao, aorta; LA, átrio esquerdo; LV, ventrículo esquerdo.

Esclerodermia/Fenômeno de Raynaud

Muitas outras doenças do tecido conjuntivo têm manifestações cardiovasculares. Doenças intimamente relacionadas com o LES, como a doença mista do tecido conjuntivo, representam uma categoria superposta na qual todas as outras diferentes manifestações de LES podem ser vistas. Pacientes com o fenômeno de Raynaud ou com o complexo pleno de esclerodermia têm uma prevalência maior do que o usual de hipertensão arterial pulmonar. Nos pacientes com esclerodermia, a hipertensão pulmonar anatômica e fisiologicamente é similar à hipertensão pulmonar primária, com um aumento na resistência vascular pulmonar ao nível arteriolar (Figura 24.19). O derrame pericárdico concomitante pode ser mais comum na esclerodermia do que na hipertensão pulmonar de outras etiologias e não constitui necessariamente um indicador de doença em estágio final. As manifestações de hipertensão pulmonar como uma entidade distinta são discutidas com mais detalhes neste capítulo, e os aspectos ecocardiográficos da sobrecarga de pressão sobre o ventrículo direito foram discutidos nos Capítulos 8 e 13.

Síndrome de Marfan

A síndrome de Marfan é um distúrbio hereditário do tecido conjuntivo que está associado a várias anormalidades cardiovasculares. Antes do advento da cirurgia corretiva, as complicações cardiovasculares, especialmente dissecção aórtica e ruptura proximal da aorta, eram as principais causas de mortalidade em pacientes com a síndrome de Marfan, resultando em uma média de idade na quarta década quando do óbito. As manifestações cardiovasculares da síndrome de Marfan incluem necrose cística da média, que é uma degeneração da camada média da aorta. Isso acarreta uma dilatação e enfraquecimento de praticamente qualquer porção da aorta, e como tal pode ser considerada uma doença de toda a aorta. A área mais frequente de dilatação é a aorta proximal e pode ficar restrita aos seios coronários. A Figura 24.20 foi registrada em um paciente com aspectos característicos da síndrome de Marfan. Embora os seios sejam o local mais comum de dilatação, deve ser reconhecido que o processo patológico básico se estende por toda a aorta, e os pacientes com a síndrome de Marfan correm o risco de formação de aneurisma, dissecção e ruptura em qualquer ponto ao longo do trajeto da aorta. Na maioria dos pacientes, a triagem inicial pode ser feita pela ecocardiografia transtorácica. A avaliação da aorta proximal deve ser feita de um modo sistemático e devem ser tomadas medidas ao nível do anel, seios, junção sinotubular e aorta ascendente proximal (Figura 24.21). Infelizmente, muitos laboratórios somente relatam medidas da aorta sem especificar onde foram tomadas.

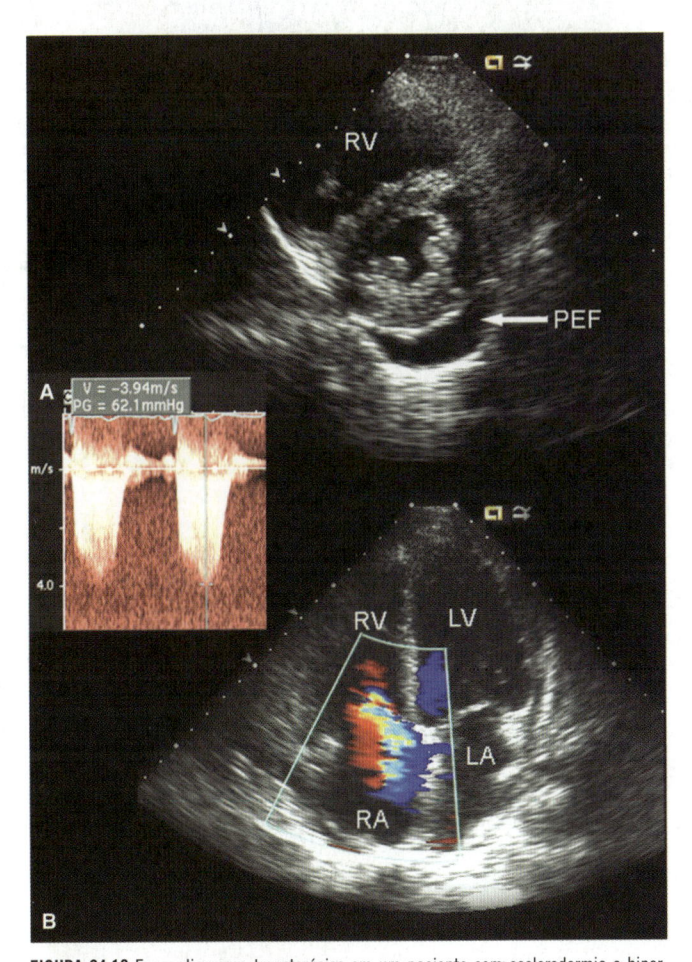

FIGURA 24.19 Ecocardiograma transtorácico em um paciente com esclerodermia e hipertensão pulmonar. **A:** Observe o pequeno derrame pericárdico (PEF), bem como a dilatação do ventrículo direito e padrão de sobrecarga ventricular direita sobre o septo ventricular. **B:** Na incidência apical de quatro câmaras, observe a dilatação acentuada do coração direito com regurgitação tricúspide. No detalhe, note a velocidade aumentada do jato de regurgitação tricúspide compatível com hipertensão pulmonar significativa. LA, átrio esquerdo; LV, ventrículo esquerdo; RA, átrio direito; RV, ventrículo direito. ⬮

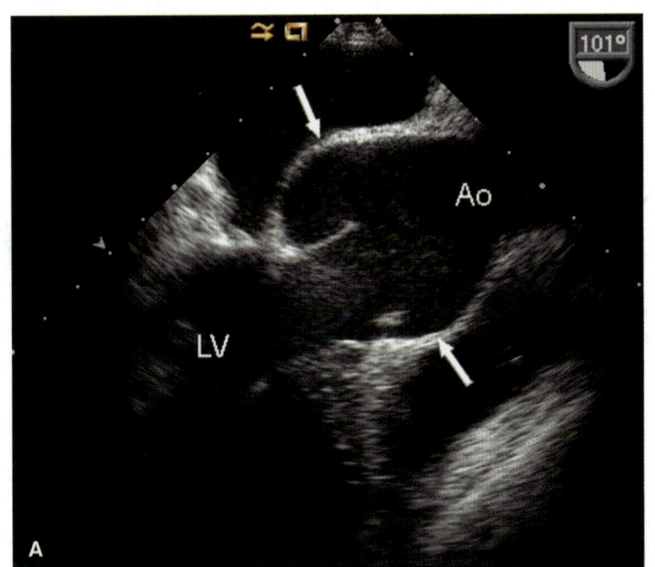

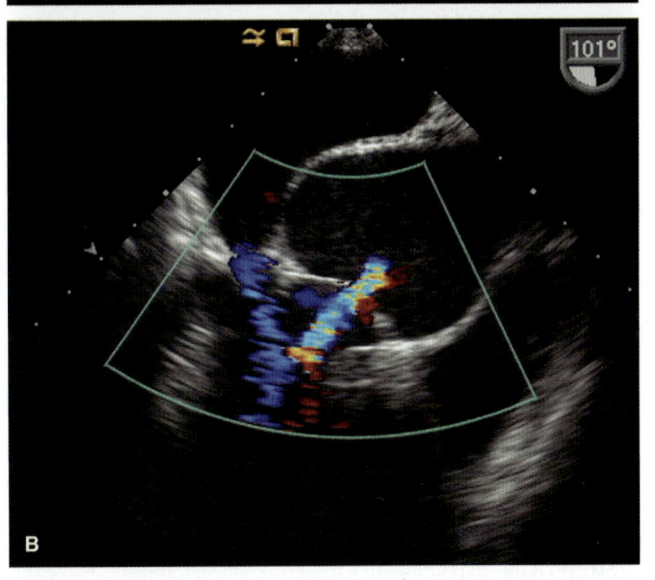

FIGURA 24.20 Incidência longitudinal transesofágica da aorta ascendente em um paciente com síndrome de Marfan. **A:** Observe a dilatação da aorta proximal, confinada ao seio de Valsalva com dimensões relativamente normais da junção sinotubular e Ao ascendente. **B:** Doppler com fluxo colorido mostra regurgitação aórtica discreta que é decorrente da má coaptação das cúspides aórticas. Ao, aorta; LV, ventrículo esquerdo. ⬮

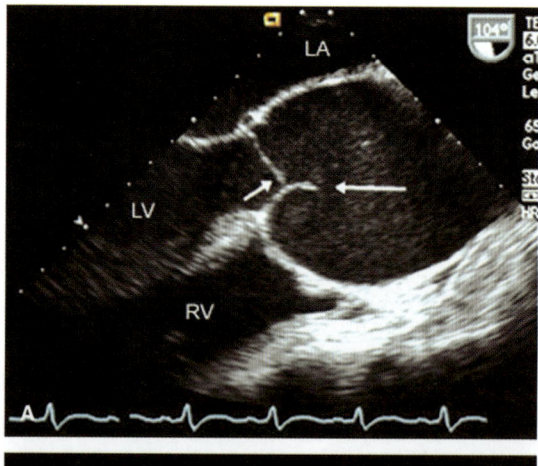

FIGURA 24.21 Representação esquemática da anatomia aórtica normal e diferentes componentes da aorta proximal, bem como locais recomendados para se fazer as medidas.

A anatomia da aorta normal é relativamente bem definida e consiste em um anel relativamente pequeno e dilatação gradual ao nível dos seios que medem aproximadamente 6 mm/m^2 mais do que o anel. Em seguida a aorta se estreita a até 2 a 3 mm da dimensão do anel na junção sinotubular e afunila muito discretamente durante o seu trajeto distalmente. A ausência de estreitamento ao nível da junção sinotubular é chamada de apagamento. As cúspides aórticas se inserem no nível da junção sinotubular, e o apagamento ou dilação franca da junção sinotubular resulta em má coaptação e subsequente regurgitação aórtica (Figuras 24.20 e 24.22). Em pacientes com a síndrome de Marfan, este é o mecanismo mais comum de regurgitação aórtica. Grande parte da literatura antiga referia a dilatação do anel da aorta como sendo a causa da regurgitação aórtica. A dilatação do próprio anel é incomum, e na maioria dos pacientes a insuficiência aórtica decorre do apagamento da junção sinotubular e não de uma anormalidade do anel.

A conduta frente a pacientes com a síndrome de Marfan envolve a aquisição de imagens seriadas para avaliação do tamanho da aorta e monitorar a evolução da dilatação. A maioria das autoridades acredita que, quando da detecção, o paciente deve ser submetido à avaliação de, pelo menos, toda a extensão da aorta torácica, a qual pode ser realizada pela ecocardiografia transesofágica, tomografia computadorizada ou ressonância magnética. Se não houver evidências de dilatação aórtica distal, o acompanhamento geralmente pode ser feito com ecocardiografia transtorácica porque a aorta ascendente proximal é o único local isoladamente que provavelmente pode sofrer dilatação subsequente. Deve ser ressaltado que o acompanhamento deve incluir medidas seriadas para comparação, conforme mencionado anteriormente. Uma dimensão aórtica máxima de 55 mm é considerada como indicação de intervenção cirúrgica eletiva. Contudo, um limiar de 50 mm tem sido recomendado na presença de valva aórtica bicúspide ou na síndrome de Marfan e também é usado como indicação geral em grandes centros. Além disso, um aumento de 5 mm durante um período de 12 meses ou menos é considerado uma indicação de substituição aórtica profilática. A necessidade de indexar o tamanho da aorta com o tamanho do corpo é bem menos reconhecida; entretanto, as implicações da dilatação abaixo de 55 mm em um indivíduo de menor estatura são óbvias. A dilatação da aorta associada à insuficiência aórtica clinicamente relevante tem sido também considerada como indicação de cirurgia. Depois da correção cirúrgica, é crucial uma vigilância contínua, pois este é um processo sistêmico envolvendo todas as porções da aorta. Entretanto, depois da substituição da aorta ascendente em um paciente com síndrome de Marfan, o acompanhamento pode exigir a ecocardiografia transesofágica, tomografia computadorizada e ressonância magnética porque

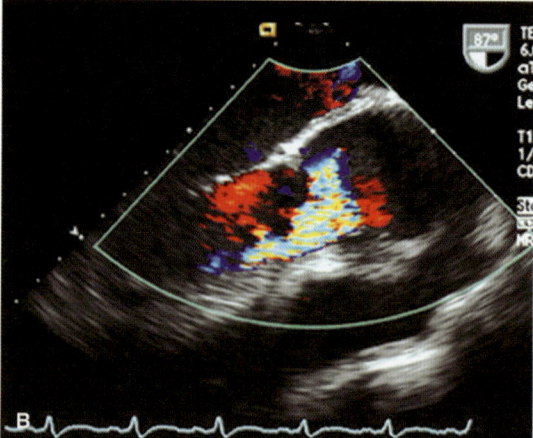

FIGURA 24.22 Ecocardiograma transesofágico registrado em um paciente com síndrome de Marfan e dilatação aórtica proximal. Há um apagamento significativo da junção sinotubular resultando em má coaptação das cúspides aórticas. Observe a posição relativamente normal na diástole da cúspide aórtica direita (*seta horizontal*) **(A)** e a posição de fechamento anormal da cúspide não coronária que não toca a cúspide oposta, resultando em um jato de regurgitação aórtica altamente excêntrico **(B)**. LA, átrio esquerdo; LV, ventrículo esquerdo; RV, ventrículo direito.

doença adicional pode estar, muitas vezes, em uma área fora da capacidade de detecção pela ecocardiografia transtorácica.

O amplo espectro de anormalidades cardiovasculares na síndrome de Marfan inclui não somente doença na aorta, como também uma maior prevalência de degeneração mixomatosa da valva mitral com prolapso (Figura 24.23). Quando presente, tem

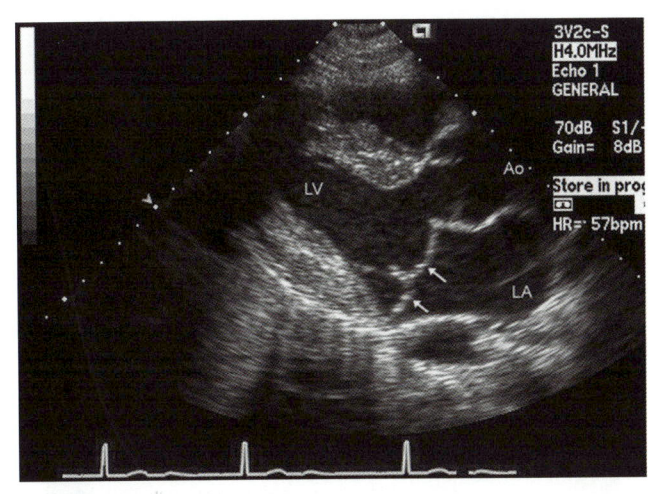

FIGURA 24.23 Ecocardiograma paraesternal de eixo longo registrado em um paciente jovem com síndrome de Marfan e somente dilatação discreta da aorta ascendente. Este paciente também tem prolapso da valva mitral clássico (*setas*). Ao, aorta; LA, átrio esquerdo; LV, ventrículo esquerdo.

o mesmo aspecto e implicações clínicas da degeneração mixomatosa do prolapso no paciente sem a síndrome de Marfan. Tipicamente, os folhetos são difusamente espessados e redundantes e têm um abaulamento característico ou prolapso atrás do plano do anel mitral. A aquisição de imagens ecocardiográficas na conduta clínica de valvopatia mitral é discutida no Capítulo 12.

Em muitos casos, o prolapso da valva mitral com regurgitação mitral e insuficiência aórtica podem coexistir. Entretanto, se a regurgitação aórtica for a lesão predominante, o ventrículo esquerdo pode se dilatar e resultar em redução do aspecto anatômico do prolapso da valva mitral e ocasionalmente em uma redução da quantidade de regurgitação mitral visibilizada. Depois da substituição da valva aórtica, o tamanho ventricular diminui, quando então o prolapso da valva mitral novamente se torna visível e a regurgitação mitral de relevância clínica pode novamente ser apreciada. Em pacientes submetidos à substituição da valva aórtica, que têm anatomia valvar mitral suspeita de degeneração mixomatosa, ou nos quais essa lesão complexa é suspeitada, a avaliação intraoperatória do prolapso da valva mitral e a regurgitação devem ser realizadas depois da substituição da valva aórtica, de modo que um procedimento mitral e aórtico combinado possa ser realizado se necessário.

Pacientes com a síndrome de Marfan correm maior risco de desenvolver uma síndrome coronária aguda em decorrência da dissecção espontânea de uma artéria coronária proximal. A dissecção coronária espontânea pode ocorrer em associação à gravidez ou no período pós-parto e esses pacientes apresentam aspectos típicos de infarto do miocárdio. A identificação de anormalidades na movimentação parietal regional em um paciente com síndrome de Marfan ou doença do tecido conjuntivo intimamente relacionada, que por outro lado não corre risco de doença arterial coronária aterosclerótica, deve levantar a suspeita de dissecção coronária espontânea como uma etiologia possível.

Além da síndrome de Marfan, há outros distúrbios hereditários do tecido conjuntivo, bem como síndromes genéticas, que podem apresentar patologia aórtica semelhante. Estes incluem doenças do tecido conjuntivo, como a síndrome de Ehlos-Danlos, e síndromes genéticas incluindo síndrome de Turner (cariótipo X0). A aortopatia da síndrome de Turner tem se tornado cada vez mais observada e ela pode estar associada a uma maior prevalência da valva aórtica bicúspide. A combinação de valva aórtica bicúspide e dilatação aórtica na síndrome de Turner pode acarretar risco substancial de dissecção, e os pacientes com esta síndrome e doença aórtica provavelmente necessitam de vigilância e acompanhamento semelhantes aos proporcionados aos pacientes com a síndrome de Marfan.

Hepatopatia Crônica e Cirrose

Há várias situações clínicas nas quais a cardiopatia resulta em disfunção hepática e há várias doenças hepáticas que secundariamente causam cardiopatia (Quadro 24.3). A hepatopatia clínica pode ocorrer em decorrência de doença cardiovascular quando ocorrem débito cardíaco baixo e má perfusão ou há disfunção ventricular direita de longa data com pressão venosa sistêmica elevada. A má perfusão devido a débito cardíaco baixo resulta em disfunção múltipla de órgãos e tipicamente o fígado é somente um dos vários órgãos envolvidos. Neste caso, haverá evidência bioquímica de disfunção sintética e redução da depuração de metabólitos. Em raras ocasiões, a má perfusão hepática ou pressões venosas elevadas com congestão hepática resultam em um padrão bioquímico obstrutivo.

Em pacientes com insuficiência cardíaca direita crônica, as pressões venosas sistêmicas estão cronicamente elevadas, o que acaba por causar congestão venosa hepática passiva. Cronicamente, isso resulta em uma síndrome de "cirrose cardíaca", a qual tem aspectos histológicos singulares. Essa síndrome deve ser suspeitada quando houver disfunção hepática crônica e cardiopatia que provavelmente causam elevação da pressão venosa hepática. As doenças cardiovasculares que podem provocar esta síndrome são pericardite obstrutiva, miocardiopatia restritiva, hipertensão pulmonar primária e estenose mitral ou miocardiopatia dilatada com hipertensão pulmonar secundária. A cirrose cardíaca ocasionalmente é vista em pacientes com intensa regurgitação tricúspide sem elevação da pressão, como depois de ressecção da valva tricúspide.

Há também efeitos secundários da hepatopatia sobre o sistema cardiovascular. A cirrose avançada de qualquer etiologia está frequentemente associada à resistência vascular sistêmica patologicamente baixa. Isso resulta em um estado crônico de alto débito, no qual o débito cardíaco em repouso pode exceder a 10 ℓ/min. Nesta situação, o coração normal tem função ventricular esquerda hiperdinâmica com fração de ejeção em repouso acima de 65% (Figura 24.24). Para pacientes com hepatopatia crônica, o ecocardiografista deve estar a par da esperada função ventricular esquerda acima do normal e a fração de ejeção relativamente alta. Uma fração de ejeção normal ou abaixo do normal na presença de hepatopatia crônica deve levantar a suspeita de uma miocardiopatia oculta ou doença coronária concomitante.

Além disso, por causa do fluxo elevado, pressões sistólicas arteriais pulmonares de 35 a 60 mmHg podem ser vistas com resistência vascular pulmonar normal (Figura 24.25). Isto é análogo à elevação da pressão sistólica arterial pulmonar vista na derivação da esquerda para a direita, como no defeito no septo atrial ou estado de alto débito da gravidez. A elevação discreta da pressão sistólica arterial pulmonar na hepatopatia crônica não constitui necessariamente uma indicação de anormalidades in-

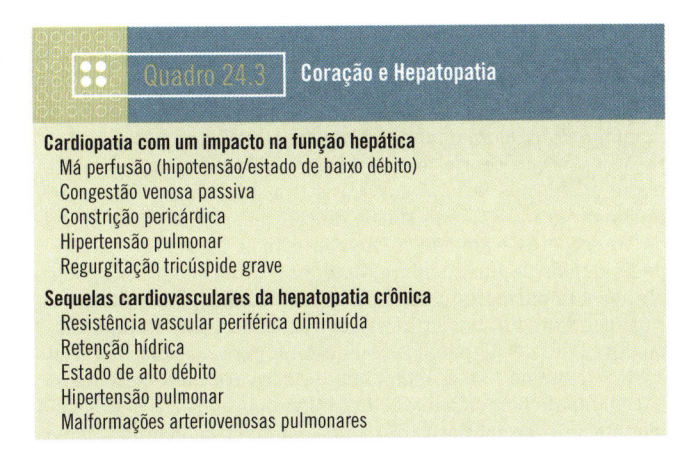

Quadro 24.3 **Coração e Hepatopatia**

Cardiopatia com um impacto na função hepática
Má perfusão (hipotensão/estado de baixo débito)
Congestão venosa passiva
Constrição pericárdica
Hipertensão pulmonar
Regurgitação tricúspide grave

Sequelas cardiovasculares da hepatopatia crônica
Resistência vascular periférica diminuída
Retenção hídrica
Estado de alto débito
Hipertensão pulmonar
Malformações arteriovenosas pulmonares

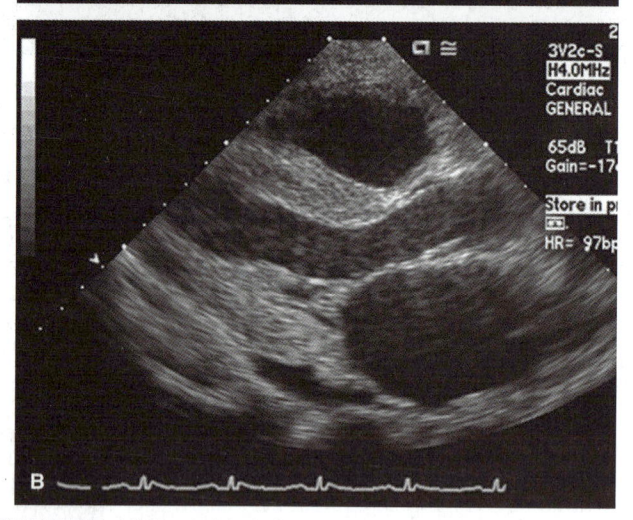

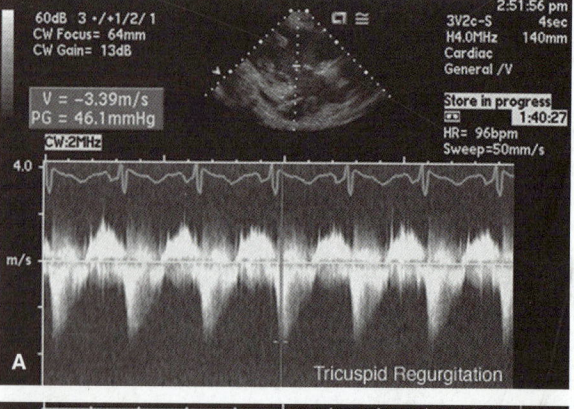

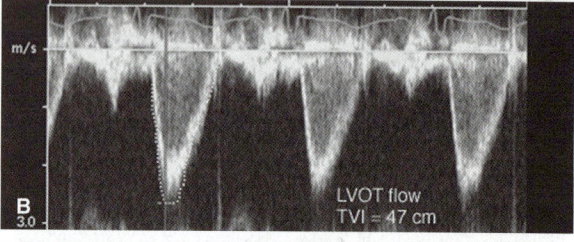

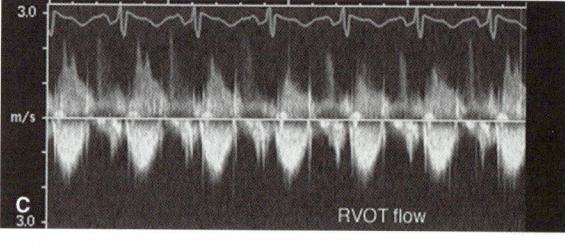

FIGURA 24.25 Imagem Doppler espectral registrada no paciente apresentado na Figura 24.24. Observe a velocidade máxima de 3,4 m/s do jato de regurgitação tricúspide (tricuspid regurgitation) e integral de tempo-velocidade (TVI) maior do que o usual tanto da via de saída do ventrículo esquerdo quanto da via de saída do ventrículo direito. LVOT, via de saída ventricular esquerda; RVOT, via de saída ventricular direita.

FIGURA 24.24 Incidência apical de eixo longo registrada na diástole **(A)** e sístole **(B)** em um paciente com hepatopatia em estágio final e um estado de alto débito. O débito cardíaco em repouso medido foi 16 ℓ/min no laboratório de cateterismo. Observe a discreta dilatação do átrio esquerdo e do ventrículo esquerdo e a movimentação hiperdinâmica do ventrículo esquerdo em repouso. Acidentalmente observe um pequeno derrame pericárdico (*seta*). Ao, aorta; LA, átrio esquerdo; LV, ventrículo esquerdo; RV, ventrículo direito.

trínsecas da vasculatura pulmonar. A hipertensão pulmonar com resistência vascular pulmonar elevada (não em decorrência de fluxo alto) também pode estar associada a hepatopatia crônica. Pode haver uma maior prevalência dessa síndrome na hepatopatia crônica devido à hepatite C, sugerindo uma fisiopatologia autoimune comum.

Outras anomalias que podem ser observadas em pacientes com hepatopatia crônica incluem maior prevalência de malformações arteriovenosas pulmonares (MAV). Estas podem ser detectadas pela ecocardiografia contrastada e resultam em derivação retardada da direita para a esquerda comparada com a fásica precoce encontrada no defeito septal atrial (Figuras 24.26 e 24.38). Aspectos adicionais das MAV pulmonares incluem um aumento gradual na quantidade de contraste que aparece no coração esquerdo com o passar do tempo e identificação de contraste salino nas veias pulmonares. Na presença de uma MAV pulmonar grande, a intensidade do contraste no coração esquerdo irá progressivamente aumentar com o passar do tempo e pode, depois de uma demora, exceder a intensidade no coração direito. Em pacientes com hepatopatia crônica e hipoxia, a ecocardiografia contrastada deve ser realizada para se identificar qualquer derivação patológica da direita para a esquerda devido à MAV pulmonar. Se a magnitude da derivação for significativa, o fechamento percutâneo da MAV pulmonar pode ser benéfico. A identificação de tal derivação ajuda também na conduta clínica

porque ela pode proporcionar uma explicação para a dessaturação arterial de outra maneira não definida.

Pacientes com hepatopatia crônica podem ter distensão abdominal devido ao fígado aumentado ou ascite. O efeito disso é elevação do diafragma e compressão do coração de baixo para cima, ocasionalmente acarretando a necessidade de janelas atípicas para aquisição de imagens. Como a parede posterior é frequentemente comprimida, pode ser notada uma "pseudodiscinesia" dessa parede. A gênese desse fenômeno é ilustrada na Figura 24.27. Nesta situação, a parede posterior é comprimida anteriormente pelo diafragma e daí assume uma forma anormal no eixo curto na diástole. Com a contração ativa do miocárdio, o ventrículo reassume geometria circular e espessamento normal e sobrevém a contração. A gênese desse fenômeno é análoga ao padrão de sobrecarga de volume sobre o ventrículo direito com movimentação septal paradoxal. A focalização do espessamento miocárdico em vez de na excursão endocárdica pode ajudar a evitar se confundir esse fenômeno com isquemia miocárdica.

Ocasionalmente, ao se realizar a ecocardiografia transesofágica em um paciente com hepatopatia em estágio final, podem ser encontradas estruturas vasculares císticas grandes adjacentes ao esôfago (Figura 24.28). Estas estruturas representam colaterais venosas dilatadas decorrentes de hipertensão porta, analogamente às verdadeiras varizes esofágicas.

Finalmente, os pacientes com hepatopatia crônica podem ser avaliados para transplante de fígado. Enquanto a ecocardiografia de estresse com dobutamina é acurada na identificação de pacientes de baixo e alto riscos indicados para a maior parte dos procedimentos cirúrgicos incluindo transplante renal, a sua

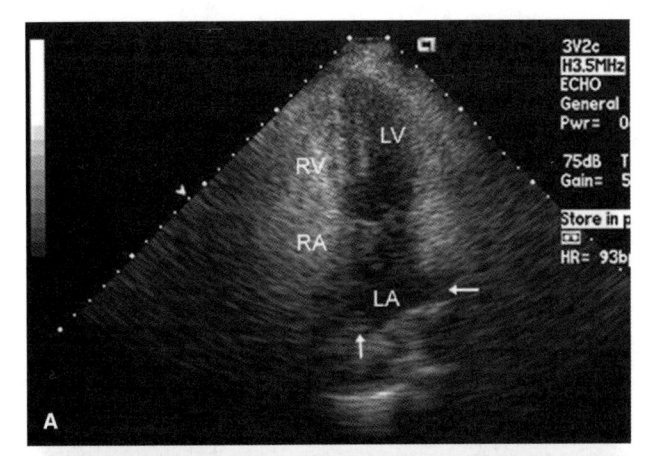

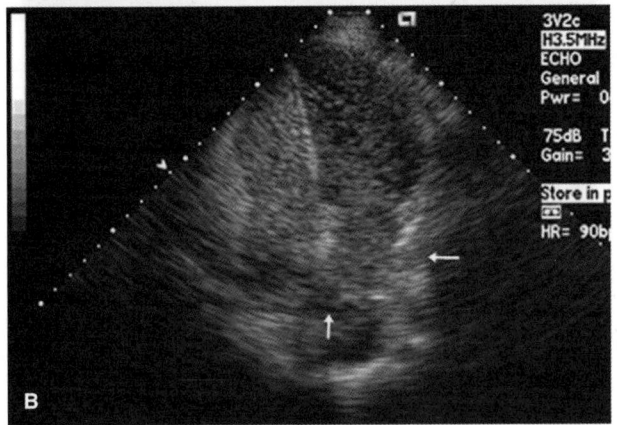

FIGURA 24.26 Incidência apical de quatro câmaras com contraste com soro fisiológico intravenoso registrada em um paciente com hepatopatia em estágio final e malformações arteriovenosas pulmonares. **A:** Contraste presente no átrio direito e ventrículo direito, mas ainda não presente no átrio esquerdo ou ventrículo esquerdo. As duas veias pulmonares estão livres de contraste (*setas*). **B:** Registrado 27 segundos após a imagem **A** e mostra opacificação quase completa do átrio esquerdo e ventrículo esquerdo. Observe também o contraste que pode ser visto claramente nas veias pulmonares (*setas*) documentando que o nível de derivação do sangue não está diretamente a nível atrial, mas decorrente de malformação arteriovenosa pulmonar. LA, átrio esquerdo; LV, ventrículo esquerdo; RA, átrio direito; RV, ventrículo direito. 🫀

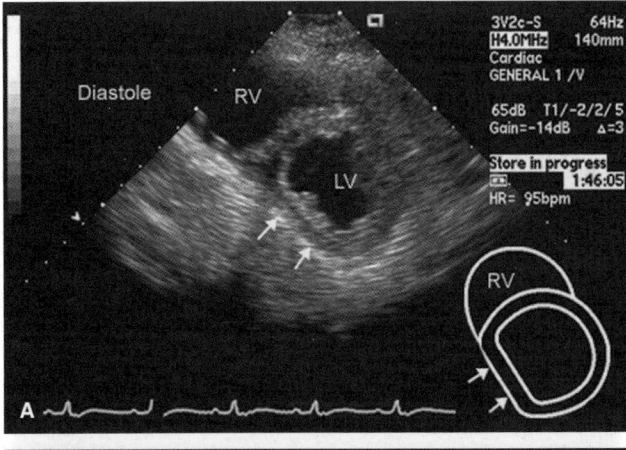

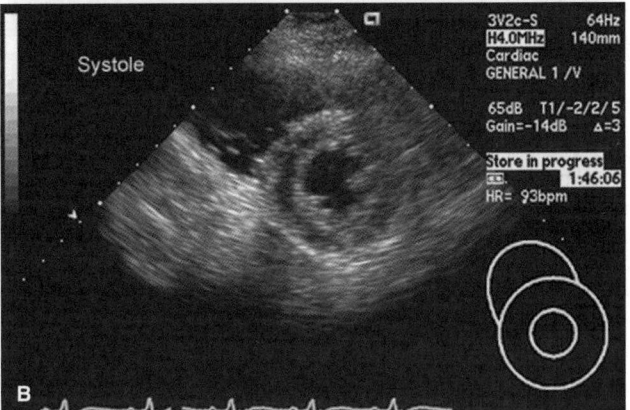

FIGURA 24.27 Incidência paraesternal de eixo curto registrada em um paciente com hepatopatia em estágio final e hepatomegalia significativa que elevou o diafragma. Isto resultou na compressão da parede da veia cava inferior e geometria não circular do ventrículo esquerdo na diástole (**A**). **B:** No início da sístole, com contração ativa ventricular, o ventrículo reassume uma forma circular dando a impressão de movimentação paradoxal da parede inferior. Observe que o espessamento sistólico está preservado. Um padrão similar de pseudodiscinesia da parede inferior pode ser visto em qualquer entidade que resulte em distensão abdominal suficiente que comprima o ventrículo esquerdo inferiormente, inclusive hepatomegalia, ascite ou gravidez. LV, ventrículo esquerdo; RV, ventrículo direito; Diastole, diástole; Systole, sístole. 🫀

capacidade de identificar pacientes prováveis de terem complicações perioperatórias depois de transplante de fígado é menos bem estabelecida. Muitos casos de comprometimento cardiovascular após transplante de fígado podem ter relação com miocardiopatia básica que foi mascarada pela baixa resistência vascular periférica e não seria de se esperar ser detectada pela ecocardiografia de estresse com dobutamina. Imediatamente após o transplante de fígado, há um aumento agudo na resistência vascular sistêmica (para normal ou acima), comumente em associação com substancial sobrecarga de volume decorrente da transfusão maciça. Isto pode precipitar descompensação ventricular esquerda aguda e insuficiência cardíaca congestiva na ausência de cardiopatia isquêmica.

Doença Pulmonar Obstrutiva Crônica

A doença pulmonar crônica, obstrutiva ou restritiva, pode estar associada a alterações cardiovasculares significativas, predominantemente decorrentes da elevação da pressão arterial pulmonar induzida por hipoxia. Isto acarreta hipertensão ventricular direita com hipertrofia ventricular direita secundária e/ou dilatação (*cor pulmonale*). Do ponto de vista cardíaco, o aspecto é similar ao de qualquer etiologia de hipertensão pulmonar, e inclui graus variados de regurgitação tricúspide. Os pacientes com doença pulmonar obstrutiva crônica frequentemente têm janelas

paraesternal e apical limitadas por causa da interferência do tecido pulmonar interposto e uma posição mais vertical e inferior do coração. A aquisição de imagens nesses pacientes pode ser mais bem realizada com o transdutor na posição subcostal (Figura 24.29), da qual praticamente todas as câmaras são muitas vezes visibilizadas com excelente detalhe.

Hipertensão Pulmonar

A hipertensão pulmonar ocorre como um processo arterial pulmonar primário ou secundário a doença pulmonar ou cardiovascular. O Quadro 24.4 mostra as etiologias primárias e secundárias da hipertensão pulmonar. A ecocardiografia tem um papel valioso na identificação de cardiopatia que provocou elevação da pressão arterial pulmonar. Exemplos incluem detecção de lesões de derivações como defeito septal atrial, estenose mitral ou grave disfunção sistólica ou diastólica ventricular esquerda. As sequelas ecocardiográficas da hipertensão pulmonar sobre o coração direito são similares a despeito da etiologia (Figuras 24.30 a 24.32). Qualquer doença que redunde em sobrecarga de volume ou de pressão sobre o ventrículo direito resulta em dilatação e eventual hipertrofia do ventrículo direito. O septo ventricular, por causa de sua parede compartilhada entre os ventrículos direito e esquerdo, reflete a magnitude do distúrbio hemodinâmico por sobrecarga de volume ou de pressão. A elevação crônica das pressões no

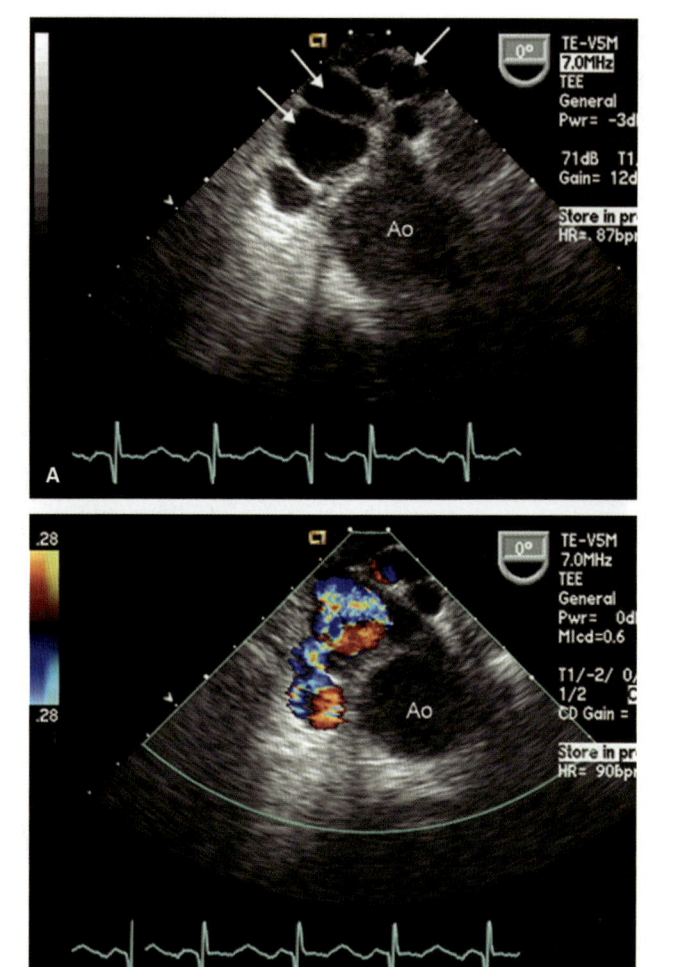

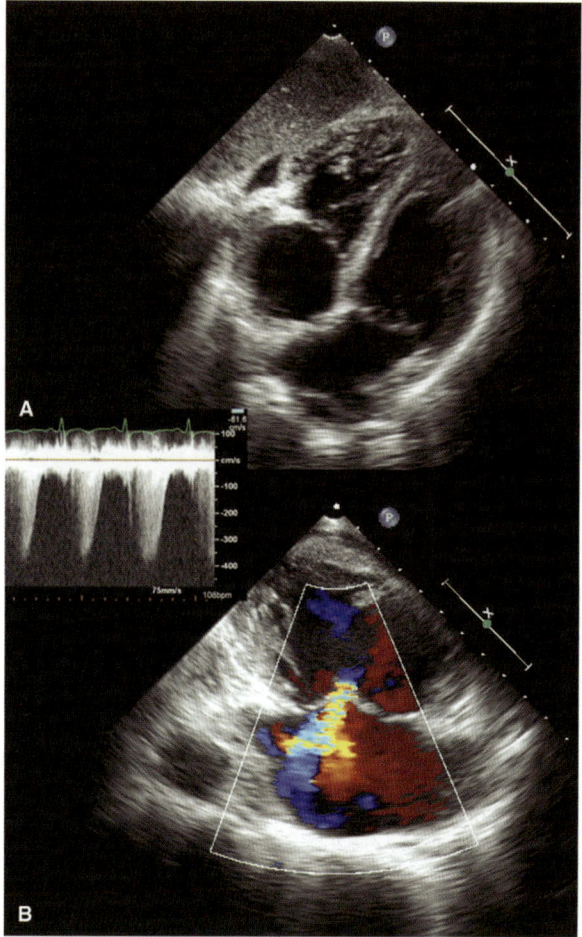

FIGURA 24.28 Ecocardiograma transesofágico registrado em um paciente com hepatopatia em estágio final e grandes malformações venosas. Esta imagem foi obtida aproximadamente a 40 cm dos incisivos. **A:** Observe a posição da aorta e múltiplos espaços císticos grandes circundando-a. **B:** Note o fluxo venoso contínuo nos espaços documentando a sua natureza de grandes colaterais venosas.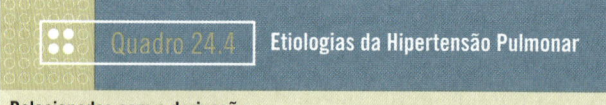

FIGURA 24.29 Imagens ecocardiográficas transtorácicas de um paciente com doença pulmonar obstrutiva crônica e *cor pulmonale*. **A:** Incidência apical/subcostal de quatro câmaras. Observe a dilatação e hipertrofia do ventrículo direito. **B:** Uma incidência do fluxo de entrada revela regurgitação tricúspide suave. No detalhe, observe a velocidade da regurgitação tricúspide de 4 m/s que, presumindo 10 mmHg no átrio direito, corresponde a uma pressão sistólica ventricular direita de 74 mmHg.

coração direito também resulta em dilatação do seio coronário (Figura 24.33) e frequentemente em "abertura" de um forame oval pérvio, o que pode acarretar uma derivação da direita para a esquerda detectável pelo Doppler com fluxo colorido (Figura 24.34) ou pela ecocardiografia contrastada (Figura 24.35). A dilatação secundária da artéria pulmonar proximal com insuficiência pulmonar funcional também é comum (Figura 24.36).

Quando um paciente se apresenta com hipertensão pulmonar, a ecocardiografia tem um papel crucial na identificação de qualquer anormalidade cardiovascular básica que possa ter resultado em hipertensão pulmonar secundária. A ecocardiografia tem menor valor ao se fazer um diagnóstico definitivo de hipertensão arterial pulmonar primária, que, por definição, é um diagnóstico de exclusão. Em pacientes com hipertensão pulmonar, o exame ecocardiográfico deve ser moldado a identificar qualquer entidade cardíaca que provavelmente tenha resultado em hipertensão pulmonar secundária, como um defeito septal atrial (Figura 24.37) ou defeito septal ventricular ou valva no lado esquerdo ou doença miocárdica. Isto tipicamente é facilmente feito pela ecocardiografia transtorácica combinada com aquisição minuciosa de imagens com fluxo colorido. A ecocardiografia contrastada é comumente empregada para se detectar a presença de uma derivação da direita para a esquerda e daí, por inferência, fazer-se o diagnóstico de um defeito septal atrial. Em muitos pacientes com hipertensão pulmonar, a dilatação atrial direita irá acarretar estiramento do forame oval. Vários graus de derivação de sangue

Quadro 24.4 · Etiologias da Hipertensão Pulmonar

Relacionadas com a derivação
Defeito septal ventricular
Defeito septal atrial
Ducto arterial permeável

Relacionadas com a pressão venosa pulmonar elevada
Estenose mitral
Regurgitação mitral
Disfunção sistólica ventricular esquerda
Disfunção diastólica ventricular esquerda
Miocardiopatia restritiva
Estenose/trombose venosa pulmonar

Embolia pulmonar
Aguda
Crônica

Pulmonares
Doença pulmonar obstrutiva
Doença pulmonar restritiva
Alta altitude

Obesidade/hipoventilação

Hipertensão pulmonar primária
Hipertensão arterial pulmonar
Toxinas
Anorexígenos

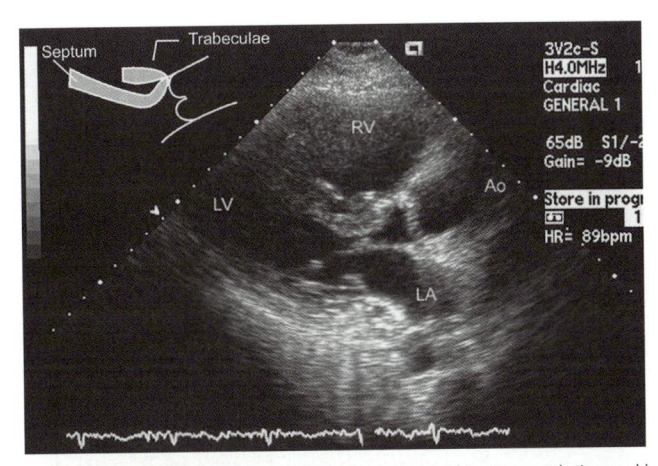

FIGURA 24.30 Incidência paraesternal de eixo longo registrada em um paciente com hipertensão arterial pulmonar primária grave. Observe a acentuada dilatação do ventrículo direito (RV) e configuração anormal do septo ventricular proximal que, neste fotograma diastólico, faz um arco em direção à via de saída do ventrículo esquerdo. Observe também (ver esquema) a trabeculação ventricular direita hipertrofiada situada ao longo do lado direito do septo ventricular. Às vezes, feixes musculares hipertrofiados ventriculares direitos são erradamente considerados como uma porção do septo ventricular e incluídos na medida da espessura septal, resultando em um diagnóstico errado de miocardiopatia hipertrófica. Na imagem em tempo real, observe a movimentação septal ventricular anormal tanto na diástole quanto na sístole. Ao, aorta; LA, átrio esquerdo; LV, ventrículo esquerdo; Septum, septo; Trabeculae, trabéculas.

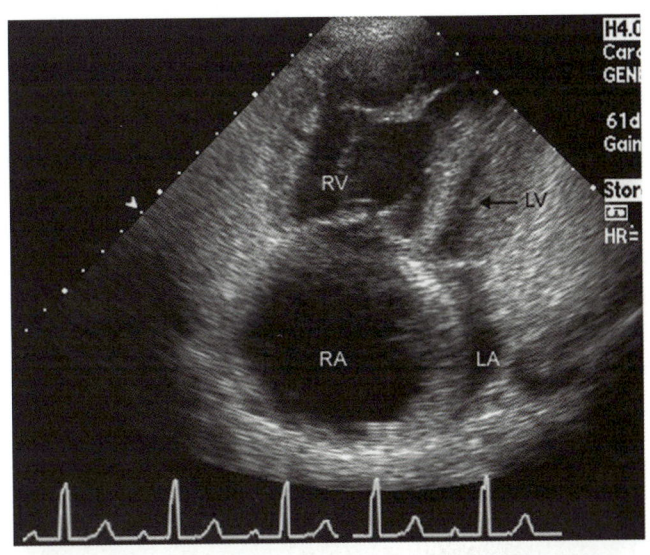

FIGURA 24.32 Incidência apical de quatro câmaras registrada em um paciente com hipertensão pulmonar primária grave. Observe a dilatação maciça do ventrículo direito e átrio direito e a massa de ecos no ápice ventricular direito, hipertrofia significativa do ventrículo direito, banda moderadora e outras estruturas trabeculares direitas também e que podem assumir o aspecto de uma massa. O ventrículo esquerdo está pequeno e pouco preenchido e foi comprimido para fora de visão. LA, átrio esquerdo; RA, átrio direito; RV, ventrículo direito.

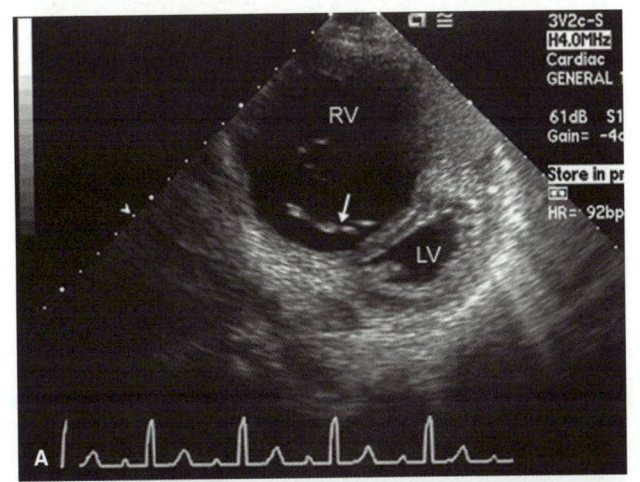

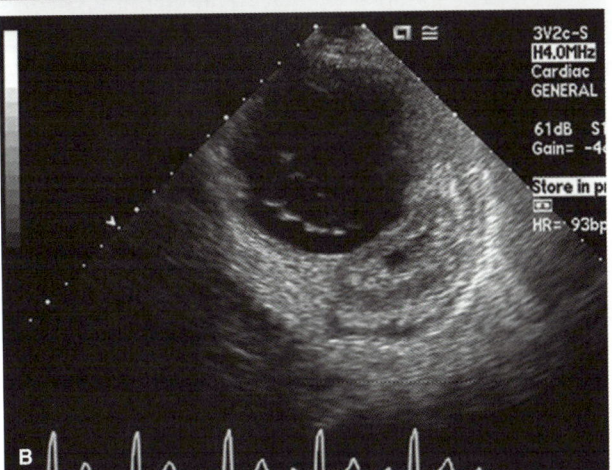

FIGURA 24.31 Incidência paraesternal de eixo curto registrada em um paciente com hipertensão pulmonar primária grave. **A:** Observe o ventrículo direito maciçamente dilatado e componentes da valva tricúspide (*seta*) visíveis na cavidade. **B:** Na diástole, o ventrículo esquerdo é comprimido, com o achatamento da estrutura do septo e franca reversão da curvatura na sístole, sugerindo pressões sistêmicas ventriculares direitas. LV, ventrículo esquerdo; RV, ventrículo direito.

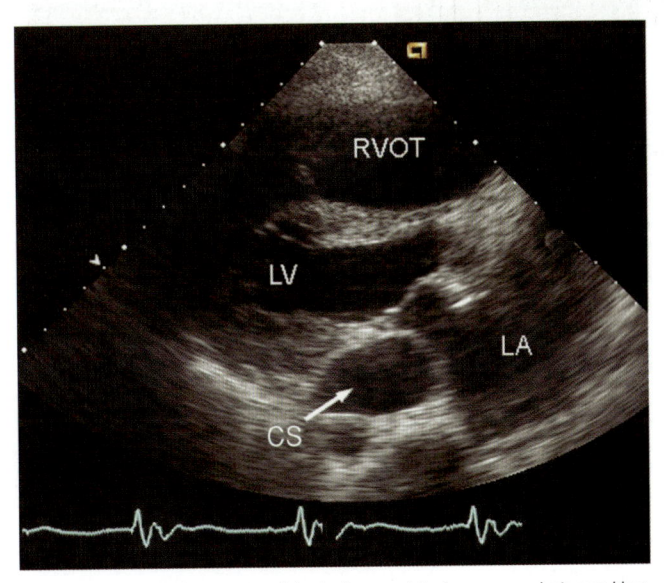

FIGURA 24.33 Incidência paraesternal de eixo longo registrada em um paciente com hipertensão pulmonar primária grave de longa duração. Observe o espaço circular livre de ecos, limitado pela parede posterior ventricular esquerda e átrio esquerdo, representando um seio coronário (CS) acentuadamente dilatado. LA, átrio esquerdo; LV, ventrículo esquerdo; RVOT, via de saída do ventrículo direito.

da direita para a esquerda são comuns na hipertensão pulmonar grave. A separação entre uma derivação da direita para a esquerda secundária pequena decorrente de um forame oval permeável e derivação atribuível a um defeito septal atrial é ocasionalmente problemática (Figuras 24.35 e 24.38). Entretanto, tipicamente, se estiver presente uma hipertensão pulmonar significativa secundária a um defeito septal atrial, a magnitude da derivação será substancial e o aparecimento de contraste no átrio esquerdo será quase instantâneo e contínuo durante o ciclo cardíaco. Por outro lado, a derivação através de um forame oval pequeno é fásico e ligado ao ciclo respiratório.

A maioria dos pacientes com hipertensão pulmonar significativa tem dilatação atrial direita e ventricular direita. Quase sem-

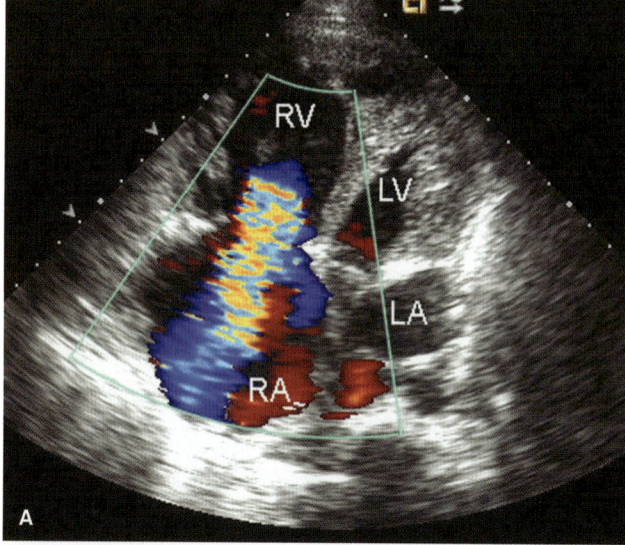

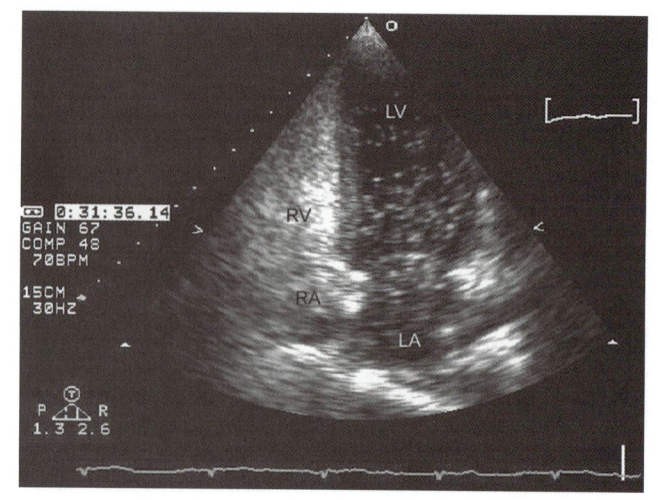

FIGURA 24.35 Incidência apical de quatro câmaras com contraste salino intravenoso registrada em um paciente com hipertensão arterial pulmonar. Observe a quantidade modesta de contraste aparecendo no átrio esquerdo e ventrículo esquerdo compatível com um forame oval pérvio. Na presença de um grande defeito septal atrial e grave hipertensão arterial pulmonar, antecipar-se-ia um grau significativamente maior de derivação da direita para a esquerda. LA, átrio esquerdo; LV, ventrículo esquerdo; RA, átrio direito; RV, ventrículo direito.

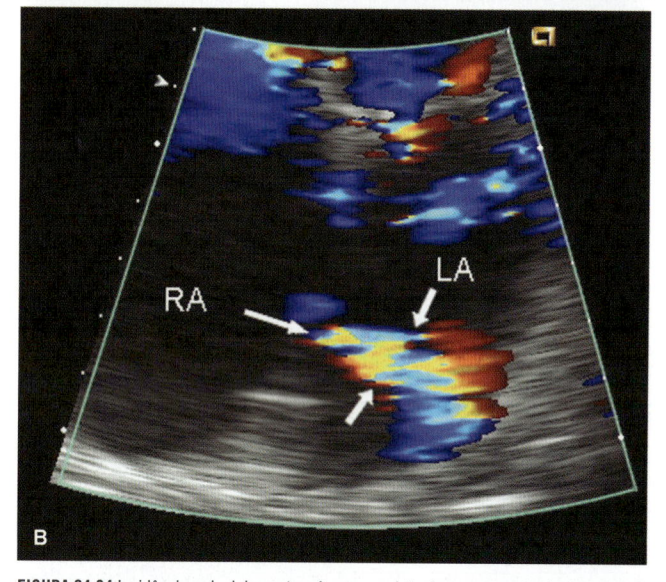

FIGURA 24.34 Incidência apical de quatro câmaras registrada no mesmo paciente mostrado na Figura 24.33. **A:** Nesta imagem, observe a acentuada hipertrofia e dilatação do ventrículo direito e dilatação do átrio direito, bem como um pequeno ventrículo esquerdo mal preenchido. Presente grave regurgitação tricúspide. **B:** Uma incidência ampliada do septo atrial. Observe o nítido jato com fluxo colorido relacionado com fluxo da direita para a esquerda através de um forame oval pérvio (*setas*). LA, átrio esquerdo; LV, ventrículo esquerdo; RA, átrio direito; RV, ventrículo direito.

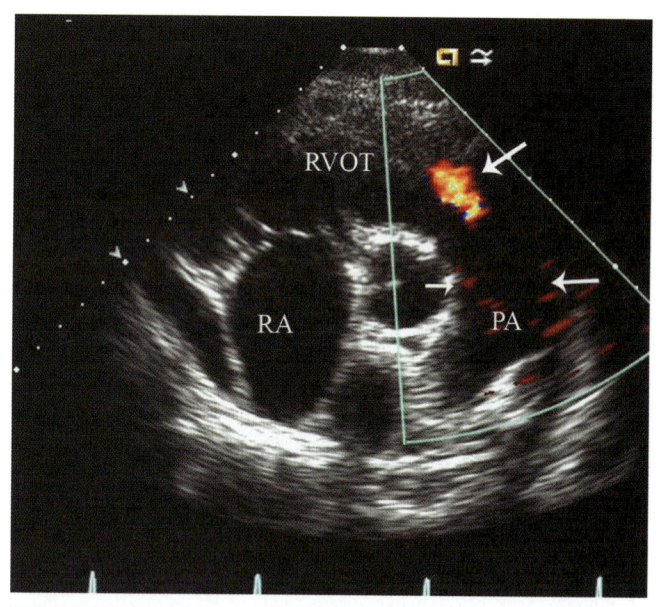

FIGURA 24.36 Incidência paraesternal de eixo curto na base do coração em um paciente com hipertensão pulmonar grave de longa duração. Observe a dilatação patológica da artéria pulmonar (PA) proximal (*setas*) e discreta insuficiência pulmonar funcional. RA, átrio direito; RVOT, via de saída do ventrículo direito.

pre está presente uma regurgitação tricúspide que pode variar de leve a grave. A interrogação da velocidade de regurgitação tricúspide permite o cálculo das pressões sistólicas ventriculares direitas. Na ausência de obstrução da via de saída do ventrículo direito, esta é igual à pressão sistólica na artéria pulmonar (Figura 24.39). A metodologia ecocardiográfica para determinação da pressão ventricular direita é discutida nos Capítulos 9 e 13. Finalmente, muitos pacientes com hipertensão pulmonar significativa terão enchimento ventricular esquerdo anormal (relação valvar mitral E/A reduzida), presumivelmente relacionado com pouco enchimento efetivo do ventrículo esquerdo (Figura 24.40). O padrão de fluxo de entrada mitral pode reverter ao normal com redução na hipertensão pulmonar.

Em um subconjunto de pacientes com pressão sistólica arterial pulmonar elevada, a patologia causadora é hipertensão venosa pulmonar. Esta pode ser decorrente de qualquer forma de cardiopatia esquerda, inclusive estenose mitral (mais do que regurgitação) ou disfunção diastólica grave. A ecocardiografia pode identificar pacientes com probabilidade de ter hipertensão venosa pulmonar com base nos parâmetros da via de entrada da valva mitral e possivelmente por meio da estimativa da pressão atrial esquerda feita comparando-se as velocidades na via de entrada e tissulares do anel mitral. Normalmente, pacientes com hipertensão venosa pulmonar terão evidência de disfunção diastólica significativa ao passo que pacientes com aumento primário da resistência vascular pulmonar ou que têm doença oclusiva venosa pulmonar muitas vezes têm o que parece ser disfunção diastólica grau 1 com relação E/A reduzida em relação com o pouco enchimento efetivo do ventrículo esquerdo.

Às vezes, pode-se encontrar um paciente que, clinicamente, levanta a suspeita de hipertensão pulmonar, mas com pressão sistólica ventricular direita calculada como relativamente baixa.

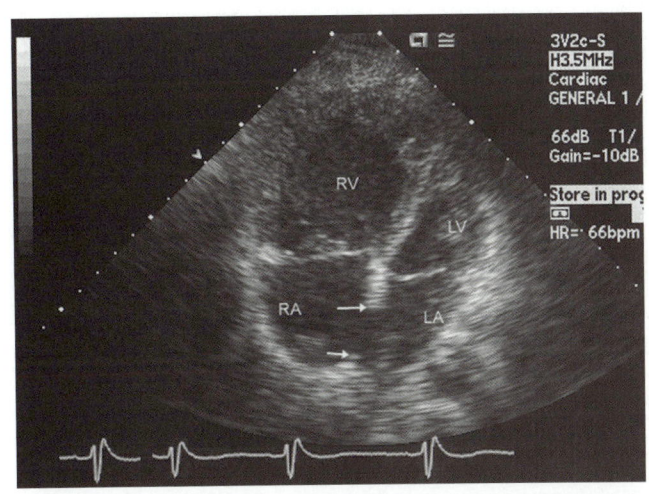

FIGURA 24.37 Incidência apical de quatro câmaras registrada em um paciente com grave hipertensão arterial pulmonar que foi subsequentemente documentado como sendo portador de defeito septal atrial do tipo *secundum*. Há uma nítida queda de ecos no septo atrial (*observada entre as duas setas*) compatível com um defeito septal atrial do tipo *secundum*. LA, átrio esquerdo; LV, ventrículo esquerdo; RA, átrio direito; RV, ventrículo direito. ●

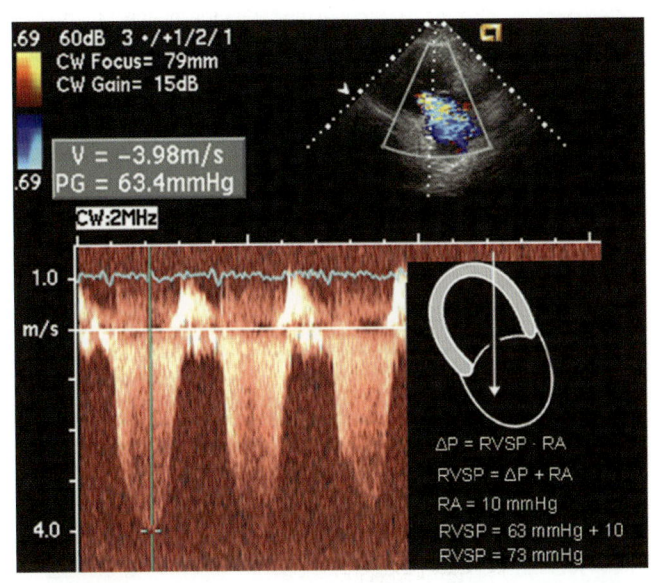

FIGURA 24.39 Cálculo da pressão sistólica ventricular direita a partir do jato de regurgitação tricúspide em um paciente com hipertensão arterial pulmonar. Este jato foi registrado a partir da incidência da via de entrada do ventrículo direito e revela uma $V_{máx}$ valvar tricúspide de aproximadamente 4,0 m/s, do qual pode ser calculada a pressão sistólica ventricular direita (RVSP) por meio da fórmula anotada no esquema superposto. Neste exemplo, a pressão atrial direita foi estimada como sendo de 10 mmHg com base no tamanho do átrio direito (RA), gravidade da regurgitação tricúspide e aspecto da veia cava inferior.

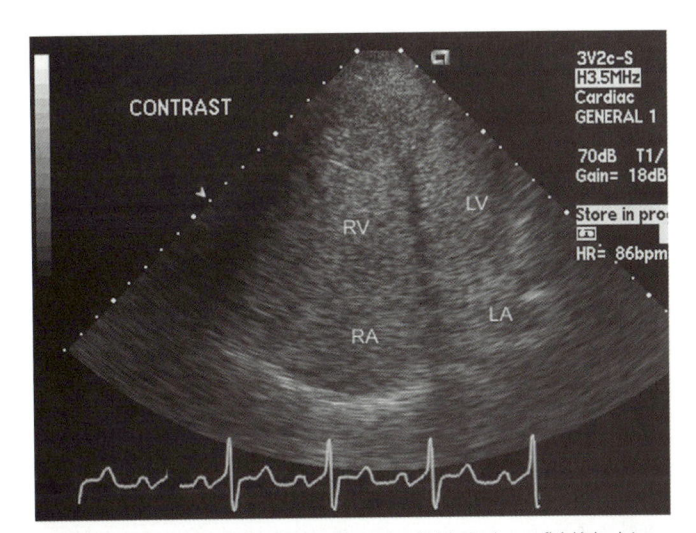

FIGURA 24.38 Incidência apical de quatro câmaras após injeção de soro fisiológico intravenoso em um paciente com hipertensão arterial pulmonar e um defeito septal atrial. Observe a opacificação por igual de todas as quatro câmaras, sugerindo um maior grau de derivação interatrial do que a vista na Figura 24.35. LA, átrio esquerdo; LV, ventrículo esquerdo; RA, átrio direito; RV, ventrículo direito. CONTRAST, contraste. ●

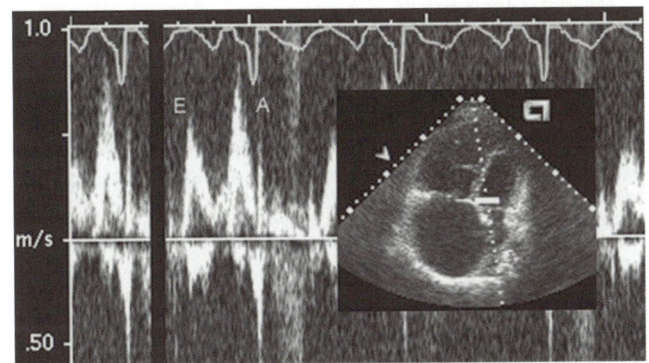

FIGURA 24.40 Registro com Doppler pulsado do fluxo de entrada mitral em uma paciente jovem com grave hipertensão pulmonar primária. Em um paciente dessa idade, sem doença ventricular esquerda ou hipertensão, antecipar-se-ia uma relação E/A > 1,2. Observe a relação E/A invertida nesta paciente com grave hipertensão pulmonar primária presumivelmente relacionada com redução do enchimento ventricular esquerdo.

Nesses casos, a reavaliação da pressão durante exercício (bicicleta supina) pode desmascarar hipertensão pulmonar significativa induzida pelo exercício (Figura 24.41).

Há vários aspectos ecocardiográficos em pacientes com hipertensão pulmonar que acarretam um prognóstico pior. Estes incluem aumento atrial direito acentuado, derrame pericárdico e graus maiores de compressão ventricular esquerda pelo ventrículo direito. O derrame pericárdico tipicamente não resulta em comprometimento hemodinâmico, mas é simplesmente uma manifestação de uma elevação mais acentuada das pressões cardíacas direitas. Os pacientes que têm reversão acentuada da curvatura septal com um ventrículo esquerdo pequeno semelhante a uma fenda também são mais propensos a desenvolver hipotensão significativa, e às vezes fatal, se fizerem uso de vasodilatadores.

Parâmetros adicionais foram empregados para quantificar a função sistólica ventricular direita. Eles incluem o cálculo do índice de desempenho miocárdico ventricular direito que é feito da mesma maneira que para o do ventrículo esquerdo, conforme discutido no Capítulo 8. Uma outra medida da função ventricular direita é a excursão sistólica tricúspide no plano do anel (Figura 24.42) quantificada pela interrogação do anel tricúspide em modo M. A excursão anular reduzida é um marcador de função ventricular direita comprometida e está associada a pior prognóstico em pacientes com hipertensão pulmonar.

Várias terapias efetivas foram desenvolvidas para tratamento da hipertensão pulmonar. A ecocardiografia seriada, com interrogação com Doppler da velocidade de regurgitação tricúspide, pode ser usada para acompanhar a resposta à terapia (Figura 24.43) ao monitorar não só a velocidade do jato da regurgitação tricúspide (quanto à pressão sistólica ventricular direita) como também os graus em que o enchimento e a função ventriculares esquerdos estão comprometidos.

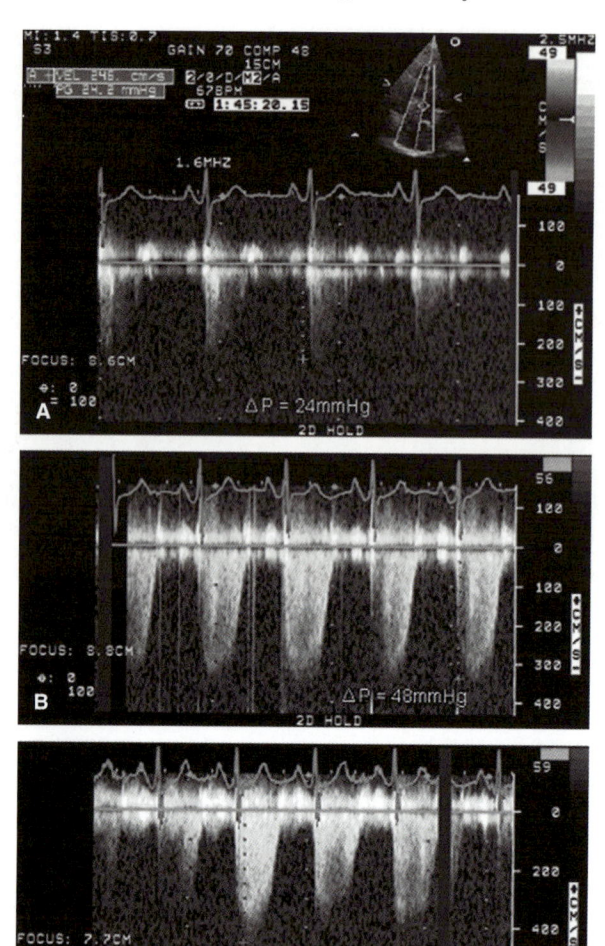

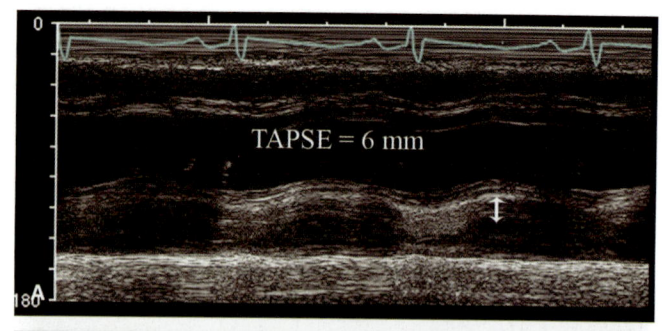

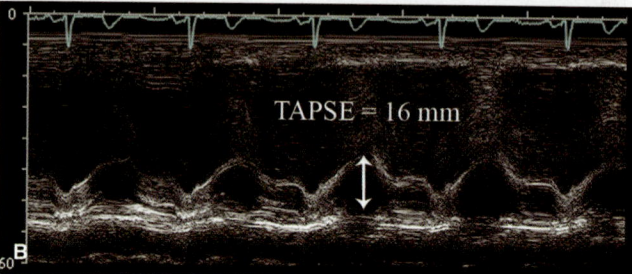

FIGURA 24.42 Ilustração de excursão sistólica tricúspide no plano do anel (TAPSE). **A:** Registrada em um paciente com hipertensão pulmonar grave de longa data e disfunção sistólica ventricular direita. Observe a TAPSE reduzida de 6 mm. **B:** Registrada em um indivíduo normal saudável no qual a TAPSE é medida como sendo 16 mm.

FIGURA 24.41 Imagem com Doppler de onda contínua do jato de regurgitação tricúspide pela incidência apical em um paciente com dispneia limitante, mas sem evidência de hipertensão arterial pulmonar significativa em repouso. **A:** Imagem obtida em repouso revela $V_{máx}$ da valva tricúspide de aproximadamente 2,5 m/s, correspondendo a um gradiente de 24 mmHg entre o ventrículo direito e o átrio direito. Este estaria nos níveis superiores do normal. **B:** Registrada a 50 W de exercício em uma bicicleta supina quando a densidade espectral aumentou sugerindo agravamento da regurgitação tricúspide, e o gradiente valvar tricúspide aumentou para 48 mmHg. **C:** Esta imagem obtida a 75 W de exercício mostra um maior aumento da densidade espectral e aumento do gradiente VD-AD para 70 mmHg, sugerindo hipertensão pulmonar significativa induzida pelo exercício.

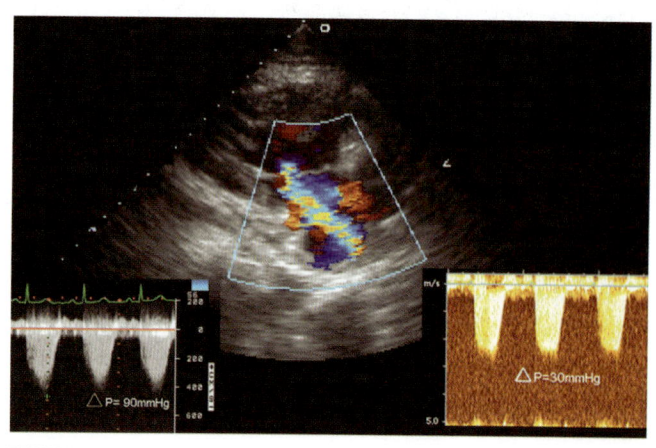

FIGURA 24.43 Incidência da via de entrada ventricular direita em um paciente com hipertensão pulmonar primária grave. Observe a discreta regurgitação tricúspide. O sinal de Doppler na esquerda inferior foi registrado na linha basal e revela um gradiente de pressão da regurgitação tricúspide de 90 mmHg. O sinal na direita inferior foi obtido depois de 6 meses de terapia e revela uma redução dramática no gradiente da regurgitação tricúspide para 30 mmHg.

⬤⬤ | Outras Doenças

Sarcoidose

A sarcoidose é uma doença multissistêmica inflamatória de etiologia desconhecida. Histologicamente, a marca da doença são granulomas não caseosos em vários órgãos. Os locais predominantes de envolvimento são os pulmões e sistema linfático. O coração é acometido em até 40% dos casos avançados. O envolvimento cardíaco pode incluir o pericárdio, sistema de condução ou miocárdio e resultar em infiltrados microscópicos difusos ou nódulos maiores dentro do miocárdio. O envolvimento predomina na parede posterior basal e septo e não é incomum a presença de regurgitação mitral. Anormalidades focais da movimentação parietal superficialmente podem mimetizar aquelas da doença isquêmica, mas são muitas vezes em um local não compatível com anatomia coronária usual (Figura 24.44). Às vezes, os pacientes com sarcoidose disseminada apresentam disfunção ventricular esquerda global e arritmias ventriculares malignas, mimetizando miocardiopatia dilatada. A terapia para sarcoidose cardíaca inclui altas doses de corticoides e pode resultar na melhora da fun-

ção sistólica global. Não há achados ecocardiográficos específicos para sarcoidose cardíaca, e outras modalidades de aquisição de imagens, como ressonância magnética cardíaca contrastada, têm um valioso papel diagnóstico.

Hemocromatose

A hemocromatose acomete o coração na maioria dos casos avançados e resulta em um padrão infiltrativo, semelhante ao visto na amiloidose, ou mais comumente em uma miocardiopatia dilatada indistinguível da miocardiopatia por outras etiologias. O diagnóstico deve ser suspeitado em pacientes com outras manifestações de hemocromatose, como diabetes e coloração anormal da pele que simultaneamente apresentam miocardiopatia dilatada. A Figura 24.45 foi registrada em um paciente submetido a transplante cardíaco para miocardiopatia dilatada em estágio final decorrente de hemocromatose e subsequentemente desenvolveu

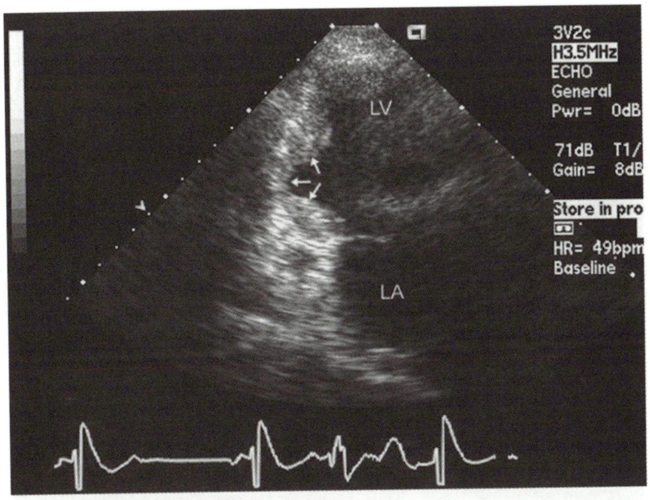

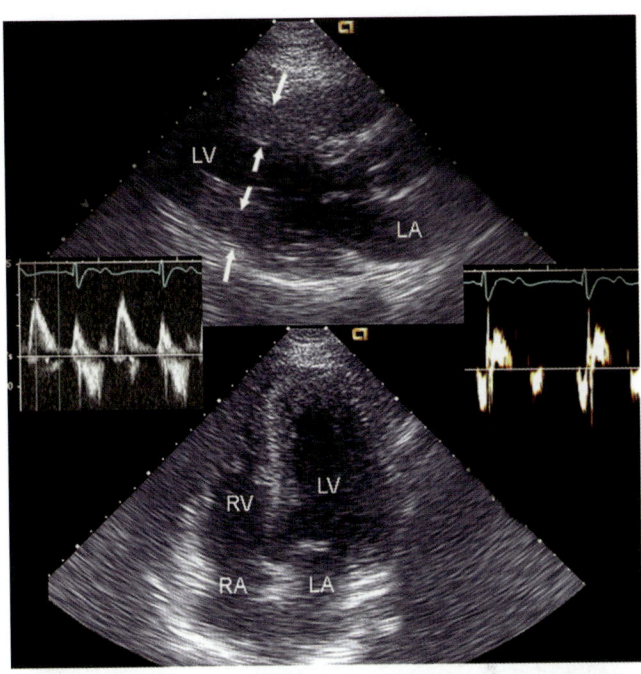

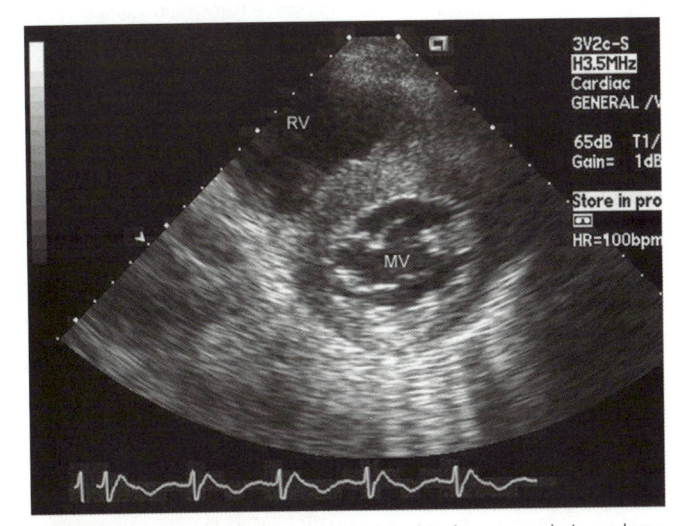

FIGURA 24.44 Incidência apical de duas câmaras em um paciente com sarcoidose cardíaca documentada. Observe o nítido aneurisma no terço proximal da parede inferior. O local nítido na porção média da parede seria incompatível com doença arterial coronária. LA, átrio esquerdo; LV, ventrículo esquerdo.

FIGURA 24.46 Incidência apical de quatro câmaras registrada em um paciente com doença de Fabry e nenhuma evidência de hipertensão ou história familiar de miocardiopatia hipertrófica. Observe a hipertrofia patológica do ventrículo esquerdo mais predominante nos segmentos distal e apical e evidência de disfunção diastólica grau 2. LA, átrio esquerdo; LV, ventrículo esquerdo; RA, átrio direito; RV, ventrículo direito.

FIGURA 24.45 Incidência paraesternal de eixo curto registrada em um paciente com hemocromatose cardíaca documentada. Observe o aumento da espessura parietal e a textura miocárdica anormal com modesta redução da função sistólica. MV, valva mitral; RV, ventrículo direito.

hemocromatose, comprovada por biopsia, no coração transplantado. Observe as paredes ventriculares espessadas com textura miocárdica anormal.

Distrofia Muscular/Doença de Armazenamento do Glicogênio

Várias das distrofias musculares, bem como a ataxia de Friedreich, podem ter envolvimento cardíaco. O acometimento cardíaco pode mimetizar a miocardiopatia hipertrófica ou dilatada e pode haver uma variação regional maior na disfunção ventricular esquerda do que a miocardiopatia típica. A anormalidade clássica na ataxia de Friedreich é uma anormalidade na movimentação da parede posterior. A análise detalhada do desempenho miocárdico com imagens da tensão ou ritmo de tensão é promissora no diagnóstico de doença pré-clínica; entretanto, os achados são inespecíficos e têm de ser interpretados em conjunto com os dados clínicos.

Além da distrofia muscular, vários outros distúrbios metabólicos hereditários podem estar associados a doença cardiovascular. A doença de Fabry tem se associado a anormalidades ecocardiográficas que mimetizam miocardiopatia hipertrófica. A Figura 24.46 foi registrada em um paciente com a doença de Fabry e nenhuma história de hipertensão ou miocardiopatia hipertrófica. O ecocardiograma revela hipertrofia significativa, predominantemente nos segmentos apical e distal, que mimetiza uma variante apical de miocardiopatia hipertrófica, bem como evidência de disfunção diastólica.

Hipereosinofilia

A hipereosinofilia decorrente de leucemia eosinofílica, hipereosinofilia tropical ou eosinofilia idiopática resulta em anormalidades ecocardiográficas características. A anormalidade clássica é obliteração do ápice ventricular direito ou esquerdo por trombo laminar (Figura 24.47). Patologicamente, o trombo é composto por tecido inflamatório, trombo e infiltrados eosinofílicos. Ele provoca uma redução de tamanho do ventrículo e maior rigidez, resultando em um quadro de miocardiopatia restritiva. A cardiopatia hipereosinofílica também pode envolver a parede posterior do ventrículo esquerdo e aparelho posterior mitral e acarretar regurgitação mitral.

Síndrome Carcinoide

Os tumores carcinoides liberam metabólitos ativos de serotonina e triptofano que têm efeitos tóxicos sobre o endotélio cardíaco (síndrome carcinoide). Esses metabólitos são desativados no pulmão, e, assim, o envolvimento do lado esquerdo é menos comum, a não ser que haja metástases pulmonares concomitantes ou uma derivação da direita para a esquerda. A anormalidade clássica na síndrome carcinoide é espessamento difuso e imobilidade da valva tricúspide e menos comumente da valva pulmonar (Figura 24.48). Isto acarreta uma combinação de estenose e regurgitação. Nos casos avançados, toda a extensão do folheto da valva tri-

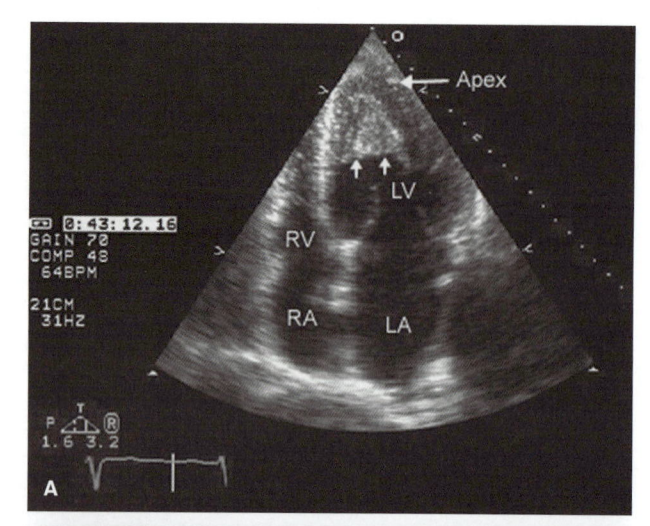

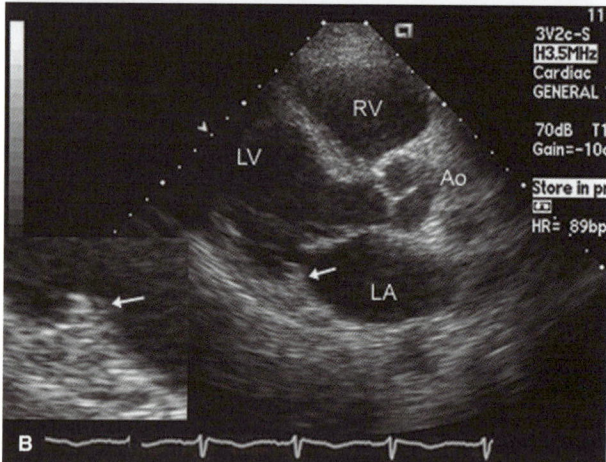

FIGURA 24.47 Incidência apical de quatro câmaras **(A)** registrada em um paciente com síndrome hipereosinofílica e obliteração do ápice (Apex) ventricular esquerdo. Observe a textura anormal da massa que homogeneamente preenche o ápice ventricular esquerdo e sua nítida margem com a cavidade contendo sangue (*setas*). **B:** Incidência paraesternal de eixo longo mostra envolvimento da valva mitral posterior que se encontra acentuadamente espessada e retesada pela parede. O detalhe é uma incidência ampliada do folheto posterior da valva mitral. Ao, aorta; LA, átrio esquerdo; LV, ventrículo esquerdo; RA, átrio direito; RV, ventrículo direito. ⬤

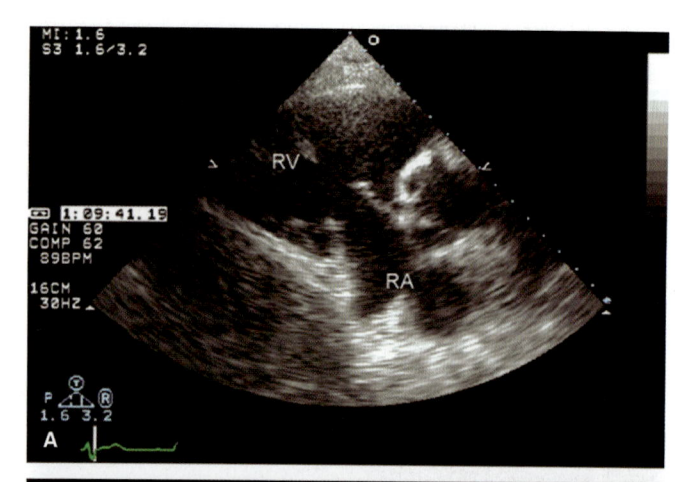

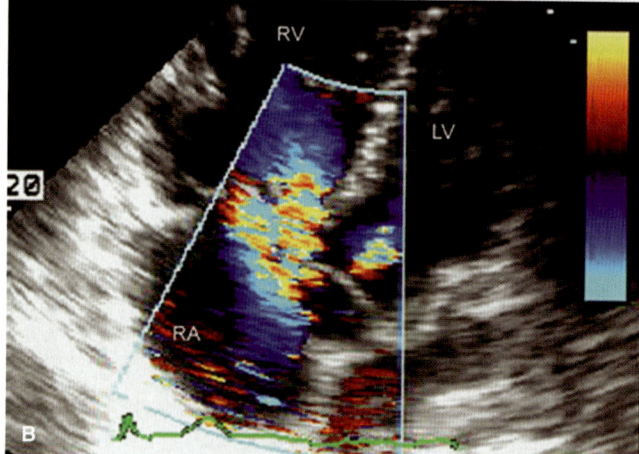

FIGURA 24.48 Incidência da via de entrada do ventrículo direito registrada em um paciente com síndrome carcinoide e envolvimento dos folhetos tricúspides. **A:** Observe o aspecto rígido da valva tricúspide que permanece na posição de quase totalmente aberta. Na imagem em tempo real, observe que a valva encontra-se espessada ao longo de toda sua extensão e deixa de coaptar em qualquer ponto durante a sístole. O Doppler colorido confirma regurgitação tricúspide grave decorrente da falha de coaptação dos folhetos na sístole **(B)**. LV, ventrículo esquerdo; RA, átrio direito; RV, ventrículo direito. ⬤

cúspide se torna espessado e rígido em contraposição ao aspecto mais abobadado da valvopatia tricúspide reumática. O envolvimento reumático pode ser diferenciado da síndrome carcinoide porque a vasta maioria de pacientes com valvopatia tricúspide reumática terá valvopatia mitral concomitante. Ver Capítulo 13, Valvas Tricúspide e Pulmonar, para mais detalhes.

Anemia Falciforme

A anemia falciforme (hemoglobina SS) pode estar associada a várias anormalidades cardiovasculares. Deve ser reconhecido que qualquer anemia grave crônica (inclusive talassemia) resulta em um estado de alto débito, que por sua vez pode levar à dilatação ventricular esquerda e, se grave e de longa duração, ao aparecimento de uma miocardiopatia dilatada. A anemia falciforme também pode estar associada a microinfarto e disfunção ventricular (Figura 24.49). Através de um mecanismo trombótico presumido similar, esses pacientes também podem desenvolver hipertensão pulmonar.

Vírus da Imunodeficiência Humana

A infecção pelo vírus da imunodeficiência humana ou síndrome de imunodeficiência adquirida tem sido associada a uma varie-

dade de manifestações cardiovasculares, nenhuma das quais específica para a síndrome. Pericardite, hipertensão pulmonar e miocardiopatia dilatada foram descritas. O mecanismo por meio do qual o vírus da imunodeficiência resulta nessas manifestações não é bem compreendido. Por causa de seu estado imunocomprometido, os pacientes são propensos a infecções, inclusive endocardite por organismos atípicos.

Valvopatia por Medicamento Dietético

No final dos anos 90, ficou claro que vários pacientes que tinham sido expostos a anorexígenos, especialmente a combinação de fenfluramina e fentermina, desenvolviam uma forma insólita de cardiopatia valvar. Anatomicamente, a lesão mais óbvia era na valva mitral. Em casos avançados, a valva mitral e suas cordoalhas pareciam envolvidas em uma matriz (Figura 24.50), similar à observada na síndrome carcinoide; entretanto, a valva tricúspide era poupada. A insuficiência aórtica era do mesmo modo observada; entretanto, o aspecto ecocardiográfico da valva aórtica era na maioria das vezes normal. Os relatos iniciais sugerindo uma incidência de valvopatia por agentes dietéticos de 16% a 40% estavam claramente errados. Pesquisas mais bem elaboradas demonstraram uma incidência entre 3% e 15%, com a lesão mais prevalente sendo insuficiência aórtica em vez de insuficiência mitral. Havia uma relação definitiva entre a duração da exposição a esses agentes e a prevalência da valvopatia. A maior parte dos estudos sugeriu que o envolvimento valvar era raro com menos de

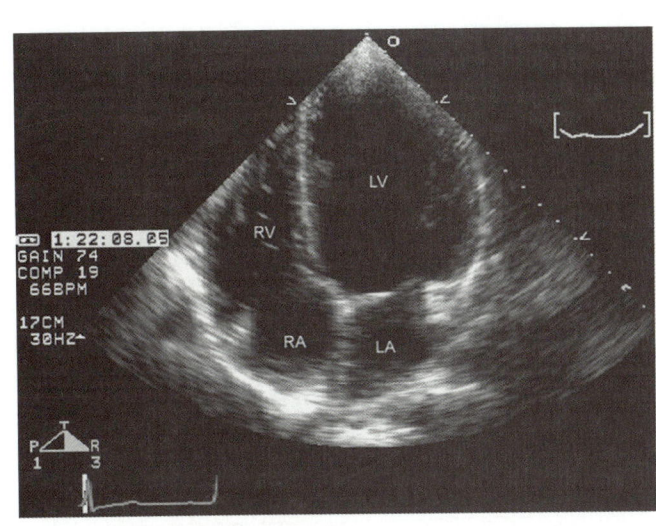

FIGURA 24.49 Incidência apical de quatro câmaras registrada em uma paciente com anemia falciforme (hemoglobina SS) e nível de hemoglobina crônico de aproximadamente 6 g/dℓ revelando hipocinesia global do ventrículo esquerdo. LA, átrio esquerdo; LV, ventrículo esquerdo; RA, átrio direito; RV, ventrículo direito.

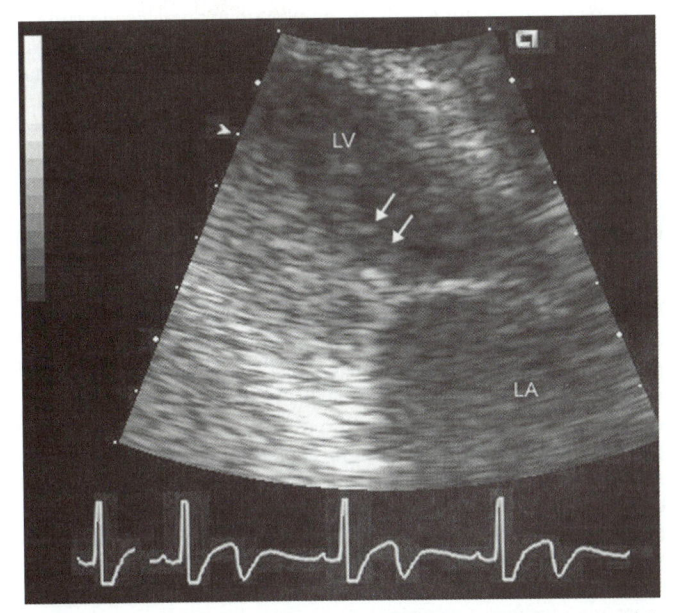

FIGURA 24.50 Incidência apical de eixo longo registrada em um paciente com exposição prévia a anorexígenos e espessamento difuso distal dos folhetos valvares mitrais e cordoalhas (*setas*). Este aspecto não é específico de exposição a agentes dietéticos e a relação à exposição ao agente somente é pressuposta e feita na ausência de qualquer outra potencial etiologia de espessamento de folheto. LA, átrio esquerdo; LV, ventrículo esquerdo.

6 meses de exposição ao agente e a maioria das lesões valvares era discreta. Não há achados ecocardiográficos universalmente aceitos específicos para essa síndrome. Vários estudos de acompanhamento sugerem que, em muitos pacientes, a gravidade da regurgitação valvar pode regredir com o passar do tempo e que é muito improvável que se agrave. Mais recentemente, uma síndrome similar de valvopatia foi relatada em pacientes após terapia com pergolida para doença de Parkinson.

Obesidade

A obesidade mórbida há muito tem sido associada a alterações cardiovasculares significativas. Tem sido muito difícil identificar a contribuição independente da obesidade para a cardiopatia por causa de uma alta prevalência de comorbidades como hipertensão e diabetes. A obesidade mórbida tem sido associada a um estado de alto débito, que nas suas formas extremas podem resultar em insuficiência cardíaca congestiva. A obesidade mais moderada tem sido associada a aumento discreto na massa e dimensão interna do ventrículo esquerdo; entretanto, depois da correção para o peso e/ou massa corporal magra, a relação é relativamente fraca. Imagens do ritmo de tensão têm documentado disfunção sistólica e diastólica sutil não detectável por aquisição rotineira de imagens em pacientes com obesidade significativa.

Apresentações Clínicas e Solução de Problemas

Como a ecocardiografia avalia todas as quatro câmaras cardíacas e todas as quatro valvas, ela é uma ferramenta extremamente valiosa na avaliação da vasta maioria de problemas cardíacos que surgem na prática da medicina. Há várias apresentações distintas clínicas para as quais a ecocardiografia tem o papel primordial no diagnóstico e na conduta e um impacto direto e relevante na conduta frente aos pacientes (Quadro 24.2). Para muitas dessas apresentações, a ecocardiografia tem recomendação de classe I como ferramenta primária de diagnóstico pelas respectivas diretrizes do American College of Cardiology/American Heart Association para a conduta frente àquela doença em particular.

Insuficiência Cardíaca Congestiva

A insuficiência cardíaca congestiva é um dos diagnósticos mais comuns encontrados na prática contemporânea. O substrato anatômico e fisiológico básico à insuficiência cardíaca congestiva é diverso e inclui cardiopatia valvar, cardiopatia isquêmica e doença miocárdica primária. Trinta a 50% dos pacientes que apresentam insuficiência cardíaca congestiva têm função sistólica preservada e insuficiência cardíaca com base na disfunção diastólica. Índices da função sistólica, como volumes diastólico e sistólico ventriculares esquerdos e fração de ejeção, podem ser determinados pela ecocardiografia e são úteis na estratificação de pacientes com disfunção sistólica predominante ou diástole predominante (Figuras 24.51 e 24.52). A ecocardiografia pode identificar o substrato anatômico básico na maioria dos pacientes que apresentam insuficiência cardíaca congestiva. A realização da ecocardiografia é considerada indicação de classe I nas diretrizes do American College of Cardiology/American Heart Association para a conduta frente a pacientes com insuficiência cardíaca congestiva nova ou recorrente. Na prática moderna, todos os pacientes que inicialmente apresentam insuficiência cardíaca congestiva, seja crônica ou aguda, devem ser submetidos à ecocardiografia para se determinar o substrato anatômico básico e avaliar a função tanto sistólica como diastólica. Estudos pilotos demonstraram que a ecocardiografia de rotina, com um "lembrete clínico" anexado pode alterar a conduta do médico em uma direção em linha com diretrizes atuais de terapia.

Com base nos achados ecocardiográficos, a insuficiência cardíaca pode ser estratificada em doenças que necessitam de conduta cirúrgica, como cardiopatia valvar, e aquelas que necessitam de tratamento clínico, como a miocardiopatia dilatada e disfunção diastólica. A avaliação completa de pacientes com insuficiência cardíaca congestiva tipicamente pode ser feita pela ecocardiografia transtorácica. A ecocardiografia de estresse pode ter um papel agregado na identificação de um substrato isquêmico e miocárdio viável em pacientes com disfunção sistólica crônica. Em pacientes com doença miocárdica primária, a ecocardiografia seriada pode ser usada para se avaliar a recuperação da função com terapia e fazer uma triagem quanto a complicações da insuficiência cardíaca.

Há vários aspectos ecocardiográficos a serem observados em pacientes com insuficiência cardíaca que têm relevância prognóstica (Quadro 24.5). Há uma relação inversa entre a função sistólica ventricular esquerda e desfecho clínico. Aspectos adicionais a

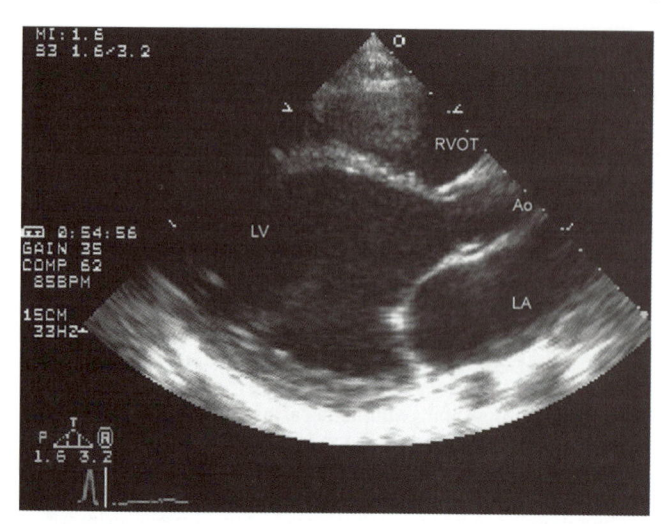

FIGURA 24.51 Incidência paraesternal de eixo longo registrada em um paciente de 30 anos de idade com uma miocardiopatia dilatada grave previamente não diagnosticada (presumivelmente familiar). Observe a dilatação acentuada do ventrículo esquerdo e geometria esférica com grave hipocinesia global e acentuada redução da função sistólica. Ao, aorta; LA, átrio esquerdo; LV, ventrículo esquerdo; RVOT, via de saída do ventrículo direito. ●

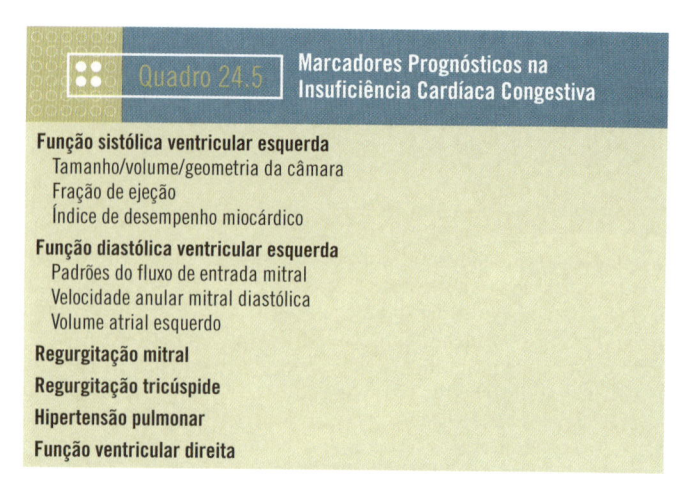

E/A menor que 1,0. No quadro de disfunção sistólica, a relação E/A exagerada representa enrijecimento patológico do ventrículo com elevação concomitante das pressões diastólicas ventriculares esquerdas. Isso geralmente implica uma combinação de sobrecarga de volume e disfunção diastólica. Dados recentes sugerem que o padrão intermediário de pseudonormalização confere um prognóstico similar. A avaliação do fluxo venoso pulmonar e imagem com Doppler tissular do anel mitral podem ajudar na identificação de pacientes com o padrão pseudonormal e daí um prognóstico adverso. Estudos mais recentes confirmaram o prognóstico adverso associado a disfunção diastólica avaliada pelo Doppler tissular para análise da velocidade do anel mitral. Além disso, está bem estabelecido o prognóstico adverso associado à dilatação atrial esquerda.

Avaliação de Dispneia

A dispneia é uma apresentação clínica comum com múltiplas etiologias incluindo distúrbios sistêmicos, pulmonares e cardiovasculares. Muitos pacientes têm dispneia por motivos multifatoriais, um exemplo clássico sendo cardiopatia com insuficiência cardíaca congestiva e doença pulmonar obstrutiva concomitante. A ecocardiografia poderia ser uma ferramenta diagnóstica inicial em pacientes com dispneia. Conforme se discutiu anteriormente na seção sobre insuficiência cardíaca congestiva, a ecocardiografia transtorácica tipicamente irá identificar qualquer contribuição cardíaca relevante à falta de ar do paciente e ajudar a dirigir a terapia cardíaca apropriada específica. De modo semelhante, quando um ecocardiograma normal é encontrado, a etiologia da dispneia tem menor chance de ser cardíaca e a atenção do médico deve apropriadamente se voltar para outras doenças clínicas. Não é incomum, em uma população adulta, encontrar pacientes nos quais a magnitude da dispneia parece exceder aquela que pode ser atribuída a uma doença cardiovascular identificável. Nestes casos, a reavaliação da hemodinâmica cardíaca incluindo pressão sistólica arterial pulmonar com ecocardiografia com exercício pode proporcionar informações diagnósticas valiosas.

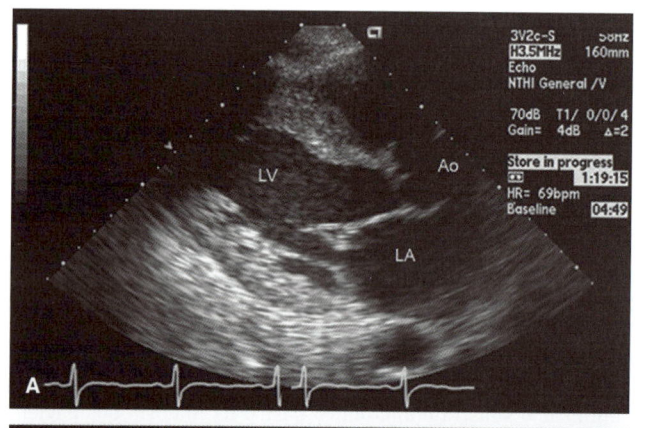

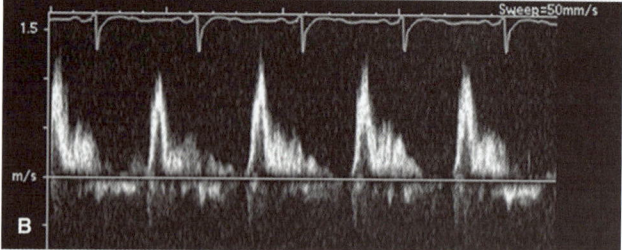

FIGURA 24.52 Incidência paraesternal de eixo longo registrada em um paciente com miocardiopatia restritiva idiopática. **A:** Observe a espessura parietal ventricular esquerda aumentada, crescimento atrial esquerdo e função sistólica ventricular esquerda levemente reduzida. **B:** Na imagem com Doppler espectral que acompanha, observe a relação E/A mitral elevada e tempo de desaceleração curto, sugerindo disfunção diastólica significativa (grau 3). Ao, aorta; LA, átrio esquerdo; LV, ventrículo esquerdo. ●

Embolia Pulmonar Aguda

A embolia pulmonar aguda ocorre tanto secundariamente a doenças clínicas importantes quanto em indivíduos saudáveis com um fator de risco precipitante como imobilização. Os sintomas clássicos de embolia pulmonar incluem dor torácica pleurítica aguda e falta de ar. Pacientes com embolia pulmonar secundária a uma outra doença importante muitas vezes têm apresentações atípicas ou podem não ser agudamente sintomáticos. O grau de comprometimento hemodinâmico tem relação direta com a carga embólica e varia desde eventos triviais e inconsequentes a instantaneamente fatais, como em êmbolos pulmonares grandes ou

serem observados em pacientes com insuficiência cardíaca congestiva incluem a presença de regurgitação mitral ou tricúspide concomitante, disfunção ventricular direita ou hipertensão pulmonar secundária, pois que cada uma acarreta pior prognóstico em pacientes com insuficiência cardíaca congestiva.

A avaliação das propriedades diastólicas do coração por meio da ecodopplercardiografia também proporciona informações prognósticas importantes. Pacientes com uma relação E/A alta e tempo de desaceleração curto (o assim chamado padrão restritivo) têm um prognóstico mais sombrio comparativamente com aqueles com um padrão de relaxamento retardado e uma relação múltiplos. Em pacientes com início agudo de dispneia, a ecocardiografia pode ajudar, mas um ecocardiograma normal não deve ser usado para excluir a presença de embolia pulmonar em um paciente cujos sintomas justificam, de outro modo, a avaliação dessa entidade.

Achados Ecocardiográficos

Os achados ecocardiográficos em uma embolia pulmonar estão diretamente relacionados com a magnitude do êmbolo. O grau em que tenha havido previamente uma doença cardiovascular também tem de ser incluído na análise. Na embolia pulmonar hemodinamicamente significativa, tipicamente ocorrem dilatação do coração direito e disfunção sistólica (Figura 24.53). Pressupondo um sistema cardiovascular normal previamente com pressões arteriais pulmonares normais, o ventrículo direito não está condicionado para gerar pressões acima de 60 a 70 mmHg. Portanto, ao se encontrarem pressões de 70 mmHg ou mais em uma embolia pulmonar suspeita, deve-se considerar o cenário de doença tromboembólica crônica agudizada ou uma embolia pulmonar superposta a uma hipertensão pulmonar previamente presente. Para um paciente com falta de ar aguda e dor torácica e com dilatação ventricular direita e regurgitação tricúspide e discreta elevação da pressão arterial pulmonar, um dos diagnósticos iniciais a ser considerado deve ser o de embolia pulmonar. A avaliação da função ventricular esquerda é obviamente crucial porque infarto inferior, complicado por infarto ventricular direito, pode ter aspecto ecocardiográfico semelhante, mas não seria de se esperar ser visto em conjunto com pressão arterial pulmonar elevada. Em muitos pacientes com êmbolos pulmonares pequenos, um grau discreto de dilatação ventricular direita e regurgitação tricúspide pode ser observado e resultar em anormalidades não específicas sutis da movimentação septal ventricular. Para êmbolos pulmonares pequenos, não é incomum se ver ecocardiograma comple-

tamente normal, assim um ecocardiograma normal não deve ser usado para excluir o diagnóstico de embolia pulmonar aguda. Dependendo do tamanho do êmbolo e magnitude da disfunção ventricular direita resultante, o débito cardíaco direito pode ser comprometido e reduzir o enchimento ventricular esquerdo. Isto pode acarretar uma relação E/A do enchimento mitral reduzida, mas obviamente que se trata de um achado não inespecífico.

Às vezes, pode-se visibilizar diretamente um êmbolo pulmonar em uma artéria pulmonar proximal (Figura 24.54). Isto é mais bem alcançado pela ecocardiografia transesofágica (Figura 24.55), que em geral não é realizada para a avaliação rotineira de uma suspeita de embolia pulmonar. Às vezes, pode-se identificar tromboembolia em trânsito, o que representa um trombo grande, tipicamente proveniente de uma estrutura venosa profunda nas extremidades inferiores que se prendeu no aparelho valvar tricúspide. Este trombo assume um aspecto serpiginoso e altamente móvel na ecocardiografia e parece rodar sobre si mesmo. As Figuras 24.56 e 24.57 foram registradas em pacientes com tromboembolia em trânsito. Observe na Figura 24.57 que uma porção do trombo se projetou através de um forame oval pérvio para o interior do átrio esquerdo, daí colocando o paciente em risco de embolia sistêmica paradoxal. O tratamento da tromboembolia em trânsito permanece um tanto controvertido, com a maioria das autoridades argumentando a favor da remoção cirúrgica imediata do trombo em candidatos apropriados e outras recomendando terapia lítica ou heparinização agressiva. A detecção de tromboembolia em trânsito representa um subconjunto de pacientes de alto risco com mortalidade excedendo a 75%, se não tratados.

Em pacientes com suspeita de embolia pulmonar, deve-se dar atenção à curvatura do septo interatrial. Se houver aumento da pressão cardíaca direita, muitas vezes o septo interatrial fará um arqueamento persistente da direita para a esquerda em vez de ter a variação fásica em ambas as direções (Figura 24.58). A ecocardiografia com contraste salino pode ser empregada como parte da avaliação em uma suspeita de embolia pulmonar. A detecção de uma derivação da direita para a esquerda atribuível a um forame oval pérvio constitui evidência circunstancial de que as pressões cardíacas direitas estão elevadas. Vários achados ecocardiográficos têm sido associados ao agravamento do prognóstico em pacientes com embolia pulmonar aguda e foram sugeridos como uma indicação de terapia agressiva com líticos. Eles

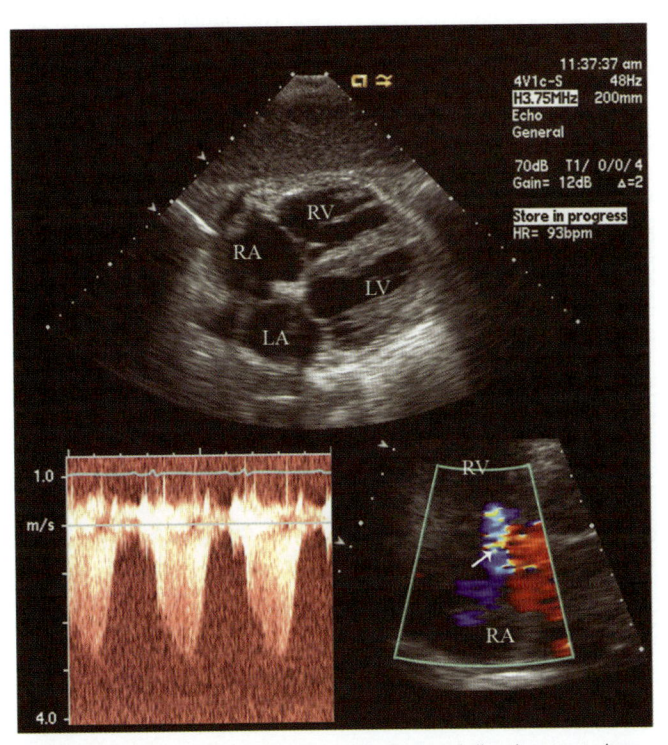

FIGURA 24.53 Imagem subcostal obtida de um paciente com embolia pulmonar grande aguda. Observe a dilatação do ventrículo direito e, na imagem em tempo real, hipocinesia dos dois terços proximais da parede ventricular direita. A imagem na direita inferior foi registrada de uma incidência apical de quatro câmaras e revela regurgitação tricúspide discreta com uma velocidade máxima de 3 m/s compatível com uma pressão sistólica ventricular direita estimada de 46 mmHg (presumindo uma pressão atrial direita de 10 mmHg). LA, átrio esquerdo; LV, ventrículo esquerdo; RA, átrio direito; RV, ventrículo direito.

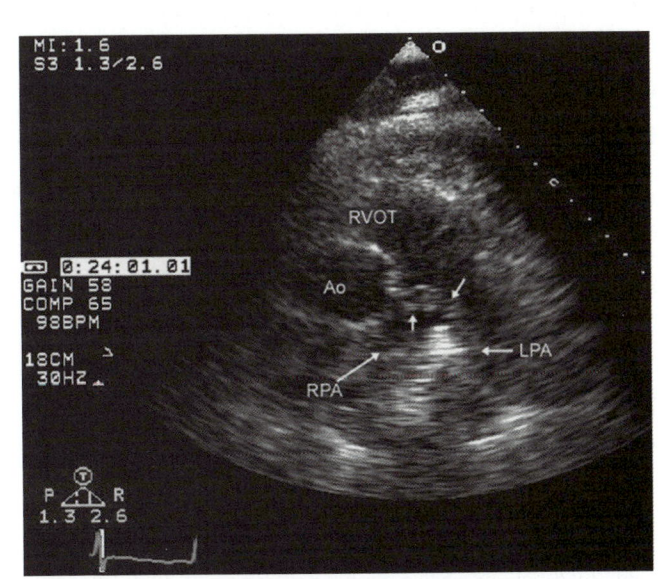

FIGURA 24.54 Incidência paraesternal de eixo curto registrada em um paciente com embolia pulmonar aguda. Observe a massa tubular na bifurcação da artéria pulmonar (*setas pequenas*). Na imagem em tempo real, observe a natureza móvel da massa, que tem o aspecto clássico de êmbolo em "sela". Ao, aorta; LPA, artéria pulmonar esquerda; RPA, artéria pulmonar direita; RVOT, via de saída ventricular direita.

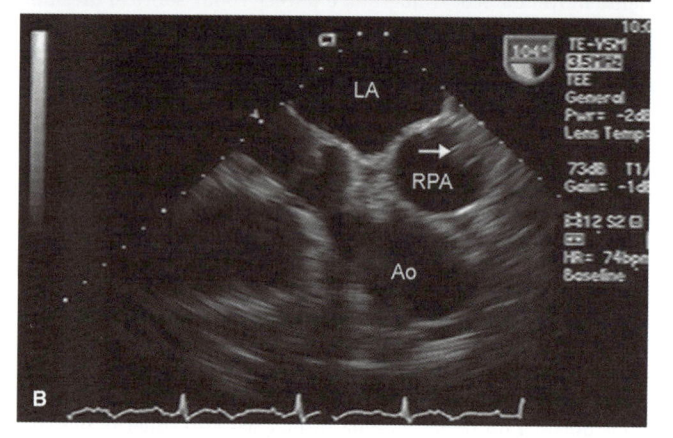

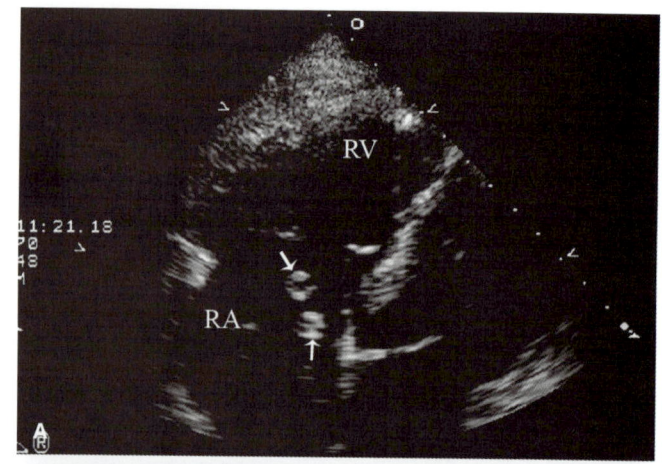

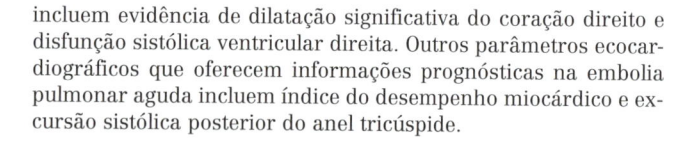

FIGURA 24.55 Ecocardiograma transesofágico registrado em pacientes com êmbolos pulmonares agudos. **A:** Observe a massa (*seta*) ocluindo uma porção significativa da artéria pulmonar direita (RPA) proximal compatível com uma grande embolia pulmonar. **B:** Registrado em um paciente com um êmbolo menor visível como uma densidade circular (*seta*) na RPA. Ao, aorta; LA, átrio esquerdo; SVC, veia cava superior.

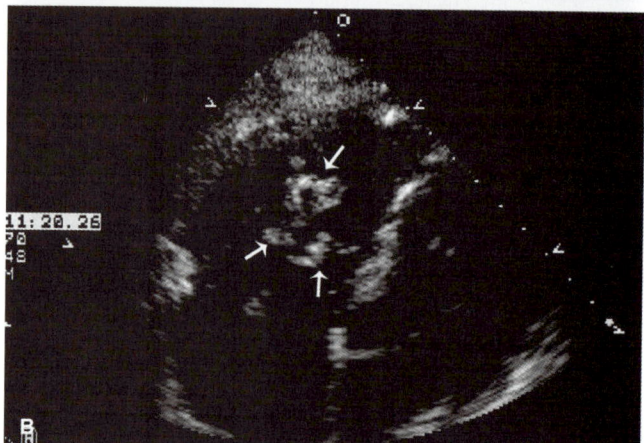

FIGURA 24.56 Incidência apical de quatro câmaras registrada em um paciente com dispneia aguda decorrente de êmbolos pulmonares. **A:** Registrada na sístole e **(B)** na diástole. Em ambos os casos, observe a massa serpiginosa altamente móvel (mais bem demonstrada na imagem em tempo real) presente no átrio na sístole, mas atravessando a valva tricúspide para o interior do ventrículo direito na diástole. RA, átrio direito; RV, ventrículo direito.

incluem evidência de dilatação significativa do coração direito e disfunção sistólica ventricular direita. Outros parâmetros ecocardiográficos que oferecem informações prognósticas na embolia pulmonar aguda incluem índice do desempenho miocárdico e excursão sistólica posterior do anel tricúspide.

Fibrilação Atrial

A fibrilação atrial está presente em 6% a 10% dos pacientes com mais de 70 anos de idade. Ela pode ocorrer na presença de coração estruturalmente normal (fibrilação atrial isolada) ou mais comumente em associação com doença cardiovascular básica. Há várias doenças cardiovasculares clássicas associadas à fibrilação atrial, mais notadamente estenose mitral reumática. Com base em critérios clínicos e ecocardiográficos, os pacientes com fibrilação atrial são classificados em tendo fibrilação atrial valvar ou não valvar. A ecocardiografia deve ser realizada em todos os pacientes com fibrilação atrial. A detecção de um coração estruturalmente normal identifica um subconjunto de pacientes mais propensos a terem conversão espontânea a ritmo sinusal e, quando combinada a uma idade relativamente jovem e ausência de fatores de risco clínicos, identifica um subconjunto com risco relativamente baixo de complicações embólicas. Por outro lado, a detecção de miocardiopatia ou estenose mitral previamente não suspeitada implica menor probabilidade de restauração espontânea a ritmo sinusal e uma maior probabilidade de complicações cardioembólicas. Diretrizes para anticoagulação a longo prazo em pacientes com fibrilação atrial crônica são baseadas

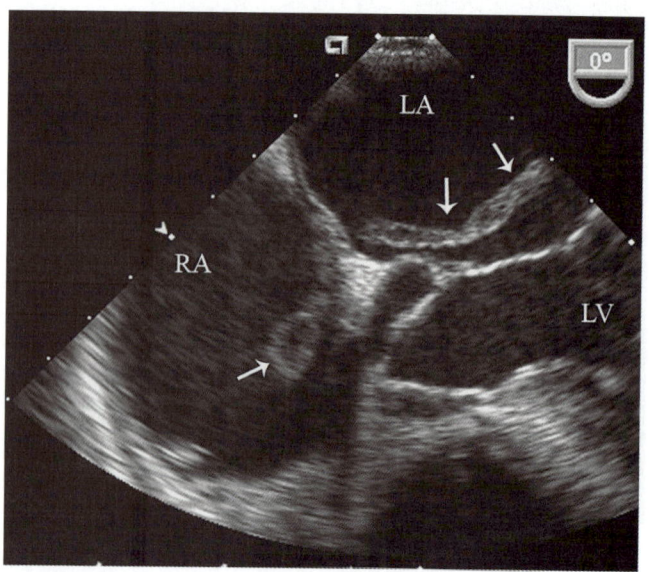

FIGURA 24.57 Ecocardiograma transesofágico registrado em um paciente com êmbolo pulmonar documentado e um evento neurológico. Observe a ecodensidade tubular representando um trombo de via profunda em trânsito e que parcialmente atravessou um forame oval pérvio e está simultaneamente presente nos átrios direito e esquerdo. LA, átrio esquerdo; LV, ventrículo esquerdo; RA, átrio direito.

em grande parte na idade do paciente, hipertensão, diabetes e insuficiência cardíaca concomitantes e evidência de cardiopatia estrutural subjacente, que podem ser facilmente avaliados pela ecocardiografia transtorácica.

Os sintomas de fibrilação atrial são altamente variáveis e podem estar relacionados estritamente com a sensação de palpitações com uma frequência cardíaca rápida e irregular. Mais preocupante é o desenvolvimento de intolerância ao exercício e dispneia, que podem estar relacionados com insuficiência cardíaca congestiva, ligada ao desmascaramento de doença preexistente ou desenvolvimento de uma miocardiopatia relacionada com a frequência. O último fenômeno é bastante conhecido por ocorrer em pacientes com fibrilação atrial e resposta ventricular não controlada. Nesta situação, os pacientes podem apresentar padrão ecocardiográfico compatível com miocardiopatia dilatada (Figura 24.59). Presumindo a duração da fibrilação atrial não controlada como curta, a dilatação de câmara tipicamente é menos marcante do que na disfunção sistólica. Há uma grande probabilidade de recuperação da função, a não ser que haja miocardiopatia básica concomitante.

Provavelmente a complicação mais preocupante da fibrilação atrial é a tromboembolia, incluindo acidente vascular cerebral, que, antes do advento das estratégias modernas de anticoagulação, causava morbidade e mortalidade substanciais em pacientes com fibrilação atrial crônica. Em pacientes com fibrilação atrial, deve ser feita a distinção entre aqueles com fibrilação atrial valvar e não valvar. O risco de complicações tromboembólicas é maior e as estratégias de manuseio são distintamente diferentes para aqueles com fibrilação atrial valvar *versus* não valvar. Essa distinção obviamente pode ser feita com base no ecocardiograma.

A tromboembolia ocorre em pacientes com fibrilação atrial por causa da estase de sangue no átrio esquerdo acarretando a formação de trombo (Figuras 24.60 e 24.61). Mais de 90% dos trombos que se formam na presença de fibrilação atrial estarão localizados no apêndice atrial esquerdo. A prevalência de trombo varia de 6% a 30% em pacientes com fibrilação atrial. A probabilidade de se encontrar trombo tem relação com a cardiopatia básica e duração da fibrilação atrial, o que explica a ampla faixa de prevalência. Deve ser ressaltado que a detecção de uma "fumaça" densa ou contraste espontâneo (Figura 24.62) no átrio esquerdo ou apêndice atrial esquerdo pode estar associada a um risco similar de eventos tromboembólicos.

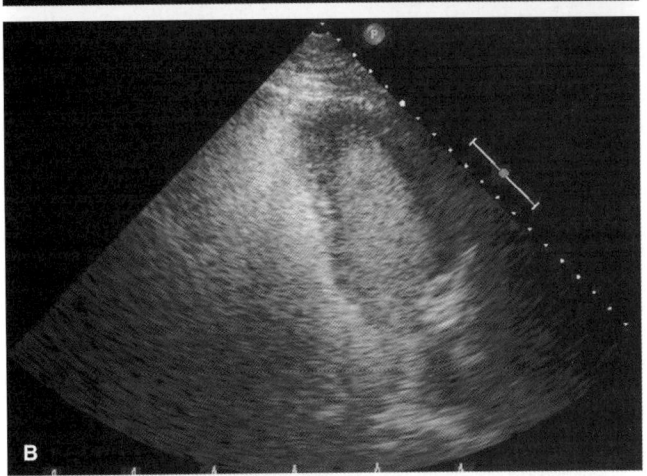

FIGURA 24.58 Incidência apical de quatro câmaras em um paciente com êmbolo pulmonar documentado. **A:** Observe a dilatação do átrio direito e ventrículo direito. Observe também o nítido arqueamento do septo atrial da direita para a esquerda implicando hipertensão atrial direita. **B:** Observe a acentuada derivação de sangue da direita para a esquerda demonstrada com contraste intravenoso com soro fisiológico. LA, átrio esquerdo; LV, ventrículo esquerdo; RA, átrio direito; RV, ventrículo direito.

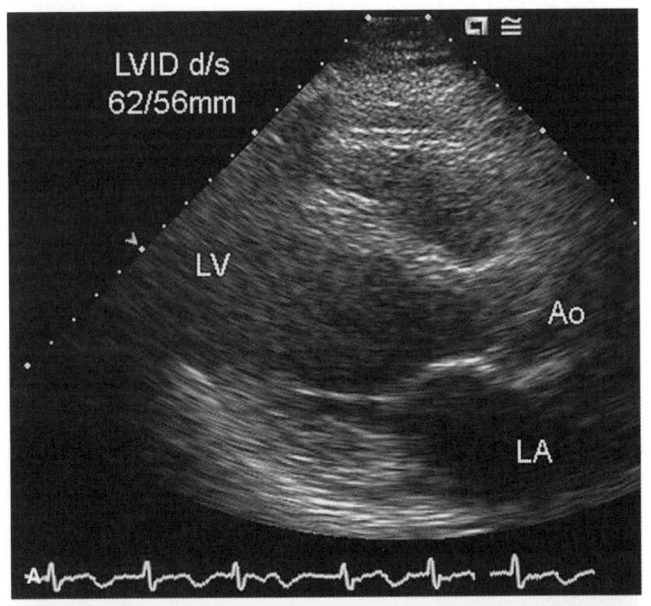

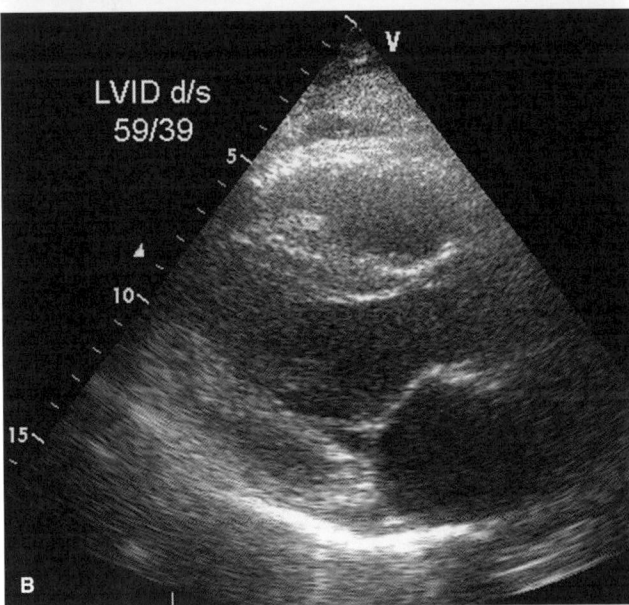

FIGURA 24.59 Incidência paraesternal de eixo longo registrada em um paciente com fibrilação atrial e resposta ventricular rápida e disfunção ventricular esquerda. Ambas as imagens foram registradas na telessístole. **A:** Observe a dilatação da câmara e hipocinesia global (ver imagem em tempo real). **B:** Registrada 3 meses depois da restauração do ritmo sinusal normal. Observe a recuperação quase que completa da função sistólica. As dimensões internas do ventrículo esquerdo na diástole e na sístole (LVID$_{d/s}$) são apresentadas. Ao, aorta; LA, átrio esquerdo; LV, ventrículo esquerdo.

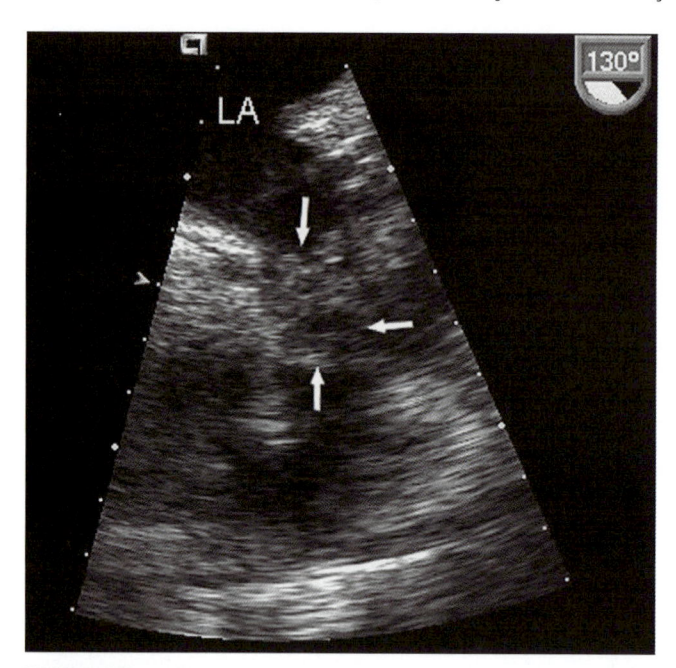

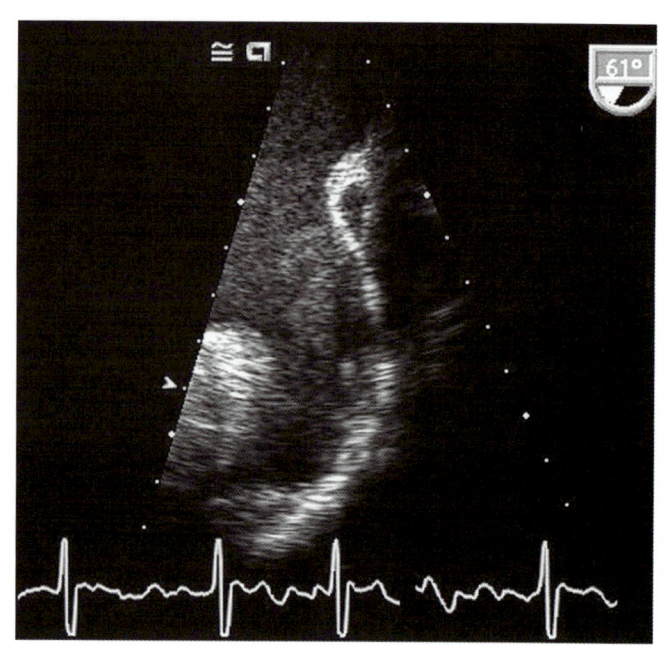

FIGURA 24.60 Ecocardiograma transesofágico do apêndice atrial esquerdo em um paciente com fibrilação atrial. Observe a ecodensidade irregular no apêndice (*setas*). Na imagem em tempo real, observe o contraste de eco espontâneo ou "fumaça" surgindo da boca do apêndice atrial esquerdo, bem como componentes menores móveis do trombo. LA, átrio esquerdo.

FIGURA 24.62 Incidência ampliada do apêndice atrial esquerdo em um paciente com fibrilação atrial. Neste exemplo, não há trombo nítido, mas ecos vagos em redemoinho semelhantes a fumaça, sugerindo sangue estagnado.

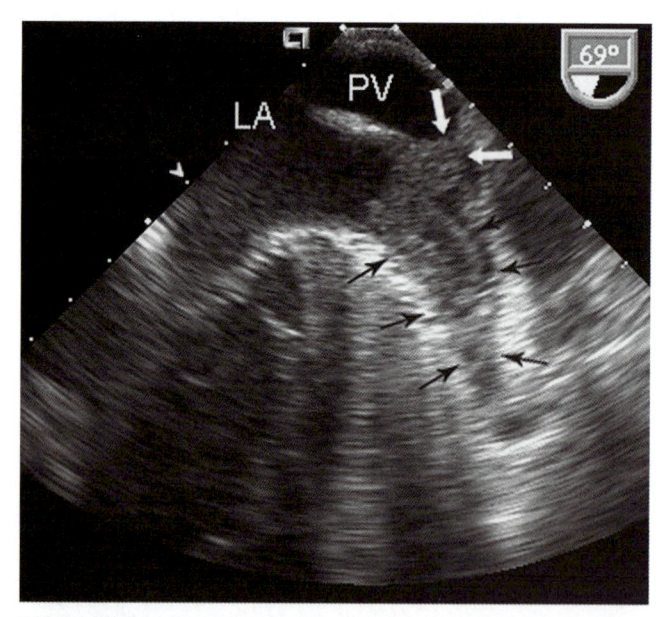

FIGURA 24.61 Ecocardiograma transesofágico registrado em um paciente com fibrilação atrial paroxística e um evento neurológico. As *setas pretas pequenas* mostram a borda mais externa do apêndice atrial esquerdo que está completamente preenchido por um trombo, inclusive um componente menor se projetando para dentro de um lobo lateral (*setas brancas*). LA, átrio esquerdo; PV, veia pulmonar.

Tanto o trombo como a estase estão diretamente relacionados com a integridade do transporte atrial, e podem ser avaliados por vários parâmetros ecocardiográficos. O mais simples é avaliar as velocidades de entrada e saída de sangue do apêndice atrial esquerdo, colocando-se um volume-amostra de Doppler pulsado na saída do apêndice atrial (Figura 24.63). Em pacientes com fibrilação atrial, há uma grande variabilidade nas velocidades de entrada e saída. Muitos pacientes com fibrilação atrial, especialmente se não houver nenhuma miocardiopatia ou outra cardiopatia estrutural significativa, têm velocidades de saída equivalentes às

observadas em pacientes em ritmo sinusal. Há evidência indireta de que preservação das velocidades de saída protege contra estase e formação de coágulo. Por outro lado, outros pacientes com fibrilação atrial podem ter velocidades patologicamente baixas (painéis inferiores na Figura 24.63), um achado que tem sido correlacionado com uma maior probabilidade de contraste de eco espontâneo e formação de trombo. Outros métodos para se avaliar o transporte no apêndice atrial incluem imagem com Doppler tissular do apêndice, bem como planimetria da área do apêndice para cálculo da "fração de ejeção".

Muitos clínicos acreditam que a restauração do ritmo sinusal é benéfica, e daí os pacientes com fibrilação atrial muitas vezes são encaminhados para cardioversão elétrica ou química. Considerável pesquisa tem focalizado o papel potencial da ecocardiografia transesofágica na orientação da conduta frente a pacientes com fibrilação atrial. A terapia convencional envolve 3 a 4 semanas de anticoagulação oral antes da cardioversão seguida por 3 a 6 meses de varfarina depois da restauração do ritmo sinusal. A instituição de 3 a 4 semanas de varfarina antes da cardioversão reduz a probabilidade de tromboembolia de 4% a 6% para 0% a 1,6%. Foi postulado que, na ausência de evidência ecocardiográfica de trombo atrial esquerdo, a cardioversão eletiva pode prosseguir com um baixo risco embólico (desde que os pacientes estejam adequadamente anticoagulados quando do procedimento e a anticoagulação mantida por várias semanas depois). Esta estratégia abrevia a duração da fibrilação atrial e presumivelmente promove recuperação mais rápida da função mecânica atrial (ou seja, reduz o atordoamento do apêndice atrial esquerdo). Se a taxa de embolia for comparada com a redução de risco proporcionada por 3 a 4 semanas de anticoagulação pré-cardioversão, a estratégia orientada pela ecocardiografia é bastante atraente. Por outro lado, se um trombo estiver presente, a estratégia convencional poderia ser seguida.

No estudo Assessment of Cardioversion Using Transesophageal Echocardiography (ACUTE), pacientes foram distribuídos aleatoriamente para ecocardiografia transesofágica ou terapia convencional. Os pacientes submetidos à ecocardiografia transesofágica foram anticoagulados e cardiovertidos dentro de 24 h (na ausência de trombo) ou, na presença de um trombo, a anticoagulação era continuada por 3 semanas antes de nova ecocardiografia transesofágica.

A terapia convencional consistia em 3 a 4 semanas de anticoagulação antes da cardioversão. O estudo ACUTE demonstrou uma taxa semelhante de eventos embólicos nos dois grupos (0,8% no grupo da ecocardiografia transesofágica e 0,5% no grupo da terapia convencional). Eventos hemorrágicos (na maioria, de pequenas proporções) aconteceram entre os pacientes cuja conduta foi orientada pela ecocardiografia. O grupo orientado pela ecocardiografia também teve uma taxa de sucesso inicial mais alta de restauração a ritmo sinusal; entretanto, a taxa em que o ritmo sinusal foi mantido em 8 semanas foi similar nos dois grupos. Ambas as abordagens parecem clinicamente razoáveis e os custos em geral quase equivalentes. A decisão quanto a qual estratégia empregar está clinicamente baseada e muitas vezes relacionada com a necessidade de se restaurar o ritmo sinusal rapidamente e/ou o risco percebido de anticoagulação adicional de 3 a 4 semanas pré-cardioversão. Para qualquer uma das abordagens, a anticoagulação pós-cardioversão é necessária por um mínimo de 6 semanas e muitas autoridades recomendam um período mais longo.

A necessidade de anticoagulação pós-cardioversão está relacionada com o atordoamento atrial. Após a cardioversão a ritmo sinusal espontaneamente, farmacologicamente ou por cardioversão elétrica direta, pode ocorrer um fenômeno de atordoamento atrial que resulta em uma diminuição abrupta da função

do apêndice atrial esquerdo depois da restauração do ritmo sinusal normal e aumento da estase no apêndice atrial esquerdo e daí a probabilidade de formação de trombo. Historicamente, foi reconhecido que a probabilidade de uma complicação tromboembólica após cardioversão ocorre não instantaneamente, mas depois das próximas 72 h. Isto provavelmente tem relação com o atordoamento com formação retardada de trombo e embolia em vez de "ejeção" de um trombo preexistente. As Figuras 24.64 e 24.65 foram registradas em um paciente durante cardioversão eletiva de fibrilação atrial. Na Figura 24.64 observe as velocidades de entrada e saída quase normais do apêndice atrial enquanto em fibrilação atrial e a diminuição abrupta da função de transporte atrial imediatamente observada após a restauração do ritmo sinusal. Isto faz paralelo com o aparecimento de contraste de eco espontâneo imediatamente após a cardioversão elétrica conforme mostra a Figura 24.65. A ecocardiografia seriada para avaliação do transporte atrial sugere que várias semanas podem ser necessárias para a recuperação da atividade mecânica atrial. O tempo em que a propensão para a formação de trombo diminui depois da restauração a ritmo sinusal não está bem estabelecido.

Atordoamento Miocárdico Neurogênico

Ocasionalmente após um evento neurológico grave agudo, classicamente hemorragia intracerebral, um fenômeno de atordoamento miocárdico neurogênico ocorre. Anormalidades na movimentação parietal semelhantes também foram relatadas após intenso estresse emocional (síndrome do balonamento apical ou síndrome de Takotsubo). A síndrome se caracteriza por uma inversão profunda simétrica da onda T nas derivações precordiais anteriores do eletrocardiograma. Na ecocardiografia, esses pacientes têm uma significativa anormalidade na movimentação parietal acarretando acentuada discinesia e dilatação apicais mimetizando isquemia ou infarto no território da artéria coronária descendente anterior esquerda (Figura 24.66). Tipicamente, a

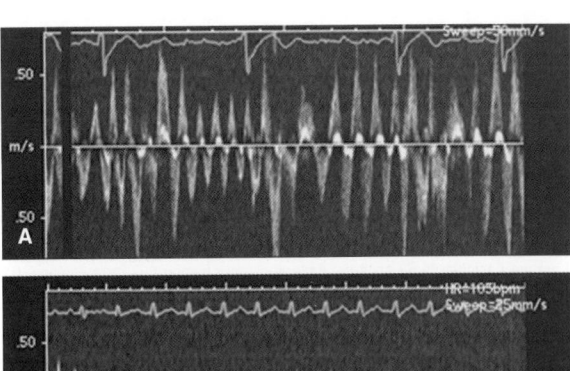
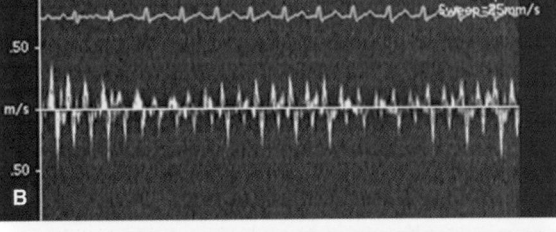
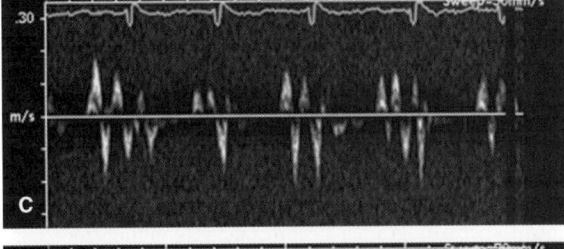
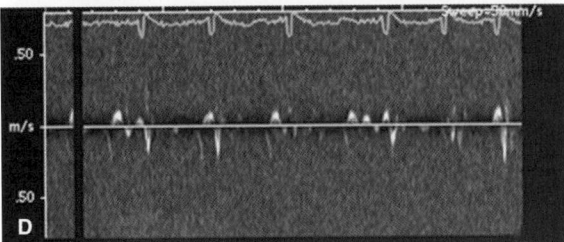

FIGURA 24.63 A-D: Registros Doppler com onda pulsada em quatro pacientes com fibrilação atrial. Observe a ampla faixa de velocidades de entrada e saída atriais variando de quase normal no painel superior até quase inexistente no painel de baixo.

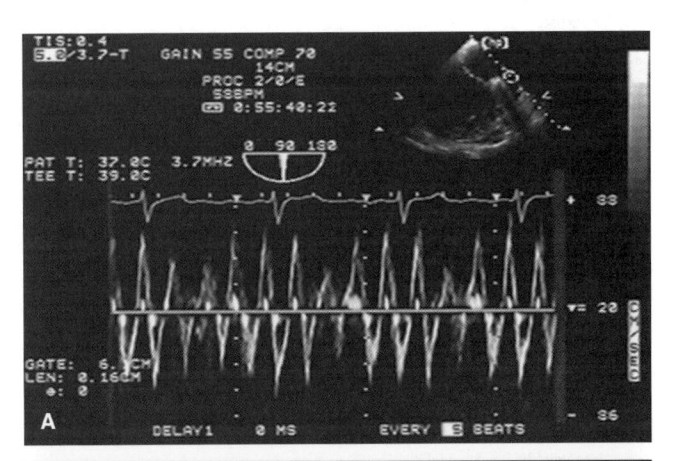
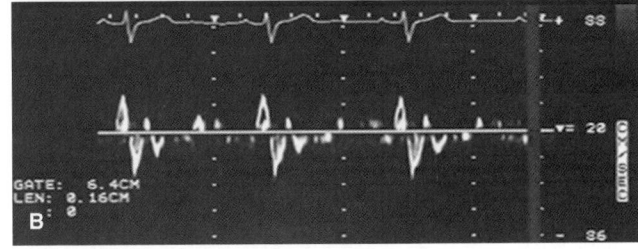

FIGURA 24.64 Velocidades no apêndice atrial registradas em um paciente antes **(A)** e depois **(B)** de cardioversão de fibrilação atrial. **A:** Observe as velocidades de entrada e saída de 40 a 60 cm/s enquanto em fibrilação atrial e a redução das velocidades para aproximadamente 30 cm/s após restituição do ritmo sinusal normal.

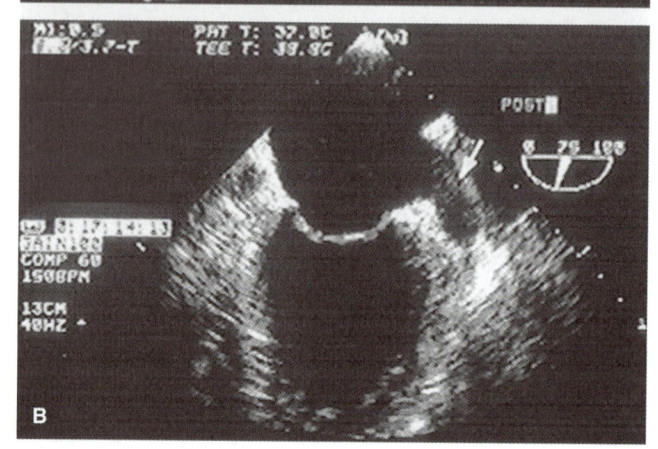

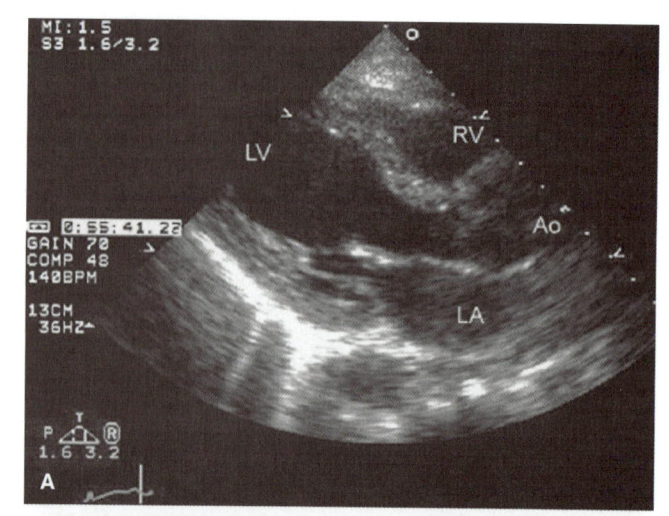

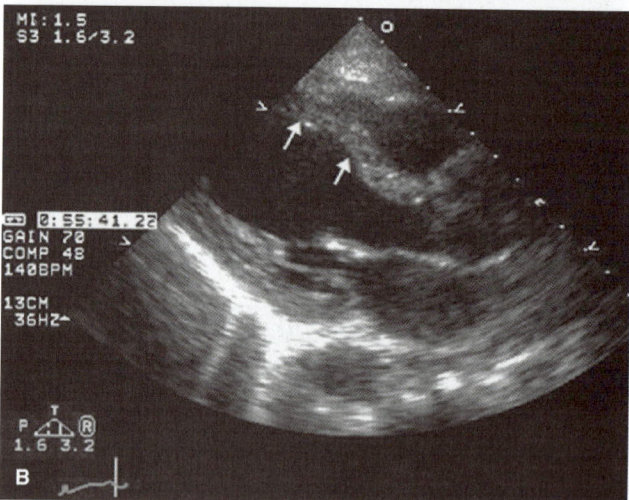

FIGURA 24.65 Ecocardiograma transesofágico registrado antes e depois de cardioversão de fibrilação atrial. **A:** Observe o tamanho do apêndice atrial esquerdo e ausência de qualquer coágulo ou contraste de eco espontâneo. **B:** Registrado logo depois da cardioversão elétrica para ritmo sinusal normal (*seta*) e revela contraste de eco espontâneo no apêndice atrial relacionado com atordoamento do apêndice atrial. LA, átrio esquerdo; LV, ventrículo esquerdo.

FIGURA 24.66 Incidência paraesternal de eixo longo registrada na diástole **(A)** e na sístole **(B)** em um paciente de 58 anos de idade após uma hemorragia intracraniana. Observe a acentuada discinesia dos três quartos distais do septo anterior (*setas*). Na imagem em tempo real, observe a hipocinesia também significativa das paredes restantes. Este ecocardiograma esteve associado à inversão profunda e simétrica da onda T no eletrocardiograma, mas sem a presença significativa de enzimas cardíacas. Subsequentemente foi demonstrado neste paciente ausência de doença coronária obstrutiva (ver Figura 24.67 para acompanhamento). Ao, aorta; LA, átrio esquerdo; LV, ventrículo esquerdo; RV, ventrículo direito.

elevação das enzimas cardíacas é mínima (troponina < 2,0) e a anormalidade na movimentação parietal tipicamente reverte ao normal depois de um período de 3 a 14 dias (Figura 24.67). A etiologia desse fenômeno não está totalmente esclarecida, mas parece estar relacionada com a descarga autonômica com "surto" catecolamínico e pode ser mimetizada clinicamente pela estimulação do gânglio estrelado. De uma perspectiva ecocardiográfica, ela é praticamente idêntica à síndrome do balonamento apical (Takotsubo).

Síncope

A avaliação de pacientes com síncope muitas vezes é problemática, e o rendimento agregado e a utilidade geral da varredura ecocardiográfica de indivíduos saudáveis com um único episódio de síncope são incertos. Há doenças cardiovasculares óbvias que resultam em síncope, como estenose aórtica crítica, miocardiopatia hipertrófica e outras doenças cardiovasculares associadas à arritmia, como miocardiopatia dilatada e prolapso da valva mitral. O rendimento da triagem ecocardiográfica para a detecção dessas anormalidades em um paciente com exame físico normal e eletrocardiograma em repouso normal é relativamente baixo, e a necessidade de ecocardiografia bidimensional em todos os pacientes com um único episódio de síncope ainda não foi estabelecida.

Avaliação de Arritmias Cardíacas

Para pacientes com arritmias cardíacas sintomáticas ou arritmias sabidamente associadas a eventos adversos como fibrilação atrial, taquicardia ventricular e bloqueio cardíaco patológico, o papel principal da ecocardiografia é identificar cardiopatia anatômica básica. Para o indivíduo francamente saudável com um exame cardiovascular normal e eletrocardiograma normal, a avaliação ecocardiográfica de um paciente com contrações isoladas prematuras ventriculares ou atriais geralmente não é justificada. Por outro lado, arritmias como fibrilação atrial têm uma alta prevalência de doença cardiovascular básica associada, que muitas vezes tem implicações terapêuticas específicas. Neste subconjunto, é indicada uma avaliação ecocardiográfica. Do mesmo modo para pacientes com taquicardia ventricular, a identificação do subconjunto de pacientes com cardiopatia estrutural básica é crucial para a conduta porque o prognóstico de taquicardia ventricular não sustentada, assintomática, isolada, com coração estruturalmente normal é relativamente benigno em comparação com a taquicardia ventricular na presença de disfunção ventricular esquerda ou hipertrofia.

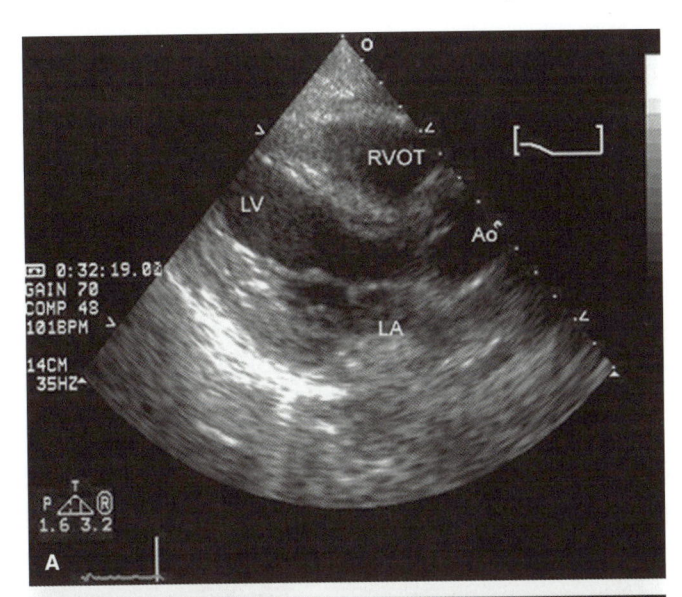

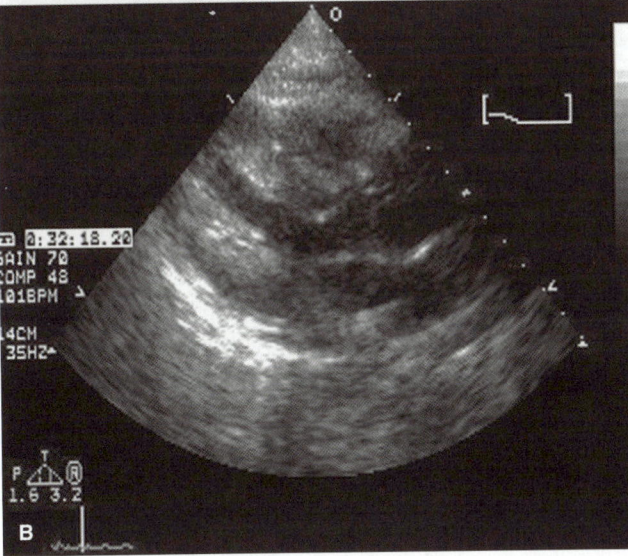

FIGURA 24.67 Incidência paraesternal de eixo longo registrada na diástole **(A)** e na sístole **(B)** no mesmo paciente apresentado na Figura 24.66, dez dias após a apresentação inicial. Observe a redução significativa do tamanho ventricular esquerdo e restauração da função sistólica ventricular esquerda normal. Ao, aorta; LA, átrio esquerdo; LV, ventrículo esquerdo; RVOT, via de saída do ventrículo direito.

Avaliação de Pacientes Antes e Durante Quimioterapia

Vários agentes quimioterápicos estão associados à cardiotoxicidade. Os mais amplamente estudados são os agentes da classe da antraciclina tipificados pela doxorrubicina e agentes mais recentes para o câncer de mama, como trastuzumabe (Herceptin). A toxicidade pela doxorrubicina resulta em disfunção sistólica ventricular esquerda e uma miocardiopatia, indistinguível da miocardiopatia por outras etiologias. Há uma diminuição bem menos organizada aguda e transitória da função sistólica ventricular esquerda que é ocasionalmente vista quando da infusão aguda e não implica necessariamente disfunção sistólica a longo prazo. Pacientes em risco de ter doença cardiovascular prévia devem ser submetidos à triagem ecocardiográfica para se assegurar função sistólica ventricular esquerda normal antes da instituição da quimioterapia. Se, durante o curso da quimioterapia, um paciente desenvolver sintomas sugestivos de insuficiência cardíaca congestiva, é clinicamente indicada repetição da ecocardiografia para se reavaliar a função ventricular esquerda. Não há marcado-

res ecocardiográficos específicos que permitam identificação de pacientes propensos a desenvolver cardiotoxicidade relacionada com a quimioterapia, nem tampouco existem marcadores ecocardiográficos específicos que a detectem na sua fase pré-clínica. Os efeitos miocárdicos precoces da quimioterapia não são visíveis por meio de técnicas ecocardiográficas de rotina. Pode ocorrer redução dos parâmetros de tensão e ritmo de tensão que precedem qualquer alteração mensurável nos volumes ventriculares ou fração de ejeção. O grau em que as anormalidades pré-clínicas sutis devem ser levadas em conta para a tomada de decisão com respeito à continuação de quimioterapia com o potencial de salvar a vida permanece conjectural. Agentes quimioterápicos, além das antraciclinas, podem também resultar em descompensação cardíaca aguda, incluindo ciclofosfamida (Cytoxan) em alta dose. A frequência com que isso ocorre é substancialmente menor do que com a doxorrubicina e a disfunção é em geral transitória.

Cardiopatia Induzida por Radiação

A irradiação do mediastino está associada a patologia cardíaca tanto aguda como crônica. Felizmente, técnicas modernas de radioterapia resultaram em aplicação mais precisa, o que reduziu a magnitude desse problema. A manifestação precoce mais comum de cardiopatia induzida por radiação é a pericardite, que pode estar associada a uma fisiologia constritiva transitória. Ela tem as características de outras formas de pericardite inflamatória (Figura 24.68). O período de tempo para a resolução dessa forma de pericardite pode ser de meses. Um dilema clínico óbvio quando se depara com um novo derrame pericárdico em um paciente submetido à radioterapia para uma malignidade é se o derrame está relacionado com a malignidade ou com a radioterapia. Esta diferenciação tem de ser feita clinicamente.

A radioterapia também afeta a coronária de modo retardado. Ocasionalmente, pacientes desenvolvem manifestações 3 a 15 anos após a radiação no mediastino e podem apresentar pericardite constritiva com derrame ou restritiva crônica, doença miocárdica ou anormalidades valvares. Pressupondo um portal anterior, o ventrículo direito pode ser afetado desproporcionalmente e pode ocorrer uma miocardiopatia restritiva. A valvopatia com mais frequência acomete a valva aórtica e o folheto anterior da valva mitral (Figuras 24.69 e 24.70). A lesão usual é regurgi-

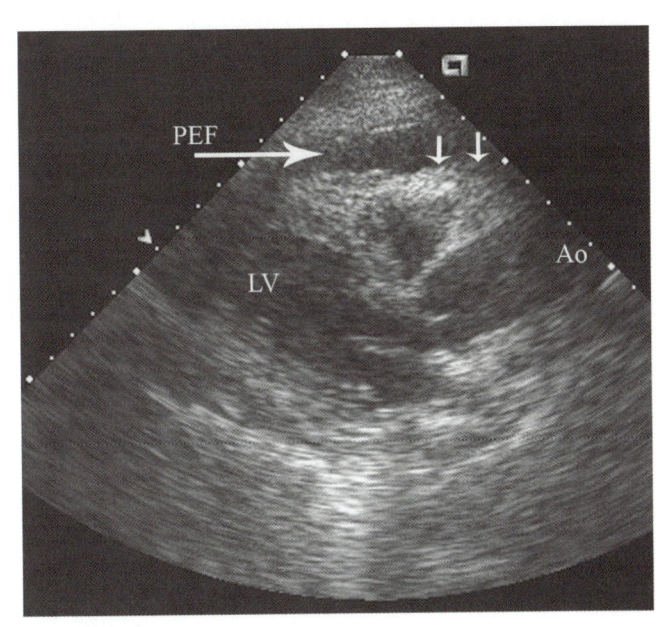

FIGURA 24.68 Incidência apical registrada em um paciente com câncer de esôfago, após radioterapia. Observe o derrame pericárdico (PEF) anterior e as densidades nodulares no sulco interventricular (*setas*). Ao, aorta; LV, ventrículo esquerdo.

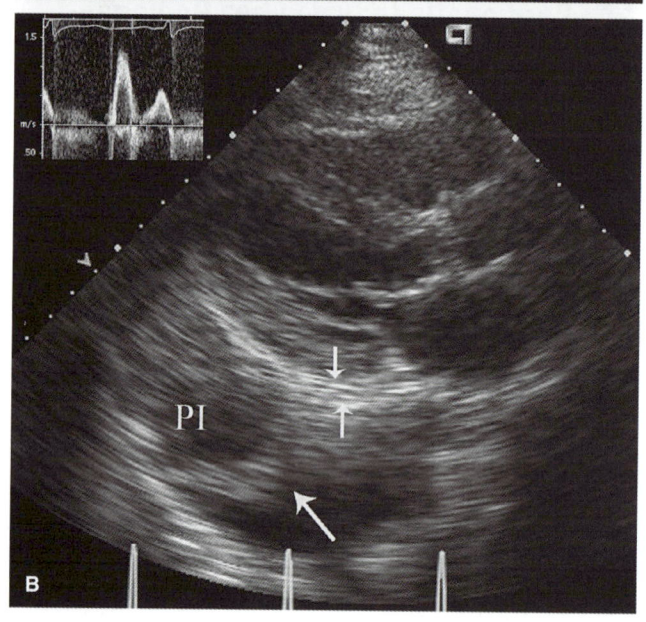

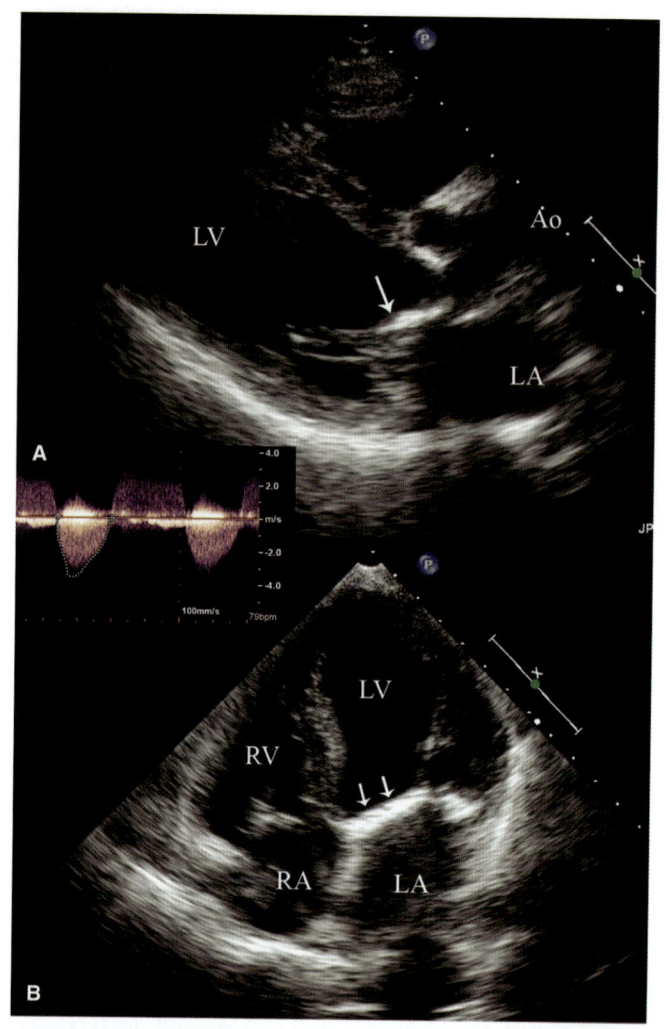

FIGURA 24.69 Incidências paraesternais de eixo longo em dois pacientes 15 e 20 anos depois de irradiação com manta para linfoma de Hodgkin. **A:** Observe o espessamento da valva aórtica e espessamento proeminente e rigidez da metade proximal do folheto anterior da mitral (*ilustração principal no detalhe superior esquerdo*). **B:** Observe o derrame pleural com atelectasia pulmonar (*seta*) e aparente espessamento do pericárdio (*setas brancas pequenas*). O padrão de entrada do fluxo mitral revela uma relação E/A de 2,0 com um tempo curto de desaceleração sugerindo processo restritivo ou constritivo. Na imagem em tempo real, observe o padrão abrupto de relaxamento da parede posterior. Ao, aorta; LA, átrio esquerdo; LV, ventrículo esquerdo; PI, derrame pleural; RVOT, via de saída do ventrículo direito.

FIGURA 24.70 Ecocardiograma transesofágico registrado em um paciente de 48 anos de idade 25 anos depois de irradiação do mediastino. **A:** Observe o espessamento valvar aórtico com estenose e regurgitação associadas. **B:** Observe também o espessamento pronunciado e rigidez "como tábua" do folheto anterior proximal mitral (*setas*). Ao, aorta; LA, átrio esquerdo; LV, ventrículo esquerdo; RA, átrio direito; RV, ventrículo direito.

tação valvar, com estenose valvar sendo um achado mais tardio. A probabilidade de lesão valvar decorrente de radiação depende da dose e geralmente há um período de 3 a 5 anos para o seu aparecimento desde a aplicação da radiação.

∷⎮ Triagem para Competição Atlética e Coração de Atleta

Antes de atividade atlética competitiva, os participantes em potencial muitas vezes são submetidos à avaliação geral da saúde. De um ponto de vista da doença cardiovascular, isso geralmente consiste em somente verificação da pressão arterial, frequência cardíaca e ausculta cardíaca. No indivíduo assintomático com um exame físico cardiovascular normal e sem história familiar de doenças cardiovasculares hereditárias, a probabilidade de encontrar doença cardiovascular básica significativa que possa afetar de modo adverso a adequação para esportes competitivos é baixa. Nessa situação, não foi demonstrado que uma avaliação rotineira com ecocardiografia seja custo-eficaz. Os indivíduos para os quais um ecocardiograma pode ser indicado incluem aqueles com história familiar de síncope durante atividade física ou morte súbita cardíaca e aqueles sintomáticos. O Quadro 24.6 lista várias anormalidades cardiovasculares que têm relevância para os esportes competitivos. Muitas, como a estenose aórtica, devem ser detectadas no exame físico. A combinação de exame físico e eletrocardiograma de 12 derivações é geralmente suficiente para detecção da maioria das anormalidades relevantes. Em indivíduos nos quais o acompanhamento ecocardiográfico é indicado antes da participação em esportes competitivos, o exame deve ser moldado a excluir doença da aorta proximal que poderia predispor à dissecção ou ruptura aórtica, miocardiopatia hipertrófica e cardiopatia valvar oculta. Se possível, a origem de ambas as artérias coronárias deve ser identificada porque a origem anômala de uma artéria coronária pode acarretar morte cardíaca súbita durante exercício físico. Essa rara anomalia obviamente não será detectada por uma história, exame físico ou eletrocardiograma. A sua prevalência geral na população é provavelmente muito baixa para justificar a ecocardiografia como rotina somente para essa finalidade.

O treinamento atlético vigoroso provoca alterações compensatórias na anatomia cardíaca, cuja maioria é restrita ao ven-

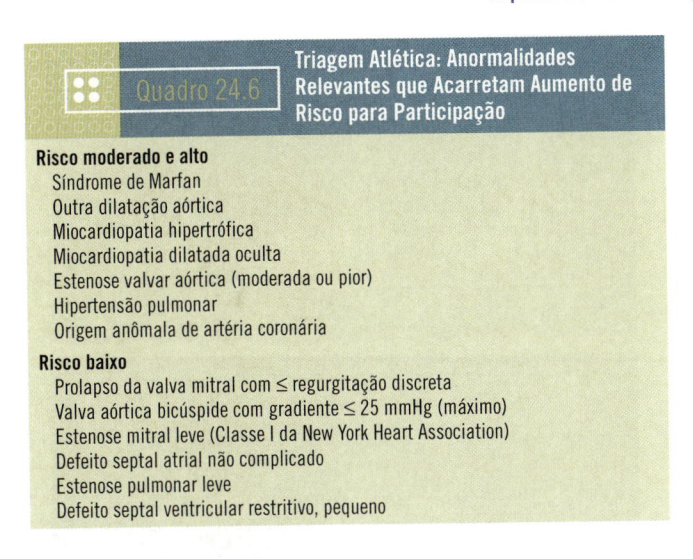

Quadro 24.6 Triagem Atlética: Anormalidades Relevantes que Acarretam Aumento de Risco para Participação

Risco moderado e alto
Síndrome de Marfan
Outra dilatação aórtica
Miocardiopatia hipertrófica
Miocardiopatia dilatada oculta
Estenose valvar aórtica (moderada ou pior)
Hipertensão pulmonar
Origem anômala de artéria coronária

Risco baixo
Prolapso da valva mitral com ≤ regurgitação discreta
Valva aórtica bicúspide com gradiente ≤ 25 mmHg (máximo)
Estenose mitral leve (Classe I da New York Heart Association)
Defeito septal atrial não complicado
Estenose pulmonar leve
Defeito septal ventricular restritivo, pequeno

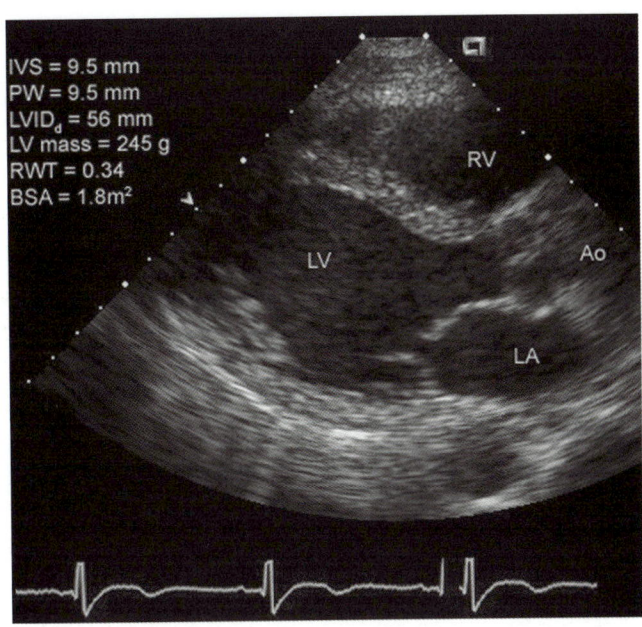

FIGURA 24.71 Ecocardiograma paraesternal em eixo longo registrado em um corredor de maratona (altura, 1,75 m, 75 kg, área de superfície corporal [BSA] = 1,8 m²). Observe dilatação ventricular esquerda suave de um indivíduo com esse tamanho corporal e a espessura da parede, que está acima do normal. A espessura parietal relativa (RWT) está preservada em 0,34. O índice da massa ventricular esquerda está na faixa acima do normal. Ao, aorta; IVS, septo interventricular; LA, átrio esquerdo; LV, ventrículo esquerdo; LVID$_d$, diâmetro interno telediastólico ventricular esquerdo; PW, parede posterior; RV, ventrículo direito.

trículo esquerdo. Dilatação atrial esquerda também é observada. O grau de treinamento atlético necessário para resultar no "coração de atleta" é substancial, e as alterações não são observadas em atletas recreativos casuais. O tipo de atividade atlética tem um impacto na natureza da remodelação ventricular esquerda. O treinamento vigoroso de resistência como corrida de longa distância ou ciclismo provoca hipertrofia discreta com aumento da massa ventricular esquerda decorrente do crescimento da câmara e, em menor grau, da espessura parietal (Figura 24.71). A bradicardia associada a coração condicionado atleticamente muitas vezes está ligada a uma hipocinesia "global" visual discreta. Deve ser reconhecido que o aumento discreto de câmara permite a preservação do volume de ejeção em repouso, e, enquanto a fração de ejeção em repouso pode estar abaixo do normal, o volume de ejeção calculado e, daí, o débito cardíaco permanecem normais. Por outro lado, o treinamento isotônico intenso (levantamento de peso) resulta em hipertrofia mais concêntrica. O Quadro 24.7 mostra as alterações antecipadas na espessura parietal, dimensão interna e massa ventriculares esquerdas para os diferentes tipos de atletas altamente treinados. Um fator adicional a se considerar é que a maior parte dos atletas modernos treina com uma combinação de exercício de resistência e isotônico, e, assim, categorias "puras" de anatomia cardíaca atlética são relativamente incomuns. A espessura parietal raramente excede a 13 mm no "coração de atleta", e valores progressivamente acima de 13 mm devem levantar a consideração de uma miocardiopatia hipertrófica. A hipertrofia do coração de atleta regride com vários meses de descondicionamento, um aspecto que confiavelmente a separa de hipertrofia patológica. O médico também deve estar consciente do impacto de uso ilícito de esteroides anabolizantes sobre o coração, usados no esforço de acelerar o desempenho. Esses agentes podem ensejar graus

maiores de hipertrofia do que os vistos em decorrência do puro efeito do treinamento e também resultar em doença arterial coronária prematura.

O Coração na Gravidez

A gravidez é acompanhada de alterações fisiológicas e hemodinâmicas substanciais que têm manifestações no ecocardiograma (Quadro 24.8). Pelo terceiro trimestre de gravidez, há um aumento no volume sanguíneo de 50%, uma diminuição na resistência vascular periférica e um aumento no débito cardíaco. Essas alterações atingem o seu máximo ao final do segundo trimestre. Isso acarreta um discreto aumento nas dimensões das câmaras e o aparecimento de um estado de alto débito com volume de ejeção aumentado. Tipicamente, o átrio esquerdo aumenta de tamanho em 10% a 15% e o ventrículo esquerdo em 5% a 10%. A dilatação do átrio direito e ventrículo direito muitas vezes é mais óbvia (Figura 24.72). O volume de ejeção aumentado se manifesta na integral de tempo-velocidade aumentada do fluxo aórtico e pulmonar (Figura 24.73). Graus discretos de insuficiência tricús-

Quadro 24.7 Estrutura e Função Cardíacas em Atletas Treinados para Resistência, Atletas Treinados para Combinação de Força e Resistência, Atletas Treinados para Força e Indivíduos Controle

	Atletas Treinados para Resistência	Atletas Treinados com Combinação de Força e Resistência	Atletas Treinados para Força	Indivíduos Controle	P
DIVE$_d$ (mm)	53,7	56,2	52,1	49,6	< 0,001
EPP$_d$ (mm)	10,3	11,0	11,0	8,8	< 0,001
EPR	0,389	0,398	0,442	0,356	< 0,001
MVE (g)	249	288	267	174	< 0,001

Modificado de Pluim BM, Zwinderman AH, van der Laarse A, et al., Correlation of heart rate variability with cardiac functional and metabolic variables in cyclists with training induced left ventricular hypertrophy. Heart 1999;81:612-617.
DIVE$_d$, diâmetro interno telediastólico ventricular esquerdo; EPP$_d$, espessura da parede posterior diastólica; EPR, espessura parietal relativa; MVE, massa ventricular esquerda.

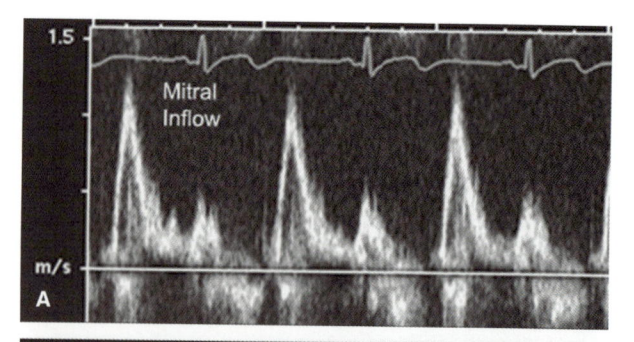
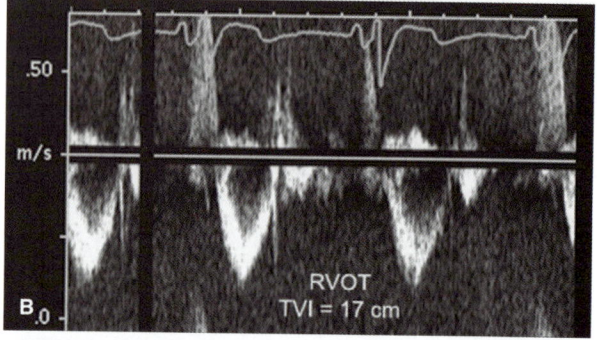
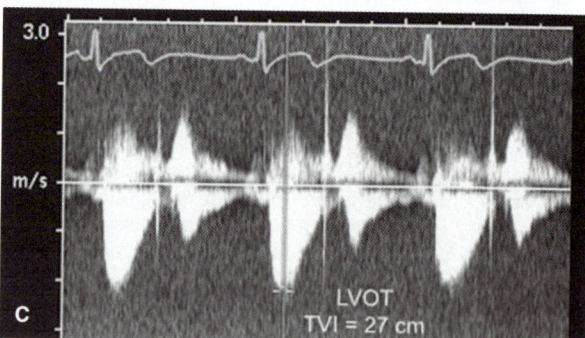

FIGURA 24.73 Traçados Doppler espectrais da mesma paciente apresentada na Figura 24.72. **A:** Observe o padrão de fluxo de entrada mitral (Mitral Inflow) com uma relação E/A de 2,2. **B:** A via de saída do ventrículo direito (RVOT) revela integral de tempo-velocidade (TVI) de 17 cm. **C:** O traçado da via de saída do ventrículo esquerdo (LVOT) revela uma velocidade máxima aumentada de 2 m/s e uma integral de tempo-velocidade aumentada de 27 cm. Observe na Figura 24.72 que não há evidência de estenose aórtica ou outra obstrução na via de saída e as velocidades aumentadas se devem ao débito cardíaco alto e não à obstrução.

pide são encontrados comumente. Outros aspectos da gravidez incluem pequenos derrames pericárdicos que podem ser observados em 20% das pacientes. Derrames provocando comprometimento hemodinâmico não ocorrem na gravidez não complicada e, se houver evidências de comprometimento hemodinâmico, uma etiologia alternativa para o derrame deve ser considerada.

A dilatação ventricular esquerda discreta pode secundariamente alterar o aspecto da valva mitral. Às vezes, pode-se encontrar uma paciente com prolapso da valva mitral e regurgitação mitral, na qual o prolapso se torna menos aparente durante a gravidez. O mecanismo por detrás desse fenômeno é a coaptação valvar mitral mais ideal que ocorre em decorrência de um aumento no volume e dimensões internas do ventrículo esquerdo.

No final da gravidez, o útero aumentado de tamanho exerce uma compressão das estruturas torácicas, incluindo o coração. Isto pode acarretar uma pseudoanormalidade na movimentação parietal na parede posterior, semelhante à observada na hepatopatia crônica com ascite significativa (Figura 24.27).

Raramente, após a gravidez pode ocorrer o desenvolvimento de uma miocardiopatia aguda chamada de miocardiopatia periparto. O aspecto ecocardiográfico da miocardiopatia periparto é idêntico ao da miocardiopatia dilatada de qualquer etiologia, conforme discutido no Capítulo 18. Finalmente, o período periparto

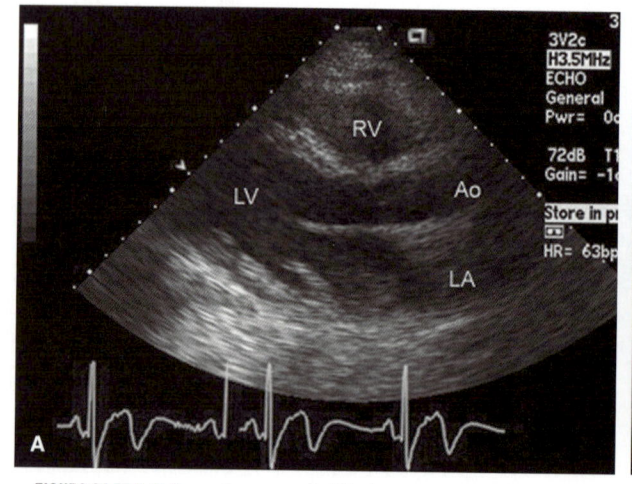
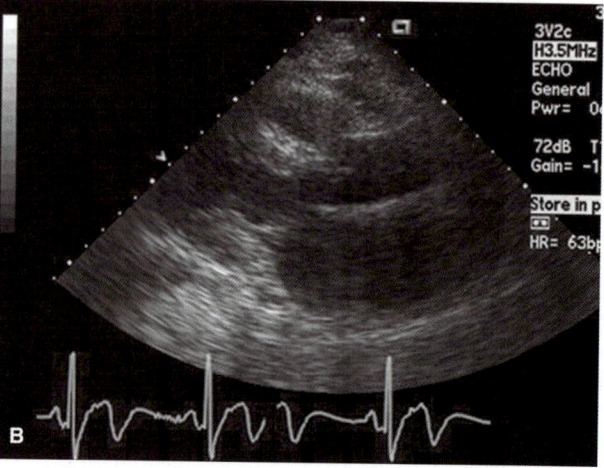

FIGURA 24.72 A, B: Ecocardiograma na incidência paraesternal de eixo longo registrado na diástole (**à esquerda**) e na sístole (**à direita**) em uma mulher saudável no terceiro trimestre de gravidez. Observe a discreta dilatação do átrio esquerdo e a função sistólica ventricular esquerda que está no limite superior normal. Ao, aorta; LA, átrio esquerdo; LV, ventrículo esquerdo; RV, ventrículo direito.

pode representar um período de "lassidão" vascular e a dissecção aórtica e arterial coronária é mais comum nessa época. Se uma paciente grávida ou no periparto apresentar dor torácica aguda, isso deve ser levado em consideração.

Efeitos da Idade Avançada

Com a idade, sobrevêm alterações previsíveis que são comumente vistas no coração. Uma das mais comuns é a angulação progressiva entre a aorta ascendente e a via de saída do ventrículo esquerdo, muitas vezes em conjunto com hipertrofia septal proximal localizada (Figuras 24.74 e 24.75). Isto resulta no formato "sigmoide" do septo ventricular proximal. A hipertrofia pode ser bem focal e resultar em uma área localizada de turbulência na via de saída, que pode ser uma fonte de sopro de ejeção muitas vezes ouvido nos pacientes idosos. Há um aumento progressivo na probabilidade de calcificação anular com a idade. Na idade avançada, mesmo na ausência de hipertensão sustentada, aumenta a rigidez miocárdica. Isto resulta em disfunção diastólica crônica, que pode ser detectada por meio de técnicas padrão de Doppler e

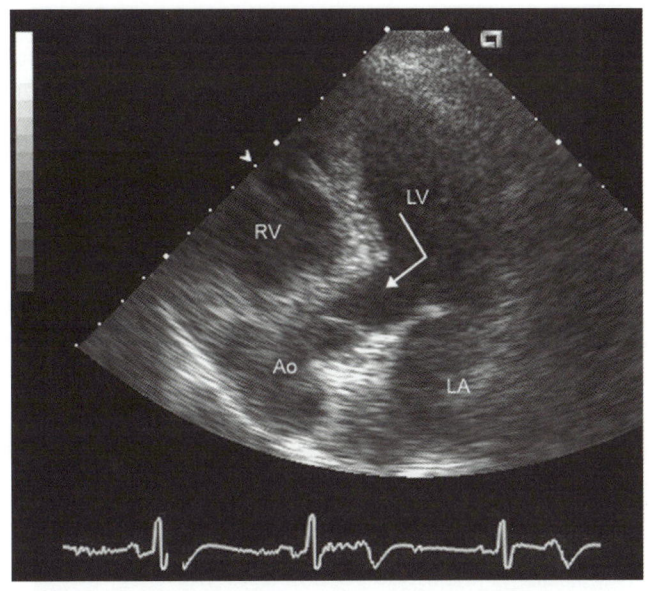

FIGURA 24.75 Incidência apical de quatro câmaras registrada em um paciente idoso com aumento acentuado do ângulo entre a via de saída do ventrículo esquerdo e a aorta (*seta*). Ao, aorta; LA, átrio esquerdo; LV, ventrículo esquerdo; RV, ventrículo direito.

que muitas vezes resulta em dilatação atrial esquerda secundária a hipertensão pulmonar e uma maior prevalência de fibrilação atrial (Figura 24.76). Além disso, alterações características serão vistas na parede da aorta devido a espessamento progressivo. Graus focais discretos de espessamento são comuns nas valvas aórtica e mitral, bem como nas cordoalhas valvares mitrais. Finalmente, na idade avançada combinada com hipertensão de longa data (especialmente se mal controlada) pode ocorrer o desenvolvimento de um padrão que mimetiza a miocardiopatia hipertrófica (determinada geneticamente) (Figura 24.77). Vários achados ecocardiográficos, inclusive tamanho atrial esquerdo, hipertrofia ventricular esquerda e função sistólica e diastólica ventricular esquerda, são elementos de previsão de eventos cardiovasculares no idoso.

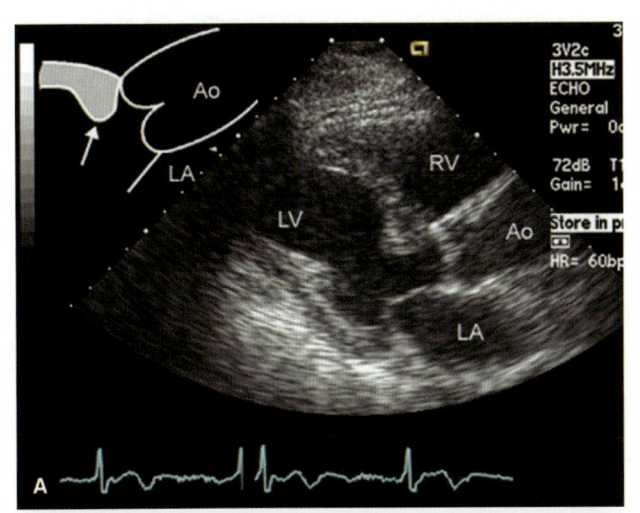

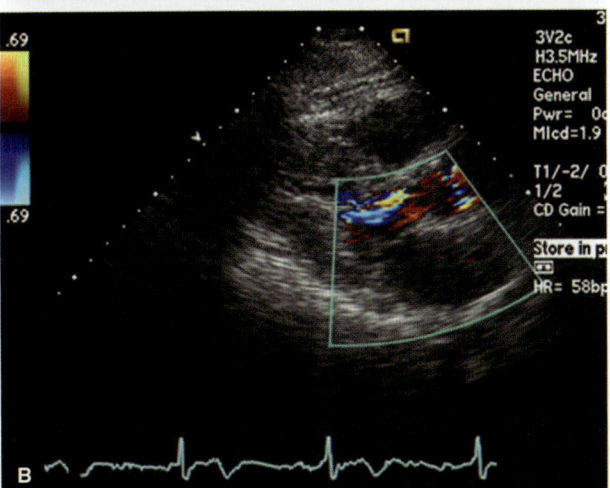

FIGURA 24.74 Ecocardiograma paraesternal de eixo longo registrado em um paciente com 87 anos de idade com sopro sistólico. **A:** Observe o septo angulado com hipertrofia septal proximal (*seta no esquema*) e discreto espessamento da valva aórtica. **B:** A imagem foi obtida com Doppler com fluxo colorido e revela a acentuada aceleração do fluxo ao redor do septo sigmoide, que é a causa do sopro sistólico neste paciente. Ao, aorta; LA, átrio esquerdo; LV, ventrículo esquerdo; RV, ventrículo direito.

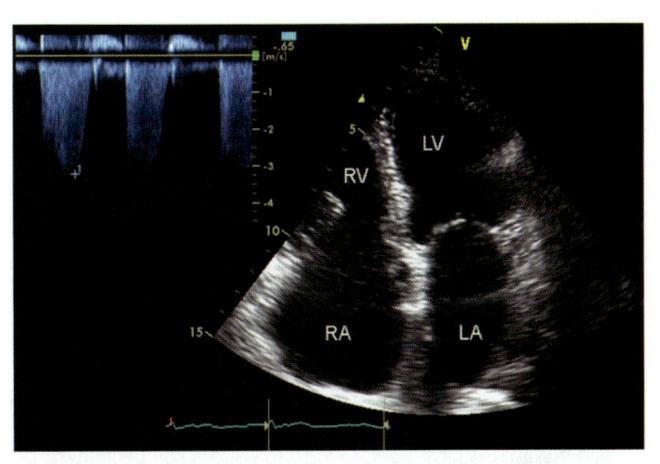

FIGURA 24.76 Incidência apical de quatro câmaras registrada em um paciente de 85 anos sem hipertensão significativa, diabetes ou outras doenças crônicas. Observe a dilatação de ambos os átrios, bem como uma dilatação discreta do ventrículo direito, mas tamanho e função normais do ventrículo esquerdo. Observe a hipertensão pulmonar secundária discreta (*detalhe*). LA, átrio esquerdo; LV, ventrículo esquerdo; RA, átrio direito; RV, ventrículo direito.

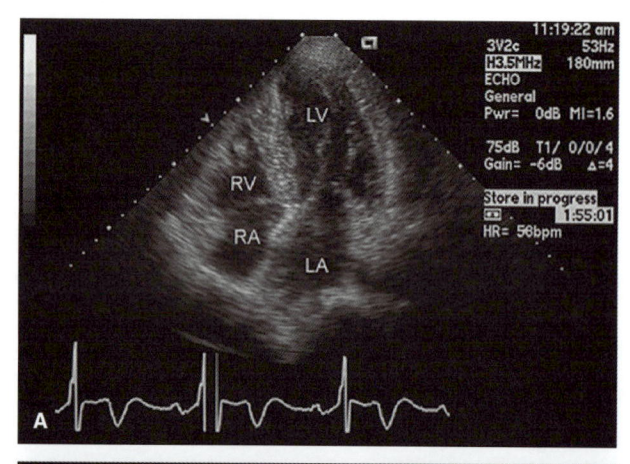

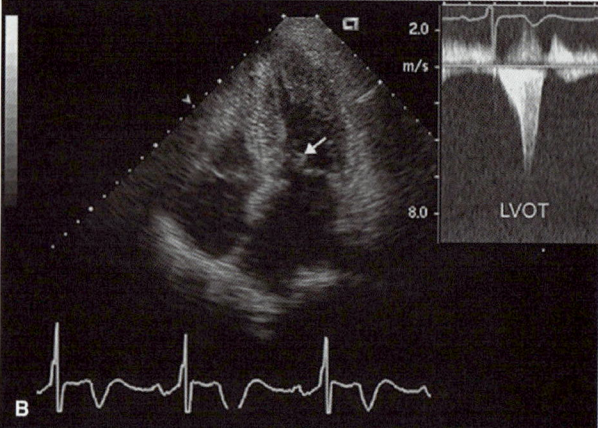

FIGURA 24.77 Incidência apical de quatro câmaras registrada em um paciente idoso hipertenso com "miocardiopatia hipertrófica hipertensiva do idoso". **A:** Na incidência apical de quatro câmaras, observe o tamanho relativamente pequeno da cavidade e evidência de hipertrofia ventricular esquerda. **B:** Na sístole, observe a movimentação sistólica anterior esquerda da valva mitral (*seta*). O detalhe é uma imagem com Doppler de onda contínua registrada através da via de saída do ventrículo esquerdo mostrando a velocidade máxima tardia característica compatível com obstrução dinâmica da via de saída. LA, átrio esquerdo; LV, ventrículo esquerdo; RA, átrio direito; RV, ventrículo direito.

Leituras Sugeridas

Geral

Cheitlin MD, Armstrong WF, Aurigemma GP, et al. ACC/AHA/ASE 2003 guideline update for the clinical application of echocardiography—summary article: a report of the American College of Cardiology/American Heart Association Task Force on Practice Guidelines (ACC/AHA/ASE Committee to Update the 1997 Guidelines for the Clinical Application of Echocardiography). J Am Coll Cardiol 2003;42:954–970.

Douglas PS, Khandheria B, Stainback RF, et al. ACCF/ASE/ACEP/ASNC/SCAI/SCCT/SCMR 2007 appropriateness criteria for transthoracic and transesophageal echocardiography. J Am Coll Cardiol 2007;50:187–204.

Fibrilação Atrial

Bernhardt P, Schmidt H, Hammerstingl C, et al. Patients with atrial fibrillation and dense spontaneous echo contrast at high risk. A prospective and serial follow-up over 12 months with transesophageal echocardiography and cerebral magnetic resonance imaging. J Am Coll Cardiol 2005;45:1807–1812.

Goldman ME, Pearce LA, Hart RG, et al. Pathophysiologic correlates of thromboembolism in nonvalvular atrial fibrillation: I. Reduced flow velocity in the left atrial appendage (The Stroke Prevention in Atrial Fibrillation [SPAF-III] Study). J Am Soc Echocardiogr 1999;12:1080–1087.

Grimm RA, Stewart WJ, Arheart K, et al. Left atrial appendage "stunning" after electrical cardioversion of atrial flutter: an attenuated response compared with atrial fibrillation as the mechanism for lower susceptibility to thromboembolic events. J Am Coll Cardiol 1997;29:582–589.

Klein AL, Grimm RA, Murray RD, et al. Use of transesophageal echocardiography to guide cardioversion in patients with atrial fibrillation. N Engl J Med 2001;344:1411–1420.

Olshansky B, Heller EN, Mitchell B, et al. Are transthoracic echocardiographic parameters associated with atrial fibrillation recurrence or stroke? Results from the atrial fibrillation follow-up investigation of rhythm management (AFFIRM) study. J Am Coll Cardiol 2005;45:2026–2033.

Rader VJ, Khumri TM, Idupulapati M, et al. Clinical predictors of left atrial thrombus and spontaneous echocardiographic contrast in patients with atrial fibrillation. J Am Soc Echocardiogr 2007;20:1181–1185.

Zabalgoitia M, Halperin JL, Pearce LA, et al. Transesophageal echocardiographic correlates of clinical risk of thromboembolism in nonvalvular atrial fibrillation. Stroke Prevention in Atrial Fibrillation III Investigators. J Am Coll Cardiol 1998;31:1622–1626.

Embolia Pulmonar/Hipertensão Pulmonar

Chung T, Emmett L, Mansberg R, et al. Natural history of right ventricular dysfunction after acute pulmonary embolism. J Am Soc Echocardiogr 2007;20:885–894.

Hsaio S, Lee C, Chang S, et al. Pulmonary embolism and right heart function: insights from myocardial Doppler tissue imaging. J Am Soc Echocardiogr 2006;19:822–828.

Leibowitz D. Role of echocardiography in the diagnosis and treatment of acute pulmonary thromboembolism. J Am Soc Echocardiogr 2001;14:921–926.

Miniati M, Monti S, Pratali L, et al. Value of transthoracic echocardiography in the diagnosis of pulmonary embolism: results of a prospective study in unselected patients. Am J Med 2001;110:528–535.

Raymond RJ, Hinderliter AL, Willis PW, et al. Echocardiographic predictors of adverse outcomes in primary pulmonary hypertension. J Am Coll Cardiol 2002;39:1214–1219.

Ribeiro A, Lindmarker P, Johnsson H, et al. Pulmonary embolism: one-year follow-up with echocardiography Doppler and five-year survival analysis. Circulation 1999;99:1325–1330.

Doença Sistêmica

Alizad A, Seward JB. Echocardiographic features of genetic diseases: part 4. Connective tissue. J Am Soc Echocardiogr 2000;13:325–330.

Alizad A, Seward JB. Echocardiographic features of genetic diseases: part 2. Storage disease. J Am Soc Echocardiogr 2000;13:164–170.

Naschitz JE, Slobodin G, Lewis RJ, et al. Heart diseases affecting the liver and liver diseases affecting the heart. Am Heart J 2000;140:111–120.

Svenungsson E, Jensen-Urstad K, Heimburger M, et al. Risk factors for cardiovascular disease in systemic lupus erythematosus. Circulation 2001;104:1887–1893.

Ecocardiografia em Atletas

Maron BJ, Thompson PD, Ackerman MJ, et al. Recommendations and considerations related to preparticipation screening for cardiovascular abnormalities in competitive athletes: a 2007 update. A scientific statement from the AHA council on nutrition, physical activity and metabolism. Circulation 2007;115:1643–1655.

Pellicia A, Maron BJ, Di Paolo FM, et al. Prevalence and clinical significance of left atrial remodeling in competitive athletes. J Am Coll Cardiol 2005;46:690–696.

Pellicia A, Maron BJ, Spataro A, et al. The upper limit of physiologic cardiac hypertrophy in highly trained elite athletes. N Engl J Med 1991;324:295–301.

Pluim BM, Zwinderman AH, van der Laarse A, et al. The athlete's heart. A meta-analysis of cardiac structure and function. Circulation 1999;100:336–344.

Insuficiência Cardíaca Congestiva

Bruch C, Gotzmann M, Stypmann J, et al. Electrocardiography and Doppler echocardiography for risk stratification in patients with chronic heart failure. J Am Coll Cardiol 2005;45:1072–1075.

Cabell CH, Trichon BH, Velazquez EJ, et al. Importance of echocardiography in patients with severe nonischemic heart failure: the second Prospective Randomized Amlodipine Survival Evaluation (PRAISE-2) echocardiographic study. Am Heart J 2004;147:151–157.

Curtis JP, Sokol SI, Wang Y, et al. The association of left ventricular ejection fraction, mortality, and cause of death in stable outpatients with heart failure. J Am Coll Cardiol 2003;42:736–742.

Dujardin KS, Tei C, Yeo TC, et al. Prognostic value of a Doppler index combining systolic and diastolic performance in idiopathic-dilated cardiomyopathy. Am J Cardiol 1998;82:1071–1076.

Faris R, Coats AJ, Henein MY. Echocardiography-derived variables predict outcome in patients with nonischemic dilated cardiomyopathy with or without a restrictive filling pattern. Am Heart J 2002;144:343–350.

Ghio S, Gavazzi A, Campana C, et al. Independent and additive prognostic value of right ventricular systolic function and pulmonary artery pressure in patients with chronic heart failure. J Am Coll Cardiol 2001;37:183–188.

Grayburn PA, Appleton CP, DeMaria AN, et al. Echocardiographic predictors of morbidity and mortality in patients with advanced heart failure. The Beta-blocker Evaluation of Survival Test (BEST). J Am Coll Cardiol 2005;45:1064–1071.

Heidenreich PA, Gholami P, Sahay A, et al. Clinical reminders attached to echocardiography reports of patients with reduced left ventricular ejection fraction increase use of beta-blockers. A randomized trial. Circulation 2007;115:2829–2834.

Hogg K, Swedberg K, McMurray J. Heart failure with preserved left ventricular systolic function; epidemiology, clinical characteristics, and prognosis. J Am Coll Cardiol 2004;43:317–327.

Koelling TM, Aaronson KD, Cody RJ, et al. Prognostic significance of mitral regurgitation and tricuspid regurgitation in patients with left ventricular systolic dysfunction. Am Heart J 2002;144:524–529.

Hipertensão, Diabetes e Obesidade

Collis T, Devereux RB, Roman MJ, et al. Relations of stroke volume and cardiac output to body composition: the Strong Heart study. Circulation 2001;103:820–825.

Eckel RH, Barouch WW, Ershow AG. Report of the National Heart, Lung, and Blood Institute–National Institute of Diabetes and Digestive and Kidney Diseases Working Group on the pathophysiology of obesity-associated cardiovascular disease. Circulation 2002;105:2923–2928.

Fang ZY, Yuda S, Anderson V, et al. Echocardiographic detection of early diabetic myocardial disease. J Am Coll Cardiol 2003;41:611–617.

Peterson LR, Waggoner AD, Schechtman KB, et al. Alterations in left ventricular structure and function in young healthy obese women: assessment by echocardiography and tissue Doppler imaging. J Am Coll Cardiol 2004;43:1399–1404.

Poulsen SH, Andersen NH, Ivarsen PI, et al. Doppler tissue imaging reveals systolic dysfunction in patients with hypertension and apparent "isolated" diastolic dysfunction. J Am Soc Echocardiogr 2003;16:724–731.

Outros

Barbaro G. Cardiovascular manifestations of HIV infection. Circulation 2002;106:1420–1425.

Caldas MC, Meira ZA, Barbosa MM, et al. Evaluation of 107 patients with sickle cell anemia through tissue Doppler and myocardial performance index. J Am Soc Echocardiogr 2008;21:1163–1167.

Heidenreich PA, Hancock SL, Lee BK, et al. Asymptomatic cardiac disease following mediastinal irradiation. J Am Coll Cardiol 2003;42:743–749.

Jollis JG, Landolfo CK, Kisslo J, et al. Fenfluramine and phentermine and cardiovascular findings: effect of treatment duration on prevalence of valve abnormalities. Circulation 2000;101:2071–2077.

Kamiya C, Nakatani S, Hashimoto S, et al. Role of echocardiography in assessing pregnant women with and without heart disease. J Echocardiogr 2008;2:29–38.

Kim JS, Judson MA, Donnino R, et al. Cardiac sarcoidosis. Am Heart J 2009;157:9–21.

Naschitz JE, Slobodin G, Lewis RJ, et al. Heart diseases affecting the liver and liver diseases affecting the heart. Am Heart J 2000;140:111–120.

Tsang TS, Barnes ME, Gersh BJ, et al. Prediction of risk for first age-related cardiovascular events in an elderly population: the incremental value of echocardiography. J Am Coll Cardiol 2003;42:1199–1205.

Wali RK, Wang GS, Gottlieb SS, et al. Effect of kidney transplantation on left ventricular systolic dysfunction and congestive heart failure in patients with end-stage renal disease. J Am Coll Cardiol 2005;45:1051–1060.

Yeh ET, Tong AT, Lenihan DJ, et al. Cardiovascular complications of cancer therapy. Diagnosis, pathogenesis and management. Circulation 2004;109:3122–3131.

Zaroff JG, Rordorf GA, Ogilvy CS, et al. Regional patterns of left ventricular systolic dysfunction after subarachnoid hemorrhage: evidence for neurally mediated cardiac injury. J Am Soc Echocardiogr 2000;13:774–779.

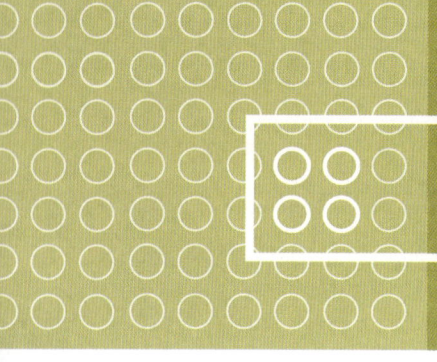

Índice Alfabético